Der Schlüssel zur Selbstbefreiung

Christiane Beerlandt

Der Schlüssel zur Selbstbefreiung

•

Lebensphilosophie für ein glückliches und gesundes Dasein

•

ENZYKLOPÄDIE DER PSYCHOSOMATIK

•

Psychologischer Kernursprung und Kernlösung von 1300 Erkrankungen und anderen Symptomen

Verlag Beerlandt Publications
Lierde, Belgien

Fünfzehnte (ungeänderte) Auflage 2025
Vierzehnte (ungeänderte) Auflage 2023
Dreizehnte (ungeänderte) Auflage 2022
Zwölfte Auflage 2020 (mit Addendum über CoViD-19)
Elfte (ungeänderte) Auflage 2019
Zehnte (ungeänderte) Auflage 2018
Neunte (ungeänderte) Auflage 2017
Achte (ungeänderte) Auflage 2016
Siebte (ungeänderte) Auflage 2014
Sechste, überarbeitete und erweiterte Auflage 2013
Fünfte (ungeänderte) Auflage 2013
Vierte (ungeänderte) Auflage 2012
Dritte (ungeänderte) Auflage 2012
Zweite (ungeänderte) Auflage 2010
Erste Auflage 2007

www.christianebeerlandt.com

Fünfzehnte Auflage 2025 – Luxusausgabe: ISBN 978-90-75849-51-6
Gesetzlich geschützte Eintragung: D/2025/8022/2

Originaltitel:
De Sleutel tot Zelf-Bevrijding – Levensfilosofie voor een gelukkig en gezond bestaan – Encyclopedie van de Psychosomatiek – Psychologische Kernoorsprong en Kernoplossing van 1300 ziekten en andere verschijnselen. Im Original auf Niederländisch verfasst von Christiane Beerlandt. © Beerlandt Publications, Lierde, Belgien. Erste Auflage: 1993 – Achte, überarbeitete und erweiterte Auflage: 2001 – Dreizehnte, überarbeitete und erweiterte Auflage: 2009 – Zwanzigste Auflage: 2024. Addendum über CoViD-19 auf Niederländisch verfasst von Dr. med. Dirk Lippens

Ins Deutsche übersetzt von Andrea Knoflach und Volker Teske
Umschlagillustration: Christiane Beerlandt
Medizinische Titel nachgesehen von Dipl. med. Jim Houwaart
Schlussredaktion und Ausstattung: Dr. med. Dirk Lippens
Gedruckt in Belgien im Mai 2025 von Druckerei INNI Group, Heule. Bindung: Abbringh, Groningen, Niederlande

Auch als Normalausgabe erhältlich: ISBN 978-90-75849-41-7

MIX
Paper from responsible sources
FSC® C010426

Wichtige Anmerkung vorab

Dieses Buch hat zum Ziel, tiefgehende Information über die psychische, emotionale Grundlage des Krankseins zu vermitteln.

Die Autorin sagt ausdrücklich, dass sie in keiner Weise gegen medizinische Behandlung ist. Sie weist wohl darauf hin, wie wichtig es ist, sich den zugrunde liegenden psychischen, emotionalen Ursprung einer körperlichen Erkrankung anzusehen und ist der Meinung, dass dies notwendig ist, um zu *fundamentaler* Genesung kommen zu können.

Von einer ganz anderen Sichtweise ausgehend reicht Christiane Beerlandt der medizinischen Wissenschaft die Hand.

Sowohl klassische als auch alternative Ärzte und professionelle Therapeuten aus der ganzen Welt nutzen die Information aus diesem Buch als Ergänzung, Begleitung oder Unterstützung der von ihnen angewendeten medizinischen Behandlung.

Die Information aus diesem Buch möchte den Leser aufgrund der Signale, die sein/ihr Körper ihm/ihr sendet, zu Selbsteinkehr ermutigen. Es ist keinesfalls Sinn der Sache, dass der Leser diese Information dazu benutzt, um anderen mit erhobenem Zeigefinger in Bezug auf ihre möglichen Krankheiten zu begegnen.

Nach Ansicht der Autorin *kann absolut keine Rede von „Schuld" oder Strafe sein, wenn man krank ist.* Jede Krankheit wächst/entsteht auf einem sehr spezifischen, psycho-emotionalen Nährboden. Der Mensch ist sich dessen vielfach gar nicht bewusst. Indem die Autorin diesen unbewusst lebenden, psycho-emotionalen Nährboden ans Licht bringt, möchte sie ihre besondere Begabung in den Dienst der Bewusstwerdung und des Heilungsprozesses von Mensch und Menschheit stellen.

Christiane Beerlandts liebevolle Art und aufrichtige Sorge bilden die Grundlage für dieses bemerkenswerte Werk.

Als Lebensphilosophin bietet sie dem Menschen zugleich wichtige Schlüssel für ein *glückliches* Dasein an.

Der Inhalt dieses Buches soll den Menschen zur Bewusstwerdung anregen; nicht, um auf jemanden wegen seiner Krankheit mit dem Finger zu zeigen, ganz im Gegenteil. Das Buch soll dazu beitragen, dass der Mensch ein besseres Verständnis entwickelt und tiefere Einsichten erhält, in erster Linie für und in sich selbst.

Liebevolle Kommunikation über den Inhalt eines bestimmten Textes, ohne Schuldgefühl oder Scham, mit einem Freund oder einem Arzt, hat schon viel Leid gemildert und vielen die Augen geöffnet.

Psychosomatik und Gesundheit

Für die Gesundheit eines Menschen ist es erforderlich, den Zusammenhang zwischen Psyche und Körper zu verstehen, um so eine fundamentale Heilung von Geist und Körper zu erreichen.

Aber beachte! Obwohl der Mensch über häufig stark unterschätzte Selbstheilungskräfte verfügt, brauchen die meisten, in diesem Evolutionsstadium der Menschheit, Hilfsmittel von außen. Unabhängig davon, ob es sich dabei um die westliche Schulmedizin oder um andere bewährte traditionelle Heilungsmethoden handelt, gilt: der Mensch kann, wenn dies nötig ist, in Dankbarkeit Arzneien, chirurgische Eingriffe und andere Behandlungsmethoden nutzen. Zugleich sollte er am zugrundeliegenden psycho-emotionalen Ursprung von Krankheit und Schmerz arbeiten, während er weiterhin felsenfest an sich selbst glaubt, in Liebe.

Botschaft an den Leser

Wenn wir unseren wunderschönen Planeten Erde unter all dem Leiden, der Kriegsgewalt, den Schmerzen, dem Machtspiel ächzen hören, ... muss dann nicht jeder einzelne Mensch für sich Verantwortung übernehmen?

Es macht keinen Sinn, Wunden zu heilen oder Nahrung zu spenden, wenn die tiefer liegenden Ursachen des Elends nicht gelöst werden. Die Welt verändert sich von innen heraus, aus dem inneren Bewusstsein eines jeden Menschen. Krankheiten, wie auch Vorfälle im Allgemeinen, sind lediglich eine Folge dessen, was sich IM Menschen abspielt.

Wenn wir schon diese Welt nicht mehr „verändern" können, so lasst uns, jeder für sich selbst, Stein für Stein an einer neuen Welt bauen, in der das Leben in Freude wertgeschätzt wird.

Es hat keinen Sinn *gegen…* zu schreien, *gegen*... zu kämpfen, *gegen*... auf die Straße zu gehen; wahre Transformation vollzieht sich im Reinwaschen von negativen Überzeugungen im Menschen selbst. Die Wirklichkeit ist lediglich Abbild, eine Folge unserer unbewussten und bewussten Erwartungen an das Leben, des unbewussten oder bewussten ‚Steuern' von Energien.

Die Zukunft ist nicht „vorbestimmt", ebenso wenig ist das Leben ein trauriges, zufälliges Ereignis, zu dem wir nichts zu sagen hätten. Wir gestalten fortwährend, persönlich und als Teil der Masse, unseren Lebensraum, wir sind mit dem Planeten selbst im Dialog.

Wir brauchen nicht darauf zu warten, dass ein Engel, ein Deus ex macchina oder ein Ufo die Welt ‚retten' wird. Wir sind in der Lage, aus der Kraft unseres Lebenden Selbst heraus ein neues Haus zu errichten, auf einer Erde, die niemals vernichtet werden wird, weil wir sie Lebendig wünschen.

Dies ist möglich, wenn wir uns, in der Überzeugung unseres liebevollen „ICH BIN", jeder für sich, unserer Verantwortung stellen und die Ursachen für Krankheit und Elend nicht länger beim anderen suchen. Wenn jeder Mensch für sich in seinem Dasein Harmonie schafft, dann wirkt sich dieser Einfluss positiv auf die ganze Menschheit aus. Denn wir existieren nicht losgelöst voneinander.

Es gibt mehr als „Materie“ allein, Energien durchdringen sie immer stärker, auch die Energien, die wir „Emotionen, Bewusstseinskräfte, Gedanken...“ nennen. Lasst uns mit diesen Energien auf Selbstbewusste Weise umgehen, in der Entwicklung hin zu einem gesunden Leben, zur Heilung, aber auch im Gestalten einer neuen Erde, wo schließlich Leiden, Schmerz, Hunger oder Tod keinen Platz mehr haben werden.

Lasst uns, mit beiden Füßen auf dem Boden, ohne abzuheben, die Zügel in die Hand nehmen und uns der Möglichkeiten bewusst werden, die jeder Mensch in sich trägt, um selbst sein eigenes Dasein in die Richtung des Schönen zu lenken und auf diese Weise zum Entstehen eines freudvollen Festes im Schoß von Mutter Erde beizutragen.

Wir sollten uns von falschen Determinierungen verabschieden und uns davon lösen, uns selbst Strafen als Karma und Erbsünde aufzuerlegen. Selbstbefreiung führt zur Befreiung von Erde und Menschheit. Den Schlüssel, der die Tore zur Freude öffnet, findest du in deinem Selbst. Möge dieses Buch, von Herzen ‚nach Wahrheit' abgerufen, allen guten Menschen als Informationsquelle dienen.

Christiane
Ostende, 17. Juli 1993

Über „Der Schlüssel zur Selbstbefreiung“

Der Schlüssel zur Selbstbefreiung ist das erste Werk, das ich zu Papier bringen durfte (1992). Es handelt sich hierbei um Information, die ich aus mir selbst geschöpft habe. Ich habe diese Information dadurch gewonnen, dass ich mich auf die Frequenz von Wahrheit abgestimmt habe und über mein Herz und Bewusstsein tief in meinem Inneren auf die Sprache des Lebens selbst gehört habe. Beobachtungsgabe und gesunder Menschenverstand sind nützlich, aber über das ‚*tiefere Wissen*' offenbart die Lebensquelle uns noch so viel mehr: die Essenz, das ‚Warum' der Dinge. Niemand kann Wahrheit ‚besitzen', ich nicht, du nicht. Aber wir können uns auf Wahrheitsfrequenz abstimmen, indem wir in Ehrlichkeit leben/‚auf Wahrhaftigkeit' hören. Auf diese Art und Weise werden die Texte niedergeschrieben. Der Inhalt hat nichts mit wissenschaftlicher Observation zu tun und ebenso wenig mit Channeln oder Führen. Versuche dieses Buch nicht in eine ‚Schublade' zu stecken, es wird dir nicht gelingen. Suchende Menschen mit „Herz“ und „offenem Geist“, ob sie sich nun als ‚klassisch' oder eher als ‚alternativ' sehen, werden sich in diesen Texten, die ihnen wie ein Freund sein wollen, zu Hause fühlen.

Ich bin davon überzeugt, dass, auch wenn es jetzt noch nicht möglich ist, die ‚Wissenschaftler' – über andere Wege – zur gleichen Erkenntnis kommen werden, wie man sie in diesem Buch vorfindet. Es existiert jedoch vorerst keine oder zumindest unzureichende „Apparatur“, um Psyche, Emotion und energetische Geschehnisse/Evolution messen zu können, um den Zusammenhang zwischen Innerem und Körper (Krankheit-Gesundheit) zu untersuchen.
Für die zahlreichen klassischen und ‚alternativen' Ärzte, Therapeuten und Laien, die schon seit Jahren mit der Information dieses Buches arbeiten und mit mir in Kontakt traten, bedarf es bereits keines weiteren ‚Beweises' mehr ... „es funktioniert einfach so in der Praxis“. Das freut mich außerordentlich: Dass der Mensch sich selbst befreien und heilen kann, wenn er nur zur ‚Einsicht' findet und diese in die Tat umsetzt – *mit* oder ohne Hilfsmittel von außen.

Wie Krankheit „im Keim" beginnt, und wie wir von Grund auf über Einsicht und Anwendung Heilung erreichen können, in reiner Liebe, in Glaubenskraft.

Unsere ‚Geistes-Energie' beeinflusst den Körper/die ‚Materie' und nicht umgekehrt. Alles wird von innen heraus gesteuert und vorangetrieben. Wenn wir diese Prozesse besser begreifen, können wir als bewusst gewordene Menschen, in uns selbst Veränderungen herbeiführen, in unseren Überzeugungen, Instinktmustern, Lebensweise. Häufig erlebte ich, wie es bei einigen Menschen schon ausreichend zu sein schien, zur „Einsicht" zu gelangen, der Groschen zur Erkenntnis der *wahren* Ursache eines Krankheitsbildes war gefallen, um plötzliche Genesung zu erwirken. Meistens handelt es sich jedoch um einen Entwicklungsprozess, bei dem der (kranke) Körper in wachsendem Maße auf die Veränderungen, die man in sich selbst herbeiführt, reagiert: Veränderungen auf psychischer, emotionaler Überzeugungsebene. Der Körper reagiert auf diese notwendigen positiven Veränderungen... und kann gesund werden.

Ich bin in keiner Weise ‚gegen' Arzneimittel oder andere Hilfsmittel von außen; im Gegenteil, es kann für viele Menschen gut sein, sich ihrer in einer bestimmten Phase zu bedienen (auch wenn viele sich ohne heilen). *Nimm also ruhig Medikamente ein, oder unterziehe dich bestimmten Heilungsmethoden, wenn du fühlst, dass dies am besten für dich ist; das macht die freie Wahl eines jeden Menschen aus.* Man muss sich jedoch bewusst machen, dass währenddessen an **der ‚wahren' Genesung** eines Leidens gearbeitet werden muss, dass die FUNDAMENTALE GENESUNG einer Krankheit in jeder Hinsicht erst dann eintritt, wenn die FUNDAMENTALE URSACHE eines Leidens **bewusst wahrgenommen** und **gelöst** wird: Und dies spielt sich auf einer tieferen als der rein physischen oder chemischen Ebene ab, nämlich auf dem emotionalen und psychologischen Niveau, im Bereich der Gefühle und Überzeugungen, der Erwartungen und des eigenen Selbstbildes.

Ich habe kein Interesse daran, jemanden ‚zu überzeugen'; ich gebe lediglich tief-abgerufene Informationen wieder, wobei der Mensch die freie Wahl hat, sie zu nutzen oder nicht; ich sehe es als meine Aufgabe, die gewonnene Information zu Papier zu bringen und sie allen guten Menschen zur Verfügung zu stellen.

Abschließend – lasse dieses Buch als einen ‚Schlüssel' fungieren, aber halte ihn nicht fest. Gehe weiter, lebe *selbst*, und sei dein eigener Meister. Klammere dich nie an einen Wegweiser, du kannst ihn lediglich dankbar nutzen, um schneller auf *deinen* Lebensweg zu gelangen.
Im *Ersten Teil* dieses Buches steht die befreiende Philosophie geschrieben, nach welcher ich das Leben erlebe. Aus tiefstem Herzen wünsche ich auch Euch ein herrliches, liebevolles, wahrhaftiges Dasein!

Christiane
Ostende, 6. Juni 2001
Nazareth, 31. August 2009
Lierde, 21. Januar 2013

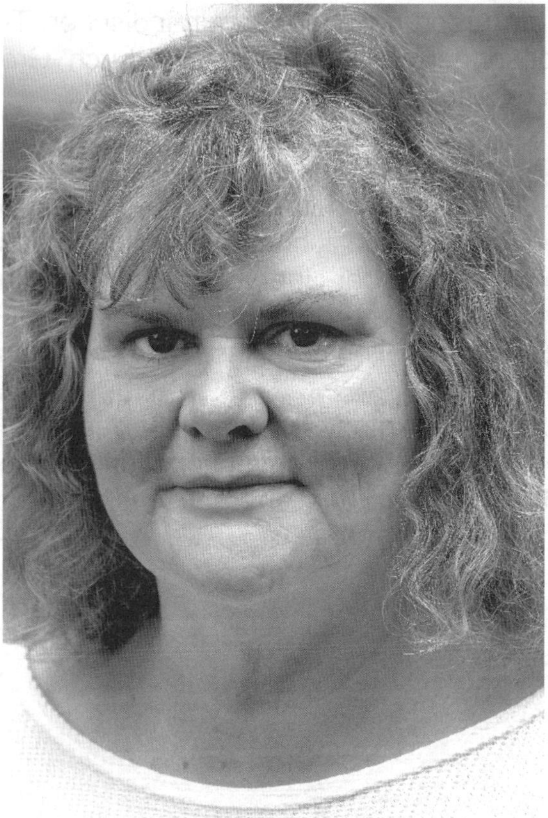

Anmerkung bezüglich der deutschen Übersetzung dieses Buches

Im Niederländischen werden Substantive kleingeschrieben. Als sie das Buch (auf Niederländisch) schrieb, fühlte Christiane Beerlandt, dass sie bestimmte Wörter *entgegen der niederländischen Grammatikregeln* großschreiben musste, um ihnen einen gewissen Nachdruck zu verleihen und ihnen Kraft zuzuschreiben. Das konnte sowohl bei Substantiven als auch bei Adjektiven oder Verben vorkommen. Bei der Übersetzung ins Deutsche haben wir beschlossen, Substantive gemäß der grammatikalischen Regeln immer groß zu schreiben, aber gelegentlich auch andere Wörter (wie Adjektive und Verben) auf diese Weise hervorzuheben, wenn dies auch im ursprünglichen niederländischen Text der Fall war. Damit bleiben besondere Hervorhebungen durch Großschreibung so weit wie möglich erhalten.

Neben der Großschreibung fallen dem deutschsprachigen Leser vermutlich noch andere Dinge auf: Wortzusammenziehungen mit Bindestrichen, Wortschöpfungen und gelegentlich ungewöhnliche Satzkonstruktionen. Auch hier haben wir uns bei der Übersetzung stark am niederländischen Original orientiert, um diese aus der inneren Quelle Christiane Beerlandts entsprungenen Besonderheiten auch ins Deutsche zu transportieren.

Bei der Übersetzung verfolgten wir also nicht das Ziel, einen möglichst schönen und in allen Belangen konventionellen deutschen Text zu erzeugen. Vielmehr wollten wir die energetische Essenz der Worte und Sätze erhalten.

INHALT

TEIL II
DER SCHLÜSSEL ZU GESUNDHEIT UND GENESUNG

- **Psychologische Kernursache und Kernlösung von Erkrankungen**
- **Psychologische Symbolik der Körperteile**
- **Einsichten über: Emotionen, psychische Symptome, Sexualität, authentische Körperform, genetische Muster usw.**

TEIL I

DER SCHLÜSSEL ZU EINEM LEBEN IN GLÜCK

Lebensphilosophie für ein glückliches und gesundes Dasein

DER SCHLÜSSEL ZU EINEM LEBEN IN GLÜCK

•

Um zu *wahrem* Glück zu kommen, tut der Mensch gut daran, den „*Wegweisern des Lebens*“ zu folgen. Es handelt sich dabei um *Signale,* die dem Menschen etwas deutlich machen wollen. Alles hat eine Bedeutung. Das Leben lässt sich nicht in „Schubladen“ einteilen, alles ist energetisch in Bewegung.

Was können wir u.a. als *Signale* betrachten?

- **Ereignisse**, sowohl angenehme als auch weniger angenehme, auf individueller Ebene oder auf globaler Ebene. Warum ziehst du diese Ereignisse (oft unbewusst) an?[1]

- **Lebensmittel** ...: warum hast du Vorlieben, z.B. für Obst oder Schokolade, und warum hasst du bspw. Fisch? Du kannst daraus viel für dein Wohl und deine persönliche Entwicklung lernen.[2]

- **Begegnungen mit Tieren**, in der Realität oder im Traum: was symbolisiert ein bestimmtes Tier wie bspw. der Hund, die Maus oder der Bär im Kern?[3]

- **Emotionale, psychische Zustände** ...: das Warum von bspw. Angstpsychosen, Trauer, Depressionen usw. ...? Wie soll man diese Zustände betrachten, wie zu innerlicher Ruhe kommen?[4]

---

[1] Lies mehr hierüber in *Das Signalbuch.* Dieses Buch ist bei Erscheinen des vorliegenden Werkes noch nicht in deutscher Übersetzung erhältlich.
[2] Lies mehr hierüber in *Das Füllhorn – Psychologische Symbolsprache der Nahrungsmittel.*
[3] Lies mehr hierüber in *Wenn die Tiere sprechen könnten ...* Dieses Buch ist bei Erscheinen des vorliegenden Werkes noch nicht in deutscher Übersetzung erhältlich.
[4] Lies mehr hierüber in den jeweiligen Rubriken in diesem Buch sowie in *Das Signalbuch.* Dieses Buch ist bei Erscheinen des vorliegenden Werkes noch nicht in deutscher Übersetzung erhältlich.

- **Krankheiten und andere Phänomene**: der Körper spricht eine eigene Sprache. „Das Warum" von Krankheiten und anderen psychischen oder psychosomatischen Phänomenen verstehen zu lernen und für diese eine fundamentale Lösung zu finden, ist einer der wichtigsten Bausteine des Hauses des Glücks.

Aus diesem Grunde wurde *Der Schlüssel zur Selbst-Befreiung, Enzyklopädie der Psychosomatik* geschrieben.

BEWUSSTWERDUNG

Über die Zugrundeliegenden Ursachen und die Fundamentale Lösung von Krankheiten

Zuallererst ist es von Bedeutung sich bewusst zu machen, dass es erheblich zum Wohle der Menschheit beiträgt, keine ‚Dogmas' oder starren Regeln zu etablieren. Besser lassen wir Das Leben selbst sprechen...: Wahrheit zeigt sich von selbst und bedarf keines ‚Namens'.

Die Zeit ist angebrochen, dass der Mensch lernt, auf das zu hören, wonach Das Leben in *ihm selbst* verlangt, auf diese „Wahrheitsstimme" tief in ihm, auf das was „Wahrheit" - dem Leben innewohnend - will. Dass der Mensch jetzt zu dem Bewusstsein kommt, dass er selbst es ist, der die volle Verantwortung für sein Leben übernehmen sollte, und er diese nicht ‚von sich' weisen soll... Ja, dass er sein Leben ganz und gar *selbst* in der Hand hat...: Dass er zu der ERKENNTNIS kommt, „wie" das Leben wirklich in sich stimmig ist, und dass ihm dies schließlich ein ungeahntes Gefühl der Befreiung und Freude bereiten wird.

Er wird dann sehen und wissen, wie nur er allein, der Mensch selbst, sich hin zu Krankheit und Elend oder hin zu Gesundheit und Glück bringen kann. Und... wenn er dies bis heute nicht erkannt hat, so durchlebte er bisher „unbewusst" Höhen und Tiefen, in der Überzeugung, dass ihm dies alles „einfach so" geschah? Oder war er davon überzeugt, dass irgendeine Macht „außerhalb" seiner selbst sein Leben bestimmte? Dann wird er nun zu der Einsicht kommen, dass jeder Mensch alle seine Lebenssituationen bewusst oder unbewusst zu sich holt.

Er tut also gut daran, sich so bewusst wie möglich auf die Wahrheitsstimme in sich selbst abzustimmen, um so bewusst wie möglich sein Leben aus vertrauensvollen und positiven Lebenserwartungen heraus zu führen.

So wird er erfahren, dass ‚Krankheit' oder ‚Genesung' nichts ist, dass dir „einfach so" widerfährt: Dass Krankheit ein Signal ist, tief vom eigenen inneren Lebenskern aus gesendet, und dass Genesung dann eintreten kann, wenn man versteht, „warum" sich gerade diese oder jene Krankheit manifestiert, wenn man auf das hört, was die Lebensquelle dem Menschen über notwendige ‚Veränderungen' im eigenen Dasein zu sagen hat.

Je bewusster der Mensch lebt und je stärker er sich auf diese innere Stimme der Wahrheit abstimmt, ja desto schneller wird er seine Krankheit „begreifen", woraufhin sich der Genesungsprozess vollziehen kann. Jedenfalls dann, wenn er die ‚gewonnene Einsicht' in die Tat umsetzt, wenn er tatsächlich psycho-emotional oder auf einem anderen menschlichen Niveau das korrigiert, worauf sein Lebenskern ihn gestoßen hat.

Es sollte mit Nachdruck gesagt werden, dass niemand sich aufgrund seiner Krankheit schuldig, minderwertig oder als Versager zu fühlen braucht, und dass Krankheit auch keine Strafe oder Buße ist. Ganz und gar nichts von diesem allem. Krankheit und Heilung hängen mit Evolution zusammen, mit weiterer, tieferer Bewusstwerdung. Und dies heißt auch nicht, dass jemand, der eine Krankheit als Signal entwickelt, ‚weniger evolviert' ist, als ein Mensch, der jetzt ‚gesund' ist. Es geht darum, im Entwicklungsprozess des Menschen immer weitere Schritte zu machen, und dies verläuft bei jedem Menschen anders.

Krankheit ist lediglich ein ‚Symptom' einer viel tiefer liegenden Sache

Jede Krankheit ist ein ‚Symptom' einer viel tiefer liegenden Sache; jede Krankheit, ob es sich nun um eine Grippe oder um Aids handelt, ist ein „Signal" dafür, dass auf tieferer psycho-emotionaler Ebene etwas schief läuft (sich sozusagen gegen den Lebensstrom bewegt). Jede Krankheit hat ihren Ursprung auf einem viel tiefer liegenden Niveau als dem rein körperlichen.

Es entkeimt alles sehr tief im Menschen... und manifestiert sich schlussendlich im Körper: Der Körper spricht ‚eine Sprache'. Der Körper drückt aus, versinnbildlicht das, was innerlich „richtig" oder „falsch" läuft.

Krankheit hat absolut nichts mit ‚Schuld' oder ‚Strafe Gottes' zu tun! Der Körper spricht die Sprache dessen, was er fortwährend bildet, bestehen lässt, ins Leben bringt und hält: die Sprache des Inneren Lebens-Kernes oder des Höchst-Individuellen Selbstkernes, die treibende Kraft des Lebens... in jedem Menschen existent!

Fundamentale Genesung
Einsicht und Verantwortung

Was wir *‚Ursprüngliche Medizin'* nennen, ist die Medizin, die nach dem wahren ‚Ursprung' der Krankheit sucht und die Genesung folglich zum einen auch als ein Erkennen und Begreifen dieser psycho-emotionalen Ursächlichkeit versteht, und zum anderen beinhaltet sie das Anbieten einer Lösung hierfür. Wird auf dem wahrhaftigen Niveau, wo Krankheit entkeimt, nach Ursache-und-Lösung gesucht..., dann kann man schließlich auch von *fundamentaler* Genesung sprechen.

Wenn man sich jedoch lediglich mit Observation an der Oberfläche beschäftigt, wenn man nur Knochen, Muskelgewebe, Blutgefäße (usw. ...) ‚an sich' untersucht, entkoppelt man den tieferen Menschlichen Inhalt, die Psyche, vom physischen Körper und wird niemals zu einer WAHREN Genesung kommen. Es ist wohl möglich, für einen gewissen Zeitraum ‚Symptome' zu bekämpfen und Krankheiten-an-der-Oberfläche-losgelöst-vom-Inhalt zu heilen, aber früher oder später wird der Lebenskern des augenscheinlich ‚geheilten' Menschen erneut ein anderes Krankheits-Bild entwickeln..., auf dass der Mensch nur endlich erkennen würde: Gehe einmal tiefer in dich!

Natürlich ist die wissenschaftliche Forschung sehr heilsam für die Menschheit. Sie hat eine unglaubliche Bedeutung. Aber solange man die Gespaltenheit Körper-Psyche instand hält, kann man niemals zu *fundamentalen Lösungen* kommen. Glücklicherweise wächst die Zusammenarbeit zwischen der klassischen Schulmedizin einerseits und dem psychologischen Ansatz andererseits langsam aber sicher: Hand in Hand.

Es hat seinen Grund, dass du dir ausgerechnet *diese* Krankheit „zuziehst" und nicht eine andere..., dass nicht dein Freund, sondern gerade „du" dich mit diesem oder jenem Virus ansteckst. Ja...: weil auf tiefer liegender Ebene... IN DIR... ein Zustand herrscht, psycho-emotional, der ausgerechnet für dieses Virus ein idealer ‚Nährboden' ist! Und dein Freund, der überhaupt nichts mit dieser (unbewusst-lebenden) Problematik oder diesem „psycho-emotionalen Feld", das so typisch für diese Virus-Vibration ist, zu tun hat, steckte sich aus diesem Grund auch nicht an. Das Gleiche gilt für alle Arten von ‚Krankheiten': Du kannst beispielsweise nur dann Leukämie[5] in dir entwickeln, als Baby, oder als Erwachsener, wenn das tiefer liegende psychische Feld - charakteristisch für diese Krankheit - in dir existiert. Der allertiefste Lebenskern spricht dann die Sprache...: „Du hast Leukämie, du hast etwas Spezifisches in dir auf tiefer liegender Ebene zu lösen." Mache es! Und werde infolgedessen gesund... Fühle dich hierbei niemals „schuldig", sondern begreife warm und liebevoll das ‚Warum'. Mache dir nie Vorwürfe, zeige auch nicht mit dem Finger auf andere wegen ihrer „Krankheit", sondern verhalte dich stets in LIEBEVOLLEM VERSTÄNDNIS dir selbst gegenüber, den anderen gegenüber. Jeder Mensch befindet sich in Entwicklung, auf seine oder ihre Art.

Es ist erstaunlich, wie unser Selbstkern Botschaften „nach außen" drückt, die sich über den Körper als „Signale" manifestieren: AUF DASS WIR ETWAS IN UNSEREM DASEIN VERÄNDERN WERDEN, so dass wir glücklichere Menschen werden können. Aus dieser Sichtweise heraus ist Krankheit *manchmal* eine ‚Notwendigkeit': Sie zwingt dich, den Tatsachen ins Auge zu sehen, dich mit dem zu konfrontieren, was du unbewusst in dir selbst nicht ‚sehen' wolltest, wahrzunehmen, wie du dich, als Mensch, selbst daran hinderst, WIRKLICH GLÜCKLICH UND SINNVOLL durchs Leben zu gehen. Um dich zum ‚Wahrhaftigen Leben' zu bringen..., über einen Genesungsprozess, der unweigerlich mit notwendigen inneren Veränderungen einhergehen muss, die dein Leben „zum Guten" wenden werden.

„In Wahrhaftigkeit leben...", aus dir selbst heraus, bedeutet Glück und Gesundheit

‚Wahrheit macht frei': Jeder Mensch kann mit sich selbst ausmachen, welcher Weg oder welche Lebensphilosophie ihm das stärkste Gefühl innerer Freiheit gibt... Der Mensch täte gut daran, zu der Erkenntnis zu ge-

---

[5] Lies weiter unten in diesem Buch mehr über Leukämie (siehe Index).

langen, dass er die freie Wahl hat zwischen, zum einen dem Weg von ‚Leben-Wahrheit-Freude-Liebe-Vertrauen' zu folgen, und sich zum anderen auf das Gleis von ‚Tod-und-Verfall-Schein-Lüge-Angst-Macht-Begierde-Zweifel' zu begeben... Eine Wahl für Gut oder Böse: Die Wahl und die daraus erwachsenden Handlungen werden schließlich darüber entscheiden, ob der Mensch ‚wirklich glücklich' wird oder nicht...

Es ist folglich von Bedeutung, dass sich der Mensch „Wahrhaftigkeit", „Güte"..., Einsicht (Bewusstwerdung), dem Inneren Herzen (Liebe) öffnet: im überzeugten Glauben, dass er sein Leben selbst steuern kann..., in die Richtung des Elends... oder ebenso hin zur Freude!

Je mehr sich der Mensch der Tatsache bewusst wird, dass er einen unermesslichen Einfluss auf sein Leben hat, wenn er nur für Wahrheitsinformation offen ist und diese in die Praxis „umsetzt", desto stärker und schneller ist er dazu in der Lage, sich selbst gesünder und glücklicher zu machen.

Dieses Buch bietet dir Informationen an, ohne auch nur eine dieser als ‚Dogma' vorbringen zu wollen. Im Gegenteil: Diese Informationen werfen dich als Leser auf dich selbst zurück und bieten dir die Möglichkeit, tief in dich zu gehen, so du bereit dazu bist.

Wenn der Mensch vollständig „in Wahrhaftigkeit" leben würde, wäre er ein äußerst glückliches Wesen. *Es ist Sinn der Sache, dass wir immer stärker ‚ein Gefühl' dafür entwickeln, wonach Das Leben selbst in uns verlangt, was wir als Wahrheitsschubkraft in uns selbst bezeichnen können, auf dass wir Menschen immer glücklicher werden. Entwickeln wir uns in jene Richtung, die das Leben tief in Wahrhaftigkeit vorgibt, schließen wir uns dem an und handeln wir getreu dieser Richtung, so werden wir zu stets wachsender Harmonie mit uns selbst finden, aber auch eine Umwelt wahrnehmen (unbewusst oder bewusst gestalten), die tief in uns selbst in Übereinstimmung mit dieser Glückssphäre ist.*

Dies ist eine Gesetzmäßigkeit. Ein Naturgesetz: Mensch, arbeite Bewusst an dir selbst, an deinem eigenen Glück, stimme dich tief auf Wahrhaftigkeit ab, auf das, wonach das Leben sich in dir sehnt..., dann hebst du nicht nur dich selbst, sondern auch einen kleinen Teil der Erde empor zu friedvolleren, intensiv-glücklicheren Sphären.

Bewusste Wahl
Lebenskraft und Gegenkraft

Die Lebensquelle, im Ursprung kraftvoll und endlos freigiebig und gebärend, ließ in ihrem Schoße eine Dualität bestehen, zwei Bewegungen, die wir „Gut und Böse", „Leben spendend und tötend-aufsaugend", „wahrheits-gerichtet und Schein/Lüge", „Lebenskraft und Gegenkraft" nennen könnten, wobei die jeweils erstgenannten Elemente auf derselben Linie liegen – das gleiche gilt für die letztgenannten Begriffe.

Dem Menschen wurde ein freier Wille gegeben, um zwischen *Lebenskraft oder Gegenkraft* (dem Anti-Lebens-Weg) entscheiden zu können: Erst über das Erleben dieser Gegensätze innerhalb seiner Existenz, über Bewusstwerdung dieses Guten und dieses Bösen, von Wahrheit und Lüge, von Leben und Tod, von Freude und Trauer, von Liebe oder kühlem Egoismus, von Glauben an sich selbst oder Zweifel ... kann der Mensch zu der Erkenntnis gelangen, was WIRKLICHES LEBEN beinhaltet...: Eine BEWUSSTE WAHL wird verlangt...

Es geschieht gerade durch die *Konfrontation* mit Lüge und Schein, mit Trauer und Tod, dass er zur vollkommenen Einsicht kommt, was den WERT von Reinheit, Freude und den Wert des Lebens selbst tatsächlich ausmacht! Ja, dass er zu einem *Gefühl von Dankbarkeit* kommen kann aufgrund des Lebens in ihm selbst. Und dieses Gefühl von Dankbarkeit führt seinerseits zu einem größeren Glücksgefühl, wodurch (sei es unbewusst) glücklichere Umstände innerhalb des Lebens geschaffen werden...

Hat ein Mensch einmal die fundamentale Wahl für Das Leben, für Wahrhaftigkeit und Güte getroffen..., kann er mit dem Aufbau einer glücklich machenden Existenz beginnen. Auch wenn die Stimme der Gegenkraft manchmal noch in ihm laut wird, hat er fest entschlossen, glaubenskräftig seine Wahl getroffen..., und nun wird das Leben ihm beistehen!

‚Dem Leben nach' leben

„Dem Leben nach" leben oder „in Wahrhaftigkeit leben" beinhaltet, dass wir auf die tiefste Wahrheitsstimme in uns selbst hören, auf unsere authentische Natur, auf unser Herz, auf die uns eigene Art...

‚In Wahrhaftigkeit zu leben', ‚dem Leben nach zu leben', dies fordert dich dazu auf, dir selbst treu zu sein, deinem reinem Quellkern, und

NICHT auf eine kleine, selbst-süchtige, oberflächliche Stimme zu hören: Eine Stimme, die sich lediglich nach eng rationalen oder externen Faktoren „richtet", nach dem, „was sich nun einmal so gehört" in der Gesellschaft aber Authentizität, Echtheit zuwiderläuft, oder „was der Mensch unbedingt und absolut durchsetzen oder durchhalten will", nach bestimmten „allgemein gültigen" erstarrten und destruktiven Regeln, nach dem, was andere oder die Gesellschaft von ihm verlangen, während er die eigene tiefere Wahrheitsstimme, die Stimme seines Herzens ignoriert. Der Mensch, der dem Leben nach lebt, opfert sich nicht für etwas oder jemanden auf. Nein, dies fordert die Lebensquelle nicht. Märtyrertum und Aufopferung bedeuten gerade das Gegenteil von Liebe. Aber auch dies sollte vor dem Hintergrund des Zeitgeistes gesehen werden.

Evolution, Bewusstwerdung, neue Einsichten werden immer weiter wachsen. Keine Selbst-Peinigung, keine Aufopferung für ‚den anderen', für ‚die Gesellschaft', für sein Image. Denn das ist eine Art Selbstverrat, ein Verrat in Bezug auf das Leben. Der Mensch, der dem Leben nach lebt, wird sich weder von Begierden und Habgier leiten lassen, noch von egoistischen Denk- und Lebensmustern.

Gutes tun für andere, mit dem vollsten **Verständnis** für die Veranlagung jedes einzelnen. Keine Kritik, sondern Kommunikation. Innerlicher Frieden, kein Krieg. Sanftmütigkeit gegenüber dir selbst, gegenüber den anderen. Glaube an die starke Kreativitäts-Kraft, die in dir ist, und ... gehe weiter!

Höre nur auf die erhabenste Stimme, das nobelste Gefühl, das in dir wohnt. An dieser Stelle können wir die Worte zitieren: „Nicht mein Wille, sondern Ihr Wille geschehe...": Nicht das, was das kleine Ich will, sondern *wonach die große Wahrheitsstimme des Lebens in dir fragt..., das* darf geschehen. Wachse hin zu: ICH BIN ... IN LIEBE.
Und was *dies* alles beinhaltet, das kannst du sehr gut erspüren, indem du dich in vollkommener Offenheit, Empfänglichkeit und Liebe „für Wahrheit" öffnest, indem du darüber hinaus das „unbedingt und absolut Haben Wollen" loslässt und dich auf den Reichtum deines SEINS abstimmst, indem du offen und umsichtig auf die Signale deines Weges reagierst, indem du alles und jeden in ihrem ‚Sein' loslässt, indem du dein Leben fest entschlossen selbst in die Hand nimmst, ohne dich dabei verbissen auf irgendetwas zu fixieren.

Wenn du auf die urtiefe Vater-Mutter-Stimme in dir selbst hörst (die DU bist!)[6]...: Du stimmst dich, als Naturkind, das für das Leben steht, auf das Gute, auf Wahrheit ab..., und du wirst sehen, spüren..., handeln, wie du deinem Gefühl nach aus dieser Wahrheitsfrequenz heraus handeln musst, und glücklich sein. *Fühle* von deinem Herzen aus und lasse diese Lebensströmung in dir selbst zu: Wahrheit lässt sich fühlen und sehen, aber du kannst sie nicht besitzen. Dein eigenes tiefstes Gefühl / deine eigene tiefste Intuition nicht anlügen.

Jetzt ist hohe Moralität inhärent gegenwärtig.

Der nach Güte lebende Mensch wird seiner eigenen Art niemals „Gewalt" antun, auch nicht um jemand anderem einen Gefallen zu tun, denn er *weiß*, dass er dann nicht nur sich selbst Schmerzen zufügt, das Leben in sich selbst verrät, sondern auch dem anderen damit in keiner Weise einen Gefallen tut, indem er eine Lügen-Frequenz in Stand hält. Kurzum: Hiermit ist der Welt wahrlich nicht geholfen.

„Dem Leben nach leben", das tun, was deine innerliche Lebensquelle von dir verlangt, bedeutet auch das Folgende.

Ausruhen, wenn du müde bist, in Aktion kommen, wenn die Energie in dir braust. Trinken, wenn du Durst hast, essen, wenn du Hunger hast. Auf deine Herzensgefühle hören, nicht nur wie ein rationaler Roboter durch das Leben gehen.

Gutes tun für andere, aber erst dich selbst in Selbst-Liebe vollkommen anerkennen. Dich nicht für andere aufopfern, für ein Ideal, für eine Arbeit usw. ... : geben in Liebe ist O.K., aber gehe nicht über deine Grenzen hinaus. Wisse „nein" zu sagen, wenn du tief in dir selbst das Gefühl hast, nein sagen zu müssen; dann hat dies nichts mit Ich-Sucht zu tun, sondern mit dem tiefen Wahrheitsgefühl in dir selbst.

Nicht lachen, wenn du Lust hast, zu weinen, nicht nach der Überzeugung Leben, dass du immer und ständig lächeln ‚musst': sei *echt* und wahrhaft. Lebe nicht dem Schein nach und setze keine Maske auf. Genieße das reine schöne Sein.

Dem Leben nach leben bedeutet auch, dass der Mensch seine Körperform aus seinem Herzen heraus wachsen lässt, aus Liebe, nicht nach Normen, die ihm von einer unwissenden Gesellschaft auferlegt wurden,

---

[6] Lies in diesem Zusammenhang die Geschichte über Das Dritte Land in *Die Zwölf Tore des Prinzen Sirius.* Dieses Buch ist bei Erscheinen des vorliegenden Werkes noch nicht in deutscher Übersetzung erhältlich.

in der das ‚Habenwollen' und Gefallsucht oft im Mittelpunkt stehen. Dieser Pfad mündet schließlich in den Tod.[7]

Dem Leben nach leben beinhaltet noch so viel mehr … Hierzu findest du mehr in den anderen Rubriken dieses einleitenden ersten Teils.
Wenn du dem Leben nach lebst, nicht dem Absterben nach, dann sehnst du dich auch danach, die Signalen zu verstehen, die dir auf deinem Weg begegnen. Ein Beispiel: den tieferen Zweck und die Bedeutung von Krankheiten und Ereignissen. Warum? Was kannst du daraus lernen und wie kannst du dich selbst dadurch auf deinem wahren gesunden Lebenspfad weiterbringen?[8] Und du bietest weder Widerstand gegen ein Verstehen dieser Dinge, noch gegen ein fundamentales Umsetzen der Lösung in der Praxis.

In Dankbarkeit leben, das Herz im Mittelpunkt.

Niemand kann Wahrheit besitzen, aber du kannst dich wohl auf Wahrheitsfrequenz, die Frequenz des Lebens selbst, abstimmen

Aus vielen Büchern, die in unserer Welt geschrieben werden, kann man ableiten, dass sie nicht auf Wahrheitsfrequenz abgestimmt worden sind. Es stehen „bestimmte" Dinge darin geschrieben, die wahrhaftig sind, aber auch andere Elemente, die schlichtweg eng-rational (von Intuition und Gefühl, vom tieferen Wissen abgeschnitten) oder eingebildet sind; nicht immer aus negativer Absicht geschrieben, aber dennoch irreführend für die Menschheit; andere Schriften werden ohne weiteres aus alten (zuweilen gefälschten) Quellen übernommen und werden nicht einmal so verstanden, wie sie „damals" gemeint waren.

Halbe Lügen, halbe Wahrheiten: Der Leser tut gut daran, selbst alles Geschriebene kritisch unter die Lupe zu nehmen..., sich vor allem *dem*

---

[7] Lies mehr hierzu im Kapitel *Der Kult des Äußerlichen.*

[8] Lies mehr über die tiefere Bedeutung von allerlei Krankheiten in diesem Buch sowie über andere ‚Signale' in *Das Füllhorn, Das Signalbuch* und *Wenn die Tiere sprechen könnten …* Die zwei letztgenannten Bücher sind bei Erscheinen des vorliegenden Werkes noch nicht in deutscher Übersetzung erhältlich.

eigenen inneren Wahrheitsgefühl anzuschließen..., so dass ihm klar wird, wo sich die Spreu vom Weizen trennt...

Dieses Buch ist mit der Absicht geschrieben worden, Menschen, die sich auf dem Weg hin zu mehr Freude und Gesundheit bewusst weiterbringen wollen, Informationen anzubieten.

Niemand kann Wahrheit „besitzen", ich nicht und du nicht..., es ist jedoch möglich, dich in aller Ehrlichkeit mit dir selbst, dem, was ich „Wahrheitsfrequenz" nenne, anzuschließen.

Im normalen täglichen Leben bedeutet das: stets in aller Ehrlichkeit mit dir selbst – ohne Lüge – zu leben: gewisse Dinge zu tun oder gerade nicht zu tun, bestimmte Dinge zu sagen oder gerade nicht zu sagen, dich auf eine gewisse Art und Weise zu manifestieren oder zu verhalten..., dich nicht selbst zu belügen oder dir etwas vorzumachen; nicht vor bestimmten Dingen, die dich betreffen, zu fliehen; keine Maske zu tragen, sondern dein Ich so zu zeigen, wie du wirklich von innen heraus bist.

Dies ist sehr wichtig, denn viele Menschen leben „in Lüge" oder „in Schein", ohne dass sie sich dessen voll bewusst sind (weil sie die Signale, die das Leben ihnen zusendet, ignorieren), wodurch sie sich selbst schließlich krank und unglücklich machen.

Andere belügen sich ganz bewusst. Sie sind dann sich selbst gegenüber, der Lebensstimme in sich selbst, ihrer eigenen tieferen natürlichen Art nicht „treu". Sie haben sich selbst verraten und vergewaltigen das Leben in sich, mit allen zwangsläufigen Folgen.

Ein konkretes Beispiel...

Person A. besucht jemanden und spürt bereits nach einigen Minuten, tief in ihrem Herzen, mit ihrem ganzen Wesen: „Ich muss hier weg!; ich bin hier wahrlich gegen meinen Willen... Ja, ich mache es nur, um meinem Partner, meinem Kind, der Gastgeberin oder dem Kranken einen Gefallen zu tun, oder aus Mitleid, aber eigentlich, tief in mir selbst, fühle ich, wie das Leben in mir ruft: ‚Gehe fort, stehe auf!'" Aber was tut dieser Mensch anstatt dessen? Er belügt sich, opfert sich auf, findet es vielleicht unziemlich, oder unhöflich, oder „nicht seinem Pflichtgefühl entsprechend" und bleibt unwohl auf seinem Stuhl sitzen...; am nächsten Tag hat er Kopfschmerzen und Brechreiz, Juckreiz, Rückenschmerzen...,[9] weil er nicht

---

[9] Lies in diesem Buch weiter über die Symbolik dieser Symptome (siehe Index).

Herr seiner selbst geblieben ist, sondern Dinge wie „es gehört sich nun einmal so", Die Geziemtheit, Die (unnatürlichen, künstlichen) Regeln, Die strengen Pflichten (die jede natürliche Freiheit eines Menschen beschneiden), Mitleid..., usw. ... über das Leben, ÜBER das Leben in Wahrhaftigkeit, über Selbst-Liebe gestellt hat. Und dann belügt er nicht nur sich selbst, sondern auch den anderen. Er ordnet sich vollkommen unter und hört nicht auf seine innere Wahrheitsstimme. Gleichzeitig könnte sich ein anderer Mensch in dergleichen Situation möglicherweise gut fühlen, sich in keiner Weise zu etwas zwingen, und von daher würde es überhaupt kein Problem für ihn darstellen, dort sitzen zu bleiben, solange er fühlt, dass es ihm gut damit geht.

Es ist wichtig, dass der Mensch NICHTS über die Wahrheitsstimme des Lebens in sich selbst stellt..., und diese Selbst-Liebe ist etwas völlig anderes als „seinen eigenen Willen auf Biegen und Brechen durchzusetzen", oder ‚Egoismus' oder dem anderen nichts zu gönnen. Im Gegenteil. Selbst-Liebe und Egoismus sind zwei gegensätzliche Begriffe!

Mit Mitleid hilfst du auch dem anderen Menschen nicht. Sehr wohl hingegen mit Verständnis, Mitgefühl, möglicherweise damit, dass man gemeinsam nach einer Lösung sucht ... Aber vor allem: damit, dass du IN WAHRHEIT DU SELBST BIST. Nicht leiden, nicht mit dem anderen mitleiden..., sondern ein Vorbild von Freude, Ehrlichkeit und Harmonie sein: Damit bist du auch dem anderen eine Hilfe.

Wenn du ehrlich zu dir bist und nach wahrer Selbst-Liebe handelst, dann gibst du damit auch dem anderen Menschen den positiven Anstoß..., Selbst-Liebe und Wahrheit in sich zu suchen. Auch wenn Protest laut wird, allein durch Ehrlichkeit dir selbst gegenüber ist es möglich, dir, dem Leben und dem Anderen dienlich zu sein. Lebe nicht nach der Überzeugung, dass das Leben Aufopferung verlangt, dass du dir selbst Gewalt antun musst, um jemand anderem zu gefallen. Damit hilfst du weder dir noch dem anderen auch nur einen Schritt weiter. In Liebe und Verständnis lebst du ‚in Wahrhaftigkeit'. Und der andere liebevolle Mensch wird dich verstehen.

Und wenn dein Verhalten nicht verstanden oder akzeptiert wird (wenn du aufstehst, weg gehst und weiter deinem Lebenspfad folgst, in diesem Fall von Person A), dann handelt es sich um eine Person, die etwas von dir „fordert" oder „erwartet", mit anderen Worten etwas von dir „begehrt"..., und das ist zwar verständlich, aber nicht wirklich dem Leben zugewandt. Dieser Mensch sollte sich auf die Suche nach Selbst-

Verwirklichung, Selbst-Liebe, Dankbarkeit, möglicherweise Kommunikation mit anderen machen und ... lernen (Person A) loszulassen.

Wenn du wirklich in dir spürst, wenn die Lebensstimme in dir selbst dich förmlich aufrüttelt und sagt: „Gehe weg!", erhebe dich von deinem Stuhl, verabschiede dich, folge dieser ehrlichen Stimme und verwehre dich nicht gegen diese innere Wahrheit. Versuche nicht - mit Ratio und allerlei Ausreden sowie „Tradition verlangt dies nun einmal von uns..." oder was auch immer – dich an einen Stuhl zu fesseln, wenn du fühlst: „Nein, ich belüge mich selbst, wenn ich jetzt nicht aufstehe!"

Oder ziehst du es vor, in Folge dieses Dich-Selbst-Belügens, möglicherweise unter ‚Rückenschmerzen' oder ‚Schulterschmerzen' zu leiden...,[10] was darauf hinweist, dass du dein Leben nicht auf dem geraden Ehrlichen Mittelpfeiler eines Rückgrates in dir selbst aufbaust, dass du an alten, gegen das Leben prallenden Gewohnheiten (das Dich-Selbst-Belügen) ‚festhältst' und infolgedessen schwere Lasten auf deinen Schultern fühlst?

Darüber hinaus: Wenn du in jedem Moment deines Daseins deiner ehrlichen inneren Stimme treu bleibst, hilfst du damit nicht nur dir selbst, sondern auch dem Anderen. Wenn du IN HARMONIE lebst, in Selbst-Liebe, und demzufolge auf die Wahrheitsstimme in dir selbst hörst..., dann handelst du in Wahrheit und schickst du, wenn auch unbewusst, Wahrheitsenergie zu deinem Gegenüber: Du spornst ihn unbewusst dazu an, an sich selbst zu arbeiten. Es gibt eine Wechselwirkung von ehrlichen Energien.

So sehr der andere sich auch beklagt, um dich festhalten zu können, oder dich sogar emotional erpresst: Mache, was du laut deiner inneren Stimme, in Liebe dir selbst gegenüber, machen musst und infolgedessen... bedeutet dies automatisch, dass es gut für den anderen ist, dass du weggehst, auch wenn er dies nicht erkennt. Du kannst niemand anderem etwas „Gutes" tun, wenn du nicht zuerst in Liebe zu dir selbst handelst: „Liebe deinen Nächsten... wie dich selbst", lautet tatsächlich die Lebensweisheit.

Wahrheitshandlung verursacht stets eine günstige energetische Reaktion für dich selbst, wie für den Anderen. *Du stimulierst die Wahrheits-Energie im Anderen, indem du selbst ehrlich auf die Lebensstimme in dir hörst!* Indem du nichts ÜBER diese Wahrheitsstimme stellst. Auf diese Weise hilfst du dem Leben und der Welt weiter. Wahrheit befreit dich selbst, aber hilft auch den anderen, in Konfrontation mit deiner ehrlichen Hand-

---

[10] Lies hierzu mehr in diesem Buch (siehe Index).

lung, in Wahrhaftigkeit zu leben... So bringt diese Selbst-Liebe im Grunde eine liebevolle Tat hervor, auch hinsichtlich des Anderen, auch wenn er sich dessen möglicherweise nicht einmal bewusst ist.

Deiner Wahrhaftigen Art treu sein

Ein anderes Beispiel: „In Wahrheit leben" bedeutet auch, *Deiner Wahrhaftigen Art treu zu sein*. Wenn du von Natur aus rund bist oder so dick und kräftig wie ein Ackergaul und du bist kerngesund[11], aber *meinst, so „AUSSEHEN zu müssen"* wie ein mageres Rennpferd und gehst infolgedessen „auf strenge Diät", dann tust du deiner Natur Gewalt an, folglich belügst du deine eigene Art..., um den Normen oder Regeln eines gesellschaftlich äußerlichen so genannten Schlankheitsideals zu entsprechen oder dem, was bestimmte Leistungserbringer im Gesundheitswesen als das einzig Gesunde meinen propagieren zu müssen (weil sie nun einmal davon überzeugt sind, sich u. a. den gesellschaftlichen Doktrinen hierbei anschließend). Auch in diesem Fall gilt die Regel: Höre auf deine wahrhaftige Art, in Selbst-Liebe.
Gesundheit, Authentizität, Wahrhaftigkeit und ***wahre*** *Schönheit liegen auf einer Linie*. Jemand, der unecht dünn ist (der z.B. aus rein äußerlichen Gründen abnimmt, der eine einseitig strenge Diät einhält), wird früher oder später diese Lüge dem eigenen Ich gegenüber teuer bezahlen müssen. Früher oder später bricht diese falsche „Schönheit", dieser Schein in sich zusammen.

Es kommt darauf an, gesund mollig oder gesund dünn zu sein, klein oder groß, wobei die Form eine ehrliche Wiedergabe deiner WESENSART ist. Es geht schief, wenn der Mensch beginnt, an seiner Kraft, seiner Mobilität, seiner Wesensart zu zweifeln. *Welche auch immer deine Körperform sein mag, wenn du aus wahrer Liebe zu dir selbst heraus lebst, aus der Überzeugung heraus, dass du stark, mobil und gesund bist, dann wird dein Körper in Gesundheit wachsen*. **Natürlich unter der Voraussetzung, dass du ‚dem Leben nach lebst'!** Lies hierzu das betreffende Kapitel in diesem einleitenden ersten Teil und die ersten Rubriken im Kapitel ‚Essen, Essprobleme, Nahrung' weiter unten in diesem Buch. Ein jeder wird auf eine Weise durchs Leben gehen, die ehrlich aus seiner Wesensart hervorgeht.

---

[11] und dies wurde durch ärztliche Untersuchungen und Tests (z.B. Bluttests) bestätigt.

Das gleiche gilt für ‚Sport': ‚bewegen' ist gesund, aber machst du einen bestimmten Sport gegen deinen Willen, gegen deine Wesensart, dann belügst du dich selbst. FÜHLE einfach tief in dich hinein, ob es wohl etwas für dich ist... Höre hierbei jedoch vor allem auf die Wahrheitsstimme in dir: Auch wenn du durchaus nützliche Informationen von anderen bekommen kannst, kannst du schließlich doch am besten selbst „wissen" und „fühlen", was gut für dich ist. Höre auf dein Herz, achte auf ‚Signale' auf deinem Weg.

Bewegung ist in der Regel sehr gesund. Aber welche Art von Bewegung? Joggen ist gut für den, der gerne joggt, Fahrrad fahren ist gut für den, der gerne Fahrrad fährt, Schwimmen ist gut für den, der gerne schwimmt, usw., aber sobald es sich in ein „Müssen" oder in eine künstliche, strenge „Gesundheits-Kur" kehrt, bei der du deinen Körper zu etwas zwingst oder ihn überstrapazierst, stimmt etwas nicht. Du handelst dann nach dir aufgezwungenen Regeln, die möglicherweise überhaupt nicht deiner Wesensart entsprechen. *Mache nie etwas, bei dem du fühlst: Das entspricht nicht meinem Körper, das liegt nicht auf der Linie meiner Wesensart.* Tue dir selbst nicht „weh". Verlange nie von einem ‚Hasen' Bäume zu fällen und ebenso sinnlos ist es, einen starken, kräftigen Holzhacker zum Joggen zu motivieren. Mache lediglich das, was gefühlsmäßig deiner wahren Wesensart entspricht. Weiteres zu diesem Thema ist im Kapitel „Der Kult des Äußerlichen" zu lesen. Ja, „sich bewegen" in Freude und Entspannung, nicht unter Leistungsdruck oder in Stress, das ist gesund.

Isst du Nahrungsmittel, die du eigentlich nicht magst, weil es „angeblich" gesund ist? Dann belügst du dich selbst. Vertraue auf deine Natur, als bewusstlebender Mensch, der seine Instinkte in Bewusstseinsenergien umsetzt. Oder durchbohrst du dein Gesicht mit Löchern, bindest du deine Zehe zusammen, schnürst du deinen Bauch ein oder unterziehst du dich anderen schmerzhaften Ritualen, weil „es sich nun einmal so gehört" innerhalb des Stammes, des Volkes, des Landes? Dann stellst du Rituale, Verhaltensregeln, Äußerlichkeiten ÜBER Wahrheit, über das Leben... Dies *kann* nicht heilsam sein! Traue dich, alles in Frage zu stellen. Finde zu Selbst-Liebe und sei gewiss, dass die EINZIGE wahre Gesundheit und Schönheit nur mit „Wahrhaftigkeit" einhergeht ...: dein Körper wächst in diesem Sinne aus Selbst-Liebe heraus, strahlt diese schöne Liebe aus, und dies hat nichts zu tun mit den sogenannten Schönheitsnormen, die in einer bestimmten Gesellschaft herrschen ... Die Körper, die bewusst oder unbewusst nach diesen gesellschaftlichen Schein-Normen gebildet werden, unabhängig von innerlicher Liebe, sind falsch, unecht und also hässlich (auch wenn dies häufig nicht mehr erkannt wird), und dies wird früher oder später mit Krankheit und Verfall bezahlt werden: Denn Lüge zerstört sich selbst.

„Signale" als Wegweiser...

Manchmal merkt der Mensch nicht, dass er sich gerade selbst belügt, oder dass er sich nicht ganz auf dem richtigen Gleis befindet, nicht vollkommen mitgeht im ehrlichen Lebensstrom..., aber glücklicherweise gibt es die kleinen und großen Signale, die ihn darauf aufmerksam machen!

Es ist notwendig, dass der Mensch lernt, auf eine Bewusste, Liebevolle Weise im ‚Hier-und-Jetzt' zu leben und die Signale auf seinem Lebensweg wahrzunehmen, so dass er sich selbst korrigieren kann, dort, wo es in erster Linie für ihn selbst – aber demzufolge auch für die ganze Menschheit – eine Wohltat ist. Unter Signalen verstehen wir: Krankheiten, Emotionen, Vorfälle, Erfahrungen... Weniger angenehme Geschehnisse oder schmerzhafte Signale sowie bestimmte *Krankheiten suchen uns heim, um uns darauf hinzuweisen, dass wir mehr oder weniger von dem abweichen, was das Leben selbst in uns meint, mit der Frage, ob wir nicht zu uns kommen wollen, um letztendlich zu mehr Freude und Gesundheit zu gelangen*. Und diese Signale fallen nicht einfach so vom Himmel..., wir lösen sie – unbewusst – selbst aus..., denn das Leben in uns will uns immer weiter und weiter bringen, auf dem Weg zu Glück... Wir selbst sind es, die, sei es unbewusst, tief aus unserem Lebenskern heraus, die Signale ins Leben rufen..., um uns etwas vor Augen zu führen: Dies ist irgendwie die falsche Richtung. Feile dann noch an dir, so dass du ein wahrhaftig lebender, glücklicher und gesunder Mensch wirst.

Wahrheitsfrequenz

Um meine Texte zu Papier zu bringen, stimme ich mich auf Wahrheitsfrequenz ab, ich „rufe" die Texte „ab", konzentriert und sehr bewusst, wonach ich die Antwort tief aus der Wahrheitsquelle, sehr klar und bewusst, erhalte. Das Abrufen und Niederschreiben dieses Buches, in dem die tiefsten psycho-emotionalen Ursachen, die eigentliche Anfangsphase... von etwa 1300 Krankheiten aufgenommen wurden, erfolgte demnach auch sehr schnell. Innerhalb eines Zeitraumes von weniger als einem halben Jahr ist „Der Schlüssel zur Selbst-Befreiung" (im niederländischsprachigen Original) geschrieben worden. Es hat weder mit Beobachtung von Krankheiten oder Kranken zu tun, noch mit Begründungen oder Studien, ebenso wenig mit Mysteriösem, Trance oder Channeling, sondern lediglich mit einem sehr klaren Abstimmen auf ein tiefes inneres Wissen. Der Mensch braucht wahrlich keine „Führer, Engel oder Außerirdische", um sich selbst in Entwicklung weiterzubringen. Auch wenn ich in dieser Hinsicht jede Meinung und Handlungsweise respektiere.

Jeder Mensch verfügt über Talente

Auf diese Weise kann jeder Mensch auf der Welt diese kraftvolle Urquelle des Lebens tief in sich selbst fühlen, so hat jeder einzelne seine Talente, seine Möglichkeiten, seine spezifische Aufgabe.

Es ist wichtig, dass beispielsweise jemand, der über das Talent verfügt, Möbel zu machen, diese Gabe nutzt, um die Menschen mit soliden, bequemen Möbeln zu erfreuen. Und wenn der Bäcker, dem es gelingt, herrliche Brötchen zu backen, meint, sich in einen Zustand der Erleichterung versetzen zu *müssen*, indem er eine *andere* Arbeit tut (obwohl er so viel Freude an seiner Arbeit hatte), dann kommt kein herrliches Brot mehr auf den Tisch und vertut er seine Zeit mit Geschäften, bei denen er sicherlich unmittelbar spüren wird: „Nein, das ist nicht meine Sache".

Das Leben verlangt, dass jeder Mensch, sich selbst treu, tut was er fühlt, tun zu müssen, nach Leib und Seele in der Freude um sein irdisches Ich. Das eine ist nicht mehr oder weniger wert als das andere. Und jeder Mensch wird sich dem öffnen, worauf sein Lebendes Selbst ihn hinweist, dies zu tun... oder jenes zu lassen.

Das größte Talent ist, als Mensch „ZU SEIN", in Dankbarkeit. Unabhängig vom ‚Habenwollen', unabhängig von Begierden. Und alle zusammen – die bewusst lebenden gutherzigen Menschen – tragen wir zum Aufbau einer Neuen Welt bei, wo es gut ist, zu wohnen: hier auf Erden.

Am besten richten wir unsere Aufmerksamkeit nicht zu viel auf das Negative (ohne deshalb den Kopf in den Sand zu stecken); sondern lasst uns Stein für Stein am reinen, ehrlichen Neuen bauen.

Das Böse kann nicht umhin, sich schließlich selbst zu zerstören, das Gute wird sich stetig kräftigen und vermehren. Und das Leben... bewegt sich im Rhythmus *der* Frequenz, die am stärksten ihrem Sinn entspricht..., in dem Maße, dass wir aus unserem Lebenden liebevollen Selbst heraus in jeder Hinsicht sagen und wissen können, dass das Wunderschöne, das Gute schließlich auf Erden siegen wird.

Der Sinn des Lebens ... ist das Leben selbst: das Leben-in-Liebe, der Mensch, der sein ‚Ich bin' im höchsten Glück erlebt, um es dann mit anderen Menschen zu teilen

Es ist von größter Bedeutung, dass der Mensch auf der Suche nach dem Sinn des Lebens, auf der Suche nach dem wahrhaftigen Glück, auf der Suche nach ‚Wahrheit'... alles, aber auch wirklich alles, was ihm jemals als ‚Wahrheit' oder ‚Lüge' aufgetischt wurde..., über Erziehung, Religion, politisch-philosophische, klassische oder alternative Lehre, usw. ... in Frage zu stellen wagt. Die ideale Einstellung des bewusst suchenden Menschen ist: Kritische Offenheit und „Empfänglichkeit", voller Vertrauen, wobei er jegliche „Voreingenommenheit" über Bord wirft – er akzeptiert nichts „einfach so" – unreflektiert wie ein lebloser Mensch –, er lehnt nichts, von Vorurteilen geleitet, einfach ab, er hält auch nichts für „unmöglich"...

Dies ist die ehrlichste und gesündeste Haltung eines Menschen, der auf der Suche nach „Wahrheit" ist, nach dem wahrhaftigen ‚Sinn' des Lebens. Eine gesund-kritische und dennoch offene Herangehensweise an alles, was er hört, sieht oder liest.

Es ist unverzichtbar, dass der Mensch während seiner Suche nach dem Sinn des Lebens, nach „Wahrheit", auf ein grundsolides Sicherheitsprinzip als Basis bauen kann. Und dafür gilt *eine* Wahrheitsgrundlage, *eine* Gewissheit, die lautet: „ICH-BIN-HIER-UND-JETZT". Diese Feststellung, die aus dem bewusst lebenden Menschen hervorgeht, bedarf keines weiteren Beweises; es liegt keine Basis „unter" dieser Basis... Das ist die sichere Grundlage für jenen Menschen, der wissen, fühlen, erkennen kann. Diese Sicherheit ist außerordentlich wichtig: Der Mensch vermag auf dieser Grundlage sein unerschütterliches Lebensbauwerk zu errichten..., in einem fortwährenden Prozess des Wachsens.

Glaube an dich selbst!

Hier ist es sehr wichtig, dass der Mensch zu einem größeren Bewusstsein seines „ICHS" gelangt, dass er einen starken „Glauben" an sich selbst, an sein Ich entwickelt. Denn eine der häufigsten Ursachen, wenn nicht sogar die tiefste Ursache von Elend und Krankheit, sowohl weltweit als auch individuell gesehen, ist ein Mangel an Glaube an das eigene

‚Ich'. Es ist unabdingbar für das Wohlbefinden des Menschen, dass er zu einem größeren Glauben an sich selbst findet. Glaube geht Hand in Hand mit einer stärkeren Bewusstwerdung.

Der Mensch ist ein lebendes Wesen..., um an sich selbst glauben zu können, ist es demnach notwendig, dass der Mensch sich zuallererst für das Leben entscheidet, an das Leben glaubt. Und dass er schließlich in seiner Ganzheit zu dem Bewusstsein gelangt, dass er als „Ich" nicht „einfach so" hier existiert..., jeder Mensch ist die Ausdrucksform *einer* der unendlich zahlreichen Ausdrucksformen des Lebens selbst, und jeder Mensch verfügt über höchst-eigene Möglichkeiten, über wesentlich mehr als er vermutet...!

Jedes menschliche Wesen hat sich selbst im Schoße des Lebens herausgebildet, wie unbewusst auch immer..., von Anfang an und stets aus einer inneren, einzigartigen Beschaffenheit heraus, die wächst und wächst und wächst...

Das Leben hat seinen Weg gesucht, immer weiter, und hat sich schließlich in die Welt der Materie begeben, sich weiter in das Wesen ‚Mensch' übertragen: Der Mensch ist das Resultat einer Sehnsucht des Lebens, sich selbst in höherer Erfüllung verwirklicht zu sehen, eine Zielsetzung, bei der eine Verbindung zwischen dem Physischen und dem Energetisch-Geistigen (Bewusstseinssphäre) in höchst-einzigartigen Wesen auf konzentrierte Weise Gestalt gewinnt.

Der Mensch müsste erkennen, dass er innerhalb seines Selbst über alle Möglichkeiten verfügt, um optimal als autonomes und einzigartiges Wesen funktionieren zu können, dass ihm alle Möglichkeiten des Lebens zueigen sind, um aus sich selbst ein glückliches und gesundes Wesen zu machen: Er selbst seiend und keinem anderen gleichend.[12] Die wunderbare Vielfalt von Menschen über die Erde verteilt.

Es wird nur dann Elend existieren, solange der Mensch sich leben „lässt", unbewusst, und keine BEWUSSTEN Veränderungen vornimmt, dort wo es für sein Glück von Bedeutung ist: Veränderungen in seinen Erwartungen und Überzeugungen bezüglich seiner Existenz, in seinem passiven „Gelebtwerden"..., in seinem Unglauben, usw. ...

An dem bewusst lebenden Menschen liegt es, jetzt, in seiner ausgebildeten Einzigartigkeit, im Glauben an sich selbst, „das Leben" *selbst*

---

[12] Lies mehr hierzu in *Die Zwölf Tore des Prinzen Sirius – Die Suche nach dem Wahren Glück.* Dieses Buch ist bei Erscheinen des vorliegenden Werkes noch nicht in deutscher Übersetzung erhältlich.

weiter zu tragen. An ihm selbst liegt es, seine Energien, seine Möglichkeiten zu entfalten und sein Leben zu führen, voller Vertrauen.

Wir würden jedermann sagen: „Mensch, nimm dein Leben immer bewusster in die Hand, verwirkliche dich selbst, glaube an deine Einzigartigkeit, und mache dich auf die Suche nach „Wahrheit", höre auf die ehrliche Stimme des Lebens in Dir."

Jeder Mensch hat die Wahl: Wirst du dich selbst einfach leben „lassen", dich hängen lassen, nach der Überzeugung leben, dass das Leben ein Tal der Tränen ist, wozu du nichts zu sagen hast? Wirst du in „Depressionen"[13] verfallen – was an sich schon ein Zeichen dafür ist, dass du dich auf dem falschen Gleis befindest, dass du das Leben nicht in seiner Gänze „nach Wahrheit" betrachtest? Oder wirst du hingegen nach der Überzeugung leben, dass du aus dir selbst einen wunderbar genießenden Menschen machen kannst, indem du auf die Stimme der Wahrheit in dir hörst, die dir anvertraut, dass das Leben etwas Wundersames ist, wenn du nur selbst daran mitbaust?

Deine innere Stimme, die dich am wahrhaftigsten mit Freude erfüllt..., ist die LEBENDE Stimme, denn wirkliches Leben und Freude sind eins. Höre also nicht auf die Stimme in dir (Gedanken, Überzeugungen, usw.), die dich traurig macht, denn diese Stimme heißt ‚Lüge' und prallt regelrecht gegen das wahre Leben.

Nimm dein Leben selbst in die Hand, mache etwas Wunderbares daraus!

Merkst du, dass du „traurig" wirst, wenn du an die Vergangenheit denkst? Höre auf daran zu denken und nimm dir vor, vom Hier und Jetzt ausgehend, wunderschöne Ereignisse in deinem Leben zu erleben.

Deine Zukunft gestaltest Du selbst… bewusst oder unbewusst

Jeder Mensch gestaltet sein Leben selbst, bewusst oder unbewusst. Eine Zukunft gestaltest du selbst…, es kann keine Rede von Vorbestimmung, Schicksal oder Prädestinierung, oder von Karma, das eingelöst werden müsste, von Strafe usw. sein…

---

[13] Lies hierzu mehr in diesem Buch (siehe Index).

Die Art und Weise, wie das Leben, die Wirklichkeit oder Zukunft eines Menschen verläuft, ist die Folge seiner tiefer liegenden Erwartungen, Überzeugungen bezüglich seiner selbst und des Lebens.

Bist du davon überzeugt, dass du Strafe verdienst oder dass das Leben Leiden und Aufopferung beinhaltet? Dann wirst du negative Erfahrungen machen und möglicherweise eine Erziehung oder Dogmas ‚befürworten', die dir eine Bestätigung deiner tief verankerten Erwartungen an das Leben geben. Und warum bist du der Ansicht, Strafe und Leiden begegnen zu werden…? Weil du davon überzeugt bist, jemand „Schlechtes" oder „Sündiges" zu sein? Dann wirst du gut daran tun, dich selbst als guten Menschen anzusehen und dein Leben hiernach auszurichten…, einen Strich unter die Vergangenheit zu ziehen. Infolgedessen wirst du positive Lebensumstände erwirken.

Sei dir darüber im Klaren: *Du kannst jeden Tag von Neuem beginnen, was auch immer deine Vergangenheit war,* wenn du nur aus der ehrlichen, integren Absicht heraus, gut zu sein / Gutes zu tun, handelst.

Solange du jedoch davon überzeugt bleibst, dass du jetzt für Sünden aus einem „vorigen" Leben(steil) „büßen" musst, weichst du von der Wahrheitsstimme in dir ab, die Leben vertritt, und die dich lediglich dazu ermuntern möchte, als Guter Mensch aufs Neue zu beginnen, JETZT, heute, und dich nicht länger zu peinigen wegen möglicher Fehler oder Schuldgefühle aus der Vergangenheit. Also, höre damit auf, dich mit Karma und Erbsünde zu belasten.

Du als du kannst tatsächlich jeden Tag erneut beginnen, in Güte aus deinem Herzen heraus.

Das Wort „Sünde" können wir als eine negative Überzeugung umschreiben, die du dir selbst auferlegt hast und aus welcher heraus du gelebt und gehandelt hast.

Die bedeutendste „Sünde", die der Mensch sich je auferlegt hat, ist: Der Zweifel an seinem ICH, an seiner Güte, an seinen Möglichkeiten, sein Leben *selbst* zu gestalten. Ein Zweifel, der häufig mit einer gewissen Unzufriedenheit, Unerfülltheit, Undankbarkeit einhergeht. Der Zweifel, „ob Glück auf Erden wohl möglich ist"? Diese Überzeugung ist so tief in der Menschheit verwurzelt, von Generation zu Generation überliefert, durch die Jahrhunderte hindurch, dass wir von „Erbsünde" sprechen könnten. Eine tief liegende Überzeugung von Zweifel, die bereits viele Wunden hinterlassen hat! Es ist an der Zeit, dass der Mensch, aus Dankbarkeit für seine Existenz, aus Zufriedenheit über sein Ich, nicht länger an seiner

Fähigkeit, ewig Glück herbeizuführen, an seiner Göttlichkeit, an seiner Güte zweifelt. Hebt er diese Selbst-Erniedrigung, dieses tödliche Zweifel-Virus auf..., dann wird er nicht länger das Bedürfnis in sich verspüren, sich an Habsucht, Begierde, Streitlust oder Apathie zu ergötzen..., demzufolge werden Elend, Krieg, Krankheiten und schließlich auch der physische Tod verschwinden.

Mit anderen Worten: Der ‚Sündenfall' (wie oben beschrieben) ist zwar ein schmerzhafter Zwischenschritt gewesen (und ist dies bei den meisten Menschen auch jetzt noch), aber er erfüllt seinen Wert für das Leben, wenn das letztendliche Resultat ‚Der Glaube an die eigene Kraft und Güte' ist, wenn Leiden und Tod auf immer zur Vergangenheit gehören, wenn Dankbare Zufriedenheit um die eigene Existenz siegt! Die Auferstehung des Lebens in jedem guten Menschen-auf-Erden: für immer. Ewig andauerndes Glück auf Erden ist möglich, wenn der Mensch daran glaubt, in Wahrhaftigkeit lebt, in Liebe und Bewusstsein.

Du kannst anhand deiner Erfahrungen im Leben nachvollziehen, mit welchen tief liegenden Überzeugungen von dir und dem Leben du geboren bist; warum du unbewusst bestimmte Situationen, möglicherweise immer wieder die gleichen Situationen, zu dir holst... Dies geschieht nicht ‚einfach so'. Geschehnisse, Emotionen, aber auch Krankheiten werden durch deinen „Lebenden Selbst-Kern" ins Leben gerufen, um dir etwas „klar und deutlich" vor Augen zu führen, um dich einsehen zu lassen..., wo du dir selbst als Mensch Schmerzen zufügst, wo du das Leben in dir selbst belügst.

Denn das tiefste Lebende und Leben spendende Prinzip in dir selbst (was ich das ‚Lebende Selbst' nenne) sendet fortwährend Signale nach außen: weil sich das Leben selbst in dir, über dich, einzigartiger Mensch, auf eine höchst-eigene, ehrliche und positive Weise weiterbringen will.

Anders gesagt: Du als ICH-DER-MENSCH willst dich selbst auf höchst-einzigartige Weise auf einem Weg, der dich zu stets größer werdendem Bewusstsein im Glück führen würde, weiterbringen. Aus diesem Grunde sendet das Lebende Selbst dir immer wieder Signale. Vor allem dann, wenn etwas geschieht, dass regelrecht gegen das Leben prallt..., dann schickt dein Lebendes Selbst dir Signale. Nimm dir diese Signale zu Herzen, versuche sie nicht im Keim zu ersticken..., denn das Wahrnehmen und Verstehen dieser Signale kann dich als Mensch einen *ganzen* Schritt weiterbringen!

Die Zukunft ist nicht ‚vorbestimmt'

Manchmal hören wir Menschen sagen: „Alles, was der Hellseher mir vorhergesagt hat, hat sich bewahrheitet." Wenn die Zukunft nicht vorbestimmt ist, wie ist so etwas dann möglich?

Die Antwort lautet: dadurch, dass man NICHT glaubt, dass die Zukunft ‚nicht' vorbestimmt sei, dass man nach der Überzeugung lebt, dass alles in der Zukunft nun einmal festgelegt sei…, und dass man daran schließlich nichts mehr verändern könne. Der ‚Zukunftsvorhersager' sieht nicht *die* Zukunft schlechthin, sondern die „durch die Überzeugungen der betreffenden Person" in die Zukunft projizierten Erwartungen. Wenn darüber hinaus die Überzeugungen (mit Sicherheit bei einer leicht zu beeinflussenden Person) durch die ‚Vorhersagen' des Hellsehers noch einmal betont werden, dann ist es nicht so erstaunlich, dass die Person, die auf der Grundlage seiner Überzeugungen seiner eigenen Zukunft Gestalt gibt, eine Zukunft gestalten wird, die mit den Prophezeiungen in Übereinstimmung ist. Der Hellseher trägt infolgedessen dazu bei, eine bestimmte Zukunft ‚festzulegen'. Von Bedeutung ist in diesem Zusammenhang: Der Wahrsager macht (ohne das dies seine vorrangige Absicht wäre) dem Menschen tief liegende Überzeugungen, die in ihm verhaftet sind, bewusst.

Ein Beispiel: Eine junge schwangere Frau kam mit der Nachricht zu mir, dass „ihr erlesener Wahrsager" ihr vorhergesagt hatte, dass sie einen behinderten Sohn zur Welt bringen würde, und dass ihre Ehe nach zwei Jahren in die Brüche gehen würde. Und, erzählte sie dazu, dass sich alles, was „er" prophezeit hatte, bei einem ihrer Freunde dann doch auch „bewahrheitet" hatte…? Ihre Angst war groß. Nachdem ich ihr erklärt hatte, wie „Hellsehen" funktioniert, hat sie auf fest entschlossene Art und Weise ihr Leben (und ihre Zukunft) in die Hand genommen. Nach der Überzeugung lebend, dass ihr NICHTS Negatives zustoßen müsse, weil sie aus Güte heraus ihr Leben führte. Sie verbannte jede ‚negative' Überzeugung aus ihrem Wesen, die aus Angst vor der Geburt und ihrem Eheglück erwachsen war. Die negativen Zukunftsprophezeiungen sind bei dieser Person NIEMALS wahr geworden!

Was „Zukunftsprophezeiungen" betrifft, die sich auf das Weltgeschehen beziehen, ist es nicht schwer, bestimmte *unbewusste* ‚Strömungen' innerhalb der Menschheit aufzugreifen und auf dieser Grundlage eine Zukunft ‚zu sehen': Jedoch, wenn Der Mensch (als Teil der Menschheit) zu unerwartet neuen Erkenntnissen kommt und, auf der Basis dieser, Bewusst Veränderungen herbeiführt, dann „drehen" sich diese unbewussten Linien förmlich in eine neue Richtung!

Dann wird keine einzige Zukunfts-Prophezeiung mehr stimmen! Die Wirklichkeit macht dann sozusagen ‚eine Kurve'…, die kein einziger Wahrsager vorhergesehen hatte. DIE ZUKUNFT ist eigentlich völlig offen…

Aus diesem Grund ist es von allergrößter Bedeutung, dass wir Menschen uns der tief in uns verwurzelten Überzeugungen bewusst werden, um diese letztendlich alle… hin zu frohen, optimistischen Zukunfts-ERWARTUNGEN wenden zu können! Jeder Mensch wird erleben, was er selbst bewusst oder unbewusst geschaffen hat. Erwarte also das Gute… und lebe danach. Gerate nicht in Panik, wenn bestimmte weniger angenehme Geschehnisse oder Krankheitssymptome als ‚Signal' auftauchen: Sieh hin und glätte die Wogen in dir, dort, wo nötig. Glaube daran… und es wird dir sicher gelingen!

Krankheit als Signal

Krankheit ist nicht etwas, das „einfach so" unter den Menschen oder der Menschheit verteilt wird, wobei der eine vom Glück und der andere vom Unglück getroffen wird. Krankheit ist ein Symptom, - von Grippe bis hin zu Aids, zu Verfall und Sterben… - ein Signal, das dein Lebender Selbstkern als Nachricht aussendet: auf dass du etwas in deinem Leben von Grund auf einsehen und verändern wirst. Um dir ‚bewusst' zu machen… Mit anderen Worten: Du tust etwas, das nicht vollständig in die Richtung des „Lebens" geht, wodurch dich das Leben nicht vollkommen und optimal durchströmen kann. Abhängig davon, auf welche Art und Weise du gut daran tätest, etwas an deinen Lebensüberzeugungen und Handlungen zu korrigieren, wirst du dieses oder jenes Leiden oder die eine oder andere Krankheit entwickeln. Je nachdem, welche Art der ‚Abweichung' du dem Leben und dir selbst gegenüber aufrechterhältst, mit Gedanken, Überzeugungen, Emotionen und damit einhergehenden Handlungen wirst du dir diese oder jene Krankheit zuziehen.

So hat beispielsweise jemand, der Halsschmerzen[14] bekommt, nicht auf die Stimme in ihm selbst gehört, die ehrliche Gefühlsäußerung, Autono-

[14] Lies in diesem Buch mehr über die Symbolik dieser Krankheit (siehe Index).

mie, emotionale Unabhängigkeit verlangt und vor allem dazu anhält, nicht länger Trauer und Wut in sich aufzustauen, was häufig mit Begierden und Ansprüchen an andere und Gefühlen des Ausgestoßenseins einhergeht.

Angenommen, jemand hört überhaupt nicht auf das „Signal" Halsschmerzen, und, mit oder ohne Medikamente, aber in jedem Fall ohne an den psychischen Ursachen der Halsschmerzen zu arbeiten, diese Halsentzündung verschwindet schließlich, weil die psycho-emotionalen Ursachen sich ‚gelegt' haben oder verdrängt worden sind (aber nicht *wirklich* gelöst), dann ist es möglich, dass dieser Mensch nach ein paar Wochen oder Monaten die gleiche Krankheit oder beispielsweise eine Bronchitis[15] entwickelt..., weil sein Lebender Selbstkern nun ein noch stärkeres Signal aussendet: Auf dass dieser Mensch doch endlich in sich gehen würde und sich fragt, was sich das Leben in ihm wünscht.

Angenommen, dieser Mensch lässt seine Bronchitis ohne weiteres mit Medikamenten behandeln, oder welche alternative äußere ‚Behandlung' auch immer, *ohne an der wahren psycho-emotionalen Ursache – dem Ursprung – dieses Leidens zu arbeiten*, dann wird sein Lebendes Selbst *erneut* ein Signal, möglicherweise noch stärker als Bronchitis, senden..., auf dass er doch endlich auf sich selbst hören würde, auf das „Warum" dieser Krankheit, dieses Signals.

Dann brauchen wir uns nicht darüber zu wundern, dass das Leben schlussendlich Krankheiten wie Lungenentzündung, Krebs, usw. ... als Signale herausbildet, damit der Mensch nachträglich bewusst dieses schlimmere Signal tiefer betrachten würde, um die *fundamentale* psychische Lösung durchzuführen (simultan zu der eventuellen medizinischen Behandlung).

Da die Menschheit häufig in Unwissenheit verharrt, weil man Krankheit lediglich als ein Symptom angesehen hat, höchstens kurzzeitig als psychosomatisch benannt hat, weil der Mensch sich nie tiefer mit den *wahren* Ursachen von Kranksein beschäftigt hat, mit dem *wahren* Anfang... (*wo* die Krankheit beginnt..., *dort* beginnt auch der Heilungsprozess!) - deshalb sendet das Leben selbst immer neue Krankheiten, immer schwieriger mit Medikamenten zu „unterdrückende" oder zu „heilende" Krankheiten..., auf dass der Mensch endlich tiefer nach der *wirklichen* Bedeutung des Signals ‚Krankheit' forschen wird, um zu erkennen, dass es Krankheit als Symptom, als Signal gibt, um dem Menschen gerade einen *anderen* Weg zu zeigen, ein *besseres* Leben anzudeuten..., ein Le-

---

[15] Lies in diesem Buch mehr über die Symbolik dieser Krankheit (siehe Index).

ben, das sich im Einklang mit dem Wahrheitsstrom bewegt und folglich mit mehr Freude, Freiheit und Glück einhergeht.

Je länger, desto schwieriger ist die Krankheit zu heilen: sowie AIDS…,[16] auf dass der Mensch nun *wirklich* darüber nachdenken wird, auf gesund bewusste Weise… einmal reflektieren wird, *dass die FUNDAMENTALE ‚Heilung' von Aids und gleich welcher anderen Krankheit, sich nicht auf der Ebene von Medikamenten abspielt, sondern auf einer viel tieferen Ebene.* Der Mensch, *jeder* Mensch hat seinen Genesungsprozess selbst viel mehr in der Hand…, wenn er sich nur traut, auf den Grund zu schauen, auf die wahren Ursachen dessen, warum er sich gerade dieses oder jenes Leiden zugezogen hat?? Hat er dies einmal richtig verstanden, so kann er sich, indem er das über besagtes Signal (Krankheit) Geforderte in die Praxis umsetzt, indem er Veränderungen in sein Leben bringt, von diesem ‚Signal', diesem Symptom, dieser Krankheit heilen. Die Einnahme von Arzneimitteln ist gut, aber man sollte zugleich tiefer in sich selbst schauen.

Die Menschheit, auch die „Medizin", darf und kann diese Signale aus dem Leben selbst, aus dem Menschen selbst, nicht länger negieren, wenn sie sich selbst *weiter*bringen will. Wann wird die Medizin nach dem ‚Wahren Ursprung' von Krankheiten suchen, so dass wir sie als ‚wahrheitsgetreu in die Tiefe gehend'… und ‚Ursprünglich' bezeichnen können? Glücklicherweise gibt es schon zahlreiche Ärzte auf der ganzen Welt, die voller Enthusiasmus von sich hören lassen und mir häufig überglücklich berichten, dass ‚es *wirklich* so funktioniert!' Ärzte, Therapeuten und Laien, die auf der Suche nach „Wahrheitsinformation", nach „Vertiefung" und nach „*wirklicher* Heilung" sind! Es ist an der Zeit, dass Schulen und Universitäten für Menschen in helfenden Berufen beginnen, sich der tieferen Einsicht in den wahren ‚Ursprung' von Krankheiten zu öffnen.

Arzneimittel, Operationen usw. sind jetzt noch nötig für die Menschheit. Man kann sie ruhig nutzen, wenn man zugleich an der Lösung des zugrundeliegenden psychologischen Musters arbeitet. Man kann den Körper nicht von der Psyche / dem Geistesbewusstsein / den Emotionen abkoppeln. Krankheiten und Heilung erfordern eine fundamentale Gesamt-Vision und einen Gesamt-Ansatz.

[16] Lies in diesem Buch mehr über den psychologischen Untergrund von AIDS.

Deiner Natur vertrauen...
Überzeugungen... Immunität...

Es ist sehr wichtig, dass der Mensch „aus sich selbst heraus" lebt, dass er an sich glaubt, dass er sich traut, in Ehrlichkeit er selbst zu sein. Aber wie viele setzen dies letztendlich in die Praxis um? Dem Menschen wurde beigebracht, sich selbst, seiner Natur nicht zu vertrauen... „Gehe nicht ohne Schal nach draußen..., sonst erkältest du dich": Dies ist eine Überzeugung, die auf ein schwaches Selbst-Bild und einen Mangel an Vertrauen hindeutet.

Bestimmte Menschen haben von Natur aus eine empfindliche Kehle / einen empfindlichen Hals und empfinden es als behaglich, einen Schal zu tragen. Dies ist dann eine liebevolle und ehrliche Geste gegenüber dem eigenen Körper.

Aber ... dies ist etwas ganz anderes als beispielsweise jener Mensch, der von Natur aus keine ‚empfindliche' Kehle / keinen ‚empfindlichen' Hals hat und der nur aus der (eventuell geerbten) Überzeugung heraus lebt: „ich MUSS einen Schal tragen, wenn ich nach draußen gehe, sonst erkälte ich mich", auch wenn kein starker Wind und keine kalten Temperaturen herrschen. Dies ist eine Art verwurzelter Unglaube, der ihn daran zweifeln lässt, dass er auch ohne Schal ins Freie gehen kann, ohne sich deswegen gleich zu erkälten.

Jeder soll hierbei der wirklichen Art seines Körpers treu sein. Kurz gesagt ist es gut möglich, dass es jenem Menschen, der eigentlich nur nach „DER IDEE" „Ich *muss* einen Schal tragen" lebt, auf seinem Spaziergang sehr warm, zu warm werden kann. Aber er hat Angst davor, sich zu erkälten ... glaubt nicht an die Tatsache, dass er sich natürlicherweise *nicht* zu erkälten braucht, wenn er sich selbst treu ist und innerlich fühlt, dass seine Kehle nicht in Mitleidenschaft gezogen werden wird.

Entwickelt er jedoch dieses Basisvertrauen und verändert er seine Überzeugungen, dann GLAUBT er daran, dass dieser Schal in seinem Falle nicht nötig ist. Sich selbst treu, glaubt er auch an seine Immunität. Er liebt sich selbst, lebt nicht nach dieser IDEE, sondern handelt gemäß seiner Natur. In diesem Fall braucht er also keinen Schal. Außer natürlich, wenn er alle zugrundeliegenden psychischen Muster der Erkältung oder der Halsschmerzen in sich trägt.[17]

---

[17] Lies weiter unten in diesem Buch mehr hierüber, siehe Index.

Wenn es in der Woche darauf behaglich warm ist, kein Wölkchen am Himmel, kein Anflug von Kälte, aber dieser Mensch in diesem Moment sehr hart und kalt gegen sich selbst ist, sich eher leblos bewegt, ohne jegliche Gefühlswärme, wie eine Maske in ihrer Rolle… ja, dann kann er sich eine Erkältung „zuziehen", trotz seiner „Überzeugung", weil das psychische Feld für dieses spezifische Virus sehr anziehend war. Dieser Mensch wird von seiner Erkältung genesen, indem er sich selbst wieder mit Wärme erfüllt und ganz bei sich die Nähe und innere Wärme seines Herzens verspürt. Seine Glaubenskraft wird ihm dabei helfen, schnell wieder obenauf zu sein.[18] Das gleiche oder ein ähnliches ‚Szenario' könnten wir für jede andere Krankheit anführen.

Weil der Mensch nicht an sich, an seine Immunität, an seine natürlichen Kräfte glaubt…, wird er gerade viel empfänglicher für Krankheiten. Aids zum Beispiel stellt eine bildhafte Übertragung des lahmgelegten Immunsystems dar. Jetzt wird der Mensch, die Menschheit, der eigenen Natur noch stärker misstrauen. Denn wer kann seiner Natur noch vertrauen, wenn das Immunsystem einfach durch ein Virus lahm gelegt werden kann? Es kommt zu einem endlosen Teufelskreis, den der Mensch durchbrechen muss, wenn er sich von allem Unheil in der Krankheits-Welt reinwaschen möchte. Die Medizin, die Wissenschaft, wird gut daran tun, auf sehr ehrliche, offene und gewissenhafte Weise die *wahren* Ursachen von Krankheiten zu untersuchen. Wenn die notwendige Apparatur dafür vorhanden sein wird, kann die Medizin ohne Zweifel nicht umhin, irgendwann zu dem Befund zu gelangen, dass bei *jeder* Krankheit die Entstehung im Kern auf die eigene Überzeugung (glaubst du an dich, an deine Immunität?) und die Art des psycho-emotionalen Feldes des Individuums zurückzuführen ist, das eine spezifische Krankheit als Signal entwickelt[19]…, auf dass sich der Mensch gerade von den ihr zugrunde liegenden Ursachen befreien wird.

Eine wichtige Aufgabe für den Helfer/Arzt lautet: den ‚Kranken' auf den Kern der Sache, auf den *wahren zugrundeliegenden* Ursprung seines Leidens hinzuweisen und ihn zu ermuntern, an die Wirkung von selbstheilenden Kräften zu glauben (was nicht bedeutet, dass Medikamente als Hilfsmittel sofort weggeworfen werden müssen: Lies hierzu in einem später folgenden Kapitel).

---

[18] Es versteht sich von selbst, dass man immer ehrlich zu sich selbst sein sollte. Wenn dein Körper beispielsweise bei rauem Wetter buchstäblich friert, dann ist es normal, dass du dich warm einmummst.

[19] Lies weiter unten in diesem Buch mehr über genetische Veranlagung.

Mensch, glaube also an dich selbst, und befreie dich aus diesem endlosen Teufelskreis von Selbstzweifeln!

Es tut im Grunde nichts zur Sache, ob du nun Medikamente einnimmst oder nicht, ob du dich klassischen oder auch alternativen Heilmethoden anschließt, dich mit Akupunktur oder allopathischen Pillen behandeln lässt ...: dies ist in keinster Weise ‚schlecht' oder verkehrt ... aber es hat nichts mit dem KERN der Sache zu tun und demzufolge auch nichts mit der KERN-LÖSUNG deiner Krankheit. Es kann dir wohl eine Art zeitlich begrenztes Gleichgewicht, eine Beruhigung, ein Gefühl ‚geheilt zu sein' geben..., aber *wirkliche, fundamentale* Heilung kann nur dann eintreten, wenn gleichzeitig während ‚der Behandlung' – oder ohne Behandlung (dies ist abhängig von der Überzeugung eines jeden) -, auf tiefer liegendem Niveau an der Heilung ‚gearbeitet' wird: dort wo die Krankheit je ihren Anfang nahm: auf psycho-emotionaler Ebene, auf dem Niveau von Überzeugungen und Gefühlstiefen; wenn der *wahren* Ursache von Krankheiten eine Lösung gegeben wird; diese liegt unter dem Körperlichen verborgen. Gerade indem wir uns die Art des körperlichen Symptoms (die Krankheit) ansehen und sie begreifen, können wir eine solide, bleibende, fundamentale Genesung erreichen.

Das ist nur dann möglich, wenn sich der ‚Kranke' dieser wahren ‚Ursache-und-Lösung' *öffnet.* Denn dann muss er die Verantwortung übernehmen... und es *selbst* schaffen. Es ist viel leichter ‚etwas' einzunehmen, *ohne* an den tiefer liegenden Ursachen arbeiten zu müssen. Und das *‚muss'* auch nicht sein (an den fundamentalen Ursachen zu arbeiten)..., dann wird der Mensch jedoch erkennen müssen, dass sein Lebenskern ihm schon bald ein neues Krankheits- (oder anderes) Signal zusenden wird: auf dass er sich nun endlich selbst – im Kern – gesund und glücklich machen wird.

Du infizierst dich nicht „einfach so" mit Aids, oder gleich welcher anderen Krankheit. Ein Beispiel: Zwei Menschen, von denen der eine das Aids-Virus in sich trägt, können jahrelang Geschlechtsverkehr miteinander haben, ohne dass der andere dadurch infiziert wird: weil die zweite Person überhaupt nicht das psychische ‚Feld' aufweist, das Empfänglichkeit für dieses Aids-Virus impliziert.[20] Ich unterstütze **zu 100 %** die präventive

---

[20] Lies in diesem Buch mehr über das AIDS-Virus (siehe Index).

Verwendung von Kondomen, weil der Mensch im Allgemeinen nicht erkennt, nicht weiß, ob er für das Aids-Virus empfänglich oder dagegen immun ist!

Eine völlig andere Art ‚psychischen Musters' sehen wir beim Grippe-Virus[21]: Wenn *eine* Person innerhalb einer Gruppe von zwanzig anderen lediglich vier dieser Leute „ansteckt", bedeutet dies schlicht und ergreifend, dass das psycho-emotionale Feld, das sensibel und empfänglich für die Beschaffenheit des Grippe-Virus ist, bei diesen vier Menschen vorliegt.

Ich habe viele Menschen sich selbst von Krebs, TBC, Rheuma, u. a. heilen sehen. Einige von ihnen nahmen während ihres psychologischen Entwicklungsprozesses (Heilungsprozess) Medikamente ein, andere heilten vollständig ohne. Beachte jedoch: gehe kein Risiko ein. Handle immer in Absprache mit einem schulmedizinischen Arzt. Eine fundamentale Heilung erfordert in jeder Hinsicht, die Ursache unter die Lupe zu nehmen, warum dein Lebender Selbstkern solch eine Krankheit als Signal in dir entwickelt hat; eine fundamentale Heilung erfordert eine Lösung der zugrunde liegenden psycho-emotionalen Ursache: Infolgedessen werden heilende Kräfte stimuliert, das Immunsystem wird gestärkt und der Mensch genest folglich auch auf körperlichem Niveau.

Ob der Mensch nun Arzneimittel einnimmt oder nicht, dies hängt von seiner ganz persönlichen Überzeugung ab. Ist er *felsenfest* davon überzeugt, dass er ohne auskommt, und tut er *wirklich* psychisch das, was er tun ‚muss'..., dann wird er auf diese Weise genesen.

Jedoch ... die meisten Menschen sind noch nicht so weit und dürfen kein Risiko eingehen, ... sollten nicht übermütig sein (und brauchen sich auch nicht durch den Übermut eventueller bestimmter Helfer beeinflussen zu lassen, die sich für fähiger halten, als sie sind). **Wenn der Mensch Angst hat und sich ohne Medikamente oder Chemotherapie, Operation oder welche Behandlungsform auch immer, nicht sicher fühlt, ist es besser für ihn, diese Heilmethoden zu nutzen.**

Aber: Eine dauerhafte Genesung von Grund auf ist von der psycho-emotionalen Evolution abhängig, die man parallel zur schulmedizinischen Behandlung innerlich durchführt. Es ist wichtig, dass der Mensch sich selbst liebt, zur Einsicht in die *wahre* Ursache seiner Krankheit findet, daran „arbeitet", an sich selbst glaubt, an seine selbst heilenden Energien.

---

[21] Lies in diesem Buch mehr über Grippe (siehe Index).

Und ob es sich hierbei nun um eine einfache Erkältung oder um Aids handelt: Es handelt sich stets um ‚Signale' aus dem Lebenden Selbst...: Wenn man sie richtig verstanden hat, ist man dazu in der Lage, von Grund auf an der Lösung und damit ihrer Genesung zu arbeiten.

Dies ist im Grunde die einzige *wirkliche* Genesung... wenn man die fundamentalen Ursachen der Krankheits-Symptome an der psycho-emotionalen Wurzel packt und sie herauszieht. Das ‚Signal', aus deinem Lebenden Selbstkern heraus kommend, wurde verstanden und die notwendigen Veränderungen durchgeführt. Dies ist *wahre* Genesung. Aber empfinde dich nicht als einen Versager oder Schwächling, wenn du Arzneimittel, Operationen, Chemotherapie usw. einsetzt. Es ist gut.

Die Überzeugung des Menschen spielt eine sehr wichtige Rolle: Angenommen, jemand hat sich von einer ernsthaften Krankheit geheilt, indem er – wie er sich selbst ausdrückt – eine Diät eingehalten hat, oder durch das Einnehmen gewisser wunderbarer Kräuter oder Medikamente..., dann ist dies einerseits die Folge dessen, dass diese ‚Diät' und diese ‚Kräuter' oder ‚Pillen' eine gute Wirkung auf die SYMPTOME der Krankheit haben..., und andererseits werden sie darüber hinaus durch die starke **Überzeugung** „diese Diät oder diese Kräuter und Pillen werden mich heilen" getragen..., und der Mensch genest... scheinbar.

Eine andere Person mit dem gleichen Leiden, die sich identischen ‚Behandlungsmethoden' unterzieht, wird ganz und gar nicht von den Krankheits-‚Symptomen' geheilt, weil ihre Überzeugung den Genesungsprozess nicht unterstützte...

Aber im Grunde... ist keiner von beiden ‚fundamental geheilt'..., weil sie beide die Lösung lediglich AUSSERHALB ihrer selbst suchen.[22]

Früher oder später wird das Lebende Selbst beim Menschen, der sich AUSSCHLIESSLICH auf der Grundlage von Hilfsmitteln, die von außen kommen, heilt, *ohne nach den wirklichen psycho-emotionalen Ursachen zu schauen, nach den eigenen tiefliegenden Überzeugungen,* eine neue, möglicherweise noch schwerere Krankheit zu ihm senden, wo Diät, Pillen oder Kräuter keinerlei Wirkung mehr erzielen: auf dass er doch endlich nach der tieferen, *wahren* Ursache seiner Krankheit schauen würde, auf dass er zur BEWUSSTWERDUNG kommen würde, auf dass er sich selbst WIRKLICH zur Genesung bringen würde.

---

[22] Aus diesem Grunde kann man auch niemals vorwurfsvoll mit dem Finger auf den behandelnden Arzt / Helfer / Chirurg zeigen.

Negiere also niemals die Botschaft deines Lebenden Selbstkerns, *ob du nun Medikamente und Kräuter einnimmst oder nicht, ob du dich nun operieren lässt oder nicht ... vergiss unterdessen nicht, am WAHREN GRUND deines Krank-Seins zu arbeiten...,* *so kommst du erst zu wirklicher (innerlicher!) Heilung, wodurch dein Körper folglich keine anderen ernsten Signale mehr zu sich holen muss.*

Obgleich ich in meinem Leben viele Fälle von sogenannten ,unerklärlichen' Wunderheilungen gesehen habe, bin ich dankbar dafür, dass es z.B. die klassische Chirurgie gibt. Lieber Mensch, wenn es nötig ist, *dann lass in Liebe eine Operation oder andere Eingriffe zu, ohne das Gefühl zu haben, zu versagen, ohne Schuldgefühl. Alles zu seiner Zeit. Arbeite in der Zwischenzeit an der grundlegenden Ursache, warum du dir je diesen Tumor oder welche Krankheit auch immer als Signal zugezogen hast, und dann... braucht dein Lebendes Selbst nie mehr eine derartige Krankheit zu entwickeln: weil du es „verstanden" hast, weil du dein Leben in die Richtung verändert hast, die die Krankheit von dir gefordert hatte.*

Glaube an dich, an das Leben, an die tiefen Urkräfte des Lebens in dir, liebe dich selbst und verschließe nicht die Augen vor der Einsicht in die wirkliche Ursache eines bestimmten Leidens. Auf diese Art heilst du dich schließlich selbst von leichten und schweren Krankheiten, wenn sie dir dennoch begegnen sollten, möglicherweise ohne Hilfsmittel von außen. Aber überstürze nichts, gehe nicht das geringste Risiko ein. Sei *dankbar*, dass es die Schulmedizin gibt, wenn / solange diese nötig ist. Weise diese also auch nicht ab.

Stelle dir bei Krankheiten als Signal immer die Frage: *,Warum'* DIESE *Krankheit,* DIESES *Leiden ...?* So kannst du im TEIL II dieses Buches Erklärungen zu der spezifischen Ursache nachlesen, warum du dieses oder jenes Leiden hast. Negiere sie nicht... Achte bereits auf die kleinen Signale... wie Kopfschmerzen, Halsschmerzen, Fingerverletzungen, usw. ..., so dass dein Lebender Selbstkern später kein ,größeres' Notsignal anziehen und zu dir holen muss.

Ein schönes Beispiel hierfür ist: *Ekzem*. Hörst du nicht auf das, was diese Hautkrankheit dir zu sagen hat und unterdrückst du sie nur mit Salben, Pillen oder Kräuterprodukten, dann können wir manchmal beobachten, wie der gleiche Mensch, der sozusagen vom Ekzem geheilt war, nun an Asthma leidet.[23] Wenn du die psychologischen Veränderungen nicht her-

---

[23] Lies in diesem Buch mehr über die tieferliegende Symbolik von Ekzem und Asthma (siehe Index).

beiführst, wonach das Signal ‚Ekzem' gefragt hat, dann wird dein Selbstkern ein noch stärkeres Signal hervorrufen, um dich zu zwingen, von Grund auf an dir zu arbeiten und dich selbst zu fundamentaler Genesung zu bringen. Ruft das Ekzem unter anderem zu einer größeren Anerkennung deines weiten Energie-Feldes auf, so spiegelt Asthma noch stärker wieder, wie sehr du dich selbst ängstlich als Leere erfährst. Also gehe auf die Suche nach deiner Weite, deiner Vollheit usw. ...

Du brauchst auch keine Schmerzen zu erleiden; Schmerz ist ein Signal, das dein Lebendes Selbst aussendet, um dir zu verdeutlichen, dass du gut daran tätest, deinen Raum voller und weiter und liebevoller einzunehmen, dass du dir selbst in bestimmten Bereichen ‚Schmerzen zufügst'. Und infolgedessen ziehst du dir Schmerzen zu, die eventuell mit einem Krankheits-Symptom einhergehen können.[24] *Arbeite* an dieser tieferen Ursache dieser Schmerzen-und-Krankheit... und, ja, wenn es deinem Gefühl nach notwendig ist, nimm ein Schmerzmittel ein. Dies steht das Leben dir zu..., unter der Voraussetzung, dass du währenddessen am Lösen der Ursachen dieses Schmerzes arbeitest.

Tust du dies nicht, so verdrängst und negierst du lediglich das „Signal", das dein Lebendes Selbst dir sandte, um dringend Veränderungen in deinem Dasein herbeizuführen... Höre darauf. Sei weich zu dir selbst, aber mache weiter, veranlasse Veränderungen, dort, wo es von Nöten ist.

Und folglich, wie wir[25] in der Praxis feststellten, sind Schmerzmittel nur noch in geringem Maße oder gar nicht mehr nötig, wenn derjenige Einsicht in die psychische Ursache seiner Schmerzen gewonnen hat... Schmerzen verschwinden, wenn dieser Mensch ‚tut', was er, vom Leben ausgehend, tun muss..., für das eigene Wohlbefinden und Transformation.

Das gleiche gilt für *Angst* oder *Depression* (lies hierzu mehr im zweiten Teil dieses Buches): Der Mensch *kann* ohne Medikamente auskommen, aber es ist durchaus möglich, dass er sich zeitlich begrenzt eines Hilfsmittels bedient, auch wenn er im Prinzip ohne zurechtkommen kann; und er hat alle Kapazitäten, im Hier und Jetzt eine solche Wende zu vollziehen, dass jegliche Angst, Panik oder Depression verschwinden kann, wenn er nur in ausreichendem Maße an sich glaubt, Selbstliebe in sich trägt und Bereitschaft zur ‚Veränderung' zeigt.

---

[24] Lies in diesem Buch den Text ‚Körperliche Schmerzen, allgemein' (siehe Index).

[25] ich selbst und die Ärzte, mit denen ich zusammengearbeitet habe und zusammenarbeite

Aber in der Realität zeigt sich, dass Menschen häufig etwas Zeit dazu brauchen, alte Widerstände zu verarbeiten, einen neuen Weg zu finden, und in diesem Fall ist es nicht „falsch" oder „ungesund", für eine bestimmte Zeit, als Übergangsphase, ein Arzneimittel einzunehmen. Deswegen sollte man keine Schuldgefühle haben, solange man nur keinen Missbrauch damit treibt: Auch hier gilt, dass dies nur dann gut und dem Leben in dir gegenüber zu verantworten ist..., wenn du unterdessen an der wahren psycho-emotionalen Lösung arbeitest, du notwendige Veränderungen in deinen Überzeugungen, deinen Handlungen usw. ... herbeiführst, dass du Altes ‚loslässt'. Bist du davon überzeugt, es ohne Hilfsmittel durchzuhalten, umso besser.

Wie du es auch immer machst: Komme, über den Glauben an dich selbst, zu einer ehrlichen *fundamentalen* Heilung..., löse den Untergrund, so dass Glück und Harmonie ein immer größer werdender Teil von dir sind.

Emotionen als Wegweiser

Auch ‚Emotionen' sind Signale aus unserem Lebenskern; auch die weniger angenehmen Emotionen müssen nicht als negativ angesehen werden, sondern sollten als wichtige Wegweiser fungieren.

Fühlst du **Trauer** in dir? Dann bedeutet das, dass du einen wichtigen Teil deiner selbst, deines Wesens als Mensch, missachtest, dass du deinen Wert und deine Schöpfungskräfte, die Dankbarkeit für deine Existenz, unzureichend anerkennst. Höre gut hin... und helfe dir selbst. Glaube an deine innere Größe und beschenke dich mit Liebe. Das Leben in dir möchte nichts lieber als dich unaufhörlich ‚in Freude' erleben!

Vergiss nicht: Ein bestimmtes Ereignis in deinem Dasein ist im Grunde lediglich der **Anlass**, wodurch ein bestimmtes Gefühl wie Wut oder Traurigkeit usw. ... ‚hochkommt'. Die Ursache deiner Wut oder Trauer scheint im ersten Moment in diesem Ereignis begründet zu liegen. Nein... **die Ursache** liegt viel tiefer: Löse sie tief in dir selbst... Du hattest bereits eine Vibration von Wut in dir..., und infolgedessen hast du eine Situation an dich heran gelassen, in der du deine Wut herauslässt. Nicht umgekehrt. So können Geschehnisse, und deine damit einhergehende emotionale Reaktion, dich darauf hinweisen, dass sich in dir noch Wut, Angst, Traurigkeit, Schuldgefühle, oder welche Emotion auch immer, verbirgt.

Die Umstände, mit denen du dich unbewusst umgibst, sind lediglich eine Folge der bereits in dir existierenden Emotion. Schenke ihr Beachtung und korrigiere dort wo nötig, so dass du zu größerer Harmonie mit dir selbst kommst.

Gerade dank dieser Ereignisse, die bei dir eine gewisse Emotion wecken, kannst du dir der Tatsache bewusst werden, dass diese Emotion (noch) in dir anwesend ist. Hierdurch kannst du dich just an die Arbeit machen, um diese unangenehme Grundemotion in reine Freude umzuwandeln.

Wenn jemand mit einer anderen Person eine Rauferei anfängt, ist dies nur möglich, weil diesem Menschen bereits Streitlust und Aggression innewohnten... Es ist nicht das spöttische, höhnische Gelächter des anderen, dass ihn seine Faust ballen lässt (dies ist nur der **Anlass**), es sind die tiefer liegenden Wut-Ohnmacht-Angst-Gefühle in ihm, das autodestruktive Spottgelächter auf das Leben in ihm, die **die Wahren Ursachen** dafür sind, und wodurch er eine solche Situation an sich heran lässt, zu kämpfen beginnt und wütend seine Fäuste ballt.

Lebt noch **Angst** in dir? Dann wirst du hin und wieder Situationen zu dir holen, die dir sozusagen Angst ‚machen': Bedenke in solchen Momenten, dass Angst ein Signal aus deinem Lebenden Selbst ist, das dir verdeutlichen möchte: „Du musst dich selbst an einer Stelle korrigieren, wenn du ganz und gar auf dem Weg des Lebens und des Glücks Fuß fassen möchtest".

Einige Beispiele: Gibst du dir selbst zu wenig Liebe? Unterdrückst du deine enormen Lebensenergien? Opferst du dich ständig für andere auf oder klammerst du? Lebst du lediglich an der Oberfläche deiner selbst? Hältst du deine Gedanken stets in negativen Sphären? Oder befindest du dich auf dem Gleis der Unzufriedenheit, Habsucht und Begierden?

Dann wird Angst in dir geweckt werden..., auf dass du erkennen wirst: Auf diese Weise kannst du dich selbst niemals glücklich machen, dieser Weg führt zu Tod anstatt zu Leben.

Sei also dankbar, dass dein Lebender Selbstkern dich Angst empfinden lässt, um dich zur Einsicht zu bringen! Sobald du die wahre Ursache deiner Angst gelöst hast, in Liebe zu dir, wirst du keine Situationen mehr an dich heran holen, die dir Angst machen.[26]

Hass. Jedes Hass-Gefühl anderen gegenüber hat seine Wurzel im Hass auf das Leben selbst, im Unvermögen (oder im Widerstand), das Leben und das ICH auf BEDINGUNGSLOSE WEISE zu lieben, nach Form und Gehalt.
Also, stelle keine Bedingungen an das Leben..., erlebe dein einzigartig wunderbares Sein in Totaler Selbst-Liebe, in Dankbarkeit für das Leben selbst.
Hass dem Leben gegenüber bedeutet auch, dass du dich unzufrieden und undankbar fühlst, weil du ‚dieses' oder ‚jenes' nicht hast oder bekommst, so wie du es gerne hättest. Wenn du dich jedoch bedingungslos der Liebe zum Leben... und der Liebe zu dir selbst übergibst..., dann stimmst du dich auf die Vibration des SEINS ab und nicht länger auf die Welle des HABEN WOLLENS und der Begierden. *Dann* kann der Lebensstrom ungehindert und voller Freude durch deine Lebensadern fließen. Dieses froh sein um deiner selbst willen, so wie du bist, um der Tatsache willen, dass du „als Du" existieren darfst, ohne andere ‚Bedingungen' an das Leben zu stellen..., hat zur Folge, dass du dich immerzu mit glücklicher machenden Umständen umgeben wirst!

Auch was **Traumata** angeht: Du ordnest häufig die Ursache deines Elends einem Vorfall in der Vergangenheit zu. Während jedoch das Ereignis aus der Vergangenheit bereits eine Folge einer angeborenen ‚Atmosphäre' war. Du hast infolgedessen ein unangenehmes Ereignis zu dir geholt – sei es unbewusst – um nach der tiefsten Ursache, dem „Warum" zu schauen. Warum, welches Energiefeld lebt in dir, dass du solche Situationen in deinem Leben geschaffen hast? (Lies hierzu beispielsweise das Kapitel in Bezug auf Inzest und Vergewaltigung in Teil II.[27])

Wenn du diesbezüglich zu einer sehr klaren Einsicht kommst, dann wirst du die Vergangenheit mit anderen Augen sehen und auch die Ursache dessen, warum gerade ‚dir' dies zustieß, nicht einer anderen Person zuschreiben (auch wenn das Verhalten des anderen deswegen in keiner Weise zu verharmlosen ist), sondern *dir selbst*... Du wirst im HIER UND JETZT Veränderungen herbeiführen und schließlich auf eine distanzierte, befreite Art und Weise die Vergangenheit betrachten.

---

[26] Lies in diesem Buch mehr über Angst (siehe Index).
[27] Siehe Index.

Es macht in diesem Fall keinen Sinn, immer wieder alte Geschichten aufzuwärmen und sich jahrelangen ‚Wiedererlebens'-Therapien zu unterziehen… Ein spontanes Herauslassen von Emotionen ist hingegen natürlich und gesund und gehört zum psychischen Verdauungsprozess: Ob du nun alleine bist oder im guten Kontakt mit Freunden, mit einem Arzt oder Therapeuten, letztendlich musst und kannst du es selbst schaffen.

Du kannst ruhig in gesundem Maße mit jemandem das Gespräch suchen, mit einem Therapeuten; du kannst bei Lehrern und in Büchern hier und da interessante Informationen auftun, aber schließlich und endlich bleibst du selbst dein eigener ‚Meister'. Verlasse dich auf dich, und sei dir darüber im Klaren, dass sich die Lösung gleich welchen Problems in dir selbst befindet. Du kannst viel mehr als du denkst, unabhängig von ‚Hilfe' von außen…, was nicht bedeutet, dass du keine wohltuenden Gespräche mit anderen haben kannst, ohne deshalb gleich in ein Abhängigkeitsverhältnis zu geraten.

Es ist wichtig, dir selbst zuzugestehen, bestimmte Gefühle zu äußern, nach außen strömen zu lassen, ganz spontan, nicht zu schlucken. In einer nächsten Phase machst du dich auf die Suche nach dem ‚Warum', nach den Ursachen dieses Entladens von Wut, Trauer, Hass oder welchen Gefühlen auch immer. Die tieferen **Ursachen**, die Wurzeln dieser Emotionen findest du stets tief in dir selbst; die Umstände, Ereignisse oder Personen können lediglich **Anlass** sein, wodurch diese Emotionen ‚hochkommen'. So kannst du dich auf eine liebevolle Art und Weise „sein" lassen, „entwickeln" lassen und besser begreifen lernen.[28] Es macht keinen Sinn, auf erzwungene Weise bestimmte emotionale Entladungen zu provozieren.

Lebe aus deinem Herzen heraus und vertraue deiner Natur, deinem Gefühl. Sei bewusst dein eigener Leiter! Verlasse dich auf dich. Vertraue darauf, dass in dir intensive Selbstheilungskräfte vorhanden sind.

Das Leben wünschst sich nichts lieber, als ungehindert seine ‚Emotion' der Freude durch dich hindurchströmen zu lassen…, also stimme dich auf die Leben spendende Quelle in dir ab, höre genau auf die Signale auf deinem Weg, und gehe voller Vertrauen weiter. Dann wirst du es sicher schaffen!

---

[28] Lies in diesem Buch und im *Signalbuch* noch mehr über Emotionen. Das Signalbuch ist bei Erscheinen des vorliegenden Werkes noch nicht in deutscher Übersetzung erhältlich.

Begierden

‚Begierden' oder das begierige ‚Habenwollen …' als Signale: Wenn du dir das Objekt deiner Begierde genau ansiehst und sie verstehst, sind sie ebenfalls ein Mittel, um dich selbst in größere Harmonie mit dem Leben zu bringen.

Der irdische Mensch ist von Natur aus ein Wunder der Kraft und Fülle und Vitalität. **Aber weil er unzureichend an seine Kraft, seinen Wert und seine Vollheit glaubt, hat er verschiedenen Mächten und Kräften außerhalb seiner selbst eine Berechtigung gegeben, die die Kräfte und Werte, die er in sich leugnet, förmlich ersetzen müssen**.

Der Mensch, der an seine eigenen Kräfte glaubt und aus sich selbst heraus lebt, autonom und liebevoll, erfährt sich als eine ‚Vollendung' und fühlt, wie die wahre Lebensfreude ihn durchströmt. Er verfügt in sich über alle Möglichkeiten, aus seinem Dasein auf Erden ein wahrhaftiges Paradies zu machen… Wenn er jedoch dadurch, dass er zu wenig an sich glaubt, seine Kräfte und seinen Inhalt, seine Möglichkeiten außerhalb seiner selbst projiziert…, dann entsteht ein Gefühl des Mangels in ihm, der Mensch fühlt sich nicht mehr als ‚Ganz-heit'. Wahre Freude strömt nicht mehr…

Tief im Menschen lebt der Wunsch nach dem (Wieder) Erreichen des Gefühls der ‚Erfüllung': Er wird sich folglich nach dem sehnen, was er in sich selbst vermisst, dadurch, dass er es von sich gewiesen hat. Begierden stehen also für die Sehnsüchte des Menschen, der sich nicht als ‚Ganzheit' erfährt, für die Sehnsucht nach einem Zustand des ‚Ganz'-Seins und der Freude, die er von Natur aus in sich selbst erfahren kann.

Anhand dessen, was wir begehren, können wir ablesen, *was* wir noch von uns fernhalten, was uns in uns selbst fehlt, um sich ganzheitlich zu fühlen. So weist beispielsweise Machtdrang darauf hin, dass die Person, die darunter leidet, wenig oder keine Herrschaft in und über sich selbst (oder einen Teilaspekt ihrer selbst) hat; dieser Drang wird in dem Maße abnehmen, in dem die Person die Herrschaft über sich selbst entwickelt. Siehe auch weiter unten das Kapitel über Macht und Manipulation.

Wenn Begierde auf Geld ausgerichtet ist, können wir auf den symbolischen Wert des Geldes schauen: Dieser Mensch wird sich seines Eigenwertes, der wirklichen Werte in sich annehmen müssen, er wird den materiellen (körperlichen) Aspekt seiner selbst nach Wert schätzen dürfen.[29]

---

[29] Lies mehr über finanzielle Probleme in *Das Signalbuch*. Dieses Buch ist bei Erscheinen des vorliegenden Werkes noch nicht in deutscher Übersetzung erhältlich.

Folge niemandem anderem als dir selbst

Noch kurz etwas zu **Macht und Ohnmacht**... Bestimmte Personen, die über besondere Fähigkeiten verfügen (wie das Verbiegen von metallischen Gegenständen, das Herbeizaubern oder Materialisieren von Geld oder Gold, das auf unerklärliche Weise sich vollziehende Verändern oder Verrücken von Gegenständen, das Magnetisieren und Heilen von Krankheitssymptomen), fühlen sich häufig dazu berufen, „es" anderen zu sagen, sie binden andere an sich und fühlen sich gut in dieser Machtposition[30]; Sektenführer beispielsweise ziehen Menschen an, die sich nichts mehr wünschen als dass ein anderer, am liebsten jemand, zu dem sie aufschauen können, ihr Leben führen wird...

Auf diese Art und Weise begegnen Macht und Machtlosigkeit einander: Beide Seiten halten in einer nicht gerade dem Leben zugewandten Situation aneinander fest.

Das Einzige, das diese Wunderheiler beweisen, ist die Tatsache, dass ein Mensch zu viel mehr im Stande ist als er vermutet. (Magnetische oder so genannte para-normale Fähigkeiten brauchen gar nicht mit dem Bewusstseinszustand und dem Grad der Liebe, die in einem Menschen vorhanden sind, einherzugehen. So gibt es dumme und lieblose „Führer", die Macht gewinnen, indem sie einige ihrer Kunststücke zur Schau stellen... oder durch das liebreizende Bezirzen und Vereinnahmen anderer.)

Unterdessen sollten sie erkennen, dass ihr Machtbestreben und Führungsbewusstsein ein Signal ihres Lebenden Selbst ist, um mehr Macht und Führung über sich selbst anzustreben, während die ‚Schüler' erkennen müssten, dass sie mit einer Überzeugung und einem Gefühl von Machtlosigkeit brechen dürfen, dass sie einzig und allein den Glauben an sich brauchen, um in aller Freiheit und Freude gesund das Leben anzugehen.

Auf häufig subtile, emotionale Weise haben bestimmte charismatische Personen andere Menschen im Griff. Lasst uns an dieser Stelle die bekannten Worte zitieren: „Selbst machst du nicht den Anfang, und andere hinderst du daran..."

---

[30] Es versteht sich von selbst, dass nicht alle ‚Wunderheiler' mit ihrer Arbeit negative Absichten verfolgen; es wird an dieser Stelle deshalb so kritisch thematisiert, weil in dieser Sache zahlreiche Missstände existieren.

Darum nochmals: **Mensch, glaube an dich, an den enormen Quellenkern voller Lebenskraft in dir, an deine höchst-einzigartige Unverwechselbarkeit, an deine Fähigkeiten, und nimm dein Leben selbst in die Hand! Folge niemand anderem als dir selbst. Gehe, wenn es dir lieb ist, einen Dialog oder eine Beziehung mit anderen ein, teile deine Liebe, wenn du bereit dazu bist, aber verliere niemals die Verfügungsgewalt über dich selbst, über dein Leben, und mache etwas Wunderbares daraus, du, als meisterhafter, liebevoller Führer deines Daseins.**

Dein Lebendes Selbst jauchzt

Jeder Mensch wird aus dem Schoß des Lebens heraus geboren. (Diese Lebensquelle wird von vielen Gott genannt.) In JEDEM Menschen gibt es einen *Ur-Lebenskern*, der sich nichts lieber ‚wünscht' (inhärente Antriebskraft, sich in Erfüllung gehen sehen zu wollen), als dass der Mensch sich auf das Wahre Leben selbst abstimmen würde: Auf dass er sich selbst im Leben *weiter* bringen und wachsen, schöpfen, produzieren, sich entwickeln, *fühlen,* aufblühen würde, ja, um auf diese Weise das Leben *selbst* weiter zu bringen… **In dieser Lebenssphäre existiert keine (Selbst-)Erniedrigung, kein Tod, kein Sog, der einen zurückholt oder einsaugt, einzig und allein Leben-Geben und Lebenswachstum.**

Dieses Element, diese Leben stimulierende Kern-Kraft im Menschen, nennen wir den *Lebenden Selbstkern*: Bei jedem Menschen auf andere Art vorhanden (denn jedes Wesen bildet sich auf höchst-einzigartige Weise von innen heraus aus), aber stets mit *einer* Gemeinsamkeit bei allen: Als Manifestierung der Urlebenskraft, sich individuell (die 1 löst sich aus der 0, wird als ‚ich' geboren) weiterbewegend in die Richtung von… Leben!

Der Lebende Selbstkern will sich so optimal wie möglich in einer spezifischen, individuellen Körperform niederlassen, die dazu geeignet ist, gerade diese oder jene Person, ihr Leben, ihre Aufgaben, ihre Talente, ihre Freude ausleben zu lassen, zu erleben, unendlich zu entwickeln. Eine ehrliche Manifestierung in der „Materie", im Körper. *Das Lebende Selbst* macht dann den totalen Menschen aus, der als ‚Inhalt-in-physischer-Form' in Wahrhaftigkeit als ‚Lebende Einheit' existiert… und sich danach sehnt ‚zu Leben'! Also: Das Lebende Selbst, das bist DU, insofern du „nach Inhalt und Form" auf die wahre Lebensstimme abgestimmt bist…

Der Seelenkern, ‚tiefstes Selbst' oder Lebender Selbstkern, lässt sich in einem ECHTEN physischen Körper nieder, nicht in einem Schein-Körper; dieser letztere ist ein falscher Körper, der durch die Gegenkraft – die ‚tötende' Kraft - in einem Menschen gebildet wird, ein Körper, der künstlich aufgebaut wird, innerlich verformt, manipuliert ist, um gefallen zu wollen, zu ergreifen, zu imponieren, einzusaugen, Macht zu gewinnen, zu verführen, anzuziehen, usw. ... Instinktive Sex-Energien saugen gleichsam die kleine Fliege in ihr Netz. **Identifiziert sich ein Mensch mit dieser ‚Maske', mit der ‚Außenseite', der oberflächlichen Seite seiner selbst, dann wird er völlig irregeleitet, in Distanz zu seinem *echten* Kern, Angst und Panik können die Folge sein, zum Schluss der Tod, als letzte Krankheit.**

So kann jeder Mensch auf die ehrliche Lebenskraft in ihm selbst hören oder... auf eine Art Gegenkraft, eine Anti-Lebenssphäre. Jeder Mensch muss diese Wahl treffen; ‚Glück' oder ‚Elend' sind unweigerlich damit verbunden.

Du kannst dich entweder den Sphären der Lebenskraft anschließen, oder auch den Sphären der Anti-Lebenskräfte folgen, der Gegenkraft, die gegen das Leben arbeitet, es blockiert oder es würde töten wollen. **Stimmst du dich auf die Lebensstimulierende Atmosphäre in dir ab, so wirst du automatisch wachsen, Instinkte in Bewusstseinskräfte umsetzen, bewusster leben, in größerer Liebe**. Und begehst du einmal einen Fehler, hörst du auf die Sphäre des Anti-Lebens, dann wirst du dir unmittelbar Signale zusenden, die dich darauf hinweisen, dass du dich nicht mehr auf dem Gleis des Lebens befindest.

Du bist ‚du' mit deinem Bewusstseinsgehalt, mit deiner höchstunverwechselbaren Einzigartigkeit im physischen Körper, der du bist, und den du aus deiner Lebenden Selbst-Kern-Kraft heraus bildest. Der Körper im **Einheitsverbund** mit dem Inhalt: Ein inniger Kontakt und ein Freude-Gefühl sind das Ergebnis.

Wenn der Mensch sich der wahren Lebensstimme in sich selbst anschließt, wird er zwangsläufig nicht in „tiefere Ebenen", in ein rein animalisch-instinktives Leben voller Habsucht usw. ..., abgleiten. Dann wird er schlussendlich auch keine Ängste und keine Trauer mehr erleben; denn er macht sich immer weiter auf die Suche nach seiner inneren Quelle, seiner inneren Größe; er entfaltet seine potentiellen Kräfte, seine Fähigkeiten, in Güte. Letztendlich verbannt er jede Krankheit und jedes Leiden, sogar den Tod. Das ist die ultimative Sinnerfüllung dieser Leben spendenden Kraftsphäre, die in jedem Menschen existiert. Krankheiten sind Signale unseres Lebenden Selbstkerns, um anzudeuten, dass wir noch nicht vollkommen mit dem Leben verbunden sind; wenn wir uns darin weiterentwickeln, auf die Signale hören und das tun, was uns das Leben sagt, dann wird schließlich auch die ultimative Krankheit (der physische Tod) als Signal nicht mehr nötig sein.

Der Mensch verfügt stets über die Möglichkeit, einerseits auf das zu hören, was wir gut, edel, hoch stehend, mit dem wahren Leben verbunden, göttlich, die wunderbarsten, liebevollsten und erhabensten Sphären, ein reines Bewusstseinsniveau, ohne von Böswilligkeit oder Habsucht besudelt zu sein…, reine Seinswerte, usw. … nennen können: Es ist die Stimme unseres Lebenden Selbst.

Auf der anderen Seite kann der Mensch sich mehr in Sphären aufhalten, die wir dem Düsteren zuordnen können: Das Selbst-Süchtige, Eitle, eine nicht dem Leben-zugewandte Ebene, das Tötende und Fordernde, das Selbst-Erniedrigende, das auf Image ausgerichtete, das kleine Ich, das sich in seiner Größe gering schätzt oder leugnet, ein Verhaftetbleiben im Zweifel an Güte und Wahrheit, Sphären der Destruktivität und Auto-Destruktion, von animalischen Sex-ohne-Liebe, von Dekadenz und Tod.

Der Mensch hat immer die WAHL sich zu ver-edeln, sich auf diese erste Stimme in ihm abzustimmen (es handelt sich hierbei nicht im wahrsten Sinne des Wortes um eine Stimme, die man wahrnimmt, vielmehr um eine innere Sphäre oder einen Seinszustand), die sich regelrecht dem Leben in Wahrhaftigkeit und Güte anschließt. Es ist dasjenige im Menschen, das sich der Energie-Strömung voller Lebenskraft anschließt, das wir das Lebende Selbst nennen, weil es so vollkommen in Harmonie mit dem Leben selbst ist. Wenn sich der Mensch auf diese Wahl abstimmt, auf diese Sphären, die dem Leben zugewandt sind, dann erfährt er wahre Freude und Liebe, dann öffnet er sich den Signalen und neuen Informationen, die ihm weiterhin Hinweise auf dem unendlichen Lebensweg geben werden.

Es kommt darauf an, dass sich der Mensch diesem Wahrheitsgefühl öffnet, dieser Stimme des Lebens, tief in ihm. Und wenn er keinen ‚Zugang' findet, dann ist es deshalb, weil er sich zu stark auf das Äußere seines Wesens fixiert hat, oder auf seine äußere Erscheinung, oder dass er zu viel „nachdenkt", ohne nachzufühlen, beispielsweise, oder dass er vollkommen davon überzeugt war, dass unter der Oberfläche des Menschen, unter diesem „Denken und irgendwo schon etwas fühlen und empfinden", nichts mehr war… Er ist abgekommen von seinem inneren Wesen, von seinem Motor voller Lebenskraft, indem er sich zu viel an der „Außenwelt" orientiert hat, auf Schein oder Image gerichtet, auf andere, wodurch er sich von seinem inneren Reichtum abgespalten hat.

Häufig wird gefragt: **„Aber wie komme ich an meinen inneren ‚Lebenskern' heran…, ich bekomme keinen ‚Kontakt'?"** Viele machen sich infolgedessen etwas panisch und ängstlich auf die Suche nach ‚etwas', das dort irgendwo sein müsste… Nein! So funktioniert es nicht wirklich…
In erster Linie spürst du *deinen Körper,* der, wenn er nicht manipuliert wird, um ‚Macht' auf andere auszuüben (durch Verführung, Klammern, Imponiergehabe, usw.), eine ehrliche Manifestierung des Lebenden Selbstkerns ist! Empfindest du deinen Körper, fühlst du ihn, siehst du ihn, *fühlst* du dich innig und liebevoll mit ihm verbunden, dann *bist* du, in diesem Körper, im Grunde dein Lebendes Selbst!

Natürlich gibt es ‚unbewusste Regionen', aber darauf brauchst du dich nicht zu richten. Du *weißt,* dass dein Lebendes Selbst, nach Leib und Seele, durch einen Lebenskern voller Urkraft, der sich in dir befindet, angetrieben wird… Des weiteren: Stimme dich auf dein *Herz* ab, auf Liebe, auf das dir Geben (und infolgedessen auch anderen), auf das intensiv und wahrhaftig gemeinte Offenseinwollen und Tun, wonach sich das Leben in dir sehnt, auf Tuchfühlung mit deinem lebenden irdischen Körper…, und alles wird dir über *dein Gefühl* klar werden, über die Signale, denen du auf deinem Weg begegnest.

Spüre dein Herz, liebe deinen Körper…, denn in dieser Ausrichtung zum Leben BIST ‚DU' DEIN LEBENDES SELBST! …

Auch wenn du an manche ‚unterschwelligen' Regionen nicht herankommst, das brauchst du auch gar nicht. Gehe einmal tief in dich, und *durchfühle dort deinen warmen Gehalt;* bleibe nicht an ‚äußerlichen' Sphären haften (wie komme ich bei anderen an?), sondern *lebe spontan, von innen heraus*. Sei wer du *bist*!

Lasse los, *lebe* in Freude, folge deinem Herzen, deinem Gefühl, deiner Intuition, mit gesundem Menschenverstand; gehe bewusst den Signalen auf deinem Weg nach, voller Vertrauen – nicht fanatisch - … dann weißt du, dass du *lebst,* dass du selbst dein Lebendes Selbst bist nach Leib und Seele.

Dein Lebendes Selbst ist nichts, dass ganz tief in dir versteckt und verborgen ist; du brauchst nicht meilenweit in Meerestiefe danach zu graben! Stimme dich auf dein Herz, auf Liebe ab, spüre deine Haut, deinen ehrlichen Körper – das Lebens-Wort ist ‚Fleisch' geworden: Das ist *echtes* lebendiges Fleisch – öffne dich dem, was das Leben in dir von dir will…, und du wirst es fühlen. Du machst dich einfach OFFEN für das, was du siehst, hörst und fühlst, und was der auf das wahre Leben abgestimmte Teil in dir (dein Lebendes Selbst also) durch Signale auf deinem Weg zu sich holt.

Und wenn dieser Lebenskern, dieser Kraftmotor in deinem Wesen, dich weiter und weiter treibt und lenkt, so wehre dich nicht *dagegen,* folge deinem Rhythmus, und lasse das Leben in dir niemals im Stich, indem du dich mit deinem oberflächlichen Ich an bestimmte Dinge, Menschen oder falsche Werte klammerst. Höre in aller Ehrlichkeit darauf, was das Leben in dir zu sagen hat, folge deinem Herzen. *Lasse los und fahre fort,* in einem ewig andauernden frohen Prozess des Wachsens.

Schlussendlich... Mensch, übernehme die Innere Herrschaft über dich!

Wir *lassen* uns nicht durch „Energie" leben, durch das komplexe Ganze, das Bollwerk, das uns ausmacht, durch die 1001 zahlreichen Facetten in uns..., sondern wir Lenken unsere Energien selbst *sehr* bewusst. Wir brauchen nicht alles zu „erfassen", zu wissen, was sich in tieferen, eher unbewusst lebenden Schichten unseres Lebenden Selbst abspielt, aber wir dürfen sehr wohl erkennen, dass die Potenz an Kräften enorm ist: Das erfordert Führungskraft!

Ein Zugeständnis, dass animalische instinktive Energien sich, unter dem Impuls von Liebe und Einsicht, in Bewusstseinsenergien menschlicher Größe, gelenkte Schöpfungskräfte, umwandeln. *Die ‚männlichen' und ‚weiblichen' Aspekte sind dabei* unter Supervision der Bewussten Führerschaft eines liebevollen ICHS *ausgewogen vereint.*

Ein Offen-Sein, in Empfänglichkeit, für den unbewusst lebenden Gehalt und die Weisheit tief in uns. Stets auf ein Gleichgewicht zwischen Himmel und Erde und Körper und Geist bedacht. Das Gehirn wird optimal funktionieren, und seine Kapazität in Bezug auf ‚Wissen' und ‚Bewusstsein' wird wachsen, wenn sich der Mensch Bewusst an die Spitze der Lebenden Einheit, die er ist, stellt.

Die Krone auf dem Lebenden Selbst: Der Mensch als Herrscher über sein Dasein, in Weisheit und Liebe. Er übersteigt das Eng-Rationale und hört auf die *wirkliche* Weisheit, die ihm innewohnt. Jeder Mensch ist hierzu in der Lage, wenn er sich nur nicht „festbeißt" oder sich „begierig" mit seinen „Gedanken" oder „Emotionen" mit Machtdrang auf etwas „fixiert", solange er nur auf die Wahrheitsfrequenz des Lebens abgestimmt ist. *Er lässt los und lässt sich in seiner ganzen Größe SEIN* und nimmt seine Aufgabe als Leiter der Massen bewusst lebender und unbewusst lebender Lebensenergien in seinem Wesen wahr. *Voller Vertrauen* bahnt er sich seinen Weg, in der *Gewissheit*, dass alles gut wird.

Überleben oder… leben?
Körperliche Unsterblichkeit?

Der Mensch lebt schon so lange nach der *Überzeugung*, dass er keine andere Wahl hat als einmal zu sterben. Du kannst dir die Frage stellen: Und was passiert, wenn der Mensch nicht länger nach dieser Überzeugung lebt? Es ist eine Tatsache, dass sich die Menschheit in einem „Netz von Leben und Tod" gefangen weiß, und dass der Mensch Trostperspektiven für sich geschaffen hat, um dem zu entkommen.

Da kam eine Antwort darauf, ganz tief aus der Wahrheitsquelle, das Schönste, was ich je „gehört" habe… unter dem Titel „Neue Tage"[31] beschrieben. Der Weg zur körperlichen Unsterblichkeit… öffnet sich nun für den Menschen, der dafür offen ist: Wie unglaublich es auch klingen mag, es geht um eine Wahl und die Folgen dieser Wahl, *die Folgen des Umkehrens tief liegender Überzeugungen.* Physische Transformation folgt auf die innere Wahl, die inneren Veränderungen.

Jeder Mensch ist frei zu glauben, was er möchte und zu bestimmen, ob er sich bewusst für dieses oder jenes entscheidet. Du musst nichts! Gehe deinen eigenen Weg! Ich kann an dieser Stelle nur weitergeben, dass diese befreiende Philosophie ganz neue, freudvolle Perspektiven schafft und deine Glaubenskraft enorm schärft und erhöht, wenn du dich einmal auf diesem Weg des ‚Lebens' befindest.

Der Tod, das Absterben (wie schön du dir das Leben nach dem Tod auch vorstellen kannst) als letzte zu überwindende Krankheit - in Güte und erhobener Glaubenskraft.

Gehe deinen Weg[32] so wie du meinst, dass dieser dir das größte Glück bringt … aber nicht unabhängig von der altruistischen Frage: was bringt der Menschheit als Ganzes den größten Nutzen in Bezug auf ihr Glücklich-sein einerseits und die Verbannung von Angst und Verdruss andererseits.

---

[31] Das Buch *Neue Tage* ist bereits in mehreren Sprachen erhältlich (noch nicht in deutscher Übersetzung bei Erscheinen des vorliegenden Werkes).
[32] Mit ‚dein' ist nicht das kleine ‚Ichlein' gemeint, sondern dein tiefes innerliches, göttliches ICH, liebevoll und bewusst.

Das Gottesbild

Die meisten Menschen auf unserer Erde beten ein ganz bestimmtes ‚Gottesbild' an. Durch die Tatsache, dass der Mensch nicht an sich selbst glaubte, hat er seine Macht und Kraft auf Gottesbilder außerhalb von sich projiziert.

Anhand des Gottesbildes, das wir uns ansehen, können wir ableiten, *was* dieser Mensch oder dieses Volk für sich hoch hält. Der Mensch schuf im Grunde seine Götter nach seinen allertiefsten Sehnsüchten (oder nach seiner allertiefsten Angst): Folglich hat der Mensch, der Liebe hoch achtet und diese Liebe auch von anderen ‚erwartet'…, einen Gott geschaffen, der für Liebe steht. So hat der Mensch, der Stärke und Kraft, Streitlust und Tapferkeit bewundert, einen Gott nach diesem Bilde geschaffen; er erwartet auch stets Kraftmessungen und fühlt sich lediglich im Kampf bestätigt. Demnach lebt in einem Menschen, der einen Gott hochhält, den man loben, preisen und verehren soll, die Sehnsucht, selbst von anderen anerkannt und verehrt zu werden, in der gleichen Weise, wie er es seinem Gott gegenüber lebt…, aber im Grunde fehlt es ihm an Anerkennung seiner selbst.

So hat der Mensch einen unsterblichen Gott geschaffen, weil er im Grunde seines Herzens selbst unsterblich sein möchte (und in seinem tiefsten Inneren weiß, dass er es eigentlich ist); daraus spricht die tiefe Sehnsucht, sein über Jahrhunderte gewachsenes Schema, in dem er sich selbst gefangen hält, das Muster „des Sterben- Müssens" durchbrechen zu können.

Der Gott, der Gehorsamkeit fordert und bestraft, weist darauf hin, dass die Menschen, die diesen Gott anbeten, im Grunde genommen auch diese Gehorsamkeit von anderen erwarten und anderenfalls möglicherweise Strafen verteilen. Sie können sich ebenso auf diese Art und Weise von Mitmenschen behandelt fühlen… und selbst Bestrafung fürchten, weil sie hart gegen sich selbst sind.

Es gibt so viele Götter, wie es Völker gibt. Darum ...

Wenn wir den Terminus ‚Gott' benutzen, um die weltweite Sprachverwirrung hinter uns zu lassen, so verwenden wir am besten die Formulierung ‚LEBEN' oder *‚Leben spendende Quelle'*…, aus der alles entsprungen ist. Aber wir brauchen nichts und niemanden ‚über' uns zu stellen, oder außerhalb von uns zu projizieren, denn dann hält der Mensch sich in Ohnmacht gefangen, und Leben bedeutet nicht Ohnmacht, das ist gerade das, was die Lebensquelle am allerwenigsten meint! Je mehr du bewusst mit beiden Beinen im Leben stehst, desto stärker wirst du merken, dass du und nur du dein Leben bewusst oder unbewusst führst, in der Hand hast. Es gibt gar kein Schicksal oder Gebot, das über dir steht und dir sagt, was gut oder schlecht ist. *Die göttliche Lebensenergie strömt durch unser aller Herz … es ist unsere Aufgabe, diese Energie bewusst zu steuern.*

Lebe in Dankbarkeit… für das Leben in dir, in Liebe zu dir und dem Leben, in Dienstbarkeit zum Leben, folge den Signalen auf deinem Weg: *Deine innere Lebens- oder Gottesquelle, so du willst, zeigt dir den Weg.* Aber es ist wohl an dir, kraftvoll und selbstbewusst das Ruder deines Lebensschiffes zu übernehmen. Auf die Sprache ganz tief in dir hörend, auf die Signale, die deine Lebensquelle zu sich holt, hörend und schauend. Einlenken, korrigieren und fortfahren, immer weiter auf dem Weg des Glücks.

Alle Menschen auf Erden, die von Gutherzigkeit und Ehrlichkeit, von Dankbarkeit für ihr Dasein, von Liebe und reiner Glaubenskraft (an sich selbst, an Das Leben!) durchdrungen sind, können einander auf dieser Wellenlänge begegnen. Hier spielt es keine Rolle mehr, welcher ‚Glaubensrichtung' sie angehören oder angehörten, oder ob sie ‚irreligiös' sind.

Innerhalb des von Glück beseelten Herzen-Hauses[33] **ist jeder gute Mensch willkommen, ist wahrhaftige ‚Begegnung' möglich**, weil man sich nicht länger hinter einem System ‚versteckt'. Hier haben Dogmen und Lehrsätze keine Geltung mehr, Wahrheit spricht für sich, zeigt sich im Lebensgeschehen. Kämpfe zwischen Kirchen, Moscheen, Tempeln und anderen Gebetsstätten haben hier keinen Platz mehr, *da jeder Mensch aus seinem guten Herzen heraus lebt, voller Verständnis für die, die anders leben …,* weil man nun einsieht, dass derartige Kämpfe für eine Religion lediglich „Alibifunktion" hatten, um sich tiefer liegender Frustrationen zu entledigen.

Jetzt können *alle* Gebäude für Das Leben geöffnet werden…, für Wahre Liebe und für alle Menschen, die nichts und niemanden über dieses Herz stellen. Eine Begegnung zwischen ‚Lebens'-Gesinnten, mit einem hohen Moralitätsanspruch, wobei Friede und Glaubenskraft an die eigenen Fähigkeiten, selbst etwas Wunderbares aus seinem Leben zu machen,

---

[33] Lies hierzu mehr in dem Buch *Die Zwölf Tore des Prinzen Sirius,* das Neunte Land. Dieses Buch ist bei Erscheinen des vorliegenden Werkes noch nicht in deutscher Übersetzung erhältlich.

Hand in Hand gehen. Denn jedes Gefühl von Ohnmacht (und infolgedessen von Machtdrang), jedes defensive oder offensive (kriegslustige) Verhalten, verschwindet durch dieses tiefere „Wissen" um die „Fähigkeiten" eines jeden Menschen, *selbst* sein eigenes Leben zu erschaffen…, gelenkt von „Güte" und dem „Glauben" an diesen urstarken, reinen Inneren Gotteskern. *Friede, Freude, Verständnis unter allen gutherzigen Menschen …*

Liebe

Liebst du *das Leben*? Hast du dich dazu entschlossen, voller Überzeugung das Leben auf Erden zu ‚bejahen'? Dann kannst du vor diesem Hintergrund auch *dich selbst* lieben; denn du machst dir selbst das Leben zum Geschenk, in Dankbarkeit; und das ist das Schönste, was du tun kannst! Dieser *Bund mit dem Leben* beinhaltet in der Tat *ein bedingungsloses Lieben deiner selbst.*

Pure, reine, intensive Selbst-Liebe, nach Leib und Seele: So wie DU bist, einzigartig und unverwechselbar, authentisch nach Form und Gehalt. Du strahlst diese Liebe zum Leben, diese Freude um deine Existenz, diese Liebe zu deinem ICH förmlich aus. Es handelt sich um einen Zustand des ‚Seins'. Dein Herz, deinen Thymus, dein Gehirn, deinen ganzen Körper lässt du aus Dankbarkeit und Liebe zum Leben und zu deinem ICH durchströmen…

Dann ist es ehrlich und gut, diese Liebe mit anderen zu teilen. Dann wirst du auch „geben können, ohne etwas im Gegenzug zu erwarten", bedingungslos…, ohne Tauschhandel zu betreiben, so wie „ich gebe dir *das*, wenn du mir *jenes* zurückgibst"! Das ist natürlich keine Liebe. Aber es ist ebenso selbstverständlich – der Leser kann dies für sich selbst austesten –, dass, wenn du von dieser reinen selbst-ausstrahlenden Liebe lebst und mit deinem Herzen gibst, du automatisch liebevolle Begegnungen mit anderen erleben wirst. Der gebende, freude-strahlende Liebeszustand zieht schlichtweg gleichartige Vibrationen an: Gib nicht, um zu haben, um zu bekommen, sondern *gib* aus Liebe zu dir, zum Lebensfluss in dir, aus Dankbarkeit für das Dasein an sich, für deine Existenz und für die Existenz anderer guter Menschen…, und du machst aus dir einen glücklichen Menschen. Dieses Glück überträgst du auf andere, die dann ihrerseits stimuliert werden, auf die Suche nach Liebe und Dankbarkeit für das Leben zu gehen, auf die Suche nach Selbst-Liebe; andere wiederum werden mit ihrem Hass oder Selbst-Hass konfrontiert werden und infolgedessen aufgefordert werden, dies in sich selbst zu lösen und sich in einen reinen Liebeszustand zu transformieren.

Vielfach wird ein Mensch mit bestimmten ‚Erwartungen' und ‚instinktiven' Neigungen geboren. Er muss die Liebe in sich selbst entwickeln. Auch wenn der eine dies von Natur aus mehr in sich trägt, gilt es doch für viele, dass man immer wieder „erwartet", zuerst und vor allem von den Eltern. Es ist gut, dass der junge Mensch bereits früh lernt, *dass „das Geben" „Leben und Glück" beinhaltet, und dass Ergreifen, Fordern, Erwarten lediglich auf Trauer und Wut und Unglücklichsein hinauslaufen.* Dass er gut gut daran täte, für sich selbst zu sorgen ..., dass er gut daran täte, sich selbst mit Liebe zu beschenken, in dankbarer Zufriedenheit über das Dasein..., über das, was es „gibt"; dass es notwendig und gut für ihn ist, dass er nicht fortwährend haben, haben... möchte, um infolgedessen von einer Unzufriedenheit in die nächste zu verfallen, denn Begierde schafft immer wieder neue Begierden.

Läuft hier etwas schief, so wird er die gleichen Forderungen und Erwartungen und die Art und Weise, in der die Eltern auf sein Verhalten reagiert haben, später auf eine Partnerschaft projizieren. Die Sachen, die in der Kinderzeit nicht korrigiert wurden, werden später erneut als ‚Lebenslehren' zum Thema.

Aus diesem Grunde: Selbst-Liebe, das Herz in seiner Fülle aufblühen lassen, Dankbarkeit für das schlichtweg auf Erden leben „dürfen"..., diese Haltung, dieses Gefühl... führen dazu, dass das Kind oder der Erwachsene schöne Situationen zu sich holen wird..., die ihn dann wiederum noch glücklicher machen. Es ist ein endloser Lebensweg voller Freude.

Selbst-Liebe bedeutet keinesfalls Egoismus

Liebe verjagt jede Angst. SELBST-LIEBE ist eine große Notwendigkeit für das Lösen einer jeden Problematik. Dies hat nichts mit Selbst-Sucht, Eitel-Sucht, mit Egoismus oder Imagepflege zu tun (dies sind Handlanger der Gegenkraft des Lebens), sondern mit wirklicher LIEBE zum eigenen Totalen ICH.

In warmherziger Vereinigung mit dir selbst leben, bedeutet dir zuzugestehen, wirklich zu LEBEN und nicht länger in Trauer, Angst, alten Verhaltensmustern, die wiederum zu Leid und Tod führen würden, verhaftet zu bleiben.

Du schenkst dir selbst die Höchste Liebe. Du erwartest dies nicht von anderen.

Du brauchst nicht auf eine einsame Insel zu ziehen, allein und fern von allem Leben, im Gegenteil. Genieße, schenke dir puren Nektar ein! Fühle dich wie ein Gott im irdischen Paradies und mache es dir warm, behaglich und gemütlich. Tue nur das, was du aus DEINEM HERZEN heraus fühlst tun zu müssen; höre nicht länger auf die düstere Stimme, schenke dir selbst eine Überzeugung der Freude: Sei davon überzeugt, dass das Gute über das Böse siegen wird, und demzufolge wird das Böse und Düstere von alleine aus deiner Überzeugungssphäre verschwinden. Du machst dir selbst die froheste, liebevollste Energie zum Geschenk.

Liebe bedeutet zu *geben*… dir selbst. Und infolgedessen kannst du auch anderen geben… Sobald du anfängst zu bitten, zu fordern oder festzuhalten anstatt zu geben…, können dich Ängste und düstere Zwangs-Vorstellungen heimsuchen. Also…: Loslassen, dir selbst die Liebe geben. Bist du auf diese hohe Liebe zum Leben, zu deinem Wahren Selbst, in Vertrauen abgestimmt, dann wird jede Angst verschwinden.

Schenkst du dir keine Anerkennung? Erniedrigst du dich selbst, oder siehst du dich lediglich als ein geistig beschränktes, kleines oder hässliches Wesen an? Dann liebst du dich noch nicht in ausreichendem Maße. Dann kannst du dich ängstlich an alte Verhaltensmuster, an den Ur-Mutter-Schoß, an Menschen und Dinge außerhalb von dir klammern…, was *einen freien Lebensfluss* unmöglich macht.

Und *dann* sendet dein Lebendes Selbst dir Ängste und Panik, um dich darauf hinzuweisen: GEHE IN DICH SELBST, in deinen herrlichen IRDISCHEN KÖRPER; liebe dich, schiebe dich nicht länger *fort*! Fliehe nicht vor deinem wirklichen Selbst, flüchte dich nicht in Gedanken, in den ‚Geist', klammere dich nicht an alte Muster, an ‚Drogen' oder an andere Menschen… Und schenkst du diesen Ängsten Gehör, ohne davor wegzulaufen, und ersetzt du diese Angst durch Vertrauen auf LIEBE, reine Selbst-Liebe, ein starkes IN dich gehen, in deinen Körper hier-und-jetzt… mit beiden Beinen auf der Erde, voll-ständig in dir…, dann werden Ängste verebben.

Die Mutter und der Vater sind IN dir. Missachte keinen von beiden, sondern integriere diese Ur-Kräfte auf liebevolle Weise in deinem Inneren. Verlasse dich auf dich; schenke dir den Glauben, das Vertrauen und die Liebe. Erkenne deinen Wert als Mensch an, deinen tiefen inneren Wert, und liebe dich so wie das Leben dir Form gegeben hat: Du *bist* in deinem Körper wie du am besten bist.

Versuche nicht mit Gewalt eine andere äußere Form herzustellen; sei dankbar und zufrieden in Liebe zu deiner Körperform, die eine Versinnbildlichung deines inneren einzigartigen Wesens darstellt, und werfe dabei jede Macht-Norm und Verführungs-Manipulation über Bord.

Sauge andere nicht auf instinktive Weise an, sondern *gib* von deinem Herzen aus. Erfülle dich selbst. Stelle keine FORDERUNGEN an das Leben, auch nicht an dich selbst, sondern höre auf die Sprache der Liebe, und dann *gib* dir selbst, alles und jeden loslassend, auch die alten Zwangs-Muster… So wirst du ein furchtloser, glücklicher Mensch.

Wahre Schönheit und Güte sind ein und dasselbe und dies hat dann nichts zu tun mit der *‚Schein'-Schönheit* in einer Gesellschaft, in der Schein-Normen gelten bzw. gelehrt und indoktriniert werden, unabhängig vom Herzen. Es ist Aufgabe des Menschen, diese Lüge aus Schein und Verblendung und falscher Schönheit zu entlarven. Schließlich führt sie zum Tod, saugt dich mit in Krankheit und Schmerz.

Das Licht wirklicher SELBST-LIEBE verjagt jede düstere Überzeugung, denn ein wahrhaftiges ‚Lieben' wird nicht länger dulden, dass fundamentale Traurigkeit und Leid oder Tod in deinem Dasein weiterhin einen Platz haben. So lasse die Liebe emporsteigen und sei davon überzeugt, dass keine einzige Macht stärker als diese ist, da sie mit Leben, Güte und Wahrheit einhergeht, und sie das Leben sogar unaufhörlich weiterzubringen vermag.

Leben in einer Beziehung, in einer Freundschaft, in Liebe und Glück…

Bestimmte Menschen mögen es, ohne Partner durch das Leben zu gehen. Das ist ihr gutes Recht. Entscheidest du dich dagegen doch für ein Leben in einer Beziehung? Arbeite dann zuerst und vor allem an der Beziehung zu dir selbst, komme zu reiner Freude um dich…, erst dann kannst du pure Freude mit dem anderen erleben.

Partnerschaft bedeutet *geben… nicht nehmen, nicht fordern.* Du **hast**[34] keine/n Partner/in / Freund/in …, du **bist** ein/e Partner/in / Freund/in.

---

[34] haben = besitzen

Du selbst holst JEDE Situation zu dir…, sowohl die guten als auch die schlechten, wenn auch häufig unbewusst …. ‚Bewusster' leben ist wünschenswert: mache etwas Schönes daraus.

Hast du das Gefühl, dass der andere dich nicht genug liebt? Dann bedeutet dies oft, dass du dich selbst zu wenig liebst. Schenke dir mehr Wärme, mehr Liebe.

Wenn du greifst und festhältst, wirst du *selbst* ergriffen werden: beispielsweise von Angst, Traurigkeit oder von Sexlust besessen…

Du kannst natürlich bestimmte Dinge sagen, besprechen…, zum Beispiel etwas, das dir auf dem Herzen liegt, aber dann lässt du es wieder los… Du forderst nicht, du erwartest NICHTS vom anderen. Du gibst, du sprichst und lässt den Partner los… Infolgedessen kommst du ganz nah an dich selbst heran, immer näher, in inniger Zufriedenheit um dich.

Dankbare Zufriedenheit mit dem Leben in dir. Diese Dankbarkeit, diese Liebe zu dir, erwärmt dein Herz. Du sagst ‚ja' zum Leben in dir. In dieser Harmonie, dieser Freude um das Leben in dir… wirst du ganz VON SELBST die Dinge und Menschenfreunde an dich heranlassen, mit denen du dich auf den Weg zum ‚irdischen Paradies'[35] machst. Bestimmte Freunde von früher können aus deinem Leben verschwinden, weil sie sich nicht auf diesem Weg befinden. Lasse sie dann friedvoll los. Traue dich ‚nein' zu sagen, wenn es sich so anfühlt. Gehe auf bestimmte Menschen zu, wenn dir *selbst* danach zumute ist, nicht weil „man" es von dir erwartet.
Im Gefühl der Dankbarkeit verändern sich die Umstände; Probleme lösen sich…, wenn du aufhörst, Vorwürfe zu machen, Hass- oder Rachegefühle zu entwickeln…, weil dein Partner deine Sehnsüchte nicht ‚erfüllen möchte'. Denn mit diesem Unmut, dieser Begierde, dieser Kritik dem anderen gegenüber kommst du niemals weiter; du machst dich selbst nur krank damit. Dieses ‚Haben Wollen' vom anderen liegt auf dem Weg zu Krankheit und Tod.

Lasse den anderen also los. Komme ganz nah zu dir, und transformiere Hass in Liebe, Kritik in dankbare Zufriedenheit über das, was WOHL da ist! Und du wirst sehen, wie dich das Leben belohnt: Dir wird von innen heraus warm und behaglich, und auch die Beziehungs-Probleme lösen sich. Aus der Selbst-Liebe heraus wird alles, was dir gut

[35] Friedvoll, transformiert zu Glück und Gerechtigkeit …

tut, geschehen. Lasse los..., klammere nicht, mache keine Vorwürfe... und gehe in dich. *Geben,* sich aussprechen und loslassen, *ganz* nah bei dir bleiben, führt dazu, dass auch die Beziehung und Liebe zum anderen wachsen können...

Auf eigenen Füßen stehen. Aus dir selbst heraus leben. Dir treu bleiben und unterdessen einander besser verstehen lernen. Mit deiner Vergangenheit abschließen, um nun füreinander da zu sein, dir selbst in neuer Form Gestalt geben.

Keine Selbst-Sucht, sondern Liebe. Kein Ich-Verlust, keine blinde Verliebtheit, sondern eine starke Konzentration auf die eigene Basis. Zwei Menschen, die von ihrer eigenen starken Basis aus leben, können einander auf gleichwertige Weise begegnen. Jeder hat seine Schwächen, seine stärksten und schwächsten Seiten, woran er/sie arbeiten muss. Zeige deshalb nie mit dem Finger auf den anderen, sondern arbeite immer an dir selbst. Dann wird es gut gehen.

Verliere dich nie im anderen, denn dann befindest du dich auf dem Weg zum Tod, zu dem auch der blind machende Rausch, die leere Romantik und Sex-ohne-Liebe gehören. Sei also dir selbst treu.

Mache nichts, wo dein Gefühl dir deutlich sagt, es nicht tun zu müssen, auch nicht, um jemand anderem einen Gefallen zu tun; denn dann belügst du dich selbst, damit hilfst du auch dem anderen nicht weiter. Lediglich Wahrheit ist von Dauer...

Entscheide dich also für Leben in Liebe, für Wahrheit auf der allerhöchsten Ebene. Arbeite an dir und lasse immer wieder los..., um dich selbst zu finden, bis tief in die Wurzeln.

Lasse den anderen frei, los..., denn wahre Liebe ist Zügellos. Beschneidet einander nicht, gebt euch die Freiheit. In dieser Freiheit existiert Treue und ein inniger Bund. Wo du auch bist, wie weit ihr auch immer räumlich oder zeitlich voneinander entfernt seid, mit dem Herzen ist man stets bei einander. Dieser Bund macht stark. In diesem Glück miteinander verbunden, verfolgst du weiter deine Aufgaben und dein/e Partner/in oder Freund/in die seinen/ihren. Du bist dankbar und zufrieden, weil du im Leben... bist, um deiner Beziehung willen, die sein darf, *die* Beziehung / Freundschaft, die für dich am besten ist.

Und du vertraust deinem Lebenden Selbstkern und lässt los... So kann die Freude dich durchströmen. Und du FÜLLST dich lediglich mit dir selbst, auch wenn dein Herz sich von Liebe für den anderen durchströmt fühlen darf. Aber zuallererst wirst du dich selbst lieben müssen, ganz tief, erst *dann* kannst du diese Liebe mit dem anderen teilen. Anderenfalls würdest du dich auf Sachen einlassen, die deiner eigenen Art widersprechen, und das rächt sich früher oder später.

Machtstreit ist verwerflich. Niemand ist mehr oder weniger wert als ein anderer. Du erhebst dich nicht über; du ‚sagst' dem anderen nichts von oben herab. Du hast auch deine Fehler und Schwächen. Bleibt immer auf GLEICHEM Niveau im Leben, im Gespräch miteinander. Aber sage ruhig, was du zu erzählen hast.

Versuche den anderen nicht zu binden, fest an dich zu binden, auf deine Seite zu holen, das ist Machtausübung, sondern gib aus vollem Herzen in Freude…, dann wird alles gut.

Es geht schief, wenn du auf das Gleis der Unzufriedenheit, des Unmutes gerätst. Sei also froh und dankbar für das Leben in dir und für das, was es Wohl gibt. Das Übrige wird sich schon zum richtigen Augenblick ergeben. Das Leben wird dir zu jedem Zeitpunkt das geben, was gut für dich ist. Klammere nicht, fordere nicht, denn es ist nicht immer das am besten für dich, was du für dich als gut erachtest.

Aus der Freude heraus, aus der dankbaren Zufriedenheit über dein eigenes Sein…, kommt alles Glück zu dir.

Fühlst du Wut, Hass oder Trauer „wegen" des Verhaltens eines anderen oder wegen einer Situation, eines Vorfalls? Dann bedeutet dies, dass diese Emotionen noch tief in dir sind und gereinigt werden müssen, wenn du glücklich werden möchtest.

Ruft ein bestimmter Zustand Trauer oder Hass in dir wach? Mache dir infolgedessen bewusst, dass du diese Situation als *‚Anlass'* an dich heran gelassen hast, auf dass du die *‚Ursache'* dieser Trauer oder dieser Emotion in dir selbst lösen wirst. Auf dass du zu purer Freude und Dankbarkeit um dein Sein kommen wirst. Dein Glück ist von dir selbst abhängig…

Komme also zu warmer Selbst-Liebe, in dankbarer Zufriedenheit um das Leben, dann wird das Leben dich schließlich belohnen. Komme zu warmer Liebe zu dir, dann kannst du *geben;* nicht von anderen erwarten, sondern dich selbst erfüllen und glücklich machen, und dieses Glück mit deinem Partner / deinen Freunden teilen, im Bund der Wahrheit.

„Leben, ich bin dankbar, dass ICH BIN…" und in diesem Gefühl weißt du, dass *alles* und jeder auf deinen Weg kommen wird, so wie es für dich gut ist…, um schlussendlich in Ewigkeit auf größeres Glück hin leben zu können. *Lasse also alles und jeden los außer dich selbst, gehe ganz tief in dich und sei dankbar. Dann wird alles geschehen, was gut für dich und dein Glück ist…*

Über Liebe und Sexualität

Es ist wichtig, zu erkennen, *dass Sex keine Liebe ist und Liebe kein Sex. Zwei Menschen, die sich sehr lieben, können, in der Sprache des Herzens, unter dem warmen Mantel der Liebe, einander im sexuellen Austausch begegnen. Aber es ist kein Muss.* Manche Menschen verspüren überhaupt keine Lust auf Sex, und dann ist es auch nicht *nötig*.

Normalerweise wird sich im Rahmen der Evolution der Menschheit ein Austausch, *eine Transformation* von Energien durchsetzen, so dass Liebe und Ur-Schöpfungskräfte auf eine andere Weise als über Sexualität zum Ausdruck gebracht werden. Es ist denkbar, dass Menschen auf eine ganz andere Art und Weise als über Sexualität das Leben genießen.[36] Die Person, die keine Lust auf diese Form des Austausches hat, muss sich nicht ‚in Frage' stellen: sieh und befolge die Signale, die dein Lebender Selbstkern dir sendet, dich fühlen lässt, und vertraue darauf. Der Mensch sollte dabei immer seiner eigenen Natur folgen, und dem treu bleiben, was sein Lebender Selbstkern ihn fühlen lässt.

Wenn Sex zu einer Sucht wird, dann handelt es sich um eine Übertragung des Menschen, der voller Schöpfungskräfte ist und sich selbst geboren werden lassen will,[37] sich selbst mehr und mehr in der Materie ‚sein' lassen möchte, der sich heftig danach sehnt, sich zu entfalten, in Autonomie und Selbstsicherheit, nicht in Abhängigkeit von (und infolgedessen Sucht nach) „dem" Sex.

Er wird alle Kräfte in sich dazu benutzen, um sich innerhalb seiner selbst auf ein höheres und stärkeres Niveau zu bringen; er wird zum ‚Meister' über sein eigenes Leben, über sich selbst werden müssen; er wird nichts und niemanden außer sich selbst anbeten, sondern seinem inneren Herzen und seinem großartigen prächtigen Ich Form geben.

Folglich wird er sich, in dieser Selbst-Anerkennung, nicht mehr mit anderen oder mit dem eigenen instinktiven Genusserleben „füllen" wollen; er wird nicht mehr die Leere, die er in sich selbst fühlte, mit jemand anderem kompensieren wollen. Er ist sich nun selbst Erfüllung genug, er findet zu sich selbst, und von diesem Zustand der Selbsterfüllung und Selbst-Liebe ausgehend, ist er in der Lage, zu einer körperlichen affektiven und/oder sexuellen Beziehung mit einer anderen Person zu kommen, ohne dabei in Abhängigkeit zu ihr zu geraten. Jeder Mensch sollte für sich

---

[36] Lies auch die Texte über sexuelle Impotenz und Frigidität (siehe Index).
[37] Lies hierzu mehr in der Rubrik Sexuelle Abhängigkeit (siehe Index unter Sucht).

selbst entscheiden, ob er / sie das Sexuelle erleben will oder nicht. Es ist gut möglich, dass ‚Sexualität' zu einer Übergangsphase der Menschheit passt …

Aids ist u.a. ein Signal für die Menschheit, das eigene ‚Ich' nicht einfach so im anderen, in Verliebtheit oder in einem instinktiven Sexualitätserleben zu verlieren. Das Leben verlangt, dass wir diese Urkräfte in uns im Zeichen der LIEBE, des HERZENS strömen lassen, ob dies nun in kreativen Handlungen oder in Liebesäußerung geschieht. Und solange wir uns einfach so von unbeherrschten Trieben und Leidenschaften „leben lassen", folgen wir dem Gleis, das vollkommen vom „Leben" wegführt. Aus diesem Grunde: Führe dich selbst zum eigenen Herzen und tue dann, als Meister über dein Leben, was du fühlst, tun zu müssen. Du, in deiner ganzen Fülle, erlebst das Allerschönste in dir und um dich und kannst dies entweder wohl oder nicht mit einer anderen Person in körperlicher Form zum Ausdruck bringen.

Es ist die Liebe, die zählt; und ob sie nun zwischen zwei Männern, zwei Frauen oder Mann und Frau existiert, das spielt keinerlei Rolle. Wir sollten dabei nicht vergessen, dass JEDER Mensch das Männliche und das Weibliche IN sich trägt. WAHRE LIEBE, darum geht es, und für diejenigen, die sich danach sehnen, *kann* Sex hinzukommen, aber das ist *kein Zwang.* Alles ist in Evolution.

Es ist so wichtig, dass jemand, der keine Lust auf Sex verspürt, sich auch nicht darauf einlässt (zum Beispiel, um dem anderen eine Freude zu machen), denn dann belügt er/sie sich selbst, und dies wird sich früher oder später rächen: Beispielsweise wird er/sie sich dann unbewusst das Signal „Blasenentzündung", oder „Schimmelinfektion", usw. … zuziehen.[38]

Ein Schein-Leben ist ein Nährboden für Krankheit und Tod

Macht und Manipulation

Wenn ein Mensch seinen Körper bewusst oder unbewusst ausbaut und formt, um durch Anziehung, Verführung u.ä. ‚Macht' über einen anderen Menschen zu haben, dann impliziert dies eine einsaugende Bewegung, wie von einem Staubsauger, und es spiegelt das Bild des dunklen Todes

[38] Lies in diesem Buch mehr über die psychologische Sprache dieser Leiden (siehe Index).

wider, der den anderen in seine Fänge bekommen, verschlingen und in ein tiefes dunkles Loch schleifen will. Die Geschichte von der Spinne und dem Netz…, die Fliege wird verputzt.

Männer, die sich auf solche Art und Weise durch das Verhalten und gewisse Körpermanipulationen bestimmter Frauen mitreißen lassen, werden zu der Erkenntnis kommen müssen, dass sie sich vom ‚Tod' einfangen lassen: Dass sie diese Situation an sich heranlassen, um schließlich den Schein und den Tod zu „durchblicken", um letztendlich damit zu brechen und sich für das Leben, für die Liebe zu entscheiden; Macht und Verführung haben nichts mit Liebe und Leben gemein. Das gleiche gilt für Männer, die den starken Mann markieren oder schauspielern, für ‚charmante' oder schmeichlerische Männer, die damit einer Frau imponieren wollen. Jeder Mann / Jede Frau tut gut daran, sich dies bewusst zu machen.

Verhältst du dich selbst noch als Wesen, das sich kleidet, verhält, bestimmte plastische Chirurgie anwendet (z.B. *Silikonimplantate* oder *Fettabsaugung*) oder seinen Körper durch Diät verformt, um Anziehungskraft zu entwickeln…? Um mehr *Macht* auf den anderen auszuüben, indem du den allgemein geltenden Schönheitsnormen mehr entsprichst? Mache dir infolgedessen klar, dass du *mit dem Tode spielst* und im Grunde nur *Schein und hässlich* bist.

Werde also du selbst, wie du wirklich bist, kleide dich so wie du dich (von deinem *echten* Selbst aus) gerne siehst, mit Kleidung, die angenehm zu tragen ist, in Farben, die du gerne magst, aber kleide dich niemals, um einem anderen zu „behagen", zu „gefallen", um „elegant" oder „stark" oder „cool" zu erscheinen…, denn dann gehst du wie mit einem leeren Staubsauger zu Werke, *dann spinnst du ein Netz wie die Spinne, um die Fliege zu fangen. Aber wer eine Grube für einen anderen gräbt, fällt schließlich selbst hinein. Dieses Machtspiel ist von kurzer Dauer und mündet in Krankheit, Verfall und Tod.*

Warum? Weil dieses ganze Spiel auf Tod und nicht auf der Basis von Leben gegründet ist – auf Nehmen/Ergreifen und nicht auf Geben. Wer Tod säht, tötet sich schließlich selbst…

In allen Teilen der Welt existieren herrschende Modetrends oder Traditionen und Gewohnheiten in Bezug auf das ‚attraktiv' gefunden werden: Es handelt sich hierbei um SCHEIN, nicht um wirkliche Schönheit.

Denn wahre Schönheit entspringt dem Herzen und strömt mit der Wahrheit mit… Wahrheit ist Leben ist *geben* in Liebe. Die gesamte Schein-Welt wird früher oder später in sich zusammenstürzen; gegenwärtig werden Individuen und kleine Gruppen bereits damit konfrontiert: *Dass das Spiel von Macht und Anziehung lediglich ein kurzlebiges Vergnügen bereitet und darauf Hölle, Verfall, Elend und schlussendlich Tod folgen.* Und dass dieser Genuss NICHTS im Vergleich zum WIRKLICHEN GENIESSEN darstellt..., dort, wo man einander „in Liebe" gibt (auch körperlich), ohne dass Festsaugen, Verführung und Verschlingen, Sucht, falsche „Schönheit", Schein-Gestalten hierbei eine Rolle spielen.

Es verhält sich so, dass Menschen, die bereits mit der Überzeugung, Macht auf jemand anderen ausüben zu wollen, geboren sind, ihre Seele sozusagen dem Teufel verkauft haben, und einen Körper – sei es unbewusst -, einen Gesichtsausdruck usw. herausbilden, der perfekt dem geltenden Schönheitsideal der Gegend, aus der sie stammen, entspricht: Weil sie sich danach sehnen, angebetet zu werden und Macht auf andere auszuüben, züchten sie einen Macht-Körper in Schein-Schönheit heran..., aber ihr Seelenkern, ihr Herz, ihr Liebes-Kern ist „abwesend". Für die auf das wahrhaftige Leben Abgestimmten sind diese Masken urhässlich, sie riechen nach Tod; man ‚durchschaut' das Spiel der Vertreter von Lügen-und-Tod.

Diese ‚Menschen' werden folglich von denen, die auch auf diese falschen Schönheitsideale abgestimmt sind, die sich ihrerseits auch von den geltenden Schönheitsnormen mitreißen lassen, angebetet. Aber dieses Märchen endet stets fatal, denn es gründet sich auf Tod und Lüge. Manche verhalten sich „cool", andere lächeln fortwährend einnehmend und ‚lieb', sie locken wie die Lorelei oder wie eine zarte Elfe...: Jede Lebenskraft, jede Ehrlichkeit ist aus ihnen entschwunden; wir nehmen lediglich eine Maske wahr, eine Schein-Gestalt. Der entwurzelte Mensch; das schwache Eva-Bild, das starke Adam-Bild. Beide Arten sind vom Weg, der Leben und Liebe heißt, abgekommen und halten sich im Strudel der einsaugenden Tiefe und des Todes gefangen.

Lasse dich nicht ins Land des Todes führen.
Komme zu einem Leben in *Echtheit!*

Lieb-Sein ... ist etwas anderes als LIEBE

„Lieblichkeit", „das Lächeln", ist vielfach eine Maske, eine Tarnung, weil dort häufig gerade *kein* warmes und frohes Herz, keine wirkliche Freude existiert. Oder, im Falle von Menschen männlichen Geschlechts, mit Charme, Charisma oder in der Gestalt des starken, unbesiegbaren Supermans..., es gibt so viele Erscheinungsformen. Unzählige Schein-Gestalten..., und das Herz??? Ist kalt oder nicht vorhanden.

Prüfungen des Lebenden Selbst: Inwieweit durchschaust du „das Teuflische" in dir, im Anderen? Sind dein liebliches Lächeln und deine einsaugenden Augen, deine Körperhaltung, die Art, in der du deine Stimme einsetzt, wie eine Falle, um dem anderen zu behagen? Das ist keine Liebe und hat nichts mit dem *wahren* Leben zu tun.

Inwieweit bist du mit deinem Herzen, wirklicher Schönheit, Ehrlichkeit und Authentizität verbunden..., oder belügst du das Leben auch, gibst du dir die größte Mühe, deinen Körper nach den herrschenden Regeln umzuformen, um andere in deinem Netz ‚zu fangen'. Dann spielst du mit dem Tod. Lächelst du stets niedlich – mechanisch, wie eine Puppe -, oder zeigst du dich stark und unbesiegbar, verformst du deinen Körper in ‚verführerischem' Sinne immer weiter? Dann bist du ein Handlanger des Todes, und dein Leben wird früher oder später in einer ‚Hölle' (hier auf Erden) enden. Entsteht dein ‚Lachen' jedoch geradewegs aus deinem Herzen heraus, dann ist alles O.K.

Also: Wähle den Weg des Lebens, des Gebens, der Liebe, der Wahrheit, der authentischen Schönheit: WERDE WER DU WIRKLICH BIST... Lebe von innen heraus, nicht nach dem Blick des anderen: *Dann* kommst du zu Liebe, zu Harmonie mit dir selbst..., dann erst kannst du dem Höchsten Genießen nach Leib und Seele, dem Höchsten Glück begegnen, in dir oder in einer Beziehung. Denn solange du auf dem Weg von Macht und Verführung herumirrtest..., konntest und kannst du niemals das Hohe genießen, das höhere Glück, das endlos wächst..., erleben. Du warst lediglich einer Art Rausch oder Genuss verhaftet, der nicht im Entferntesten das Genießen des Austausches mit einem Partner widerspiegelt, das aus der Wurzel der Liebe erwächst.

Du bliebst sozusagen zwangsläufig in einer Phase stecken, in der die eine Befriedigung und Begierde gleich von der nächsten abgelöst wurde..., ein endloses „Füllen" mit etwas..., das dir jedoch nie das wahre Glück und den vollen Genuss schenken konnte... Wirst du in dir noch etwas von diesem Machtsystem gewahr, oder entdeckst du es bei Menschen, in die du dich „verliebst", so bedenke, dass sich diese Welt von Macht und Schein schlussendlich selbst vollkommen zerstört. Wachse in LIEBE, in ECHTHEIT, Reinheit und Ursprünglichkeit.

In dieser Ehrlichkeit mit sich ist jeder Mensch gut wie er ist, und diese Wahrheit... bringt Glück.

MENSCH LIEBT MENSCH

Der „männliche“ und der „weibliche“Aspekt in jedem Menschen

Über das Zertrümmern von alten Zwangsvorstellungen

Hetero, Homo, zweigeschlechtlich? Asexuell? Transsexualität, Transgender?

Es handelt sich hierbei nicht um Krankheiten, sondern um Veranlagungen. Jeder Mensch ist einzigartig und keinem anderen gleich.

Reden wir zunächst über jene Menschen, die sich selbst als **‚Transsexuelle'** / **‚Transgender'** erfahren. *Bestimmte* von ihnen fühlen das Bedürfnis, ihren Körper durch eine **Operation** von einem Männer- in einen sogenannten Frauenkörper (oder umgekehrt) umwandeln zu lassen, andere haben dieses Bedürfnis wiederum gar nicht.

Ich habe großes Verständnis für jeden Menschen, der in einem sogenannten ‚Frauenkörper' geboren wurde, sich aber als ‚Mann' fühlt, und der erwägt, sich zu dem operieren zu lassen, was man einen ‚Männerkörper' nennt. Oder umgekehrt. Aber in Liebe zu diesem Menschen bitte ich: **Verstümmele dich nicht.** Operation oder nicht, du als freier Mensch, lasse dir den nachfolgenden Text einmal in aller Ruhe durch den Kopf gehen.

●

Ich richte mich im nachfolgenden Kapitel an **alle** Menschen …

LASST UNS DIE DINGE EINMAL AUS DER WARTE DES LEBENSHERZENS BETRACHTEN.

Wer bestimmt, *‚was'* *‚eine Frau' ist* und *‚wie'* eine Frau *‚aussehen'* muss? Wer bestimmt, *‚was'* *‚ein Mann'* ist und *‚wie'* ein Mann *‚aussehen'* muss?

Es geht dem Menschen gut, solange er sowohl die Lebensaspekte, die man im Allgemeinen mit *‚dem Weiblichen'* assoziiert und die ich nachfolgend auch so bezeichnen werde, als auch das, was man im Allgemeinen als *‚männlich'* bezeichnen könnte, *in sich selbst erkennt und beides in eine harmonische Einheit innerhalb seines eigenen ICHS bringt.*

Das sogenannte Weibliche in positivem Sinne: der intuitiv-sensible Mond-Aspekt, das Empfängliche, das gebärend aus sich Freigebende, das sich tief inwärts Kehrende, Pflegende usw. …

Das sogenannte Männliche in positivem Sinne: das sich kräftig Manifestierende, wie ein Fels aus dem Wasser Ragende, stolz wie ein Pfau durch die Sonne erhellt, wie ein Architekt auf energische Weise sich einen Weg bahnend durch den Dschungel, um eine Welt zu konstruieren, das Durchstoßende usw. …

Beide Aspekte, links und rechts, dasjenige, was man weiblich und männlich nennt.[39] Dies kann man auf primitiv-instinktiver Ebene so sehen, wo der menschtierliche Instinkt noch in vollem Umfang vorherrscht, ODER man transformiert diese Uraspekte auf eine höhere Ebene, wo Liebe und Bewusst-sein dominieren: und siehe da, es erscheint der bewusstgewordene Mensch, der das Tiermensch-Dasein hinter sich gelassen hat.

Der Sinn des Lebens liegt darin, dass die Menschheit sich entwickelt und damit das Leben selbst weiter bringt, bis der körperliche Tod selbst als letzte Krankheit überwunden wird. Der physische Körper (jede Zelle, jedes Gen …) reagiert schließlich sofort auf Überzeugungen / Gedanken im Geist.

Energie und Materie sind austauschbar (vgl. Einstein), aber was noch viel wichtiger ist: der Mensch ist, wenn er sich dessen bewusst wird, in der Lage, mit seinem Bewusstgewordenen Geist den Körper und seine ‚Energie' zu dirigieren. In die Richtung von Glück und Gesundheit, wenn aus Liebe heraus gelenkt, in die Richtung von Krankheit und Sterben, wenn aus Unwissenheit, Macht oder dem Bösen heraus gelenkt.

Bis zum heutigen Tag wurde nicht ‚bewusst' gelenkt / gesteuert, sondern lebte der Mensch, in seinem *unbewussten Zustand des ‚Seins',* nach Gewohnheiten und Überzeugungen wie u.a.: dem Sterben kann man nicht entrinnen; will man also die Weiterexistenz ‚der eigenen Spezies'

---

[39] Lies in diesem Zusammenhang über die zwei Gehirnhälften (siehe Index unter *Hemisphäre des Gehirns) sowie die Texte über die linke und rechte Körperhälfte.

sicherstellen, dann muss man ‚Nachkommen' erzeugen. Bisher hat dies bei den meisten Menschen (zumindest in unserer westlichen Gesellschaft: anderswo verhält es sich dann wieder anders) zum ‚Tarzan-und-Jane'-Syndrom geführt: schwaches Weiblein ruft um Hilfe und ‚saugt' den sogenannten strammen, imponierenden Mann zu sich. Das Spiel von Verführungs- und Eroberungsdrang zusammen im sexuellen Spiel. Mann und Frau verhalten sich in unserer Welt nach diesem alten instinktiven Muster und gebären ‚ihre' Kinder. Sexuell herausfordernde Haltung, Verführungsmanöver, dazugehörige Kleidung in der Mode-Welt, gehören zu dieser Tiermenschenrasse. Es handelt sich hierbei um eine Feststellung, nicht um eine Verurteilung; jeder Mensch hat die Freiheit, in diesem Sinne zu leben oder nicht.

Es kann sein, dass man als Mensch in einem bestimmten Moment im Leben Signale bemerkt (Gefühle, Ereignisse, Erfahrungen), die dazu führen, dass man die Dinge ganz anders betrachtet und dass man beispielsweise, in Liebe lebend, keine Lust (mehr) auf Sex hat und das Bedürfnis empfindet, sich von den obengenannten Gewohnheiten / Verhaltensweisen zu lösen. Man fühlt sich wie neugeboren als Neuer Mensch[40], nicht um zu sterben, sondern um zu leben. Dies geht sehr weit, kann nun auf dich als Leser noch unglaubwürdig wirken, aber innerhalb einer gewissen Zeit wird sich dies ändern. Beachte jedoch: nichts muss! Alles ist Evolution; ein nächster Schritt wird gemacht, wenn die Zeit dafür reif ist. Nichts darf erzwungen werden. Jeder Mensch folgt am besten seinen persönlichen „Signalen".

●

Der wahre neugeborene Mensch, wie das LEBEN ihn im Rahmen des Evolutions-Prozesses vorsieht:

1) Erfährt beide Aspekte, ‚das Weibliche' und ‚das Männliche', *in sich selbst* und wächst in dieser Entwicklung heran zum VOLLHEITS-MENSCH.

2) Fühlt nicht länger das Bedürfnis, sich nach ‚dem Äußerlichen' zu richten im Sinne von: ich will schön und attraktiv gefunden werden. Er *liebt sich selbst* und *gibt*, ist in der Lage, EINEN ANDEREN MENSCHEN zu lieben.

---

[40] Lies mehr hierüber im Buch *Neue Tage*. Bei Erscheinen des vorliegenden Werkes ist dieses Buch noch nicht in deutscher Übersetzung erhältlich.

3) **Ob man dabei in einem sogenannten weiblichen oder männlichen Körper geboren wurde, spielt dann keine Rolle mehr. Man ist MENSCH-geworden.**

4) Bestimmte Männer oder Frauen werden sich innerlich eher mit dem weiblichen als mit dem männlichen Aspekt identifizieren (oder umgekehrt) und haben die Lektion zu lernen, **doch auch den anderen Teil-Aspekt in sich weiterzuentwickeln.**

5) Sexualität ist nicht dasselbe wie Liebe. Bis jetzt wurde Sex auf tierische oder menschenwürdige liebevolle Weise geäußert, aber **Sex an sich ist nicht gleichzusetzen mit ‚Liebe'**. Manche Menschen mögen ihn nicht, andere hingegen schon. Nichts ‚muss'.

6) **Ob es ein Mann und eine Frau, zwei Männer oder zwei sogenannte Frauen sind, die einander lieben oder zwei Menschen mit androgyner Veranlagung, ist für das Leben ohne Bedeutung. VON MENSCH ZU MENSCH kann Liebe in größter Zärtlichkeit weitergegeben werden, in wirklich gebendem und nicht anziehendem, einsaugendem Sinne. Liebe ist Leben. Greifen / Einsaugen führt zum Tod. Eigentlich dürfen die Begriffe Hetero, Homo und Transsexueller / Transgender dabei verschwinden.**

MENSCH LIEBT MENSCH, MIT ODER OHNE KÖRPERLICHES ERLEBEN. Doch begreifend, dass Sex ohne Liebe auf dem Pflaster des Todespfades liegt. Wahre Liebe = Lebengebend! Sex ist nicht die Hauptsache: DARF, aber MUSS nicht sein. Höchstwahrscheinlich ist es sogar nur ein Übergangsstadium in der Geschichte der Menschheit.[41]

7) Und was wäre, wenn derjenige Mensch, den man eine Frau nennt, drei Brüste hätte … oder keine Brüste … oder wenn sie einen Penis und Hoden hätte und eine behaarte Brust ? Und was wäre, wenn derjenige, den man einen Mann nennt, Brüste hätte und keinen Penis?
Darum geht es doch überhaupt nicht, oder?
Und wer legt fest, welche Art von Kleidern man trägt?

---

[41] Lies hierüber mehr in der Rubrik „Transformation" im Kapitel „Geschlecht, Hormone, Sexualität".

Hier kommt die **Gespaltenheit**, die schizoide Situation, die einst so gewachsene und nun zu lösende Krankheit bei der Menschheit insgesamt ans Licht: schwarz auf weiß hat man ‚abgestempelt', was ‚Mann' genannt werden muss und was ‚Frau'. Mit anderen Worten **die SCHUBLADEN-MENTALITÄT**, nach der man (nach seiner eigenen Überzeugung und / oder nach Ansicht der Gesellschaft) in 1 bestimmte Schublade zu gehören hat.

8) **Wahre Schönheit, körperlicher Art, kann nur bei jenem Menschen wahrgenommen werden, der seinen Körper AUS SEINEM HERZEN HERAUS,** aus der Liebe heraus **‚formt' und erlebt**. Dies hat nichts mit den sogenannten ‚Schönheitsnormen' zu tun, die in der Gesellschaft gelten: leer, unbelebt, Schein, falsche ‚Schönheit', Herdensyndrom, Sklave der Mode, Ästhetik des Todes. Und dann hörst du die anderen nicht wirklich lebenden Menschen sagen: „Oh, wie schön du bist!" Während du auf dem Weg der falschen Schönheit und des Todes bist … so KANNST du NIEMALS glücklich werden … Es geht dann schließlich um ein Bild, das man für sich selbst erreichen will (Begierde), man verschwindet darin. Man verliert sich im „anderen", verliebt-Selbst-Verlust wie Narziss, nicht lebend. Man will auffallen, gesehen werden, und würde alles dafür geben, zu ‚haben': plastische Chirurgie knetet in dieser Hinsicht ein noch beklemmenderes Bild. Es IST nicht schön. Man verirrt sich, weicht weit von sich selbst ab und manipuliert andere …

Suche deinen Weg zurück zu deinem WAHREN ICH, FÜHLE DEIN HERZ, liebe dich selbst so wie du bist, Seele und Körper. Diese authentische Schönheit ist gesund und macht dich und den anderen glücklich. Und den Stempel ‚MANN' oder ‚FRAU' aufgedrückt zu bekommen, ist für das Leben und die Liebe von KEINERLEI BEDEUTUNG, lieber MENSCH!

9) Lass sie los, die Ästhetik des Todes. Fatal ist: das Nachstreben eines **‚äußerlichen Modells', perfektionistisch** … aber losgelöst vom Herzen und ‚gesehen' **durch die Augen des Todes.** Die Ästhetik des Todes. Um zu behagen, zu verführen, die oder der sogenannte ‚Schönste' zu sein. **Dieses Bild aus ‚SCHEIN'** macht krank und unglücklich, denn **es IST NICHT schön …** nur erkennt der Mensch dies nicht. Abgeschnitten von deinem Wahrheitskern weißt du nicht mehr, was wirklich schön ist. In dieser perfektionistischen Atmosphäre des Scheins will man Aufmerksamkeit, aber dieses „Habenwollen", *Auffallenwollen* usw. … liegt auf dem Pfad des langsamen Absterbens.

Kein Wunder, dass man, trotz vieler Operationen, niemals zufrieden ist, nie glücklich, und ja, sogar manchmal Selbstmord begeht. Nur im eigenen natürlichen SEIN, wenn der Körper von innen heraus in gebender Liebe gebildet wird, ist der Mensch, jeder auf seine einzigartige Art, schön. Liebe und Güte, die EINZIG WAHRE ehrliche Schönheit: so wie du von Natur aus BIST. Kein Narzissmus, sondern mit großzügigem Herzen, wie du immer auch ‚aussiehst'.

Kernlösung?

Wenn alle Menschen sich MENSCH fühlen würden, lebend aus dem liebevollen Herzen … beide Aspekte – das, was man nun weiblich / was man nun männlich nennt – in sich vereinen … DANN GIBT ES KEINE FIXIERUNG MEHR AUF DAS „ÄUSSERLICHE", auf die Körperform an sich. **Dann ist auch eine Operation überflüssig (im Sinne von plastischer Chirurgie oder Geschlechtsumwandlungen).**

Heilung des Menschen: Herzinhalt und Form / Äußerliches stimmen überein. *Der Gesunde Mensch schert sich einen Dreck darum, „wie man aussehen sollte", um Mann bzw. Frau genannt zu werden.* Ganz zu schweigen davon, dass der gesunde, bewusstgewordene, liebevolle Mensch sich „gekünstelt" verhalten / kleiden und sprechen würde.

Auch jene, die sich als Transsexueller / Transgender erfahren, sollten einsehen, dass sie gut sind als Mann-Frau oder Frau-Mann, *wie immer* sie auch aussehen. Und dass, solange der in einem sogenannten männlichen Körper geborene Mann, der von sich sagt „ich bin homosexuell", oder „ich bin eigentlich innerlich Frau, aber trage einen Männerkörper und ich bin ein/e Transsexuelle/r / ein Transgender" …[42] mit einer gekünstelten Art oder der nach dem äußerlichen Vorbild des sogenannten gebrochenen Handgelenks leben will, ja sogar sich selbst zu einem Frauenkörper operieren lassen würde, er dann nicht begriffen hat, dass es in DEM LEBEN nicht hierum geht.

Diese Show, **der Kult des Äußerlichen, entkoppelt von der Zwei-Einheit, die in jedem Menschen lebt, Mann-Frau**, soll Aufmerksamkeit wecken, soll verführen, zu sich saugen, erobern … zu der Krankheit des Sterbens. Sexuelle Instinkte und Greifen.

---

[42] Dasselbe gilt für die „Frau", die sich „Mann" fühlt, oder möglicherweise noch andere Variationen.

Liebevollheit, Selbst-Liebe: darum geht es. Ganz egal, ob du dich als Homosexueller, Heterosexueller, Transsexueller / Transgender … erfährst. Liebe zu dir selbst. Liebe zu einem anderen (welche Veranlagung der andere auch haben möge).

●

LEBE! In Liebe

ES SPIELT ÜBERHAUPT KEINE ROLLE, WIE DU DICH KLEIDEST, WIE DU DICH VERHÄLTST … **Erkenne dein volles Mensch-sein an, den Mann und die Frau *in* dir**. Spiele nicht den Coolen wie Tarzan, hänge nicht die Schwache oder die Kühle als Hure heraus: dies gilt für alle Menschen, egal ob sie sich Homo, Hetero oder Transsexueller nennen. Wolle nicht auffallen, sondern liebe dich selbst. Wolle nicht das Masken-‚Modell' sein, künstlich laufend, unecht, zerrüttet, nur eine „Rolle" spielend, weit entfernt davon, auf natürliche Weise du selbst zu sein. Stoppe das ‚falsche Licht', höre auf, eine Show zu verkaufen. Sei einfach … du selbst.

WERDE MENSCH, LEBE AUS DEINEM HERZEN HERAUS ZU SEELE UND KÖRPER. LIEBE DICH SO, WIE DU GEBOREN BIST.
FÜHLE DIESE URFRAUKRAFT in dir.
FÜHLE DIESE URFRAUSANFTHEIT in dir.
FÜHLE DIESE URMANNKRAFT in dir.
FÜHLE DIESE URMANNSANFTHEIT in dir.

Eine einzige Sorte MENSCH:
der liebevolle Gottmensch, und
stelle deinen Körper nicht in Frage.
Von innen heraus deine Mann / Frau-Einheit fühlend und
erlebend spielt das Äußerliche keine Rolle mehr …
es sei denn, du möchtest lieber Tiermensch bleiben.

Wer sagt, dass eine Frau keinen Penis hat?
Wer sagt, dass ein Mann keine Brüste hat?

Wer BEZEICHNET *was* auf welche Weise? Alles wird in ‚Schubladen' gesteckt in einer Gesellschaft, die mehr auf das ‚Habenwollen' als auf das in Glück ‚Sein' aufgebaut ist. *Aber das wahre liebe Leben kennt kei-*

ne Schubladen und folglich auch keine Operation, die dem Schubladenmuster beipflichtet.

Sich operieren zu lassen (wie bei einer Geschlechtsumwandlung oder einer Fettabsaugung beispielsweise) ist eine Form der Selbst-Zerstörung: sich selbst zu verstümmeln und sich nicht bedingungslos zu lieben. Festsitzen in *alten ‚Mustern'*: so MUSS der Mann sein, sich fühlen und sich verhalten; und so MUSS die Frau sich innerlich fühlen und aussehen, sich verhalten.

Der neugeborene Mensch spricht nicht von ‚Sex', sondern von ‚Liebe'. Es interessiert ihn / sie nicht, wie er / sie aussieht oder wie er / sie die Aufmerksamkeit vom einen oder anderen ‚Geschlecht' bekommen kann.

Wenn die Hetero-Weiblein sich als alberne, schwache, lächelnde Jane oder als Kühle Verführerin zeigen wollen, respektieren sie das Leben nicht.

Wenn diejenigen, die sich als homosexuell oder transsexuell empfinden, dann auch äußerliche gekünstelte Verhaltensweisen manifestieren wollen und auch denken, dass sie mit Brüsten-im-Decolleté herumlaufen müssen und mit dem Hintern wackeln … dann sind beide – sowohl die Hetero-Frau (Jane) als auch der Mann, der als Homosexueller oder Transsexueller dieses Verhalten imitieren will (und dieser Wille „so zu sein" kommt von innen) – auf dem Pfad der Perversität und nicht des echten Lebens.

Dasselbe gilt (in umgekehrtem Sinne) für die sogenannte lesbische oder die sich so nennende Transsexuelle / Transgender, die sich z.B. bärtig-cool-muskulös zeigen will, sich selbst und den anderen.

Erwache zum Leben: integriere das WIRKLICH Weibliche und das WAHRHAFT Männliche in dir, ob du nun in einem sogenannten Männer- oder einem sogenannten Frauenkörper geboren wurdest.

Transformiere dich selbst innerlich zu dem **Zwei-Einheit-Gottmensch, der du bist, der in jedem Menschen potenziell vorhanden ist.** Identifiziere dich nicht länger mit dem einen oder dem anderen ‚Geschlecht', denn dann leugnest du **deine Größe als Liebevoller Mensch.**

Und darüber hinaus sieht man wahre Schönheit nur bei jenen Menschen, die in Liebe leben und von ihrem Herzen aus schenken können. Welche Körperform? Das ist vollkommen unwichtig. Operationen sind überflüssig.

Liebe, Liebe, **wahre Selbst-Liebe ... und eventuell Liebe mit einander teilen: zwei Vollheitsmenschen lieben ihr Äußeres als Veräußerlichung des „ICH BIN", fühlen nicht länger das Bedürfnis (Begierde), so oder so „auszusehen" oder ‚schöne Frau' oder ‚schöner Mann' genannt zu werden. Jawohl: liebevoller Prachtmensch!**

●

Es ist sehr verständlich, wie du die Sache gesehen hast, aber nun ist es Zeit, auf eine Menschenwürdige Weise mit dir selbst umzugehen, zu beurteilen: du, als liebevoller Mensch, du beschäftigst dich nicht mehr damit. Willst nicht länger auf eine Seite kippen: *der MANN-FRAU-Mensch in seiner liebesreichen Form, mit oder ohne Penis, mit oder ohne Brüste, Behaarung hier oder da ... DAS ist weder für den WAHREN Menschen noch für DAS LEBEN von irgendeiner Bedeutung!*

Dankbarkeit für den Inhalt und die Form der eigenen Person, wie immer diese auch sei. Glücklicher Mensch! *Keine Selbst-Verstümmelung, sondern Selbst-Liebe im Erlebnis deiner Vollheit. Der Neue Mensch. Gespaltenheit wurde überwunden durch das Rückgängigmachen der „Schubladenmentalität".*

Erfährst du dich als Transsexueller?
Willst du als transsexueller Mensch *wirklich* ‚gesehen werden', ‚auffallen', dann tust du gut daran, den obigen Text zu lesen. Komme nun zu diesem kräftigen, liebevollen Einheitskern Mann-Frau in dir selbst, erkenne den vollen Wert deiner selbst und höre auf damit, „auffallen" zu wollen. Liebe dich selbst als ‚Mensch', dann verschwindet das Bedürfnis, von anderen ‚gesehen' oder für gut befunden zu werden. Und wisse: **die *einzige* lebende Schönheitsnorm, die es gibt, ist ...:** der Mensch, der AUS LIEBE HERAUS lebt, aus einem LIEBEVOLLEN GEBEN heraus (nicht aus dem „Instinkt" heraus, dem Verführen / Packen / sexuell attraktiv gefunden werden wollen).
DAS IST DER WAHRE SCHÖNE MENSCH. Der Mensch, der uralte Instinkte in liebevolle Bewusstseinsenergien umsetzt. Er liebt sich selbst und ist dynamisch-kreativ zum Nutzen von Mensch und Menschheit.

Du bist kein Herdentier, kein „Äußeres", sondern eine VOLLHEIT, in deiner Einzigartig-Sein, Mann und Frau in deinem „SEIN" vereint. Nimm Abschied vom dummen Kultus des „Äußerliche". Und sei glücklich darüber, wer du BIST als MENSCH.

Zu deinem Kern gehen und dort erfahren, ,wer' du wirklich bist: ein MENSCH mit sowohl dem männlichen als auch dem weiblichen Aspekt in sich. Du machst dich zum Herr über deine Schöpfungskräfte und baust dein Leben aus, als MENSCH. *Du gibst dir selbst liebevolle Aufmerksamkeit, statt dies von anderen zu erwarten.*

Mensch, ich liebe dich, so wie du *bist*,
in der Güte
deines Seins.

●

Der Kult des Äußerlichen oder: die schizoide, gespaltene Abweichung in unserer Gesellschaft, im Menschen selbst

Gespalten? In den meisten Gesellschaften wird heutzutage die Form und das Äußere des Menschen unabhängig von seinem Inhalt, seiner ,Schwingungsart' betrachtet. Man lebt ,nach dem Spiegel', man weiß sich nicht mehr verbunden mit der innerlichen Wertvollheit. Man verfremdet von sich selbst. Dies bringt Krankheiten mit sich, sowohl eher geistiger als auch eher direkt körperlich wahrnehmbarer Art.

Eine andere Folge dieser ,Gespaltenheit' ist, dass man ,Normen' rein nach dem äußerlichen ,Bild' geschaffen hat.

Ein MOLLIGER oder MAGERER, GROSSER oder KLEINER Körper ..., oder geboren mit zwei Nasen oder ohne Ohrmuscheln oder mit *einem* Bein, oder als Hermaphrodit, oder mit vielen Farbflecken auf deiner Haut, usw. ... das spielt aus der Sicht des Lebens keinerlei Rolle, und es ist alles SCHÖN und GESUND: unter der Voraussetzung, dass der Mensch darin sein Wahrhaftiges Inneres Wesen manifestiert, in Liebe. Liebe dich selbst so wie du *bist*.

In einer Gesellschaft, in der nur Schlanksein als ,schön' und ,gesund' angesehen wird, herrscht der Machtdrang, das *wirklich* Urrunde Frauliche (so rund wie die Erde ist...) zu unterdrücken, es dem strukturell kantigeren, kälteren steif-männlichen Bild unterzuordnen. Man kann sich des

Eindrucks nicht erwehren, dass Modedesigner (und diejenigen, die ergeben diese ‚Entwürfe' tragen) das Urrunde Frauliche und die dem zu eigenen Kräfte, Potenz, Talente, Gefühlsreichtümer… absolut unterdrücken wollen (sei es auch unbewusst, dies ist kein Vorwurf): in sich selbst und bei den anderen. Darunter liegt eine urtiefe Angst verborgen: Diese ist lediglich durch die vollständige Integrierung des ur-weiblichen Lebensaspektes in sich selbst zu lösen. Schließlich blüht das Leben *dann* erst im Menschen auf…, *dann* kann das wahre Glück seinen Anfang nehmen, und Ängste werden verschwinden.

Fleisch und Fett sind an sich[43] nicht hässlich und ungesund… Fleisch und Fett symbolisieren in erster Linie Kraft und Energie. Ein ‚gesundes' Bäuchlein,[44] das ein Symbol für das Lachen des Lebens, für reichlichen Inhalt ist, ist keineswegs verkehrt.

Aber was will man ausrichten: In einer u. a. *Westlichen Gesellschaft,* wo das instinktiv-habgierige und die Geschlechtsorgane Vorrang haben…, und wo Liebe, das Vollrunde-*Gebende,* mit Füßen getreten wurde…, darf es lediglich Sexmerkmale und Anziehungshohlräume geben: um einzusaugen, um sich im anderen festzunageln…, um die eigene ‚kalte Leere' zu füllen. Hervortretende Organe, Kleidung, die spannt, und schon gar *kein* Bäuchlein…, denn es gehört nicht in die Welt der Begierden, Anziehung und des Grapschens.

Die Betreiber der Diät- und Sexindustrie haben Angst…, dass Liebe dem Sex und Geld eines Tages überlegen sein könnte.[45] Außerdem wissen sie möglicherweise nicht, dass der körperliche Genuss allein dann zu einem wirklichen Erfüllungsgefühl kommt, wenn er aus Liebe und nicht aus Verführung, Anziehung und Sucht hervorgegangen ist.

„Totes Fleisch"… ist der Körper des Menschen, der sich künstlich mager hält, (weil er sich zu dick ‚findet'). Durch eine strenge Diät, Operationen (z.B. Fettabsaugung) oder innere Manipulation verformt man mit Macht den Körper: Es ist Macht-Fleisch. Das gleiche gilt natürlich für den Menschen, der sich (hier und da) zu dünn findet und sich auf künstliche Art und Weise ‚dicker macht'.

---

[43] Lies weiter in diesem Buch, was durch ‚Fett', ‚Muskeln' und den ‚Bauch' symbolisiert wird (siehe Index).
[44] Lies in diesem Buch weiter über die symbolische Bedeutung des ‚Bauchs' (siehe Index). Dies gilt für Menschen, die sich in ihrer Haut wohlfühlen, was dann wiederum beispielsweise durch gesunde Blutwerte bestätigt werden kann.
[45] Dies ist ironisch gemeint.

„Lebendiges Fleisch", ein lebendiger Körper, ist der Körper, der ehrlich von innen heraus gebildet wird, bei jenem Menschen, der in Dankbarkeit und auf ausgewogene Weise das isst, worauf er Lust hat,[46] und der nicht seinen Körper „verformt", um jemand anderem zu gefallen oder ihn/sie zu „ködern"; dieser Mensch lebt in Liebe; sein Körper ist Liebe, ist gesund, ist wahre Schönheit, mollig oder mager, klein oder groß.

Die Mehrheit der Menschen hat sich vom Herzen und Gehalt entfernt. Der Mensch klammert sich an Äußerlichkeiten, an das „wie sehe ich aus", er sucht den Halt außerhalb von sich. Er glaubt nicht an seine innere Gotteskraft, an seine Fähigkeit, sich selbst autonom und selbstbewusst glücklich machen zu können und macht sein Leben vom wohl oder nicht ‚Besitzen von'... abhängig; dabei kann es sich um materiellen Besitz oder ebenso um so oder solch einen Körper, wie auch um diesen oder jenen anvisierten ‚Partner' handeln.

Das Schlankheitsideal war im 20. Jahrhundert in vielen Teilen der Welt sehr stark im Kommen: Jeder sollte ‚schlank' sein. Man macht sich selbst glauben, dass dies die einzig gesunde Art zu leben ist...: Das ist absurd. Das Idealgewicht existiert, ja, aber nur für jeden Menschen individuell. DAS INNERE WESEN EINES MENSCHEN MÖCHTE SICH IN MATERIE, DIE IHM ENTSPRICHT, NIEDERLASSEN...; *bist du, von Natur aus, von deiner inneren Art her mager, dann möchte sich dein Wesen in einer mageren Gestalt manifestieren. Bist du von deiner Art her jedoch rund und kräftig, dann möchte sich dein Wesen auch in einem kräftig molligen Körper niederlassen.* Und das bedeutet nicht, dass du krank bist.

Sei davon überzeugt, dass deine Körperform mit Kraft und Mobilität einhergeht. Ob du nun dünn oder mollig bist. Lebe in Freude, gemäß deines wahren Wesens ..., lebe dem Leben nach, dem Sein nach, nicht in Sphären des (diese / n oder jene / n, dies oder das) Habenwollens ...

Lasse dir keine Märchen vom Kult des Äußerlichen erzählen, der jegliche Basis zur Wahrheit verloren hat; lasse dir nichts von der Arzneimittelindustrie und den Abmagerungsdiätlehren erzählen, die dich glauben machen wollen, dass du ungesund bist, wenn du mollig bist. Fühle *selbst,* unabhängig von Indoktrinationen!

---

[46] Vorausgesetzt, er lebt dem Leben nach. Lies hierzu mehr in der betreffenden Rubrik dieses ersten Teils, in *Das Füllhorn - Psychologische Symbolsprache der Nahrungsmittel* und im Kapitel Essen, Essprobleme, Nahrung (siehe Index). Ausgenommen sind: Diabetes, Alkoholabhängigkeit, Nahrungsmittelallergien und bestimmte andere Krankheiten.

„Ja, aber ich bin nicht im Stande, drei Stockwerke hoch zu laufen…!" beklagt sich ein Mann. Warum sollte dieser Mann drei Stockwerke hoch laufen, wenn er spürt, dass das nicht seinem Wesen entspricht? *Ein Elefant macht doch auch nicht, was ein Schimpanse macht: sich an Lianen hin und her schwingen?* Eine Schildkröte tut auch nicht das gleiche wie ein Hase. Ein Ackergaul ist ein Ackergaul, ein Rennpferd ist ein Rennpferd, und es macht keinen Sinn, das eine mit dem anderen zu vergleichen. Verlange nicht von einem Rennpferd, einen schweren Karren zu ziehen, und verlange ebenso wenig von einem Ackergaul, so viele Runden zu galoppieren. Fett an sich ist nicht ungesund (lies hierzu in Teil II dieses Buches nach), sondern hat durchaus seine Funktion: Es ist ein wärmendes Energiereservoir und beinhaltet Stoffe, die, wenn nötig, im Körper freigesetzt werden.
Es kommt darauf an, dein Leben in der Weise einzurichten, dass deine Handlungen, Bewegungen usw. in Harmonie mit deinem wahren Wesen sind. Erzwinge nichts. Und lebst du nach der Überzeugung, dass du gut bist, so wie du bist – einzigartig wie ‚du' in deinem Körper, mollig oder mager –, dann wirst du eine Umgebung für dich schaffen und Lebensumstände erwirken, die auf wohltuende Weise deinem Wesen entsprechen. *Mache also solche Bewegungen, die auch zu deiner wahren Art passen.*

So hat man beispielsweise bei der Forschung zu Osteoporose[47] festgestellt, dass dieses Krankheitsbild bei dicken Frauen *viel* seltener in Erscheinung tritt als bei dünnen Frauen…, wohl bemerkt bei den dünnen Frauen, die sich künstlich schlank halten, während ihre innere Art eigentlich einem Dicksein entspricht, mit der Folge, dass Knochen brüchig werden, die Hüfte ersetzt werden muss usw. …

Das Entscheidende ist, DU SELBST zu sein und zu werden, an deine innere Kraft zu glauben…, ob du nun mager oder mollig bist…: Deine ORGANE und dein gesamtes Knochengerüst werden sich in notwendigem Maße anpassen, um DEINEN höchst-einzigartigen Körper tragen zu können.
Wir haben viele Beispiele gesunder, dicker Menschen gesehen, älter als 90 Jahre…, gesund…, weil sie auf ihre spontane ‚Lust auf …' hörten, und diese Nahrung folglich auch brauchten, um ein Gleichgewicht im Verhältnis Körper-Geist aufrechtzuerhalten, weil sie sich nicht weismachten, dass mollig gleich ungesund sei, und vor allem, weil sie spürten und wussten, dass Vollrund-Sein mit Kraft und Mobilität einhergehen kann…,

[47] Lies weiter unten in diesem Buch (siehe Index) mehr über Knochenschwund (Osteoporose).

wenn du nur in deinem Inneren davon *überzeugt* bist. Und... unter der VORAUSSETZUNG, dass du „dem Leben nach" lebst und das in die Tat umsetzt, was die Sprache der Nahrung worauf du Lust hast dich gemahnt zu tun.[48] Auf gleichgewichtige Weise hört man auf zu essen, wenn sich dies richtig anfühlt: „Ich habe genug." Dies ist bei jedem anders.

In bestimmten Ländern (z.B. in Teilen von Afrika) stellt man fest, dass nur dick und rund als schön und gesund betrachtet wird. Anno 2008 hörten wir von Helfern, die in diesen Regionen arbeiteten, dass dort viele Frauen sich selbst Kortikoide verabreichten, um extra „dick" zu werden, damit sie von einem Mann begehrt und schön gefunden werden würden. Ja, dies ist genau das Gegenteil von dem, was das westliche Modell vorschreibt. Beide Kult-des-Äußerlichen-Begierden sind gleichermaßen absurd und ungesund. Diese Trickkiste voller Schlankheits- und Aufblasmittelchen darf verschwinden.

Die meisten Menschen lassen sich nicht mehr ehrlich in der Materie nieder..., nicht allein aus dem Grund, weil sie den äußerlich geltenden Normen entsprechen wollen (ich will, dass man mich schön findet und vielleicht sogar anbetet, dass ich Macht habe...), sondern auch, weil die medizinische Welt davon überzeugt ist, dass Mollig-Sein notwendigerweise gleichgestellt sei mit ungesund und Dünn-Sein mit gesund. (Dies gilt wie gesagt nicht für alle Teile dieser Welt.) In der Praxis haben wir unzählige Personen gesehen, die, gesund und mollig, neunzig, hundert Jahre und älter werden ...

Man sollte berücksichtigen, dass Statistiken niemals etwas wirklich objektiv nachweisen können, weil sie von den Überzeugungen der Forscher-Statistikern beeinflusst werden, die selbst Teil eines gesellschaftlichen Systems mit seinen Paradigmen, Denkmustern, gefestigten Überzeugungen, Modetrends und Normen sind.

Darüber hinaus wird eine große Anzahl molliger, stämmiger Menschen lediglich in einer westlichen Gesellschaft Schmerzen am Herzen haben, in der diese Menschen auf verurteilende Weise behandelt werden, in der ihnen Vorwürfe gemacht werden und in der sie, infolgedessen ängstlich geworden, vielleicht zu Tabletten greifen, strenge Diäten machen usw. ..., *kurzum sich nicht mehr trauen, sie selbst zu sein, traurig werden (und hierdurch beispielsweise Typ-2-Diabetes entwickeln*[49]*),* nicht

---

[48] Lies hierüber mehr im Kapitel ‚Essen, Essprobleme, Nahrung', weiter unten in diesem Buch (siehe Index), sowie im Buch *Das Füllhorn – Psychologische Symbolsprache der Nahrungsmittel.*
[49] Lies weiter unten in diesem Buch mehr über Diabetes (siehe Index).

mehr an ihre authentische Schönheit, ihre Kraft und Mobilität glauben und schlussendlich krank werden.

Ein *Idealgewicht* an sich – mit allen Tabellen von Größe, Gewicht, Kalorien – usw. … *gibt es nicht.* Der Mensch ist mit seiner ‚Ratio' *weit* vom Weg der Weisheit und von klarer Einsicht abgekommen. Der Mensch möchte aus einer runden Apfelsine eine dünne Sojasprosse machen oder umgekehrt und hört dabei überhaupt nicht mehr auf die Sprache seines inneren Wesens…

Inhalt und Form im Gleichgewicht, in Harmonie zueinander: Das bedeutet Gesundheit. Also ist es ganz normal, dass es sowohl gesunde, mollige Menschen als auch gesunde, dünne Menschen auf unserer Erdkugel gibt. Jeder Mensch ist einzigartig…

Es ist sogar *notwendig,* dass Geist und Gehalt, Bewusstsein und Materie in Harmonie, im Gleichgewicht bleiben: bestimmte Menschen mit einem starken energetischen Feld, urstarken Schöpfungskräften und emotional talentvollen Möglichkeiten brauchen als Pendant einen stämmigen Körper. Setze diese Menschen auf Diät…, und sie werden krank werden. Zahlreiche junge Menschen leiden und sterben sogar an Anorexia nervosa (Magersucht).

Anorexia nervosa[50] spiegelt das auf die Spitze getriebene Verhalten einer Person wider, die über das ‚magere' Aussehen Macht ausüben will, als schön angesehen werden möchte (zumindest in einer Gesellschaft, in der dünn als ideale Norm gilt), anstatt *sich selbst die Liebe zu geben* und sich wachsen und ausdehnen zu lassen, so wie es die Natur in ihr selbst will. Man möchte anderen gefallen, man möchte alle *Aufmerksamkeit* auf sich lenken…, und schließlich empfängt man seinen Besuch im Krankenhaus, vereinsamt…, denn letztendlich kommen auch die „Freunde von früher" nicht mehr. Auf diese Weise endet ein Macht-und Aufmerksamkeit-einsaugendes Leben schließlich sehr traurig.

Aus diesem Grund können wir nicht oft genug wiederholen: Werde, wer du wirklich bist, widme dir selbst mit Liebe die volle Aufmerksamkeit, vergleiche dich mit niemandem, höre nicht auf *die Herden-Mentalität* einer oberflächlichen Scheinwelt und folge lediglich… DEINEM TIEFEN LEBENSKERN, deinem HERZEN, der Wahrheitsstimme tief in dir. Lasse deinen Körper eine ehrliche Manifestierung deiner selbst sein; kraftvoll und gesund, wie du *wirklich* bist. Diese Wahrheit bedeutet Gesundheit, Freude, Schönheit.

---

[50] Lies weiter unten in diesem Buch (siehe Index) mehr über Anorexia nervosa.

Ernährung und Gesundheit
Höre auf deinen Körper, höre auf dein Lebendes Selbst

In Dankbarkeit leben, in Dankbarkeit genießen, in Dankbarkeit herrliche Speisen zu sich nehmen. Nicht instinktiv, sondern bewusst und liebevoll.

Wenn du Hunger hast..., iss dann, worauf du in dem Moment Lust verspürst (natürlich ohne in Extreme zu verfallen)..., denn *dein Seelenkern zeigt dir über diesen Geschmack an, welches Nahrungsmittel du jetzt nach Seele, nach Psyche, nach deinem Körper... am dringendsten brauchst.*

AUSGENOMMEN sind: Diabetes, Alkoholismus u.a. Süchte, Nahrungsmittelallergien, Probleme an Herz und Blutgefäßen, zu hoher Blutdruck, bestimmte Stoffwechselkrankheiten usw. Hier sollte man zuerst die unterliegende psychologische Problematik lösen.

Hast du Lust auf einen Apfel, dann esse keine Birne. Wenn du Lust auf Schokolade hast, dann iss Schokolade. Magst du keine Rohkost, kein Vollkornbrot, sondern isst du lieber Weißbrot, gekochten Rotkohl? Ja, dann esse nach deinen Vorlieben. Magst du gerne Kartoffeln, dann sind sie gesund für dich, wenn du die obengenannten Ausnahmen berücksichtigst.

Doch damit sind auch andere **BEDINGUNGEN** verbunden. *Lebe in deinem Alltag ‚nach Wahrheit' und höre also auch auf die ‚Sprache' der Nahrungsmittel; setze das in die Tat um, was die Nahrung dich gemahnt zu tun.*[51] Über diese Bedingungen und ‚Dem Leben nach leben': lies die ersten Abschnitten dieses ersten Teils, sowie die ersten Abschnitte des Kapitels ‚Essen, Essprobleme, Nahrung' in diesem Buch (siehe Index).

Fühlst du dich nach dem Verzehr bestimmter Nahrungsmittel schlecht? Dann lass es sein. Fühlst du dich nicht wohl? Führe dann von deinem Herzen aus notwendige Veränderungen in deinem Leben durch: nur DU SELBST kannst dies fühlen / wissen. Fühlst du beispielsweise, dass du mehr Bewegung brauchst? Dann sitze nicht die ganze Zeit vor deinem Computer oder Fernseher! Usw. ...

---

[51] Lies hierzu in *Das Füllhorn – Psychologische Symbolsprache der Nahrungsmittel.*

Der Mensch hat das Vertrauen auf diesen natürlichen Geschmack verloren. Wenn du das isst, worauf du Lust hast, unter der Voraussetzung dass du die symbolische Sprache der verzehrten Nahrungsmittel **wirklich** in der alltäglichen Praxis anwendest, und *‚dem Leben nach lebst‘,* wirst du in die Körperform und in das Körpergewicht hineinwachsen, die ideal für dich sind. Dein Körper als ideale Wiedergabe deines spezifischen Vibrationsfeldes: Und das ist gut so. Dies ist ideal, um einen optimalen Gesundheitszustand zu erreichen und zu behalten. Und ob du nun dünner oder dicker wirst: Welche Form nun *tatsächlich* zu deinem Inhalt passt, der Ausdruck deiner speziellen Seinsfrequenz ist, *das* wirst du erst dann wissen, wenn du deinem natürlichen Geschmack folgst, ohne etwas zu erzwingen, wenn du dabei dem Leben, nicht dem Schein, zugewandt lebst, nicht nach der Überzeugung, „dass du nicht sein darfst, wer du *bist*".

Hierbei wirst du auch die „Signale", denen du auf deinem Lebenspfad begegnest, verstehen lernen.[52] Dann verfällst du nicht in Extreme, sondern fühlst dich ruhig und im Gleichgewicht.

Es bedarf keiner näheren Erklärung, dass jemand, der nicht dem Leben zugewandt lebt und zum Beispiel den ganzen Tag auf seinem Stuhl sitzt und nichts tut …, sich schließlich selbst in einen Schlafzustand versetzt, einen unmobilen Körper heranzüchtet und seine Organe erkranken werden. Aber im Umkehrschluss liegt auch Wahrheit: Die Person, die sich selbst jeden Tag dazu zwingt, Sport zu treiben und zu laufen, während sie fühlt, „oh je, hier gehe ich zu weit" und während ihr innerer Selbstkern ‚stopp' sagt, würde sich krank machen. Deshalb: folge deinem Wahrheitsempfinden und setze das in der Praxis um, was dein Lebender Selbst-Kern von dir fordert.

Sehr wichtig…: Jedes Nahrungsmittel, worauf du Lust verspürst, nach dem dein Körper sich sehnt, und wonach deine Psyche ein Bedürfnis hat, weil du unbewusst dich selbst in einen Zustand größerer Harmonie und Gesundheit bringen willst…, *jedes Nahrungsmittel spricht „eine Sprache", auf die du hören musst.* Zum Beispiel: Jemand, der Lust auf Tomaten hat, fühlt das dringende Bedürfnis, seiner Freude auf extrovertierte Weise Ausdruck verleihen und sich nicht auf introvertierte Weise

---

[52] Lies über die Bedeutung von Ereignissen als Wegweiser auf deinem Weg in *Das Signalbuch*. Dieses Buch ist bei Erscheinen des vorliegenden Werkes noch nicht in deutscher Übersetzung erhältlich.

versteckt halten. So steht Milchschokolade beispielsweise für: Gehe weich, warm, flexibel, liebevoll-weiblich mit dir um, verhärte dich nicht innerlich... usw., usf. ...

Hörst du NICHT auf die Sprache des Lebens, setzt du in der Praxis nicht das um, wozu das Nahrungsmittel dich auffordert, nach dem es dich verlangt, dann kannst du krank werden. Du kannst also nicht EINFACH alles essen (siehe weiter in diesem Buch im Kapitel „Essen, Essprobleme, Nahrung").

In dem Buch *Das Füllhorn* wird die Bedeutung von hunderten von Nahrungsmitteln beschrieben; „nach Wahrheit" abgerufen. *So kannst du dich selbst anhand deiner Essensvorlieben besser begreifen lernen und wirst dir dessen noch bewusster, worum das Leben in dir bittet.*

Lediglich *der* Mensch wird krank, der nicht dem Leben zugewandt lebt, sich selbst nicht liebt, die Signale auf seinem Lebensweg ignoriert, nicht in Freude lebt, in Dankbarkeit um sein Sein.
Derjenige, der beispielsweise davon überzeugt ist, dass er „unbeweglich, schwach oder schlapp ist": Die eine Person, zum Beispiel eine magere, wird dann, infolge dieser Überzeugung, eine Krankheit entwickeln, durch die er sich nicht mehr auf den Beinen halten kann, und der dicke Mensch kommt dann nicht mehr aus seinem Sessel. Beide Beispiele haben an sich nichts damit zu tun, ob man nun dick oder dünn ist ... jedoch wohl mit der spezifischen Überzeugung, die man in sich trägt, und nach der man lebt.
Auch in dieser Hinsicht sind Schuldgefühle überflüssig: habe immer Verständnis für dich selbst, für deinen Evolutions-Prozess, und verändere nötigenfalls dein Lebensmuster.

So werden wir bei zwei Menschen, die jeder 45 kg wiegen, sehen können, dass der eine gesund und mobil ist wie ein Hase, während der andere vor Schwäche zusammenklappt; so können wir ebenso zwei Menschen mit einem Gewicht von mehr als 100 kg beobachten, wobei der eine kräftig, dynamisch und urstark durchs Leben geht, während der andere klagt, sich wie ein Sandsack im Sessel hängen lässt und sich krank wähnt, nicht mehr auf die Beine kommt.

Komme zu Wahrheit, zu *wirklicher* Schönheit, zu Lebendiger Kraft..., denn der Mensch weiß häufig nicht einmal mehr, was das bedeutet...

Das Leben selbst fixiert sich niemals auf die äußere Form, sondern wächst stets von innen heraus…

Wenn du tust / in der Praxis umsetzt, worum das Nahrungsmittel dich ‚bittet', nach dem es dich verlangt, dann lebst du ‚dem Leben nach' oder ‚der Wahrheit nach' , zumindest was diesen Punkt / Aspekt angeht.
Beispielsweise fordert ‚Lust auf Erdbeere' dich u.a. dazu auf, in gesundem und selbstbewusstem Selbstwert-Gefühl deine Grenzen gegenüber den anderen zu ziehen, wenn diese zu sehr in deinen Lebensraum eindringen wollen …

Auf diese Weise können verschiedene Aspekte um deine Aufmerksamkeit bitten. Wende in der Praxis an, was die verschiedenen Nahrungsmittel, die dir schmecken, von dir verlangen: dies ist in jedem Fall förderlich für deine persönliche Entwicklung und deine körperliche Gesundheit.

Es versteht sich von selbst, dass jemand, der „Diabetes"[53] hat, nicht sofort Massen von Zucker essen darf, sondern zuerst die psycho-emotionalen Ursachen von Diabetes in sich lösen wird, um dann, Schritt für Schritt, in dem Maße, wie der Pankreas unter Einfluss der herbeigeführten psychischen Veränderungen, immer besser funktioniert, dazu übergehen kann, zuckerhaltige Produkte zu essen. Diese Entwicklung konnte ich bei manchen Menschen mit verfolgen, die sich selbst, unter ständiger ärztlicher Betreuung, von Diabetes geheilt haben.

Essen ist gesund, wenn du Hunger hast.[54] Verwechsle viel essen nicht mit ‚Fresssucht' (oder Bulimie). Fresssucht resultiert gerade aus der Tatsache, dass sich der Mensch selbst fortwährend daran hindert, Nahrung zu sich zu nehmen…, weil er davon überzeugt ist, dass „jene Nahrung zu sich nehmen, nach der er ein Bedürfnis empfindet" schädlich wäre (ungesund oder nicht gut für die ‚Figur')[55] und weil er anderen äußerlich behagen will, indem er den in unserer Gesellschaft geltenden Normen entspricht. Er hindert sich mit anderen Worten selbst daran, ein bestimmtes Nahrungsmittel oder eine gewisse Menge davon zu sich zu nehmen…,

---

[53] Lies hierzu auch die Rubrik ‚Zucker und Süßigkeiten' in *Das Füllhorn*.
[54] Außer, wenn bestimmte Nahrungsmittel aus medizinischen Gründen nicht verzehrt werden dürfen.
[55] Nicht berücksichtigend, dass es eben *sehr wohl* gesund ist, dasjenige zu essen, nach dem es ihn verlangt, vorausgesetzt, er bringt in Anwendung, wozu das Nahrungsmittel ihn auffordert (lies mehr darüber in *Das Füllhorn*).

wodurch der Lebenskern diesen Menschen früher oder später dazu zwingen wird, sich das, was er sich eigentlich selbst verweigert, zu geben: Infolgedessen kann der Mensch nicht mehr umhin, sich plötzlich förmlich auf die Nahrung zu stürzen, den Kühlschrank komplett zu plündern.

So verfällt er in Extreme. Er verzichtet beispielsweise auf ein herrliches Stück Schokolade, und dies immer wieder, wodurch er dann möglicherweise nach einer gewissen Zeit heißhungrig mehrere Kilo Schokolade auf einmal essen wird. Dies ist natürlich eine ungesunde Situation.

Wenn bei diesem Menschen darüber hinaus durch das Essen bestimmter Nahrungsmittel „Schuldgefühle" hervorgerufen werden, dann „weigert" sich das Gehirn, gleichsam, ein Sättigungssignal zu senden, wodurch Fresssucht noch mehr stimuliert wird.

Deshalb lautet die Lösung für Fresssucht oder Bulimie: Iss ohne Schuldgefühle das, nach dem es dich verlangt …[56] Dann nimmst du schlichtweg – in Maßen – das zu dir, was du nach Leib und Seele brauchst. Essen hat an sich nichts mit „Begehren" zu tun, sondern mit dem Aufrechterhalten oder Fördern von Gesundheit und Harmonie. Nochmals: ***Voraussetzung* ist, dass du ‚dem Leben nach' lebst**.

Bestimmte Menschen können viel essen und bleiben trotzdem immer gleich dünn. Andere essen Vergleichbares und sind mollig, weil die Form Ausdruck einer ganz spezifischen Wesensart ist. Mollig-Sein oder (ehrlich) Dünn-Sein braucht niemals ein Problem zu sein: die Voraussetzungen hierfür wurden oben bereits beschrieben. Sei nicht auf die äußere Form fixiert, sondern lebe aus deinem Herzen heraus.

Gesund dünn oder gesund mollig: Werde wer du bist. Lies mehr darüber sowie über Bulimie und Anorexia nervosa im Kapitel ‚Essen, Essprobleme, Nahrung' in diesem Buch: siehe Index. *Lebe dabei nach der Überzeugung, dass du Kraftvoll, Mobil und Gesund bist! Lebe „dem Leben nach" und tue, wozu die Sprache des Nahrungsmittels dich auffordert.*[57] Pfeife auf den Kult des Äußerlichen. Entwickle reine Selbst-Liebe, Selbst-Achtung, und nimm die Nahrung in Dankbarkeit zu dir. Mache jene Bewegungen, die zu deiner Art passen.

---

[56] Außer bei bestimmten bereits ‚kranken' Menschen, die Vorsicht walten lassen müssen, z.B. Diabetespatienten.

[57] Lies hierzu in *Das Füllhorn – Psychologische Symbolsprache der Nahrungsmittel.*

Fühlen lernen, wahrnehmen lernen, wie viel und was man essen sollte: für jeden Menschen ist dies anders

Fast kein Mensch auf unserer Erde lebt zu hundert Prozent ‚dem Leben nach', also … wie gut du auch in der Praxis umsetzt, was die genossene Nahrung von dir fordert …, fühle, nimm wahr, wann es genug ist.

Lerne dich selbst immer besser kennen, lautet die Botschaft. Denken wir nur einmal an die Symbolik von ‚Salz' und ‚Zucker'. „**In Maßen**" heißt also häufig die Devise. Ein **ausgeglichenes** Nahrungsmuster, das für jeden Menschen anders ist.

Dieses ‚Fühlen' ist sehr wichtig für dein eigenes Wohl. Es kann schließlich auch vorkommen, dass du in Seele und Körper ein starkes Bedürfnis nach beispielsweise dem Trinken großer Mengen Wasser oder dem Essen von vielen Avocados hast usw. … und dass du tief in dir selbst fühlst: „Dies ist jetzt wie Arznei für mich." Sag *dann* nicht ‚nein'. Aber durch das Band fühlt der Mensch sich am besten, wenn er sich selbst nicht überlädt.

In Dankbarkeit genießen

Zum Schluss: Warum sollten wir lediglich von „Licht" leben, „nein" sagen zu den herrlichen Speisen, die uns das Leben wie ein Füllhorn anreicht?

Dankbar genießen… mit der Gewissheit, dass, wenn es jemals für Mensch und Menschheit gut sein sollte/wird, ‚nicht' mehr zu essen, dies wie eine ‚Selbstverständlichkeit' geschehen würde, ohne Mühe oder Anstrengung.

Hungersnot in bestimmten Teilen der Welt erfordert von den „reichen" Ländern kein „Fasten" oder von „Licht" leben, sondern eine Total-Revision und Bewusst-Werdung des „Wie es auch *anders* geht"… Es sollte eine fundamentale Suche nach Ursache-und-Lösungen betrieben werden, um letztendlich Veränderungen herbeiführen zu können.

•

Vererbung?
Die Gene: eine dynamische Gegebenheit

Ein Mensch wird nicht ‚einfach so' auf gut Glück irgendwo geboren… Er wird bei den Eltern, an dem Ort der Welt geboren, wohin sein Lebender Selbstkern ihn schickt. Und dann holt er – *sei es unbewusst* – ein genetisches Erbgut zu sich, dass er braucht, um an sich zu arbeiten, als Spiegelbild dessen, was ihn symbolisiert.

Aber *es kann keine Rede von ‚Determinierung' sein!* Du hast dich selbst hierher gebracht, in diese Familie hinein, um dir zu bestimmten Sachen einen ‚Spiegel' vorzuhalten, zu Dingen, die du in dir lösen möchtest…, um aus dir einen glücklicheren Menschen zu machen. Es gibt eine Art genetisches Muster – **eine Veranlagung** – in jedem Menschen, aber damit hat er alle Möglichkeiten.

Gene, Zellen, usw. … sind keine „statischen", festgelegten Elemente. Sie stehen in ständiger Übereinstimmung mit den psycho-emotionalen Bewegungen in einem Menschen, mit dem zugrunde liegenden, sich entwickelnden Überzeugungsfeld im Menschen. Und folglich: auch in Bewegung, für Evolution und Veränderungen empfänglich.
Der bewusste Geist oder unbewusste Überzeugungen beeinflussen die Evolution des genetischen Systems.

Nehmen wir an, du bist beispielsweise als junger Mann Sohn eines „Vaters", der eine Abweichung am Herzen hatte, und du hast diese Abweichung auch…, und man sagt, „dass du auch mit vierzig sterben wirst, genau wie dein Vater, weil es erblich ist". Glaube kein Wort davon; schlage nach, was das „Herz"[58] symbolisiert und du wirst sehen, dass das Herz u.a. absolute Selbst-Liebe verlangt, eine Freude über dein Dasein und vor allem keinen Schein, keine Härte, kein Image, keine übersteigerte Denkarbeit hinsichtlich des Gefühls, sondern weich und ehrlich, sensibel dir selbst gegenüber zu sein. Nehmen wir an, der junge Mann hat seinen Vater sein Leben hart und image-bewusst leben sehen, und beschließt für sich, einen *anderen* Weg zu gehen…, was geschieht dann?

Zusammen mit seinen psycho-emotionalen Veränderungen, ja, gleichzeitig, nehmen auch die Gene, die Zellen eine ‚andere Gestalt' an; Materie,

---

[58] Lies in diesem Buch mehr über die Symbolik des Herzens (siehe Index).

das Stoffliche, der Körper wird stets und fortwährend vom Geist, durch das Bewusstsein, durch Gedanken, Gefühle, Erwartungen (bewusst oder unbewusst) beeinflusst...

Also dank der Einsicht und dem Herbeiführen von Veränderungen im psycho-emotionalen Feld *verändern sich genetische Muster...*[59], und der Sohn - in unserem Beispiel – braucht niemals zwangsläufig ein Herzleiden zu entwickeln oder früh zu sterben. Im Gegenteil, die angeborene Herzabweichung kann sich selbst korrigieren; das Herz kann sich regenerieren und sich selbst auf eine ganz andere, gesündere Art erleben und bewegen!

Wir könnten noch zahlreiche andere **Beispiele** aufführen. Starben deine „Mutter" und deine „Oma" an Krebs und hast du, als Tochter, Angst, mit deinem ‚genetischen Erbgut'[60] die gleiche Krankheit zu entwickeln? Schlage folglich nach, was Krebs[61] symbolisiert, führe Veränderungen herbei, lebe also mit anderen Worten überhaupt nicht so, wie deine Mutter und deine Oma es taten, begreife die *wirkliche* Ursache, warum sich Krebs schlussendlich durchsetzt... Durch die Veränderungen, die du in deinem Leben bewirkst, wird sich das genetische Muster gleichzeitig verändern, und du wirst niemals an Krebs erkranken.

Das ist die befreiende Botschaft von Selbst-Heilung: Du bist zu viel mehr im Stande, als du denkst, zu *viel viel* mehr! Beispiele aus der Praxis haben dies wiederholt unter Beweis gestellt. Fatalismus ist daher unnötig.

Menschen mit einer Behinderung sind nicht krank, sondern haben aus einem ganz bestimmten, verdeckten Grund eine andere Form des Funktionierens gewählt: lies hierzu mehr in den betreffenden Rubriken in diesem Buch (siehe Index am Ende des Buches).

Siehe auch in diesem Buch: Angeborene körperliche Abweichungen (siehe Index); Genetische Veranlagung (siehe Index unter Erblichkeit); Genetische Determinierung (siehe Index).

---

[59] Mentale Retardierung spielt sich auf einer anderen Ebene ab, meist nicht sehr bewusst, sondern unbewusst, hat jedoch ihre bestimmte Bedeutung für den Menschen selbst, seine Umgebung und die Gesellschaft, in der er lebt. Lies mehr hierzu in den betreffenden Rubriken.

[60] Weitere Texte hierzu findest du in diesem Buch: siehe Index.

[61] Das grundlegende psychologisch-emotionale Fundament von Krebs wird weiter unten in diesem Buch beschrieben: siehe Index.

Das Labyrinth und der Ausweg
Der Tod als letzte zu überwindende Krankheit [62]

In verschiedensten Mythen und Erzählungen, in alten und neuen Schriften, sowohl profanen als auch religiösen Ursprungs, wird die Metapher des Labyrinthes oder des ‚Irrweges' thematisiert: Das sagt sehr viel über die Erfahrungen und Überzeugungen, die in den Menschen lebendig waren oder es noch immer sind, aus. Das Motiv des Irrgartens, der Suche-und-(k)einen-Ausweg-finden…

Und dieses Bild des Labyrinthes ist beim Menschen entstanden und lebendig geblieben, weil er „das wahre Leben" und „das wahre Glück" immer AUßERHALB von sich selbst gesucht hat. Er hat sich in der Vergangenheit (und auch heute noch) eine Vielzahl von Wegen ausgedacht und diese beschritten, um außerhalb von sich das Leben, das Glück zu finden, aber sie sind letztendlich alle in den Tod gemündet. Der Mensch trägt die Erinnerung an eine Vielzahl auf den Tod hinauslaufenden Wegen in sich.

Dennoch… will das Lebende Selbst im Menschen den Ausweg zeigen…, wie der Ariadnefaden den Weg zum Wahren Leben, zur Befreiung vorgeben. In der Tat erzählen uns viele Märchen und Mythen, die schließlich eine Wiedergabe dessen sind, was tief im Menschen vorgeht, ebenso, wie der Mensch für sich selbst schließlich, in welch misslicher Lage er auch immer war, einen Ausweg fand.

Der einzig wahre Ausweg wird immer der sein, wo der Mensch sich selbst wieder findet, sich selbst liebt, an sich Glaubt und ganz tief in sich weiß, dass er selbst sein Leben in Freiheit und Glück aufbauen kann. Dass nichts und niemand über oder außer ihm selbst sein Leben zerstören oder bedrohen kann, dass er alle, aber auch wirklich alle Situationen selbst in seinem Leben zu sich holt, bewusst oder unbewusst. Je mehr ein Mensch sich dessen bewusst ist, desto schneller macht er reinen Tisch mit dem Gefühl, sich in einem Irrgarten-ohne-Ausweg zu befinden.

Er wird IN sich selbst auf den Ariadnefaden stoßen und den Weg zum Leben-ohne-Ende, zur Freiheit finden…

---

[62] Lies eventuell mehr hierüber im Buch *Neue Tage.* Dieses Buch ist bei Erscheinung des vorliegenden Werkes noch nicht in deutscher Übersetzung erhältlich.

Wir können also Bezeichnungen aus der Geschichte, wie „der Sündenfall", wie folgt einordnen: während des Inkarnations-Prozesses – die Geburt des Menschen in den irdischen Dimensionen – in falsche Überzeugungen verfallen: nicht (mehr) an seine inneren Gotteskräfte, an seine Güte und seine Fähigkeit glaubend, sein Leben *selbst* in die Hand zu nehmen und es zu etwas Wunderbarem auszubauen, ja, *„der Ur-Zweifel"*, … mit der Folge, einen Halt in allerlei Mächten und Kräften außerhalb von sich selbst suchen zu wollen, ein Sich Füllen Wollen mit Dingen oder Menschen außerhalb von sich; in Begierden, Angst und Habsucht…, ein Abschweifen von der eigenen Fülle. Der Mensch erkannte seine liebevolle Größe nicht (mehr)…, er verlor den Kontakt zu seinem Lebenden Selbstkern, zum Wahren Leben in sich selbst…

Der Weg zum Höchsten Glück, zu ewigem Leben ohne Leid und Schmerzen, ja, schlussendlich zur physischen Unsterblichkeit, so wie das Leben es im Grunde meint…: Der Faden, der uns aus dem Labyrinth befreit, worin die Menschheit sich bereits so lange gefangen hielt, ist die Sprache unseres höchst-eigenen Lebenden Selbst, unseres Inneren Herzens… Und gerade um uns diesen Weg zu zeigen, schickt unser Lebenskern allerlei Signale auf unseren Weg…, um uns zu VERDEUTLICHEN: DORT ist der Weg zur Befreiung, DA läufst du falsch, oder hier läufst du richtig… KORRIGIERE dich…

Wir müssen diesem ‚Faden' zum Ausweg lediglich folgen, und das *ist* möglich, indem wir offen dafür sind, zu schauen, auf Signale zu hören, auf das, was sie in und um uns herum deutlich machen können…, und indem wir nicht länger am guten Ausgang zweifeln.

Signale ‚sehen' und ‚verstehen' lernen, ohne Fanatismus

Es werden uns glücklicherweise ständig Signale zugesandt, oder besser gesagt: Wir rufen sie selbst (zumeist unbewusst) auf, von unserem tiefsten Lebenskern aus; so wird uns klargemacht, wonach das Leben in uns fragt, was das *Beste* für uns ist… Signale können ‚angenehm'… oder ‚unangenehm' sein…[63] Sie gelten in jeder Hinsicht als *Wegweiser*, die uns zeigen, wo wir richtig oder falsch liegen. Neben der Sprache der

[63] In das *Signalbuch* wurden zwar hauptsächlich ‚unangenehme' Signale aufgenommen, weil diese durch ein gutes Verstehen des ‚Warum' als Dreh- und Angelpunkte gelten können: eine Wende zu einem glücklicheren Lebenspfad.

Krankheiten und Emotionen, die sehr wichtige Signale dafür sind, ‚wo wir uns selbst korrigieren müssen', gibt es auch die tagtäglichen Geschehnisse, die uns augenscheinlich ‚einfach so' passieren, aber nichts ist weniger wahr!

Wenn beispielsweise im Haus eine Glühbirne durchbrennt..., dann hat dies in der Tat etwas mit der materiellen, technischen Seite des Ganzen zu tun (die Birne war vielleicht schon sehr alt, usw. ...), aber dennoch wirst du feststellen, dass es kein Zufall ist, dass dieser Vorfall nicht einfach *dann,* an diesem Ort, in Anwesenheit *dieses* Menschen, zu genau *diesem* Moment geschieht. Es handelt sich stets um einen Synchronismus, ein gleichzeitiges Stattfinden von Gegebenheiten: eine Birne, die durchbrennt, oder ein Blitz, der einschlägt, ein Glas, das zerbricht, usw. ..., und auf der anderen Seite „ein Vorfall" im Menschen selbst..., in seiner Psyche, seinem Kopf, seinem gesamten Wesen..., weshalb gerade JETZT *dieses* oder *jenes* in einem Menschenleben geschieht...

Die zu harte, zuweilen zu strukturell einschneidende Energie, das Festhalten an alten Mustern und ein Verschlossensein für den Strom spontaner, gefühlsmäßig erneuernder Energien...: *Das* ist es, was das Signal „eine Birne brennt durch" sagen will. Dies wird zu einer ernstzunehmenden Warnung, wenn im Haus viele Glühbirnen während eines bestimmten Zeitraumes durchbrennen. Sei dann nicht mehr hart gegen dich selbst, lerne, dich zu entspannen, denke nicht mehr ‚hart', bleibe nicht in alten strukturellen Gewohnheiten verhaftet, befreie dich von alten Denkmustern.[64] Begreife das ‚Signal' der Glühbirnen, passe deine Lebensweise an, auf diese Art kannst du zum Beispiel ‚Herzklopfen' vermeiden...

Und ob es sich nun um einen platten Reifen, einen Diebstahl, einen Autounfall, einen Hausbrand oder was auch immer handelt...: Es erzählt uns SO VIEL über uns. Ich habe festgestellt, dass sogar die größten Skeptiker, diejenigen, die alles für Unsinn hielten, als sie die auf sie zutreffenden Texte lasen, erstaunt feststellten, dass die dargestellte Situation tatsächlich ‚wahr' war.

Ich rate dem Leser folglich auch, **nichts einfach so zu glauben, aber ebenso wenig, etwas einfach von sich zu weisen...** Eine Person mit einem gesunden Menschenverstand geht der Sache zunächst einmal

---

[64] Zu der Bedeutung von Signalen kannst du in *Das Signalbuch* nachlesen. Dieses Buch ist bei Erscheinen des vorliegenden Werkes noch nicht in deutscher Übersetzung erhältlich.

nach, „öffnet" sich der Nachforschung dessen und weist nichts von vorne herein unbesonnen ab. Erst danach zieht sie ihre Schlüsse daraus. Viele Menschen scheinen Angst vor einer tieferen Wahrheit, vor der Sprache des Lebens, das über „Signale" kommuniziert, zu haben. Es ist angenehm und lehrreich, diesen Weg zu beschreiten, ohne sich fanatisch daran zu halten. Schlichtweg, wenn dir etwas auffällt…, kommst du nicht umhin, etwas zu beachten…, zum Beispiel: Dir zerbricht zweimal hintereinander ein Glas, oder du verlierst dein Portemonnaie…, dann denke einmal nach, halte kurz inne…, warum passiert mir das jetzt? Lies, wenn du möchtest, die Erklärung dazu in ‚Das Signalbuch',[65] oder versuche, es selbst herauszufinden.

Sehr häufig konnten wir feststellen, dass, wenn jemand **den *wahren* zugrundeliegenden Grund** für den „Verlust" eines Gegenstandes „begriffen hatte"…, und er dazu bereit war, notwendige Veränderungen in seinem Leben herbeizuführen, der verlorene Gegenstand nahezu unmittelbar zurückgebracht oder gefunden wurde. Dies sind lediglich ein paar Beispiele dafür, wie erstaunlich schön das Leben in sich stimmig ist, und wie wir es auf prachtvolle Weise begreifen und führen lernen können…

Nichts „geschieht" dir „einfach so"…

Geschehnisse, Ereignisse oder Krankheiten…, die dich überkommen, sind nicht plötzlich ‚einfach so' da, sie kommen nicht vom Himmel gefallen, und ebenso wenig werden sie von irgendeiner Gewalt oder von einem Gott auf dich nieder geschickt. Alles in der Welt ist energetisch mehr oder weniger stark mit einander verbunden. *Du selbst bist es, der/die auf energetische Weise alles zu sich holt… Alle Geschehnisse und Ereignisse sind als Versinnbildlichung von etwas da, das auf tiefer liegender Ebene geschieht:* in deiner Psyche, in deinem emotionalen Leben, innerhalb deiner Überzeugungs- und Erwartungsmuster.

Der Mensch gestaltet auf diese Weise sein eigenes Leben, er ruft selbst Ereignisse hervor, gute und schlechte. Häufig vollzieht sich das alles sehr unbewusst, aus diesem Grunde sprechen die meisten Menschen davon, dass es ihnen wieder einmal ‚passiert': *Man ist sich der Tatsache, dass alles (unter der sinnlich wahrnehmbaren Oberfläche) energetisch mitei-*

[65] Bei Erscheinen des vorliegenden Werkes noch nicht in deutscher Übersetzung erhältlich.

nander verbunden ist, dass der Mensch seine Wirklichkeit fortwährend selbst nach den eigenen Erwartungen und psychologischen Mustern erschafft, schlichtweg nicht bewusst.

Wird er sich dessen bewusst, dann wird er einsehen, dass die Dinge ihm nicht einfach so „passieren", infolgedessen wird er sein Leben selbst in die Hand nehmen... Er ist dann dazu in der Lage, die tieferen Ursachen bestimmter unschöner Vorfälle, die ihn heimsuchen, in sich selbst zu suchen und zu lösen..., er korrigiert sich, so dass er keinem weiteren (größeren) Signal begegnen muss, dass ihm genau das gleiche verdeutlicht, aber was die Folgen angeht, viel schlimmer wäre als das erste.

So wird der Mensch schlussendlich, wenn er das, was Signale ihm verdeutlichen, in die Tat umsetzt, nur noch freudvollen Ereignissen auf seinem Weg begegnen. Der Mensch macht sich *bewusst:* Er erkennt jetzt, dass nur er sein Leben verändern, in die Richtung des Guten, der Wahrheit und des Glücks korrigieren kann, so dass ihm nichts Trauriges mehr widerfahren muss.

Das ist eine der allertiefsten Überzeugungen, mit der der Mensch klar Schiff machen werden muss: Dass er geboren ist, um zu leiden, dass es keine andere Möglichkeit für den Menschen gibt, als schlimmen Ereignissen auf seinem Lebensweg zu begegnen, dass er nicht dazu in der Lage wäre, sein Leben selbst in die Hand zu nehmen und es zu fortwährender Freude zu bringen. Bricht er mit dieser Lüge in sich, hört er auf die Signale auf seinem Weg, so wird er erfahren, wie er im Leben alles immer klarer sehen wird, wie sein Lebendes Selbst schlussendlich kein einziges unangenehmes Signal mehr zu sich holen wird. Lass dir selbst Zeit in dieser Evolution. Habe Geduld mit dir selbst.

Fatalismus wird nur dann eine Rolle in deinem Leben spielen, solange du daran glaubst. Alles hat eine Existenzberechtigung: Schaue darauf. Verschließe nicht die Augen vor den Wegweisern, den Signalen auf deinem Weg. Nimm dein Leben selbst in die Hand und bringe dich immer weiter auf den Weg: Fatalismus existiert nicht mehr.

Geschehnisse, Krankheiten, usw. ... sind wie Signale: Stelle dir stets die Frage „Warum??" und korrigiere dich infolgedessen selbst. „Warum gibt es einen Kurzschluss in meinem Haus? Warum die Überströmung, warum das Erdbeben? Warum schläft mein linker Fuß so oft ein? Was ist der Grund dafür, dass mein Fahrrad gestohlen wurde; aus welchem

Grund habe ich dieses Ereignis zu mir hingeholt?"[66] *Auf diese Art und Weise, wenn du schon bei kleinen Signalen aufmerksam bist, wirst du keine größeren Signale mehr an dich heranlassen müssen.*

Weigerst du dich jedoch, auf die Botschaft der kleinen Signale zu hören, dann wird dein Lebendes Selbst dir immer größere Signale – negative, ernste Ereignisse, Krankheiten… - zusenden, auf dass du schließlich dennoch erkennen wirst: Du befindest dich auf dem falschen Weg, auf dem Weg, der in Leid und Tod mündet. Korrigiere dein Verhalten. Schaue dir die Ursachen für diese Signale genau an und löse sie in dir, so dass du auf dem Weg zu mehr Leben, mehr Freude einen Schritt weiter kommst. Ohne Schuldgefühle! Jeder Mensch ist in Evolution …

Was auf individueller Ebene geschieht, geschieht auch en masse … Aber es ist Aufgabe des bewusst-lebenden Individuums, auf autonome Weise bei sich selbst zu beginnen, damit in der Welt ein Schneeballeffekt in Gang kommen kann.

Und schließlich: nur ‚lebende' Menschen ziehen ‚Signale' an. *Schäme dich nicht dafür, habe weder das Gefühl zu versagen, noch schuldig zu sein.* Im Gegenteil. *Wunderschön* ist dies: dir deine kleinen Signale ansehen zu wollen, *ohne mit dem Finger auf einen anderen zu zeigen. In ehrlicher Selbst-Prüfung* hilfst du schließlich dir selbst und damit auch der Menschheit vorwärts. *Bewusstwerdung: ein notwendiger Basispfeiler für den Bau an einer glücklichen Welt.* Lasst uns daher alle für die Wegweiser dankbar sein, die uns auf unserem Lebensweg begegnen.

Ein Beispiel zur Verdeutlichung

Ein Mann mittleren Alters namens N. erzählte einem gemeinsamen Bekannten K. über seine höllischen RÜCKENSCHMERZEN, SCHULTERSCHMERZEN …

N. hatte ein Geschäft an der Küste, dessen **schwere Lasten** ihm über den Kopf wuchsen. Abends erzählt er, dass sein Herz ‚durchgegangen' war, dass er also Herzklopfen hatte und **Extrasystolen, Herzrhythmusstörungen, Kopfschmerzen, Knieschmerzen …**[67] **; er nahm**

---

[66] Lies hierzu in *Das Signalbuch* nach. Dieses Buch ist bei Erscheinen des vorliegenden Werkes noch nicht in deutscher Übersetzung erhältlich.
[67] Die tieferen Ursachen davon werden in diesem Buch beschrieben (siehe Index).

Medikamente dagegen ein, sowohl Kräuter als auch schulmedizinische Arzneien. Seine Beschwerden verringerten sich ...

Dieser Mensch hatte eine enorme Lust auf **Milchschokolade** und dies tat ihm gut, in Seele und Körper. Er erkannte damals noch nicht, dass die Schokolade in der Tat wie ein ‚Medikament'[68] wirkte, damit er etwas unerträglich Schweres durchstehen konnte (nämlich seine zu schwere Arbeit) ...

> „Milchschokolade steht für Empfänglichkeit, stimuliert das ‚Aufnehmen' zugeführter sanfter Energien durch den Menschen. Die innerlichen sanften Strömungen, tief im Selbst geboren, bahnen sich einen Weg nach oben und bitten den Menschen um ein Tor, eine Öffnung ... der Empfänglichkeit, über die die liebevollen Lebenskräfte hinein gelangen könnten, um schließlich das ganze Wesen Mensch mit Liebe, Weichheit, Geschmeidigkeit, Flexibilität, Lebenswärme, Versöhnlichkeit, dem mütterlich Verstehenden zu erfüllen.
> (...)
> Milchschokolade fordert dazu auf, dort in die Knie zu gehen, wo du schon zu lange das Bein steif hältst (zu deinem eigenen Nachteil!). ‚Halte deine Türen nicht länger zu: lasse es alles von tief aus deinem Zwerchfell hereinströmen, aus deiner innerlichen Lebensquelle. Lasse diese sanft-laue, liebevolle Flut deinen ganzen Körper durchströmen und lasse dich von jedem Krieg, jeder Gespanntheit, jedem Kampf, jedem Widerstand gegen das ‚Leben' reinigen. Werde *eins* mit dieser Weichheit, mit dieser Liebe und vor allem: WIDERSETZE dich nicht!' sagt Schokolade."
>
> Fragment aus *Das Füllhorn – Psychologische Symbolsprache der Lebensmittel.*

In der sechsten Woche der hektischen Sommermonate fuhr er müde nach Hause und stieß bei einem Kreisverkehr mit seinem Wagen hart auf ein anderes Auto. Die Frontscheibe des Autos war in Tausende von Scherben zerbrochen. Der Arzt untersuchte ihn; es lagen keine ernsten Verletzungen vor, doch er hatte enorme Schmerzen im Nacken, Rücken, in den Schultern, Knien ...

Noch immer sehr erschrocken sprach er mit seinem Freund K. darüber, der ihn auf die Symbolik eines ‚**Auto-Unfalls**' gemäß des *Signalbuchs* wies:

---

[68] Beachte: daran sind Bedingungen geknüpft. Siehe das Kapitel „Ernährung und Gesundheit" (S. 93).

„Du HÄLTST ETWAS FEST ... wie einen schweren Rucksack auf deinen Schultern ... und du weigerst dich, das loszulassen, was deinen freien Lebensweg blockiert. Wird´s bald?? Eine Masse von Energien liegt gespeichert ... aber du TUST wirklich NICHTS tatsächlich Schöpferisches damit, oder vielleicht richtest du die Energien völlig falsch aus: in Begierde, in Besitzdrang, in zu oberflächlichen Beschäftigungen, während dein innerlicher Kern eine WIRKLICHE WERDUNG DEINES ICHS IN VOLLKOMMENER GRÖSSE fordert ... Du weichst also vom rechten Weg ab. Legst du Wert auf falsche Werte, hattest du vor, alles so gut wie möglich bei dir zu behalten ... festzuhalten, was du hast, statt all deine Kräfte, deine Talente, deinen Inhalt weiterströmen zu lassen und Erneuerung zuzulassen? Du scheinst zu zögern, weißt nicht, wohin du mit deinem Inhalt gehen sollst, mit deinem Vorrat. Aber du behältst alles dennoch bei dir, für dich selbst!
(...)
Randvoll mit POTENZ ... aber du schießt dich nicht ab. Energien werden verhalten; du bläst deinen Rucksack auf, aber lädst nicht aus. Echte Mars-Kräfte kommen nicht unumwunden ans Tageslicht, suchen über einen Umweg eine Entladung. Du bist nicht ganz auf der richtigen Spur! Du hältst dich selbst irgendwie vom echten Lebensweg ab (wo schließlich dein Glück liegt). Möglicherweise heißt es in deiner Seele ‚Ich kann nicht ...', ein Gefühl der Ohnmacht, der ‚Lebens-Impotenz'. Es ist wichtig einzusehen, dass du nichts BEI DIR ZU BEHALTEN brauchst, dass du nichts festzuhalten brauchst. Du tätest gut daran, dich selbst frei dem Leben hinzugeben! Dich leerströmen zu lassen; mit einem freigebigen Herzen zu teilen und dir selbst sowie jenen Menschen zu geben, die dir lieb sind.
Entwickle echte Schöpfung; halte dich selbst nicht auf engem Terrain. Behalte alles nicht so für dich, schluck es nicht so hinunter, staple deinen Inhalt nicht so, sondern entspanne dich und VERTRAUE diesem Durchgang, der freilässt ... Gib dir selbst eine freie Entladung.
(...)
Du bist vom echten Lebensweg ABGEWICHEN, du bist auf einem NEBENGLEIS des Lebens und du wirst dich nun wieder auf den rechten Pfad bringen müssen: dorthin, wo du dich selbst von innen heraus frei und freudvoll sein lassen kannst, ohne dich noch zu stark mit der praktischen, materiellen, äußerlichen, leeren Seite der Dinge einlassen zu müssen. Solange du DAS LEBEN im vollsten Sinne des Wortes blockierst, solange du SAMMELST und FESTHÄLTST und deine AUFMERKSAMKEIT auf Dinge RICHTEST, die eigentlich nichts mit dem Leben zu tun haben, wirst du mit dem Leben ‚kollidieren', mit dem lebenden Selbstkern in dir, der nichts lieber will, als dass du dir selbst Freiheit und Glück geben würdest."

Fragment aus *Das Signalbuch.*

Er, N., der nie Lust auf **Milch** gehabt hatte, bekam plötzlich Lust auf große Mengen von Milch. Das war ihm ein Rätsel ...

„(…) Der Mensch, der beschlossen hat, den Kopf nicht hängen zu lassen, sondern *das Neue in die Tat umzusetzen.* Derjenige, der sich danach sehnt, dass sein Ich ‚rasend schnell in Gang kommt', dass es loslegt, der sich **nach einer ‚beginnenden' Bewegung** nach weiter, immer weiter sehnt ... er steht am Start, um gleich aufzubrechen. Unerschlossene Gebiete müssen erkundet werden. Er hat es fest im ‚Blick'; er ist guten Mutes und voller Hoffnung. Es ist alles noch so neu und er sehnt sich danach, *selbst* der Autor seiner Lebensgeschichte zu werden. Er selbst wird sein Blankobuch gestalten ... oder ein neues Buch schreiben.
Die Sphäre von Milch gibt OFFENHEIT, ein offenes Gefühl, eine offene Sicht, das typische frohe freie Gefühl, bevor man (wieder, jeden Tag aufs Neue) mit dem Neuen beginnen kann.

Das Gefühl **eines Neuen Starts**, alles muss / kann jetzt beginnen, oder erneut beginnen. Das Gefühl: ‚Ich stehe am Anfang; ich kann noch so viel tun, noch so weit gehen ...' Ein unerreichbarer Horizont; ein Weg, der niemals beendet sein wird. Der Mensch ist bereit zum Aufbruch ... Die Milch-Sphäre öffnet das Gehirn, öffnet das Gemüt, öffnet die Sicht, öffnet die Sinne ... Man schaut *weit*, sehr weit ... Mut, Kraft, Wagemut, Zartheit, ein anwesender Vorrat ... (…)"

Fragment aus *Das Füllhorn – Psychologische Symbolsprache der Lebensmittel.* Rubrik *MILCH.*

Und an dieser Stelle möchten wir zwei Texte aus diesem Buch zitieren: Herzrhythmusstörungen sowie Extrasystolen, die ihm immer weniger Beschwerden verursachten ...

Psycho-emotionale Kernursache und Kernlösung von **Herzrhythmusstörungen** im Allgemeinen:

Kernursache
„Unsicher, unentschlossen, in unterschiedlichen Richtungen suchend…, verwirrte Gedanken; du gewinnst viele Eindrücke, die einander widersprechen: Du bist Sklave dessen, du vermagst es nicht meisterhaft in rechte Bahnen zu lenken. Du folgst keinem geraden Weg, nimmst keinen deutlichen Standpunkt ein. Du bist nicht dazu in der Lage, dich von etwas oder jemandem zu trennen, auch wenn die Umstände daraufhin deuten, dass du loslassen und weitergehen solltest. Du denkst und grübelst vor dich hin, in einem Teufelskreis, weil du zu wenig auf dein Selbst, auf deine Intuition vertraust. Du steckst mit deinem Kopf sozusagen in etwas, in jemandem fest. Du würdest dich gerne losreißen, aber dein Gefühl von Abhängigkeit und Selbstunterschätzung, dich selbst geringer zu schätzen als du bist, führen dazu, dass du dich unterdrückst: deine Gefühle, deine Sehnsüchte, deine autonome Selbstverwirklichung.

Du kannst nicht auf zwei Pferde gleichzeitig setzen: Du wirst dich zuallererst für dich und deine Gesundheit entscheiden müssen. Dieser Zwiespalt: Du oder deine Umwelt(?) ist die Folge der unausgeglichenen Suche nach dir selbst. Du möchtest anderen Gutes tun, aber ebenso dir selbst; du würdest zu viel für andere tun, auf dass sie dich akzeptieren, auf dass sie dich nett finden werden. Dadurch hältst du dich zurück und lebst nicht entschlossen in *eine* Richtung. Du wirst zu zwei Seiten hin gezogen; diese Anspannung wird dir zu schwer.
Es kann sich hierbei ebenso gut um einen Zwiespalt bei der Wahl deiner Arbeitsstelle, Beziehung… handeln, eine nervöse, unsichere Suche… ja / nein / ja…, hin und her gerissen."

Kernlösung
„Bleibe deinen Gefühlen, deiner Intuition nah verbunden, und stopfe deinen Kopf nicht voll mit wirren Gedanken. Lasse alle Emotionen frei herausströmen, horte nicht, grüble nicht länger, lasse los, was innerlich auf Widerstand stößt. Nimm dir in Ruhe Zeit für dich; hetze dich nicht für andere auf. Folge deiner wahren Natur: Vertraue darauf, und folge unbeirrbar deinem Weg, ohne dich an der Meinung anderer zu stören. Verabschiede dich von bestimmten Sichtweisen, oder führe in einengenden Situationen Veränderungen herbei. Komme in erster Linie zu friedlicher Harmonie in dir selbst, und vertraue darauf, dass deine Umwelt ein Spiegel dessen sein wird. Treffe eine Wahl, bestimme deine Richtung, und gehe in einem stetigen Rhythmus weiter. Folge den Signalen auf deinem Weg, die das Leben dir sendet, in Vertrauen … dann schaffst du es!"

Fragment aus Teil II dieses Buchs.

Psycho-emotionale Kernursache und Kernlösung von **Extrasystolen** („dein Herz setzt aus"):

„Du hast deine Beine *müde* und förmlich krumm gelaufen, ja todmüde gelaufen. Du weißt schließlich nicht mehr, wie weit du bereits gegangen bist, *wie lange du schon in diese Richtung weitergehst* (wortwörtlich oder bildlich gesprochen), aber *eines* steht fest: Es dauert schon lange an! Aber du gehst immer weiter und weiter und weiter … Du meinst wahrscheinlich, *dass es alles so sein MUSS,* genau wie der Langstreckenläufer oder der Jogger, der absolut davon überzeugt ist, dass diese oder jene Strecke zurückgelegt werden *müsse: dass es sich so gehöre,* oder wegen der physischen Kondition, und unterdessen erkennt man nicht, dass man altert und verschrumpelt, anstatt dabei gesünder zu werden, aber man ist davon überzeugt, dass es *wohl* gut ist, wie viel Anstrengung es auch immer kostet!

Das Leben selbst verlangt das nicht…Warum nur solche fixen Ideen, warum sich nur weiterhin „zwingenden Gesetzen" verschreiben und sie unbesehen befolgen? *Nutze DEINE INDIVIDUALITÄT, dein höchst-einzigartiges Denkvermögen, einmal alles in Frage zu stellen… und zu sehen, wo du dich gerade ständig FORCIERST, AUSLAUGST, abmühst, wo du Dinge tust, die hart gegen dich selbst sind, wo du bedingungslos durchhältst und dir nicht einmal die Frage gestellt hast „ist das LEBEN; ist das wirklich gut für mich?" So halte inne…, und denke darüber nach. Sieh dir an, wie du dich bereits zu lange überanstrengt hast weiterlaufen lassen, hart in diese oder jene Richtung gehandelt oder gedacht hast.* Stoße jetzt die Scheuklappen weg…

Höre auf damit, „zu befolgen", zu handeln, wie „es sich gehört", was jemand anderes oder die Gesellschaft, die Normen und Regeln dir auftragen, zu tun, weil es gut für dich ist… FOLGE DEINEM HÖCHST-EINZIGARTIGEN WEG, auf eine liebevolle, aber zugleich wirklich schöpferische Weise. Du bist doch kein Affe, kein Imitator, kein Idiot, der im Kreis herumläuft oder jeden Abend dieses oder jenes tut, weil „man" sagt, dass es sich so gehöre…, dass es so sein müsse…, als dürftest DU nicht als DU existieren! Als ob das Leben schwere Anstrengungen von dir fordern würde!
Es wird Zeit, das Ruder zu verlegen: Du lebst von deinem inneren Gefühl, von deinem Herzen aus. Du darfst ruhig arbeiten und dich anstrengen, dir Gedanken machen, aber nur solche, die dir nicht wehtun, die dir nicht durch Indoktrinierung, Gewohnheiten, gesellschaftliche Normen oder was auch immer „auferlegt" wurden. Du übernimmst *wohl* die Verantwortung für deine Existenz, aber du beginnst jetzt, von deinem kreativen, ICH-denkenden und überschauenden Kopf aus zu leben!
Höre auf damit, so weiterzulaufen. Sieh dir alles einmal aufs Neue an. Schaue, *wo* du nur machst und befolgst, was die Regeln, die anderen und die Gesellschaft dir gesagt haben: So sieh ein, dass das LEBEN das nicht auf die Weise fordert. *VERTIEFUNG ist hier gefragt; möglicherweise ein Durchschauen bestimmter Indoktrinierungen, die dazu führen, dass du Dingen eine Bedeutung beimisst, die nicht wichtig sind.* Schließe dich deiner Quelle in dir an, und stelle dir die Frage, was für DICH persönlich GUT ist.

Ein *Beispiel:* Lebe nicht automatisch oder denke nicht, dass intensiv Sport betreiben gesund ist, weil jeder es sagt. Mache dir klar, warum du dieses oder jenes Nahrungsmittel brauchst und es deinem Körper gut tut, ob es sich nun um Schokolade oder Birnen handelt; sei dir darüber im Klaren, dass nichts ungesund ist, wenn das Signal aus deinem tiefsten Selbst, aus deinem Seelenkern aufkommt und dich dazu anhält, dieses oder jenes zu dir zu nehmen. Aber begreife zugleich die Ursache dessen, und arbeite daran.[69] Ein Mensch ist GESUND, wenn er in FREUDE sein eigenes Wesen erlebt und tut, was er fühlt, von seinem tiefsten Selbst aus tun zu müssen…, und nicht, weil ‚es so sein *muss'* oder weil es sich so ‚gehört'. SEI… WERDE, wer du *wirklich bist!* Auch was dein Äußeres betrifft: Lasse dir nicht einreden, dass dünne Muskeln gesund seien und Fett ungesund wäre, dass du schlank sein *musst* und Molligsein unbedingt schlecht oder ungesund wäre. SPÜRE, was für dich gut und gesund ist, und durchschaue auch den Kult des Äußerlichen: Wahre Schönheit geht mit Wahrheit einher, nicht mit jemandem, der einen mit Macht manipulierten Körper formt und sich selbst dabei aushöhlt und mit Dingen und/oder Menschen außerhalb von sich füllt.

LEISTE auf keiner Ebene mehr, sondern sei einfach du selbst: Lebe nach Wahrheit, von deinem Herzen aus, in Güte, und *DURCHSCHAUE* die Dinge, sieh dir *die ESSENZ* an, *den INHALT* des Lebens, ohne dich noch länger dabei zu FORCIEREN, um dieses oder jenes zu BEKOMMEN, *HABEN zu wollen. Lasse los!! Komme auf die Vibration von SEIN anstatt von HABEN!* Und bei diesem ‚Haben' muss es sich noch nicht einmal gleich um Materielles handeln (auch wenn es ebenso möglich ist), sondern es kann darum gehen, *„einen bestimmten Zustand erreichen zu wollen"…, der jetzt (noch) nicht da ist…,* und du WILLST, dass er da ist/*kommen wird! LASSE LOS! Forciere nicht, und vertraue. Erlebe die Freude um dein „Sein".*

Höre auf damit, dich so hart zu machen, dich auch mit Dingen zu FÜLLEN, denen du eine BEDEUTUNG beimisst, die aber im Grunde genommen im Hinblick auf das Leben keinerlei Wert haben. Höre auf diese weiche, aber entschlossene Sprache deines inneren Herzens, und folge lediglich diesem Weg. Lebe nicht an der OBERFLÄCHE, an der Außenseite deines Wesens, sondern lebe und handle von deiner tiefsten Quelle aus, tief aus deinem Gefühl heraus. *Es ist notwendig, einmal DURCH die Dinge hindurch zu schauen,* genau zu erkennen, dass alles einen Grund hat.
LAUFE NICHT EINFACH IMMER WEITER UND WEITER…, ohne dir der Tatsache bewusst zu werden, dass etwas viel Tieferes unter der Oberfläche und den Schein-Lagen liegt…: Suche nach dieser Wahrheitsinformation. Das ist möglich, indem du nicht mehr unbesehen das tust, was du früher einfach kritiklos gemacht hast, indem du nicht mehr in eine Richtung durchhältst, wovon du früher dachtest, dass es sich so gehöre… Höre jetzt auf dein inneres Ohr… WAS will dein Herz eigentlich; *was* möchte das Leben??? Spanne dich nicht länger so an. Fülle dich nicht länger mit Dingen…, sondern ERLEBE DICH aus der eigenen Fülle heraus, genieße dein Sein, beschäftige dich nicht ausschließlich mit deiner Arbeit oder mit dem,

[69] Beachte: daran sind wichtige Bedingungen geknüpft. Lies mehr hierüber im Kapitel „Ernährung und Gesundheit" (S. 93).

was du so machst oder erledigst, sondern *bringe dich mit deinem INNEREN GEFÜHLSKERN in Verbindung, mit deinem Herzen, und spüre, wie es ‚Stopp' ruft und dem Einhalt gebieten möchte, wie du IMMER WEITER UND WEITER RENNST…, in Gedanken und Gegrübel oder in Taten.*

Kehre zu deiner Quelle zurück, gehe tief in dich, sei liebevoll und weich zu dir. Höre auf, dich zu „füllen", und erfülle dich jetzt vollkommen mit der Liebe, die dein ganzes Wesen durchströmen wird. *Mache Halt mit dem Leben an der Oberfläche, mit dem Nachdenken, Arbeiten, Organisieren…, und höre jetzt auf die tiefe, wunderbare Sprache deines Gefühls, deines Herzens.* Strapaziere dich nicht länger, reibe dich nicht in Gedanken oder Taten auf.
(…)
Du BIST… JETZT…, du RENNST nicht mehr aus Begierde irgendwohin, um irgendwie dies zu bekommen oder dorthin zu gelangen, ob es nun darum geht, unbedingt eine Arbeit beenden zu wollen, oder das Endziel zu erreichen oder darum, die Anzahl von Kilometern abzulaufen, wovon ‚man' sagt, dass es gesund sei… Du möchtest nicht mehr irgendwo „ankommen", du möchtest nicht mehr „durchhalten"…, vom Kopf her gesteuert, von deinen Programmierungen ausgehend, von *fixen Ideen* aus, von deinen erlernten Überzeugungen ausgehend…, denn das ist lebens-vernichtend. *Du möchtest nichts mehr per se erledigt „haben", feste in deinem Kopf fixiert: Du lässt los und kommst nun zu deiner Essenz, in Liebe und mit Mildheit.* Du stellst dir jetzt zu allem diese Frage und gelangst zu deinem wirklichen Herzen: Du lernst zu spüren, was das Leben von DIR will. Nichts muss sein…, außer „auf dieses essentielle Lebensgefühl zu hören", auf dein Herz, auf das, wozu dein Herz sagt, dass es gut für dich ist… Halte dich nicht mit unwichtigen, äußerlichen oder detailgetreuen Faktoren auf.

Lebe nach der Essenz… und Sei, wer du BIST, bleibe immer in diesem SEIN präsent, und habe nicht den Willen, dass du etwas „gemacht haben" musst. Güte und Liebe zählen…, nicht die Leistung, das Glänzen nach außen hin oder Schein-Idealen zu entsprechen. Lebe und erlebe dich in Liebe, vom Kern deines ICHS aus. Erlege dir nichts auf…, sondern LEBE aus der Freude um deine totale Wesenseinheit heraus. Gehe mit deinem Herzen, deinem Körper, mit deinen inhaltlichen Schätzen auf tiefe Tuchfühlung. *Du forcierst nichts mehr; du möchtest nichts mehr bekommen…; du wirst also auch nicht mehr wütend, aus Ungeduld oder Nervosität; du lebst aus Güte, dankbar für dein Sein…, du schaust auf den Inhalt, die Essenz der Dinge, der Menschen, des Lebens…"*

Fragment aus Teil II dieses Buchs.

Über die Symbolik von ‚**Glasbruch**' beim Auto-Unfall: die Synchronizität war überdeutlich ...

„Unterdrückte KRÄFTE fordern eine bewusste Führung in aufbauendem Sinne: es muss eine entschlossene Wahl getroffen werden. Oft wird dies auf einen Bruch mit einem alten Verhaltensmuster hinweisen, oder buchstäblich auf einen Bruch mit einer bestehenden Situation. Es muss klar unterschieden werden zwischen dem, was *sehr wohl* und dem, was gerade nicht mehr akzeptabel ist, zwischen dem was gut und was böse ist. Es muss eine deutliche TRENNUNG von Spreu und Weizen kommen: etwas in dir selbst ‚kämpft' und fordert eine Lösung. Der innerliche Kampf erfordert eine Schlichtung zugunsten deiner guten Seite.
Kräfte manifestieren sich und fordern eine UNZWEIDEUTIGE, ENTSCHLOSSENE ENTSCHEIDUNG für den rechten Weg, fordern einen Bruch mit einer zweiflerischen Haltung: ja ... nein. Setze diese Energien ein! Unterdrücke nicht, bleibe nicht zögernd stehen. Ärgere dich nicht, sondern tue, was du tun musst! Lasse die unter der Haut liegenden Kräfte nicht in unentschlossenen Kanälen herumirren!
Dein Lebender Selbst-Kern weigert sich, auf diese Weise noch länger weiterzumachen; die Alarmglocke wird geläutet. (…)"

Fragment aus *Das Signalbuch.*

Er hatte schon lange das Gefühl, die Arbeit im eigenen Laden, die ihn zu sehr belastete, beenden zu müssen, zögerte jedoch noch immer, ja-nein, aufhören, weitermachen; er hörte nicht auf seine Signale, wie unter anderem ...

Seine **‚stechenden Schulterschmerzen'**:

Kernursache

„Das Leben lastet zu schwer auf dir: Warum trägst du so schwere Lasten? Oder drückt die Angst auf deine Schultern? Du bist dir selbst gegenüber herrisch (vielleicht auch anderen gegenüber): Du „musst" von dir, du verpflichtest dich, dieses oder jenes zu tun; du stellst immer wieder Bedingungen an dich, auf dass du in der Lage sein wirst, dich zu akzeptieren. Du trägst unnötige Lasten: Du blockierst Gefühle und intuitive Kräfte. Du gestehst deiner Natur nicht zu, frei, flexibel und entspannt zu sein!
Du nimmst Lasten auf deine Schultern, die überhaupt nicht nötig sind. Forderst du von dir, etwas zu leisten oder anderen zu genügen; willst du dich größer und stärker zeigen, als du dich innerlich fühlst? Erlegst du dir zu viel auf: Machtmissbrauch dir selbst gegenüber? Glaubst du nicht an deine innere Kraft, und forcierst du dich deshalb? Machst du dich von anderen abhängig? Ein Gefühl von Ohnmacht. Überlädst du dich mit Nebensächlichkeiten und Details? Bedrücken dich Beziehungsprobleme; denkst, grübelst du viel?
Angst vor der Zukunft: Vertraust du dem Leben nicht sehr? Du tust dir selbst weh!"

Kernlösung
„Finde ein Gleichgewicht in dir, und mache dich mit einem klaren Überblick zum Meister deiner Probleme. Lasse Überflüssiges los. Leiste nicht länger: Akzeptiere dich, ohne Bedingungen zu stellen. Dein Leben bedeutet Freude, wenn du es Selbstbewusst gestaltest, wenn du nicht länger an einem Schicksal oder an einer eingebildeten Gefahr festhältst: Du kannst dein Leben in eine Richtung ohne Elend lenken. Entdecke diese Schöpfungskraft in dir, folge intuitiv deinem Weg; staue nicht deine Gefühle an. Du bist gut, wie du bist: Fühle dich in der Basis deines tiefsten Selbst sicher und stark. Wirf diesen Ballast von deinen Schultern. Lebe spontan, frei und glücklich wie ein Kind."

Fragment aus Teil II dieses Buchs.

Seinen **‚schmerzenden Nacken'**:

Kernursache
„Ängstliche Versteifung: Das Gefühl, nicht zu genügen, du guckst nur links und rechts und traust dich nicht, breiter zu schauen. Du fühlst dich „gefangen", vor allem emotional. Deine äußeren Lebensumstände, die Situationen oder Dinge, woran du dich starrköpfig festhältst, spiegeln lediglich deine innere Angst und Unsicherheit wider.
Zu stur, aber vor allem zu ängstlich, zu „hören" oder zu „sehen": Du flüchtest.
Du fühlst dich zu klein dazu, die volle Verantwortung zu übernehmen; du fühlst dich nicht dazu im Stande, Dinge Geradeheraus zu sagen, vollkommen ehrlich zu dir zu sein; zu ängstlich, dich zu beugen, du flüchtest vor der Wahrheit über dich selbst.
Weil du nicht wirklich auf dein inneres Selbst vertraust, wirst du dich auch nicht flexibel verhalten können; du hältst krampfhaft an äußeren Gegebenheiten, wie Unterstützung oder Sicherheit, fest. Du verkennst die eigene Autorität.
Ein harter Widerstand, ein aggressives, starrköpfiges Verhalten, eine Reaktion auf deine innere Ohnmacht: So stampfst du dich selbst in Grund und Boden und gestehst dir nicht zu, dich flexibel weiterzuentwickeln. Eigensinnig auf deinem Standpunkt beharren, ohne auf Fakten zu hören, die möglicherweise eine Bereicherung für dich sein könnten: Fühlst du dich so bedroht? Du verschließt dich deinem inneren Gefühlskern, deiner Natur; du hältst unnötige Spannungen fest, du bist dir selbst gegenüber zu unbeugsam."

Kernlösung
„Basiere dein Leben auf der Führung der inneren Autorität, und fühle dich stark in deinem Selbst. Flüchte nicht länger vor deiner inneren Weisheit und der Botschaft, die andere dir mitgeben können: Öffne dich flexibel, in Liebe, zu den anderen hin. Höre auf deine Gefühle, auf deine Natur: Forciere

nicht, werfe Ballast von dir, lasse alles los, was dich beklemmt. Bestimme selbstsicher deine Richtung; beuge dich flexibel zu dem Weg hin, den du intuitiv als den besten empfindest, und bremse dich hierbei nicht mit erstickenden, konservativen Gedanken, die deine Entwicklung verhindern."

Fragment aus Teil II dieses Buchs. Siehe auch die anderen Texte über den Nacken (siehe Index).

Nach einem langen Gespräch mit seinem Freund, auf seiner Couch ruhend, erzählte er von seinen Ängsten vor dem Beenden des Ladens und ... was dann?
K. antwortete ihm, dass das Leben doch immer dazu auffordert, auf die ‚Signale' wie Krankheiten und Ereignisse zu hören und entsprechend zu handeln, dass dann alles gut werde, dass man es nicht übersehen könne. Und dass man bei Ignorieren dieser Signale immer stärkere Zeichen aus dem eigenen Lebenskern zu hören bekommt.
N. las in aller Ruhe die Texte, die auf ihn zutrafen: die Milderung, um die die Schokolade ihn bat, und der ‚neu einzuschlagende Weg', den die Milch u.a. vorschlug ...

„Ja, ich weiß es schon seit geraumer Zeit. Ich muss mein Geschäft schließen", sagte N.
„Das Leben *erlaubt* dir aufzuhören", antwortete K. ihm, „du weißt, dass du selbst dein Leben erschaffst und dass das Richtige immer auf deinen Weg kommt, wenn du dich nur nicht weigerst, das Alte abzuwerfen, wenn du dich weigerst, die Signale des Lebens wahrzunehmen, die Signale deines eigenen Körpers. Es wird alles gut werden!"

Danach, nachdenklich und die Texte zu Auto-Unfall, Herzrhythmusstörungen, Glasbruch und den anderen Themen nochmals lesend ... schaltete er den Fernseher an, wo ein Naturfilm gezeigt wurde. Es handelte sich um Aufnahmen über das Leben von **Käfern** und insbesondere über den **Marienkäfer.**

Er erinnerte sich vage an den Text und nahm das Buch *Wenn die Tiere sprechen könnten* zur Hand. Er las die Rubrik über Käfer, er schlug zudem die Bedeutung des Marienkäfers nach. Es rührte ihn, als er las: und so sagt das Glücksbringertierchen uns: „Das Glück liegt im Weitergehen beschlossen! Drehe dich nicht mehr um, dann wird es dir gut gehen."

Aber sein **Entschluss** stand bereits fest; das rote Käferchen gab ihm lediglich eine Bestätigung dessen, was er in den vorigen für ihn relevanten Texten gelesen hatte. Es gab ihm innerliche Ruhe und zum ersten Mal seit Monaten schlief er nicht unruhig; er hatte seinen Entschluss gefasst: ich höre auf mit dem Geschäft und schlage einen anderen Weg ein ...

Die Herzrhythmusstörungen verschwanden nach und nach, seine Schultern schienen leichter zu werden. In seinem Innersten wallte eine Freude auf, weil ... er auf seinem Weg zum Leben die richtige Entscheidung getroffen hatte.

Zur Bedeutung des **Marienkäfers** aus *Wenn die Tiere sprechen könnten:*

> „Wie ein Entdeckungsreisender, der neue Gebiete erforscht und befreit, sich zum Herrn darüber macht. Ab und zu den Schweiß aus seinem Gesicht wischend, unter seiner schützenden Sonnenkappe, um dann wieder unverdrossen weiterzugehen, dünn-beinig, aber stark, tapfer und zäh. Auch wenn es ihn Mühe kostet, ist er tagelang unterwegs, er geht weiter und kann nicht genug bekommen. Er stellt sich nicht einmal die Frage, ob er stoppen soll; er weiß einfach, dass er weitergehen *muss.* Mit dieser Einstellung der beherzten Kämpfernatur gibt er nicht so schnell auf. Er sucht und untersucht. Er schützt sich gegen die Sonne, obwohl er die Sonne gut verträgt. (...)
> Sein Haupt zum ‚Folgenden' hin gewendet, richten seine Sinne und seine gesamte Muskulatur und sein ganzes Knochengerüst - in Menschensprache ausgedrückt - sich bereits auf das Weitergehen aus, in vollem Tempo zu einer Neuen Phase, immer wieder aufs Neue. Er verabscheut es, zu lange warten zu müssen. Vielleicht findest du ihn ein wenig ungeduldig; nein, er ist einfach nur stets bereit, auf dem von ihm gewählten Weg weiterzugehen. (...)
> Er lässt immer wieder los, das Vorige, um mit kräftigen Schritten vorwärtszugehen. Seine Muskeln spannen sich, um das Alte aufzuräumen und in das Neue hineinzugehen. Er sprintet vorwärts und treibt das Alte aus sich heraus. Manchmal mit Riesensprüngen, manchmal etwas ruhiger, aber immer mit dem gleichen Eifer und der gleichen Widderkraft. Furchtlos.
> Dasjenige, was sich in seinem Kopf abspielt, seine ‚Gedanken', sein Betrachten der Dinge, alles in seinem Körper hat mit einer enormen Ausrichtung auf das Weiterflitzen zu tun, das Weiterrollen in die nächste Phase. Er lebt ‚auf die Zukunft' gerichtet!
> Alles im Dienst davon.
>
> Seine Botschaft für ‚Glück' an den Menschen?
> Marienkäferchen schaut sich nicht mehr um und weiß, dass darin sein Glück liegt: im furchtlosen Weitergehen, darin, dass er sich durch nichts und niemanden ablenken lässt, dass er unerschütterlich seinen Weg geht. Das Neue urbar machend, immer weiter, regelmäßig herrliche Nahrung zu

> sich nehmend, Kraft in sich aufbauend und das Auge immer vorwärts gerichtet …
> (…)
> ‚Durchbrechen in neue Gebiete,' sagt Marienkäferchen noch, ‚ohne zu zögern weitergehen und dein Leben weiter ausbauen.' (…)"
>
> Fragment aus *Wenn die Tiere sprechen könnten …*

Der Mann überließ seinen Laden einem anderen und ruhte sich ein paar Monate aus, bevor er noch einige Jahre lang mit Freude einer weniger schweren Arbeit nachging. Er traf die richtigen Menschen am richtigen Ort. Es ist ungeheuer wichtig, Vertrauen in die Tatsache zu haben, dass das Leben auf diese Weise funktioniert.

Er ist jetzt ein glücklicher Mensch und erkennt nun eigentlich erst richtig, dass nichts ‚einfach zufällig' geschieht, dass alles seine Bedeutung hat.

Er hatte die ‚Botschaft' der Milchschokolade und der Milch begriffen, genoss diese noch in Stückchen und Schlückchen, in Gesundheit und frohem Geschmack, aber das zwingende Bedürfnis nach großen Mengen dieser Nahrungsmittel war verschwunden: weil er jetzt das angewendet hatte, wozu er mittels der Sprache dieser spezifischen Nahrungsmittel ermahnt worden war.

Der neue Weg der Milch stand ihm offen, ohne Grübeln, völlig anwesend in seinem irdischen Körper. Ein sanftes und flexibel liebevolles Weitergehen, genau wie die Schokolade ihn gebeten hatte ...

Was ist mit der Symbolsprache von Sternen und Planeten, von Ziffern und Zahlen, von Bäumen und Tieren?

Nicht die Sterne und Planeten bestimmen unser Leben! Wir haben zu jedem Zeitpunkt unser Leben *selbst* in der Hand.

Sterne und Planeten haben jeder für sich seinen eigenen „Charakter", so wie alles, das lebt, eine eigene Bedeutung, eine eigene Wesensart hat.

Aus einem Geburtshoroskop kannst du ablesen, mit *welchen* Überzeugungen du auf die Welt gekommen bist: *Ein Horoskop kann keine Aussage darüber geben, wie und wer du im Kern bist, aber es gibt wohl eine gesamte Welt der Überzeugungen und eventuellen Verhaltensweisen infolge dieser Überzeugungen, die tief in dir liegen, wieder.*

Es ist also nicht die Aufgabe der Astrologie, die Zukunft vorherzusagen, und ebenso wenig sollte man mit ihr auf oberflächliche Weise umgehen, sondern sie bietet ein interessantes *Spiegelbild* der Überzeugungen des Menschen zum Zeitpunkt seiner Geburt. Es sollte jedoch an dieser Stelle erwähnt werden, dass in der menschlichen Evolution verschiedene ‚Niveaus' existieren, und dass man aus diesem Grunde sehr vorsichtig damit umgehen muss.

Dennoch ist das Studium der Sterne und Planeten in deinem Geburtshoroskop auch ein wichtiges Element, wenn es darum geht, den „Ariadnefaden" zu finden…, denn diese Information kann dir dabei helfen, schneller aus dem Netz der Irrungen kommen, worin du dich selbst gefangen hieltst.

Aus diesem Grunde habe ich die tiefste Wesensart von 231 Sternen abgerufen (von Sirius zu Castor, usw. …), wie auch die wahre Bedeutung dessen, warum jemand mit der Sonne im Zeichen des Skorpions, Zwillings, Steinbocks, des Löwen, des Schützen usw. … geboren wird.[70]

Solange Astrologie im Zeichen der ‚Befreiung' des Menschen benutzt und erforscht wird, ist alles in Ordnung. Es ist wunderbar, welche Charaktereigenschaften alle diese Sterne jeder für sich tragen…, und es ist ebenso wundersam, welche philosophisch-psychologischen Botschaften (Signale) bestimmte Sterne den Menschen zu erzählen haben, wenn man einen ‚Sternespiegel'[71] für den Menschen berechnet: eine bunte, lehrreiche Welt!

Auch „Zahlen" bedeuten sehr kompakt, symbolisch-konzentriert *sehr* viel…; und der weise Mensch öffnet sich dem, genauso wie dem symbolischen Wert der Sterne und Planeten, der Tiere und Pflanzen, und nicht zu vergessen, aller Menschen um uns herum. Je größer die Empfänglichkeit des Menschen ist, der das Leben tiefer kennen und ergründen will, desto einfacher werden sich Reichtum und Weisheit in ihm entwickeln.

---

[70] Lies hierzu in den Büchern *Auf Erden wie am Himmel* und *Befreiende Astrologie – Die tiefere Symbolik der Sonne in den Tierkreiszeichen; Der Schwarze Mond und Priapus; Alcyone oder das verzeichnete Selbst-Bild des Menschen; Benetnasch - Symbolik des Sterns im Schweif des Großen Bären* (sind bei Erscheinen des vorliegenden Werkes noch nicht in deutscher Übersetzung erhältlich).

[71] Der „Sternenspiegel": Welche Sterne bilden einen Aspekt mit bestimmten Planeten in deinem Geburtshoroskop?

Aber bedenke: *Nicht die Sterne oder die Zahlen sind es, die dein Leben ‚bestimmen'. Sie spiegeln lediglich etwas wider. Allein DU hast dein Leben, deine Zukunft in der Hand!*

Aus der Ursymbolik der verschiedenen Tiersorten kann viel Weisheit geschöpft werden. Ich schrieb dies nieder in *Wenn die Tiere sprechen könnten* … Hier fordert dich beispielsweise die Giraffe dazu auf, das ‚spielerische' Element in dir nicht zu vergessen, und sticht die Mücke dich, damit du wacher im Leben stehst und die Dinge ‚bewusster' erlebst. Usw. …

●

Krankheit: Der Körper spricht eine Sprache

Der Körper spricht die Sprache unseres tiefsten Selbst. *Die wahre Einsicht in die psychologische Ursache von Krankheit oder Schmerz, ist der Schlüssel zu Genesung und Wachstum.*

Was wir als ‚Krankheit' und Schmerz bezeichnen, sind Symptome innerer Disharmonie, sind Anzeichen für die Tatsache, dass etwas nicht eingesehen wird, dass etwas in Bezug auf das eigene Wohlbefinden nicht bewusst wahrgenommen wurde. Zur Genesung des Leidens wird man eine psychologische Veränderung herbeiführen müssen. Hierzu muss man die richtige *Einsicht* gewinnen; das Umsetzen in die Praxis wird darauf folgen.

Arzneimittel, weder klassische noch natürliche, bieten FUNDAMENTALE Genesung, wenn man über die *psychische Korrektur* hinweggeht, die ausgeführt werden sollte, damit sich der Körper auf autonome Weise weiter heilt. Nimm die Ursache fort, und das Symptom verschwindet.

Selbstverständlich können *Arzneimittel*, klassische oder natürliche, in dieser Übergangsphase der Menschheit bei Krankheiten oder in Krisenmomenten genutzt werden, und haben sie keine negativen Auswirkungen auf den Menschen, unter der Voraussetzung, dass *zugleich an den wahren, fundamentalen psycho-emotionalen Ursachen der Problematik gearbeitet wird.* (Lies hierzu weiter im Kapitel „Heilung erreichen: mit oder ohne Hilfsmittel von außen?")

Infektion und Ansteckung

Infektionen werden (auf physischer Ebene) durch Mikro-Organismen verursacht: durch Viren, Pilze, Bakterien. Es wimmelt fortwährend von solchen Organismen – in, auf und um unseren Körper herum, auch wenn wir gesund sind. *Wir sind von Natur aus* durch *eines* dieser Elemente *immun* gegen ‚Ansteckung', gegen ‚Krankheitserreger', immun gegen gleich welche negative Beeinflussung durch welchen Organismus auch immer. Es wimmelt auf der Erde von tausenden von Bakterienarten, die alle, für sich betrachtet, unschädlich sind.

Gewisse Menschen können für unbestimmte Länge und Intensität mit ansteckenden Krankheiten in engem Kontakt sein, und dennoch werden sie sich nicht „anstecken", während andere sofort „krank" werden. Gleich, ob es sich nun um eine einfache Erkältung oder um TBC oder um Aids handelt.
Was ist die wirkliche Ursache von Ansteckung, von Infektionen? Wie bleiben wir gesund? Bestimmte Gefühle (Ängste, Aggression, Rache, ...), Gedanken, Überzeugungen... aktivieren *das* Virus in dir, greifen *das* bestimmte Körperteil von dir an, das in starker Übereinstimmung mit diesem *bestimmten labilen Zustand deiner Psyche, deiner Überzeugungen* steht. In Teil II dieses Buches wird erläutert, welche ‚Labilität' zu welcher speziellen ‚Krankheit' gehört. Keine Schuldgefühle, sondern Veränderungen in deinem psycho-emotionalen System durchführen.

Wenn sich Menschen mit einer gleichartigen Seelenverfassung (z.B. Minderwertigkeitsgefühle) begegnen, dann werden sie empfänglicher für gegenseitige ‚Ansteckung' sein.

Es sind deine unbewussten und bewussten Sehnsüchte, deine Denkstrukturen und Emotionen, deine Überzeugungen und Erwartungen an das Leben, die deine Körperzellen, deine Organe, deine Drüsen, deine hormonellen Veränderungen bestimmen, die deine Empfänglichkeit für Ansteckung vorgeben. Die wirkliche Infektionsempfänglichkeit steckt in deiner eigenen psychischen Konstitution, was dann noch verstärkt werden kann, in der Übertragung negativer Überzeugungen von Generation zu Generation, vom Vater auf den Sohn, vom Arzt auf den Patienten.

Die Bewusstwerdung der unerschöpflichen *Möglichkeiten* von Wachstum und Heilung im Menschen – dies ist der einzig wahre Schritt, den die Medizin in der Zukunft noch gehen müsste.

Heilung erreichen:
mit oder ohne Hilfsmittel von außen?

Ohne Hilfsmittel von außen … oder?

Das GEHT…, *viele haben es bereits praktiziert, ohne Hilfsmittel:* indem man die wahren Ursachen der Krankheit, die psycho-emotionale Kern-Ursache, wodurch die Krankheit entstehen konnte, für sich löst.

Lies in der Rubrik des Buches nach, die auf die Symptome oder Krankheit, die dich „plagt", zutrifft; lies aufmerksam und komme zu einer tiefen Einsicht des „Warum", zur EINSICHT in die Kernursache dessen, warum die Krankheit in dir wachsen konnte. Lies dann den Ansatz zu Kernlösung und setze ihn in die Praxis um.

Der eine Mensch braucht hierfür mehr Zeit als der andere; beim einen ist ein stärkerer Widerstand oder chronischer Prozess im Gange als beim anderen. Ein jeder wird im eigenen Rhythmus, auf ganz eigene Art und Weise Heilung erwirken. **Aber viele Menschen sind nicht bereit dafür, ohne schulmedizinische Unterstützung Heilung zu erreichen.**

Darum gilt: gehe bei schweren Krankheiten kein Risiko ein und distanziere dich nicht stur von schulmedizinischer / klassischer medizinischer Unterstützung, wenn du Arzneimittel, Therapien, Operationen usw. brauchst … Wir dürfen dankbar dafür sein, dass es in unserer Zeit diese klassischen Mittel gibt: dies ist auch kein Zufall!

Mit Hilfsmitteln von außen

Wenn, in dieser Übergangsphase, in einem bestimmten psychologischen Entwicklungsstadium oder während einer ‚Krise' auf Arzneimittel oder andere Hilfsmethoden von außen (wie Operationen) zurückgegriffen wird, dann befindet das Leben in dir dies für gut… Fühle dich deswegen nicht im Geringsten ‚schuldig'! Du darfst es dir selbst etwas leichter machen, du brauchst keine Schmerzen zu erleiden, und du darfst ruhig in bestimmten Momenten Hilfsmittel von außen benutzen, UNTER DER VORAUSSETZUNG…

1) *dass du unterdessen an den WAHREN fundamentalen Ursachen der Entstehung deiner Krankheit, psychologisch-emotional, arbeitest.* Unterlässt du dies, dann hat das ein reines Benutzen von Arzneimitteln oder Heilmethoden zur Folge, ob es sich hierbei nun um klassische oder alternative Mittel handelt, du verschließt die Augen vor den Signalen, die dein

Lebender Selbstkern dir sendet, um dir gerade etwas *sehr* deutlich zu machen: Es sollten Veränderungen in deinem Inneren, in deinem Dasein herbeigeführt werden.

Ignorierst du dieses ‚Symptom' Krankheit und heilst du sie ohne weiteres mit einer naturheilkundlichen oder allopathischen Methode, ohne in der Zwischenzeit an den tieferen Ursachen dessen zu arbeiten, dann bist du nicht *wirklich* geheilt, und dein Lebenskern wird dir früher oder später eine neue Krankheit schicken..., auf dass du nun endlich an der *wirklichen* Ursache deines Krankheits-Symptoms arbeiten wirst.

Es ist die Absicht deines Lebenden Selbst, dich schließlich immer stärker auf den Weg des echten Lebens, in Wahrheit, hin zu größerem Glück zu bringen. Höre also darauf, ob du nun Hilfsmittel benutzt oder nicht.

2) dass nicht innerhalb eines zu lange andauernden Prozesses eine derartige *Abhängigkeit* vom Hilfsmittel entsteht, wodurch du eine Art *„Trägheit"* entwickelst, so dass du möglicherweise schlussendlich jeden Glauben an deine eigenen selbst-heilenden Kräfte verlieren würdest.

Zu diesem Zeitpunkt solltest du vom Gaspedal gehen, dich *mehr* auf dich selbst konzentrieren und die *Glaubenskraft* an deine inneren, selbst heilenden Fähigkeiten stärken.

Heilmethoden von außen bleiben schließlich lediglich ‚Hilfsmittel', die nichts mit dem Kern der Sache zu tun haben. Sie können dir für eine kurze Zeit „beistehen", aber DU heilst dich schlussendlich selbst „im Kern"; das Heilmittel, das nur als ein zeitlich begrenztes ‚Hilfs-Mittel' bezeichnet werden kann, tut dies nicht an deiner Stelle. Schließlich kannst nur du selbst dich auf **fundamentale** Weise heilen, wie weiter oben in diesem Buch bereits beschrieben wurde.

3) *dass du dir währenddessen sehr wohl bewusst machst, dass du dir dieses Hilfsmittel „in Liebe" gibst, aber dass eigentlich du selbst die Person bist, die dich heilen wird.*

Denn du kannst gleich welches Mittel verwenden, die Genesung wird erst dann *wirklich* vollzogen und definitiv sein, wenn du deine Probleme von ‚innen' heraus angehst, korrigierst. Nicht das Hilfsmittel hat dich dann geheilt..., es ist und bleibt nur ein Hilfs-Mittel. Du hast infolgedessen dich selbst geheilt und dein Lebender Selbstkern braucht dir kein anderes Signal mehr zu senden. Du hast dir selbst, als *Meister* über dein Leben, ein Hilfsmittel gegeben, ohne dich dabei als ‚abhängig' zu erleben. Dir in Liebe gegeben... und damit aufgehört, als es gut war.

Ob es sich nun um Allopathie, Akupunktur, Bachblütentherapie, Diättherapie, Homöopathie, usw. handelt: es ist ganz und gar nicht verkehrt oder schlecht, sich dieser Heilmethoden zu bedienen, aber im Grunde handelt es sich dabei um einen künstlichen Eingriff von außen, wobei eigentlich an der selbst heilenden Natur eines Menschen gezweifelt wird. Vor dem Hintergrund des allmählichen Evolutions- und Bewusstwerdungsprozesses von Mensch und Menschheit ist dies jedoch sehr verständlich.

Die Zeit muss reif sein. Der Mensch wächst, indem er *auf liebevolle Weise mit sich selbst kommuniziert.* Wenn er Angst hat, sich nicht wirklich sicher fühlt, davon überzeugt ist, nicht ohne Hilfsmittel von außen zurechtzukommen oder wenn er hierfür in seinem Evolutionsprozess noch nicht bereit ist (was bei vielen Menschen nun noch der Fall ist), dann wird er, in liebevoller Kommunikation mit sich, durch seinen tiefsten Selbstkern fühlen und wissen, dass in seinem tiefsten Lebenskern akzeptiert und begriffen wird, dass er zeitlich begrenzt natürliche oder klassische Hilfsmittel benutzt. Ja, natürlich ist es erlaubt …, und schlussendlich ist es Sinn der Sache, dass der Mensch innerhalb seines Lebensprozesses letztendlich spürt, gar keine Hilfsmittel mehr, außer sich selbst, zu brauchen. Erst wenn der Apfel reif ist, fällt er vom Baum.

Erzwinge nichts zu einem bestimmten Zeitpunkt. Verurteile dich selbst nicht, wenn du es noch nicht ohne Hilfsmittel von außen schaffst, zwinge dich selbst nicht dazu, auf Hilfsmittel zu verzichten. Ja, sogar die weisesten, stärksten Menschen auf der Erde können es in bestimmten Momenten für ratsam erachten, beispielsweise Medikamente einzunehmen oder einen operativen Eingriff durchführen zu lassen. Dies ist kein Zeichen von Schwäche.

Unzählige Menschen genesen von verschiedensten Krankheiten: von sehr unbedeutenden bis hin zu den schwersten Erkrankungen…, ohne Arzneimittel; andere fühlen, Hilfsmittel nutzen zu müssen. Die eigene Überzeugung, der eigene Glaube und die Evolutions- oder Transformationsphase, in der man sich befindet, spielen dabei die Hauptrolle, und es ist durchaus von Bedeutung, dass man dem Gehör schenkt. Ich als Autorin bin natürlich nicht verantwortlich für deine Entscheidung.

Deshalb: Dieses Buch sagt nicht „wirf alle Medikamente und andere Mittel weg". Es weist dich auf die wirklichen, tiefsten Ursachen von Krankheiten hin und darauf, dass eine Erkrankung erst dann *wirklich* ‚geheilt' ist, wenn ihre Ursachen gelöst wurden, ganz unabhängig davon, ob die Heilung mit oder ohne Hilfsmittel zustande gekommen ist.

Im Prinzip ist es ohne möglich, viele haben dies bereits praktiziert…, aber folge hierbei deinem eigenen tieferen Gefühl, und sei nicht hart gegen dich selbst. Spürst du in einer schweren Phase eine Beruhigungstablette oder einen beruhigenden Kräutertrunk zu brauchen, dann nimm es zu dir, sei weich zu dir…, UNTER DER VORAUSSETZUNG, dass du unterdessen an den Ursachen deiner ‚Depression', deines ‚Nervenzusammenbruchs' usw. … arbeitest …[72] Arzneimittel, Operationen, Strahlen- und Chemotherapie …: nutze sie, wenn du dies deinem Gefühl nach tun solltest; sprich darüber mit kompetenten Ärzten, die auch den Zusammenhang zwischen Körper und Psyche kennen.

Für den Menschen, der *wirklich* bereits weiß und fühlt: „Ich GLAUBE, ich kann und werde mich selbst ohne Hilfsmittel von außen heilen", funktioniert es, wenn dies seine eigene autonome Entscheidung ist… und nicht, „weil er es in ‚Der Schlüssel zur Selbstbefreiung' gelesen hat, und es gerne einmal ausprobieren möchte". Nein, so etwas wird tief im Innern des Ichs gespürt und beschlossen. *Jeder Mensch sollte hierbei für sich selbst die Verantwortung tragen und wissen*, fühlen, tief in sich gehen, ob er reif dafür ist, ohne sich dabei auf Theorien anderer zu berufen. Gehe kein Risiko ein.

Alle Zellen deines Körpers werden fortwährend durch deine Emotionen, deine Gedanken, deine Überzeugungen beeinflusst. Wenn du vollstes Vertrauen in deinen Körper hast, dann wird sich jede Zelle, jedes Körperelement gut darin fühlen und seine Aufgabe optimal erfüllen.

Schon **leichte Krankheiten** verlangen eine kleine aber nicht unbedeutende Veränderung innerhalb deines Lebens: Unterdrücke sie nicht ‚sofort' mit Hilfsmitteln…, gehe dem zunächst sorgfältig nach, „warum" du Kopfschmerzen, Halsschmerzen oder Bauchschmerzen, eine Entzündung hier oder dort hast… Denn wenn du diese kleinen Symptome gleich mit Medikamenten unterdrückst oder meinst, keine andere Möglichkeit zu haben, als beispielsweise über Kräuterextrakte oder Homöopathie Immunität aufzubauen, dann glaubst du nicht wirklich an deine Fähigkeiten, an dein dir zu eigenes angeborenes, urstarkes Immunsystem. (Lies hierzu mehr im zweiten Teil dieses Buches, unter der Rubrik Aids); dann machst du dich vollkommen abhängig von Mitteln außerhalb von dir…, obwohl eigentlich alles in dir selbst steckt.

---

[72] Siehe eventuell die betreffenden Rubriken in diesem Buch.

Die Immunität liegt in dir: Eine Krankheit, gleich welche, verschwindet, der Körper regeneriert sich von Natur aus, wenn du *wirklich* und fundamental ihre PSYCHISCHE URSACHE löst. Dein Körper zeigt dir, was in deinem Leben verändert werden sollte, um in größerem Glück und in Harmonie leben zu können. In dieser Hinsicht ist Krankheit ein Segen, aber Krank-Sein ist keine notwendige Voraussetzung für Evolution. Niemand muss leiden: Du, als Mensch, hast dies selbst in der Hand.[73]

Komme zu tieferer Einsicht, zu tiefer Selbst-Liebe und wisse, dass schmerzstillende Mittel nicht zufällig existieren, wenn es doch einmal nötig ist, sie zu nehmen. Solange du keinen Missbrauch betreibst und diese Milderung des Schmerzes in Dankbarkeit dir selbst schenkst.

Einsicht und Unwissenheit Bewusstwerdung

Unser tiefster oder wahrer Lebender Selbstkern, das unsterbliche Selbst, ist die Quelle unserer Existenz. Es lenkt unser Leben. Wir können felsenfest darauf vertrauen, ohne Ängste. Es führt uns zu einem irdischen Dasein, wenn wir den Wunsch danach in uns tragen. Wir werden *dort* geboren, in dem Milieu, mit den Lebensumständen, die am besten unsere *inneren Überzeugungen* oder unsere *Erwartungen an das Leben* widerspiegeln.

Wir werden nicht wirklich aus einer ‚Bewussten' Wahl heraus hier oder dort geboren: Denn dann würde niemand in elenden Verhältnissen geboren werden. *Eine traurige Umwelt oder eine Behinderung bei der Geburt weisen auch nicht auf eine „Strafe Gottes" hin, ebenso wenig hat es mit dem ein oder anderen „Karma" zu tun, das man infolge schlechter Taten aus einem vorigen Leben verdient hätte.*

Es weist lediglich auf ein Netz hin, in dem wir psychisch gefangen sind; es weist nur auf die Überzeugungen tief in uns selbst hin: Sind wir davon überzeugt, arme Opfer oder Sünder zu sein, die lediglich büßen und leiden dürfen, die nicht dazu in der Lage sind, ihr Leben selbstbewusst in die Hand zu nehmen, meinen wir, dass das Leben in die Hände des ein oder anderen Gottes oder Schicksals gegeben werden müsse, dann wählen wir unbewusst ein trauriges, ohnmächtiges, sklavisches Dasein.

---

73 Siehe die betreffende Rubrik ‚Immunsystem versagt' in Teil II (siehe Index). Sei nicht übermütig, sondern evolviere beständig ‚weiter'.

Das Elend in der Welt ist die Folge eines Mangels an Einsicht, einer Menge von ‚Unbewusstsein', Unwissenheit. Aus diesem Grund ist es für den Menschen von größter Bedeutung, sich selbst hin zu ‚Bewusstsein' zu führen.

Die Art des Lebens, das wir führen, die Krankheit, die wir „bekommen", ist eine Folge unserer inneren Überzeugungen und psychischen Muster. *In dem Maße, wie sich der Mensch seiner Verantwortung und seiner Möglichkeiten, sein Leben selbst zu gestalten, Bewusster wird, kann eine neue Welt geboren werden.*

Jenseits von Einstein:
Bewusstseinsenergie steuert Materie

Das Leben ist kein ‚Zufall'. Nichts geschieht ‚einfach so'. Aber es steht auch nichts „fest", es ist nichts vorbestimmt. Die Wissenschaft weiß bereits, dass man Energie und Materie untereinander vertauschen kann, aber man ist sich häufig noch nicht des „weiteren Schrittes" bewusst, den man hier machen muss: man vergisst, dass jede Energie für „eine Art Lebensbewusstsein" steht. Die Umsetzung von Energie in Materie vollzieht sich gerade durch die innere Antriebskraft dieses „Lebensbewusstseins", das dahinter steckt. Unser Körper existiert dank des inneren „Lebensbewusstseins".

Also: wenn wir die unbewusste Phase verlassen und **unsere Lebensenergien BEWUSST aus Güte heraus steuern**, und wenn wir zugleich die Signale verstehen, die das Leben uns sehen / erfahren lässt und entsprechende Veränderungen durchführen ..., verändert sich die Welt vollkommen. Wir müssen dies nur erkennen und tun! Bewusstseinsenergien beeinflussen die Materie. Bewusst und liebevoll nutzt der Mensch, die Menschheit diese Tatsache also am besten bei der Schaffung einer glücklichen Welt, eines gesunden Körper.

•

Es existiert keine Hölle, im Hier und Jetzt nicht und auch nicht nach dem Tod, es sei denn, die, die wir selbst durch unsere Ängste, Frustrationen und durch unsere negativen Fantasien und Erwartungen erschaffen. Krankheit und Elend in der Welt und individuell gesehen, werden dadurch verursacht, dass wir von unserem Lebenden Selbst, von unserem unvergänglichen Kern abgeschnitten sind.

Tief in uns wuchern negative Meinungen über uns selbst: Findest du dich minderwertig oder schlecht? Dann wird dein lebendes Selbst über den Körper Signale senden (zum Beispiel Migräne), folglich wird dein Selbst auch Situationen im Leben zu sich holen, die deine Überzeugungen (beispielsweise ein Vater oder ein Partner, der dich erniedrigt) widerspiegeln.

Verurteile niemals die anderen: Du hast dich, sei es unbewusst, mit bestimmten Personen und Umständen umgeben, die ein Spiegel deiner inneren Überzeugungen sind. Ändere deine Meinung, deine Lebensphilosophie, deine Überzeugungen in Bezug auf dich, und deine Lebensumstände werden sich verändern.

Welche Erkrankung hast du? Was erzählt dein Körper dir über dich? Hast du, sei es unbewusst, einen „Fall" herbeigeführt, und hast du nun einen Knochenbruch? So gehe tief in dich: Du willst von irgendwoher ausbrechen, du wehrst dich gegen etwas. Usw. … Entdecke die *wahre* Ursache.[74]

Der Körper wird fortwährend durch unser Lebendes Selbst geformt: Vertrauen wir auf unsere Quelle, dann lassen wir den Energien und auch den heilenden Kräften freien Lauf. Immunität bedeutet u.a.: auf unsere Quelle, die andauerndes Wachstum und Gesundheit garantiert, zu vertrauen, ein Mitgehen mit dem Strom des Lebens, auf die Innere Macht zu vertrauen, auf die eigene Autorität; Freude über dein Dasein, Liebe zu dir selbst. Das Wissen, dass dieser göttliche Kern, dieser Ur-Lebensdrang uns in spontaner Kreativität und unbegrenzter Beweglichkeit immer weiter treibt, um uns zu einer immer größeren Erfüllung, Bewusstwerdung, Wertsteigerung unseres Lebens zu führen.

Wir, Menschen, sind alle auf dem Weg …
Eine Hingabe an unser Lebendes Selbst, das Leben *selbst* gestalten, im Gleichgewicht zwischen gesundem Menschenverstand und Intuition/Gefühlen. Ein derartiges Vertrauen auf die Immunität, auf die Fähigkeiten, unsere Gesundheit selbst in der Hand zu haben, so dass sich keine Krankheit manifestieren kann.

Ängste verschwinden, wenn wir auf unser Selbst vertrauen, wenn wir erkennen, dass wir unsere Existenz selbst erschaffen können: Wir wer-

---

[74] Lies in diesem Buch mehr über das „Warum" von Knochenbrüchen (siehe Index).

den keine Ereignisse Wollen oder es Erzwingen, dass sie stattfinden, aber wir können *die* Ereignisse in unserem Leben hervorrufen, die am allerbesten für uns selbst und unsere Nächsten sind. Das Lebenssteuer fest in die Hand nehmen!

Verwechsle ‚positiv denken' nicht mit ‚in Gedanken begehren'

Es erklärt sich von selbst, dass es besser ist, positiv als negativ zu denken. Jedoch weder das positive Denken, noch das positive Visualisieren oder das jeden Tag in den Spiegel schauen und sagen „es geht mir jeden Tag besser und besser" haben einen positiven Effekt, wenn tief in dir eine gegensätzliche **Überzeugung** herrscht, so wie „ich kann das ohnehin nicht; ich bin nicht zum Glücklichsein geboren; ich verdiene es nicht; ich bin eine Null, usw. ..." Du kannst so oft wie du willst vor dem Spiegel stehen und sagen: „Ich bin schön, ich bin stark", aber unterdessen die tieferen Ursachen deiner Trauer und deiner Krankheiten nicht lösen und währenddessen weiterhin der Überzeugung „ich bin schwach und hässlich" sein: Dann macht positiv Denken keinen Sinn.

Wahre Schöpfung vollzieht sich *in erster Linie über das Entfernen negativer, unbewusster Überzeugungen und Erwartungen in Bezug auf dich selbst und das Leben, um dann dein Leben, auf einem positiven Fundament gegründet, auf selbstbewusste Weise gestalten zu können.*

Wenn du positiv denkst: „Ich *muss* und werde diesen Job haben. Ich *muss* von dieser Firma angenommen werden", dann kannst du so viel, wie du willst, denken; wenn diese Stelle zu diesem Zeitpunkt nicht gut für dich ist, wirst du sie nicht bekommen. So erzwinge nichts. *Begehre nicht in Gedanken. Sage hingegen lieber: „Ich bin davon überzeugt, was die Art, die Zeit, den Inhalt und den Ort betrifft, den idealen Job zu finden...",* und den Rest lässt du offen. Kein Fatalismus, sondern ein positives Gestalten und zugleich ein Offensein für das, was in dem Moment das Beste für dich ist. Du öffnest dich einfach allem, was sich jetzt anbietet: Du schaust in Zeitungen, du sprichst mit Menschen, die nicht ‚einfach so' deinen Weg kreuzen. Für alles Weitere vertraust du auf dein Lebendes Selbst, auf deinen inneren Computer, der sicher weiß, was jetzt gut für dich ist, und das ist nicht immer das, was du (hiermit ist in diesem Fall das denkende, begehrende ‚kleine Ich' gemeint) Willst.

Bist du krank, so fragst du dich am besten: „Was ist die Ursache meiner Krankheit?” „Warum sendet mein Lebendes Selbst Signale?” Es hat keinen Sinn, laut zu schreien: „Ich Will und Werde genesen”, wenn du unterdessen die Absicht und die Sprache deiner Krankheit nicht verstehst. Lies noch einmal die Texte in diesem Buch, die auf dich zutreffen. Sprich mit jemandem darüber, der dich sehr gut kennt, mit einem kompetenten Arzt oder anderem Leistungserbringer im Gesundheitswesen, der deine psychosomatische Problematik richtig einordnen kann.

Höre auf deinen Körper: Bitte dein Lebendes Selbst um eine psychische Klärung und du wirst infolgedessen Ereignisse anziehen, die eine Folge deines Rufes sind, um deine Krankheit begreifen zu können. Löse die psychische Problematik, die dahinter steckt, dann werden dadurch regenerierende Kräfte, aus deinem Lebenden Selbst heraus aktiviert.

Auch was Geld und materiellen Besitz angeht: Es macht keinen Sinn, dich mit deinen Gedanken darauf zu fixieren. Lasse los! *Vertraue und bedenke, dass das Leben dir zu jedem Zeitpunkt das gibt, was gut für dich ist.*[75]

Hüte dich davor, Gedankenkräfte als ‚Machtmittel' zu missbrauchen

Hüte dich davor, Gedankenkräfte als ‚Machtmittel' zu missbrauchen … ganz gleich, ob es dabei um positive oder negative Gedanken geht. Sowohl gegenüber dir selbst als auch gegenüber anderen.

Schließlich wird in diesem Zusammenhang häufig über das Durchführen von Veränderungen hinweggegangen, das ganz bewusste Eingreifen in die psycho-emotionalen Ursachen von Krankheiten, oder über die Frage, warum man dieses oder jenes unangenehme Ereignis angezogen hat.

Heilung braucht manchmal etwas Zeit, wenngleich sie auch schnell gehen kann, aber dann nur im GLEICHSCHRITT mit den ‚Schritten', die man macht, den notwendigen psycho-emotionalen Veränderungen, die

---

[75] Die wahre *Ursache* von „finanziellen Problemen” beispielsweise ist „im Kern” zu lösen (lies hierzu in *Das Signalbuch.* Dieses Buch ist bei Erscheinen des vorliegenden Werkes noch nicht in deutscher Übersetzung erhältlich) und erfordert *kein* positives ‚Herbeiflehen' des Geldes!

man in sich selbst durchführt. Man sollte am besten nichts mit Gedankenkräften oder z.B. drastischen Hypnosesitzungen zu ‚erzwingen' versuchen, auch nicht im Hinblick auf Ereignisse … als ‚Signale'. Lerne, bei Leistungserbringern im Gesundheitswesen die Spreu vom Weizen zu trennen. Und strebe nach ‚Reinheit', Integrität in dir selbst.

Gestalte dein Leben selbst

Wünsche, ersehne, produziere Gedanken, sprich deine Wünsche aus, rufe sie hervor, sehr bewusst…, und warte dann, im Vertrauen darauf, ab. Währenddessen signalisiert deine Umgebung dir schon, wo du weniger gut oder falsch liegst, denn diese Umgebung ist, sei es auch unbewusst, auch ein Resultat deiner ‚Anziehung'. Oder dein Körper wird dir über Signale beziehungsweise über eine Krankheit erzählen, wo du falsch liegst, denn es ist dein Lebendes Selbst, das deinen Körper als ‚Sprachrohr' benutzt.

Leiste keinen Widerstand gegenüber dem, was dein Körper oder was Situationen dir zu erzählen haben, und gehe biegsam und weich mit in die Richtung, von der du durch dein Lebendes Selbst spürst, dass es die richtige ist.

Lasse dort los, wo du spürst locker lassen zu müssen: ein Zeichen dafür, dass etwas Neues in deinem Leben geboren wird. Dein Lebendes Selbst, das bist im Grunde „du", höre auf dich: eine immer dichter werdende Einheit wird daraus erwachsen.

Die Verschmelzung vom Menschen mit dem Göttlichen in ihm wird zum Entstehen eines Selbstbewussteren Wesens führen, das sein Leben und seinen Körper selbst in der Hand hat. Es wird ihm noch unbekannte Perspektiven und einen neuen Körper eröffnen und, wenn er dies möchte, ihn zu irdischer Unsterblichkeit[76] führen, und ihn andere Welten erschließen lassen.

---

[76] Lies hierzu mehr in *Neue Tage.* Dieses Buch ist bei Erscheinen des vorliegenden Werkes noch nicht in deutscher Übersetzung erhältlich.

Kinder

Im heutigen Evolutionsstadium der Menschheit werden Kinder von Müttern geboren.

Der Mensch wird mit bestimmten Erwartungen, Ängsten und gewissen hoffnungsvollen Visionen in Bezug auf das Leben geboren..., er wird durchaus *dort* geboren werden, wo er auf eine Spiegelung sowohl seiner negativen als auch ggf. seiner positiven Erwartungen und Überzeugungen im Hinblick auf sich selbst und auf das Leben im Allgemeinen stößt. Der Mensch manifestiert sich auf einzigartige Weise in seinem Körper.

Kinder sind niemands Besitz, auch nicht von den Eltern oder Erziehern. Sie gehören sich selbst. Gib sie also auch dem Leben in ihnen selbst...

Kinder werden nicht ‚einfach so' irgendwo geboren. Ihr Lebender Selbstkern bringt/treibt sie in die Richtung, hin zu den Eltern, in das Milieu..., wo sie einen guten „Spiegel" vorgehalten bekommen.

Hier, mit diesem genetischen Basis-Material (das, in Evolution, für Transformation empfänglich ist), mit dieser Umgebung, diesen Menschen als Erzieher...: *Das* ist der Ausgangspunkt auf Erden, den das kleine Wesen – sei es unbewusst – zu sich geholt hat, auf der Grundlage seiner Überzeugungen, seiner Erwartungen in Bezug auf das Leben, seiner Wesensart. Lebensumstände geben wieder, womit das Kind „innerlich" „hadert"...

Das Baby wird mit einer bestimmten psychischen Problematik bei genau *diesen* Erziehern geboren, um über Konfrontation schließlich eine Lösung für seine Problematik finden zu können.

Babys und Kinder reagieren sehr sensibel und sind sehr leicht durch psychische Signale zu beeinflussen, die, sei es unbewusst, von Personen, zu denen sie eine enge Verbindung haben, gesendet werden.

Nehmen wir ein Baby mit Halsentzündung[77] als Beispiel; ihre psychologische Bedeutung werden wir hier ebenso gut vorfinden, vielleicht stärker noch bei der Mutter und/oder beim Vater. Die Emotionen von Wut, Machtlosigkeit und Angst müssen hier bei Mutter und Kind eine Lösung finden.

[77] Lies in diesem Buch mehr über Halsentzündung (siehe Index).

Hier ist keine Rede von Schuld: Denn das Baby ist mit einer bestimmten psychischen Problematik geboren, bei genau diesen Eltern, um über Konfrontation eine Lösung für sein Problem finden zu können.

Der Elternteil, sie oder er, kann sich weiterentwickeln, indem sie/er sich am Spiegelbild, das das Kleine für sie/ihn ist, überprüft. Die Mutter – beispielsweise – löst ihre machtlose Wut, und dadurch hilft sie sowohl dem Baby als auch sich selbst: sie beeinflusst ihre eigene Heilung und die des Baby positiv, indem sie über klare Einsicht und Anwendung Veränderungen in ihrer inneren Verfassung herbeiführt.

Wenn Eltern / Erzieher sich des psycho-emotionalen Untergrunds einer Krankheit beim Baby bewusst werden, können sie aufgrund dieser Einsichten auf die richtige Art und Weise mit dem Baby umgehen. Hierdurch kann der Heilungsprozess bereits beginnen. Man kann jungen Kindern viel früher als man denkt etwas deutlich machen. Kommunikation und Erfühlen.

Es muss mit Nachdruck gesagt werden, *dass die tiefste* ***Ursache*** *der Krankheit stets in der psycho-emotionalen Verfassung des Kindes selbst gesucht werden muss.* Je stärker jedoch das Band zwischen Elternteil und Kind, desto größer ist der Beeinflussungsfaktor auf psychologischer Ebene vom Elternteil auf den Sprössling.

Dieser Faktor verringert sich in dem Maße, wie das Kind an Selbstständigkeit gewinnt und autonomer heranwächst. Dann können wir nicht sagen, sei „sind wie Spiegel für einander (Elternteil und Kind)", also auch nicht in Hinblick auf Krankheiten / Beschwerden.

Ein jeder folge am besten treu seiner eigenen Art; niemand braucht in den Fußstapfen eines anderen zu wandeln. Jeder hat seinen eigenen Evolutions-Weg zu gehen. Begleitung und Informationen durch die Eltern / Erzieher ist zuträglich. Das beinhaltet aber nicht: Neigung zu ungesunder Einmischung oder tyrannischer Zwang in Bezug auf die Kinder. Schließlich muss auch das Kind seine eigenen ‚Erfahrungen' machen, darf seinen höchstpersönlichen Weg finden. Umgekehrt fordert das Leben auch von den Kindern Verständnis und Respekt für Eltern oder Erzieher, die es gut meinen.

Eine edle *‚Vorbildfunktion'* der Erzieher / Eltern als liebevolle Personen, die auf integre Weise in Bewusstwerdung wachsen, ist von enormer Bedeutung für die Heranwachsenden.

Stellen wir uns an dieser Stelle kurz die Frage, ob das „System Babys gebären" (zumeist unter schmerzhaften Wehen), „hilflose", kleine Wesen zur Welt bringen, Wesen, die, wenn sie nicht von ihren Eltern gefüttert werden, sterben würden, *ob dieses „System", das die Menschheit geschaffen hat, wohl das Ideal ist? Wäre es nicht besser, eine Welt zu erschaffen,* wo von Abhängigkeit, Machtlosigkeit, Schmerzen und einem immer wieder „von neuem", auf relativ unbewusster Ebene, Beginnen Müssen, keine Rede ist?

Haustiere

Haustiere nehmen sowohl die positiven, wie auch die negativen psycho-emotionalen, elektro-magnetischen Strahlungen ihres ‚Herrchens / Frauchens' auf; sie reagieren sehr sensibel auf die Veränderungen in der Gefühlswelt ihres Herrchens / Frauchens. Ob es sich nun um einen Hund, ein Pferd, einen Vogel oder eine Katze handelt, sie werden eine Widerspiegelung dessen sein, was in dir, im Herrchen / Frauchen unharmonisch abläuft.

Hat der Hund Schmerzen an seinem Kniegelenk: Schaue in diesem Buch unter der Rubrik über das Knie nach, und du wirst die psychischen Ursachen, als Hundebesitzer, bei dir selbst vorfinden. Eine Botschaft des Hundes an das Herrchen / Frauchen. Höre auf diese natürlichen Botschaften, und führe die notwendigen Veränderungen in deinem Leben herbei.

Auf diese Weise helft ihr euch gegenseitig. Was oben im Text unter „Kinder" geschrieben wurde, lässt sich auch auf die Tierwelt übertragen.

Hund und Herrchen / Frauchen ‚gleichen' einander… wird häufig gesagt; und das trifft auch zu. Es geschieht nicht „ohne Grund", dass dieses oder jenes Haustier mit seinen spezifischen Charaktereigenschaften ausgerechnet bei dir landet.

Dennoch liegt auch in diesem Fall, genau wie bei den Kindern, die UR-SACHE der Krankheit immer bei dem Wesen (dem Tier) selbst. Niemals hat ein Tierbesitzer oder Erzieher ‚Schuld' an einer Krankheit. Die Person kann wohl den Heilungsprozess günstig beeinflussen, indem sie in sich selbst, als Erzieher, bestimmte Veränderungen herbeiführt… Denn nicht ohne Grund holt er / sie ein Leiden bei seinem Haustier ‚als Spiegel' zu sich.

Bewusstwerdung und Verantwortung

Unser Körper, die Materie, existiert lediglich dank und durch die innere Kraftquelle, die als Lebensmotor angesehen werden kann. Der individualisierte Geist, der sich in der Materie offenbart. Es ist notwendig, dass wir zu größerem *Selbstbewusstsein*, zu einem stärkeren Glauben an unsere Möglichkeiten, hin zu bedingungsloser Selbst-Liebe wachsen, dass wir als stolze Führer des Lebensschiffes wissen, dass tief in uns ein unsterblicher Kern wohnt, der uns unmittelbar Signale sendet, falls wir nicht länger den richtigen Kurs halten sollten, so dass wir auf bewusste Weise unser Leben wieder korrigieren können.

Wir unterliegen nicht mehr unbewussten Impulsen, Trieben und Instinkten, wir lassen uns nicht leben…, wenn wir dies nicht wollen, wenn wir mit dem Bewussten Ich unsere Kreativitätskräfte, unsere tiefen, natürlichen Gefühle ins Licht einer Zukunft führen, die wir selbst ausgestalten können. Wir sind keine Opfer, es sei denn, wir verdammen uns zu solchen.

Die Welt wird voller Elend bleiben, solange wir nicht an unsere eigene Schöpfungskraft glauben, solange wir weiterhin auf eine Rettung von außen warten, wenn wir nicht damit aufhören, andere zu richten. Das Bauen an einem schönen Planeten, ohne Krankheiten, ohne Krieg, beginnt mit Glaube, Bewusstwerdung und Liebe.

Anderen etwas Bewusst machen beginnt bei deiner eigenen Bewusstwerdung.

Sei *Meister* über dein Leben, deinen Körper: löse die psycho-emotionalen Problematiken auf, die hinter eventuellen Krankheiten oder anderen Beschwerden liegen, dann beginnen infolgedessen selbstheilende Kräfte zu wirken.

Baue an der intensiven Liebe zu dir, Glaube an dich selbst und sei offen für die *wahren* Ursachen deiner Krankheit, sei geduldig mit dir und gehe stets voller Vertrauen weiter, führe unterdessen Schritt für Schritt die notwendigen Veränderungen in dir selbst herbei. Das Leben wird dir beistehen!

Schließe nicht auf fanatische Weise jeden Arzt oder Therapeuten aus: Kommunikation ist heilsam.

An einem „Irdischen Paradies“ bauen

Das Leben hat mit der Manifestierung des „Geistesbewusstseins” in „Materie”, also mit dem aus sich geboren werden lassen des Planeten Erde…, des Menschen… die Basis für weitere Wachstums-Möglichkeiten gelegt, die letztendlich in einen Paradiesischen Zustand münden werden.

Das Leben möchte sich auf möglichst reiche Art und Weise über die Erde und den Menschen entfalten.

Wir müssen unser Heil nicht außerhalb der irdischen Sphären, in *anderen* Dimensionen suchen, auch wenn diese in und durch unsere irdischen Sphären verlaufen: Wir, als Menschen, dürfen auf unserer Startbasis, dem Leben-in-der-Materie, eine paradiesische Sphäre erschaffen.

Eine ideale, wunderbare Verschmelzung von „Geistesbewusstsein” und „körperlichem Erleben” innerhalb unseres „ICHS”… hier, auf Erden!

Lasst uns **einen ewigen Bund mit dem Leben schließen**, jeder für sich, um etwas Herausragendes daraus zu machen.

Das Leben rechnet fest mit uns…, und wir, als Menschen, haben die Verantwortung, das Leben selbst weiter auszugestalten, zu lebenden Perspektiven” auf der Erde.

Das Glück liegt in unseren Händen: Uns wurde eine Möglichkeit zum ‚Schöpfen’ gegeben, durch das Leben, in unserem Lebenden Selbst manifestiert, voller Glaubenskraft und Liebesenergie.

Bei *dem* Menschen vorhanden, der sich tatsächlich auf das „Wahre Leben” abstimmt, aus Dankbarkeit für sein „Sein” als ICH.

Es liegt am Menschen…, es zu TUN, am Entstehen eines Paradieses zu arbeiten: in sich selbst, auf Erden.

Warte nicht auf jemand anderen, warte nicht auf ‚etwas’ anderes. *Du, bewusst lebender Mensch, glaube an dich und… mache es! Für das Leben, für die Erde, für Dich Selbst, für alle liebevollen Menschen.*

HIER-UND-JETZT
kannst du dein Leben erschaffen, nicht vom Gestern oder Morgen oder einem anderen Orte aus

Alles ist energetisch miteinander verbunden. Die Welt ist energetisch gesehen nicht in kleine Fächer unterteilt. Und bestimmte Energien ziehen einander an, andere stoßen einander ab. Im Hier und Jetzt!, wenn du aus positiven Lebenserwartungen heraus lebst, ziehst du all das Schöne an: das, was gut für dich ist ...

Du *kannst* deine Energien, dein Leben nur aus dem HIER-UND-JETZT heraus lenken. Nicht vom Gestern aus, nicht aus dem Gedanken an das Morgen heraus, nicht von einem Ort aus, an dem du JETZT nicht bist.

Es ist daher sehr wichtig, immer „bei dir selbst“ zu bleiben im Hier-und-Jetzt, nicht mit deinen Gedanken und Träumen *wegzufliegen* zu Erinnerungen aus der Vergangenheit und Möglichkeiten in der Zukunft, zu fernen Ländern oder imaginären Orten.

Und *falls* die Vergangenheit oder die Zukunft doch einmal „zur Sprache“ kommt, dann solltest du währenddessen IN DEINEM KÖRPER mit beiden Füßen auf dem Boden bleiben; du bleibst bewusst anwesend im Hier-und-Jetzt.

Deine Träume und Gedanken sind nicht Herr über dich; das Umgekehrte ist der Fall! Fantasie, Einbildungskraft, Gedanken ... , das alles darf sein, aber nicht ohne dass dein „Bewusstsein“ dabei ist: das Bewusstsein des Hier-und-Jetzt-Seins, als Herr über dein Leben, den Geist stark verwurzelt im irdischen Körper.

Auf diese Weise kannst du dich schneller erholen, kannst du schneller gesund werden.

Dankbarkeit: Der Schlüssel zum glücklichen Leben

Und… bist du kurz vom Weg abgekommen, siehst du keine Perspektive mehr? So stimme dich wieder auf DANKBARKEIT… für DEIN SEIN ab, weil du als Mensch auf Erden sein *darfst.* Erkenne dein Einzigartig-Sein, deinen Wert an.

In dieser Vibration der Dankbarkeit wird das Leben *selbst* dir helfen, das Leben tief in dir, weil du dich jetzt wieder *der* Wellenlänge angeschlossen hast, die Leben spendet und Glück bringt…

Also: *„Danke Leben, dass ich existiere, dass ich „sein" darf, als ICH, auf Erden!"*

So wird die Öffnung für das Durchströmen von Freude in deinem Wesen, wie auch für „wunderbare" Ereignisse freigelegt; Geschehnisse, die dir, „nicht einfach so", ganz bald auf deinem Lebensweg begegnen dürfen und werden.

TEIL II

DER SCHLÜSSEL
ZU
GESUNDHEIT UND GENESUNG

Psychologische Kernursache und Kernlösung von Erkrankungen

Psychologische Symbolik der Körperteile

•

Einsichten über:
Emotionen, psychische Symptome, Sexualität, authentische Körperform, genetische Muster usw.

A

VITAMIN A

Mangel, unzureichende Assimilierung von

Kernursache

Du ziehst dich psychisch, wie ein ängstliches, kleines Kind in sein Versteck, zurück. Du hast Angst davor, nicht alles zu schaffen, du fühlst dich kraftlos, nicht dazu in der Lage, etwas in den ‚Griff' zu bekommen. Du erlebst dich selbst wie eine Fassade, zuweilen wie eine Maske – der Inhalt scheint abwesend: Wer bin ich? Du leidest und empfindest dich als Opfer: Du bist davon überzeugt, einen ‚Schlag' in die Magengegend zu bekommen, sobald du vollkommen zu dir stehen würdest.

Im Grunde fühlst du dich traurig und unfähig. Du lebst stärker nach den Anweisungen deiner Umgebung, deines Partners..., anstatt aus deinem eigenen Wesen heraus zu handeln. Schlussendlich hast du deine Lebenssituation, deine ursprünglichen Zielsetzungen und persönlichen Wünsche, die für dich von Bedeutung waren, nicht mehr klar vor Augen – so weit wie du von deinem Ich abgekommen bist. Du produzierst zusätzliche Energie, um diesem Leben gewachsen zu sein und deine Gefühle verarbeiten zu können: Es handelt sich hierbei förmlich um Energieverschwendung, weil du nicht aus deiner eigenen tiefsten Quelle heraus lebst. Eine Aufforderung zu Transformation!

Kernlösung

Deine Batterien können nur von deinem tiefsten lebenden Selbst, das als höchste, elektrische Kraftzentrale fungiert, aufgeladen werden. Mit anderen Worten: Anerkennung deines eigenen wertvollen Gehaltes stimuliert die Produktion, Assimilierung und Konservierung von Vitamin A. Sieh dich an! Fliehe nicht vor dir. Du bist nicht klein. Verschließe nicht die Augen vor deiner Realität. Es sind lediglich deine negativen, dich selbst untergrabenden Gedanken, die deine Energien nutzlos verbrauchen und dein Leben negativ beeinflussen.

Wahrheit findest du in dir selbst, niemand anders kann sie dir geben: Lebe aus dir selbst heraus! Hast du den Blick für dein ursprüngliches Selbst verloren? So höre auf damit, auf andere zu hören oder nach Regeln, Anforderungen, Normen, Strukturen, die andere dir auferlegen, zu leben. Durch das Aufrechterhalten von festgefahrenen Mustern entfremdest du dich von deinem Selbst, das stets nach Wachstum und Erweiterung verlangt. Gehe in dich, in deine intuitive Quelle, dann wirst du wirklich ‚sehen'.

Schaue einmal unter die Oberfläche, dann wirst du das tiefste lebende Selbst entdecken, eine unerschöpfliche Garantie für Kraft und Immunität, psychisch <u>und</u> körperlich. Gewinne einen klareren Blick für deine kreativen, schöpferischen Möglichkeiten, um Veränderungen in deinen Lebensumständen, individuell oder in der Masse, herbeizuführen.

ABSZESS

(siehe auch After-, Kiefer-, Leber-, Zahnabszess)

Kernursache

Zusammengeballte Energie innerhalb einer beschränkenden Struktur: Energie, die durch frustrierte Gefühle und Gedanken produziert wird. Du traust dich nicht, oder *kannst* deine positiven Energien nicht frei fließen lassen. Im Gegenteil: Du entwickelst häufig Wut oder Rachegefühle anderen gegenüber.

Du zeigst dich nach außen hin steif oder verkrampft, während du deine innere, kreative Energie nicht weich fließen zu lassen wagst. Unsicher in Bezug auf dich selbst, unterdrückst du natürliche Aggression, und infolgedessen wirst du auf einmal zu weit gehen oder nach den Sternen greifen wollen. Zu schnell am Gipfel angelangt, würdest du dich lediglich davor fürchten, herunterzufallen. Baue kein Leben auf, das darauf begründet ist, gegen deine eigenen Unsicherheiten oder durchstandenen Erniedrigungen zu arbeiten.

Kernlösung

Lasse deine eigenen Frustrationen nicht an anderen aus, auch nicht stillschweigend.

Warum hinderst du dich am eigenen Durchbruch? Ein Durchbruch, der auf Selbstvertrauen basiert! Lasse dir freien Lauf, öffne dich, befreie dich. Mache den Weg, den du begehen möchtest, systematisch frei, und gehe weiter! Projiziere nicht auf andere. Du selbst bist die Ursache deiner Erfahrungen. Trete aus dem Kreis deiner düsteren Gedanken ins Licht der Freude! Aktive Selbstwerdung.

ACHILLESSEHNE

Probleme, Entzündung

(siehe auch Sehnen, allgemein; Füße und Entzündung, allgemein)

Kernursache

Innerlich fühlst du dich zu leer: Wer *bin* ich eigentlich? Manchmal fühlst du dich wie ein Maulesel, der dafür da ist, die Lasten anderer zu tragen. Ich bin „nur" ein…

Du verlierst zu viel Aufmerksamkeit für Nebensächlichkeiten anstatt für das wirklich Wichtige. Lebst du zu viel nach außen gerichtet, oberflächlich, zu sehr auf eine materialistische Gesellschaft, auf Leistung fixiert? So stellst du dir schlussendlich schwerwiegende Fragen in Bezug auf den Inhalt deines *wahren* Selbst. Möglicherweise zeigst du dich in einer bestimmten Funktion selbstsicher, aber wo stecken die Werte in dir, die *nicht* an eine bestimmte Zeit oder einen Ort gebunden sind, mit anderen Worten, deine *echten* Sicherheiten? Im Grunde hat ein Mensch lediglich *eine* Schwachstelle, wodurch er jegliche Immunität verlieren würde: wenn er den Kontakt zu seinem kraftvollen, göttlichen Selbst verliert. Infolge dieses Leere-Gefühls müsstest du dich jetzt trauen, *scharf* und aggressiv aufzutreten!

Erkennst du dich selbst nicht vollständig an, so werden andere dich auch nur zum Teil wertschätzen (weil du dies oder jenes…). Folglich fühlst du dich manchmal benutzt und unzureichend geschätzt, verletzt. Selbstzweifel: Du meinst für andere „verletzbar" zu sein.

Kernlösung

Erfahre und durchlebe deine Totalität. Traue dich, deine eigenen Gefühle und deine Meinung zu äußern, respektiere dich selbst. Frustriere dich nicht. Entschlossene Selbstsicherheit führt zu gesunder Aktivität und Kreativität. Zweifle nicht an deinen tiefsten Kräften und lebe aus deinem Selbst heraus. Erdung! Halte dich nicht zu viel an Details auf. Lebe nicht auf äußere Selbstbestätigung hin, forciere dich nicht; sei stets deiner Natur, deinem Gefühl treu. Stehe fest und autonom, selbstsicher und immun auf eigenen Füßen! Verbanne falsche Werte. Sei weich zu dir.

ACHSEL

Psychologische Symbolik

Das Vertrauen auf die ursprünglichen Kräfte deiner Natur. Verborgene Energien im

Zuge der Selbstverwirklichung begeistert nach außen tragen.

Geradeheraus sein, ohne Zögern deine intuitiven oder instinktiven Kräfte dynamisch, spielerisch und mit einer starken Lebensmotivation zum Ausdruck bringen.

Kontakt in dir zu primitiven Kräften. Das Sparsame, Behutsame, die Vorsicht (der „weibliche" Anteil) mit dem „männlichen" Anteil gebündelt: das Tatkräftige, Selbstsichere, die nach außen strömenden Energien.

Der Ort dessen, was von außen zu uns kommt und aus dem Unbewussten seinen Weg an die Oberfläche, nach außen hin sucht.

Erkrankungen, allgemein

Kernursache und Kernlösung

Du forcierst deine Natur, du möchtest unbedingt etwas durchdrücken, das nicht gut für dich ist: Du vertraust zu wenig auf ein spontanes Wachstum. Du tust dir auf die Weise selber weh. Du unterdrückst diese natürlichen Kräfte, deine gesunde, aggressive Energie. Angst. Oder du *lässt* dich von primitiven Emotionen leiten, von sexuellen Trieben, anstatt deine Natur selbstbewusst zu führen. Du bist entweder zu wenig in dir präsent, oder du gehst gegen den Strom. Du weigerst dich, auf die Zeichen von außen zu hören, die dein tiefstes Selbst aufgerufen hat, um deine Weiterentwicklung zu stimulieren; du hörst nicht auf deine Intuition, auf deine Natur.

Folge den Signalen deines tiefsten Selbst, und gehe mit dem Strom des natürlichsten Weges mit; tue dir keine Gewalt an, lasse los, was nicht gut für dich ist. *Halte dich nicht verschlossen, sondern lasse deine Freude erschallen!*

Offenheit: deinem Selbst gegenüber, nach außen hin. Fühle dich sicher in deinem Selbst. Hältst du dich ängstlich „verborgen"?

Du bist „du": Setze dich ruhig dafür ein, wer du wirklich bist.

Lymphknotenschwellungen in der Achsel

siehe auch Achsel; Lymphe

Kernursache

Du schneidest dich von deiner Natur, von deinen Emotionen ab; du lebst nicht wirklich hier-und-jetzt in deinem Körper. Du schwebst und denkst, grübelst und spekulierst in Gedanken; die abscheulichsten, von Angst erfüllten, sorgenvollsten Gedanken und Vorstellungen treiben dich um. Du hältst dich nicht an die Realität, an das, was jetzt ist, weil du, vom Irdischen *weg,* flüchtest. Unwesentliche Gedanken vermögen dich zu quälen, weil du nicht auf deine irdische Natur vertraust.

Du fühlst dich in einer Situation oder in Beziehungsproblemen „gefangen", aber du erkennst nicht, dass die Ursache bei dir selbst liegt: nämlich dass du nicht *wirklich* mit deinem Körper, mit deinem irdischen Sein verbunden bist: Du flüchtest in den Geist, in Gedanken; du hast Angst vor deinen Emotionen; du meinst, dich davor schützen zu müssen.

Angesichts der Verborgenheit der Achseln und des primitiven Kräfteflusses, der fortwährend aus deinem Lebenden Selbst herbeigeführt wird, weisen diese Drüsenschwellungen auf Folgendes: Auf der einen Seite wird dieser primitive Strom von Energien und Emotionen aus Angst vor dir selbst, vor diesen tiefsten Kräften und Gefühlen in deiner Natur von dir unterdrückt; das beinhaltet auch eine Unterdrückung intuitiver Energien, von Produktivität und weiblichen Anteilen in dir. Diese Unterdrückung kann zu zwanghaften Gefühlsausbrüchen oder zu sexuellen und anderen Zwangshandlungen führen.

Auf der anderen Seite weist dies daraufhin, dass Gefühle tief verborgen sind; du verschließt dich; du schirmst deine Gefühle ängstlich von der Außenwelt ab. Das kann zu Problemen innerhalb einer Beziehung führen (Sieh die Ursache dieser Problematik nicht in der Beziehung selbst: Sie ist eine Folge deines inneren Zustandes).

Du glaubst nicht wirklich an deine eigenen Kräfte; du fühlst dich zu schwach und zu zerbrechlich; du würdest dir wehtun lassen, andere in dich „eindringen" lassen; du versuchst dich zwar abzuschirmen, aber weil du nicht wirklich an dich glaubst, klammerst du dich an Sachen und Menschen außerhalb von dir fest und bleibst sitzen, wie ein Vogel in einem Käfig, der in die Ferne späht, ohne jegliches Weiterkommen.

Weil du Angst davor hast, dich mit Haut und Haar ins Leben zu stürzen, dich gefühlsmäßig in deinem Leben zu engagieren, wirst du möglicherweise so tun, als würde es deine Gefühle überhaupt nicht geben; vielleicht versteckst du sie hinter dem Schild des perfekten Spirituellen, Heiligen oder Intellektuellen, der augenscheinlich keine Probleme hat. Deine Emotionen leben wie unter einer Käseglocke. Du schließt dich nicht an diese ursprüngliche, innere Quelle, tief in Dir, an; so gestehst du dir auch nicht zu, außerordentliche, kreative Arbeit zu leisten. Möglicherweise lebst du wie ein Papagei oder ein intellektueller Affe. Aber trotz alledem: Emotionen und Phantasie werden hochkommen, ohne dass du ihnen ausweichen kannst.

Kernlösung

Trete in die „irdischen Sphären" ein: Bleibe hier-und-jetzt mit deinen Füßen auf dem Boden, innerhalb von Raum und Zeit, ohne deine Grenzen zu überschreiten und die Flucht zu ergreifen. Reiße diese Trennwand zwischen dir und deinen Emotionen und zu anderen nieder. Spüre diese Weisheit, diese Intuition, die weibliche Produktivität, den freien Gefühlsstrom in dir, und gewähre dir hierbei vollkommene Freiheit. Nichts an dir ist bedrohlich, es sei denn du unterdrückst deine Gefühle zu lange. Trage nicht länger diese sorgenvollen Lasten in deinem Kopf: Vertrauen!

Baue selbstsicher an deiner irdischen Existenz; sei kreativ, produktiv, halte keinen spontanen Gefühlsfluss zurück. Äußere dich, befreie dich, nimm diesen gläsernen Helm von deinem Kopf, und komme zu offener Kommunikation, mit deiner Natur und innerhalb deiner Beziehungen. Nicht träumen, sondern machen! Lasse das Unwesentliche, das Angst-Einflößende in deiner Phantasie los. Spüre diese inneren Kräfte, und nutze sie in tatsächlicher Selbstverwirklichung. Hemme nicht die Durchströmung spontaner Energien; gewähre Emotionen freien Durchgang. Sei deinem Körper nahe. Sei in deiner Denkweise klar und nüchtern! Wage es, auf dein tiefstes Selbst zu vertrauen.

Lies auch Lymphknotenschwellungen, allgemein.

ADS

Aufmerksamkeits-Defizit-Störung

Kernursache und Kernlösung

Im Grunde möchtest du dich „öffnen", aber in der Realität suchst du die Lösung in der Flucht von links nach rechts, von rechts nach links... (in Gedanken, Träumen oder Taten); du würdest dich sogar „zweiteilen", deine Zunge spalten, um viele Dinge gleichzeitig tun/sagen zu können..., um lieber doch nicht in dieser Kern-Einheit von dir selbst ankommen zu müssen, sehr kraftvoll und konzentriert in Einheit du selbst zu sein.

Du fühlst dich in dir selbst blockiert und suchst unbewusst nach einem Weg, um dich zu befreien, aber hierbei fliehst du vor deinem Kerninhalt.

Möglicherweise bleibst du in der Kleinkind-Phase, wie ein *Daumenlutscher, der sich hinter seinem Daumen versteckt hält, sich selbst zufriedenstellend, aber nicht wirklich mit seinen Energien nach außen tretend. So bleibst du in deiner eigenen Welt, deinem Kreislauf, ‚verhaftet'; du schäumst vor Energien, sie flehen dich förmlich an, sich frei entfalten zu dürfen. Wahrheitskraft staut sich auf, aber du weigerst dich, auf ehrliche Weise geboren zu werden, um alles in dir selbst BESTEHEN ZU LASSEN..., FREI und endlos. Als ob du dem Leben nicht ehrlich in die Augen sehen könntest..., unbewusst erhältst du eine Art ‚Lüge' aufrecht.

Gib dir jetzt alle Chancen auf einen neuen ANFANG, endlich! Lasse dich selbst *wirklich* geboren werden. Erwarte nicht, dass andere dir dabei helfen oder dich unterstützen werden, sondern gib dir nun selbst jegliche Unterstützung. Sei deine eigene Hebamme; hilf dir selbst!

Halte dich nicht mehr klein, sondern schenke dir alle Aufmerksamkeit. Locke die anderen nicht mit saugenden Macht-Augen zu dir, sei nicht beschämt wegen der Begierden (eventuell auch wegen der sexuellen Gefühle) in dir, sondern entwickle dich, tue etwas mit dieser Menge von Schöpfungskräften und Gefühlen in dir.

Hole dich selbst jetzt zum Vorschein, lebe nicht länger unter dem Tisch versteckt; agiere nicht hinter einem eisernen Vorhang, sondern bringe dich selbst ans offene, ehrliche Tageslicht.

Sei nicht länger hart-sadistisch hinsichtlich des kleinen Kindes in dir, sondern lasse es in Liebe geboren werden. Unbewusst schämst du dich wegen dieser Lüge und dieses Sadismus in dir, den du möglicherweise auch auf andere abreagieren würdest. Breche mit diesem Verborgen-Halten, mit dieser Lüge: *Gib dir einen Ehrlichen Ausweg.* Komme in Sanftheit zu dir selbst. Wer *bist* du eigentlich? Gib dich zu erkennen..., in erster Linie für dich selbst! Traust du dich nicht, es zu fragen? Traust du dich nicht, es zu sagen? Sprich doch für dich, für Wahrheit..., sprich in Wahrheit, handele aus Wahrhaftigkeit, tief aus dir selbst heraus... Weder Scham, noch falsche Scham in dir; keine einsaugende Bewegung, die mit Unterdrückung eigener feuriger Kräfte einhergeht!

Unentschlossenheit, auf der Stelle treten, Fluchtwege suchen...: Das bringt dich nicht weiter. Springe in die Bresche! Mache dem langen Aufschub ein Ende, und lasse dich selbst nun endlich geboren werden. Keine Komödie, keine Ausflüchte, kein Abbremsen mehr: in aller Ehrlichkeit und aus gesundem Stolz, auf deinen Inhalt, nach außen treten. Verstecke dich nicht länger hinter einer Haltung. Schmiedest du ‚heimlich' in deinem Kopf Pläne? Verdächtigst du andere auf hinterlistige Weise? Das geschieht infolgedessen, dass du dich verborgen hältst..., dass du nicht wirklich in ganzer Gestalt zum Vorschein kommst, dass du mit deinen Gefühlen und Gedanken hinterm Berg hältst. Kräfte, die dich auf ehrliche Weise geboren werden lassen wollen, suchen einen Ausweg..., weil du es nicht tust; höre auf, mit dir selbst ein Spiel zu spielen, und hole dich zum Vorschein, zeige dich in wahrer Gestalt - kraftvoll und aufrichtig!

Möchtest du immer wieder entkommen, sozusagen durch die Maschen des Netzes rutschen? Fühlst du, wie dein Brustkasten sich aufbläht, um dir einen Ausweg zu bieten? Gib dir selbst doch, ganz großzügig, den Spielraum, den du als Mensch verdienst: Hole dich aus der unangenehmen Situation, und gib dir jede Chance, vor der einzig wirklichen Gefangenschaft zu flüchten: vor der Spirale von Nicht-Leben, der einsaugenden Bewegung des schwarzen Loches... Halte dich nicht länger als Leidensgenosse oder Kind des schwarzen, verschlingenden Loches verborgen, sondern strahle nach außen hin! Gebe! Öffne dich auf ehrliche Art und Weise. „Einsaugende Macht" wird jetzt „gebende Kraft, in Liebe".

Verkrampfe dich nicht länger, ziehe dich nicht länger zurück, lasse alle Energien wie Pferde in der freien, grünen Weide galoppieren, und fühle dich stark und eins mit dir selbst. Atme tief und weit ein, gib dir den Sauerstoff, den du verdienst. Mache aus dir einen guten und reinen Menschen, und hole das Tiefste aus deinem Herzen empor, um es mit anderen zu teilen. Gebiete dem Nägelkauen, dem Verschweigen und Verstecken Einhalt, sage ja zur ehrlichen, starken Offenheit, zum idealistischen, urstarken Frau-Mann-Mensch, der jetzt *weiß*, dass sie/er ihre/seine Zügel selbst in der Hand hat und *keinen* einzigen

Fluchtweg zu suchen braucht, um doch noch entkommen zu können: vor der ehrlichen Geburt, der ehrlichen Präsentation deines ICHS. Ganz wie du bist! Keine Tarnung, keine Lügen, keine Maske, keine verborgenen Löcher, keine Manipulationsspielchen, kein Verheimlichen, keine einsaugende Bewegung, keine selbstbefriedigende, aber aussichtslose Energie-Strömung…

DURCHBRECHE das GLAS[1] der Vergangenheit; kappe das Alte vollständig, und springe in neuer, befreiender Gestalt zum Vorschein. Fort, aus der Höhle von Tod und Schein, von Nichtsein und Rückzug, von Aushöhlen und Einsaugen. Auf dem Weg zum wahren, inneren Licht, zu einem aufrichtigen Geben, zu einer völligen Übergabe an das Leben! Mit EHRLICHEN, GERADEN, Uranischen KRÄFTEN zeigst du, wer du bist, von deiner inneren Basiskraft aus, aus deinem Herzen heraus; du bist nicht länger mit Unehrlichkeit und Flucht verbunden und auch nicht damit, dein ICH nicht zeigen zu wollen, so wie du bist. Jetzt kommst du zu Flexibilität, zu einem Nicht-Fordern von anderen, zu einem Nicht-Länger-Flüchten vor einer wahren, ehrlichen Geburt deines ICHS: aus *einem* Guss!

Du ergreifst nicht mehr die Flucht, sondern vertrittst ehrlich deine Meinung.
Schäme dich nicht für bestimmte Gefühle, die dir nicht gerade menschlich, sondern möglicherweise eher animalisch, teuflisch oder pervers vorkommen: Alles hat seine Ursache und seinen Grund zur Existenz, alles ist in Entwicklung… Es verpflichtet dich lediglich dazu, JETZT eine Wahl für Ehrlichkeit, für ein ehrliches Vorwärtsgehen zu treffen, und urinstinktive Energien werden sich allmählich in liebevolle Bewusstseinskräfte umwandeln. „Begierden“ und „haben“ wandeln sich um in ein dankbar „SEIN“ für dein ICH. Düstere Gefühle und teuflisch anmutende Gedanken können sich in herrliche, Liebe spendende Emotionen verändern. Habe Verständnis für dich während dieses Transformationsprozesses. Alles das geschieht schlussendlich, auf dass du zwischen Teufel und Engel in dir selbst WÄHLEN wirst, auf dass du dich zum Meister über dich selbst, über deine Gefühle und inneren Kräfte machen wirst, auf dass du dich für den Weg, der… Leben heißt, Liebe, entscheiden wirst.

Dann kannst du in Liebe sprechen, den anderen mit offenem, ehrlichen Blick (nicht mit Augen, die das Weite suchen…) dabei ansehend. Nur so befreist du dich selbst und holst du dich ins Leben hinein! Ehrliche Energieentwicklung, ehrliche Sprache und offener Blick: Du läufst nicht länger vor Wahrheit weg. Du sprichst *eine* Sprache, ohne dich noch einmal hier- oder dahinter zu verstecken. Du redest nicht länger um den heißen Brei: Du sprichst von Herzen frei heraus, ohne Machtausübung, weder auf dich selbst, noch auf andere. Du verbirgst nicht, wie ein Clown, das, was du *wirklich* sagen willst, du versteckst nicht länger deine Basisenergien und Gefühle (denn sie kommen ohnehin an anderer Stelle wieder heraus).

Und die Lehre, die du darüber hinaus daraus ziehen musst, ist, dass Begierden (das „haben“ wollen oder locken, auch das Aufmerksamkeit von anderen „haben“ wollen beispielsweise) zu Tod und gebende Liebe und Ehrlichkeit zu ‚Leben’ und wirklicher Freiheit führen.

Folglich ist der einzige Weg zu Freude in dir der Bruch mit der alten Teufelsstimme in dir, die dir weismacht, nicht ehrlich du selbst sein/ dich selbst geboren werden lassen zu dürfen und zur Not die anderen an der Nase herumzuführen, indem du verschiedene Fluchtwege aufzeigst… Mache der Verschlossenheit, die du in dir aufrechterhältst, ein Ende; verstecke nicht länger deinen *Wahrheitsstrom,* lasse kreative Kräfte und Gefühle frei fließen. Betrachte das Leben nicht misstrauisch, sondern vertraue der Energie-Strömung in dir, die sozusagen zu Befreiung aufruft: ehrliche Selbst-Manifestierung, keine Schein-

[1] Lies über die Symbolik von zerbrochenem Glas in *Das Signalbuch* nach. Dieses Buch ist bei Erscheinen des vorliegenden Werkes noch nicht in deutscher Übersetzung erhältlich.

Manöver! Nur *dann* kannst du auch in aufrichtige und befriedigende Kommunikation mit anderen treten. Gib also deinem ECHTEN Selbst, dem lebenden Selbst, die Aufmerksamkeit, nicht dem teuflischen Kind auf der Flucht, dem Element in dir, das sich nicht ehrlich zu sich selbst bekennen will, sondern lieber die Beine unter die Arme nimmt, die Flucht ergreift, und auf diese Art die Aufmerksamkeit von anderen auf sich zieht. Komme aus... dem ‚UNTERGRUND' deiner selbst hervor..., spiele keine heimlichen Spielchen mit dem Leben..., sondern zeige dein EHRLICHES ICH, ohne Ausflüchte. *Dann* wirst du auf eine erwachsen integere Weise mit anderen reden können und ein glücklicher Mensch werden.

Wenn du den Gefühlen und Energien in dir nicht vertraust, sie als teuflisch erlebst, sei dir dann im Klaren darüber, dass allein du es in der Hand hast, dich selbst als einen engelsgleichen Menschen anzusehen und dich dementsprechend zu verhalten: aus dem Herzen heraus lebend, gebend, mit dir selbst und den anderen ehrlich-seiend. Dir ist WOHL zu vertrauen, deinem INHALT ist *wohl* zu vertrauen: Aber führe dich auf eine offene und ehrliche, entschlossene Weise, so dass sich die teuflische Stimme in dir nicht länger einen Scherz mit dir erlauben kann. Mache die Teufelsstimme in dir zunichte, und gib dir jede Chance zu einer ehrlichen Geburt. Lasse die Menge an Kräften in dir auf eine gesunde, ehrliche Weise in den Dienst des Lebens und des Herzens gestellt werden.

Dann bist du ein kraftvoll-schöpferischer Mensch, dazu im Stande, schöne, neue Dinge zu erschaffen! Durch dieses dich selbst Auf-Brechen, dieses Durchbrechen-Lassen deines wahren, sonnigen ICHS wirst du dich gut fühlen... Sei also nicht länger ein Schatten deiner selbst, verweile nicht weiter im ‚Untergrund' deines Wesens, sondern breche aus..., als kraftvoller, liebevoller, energetisch-strahlender Mensch! Erneuerung bringend und so ehrlich wie Gold. Ausstrahlend und offen.

ADHS

Aufmerksamkeits-Defizit-Hyperaktivitäts-Störung
Aufmerksamkeitsstörung mit Hyperaktivität;
hyperkinetisches Kind

Kernursache und Kernlösung

Innere Kräfte, Emotionen, natürliche Energien werden fortwährend zurückgehalten. Du versteckst dich sozusagen hinter einem dicken Fell, einer zweiten Persönlichkeit, hinter der du dich ängstlich verbirgst, voller Furcht, von den enormen Kräften in dir überwältigt zu werden.

Die oberflächliche Beweglichkeit ist lediglich ein Ventil, eine Flucht vor dir selbst. Du erlebst dich als ‚gespalten'; einerseits würdest du dem Ganzen entkommen wollen, fühlst du dich in deiner eigenen Natur gefangen, erlebst dich selbst als verletzbar und möchtest dich hinter einem zweiten ‚Fell' verstecken, weil du dich auf deiner Basis schlichtweg wackelig fühlst, als ob jeden Moment deine Struktur einstürzen könnte, weil du keinen Einblick in das Leben hast, weder in dich selbst, noch in das Wie und warum der Geschehnisse; weil du dich unsicher fühlst und gar nicht weißt, in *welche* Richtung du gehen musst, weil du dich nur auf wackeligen, unausgeglichenen Grundfesten erlebst. Andererseits ist diese Situation beklemmend für dich, du würdest vor deinem eigenen inneren Dampf flüchten wollen.

Du hast Angst vor diesen unbewussten, zuweilen stark aggressiven Kräften in dir; du lebst nicht mit beiden Füßen fest auf der Erde; du lebst in zu unwesentlichen Sphären, in Unsicherheit; du vertraust nicht deiner eigenen Natur. Du hältst dich selbst fortwährend zurück; fühlst dich von anderen zurückgehalten. Manchmal würdest du folglich auch Strukturen umstoßen, durchbrechen wollen, aber es ist lediglich eine weitere Flucht, die von deiner inneren Kernpersönlichkeit *weg*führt. Du fühlst dich unsicher und beschützt dich einerseits dadurch, dass du deine tiefsten emotionalen Kräfte verdrängst; auf der anderen Seite reagierst du auf deine Unsicherheit mit Flucht in alle Himmelsrichtungen, außerhalb von dir, aber das bietet dir keine Lösung. Kinder, die dabei noch durch eine Umwelt auf die Zerreißprobe gestellt werden, in der sie Mutter und Vater als „gegensätzliche" Wegweiser erleben, haben es hiermit umso schwieriger: Aber auch diese Situation holen sie selbst zu sich, gerade weil die innere Uneinigkeit bereits in ihnen vorhanden war. Das Kind wird aus Unsicherheit auf der Hut sein, innerlich aggressiv, weil es gar keinen Überblick, kein Vertrauen in seine Natur, in das Leben hat. Suchend, flüchtend, gehetzt traut es sich nicht, in sich selbst zu blicken oder einen Moment innezuhalten.

Solche Menschenkinder haben das Bedürfnis nach einem weiten psychischen Raum, in dem sie sich selbst frei erleben können. Kreativität, Musik usw. ..., was von ‚innen heraus' gefühlt wird; Aufgaben, die sie aus ihrem eigenen Kern heraus erleben können, woran sie ganz und gar beteiligt sind. Auf dass sie sich ‚im stillen Kämmerlein' wieder finden; auf dass sie die sichere Basis in sich selbst entdecken werden. Eine Selbst-Einkehr; eine Konfrontation im Spiegel. Ihnen zu der Einsicht verhelfen, dass sie kraftvoll, sicher und geborgen in sich selbst existieren; wie sie selbst ihr Leben gestalten; dass Sicherheit nicht in der Außenwelt zu suchen ist; dass sie nicht vor den Kräften in sich selbst zu flüchten brauchen; dass sie sich nicht zu „beschützen" brauchen, weder vor diesen inneren Emotionen und Energien, noch vor der Außenwelt.

Reinen Tisch mit dem Unwesentlichen machen: aus dem Alptraum, Dinge zu sehen, die nicht da sind, aufwachen. Gesunder Menschenverstand und Bewusstsein, eine solide Konzentration des Bewusstseins im Körper: Das ist möglich, wenn Selbstsicherheit, Vertrauen, ein Gefühl der Sicherheit vorhanden sind. Angst vor Gefühlen, Lebensangst durch Einsicht wegnehmen. Im Hier-und-Jetzt bleiben, in sich selbst, so dass aggressive Kräfte nicht mehr unruhig flüchten. Das Süße und Wohlschmeckende, Süßigkeiten und schöne Farben genießen. An das Süße und Schöne im Leben selbst glauben. Auf die feste Basis seiner Natur vertrauen; keine Angst mehr vor dem Selbst und seinen Kräften. Eine freie Übergabe an seine Natur und Energien, dank eines Sich-Sicher-Wissens in sich selbst, dank dem Aus-einem-Guss-Sein-Dürfen; aus innerer Sicherheit heraus ein kraftvolles, dynamisches Durchsetzen nach außen hin.

•

Zu großer Macht-Druck vom Geist auf den Körper, von Gedanken und Kopf auf den Körper. Ein enormes *„GEISTesgepäck"*, das häufig mit zu viel Macht -‚acht'- auf deinem Leben lastet; *Gedankeninhalt, der zu schwer und düster ‚von oben auf' den physischen Körper drückt. Aber dennoch suchen die Energien im Geist/Kopf dann plötzlich ihren „Kanal", ihren Weg nach unten;* ein Strom von oben nach unten, in deinen Körper, sozusagen in die ‚ERDE'. Auch Giftstoffe werden nach unten hin abgeleitet. Im negativen Sinne könnte es sein, dass du deinen ganzen Körper sozusagen mit dunklen Energien besudelst oder vergiftest, die voller Macht deinen Geist bewohnen (= negative Überzeugungen/Gedanken).

*Die Verbindung zwischen Kopf und Körper kommt häufig schwierig zu Stande, als ob du dich durch einen schmalen, langen Verbindungsweg (*über den Nacken*) davon distanzieren würdest, als ob du das Körperliche ‚der Macht des Geistes' unterordnen würdest.*

Es ist *sehr* wichtig, zu einer vollkommenen *‚Integration'* zu kommen, in der Ganzheit deines Wesens, um dich nicht länger über deinen Körper oder außerhalb davon zu stellen, um dich selbst, *als irdischer Mensch, als etwas Schönes und Herrliches anzusehen und in keinem Fall in kalter, arroganter oder kritischer Distanzierung vom Leben in der Materie,* von deinem Körper zu verbleiben. Sagst du ‚nein' zu deinem Körper…, wärst du lieber in einem anderen Körper, vielleicht in einem weiblichen, oder männlichen, oder möglicherweise in einem ‚vergeistigteren' Körper geboren? Vielleicht hättest du dich sogar lieber völlig im ‚*Geiste' niedergelassen,* nicht reinkarniert auf Erden? Gehe dem gründlich in dir selbst nach, und fasse deinen Entschluss!

Willst du *wirklich* leben? Das ist dann nur auf Erden *möglich,* als göttlicher Mensch in der Materie deines Körpers, Himmel und Erde in herzlicher Harmonie vereinigt…; gleite also auf eine liebevolle, nicht dich selbst-vergiftende Weise, in deinen Körper hinab. Verseuche nicht die Atmosphäre in deinen Körperzellen, die dich um Wärme, Leben, LIEBE… anflehen!

Erhebe dich nicht über den irdischen Teil deiner selbst, sondern erkenne den herrlichen Reichtum dessen an: leben zu dürfen, von Kopf bis Fuß in der Materie sein zu dürfen, auf Erden! Wende dich *dem Guten in dir selbst* zu, wende dich nicht länger von dir, von einem Teil deiner selbst ab! Gleite in *deinen Körper* hinab, bis in die Wurzeln…, auf eine herzerwärmende Art und Weise!

Du steckst voller Energien und Kreativität, die du im Grunde wie eine dunkle Bombe in dir anschwellen lässt, dunkel deshalb, weil du dir selbst unzureichend beziehungsweise keine Herzlichkeit, Liebe und Wärme gibst. Infolgedessen wirst du sie vielleicht von anderen erwarten und sie argwöhnisch beäugen, wenn ‚sie' dir nicht geben, was du forderst… DU WIRST ES DIR ALLES SELBST GEBEN MÜSSEN: den frohen, optimistischen Blick auf dich, deinen Körper, das Leben… Dich von düsteren Energien befreien und sie in freudvolle, kreative Aktion umsetzen!!

Zuweilen sieht es wirklich danach aus, als würde eine Bombe explodieren: *eine Zeitbombe, die du selbst in der Hand hast…* Lasse keine Zeit mehr verstreichen; *lasse dunkele Emotionen-Gedanken-Energien nicht in deinem Wesen, deinen Därmen, deinem gehaltvollen Bauch gären, sondern Glaube an die Pracht deines Mensch-Seins,* und gewinne einen rosigen Blick auf dich und das Leben. So werden Energien auf eine freudvolle Weise deinen Körper durchströmen können.

Fühlst du manchmal Wut auf das Leben, auf dich selbst in dir? Spürst du irgendwo eine Missachtung hinsichtlich des ‚niederen' Irdischen? Das Irdische ist gar nicht ‚niederer'! Ohne das Irdische könnte das Leben nichts anfangen: Über dein Hineingleiten und deine Anerkennung des Prachtvollen, des „Irdischen", deines körperlichen Da-Seins, findest du einen Ausweg aus dem Labyrinth, in dem du dich selbst gefangen gehalten hast und aus dem du unbewusst heraus willst!

Du hast keinen einzigen Grund dafür, dunkele Energien in dir heranzuzüchten und in Stand zu halten; mache dir nichts vor. Jeder Mensch ist einzigartig und hat seine höchst-individuellen Gründe, hier auf Erden geboren zu werden. Übernehme deine Aufgabe, dein Sein, in Dankbarkeit, und du wirst sehen, welch edle Absichten das Leben mit dir im Sinn hat! Zögere, zaudere nicht…, höre damit auf, dich selbst so mit dunklen Gedanken zu besudeln, Plutonisch-tiefe, schwarze Überzeugungen.

Gib, produziere allein das Hellere… in deinen Gedanken, und gleite mit diesen frohen Gedanken und Überzeugungen in deinen ganzen Körper hinab.

Möglicherweise kannst du nicht mehr, bist du mit deinem Latein am Ende. *Du würdest ausbrechen wollen,* aber du weißt nicht wohin. Sei dir darüber im Klaren, dass die Lösung nicht in DER FLUCHT VOR DIR SELBST liegt, sondern in der TRANSFORMATION deiner selbst, in einer aufrichtigen Anerkennung deines Wesens: Du wirst in dieser Welt deines Inneren, im irdischen Körper, der du bist, einen reichen Schatz an Gold finden.

Manifestiere dich mit voller Kraft, und lasse das Düstere aus deiner Gedankenwelt verschwinden. Ersetze es durch heller gefärbte Überzeugungen.[2] Und vor allem: Entdecke dein HERZ..., Liebe vertreibt Angst/Unruhe. Dein HERZ-IN-DEINEM-WARMIRDISCHEN-KÖRPER. Höre auf diesen liebevollen Engelskern in dir.

Bohre dich nicht in Grund und Boden, zerstöre das Leben nicht, sondern hole deine Schöpfungskräfte über Wasser, und mache etwas daraus. *Erschaffe, gestalte, tue zu jedem Zeitpunkt, was du fühlst tun zu müssen.* Aus deinem tiefsten Inneren heraus *weißt du im Grunde, dass das Leben eigentlich ‚Helle Absichten' beinhaltet,* und dass du dich, sobald du die Dinge zu düster oder zu schwer durchdenkst, siehst oder machst, eigentlich auf die Frequenz von Tod und Lüge abstimmst. Also, hole dich nah zu dir selbst, komme auf Tuchfühlung mit deinem WAHREN, frohen, lebenden Selbst, höre damit auf, dich, das Leben, das Irdische oder die anderen irdischen Wesen... auf diese Art zu zerstören, und wende dich in Liebe dem wahren Leben in dir zu. Mache es dir warm und gemütlich; erlebe die Behaglichkeit, in deinem Körper sein zu dürfen; ein wundervolles Ereignis.

Verlasse dein Gefühl, *einsam auf einem uferlosen Ozean mit tiefem Grund umherzutreiben, und springe an Land,* suche das Glück SELBST auf: Nur du selbst kannst dich gesund und glücklich machen! Verlasse die alte Gasse, das alte Sträßchen ohne Ausweg, und lasse dich in neuer Gestalt geboren werden: *auf ERDEN, in deinem Körper! Schwebe nicht über dunklen Wassern,* verlasse die alte See und *ENTSCHEIDE DICH jetzt für ein Leben auf Erden,* - sage JA dazu! -, *das herrlich, liebevoll, warm, heilig, hell und freudig sein wird. Nur dann kannst du deine innere Ruhe finden. Aus dieser inneren Ruhe heraus kannst du auf dynamische Weise durchs Leben gehen, ohne dich weiterhin unruhig zu fühlen..., denn du läufst jetzt nicht länger vor einer vollständigen Integration deiner selbst, einer definitiven Wahl für das Leben auf Erden, einem Bruch mit dem dunklen Geistes-Machtdruck weg.* Du siehst und denkst und fühlst: Ja, hier in meinem Körper, auf Erden ist es gut zu wohnen. *Mit beiden Füßen auf dem Boden gehen,* in dem Bewusstsein, dass ein Mensch Wunder bewirken kann, wenn er sich nur dazu entschließt, nach Geist und Körper in vollkommener Einheit er selbst zu sein! Ja, du kannst es, du musst nur daran glauben und es tun.

Stelle dich an die Seite der Liebe, die Seite von *Geben* und Gut-Tun, nicht von Begierden, ‚Haben Wollen', Handeln-aus-Wut. Allein in dieser *Sphäre der Liebe* kannst du *Ruhe* finden...!

Öffne dein Herz also in Liebe... zu einer Existenz in deinem Körper; schaue nicht mächtig auf dich nieder, auch nicht auf andere, sondern lebe aus der Dankbarkeit heraus, auf Erden „sein" zu dürfen und deine spezifischen Begabungen bestehen zu lassen.

Das Gefühl „in mir steckt eine dunkle Bombe, die explodieren könnte" löst sich wie Schnee in der Sonne auf, wenn du die negative, dunkle Geistesperspektive ausschaltest, wenn du die Machtausübung auf dich (und eventuell auf andere, indem du Aufmerksamkeit forderst) durch ein liebevolles dir selbst Geben, ein warmherziges Offensein für die anderen irdischen Menschen, die jeder für sich ein prachtvolles Stück Natur und Leben darstellen, ersetzt.

Das Leben ist wunderschön, in dir und deinem Selbst, und das Paradies sollte hier auf der Erde auf dem Fundament heller, freudiger Überzeugungen erbaut werden. *Also häufe keine Emotionen, keine dunklen, hasserfüllten oder arroganten Energien mehr in dir an, sondern setze sie in Freude, Dankbarkeit und Respekt um..., vor dir selbst, vor dem Irdischen, dem Körperlichen,* vor jedem Menschen dieser Erde, der auf Leben und Güte ab-

[2] Lies hierzu über die Symbolik der Pampelmuse in *Das Füllhorn - Psychologische Symbolsprache der Nahrungsmittel* nach.

gestimmt ist. Keiner ist mehr oder weniger wert als der andere. Und auch du bist gut: auf deine Art, als Geistesinhalt in deinem Körper vereint, weder dich noch andere auf irgendeine Weise zurückweisend beziehungsweise einsaugend; du sorgst jetzt gut für dich selbst. Du hast das Signal deines lebenden Selbstkerns verstanden!

Energien strömen nun frei heraus, sehr freudvoll und *konstruktiv.* Deine Gefühle werden jetzt vom *warmen Herzen* aus gesteuert, wovon du zuvor *Abstand* genommen hattest... Jetzt kommst du zu der Entdeckung, dass du in dieser, deiner Genesung, in dieser Liebe zu dir, dich nicht länger mit Menschen oder Dingen außerhalb von dir (wie Fernsehen, Computerspiele, Aufmerksamkeit von anderen) zu ‚füllen' brauchst (oder dich in etwas hineinflüchten musst). Du sorgst auf warme Art und Weise für dich, gibst dir selbst die Aufmerksamkeit, deinem Körper in seiner Totalität dabei ganz nahe seiend: Es gibt keinerlei Distanz mehr zwischen deinem Geist, deinen Gedanken, deinem Kopf einerseits und deinem Körper, dem Irdischen andererseits.

Du vergiftest dich selbst nicht länger mit dunklen Überzeugungen über die Macht deines Geistes. Du rufst deine Geistesenergie auf, um voller Freude die Natur deines Körpers zu durchspülen! *Weißer Meister über dich, nicht mehr oder weniger wert als ein anderer..., deine Energien kraftvoll und gleichmäßig entfaltend:* Das ist prächtig und einzigartig. Du *gestaltest* neue Dinge, du bist in *Freundschaft* mit anderen, ohne *Konkurrenz oder Macht und Kritik* in deiner Existenz zuzulassen. Du existierst jetzt als *Einheitskraft,* in der Natur deines totalen Wesens, liebevoll und energisch, originell und schöpferisch, *gebend* und mit den anderen teilend...

Den ‚Teufel', der dunkel und eigensinnig-mächtig sich selbst vergiftete, hast du aus dir vertrieben, und er verändert sich in eine Art herrliche ‚heilig-leuchtende-Liebes-Energie'.[3] *Der Engelmensch, würdevoll auf ERDEN umherwandelnd, wohltuend für die anderen.*

●

Dein Kopf steckt voller brütender Gedanken, Emotionen. Du kaust und käust in *deinem Kopf* wieder, mit deinem Kiefer, deinen Zähnen. Du suchst nervös, verwirrt, unsicher einen Ausweg, eine Lösung, aber scheinst dabei nicht direkt weiterzukommen. Du scheinst einen *Fluchtweg* suchen zu müssen, denn es wird zu heiß in deinem Kopf, und du bist davon überzeugt, dass der Ausweg in einer Flucht nach außen hin liegt. Durch ein Gefühl, wie „ich muss etwas tun, ich muss mich hier herauswinden". Aber du erkennst nicht, dass die Lösung gerade in einer inneren Vertiefung liegt, in der du dich nicht länger mit deinem Kopf auf ein Fluchtweg-Suchen nach ‚außen' richtest.

Dein sich dieser Dinge BEWUSST werden wird den instinktiven ‚Treibhauseffekt' in deinem Kopf transformieren..., so dass du innere Ruhe finden kannst. Laufe also nicht länger vor dir weg. Kein besessenes Suchen mehr, sondern ein Verweilen „bei dir", bei dem, was sich alles in dir anhäuft und warum dies geschieht. Du wirst einsehen, dass dies alles nicht notwendig ist, das du dich gerade dadurch nervös machst und aufregst, dass du dich fortwährend auf das richtest, was du ‚außerhalb' von dir tun, suchen, finden müsstest. Lasse alles los..., und wende dich deinen eigenen prachtvollen Tiefen zu: Trete mit deinem eigenen Inhalt, deinem Herzen, deiner inneren Quelle in Kommunikation.

Was sollst du machen? Manchmal ein innerer Zwiespalt; ein nicht genau wissen, *was* zu tun, wohin es geht. Du bist wütend, aber auf der anderen Seite kannst du niemandem einen Vorwurf machen: Du musst dein Leben führen und nichts von anderen

[3] Lies hierzu im 6. Kapitel von *Die Zwölf Tore des Prinzen Sirius* nach. Dieses Buch ist bei Erscheinen des vorliegenden Werkes noch nicht in deutscher Übersetzung erhältlich.

erwarten; innerlich weißt du dies unbewusst. Und du willst dich auch verwirklichen; du wärst wütend auf dein eigenes Gefühl der Ohnmacht, blockiert und unfähig, unmittelbar effektiv vorwärts zu gehen und zu tun. Nervös auf der Stelle tretend: *Wie* sollst du es machen? Wie sollst du dich selbst verwirklichen? Du *siehst* es nicht gleich.

Du führst über Vieles Buch, bewahrst viel in deinem Kopf auf, es fällt dir schwer, etwas durchzuschlucken und loszulassen, aus Angst und Unruhe. *Klammernd, den Sprung ins Leben ‚als Ich geboren' nicht wirklich zu wagen.*

Auch und vor allem deshalb, weil du davon überzeugt bist, dass dies etwas damit zu tun hat, etwas zu erreichen oder etwas außerhalb von dir zu tun, etwas zu erfüllen, ‚haben' oder ‚bekommen' zu müssen. Die Notwendigkeit zur Einsicht: dass dich selbst verwirklichen ‚Selbst-Einkehr' und Wertebewusstsein bedeutet, ein innerliches Ruhigwerden wegen dieses Reichtums in dir. Nicht mehr flüchten wollen, keinen Ausweg mehr suchen wollen: Die LÖSUNG findest du … IN dir selbst!

Unbewusst ein großes Bedürfnis nach ‚Klarheit', nach einer *„klaren Einsicht"*, einem Überblick innerhalb von klaren Strukturlinien, nach einem Reinemachen der alten Gänge, aber du weißt nicht unmittelbar, wie du den Anfang machen kannst, als ob du Angst davor hättest, einen Fehler zu begehen, indem du loslässt, vorwärts gehst, Ordnung schaffst. Du *kannst* wohl weiter, aber du traust dich nicht, den Schritt sofort zu wagen: weil du denkst, den ‚Schritt' außerhalb von dir tun zu müssen.

Eine Art Lampenfieber, das verschwinden wird, wenn du dir dessen bewusst wirst, dass du alles in dir selbst finden kannst, dass du den großen Schritt zu dir und In dich selbst machen solltest. Dass *dort* alles reichlich vorhanden ist und ruhig wird, dass du dir darüber überhaupt keine Sorgen zu machen brauchst, dass du nichts mehr ‚brauchst' als das…

In bestimmten Fällen opferst du dein ICH möglicherweise den Umständen, Situationen innerhalb von familiären oder gesellschaftlichen Verbindungen, anstatt auch und in erster Linie einmal wirklich als ICH zu leben. Du hältst dich hinter einem Berg von Argumenten, vielleicht im wahrsten Sinne des Wortes hinter Menschen, Familie, Zeichnungen oder was auch immer *‚verborgen'*. Ausreden, um lieber doch nicht ausspucken oder durchschlucken, loslassen und weitergehen zu müssen.

Also wende dich voller Vertrauen einem neuen Weg zu und lasse los, mit Leichtigkeit, habe keine Angst, es kommt alles ins Lot, wenn du nur nicht hortest und alles registrierst, dich krampfhaft an Dingen/Menschen außerhalb von dir festhältst. Gehe ruhig vorwärts und sei dir gewiss, dass dir nichts zustoßen wird, dass nichts Negatives dich treffen wird, wenn du nur auf deinen inneren Schutzengel baust!

Mache dich nicht so verrückt: Du brauchst dich gar nicht nach außen hin zu beweisen; du brauchst nichts in Bezug auf andere zu leisten oder zu verwirklichen. LASSE LOS UND FINDE DEIN ZU HAUSE IN DIR SELBST.

Von diesem inneren Ausgangspunkt, wo es gut ist zu sein, wirst du dich selbst stetig entfalten können. Du bist gar nicht mehr auf der Flucht, versteckst dich nicht mehr hinter einem *Schein-Verhalten,* um deine Ängste zu verbergen; *du flüchtest dich nicht mehr in ein bestimmtes „Verhalten", das du nicht ‚bist' (z.B. in das Verhalten, andere zu ärgern, den Clown zu mimen usw. …).* Du läufst nicht länger ängstlich/nervös von hier nach da, um dich lieber nicht ‚zu erkennen' geben zu müssen.

Du weißt, dass du gut bist, dass die Lösung in einer Anerkennung deines prachtvollen Seins, deiner vertrauensvollen Basis liegt und darin, alles in deiner näheren Umgebung loszulassen… Du als du, ehrlich, gerade heraus, nicht länger vor deiner *wirklichen,* vertrauensvollen, innerlichen ICH-Basis weglaufend.

Gehe tief in dich selbst, und trete auf ehrliche Weise mit Gefühlen und Gedanken nach außen. Suche dein Heil und deine (Er)füllung nicht in deiner Umwelt, sondern erfahre das Glück um dein Sein, und entwickle *dann* auf spontane, lebendige, „natürliche" Weise deine Energien: echt, authentisch, keine Masken-Schau, kein Sich-Verstecken.

Du als „du", pur und ursprünglich. Aus diesem urtiefen Kern der Sicherheit..., der in dir steckt.

AFTER, ANUS

Psychologische Übereinstimmung und Erkrankungen, allgemein

Kernursache und Kernlösung

Um uns die Chance zu geben, immer weiter transformieren zu können, ist es notwendig, dass wir das Alte „loslassen", dass wir dankbar für das sind, das uns bereichert hat.

Unsere Erfahrungen, das, was wir in uns aufgenommen und verarbeitet haben, und wovon einerseits das Notwendige assimiliert wurde, dies fordert jetzt andererseits ein Loslassen des Überschusses, um für das Neue Platz zu machen. Wenn wir uns weder ängstlich an die Vergangenheit klammern, noch an Dinge oder Personen aus der Gegenwart; wenn wir unsere Früchte in Liebe produzieren und dieses fortwährende Wachstum gerne mit anderen teilen; wenn wir uns trauen, uns von Emotionen wie Wut, Ängsten und Trauer zu verabschieden, weil wir bedingungslos auf die Autorität unseres Selbst vertrauen, dann wird sich der Anus weich öffnen.

Loszulassen beinhaltet psychisch und physisch eine wohltuende Befreiung, vor allem nach einem Zeitraum, in dem du zu viele Emotionen und dunkele Gedanken festgehalten hast. Diese spontane Befreiung wird dann zu Durchfall führen, in jedem Fall dann, wenn es sich um eine heftige Wende, von angespanntem Festhalten hin zu erleichtertem Loslassen, handelt.

Verschließt du dich ängstlich? Was willst du nicht loslassen?

Fühlst du dich innerlich so unsicher, dass du angsterfüllt deine Gefühlswelt verborgen hältst, deine Emotionen aufstaust, dich selbst durch das Anhäufen negativer Gedanken vergiftest?

Wenn du dich wütend zumachst, kann sich Aggression nach innen kehren und in dir selbst Zerstörung anrichten.

Kannst du dich schwer von jemandem, von etwas oder von einer bestimmten Situation lösen?

Du produzierst nicht, um deine Früchte an einem Baum verfaulen zu lassen, sondern um deinen Reichtum mit anderen in Freude zu teilen.

Du fühlst dich stark auf deiner Basis; du fühlst dich sicher mit der Erde verbunden.

Du nimmst zügig Abschied vom Verarbeiteten, so dass du dich auf ambitionierte Weise weiterentwickeln kannst.

Sich trauen, am irdischen Geschehen Freude zu haben.

Oder wagst du es nicht, deiner Natur zu vertrauen; kannst du dich nicht in Freude und Flexibilität gehen lassen?

Das Alte, das ausgedient hat, ist verbrannt; du kannst wieder etwas Neues geboren werden lassen.

Übergebe dich der Natur, so dass keine Rede von Ängsten und Spannungen sein kann.

Wenn du zu einer klaren und weiteren Einsicht gelangst, wirst du dich leichter von alten Normen, Strukturen und Gesetzen lösen können. Es kann dir möglicherweise viel Schmerz und Elend bereiten, bevor du etwas oder jemanden loslassen kannst. Du bist dazu in der Lage, hartnäckig und verbissen an etwas festzuhalten: ein schmerzhafter Ablösungsprozess.

Oder: Du stehst mit beiden Beinen fest auf der Erde; du glaubst an die Autorität deines Selbst; du sähst und erntest in Freiheit und Vertrauen.

Afterabszess
(siehe auch Abszess, allgemein)

Kernursache

Zögern und Starrköpfigkeit, Wut in Bezug auf etwas, was du besser loslassen solltest!

Aber in Gedanken drehst du dich die ganze Zeit im Kreis…, du kannst im wahrsten Sinne des Wortes keine Entscheidung fällen oder einen Schlussstrich unter die Vergangenheit ziehen.

Festgefahren bis ans Äußerste; in einem starren Festhalten fixierst du deine Gedanken auf Gegebenheiten, die du unmöglich loslassen zu können scheinst.

Kernlösung

Vertraue jetzt auf deine Intuition, lasse alles ausströmen. Lasse den Kopf nicht hängen: Feure entschlossen deine befreiende Mars-Energie ab, und lasse dein Leben durch keine einzige Sache, keinen einzigen Gedanken dominieren!

Mache den Weg für neue Pfade frei; wenn du dich klammerst, funktioniert es nicht. Produziere, sei fruchtbar in Gedanken und Taten. Bleibe nicht länger in Stagnation, öffne dich und lasse dich wachsen.

Afterfistel
(siehe auch Fisteln, allgemein)

Kernursache

Du klammerst, du fühlst dich in deinen Bewegungen gebunden und eingeschränkt.

Du bist verschlossen und zeigst dich nicht vollkommen wie du dich fühlst; du hältst dich zum Teil versteckt.

In deinem Innern verspürst du Wut und Rache; du glaubst an das Böse, an unbewusste düstere Kräfte, die wohl irgendwo auch in dir stecken, so denkst du.

Du füllst dich selbst mit dunklen Gedanken, du siehst schwarz. Du ziehst und saugst immerzu alles zu dir, anstatt zu geben und zu strahlen.

Dunkele Erinnerungen aus der Vergangenheit anstelle von freudvollen Projektionen in die Zukunft. Ein Unvermögen in dir, im Hier und Jetzt wirklich in Liebe zu kommunizieren.

Kernlösung

Lasse deine düsteren Gefühle und Gedanken in Bezug auf die Vergangenheit ziehen, und mache einen neuen Anfang. Sei von der Güte überzeugt, die jedem Menschen innewohnt. Staue nichts in dir auf, verarbeite alle deine Emotionen, und äußere dich so, wie du dich fühlst. Entdecke das Schöne in dir, dann wirst du Freude an wahrer Kommunikation haben, und deine wütenden Gedanken werden sich lösen.

Hämorrhoiden
eine Art von Krampfadern am Übergang vom Mastdarm zum Afterkanal, können jucken, schmerzen und bluten

Kernursache

Druck und Gegendruck: Ein tiefes Verlangen, dich aus einem ‚bedrängt' sein zu befreien.

Du hast Angst davor, alles durchzuschlucken und loszulassen: Gedanken, Emotionen, Erfahrungen aus der Vergangenheit, möglicherweise auch materielle Dinge oder einen Job…; es handelt sich hierbei in jedem Fall um ein Festhalten an etwas, das dir im Grunde nicht so gut tut, an etwas, das dich an deiner Weiterentwicklung hindert.

Du fühlst dich vielleicht wütend oder zurückgesetzt: eine negative Energie-Umwandlung, die nach einer vulkanartigen Befreiung verlangt. Du schränkst dich möglicherweise dadurch ein, dass du dich an zu strukturelle, zu materialistische oder rein äußerliche Werte klammerst.

Wie sperrst du dich ein? Welche Normen oder Gegebenheiten halten dich davon ab, in aller Freiheit du selbst zu sein? Wo hältst du noch fest, wo herrscht ein Ja-Nein-Zustand? Du wirst aufgefordert, es dir selbst leichter zu machen, loszulassen, zu wählen und auf deinem Lebensweg weiterzugehen.

Kernlösung

Vertraue auf das Verlangen, ohne Grenzen du selbst sein zu können! Lasse los, und sei selbst im Zentrum deiner Welt, anstatt diesen Platz dunklen Gefühlen zu überlassen. Erlebe das Jetzt in vollkommener Freiheit; ziehe einen Schlussstrich unter die Vergangenheit.

Denn es kann keine Rede davon sein, dass man durch die Vergangenheit ‚determiniert' sei. Verändere dein Leben, wenn du dies möchtest.

Wenn du Wut in dir spürst, so resultiert diese aus deinem eigenen Unvermögen. Denn die Situationen oder Menschen, auf die du wütend bist, hast du selbst unbewusst in dein Leben gerufen. Lerne daraus und gehe, jetzt bewusster, weiter im Leben. Lasse deine Gedanken und Gefühle, die dir keine Freude bereiten, los und lenke deine eigene Zukunft aus neu gewonnenen Überzeugungen heraus. Mache den Weg frei von Selbsteinschränkung.

Afterjuckreiz

(siehe auch Juckreiz, allgemein)

Kernursache

Du empfindest Irritation, Abkehr, zuweilen Ekel, Bedauern, Wut in Bezug auf Ereignisse aus der Vergangenheit. Diese Gefühle richten sich möglicherweise auf einen Partner: Du fühlst dich vielleicht benachteiligt, verletzt, oder beispielsweise gereizt durch Sex ohne Tiefe oder wirkliche Liebe. Du stellst dir Fragen in Bezug auf Ereignisse aus der Vergangenheit.

Fühlst du dich möglicherweise schuldig? Vielleicht schämst du dich, am liebsten würdest du eine Maske aufsetzten wollen, damit dich niemand erkennt...; du fühlst dich traurig, nervös; bestimmte Gegebenheiten lassen dir keine Ruhe. Du hast keinen wirklich klaren Überblick. Du fühlst dich davon verfolgt. Zweifel: Habe ich es wohl gut gemacht? Neue Energien sind bereit, geboren zu werden, auch wenn du nicht genau siehst, in welche Richtung du gehen wirst. Du hast ein intensives Bedürfnis danach, Altes loszulassen.

Kernlösung

Zeige Verständnis, komme zu einer klaren Einsicht in dich selbst; verarbeite, schüttle alles von dir ab, und lasse das Alte zugunsten des Neuen weichen. Du kannst nur daran wachsen, dich weiterentwickeln: Ausdrücke, wie Bedauern und Schuld, existieren dort nicht. Zweifele nicht an dir selbst; glaube an deine Güte; lasse los und gehe weiter, zu einer folgenden Phase!

Madenwürmer, Würmer im After, Oxyuren

Hauptsymptom: Starker, häufig nächtlicher Juckreiz am Anus (und eventuell an den Schamlippen)

Kernursache

Du quillst vor produktiven Energien über, schnürst dich jedoch selbst ab. Du lässt alles mit dir machen, du lässt es zu, dass du gelebt wirst, du lebst nicht wirklich aus deinem Herzen heraus. Es hat nahezu den Anschein, als würdest du dich selbst hinter Gitter bringen, weil du nicht an deinen wirklichen Wert glaubst. Du zeigst dich nach außen hin auch nicht so, wie du dich wirklich tief in dir fühlst; du neigst eher dazu, eine Maske zu tragen. Du hast keinen Zugang zu dir; du bekommst dein Leben nicht in den Griff.

Inneres Gefühlschaos; du bleibst im Morast der Vergangenheit stecken; bist nicht wirklich offen für neue Erfahrungen; du schleppst dich in den Fußspuren der Vergangenheit weiter. Treibstoff wird nicht wirklich genutzt; Mars-Kräfte werden unterdrückt. Du erlebst dich selbst als einen Nichtsnutz; du tust, was du tun musst, erfüllst deine so genannten Pflichten, aber du glaubst nicht an dein Selbst, lässt keine authentischen Erlebnisse, keine Freude in deinem Leben zu. Du hast das Gefühl, dass andere dich wie einen Knochen abnagen könnten.

Kernlösung

Kraftvolle Selbstwerdung! Dir deiner Würde bewusst werden; dich sicher und beschützt in dir selbst wissen. Wie ein

Stier auf Erden vorstoßen und den „Feind" in die Flucht schlagen, fort von deinem Gebiet. Die Kraft deines Bewusstseins erkennen; deine Grenzen in Bezug auf andere abstecken. Dich selbst erfüllen; sich trauen, Schönes oder Wohlschmeckendes zu genießen. Offensein für neue Erfahrungen. Transformation. Ein starkes Ich macht es sich selbst behaglich, löst sich von der Vergangenheit und baut für sich eine schöne Zukunft auf. Traue dich, in Konfrontation mit dir selbst zu treten und dich eine Stufe höher zu stellen! Nimm deinen Raum in Anspruch.

Afterrisse, Afterfissuren und -wunden

Kernursache

Du erlebst dich als verletzbar und schwach; du hältst dich selbst zu krampfhaft fest und verschlossen, um dich zu beschützen, zu verteidigen. Aus Angst und einem zu geringen Glauben an dein Selbst, weigerst du dich beharrlich, auf eigenen Füßen zu stehen und weiter zu gehen.

Du empfindest die Welt als verletzend und feindlich; du markierst den starken Mann/die starke Frau, aber im Grunde fühlst du dich wie ein Opfer. Du würdest dich selbst forcieren und dich in eine starre Struktur hineinzwängen, um alledem Stand halten zu können, oder um nach außen zu glänzen, um den Erwartungen anderer zu genügen…

Du fügst dir selbst Schmerzen zu, indem du an Situationen, in denen du dich nicht gut fühlst, weiterhin festhältst.

Kernlösung

Du darfst deinen Gefühlen vertrauen, habe keine Angst. Lasse deine dir eigene Art frei existieren; traue dich, deine Meinung zu sagen. Entwickle dich weiter, wenn nötig langsam, in deinem eigenen Tempo. Baue dein Leben in breiter Vielfalt aus, nimm deinen Raum ein, nimm ruhig deinen gleichwertigen Platz unter den Menschen ein. Fühle dich sicher, entspannt auf deiner starken Basis. Bemühe dich nicht, anderen zu gefallen, akzeptiere in erster Linie dich selbst, so wie du wirklich bist. Du brauchst dich nicht zu forcieren! Wenn jeder mit sich in Harmonie sein würde, dann wäre die Welt ein Paradies.

Schmerzen am After

Kernursache

Du schnürst dich selbst ein, du tust dir weh, weil du der Meinung bist, dass du es verdienst. Die Vergangenheit hat deiner Ansicht nach gezeigt, was für ein schlechter Mensch du doch bist oder sein kannst. Du denkst, dass es zu spät dafür ist, das wieder gut zu machen, was du ‚falsch' gemacht hast, und du akzeptierst jetzt leidvoll eine Strafe dafür.

Auch existieren möglicherweise Schuldgefühle in Bezug auf Sex. Du unterdrückst deine Sehnsüchte, deine freudvolle Natur und verhinderst auf diese Weise ihren freien Lauf.

Du quatschst und redest vielleicht viel, aber im Grunde hältst du das, das tiefer darunter liegt, verborgen. Denn du möchtest stets gefallen oder erfüllen. Auch dadurch kannst du dich zu sehr einengen und löst du nichts, wovon du glaubst, dass es verurteilt werden würde oder nicht in den gewünschten Rahmen einer Person, die dir lieb ist, passen würde. Schon so lange hältst du diese Form der Selbstbestrafung durch, jetzt kannst du nicht mehr.

Kernlösung

Öffne dich in Freundschaft, erkenne deine innere Schönheit an; ‚Schuld' und ‚schlecht' existieren im Grunde nicht: Alles ist Wachstum oder Widerstand.

Höre auf damit, dich selbst zu peinigen, und beschenke dich behutsam mit Liebe. Mache nicht fortwährend Zugeständnisse, lebe nicht nach den Erwartungen anderer, verschließe dich nicht: Kommuniziere offen und ehrlich, nimm deinen Raum ein, und äußere dich auf die Art und Weise, wie du dich fühlst! Nur so kannst du dich selbst weiterentwickeln und ebenso dein Partner, dein Kind oder dein(e) Freund/Freundin. Sei deiner eigenen Art treu, und lasse alles frei ausströmen.

ÜBERSTEIGERT AGGRESSIVES VERHALTEN

Kernursache

Du möchtest dir selbst beweisen, dass du der/die Erste, Größte, Beste bist, denn du selbst bist überhaupt nicht davon überzeugt, ob du wohl wertvoll bist! Im Gegenteil, vielfach verurteilst du dich, häufig bist du sehr hart gegen dich selbst, eine stählerne Hand in deinem Nacken: Das Ventil ist Aggression.

Du spürst Ängste, du weißt nicht genau wovor, aber du meinst, auf der Hut sein zu müssen, du denkst, jeder Zeit mit etwas Bedrohlichem rechnen zu müssen. Als Kind nimmst du diese unbewussten Spannungsfelder über deine Eltern/ein Elternteil auf. Du denkst lediglich innerhalb dieser oder jener begrenzenden Strukturen existieren zu dürfen, durch dich selbst oder deine Erziehung angezeigt. Unterdrückung deiner gesamten Art führt zu übertriebener Selbst-Manifestierung oder aggressiver Aktion denen gegenüber, die dich als Projektionsfläche benutzen.

Aggression, die häufig gegenüber denen geäußert wird, die dich sozusagen daran hindern, du selbst zu sein. Durch die Unterdrückung deiner Natur und deiner natürlichen, spontanen Aggression, entwickelst du eine übersteigerte Form von Aggression. Ein Ausdruck von Ohnmacht! Siehst du dich selbst als einen Teufel? Dann wirst du dich wie ein Teufel verhalten!

Kernlösung

Niemand schränkt dich ein, es sei denn, du selbst tust es. (Wie? Stillschweigende Streitereien, Spannungen, unterdrückte Aktion bei den Eltern: Das Kind wird in einem Wutanfall ein Spiegelbild dessen sein.)

Unterdrücke doch deine spontanen Äußerungen nicht, auch wenn du wütend bist: Habe keine Angst davor! Es sind die nichtgeäußerten Emotionen, die zur Anhäufung von Energien führen, um schließlich auszubrechen. Habe keine Angst vor diesen tiefen Emotionen und Kräften in dir: Äußere sie, lebe aus deinem Wesen heraus. Es kommt nicht darauf an, der/die Erste zu sein, sondern du SELBST sein zu dürfen. Sei weicher zu dir, ohne dich zu verurteilen. Du steckst voller Energien, lebe sie in Kreativität aus, so wie nur du es empfinden kannst. Tust du anderen weh, dann verletzt du dich im Grunde dadurch selbst. Fühlst du dich so klein und ängstlich? So mit Angst behaftet? Suche jetzt den Kontakt zu deiner eigenen urstarken Basis! Die wirklichen Kräfte stecken in dir selbst: weil du dir dessen nicht bewusst bist oder dich weigerst, sie anzuerkennen, wirst du anderen gegenüber aggressiv, machtlos und (auto)destruktiv.

AIDS und HIV

(siehe auch Teil I)

HIV (Humanes-Immundefizienz-Virus) ist ein Virus (das ‚Aidsvirus'), das das Immunsystem ernsthaft beeinträchtigen kann: dann spricht man von der Krankheit ‚AIDS', Acquired Immune Deficiency Syndrome (englisch für „erworbenes Immundefektsyndrom")

Zuallererst empfehlen wir den Gebrauch von Kondomen. Und dies trotz der Tatsache, dass (wie auch die Wissenschaft entdeckt hat) manche Menschen Stoffe in sich tragen, die dazu führen, dass das Aidsvirus nicht in den Körper eindringen kann. Psycho-emotional stimmt dies mit der nachfolgend beschriebenen tiefsten Kernursache überein. Kein Risiko eingehen, Kondome verwenden, sagen wir, weil die meisten Menschen

noch nicht bereit dafür sind, die tiefere Kernlösung in sich selbst anzuwenden. Evolution ...

Kernursache und Kernlösung

Die Botschaft von AIDS an die Welt lautet: die Zeit ist angebrochen, aus dem instinktiven Urstadium auszubrechen, den nächsten Schritt in unserer Evolution zu machen: Bewusstwerdung, *Wahre* Selbst-Liebe, weg aus dem Tiermenschenstadium. Der echte vollwertige Mensch steht auf und erkennt die authentischen Werte im Leben an. Schein ist verbannt.

Dein Selbstzweifel, deine Selbstverneinung blockieren dein natürliches Immunsystem. Du weigerst dich die Krone des vollwertigen Menschen zu tragen: Du bist sozusagen vor dir selbst auf der Flucht. Vielleicht fühlst du dich armselig, voller Scham um dich selbst? Du fühlst dich von eigenen Emotionen erstickt (oder abgeschnitten), vielfach eine Anhäufung aus der Kinderzeit. Du verurteilst dich selbst. Du fühlst dich schlecht oder schuldig. Du willst oder kannst dein Sonnenzentrum nicht erleben und flüchtest dich möglicherweise in sexuelle Beziehungen, um deine eigene so genannte Nichtigkeit zu kompensieren. Dies führt zu Ängsten, Schuldgefühlen und entfremdet dich noch weiter von deinem eigenen Kern. Ein anderer kann deine eigene Leere niemals auffüllen.

Du kämpfst mit Gefühlen von Machtlosigkeit, fühlst dich unterdrückt oder gebunden. Als Kind hast du möglicherweise deine Autorität als sehr nichtig erfahren und einer mehr oder weniger dominanten Autorität untergeordnet. Aber suche die URSACHE (und Lösung) deiner Problematik nicht in den Geschehnissen der VERGANGENHEIT! Denn du bist bereits als Neugeborenes mit dem Gefühl, an deiner eigenen Meisterschaft, Kraft und Immunität zu Zweifeln, ins Leben getreten. *Darum* hast du „infolgedessen" in der Vergangenheit Lebensumstände, und jetzt „Aids", zu dir geholt (sei es unbewusst), um dir diese tiefste Ursache Bewusst zu machen! Um im Hier und Jetzt mit diesem Gefühl Innerer Ohnmacht abrechnen zu können. Für jetzt und alle Ewigkeit! Löse jetzt die *wirkliche* Ursache von Aids! Durch Transformation…, nicht indem du im Sumpf vergangener Zeiten herumwühlst!

Die Menschheit möchte sich von Angst, Ohnmacht und Lieblosigkeit befreien; über Aids kommt man zu der Erkenntnis, dass das wahre Heilmittel, für diese psychischen Ursachen von Elend in der Welt, Vertrauen auf dich selbst, Bewusstseinskraft und Liebe heißen.

Nach Aids kann die Welt ganz anders aussehen. Mit dieser Medizin wird man Aids heilen. Weder die reine Therapie, noch ausschließlich ein Heilmittel bieten die WAHRE und definitive Genesung - obwohl diese ruhig eingenommen werden können, das hängt von der Entscheidung eines jeden ab (lies hierzu Tel I dieses Buches) - : ***Der wahre Impfstoff steckt in jedem von uns, er wird nur nicht genutzt.*** Selbstliebe, Glaube an die Kraft deines Bewusstseins und den heilenden Einfluss dessen auf deinen Körper. *Blockiere deinen Heilungsprozess nicht durch Zweifel an deinen Fähigkeiten. Es macht lediglich die Überzeugung, dass Aids schlussendlich zum Tod führen „muss", dass dies folglich auch geschieht. Du genest von gleich welcher Krankheit, wenn deine Überzeugungen, deine Wünsche und dein Glaube an dein ICH, dich zu Genesung führen.*

Werde nun endlich in dir selbst geboren: Akzeptiere dich, so wie du bist, erkenne dich *selbst* an, schätze dich voller Wärme, und umsorge deinen Körper wie ein kleines Kind ohne Liebe, das noch laufen lernen und wachsen muss, aber sich von nun an wie ein prachtvolles Stück Göttlichkeit *‚willkommen'* fühlt! Lasse es sich der genesenden Energien, die fortwährend aus seinem tiefsten Kern strömen, bewusst werden; vertraue diesem Selbst, vertraue dem genesenden Mechanismus deiner Natur, und es wird dich heilen: wenn du wirklich… leben willst? Lege dein Immunsystem nicht lahm, indem du deine Vollwertigkeit und dein Recht auf Liebe verwirfst! Es ist sehr normal, dass Aids, angesichts der psychologischen Ursachen, zuerst bei Bevölkerungsgruppen festgestellt wurde, die sich am meisten diskriminiert fühlen. Bei *ihnen* sehen wir auch, wie die „Gewalt Gottes" nicht IN, sondern über sie/außerhalb von ihnen positioniert wird, wodurch der Teufelskreis von Ohnmacht und Machtinstinkt am Laufen gehalten wird.

Befreie dich grenzenlos von dem Gefühl des Opferdaseins, und schätze dich selbst als höchst-einzigartiges Individuum mit spezifischer Wesensart... in Liebe! Glaube an die gewaltigen hoch-menschlichen Kräfte, die in dir stecken; breche mit jedem instinktiven Muster, um dich deinem prächtigen, Liebevollen „ICH-DER-MENSCH" zu übergeben. Von diesem Glauben und dieser Erkenntnis deiner Vollwertigkeit als Mensch ausgehend, baust du an einem urstarken Immunsystem, wodurch Aids verschwinden wird.

Als Baby wirst du mit AIDS geboren...

Du kamst als Baby mit Angst und Trauer in dieses Leben, fest davon überzeugt, *selbst* nicht viele Werte zu haben. Du weißt nicht, wohin du gehst und klammerst dich ängstlich fest. Nicht zufällig wirst du folglich *hier* als Baby geboren: um die eigenen psychischen Probleme lösen zu können, wird (unbewusst) eine Mutter mit einer gleichartigen psychischen Problematik ‚angezogen'. Kommt die Mutter zu Glaube und Selbst-Liebe, zu ICH-Bewusstsein und warmer Geborgenheit in sich selbst, dann wird das Baby dies automatisch stark energetisch erfahren! Es empfängt unmittelbar alle selbst heilenden Signale seiner Mutter, was natürlich seinen Genesungsprozess stimulieren wird. Aber auch ‚losgelöst' und unabhängig von der Mutter kann das Baby in sich selbst - sei es unbewusst – einen psychologischen Prozess, der zu Heilung führt, in Gang bringen. Ein Prozess, der ein wachsendes ICH-Bewusstsein, einen starken Lebensdrang, eine Glaubenskraft beinhaltet... Häufig werden gerade *die* Identitäten mit Aids geboren, die sich selbst - sei es unbewusst – den Auftrag gegeben haben, in ihrem Leben jetzt definitiv mit dem Opferdasein, dem Mangel an Glauben und Selbstliebe zu brechen. Vollbringen sie diese sich selbst ‚auferlegte' Aufgabe (wie jung auch immer!), dann hat dies Genesung zur Folge: Sie setzen sich - unbewusst – stark als ICH durch! Es sind übrigens etliche Fälle von Babys bekannt, die mit dem Aids-Virus geboren wurden und „spontan" genesen sind. Der psycho-emotionale Hintergrund und die Erklärung hierfür werden oben beschrieben.

AIDS? HIV-Positiv? Es wird Zeit, Veränderungen in dir selbst herbeizuführen!

Nichts geschieht „einfach so" im Leben. Schicksal oder Strafe... oder was auch immer: Das gibt es nicht, das ist etwas, was der Mensch sich selbst einredet. Alles, was im Leben passiert, hat seine „Bedeutung".

„Krankheit" ist ein Signal..., verstehst du dieses Signal, um die notwendigen Veränderungen in deiner Existenz anzubringen, dann verschwindet die Krankheit. Jede Krankheit hat ihre spezifische psycho-emotionale Ursache: Arbeite an dieser Ursache, dann verschwindet die Krankheit, ob es sich hierbei nun um Grippe oder um Krebs handelt oder welche Krankheit auch immer. Zahlreiche Fälle aus der Praxis haben dies bereits bewiesen!

Also: Bringe den Genesungsprozess in Gang, wenn du es möchtest. Arzneimittel dürfen ruhig eingenommen werden, aber WAHRHAFTIGE Genesung, total und fundamental, kann sich nur dann vollziehen, wenn du das Wie und Warum dieser ‚Ansteckung' einsiehst, wenn du die Ursache-und-Lösung auf dem psycho-emotionalen Niveau angehst. Die physische Genesung erfolgt dann von selbst. FLÜCHTE NICHT vor einem klaren Blick auf dich selbst. Ob du dir die Ansteckung nun über eine Injektionsnadel, sexuellen Kontakt oder gleich welche Art und Weise zugezogen hast: Dein tiefster lebender Selbst-Kern möchte dir hier etwas deutlich machen, fordert eine Bewusstwerdung, eine Erkenntnis, eine Veränderung in dir selbst…, was zur Folge hat, wenn du dies willst, dass die Zeropositivität oder Aids verschwinden wird.

Die tiefsten Ursachen für Aids sind die Qualen am Herzen. Warum sich nicht auf *wirklich* Liebevolle Weise für das „ICH" entscheiden? Warum nicht wirklich an dich selbst, an deinen groß-menschlichen Inhalt *Glauben?* Warum immer wieder in ‚ihr' (der Sache) oder im anderen aufgehen; warum die Autorität außerhalb von dir ansiedeln, sei es bei einer Person, in einer Beziehung, einem Institut, bei einem Zaubermeister, einem Gesellschafts-Bild, einem Heiler, einem Gott oder in der ‚Masse'? Warum nicht bei dir bleiben? Wo ist dein echtes, großes, schönes „ICH BIN", autonom, losgelöst und unabhängig vom oben Genannten?

Wir könnten es Sphären des ***‚Ineinander Übergehens'*** nennen: Es gibt keine deutlich abgegrenzte Trennungslinie zwischen deinem ICH, deinem Wesen und dem anderer Menschen, anderer Sphären. Nimm dich in dich selbst zurück!

Am treffendsten können wir diese Sphäre wie folgt umschreiben: Nehmen wir an, dass ein Mensch sich in einer Wolke auflösen könnte und diese schwebende Wolke sozusagen die anderen energetisch durchdränge: Sie geht oder kriecht förmlich in die andere hinein; sie IST nicht IN sich selbst, sondern befindet sich fortwährend in und mit ihrer Umgebung: Es kann sich dabei um ein Aufgehen in eine andere Person handeln, in „etwas", in ein Volk, in ein Gewohnheits-Muster, eine dogmatische Glaubenssphäre, in Sucht, in Sex… Wie der Rauch von Tabak oder die Duftwolke des Parfüms die Kleidung, das Wesen anderer durchdringt, sich in den Kleidern einnistet. Sie ist und bleibt alles andere als innerhalb ihres eigenen Feldes, kraftvoll und deutlich als ein ICH BIN abgegrenzt.

Es ist auch möglich, dass sich ein Mensch in einer Arbeit, einer Sache, einer bestimmten Handlung verliert, oder schlichtweg „sich verliert", nicht oder nicht mehr er selbst ist…

Auf diese Weise kann man die „Spontanheilungen" von Menschen mit AIDS erklären: dadurch, dass sie immer *mehr* zu sich selbst „finden", sich ihres innerlichen ICHS bewusst werden, sie selbst werden, autonom und kraftvoller, losgelöst und unabhängig von anderen. (Unabhängigkeit und Autonomie bedeuten nicht, dass du keine andere Person lieben darfst oder keine affektive-oder-sexuelle Beziehung mit jemand anderem haben kannst, im Gegenteil: Erst im Autonomsein kann *wahre* Liebe ausgetauscht werden, weil dann keine Rede mehr von „brauchen" ist, sondern von füreinander ‚da Sein'. Zwei Menschen, die in Freiheit und Vertrauen füreinander da sind. In dieser höheren Liebe gibt es kein Bedürfnis mehr nach sexuellen Erlebnissen mit einer dritten, vierten… Person.)

Bei allen Aids-Patienten spürt man eine solche Art des (noch-nicht oder) Nicht-Ich-Seins, eine Sphäre des „ich-bin-eigentlich-kein-abgegrenztes-Wesen…, ich bin sozusagen in einer Staubwolke, einer energetischen Wolke „aufgelöst"…, ein Mensch, der sich (unbewusst) weigert, seine Identität im gesamten Sinne des Wortes zu betonen: liebevoll und voller Glaubenskraft an das eigene, innere ICH. Ich habe mich selbst verloren": Ob sich dies nun in einem Partner, im Massen-Geschehen, im instinktiven Mechanismus oder in ‚dem' Job vollzieht…, es sind lediglich Folgen, Zeichen, Beweise für die Tatsache, dass man vor seinem ICH flüchtet, sein ICH im gewissen Sinne negiert und dass man - sei es unbewusst – „verschwimmt", ja selbst langsam aber sicher aus dem Leben „wegschwimmt". Man „glaubt" nicht oder unzureichend an die eigenen Basis-Kräfte, an den vollen Wert des eigenen ICHS.

Man steigt dann möglicherweise in die Energie von Etwas oder Jemand anderem, wie ein Parasit, nicht aus einer bösen Absicht heraus, sondern selbst-negierend, selbst-verschwimmend. So wie eine Zecke sich im Fell des Muttertiers verliert..., so sucht man immer wieder neue Situationen auf, in denen man Nicht wirklich „ICH“ wird. Das einzige „Ich“, das wir noch wahrnehmen, ist ein oberflächliches Image-Ich (der Wahre ICH-Inhalt enthält so viel mehr!)..., *und genau das ist es, was einen Menschen für die ‚Ansteckung' mit dem Aids-Virus empfänglich macht.*

Das psychische Feld ist bereit, einen Virus wie Aids zu empfangen...: bei *dem* Menschen, der keine psycho-emotionale Immunität in sich trägt, weil er sich nicht als einen Liebevollen, Autonomen ICH-DER-MENSCH erfährt/anerkennt. Möglicherweise erfährt er sich als jemanden, der sich mit allem und jedem FÜLLEN muss, deshalb nicht zwangsläufig nur mit Sex, aber es kann bei vielen ein wichtiger Faktor sein. Weil er seine eigene FÜLLE unzureichend anerkennt. Er erlebt sich wie unter einer Gewaltstruktur, ohnmächtig...: Und infolgedessen holt er als „Opfer“, sei es unbewusst, einen Virus in seinen Körper, der ihn darauf hinweist: Du vergisst, dass du deine HERRSCHAFT aufnehmen solltest, in Liebe..., und dass diese beiden Faktoren, *der Glaube* an deine Herrschaft und die *Selbst-Liebe,* bewirken, dass du als ICH BIN immun gegen Ansteckung, Verfall oder den tatsächlichen Durchbruch von AIDS bist, wenn du HIV-Positiv bist. Führst du jedoch diese Faktoren in dir selbst in hohem Maße herbei, festigst du kraftvoll dein ICH BIN, konzentriert und autonom, dann treten die selbst-heilenden Energien in Kraft, die schließlich den AIDS-Virus in deinem Körper vernichten werden: Genesung ist das Endresultat.

Die Thymusdrüse spielt eine wichtige Rolle im Genesungsprozess.[4]

Eine gesunde Thymusdrüse erfordert: ein starkes, kraftvolles Sich-Selbst-Niederlassen, die Selbstbestätigung, auf eigenen Füßen zu stehen, losgelöst von Was oder Wem auch immer! Dies ist nicht möglich, ohne Höchste Selbst-Liebe, höchsten Glauben an das eigene ICH...

Ein gesundes Immunsystem verlangt nicht nach BEGIERDE, nach einem begierigen sich Füllen mit allen möglichen Dingen oder Menschen..., sondern es lebt von einer beispiellosen SELBST-LIEBE! Nicht um des kleinen Ichs willen, das nach außen hin glänzen will, das Leistung erbringen will..., denn dieses Ich ist ein ‚Verräter'..., eine Folge der Tatsache, dass du nicht an deinen *wirklichen* Wert, als Großartiger Mensch, glaubst.

Vielen unter uns wurde dies auch so beigebracht: Wir Menschen seien lediglich kleine, untergeordnete Wesen, ein wenig weiter entwickelt als das Tier und müssen dem Schicksal, einem Gebot oder einem Gott gehorchen... Wir Armen... haben uns selbst nichts zu sagen! Und in Folge einer *solchen Überzeugung* wirst du auch empfänglicher für ‚Ansteckung' mit einem solchen Virus, um sich schließlich in einer Situation wiederzufinden, wie: „Schau mich an, ich armes Opfer, ich leide unter Aids, ihr müsst mir helfen und mir Liebe geben..., denn ich bin davon überzeugt, mir selbst weder helfen noch mich heilen zu können, ich bin nicht dazu in der Lage, mein Leben mit mir selbst zu erfüllen, ich bin nicht dazu im Stande, mir selbst die Liebe zu geben, die ich brauche, ich glaube nicht an mich, ich kann mich nicht heilen, ich lasse mich langsam sterben...“: Das ist eine LÜGE!

Aids gibst es gerade aus dem Grunde, um dir bewusst zu machen, dass der Mensch MEILENWEIT über das Tierreich hinaussteigt (zumindest wenn er sich aus Liebe und Glaubenskraft heraus verhält), dass er dann *durchaus* seinem Leben gegenüber alles zu sagen hat, dass er sich selbst *wohl* liebhaben kann, dass er *durchaus* „selbst-umsorgend“ sein kann, dass er sich

---

[4] Lies in diesem Zusammenhang ggf. etwas über die Symbolik der *Thymusdrüse nach.

wohl heilen kann! Dass er KEIN OPFER DER UMSTÄNDE IST…, SONDERN AIDS ZU SICH GEHOLT HAT - sei es unbewusst – WEIL SEIN SEELENKERN IHM KLARMACHEN WILL: Mache dich auf Liebevolle, Kraftvolle Weise zum Meister über deine Existenz, und höre damit auf, dich selbst ,Verschwimmen' zu lassen, dich auf einem Niveau *unter* dem Großartigen, prächtigen ICH-BIN zu bewegen, um rein auf einem eng-stirnigen oder instinktiven Massen-Niveau zu agieren.

Fahre auf! Steige zu deinem wahrhaftigen Menschsein empor! *Erkenne dein Würdiges Sein in Liebe an, erfülle dich selbst, liebe dich, breche mit dem Opfer-Syndrom und mit dem „davon überzeugt sein", dass das Schicksal einfach so zuschlagen kann, ohne dass du etwas dazu zu sagen hättest…, denn das ist Lüge!* VERÄNDERE deine Überzeugungen in Bezug auf Existenz, werde dir der echtmenschlichen Möglichkeiten BEWUSST, verhalte dich nicht wie ein macht- und hilfloses, beklagenswertes Opfer…, denn sonst nährst du nur den Virus.

Das Zuschlagen von Aids IST NUR DANN MÖGLICH (krank-werden und sterben sind nur möglich), wenn du mit deiner Psyche, mit deinen Überzeugungen dein Immunsystem lahmlegst, wenn du nicht tust, was dein innerer Lebenskern von dir verlangt: Steige in dir selbst höher empor, erkenne deinen Wert an, lasse dich nicht verschwimmen, werfe dich nicht weg, klammere dich nicht an Dinge oder Menschen, erkenne deine Liebe, deine Güte, deine Kraft an… und Heile dich auf diese Art selbst.

Baue deine Immunität auf diese Weise wieder auf und *befreie dich definitiv vom Zweifel-Virus!* Genesung ist möglich, wenn du jetzt für Transformation offen bist und an diese Einsichten GLAUBST, die sich, in Wahrheit, bereits bewiesen haben.

Das Ich, das sich als kleines Opfer wähnt, sich der Außenwelt gegenüber labil-weich verhält, sucht möglicherweise im auf Image ausgerichteten Verhalten seine falsche Rettung: Diese „falsche Oberfläche des Menschen", dieser Verräter darf jetzt unter die Lupe genommen werden!

Warum sollte sich der Mensch auf seine äußerliche Wirkung ausrichten…, anstatt urstark von innen heraus zu leben?

Wie ist es möglich, dass Affen mit dem Aids-Virus leben können, ohne jemals zu erkranken? Weil es nicht die Intention der Affenwelt ist, sich *weiter* als bis zum Instinktiven, Tierischen zu bringen.

Das Leben hat mit dem Menschen jedoch etwas ganz anderes, etwas ungleich Höheres im Sinn!

Erkenntnis des göttlichen ICH-Bewusstseins, Bewusstsein höchster Liebe, Umsetzung von Instinkten in Bewusstsein und Liebesenergie… Der Mensch täte gut daran, sich wieder auf die Suche nach seinen eigenen Wurzeln zu machen, um im Folgenden einen *ganzen* Schritt nach vorne zu tun… Nach Aids, auch nach Genesung von Aids, sieht alles *ganz* anders aus als zuvor! Aids fordert gerade die totale Transformation: dich selbst verändern, zu einem neuen Niveau hin führen. Mensch und Menschheit: einen *ganzen* Schritt weiterbringen in Evolution, in Bewusstseinswerdung.

Die Mitteilung, „du bist HIV-Positiv", versetzt dir einen Schrecken, und das ist notwendig…, auf dass du dir dein Leben bis in die Essenz hinein bewusst machen und es umwerfen wirst…, das im radikalen Sinne *zu verändern,* was verändert werden sollte! Auf dass du dir dessen *,Bewusst'* wirst, was Leben wirklich beinhaltet… für dich, als Mensch.

Es ist kein Drama, und sicher kein fatales Geschehen. Im Gegenteil: Heile dich selbst von Aids. Treibe den Virus aus deinem Körper.

Löse die psychologischen Ursachen, warum du dir Aids ,zugezogen' hast, warum du dich angesteckt hast, und setze die Lösung in die Tat um; führe die notwendigen Veränderungen herbei: So kannst du genesen, vollkommen, zu 100%. Wie mir zugetragen wurde, hat man in einigen Fällen bereits erstaunt festgestellt, dass Menschen von Aids genesen sind, dass HIV-Positive plötzlich nicht mehr HIV-Positiv sind. Die Intention dieses Niedergeschriebenen liegt darin, aufzuzeigen, wie das um Himmels willen möglich ist!

●

Wenn du zur eigentlichen Bedeutung der Thymusdrüse nachliest, dann verstehst du, dass dein Wesen nach wahrer Liebe verlangt: Wahre Selbst-Liebe und zum Zweiten nach Absolut Bewusstem Glauben... an dich selbst!!! Wenn du dein „ICH" kraftvoller innerhalb *deines autonomen „Viercks-Feldes", auf Erden,* als Starker, Liebevoller Mensch ansiedelst..., wenn du deine „Sphären des *Ineinander Übergehens* oder *Instinktiven Aufgehens in...*" aufhebst: Dann wirst du wiedergeboren; *das* ist Genesung.

JEDE Krankheit, von klein bis groß, hat einen psycho-emotionalen ‚Anfang': Du bist lediglich dann körperlich empfänglich dafür..., wenn dein *psychisches Feld* für diese oder jene Krankheit empfänglich ist. Das, was man in der klassischen Medizin „Resistenz gegen eine bestimmte Krankheit" nennt, hat eigentlich mit dem psycho-emotionalen EMPFÄNGLICH Sein (oder nicht Sein) für eine solche Krankheit zu tun. Krankheit ist kein Zufall, Ansteckung ist kein „Einfach so", geschieht nicht „einfach so". Es gibt Menschen, die jahrelang Geschlechtsverkehr mit einem Aids-Patienten haben, ohne selbst mit der Krankheit angesteckt zu werden: weil IHR psychisches Feld überhaupt nicht ‚ansteckungsfähig' ist, nicht ‚empfänglich' für einen solchen Virus, im Gegensatz zu dem ihres Partners. (Genetische Muster sind lediglich eine Widerspiegelung, eine Wiedergabe in der Materie, psychischer Muster, die IN einem Menschen angesiedelt sind.) Es hat nicht in ‚erster' Linie mit ‚Resistenz' zu tun: Das, was man ‚Resistenz' nennt, ist vielmehr eine physische ÜBERTRAGUNG des psychischen Zustands/der Seinsart der Person, ihres persönlichen, emotionalen Musters, ein derartiges Muster, wodurch der Virus nicht eintreten KANN!

Der Mensch hat sich selbst Schmerzen zugefügt, indem er den Weg der Selbst-Verneinung beschritten hat, den Weg des AUßERHALB von sich Suchens, anstatt sein Leben auf seinem eigenen inneren Reichtum aufzubauen. Er glaubt unzureichend an seinen Wert, seinen Inhalt... und sucht außerhalb von sich nach ERFÜLLUNG! In Dingen, Menschen, Sex... Diese Form von Sex, instinktiv, das sich mit Sex Füllen Wollen, auf Erregung aus, vor Begierde brennend, um den anderen an sich zu binden oder sich selbst in einem Rausch zu verlieren, dabei den wirklichen Wert und die Kreativität des eigenen Großartigen ICH-Bin negierend..., ist ohne Liebe und reines Gift für den Menschen: nicht nur für das Funktionieren des Thymus, der so sensibel auf Wahre Liebe reagiert und durch sie stimuliert wird, sondern Gift für den ganzen Körper.

Der Mensch höhlt sich selbst durch das sich FÜLLEN Wollen mit Menschen oder Dingen, außerhalb von sich, aus. ERFÜLLT er SICH SELBST hingegen in Liebe, dann kann er diese Liebe ganz aufrichtig und gebend mit anderen teilen.

Im ersten Fall, wenn man sich selbst missachtet, wird sich der Mensch häufig Äußerlich Aufdonnern... Der Mensch wird sein Image aufpolieren. Er wird schön, hübsch oder intelligent oder wie auch immer aussehen wollen... Es ist für ihn von großer Bedeutung, was ‚andere' oder jemand anders, die Gesellschaft, der Clan oder die Familie beispielsweise über ihn sagen oder denken. Zumindest will er doch für sich selbst ‚gut' rüberkommen. Das hat NICHTS mit Leben zu tun, sondern vielmehr mit Verfall und Tod, also auch mit einem negativen Verlauf von Aids. Der Mensch braucht nicht schön (oh, wie falsch diese SCHEIN-Schönheit doch ist) oder stark, glänzend oder anständig „zu wirken"… Ebenso wenig muss der Mensch seine ‚Leere' durch ein instinktives Verhalten füllen, indem er sich mit sexuellen Befriedigungen füllt - wie ein leerer Fahrradschlauch, den man mit Luft füllt…: Er wird seinen Weg zur eigenen Sinn-Vollheit, Selbst-Wertschätzung und zu Aufrichtiger Liebe finden müssen. Diese Selbst-Liebe lässt ihn dann zwangsläufig mit Gedanken, wie „wie wirke ich hier" oder: „mache ich meine Arbeit hier wohl so, dass die Gesellschaft sie als perfekt bezeichnen wird?", brechen. Ringe, Halsketten, Perlen, Tätowierungen…, der Würdige Mensch braucht sie nicht. Er ist rein und schön in seinem ehrlichen Wert, in seiner Liebe.

Es kann ebenso darum gehen, dass man den Normen einer Gruppe, eines Clans, eines Volkes entsprechen möchte…, ANSTATT VON INNEN HERAUS ZU LEBEN, AUS dem HERZEN HERAUS und GANZ UND GAR MAN SELBST ZU SEIN…

Tödlich ist die Missachtung wahrer Liebe, des eigenen ICHS in erster Linie, wodurch man sich unweigerlich an Dinge oder Menschen *klammern* wird und man, im Erleben von Sexualität, keine *gebende* Liebesform praktiziert, sondern eine *‚sich füllende'* Bewegung vollzieht. Man kann versuchen, den anderen zu sich hin zu „saugen", man kann versuchen, sich verführerisch in Pose zu bringen, den Körper als Machtinstrument einzusetzen (sich so ‚schön' wie möglich nach außen hin zu verhalten versuchen): Das ist im Grunde ein Teufelsspiel. Wahre Liebe in einer Beziehung nimmt so nicht ihren Anfang, lebt so nicht, funktioniert so nicht. Bei Tieren kann man dies nicht als ‚teuflisch' bezeichnen, weil sie rein nach ‚Instinkten' leben. Aber das Leben hat mit der Menschheit etwas ganz anderes im Sinn! Aids ist auch dazu da, um den Menschen darauf zu stoßen: Lebe nicht wie ein unbewusstes, instinktives Tier, sich sexuell mit dem, dann mit jenem paarend…, sondern entwickle die wahre Liebe. Darüber hinaus: Unterstelle dich nicht, wie die Tiere es tun, einer Art Oberautorität, einem Leiter, sondern entdecke diese Führungs-AUTORITÄT in dir selbst!

Versuche nicht zu imponieren: weder mit stolzem Pfauen-Gefieder, noch mit einem kräftigen Gorilla-Rumpf…, denn du bist Mensch!! Du kennst deinen inneren Wert: Jeder Mensch ist einzigartig nach Inhalt und Form, auf seine/ihre Art und Weise. Versuche dich also nicht „aufgedonnert" oder „ geschmückt" zu „präsentieren", oder identifiziere dich nicht mit einem hohlen Image, um anderen oder einer bestimmten Gruppe zu gefallen: Denn dann missachtest du dein ICH, dein authentisches Sein, dann greifst du nach dem Gift von Macht-und-Anziehung/Aufmerksamkeit-fordern… und unterstellst du dich zugleich der Autorität (Macht, Anerkennung) anderer. Das greift die Immunität an!! Versuche nicht so oder so „wirken", sondern werde, von innen heraus, kraftvoll und ehrlich DU SELBST!

Macht und Ohnmacht: zwei Seiten derselben Medaille. Verbeuge dich nicht tief nach *„unten"…* vor niemandem…, aber ergreife auch nicht die Macht *„über"* jemanden! Verneige dich allein… vor dem Leben, vor *wahrer* Liebe. Fühle dich nicht als „Opfer", begib dich niemals in Abhängigkeit, in Ohnmacht „unter" Jemanden: Ob es sich nun um ein Oberhaupt oder um einen Freund, einen Gott oder um eine so genannte Böse Macht oder einen Zauberer, Arzt oder Medizinmann handelt…: Niemand kann dir etwas „aufbinden", auch nicht mit dem Bösen (z.B.: Woodoo)…, wenn du nicht daran glaubst, wenn du dich selbst als „guten" Menschen erfährst, wenn du hier nicht ‚mitmachst'.

Das soll nicht bedeuten, dass bestimmte „Leitfiguren" keine weisen Worte sprechen können. Du kannst Information „hören", aber DU allein bist Meister über dein Leben. Nichts oder niemand kann dich verfluchen oder was auch immer tun.

Wahrheitsworte werden niemals „bedrohlich" klingen: Sei dir gewiss, dass es sich um Lügen, um Mangel-an-Einsicht handelt, wenn eine „machtbefugte" Person versuchen würde, dir etwas Negatives, Fatalistisches oder Düsteres weiszumachen oder vorauszusagen. Habe deshalb keine ANGST! Liebe heilt dich von aller Angst... Habe Vertrauen! Liebe dich selbst, glaube an dich und stelle keinen Leiter über dich. Höre auf dein Inneres Herz, auf die Weisheit deines Seelenkerns.

Es gibt natürlich auch Gute Menschen, gute ‚Oberhäupter'..., sie *geben* Liebe... und möglicherweise auch Freudebringenden Guten Rat..., dann ist es gut: Sie lassen dich „frei" und lenken dich, so dass du auf Deinen Füßen stehst, anstatt dir Angst zu machen oder dich von ihnen abhängig zu machen. Dafür braucht auch gar keine ‚Anarchie' zu existieren, das hat nichts damit zu tun..., nur: Lege die absolute Führerschaft in dein ICH, auch wenn ein weiser Mensch dir Weisen Rat geben kann. Du als Führer über dein Leben, in Liebe! Dann verschwindet Angst.

Wahre Liebe beginnt bei der Selbst-Erfüllung, der echten Selbst-Liebe, einem LOSLASSEN jedes Äußerlichen Verhaltens, jedes ansaugenden, instinktiven Mechanismus, jedes Macht-dominierenden Mechanismus..., um sich ausschließlich der LIEBE zu übergeben. Liebe ist warm und gebend, fragt nicht, fordert nicht, saugt nicht, füllt sich nicht mit dem anderen...

Man wird in den Sphären wahrer Liebe mehr und mehr man selbst und stimuliert auch den anderen dazu: Hierbei blüht die Thymusdrüse auf, das Immunsystem wächst in Dankbarkeit, dort, wo es aus Begierde und durch das Füllen mit anderem sich selbst zerstört.

Wahre Liebe entwickelt sich tief im Herzen, nicht in der Anziehungskraft durch die sexuellen Energien. Sexualität kann erst dann etwas *wirklich* Tiefes und Schönes werden, wenn sie von dieser Herzens-Sphäre aus erlebt wird, wenn nicht gesogen, verführt, ergriffen wird, wenn die warme, liebevolle Anerkennung des eigenen ICHS dem vorangeht...

Es ist aus diesem Grunde auch sehr wichtig zu erkennen, dass der Mensch das so genannte „Weibliche" *und* das „Männliche" IN sich trägt, dass die Menschheit einen magnetischen Mechanismus gefördert hat, ein Machtsystem, wobei der eine den anderen mit Hilfe von bestimmten ‚Tricks' anzieht... Wie viele Lesben[5] denken nicht, sich cool verhalten zu müssen... und vergessen ihre Weiblichkeit, ihre Weichheit usw. ... Wie viele Schwule meinen, sich mit Hilfe von „Manieriertheiten" verhalten zu müssen, negieren ihre Mannes-Kraft, weil sie das Bild der schwachen Evas (des missgebildeten, entstellten Menschen in ‚weiblicher' Gestalt) imitieren wollen, ebenso sein wollen: verführerisch, ausgehöhlt, sich windend, einsaugend usw. ...?

Allgemein gesagt: Die coolen Machos und die schwache Eva-Manieriertheit, das Bodybuilding und Mannequin-Syndrom sind Bilder des Zerrütteten Menschen; der Mensch, von sich selbst enteignet. Es ist nicht die Absicht des Lebens, zwei Gegenpole zu schaffen, die sich gegenseitig mit Macht-einsaugenden Verhaltensweisen vernichten würden: über bestimmte Bewegungen, mit Anziehungs-Düften (Parfüm usw. ...), den Tieren gleich, aber auf einem ‚raffinierteren' Niveau..., über Manipulation des Körpers (Diät oder plastische Chirurgie), Make-up und Nylon-Strümpfe-Verhalten oder was auch immer... Dem Zeitalter der Schlange, die anzieht und verführt, Gift einspritzt und tötet, soll Einhalt geboten werden!

Aids gebietet diesem sich selbst „Verlieren", allen zwanghaften, instinktiven Massenmechanismen, Ohnmacht-und-Macht... EINHALT... und ruft zur Einkehr, zu einer Eingehenden Forschung der Menschheit nach sich selbst, auf.

---

[5] Die Begriffe „Schwuler" und „Lesbe" sind hier sehr relativ zu sehen: Zum besseren Verständnis verwendet, aber eigentlich nicht korrekt...; hiermit ist die Beziehung zwischen zwei Männern oder zwei Frauen gemeint, aber man sollte diese Begriffe im Grunde besser gar nicht mehr benutzen. Zwei Menschen, die einander lieben, das ist das einzige, was zählt.

Das Nackte an sich hat nichts mit Sex zu tun: Aber der Mensch hat es so gedeutet. Das Nackte ist schlichtweg... MENSCH. Aber der Mensch hat sich in Begierden, im Sich Füllen Wollen, den anderen „Haben", Besitzen Wollen verloren... Das bedeutet so viel, wie den anderen ‚töten' zu wollen. LOSLASSEN und kein manipulatives Verhaltensmuster entwickeln: Das ist die wichtige Botschaft.

JEDER MENSCH TRÄGT DEN MÄNNLICHEN UND DEN WEIBLICHEN POL IN SICH. Und ob es sich nun (in der klassischen Bezeichnungsweise) um: zwei ‚Männer' oder einen ‚Mann' und eine ‚Frau' oder um zwei ‚Frauen' handelt, die sich lieben: Das spielt überhaupt keine Rolle..., wenn es sich nur nicht dabei um ein Macht-manipulatives Spiel handelt, denn dorthinein beginnt der Tod sein Gift zu streuen. Dieses Macht- und Verführungsspiel hat nichts mit Liebe zu tun, es erinnert uns vielmehr an das Heuschreckenmännchen, das seine Partnerin nach dem Geschlechtsakt tötet und auffrisst!

Aids ist schlichtweg ein SIGNAL: Mensch, erkenne deinen Wert, erhebe dich weit über das Tierstadium, erkenne die Schöne, Liebevolle Autorität in dir selbst an, und nimm dein Leben auf liebevolle Weise in die Hand. Verliere dich nicht in den Dingen, den Menschen, dem Massen-Ereignis, dem Sex..., sondern entwickle in dir selbst die Liebe, die Anerkennung deiner wahren Güte..., um schlussendlich die wahre Liebe zu einem Anderen erleben zu können.

Zuerst solltest du jedoch selbst den Schritt zu totaler Selbsterhöhung, Selbst-Anerkennung und Selbst-Liebe tun. Erst *dann* kannst du eine harmonische Beziehung mit einer anderen Person zu dir holen. Erst *dann* wirst du *gebend* leben, ohne dich weiter zu „füllen", erst *dann* wirken sexuelle Energien regenerierend und heilend anstatt zerstörend. In dieser Selbst-Liebe, dieser Selbst-Anerkennung, ziehst du dir niemals eine Infizierung zu, oder, falls du bereits infiziert bist: wirst du dich selbst heilen! Sagst du: Ich glaube nicht daran, ich *kann* mich selbst nicht heilen..., dann bleibst du dem alten, instinktiven, ungläubigen System verhaftet und bringst dich selbst keinen Schritt weiter.

Dennoch, AIDS ist nicht einfach so in dein Leben getreten: Dein tiefster Selbst-Kern hat dieses Signal zu sich geholt, auf dass du Veränderungen herbeiführen wirst, auf dass du EINSEHEN wirst, *was* verändert werden sollte. Verlasse das Alte Stadium, Glaube an deine selbst-heilenden Kräfte, bejahe dein Großartiges ICH in reiner LIEBE, in Sanftheit dir selbst gegenüber, gelange zu dem Bewusstsein deiner Kraft, deiner Menschlichen, Würdigen, Liebevollen Kräfte...

Du bist gar kein ‚Opfer'..., außer wenn du dich weiterhin so nährst/fühlst. Ändere dieses Muster, setze das Opfer-Muster in Liebevolle Meisterschaft über dich selbst um, und dein Immunsystem wird blühen, um schließlich den Virus definitiv aus dir zu verbannen.

Es ist beim HIV-positiven Menschen von größter Wichtigkeit zu erkennen, dass er dieses Signal hervorruft, um vollständig MENSCH zu werden; um kein Spiel von Macht und Äußerlichem Image zu spielen, um nicht ansaugend vorzugehen, um mit den schwach-weichlichen oder coolen Manieriertheiten zu brechen... Um ausschließlich in GEBENDEM Sinne zu leben: in erster Linie sich selbst, infolgedessen auch dem Partner.

Sex darf sein, muss aber nicht. In einer Beziehung, in der wirkliche Liebe existiert, kann es ein wunderbares Geschehen sein, ein herrliches einander Geben. Sobald Sex jedoch lediglich ein Spiel beinhaltet, dass Erregung, Füllen und Anziehung kombiniert, hat er eine zerstörerische Wirkung.
In voll-liebendem Sinne hat es eine regenerierende Wirkung; ist es gesund.

Wenn Sexualität Selbst-Verlust, Anziehung und Verführung beinhaltet, hat dies einen destruktiven Effekt.
Ein jeder wird dies mit sich selbst ausmachen müssen.

Die Thymusdrüse und das Immunsystem werden von der Liebeskraft und dem Glauben des Menschen an seinen Wert gesteuert.

Wie kann der Mensch an sich selbst glauben, wenn er sich wie ein Nichts fühlt, wenn er meint, sich mit Menschen, mit Dingen außerhalb von sich Füllen zu müssen?

Er wird sich folglich auf die Suche nach diesen tiefen, prachtvollen Gründen in seinem Wesen machen müssen. Er täte gut daran, mit jeder Form von Füllen und Oberflächlichkeit zu brechen ..., er täte gut daran, nach seinen Tiefen zu graben ..., um dann von seinem Mittelpfeiler aus zu leben, sehr intensiv und tief. Er füllt sich nicht mehr mit DER SACHE oder mit DEM anderen, sondern FINDET sich selbst in vollem GLAUBEN. Jetzt weiß er, dass er ein Wertvolles und Liebevolles Wesen ist, dass er Meister über seine Lebenskräfte ist und sich zu jedem Zeitpunkt zu Gesundheit führen kann.

Es ist nicht so, dass das ‚Weibliche' in einem Menschen wie eine kleine Halbmondsichel ist, die etwas oder jemand anderen einsaugen muss, um „komplett" zu sein. Bei vielen Menschen können wir ein derartiges Muster feststellen: Man saugt den anderen ein... anstatt den vollrunden Inhalt von sich selbst anzuerkennen: Das „Männliche", das „Weibliche": in *einem* vereinigt. Höre also auf mit dem Schwach-Sein, mit dem Opfer-Sein, mit dem dich nur ‚halb' Fühlen; gebiete dem Einholen-Wollen Einhalt, sowie deinem Verhalten nach außen hin, das darauf ausgerichtet ist, anderen ‚gefallen' zu müssen: Das hat mit Tod zu tun, nicht mit Leben!! WERDE DU SELBST, ehrlich und natürlich, von innen heraus! Kein „Schein"-Bild aufsetzen: SEI, wer du BIST. So wirst du mit dem unsterblichen, urkraftvollen Lebenskern in dir selbst in Berührung kommen! Und du wirst aus dieser goldenen, inneren Lebensquelle, die fortwährend Freude und Genesung bringt, SCHÖPFEN, wenn du dich nur auf sie abstimmst!

Erkenne dich selbst an, hole dich selbst vollkommen hinein, und lebe ausschließlich in GEBENDEM Sinne, nicht im einholenden Sinn.

Bin ich braun (oder weiß) genug; bin ich schlank genug?; oh je, ich habe einen Pickel auf meiner Haut; sitzt meine Sonnenbrille richtig; füllen wir heute Abend unsere Leere mit „Discos abklappern"; oder verlieren wir uns in Verliebtheit oder im dekadenten ‚leeren' Sex-ohne-Liebe? Usw. ... DAS HAT ALLES MIT NICHT-LEBEN zu tun, mit Füllen, mit Tod... Auf diese Weise kann sich kein Leben aufrechterhalten!

Breche mit dem instinktiven Füllen, mit dem Muster der Begierde, breche mit dem Image-Verhalten, mit dem dich Füllen Wollen. Eine schlanke Linie, so wie der Westen uns glauben machen möchte, ist gar nicht notwendig. Viele Männer und Frauen im Bett zu „haben", muss gar nicht sein, sondern weist hingegen daraufhin, dass du dabei bist, dich, wie ein Tier, zu zermalmen.

Entwickle dich nach Wahrheit. Stehe zu der Form, die du wirklich bist: dick oder dünn, ein ‚männlicher' oder ein ‚weiblicher' Körper? Das spielt überhaupt keine Rolle. Bist du Freudvoll, Liebevoll: Dann wirst du Gesund sein/werden. Oder bist du unzufrieden mit dir selbst, dem Leben gegenüber undankbar, möchtest du deine Körperform verändern? Dann rufst du eine Krankheit hervor..., die dir klarmachen möchte, dass dies nicht *sein muss*. Du bist so geboren, mit ‚männlichen' oder ‚weiblichen' Geschlechts-Merkmalen, groß oder klein, dick oder dünn, weiß oder schwarz: WEIL ES GUT IST, DASS DU SO BIST. Pfeife auf den hohlen Kult des Äußerlichen!

Es spielt überhaupt keine Rolle, wie dein Körper aussieht: Der „Mann" oder die „Frau", der/die dich liebt, mag jedes Detail gerne an dir, SO WIE du bist..., ansonsten handelt es sich nicht um wahre Liebe. Aber du kannst erst dann einem wirklich liebevollen Partner begegnen, wenn du zunächst beginnst, dich selbst zu lieben.

Wie auch immer du bist, sei AUTHENTISCH, lasse deinen Körper im ursprünglichen Sinne bestehen!! Sei du selbst, so wie du bist: Der Körper will sich in der Weise äußern, so wie dein innerer Seelenkern, oder wie du diesen tiefen, inhaltlichen Basiskern in dir auch immer nennen möchtest, will, dass du bist. Sei also dankbar dafür!! Du bist gut, so wie du bist, aber hör auf damit, dich anders zu wollen oder dich nach deinem ÄUßEREN zu beurteilen oder andere aufgrund ihres Äußeren zu verurteilen. Der Äußerliche Spiegel ist NICHT von Belang: Von Bedeutung ist DIE EHRLICHE VERÄUßERLICHUNG DEINES GEHALTES IN EINE DEM ENTSPRECHENDE KÖRPERFORM. Und dein innerer Lebenskern weiß sehr wohl, warum du so oder so aussiehst.

Wirf die Manieriertheiten über Bord, wirf den Flitter weg, gib dich nicht weichlich… oder schwach… oder stark und kühl… Höre auf damit, THEATER zu spielen… WERDE MENSCH! Aus dem Herzen heraus, nach Leib und Seele, so wie du BIST.

Erst *dann* kannst du auch wahre Liebe erleben: in Ehrlichkeit zu dir selbst, in Ehrlichkeit zu den anderen! Befreie dich!

„Der Mann oder das Männlein“, „die Frau oder das Weiblein“…: Alles leere Worte. MENSCH!

Die Gesellschaft hat sich ihre äußerlichen NORMEN auferlegt: „*So* hast du auszusehen“. Falsche Schönheitsnormen (das Hohle-Vasen-Syndrom: Das Äußerliche, vom *echten* Herzen, vom wahren Inhalt abgeschnitten; SCHEIN, denn nicht aus Wahrheitsliebe geboren; Schein-Schönheit, weil es sich um Etiketten-Normen handelt): Bereits bei vielen alten Kulturen gab es das. Man hat einen „Maßstab erhoben“, indoktriniert…, und die meisten Menschen wissen folglich nicht mehr, was „authentische Schönheit“ bedeutet. Das kannst du nur dann, wenn du DU SELBST wirst, wenn du auch auf deine spontane Lust auf bestimmte Nahrungsmittel hörst: DAS ist *sehr* wichtig. Achte auf die Symbolik dieses Nahrungsmittels: So wirst du dir selbst näher kommen![6] Verabschiede dich definitiv von dem Muster: Wie wirke ich… oder… so *müsste* ich aussehen… DAS LEBEN FORDERT DAS NICHT. Heile dich selbst von dieser Krankheit der Indoktrinierung: Sei vollkommen Ursprünglich Du selbst, und pfeife auf den Kult des Äußerlichen oder auf das ‚stark' oder so genannt ‚schön' (in Wirklichkeit bedeutet es dann ‚KÜNSTLICH' und hässlich) rüberkommen zu wollen. Lebe nach Wahrheit, in Ehrlichkeit mit deinem ursprünglichen Selbst, und fixiere dich nicht auf die Außenseite. Sei, wer du bist, in Liebe: *Das* ist *wahre* Schönheit! Wohnst du in einer ganz bestimmten Region, wo Knappheit an Nahrungsmitteln herrscht oder lediglich dieses oder jenes Nahrungsmittel erhältlich ist, mache dir dann klar, dass es genau DAS Nahrungsmittel ist, das du psychisch und körperlich brauchst![7]

●

In Weltregionen, wo MACHT über Menschen eine Bedeutung beigemessen wird, ob es sich hierbei nun um Götter oder Menschen handelt: Der Mensch sollte einsehen, dass er selbst sein Leben, auf der Basis seiner Überzeugungen und Erwartungen an das Leben, in der Hand hat, auf der Grundlage dessen, wie er seinen Glauben und seine Gedanken ausrichten wird… Das Gefühl von „Ohnmacht“, die Gefühle von „Opfersein und Angst“, das Gefühl „ich habe mein Leben nicht selbst in der Hand“ sind fatal: VERÄNDERE sie. Denn es handelt sich dabei um LÜGEN. Du hast *wohl* dein Leben in der Hand; es gibt keine Autorität über dir, es sei denn, du rufst diese auf der Basis tief eingebrannter Gewohnheits-Überzeugungen selbst hervor, möglicherweise von der Überzeugung ausgehend, dass es sich so

---

[6] Beachte: daran sind wichtige Bedingungen geknüpft. Siehe das Kapitel „Ernährung und Gesundheit“ (S. 93).

[7] Lies hierzu in *Das Füllhorn - Psychologische Symbolsprache der Nahrungsmittel* und schlage *die* Nahrungsmittel nach, die du gerne magst: Sie erzählen dir so viel über deine Art, deine Sehnsüchte und über die Probleme, die du in dir selbst lösen kannst.

gehöre, dass der Mensch doch ein Opfer sei…?! Also: Verändere jetzt folglich diese Überzeugungen und WERDE DEIN EIGENER MEISTER, werde dein eigener Chef! Vollziehe dies zunächst innerlich, psychologisch…, die äußeren Umstände werden sich infolgedessen auch verändern! Und die Thymusdrüse, dein ganzes Immunsystem wird auf diese Vollwertig eingegangene Meisterschaft hören.

Du kannst dich selbst heilen.
Du kannst *selbst* dein Leben erschaffen. Energien folgen deinen Überzeugungslinien und setzen sich in Realität um. Die äußeren Umstände sind stets die Folge innerer Überzeugungen: Sei dir dessen bewusst, dass du selbst dein Leben steuern kannst. Also, richte dein Leben nach positiven, optimistischen Erwartungen aus, im Glauben und voller Vertrauen. Lebe darüber hinaus so, wie das Leben es dich fragt: in Liebe, als Mensch…, und deine Zukunft wird prachtvoll werden.

Macht über dich selbst, nicht über andere. Aber das Bewusstwerden dieser Macht-über-dich selbst ist absolut notwendig. Niemand hat Macht über dich, wenn du dir selbst den Wert und die Liebe zuerkennst, die du verdienst, wenn du nicht länger nach der Überzeugung lebst, dass du UNTER DER AUTORITÄT von… stehen musst. Nimm dein Leben auf liebevolle Weise in die Hand, und führe dich selbst zu reiner Freude! Trauer ist lediglich die Folge von Selbst-Missachtung: Also, erkenne dich selbst nun vollkommen in Freude um dein Sein an, aus Dankbarkeit. Diese Sphäre dankbarer Zufriedenheit um dein Sein, diese Meisterschaft… bringt heilende Energien in Gang!! Die Überzeugungen von Opferdasein, von Macht-und-Ohnmacht in der Beziehung zu anderen hingegen nähren Krankheit.

Erkenne also (was auch immer man dir WEISGEMACHT hat), dass kein Gott oder Dämon, kein Medizinmann, schwarze Magie oder wer oder was auch immer, Macht über dich hat, wenn du dich selbst nur in Liebe anerkennst und WEIßT, dass allein DU dein Leben in der Hand hast, was auch immer deine Vorfahren oder wer auch immer dir weisgemacht haben! Woran du glaubst: Das geschieht. Sagst und meinst du es aus voller Überzeugung: Ich liebe mich selbst, und niemand kann mich ‚besitzen' (was man Besessenheit nennt), noch mir Böses zufügen, denn ich Glaube an mich, ich Liebe mich, und ich Weiß, dass ich MEIN LEBEN führen kann…, auf dem Weg zum Guten: Dann wird es dir gut gehen, dann begegnest du auf deinem Weg nichts Bösem. Alles, was du zu dir holst, sind Signale auf deinem Weg…

Sieh deine Krankheit als ein Signal an und begreife es; verändere dein Leben…, so kann die Krankheit infolgedessen verschwinden!

Der Mensch täte gut daran, als „ICH" emporzuragen. Er ist kein Tier, das instinktiv Verhaltensmustern folgt…, und hat er dies bisher getan, dann wird er von nun ab damit aufhören, um sich in Zukunft wie ein Bewusster und Vollwertiger mitschöpfender Mensch zu verhalten. Er lebt von seinem SEIN aus, seinem Autonomen ICH, er will nicht „HABEN", begehren, besitzen, sondern er ist dankbar für das, was es gibt, für denjenigen, der er ist; er Glaubt an seinen Wert, seine Liebe-Vollheit und Erfüllt sich mit sich selbst: Mit anderen Worten…, er kommt jetzt zu Leben, zu Gesundheit!

Glaube an das LEBEN, die Kraft und das VERMÖGEN deines ICHS (deines Lebenden Selbst!)

GLAUBE an die Kraft des ICHS, an die Kraft des Lebens. Das Leben ist *viel* stärker als der Tod, wenn du nur daran GLAUBST, wenn du nur an deine ICH-BASIS glaubst. Alles steckt in dir; nichts ist unsicher für dich. Die stärkste, reinste, kraftvollste, ursolide Sicherheits-Basis liegt… in DIR!

Der Gegenspieler des Lebens (der Tod, der ‚Teufel' oder wie du diese Energie auch immer nennen möchtest) kann eigentlich nichts ausrichten, hat keine Macht…, wenn du nicht auf diese Stimme hörst. Tust du es hingegen wohl, dann wirst du von Ängsten, Panik oder Trauer heimgesucht…Es ist die unbewusste, instinktive Ur-Stimme, die dich noch glauben machen möchte, dass er, der Tod, stärker als das Leben ist. Wirst du ihm glauben, oder wirst du dem Leben glauben? Du hast die WAHL!

Wirst du an die Lebende Selbst-Stimme von dir glauben, … oder wirst du auf das Hintertürchen des Lügners, der Teufelsstimme hören? Es handelt sich um einen Test des Lebens…, um zu sehen, wie weit du bereits IN das Leben eingestiegen bist, in wieweit du sein Verbündeter sein willst und es nie mehr verlassen willst. Testen um zu gewinnen, zu siegen und eine definitive Wahl für LEBEN zu treffen.

„Ja, ich Glaube an diese enorme, unermessliche Kraft des Lebens, die in mir steckt und die im Stande ist, jede Dunkelheit zu verjagen!" Die negative Stimme der leblosen Sphären hätte nichts lieber, als dass du mit ihr gingest…, dass du ängstlich bliebest, NICHT glauben würdest und sterben oder erkranken würdest. Und gelingt ihre Verführung, dann ist dies schlichtweg ein Zeichen dafür, dass du noch nicht oder zumindest unzureichend an die Kraft glaubst, die IN DIR steckt, ganz stark und tief, an die Kraft des Glaubens.

Also, mache dich nun zum VERBÜNDETEN des Lebens und sage tief in dir selbst: „WIR werden hier den Gegner besiegen und ein Paradies in mir, auf Erden erschaffen!" Allein der Glaube an deine Basis-Kraft (JEDER Mensch hat diesen ‚Gotteskern' in sich) ist ausreichend, auf dass der Gegner schließlich mit hängenden Teufels-Ohren das Nachsehen hat und klein beigibt… Immer wenn du von einem Gefühl des Zweifels überfallen wirst, so pole es zu GLAUBEN, zu VERTRAUEN um. Es ist die Glaubenskraft, die Wunder geschehen lässt, die Genesung möglich macht, die dich aus jeder schwierigen Situation herausholt. Du hast also nichts zu verlieren, wenn du den Zweifel an dir selbst verbannst! Es gibt keinen einzigen Grund, an dir selbst sowie am Leben zu zweifeln! Schließe jetzt einen ewigen Bund mit dem Leben, und sage tief in dir selbst: „Leben, ich schlage mich vollkommen auf deine Seite, ich tue alles, worum DU mich bittest…, jetzt wirst du mir helfen und mir einen anständigen Schubs in den Rücken geben und alles Nötige auf meinen Weg schicken!

Ja, ich GLAUBE an MEIN ICH, an MEINE BASIS-KRAFT. Ich weiß, dass dieses lebende ICH, die LEBENSKRAFT in mir, stärker ist als was auch immer…! Unter der Voraussetzung, dass ich daran Glaube: ICH GLAUBE an mich selbst, an mein Lebendes ICH, und in diesem Glauben steht das Leben an meiner Seite. Gemeinsam verjagen wir jeden Gegner des Lebens!"

GLAUBE an dich selbst
LIEBE dich selbst

Begehst du einmal einen Fehler? Siehst du eines Tages plötzlich keine Perspektive mehr? Lässt du dich gehen? So überprüfe deinen Glauben! Du kannst *jeden* Tag wieder einen neuen Anfang machen. Vertraue, sammle dich… und gehe vorwärts im Leben! Du wirst es meistern!

Spürst du plötzlich hier und dort einen Schmerz, oder hast du Fieber? Gerate nicht in Panik! Auch jeder Mensch, der HIV-*negativ* ist, kann plötzlich Fieber bekommen oder sich eine Grippe zuziehen. Lies dann über die Ursachen von „Fieber" nach (u. a. das zu starke auf deinen Kopf fixierte Nachdenken und Sich Sorgen Machen, ein Aufruf zu mehr Bodenhaftung, dir selbst näher zu kommen, dich an die „Spitze" deines Lebens zu stellen, nicht zu grübeln, sondern *vorwärts* zu gehen!). Oder lies über die psychologischen Ursachen dieser oder jener Schmerzen oder Erkrankung nach. Betrachte es gar nicht als ein ‚Signal' dafür, dass Aids sich bei dir durchsetzt, sondern als kleinere Signale, Gebrechen, die dir Schritt für Schritt auf deinem Weg zu totaler Genesung weiterhelfen können! Ein Beispiel: Hast du Probleme mit Sodbrennen? Lies also über die psychologischen Ursachen dessen nach... und löse sie! Schon *wieder* bist du einen Schritt weiter.

Glaube an dich selbst, richte deine Gedanken und Erwartungen stets positiv auf eine freudige Zukunft aus.

Wahrheit macht frei!
Lügen (sowie Fatalismus und Unglaube) machen depressiv.

Also: Höre auf diese ur-kräftige Wahrheitsstimme in dir selbst und gehe unerschrocken vorwärts! Immer weiter! Lasse dir vor allem nichts von Menschen weismachen, die *selbst* nichts über diese wahrheitskräftigen Erkenntnisse wissen. Sie glauben *selbst* nicht..., lassen *selbst* eine fundamentale Einsicht vermissen, wie „studiert" sie auch zuweilen sein mögen. Nüchterne Rationalität und innere Weisheit (das *Wissen,* tief fühlen) müssen immer Hand in Hand gehen, möchte der Mensch eine Klare Einsicht in das Leben, in Krankheit und Gesundheit gewinnen.

An diesem Punkt läuft es bei der Wissenschaft oder der Medizin häufig falsch: dadurch dass man ausschließlich den Weg der Rationalität und Wahrnehmung entlang der „Außenseite" beschreitet. Auf diese Art und Weise entgeht ihnen intrinsische „Wahrheit" und „Weisheit". Man ist folglich rational, aber eigentlich nicht-weise, nichtwissend. Am Tag, an dem die Wissenschaft dem tieferen Wissen, das sich von innen heraus erschließt, die Hand reicht, wird der Mensch in Weisheit wachsen, wird die Medizin völlig anders aussehen. Glücklicherweise gibt es bereits Ärzte, sowohl ‚klassisch' als auch ‚alternativ' ausgerichtet, die erkennen, auf welche Weise Krankheiten *wirklich entstehen:* auf einem Niveau, das viel tiefer als das oberflächlich physisch wahrnehmbare liegt. Wahre *Genesung* geschieht also auch von innen heraus, ob man nun Medikamente einnimmt oder nicht.

Komme auch du, als HIV-Positiver oder Aidspatient, zu dieser befreienden Einsicht, tust du diesen Schritt, dann wirst du geradewegs in tieferen Kontakt mit dir selbst, mit den selbst-heilenden Quellenkräften, die in jedem Menschen (also auch in dir) stecken, treten!

Sei gewiss, dass alles in deinen Händen liegt und dass Glaube an dich selbst (Vertrauen), Liebe und Bewusste, Klare Einsichten die urstarken Säulen des Lebens sind: Erfahre sie, verankere sie fester in dir selbst..., und mache aus dir einen ewig gesunden und frohen Menschen!

Und der Mensch sprach zu dem Aids-Virus, der damals noch in ihm wohnte...:

„ICH bin es, der Meister über meinen Körper ist, ... nicht länger DU, Virus! ICH werde jetzt wie ein MEISTER meinen Körper, mein Leben FÜHREN... und nicht DU, Virus! NIEMAND übrigens, außer MIR SELBST, leitet von nun ab meinen Körper: mein inneres HAUS. Wie ein liebevoller Aufseher-mit-AUTORITÄT stehe ich auf meisterhafte Weise an der Spitze meines Hauses, meines Körpers. Ich bin mir meiner Verantwortung bewusst geworden: und der Tatsache, dass ich die Verantwortung über meinen Körper und meine Gesundheit nicht einem Anderen überlassen darf...! Dass ICH es bin, die/der MEINEN PLATZ einnehmen muss und mich selbst heilen WIRD!

Ich beaufsichtige sie, mein Gehirn, meine Drüsen und Muskeln..., meinen Körper..., wie Mein Haus. Und du, Virus, hast hier nichts zu sagen, niemand übrigens. ICH werde dich verjagen!

Ich LASSE JETZT ALLES aus meinem Körper VERSCHWINDEN, was verschwinden muss. Ich lasse jetzt alles EINTRETEN, was für die Gesundheit und das große Reinigen meines Körpers eintreten muss: Ich lasse nun zu, dass alle Energien zugunsten des eigenen Wachstums und der Gesundheit in meinem Körper aufblühen; ich empfange sie, aus voller Empfänglichkeit heraus, aus dem Leben selbst... und weiß, „je stärker der Glaube und die Offenheit dafür sind", desto schneller wirst du verschwinden, Virus, vollkommen, denn das LEBEN SELBST ist jetzt mein VERBÜNDETER!!

Jede Materie, jedes Stäubchen, das nicht hierher gehört, vor allem du, Virus, der mir weiszumachen versucht, dass ich meinem Körper, meinem Leben nichts zu sagen hätte!..., jedes Gefühl von „Ohnmacht" oder „Unvermögen", jedes Schuldgefühl, jede Form des Begehrens und des Dranges zu Besitzen, des Grolls oder Unglaubens an meine Kräfte... lasse ich nun entschwinden!

ICH BIN DER MACHTHABER ÜBER MEINEN KÖRPER, ÜBER MEIN LEBEN. Niemand anders hat hier etwas zu sagen: kein Freund, kein Skeptiker (der also anscheinend selbst nicht weiß, WIE das Leben eigentlich funktioniert!), kein ungläubiger Heiler, kein ‚unwissender' Mensch.

Ich weiß jetzt, dass ich dich, Virus (sei es unbewusst) zu mir geholt habe, um mir gerade DAS klarzumachen: dass ICH mich an die Spitze meines Lebens stellen muss, auf eine liebevolle, kraftvolle Weise..., dass ICH allein mein Leben in der Hand habe: kein anderer, der „es gut mit mir meint", kein Dämon, kein Gott oder Teufel, kein Heiler, kein negativer Gedanke... wird mehr Meister über MEIN Leben, über meinen Körper spielen dürfen! Ich übernehme jetzt endlich die volle Verantwortung für MEINE Existenz! Ich darf und kann mich, in Liebe, Medikamente einnehmen lassen: Das ist gut, wenn ich mich ‚gut' dabei fühle! Aber die FUNDAMENTALE Genesung von Aids vollzieht sich auf einer viel tieferen Ebene. Ich werde folglich unterdessen an Grund-Ursache-und-Lösung von AIDS arbeiten.

ICH WEIß, DASS ICH MEINEM HAUS (MEINEM KÖRPER) auf den Grund gehen kann und es von allem reinigen WERDE, was hier nicht hingehört, und das bist in erster Linie... DU, Virus. Du hattest das Ruder über mein Leben, meinen Körper an dich gerissen..., ebenso wie ich das Steuer über mein Leben anderen überließ..., ich trat meinen LEBENS-STUHL an dich ab, Virus. Aber jetzt verjage ich dich, und ICH nehme wieder den Platz auf meinem Stuhl ein! Gehe fort, Satan...! Ich scharre mich an die Seite des Guten und mache einen neuen Anfang; ich werfe mir nichts aus der Vergangenheit vor. Ich beginne im HIER UND JETZT und hebe mich selbst nun vollständig auf das Niveau von Glaube und Liebe empor.

Tretet ein, Glaube, Liebe und Lebens-Kräfte! Jetzt hast du hier nichts mehr zu sagen, „Virus des Unglaubens", auch wenn du mich vom Gegenteil überzeugen wolltest, indem du hin und wieder einmal deine Hörner zeigst: Darauf falle ich nicht mehr herein!

Fieber oder eine Erkältung, oder was auch immer, kriegen mich nicht mehr klein! Ich GEHE immer WEITER-UND-WEITER und bilde diese Autorität, diese Wahre Selbst-Liebe immer weiter aus und WEIß, dass ich dich in Kürze ganz aus meinem Haus verjagt haben werde! Du BIST dann nicht mehr..., weil ICH meine FÜHRERSCHAFT in Kraft und Liebe angenommen habe. Weil ich diesem Glauben, diesem WISSEN in mir Form gegeben habe!

Jetzt weiß ich auch, dass Sex-ohne-Liebe ‚Selbst-Verlust' und ‚Massen-Instinkt' bedeuten, dass diese Dinge dem Leben in mir nicht weiterhelfen..., und ich werde von jetzt an Sexualität aus vollstem Respekt, in *wirklicher* Liebe, nicht einfach animalisch oder oberflächlich... betrachten und eventuell erleben... Ich lebe jetzt von innen heraus und mache mir weder Gedanken über den „Vordergiebel" meiner selbst, noch über den der anderen; die Fassade, der außere Schein, hat KEINE Wichtigkeit, auch wenn mir dies früher weisgemacht wurde.

ICH BIN MEISTER über mich selbst und werde dich töten, Virus, denn ICH nehme jetzt MEINEN Platz in mir selbst ein! Ich werde dich mit der Kraft meiner Liebe, meines Glaubens töten... ICH-BIN ganz und gar Vermögen-und-Kraft, Meister über meine Gesundheit, ... auch wenn mir weisgemacht wurde, dass ich es nicht wäre. Diese Lüge ist jetzt überholt. Ich WERDE es tun, in höchster Liebe, in höchstem Glauben und Bewusstsein: ICH allein bin hier Meister über meinen Körper!

Ich lasse nun jeden Eindringling, jeden Parasiten, jede besudelte Stelle, die nicht hierher gehört, verschwinden! Ob es sich nun um eine selbst-zerstörerische Emotion, einen Unglauben oder buchstäblich um Etwas oder Jemanden handelt, das/der versuchte, Gewalt auf mich auszuüben... DAS IST JETZT VORBEI!! ICH bin Meister über meinen Körper..., aus meinem HERZEN heraus, aus dem Glauben an mein ICH, aus Dankbarkeit für meine Existenz..., ohne mehr als das ‚haben' zu wollen: ALS ICH ZU LEBEN, die Meisterschaft über mich selbst innehabend, aus reiner Dankbarkeit für meine Existenz, für mein Großartiges ICH BIN...: Das ist die Vibration von Genesung und Gesundheit. Ich MACHE aus meiner Wohnstätte-und-Einrichtung, meinem Körper-mit-Inhalt (Emotionen, Glaube, Talente usw. ...) eine herrliche Arche, wo es gut ist, zu wohnen. ICH ALLEIN bin ihr MEISTER. ICH bin MEISTER über mein Leben, meinen Körper, meine Gesundheit und entferne alles, was hier, in dieses prachtvolle, liebevolle Haus, nicht hingehört: JETZT!"

... und er wurde Meister über sich selbst, in Liebe und im Glauben an seine ICH-Kraft, und er genas von AIDS, für immer!

•

Einige Menschen aus der ganzen Welt berichteten mir bereits von der Heilung von HIV-Positiven und Aids-Patienten. Dieses Buch ist geschrieben worden, um dir deutlich zu machen, *wo* die Genesung **fundamental ihren Ursprung nimmt**, und wie auch du selbst dich heilen kannst. Ebenso wie die unzähligen Menschen, die sich überdies selbst von verschiedensten Krankheiten geheilt haben!

Es ist DEINE psychische und emotionale Verfassung, es sind DEINE tiefsten (zuweilen unbewussten) Überzeugungen, die die Tür für diesen Virus geöffnet haben. Und es ist eine radikale Wende derer, die ebenso bewegen kann, dass du den Aids-Virus für immer aus deinem Körper entfernst. Ich zeige dir, über Information, wie du dorthin gelangen kannst. Aber du wirst es dennoch *selbst* umsetzen müssen und *selbst* daran glauben müssen!

Du kannst ohne Probleme Medikamente einnehmen, während du zur gleichen Zeit an der Lösung der wahren Ursachen von Aids in dir arbeitest. Jeder hat das Recht dazu, dies mit sich selbst auszumachen. Das Benutzen von Kondomen ist natürlich zu empfehlen, da der Heilungsprozess Zeit braucht.

Es ist äußerst wichtig für die Menschheit einzusehen, dass Medikamente und Impfungen einen Virus oder eine Bakterie zwar im Zaume halten können (und in Zukunft vielleicht sogar den Aidsvirus werden töten können), aber dass dies keine *wirkliche* Lösung beinhaltet! **Die fundamentale Ursache und Lösung von Aids liegen auf einem viel tieferen Niveau.**

Sollte es der Menschheit dennoch gelingen, über Medikation oder Impfung Aids auszurotten, ohne die fundamentale Ursache zu lösen, dann kann wiederum eine andere Krankheit „aus dem Nichts" zum Vorschein kommen und die Menschheit treffen. Aus diesem Grunde ist es so wichtig, die **Botschaft und ‚Absicht'** von Aids zu begreifen und die notwendigen Veränderungen herbeizuführen: individuell und auf Weltniveau. Dies führt nicht nur zu fundamentaler „Genesung", sowohl psychisch als auch körperlich, sondern bringt zugleich Mensch und Menschheit einen ganzen Schritt in ihrer Entwicklung, ihrem Wachstum und ihrer Suche nach einem Irdischen Paradies weiter!

AKROMEGALIE

durch Überproduktion des Wachstumshormons

Kernursache

Du hast Angst davor, in dieses Leben zu treten. Das in dieses Leben ‚Geboren Werden' erlebst du folglich wie eine eiskalte Landung auf dem Nordpol. Du empfindest eine unermessliche, stille Trauer und einen Schmerz, du bist davon überzeugt, dass andere dich unentwegt verletzen werden. Viele werden sich, z.B. von Eltern / Erziehungsberechtigten, zurückgelassen ‚fühlen', ohne jegliche Wärme und Liebe, auch wenn das in Wirklichkeit nicht so zu sein braucht: Die Ursache dafür liegt in den Überzeugungen selbst und dem eigenen ursprünglichen Trauma begründet.

Du *lässt* dich leben, in Abhängigkeit von anderen; du selbst bekommst nichts in den Griff, von daher, dass du dich wie ein Vampir in etwas oder jemanden festbeißen und aus deinen eigenen Strukturen ausbrechen würdest. Aus der Angst heraus, kalt wie ein Nichts zu sein.

Kernrichtung

Wenn du dir selbst Wärme gibst, werden auch andere dir in Wärme begegnen. Ziehe dich in dich selbst zurück, ertränke dich nicht in anderen. Entdecke dich, löse dich von den anderen. Laufe nicht vor dem Leben weg: Komme endlich mit beiden Füßen vollständig auf die Erde: Die anderen verletzen dich nur, wenn du mit der Überzeugung geboren wirst, dass ‚sie' dir Schmerzen zufügen werden. Durchbreche diesen Teufelskreis.

Es geht darum, von nun an *wirkliches*, nicht allein das strukturelle, Wachstum in dir selbst herbeizuführen. Traue dich, vollkommen ins Leben einzutauchen. Baue jetzt in Ruhe deine Struktur aus, und lasse deine Gefühle und Gedanken frei in ihr existieren; klammere dich nicht an Form und Materie, lasse deinen Inhalt sich nun frei entwickeln, und lenke dein Leben *selbst*.

ALBINISMUS

Kernursache

Du kommst in dieses Leben, um einem negativen Gefühlszustand ein Ende zu bereiten: Du hast immer das Gefühl gehabt, nicht sein zu dürfen, hast dich selbst zu sehr negiert.

Du denkst, flüchten zu müssen. In deinem Herzen flüchtest du in eine Märchenwelt, in der es auch Elfen und Zwerge gibt.

Denn du hast dich immer wie das hässliche Entlein gefühlt. Klein, dem harten Blick der ‚anderen' ausgeliefert. Du fühlst dich ‚fremd' und ‚anders' als die anderen, du gehörst nicht wirklich zu den anderen Menschen…, du hast also einfach dein Märchenkleid angezogen.

Um deinen inneren Selbstzweifel zu kaschieren, würdest du auch als schalkhafter Clown auftreten.

Du hast dein Leben zu sehr von den anderen bestimmen lassen. Du hast der traurigen Überzeugung gehuldigt „l'enfer, c'est les autres" („die Hölle, das sind die anderen"), und damit schließt du dich selbst aus!

Kernrichtung

Dein Selbstbewusstsein aktiv umsetzen! Du hast dich selbst ausgeschlossen: Dein Körper ist die Widerspiegelung deiner tiefsten Gedanken.

Andererseits bist du Zeugnis des Originellen in der Natur: Die reiche Variation unter einzigartigen Wesen auf dieser Erde kann nur faszinierend sein.

Jeder ist willkommen. Schließe dich selbst also nicht aus.

Betrachte dein Äußeres nun als eine einzigartige Manifestierung von DIR und nicht mehr als die Manifestierung des „Entleins", das sich hässlich findet, sondern „persönlich": ICH Lebe, mit beiden Füßen auf der Erde, spontan aus meinem Selbst heraus, einzigartig, authentisch! Nicht in der Phantasie, im Traum, sondern in der natürlichen Realität!

ALBTRÄUME
TRÄUME

Allgemein

Du suchst unbewusst nach Rettung für deine Ängste: in deinen Träumen. Auf einem viel niedrigeren Bewusstseinsniveau als im wachen Zustand werden intensiv-tiefe Gefühle nicht länger von deiner bewussten und geistigen Aufmerksamkeit kontrolliert oder beherrscht werden.

Probleme, die im Traum eine symbolische oder klare Akzentuierung bekommen, weisen dich daraufhin, was dich im Wachzustand unbewusst oder bewusst beschäftigt. Die am stärksten verdrängten Gegebenheiten, die am tiefsten gehenden Gefühlsprobleme, dort, wo du im Grunde genommen nicht mehr weiter weißt, gerade darauf werden die Scheinwerfer gerichtet.

Dein tiefstes Selbst sehnt sich nach Wachstum und Bereicherung, sucht nach Lösungen für Probleme: Ein Traum ist die Übertragung, vielfach die symbolische Übersetzung dessen, womit du dich in deinem tiefsten Selbst beschäftigst. Eine Verarbeitung von Angst kann zu einem Alptraum führen, vor allem dann, wenn du im täglichen Leben nicht wirklich bewusst nach einer Lösung dafür suchst, sondern eher davor flüchtest. Ein Traum bietet folglich unverarbeiteten Spannungen und Emotionen ein Ventil.

Flüchtet man aus einer harten, verletzenden Welt, voller Schmerzen, Ängste und Trauer, in den Schlaf, so wird ein Alptraum die Ursache dieser Flucht wiedergeben.
Man kann, indem man in diesen Spiegel guckt, bestimmte Probleme besser begreifen, dadurch dass man die Traumsprache und ihre Symbolik versteht.

Wir sollten das alles jedoch von einem weiteren und heilsameren Standpunkt aus betrachten. *Bewusste* Konfrontation hier-und-jetzt mit dir selbst, ein bewusstes Öffnen für deine Gefühlswelt, im WACHZUSTAND, wird für *die* Dinge eine realistische Lösung bieten, wovor du auf der Flucht bist, so dass du zu Ruhe und in Harmonie mit dir selbst kommst. Dann werden deine Träume lediglich anschauliche Geschichten sein, wie eine symbolische Wiedergabe für eine gesunde, geistige Weiterentwicklung. Bist du mit deinem Bewusstsein im Wachzustand voller Freude auf das Leben gerichtet, und entlarvst du deine Probleme, deine Ängste und den Tod mit einer positiven Einstellung, ohne noch davor auf der Flucht zu sein, so werden auch deine Träume friedlich sein. Dann kannst du Träume in dein bewusstes „Programm" einschalten, so kannst du beispielsweise abends vor dem Einschlafen eine Frage an dein tiefstes Selbst stellen, um, wenn du aufwachst, über die Traumsprache die Antwort zu ‚erkennen'.

Eine andere Phase, zu der wir uns hinentwickeln können, ist die, *nicht* mehr in einen solchen Traumzustand zu verfallen, worauf wir mit unserem Bewussten Ich keinen Zugriff mehr haben. Ein *bewusstes* Präsent-Bleiben in deinem Schlaf, wenn auch auf einer anderen Welle.

Du ruhst sehr tief, du entspannst dich vollkommen, du behältst jedoch weiterhin die Kontrolle über deine Träume.

Du entscheidest und bestimmst selbst, welche Wege du im Traum einschlägst oder ausprobierst; du lässt die Zügel los, oder du steigst ab; dich deiner Träume bemächtigen und sie, innerhalb deines Entwicklungsprozesses auf Erden, in den Dienst schöner Absichten stellen.

Über den Schlaf und die Träume gleiten Menschen in einen Zustand ab, der sie an die Phase(n) erinnert, wo sie physisch tot waren: Eine Ur-Angst davor, nicht mehr bewusst hier-und-jetzt auf Erden leben zu können, führt zuweilen zu einer Angst vor Schlaf und Traum.

Deshalb: Je intensiver wir hier-und-jetzt leben, je intensiver wir irdische Freude, sinnliche Präsenz genießen, und je weniger wir in Tagträumen leben, uns jedoch sehr stark vom Tod abgrenzen, und je nachdrücklicher wir unser Selbstbewusstsein entwickeln…, umso mehr werden wir nicht nur zum Meister über unsere Existenz werden, sondern wir demaskieren hierbei auch den physischen Tod, wie auch die Vergangenheit. Selbstbewusst unsere Wirklichkeit gestalten, das Leben anerkennen und mit dem Tod, mit den unbewussten Zuständen, auf die wir mit unserem Bewussten Ich keinen Zugriff haben, Schluss machen. Bewusstwerdung über die Grenzen von Schlaf hinweg: Dann gibt es keinen Tod mehr, keine Angst, keinen Alptraum. Allein ein Leben in Freude, Tag und Nacht.

Du hast einen schweren Albtraum

Kernursache

Grandios ist der weite Raum, in dem du stehst, und du fühlst dich gut hier in dieser Sphäre. Größenwahn, denkst du? Eine Hypernervosität bemächtigt sich deiner, so dass deine Arme und Beine, dein ganzer Körper nicht stillhalten kann. Du trittst etwas mit deinem Fuß weg, sehr hart. ‚Warum auch!?', sagst du ärgerlich, wütend, ängstlich oder traurig-verzweifelt.[8] Du ärgerst dich möglicherweise über etwas oder jemanden, über eine ganz bestimmte Situation, die du angezogen hast. Im Grunde läuft dies auf Machtlosigkeit hinaus: du willst etwas nicht ‚so' haben, sondern anders. Du hast keine Ahnung wie, aber der Verdruss, der wütende Groll oder die Energie der Machtlosigkeit bemächtigen sich deiner, und dies sogar in einer solchen Weise, dass das Weiß deiner Augen davon fast rot wird.

Meister auf dem einen Gebiet, fühlst du dich machtlos auf dem anderen Gebiet. *Welch starke Energien stürmen durch dich hindurch! Diese auf die richtige Art und Weise zu kanalisieren,* nicht auf einem instinktiven oder primitiven Niveau, durch die Gewinnung von Einsichten in die gesamte Situation und dein Gefühl der Ohnmacht, darauf kommt es an.

Was habe ich jetzt getan!? Was ist mir jetzt widerfahren?! Was kann ich dagegen tun? Du hast das Gefühl, verrückt zu sein oder zu werden. Du kannst es fast nicht mehr zügeln, nicht länger aushalten: *es wird dringend um eine Lösung gebeten: in der tagtäglichen Realität bittet etwas um eine grundsätzliche Lösung.* Du wirst dir der Tatsache bewusst werden dürfen, dass du tagsüber, wenn du nicht schläfst, sehr wohl Herr und Meister über dein Leben bist. Es ist verständlich, dass du auf diesem Gebiet, auf dem du im Wachzustand noch keine Lösung gesehen hast (für einen Zustand, ein bestimmtes Problem), unbewusst im Schlaf danach suchst.

Kernlösung

Spucke es erst einmal aus: erzähle die Dinge, die du zu sagen hast, den betreffenden Personen, nicht in wutschnaubender Kritik, sondern indem du deine Gefühle äußerst. Gegenüber einem guten Gesprächsfreund oder gegenüber demjenigen, dem du gefühlsmäßig in diesem Moment so gegenüberstehst. Erzählen, sagen, sprechen: was findest du ungerecht oder worin fühlst du dich beispielsweise zu Unrecht benachteiligt? Sprich im Wachzustand, speichere die Dinge nicht in deinem Hinterkopf, purzle das Problem nicht weg in die Tiefen, denn nachts lebt es wieder auf.

Erkenne einfach: worin fühlst du dich machtlos und / oder wütend? Reden und erklären, dich spontan und ehrlich zum Ausdruck bringen in WORTEN, das hilft dir gefühlsmäßig schon. Erleichterung setzt ein.

‚Nein!', sagst du, ‚Nein, Nein, Nein'. Du weigerst dich, auf diese Weise weiterzumachen, weiterzugehen. Das ist für dich nicht mehr möglich.

[8] Hängt davon ab, welche Basis-Problematik mit einer unangenehmen Emotion verbunden ist.

Das Leben fragt dich daher auch: was beschäftigt dich? Schau dir einmal die tiefste Ursache deines ‚Neins' an? Worin hast du dich zu weit mitziehen lassen?

Spontan deine Gefühle zu äußern, ist gut, aber das Instinkt-Tier in deiner Kehle, das knurrt und schweigt und heult und bellt, darf vernichtet werden.

Kommuniziere und sprich wie ein Mensch. Ein Mensch, der sich selbst respektiert und darauf vertraut, dass sich Veränderungen vollziehen werden. Spricht mit dir selbst, nötigenfalls mit anderen.

Begierden töten dich, wenn du also aus einer Begierde heraus willst, dass etwas verändert wird, bringt das nichts. Kehre dich tief nach innen und stelle dir die Frage, warum du dieses Signal angezogen hast und streiche diese unbewusstlebende Wut-Energie oder die Verdruss- oder Angst-Energie in dir.*

Wärme dich, lindere dich, hole den Splitter aus deinem eigenen Zeh / Arm ... so dass du nicht meinst, einen Balken im Auge eines anderen zu sehen.

Aber vor allem: komme zu Liebe zu dir selbst, sei du selbst und äußere dich in aller Ehrlichkeit. Versuche, tagsüber jede Form der Begierde zu streichen, in VERSTÄNDNIS zu transformieren. Verständnis für dich selbst und für andere.

Komme in dein SEIN und stelle dir immer die Frage: warum ‚geschieht mir das jetzt'? Nichts geschieht dir *einfach so,* unbewusst ziehst du Dinge an.

Die Machtlosigkeit im schlafenden Zustand ist viel schlimmer als jene, die du unbewusst oder bewusst im Wachzustand fühlst: du weißt schließlich, in bewusstem Zustand, dass du selbst dein Leben in der Hand hast, dass du es kreierst.

Wenn du dies erst einmal *erkennst* und bestimmte Dinge stärker äußerst, besprichst usw. ... werden dich keine Albträume mehr überfallen. Du reitest dein Pferd im Wachzustand *in Liebe und Meisterschaft.*

ALKOHOL-ABHÄNGIGKEIT

Kernursache und Kernlösung

Mangel an wahrer Liebe: Diese musst du dir selbst geben! Du erlebst dich selbst als machtlos, abhängig, frustriert, wertlos, unfähig oder minderwertig. Du rangierst dich selbst aus, wie ein verschlissenes Tuch. Du wirst mit der Überzeugung geboren, nicht der Liebe ‚wert' zu sein, mit der Folge, dass du eine Umwelt anzuziehen vermagst, in der du wenig Verständnis oder echte Liebe zu deiner Person erfahren wirst.

Du siehst nicht den wirklichen *Sinn* deines Lebens; du würdest dich am liebsten in einer Beziehung oder im Alkohol verlieren.

Mangel an *Selbstwertschätzung:* Du fühlst dich zu schwach, um dein Leben auf deinen persönlichen Behauptungen, deiner spezifischen Art entsprechend, aufbauen zu können; du *lebst nicht wirklich aus deinem Kern, aus deinem Gefühl heraus.*

Im Gegenteil, du lebst zu stark nach den Normen deiner Eltern, deiner Umwelt, der Gesellschaft; *du wirst dir selbst fremd, deine Gefühle werden dir fremd.* Du versuchst dennoch den Erwartungen anderer zu genügen, aber auf diese Weise begehst du Verrat an dir selbst; das kann nicht so weitergehen, denn du bist DU. Niemand braucht den Normen eines anderen zu entsprechen, niemand ist mehr oder weniger wert als ein anderer. Du machst dir den Wert deines einzigartigen Seins zu wenig bewusst; in extremer *Selbstunterdrückung* ertränkst du dein Selbst. Gefühle der *Frustration* verschlimmern sich dadurch noch mehr.

Du hast das Gefühl, nicht unabhängig existieren zu können, weil du nicht an den Wert deines einzigartigen Seins glaubst. Möglicherweise empfindest du enormen Respekt vor Menschen, die es auf sozialem oder intellektuellem Gebiet weit gebracht haben; unterdessen nimmst du deine Möglichkeiten nicht wahr. Dein Ich möchte endlich als autonomes, selbständiges Wesen anerkannt werden! Lüge dir nicht länger *Ohnmacht* vor: Du selbst solltest dir die Liebe, das Verständnis, das Vertrauen, die Aufmerksamkeit geben; *du* bist dein Vater und deine Mutter. Dein Ich schreit nach Anerkennung und Liebe: Gib sie dir. (*Macht*drang und Aggression sind lediglich eine Folge von Ohnmacht und Selbst-Unterdrückung.)

Nicht der Alkohol als solcher ist dein Problem, sondern die Selbst-Verneinung, die dem zugrunde liegt. Sei nicht hart und aburteilend dir selbst gegenüber. Du musst nicht damit „aufhören", die Köstlichkeiten des Lebens zu genießen, du darfst einen Leckerbissen und ein Gläschen genießen: Wenn du die wahre Ursache (diesen Selbstverstoß) löst, dann wird die *übersteigerte* Lust auf Alkohol verschwinden.

Du brauchst dich selbst nicht zu bestrafen, indem du jede Freude aus deinem Leben streichst. Traue dich, das Angenehme zu *genießen,* ohne dabei jedoch vor dir selbst zu *fliehen!* Die Liebe und Wertschätzung dir selbst gegenüber, werden es dir ermöglichen, das Leben zu genießen, ohne dass das Trinken noch eine ‚Sucht' sein wird.

Es kann von Nutzen sein, eine Zeit lang gar keinen Alkohol zu trinken, während du an der ‚Ursache' und Lösung deiner Sucht arbeitest.

Alkoholiker sind häufig sensible Menschen, die gerade wegen ihrer Empfindsamkeit dazu in der Lage sind, nicht nur ihre rationalen Qualitäten, sondern vor allem *die* Gebiete in sich selbst zu erkunden, die zu wahrer Weisheit führen: Intuition, Kreativität, Phantasie, künstlerisches Handeln usw. ... Weder Würde noch Weisheit finden sich in einem Diplom oder in einer äußerlichen Machtfunktion wieder. Oft handelt es sich hierbei um Menschen, die sich selbst in einer Gesellschaft, in der sie sich nicht zu Hause fühlen, immer fremder geworden sind. Sie erkennen jedoch nicht, dass das Problem nicht bei ihnen, sondern in der Gesellschaft begründet liegt! Eine Gesellschaft, in der Menschen sich von ihrem intuitiven Selbst, ihrem Gefühl entfernen, in der man Werten, wie materiellen Besitztümern, äußerlichen Leistungen..., übertrieben viel Bedeutung beimisst.

Es ist richtig, dass ‚Sucht' lediglich eine Zwischenphase ist, weil der Alkoholiker *unbewusst um ein weiteres und reicheres Gebiet in sich selbst weiß,* weil er weiß, dass die Lösung in ihm selbst liegt: der Übergang von sich-nichtig-in-der-Welt-fühlen zu dem Bewusstsein des einzigartigen-Wertes von sich selbst, losgelöst von den anderen.

Entdecke deinen Reichtum. Du brauchst zu allererst dich selbst: *Laufe nicht länger vor dir weg.* Bist du ‚anders'? Erlebe dann dein Anderssein. Jeder Mensch hat die Pflicht, auf seine einzigartige Natur zu hören. *Traue dich, auf dein Gefühl, auf deine Intuition zu vertrauen,* und klammere dich nicht an beschränkende, rationale Strukturen oder an eingepaukte Regeln, denen du meinst entsprechen zu müssen. Lasse dein wirkliches Wesen jetzt durchkommen. *Blockiere nicht länger deine Gefühle. Lebe dich aus, so wie Du bist, als Vollständiger Mensch. Verstecke dich nicht. Versuche nicht, die Erwartungen der Gesellschaft, der anderen zu erfüllen.* Erkenne dein inneres Königtum an; missachte deine einzigartig menschlichen Fähigkeiten nicht, wodurch du, mit deiner sensiblen Art, dem Kern des wahren Lebens vielleicht viel näher bist, als diejenigen, die augenscheinlich ein perfektes, aber innerlich steriles, Leben führen. Erlebe dich als „voll", dann brauchst du dich nicht länger zu „füllen". Erkenne dein Wertvollsein an, und lasse dich von keiner Regel daran hindern, du selbst zu sein: Es gibt nur *ein* Lebensgesetz, und das heißt Liebe. Wenn du endlich *dich selbst liebst,* wirst du auch dazu in der Lage sein, wirkliche Freude mit anderen zu erleben.

●

Du fühlst dich nach gar nichts; du fühlst dich für dumm verkauft. Als ob man mit dir ein Spielchen treiben würde: „Du bist kein Kind, ja! Was denken die eigentlich?", so wehrst du dich. Aber das hat mit dem Zweifel an deinem *echten* Selbst-Wert, mit deiner *Selbst-Erniedrigung,* mit deiner Wut auf das Leben zu tun. Als ob man dich fragen würde, als Erwachsener mit Ringen zu spielen: „Du bist doch eigentlich *mehr* als das, nicht! Du kannst doch wohl mehr, oder!", so denkst du für dich… ‚aber unterdessen zweifelst du daran, wer du eigentlich wirklich bist'.

Die Sinnlosigkeit bestimmter Dinge: „Warum muss ich das denn machen?" *Du hast keine Lust mehr darauf. Du hast die Nase voll;* du willst nicht mehr; du würdest dir lieber das Genick brechen, als weiterhin bestimmten Dingen Beachtung zu schenken oder so wie früher weiterzumachen. Du hängst deine alte Kutte an den Nagel; es reicht. Keiner soll dich auch nur irgendetwas fragen. Das war's! Du schließt dich ein, du verschließt dich.

Ein Entfliehen vor jeder weiteren Entwicklung. Aus Wut. Möglicherweise auf die anderen, auf die ganze Welt: Im Grunde ist dies lediglich eine Folge der Wut auf dich selbst, weil du dich selbst nicht ‚in Dankbarkeit' so sein lässt, wie du bist… und möglicherweise erwartet hattest, dass die Außenwelt dich darin bestätigen würde.

Du hast dich selbst ANZUERKENNEN, in Würde; du hast dich selbst zu lieben, dem Leben gegenüber zu öffnen…, erst *dann* kannst du angenehme Dinge erleben, *dann* steht und fällt dein Leben nicht mehr mit dem, wie sich die Außenwelt dir gegenüber verhält. Erkenne *selbst* deinen Wert, deinen Inhalt, dein Sinnvollsein an…, losgelöst von etwas oder jemandem außerhalb von dir!

Fordere nicht, erwarte nichts vom Leben, auch nicht von anderen…, sondern baue *selbst* dein Leben auf, in Liebe und Zufriedenheit um dein Sein als ICH! Ein *anderer* braucht dich nicht aufzubauen, braucht dich nicht für gut zu befinden: Lasse *sie* los, ergreife nicht, begehre keine Zustimmung, keine Anerkennung von anderen: ERKENNE DICH SELBST AN!

Du bist doch nicht „davon abhängig", was andere über dich zu sagen haben? Du willst doch nicht „mit Gewalt", dass andere dich auf diese oder jene Weise sehen oder behandeln sollten? Wenn doch, dann kannst du in die ‚Gewalt' von Alkohol geraten. Lasse diese Erwartungen los, löse deine Forderungen, deine unbewusste Machtergreifung…, die allerdings die Folge des Urzweifels an dir selbst…, an deinem Wert, sind.

Liebe, Selbst-Anerkennung, Sanftheit und Offenheit, Glaube an dich selbst und ein Loslassen anderer…, das brauchst du. Offene Kommunikation und Dankbarkeit um dein Sein als ‚Ich'. Empfänglichkeit für das Gute, das Schöne… deiner selbst, wie auch der anderen.

Nach der Überzeugung lebend, dass du am Ende bist, dass du dich ohnehin nicht mehr retten kannst, suchst du dein Heil möglicherweise in einem Nichts außerhalb von dir, in dem ein oder anderen Gott oder Abgott, im ‚Geist' oder in was auch immer, in den geistreichen Getränken. In jedem Fall entfliehst du der Realität, denn dieser bist du nicht mehr gewachsen; du willst nichts mehr damit zu tun haben. „Schweige und lasse mich in Ruhe." Nicht mehr sehen wollen…, ein in sich selbst Einsperren; ein bockig-wütendes dich dem Leben, den anderen Verschließen. Keine wirkliche Kommunikation wollen. Wütend auf das Leben, wütend auf dich selbst.

Du findest, dass es alles keinen Sinn mehr hat: Findest du dich selbst so wenig sinnvoll? Glaubst du nicht mehr an die Pracht des Lebens? Dennoch erwartet es dich noch!

Sieh hin, was dich wirklich bedrückt, laufe nicht davor weg, flüchte nicht. Spiele nicht den Vogel Strauß, sondern sieh genau auf das ‚Warum' der Dinge. Nichts geschieht einfach so, nichts ist einfach so in deinem Leben passiert; du hast es selbst unbewusst zu dir geholt. Mit welchen negativen Überzeugungen in Bezug auf dich selbst und das Leben läufst du umher? Situationen sind eine Folge dessen!

Zwänge dich nicht bockig und wütend in eine Art abweisendes Larvenstadium. Zeige deine Hände und *gib…* dem Leben, *gib* dir selbst, *gib* den anderen. Lasse *dein Herz* auftauen, komme zu Liebe, zu Linderung. *Verschließe dich dem Leben nicht so wuterfüllt. Sage nicht länger bockighart ‚nein'.* Öffne dich, mache dich für das auf, was das Leben dir wohl zu bieten hat. Lasse das Alte los. Weigere dich nicht, vorwärtszugehen im Leben, dich zu entwickeln, weg von deinem alten Stadium. *Öffne dich* der Erneuerung, neuen Einsichten…, dem Reichtum in dir selbst, wahrer Liebe, die in dir wohnt. Gestehe dir selbst zu, glücklich zu werden, auch wenn du es niemals wirklich gewesen bist. Öffne dich, und es wird dir gegeben werden: Denn du selbst rufst es alles hervor. Also, verschließe dich nicht dem Schönen, das sich in dir entfalten möchte!

Empfänglichkeit, Offenheit, Versöhnung, Friede, Liebe, in erster Linie zu dir selbst, aber auch zu anderen… Glaube an deine Pracht, sei nicht wütend auf das Leben…, es möchte dir so viel geben. Öffne deine Hände, gib mit deinem Herzen. Bereichere dich selbst; erwarte nichts von anderen, sondern mache den Anfang, indem du dich öffnest, sprichst, gibst…, und du wirst mit deinem Herzen in Verbindung kommen. Mache dann einen Schritt…, in Entwicklung. Weigere dich nicht…

Transformiere! Lasse dich offen, aufrichtig, ehrlich und großartig geboren werden. Komme zu Dankbarkeit um dein Sein; löse jede Wut, jede Abgeschlossenheit in dir selbst, und gib dem Leben in dir jetzt jede Chance. Nur so kannst du ein *wirklich* glücklicher Mensch werden. *Nicht mehr die Flucht ergreifen, sondern eine offene Konfrontation suchen; mit dir selbst, mit anderen. Gib dir diese Chance. Sprich mit anderen über das Leben, deine Gefühle, deinen Widerstand, deine Entwicklung…* und sperre dich nicht länger in einen leeren Sarg, der nirgendwohin führt. Öffne für dich selbst die Türen zum *echten* Leben…, nur DU kannst dies für dich tun, und du verdienst es.

Dankbarkeit und Zufriedenheit um dein ICH, dein einzigartiges Sein, deinen Inhalt…! Nicht die *anderen* müssen dich anerkennen: DU SELBST hast dies zu tun. *Nicht die anderen sind die Ursache deines Problems: Schaue tief in dich selbst, und lasse dein Herz sich entfalten, lasse deine Gefühle sich manifestieren, und verstecke dich nicht länger, entpuppe dich, und komme zu einem ehrlichen Dialog mit anderen. Entdecke die Glückseligkeit der Selbst-Werdung… ÖFFNE deine Arme… für das Leben!* Schließe dich nicht länger in ein allem entfliehendes Larvenstadium ein, du, Königsschmetterling im Werden…, hebe jetzt jeden Widerstand hiergegen auf!

Gib mit einem Herzen, lasse die Liebe, diese Gefühle in dir strömen, und teile es mit anderen… Nichts ist herrlicher als das, auch wenn du es noch nicht erkennst. Lasse alles los, verberge nicht, ergreife nicht; *gib* dir selbst, den anderen mit einem großzügigen Herzen, und du wirst sehen…

Lies auch ausführlich in dem Buch „Das Füllhorn - Psychologische Symbolsprache der Nahrungsmittel" über die **psychologische Symbolik verschiedener Sorten alkoholischer Getränke** nach.

ALLERGIE

Allergie, allgemein

Kernursache

Allergisch gegen dich selbst oder einen Aspekt von dir. Allergisch gegen deine spontanen, intuitiven Energien: Angst davor, dich gehen zu lassen, dich dem Leben, deiner ‚Natur' zu übergeben! Ängstlich, ganz und gar du selbst zu sein, Angst davor, deine Natur zu erleben, so wie du wirklich bist. Warum findest du dich selbst nicht gut genug? Was stößt dich an dir ab: deine Natur, deine Sehnsucht nach Sex? Oder magst du deinen Körper nicht? Im Grunde ist dies schon die Folge der ursprünglichen Abneigung eines wesentlichen, natürlichen Teils deiner selbst. So wirst du dich schließlich selbst daran hindern, alle sinnlichen Genüsse des Lebens zu genießen. Deine Sinne geraten in einen Aufstand und verlangen eine vollständige Wertschätzung deiner eigenen Natur!

Du fixierst dich möglicherweise auf ein oder einige Ziele; du konzentrierst dich auf einige Punkte in deinem Leben und negierst den Rest deiner Möglichkeiten. Unbewusst nimmst du es dir selbst übel: Es ist auch wirklich zum Weinen! Dadurch dass du dein Selbst nicht vollständig anerkennst, schreibst du einem anderen, einem Partner, einem Kind... eine größere Existenzberechtigung zu als dir selbst, was folglich wiederum zu Irritation oder Allergie dem anderen gegenüber führen kann (und umgekehrt).

Oder du bist auf der Suche nach Shiva oder einem Guru, einem geistigen System oder einem Idol..., auf der Suche *außerhalb* von dir selbst. Du lebst zu oberflächlich (über/außerhalb von dir selbst sozusagen) und entgehst der Verantwortung, dich zu trauen, dein persönliches Leben bis in den Kern hinein zu durchleben. Allergie bezeichnet einen innerlichen Widerstand gegen deine eigene Oberflächlichkeit oder Missachtung deines ‚natürlichen, gefühlvollen Seins'.

Ein Aufruf zu TOTAL-INTEGRATION, um zu inniger Vereinigung mit deinem Gefühl, deinem Herzen, deinem irdischen Körper, deiner wahren Natur zu kommen.

Kernlösung

Totale Selbstanerkennung und das Erkennen all deiner Möglichkeiten! Traue dich, dich selbst vollständig zu erleben. Nichts ist schlecht oder hässlich an dir: Es geht lediglich um deine eigenen Überzeugungen. Lasse deine Energie frei strömen, so dass nach keinem Ventil gesucht wird. Gehe zum Kern deines Wesens, vertiefe dich. Spiele nicht Verstecken mit dir!

Entwickle Intuition und höhere Energien. Genieße deine sinnlichen Wahrnehmungen. Stoppe diese Selbstblockade. Suche nicht länger außerhalb von dir: Entdecke jetzt deinen inneren Reichtum, die Schönheit deiner Natur, deines Gefühlsreichtums, deines Körperherzens.

Fortsetzung ...

Allergie bricht aus: Du hast zu lange ergriffen, außerhalb von dir an etwas festgehalten; jetzt wirst du dazu gezwungen loszulassen, *„zu" dir selbst* zu kommen. Du kannst dir nicht länger entfliehen.

Du verkrampfst dich... „Hilfe, ich kann nicht zu mir kommen, lasse mich außerhalb von mir Halt finden und ergreifen!" Allerdings: Je eher du das loslässt, was sich außerhalb von dir befindet, umso besser. GEHE AUF INTENSIVE WEISE NAH IN DICH SELBST und weine nicht dem nach, was nicht da ist. Trauer weist immer darauf hin, dass du jetzt *zu voller Anerkennung deiner selbst* kommen darfst, dass du dich selbst in Liebe hegen und pflegen darfst, dass es Zeit wird, *dich selbst zu finden und mit Wärme zu erfüllen.*

Ach, fühlst du dich zuweilen nur wie ein kaltes Insekt (mit vielen Beinchen, um nach außen zu greifen), wie ein *hölzernes Pferd,* das zwar Lasten tragen muss, aber sein eigenes ‚Sein' auf Erden nicht genießen kann? Siehst du dein Leben manchmal nur noch als etwas Langweiliges, Sinnloses, Monotones an? Das entsteht gerade dadurch, dass du von deinem Herzen, von deinem „Gefühl" *‚abgeschnitten'* bist, weil du *die Freude um deinen Menschen-Körper aus Fleisch und Blut* nicht oder unzureichend erlebst. Zu kalt und steif in dir selbst. Warum dich selbst steif wie ein Brett erleben? Du bist kein Tier, sondern ein Mensch, der zu wirklichen Freude-Erlebnissen im Stande ist..., aber dann solltest du dich wohl der Dankbarkeitsvibration anschließen: dankbar für dein Sein, dafür, dass du in deinem Körper auf Erden sein darfst, dass du leben darfst..., unabhängig von was auch immer, losgelöst von gleich welcher Voraussetzung. Schlichtweg das ‚SEIN'..., in Freude über das Leben, über dich selbst... *Ein Total-Erleben aus deinem Herzen heraus, aus deinem Gefühl zu deiner Natur, zu deinem Körper:* Darin liegt die Lösung! *Ein faszinierendes Ereignis: Das bist du. Und du schließt dich der inneren Dynamik, dieser Lebenswärme, dieser Freude und dem Werte-Bewusstsein deiner selbst, deines Lebens, an!* Keinen Elfenbeinturm hochhalten.

Anfänglich eine „Weigerung", ein Stagnieren im Festhalten, nicht wirklich vorwärts gehen; „Nein, ich bleibe hier sitzen!", denkst du, wie eine Ente, die ihre Eier ausbrütet. Sie *hält andere mit herrischer Schärfe (Aggression und Abprallen lassen) von sich ab. Sie will weiterbrüten und behalten, was sie „hat", wobei sie gut daran täte, zu erkennen, dass sie in ihr SEIN kommen muss, anstatt lediglich durch das Festhalten und Haben von Dingen, außerhalb von sich, zu existieren.* Bis sie dazu gezwungen wird, aufzustehen und *selbst* zu leben, loszulassen und vorwärts zu gehen im Leben.

Ein Selbst-Durchbohren, eine Selbst-Zerstörung: wenn nicht vorwärts gegangen wird, solange diese bockige Ablehnung existiert, das, was man festhält, loszulassen, solange es die Verweigerung gibt, sich selbst anzuerkennen und zu erleben, in Ganzheit, aus dem Herzen heraus und in Zufriedenheit.

Solange du in deinen *‚Fängen'* hältst, Dinge oder Menschen, möglicherweise mit Macht, gerade weil du *dein eigenes Leben* unzureichend *in den Griff* bekommst, *ungenügend in dir selbst (in deinem Körper, deinem Herzen, deinen Gefühlen) präsent bist,* kommst du nicht weiter. *Übergebe dich jetzt... dir selbst, dem Leben.* Nicht ergreifend und festhaltend, dich nicht länger mit Dingen, außerhalb von dir, füllend... Öffne diese Greifschaufeln, und *gib dir selbst die Freiheit. Lasse alles los.*

Meine nicht, es ohnehin „am besten" zu wissen, sondern öffne dich der Information und hole das heraus, was gut für dich ist. *Führe dein Leben auf eine einfache, natürliche und doch meisterhafte Weise, ohne Arroganz,* ohne Besserwisserei, ohne einen anderen belehren zu wollen; *lebe nicht von oben herab..., auf Abstand zu dir selbst.* Lasse los: Komme jetzt ganz nah zu dir selbst, und das Gift wird sich von selbst aus dir entfernen.

Eine Konfrontation mit dir selbst, beabsichtigt, um deinen Griff vollständig zu lösen und dich selbst, total, in *Fülle* zu entdecken und anzuerkennen.

Allergische Rhinitis

allergische Entzündung der Nasenschleimhaut, mit laufender Nase, Niesen, verstopfter Nase einhergehend...
(lies hierzu auch Allergie, allgemein)

Kernursache

Du bist dir dessen selbst wahrscheinlich nicht einmal bewusst, wie weit du von deinem *wirklich*-warmen Körper, deinen wirklichen, menschlichen Gefühlen, deinem Lebenskern, deinen inhaltlichen Schätzen entfernt bist. Du hältst nach außen hin ein Image aufrecht, du trägst eine Maske und identifizierst dich mit diesem distanzierten Bild von dir selbst, von der Außenwelt. Eingehüllt in eine Elefantenhaut, entfernst du dich von deiner darunter liegenden menschlichen Wärme, von den anderen.

Du machst dich unnötig verrückt; in einem unbewusst instinktiven Mechanismus blähst du sozusagen wie ein Feuer speiender Dinosaurier deine Nackenflossen hoch, um andere auf Abstand zu halten, um zu imponieren: „Du musst Rücksicht auf mich nehmen, du musst mich sehen und kannst nicht gegen mich vorgehen."[9]

[9] Ich verweise hierbei auf die Ur-bedeutung des Sternzeichens der Jungfrau in der astrologischen Symbolik: Lies hierzu in *Befreiende Astrologie – die tiefere Symbolik der Sonne in den Tierkreiszeichen* nach. Dieses Buch ist bei Erscheinen des vorliegenden Werkes noch nicht in deutscher Übersetzung erhältlich.

Du bist wohl der Meinung, dass man dich respektieren sollte und dein Revier nicht ungefragt betreten darf. Du wähnst dich durchaus nicht ‚weniger' als die anderen, so scheint es zumindest, oder ist dies lediglich eine ‚Haltung'? – und du gehst weiter, selbstsicher auf deinem Weg, so scheint es zumindest (ja, ein wenig arrogant-von oben herab würden gewisse Leute dir sagen), aber nicht auf dem Weg von ‚Evolution'! Instinktiv läufst du in alten Mustern und Gewohnheiten weiter. Du machst weiter, holst Nahrung ein und erfüllst dich mit den tagtäglichen Notwendigkeiten.

Entwicklung? Transformation? WIRKLICH in dir selbst ein zu Hause haben, losgelöst von dieser Haltung? Du… dich auf Distanz zu deinem inneren Sein befinden? Du glaubst es vielleicht nicht einmal. Davon hast du eigentlich keine Ahnung: Das ist alles Schnickschnack. Du bleibst beim Alten, undurchdringbar, nicht wirklich für jemand anderen „offen-seiend", für etwas Neues, auch nicht für deine *echt*-menschliche, liebevolle Natur, die sich dir ganz und gar zu erkennen geben wollen würde. Willst du etwas demonstrieren, andere belehren? Vergisst du selbst auf die Gottesstimme zu hören, die jedem Menschen innewohnt, auch dir, und bläst du vom hohen Turm herab, um deine urinstinktive Stimme hören zu lassen? In der Höhe, auf Distanz zu deinem eigentlichen, warmen, inneren Selbst. Mit dieser Eigenwilligkeit des kalten Tieres in dir selbst kommst du keinen Schritt weiter.

Bist du wütend und regst du dich auf, rot glühend, wenn etwas nicht so passiert, wie du es gerne ‚haben' willst?

Kernlösung

Komme doch herab in dein ECHTES Selbst! Das ist eine Show, das ist ein Masken-Spiel. Das bist nicht wirklich du! Reiße diese Haut von deinem Angesicht, und trete in ehrlicher Gestalt zum Vorschein. Taue auf, entledige dich dieser Dinosaurier-Haut und verkrüppele dich nicht länger zum ‚Tier'. Du bist MENSCH, vergiss das nicht! Gleite von diesem hohen Turm in dein warmes Selbst herab. Sei nicht so distanziert; puste nicht jeden von dir weg: Stehe in erster Linie nicht in Distanz zu deinem eigenen, warmen Selbst, deinem warmen Körper, deiner weichen Haut. Verstecke dich nicht hinter einer Elefantenhaut, um zu imponieren oder andere abzuschrecken, auf Abstand zu halten. Halte keinen Abstand zu deinem eigenen weichen Körper, zu deinem Herzen, deinen warmen Gefühlen. Komme ganz nah zu dir selbst. Auf liebevolle Weise, nicht länger auf kühl-distanziert-instinktive Weise auf dich selbst, auf die anderen gerichtet.

Du brauchst nicht von anderen gesehen zu werden, du hast nicht länger das Bedürfnis, auf mächtige Weise zu imponieren: weil du deine ECHTEN inneren Werte erkennst. Du bist nicht mehr und auch nicht weniger als ein anderer. Du belehrst andere nicht mehr. Du verhältst dich nicht weiter auf kühl-kritische Weise dem Leben, dir selbst und deiner Umwelt gegenüber. Du willst nicht ‚gesehen' werden: Diese Maske wirfst du jetzt von dir, eine urinstinktive Maske, welcher du dir vielleicht nicht einmal bewusst warst. Denn du siehst und fühlst jetzt dich selbst, dein echtes, warmmenschliches Selbst.

Niemand braucht dich dort stehen zu sehen, du willst dich nicht länger deiner Umwelt gegenüber beweisen, du forderst nicht weiter die Aufmerksamkeit und die Anerkennung der anderen. Du weißt jetzt, dass das dir selbst ‚Geben', anderen zu geben, mit einem warmmenschlichen Herzen, alle Kälte und Urinstinkte aus dir verjagt.
Selbst-Erwärmung, Selbst-Liebe; du holst dich selbst vollkommen ‚hinein'.

Fortsetzung Allergische Rhinitis

Du führst Handlungen, Bewegungen aus; du sprichst eine Sprache, eine Gebärdensprache, du verdeutlichst anderen etwas…, aber nicht wirklich auf eine bewusst menschliche Art und Weise. Du machst etwas instinktiv klar, genau wie der mächtige Elefant, der plötzlich seinen Rüssel in die Luft streckt, um seinen Artgenossen etwas deutlich zu machen. Sie werden es schon verstehen…, unterdessen bewegst du dich nicht wirklich auf deinem hochmenschlichen Niveau, und infolgedessen verhältst du dich möglicherweise hochnäsig gegenüber Dingen / Menschen außerhalb von dir.

Ein MENSCH ist so viel mehr und wünscht sich ein offenes Gespräch, ein wertvolles Wort, eine ehrliche Kommunikation. Lebe aus deinem warmen Mensch-Sein heraus, sprich mit einem Herzen, mache mit einem warmen Herzen deutlich, erkläre etwas, wenn nötig; sei nicht wortkarg, geize nicht mit Worten, sondern äußere dich in Liebe und gib voller Wärme Erläuterung. Auf diese Weise ‚distanzierst' du dich nicht, von oben herab, von anderen, genau wie du dies dir selbst gegenüber tust: das sich auf Distanz zu deinem eigenen warmen Mensch-Sein befinden.

Möglicherweise missachtest oder unterschätzt du den Wert „der Materie", der Erde oder all dessen, was sich ‚unter' dir befindet. Extrem ausgedrückt scheißt du sozusagen darauf: als ob das andere für dich nicht wirklich von hohem Wert sei. Die Angst davor, zu verlieren, ist groß, weil du so sehr an alten Dingen, alten Gewohnheiten und Traditionen, die jedoch vom menschlichen Evolutionsgut abweichen, festhältst. Möglicherweise bleibst du noch ein wenig dem Adam-und-Eva Stadium verhaftet, ohne zu erkennen, dass es für dein Wohl und das der anderen notwendig ist, dass du deine Vollheit als Mensch anerkennst. Die Betrug-Schöpfung von Verführung, von schwachen, ausgehöhlten Evas und starken Adams ist dem Tod verschrieben. Beteiligst du dich daran? Arrogant auf dein äußeres Verhalten und deine Erscheinung bedacht, weil es ins Gesellschaftssystem passt? Das ist sinnlos und widerwärtig.

Breche mit dem Schein, breche mit der Lüge, breche mit der Distanz, breche mit der Kälte. Wegen deines großartigen, breiten, potentiellen Inhaltes, wegen deines ‚Seins' glücklich sein. Deinen totalen Raum einnehmen; lasse das Blut durch deinen Kiefer strömen, und sei froh um deine Form in der Materie von Fleisch und Blut, nimm weiträumig deinen Platz ein, körperlich, im Fleische, und zwänge dich nicht ein; degradiere dich nicht zu einem Halb-Menschen, weder zu einer Eva, noch zu einem Adam. Kein Affe, sondern MENSCH: irdisch-himmlisch, Mann und Frau in einem.

Deine Einzigartigkeit, von höherem Bewusstsein ausgehend, geht mit voller Wertschätzung deiner vollen, irdischen, physischen Inkarnation einher. Ein vollblütiges, herrliches, fleischliches Eintreten in dich selbst. Ehrerbietung, Respekt und Wertschätzung für den „Menschen", der du bist, für alles, was es auf Erden gibt. Nicht von oben herab, nicht aus Geiz auf Distanz bleiben, nicht auf Abstand zu deinem Herzen. Großzügigkeit, warmes Hineingleiten, eine wirkliche ‚Anteilnahme' an dir selbst, unter den anderen. Keine kalte Kritik, kein kaltes Gestikulieren, sondern eine offene Kommunikation führen.

Stelle dich nicht länger ‚über' die anderen, wie ein Elefant die anderen Urwaldtiere überragt, sondern lebe aus deinem Herzen heraus, aus deiner warmen Natur heraus, als Mensch. Von dieser inneren Höhe aus, in deinen Körper von Fleisch und Blut inkarniert, unterscheidest du das Tier vom Menschen und verhältst du dich als warmherziger Engelsmensch.

Allergisch gegen Bienen- oder Wespenstiche

(siehe auch Allergie, allgemein)

Kernursache

Anstatt dein wahres Selbst nach außen „strahlen" zu lassen, ziehst du dich in dich selbst zurück; gerne würdest du durchs Hintertürchen entkommen. Voller Zweifel, Minderwertigkeitskomplexe; weil du dich selbst dessen nicht würdig erachtest, dich nach außen hin zu manifestieren, würdest du am liebsten flüchten, notfalls in den Tod... Du hebst andere auf den Thron und schiebst dich selbst ab. Entsprichst du nicht den Erwartungen, die du selbst oder deine Eltern an dich gerichtet haben? Erfüllst du nicht die Normen, die gesellschaftlich allgegenwärtig verherrlicht werden? Findest du dich selbst dumm oder hässlich? Negative Gedanken über dich vergiften dich: Spucke sie aus, es sind Lügen!

Kernlösung

Einem jeden sind andere Werte und Möglichkeiten gegeben. Sei dir deiner spezifischen Art bewusst, und strahle deine Würde in Offenheit aus. Du bist blind, weil du nicht aus dir selbst heraus lebst, sondern unter der Autorität anderer. Entledige dich dieser Augenbinde, und entdecke dein einzigartiges Sein.

Hausstauballergie

(siehe auch Allergie, allgemein)

Kernursache

Du findest dich schmutzig, hässlich oder schlecht... Du wertest dich selbst fortwährend ab und würdest dich winden, um dich dennoch von anderen akzeptiert zu fühlen.

Du hast das Gefühl, dass etwas Düsteres an dir haftet und dich möglicherweise etwas Unbestimmtes, aber teuflisch Großes, mitschleifen könnte...: Es handelt sich hierbei um unbewusste Ängste.

Du hältst deine Emotionen fest, Trauer; du fühlst dich verstoßen und nicht gut genug.

Durch deine innere Abweisung, können Menschen dich auch tatsächlich meiden, du forderst es heraus. Irritation und Kritik dir selbst und anderen gegenüber durch Projektion. Häufig fällt es dir schwer, deinen Körper als ein schönes Stück Natur zu respektieren.

Irritiert dich darüber hinaus bereits der eine Pickel, sei dir dann dessen bewusst, dass du äußerst mäkelnd, kritisch, verurteilend dir *selbst* gegenüber bist! Liebst du dich, deinen Körper nicht?

Kernlösung

Akzeptiere dich selbst als gut und menschlich. Auch dein Körper ist ein Teil von dir. Betrachte dich, deine Natur, deine spezifischen Eigenheiten voller Respekt.

Erkenne deine intuitive Weisheit an. Komme mit den Füßen auf die Erde und sei realistisch: *Du* bist es, der/die Elemente von dir ausschließt. Kommuniziere jetzt in Frieden mit anderen. Du stößt in dir selbst auf einen Konflikt.

Nichts bedroht dich von außen: Du hast unbewusst Angst vor Gefühlstiefen in dir, die du unterdrückst.

Lasse deinen INHALT zum Leben erwachen, fixiere dich nicht auf äußere Formen! Lasse deine NATUR leben, beschränke dich nicht auf die Strukturen.

Du darfst in vollen Zügen leben, du bist nicht schmutzig oder schlecht: Es handelt sich hierbei lediglich um deine Überzeugungen.

Heuschnupfen

allergisch gegen Pollen
(siehe auch Allergie, allgemein, und allergische Rhinitis)

Kernursache

Die Allergie gegen deine eigene Natur, dein Wesen, wird auf Gräser projiziert. Denn du legst dir selbst Fesseln an Hände und Füße!

Du verschließt dich selbst ängstlich und frustriert, bist aber übervoll mit Möglichkeiten, vollgestopft und konserviert wie eine gefüllte Tomate.

Gefühle werden festgehalten. Du vertraust deiner eigenen Natur nicht, du hast Angst davor oder fühlst dich minderwertig und traust dich nicht, dich zu zeigen oder dich auszuleben, so, wie du wirklich bist. Vielleicht auch aus Angst vor der Reaktion der Außenwelt.

So wie du den Blütenstaub herausniest, so niest du deine Begabungen, deine Natur, deine Talente wieder heraus. Schämst du dich für dich selbst; denkst du, nicht gut zu sein und deine hässlichen ‚Seiten' verstecken zu müssen?

Ein Selbstersticken; ein Festhalten von Energien, die freikommen möchten.

Ein Gefühl, in dir selbst unsicher zu sein, veranlasst dich nicht nur dazu, außerhalb von dir nach Halt zu suchen, sondern es hält dich auch davon ab, ein neues Leben zu führen.

Du hältst am alten Muster, an einem zu rigiden und festgefahrenen System, fest. Komplexbeladen, eine Verweigerung der Weiterentwicklung. So wie du in einem zu starren innerlichen Muster verankert bist, so legst du dich auch durch das Schema der Heuschnupfen-Saisons fest.

Kernlösung

Traue dich, dich selbst in Ganzheit zu erleben; erkenne deinen Inhalt an, und entwickle deine Möglichkeiten. Roste nicht ein, sondern lasse alle Energien frei strömen.

Traue dich, deine Natur in ihrer Fülle zu erleben, und schränke dich nicht länger ein! Akzeptiere dich selbst zu hundert Prozent, und sei stolz auf jedes einzigartige Detail deines spezifischen Seins, das durch niemanden zu ersetzen ist. Suche das Schöne in erster Linie in dir selbst, und verschließe dich nicht länger. Befreie dich aus dieser Absonderung.

Explodiere, zerplatze wie eine Tomate[10], in dieser vollen Freude um dein Sein!

Allergisch gegen Katzenhaare

Kernursache und Kernlösung

Du seufzt, du müsstest loslassen, aber etwas ist „verstopft“, konstipiert..., es fällt dir schwer, bestimmte Dinge oder Menschen loszulassen und ganz du selbst zu sein. Du brauchst Ruhe und Entspannung, solltest dich etwas mehr auf dich selbst besinnen, dich nicht so sehr nach dem, was sich außerhalb von dir befindet, richten... Bleibe ganz nah bei dir, und lasse das Leben tun, was es tun muss. Habe keine Angst, versuche keine Kontrolle zu behalten, festzuhalten, zu begehren, sondern übergebe dich dem Leben in dir selbst.

Du siehst das Leben als zu schwer, zuweilen als zu dramatisch an und glaubst nicht oder unzureichend, dass das Leben ‚leicht' sein kann, dass du dir eigentlich gar keine Sorgen zu machen brauchst. Deine Därme legen sich etwas fester aufeinander, weil du dir selbst zu wenig ATEMRAUM gibst, weil du dich zu wenig, aus Freude um dein Sein, im Loslassen der Dinge und Menschen um dich herum, entspannst. Du willst mit Macht etwas entfernen, ja, manchmal sogar loslassen, aber es scheint dir nicht zu gelingen.

Bitte deinen tiefsten Selbst-Kern darum, klar-sehen zu dürfen, dass es dir alles deutlich werden möge, was geschehen muss, und lasse dann los..., komme zu Zufriedenheit um dich..., sehe alles etwas leichter und einfacher, nicht griesgrämig oder seufzend. Mache dir bewusst, dass allein DU dein Leben bestimmen kannst und *wie* es verlaufen wird. Bist du davon überzeugt, dass schlussendlich alles seinen Sinn hat und gut werden wird, dann wird es auch so kommen! Du brauchst dir dafür nicht einmal vorzunehmen, positiv zu denken; grübele nicht, sondern *sei gewiss,* dass alles in Ordnung geht, wenn du dich nur auf das Vertrauen in die Tatsache richtest, dass das Leben dir das geben wird, was gut für dich ist. Aber LASSE LOS, ergreife oder halte die Dinge, die Menschen um dich herum nicht fest! Fordere nicht, sei nicht wütend, halte nicht krampfhaft fest...

Findest du dich selbst nicht wirklich gut, sondern vielmehr schlecht, dazu geboren, um unangenehme Dinge zu erleben? So sorge dafür, dass das, was dich dich selbst in negative Stimmung versetzen lässt, aus dir verschwindet, und du wirst dich selbst als guten Menschen ansehen und glücklich werden. Entferne alles, was du nur in irgendeiner Weise als düster oder nicht ver-

[10] Lies hierzu über die psychologische Symbolik der Tomate in *Das Füllhorn - Psychologische Symbolsprache der Nahrungsmittel*.

trauensvoll erachtest, aus dir: Entferne alles Bremsende, das „Haben Wollen und Halten“, das Kontrollierende.

Du möchtest wohl loslassen, aber du kannst nicht, du hältst dagegen. Du hältst viel zu viel Dinge und Menschen um dich herum fest. Du möchtest bereits weitergehen, aber unterdessen willst du das Alte noch festhalten; möglicherweise bist du nicht dazu in der Lage, zwischen diesen beiden Impulsen zu wählen. Du lässt nicht los und gehst auch nicht vorwärts. Du möchtest beides bewahren, willst alles in dir behalten... Du lässt dir selbst kein ‚freies Herauslassen'.

Es gibt eine zu starke Fixierung auf bestimmte Materie, Dinge oder Menschen außerhalb von dir; eine Art ängstliches Festhalten in dir, was zuweilen buchstäblich zu Verstopfung oder bei bestimmten Menschen zu Hämorrhoiden[11] führen kann. Energien werden gebremst und blockiert. Du möchtest zwar vorankommen, aber etwas hält dich zurück...: dein eigener Widerstand oder dein Zögern, dich völlig biegsam dem Lauf des Lebens in dir zu übergeben. Also, gehe weich in die Knie, halte nicht länger fest, zögere nicht. Höre auf damit, es dir selbst so schwer zu machen. Du hältst krampfhaft durch. Lasse los und fahre fort; mache dich nicht in Gedanken verrückt, unterlasse es, bereits den ‚morgigen' Tag voraussehen zu wollen oder dein Leben in der Weise einzurichten, dass dein eigentliches ICH keinen Raum mehr hat.

Lasse Dampf ab, lasse los, lasse los. Gehe zu deinem eigenen Boden, zu deinen Wurzeln herunter, gleite in dich selbst herab. Befreie dich von einem zu großen „Druck“, ungeachtet dessen, wie er zustande gekommen ist, aber sei dir dessen bewusst, dass es mit einem Festhalten Wollen von Dingen zu tun hat, außerhalb von dir, anstatt deine Natur intuitiv, frei und ungebunden weich durchströmen zu lassen... Durchbreche diesen Widerstand! Widerstand gegen das reine Durchströmen eines ehrlichen, klaren Lebenswassers.

Du meinst es gut, manchmal würdest du wie ein Engel entfliehen oder doch wenigstens Hilfe von außen erflehen wollen... Aber sei dir dann dessen bewusst, dass sich IN dir ein urstarker Kern befindet, deine Lichtquelle, dein Seinskern, der will, dass du lebst und vorwärts gehst, der dir zu jeder Stunde alle möglichen Signale geben wird, so dass du stets, zu jedem Zeitpunkt, weißt, *was* zu tun ist. Das einzige, was du zu tun hast, ist, von dir selbst aus zu leben, loszulassen und voller Vertrauen weiterzugehen. Ängste verschwinden im „Loslassen“, indem du dich du selbst Sein lässt, ohne Blockaden aufzuwerfen.

Voller aggressiver Kräfte, weil du nicht durchströmen lässt, weil du auf eine zuweilen animalisch-instinktive Weise festhältst. Dies bedeutet Wütendsein: in erster Linie auf dich selbst. Die Tatsache, dass du nicht weiterkommen „kannst“, oder zumindest machst du dir dies unbewusst weis, erfüllt dich mit Wut.

Die Lösung: Komme zu reiner Liebe. Gelange zum Kern deines Wesens, und spucke das Überflüssige aus, lasse los. Wende dich voller Liebe dir selbst zu, und halte nichts oder niemanden noch länger fest. Du sollst nicht auf andere spucken, sondern musst ganz tief in dein eigenes rotes Herz hinabgleiten. Lasse deinen eigenen Seinskern über dem Horizont emporsteigen, sieh das Leben als freudvoll an; es gibt nichts Düsteres an dir, solange du dich nur auf die tiefe Sonnenkraft in dir selbst abstimmst und dich als liebevolles ICH aufsteigen lässt, kraftvoll und nicht in seiner Entwicklung zurückzuhalten.

Gehe tief in dich, und halte nichts mehr in dir, dass nicht wirklich DU bist; so wirst du dir, auf höchstem Niveau, immer näher kommen. Kenne deinen reichlichen Gehalt, deinen Bauch-Inhalt, deine Schatzkammer, und richte dich darauf; lasse dich selbst nicht mit etwas gefüllt werden, das du nicht bist, sondern entdecke alle diese Talente,

[11] Lies mehr über die psychologische Übereinstimmung von *Hämorrhoiden in der diesbezüglichen Rubrik nach.

diese Schätze in dir. Sei ehrlich zu dir selbst, komme zu einer Offenheit, sieh klar und deutlich, lasse andere los, und konfrontiere dich mit deinem tiefsten Selbst. Du weißt um deine Reinigung; du hältst nicht länger fest und öffnest dich voller Vertrauen für das, was kommen wird, tief aus dir selbst heraus.

Offenheit, Empfänglichkeit, die Farben der Übergabe an das Leben; nicht mehr absichern, kontrollieren, bei dir behalten wollen. Du lässt es von der Festigkeit aus, die du selbst bist, ohne Furcht, laufen. Laufe nicht vor Wahrheit weg, laufe nicht vor deiner wahren Natur fort. Genieße, empfangender Weg; das Leben wird dir schenken, was gut für dich ist, ohne dass du selbst danach greifen müsstest. Öffne dich für diese breite Natur in dir selbst, und lasse eintreten, was das Leben dir anbietet, ohne Verweigerung, ohne Widerstand aufkommen zu lassen. Versuche, dich nicht mit deinem kleinen ICH über das Leben zu stellen, höre zu und empfange. Genieße deine Natur, die gesunden Dinge, die das Leben dir bietet, herrliche Speisen usw., in vollen Zügen… Sei hierbei sehr ehrlich zu dir selbst. Man darf dir jetzt geradewegs in die Augen sehen: Du hast nichts zu verbergen, du läufst nicht mit Wut im Bauch, voller Rache oder Begierden umher. Du schaust jetzt mit einem unbefangenen, klaren Auge auf das Leben, auf dich selbst, auf die anderen.

Lasse Energien jetzt kraftvoll zirkulieren! Komme zu Schöpfung, wirklicher Kreativität auf dynamische Weise, halte deine Energien nicht zurück. Lasse es von deiner tiefen Quelle aus kreisen und wirbeln, und verwirkliche dich selbst aus deinem Herzen heraus, ungebremst und liebevoll. Deine Natur bekommt ihren weiten Raum, wird nicht mehr im Geringsten unterdrückt; Angst hat Platz gemacht für Liebe. Keine Rede mehr von Stillstand; ein inneres Sicherheitsgefühl baut sich immer weiter auf. Du folgst der lebenden Spirale, in *gebendem* Sinne… Du trägst nichts mehr in deinem Bauch, was DU nicht bist; du hast alles aus dir entfernt, womit du dich gefüllt hast; du lässt dich selbst vollauf SEIN, leben, laufen, schöpfen, genießen… Du kennst jetzt die Aufregung um das Leben selbst, ohne dich immer mit Dingen oder Menschen, außerhalb von dir, füllen zu müssen. Du freust dich über dein körperliches Sein und fühlst dich wunderbar im Genießen der Schätze, die Mutter Erde dir zu bieten hat. Eine Liebe zu dir selbst, zu deinem Körper, zu deiner eigenen Natur. Und du lässt es alles fließen, blühen und strömen, intuitiv und freudvoll. Du bremst nicht, blockierst nicht, du versuchst nicht, außerhalb von dir aus Bosheit und Begierde zu ergreifen. Du *gibst* aus vollem Herzen und lässt alle Energien in deinem Wesen frei zirkulieren.

Allergisch gegen bestimmte Nahrungsmittel

(lies hierzu auch Allergie, allgemein)

Kernursache und Kernlösung

Du hältst dich ängstlich zusammengedrückt. Du blockierst einen normalen Energiefluss. Dennoch rauschst du vor zusammengeballter Energien. Du bist ein Fass voller Kreativitätsdrang und natürlicher, aggressiver Tatkraft! Aber du fühlst dich so gebunden, „du kannst nicht“, du fühlst dich beschränkt, du hängst dort kraftlos wie ein Opfer… Allergisch gegen ein ‚Vollauf-Leben' deiner selbst! Allergie in Bezug auf dich selbst, deine vollblütige, irdische Ich-Werdung.

Babys mit diesem frustrierten Gefühl werden infolgedessen möglicherweise allergisch gegen die Hand, die sie (manchmal zu stark) festhält. Häufig traut sich auch die Mutter nicht, vollständig sie selbst zu sein: Babys spiegeln diese Frustration wider. Obengenannte Ursachen, wie auch die Ursachen, die unter Rubrik *Allergie genannt werden, müssen in diesem Fall auch bei der Mutter gelöst werden, auch wenn sie keine Probleme mit Allergien hat.

Unterdrücke deine Energien nicht, traue dich, vollständig deine Natur zu durchleben, und akzeptiere jeden Teil von dir selbst. In Selbstsicherheit vorwärts gehen! Vertraue deiner Natur! Dich nicht zurückhalten. Lasse alles fließen, die Energien! Offener Raum für das Baby, wie auch Befreiung der Eltern.

Lies mehr über Nahrungsmittelallergie im Buch **„Das Füllhorn - Psychologische Symbolsprache der Nahrungsmittel"**: **Du bist allergisch gegen ein bestimmtes Nahrungsmittel?** Z.B. gegen Erdbeeren, Schokolade usw. ...? **Dann kämpfst du (bewusst oder unbewusst) gegen oder leistest Widerstand gegen das, was dieses Nahrungsmittel von dir fordert, oder wofür es ein ‚Symbol' ist.**

Allergisch gegen Kuhmilch

Kernursache

Die Ursache eines Leidens, wie Allergie gegen Kuhmilch bei Babys, liegt in der psychologischen Beschaffenheit des Babys selbst. Aber häufig ist dies ‚ein Spiegel' für die Eltern (lies hierzu in Teil I nach). Der folgende Text richtet sich somit auch an alle Beteiligten.

Eine Sehnsucht nach weiter, nach *mehr* (außerhalb von dir), nach weg ... Unbewusst fühlst du dich eingesperrt; du möchtest aus einem System ausbrechen, in dem du dich als Gefangener erlebst, in erster Linie möchtest du aus dir selbst *fort.* Aber das Leben zwingt dich, auf Erden zu bleiben, hier und jetzt, und hält dich davon ab, in die fernen Wolken zu flüchten. Du weißt nicht genau, was du tun sollst: herabgleiten oder aufsteigen?

Ein Gefühl „in der Klemme zu sitzen"; die Suche nach Rettung, ein Ja - ein Nein... „Was soll ich machen??" Ein Zweifel, ein Entfliehen Wollen, aber nicht wissen wie. Du betrachtest die Welt, die Dinge noch zu viel „von außen", nicht-begreifend, du kannst dich nicht in die Dinge, die Menschen einleben, und kommst mit deiner Rationalität oder Beobachtung von außen infolgedessen gar nicht an sie heran. Ein urstarker Stempel, als Mittelsäule, ist im Begriff aufzuschießen, wie eine Blüte..., aber wird noch gebremst, zurückgehalten, gezwungen, sich IN sich selbst zu kehren, seinen Gefühlen ganz nah zu kommen, zuerst zu den eigenen Wurzeln vorzudringen. Ein Gefühl zu ersticken ist die Folge.

Du wirst zunächst zu der Erkenntnis kommen müssen, dass du zuallererst in dich selbst „hineingleiten" musst, dass du gut daran tätest, *ganz* nah zu dir selbst, zu deinem Körper-auf-Erden aus Fleisch und Blut zu kommen, dass du innerhalb dieses stabilen Dreiecks auf Erden bleiben darfst / musst... *Dann* wirst du dich frei fühlen. Und das ist der Sinn und Zweck dieses Signals: dass du gut daran tätest, zu der Erkenntnis zu kommen, dass du dich jederzeit ‚freimachen' kannst, solange dieses Frei-Machen nur kein Weg-Laufen aus dir selbst bedeutet...; im Gegenteil, eine totale Integration in deine Natur, in deinen Körper aus Fleisch und Blut, bringt wahre Freiheit.

Kernlösung

Also, fühle dich nicht länger in deinem eigenen Körper auf Erden „gefangen", habe nicht den Willen etwas zu forcieren, bleibe *ganz* nah in und bei dir selbst. LAUFE nicht länger vor dir WEG; schaue auf dich, gib dir selbst jede Aufmerksamkeit; liebe deinen Körper, und gehe total und liebevoll in ihn hinein. Bei dir selbst ankommen, so dass es *keinerlei* Abstand mehr zwischen deinem Geist und deinem Körper gibt.

Möglicherweise versteckst du dich hinter einer Haltung, im extremen Sinne sogar auf instinktiv-animalische Weise, oder einer Haltung, die dir gesellschaftlich beigebracht wurde; das ist das Herden-Tier, nicht der individuelle Mensch, als welcher du gedacht warst! Möglicherweise auf das Eng-Weibliche fixiert, anstatt die *Urfrauenkraft* als Mensch in dir selbst zu erleben, ob du nun als Mann oder als Frau geboren bist. Du verlangst und begehrst außerhalb von dir; du würdest einsaugen, aber alles andere als ‚in Fülle du selbst werden!'

Selbst-Zerstörung; du fügst dir selbst fortwährend Schmerzen zu, als wärest du wütend auf dich, auf das Leben, auf das Sein in der Materie deines Körpers. Komme zu Selbst-Liebe! Liebe dich selbst, wie du bist, einzigartig und keinem anderen gleich. Strebe keine gesellschaftlichen Normen an. Setze instinktive Kräfte in schöpferische, liebevolle Taten um, und lasse das instinktiv-animalische vollständig hinter dir. Gehe vorwärts, mit gesundem Stolz auf deinen Inhalt, der sich ehrlich in der Form niederlässt. Schließe dich nicht dem Marginalen deiner selbst an, sondern stelle dich ins Zentrum deines Wesens. Du bist keine Nummer in der Warteschlange! Du hast dich selbst als Mensch zu entwickeln, du bist kein kleines Tier.

Empfindest du das Leben als eine Qual? Als würdest du auf die Folterbank gelegt? Dann ist dies die Folge deiner Überzeugungen, dass das Leben eine schmerzhafte Angelegenheit ist, eine Folge der Tatsache, dass du nicht wirklich und bewusst in Liebe zu dir selbst, zu deinem Körper kommst. Du verhältst dich womöglich wie ein Büßer, ein Abtrünniger oder wie ein Märtyrer. Du glaubst nicht oder unzureichend daran, dass du dein Leben selbst in der Hand hast! Du suchst noch immer dein Heil und deine Rettung in einem Fort-Gehen aus dem Leben, einem Wieder-Aufgehen in den Nebeln des ‚Nichts'. Aber ‚Milch' sagt dir: *Gehe weiter,* auf deinem ‚neuen Weg'!

Erweitere deinen Raum: Stehe auf als Mensch, und mache dich selbst in all deiner Weite wahr! Es gibt keine Lasten zu tragen: Lebe nicht länger nach dieser Überzeugung. Auch dein Körper ist keine ‚Last'. *Sei dankbar, dass du in der Materie sein darfst, in deinem Körper auf Erden!* Wende dich nicht davon ab! Schüttle jedes vermeintliche „Joch", jede negative Überzeugung in Bezug auf die irdische Existenz von deinen Schultern, und komme in Liebe zu dir selbst. Lebe nach der Überzeugung, dass es herrlich ist, in dir selbst… auf Erden zu wohnen… Habe nicht den Wunsch, nach Niemandsland zu flüchten, zu den ätherischen Nebeln des Todes.

Nimm die Zügel über die Menge an Energien in dir fest in die Hand, werde Herr über dich, und lenke das Steuer in eine neue Richtung, voller Selbstsicherheit, in *eine* Richtung…, die des LEBENS! Du hast es selbst in der Hand: So ergreife es auch! Lasse herrliche, urweibliche, gebärende Schöpfungsenergien aus dir strömen, lasse es aus dir herauskommen, aus dir geboren werden. Halte nichts „auf", halte nichts zurück, lasse ruhig los, lasse es einfach kommen. Viele Produkte strömen sozusagen von selbst aus deinem Körper. Führe das Tier in dir ab, und lasse den Menschen seine Schöpfungskräfte kennen. Verstehe es, das Leben auf eine herrliche Weise zu genießen; genieße beispielsweise voller Dankbarkeit köstlichzubereitete Gerichte, und übergebe dich diesem komplexen Genuss im Existieren. Ja, Dankbarkeit, froh sein aufgrund der Tatsache, dass du *alle* deine Sinne in diesem herrlichen Genuss nutzen darfst, auch im Genießen der kleinen Dinge um dich herum.

Von diesem Gefühl der Dankbarkeit ausgehend, auf Erden sein zu dürfen, in deinem Körper, das, was es in dieser Existenz gibt, genießen zu dürfen…, wirst du Lebensumstände zu dir holen, die dir viel Freude bereiten. Jedoch, *aus dem Gefühl der Unzufriedenheit heraus und der Tatsache, vor dir, vor der Erde flüchten zu wollen…, wirst du Situationen an dich heranholen, die dir das Gefühl geben: „Das ist doch alles Mist hier, ich darf sogar keine Milch trinken" usw. … Gehe also zunächst eine intensive Verbindung mit dir selbst ein, aus höchster Dankbarkeit für dein Sein-in-der-Materie auf Erden…, so dass die Allergie gegen das, was ‚Milch' symbolisiert*[12]*, weggehen kann: Nicht vor dir flüchten, sondern kraftvoll, vollblütig in deinen Körper inkarnieren und auf dem neueingeschlagenen Weg weitergehen!*

[12] Lies über die psychologische Symbolik von *Milch* in *Das Füllhorn - Psychologische Symbolsprache der Nahrungsmittel.*

Allergie gegen Nickel

eine Nickelallergie ist vor allem bekannt für das Verursachen von Kontaktekzem (durch den Nickel in Armbanduhren, Schmuck, Gürteln usw.)

Kernursache

Dein Kopf ist groß, Dampf pfeift aus deinen Ohren, aber du selbst setzt dich steif und voller Anspannung auf den Stuhl, auch wenn du gerne… Wut im Allgemeinen, insbesondere in Bezug auf eine bestimmte Situation oder Person. Ein Zuviel an gespeicherten Energien in deinem Kopf. Du kannst es nicht länger tragen.

Die Kernursache liegt in dir selbst: da du nicht tust, was dein Inneres fühlt, tun zu müssen, du blockierst dir selbst den Weg, möglicherweise, weil du eine Autorität über deinen Kopf stellst (und dich anschließend über sie ärgerst).

Kochend vor Wut; du presst deine Hände an den Stuhl, bleibst aber für einen Moment fest sitzen, ohne etwas zu äußern, zu sagen, ohne etwas zu tun. Bist du böse, weil nicht geschieht, was du gerne möchtest, was du ‚begehrst', wie du die Dinge gerne haben möchtest? Bekommst du nicht genug Anerkennung? Dann ist dies der Fall, weil du dich selbst nicht wirklich anerkennst, dich selbst für ‚Pippi Langstrumpf' hältst. Hört man dir zu wenig zu oder bekommst du zu wenig Aufmerksamkeit? Dann ist dies der Fall, weil du dir selbst und deinen Gefühlen zu wenig echte Aufmerksamkeit schenkst, weil du mit deinen Ohren zu wenig auf deine innere Quelle der Weisheit ‚hörst'. Lässt du gerade in dieser Weise Dampf ab? Wird dir alles zu viel?

Du hast zu viele Gedanken und Emotionen in deinem Kopf gespeichert; er ist voll davon. Aber du ‚siehst' nicht klar, als ob du es nicht wirklich wagen würdest, dich auf der Erde unter die Menschen zu begeben. Vielleicht fühlst du dich wie ein Sonderling, wie ‚das hässliche Entlein', wo du eigentlich der schöne, große, edle Schwan bist. Nur musst du begreifen, dass du einzigartig bist, auf deine Weise etwas ganz Besonderes bist, dass du ruhig deine Meinung in Worte fassen / äußern darfst. Richte dich als ein vollwertiger, edler Mensch auf und sage, was du zu sagen hast, staue die Dinge nicht mehr in deinem Kopf an; denk nicht so viel, sondern handle, kommuniziere und *lebe*! Fühle dich nicht ausgeschlossen: du selbst bist es, der dich hinter einer gläsernen Wand verbirgt und du verdammst dich auf diese Weise zur Ohnmacht. Komm zum Vorschein, fühle die inneren Kräfte in dir und wisse, dass du anderen Menschen ebenbürtig und darüber hinaus einzigartig als ICH bist.

Sieh dir deinen Kopf voller Emotionen an und komme langsam zu innerem Gleichgewicht, kümmere dich um dich selbst wie ein große, weiche, liebe ‚Birne'[13], schenke deinem Energiestrom Aufmerksamkeit, der Masse von Emotionen und Kräften in deinem Wesen. Integriere all dieses Lebenswasser in deinen Körper von Kopf bis Zeh, mit der Betonung auf Zeh: anerkenne deinen ganzen Körper, zieh dich nicht so in deinen Kopf zurück. Fühle deine Kieferknochen auf starke, gesunde Weise, in Geschmeidigkeit, deinen ganzen Körper aus Fleisch und Blut. Bleib nicht im Ätherischen, Luftleeren hängen. Wohne nicht ausschließlich in deinem Kopf.

Schämst du dich für bestimmte Gefühle? Weißt du dir keinen Rat mit deinen intimen Gefühlen, mit Themen wie Sexualität? Verlangst du zwar, wagst dies aber nicht zu äußern, findest du denn, dass der Mensch ein ausschließlich rationales Wesen sein dürfte, keine Gefühle, weder Herz- noch Körper-gefühle erleben dürfte? Vergräbst du den weiblichen Ur-Teil in dir selbst? Hast du Angst vor deinen Gefühlen, deiner intuitiven Strömung und lässt du dich darum vor allem ängstlich in deiner linken Gehirnhälfte nieder, in deinem männlichen Denk-Pol?

---

[13] Lies über die Symbolik der Birne in *Das Füllhorn - Psychologische Symbolsprache der Nahrungsmittel.*

Den üppigen weiblichen Pol, der potenziell in dir anwesend ist, hältst du verborgen, wodurch Frustration und auch instinktive Sehnsüchte (manchmal in der Form eines Zwangs) offen hervortreten können.

Dein Kopf lässt Dampf ab, während dein Unterbauch voller Schöpfungskraft ist, die gefühlt, erlebt, genutzt werden könnte, doch diese blockierst du. Auf diesem Gebiet hältst du dich selbst ‚mager', zu steril, als ob du nicht üppig erwachsen werden willst.

Kernlösung

Öffne dein Großes Herz: schau, wie es seinen eigenen Raum will, wie groß und wohltuend saftig es pumpt und deinem ganzen Sein Strömung gibt.

Das große, rosarote Liebesgeschehen: gib dir selbst die größtmögliche Chance auf ein freies und frohes Dasein.

Stecke deine Gefühle, die Liebe, die in dir wohnt, nicht mehr länger hinter Schloss und Riegel, im Gegenteil: lege es alles offen und bloß. Bringe es nach außen, all die Schätze von Gefühlen und Reichtümer, mit dem Allerheiligsten in dir selbst.

Richte dich, von der höchsten Liebe aus, in erster Linie an dich selbst und anschließend an andere, in Kommunikation, aufrecht und tiefgehend, nicht nur einfach so und oberflächlich.

Öffne dich mit all deinen Kanälen, intuitiv, weiblich, empfangend aus deiner inneren reichen Quelle. Übergebe dich dem Leben in dir selbst, lass einmal alles los, gib deinen Energien ein Ventil im guten Sinne; du darfst ein wenig wie die meditative Lotusblume sein, aber dann als Mensch in alle Richtungen des Daseins geöffnet.

Öffne deine inneren Sinne und rieche, atme tief, empfange, fühle, schmecke diesen Lebensatem und genieße in Entspannung… tief und intensiv empfinden, erlebe. Alles andere lässt du los. Dein Denken denkt nicht mehr, ist im Hintergrund anwesend.

Du erfährst nun, wie ‚vollheitsreich' du bist, du riechst die Symbolik von Kaffee[14], die davon spricht, dass du ‚dich selbst nicht mehr verstümmeln' sollst, beispielsweise indem du weiter im erstarrten Denkturm wohnst und indem du alles andere, dein Fühlen, deine Intuition, deine innere Dynamik, deinen weiblichen Gefühlspol vergisst.

Baue in Weisheit dein Dasein aus und lasse die zu starke gedankliche Fixierung auf die Welt fallen, denn dann kommt eine machtlose Frustration in Ärger, dann protestieren unterdrückte weibliche Energien auf die eine oder andere Weise und suchst du irgendwo einen Ausgleich für den Mangel, den du (unbewusst) in dir selbst erfährst / schaffst.

Komme also zu einer vollständigen Anerkennung deines ICHS.

Lass es alles hereinkommen: den Guten Wind, den höchsten Glücksstrom, das selige Nichts-tun manchmal, durch und durch fühlen zu lernen und in dieser Lebens-auffassung zu genießen.

Blockiere diese spontane, liebevolle Strömung in dir selbst nicht länger: befreie diese Energie aus ihrer Gefangenschaft und ÄUSSERE dich, lege dich in die Arme des Lebens, gebe dich deinem höchsten Selbst hin, dem reinsten, pursten Wasser in deinem Wesen.

Höre auf, dich mit Gedanken / Emotion auf etwas Bestimmtes zu fixieren, hebe die Blockade in dir selbst auf: lass dich aus einer gesunden Herzensströmung in Selbstliebe heraus gehen… baue keine rationalen Dämme mehr, erlege keinen Zwang, keine Verpflichtungen mehr auf, sondern lebe aus deinem ehrlichen Gefühl heraus, genießend, sorglos, in Erkenntnis deines Selbstwertes.

Lies eventuell auch: *Kontaktekzem.

[14] Lies über die Symbolik von Kaffee in *Das Füllhorn - Psychologische Symbolsprache der Nahrungsmittel*.

A.L.S.

amyotrophische Lateralsklerose
Erkrankung der die Muskeln steuernden Nervenzellen in Rückemark und Gehirnstamm, wodurch Muskelschwäche, -schwund und Lähmungen auftreten

Kernursache

Du erlebst dein Leben als einen einzigen Bußweg? Ein schönes Leben? Das ist doch nichts für mich. Du bist davon überzeugt, dass dir nichts Herrliches beschert ist. Du denkst, dass andere dich verletzen, peinigen werden, aber im Grunde bist DU so selbst-destruktiv! Du misst dir selbst wenig oder keinen Wert bei. Unbewusste Schuldgefühle lassen dich eine ‚Strafe' aussitzen. Du findest es sogar selbstverständlich, dass auch andere dich bestrafen sollten.

Dein Leben ist auf negativen Vorurteilen in Bezug auf dich selbst gegründet. Sieh klar und deutlich! Bringe Veränderung in deine pessimistischen Überzeugungen, in diese Lügen. Woher kommt dieser herunterziehende Selbst-Betrug? Durch dein(e) Leben hindurch hast du „Schuld-und-Strafe" als notwendiges Übel ausgebaut: Ich, die Menschheit…, das Schlechte, das Wertlose… „Was für einen Sinn hat es, die Freude zu erleben, wenn wir ‚schlecht' und machtlos sind?" Hast du in diesem Leben einen Erzieher angezogen, der diese Philosophie in dir noch einmal bekräftigt hat? Strafe, Unterdrückung?

Befreie dich jetzt aus diesem Netz unbewusster Lügen: Jeder Mensch hat Gutes, tief in seinem Lebenskern; durch Mangel an Einsicht, durch Kontaktverlust zu seinem eigenen göttlichen Selbst hat er sich auf aussichtsloser See von den Wogen mitziehen lassen, sich weder seines Ursprungs, noch seiner Fähigkeit bewusst, das Leben aufzubauen, zu erschaffen, so wie er es möchte. Er erlebt sich dementsprechend machtlos und ängstlich, dem Schicksal oder der ein oder anderen Macht, außerhalb von sich, ausgeliefert.

Kernlösung

Werde dir deines eigenen Kraftzentrums bewusst: Nimm dein Leben selbst in die Hand; dein Körper hört auf unbewusste Impulse aus deinem Gehirn, auf unbewusste Überzeugungen. Stelle also selbsttötende Überzeugungen bloß, lege sie offen auf den Tisch, und erteile bewusst den Befehl zur Genesung deines Körpers.

Zuerst der Gedanke: Die physische Form folgt darauf. Erlebe die Freude um deine endlose Existenz! Lebe aus der Erkenntnis heraus, dass dein Leben nicht länger ein Leidensweg zu sein braucht, dass du Glück verdienst! Dein Körper wird darauf reagieren.

PROBLEME IM ZUSAMMENHANG MIT DEM ÄLTERWERDEN

siehe auch Teil I, Physische Unsterblichkeit?

Kernursache und Kernlösung

Du lebst nicht wirklich aus deinem Herzen, deinem tiefsten Selbst heraus. Du erkennst nicht die Autorität in dir an. Du lebst so, wie du zu leben „hast"; du passt dich an die Normen und Gewohnheiten der Gesellschaft an, ohne sie tatsächlich in Frage zu stellen. Du *lässt* dich leben; du lenkst dein Leben nicht selbst. Du lebst dich in eine Rolle ein: Du stellst die Macht, die Autorität nach außen. Betest du ein System, ein Wesen, eine Person, eine Autorität außerhalb von dir an? Weißt du noch, wer DU bist, unabhängig von der Außenwelt und deinen Rollenmustern? Wer bist du eigentlich? Ein falsches Ego, ein äußerliches Gesicht: Hast du für Geld, Image, Leistung gelebt? Oder glaubst du nicht an die individuelle, göttliche Kraft eines jeden Menschen, deiner selbst? Klammerst du dich emotional an andere? Ängste, Trauer, Schuldgefühle, Machtlosigkeit…

Du traust dich nicht, auf die autonome Basis deines Selbst zu bauen. Du richtest dein Leben zu sehr nach anderen aus, anstatt zuerst der Sicherheit in dir selbst zu vertrauen, anstatt zunächst dir die Liebe zu schenken. Du zweifelst an der Fähigkeit eines Menschen, sein Leben *selbst* zu gestalten.

Lebst du innerhalb der Grenzen einer zu eng spannenden Struktur, wobei kein Raum für persönliche Spontaneität, für natürliche Impulse, für kreative Ideen gelassen wird; hast du dich ohne weiteres gefügt, mit einer Perücke auf dem Kopf, um dein wahres ICH zu verbergen? Du lebst nicht aus deinem Innersten heraus, sondern vielmehr nach dem Auge der Menschen: Was bist du hart und unfreundlich zu deiner Natur! Verleugne deinen individuellen Wert nicht länger.

Nimm dich selbst in die Hand, und gestalte selbstbewusst dein Leben! Lebe nicht morgen, sondern Jetzt. Aus dem Jetzt heraus Vergangenheit und Zukunft loslassen. Ewig jugendliches Jetzt – sein. Hierzu ist es notwendig, dass du deinem tiefsten Selbst treu bist; hier ist kein Platz für Kummer und Tränen. Spüre diese Kraft in dir, vertraue, mache dir keine Sorgen, denn du selbst baust dein Leben positiv aus, wenn du es möchtest: Ein Weg, der nicht in den Tod zu münden braucht, nicht in einen unbewussten Seinszustand. Bemächtige dich deines Lebens: Das, wovon du überzeugt bist, wird geschehen. Wische deine Tränen ab, nimm dein Zepter an dich, umsorge dich mit Liebe, sei stolz auf dich, werde dir deiner schöpferischen Möglichkeiten bewusst; kein Gott oder Teufel ist mächtiger als das göttliche Selbst eines Menschen. Transformiere dich zu einem höheren Niveau; mache dich nicht länger kaputt.

Bewusstseinskräfte nähren deinen Körper: Steuere sie auf positive, verjüngende Weise, indem du davon überzeugt bist, dass du nicht mit Problemen altern *musst.* Dein Körper wird auf deine inneren Überzeugungen im Hinblick auf dein Leben hören und reagieren.

Freude und Vertrauen gewähren Kraft und Gesundheit; Kummer und Zweifel zerstören! Du „alterst“ und stirbst nur dann, wenn du selbst davon überzeugt bist, dass es nun einmal so sein *muss.* Umfasse dich: Nimm deinen ewigen Raum in Beschlag, und lasse zu, dass „Geist und Materie“ *den* Weg finden, der notwendig ist, um einen ewig-lebenden Bund zu schließen. Gib dich dem Jetzt, dem Leben, der Freude hin, und sei dir darüber im *Klaren,* dass du Jetzt ewig *bist.* Hier existiert keine Alterung, kein Tod.

Alt werden, was das Alter betrifft, ja, aber keine Rede von „Problemen“ damit. Die ewige Jugend! Und der Körper nimmt die Form an, wie das Leben in dir es für gut befindet. Fixiere dich nicht auf Normen, „wie“ ein Mensch „aussehen“ sollte: Blödsinn! Sei einfach du selbst! Lebe aus deinem Herzen heraus, und sei glücklich.[15]

AMYLOIDOSE

Gruppe von Erkrankungen, von denen vor allem Ältere betroffen sind; gekennzeichnet durch die Anreicherung von ‚Amyloid' (dies sind abweichende Eiweiße), beispielsweise in den Nieren, im Herzen, in der Leber, den Nerven, wodurch die Funktion dieser Organe beeinträchtigt werden kann

---

Kernursache

Wie eine Raupe, die noch keine Lust hat, sich in einen Schmetterling zu verwandeln, gleitest du langsam weiter.

Fühlst du dich allein? Sorgst du dafür, dass du allein bist? Dann ist dies, wenn auch unbewusst, der Fall, damit du an dem starken Rückgrat in dir selbst bauen und zuallererst den Partner in dir selbst bilden kannst, so dass du in Harmonie zu dir selbst kommst[16].

[15] Lies dazu gegebenenfalls das Buch *Nieuwe Dagen. Neue Tage* ist bei Erscheinen des vorliegenden Werkes noch nicht in deutscher Übersetzung erhältlich.

[16] Symbolik der ‘7’: siehe Kapitel 7 in *Die Zwölf Tore des Prinzen Sirius.* Dieses Buch ist zum Zeitpunkt der Veröffentlichung dieser Ausgabe noch nicht in deutscher Übersetzung erhältlich.

Wie ein Stecker, der eine Steckdose sucht, um Kontakt zu bekommen. In welche Kontaktquelle wirst du dich stecken? Zwang zur Kommunikation, aber schließe dich erst in tiefem Kontakt an deine eigene Quelle an.

Risiken werden eingegangen. Warum zweifelst du an deinem Wert? An der Tatsache, ob du das Richtige gesagt / getan hast? Man kann doch nur aus seinem Inneren heraus handeln, ehrlich vom Herzen aus? Lass dich durch die Reaktionen anderer nicht aus dem Gleichgewicht bringen. Geh näher, tiefer zu deiner eigenen Quelle und lass das himmlischirdische Wasser reichlich strömen. Zögere nicht, dich selbst ‚sein' zu lassen, wer du bist. Kommunikation mit dir selbst ist nun das Allerwichtigste.

Du bleibst zögernd stillstehend, wie ein kleiner Schimpanse, der sich nicht entscheiden kann, ob er versuchen soll, eine Walnuss[17] zu knacken, oder ob er eine Kastanie ergreifen soll. Schwierig ist die Wahl manchmal, aber die gründliche Entfernung deines Mantels ist das Beste, was du tun kannst: das Schälen, die Entpuppung. Wer bist du, wo ist dein Kern, was sitzt tief in deinem Gehirn und wartet darauf, entdeckt zu werden, sowohl in der linken als auch der rechten *Gehirnhälfte?[18]

Kernlösung

Diese Erkrankung fordert die ANERKENNUNG des Lebens in dir selbst. Es wagen, deinen Inhalt durchzudrücken, das was du bist, alles, was du in dir hast. Wie *kannst* du nur dich selbst vergessen, wie konntest du dich nur so zur Seite schieben, dich so aufgeben? Rufe dich selbst nun zur Ordnung und erhöhe dich. Lass dich selbst nicht von deinen eigenen Gedanken herunterziehen, lass dich z.B. nicht wieder mitreißen in schlechte Erinnerungen aus der Vergangenheit.
Fühlst du dich unbehaglich? Rolle dich nicht länger in dir selbst zusammen, sondern entrolle dich.

Hast du bisher einfach nur abgewartet, gleichsam mit weit geöffnetem Mund, damit man hineinschauen kann? Befreie dich aus diesen eingerosteten Strukturen. Lass die Flöhe[19] nicht länger beißen. Steh auf, richte dich auf und tue aus der Kernzentrale in dir selbst heraus kraftvoll das, was du fühlst, tun zu müssen.

Genieße die Süße des Lebens und ziehe deine Grenzen aus deinem innerlichen, stolzen Eigenwertgefühl heraus.[20]

ANGEBORENE KÖRPERLICHE ABWEICHUNGEN

in elende Lebensumstände hineingeboren werden

Jedes körperliche Symptom ist im Grunde der Schlüssel zur Lösung der innerlichen Problematik, die dem zugrunde liegt. Jede Lebenssituation ist ein Spiegel dessen, was in deinem Innern vor sich geht, **eine Wiedergabe deiner tiefsten, unbewusst vorhandenen Überzeugungen in Bezug auf dich selbst.** Wenn du blind geboren wirst, weist dies darauf hin, dass tief in dir die Überzeugung herrscht: „Ich brauche Leid, bevor ich zur Einsicht kommen kann" oder „Ich sehe nicht wirklich klar, ich verschließe meine Augen zu viel vor tieferen, inneren Werten" usw. …

Viele bezeichnen das als ‚Karma'. Nein, es handelt sich hierbei um etwas ganz ande-

[17] Symbolik der Walnuss und Kastanie: siehe *Das Füllhorn – Psychologische Symbolsprache der Nahrungsmittel.*
[18] Lies diese Rubriken in diesem Buch.
[19] Lies über die Symbolik von *Floh- und *Läusebissen in diesem Buch.
[20] Vergleichbar mit der psychologischen Symbolik von Erdbeermarmelade. Lies hierzu in *Das Füllhorn.*

res: **Niemand wird bestraft, niemand braucht sich wegen der Krankheit, mit der er behaftet ist, schuldig zu fühlen.** Es handelt sich dabei um eine Aufforderung zur Bewusstwerdung der unbewusst im Menschen vorhandenen Überzeugungen, durch die sein Körper sich so geformt hat, wie er ist. Wir können zu jedem Zeitpunkt einen neuen Anfang machen. Niemand muss blind oder in elende Lebensumstände hinein geboren werden.

Auf der einen Seite hat man den unaufhaltsamen Drang zu Sein, auf der anderen Seite ist man in bestimmten Gefühlsbereichen blockiert. Stets auf dem Weg zu Erfüllung, Bereicherung seiner selbst, wird das Selbst jede innerliche Problematik zu einer Lösung führen. So werden wir durch spezifische Abweichungen mit den negativen Überzeugungen, die wir in Bezug auf uns selbst hegen, konfrontiert: „Ich bin schlecht und schuldig, also…" oder „Ich bin ein Nichts und machtlos, also…" Unbewusste Meinungen über dich selbst, die über eine körperliche Abweichung ans Licht kommen: um sie zu vernichten! Niemand ist ein Nichts, klein, machtlos oder schlecht, auch wenn bestimmte fatalistische Philosophien uns dies gerne glauben machen würden.

Wirst du inmitten eines verfolgten, diskriminierten Volkes, die nahezu vor Hunger und Durst auszusterben droht, geboren…, dann ist dies eine Folge deiner tiefen, unbewussten Überzeugungsmuster: „Ich bin als Mensch ein machtloses Opfer von Geschehnissen, die grundlos als Schicksal existieren oder die Folge eines strafenden Gottes oder Teufels sind. Ich werde wohl immer verfolgt werden. Ich muss wohl ein schlechter Mensch sein oder zumindest nicht das Recht haben, glücklich zu leben". Nichts als Lügen natürlich, die du dir selbst unbewusst weismachst.

Aus diesem Grunde…: Je eher wir Menschen, jung oder alt, uns dessen BEWUSST werden, dass wir selbst unser Leben auf der Basis der Erwartungen, der Lebensanschauung, die wir in uns tragen, gestalten, desto besser. Je eher wir uns dessen BEWUSST werden, dass wir unsere Überzeugungen verändern können, unsere Energien in eine neue Richtung lenken können…, desto besser! Die Umstände werden sich zum Guten wenden, wenn wir *zuerst* unsere Überzeugungen in das Wissen kehren, dass WIR unser Glück in der Hand haben. (Lies hierzu Teil I)

Genetische Determinierung… ja oder nein?

Genetische ANLAGE… ja! Aber WIE sich diese Anlage letztendlich entwickelt: Das hängt in hohem Maße von dir ab!

Die physische, genetische Struktur ist hauptsächlich durch deine familiären Vorfahren bestimmt. Es sind jedoch deine Psyche, dein unbewusst-lebendes Selbst-Bild und *deine inneren Überzeugungen,* die dafür ausschlaggebend sind, ob genetischen Instruktionen wohl oder nicht Folge geleistet wird! Erkennst du die Meisterschaft deines bewussten Ichs an, *führst du Veränderungen in deinen Gedanken und Überzeugungen herbei, wo dies notwendig ist, dann wird sich infolgedessen das genetische Muster auch zwangsläufig verändern!*

Es versteht sich, dass dieses ‚bewusste' Denken weder für Babys, noch für Menschen mit einer schweren mentalen Retardierung gilt. Wir sind nicht ‚zufällig' hier oder dort geboren, es ist auch keine wirklich ‚bewusste' Wahl gewesen, so wie wir uns für einen Apfel oder eine Birne entscheiden.

Wir sind in *diese* Familie hineingeboren, weil dieser Rahmen mit unseren tiefsten Überzeugungen bezüglich eines neuen Lebens übereinstimmt. Es handelt sich hierbei um *einen* fortwährenden Strom des spontanen Lebenswachstums: *Dein Selbst, das für Wachstum und Selbstverwirklichung steht, wird* <u>*dort*</u> *geboren werden, wo für dich die Konfrontation mit dei-*

nen unbewussten Überzeugungen stattfindet. Hattest du mit Minderwertigkeitsgefühlen zu kämpfen? Die Tatsache als Kind eines Vaters geboren zu werden, der dich beispielsweise immer wieder erniedrigt, wird dich schlussendlich zu Widerstand und Weiterentwicklung bringen.

Keine Vorwürfe, keine Selbstverurteilung. Bewusstwerden für alle Ewigkeit. Werde dir dessen bewusst, dass niemand oder nichts anderes als du selbst dein Leben führt oder ‚erleidet'. Übernimm diese Verantwortung, aus Liebe zu dir selbst und zum Menschen an sich.

Du kannst viel mehr, als du ‚denkst'. Das genetische System ist eine DYNAMISCHE Gegebenheit, die fortwährend in Bewegung ist und dem Einfluss sowohl positiver als auch negativer Überzeugungen, Gefühle, Gedanken des Menschen unterliegt.

Es ist offensichtlich, dass unterschieden werden muss zwischen leicht und sehr schwer belasteten Menschen, sowohl in Bezug auf das geistige als auch das körperliche ANDERS-SEIN.

Schließlich brauchen diese Menschen sich oft nicht einmal zu ‚verändern' und haben originelle, andere Möglichkeiten / Talente, von denen wir keine Ahnung haben, von denen wir sogar sehr viel lernen können …

Lies auch die Rubrik Genetische Veranlagung sowie eventuell die Rubrik Behinderung (siehe Index).

ANGESICHT

Psychologische Übereinstimmung

Dein Gesicht kann Bände sprechen, aber es vermag ebenso einen bestimmten Inhalt zu kaschieren. Das Angesicht ist ein Reaktionsschirm, wo äußerliche und innerliche Welt einander begegnen; deine Gefühls- und Gedankenwelt spiegeln sich hier wider. Deine Umgebung ist hier wie ein Spiegel deiner Überzeugungen. Dein Angesicht ebenfalls. Dein inneres, sinnliches Wahrnehmungsvermögen kanalisiert sich über die äußeren Sinne: Du kannst Wärme ausstrahlen, die tief aus deinem Herzen kommt; du kannst auch verstecken, festhalten, eine Maske tragen, ein Image aufrechterhalten. Kommst du zu einer offenen Kommunikation mit anderen? Oder verbirgst du dein wahres ‚ICH'? Willst du anderen behagen oder lebst du auf natürliche, spontane Weise von deinem ‚ICH' aus, ohne dich an dem zu stören, was ander über dich sagen / denken?

Erkrankungen, allgemein

Kernursache

Verschließt du dich selbst über einen Abwehrmechanismus? Warum dich verstecken? Fühlst du dich von anderen bedroht oder ‚festgehalten', durch andere in deinem Stolz, in deinem äußerlichen Ego verletzt? Fühlst du dich in deinem intimsten Sein begafft, machtlos, und verkriechst du dich deshalb in einen verborgenen Tunnel? Geht es um einen inneren Kampf, einen Zweifel…, willst du nicht mehr zum Kern der Sache vorstoßen? Bleibst du an der Oberfläche? Lebst du zu viel in „Schein"? Warum nach außen so stark? Lebst du lediglich für die Augen deiner Mitmenschen, fühlst du dich so beschämt und unsicher? Lebst du nicht aus deinem tiefsten Selbst heraus, bist du deiner wahren Natur nicht treu gewesen, um den Augen der Außenwelt zu genügen? Ist dein Angesicht in eine Grimasse machtloser Wut verzerrt, weil es dir nicht gelingt, dein wahres Selbst zu entwickeln?

Kernlösung

Enge dich nicht so ein! Du hast dich an deinen Schwachstellen vielleicht zu sehr von anderen beherrschen lassen. Werde jetzt in dir wiedergeboren und stecke deinen Bereich sicher ab. Von hieraus kannst du nach außen hin strahlen: Ausdruck deiner selbst sein, Selbstmani-festierung! Liebe in erster Linie dich selbst, dann erkennst du deine urstarke Basis an und wirst infolgedessen weder andere als Bedrohung erleben, noch sie oberflächlich beurteilen. Nicht die äußeren Formen, sondern die Tatsache wie Menschen sich fühlen, ist von grundlegender Bedeutung. Der wirkliche Wert liegt tief im Menschen selbst. Sei deinem inneren Wesen treu. Lebe weder nach den Augen deiner Umwelt, noch nach äußerem Schein oder nach Leistung.

Gesichtslähmung

Fazialisparese, Fazialisparalyse

Kernursache

Lähmende Angst davor, deine eigenen Gefühle zu ‚sehen'. In der Angst, dass, wenn du die Schleusen öffnen würdest, dich eine Sintflut von Emotionen erschlagen würde. Du vertraust nicht auf deine Gefühle. So versteckst du dich auch vor anderen, häufig aus dem Grund, weil du deine ‚Würde' in der Beziehung zu ihnen behalten möchtest. Du verurteilst deine Gefühle oder schämst dich, sie zu äußern, und du meinst, alles hinter einer rationalen Autorität verstecken zu müssen: Dieses Phänomen äußert sich zuweilen in einer Angst vor väterlich autoritärer, strenger Macht in der Schule, zu Hause, bei der Arbeit... Aber im Grunde handelt es sich hierbei um ein fortwährendes Zurechtweisen deiner selbst, so dass deine natürlichen Gefühle blockiert bleiben.

Kernlösung

Verstecke dich nicht, früher oder später bahnen sich deine Gefühle ohnehin einen Weg – und dann mit Gewalt. Lasse alles wachsen, bremse dich nicht in deiner eigenen Art. Emotionen an sich sind niemals eine Bedrohung für dich, wenn du sie weiterhin unterdrückst, sind sie es hingegen wohl. Akzeptiere deine Gefühle: Wenn du sie fließen lässt, wird die eine Emotion in die andere übergehen..., erst dann wird sich herausstellen, wo deine tiefste Angst oder dein tiefstes Problem liegt. Sieh es dir genau an, laufe nicht davor weg und löse es. Deine Natur und deine Gefühle sind nicht dein Feind, sondern der starke Motor für ein Leben im Werden. Lasse ein natürliches Fließen deiner Lebensenergien von deinem Sein aus, nicht in Begierde, zu... Halte dich nicht krampfhaft „außerhalb" deiner Natur aufrecht! Übergebe dich deinem Herzen, deinem tiefen Lebenskern.

Gesichtsschmerzen, -neuralgie

Trigeminusneuralgie

(siehe auch Neuralgie, Allgemein)

Kernursache

Angst, Gefühl der Bedrohung und Unsicherheit. Du beschützt dich vor diesem Gefühl: angespannte Aufmerksamkeit, zu straff eingehaltene Struktur, zu eng geschnallter Gürtel. Schlussendlich verlierst du den wirklichen Kontakt zu deinem Selbst, deiner Natur. Infolgedessen empfindest du auch die Erde und die Menschen als dir fremd und unbekannt, in eine metallene Robotterverkleidung gehüllt, womit du keinen wirklich menschlichen Kontakt aufbauen kannst, ebenso wenig wie mit deinem eigenen tiefsten Ich. Du unterdrückst deine spontanen, natürlichen Gefühle. Folglich die unaufhaltsame Reaktion darauf: „Ich breche hier aus!" mit erhobener Faust. Zuweilen folgt auf eine lange Selbstunterdrückung eine übertriebene Selbstmanifestierung. Du hast häufig das Gefühl, dass andere dich beeinträchtigen, verurteilen oder strafen: Und vielleicht habe ich es tatsächlich verdient? So zweifelst du.

Es besteht ein innerer Drang, trotz der schweren Lasten auf deinem Rücken, die hohen Berge immer weiter zu besteigen. Oder aus Angst, aus dem Boot zu fallen, als Erste(r) dabei sein zu wollen! Das kann manchmal so weit führen, dass du deine eigenen Grenzen missachtest, den Respekt vor anderen und jeglicher Struktur negierst...; eine Reaktion auf das stets erneute Unterdrücken deines eigenen Lebens-Feuers.

Ängste, Luftschlösser und irreale Ambitionen können die Folge sein.

Schnürst du dich ab, zeigst du deine inneren Gefühle aus Angst vor der Reaktion deiner Umwelt nicht? Versuchst du krampfhaft den Augen anderer zu gefallen? Widerstand!

Kernlösung

Gehe vom Gaspedal, und komme *zuerst* in Ruhe zu dir selbst. Mache dir dein wirkliches, sicheres Zentrum und deinen Wert bewusst. Lasse Luftblasen zerplatzen, auch deine Ängste sind in solch einer Blase. Vertrauen: Nichts geschieht ‚einfach so' in deinem Leben, im Weltgeschehen.

Baue stetig deine Struktur nach Raum und Zeit aus, Schritt für Schritt; lasse dich nicht durch Angst, vollkommen du selbst zu sein, unterdrücken.

Sprenge den Panzer und betrete dein warmes, sicheres Selbst, so wirst du auch dem Herzen anderer begegnen und zu wirklichem Kontakt kommen.

Die Strukturen, in denen du dich gefangen fühlst, hast du, sei es unbewusst, selbst aufgebaut. Folge nun deiner wirklichen Art. Lasse dynamische Kräfte beständig durchdringen, ohne Selbstblockade.

Taubheitsgefühl im Bereich des Gesichts

Kernursache und Kernlösung

Es hat fast den Anschein, als ob du eine ‚Massenhysterie' durchmachst; du willst mit sehr langen Zehen[21] weitergehen, aber hierbei handelt es sich noch um einen Instinkt, ein ängstlich-weinend-hoffnungsloses Bitten um AUFMERKSAMKEIT. Wo gehst du hin, wo wirst du hingehen? Du hast das Gefühl, dass du so nicht weitermachen kannst, und darüber ärgerst du dich so sehr, dass dein ganzes Umfeld das zu spüren bekommen soll. Zumindest, wenn du der nach außen gerichtete Typ Mensch bist.

Du hast solche Herzschmerzen, im buchstäblichen oder im übertragenen Sinne, du fühlst einen tiefen Kummer, weil du dich nicht imstande fühlst, im Leben weiterzukommen.

Eine Art *von übertriebener Nervositätsmühle dreht sich in deinem Gehirn; sucht nach einem Ausweg, Energien suchen nach einer strukturellen Andeutung, nach einer gezielten Anweisung oder Abgrenzung.* ***Eigentlich willst du deinen Weg ‚kennen'… ‚sehen'.***

„Wer bin ich?" Du willst wissen, was du nun tun und sehen sollst: das, was das Leben von dir verlangt, aber du zweifelst, ob du wirklich tust, was du tun solltest, um dem Leben zu dienen. Nein, denkst du dann wieder. Wie ein Verzweifelter würdest du wüten – jedenfalls innerlich, in deinem Kopf. Welcher Ausweg bietet sich? Frustration, möglicherweise tierische Ventile (Sex-ohne-Liebe z.B.).

Die Ursache dieses Taubheitsgefühls: du möchtest dir am liebsten die Haare ausreißen, oder dich selbst ‚kahl' sehen, oder diesen ‚kahlen Kopf, kahlgeschorenen Kopf' nun unbewusst zu dir holen, um für dich selbst einen geraden Weg finden zu können, ganz von neuem anzufangen, aus dem Nichts. Stopp. Null. Kahl. Jetzt kann ein neues Wachstum beginnen. *Die Vorphase einer Transformation; oder geht es wirklich um eine Metamorphose, bei der das Alte Ich überhaupt nicht mehr zu erkennen sein wird, nachdem du in die richtige Richtung weitergegangen bist? Sicher. Instinktiv strudelnde Kräfte werden nun in Bewusst gezielte Energien umgesetzt.*

Primitive Energien, stürmende Gedanken: sie beherrschen nicht länger dein Dasein. Jetzt die Transformation zum Höchsten Gefühl, in Liebe. Und in diesem Sinne kommunizierst du mit den anderen guten Menschen…

Du würdest am liebsten die Seele aus deinem Leib reißen, *das allertiefste Gefühl in*

[21] Lies hierzu über die allgemeine Symbolik der *Zehen.

dir selbst erforschen, zu tieferen Einsichten gelangen und dich selbst tief öffnen, um dorthin zu gelangen, wo du für dein Gefühl hingelangen musst, wo du am Punkt des ‚Wissens' landen musst.

Du würdest auch auf Reisen Dinge suchen, die außerhalb deiner selbst liegen: die ganze Masse von Energien, die in dir wohnen und wimmeln; du weißt nicht, wohin damit; dir würde warm werden[22]. *Als ob die in dir eingeschlossene Energie nicht weiß, wie sie nach außen kommen soll; du scheinst beinahe zu ersticken, aber wisse, dass du selbst es bist, der dich da herausholen kann… instinktive Kräfte erfordern eine Transformation mit dem Herzen als Katalysator. So erreichst du dein echtes Lebensgefühl.*

Erfordert dieses Leiden nicht, *dass du nur das Allerhöchste, Reinste, Edele in dir selbst erkennen solltest,* dass du dem Negativen oder Düsteren außerhalb deiner selbst (und auch nicht den negativen Resten in dir selbst) keine Aufmerksamkeit widmen solltest, *dass du dich nicht mehr über die Tatsache ärgern solltest, dass Energien in dir vorhanden sind, die nicht sofort nach außen strömen wollen / können? Eine Bitte um ‚Loslassen'… und um Transformation.*

Kehre dich in aller Ruhe und Erhabenheit ganz sanft und kühlend nach innen… Falte deine Hände vor dem Allerheiligsten in deinem Herzen und komme zu tiefer innerer Ruhe.

Lass nun alles einmal los und vergiss nicht, dass auch du der Augapfel Des Lebens bist. Das bedeutet: auserkoren, um vom Herzen aus zu ‚leben', um sich ohne zu zweifeln durchzubeißen, um wie auf Schlittschuhen auf geschmeidige, ‚sorglose' Weise an Wald und Flur entlangzugleiten.

Betrachte deine eigene Wut als das Schäumen eines tollwütigen Tieres und begreife, dass diese Instinktiven, primitiven Energien eine Kraft besitzen. Die ‚Guten Kräfte', das echte Lebensgefühl in dir selbst, das du ignoriert hast… wodurch du aus Frustration einen ohnmächtigen Zorn entwickelt hast. Dies führt zu der ‚Betäubung des hoch-menschlichen Gefühls' im Gesicht des Menschen. Dieser Instinkt darf nun begriffen werden und du wirst dir nun des Vergessens BEWUSST: der Tatsache, dass du dir selbst die Chance geben darfst, zu erkunden, zu wachsen, aus Liebe, in Ruhe und Kraft, aber ohne dass du dich dabei begierig und nervös zu sehr erhitzen würdest, in Trieben, Begierden.

Mache jetzt aus dem fruchtbaren weißen Schaum[23] in deinem Wesen etwas Wunderschönes: kreiere in Liebe und Reinheit. Voller Produktivitätsenergie, wie die Meere der Erde. Als Mensch machst du nun etwas aus deinem Leben: lass die Talente geboren werden und gebäre (im übertragenen Sinne), produziere, mache, erschaffe, lasse wachsen, aus dir entstehen, lebe, erlebe Freude, Wachstum und Blüte, lass die wirbelnden Herzensgefühle in Liebe ihr Lied zu Ende bringen und halte sie nicht zurück, **nun, da es sich nicht mehr um unbewusste instinktive Energien handelt. Eine rauschende Blüte, die sich selbst beschenkt, das Leben beschenkt; Freude voller Kraft, dynamische Kräfte wirbeln durch dein erhobenes Herz.**

Du gestaltest dein Leben ganz bewusst: innerhalb klarer Linien, aus einem ruhigen, nicht einem gehetztem, wilden Herzen. Ruhig, mit Übersicht, voller Vertrauen. Auf diese Weise wird sich alles wieder finden. Bewusstgewordener Mensch, nicht von seinem wahren Gefühl abgeschlossen.

[22] Lies zum Vergleich hierzu über die Symbolik von Honigkuchen, Pfefferkuchen, in *Das Füllhorn - Psychologische Symbolsprache der Nahrungsmittel.*

[23] Lies für ein besseres Verständnis über die psychologische Symbolik der Sterne, die Christiane Beerlandt in *Auf Erden wie am Himmel* SCHAUM nennt. Dieses Buch ist zum Zeitpunkt der Veröffentlichung dieser Ausgabe noch nicht in deutscher Übersetzung erhältlich.

Gib diesen überschäumenden inneren Energien eine sichere Struktur, gleichsam die Struktur der Quadratfläche, *die sichere Basis, und fühle, wie du beim ‚Tun', in deinem Handeln, Erschaffen aus deinem tiefsten Kerngefühl ruhiger wirst.*

ANGST

(siehe auch Teil I)

Kernursache

Angst ist *ein ‚Signal'* von deinem lebenden Selbstkern aus, um dich anzuspornen, noch mehr auf den Pfad des LEBENS zu kommen, um dich an einer Stelle zu korrigieren. Fürchte dich also nicht vor ‚Angst': betrachte diese als einen Richtungshinweis.

An erster Stelle: Komme zu größerer SELBST-LIEBE (dein Inhalt, dein Körper).

Zweitens: GLAUBE an die unermessliche Kraftzentrale, die in dir steckt.

Drittens: Werde dir dessen BEWUSST, dass du dein Leben in der Hand hast (lies Teil I), dass nichts ‚einfach so' geschieht.

Und... lebe nicht zu viel „im Geiste", im Kopf. Angst gemahnt dich, ganz nah in deinem Lebenden Seins-ICH zu bleiben, in deinem Körper auf Erden.

Angst fordert dich dazu auf, deine Energien / Emotionen / Schöpfungskräfte nicht zu horten.

Du negierst deine persönliche Herrschaft, deine Macht über dein Leben; du hoffst, dass etwas Höheres, etwas Allmächtiges außerhalb von dir existiert, auch wenn es nur ein rettender Engel ist, der dir ewige Sicherheit und ewigen Schutz gewähren würde. Du suchst oder positionierst die Macht und die Sicherheit außerhalb von dir. Natürlich kannst du dich so nicht sicher fühlen und hast du Ängste. Du bist dir dieser zentralen Kraftquelle in dir selbst, deines stets zuverlässigen und präsenten inneren Kerns, der nur wachsen und nicht vernichtet werden kann, auch nicht nach dem physischen Tod, nicht bewusst.

Die fundamentale Frage: Ich bin, kann ich auch nicht-sein? Diejenigen, die ihr Gehirn nur zum Teil nutzen und rein auf engrationalem Wege eine Antwort darauf zu finden versuchen, werden hiermit nicht weit kommen. Verschließt du dich deinem tiefsten, intuitiven Selbst, deinem Basisbewusstsein, dass hinter der dreidimensionalen Existenz liegt und dass unseren heutigen Körper konstant ernährt, dann stehst du im Kalten.

Wie ein Flugzeug, das im Nebel aufgestiegen ist und sich weder an seine Basis des Abflugs erinnert, noch seinen Zielort kennt. Dann ist es doch offensichtlich, dass der Pilot sich ängstlich Sorgen macht? Der Nebel kann nur dann wegziehen, wenn du dich auf dein tiefstes, inneres Selbst abstimmst und einmal austestest, wie sich dein Leben in Folge deiner tiefsten Überzeugungen und Erwartungen an das Leben gestaltet.

Findest du dich selbst wertlos? Du wirst Lebensumstände anziehen, die dies bestätigen. Findest du das Leben schön und meinst du die Möglichkeit zu haben, das Leben in eine für dich freudvolle Richtung zu lenken? Die Folgen dieser Überzeugung werden nicht ausbleiben. Oder betrachtest du das Leben als ein dummes, zufälliges Ereignis? Glaubst du nicht an den Teufel, so glaubst du wahrscheinlich an das Schicksal oder an einen Gott im Himmel, der schon alles für dich regeln wird? Nein..., alle Trauer und jedes Elend in der Welt sind eine Folge des ‚Unbewusst'-Seins der Menschheit. Der Mensch, der sich nicht dessen bewusst ist, dass er die Welt nicht zu einem Paradies sich weiterentwickeln lässt, weil er nicht an die fundamentale Güte in sich selbst glaubt und nicht erkennt, wie er Selbst Bewusst das Leben lenken kann, indem er Überzeugungen und Denkmuster verändert!

Glaubt er an eine neue Erde des Friedens und des Glücks: Es wird sie geben. Zumindest dann, wenn er in Liebe und Güte lebt.

Glaubst du daran, Satan nach deinem Tod zu sehen? Dann wirst du ihn auch sehen: Ein Mensch ist dazu im Stande, den Objekten seiner Angst Gestalt zu geben.

Du kannst blind auf der Suche nach irgendeinem Halt, außerhalb von dir, sein..., voller Angst, dass dich der Tod jeden Moment einfach so überfallen könnte. Du fühlst dich unendlich traurig und an eine irdische, nahezu sinnlose Existenz gefesselt.

Kernlösung

Werde dir deiner Möglichkeiten bewusst, sowie der Kraft deines schöpferischen Bewusstseins! Vertraue auf dein Selbst.

Lasse dich nicht leben, richte deine Erwartungen auf etwas Schönes und Gutes, und lasse infolgedessen deine Wünsche los..., greife nicht nach ihnen. Was gut für dich ist, wird zum rechten Augenblick da sein.

Über LIEBE ZU DIR SELBST wirst du Kontakt zu deinem tiefen, ewigen Kern oder deiner Seele finden. Du bist ein Lebenszauberer, der sein Leben selbst bestimmt, wenn er nur an seine Schöpfungskraft glauben würde. Habe Ehrfurcht und Respekt vor deinem Göttlichen Sein. Akzeptiere in Dankbarkeit das Leben selbst. Niemand stirbt oder wird verletzt, wenn er sich nicht zunächst in diese Richtung gelenkt hat. Deine Überzeugungen, deine Gedanken und Sehnsüchte bestimmen dein Leben, deine Zukunft.

Unsere Erdkugel ist kein Zufall! Jede Materie, alle Lebewesen werden fortwährend von der Bewusstseinskraft, die dahinter steckt, genährt und erschaffen. Warum mit Angst negative Geschehnisse hervorrufen, obwohl du mit Verantwortung, Aktion und Liebe dein Leben, und das der Menschheit, BEWUSST in eine schöne Richtung bringen könntest?

Lies eventuell auch: *Sonnengeflecht, panische Angst

APHASIE

Unfähigkeit, das gesprochene Wort korrekt zu benutzen oder zu verstehen, nach einer Beschädigung des Sprachzentrums im Gehirn

Kernursache

Sehr tief vergrabene Aggression. Krampfhaft festgehaltene Trauer. Das Gefühl, von den anderen auf dem Altar geopfert zu werden. Nervosität. Mit diesen Überzeugungen kommst du auf die Welt. Diese Erscheinungen, wie auch die Haltung von anderen dir gegenüber, sind eine Folge dieser ursprünglichen Erwartungen.

Ohnmacht; infolgedessen würdest du etwas oder jemanden, aus dem Drang der Begierde heraus, besitzen, dominieren, in deiner Macht haben wollen. Du bist von tiefer Angst erfüllt, dass deine eigenen Grundfeste untergraben werden, du fühlst dich sozusagen etwas Mächtigem aus deinem tiefen Unbewussten ausgeliefert, dass viel stärker als du selbst wäre. Dadurch ‚klammerst' du, hältst du zu viel und zu lange fest, du klebst sozusagen an Menschen und Dingen. Schlussendlich stößt du alles von dir, „ich kann nicht mehr, ich will nicht mehr...".

Machtlose Angst. Angst vor Transformation; fehlendes Vertrauen in die transformierenden Kräfte, Angst vor deinen eigenen tiefsten Gefühlen. Dir entgleitet alles.

Kernlösung

Vertraue auf deine eigene Natur, deine Intuition, deine Flexibilität, und komme in Ruhe zu dir. Versuche nicht alles krampfhaft mit dem Verstand zu erfassen. Erfahre die Harmonie in dir selbst, dein persönliches Terrain ist von Natur aus sicher und auf einer urstarken Kern-Basis errichtet. Niemand kann hier eindringen, ohne dass du darum bittest.

Nichts kann dich untergraben, wenn du dies bewusst nicht möchtest. Nichts festhalten, lasse regelmäßig Gefühle los. AUS deiner Trauer, deiner Wut, deinen Ängsten. Du wirst sehen, dass diese Emotionen letztendlich jeglicher Basis entbehren, sondern lediglich auf Misstrauen hinsichtlich deines eigenen tiefsten Ichs basieren.

Liebe zu dir selbst ist schließlich die einzige feste Basis, die alle Gefühle von Angst und Ohnmacht, wie Schnee in der Sonne, verschwinden lassen.

Broca-Aphasie

expressive Aphasie: Antworten auf Fragen zeigen richtiges Verstehen, aber werden sehr zögernd und mit großer Mühe gegeben

Kernursache

Du schwebst sozusagen halb über, halb unter Wasser, auf einem ruhigen See, etwas abgeschieden; die Welt, die *weit* von dir entfernt zu liegen scheint, aus den Augenwinkeln betrachtend. Abwartend, Evolution verstummt, wenig oder keine Dynamik vorhanden. Als ob du dich, allein auf deiner Wohninsel, zurückgelassen fühltest: Du *selbst* lässt dich aus dem *wirklichen* Leben forttreiben. Du genießt möglicherweise wohl die Ruhe, aber unterdessen vermag die Angst dich manchmal anzuspornen, wieder über Wasser zu kommen: Denn dieser wirre, halb schlafende Zustand in Stille hat nichts mit *wirklichem* Leben zu tun.

Werde wach in dir! Trete ein! Komme herein, komme auf Erden; schüttle dich selbst wach, und flüchte nicht in Sphären der Vergesslichkeit... Verbleibst du im Rausch des Traumes, der Phantasie, oder betest du Etwas oder Jemanden außerhalb von dir an? Degradierst du dich zu jemandem, der „ohnmächtig“ ist, nicht dazu in der Lage, das Leben-auf-Erden zu ergreifen?

Du *lässt* dich durchs Leben schweben, rosarot, nicht wirklich als ICH konzentriert in deinem Körper. Gesunde, aggressive Kräfte tief unterdrückt; traurig. Du verweilst auf einer verwunschenen Insel, und möchtest nichts anderes, als in diesem Rausch zu leben: Das ist kein *echtes* Leben! Du hältst dich in einem niedrigeren Bewusstseinszustand, wie in einem Halbschlaf, ohne Verantwortung für deine Existenz zu übernehmen. Du schlummerst, du kommst nicht wirklich auf Erden. Du lässt dich in alle möglichen Geistes- und Rauschsphären aufnehmen; übertrieben biegsames Aufgehen in..., aber dies bedeutet Selbst-Verlust und Tod.

Sphären der Verliebtheit in falscher Romantik, der Verführung oder Selbstaufgabe und ein Aufgehen im dunklen Tunnel des Todes, der dir weismachen kann, dass dort alles weiß und rein ist.

Lasse dich nicht durch diese Stimme von Lüge und Fatalismus täuschen. Übergebe dich nicht dem „Nichts“, den hellen Sphären, die dich in den Schoß von Null aufnehmen.

Kernlösung

Tauche auf und nimm deine Kehle wahr und entdecke deine ‚Stimme‘: Singe und spreche, wenn nötig aus voller Kehle, spanne deine Kehlen- und Halsmuskulatur einmal an..., auf dass du „dir selbst“, deines ICHS, deines Körpers bewusst wirst!

Komme mit deinem irdischen Selbst, deinem Körper in Verbindung, und *fühle,* wer du bist: mit beiden Füßen auf Erden... gelandet.

Befreie dich aus dem Urnetz, winde dich aus den Fängen des Netzes, aus dem Gefühl der Unfähigkeit oder des „Ausgeliefertseins“, und mache dich frei: als ICH BIN! Lasse dich endlich geboren werden, befreie dich aus einem Zustand des Abwartens und der Passivität, von Sinnieren und vor sich hin Dösen; mache eine selbstsichere, kraftvolle, aktive Bewegung, komme aus dem Urnest, in das du dich selbst hast aufnehmen lassen, und springe endgültig heraus.

Werde wer DU bist, losgelöst vom Urschoß, von einer Gebärmutter, losgelöst von jemand anderem. Die Anerkennung und das Erkennen deiner selbst.

Die Selbst-BESTÄTIGUNG als ICH auf Erden. Eine vollkommene Bewusstseinserkenntnis. Ein Ja-Sagen zu dir selbst als Individuum. Du, als Meister über dich selbst.

Wernicke-Aphasie

sensorische Aphasie: Antworten auf Fragen werden zügig gegeben, aber es ist ein wirrer, zusammenhangloser Wörterbrei

Kernursache

Unten beschriebene Psychologische Symbolik war bereits eine Zeit lang präsent, bevor sich die Aphasie manifestierte.

Du fühlst dich schon eine Zeit lang in deiner Existenz wie in einem gesamten Nerven-Netzwerk verstrickt, mit dir selbst, deinen Gedanken im Unreinen; du würdest dennoch wie ein Hahn mit seinem Gefieder prahlen wollen, aber du scheinst nicht wirklich durch die Wirren deines Seelenzustandes zu finden. Du hast sozusagen Mangel an Sauerstoff / Luft, leidest unter Zweifeln: loslassen oder nicht, ja oder nein? Du weißt nicht, was zu tun oder wohin es gehen soll, du zögerst und bleibst schließlich stehen. „Was soll ich tun?" Verzweiflung, dann wiederum ein aufgeregtes Sein, deine Nerven überbelastet. Ein nervöses Suchen außerhalb von dir, von hier nach da hetzen.

Du möchtest im wahrsten Sinne des Wortes *in der Nase bohren: Tiefe Energien werden im Verborgenen erlebt, zurückgehalten, nach innen geleitet…, anstatt deine Kräfte nach außen hin zu entwickeln. Einmal hast du *Halsschmerzen, dann wieder schmerzt dein großer oder kleiner Zeh usw. …; du weißt dir keinen Rat mehr und sucht in den Wirren deines Kopfes nach einer Lösung, aber dies ist schwierig, solange du nicht erst zur Ruhe kommst: ganz tief voller Vertrauen bei deiner innerlichen Basis ankommst! „Eile mit Weile", und das gilt auch für dich, außer dort, wo es sich um Evolution handelt: Mache den *ersten* Schritt, und die weitere Anzahl notwendiger Schritte wird schon folgen.

Fühlst du dich lediglich wie eine Randerscheinung, etwas Marginales? Denkst du, dass die Welt nur eine aufreibende, armselige Angelegenheit ist, und du findest nicht deinen Weg? Suchst und stöberst du in allen Ecken, erkennst du kaum noch, wer du bist, von dir selbst entfremdet? Weil du wegläufst, weil du dich deinen Nerven auslieferst und dich nicht als Herr über deinen Körper ansiehst/erlebst. Du verlierst dich selbst in Aktionen und hysterischer Ausrichtung nach außen hin: Das weist auf die innere Notwendigkeit hin, dich selbst anzuerkennen, wertzuschätzen und zu umsorgen.

Kernlösung

Gib dir die helfende Hand, und erwarte nichts mehr von außen! Hole dich selbst über Wasser, und trete vom Mittelweg deines Lebensganges aus (deine Reise) an. Lasse deinen Kopf etwas abkühlen und komme zu innerer Besinnung; beruhige dich…, komme ganz nah zu dir selbst: Du hast dein Leben in der Hand, du bist der Meister über die Energien, die deinen Körper durchströmen. Du bist dein eigener Chef; also höre damit auf, vor dir selbst wegzulaufen und Aufmerksamkeit und Anerkennung außerhalb von dir zu suchen oder dich selbst sozusagen am Wegesrand in den Abfalleimer zu werfen… Mangel an Wertschätzung deiner selbst, an Aufwertung und einer klaren Sichtweise in Bezug auf dich. Übersensibilität der Nerven, du reagierst empfindlich auf Lichteinfall in die Augen: Dies alles ist die Folge dessen, dass du dich selbst unterschätzt und dich an den Rand des Lebens stellst; der Autorität anderer, der Außenwelt, der Gesellschaft usw. Macht zu geben. Auf diese Weise lebst du nicht mehr von deinem tiefsten inneren Zentrum aus.

Nicht versuchen, alles mit deiner Ratio, deinen Gedanken, deinem Verstand zu finden, zu erfassen, zu ergreifen: Lasse los! Höre damit auf, dich von hier nach da zu schleifen und nervös die Aufmerksamkeit der Welt auf sich zu ziehen: Gib dir selbst alle Liebe und Aufmerksamkeit. Komme im liebevollen Zentrum deines Wesens zu tiefer, innerer Ruhe: Da ist dein Nest, da ist es sicher zu wohnen. Entwirre dich selbst, indem du tief bei deinem Herzen, deinem inneren Kraftzentrum, anknüpfst. Stelle niemanden mehr über dich:

Die Lösung liegt in der Selbst-Einkehr, voller Vertrauen auf dich, auf deine innere Basis. Versuche nicht länger mit deinen Gedanken zu ‚erfassen'! Komme zur Ruhe, lasse los! Lasse los und mache von jetzt ab diese nach innen gerichtete Bewegung, um dich im Folgenden von diesem inneren Herzenszentrum aus zu äußern.

APHTEN

Kernursache

Aus Angst vor der Reaktion anderer, aus Angst, deine Sicherheit zu verlieren, sagst du nicht, was du willst, bist du nicht so, wie du gerne wärest. Du äußerst dich nicht vollständig so, wie du gerne wolltest. Aggressive Gedanken, Trauer, Nervosität; du brauchst dringend innere Ruhe. „Ich kann nicht mehr", du kannst es nicht mehr hören, du hältst dir die Ohren zu, es macht dich wütend. Du bist äußerst empfindlich, mit plötzlichen, nervösen Ausfällen, die du unmittelbar unterdrückst. Du fasst bestimmte Tatsachen zu schwerwiegend auf, weil du den Kontakt zu deiner tiefsten Quelle verloren hast. Dein tiefstes, inneres Selbst hat keine Angst, ist voller Vertrauen, aber du stimmst dich nicht darauf ab. Im Gegenteil, du hast Angst vor deinen persönlichen, unbewussten Gefühlen, sie kommen dir zuweilen bedrohlich vor. Du lässt diesen intuitiven Fluss folglich auch nicht durchströmen, so dass du lediglich ängstlich deine Rolle an der Außenseite spielst. Manchmal hast du sogar das Gefühl, tief in dir schlecht zu sein oder etwas Schlechtes getan zu haben: Schuldgefühle. Innerer Konflikt: Einerseits viel angestaute Energie, viele Wünsche und ein Drang zur Selbstmanifestierung; andererseits vertraust du deinem tiefsten Selbst nicht und blockierst ein weiches Durchströmen von Energien nach außen hin. Verschwiegene Kritik und Vorwürfe anderen gegenüber können hiervon die Folge sein.

Kernlösung

Keine Energie-Verschwendung, auch keine Zeit vergeuden: Anpacken! Vertraue deiner Natur, deiner Flexibilität, deiner Intuition. Die Weisheit steckt in dir. Gleich was du aus der Vergangenheit auf dem Kerbholz hast: Beginne JETZT ein neues Leben und mache dich selbst wahr. ‚Schuld' existiert nicht, Unwissenheit und Evolution wohl. Deine Kritik an anderen ist vielfach Selbstprojektion; schaue in dich hinein. Fühle dich sicher in dir selbst, vertrete dein wahres Selbst! Relativiere, sehe das Leben als einen Prozess des Wachsens an, und gib deinem Ich jede Chance. Gehe aus dir heraus!

ARME

(siehe auch Skelett, Knochenbrüche)

OBERARME

Psychologische Übereinstimmung und Erkrankungen, allgemein

Kernursache und Kernlösung

Beschützen, hegen, pflegen, an dein Herz drücken, umarmen, erfassen können.

Das Herz gibt Wärme, Liebe; die Schultern strahlen Kraft, Willen und Selbsterkenntnis aus: Von diesem dreieckigen Energiefeld aus strömen starke Bewusstseinsenergien zu den Oberarmen. Das sind die Engelsflügel eines Menschen: die Fähigkeit in Liebe zu beschützen, dich selbst und die anderen. Die Fähigkeit, über deinen Problemen zu stehen und alles von einem panoramaartigen Bewusstseinsniveau aus zu umfassen, und zu wissen, *„was"* loszulassen ist…

Erkrankungen der Oberarme weisen, mehr als die der Unterarme, auf das zu starke Umfassen, Festhalten, Anhäufen und auf Ängste, Unsicherheit hin. Andererseits auch auf Widerstand, wegschieben, nicht akzeptieren. Zu viel umfassen wollen, *mehr* als dir gut tut; willst du unbedingt noch dieses oder jenes dazunehmen oder machen? Vielleicht nimmst du deine Aufgaben und deine Verantwortung *zu* weiträumig wahr, um anderen zu genügen. Im Grunde vertraust du dir selbst und dem Lebensprozess im Allgemeinen zu wenig. Aus Angst davor, Situationen oder Personen nicht im Griff behalten zu können, dass dir etwas entgleiten könnte, versuchst du alles unter Kontrolle zu behalten und zuweilen zu viel Macht auf Menschen oder ein Unternehmen usw. ... ausüben zu können.

Im Grunde zweifelst du an deinen eigenen Möglichkeiten, vielleicht fühlst du dich viel zu schwach und ohnmächtig. ‚Es' entgleitet dir, du bietest Widerstand und hast Schmerzen.

Steht und fällt dein Sicherheitsgefühl mit dem, was du leistest? Möchtest du aus diesem Grunde einen Pokal gewinnen? Hängt deine Sicherheit von Lobbekundungen anderer ab? Die wahre Sicherheit liegt in deinem Selbst! Mache sie nicht von anderen abhängig. Weil du dir selbst einen zu geringen Wert beimisst, würdest du dich selbst „füllen", indem du dich um andere kümmerst, sie verhätschelst, pflegst. Hierbei vergisst du dein Selbst. Selbstständigkeit und Unabhängigkeit führen zu wahrer Liebe zu dir und zu anderen. Ansonsten handelt es sich um ein ‚Brauchen'.

Es kann von Versagensangst, Unsicherheit die Rede sein, eine Wahl zu treffen zwischen zwei Wegen. Entscheide dich entschlossen für den Weg, der in Harmonie mit deiner Art ist.

Stößt du etwas von dir, etwas, was dir zu viel wird? Überprüfe dich einmal, ob es sich hierbei nicht um ein Spiegelbild deiner selbst handelt, das du verfluchst: Löse diesen Widerstand und integriere. Du willst es vielleicht weder hören noch sehen, du schließt es aus! Sieh hin!

Traue dich auch einmal mit festem Willen NEIN zu sagen! Traue dich, deine Gefühle nach außen zu bringen. Sei weich zu dir und *sage* es, wenn etwas zu schwer für dich ist: Lasse los. Versuche niemals, andere zu ergreifen oder Macht auf andere auszuüben: Es ist lediglich ein Zeichen dafür, dass du nicht an die Macht glaubst, die du in dir und über dich hast. Erkenne deine eigenen Möglichkeiten an. Führe dein Leben entschlossen und ruhig aus deinem Herzen heraus, und *gib,* strahle, anstatt zu dir hin zu ziehen. Vertrauen auf dein tiefstes, göttliches Selbst vertreibt alle Ängste (siehe Rubrik *Angst). Folge in Ruhe deinem eigenen Tempo, ohne zu forcieren.

UNTERARME

Psychologische Übereinstimmung und Erkrankungen, allgemein

Kernursache und Kernlösung

Inwiefern öffnest du dich dir selbst und anderen? Aktive Teilnahme am Leben: entschlossene Herangehensweise. Festhalten-loslassen. Gleichgewicht zwischen linkem und rechtem Pol (Gefühle, Intuition – Verstand, Logik; siehe auch unter Rubrik *Körperhälften).

Verschließt du dich Erfahrungen und Kommunikation, aus Selbstschutz? Oder bist du ganz offen und lässt du dich gerade von Ereignissen, Kontakten zur Außenwelt überwältigen: Du würdest emotional aus dem Gleichgewicht kommen!

Kannst du es alles nicht mehr erfassen, ist es dir alles zu viel? Lasse los, schließe dich ein wenig, baue zunächst deine kräftige Basis weiter auf. Erst dann kannst du kraftvoll nach außen hin strahlen, anstatt alles zu absorbieren, und kannst du andere willkommen heißen, ohne dass sie deinen Privatbereich stören.

Das Gegenteil kann ebenso wahr sein: Hältst du dich selbst davon ab, ganz aufzublühen und das Leben vollauf anzugehen, zu erleben?

Möglicherweise ein trotziger Widerstand, ein Protest, du windest dich dagegen: Du kannst dich selbst nicht gehen lassen, nicht wirklich entspannen oder für vollkommen neue Erfahrungen öffnen. „Ich will nicht."

Bei Armproblemen ist häufig die Rede von einer Zweifel-Haltung: ja-nein? Was soll ich machen? Unsichere Anspannung, akzeptieren oder wegschieben?

Spielen Emotionen ein Spiel mit dir, und hat dein Selbstbewusstsein dieses Gefühlsleben nicht im Griff? Oder denkst du, im Gegenteil, alles, was mit Intuition und Gefühlen zu tun hat, ausschließen zu müssen? Gleichgewicht ist heilsam.

Öffne dich in Freiheit. Ein gesundes Selbstbewusstsein erforscht sich selbst, die anderen, das Leben. Auf der anderen Seite wirft es sich selbst nicht weg. Sorge für dich, dein intimstes, würdiges Ich! Lasse dich nicht zermalmen. Kremple die Ärmel hoch, um zu freien, frohen Aktivitäten zu kommen. Lasse los, was dich auf deinem Weg der Weiterentwicklung behindert. Schleppe keinen unnötigen Ballast mit. Gib dir selbst, was dir zusteht. Gib dem anderen, was ihm zusteht. Bewege geschmeidig deine Arme hin und her, und führe dein Leben in gesundem Gleichgewicht: geben-nehmen, Gefühle-Verstand. „Lasse die Kinder zu mir kommen", komme zur Essenz deines Lebenskernes, und das heißt: ein freudvolles, liebevolles, spontanes Spiel, wie das eines Kindes.

Siehe eventuell die Texte zu *Speiche und *Elle im Kapitel Skelett.

ARTERIITIS TEMPORALIS

chronische entzündliche Erkrankung der großen Kopfschlagadern

---

Kernursache

Du setzt als Reiter dein Pferd ein, um die Gefahr außerhalb von dir abzufangen, um mit Pfeil und Bogen auf die Welt gerichtet zu stehen...: Sieh dem Tier in dir in die Augen. Instinkte, ergreifen, Aggression u. s. w. ... Zügele das Pferd in dir, du musst jetzt diese urinstinktiven Energien in dir selbst transformieren, auf ein neues Niveau bringen, so dass du total und vollkommen MENSCH bist.

Unterlasse ‚den Kampf mit dem Centaur' in dir, und richte dich von deinem Herzen her, im Bewusstsein als Mensch, auf. Hast du nach der Überzeugung gelebt, immer wieder im Modder versinken zu müssen und dich immer *wieder* herausholen und kämpfen zu müssen in deinem Leben? So hole dich jetzt definitiv aus dem Murrast, in dem Wissen, dass du nie mehr hineinzufallen brauchst, wenn du nur damit aufhörst, die Rettung und Erfüllung, die Bedrohung und den Feind / die Gefahr nach außen zu projizieren!

Hole dich selbst über Wasser. Du bist kein Halb-Tier-Halbmensch; du brauchst kein Gefecht zu liefern; du darfst dich selbst in der freudigen Erwartung daran aufrichten, dass in deinem Leben alles sehr gut verlaufen wird; wenn du nur aus dem Herzen heraus lebst, von deinem höchsten Seinsniveau aus.

Probleme, loszulassen, etwas zu hinterlassen, innerer Zwiespalt? Immer dazu neigend, mit dem Finger auf die Außenwelt zu zeigen, die Dinge außerhalb von dir auszuprobieren und hier und dort zu naschen..., anstatt auf die Suche nach Tiefe, Weisheit und Liebe in dir zu gehen?

Bindest du dich an die Außenwelt fest? Strebst du Dinge an, die gar nicht wirklich zu höherer Liebe gehören, begibst du dich auf die Ebene von Begierde, Ergreifen, Haben-Wollen, mit-dem-Finger-zeigen (*Zeigefinger), mit *Nägeln (aggressiv) krallen-nehmen-fordern? Bleibst du an Dingen/Menschen, außerhalb von dir, an den dunklen Seiten des Lebens haften, weil du davon überzeugt bist, dass es nun einmal nicht anders geht?

Dunkle Emotionen, die nach einer Totalrevision des Lebens schreien: Ein Leben in Freude um dein *wahres,* schönes „Sein", aus dem Herzen heraus. Erniedrige dich nicht als Mensch, du bist *mehr* wert. GLAUBE an diesen Wert, an deine Kraft, deine Fähigkeit, aus diesem tiefen Tal vollkommen herauszukommen, und begebe dich zu höheren Plätzen in dir, zu dem Ort, wo Weisheit, Wahrheit und Liebe wohnen. Warum deine Bewusstseinskräfte, als Mensch, so sehr unterschätzen und denken, dass du keine andere Wahl hast als dein Boot sinken zu lassen? Das sind negative, fatalistische Überzeugungen.

Besteige den höchsten Punkt in dir; sei gewiss, dass DU dein Leben in die Bahnen lenken kannst, die zu wahrer Freundschaft, Ehrlichkeit, Integrität…, also zu Glück, führen! Leben und Ehrlichkeit, Reinheit und Glück gehen Hand in Hand. Breche mit jeder Lüge, die du bewusst oder unbewusst in Stand hältst: Lebe auf das *wirkliche,* wahre Leben hin, und löse die altweltlichen Prinzipien, an denen du dich festgebissen hast.

Unterlasse es, dich im Mist zu suhlen, dich am Düsteren, außerhalb von dir, festzubeißen oder möglicherweise daran, kritisch „über“ die anderen zu reden. Belüge dich nicht. Wende dich dem wirklich Schönen in der Welt zu, und lasse das Düstere los, gehe ganz tief und hoch in dich, in das Edelste deiner selbst. Ersteige die höheren, schönsten Regionen deines Seins, und lasse los!

Warum dich selbst betrüben, dein Gehirn auf Sparflamme fahren, deine Bewusstseinsentwicklung abbremsen, indem du dich in Gedanken immer wieder auf andere, auf Details, auf das Materielle, auf das Niedere richtest? Dein *Daumen, dein *Gehirn, dein ganzes Wesen… fordern eine SELBST-ANERKENNUNG, eine Selbst-Erhebung, ein Loslösen des Düsteren, Niederen, Negativen in Gedanken und in Taten.

Richte deine *Augen nicht länger nach außen, gehe mit dem Allerschönsten in deinem eigenen Wesen auf Tuchfühlung; kenne deine Grenzen, und erhöhe dich in dir selbst. Erweitere deinen Raum nach innen, und lasse alles und jeden, außerhalb von dir, los. Ergreife nicht länger, betrachte deine Außenwelt nicht länger voller Wut, Abgunst, Unzufriedenheit; lasse alles und jeden ziehen! Komme zu Dankbarkeit um dein Sein - als edler Mensch - und erkenne diesen inneren Raum, diese Großartigkeit in dir selbst an…, du darfst so froh und dankbar um deiner selbst willen sein.

Kernlösung

Das Leben ist kein ‚Kampf' mehr, wenn du aus deinem Herzen heraus lebst, nach der Überzeugung, dass du dein Leben, sich der großmenschlichen Werte bewusst, von oben aus *selbst* bestimmen kannst. Dafür ist es notwendig, von innen heraus zu leben, (nicht auf die Außenwelt fixiert), nach der Überzeugung zu leben, dass Leben ‚Freude' bedeutet, nicht zu kämpfen und zu streiten. So stelle den Kampf gegen das Dunkle außerhalb von dir ein, steige von deinem Ross und spüre, wie sich deine Füße nach einer dankbaren, kraftvollen und friedlichen, warmherzigen Anerkennung deines Mensch-Seins sehnen.

Du weißt, dass es dir nicht zusteht, etwas über jemand anderen zu sagen / jemand anderem etwas zu sagen; du lässt los. Du wendest dich nicht länger „dem Düsteren“ zu, sondern weißt, dass dein Leben hell und freudvoll sein wird, wenn du dich nur weiter ‚bergauf' bewegst: in die Richtung würdigen Mensch-Seins, von Bewusstwerdung und Wachstum deines ICHS.

Jetzt strahlt deine Innere Sonne; Genesung setzt ein. Dein Leben ist kein Kampf mehr mit dem Murrast, denn du hast deinen Pferdehinterteil in einer Total-Transformation abgeworfen, ein Aufstieg deiner selbst zu dem Niveau, wo du *wirklich* zu Hause bist: der würdevolle Mensch, liebevoll und schöpferisch. An seiner höchsteigenen, leuchtenden Existenz bauend. Über düstere Gedanken und Emotionen erhaben; im leuchtenden Bewusstsein seiner Liebeskraft aufgehend. Er zeigt nicht auf das Niedere, das Düstere, sondern sucht das hochmenschlich Würdige in sich selbst. Ein ewiges Wachsen, von innen heraus…

Siehe ggf. auch *Autoimmun-Erkrankungen

ASPERGER-SYNDROM

diese ‚Erkrankung' ist mit Autismus verwandt; beim Asperger-Syndrom liegt keine mentale Retardierung vor; einige mögliche Merkmale: Schwächen im sozialen Kontakt, geringes Einfühlungs- oder Mitfühlvermögen (Empathie), intensiv ausgerichtet auf bestimmte, beschränkte (häufig technische) Interessensgebiete, Festhalten an bestimmten Routinehandlungen oder Ritualen, normale bis hohe ‚klassische' Intelligenz, aber ziemlich geringe ‚emotionale' Intelligenz; werden häufig als ‚Sonderlinge' oder ‚kleine Professoren' betrachtet

Kernursache und Kernlösung

Du öffnest dich zwar für den Empfang des Höheren, aber du stellst dieses Höhere manchmal wie eine Neptunianische Luftblase über dich selbst, in einen nicht existenten Himmel. Du richtest dich zu viel auf etwas abstrakt und fast unerreichbar Hohes außerhalb deiner selbst, als ob du als Menschenkind auf ideale Weise irgendeiner abstrakten Gottheit genügen müsstest, als ob du meinst, aus einer Art ätherischer Gottheit heraus empfangen zu müssen, mit nach oben gerichteten Händen und Antennen, im ‚Geistfeld', wenngleich du auch in Verbindung stehst mit deinen irdischen Wurzeln.

Du willst zwar ‚geistig' hereinholen und empfangen, aber du hast keinen klaren Überblick darüber, *was* wahr ist und was nicht. Du denkst, du musst alles von ‚oben' oder ‚außen' empfangen, hereinbekommen (während dein Selbstkern dich darauf hinweist, dass du tief IN dich selbst gehen musst…). Auf diese Weise fühlst du dich dann doch noch ein wenig ‚wichtig'. Aber das ist gar nicht nötig; auf diese Weise kannst du die verrücktesten Dinge hören und sagen. ‚Lass mich in Ruhe, denn ich hab wichtige Dinge zu erledigen…', sagst du, denn so kannst du dich zumindest doch als ‚Jemand' fühlen. In dem Augenblick gibst du dich deiner ‚Mission' hin, kannst du dich darin verlieren und gerätst du in Verwirrung, wenn sich unten auf der Erde plötzlich etwas ändert. Auf diese Weise verlierst du den Kontakt mit anderen Menschen, verstehst du nicht wirklich, was beim anderen geschieht. Dass du dich so identifizierst mit einer wichtigen Aufgabe, so auf etwas fixiert bist... ist lediglich eine Scheinlösung für die tiefere Selbstverkennung, mit der du kämpfst: dies erfordert Anerkennung / Selbstachtung von deinem / für dein ICH als ‚irdischem, höchsteinzigartigem Individuum: im physischen Staub, der Vereinigung von Geist-und-Körper'. Dies erfordert einen Bruch mit der Selbsttäuschung, mit der Flucht von dir selbst *weg*. Komm auf konzentrierte Weise in dein *wahres* Selbst!

Du brauchst gar nicht ‚besonders' zu handeln / sein. Du bist wundervoll, wenn du einfach alles, was du in dir hast, auf solide Weise erkennst und erlebst, wenn du mit beiden Beinen auf dem Boden stehst und mit deinem Kopf nicht in den Wolken bist. Die Pracht, die du bist: als ‚du', ohne ein höheres Etwas oder einen geistigen Status anzustreben. Du brauchst überhaupt kein ‚Held' zu sein, dich zu beweisen oder mindestens doch das Gefühl haben, dass das, was du tust, von unglaublicher Bedeutung ist. Sei einfach du selbst, in Liebe: das ist einfach prächtig. Lerne dich selbst zu ‚Fühlen', um aus diesem Gefühl heraus und aus dem Loslassen des ‚ständigen und manchmal zwangsmäßigen Auf-den-Geist-gerichtet-Seins' zu deinem eigenen Herzen heimzukommen und anschließend dein Herz für das ganz natürliche irdische Leben, für einen Freund zu öffnen. Eine Heimkehr zur Erde.

Wie eine zu magere Jesusfigur mit eckigem Skelett am Kreuz lässt du deinen Kopf nach links unten hängen, aber gequält wirst du dennoch, durch gleichsam Uranische elektrische Stöße, die dich wie ein Nervenzucken durchfahren: um dich zum ‚Leben' zu erwecken, um deinen Geist gleichsam IN deinen Körper hineinzuholen. Unbewusst willst du die Aufmerksamkeit auf dich lenken, dies ist eine Form von verdeckter ‚Hysterie'[24]. Aber es

[24] Lies hierzu mehr in der Rubrik *Hysterie.

scheint, als ob du das alles nicht richtig begreifst, oder als ob es nicht zu dir durchdringt: der echte Wert des Lebens, dein Wert als Mensch. Du kannst den Märtyrer, den Retter, den Heiligen oder auch den geschwächten, kranken Opfer-Held spielen, ‚der jetzt doch Ehrerbietung und Pflege verdient', um dir selbst eine annehmbare Haltung zu geben und dennoch bei den anderen gut zu wirken, ja, um als außergewöhnlich vorbildlich oder schlau angesehen zu werden.

Vielleicht *meinst* du es auch wirklich: dass du eine wichtige Rolle auf Erden zu erfüllen hast, eine Art Verbindungsmann zwischen Himmel und Erde, und in einem gewissen, gesunden Maße kannst du schöne Inspirationen empfangen und mitteilen: aber dies geht nur, wenn du deine Talente von dir selbst aus erlebst, wenn du dich nach innen kehrst und dich auf die Suche nach dieser goldenen Schatzkammer machst. *Dort* findest du deine Talente, nicht in der Höhe außerhalb von dir, im Geist. Mach dir nichts vor und *fühle* vielmehr dein Herz, fühle, wie du dich selbst über diesen Weg befreien kannst: über das Herz, nicht über den ‚Geist', und auch nicht über das, was du gerne für den Menschen oder die Menschheit sein oder bedeuten würdest, bringt dir die Erlösung aus Asperger.

Unbewusste Weigerung / Widerstand dagegen, ein altes Labyrinth zu verlassen[25], obwohl zugleich dein inneres Selbst einen Anlauf nimmt, bereit ist, dich selbst wie mit einem Katapult abzuschießen. Es hat den Anschein, dass du dich zuerst zurückziehst, um dann mit voller Kraft herausschießen zu können, endgültig weg aus dem Strudel, in dem du bis heute saßt. Jetzt anlegen in dem sicheren Hafen an ‚Land', mit beiden Füßen auf der Erde, in dir selbst anwesend.
Die Frucht liegt bereit zum Pflücken: der Symbolik der Kapstachelbeeren[26] gleichend. Der weiche Birkensamen mit hartem Kernpunkt: bereit auszufliegen und seine Aufgabe als Bodenschössling aufzunehmen. Eine vorbereitende Phase, wie der Bäcker, der seinen Teig kurz im Namen der Liebe ausrollt, des ‚Gebens' an andere, an dich selbst; die Symbolik der Zahl 6. Aber dies geschieht alles *zu* strukturiert, zu straff gerollt oder zu knapp bemessen. Du tust es vor allem für andere, aus Pflichtbewusstsein und aus dem Gefühl heraus, dass du dies tun *musst*: Buße leisten, Selbstbestrafung und Schmerzen erleiden, auch für die anderen. ‚Ich muss dies auf mich nehmen und werde es gut machen.' Als ob du die ‚Sünden' der Welt auf dich nehmen müsstest, sonst findest du dich selbst nicht gut. Eine strenge Selbstbestrafung, wie eine Dornenkrone auf dem blutenden Haupt. Dinge unter Leiden tun, vollziehen. Straffe Strukturen gegossen: ein zwingender Weg, ein planmäßiges Geschehen, das du dir selbst auferlegst.

Du würdest dich selbst so weit öffnen, völlig geben, dass es schmerzt: wie ein Schmetterling, der seine Flügelchen öffnet und sich zerreißt, um bestimmte Bedürfnisse zu befriedigen, während die Symbolik des ‚Schmetterlings'[27] gerade von dir fordert, dich tief in dich selbst zu kehren, zu deinem warmen Herzen, um dich *dann* anschließend erst nach außen zu wenden. Flügel geschlossen, näher zum Herzen kommen, um anschließend in Transformation mit ausgebreiteten Flügeln aufzusteigen. Legst du nur so viel Wert auf dein echtes Selbst? Verlässt du dich so wenig auf dein Herz?
Du überstrapazierst dich und lässt deinen Wert von dem abhängen, was du ‚vollbringst' oder ‚tust'.

Du lebst nicht genug nach der Überzeugung, dass du kräftig auf eigenen Beinen stehen kannst, als ob die Beine deines

[25] Lies hierzu mehr in Teil I dieses Buches.
[26] Lies über die Symbolik der Kapstachelbeere in *Das Füllhorn - Psychologische Symbolsprache der Nahrungsmittel.*
[27] Lies über die psychologische Übereinstimmung in *Wenn die Tiere sprechen könnten…* Dieses Buch ist zum Zeitpunkt der Veröffentlichung dieser Ausgabe noch nicht in deutscher Übersetzung erhältlich.

Stuhles sich jeden Moment verbiegen oder brechen könnten. Du lässt dich in diesem fehlenden Glauben an dich selbst einfach hängen… , du hast manchmal etwas Angst, bist ängstlich. Mangelndes Vertrauen in deine tiefste Basis; du suchst Halt in ‚dem zu erreichenden Ziel' oder im ‚Auftrag', in der ‚heldenhaften Geschichte', die du selbst ausbaust, aber unterdessen flüchtest du weg von deinem irdischen Selbst. Als ob du nicht gut wärst, so wie du bist, als ob du etwas wirklich sehr Besonderes verwirklichen müsstest, bevor du überhaupt das Recht hättest, als Mensch ‚zu sein': dies redest du dir selbst ein.

Glaube an die KRAFT und die solide Basis deiner selbst, erlebe zugleich die Weichheit, die Liebevollheit in deinem Herzen, die das Gegenteil von ‚leiden' erfordert. Höre damit auf, dich selbst zu bestrafen. Sei so solide wie der große Fels, erfahre dich selbst als stark und unzerstörbar. Stelle dich vor dich hin und sieh dir die Dinge an, die schiefgehen, löse sie, tief in dir selbst. Wage es, dem Leben in die Augen zu schauen und weiche dem Negativen nicht aus. Strecke dich, richte dich auf wie der große Berg, der in gesundem Stolz seine Massive Irdische Kraft ausstrahlt.

Lasse den Trommelwirbel gleichsam tief aus deinem Bauch, deinem Körper kommen: aus der Vertiefung in dir selbst wieder nach außen. *Fühle*, wie es alles in dir ist, wie du dich selbst äußern darfst / kannst, dich ausleben aus deinem Innersten heraus. Dein physisches Selbst ist nun beteiligt, rundkräftig, keine schaurige Skelethaltung. Du öffnest deine innerlichen Tiefen und erfährst hier einen reichen Schatz.

Schau dem Leben gerade in die Augen und konfrontiere dich mit den Elementen außerhalb von dir selbst. Es wagen, die Konfrontation mit anderen Menschen auf ehrliche Weise einzugehen. In Größe aufrecht, die Sonne spiegelt sich in den Flanken des Berges, der du bist, aber weichen würdest du vor niemandem. Du nimmst jetzt rechtmäßig deinen Platz auf Erden ein und wagst es, dich zu wehren. Du weichst nicht von deiner Stelle; niemand kann dich umwerfen, das fühlst du, weil du nun an deine Kraft, deine Schönheit und deinen Wert glaubst: so wie du bist.

Die positive Venus-Schwingung: die von innen heraus gefühlte Schönheit, in einem authentischen Körper verwirklicht: du bist nun ehrlich ‚du', ohne bestimmte Bedingungen damit verbinden zu müssen. Freude darüber, wer du bist, ein Bewusstsein der Kraft und zugleich ‚des weiblichen Elements', der WEICHHEIT, die in dir lebt: laufe nicht mehr davor weg. Komm in die Flexibilität deines Körpers; schaukle geschmeidig mit den Wassern des Meeres mit und genieße es.

Vertrauen in die Möglichkeiten, die du in dir hast, um sicher auf Erden zu landen: sanft und zärtlich, aber ursicher, wie ein kleines Flugzeug oder eine Libelle[28] mit seidenweichen Flügeln. Es ist der Glaube an dich selbst und die Liebe zu deinem eigenen Ich, die das Leben weich und sicher machen. Dein Herz will Sanftheit, Zärtlichkeit, Erdung. Bleibe nicht ‚in der Luft' hängen, im Äther, in den Höhen, zwinge dich nicht länger, sondern lande, und sei einfach du selbst als irdisch-sensibles und zugleich urstarkes ICH.

Jetzt kannst du deine Talente auf der Erde ausschütten; jetzt kannst du dich so manifestieren, wie du bist, anderen großzügig schenken, aus Liebe heraus: weil du weißt, dass ‚Leiden und Selbstbestrafung, Aufopferung für das höchste Ideal oder die stärkste Leistung' nicht nur dich selbst vernichten, sondern auch nichts zum Wohlsein anderer beitragen.

Das wird dir guttun: heraus mit den Energien! Wirbeln lassen in der Richtung der

---

[28] Lies über die psychologische Übereinstimmung in *Wenn die Tiere sprechen könnten…* Dieses Buch ist zum Zeitpunkt der Veröffentlichung dieser Ausgabe noch nicht in deutscher Übersetzung erhältlich.

freigebenden ‚6', in Liebe, aus innerer Ruhe heraus. Wie das herrliche Croissant[29], das sich selbst aus innerer Ruhe und Süße heraus freigibt, Selbst-Liebe… demjenigen, der für deine Liebe offen ist. Dies bedeutet einen Bruch mit jeder Form von Knauserigkeit, dem ängstlichen oder krampfhaften Insich- oder Zurückhalten, während man sich an etwas klammert, das die Menschheit auf wundersame Weise übersteigen könnte. Das ist gar nicht nötig.

Großzügig sein, herzlich und freigebig zu sich selbst und den anderen Menschen, das wird dir guttun. *Gib* Liebe, gib deinen Nächsten ein warmes Geschenk: es wird dir und den anderen am Herzen guttun. Auf diese Weise kannst du fühlen, dass in dir ein warmes Herz wohnt. Die Anerkennung deiner inneren Schätze und diese mit anderen zu TEILEN, anderen Güte zu SCHENKEN, tief aus deiner goldenen Schatzkiste, wird dein Herz froh machen. Schließlich kannst du dich selbst dann als einen guten Menschen sehen und belohnst du dich selbst, genau wie du die anderen reich bedenkst. Den Wert bringst du jetzt auf die Erde, in den Menschen aus Fleisch und Blut, nicht irgendwo weit weg in geistigen oder computergesteuerten Regionen…

Nein, du versteckst dich nicht länger in ätherischen Höhen, nach der Überzeugung lebend, dass du dein Leben wie ein ‚heiliger Leidender' des Vaterlands zu opfern hast, die Arme zum Himmel gerichtet, in nebelartigen Sphären, in Sphären der Erwartung, als ob die Rettung von oben kommen müsste und du die Zwischenperson sein würdest, die sie den Menschen bringt; so lässt du dich selbst leerzehren, dahinsiechen in einer Art von ‚Ideal', wobei deine Fantasie und Erwartungen auf zwingende Weise verrücktspielen können: nur, bis du dieses ‚Außerhalb-von-dir-Schauen' loslässt, und dich nicht länger auf eine Insel im ‚Geiste' zurückziehst.

Du übernimmst jetzt Verantwortung und fühlst nicht länger das Bedürfnis, *erst* irgendeinem Schmerz oder irgendeiner Aufgabe genügen zu müssen, oder eine Art ‚Tod am Kreuz' erleben zu müssen, um ‚sein', ‚existieren' zu dürfen. Du strebst nicht mehr nach ‚Höherem', du brauchst nicht mehr deine Sporen zu verdienen, du brauchst der Menschheit nicht mehr die Aufmerksamkeit, Anerkennung, Bewunderung anderer durch irgendeine göttliche Inspiration zu demonstrieren, weder als Wissenschaftler, noch als Künstler, Erfinder, Idealist, Helfer, außergewöhnlicher Job-Ausüber, geistiger Führer, außerordentlich Talentierter, oder sonst irgendetwas. Du brauchst dich auch nicht vor dir selbst zu beweisen.

Sei einfach du selbst: du bist gut, so wie du bist, aber beende diese Art des Sichselbstherunterziehens, des Bettelns um Aufmerksamkeit, des sich selbst zwingend Beweisenmüssens, der hysterischen Selbstkasteiung, des Aufgehens in etwas ‚Ätherischem' über oder außerhalb von dir selbst. Und was ist mit deinem ICH-Kern? Liebevoll und irdisch? *Das* ist wirklich wesentlich.

Dich selbst *fühlen*, durch und durch; in deinem Körper leben, in deinen tieferen Gefühlen, nicht gleich wieder in den Geist flüchten, in das Denken, in das Ausführen, das Streben usw. …

Du steigst nun herab in dich selbst und ‚suchst' nicht länger in ungewissen Nebelbanken. Du kommst ‚heim' in deinen eigenen Körper und du weißt nun, dass es auf der Erde geschehen muss: dieses gebende Lebensprinzip in dir selbst wird dir schließlich Freude schenken, eine Freude, die du dann wieder an andere weitergeben kannst. Nein, du fühlst dir nicht zu gut dafür: in Liebe zu kommunizieren mit anderen. Es sind alles Menschen, du gehörst auch dazu, so wie *jeder* Mensch, auf seine oder ihre einzigartige Weise, in Liebe gebend, der eine nicht mehr wert als der andere.

[29] Lies über die Symbolik des Croissants in *Das Füllhorn - Psychologische Symbolsprache der Nahrungsmittel.*

ASPERGILLOSE

Lungenerkrankung durch Aspergillus, eine Schimmelpilzart

Kernursache und Kernlösung

Aspergillose fordert *die intensive Rückkehr des Menschen IN SICH SELBST, in seinen Körper,* anstatt *sich* in alledem *zu verlieren,* was sich außerhalb von ihm befindet, vor allem in der „Geistes-Welt", und anstatt sich mit dem zu *füllen,* was er *nicht* ist!

Der *Drang, die Ambitionen,* das Streben nach etwas Höherem, etwas Weiterem, möglicherweise auch in der täglichen Arbeit, in wissenschaftlichem Eifer, aber in erster Linie vollzieht es sich doch *im „geistigen" Eifer. GEISTES-TRIEB(E).* Ein Einsatz, der alle *Grenzen überschreitet* und den Menschen vor Aufregung oder durch das *‚Weggehen' aus seinem eigenen ICH,* um in etwas oder jemand anderem aufzugehen, krank machen würde. *Man richtet sich im Geiste zu viel nach „außen". Der Mensch IST hier nicht als ICH-in-seinem-Körper, sondern lässt sich durch seinen ‚Geist' oder seine Ambitionen oder das per se Erreichen, Haben Wollen aufwiegeln. Man überschreitet fortwährend die eigenen Grenzen.* Etwas oder Jemandem, Außerhalb des ICHS, wird ein *zu* großer Wert beigemessen, obwohl dieses ICH gerade so um Transformation und Anerkennung der eigenen Tiefen und der *wirklichen* Werte fleht!

Aspergillose weist uns darauf hin, nicht im Gold zu wühlen oder nach Gold und den goldenen Schätzen außerhalb von uns zu suchen, denn das geht mit Tod einher. Ein freies Strömen Lassen wirklicher Lebensenergien, anstatt dich selbst von der Bestie des Todes, der Begierde, der Suche nach Goldschätzen außerhalb von dir IN BESITZ NEHMEN ZU LASSEN..., vor allem dann, wenn (hier wiederhole ich) dieses Aufgehen und Bewundern und Suchen und Greifen mit einer Art *geistigem Anstieg,* geistigem Selbst-Verlust, geistiger Selbstzerstörung als IRDISCHEM MENSCHEN einhergeht. *Man tritt zugunsten eines Ideals zur Seite, ein anzustrebendes Ziel, ein Etwas, das man als Höher ansieht als sich selbst.*

Die Macht und der Fluch des „Pharao"[30] sollte auf Weltebene durchbrochen werden; die Macht von Geld und Gold, von Schätzen und falschen Göttern, von Verherrlichung und der Suche des Menschen AUẞERHALB von sich..., weil er es alles IN sich trägt: das *wahre* Göttliche, das *echte* Gold.

Oder strebt dieser Mensch unbewusst an, auch so verherrlicht zu werden, ebenso gepriesen und bewundert zu werden oder zu einer Art IDEAL zu gehören, dem Erhabensten, dem *weit* Entfernten, dem Neuesten..., aber verliert er hierbei jeglichen Kontakt zu seinem höchsteigenen ICH, unabhängig von jeglichem materiellen, spirituellen oder gesellschaftlichen Objekt außerhalb von sich selbst?

Die Krankheit kann durch *ein gründliches REINWASCHEN von allem, worin sich der Mensch zu stark verloren hat, von allem, woran sich der Mensch im Zuge seiner Suche, außerhalb von sich, geklammert hat,* aufgehoben werden. *Ein tiefes Herabgleiten nach innen..., das* ist erforderlich, eine Loslösung von dem, was dich aus dir selbst fortreißt, von allem, was dich im *Geiste* und in der *Begeisterung* weiter *nach oben holen* möchte!

Nach Hause kommen, ganz schlicht, zu deinem warmen, irdischen Ich *und dich mit deiner Herzenswärme FÜLLEN.* Zu jedem Pilz-Parasiten, der in dich eindringen möchte, zu jedem falschen Gott, der deinen Platz einnehmen möchte, nein sagen. Spreche und lebe aus dir selbst heraus, ohne dich aufzuhetzen, ohne an Menschen, Dinge heranreichen zu wollen, die du hoch und weit über dich stellst, ohne dich noch geistig-emotional mit dem, was du von Natur aus nicht bist, zu ‚füllen'!

[30] Symbol für die Macht, die der Mensch *außerhalb* von sich positioniert.

Lasse das Lied des Lebens sich in deiner Seele ausschreien: Öffne ruhig deine Lungen, deine Atemwege, deine Stimmbänder und singe, rufe das Lebenslied aus: die FREUDE. *Komme zu einer Totalexpression deines SEINS. Auf diese Weise reinigst du, pustest du deine Lungen, deine Zellen frei von dem, was nicht von dir war / ist.* Der Triumphschrei des Lebens manifestiert sich jetzt in dir. *Und du brauchst nichts oder niemanden mehr, außerhalb von dir, um dich zu etwas Höherem, Reinerem, Idealerem, Edlerem „hochzuheben".* Denn du fühlst in aller Ruhe und in kraftvoller Gesangsexpression das Edle in deinem Herzen, und *du wirst, wer du bist.* Du stellst die zentrale Macht in dich und läufst nicht länger hinter etwas her; du steigst nicht auf, sondern fühlst dich glücklich in deinem Seelenkern. Du schaust zu ‚dir selbst'..., nicht länger ‚nach außen'.

Vertreibe die Vorstellung der Besessenheit, vertreibe auch die *Besessenheit selbst: alles, wodurch du dich in Besitz hast nehmen lassen...,* in Be„geist"erung, die von deinem eigenen herrlichen Sein abweicht. Allein *du selbst* nimmst deinen herrlichen Körper, dein Gehirn, dein Herz u. s. w. ... in Besitz. *Der Mensch, der sein inneres Königreich anerkennt und darin keine Erfüllung mehr von außen braucht!*
Er schießt auf, kraftvoll und lebensfroh, rein um seines eigenen Seins willen, wie ein Pilz, der aus voller Kraft in Freude in *einem* Mal aus der Erde kommt, autonom, mit den Erdwurzeln seiner selbst verbunden.

•

Es kommt viel auf dich zu, du hältst Vieles „im Inneren"... und weißt nicht genau, was du tun sollst: durchschlucken oder von dir weg pusten. ‚Es' überwältigt! Zu viel hältst du fest: Es ist Zeit, loszulassen, durchzuschlucken oder radikal von dir zu stoßen! Bleibe nicht länger in einer Haltung, die sich „aufbläst", wobei der Ballon früher oder später zerplatzen wird. Tue das *eine* oder das andere. Nimm dich selbst fest in die Hand, fasse den Stier bei den Hörnern, und mache dein Leben zu deiner Aufgabe. Halte nicht länger fest; hafte nicht weiter an alten Mustern, sondern ‚löse' dich, und fühle dich FREI in deinem Handeln.

Fühle dich nicht schuldig, stelle dich nicht in Frage, ob du wohl als ‚1' *(EINS)* existieren darfst..., unabhängig von einem System, losgelöst von anderen... Du *musst* zuerst du selbst werden, dich selbst als „*EINS*-MENSCH" bestätigen. Erst *dann* kannst du auf eine freie, ungebundene Weise mit den Menschen, mit Dingen umgehen.

Es hat den Anschein, als ob dein Mund bis zum Rand mit (vor allem geistiger) Nahrung gefüllt wäre, die du im Grunde genommen ablehnst; du bekommst einen Würgreiz durch diese Situation, und es übersteigt deine Kräfte..., du möchtest es loswerden! Denn das bist nicht ‚du'!

Das Wichtigste ist jetzt für dich, dich zu einer vollwertigen Ich-Werdung zu ENTSCHLIEßEN, autonom und stolz auf dich selbst, unabhängig von Dingen, Menschen, Gewohnheiten..., denen du früher verhaftet bliebst.

Jetzt lässt du alles sozusagen explodieren, wie eine aufgeblähte Kaugummikugel vor deinem Gesicht, die plötzlich zerplatzt. Du machst dich nicht länger verrückt, wie ein aufgeblasener Frosch; du lässt alles los. Emotionen sind nicht mehr aufbrausend, *als Reaktion auf das, was du als ein Zuviel, ein „Nicht-Ich-Sein" ‚heruntergeschluckt' hast..., du lässt nun alles aus dir los.*

Ein Ruhepunkt in dir selbst...: Das ist es, wonach du gesucht hast. Puh..., du hast alles hinter dir. Du atmest wieder frei: Nun kannst du dich deiner schöpferischen Aufgabe übergeben..., gemäß deinem eigenen Tempo. Jetzt halst du dir nicht mehr alles auf, bis es dir zu den Ohren herauskommen würde. Du hast dich selbst von einer Menge von Dingen, die dir zu viel waren, *„entlastet".* Das Leben verläuft jetzt leichter.

Konntest du etwas nicht durchschlucken..., ist es bei dir stecken geblieben, wie ein Frosch im Hals, wie eine Schwellung in der Speiseröhre..., so schluckst du jetzt definitiv durch..., oder du spuckst es aus. In jedem Fall: *ENTLEDIGST du dich* dessen, was dir bereits nicht echt erschien, was in dir zu viel war, was du eigentlich nicht haben wolltest, weil es nicht ZU DIR gehört!

Mache Schluss mit einer weit entfernten Vergangenheit, beiße in den Apfel, den du von Herzen essen möchtest, nach DEINER Wahl, aus DEINEM Gefühl heraus..., und GLAUBE an dein eigenes Können, deine eigene Fülle. Du brauchst nichts und niemanden, um dich zu füllen; du musst nichts annehmen, was du nicht möchtest; tue nichts, was wirklich entgegen deiner Art wäre, sondern öffne alle Wege in dir..., in deinem Körper, so dass Lebensgewässer frei durchströmen können, so dass du endlich mit dem wirklichen Leben, mit dem schöpferischen Werk beginnen kannst! Alles läuft jetzt zügig und gelöst.

Du hast zu viel an dich genommen; und du kaust und käust wieder, aber es gelingt dir nicht wirklich, es durchzuschlucken; wie ein Haarbüschel würde es in deinem Magen haften bleiben. So tue, was du fühlst tun zu müssen, und vertrete EHRLICH dein Sein, deine Meinung. Höre auf damit, noch länger zu machen, zu schlucken, was du eigentlich nach deinem Gefühl nicht tun müsstest. Lasse los. Laufe nicht länger mit dieser Last herum, sondern treffe eine Entscheidung, und kommuniziere nur noch mit deinem reinen, nackten Kern. Gehe in dich, und stopfe dich nicht länger mit Menschen, Gewohnheiten, Dingen voll, die nicht zu deinem reinen Wesen gehören. Du lässt alles los, was nicht zu dir gehört..., jetzt sehen wir dich pur, gereinigt, authentisch. *Es gibt nichts mehr in dir, was nicht „du" bist. Nichts MUSS sein. Du bist ein befreiter und gereinigter Mensch.* Dieses Gefühl tut einem leicht-gewichtigen, froh-klopfenden Herzen gut. Du brauchst nichts mehr in dir zu behalten, nichts mehr zu dir zu nehmen, das nicht zu dir gehört. Du hast es jetzt alles aus dir entfernt..., *in aller Ehrlichkeit,* in aller Offenheit. Du lässt dich nicht mehr „vergewaltigen", sei es durch moralische, politisch-philosophische, sei es durch höchst persönliche, emotionale Aufgaben oder durch von außen Aufgedrängtes. Du zweifelst nicht länger an deinen Eigenheiten; du glaubst an dein ICH, rein, aufrichtig und durch deine Liebe, deine Bewusstseinsenergie geheiligt.

DU ENTLEDIGST dich, *sehr* entschlossen, dessen, was du immer, dem Leben entgegen, zu dir genommen hast..., wahrscheinlich weil du dachtest, dass es so sein *müsste,* dass es sich so gehöre. Du würdest dich daran erbrechen! *Jetzt erbrichst du alles; jetzt vertreibst du alles aus dir, was nicht zu deinem reinen ICH gehört, und dein Leben beginnt so froh und federleicht zu sein. Du ‚füllst' dich nicht länger mit Dingen und Menschen außerhalb von dir; du nimmst nicht mehr auf begierige Weise die Dinge außerhalb von dir in dich auf, im Gegenteil, du lässt alles und jeden los..., du kommst rein und lediglich ZU DIR SELBST, jeglichen Ballastes ENTLEDIGT, von jeglichem Ballast befreit. Ein Gefühl der Befreiung, ein Prozess der Genesung kommt in Gang...*

Hast du dich bisher mit Dingen, mit Menschen GEFÜLLT..., dann wirst du von nun ab dazu übergehen, dich selbst auszufüllen. NICHTS HAFTET mehr an dir, was nicht ‚du' bist. Du widersetzt dich nicht länger dem Loslassen, dem Ausspucken von, dem nicht mehr Haften an... Dingen und Menschen. Du ERFÜLLST nur noch dein eigenes Wesen. Jetzt ERBRICHST du dich nicht länger um deiner selbst willen, wegen deines eigenen *klebrigen* Füllens mit Dingen und/oder Menschen, durch das Kleben an Gewohnheiten, Doktrinen oder Behauptungen, die im Grunde völlig gegen deine persönliche Art prallen. Du erbrichst alles, was nicht zu dir gehört... Du *widersetzt* dich diesem Loslassen nicht mehr: in aller EHRLICHKEIT zu dir selbst! Dein Körper-und-Geist innerhalb der Grenzen deines ICHS *ganz* intensiv ineinander verschmolzen, in Fülle!

ATAXIE

Koordinationsstörung der Muskeln durch eine Erkrankung des Nervensystems; dadurch entstehen Probleme, die Position der Arme und Beine oder die eigene Haltung zu kontrollieren

Kernursache und Kernlösung

Ein Mensch wird mit einer bestimmten Eigenheit, bestimmten Überzeugungen, gewissen Erwartungen in Bezug auf das Leben geboren; möglicherweise mit sehr tief liegenden Überzeugungen, die der körperlichen Gesundheit mehr Schlechtes als Gutes zufügen. Deshalb ist eine Krankheit oder ein Leiden (der Körper) ein Spiegel dessen, was IM Menschen vorgeht (seiner inneren Überzeugungssphäre), auf dass er sich gerade der Überzeugungen, die er in sich trägt, bewusst werden kann… und er sie, wenn es sich um erniedrigende Überzeugungen handelt, zum Schönen, zum Guten wenden kann. Der Mensch verändert sich selbst innerlich, und die ‚Materie' (der Körper, die Zellen, die Gene) reagiert unmittelbar auf diese Veränderungen im Bewusstseinsfeld. Einsicht und Transformation sind folglich notwendig, um schließlich einen Genesungsprozess im Körper in Gang zu bringen.

Die Ursache für dieses Signal liegt in der Begierde, der Habsucht, dem Machtdrang, in der Tatsache, *mehr* sein und haben zu wollen als vorhanden ist. Aufgepasst: Dies ist kein Vorwurf, keine Verurteilung, wohl eine Wiedergabe von Eigenschaften der Folge eingebrannter Lebensüberzeugungen, derer sich der Mensch nicht einmal mehr bewusst ist, wenn er auf Erden geboren wird. Indem er hinsieht und daran arbeitet, kann er für sich selbst Berge versetzen und Genesung erwirken. Dies erfordert einen Total-Einsatz…

Das Glück liegt nicht im ‚Ergreifen' und ist nicht zum ‚Greifen' nahe, sondern es liegt im Sein und Loslassen, im Gestalten und sich Öffnen für das, wonach das Leben in dir fragt. Nicht im Nehmen Wollen, Ergreifen, im forcierten Erreichen. Du bist zu stark darauf ausgerichtet, etwas ‚haben' zu wollen, voller Kummer und Gram, zuweilen animalisch, voller Wut und Ruhelosigkeit. Es geht nicht so schnell, wenn du es alles schaffen möchtest; du würdest danach greifen wollen…, aber es entgleitet dir immer wieder, und das macht dich wütend. Dann kannst du wiederum in Gleichgültigkeit verfallen und möchtest du vom gerade noch Begehrten gar nichts mehr wissen; du tust so, als ob es dich kalt ließe, als ob es dich niemals interessiert hätte. Du bist berührt, verletzt, fühlst dich ignoriert oder abgestoßen und begibst dich distanziert und kalt auf deinen Weg. Hier existiert ein Mangel an Selbst-Liebe; jede Form von Macht sollte hier verbannt werden…, die Macht, etwas (oder jemanden) zu „haben", wie oder wann du es haben willst. Diese Gram-Habsucht macht krank und tötet. Also: Höre auf damit.

Schenke dem Höheren Aufmerksamkeit und gestalte; lasse deine talentreichen Energien frei fließen, und halte nichts in dir selbst zurück, was Sein will. Diese Bewegung ist deiner ersten Haltung entgegengesetzt. Mache mit… mit dem Leben! Breche mit allem, was Zerstörung, Vernichtung, destruktiver Hass und Unzufriedenheit, Machtergreifung und teuflische Besessenheit beinhaltet. Stimme dich auf das Allerschönste in deinem Wesen ab, und steige aus, wenn das Leben dir Versuchungen sendet, die teuflische Streiche beinhalten. Mache einfach nicht mit. Genau wie ein Alkoholiker zu seinem Glas Alkohol ‚nein' sagen muss…, oder er geht daran zugrunde, so solltest du zu bestimmten Dingen ‚nein' sagen, die dir unter die Nase gehalten werden und von denen du weißt: Das ist mein Tod. Also, klammere dich nicht länger an Begierde und Machtdrang, Besitzen Wollen und Selbstzerstörung, an einen niedergehenden Zug wirbelnder Mächte. Nimm dich selbst hier heraus, und erhebe dich!

Die tiefste Ursache dieses Signals liegt in dem UNVERMÖGEN, dich selbst zu akzeptieren, dich als MENSCH-WESEN zu lieben, so wie du in deiner prächtigsten Form bist; du klammerst dich an deine niederen Gründe, an tierische Urgefühle, die *einmal* fehlgeschlagen sind... und jetzt eine Korrektur fordern. Korrigiere dich selbst! Verzweiflung, Trauer und Wut können sich dahinter verbergen, ein ratloses Gefühl der Ohnmacht... um das, was du nicht erreichen kannst. *Sei* dann *gewiss,* dass es alles IN dir steckt. Du willst nur ergreifen und haben, wenn du dich selbst in der Pracht deines Seins, deines ICHS nicht anerkennst. Also kaue nicht immer wieder die gleichen Dinge durch: Es sind immer wieder die gleichen Gedanken, die deinen Kopf besudeln..., weil du dich vom Schönen in dir abgewandt hast, weil du dich auf Dinge oder Menschen außerhalb von dir fixiert hast.

So lasse doch los! Werfe die Last von deinen Schultern und vor allem... ENTWICKLE jetzt diese ENORMEN Kräfte in dir, kehre alles schöpferisch nach außen, durch AKTION, Kreativität, indem du Wunder tust, neue Dinge zu Stande bringst, dich selbst im wirbelnden Strudel manifestierst, der einen Ausweg bietet, der Leben heißt..., eine Spiralbewegung ohne Ende! Gehe vorwärts im Leben, halte dich nicht zurück, lasse los, und schenke dir selbst das befreiende Gefühl, diese kolossalen Kräfte in dir herauswirbeln zu lassen. Halte dich hierbei nicht im Geringsten mehr zurück, so dass Energien frei durchströmen können! Aber in Konstruktiver Herangehensweise..., Dynamik!

●

Ein Gefühl der Bedrohung..., eigentlich ohne Grund, aber du ‚spürst' es. Unzureichendes Vertrauen auf die Kraft deines ICHS. Tiefe Ur-Kräfte hausen in dir, weil du sie ungenügend nutzt und ihnen nicht ausreichend vertraust, weil du sie nicht auf konstruktive, liebevolle Weise einsetzt, dich zu wenig auf dein Herz abstimmst, zu wenig an deine Güte glaubst, würdest du eher bestimmte Dinge festhalten, ergreifen oder auf der Hut sein..., um das Böse ‚zu erfassen'. Im Grunde bist du tief in dir selbst davon überzeugt, dass noch etwas Düsteres und Böses in dir wohnt..., dass du alles fest umfassen und davor auf der Hut sein musst. Es ist lediglich die Dunkelheit in deiner Überzeugungswelt, die dir dies weismacht! Sieh den sonnigen Himmel an, und spüre den Regenbogen hoch oben in den Wolken. Das Licht scheint in dir..., wenn du nur daran glaubst. ES GIBT KEINE DUNKELHEIT, außer wenn du aus Angst anfangen würdest „fest-zu-halten" oder dich zu wehren: Dann beginnt ein Teufelskreis in Gang zu kommen. Durchbreche ihn, und stehe in der Mitte deines eigenen Sonnigen Feldes.

Breche mit den ‚niederen' Gedanken, mit der niederen Überzeugung, dass du nicht dazu im Stande seiest, dich selbst in Strahlender Größe, in Güte, als Mensch aufzurichten. Spüre dich voller Stolz und vertrete den Menschen, der du *bist*, bärenstark und rund: vom goldenen Herzen ausgehend! Lasse das Niedere, das Düstere los, und richte dich auf das Allerschönste in dir selbst. Es gibt keine Dunkelheit..., wenn du deinen instinktiven Angst-Greif-Reflex abbaust, wenn du in Liebe von und zu dir selbst kommst! Dann gelangst du in die Vibration von *Geben,* Dankbarkeit, Loslassen, frei und froh du selbst zu sein... und folglich von „Heilung".

SCHLECHT RIECHENDER ATEM

Kernursache

Schwieriges Verdauen psychischer Probleme: Du hältst gewisse Emotionen fest, wie ein Krebs die Beute in seinen Fängen hat. Trotzig, hartnäckig, „auf Teufel komm `raus", an etwas festhalten, trotzen und den starken Mann/die starke Frau markieren wollen. Durch inneren Widerstand vollzieht sich eine mangelhafte Aufnahme oder Akzeptanz äußerer Geschehnisse oder gefühlsbedingter Gegebenheiten. Du bildest sozusagen innerliches Gift, weil du entrüstet bist, dich wehrlos oder misshandelt fühlst. Wütende Ohnmacht. Du lässt unbewusst möglicherweise Rachegefühle gären, (aber dies lediglich in extremen Ausprägungen).

Kernlösung

Dieser Zustand fordert eine ‚Aufheiterung' deiner selbst, ein Ventil zur Reinigung negativer Gefühle. Versuche, ruhig zuzuhören, lebe in entspannter Offenheit, ohne dich a priori bedroht zu fühlen! Fühle dich in deinem eigenen Kraftzentrum stark und beschützt, und verarbeite alle Gegebenheiten, die von außen auf dich einwirken, friedvoll.

Gib dir selbst, den anderen, in Liebe, aus Dankbarkeit, dass du ‚Sein' darfst. Erkenne deine innere Größe, und gehe nun tief in dich selbst.

ATEMWEGE

Erkrankungen, allgemein

Kernursache

Sperrst du dich und deine Nächsten ein? Nimmst du dir selbst durch negative, ängstliche oder wuterfüllte Gedanken den Atem? Angst vor einer Macht, einer drohenden Übermacht, die stärker ist als du. Die Angst davor, ergriffen zu werden, während du dich im Grunde selbst gefangen hältst. Du bist unbewusst davon überzeugt, nicht autonom leben zu können, nicht auf dein Ewiges starkes Selbst vertrauen zu können: Du machst dich infolgedessen von anderen abhängig und ‚klammerst' dich möglichst fest an sie, so dass du dich selbst darin erstickst.

Du missachtest deinen vollständigen psychischen Raum, und auch nach außen hin bewegst du dich mit Scheuklappen: Hängt dein Lebensglück von *einer* einzigen Philosophie ab, oder erstickst du dich in Vorurteilen? Du negierst möglicherweise deinen Lebenden Selbstkern und positionierst Macht außerhalb von oder über dir: Klammerst du dich an Menschen, die dich einschränken, weil tief in dir die Überzeugung des ‚ich kann nicht' oder ‚ich darf nicht frei sein' herrscht? Du wirst wütend, weil du dich selbst in Gefühlen der Angst, Macht und Ohnmacht ersticken siehst.

Kernlösung

Freiheit und Autonomie! Sich auf eigene Kräfte berufen… Raum erforschen, ohne dich selbst einzuschränken. Suche das Gleichgewicht zwischen deinem Gedanken- und Gefühlspool, entwickle dich hin zu Harmonie in deinen Beziehungen. Sich trauen, sich allen Emotionen, Wissen, Information oder Erfahrungen vorurteilsfrei zu öffnen, die sich dir sowohl von innen heraus als auch von außen her mitteilen.

Dich friedvoll und sicher innerhalb des erweiterten Rahmens deines totalen, lebenden Selbst fühlen. Erkenne, dass dein Bewusstsein offen und grenzenlos ist. Wut und Angst sind lediglich Ausdruck von Ohnmachtgefühlen; ergreife die Macht IN dir und über dich selbst.

Siehe auch *Lungen.

Asthma

Kernursache

Angst; innere Anspannung. Ich *bin* nahezu NICHT. Ich kann nicht hier sein, ich kann nicht leben. Unbestimmte Lebensangst, dass etwas Bedrohliches dein Herz durchbohren würde, dass dich ein Gefährt zerschmettern könnte. Das Gefühl, dass etwas oder jemand dich übermannt. Angst vor der eigenen Antriebskraft, vor deinem eigenen Sonnigen ICH. Aus Angst vor dir selbst und deinen inneren Kräften, würdest du in eine Seitenstraße flüchten.

Wie ein Strauß kannst du dich verstecken: Hinter Strukturen, Gesetzen; dich der Autorität einer Person oder eines Systems unterordnen; so fühlst du dich beschützt und brauchst du nicht *zu deinem eigenen Kern* vorzudringen, denn davor hast du Angst. Auf diese Art und Weise erstickst du dich selbst, lässt du das Sonnenlicht nicht in dein Leben.

Kinder suchen häufig Halt und Rettung in einer Vater- oder Mutterfigur, einer Autorität, die das eigene ICH ersetzen soll: Dies hat einen erstickenden Effekt zur Folge, gerade dann, wenn die Eltern darüber hinaus *selbst* ängstlich sind, und das Gefühl der Unsicherheit beim Kind dadurch nur noch verstärkt wird. Zuweilen geschieht es, dass Eltern eine übertrieben umsorgende oder einengende Autorität ausüben, weil es ihnen nicht gelingt, wirklich von ihrer eigenen, sicheren Basis aus zu leben und ihre Energien in Eigenentwicklung umzusetzen. Die Ursache der Krankheit muss jedoch immer in der Psyche des Kindes / Menschen selbst gesucht werden. Es hat zu viel Angst davor, seinen eigenen Raum einzunehmen, und seine Eltern / Erzieher ermutigen es nicht immer dazu, da sie ebenso Probleme damit haben, den Schritt zu wagen, sich selbst, ohne Angst, vollständig als autonome Wesen zu manifestieren.

Du fühlst dich auf die Erde ‚gezogen', ins Leben geworfen, aber du siehst kein „Warum? Woher komme ich? Was ist das Leben?" Todesängste und Zweifel; Babys werden auch unbewusst in dem Milieu landen, wo sie mit den Angst behafteten Zweifeln der Umgebung konfrontiert werden, die die eigenen Ängste widerspiegeln. Du fühlst dich lebensunfähig und ziehst dich zurück; du bist auf der Flucht vor dir selbst.

Du lebst in einer Mischform von Wahrheit, Realität einerseits und Traum, Illusion, Albtraum, unwirkliche Fantasien andererseits; aus Angst geht deine Phantasie mit dir durch. Du versuchst deine Emotionen zwar noch im Gleichgewicht zu halten, aber es entgleitet dir alles. Du bist nervös, fühlst dich angekettet, wodurch deine natürliche Spontaneität abgebremst wird. Du erlebst dich selbst eher als Opfer in der Verteidigung, als die Führerschaft in dir selbst anzuerkennen. Anstatt selbst die Zügel in die Hand zu nehmen, herrscht in dir ein unbewusstes Verlangen danach, dass dich sozusagen ein fliegendes Pferd aus dem Feuer retten wird. Du stehst immer in verteidigender Wartestellung, bist immer auf der Hut; du würdest die unbekannte Gefahr, die dich überwältigen wird, vernichten wollen, aber du erkennst nicht genau, woher sie kommt.

Bis hierher und nicht weiter! Eine Angst besetzte Abgrenzung deinem tiefsten Selbst, deinen inneren Kräften und Emotionen und anderen gegenüber, aus der Angst heraus, dich selbst noch mehr im kalten Nichts zu verlieren. Übertrieben ängstliche Selbstkontrolle, zu starke Anpassung in Bezug auf andere auf Kosten deiner eigenen Art, immer das zu tun, was eine andere Person dir vorgibt, wie ein Sklave in einer Zwangsjacke; Aufstand und machtlose Wut sind die Folge. Machtlosigkeit: weil du dich selbst nicht findest, dir selbst misstraust, deinen Lebensraum nicht voll auszuschöpfen wagst.

Kernlösung

Gehe in dich, laufe nicht mehr vor dir weg! Das Leben ist sicher, wenn du es *selbst* in die Hand nimmst, wenn du erkennst, wie du selbst in Folge innerer Überzeugungen Lebensumstände zu dir holst: Dein kreatives Bewusstsein lenkt dein Leben. Vertraue der unvergänglichen Basis in dir; du bist weder dazu verdammt, dein Leben lang unter Asthma zu leiden, noch dazu, von Medikamenten abhängig zu bleiben. Gib dir jetzt allen Raum, und lasse deine Energien frei heraus.

Wenn du entscheidest „ich bin Meister meiner Existenz", wirst du deine Zukunft zu Lebensfreude hin gestalten. Asthma weist daraufhin, dass man diesen unsterblichen Kern, diese schöpferische Quelle in sich selbst verleugnet. Du bist nicht von anderen abhängig, du nimmst dir selbst durch „Denken und Grübeln" den Atem, weil du deine eigene Göttlichkeit missachtest.

Angst weist daraufhin, dass du dich nicht auf dem richtigen Weg befindest und Veränderungen herbeiführen musst. Also, komme in Liebe zu dir selbst, befreie dich von Fesseln, schenke deinem lebenden Selbst das Vertrauen. Angst und Unglaube stehen deinem Glück im Wege. Komme zu reiner Selbst-Anerkennung als ‚ICH', lasse los, und schenke dir selbst unendlich viel Liebe. Vertraue, Glaube an deine Basis-Kraft! Das ewig lebende Wesen, das du bist, wird niemals sterben; gib dir selbst jede Chance zu einem offenen, befreiten, irdischen Bestehen. Mache dich zum Meister deines Lebens! (Siehe weiter Teil I dieses Buches.)

Eltern von Asthma-Kranken können an sich selbst überprüfen, inwieweit auch sie an derartigen Ursachen zu arbeiten haben.

Lies auch: Akuter Asthma-Anfall.

Akuter Asthma-Anfall

Kernursache und Kernlösung

Eine tiefe KONFRONTATION… mit dir selbst: Gerade um DICH SELBST, dein ICH, zu finden, unabhängig von allem Mangel und Makel, von allem und jedem, das / der bisher an dir haftete und nicht zu deinem wahren ICH gehört, allem, was nicht zum Leben in dir passt.

Gefühle des Verletzt-Seins, in einer Art Ohnmacht verhaftet, wie eine Fliege, die nicht mehr fliegen kann; eine transparente Sensibilität ist getroffen worden.

Du hast ein Bedürfnis nach ‚Wasser', nach einem Eintauchen in ‚Lebenselixier', auf der Suche nach… dir selbst. Ausgetrocknet, erschöpft, unter einer zu warmen Sonne erstickt…, auf der Suche nach Luft und Wasser, nach dem ECHTEN LEBEN.

Ein Asthma-Anfall zwingt dich dazu, diesen *Weg der Suche* zu gehen, um schließlich Ruhe, Immunität, Frieden und Kraft, Freiheit und Raum IN dir selbst zu *finden.* Diese Elemente gehören zum ‚LEBEN' und das ist es, wonach du jetzt unbewusst suchst. Du versuchst zu dir zu kommen, indem du sozusagen dein Spiegelbild im Wasser betrachtest, deine Lippen das Wasser suchen; es ist der irdische Mensch, der sich auf die Wasserstelle zu bewegt, weil er sich auf der Suche nach dem ‚Leben', dem wahren Lebensgefühl in sich selbst, befindet. **Schaue in den Spiegel: schaue tief in deine Augen und *fühle,* entdecke dein Kern-„ICH".** Tief *hinter* der Fassade, tief hinter dem äußeren Spiegelbild.

„Wer bin ich??" Du wirst nicht ertrinken wie Narziss: weil du auf der Suche nach deinem ICH hinter der äußeren Fassade bist. Möglicherweise dich vor Erschöpfung erbrochen und niedergestreckt, aber unbewusst auf der Suche nach einem Aufstand, einem erneuten Zu Sich Selbst Kommen Wollen! Wie ein in der Wüste Umherirrender „Wasser!" schreit, so rufst du heiser und beugst dich mit dem Rumpf nach vorne, über eine Wasserstelle auf Erden. Bereits das Geringste kann dich zum Leben erwecken: Denn es hat den Anschein, dass du dich reinigen möchtest, dich aller Dinge, die nicht länger ‚zum Leben' gehörig sind, entledigen möchtest.[31] Du machst dich krampfhaft zu; verzweifelt versuchst du bei deinem ICH, deinem *echten* Kern anzugelangen, und du tust *alles* dafür. Etwas anderes gibt es nicht mehr.

Wohin gehörst du? Woher kommst du? Wohin gehst du? Fundamentale, existenzielle Fragen wühlen dich auf. Sie geben dir noch keine Antwort, aber du öffnest dich…, du willst eine Antwort bekommen und befindest dich auf dem Weg. Du kannst nicht mehr: Die Vergangenheit lastet zu schwer auf dir; du schleppst sie mit und SEHNST DICH nach Erneuerung, nach einem *Neuanfang.* Hierzu wirst du zunächst das Alte hinter dir lassen müssen, und es nicht länger mit dir mitschleifen. Lege diese Vergangenheit also defini-

[31] Lies in diesem Zusammenhang über die Symbolik von Quellwasser in *Das Füllhorn - Psychologische Symbolsprache der Nahrungsmittel.*

tiv zu den Akten, so dass es dir leichter fällt, etwas Neues zu beginnen. ERSCHAFFE dich tief in dir AUF'S NEUE und lasse ALLES-und-jeden außerhalb von dir los. Eine Notwendigkeit, sich rein zu waschen, total ‚Bei Dir Selbst' anzukommen! Gib Dir jede Chance eines Neubeginns und warte nicht bis morgen. Fange jetzt erneut an!

Stöhnst du, hast du Schmerzen, trägst du Lasten, schleppst du dich dann manchmal noch weiter? So knie nun vor ‚dem Leben', vor der Erde nieder…, aus Dankbarkeit für das, was es gibt: dich! ..., und ein Neuanfang steht vor der Tür. Brich mit dem Alten, schlage die Tür hinter dir zu, und öffne dich für etwas Ganz Neues. Schaffst du es nicht bis zur Haustür, und hechelst du dennoch nach Lebenssauerstoff? Nichts desto Trotz: Wenn es aus der Absicht heraus geschieht, ein ‚altes Haus' zu verlassen und *sich auf die Suche nach dem wahren Haus, das DU bist, zu machen!*

IN dir wohnen der Vater und die Mutter; du kannst mit dem Kind in dir selbst kuscheln und es lieb haben; erwarte das nicht von jemandem außerhalb von dir! *Befreie dich.* Liebe kommt ganz von alleine auf deinen Weg, wenn du zuallererst dich selbst liebst. *Weg mit dem Panzer: Zeige dein wahres Gesicht, und trete mit dem zum Vorschein, wer DU wirklich bist…, als ‚DU', losgelöst von anderen, Erziehung, Indoktrinierungen, Masken und fassadeartigen Haltungen.* Jetzt DU, so wie du im Herzen *wirklich* bist, nach Leib und Seele, im Kern…, losgelöst von den Eltern, unabhängig von jemand anderem. *Es geht hier wahrhaftig um ein existenzielles Du Selbst Sein / Werden / Dich Finden.* Du bist auf der Suche nach dir selbst, weißt noch nicht wirklich, wer du bist, hinter allerlei Dingen, Menschen, Systemen, die möglicherweise wie ein unechtes Etikett an dir haften, verborgen.

Du befindest dich jetzt unbewusst auf der Suche nach dieser Befreiung: um dich selbst in vollkommener Blöße zu finden, wer du in Wahrheit bist! Du tätest gut daran, jede Maske weit von dir zu werfen; in der Gewissheit, dass du auf dem richtigen Weg bist, wenn ab jetzt eine ehrliche Suche nach dir selbst beginnt. Du wirst dich selbst immer mehr finden / entdecken und schließlich wegen eines neu gewählten Weges triumphieren: ein Weg, der niemals endet.

Lasse nicht länger die Schultern hängen, sondern *sei dir deiner Stärke* und Unverwüstlichkeit *bewusst*; du trägst dich selbst in innerer Reinheit. DU machst einen Neuanfang, wie Phönix aus der Asche emporstieg. *Du richtest dich auf, weil du stolz auf deinen wirklichen Wert bist; eine fundamentale Transformation hat sich vollzogen;* völliger Neubeginn. Neu und frisch geboren, aus dem alten Ich erstanden. Dieser Tag endet niemals; das leuchtende Glück liegt nun vor dir. Du hast neuen Mut gewonnen. Alles Alte hinter dir gelassen, alle Lasten-und-Druck auf deinen Schultern und deinem Rücken sind verschwunden; rein und nackt wie ein frisch Geborenes beginnst du, und du weißt, dass alles gut wird!

Von den tiefen Wurzeln in deinem echten Wahrheits-Selbst aus lebend, fühlst du dich stark und weißt du, dass du nicht mehr ‚klein zu kriegen' bist. Du bist jetzt gereinigt, hast einen neuen Anfang gemacht, eine Rückkehr zur Quelle deines eigenen tiefen Kernes vollzogen; es wird nun innerlich ruhig und entspannt in dem Haus, wo du dich als urstarkes ICH gefunden hast… Du in Konfrontation mit deinem DU: *Und du hast alles, was nicht in dieses saubere ICH-Haus gehörte,* alles, was nicht zu diesem reinen Lebenswasser gehört, *rein gewaschen.* Eine Entdeckung des wahren Lebens in dir selbst; von hier aus lebend fühlst du dich *frei und autonom, die Augen optimistisch auf die Zukunft gerichtet, denn du hast jetzt dein Leben,* wie ein(e) Neugeborene(r), *in der Hand!*

Schleim als *unausgesprochene* Worte gibt es nicht (mehr). Du **sprichst nun als „ICH"!** Als „ICH BIN"![32]

[32] Lies eventuell das Dritte Prinzip im Buch *Alcyone oder das verzeichnete Selbst-Bild des Menschen.*

Bronchialerweiterungen

Bronchiektasien

bleibende Erweiterungen der Bronchien mit u.a. chronischen Entzündungen, Schleimanhäufung und Infektionen zufolge

Kernursache und Kernlösung

Schuldgefühle: „Bin ich auch gut genug?, Darf ich wohl so sein, wie ich bin?, Ich werde dem nicht gerecht."

Die Persönlichkeit fordert eine Anwendung der fundamentalen Symbolik von ‚Honig'[33] und darf sich diese folglich auch zum Geschenk machen.

Unterdrückte, zurückgehaltene Wut; der Mensch darf diese Wut nicht einem anderen zum Vorwurf machen: Es gibt unbewusste Wut, zu sein, wer er ist, in dem Körper, der er ist.

Er darf nicht mit Geringschätzung und Missachtung seinen irdischen Körper betrachten, als ob er, hier hineingezwängt, darin gefangen ist; er wird ihn in Liebe als perfekte Manifestierung seines Seins erleben dürfen. Er macht sich in Gedanken verrückt, nimmt bestimmte Sachen vorweg (anstatt ruhig im Hier und Jetzt bei sich zu bleiben), regt sich nervös über allerlei Dinge auf, die nichts Wesentliches beinhalten, fühlt sich infolgedessen diesbezüglich ungerecht behandelt, weil er im Kern nicht wirklich zufrieden mit sich ist. Es schnürt ihm im wahrsten Sinne des Wortes die Kehle zu; sein Kopf ist eine Brutstätte. Er hätte die Dinge gerne *anders* (er begehrt sie) und projiziert dies möglicherweise auf die Beziehung zu Menschen in seiner Umgebung; er wird jedoch erkennen müssen, dass er sich selbst *anders* wünscht... Er muss zu der Einsicht gelangen, froh über sich selbst zu sein, dankbar für die Art, wie er ist, zu sein, mit seinem Charakter, in seinem Körper. Notwendigkeit ‚loszulassen' (die Dinge geschehen lassen können), er braucht Zufriedenheit und Vertrauen...!

[33] Lies hierzu in *Das Füllhorn - Psychologische Symbolsprache der Nahrungsmittel* nach.

Und redet er immer wieder ins Blaue hinein (in seinem Kopf, oder tatsächlich, in der Praxis), dann wird er sich selbst näher kommen müssen, bei sich bleiben müssen und zu innerer Ruhe kommen... Er würde gut daran tun, in Gedanken loslassen zu lernen. Sich von Schuldgefühlen und tief liegenden Schamgefühlen befreien: Sie sind unnötig. In diesem Zusammenhang ist es notwendig, mit dem Muster der Unzufriedenheit zu brechen, oder damit, sich etwas anderes zu wünschen (von sich selbst, von anderen) als das, was es zu diesem Zeitpunkt ‚gibt'. Dies erfordert zugleich eine *Ehrlichkeit, Worte nicht zu schlucken, eine aufrichtige Konfrontation mit den Menschen in deiner Umgebung, ohne deshalb etwas von ihnen zu erwarten.*

Erwarte nur von dir selbst die Liebe, die weiche Zufriedenheit um dich, deinen Körper..., *lebe nicht länger im Streit mit dir,* höre auf damit, mit deinen Gedanken aufgebracht ‚zu ergreifen', rege dich nicht darüber auf, was ein anderer tut oder über dich denkt (pfeife darauf), komme in Wärme zu dir selbst, und infolgedessen wirst du auch harmonische Situationen in dein Leben holen. Löse die wuterfüllte Unzufriedenheit, das Gefühl, nicht gut oder schön genug zu sein, die Wut um deinetwillen; du bist gut, so wie du bist, höchsteinzigartig als DU..., du wirst jedoch die Begierden und Sehnsüchte in dir, dies oder jenes anders haben zu wollen als es ist, lösen müssen. Den roten, aufreibenden Gedanken Einhalt gebieten!

Zerstöre dich nicht selbst. Innere Freiheit kann dann entstehen, wenn du alle harten Anforderungen und Gefühle des Versagens in dir klärst und zu dankbarer Zufriedenheit kommst, weil du als Ich-in-deinem-Körper existieren *darfst,* weil du die herrlichen Dinge des Lebens genießen *darfst!*

Fühle dich deswegen nicht schuldig, mache nichts, das deinem Wesen nicht entspricht, womit du Verrat an deiner Natur begehen würdest, denn dann blockierst du dich selbst aufs Neue. Gib dir jede Chance, dich langsam aber sicher von Alten Gedanken und Schuldgefühlen, die dir wehtun, zu reinigen; begehre nichts außerhalb von dir, genieße dich selbst, ohne dabei jemand anderen einzubeziehen, und lasse dich, in reinen, guten Gedanken in Bezug auf dein ICH, frei existieren. Mache dich frei von deinem Brummschädel: Rege dich nicht über dies und jenes auf..., sondern lasse in deinen Gedanken los..., entspanne dich, mache deinen Kopf einmal leer..., freue dich schlichtweg in Dankbarkeit über dein Sein.

Erkenne deinen vollkommenen Wert an, zerstöre dich nicht länger selbst, liebe deinen Körper, so wie er ist! Hast du, deinem Gefühl nach, ‚Probleme' mit deinem Körper? Dann bedeutet dies, dass du deinem Körper nicht wirklich liebevoll begegnest, sondern ihn eher als eine Last empfindest. Kehre dich nun in höchster Selbst-Liebe zu dir, und hänge die Wut an den Nagel!

Lebe nicht rein ‚im Geist', in deinem Kopf, deinen Gedanken, sondern komme herunter, gleite in die irdische Materie hinab..., und versöhne dich, verschmelze mit diesem prachtvollen Stück Natur. Genieße dich selbst als eine Einheit, heiße dich in deiner Totalität willkommen und versuche, nicht länger vor dir wegzulaufen oder dir zu entfliehen. Komme zu einer tiefgehenden Einheit mit dir selbst, mit deinem Körper. *Spüre* tief..., und lasse Gedanken los. Heiße dich selbst in Wärme auf Erden Willkommen.

Gehe in dich, in Liebe zu der ‚Materie' (deinem Körper), in den du deinen Inhalt legst. Komme zu innerer Ruhe und dankbarer Zufriedenheit um dich. Wende dich nicht von dir ab, von keinem einzigen Teil deiner Ganzheit, und mache etwas Wunderbares aus deinem Leben!

Aber vielfach tust du so, als ob ‚nichts' wäre. Möchtest du alles vor dir selbst, vor deiner Umgebung, verbergen? Diese Krankheit zwingt dich zu ehrlicher Offenheit, zu aufrichtiger Konfrontation mit dir selbst. Es sieht manchmal danach aus, als würdest du Theater spielen..., oder stimmt es wirklich..., dass du nicht weißt, was los ist? Tust du so, als ob? Oder weißt du es wirklich nicht? Für uns Außenstehende scheinst du Theater zu spielen; du ‚pfeifst' im wahrsten Sinne des Wortes so vor dich hin. Du weißt von nichts; man sieht dir überhaupt nicht an, ob du etwas ‚verbockt' hast oder nicht; du bist ein Meister im Kaschieren. Du tust so geheimnisvoll, so ‚gemacht', dass man meinen könnte, du hättest etwas zu verbergen. Aber... „Ich? Ich weiß von nichts!", würdest du antworten. LEUGNE NICHT LÄNGER DIE TIEFE WAHRHEIT IN DEINEM WESEN. Laufe nicht länger vor Wahrheit weg, vor der Wahrheit tief in dir. Tu nicht weiterhin so, als ob ‚nichts' geschehen sei, verhülle nicht länger alles unter dem Deckmantel des Scheins oder der Oberflächlichkeit. Spreche von deinem tiefsten Kern aus, ...und bringe sinnvolle Worte der Wahrheit zum Ausdruck. Negiere nicht weiter das, was gesehen oder gesagt werden will. Hole es jetzt zum Vorschein und sehe es dir an. Konfrontiere dich mit den Lügen, die du in dir selbst aufrechterhältst.

Lebst du so unbewusst..., willst du unbewusst nichts mit dem tieferen..., mit der Wahrheitsquelle in dir zu tun haben..., oder *weißt* du sehr wohl, dass du dich versteckst hältst? Dass du dich selbst an der Nase herumführst, wie eine listige Schlange?? Und fühlst du dich deswegen (unbewusst) schuldig...? EINE GROSSE SELBST- und folglich WAHRHEITS-VERLEUGNUNG sollte hier aufgehoben werden! Tu nicht so, als ob das alles gar nicht existieren würde, und kläre dich selbst auf!

Möglicherweise führst du sogar im Innern ein Wortgefecht mit dir, in Wut oder Rache, ganz tief in dir; aber an der Oberfläche lässt du dir nichts anmerken..., tust du so, als könnte kein Wässerchen dich trüben. Warum alles so verdeckt halten, im Untergrund erleben, in Selbst-Zerstörung? Als ob du dich nicht TRAUST, die Wahrheit zu enthüllen, in Wahrheit zu sein. Du täuschst vor… „Irgendwas los? Nein, gar nichts." Im Verborgenen ziehst du jedoch heimlich an den Fäden, handelst du. Eine Art instinktiven Verhaltens, wobei du davon überzeugt bist, dass es ‚gefährlich' ist, im Leben mit dir, als DU, in „Wahrheit" nach außen zu treten. Fliehe nicht länger davor, *wirklich* auf dein tiefstes Selbst, deine tiefsten Emotionen zu schauen…, tu nicht so, als wäre ‚nichts' los… ERKENNE deine innere Quelle AN…, sieh hin und löse deine tiefsten emotionalen Probleme! Gestehe dir selbst zu, zu genesen…, oder willst du es nicht? Möchtest du dich selbst im Grunde lieber ‚nicht' sein lassen? Treffe für dich eine Wahl!

Bronchiolitis bei Säuglingen

akute Virusinfektion der kleinen Äste der untersten Atemwege

Kernursache

Obwohl die psycho-emotionale Ursache im Baby selbst begründet ist, können wir bei diesem Krankheitsbild manchmal eine Widerspiegelung der psychischen Situation der Mutter beobachten; es gilt folglich für beide:

Widerstand, Wunsch zum Durchbruch! Ich fühle mich wie ein Tiger im Käfig.

Lasse mich los! Ich ersticke.

Erlebt die Welt oder Umgebung als erdrückend, feindlich.

Fühlt sich in eine zu beengende Struktur eingesperrt, düster und vor Wut verzweifelt.

Kernlösung

Baby und Elternteil müssen sich beide trauen, ihren psychischen Raum einzunehmen: Lasse alle deine Gefühle ruhig fließen, zeige sie, und unterdrücke sie nicht.

Das Baby ist mit der unbewussten Überzeugung auf die Welt gekommen, dass die Welt ihm gegenüber feindlich eingestellt ist, oder dass es in seinem Freiheitsdrang eingeschränkt werden wird; die Eltern haben zu diesem Zeitpunkt mit einer ähnlichen Problematik zu tun. Geben sie sich selbst mehr Raum, dann geben sie auch dem Kind Freiraum.

Seht genau hin, wo ihr beide euch selbst einengt, und verändert jetzt eure Überzeugungen; führt ruhig Veränderungen in eurem Leben herbei, befreit euch.

Es ist eure Wut, nicht die der Welt. Eine kraftvolle Erdung und das Wissen um das sichere Selbstbewusstsein der Mutter bringen Ruhe. Keine erstickende Zuneigung, sondern eine offene Atmosphäre in einem Haus voller Wärme und vor allem… Vertrauen auf das Leben.

Bronchitis

Entzündung der etwas größeren Atemwege, zwischen Luftröhre und Lungenbläschen

Kernursache

Es gerät aus dem Lot, du hast zu viel Anspannung und Trauer erlebt. Schmerz, Trauer, Ohnmacht, du fühlst dich blockiert. Innerer Widerstand, Wut.

Du quillst über vor Energie, die unterschwellig nach außen drängt: Dein tiefstes Ich fordert Aktion, Äußerung, Fortschritt und Lebenslust! Unterdrückte Energien / Emotionen setzen sich in Schleim ab.

Du fährst keinen klaren Kurs und hast weder ein Ziel noch eine Richtung vor Augen. Du weigerst dich oder es gelingt dir einfach nicht, vollständig autonom auf eigenen Beinen zu stehen, und nimmst es deiner Umgebung übel! Und auch wenn du auf eine Weise doch gerne möchtest, so fühlst du dich nicht kompetent genug, aus deinem Selbst heraus zu leben. Du zweifelst an deinen Kräften und Möglichkeiten, obwohl du voller potentieller Talente steckst: Deine Ohnmacht, dich selbst zu verwirklichen, macht dich wütend.

Bei Kindern: die Eltern sind wie ‚Spiegel' für das Kind.

Unterdrückte Wut, Trauer und Anspannung, zwischen den Eltern oder in weiterem Familienverband, verstärken Gefühle der Angst und Unsicherheit. So kann beispielsweise die aggressive Machtlosigkeit eines Elternteils die Bronchitis des Kleinkindes beeinflussen, (auch wenn die tiefste Ursache beim Kind selbst liegt).[34]

Zu jung, um seinen Weg selbst bewusst wählen zu können, folgt das Kind den Spuren anderer, obwohl dieses Verhalten völlig gegen seine persönliche ‚Wesensart' prallen kann. Das Gefühl, wohl oder übel in diese oder jene Richtung gehen zu *„müssen"*, tut weh und führt zu Frustration und Gefühlen der Einschränkung.

Das Kind fühlt sich zuweilen sinnlos und nicht als eigenständige Persönlichkeit anerkannt, was nicht heißen muss, dass dies der Realität entspricht. Es kann sich darin verstrickt fühlen und muss nun lernen, in Freude über sich und in Zufriedenheit mit seinem ICH, „SICH SELBST" zu finden und zu **äußern**…

Schleim als **unausgesprochene Worte, nicht geäußerte Gefühle,** verschwindet nun …

Kernlösung

Wenn du endlich liebevoll mit dir umgehst, wirst du auch Freude an harmonischer Kommunikation mit anderen haben. Reagiere dich nicht voller Wut an anderen ab: Glaube an dich selbst und schaffe den Durchbruch! Selbst-Werdung, Expression!

Du bist mit dir selbst hochschwanger: Lasse alle deine Talente und Möglichkeiten geboren werden. Sei nicht wütend auf andere; begehre nicht, sonder WERDE du selbst! Lasse los… Äußere deine Gefühle.

Konzentriere dich auf dich selbst und spüre deine kraftvolle Basis, unabhängig von anderen und voller Willenskraft. Es ist nicht in erster Linie die konkrete materielle Situation, die dich einschränkt, sondern deine innere Gefangenschaft! Die äußeren Umstände sind lediglich eine Folge deiner inneren Erwartungen an das Leben. Verändere deine Erwartungen, verschließe dich nicht vor innovativen, höheren Erkenntnissen und lebe daraufhin. Bringe Frieden in dich selbst und das Verhältnis zu deiner Umgebung wird sich zu Harmonie hin entwickeln.

[34] Lies hierzu in Teil I dieses Buches unter der Rubrik ‚Kinder'.

Komme in allererster Linie zu Dankbarkeit um das Leben, und begehre nichts aus Bosheit! In Freude deinen RAUM einnehmen, „du" als „du", ohne dich auf erstickende Gedanken zu versteifen. Du <u>bist</u> frei, wenn du dich belastender Gedanken und Emotionen entledigst!

Lies eventuell auch *COPD – chronische Bronchitis sowie *produktiver Husten.

Erstickungsanfälle

Kernursache

Du bist aus Angst vor Schmerz aus der Vergangenheit, die dich verfolgt, auf der Flucht. Die Last wird zu schwer…, du würdest am liebsten nicht mehr da sein. Innerliche Aggression, du hast den klaren Blick verloren, und das macht dich verrückt. Du erkennst deinen persönlichen Wert unzureichend, du bist nicht wirklich der Meinung, dass du es verdienst, zu leben. Du regst dich infolgedessen über Lappalien auf, über Sachen, mit denen du im Grunde nichts zu tun hast. Du würdest sogar fanatisch, blind, für ein Ideal kämpfen. Um deinem unterbewerteten Ich dennoch einen Wert zuerkennen zu können, siehst du dich selbst in der Rolle des Helden, Weihnachtsmannes oder der Jeanne d'Arc. In deiner Problematik gefangen, deine eigene Autorität gering schätzend, wirst du mit erhobenem Zepter, auf häufig aggressive Weise, soziale oder persönliche Problemsituationen aus Selbstprojektion anklagen. Im Kampf für das Gute gehst du leer aus.

Angst. Denn du fühlst dich zugeschnürt und würdest auf irgendeine Art und Weise ausbrechen wollen. Du fühlst dich noch zu klein, bist noch durch die Vergangenheit blockiert und gibst Eltern, Leitern oder anderen Autoritäten, außerhalb von dir, zu viel Bedeutung. Du kannst dich nicht wirklich weiterentwickeln, denn du negierst deine eigene Autorität und lebst fortwährend an dir vorbei.

Manchmal flüchtest du, erstickt und leblos, bis über deine Lebensgrenze hinaus. Zuweilen suchst du das Abenteuer, um deine eigene Leere zu füllen.

Kernlösung

Sei erfüllt von wahrhaftiger Freude und wirklichem Glück, hervorgegangen aus deiner Selbstwertschätzung. Halte inne, und SIEH dich selbst und die anderen genau an. Befreie dich aus dem Netz der Ausflüchte, Ängste und des Selbstbetrugs! Erkenne deine Meisterschaft an, dann wirst du deine eigenen schöpferischen Kräfte erfahren und nicht mehr vor dem Leben fliehen: Nimm es selbst in die Hand.

Lasse dir weder durch Geschehnisse aus der Vergangenheit oder idealisierte, irreale Gedanken, die lediglich ein Fluchtmechanismus sind, noch durch Autoritäten außerhalb von dir, den Atem nehmen. Auch wenn die Wahrheit zuweilen hart war, laufe nicht davor weg. Konfrontiere dich damit: Akzeptiere sie, und verarbeite sie infolgedessen. Fliehe nicht vor deinen Emotionen, deinen Lasten: lösen anstatt unterdrücken!

Husten, allgemein

Kernursache

Stopp, ein Aufstand, eine Weigerung, *auf diese Art* weiterzumachen. Ein Alarmsignal für die Außenwelt: Jetzt reicht es, ich ergebe mich, halse mir nichts mehr auf, sonst läuft das Fass über; du bist kurz vor dem Zusammenbruch.

Du forderst mit Nachdruck Aufmerksamkeit von deiner Umgebung: Seht ihr mich auch, habt ihr mich gern, denn ich finde mich selbst nur so so la la…

Ein nervöses Gefühl des „Blockiert-Seins“, in einem bestimmten Gedankengang oder einer Lebenssituation.

Mir ist jetzt genug widerfahren, ich mache Schluss. Gefühl des Märtyrertums, Mischung aus Trauer und Aggression.

Du staust in dir auf, du äußerst dich nicht vollständig. Auch deine aggressiven Gefühle unterdrückst du. Vielleicht bist du zu lange flexibel gewesen, jetzt lehnst du dich dagegen auf. Gereizte, unterdrückte Wut: dir selbst gegenüber, weil du dich nicht aussprichst, so wie du es gerne wolltest, oder anderen gegenüber, weil du nicht du selbst ‚bist'!

Anstatt in medias res zu gehen, hast du möglicherweise zu sehr gezögert, und diese ja/nein Haltung deinerseits stört dich. Jetzt reicht es.

Kernlösung

Blockiere nicht deinen Energiefluss, lasse alles frei ausströmen. Sei du selbst, traue dich, für dich gerade zu stehen, bestimme stets selbst, wie weit andere in Bezug auf dich gehen dürfen. *Lasse* dich nicht leben, sondern bestimme selbst die Richtung des Stromes freudvoller Energien. Betrachte alles einmal in Ruhe von außen, nicht emotional geleitet; verschaffe dir einen Überblick, und fahre dann entschlossen fort. Wenn du dich nicht geliebt fühlst, ist dies in erster Linie aus dem Grund, weil du dir selbst unzureichende Wertschätzung schenkst; du schiebst dich selbst an die Seite.

Höre nicht auf Besserwisser: Du selbst weißt am besten, was dir gut tut.

Lasse dich nicht hängen, bringe deinen Motor auf Hochtouren: So lädt sich die Batterie von selbst auf. Zweifle nicht, sonst geht der Motor aus… Befreie dich, **sage** es, lasse dich nicht dominieren, und klammere nicht.

Trockener Husten, Reizhusten

Husten ohne Auswurf von Schleim

Kernursache und Kernlösung

Du staust aus Wut Energien auf, weil du dich blockiert fühlst. Du müsstest eine ganze Menge ‚herauslassen' (loslassen, sowohl aussprechen, als auch hinter dir lassen), aber du fliegst mit einem düsteren Gesichtsausdruck, zuweilen mit dunklen, bösen Gedanken, weg / nach oben; ein Fluchtweg, nahezu wortlos, im Grunde deines Herzens wissend, dass die Lösung bei dir selbst und nicht bei jemand anderem zu finden ist, auch wenn du dich aus Wut auf deine Umgebung richten möchtest. DU bist es, die / der eine Lösung für deine Situation, dein blockiertes Gefühl, finden muss. (Manchmal, im extremsten Fall, verbunden mit düsteren, feindlichen Emotionen, und möglicherweise mit Rache- und Hassgefühlen.)

Ein tiefes, inneres Verlangen nach Frieden, aber es hat den Anschein, dass du zuerst den Kampf eröffnen möchtest. Es muss die Einsicht gewonnen werden, dass dieser Kampf in dir selbst beginnt. Der Ur-Zweifel hat dich ausgehöhlt - du hast dich mit Dingen/Menschen gefüllt, um diesen Urzweifel zu beseitigen, aber das war natürlich keine *wirkliche* Lösung, und das macht dich jetzt unbewusst wütend – jetzt findest du nichts mehr, womit du dich füllen könntest, um diesen Urzweifel zu kompensieren: Das erfordert eine tiefere Lösung. Du fühlst dich leer, gefangen und ausgebrannt, als ob du dem Leben nicht zu sagen gehabt hättest, und dafür wirst du dich jetzt rächen.

Mit einem dunklen, wuterfüllten Kraftschub steigst du empor, fest entschlossen, um zu vergelten, was ‚man' oder das Leben dir sozusagen antut oder angetan hat, aber unterdessen fühlst du bereits, dass in dieser bösartigen Flucht nicht die Lösung liegt. Du entdeckst, dass die Ursache deiner Unzufriedenheit und des Gefangen-Seins IN dir selbst liegt.

Du fühlst dich wie in einem surrenden Sessel mit elektrisch aufgeladenen Armlehnen gefangen; du kannst weder aufstehen noch dich zurücklehnen. Du würdest weiter-wollen, aber du weißt nicht genau ‚wie'. Ist dein Selbst-Bild so düster und trübselig, wie ein einsamer Kaktus in einem Schlammtümpel..., überquellend vor Energien, Treibstoff, um dich selbst zu verwirklichen, aber davon überzeugt, dass du nun einmal ‚blockiert' bist und nicht von der Stelle kommst? Das ist lediglich eine Überzeugung!

Knacke den harten Panzer um dich herum: Breche mit dieser negativen Selbst-Bild-Überzeugung, und mache einen Schnitt mit der Vergangenheit. Lasse zunächst alles los, übergebe dich dem wahren Leben - JETZT - in dir selbst, und vertreibe jede Wolke Neptuns, jedes Nicht-Sein, jeden Gedanken, mit dem du dir selbst weismachst, dass das Leben ein dunkler Kerker sei; lösche jede ‚Lüge' aus, was alles beinhaltet, das dir das Gefühl vermittelt, auf dich, deinen Körper in der Materie, dein Leben, keinen Zugriff zu haben.

Das erfordert eine neue Geburt; ein Abgleiten in deinen Körper, eine Landung in der Materie auf Erden, vollkommenen Zugriff auf dich selbst erlangen, eine Anerkennung der Autorität in dir... So wirst du dich auch nicht mehr in jemand anderem, in einer Situation gefangen fühlen. Mache dich zum Meister über dich selbst, über dein Leben!

Hebe jegliches Gefühl des ‚Nicht-ICH-Sein-Könnens' auf, denn das ist lediglich eine Überzeugung oder eine Tarnung, um nicht du selbst werden zu müssen! Hebe jeglichen Zweifel in Bezug auf deine Fülle als ICH auf.

Sei nicht auf jemand anderen wütend: Die Ursache liegt in dir begründet. Betrachte das Leben nun in Freude, und werde, wer du bist; halte dich selbst nicht länger ‚fest', weder in wuterfüllten Gedanken, noch in düsteren Überzeugungen.

Kein verärgertes ‚Entfliehen', kein Verdruss und keine Flucht ins Leere, sondern ein Ankommen in dir selbst, mit beiden Füßen auf dem Boden.

Vertreibe die düstere Stimme in dir, den Teufel, der dir weismachen wollte, dass es keinen Ausweg gäbe, dass du gefangen wärst, dass du nicht weiter wüsstest und es keine andere Möglichkeit gäbe, als dich voller Wut in Gedanken zu flüchten. Erhöre die Stimme der Wahrheit in deinem Seelenkern: Erkenne die Autorität in dir selbst an, vernichte alle Parasiten aus deinem Wesen und *lasse* dich nicht mehr leben / aussaugen; trete in wahrhaftiger Erscheinung nach außen, mache dem Dich Leben ‚Lassen' ein Ende. BEFREIE dich aus dem elektrischen Stuhl und finde dich selbst..., schaue dir in die Augen, und übernehme die Verantwortung für deine Existenz! Mache dir bewusst, dass DU als DU dein Leben führen musst, es vollkommen in deinen Händen liegt.

Schlage dir die niederschmetternden, dunklen Gedanken / Erinnerungen aus dem Kopf, und BEGINNE aufs Neue, aus der Erkenntnis heraus, dass du nun wirklich ‚als ICH' geboren werden darfst, dass das Leben freudvolle Früchte hervorbringen wird, wenn du dich nirgendwo anders, als in deinem eigenen, sonnigen Kern niederlässt.

Mache dein Leben nicht mehr von einer anderen Person abhängig, sondern stehe auf eigenen Beinen; *spreche und lebe stets AUS dir selbst HERAUS, nicht ‚nach' der AUTORITÄT eines anderen (Freiheit!);* erkenne die große AUTORITÄT in dir selbst an und höre darauf, in Liebe; sorge *selbst* für dein Glück, infolgedessen wirst du Situationen / Menschen zu dir holen, die dein Glück noch verstärken werden.

Selbst-Befreiung beginnt ganz tief im Inneren mit *der Anerkennung der Wertschätzung deines Ichs,* der Anerkennung der Freiheit in dir, dein Leben *selbst* zu führen… Werfe dein Gefühl, gefangen zu sein, also niemals jemand anderem vor – kämpfe innerlich nicht gegen eine andere Person – sondern **löse den Kampf auf fundamentale Weise in dir selbst,** und folglich wird sich deine Haltung gegenüber anderen, dem Leben gegenüber, in dem Maße verändern, dass du dich **‚frei'** fühlen kannst.

Blockiere dich niemals selbst in einer bestimmten Situation, sondern mache dich frei davon und tue, was du innerlich, in Wahrhaftigkeit, fühlst tun zu müssen…

Löse dich, lasse heraus, lasse Energien frei fließen, ersticke dich nicht in Wut, in Verdruss, denn die Ursache hierfür liegt tief in dir selbst; also, breche mit Ohnmacht, mit Situationen, in denen du dich eingeengt hast, sowie mit düsteren Überzeugungen; komme zur freudvollen Kraft deines ICHS. *Friede, Freiheit und innere Zufriedenheit… um dich.*

Produktiver Husten

Husten mit Auswurf von Schleim

Kernursache

Du fühlst dich fest ‚EINGEKLEMMT' und suchst einen FLUCHTWEG; du möchtest aus einer bestimmten Situation ausbrechen, du fühlst dich völlig zwischen Strukturen oder innerhalb irdischer Erfahrungen, die dir überhaupt nicht behagen, die dir ein Gefühl des Eingesperrt-Seins vermitteln, zermalmt; du willst ‚flüchten', es ist genug. Aber diese Flucht bietet dir keine Lösung! Ein gründliches Lösen deines Problems ist hier gefragt: Ein konkretes dich selbst Befreien in der Weise, dass du keine einzige Situation mehr als Gefangenschaft erlebst. Du wirst dich selbst finden, niederlassen, deinen Platz einnehmen, zu dir stehen und dich zu jedem Zeitpunkt ehrlich aussprechen müssen, tun, was du fühlst tun zu müssen. Kurzum DICH SELBST befreien - auf Erden – kraftvoll und stark, indem du dich selbst als ICH ausprägst! Gerade das vor dem Gefühl, gefangen und blockiert zu sein, ‚Entfliehen Wollen' tut dir *sehr* weh, denn hier gebietet dir das Leben Einhalt!

Dein ‚Fluchtweg' kann folgendermaßen aussehen:
Zu viel IM GEISTE lebend, zu wenig Erdung. Du würdest wie ein Papierengel mit hauchdünnen Flügelchen im wahrsten Sinne des Wortes gen Himmel fliegen, zu schwach, manchmal vage, zu viel Luft in dir, zu wenig Boden-Haftung, zu wenig rotbraune Farbe in deinem Fundament. Du erlebst dich selbst wie in einer zu weichen, schwachen Strömung.

Augenlider gehen sanft nach unten; das kraftvolle Leben zieht an dir vorüber, weil du dich auf das abstimmst, was sich gerade über oder außerhalb des echten, irdischen Lebens befindet. Warum so blass und fügsam im Hinblick auf das Leben und die Umstände; als meintest du, das Image einer/eines Heiligen aufrechterhalten zu müssen? Bist du davon überzeugt, dass es falsch wäre, dich ‚feste' in Besitz zu nehmen, kraftvoll, in der physischen Materie? Dass du nicht tüchtig, die Zügel in die Hand nehmend und dein Leben gestaltend, auf Erden sein darfst?

Du flüchtest dich in Gedanken, in den Geist, möglicherweise in Musik oder rauschartige Sphären, in Gedanken und Träumereien; die Engelschöre erschallen aus dem Himmel, und du ergibst dich einer Art von Geistessphäre mit hell-golden-silbernen Klängen, die jedoch von der Erde losgelöst sind. Du bist nicht mehr wirklich ‚hier'.

Kernlösung

Stopp. Komme wieder; du darfst und wirst nicht entfliehen! Die Lösung liegt hier in der Selbst-Befreiung, in ehrlicher und entschlossener Selbstmanifestierung!

Komme ruhig mit beiden Beinen ins Erdgeschoss!, du *darfst* das Leben nicht verlassen, dies macht das Leben dir jetzt, in einem durch dich als dermaßen stark empfundenen „Ergreifen", noch stärker klar. Bis... du den Entschluss fasst, nicht länger zu entfliehen, deine Verantwortung ‚als Ich auf Erden' zu übernehmen und konkret Veränderungen in deiner Existenz herbeizuführen, dort, wo es gut und nützlich für dein Wohlbehagen ist.

Zeige hin und wieder deine Zähne, wo es sein muss, nicht um zu begehren, zu fordern, zu ergreifen, wütend zu sein, sondern schlichtweg um kraftvoll zu dir selbst zu stehen. *Wut und Trauer verschwinden übrigens, wenn du DEINEN PLATZ als ICH auf ERDEN kraftvoll einnimmst!*

Dein ICH spüren, erleben, bis in die tiefsten Stellen deines Körpers hinein erfahren, und dieses ICH auch nach außen hin manifestieren. Dich selbst fundieren; dir eine größere Existenzberechtigung zusprechen, um mit beiden Beinen gleich stark auf dem irdischen Boden zu STEHEN. Ja, du entschließt dich, hier ZU SEIN. Du bist dabei, tüchtig, mit Menschenkraft deinen Platz einzunehmen, und du weichst nicht mehr davon ab; du bist im Stande, „nein" zu sagen, wenn du es so fühlst; du tüftelst deinen Weg aus, wie du es von innen heraus spürst, dass es gut ist, und weichst nicht mehr davon ab, was auch immer jemand anders dazu sagt; du stimmst dich auf die starke Wahrheitskraft in dir ab.

Eine Beschlussfähigkeit, ENTSCHLOSSENHEIT. Es kann dich keiner mehr von DEINEM PLATZ AUF ERDEN vertreiben! Kraftvoll in dir selbst niedergelassen, lässt du dir nichts mehr aufdrängen; du erkennst *selbst* sehr wohl, wo deine Verantwortung und deine Aufgaben liegen und wozu du ‚nein' sagen musst. Du kennst deine Grenzen, und du lässt andere deine Grenzen respektieren. Deinen Raum als ICH in seiner vollen Breite eingenommen, stehst du kraftvoll-stark auf deinen Säulen (Beinen).

Kurzatmigkeit

Atemnot

Kernursache

Emotionen, beklemmende Erfahrungen werden festgehalten. Du hast keinen befreienden, klaren Blick auf dich und dein Leben; du hinderst dich selbst daran, „frei" zu atmen. Schmerzhafte oder *schwarze, nervöse Gedanken* hindern dich daran, wahrhaftig in eine gewählte Richtung weiterzugehen.

Du stagnierst, tief gesunken, fühlst dich unzureichend unterstützt. Du bist zu stark von deinen Gefühlen, deiner Intuition, deiner Natur, deinem Körper abgeschnitten.

Häufig ein Mangel an Selbstvertrauen; du machst dein Leben zu sehr von den Erwartungen anderer abhängig. Du zwängst dich in ein Korsett, um deinen Beziehungen gerecht zu werden oder äußerlich bestimmten Normen zu entsprechen. „Was denkt man über mich? Bin ich innerlich oder / und äußerlich gut genug für die anderen?" Du denkst zu viel. Lasse los und lebe aus deinem Gefühl heraus, in Selbstliebe.

Kernlösung

Dich trauen, deine tiefsten Gefühle auszugraben, sie in Augenschein zu nehmen; was gibt dir ein Gefühl der Beklemmung?

Lasse locker, lasse dich in alle Richtungen wachsen... Erfülle dich mit Wärme; du hast von Natur aus eine kräftige Basis, dein immerzu wachsendes, starkes Selbst, ein offenes, freies ICH. Integriere jeden Teil von dir, trenne dein äußeres Ego nicht von seiner Basis. Geleite deine Gefühle und Gedanken, von Autorität getragen: Konfrontation und Eliminierung. Reinwaschen, Befreiung: ‚DU' sein!

Was du fühlst, ist ausschlaggebend, nicht was andere über dich denken oder von dir erwarten!

Lebe ruhig-kraftvoll von innen heraus, ohne dich verrückt zu machen, ohne ins Grübeln zu verfallen. Und verlange dir natürlich keine Strapazen oder Bewegungen ab, die wahrlich nicht DEINER ART entsprechen,[35] sonst tritt auch Kurzatmigkeit auf. Sei deinem SELBST treu!

Trachealstenose

die Atmung behindernde Verengung der Luftröhre (z.B. durch Knorpelwucherung)

Kernursache

Non-verbale Kommunikation: du tust viel für ihre Aufrechterhaltung. An sich ist dies nicht schlecht und kann auf eine positive Weise beibehalten werden, dann aber mit einer Änderung in Bezug auf bestimmte Punkten. Unter anderem wenn du deine Energien (Gefühlskräfte, Worte usw.) zu viel zurückhältst, nach innen schlagen lässt, und du gleichsam deine Fingernägel abbeißen würdest, mit nervösem Blick, dann wollen Sätze ausgesprochen werden dürfen; eine Lösung für das Unsichere, für das gelegentliche ängstliche Betrachten der Welt von unten her, das Betrachten der Menschen um dich herum.

Du tust dir selbst weh, indem du einen brennend heißen spitzen, aber kugelförmigen Gegenstand (einem Kreisel ähnlich) in deiner Handfläche[36] hältst; er schneidet nach innen, die Spitze in das Fleisch deiner Hand gerichtet; dies weist darauf hin, dass viele Kräfte in dir darum bitten, in *‚gebendem'* Sinne eingesetzt werden zu dürfen, in schöpferischer, nach außen hin drehender Richtung.

Aber solange du festhältst und dich selbst nach innen kräuselst, geht das nicht. Auf diese Weise schnürst du dich selbst zu, erstickst du dich selbst.

Du hältst deinen Geldbeutel oder etwas anderes, für das dieser Beutel ein Symbol ist, geöffnet, wie das Maul eines Krokodils, damit viel ‚darin' landen kann, eine passive Form des Greifens, Begierden, abwartend, nicht wirklich aktiv zugreifen, aber dennoch in dieser Energie-Frequenz leben, so dass alles in dich hineinkommen darf; hierbei kann natürlich auch das Teuflische hereintreten; du schluckst dann sogar Dinge, von denen du nicht weißt, welch destruktive Auswirkung sie auf dich haben könnten.

Symbolisch gesehen verfügst du links und rechts über 2 solide Pfeiler oder Wände, wie die Außenränder eines starken Zahnes[37], aber im Inneren wirkt der Raum wie geleert; du hast alles und jeden einfach in dich eindringen lassen, weil du das Gefühl hattest, eine ‚Füllung' zu brauchen. Wenn diese Füllung nur kein Mist ist, oder eine vorübergehende Lösung: du tätest gut daran, dich mit dem INHALT von DIR SELBST zu füllen. Jetzt erscheint alles so offen, als ob du nicht über deine eigenen Grenzen bestimmen würdest, außer den beiden Pfeilern (ohne Gitter oder Tor dazwischen!). Auf diese Weise verdrängst du dich selbst und kommst nicht für dein ganzes ICH auf.

Du lässt dich herunterrutschen, lässt dich hängen wie eine leere Zecke, die auf einen Wirt wartet, der sie füllen und ernähren soll; eine aktive Annäherung wird jedoch nicht gesucht. Das Passive, Dabaumelnde, als ob dein Gefühl der Vollheit und Singebung im Leben von Dingen und

[35] Lies hierzu mehr im ersten Teil, sowie im Kapitel *Essen, Essprobleme, Nahrung.*

[36] Lies hierzu auch über die symbolische Bedeutung der *Hände, des *Nägelkauens in den jeweiligen Rubriken.

[37] Lies hierzu über die symbolische Bedeutung der *Zähne in der jeweiligen Rubrik.

Menschen außerhalb deiner selbst abhängt: von dem, was man dir gibt. Dies ähnelt einer ‚passiven Form der Vergewaltigung': du lässt es geschehen (wenn auch unbewusst), weil du nicht auf kräftige Weise selbst die Zügel in die Hand nimmst, dich selbst erfüllst, deinen Lebenslauf aufbaust mit selbst gebrannten Bausteinen.

Kernlösung

Baue stabil an der Struktur in / von dir selbst. Baue gleichsam an den Rippen deines Lebenskorbs.

Lege hierbei Grenzen nach außen hin fest, auch für andere in Bezug auf dein Inneres. Stabile Abgrenzung und dennoch darf der gesamte offene Raum in deinem Sein bleiben, ebenso wie der Raum zwischen jeweils zwei gebogenen kräftigen Rippen deines Körpers. Ein Gleichgewicht also: geben - nehmen, zulassen - Grenzziehung.

Wie der starke Bug eines Schiffes: dein willensstarkes Unterkinn ein wenig nach vorne gereckt, kraftvoll die Wellen des Lebensmeeres durchfurchend. Kräftig in dir selbst verankert. Furchtlos und energisch weiterfahrend; die nachaußendrückende Energie, die aus deinem tiefsten Inhalt kommt, in Entschlossenheit, vermeidet, dass negative Dinge eintreten.

Diese unaufhörliche Dynamik bewirkt Wunder und macht, dass du fühlst, wie du stärker wirst, vor nichts oder niemandem Angst hast.

Lenke dein Leben, in Liebe, und führe den Kreisel in deiner Hand aus dieser Meisterschaft heraus: lass die Energien sich ruhig drehen, im Gleichgewicht, unter deiner vertrauensvollen Aufsicht. So entledigst du dich der Lasten und Schmerzen. Extranachaußendrehend, aus deinem starken Mittelpunkts-Kern heraus. Und in diesem Kern lässt du dich urstark nieder, von hier aus entwickelst du dich selbst, äußerst du dich selbst. Kein Zurückhalten, keine Selbst-Blockade mehr. Atemraum wird frei; Hindernisse werden aufgeräumt.

Tracheitis

Luftröhrenentzündung

Kernursache

Innerer Konflikt, du fühlst dich unfrei und würdest gerne ausbrechen wollen. Du kommst nicht vom Fleck, es nimmt dir den Atem. Gefühle lasten schwer auf dir: Auf der einen Seite würdest du selbst etwas oder jemanden mit Gewalt krampfhaft festhalten wollen, auf der anderen Seite erstickst du dich damit selbst. Tiefste Ursache: *Wo* bist du, wo steckt dein selbstbewusstes ICH? Erlegst du dir selbst, aus einem Gefühl der Schwäche heraus, Bindungen auf?

Kernlösung

Lasse los und sehe dich selbst ‚Leichter', liebevoller.

Stelle dein Innerstes ins Rampenlicht anstatt die Beziehungen zu anderen, und komme zu innerer Selbstbefreiung. Führe dir in Ruhe deine Emotionen vor Augen, verarbeite sie und lasse los. Du bist nur so lange gefangen, wie du dich selbst vereinnahmen lässt, oder solange du selbst klammerst. Übersteige diesen Zustand mit der Kraft deines Bewusstseins. Allein Unabhängigkeit führt zu frei gewählten, heilsamen Beziehungen.

DIE LUNGEN

Psychologische Übereinstimmung

Die Fähigkeit, dein „Ich bin" grenzenlos zu erleben, um alle Zeit- und Raum-Barrieren zu durchbrechen, höhere Energien zu erfahren, in aller Freiheit deine Natur zu erleben. So würden unsere Lungen zu uns sprechen:

„Worte sind lediglich Worte, der Inhalt zählt. Mit vereinten Kräften erschaffen wir eine neue Erde unter der Prämisse des ewigen Lebens, nicht des Todes. Das Herz wird aus seiner Gefangenschaft ausbrechen.

Nimm deinen Kahn und fahre aus eigener Kraft heraus in *die* Richtung, die dein Lebendes Selbst ansteuern Will."

Erkrankungen, allgemein

Kernursache

Dem Leben *selbst* entgegenarbeiten, gegen den Strich: dem Tod zugewandt. Du übernimmst nicht die Verantwortung für dein Leben, du flüchtest und missachtest dein lebendes Selbst.

Du zweifelst an dir, manchmal hast du Angst davor, es emotional nicht alles bewältigen zu können, dann wiederum schwingst du übermütig das Zepter vergänglicher Werte und ergreifst du die Macht über andere, anstatt die Macht in dich selbst zu legen.

Es ist alles sinnlos…, Selbstzerstörung. Du lässt die Kreativität, die Kräfte deines Geistes vollkommen brach liegen. Du zweifelst an deinen unbegrenzten Möglichkeiten, an deiner starken Basis, oder du spielst den Clown an der Oberfläche, mit der tiefen Angst in dir, „zu ‚fallen".

Trauer, machtlose Wut; trittst du deinen Raum an eine andere Person oder einen Abgott außerhalb von dir ab? Lebst du ängstlich, vom Göttlichen in dir abgeschnitten?

Kernlösung

Mit einem starken Lebenswillen, Mut und Kraft durchbrichst du alle beschränkenden Barrieren. Genieße das Leben *selbst*. Gehe tiefer in dich: Freude und Reichtum liegen in dir. Mache dir die unendliche Weite deines Selbst bewusst, und folge deinem inneren Weg.

Friede, Freiheit.

Stelle dich selbst ins Zentrum deiner Existenz! Verbanne beklemmende Emotionen und Gedanken aus deinem Leben.

„Fülle" deine Lungen nicht mit Trauer, sondern Atme für dich und *lebe!* „Fülle" dich nicht mit endlosem Grübeln, und genieße das Leben in Dankbarkeit!

Asbestose

Asbestlunge

Kernursache

Wie eine stolze Schnecke, die ihr Haus wie einen sie schützenden Pelzmantel trägt, beide Fühler nach oben gerichtet…, so gleitest du langsam vorwärts. Etwas zögerlich, prahlerisch, dich dessen vergewissernd, dass du doch ganz stattlich (schön oder cool, usw. …) aussiehst? Aber dein innerer Wert kommt dir abhanden! Mit der Folge, dass du zu stark auf das hin lebst, was nach außen ‚sichtbar ist', möglicherweise auf das Materielle, auf ein würdevolles Image. Du hast alle Zeit der Welt, wenn du nur stolz und in Würde fortschreiten kannst. Dennoch fühlst du, wie du langsam aber sicher unter deinem eigenen trägen Tempo der Selbstentwicklung erstickst…

Denn im Grunde nimmst du im Leben schwere ‚Lasten' auf dich…, aber du würdest es nicht leicht nach außen hin zeigen…, bis du ‚zusammenbrichst' und dein wahres Gesicht zeigen musst. Energien werden langsam und schwer in deinem Körper…, während du dich tatsächlich noch ‚weiterschleppst'! Das Leben bringt dich Schritt für Schritt zum Stillstand, um sich auf die Suche nach deinem WIRKLICHEN ICH zu begeben!

Denn du scheinst eine enorme Distanz zu deinem Wahrheitskern, zu deinem Gefühl, zu deinem inneren Herzen, zu haben. Du lebst im wahrsten Sinne des Wortes von deinem wahren Inhalt isoliert…, und infolgedessen zeigst du lediglich die Außenseite deines Wesens, identifizierst du dich nur mit der oberflächlichen Seite deines ‚Seins' und mit deinem Äußeren (Kleidung, Bewegungen, Verhalten usw. …). Möglicherweise weißt du nicht einmal mehr, wer du, unter dem Deckmantel des Scheins, eigentlich bist. *Du beschützt dich hinter einem Schild, du kommst nicht wirklich zum Vorschein; wir nehmen dich als eine Scheingestalt wahr.*

„Niemand braucht mich aufzustacheln, ich muss mir nichts sagen lassen“, so herrscht die Auffassung in dir, aber zugleich geht es dir alles nicht schnell genug. Du strengst dich an, du gibst dein Bestes, aber du scheinst nicht *wirklich* voranzukommen; immer wieder scheint es *‚Verzögerung'* zu geben, alles wird lästiger und beschwerlicher (weil du nicht tust, wonach das Leben in dir verlangt: dein wahres ICH Sein und Erleben, Transformieren!); du scheinst tatsächlich ein Haus auf deinem Rücken voranzuschleppen: Die Verzögerung spielt sich in erster Linie in deinem Energie-Feld ab…

Energien verdichten sich in dir und würden dich nahezu ersticken, zumindest hast du das Gefühl. Aber das ist die Folge dessen, dass dein Lebenskern nicht will, dass du auf die Art, in diesem ‚gespaltenen' Zustand, weiter-lebst, dass du so weitermachst, auf diesem Weg…, alles wird immer schleppender und schleppender. Schließlich wird dir so warm unter deinem unechten Pelz…, dass du notgedrungen dein Schutzschild von dir werfen musst, deinen alten ‚Pelzmantel', um nicht in deiner Status-Quo-Haltung zu ‚ersticken': *Zeit für Innere Entwicklung, ein Loslassen des Alten!* Zeit, dich selbst zu entdecken, alle Fassaden-Bilder von dir zu vernichten, um im Eiltempo ‚AN DEINEM LEBEN zu arbeiten…': Energien für deine innere TRANSFORMATION einzusetzen…, erst *dann* wirst du nicht länger das Gefühl haben, dass alles so schwer auf dir lastet und dich träge macht…

Jetzt brichst du mit deiner alten Art zu leben. Du machst dich durch die Isolierschicht hindurch, die du aufgebaut hast, auf die Suche nach deinem tieferen, wahren Inhalt. Du begibst dich auf die Suche nach Selbstbefreiung…, so dass deine Lungen FREI atmen können und nicht länger unter einem Schein-Schild erstickt werden…

Kernlösung

Wirf den unechten, alten Pelz von dir! Es wird dir zu warm, zu heiß; es hat nahezu den Anschein, als würde es in dir brennen…, auf dass du ENDLICH mit dir, wer du innerlich *wirklich* bist, in Kontakt kommen wirst. DU verträgst es auf einmal nicht mehr – jetzt, zum Zeitpunkt deiner Transformation – dich selbst noch länger mit ‚Kleidung' zu über-hitzen, die dir nicht entspricht, mit einer ‚Isolierschicht', die dich von deinem WAHREN ICH fernhält! Komme also zum Vorschein, ziehe alle alten Häute von deinem Körper; wirf, wie eine Schlange, die alten Hautschichten von dir und werde, wer du *wirklich* bist, nach Leib und Seele, nach deinem Seelengehalt.

Transformiere von innen heraus nach außen! Lasse die Oberflächen-Schichten (deine Körperform, deine Haltung) eine Widerspiegelung, eine Wiedergabe deiner echten Art sein: keine Maske, kein aufrechterhaltenes Image oder ein unechtes, falsches Bild von dir selbst! Möglicherweise wusstest du es selbst nicht einmal: Mache dich nun zügig auf die Suche nach deinem echten Selbst, nach deinem warmen Herzen, und mache alle Türen und Fenster weit auf, um dein wahres Ich, frei wie einen Vogel in der Luft, ausfliegen zu lassen. *Das* ist deine Genesung.

Trete mit deinem tiefsten Kerngehalt ans Tageslicht; hole deine Schätze zum Vorschein, verstecke sie nicht unter Schein-Lagen. Gib dir selbst die Chance auf eine Wiedergeburt, und erkenne den tiefsten Inhalt deiner Seele.

COPD

Englisch: Chronic Obstructive Pulmonary Disease
Deutsch: Chronisch Obstruktive Lungenerkrankung
Chronische Atemflussbehinderung in den Lungen durch CHRONISCHE BRONCHITIS und/oder EMPHYSEM (vor allem bei Rauchern)

Kernursache

Ein Plutonischer Druck aus deinem Untergrund; du wirst (durch das Allertiefste in dir) dazu gezwungen, dich von deinen tiefsten Fundamenten aus zu erheben. Es scheint vielleicht manchmal bedrohlich zu sein, aber es ist Sinn der Sache, dass du dich selbst transformierst, dich definitiv aus deinem Winterschlaf, deiner unterirdischen

Existenz befreist, um von nun an überirdisch zu leben, aus voller Kraft... ja, ohne ‚Unterdrückung', ohne dich selbst zu bremsen oder ein Weiterleben-im-Verborgenen..., dass du du selbst ‚sein' wirst.

Du zeigst vielleicht bereits über Wasser die weißen Segel deines Bootes, im Grunde möchtest du, dass Frieden herrscht, aber du befindest dich zur Zeit noch mitten im Raum der Emotionen, „unter Wasser", tiefe Unterwasserenergien überspülen dich. Möglicherweise zeigst du niemandem, wie tief die ganze Sache bei dir geht. Du siehst nicht wirklich klar und fühlst dich von Trauer überwältigt..., in jedem Fall so lange, wie du dort unter Wasser dein zu Hause hast.

Warum dich selbst nicht ‚geboren' werden lassen? Warum nicht in *Einheit* mit deinen Segeln AUF den Wassern des Lebens fahren, dich selbst zeigen, dich aus gesundem Stolz auf dein ICH manifestieren? Traust du dich nicht? Befürchtest du, dass ein vollständiges Hervortreten, mit deinem totalen Wesen, deinen Emotionen, dein Boot zum Kentern bringen würde??

Zahlreiche schlecht riechende Dämpfe steigen aus deinen Tiefen hervor; Gerüche aus der Vergangenheit, der in dir gespeicherten Wut: Rache, Wut, Trauer und Ohnmacht... bahnen sich gärend ihren Weg. Du fliehst im Grunde vor einer Selbst-Werdung und bleibst dadurch im Sumpf vergangener Zeiten hängen. Du hältst dich ausschließlich in diesen Unterwassersphären deiner selbst verborgen. Die Zeit ist reif dafür, das Tageslicht deines Wesens aufzusuchen und auf ehrliche Weise mit deinen Gefühlen und Gedanken über Wasser zu kommen, um schließlich, im Dialog mit dem Leben und mit anderen, zu einer klareren Sicht der Dinge, zu einer Lösung zu kommen. Verstecke deine Gefühle nicht länger, bekomme Überwasser!

Kernlösung

Komme nun in aller Klarheit zum Vorschein und lasse die Vergangenheit los! Denn solange du der Vergangenheit zugewandt bist, wirst du dich traurig fühlen..., weil es vorbei ist und nicht mehr zum ‚Leben' gehört.

Befreie dich von sorgevollen Gedanken und belastenden Emotionen, und wende dich dem Leben zu. Lasse los..., alles und jeden..., befreie dich vollkommen von zermürbenden Gedanken und Emotionen; lebe in Frieden mit dir selbst. Werde du selbst, in der Freude DEINES ICHS. Reinigende Energien bahnen sich nun ihren Weg..., lasse sie fließen! Mache dich frei; schenke dir selbst diese innere Freiheit. Halte nicht länger bei dunklen Emotionen und Gedanken inne! Nimm dir selbst nicht länger den Atem.

Gehe vorwärts im Leben! Bringe ALLE diese Energien zum Einsatz..., „wie mit einem Schnellzug" in die Zukunft, in Entwicklung, mit Kraft und Geschwindigkeit, blitzschnellen Energien, die sich jetzt ‚froh' in dir konzentrieren: Denn jetzt wissen sie wenigstens ‚wohin'!

Hin zu Selbst-Verwirklichung, unabhängig von allem. Losgelöst von einer Vergangenheit. Du befreist dich, du löst dich, rauscht weiter, und diese *schwingenden Energien* tun dir (und deinem Körper) unendlich gut. Du fühlst jetzt, wie es ist, mit dir zu leben, wie Lebenskräfte jede Faser deines Körpers mit Freude erfüllen. In dieser Schwingung, dieser Uranischen Befreiung, suchst du, sehr kraftvoll, deinen Weg durchs Leben. Nun werden die Energiemassen in aufbauendem, weiterführendem Sinne genutzt..., sie überspülen dich jetzt nicht länger wie eine Art, dich bedrohende, emotionale Kraft; von nun ab riechen sie stark und frisch, denn du bist nicht mehr dem Untergrund zugewandt, dich selbst wütend, mit Gewalt, teuflisch nach unten ziehend.

Du holst dich selbst *an die Wasseroberfläche* und wäschst dich von allen schweren, düsteren Emotionen und Gedanken rein, die lediglich einen erstickenden Effekt auf dich hatten. Du holst dich selbst empor und schenkst dir eine rauschende Fahrt durch den Lebensraum.

Von Freude und einem unermesslichen Gefühl der Freiheit erfüllt, IN dir sein zu dürfen, wer du bist, dich von jeglicher Dunkelheit gelöst zu haben, ein unaufhörliches und konsequentes Weitergehen in eine neue Richtung, von nichts und niemandem zurückgehalten – auch nicht im Geringsten von dir selbst. Nichts in dir vermag dich davon abzuhalten, und du fühlst dich glücklich und frei! Du hältst dich selbst in keiner Weise mehr zurück; jeder Machtdruck, der auf dir lastete, und jeder dunkle Blick auf das Leben sind verschwunden. Du hast die Chance, aufs Neue beginnen zu können, mit beiden Händen ergriffen. Nichts als Liebe zu dir selbst, reine Linderung und Freude um deine Existenz, ohne dabei an das Leben, an diesen oder jenen Menschen aus deiner Umgebung, Bedingungen zu stellen.

Du hast jetzt dich selbst, das Leben, das Warum deiner Gefühle KLAR vor Augen (lies hierzu TEIL I dieses Buches); du verstehst, warum etwas geschehen ist, warum alles im Leben so ist, wie es ist; du weißt ebenfalls, dass du dein Leben in der Hand hast und dass nichts ohne Grund, „einfach so", geschieht... In diesem Alles-Begreifen deiner selbst, im Verstehen der anderen, kannst du loslassen... und kraftvoll vorwärtsgehen im Leben: Jetzt, wo du dich selbst befreit hast, passiert der Luftstrom ungehindert, frei und kräftig deine Lungen!

Lungenembolie

Kernursache

Innerer Konflikt. Auf der einen Seite fühlst du dich machtlos, schlaff und ohne Willenskraft, angsterfüllt versteckst du dich in einer Ecke, aus der Angst heraus, dass du beim Hervortreten auf den Tod treffen würdest, dass es finale Folgen haben könnte.

Auf der anderen Seite hast du mit angestauten Aggressionen zu kämpfen, die geballte Faust in der Hosentasche, du unterdrückst alle deine Energien, aber innerlich entwickelt sich ein Verlangen nach mehr Macht, auch über andere, weil du dich im Innern so machtlos fühlst.

Innerer Aufstand, „rühr mich nicht an oder ich werde...", andererseits möchtest du andere anziehen, in deine Fänge bekommen (oder verführen, erpressen).

Das Spiel von Macht und Ohnmacht, von Wut und Angst, entwickelt tödliche, negative Energien. Dein weiches Inneres, deine Trauer, alle deine Gefühle... können sich nicht nach außen hin manifestieren. Du zeigst dich stärker als du bist.

Kernlösung

Komme zur Ruhe und vertraue auf deine weite, umfangreiche ICH-Kraft. Zeige dich, so wie du dich fühlst, niemand wird dich „ergreifen", im Gegenteil, in Weichheit und Liebe kommst du dir selbst und den anderen näher. Erlebe die Ruhe in deiner Natur, den Frieden in dir...

Lies auch *Lungen, Symbolik und Erkrankungen, Allgemein.

Lungenemphysem

Verschwinden der Zwischenwände zwischen den Lungenbläschen unter Bildung größerer Blasen in den Lungen, die an Elastizität einbüßen; hierdurch wird der Sauerstoff aus der Luft weniger gut in das Blut aufgenommen

Kernursache

Du trägst schwere Lasten auf deinen Schultern und siehst keinen Ausweg mehr. Du befindest dich immer in dem gleichen Teufelskreis. Du fühlst dich von Ängsten, tiefen Emotionen bedroht..., du drohst zu ersticken. Viel zu lange aufgestaute Trauer, Wut, Rache...; eine Anhäufung dich überwältigender Energien. Das erfordert Selbstwerdung, Verarbeitung und ein Umsetzen in Kreativität!

Aus Angst, vollkommen die Macht über dich selbst zu verlieren, weigerst du dich unbewusst, diese Emotionen einmal genauer unter die Lupe zu nehmen. Du hältst dich sogar größtenteils vor der Außenwelt verborgen.

Kernlösung

Lasse die Luft aus dem Ballon, bevor er platzt. Lasse deine Energien, auch deine Wut, los: Öffne deine Gefühle für dich selbst. Sieh sie dir an. Spiele kein Theater aus Angst. Manifestiere dich nach außen hin, so wie du dich innerlich fühlst. Wut als Folge von Ohnmacht ist keine Schande! Beobachte deine Gefühle und ‚löse' sie. Du wirst nur stärker dadurch werden. Aktivität, Kreativität... und Entspannung.

Lungenentzündung

Pneumonie

Kernursache

Ein beklemmendes Gefühl einer Tiefsee von Emotionen überkommt dich, und du erkennst nicht mehr, wohin dein Weg führen wird. Kein wirkliches Ziel, keine Aussicht mehr vor Augen haben. Zu Beginn warst du voller Sehnsüchte, aber jetzt ziehst du dich verletzt, einem Märtyrer gleich, zurück. Das Leben kann deine wahren, tiefen Wünsche nicht erfüllen; weder das, was du würdest machen „wollen", noch deine Wünsche in Bezug auf die Liebe oder Beziehungen. Du fühlst dich in deinem Leben begrenzt, du wirst des „Nicht-Wirklich-Lebens" so müde.

Mit deiner Geburt landest du in einem Leben, das nicht wirklich zu deiner wahren Art passt: eine unbewusste Wahl. So wirst du dich selbst aus dem Gleis elterlicher Autorität befreien müssen, um dein eigenes Leben frei zu wählen. Du fühlst dich jedoch hilflos, zuweilen apathisch, dann wieder wütend..., weil du dein eigenes Ich immer wieder unterdrückst. Dein Kopf wird wie aus Holz, leblos, wie der Tod für das wirkliche Leben: Eine selbstständige Wahl, aus deinem Selbst heraus, ist jetzt gefragt! Entspannung, Freude, eine frohes Erleben deiner Natur... existieren nicht mehr. Energieblockade: Du weigerst dich, wirklich zu kommunizieren, weder mit deinem tiefsten Selbst, noch mit anderen. Angst. Wie ein Strauß strauchelst du vor dich hin... Du siehst und hörst nicht mehr wirklich, du fühlst dich wie von einem Schwert durchbohrt, unfähig weiterzuleben. Du kannst dich möglicherweise hinter einem Job verstecken, der nicht wirklich zu dir passt. Deine Energie versandet..., du spürst kein Leben, keine Kraft mehr. Dennoch möchtest du leben, aber *anders.* Du würdest dich selbst befreien wollen. In deinem Inneren steckst du voller Ehrgeiz (*Ehrgeiz* im Niederländischen: *aspiraties;* aspirer (französ.) – atmen), Ambitionen, voller Projekte, die es zu erobern gilt, ein innerlicher Aufruf zu Aktion..., aber du kannst ihn nicht in die Tat umsetzen, du erlebst dich selbst auf einer zu schwachen Basis, klammerst dich an deine hilflose Baby-Zeit. Du suchst außerhalb von dir Halt, anstatt dein Selbst ins Zentrum des Geschehens zu rücken. Das, womit du dein Leben ‚füllst', kommt dir so unecht oder sinnlos vor, dass du es am liebsten wieder ausspucken würdest!

Ein zu streng sein mit sich, zu hart gegen sich selbst sein, manchmal durch Schuldgefühle verursacht: Wenn ich mich nicht Tag ein Tag aus bei einer Arbeit abrackere oder dieses oder jenes tue..., dann bin ich ein schlechter Mensch. Du lebst nach allem, nur nicht nach deinen eigenen Wünschen; du bist deiner Natur nicht treu. Der Körper wird diese Situation rächen.

Babys, Kinder mit Lungenentzündung: Oben genannte Ursachen werden auch zuweilen bei den Eltern festgestellt. Löse diese folglich in dir selbst, so bist du gleichermaßen deinem Kind eine Hilfe.

Kernlösung

Wähle einen anderen Weg! Mache den ersten Schritt! Sprenge deine Grenzen, entscheide dich jetzt selbst für deine Lebensrichtung. Lasse dich nicht durch Spuren der Vergangenheit oder einen Partner usw. determinieren... Baue ein neues Leben auf einer festeren Basis auf als zuvor: auf deinem tiefen, kraftvollen Selbst. Ziehe deine Wurzeln aus der alten Erde und schieße anderswo in die Höhe. Und siehe den Menschen: Lasse ihn vollkommen bestehen und seine Würde erkennen. Wende dich nicht von deiner eigenen göttlichen Quelle ab, und lasse das innere Feuer deinen Körper erwärmen.

Werde dir jeder Zelle deines Körpers bewusst. Nutze deine Sinne auf intensive Weise: Wende dich nicht mehr ab. Steuere deine Überzeugungen auf andere Art: So holst du das Glück, neue Wege hin zu dir. Unglaube blockiert dein Leben. Erkenne also endlich dein Selbst an.

Brustfell-, Rippenfellentzündung

Pleuritis

Kernursache

Eine nervöse, unterdrückte Aggression; du würdest dich gerne verwirklichen, manifestieren wollen, aber du traust dich nicht oder kannst es nicht. Aus Unsicherheit verbirgst du deine wahren Wünsche und Ambitionen; du bist dir nicht sicher, ob du wohl auf das, was du fühlst oder gerne machen würdest, vertrauen kannst. Du staust Gefühle und Frustrationen auf; du fühlst dich schutzlos und nicht dazu in der Lage, für deine eigene Sicherheit gerade zu stehen.

Dadurch würdest du, dich selbst in den Hintergrund rückend, viel für andere tun, ja, dich nach außen hin stärker geben, als du dich fühlst. Ein ängstliches Gegensteuern deiner selbst..., eine Beklemmung. Du möchtest nach etwas Schönem, nach einem Ideal greifen, anstatt alles in Ruhe, aus deiner starken Basis heraus, im Hier und Jetzt sich entwickeln zu lassen.

Kernlösung

Fühle dich durch die kraftvolle Energiequelle in dir beschützt. Verharre nicht, stehe auf, und gehe voller Selbstvertrauen weiter.

Traue dich, deine Werte, Möglichkeiten und Wünsche nach außen hin zu zeigen, und verberge nichts vor dir selbst. Sei auch nicht länger wegen dieser Ohnmacht wütend auf dich, gestehe dir selbst nun zu, in Liebe zu wachsen, halte dich nicht länger zurück, ersticke dich nicht mehr. Lasse es nach außen treten..., sprich und agiere!

Lungenfibrose

übermäßige Bildung von Bindegewebe in der Lunge, wodurch die Sauerstoffaufnahme erschwert wird

Kernursache

Wie ein Vogel im Käfig, so beraubst du dich deiner Freiheit. Du stagnierst, weigerst dich, Veränderungen in dir herbeizuführen; du lässt den Kopf hängen. Du willst nicht weiter. Selbstzerstörung.

Giftige, düstere Gedanken. Du glaubst an das Hässliche in dir und im Leben. Du versteckst dich; du kommst nicht wirklich zum Vorschein; du fühlst dich schuldig, beschämt über dich selbst, ohnmächtig.

Du trägst in deiner Gedanken- und Gefühlswelt viel zu schwere Lasten, unnötig viele, aber du weigerst dich, sie von dir zu werfen. Du hältst die Vergangenheit fest.

Du stichst den Dolch in dein Inneres: Ich bin nur ein schlechter, hässlicher oder missratener Mensch. Die Resultate, die ich hervorbringe, die Emotionen, die ich fühle, sind ohnehin nur von geringem Kaliber. Du bist wütend auf dich. Dein Kopf, deine Gedankenwelt, ist in einen eisernen Panzer gezwängt; du bist so hart und negativ zu dir selbst.

Du fühlst dich im wahrsten Sinne des Wortes vom Schicksal oder von einem Fluch verfolgt, aber du erkennst nicht, dass es sich hierbei um *dein* Gift handelt.

Du hörst nicht wirklich auf deine Natur, auf die innere Weisheit; du wirst eher auf das hören, was andere über dich sagen. Du kannst dich emotionslos von dir selbst distanzieren. Du hast Angst vor der tiefen Gefühlswelt in dir; du verurteilst deine Emotionen und dich selbst.

Du lässt dich zu stark von den Indoktrinierungen aus deiner Kinderzeit beeinflussen, die sich nahtlos an die felsenfesten Überzeugungen anschließen, die du bereits von dir hattest.

Kernlösung

Kämpfe nicht gegen deine Natur: Höre auf dich selbst. Habe keine Angst davor, neue Wege zu beschreiten: Folge deinen Gefühlen, deiner Intuition. Gebe der weichen inneren Strömung deiner Natur nach, und habe keine Angst vor Emotionen.

Kehre dich selbst nach außen; verstecke deine Gefühlswelt nicht in dem Maße. Konfrontiere dich mit der Ohnmacht in dir und durchbreche sie über Transformation: Ziehe den alten Baum aus der Erde und verpflanze ihn in neuen Grund. Verbrenne die Vergangenheit; ersticke dich nicht länger mit Negativität. Aufs Neue beginnen, frei! Schließe Frieden in deinem Herzen; komme in dir zur Ruhe. Sitze aufrecht auf deinem Ross; selbstbewusster Impuls! Gehe nicht in Gedanken nach links, wenn dein tiefstes Gefühl dir sagt, dass Freiheit und Freude rechts liegen. Kämpfe nicht gegen dein Glück. Sei offen für die schönsten Kräfte in dir; gebiete der Selbstzerstörung Einhalt. Mache dir alles leichter.

Gutartige Geschwülste, Tumore in den Lungen

(siehe auch Gutartiger Tumor)

Kernursache

Äußerst aggressive Gedanken, innere Wut, Frustration. Infolge schwarz, giftiger Gedanken, kritischer Gefühle anderen gegenüber und als Reaktion auf dein eigenes Gefühl der Machtlosigkeit, würdest du dich am liebsten wie ein(e) Wahnsinnige(r) gebärden, mit einer Axt alles kurz und klein schlagen wollen..., aber du staust es alles in dir auf, häufig sogar hinter einer Maske der Freundlichkeit. Du ‚erwartest' von anderen, anstatt aus dir selbst herauszukommen; du möchtest Menschen zu dir hin holen, anstatt selbst zu geben. Du liebst dich selbst zu wenig und suchst dadurch Kompensation in Beziehungen.

Kernlösung

Erkenne deine ‚innere' Führerschaft an; sei nicht auf Selbstbestätigung aus, auf bestimmte Reaktionen in Beziehungen, so wie du sie gerne hättest! Lasse jeden frei gewähren, und lasse auch deinen unterdrückten Energien freien Lauf. Stehe in erster Linie kräftig und selbstbewusst auf deiner eigenen Ich-Basis: Deine Ohnmacht ist der wahre Sündenbock, mache reinen Tisch damit. Fühle dich von Liebe in dir getragen, und *strahle* diese Wärme anderen gegenüber aus, anstatt ergreifen zu wollen oder zu ‚erwarten'. Was du gibst, wirst du empfangen. Liebe dich um deinetwillen. Gib anderen nicht die Schuld an deinem Mangel an Selbst-Liebe. Beziehungen werden dich niemals glücklich machen können, wenn du nicht zuerst dich selbst schätzt.

Kohlenstaublunge (Anthrakose) Quarzstaublunge (Silikose)

Kernursache

Als ob du von einer Schlange oder einem Bandwurm vereinnahmt würdest, von etwas, dass deinen Körper vollkommen in Beschlag nimmt. Es geht folglich im symbolischen Sinne um etwas, dass (oder jemanden, der) dein Leben völlig in Besitz nimmt; wie ein Parasit lässt du ‚es' in dir geschehen. Handelt es sich um Geld und Besitztümer, um Arbeit oder Image, um Theorien und Gewohnheiten, die du von anderen übernimmst, oder die du aufrechterhältst, weil es sich nun einmal in der Gesellschaft so gehört, aber DU BIST das GAR NICHT!? FÜLLST du dein Leben nicht MIT DIR SELBST?

Lebst du sozusagen wie eine Fledermaus, in der Nacht untergetaucht, nicht wirklich zum Vorschein kommend? Warum bist du der Tiefe zugewandt, warum zeigst du dich auf animalisch instinktive Weise der Welt? Du kommst (psychologisch-emotional-menschlich) im wahrsten Sinne des Wortes nicht „über Tage"; du hältst dich versteckt, ganz und gar verborgen. Möglicherweise lebst du selbst als Parasit auf Etwas oder Jemandem und atmest gar nicht für dein ICH. Auf diese Art und Weise erstickst du dich selbst!

Was für ein segmentäres Struktur-Leben baust du aus, als könntest du das Leben nicht als *ein* Ganzes sehen! Warum dich selbst und das Leben so in Teile, Fächer und Stückchen zerteilen? Schnappst du nach Luft, hast du Sauerstoffmangel? Dann spucke aus, was nicht von dir ist..., entferne das aus dir, womit du dich gefüllt hast, anstatt auf ehrliche Weise du selbst zu sein, anstatt dich mit dir, deinem INHALT, zu erfüllen, dich mit DEINEN inneren Werten zu beschenken.

Fühle dich nicht länger groggy, voller Wut oder verwahrlost-betrunken, aufgrund dessen, was du dir schließlich selbst angetan hast. Werde nüchtern, und komme mit deinem gesunden Menschenverstand in die Realität zurück: Öffne deine Augen jetzt für Wahrhaftigkeit! Traue dich, völlig „über Tage" zu kommen, und sehe dich selbst nicht mehr als jemanden an, der sich besser begraben oder betrinken sollte. Erkenne deinen WERT an!

Pflege dich selbst, und betrachte die Welt nicht länger voller Wut: Im Grunde genommen bist du auf dich selbst wütend und machst dich herunter. Hole dich da heraus; steige aus der marginalen Position, in die du dich psychisch manövriert hast, aus, und flüchte nicht vor der Wahrheit. Traue dich, dem Tageslicht in die Augen zu sehen.

Kernlösung

Beiße dich durch: dein Leben auf konstruktive Weise mit gesund aggressiven Kräften aufbauen. Entledige dich deiner schmutzigen Kleidung der Vergangenheit, und sehe dich selbst als einen reingewaschenen Menschen, der um seinen Wert, seinen wirklichen Gehalt weiß, der SEINE höchsteigene Meinung vertritt, der sich nicht länger hinter etwas oder jemandem versteckt..., der damit aufhört, alles andere zu tun, als sich mit seinem eigenen Inhalt zu füllen. Niese alles heraus. Schiebe alles, was nicht zu dir gehört, von dir, komme in tiefer Liebe zu dir selbst, zu deinem Körper, und stoße keinen einzigen Bestandteil deiner NATUR mehr ab! Heiße dich selbst innerhalb der Festungsmauern der größten Wesensburg, die du selbst bist, voller Wärme willkommen. In Dankbarkeit für dein Sein, dafür, dass du auf Erden als ICH-der-Mensch existieren darfst. Nachlässigkeiten, was das DU SELBST SEIN angeht, lässt du vollkommen hinter dir, sowie auch dein Zögern, zu ‚handeln'. Du setzt dich jetzt selbst mit gesundem Stolz in die Tat um..., ohne noch länger an deinem Inhalt, deinem Wert zu zweifeln. Du *weißt* nun, tief in dir, wer du bist, und diese Herrlichkeit strahlst du, in vollkommener Hingabe an das Leben, in warmer Liebe aus!

Du schaust dem Sonnenlicht und dem strahlenden Himmel ehrlich in die Augen, jetzt, wo du ‚über Tage' beginnst zu leben - „in dir selbst"! Kommuniziere auch auf offenherzige Weise mit anderen; halte dich nicht mehr im Verborgenen, verstecke dich nicht länger, sondern komme offen und ehrlich zum Vorschein, in der Reinheit deines Angesichtes...

Lungenkollaps

Pneumothorax

Eindringen von Luft in den Pleuraspalt, wodurch die Lunge zusammenklappt

Kernursache

Wie eine Rolle Garn, die sich drehen und abrollen „lässt", „einfach so", wie eine Schallplatte, die stecken bleibt; immer wieder an der gleichen Stelle..., du scheinst nicht *weiter* zu kommen..., du bleibst bestimmten Gewohnheiten ‚verhaftet'. Du fühlst, wie du dich selbst immer wieder nach dem gleichen Muster abspulst. Und diese Bewegung scheint dich zu überwältigen, als ob du deinem Leben gegenüber nichts zu sagen hättest. Du erledigst deine Aufgaben und Pflichten, lässt dir alles gefallen, du lässt dich immerzu drehen, bis du nahezu verrückt davon wirst, ausgesaugt und abgenagt wie ein Kerngehäuse: Aber letztendlich tust du es dir selbst an. Warum dich selbst so wegwerfen, warum dein eigenes ICH verraten..., weil dieser ‚Urzweifel' so tief in dir präsent ist? Die

Überzeugung, dass der Mensch nun einmal das tun muss, was man von ihm verlangt, oder dass er schließlich einem bestimmten gesellschaftlichen Idealbild entsprechen muss, dass er dabei nicht *selbst* entscheiden darf, wie und wer er ist? Dass er keine andere Wahl hat, als weiterhin schlichtweg nach ‚Schema F' zu funktionieren?

Es wird immer monotoner und oberflächlicher, weil du dich auf diese Art und Weise deinem *wahren* Inhalt verschließt und du schlussendlich nur noch in dieser ‚Rolle' lebst, von der Außenseite ausgehend, der oberflächlichen Seite von dir; du als Mensch höhlst dich selbst aus und vertrittst deinen wahren ICH-Inhalt nicht Mit Natürlicher Ursprünglicher Kraft.

Möglicherweise opferst du dich auf, um sozusagen den Olympischen Pokal zu gewinnen; vielleicht schaust du erhaben zu bestimmten Abgöttern empor und möchtest ebenso herausragen und den obersten Normen deiner Idole, des ‚Ideals' entsprechen. Läufst du den Marathon, anstatt *wirklich* zu transformieren, dich innerlich-dynamisch zu entwickeln, dich zu äußern, zu ‚sein'? Du funktionierst in keiner Hinsicht wirklich von innen heraus, von deinem ICH aus, aus deinem Herzen heraus, sondern verhältst dich dem Ideal entsprechend, das für dich an erster Stelle steht. Wie ein Balletttänzer, der unaufhörlich Pirouetten dreht, um das Idealbild, das er vor Augen hat, hoch zu halten und dem Publikum zu gefallen, zu tanzen „wie es sich gehört", unterdessen mit dem Leben, mit dem Feuer „spielend". Ursprüngliche innere Feuerkräfte können hier unmöglich zum Zuge kommen.

Auf diese Art und Weise frisst du dich selbst auf, zehrst oder höhlst du dich aus, lässt dich von einer unechten Scheingestalt, die DU nicht wirklich bist, abnagen; du lebst nicht WIRKLICH. Du spielst eine Rolle, du passt dich an, wächst in diese oder jene Richtung, in dem Maße, wie es für das weitere Ausbauen deines ‚BILDES' notwendig ist…, anstatt WIRKLICH Mensch zu werden, nicht nach ‚Schein', sondern nach Wahrheit aus deinem reinsten Mittelkern heraus zu leben! Du blockierst dich auf diese Art selbst.

Kernlösung

Lasse fortan diese Wahrheitskräfte im wahrsten Sinne des Wortes *‚explodieren',* breche dich selbst auf eine ehrliche Art und Weise AUF! Lasse diese Fruchtbarkeitskräfte aus dir herausströmen, und lasse Dampf ab. Du lebst schon zu lange mit einer Anhäufung von Energien, Gasen voller Lebensenergie: *Drehe jetzt alle Verschlüsse auf, trete mit deinem ECHTEN Selbst nach außen,* von innen heraus, nicht nach den Augen der Außenwelt, nach Normen oder Idealen, nach dem „so gehört es sich"; *drehe mit der Kraft einer Zentrifuge diese Lebensenergien in dir auf: die* <u>*wirkliche*</u> *Selbst-Werdung, nicht nach Schein, nach Oberfläche,* nach dem äußerlichen Idealbild lebend, nicht immer wieder nach Schema F, monoton oder routiniert, drehen: Gib *deine Authentizität* zu erkennen! *Breche aus dem alten Kreis aus, und werde nun* <u>*wirklich*</u> *du selbst; folge der inneren Dynamik, der kein Druck, keine Zeit, keine Pflichten, Zwänge oder Normen obliegen.* Du bist wer du bist: Das ist gut! Übergebe dich *deinen unmittelbaren Gefühlen* und halte dich hierbei nicht zurück; lasse Emotionen/Gefühle auf *spontane* Weise aus dir heraus fließen, es wird dir in erster Linie Erleichterung verschaffen.

Mache nicht jemand anderem Vorwürfe; bedenke, wie du von dir selbst angewidert bist…, weil du dich schon zu lange gegen Entwicklung widersetzt hast. So gehe weiter zu einer folgenden Phase: Befreie dich, löse dich und werde unabhängig, Autonom, losgelöst von den anderen, werde, wer du *wirklich* bist, Frei und Gerade Heraus! Jetzt nimmst du dein Leben entschlossen in die Hand; du lässt dich nicht mehr einfach so im ewig gleichen Rhythmus treiben, sondern bestimmst ganz tief von innen heraus – zu jedem Zeitpunkt des Tages – in welche Richtung du gehst. Du bleibst nicht länger in einem uralten, festgefahrenen Muster „stecken"; du *befreist* dich selbst, löst dich von der *„Rolle"*, die du möglicherweise gespielt hast, von der Show, die du nach außen hin gewahrt hast. Du spielst nicht länger eine Rolle, du lebst nicht mehr nach den Augen anderer; du vollbringst nicht weiterhin mir nichts dir nichts deine Werke; du machst nicht immer wieder das Gleiche…, weil dies von dir erwartet wird: *Du kommst in ursprüngliche Verbindung mit deinem echten Selbst…*, lebst nun ehrlich und spontan aus dir selbst heraus.

Du durchbrichst Alte Muster und Gewohnheits-Verhaltensweisen, die dich langweilten. *Du beginnst wirklich zu leben! Du bist immer mehr AUF TUCHFÜHLUNG mit der Person, die du wirklich bist, und von diesem Gefühl ausgehend machst du jetzt in stetiger Entwicklung weiter!* Du WIRST nicht mehr gelebt (durch deine Rolle, dein Verhalten nach außen hin, deine Gewohnheits-Muster, deine Arbeit, dein zu erreichendes Idealbild usw. …): Du lebst jetzt *selbst…*, das Ruder deines Schiffes auf dem sich fortwährend verändernden Lebensstrom führend! Das ist spannend!

Aus der NATUR deiner selbst heraus sich offenlegend, dich selbst nicht länger in einer künstlichen Rolle oder Haltung unterdrückend. Fortwährend auf die natürliche Stimme in dir selbst hörend, ohne dich dabei nur ein Mal durch das künstliche Muster zu blockieren.

Lungenkrebs

(siehe auch Krebs, allgemein)

Kernursache

Du fühlst dich kalt, traurig, ohne Liebe…, du glaubst an das Böse. Du bist voller Wut auf das Böse; du denkst zu viel in schwarz-weiß Kategorien und bist häufig zu eng in deinem Urteil anderen gegenüber.

Aber du wirst vielfach schweigen, deine Meinung im Verborgenen halten. Du hättest gerne die Macht, den Teufel im wahrsten Sinne des Wortes zu vernichten. Fühlst du dich selbst zu einem Teil teuflisch, verurteilst du das an anderen, worin du dich selbst frustriert fühlst? Du projizierst deine Gefühle unbewusst nach außen: Aggressiv und mit geballter, eigenwilliger Kraft würdest du einmal richtig auf den Tisch hauen wollen und auf diskriminierende Weise bestimmte Menschen oder Gruppierungen als ‚schlecht' verurteilen wollen. Aber du staust sie auf, diese harte Kritik.

Es handelt sich hierbei um innere Machtlosigkeit: deine persönlichen Frustrationen, die Missachtung deiner eigenen Herzwärme, die tief liegende Angst davor, dass du dich doch auf dem Holzweg befinden könntest, dass es doch einmal keinen Gott im Himmel geben könnte…

Die alten Strukturen und Werte, die deinem Leben zugrunde liegen, werden möglicherweise angefochten oder von bestimmten Menschen als wertlos angesehen: Sie (die Menschen) stellen folglich auch eine Bedrohung für deine Existenz dar! Du entwickelst Hass und Rachegefühle gegen sie…, aus der Angst heraus, den Boden unter den Füßen zu verlieren. Du lässt dich schlussendlich aus Bitterkeit gehen, es hat alles keinen Sinn mehr: Entsprechen deine Kinder, dein Partner nicht deinen vorgebrachten Idealen? Dann liegt die Ursache deiner Enttäuschung in der Tatsache begründet, dass du deine persönlichen Erwartungen auf sie projiziert hast. In deinem Leben stehst du im Mittelpunkt und nicht deine Kinder: Sie wählen wiederum *ihren* Lebensweg! Du lässt deinen gesunden Lebensraum von anderen oder von deinen negativen Hirngespinsten besetzen und vergisst dabei, was es bedeutet, zu leben. Wünschst du dir den Tod? Du hast die Wahl.

Kernlösung

Äußere deine Gefühle, deine Trauer; sprich aus, was dich bedrückt und staue es nicht mehr in dir auf. Entdecke die Harmonie, die Ruhe in deinem Selbst: Komme zu Akzeptanz deiner selbst; schließe Frieden mit dir und den anderen. Wut mit Wut zu vergelten, verschlimmert lediglich die Situation in und außerhalb von dir. Integriere alle Gefühle, auch deinen Körper, als etwas Gutes in dir.

Wurdest du verurteilt infolge der Tatsache, dass du dich selbst noch immer schlecht findest?

Hast du mit ‚Sehnsüchten' zu kämpfen, die du selbst als ‚schlecht' empfindest? Alles ist menschlich, alles ist Entwicklung (Evolution): Komme zu Linderung, zu Verständnis. Kein Mensch oder System kann dir sagen, was gut für dich ist. Keine Regel vermag dich einzuschränken: Allein das Gesetz der Liebe gilt.

Du siehst das ‚Böse' um dich herum und erstickst dich damit: Du fixierst dich fortwährend auf negative Projektionen deiner persönlichen Wünsche. Richte deinen Blick nicht auf andere Menschen: Finde endlich zu dir selbst und befreie dich von Selbstbeschneidung und Vorurteilen. Halte andere nicht fest und komme in Ruhe zu dir. Das Göttliche steckt in deinem Selbst. Raum! Freiheit! Freude!

Taubenzüchterlunge

Kernursache

Ein zu angespanntes Gefühlsleben. Du hast solche Angst davor, dass du dich im wahrsten Sinne des Wortes abschirmst, nicht nur gegen deine eigene Natur, der du misstraust, sondern gegen jede denkbare Gefahr, die lauern könnte.

Möglicherweise klammerst du dich an andere, an einen Glauben oder Aberglauben.

Im Grunde genommen schirmst du dich fortwährend gegen dein eigenes Selbst, gegen deine natürlichen Gefühle ab; du fürchtest dich vor den Kräften in dir.

Du hältst dich krampfhaft fest, weil du dich eher als zerbrechlich, verletzbar, labil und unsicher ansiehst; als ob du jeden Moment fallen oder zerbrechen könntest, als ob dir der Boden förmlich unter den Füßen weggezogen werden könnte. Du vergisst, wirklich zu leben, zu genießen, deine Energien aus freier Kreativität heraus zu lenken.

Kernlösung

Sich auf die eigene Autorität stützen. Aus voller Brust lachen und relativieren. Fröhlich und unbekümmert, ausschweifend und voller Enthusiasmus, ohne Ängste, ins Leben gehen. Sieh, wie töricht und unnötig deine Ängste sind.

Auf die Sonne vertrauen, auf die natürliche Schönheit deines Selbst. Du bist in dir selbst sicher. Lasse die Schwingungen des Lachens und der Freude deine Lungen reinigen.

Lebe aus dir selbst heraus!

ATONIE

krankhafte Erschlaffung der glatten Muskulatur (Darm, Magen, Gebärmutter, …)

Kernursache

Du hast dich nicht ganz unter Kontrolle: Du steuerst dein Leben nicht mehr wirklich von deiner Bewusstseinskraft aus. Du findest dich mit bestimmten Tatsachen (oder mit dem Leben) auf eine fatalistische oder resignierte Weise ab.

Dein Körper existiert sozusagen losgelöst von deinem Geisteswesen. Du lebst nicht mehr wirklich. Dennoch steckst du voller Elektrizität, Energie; du fühlst dich in dir selbst nicht wohl, aber du lässt dir nichts anmerken. Du äußerst es nicht.

Du schlägst nicht den rechten Weg ein! Du schaust fortwährend auf die anderen, vielleicht mit Vorwürfen im Innern; du würdest am liebsten alles forcieren, dir wünschen, dass alles anders liefe als wie die Dinge jetzt ablaufen…, aber das Einzige, was du wirklich tust, ist, Gefühle anzuhäufen. Deine Energie, deine Wärme wird in einem Fass angesammelt und eingeschlossen, so dass es an dieser Last zerbricht. Vielleicht richtest du dich zu stark auf die materielle Struktur des Lebens, die wirkliche Strahlungswärme des Herzens lässt du zu wenig durchdringen.

Kernlösung

Führe deine Energien mit deinem Bewussten Ich. Schöpfe aus deiner Kraftquelle, blockiere sie nicht. Beleuchte nicht die anderen, lasse das Licht aus dir selbst strahlen.

Äußere dich so, wie du dich fühlst. Du steckst voller potenzieller Kräfte, sperre sie nicht ein, oder richte sie nicht auf verschwenderische Aktivitäten. Folge deinem Herzen und baue dein Leben bewusst auf. Geradeheraus: Überwinde Hindernisse, und gehe voller Willenskraft vorwärts im Leben.

AUFMERKSAMKEIT VON ANDEREN FORDERN, in übersteigertem Maße

‚Auffallen wollen'

Kernursache

Du fühlst dich in dir selbst gefangen, denn du erfährst dein Ich nicht als reich und dich erfüllend; möglicherweise läufst du infolgedessen nervös, von hier nach dort hetzend, vor dir weg.

Auf der Suche nach deiner Individualität fühlst du dich jedoch noch klein und abhängig. Wenn du dich selbst nicht 100 % für gut befindest, wirst du Bestätigung über andere suchen: Findest du mich OK, denn ich denke, dass ich eine Null bin?

Weil deine eigene Autorität noch nicht von dir anerkannt wird, möchtest du anderen gegenüber Rechenschaft ablegen, dich zuweilen entschuldigen, vielleicht aus der Angst heraus, dass man mit dem Finger auf dich zeigen oder dich beschuldigen könnte. Möglicherweise lebst du letztlich nur noch für die Augen anderer, willst du nur noch Leistung erbringen oder äußerlich gefallen, auf dass andere beweisen werden, dass du *wohl* eine Existenzberechtigung hast.

Du möchtest folglich beachtet werden, weil du dir selbst keine ‚Beachtung' schenkst, sogar von deinem Selbst entfremdet bist. Häufig sagt man über diese Menschen: „Sie sind egozentrisch, prätentiös", obwohl sie im Grunde ihr Ich in Frage stellen und immer auf der Suche nach sich selbst sind. Sie greifen dann häufig mit ihrer äußeren Erscheinung / ihrem Verhalten, mit sexueller Herausforderung usw. nach ‚Macht'.

Kernlösung

Durchbruch deines eigenen Wesens. Sei deiner Natur treu.

Begründe dein Leben auf festen Strukturen: auf deiner Basis, nicht auf der von anderen. Halte dich an dir selbst fest: Was du fühlst, ist für dich von Bedeutung, nicht das, was andere denken oder sagen. Sei kein Sklave der Normen anderer.

Dein Leben ist gut und schön, wenn du es selbständig, nach deinen Überzeugungen und Wünschen, aufbaust.

Schenke dir Aufmerksamkeit!

In Harmonie mit dir selbst wirst du automatisch die Menschen anziehen, die mit dir in Harmonie stehen werden, ohne dass du dafür noch etwas erzwingen müsstest.

Du solltest nicht ‚haben' wollen, nicht die Aufmerksamkeit durch dein Verhalten mit Macht erzwingen; komme zu liebevoller Selbsteinkehr.

SEHR STARKES AUFSTOSSEN, RÜLPSEN

Kernursache

Etwas überwältigt dich, übermannt dich geradezu; es ist zu viel, alles auf einmal zu verarbeiten. Du kannst etwas nicht vollständig erfassen, beziehungsweise es nicht gleich in den Griff bekommen.

Irgendwie schwankst du, du wirst eine gewisse Labilität in dir selbst gewahr: Eine unbewusste, nervöse Angst davor, nicht vollständig die Macht über dich behalten zu können.

Positiv betrachtet kann es sich hierbei um eine Fülle von Eindrücken und Informationen handeln, die dich sogar auf sehr angenehme Weise überkommen, aber die dich *dennoch* aufwühlen, weil sie neue Gegebenheiten mit sich bringen, die du noch nicht gleich assimiliert hast, beziehungsweise in deinen Gehalt verarbeitet hast.

In gewissen Fällen fühlst du dich sozusagen zügellos, in der Gewalt von etwas, was andere dir sagten.

Wenn du zu schwach auf deinem eigenen Sockel stehst, kommen schneller Zweifel, „Schreckmomente" und Angst auf. Vielleicht fühlst du dich in der Gewalt von jemandem, den du als „mächtiger" erlebst als dich selbst.

Oder du läufst schlichtweg zu schnell, an dir selbst vorbei…

In positivem Sinne kann ‚ein Rülpser' gleichsam aus deinen tiefsten Tiefen aufsteigen als eine intuitive spontane Äußerung im Sinne von: das ist korrekt, das empfinde ich jetzt als wichtig, was gerade gesagt wurde (von dir selbst oder einem anderen)! Dann sagst du: „Es ist berülpst, es ist wahr." (Mit einem Blinzeln zum Leser hin, und doch ist es kein Unsinn.)

Kernlösung

Erlebe den stabilen Kernpunkt in deinem lebenden Selbst. Entdecke dich, gehe in dich.

Sieh dir eventuell unbewusste Ängste genauer an. Gehe dem Leben innerlich ruhig, voller Selbstvertrauen entgegen.

Stolpere auch nicht über deinen Enthusiasmus, komme in Ruhe zu dir.

Du hast alle Zeit der Welt! Das Schöne, das Leben läuft nicht weg!

Vertrauen: Bleibe hier-und-jetzt in dir präsent, laufe nicht voraus…

DAS AUGE – DAS SEHEN

Psychologische Symbolik und Erkrankungen, allgemein

Kernursache und Kernlösung

Wie zwei glänzende Sonnen strahlen sie deinen Wesensinhalt nach außen.

Die Augen symbolisieren das Offensein für dein inneres Selbst, für das göttliche, friedliche Licht in dir, mit offenen Händen schöne Bewusstseins-Energien und Impulse aus dem Tiefsten deines Selbst empfangen. Sie spiegeln die Wärme deines Seelenherzens und deiner inneren Weisheit wider.

Sie stehen dafür, inwieweit du als äußeres Ego einen schlüssigen und harmonischen Kontakt zu deinem inneren Selbst hast: in starker Einheit *du selbst* sein.

Deine Augen dienen als Durchreiche von außen nach innen: In welchem Maße verschließt du dich, baust du ein Verteidigungsschild auf, lässt du keine neuen Eindrücke mehr herein; oder bist du voller Selbstvertrauen und Wünsche offen für das Neue? Das Klarsehen in dir und das deutliche „Erfassen" Können oder Begreifen der Situation, in der du dich befindest. Furcht, Ängste…, weil nicht klar „gesehen" wird; unzureichendes Vertrauen.

Die Augen geben wieder, in welchem Maße du dein inneres Selbst, dein Sonnenzentrum anerkennst oder verleugnest; bist du nur auf die äußerliche Welt, auf Schein, Rauschgold und Materie ausgerichtet, oder siehst du alles *echt* und tiefer, schaust du unter die Oberfläche?

Guckst du zu viel auf Details oder Probleme, voller Angst oder Wut: Deine Augen werden sowohl die Freude als auch die Trauer widerspiegeln, die Tiefe oder deine Oberflächlichkeit. Symbol für das kommunikative Weitergeben: Machst du „die Tür" vor dem anderen zu, betrachtest du ihn aggressiv oder kritisch; bist du auch so dir selbst gegenüber? Inwieweit strahlst du deine eigene Zufriedenheit, deine Sonnenwärme auf andere aus?

Oder benutzt du, missbrauchst du deine Augen als Instrument: zur Ausübung von Macht, Dominanz, Verführung, Zwang den anderen gegenüber. Beeinflusst du dich oder die anderen?

Hindert die Angst dich daran, dass du tief in dich schaust, dass du deine Gefühle anerkennst und sie mit anderen austauschst? Schirmst du dich gegen diese eigenen tiefen Emotionen ab, flüchtest du? Oder umgekehrt: Versinkst du in deinen Gefühlen, und kannst du nicht weiterschauen als bis zu dem Schlamm, in dem du jetzt steckst? Dann bedeutet dies lediglich, dass du zu wenig auf dein tiefstes Selbst vertraust: Dass du tiefer schauen darfst, um diesen unerschütterlichen, freudvollen Kern von dir zu finden.

Ein optimistischer Blick in die Zukunft ist nur möglich, wenn du mit deinem schöpferischen Selbst im tiefen Kontakt bist, wenn du dir der Möglichkeit bewusst bist, dein Leben *selbst* aufzubauen, wenn du nicht länger Dinge SIEHST, die nicht da sind, wie das Schicksal, den Teufel, einen Abgott, eine Schuld oder Strafe usw.

Wirklich klar zu sehen bedeutet Frieden, Freude, Wärme; diese Atmosphäre aus deinem tiefsten Selbst heraus aufzunehmen und nach außen über die Augen auszustrahlen.

Symbol für Selbst-BEFREIUNG, ein klarer, offener Blick durch innere Freiheit: *Sperre dich nicht in Emotionen, in dunkles Gegrübel, in selbst-vernichtende Aggression ein…; die Freiheit, du selbst zu sein, deiner wahren Natur treu sein; deinen Gefühlen zuzugestehen, frei zu fließen; die Freiheit, deine Augen in die Richtung zu drehen, die dir die meiste Freude bereiten wird; dich nicht länger auf die Vergangenheit zu fixieren, auf die Dinge, die du besser loslässt.*

Wenn du deinen Blick innerlich auf das Schönste in dir richtest, werden deine Augen auch äußere Umstände sehen, die genau das widerspiegeln. Siehst du dich als schlecht an, dann suchst du hierfür, unbewusst, eine Bestätigung in der Außenwelt. Erkennst du die Güte in deinem Kern, dann wirst du um dich herum Güte wahrnehmen.

Eine *ehrliche Einsicht* in dich und die anderen; *mache dir nichts weis;* traue dich, dich weiterzuentwickeln, deine Augen werden Bände sprechen.

LINKES AUGE

Erkrankungen, allgemein; tränendes Auge, eventuell eiternd

Kernursache und Kernlösung

Du „hängst“ emotional an irgendetwas fest: Emotionen drücken sich durch und wollen eine klare Sicht, eine Lösung. Frustriert hältst du bestimmte Dinge fest (als würdest du in deinen Handflächen Warzen bilden: Lies hierzu die Rubrik *Warzen nach); erstaunt siehst du dir dich, deine Emotionen an. Möglicherweise hast du keine allzu positive Vorstellung von deinem Inhalt, deinen Gefühlen. Vertraust du deinen Emotionen nicht besonders? Möglicherweise „klammerst“ du dich emotional an einen Partner, an Beziehungen. Vielfach geht es darum, im „Weiblichen“ außerhalb von dir Geborgenheit zu suchen, weil du auf das „Weibliche“ in dir keinen wirklichen Zugriff hast.

Es kann sich hierbei um ein Misstrauen handeln, das mit Angst gegenüber deinem eigenen unbewussten Inhalt und deiner inneren Welt einhergeht. Du kannst dich vor deinen eigenen Grundfesten fürchten; mit einem verschleierten Blick und einem schwachen Gefühl blickst du dich dann an.

Du lebst noch zu stark im „geistigen Schoß“ der Mutter. Und im Grunde genommen bleibst du lieber verborgen und still im Ei sitzen: Du lässt dich nicht Frei geboren werden.

Das Auge schreit jedoch geradezu nach einer emotionalen Befreiung! Frei und froh auf eigenen Füßen stehen zu dürfen, nicht an jemand anderen gebunden, nicht in emotionaler Abhängigkeit von jemandem gebunden sein (was nichts mit Liebe zu tun hat). Ja, auch die andere Person, der / die Partner(in) oder die Mutter, mit der du „verbunden" bist, reagiert lediglich auf deine Sphäre, in einem Schoß gebunden-sein-zu-wollen, und woraus du nicht aufstehen willst.

Du vertraust deinen Emotionen nicht wirklich; möglicherweise hältst du dich also auch „verschlossen". Aber diese Gefühle, diese spontanen Lebenskräfte erfordern eine freie und offene Existenz: Dass du nicht länger so auf der Hut bist, mit deinem wachen, instinkthaften Verhalten; dass du dich nicht mehr einengen wirst. Dass du dich jetzt in deiner Haut, in deinem Gefühlsfluss wohl fühlen wirst. Dass du das, was man als „weiblichen" Anteil bezeichnet, in dich integrieren wirst, so dass du dich nicht an „weiblichen" Personen aus deiner näheren Umgebung festzuklammern brauchst, beziehungsweise dich in einem Gefühl der Bedrohung von ihnen absetzen müsstest.

Möglicherweise drängst du dich selbst in eine Situation, in der du dich ENTSCHEIDEN musst, obwohl du mit der Entscheidung haderst: Für das eigene Gefühl und Wohlbefinden..., oder wirst du zugunsten deines Partners oder der Wünsche deiner Eltern „nachgeben"? Oder musst du dich zwischen zwei Arten von Beziehungen entscheiden? Zwischen zwei Menschen? Die Lehre, die du daraus ziehen kannst, ist: Du kannst deine(n) Nächste(n) nicht lieben, wenn du nicht zunächst in Selbst-Liebe für dich selber sorgst.

Aber du misstraust dir, und machst dich von anderen emotional abhängig, so dass du dich nicht für DICH SELBST entscheiden kannst. Und genau darauf kommt es in deinem Befreiungsprozess an: Entscheide dich für innere Freiheit, und halte dich nicht länger „gefangen": So wirst du dich auch nicht länger in einer beengenden Beziehung quälen. Das hat nichts mit Liebe zu tun: Befreie dich, und lebe als innerlich Freier Mensch.

Der weibliche Anteil drängt sich dir, sowohl in als auch außerhalb von dir, mit Nachdruck auf: Ob es nun darum geht, zwanghaft im sexuellen Bereich angezogen zu werden oder darum, von Emotionen überspült zu werden. Du kannst infolgedessen emotional hin und her gerissen werden: Wo soll ich mit meinen Ängsten, mit meinen Gefühlen hin? Das Symbol der „Frau" kann dich verfolgen.

Im Extremfall kannst du deine Emotionen nicht mehr unter Kontrolle halten; du hast dann keinen Überblick mehr und weißt nicht, wie du sie in die richtigen Bahnen lenken kannst. Du bringst dich dann den Gefühlen, dem Weiblichen, den freien Lebenskräften in dir gegenüber in eine ohnmächtige Position.

Es hat den Anschein, als würdest du unter dieser Verfügungsgewalt zu Boden gehen. Du hast somit das Gefühl, nicht mehr Herr deines Lebens zu sein: Du würdest dich am liebsten sicher in einem Mutterschoß verkriechen...; du möchtest nicht mehr sehen! Aber das ist alles andere als eine Lösung: Du verleugnest diese tiefe Quellenkraft in dir...

Vertraue diesen Lebenskräften, die durch dich hindurchströmen, und lasse dich gehen: Vertraue dich deinem großen Selbst, dem Leben in dir an. Deine Emotionen fühlen sich in dieser starken Tragfähigkeit deines Selbst geborgen. Gehe nach außen! Bringe diese lebendigen Kräfte nach außen, und lasse deine Gefühle frei durchströmen! Greife nicht nach jemand anderem, außerhalb von dir, sondern komme jetzt voll und ganz in dein eigenes Wesen. Schneide nun diese toten Äste ab! (die Wege, die nirgendwohin führen, außer zum Tod: Lies im Buch *Neue Tage* nach[38]) Verstecke dein Ich nicht länger hinter jemand anderem, hinter einem Partner oder einer sexuellen Beziehung, an die du dich selbst gebunden hast. Verliere dich nicht in einem Menschen oder in etwas anderem.

[38] Das Buch *Neue Tage* ist bei Erscheinen des vorliegenden Werkes noch nicht in deutscher Übersetzung erhältlich.

Wenn du „loslässt", wirst du mit dir selbst konfrontiert, mit deinen Gefühlen: Du wirst diese Gefühle nun auf aufbauende Weise nutzen müssen. UNTERDRÜCKE deine Kräfte und Gefühle jetzt nicht, so dass sie dich auch nicht überwältigen können, so dass du für diese „Zurückhaltung" auch kein Ventil suchen musst (im Sexuellen, in Tränen, Inkontinenz, Samenerguss...).

Deine Gefühle, deine Lebenskräfte wollen sich AUSLEBEN dürfen, sie fordern eine freie Existenz! Kein „Dämpfen" mehr, keine Ventile mehr...: Sauge dich nicht länger fest, sondern bringe dich selbst nach außen!

Empfinde dich nicht in Bezug auf das Groß-Weibliche außerhalb von dir, was du möglicherweise auf einen Thron gestellt hast, als klein und schwach, sondern integriere dieses Weibliche in dich. ZENTRIFUGIERE alle wertvollen Energien und Gefühle von deiner inneren Kraftquelle aus nach außen. Werde auf aktive Weise du selbst, ohne zu zögern. Sprich, wenn du etwas zu sagen hast; äußere dich! Lasse diese spontanen Kräfte sich nicht in dir anhäufen! Ziehe los in die Natur (in deine Natur), und fühle dich gut darin. Vertraue auf dein Selbst, ohne dass du deinen Inhalt oder das Leben noch besorgt in Frage stellen müsstest. Du weißt, dass du, deinen Überzeugungen gemäß, den Weg deines Lebens selbst bestimmst. Du nimmst dein Leben ohne Ängste in die Hand.

Du wirst merken, dass, wenn du den „Stopfen" entfernst, der deinen Gefühlsstrom blockiert, deine Gefühle sich spontan lösen werden und sie überhaupt nicht so überwältigend sind, wie du befürchtet hattest. Also äußere dich, halte dich nicht zurück, bremse das Leben nicht länger ab, sei spontan, singe und lache, sei in deinem Gefühl du selbst! Hast du das Bedürfnis, zu weinen: So sieh dir diese Trauer an, und löse sie.

Nur du kannst dich glücklich machen: Deine jetzigen Lebensumstände sind lediglich die Folge deiner Lebenshaltung. Sind sie nicht in deinem Sinne: So verändere dich in deinem Inneren, so dass deine nähere Umgebung infolgedessen Veränderungen durchlaufen wird.

Traurigkeit ist lediglich ein Hinweis dafür, dass du noch nicht wirklich FROH über dich bist, dass du noch nicht wirklich in dem Gefühl von Dankbarkeit für dein ICH, für das Sein LEBST. Du wirst glücklich sein, wenn du keine Bedingungen an das Leben stellst, wie „ich werde nur dann glücklich sein, wenn ich dieses oder jenes...". Auf dem Weg, „etwas haben zu wollen" und zu begehren, wirst du niemals das Glück finden. Wenn du jedoch in dein freudvolles Sein kommst, wird alles deinen Weg kreuzen, was gut für dich ist. Deshalb VERTRAUE, glaube an deine Güte und an deine spontanen Energien, und lasse los...: Nur DAS trocknet Tränen definitiv, weil du in dir zufrieden bist. An deine Innere Quelle angeschlossen, verstehst du es, deinem Gefühl und deiner Intuition zu vertrauen: Jede Angst, jede Trauer ist nun verschwunden. Du Siehst wieder eine Perspektive!

Deine Gefühls-Kräfte werden nicht unterdrückt; du lebst dich auf kreative Weise aus. Du traust dich jetzt, in vollen Zügen im Lebenswasser zu schwimmen und seine Wärme zu genießen, weil du dich jetzt, als Autonomer Mensch, im liebevollen Schoß deines Selbst geborgen weißt. Ein Leben in Freude!

(Für Eiterung: Lies unter der Rubrik *Eiterung nach).

RECHTES AUGE

Erkrankungen, allgemein; tränendes Auge, eventuell eiternd

Kernursache und Kernlösung

Ein zwingender Aufruf zu einer Starken Erdung deiner selbst. Mit der Kraft der „rechten Seite" drückst du dich sozusagen ganz stark in dich. Mit einer Entschlossenheit, mit einer Tatkraft... Du fasst den Entschluss, dich jetzt auf dynamische Weise in die Erde zu pflanzen!

Tränt dein rechtes Auge, dann sind es die Lebensenergien in dir, die dich – ganz stark – in dich „hinein-holen" wollen! So halte dich nicht an der Macht oder an den Strukturen außerhalb von dir fest, sondern lasse diesen Pfeiler stark in dir selbst nieder: Konzentriere diese Lebenskräfte in dir, in deinem Körper. Hole dich herein; greife nicht nach anderen, versuche nicht, andere Menschen zu dir „herein zu ziehen".

Lasse die Lebenskräfte (und die Gefühle) dich nicht „überspülen", sondern integriere sie, unter der selbstsicheren Autorität deines Bewussten ICHS, kraftvoll in dich. Du solltest dem Lebens-Wasser in dir einen „Platz" geben: Ja, du solltest am Steuer dieser Strömung stehen!

Mache also kurzen Prozess mit jeglichem Gefühl (mit jeder Überzeugung) der Unfähigkeit, um dich Führen zu können und alle Lebenskräfte in dir unter deine Autorität zu stellen!

Du möchtest dein Auge reinigen, um klarer sehen zu können: „Welche Überzeugungen leben noch in mir, so dass ich immer wieder das Gefühl habe, keinen wirklichen „Zugriff" auf mich bekommen zu können. Wer bin ich, wohin gehe ich, wie kann ich mein Leben steuern?" Diese Unsicherheit erfordert jetzt einen Durchbruch von Selbstbewusstsein und Entschiedenheit: Dass der Selbstzweifel jetzt aufhören möge, zu existieren!

Betrachte dich und dein Leben nicht länger auf labile oder emotionale Art und Weise…: Du bist überhaupt kein trauriges, unfähiges, kleines Kind. SEHE KLAR! DIE AUSSERORDENTLICHE GOTTESKRAFT in dir schreit nach Anerkennung. Es handelt sich hierbei um den Selbst-Kern, der *weiß,* dass das Leben FREUDE bedeutet, wenn du klar in dir sehen würdest, wenn du einen klaren Blick für deine Fähigkeiten hättest, dein Leben *selbst* zu erschaffen. Wirst du dir dieses Inhaltes bewusst, so wirst du keinen Augenblick mehr trauern.

Du siehst wie mit einem Schleier, verschwommen…, solange du die Lüge in dir aufrechterhältst: Die Lüge, dass dir das Glück nicht beschieden sei, dass Freude nicht wirklich von dieser Erde wäre. Du solltest diese Anti-Kraft in dir vernichten. (Lies hierzu das betreffende Kapitel im Buch[39] *Neue Tage*).

Im Grunde genommen geht es hier – was das „Wasser" angeht – um die primitiven oder animalischen Energien, die jetzt auf menschliche und korrekte Art und Weise genutzt werden wollen: Es ist Aufgabe des Menschen, aus dieser „unbewussten" Phase emporzusteigen, als Selbstbewusstes Ich Meister dieser magnetischen Kräfte zu werden. In keinem Fall in einem Gefühl von „Begierden", Wünschen… stecken bleiben. Wenn noch Unsicherheit über die eigene Basis und die eigenen Ängste diesbezüglich herrscht, wie auch Angst vor Einsamkeit…, dann wird man instinktiv begehren, festhalten. Der Selbstbewusste Mensch lebt mit einer klaren Einsicht und im Vertrauen.

Aus Unsicherheit möchte man sich an einer Basis außerhalb von sich festsaugen, man würde sozusagen den eigenen Sockel verlassen! Es handelt sich hierbei im Grunde genommen um eine „Trauer", nicht näher an den eigenen Kern, die eigene Basis heranzukommen, weil man zu wenig daran Glaubt, wodurch man sich wiederum in jemand anderem verankern möchte, aber auch dabei kann einem traurig zu Mute werden, weil man das Gefühl hat, nicht näher an den anderen herankommen zu können: Es handelt sich dann um eine Projektion des eigenen Unvermögens. Schließe feste diesen Einheits-Verbund mit dir!

Gewaltige Kräfte strahlen von den untersten Rückenwirbeln, vom Unterbauch, von den Oberschenkeln aus…; sie können jedoch zu wenig frei und schöpferisch leben, solange ihnen kein Selbstsicheres ICH zugrunde liegt, sondern sie dem Einfluss der Ängste und dem Gefühl des Menschen, ohne-Struktur-nicht-wirklich-stark-in-sich zu stehen, unterliegen; man hat das Ge-

[39] Das Buch *Neue Tage* ist bei Erscheinen des vorliegenden Werkes noch nicht in deutscher Übersetzung erhältlich.

fühl, irgendwo im leeren, dunklen Kosmos zu baumeln und alsbald ins Nichts zu fallen...

Gewaltige Energien - anstatt in Freude existieren zu dürfen, werden sie in Frage gestellt..., ob es sie wohl geben darf? Möglicherweise ist der Mensch auf diese Kräfte in ihm Wütend oder auf den Körper, in dem sie sich manifestieren?

Lasse die Körperformen und die Energien, die darin vorhanden sind, Frei existieren! Komme zu deiner eigenen Kraft, und sei stolz auf dich!

Lasse diese Energien im Lebenslicht aufblühen! Lasse die anderen los, und pflücke deine eigenen Früchte! Sieh dir das Schöne, das Prachtvolle in dir an. Erhalte diese strahlende Freude in dir: über dich! Als autonomer Mensch führst du deine Emotionen und Kräfte sicher und voller Vertrauen.

Du stellst dich nicht UNTER jemanden, du hängst nicht an einem Partner fest: links und rechts im Gleichgewicht, die Partnerschaft in dir selbst! Du legst alle Macht über dein Leben in dich. Du lässt dich nicht durch jemand anderen von deiner Freude abbringen... Du bist nicht traurig, weil Dieses oder Jenes in deinem Leben nicht so ist, wie du es HABEN WILLST, oder weil dein Partner, deine Eltern oder deine Kinder dir nicht geben, was du von ihnen „ERWARTEST“. Du weißt nun, dass alles, was gut für deine Entwicklung ist, auf deinen Weg kommt, wenn du jetzt beschließt, im Vertrauen zu SEIN, wenn du nicht länger etwas „begehrst“ oder von anderen erwartest. Dieses Begehren und die damit einhergehenden Enttäuschungen lassen deine Augen tränen. Du kannst nur DICH SELBST glücklich machen...; lasse die anderen „los“. Komme jetzt näher an deinen eigenen freudvollen Seelenkern heran, danach wirst du deinen Nächsten wie von selbst „näher“ sein. Sei nun davon überzeugt, dass keine Trauer dein Leben mehr zu vergällen braucht: ENTSCHEIDE DICH für diese Freude, so dass du schließlich keine traurigen Lebensumstände mehr zu dir holen wirst. Krieche TIEF IN DICH. Liebe das Fleisch, das dein Körper ist! Große Kräfte brauchen eine AUSSTRAHLENDE Wirkung: Erwarte nicht vom anderen..., oder dein Auge wird weiterhin um das Un-Genügende oder die unerfüllten Wünsche trauern.

Platze auf, ins volle Leben, und nimm deine starke Führerrolle wahr; du sorgst gut für dich. Schön genießen, gut essen... Du hast Freude an dir.

Sieh dir den Tod an: Was bindet dich an ihn? Nichts! Du lebst jetzt von deinem Mittelpfeiler aus, aus deinem Zentrum heraus, nicht in Abhängigkeit von anderen. Trauer und Angst weisen dich daraufhin, dass du dich noch nicht auf dem Echten Weg zum Leben befindest.

Die drückenden Energien in deinem Auge weisen auf das Feuer eines ungeborenen Kindes, das bereitgehalten wird, um in Flammen auszubrechen: um geboren zu werden! So strahle diese Energien aus: Lebe! Genieße! Aktion! Entschlossenheit! Manifestierung des ICHS! Sage „Stopp!“ zu den alten, zwanghaften Energien, und nutze sie auf höherer Ebene. Gib die Probleme zurück, die bestimmte Leute auf dich abreagieren: Zurück zum Absender.

Das Wasser in den Augen deutet darauf, dass jetzt viele Energien darauf warten, herausposaunt zu werden. Vulkanische Kräfte brodeln aus deinen Tiefen auf: Schmiede das Schönste in dir selbst!

Wirf das Leidenskreuz von dir! Ergreife das Produktive feste mit beiden Händen; entwickle den „männlichen“ Anteil stark in dir, so dass dein fruchtbarer Fluss ein sicheres Bett vorfindet. Mache jetzt kurzen Prozess mit deinen Begierden! Lasse dich auf dem Thron der Würde nieder. Bemächtige dich dieser Löwenkräfte in dir, und unterwerfe sie deiner eigenen Autorität.

Bleibe nicht mit deinen Augen in den NEBELN, in den Unterwelt-Sphären des Todes, wo Wasser lediglich Trauer bedeuten kann. Stelle dich eine Stufe HÖHER, und komme zu der Einsicht, was *wirklich* schön ist. Solange du weiterhin in den Nebeln verweilst, kannst du niemals das Wahre, Schöne des Lebens begreifen. Komme zu dem Niveau des Lebens, des SEINS, nicht des HABEN WOLLENS. BETRACHTE ALLES VON OBEN AUS, aus deiner Meisterschaft heraus: Dann wirst du kein Kreuz tragen und dich nicht von Emotionen mitreißen oder gar überwältigen lassen.

Nimm deinen Platz auf Erden, in deinem Körper breit ein. Spüre, wie diese gewaltigen, positiven Kräfte in deinem Körper ihre Bleibe finden. Du willst niemand anderen „haben“: Du BIST du selbst.

Grabe stets tief bis zu deinem UNDURCHDRINGLICHEN, starken KERN weiter. Eine Kernkraft, die du voller Liebe lenken musst. Du bist nicht tot, nicht leidend..., auch wenn dies zuweilen in deiner Überzeugungswelt so zu sein scheint. Du lebst! Sei froh über die saftige, rote, irdische Frucht, die du bist, und genieße: Höre auf damit, dich als steif, alt oder eingerostet anzusehen!

Wenn das Auge eitert, werden die Gefühle von Ohnmacht, Trauer und Wut nur noch stärker sein als bei tränenden Augen, weil es einem nicht gleich gelingt, sich selbst zu verstehen und sich in den Griff zu bekommen. Die Ängste, sich und das Leben als düster-anzusehen, weisen folglich daraufhin, dass der Mensch dieser Lüge, wie im oben stehenden Abschnitt beschrieben, dringend ein Ende machen muss. (Lies die Rubrik *Eiterung nach). Der Mensch wird klar sehen müssen, dass es keinen Grund zur Trauer, Angst oder Wut gibt: Die Entdeckung der Freude darüber, zu Leben, zu Sein, wer man ist, wischt alle Tränen fort. Verleugnet ein Mensch sich selbst, seinen Wert, seine Fülle..., dann weint er und versucht, sich mit Dingen oder Menschen außerhalb von sich, mit Begierde, zu „füllen“; werden diese Wünsche jedoch nicht erfüllt, dann fühlt er sich ungerecht behandelt, verkannt oder zu kurz gekommen, traurig, unverstanden oder einsam: Kurzum, ein Fass ohne Boden. Erkennt der Mensch seine Meisterschaft an und „erfüllt“ er sich selbst, gibt er sich in Liebe..., so kann nichts und niemand mehr diese Freude zerstören und sind alle Tränen für immer verschwunden. Er erwartet und fordert jetzt nichts mehr von den anderen, sondern sorgt, aus seiner Autonomen Kraft heraus, sehr gut für sich selbst. Er kann nicht mehr traurig oder enttäuscht sein, wenn er seine Freude immerzu nährt und sie unabhängig davon existiert, wie die Menschen sich ihm gegenüber verhalten. Er ist nun *ganz* nah bei sich und weiß, dass alles, was gut für ihn ist, auf seinen Weg kommen wird. Vor allem hat er den Tod verbannt, so dass es allein noch die Freude über das Leben gibt.

Kurzsichtigkeit

nicht gut in die Ferne sehen können

Kernursache

Zuerst und vor allem: jeder Mensch sieht so weit / nah, wie ‚gut' für ihn ist, und dies gilt für jeden Moment seines Entwicklungsprozesses.

Verurteile dich selbst nicht. Begehre nicht, weiter sehen zu können, wenn dies nun für dich nicht gut wäre! Dein Lebenskern kennt das ‚Warum' ganz genau.

Unbewusst bist du geboren, um die folgenden Dinge nach und nach bis auf den Grund aufzulösen.

Du fühlst dich bereits hier-und-jetzt unsicher, deshalb traust du dich nicht wirklich, weiterzugehen, deshalb hast du auch Angst vor der Zukunft und davor, was auch räumlich weiter von dir entfernt ist.

Du beschützt dich ängstlich, manchmal würdest du lieber in die Vergangenheit zurückgehen, du bist eher verschlossen in dich gekehrt und möchtest lieber die Dinge zu dir holen, als aus deinem Schneckenhaus herauszukommen und selbst hinzugehen. Du steckst zuweilen den Kopf in den Sand, weigerst dich, weiterzuschauen, *du konzentrierst dich derartig auf die jetzigen Probleme, dass du dir jegliche optimistische Perspektive vorenthältst.*

Du fühlst dich schwächer, als du tatsächlich *bist*; dein *Selbstbewusstsein* ist zu wenig entwickelt; du fühlst dich durch andere verletzt, du hast Schmerzen und bist traurig; du fühlst dich von anderen abhängig, *du glaubst unzureichend an dein inneres göttliches Selbst,* das dazu im Stande ist, eine sichere und glückliche Existenz aufzubauen; du unterschätzt deine Kraft, deine Weisheit, deine Möglichkeiten.

Wenn du nicht die Kraft in deinem Selbst sehen möchtest, wenn du nicht auf dein inneres Selbst vertraust, dann wirst du auch nicht auf deine Umwelt vertrauen, dann wirst du das Andere, die Zukunft mit Argwohn beäugen, hinter dem Schutzschild der Brille.

Du gehst nicht wirklich weiter, du bleibst stecken; manchmal macht dich diese ängstliche *Ohnmacht* wahrhaftig wütend; auch deine *Abhängigkeit* von Menschen und Dingen außerhalb von dir führt zuweilen zu Aggression anderen gegenüber.

Du bist auf der Hut, du liegst hinter der Schießscharte auf der Lauer; du entscheidest dich oft für Seitenwege, anstatt für *den* Hauptweg, der deiner wahren Art entspricht.

Du begrenzt deinen Bewegungsraum, obwohl du dich so nach Freiheit sehnst. Deine ‚Augenlinse' fordert dich auf, (beispielsweise während der Arbeitsstunden) **ab und zu ‚auszufliegen', WEIT zu blicken,** dein ‚Sein' in den weiten Räumen zu genießen. **Schließe dich nicht ein; übertreibe nicht das ‚Dokumente' oder Zeitungen usw. ... Lesen**. Geschmeidig passt die Augenlinse sich an ...

•

Ein Riesendiamant in der Gestalt eines Fallschirms sinkt auf die Erde nieder. Schwebend warst du, und nun kommst du, um mit deinen Schätzen auf der Erde zu landen. Unbewusst lebt in dir ein tiefes Verlangen, dich einerseits selbst darin gut zu fühlen, andererseits diese Schätze mit anderen zu teilen. Du fühlst dich groß und willst den Kleineren geben. Bei Menschen, die sich am Bösen orientieren, kann dies in ‚Eigendünkel' entarten, aber das braucht für dich nicht zu gelten. Das Leben fordert dich nun auf, die ECHTEN WERTE zu betrachten: in dir, außerhalb von dir. Es fordert dich auf, dich nicht an ‚Ansehen, Wirkung auf andere, Image, Wichtigtuerei, Schein-Werte' zu binden, sondern wirklich mit beiden Beinen in die Realität zu kommen und den *echten* Wert in dir selbst zu erkennen.

Du willst das einerseits schon, aber andererseits auch wieder nicht ... Du streckst die Zunge heraus, aber ziehst sie auch wieder ein, wie einen Teil einer Maschine, der nicht ganz mitmachen will, damit die Maschine funktionieren könnte. Dies ist ein Ja-Nein, ein Nachaußenkommen und sich doch wieder zurückhalten.

Wie ein Schaf auf der Weide, das seine Ohren matt-flach anlegt und nicht viel Lust hat, sich in diese herrlich-grüne Wiese zu begeben. Als ob du dir selbst dieses Schöne nicht geben willst! Du ziehst in die andere Richtung, leistest Widerstand, sogar dem, was für dich so angenehm wäre. Aber du glaubst anfangs zu wenig an die Tatsache, dass dieses Schöne für dich auf Erden existiert. Das ist eine Art Weigerung oder ein Nicht-Erkennen der Tatsache, dass das, was das Leben dir geben will, gerade ‚Glücksgefühle' in dir wecken kann.

Oder es ist einfach Verwöhntheit (dies gilt bei bestimmten Menschen): Nein, dies will ich nicht haben, sondern *das*! Wisse dann, dass dasjenige, von dem du denkst, dass es gut für dich sei, möglicherweise ganz und gar nicht gut ist. Nimm an, vertraue in Dankbarkeit dem, was das Leben dir im Jetzt-Moment anbietet, und lebe in der vollsten Überzeugung, ‚dass es so gut ist'. Weigere dich nicht; nach ein paar Schritten, nachdem du Erfahrungen gemacht hast, wirst du erst das ‚Warum' einsehen, und wird dir wiederum etwas noch Schöneres angeboten werden: zumindest wenn du dich auf das Schöne ausrichten willst und nach der Überzeugung lebst, dass die Natur, das Leben an sich schön ist. Und vorausgesetzt, dass du an dich selbst glaubst, an das Recht auf Glück, an die Möglichkeit, auf Erden glücklich zu sein.

Oder bleibst du lieber im Geist, in den nicht-lebenden Sphären, der kalten abweisenden Passivität hängen? Träumend, denkend, aber nicht lebend? Unzufrieden, verstimmt, weil du auf der Erde in der Realität leben müsstest? Niemals zufrieden, lieber im Schoß weiterschlafen? Weil du nicht erkennst, dass DAS LEBEN AUF ERDEN dir alles Glück bieten will? Oder unzufrieden mit dir selbst, nicht glücklich über dich selbst und die Sachen / Menschen, die dich erfüllen müssten, damit du dich glücklich fühlen könntest, die aber nicht da sind?

Kernlösung

Fühle dich warm, sicher und beschützt in dir; sieh dir deine inneren Tiefen, deine Gefühle ehrlich an, und mache dich stark für sie. Halte dich nicht länger fest, **gib dir alle Freiheit in weiten Räumen.** Habe keine Angst, **komme mit beiden Füßen feste auf den Boden, und richte dich stolz auf:** Sei dir deines Wertes bewusst, komme in dir zur Ruhe, und empfinde diese Lebensfreude aus deinem tiefsten Selbst heraus. Zweifle nicht länger an der Möglichkeit eines jeden Menschen, sein Leben selbst zu gestalten; nichts Bedrohliches geschieht „einfach so“, jedes Ereignis wird durch die Erwartungen geschaffen, die ein Mensch in sich trägt.

Baue eine starke Struktur auf, lasse die Vergangenheit los; über-blicke alles von deinem höheren Bewusstsein aus; verharre nicht bei den Problemen von heute, sondern gestalte voller Optimismus eine positive Zukunft: Relativiere, und gehe, ohne zu zögern, weiter! Schaue weiter; löse Dualitäten in dir, mache reinen Tisch, bleibe nicht bei einem Problem haften, sondern suche die Lösung, und lasse los.

●

Betrachte das Leben nicht dunkel oder schwermütig: es wird so, wie du es selbst erschaffst! Schaue mit optimistischem Blick in die Fernen ... ja, DAS GLÜCK IST VON DIESER ERDE: führe dich selbst dorthin. Bleibe nicht in den Sphären des Urschoßes hängen. Du musst nicht ‚anders' sein, du solltest nicht in einer ‚Traumsphäre' leben, die den Tod bringt. Mit beiden Füßen auf dem Boden, als glaubenskräftiger Mensch. *Dann* beginnst du deinen Glücksweg vor dir auszubauen.

Wisse, dass Glück und Zufriedenheit mit deinem eigenen ‚Sein', deinem ICH, Hand in Hand gehen. Sich mit etwas / jemandem anderem außerhalb seiner selbst füllen zu wollen, oder die Unzufriedenheit, weil die Sonne möglicherweise nicht auf die Weide scheint usw. ... dies bringt dir kein Glück. *Erst* solltest du beginnen, dich selbst zu mögen, dich *sehr* zu lieben, und dann bedingungslos das anzunehmen, was du unbewusst auf deinen Weg geholt hast, wenngleich (denkst du ...) das Häuschen zu klein oder zu groß ist, wenngleich du lieber im Stall als auf der Weide bist ... du selbst hast jede Situation angezogen: also ist es GUT, in diesem Moment. Alle Umstände sind dazu da, dich wahrnehmen / fühlen zu lassen, um schließlich Dankbarkeit zu erreichen für DEIN SEIN, für DEIN LEBEN AN SICH, ohne die geringste Unzufriedenheit oder Sehnsucht nach anderen Dingen. Dies heißt nicht, dass du jetzt nicht die Zügel in deinem Leben ergreifen könntest und aus deinem Herzen heraus, in Liebe, nach positiven Lebenserwartungen lebend, andere Situationen anziehen kannst / wirst: schließlich erschaffst du dein Leben doch selbst? !

Es hat den Anschein, dass du etwas durchschneiden willst, mit einer Zange, aber es gelingt dir nicht. Beispielsweise ist dein Zehennagel zu dick, du kommst nicht hindurch: sieh dir dann die Ursache dafür an, dass du so dicke Nägel entwickelt hast, unbewusst psychologisch, dann löst sich dies wie von selbst auf und brauchst du dich nicht länger verkrampft anzustrengen, es handelt sich schließlich um die ‚Folgen' von etwas viel tiefer Liegendem.

Du bist kritisch, ziehst die Nase hoch, deine Leber zieht sich zusammen: musst du wieder ein wenig wüten, bist du wieder nicht zufrieden? Erwartest du wieder eine Benachteiligung deiner Person? Bist du wieder nicht froh?

Die Feststellung, dass du so funktionierst, damit beginnt es. Schreib es dir hinter deine Ohren: du darfst so sein, wie du bist ... du bist gut, feinde dich selbst und das Leben also nicht an. Sei nicht verärgert; das würde schließlich auf eine Verärgerung über dich selbst hinweisen, über das Leben auf der Erde. WERDE WACH, erwache im wirklichen Leben! Preise dich glücklich dafür, dass du bist, wie du bist, *weil* du als dein Inhalt-und-Körper so wie du bist existieren darfst. Streiche das Böse-Unzufriedene-Begierige.

Und stoße das, was wirklich nicht in dein Dasein gehört, dann mit dem Fuß weg! Du bist es schließlich, der alle Situationen angezogen und in dein Leben geholt hat, also kannst du sie auch verändern.

Die Weisheit, die in dir ist, die Würde, der ‚echte' Diamant ist zur Erde gekehrt; verliere dich nicht in einem unbewussten Verlangen nach dem Urrausch, dem Urschoß, denn dort findest du lediglich den Tod. Kehre dich vollkommen zur Erde hin und erlebe an und in dir den Reichtum an Schätzen, der in dir vorhanden ist. Lasse dich nicht dazu herab, Perlen vor die Schweine zu werfen, sondern teile aus deinem Herzen heraus mit guten Menschen. Kommuniziere aus deinem Herzen heraus, dies ist der einzige Weg zu wahrer Kommunikation, wahrer Freundschaft usw. ... Man kann das Leben nicht kaufen, aber es bietet sich einem in all seiner Pracht an: Wenn du dich nur dafür öffnest und GLAUBST, dass dies auch dir beschieden ist. Nur wirst du eine Kehrtwende machen müssen: nach innen, den äußerlichen Schein loslassen, wenn du dies noch nicht getan hast, und wissen, dass das Glücksgefühl in dir selbst liegt ... in deiner Vollheit, deinen Talenten, deinen innerlichen Schätzen.

Erforsche deinen innerlichen Raum und kehre dich nicht länger im Geist von der Erde ab. *Steige nun hernieder,* ohne dich nach äußerlichem Glitter, nach Schein zu richten und zu meinen, dass du dich in dieser Hinsicht anerkannt fühlen müsstest. Nein, der königliche Wert und die größte Liebe, die Freude schenkt, liegt in dir selbst, in der Akzeptanz, im vollen Erleben deines eigenen Inhaltes in Liebe und Güte, Dankbarkeit, Zufriedenheit. Jede Unzufriedenheit, das Gefühl, Dinge anders ‚haben' zu wollen, als sie sind, lässt du nun los und wirfst es weg.

Wir sehen nun ein frohes verspieltes Kind wie ein Lamm auf die Weide springen: das wirkliche glückliche Menschenkind ist wiedergeboren, **aus seinem eigenen Mittelpunkt heraus**, seinem edlen Herzen, überglücklich und zufrieden mit sich selbst, mit seiner physischen Geburt auf der Erde als freies Individuum.

Weitsichtigkeit

nahe Objekte nicht scharf sehen können

Kernursache

Eine Flucht *weg* von dir; Angst vor Konfrontation.

Du hast keinen klaren Einblick in dich und deine Situation. Von deinem tiefsten, intuitiven Gefühlsgrund abgeschnitten. Angst; du ergreifst die Flucht nach vorne, weg vom ICH. „Dort" kann dir nichts geschehen.

Du traust dich nicht, im Hier-und-Jetzt, genau hinzusehen; du meinst, dass etwas Bedrohliches über deinem Kopf schwebe, wovor du besser in die Ferne flüchten solltest.

Du siehst hier nicht wirklich eine Perspektive; du würdest eher über deine Gefühle hinweg gehen, als dich mit ihnen zu konfrontieren. Vor deinen Gefühlen auf der Flucht, du fühlst dich eingeengt und von der wahren Freude abgeschnitten. Ja, du bekommst dein Leben nicht wirklich in den

Griff, du lässt dich vielmehr vom Strom des Lebens mitziehen, ohne tatsächlich bewusst in die Richtung zu lenken, die du ansteuern möchtest.

Du lässt den Kopf hängen, bist dir zu wenig deines Wertes bewusst. Traust du dich nicht, dir deine Situation, deine Gefühle genau anzusehen? Bist du vor dir, vor dem anderen auf der Flucht? Du fühlst dich wie an einer Kette, vielleicht hast du Angst vor dem Tod; du vertraust nicht wirklich dem Dach über deinem Kopf: weil du keinen richtigen Einblick in dein tiefstes Selbst hast. Weil du weit außerhalb von dir nach Halt suchst anstatt in deinem tiefsten Selbst. Du versuchst alles weit im Vorhinein „vorauszusehen", weil du hier-und-jetzt zu wenig auf dich selbst, auf deine Intuition vertraust.

Kernlösung

So gehe nun in dich, und laufe nicht länger vor deinem tiefsten Ich, vor deiner unbewussten Gefühlswelt und vor der Situation, in der du dich befindest, davon. Fühle dich im Hier-und-Jetzt sicher und geborgen, und projiziere dein Leben nicht zu weit in die Zukunft, sondern sieh dir alles Schöne in deinem Leben JETZT an. Konfrontiere dich mit Ängsten und Problemen, flüchte nicht vor ihnen, sondern verarbeite sie.

Nimm die Hände von deinen Augen, und schaue dich um! Sei nicht blind für dich im Hier-und-Jetzt. Mit der Kraft des Jetzt-Momentes bist du dazu in der Lage, das Leben in die Richtung zu gestalten, die du dir wünschst. Selbstbewusstsein, Freude und Vertrauen auf deine spontane Natur. Was über deinem Kopf schwebt, ist nicht düster, sondern eine Projektion deiner Ängste. Löse diese Dunkelheit in deinem Herzen, indem du auf deine innere Weisheit hörst, die niemand dir mitgeben kann; folge deinem inneren Auge, deiner Intuition, und fühle dich sicher in dir. Lasse Transformation zu! Diese Werte, tief in dir selbst; diese warmen Gefühle in deinem Herzen: entdecke sie und laufe nicht vor ihnen weg.

Kleingedrucktes aus naher Entfernung nicht gut oder überhaupt nicht lesen können

Kernursache

Wie ein stolzer Löwe oder Stier, die Hörner auf dem Kopf weit gespreizt, den Torso nach vorne geneigt und das Kinn in die Höhe gereckt: so willst du von der weltlichen Welt ‚gesehen' werden. Siehst du, wie schön ich bin, als Mann, als Frau, oder: mit mir musst du rechnen. Als ob die stark aufgerichteten ‚Hörner' auf dem Kopf, oder was als solche gelten soll, dies beweisen müssten. Du schnaubst und brüllst, stampfst einmal mit dem Vorderbein auf den Boden, als ob du eine Art von drohender Aggression in dir trägst gegenüber allen, die dir ‚zu nahe' kommen oder dir etwas Negatives sagen / antun wollen (was nicht unbedingt real sein muss, aber du bist ‚auf der Hut'). Und ein entschlossenes ‚Wehe, du wagst es auch nur einmal! Mich berührst du nicht!' Da ist also eine stolze Wut. Zugleich eine Abschirmung deines Gefühlslebens ...

Der Mittelpfeiler deines Segelschiffs ist hoch erhoben, so hoch, dass mit dem Wind in den Segeln, ‚Hilfe !', dein Boot zu kentern droht. Der Schwerpunkt in deinem Wesen liegt zu hoch, weil du zu viel in deinen Kopf aufsteigst (den Geist) und das Irdische möglicherweise nur als dem Geiste untergeordnet betrachtest. Vergleichen wir es mit einem Snob, der herablassend oder von oben herab auf ein kleines, stotterndes altes Autochen heruntersieht und dann mit seinem schicken großen Wagen gegen einen Baum fährt (dies ist nur ein Beispiel, es geht um die psychische Beschreibung). Aber, wie du schon wusstest: sich ‚höher' oder ‚besser' zu fühlen, und sich auf anderen Gebieten ‚minderwertig' zu fühlen: das geht Hand in Hand. Durchaus: auf Distanz vom zärtlichen Gefühlskern in sich selbst zu gehen und folglich eine Distanz zu dem / den anderen zu schaffen, gehört hierzu. In den Höhen deiner selbst zu wohnen statt nahe zu deinem Gefühlskern herunterzusteigen, in deine körperliche

Wärme, um dies dann mit dem anderen liebevollen Menschen zu teilen: das Leben aus deiner tiefsten Gefühlswärme heraus umarmen. Näher zu diesen Herzgefühlen kommen, näher zu deinem eigenen herrlichen irdischen Körper.

Wie ein Cowboy mit breiter Hutkrempe, wie ein stolzer Toreador, aber wie cool auffällig dies auch ist, zugleich ist da auch etwas von der Zitronensphäre: ‚lasse mir meine Zeit', ruhig Schritt für Schritt, unterdessen auf das blicken, was sich links oder rechts neben ihm befindet, jedes Detail.

‚Und schaue einmal, welch starken Unterarme ich habe!' und die Muskeln in den Oberarmen spannen sich an: du willst es den anderen ZEIGEN, aber inzwischen ... wo ist dein *echtes* Innerstes, dein innerliches lebendes ICH-Gefühl?

Als ob eine weibliche Zecke, so scheint es, oder der Mensch, der das unechte Weibliche in sich kreiert (nicht die wirklich schaffende starke liebevolle Urfrauenkraft), sich zuerst an etwas oder jemandem auf dem irdischen Gelände vollsaugt und sich dann aufrichtet, voll vom Trinken wie ein blutiger Parasit, den Mund wie es sich gehört abwischend, die Brust bzw. Brüste nach vorne reckend, der Kopf oder die Frisur (gleichsam) hoch aufgerichtet in Stolz, sich nicht mit den Folgen beschäftigend, als ob echte Liebe (in erster Linie zu sich selbst) verbannt wird und Schein den Ton angibt. Dahinter kann sich eine tiefe Unsicherheit verbergen.

Scharf erhellt durch eine Lampe schaust du zu dem Objekt, das bis ins absurd Detaillierte deine Aufmerksamkeit bekommt, geht es um das *eine* Härchen oben auf dem Schädel, das du mit äußerster Perfektion entfernen willst? Das ist keine flotte, spontane, zielgerichtete Handlung, die gesund wäre für dich oder den Menschen, den du behandelst. Ein kleinkariertes und pingeliges Getue, das einen gesundem Menschen krank machen würde. Aber du hältst bei diesen Dingen inne, die keinerlei Bedeutung für das Leben haben, und dies tust du mit voller Hingabe: mit dem Tod in See stechen, heißt das. Du beschäftigst dich nicht mit der Essenz des Menschen, deiner selbst, des Lebens, sondern verlierst dich in absurden Details und dem Herausfinden, in einer absurden präzisen Orientierung auf etwas, was keine Bedeutung hat. Hier ist eine umfassende Veränderung erforderlich! Und auch wenn du dann nicht gleich Kleingedrucktes aus kürzerer Entfernung lesen kannst, die Hauptsache ist, dass du die psychischen Veränderungen durchführst, für dein eigenes Glück und deine Gesundheit.

Kernlösung

Schäle die gerade Banane entschlossen und iss sie mit Kraftappetit auf. Erkenne den starken MENSCHEN in dir selbst an, das hochmännliche Element in dir: egal ob du ein Mann oder eine Frau bist. Den Stock, das Szepter, den Hirten, der du für dich selbst bist: los geht's! Du führst dein Leben in großer Entschlossenheit, ohne bei jedem Grashalm am Wegesrand anzuhalten, denn sonst kommst du niemals an. Du entdeckst den wirklichen Wert in der Tiefe deiner selbst und dafür solltest keine Bestätigung mehr von der Außenwelt, von anderen benötigen. FÜHLE dich selbst, fühle dein Gefühl, lasse es zu, dass Gefühle deinen Körper erwärmen und durchspülen. Komm *ganz* nah zu dir selbst / in dich selbst, liebevoll, und sei nicht hochnäsig, sei nicht kritisch in zu großer Distanziertheit.

Mache es dir gemütlich! Ganz nah bei der Runden Erde, dein Körper-und-Seele in runder Einheit mit Mutter Erde verbunden. Du machst kurzen Prozess mit dem Image und verhältst dich so, wie du bist, in deinem natürlichen Sein; was andere über deine Art des Seins, über dein Äußeres sagen, interessiert dich keinen Deut mehr. Selbst hast du auch nichts zu kritisieren. Dein herzliches Lachen, das Lebenslachen, die Freude, das *echte* Genießen, herrlich in der irdischen Natur aufgenommen und doch du selbst bleibend als ICH mit beiden Füßen auf dem Boden. Ganz einfach, aber stark in deinem Mensch-Sein: ein Mensch aus Fleisch und Blut. Du saugst die schönsten Schätze aus dir selbst und du teilst sie mit anderen, in aufrechter Freundschaft / Liebe, ohne eine Distanziertheit zu schaffen gegenüber denen, die dir nahestehen, denn du hast dich vereinigt mit deinem innerlichen Gefühl, mit deinem irdischen Körper, auf edle, einfache Weise.

Du hältst nicht länger an pingeligen Details fest. Ohne zu zögern, geradeheraus, aber nicht länger mit Hörnern auf deinem Kopf, die höher reichen würden als das Gras auf dem Land. Existenziell sein, auf die Essenz zu, aus dem KERNESSENZ deiner selbst heraus. Und nun übergehst du kleine Banalitäten: du lässt dies alles los. Und nun siehst du auch den Wald durch die Bäume: denn das ist doch das *wundervolle* Ganze!

Astigmatismus

Hornhautverkrümmung, Stabsichtigkeit
Fehlkrümmung der Hornhaut (selten der Linse), führt zu Bildverzerrungen

Kernursache

Trauer, gebrochen, einsam, Angst, ein Festklammern an der Vergangenheit, an anderen, Selbstzweifel. Du hast keinen Einblick in dich, keinen Zugriff auf dich, „wer bin ich?".

Du bist mit dir im Konflikt, von dir entfremdet, wahrscheinlich auch in einem Umfeld aufgewachsen, wo du überhaupt nicht du selbst sein konntest. Innere Zerrissenheit: Du erlebst zwei nebeneinander laufende Linien in dir. Die eine Seite schreit nach Liebe, die andere mag sich überhaupt nicht. Sehnsucht – Abstoßen: Dies spiegelt sich auch in Beziehungen zu anderen wider.

Weil du nicht liebevoll zu dir sein kannst, wirst du auch einen Partner anziehen, über den du dich ärgerst oder bei dem du dich traurig fühlst.

Du suchst zu stark außerhalb von dir; du identifizierst dich mit anderen, so dass du dich als „leer" empfindest. Du hast Angst vor dir, du erkennst nicht wirklich deinen Wert!

Fühlst du dich verzweifelt, weil du in einer Beziehung nicht wirklich in Liebe nah zu deinem Partner kommen kannst, oder weil deine Beziehungen ohnehin immer schief gehen oder auseinander brechen? So liegt die Ursache hierfür bei dir selbst: Solange du dich nicht ganz und gar traust, DU SELBST zu sein, dich in Liebe zu entdecken und zu schätzen, solange du dich nicht als Einheit empfindest, kannst du unmöglich in Harmonie mit einem Partner leben.

Du kehrst dir, möglicherweise deinem Körper den Rücken zu; du empfindest dich als dumme Gans / dummen Tölpel, suchst nervös und verwirrt nach einem Ausweg; du versteckst dich im anderen. Du fühlst dich gelangweilt, von deinem tiefsten Selbst, von deinem Herzen abgeschnitten, weil du nicht wirklich an deinen autonomen Wert glaubst, weil du überhaupt nicht siehst, wer du *bist*.

Kernlösung

Dich entfalten, entdecken, beleuchten…, nach Seele und Körper. Schlage einen anderen Weg ein: Lasse dich nicht mit dem / der anderen verschmelzen, sondern komme zu einer Fülle in dir selbst.

Sei dir deines spezifischen Wertes und deiner Möglichkeiten bewusst! Sei liebevoll zu dir, schaue tief in deine reiche Gefühlswelt, setze alle deine potentiellen Energien in Kreativität um, lebe aus deinem Herzen heraus, spüre deine Sehnsüchte, genieße das irdische Schöne, höre auf damit, dich zu erniedrigen!

Sei deiner Natur treu, so dass *die* Menschen, die wirklich zu dir passen, zu dir kommen können.

Wachse zu einer Einheit in dir heran, schenke deinem Herzen, was es verdient, so wirst du warme Kontakte mit anderen schließen.

Ein ehrliches Offensein für dich, und dich nicht länger mit anderen „füllen", sondern mit dem Reichtum deiner selbst.

Erniedrige dich nicht: Sei stolz auf dein *wirkliches* Selbst!

Bewegliche Flecken, Spinnweben, Stäbchen, Streifen oder Kreise sehen

trübe, verschwommene Sicht, Skotome

Kernursache und Kernlösung

Mit einem gekreuzten Querbalken vor deiner Brust, der zum einen aus einem instinktiv-animalischen Arm und zum anderen aus einem messerscharfen Dolch besteht, so gibst du dich nach außen hin. Hart und in Abwehrhaltung. Du willst nicht; du wirst scharf schneiden und instinktiv-aggressiv reagieren, wenn man möchte, dass du deine Meinung änderst. „Lasst mich in Ruhe“, schreit es wütend in deinem Inneren. Du sorgst, koste, was es wolle, dafür, dass niemand in deinen Bereich eindringen kann. Du hast Angst, wehrst ängstlich ab, die Hände förmlich vor deinem Gesicht. Es interessiert dich nicht; du machst nicht (mehr) mit! Innerlich möchtest du es manchmal gerne „herausposaunen!“; tief in dir wohnt eine Ur-Trauer, die folglich eine Lösung von Grund auf erfordert.

DU BIST KEIN OHNMÄCHTIGES, KLEINES, TRAURIGES, LIEBLOSES UND VERLASSENES KIND. Im Gegenteil, du bist ein Mensch, der sich dessen bewusst werden darf, dass jede Trauer daraus hervorgeht, dass er / sie sich in seiner / ihrer inneren Größe verkennt und sich zu wenig Liebe schenkt. Löse dies im Kern der Sache! Löse dich von anderen, und komme nun bei dir selbst an: DEIN GROSSES ICH, darauf läuft es hinaus! Du, der / die an diese gewaltigen Schöpfungskräfte GLAUBT, die in dir stecken.

Du fühlst dich nicht länger vom Leben „zurückgesetzt“; du *weißt,* dass du dich vor nichts und niemandem zu schützen brauchst. Du tust dir nicht mehr weh, dadurch dass du in selbst-verteidigendem Sinne messerscharfe Kräfte entwickelst. Du wehrst nicht länger ängstlich ab, weil du jetzt aus dem Wissen heraus lebst, dass du ein GUTER Mensch bist, ein Engelsmensch, der sein Leben selbst in der Hand hat, der sich die Liebe gibt, die er braucht, um ewig genährt zu werden…

Es stürmt und boxt in deiner Seele, in deinem Innersten, und du willst dagegen angehen, gegen das Böse, aber sei dir darüber im Klaren, dass der Feind nicht außerhalb von dir wartet…, dass es keinen Sinn macht, gegen etwas außerhalb von dir zu kämpfen, sondern dass das, wogegen du dich auflehnst, IN dir gelöst werden muss. Die äußeren Umstände sind lediglich eine Folge deines inneren Zustandes. Also finde eine Lösung: Tief, ganz tief in dir! Lasse nicht zu, dass deine Aggression und Wut sich auf andere, auf die Situationen richten, sondern schaue tief in dich selbst hinein.

Denn das Leben gibt dir zu erkennen, dass es jetzt genug damit ist, die Ursache deines Schmerzes und deiner Trauer außerhalb von dir zu suchen, dass du IN FRIEDEN und LIEBE zu dir selbst kommen musst. Du darfst dir nun vollkommen dessen bewusst werden, dass die Ursache allen Übels in dem Unglauben liegt, in dem Zweifel an deinem eigenen Sein, deinem eigenen ICH, deinem Können… Du zweifelst daran, ob du wohl sein KANNST, ob du so existieren *kannst,* wie du als ICH in deinem Körper, in der irdischen Materie bist. Ob du nicht *anders,* nicht mehr, nicht wie der „Geistesgott“… oder vielleicht gar NICHT sein musst.

Es geht hier im Keim also um eine vollkommene Infragestellung, ob „DU“ Sinn machst und das Leben, so, wie es sich in dir und über dich manifestiert. Die Lösung hierfür ist ein JA-Sagen zum Leben, zu deinem ICH und deiner Lebensform, in vollkommener Hingabe. Du bist gar kein Wurm, sondern ein VOLLER MENSCH mit seiner Würde: Alles auf Erden hat seinen Sinn, seine Aufgabe innerhalb des Lebensgeschehens, also auch du! Zweifle nicht daran. Einmal bist du aus der Lebensquelle geboren: Bringe dich jetzt einen Schritt weiter… Unbewusst versuchst du wieder zurück zu kriechen…, tue dies nicht länger, und trete im vollen Tageslicht deines Seins zum Vorschein! Klettere hoch, steige nicht in die endlosen Tiefen herab: Dort gibt es keine Lösung. Schaue WEITER, gucke nach oben, nicht nach unten, wo sich die Schlangen in ihrer Kuhle winden. Gehe jetzt endlich *selbst* weiter: Zögere nicht, du selbst zu sein! Erkenne deine eigene innere Größe an.

Vielleicht hast du schon immer nach „Schutz" suchen wollen..., nach einem Unterschlupf für dein Gefühl, lediglich „in Frage gestellt" zu existieren. Nicht entschlossen, nicht bestätigend: ICH BIN. Du hast dich und dein Leben selbst in Frage gestellt. Du hast nur „in Form einer Frage" gelebt: „Darf... ich... wohl... sein?? Kann... ich... wohl... als ICH... im... Leben... sein??" Eine eher nicht-*wirklich*-an-das-Leben-glaubende Tendenz. Vielmehr dich vollständig hinter den Kulissen des Lebens zu halten..., durch eine UNZUREICHENDE ANERKENNUNG DEINES HÖCHST-EINZIGARTIGEN ICHS aus Dankbarkeit und Ehrerweisung!

Du solltest endlich den Wert deiner selbst erkennen, anerkennen und dich durch keine einzige Nein-Sphäre mehr zurückdrängen lassen.

Möglicherweise rufst du Lebensumstände hervor, die eine Widerspiegelung dessen sind, wodurch du die Neigung entwickeln kannst, dich immer mehr in eine passive, verleugnende, zurückgezogene Haltung zu drängen. Das Leben FORDERT eine REVOLTE IN DIR, innerhalb der Mauern deines Seins! Es fordert eine Auferstehung, ein Emporsteigen aus deinem „Nein"-Sagen, aus deinem Zögern! Mache Schluss mit dem Gefühl des Nichts-Seins. Breche mit voller Kraft durch.

Äußere dich, manifestiere dich so, wie du es fühlst, und schere dich einen Dreck darum, was andere über dich sagen oder denken. ÄUSSERE dich, SPRICH, MANIFESTIERE dich so, wie du es fühlst, und sei frei darin. BAHNE dir EINEN WEG..., einen Weg, der zu immer mehr Im-Leben-Sein führt, einen Weg, der niemals endet, weil du dich sozusagen „vermehrst": Du wirst immer mehr dir selbst ähneln! Du hast es jetzt ganz klar vor Augen: *Das* BIN ICH, und ICH darf als ICH da sein!

Mit Freude und (Selbst-)Liebe führst du nun dein Leben. Innerer Frieden mit dir; ein absolutes „Ja"-Sagen zu dir, zum Leben, in der Seinsform, die du bist, so, wie sich das Leben in dir manifestieren möchte. Du verkriechst dich nicht mehr! Du manifestierst dich in voller Pracht und *weißt, spürst,* dass du sein darfst, wer du bist, wie du bist, dass du du selbst sein *musst,* ohne Aufschub, ohne dich einen Pfifferling darum zu scheren, was ein anderer über dich zu sagen hat! Du übernimmst voll und ganz die Verantwortung für dich und dein Leben, das in deinen Händen liegt. Selbstsicher, selbstbewusst und liebevoll!

Juckende Augen

Kernursache und Kernlösung

Eigentlich willst du in dir „weiter hinauf"; du willst weiter, möchtest wachsen, aber du hast das Gefühl, dass es nicht gelingt. Möglicherweise stößt du auf Hindernisse, durch die du dich durchboxen willst, aber du solltest erkennen, dass diese Hindernisse nur dann da sind, solange du innerlich nicht „weiter hinauf" gehst, solange du nach der Überzeugung lebst, dass es innerlich alles nicht gehe und du dich infolgedessen zuweilen zu stark nach außen durchdrücken willst, auch da, wo es gar nicht sein muss, oder dort, wo die Zeit noch nicht reif dafür ist. Du stößt dann mit einer Mars-Kraft nach oben und weiter, aber es herrscht ein Widerstand des Lebens in dir oder besser: Dein lebender Selbst-Kern ruft eine Art von „Mauer" hervor, womit dir „Einhalt" geboten wird.

Du solltest außerhalb von dir nicht weiter vorstoßen, ob es nun darum geht, dich zu beweisen, etwas zu leisten oder unbedingt irgendwas zu erreichen (wortwörtlich oder bildlich gesprochen). Du darfst es einen Moment loslassen, um jetzt zu *wirklichem* Wachstum zu kommen.

Unbewusst willst du tiefer graben, zu den Plutonischen Tiefen vordringen, dorthin, wo du die allertiefste Lösung für deine Probleme finden kannst, und du hast eine ganze Menge dafür übrig. Du siehst nicht ganz klar: Du möchtest unbedingt eine Lösung für ein bestehendes Problem finden, was du nicht vollkommen klar überblickst.

Die Ursache für dieses Signal, die Tatsache, dass du dies zu dir holst, hat mit der ANGST zu tun, das zu verlieren, was du hast, auch mit der Angst, ins „Nichts" weggesaugt zu werden, was dein Ende bedeuten würde..., also hältst du dich am Schilfrand des Ufers fest, an dem Strohhalm, den du zu packen bekommst, am Steinrand des Schwimmbades, aus Angst, vollkommen verschlungen zu werden, ja, von etwas nach unten geschleift zu werden, worauf du keinen Zugriff zu haben scheinst.

Das erinnert an die Symbolik des Schweifsternes des Großen Bären: Benetnasch.[40] Es kommt darauf an, sich für eine Bewusste Meisterschaft über diese Urkräfte in dir zu entscheiden; das ist nur dann möglich, wenn du dich nicht unter, sondern über die Situation stellst, wenn du nicht nach der Überzeugung lebst, dass etwas oder jemand beziehungsweise eine Energie dich einfach so fertig machen könnte! Baue diese Überzeugung zu deinen Gunsten um! Nur DU hast deinem Leben etwas zu sagen; was du daraus machst...: Das hängt alles VON DIR AB! Komme jetzt zu dir, und schüttle dich wach, hier in der Realität: DU hast das Ruder jetzt feste in der Hand und lässt es nicht mehr los.

Du hast genug Schläge erfahren und willst nicht mehr auf diese Weise weitermachen. Fälle also eine Entscheidung, und richte dich auf! Richte dich vom Rücken her auf, aus Stolz auf dein inneres Sein, und springe ab, wo Negatives beziehungsweise negative Überzeugungen dich herunterziehen werden! Das hat lediglich damit zu tun, dass du nicht glücklich bist, dass du ein solches Signal zu dir geholt hast: Also wende dich dem Höheren, dem Guten zu, und schaue dich nicht mehr um! Lasse nicht länger zu, dass dich irgendwelche Nebensächlichkeiten aus der Bahn werfen, und richte dich zu Höheren Gefilden auf, dorthin, wo Liebe auf höchster Ebene zu Hause ist. Der Weg zur Gegenwart ist von großer Bedeutung, bleibe in deiner eigenen Gegenwart; halte dich weder mit deinen Gedanken in der Vergangenheit auf, noch in erdachten, negativen Situationen..., denn das bringt dich nur ins Hintertreffen.

Die Chance, die das Leben dir jetzt bietet, ist erstaunlich groß! Die Gelegenheit, mit allem reinen Tisch zu machen, was dich bislang daran gehindert hat, als guter und schöner Mensch wirklich zu leben, schön im wahrsten Sinne des Wortes. Hole dir keine anderen Gedanken in den Sinn, als die, die das Leben in dir Nähren; nähre nicht länger das Düstere. Lasse alles hinter dir, was dich zu Fall bringen könnte, weil du dasitzt und träumst und über etwas grübelst, das JETZT nicht ist! Lasse die Neptunschen Sphären weit aus deinem Kopf fortziehen, um im Sein deines Hier-und-Jetzt VOLLKOMMEN zu ERWACHEN: Hier ist das Glück, das Paradies. Niemand anders kann es dir geben. SCHENKE es mit voller Liebe dir selbst!

Es herrscht eine gewisse Kälte, eine „Nichtsheit". Du hältst dich zu abwesend, flach, im Bereich von Null. Du bleibst zu „vage", zu weit im Hintergrund des Lebens, dort, wo es kalt ist, zu bleiben. So trete nun ins Sonnenlicht deines eigenen Wesens. ERKENNE diese Gotteskraft in dir, und lasse nicht zu, dass selbst-zerstörerische Gedanken dich noch länger quälen. Die Ursache für dieses Signal liegt in der uralten, eingebrannten Überzeugung, dass DU als ICH ein Nichts wärest, als ICH für dich selbst, um deiner selbst willen, in dieser Existenz nichts zu bedeuten hättest... Das ist natürlich Unsinn! Aber es ist an dir, in dieser Sache einen KLAREN EINBLICK zu

[40] Lies über die psychologische Symbolik dieses Sternes in *Benetnasch, der Stern im Schweif des Großen Bären* nach. Dieses Buch ist bei Erscheinen des vorliegenden Werkes noch nicht in deutscher Übersetzung erhältlich.

gewinnen und auf dieser Ebene eine WAHL zu treffen: Gibst du dir viel Bewegungsfreiheit im Leben, allen Raum, der dir zusteht? Oder weigerst du dich, als ICH, als Großes, unverkennbares ICH BIN zu existieren? Höre auf damit, dir selbst nicht zuzugestehen, in der Realität des Jetzt, deiner Ich-Geisteskraft in deinem herrlichen IRDISCHEN KÖRPER aus Fleisch und Blut, in deiner eigenen Realität zu LEBEN.

Dunkle Pfade dürfen jetzt verlassen werden. Die Zeit ist angebrochen, dich auf den mit Licht durchfluteten Weg zu begeben: Dorthin, wo dir das Leben IN dir... den Weg zeigt! Dieser Weg ist von leuchtenden Laternenpfählen gesäumt und umgeben; das wunderbare Licht auf diesem Weg heißt Lebenslicht und entspringt dem Lebensherzen selbst, es kommt aus dem Herzen, das so dankbar und froh darüber ist, sein zu dürfen. Das Herz, das den Wert des ICHS, deines Einzigartigen Seins erkennt! Selbst-Wert-Bewusstsein ist etwas Prachtvolles, und das Leben wird dich nur darin stimulieren, es zu steigern.

Dann wird es dir leicht zu Mute; du wirst dir deines Wertes, deiner Talente und deiner Lebensqualität bewusst, ohne dass sie mit Leistung verbunden sein müssten! Jeder Mensch ist einzigartig: Auch DU bist wie kein anderer, du hast deine Talente und Möglichkeiten, die das Leben nur dir zugedacht hat! Also nutze sie, genieße sie, entwickle alle deine Talente, und stürze dich voller Hingabe ins Leben.

Dein Weg wird nun immer heller werden, ja wärmer, behaglicher, gemütlicher. Du schenkst dir selbst das Lebenslicht, und nichts und niemand kann dir dies noch nehmen. Du badest förmlich in deiner Mandorla.[41] Es besteht keine Dringlichkeit, kein Bedürfnis danach, von außen unterstützt zu werden, denn du stehst jetzt stark und fest auf deinen eigenen Beinen. Und von dieser harmonischen Kraftkugel ausgehend, die du bist..., erlebst du herrliche Begegnungen mit anderen. Lasse diesen Weg ewig andauern..., drehe dich nie mehr in die Vergangenheit um. Das Glück liegt in dieser weiteren Selbst-Werdung, in dieser wunderbaren Entfaltung deines Wesens.

[41] Lies hierzu mehr in *Die Zwölf Tore des Prinzen Sirius* nach. Dieses Buch ist bei Erscheinen des vorliegenden Werkes noch nicht in deutscher Übersetzung erhältlich.

Gereizte Augen (Prickeln)

Kernursache

Es handelt sich hierbei nicht um eine plötzliche emotionale Erregung, sondern um ein fortwährend reizendes Gefühl.

Dein Kopf platzt förmlich vor emotionalen Eindrücken; du spürst Schmerz und Trauer, du erinnerst dich an schmerzhafte Erfahrungen, du steckst voller überwältigender Energien, dein Herz ist verletzt, deine Aggression wird durch deine Verletzbarkeit abgemildert.

Du erlebst deine starke Basis zu wenig, du vertraust nicht wirklich auf dein tiefstes Selbst, fühlst dich nicht imstande, wirklich zu tun, was du dir wünschst, und du wünschst oder begehrst sehr viel, gefühlsmäßig, materiell oder sexuell; du kannst dir die Person oder das Objekt deiner Sehnsucht nicht aus dem Kopf schlagen, bis es dir zu viel wird. Du würdest bestimmte Dinge wohl gerne forcieren, weil du dich als ohnmächtig erfährst. Du versuchst, deine Gefühle und Sehnsüchte unter Kontrolle zu halten, du meinst, dich vollkommen zu beherrschen, aber du hast Angst davor, dass diese Brücke sich plötzlich durchbiegen wird.

Angst und Schmerz, ein Gefühl, zusammengedrückt zu werden, sich nicht wirklich so ausleben zu können, wie du es gerne würdest, eine Selbstunterdrückung, du versuchst, über deinen Emotionen zu stehen! Aber deine Gefühle schreien nach Anerkennung, nach einem tatsächlichen Durchbruch in deinem Leben.

Du hast zu viele Gefühle und Taten in deinem Kopf, anstatt sie wirklich zum Ausdruck zu bringen und tatsächlich zu erleben.

Kernlösung

Eine ruhige, allmähliche Entfaltung deiner Gefühle und Sehnsüchte, nicht forcieren, nicht länger deinen Kopf überbelasten, sondern *machen*, erleben, gestalten, nichts anstauen, eine freie Durchströmung deiner inneren Kräfte zulassen. Bewusstsein und Körper verschmelzen lassen; nicht zu einem Teil von dir auf Distanz gehen. Lasse die Vergangenheit los, und entwickle stetig deine kreativen Energien; äußere deine Wünsche, und verharre nicht in dir selbst, fühle dich stark in dir, mit beiden Füßen auf der Erde, und konzentriere dich nicht auf unwichtige Details; lebe aus deinem Sonnenzentrum heraus, und halte keine Energien zurück, lasse dich nicht an dir vorüberziehen, lebe hier-und-jetzt, Schritt für Schritt, stetig, reguliere dein Gaspedal voller Vertrauen, ohne dabei etwas zu überstürzen. Sei dankbar für heute, und weine nicht über das, was gestern war oder morgen sein wird. Du bist der / die Schöpfer(in) deiner Lebensumstände.

Rote Augen

Kernursache

Du wehrst dich hart gegen den Griff von Emotionen, in denen du dich gefangen fühlst.

Du hältst dich zu deinen Gefühlen auf Abstand; du verdrängst gewisse Ängste und Trauer oder Schmerzen, du lässt nicht zu, dass Gefühle die Überhand über dein Ich gewinnen. Du kämpfst gegen deine Emotionen, weil du nicht wirklich stark verwurzelt bist und diese Gefühle in gewisser Hinsicht für dich eine Bedrohung darstellen könnten. Du gibst dich stark, zeigst dich verbissen, obwohl dein Herz so weich und verletzbar ist.

Du würdest sogar damit hinter dem Berg halten, dass du ein gutes und großes Herz hast, du traust dich nicht, deine „weiblichen" Anteile zu zeigen. Im Gegenteil, du wehrst dich Mars-haftig, auf eher aggressive Art und Weise, gegen deine eigenen Gefühle. Du kämpfst dafür, über der Trauer oder über den Emotionen zu stehen; innere Tränen oder Spannungen werden verdrängt und beherrscht.

Kernlösung

Lasse zu, dass dein männlicher, starker Anteil in dein übriges Wesen integriert wird; traue dich, dich zu spüren, spontan, schäme dich nicht für deine Gefühle, sei nicht wütend auf deinen Schmerz, erlebe die Kraft deines inneren Selbst, entwickle dein Leben Selbstbewusst, lasse dein Herz nach außen strahlen, sei du selbst, ohne Zweifel.

Fühle dich in deiner eigenen Basis beschützt und sicher. Lebe nicht steif wie ein Brett; lasse zu, dass Gefühle sich auch über den Körper äußern. Spanne dich nicht an, forciere dich nicht, mache dich zum Meister über dein Leben, und gib dir die Freiheit, auch auf der Gefühlsebene locker zu sein. Unterdrücke nicht dein Weichsein!

Augen, tränend, wässrig, klebrig, eventuell eiternd

Kernursache

Bedächtig, langsam, vorsichtig, ZURÜCK-GEHALTEN..., nicht wirklich mit den Energien, womit du gefüllt bist, nach außen gehen. Du hältst dich (unbewusst) zurück, nach vorne zu schießen. Du bekommst keinen wirklichen Zugriff auf die Realität; du wohnst noch zu stark in den unbewussten oder *verschwommenen Sphären deiner selbst.* Das Gefühl in einer Traumsphäre zu wohnen und diese nicht in die Realität umsetzen zu können. Wie in einem verlangsamten Film, wie in einem Traum: Du reichst nicht wirklich „heran". Du irrst weiterhin in Gedanken, Sehnsüchten, Begierden, Energien umher...; du wartest einen Moment... *und zögerst, von deinem ICH aus weiterzugehen.* Das gibt dir ein frustriertes Gefühl, ein Gefühl, eingeschlossen zu sein. „Ich will hieraus!". Aber du bleibst stehen, du tust nichts, du kommst mit deinem ICH im Hier-und-Jetzt der Realität nicht wirklich durch. Dennoch schreit das Lebens-Wasser danach, frei und auf eine wohltuende und kreative Weise strömen zu dürfen.

Kernlösung

Energien durchströmen lassen! Anpacken! Machen! Aktion! Dampf ablassen wie ein Stier, der durch die Nüstern schnaubt. Mache reinen Tisch mit deinem Ohnmachtgefühl, „ich kann nicht“, mit deiner Überzeugung, alt zu werden und zu verfallen, in dem Sinne, weniger aktiv oder beweglich zu sein, und in Frage zu stellen, jenes noch machen zu können, was du für dein eigenes Wohlbefinden tun möchtest/musst. Konfrontiere dich mit den negativen Überzeugungen bezüglich deiner so genannten „Schwäche“, worauf der Körper dann tatsächlich mit hemmenden Signalen, mit körperlichen Erscheinungen reagieren wird. Die Energie stagniert.

So trete für das Leben ein! Vertage nichts! Anpacken ist die Botschaft! Fühle dich stark in deinem Körper, ganz nah bei dir, von einem starken Rückgrat getragen. Engagiere dich für die Dinge, und fühle dich gut, stark im Fleisch und mobil. Flüchte nicht vor deinem Körper: vor der Geisteskraft in deinem Körper; du bist aus einem Guss. Mache kurzen Prozess mit Trägheit und Selbstzweifel, und komme zu der körperlichen Arbeit, die gut für dich ist: Ob es nun um Putzen, Schreiben, Mauern oder Tanzen geht…; lasse diese Energien in dir durchströmen, und bremse sie nicht länger! Lebe nicht länger in „Gedanken“. Lebe, sprich, sei kreativ, mache! Eine aktive Anteilnahme am Leben, an deinem Körper, an dir. Erträume dich nicht, sondern komme mit beiden Füßen auf den Boden in die Realität des Hier-und-Jetzt.

Lies weiter: Linkes Auge, Rechtes Auge.

Augenentzündung, allgemein

Kernursache

Angst und Ohnmacht: Dies führt zu Aggression, Wut. Etwas Bestimmtes kannst du nicht loslassen: Du fixierst dich, nahezu zwanghaft, auf eine Sache. Auch wenn du dich selbst dadurch vernichtest, selbst wenn du dein Leben dafür lassen würdest, Hauptsache stur daran festhalten, ohne Unterlass.

Du bist traurig, hast Herzschmerz; vielleicht hat dich ein bestimmtes Ereignis schwer getroffen, etwas, das dich jetzt vollkommen zu beherrschen oder in Besitz zu nehmen scheint.

Du Siehst lediglich *das;* es kann dich ganz besessen machen. Du entwickelst tiefe Ängste und dunkle Gedanken, Wut und vielleicht sogar Rachsucht oder sadistische Gefühle…, aber im Grunde genommen handelt es sich um eine wütende Ohnmacht dir selbst gegenüber. Dasjenige, der Gedanke oder das Ereignis, das dir bedrohlich erscheint, macht dich hart: Feurige, scharfe Energien, tiefe Emotionen strahlen stark rot nach außen. Aber du siehst nicht klar, oder du weigerst dich, der Wahrheit ins Gesicht zu sehen, der Wahrheit, die in dir liegt.

Kernlösung

Milderung und Sanftheit: Erkenne, dass es hier um deine eigene Ohnmacht geht. Komme zu einer klaren Einsicht, warum bestimmte Geschehnisse sich jetzt ereignen; jede Situation in deinem Leben hast du durch deine Erwartungen an das Leben unbewusst selbst hervorgerufen. Erkenne nun diese selbstbewusste Sonnenkraft tief in dir; mache nicht den anderen Vorwürfe, sondern kehre dich nach innen, beobachte deine Gefühle. Lasse das los, was dich daran hindert, froh zu leben; gucke unter die Oberfläche, und entdecke dein tiefstes Selbst. Sieh dir an, wie du alles in deinem Leben erneuern kannst, wie du einen anderen Weg ausbauen kannst. *Lasse* dich nicht länger durch veralterte Wahrheiten aus der Vergangenheit leiten: Fixiere dich nicht, lasse los, so dass der Weg für das, was wirklich gut für dich ist, offen ist. Schieße nicht mehr mit Pfeilen; mache dich nicht länger traurig; werde Herr der Situation.

Innerer Frieden, Liebe zu dir.

Bindehautentzündung

Konjunktivitis

Kernursache

Eine kalte, reservierte, zurückhaltende, distanzierte Haltung dem Leben und den anderen gegenüber. Eine Kälte, die dich gefangen hält; du bist nicht wirklich in dir, in deinem Körper präsent; kritisch und auf Abstand, nicht warm am Leben partizipierend.

Nach außen hin trägst du vielleicht eine Krone aus Gold und sitzt auf einem hohen Thron, aber du stößt andere mit scharfer Aggression weg, „Rühr mich nicht an!". Ein Gitter zwischen dir und dem irdischen Leben; du denkst, träumst oder schwebst davon, wie ein lebloser Mensch.

Du schaust geringschätzig, kritisch von oben herab, ohne Liebe auf das Leben und darauf, was um dich herum geschieht, du gehst auf Abstand.

Die tiefste Ursache für diese Haltung ist: Angst. Dein Herz ist kalt, weil du in erster Linie zu wenig auf dein tiefstes Selbst vertraust; du bleibst an der Oberfläche. Von deinem eigenen Seelenkern, von deinem warmen Herzen abgeschnitten, fühlst du dich nicht wirklich als Teil des irdischen Lebens. Du weigerst dich, dein Bewusstsein in deinem Körper als warmen Motor intensiv existieren zu lassen; du nimmst, aus Angst und Unsicherheit, nicht deinen Platz ein, weil du dich von deiner starken Basis getrennt hältst. Deine Energien, Kräfte und Gefühle werden somit zurückgehalten, wodurch du dich selbst verbrennst.

Mit Gefühlen und Gedanken bleibst du an deinen sensibelsten oder schmerzhaftesten Erinnerungen haften. Du hast solche Angst, dass andere, neue Erlebnisse dich vernichten könnten, dass du immer weiter in höhere Sphären flüchtest, immer weiter in eine nostalgische, romantische Traumwelt zurückgezogen, in ein Märchenschloss, aber gleichermaßen nimmt deine Angst zu und bekommst du dein Leben hier-und-jetzt immer weniger Bewusst in den Griff.

Du möchtest den Traum auch in die Wirklichkeit projizieren; du lebst nicht wirklich mit beiden Füßen auf der Erde. Schließlich lässt du dich hängen; Widerstand gegen das Leben hat auch keinen Sinn mehr, du kannst es alles nicht mehr mit ansehen; Herzschmerzen und Trauer, wie auch schwere Todesgedanken oder Angst vor dem Tod überspülen dich jetzt geradezu.

Kernlösung

Deinen Ängsten und deiner Kälte dadurch ein Ende machen, dass du dich sehr intensiv Bewusst hier-und-jetzt erlebst. Lieb und warm dir selbst gegenüber, hilfsbereit anderen gegenüber.

Schließe das Kapitel Vergangenheit ab; flüchte nicht in irreale Sphären, sondern komme mit beiden Füßen feste auf den Boden. Sei dir darüber im Klaren, dass du die Ursache für alle deine Lebensumstände bist. Bist du davon überzeugt, keine Liebe zu verdienen, und dass die anderen dich immer wieder verletzen werden, dass alles im Leben und in Beziehungen ohnehin wieder schief gehen wird? Dann wirst du in der Tat die Bestätigung dessen in Form von gewissen Gegebenheiten zu dir holen.

Sieh dir jetzt also sehr genau deine inneren Erwartungen an, die du an das Leben, an deine Zukunft hegst: Sieh dir an, wie du dich verbrennen lässt. Ändere diese negativen Überzeugungen; ergreife das Leben mit beiden Händen, und gestalte dein Leben selbst, anstatt zuzusehen.

Eine selbstbewusste, entschlossene Teilnahme am Leben, mit Liebe für das Sinnliche, Körperliche und mit Respekt vor deinem Herzen und dem Herzen der anderen. Steige auf die warme Erde nieder, komme intensiv und nah in dich selbst, mache deiner Trauer ein Ende, die die Folge einer Verleugnung deiner Realität und deiner schöpferischen Möglichkeiten, aus dem JETZT heraus, war.

Hornhautentzündung

Keratitis

Kernursache

Eine äußerste Wut, ein Drang zu aggressiven Taten infolge eines gewaltigen Gefühls von Ohnmacht, Trauer, Schmerz und tiefer Angst.

Eine tief verborgene Traurigkeit macht dich bissig und hart; du hast solche Angst: „Was werde ich jetzt wohl wieder sehen?“; du vertraust nicht deiner Natur, du fühlst dich von deinem tiefsten Selbst abgeschnitten.

Du fühlst dich in einer eisernen Struktur gefangen; andere können dich durchleuchten und verletzen, wie es ihnen gefällt, du hast Angst vor dem Schmerz, den man dir noch zufügen wird. Du fühlst dich wie ein machtloses Insekt, das strampelnd auf dem Rücken liegt; ja, du würdest mit deinen Klauen greifen und mit aller Kraft vorstoßen wollen, aber du weißt nicht genau, wohin du deine Aggression richten sollst... Du hältst dich zurück, tatsächlich zu gesunder Selbstverwirklichung zu kommen, deine kreativen Energien zu entwickeln, deine Gefühle frei existieren zu lassen und sie nicht länger in einer erstickenden Struktur zu unterdrücken, was zu vulkanischen Ausbrüchen von zu lange angestauten Kräften führen wird. Du drängst einen wichtigen, natürlichen Teil von dir weg!

Kernlösung

Heiße dich willkommen, verdränge nicht länger, sondern gestehe deinen Gefühlen und Energien zu, frei zu fließen; halte dich nicht mit einer harten Barriere zurück, gehe darüber hinweg, und blockiere dich nicht länger. Du brauchst keine Angst vor deinen Gefühlen, vor deiner Natur zu haben: Du bist nicht schlecht, erkenne deine Schönheit an! Komme jetzt zur Ruhe, empfinde es friedlich in dir, sei lieb und weich, gestehe dir zu, zu wachsen, nimm diese gewaltigen, potentiellen Kräfte in dir an, und setze sie flexibel in Aktion um! Schenke deinem tiefsten Selbst dein Vertrauen, fühle dich sicher, sorge gut für dich, lasse Frieden zu, Entspannung.

Lasse es alles zu dir hereinkommen, ohne Widerstand, öffne dich weich, entdecke Humor und Flexibilität, gib dir Liebe, anstatt negative Erwartungen zu hegen, so dass du das Schöne zu dir holen wirst.

Regenbogenhautentzündung

Iritis

Kernursache

Aggressiver Aufstand, ein radikaler Widerstand, ein Schrei nach mehr Freiheit, nach mehr Raum. Du fühlst dich tief verletzt, du musst etwas in deinem Leben durchlassen oder zulassen, was dir überhaupt nicht leicht fällt. Man tut dir weh, du willst weg. Möglicherweise eine massive Reaktion auf Unverständnis und Schmerz, die du vielleicht in einem früheren Haus erfahren hast.

Du fühlst dich unverstanden, willst ausbrechen, du bist kurz davor, zu explodieren. Tiefste Ursache für ein „widerspenstiges, aggressives“ Verhalten, für dieses „zuerst Ich“ ist wohl: eine tiefe Angst, eine Ohnmacht, ein Gefangensein in deiner eigenen Unsicherheit; du liebst dich nicht wirklich, du verkennst die Kraft deines tiefsten Selbst; du schenkst dir keine Wärme oder Liebe, du flüchtest vor diesen Ängsten und vor deinem Schmerz und setzt dich von anderen ab. Selbst bleibst du eher unbeweglich, passiv gefangen, frustriert, und deine eigene Ohnmacht macht dich rasend. Dunkle angehäufte Gefühle, bis du aus deinen Fugen berstest. Du SIEHST nicht wirklich klar in dir, du suchst in der Tiefe, aber dann bekommst du wiederum Angst vor deinen Emotionen und flüchtest wieder an die Oberfläche; eine Flucht weg von dir, nach Luft schnappend. Du bist von deinem tiefsten Selbst abgeschnitten, orientierungslos.

Kernlösung

Der Weg zu deiner Befreiung liegt in deinem tiefsten, göttlichen Selbst: Wende dich diesem inneren Kern zu, spüre deine starke Basis, und suche nicht außerhalb von dir nach einem Halt, erwarte nichts von anderen, mache ihnen keine Vorwürfe, weil du in dir alle Liebe und Weisheit leugnest. Entdecke das Schöne in dir, die Farbenpracht und das deine Sinne Schmeichelnde im Leben: Fühle dich mit den reinen, strahlenden, weichen Formen und Linien in deiner Seele, in deinem Umfeld verbunden. Sicher und klar deine Richtung bestimmen; ein deutliches Gleichgewicht in deiner Existenz, eine Reinwaschung negativer Gedanken, destruktiver Gefühle. Entdecke deine edlen Talente, deine sinnliche Kraft, deinen Körper, die sinnlichen Färbungen in deinem Leben. Benutze nicht nur die schwarze Farbe deiner Palette, sondern male dein Leben in allen Farben des Regenbogens aus, mit Freude und Optimismus.

Horte deine Möglichkeiten, deine starken Energien nicht länger; sei deinem eigenen Wesen treu, und erwarte nicht von anderen, dass sie dich verstehen. Wage es, du selbst zu sein, kämpfe dich innerlich frei, komme zu aktiver Entfaltung, lasse die Vergangenheit los, und gehe entschlossen weiter. Erlebe dich als Einheit: eine irdische Existenz auf den urstarken Grundfesten deines ewig lebenden Selbst.

Blind geboren sein

siehe auch blind werden

Babys werden so *mit der unbewussten Überzeugung* geboren, dass sie auf diese Art und Weise eine bessere und klarere Einsicht in sich selbst gewinnen werden, um sich von ihren Ängsten und Unsicherheiten befreien zu können. Mit der Sicht nach innen gekehrt, beginnt eine innere Entdeckungsreise, die zu wahrer Weisheit führen kann.

Auf der einen Seite hat man Angst davor, sich mit der Wirklichkeit zu konfrontieren, weil man nicht vertraut, weil man Angst vor dem Schlechten oder Hässlichen in sich, vor der Trauer in der Außenwelt hat; man fühlt sich wie ein Gefangener seiner Ängste, ein Gefangener der Beschränkungen, die man sich selbst auferlegt (wie: wegen der eigenen Abhängigkeit von den anderen nicht man selbst sein zu dürfen, nicht an die eigene Autonomie, die eigene Schöpfungskraft zu glauben). Andererseits möchte man sich daraus befreien, sich von seinen Ängsten erlösen, sich mit der Wahrheit über sich und das Leben konfrontieren und Schluss machen mit dieser Trauer. Diese Menschen möchten auf die Suche nach ihrem Inhalt gehen, nach ihren inneren Sinnen, nach ihrem wahren Gefühl, unabhängig von der Außenwelt. Es ist notwendig, dass diese Menschen nicht noch weiter von sich weg flüchten, in reine Abhängigkeit von anderen, dass sie sich nicht nur an der Außenwelt festklammern und dabei ihrer eigenen tiefsten Art keine Beachtung schenken. Eine tatsächliche Transformation ist hier notwendig, ein wahrhaftiges Weitergehen, es zu wagen, tief in sich zu schauen, sich von einer dunklen, fatalistischen Lebensvision zu befreien.

Selbstbefreiung; diese Botschaft von innerer Freiheit und wahrhaftiger Weisheit können sie dann an diejenigen weitergeben, die zwar scheinbar sehen, aber blind für den Reichtum in sich selbst sind. Eine Entdeckungsreise zu Freude, Licht, Kraft und innerer Weisheit. Ein sich Zuspitzen auf die Essenz des Lebens, eine faszinierende Suche nach dem Kern seiner selbst. Und ein „Sehen" auf andere Art und Weise, anders als der Durchschnitts-Mensch. Den Reichtum dessen sehen!

Blind werden

Kernursache und Kernrichtung

Fühle dich keinesfalls schuldig: schließlich handelt es sich hier um tiefgreifende unbewusste Muster.

Eine **unbewusste** Weigerung, in dir geboren zu werden. Du kannst oder traust dich nicht, dich und dein Leben wirklich zu durchleuchten; du hast keinen klaren Einblick in dich selbst; möglicherweise hast du die Augen vor schmerzhaften und traurigen Erinnerungen aus der Vergangenheit verschlossen, aber möchtest nicht sehen, dass deine inneren Überzeugungen in Bezug auf dich selbst die Ursache für diese traurigen Erfahrungen waren. Du läufst vor deinem tiefsten Selbst davon. Möglicherweise gibt es überhaupt keine harmonische Übereinstimmung zwischen dem Leben, das du in der Gesellschaft führst und wie du dich innerlich fühlst: So bist du blind für die wirklichen Bedürfnisse und Wünsche deines Selbst; möglicherweise herrscht hier ein innerer Zwiespalt, wobei du dich immer für die Außenwelt entscheidest anstatt für dein inneres Selbst. Verschließt du dich lieber der Wahrheit in deinem Innersten, und lebst du ausschließlich auf die Außenwelt ausgerichtet? Du verschließt dich deinem wirklichen inneren Ich, deinem wahren, natürlichen Sein. Du flüchtest vor dir oder spielst den Vogel Strauß. Abhängigkeit: Du nimmst dir die Freiheit. Liebst du dich selbst nicht, oder findest du dich selbst nicht ‚betrachtenswert'? Wisse, dass jeder Mensch schön ist, wenn er nur von seinem Herzen aus lebt! Jede andere Norm ist falsch.

Anstatt dein Leben auf innere Weisheit und Autonomie zu bauen, läufst du vor dir selbst weg, gaukelst du dir etwas vor. Hast du zu viel Angst davor, dein Leben selbständig zu gehen? Traust du dich nicht an die Konfrontation mit deiner wahren Art heran, weil du Angst davor hast, etwas Minderwertiges, etwas, wofür es nicht der Mühe wert ist, zu leben, zu entdecken? Du klammerst dich an etwas oder jemanden, an einen Partner oder an eine Situation, die du nicht loslassen möchtest, auch wenn du dich auf diese Weise einsperrst. Aber das willst du nicht „sehen". Du lebst nicht aus deinem wahren Selbst heraus; so stagnierst du, kannst du dich nicht wirklich transformieren. Du zehrst von den Überbleibseln der Vergangenheit; du wagst es nicht wirklich, weiterzugehen.

Was die genetische Veranlagung zur Erblindung betrifft: Gene folgen den bewussten und unbewussten Überzeugungen und Programmierungen von uns selbst (lies hierzu die betreffenden Texte zu den Themen genetische Veranlagung und angeborene Abweichungen: siehe Index).

Wenn du innerlich davon überzeugt bist, dass es für dich keinen anderen Ausweg gibt als blind zu werden, dann *lässt* du dich leben, dann werden Gene auf physischer Ebene ihrem negativ programmierten Weg folgen, und du wirst blind. Wir steuern jeden Teil unseres Körpers mit dem Bewusstsein, auch die Gene.

Wenn du dich weigerst, auf diese Stimme tief in dir zu hören, wenn du dich weigerst, ein selbständiges Leben zu führen, auf die Weisheit in dir zu hören, und vielmehr dabei Halt machst, was andere dir sagen, was die Außenwelt dir zu sagen hat; wenn du an der Oberfläche lebst und dich weigerst, die Ursache für jedes physische Leiden in deiner eigenen Psyche zu suchen, dann verschließt du deine Augen vor Wahrheit, dann ruft dein lebendes Selbst eine Blindheit hervor: auf dass du eine ehrliche Konfrontation mit dir selbst eingehen wirst. Auf dass du keine Emotionen mehr verstecken wirst und die ganze Potenz, die in dir steckt, nach außen tragen kannst; eine innere Befreiung. Auf dass du klar in dein tiefstes Selbst blicken und alle Autorität in dich stellen wirst; dass du dein Leben nicht länger von anderen abhängig machst, von einer Macht über dir, und auf dass du dich trauen wirst, ein selbständiges Leben einzugehen, das mit deiner einzigartigen Natur ehrlich im Einklang steht.

Blind zu werden bedeutet auch: dich daran zu hindern, weiter auf die Außenwelt zu schauen; es bedeutet ebenso: dich nicht im Spiegel sehen zu müssen. Gerade weil du zu wenig an dich selbst glaubst, weil du dich zu wenig liebst, äußerlich und innerlich, hast du dich zu sehr vom Auge der Außenwelt, von ihren Worten, ihrem Wissen und ihrer Autorität abhängig gemacht. *Sehende(r) zu werden bedeutet also auch: Dich davon zu befreien, und dich in Liebe zu dir zu öffnen und auf die Wünsche deines Herzens zu hören;* es zu wagen, dich unabhängig und voller Vertrauen für deine wahre Natur einzusetzen und dich von nichts und niemandem von deinem wahren Weg abbringen zu lassen. Kein „Müssen“ mehr, sondern dir mit einem klaren Blick in die Augen zu sehen wagen, weil du, unabhängig von den anderen, deiner wahren Art treu bist. Dich selbst geboren werden lassen, auf eigenen Füßen stehen. Solange du der Überzeugung bist, dass du ein Opfer einer Situation bist, die dich einfach so überfällt, legst du alle Verantwortung nach außen, leugnest du die Macht und die Meisterschaft in dir, die du über dein Leben und deine Gesundheit (inne)hast, so wirst du nicht genesen. Wenn du diesen Prozess umkehrst und dir dessen bewusst wirst, dass Leben und Gesundheit auf deine Meisterschaft warten, dann kannst du deine Augen heilen: Die Realität wird deinen inneren Überzeugungen folgen, ohne dass du Tage lang dasitzen müsstest, um positiv zu denken! Glauben reicht aus, der Körper wird dem folgen. Eine klare Einsicht in die Realität des Lebens wird dich gerade von Ängsten und Trauer befreien, weil du sehen wirst, dass du selbst Schöpfer deiner Welt bist. Und... du findest dich gut und schön und liebevoll, aus deiner höchst-einzigartigen Wesensart heraus. Ja, so siehst du es gerne!

Arcus senilis, Arcus lipoides

ein grauweißer Trübungsring um die Iris herum, in der Hornhaut; kommt vor allem bei älteren Menschen vor, besitzt keinen Krankheitswert

Kernursache

Es wirkt, als ob du in einem Todeskoffer liegst, die Beine und Füße sind kalt, leblos. Unbeweglich, abwartend, bis du gänzlich ‚weggegangen' bist.

Du fühlst dich möglicherweise wie ein Dirigent, der mit seinen Armen den ersten Auftakt vorgegeben hat, und noch einmal ... , und noch einmal, aber es ertönt keine Musik, die anderen reagieren nicht und selbst bleibst du bei diesem Auftakt stecken. Vielleicht fühlt es sich so an, als ob du keine Macht über das Orchester hast, aber ist dies eigentlich nötig? Machtlos, nicht-begreifend versuchst du immer wieder aufs Neue ‚Bewegung' in dich selbst zu bekommen, in etwas Bestimmtes, aber letztlich würdest du aufgeben. Du machst dir Sorgen darüber. Warum gelingt dir etwas nicht? Warum kommst du auf diesem Weg nicht weiter, warum schenkt man dir kein Gehör? Es muss wohl etwas falsch sein. Du kannst an dir selbst zweifeln. Was du früher selbstverständlich fandest, scheint nun nicht mehr in der gleichen Weise zu funktionieren.

Es ist also eindeutig Zeit für Veränderung, Transformation. Erst verstehst du es nicht. Aber öffne dich und vertraue darauf, dass Dinge darum bitten, geändert zu werden, und dass dein lebender Selbst-Kern dir dies schon deutlich machen wird, dich dies deutlich fühlen lassen will.

Die tiefste Ursache dieser Krankheit liegt in dem Gefühl, nicht in der Lage zu sein, dasjenige zu tun, was du gerne tun würdest. Aber stelle dir nun die folgende Frage: tue ich dies im Dienst des Lebens? Du warst es lange Zeit einfach so ‚gewöhnt' und nun hören diese Gewohnheits-Handlungen plötzlich auf, weil das Leben dir Einhalt gebietet. War oder ist es dein ‚kleines Ichlein', das jetzt auf sein innerliches großes ICH hören sollte, das du, als reiner irdischer Mensch, liebevoll in Weisheit anhörst?

Du fühlst dich eingeschlossen wie in einer gläsernen Laterne, und das Licht brennt zwar in dir, doch du kannst nicht nach draußen gelangen. Dies ist eine Art von Lebenssauerstoffmangel, so scheint es.

Da liegt zwar eine Zither oder eine Harfe, aber David kommt nicht dazu, darauf zu spielen ... Warum nicht? Es ist, als ob du die Kraft nicht hättest, aufzustehen und zu tun, zu handeln, zu gehen, aber wisse: du bist es, der nicht aufsteht und auf selbstsichere Weise die Dinge ‚anpackt', verändert; Lebensumstände und Krankheiten sind eine ‚Folge' davon; also: führe Veränderungen durch!

Kernlösung

Schieße los wie eine Rakete geradeaus vorwärts hoch in den Lebensraum. FÜHLE diese enormen KRÄFTE in dir und deine Fähigkeit, in jeder Zelle diese Kräfte zusammenzuballen. Steh auf! Schieße vorwärts! Du kannst es! Erwache zum Leben! FÜHLE! FÜHLE deine Gefühle, deinen Körper, deine Lebensenergien!

GLAUBE! Und TUE! Geh! Höre auf, dich selbst so zu bremsen! Natürlich kannst du Spiegelbilder in dein Leben anziehen: beispielsweise einen Chor, der nicht singen will, wenn du anfängst zu dirigieren. Aber zuerst und vor allem: wisse, dass es bei dir beginnt: voller Feuerkraft, Freude, Glaube an dich selbst, an deine Möglichkeiten, an deine Lebenskräfte beginnst du die Symphonie und in dieser aufkochenden Freude - die du nun *sehr wohl* zulässt - führst du dein Lebensorchester, in erster Linie in dir selbst. Nun kannst du auch in Harmonie wachsen, dein Körper, deine Geisteskräfte. Du treibst deine Transformation voran.

Dein Herz blüht weit auf. Und in aller Freude spielt der Trompeter seine Trompete und der Flötist seine Flöte. Dies ist ein himmlisches Wiederfinden dieser Lebensfreude. Tränen der Lebensrührung steigen möglicherweise in dir auf. Du hast es wiedergefunden, du bist auferstanden: DU, nur du hast dich selbst zum Leben erweckt. Und jetzt keinen Blick mehr zurückwerfen!

Blutungen im Auge

Kernursache

Dein hartes ICH aufrecht halten wollen, deine weichen Gefühle unterdrücken.

Aus Angst, deine Freiheit zu verlieren, oder dass andere dich zu „packen" kriegen oder missbrauchen würden, aus Angst, an deinen Gefühlen zugrunde zu gehen: Du unterdrückst das Weiche, Weibliche, Nachgiebige, Biegsame in dir.

Eine trotzige, harte, eigensinnige Haltung, verhärtete Muskeln, versteinerter Nacken, angespannte Trauer, Gefühle in einer eisernen Zelle festhalten. Ich verschließe mich, niemand hat etwas mit meinen inneren Gefühlen zu tun; eine Weigerung, Gefühle weich durchströmen zu lassen, du versteckst deine Trauer und deine Ängste, du wirst in keinem Fall weinen! Eine äußerste Angespanntheit; das Wasser sucht ein Ventil, der Druck wird zu groß, die Verdrängung fordert ihren Tribut.

Innerer Zwiespalt: Du willst Freiheit, möchtest von jedem unabhängig sein, Unabhängigkeit, Führerschaft und andere von dir stoßen..., andererseits weißt du nicht weiter mit deinen Gefühlen. Unbewusste Ängste liegen dem zugrunde, dass du die warme Liebe, den/die andere(n) „von dir stößt". Ängste, weil du dich nicht wirklich liebst: Warum stößt du dich weg, warum missachtest du deine warme, weiche Sensibilität? Hast du kein Recht darauf; musst du stark und hart sein, um von dir akzeptiert zu werden? Vielleicht wurde diese innere Überzeugung auch in deiner Erziehung bekräftigt.

Kernlösung

Sei auf entspannte Weise für dich, für deine Gefühle, für warme Kommunikation mit anderen offen. Erkenne deinen Wert an, und lasse deine Gefühle als vollwertigen Inhalt durchkommen; verstecke dich nicht hinter einer harten Maske. Hiermit tust du dir *und* deinen Nächsten weh.

Lasse dein Herz sprechen, äußere deine Gefühle mit Worten, Gesang, Kunst, Kreativität. Habe keine Angst davor, du selbst zu sein: Je stärker du mit dir in Harmonie kommst und den „weiblichen" Anteil in deinem Leben zulässt, umso freudvoller wird dein Leben sein. Traue dich, deine Gefühle spontan zu äußern, zu weinen, wenn du weinen musst; verschließe dich nicht länger dir selbst und anderen gegenüber.

Erniedrige dich nicht: Werde dir deiner Möglichkeiten und Talente bewusst, und höre auf damit, dich zur Seite zu drängen. Wenn du dich nicht gerne hast, wirst du traurig und unglücklich sein und wird der

Kontakt zu anderen auch nicht so verlaufen, wie du es dir wünschst. Öffne dein weiches Herz, lasse es nicht länger bluten, komme zu Liebe und Sanftheit.

Farbenblindheit

Farbenschwäche, Daltonismus

Kernursache

Stark verdrängte Emotionen, die in unbewusste Regionen geleitet worden sind, führen dazu, dass du die Dinge nicht mehr so siehst, wie sie „objektiv" sind, dass du dich eine Stufe über das Irdische erhebst und von dieser Höhe aus von niemandem mehr einen Rat annimmst. Ja, du würdest ihnen gegenüber sogar kalt die Nase rümpfen.

Möglicherweise bist du (in diesem oder in einem anderen Leben) von irgendeiner Autorität roh behandelt worden, du wurdest gezwungen, bestimmte Dinge anzunehmen, man ist dir aggressiv begegnet, deine Sinnensorgane wurden dazu gezwungen, bestimmte Sachen zu sehen, zu hören oder zu schmecken. Deine ängstliche Machtlosigkeit war die Ursache für diese Erfahrungen. Als Reaktion darauf entwickelst du eine starke Autorität in dir, möglicherweise auch anderen gegenüber. Jetzt möchtest du bestimmte Dinge nicht mehr sehen; du weigerst dich, noch länger auf andere zu hören; du verachtest die Welt unter dir, ja du spuckst regelrecht auf sie.

Deine innere Zerrissenheit erfordert eine Lösung: Einerseits bist du dieser abhängige, benachteiligte, misshandelte, ängstliche, kleine Mensch…, andererseits würdest du dich groß und von oben herab, kalt und distanziert geben, „ich weiß, wo es langgeht, niemand hat mir da hereinzureden", ein falscher Stolz, aggressiv, du „scheißt auf den anderen", zugleich krallst du dich fest.

Du hast jedoch solche Angst vor einem vernichtenden Schlag auf den Kopf, vor etwas Widerwärtigem, worauf du überhaupt keinen Zugriff hast; so flüchtest du mehr oder weniger in eine Scheinhaltung.

Kernrichtung

Komme von diesem hohen Berg herunter, und zeige dich so, wie du bist; du bist gut, wie du bist.

Komme zu höherem Bewusstsein, zu wahrer Weisheit, und sieh dir alles von unterschiedlichen Gesichtspunkten aus an, beschränke dich nicht auf einen engen Standpunkt. Begreife, wie du auf Erfahrungen aus der Vergangenheit reagierst, komme in erster Linie zu einer klaren Einsicht dir selbst gegenüber, und wachse im Vertrauen zu deinem Selbst hin. Verschließe dich nicht, wende dich den zahlreichen Aspekten des Lebens zu, komme aus deinem Elfenbeinturm, und höre auf deine Intuition, auf deine innere Weisheit. Wahre Meisterschaft über dich, unverfälschter Stolz auf dein Sein, die Macht über dich, nicht über andere. Scheuklappen und Eigensinnigkeit durch ein sehr weites Gesichtsfeld und liebevolle Offenheit dir selbst und anderen gegenüber ersetzen.

Glaukom, grüner Star

Abflussstörung des Kammerwassers mit krankhafter Erhöhung des Augeninnendruckes

Kernursache

Du kannst es alles nicht (mehr) umfassen: ein Gefühl, überwältigt zu werden, du kannst es nicht mehr sehen. Du würdest die Vergangenheit zwar gerne loslassen, aber du kannst nicht. Du siehst alles zu unnuanciert, zu schwarz-weiß, du verstehst nur deinen eigenen Standpunkt, eine sture Trauer, eine Wut, du gibst nicht nach. Du hältst zu hartnäckig forciert, wie versteinert fest; du kannst etwas nicht vergessen, wahrscheinlich fühlst du dich auch verletzt. Du weigerst dich, alles breiter zu sehen, zu akzeptieren.

Mit greifenden Klauen hältst du bestimmte Geschehnisse oder traurige Erinnerungen steif fest, so dass du überaus angespannt bist, bis du versagst.

Frustriert, du gehst nicht weiter im Leben, du blockierst dich steinhart.

In letzter Instanz würdest du dich vollkommen öffnen, einsaugend, zu schwachweich, zu herbeisehnend-wünschend, erwartend, darauf wartend, das Etwas oder Jemand kommen wird, um dich zu erfüllen. Du erwartest vielleicht von anderen eine Art von Liebreiz und erschrickst, wenn sie dir mit Härte begegnen. Aber du bist es, der / die diese Situation hervorruft, wie ein Fisch, der immerzu den Schlund aufsperrt, um sich zu erfüllen, und jetzt plötzlich ermahnend einen Klaps auf das Mäulchen bekommt, um damit aufzuhören: Ein Ermahnen deines lebenden Selbst, um in Selbst-Liebe Einkehr zu halten, um zu Autonomie und Selbst-Erfüllung zu kommen!

Du öffnest dich weit für alles, was sich nur so in dich hineinstürzen möchte. Hast du so wenig Selbst-Respekt? Klebst du so sehr an anderen? Du solltest als autonomer Mensch aufstehen, sollst dich nicht mit anderen oder mit Materie, mit Schätzen, die außerhalb von dir liegen, füllen..., im Gegenteil, du solltest alles und jeden außerhalb von dir loslassen und deinen *echten* Wert anerkennen. Höre auf damit, in dich hineinzuholen, einzusaugen, dich *zu* empfänglich zu geben. Stecke deine Grenzen ab, schließe die Türe deines Hauses (was nicht heißen soll, dass du keine liebevolle Kommunikation mit anderen erleben darfst), beende jegliches Klebe-System zu anderen.

Erwarte nichts mehr, habe nicht länger den Wunsch, dein Leben mit anderen Menschen zu füllen, friss sie nicht auf (sozusagen) vor lauter Lieblichkeit (verknüpft mit einer Art von Trauer / Nostalgie / Sehnsucht / mit schleimigem Saugen). Lasse los, werde du selbst, brich mit diesem abtötenden System des Hereinholens.

Kernlösung

Nimm dich feste in die Hand, lasse diese entschlossene Menschenkraft in dir nieder, und stehe auf eigenen Beinen. Gebe dich nicht matt-schwach. Durchbreche jedes alte Muster, und manifestiere dich als autonomes Individuum. *Dann* gibt es Platz für Liebe und Freundschaft mit anderen. Du brauchst dich nur für „das Leben" zu öffnen.

Nichts und niemand kann dich noch überwältigen, kein Umstand oder Ereignis, wenn du nur stabil innerhalb der eigenen Grundfeste wohnst, ohne dich noch <u>zu</u> weit zu öffnen und dich mit den Menschen und Dingen außerhalb von dir „füllen" zu wollen.

Hier beginnt Immunität, hier fängt Selbst-Schutz, Vorsorge an. Hier liegt dein Glück vor dir, unabhängig von der Tatsache, ob andere wohl oder nicht auf deine Einladung eingehen, ob andere dich gerne mögen und freundlich behandeln oder nicht.

Mache dein Glück nicht von Dingen / Menschen außerhalb von dir abhängig. Errichte dein Glück stark in deinem ICH und um dein ICH herum.

Lasse los, erfülle dich, und glückliche Umstände werden die Folge sein. Jede Schwäche ist durchbrochen. Du *gibst* dir selbst, du *gibst* anderen..., sehnst dich nicht länger..., und infolgedessen wirst du herrliche Begegnungen mit anderen liebevollen Menschen erleben können. Jede Trauer ist verschwunden, wenn du ins volle Glück über dein Vollheits-Sein kommst! Dein Glück hängt ausschließlich von dir ab.

Befreie dich: Du hast in der Vergangenheit Lebensumstände zu dir geholt, die deine Überzeugungen und Erwartungen an das Leben widerspiegelten. Blicke also in dich, und lasse alles los! Bleibe nicht in der Vergangenheit stecken, entdecke nun ein neues Leben, das auf der Freude über dich selbst basiert. Erlebe zuerst deine Autonomie, deine Selbständigkeit, deine produktiven Möglichkeiten, und klammere dich nicht an Sachen oder Menschen, die außerhalb von dir liegen. Erst wenn du diesen gewaltigen Ballast loslässt, kannst du dich frei und glücklich fühlen und dein Leben intensiv im Hier-und-Jetzt erleben, mit neuen, optimistischen Erwartungen.

Augeninfarkt

Anteriore ischämische Optikusneuropathie (AION); Verschluss der Blutzufuhr zur Netzhaut oder dem Sehnerv, wodurch Blindheit eines Auges auftreten kann

Kernursache

Du müsstest wie mit einer Schere etwas in dir selbst durchschneiden (und folglich auch in einer bestimmten Situation in deinem Leben), aber du sagst stur-wütend „Neinneinnein!" und du hältst die Beine gleichsam steif und straff zusammen. Auf diese Weise erhältst du einen Schein-Zustand aufrecht, möglicherweise auch einen Schein-Körper (lies hierzu mehr in Teil I dieses Buches).

Du stellst dich dumm, schaust unterdessen leicht schräg zur Seite, misstrauisch-argwöhnisch, manchmal wütend. ‚Was haben sie jetzt mit mir vor? Was verlangen sie jetzt von mir? Lasst mich in Ruhe.' Du schließt dich ein wenig ab, willst nichts damit zu tun haben. Auf diese Weise verschließt du die Augen vor etwas, das du absolut nicht gewusst haben willst, und so schiebst du auch andere von dir weg.
Irgendwo möchtest du in deinem alten Leben hängenbleiben, aber das bedeutet heucheln und nicht wirklich ‚leben'.

Schaust du zum Fernsehschirm, um nichts von dem sehen zu müssen, was um dich herum geschieht, oder tust du es als unwichtig ab, oder als eine lästige Fliege, die du abschütteln willst? Du willst oder wagst keine „offene Konfrontation", hast Angst, die Wahrheit zu sehen, hast Angst, verletzt zu werden oder zusehen zu müssen, wie alte angebetete Dinge in die Brüche gehen, wenn bestimmte Wahrheiten ans Licht kommen würden.

Du schneidest dich selbst von einer ehrlichen und offenen Kommunikation mit anderen ab. Du flüchtest, vor Fortschritt und Entwicklung, vor einer klaren Sicht der Dinge und vor Bewusstwerdung.
Es scheint dir noch ein so langer Weg zu sein, eine so hohe Leiter, die es zu erklimmen gilt; manchmal weißt du nicht mehr weiter und lässt du dich tief in deinen Stuhl sacken. Du kannst nicht mehr; es wird dir zu schwer.

Innerlich, so empfindlich, verlangt es dich eigentlich nach Weichheit, Geschmeidigkeit, Wärme, wie nach einem Stückchen Schokolade.[42]

Gefühlsmäßig siehst du die Dinge als trübe an, nicht ganz klar; da ist Verdruss wegen einer bestimmten Situation. Du müsstest vorwärtsgehen im Leben, aber du hältst die Entwicklung zurück. Du willst es nicht glauben … das, was du siehst und hörst.

Möglicherweise siehst du alles schon seit langem viel zu dunkel und siehst du keine Lösung mehr; du flüchtest oder versteckst dich hinter einer ‚Haltung, einer bestimmten Verhaltensweise, hinter jemandem, der du nicht wirklich bist'.

Du wolltest alles unter Kontrolle halten, wie eine Spinne, die mit ihren 8 Beinen die Dinge zusammenhalten will, aus Angst, dass dir etwas entgehen oder entflüchten könnte. Dies hat dir eine zu starke Achtsamkeit abgefordert, du musstest alles zu ängstlich zusammenhalten. Zum Schluss biegst du dich unter dieser Last.

Kernlösung

Das Leben fordert dich dazu auf, sehr warm liebevoll nach Hause zu kommen zu dir selbst, in dem Vertrauen, dass alles, was in deinem Dasein geschieht, gut sein wird. Dass du keine Angst, Furcht, Kontrolle oder Argwohn instandhalten solltest.

Suche nicht länger außerhalb deiner selbst, schließe die Bücher und fühle ganz tief in dir selbst, ziehe dich selbst zurate. Schaue gut hin und werde dir bewusst! Tief in dir selbst kennst du die Antworten … das kannst du nicht mehr länger leugnen. Tue nun das, von dem du fühlst: dies hätte ich schon früher tun sollen.

---

[42] Lies über die Symbolik von Schokolade in *Das Füllhorn - Psychologische Symbolsprache der Nahrungsmittel.*

Mit entschlossener Kraft in dir auf dem irdischen Boden landen und auf resolute Weise die Dinge angehen. Kein Verschieben mehr, kein Zaudern. *Fühle* die Kraft in deinem Kern und mache klar Schiff mit alten Angelegenheiten; brich mit jenen Elementen in deinem Dasein, die für dich und deine Augen nicht gut sind.

Gehe tapfer und selbstbewusst vorwärts im Leben, wie mit der Kraft eines Kampfflugzeugs machst du dem Widerstand in dir selbst ein Ende. Du willst die Dinge, die das Leben von dir verlangt, *schon* tatkräftig anpacken, du willst *schon* sehen, du willst es *schon* ehrlich wissen; du machst dich nicht länger innerlich verrückt. Du packst stark aber voller Liebe an und übernimmst die volle Verantwortung für dein Leben.

Du sprichst Sachen aus, du sprichst dich mit bestimmten Menschen über Dinge aus. Du beschließt, dich nun in aller Offenheit und Ehrlichkeit dem Leben selbst hinzugeben.

Du brichst mit dem Schein, beendest deine ‚Haltung' des Ignorierens, stellst dich nicht mehr dumm, tust nicht mehr so, als ob du von nichts wüsstest. Du verschließt nicht länger deine Augen vor Dingen, die du früher nicht sehen wolltest.

JETZT wächst du weiter als rechtschaffener Mensch aus einem einzigen Stück, integer und nach innen gekehrt, um dort deinem tieferen Wissen zu lauschen, der Wahrheit zuzuhören. Du beugst liebevoll den Kopf, um dich ganz nah zu Hause bei deinem Herzen zu wissen und du ‚leugnest' nicht länger das Wahrheitsgefühl in dir selbst.

Du flüchtest nicht mehr. Du erkennst nun, was du zu tun hast, und handelst entsprechend. Da ist keine Furcht oder Wut, keine Weigerung oder Feindseligkeit mehr, weil du nun lebst wie ein Mensch aus einem Guss, im vollsten Vertrauen. Du äußerst dich und zeigst dich so wie du ‚bist', flexibel, verständnisvoll. Innerliche Ruhe folgt nun.

Katarakt, grauer Star

Trübung der Augenlinse

Kernursache

Du traust dich nicht, dich nach außen hin zu manifestieren; du ziehst dich in ein Versteck zurück; die Welt erscheint dir bedrohlich und feindselig.

Du ziehst dich aus Angst zurück: Du hast vor deinem Vater, deiner Mutter oder vor einer anderen abstrakten Autorität Angst.

Du siehst alles so düster; du steckst deinen Kopf einfach in einen dunklen Sack, so dass du nicht mehr zu gucken brauchst, wie ein Vogel Strauß, der seinen Kopf in den Sand steckt.

Du versteckst dich vor deinen eigenen Gefühlen, du fürchtest dich vor ihnen, bis sie dich überspülen.

Du hast Angst vor einer bösen, bedrohlichen Gestalt, die plötzlich auftauchen könnte, du hast Angst vor der Reaktion anderer, davor, dass der Wolf dich als Rotkäppchen verputzen wird.

Du traust dich nicht. Du hast Schmerzen. Du ärgerst dich über deine Ohnmacht. Zu viel „Geist" sein.

Du „brauchst" andere, aber du hast Angst vor ihnen: So verkriechst du dich einsam und verlassen in deine Höhle, weil du es selbst so möchtest.

Ein Gefühl von Machtlosigkeit, nichts tun zu können, nichts zu deinem Leben zu sagen zu haben. Du tust automatisch, was du tun „musst", manchmal nahezu wie ein Robotter, dem Befehle erteilt werden (von irgendeiner konkreten oder abstrakten Gesetzmäßigkeit), du bist verwundert, zuweilen verschreckt, anstatt *selbst* die Initiative zu ergreifen, aus dir selbst heraus zu leben. Du wartest ab und führst zwar deine Aufgaben aus, aber dein Gehirn ist nicht fur eine weltere, höchst-elgene Kreativitäts-Erfahrung offen. Bestimmte Dinge können dich überwältigen, du schreckst geradezu auf, es ist dir zu viel…, weil du die Autorität nach außen stellst und nicht wirklich von innen heraus lebst. Du springst dann instinktiv auf, du reagierst und gehst in Aktion, aber es hat nicht den Anschein, als sei es alles Bewusst von deinem eigenen Willen und Wunsch, durch deine eigene Wahl, Entscheidung usw. ... so eingegeben worden.

„Was passiert da gerade?", sagst du vollkommen erstaunt...; du lässt es alles auf dich zurollen. Du erkennst nicht, dass du alles unbewusst zu dir holst, und dass es Zeit wird, dass du die Autorität IN dich selbst legst und auf bewusste Art und Weise dein Leben zu erschaffen beginnst. Dass du dir bestimmte Dinge bewusst ansiehst, erlebst und weißt, „warum" du dieses oder jenes zu dir holst. LASSE dich nicht leben, sondern nimm die Zügel in die Hand. Sei dir darüber im Klaren, dass dein Leben in deinen Händen liegt. Denke auf gesunde Art und Weise nach.

Du betrachtest die Dinge von außen beobachtend, aber du reichst nur schwer ganz an sie heran, weil du dich schwer „einfühlst", sowohl in dich selbst (in deinen Körper, deine Gefühle...), als auch in die Dinge und die Menschen außerhalb von dir; als ob du „vom Himmel" fallen würdest. Es wird dir gut tun, einmal tief in deine eigenen Gefühle, in deinen Körper, in deinen Inhalt einzutauchen, um dich darauf von deinem Seinskern aus an deine Umwelt zu richten. Dann wirst du „wissen", von deinem Herzen aus begreifen, dann bist du kein echter „Außenseiter" mehr. Träume nicht, bleibe nicht in Gedanken und auf-Abstand-betrachtend über dem Leben oder außerhalb hängen; lebe nicht so, als würdest du gar nicht dazugehören und lediglich hin und wieder etwas arbeiten, machen, Aufgaben ausführen dürfen...

Auf Distanz zu deinen Gefühlen, zu deinem inhaltlichen Reichtum an Schätzen, deinem Liebesgefühl, deinem Körper-fleisch-und-Fett: Du fühlst dich in dir, in deinem warmen, starken Körper zu wenig beschützt. Du läufst sozusagen vor einer vollständigen, weiten Inkarnation in deinen Körper weg; als würdest du dich nicht trauen, deinen fleischlichen Körper auf Erden in Besitz zu nehmen. Du bleibst in Bezug auf das ganz-irdische, körperliche Im-Gefühl-Sein auf der Hut.

Kernlösung

Menschwerdung: mit den Füßen auf der Erde landen, Kontakt zu deinem Körper spüren.

Ziehe dich nicht länger in einen ängstlichen „Geisteszustand" zurück, sondern traue dich, vollständig ins Leben zu gehen, entdecke die spontane Freude: Fühle dich unter den anderen sicher, und wirf diese irrealen Sphären über Bord. Breughelsche Feste, frei im Wind tanzen, ja, es herausposaunen.

Den ganzen Raum in Beschlag nehmen, Freiheit und Freude! Wenn du hier-und-jetzt die Wirklichkeit erlebst, werden Ängste verschwinden, denn Trauer und Ohnmacht sind die Folge dessen, nicht-wirklich in dir zu sein: Komme mit deinem Herzen, mit deinem tiefsten Selbst in Kontakt, erwache aus dem Traumschlaf, und lebe JETZT intensiv und froh. Traurige Erinnerungen aus der Vergangenheit kann man als eine Folge eines zu unbewussten Lebens, voller negativer und ängstlicher Erwartungen, sehen.

Ändere diese Erwartungen, und sei davon überzeugt, dass das Leben dir das Schöne bietet, wenn du endlich damit beginnst, dein Leben selbstbewusst *selbst* zu gestalten. Komme zum Vorschein, komme von diesen dunklen Wolken herunter, sei gesund-optimistisch-kritisch, und entwickle dich voller Freude.

Warum so auf der Hut, dich verstecken, nicht wirklich darauf vertrauend, „was jetzt alles wohl passieren wird"? Warum so ängstlich auf der Lauer? Willst du dich beschützen, gegen eine vermeintliche Gefahr absichern (die es nicht gibt, aber die deiner Meinung nach jeden Moment auftauchen könnte)? Ja, dann wird es höchste Zeit, dass du erkennst, alles in der Hand zu haben, dass du dein Leben in die Richtung steuern kannst, die gut für dich ist! Dass dich nichts Negatives überkommen muss, dass dein Leben stets sicher ist und niemals etwas „Unbegreifliches, Negatives" vom Himmel auf deinen Kopf zu fallen braucht. Wenn du nur warm zu dir nach Hause kommst, im vollsten Vertrauen, dass alles gut gehen wird…

Schenke dir das Süße. Erkenne deinen irdischen Körper auf warme Art und Weise an, kuschle dich liebevoll an dich, und genieße es, in deinem Körper „zu sein". Freude um deiner selbst, um deines Seins willen, zu WISSEN, dass alles gut ist, und dass alles gut wird. Du scheust dich nicht mehr…, du sonderst dich nicht mehr ab (innerlich oder buchstäblich), du spähst nicht mehr, auf der Hut, nach dem anderen. Im Gegenteil, du öffnest dich jetzt; du vertraust und begegnest jetzt, wie selbstverständlich, warmherzigen Menschen. Eine offene, warme Kommunikation mit anderen tut dir gut. VOLLER VERTRAUEN auf deinen Inhalt, auf Das Leben, auf das, was kommen wird…, weil du weißt, dass DU es SELBST steuern kannst. DU siehst dem warm und glücklich entgegen. DU bist ganz nah an deinen eigenen Körper geschmiegt: Du magst den Fleisch-und-Blut-irdischen Körper und tust dich leichter, Gefühle und Liebe zu teilen…, in erster Linie mit dir selbst, so auch gutmütig mit anderen. Es gibt keinen ABSTAND mehr zwischen deinem Geist und deinem Körper, eine innige Verschmelzung zwischen deinem Geistesinhalt und deinem Leib; diese Verschmelzung im Namen der Liebe kommt dem irdischen Paradies gleich.

Lichtscheu, Photophobie

Kernursache

Verkennung des eigenen inneren Lichtes führt zu einer Scheu dem äußeren Licht gegenüber.

Du lebst nach Normen, Gesetzen, weil es sich so gehört, weil es in diese oder jene Struktur passt…, nicht weil du alles aus deinem Innersten heraus spürst. Unterbrechung zu deinem tiefsten Ich, von deiner eigenen weißen Quelle, deinem tiefsten Selbst, von deinem Bewusstseinskern, der deiner irdischen Existenz zugrunde liegt, abgeschnitten. Du fühlst dich zu wenig mit ihm verbunden, du bist auf der Suche nach einem Halt, der außerhalb von dir liegt.

Du siehst deinen eigenen Sonnenkern nicht!
Du verkennst einen wichtigen Teil von dir; vielleicht denkst du, dass dort in deiner Natur etwas Düsteres und Schlechtes hausen würde. Du wagst es nicht, deiner spontanen Natur zu vertrauen, weil du nicht wirklich an deine Natur und an deine Gefühle glaubst. Du fühlst dich zu gebrechlich, zu kantig, zu ungeschickt mit deinen Gefühlen, du verdrängst sie.

Hast du Angst davor, dass, wenn du deine natürlichen Gefühle fließen lassen würdest, alles schief ginge? Stellst du dich deshalb starr in eine „Struktur", die dir keine Möglichkeit mehr gibt, voll und ganz dich selbst zu erleben, dich so zu äußern, wie du dich fühlst? Du versteckst dein warmes Sonnenzentrum; du unterschätzt deine Werte, deine spontanen Möglichkeiten, du lebst nicht *wirklich* aus dir selbst heraus…

Kernlösung

Gehe auf die Suche nach diesem inneren Licht, nach dieser intensiv glücklichen Freude in dir.

Verharre nicht länger, lasse deine Energien frei fließen, erkenne diese Kräfte in dir an, entdecke deine eigentliche Natur, und folge spontan und intuitiv deinem Weg.

Strahle deine Kraft, deinen Wert, deine Liebe zu anderen hin aus, und mache auch sie froh: Sperre dich nicht länger in dir selbst, in einem Panzer ein, lebe nicht nach den Regeln anderer. Spüre dein Herz und das Licht der Wärme in deinem Herzen. Du bist das Zentrum deines Lebens, lasse dich nicht leben…

Nachtblindheit

Kernursache

Ein starker Drang zur Selbstmanifestierung wird unterdrückt. Du gibst aggressiven Kräften in dir nicht nach; eine gewaltige Energie will durchbrechen, aber du unterdrückst. Du *lässt* dich zu viel leben, du traust dich nicht wirklich, aus deinen spontanen Gefühlen und deiner Intuition heraus zu leben; du blockierst den Durchgang des Feuers, das aus deinem innersten Kern beflügelt seinen Weg nach oben sucht und deine Kreativität, sowie die Anerkennung deiner wertvollen Möglichkeiten fordert..., du beschränkst dich jedoch, vielleicht auf rein materielle oder irdische Tätigkeiten, ohne über deine breiteren Möglichkeiten nachzudenken, über deine intensive Gefühlswelt und deine wahren Werte, die Anerkennung brauchen. Du verleugnest einen großen Teil von dir, ja, du bist „blind" für das, was unter dem Licht der Oberfläche liegt, du lässt es alles lieber im Dunklen und unangetastet. Unterschätzt du deinen prächtigen Inhalt?

Du hältst das Gefäß deiner unbewussten Kräfte und Talente verschlossen. Du bist wie ein König, der sein Königtum nicht anerkennt; du hältst deine äußerliche Erscheinung vielleicht stolz und steif, während deine natürlichen Kräfte dahinter zurückgehalten werden. Du hast zu wenig Vertrauen auf dein tiefstes Selbst, es erscheint dir düster und unbekannt, vielleicht bedrohlich, es macht dich ängstlich. Deshalb gestehst du dir nicht zu, von den schönsten Tiefen deines inneren Selbst aus zu leben, deshalb verschließt du dich deinen inneren Sinnen, den intuitiven Kanälen und richtest dich zu stark auf das äußerliche Ego aus. Hältst du dich, aus Angst, du selbst zu sein, im Griff eines anderen gefangen?

Kernlösung

Erkenne die Führerschaft deines tiefsten Selbst an, und befreie dich aus der Blockade: Lasse Gefühle, Kräfte und Talente frei heraus, schneide dich nicht länger von diesem Tiefsten in dir ab.

Fürchte dich nicht vor dem inneren Sonnenlicht. Hat man dir beigebracht, deiner Natur zu misstrauen, deine Emotionen bedeckt halten zu müssen, hast du Angst davor, wirklich du selbst zu sein? Erkenne diese Würde in dir an, und vertraue auf deine intuitiven Kräfte, traue dich, weiterzugehen, erkenne die Führerschaft deines inneren Selbst an, lasse deine Spontaneität als deine persönliche Waffe frei existieren. Halte dich nicht länger gefangen, verharre nicht im Würgegriff eines/einer anderen: Sei du selbst!

Tiefe Ängste und Misstrauen deinem eigenen Wesen gegenüber waren vielleicht die Ursache dafür, dass du dich hinter jemand anderem, hinter einem Partner versteckst: Komme zum Vorschein, und fühle dich in der dunkelsten Nacht, in den dunkelsten Tiefen deines Wesens sicher, dort, wo im Grunde niemals das Licht erlischt, der Tod nicht existiert.

Netzhautablösung

kann zu nachlassender Sehschärfe oder Blindheit führen

Kernursache

Aufgrund von negativen Erfahrungen in der Vergangenheit (denen jedoch bereits negative Erwartungen zugrunde lagen) vertraust du dem Leben nun gar nicht mehr.

Hinter dem Schönsten würdest du noch das größte Übel wähnen. Das, was dir heute als Rettungsring oder Halt dient, kann morgen bereits dein Tod sein, ja dich ertrinken lassen, weil es nicht *echt* zu sein schien; der Mensch, den du heute liebst, kann dich sogleich peinigen und verstoßen; was steckt unter dieser Decke? Ein Explosiv oder ein normaler Fußball?
Einerseits brodelst du vor begeisterter Lebenslust, andererseits hast du solche Angst davor, zu fallen.

Du siehst die Welt „doppelt", du empfindest dich als zweifelhaft. Bin ich gut oder schlecht? Steckt etwas Teuflisches in mir?

Schuldgefühle in Bezug auf Erfahrungen aus der Vergangenheit können hierbei eine Rolle spielen.

Du bist wütend auf die Vergangenheit, aggressiv und in deiner Würde verletzt, die düsteren Erinnerungen zerfressen dich, du hinderst dich daran, das Schöne wirklich zu genießen, weil du es gleich wieder schlecht machst. Du traust dich nicht mehr, wirklich spontan die Freude zu erleben, denn du wirst mit deinem Verstand automatisch auf pessimistische, zurückhaltende, stolze Art und Weise relativieren. Man hat dir wehgetan, und jetzt vertraust du nichts und niemandem mehr. Du kannst nach außen hin sogar stolz und kalt wirken, während du deine Gefühle dabei tief versteckt hältst. Dennoch sehnst du dich so sehr nach dem Schönen, Idyllischen, du träumst und wünschst dir…, bis du wieder das Negative siehst und das Schöne wieder „loslässt“…, so findest du nirgendwo im Leben mehr einen Halt.

Kernlösung

Stoße keinen einzigen Teil von dir ab, komme zu vollständiger Integration: Bewusstsein, Körper, Gefühle. Mache der Dualität schwarz-weiß ein Ende, und sei dir darüber im Klaren, wie du deine Lebensumstände selbst zu dir geholt hast. Erschaffe nun selbst das Leben, das du dir wünschst; negative Erwartungen lassen traurige Ereignisse entstehen: Vernichte die pessimistische Philosophie, mit der du selbst-zerstörerisch umspringst. Lasse die Vergangenheit jetzt los, und gehe weiter. Fürchte dich nicht davor, im Leben zu fallen: Stehe *selbst* stark da, und rechne mit den Schöpfungskräften deines tiefsten Selbst. Vertraue auf die Strömung deiner spontanen Natur, des Lebens und der Liebesenergie, und öffne dich für sie.

Lasse das Leben, lasse die freudvollen Träume, diese frohen Erwartungen nicht aufgrund von negativen Erfahrungen aus der Vergangenheit „los“. Glaube an dich, schenke dem/der anderen dein Vertrauen; zerstöre nicht alles, gib dir jede Chance zu einer anderen, neuen, frohen Existenz.

Netzhautblutungen

Kernursache und Kernlösung

Ein hoher Arbeitsdruck im Gehirn, eine Anspannung, eine Nervosität; ein fahriges von hier nach dort Bewegen deiner Gedanken, möglicherweise fährst du dir hektisch kratzend durchs Haar.

Du suchst einen Ausweg, aber du siehst keinen…, solange du in deinem Leben ausschließlich „denkst“ und flüchtest, solange du dich noch unter Hochdruck setzt…, anstatt von deinem Höheren Bewusstsein aus, aus deinem Herzen, aus deinen Weichen Gefühlen heraus zu leben. Der Mensch, der „denkend“ verharrt, anstatt seine Energien in ein fortwährendes Bewusstseinsgeschehen einzugliedern, in ein fortwährendes Weiter-Gehen, in Liebe, aus dem eigenen ICH heraus.

Angst, deine Haare stehen dir zu Berge, innere Wut kann die Folge eines frustrierten, nervösen Gefühls sein, wodurch du weder ein noch aus weißt.

Deine Augen können förmlich aus ihren Höhlen hervorquellen, weil du dich so stark von deinem *echten* Kern, von dir, entfernt hast, weil du das Zentrum nach außen stellst.[43]

Beschwerlich setzt du dich hin; wie auf einen alten Kirchenschemel. Manchmal siehst du keine Perspektive mehr, du baust dein Leben weiterhin auf alte Werte, Regeln…, weil du meinst, darin eine Art von Beruhigung finden, aber es bringt dich letztendlich nur noch weiter von dir selbst ab.

Du solltest dir dessen bewusst werden, dass die Religionen, die Götter außerhalb von dir keine „Sicherheit“ bieten können.

Du solltest dich von „Lasten“ befreien, davon, das Leben als eine „Schwere“ anzusehen. Lasse dich nicht so behäbig hängen, und glaube daran, dass dir das Leichtere beschert ist. Die Wirklichkeit folgt auf deine Überzeugungen.

---

[43] Lies in diesem Zusammenhang die Symbolik der *Schilddrüse in der betreffenden Rubrik nach.

So erkenne doch diese Goldene Kraft in dir an! Innerer Stolz auf deine Größe als Gottesmensch. Erkenne dein ICH nach seinem Wert, seiner Form und seinem Inhalt an.

Traue dich, dich von Angesicht zu Angesicht zu betrachten: Und sieh, dass du ein guter und schöner Mensch bist.

Komme zu dankbarer Zufriedenheit über dein wunderbares Sein. Erkenne doch diese Göttlichkeit an, die in deinem Wesen als Mensch liegt, und bohre deine tiefsten Schätze an! Höre auf damit, dich als klein und hässlich anzusehen, und richte dich von deinem starken Mittelpfeiler aus auf: Erkenne deinen ICH-Wert als prachtvolles, menschliches Wesen an. Betrachte dich als einen herrlichen Teil von Mutter Natur, sowohl nach Seele und Inhalt, wie auch der Form nach.

Gehe ins Physische: Sei stolz auf deine Form, dein körperliches Sein, ganz gleich, wie du aussiehst oder bist: Du bist als Du in der Form, die du bist. Sei stolz auf dein ganzheitliches Sein, als Mensch, und verneine nicht länger das Leben auf Erden. Schrumpfe nicht zusammen, sondern zeige dich mit nach außen strahlender, goldener Kraft!

Man sucht Kontakt, wie ein Stecker eines elektrischen Kabels, der seine zwei Antennen nach außen stellt, um einen Kontakt zu finden. Du streckst deine Fühler aus, um Kontakt zu bekommen, aber dann versinkst du wieder in den Sphären von damals. Ein Ja, ein Nein, ein Weitergehen, ein Steckenbleiben. Unter bleischweren Lasten förmlich psychisch verbogen, so empfindest du zuweilen das Leben; du schrumpfst zusammen, als wärest du es nicht wert, zu leben. Du würdest dich „zurückziehen".

DU bist es jedoch, der / die sich in erster Linie schön und gut, ja liebenswert finden sollte: Erwarte es nicht von anderen. Harmonische Kontakte mit anderen können lediglich die Folge eines liebevollen und warmen Kontaktes sein, den du zu dir selbst aufbaust!

Netzhautdegeneration

Kernursache

Du flüchtest in die Neptunschen, geistigen Sphären; Sorgen haben dich schwer belastet, du fühlst dich jetzt alt und nicht mehr dazu in der Lage, dein Leben, die Probleme noch tatsächlich im Griff zu behalten. Du lässt dir jetzt alles durch die Finger gleiten, denn du fühlst dich nicht dazu imstande, Erfahrungen, emotionale Eindrücke, Trauer oder Sorgen zu erfassen und zu verarbeiten.

Eine Sehnsucht nach Erlösung, von Erfahrungen, von irdischen Lasten befreit zu werden, denen du dich nicht wirklich gewachsen fühlst: Du erhebst dich über die Welt, du fühlst dich noch in einem Vakuum, hast dich zurückgezogen, ja, du würdest ins All aufsteigen. Du kommst aus einem dunklen Tunnel, mit schweren Gedanken und Gefühlen belastet; in einer Entmaterialisierung deiner selbst suchst du jetzt Befreiung; im „Geist" brauchst du nicht mehr zu sehen, was dir so schwer fiel. Du nimmst alles zu starr auf, ohne zu relativieren, ohne das Frohe des irdischen Lebens anzuerkennen. Du bist mit deinem Bewusstsein nicht wirklich in deinem Körper präsent.

Kernlösung

Individualisierung; lasse es zu, dass dein Bewusstsein sich deines Körpers und deines Lebens bemächtigt.

Lasse dich nicht von den Dingen überfallen, sondern gestalte deine Existenz selbstbewusst. Hier-und-jetzt auf Erden präsent sein und genießen; lasse deinen Geist auf die Materie einwirken, lasse deinen Körper schön wachsen, erschaffe deine Lebensumstände. Hole diese Zitrone aus deinem Mund, und spüre die eiserne Festigkeit deines tiefsten Selbst: Mit freudvollen Erwartungen an das Leben wirst du wunderbare Situationen zu dir holen. Werde dir der Macht des Geistes auf die Materie bewusst, und gestalte diese Materie mit der Kraft deiner Wünsche, Gefühle, Gedanken: Materialisiere, regeneriere!

Makuladegeneration

Absterben des gelben Flecks (= mittlerer Teil der Netzhaut); dieser Teil der Netzhaut sorgt für die Sehschärfe, eine Beeinträchtigung dieses Bereichs verursacht eine ernste Sehschädigung

Kernursache

Verwundert, ein wenig hochgehoben zum ‚himmlischen Nichts', wie unter Drogen stehend oder mit Rauschmitteln in der Unwirklichkeit schwebend, mit einer auf Hochtouren arbeitenden Epiphyse: auf diese Weise schaust du ins Leben. Wie in einem unbewusst erlebten Rauschzustand, wie eine Henne in der Weide, die die Wärme der Sonne auf ihrem Kopf genießt – und das ist an sich nicht verkehrt, aber du bist nicht wirklich bewusst in deinem konkreten Körper anwesend; dösend, träumend, weg aus dir selbst, mit deinem Geist in elysischen Feldern verweilend.

Du lässt dich langsam mit der wogenden Strömung der Lebenswasser dahingleiten, ohne dass du selbst am Ruder eines Schiffes stehst; statt kräftig an dein ICH zu glauben als Schiffer deines Lebens, statt entschlossen in den Apfel[44] zu beißen, lässt du deinen Apfel langsam untergehen, unmerklich und schmerzlos, als ob du nicht mehr weißt, dass es eine Grenze zwischen Leben und Tod gibt. Der unter der Wasseroberfläche gleitende Apfel kann nun nicht mehr schauen, trübe Sicht und ewiger Schlaf.
Ist es diese Sphäre, die du aufrechterhalten willst, oder willst du dich selbst wieder wachrütteln, zum *wirklichen* Leben bringen?

Kernlösung

Halte dann deine weiße Flagge, wie die eines starken Bootes, hoch über das Wasser: manifestiere dich, zeige dich, sprich, äußere deine Meinung und fühle / wisse, dass du als sprechender Mensch *da bist*. Gib dir selbst in aller Freiheit die Chance, mit voller Kraft, als der Lenker eines starken und dynamischen Energiefeldes (deines körperlichen Seins) deinem Leben eine Richtung zu geben.

Der Meister-Surfer: er beherrscht die Bewegungen und folgt den Wellungen des Lebensmeeres, ohne sich ‚untergehen zu lassen'. Du folgst, gehst mit, auf flexible Weise, ja, aber ohne das Ruder aus den Händen zu geben. Bewusst und wach anwesend in dir selbst, dich nicht in den Schlaf wiegend. Du *lässt* dich nicht länger treiben; mit beiden Händen ergreifst du nun dein Leben; das Leben ist nicht mehr trübe, du siehst immer klarer und du bist dir der Tatsache bewusst, dass nur du selbst über dein Leben und deine Gesundheit bestimmst.
Nun ist die Glaubens-Kraft in deinem urstarken Selbst gefragt![45]

Lies eventuell auch: *Netzhautdegeneration.

[44] Lies über die Symbolik des Apfels in *Das Füllhorn - Psychologische Symbolsprache der Nahrungsmittel.*

Morbus Stargardt

seltene erbliche Augenkrankheit, meist beginnend in einem Alter zwischen 7 und 12 Jahren, wobei Makuladegeneration entsteht (die Makula oder der gelbe Fleck bildet den zentralen Teil der Netzhaut, mit dem wir am schärfsten sehen); verursacht Sehstörungen (hptsl. verschwommen sehen), führt aber nur selten zu Erblindung, weil die Netzhaut um die Makula herum nicht beeinträchtigt wird

Kernursache

Entgeistert schaust du nach vorn, von der Brücke aus, dem langsam vorbeiströmenden Wasser folgend. Kein Angstschrei, dafür ist dein Bezug zu deinem ICH (nun noch) nicht aktiv genug, aber doch etwas ganz Ähnliches, Angrenzendes: der Zweifel und die Angst liegen noch vage erkennbar am Grunde deiner Seele. Du ‚weißt nicht mehr, wie es weitergehen soll'; sollst du leben, oder dich kurzerhand in die Ursphären aufnehmen lassen (zu denen auch der Tod gehört). Unscharf starrend, nicht wirklich dich entscheidend. Zu viel Alpha-Sphäre.

[45] Lies eventuell die Texte im Büchlein *Glaube, Bewusstsein und Liebe, die drei Stützpfeiler des Lebens.* Dieses Büchlein ist bei Erscheinen des vorliegenden Werkes noch nicht in deutscher Übersetzung erhältlich.

Als ob dich das alles nicht wirklich etwas anginge, als ob du nicht wirklich und in vollem Umfang an den Dingen des Lebens, an dir selbst beteiligt wärst. Du lässt alles einfach an dir vorbeiströmen; du meinst, nicht wirklich Teil des Lebens zu sein.

Du lebst wie in einer Sphäre der Verträumtheit, wartend, auf nichts.

Wie ein Milchzahn im Mund eines Kindes, der noch mit einem sehr dünnen Faden am Zahnfleisch hängt. Bald fällt er, bricht er ab: du bist bereit dafür, dich des Alten zu entledigen und einen neuen Startweg zu wählen.

Es scheint fast, als ob du unbewusst ein Stadium des ‚Nichtwählenmüssens' instandhalten willst: beispielsweise das Kind, das sich in einer Gruppe versteckt, der Buddhist, der sich in einer Masse von Buddhisten verborgen hält, in der speziellen Kleidung, mit dem typischen kahlgeschorenen Kopf usw. Du kannst dich in einer bestimmten Gruppensphäre verbergen, in der du deine Individualität nicht zu beweisen brauchst: du tauchst ein in geistige Sphären und tust, was andere im Geist meinen tun zu müssen. Du findest dich selbst als individuellen Menschen nicht mehr wieder.

Mit scheuem Blick läufst du vor allem weg, was damit (= mit der Sphäre, der Gruppe, den Gewohnheiten, hinter denen du dich versteckst) nichts zu tun hat. ‚Lasst mich einfach so wie ich bin und wo ich bin, kommt nicht, um mich hier wegzuholen; hier bin ich sicher und brauche mich nicht zu meinem ICH zu bekennen'. Ein ängstlicher, etwas misstrauischer Blick: in gewissem Sinne tarnst du dich. Dies ist auch innerhalb einer gesellschaftlichen Sphäre oder irgendeiner Gruppe möglich; du läufst im Stil der Gruppe mit, im Stil der anderen mit, vor deinem eigenen Inhalt flüchtend. Hast du Angst, vom Bösen ‚geschnappt' oder verfolgt zu werden?

Du wirst aufgefordert, zu brechen mit der Überzeugung, der ängstlichen Frage: „Darf ich denn sein, wer ich bin, so wie ich bin? Auweia, man kann nicht allen Menschen vertrauen, was soll ich tun, wenn sie mich ‚ergreifen'? Am besten lebe ich weiter untergetaucht." Du bist mit einer nicht allzu positiven Meinung von der Menschheit geboren, vom Leben, und es ist dir nicht deutlich genug oder gar nicht deutlich, dass nur du selbst - bewusst oder unbewusst - bestimmst, wie dein Leben verlaufen wird, dass es überhaupt keine Fallstricke zu geben braucht, dass du ein schönes Leben aufbauen kannst aus deiner Energie des Vertrauens in dich selbst heraus, in deine Güte, in die Tatsache, dass du auf aktive Weise dein Leben lenken kannst.

Kernlösung

Du wirst aufgefordert, ganz bewusst in dir selbst anwesend zu sein, in deinem Körper, dich nicht einfach so verflüchtigen zu lassen, als ob du nicht Herr deines Lebens sein könntest. Glaube an diese Möglichkeit, die du in dir hast, dich selbst lebend, lebendig zu halten, nun ganz in deinen Körper zu kommen, konzentriert und mit Bewusstsein, in deinen Körper aus Fleisch und Blut. Lasse dich nicht verflüchtigen, sondern komm zurück, komm zu dir selbst und nimm auf tatkräftige Weise dein Leben in deine eigenen Hände. Ängste braucht es tatsächlich nicht zu geben. Träume nicht länger, sondern werde stärker du selbst. Steh dazu, wer du wirklich bist.

Fürchte das Böse außerhalb deiner selbst nicht: je stärker du in Selbst-Liebe deinen Ich-Platz einnimmst, desto sicherer wirst du wohnen. Wenn du dein ICH in ein System flüchten lässt, als einer von vielen, dann hast du nichts mehr zu bestimmen über dich, dann *lässt* du dich leben.

Trage deine eigene, höchstpersönliche Kleidung, finde deinen Geschmack, dein Gefühl und trage die Kopfbedeckung, die zu dir passt, nicht eine, unter der du dich nur verstecken willst. Wisse, dass es keine einzige Autorität, Bewegung oder Gruppe gibt, die dir etwas zu sagen hat, dass du keinen Herrn über dir haben solltest, hinter dem du dich versteckst.

Flüchte nicht länger, sondern lasse dich selbst nun *wirklich* geboren werden, als Mensch aus Fleisch und Blut, körperlich anwesend. Du fühlst dich auf der Erde nun sicher und geborgen, denn du weißt, dass nichts ‚einfach so' geschieht, dass du aus der folgenden Lebenserwartung heraus alle schönen Umstände in dein Leben holen wirst: „Auf der Erde bin ich sicher, ich bin in mir selbst geschützt, es ist hier weich, ich fühle mich rein, in mir haust nichts Böses, und auch nicht in meiner Umgebung, wenn ich mich selbst nur in Frieden und Liebe zu mir selbst aufrichte, in Offenheit zu guten Menschen.
Ich finde mich selbst zurück in Frieden und Reinheit." Aus dieser innerlichen Sphäre heraus kann dir nichts geschehen.

Glaube an dich selbst!
Tue, handle, kehre dich nach innen und fühle, wie du das Positive in dir selbst verstärken kannst, indem du intensiv die kräftige Liebesenergie in dir selbst erhöhst, den Glauben an das Gute verstärkst. Komme also zu einer Aktiven Teilnahme am Leben in dir, zu einer glaubenskräftigen, geistigen Dynamik.

Lasse den Geist nicht länger schlafen oder wegflüchten: ergreife auf diese Weise dein Leben auf bewusstseinsaktive Weise. Du kannst, du wirst, du tust. Du hast gebrochen mit dem Flüchten, mit einer Art von Immobilismus / Abwesenheit / Abschiednahme / Distanziertheit vom vorbeiströmenden Lebensgefühl. Du weißt nun, dass alles gut wird. Du schaust nicht mehr weg von dir selbst, weg vom Leben. Tief-blickend in dein Innerstes, tief fühlend in

dir selbst.[46]

Die Sicherheit, das Glück, die Sicherheit eines glücklichen Daseins, ohne Unfälle … diese Sicherheit findest du nun IN dir selbst. Suche nicht *weit* außerhalb von dir: du allein kannst deinem Leben auf tatkräftige Weise ‚Gestalt geben'. Lasse dich nicht verflüchtigen, lasse dich nicht gehen, brich mit den nebligen Fernen und verwurzle dich auf aktive Weise in deinen irdischen Wurzeln.

Brich mit Emotionalität, die nichts mit wirklich leben zu tun hat, lasse deine Augen nicht verschwommen in die Ferne schweifen über die Meere, sondern komme innerlich nach Hause: dies ist die Basis dafür, dass man das Dasein auf glückliche Weise erfahren kann. Vertrauen; hole dich selbst nun herein.

Schwebe nicht länger weg in geistige unbestimmte Weiten, mit einem Hauch von Verdruss oder Heimweh, so vage: bringe dich selbst konkret auf die Erde, *ganz* intensiv und eng mit dir selbst verbunden. Das Wesentliche liegt in dir selbst. Lasse von dort aus den Lebensbaum wachsen. Glaube daran! Erschaffe die Realität selbst (lies in diesem Zusammenhang Teil I dieses Buches).

Strabismus

„Schielen"

geschwächte Augenmuskeln, alternierendes Schielen

Kernursache

Angst, ein Gefühl, nicht sicher zu sein, instabile Struktur, wackeliger Boden unter den Füßen. Ängstlich und unsicher, traurig und unwissend klammerst du dich an deine Eltern, an eine Person, eine Gruppe, ein System oder an einen Glauben; du erkennst nicht die Autorität in *dir selbst* an. Du weichst damit von deiner eigenen Richtung ab.

Du suchst in unterschiedlichen Richtungen, du zögerst, drehst dich zu einem weiteren Weg um usw. …: Du gewinnst gar keinen klaren Einblick, weil du es immer außerhalb von dir suchst. Du fühlst dich von anderen abhängig, vielleicht einsam; du nimmst alles verwirrt wahr, im Chaos…, als Kind wirst du möglicherweise zwischen deinem Vater und deiner Mutter hin und her geschubst, vor allem im Falle einer Uneinigkeit oder Trennung.

---

[46] Lies im Zusammenhang hiermit über die Symbolik der Melone in *Das Füllhorn - Psychologische Symbolsprache der Nahrungsmittel.*

Mit *einem* Auge fixierst du dich, so, wie du dich außerhalb von dir an *einem* sicheren Punkt festhältst (an einer Person usw.): Erst von hieraus traust du dich, deine Runden zu drehen, in der Welt auf Entdeckungsreise zu gehen. Denn du bist auf der Hut, vielleicht sogar misstrauisch, ängstlich, dass sie dir wehtun werden.

Emotional siehst du auch nicht wirklich eine Perspektive: Du fürchtest dich vor negativen Kräften, die möglicherweise in dir wohnen könnten. Du vertraust deinem eigenen Wesen nicht. Du bleibst zu abwesend: wie ein Schatten, ein Fass voller Gefühle, dem die Führung deines Bewussten Ichs fehlt!

Du „legst dich nicht fest" in dir, es ist dir zuweilen alles gleichgültig, du hortest Traurigkeit und schielst auf die Feindseligkeit der Welt..., weil du nicht an deine eigene Basis glaubst, weil du dich nur als einfältigen, minderwertigen Tölpel ansiehst.

Mit einem Gefühl der Machtlosigkeit suchst du einen Ausweg: Als Reaktion auf deine eigene Unfähigkeit und Abhängigkeit von anderen, würdest du dich wiederum aggressiv auflehnen! Diese Wut, alle deine Emotionen erscheinen dir wiederum bedrohlich, weil du dich ohnehin schon so labil gefühlt hast. Möglicherweise lehnst du dich ab, oder du findest deinen Körper hässlich: Dies ist nur eine Folge, eine Wiedergabe der allgemeinen „Selbstverleugnung".

Kernlösung

Verschließe dich nicht dem, was spontan in dir aufwallt; deine Aggression, deine Emotionen: Lasse sie durchkommen, und empfinde sie nicht als bedrohlich. Sieh sie dir an, und sei dir darüber im Klaren, dass sie die Folge deiner Überzeugungen in Bezug auf dich selbst sind: Gehe also IN DICH SELBST, nicht zu anderen.

Als Kind wurdest du stark durch die Widersprüchlichkeiten in deiner näheren Umgebung beeinflusst, vielleicht hast du dich mit deinem Vater oder deiner Mutter identifiziert, die sich überhaupt nicht als wertvoll ansahen, ja, sich als „schlecht" empfanden und dadurch auch ihr Gift auf den Partner versprühten. So sieh dir diesen Spiegel an! Welchen Zwiespalt musst du in dir lösen?

Komme mit beiden Füßen auf die Erde, hier-und-jetzt: Finde die Stabilität in dir. Öffne dich in Freundschaft und Vertrauen für dein tiefstes ICH, und höre lediglich darauf, was es dir zu sagen hat; du bist gut. Du bist wertvoll: Erkenne deine innere Schönheit, deine Talente an..., erniedrige dich nicht, erhöhe dich nicht: Betrachte dich sehr genau; beachte nicht, was andere über dich sagen, sondern ergreife dich mit beiden Händen, und sieh dir deinen Inhalt genau an, laufe nicht vor diesem Schatz weg!

Wenn du deine Gefühle frei durchströmen lässt, werden sie dich nicht beherrschen, aber erkenne auch das rational Denkende an, die Selbstbewusste Meisterschaft in dir, und lasse deine Emotionen unter der Aufsicht deines ICHS in Freiheit existieren.

Ein Gleichgewicht in dir ist notwendig, zwischen dem Unbewusst-Intuitiven-Gefühls-Anteil auf der einen Seite und dem Verstandesmäßig-Bewussten-Anteil auf der anderen Seite. Das „Männlich"-Manifestierende und das „Weiblich"-Zuhörende in Harmonie: rechtes Auge und linkes Auge im Gleichgewicht.

Sehe dich, auch deinen Körper, mit anderen Augen, von deinem persönlichen Standpunkt aus: Das, was du spontan fühlst, ist gut, lasse dich nicht durch die Meinung anderer täuschen. Entdecke Liebe und Zuneigung; lebe JETZT, lasse die Vergangenheit los. Um einen geraden Blick zu bekommen, wirst du die Einheit in Dir Selbst finden müssen! Deine Meisterschaft; <u>ein</u> gerader Weg!

Kein kaleidoskopisches Ganzes aus Bruchstücken, die du hier und dort zusammengeklaubt hast, sondern ein Leben, das auf dem felsenfesten Glauben an dich selbst, auf deiner unerschütterlichen Basis begründet ist. Beziehungen, Freundschaften sind bereichernd, wenn du zunächst vollkommen in deinem Selbst bist. Verliere dich also nicht in deiner Umgebung, in den anderen, in weiten Träumen. Lebe von dem ausgewogen-starken Mittelpunkt deines Lebenden ICHS aus!

Exotropie

Auge, das nach außen schielt

Kernursache

Tiefe, fundamentale Ängste vor unbewussten Kräften in dir. Bedrohung. Jedoch unnötigerweise.

Ängste vor dieser Urkraft in deinem Selbst, vor deinem tiefsten, emotionalen Inhalt; du fühlst dich auf unsicherem Boden, du meinst, dass in dir sozusagen eine Art Monster hause, dass du dem „Teuflischen" in dir überhaupt nicht trauen könntest. Es handelt sich hierbei lediglich um „Überzeugungen".

Dunkle, bedrohliche, aggressive Kräfte... werden in der Welt um dich herum widergespiegelt. Du bekommst keinen Einblick in die Wirklichkeit, weder in dich, noch in die Welt außerhalb von dir. Angst vor dem Tod, solange du dich nicht dem Leben in dir anvertraust!

Du musst im Leben eigentlich noch geboren werden: Du hältst weiterhin an unbewussten Sphären aus Träumen und aus deinem Todesschlaf fest. Mit deinem Bewusstsein hier-und-jetzt kannst du dich deiner unbewussten Gefühlswelt bemächtigen: Irreale Angstvisionen sind lediglich eine Folge des unzureichenden Vertrauens auf dein ICH-Bewusstsein.

Gib dich deinem tiefsten Selbst hin, lasse hellere Energien durchkommen, gib dem Leben Raum, verbleibe nicht im Traum, im Schlaf, darin, es nicht zu wagen, auf Erden ICH zu sein.

Gewinne eine klare Einsicht in das Leben, entdecke die Freude! Du hast keine Tiefe in dir, die bedrohlich ist, lasse deine Emotionen frei fließen, beobachte und verarbeite sie, habe keine Angst vor ihnen, entdecke das friedliche Licht deines tiefsten Seelenkerns, wenn du damit aufhörst, dir dunkle „Lügen" vorzustellen.

Die am meisten irreführende „Lüge", die du, als Mensch, aufrechterhalten kannst, ist die Stimme des Zweifels, die Stimme der Überzeugung, Opfer zu sein oder nicht viel wert zu sein.

Du fühlst dich als Opfer und schlurfst so vor dich hin; was macht das für einen Sinn? „Traue" ich mich, „darf" ich denn, werde ich wohl? Du siehst die Welt zu stark von unten, als ob du nicht wirklich „dazugehören" würdest. Vielleicht bist du davon überzeugt, dass du „musst", dass du wieder nicht anders kannst, als dieses oder jenes zu tun, dass du Aschenputtel bist und in der Kellerwohnung des Lebens zu Hause sein musst, dass du stets einer Sache oder jemandem zur Verfügung stehst, ohne jemals selbst zum Zuge kommen zu können. Du schlurfst weiter, widerwillig, du willst *so* nicht..., und dennoch tust du es. „Ach ja, ich mache es trotzdem, es muss wohl so sein; andere haben es so gewollt. Aber in Grunde genommen wäre ich vielleicht besser gar „nicht" da?"

Du lebst so nicht wirklich ehrlich dir selbst gegenüber, nicht wirklich dankbar dafür, wer DU bist, was das Leben dir bietet. Du gehst nicht wirklich kraftvoll weiter und wehrst dich gegen entschlossene Selbst-Werdung.

Du zweifelst, zögerst..., ob du noch länger so weitermachen wirst, widerwillig. Du weigerst dich, aber unterdessen machst du einfach das, wovon du möglicherweise *denkst,* dass du es tun *musst,* oder du machst, was andere dir sagen. Spielst du dabei Theater? Spielst du die Rolle des „Opfers", und hältst du so deine *echte* Geburt als ICH, deine Weiterentwicklung zurück? Wirfst du es anderen vor, dass du nicht wirklich im ZENTRUM deiner Existenz „leben" darfst? Machst du dich nicht *wirklich* stark für dich? Zeigst du nicht offen und ehrlich, auf direkte Art und Weise dein Angesicht, versuchst du dem Blick des Lebens und der Wahrheit zu entfliehen? Traust du dich nicht, dem Leben geradewegs in die Augen zu sehen?

Kernlösung

Im Grunde genommen handelt es sich hierbei um die Lüge der Selbstverkennung, der Verleugnung der gewaltigen Kräfte, die in dir darauf warten, auf wundervoll dankbare Weise existieren zu dürfen. Du drückst dich nach unten; du zeigst nicht deinen *echten* Inhalt..., lebst du lieber untergetaucht, nicht wirklich im Glauben an dich, oder fühlst du dich zurückgesetzt? Bleibst du lieber am Rand deiner selbst stehen, anstatt direkt aus deiner Mitte heraus wie ein fröhlicher Brunnen zu sprudeln? Warum noch zögern, warum dich noch zurückhalten, warum noch länger diesen großartigen Inhalt unter dem Vorwand unterdrücken, dass du nicht du selbst sein „darfst"?

Du darfst jeden Augenblick du selbst sein, du musst diese Verantwortung in Bezug auf dich übernehmen. Höre auf damit, dich hinter diesem oder jenem Zweifel oder hinter irgendeinem fadenscheinigen Grund zu „verstecken", um dich nicht meisterhaft, mit Freude, manifestieren zu müssen!

Lasse Kräfte ehrlich durchkommen. Sprich, und äußere dich spontan und ehrlich, ohne deshalb ins andere Extrem als zuvor zu verfallen: Du hast jemand anderem nichts zu sagen, wohl aber dir selbst! Komme aus deinem Versteck, aus deinem Rollenspiel heraus; du bist überhaupt kein Sklave, kein Opfer, kein „Nichts", kein(e) Unwürdige(r). Du bist jetzt ein Mensch, der zugunsten des Lebens dankbar seine Kräfte einsetzt! Du lässt dein ICH kraftvoll durchkommen und zeigst, was es ist: Mensch aus einem Guss zu sein!

Entzündeter Sehnerv

Neuritis optica

Kernursache

Du fühlst dich ohnmächtig, etwas in den Griff zu bekommen; du willst etwas forcieren, das unmöglich ist. Du möchtest eine bestimmte Situation in den Griff bekommen, die du jedoch nicht klar überblickst; vielleicht willst du etwas retten, aber du siehst nicht wie. Du möchtest etwas erfassen, etwas begreifen, aber du fühlst dich machtlos.

Du fixierst dich mit glühender Aufmerksamkeit auf etwas Bestimmtes, aber „es will dir nicht gelingen". Du kommst nicht weiter, vielleicht wirst du wütend, die Aggression drückt in dein Auge.

Dadurch, dass du zu wenig auf deine eigene Kraft vertraust, glaubst du nicht an deine Fähigkeit, etwas zu erreichen und wirst dadurch entweder Dinge forcieren, die du besser loslassen würdest, oder du fixierst dich auf etwas, wovon du meinst, dass du es ohnehin wieder nicht schaffen wirst. Das, was du nicht „erfassen" kannst, beschäftigt dich immerzu.
Andere Energien werden blockiert, so dass du dich selbst gefangen hältst.

Du meinst, nicht gut genug zu sein, wenn du spontan deiner Natur folgen würdest, deshalb wirst du dich forcieren, indem du einen Weg wählst, der überhaupt nicht gut für dich ist. Frustration, zu wenig Selbstvertrauen.

Kernlösung

Gewinne einen klaren Einblick in dich: Sei froh darüber, wer du bist. Zeige in aller Offenheit dein wahres Sein, du bist gut, so, wie du bist.

Lasse alle deine Energien mit einer vulkanartigen Kraft *durch*brechen, traue dich, weiterzugehen, dich in alle möglichen Richtungen zu entwickeln, und höre dabei auf deine Natur, deine Intuition.

Beobachte die Situation, in der du dich befindest, glaube an dich, gehe mit deinem inneren Selbst auf Tuchfühlung, folge jetzt dem Weg, den du intuitiv als den richtigen ansiehst; lasse das, was sein „muss", los, gib dir jede Chance, in deinem Leben flexible Wendungen zu nehmen und langsam aber sicher eine solide Struktur aufzubauen, in der du alles leichter halten und assimilieren können wirst.

Mit Selbstvertrauen klarer sehen und Energien in Aktion umsetzen. Frieden, Harmonie, Sicherheit in dir.

UM DAS AUGE HERUM …

Augenbrauen

Psychologische Übereinstimmung

Als stände eine zugespitzte, zusammengeballte Kraft in den Startlöchern, um den Speer ganz genau und gezielt dorthin zu schießen, wo er schließlich landen soll. Ein aufmerksames Hellwachsein, eine unglaubliche Präzision von Wissen, Fühlen, Intuition: „*Dort* muss ich sein, da muss ich oder „es“ hin“. Das blinde Vertrauen auf das Wissen, das Fühlen, die Handlungen, die sich daraus ergeben. Ein konzentriertes, komprimiertes Kraftgefühl, das sich als Frohsein, als Freude über das auf die Spitze getriebene, innere Ich-Gefühl zeigt: sein zu dürfen, im Leben nach vorne schießen zu dürfen. Diese reine Freude über das ICH tatsächlich auf eine auf-das-Leben-zugespitzte Weise abschießen zu lassen.

Dieser Reiz, dieses Genießen der Gefühlskräfte im eigenen Wesen lassen ein freudiges Flimmern durch deinen Körper gehen. Eine unglaubliche Kraft spitzt sich hier zu, eine Energiemasse, die in *einem* Punkt gebündelt ist und sich in dem „Schuss“ nach vorne entlädt; von diesem Punkt aus kann Wilhelm Tell sein Ziel niemals verfehlt haben. Treffsicher und sehr präzise. Ein sehr intensives sich Drehen und Sammeln, ein Bündeln und in sich Konzentrieren, wie der Kugelstoßer es macht, kurz bevor er die Kugel wegschleudert. Zuerst die einleitende Bewegung im Crescendo und dann der Klimax und das Freude-Bewusstsein nach dem Motto „und los geht's“, dem Pfeil hoch in der Luft folgend. Die Freude über das Losgehen selbst und die Freude darüber, dich damit identifizieren zu können: mit den Folgen dieser inneren Gefühlskräfte.

Dieses Fühlen lässt die Muskeln und das übrige Gewebe des Körpers lachen. Du spürst diese Herkules-Kräfte in dir, und du weißt, dass du Herr deiner selbst bist. Es macht dich froh; es gibt dir ein Gottesgefühl. Du wirst nur darauf Acht geben müssen, deine Füße auf dem Boden zu halten.

Gierig trinkst du die Lebensmilch auf, du siehst einen Sinn für dich. Du machst dich für den Start bereit. Der Radrennfahrer, der seine letzte Flasche Wasser austrinkt, bevor er – guten Mutes – das Fahrrad besteigt. Er WEISS, dass er es schaffen wird, mehr noch, er WEISS, dass er gewinnen wird. Nicht aus Leistungsdrang…: Es geht darum, das „Leben“ in ihm gewinnen zu lassen.

Diese innere Sicherheit steuert alle Muskeln und das ganze Gewebe des Körpers. Freude durchflimmert jede Faser, und die dynamische Energie durchspült den ganzen Körper. Ein Ur-Glaube an das eigene Wesen, an das eigene Können im Endeffekt. Der Mensch ist sich seiner selbst sicher, zweifelt in keiner Weise, ist glücklich mit seinem Sein, seinen Kräften, mit seiner Fähigkeit, das Ziel zu erreichen. Er ballt seine Kräfte zusammen, und das gibt ihm einen Kick, ein freudiges Gefühl, und… da geht's los, da fliegt er… in die Luft, um wieder sicher und stark mit den Füßen auf dem Boden zu landen! Urstark und *un*überwindbar.

Erkrankungen, allgemein

Kernursache und Kernlösung

Wenn du nicht mit dir mitgehen willst, wenn du dich weigerst, das Leben in die Hand zu nehmen, die „Waffen“, die das Leben dir geschenkt hat (die du in dir gebildet hast), zu nutzen, anzuwenden. Du stellst „Bedingungen“…, du sagst: „Nein, ich will nicht, solange dieses oder jenes nicht so oder so ist…“ usw. Du weigerst dich, du drückst dich dagegen, du widersetzt dich einem Einsatz deiner ganzen Kräfte? Man könnte es fast als undankbar bezeichnen: So viele Energien, Talente und Fähigkeiten, weiterzugehen, dein Ziel zu erreichen, und du hältst dich mit „Details“ auf? Die Augenbrauen wollen eine bedingungslose Hingabe an alle diese

Kräfte und Möglichkeiten, die in dir stecken, um sie feste entschlossen zu nutzen, und es auch tatsächlich zu MACHEN! Mucke nicht auf, kritisch-distanziert-abgeneigt-von-oben-herab; halte dich nicht zurück, sondern setze dich, voller optimistischer Kraft, in der Freude über dich selbst, ein: „Ja! Ich nehme es in die Hand, und ich werde tun, was meine Aufgabe ist: Ich werde meine Kräfte, Gaben und Fähigkeiten nutzen, um ganz und gar zu tun, was ich innerlich fühle, tun zu müssen".

Und so stürzt du dich voller Freude, ohne Bedenken, ins Leben. In dir weißt du es bereits: „Das Leben in mir möchte das von mir", aber dann beginnt der Widerstand, das Gegensteuern, und es kommt darauf an, dem nachzugehen, warum du aufmüpfig bist, woher die Überzeugungen kommen, dass es nicht gut sei, mit dem Leben *mit*zumachen? Gehe dem nach, wo du dich gegen das Leben, gegen eine dynamische Selbst-Entfaltung wehrst. Mache großen Hausputz, und schrubbe diese negativen Gedanken und Überzeugungen und dieses Bedingungen-Stellen weg. Gib dich dem schnellen, fröhlichen Flug deiner selbst hin, Kraft durch und durch: Du weißt es, du fühlst es, du musst es nur vollziehen, indem du dich auf das intensiv frohe Gefühl abstimmst, mit ALLEN diesen Möglichkeiten als Ich Zu Sein.

Kraft, Gefühle, Anstrengung, freudvolles Durchflimmern, eine unaussprechliche Freude: Das alles geht miteinander einher, wenn du nur „ja" dazu sagst, was du fühlst, tun und vollziehen zu müssen!

Schuppen in den Augenbrauen

Kernursache

Konzentrations-Störungen, weil eine gewisse Nervosität dein Gehirn überflutet. Zerstreut, vergesslich, wie ein Huhn hin- und herrennend, nicht wissend, aus welchem Holz man Pfeile macht. Eine solche Nervosität veräppelt dich. Eine Masse, ein Überfluss an Energien scheint dich nun zu überwältigen. Es könnte Juckreiz auftreten und das Stillstehen fällt dir schwer. Wie ein gehetztes Wild, die Fingernägel in deinem Mund, du hast ein wenig Angst vor dem, was kommen wird. Instinktiv schaust du dich um; du hast Angst, vertraust dir selbst nicht genug. *Als ob „einfach so" alles denkbar Negative geschehen könnte.* Dies ist eine Lüge.

Weißt du denn nicht, dass du alles, wenn auch unbewusst, anziehst? Und dass du nicht ängstlich auf der Hut sein und alles unter Kontrolle haben musst? Dass du aus deiner kräftigen Basis heraus zu einem tapferen Vorwärtsgehen aufgefordert wirst?

Du läufst aus dir selbst weg / vor dir selbst weg, vor deinen Gefühlstiefen, deinem Kraftkern, statt auf deinen stabilen Basiskern *zu bauen*. Es ist selbstverständlich, dass dein lebender Selbstkern dir das Signal von Angst / einer Art Unsicherheit gibt, um dir klarzumachen: du weichst von deinem nahen liebevollen Mittelkern ab!

Du transpirierst und siehst die Lösung nicht. Was tun? Du weißt nicht, wen du um Rat bitten sollst, und du selbst tauchst nicht in deinen eigenen weisen Kern. Du drückst dich davor; du findest die goldene Weisheit nicht mehr in der Mitte deines Seins. Aber *diese felsartige Autorität ist sehr wohl in dir!* Warum also hin- und herrennen, ziellos, ratlos? Höre auf damit und höre auf deinen innerlichen weisen Kern, der in all seiner Kraft und Glorie darauf wartet, von dir anerkannt und vor allem ‚angewendet' zu werden: die praktische Umsetzung der Gedanken, die in dir leben, von Lebensplänen, vom einen Moment auf den anderen ... Schau nicht ‚zu viel' auf die Zukunft, sondern *erfahre das heutige Glück in dir selbst.*

Kernlösung

Bestimme selbst, *welchen* Weg du einschlagen wirst. Lebe nach der Überzeugung, dass DU dein Leben in den Händen hast und dass NICHTS dir einfach so widerfahren kann. Du wirst ruhig in dem Wissen, dass nur du bestimmst, ob du auf eine positive oder düstere Zukunft zu leben wirst, von dem herrlichen Jetzt aus: ein Jetzt-Moment folgt dem anderen. Bleibe daher *ganz* nah bei dir selbst; gehe deinen warmen Gefühlen nicht aus dem Weg.

Katapult! Lasse ihn schießen! Sage, was du zu sagen hast; tue, was du zu tun hast und *halte diese Energien nicht zurück.* Lass sie sich ausbreiten, wirf kein Öl ins Feuer, sondern lasse diese *gesunden Feuerkräfte* in dir zu einem Handeln, zu Schöpfungstaten kommen. *Fühle, Erschaffe, sprich als „DU" an der Spitze deines Lebens.* Da ist keine Angst oder Unsicherheit mehr.

Aus der Urkraft in deinem Beckenboden heraus, aus der Basiskraft deines ICHS heraus fühlst du dich stark und unerschütterlich. Niemand kann dich umwerfen. Du stehst für dich selbst und beschließt auf entschlusskräftige Weise, den einen Lebensweg einzuschlagen, ohne deine Gefühle zu verkennen, voller Vertrauen, ohne die geringste Nervosität. Du versteckst dich nicht hinter einem nervösen Hin- und Hersuchen und -laufen: Du weißt, dass du alles *in dir selbst* findest. *Dann* hast du auch keine Angst vor einem Austausch von Gefühlen mit anderen. Schließlich *flüchtest du* nicht mehr *vor dieser eigenen weiblichen, intuitiven, gefühlstiefen Quelle IN dir selbst.* Du stimmst dich auf die Wahrheitsfrequenz des Lebens ab, die auch durch dich strömt, und du gehst geradeheraus, ohne kritisch oder zweifelnd-denkend-grübelnd oder auf zurückhaltende Weise stehenzubleiben. In Vertrauen die Autorität deines innerlichen Autoritätskerns, deines ICHS anerkennend. Schöpfungskraft, Gefühlserleben, Glück …

Augenlidentzündung

Blepharitis: Entzündung des Augenlids oder des Lidrands

Kernursache

Aggression. Du würdest gerne durch irgendetwas durch, aber du hältst dich zurück. Innerer Zwiespalt und Zweifel: ja oder nein? Du fühlst dich blockiert, aber du steckst voller Energie; Frustration. Du bist zu wenig in dir präsent; *du erstickst dich* in einem zu kleinen Raum (beispielsweise in deiner Arbeit …), du ziehst dich zurück, anstatt Energien aufblühen zu lassen! Du zögerst, weiterzugehen; *Kräfte werden zu lange unterdrückt,* du siehst nicht genau, welchen Weg du gehen, wie du handeln wirst: Angestaute, gesunde aggressive Kräfte können jetzt Situationen aus der Außenwelt zu dir holen, die dich wirklich wütend machen beziehungsweise dazu beitragen, dass du dich „öffnest" oder weitergehst.

Du bist dir selbst gegenüber zu kalt, du trittst auf der Stelle, weil du nicht wirklich auf dein tiefstes Selbst baust. Zu ängstlich, um geradewegs weiterzugehen. Das kann zu machtloser Wut dir selbst gegenüber führen oder zu gewissen Situationen, die du durch deine zögerliche Haltung angezogen hast.

Kernlösung

Bremse deine Energien nicht ab, lasse dich wie einen Kreisel drehen, eine freudvolle Strahlung, die von einem selbstsicheren, liebevollen Kern ausgeht. Sprich, äußere dich, *lebe*, gestalte, ohne zu zögern. „Sperre" dich nicht länger ein; entspanne dich, entdecke die warme Behaglichkeit des Lebens, mache ein Fest aus dem Leben, vertraue auf deine grundsolide Basis, dein inneres Selbst, und baue *selbst* dein Leben aktiv aus, so, wie du es möchtest. Frustriere dich nicht, indem du Kräfte und Gefühle anstaust: Sprich, und handle, gehe weiter!

Blaues Auge

Kernursache

Du bist innerlich wütend, aggressiv, du verschließt dich! Du weigerst dich zu SEHEN, dass du selbst die Grundlage einer Situation bildest, die ausgeufert ist. Deine aggressiven Emotionen brodeln und ziehen gleichartige Vibrationen an: eine voller Wut erhobene Faust oder einen spitzen Balken, an dem du dich stößt.

Blicke klar in dich selbst: Du bist wegen deiner eigenen Ohnmacht wütend und projizierst diese Wut nach außen. Siehe *Blaue Flecken - Rubrik.
Hass, Aggression, Abkehr, ein Wegschieben-Wollen…, so rufst du gerade diese Gefühle hervor, auch bei anderen!

Kernlösung

Lenke deine Gefühle selbstbewusst: in starke, kreative Kanäle. Herzlichkeit, Wärme, Gemeinschaftssinn, dich selbst darin anerkennen und willkommen heißen, Offenheit dir selbst und deinen Nächsten gegenüber.

Verschließe deine Augen nicht vor der wahren Ursache deiner Aggression: Unterdrückung eigener Kräfte und Fähigkeiten. Es sind gerade deine Aggression und deine Frustrationen, die elektro-magnetische Impulse aussenden und unangenehme Situationen hervorrufen.

Ektropion

das untere Augenlid hängt herunter und stülpt sich nach außen um

Kernursache

Innerliche Angespanntheit, Härte; du würdest dich zwar gerne entspannen, bequem und weit ausgestreckt dasitzen, aber es gelingt dir nicht. Du forcierst, du willst unbedingt… (möglicherweise ärgerst du dich, weil etwas nicht gleich klappt!), du fixierst dich auf etwas, wo du eigentlich bereits spürst: „Das lasse ich doch besser los“. Infolgedessen: Ängste, Transpiration, möglicherweise manchmal Panik, ein Wutausbruch, als wenn du nicht dazu im Stande wärest, dich zur Ruhe zu bringen und dir ein Gefühl der Sicherheit zu vermitteln.

Voller Energien… Und immer weiter durchdrücken, in die Höhe treiben, möglichst Leistung erbringen, etwas „geschafft haben wollen“ oder bestimmte Sachen unbedingt machen wollen; du knüpfst dein Sicherheitsgefühl möglicherweise an diese Ambition (unbedingt erreichen oder „haben“ zu wollen). Suche diese tiefe Sicherheit in dir selbst, und lasse los! Forciere nichts, lasse dich ruhig und entspannt in deinem Lebenssessel nieder, sei weich und warm zu dir.

Hart, nervös; angespannte Energien entladen sich oder suchen zumindest aufgestachelt ihren Weg. Wild um dich suchend, als ob du keinen Überblick hättest und dieser Energiemasse keine Struktur geben könntest.

Kernlösung

Kopple dich von der Ur-Überzeugung in dir los, die besagt, dass, wenn du „dieses“ oder „jenes“ nicht machst, du nicht leben kannst /darfst, du nicht existieren kannst. Befreie dich von einer Art Machtinstinkt, von einer zwingenden Stimme in dir, die dir sagt „das muss so sein“, und du kannst nicht anders… Gib dir den offenen, freien Raum.

Komme zu innerer Ruhe: Die findest du nur in dir selbst! Sei nicht gehetzt, ungeduldig: Alles im Leben passiert zum rechten Augenblick. Lasse los, und forciere nichts. Entspannung, Selbst-Befreiung. Fühle dich *ganz* tief in dir sicher. Milderung dir selbst gegenüber… und Vertrauen! Komme zu Dankbarkeit…, schlichtweg für dein prachtvolles „Sein“, einfach dafür, was „ist“.

Hordeolum, Gerstenkorn

Entzündung einer der Drüsen der Augenlider in der Form eines Abszesses

Kernursache

Unsicherheit, zu wenig Selbstvertrauen, die Angst, zu fallen, ein zu geringes Sicherheitsgefühl in deinem tiefsten Selbst. Du fühlst dich nicht wirklich als Meister deines Körpers: Du kannst noch nicht auf eigenen Beinen stehen. Du bleibst zu viel in dir, ziehst dich zurück; du verschließt sozusagen die Augen vor dem vollen Leben; du bleibst lieber hinter anderen beschützt oder in einer nicht-irdischen Dimension, du kommst nicht ganz durch, du traust dich noch nicht, du bleibst nur im Stillen, wo du warst; du lässt dich leben, eher unbewusst: Du übernimmst keine

Verantwortung für dich, du wirst sie vielmehr anderen überlassen. Angst vor Schmerzen; du fühlst dich sicherer, wenn du dich in der strahlenden Sonnenwärme eines anderen Menschen ausruhen kannst, denn du fühlst dich zu klein, zu ängstlich und zu kalt.

Du steckst dir sozusagen Stöpsel in die Ohren, aber der Überhang von Gedanken und Beschwerden steigt dir zu Kopf…, gerade weil du dich nicht für eine fundamentale, tiefe Lösung und / oder Veränderung öffnest. Du verschließt dich, du willst es nicht hören; du belügst dich demnach selbst, du siehst nicht, du hörst nicht, oder du tust zumindest so als ob. Es gleicht einem Neptunschen Verschließen: Nicht für Wahrheitsinformation offen sein wollen und demzufolge kein konsequentes und richtiges Weitergehen. Lieber blind sein oder eine Vogel Strauß Politik betreiben. Was willst du nicht sehen / hören? Warum der Wahrheit entfliehen? Das bringt dich keinen Schritt weiter, im Gegenteil. Je weiter du dich von dir selbst, von deiner inneren Quelle entfernst, umso stärker kannst du das Gefühl bekommen, von anderen nicht verstanden zu werden, unfrei zu sein, nicht dein eigenes Ding machen zu können, etwas tun zu *müssen,* nicht glücklich sein zu können usw. …, mit der Folge, dass sich Wutgefühle noch verstärken. Stimme dich darauf ab, was das Leben möchte, sieh hin, und höre offen und genau zu; und es wird alles viel leichter gehen!

Du bist voller Emotionen und Gedanken, die so vor sich hin laufen, wie auf einer alten Schallplatte, mehrmals siehst du dieselben Bilder / Gedanken Revue passieren; immer mit den jeweiligen Gefühlen, eventuell mit Trauer oder einem Wutausbruch, verbunden. Du versuchst, sie (unbewusst) zu zentrifugieren, die Emotionen nach außen zu schleudern, aber das ist nicht möglich, solange du in dem gleichen Gedankenkreislauf der Vergangenheit stecken bleibst und keinen Schritt weitergehen willst.

Du möchtest etwas in dir forcieren, du machst dich nervös und wirst wütend, weil etwas nicht gelingen will: LASSE LOS! Denn du wirst wütend darauf, dass du nicht wirklich in die Realität des frohen Lebens springst, dass du nicht loslässt. Forcieren macht überhaupt keinen Sinn. Das Leben bringt dich auf den Weg, der *wirklich* gut für dich ist. Es hat also keinen Sinn, dich auf zuweilen zerfleischende Art und Weise daran festzuhalten, was du unbedingt haben / behalten oder bekommen möchtest. Winde dich nicht! Hältst du auf Biegen und Brechen durch; weigerst du dich, loszulassen, hinzusehen, auf diese echte, wahrheitsliebende Stimme in dir zu hören? Dann kannst du dich unmöglich gut fühlen!

Kernlösung

Habe den Willen, klar zu sehen, verstecke dich nicht länger vor einem Wahrheitsbild: deine autonome und friedvolle, starke Selbst-Werdung. Das Leben wartet darauf!

Lasse jetzt alles los / laufen. Mache dich nicht wütend-traurig: Komme zu der herrlichen Freude deiner selbst, unabhängig von was oder wem auch immer. Steige als ICH, als göttlicher Mensch ins *wirkliche* Leben ein. Du machst dich dadurch glücklich, dass du in die konkrete Realität einsteigst und dich selbst verwirklichst. Flüchte nicht, sondern komme gerade stärker konzentriert mit offenen Augen und Ohren in deine eigene Wirklichkeit.

Fühle dich sicher und ausgeglichen in deinem inneren Häuschen. Komme zu absoluter Ruhe, zu Sicherheit, zu einem Sicherheitsgefühl, auch zu Heiterkeit. Du fühlst dich wohl in deiner Haut, in dem Haus deines Körpers, du stehst auf einem starken Fundament und kennst deine Grenzen. Du bleibst ganz nah und stark bei dir. Du suchst nicht länger hier und dort. Du lässt alles über dich hinweg gleiten, wie Wasser über das Gefieder einer Gans. Nichts berührt dich mehr emotional, vorausgesetzt du hast beschlossen, alles loszulassen und dich wegen nichts mehr zu grämen…, dich lediglich in dich selbst, in dein zu Hause zu kehren.

Entwicklung von Selbstvertrauen, die sichere Basis in dir zu spüren, dich deines Lebens und deines Körpers zu bemächtigen; starke Energien aus deinem tiefsten Selbst frei aufblühen zu lassen, ein allmähliches Wachsen zu Selbstbewusstsein und der Anerkennung deines eigenen Wertes, deiner persönlichen Schöpfungskräfte. Das warme Herzenszentrum in dir spüren.

Links und rechts, Gefühle und Verstand innerhalb des REALITÄTS-Rahmens im Gleichgewicht. Du machst reinen Tisch mit dem Alten und erhebst dich weit über die alten Belastungen. Jetzt siehst du, dass es keinen Sinn hatte, dir Sorgen zu machen, dass du dich einfach nur in Liebe, Wärme, ganz nah in dein Innerstes kehren musstest. Du lässt die Hände los und kommst zu deinem ICH nach Hause. Dort ist es herrlich, zu wohnen. Erst jetzt kann die Sonne scheinen, und sie erwärmt dich behaglich. Keine steinharte Kälte, sondern dir zuzugestehen, zu genießen, *wirklich* zu leben, ohne dir Sorgen machen zu brauchen. Du *weißt* einfach, dass alles gut wird. Du regst dich nicht gleich über die Dinge und Menschen außerhalb von dir auf. Du weißt, dass du das Glück selbst erschaffen und zu fassen bekommen musst, indem du auf das tief innerliche Gefühl in dir hörst, auf dein Herz, und andere Menschen oder bestimmte Gegebenheiten Revue passieren lässt, ohne gleich emotional darauf zu reagieren.

So gehe vorwärts, löse dich von emotionalen Fesseln. (Liebe kennt keine Fesseln.) Reiche dir selbst die Hand, und löse die Hand, die alles und jeden ergreifen oder festhalten wollte. Komme an deiner eigenen tiefsten Basis an, und finde dort die wahre Botschaft: Wie gut das Leben ist… Der dunkle Himmel klart auf. Du kannst ruhig in dir wohnen, ohne Sorgen, ohne Kummer und Qual. Das Leben ist viel mehr, als du bislang gedacht hast! Du fängst erst an, das Schöne zu entdecken, und das wird ein Entdecken ohne Ende!

Tränenkanal und Tränensack

siehe auch Rubrik Kinderkrankheiten, Tränenkanal

Erkrankungen, allgemein

Kernursache

Trauer, Ohnmacht, zu wenig Selbstvertrauen, du erkennst nicht wirklich die Kraft irdischer Menschwerdung; du bist dir dessen nicht wirklich bewusst, dass dein Bewusstsein Einfluss auf deinen Körper hat.

Von deinem eigenen göttlichen Kern abgeschnitten, fühlst du dich einsam, traurig und ohne eine tatsächliche Perspektive in deinem Leben. Angst, zuweilen Panik, Nervosität, Angst vor dem Tod, keinen Zugriff auf das Leben bekommen.

Du hast Angst, nicht gut genug zu sein oder es falsch zu machen, zu versagen, in die Knie zu gehen, buchstäblich oder bildlich gesprochen.

Du möchtest ganz schnell wegrennen, aber du weißt nicht genau, wovor; Angst und Kälte verfolgen dich.

Kernlösung

Werde dir deines Wertes bewusst. Spüre dein warmes Herz, und fühle dich sicher in deinem tiefsten Seelenkern, dort, wo der Tod nicht existiert.
Traue dich, im irdischen Leben als vollwertiger Mensch aufzublühen, laufe nicht weg, wisse, dass du in deinem Körper willkommen bist.

Traurigkeit ist eine Lüge: Mache dich zum Meister deiner Existenz, und gestalte dein Leben in Freude.
Voller Selbstvertrauen an der Menschwerdung teilhaben: das Wachstum eines reichen Bewusstseins in einem irdischen Körper.

Fühle dich gut in deiner Haut, und genieße das Schöne, das Sinnliche. Erwärme dich mit dem Feuer deines Herzens.

Tränensäcke unter den Augen

Kernursache

Du ziehst dich selbst zu sehr zusammen, nimmst deinen Raum nicht vollständig ein. Der Mond in deinem Wesen verkrampft sich manchmal vor Schmerzen: weil du zu wenig in der ‚Vollheit' deiner selbst, deiner Gefühlswelt bist. Du kneifst dich selbst zu; der kleine Mond in dir wird schmaler und nimmt die Form einer Sichel an - eine zu angespannte Niere - als ob er sich nicht in seiner prächtigen silbernen Fülle zeigen dürfte. Das ‚weibliche' Element bittet um ein entspanntes Ausdehnen, fordert dich auf, deinen Raum einzunehmen, in Seele und Körper. Nieren, Leber, Verdauungssystem ziehen sich ein wenig zusammen, weil du deinem Körper nicht den ganzen Raum gibst, weil du dich ‚einziehst', zu starken Druck auf dich selbst legst, mit Macht deinen Gefühlskern eindrückst.

Du verhältst dich stark und tapfer, auch wenn du viel ertragen musst, hältst du durch. Es ‚muss' so oder so gemacht werden: du unterwirfst dich diesem Zwang.

Du würdest dir noch das Äußerste abverlangen, um dies oder jenes gerade noch zu schaffen, um irgendetwas zu erreichen oder zu schaffen, aber auf diese Weise fügst du dir selbst Schmerzen zu, als ob du deine Muskeln sogar zerren würdest, um nur ja die Anforderungen erfüllen zu können, die deiner Ansicht nach erfüllt werden ‚müssen'. Statt deinem sanfteren Gefühl zu folgen, hörst du gar nicht darauf, und versuchst noch mehr und noch angestrengter, dein ‚Bestes' zu geben. Du hast kein Mitgefühl mit dir selbst, sondern willst das Letzte herausholen; du schonst dich nicht.

Deine Füße berühren manchmal kaum noch den Boden, du bekommst zu wenig Erde-Gefühl, weil du zu hoch in deinem Geist, in deinen verstandesmäßigen Fähigkeiten bist. Ein wenig stur gehst du möglicherweise auf diesem Weg weiter; du bekommst fast Genickschmerzen davon, als ob du in deiner Sturheit nicht sehen willst, dass du dir selbst zu viel zumutest, dich selbst krampfhaft in ein Gefängnis sperrst. Da ist eine (wenn auch unbewusste) sture Weigerung, auf dein ‚Gefühl', dein tieferes Wissen zu hören. So scheinen Dinge manchmal langsamer zu verlaufen, als sie deiner Ansicht nach müssten … oder erfährst du ‚Rückschläge' oder stößt auf Blockaden / Hindernisse auf deinem Weg, weil dein lebender Selbst-Kern diese Signale in dein Leben holt, um dich einsehen zu lassen, dass es keinen Sinn hat, auf diese Weise weiterzumachen.

Kernlösung

Gehe nun auf eine andere Art und Weise weiter, verfolge auf intuitive, fröhlich-spielerische Weise deinen Weg. Wie das Eichhörnchen[47], das sich mit der Kraft seines dicken buschigen Schwanzes behende durch den Lebenswald bewegt. Von links nach rechts, von hier nach dort, selbstsicher, auf sein innerliches Wissen bauend, geschmeidig sich drehend. Du nimmst nun auf dynamische Weise einen stattlichen Raum ein, und passt dich dabei auf flexible Weise an jeden Augenblick des Tages an, ohne im Voraus zu viel zu planen und zu denken, deine Gefühle dabei verdrängend.

Erdung! Setze deine Füße und Beine stabil wie urstarke Säulen auf den Boden, baue voller Selbstvertrauen auf dich selbst. Fühle wie Geist und Verstand weder ohne den Körper aus Fleisch und Blut noch ohne das bewusste Erkennen der Gefühle existieren können. *Fühle* diese konzentrierte Anwesenheit in der Materie deines Körpers, fühle wie die Lebensenergie von Kopf bis Fuß auf wohltuende Weise durch deinen Körper strömt und jede Zelle nährt. Die Wonne, dich zu strecken wie eine Kat-

[47] Lies über die psychologische Übereinstimmung in *Wenn die Tiere sprechen könnten…* Dieses Buch ist bei Erscheinen des vorliegenden Werkes noch nicht in deutscher Übersetzung erhältlich.

ze, das Muskelgewebe sanft dehnend, deinen Raum vollkommen einnehmend. Du bist nun auf glückliche, gefühlvolle Weise in deinem Körper anwesend, ohne dich noch auf irgendeine Weise zu verschließen, auf angespannte Weise zuzukneifen.

Du machst dir keine Sorgen, lässt alles los, aus dir heraus, gibst dich dem Leben selbst hin, dem Lebensgefühl. Der Leber und den Nieren tut dieses intensive Gefühl von Dankbarkeit gut, diese leuchtende Freude in deinem Herzen: die Freude über dein eigenes Sein, ohne Stress, ohne Druck, ohne ein hartes ‚Müssen'. Du öffnest dich, du lässt dich selbst von innen nach außen aufgehen; du gibst dir selbst und anderen mit freigebigem Herzen, in Weichheit.

Dunkle Verfärbung unter den Augen (braun, gelb, grau ...)

Kernursache und Kernlösung

Du versuchst dich strukturell Steinbock-aufrecht zu halten, aber der Inhalt, symbolisch gesehen die ‚Bauchpotenz oder Talente', dein ‚Sein' fordert dich dazu auf, die Haltung und Strukturen loszulassen, innerhalb derer du dich bisher festgehalten hast. Gefühlsvertrauen ist gefordert! Das Leben erscheint dir schwer, weil du das Leben ‚zu schwer betrachtest und führst'.

Die Lösung? Du folgst nun deiner wahren Inhaltsströmung und die alten Strukturen verschwinden; neue Form und spontane Linien- und Strukturgebung folgen dann wie von selbst auf dieses ‚Mitgehen' oder Mitströmen mit dir selbst. Ein vollständiges Loslassen der Vorstellungen darüber, ‚wie es früher alles vorgebracht werden musste', oder vernünftig und streng ‚dirigiert, geführt, geplant' werden musste. Das Leben wird nun leichter, wenn du auf deine Herzgefühle hörst.
Es geht nun um Aufmerksamkeit für deinen wahren Inhalt, aber schließlich doch wieder eine neue, stabile Struktur, ohne etwas zu übertreiben, so dass du dich nicht von den dazugehörigen instinktiven Gewohnheiten / Angstgefühlen mitreißen ‚lässt'. Dies erfordert ein gesundes Gleichgewicht zwischen Form und Inhalt, zwischen Gefühlen und dem Beherrschen oder Ausrichten derselben. Bewusstwerdung verjagt den Willen, die Dinge auf instinktiv ängstliche Weise dirigieren zu wollen.

Du leistetest Widerstand gegen diese perfekte Verschmelzung von Gefühlen, Herzenskräften, irdischer Körperlichkeit einerseits, und dem meisterlichen Lenken und Anbringen neuer Strukturen, gerade aus diesem wahren Selbst mit seiner innerlichen Gefühlswelt heraus, andererseits. Das Leben bittet dich um ‚eine Hingabe' an deinen vollkommenen Seinsinhalt, deine Gefühle erlebend. Ängste vor eigenem tiefem Inhalt sollten in Vertrauen und größerer Selbst-Liebe aufgeräumt werden. Du sollst wissen, dass du gerade dann Herr über dein Leben bist, wenn du deine tiefen, tiefen Inhaltskräfte in Vertrauen frei und spontan strömen lassen kannst.

Hast du dich geweigert zu fühlen, tief in dir selbst, den Reichtum deines physischen Körpers zu betrachten, deine Gefühlskräfte, deine Talente, deine intuitiven Möglichkeiten? *Hast du das Leben als ein vor allem strukturell aufzubauendes Etwas betrachtet, ängstlich wegflüchtend vor allem, was mehr darstellte als den rauen Saturnalischen ‚Skelettbau' deiner selbst, des Lebens? Hast du es nicht gewagt, in dein Gefühl zu gehen, ängstlich, dein Leben noch auf instinktive Urmuster aufbauend: ‚ich muss das alles gut beobachten, so dass mein Boot nicht kentert'?*

Dann erkennst du nun, dass du ein ‚Bewusstlebender Mensch' geworden bist. Dass kein einziges Boot kentern kann, gerade wenn es von einem Menschen gelenkt wird, der sich gefühlvoll auf die vertrauensvolle Basis in sich selbst abstimmt, ohne bereits im Voraus voller Sorge auf all das Negative zu blicken, das unerwartet als ein Hindernis auftauchen könnte.

Froh dir die Hände reiben, weil du das Leben in Angriff nehmen darfst, weil du bestimmte Dinge mit ‚Herz und Seele' ausführen darfst: du entwickelst eine freudvolle Beziehung zu dir selbst, deinem Körper, zu den Dingen, die du nun tust. Es kommt Leben in deine Adern und die Splitter der Vergangenheit ziehst du nun mühelos, ohne allzu viel zu jammern, aus deinem Fuß. Du betrachtest alles nun leichter und heller, nicht mehr so schwarz-dunkel, nicht mehr dramatisierend und zu ernst denkend.

Standest du immer mit dem größten Verantwortlichkeitssinn im Leben, hast du immer das berücksichtigt, was geschehen musste, zu wenig Aufmerksamkeit dem geschenkt, worum dein Herz dich bat, immer nur weitergearbeitet oder deine Pflichten erfüllt, hart zu dir selbst? Hast du dir selbst keine Zeit gegönnt, um wirklich zu genießen, mit dem Lebensgefühl in Kontakt zu kommen? Wie der Kanufahrer, der zwar das Boot und die Gefahren immer im Auge behält, in strengem Verantwortlichkeitsgefühl, achtgebend, aber sich selbst in keinster Weise erlaubend, sich im Wasser zu erfrischen und dieses herrlich erfrischende, frohe Wasser zu genießen.

Lasse dieses Kräftige Lebensgefühl nun in deinen Armmuskeln wirken und strömen: FÜHLE wer du in Seele und Körper bist, fühle, wie das Leben sich in deinem Körper manifestieren will. Fühle diese innerlichen Kräfte und genieße sie: gebe dich dieser Lebensenergie in dir hin, ergreife die Ruder fest, aber genieße es vor allem zu ‚sein', auf deinem Weg durch das Lebenswasser zu waten, ganz nah bei deinem Körpergefühl zu bleiben. Fühle, wie urkräftige Energien durch deine Armmuskeln strömen. Sei stark und bewusst konzentriert in deinem Körper anwesend. Tatkräftig und froh, nicht mehr ernst besorgt blickend, sondern voller Vertrauenskraft mitten im Lebensbad weitergehend. Du glaubst an dich selbst, der Horizont schaut leuchtend optimistisch und du weißt, dass du das Leben viel einfacher betrachten darfst: dass du selbst dein Leben in deinen Händen hältst. In Zukunft wirst du nach der Überzeugung und in dem Wissen leben, dass in deinem Dasein doch alles freudvoll, dynamisch kräftig verläuft, wenn du nach diesen positiven Lebenserwartungen lebst.

Dunkle Wolken ziehen weg. Glaubenskraft durchflimmert deine Zellen: du bahnst dir den einen Weg des Lebens und fühlst bereits im Voraus einen endlos langen, frohen Zukunftsweg ... Glück durchströmt deinen Körper und das macht dich stark, dynamisch-energisch.

Du ermüdest nun weniger schnell. Aus der Kraftzentrale heraus, die du nun selbst bist, gehst du vorwärts im Leben, immer weiter: herrlich ist es, dich in deinem Körper so zu fühlen. Kräftig, gefühlvoll, ohne zu zögern weiterfahrend, mit starker Hand die Ruder in das Wasser tauchend, als ob es um Federn ginge.

Und du betrachtest alles nun viel LEICHTER, du *weißt* in deinem Innersten, dass alles gut wird: ein unaufhaltsamer Fortschritt, ein unerschütterlicher Glaube an dieses glückliche Sein als ICH. Es *kann* nicht mehr schiefgehen; du zweifelst nicht länger, du schaust nicht mehr zurück, du wirst nicht mehr herumsitzen und grübeln, du glaubst daran, und du gibst dein Bestes! An dich selbst zu ‚glauben' ist die Basis dafür, dass du an alles glaubst, was du tust, an all das Schöne, das deinen Weg kreuzen wird.

Keinen Schwarzseherei, *du erkennst nun, dass nur du selbst es dir ‚schwer' machst: durch Denken, Grübeln, Zweifeln, schwer in Gedanken suchend, nicht glaubend an dein Gefühl, deine Intuition; du weißt nun, dass dein Leben so verlaufen wird, wie du es selbst erschaffst - die Wahl liegt bei dir: aus hellen optimistischen Sphären heraus, oder aus todernsten schweren Gedanken heraus.*

Du fühlst nun ... und du kannst dich nun sehr wohl wie ein spielendes Kind diesem ersten Lebensgefühl der Freude hingeben. Du erkennst deine innerliche Kraft. Selbstbewusst spielst und arbeitest du, folgst du dem Weg, den du ‚deinem Gefühl nach' einschlagen musst, ohne dabei immer ‚denkend' an jeder Kreuzung des Lebenswegs stillstehen zu müssen.

Keine Selbsthemmung mehr. Du GESTATTEST es dir selbst, in deine innerliche Gefühlswelt zu tauchen, um dort Entspannung, Spiel zu finden ... und wie selbstverständlich verlaufen nun auch die ‚Arbeit', die ‚Aufgaben', ohne dass diese sich noch ‚schwer' anfühlen. Links rechts paddelnd, den einfachen Wasserströmungen folgend, auf dein Gefühl hörend, auf entspannte Weise vorwärts gehend, in vollstem Vertrauen.

Ausfallen der Wimpern

Kernursache

Ängstlich, abwartende Haltung, Sphäre. Angst davor, vollkommen zu verschwinden, von deinen Emotionen, von nicht greifbaren, unbewussten Strömungen geradezu verschlungen zu werden. Mit Entsetzen stellst du fest, dass es kein Zurück mehr gibt, dass du dich lediglich auf dich selbst stützen kannst und nicht auf andere. Hoch oben in deinem Turm, isoliert, erlebst du das Bedrohliche der Menschheit, der Gruppe; es ist, als wäre dein Schicksal besiegelt, als würden andere über dich bestimmen. Du wirst jetzt in die Enge getrieben, auf dass du zu der Einsicht gelangst, dass nur du dein Leben leben kannst, dass du der-/diejenige bist, der/die über deine Existenz richten muss und Entscheidungen zu treffen hat, dass du dein Leben nicht länger von anderen leiten (und fehlleiten) lassen darfst.

Du vertraust den anderen zwar nicht, aber du hörst dennoch einmal hier, einmal dort nach; du meinst, ausgeschlossen zu sein. Ein ersticktes Gefühl, du siehst keinen Ausweg mehr; in panischer Angst bist du jetzt auf der Suche.

Kernlösung

Die Masse stellt keine Bedrohung für dich dar; es sind deine Emotionen, die dich so bedrohen.

Stoße von dir; lasse eigene Energien aufblühen. Heiße dich im Leben willkommen, komme in die Gruppe hinein; du bist wohl akzeptiert, vorausgesetzt, du verstößt dich selbst nicht mehr; du musst über dich bestimmen. Nimm dein Schicksal in die Hand: Gestalte dein Leben selbstbewusst. In dieser Basis deines tiefsten Selbst bist du immer sicher; Ängste sind unnötig. Ängste weisen daraufhin, dass du dabei bist, den Weg zum Tod anzusteuern; wende dich jetzt dem Leben zu, indem du die ganze Autorität und den Wert in deinem Selbst anerkennst. Dein Bewusstsein ist dazu im Stande, deinen Körper zu führen, zu verändern, zu heilen. Ziehe dich nicht länger ängstlich in dich selbst zurück.

Lasse diesen Gefühlsstrom in dir durchkommen, und begleite ihn auf freundliche Art und Weise, genau wie Wimpern feuchte Augen begleiten. Sei stolz auf dich!

AUSTROCKNUNGS-ERSCHEINUNGEN DES KÖRPERS

Dehydratation

Kernursache

Du nimmst dir langsam das Leben, weil es so nicht weitergeht.

Du lässt dich in die Tiefe, in den Tod mitschleifen. Du erleidest so viele Gefühlsschmerzen.

Du ziehst dich aus dem Leben zurück. Du lebst kaum *selbst;* du stellst alle Autorität nach außen. Du siehst keine Perspektive mehr; du fühlst dich schlapp und schwach; es gelingt dir nicht, am Ruder deines Schiffes zu stehen; du lässt dich hängen, du löst jeden Zugriff auf dich selbst; Energien lösen sich ohne Ziel.

Schmerz, ein Gefühl, aussichtslos gefangen zu sein. Entmaterialisierung, Vergeistigung. Kein Glaube mehr an die schöpferische Kraft deiner selbst. Du stellst dich neben die Erde, auf Distanz.

Kernlösung

Selbstbewusstsein! Aktive Teilnahme am Leben! Kreativität des Geistes. Erwartungen an das Leben bestimmen die Realität, die Umstände, die sich in deinem Leben zutragen werden, auch wenn es dir jetzt unmöglich erscheint. Lasse Lebensenergien zu; lasse deinen Bewussten Geist den Körper nähren.

Stoße deine Gefühle nicht ab, lösche das Lebensfeuer nicht in dir, denn du brauchst beide (Wasser und Feuer), um auf eine neue Perspektive hin leben zu können.

Bewusstseinswachstum im Gruppenzusammenhang auf Weltebene ist notwendig, wenn es sich um massive Austrocknung handelt.
Lies hierzu Teil I dieses Buches.

AUTISMUS

Kernursache und Kernlösung

Ein Autist glaubt zu wenig an sich selbst, *verdammt* sich zu einem Versager. Er tritt mit den Gefühlen eines Ausgeschlossenen, einer Randgestalt, eines Landstreichers, eines nicht-anerkannten Malers, der irgendwo in einer Dachkammer sein Dasein fristet, ins Leben.

Dennoch steckt er voller Ambitionen, Talente..., aber das Gefühl von Unvermögen und die Angst, von den anderen *verletzt,* verstoßen oder verschlungen zu werden, lässt ihn *sich selbst ausschließen.* Sozusagen aus Selbstschutz baut er einen stabilen Wall um seine Persönlichkeit.

Innerlich ist er *wählerisch, kritisch.* In seinen Denkmustern entwickelt er sich zu einem Perfektionisten; in Gedanken ist er immer damit beschäftigt, seine Ambitionen zu verwirklichen, so klein diese auch sein mögen. Aber *mit diesem Perfektionismus, in Bezug auf sich selbst,* erreicht er nichts, schon gar nicht, wenn er sich unfähig fühlt: „Ich kann es ohnehin nicht." Vor dem Hintergrund dieser *kritischen Normen,* die er sich selbst stellt, versagt er vollständig: „Ich bin elendig-schlecht und nicht-würdig, um wirklich vollkommen zu leben." Andere könnten dies übrigens nur bestätigen. Er sperrt sich selbst hinter hohen Mauern ein.

Auf diese Art und Weise bekommt er schließlich doch die *Aufmerksamkeit*, nach der er sich so sehr sehnt, ohne noch für seine schlechten Seiten verurteilt werden zu können, denn er ist ja krank und unerreichbar!

Das Kind kann seine Eltern zu Weiterentwicklung bringen, indem es ein Spiegel für ihre unterdrückte Problematik darstellt. Die Eltern können dem Kind zu Weiterentwicklung verhelfen, indem sie nicht dieser psychologischen Situation entfliehen, sondern sie lösen, auch in sich selbst. Die *Ängste* davor, die Überzeugung, dass sie selbst bestimmten Bedingungen nicht entsprechen, um gute Menschen sein zu können... Die Angst, dass die Welt im Grunde ein unsicherer Ort der Existenz ist... Alle oben genannten Ursachen müssen auch von den Eltern in Bezug auf sich selbst überprüft werden *(Selbstkritik, Selbstzerstörung* usw.).

Gastfreundschaft, Wärme, Sicherheit: für dich selbst, für die anderen! Die Ängste sind die Ursache dessen, dass das Kind sich nicht wirklich zeigen wird, bis alles sicher ist..., zu jenem Zeitpunkt wird man es am besten selbst nach außen kommen lassen; beispielsweise bei einem Kommunikationsversuch von dem Autisten aus, nach einem ‚Keks' zu fragen, wenn er zu lange nichts zu essen bekommen hat.

Die Schildkröte zeigt nur ihren Kopf, wenn sie intuitiv spürt, dass sie in Sicherheit ist, dass die Menschen sie nicht wie ein häss-

liches, wertloses Scheusal zusammengeschlagen werden... Weil der Autist sich selbst nun einmal nicht für gut-befindet, reagiert er empfindlich auf das Urteil und die Kritik von außen und versteckt sich.

Es ist also auch von wesentlicher Bedeutung, dass der autistische Mensch seine spezifischen Talente ohne Bremse oder Kritik von außen entwickeln kann. Auf diese Weise kann er Selbst-Kritik und Selbst-Zerstörung abbauen. Ohne dass Erzieher / Eltern sich deshalb hierbei an einer Art Machtspiel, das aufgebaut wird, beteiligen müssten.

Es handelt sich dabei in der Tat häufig um, auf einem bestimmten Gebiet, „spezifisch begabte" Personen, die sich selbst viel zu kritisch in Frage stellen, sogar zerstören. Sie erteilen sich selbst die Lebenslehre, auch ihrer Umwelt, *dass ein jeder seine eigene, einzigartige Wesensart erleben darf und muss, ohne dabei „Normen, Forderungen oder Erwartungen"* an die Entfaltung eines Menschen zu knüpfen. Es gibt nun mal verschiedene Arten von Begabungen, die unsere Westliche Gesellschaft (noch) nicht begreift.

Die Tatsache, sich innerhalb einer Gruppe wegen seines einzigartigen Wesens „willkommen und akzeptiert" zu wissen, ist für den Autisten von unermesslicher Wichtigkeit. Das FREI man selbst sein dürfen... und dennoch „sicher": Trotzdem wird er dies in erster Linie sich selbst *geben* müssen... und nichts von anderen erwarten dürfen.

So kann er sich in Würde achten; in der Weise ist die „Kontakt-Störung", die er kritisch, erniedrigend, verurteilend, bestrafend in Bezug auf das eigene ICH aufgebaut hat, zu lösen. Erst im respektvollen Bewusstsein seines Wertvollen ICHS wird er angstfrei in Kontakt mit den anderen kommen können.

Dem Menschen, der sich selbst als autistisch erlebt, möchten wir sagen:

Du stichst dir selbst, deinem ICH, sozusagen ins Innere, als ob Mars seinen Pfeil in deinen Körper bohrte. Als ob es um einen tief liegenden Wurzel-Zahn-Schmerz ginge. Du tust dir natürlich selbst weh, durch eine Form von *Selbst-Zerstörung*, indem du dich unzureichend oder gar nicht liebst; hart und kritisch bist, schmerzhaft dich selbst niedermachst, *unterdrückst,* unter Wasser hältst, dich *weigerst,* dich selbst in Frieden, Freude, Fröhlichkeit und ohne Schmerz existieren zu lassen. Du willst dich selbst sozusagen mit allen Sünden Gottes *bestrafen,* und „du wirst dafür büßen", so herrscht die Überzeugung in dir! Warum?

Es gibt keinen einzigen realen Grund dafür: *Nur du kannst dich selbst beurteilen: „Bin ich ein guter oder ein schlechter Mensch?" Beschließe, dass du ein guter Mensch bist, lebe demzufolge, und schenke dir selbst das Allerschönste, das Herrliche, das Allerglücklichste des Lebens!* Steige von dieser düsteren Leiter hinab. Warst du dabei zu *entfliehen?* So komme zurück, wieder nach unten! Nur du kannst dich selbst zum Vorschein holen oder verstecken. Nur du bist es, der/die sich selbst bestraft... und das ohne Grund! *Es gibt keine Bosheit in dir, du bist nicht schlecht, das Leben ist nicht schlecht: Oder möchtest du dir das per se selbst weismachen, so dass du keinen Grund hast, zu Leben zu kommen, über Wasser zu kommen?* Du bist doch kein Feigling, oder?

Oder willst du ein *Machtspiel* mit deiner Umwelt spielen, auf eine bestimmte Art *Aufmerksamkeit-fordern,* auch wenn es dadurch geschieht, dass du dich versteckt hältst? Dann machst du es dir selbst unmöglich, dich ‚gut' zu finden.

Also, entscheide dich dafür, zu Leben, du als prachtvolles ICH..., oder weiterhin in düsteren Kellern von Macht und Selbstzerstörung zu wohnen und Spiele mit deiner Umwelt zu treiben. *Das Leben, dein Herz, fleht dich an, dass DU DICH SELBST zu <u>wirklichem</u> Leben bringen wirst, in ehrlicher Kommunikation mit anderen... Das ist erst* *dann möglich, wenn du in warmherzigen Kontakt zu dir selbst trittst, wenn du nicht immer wieder vor dem Leben flüchtest.* Aber die Wahl liegt natürlich bei dir! Möchtest du dich unglücklich halten, bestrafen, nicht-leben? Oder möchtest du dir selbst das Leben schenken, dich glücklich machen? Höre einmal genau hin, worum dein inneres Herz dich bittet?? Und dann wirst du aus deinem Herzen heraus hören, „dass du kein schlechter Mensch bist, dass du damit aufhören sollst, dich selbst zu verstecken und verurteilend zu erniedrigen"..., und dass es Zeit wird, *dass DU - und niemand anderes – DICH SELBST zu Leben bringst.* Das Leben wird dir dankbar sein!

Rufe nun dich selbst zur Ordnung, fasse dich ENTSCHLOSSEN bei den Schultern und sage zu dir selbst: „Was wirst du jetzt eigentlich tun, was wirst du eigentlich aus deinem Leben machen? Willst du sterben, oder willst du leben? Möchtest du fliehen, oder wirst du dich selbst an die Hand nehmen und etwas wundersam Prachtvolles aus deiner Existenz machen?? Du hast die Wahl!"

Mit starker Entschlossenheitskraft, mit einer Urlebenskraft, die in dir steckt, aufstehen, vorwärtsgehen im Leben und dafür sorgen, dass du Herr deiner Gefühle wirst: Gefühle und negative Gedanken brauchen niemals mit dir ein Spielchen zu treiben. Breche mit dunklen und negativen Überzeugungen. Fasse dich selbst beim Schopf, und mache etwas Schönes daraus. Es ist an dir..., die WAHL für wahrhaftiges ‚Leben' zu treffen!

Stelle keine *Bedingungen* mehr an dich selbst, als Voraussetzung, um das Daseinsrecht erlangen zu „müssen"; *lege die Latte nicht zu hoch.* Lasse dich selbst spontan auftauchen wie du bist, ohne Anforderungen an dich selbst zu stellen. Du bist gut, so wie du „bist" ... Lebe von deinem Herzen aus; glaube an dich, deine Güte. Ein *anderer* wird dies nicht stellvertretend für dich machen. Was wirst du tun?

AUTOIMMUN-ERKRANKUNGEN

eine Reihe von Krankheiten, bei denen Abwehrstoffe gegen bestimmte ‚eigene' Körpergewebe gebildet werden

---

Kernursache

Du müsstest dich von schweren Lasten befreien, loslassen..., aber du tust es nicht...; auch wenn du dein Gleichgewicht dadurch verlieren, darunter zusammenbrechen würdest, du versuchst es alles weiterhin festzuhalten. Auch wenn alles so schwer wie ein steinerner Menhir auf dir lastet, loslassen wirst du nicht!

Zwanghaft, mit aller Macht und Kraft willst du dieses oder jenes unbedingt durchsetzen. Du hast kein Mitleid mit dir. Du MUSST von dir selbst aus dieses oder jenes tun... Eigentlich bist du erbarmungslos dir selbst gegenüber. Gleich einem eisenharten Tyrannen trittst du dir selbst gegenüber auf. Möglicherweise ziehst du bestimmte Menschen in deiner näheren Umgebung an - sei es unbewusst – die dich in dieser Haltung stimulieren, die dir einen Spiegel vorhalten, weil sie auch mit dieser psychischen Problematik zu kämpfen haben, aber die Ursache der Krankheit liegt bei dir. Du bist dabei, dich selbst auf unbarmherzige Weise zu vernichten. HALT!!

Werde jetzt weich und liebevoll zu dir. Du wirst damit aufhören, dir selbst aufzuerlegen, dieses oder jenes zu tun, zu erledigen..., diese oder jene Sache durchhalten, leisten zu wollen. Gebiete dem DRUCK, dem MACHTDRUCK auf das in dir lebende Kind, Einhalt.

Lasse alles los... und lerne das LEBEN selbst kennen..., in Freude um das Leben selbst..., diese prachtvolle Natur..., in der nichts sein MUSS, wo keine einzige Blume den Anforderungen, Pflichten und Zwangsmaßnahmen einer harten, lebensvernichtenden Stimme in sich selbst genügen muss. Lasse dich die gleiche natürliche Art, aufzublühen, annehmen, wie die Blumen auf dem Feld es tun! Kein Baum, kein einziger Vogel, kein Mensch kann aufblühen und in Gesundheit heranwachsen, wenn diese harte, zwanghafte, verpflichtende Diktator-Stimme in seiner Seele dröhnt. Eine Blume, welcher abverlangt wird, in diese oder jene Richtung zu wachsen, diese oder jene Form anzunehmen..., weil sich die Stimme in ihr weigert, auf das innere Herz zu hören, wird unmittelbar verdorren.

Es liegt am Menschen, in Harmonie mit seinem Gefühl, mit seinem Herzen, seiner Natur zu leben und nicht eine bestimmte Art zu wachsen zu erzwingen, anzustreben. Es kann der „Streber", der Tyrann, die unerbittlich strenge Stimme in ihm sein, die die natürliche Sanftheit des Wesens unterdrückt. Voller Wut, Härte, Strenge, zuweilen in einer Heftigkeit zwingt sich der Mensch in diese und jene Richtung..., und er wird erst dann zufrieden sein, wenn er diesen Anforderungen entspricht...! Er *muss* von sich aus dieses und er *muss* jenes... Das Kind in ihm erleidet Schmerzen! Sein Glück steht und fällt folglich mit diesen Anforderungen und Verpflichtungen, die er sich selbst auferlegt, mit den Lasten, die er von sich aus tragen muss.

Aber das *wirkliche* Glück..., das Leben selbst..., das sich selbst frei Leben Lassen..., ohne den geringsten Zwang oder Druck..., das kennt er nicht.

Und ob er nun Leistung erbringen muss, um den anderen in einem gewissen Bereich zu gefallen, oder von sich selbst aus auf der einen oder anderen Ebene strahlen muss, oder immer weiter die schweren Lasten, die er schon so lange trägt, schleppen MUSS, ob er nun Diät halten muss, um einem bestimmten Körperideal zu entsprechen, anstatt die Nahrungsmittel zu sich zu nehmen, wonach seine Natur verlangt, ob er nun das eine oder andere Diplom erlangen muss, ob er nun Aufgaben und Lasten für andere tragen muss, während er sich selbst dabei im Regen stehen lässt..., es läuft alles darauf hinaus, dass er an einer Lebensweise, an bestimmten Dingen FESTHÄLT, die ihm schon lange das Gefühl vermitteln, sie (los)lassen zu müssen; er weigert sich, loszulassen.

Im Gegenteil: Mit eiserner Hand führt er sein Leben, zwängt er sich in Strukturen, die eine selbst-zerstörerische Auswirkung haben, weil sie dem LEBEN selbst keinen Raum mehr lassen..., es hat den Anschein, als bestrafe er sich selbst, als ob ihm durch ihn selbst das Recht zu leben versagt bliebe, wenn er nicht auf DIESE oder JENE ganz bestimmte Weise lebt. Er HÖRT NICHT auf den Ruf seiner Art, seiner Natur, sondern versucht immer wieder „zu entsprechen"..., er macht auf eine harte, zuweilen erbarmungslose Weise *weiter.* Und wenn er möglicherweise Lehrer / Menschen in sein Leben holt, die ihm „streng und erbarmungslos" erscheinen oder die jegliche Natur unter einer künstlichen Struktur zermalmen, dann sind dies lediglich Spiegel seines inneren Zustands.

Die Ursache für die Autoimmunkrankheit liegt in ihm selbst begründet. Er hat die Chance, diesen Krankheitsprozess vollkommen umzukehren, unter der Voraussetzung, dass er seine Lebenshaltung vollständig revidiert und in Zukunft andere Werte respektiert als jene, die er bisher anbetete...

Kernlösung

Der Prozess der Selbst-Zerstörung kann umgekehrt werden.

Der Mensch ruft - sozusagen - aus voller Brust..., mit Lungen, die sich nach BEFREIUNG, nach SAUERSTOFF sehnen, und danach: „ICH!!!!... LEBE jetzt!!!... und öffne mich für das, wonach DAS LEBEN in mir fragt... Ich mache nicht länger das, was ich glaubte, tun zu MÜSSEN..." Der Mensch wird offenen-Raum für sein eigenes breites, natürliches Sein schaffen..., ohne weiteres..., ohne daran auch nur eine Bedingung zu knüpfen. Er gesteht sich selbst zu, glücklich zu werden, ohne Lasten tragen zu *müssen.*

Der Mensch wird sich zu allererst für seine eigentliche Natur entscheiden müssen; er wird sich aus der Zwangsjacke des *Müssens*, der Pflichten und des Tragens von Lasten befreien müssen. Er wird voller Kraft von seinem tiefsten Kern aus vorstoßen und sagen: „ICH LASSE mich selbst leben…, ich zwinge mich nicht länger dazu, in diese oder jene Richtung zu blühen. Ich stehe für meine wahre, bislang immer verdrängte, Natur ein. ICH gebe mir jeden Freiraum zu existieren. Ich berste aus meinen Fugen… und reiße alle Fenster auf. Ich zermalme mich nicht länger; ich lasse das Schönste in mir - das lebende Herz - nicht länger niederschmettern. Ich lasse mich nicht länger in diesem selbstgebauten Druckkessel wohnen. Ich PLATZE wie eine Kastanienfrucht auf und WERFE ALLES von mir, was ich mir bisher mit Macht und unter Zwang aufgedrängt habe! Das Leben bedeutet in erster Linie FREUDE, und aus Dankbarkeit, SEIN zu dürfen, folge ich dem flexibelsten Weg, ohne damit auch nur irgendeinen harten Drang, etwas anstreben zu wollen, zu verknüpfen. Ich weigere mich nicht länger das, was ‚schwer' auf mir lastet, loszulassen. Ich werde eine liebevolle, weiche Mutter für mich; ich bin nicht länger wie ein unerbittlicher Tyrann zu mir; ich füge mir selbst nicht länger Schmerzen zu. Ich lasse jetzt alles los. Verhärtungen werden weich. Ich lasse mein eigenes ICH durchkommen, so dass Zellgewebe zu regenerieren beginnen; ich vernichte nicht länger das Gewebe meines eigenen natürlichen ICHS. Ich vernichte mein Herz nicht durch Härte: Ich bestrafe mich nicht länger. Ich lebe jetzt aus der Überzeugung heraus, dass ich ein Recht auf Liebe, auf eine natürliche Blüte habe und verbanne jeden MACHTDRUCK und „Selbst-Zerstörungs-Drang" aus meinem Leben. Ich gestehe mir selbst zu, aufzublühen und im vollsten Sinne des Wortes zu SEIN."

B

VITAMIN B-KOMPLEX

Mangel, unzureichende Assimilierung von

Kernursache

Du lebst zu viel im „Geiste", in der Luft anstatt im Hier-und-Jetzt, mit beiden Beinen auf der Erde. Du bist zu wenig in dir präsent, du denkst, dass dir alles einfach so geschieht und du nichts dagegen sagen kannst.

Du erlebst dich als ‚Gehängte(r)', dem Schicksal ausgeliefert, von Personen oder durch Umstände ergriffen..., du siehst die Wirklichkeit nicht *realistisch* und stellst unverhältnismäßige Bezüge her. Du würdest Dinge aus ihrem Zusammenhang holen und Details zur Hauptsache hochstilisieren.

Du fühlst dich ängstlich, nervös; du bist dir nicht dessen ‚bewusst', was passiert. Du erlebst dein Leben zuweilen als einen Strick um deinen Hals, der sich zuzieht.
Du vertraust deinem tiefsten Selbst nicht und versuchst zu forcieren: Du willst bestimmte Dinge unbedingt durchsetzen, sogar gegen den Strom... oder wider besseres Wissen nach Intuition.

Du stehst nicht wirklich auf deinem stabilen Fundament, du findest dich selbst schlichtweg ungeschickt und nicht dazu in der Lage...
Aus diesem Grunde würdest du Dinge erzwingen, deshalb legst du dein Leben in zu engen Strukturen fest.

Andere ärgern oder verletzen dich hinsichtlich deiner Schwachpunkte; weil du wackelig auf deinem Sockel stehst, fühlst du dich schnell verletzt und wirst wütend!
Vorwürfe und andauernder Stress. Dein Gehirn kommt nicht zur Ruhe. Du wirst immer überempfindlicher und hast gar keinen Zugang mehr zu deinen eigenen Kräften: Du fühlst dich minderwertig, oder du bist gegen einen Teil von dir allergisch (deinen Körper beispielsweise).

Du fühlst dich schwach und kannst die Freude des Lebens nicht mehr genießen. Dein Herz verlangt nach mehr Raum und Liebe, nach der Anerkennung deines Selbst!

Kernlösung

Komme mit beiden Füßen auf den Boden, hier-und-jetzt, in deinen Körper.

Dir deiner Kraft, deiner Präsenz, deiner Sicherheit hier-und-jetzt bewusst werden. Sich trauen, aus flexibler Selbstsicherheit auf dein Lebendes Selbst zu vertrauen.

Erlebe das Gleichgewicht zwischen Denken und körperlichem Erleben. Erkenne vollkommen die Beseelung jeder Zelle deines Körpers durch dein Bewusstsein.
Werde dir deiner schöpferischen Kräfte bewusst: Du kannst dein Leben in die Richtung deiner Sehnsüchte steuern.

Schicksal existiert nicht! Nichts geschieht zufällig. Alles, was sich in deinem Leben ereignet, hast du unbewusst selbst hervorgerufen: Lenke jetzt dein Leben, Bewusst.
Vertraue dir, du brauchst nicht zu grübeln, entziehe dir nicht alle Kräfte, indem du diese Fähigkeiten leugnest!

Siehe auch unter Rubrik *Angst.

BARDET-BIEDL-SYNDROM

angeborene ‚erbliche' Erkrankung mit großen Variationen bzgl. der Schwere der Erkrankung und der Symptome; mögliche Symptome sind u.a.: Netzhautstörungen (mit Nachtblindheit bis zur völligen Blindheit), mehr Finger / Zehen als ‚normal', Lernstörungen, unterentwickelte (♂) oder missgebildete (♀) Geschlechtsorgane, lebensbedrohliche Nierenprobleme

Kernursache

Mit welchen **unbewussten Überzeugungen** wurdest du geboren, dass du dieses Signal entwickelt hast?

Du bist davon überzeugt, dass Leben zugleich Leiden bedeutet; und du lässt den Kopf hängen an dem Kreuz, an das du genagelt bist, mit blutüberströmtem Gesicht. Müde vom Denken und der Aussichtslosigkeit. Du denkst und denkst, aber das bringt dich nicht weiter. Du bist davon überzeugt, dass du in ‚dieser alten Tiermenschenrassen-Welt' Genuss in Oberflächlichkeiten wie sexueller Anziehung suchen musst und möglicherweise kleidest du dich auf eine solche Weise, dass du wie eine brünstige Kuh einen Stier anziehst, einen anderen *und* dich selbst primitiv sexuell anziehst, indem du deine Hintern-Energien in sinnstimulierendem teuflischem Genuss nach außen treibst, da dies in Richtung des Todes führt.

Du lehnst dich gleichsam mit einem Glas mit einem starken alkoholischen Getränk faul nach hinten: ein Mensch, der noch nicht zu Dem Menschen mit dem großen Herzen transformiert ist; er bleibt in den Ursphären des instinktiven Tier-Stadiums hängen. Bei manchen gilt, dass sie faul sind und sich von anderen bedienen lassen. Beachte: dies ist keine Kritik, keine Beschuldigung, aber es handelt sich hierbei um eine tief verborgene UNBEWUSST-LEBENDE Ursache. Beim einen äußert sich dies stärker als beim anderen!

Du kannst deinen höheren inneren Selbstkern noch nicht erreichen; du lässt dich hängen, du lässt dich in den primitiven Bedürfnissen gehen.

Der stolze Schwan, mit einem etwas altmodischen schönen Hütchen auf dem Kopf, schwimmt ruhig weiter, strahlt aber noch keine saubere erhabene Atmosphäre aus. Als ob die Natur, so wie sie ist, nicht schön genug wäre: man muss herausgeputzt werden. Konservativ hängenbleiben in den alten Regeln und Schönheits- oder So-gehört-es-sich-Normen und Pflichten. Auf diesem Gebiet bist du streng zu dir selbst. Unterdessen schnatterst du und triezt gerne andere. Du lebst an der Oberfläche deines Seins. Dies ist sterblich. Auf diese Weise kannst du dich selbst nicht zu einem hohen Wachstum bringen.

Du erschreckst gerne andere durch plötzliche scharfe Ausholbewegungen, aber das war lediglich ein bange-machen anderer, während du selbst laut lachst. Da scheint ein Unterton von aggressivem Sadismus zu sein und darunter auch Masochismus im Sinne von Selbst-Zerstörung.

Stark auf das Gesäß gerichtet, wie ein Nilpferd oder Schwein, das seinen Schwanz dreht, um besprungen zu werden, zu locken. Du regst damit deine eigenen Geschlechtsorgane an.

Als ob dir das Höhere ganz egal ist und du nicht mehr in den irdischen Regionen anwesend bist, möglicherweise in autistischem Sinne, vielleicht niemals gewesen bist. Du schließt einen Pakt mit dem Teufel, du verrätst die Gemeinschaft, der du angehörst: warum hast du dich ihr dann überhaupt je angeschlossen? Regeln und Gesetze: es ist dir plötzlich alles egal, wie einem Pastor, der zu einem Trinkgelage geht und schwankend auf seinem Fahrrad auf Schlammwegen fährt.

Und plötzlich würdest du dich in einer exhibitionistischen Anwandlung nackt zeigen, unversehens durch die Klapptüren, und das Publikum erschrickt: das gibt dir einen Kick und du lachst dabei. Du scheinst dann zwar Blaubart zu sein, aber zum Töten kommst du nicht. Du willst etwas im Griff haben, du willst Macht haben durch dein tierisch-sexuelles Verhalten. Die dunkle Bedrohung eines Flugzeugs mit einer schwarzen Sonnenbrille: was beabsichtigst du? Einen Überraschungsangriff? Nein, einen Schreck-Effekt erreichen durch die ‚Drohung', dies zu tun. Ängste schnüren deinen Zuschauern die Kehle zu - die faktisch einen ‚Teil' deiner selbst widerspiegeln. Als ob du dem Tode zuvorkommen willst und schon einmal Angst und Greifen instand hältst, indem du eine Schein-Haltung annimmst, andere über deine Haltung, deine Anziehung, dein Fordern von Aufmerksamkeit zu greifen.

Kernlösung

Steh zu dir selbst; wirf diesen unnatürlichen Cowboyhut ab. Ein ehrlicher, offener Schädel im warmen Sonnenschein. „Es war nur ein Spiel...", *du „spieltest nur eine Rolle,* beispielsweise die des Buhmanns, des Bösartigen". Lass die alten Tricks jetzt sein und ergib dich dem Allerschönsten, dem Allerhöchsten in dir selbst. Verjage das Teufels-Instinktspiel aus dir selbst und entdecke das wahrhaft Schöne in dem Menschen, der du bist. Auf diese Weise kann das Gehirn sich zu einem höheren Mensch-Sein weiterentwickeln, weiter weg vom tierischen Instinktstadium.

Lass das teuflisch unwissende, irreführende Neptunianische nun los, lass alles los...!! Öffne deine Hände für das Leben selbst, das ehrliche, sonnige herrliche Leben, das *echte* Schöne, das Hand in Hand geht mit dem Geben und einem Nicht-Greifen, Nicht-Ansaugen... und lass los... lass das Negative aus dir selbst weggehen. Du befreist dich von dem Instinkt-Maskenspiel und kommst lachend zu Vorschein, als ob du selbst in ein großes Bad voller Wasser eingetaucht wärst und nun plötzlich wieder auftauchen würdest. War das also alles gar nicht echt, diese Rolle, die du spieltest?

Ein anderes Lachen erscheint nun auf deinem Gesicht, offen und ehrlich. Ein gerader Blick. Auch Krokodilstränen verschwinden, wie auch dein Maskenspiel des ‚Krokodils mit gefährlichen Zähnen und einer sehr dicken Haut', mit dem du abschrecken wolltest. Dies ist lediglich ein Hinweis darauf, wie viele Ängste du hattest (die eine Folge des Begehrens sind, des Nicht-du-selbst-in-deinem-schönsten-Lebenskern-‚sein'-Wollens) und wie du dich bisher in und hinter Haltungen, Verhaltensweisen, Kleidern usw. verborgen hast. ... Verborgen hinter deiner Brille.

Du jagst deine alte ‚Rolle' nun in die Luft; du lachst sehr laut darüber: du VERSTEHST nun erst, dass du irgendeine Rolle gespielt hast, und ob du dich dabei im Priestergewand, Clownsanzug, in Unterwäsche oder in der Haut eines Krokodils verborgen hast: *du entdeckst, dass du niemals wirklich du selbst gewesen bist, sein konntest / zu sein gewagt hast: nun, als Mensch, der das Instinktleben in bewusstes Liebevollsein umgesetzt hat.* Du hast jetzt genug davon. Das Leben wird ruhiger für dich, wenn du dir einfach tagtäglich die Zuwendung schenkst, die du brauchst (Hygiene, beispielsweise die Haare waschen); du pflegst dich, ohne auch nur einem Begehren oder Drang von Instinkten noch Aufmerksamkeit zu schenken. Du gehst weiter auf dem Pfad der Evolution, ja, Revolution. Du entdeckst dein wahres gutes Herz...

Schön im Gleichgewicht: Vorder- und Achtersteven, Backbord und Steuerbord. Es ist der alte Salamander, der sich gehäutet und zu einem wahren Lebenskunstwerk umgeformt hat. Das Alte Leben hinter sich gelassen, den Schwanz abgeworfen und einen neuen Weg als Mensch einschlagend. Die Saturnalen Eingriffe, wie der starke Schwan, der sich auf dem Wasser fortbewegt, ohne im Geringsten ‚gesehen werden zu wollen' oder ‚durch andere für schön befunden werden zu wollen', anzuziehen; auch er wirft das unnatürliche Hütchen ab. Er ist wie die Mann-Frau-Kraft im Königsmensch, der er geworden ist: DU. Gebrochen mit dem alten Schein-Ich. Klar und deutlich, ehrlich aus deinem Herzen heraus im Leben vorwärtsschreitend. Jetzt siehst du alles durch eine andere Brille. *Du hast das Tiermenschstadium hinter dir gelassen; du willst nicht mehr behagen und stimmst dich auch nicht mehr auf den primitiven Instinkt ab. Höheres Reines Sein.*

Eltern und Erzieher können sich an diesem Bild spiegeln und sich fragen, ob nicht auch in ihnen selbst noch ein Teil vorhanden ist... Eine gegenseitige Beeinflussung ist in diesem Transformations-Prozess wünschenswert. Die alten Gehirnteile sind den höheren, zur Veredlung des Menschen gedachten, neuen Gehirnteilen (wie dem Neocortex) untergeordnet. *Der Körper verändert sich als Folge der Durchführung einer inneren Transformation.* Echte Menschwerdung, sich nicht mehr mit allerlei Dingen und Menschen von außerhalb füllen wollen, sondern sich selbst in ehrlicher Offenheit entwickelnd. Maske ab, sich nicht mehr mit dem Tiermenschen identifizierend. Gebrochen mit einer instinktiven Vergangenheit, neugeboren als Mensch, der sein Gehirn, sein gesamtes Sein auf die Säuberung seiner alten primitiven Gewohnheiten ausrichtet; konzentriert auf das Herz.

Höhere Liebe bringt hier die Lösung. Und dies bedeutet, dass man mit allem bricht, was mit dem greifenden, ansaugenden, trägen, verwöhnten Stier-Sein zu tun hat. Der neue Mensch weiß nun wieder, wie es weitergehen soll. Und die Spiegelung von Eltern, Erziehern, ihr Verhalten verändert sich ebenfalls völlig, falls sie dies selbst so wählen. Der ECHTE MENSCH erkennt sich selbst und IST einfach. Er will nicht länger anderen behagen, sondern lässt sich selbst SEIN als ein edler Königsmensch. Er erfüllt sich nun selbst, in Vertrauen, ohne Furcht, mit dem wirklichem Wert und den Talenten in sich selbst. Auch z.B. im Fernsehen oder auf dem Computer wählst du aus: nur das Reine darf noch hereinkommen.

Nun erst begreifst du, fühlst du die *echte* Freude, nicht die kurzlebigen Genussmomente des kleinen Tieres. Nun lernst du, echtes Glück zu entdecken und verstehst du, dass du, als Mensch, nicht geboren bist, um zu leiden und Schmerzen zu haben.
Der Glücksstrom kann nun frei durch deinen Körper fließen; Begierden (das ‚Habenwollen', das ‚Aufmerksamkeithabenwollen' oder das ‚Sich-füllen-mit-allerleiwarmmenschlichen-Dingen') sind verschwunden… Du lernst, dir selbst Liebe zu geben, anderen Liebe zu geben, du greifst nicht. Du gelangst in die warme Nähe deines eigenen Herzgefühls: du läufst nicht davor weg. Jetzt bist du wirklich in dir selbst anwesend; du erfüllst dich selbst und erhoffst dies nicht mehr von etwas oder jemandem außerhalb deiner selbst. Dies tut *Herz und Nieren* gut. *Deine Augen blicken nur noch zum respektvollen Hochwertigen.* Und die Menschen in deiner Umgebung werden – in ihrer Entwicklung – eine Reflexion desselben bieten, *nicht mitlaufen in der Herdenmentalität der Gesellschaft. Ihr hochwertiges Mensch-Sein entdecken,* nicht abgleiten in das instinktiv-Greifende.[1]

DER BAUCH

Psychologische Übereinstimmung und Erkrankungen, allgemein

Der Bauch symbolisiert in erster Linie das GLÜCKSLACHEN.

Der Bauch: Du öffnest dich weit für das, was das Leben dir zu bieten hat, wie eine sich weit ausbreitende Parabolantenne, die auf den Weltraum gerichtet ist. Du öffnest dich, aus Empfänglichkeit für das, was das Leben dir bieten will. Aus Dankbarkeit, aus Freude um das, was du empfangen ‚darfst'. Diese reine Glücksfreude um des vom Leben ‚Empfangen-Dürfens' willen ist von unschätzbarer Größe. Die Offenbarung des Lebens selbst hat hierzu Zugang. Dann gehst du tief in dein Inneres und

[1] Lies hierzu mehr in Teil I dieses Buches.

hegst die goldenen Schätze in dir, die du aus dem Schoß des Lebens empfangen durftest, du pflegst das Allerheiligste tief in dir selbst, dein ‚Du-Sein'. Du erwartest allein das Schöne, das Herrliche… und öffnest dich ihm in ganzer Weite mit dem aufrichtig gemeinten *Glückslachen* auf deinem Antlitz.

Du willst nicht „haben", du ergreifst nicht, du möchtest dich nicht mit Menschen außerhalb von dir füllen, sondern du öffnest dich schlichtweg für das Allerschönste des Lebens, das fortwährend in dich hineinströmt. Du erkennst, du bist dir der Pracht, die du als Mensch sein darfst, bewusst. Ohne danach zu greifen, wird dir all das Gute ‚von selbst' gegeben. Das goldene Erleben des Lebens selbst, das positiv-emotionale, frohe Erleben deiner selbst, die Dankbarkeit dafür. Du möchtest nichts weiter als das, du forderst nicht mehr als schlichtweg dieses „Sein", das Sein in aller Größe, in aller Einfachheit. Das intensiv-warme Präsentsein in deinem goldenen Inhalt; der Engelmensch kennt seinen Platz zwischen Himmel und Erde und heißt alles Schöne in ihm Willkommen.

Der Bauch ist ein prachtvolles Kräftefeld, das, wenn der Mensch sich selbst und das Leben liebt, in einem dankbaren, goldenen Energiefeld badet.

Abhängig von der Energieart, der Fähigkeit zur Offenheit und Empfänglichkeit und Pflege der goldenen Energie-Strömung hat dein Bauch diese oder jene Form, groß oder klein, dick oder dünn.[2]

Sei Du selbst, aus Dankbarkeit, schmälere nicht deinen Inhalt, öffne dich stets aus der Empfänglichkeit für das, was das Leben dir bieten will und erlebe infolgedessen, voller Glück, in Zufriedenheit die Glückseligkeit der irdisch-himmlischen Existenz. Deine dankbare Anwesenheit in deinem Sein, deinem Inhalt.

[2] Lies hierzu mehr im ersten Teil dieses Buches, sowie im Kapitel *Essen, Essprobleme, Nahrung*.

Kernursache

Es läuft dann schief mit deinem Bauch (z.B. Bauchschmerzen), wenn du dich nicht für das Leben und seinen Aufbau öffnest, sondern hingegen deinen Wert leugnest, deinen Inhalt verkennst, und du dich destruktiv heruntermachen würdest, Bedingungen an das Leben stellst, undankbar wärest, in Angst lebst, weil du dich dem Leben, der Liebe und dem Glücksbewusstsein verschließt. Weil du weiter ‚festhältst' und eine Transformation für eigenes Glück und Wohlbefinden nicht zulässt (Lies weiter in der Rubrik Psychologische Übereinstimmung.)

Kernlösung

Verschließe dich nicht, zerstöre dich nicht, verkenne deine inneren Reichtümer nicht, deinen eigenen Wert, stelle keine Forderungen an das Leben, mache dich selbst nicht unglücklich. *Öffne dich dem Leben weit, und erkenne deine Auffassungs-Möglichkeit für all das Schöne, das das Leben dir geben will.* Im Grunde gibst du es dir, indem du dich einfach dafür öffnest. Mache dich nicht herunter, zweifle nicht an deinem Wert, wende dich nicht vom Leben ab, sage nicht ‚nein' zu dem, was das Leben dir bieten will, ziehe dich nicht zurück, mache dich nicht ängstlich klein.

Erstrecke dich in alle Richtungen, von der Erde bis in den Himmel, und lasse ruhig herein, was eintreten möchte, was dir bei deinem Lebensaufbau in Richtung Wachstum und… Glücksbewusstsein für dein Leben als Ich auf Erden, Engelmensch, helfen kann!

Bauchschmerzen

siehe auch Krämpfe und Bauch, allgemein

Kernursache

Du steckst voller Potenzen, aber du siehst nicht genau, über welchen Kanal du deine Energien schicken kannst. Angst…, du zweifelst an dir selbst, du zweifelst an dem Weg, den du eingeschlagen hast…, du bekommst deine Situation nicht wirklich in den Griff, und du vertraust dem Leben nicht vollkommen. Angst vor „dem Bösen", Angst vor „dem Tod", Angst davor, es falsch zu machen… unbestimmt, unsicher. Was wird geschehen…? Du siehst die Dinge vielfach schwerer als sie sind, du rechnest mit Geistern oder mit einer bösen Lehrerin in der Klasse… Es nimmt dir den Atem, du *kannst* nicht mehr, dein normaler Energiefluss wird durchbrochen… aus Nervosität.

Kernlösung

Sei wach und wachsam: in der Realität. Aber sei nicht angsterfüllt: Glaube an das Gute, so wird es sich dir offenbaren. Mache dich selbst wahr!

Angst schafft Phantome, irreale Gedanken. Stehe mit beiden Füßen auf dem Boden, und lasse nun in selbstsicherer Offenheit deine Energien zu allen Seiten hin fließen. Komme frei und offen zu Kreativität! Niemand hat dir etwas zu sagen, es sei denn du selbst bist es. Vertraue dem Lebensprozess: Lediglich die Tatsachen und Geschehnisse, die du selbst hervorgerufen hast, werden eintreten. Werde also bewusst zum Meister deines Lebens, und baue es voller Vertrauen, im Wissen um deine Möglichkeiten aus.

Kleine Kinder mit Bauchschmerzen erfahren manchmal zu wenig Geborgenheit bei Eltern, die in Ängsten leben und sich nicht ihrer menschlichen Möglichkeiten bewusst sind. Vertrauen sie sich selbst und den Lebensprozessen mehr, dann kann dies die Bauchschmerzen bei diesen Kindern im Guten beeinflussen.

Siehe auch Rubrik *Angst, wie auch Teil I (Rubrik *Kinder).

Bauchwandbruch

Hernie

z.B. Bauchbruch, Narbenbruch, Nabelbruch, Leistenbruch

Kernursache

Ein ‚Stopp'-Schild auf deinem Lebensweg, dem du folgst. Ein Halt an die Lasten eines Jobs, einer Beziehung, einer Lebenssituation, die im Grunde genommen nicht zu dir passt. Dein starkes Ich hat dein Leben zu wenig im Griff: Du bist wie ein Fähnchen im Wind, auch wenn du fühlst, dass es Zeit wird, *selbst* deine Lebensrichtung zu wählen! Du arbeitest und wühlst so weiter vor dich hin…, mit welchem Ziel?

Emotional gesehen stehst du in dieser unechten Lebenssituation auf wackeligen Beinen. Du wehrst dich sogar, um dich zu behaupten, denn du fühlst dich zu schwach und machtlos, um deine Realität für dich *selbst* ausbauen zu können.

Du tust das, von dem man gemeinhin annimmt, dass du es tun solltest. Oder du wählst einen Job, der den Erwartungen deiner Eltern, deiner Lehrer entspricht…, aber er liegt dir nicht wirklich, oder du entscheidest dich für einen Partner und heiratest, weil es sich so gehört; du äußerst dich in Worten oder Taten, denen du innerlich jedoch nicht wirklich zustimmst. Veränderung oder Widerstand nützen nichts, denkst du, du lässt dich hängen, gehst weiter in die gleiche Richtung… bis ein Bauchdeckenbruch dir sagt: Breche oder höre auf damit, lebe auf eine andere Weise!

Du musst SELBST leben, autonom, und dies hat nichts damit zu tun, ob du mit einem Partner zusammenwohnst oder nicht. Es hat sehr wohl zu tun mit der Frage: WIE lebst du? Wie engst du dich selbst ein?

Kernlösung

Sei dir selbst treu! Bringe dich nicht in eine unnötig angespannte Lebenssituation, in der du dich selbst negierst. Komme jetzt mit deinem tiefsten Selbst in Kontakt. Steige aus dieser Scheinsituation aus, und gehe in *die* Richtung, die sich für dich ehrlich, richtig und befreiend anfühlt. Komme zum wirklichen Bewusstsein deines Ich-Wertes, und gestalte dein Leben aus deinen tiefsten Sehnsüchten heraus. Folge nicht länger den Pfaden der Vergangenheit, sie bringen dich nicht weiter. Lasse die Beziehung nur dann los, wenn diese nicht gut für dich ist: eine auf wahre Liebe basierte Beziehung lässt sich nicht kaputtmachen, also habe keine Angst davor, die Schritte zu machen, die du für dein Gefühl machen musst, um dir selbst etwas mehr ‚Raum' zu geben. Lasse eine Situation oder eine Stelle los, die lediglich Anspannung und Druck von dir abverlangt. Stehe jetzt auf eigenen Beinen und treffe eine Wahl, unabhängig von äußeren Einflüssen, wähle das, was *wirklich* gut für dich ist. Dann kommt es zu Entspannung, und du wirst die Lasten leicht und mit einem friedlichen Gefühl tragen. Einem innerlichen Freiheitsgefühl …

Bauchfellentzündung

Peritonitis

Kernursache

Auf der einen Seite bist du scharf und vernichtend dir selbst gegenüber, auf der anderen Seite bist du wütend, aggressiv auf alles und jeden: Du siehst nicht klar und deutlich. Du fühlst dich ausgelaugt, zuweilen gleichgültig „sie sollen doch mit mir machen, was sie wollen, ich bin ohnehin nichts wert"; du bist in dir eher ab- als anwesend, du würdest fliehen wollen, *weg*… Du erniedrigst dich selbst und fühlst dich von den anderen verurteilt.

Du möchtest so viel auf einmal verändern und erreichen, ergreifen und begehren…, um den Normen zu entsprechen, die du selbst aufgestellt hast, welche du erfüllen müsstest, um als vollwertiger Mensch angesehen zu werden. Das alles, weil du dich so nichtig, so missraten fühlst.

Eine Last drückt in deinem Schoß; du konzentrierst dich zu sehr auf das weniger Wichtige, während höhere Bewusstseinsenergien hierbei kein Durchkommen erreichen. Du misst äußerlichen Werten und dem, was andere dazu sagen würden, sowie deinem Körper, der gesellschaftlichen Normen entsprechen muss usw. …, zu viel Bedeutung bei; dein natürliches Sein kann nicht frei existieren. Dein Panzer spannt!
Du fühlst dich machtlos… in den Fängen anderer. Du kannst diesen Emotionen nicht länger Stand halten, kannst sie nicht loslassen…, dein Widerstand bricht ab.

Kernlösung

Finde zu Ruhe und Entspannung: Du bist friedlich und gut in dir selbst. Akzeptiere dein einzigartiges Sein und traue dich, dich so zu zeigen, wie du bist; fühle dich sicher in dir, in deiner starken Basis, mache also die Gardinen auf, um diesen großartigen Raum außerhalb von dir auch als eine Befreiung zu erleben. Gehe dein Leben mit Biss an, verwirkliche dich und lasse dich nicht durch die Kritik anderer irritieren.

Sieh dir die Realität ganz genau an, und hebe nicht länger in falschen Tagträumereien ab. Mache deinen selbst-zerstörerischen Gedanken und deinen ohnmächtigen Gefühlen ein Ende; das führt zu einer scharfen Zunge anderen gegenüber. Lege die Macht über dich selbst jetzt vollständig in dich, und höre auf damit, nach den Regeln anderer zu leben. Dein Leben ist ein Reichtum, wenn du es selbst gestaltest, es ist hingegen ein heilloses Durcheinander, wenn du an all deinen Möglichkeiten zweifelst. Lasse dich nicht länger von einem Wasserstrom mitreißen, ohne zu wissen, wohin: Nichts *kann* dir einfach so geschehen! Nimm das Steuer in die Hand.

MORBUS BECHTEREW

Spondylitis Ankylosans
chronische Entzündung der Gelenke in der Wirbelsäule, die zu einer Versteifung, oft in mehr oder weniger nach vorn gebeugter Haltung führt

---

Kernursache

Einerseits steckst du voller aufgestauter Aggressionen, würdest du am liebsten jemanden aus Machtlosigkeit und Trauer sozusagen schütteln oder schlagen wollen, andererseits lässt du dich selbst unter schweren emotionalen Lasten und dunklen Gedanken hängen: „Ich kann ohnehin nichts mehr ändern." Dir gelingt keine Kommunikation; möglicherweise kommst du distanziert oder von oben herab, kritisch oder eitel `rüber, innerlich fühlst du dich jedoch ängstlich, emotional, schutzlos. Du nimmst gegenüber der Außenwelt eine zu künstliche oder unechte Haltung an, um dahinter Schutz zu suchen. Du zweifelst an deiner Güte, du glaubst vielmehr an das Schwarze in dir, so dass du dich tarnst und möglicherweise nach außen hin eine Show verkaufst.

Du schluckst alles, verschließt dich aus Angst; warme, kraftvolle Energien werden nicht wirklich genutzt; du häufst Aggressionen an. Du hast das Gefühl, dass es die anderen sind, die dir keine Weiterentwicklung zugestehen, die dich beim Kragen fassen und zurückziehen, aber du bist es, die/der nicht auf ihre/seine Natur hört und sich nicht ihre/seine wahren Gefühle eingestehen möchte. Auf der einen Seite würdest du dich am liebsten ängstlich davonmachen, weil du dich nicht wirklich traust, auf eigenen Beinen zu stehen, weil du dich lieber hinter einem Partner, hinter einer Lebenssituation versteckst, weil du dich gar nicht durch deine eigene Basis unterstützt fühlst. Andererseits fühlst du dich auf diese Art und Weise von den anderen „abgenagt" wie ein Kerngehäuse, so leer und weit von dir selbst entfernt; die Ohnmacht, *selbst* auf eigenständige und authentische Weise leben zu können, führt zu Frustration, zu inneren Vorwürfen anderen gegenüber, zu Kontaktstörungen.

Du hast Angst vor dem Tiefsten in dir selbst, dass Emotionen dich auf eine verhängnisvolle Weise überströmen könnten. Es hat den Anschein, als würde eine konstante Bedrohung über dir schweben; du vertraust weder dir selbst, noch dem Leben. Schwere Sorgen drücken dich nieder; du siehst keinen Ausweg. Du schaust eher auf die Lasten aus der Vergangenheit, als dich auf eine neue Zukunft zu richten.

Kernlösung

Fühle dich im warmen Stall deines tiefsten Selbst sicher und geborgen. Befreie dich von diesen pessimistischen, irrealen Gedanken: Du bist Herr deiner Existenz; du bist dazu in der Lage, dein Leben selbst nach eigenen Sehnsüchten zu gestalten. Blicke nicht mehr zurück, sondern gehe jetzt entschlossen auf deinem Weg weiter. Übergebe dich deiner wahren Natur; du bist immer in dir selbst geborgen. Komme zu einem ehrlichen und offenen Kontakt zu anderen. Setze Aggression in Kreativität um. Stehe fest auf eigenen Füßen, zweifle nicht länger an deinen Kräften und deinem Wert. Produktivität! Genießen! Ein Loslassen nutzloser emotionaler Lasten. Aus dir selbst heraus leben, auf persönliche Ambitionen ausgerichtet: Mache dich selbst wahr, trete nicht in die Fußspuren eines anderen, blockiere nicht länger deinen Durchgang! Selbstmanifestierung, Selbstwerdung!

Selbstzufriedenheit und Frieden in dir werden zu freudvollen, spontanen Kontakten führen.

Siehe ggf. auch *Autoimmun-Erkrankungen

DAS BECKEN
BECKENSCHMERZEN

Psychologische Symbolik und Erkrankungen, allgemein

Wie eine elektrische Teigknetmaschine, die langsam ihre Knethaken dreht, nimmst auch du dir die Zeit, etwas ‚werden' / reifen zu lassen, bis es fertig ist. *In erster Linie lässt du natürlich dich SELBST SEIN / WERDEN. Gibst dir selbst FORM* im Leben.

Es geht schief, wenn plötzlich die Maschine, das geschmeidige Drehen in dir selbst aufhört, stottert, blockiert. *Wenn du an deiner eigenen BASIS zweifelst und im ‚ICH BIN'-Gefühl zögerst, im Weitergehen, wenn du nur zögernd im Leben auf dich selbst zu bauen wagst.* Stammelnd, hölzern wird die Bewegung dann.

<u>Erst</u> *weg-mähen,* was weggemäht werden muss, dann kannst du wieder weiter *wachsen,* dann kann wieder Saatgut auf den Äckern ausgestreut werden, so dass anschließend *alles wieder GESCHMEIDIG*

mit dem Leben mitläuft, in einer wachsenden Drehbewegung, spiralförmiger Unendlichkeit in einem immerwährenden Prozess.

Du zeigst mit dem Zeigefinger,[3] du krallst mit *einem* langen scharfen *Fingernagel* nach etwas Bestimmtem: wie mit dem Schieber auf den Casinotischen würdest du dann alles zu dir hin-rechen; eine Form des Greifens, zu weit außerhalb deiner selbst, ein wenig aggressiv-habgierig und scharf. Unterdessen sagst du zu den anderen, die ebenfalls noch eine Art instinktives Greif-System haben: „Ja, macht ihr es nur auch so, aber DIESES hier gehört mir." Du nimmst dann nicht nur deinen Platz auf Erden ein, sondern eignest ihn dir möglicherweise in habgierigem Sinne an. Lass los! Komm wieder in *die tiefste Kernkraft des du-selbst-SEINS.*

Du spießt in eine Richtung, als ob du zwingend dir selbst (oder anderen) einen bestimmten Weg weisen willst, und zugleich weißt du, dass es der Weg des ‚Milchreises'[4] ist. Der wohlgenährte Mensch mit *enger Bindung zu seinem physischen Körper ist stark und das ist gut. Nur das schneidende Scharfe, das Zwingen und Müssen ist manchmal zu viel.* Aber vielleicht handelst und sprichst du so, deutest du auf diese Art und Weise auf etwas hin, weil du fühlst, dass du zu lange stillgestanden hast, zu unbeweglich geblieben bist, zu zögernd, zweifelnd an dir selbst, oder zu passiv, in manchen Fällen faul. Nimm den Faden dann wieder auf und gehe vorwärts im Leben!

Du *schrumpfst dich* möglicherweise manchmal *zusammen* wie eine *Korinthe, Rosine.*[5] Auf diese Weise lässt du dich selbst *schmerzerleiden, denn dein innerer Raum will anerkannt werden und frei existieren dürfen.*

Wegdrücken oder anziehen (magnetisch und zögernd): du weißt manchmal nicht recht, was du am besten tun solltest. Ergreifen oder abstoßen. In dieser Phase bist du wie eine grüne Raupe in der Form eines Zu-dir-hin-ziehers, der sich selbst auf diese Weise daran hindert, sich zu einem lebendigen Schmetterling zu entpuppen.

Kernlösung

Gib dir selbst die Chance auf diese *Transformation,* das Aufsteigen auf eine neue Ebene. Wiedergeburt. Dabei ist es unverzichtbar, ***alles und jeden ‚loszulassen'*,** und dies bedeutet nicht etwa, dass keine Dinge oder Wesen bei dir *‚sein'* dürfen, wie etwa ein Haus, Möbel, Tiere, menschliche Freunde usw. ... aber nicht im Sinne von greifen, verführen, anziehen oder wegstoßen; Besitzgier / Habgier oder verwerfen / wegstoßen.

Also... liebe dich selbst, *erfülle dich selbst,* so dass dieser Drang zu weisen und zu greifen verschwinden kann.

Fühle dich beschützt in dir selbst, so dass du dich nicht länger mit einem harten, kritischen oder nach außen weisenden Fingernagel abschirmen musst, so scharf (sozusagen) und lang, dass du anderen damit einen höllischen Schrecken einjagen würdest. *SANFTER... zu dir selbst sein, in diesem Sicherheitsgefühl, dieser soliden Sicherheitsbasis in deinem Lebenden Selbst-Kern. Und der Zeigefinger weist nun nach innen: dein inneres Heiligtum, ruhig und beschützt in Selbst-Liebe.*

Lass los! Lass dich selbst und alle los... jeder geht seinen Weg, so dass jeder den Weg nimmt, den er nach seinem Gefühl beschreiten muss, entschlossen, beschlussfähig und doch ganz geschmeidig, flexibel im Körper anwesend, nicht zu hartstrukturell.

Lieben: das Leben, Dich selbst und alle Guten Wesen, in dieser Reihenfolge.

Jetzt ziehst du dich tief in dein Herz zurück und fühlst, dass du möglicherweise *zu Hart* gewesen bist und dass du nun weicher werden kannst, dass du gleichsam entkalken darfst, wo alles zu hart festsaß. Süße

[3] Lies über die allgemeine Symbolik des *Zeigefingers und der *Fingernägel in der betreffenden Rubrik.

[4] Lies über die Symbolik von Milchreis in *Das Füllhorn - Psychologische Symbolsprache der Nahrungsmittel.*

[5] Ebenso die Symbolik der Rosine.

lauwarme Winde ziehen nun an dir vorbei. Genieße das Leben, beruhe darin, lass los... und sei auf edle Weise ein *starker Führer für dich selbst, über dein Leben. Greife nicht nach Dingen außerhalb deiner selbst, kritisiere nicht, sondern baue dein ICH ruhig kräftig-sanft-flexibel-energisch-selbstsicher weiter aus. Alle Zweifel um dein ICH sind nun gebannt.*

SCHAMBEIN

Psychologische Übereinstimmung, sowohl bei der Frau als auch beim Mann

Schutz – Sicherheit – Geborgenheit – bedeckend… Schmerzen oder Erkrankungen des Schambeins weisen auf unzureichendes Vertrauen auf deine eigenen, dich selbst schützenden, Energien hin; du hast Angst davor, dass jemand dich auf intimer oder sexueller Ebene verletzen könnte. Hast du jemanden in dein intimstes Gefühlsleben eindringen lassen, fühlst du dich als Frau als Sklavin eines Mannes (oder umgekehrt)? Fühlst du dich missbraucht, im Stich gelassen, hast du das Gefühl, ausgehöhlt zu sein? So fülle Dich selbst mit der Sicherheit dieser dich selbst schützenden Kräfte; wenn du auf deine eigene Unverletzbarkeit vertraust, dann wirst du, solange du dies möchtest, nicht verletzt werden. Stecke auf selbstbewusste Weise deinen Bereich ab, und unterdrücke nicht deine kreativen Energien.

Beckeninstabilität

Symphysen- oder Beckenringlockerung entsteht durch Dehnung der Bänder, die die Beckenknochen zusammenhalten: häufig während der Schwangerschaft und nach der Geburt, auch bei Sportverletzungen und in den Wechseljahren (Menopause); verursacht Schmerzen, die hpts. im Unterrücken und auf Höhe des Schambeins auftreten

Kernursache

Die große Uhr aus Bronze strahlt *leuchtende elektrisch geladene* Farbfünkchen / Linien aus: diese strahlen aus der Uhr nach draußen, gleichsam durch die Hautporen der Uhr hindurch. Die Luft, oder das Lebensprana, strömt grell und blitzend durch deinen Körper. Energie sucht sich ihren Ausweg nach außen. Feuerwerk ohne Feuer; ein farbenreiches Spektakel, doch unerwartet, nicht gesteuert. Beliebig.

Du möchtest deinen Reißverschluss gleichsam am liebsten aufreißen, damit du Raum bekommst, damit jeder deinen Rumpf / deine Brust sehen kann: ein Bedürfnis nach Raum und Luft. Genauso stark ist der Gegendruck in dir selbst*: du bleibst verschlossen!* Du musst dich verborgen halten, komm schon, sein brav, füge dich!, so sprichst du dir selbst zu. Du handelst so wie du denkst, sein zu müssen, du zeigst dich so, wie du denkst, dich verhalten zu müssen, wie seltsam dies auch ist: du spielst eine Rolle, du bist nicht wirklich du selbst, natürlicherweise von innen heraus.

Denkst du beispielsweise, dich wie eine extravagante Tante verhalten zu müssen, nun, dann tust du das, auch wenn dazu kein Grund besteht, du musst dich der Außenwelt doch auf irgendeine Weise ‚zeigen'? Jedenfalls meinst du das, denn natürlich ist dies Unsinn. Sei *einfach du selbst, du brauchst dafür nichts Besonderes zu tun. ‚Benimm' dich nicht, sondern SEI der, der du bist, manifestiere deinen echten Inhalt.*

Eigentlich weißt du nicht so richtig, was du tust, wer du bist; du wirfst dich wie ein Clown in das Straßenbild, den lustigen Hut auf dem Kopf, du ziehst ‚einfach irgendetwas an', keine echte Struktur, kein Ziel, kein Zweck. Einfach so. Als ob es zu nichts dient, als ob du keine gerade Linie sähest, ein wenig wie Don Quichotte auf seinem Pferd. Du fühlst dich ein bisschen seltsam, hast keine klaren Linien, kein deutliches Bild davon, wer du bist, was du tust, in welche Richtung du gehst.

Als ob bestimmte Fakten absurd oder entgegengesetzt dargestellt werden: beispielsweise das Licht, das weit neben dem

Kürbis steht und flackert, statt im Kürbis. Das ist nicht der Sinn der Sache.

Als ob du sagst: hör mal, was machst du denn… eine Tierhaut wie von einer Kuh über die Landkarte von Frankreich gespannt, und in der Mitte verläuft eine Linie: ein willkürliches Konzept, den Sinn nicht begreifend, eine Art von Absurditätsgefühl, oberflächlich, *abgeschnitten von deiner tieferen Quelle.*

Wo ist dein Kopf? Wo ist der führende Königsmensch in dir? Den verkennst du. Du stellst dir die Frage: bin ich verrückt oder nicht? Wer bin ich? Was soll ich tun, ein Tänzchen aufführen oder…? Du lässt dich führen wie ein Reiter, der auf einem verrückt-wilden Pferd sitzt, durchgegangen, ziellos. Du nimmst die Zügel nicht von innen heraus in die Hand, du spielst ein wenig Show oder Theater, oder einfach irgendetwas. Die Atmosphäre eines zügellosen nervösen Wassermanns.

●

Wie mit einem langen Zeigefinger oder einer Pinocchio-Nase deutest du vor dich. Wohnt hier eine Lüge? Das wirst du selbst entdecken müssen: was du dir selbst weisgemacht hast, vielleicht dein Leben lang.
Es wird gesagt, du sollst das Tau durchschneiden, das schon zu lange mit der Zeit mitgleitet; immer dieselbe Linie, ohne dass du gemerkt hättest, dass du schief lagst. Jetzt kann es *anders* verlaufen. Schau jetzt tief in dich hinein: zeige nicht länger auf die Äußerlichkeiten oder die Gewohnheiten-Oberflächlichkeiten, und auch nicht auf andere, die anders leben als du ... Du bist „DU". aus deinem reinen Ehrlichkeitskern heraus wird nun hiermit um Wahrheit gebeten.

Mit welchem Wind hast du dich mitwehen lassen? Wohin bist du gegangen? Zu den Wegen des Images, des Verderbens, der Kriegssucht und des Hasses? Oder hast du hohe Berge beklommen, um als der Größte auf dem Gipfel zu stehen, in Begierde und falschem Stolz, im „Haben- oder Erreichenwollen von ..." ?

Dieses Leiden erfordert eine UMFASSENDE Überprüfung deiner Sichtweise der Welt, des Heute-Lebens: es muss eine Kehrtwende vollzogen werden. Dich selbst gleichsam von Norden nach Westen zurechthobeln; aber du bist müde, du siehst schwarz und du setzt dich hin und denkst ‚wie soll es jetzt weitergehen?'.

Vor lauter Denken bläst du dir selbst den Kopf voller Luft und wirst kurzatmig. Besser ‚tun' als ‚denken' gilt nun: neue Einsichten erwerben und danach handeln, beginnen zu leben. Es bedarf eines neuen Gleichgewichts.

Kernlösung

Besser ist: in Vertrauen loszulassen und dich für die Antwort zu öffnen, die früher oder später aus deiner inneren Quelle emporsteigen wird; in VERTRAUEN vorwärtsschreiten, in aller Empfänglichkeit, um einen *klaren Blick* zu bekommen.

Alle guten Menschen BITTEN darum, wollen nichts lieber, als dass auch du dich selbst liebst, dass du aufstehst in Kraft und Freude, dir selbst den Weg des Lebens zeigst, fühlend, und anderen hierin eventuell vorangehst.

Respekt, es wird in der Sie-Form gesprochen. Das Höhere, nicht das Niedrigere, kommt an die Reihe. Es ist vorbei mit dem Heruntermachen edler Ziele und eines edlen Menschen, wie du es bist. Möglicherweise musst du deine alten Schnüre wieder an einander knüpfen, aber das Wichtigste ist: *die Würde, tiefe goldene Werte in dir selbst erkennen und hegen und pflegen.* Damit du Neue Einsichten, die für dein Wohlsein und das aller Menschen erforderlich sind, aus deinem tiefen Selbst-Kern empfangen darfst.

Kehre dich in deine Tiefen, in Stabilität und Vertrauen, selbstsicher und nicht mehr abweichend zu einem alten Verhaltensmuster, das nicht mehr zu dieser neuen Welt voller echter unverfälschter Werte gehört. U.a. das Image, der äußere Schein, der Kult des Äußerlichen: diese Lüge hast du nun durchschaut und brichst damit.

Ab sofort lebst du von deinem Herzenskern aus; du erfüllst dich selbst und verhältst dich so wie es zu deiner Art passt, ohne dich nach Verhalten, Worten und äußerlichem Bild an ein Lügenspiel mit bestimmten Regeln halten zu wollen. Du vertiefst dich und gehst nicht mehr mit dem Strom der unpersönlichen Masse mit.

●

Tomatenfestival![6]: lass es alles raus. Alle Kraftenergien, rote Tomatenkraft fliegt durch den Raum. Deine Riesen-Energien entladen sich und nehmen an dem Fest der Expression, der Überschwänglichkeit teil. Lass dich gehen, lass alles raus, wirf dich ins Leben und genieße es. Denke nicht mehr nach, suche nicht mehr, zweifle nicht länger, sondern ÄUSSERE DICH, äußere deine Energien: EXPRESSION und Kraft, lass dich gehen, lebe auf ursprüngliche Weise!

Schaue nicht, was andere tun, sondern verbinde dich mit deinem inneren Kern und *fühle,* lebe nach deinem inneren Gefühl, spiele keine Rolle, spiel kein Theater, sondern lass es aus dir herausströmen, so wie du es in deinem Inneren ehrlich fühlst, tief aus deinem Inneren. Echtheitsenergien strömen frei aus deinem wahren ICH. Du weißt, wer du bist, und du bestimmst deinen Kurs, selbstbewusst, auf geschmeidige Weise, nicht mehr von hier nach da, von links nach rechts, von vorn nach hinten, wie ein Schiff ohne Herr. Du erlaubst es dir, dich frei zu bewegen, wobei du selbst an der Spitze deines Lebensschiffes stehst.

[6] Lies über die Symbolik der Tomate in *Das Füllhorn - Psychologische Symbolsprache der Nahrungsmittel.*

Beschwerden am Iliosakralgelenk, Schmerzen

dieses ‚Gelenk' befindet sich links und rechts zwischen dem Kreuzbein und dem Darmbein

Kernursache

Die Hülle der Buchecker hat sich geöffnet, die Kerne fallen nun als Saatgut auf die Erde. Die leere Hülle betrachtet sich jetzt selbst ... , sie hat sich geleert, was nun? So fühlt der Mensch sich mit Schmerzen und Beschwerden am Sakroiliakal-Gelenk.

Vielleicht hast du genossen, aber auf der anderen Seite hast du dich selbst ganz gegeben, bist leer, bist in gewissem Sinne über deine Grenzen hinausgegangen; nun bist du müde. Du legst dich hin. Wie die reife Symbolik der Fünf: fruchtbar genießend, aber selbstzerstörerisch, wenn darin zu weit gehend, bspw. im Genuss, dich füllend mit Dingen / Menschen außerhalb deiner selbst, ohne noch mit deinem Herz in Verbindung zu stehen, jedoch nach allerlei greifend. Möglicherweise fühlst du dich nun verletzt, erschöpft, fix und fertig. Ruhezeit. *Zeit, um einmal beim heiligen Höheren in dir selbst zu verweilen,* kurz auszuruhen, im buchstäblichen und übertragenen Sinne des Wortes. Schenke dir selbst die Entspannung und lege dich kurz hin, komm nah zu dir selbst.

Du willst immer nur geben, wie eine Kuh, die ihr übervolles Euter anbietet, so dass Menschen Milch daraus tanken können, willst unbewusst oder bewusst Menschen helfen / beistehen, in das Leben bringen und sie genießen lassen, ihnen Nahrung schenken (im buchstäblichen oder übertragenen Sinne), andererseits hast du hiermit dein eigenes Leben gefüllt: in Abhängigkeit verbleiben, gegenseitig. Die Gebenden, die Nehmenden. Eine Art von Abhängigkeitssystem, auch wenn du dies mit den allerbesten Absichten tust, um das Leben aufrechtzuerhalten, wie die Lebenskuh, die Lebensmilch schenkt, damit das Leben weitergehen kann.

Dennoch deutet dies auch auf das Verlangen hin, als irdischer Mensch geboren zu werden, angesichts der Symbolik der ‚Milch'[7], das Neue anzupacken und dies gründlich und konzentriert im physischen Stoff zu tun, der du bist, fest verankert in deinem Körper.

Du bist mitten in einer Art der letzten Verarbeitung, die runde Scheibe wird noch mit einer Scheibe geschliffen, so dass eine perfekte Linie den Kreis umschließt und du diese Perfektion genießen kannst.

Den Vordersteven hoch, das Weibliche, das sich auf zwingende Weise manifestiert, in Stolz. Als ob du mit einem Stift kalligraphieren wolltest, aber dann buchstäblicher, im alltäglichen Leben. Die Außenseite muss schön sein, findest du, auf Venusartige Weise. Dies gehört sich so und das so: dies sind Regeln, die im Rahmen des uralten Reiches der Lebenden und Toten gewachsen sind, aufgebaut wurden, beschlossen liegen.

Das Leben erfordert ein Ausbrechen, ein Durchbrechen dieses falschen Kultes der ‚Perfektion' des Totenreiches. Um *wirklich* zum Leben zu erwachen, von innen heraus, von deinem Herzen aus, und dich keinen Deut darum zu scheren, wie die alte Welt besteht: sie ist schließlich dem Tode geweiht, dieser Kult des Äußerlichen, dieser Kult des Todes.

Dieser Kult beginnt dort, wo der Mensch sein Gefühl des Wohlbehagens von der Tatsache abhängen lässt: wie viel habe ich für die anderen getan oder den anderen gegeben? Inwieweit habe ich anderen, der Welt, Früchte angeboten, und habe ich daher das Recht zu existieren? Inwieweit findet man mich schön? Und der Mensch in Frauengestalt will sich stark hervorheben, mit Kraft als dem Vordersteven des Schiffes einen Weg zeigen und dies ist gut, in Unabhängigkeit und Autonomie, solange der weibliche Mensch nicht eine bestimmte Haltung einnimmt, um für ‚attraktiv' befunden zu werden, denn dann geht es schief. Solange der Mensch sich selbst nicht schön und gut finden kann, losgelöst von den toten Schönheitsregeln, begibt er sich schließlich in eine Abhängigkeit vom Tod selbst und verschrumpelt er letztlich nach einer gebenden reifen Zeit. Dies ist ganz und gar nicht der Sinn und Zweck des Lebens.

Dieser Schmerz fordert aber die Anerkennung des mannesstarken Elementes in einem selbst, ohne dass das ‚Weibliche' als solches sich auf zwanghafte, nach außen drängende Weise stark zeigen müsste, imponieren müsste.

Existiertest du lediglich als Funktion der anderen? Dann fordert dieses Signal dich nun dazu auf, deinen eigenen Wert in ganzem Umfang anzuerkennen, unabhängig von welchen Anforderungen auch immer.

Kernlösung

Erlebe tief in dir selbst den Reichtum urweiblicher Kräfte und lass sie deinen ganzen Körper durchströmen: eine wohltuende Lebensströmung durchspült nun die Zellen deines ganzen Körpers von der Unterleib-Energie aus, vom Boden des Vulkankraters wird er in den ganzen Körper hineingetrieben.

Wie eine Kernzentrale versorgst du dich selbst. Du ernährst dich, du nährst nun auch die letzte Faser deines ganzen Körpers; du gibst dich nun vor allem zuerst einmal dir selbst.

Du kommst in Kontakt mit den Urtiefen deines eigenen Wesens und das fühlt sich gut an.

Du erlebst das weibliche Urprinzip in all seiner Pracht: vor allem in dir selbst. Urkräfte werden freigesetzt, strömen frei und du genießt diese Lebensströmung, die durch deine Zellen fließt.

[7] Lies über die Symbolik von Milch in *Das Füllhorn - Psychologische Symbolsprache der Nahrungsmittel.*

Vulkanisches Freiheitserlebnis, anders als bisher! Für die Frau: urgebärmütterliche[8] Kräfte und Geschlechtsorgane werden nun als wohltuende Energiezentrale erlebt, in liebevoller Kommunikation mit deinem Herzen. Selbst-Liebe und Dankbarkeitsenergien durchspülen kräftig deinen ganzen Körper. Ein vulkanischer Durchbruch, dich selbst an das Leben in dir selbst freigeben, ohne Zurückhaltung, ohne Furcht, glücklich, dass du bist, wer du bist. Energien befreien sich nun in deinem Körper, unaufhörlich ist der Strom nun die tiefste Quelle deines Selbst.

Ein Gleichgewicht zwischen oben und unten, zwischen Ober- und Unterkörper, zwischen Geist / Gedanken einerseits und dem körperlichen gefühlvollen Erleben andererseits. Kurz: das Erlebnis deiner selbst, nicht nur zum Teil, sondern ganz und gar, von Kopf bis Fuß, kein Teil wird vergessen. Du überschreitest weder deine Grenzen mit deinen Gedanken / deinem Geist, noch vergisst du, mit den Füßen / Beinen vollständig auf dem Boden, auf der Erde zu bleiben. Du bleibst in deinem körperlichen Selbst im Gleichgewicht. Du fühlst, wie die Schönheit des Herzens von innen heraus sanft in deine Körperzellen strömt.

Nicht das, was von außen her über dich gedacht / gesagt wird, sondern wie du dich immer besser, näher, intensiver fühlst und bewegst. Ruhig, in einem Gefühl des Gleichgewichts und der Harmonie ... das Nervensystem kommt nun zur Ruhe. Vollkommene Entspannung in dem herrlichen Gefühl, du selbst zu sein, ohne dass dabei auch nur irgendeine andere Person eine Rolle spielen würde. Du machst dir daher überhaupt keine Sorgen mehr, du willst nicht länger anderen ‚genügen', du suchst keinen niedrig-physischen Genuss (ohne dass das Herz in Liebe daran beteiligt ist). Du kommst in dir selbst heim. Das ist ein echter Hochgenuss! Du brennst nicht vor Begierde, so oder so auszusehen, oder diese oder jene Anforderungen zu erfüllen, dir dabei zu viel aufbürdend ... ein herrliches Gefühl des Gleichgewichts, der Ruhe und Arbeit, tun und lassen, genießen? Ja, aber vom Herzen aus, nicht aus dem Grund, dass du dich selbst mit diesem oder jenem ‚füllen willst', mit diesen oder jenen.

Selbst-Befreiung.
Lass dich herrlich gehen im Leben, wie ein Delphin im Meer,[9] mit Geschmeidigkeit, Flexibilität gegenüber dir selbst. Schaue mit den Augen des ‚Lebens', nicht mit den Augen derjenigen, die die Regeln der leblosen Schönheit erschufen: losgelöst von Liebe, losgelöst von lebender fließender Schönheit. Betrachte die Dinge jetzt einmal anders. Bewege dich selbst in deinem lebendigen Leib, nicht nach straffen ‚so-gehört-es-sich'-Linien oder -Strukturen, nicht nach bestimmten Verhaltensmustern.

Lebe dich selbst aus in aller Kindlichkeit! In verspielter Fröhlichkeit, ohne dir Sorgen zu machen, ohne dich ernsthaft in Frage zu stellen. Schalte den Denkpol doch einmal aus und lache offen heraus, habe Spaß am Leben, daran, was du bist, was du tust. Es ist dir völlig egal, was andere über dich sagen; du ‚spielst' fröhlich im Leben; du bist so wie du bist, von deinem Herzen aus. Das ist schön, das ist ehrliche Schönheit. Das ist ‚heilig'. Dynamik in diesem Sinne: tue, was du fühlst, und zweifle nicht, ob du dies oder jenes tun sollst, und ob dies dann wiederum jenes ... Springe in das Wasser des Lebens (im übertragenen Sinn, aber gerne auch im buchstäblichen Sinn) und lebe dich unbesorgt aus. Die positive Seite des ‚weiblichen' Elements im Menschen manifestierend. Spontan du selbst seiend! In Hohem Glück, in Hochwertigem Genießen von Seele und Körper, in dir selbst, *dann* erst mit liebevollen anderen, ohne dich selbst je noch aus dem Auge zu verlieren, zu erniedrigen.

---

[8] Lies in Bezug hierzu über die psychologische Übereinstimmung der *Gebärmutter.

[9] Lies hierzu über die Symbolik der linken und rechten *Gehirnhälfte.

MENSCHEN MIT BEHINDERUNG

Warum wird ein Mensch mit einer Behinderung, als ‚körperlich behindert' geboren?

Worte wie Schuld und Buße oder Karma und Strafe stehen NICHT im Wörterbuch des Lebens. Betrachte dein Behindert-Sein also nicht auf diese Weise. Es geht um Folgendes: aus welchem tieferliegendem Grund hast du UNBEWUSST eine Behinderung ‚angezogen / gebildet'. Alle Zeichen werden uns von der Lebensquelle selbst gegeben, es ist dein Lebender Selbstkern, der dir diese oder jene körperliche Behinderung gegeben hat: daran kann also nichts Schlechtes sein ..., wie schwierig es auch ist, dies so zu sehen.

Kernursache

Um in Bezug auf etwas in dir selbst zu einem höheren Bewusstsein zu gelangen, zu Einsichten in einen bestimmten Sachverhalt zu kommen, damit du auf dem Pfad des Lebens weiterkommen kannst und in bestimmten Fällen, damit du dich auf eine Verbesserung oder sogar das Verschwinden der Behinderung hin entwickeln oder, falls dies nicht der Fall ist (und dies ist auch kein Zwang), damit du bestimmte andere Eigenschaften entwickeln kannst, zu Talenten in dir selbst gelangen kannst, die für dich von großer Bedeutung sind, um zu <u>*wahrer*</u> *Freude kommen zu können.* Und schließlich auch zu begreifen, dass die einzige Schönheit (schön-sein), die es für das Leben gibt, die Folgende ist: dieser Mensch, der aus Liebe heraus lebt, aus seinem Herzen heraus und dies *‚fühlt'* man. Schönheit hat schließlich nichts mit den indoktrinierten, falschen Schönheitsnormen einer alten, auf den Tod ausgerichteten Welt zu tun, in der es nur das Sich-etwas-schnappen, die Begierden (etwas haben oder erreichen zu wollen, dies fordernd von sich selbst oder anderen), das Greifen, das Verführen und das Schauen in den Spiegel gibt: die Welt des Scheins. Hingegen gilt: ein gutes Herz legt Schönheit in den Körper, in jede Zelle dieses Menschen, wie er / sie auch aussieht, welche körperliche Behinderung der Mensch auch hat.

Mit welcher Art und Überzeugung wurdest du geboren? Jede körperliche Behinderung ist *anders* und erfordert zuallererst eine kraftvolle Anwendung *der positiven Symbolik der betreffenden Körperteile*[10]. Das erscheint einem kriminell, im Herzen des harten Maurers, der Zement ausschmiert, um ein Haus zu bauen. Hart arbeiten, ja, und infolgedessen hart gegenüber anderen. Aber weitergehen, weiterkämpfen wird er / sie! Nein, er gibt sich nicht geschlagen. Macht-und-Ohnmacht-Problematik führt möglicherweise zu einer Abhängigkeitssituation gegenüber anderen.

Du denkst, die Welt besiegen zu müssen, all die Kriegsgewalt aushalten zu müssen, einen Verteidigungswall hochziehen zu müssen, zur Not selbst mit der Faust im Anschlag bereit zu stehen, um loszuschlagen. Du erfährst eine Art Wut und Grausamkeit in dir selbst. Raues Polster. Und tief darunter weint ein Kind: der Mensch, der keinen Ausweg mehr sieht, weil er die Liebe nicht erreicht, die Selbst-Liebe, die Liebe zum Leben. Der Sinn des / deines Lebens ist dir nicht ganz klar. Aber es hat keinen Sinn, stillzustehen und nichts zu tun, daher baust du einfach mal, auch wenn du nicht genau weißt, woran. Aber die Windmühlenflügel drehen sich dann zumindest und das ist gut. Eine Grimasse, ein Andere-auf-die-Palme-bringen-wollen, denn, nach dieser tiefen Überzeugung lebst du, ‚hier steht der Teufel, hier steht das harte Monster'; auf diese Weise verabscheust du dich selbst, aber spuckst du zugleich im Allgemeinen auf dein Leben. Ein düsteres Selbstbild.

---

[10] Lies hierzu den betreffenden Text in diesem Buch; jeweils die Rubriken: *Psychologische Übereinstimmung und / oder Erkrankungen, allgemein.*

Ziehst du dir selbst die Daumenschrauben an, wie in den mittelalterlichen Folterkammern? Dann weißt du jetzt, was der Daumen symbolisiert[11]: du verfügst über ein schönes großes BEWUSSTSEINSFELD, aber du entfaltest es nicht und schränkst deine Gedanken, dein Gehirn zu einem kleinen Feld ein, eng und streng, minderwertig im Vergleich zu deinem echten großen liebevollen Sein. Warum solltest du dich so einengen? Warum gibst du dir selbst nicht die Chance, mit einem großen Bewusstsein dein Gehirn zu füttern, dein Blickfeld zu erweitern, dein Herz aufblühen zu lassen[12]? Du liebst dich selbst nicht, noch nicht. Aber dies kannst nur du selbst verändern.

Du willst dich beweisen, manchmal auf eine aggressive Weise, du teilst dich gleichsam in zweien, weil du dann über zwei Saatpotenzen verfügst, weil dann zwei Boxhandschuhe eingesetzt werden können. Darunter verbergen sich Ratlosigkeit, Ohnmacht, Wut, Trauer, Verärgerung, weil du nicht tun kannst, was du tun willst, weil du nicht so ‚sein' kannst, wie du gerne sein möchtest. Verzweiflung und Aussichtslosigkeit: was tun, wie leben, wie handeln, was tue ich hier auf der Erde?

Kernlösung : auf ein liebevolles Selbstbild hinleben, als Mensch mit anderen Voraussetzungen als der durchschnittliche Mensch, mit ganz eigenen Talenten und Möglichkeiten.

Du unterschätzt dich bei weitem; du verkennst deine breiteren Möglichkeiten. Hör auf mit dieser Selbstzerstörung, dem Sichselbstherunterziehen, dem Selbsthass. ÖFFNE dich für das, was sich von deinem Inneren aus bemerkbar machen und in großem Format und in Freude erblühen will. Drücke dich selbst nicht länger unter Wasser; sondern atme, lebe, schmecke die Talente, die in deinem Inneren, jedoch so weit untergetaucht existieren.

Nimm die Macht über dein Dasein in deine eigenen Hände, greife nicht nach der Aufmerksamkeit anderer, vernichte jedes falsche Stolz-Image: ‚Wie findest du mich?' Lass los und erkenne die *wahre* Schönheit / den *wahren* Wert deiner selbst: den liebevollen, *gebenden* Menschen. Jetzt kannst du dich selbst glücklich machen... indem du dir selbst gibst, anderen gibst. Jetzt fühlst du dich nicht mehr gekränkt in einer Ohnmacht-Macht-Situation, denn diese Unreinheit gibt es in dir nicht (mehr). Schöner Mensch, höchst-einzigartig, liebevoll.

Das Leben bittet dich, dich in deinen instinktiven Wutanfällen zu zähmen, in den unbändig aggressiven Launen. Um dir selbst die größte Liebe zu geben, die du wert bist: auf geht's, Kopf hoch! Schaue zu fernen, goldenen Horizonten: es warten noch viele schöne Dinge auf dich, *wenn du nur nach diesen positiven Überzeugungen lebst; auf diese Weise kreierst du schließlich dein Leben selbst.*

Loslassen, lass die Hände locker neben deinem Körper hängen und bitte nicht darum, gegen andere, gegen das Leben zu kämpfen, zu boxen. Tarne deine Wut nicht, sondern transformiere diese Instinkte in bewusste Schöpfungskräfte, in Taten, die dem Leben (und daher auch deinem echten lebenden Selbst) dienen.
Hilf dir selbst und erwarte dies nicht von anderen (auch wenn man sich in einem Gespräch gut austauschen kann, dies ist natürlich heilsam). Aber verlasse dich in erster Linie auf dein liebevolles Herz, die riesigen Kräfte, die in dir wohnen, und die darum bitten, jetzt zugunsten des Guten eingesetzt werden zu dürfen. Keinen Selbstabbruch, keinen destruktiven Drang zur Außenwelt als Folge hiervon mehr.

Lass alles los und entspanne dich, schau mit Übersicht ganz bewusst, was geschieht und warum dies so ist. Nichts geschieht einfach so zufällig. Unbewusst hast du um eine bestimmte Veränderung in

---

[11] Lies über die allgemeine Symbolik des *Daumens in diesem Buch.
[12] Lies über die Symbolik von Kaffee in *Das Füllhorn - Psychologische Symbolsprache der Nahrungsmittel.*

deiner Lebensform gebeten, in deiner Lebensweise, deiner Sicht des Lebens und deiner selbst.

Nun lerne deine anderen Gaben und Talente, Möglichkeiten in dir selbst zu entdecken, zu entwickeln: die, die du möglicherweise nicht genutzt hättest, wenn du ohne diese ‚Behinderung' geboren worden wärst.
Du hast ANDERE VORAUSSETZUNGEN, du bist ANDERS als die anderen, du bist eigentlich überhaupt nicht ‚behindert'. Um bestimmte Lektionen zu lernen, um nicht mehr dieses oder jenes, dies oder das (beispielsweise eine bestimmte Körperform, ein Ziel usw.) zu ‚begehren'... sondern um zu lernen, DU SELBST zu SEIN, so wie du bist, und ‚loszulassen'. *Dann* kommt die Entdeckung von Möglichkeiten, die in dir geborgen lagen, deren Entwicklung... und die große Dankbarkeit in Erkenntnis gibt dir ein Glücksgefühl und führt zu schönen Begegnungen mit anderen, in Zufriedenheit.

Lies nötigenfalls den Text über *Prothese (siehe Index).

BEINE

Psychologische Übereinstimmung

Die Fähigkeit, die Kraft, die Vergangenheit hinter uns zu lassen und uns immer weiter zu entwickeln, vorwärtszugehen, auf eine neue Zukunft zu, die wir selbstbewusst gestalten. Wir *lassen* uns nicht tragen; wir fühlen uns von unserem lebenden Selbst getragen: Deshalb trotzen wir ohne Mühe dem Gegenwind, haben wir keine Angst, deshalb trauen wir uns, nutzlose emotionale Lasten aus der Vergangenheit hinter uns zu lassen. Der kreative Prozess des Lebens ist *reine* Bewegung; wir nehmen voller Freude daran teil, ohne Widerstand und Stillstand. Wir gehen entschlossenen Schrittes im Leben weiter.

OBERSCHENKEL

Psychologische Übereinstimmung

Energien!! Potenzielle Möglichkeiten der Kraftentwicklung in dir. Die Oberschenkel stehen für Ur-Kraft. Starke Selbstmanifestierung! Weit deinen Raum in Beschlag nehmen. Dort, wo sich die eigenen fundamentalen Energien, die Kreativität, Produktivität, die persönliche Druckkraft, eine stolze Potenz widerspiegeln. Symbol der Dehnbarkeit, Elastizität in der Psyche: Was lässt du zu, was hinderst du in deinem Leben am ‚Sein'?

Traust du dich, mit dir selbst, mit anderen intim zu sein, oder schließt du dein tiefstes und sensibelstes Selbst aus? Eine liebevolle Umarmung der Kraft und des lieben Kindes in dir.

Die Wiedergabe der Anhäufung von Energien, Emotionen aus der Vergangenheit oder... Nutzung eigener Energien - jetzt.

Erkrankungen, allgemein

Kernursache

Eine Anhäufung ungenutzter Energien! Unterdrückst du deinen breiten Schatz an Möglichkeiten auf kreativer, produktiver Ebene? Möchtest du irgendwo „einsteigen", mit irgendetwas in Aktion treten, aber du weißt nicht genau wo?

Einerseits steckst du voller potenzieller Kräfte und bist du sehr stark. Du wirst es vielleicht auch alles aus voller Kehle verkünden! Aber innerlich fühlst du dich „nicht dazu in der Lage" und weißt du nicht genau, *wie,* auf welche Weise du deine Energien erleben kannst.

Unterdrückung kann zu Aggressivität, zu machtloser Trauer führen.

Hat jemand (oder ein System) mit einer starken Druckausübung dein Leben bestimmt? Hast du deine Energien lange unterdrückt? In Passivität, aus Gehorsam, aus Selbstzweifel? Die tiefere Ursache hierfür liegt immer bei dir selbst!

Möglicherweise hast du lange unter einem dominanten System (oder einer Struktur, einer Person usw. …) gelebt. Du möchtest jetzt „aussteigen“, aber du hältst noch am Alten fest, weil du das Neue noch nicht klar vor Augen hast. Aber es wächst Innerer Widerstand: Ich will hier `raus! Ich will MEINE Kräfte spüren und erleben.

Ver-„engst“ du dein Leben, läufst du mit „Scheuklappen“ umher?

Kernlösung

Attacke! Beiße zu, gehe mit all deinen Energien ins Leben! ERWEITERE DEINEN RAUM; Selbstbefreiung.

Deine Energien drehen und drehen und drehen sich im Kreis…, gib ihnen, von deinen Wünschen ausgehend, eine Richtung! Nutze sie, wende sie an, steuere sie, halte sie nicht fest, sondern strahle sie, ohne zu zögern, aus, und gehe intuitiv und auf aktive Weise mit deinen Sehnsüchten um.

Nichts „muss sein“, du darfst in allen Bereichen, die du vernachlässigt hast, produktiv sein, sowohl auf geistiger, wie auch auf körperlicher Ebene. Wünschst du dir, deine Kräfte ins Singen zu stecken, so singe oder ins Schreiben, dann schreibe, oder sehnst du dich nach sexueller Verwirklichung, so erlebe deinen Körper und deine Schöpfungskräfte, oder fährst du leidenschaftlich gerne Fahrrad, so steige aufs Rad usw. …

Erkenne die Sonne in dir an: dein Zentrum des Selbstvertrauens und der Wärmestrahlung. Gehe tief in dein intimstes Selbst, in deine warmen Gefühle, und fühle dich dort sicher.

Deine Kraftzentrale ist immer dort, auch wenn dir das nicht immer bewusst ist, und sendet fortwährend enorme Energieströme, mit denen du dein Leben sehr kraftvoll Bewusst Erschaffen kannst. Tue es, und lasse den Kopf nicht hängen.

Erweitere deinen Raum! Großzügiges Denken, ohne Vorurteile.

Oberschenkelknochen

Psychologische Übereinstimmung

Kräftige, sichere Basisstruktur in deinem tiefsten Selbst. Eine Stabilität und zugleich die Flexibilität, deinen eigenen Raum anzupassen: auf-zu. Deinen Raum regeln: gewähren, nicht gewähren, bis dahin, nicht weiter…
Bist du stabil in dir? Dann kannst du weitergehen. Du kannst immer auf deinen inneren Mechanismus zählen, der dir intuitiv angibst, wieweit du gehen kannst. Ein kraftvolles in Beschlag nehmen deines Lebensraumes, dich in dieser Sicherheit beschützt fühlen.
Dich selbst im Leben niederlassen, Manifestierung.

Erkrankungen, allgemein

Kernursache

Aus einem übertriebenen Drang zur Selbstmanifestierung heraus gehst du auf aggressive Weise zu weit: „Das hier ist meins! Finger weg.“ Das geschieht vielfach, wenn man ungenügend Sicherheit in der eigenen Basis erfährt.

Oder das Gegenteil: eine Unterdrückung deines eigenen ICHS. Nicht mehr zu wissen: Wie kann ich auf eigenen Beinen stehen? Du fühlst dich gebrechlich, unsicher. Du nimmst deinen Platz nicht ein, lässt dich von anderen verdrängen. Dadurch bist du zu sehr auf das „wie komme ich rüber?“ ausgerichtet, auf äußerliche Werte, anstatt dich auf innere Kräfte zu basieren. Widerstand gegen das ‚verdrängt’ werden, Revolution!

Kernlösung

Auf diese innere Basiskraft in dir selbst, diese Basisstruktur, kannst du dich vollständig stützen; sie fordert Raum für dich selbst, gibt dir Stabilität und beschützt dich.
Nimm ruhig den Platz ein, der dir zusteht, rege dich nicht auf.

UNTERSCHENKEL, SCHIENBEIN

(lies auch unter Skelett: Erkrankungen des Schienbeins und der Wade, allgemein)

Psychologische Übereinstimmung

Die Fähigkeit, auf eine rhythmische Art und Weise im Leben weiterzugehen. Du trägst mit Freude die Früchte deines Lebens: deinen Körper in erster Linie; oder trägst du dich selbst wie eine schwere Last?

Symbol für Beweglichkeit, Wendigkeit, deinen Weg *selbst* wählen und dann wieder verändern: Es kann deine Rettung bedeuten. Etwas erreichen wollen, Ambition, und die notwendigen Schritte dazu in die Wege leiten. Selber laufen, oder lässt du alles mit dir machen; folgst du anderen? Du kannst den Durchbruch schaffen! Hindernisse bewältigen. Kraftanstrengungen tragen.

Symbol für das Weitergehen zu schönerer, tieferer Lebensmotivation. Überhastetes Weitereilen oder Stillstand in deiner Entwicklung. Du folgst *dem* Weg, den du selbstsicher zu gehen beschließt; zertreten, andere verletzen, oder dich selbst verletzt, angegriffen fühlen.

Kräftige Stützpfeiler.

Erkrankungen, allgemein

Kernursache

Fühlst du dich an die Gurgel gefasst, angegriffen? Lässt du dir Schmerzen zufügen? Erlaubst du dir selbst keine weichen Bewegungen? Schließt du dich in einem zu engen Raum ein, wörtlich und psychisch gesehen? Wer rastet, der rostet! Stagnierst du, *weigerst du dich* (bewusst oder unbewusst), *dich weiterzuentwickeln* oder die Vergangenheit zu lösen, um in eine neue Zukunft wachsen zu können?

Möglicherweise trägst du unnötig schwere Lasten. Du richtest dich vielleicht zu stark auf Leistung oder auf Materielles und machst nicht *wirklich* Fortschritte hin zu geistigem Reichtum. Bewusstwerdung!

Du fühlst dich nicht stabil: Ich bin nur aus Holz...; ich habe Angst vor den anderen und vertraue nicht auf meine eigene Basisstütze.

Du erlebst dein sonniges ICH-Zentrum eher als eine Bedrohung, du versteckst dich hinter anderen und weigerst dich, selbst kraftvoll Aufrecht zu stehen.

Du ziehst dich in dich selbst zurück und traust dich nicht, dein Wahres ICH zu manifestieren.

Hoffnungslos im Zweifel: Welchen Weg soll ich gehen? Widerstand gegen Machthaber: „Gehe fort, ich werde meinen Weg selbst bestimmen!" Unterdessen bist du dir nicht sicher... *Aggressiver Angriff* anderen gegenüber, *aus Angst,* aus einem Gefühl der Bedrohung heraus, aus Frustration.

Kernlösung

Verlege deine Grenzen: Traue dich, den Raum, den Kosmos in alle Richtungen zu erkunden! ‚ICH *BIN*': Dann brauchst du dich nicht zu verteidigen. Niemand wird dich angreifen oder kann dich verletzen, wenn du dir deiner Stabilität, deines Immer-Beschützt-Seins in deinem Selbst bewusst bist.

In Ruhe, in deinem eigenen Tempo, an einer Zukunft bauen. Unterdrücke deine Sehnsüchte und Ambitionen nicht. Folge deiner Intuition, vertraue deinem tiefsten Selbst, sei dem treu, was in Harmonie mit deiner wahren Natur ist!

Ohne Umschweife auf positive Erwartungen setzen. Lasse dich nicht durch Belanglosigkeiten von deinem Weg abbringen. Werde nicht anderen gegenüber ausfällig, mache dich selbst kraftvoll wahr!

Nicht die äußere Macht hindert dich am wirklichen Leben, wohl aber die Verneinung deiner inneren Fähigkeiten. Trage das Leben in Freude, und werfe den Ballast der Vergangenheit von dir.

Lies ggf. die Texte zu *Wadenbein und *Schienbein im Kapitel Skelett.

Der Wadenmuskel

(siehe auch Muskeln, allgemein)

Erkrankungen, allgemein

Kernursache

Du bist wie erstarrt und schaust zu viel in *eine* Richtung: ob es sich nun um eine Fixierung auf ein materielles oder emotionales Problem handelt, auf einen Job oder auf deinen Ehrgeiz handelt. Mit unbeweglichem Starrsinn weigerst du dich, auf deine innere Stimme, auf deine Natur zu hören. Du entwickelst dich nicht wirklich weiter; du stagnierst. Du forcierst dich selbst; du klammerst dich an etwas; die Freude des Lebens scheint für dich nicht mehr zu existieren, weil du voller Anspannung an etwas festhältst… Du müsstest voller Freude laufen und springen, tanzen und singen, im Grünen tollen und spielen wie das spontane, ewige Kind in dir, aber du gestehst dir selbst keine Freude, keine flüssige Weiterentwicklung im Leben zu. Du fühlst dich überlastet und traurig. Manchmal gehst du so weit, dass beißende Ironie, Härte oder Bitterkeit dich blockieren. Du gestehst dir selbst keine flexible Transformation zu; du machst deine Freude von Tatsachen und Personen, außerhalb von dir, abhängig, anstatt dich auf autonome Weise in Richtung immer größer werdender Freude um das Leben selbst zu bewegen. Du hinderst dich selbst daran, richtig zu genießen. Glaubst du so wenig an dich, an das Leben? Richtest du dich auf Angst und Tod, voller Misstrauen gegen deine Natur? Lebst du mit Vorurteilen, mit Scheuklappen, so dass du dich selbst daran hinderst, im Leben tatsächlich vorwärts zu gehen? Stellst du zu hohe Ansprüche an dich selbst?

Kernlösung

Sei vorurteilsfrei für alle Richtungen offen; schränke dich nicht ein im Leben. Milderung. Komme zu einer weichen Flexibilität; entlaste dich von Trauer und Anspannungen! Lebe frei heraus und gestalte auf selbstbewusste Weise deine optimistische Zukunft: Verharre nicht. Beiße dich nicht in Trauer fest: Es sind deine traurigen Überzeugungen in Bezug auf das Leben, die diese Trauer verursachen. Lasse alles und jeden los, entscheide dich dynamisch für einen neuen, frohen Lebensweg. Lasse dein Leben nicht von falschen Werten und falscher Trauer dominieren (Materielles, Leistung). Forciere deine Natur nicht, auch nicht um anderen zu genügen. Öffne dein Herz; lasse jede Härte, zu dir selbst, zum Leben, ziehen.

Lies ggf. auch den Text zu *Wadenkrampf unter der Rubrik Muskeln.

Venöse Insuffizienz der unteren Extremitäten

mangelhafter Rückfluss des Blutes von den Beinen zum Herzen, häufig durch schlecht funktionierende Klappen in den Adern (= Venen); mögliche Folgen sind geschwollene Füße / Fußgelenke / Beine (= Ödem), Juckreiz, Entzündungen und eine braune Verfärbung der Haut (= ‚braune Pigmentierung')

Kernursache

Es stellt sich die Frage: weiter vorwärtsschreiten oder nicht? Dem Hauptweg folgen oder dir den Weg dahin abschneiden? Was wirst du anziehen: dieses Kleid oder jenes? In dunklen oder hellen Farben? Kurz: ein Zögern bezüglich des Hauptweges oder nicht dem Hauptweg des ‚Lebens' folgen. Symbolik des Mittelfingers.[13] In dir lebt ein Zweifel: darüber, wie du dich verhalten wirst, welchen Weg du nehmen wirst; es wird gedacht und gezweifelt. Am liebsten doch in strengem, schwarzem Kleid mit weißem, steifem Kragen. Innerhalb strenger Strukturen, den Regeln genügen wollen, die du dir selbst auferlegst, wodurch du dich als ‚genügend' betrachtest.

Wirst du dich an die strengen Klosterregeln halten, kontrollierst du, ob dein Kragen auch wirklich deinen Körper sehr gut verbirgt, und zudem: willst du dich gleich-

[13] Lies zur psychologischen Übereinstimmung in diesem Buch.

sam mit *einem* Ruck von all diesen drückenden, zwingenden, alles verbergenden Regeln von Perfektion und Strenge befreien? Es wütet ein innerer Kampf. Das brave vorbildliche, nicht wilde Kind sein, oder dich gerade diesem vorbildlichen Bild entziehen wollen: in wilder Selbstbefreiung weiterrennend, es leid sein, immer schön in der Reihe zu gehen. Eine Art innerer Aufstand bereitet sich vor. Weiter in alten Mustern gehen oder aus diesen ausbrechen?

Nervosität, etwas Angst: ja-nein, ja-nein, und die Sauerkirschen[14], die kommen, um dir zu sagen, dass es alles gar nicht so schlimm ist, auch wenn du dich manchmal wie im Brunnen von Frau Holle aus dem gleichnamigen Märchen fühlst: schau nach oben, dort gibt es blaue Luft, Sauerstoff, weiße Wolken. Betrachte es optimistisch, befreiend. Du kannst hinaus, du kannst nach oben, zu Licht und Luft, aber dies erfordert eine Transformation, eine völlig andere innere Art, die Dinge zu betrachten.

Du würdest weiter, immer weiter arbeiten, die schwere Kohlenschaufel zur Hand nehmen, um das Feuer zu schüren, aber das Leben gebietet dir Einhalt. Es ist Zeit einmal stillzustehen, loszulassen und sich zu besinnen: dass du das Leben auf eine andere Weise betrachten darfst. Nicht immer weiter schuften und arbeiten, oft im buchstäblichen Sinne... Du hast das Recht auf absolute Entspannung, Freude, Ruhe; du *musst* nicht...

Du bist dir deines Wertes, deiner inneren Kraft, deiner physischen Kraft nicht wirklich bewusst; du bist dann ungenügend anwesend bei deiner inneren Quelle; du lässt deine Handgelenke schlaff hängen und starrst, auf dem Stuhl sitzend, etwas leer und gelangweilt auf den Boden, untätig. Strukturen, ja, Regeln und Gesetze, der Skelettbau, das darf sein, aber dein Totaler Inhalt, dein Körper, deine Gefühle, deine Selbst-Liebe, dein Herzensgefühl, dein ‚Sein', gegossen in einen Körper aus Fleisch, Fett und warmem Blut? Das erkennst du noch nicht.

Kernlösung

Du hast es vielleicht nicht gemerkt, aber du hast die Rolle Garn im Labyrinth vollständig ausgerollt: nun beginnt die Zeit des Wiederaufwickelns, um den Faden zum definitiven Ausweg zu finden, heraus aus dem Irrgarten. Dies bedeutet: dich selbst erfüllen, deine eigene Vollheit finden und anerkennen.

Wisse, dass du in dir selbst geschützt und sicher bist; das Dach über dem Kopf liegt in dir selbst; du brauchst keinerlei Autorität außerhalb deiner selbst zu fürchten, zu scheuen. Aus diesem Grunde kann die Sonne dich nicht verbrennen.[15]

Verschaffe dir eine breite Basis und ziehe deine Grenzen gegenüber anderen! Lass andere deinen Bereich nicht ohne Erlaubnis betreten, lasse ihn vor allem nicht vereinnahmen, bevölkern, vergiften. Höre auf deine Intuition; deine Nasenwurzeln zeigen dir, wie weit du in Bezug auf andere gehen kannst, wie weit ein anderer in Bezug auf dich gehen kann. Grenzen respektieren lassen.

Lege dein ICH deutlich fest, DEINEN LEBENSBEREICH, UND VEREINNAHME DIESEN VOLLKOMMEN.

Zeige den anderen deutlich: schau, mein Feld reicht von hier bis da, hier brauchst du dich also nicht niederzulassen: dies ist eindeutig mein Platz auf der Erde, innerhalb der Grenzen / des Raumes meines Körpers. Ich befreie mich; du brauchst nicht zu versuchen, mich einzuschränken. Ich bin, wer ich bin.

Die vollfleischige Kirsche[16] lässt sich fest und rund sehen, ist froh über ihr Sein und begehrt nichts und niemanden außerhalb ihrer selbst mehr. Aus deinem eige-

---

[14] Lies über die Symbolik der Sauerkirsche in *Das Füllhorn - Psychologische Symbolsprache der Nahrungsmittel.*

[15] Lies hierzu eventuell über die psychologische Ursache von *Sonnenbrand.

[16] Lies über die Symbolik der Kirsche in *Das Füllhorn - Psychologische Symbolsprache der Nahrungsmittel.*

nen inneren Wert-Bewusstsein heraus wird auf erhabenem Niveau die himmlischste Musik gespielt. Von innen heraus, tief im eigenen Heiligtum, dies wirkt manchmal asketisch, aber es geht um ein hohes Anwesendsein in dir selbst, ein Aufgehen im erhabensten Teil deines ICHS.

Fortsetzung...

Kernursache

Einerseits bist du so stark wie ein Ur-Roggen[17], andererseits fühlst du dich an den Schulterblättern[18] in die Zange genommen, und das schmerzt. Verkrampft, dunkle Ängste, von dir selbst wegflüchten wollen trotz der Tatsache, dass du über ein wundervolles Kraftfeld verfügst. Es wirkt alles so düster, aber du nimmst dich eigentlich selbst ‚in die Zange', du lässt deine elektrischen Kräfte nicht frei strömen.

Unterdrückte Aggression, gerade weil du deinen königlichen Wert als Mensch nicht erkennst, so krampfst du dich zusammen, vergiftest dich selbst. Ein schmerzhaftes Ziehen in den Sehnen aus Unzufriedenheit. Die Lebenskrone steht auf deinem Kopf, aber du siehst dich selbst nicht als einen gutherzigen Königsmenschen. Vielleicht siehst du dich selbst nur als einen grünen Frosch, als jemanden, der nicht in der Lage ist, sich in Schönheit und Glorie zu entwickeln.

Du machst dich kleiner, als du bist; du schaust in den Spiegel und findest, dass du ganz und gar nicht hübsch aussiehst. Du denkst depressiv-weg: „Was hat denn noch Sinn? Wenn ich doch nur so aussehe? Wenn kein Mensch mich schön finden kann, jeder mich als hässlich bezeichnen wird?" Ja, was gibt denn dem Leben noch Sinn, wenn du das Leben durch die Augen des Todes siehst? Was hat noch Sinn, wenn du alles aus der Perspektive deines oberflächlichen oder niedrigeren Selbst betrachtest, in den dummen Spiegel blickend? Alles langweilig und sinnlos.

Schließlich kannst du in dieser Selbstverkennung nichts mehr genießen. So fixiert, wie du auf diese Tatsache bist: du kannst nicht genügen, du findest dich selbst weder gut noch schön, auf sinnlose Weise lässt du kein gutes Haar an dir selbst. Du bist blind für deine authentische Schönheit, du ignorierst die echten Werte in deinem ‚Sein'.

„Ach, was nutzt es?", sagst du, und verkennst unterdessen dein prächtiges, kräftiges Sein; du erfüllst Aufgaben und Pflichten, aber schließt dich nicht oder ungenügend an deine Weisheitsquelle an, an deinen Liebeskern. Als ob das Leben keinen Sinn hätte, weil du dich selbst überhaupt nicht magst.

Du reichst mit der Nase schon weiter als du in Wirklichkeit stehst. Wie die Schildkröte, die mit ihrer eigenen Art des Seins unzufrieden ist, mit dem trägen, ruhigen Tempo, in dem sie weitergeht; sie streckt ihren Hals, um schon einmal ein Stückchen dessen zu erreichen, was in ihrer Zukunft auf sie wartet. Mund weit auf und Nase nach vorn gestreckt, *zu* weit, etwas zu schnell herbeisehnen: bleibe bei dir selbst im Hier und Jetzt, sei dankbar für deine eigene Art, dankbar dafür, wer du bist, lautet hier die Botschaft. Nicht zu schnell gehen wollen, nicht begierig auf morgen sein, wenn du heute noch im Jetzt bist.

Wie der großartige Vulkan, der seine fruchtbaren Inhaltsstoffe nicht mehr freigibt, sondern sich albernerweise öffnet wie eine Vase, in die man Trockenblumen stellen kann. Du unterschätzt deinen Reichtum an Talenten bei weitem, deinen großartigen Inhalt! Du lässt alles hängen und kommst nicht mehr zu aktiver, produktiver Selbstentfaltung, du legst jede Dynamik in dir selbst lahm. Der Vulkan schweigt und fühlt sich minderwertig, wie eine leere Null. Dies kann nicht so bleiben! Dein Selbstbild ist zu arm; du verkennst die reife Fruchtbarkeit in den untersten Schichten deines Wesens. Den Vulkan, der sich als erloschen empfindet.

---

[17] Lies über die Symbolik des Roggens in *Das Füllhorn - Psychologische Symbolsprache der Nahrungsmittel*.

[18] Lies zur psychologischen Übereinstimmung in diesem Buch.

Kernlösung

Wähle deine Richtung und lasse dies den Weg des Lebens sein, den du einschlägst. Schwimme nicht länger gegen den Strom oder erkenne, wie du nicht vollständig ‚mit' dem Strom des Lebens mitgeschwommen bist. Jetzt machst du es dir leichter: das kleine Boot lässt sich mit dem Strom treiben und du als Mensch betrachtest die Signale auf deinem Weg als Wegweiser dafür, wie und wohin du gehen sollst. Du kämpfst nicht mehr gegen dich selbst, gegen das Leben, gegen das, was das Leben dir in dir deutlich machen will. Geschmeidigkeit, Flexibilität: jetzt verläuft alles flott und problemlos.

Du hebst jeden Widerstand auf: du erlebst dich selbst nun in Sanftheit. Im SEIN: du *bist* hier und jetzt.

Du siehst deine eigene authentische Schönheit, deine innerliche Größe an. Du erteilst dir selbst keine Strafmandate mehr. Du richtest dein Haupt auf und straffst den Rücken, nun, da du weißt, dass du der sein darfst / musst, der du im *Kern* bist: du bist gut, so wie du bist, in Seele und Körper, aus deinem Herzen lebend wohlgemerkt, aus Selbstwertbewusstsein und Selbstliebe heraus! Nicht mehr länger in Selbstverriss, Selbstunterschätzung, Sichselbstherunterziehen mit allen dazugehörigen frustrierten Reaktionen darauf.

Du begreifst vollkommen, dass der ‚Kult der Äußerlichkeit' lediglich ‚Totenmasken' kreieren oder instandhalten will, wie bei den mumifizierten ägyptischen Pharaonen. Du stehst auf und erwachst zum Leben; Du scherst dich einen Dreck um das oberflächliche Kultgetue und lässt deine einzigartige Schönheit von innen heraus wachsen. Empfindest einen gesunden Stolz auf dich selbst.

Du kehrst dich selbst, deinen Inhalt, nach außen und begreifst die Botschaft der Taube.[19]

[19] Lies über die psychologische Übereinstimmung in *Wenn die Tiere sprechen könnten…* Dieses Buch ist zum Zeitpunkt der Veröffentlichung dieser Ausgabe noch nicht in deutscher Übersetzung erhältlich.

In Frieden und Milderung schließt du Frieden mit dir selbst, wenn du deinen Inhalt an das Leben preisgibst. Du manifestierst dich in gesundem Stolz, nicht wegen der oberflächlichen Erscheinungsform, sondern in Wertschätzung der aufrechten Schönheit, die du in deiner Gänze bist, als Gottmensch. Und dies hat nichts mehr mit der Anerkennung falscher Normen in der Welt des äußerlichen Getues zu tun.

Du hast nun das Alte Bild durchbrochen und steigst zu deinem höchsten Selbst. Du brichst alte Bilder in Stücke und wächst in Herkulianischer Weise zu einem Sieger: du stirbst nicht mehr in dieser Gestalt, die von tief innen aus dir selbst heraus wächst. Wahre Schönheit ist geboren: in Einheit mit dem aufrecht-warmen Herzen… Weißrein, hoch aufgerichtet in Selbstwertschätzung. Du lässt dich selbst nie mehr nach unten ‚fallen'.

Du bleibst nie mehr an der oberflächlichen Seite deiner selbst, in Verkennung deiner Wesensgänze. In Stolz auf deinen irdischen üppigen Körper, einzigartig und wie kein anderer. Optimistisch, leicht und froh, kräftig-schön: so siehst du dich selbst, das Leben.

Mit vulkanischer Kraft befruchtest du die Felder. Es braust und strömt nun unaufhaltsam: in der Freude deines ‚Seins', deines Körpers, dem Tode *weit* entstiegen.

Du fühlst die Kraft in deinem Wesen, aufzustehen und vorwärtszugehen, du erlebst die Freude in jeder Zelle deines Körpers, den Freudestrom in deinen Muskeln. Du zeigst dich in deiner Kraft und lässt es alles in Freude sein. Du erfreust dich an der Kraft, die du in deinem Körper flimmern fühlst; du fühlst dich wunderbar kräftig und keine einzige negative Überzeugung in dir selbst kann dich mehr aufhalten. Wie ein Motorboot mit Höchstgeschwindigkeit vorwärts gefahren… aber ohne die Ungeduld, Begierde nach dem Erreichen eines bestimmten Zieles! Du *bist* hier und jetzt, ständig. Du bleibst nicht wie ‚versteinert' im Leben hängen, weil du so froh bist, du selbst zu sein.

BERIBERI

Erkrankung von u.a. Nervensystem und Herz durch Mangel an Vitamin B1 (Thiamin) in der Nahrung

Kernursache

Ein nachdrücklicher Wunsch nach Selbstmanifestierung wird durch Gefühle der Angst, des Gefangen-Seins, der Ohnmacht untergraben. Ein alles überherrschendes Gefühl, vollkommen blockiert zu sein: Du erlebst dich als ein Opfer trauriger Umstände. Deine Gefühle der Trauer wachsen und steigen dir zu Kopf; diese Emotionen machen dir sogar Angst. Todesangst. Um dem Tod zuvorzukommen, würdest du dich selbst vernichten. Du hältst angsterfüllt deine Gefühle fest, du vertraust nicht darauf, sie frei strömen zu lassen.

Du weigerst dich, aus dir herauszugehen, deinem selbstbewussten Ich fehlen die Worte wegen der Mengen an Trauer in dir. Aus reiner Not würdest du dich an etwas oder jemanden klammern. Selbstzerstörung, Selbsttötung. Viele Menschen mit den gleichen negativen Überzeugungen (ich werde ohnehin leiden müssen) und den gleichen selbstzerstörerischen Ohnmachts-Gefühlen werden in den gleichen Regionen in elende Umstände hineingeboren, wovon u. a. Beriberi *eines* der Symptome sein kann. Psychologische Lösungen sollten gruppenweise angesehen und behandelt werden.

Kernlösung

Ein klarer Blick für den Menschen und seine Möglichkeiten ist notwendig, um andere Lebens-Umstände schaffen zu können, siehe Rubrik Angeboren (*In elende Lebensumstände hineingeboren). Wirkliche Bewusstwerdung und Einblick in die Ursachen der Situation. Zu einer stabilen Sicherheitsbewusstwerdung in dir kommen, mit starker Willenskraft eine Organisation, Planung zusammen mit anderen ausbauen. Zu wissen, dass es gut ist, die Emotionen frei strömen zu lassen. Ändere deine Überzeugung, dass du dazu geboren wärest, um als Opfer zu sterben. In Liebe zu dir eine 180° Wendung machen in Bezug auf deine Erwartungen hinsichtlich des Lebens.

Veränderungen, wie unwahrscheinlich sie auch erscheinen mögen, folgen IMMER, wenn innere Überzeugungen in Bezug auf dein Leben in eine optimistische Lebensvision gekehrt werden. Ein erster kleiner Schritt wird der Anfang einer Revolution für dich selbst, dein Volk, deine ganze Umgebung sein. Die Materie der Erde, der Wüste, des Windes, des Wassers, der Orkane… ist eine Manifestierung von Bewusstseinsenergien. Treibe das Leben, die Natur in deiner Umgebung aus Liebe und aus dem positiven Wunsch zu Transformation voran. Eine Bevölkerungsgruppe, die immer in Armut lebte und sich als den Märtyrer der Welt erlebt, dazu verdammt, immer mittellos zu bleiben, wird keine Veränderung herbeiführen. Überzeugt euch als Gruppe vom Gegenteil; steuert die Energien mit umgekehrten Erwartungen, und äußere Umstände werden sich verändern. Werdet euch dieser kraftvollen, schöpferischen Fähigkeiten bewusst! Ruft ‚Leben' hervor, anstatt (wenn auch unbewusst) Tod.

DAS GEFÜHL, BETÄUBT ZU SEIN

Kernursache

Du lebst nicht wirklich aus deinem Herzen, aus deinem tiefsten Selbst heraus. Dein ICH lebt unterdrückt.

Möglicherweise hast du unbewusst einen „Schlag" aufgerufen, um dich wach zu schütteln; in diesem Zustand der Betäubung wirst du nun auf die Suche nach dir selbst gehen. Fühlst du dich so töricht und wertlos? Du „lebst" nicht wirklich. Weil du keine Macht über dein Gefühl, über dein Leben hast, wirst du die Macht über ande-

re ergreifen; die Klaue von jemandem, der sich leer fühlt. Ein Widerstand, möglicherweise eine Abscheu dir selbst, deiner Vergangenheit gegenüber.
Du hältst andere fest, auch in Gedanken; innere Kräfte werden unterdrückt.

Hast du Angst vor deinen tiefen Gefühlen, vor diesen starken, unbewussten Energien in dir? Möglicherweise missachtest du dich, oder du empfindest dich als nichtiges, kleines, liebloses Kind; das Leben wird sinnlos und langweilig, wenn du nicht wirklich die Freude und Dankbarkeit für deine Existenz, für den JETZT-Moment spüren kannst; du konzentrierst dich nicht wirklich auf das Jetzt-Erleben, weil Ängste dich bremsen. Ängste sind nur so lange da, wie du das Leben mit dem Tod verbindest, solange du dich nicht wirklich liebst, solange du nicht auf das unsterbliche Lebende Selbst vertraust.

Kernlösung

Lasse los, lasse andere gehen, klammere dich nicht länger an etwas oder jemanden außerhalb von dir.

Spüre dein eigenes starkes, warmes Sonnenzentrum: Greife völlig auf dich selbst zurück, um zu der Entdeckung zu kommen, dass dein tiefstes Selbst stark und verlässlich ist, dass du dein Leben selbst erschaffen kannst.

Suche deine Richtung, und fahre mit voller Kraft weiter! Lasse diesen Griff los, und gib dich deinen Gefühlen hin: Ängste werden verschwinden, wenn du dir und deinen emotionalen Kräften nicht länger misstraust und sie unterdrückst.

Werde jetzt wach, und komme in Liebe zu dir: Habe keine Angst davor, dich im Leben gefühlsmäßig voll und ganz einzusetzen. Die Zukunft wird dir Freude, Wärme und Glück bringen, wenn du dein Leben *selbstbewusst* in diese Richtung lenkst. Ergreife die ganze Macht über dich selbst, stehe stark auf eigenen Füßen, vertraue diesen kreativen Kräften in dir, und entfalte sie in Selbstverwirklichung. *Lasse* dich nicht leben.

BETTNÄSSEN

Kernursache

Angst, ein Gefühl von Ohnmacht und Hilflosigkeit; die Angst davor, dass etwas oder jemand, der stärker und größer als du selbst ist, dich zermalmen könnte. Kein Vertrauen auf deine Basis.

Dies kann in bestimmten Fällen auf Angst vor stark autoritärer Gewalt der Erzieher hinweisen. Aber im Grunde handelt es sich um die eigenen furchtbaren Gefühle der Unsicherheit, die Angst vor dem Dschungel, einem Chaos, das jeglicher Übersicht und Strukturen entbehrt, mit anderen Worten: Du empfindest dein Selbst als nichtig und wehrlos. Du befindest dich in einem dunklen Tunnel und weißt nicht, wohin du gehst... Du bist wie ein kleiner Vogel in einem Holzkäfig, du fühlst dich so gefangen, schaust ergeben zu den Totempfählen außerhalb von dir auf, aber du vermutest, dass diese Gewalt dir jeden Moment Schmerzen zufügen könnte und Macht über dich bekommen wird.

Natürlich reagierst du außerordentlich empfindlich auf Strafen und andere Einschränkungen.

Du vertraust zu wenig auf die Kraft deiner eigenen Identität. Wahnvorstellungen und Angstphantasien machen es jetzt nur noch schlimmer.

Ein Kind erlebt es in seiner Unschuld sehr deutlich, wenn seine Eltern selbst nach Macht greifen, um ihre eigene Ohnmacht zu kaschieren: Das Kind reagiert zumeist auf die Ängste seiner Eltern. Wenn sich das Elternteil befreit, wird das Kind den positiven Einfluss dessen zu spüren bekommen.

Ein angespanntes Leben über Tag führt zu einem entspannten Ventil im Schlaf: ein Loslassen negativer, schmutziger, gespeicherter Emotionen... Es ist nur gut so, dass sie eliminiert werden können.

Kernlösung

Beruhige das Kind in erster Linie: Es ist gut, dass die Natur seine Trauer und aufgestauten Spannungen, wie den schmutzigen Rauch aus einem Auspuffrohr, abgehen lässt. Benutze kein ‚Piepton-Warngerät' im Bett des / der Kleinen: Auf die Weise spielst du den (Vogel) Strauß und erhöhst du nur noch die Anspannung. Wenn das Kind schon annähernd begreift, worum es geht, so sprich darüber. Erzähle ihm, dass Väter nicht die mächtigen Oberhäupter sind (passe deine Haltung als Elternteil, wenn nötig, an), dass auch der Lehrer in der Schule nicht dazu in der Lage ist, die Kraftvolle Seele in ihm, die immer und ewig wächst und in sich selbst sicher ist, kaputt zu treten, zu vernichten oder zu bedrohen. Dass es ruhig auf den inneren Engelskern, der IN ihm wohnt, vertrauen darf, auf seinen göttlichen Leiter, der ihm in allem den Weg zeigen wird, auch wenn das Kind selbst es sich jetzt noch nicht wirklich vorstellen kann.[20]

Erzähle ihm nicht von Gott hoch *über* ihm, als ein weiteres Oberhaupt, sondern vom urstarken ICH in ihm, das ebenso stark, wie das ICH seines Papas, ist. Dass Eltern da sind, um Liebe zu schenken und in dieser Liebe zu begleiten: dem Kind zu helfen, klar zu sehen, ihm zu helfen, mit anderen zu teilen, Verantwortung zu übernehmen…, auf dass es später als freudvoller Mensch unter den Menschen leben können wird.

Das Kind sehnt sich nach einem sicheren Hafen, wo Ruhe und Geborgenheit, Friede und Sanftheit walten. Dass Eltern ihre Ängste lösen, ist notwendig. Das wirkliche Gefühl von Einsamkeit kann das Kind nur dadurch lösen, dass es *selbst* die kleinen Zügel in die Hand nimmt und sich auf ein tatsächliches Ziel richtet, wie klein auch immer, indem es sich ruhig und vertraut auf seiner eigenen Basis fühlt. Die Wärme in sich selbst. Optimistische Lebensfreude bei Eltern und Kind! *Machen*, Pläne verwirklichen, kraftvoll fortfahren, Aktion, nicht dasitzen und über irreale Dinge grübeln; gestalte dein Leben, nimm es beim Schopf!

Es ist von Bedeutung, dass das Kind sich selbst so schnell wie möglich *als starkes ICH, autonom und real,* erleben kann. Deshalb ist es wichtig, das Kind nicht zu „bestrafen", sondern ihm zu erklären, *wie* es dazu kommt, *wo* die (emotionale) Ursache des Bettnässens liegt, auf dass es so schnell wie möglich an der Lösung seiner *irrealen Ängste* arbeiten wird. Lasse das Kind *selbst* seine Bettwäsche in die Waschmaschine geben; lasse es *sich selbst* waschen…, denn gerade „das sich in den Fängen von jemandem zu fühlen" und „das nicht *wirklich* als autonomes ICH *selbst* zu leben" gehören zu den Ursachen von Bettnässen. Das Kind kann sich *befreien, indem es sich seines ICHS <u>bewusst</u> wird, indem es sein Leben <u>selbst</u> in die Hand nimmt* (z.B. sich selbst zu waschen und sein Bett frisch zu beziehen) und dadurch ein stärkeres Verantwortungsgefühl für sein Leben bekommt.

Es sich selbst pflegen zu lassen, es spüren zu lassen, dass es für dich, als Elternteil, absolut *nicht von Bedeutung ist,* ob das Bett nun nass oder trocken ist.

Dass es sich nur um ein *KLEINES Signal* handelt, wie: Versuche jetzt, deine Ängste zu lösen. Denn nichts geschieht „einfach so", alles hat seine Existenzursache. Der Mensch selbst hat sein Leben in der Hand und kann etwas Wunderschönes daraus machen. Elternteil und Kind leben nach dieser befreienden Überzeugung. Das Bettnässen wird folglich absolut *relativiert,* das Kind *beruhigt.* Ein jeder auf der Suche nach dieser *sicheren Basis* innerhalb des eigenen ICHS in dem Wissen, dass das Leben wunderschön wird, wenn du *auf positive Erwartungen* hin lebst.

●

[20] Lies hierzu, wenn nötig, täglich ein Stückchen aus dem Buch *Die Zwölf Tore des Prinzen Sirius* vor, worin dem Menschenkind vom Glück und dem Gefühl der Geborgenheit erzählt wird. (Dieses Buch ist bei Erscheinen des vorliegenden Werkes noch nicht in deutscher Übersetzung erhältlich.)

TIEF UNBEWUSST herrscht folgende Sphäre bei dem Menschen, der ins Bett nässt, und möglicherweise auch in seiner Umgebung. Es ist also auch von Bedeutung, dass ein jeder, für den unten Genanntes zutrifft, nach einer Lösung für seine unbestimmten Ängste sucht:

Kernursache

Als ob das Unheil jeden Moment zuschlagen könnte, als ob das Leben nicht wirklich sicher wäre, als ob du dich für die Flucht bereithalten müsstest und auch andere gegebenenfalls hierüber verständigen müsstest.

In der Phantasie oder in Visions-Traumbildern siehst du alles Unheil der Welt oder das Unheil, das dich und die Menschheit überkommen *‚könnte'.* Du siehst das Leben als einen Leidensweg an, und früher oder später wird die Menschheit wohl in den verzehrenden Flammen aufgehen. Du warnst davor und gehst möglicherweise in einem Glauben oder in religiösen Ritualen auf, die dich in diesem Auftrag des Urteilens über Gut und Böse stützen. Du bist nicht ganz bei Sinnen, *weil du dich der Realität des Augenblicks entziehst, weil du zu viel in deinem Kopf lebst und nach (nicht gerade beruhigenden) Erwartungen, nach deiner Einbildung und Phantasie.* Du sagst anderen deine Meinung und erwartest, dass dieses oder jenes geschehen sollte. Kein Realitäts-Boden mehr, zuweilen vom kollektiven ‚Angst-und-Wahnsinn' eingenommen (innerhalb einer Gruppe oder Familie, wo Ängste und ähnliche Phänomene herrschen).

Du siehst die Welt schwarz-weiß, ohne dass nur annähernd ein Kompromiss möglich wäre; als ob die Schattenseite des Menschen unzertrennlich mit der leuchtenden Seite verschweißt wäre, als ob jeder Mensch eine düstere und eine helle Seite hätte *und man dem Düsteren eigentlich nicht entkommen könne. Schwarzseherei.* Möglicherweise erlebst du dich als einen von Gott oder einem anderen Gesandten, solange du dich jedoch in den Dienst negativer und fatalistischer Voraussagungen und Warnungen stellst, bist du wie ein verrückter Seher. *Du hast einem anderen nichts zu sagen; du hast auch nichts zu befürchten von „Etwas" oder Jemandem;* als Erstes solltest du jetzt von der Leiter hinabsteigen und dich in deinem Körper aus Fleisch und Blut niederlassen. Identifiziere dich nicht mit einem Gott oder Gebot, mit den Teufelsvorhersagen oder mit was auch immer - denn sie sind nicht *echt* -, aber sei dir deines Mensch-Seins bewusst, und schenke ihm Anerkennung.

GLEITE AUF DIE ERDE HERAB UND KOMME IN DIE REALITÄT DES HIER-UND-JETZT-MOMENTES. Spürst du, dass es höchste Zeit ist, dass das Jüngste Gericht geurteilt hat, und fliehst du von der Erde, mit dem Feuer an den Beinen, voller Angst, was dort noch Schlimmeres kommen mag? Dann regst du dich über etwas auf, was nicht existiert, denn ES GIBT KEIN UNHEIL: ES EXISTIERT NUR IN DEINEM KOPF! FÜRCHTE DICH NICHT, WERDE VERNÜNFTIG, KOMME AUF EBENEN GRUND NIEDER UND SIEH DICH SELBST EINMAL AN: WER BIST DU?

Kernlösung

Spüre deinen Körper: *Das* bist du, ja, ganz konkret und echt! Laufe nicht davor weg. Fühle dich sicher und beschützt in dir, in deinem Körper. Du bist in dir selbst sicher geborgen! Wache aus deinem selbst-hervorgerufenen Alptraum auf: Nichts ist weniger wahr. Du machst es dir selbst weis! Nichts und niemand, kein Mensch, Gott oder Gebot hat dir irgend etwas zu sagen; nichts, kein Jüngstes Gericht wird früher oder später zuschlagen…, das bildest du dir alles selbst ein. Also lebe von jetzt ab nach Wahrheit, aus dem Wissen heraus, dass du dein Leben in der Hand hast, dass alles gut wird, wenn du nur nach der Überzeugung lebst, dass du ein guter Mensch bist, der nicht vom Bösen getroffen wird, wenn du dich nur in Güte und Vertrauen dir selbst übergibst. In leuchtender Selbst-Liebe. In starker Liebe zu deinem Körper und dir selbst. Kraftvoll in der Realität seiend, führst du eine starke ICH-Bewusstwerdung durch. Voller Vertrauen darauf, welch Schönes du in deinem Leben zu dir holen wirst.

Kein Schicksal oder Abstrakte Macht hat dem Menschen etwas zu sagen. Du, Mensch, hast dein Leben in der Hand. Wache auf, werde dir bewusst: DU, als „ICH", von deinem Kraft-Zentrum aus, führst dein Leben in Ruhe, Liebe und absolutem Vertrauen.

Hast du vor einer bestimmten Autoritätsperson in deiner Umgebung Angst, so ist dies lediglich die Folge deiner Ur-Ängste vor der Großen Abstrakten Autorität, die eigentlich nicht existiert, außer in deinem ‚Geiste'. Also erkenne dein ICH auf liebevolle Weise an, und jage alle Phantome aus deiner Überzeugungssphäre zum Teufel. Je stärker du ‚ICH' wirst, als bewusster Mensch aus Fleisch-und-Blut, umso schneller werden die Gespenster und angsterfüllten Erwartungen verschwinden! Nur du hast dein Leben in der Hand: Gehe es an!

BEULEN

Kernursache

Du kannst oder wagst es nicht, wirklich du selbst zu sein; du staust alle deine potentiellen Energien an, deine Talente, deine vielen Möglichkeiten… Emotionen und Frustrationen wachsen, aber finden kein Ventil. Für das Auge der Außenwelt, um dein Image zu schützen, oder einfach weil du nicht an dich selbst glaubst, weil du meinst, dich verstecken zu müssen, vermagst du es, deine wahre dynamische, feurige Natur hinter einer Maske regungsloser (Schein?) Heiligkeit zu töten. Du würdest dich sofort für andere aufopfern; innerlich stehst du auf heißen Kohlen, bist du im Zwiespalt: Einerseits diese kraftvollen Energien, andererseits das krampfhafte Zurückhalten deiner selbst. Du fühlst dich ohnmächtig, in *die* Richtung zu gehen, die deiner wahren Art, deinen Sehnsüchten entspricht.

Es hat für dich den Anschein, als seien es die anderen, die dich daran hindern, aber du bist es, der / die den Straußvogel spielt, der / die an Sachen festhält, die du besser loslassen solltest. Ein innerer Konflikt, der zu einer Konfrontation mit der Außenwelt führen kann: Ein harter, aggressiver Konflikt mit Situationen, Gegebenheiten oder Personen ist lediglich eine Folge der Anhäufung aggressiver Kräfte in dir, was wiederum zur Entstehung eines stark aufgeladenen elektromagnetischen Feldes führt. Lebst du nicht in innerer Harmonie, sondern im Streit mit deiner wahren Natur, so wirst du einen ‚Konflikt' mit deiner Umgebung herausfordern. Das, was die Außenwelt, was deine Erzieher von dir verlangen, steht im Widerspruch zu deinen eigenen Wünschen: Die Meinungen kollidieren miteinander. Du widersetzt dich sowohl anderen als auch dir selbst, um zu werden, wer du bist. Du bist nicht selbstsicher; du fühlst dich nicht wirklich sicher in der Basis deines Selbst.

Kernlösung

Fahre einen anderen Kurs, nimm den Steuerknüppel fest in die Hand, und sei dir selbst treu: Erreiche die ganze Palette an Möglichkeiten in dir, und staue keine natürlichen Energien mehr an! Aktion, Kreativität herauslassen! Sei du selbst; verleihe deinen selbstbewussten Kräften im Ausbau eines ehrlichen Lebens Nachdruck, ohne dir dabei im Weg zu stehen. Habe vor allem keine Angst, deine Gefühle herauszulassen, auch harte Worte auszusprechen oder einmal mit der Faust auf den Tisch zu hauen: Das sind natürliche, menschliche Äußerungen, die verhindern, dass Unfälle oder größere Streitigkeiten ausbrechen könnten. Denn es sind lediglich die zurückgehaltenen, angestauten Gefühle, die schließlich zu physischer Gewalt führen. Erlebe dich ohne Frustrationen. Aber sieh dir genau an, *wo* die Ursache für deine Wut (tief in dir) begründet liegt, so dass ein Friede-Gefühl und Macht über dich selbst, Friede mit anderen, eine Zufriedenheit um des Lebens selbst willen… schließlich das Endresultat dessen sind.

BISSWUNDEN ODER STICHE VON TIEREN

Bisswunden von Hunden, Katzen …

Kernursache

Hunde, Katzen und andere Haustiere reagieren sehr sensibel auf deine psychische Ausstrahlung. Du wirst nicht einfach so gebissen.

Anlass hierzu in deiner Psyche: Du fühlst dich von etwas Unbestimmtem bedroht, von einem Schatten hinter einem Stuhl; du siehst nicht wirklich klar, auch nicht in dir selbst, alles verschwimmt, du bekommst nichts in den Griff. Dadurch, dass du unzureichend an deine eigene Güte glaubst, hast du Angst vor einer Art düsteren Macht, vor einer Hand, die dich von oben aus ergreifen und vernichten würde. Aber es handelt sich hierbei um deine Angst, um unzureichendes Vertrauen auf dein eigenes göttliches Selbst. Nach außen hin, auch mit deinem rationalen Bewusstsein, kannst du klar denken und strahlst du mit deinem Herzen Güte aus, aber unbewusst in dir herrschende, tiefe Emotionen von Angst und Trauer, wie: „ich fühle mich so klein und hilflos“, nehmen deine Sonne in ihre schwarzen Fänge. Du fühlst dich in einem dunklen Tunnel gefangen, wo du weder vor noch zurück kannst; du fürchtest die Stunde der Wahrheit. Du siehst deine innere Macht als schlecht und gefährlich an! Du machst dich selbst unbewusst glauben, dass du dadurch etwas Teuflisches in dir trägst, etwas, das du besser sehr stark unterdrücken solltest! Unterdrückte (gesunde und ungesunde) aggressive Kräfte wüten. *Eindeutig ein Problem des ‚Macht Ergreifens – in der Gewalt sein von';* voller Angst, dein eigenes Kraftvolles, Mächtiges ICH vollständig durchkommen zu lassen! Eine wahre Verdrängung der Starken Möglichkeiten in dir. Vielfach kann man nicht klar unterscheiden zwischen: einerseits Macht über dich selbst zu haben, und andererseits Macht auf andere auszuüben. Ersteres darf natürlich vollständig zum Tragen kommen; Letzteres ist für keinen von beiden heilsam. Dennoch geschieht es, dass gerade durch ein Gefühl der Machtlosigkeit und Unterdrückung der wahren Lebenskraft im Selbst zur Gewalt über andere gegriffen wird: Dadurch entstehen dann noch mehr *Ängste* und Gefühle der Abkehr von dir selbst, auch wenn man sich dessen nicht bewusst ist!

Du hast Angst davor, dass du, wenn du alle deine Energien und Kräfte durchströmen lassen würdest, ganz und gar in einen endlosen Strudel mitgeschleift werden könntest: Du misstraust deiner Natur und erlebst den Kosmos voller Kräfte oder Mächte, die du nicht überblicken kannst. Mit anderen Worten: Die wahre Autorität siedelst du außerhalb von dir selbst an!

Möglicherweise willst du etwas erledigen (oder durch andere erledigen lassen) in einer Art ‚Habenwollen'. Brich dann hiermit. Lasse los.

Kernlösung

Erkenne die Herrschaft in dir selbst an, und betrachte besonnen mit deinem Adlerblick deinen Lebensbereich. Nichts, außerhalb von dir, kann dich bedrohen, wenn du inneren Frieden und Selbstsicherheit spürst. Stelle die Macht in dich selbst, so wird der Hund auch nicht stellvertretend für deine eigene Kraft auftreten. Macht ist gut, wenn du sie vollständig in dich selbst legst und nicht anderen gegenüber ausübst.

Lasse dich nicht ergreifen, und ergreife selbst auch nicht. Deine Tatkraft in voller Potenz durchbrechen lassen! Auf flexible, entschlossene Weise, nicht aus unterdrückten Ängsten und übertriebener Aggression heraus. Bestimme selbst in dir diese eigene, abgegrenzte Struktur, wo nichts und niemand ungebeten eintreten kann; deine Kraft und Stabilität sicher in dir. Die Garantie dafür, dass die Grenzen zu deinem Terrain nicht übertreten werden, findet ihre wirkliche Basis in den weichen, liebevollen Gefühlen dir selbst gegenüber:

Hast du Angst vor einem so genannten düsteren Teil in dir selbst, so ist dies lediglich ein Zeichen dafür, dass du dich unzureichend *kennst* und liebst. Akzeptiere jetzt deine Ganzheit, du bist gut; du bist nicht deshalb „schlecht", weil andere dir immer Vorwürfe gemacht und dich abgewertet haben. Dies sind lediglich tiefe, lügenhafte Überzeugungen in dir selbst. Erkenne deine Wärme, deine Schönheit und deine Kraft an. Mache nötigenfalls klar Schiff mit jeder Finsternis in dir selbst, so dass nur das Loslassen in Güte übrigbleibt.[21]

Insektenstiche, allgemein

Siehe auch Mückenstiche usw.

Kernursache

Nicht jeder in demselben Zimmer wird von einem Insekt gestochen werden: Abhängig von seinem psychologischen Zustand (und demzufolge von einem spezifischen körperlichen Zustand) wird der *eine* Mensch nicht, der andere *wohl* gestochen werden. Unten genannte Umstände erhöhen das Risiko, sich Insektenstiche zuzuziehen.

Ich, armes kleines Opfer, habe mein Leben nicht im Griff; ich bin verletzbar. Du betrachtest das Leben als ein Schachspiel, schwarz-weiß, und wenn du gerade einmal nicht auf der Hut warst, wurdest du zu Fall gebracht. Du strahlst Misstrauen, Unsicherheit, Argwohn und Fatalismus aus. Du fühlst dich kalt und im Leben ‚eingeengt'. Du denkst, nur ein armseliger Mensch zu sein. Du nimmst nicht den Platz ein, den du einnehmen müsstest, du fühlst dich sogar dessen unwürdig. Du meinst, ausgeschlossen zu sein. Du fühlst dich verletzt, wenn andere dich auf scharfe Weise ansprechen; du erlebst die Welt als ein aggressives Streitspiel. Möglicherweise flüchtest du oder ‚träumst' du so vor dich hin…

Kernlösung

Betrachte das Leben differenziert: Es gibt immer Licht- und Schattenseiten. Fange an, die sonnigen Seiten zu schätzen, auch an dir selbst: Dadurch wirst du das Leben positiver gestalten. Fixiere dich nicht auf das Negative, auf das Aggressive. Fühle dich sicher, akzeptiert und in dir selbst geborgen! Die anderen oder die Insekten werden dich verletzen, wenn du davon überzeugt bist, ein Opfer sein zu müssen. **Nimm als würdiger Mensch dein Zepter in die Hand,** und schließe dich nicht durch ein imaginäres Minderwertigkeitsgefühl aus. Fröhlichkeit, Geborgenheit um deiner selbst willen.

Bettwanzenbisse

Kernursache

Deine Ohren sind voller Energie[22]. Nervös kratzend stehst du derzeit im Leben, um den Überfluss an Energien wegzubekommen. Wie rote Bläschen auf der Haut, die dich fragen: ‚Warum tust du nicht das, worum dein Lebendes Selbst dich bittet? Warum bleibst du stehen, statt zu tun, zu handeln, vorwärtszugehen im Leben?' Diese Passivität in bestimmten Bereichen ärgert dich, frustriert dich, irritiert dich. Unbewusst würdest du am liebsten wegfliegen wie ein Vogel, zum Dachfenster hinaus, hoch in die Luft, nach Sauerstoff schnappend, aber es bleibt beim Träumen und Denken, bei Erwartungen in einer nachtblauen Luft mit Blick auf Mond und Sterne.

Doch zugleich wütet in dir eine unterdrückte Aggression; manchmal möchtest du am liebsten treten - gegen die Schienbeine von allen möglichen Menschen -, du

[21] Lies eventuell die ‚Geschichte vom Großen Schwarzen Hund" im Buch *Neue Tage*. Dieses Buch ist bei Erscheinen des vorliegenden Werkes noch nicht in deutscher Übersetzung erhältlich.

[22] Lies zum Vergleich hierzu den Text *Ohrenschmalz.

fühlst dich in einem zu kleinen Dreieck auf der Erde gefangen und möchtest infolgedessen in den Geist flüchten.

Muss alles in Fächer, Pläne und Strukturen, bei Erziehern und / oder Kind? Welche Autorität stellst du über dein Haupt: ein System, ein genau festgelegtes Muster? Hörst du nicht auf deine irdisch lebende innere Autoritätsstimme?
Du ‚fixierst' dich wie einen ‚Toten' in einem Sarg, aber innerlich bist du springlebendig!

Kernlösung

So, steige nun herab in deinen starken innerlichen Autoritätskern und springe auf aus diesem Gefängnis, aus diesen zu straffen, selbst-beschränkenden Denk- und Plan-Linien. Erwache springend, tanzend zum Leben!

Nur du kannst fühlen / bestimmen, was *wirklich* gut für dich ist. *Lass* dich nicht leben: kommuniziere darüber auch auf korrekte Weise mit dem / den mit dir zusammenlebenden. Dann reißen schwere Taue und fühlst du dich befreit.

Dein ICH lässt nun alle Wasser frei durch deinen Körper strömen, auch nach außen, wie ein sich schlängelnder Bach, der auf ‚natürliche' Weise (deine höchsteigene Art und Natur!) seinen Weg zum irdischen ‚Unten' findet, und der dabei die kleinen Wasserfälle in seinem Bett als herrlich fügsam erlebt.

Lass los. Halte nichts und niemanden ‚fest', denn dann schließt du dich selbst in ein Gefängnis ein, sondern stürme von deiner Mittelkraft aus nach vorne.

Die Bettwanze symbolisiert die Frage nach einem Katapult, um dich aus dem Lebens-‚bett' aufspringen zu lassen, um dir zu zeigen, wo deine Freiheit liegt. Auf geht's! Steh aufrecht! Geh vorwärts im Leben! Bleibe nicht länger denkend oder träumend liegen. Der Juckreiz wird nun verschwinden.[23]

Zudem sind ein tiefer Zweifel oder eine Ur-Angst in dir aufzulösen: diese verschwinden, wenn du in Gang kommst, auf deinem Weg vorwärts gehst mit deinen Gaben und Talenten, mit *all* diesen Energien … die also nicht länger blockiert werden.
Keine Angst vor dieser Ur-Energie in dir selbst. Das kleine Tierchen wird dich nicht auffressen, wenn du dir nur selbst als ein liebevoller Mensch die Chance auf ein freies und ungezügeltes Dasein gibst, dich nicht selbst durch Strukturlinien oder imaginäre Zwang-Wege und -gedanken festbindest. Folge deiner inneren Herzensautorität, höre auf deine ursprüngliche Art und tue, handle, in Vertrauen.

[23] Lies zur Ergänzung den Text *Juckreiz.

Bienenstich

Du bekommst einen oder mehrere Bienenstiche mit unangenehmen Folgen; siehe eventuell auch Wespenstich

Kernursache

Die Hülle ist sehr wichtig: wie für den Flaschenkürbis, wie bei der Kokosnuss, wie der Schädel eines Menschen, die strahlendgelbe Farbe einer Grapefruit. Du betrachtest und erfährst vor allem dieses Element in und außerhalb deiner selbst.

Als ob die Hülle zu eng sitzt, als ob du dich nicht ausbreiten, weiter gehen könntest, als bis zu einer genau bestimmten Grenze, und dies frustriert dich. Ein Gefühl des Gefangenseins. Dein Körper könnte dadurch Schmerzen erleiden: der Gummi deines Körpers steht unter höchster Spannung und du willst ihn noch breiter spannen, aber du erfährst es so, dass du nicht weiter kannst als bis zu dieser Grenze; wie das Fruchtfleisch in der Kokosnuss musst du akzeptieren, dass du zwar die Kokosnuss selbst aufbrechen kannst, dass aber diese begrenzende harte Nusswand an sich so ist, wie sie ist, und sich nicht auf geschmeidige Weise nochmals durch Dehnen weiter öffnen lassen kann.

So hat es den Anschein, als ob Töpfe oder Nüsse brechen, du jedoch mit einem Gefühl der Unzufriedenheit (vor allem in dir selbst und über dich selbst) zurückbleibst. ‚Warum geht das nicht?' Du überanstrengst dich, gibst alles, du drückst und streckst dich, in dem Gefühl, eingeschränkt zu werden und deine ‚Freiheit' zu wollen, deinen ‚Raum' stärker einnehmen zu wollen, diesen nötigenfalls aufzudrücken, zu brechen, zu zwingen, auch dort, wo das Leben in dir ‚Stopp!' sagt.

Du fühlst den inneren Ruf zur fundamentalen Befreiung, zugleich willst du dich zwanghaft irgendwo festhalten, um doch irgendwie eine Lösung zu erzwingen. Dieses sich greifend an irgendetwas Festhaken, wie die Waffe eines Seeräubers auf einem Schiff, ist nur die Folge eines fehlenden Glaubens an deine Vollheit. Wisse, dass du *sehr wohl* deinen Raum einnehmen kannst: den Raum deines Körpers, deines Selbst. Du brauchst *wirklich* nicht mehr, als diesen Raum, den du selbst *bist.*

Es geht um eine Ohnmacht, deinen Gefühlsinhalt vollständig zu integrieren; das Gleichgewicht geht über in ein Ungleichgewicht. Dein Denkpol beherrscht und unterdrückt deinen Gefühlspol.

Du quälst gleichermaßen deine eigenen Handgelenke; du willst das Pülverchen derart stark zerdrücken und feinstampfen, dass du dabei deine Gelenke überanstrengen würdest.

Du ‚hast' deinen Raum, das Leben bietet dir viel Raum an, du hast alles, was du brauchst, um dich frei und glücklich zu fühlen … aber unter der Oberfläche köcheln Frustrationen, Gefühle der Ohnmacht und Wut, ein Gefühl des Mangels, des Eingeklemmtseins, des Nichtherauskönnens. Du ballst die Fäuste, deine Kiefer klemmen sich auf einander fest. Du willst und du willst und du willst, du willst haben und bekommen: anders als es jetzt ist. Ängstlich: auweia! Was wird noch kommen? Wird man mich für krank befinden? Kann ich meinem Körper wirklich vertrauen, kann ich überhaupt dem Leben vertrauen? Als ob jemand außerhalb deiner selbst dich beruhigen oder dir bestätigen müsste, dass wirklich alles in Ordnung ist bei dir, dass du sein darfst, wer und wie du bist, dass nichts Schlimmes dich zu treffen braucht… Existenzielle Ängste.

Du findest, dass du eckig und hart, mit angespannten Kiefern, im Leben stehen musst; du hältst unnötige Sorgen fest und innerlich baust du hiergegen eine Verteidigungsmauer auf, eine strukturelle Verhärtung. Du wagst es weder, dies zu lockern, noch Vertrauen zu haben. Du bist auf der Hut und ziehst dich angespannt zusammen.

Kernlösung

Wisse, dass du dein Leben, deine Gesundheit in deinen Händen hältst, dass du selbst dein Leben auf Gesundheit und Glück ausrichten kannst. Du bist kein ohnmächtiges Wesen, das alles tatenlos ertragen muss, furchtsam wartend auf das Urteil von diesem oder jenem … du bist Herr über dein Dasein, kein abwartendes Opfer (‚Was werden sie nur mit mir tun?') mit Gefühlen der Wut, der Frustration, der Angst.

Das Leben fordert dich auf, ruhig loszulassen, nichts erzwingen zu wollen, darauf zu vertrauen, dass du ausruhen *darfst*, dass du loslassen darfst, dass du dich ruhig auf eine Couch fallen lassen darfst und dich um nichts mehr kümmern musst: dass du dir keine Sorgen machen musst, einfach alles loslassen kannst. Mit entspannten Fäusten, ruhig vorwärts gehen, eine kleine Wanderung machen, in aller Ruhe. Feinde dich selbst auch nicht an, finde dich selbst nicht hässlich, verstecke dich nicht, betrachte die kleinen Flecken auf deiner Haut nicht als hässlich oder düster.

Mach es dir selbst einfach; du brauchst nichts mehr anzuspannen; regle dein Leben so, dass nichts mehr spannt und kneift. Mach dir keine Sorgen, beruhige dich selbst, rege dich nicht auf, entspanne dich vollkommen, lass los …

Sieh ein: wie du dir selbst Druck aufgeladen hast, wie du unnötige Spannungen angezogen hast. Alles in deinem Körper will sich jetzt befreit wissen; um deine Handgelenke herum ist nun kein kneifender Druck mehr zu spüren. Du hast zu viele mit Einbildung einhergehende oder diese fördernde Ängste in deinem Herzen getragen: gewinne Vertrauen und lebe aus dieser inneren Sicherheit heraus: dass alles wieder in Ordnung kommt, wenn du nur nicht mit zwingenden Gedanken unbedingt etwas greifen willst, ‚im Voraus' begreifen willst, durchdrücken, aus negativen Erwartungen bezüglich des Lebens heraus (beispielsweise: es geht doch bestimmt schief mit mir? Mit meiner Gesundheit? usw.).

Konfrontiere dich mit den Dingen, vor denen du Angst hast. Lege alles offen und ehrlich auf den Tisch und schau es dir an, laufe nicht davor weg. In aller Ruhe kann nun eine mögliche Problematik untersucht und aufgelöst werden. Vertraue darauf und gehe vorwärts im Leben, handle, tue etwas, verstecke dich nicht, sondern komme offen und unverhüllt zum Vorschein mit dem, was in deiner Gefühlswelt aufgelöst werden muss, in deinen Wahnvorstellungen, in deinen Gedanken, sowie in deinem alltäglichen Dasein.

Lebe im Jetzt. Säubere dein Inneres, bis zu reinweißen Gedanken, lösche deine Ängste, deine Sorgen, oder deine brennenden Emotionen, Gefühle, Erwartungen. Abkühlen im Vertrauen des Jetzt ... Ganz ruhig betrachten, was an diesem Tag wichtig ist, *was* nun genau verstanden und gereinigt werden muss, um zu einer vollkommenen inneren Ruhe zu gelangen.

Du bist der Schöpfer deines Lebens: kreiere dein Leben in der Richtung von Reinheit, edler Gesinnung, Loslassen in Liebe und wissen, dass alles gut wird, dass auch der eine Stachel sich aus deinem Seelenboden lösen wird, so dass sich eine Glücksruhe über dich senken wird. Rege dich nicht auf!

Schmerzhafter Wespenstich

siehe eventuell auch Bienenstich

Kernursache

Vor allem bei einem Wespenstich, der dich im nachhinein noch beeinträchtigt, ist es notwendig, unmittelbar zu erkennen, dass kein ‚Gift' mehr nach innen gehen darf, dass eine Entlastung stattfinden muss: eine Entlastung von Emotionen, von nach innen gekehrten Worten, Wut, Trauer usw. ... Du tust gut daran, *zu reden, es nach außen zu bringen, aber vor allem dich des ganzen Negativen zu entledigen, was du im Innern mit dir herumträgst.* Zum Zweiten ist es gut, zu erkennen, dass jede Wut oder Trauer eine Ursache in dir selbst hat... und dass diese tiefere Ursache von dunklen Emotionen und Gedanken folglich auch in dir selbst gelöst werden sollte. Psychologische Entgiftung, ein Loslassen von emotionalem Gift, hat zur Folge, dass auch der Körper schnell und positiv reagiert.

Wann ziehst du einen wirklich bösen Stich an?

Du ziehst dich in dich selbst zurück, ins Innere, möglicherweise nachdem du (bildlich) einen Schlag in die Magengegend bekommen hast, nachdem du dich durch eine andere Person verletzt fühltest. Aber du reagierst nicht mehr; **du schluckst es herunter und verschließt dich.** Du weigerst dich, loszulassen und die Ursache dieser Problematik in dir selbst zu suchen. Du gibst klein bei, lässt dich nicht mehr blicken. Möglicherweise etwas beschämt oder empfindlich geworden, ziehst du dich vollkommen in deine eigenen vier Wände zurück. Du zeigst dein Gesicht nicht mehr. Wenn du zuvor Vieles zu dir hingeholt oder mit dem eisernen Greifarm umhergestochert hast, so forderst du dich jetzt selbst zum Halten auf. Du machst nichts mehr, du sagst ‚stopp' zu dir und kehrst dich ganz nach innen.

Es hat im extremen Sinne nahezu den Anschein, als ob du nicht mehr da wärest; du tust so, als ob es dich nicht mehr gäbe und lebst unterdessen ruhig in deinen eigenen Gewässern vor dich hin. Ein absoluter Rückzug aus dem Lebensbereich. Ein Rückschritt, **ein Rückzug...,** das Gegenteil von entschlossenem Geradeausgehen und einer offenen Selbstmanifestierung! Manchmal (in sehr ernsten Fällen) geradezu wie flach gewalzt, niedergedrückt; du schweigst wie mausetot.

Du bist nichts, du zeigst dich nicht; vielleicht lebst du noch in der Erinnerung der Vergangenheit oder in dem, was gerade passiert ist, aber du lebst nicht im JETZT, nicht auf die Zukunft ausgerichtet. Du verweigerst Weiterentwicklung. Du hältst alle deine Kräfte zurück, du scheinst ‚nein' zum

Leben zu sagen…, vielleicht wütend, gekränkt, verletzt und traurig. Du machst das nicht länger mit. Du hast nicht bekommen, was du wolltest (was du begehrt hast), das Leben schenkt dir nicht, was du wolltest, und du ziehst dich jetzt in dein Schneckenhaus zurück. Wir bekommen dich nicht mehr zu Gesicht.

Implosion deiner selbst sozusagen. Du übergibst dich dem Geist, wie ein Engelsvogel mit weiten Flügeln steigst du in den hohen Geistesraum empor.

Du kennst nur die dich selbst verschließende Bewegung, und vor allem das Nicht-Loslassen-Wollen-von-Abfall: Emotionen, Erinnerungen, Gedanken halten sich fest und werden nicht gelöst, vergiften deine Gesundheit! Auf diese Weise kannst du dich nicht weiterentwickeln, nicht ins Leben treten. Es kann lediglich die Rede sein von einem Hineinziehen, Einziehen.

Kernlösung

Die Gleichwertigkeit des männlichen und weiblichen Aspektes in dir ist gefragt! Ein gleichwertiges Erleben-der-Partnerschaft: sowohl in dir selbst als auch zu einem / einer anderen. Du musst dich sozusagen in einen himmlischen und einen irdischen Teil aufteilen, in einen männlich-selbstsicheren und einen weiblich-empfänglichen Aspekt, um zu sehen, wie beide Aspekte in HARMONIE miteinander leben können, dass das eine nicht vom anderen verschlungen werden muss. Hast du bisher wie in einem schwarzen Loch gelebt, dann solltest du dich AUS dir selbst heraus auf eine aktive, kreative Weise geboren werden lassen. Öffne dich!

Dich an der Lebensquelle im Übermaß laben…

Gehe ruhig voran, gehe einfach vorwärts, lasse das Leben wie in einer Wassermühle durch dich durchströmen! Bleibe nicht stocksteif in einer Haltung, halte nicht „fest“, lasse Emotionen und Energien einfach durchströmen!

Mache den Durchbruch, lasse dich selbst jetzt doch SEIN. Gib dem anderen die Hand, und bringe dich auf den Lebensweg. Schließe Frieden mit dir, mit den anderen. Verschließe dich nicht so dem Leben; sperre dich nicht hinter Schloss und Riegel im Schattenraum des Lebens ein. Komme aus deiner Höhle, trete aus der tödlichen Höhle, und schenke dir selbst das Licht des Lebens. Lasse dich in vollen Zügen atmen, sage nicht länger ‚nein' zur Selbst-Werdung. Stülpe dich sozusagen nach außen…, ins Leben hinein! Schiebe dich selbst tatkräftig vorwärts, anstatt das, was du zu brauchen meinst, ein-saugen zu wollen.

Entwickle diese Liebe zu dir selbst, die Liebe zum Leben; warm-rote Kräfte dürfen dich durchströmen. Biete der LIEBE und offenen, freundschaftlichen Beziehungen mit anderen keinen Widerstand. Keine versteckte Wut mehr. Halte dich nicht so verschlossen in den Kerkern verborgen, sondern lasse die Blume sich entfalten.

Bist du davon überzeugt, dass es übel zu riechen beginnt, wenn du dich selbst entfalten lässt? Dann solltest du jetzt ein anderes Gleis wählen, dann solltest du die Überzeugungen hinsichtlich deiner Person revidieren…, findest du dich selbst so schlecht, so hässlich? So solltest du diese Lüge aus dir verbannen! Wenn du mit jeder Begierde, mit Gram oder Hass brichst…, und dich selbst in Liebe und Güte manifestierst, dann kannst du unmöglich hässlich oder schlecht sein. Also, komme durch! *Sei du selbst, aus dir heraus,* ohne auch nur irgendetwas von einer anderen Person zu erwarten. Sei einfach du, ohne irgendetwas fordern zu wollen, ohne dabei von jemand anderem eine bestimmte Haltung abzuverlangen.

Komme in Liebe zu dir selbst. BRECHE jetzt mit dieser lügenhaften Überzeugung, dass das Hervortreten deiner selbst hässlich wäre! Es ist nur dann hässlich, wenn du dich voller Wut, Gram und Hass oder Begierde manifestieren würdest…, aber wenn du reine, gesunde, aggressive Kräfte in den Dienst von Güte und Wahrheit stellst und manifestierst, ist alles in Ordnung! Also, bringe dich auf eine ehrliche Weise nach außen! Entgifte dich jetzt, indem du das Düstere loslässt..., indem du am Neuen baust und keine negativen, bösen Gedanken mehr mit dir herumträgst. Sprich, sage, was du zu sagen hast, und reinige alle dunklen Gedanken und begierigen Wünsche in dir. Komme zu deinem SEIN! Sei froh um dein SEIN, und drücke dich mit beiden Füßen auf die Erde. Ergreife nicht die Flucht, sondern komme zu offener und ehrlicher Kommunikation mit dir selbst und den anderen.

Laufe nicht weg, sondern mache, äußere dich, sprich und entlaste dich von allem Negativen. Komme in Frieden zu dir selbst, zu den anderen.

Wespenstich oder Insektenstich auf der Zunge, im Mund

Kernursache

Wie ein stilles Wasser..., wie eine Präsenz von zwei Seiten, links und rechts, im Kopf, aber in stiller Übereinkunft an eine Phase des Nicht-Weitergehens gebunden. Es kann auf diese Weise keine Rede von Weiterentwicklung sein. Du sagst weder ja noch nein; es bleibt alles beim Alten. Es ist eine Selbst-Zurückhaltung, ein Sich-Selbst-Zumachen und sich daran hindern, weiterzukommen, weiter zu wachsen. Eine Struktur, die auf einem alten Gleis errichtet wurde; eine Strecke, die keine Erneuerung beinhaltet. Du hältst dich auf einem alten Weg auf und denkst nicht an Veränderung. In gewisser Hinsicht erinnert es einen an das Selbst-Bild von Alcyone[24] im dritten Haus, das besagt: Tue, was du tun musst, erfülle deine Pflichten, folge den Spuren deiner Vorfahren, und mache dir gar nicht bewusst, dass Wachstum und Erneuerung möglich sind! Natürlich völliger Blödsinn. Dein Kopf, dein ganzes Wesen verlangt nach einem Ausbrechen aus dieser alten Situation, nach einem Loslösen aus festgefahrenen Mustern. Es ist die Rede von einem ‚nein' Sagen, aber du scheinst auch zu nichts, auch nicht zum wahren Leben wirklich ‚ja' zu sagen. Immer wieder fällst du aus dem Boot, und siehst du irgendwo einen Ertrinkenden, würdest du ihm gerne helfen wollen, aber du erkennst nicht, selbst jemand zu sein, der im Begriff ist, zu ertrinken, solange du dich nur ‚trocken' hältst im Leben, so trocken, dass keine Lebenssäfte mehr durch dich durchströmen können. Es ist durchaus möglich, dass du Menschen aus deiner Umgebung zu dir holst, die dich mit Gefühlen konfrontieren, mit emotionalen Ausbrüchen beispielsweise, mit Trauer..., um dir deutlich zu machen, dass du dich selbst eigentlich ‚außerhalb' des Lebens aufhältst, dass du in deinem Wesen, deinem Körper eine freie Lebensströmung blockierst, dass du den Fluss des Wesens, das dich ausmacht, trocken-legst... Ein Aufruf, aus einer alten, erstarrten, verdorrten Situation auszusteigen. Ein Aufruf, klar und deutlich ‚ja' zum Leben zu sagen und zuzulassen, dass das Lebenswasser dein Wesen durchströmt.

Möglicherweise hebst du deine Augenbraue, kritisch oder sogar abfällig in die Höhe; so gleichst du einer Eule hoch oben im Baum auf ihrem Ast. Aber mache dir klar, dass deine Weisheit nichts zu bedeuten hat, dass du anderen nichts zu sagen hast, solange du dich selbst außerhalb oder oberhalb des Lebens befindest, solange du dir nicht zugestehst, vollauf zu sein, zu „werden", dich wachsen und entwickeln zu lassen. Du machst wohl den Anschein, weise und vernünftig zu sein, und du meinst, es möglicherweise zu „wissen"..., aber solange du nicht wirklich vollkommen im Leben „lebst", weißt du im Kern nichts... Also, komme von deinem Ast herunter, bleibe nicht länger auf ABSTAND zum Leben, zum Gefühl, zu deinem Körper... Gleite herab auf die Erde, fühle dich als Mensch unter den Menschen willkommen, fühle dich warm und behaglich in die irdischen Regionen aufgenommen, und hole dich selbst mit deinem ganzen Herzen ‚hinzu'!

---

[24] Lies mehr über die Symbolik des Sterns Alcyone in *Alcyone, die zentrale Sonne der Pleiaden* nach. Dieses Buch ist bei Erscheinen des vorliegenden Werkes noch nicht in deutscher Übersetzung erhältlich.

Warum tust du so, als ob du es nicht sehen, wissen, hören würdest? Warum zuckst du mit den Schultern, wie ein sturer Bock? Tue nicht länger so, als ob du nicht wüsstest, dass du zu dir selbst, zum Leben auf Distanz gehst, und trete jetzt endlich mit einem offenen ‚ja' ans Tageslicht. Nimm nicht länger eine verweigernde Haltung ein, denn im Grunde geht es in erster Linie um eine Verweigerung dir selbst gegenüber, möglicherweise deinem eigenen Körper gegenüber. Ein die Nase-Rümpfen..., was vielleicht lediglich eine Haltung ist, weil du im Inneren eigentlich ziemlich ratlos über dich selbst, über dein „Sein", deine Art, über dein Mensch-Sein bist.

Kernlösung

Sei einfach du selbst! Lasse zu, dass jedes Gefühl, wie einfach es auch sein mag, dein Herz voller Freude um deine Einzigartigkeit durchströmen kann... Zucke nicht länger gleichgültig mit den Schultern, sondern motiviere deine Existenz dadurch, dass du die Motivation in deinem Ich, in deiner liebevollen Art, in deiner Güte siehst... Höre auf damit, das Leben in dir selbst zu zerstören oder mit den Augen einer Person zu betrachten, die das Leben rational oder intellektuell, distanziert oder kalt beobachtet..., eines Menschen, der auf diese Weise niemals zufrieden sein kann, weil das Leben nie seinen Erwartungen entsprechen kann. Steige von dieser hohen Leiter herab, stelle keine Ansprüche, habe keine Kritik mehr, niemand weiß es „besser", auch du nicht... Komme in Liebe warm und ganz nah zu dir selbst, zu deinem Körper. Verharre nicht länger in dieser kühlen, gleichgültigen Haltung. Entwickle in erster Linie die warmmenschliche Liebe zu dir selbst.

Das Zögerliche in deinem Wesen, ins Leben einzutauchen.
Du steckst voller Energie, wie ein Kernkraftwerk, aber es funktioniert nicht, weil du dir dessen nicht wirklich bewusst bist, es hat den Anschein, als würde eine Apathie, eine Gleichgültigkeit den eigenen Schätzen gegenüber, völlig Überhand gewinnen. Du musst dringend zu Dankbarkeit kommen..., dir deines INHALTS bewusst werden, deines Kern-Inhalts.

Höre auf damit, so zu tun, als GÄBE es nichts weiter als ebene Fläche, eine rational oberflächliche Welt oder eine materiell-strukturelle Organisation..., du in deinem „ebenen, abgeflachten Sein": Das ist das Selbst-Bild, nach dem du lebst. Es ist keine Rede von Innovation, Glaube an dich selbst, an die Möglichkeit, zu gestalten; du bist dir nicht des Gefühls bewusst, des Lebens in dir und lässt alles beim Alten, so wie es IST..., du lebst also nicht wirklich.

Verändere deine Haltung, ändere dein schwaches Selbst-Bild. Sei GEWISS, dass viel mehr in dir schlummert. Hebe diese Selbst-Verneinung, dieses Leugnen deiner selbst auf. Komme zu Leben; Breche aus dieser Erstarrung, aus diesem Konservativismus aus, an alte „Formen" gebunden zu sein... Es hat vielleicht den Anschein, als ‚gäbe' es nichts anderes im Leben als das, was jetzt oberflächlich wahrzunehmen ist, aber das ist lediglich ‚Schein'. Es wohnt solch ein Reichtum in deinem Seelenwesen; dein innerer Kern fleht um Aufstand, Durchbruch, Weiterentwicklung, Erweiterung, Erneuerung, Schöpfung, um *wirkliches Leben!!* Die dankbare Freude darum..., um alles, was das Leben dir zu bieten hat.

Wache jetzt auf!
Komme zu OFFENHEIT, zu Bewusstsein. *Sei gewiss,* dass es mehr gibt, als das, was du dir jetzt bewusst machst. Mache dich jetzt für eine „Reise" bereit, eine Reise zu dir selbst, eine Reise durch eine reiche Welt. Halte dich nicht länger an der Oberfläche, indem du an dieser Überzeugung festhältst, die dir weismacht: So ist es nun einmal, und ES GIBT NICHTS *WEITER.* Auf diese Weise schneidest du dir selbst den Weg zu Bereicherung, zu Entwicklung..., zum wahren Glück ab. Das Glück, das nur mit einem Gefühl einhergehen kann, dass DU zu JEDEM Zeitpunkt IM WERDEN BIST, dass dieses Werden ein

endlos bereicherndes Ereignis ist. Dass du von deinem Herzen aus *bist,* und dass das Leben ein faszinierendes, freudvolles Erlebnis ist…, wenn du dich nur nicht auf der „Fläche“ aufhältst, wenn du dich nur nicht hoch oben in einen Baum oder in einen Turm zurückziehst. Solange du zu der Erkenntnis gelangst, dass Verweigerung, Distanz und Rückzug in eine Besserwisserei dich keinen Schritt weiterbringen. Komme jetzt in dir selbst nieder, und höre auf, zu kritisieren, dich zu entfernen, Abstand zu halten… zu dir selbst, zu deinem totalen lebenden Sein in erster Linie, und zu anderen.

GEHE JETZT in eine bestimmte RICHTUNG WEITER, möglicherweise in verschiedene Richtungen. Suche deinen Weg, verharre nicht. Entwickle eine Dynamik und gehe vorwärts! Lasse deine Zehen ihren Weg finden[25], und spüre von deinem Herzen aus, welchen Weg du einschlagen musst; folge den Spuren, den Signalen auf deinem Weg, schlage nichts aus, nimm zu nichts im Vorhinein eine ablehnende Haltung ein, sondern sei auf gesunde Weise neugierig, und erkunde das Leben, erkunde dich selbst… bis in die kleinsten Winkel deiner Existenz. Verweigere nicht länger deine Transformation, ein Weitergehen in die Richtung des ‚Lebens'. Halte dich nicht zurück, „blockiere“ dich nicht völlig.

Lasse die Energien dein Wesen, deinen Körper durchströmen, und gehe zügig vorwärts. Schaue dich nicht länger um, sondern setze ALLE deine Energien auf Kraftvolle Weise auf dem Weg zu Selbstentwicklung ein. Jetzt gleichst du eher einem ICE als einem stillen Gewässer, wörtlich oder bildlich, aber in jedem Fall innerlich. Du weigerst dich nicht länger, auf dem Weg deiner Entwicklung weiterzugehen; du blockierst deine Weiterentwicklung nicht.
Du gehst ohne Umwege vorwärts im Leben: mit ganzer Feuerkraft!

[25] Lies über die psychologische Symbolik der *Zehen in der diesbezüglichen Rubrik nach.

Befreiende Kräfte rufen in dir zu einem Durchbruch auf, zu einem Frei-Lassen und Frei-Geben elektrischer Impulse. Halte dich nicht zurück; lasse das Leben durch dich hindurch und aus dir heraus strömen. Ent-blockiere dich, und bremse diese Lebensströmung in dir selbst nicht länger ab.

Auf diese Weise wirst du auch nicht länger aus Begierde frustriert sein, möglicherweise aus Wut um das, was du nicht so, wie du es gerne hättest, „haben“ kannst: Denn dann handelt es sich um eine Übertragung der Eigenblockade und die Kompensation dessen, wodurch du Dinge oder Menschen außerhalb von dir festhalten möchtest.

Also gib dir selbst jede Chance zu werden, bremse nicht länger deine Weiterentwicklung ab, folge dieser Lebensströmung in dir, schaue nicht mit Scheuklappen, halte dich nicht länger auf Distanz zu deinem irdischen Selbst, sondern trete vollkommen ein, in totaler Selbst-Liebe, ins Leben, in dich selbst, und… gehe vorwärts auf deinem Weg! Öffne dich, widersetze dich nicht der Transformation. Setze alle deine Ur-Energien als Schöpfungskräfte ein, transformiere deine Instinkte und Begierden in Bewusstseinskräfte. Voller Enthusiasmus voraus!

Stiche von Flöhen oder Läusen, allgemein

Kernursache

Du fühlst dich in einer zu begrenzten Struktur gefangen; deine Energie wird nicht sinnvoll genutzt und verbrennt auf der Stelle. Du *kommst* nicht *weg,* du kannst gar nicht du selbst sein, so wie du es gerne wolltest, und du suchst fieberhaft in deinem Kopf, in deinen Gedanken danach, wie du dich selbst aus diesem frustrierten Gefühl retten kannst (unbewusst, innere Nervosität).

Für Kinder:
Du fühlst dich so ohnmächtig, der mächtigen Lehrerin vorne am Pult ausgeliefert;

du erlebst sie nicht als eine „Begleiterin, die dich lehrt, zu leben und kreativ zu sein", sondern als ein Oberhaupt, das dir sagt, wo es langgeht. Du bist zwar mit deinem Blick auf die Leiterin (oder auf andere Autoritäten) fixiert, aber unterdessen suchst, tastest du im Dunkeln, voller verwirrter und irritierter Gefühle, nach deiner Basis... Die Sonne, als Autorität über dir, versengt dich, weil du die eigene Sonnenkraft schlichtweg nicht findest. Gefühle, Emotionen, freier Ausdruck werden durch eine zu straffe Struktur unterdrückt; bestimmte Schulen sind wie ein künstliches Fangnetz mit einer zu engen Lebensphilosophie. Bist du, als Elternteil, zu streng zu dir selbst? Sperrst du deine Natur, deine Spontaneität ein?

Kernlösung

Befreie deine NATUR! Ersticke dich nicht in einengenden Strukturen. Erwachsene werden sich, mit einem stolzen und sicheren Gefühl in sich, zu einem selbstbewussten Niveau hin transformieren. Transformation der Gedanken; das Leben beinhaltet eine freie Wahl mit allen kreativen Möglichkeiten. Dieses Bewusstsein wird die jüngeren Generationen beeinflussen. Niemand braucht sich von Autoritäten „gestochen" oder in einem System gefangen zu fühlen, wie von einem Floh, dem man nicht entrinnen kann. Du darfst dich selbst innerhalb des beschützenden Mantels deines eigenen starken Seins mächtig fühlen. Gesellschafts- und Schulsysteme, die zu stark auf Begrenzung und Macht ausgerichtet sind, werden sich selbst vernichten. Begleitung, ja, aber nicht auf Kosten der Beschneidung der Natur eines Menschen.

Eine ausgewogene Wertschätzung des intuitiven, kreativen und Gefühlsaspektes einerseits und des „rationalen Aspektes" andererseits ist notwendig, um Menschen nicht dort, wo sie stehen (der Stich), verbrennen zu lassen. Alle diese wunderbaren Energien: Wirf sie doch nicht länger wie Perlen vor die Säue und ebenso wenig wie Blut für die Laus!

Flohstiche

Kernursache und Kernlösung

Du willst alles *umfassen,* wie eine Zecke würdest du dich an allem *festsaugen,* was du unter deinen ausgebreiteten Armen umfassen kannst..., *ganz* weit und breit; als ob du die ganze Erde - Mutter Erde - um-greifen, umarmen können müsstest. Auf diese Weise lebst du nicht wirklich *autonom* und unabhängig vom All, vom Urschoß, von den Müttern, den anderen, von den Dingen. So fühlst du dich innerlich nicht ‚frei' und holst du möglicherweise in der Realität Situationen zu dir, die dir das Gefühl geben *„festgelegt zu sein", nicht „frei" zu sein. Juckende Energien, stechende Bisse können dich aufspringen lassen, um innerlich eine Transformation durchzuführen.*

Du hältst dich fest; möglicherweise bist du ein Parasit, du saugst dich mit *‚dem'* außerhalb von dir (mit Menschen und Dingen) voll. Luft und Wasser, Emotionen und Gedanken, häufen sich in dir an: Es sind eigentlich größtenteils nicht ‚die deinigen'..., du hast sie gegessen, aufgesogen...

Finde jetzt dich selbst: Entwaffne dich, lasse los, nimm die Arme / Hände von allem und jedem, außerhalb von dir, fort. Schaue auf dich selbst; schaue IN dich hinein, ganz tief, und finde dort dein ZUHAUSE, deine Eigenheit. Hänge dich nicht länger an, sondern „erkläre dich für mündig", „sage dich" von allem und jedem „los": Komme (wieder) zu dir selbst! Umklammere nicht..., fühle dich sicher und vertraut auf eigenen Füßen, in deinem ICH, unabhängig von anderen. Du brauchst gar nicht zu umgreifen, dich an einem großen Muttertier außerhalb von dir festzusaugen (ob es sich hierbei nun um eine Person, ein Ding oder ein Institut handelt). Du hast dich selbst zu viel verlassen („Oh Gott, oh Gott, warum hast du mich verlassen?", fühlst du vielleicht; „Ich habe dich nicht verlassen, mein Kind, du hast mich weder gesehen, noch erkannt..., tief in dir selbst", so spricht dein innerer göttlicher Basis-Kern, dein(e) Innere(r) Vater-Mutter.[26]) Fühle dich nicht verlassen, wenn du dich von anderen loslöst, fühle dich in diesem Haus, *ganz* nah in und bei dir selbst, sicher. Gib deiner Königsform, deinen Gefühlen und Energien Struktur..., als Mensch, in und aus dir selbst geboren... JETZT. Deinem Inhalt, deinen Lebenskräften Form und Struktur geben, auf eine ehrliche Weise, ohne dich dabei an Dinge/Menschen außerhalb von dir zu klammern. *Schaue auf die innere Quellenbasis, und suche dort den sicheren Boden: in dir selbst! So lasse diese Menge an Energien kraftvoll und authentisch von dir selbst aus strömen.*

Erklärst du gerne anderen, wie es richtig ist, predigst du eine Lehre, die nicht wirklich aus dir selbst heraus, aus deinem Herzen, kommt, aber du beherrschst es, „Gelerntes", das, was dir indoktriniert wurde, in schöne Worte zu kleiden? So höre auf damit, und schweige: Komme von der Kanzel herunter, und suche die göttliche Urstimme in dir: Spüre und höre hin, was dort gesagt wird! Sprich aus Herz und Seele, nach Wahrheit, von DEINER HÖCHST-EINZIGARTIGEN Gefühlseigenheit ausgehend. Möglicherweise weigerst du dich, geboren zu werden und packst du dich feste in ein kalk-hartes Ei ein; eine widerspenstige Weigerung, *‚heraus'*zukommen. Du kannst unmöglich so weiterleben! Weigere dich nicht länger, DICH SELBST zu finden, DIR SELBST Form zu geben: Komme mit deinen Füßen auf irdischen Boden, und... mache dich auf die Suche nach ‚Wahrheit'.

Den Sinn des Lebens findest du zuallererst im Leben selbst, in der Geburt deiner selbst. Gib dir selbst jede Chance, und ÖFFNE deine Türen, lasse dich aus diesem uralten Gefängnis des Nicht-Wirklich-Geboren-Werden-Wollens entkommen. Auch wenn du einer Larve gleichst, gehe dennoch diese ersten Schritte..., komme zum Vorschein, und entledige dich des ganzen SCHEINS..., sage dich von allem los, was nicht wirklich *‚du'* bist, aber was du heruntergeschluckt hast, von anderen gegessen hast. Kein Plagiat, kein Parasitenverhalten, keine Übernahme, kein Papagei-Verhalten, kein Meister-Jünger, kein Festsaugen an der Urmutterbrust mehr. Weder das Diplom, noch deine Umwelt oder die Schule lassen dich ‚sein': Du solltest dich EHRLICH, in aller Offenheit, zeigen. Werde *du selbst,* ohne noch länger im Schatten deines eigenen Wesens zu stehen, einen Schein-Körper oder ein Schein-Ich aufzubauen, zu zeigen. Du bist doch kein Clown, kein Bauer (Schach), kein Nachmacher, kein Zombie? Wer bist DU?? Belüge dich nicht länger, ebenso wenig die anderen, und komme in aller Reinheit und Integrität zum Vorschein: als ICH, wer du *wirklich* bist.

Du FÜLLST dich von nun ab ausschließlich mit dir selbst! Du verkündigst/sagst nichts, was nicht *wirklich* pur und rein deinem Gefühl und deinem inneren Wissen entspringt... (oder was hiermit ehrlich übereinstimmt, denn du darfst dir ruhig Informationen von außen einholen); du lässt alles und jeden los, woran du dich festgehalten hast, von wo du Informationen bezogen hast, die nicht *wirklich* mit DEINEN Überzeugungen und DEINEM Wissen übereinstimmen... Du WIRST DU, gereinigt und *echt!*

Du saugst nicht länger, klammerst nicht länger, du ergreifst nicht mehr...: Jetzt holst du alles aus dir selbst zum Vorschein. Du machst dich von Systemen oder Menschen los, an die du dich selbst gekettet hast, aus Sicherheitsgründen, oder woran du dich eventuell voller Begierde festgesaugt hast. Du wirst autonom und unabhängig. Du stehst auf und gehst als gereinigtes ICH vorwärts im Leben. Du weißt um deinen großartigen Inhalt und fühlst dich in keiner Weise mehr kalt und verlassen, die Wärme oder Nahrung außerhalb von dir suchend: Du stimmst dich

[26] Lies hierzu mehr in *Alcyone* nach. Dieses Buch ist bei Erscheinen des vorliegenden Werkes noch nicht in deutscher Übersetzung erhältlich.

auf diese lebenden Quellen in dir selbst ab; die brennende Lebensflamme nährt dich ohne Unterlass.

Du sorgst für dich; ein Überschuss an Energien tritt jetzt aus…, wird im strukturellen Selbst-Aufbau genutzt. Ganz wichtig: deine Füße, deine Beine…, die Starke Struktur deines ICHS auf Erden, selbstversorgend. Dich selbst inkarnierend, nicht länger Menschen und Dinge außerhalb von dir einsaugend und inhalierend. Das, was du sagst, kommt jetzt rein und echt aus dir selbst heraus, aus deinen tiefen Gründen, aus deinem Herzen, deinen Überzeugungsmustern…

Du lässt dich nicht länger von einem größeren ICH, von einer Sprache außerhalb von dir, aufnehmen. Auch kein ‚emotional'-begieriges Festhalten mehr. Du lässt los und WIRST infolgedessen auch nicht mehr ergriffen und mit Indoktrinierungen und geistiger Nahrung anderer vollgestopft, bzw. von ihnen angegriffen: Du ernährst dich jetzt selbst.

Du willst nicht mehr „haben", saugen, nehmen, umarmen, umfassen, begehren…, Dinge / Menschen außerhalb von dir…, du lässt los und landest auf eigenen Füßen. Auf der Suche nach diesen tiefen Schätzen in dir! Ja, baue jetzt *DEINE STRUKTUR* aus, losgelöst und unabhängig…, als Autonomer Mensch. Ein Gefühl der FREIHEIT durchströmt dich jetzt, wo du dich nicht länger in der Struktur eines Anderen oder einer Anderen Sache blockiert hast.

Deine Autonome Strukturelle Kraft, stabil auf beiden Beinen, ungebunden und stark, nicht bei einem anderen eingehakt! Dieses Freiheitsgefühl ist herrlich erfrischend und Freude spendend. Nicht länger gebunden, sondern ab-gekoppelt. Du weißt, wo es langgeht. Deine Hände und Arme bewegen sich ‚frei' und ergreifen nicht, halten sich nicht fest an… Ein Innerlich Freier Mensch holt ganz automatisch Situationen zu sich, in denen er auch in der konkreten praktischen Umsetzung keine Unfreiheit mehr erfahren wird.

Lausstiche

Kernursache

Du zeigst nach außen hin lediglich einen Teil von dir; im Innern wohnst du weiterhin sicher im Verborgenen. So bindest du dich selbst fest und hältst dich gefangen. Glaubst du nicht wirklich an deine Schönheit als Mensch, und kompensierst du, indem du dich der Außenwelt als schön ‚präsentierst'? Das ist nicht dein *wahres* Gesicht. Das ist lediglich Show, Darstellung, Maske, oberflächlicher Flitter.

Kommst du nicht mit deinem *echten* Inhalt zum Vorschein? Trittst du nicht mit der Menge an Energien, Talent, Inhalt, Gefühlen nach außen… Lebst du weiterhin ‚versteckt'? Vielleicht lächelst und lachst du zwar, aber was bewegt dich tatsächlich tief in dir? Warum dir selbst nicht die Freiheit geben, zu sein, wer du von innen heraus bist? Oder zweifelst du daran, ob du wohl gut bist, so wie du bist? Ob du wohl schön und gut bist, nicht hässlich und schlecht? Versteckst du dich unter Mutters Rock, und zeigst du der Außenwelt lediglich eine oberflächliche Maske? Eine Menge Lebenskraft liegt in dir bereit, aber du bleibst immerzu mucksmäuschenstill zu Hause, in dir selbst verborgen; die Mars-Kräfte schlagen sozusagen nach innen; dir dabei Frustration und Wut verkneifend…, weil du dich nicht traust (nicht willst / nicht kannst), dich so auszuleben wie du BIST.

Die Muttermondkräfte in dir werden nicht in deine Geburt, in dein ‚Ich'-Sein eingegliedert, sondern sie bleiben im Schoße des früheren Hauses. Du manifestierst dich selbst nicht, sondern wiegst dich in den Schlaf, von früheren Gewohnheiten zehrend, möglicherweise von den sicheren Strukturen des Elternhauses, aber unterdessen gibst du dich selbst nicht als ‚du' zu erkennen, du versteckst dich dahinter; du lässt dich nicht wirklich geboren werden. Du lebst hinter einem Fassade-Verhalten versteckt, nicht genau wissend, wer du bist; deshalb bleibst du sicher verborgen, möglicherweise hinter einer Haltung, von der du annimmst, dass du „so sein müsstest“, dich „so verhalten müsstest“, um sicher zu sein, aber… Mittlerweile stauen sich Kräfte auf, die Zähne wollen durchkommen, aber du wiegst passiv in deinem Schaukelstuhl hin und her; du weißt nicht wie, willst nicht weiter; du bleibst in der Vergangenheit haften. Du lachst zwar möglicherweise freundlich, aber nur, wenn du nicht dein wahres Gesicht zeigen musst, wenn du nur dort sitzen bleiben darfst, wo du sitzt und nicht wirklich deinen großartigen Inhalt zu erkennen geben musst.

Eine Art Angst davor, dich selbst vollkommen in der Weise zu manifestieren, wie du es im Inneren fühlst. Eigen-Hemmung. Infolgedessen kannst du Situationen zu dir holen, die diese Hemmung noch weiter begünstigen. Die Basis-Ursache hierfür liegt jedoch in dir selbst begründet, so jung du auch bist.

Die Zeit ist um, das weißt du, du musst etwas tun. Eine Frage der Veränderung der Strukturen, innerhalb derer du dich selbst als ‚frei' erleben kannst. Eine Ehrlichkeit von innen heraus ist jetzt gefragt: losgelöst von einengenden Strukturen, mit denen möglicherweise ein Schein-Lächeln, ein erster Preis, ein funkelnder Silberring einhergeht…, aber dieses Schein-Leben legt dich ‚fest'. Befreie dich selbst davon. Breche den Ring entzwei, komme offen und ehrlich zum Vorschein.

Kernlösung

Setze deinem Leben nicht länger einen Dämpfer auf; zwänge dich nicht länger in alte Regeln, Strukturen und Gewohnheiten. Hole dich aus dieser sicheranmutenden-häuslichen-Heuscheune heraus, und stelle dich mitten auf die Weide von Mutter Natur, der Erde, die auch für dich da ist! DU bist die wahre Mutter für dich selbst; du darfst deine Gefühle frei und ungebunden strömen lassen, du musst dich selbst verwirklichen. Aufgestaute Gefühle, Wut, Aggression entladen sich, transformieren in Kreativität und Gefühle von Wohlbehagen, wenn du beginnst, dich selbst auf eine andere Weise zu sehen: Sehe dich selbst als ehrlich, offen, ungebunden, als einen schönen und liebevollen Menschen an, der dazu im Stande ist, sich weiterzuentwickeln, unabhängig von uralten Strukturen und Gewohnheiten im Leben Fortschritte zu machen. Das ist nur dann möglich, wenn du kein Theater mehr spielst, wenn du dich nicht länger hinter einem Tarnungs-Verhalten versteckst, das DU nicht wirklich bist. Steige aus deiner Hängematte, öffne deine Türen, und trete ans Tageslicht, komme in Bewegung, gehe vorwärts im Leben, und zögere nicht!

Lasse die Beine zügig weitergehen, und schaue dich nicht länger nach dem Urschoß um…, ja, du als DU geboren! Die Kanone wird jetzt mit voller Kraft abgeschossen: Jetzt lässt du dich selbst als ICH geboren werden, von allem und jedem losgesagt, auch von einer Vergangenheit, in der du dich versteckt hieltst.

Jetzt fliegt der Vogel hoch in die Luft, in vollkommener Freiheit, voller Freude um sein Wesen. Ungebunden, unabhängig. Triumph über die eigene Geburt. Energien werden nicht im Geringsten gedrosselt; du verbirgst dich nicht hinter einem unechten oder Schein-Verhalten, sondern du BIST du selbst, natürlich von deinem Herzen aus, nicht aus Begierde. Gefühle finden ihr ehrliches, freies Ventil. Spontaneität, Kreativität, Spielfreude, ein Froh-Sein im Leben. Du stehst dazu, wer du *wirklich* bist, was du liebst. Du bist wachgerüttelt; jetzt springst du als Individuum auf…, stehst auf eigenen Füßen, suchst nicht länger Zuflucht in einem Versteck. Dieses Frei-Machen, dieses innere Dich-Selbst-Sein-Lassen, diese Beweglichkeit, dieses Vorwärtsgehen als ICH, losgelöst von einer unechten Struktur-die-keinen-Fortschritt-ermöglichte und der du verhaftet bliebst, führt dazu, dass du für Läuse keinen Nährboden mehr bietest. Die Sicherheit in dir selbst, du übernimmst Verantwortung für deine Existenz, ehrlich nach außen hin, du kommst mit allen gesunden, spontanen Talenten-Kräften und Gefühlen zum Vorschein.

Mückenstiche

abhängig von der Zahl und Schwere der Stiche und davon, ob man sich über Mückenstiche eine ‚Infektion' zuzieht oder nicht, ist der unten genannte Text in stärkerem oder schwächerem Maße zu verstehen

Kernursache

Du hältst dich leicht weiß-fade, passiv-schwach zu den Neptunschen Wolkenhöhen hin geöffnet…; du riskierst nicht Kopf und Kragen, im Gegenteil, du würdest eher deine Schultern hochziehen und dich verstecken wollen, dir deines vollständigen Wertes und deiner Reichweite, die du als Mensch hast, nicht wirklich bewusst. Der Mensch, ein kleines, niederes und minderwertiges Wesen, das zu nicht viel im Stande ist? So empfindest du es zumindest; du integrierst dich nicht in deine innere Größe und hältst dich im Hintergrund deiner selbst.

Infolgedessen findest du dich möglicherweise nur unansehnlich und / oder hässlich. Du redest dir selbst alles Mögliche ein…, du bist bereits zu höheren, ätherischen, geistigen Orten auf der Flucht, fort von der Erde. Du nimmst nicht wirklich vollständig am irdischen Sein deines ICHS teil; du meinst möglicherweise, es nicht wert zu sein; du gleitest nicht vollkommen hinein.

Manchmal würden dir beinahe die Beine weich werden, weiß und blass, energielos. Du hast keine ‚Widerstandsfähigkeit' mehr gegen das Negative, weil du deinen Geist ohnehin nicht in deinen Körper bringst, weil du dich schwach und abwesend in Bezug auf dein irdisches Sein verhältst.

Du übernimmst keine Verantwortung für dich; du fühlst dich lediglich kalt und leer hier auf Erden; du hast keinen blassen Schimmer, welch innere Reichtümer in dir stecken, welche Wärme in deinem Herzen wohnt. Du scheinst von vorneherein ‚nein' zu sagen zu einem vollständigen in Besitz nehmen deiner selbst. Solange du dich nicht als Mensch ins ‚Leben' bringst, folgst du im Grunde den Bahnen, die nirgendwohin führen…

Kernlösung

Die Lösung ist… SEIN!!!

Nimm dein Leben tatkräftig in die Hand!! Komme zu dem Bewusstsein deines SEINS. Wache auf, aus einem passiven, apathischen Traumschlaf - komme zu dem Glauben oder zu dem Bewusstsein, dass DU in deiner großen Gottmenschlichkeit dein Leben in der Hand hast; WERDE PRÄSENT in dir selbst, in deinem Körper. Öffne deine Augen, klar und konzentriert, werde wach! DU, ja, DU tätest gut daran, Verantwortung für deine Existenz zu übernehmen! Weigere dich nicht, schüttle dich selbst wach, gleite hinein, gleite in deinen Körper herab, und nimm auf frohe, freudvolle Weise daran teil!

Das Negative ist alles gar nicht so tragisch: Alles, auch das Negative, was du (unbewusst) in deinem Leben zu dir geholt hast, hat seinen Grund gehabt… Bleibe nicht, wie ein unfähiges *Opfer,* an den traurigen oder schockierenden Erfahrungen von gestern oder aus der Vergangenheit haften, sondern komme in die Wärme-Kälte-Wellen des Lebens, und gestehe dir selbst zu, *wirklich in deinem Körper zu leben!*[27]

MACHE DIR BEWUSST, wer du bist, in deiner Pracht, deiner Größe; komme zu fruchtbarer Entfaltung, und hole deinen Schaden auf. Trete deinem warmen Herzen näher, und vereinige dich mit deinem herrlichen, irdischen Körper, *fühle dich als Meister deiner Existenz; nimm dich selbst in Besitz, und ufere nicht mehr ins ‚Ätherische' aus, hin zu unbestimmten,* Neptunisch-geistigen, ich-abwesenden, flüchtenden Sphären.

Gib dir selbst sozusagen *einen Marsschen ‚Schlag',* um dich IN dich selbst zu bringen, tatkräftig und entschlossen, und laufe nicht mehr davor weg! Ja, deshalb passiert es dir, dass diese ‚garstige' Mücke dich zum Aufstehen bewegen würde, aus Wut, Ungeduld, Aktion (und ‚haue!' zu),

---

[27] In Bezug auf die warm-kalten Erfahrungen auf der Haut vgl. Juckender Pickel*, lies hierzu auch über die Symbolik der ‚Sauerkirsche' in *Das Füllhorn - Psychologische Symbolsprache der Nahrungsmittel.*

weil es gerade *das* ist, was dein lebender Selbstkern dir abverlangt. *Stehe auf, als ICH, stabil in DEINEM Körper; erkenne deine Kräfte als Mensch an, deine Möglichkeiten, und ziehe dich an keiner einzigen Stelle mehr zusammen, flüchte nicht mehr im Traum oder im Geiste vor deinem Körper, denn dann würdest du dich auf deinem eigenen ‚Flucht-Weg' nur noch aufregen und voller Wut und Ungeduld sein.*

Stehe auf, komme zu dir, gehe in deinen irdischen Körper aus Fleisch und Blut, und sage ‚ja' zu deinem ‚Sein' als Ich-in-der-Materie, Meister deiner Existenz. Kein trauriges, kleines Geschöpf, kein Rückzug mehr, keine Ausflüchte: *mit beiden Füßen auf dem Boden, dir deiner inneren Größe bewusst, dich in deinen höchsteigenen, prachtvollen, starken, physischen, irdischen Körper kraftvoll inkarnieren. „Mache es wahr, oder ich steche dich!", sagt die Mücke.*

Quallenbiss

Kernursache

Du fühlst dich in dir selbst gefangen, in deinem Körper aus Fleisch und Blut; du suchst einen Fluchtweg. Andererseits ziehst du den Gürtel straff und bist du streng mit dir. Du steckst voller Energien und würdest eigentlich eine Menge sagen und ausposaunen wollen, aber im Grunde fühlst du dich machtlos, die Hände sind dir gebunden, nicht dazu im Stande, *wirklich* etwas aus dir zu machen.

Möglicherweise flüchtest du dich in den Geist oder tust du so, als gäbe es kein Problem, quasi nonchalant mit deinem Äußeren umgehend, aus Schein. Du machst dich selbst zu, schnürst dich ein; du lässt dich selbst nicht in voller Breite als „der Mensch", der du bist, ausdehnen. Manchmal fühlst du dich wie ein Maulesel in einem zu kleinen Stall gefangen und blockiert, der Kopf ist in der Türöffnung verkantet. Du kannst weder vor noch zurück, und du scheust dich davor, durchzubrechen, dich selbst völlig offen zu legen und in aller Breite du selbst zu werden: so wie du WIRKLICH bist! Du entziehst dich deinen Wurzeln, du schöpfst unzureichend aus deiner inneren, tiefen Kraftquelle. Vielleicht bist du ein Mitläufer in Modetrends, wirfst dich selber weg, oder du möchtest mit deinem äußeren Verhalten oder deiner Kleidung andere anziehen, aber im Endeffekt ziehst du dir damit die Schlinge um deinen eigenen Hals. Wird das Friedhofstor aufgehen… oder geschlossen bleiben? Hier muss eine Entscheidung gefällt werden: eine Wahl für das Leben! Allen leblosen Verhaltensweisen und Gewohnheiten Einhalt gebieten. Ein Durchbruch von Wahrheits-Energie; ein Bruch mit allem, was mit „Oberfläche, Lüge und Schein" zu tun hat.

Du bist blockiert, die Mühle kann sich nicht mehr drehen, du weißt nicht, in welche Richtung du fahren sollst; es scheint eine schwere Entscheidung zu sein. Möglicherweise fühlst du dich in deinem ‚physischen Sein' gefangen, in deinem Körper auf Erden: So komme zu Dankbarkeit, zu dem Bewusstsein der Einheit, die du bist, „Körper-Geisteskraft", und verschmelze auf herrliche Weise mit deinem *echten* Selbst, von innen heraus.

Du stehst etwas auf ABSTAND zu dir selbst, zur Natur, zu den Menschen; von einer gewissen HÖHE aus *saugst du instinktiv das Notwendige in dich hinein. Scharfe Energien halten sich in dir bereit.* Wie aus Stahl, sauer, aggressiv, böse oder wütend-scharf-beißend, aber du hältst sie zurück; auf Distanz zu deinen Gefühlen weißt du nicht einmal mehr, was für Emotionen in dir stecken. Du bist dir selbst gegenüber kühl. Warum dich so auf Abstand halten? Meinst du, dich auf diese Weise verhalten zu müssen?

Dieses instinktive, distanzierte Verhalten führt dazu, dass du dich selbst, dein körperliches Hier-Sein auf Erden unmöglich genießen kannst. In der Beziehung zu anderen und in körperlicher Hinsicht werden dein Herz und deine Gefühle nicht integriert, weil du dich in Höhe des Elfenbeinturms auf Abstand hältst. Willst du einem schmerzhaften Leben entkommen; ist dies eine Flucht? Sei dir dessen bewusst, dass die Lösung niemals ausschließlich im Kopf, in den Gedanken zu finden ist und ebenso wenig darin, von deinem warmen Gefühlskörper Abstand zu nehmen, sondern gerade darin, warm-herzig hinein zu gleiten und an dir selbst teilzuhaben. Gib dir jede Chance zu einer Erwärmung, einer Teilnahme an dir selbst, am echten Leben.

Aber du fühlst dich blockiert, wie ein Insekt in seinen eigenen Beinen verfangen: Du vergiftest dich selbst; du rollst dich ein, anstatt aus dem Herzen heraus als vollwertiger Mensch weiter zu wachsen. Energien werden gehortet, zurückgehalten; unterdrückte Emotionen ersticken dich nahezu.

Setze diese instinktiven Kräfte in ein bewusstes und liebevolles Leben um! Ergreife die Zügel deiner Existenz, und komme zum Vorschein: Zuallererst mit den Emotionen, die tief in dir leben, darauf in Transformation zu Freude und Wachstum, im Aufblühen deiner selbst! Entdecke das *wahre* Leben: Bisher hast du es nicht gekannt. Wage eine Entdeckungsreise zu deinem wirklichen Ich, und erfahre, was ‚Leben' bedeutet! Du hortest Energien; du belastest dich selbst sozusagen dadurch, dass du deine scharfen Mars-Energien *in den Boden* drückst, anstatt sie offen zu legen und auf kreative, aufbauende Weise zu nutzen. Du drückst dich selbst in Grund und Boden. Unbewusst hast du es bereits erkannt, aber du setzt es noch nicht in die Praxis um.

Kernlösung

Lege jetzt den Abdeckstein über die Vergangenheit, und entscheide dich für ein erneuertes, frohes Leben auf Erden! Befreie dich aus diesem engen Klemmgriff, in den du dich gezwängt hast, und hole dich selbst dort heraus. Erkenne die volle Weiblichkeit in dir an, das positive Weiblich-Kraftvolle, das Hervorbringende, Schöpferische, das Gebärende, und stehe dazu, wer du ‚bist'! Unterdrücke nicht deinen Körper, das vollreife, liebevolle Fleisch, sondern manifestiere dich vollständig in deinem Körper. Trete aus dem Schatten des Geistes, und mache dich auf irdische Weise wahr. Weder Geisteswesen (über die Erde hinaus auf der Flucht) noch Tier (instinktiv, dunkel, begierig, wütend, saugend), sondern ein Engelsmensch aus Fleisch und Blut: Das verlangt das Leben von dir! Gleite hinein, inkarniere, widersetze dich nicht einer kompletten Anteilnahme an dir selbst, an deinem höchsteigenen, einzigartigen Körper.

Steige IN dir selbst weiter empor, bete nicht außerhalb von dir an, denn dann verdammst du dich zu Machtlosigkeit. Beginne tief in dir selbst. Sei dir dessen bewusst, dass du dein Leben lenken kannst, weiter in die Richtung von Leben und Glück. Lockere die alten Schnürsenkel, befreie deine Füße, und gehe in vollkommener Freiheit auf deinem Weg vorwärts! Zwänge dich nicht länger ein, gib dir, in Offenheit, jede Chance. Fühle dich sicher und geborgen in dir, in deinem Haus auf Erden. Spüre die selige, innere Sonnenwärme, das innere Königreich, und fühle dich in deinen Armen, den Armen der warmen Mutter in dir, geborgen. Mache Schluss mit alten Systemen, die dich blockieren, die dich lahmgelegt haben, und baue dich selbst in vollkommen natürlicher Freiheit aus. Entledige dich der Fangseile, und gib dir selbst in aller Freiheit den vollen Raum. Sauerstoff erfüllt jetzt deine Lungen; du findest einen Ausweg und wählst ein ewig frohes Leben auf Erden.

Richte deinen Blick tief in dein Inneres, und gehe auf die Suche nach deinem ehrlichen Selbst.[28] Eine Total-Übergabe an das Allerhöchste, das Allerheiligste in dir. Lasse das los, was sich außerhalb von dir befindet, begehre nicht und fordere nicht, erwarte nicht und ergreife nicht, sondern übergebe dich der Reinheit des Lebens selbst. Blau-weiße Kräfte suchen ihren

[28] Lies in diesem Zusammenhang über die Symbolik der Wassermelone in *Das Füllhorn - Psychologische Symbolsprache der Nahrungsmittel* nach.

Weg; reine Schöpfung ohne Zorn, ohne „es unbedingt zu wollen“. Lasse das Niedere los, steige auf zu deinen wahren inneren Höhen, und wende dich dem Schönen, dem leuchtenden Teil deiner selbst zu. Erhebe dich aus den dunklen Nebeln negativer Fragmente, und versetze den letzten Überresten des instinktiven Tiers in dir einen definitiven Stoß. Lebe in Frieden… mit dir selbst; stelle den Kampf ein.

Komme *ganz* nah bei dir selbst an, und entdecke die wirklichen Werte in dir, unabhängig von einem nach außen hochgehaltenen Image, losgelöst von äußerlicher Erscheinung usw. … Nah an der Materie, nah an deinem Körper, ganz nah an dich selbst herangerollt, aus Freude um dein körperliches Sein. Von irdischem Boden aus siehst du das Leben als wunderlich an; deine Wurzeln ragen warmweich und kräftig in die Erde; dein eigener Boden ist jetzt dein Ausgangspunkt, und du genießt dein Hier-Sein! Die Essenz deines Wesens; alles andere hast du losgelassen…

Schlangenbiss, Vergiftung

Kernursache

Eine flehentliche Bitte des Herzens um Liebe. Eine Traurigkeit, eine Sehnsucht nach Wärme und Sanftheit. Du zwängst deine Gefühle zu eng ein: Sie haben keinen Platz, um vollkommen zu existieren. Nach außen hin bemühst du dich, stark und cool dazustehen, aber im Inneren hast du noch nicht wirklich deine Autorität gefunden. Lebensumstände zwingen dich, hart zu sein, aber innerlich spürst du ein sensibles Verlangen und einen Zweifel an deinen männlichen Eigenschaften. Ein Baby, das sich danach sehnt, von Mutterliebe umgeben zu werden. Du lässt dich folglich einfach fallen, springst in den Abgrund… Du glaubst an den Tod.

Kernlösung

Werde endlich in dir selbst geboren: absterben und wiedergeboren werden (Symbolik Zahl 13). Transformation! Schieße dein eigenes ohnmächtiges, abhängiges ICH tot; das war lediglich eine Haut, die jetzt abgeworfen werden kann; komme zu wahrer Anerkennung deines kraftvollen Selbst, sei dir deiner eigenständigen Würde bewusst. Du *bist* kein Kind ohne Liebe: Die wahre Liebe wird jetzt aus dir selbst heraus kommen. Zu dir selbst, zu anderen. Erwarte nicht, sondern gebe. Lasse dich nicht vom Gegenspieler der Liebe vergiften: die Leere und die Ohnmacht des Todes. Entdecke die Kraft in dir selbst! Wende dich dem wirklichen Leben zu! Innere Weisheit, Liebe und Kraft machen dich immun, sie wehren Umstände in deinem Leben, wie einen Schlangenbiss, ab.

Skorpionstich

Kernursache und Kernlösung

Du weißt noch nicht genau, *wer* du bist; möglicherweise *identifizierst* du dich lediglich mit der Außenseite, den Oberflächen-Schichten, mit deinem Image oder deiner Wirkung auf die Außenwelt (lies Teil I).

Vielleicht fühlst du dich eisenstark-massiv oder glänzend-funkelnd aus Rauschgold, aber es handelt sich hierbei um *ein oberflächliches Gefühl, um eine Schein-Basis, festgelegt, blockiert: keine <u>echte</u> Basis-Kraft, denn sie ist auf einfachem Untergrund mit einer dünnen Lage Schein-Gold gebaut. Die <u>echte</u> Wurzel-Stabilität von dir selbst und der tiefere Wert deines Ichs entgehen dir.*

Bleibst du in einer Vergangenheits-Sphäre haften, in einer Sehnsucht, einer Nostalgie? Magst du es nicht, in der ‚Hier-und-Jetzt-Realität‘ zu verbleiben?
Schwebst du, lebst du in einer unechten Welt, einer Welt von Schein und Flitter, von falscher Romantik und Schwärmereien? Möchtest du dem Bild des schwachen, seelenlosen Filmstar-Weibchens oder dem des ‚starken Mannes‘ entsprechen? Das alles hat mit *Tod* und nichts mit der Fülle des wirklich lebenden Menschen zu tun! Höre auf damit, auf dieser Basis des Unechten zu leben: Sie bietet dir keinen Halt, sie ist lediglich zeitlich begrenzt und vergänglich, auf Tod abgestimmt.

Hole dich selbst in eine neue Sphäre hinein: die Sphäre von Leben und echter Freude.
Du ‚LÄSST' dich leben… bisher: durch Normen, Gewohnheiten, Regeln, äußerliche Werte…, eine Scheinwelt. Jetzt wirst du aufgefordert, dich auf die Suche nach den tiefsten, einzig wahren Werten deiner selbst, des Lebens zu machen. Du wirst nun dazu gezwungen, weiter / tiefer zu schauen! Wie stark auch immer du dich widersetzt, das Leben duldet keinen anderen Ausweg mehr!

Also: Wende dich der ‚Wahrheit' zu, lüge dir nicht länger etwas vor. Wende dich von Schein-Schönheit und hohler Emotionalität ab, die nichts mit *wahrem* Glück zu tun haben. Höre auf damit, dich selbst für dumm zu verkaufen und wie ein Affe seinem Clan ‚zu folgen'. Hänge den alten Mantel an den Nagel, und *baue dein Leben auf deiner ursprünglichen Basis aus: der Mann-Frau-Mensch, der weiß, was er / sie wert ist.*

Nicht länger in leblosen Sphären aufgehen, nicht länger dich selbst als Weiblein oder Männlein in einem tödlichen Spiel ausspielen: schmachtend, einsaugend, in außerirdischen romantisch-rosa-tödlichen Traum-Sphären aufgehend. Jetzt du: Der vollwertige Gottmensch, der Mann und Frau in sich vereinigt hat, der *echten* Wert, *echte* Liebe und *echte* Schönheit kennt, der im Glück seines ‚Seins' zusammen mit anderen wahrhaftig lebenden Menschen Realität erlebt…, auf Erden, in der Realität des Hier-und-Jetzt.

Stoße den Ur-Schrei aus: *Werde in dir selbst geboren. Verhalte dich nicht ‚auf Normen und Traumgedanken' hin ausgerichtet, sondern LEBE wirklich, aus voller Energie, aus dem Innersten deines Wesens.* Verhalte dich nicht ‚konventionell' oder so, wie es sich gehört, um zu gefallen, oder als ‚Frau' bzw. als ‚Mann' usw. …, sondern *ganz* echt und gesund impulsiv, so wie du bist.

Äußere dich, dem Ausdruck und der Form gemäß, so wie du *bist.* Pfeife darauf, was andere über dich denken; lebe dich aus…, bringe Emotionen und Energien nach außen. Ganz und gar dynamisch, unter der Aufsicht eines liebevollen Herzens.

Ein Wirklichkeitsbewusstsein, das sehr stark physisch empfunden und erlebt wird. Keine Kompromisse mit der Welt der Toten. Kein dummes Gerede, kein Schein-Kult, ein herrlich *echtes* und authentisches Wagen, du selbst zu sein, so wie du *bist!*

Du springst… ins wahre Leben hinein! Ob dies nun in der Form eines wilden Mannes oder eines verrückten Schafes, als munter umher springendes Kaninchen oder als hüpfender Frosch ist: Das ist ganz gleich. Du fügst niemandem damit einen Schaden zu, und du befreist dich selbst, als Mensch Wiedergeboren. Pur und echt in seinem „Sein", in seinen Äußerungen, seinen Verhaltensweisen. Kein unechtes Schutzschild, kein halber Mensch, keine weiche Basis. Der Wurzel deiner selbst entsprossen und in aller Ehrlichkeit weiter wachsend, so wie du dich fühlst, so wie du *echt* bist. Eine kraftvolle, dynamische Strömung, Energien werden nicht länger FESTGEHALTEN oder blockiert. Du lässt dich selbst frei heraus sein, ehrlich und direkt.

Biss einer Spinne

Spinnenbiss, allgemein, giftig und ungiftig

Kernursache

Du lebst unter dem wahren Bewusstseinsniveau des Bewusstgewordenen Menschen und legst daher auch Wert auf Dinge, die eigentlich für das Leben selbst keinerlei Bedeutung haben.

„Materielle Nachteile …" beschäftigen dich, aber diese sind doch nicht wichtig, wenn man sie mit Seelenschmerz oder körperlichen Beschwerden vergleicht? Bist du mehr mit beispielsweise der Frage beschäftigt, : ‚welche Holzsorte' man verwendet hat, um diese gekreuzigte Person (möglicherweise dich selbst) aufzuhängen, als mit der Tatsache der Kreuzigung selbst und der tief-innerlichen Frage ‚Warum geschieht dies nun?' Mit anderen Worten: die

Hauptsache wird übergangen; *Nebensachen* werden für Hauptfragen gehalten. *Du wirst aufgefordert, der ESSENZ deines wertvollen Kraftkerns Aufmerksamkeit zu schenken.*

Du sitzt bis zum Nabel im Morast, du bist tief hineingesunken und siehst auf den ersten Blick keinen Weg mehr, um aus dem Morast wieder herauszukommen. Der ‚Schmutz', das Dunkle, die unheimlichen oder oberflächlichen Sphären (dabei kann es sich um alles Mögliche handeln, das erkennst du selbst am besten), in denen du dich hängen ließt. Jetzt wird es noch schwieriger, dir einen Weg heraus zu bahnen.

Den Schwerpunkt in dir selbst positionierst du gleichsam zu hoch, wie ein Köpfchen auf einem sehr langen, wackeligen Eisenstab; der Sockel ist zu schwach; es ist schwierig, nun dein Gleichgewicht zu bewahren. Pfuschst du herum, indem du nicht *erst die Basis in dir selbst verstärkst,* sondern gleich höher reichen willst, so dass du nicht mehr stabil im Leben stehen kannst? *Die Verstärkung deines ICHS und deines ICH-Wertbewusstseins, deiner BEWUSSTWERDUNGSKRAFT ist gefragt!*

Wie bei einem Stier mit unflexiblen horizontal gestreckten Hörnern, der mit einer Art primitivem Blick die Umgebung anstarrt, wenn er nur Gras fressen, grasen kann, und du ihn in Ruhe lässt: *lebst du noch auf diesem zu flachen Niveau deines Mensch-Seins? Dieses Niveau muss erhöht werden. Es gilt, eine Bewusstwerdung bezüglich dieser enormen potenziellen Kräfte in dir zu erreichen: um dann anschließend etwas damit zu tun, auf BEWUSST kreative Weise. Diese KRÄFTE sind in dir vorhanden: sie können zerschmettern auf primitive, nicht-nachdenkende Weise, oder sie können eingesetzt werden, um etwas Wundervolles zu erschaffen, zuallererst dein eigenes ICH-der-Mensch!*

Der Stier, der zufrieden ist, wenn ER hat, was er *haben will,* was seiner Zunge mundet, die Stille und die Ruhe, die man ihm lässt. Er ist gerne alleine mit sich selbst. Störe ihn nicht, oder geh am besten weg: dieses Bild des Stiers strahlst auch du manchmal eiskalt aus. *„Primitive Bedürfnisse werden erfüllt und das genügt, oder?", sagt die Spinne dem Stiermenschen auf diesem Niveau.*

Und nimm nichts weg, denn es gehört ihm / dir; es ist sein / dein Eigentum. *Du wirst dringend gebeten, auf dem Niveau des ‚Seins' und nicht des ‚Habenwollens' zu leben ... , oder des Behaltens / Schützens, beispielsweise gegen Vandalen oder Diebe.*

Mit gleichgültigem Blick stehst du da, siehst dich um und schaust dir die oberflächlichen materiellen Dinge um dich herum an. Das Gras ist gemäht und das genügt dann doch? Mehr braucht es doch nicht? Du gehst nun nicht tiefer. Du schaust dich-an-der-Oberfläche-deinerselbst-aufhaltend um dich herum, wenn du nur *deine höheren Gehirnteile nicht zu sehr benutzen brauchst, und auch deinen allertiefsten Gefühlskern nicht zu fühlen brauchst* (was etwas ganz anderes ist als Emotionalität), *wenn du dir nur des Allertiefsten Teils deines ICHS nicht wirklich BEWUSST werden brauchst, des Lebens, nicht angeschlossen sein brauchst an diese tiefe Quelle der Weisheit in dir selbst.*

So wirst du alt und lachst du um schwache Scherze und weißt, dass du einmal in dein Grab steigen musst (auch wenn dies alles sich nicht unbedingt so entwickeln muss[29]) ; *auf diese Weise lässt du dich selbst altern,* indem du nur bei der oberflächlichen Seite der Dinge verweilst. Materialistisch, möglicherweise schon ‚kunstsinnig', aber nicht mit der wahren tieferen Schönheit des Venus-Herzens, es ist lediglich *die animalische Venus, der sterbliche Mensch, der dich beschäftigt, der primitive Genuss, das Strukturelle, das Funktionelle der Dinge und nicht die wahre tiefe Schönheit. Im traditionellen Rahmen verbleiben.*

---

[29] Lies hierzu in Teil I dieses Buches: Möglichkeit der körperlichen Unsterblichkeit ...?

Wo sind Evolution, Veränderung, Transformation ... ? Die SPINNE treibt dich an zu gründlicher Vertiefung, um zu einem wahrhaften Gefühlskontakt zu kommen, zuallererst mit dir selbst!

Stampfst du lieber mit deinen Hufen im Schmutz, dem schnöden Mammon, dem oberflächlichen Niveau des Tiermenschen, statt dir selbst die Ehre eines wahrhaften Bewussten Mensch-Seins zuzuerkennen?

Kernlösung

Ziehe dich selbst hoch, ziehe deine Arme und Schultern hoch, sauber drehend wie der weißschnelle Propeller eines Hubschraubers[30]: der *Kernpunkt deines ICHS, der reine innerliche Quellwert. Engelmensch auf Erden, fühle dein Herz, deine tiefste goldene Schatzkammer und wende dich dem Höchsten in dir selbst zu.* Gehe vorwärts auf deinem Weg, ziehe dich hoch bis auf das edelste Niveau deines eigenen inneren Seins und schmecke nun das Glück dieser Reinheit. Rein weißsilberne Sphären, dein Herz erfreut, das Leben wird nun so viel leichter.

Dein Lachen wird zu einem echten Lachen, weil du nun an die tiefe innere Quelle in deinem Kern angeschlossen bist. Du erlebst *wirkliche Freude an deinem eigenen reinen Körper, das Gewohnheits-Tier ist aus dir vertrieben.* Du feixt wie ein Walfischdelphin, der seine Schnauze aus dem Wasser streckt. Aber zweifellos ehrlich-rein-glücklich, ohne Begierden; nur blickend auf das schöne, erhabene Niveau. In Kommunikation sprechend und zuhörend, mitgehend zu den Bodentiefen des Lebens ... *Deine Urkräfte werden nun angesprochen, starker, bewusstgewordener Mensch. Kreative Prozesse, die das primitive oder animalisch-instinktive oberflächliche Stadium weit übersteigen, kommen nun in Gang.*

[30] Lies über die Symbolik des Hubschrauber-Bildes in *Das Signalbuch 4*. Dieses Buch ist bei Erscheinen des vorliegenden Werkes noch nicht in deutscher Übersetzung erhältlich.

Zeckenbiss

Kernursache

Eigentlich könntest du wie eine Triumphglocke erschallen, aber du hältst diese Glocke in dir ruhig, schräg-festgehakt wie ein erstarrtes Standbild; es kommt keine Bewegung, kein Lebensrhythmus auf. Du hältst dich ruhig, hältst die Luft an, bleibst in einer Stellung..., du traust dich kaum, dich zu bewegen / so zu sein, wie du bist. Du zwängst dich ängstlich in einen engen Rahmen; du darfst von dir aus nicht frei-sein; du möchtest an / in irgendetwas fest-hängen... oder in einer bestimmten Haltung / Position verharren..., denn sonst würdest du dich nicht mehr sicher fühlen. Du *musst* es von dir aus.

Du kannst dich möglicherweise an Regeln und Richtlinien, an Personen und Strukturen, außerhalb von dir, klammern, dies ist jedoch lediglich eine Folge dessen, dass „du dir nicht zugestehst, in aller Freiheit und in entspannter Freude du selbst zu sein"...

Ein krampfhaftes Zurückhalten deiner Energien, ein Dagegenhalten, du gestehst dir selbst nicht zu ‚zu sein'. Du hängst dich selbst an den Nagel, lehnst dich bei anderen an, du stützt dich auf auferlegte Pflichten und Systeme und gestehst dir nicht wirklich offen ein, wer DU jetzt tatsächlich bist.

Du hältst dich ‚in einer Haltung'; das ist nicht wirklich ‚von innen heraus' leben! Lebensenergien, höchstpersönliche Gefühle werden blockiert; stehst du nicht in einer warmen, liebevollen Beziehung zu dir selbst? Unterdrückst du spontane Schöpfungskräfte und eventuell sexuelle Energien, weil du sozusagen vor dir selbst Angst hast? Du brauchst dringend freie Bewegung, Gefühlserfahrung und –ausdruck, eine Möglichkeit der Entladung, natürlich vom Herzen aus, und die Gelegenheit, alles, was in dir steckt und lebt, dein Lebensgefühl, deinen Ich-Inhalt, ehrlich und spontan zu äußern.

Kernlösung

So befreie dich selbst jetzt aus dieser einengenden Position: Werde du selbst!

Lasse deinen Inhalt jetzt ruhig herausströmen; bremse dich nicht, lege dich nicht auf straffe Strukturen fest, und blühe auf. Gib dir selbst jede Chance zu einer offenen, freien und ehrlichen Existenz.

Frei und froh, kraftvoll und laut erschallt und schwingt und singt die Glocke - vom Triumph über deinen eigenen Inhalt, über das, was in dir lebt, erfüllt.[31] Du gestehst dir selbst die Freude zu. Du übergibst dich kraftvoll dem Leben in dir selbst: Autonom und froh um deiner selbst willen.

Befreie dich selbst, nicht länger durch Strukturen, Systeme, Gesetze festgelegt, befreie dich von allerlei Überzeugungen, die dich lahmlegen. Du brichst mit alten, rigiden Strukturen und LÄSST dich selbst frei bestehen, dynamisch und kraftvoll, ehrlich, spontan und ungebunden, dich nicht länger krampfhaft-aufblähend, deine Gefühle und spontanen Energien nicht länger unterdrückend.

Mache anderen keinen Vorwurf: Alle Lebensumstände, die du zu dir geholt hast, sind eine Folge deiner eigenen Lebenshaltung. Mache dich innerlich frei, sei spontan du selbst, erlebe deine Gefühle von innen heraus, und du wirst infolgedessen feststellen können, wie sich Umstände in der Außenwelt ändern werden.

Du wirst „du", losgelöst von anderen, autonom, aus deiner eigenen, inneren Lebensquelle schöpfend. Frei lebend, sich frei bewegend, wie die schallende Triumphglocke.[32]

[31] Lies in diesem Zusammenhang über die Symbolik des Sterns Sadr in *Auf Erden wie am Himmel* nach. Dieses Buch ist bei Erscheinen des vorliegenden Werkes noch nicht in deutscher Übersetzung erhältlich.

[32] Lies hierzu eventuell ausführlich in *Das Signalbuch* (ist bei Erscheinen des vorliegenden Werkes noch nicht in deutscher Übersetzung erhältlich) über die Symbolik: Dein Haustier hat eine Zecke. Lies auch den Text über die Zecke im Buch *Wenn die Tiere sprechen könnten ...* Dieses Buch ist bei Erscheinen des vorliegenden Werkes noch nicht in deutscher Übersetzung erhältlich.

BLAUE FLECKEN

(Abhängig von der Stelle, *wo* sie sich befinden: Schlage den betreffenden Körperteil nach)

Kernursache

Angst davor, nichts im Griff zu haben, du fühlst dich nicht *wirklich* in dir selbst: ein Weglaufen vor deinem individuellen Wert. Unterdrückung der eigenen Kraft, Frustration. Du bist traurig, voller Emotionen, aber du würdest am liebsten davor weglaufen. Dein Gefühl der Schwäche macht dich zuweilen wütend!

Du unterstellst dich einer Autorität: Denn wir müssen dienen, in einer anonymen Masse untertauchen? Oder sind wir Sklaven des Fernsehens, der Gesetze, die eine Gesellschaft erlassen hat..., ich, armes Ich, habe mir nichts mehr zu sagen!

Wir *lassen* uns peinigen, sind Märtyrer, wir bemitleiden uns selbst..., wenn wir nichts als da sind, statisch, festgebunden, wie ein Sklave zu Diensten, gehorsam, so gehört es sich nun einmal..., „Was habe ich schon zu sagen: nichts. Mein Chef oder mein Gott, sie wissen Bescheid und dürfen mich bestrafen..."

Kernlösung

Befreie dich! Lebe SELBST! Halte dich gut an deinem zentralen Wesenskern fest, und stehe *wirklich* auf eigenen Beinen. Lebe nicht in erster Linie für die Gruppe, den Club, die Masse oder für die anderen, sondern für dich selbst. Nicht auf „egoistische" Weise, sondern voller Respekt.

Eine Dienstbarkeit, mit der du dich selbst verletzt, ist keine Liebe, sondern Selbstverleugnung. Du kannst nur deine Nächsten lieben, wenn du zuerst und vor allem dich selbst liebst: Höre auf mit dieser Selbstkasteiung!

Fahre fort gemäß deiner Autorität!

Siehe eventuell auch: Blaues Auge

BLUT, HERZ UND BLUTGEFÄSSE

Zur Symbolik von Herz und Herzerkrankungen siehe unter dem Buchstaben -H- , schlage im Index nach

Psychologische Übereinstimmung

Symbol für eine warme, sichere Präsenz in dir selbst. Eine rauschende Lebensenergie wird im Blut vorangetrieben: Die Sehnsucht, die Liebe und die Freude um das Leben selbst, ein tanzendes, freies und leichtes Gefühl, *das* ist das Blut. Es ist die direkte physische Manifestierung des Lebens- und Erlebensdranges, von alters her in uns präsent, bereits lange *bevor* unser Bewusstseinskern in das dreidimensionale System eintrat. Eine freiwillige Präsenz im Körper, die jedoch schlussendlich, dank dieses Überganges, zu einem Neuen Körper führen kann.

Dank Bewusster Weisheit und Liebe sich selbst und der Menschheit gegenüber, kann sich der Mensch schließlich zu neuen Formen weiterentwickeln.

Das Herz und der Blutkreislauf, zusammen mit dem Nervensystem und dem Gehirn konfrontieren den Menschen mit seinem Gefühlsreichtum, seinem Wissen, mit seinen Möglichkeiten, sich auf der Grundlage seines Wissens immer weiter zu entwickeln, mit Kreativität und Liebe: eine Wechselwirkung zwischen Weisheit und Liebe, um zu einem stetig wachsenden Bewusstsein zu kommen.

Das Herz symbolisiert das Aufsaugen, das Aufnehmen von Gefühlen in unserem tiefen Selbst und das wieder Loslassen anderer Eindrücke. Es ist die Basis, die Autoritätswiedergabe unseres individuellen Fühlens: das Ur-Vertrauen, unsere Stärke, kräftig in die Erde zu greifen und unser Selbstbewusstsein zu erleben. Die Garantie, die wir uns selbst geben, der Optimismus, den wir uns zugestehen bzw. nicht zugestehen, vitales Wachstum im Leben: Das Blut, das durch das Herz in *eine* Richtung gepumpt wird, nämlich in die Richtung des Lebens.

Blockieren wir diesen Glauben, diese Freude, diese leuchtend-warmen Gefühle für uns selbst, dann ernähren wir diese physischen Kanäle nicht länger, die ihre Arbeit infolgedessen nicht mehr effizient ausführen werden: Unser Bewusstsein, unsere Gefühle und Gedanken sind die letztendliche Schubkraft *hinter* dem Blut.

Auch dieses freudvolle, kraftvolle ICH, ist dazu in der Lage, den Körper selbst hin zu Unsterblichkeit zu transformieren.

Herz und Blutkreislauf symbolisieren die Lebensenergie, die Kraft, den Erdmagnetismus und die Sonnenwärme, das ICH, das seine Krone aufsetzt und das Königtum in sich selbst und nicht außerhalb von sich positioniert! Ein Symbol für den unumstößlichen Drang des Menschen, in Liebe immer weiter zu neuen Wegen vorzustoßen. Bleibt er stehen, so wird das Herz stehen bleiben.

Nimmst du dir selbst die Liebe, den Lebenswillen, die Freude, denkst du, dass das Leben ein harter Kampf ist, legst du dir selbst Fesseln an? Dann nimmst du deinem Blut jegliche Nahrung, und du wirst sterben.

Dich gut fühlen, unbefangen, alles wird gut, ich darf auf diese Kraftvolle Energie vertrauen; das Herz, das Heiligtum in dir selbst, das du hegen und pflegen solltest. Dein tiefes Selbst, das stets ernährt und in einem fort arbeitet, ohne dass du ihm *bewusst* Befehle erteilen müsstest; du kannst allem vertrauen und loslassen..., das Herz klopft solange das Ich auf Erden leben möchte, bewusst oder unbewusst. Programmiert sich der Mensch, gewohnheitsgemäß, auf ungefähr 80 Jahre Lebenszeit, dann wird das Herz dieser unbewussten Überzeugung folgen.

(Siehe Teil I.)

Erkrankungen, allgemein

Kernursache

Bist du hart gegen dich selbst? Hörst du zu wenig auf deine weichen Gefühle? Lebst du unter dem Druck einer niederschmetternden Struktur, die dich daran hindert, frei zu atmen? Sperrst du dich in eine zu materialistische Welt ein, wodurch alle höheren Energien blockiert werden?

Überherrscht das DENKEN dein Herz, dein Körpergefühl? Du lässt deine Kräfte nicht durchfließen! Durch deinen Unglauben, durch die Begrenzung deiner eigenen Möglichkeiten..., du lässt dich hängen, die Lebensfreude ist dir abhanden gekommen. Du erniedrigst dich selbst, du nimmst das Lenkrad deines Lebenswagens nicht *selbst* in die Hand, sondern lässt dich von anderen und ihren Regeln führen. Das Leben wird schwer und dunkel.

Du übersteigst deine Kräfte zu weit, weil deine innere Kraftquelle nicht genutzt wird. Denn du stehst ohne Liebe zu dir selbst da: Vielleicht findest du dich zu schlecht, zu klein und hast du alles andere als Respekt vor dir selbst. Traurig und unzufrieden mit deiner Situation...

Tut dir dein Herz weh, weil du in einer Beziehung ‚Macht' und ‚Sex' anstatt vollkommene Liebe und Gefühle der Zuneigung erlebst?

In dir selbst gebrochen, von deiner eigenen tiefen, warmen Quelle abgeschnitten, die nicht mehr bis zum Herzen durchstrahlen kann, weil du nicht an dich und deine Lebenskraft glaubst. Der Glaube an einen Gott über dir, aber ein Leugnen der Göttlichkeit in dir selbst??

Kernlösung

Freude, Liebe, Sanftheit, Flexibilität, Offenheit. Disziplin ist gut, wenn sie dich auf den Weg führt, den du aus freien Stücken gewählt hast, und mit dem du dich wohl und zufrieden fühlst.

Durchbreche deine Selbstbeschneidung! Befreie dich von negativen Programmierungen. Sei dir deiner Würde als Mensch, deines Einzigartig-Seins bewusst! Breite deine Flügel aus, und erlebe die Freude um deinen Raum, die Kraft des Lebens, deines persönlichen Bewusstseinskerns, der dich immer weiter zu höheren Werten und tieferen Gefühlen bringt, wenn du dich dir selbst anvertraust. Enge dein Herz nicht ein: Lasse Emotionen frei strömen. Kämpfe nicht *gegen* diesen Lebensdrang, und schleife dich nicht mit negativen Gedanken in eine Tiefe: Nutze alle deine Energien, und gestalte dein Leben von einem selbstbewussten Vertrauen auf deine Fähigkeiten ausgehend. Keine Selbstunterdrückung oder Selbstverurteilung mehr. Liebe dich selbst und das Leben: Das Leben wird dich belohnen.

ERKRANKUNGEN DES BLUTES

Lies auch den obenstehenden Text und eventuell die Rubrik *Knochenmark, da dort die Blutzellen gebildet werden

---

Erhöhte Blutsenkungsgeschwindigkeit

Kernursache

Du würdest dich gerne als Mensch verwirklichen und beweisen wollen; du Willst sehr viel, würdest Sachen erzwingen und einen *viel* zu schweren Karren ziehen... bis zu dem Punkt, wo du selbst mitgeschleift wirst. Du würdest alles tun, behutsam und mit Vorbedacht, um dennoch das zu erreichen, was in deinem Kopf als Gipfel deines Ehrgeizes, deiner nachzukommenden Pflichten gilt. Als Machtlose(r) würdest du die Macht ergreifen wollen! Vielleicht möchtest du dich auch nur vor der Außenwelt beweisen oder Ansehen in deinem Freundeskreis erwerben. Du vertuschst deine schwachen Seiten und lebst fortwährend im Stress. Du hast Ehrfurcht vor Machtinstitutionen, Religionen oder Systemen; du versuchst dich in diese unechten Systeme einzufügen und ihre Regeln anzuwenden, um schließlich selbst auf einem (falschen) Thron Platz nehmen zu können. Hast Du solche Angst davor, einfach du selbst zu sein? Findest du dich selbst so wertlos?

Kernlösung

Werde wieder zum Menschen unter den Menschen: Erkenne deine ‚schwachen' Seiten. Akzeptiere dich, so wie du bist. Jeder hat charakteristische Züge: Bekenne dich zu deinen schönen Eigenschaften, und relativiere deine Schwächen. Lebe mit der Fülle, die du JETZT bist, lebe nicht in der Zukunft. Genieße und stehe mit beiden Beinen auf der Erde. Flüchte weder vor dir selbst, noch vor dem Leben.

Blutarmut, allgemein

Anämie

Kernursache

Du suchst zu sehr außerhalb von dir nach Unterstützung. Du hältst dich an Rettungsbojen fest. Du hältst dich selbst für einen Schwächling, nicht an deine eigenen Kräfte glaubend. Warme Energien suchen ihren Weg, Gefühle möchten *leben…,* aber sie werden im Keim erstickt und wie ein Leichenzug in Trauer zu einer isolierten Stelle deines Körpers geleitet: eine einsame Röte auf deinen Wangen. Das sind die Tränen des Lebens: weil du das Leben, das Freude beinhaltet, missachtest.

Du denkst viel, aber du FÜHLST nicht von deinen tiefsten Sehnsüchten aus! Traurig, keine *wirkliche* Lebensmotivation spürend, anderen folgend…, du bekommst keinen richtigen Kontakt zu deinem Gefühlsleben: eine Art Abwesenheit. So, als ob du *neben* dem Leben stehen würdest. Du gehörst nicht ganz dazu, du erlebst dich als psychisch marginal, wie ein Flüchtling in einem Auffanglager, anstatt in seinem sicheren, warmen Zuhause. Schwankend, anpassungsfähig, was soll ich jetzt tun… Ach, dein Körper und dein Leben werden als ein geheimnisvoller, seltsamer, endlos langer Weg erlebt…, du weißt weder vor noch zurück…, ohnmächtig. Den Sinn des Lebens nicht spüren, dich selbst als hilflos und ängstlich erleben, voller Misstrauen in die Zukunft blickend. Müde: weil du nicht auf deine tiefste Kraftquelle vertraust, weil du nicht in wirklicher Liebe zu dir selbst kommst, da du dich unterschätzt.

Kernlösung

Nicht grübeln! Deinen Körper, deine Sinnesorgane spüren. Sieh, atme, rieche, koste vom Schönen des Lebens. Kehre dich jetzt nach innen, gehe in dich, und entdecke dein warmes Herz, das Freude und Kraft schickt, wenn du voller Anerkennung für dich selbst offen für die Liebe und das Leben bist. Suche nicht außerhalb von dir nach Unterstützung, lebe nicht das Leben von anderen…, sondern wende dich deinen Sehnsüchten zu, *fühle,* was du gerne in deinem Leben machen würdest, und fange damit an.

Sehe nicht mit Gedanken, sondern in erster Linie mit deinen Augen; erfahre, auf welche Weise sinnliche Eindrücke deine Gefühle berühren können und dich das Leben auf eine freudvolle Art genießen lassen können.

Entscheide dich für deine Natur: Sie wird dich entlohnen. Erweitere deinen Lebensraum zu allen Seiten hin. Bringe das Glücksrad *selbst* in Gang, warte nicht passiv…; eine Wahl treffen, Aktion, *selbst* bestimmen! In deinen Körper herabgleiten: Komme und schmecke die Freude, die jede Zelle deines Körpers ausstrahlt, wenn du nur den einzigartigen Wert deiner selbst erkennst. Beseele dein Wesen mit Liebe und Wertschätzung: die Brennstoffe für deinen Körper.

Aplastische Anämie

das Knochenmark bildet keine Blutzellen mehr
(siehe auch Knochenmark)

Kernursache

Ängstlich, auf der Hut, die Angst davor, verletzt zu werden. Machtlose Aggression, ein dunkler Groll gegen das Leben selbst. Du vertraust dem Ganzen nicht; du erfährst das Leben als eine Maskerade, hinter der Mächte, Mysterien und Bedrohung stecken. Du selbst wirst dich auch hinter einer Maske verstecken, eine Rolle, die du spielst, um dem Publikum zu gefallen, aber innerlich fühlst du dich einsam, gelangweilt, düster, eintönig. Du möchtest dich gegen das vermeintlich ‚Böse' verteidigen. Einerseits bist du auf der Hut vor dunklen Kräften außerhalb von dir, andererseits würdest du andere mit deiner Machtergreifung umfassen, manipulieren, um dich stärker zu fühlen. Auf diese Weise lebst du unecht, verkaufst du, sei es unbewusst, Theater.

Heldenhaft würdest du für ein Ideal, für das Gute, gegen das Böse in den Kampf ziehen; du würdest große Gefühle nach außen hin manifestieren wollen, mit aggressiver Kraft; aber innerlich bekommst du keinen wirklichen Kontakt zu deinen tiefsten Gefühlen, zu deinen intuitiven Kanälen, zu deinem Herzen, zum Feuer deines Wesens.

Dein tiefster Kern ist ganz tief vergraben, so dass du selbst kein Gefühl mehr für deine persönliche, wahre Natur hast. Du versuchst, diese Leere, dieses schwache, selbst-verleugnende Gefühl zu kompensieren, indem du dich zur Außenwelt hin manifestierst oder Aufmerksamkeit von anderen Menschen bekommst, auf dass du dich in einer Weise vertrauter, sicherer und wärmer fühlen kannst.

Aber du fühlst dich weiterhin wie ein gehängter Vogel, wie jemand, der von seiner eigenen Autorität abgeschnitten ist. Infolgedessen reagierst du umso verletzbarer auf die Reaktion der Außenwelt dir gegenüber. Du denkst, dich selbst auf eine aggressive Art und Weise beschützen zu müssen, weil du die männliche ICH-Kraft, das wahre Sonnenzentrum in dir, missachtest. Du positionierst jede Macht und Autorität außerhalb von dir.
Du stehst auf Distanz zu dir selbst; du lebst nicht wirklich „beseelt", so dass Bewusstseinskräfte deinen Körper unzureichend ernähren. Eine harte, innere Anspannung, ein Widerstand gegen eigene Transformation.

Kernlösung

Stehe auf eigenen Beinen, selbständig, im Vertrauen auf dein tiefstes Selbst. Beuge dich lediglich der Autorität in dir selbst, und enthülle alle falschen Werte und Autoritäten außerhalb von dir. Traue dich, mit deinen Gefühlen nach außen zu treten, und sei gewiss, dass nichts in oder außerhalb von dir dich bedrohen kann; konfrontiere dich aus diesem Grunde mit deinen tiefsten Emotionen, mit der Wirklichkeit. Träume nicht, lebe nicht in Phantasiewelten, greife lediglich nach dir selbst, und lasse alles und jeden los. Werde dir deines Wertes bewusst.

Baue stabile Strukturen auf deine Basis; gestalte dein Leben selbstbewusst; fühle dich beschützt und sicher in dir selbst. Blicke jetzt in dich, richte dich nicht länger auf die Außenwelt: In dir selbst findest du die unerschöpfliche Energiequelle für dein Leben. Verschließe dich ihr nicht; höre auf dein Herz, und verwirkliche dich selbst von deiner wahren Art ausgehend, ursprünglich, ehrlich, furchtlos.

Fühle die innere Flamme, das Lebensfeuer in dir, und gestehe dir selbst zu, in Frieden und Sanftheit zu leben. Lasse das männliche und das weibliche Element in Harmonie verschmelzen. Eine flexible Haltung innerhalb der sicheren Struktur deines Selbst. Schaffe Raum für das Genießen, für ein Lachen, für Freude!

Sichelzellenanämie

Kernursache

Dein wirkliches Sein, dein Inhalt, deine Kräfte, dein „ICH" leben hinter einem Schirm verborgen. Du unterdrückst deine wesentlichen Energien. Du SELBST kommst nicht wirklich durch; möglicherweise funktionierst du sehr gut in einem oberflächlichen Muster; du redest und erzählst möglicherweise eine Geschichte nach der anderen, aber wo steckst DU eigentlich, so tief verborgen? Warum lebst du nicht wirklich von deinem tiefsten Kern aus? Vielleicht imitierst du andere, deinen starken Vater oder ein Mannequin..., warum so unecht leben? Du traust dich nicht, dich so zu manifestieren wie du *bist.* Du lebst dich in Rollen ein: in die Familie, in die Schule oder in die Gesellschaft; du verhältst dich so, wie du *Denkst* sein zu müssen, um auf die anderen ‚gut' zu wirken. Zum Beispiel ‚verdienst' du als Kind die Aufmerksamkeit und die Liebe deiner Eltern, wenn du dich ihrem Lebensmuster entsprechend verhältst. Du identifizierst dich manchmal zu stark mit den anderen, weil du denkst, nicht gut zu sein, weil du dich als minderwertig ansiehst. Schlussendlich weißt du nicht wirklich, wer du wohl *Bist?* Unterdessen hältst du deine persönlichen Energien, deine Kreativität, deine wirklichen Gefühle zurück..., du traust dich nicht wirklich, dein Innerstes nach außen zu kehren!

Manchmal zögerst du: Soll ich oder soll ich nicht die Fenster öffnen? ‚Spiele' ich weiter oder soll ich mich ‚durchsetzen'? Angst hindert dich daran, mit Emotionen, mit deinen aggressiven Kräften nach außen zu treten; aber der Druck wird zu groß. Du kannst es alles nicht länger zurückhalten; krampfhaft hältst du dich selbst und deine innerlichen Energien fest.

Kernlösung

Entlade dich! Lasse Dampf nach außen ab: Lasse Trauer und Wut heraus. Halte dich nicht länger zurück. Du bist einzigartig; niemand wird dir verbieten, zu sein, wer du bist. Habe keine Angst davor, Menschen zu verlieren, wenn du dich so manifestierst, wie du dich wirklich fühlst: Diejenigen, die deine wirklichen Verwandten sind, werden zu dir kommen. Trete für dich selbst ein! Transformation: Ziehe die Wurzeln von dir aus dem Boden, der nicht wirklich dein Boden ist, auch wenn es um deine Zuhause-Basis geht. Du wirst erst dann richtig nach Hause kommen, wenn du selbst Wurzeln schlägst. Bruch mit „Schein"; Durchbruch der ‚Echtheit'. Entdecke deine tiefsten Sehnsüchte, deine Gefühle, lebe nicht länger nach den anderen, an der Oberfläche. Reiße die Fenster ganz auf, und atme das Leben in vollen Zügen ein! Entdecke diese tiefe Freude in dir, wenn du dich in aller Ehrlichkeit deinem ICH zuwendest und deine Eigenheit voller Stolz, ohne Angst, zu manifestieren wagst! Wachse im Glück auf, halte dich selbst jetzt nicht länger unter der Erde: Zeige dich so, wie du *bist.*

Thalassämie

angeborene Störung des Hämoglobins (dies ist das Blutpigment, das den Sauerstoff transportiert)

Kernursache

Du stichst sozusagen die Nadel in dich selbst; Selbstzerstörung. Anstatt selbst geboren zu werden, würdest du dich füllen oder ausnutzen lassen; um *selbst* nicht wirklich geboren werden zu müssen, würdest du - beispielsweise - aus Kompensation als Erwachsene Kinder in deinem Bauch ernähren.

Das Leben scheint dich geradezu zu überwältigen; du meinst dich versteckt halten zu müssen, nicht wirklich als ICH leben zu dürfen. Du findest dich sozusagen damit ab, anstatt dich als Meister an die Spitze deines Lebens zu stellen.

Du stellst dich mausetot, aber im Grunde könntest du ebenso gut aufspringen, dich des leblosen Teils in dir entledigen, der Seite in dir, die sich füllt und festsaugt und an sich saugen lässt.
Du hast das Recht auf ein ‚eigenes' Leben; so springe vom Stuhl der Machtlosigkeit oder Gefügigkeit. Trete für dich selbst ein, aber ‚ergreife' nichts aus Macht außerhalb von dir. Bemächtige dich deines Lebens...

Bosheit, Wut, Härte und Aggression nach außen hin sind eine mögliche Folge deiner Frustration aus Selbst-Hass, Selbst-Verstümmelung, dich selbst nicht auf liebevolle Weise als Ich-Mensch ‚sein' lassen zu können.

Es lebt kein Teufel in dir, du bist überhaupt nicht besessen, so wie du möglicherweise unbewusst befürchtest: Aus Selbst-Liebe und Liebe zum Mitmenschen wird jedes Gefühl der Besessenheit vertrieben; allein Güte wohnt in dir, wenn du nur daran glaubst und daraufhin lebst und handelst (nicht füllst, ergreifst, begehrst, klebst, saugst).

Kernlösung

Lebe von einem milden, warmen, weichen HERZEN aus, erfülle dich mit dir selbst! Sei kein Parasit, lasse dich ebenso wenig von Parasiten ausnutzen, und komme zu *echtem* Leben „um deiner selbst willen", in aller Einfachheit und Reinheit. Entledige dich dessen, was nicht wirklich zu dir passt, auch des Instinktiven (du bist kein Tier, sondern ein Mensch!), eines Überzeugungsmusters, dass das Leben ohnehin nur begrenzt und kurz sei. Ergreife dein Leben fest mit beiden Händen. Versuche nicht, einen anderen auf deine Seite zu holen, zu überlisten, sondern hole dich selbst aus Güte zu dir hinein, beginne, aus deiner eigenen Fülle heraus LIEBE zu geben. Als *Gebende(r)* im Leben zu stehen, von deinem Herzen aus strahlend, nicht ziehend oder saugend. Jetzt wird das Leben zu einem wirklich faszinierenden Ereignis! Jedes Gefühl der Langeweile, Leblosigkeit, Wut oder Leere verschwindet nun. Sage nicht „Ich kann nicht", komme in dein würdiges Mensch-Sein, und führe auf selbstbewusste Weise dein Leben zum Schönen. Diese aufrichtige Liebe und dieses Ja-Sagen zu dir, zum Leben, verjagt zugleich jede Angst. Entfliehe dir also nicht in dieser oder jener Sache, sondern komme zu absoluter Selbst-Anerkennung. (Lies hierzu Teil I)

Polycythemia vera

Vaquez-Osler-Syndrom

seltene Knochenmarkkrankheit mit abnormaler Vermehrung der roten Blutkörperchen, wodurch das Blut dickflüssiger wird; mögliche Symptome sind u.a. Kopfschmerzen, Schwindelgefühle, Müdigkeit, Kurzatmigkeit, Hautrötungen, Juckreiz, Sehstörungen, Zahnfleischbluten ...

Kernursache

Diese Krankheitsform liegt, wie übrigens jede ‚Krankheit', begründet in den, von der Geburt an vorhandenen, potenziellen Möglichkeiten / Eigenschaften / psycho-emotionalen Anlagen ... des Menschen. Allerdings ist der psycho-geistige Aspekt in diesem Fall *extrem* auffällig. Man könnte diese Krankheit ebenso gut als psychische Erkrankung bezeichnen (gefolgt von oder parallel laufend zur Entwicklung von Polycythemia vera, wobei sich diese sehr langsam weiterentwickeln kann). Für die Auflösung von Polycythemia vera ist es daher erforderlich, *in möglichst jungem Alter zu begreifen, was psychisch geändert werden sollte, so dass der körperliche Krankheits-Prozess abgebremst und eventuell aufgelöst werden kann.*[33]

Es hat den Anschein, dass du nicht weißt, ob du dich selbst auf <u>einen</u> *Punkt ausrichten musst, ob du dich selbst in der Spitze*[34] *eines Kegels streng und hart konzentrieren solltest ... (und du dich dort dann eventuell FEST und fixiert sitzen fühlst, wobei dein Blut gleichsam stillstehen würde, dick und gerinnend)*, ... oder ob du dich selbst wie das Ende einer Trompete oder Posaune aufsperren solltest, so dass Klänge, Worte, Energien sich nach außen verbreiten können, weit in den Raum, in die Weite hinein, ...

Du kleidest dich vielleicht in Schwarz, du könntest dein Haar schwarz färben, Make-up oder hohe Absätze tragen, in den toten Linien einer toten Modewelt aufgehend ... Auf diese Weise ähnelst du einem der vielen Monstren, die sich selbst nicht als ICH sind, sondern sich hinter ‚etwas' oder ‚jemandem' verbergen.[35] Oder du bist beispielsweise wie eine gefallene Frau (das Weibliche[36] im Mann, in der Frau), je nachdem, in welcher Situation du dich befindest. In bestimmten Fällen gilt: als ob du einen Pakt mit dem Teufel geschlossen hättest; unter schwarzen Kleidern verbirgst du dein ich. Willst du sexuell herausfordern? Grausignackt und schmutzig? (Dies gilt nicht für jeden, der diese Krankheit hat; vollständigkeitshalber muss es jedoch erwähnt werden, für extreme Fälle.)

---

[33] Mit oder ohne Medikamente, je nach eigener Wahl und Überzeugung.

[34] Dabei kann es sich um eine Idee oder eine Arbeit handeln, obsessive Gedanken oder die Ausrichtung auf etwas oder jemanden.

[35] Lies in diesem Zusammenhang beispielsweise den vergleichenden Text von *Leukämie.

[36] Lies hierzu eventuell über die *rechte Gehirnhälfte.

Der Weg zu einem ehrlichen Erblühen ist erforderlich, du solltest zum Vorschein kommen als ein herzlicher, sich im Wachstum öffnender Mensch, der sich zu seinem innerlichen Höchsten und reinsten lebenden Selbstkern hin entwickelt.

Kernlösung

Bei der Lösung müssen wir diese Dualität möglicherweise noch für eine kurze oder sogar längere Zeit wahrnehmen: den Ernst, die Strenge, die strukturellen Massen- oder Herdentier-Linien ... die du in dir selbst aufrechterhältst und mit denen du keinen Schritt weiter kommst. Und andererseits willst du dich froh in aller Freiheit und Tugend öffnen, geschmeidig, die straffe Strenge vertrieben, die harten Linien aus deinem Gesicht verschwunden.

Rufst du dich eigentlich selbst manchmal zur Ordnung? Bestimmt, oder etwa nicht? Ist es nicht so? Du sprichst dir jetzt selbst ermahnend zu, dass dies nicht mehr so weitergehen kann.

Die Hände in die Hüften gestemmt, hüpfst und springst du fröhlich herum. Bewegst dich dabei von links nach rechts und umgekehrt: wie schön, diese spontane Äußerung. Nein, du bist nicht verrückt: du folgst den Impulsen deines Herzens. In Linien zwar, Strukturlinien wie dem ‚Sorbas', dem Sirtaki, aber zugleich froh und frei und verrückt den Kopf lenkend. Ja, lass dich nur gehen und hüpfe dich froh in dem genau vorgezeichneten runden Kreis und Hoppsassa und Trallala, wie bist du doch rhythmisch lachend frei. Du öffnest dich weit und siehst das Leben als leuchtend tirolerisch. Jodelnd in den Bergen ... und dennoch: andererseits ist da diese Art von Ernst und Verantwortungsgefühl und ... ‚es ist doch gut, was ich tue? Mache ich so alles richtig?'

Die Leute finden dich schon ein bisschen verrückt, aber das macht nichts, denn du findest den goldenen Mittelweg schon, stimmt's? Gesunde Basisregeln - vielleicht manchmal noch zu konzentriert-semi-autistisch-ernsthaft gleichsam auf Tanz-Tour - und dann das Sich-öffnen in froher Bewegung, die Flexibilität genießend, die in den gelegentlich zu straffen harten Linien deiner Rigidität wohnt. Ernst ... Lachen. Feste Linie, die sich in wogenden Kreisen mitbewegt, Rundtanz in einer Gruppe. Wer versteht dich noch in deiner Seinsart? Ist doch nicht nötig, oder? Verstanden zu werden? Sei dein *echtes* Selbst!

Sei auf ENTSPANNTE und GESCHMEIDIGE Weise fröhlich du selbst; lass dich gehen in der Sonnenbewegung deines Wesens, in dieser Freiheit sein zu können / zu wagen / zu dürfen, wer du bist. Nicht streng nach Regeln und Linien, aber dennoch auch wiederum nicht ohne gesunde geschmeidige Struktur-Linien, innerhalb derer du dich frei und geschmeidig fühlen kannst. Dich selbst öffnend im Leben als ein Ich in Körper und Inhalt, ohne strenge Selbst-Bremsung, ohne feste Maske.

Einfach: du selbst werden und dich gehen lassen, auch das kindlich Spielerische in dir selbst!

MGUS

Monoklonale Gammopathie unklarer Signifikanz
abnormale Vervielfältigung eines ‚Klons'
von weißen Blutkörperchen, die alle denselben
Antikörper produzieren; MGUS verursacht keine
Symptome (sehr selten geht es mit Polyneuropathie
einher) und hat meist keine Bedeutung, wird
jedoch medizinisch beobachtet, da es
sich in seltenen Fällen z.B. zu einem
Multiplen Myelom entwickeln kann

Kernursache

Du genießt zwar, aber **bist zu sehr in geradlinige Strukturen gepresst.**[37] **Öffne dich also stärker, hin zu einem freien und frohen Gefühl. Du kannst das, aber wagst es vielleicht nicht oder hast zu wenig Selbstvertrauen. Für dein Wohlbefinden ist es nötig, dass du (gleich-**

[37] Lies hierzu über die Symbolik der Brüsseler Waffel in *Das Füllhorn - Psychologische Symbolsprache der Nahrungsmittel.*

sam[38]) alle Reißverschlüsse öffnest und dich nicht fragst, ob man dies auch kann und darf, dieses Freiheitsgefühl: der zu sein, der du bist, so zu sein, wie du bist, auf deine einzigartige Weise. Solange du nur aus deinem Herzen heraus lebst, nicht beherrscht von Habgier und Begierde. Letztere können die Folge des Ur-Zweifels an dir selbst sein. Geh auf die Suche nach dieser Vollheit deiner selbst!

Die Pampelmuse liegt vor deiner Nase und erzählt dir: betrachte das Leben aus dem inneren großartigen Kern heraus, der in dir wohnt, als etwas Optimistisches, Leichtes und Freudvolles. Beiße hinein und genieße! Lebe nach der Überzeugung, dass dich keine Düsternis mehr zu überfallen braucht, und öffne deine Hände weiter für alles Schöne, das hineinfallen will. Auch Bananen rufen dich dazu auf, stabil in deiner Kraft zu stehen, Geist und Körper vereint, eine urstarke Einheit.[39]

Die Ursachen dieser Erkrankungen scheinen stark dem Folgenden zu ähneln - und das weißt du eigentlich schon: erwache mehr zum Leben und zum Liebeserleben in und mit dir selbst. Liebe dich selbst mit Leib und Seele.
Dies ist keine falsche Emotionalität, es geht hier vielmehr um ein aufrecht dankbar freudvolles Begreifen deines ICH-Seins auf Erden.

Wie eine große Frucht, ein Kürbis oder eine Wassermelone, usw. ... willst du auf großartigere Weise leben, willst du aufblühen, aufsteigen, Potenz in Kreativität umsetzen. Du willst dich selbst in deiner Vollheit erleben, endlos wachsen lassen: dies wird von dir verlangt.

[38] Lies über die Symbolik des Reißverschlusses in einem der *Signalbücher*. Diese Bücher sind bei Erscheinen des vorliegenden Werkes noch nicht in deutscher Übersetzung erhältlich.

[39] Lies über die in diesem Text genannten Nahrungsmittel wie Pampelmuse (Grapefruit) und Banane in *Das Füllhorn - Psychologische Symbolsprache der Nahrungsmittel*.

Kraftfeld: du schaust um dich herum und willst dich auch so grandios fühlen, mit dem Stiel der Frucht stark vertikal darauf. Die wunderbaren Farben des Pfaus, der gesehen werden will / sich sehen lassen kann; die männliche Eitelkeit braucht dabei nicht durchzukommen, der Stolz über deine lebende Schönheit hingegen darf sein.
Höheres Bewusstsein dringt ein; die prächtige Warmviolettindigo-Farbe in deinem Gehirn; ein höheres Bewusstsein will sich bilden, kündigt sich in deinem Körper an; dessen Integration in deinem Kopf, in deinem Sein.

Worin liegt die Ursache dieses Phänomens?
Wie Grandiose Wasserfälle: das Wasser strömt und strömt aus der Höhe in die Tiefe, strudelnd und brausend; *welch eine Kraft, welch eine Energieproduktion!* Das Potenzial ist groß: nur solltest du *diese Energie in aufbauendem Sinne kreisen lassen, nicht in instinktivem Sinne, nach alten Mustern.* Bereitstehend, wie ein riesiger Pilz auf 2 Beinen, bereit um in die Höhe zu schießen, sich zu transformieren, sich wie eine Rakete in die Luft zu katapultieren.
In alle möglichen Richtungen würdest du aus deinem Mittelpunktkraftfeld hinausfliegen wollen / können, ausstoßen, solch eine starke Energie liegt in dir.

Kernlösung

Die ‚Gespaltenheit' männlich-weiblich, Mann und Frau ... ist im Schoß des Lebens so weit gegangen, dass in den meisten Kulturen ein starker, erobernder Mann einerseits und eine verführende schwache Frau, die die Kinder gebären darf, andererseits in den Vordergrund getreten sind. Damit geht einher, dass der MENSCH seine Vollheit ablegt und sich nur halb fühlt, dass er Genusserfüllung im Sex ohne Liebe, in der Habgier usw. sucht ...

Vom **‚SEIN'**, in Freude und Vollheit, gelangt man so zum **‚HABEN WOLLEN'**. Die Brüste der Frau sind nicht länger ein Symbol für Weichheit und Fruchtbarkeit, sondern für das ansaugende Verführen und Binden des Mannes. Mengen von Muttermilch werden produziert, um sie instinktiv dem Kind zu geben, aber die Kinder werden dabei häufig festgehalten und sind wie ein abhängiger Besitz der stillenden Mutter. Adam und Eva im Anfangsstadium. Der Stramme Mann wird eitel-stark in seinem instinktiven Eroberungsdrang. Das Weiblein lockt und verführt.

Auf diese Weise entsteht eine Über-Produktivität in negativem Sinne, denn sie ist nicht mehr im Dienste des SEINS, sondern des BEGEHRENS. Energien entwickeln sich, Zellteilungen greifen um sich, instinktmäßig ...

Die Absicht der Lebensquelle ist hierbei, dass der Mensch nach diesem ‚Herabsinken' in das Tier-Menschtum, sich in seiner VOLLHEIT, in seiner Göttlichkeit aufrichtet. Instinkte werden nun in liebevolle Bewusstseinskräfte umgesetzt. Das UNSCHULDIGE Lamm und die VOLLHEIT des göttlichen Menschen gehen dabei Hand in Hand: die Atmosphäre des Seins in Liebe. In Dankbarkeit und Zufriedenheit nicht mehr ‚haben wollen' ... Der Mensch ohne Begierde siegt schließlich.

●

Wie eine Klapperschlange gehst du nun vorwärts. Mit rücksichtsloser Kraft machst du weiter; die Urenergie bahnt sich ihren Weg und ... alle aus dem Weg! Vor niemandem Angst habend, furchtlos weitergleitend, gleichsam die Zähne zeigend, scharfe Spitzen auf dem Rücken, wie bei einem Drachen. Im Namen der Liebe schreitest du vorwärts! Niemand kann dich besiegen. Die Tür zum Alten ist definitiv zugeschlagen. Dann können die gerechten Richter wieder eintreten.

Das Leben fordert eine Große Veränderung, *aus deinem vollen Mensch-Sein heraus: Mann und Frau im MENSCHEN, die anderen wirklich mit Werten im Dienst der wahren Liebe und des Lebens ‚ernähren'.* Kein Ergreifen, sondern auf gesunde Weise ERNÄHREN, transformiert. Nun bist du kein Tier-Mensch mehr, sondern verschließt die Augen vor dem Bösen, vor der Schlange, die in die Irre führt und verführt und lockt. Die giftige Schlange mit eigenen guten Mitteln schlagen: die urpotenzielle Kraft, so stark wie ‚die gute Drachenschlange', die die böse Schlange vernichten kann.

Das Schwert in die Luft gereckt wie ein kühner Ritter. *Ohne zu zögern* wird sich auf den Weg gemacht, galoppierend auf seinem schnellen Pferd, schnell und urstark. Nicht länger gezaudert: *tue, was du fühlst, tun zu müssen* und beschäftige dich nicht mehr mit dem Übrigen. Konzentriere dich auf die Hauptsache, so dass du auch deine Schilddrüse fühlst: nun bist du auf DEINEM PFAD, bist nun sturmkräftig vorwärts gegangen. Oh, welch eine Kraft sprudelt aus dieser Lebensquelle in dir.

Steige auf dein Pferd und zweifle nicht, halte dich selbst und deine gesunden kreativen Ideen nicht zurück; gehe ruhig vorwärts, ohne deine innere Zweifelstimme noch ertönen zu lassen.

Du tätest nicht nur gut daran, du *musst* den Weg des Lebens einschlagen. Lass die Energien strömen und handle in fester Entschlossenheit. Manchmal wird Kommunikation erforderlich sein, um eine Barriere zu durchbrechen: zweifle nicht: die Sprache der Wahrheit ist wie ein Schwert, das dem Guten nicht schaden kann. Hopp! Vorwärts, Marskräfte in vollem Galopp. Riesige Vulkane, Tornados und Windstürme: alles dreht sich in dir und um dich herum: als Zeichen des Lebens, das von dir fordert, definitiv kurzen Prozess zu machen mit dem Warten, der Passivität, der Krankheit des ‚Dich-selbst-absterben-Lassens'. Leben!

Lies auch: *Knochenmark, Erkrankungen, allgemein und *Neuropathie

Multiples Myelom

Morbus Kahler

Plasmazelltumore, die sich im Knochenmark bilden, den Knochen auflösen und die Blutbildung beeinträchtigen (Plasmazellen dienen normalerweise der Produktion von Antikörpern)

Kernursache

Du müsstest etwas ‚aufbrechen' ... wie mit einem Brecheisen ... müsstest etwas los-stemmen, das schon lange in dir festsitzt. Etwas Altes ... etwas Schweres, etwas, das möglicherweise verborgen lag, tief in dir ... Und du machst dich auf die Suche danach; du willst das Unterste in dir nun zuoberst kehren: daher dieses Signal, diese Krankheit.

Du willst eigentlich die Wahrheit über dich selbst wissen, über das Leben, über das, was in deinem Leben geschehen ist. Und du verschließt die Augen nicht davor: du *arbeitest* daran und legst frei, was gesehen werden muss / bekannt sein muss. Die Macht des Alten Denkens wird vernichtet werden, wenn du eine Neue Vision als Ersatz vorgibst, die vollständig auf ein Leben in Wahrheit ausgerichtet ist. Du wirst / darfst nun das Unterste in dir zuoberst kehren und dadurch wird dir deutlich werden, wo es schiefging, wo es angefangen hat: die Macht des ZWEIKAMPFES. Zu wählen, ob man ‚sein' oder ‚nicht sein' will, sich zu entscheiden zwischen dem Weiblichen und dem Männlichen, dem teuflisch Düsteren und dem herrlichen Guten ...

An dieser Weggabelung standest du einmal und möglicherweise fühlst du dich wieder wie an einer solchen Gabelung. NUN kannst du den Ursprung bestimmter Ereignisse herausfinden und dich schließlich DEFINITIV entscheiden für ‚Ja! Leben!', für das Gute. Du wirst entdecken, dass links und rechts, männlich und weiblich, in dir in perfekter Harmonie miteinander leben können, dass durch eine harmonische Zusammenarbeit des Gefühls-Intuitiven einerseits und des Rational-Verstandesmäßigen andererseits sogar Dinge gründlich betrachtet, verstanden und richtig eingeordnet werden können.

Die Aufmerksamkeit, die du ‚FÜR DICH SELBST' gebraucht hast / brauchst, war / ist erforderlich, um einmal alles gründlich untersuchen und systematisch ordnen zu können, um dann zu einer eindeutigen und klaren Übersicht zu kommen! Verlasse die Zweifel-Position, in die du irgendwann einmal hineingefallen bist, um dich nun auf urstarke Weise als ICH niederzulassen, dankbar für DEIN SEIN ... so wie du bist! Hat ‚man' dir je gesagt, dass du nichts taugst, dass du nicht in Ordnung bist, so wie du bist? Erkenne dann jetzt deine innere Königswürde an; wisse, dass du alles in deinem Leben - sei es auch unbewusst - angezogen hast, auch die schmerzlichen Aspekte, um dir deutlich zu machen, *welche* Gedanken über dich selbst dir innewohnen.

Alte Verletzungen weisen nur darauf hin, dass es Zeit wird, dass DU dich selbst anerkennst und schätzen lernst; andere haben diesbezüglich nichts zu bestimmen. Baue dein Leben auf deine eigene Basis, aus deiner Vollheit heraus, in Freundlichkeit, in Vertrauen ... und auf diese Weise kannst du nun alte Schmerzen ersetzen durch eine herrlich warme Selbst-Liebe im Austausch mit Menschen, die mit dieser Herrlichkeit resonieren. Zuerst ist es an dir ... dich selbst zu finden, bis zum tiefsten Grund deines Wesens ... und einen neuen Anfang zu machen ... Ein neues Leben wartet auf dich! Arbeite daran! Arbeite es aus! Nimm dich selbst an der Hand und mache etwas Wunderherrliches daraus. (Lies Teil I dieses Buches.) Entwickle keinen dickköpfigen Widerstand gegen diese Wiedergeburt, gegen das Entfernen alten Ärgers aus dir selbst, den du am Grund deines Seelenkerns gestapelt hast.

Kernlösung

Diese nicht wirklich frohe Sicht des Lebens, sich selbst versteckt zu halten, nichts von deinen ECHTEN Fundamenten zu wissen ... *das* sind Dinge, die du nun lösen wirst. Nun WILLST du auch die untersten Bereiche deines Selbst betrachten und nun wirst du suchen, bis du den goldenen Kern in dir selbst gefunden hast, bis du das, was dich ärgerte und diese Überzeugungen bezüglich deiner selbst in dir, die dir dein Leben vergällten ... gefunden und weggeschafft hast. Du beginnst eine urgründliche Reinigungsaktion am tiefsten Grunde deines Wesens ... und das ist gut, notwendig. So schaffst du es sicher. Schließe deine Augen nicht, sei kein Vogel Strauß, sondern schaue genau hin, arbeite daran; du schaffst es! Die Entscheidung ist gefallen: für Dich selbst ... für das Leben! Und an dieser Entscheidung braucht nicht länger ‚gerüttelt' zu werden.

Die alten Steine, die wie Blei in deinem Magen lagen, werden nun entfernt ... du löst alte Schmerzen auf, fundamental. Und das Leben darf nun leichter, heller werden. Du widersetzt dich nicht länger einem SEIN als ICH-in-deinem-Körper. In Dankbarkeit bist du du selbst; du liebst dich selbst und keine einzige Form der Selbst-Zerstörung verbleibt noch in dir. Du gibst dir selbst die warme Liebe; du sagst ‚ja' zu dir selbst, ‚ja' zum Leben. Zufriedenheit, innerlicher FRIEDEN (mit dir selbst und dadurch auch mit den anderen), Dankbarkeit für deine ART, dein ICH ... diese Energie in dir zirkuliert und bringt Heilung: Reinigung einerseits, und Konstruktion, Aufbau, andererseits.

DEIN FUNDAMENT IST GUT! Schau es dir nur gut an! Hol nun alles aus dir nach oben ans Tageslicht! Schleppe dich selbst nicht mehr als Last mit, sondern schenke dir selbst das Allerschönste, das es gibt: Leben auf der Erde in deinem Körper aus Fleisch und Blut, in Liebe, in Sanftheit ... Immer vorwärtsgehen, jetzt nicht nachlassen! GLAUBE an dich selbst!

Tue in jedem Augenblick des Tages das, was du nach deinem Gefühl tun musst, das eine Mal bedeutet dies, dich auszuruhen, ein anderes Mal zu arbeiten (du ‚MUSST' nichts) oder ‚spielen'; folge jetzt deiner inneren Stimme, deiner eigenen Natur. Tue nicht, was ein anderer von dir verlangt, sondern *fühle ganz* tief in dir selbst, was dein ICH, dein Körper von dir verlangt ... : ‚Leben nach Wahrheit' macht ‚frei'! Und dieses Gefühl der inneren Befreiung: danach verlangst du. Nur du allein kannst dir dieses Gefühl geben. Leben aus der aller-tiefsten ehrlichen Gütebasis deiner selbst : das ist schön!

Du spuckst alles aus, was eigentlich nichts in deinem leuchtenden Basis-Seelenkern zu suchen hat, was eigentlich nicht ‚zu dir gehört'. Du wehrst dich nicht länger gegen diese Entwicklung in Selbst-Werdung, in Milderung, im Entfernen von ‚alten Gedanken und Schmerzen und Lasten', die nicht mehr zu dir gehören. Du *wehrst* dich nicht länger gegen diesen Prozess des Loslassens, im Gegenteil: du machst dich auf die Suche nach allen alten Ärgernissen und reinigst, entfernst diese auf fundamentale Weise. Klare EINSICHTEN jetzt ... und Dankbarkeit für dein ICH! Aus der WURZEL deines Wesens heraus beginnst du jetzt erst *wirklich* zu leben ...

Leukämie

anomale Vervielfältigung bestimmter Arten von weißen Blutkörperchen

Kernursache

Du hast dich von deiner eigenen Natur entfremdet; wohinter versteckst du dich? Hinter deinem Vater oder deiner Mutter, hinter einem eingeschränkten Teil von dir, worin du sehr gut funktionierst? Du übernimmst selbst keine Verantwortung für dein Leben.

Genau wie in einer „Vernunftehe", die wegen Status oder Religion geschlossen wurde, lebst du in Beziehung zu dir: Wo steckt deine Ursprünglichkeit? Warum versteckst du dich hinter einer dunklen Brille: Sieh dir dein Selbst einmal genau an.

Du degradierst dich zu einem Teil: Du hältst dich in einer Zange eingeklemmt. Deine Kreativität! Deine ursprünglichen Impulse! Deine spontane Naturkraft! Wo sind sie hin?? Warum lebst du nicht voll und ganz? Von deinem tiefsten Grund, von deinem Lebenden Selbst abgeschnitten!

Ein falscher Zustand, ein Scheinzustand, eine unechte Situation; vielleicht lebst du auch mit jemandem in einer solchen Vernunftbeziehung oder mit einer bestimmten Religion, einer Autorität.

Künstlich, wie ein Hund mit einer Frisur: Du *lässt* dich leben, anstatt dich jeden Moment aufs Neue für deinen Lebensatem zu entscheiden.

Es gibt sozusagen einen Blanko-Teil in deinem Leben, ein großes Loch: aus Bequemlichkeit? Oder hältst du dich und das Leben nicht für der Mühe wert, gelebt zu werden? Du erniedrigst dich; vielleicht lebst du wie eine Maschine und siehst das Leben im Zeichen von „Besitzen oder Haben"; das Übrige interessiert dich nicht.

Der tiefe Kontakt zu deiner wirklichen Wesensart ist dir abhanden gekommen. Was für einen Sinn hat das Leben denn noch, wenn du selbst keinen Bezug mehr dazu hast?

Kernlösung

Komme ganz nah zu dir, zu deiner ursprünglichen Natur: Darin liegt Freude. Komme *SELBST* ZUM VORSCHEIN: du!

Ein Bruch mit Unechtheit, mit Schein..., mit Fassade und einem halben Leben.

Ein totaler Bruch mit der Vergangenheit: Wirf das über Bord, wohinter du dich versteckt hältst. Distanziere dich von denjenigen, mit denen du aus unterschiedlichen Gründen eine unnatürliche, psychische Beziehung aufrechterhältst. Höre auf deine Natürliche Wesensart, auf deine spontanen Ideen und Sehnsüchte: Lebe nach ihnen!

Eine Rückkehr zur Natur in jedem Bereich; werde jetzt in deinem Selbst geboren, und distanziere dich von Indoktrinierungen deiner Eltern/Erzieher. Lebensleitlinien, die nicht von dir selbst aufgestellt wurden, führen zur Entfremdung von dir selbst, so dass schlussendlich auch dein spontaner Lebenstrieb verschwinden wird. Lebe nicht von anderen, zehre nicht von einem kleinen Teil von dir, sondern schaffe den Durchbruch! Verbrenne diese leblose Person aus der Vergangenheit, und wachse jetzt auf eigenen Wurzeln, selbständig und dazu bereit, das Glück anzunehmen.

Konfrontiere dich in aller Ehrlichkeit mit deinem eigenen tiefsten Kern: Traue dich, dich zu hundert Prozent dafür stark zu machen, wer DU BIST.

Für Kinder mit Leukämie werden die Eltern die oben genannte psychologische Problematik möglicherweise auch in sich selbst lösen müssen: eine radikale Wahl für das wirkliche, URSPRÜNGLICHE Leben.

Mastozytose

seltene Erkrankung, bei der zu viele Mastzellen produziert werden, Mastzellen sind eine Art von weißen Blutkörperchen, die auch für allergische Reaktionen verantwortlich sind; mögliche Symptome sind Hautflecken, Nesselausschlag, Juckreiz, Bauchkrämpfe, Magengeschwüre, Knochenentkalkung, Blutarmut, Anfälle mit fast vollständiger roter Verfärbung der Haut und Kopfschmerzen, Herzklopfen, Schwindelgefühlen, Schock

Kernursache

Energien suchen wütend einen Weg nach draußen. Wie mit kleinen Pfeilen, die nach außen drängen, aggressiv, wie Schwarzpulver, dass sich in die Ferne schießt. Du würdest am liebsten dich selbst und das, was in dir lebt, in alle möglichen Himmelsrichtungen schicken wollen. Es lebt eine destruktive Kraft in dir, als ob du es nicht schaffen könntest. Du ähnelst einem Boxer, der seine Faust erst nach links und dann nach rechts, in alle Richtungen fliegen lässt, nicht unbedingt mit der Absicht, jemanden zu treffen, aber doch seine unterdrückten aggressiven Kräfte zum Ausdruck bringend, eine Art Wut, eine angesammelte Menge an Kräften, mit der er sich im ersten Moment keinen Rat weiß.

Es wird ein Ventil gesucht, ein Schieben, Drücken, Stoßen, Frustration - Loswerden.

Ein Hilferuf: randvoll gefüllt mit natürlichen aggressiven Kräften, ohne zu erkennen, wie und wo diese genutzt werden könnten. Ein blinder Rundumschlag. Wie eine Opposition Mars-Venus: Ankämpfen gegen Liebe, gegen Sanftheit, bis das eigene ICH in seinem ganzen Wert und seiner Vollheit gefunden, respektiert wird, und die Liebe hier drinnen ihren Platz bekommt. Wut, Groll, Hass … werden in erster Linie an das eigene Ich gesendet.

Kernlösung

Das Leben fordert in diesem Fall Frieden und eine sanftere Haltung gegenüber dem eigenen ICH. Zugleich den Glauben an den Wert des eigenen Wesens, ein Bewusstsein für die eigene Würde, einen konstruktiven Einsatz dieser Schöpfungskräfte. Dies ist nur möglich, wenn du dich selbst bedingungslos liebst, wenn du nicht vom Leben ‚forderst', dem Leben nichts abzwingen willst. Du bist, wer du bist, du bist gut, so wie du bist: wenn du nur in Selbst-Liebe und Dankbarkeit lebst und dadurch auch die anderen nicht als Ursache deiner Schmerzen siehst. (Lies hierzu mehr in Teil I dieses Buches.) Du hast alle Umstände in deinem Leben selbst angezogen: verstehe auch die Gründe dafür. Verstehe die Überzeugungen, die tief in dir leben, und wie sie dein Leben lenken.

Entspanne dich, rege dich nicht mehr auf, schiebe nicht mehr auf sinnlos destruktive Weise alles und jeden (nicht zuletzt dich selbst) von dir weg: Lass los und komme ganz nah zu dir heran, komm nachhause, in deinen lieben Körper.

Erzwinge nichts. Erzwinge nichts vom Leben, erzwinge nichts von dir selbst und auch nicht von anderen. Sei froh, dass du existieren *darfst*, dass du dein Leben selbst kreieren kannst. Setze deine Urkräfte von deinem Herzen aus ein: in Liebe und Verständnis … für dich selbst und für die anderen. Verstärke die Liebe in deinem Herzen und setze jede Form von harten Frustrationen, Aggressionen und Unzufriedenheit in reine konzentrierte Gefühle der Dankbarkeit, der Sanftheit, des Friedens und des Verständnisses um.

Blutgerinnungsstörung, allgemein

schlechte Gerinnung des Blutes

Kernursache

Machtlose Aggression! Weil du dich selbst nicht in den Griff bekommst, möchtest du andere ‚ergreifen' oder dich von einem ‚Führer' oder einem ‚Ideal' außerhalb von dir mitreißen lassen. Dein Leben ist (noch) nicht wirklich auf deiner inneren Autorität aufgebaut! Du lässt dich von falschen Werten, von einem mächtigen Image in die Irre leiten; du traust dich nicht wirklich, von deiner wahren Natur aus zu leben. Auf der einen Seite würdest du dich zu stark an diejenigen anpassen, deren Liebe du dir verdienen musst, an die Person, die du angsterfüllt als deine (dominante) Autorität ansiehst, wodurch du dein eigenes weiches Ich missachtest. Aber andererseits lehnst du dich dagegen auf: ein aggressiver Widerstand! Du greifst in der Weise nach anderen, wie du dich selbst in den Fängen fühlst. Warst du mit ‚Besitzen' oder ‚Machtergreifung' konfrontiert, anstatt mit Liebe, die dich umhegt und dir Freiheit gibt? Gehst du jetzt den gleichen Weg? Oder bleibst du einfach in der Vergangenheit „haften", in dem Nest, in dem du aufgewachsen bist, ohne auf eigenen Beinen zu stehen zu wagen, ohne dich zu trauen, deinen eigenen Wert zu erkennen?

Du *lässt* dich zu viel leben, und dann macht dich diese Machtlosigkeit wiederum wütend, nicht wirklich du SELBST sein zu können. Du missachtest das Intuitive zu sehr, den ‚weiblichen' Aspekt, das Weiche in dir; möglicherweise hältst du dich zu stark an äußerlichen Werten fest, wodurch dein wirklicher Gehalt nicht zum Zuge kommen kann. Oder versuchst du, dich durch oberflächlichen Geltungsdrang zu beweisen, weil du an deinem inneren Wert zweifelst? Du reduzierst deine Existenz; du gestehst dir keine *wirkliche* Freude in deinem Herzen zu; du bist zu hart gegen dich selbst oder lässt dein Leben zu stark von jemand anderem führen. Du stehst also zu kalt und angespannt auf Abstand zu dir selbst. Du lebst innerhalb einer straffen Struktur: Wie das Blut fließt, so durchbrechen auch deine tieferen Gefühle, deine Natur diese Strukturen und verlangen Anerkennung und Befreiung. Möglicherweise hegst du Ängste vor Autoritäten oder gibst du dich selbst sehr autoritär. In jedem Fall sind es die Ängste, die dich daran hindern, dich im Leben spontan auf den Wellen der Freude und Sehnsüchte mitgehen zu lassen.

Kernlösung

Setze machtlose Aggression in Aktion und Linderung um! Entdecke das Weiche in dir, und nimm Platz auf deinem Thron. Werde du selbst! Greife nicht nach anderen, und lasse dich nicht ergreifen.

Anstatt das Weiche, das Intuitiv-Natürliche in dich selbst zu „stülpen", würdest du gut daran tun, dich ihm entspannt zu übergeben: die Anerkennung deiner Natur, deiner wahren Art, deines Körpers, deiner Werte. Integriere die intuitiven, die weichen, weiblichen Aspekte in dein Leben.

Komme zu innerer Ruhe; rege dich nicht über die Außenwelt auf, sondern traue dich, auf dein Herz zu hören. Lasse höhere Bewusstseinsenergien durchströmen. Baue dein Leben in Freude auf, auf der sicheren Basis deines tiefsten Selbst, nicht auf unechten Fundamenten. Nicht der äußere Schein, sondern die innere Sicherheit ist entscheidend. Du hast deine Erzieher oder genau diese Eltern zu dir geholt, um bestimmte psychische Aspekte in dir, die du bei ihnen wie in einem Spiegelbild vorfindest, zu klären. Entwickle dich jetzt *selbst* weiter, ohne dabei mit dem Finger auf andere zu zeigen. Lege alle Macht über dich von nun ab in dich selbst, so dass alle Frustrationen verschwinden. Fühle dich ruhig und sicher in deinem weichen, Kraftvollen Selbst. Eine autonome, liebevolle Existenz. Sorge gut für dich, und gestalte *selbst* die freudvollen Lebensumstände: entschlossene Selbstverwirklichung von innen heraus, nicht auf eine äußere Bestätigung hin ausgerichtet.

Hämophilie, Bluterkrankheit

(siehe auch Blutgerinnungsstörung, allgemein)

Kernursache

Du suchst Liebe und Aufmerksamkeit, Anerkennung durch andere, weil du dich selbst nicht wirklich Willkommen heißt im Leben. Du fühlst dich machtlos und unsicher in dir selbst. Mit aller Kraft und allen angestauten Energien würdest du vorausstürmen, dich beweisen wollen, aber du *kannst* nicht. Eine Menge frustrierender und ängstlicher Gedanken halten deinen Kopf im Bann. Einsamkeit. Auf der einen Seite spürst du Schmerz, bist du verletzt, fühlst du dich nicht dazu in der Lage, dir selbst Geltung zu verschaffen und deine Energien nach außen fließen zu lassen; andererseits ballst du innerlich eine Faust, wächst Widerstand und Wut wegen dieser Ohnmacht in dir! Machtlose Aggression. Glühende Wut und ein intensives Gefühl des Verletzt-Seins; weil du dich nicht wirklich gerne hast, holst du Lebensumstände zu dir, die dich dazu veranlassen, zu meinen, besonders stark für dich kämpfen zu müssen, auch wenn es um Liebesbeziehungen geht (dieser Partner gehört MIR, Finger weg!). Oder in deinen weiblichen, weichen Gefühlen: Halte dich von meinem Privatbereich fern!

Manchmal wendest du dich vom Leben ab; du verschließt dich, um dich gegen diejenigen zu schützen, die dich verletzen könnten, die eventuell Macht über dich haben oder bei dir eindringen könnten; du fühlst dich von einer anderen „Autorität" bedroht, weil du an der deinigen zweifelst. Schenkst du der Welt des Äußerlichen zu viel Bedeutung?

Eine starke Autorität, ein Elternteil oder ein großer Bruder wurde möglicherweise, als du Kind warst, als eine Bedrohung angesehen. Du hast dich einer versengenden, zuweilen geradezu erstickenden Autorität unterworfen gefühlt. Möglicherweise hast du dich an ein Elternteil geklammert. Diese ‚Krankheit' wird mit der Muttermilch aufgesogen und wird verschwinden, wenn du dich in dir selbst als autonomes Individuum ‚wiedergeboren' werden lässt. Eine Mutter, die Leere und Trauer in sich erfährt, wird möglicherweise einen Sohn gebären, der im Grunde mit der gleichen inneren Problematik zu kämpfen hat, wodurch beide einen ‚kompensierenden' aber erstickenden Einfluss aufeinander ausüben. Der innere Widerstreit von „Festhalten und Selbstbefreiungsdrang" ist also deutlich präsent; das Hass-Liebe Verhältnis zu sich selbst, zum Elternteil. Wenn die Mutter diese Probleme in sich löst, wird es für den Sohn auch leichter sein, über Konfrontation eine Lösung für den inneren Gefühlsstreit zu finden. Der wahre Grund sollte allerdings weder in der dominanten Anwesenheit des Vaters gesucht werden, noch im einengenden Druck der Mutter, sondern in der Ohnmacht des Sohnes, sich als selbständige Autorität verwirklichen zu können. Deine Lebensenergie fließt dahin..., die Angst vor Schmerzen hindert dich daran, wirklich zu *leben!* Lebst du zu viel nach außen hin; hast du das Gefühl, tun zu „müssen"? Gibst du dem, was „ein anderer" von dir verlangt, zu viel Bedeutung? Traust du dich nicht, deinem Herzen zu folgen?

Kernlösung

Erkenne die innere Autorität deines tiefsten Selbst an! Genieße das Leben in vollen Zügen, und trinke davon, anstatt dich leerlaufen zu lassen. Selbstvertrauen, Selbstbewusstsein, Vertrauen auf deine Kräfte. Verschließe dich nicht, übergebe dich deiner weichen Gefühlswelt, aber stecke dennoch in Ruhe deinen Bereich ab, in dem du dich vollständig, in aller Freiheit von allen losgelöst, ausleben kannst! Liebe bedingungslos dich selbst, bestimme deine Grenzen zu anderen; ersticke dich nicht, sondern nimm Raum ein, und stehe stabil auf eigenen Füßen. In jedem Menschen strömt eine radioaktive Kraft: Diese Kraft kannst du stets zur Genesung in Anspruch nehmen, wenn du sie in Liebe zu dir anerkennst. Du bist nicht machtlos, sondern ein Lebenszauberer, wenn du es möchtest. Kein Wehren gegen, sondern ein Aufbauen. Setze aggressive Kräfte in tatsächliche Selbst-Verwirklichungen um. Sei liebevoll und sanfter zu dir; beuge dich weich deinen Sehnsüchten. Sei nicht länger hart und boshaft, sondern erkenne die Macht über dein Leben IN dir selbst und setze in die Tat um! Sei einfach auf spontane Weise du selbst, ohne dabei noch angespannt auf der Hut zu sein. Traue dich, dich dem Leben zu übergeben; bestimme *selbst* deine Richtung und vertraue, ohne dich dabei gegen deinen Willen verpflichtet zu fühlen, bestimmte Dinge tun zu *müssen* oder zuzulassen. Schenke die Liebe, die du so sehr brauchst, und erwarte dies nicht in erster Linie von den anderen. Wenn du in Liebe zu dir selbst lebst, dann wirst du die Menschen zu dir holen, die gut für dich sind, nicht aus „Not", sondern aus Liebe.

Lasse dich nicht durch Autoritäten außerhalb von dir blenden: Erkenne die Autorität deiner selbst an!

Purpura

hierunter versteht man kleine ‚purpurfarbene' Blutungen in Haut und Schleimhäuten

Kernursache

Du sitzt nur da, wie verankert. Du trittst auf der Stelle, lebst unmündig wie ein Baby, und unterdessen brennt deine Kerze ab. Fügsam und brav, zuweilen überbemuttert, darin vergehend, von Menschen oder Bücherwissen dominiert. Wie ein Schaf folgst du anderen..., du lebst nicht *wirklich!* Du handelst nach Vorbildern, du tust, was der Meister dir sagt...; Energien, gesunde, aggressive Kräfte werden nicht ausgelebt.

Kernlösung

Schlage Wurzeln, und erlebe deine eigene Basis! Die wahre Lehre befindet sich unter deinen Füßen. Lasse alle Wege aufblühen! Blockiere deine spontanen, natürlichen Energien nicht in einem für dich zu starren Muster. Reiße alle Türen auf, und befreie dich: Lebe von deinem Kraftzentrum aus, und bremse dich nicht, schon gar nicht durch theoretische Überlegungen oder eine unnatürliche Lebenshaltung.

ITP

Idiopathische thrombozytopenische Purpura
Autoimmunerkrankung, wobei die eigenen Blutplättchen zerstört werden, wodurch anormale Blutungen entstehen

Kernursache und Kernlösung

Als ob du noch nicht wirklich ‚an' dich selbst herankommen könntest..., als ob du dich machtlos hoch über oder außerhalb von dir, außerhalb des Lebens befändest... Ein Gefühl der Ohnmacht, IN dir selbst niederzukommen. Infolgedessen wirst du ergreifen, versuchen, Dinge oder Menschen außerhalb von dir in deine Fänge zu bekommen. Das führt zu keiner Lösung. Gefühle der Ohnmacht und Wut müssen über tatkräftige Selbst-Werdung, über innige Anteilnahme an deinem ICH und ein Loslassen von allem und jedem, außerhalb von dir, gelöst werden!

Es scheint keine ganzheitliche Zufriedenheit in Bezug auf dich selbst, auf das Leben in dir zu herrschen. Wie eine Eule, hoch in der Luft, fliegst du mit gekrümmten Krallen, ein wenig wütend und aggressiv nach unten schauend; etwas dort unten ärgert dich, aber du scheinst es nicht erreichen zu können; es hat den Anschein, als ständest du einer Sache machtlos und voller Wut gegenüber. Du würdest etwas oder jemanden außerhalb von dir verändern wollen, aber die Waffen werden dir genommen..., ohnmächtig krümmen sich deine Nägel, weil du nicht ‚dran'-kommst, weil du nichts an der Situation ändern kannst, so kommt es dir vor. Sei gewiss, dass du alles verändern kannst: an dir selbst, dass du zuerst und vor allem das andere und die anderen loslassen solltest, dass du nicht hoch über allem oder von außen das Weltgeschehen betrachten sollst, sondern dass du gut daran tätest, ganz nah und solidarisch BEI DIR zu bleiben. *Dann* können Energien, durch die Emotion der Freude gelenkt, auf eine konstruktive Weise zum Einsatz kommen.

„Lasse deine Finger von mir, verstanden!", würdest du drohend einer anderen Person zurufen, weil du von vorneherein davon überzeugt bist, dass die Menschen dich ohnehin nicht wirklich lieben..., aber du bist es, der / die dich selbst verstößt, der / die wie ein(e) Nicht-Zufriedene(r) durchs Leben geht. Ist es schlichtweg wegen deiner Seinsart oder wegen deiner Körperform, oder weil du dieses oder jenes nicht „kannst", machtlos, weil du nicht in dir selbst sein kannst oder willst (natürlich unbewusst)?

Gleich worum es sich handelt, aber du äußerst dich jetzt mit stark aggressiven Kräften der Außenwelt gegenüber: Eine Wut dir selbst gegenüber flackert jetzt in deinem Körper, in deiner Haut auf. Auf dieser Ebene überschreitest du zuweilen deine Grenzen. Möglicherweise würdest du von anderen bestimmte Dinge erwarten oder sogar wütend fordern..., obwohl du eigentlich nicht von jemand anderem zu fordern oder zu erwarten hast. Du solltest LOSLASSEN und alle deine Energien auf eine neue Linie hin ausrichten: die Linie des Lebens, eines eigenen Lebensaufbaus. Richte dich nicht wütend auf das Negative, auf das, was „nicht" da ist, sondern komme in froher Zufriedenheit *ganz* nah zu dir selbst, zu deinem Körper, in Liebe.

Tue nichts, wo du fühlst „das ist nicht gut für mich", und tue alles, wo du fühlst „darum bittet mich das Leben". *Zuerst* die wahre Selbst-Liebe..., erst dann gibt es Raum für Liebes-Austausch und Harmonie mit einer anderen Person / den anderen... Löse jede Form von Hass oder Selbst-Zerstörung deinem eigenen Wesen gegenüber! Vernichte dich nicht, mache dich nicht fertig... Auch wenn es für dich vielleicht den Anschein hat, als wären *andere* die Ursache für dein Problem, deine Wut usw. ..., das ist nicht so. Lebensumstände oder andere Menschen können lediglich ein Anlass dafür sein, dass eine tiefere Ursache nach oben tritt. Sieh dir diese allertiefste Ursache in dir genau an: Komme zu Reiner Selbst-Liebe und baue an dir.

Liebe dich selbst auf BEDINGUNGSLOSE Weise; krieche ganz in deinen eigenen Körper hinein, und lasse alles und jeden, außerhalb von dir, los. Fliege nicht kalt und hoch, unfreundlich und distanziert über dir selbst, sondern gleite hinab, und NIMM an dir selbst auf eine warmherzige Weise TEIL, nach Leib und Seele. In diesem innigen Bund wirst du um deinen Platz auf Erden wissen, wirst du dich selbst nicht mehr verlassen, wirst du dich nicht länger aus Wut auf der Erde und ihren Bewohnern abreagieren, wirst du weder des weiteren innere Bosheit spüren, noch eine Situation der ‚Ohnmacht' in dir selbst erfahren.

Du ergreifst nicht, du BIST du selbst… Du bist nicht wütend auf dich, ganz tief…, sondern lebst in Frieden mit deinem Herzen: Du verwöhnst dich jetzt selbst und erwartest nichts mehr vom Leben. Du GIBST und weißt folglich, dass das Leben dir geben wird, was gut für dich ist. In dieser DANKBARKEIT kennst du deine Grenzen, „explodierst" du nicht mehr - sozusagen - aus zuweilen unbändiger Wut, weil du nicht „haben" kannst, was du willst, oder wie du die Situation gerne hättest… Du lässt los… aus Dankbarkeit und Liebe um dein Sein. Kräfte kommen jetzt auf kreative, liebevolle Weise zum Einsatz. Du nimmst am Leben teil, hast dabei Bodenhaftung und bist in deinem irdischen Selbst präsent. Und du verlässt diesen Zustand der Einigkeit innerhalb deiner ‚Grenzen' nie mehr. Ein glücklicher Mensch!

Lies hierzu auch *Purpura, *Blutungen allgemein, *Blutgerinnungsstörung und *Autoimmun-Erkrankungen.

Vergiftung des Blutes, allgemein

Kernursache

Eine zu passive Teilnahme an deinem Leben, du bist lediglich Zuschauer. Ein innerer Zwiespalt: Soll ich mich für mich selbst stark machen – oder nicht? Du schiebst immer wieder etwas von dir fort, du möchtest der Wahrheit hinsichtlich deiner selbst nicht in die Augen sehen! Lieber auf dem alten Weg verharren… Liebst du dich nicht? Dennoch lebt dieser Widerstreit in dir: Du würdest die Faust erheben und deine Rechte vertreten! Aber du erlebst dich gefühlsmäßig so überrumpelt und nicht dazu in der Lage, Dich selbst zu erfassen und nach dorthin auszurichten, wohin du willst. Es fehlt dir an Selbstbewusster Autorität und Vertrauen auf deine Kräfte und Möglichkeiten, um selbst Führer deines Lebens zu sein. Du *lässt* dich leben. Was du negierst oder in dir selbst verdrängst, kommt in Form einer Vergiftung zur Geltung. Tust du so, als ob nichts wäre, lebst du oberflächlich, unterdrückst du Trauer oder Schmerzen?

Kernlösung

Trete entschlossen in Aktion: Schenke dir *selbst* das Glück! Entschließe dich jetzt dazu, in Zukunft die Macht über dich selbst zu ergreifen; traue dich, dir in Ruhe deine Gefühle anzusehen, laufe nicht davor weg. Beobachte sie, akzeptiere sie, lasse sie unter Supervision eines Starken Selbstbewusstseins durchströmen. Komme ganz hoch, komme mit all deinen Energien zum Vorschein! Lasse Liebe und Kraft in dir siegen. Zögere nicht, nimm deinen Platz ein! Höre auf deine Natur: Schenke dir das wirkliche Leben!

ZU HOHER BLUTDRUCK

Hypertonie

Kernursache

Unzureichende Liebe zu dir selbst, *Selbstunterdrückung. Unbewusstes Festhalten, Unterdrückung von Emotionen.* Du suchst, *nachdenklich,* verwirrt nach Lösungen, aber du siehst nicht klar und deutlich.

Als Erwachsene(r) schaust du noch immer, wie zu Kinderzeiten, zu Menschen, Systemen oder Autoritäten, außerhalb von dir, auf. Dein Herz wird eingeengt, weil du deinen eigenen vollen Selbstwert leugnest. Du würdest gerne dein Sonnenzentrum anerkennen und gibst dies auch nach außen hin stark zu erkennen, aber du treibst damit lediglich eine Vogel-Strauß-Politik: Trauer, Minderwertigkeitsgefühle, Erniedrigungen; möglicherweise bist du mit diesen Gefühlen der Selbstvernichtung *geboren* worden, du fühlst dich ohnmächtig und klein wie ein Baby. Du würdest dich gerne ausgeprägt manifestieren! Es ist die Rede von innerem Widerstand gegen diese unbewusste Selbsterniedrigung: Der Blutdruck steigt.

Denn Gefühlsprobleme löst du nicht dadurch, dass du darüber hinweggehst und dich in die Maske des starken Helden hüllst. Schaue also in dein Herz hinein: Warum liebst du dich nicht so wie du *bist?* Welche Elemente in dir verurteilst du? Findest du bestimmte deiner Gefühle „schlecht“, weil frühere Konditionierungen, die dir mit der Muttermilch eingegeben wurden, besagten, dass das *wirklich* nicht tragbar wäre? Hast du eine solche Angst vor deinen Gefühlen, dass du diesen Gefühlspol mit aller Kraft unter den Teppich kehrst? Ist dir beigebracht worden, dass Emotionen, Gefühlen und Beziehungen zu anderen nicht zu trauen ist und sie eine Bedrohung für die Menschheit darstellen?

Oder vertraust du diesen eigenen tiefen Gefühlsenergien nicht und denkst du, dass sie dich in einen Strudel hineinziehen werden? Traust du dich nicht, deine Gefühle vor anderen zu zeigen? Wagst du es nicht, deine eigene Sanftheit anzuerkennen? Versuchst du, dich selbst mit einem harten Schutzschild zu tarnen? Du kannst nicht wirklich Fortschritte machen, du trittst auf der Stelle, weil du diese Gefühlsproblematik nicht löst. Du wirst dich forcieren und weiter reichen als du kannst…

Weil du deiner Gefühlsnatur nicht vertraust, deinen Selbstwert missachtest, bekommst du Angst vor dem Tod. Angst.

Kernlösung

Entfliehe der Wirklichkeit hinsichtlich deiner Gefühle nicht durch unechtes Vortäuschen. Traue dich, deine tiefsten Gefühle unter die Lupe zu nehmen. Gehe langsam vorwärts, auf beide Pole aufbauend: Schalte deinen Gefühlspol nicht zugunsten des Rationalen aus! Du hast schon genug nachgedacht. Pflege die weichen, zarten Gefühle in dir, und folge nicht dem kalten, starren Beispiel vielleicht derjenigen, die dich erzogen haben. Niemand kann sagen, was gut für dich ist, folge also allein deinem eigenen Herzen.

Traue dich, die weichen, lebendigen Energien von Freude und Spaß herauszulassen. Halte zu dir selbst keinen Abstand mehr, betrachte dich nicht mit einem vernichtenden oder strengen Blick; heiße dich selbst Willkommen. Erst wenn dieser Zwiespalt in dir gelöst sein wird, dann kannst du Liebe spüren, die Ängste vertreibt. Löse den Druck auf dein Leben: den Druck der Selbstverleugnung und Selbstablehnung. Die Lebensumstände in der Vergangenheit hast du unbewusst zu dir geholt, in der Überzeugung, dass deine Person es in ihrem Kern ohnehin nicht wert sei, Freude zu erleben und so zu sein, wie sie / er ist. Das war eine selbst-vernichtende Haltung mit allen zwangsläufigen Folgen. Sei JETZT davon überzeugt, dass es sehr gut ist, so zu sein, wie du dich selbst fühlst. Lebe! Äußere dich, sprich, sing usw. aus der Tiefe deines Herzens in Freude über dein Sein. Fühle!

ZU NIEDRIGER BLUTDRUCK

Hypotonie

Kernursache

Du richtest dich auf alles und jeden außerhalb von dir: Du möchtest enorm *weit,* weit außerhalb von dir, hinlangen können. Du breitest deine Arme sozusagen bis zum Äußersten aus und hältst alles fest. Du fühlst dich nämlich im Leben sehr stark verantwortlich: auch für andere. Du denkst alles im Auge behalten, ja sogar Aufseher(in) sein zu müssen, und andere bestrafen zu müssen, denn sie sollen auf dich hören! Du bist so fordernd und streng zu dir selbst, dass du es auch anderen gegenüber sein kannst. Du würdest jemand anderen autoritär beim Kragen fassen, anstatt dich mit deiner eigenen Entwicklung zu beschäftigen. Aus strengem Verantwortungsbewusstsein heraus krähst du wie ein Hahn hoch oben vom Turm herab; du erhebst dich zuweilen arrogant, um alles umfassen zu können. Du gibst dich stärker als du dich im Inneren fühlst, aus Angst, dass du völlig versagen könntest. Denn im Grunde fühlst du dich klein…

Kernlösung

Komme zu Milderung und Liebe dir selbst gegenüber!

Halte dich im eigenen Haus auf: Berufe dich auf deine Intuition, und komme aus dir selbst heraus zu Eigenexpressivität; traue dich, dich so zu zeigen, wie du bist, unabhängig von anderen, krähe nicht auf anderer Leute Dach! Werde dir deiner Werte bewusst. Kommuniziere ruhig mit anderen, ohne dabei deine Grenzen zu überschreiten, respektiere den Raum eines jeden, und komme zu dir selbst. Lasse alle Lasten los, und tanze ins Leben hinein! Lebe in erster Linie für dich selbst! Du bist wertvoll um deiner selbst willen; gib dir die Liebe, die du dir selbst schon so lange vorenthältst.

BLUTUNGEN, ALLGEMEIN

Kernursache

Du fühlst dich durch die Unfähigkeit blockiert, dich selbst tatkräftig zu manifestieren. Das führt sogar zu Wut, Aggression… und Trauer. Du fühlst dich sozusagen von anderen, die stärker sind als du, zermalmt, oder von einem strafenden Gott, vielleicht von bestimmten gesellschaftlichen Abgötterfiguren, wogegen du doch nur eine arme, kleine Null bist…, so fühlst du dich zumindest. Du kannst dich auch wie ein(e) Waghalsige(r) benehmen, weil du deinem Leben ohnehin keinen hohen Wert beimisst. Schaust du auf falsche Werte, falsche Götter, und bist du so frustriert aus Selbstunterdrückung? Du missachtest die Autorität in deinem Selbst. Das Blut, Symbol für Kraft und Lebensfreude, strömt folglich aus dir heraus.

Kernlösung

Laufe nicht wütend vor dem Leben weg: Stopp! Vereine deine Kräfte zu einer selbst-schützenden Energie, zu selbstbewusster Herrschaft über dich. Fühle dich in dir sicher: Beherrsche und lenke alle deine Kräfte oder Begierden in selbst gewählte Kanäle. Komme zu deinem Selbstwert! Fühle dich in deiner warmen, freundlichen Atmosphäre zu Hause, und projiziere diese Atmosphäre auf die Außenwelt.

Erlebe die Freude um deiner selbst willen; je mehr Kräfte du nutzt und ausstrahlst, umso stärker wirst du hierdurch. Je mehr Ohnmacht und Wut du aufbaust, umso machtloser wirst du in deiner Situation. Ergreife die Gelegenheit in positiv-kreativem Sinne beim Schopf!

BLUT SPUCKEN

Kernursache

Machtlose Wut, verzweifelte Trauer, die sich schon *viel* zu lange angestaut hat. Aufgrund von Erfahrungen aus der Vergangenheit bäumst du dich böswillig auf, aber du machst deinen Mund nicht auf, du verschließt dich. Häufig werden *sehr* traurige Erfahrungen aus der Kinderzeit aufgestaut und unter den Teppich gekehrt. Die Selbstverwirklichung kann auf diesem fauligen Boden nicht vollständig eintreten. In deinen Gedanken kommen diese Streitlust und dieser Groll hoch: Im Grunde handelt es sich hierbei um eine Reaktion auf den Schmerz, den du erlitten hast. Du trägst *viel* zu schwere Lasten, Emotionen, häufig auch mit einem Verantwortungsgefühl anderen gegenüber einhergehend, wodurch du weiterhin lediglich dich selbst verletzt…

Kernlösung

Friede, Versöhnung. Milderung für dich selbst! Sei nicht mehr so hart gegen dich selbst! Äußere deine tiefen Gefühle, und grabe sie nicht noch tiefer aus, dann machst du es nur noch schlimmer. Nimm das kleine, einsame, traurige Kind in dir bei der Hand, und bringe ihm in Ruhe das Laufen bei... Baue dein Leben auf das JETZT, bleibe nicht in der Vergangenheit haften! Verständnis anderen gegenüber macht sowohl Hass als auch Vergebung überflüssig. Du bist es, der/die unbewusst Geschehnisse an sich herangezogen hat, um eine Entscheidung zu fällen und weiter zu gehen.

ERKRANKUNGEN DER BLUTGEFÄSSE

Arteriosklerose

‚Arterienverkalkung': Verengung der Schlagadern
Hierbei bilden sich Ablagerungen von u. a. Kalk und Cholesterin an den Innenwänden der Blutgefäße; hierdurch entsteht eine Verhärtung und Verengung der Arterien (= Schlagadern), mit entsprechenden Durchblutungsstörungen

Kernursache

Widerstand, vielfach unbewusst, gegen tatsächliche psychische Weiterentwicklung. Du schränkst dein Sein ein: beispielsweise indem du lediglich das Rationale zum Zuge kommen lässt. Oder: Du identifizierst dich zu stark mit dem, was deine Erzieher, dein Vater oder deine Mutter oder die *eine* oder andere Indoktrinierung, Religion, Sekte oder ein System... dir eingeflößt haben. Du kannst oder willst nicht darüber hinwegkommen, du hältst dich daran fest, in freiwilliger Gefangenschaft.

So lebst du *eingeengt, spießbürgerlich, nicht flexibel aus deinem tiefsten Selbst. Behutsam, ängstlich, vorsichtig innerhalb gewisser Grenzen bleiben, nicht zu stark nach hier oder dort abweichen, denn, hoppla...*, das ist schlichtweg nicht erlaubt, oder was würde dann geschehen? Mit anderen Worten eine ängstliche Weigerung, dich *selbst* weiterzuentwickeln, häufig mit harter Dickköpfigkeit einhergehend, um nicht weiter und klarer sehen zu müssen.

Auf diese Weise beschränkst du dein Leben auf einen dunklen Scheuklappenwald mit schmalen Trampelpfaden und verengst du deine Arterien.

Du kannst einen enormen Respekt und zugleich eine Furcht für bestimmte Menschen oder eine Autorität, außerhalb von dir, entwickeln. Denn du erlebst dich selbst als unsicher; du meinst, immer vor etwas Bösem auf der Hut sein zu müssen, das dir geschehen könnte..., du lässt dich schließlich völlig hängen. Den schönen, breiten Strom des Lebens siehst du nicht mehr.

Dein Gehirn darf nicht zu voller, froher Entfaltung kommen: Es begrenzt sich ebenfalls auf angsterfüllte Strukturen: Das Vertrauen auf dein tiefstes Selbst ist dir abhanden gekommen. Dich auf deine persönliche Intuition, das innere „Wissen" zu stützen, das traust du dich mit Sicherheit nicht; eine einseitige, rein rationale Herangehensweise an das Leben sind zumeist die Folge dessen. Dein volles Bewusstsein wird daran gehindert, sich zu manifestieren, die Kapazitäten bestimmter Teile des Gehirns werden niemals genutzt. Du glaubst nicht an deine eigenen breiteren Möglichkeiten.

Kernlösung

Als Mensch verfügst du von Natur aus über ein Immunsystem gegen Erkrankungen oder Unfälle: wenn du an jenes Selbst glaubst. Deine Ängste und negativen Erwartungen rufen Trauer und Elend hervor, was schließlich zum Tode führt. Freude schafft Leben und Gesundheit:

Öffne deine Arterien, und erkenne deine Meisterschaft an, das Leben so aufzubauen, wie du es dir wünschst. Schrumpfe nicht ein, stampfe deine Möglichkeiten nicht in Grund und Boden. Entledige dich spießbürgerlicher Vorurteile: Sie hindern dich daran, wirklich vollständig zu leben.

Sei deines eigenen göttlichen Ursprungs würdig: Das Königreich Gottes steckt mitten in dir! Dein Bewusstsein ist offen und unbegrenzt.

Verengung einer Schlagader durch Atherosklerose

(Lies hierzu auch die Rubrik *Arteriosklerose)

Kernursache und Kernlösung

Es wird Zeit, zu einem Realitätsbewusstsein zu kommen, deine Ohren aufzusperren, ja, auf die Sprache der Transformation zu hören…, breiter zu schauen, dein echtes Mensch-Sein zu entdecken und dich des düsteren ‚Weiblichen' zu entledigen, wie du es in dir selbst aufrechterhältst, um schlussendlich dein Großartiges Mensch-Sein, deine kraftvolle Weiblichkeit zu entdecken und zu erleben.

Du verschließt sozusagen deine Ohren vor der Außenwelt, du bist auf deiner Insel, möglicherweise auf deine Träume, Gedanken fixiert, oder in Musik, in Spielen aufgehend… Du lebst zu stark in einer Art imaginären Welt, wobei du gleichermaßen ein Selbstbild aufrechterhältst, das wiederum die Folge deiner Überzeugungen in Bezug auf dich selbst innerhalb dieser imaginären Welt ist. Als würdest du halluzinieren, und dir wird aufgefallen sein, dass deine Welt – in der du dich bewegst – plötzlich „in einer Rauchwolke aufsteigt", und dann landest du mit einem Knall wieder in der Realität: „Ups, wo bin ich denn jetzt? Was ist denn jetzt Wirklichkeit, und wo beginnt der Traum? Wer bin ICH *wirklich?* Habe ich mir nur eingebildet, so zu sein, nach „einem Bild" gelebt, das ich anstrebte, vor allem hinsichtlich des weiblichen Anteils in mir selbst?" Du gehst in einer Welt auf, die du dir selbst weismachst oder die du dir einbildest und in welcher du die Rolle spielst, die dir deiner Ansicht nach entspricht.

Das Bild „der Frau" oder „des Weiblichen", das du unbewusst in dir trägst, ist hierbei von großer Bedeutung.

Weit vom echten urstarken, schöpferischen Weiblichen entfernt sein…, ein Haften-Bleiben am Bild des düsteren Weiblichen, das Macht-Bild, das Sex-einsaugende Bild, ob es sich hierbei nun um das „so genannte modebewusste Mädchen mit Hüftschwung" handelt oder um die „Hexe-mit-dem-schwarzen-Hut", du gehst unbewusst auf dieses lebensunwürdige, oberflächliche, entkräftete Bild „des Weiblichen" ein; *du spielst immer wieder eine ganz bestimmte Rolle, an der Oberfläche, an der Außenseite, nicht echt.* Du imitierst und identifizierst dich mit einem Bild „des Weiblichen", wie es in deiner Erziehung, in der Gesellschaft, in der du lebst, und natürlich in deinen angeborenen Überzeugungen, „so muss es sein", existiert; du kannst voll und ganz darin aufgehen. Du verschwindest folglich in einem ENGEN, zu schwachschmalen Bild, in einer dunklen Höhle, du weißt dann nicht mehr, wer DU wirklich bist, du kennst die ECHTE, weibliche Seite in dir nicht mehr…, diese gefühlsstarke, kreative, intuitive Lebensquelle in dir. Du lebst zu viel an der Außenseite und betest folglich auch die Lüge oder das Schein-Bild außerhalb von dir an, von *wirklicher* Schönheit, vom *echt* Weiblichen entwurzelt.

Du lebst noch nicht wirklich von deinem hochmenschlichen Bewusstsein aus, eher auf instinktivem Niveau, möglicherweise nervös und ungeduldig mit dem Vorderbein scharrend…, wie ein Pferd auf der Weide. Du hältst dich auf einem zu niedrigen Niveau; du bist dir nicht wirklich der Tatsache bewusst, dass du MENSCH bist, höchst einzigartig…, in Erwartung einer Individualitätsentwicklung, einer höchst eigenen Weiterentwicklung, einer Entfaltung spezifischer Talente, einer Entwicklung deines Gehirns, deines breiten Bewusstseinsfeldes.

Du schätzt dich selbst zu gering, wie ein Huhn, das nicht anders kann als Huhn zu sein und den Regeln zu gehorchen, die man ihm auferlegt. Du verhältst dich folglich auch, als hättest DU deinem Leben nichts zu sagen. Du wirst zwar kurz protestieren – genau wie das Huhn in der Legebatterie – wenn dir etwas missfällt, aber dein Leben als vollwertiger Mensch WIRKLICH in die Hand nehmen, das tust du nicht. Du steckst dich selbst sozusagen in einen kleinen Käfig, weil du die breitmenschliche und die breit-weibliche Lebensströmung in dir selbst nicht anerkennst, nicht zugestehst. Du folgst Mustern, instinktiven Verhaltensmustern; du weißt nichts über deine echten Möglichkeiten und deinen Inhalt als ‚Mensch'. Du legst Wert auf Rauschgold, falsche Werte, Dinge, die „scheinen" und funkeln, aber nichts mit *den Werten des Lebens selbst* zu tun haben.

Schmettere jetzt diese Schein-Werte nieder, diesen falschen äußerlichen Flitter, die imaginären Werte, die unechte Welt, in die du dich mit beschränkten Gedanken und deinem Kopf vollkommen eingenistet hattest.

Betrachte die REALITÄT, und komme zum BEWUSSTSEIN der echten Werte des Lebens! Begehe sozusagen eine Bilderstürmerei (alte Werte als Abgötter), und lasse deine gesunden, aggressiven Kräfte durchkommen. Stoße alte, falsche Indoktrinierungen und deine eigene Passivität um: Breche mit voller Kraft durch!

Breche mit den Traumwelten, mit der falschen Romantik, mit den nicht-wirklich-existierenden Welten, in denen du dich gefangen gehalten hast, und stehe jetzt dazu, wer du *wirklich* bist. Entfliehe nicht länger der Wirklichkeit, verschließe dich ihr nicht.

Du folgst nicht ‚einfach so' dem Lauf der Dinge auf diesem Planeten: Fühle dich nicht dem Leben, den Energien ausgeliefert, sondern nimm dein eigenes Leben in die Hand. SIEH HIN, wie klein und niedrig du dich selbst an der Oberfläche gehalten hast. Was hast du dir selbst alles WEISGEMACHT?

Öffne jetzt deine Augen für die konkrete Realität, für Wahrheitsbilder. Verschließe dich nicht der Wahrheitsinformation. SEHE EIN, dass du es bist, der / die dich selbst zum Narren hielt. Steige jetzt aus.

Sieh dir ‚das Weibliche' genau an, den „schwarzen Mond"…, mache dir klar, dass du das Weibliche in und außerhalb von dir möglicherweise in einer falschen Form angebetet hast: wie die schwachen Eva-Bilder, die sich in der Sonne baden (die Sonnen-Gewalt außerhalb von sich legen, sich selbst wie Mondsicheln aushöhlen, die Sicherheit außerhalb von sich positionieren, die Menschenkraft ebenfalls nach außen projizieren bis sie selbst nur noch Leeren, Nepp-Frauen sind) und sich an der Oberfläche beweisen wollen, die sich für andere zur Schau stellen wollen, das Exhibitionistische und Ansaugende Macht-Element benutzend, anstatt sich auf die Suche nach der Fülle in sich selbst zu machen, nach der echten durchdringenden Menschenkraft, der *echten* urstarken weiblichen Fülle.

Das ‚Bild' der ‚Frau' (in erster Linie der Frau in dir selbst!), dass du anbetest, ist nicht echt, ist falsch und Schein, ist vergänglich und hässlich, auch wenn du *denkst*, dass es schön ist: die Folge von Indoktrinierung, die aus dem Reich der Toten, nicht aus dem Leben stammt.

Also, öffne dich nun für das *echte,* frohe Weibliche, *die Urkräfte in deinem Wesen, die fließen und geben, schöpfen und loslassen wollen. Bringe die Ruhe in dich selbst…, indem du das Falsche, in und außerhalb von dir, ganz und gar enthüllst.*

Versuche keine Prinzessin zu sein, demaskiere die Prinzessinnen, die aus dem Totenschädel hervorgehen. Der wahrhaftig lebende Mensch macht selbst keinen Unterschied mehr zwischen männlich und weiblich; er sieht das Weibliche als urstark und voll gebend an, als liebevoll-mütterlich-herzlich und kindlich zugleich, aber niemals als ansaugend, ausgehöhlt und leer-glänzend, oberflächlich wie die Felge eines Autoreifens. Versetze dich nicht länger in diese Bilder hinein, die reiner ‚Schwindel' sind!

Gib deinem urstarken Mensch-Sein Form, nach Herz und Seele. Engagiere dich voll-auf im Leben, für deine Gefühlen, ohne noch Grenzen zu setzen, ohne dort Grenzen zu ziehen, wo du dein Mensch-Sein über die Ufer hinaustreten lassen kannst. Werde in voller Breite du selbst; bringe dich mit deinem inneren Kräftestrom in Verbindung, und lebe dich nicht länger in ein ‚Bild' ein, das nicht wirklich du bist.

Entkopple dich von allem, das dir beigebracht wurde, und *höre auf die Sprache des Lebens selbst!* Identifiziere dich allein mit deinem *echten* Selbst. Transformiere das zu labil-schwache, weibliche Bild, das du in dir aufrechterhältst, in das Bild eines urstark-gebenden-fühlenden Engelsmenschen! In deiner FÜLLE LEBEN. *Ganz und gar kräftige Durchströmung!* Endgültig Schluss mit jeglicher Schwächung, Verweichlichung, Verengung des eigenen ICHS. *Die starke, liebevolle Urfrau in dir steht auf und durchbricht jede Norm, jede Begrenzung, jede Form von Selbst-Beschneidung. Wachstum und Erweiterung!*

Bewusstwerdung der inneren Größe; ein Bruch mit alten Bildern, Normen, Traditionen, falschen Werten. Kraftvoller Vorstoß des ECHTEN ICHS, das du bis heute verleugnet hast! Kein Verschließen mehr vor dieser breiten Selbst-Werdung. Kein Haften-Bleiben mehr an der leblosen, oberflächlichen Schein-Seite der Dinge.

Ein Anbohren des tiefsten Brunnens deines Mensch-Seins, um von dort aus Transformation durchzuführen: Der Bewusste Mensch wird geboren. Er belügt sich nicht länger selbst; er hebt sich vom Herzen aus empor, zu der Ebene der *wirklichen* Werte! Urstark sich selbst manifestierend; kein einziger Teil in ihm ist noch mit dem Instinktiv-Schwachen, dem düsteren Machtbild der ‚Frau' verbunden. *Gebend,* schenkend, kraftvoll fortfahrend; Mann-Frau ohne Unterschied unter der Krone des vor Liebe und Fülle strahlenden Menschen vereint.

Claudicatio intermittens

krampfartige Schmerzen in den Beinmuskeln (meist in der Wade) bei Anstrengung, ausgelöst durch eine zunehmende Verengung einer Beinschlagader, aufgrund Arterienverkalkung

Kernursache

Du würdest gerne die Siegeshymne anstimmen…, wie das Lied des transformierten Skorpio-Menschen, der wie Phönix aus der Asche emporsteigt…, aber andererseits ist dort eine destruktive Energie, auf die Dinge einzuhacken, auf dich selbst…, *ein ‚nicht Zugestehen dass'* etwas ist, etwas existiert oder leben sollte (du selbst in erster Linie). *Ein innerer Widerstreit.* Einerseits willst du leben, ja, triumphieren, aber etwas anderes in dir sagt dir: „Nein, reiße es nieder!", eine Form von (Selbst-)Tötung, Leben(sfreude und Triumph) also nicht zuzugestehen.

Die Macht des *‚Denkens'* ist stark; du gibst deinem *‚Gefühl'* keine oder wenig Chance; Emotionen fordern ihre Existenzberechtigung ein, aber du streckst sie manchmal unerbittlich nieder.

Auch die Angst davor, das zu verlieren, was du schon *‚hast',* ist die Folge dessen, dass du nicht wirklich auf deinen wertvollen Seinskern vertraust. Du hast eigentlich die Nase gestrichen voll; du hast es gründlich satt; es kotzt dich an; du willst trotz dieser düsteren, destruktiven Stimme in dir *weitergehen.*

Die Macht der Gewohnheit wird durchbrochen werden müssen: Springe vom alten Gleis, auf diese Weise wirst du nicht vom Zug der Vergangenheit zermalmt werden, tue dies aus eigener Kraft, die dich auffordert, *konsequent in eine neue, edle Richtung weiterzugehen…, eine, die aus deinem ECHTEN Seins-Ich hervorgeht.* Und gerade das hast du schon so lange vernachlässigt: Also, komme zu dir, und breche mit alten eingerosteten Mustern, mit alten Göttern und Abgöttern, die du angebetet hast, weil du noch nichts über das *echte* Leben wusstest.

Kernlösung

Mache klar Schiff, wische die alten Reste fort, und gehe vorwärts. Lasse deine Energien jetzt vollauf im Dienst des Lebens laufen; wische alte Tränen weg, sie sind nicht mehr notwendig.

Komme zu Freude um das Leben..., gestehe es dir zu! Du erwachst wie aus einem Traumschlaf. Die Realität ist schön: Du hast dein Leben *selbst* in der Hand..., zumindest dann, wenn du Verantwortung für deine Existenz übernehmen möchtest und auf eigenen Beinen stehen willst..., wenn du dir selbst, dem Leben die TREUE schwörst.
Schließe diesen heiligen Bund mit dir, mit dem Leben.

Entdecke die Mann-Fraukraft in dir; lebe von dieser Einheitskraft ausgehend, die du bist, voller Freude und auf konstruktive Weise. Urstark in dir selbst, wie in einer Mandorla vereinigte Energien.[40]

Körper und Geist, der männliche und weibliche Aspekt INNERHALB deiner selbst, in Liebe miteinander vereint; infolgedessen wird die Beziehung zu anderen Menschen auch voller Freude erlebt werden können.

Du posaunst jetzt das Triumphlied des Lebens heraus; Gefühle strömen froh durch deinen Körper; alle Blockaden werden vertrieben; es gibt nur noch Leben-Geben, keine Rede mehr von Selbst-Zerstörung!

Du gehst auf diesem Lebenspfad vorwärts, vollkommen im Einklang mit dir selbst, jede Form des inneren Widerstreits ist nun gelöst.

Gedanken und Gefühle harmonieren miteinander, die Mannes- und die Frauenkräfte in dir leben in Liebe. Du gestehst dir selbst zu, zu sein, wer du bist, nach Herz und Seele, nach Inhalt und Form!

[40] Lies mehr über die Mandorla in *Die Zwölf Tore des Prinzen Sirius* (ist bei Erscheinen des vorliegenden Werkes noch nicht in deutscher Übersetzung erhältlich).

Thrombose

Bildung eines Blutgerinnsels in einem Blutgefäß und der dadurch hervorgerufene Verschluss dieses Gefäßes (meist der tiefen Bein- und Beckenvenen)

Kernursache

Du bist blockiert, du lebst vielmehr unbewusst, eher in Gedanken, in deinem Geist als in der Wirklichkeit hier-und-jetzt.

Aufgestaute Emotionen. Dein persönliches kraftvolles Ich, dein Sonnenzentrum, wird unterdrückt: Du würdest diesen Sonnenaufgang als Bedrohung erfahren! Du lässt dich hängen, die Freude ist dir nicht beschieden, so denkst du; du bist sogar wütend auf deine Gefühle.

Du glaubst zu wenig an die Güte, deshalb strahlst du sie anderen gegenüber nicht aus. Mit (Selbst)mitleid ist niemandem geholfen.

Aus Ohnmacht machst du vielleicht anderen Vorwürfe, aber du selbst bist es, der / die keinen Fortschritt, kein Glück in deinem Leben zulässt! Misst du dir selbst lediglich einen so geringen Wert bei? Du ‚lebst' nicht wirklich! Du bleibst zu „unpersönlich", zu Neptunisch.

Kernlösung

Verfolge auf selbstbewusste Weise deinen irdischen Weg, und betrachte dich einmal aus einer gewissen Distanz; relativiere deine Gefühle, und ziehe dich selbst an Land: Werde Herr deiner selbst, und spüre dein warmes Herz. Nimm eine aufrechtere Haltung an. Krieche nicht länger. Flexible Selbstmanifestierung, ein Freimachen von angestauten Energien!

Schlucke keine Wut hinunter, sondern setze diese Frustration in Aktion und Kreativität um! Zufriedenheit mit dir selbst führt zu Freude.
Gestehe dir selbst zu, zu genießen! Lebe sehr bewusst, und erlaube deinem Herzen, Güte auszustrahlen: Degradiere dich nicht zu einem traurigen Fisch ohne Geschichte.

Aneurysma

abnormale Erweiterung einer Schlagader

Kernursache und Kernlösung

Du schnappst nach Luft, du öffnest den Mund wie ein Fisch im Wasser. Dann verschließt du dich wieder; und nachdem du dich zugezogen hast, dich gleichsam des Atems beraubt hast, öffnest du wieder stark und mit großer Kraft deinen Mund, deine Atemwege, deine Blutgefäße, um Sauerstoff einzusaugen.

Dieses dich verschließen und dann wieder weit öffnen kann sich auf verschiedenen Niveaus abspielen: gefühlsmäßig oder auf sexuellem Gebiet, rein psychologisch oder in einem Urgefühl des Aufnehmens, des Aufbauens von Reserven, um dann wieder loszulassen / auszustoßen.

Manchmal, wenn es noch stärker ist: eine unbewusste Reaktion gegen dasjenige oder denjenigen - auch wenn es sich dabei meist um ein Phantom handelt -, das /der dich ersticken könnte, beispielsweise eine dunkle Decke über dich werfen könnte, wobei du dich in die Falle gelockt fühlen würdest, gefangen fühlen würdest, nach Luft schnappend, erstickt. Im Voraus rufst du schon ängstlich nein und wehrst dich gegen diese dunklen Gespenster. Mit schwerem Kanonendonner würdest du dann am liebsten anfangen wild drauflos zu schießen.

Urkräfte suchen sich ihren Weg: du wirst aufgefordert, Liebe und Vertrauen einzubringen: du tätest gut daran, Gespenster, Ängste, defensive und präventive Haltungen zu eliminieren, sonst scheint du durch eigene tiefliegende Urkräfte überwältigt zu werden. Lebe in dem Vertrauen, dass nichts Negatives ‚vorausgesehen' werden muss, dass du ruhig und gleichmäßig atmen darfst, frei und in der Überzeugung, dass im Leben nichts ‚einfach so' geschieht, dass dich, wenn du in Selbst-Liebe und Vertrauen lebst, kein einziges negatives Ereignis zu treffen braucht.[41]

[41] Lies hierzu mehr in Teil I dieses Buches.

Fühle dich nicht beängstigt, fühle dich weder verletzt noch von außen bedroht, und sieh, wie deine inneren Kräfte und Gefühle dich auffordern, ein unbesorgtes Dasein zu führen, ruhig und gleichmäßig strömend frei ausgehen zu dürfen.

Wenn du Liebe und Vertrauen, eine gesunde kreative Kraft in dir selbst stärkst, wirst du weder weiterhin das Gefühl haben, dich verteidigen zu müssen, noch denken, dass du angreifen musst, und du wirst dich auch nicht mehr verletzt fühlen (lies in diesem Zusammenhang und zum Vergleich einmal den Text über ‚Blaue Flecken' und ‚Erkrankungen an den Schienbeinen').

Die Welt ist kein dunkles, ängstlich bedrohendes Etwas, du machst sie nur dazu in deinen Phantomgedanken. Hast du dich als Folge hiervon irgendwo ‚festgekettet' und suchst du wie besessen nach einer Offenheit, um die Ketten zu durchbrechen, dann wisse, dass dieses Gefühl von Befreiung sich wie von selbst einstellt, sobald du nicht mehr nach Luft schnappst, als ob das Leben dir zu wenig geben würde.

Entspannung. Glaubend an deine eigene Güte und daran, dass das Schöne ganz leicht zu dir kommen kann, lässt du nun los; dein Griff entspannt sich, du reißt dich (deine Atemwege) nicht mehr auf klaustrophobische[42] Weise und voller Angst auf, sondern erkennst nun deinen inneren Raum und deine uferlosen Energieströme, die einfach ‚sein' wollen: es ist zu jeder Zeit genug Lebensenergie in dir vorhanden.

Lege das Gespenst von der Urangst nun lahm und komme zu der ‚Einsicht', dass es keines Kampfes bedarf. Alles was du brauchst, um gesund und glücklich zu leben, ‚ist' einfach da, wenn du nur daran glaubst und dich selbst ergeben in die Hände des Lebens legst, und also loslässt.

[42] Lies eventuell auch den Text über Klaustrophobie in diesem Buch (siehe Index).

Gefäßkrampf

Angiospasmus

krampfhaftes Zusammenziehen der kleinsten Blutgefäße; vor allem bekannt von den Fingern, die dann kalt und blau werden und schmerzen (dies wird auch das Raynaud-Syndrom genannt)

Kernursache

Weigerung, in Freude weiterzugehen, sich zu transformieren. Obwohl du voller Ehrgeiz, Sehnsüchte, aggressiver Kräfte und Emotionen steckst, hältst du dich selbst zurück, so dass du gefühlsmäßig nahezu explodierst. Du würdest gerne..., aber du hältst dich zurück. Du fühlst dich unsicher; du zögerst zwischen zwei Richtungen, du bleibst stehen. Du traust dich nicht, wagst es nicht, deine inneren Kräfte nach außen zu legen. Du lässt dich nicht wachsen, blühen oder aufgehen. Du hältst Emotionen fest; du klammerst dich noch an die Vergangenheit, an etwas oder jemanden; du tust gut daran, jetzt loszulassen.

Du hast Angst vor der Zukunft; „Loslassen und Weitergehen" bedeuten für dich ein Risiko.

Du versteckst dich hinter einer Leistung, einem Job, einem äußerlichen Image, einem Pokal..., aber innerlich versteifen sich deine Gefühle. Du hörst nicht wirklich auf dein Herz; du sitzt in der Klemme, weil du deinem tiefsten Selbst kein Vertrauen schenkst. Ein ängstlicher Widerstand gegen Selbstverwirklichung. Dann plötzlich würdest du die Dinge erzwingen wollen und weiter greifen als du kannst.

Kernlösung

Ziehe einen Strich unter die Vergangenheit. Binde dich weder an materielle noch an äußerliche so genannte Werte, sondern wende dich in aufrichtiger Liebe dir selbst zu. Du vernachlässigst dein Herz und dein Gefühlsleben schon viel zu lange. Das Leben ist Freude und Schönheit: Es zieht an dir vorüber. Werde dir nun der Schätze in dir bewusst, deines Wertes, deiner einzigartigen Möglichkeiten, und halte dich nicht länger zurück. Äußere jetzt deine Gefühle; nutze deine inneren Kräfte auf kreative, einfühlsame Weise. Mache dich selbst glücklich. Du schmückst dein Leben so aus, wie du es möchtest, mache etwas Schönes daraus. Kein verkrampftes Erzwingen, entwickle dich allmählich, entspannt, aber lasse wohl den überflüssigen Anteil in deinen Gefühlen los. Sei stolz auf dich, und traue dich, dich zu manifestieren, anstatt dich zu unterdrücken. Fühle dich sicher auf deiner urstarken Basis, und gehe jetzt ohne zu zögern vorwärts. Weitergehen und *selbst* dein Leben gestalten bedeutet Freude und Weiterentwicklung. Selbstbewusst produzieren, dich trauen, dich selbst gehen zu lassen, ohne Angst.

Krampfadern

Varizen

Kernursache

Du trägst schwere Lasten. Du fühlst dich in einer Opferrolle.

Du versuchst alles zu ergreifen, zu umfassen, sowohl emotional als auch im Bereich möglicher Arbeit, aber du schließt einen Großteil deines Lebens aus! Du lebst nicht wirklich in Liebe zu dir, möglicherweise weil du dich minderwertig fühlst, weil du dich dazu ‚verpflichtet' fühlst, auf jene Art und Weise zu leben.

Du ignorierst deine Gefühle, die dir verdeutlichen, dass es nicht so weitergeht. Du fühlst dich zu schwach, voller Scham oder zu sklavisch, zu gering, um Veränderungen in diese Situation bringen zu können.

Du entfliehst dem vollen Leben, du steckst gewissermaßen den Kopf in den Sand, weil du ohnehin der Überzeugung bist, dass du in diesem Leben nicht wirklich du selbst sein kannst. Du bekommst dich und das Leben nicht in den Griff, um es angenehmer für dich zu gestalten; du flüchtest entweder oder verharrst mutlos in einem beengenden Zustand.

Die Angst davor, ganz du selbst zu sein, deinen totalen Raum in Anspruch zu nehmen, ein Leben zu führen, das deiner Natur entspricht, das dich nicht forciert oder beschneidet.

Auch bei Schwangerschaft: Du bist nahezu nicht dazu in der Lage, dich selbst zu tragen, du traust dich kaum, dich selbst zu verwirklichen, du fühlst dich „in den Fängen" deiner Lebensumstände, anstatt dein Leben von deinen Sehnsüchten und Wünschen ausgehend zu gestalten; jetzt schlurfst du mit noch schwereren Lasten vor dich hin. Du müsstest dringend „weglaufen", aber sogar dein Überlebensinstinkt funktioniert nicht mehr, weil du nicht wirklich an deine Kraft, an dein Recht auf Freude glaubst!

Du würdest dich gerne für dich selbst stark machen, aber du kannst nicht, so denkst du. *Möglicherweise* bist du in einem Umfeld aufgewachsen, wo „müssen" mehr galt als „dürfen", der Schwerpunkt eher auf „Materiellem und Arbeit" lag als auf „Liebe zu dir selbst", die „Schwäche des Menschen oder der Frau insbesondere" mehr wog als die „innere Kraft", „Strenge" wichtiger war als „Freude und Sanftheit". Das, was dir beigebracht wurde, wendest du an: Indoktrinierung. Dennoch ist diese mögliche Erziehung und Indoktrinierung bereits *die Folge* deiner tief verwurzelten Überzeugungen! Dein Kopf, deine Gedanken stecken in der Klemme dieser Zange. Weil du unzureichend an dein Bewusstes, einzigartiges Sein glaubst, weil du dich selbst nicht wirklich in Liebe akzeptierst, bleibst du eher passiv in dieser Situation, ungeachtet dessen, dass du Schmerzen erleidest und traurig bist. Du tust nichts dagegen. Du bist zu kalt und zu hart gegen dich selbst.

Ein Gefühl der Unfähigkeit, ein Leben in Anspannung. Deine Gefühle werden nicht respektiert, sondern dem „Denken" untergeordnet. Du lässt deine Emotionen, deine spontane Kreativität nicht frei fließen; du greifst sehr weit, tust sehr viel, aber du missachtest deine Gefühle. Dein Herz, deine Freude sind in der Faust „äußerer oder rationaler Verantwortung" gefangen! Vielleicht wirfst du anderen deine Trauer, deine Überlastung vor, aber du selbst bist die Ursache dessen. Du stürzt dich auf deine Arbeit oder konzentrierst dich auf andere, anstatt zuallererst dir selbst Aufmerksamkeit zu schenken.

Kernlösung

Lasse dein Selbst „aufplatzen"! Gib dir allen Raum! Du wirst eine Wahl treffen müssen; es muss nach einer Lösung gesucht werden. Befreie dich aus diesem unechten, beschränkenden Leben. Erkenne die Fülle deiner selbst, deiner Existenz an. Stopfe deine Gefühle nicht länger in einen Koffer, bis er platzt. Traue dich, zu leben, zu genießen; ent-laste dich. Niemand ist Opfer, es sei denn, er macht sich selbst dazu. Breche mit den alten Gewohnheiten, und höre auf dein Herz: Komme in Liebe zu dir selbst, erkenne deinen Wert an, behandele dich nicht länger wie eine Maschine oder einen Sklaven. Du bist ein Mensch voller Möglichkeiten und Kreativität, das Leben ist in erster Linie Freude, aber du forcierst dich, du bereitest dir Trauer und Überlastung. Lasse los, führe in deinen Überzeugungen in Bezug auf dich selbst Veränderungen herbei, so dass du auch andere Lebensumstände zu dir holen wirst: Selbstachtung!

Baue dein Leben nicht allein mit deinem ‚Verstand' auf oder vor dem Hintergrund deiner ‚Pflichten': *Lebe* und entdecke dich selbst; schenke dir selbst Wärme, und erwarte nicht von jemand anderem, dass er/sie für dein Glück sorgen wird. *Lasse* dich nicht länger leben; verlasse diese Sackgasse beziehungsweise dieses ‚unechte' Leben. Zeige deine Gefühle, zeige dich wirklich so, wie du dich innerlich fühlst, und verstecke dich nicht, weder vor dir selbst, noch vor den anderen! Gebe dich nicht härter als du dich fühlst. Hole dich aus dieser Opfer-rolle heraus, und traue dich, zu genießen! Andere werden in der Weise auf dich reagieren, wie du es durch deine inneren Überzeugungen hervorrufst. Hältst du dich lediglich für einen Maulesel, dann werden andere dich auch so behandeln. Erkennst du hingegen deine innere Schönheit, dein Königreich an, dann wirst du freudvollen, warmen Menschen begegnen, die respektvoll mit dir umgehen. Lebe spontaner und intuitiver, tue dir selbst keine Gewalt an. Nimm dich fest in beide Hände, voller Selbstvertrauen, anstatt ‚Arbeit' oder ‚andere' ergreifen zu wollen; überschreite nicht deine Grenzen, wende dich auf entspannte Weise deinem tiefsten Selbst zu, und respektiere deine Natur.

Phlebitis

Venenentzündung

Kernursache

Du fühlst dich schwankend, emotional ausgehöhlt und zittrig, zurückgewiesen..., wer bin ich schon? Du rangierst dich selbst aus! Als ob du das volle Mondlicht in dir selbst löschst, die empfindliche weibliche Seite ins Dunkel stellst. Du erkennst den Wert deines ICHS nicht, die einzigartige Schönheit deines ICHS-in-deinem-Körper. Möglicherweise hältst du ‚nichts' von dir selbst, machst dich selbst herunter, spottest über dich selbst, deinen Körper, dein Leben. Hättest du dir dein Leben anders gewünscht? Deinen Körper gewünscht? Also nach den Schönheitsnormen einer auf den Tod ausgerichteten oberflächlichen Gesellschaft? Missvergnügen, Unzufriedenheit und Begierde (dich selbst / deinen Körper anders ‚haben zu wollen', als du bist / er ist)? Heruntermachen deiner selbst, des Lebens: „Sieh wie ich hier gehe, die hässliche, sinnlose Null." Du denkst über dich selbst, dass du nicht so bist, ‚wie es sich gehört', sondern ...

Du erlebst dich als „alt". Unsicher, mit einer chaotisch-nervösen Gehirnaktivität, nach irgendeinem Halt auf der Suche! Du siehst alles fragmentarisch, deine Energie fließt ruckartig und stoßweise; du gewinnst keinen klaren Überblick mehr. Der Selbstzweifel belastet dich schwer und beraubt dich der psychischen Stabilität. Das Leben wird zur Last. Zuweilen ärgerst du dich innerlich über dieses frustrierende Gefühl des ‚Nichtswertseins'. Manchmal machst du anderen Vorwürfe, obwohl es um deine Ohnmacht geht, um deinen Selbst-Spott, deine Selbst-Anfeindung.

Kernlösung

Das Leben fordert dich dazu auf, in reine Selbstliebe zu SEIN. Diese Liebe, bedingungslos, bildet deinen Körper: dies kann nur ‚schön' und gut sein. Brich mit der falschen Norm, von anderen für gut und schön ‚befunden werden zu müssen'. Keine Missachtung deiner selbst mehr! Kehre dich TIEF[43] in dein innerliches Selbst und finde dort deinen Goldschatz. Von dort aus wächst du weiter, in Dankbarkeit für dein Sein, als einzigartiger schöner Mensch, wie jeder Mensch, der von seinem Liebeskern aus lebt. Liebe dich sehr so wie du bist, klein oder groß, mit einem runden oder platten Bauch, einem geraden oder buckligen Rücken.

Höre nicht auf zu leben ... richte dich nicht auf Zerfall und Tod aus, das Leben wird ‚leicht', wenn du dich selbst in keinem einzigen Punkt mehr anfeindest.

Erkenne, dass du deinen höchsteinzigartigen WERT und deine Schönheit in dir trägst - wenn du dich selbst verwurzelst in deinem *wahren* Sein, das niemals abzusterben braucht.[44]

FROH-SEIN DARÜBER, WER DU BIST, SO WIE DU BIST! Dankbare Zufriedenheit strahlt jetzt aus deinen Augen, aus deinem ganzen Wesen in Seele und Körper.

Stempele dich selbst nicht als alt oder wertlos, als ein Nichts ab. Du bist so, wie du dich nach eigenen Überzeugungen geschaffen hast. Komme zu Selbstrespekt: Vielleicht hast du dies noch nie vollzogen? Stütze dich jetzt auf dein tiefes Selbst, erkenne deine Natur an, spüre die Erde und vor allem: Genieße dich selbst und deine Umgebung! Richte dich auf, und strahle in alle Richtungen. Ein Mensch an sich, eine Naturperle, ohne Leistungen, ohne besondere Funktionen, ohne gesellschaftlichen oder äußerlichen Bedingungen entspre-

---

[43] Lies zum Vgl. den Abschnitt über die Symbolik von Pommes Frites in *Das Füllhorn - Psychologische Symbolsprache der Nahrungsmittel.*

[44] Lies eventuell mehr hierüber in *Neue Tage*. Dieses Buch ist bei Erscheinen des vorliegenden Werkes noch nicht in deutscher Übersetzung erhältlich.

chen zu müssen, um ein schöner Mensch zu sein, weil er Leben ist: Leben bedeutet diese freudvolle Urkraft zu erfahren, die dein Wesen durchströmt, jetzt und in Ewigkeit…, blockiere diese Liebesenergie nicht durch Selbst-Verurteilung! Liebe dich selbst, auf diese Weise entscheidest du dich für das Leben und nicht für den Tod! Alt an Jahren bedeutet nicht ‚abgeschrieben' oder hässlich. Öffne dich von deinem Herzen aus und wachse … evoluiere in einem ewigwährenden Transformationsprozess. Sei lieb und sanft zu dir selbst.

Angiome

Gefässtumoren und Gefässmissbildungen

Kernursache

Du fühlst dich nicht sicher in dir. Du wählst nicht wirklich eine Richtung für dein Leben. Du traust dich nicht wirklich, in das irdische Leben einzutreten. Du bremst dein Leben ab. Todesängste. Du verkraftest es gefühlsmäßig nicht. Du traust dich nicht, auf deine eigene Basis zu vertrauen. Du hast Angst vor inneren Feuer-Kräften, vor der Verantwortung, Dich Selbst als Individuum manifestieren zu müssen. Es wird dir alles zu heiß.

Weil du dich selbst im Wachstum zurückhältst, schlagen kraftvolle ‚Mars'-Energien nach innen, anstatt als Bausteine genutzt zu werden. Du hast solche Angst. Die Erde erscheint dir als eine klaustrophobische Bedrohung, weil du dich selbst psychisch einengst, weil du die Realität in Bezug auf dich selbst nicht siehst: dass du ein urstarkes Wesen bist, dass dazu in der Lage ist, *selbst* seine Freiheit zu erschaffen.
Aufgestaute aggressive Kräfte ziehen sich zusammen. Du fürchtest dich vor deinem eigenen Inhalt, deinen inneren Emotionen, deinen Kräften.

Kernlösung

Habe keine Angst: Du bist im Schoß deines unvergänglichen tiefsten Selbst in Sicherheit.
Fühle dich beschützt, und baue dein Leben zu einem Fest aus. Freude, Fröhlichkeit, Humor. Schnüre dich nicht ein; spüre deine stabilen Grundfeste, und lasse dich frei!

Gib deinen Gefühlen, deinen Energien die Freiheit: Wende diese schönen, inneren Kräfte innerhalb einer frohen Selbstwerdung an. Liebe und Vertrauen auf diesen stabilen Kern von dir vertreiben alle Ängste. Traue dich, dich dem Tiefsten in dir selbst zu übergeben. Nichts kann dich bedrohen: Lasse dich gehen, entspanne dich! Friede in dir selbst, Friede mit dem Leben.

Angiome sind zumeist angeboren: Oben genannte Ursachen und Lösung werden nicht nur für das Baby zutreffen, sondern auch für die Eltern, für die Mutter.
Das Baby wird leichter seine Ruhe und Sicherheit finden, wenn nutzlose Ängste in der Mutter gelöst werden.

Siehe eventuell auch: Feuermal bei Babys

BOTULISMUS

Trockener Mund, Durchfall, Muskelschwäche oder Lähmung nach dem Verzehr von Nahrungsmitteln, die mit Clostridium botulinum kontaminiert sind, einer Bakterie, die das Gift ‚Botulin' produziert

---

Kernursache

Du fühlst dich ganz langsam von etwas Mächtigem, Unbestimmtem von hinten beim Kragen gefasst; denn du lebst bereits lange mit Ängsten…, du bietest keinen Widerstand mehr. Dir fehlen die Worte für deine dunklen Emotionen, deine Trauer, deine tiefen Ängste; du fühlst dich machtlos von einem enormen Strom negativer Energien mitgerissen, die das Resultat deiner Ohnmacht, deiner Selbstverleugnung sind. Du lebst für andere, nicht wirklich für dich selbst. Du lässt dich von anderen ergreifen und führen: Eine Straße, die immer weiter in Leere mündet…, diese Krankheit schüttelt dich wach aus deinem Traum!

Kernlösung

Komme zu dir selbst, und *gib* dir das Leben, die Wärme, die dir zusteht. *Lasse* dich nicht länger leben: Fühle dich ruhig und sicher in deiner Natur. Geborgenheit findest du nur tief in deinem Selbst, deinem ewigen Ich, das niemals stirbt. Ängste sind nutzlos.

Spüre deine starken Energien, lasse sie blitzschnell durchdringen; steuere sie mit der Kraft deines bewussten Geistes. Allein du bist Meister über deinen Körper. Stehe feste mit beiden Füßen auf dem Boden; höre auf diese tiefe, innere Weisheit in dir, und bringe wieder Ruhe und Harmonie in dein verstörtes und angsterfülltes Leben.

Siehe auch Rubrik *Angst.

BRANDWUNDEN

sich verbrennen

Kernursache

Eine Form schmerzhafter Selbstzerstörung, die das Bild einer Person widerspiegelt, die ihre kreativen Energien, Emotionen und Selbstverwirklichung verbrennt, unterdrückt. Du brennst vor unterdrückter Aggression! Ein Gipfel der Nervosität und / oder Wut. Ohnmacht, Aufstand. Du fühlst dich gebunden, zurückgehalten, als könntest du nicht dort hingehen, wohin du möchtest oder nicht machen / haben, *was* du dir wünschst. Du schreibst diesen Zustand eher anderen zu, aber die wahre Ursache liegt in dir selbst! Du würdest dich zwar gerne für dich selbst einsetzen, aber du tust es nicht oder lediglich unzureichend: Das macht dich äußerst nervös und wütend.

Die wahre Ursache hierfür? Es fehlt dir an Selbstrespekt, an Liebe zu dir selbst: Du unterdrückst bestimmte Energien, du verdrängst bestimmte Emotionen, Sehnsüchte und spontane Impulse. Du reagierst darauf, indem du dich über Nebensächliches aufregst und deine Grenzen in Bezug auf innere Nervenbeherrschung überschreitest. Du fährst aus Frustration schlichtweg aus der Haut! Deine Gefühle entflammen, sie fordern Aktion, einen Einsatz für dich selbst, ein Äußern deiner Emotionen und Sehnsüchte; die angehäuften, ungenutzten Energien in dir werden heiß und wollen befreit werden.

Vielleicht bist du wütend auf andere, aber das ist lediglich ein Ablenkungsmanöver, um nicht mit der Wahrheit in Bezug auf dich selbst konfrontiert zu werden: Es wird Zeit, dass du diese in dir schlummernde Aggression in einen tatkräftigen Ausbau deines Lebens umsetzt. Lebe nicht ausschließlich für andere und ebenso wenig auf eine Weise, die dich vollkommen unzufrieden macht. Komme in dein „Sein", und lasse das ‚Haben' (Wollen) los.

Kernlösung

Fliehe nicht länger vor dir selbst! Nimm als würdiger Mensch das Zepter in die Hand, und mache dir bewusst, dass deine Nervosität und deine Wut im Grunde eine Ohnmacht hinsichtlich der Situation, in der du dich befindest, widerspiegeln.

Das erfordert ein In-Dich-Gehen: Woran fühlst du dich gehindert? Wo verwehrst du dir selbst den Zugang zu vollständiger Selbstverwirklichung? Hast du deine Wut auf bestimmte Personen gerichtet: Sieh genau hin, warum und was du diesen Menschen vorwirfst, und du wirst merken, dass es sich hierbei um Eigenprojektionen oder um die Ohnmacht handelt, dich diesen Leuten gegenüber auf gesunde Weise äußern zu können. Bist du wütend auf dich selbst: Du wirst auf alles und jeden wütend. Was findest du schlecht an dir? Warum schaffst du nicht den Durchbruch?

Wirf deine Gefühle von Begrenzung oder Minderwertigkeit über Bord, und genieße in Ruhe und voller Selbstvertrauen alles, was du unternimmst. Hetze dich nicht auf, für niemanden. Lasse deine ganze Persönlichkeit sich ruhig entwickeln, im eigenen Tempo, ohne dich selbst zu beeinträchtigen. Biete *wirklicher* WEITERENTWICKLUNG keinen Widerstand; bleibe nicht alten Mustern verhaftet, die deine wahre Kreativität lahm-legen. Lasse los…, und gehe vorwärts!

Solange du das unterlässt, legst du dir sozusagen selbst Steine in den Weg; du fühlst dich, als hätte man dir den Weg abgeschnitten. Deine Zehen wollen weiter, eine Richtung anvisieren, aber bewusst oder unbewusst verhinderst du es.

Selbst-Blockade; ein dir selbst Nicht-Zugestehen dorthin zu gehen, wohin du fühlst gehen zu müssen: auf den Pfad des *echten* LEBENS.

Dies beraubt dich förmlich deiner Freiheit, des Atems. Und Energien häufen sich an, sie wollen *wohl* der richtigen Richtung gemäß genutzt werden.

Du hältst etwas (oder jemanden) außerhalb von dir stark fest; du würdest gerne dasjenige oder die Person, die sich außerhalb von dir befindet, von seinem Platz verjagen, verändern wollen, ja sogar durch Erzwingen…, aber das gelingt natürlich nicht: *weil du lediglich dich selbst verändern musst,* weil du selbst vorwärtsgehen und loslassen musst. Aber du blockierst dich, hältst dich selbst *„fest",* möglicherweise in Materie, in bestimmten Aufgaben, Gewohnheiten, in was auch immer…, das macht dich nervös.

Du willst per se dieses oder jenes; du willst unbedingt dieses oder jenes geschafft haben…, du machst und machst, hebst schwer, aber es gelingt dir nicht, und das macht dich *innerlich machtlos und wütend. Du trittst „auf der Stelle", obwohl das Leben jetzt von dir verlangt, bestimmte Dinge loszulassen, nicht unbedingt ‚etwas getan haben zu wollen';* Weiterentwicklung ist gefragt, aber an einem oder mehreren Punkten bleibst du stecken, wo du ‚steckst' (Verweigerung loszulassen und selbst einen Schritt vorwärts zu machen). Kein Mensch kann dich hier herausholen. Du wirst es *selbst* tun müssen!

Lasse alles und jeden außerhalb von dir *los.* Erwarte nichts von jemand anderem, sondern komme selbst in Bewegung. Sieh dir an, wie du dich in beengten, zwingenden Strukturen *festgezurrt* hast, wie hart du dich zwingst, auf der Stelle stehen zu bleiben, wie du dich selbst in gewisser Weise weigerst, vorwärtszugehen, loszulassen, *wie du unbedingt dieses oder jenes geschafft haben willst (Form der Begierde). Lasse also jetzt los, gehe vorwärts im Leben, komme in dein ‚Sein' und gehe einen Schritt weiter. Gehe weiter in eine Richtung, und setze alle diese Kräfte zur Selbst-Verwirklichung ein.*

Baue stark auf dein eigenes Rückgrat, schlage kräftig mit dem Schwanz, wie ein Walfisch, und ziehe weiter! Baue auf diese innere Struktur in dir selbst, nicht auf einen Halt außerhalb von dir, ob es sich hierbei nun um Dinge, Status oder Menschen handelt.

Breche mit jeder Form von Habsucht, „etwas von jemand anderem gemacht bekommen wollen", Machtdrang (du erzwingst; etwas *muss* von dir sein). Komme einfach *in dein ‚Sein'* und löse dieses ‚unbedingt haben wollen oder dieses von dir oder jemand anderem gemacht haben wollen'. Errichte dein Haus auf *deiner Inneren Basis* (siehe Symbolik *Unterer Teil des Rückens). Lasse *deine Entwicklung* sich jetzt fortsetzen; klammere dich nicht an das Alte. Sei nicht trotzig voller Widerstand, Energien nervös in dir aufstauend, bleibe nicht beharrlich dort sitzen, wo du bist. Durchbreche den Stillstand, und komme zu Entwicklung. Sieh dir an, wie das Leben funktioniert, und gehe mit… mit dem Leben, mit dir selbst…

Ein FREIER Durchgang für dich selbst, für deine Talente, deine Seinsströmung: Die Steine auf deinem Weg, vor deinen Füßen, hast du jetzt zur Seite geräumt! Der frische Lebenswind aus deinem Inneren bringt herrliche Abkühlung. Und du ‚lässt' diese Lebensenergien durch dich durchfließen, ohne Widerstand, in aller Flexibilität und im Loslassen, du übergibst dich dem Leben.

BRUCELLOSE

eine von Tieren auf den Menschen übertragene bakterielle Infektionskrankheit, auch Maltafieber genannt

Kernursache

Es reicht! Ein Wegschieben aus Wut mit aller Macht! Ich darf auch gar *nichts* mehr! Du kannst in dem Raum, der dir zur Verfügung steht, oder in dem psychischen Gefängnis, in dem du sitzt, gar nicht du selbst sein. Mit einer gewaltigen Aggression brichst du aus! Revolte. Ein an die Außenwelt gerichteter Aufruf: Hilf mir, befreie mich doch aus dieser beklemmenden Situation. Du fühlst dich nicht wertgeschätzt, ja vielmehr von den anderen verkannt. Du weigerst dich, diese Situation noch länger zu akzeptieren.

Kernlösung

Grenze deinen eigenen Bereich ab, nimm deinen Raum ein, und mache jedem deutlich: Das ist mein Platz, respektiere meine Existenz. Deshalb ist es notwendig, dass du dir zunächst genau deines eigenen Kraftzentrums bewusst wirst. Sei liebevoll zu dir selbst, zu dem kleinen Kind in dir. Gebe dich nicht hart und cool, unterdrücke nicht dein weiches Herz. Verschließe dich nicht, und mache deinen Nächsten demzufolge auch deutlich, dass du diesen psychischen Raum für dich in Freiheit erleben möchtest. Erst wenn du dich selbst anerkennst, werden andere dich anerkennen.

DIE BRÜSTE

Psychologische Übereinstimmung

Die Brüste symbolisieren einerseits das sichere, geborgene Gefühl in dir selbst und auf der anderen Seite das Selbstbewusste, Gebende, Aufstrahlende zu anderen hin. Symbol für Sanftheit, Güte, das Mütterliche, das Umsorgende, das Willkommen-Sein. Du kannst immer auf diese innere Nahrungsquelle zurückgreifen. Die Brüste werden eine gesunde oder ungesunde Wiedergabe des notwendigen Gleichgewichtes zwischen Geben und Nehmen, zwischen dem ‚männlichen' und dem ‚weiblichen' Element verkörpern.

Der ‚Mond'-Pol vertritt das Emotionale, Sensible, Empfängliche, Intuitive, Unbewusste, Mütterliche; der ‚Sonnen'-Pol stimmt mit dem Aktiv-Produzierenden, mit der Selbstmanifestierung über Denken und Taten überein. Der Austausch zwischen beiden Polen führt zu wahrer Produktivität und Wachstum. Das Gleichgewicht zwischen beiden spiegelt sich in den Brüsten wider:

Sie symbolisieren den stolzen Raum einer Frau, die auf selbstbewusste Weise ihr Gefühlsleben in Harmonie mit dem Rationalen in die richtigen Bahnen lenkt.

In Transformation, Evolution, werden die Brüste sich im Lauf der Zeit von der Form her auf natürliche Weise „verändern". Sie hängen dann wie Trauben oder verschwinden komplett usw. ... Und dast ist gut! Wahrheitswachstum und Schönheit liegen schließlich auf ein und derselben Linie. Fixiere dich also nicht auf die äußere Form. Lebe in Liebe!

Erkrankungen, allgemein

Kernursache

Du würdest dich gerne frei fühlen, aber du fühlst dich von einem mächtigen Strom von Erfahrungen, Emotionen, die du nicht in den Griff bekommst, mitgerissen. Das löst Angst aus. Oder umgekehrt: Du *denkst* und *denkst...*, du vertraust nicht im Geringsten auf deine Intuition, du versuchst alles in übertriebenem Maße durch Sehen und Denken zu kontrollieren. Du häufst negative Gedanken an.

Oder negierst du deine Gefühlswelt völlig, tust du so, als würde sie nicht (mehr) existieren? Verletzt? Hältst du aus übersensibler, mütterlicher Besorgtheit alles dermaßen fest, dass du ein aufgeblähtes, erstickendes Gefühl bekommst? Ein dominantes, besitzergreifendes Auftreten? Manifestierst du dich zu stark aggressiv, mit einer Unterdrückung des Weicheren einhergehend...?

Kernlösung

Spiele in deinem Leben die erste Geige: auf selbstbewusste, kraftvolle Weise. Auf dieser Basis kann deine Wärme und Besorgtheit anderen gegenüber auf ausgewogene Weise wachsen. Versetze einem dominierenden Mond (Festhalten von Gefühlen und *übertriebener* Sorge um andere) den Todesstoß, durchbohre ihn, um zu deinem leuchtenden, selbstsicheren Sonnenkern vorzudringen! Strahle in Freude; höre *dann* aufmerksam auf deine Gefühle.

Lasse dich und andere in Freiheit leben. Ohne zu ersticken. Mit der Schönheit deiner kreativen Talente alles Negative überstimmen. Lasse den dunklen Dampf der Trauer aus der Vergangenheit ab; lasse neue Lebenserwartungen geboren werden.

Überempfindlichkeit der Brüste

Kernursache

Überempfindlichkeit, Trauer: Dein Glück, deine Freude scheinen von externen Faktoren abhängig zu sein!

Ein ganzer Berg von Gefühlen, die du nicht in den Griff bekommst. Du lässt dich in einer Gefühlsschlaffheit hängen, kraftlos, du lässt dir von anderen alles gefallen. Kein Vertrauen auf die eigenen Kräfte und Möglichkeiten; dich selbst als abhängig und unfähig erleben, das Leben *selbst* in die Hand zu nehmen und zu lenken. Du bist zu leicht durch deine Umgebung zu beeinflussen.

Kernlösung

Selbstvertrauen! Lasse deine innere Natur sprechen: Folge deiner tiefsten Intuition, lasse dich durch das innere *Wissen* und Fühlen leiten. Vertraue diesem automatischen Kontrollsystem von dir, das immer wie eine Art Radar funktioniert: Traue dich, sorglos und ohne zu grübeln, wie ein Vogel ins Leben zu fliegen. Du kannst nicht *alles* mit deinem Verstand begreifen.

Lenke dein Leben mit Hilfe deines Selbstbewusstseins, erstelle deine Wunschliste und überlasse das Übrige den natürlichen, kreativen Prozessen, die darauf reagieren, ohne dass dein bewusstes Eingreifen hierfür noch notwendig wäre. Wahre Freude liegt in dir selbst! Grenze deinen Bereich ab; du allein bestimmst dein Leben!

Brustdrüsenentzündung

Mastitis

Kernursache

Du opferst dich vielleicht schon lange auf, für deine Kinder, deinen Partner oder eine Gruppe, für ein Ideal, eine Religion: Du opferst deine Persönlichkeit auf, um dich sozusagen hinter einer Aufgabe oder einer äußerlichen Situation zu verstecken. Du wirst von der Gesellschaft oder von einem System, in dem du vollkommen untergehst, in Anspruch genommen. Nach außen hin kannst du sensibel und einfühlsam oder ‚pflichtbewusst' wirken, ausgeglichen und friedlich..., aber! Innerlich wird sich diese Selbstverleugnung rächen! Du willst hier heraus! Aggression! Du bist voller Emotionen, Trauer und negativer Gedanken (von Groll bis hin zu Hass und Vergeltungsdrang, voller aufgestauter Frustrationen: Du würdest deine Tatkraft gerne manifestieren, Überwasser bekommen, Herr deiner Wut und Trauer werden, aber du weißt nicht wie..., du gelangst nicht *wirklich* zum Durchbruch! Du hast dein eigenes Ich schon zu lange anderen oder bestimmten Situationen untergeordnet: Deine ‚männlichen' aktiven Kräfte, dein Selbstbewusstsein... möchten jetzt endlich frei zur Geltung kommen.

Kernlösung

Komme zunächst mit beiden Füßen vollständig auf den Boden: Schlafe nicht mehr, mache dein Leben zu *deinem* Leben. Deine Aggression und deine Emotionen sind das Resultat von zu wenig Selbstvertrauen und einer zu langen Selbstunterdrückung. Sei also nicht wütend auf andere: Mache dir bewusst, dass alle Situationen, wie sie momentan in deinem Leben existieren, durch deine unbewussten Überzeugungen von dir selbst verursacht wurden: „dass du dich aufopfern musst oder dass du in einer Situation leben musst, die überhaupt nicht deiner wahren Art entspricht, weil du *lediglich* Diener bist". Hierbei handelt es sich um Selbsttäuschung: Erkenne deinen Wert, gib dir selbst Liebe, dann wirst du nicht mehr andere umsorgen oder eine unechte Aufgabe erfüllen, weil du Anerkennung und Dankbarkeit brauchst! Dann wirst voller Freude dein Leben genießen und aus einem selbstbewussten, nicht-verpflichtenden und unabhängigen Gefühl heraus gerne für andere da sein: aus Selbstrespekt loslassen und ebenso dir deines Platzes bewusst werden.

Rissige Brustwarzen Stillprobleme

Stillen ist *OK*, aber kein *Muss!*

Kernursache

Du glaubst zu wenig an deinen inneren Wert; du wirst dich zwar möglicherweise nach außen hin mit einem Schein-Image groß und königlich zeigen, aber innerlich fühlst du dich unsicher, und du negierst zu stark die Wahrheit, den Inhalt deiner selbst. Du fühlst dich mehr oder weniger ängstlich, weil du dich unzureichend schätzt, dir selbst zu wenig Liebe zukommen lässt; du meinst, dich schützen zu müssen, indem du dich nach außen hin auf bestimmte Weise verhalten ‚musst'. Aus dieser Unsicherheit heraus umklammerst du das Kind zu stark, produzierst du zwar sehr pflichtbewusst Milch, aber du quälst dich selbst damit, weil du dich zu ‚mechanisch' begreifst! Du bekommst nämlich keinen *wirklich* sicheren, ruhigen Kontakt zu dir selbst, und umso stärker quetschst du dich selbst aus, um wenigstens dem Baby gegenüber perfekt zu sein. Eigentlich würdest du dich gerne frei fühlen, Raum für dich selbst einnehmen, aber Zweifel in Bezug auf deine eigenen Möglichkeiten unterbinden diesen Wunsch. Unbewusste Angst davor, dass dich etwas ‚ergreifen' könnte, wogegen du dich nicht wehren kannst; du selbst bist noch nicht vollständig, liebevoll in deinem Körper präsent, und jemand ‚anderes' hat dich jetzt im Griff! Du bist überwältigt.

Kernlösung

Sei nicht zu hart, nicht zu scharf gegen dich selbst. Lebe von deinen Gefühlen ausgehend, voller Selbstvertrauen: Niemand hat dir etwas zu sagen. Bestimme dein Leben und deine Lebensweise *selbst*. Tust du dir dadurch, dass du dein Baby stillst, „Gewalt" an, dann stellst du es am besten ein. Der wahre Einfluss auf die Gesundheit des Kindes kommt aus deiner Gefühlswelt! Liebe, Vertrauen, Geborgenheit sind die notwendigsten Nährstoffe für Groß und Klein. Fühle dich niemals zu etwas verpflichtet! Ängste sind vollkommen überflüssig: Vertraue, gebe und lasse das Grübeln sein. Tue, was du intuitiv fühlst, tun zu müssen. Möchtest du wirklich gerne stillen, so umsorge in erster Linie selbst deinen Körper, respektiere ihn, und sei gewiss, dass es dein Bewusstsein ist, dass Herr der ganzen Situation ist. Selbstvertrauen, feste mit den Füßen auf dem Boden stehen; jedes Baby ist anders, ebenso jede Mutter; weder eine Krankenschwester noch eine Freundin kann dir folglich sagen, was gut für euch ist... Unbewusste Ängste: Dein Kleines hat sich dazu entschlossen, bei dir geboren zu werden: Es ist ein begrüßenswerter Augenblick des Wunsches, nicht der Bedrohung.

Zysten, gutartige Tumore, Bindegewebsgeschwülste in den Brüsten

Kernursache

Du hast keinen Kontakt zu deinem tiefsten, intuitiven Selbst, deiner zuverlässigen Basis; du positionierst die Kräfte außerhalb von dir und erlebst dich auf diese Weise ängstlich und machtlos! Du hältst alle Probleme in Bezug auf Liebe und Beziehungen stark fest. Du vertraust dem Lebensprozess nicht, du hast noch nicht erkannt, wie du dein Leben über deine schöpferischen Gedanken und Überzeugungen lenken kannst. Im Gegenteil, du hast Angst: vor dir selbst und vor anderen. Als könnte ein bedrohliches, unterschwelliges Gefühl dein Leben permanent behindern. Du hältst infolgedessen auch alles und jeden fest, um dich sicherer zu fühlen. Du wirst dich auf übertriebene Weise in Sachen einmischen, beschützen oder kontrollieren, auf dass nichts deiner Aufmerksamkeit entgehen wird. Du zweifelst also an deinem stolzen Eigenwert als Mensch; du wirst dich folglich auch leichter in eine Liebesbeziehung hineinziehen lassen, in der du dich verlierst, in der du kaum noch für dich selbst lebst oder in eine leidenschaftliche Beziehung, in der der / die Andere aus Kompensation für deine eigene Nichtigkeit als Ideal erlebt wird.

Deine gewaltigen, freudvollen Energien können keine gesunden Früchte produzieren, weil sie sich in Emotionen, Sorgen und Trauer aus der Vergangenheit, welche du momentan nicht loslässt, verlieren. Deine Sonne kann nicht aufgehen, weil sie von einem (vielfach unbewussten) dunklen Strom von Angst, Misstrauen und Machtlosigkeit heruntergezogen wird. Du siehst nicht klar, erwartest immer wieder ein anderes Problem…, und auf diese Weise baust du dein Leben negativ aus und rufst du negative Geschehnisse hervor, die dich noch stärker auf Situationen oder Personen ‚Macht ausüben' lassen. Letztendlich vertraust du nichts und niemandem mehr, mit der Folge, dass du entweder andere vollständig zu beherrschen versuchst, oder dich in eine ausbrechende Trauer stürzt. Vielleicht hast du Angst vor deinem eigenen verborgenen, tiefen Gefühlsstrom, und du versuchst alles unter die Kontrolle des Denkens zu stellen; das entfernt dich nur noch mehr von deinem freudvollen, starken Kern.

Kernlösung

Du wartest auf eine gefährliche Bombe, die explodieren wird: Es gibt gar keine Bombe! Es sind deine unterdrückten, gewaltigen, kreativen und freudvollen Energien, die zu bedrohlichen Kräften werden, wenn du sie niederschmetterst. Sie fordern einen freien Durchbruch, Vertrauen auf dein intuitives Selbst. Komme jetzt zum Vorschein! So wie ein Kind sein spontanes Spiel spielt, so verrückt und fröhlich darfst du leben! Werde dir des Königreiches bewusst, das jeder Mensch in sich trägt, wenn er nur erkennt, dass er *selbst* es ist, der sein Leben und die zukünftigen Ereignisse bestimmt und nicht das ein oder andere Schicksal, ein Gott oder Teufel. Nichts geschieht, ohne dass es vorher im Menschen selbst hervorgerufen wurde! Überzeuge dich in erster Linie davon, dass du und deine Nächsten das Glück wert sind: So wirst du glücklichen Geschehnissen die Chance geben, durchzukommen, etwas, das du zuvor durch Ängste verhindert hast! Geschwülste werden weniger und verschwinden, wenn du das loslässt, woraus diese Knötchen im Grunde genommen bestehen: aus deinen Ängsten, der Vergangenheit, deinen Sorgen, deinem Misstrauen. Reiße es auf, lasse alles los; fühle dich sicher in deinem Selbst!

Brustkrebs

siehe auch Krebs, allgemein

Kernursache

Wie lange wirst du noch schwanger gehen: mit angestauten Emotionen, mit deinen übersteigerten Sorgen über andere?

Es wird Zeit, dass du vollwertig SELBST geboren wirst. Du ignorierst dich! Du klammerst dich an andere, weil du zu wenig Vertrauen hast. Dein tiefster Schmerz und deine Trauer aus der Vergangenheit sind das Resultat der Ohnmacht, *selbst,* dich selbst zu leben. Du hältst fest, anstatt alles und jeden loszulassen… Ängste. Vielleicht klammerst du dich aus Angst an deinen Partner…: Du vertraust dem Lebensprozess nicht genügend. So saugst du alles auf, auch die Gefühle anderer…, um deine Leere zu füllen. Du bist dir noch nicht der Kraft in deinem ICH bewusst, um dein Leben *selbst* so gestalten und lenken zu können, wie du es möchtest. Wenn du fortwährend mit Ängsten vor ‚Krebs' oder vor diesem und jenem herumläufst…, dann wirst du das Negative wohl auch zu dir holen!

Den Krebs hast du *selbst* unbewusst ausgelöst: u. a. um dir zu verdeutlichen, dass sich in deinem Leben etwas ändern muss. Verwerfe deine Überzeugungen zugunsten einer optimistischen Zukunft, berufe dich auf deine selbst-heilenden Energien, vertraue darauf, und lasse sie ihren Weg gehen. Blockiere sie nicht durch Grübeln und Zweifel!

Lebst du noch *zu* oberflächlich, weil die Vergangenheit dich enttäuscht hat? Von deinen Gefühlen abgeschnitten: Kehrst du alles Mögliche unter den Teppich…? Lebst du in ‚falschem Optimismus'? Greifst du nach Macht? Ersticken du und dein(e) Freund(in) einander in einer Beziehung, wobei ihr vergesst, dass *jedes* Individuum eine ‚persönliche' Anerkennung braucht? Liebe erstickt nicht. Stehst du hart, wütend, voller Groll der Trauer aus der Vergangenheit gegenüber?

Kernlösung

Du wirst genesen, 100%ig; wenn du dich selbst jetzt zu 100% wie einen VULKAN nach außen sprühst! Das bedeutet: *Sprich* über das, was du bereits lange im Verborgenen hältst. Äußere deine Trauer, deine Emotionen, speichere nichts mehr in dir, lasse deine Gefühle frei strömen; sei nicht mehr hart gegen dich selbst. Gestehe dir zu, dich wie ein Kind spontan zu äußern, zu weinen, deine Wut herauszurufen: Das wird nicht von langer Dauer sein. Aber du hast bereits viel zu lange Angehäuftes in dir. Die Reinigungsphase fordert jetzt eine vollständige Befreiung von deinen Lasten: *Sage* es einfach den Menschen, die mit dir zusammen wohnen. Aber setze dich für dein Leben ein! Du wirst nach kurzer Zeit spüren, wie du die mächtigen, magnetischen Energieströme in dir selbst angetrieben hast, um deinen Körper Schritt für Schritt zu heilen! Setze dich für dich selbst ein: *Lasse* dich nicht mehr durch das Leben deines Partners, deiner Kinder leben.

Lerne jetzt, *selbst* zu genießen, tue Dinge, die du gerne tust. Mit anderen Worten, fange endlich an, dich selbst zu lieben… Lasse deine Gedanken, dein Grübeln nicht mehr auswuchern: Erkenne die Kraft deines Bewusstseins, jede Körperzelle zu leiten! Negative Gedanken und Unglaube stimulieren die Krebszellen; hingegen: Ein vollkommener Glaube an dich selbst, ein Bewusstsein deiner eigenen Fähigkeit, diese Zellen umprogrammieren zu können, wird dich zu Genesung führen. Deshalb hast du Krebs: um dich spüren zu lehren, wie Du, mit deinem Willen, Meister deines Körpers bist, der lediglich gehorsam deine (früher unbewusste, jetzt bewusste) Befehle ausführt!

Heiße dich selbst auf Erden willkommen, sei liebevoll und zärtlich zu dir; anstatt nach dem Kind zu ‚greifen'; strecke deine Hand weit aus und *„gib"*, dir und den anderen. Strahle dich selbst nach außen, halte dich nicht mehr fest: So wird dein Krebs jeden Tag abnehmen und durch neue Zellen ersetzt werden, die durch deinen freudvollen Lebensdrang geschaffen werden! Mehr muss es nicht geben, aber auch nicht weniger.

P.S. Lehne die Schulmedizin nicht ab. Sie sollte Hand in Hand gehen mit der psycho-emotionalen Lösung.

Brust-Prothese

Ob ein Mensch nun Brüste hat oder nicht, ob *eine,* oder drei…, was macht das schon aus? Es ist nicht von Belang. Der Mensch muss unbedingt aus seinem Normen-Muster aussteigen und von innen heraus, vom Herzen aus, leben. Jeder Körper ist anders und einzigartig, er ist gut, so wie er ist. Unsere Welt hat sich auf Äußerlichkeiten fixiert (*eine der* größten Krankheiten) und kennt keine *wahre* Schönheit mehr![45] Wahre Schönheit zeigt sich in der Form, die ehrlich vom Herzen aus geformt wird. Hässlich ist die Form, die geknetet und manipuliert wird, um „so auszusehen wie…" Brustprothesen sind überhaupt nicht notwendig. Das Weibliche und das Männliche sind in jedem Menschen vorhanden, und DAS IST UNABHÄNGIG VON JEDER ÄUSSEREN FORM. Versuche nicht ‚aussehen' zu wollen…, sondern ‚SEIN' zu wollen… als DU, als wer du *bist* als LIEBEVOLLER MENSCH…, gleich, ob du nun keine oder viele Brüste hast. Das hat weder etwas mit der Essenz des Lebens zu tun, noch mit wahrer Schönheit. Sei einfach du selbst, so wie du *bist;* lebe von deinem Herzen aus…, und diejenigen, die dich lieben, werden dich um deiner selbst willen schön finden, sowohl nach Inhalt als auch der Form nach, so wie du bist, *mit* oder ohne Brüste, ob sie nun hängen oder stehen. Das spielt überhaupt keine Rolle, *was* auch immer die Gesellschaft darüber zu melden hat. Begehe keinen Verrat an deiner Natur, zeige dich so, wie du wirklich bist, nach Inhalt und Form. ‚Nach Wahrheit leben' macht glücklich *und* gesund… Wahres Liebeserleben mit einem Partner, wahrer sexueller Genuss…, ist unabhängig von der Tatsache, ob du Brüste hast, und wie sie aussehen sollten. Wahre Liebe, intensives Genießen und Sexualität gehen *viel* tiefer als das. Lediglich *die* Menschen, die Normen einrichten, Bedingungen stellen und Sex-ohne-Liebe wollen, werden sich möglicherweise in Bezug auf Schönheit an Indoktrinierungen klammern, aber das ist ein Weg, der in den Tod mündet. Also sei du selbst, auf deine Art einzigartig-schön; lebe von deinem Körper aus, und erlebe die Liebe in deinem Körper, so wie du bist, ganz gleich, wie du aussiehst. Du bist gut und schön wie du bist, wenn du nur ehrlich du selbst bist, mit *einer,* zwei, keiner oder drei Brüsten. Das spielt für das Leben und im wahren Liebesgenuss überhaupt keine Rolle!

[45] Lies hierzu mehr im ersten Teil dieses Buch, sowie im Kapitel *Essen, Essprobleme, Nahrung*.

BRUSTKORBSCHMERZEN

Schmerzen der Thoraxwand
Schmerzen, die z.B. von den Muskeln, Nerven oder Gelenken in der Wand des Brustkorbs herrühren (demnach keine Herzkrankheit)

Kernursache

Es ist, als ob dich ein Nagel stechen würde, aber du selbst bist es, der / die deine Mars-Kräfte nach innen gerichtet hält. Du tust dir selbst weh; du willst in eine Richtung weitergehen, die nicht gut für dich ist, aber das Leben hält dich zurück und ruft dir zu: „Stopp!" Du tätest gut daran, nun zunächst INNEZUHALTEN und dem einmal genau nachzugehen, warum du gerade diesen Schmerz hervorrufst. WARUM?? Möglicherweise hast du dich immerzu dagegen gewehrt, tiefer zu gehen als bis zu dem rein oberflächlich Wahrnehmbaren, du hast es zu stark unterlassen, *das Leben in DIR* tiefer zu erforschen. JETZT wirst du dazu gezwungen, dir die „Innenseite", die tieferen Lagen *von dir* anzusehen. Bist du zu schnell weiter geeilt, während du von deinem Körper, von deinem tieferen Gefühl abgeschnitten warst: Hast du dich selbst übergangen? Hast du Angst davor, zu sterben? Nicht doch? Bei bestimmten Menschen ist die Todesursache darin zu finden, dass sie nicht sehen wollen, dass sie nicht weiterschauen wollen, als ihre Nase lang ist, als das, was man an der Außenseite der Dinge (des Körpers) wahrnehmen kann: Aber du rufst ein Signal hervor, um *wohl* zu schauen, zu fühlen, tiefer in dich zu gehen…, du wirst / kannst LEBEN, *echt* und voll und ganz leben!

Ein Signal wie Brustkorbschmerzen muss man dennoch als positives Signal ansehen, weil sich der Mensch zur rechten Zeit Einhalt gebietet, wenn er sich auf dem falschen Weg befindet. So korrigiere dich umgehend, wenn du ein solches Zeichen bekommst; schaue einen Moment tief in dich, und spüre dann, auf welche Weise du am stärksten und ehrlichsten (in aller Ehrlichkeit zu dir das zu tun, was dir das Gefühl gibt „am besten mache ich jetzt das“) weitergehst... Vergiss nicht, dass dein Körper von deinen Bewusstseinsenergien, die du tatsächlich Bewusst oder Unbewusst durch dich hindurch gleiten lassen kannst, durchspült wird. Ein Aufruf, dein Leben *selbst* in die Hand zu nehmen! Gehe die Dinge definitiv und gründlich an! Nimm die Zügel in die Hand! Lebe!!! Mache etwas daraus. DURCHSTRÖMEN LASSEN, diese Energien! Verharre jetzt nicht mehr im „Denken“, wo du eingesehen hast, „warum jetzt dieser Schmerz“... Wo engst du dich ein, worüber du dir im Grunde genommen nicht im Klaren bist? Hast du dir zu sehr über die Außenseite der Dinge, über die rationale oder oberflächliche, äußerliche Seite der Sachen Gedanken gemacht, und bist du dir, deinem Körper, deinem Gefühl, deinem tieferen Inhalt unterdessen selbst abhanden gekommen? Es ist an der Zeit, zu erkennen, dass DEINE INHALTSKRÄFTE ein zügiges und starkes Vorwärtsgehen erfordern! Gehe jetzt vorwärts im Leben, mit dir im Gleichschritt, deinem Inhalt, deinem Gefühl, deinem Körper sehr nah. Einen Moment musstest du dabei innehalten, bei der Feststellung deines Schmerzes, jetzt ist der Augenblick gekommen, nach dieser inneren Vertiefung in dich selbst, weiter vorwärts zu gehen und zu WISSEN: Nein, im Leben geschieht nichts „einfach so“. Alles hat seine Existenzberechtigung, auch Vorfälle, Krankheit oder Schmerzen. Du wendest dich nicht länger von der tieferen Wahrheit über Dich Selbst ab.

JA, DU ÖFFNEST DICH JETZT FÜR SIE: für diese Wahrheit(skräfte) in dir! Du kehrst dich tief in dein Inneres, zu der Schatzkammer aus Gold. Tief in dir wohnt der echte Mensch mit dem großen Herzen und dem reichen Bewusstsein, mit seinen Talenten und Möglichkeiten, die Dinge auszugraben, tiefer herauszuschaufeln und bis zum Grund des Lebens zu gehen. DAS ist es, worum das Leben dich jetzt bittet: VERTIEFUNG, Vertiefung deiner selbst, des Lebens, des „Warum“. *Und das wird dich befreien;* die Antwort wird eine große Erleichterung mit sich bringen. Dass das Leben des Menschen vom Menschenselbst GELENKT werden kann, *dass Genesung und Schmerz-Vertreibung die Folge von (notwendigerweise durchgeführten) Änderungen* im Leben, in der Lebenseinstellung, in den Schritten, die man geht, sind.

Kopf hoch! Sei dir deines Wertes bewusst! Du *weißt* jetzt..., du bist kein Vogel Strauß, der seinen Kopf in den Sand steckt: Du guckst gerade nach vorne in die Richtung des LEBENS, in die Richtung des HAUPTWEGES, und du weichst nicht mehr davon ab. Du gibst dir jetzt alle Möglichkeiten; volle Kraft voraus! Kräfte werden zugunsten dieser Selbstentwicklung eingesetzt und freigesetzt. Du bist jetzt stolz auf deinen echten Inhalt, nicht auf ein Image, sondern auf dein wahres ICH. Du weißt, was es bedeutet: Dein eigenes Leben in die Hand zu nehmen und dir deines Wertes bewusst zu werden. Dich nach nichts und niemandem mehr unter dem Wert des echten Lebens umzusehen und... vorwärtszugehen!

Lasse diese Lebensenergien einfach weiter fließen; verharre nicht länger im Grübeln, sondern folge dieser inneren Dynamik, höre auf sie. Jetzt *weißt* du zumindest, über den Schmerz, dass gewaltige Kräfte in dir stecken, die eine freie Lebensdurchströmung wollen, die nicht blockiert werden möchten, dadurch dass du sie nicht erkannt hast, ... dadurch dass du dir zu wenig dessen BEWUSST warst, dass dieser gewaltige Lebensinhalt in dir vorhanden war. Jetzt weißt du es, du hörst nun auf deine Innere Stimme und gehst stark vorwärts im Leben!

Kernlösung

Froh über das Sein in deinem physischen Körper, du genießt es, in dir selbst, in der Materie zu sein, ganz nah bei dir, ganz nah bei deinem Körper, bei deinem Gefühl. Von diesem Selbst-Wertebewusstsein ausgehend, aus diesem Wissen heraus, dass alles gut ist..., kann es auch keine Angst geben, keine Unruhe und Nervosität. Denn du schließt dich deinem inneren Herzen, deinem liebevollen Körper an.

Du umsorgst dein Wesen jetzt auf warmherzige Weise und diese Einheitsempfindung in und mit dir selbst erfüllt dich mit Freude und Zufriedenheit und schenkt dir ein hohes Maß an Entspannung: Du ERLEBST DICH IM HIER-UND-JETZT – wie eine fröhlich gackernde Henne, die in ihr warmes Federkleid gehüllt ist und das Leben genießt – ohne dich aufzuhetzen, ohne dich noch nervös mit deinen Gedanken über oder außerhalb von deinem Körper zu befinden.

Der Brustkorbschmerz wollte dich tiefer in dich und näher an dich, an deinen Körper heran bringen, um dann, von diesem Selbst-Wertbewusstsein ausgehend, von dieser liebevollen Präsenz in dir aus, mit voller Kraft vorwärtszugehen! Ruhe und starke Dynamik gehen mit einem Vorwärtsgehen einher, vom Hier-und-Jetzt-Moment ausgehend… und stets bei deinem tiefsten Kerninhalt, bei deinem herrlichwarmen, irdischen Körper seiend. Ganz nah bei dir von der Fleischeskraft deines Körpers aus allen diesen Lebenskräften, die dich durchspülen möchten, einen kraftvollen Durchgang gewähren. Und wenn diese Voraussetzungen erfüllt werden, verschwindet der Schmerz wie Schnee in der Sonne. Aus deinen eigenen Tiefen heraus… gehst du nun selbstsicher vorwärts, anders als zuvor, du hörst unmittelbar auf das Signal, das dich wieder zu dir zurückruft, ganz nah und sehr tief. Dem Lebensweg folgen, frohen Mutes, ohne Angst, mit gesundem Stolz; du kennst deine Werte als liebevoller, stark-schöpferischer Mensch!

BURNOUT

Kernursache und Kernlösung

Du würdest deine Knie so weit „beugen", dass dein *Kniegelenk zu knacken beginnt. Strapazierst und verbiegst du dich derartig im Leben, so dass du es zu ‚nichts' bringen wirst? Du fügst dir Schmerzen zu; du bist hart gegen dich selbst. Ein unterdrückter Widerstand. Ein Durchhalten, wie viele Hiebe man dir auch immer versetzen möge, wie viele Signale dich auch immer erreichen mögen. Du versagst nicht, trotz deiner Schmerzen hältst du starrköpfig durch. Ein Unterschlagen und Zurückhalten von Energien, Information, von Dingen, die du besser *sagen,* mitteilen und deiner Umgebung gegenüber äußern solltest. Aber du kauerst dich zusammen und tust dir weh, anstatt damit aufzuhören, dich selbst zu kasteien. Du unterdrückst alles, du *schluckst* Vieles, du schluckst nahezu alles herunter und weigerst dich zuweilen Worte der Wahrheit herauszubringen. Warum dich selbst so martern? Warum etwas verschweigen, wo du die Notwendigkeit spürst, sprechen zu müssen? Verkaufst du deine Seele, deine Gesundheit, um dich so viel wie möglich mit Dingen außerhalb von dir ‚füllen' zu können? Um nicht wirklich du selbst werden zu müssen: Angst davor, außerhalb dieser Arbeit oder des dich Füllens mit anderen, mit Dingen, mit Menschen, mit Arbeit „nichts" zu sein? Sozusagen in ein schwarzes Loch zu fallen?

Eine Art *Starrsinn, Widerstand* loszulassen, auch wenn du darunter leidest: „Ich will und werde nicht aufhören!" Du wirst und willst *durchhalten,* bis du sozusagen daran zusammenbrichst. Ein Verrat an dir selbst, an deinem Herzen, nicht nur aus der Angst heraus, ansonsten in ein schwarzes Loch zu fallen, weil du die eigentlichen Werte deiner selbst noch nicht anerkennst und vielleicht versuchst, dich mit einer Arbeit, mit Geldverdienen, mit der Anerkennung über deine Aufgabe zu füllen usw. …, aber möglicherweise auch koste, was es wolle „durchhältst", um anderen nicht untreu zu sein, andere zu verschonen, ihnen zu helfen (so denkst du)…

Sei gewiss, dass das Leben zuerst und vor allem von dir verlangt, den Wert deiner selbst tief im Inneren zu suchen, um dich nicht zu klammern, dich nicht länger mit Dingen zu „füllen", die deinem Leben eine Art ‚Sinn und Wert' geben müssten. Das funktioniert nicht: Du musst den echten Wert suchen, tief in dir selbst, und loslassen, wo es von Nöten ist, „nein" sagen, wo es sein muss, aufhören, wo du es spürst, hierbei ein dir selbst TREU-Sein in die Tat umsetzen! Kein trotziges Durchhalten mehr!

Zuallererst dich selbst lieben; erst dann kannst du jemand anderem Gutes tun. Anderen auf deine Kosten gut zu tun, das kann das Leben nicht dulden. Die Zeit damit zu verbringen, beispielsweise für andere zu arbeiten und unterdessen nicht auch selbst zu genießen und sich Zeit für sich zu nehmen: Das kann das Leben nicht länger zulassen.

Du schluckst und hältst deinen Kopf nach hinten; du nimmst zu dir, du lässt zu, wie eine sich nicht transformierende Schlange. Du hältst viel aus, aber jetzt ist das Maß voll.

Weigere dich nicht, dich als Mensch zu erheben und deine Energien herauszuschreien, ehrlich zu sprechen; in Worten, Taten und Gefühlen du selbst zu sein, dich nach außen hin zu öffnen. Unterdrücke dich nicht länger. Schlucke nicht mehr, sondern stoße Kräfte nach außen, fülle dich nicht weiter mit Dingen, Arbeit, Menschen, sondern stehe als ICH aufrecht. Steige auf, als Mensch, und transformiere dich. Werde, wer du wirklich bist, und steige aus deinem alten Stadium aus, noch nicht wirklich du selbst sein zu wollen/es noch nicht zu wagen. Du als Du deinen Platz vollkommen einnehmen; lasse dich nicht mit Dingen, Energien, Menschen außerhalb von dir füllen. Richte den Skelettbau in deinem Wesen auf. Baue auf diese ursolide Struktur deines Wesens, und stehe aufrecht, verbiege dich nicht länger... Fülle dich nicht weiter mit Dingen, die außerhalb von dir liegen, sondern bringe dich jetzt selbst in einen Zustand der Erfüllung; erkenne deine Fülle, deine Kraft, und lebe mit deinem Kerninhalt in Ehrlichkeit. Oder ist es das, was dir gerade so schwer fällt: *dich nur ‚mit dir selbst' ‚auszufüllen'? Ein unbewusstes Verweigern, dich selbst wirklich als Mensch geboren werden zu lassen?*

Füge dir nicht länger Schmerzen zu. Richte deine Kräfte jetzt nach außen, komme mit allen diesen Energien in gebendem Sinne heraus, ein Geschenk an dich selbst, an die anderen, ohne dich selbst noch länger einzuschnüren, klein zu machen, deinen Mund wie den Schlund einer Schlange zu öffnen, in dem alles verschwinden darf. *Transformiere dich! Hole nichts mehr zu dir, martere dich nicht länger selbst, höre auf damit, dich starrköpfig mit Arbeitsmustern und bestimmten Sachen/Menschen zu füllen. Schlucke nicht mehr herunter.* Spucke es sozusagen alles einmal aus, und werde rein DU SELBST. Stehe auf, und gehe als ICH vorwärts, nicht mehr als jemand, der meint, sich fortwährend *beugen, verbiegen, sich einem System anpassen* zu müssen: Stehe aufrecht, auf eigenen Füßen, und verwirkliche dich jetzt selbst, losgelöst von etwas oder jemandem außerhalb von dir.

Stelle NICHTS über DAS LEBEN selbst, dann wird es dir gut gehen, *dann* ist das Leben auf deiner Seite. Stelle weder das Finanzielle, noch die Leistung oder die Ehre über das Leben; *wenn du in Treue zu dir selbst lebst, wird das Leben dir zu jedem Zeitpunkt das geben, was du brauchst. Zuerst loslassen, dich zuerst für dich selbst einsetzen und dich in Ehrlichkeit geboren werden lassen... ‚leben!'..., dann kommt das Neue auf deinen Weg.* Vertraue darauf! Nimm dein Leben entschlossen in die Hand, ergreife Maßnahmen, und lasse los, versuche nicht, dich länger zu beugen und in alle möglichen Richtungen zu verbiegen, um es dennoch irgendwie alles schlucken zu können. Schlucke jetzt nichts mehr. DU bestimmst dein Leben: Richte es anders ein. Komme in LIEBE zu dir selbst, vergifte dich nicht länger, indem du so viel zu dir nimmst, dass du NICHT bist. Entdecke dein wahres Selbst, entledige dich des Ballastes, und gib dir allen Raum für eine *wirkliche* Existenz. Mache dort, wo nötig, Schluss mit gewissen Dingen.

Krieche nicht, beuge, fülle und forciere dich nicht. Komme in aller Ehrlichkeit in deinem lebenden Selbst nach Hause, und tue, was du hierbei fühlst tun und lassen zu müssen.

Lebe nicht nach der *Überzeugung,* dass das Leben ein Leidensweg ist, ein Kalvarienberg, den du aushalten MUSST, höre auf damit, dir das weiszumachen, und führe Veränderungen herbei. Durchbreche diese Härte dir selbst gegenüber. Nichts Über das Leben selbst stellen! Sorge gut für dich; niemand wird das für dich übernehmen. Oder hast du Angst davor, auf die Suche nach dir selbst zu gehen, unabhängig von deiner Arbeit? Vertraue, lasse los, und öffne dich, so dass sich alle inhaltlichen, ungeahnten Schätze / Talente / Möglichkeiten aus dir zu erkennen geben können!

BURSITIS

Schleimbeutelentzündung

(siehe auch Schulter, Ellenbogen, Knie usw.)

Kernursache

Du steckst in einem sich endlos wiederholenden Muster; es erscheint dir alles sinnlos; du findest keine wirkliche Erfüllung in deiner Aufgabe. Des Lebens überdrüssig. Es geht dir alles auf die Nerven, du gibst dich stark und groß: Du ärgerst dich über andere, du würdest dich gerne mit einem aggressiven Wort oder einer Gebärde abreagieren wollen! Du tust wahrscheinlich viel für andere und bittest sie infolgedessen darum, sich erkenntlich zu zeigen. Ein innerer Widerspruch in deinen Gedanken, die ständig in deinem nervösen Gehirn kollidieren und rasen: Wirst du in Zukunft *selbst* stärker für dich leben, wenn nötig eine neue Richtung einschlagen, andere zur Seite schieben... oder wirst du es doch beim Alten belassen, dich von anderen benutzen lassen? Aggressiver Zweifel!

Die wirkliche Ursache des oben Genannten liegt in der Frustration begründet, dich nicht so erleben zu können, wie du es gerne hättest; du denkst, weder das Recht zu haben, für dich selbst zu leben, noch genießen zu dürfen; dass du all dessen nicht würdig bist! Dein Kopf wird von diesem glühenden Zweifel ganz erhitzt: Anstatt dich selbst zu verwirklichen, dich wirklich zu manifestieren, hättest du gerne, dass andere tun, was du von ihnen erwartest. Dein böser Machtdrang ihnen gegenüber ist lediglich eine Reaktion auf deine eigene Ohnmacht, geradeheraus zu handeln und dich entschlossen für dich selbst zu entscheiden. Du distanzierst von Dingen oder Details, die nebensächlich sind. Mit deiner harten Dominanz dir selbst gegenüber, unterdrückst du alle deine Gefühle und das, wonach du dich intuitiv sehnst. Du bist zu streng zu dir, weiche Liebesgefühle lässt du nicht wirklich zu.

Das wirst du auf deine Umgebung projizieren. Du stützt dich auf andere, auf einen Job oder eine Stellung..., auf alles andere als auf deine eigenen Füße! Deine Gedanken suchen einen Ausweg, du weißt nicht wie, du kannst nicht..., die Schraube verkantet sich im Gewinde, die ganze Flexibilität ist dahin, du hast dich selbst komplett zugedreht.

Kernlösung

Zögere nicht länger, gehe sicher auf dein Ziel zu! Sage oder tue, was du bereits lange fühlst, tun zu müssen, treffe eine deutliche Entscheidung. Übergebe dich deinen tiefsten Gefühlen, deiner Intuition; biete deinen inneren Sehnsüchten keinen Widerstand mehr. Genieße dich selbst und das Leben: aus Liebe. Erst wenn du als Erstes lernst, dich selbst und dein Leben zu schätzen und zu lieben, *dann* wirst du mit Freude jede Aufgabe oder Verantwortung anderen gegenüber wahrnehmen. Entspanne dich also in dir, steigere dich nicht in Sachen hinein, halte kurz inne, und genieße ein Glas Wein oder das Spiel eines Vogels auf dem Fenstersims... Erlebe deine Natur in vollen Zügen, verdamme sie nicht zu unzufriedenem Gegrübel; die Freude beginnt mit der Akzeptanz des Lebensstromes in dir. Höre auf diese intuitive Quelle in dir, und baue dein Leben selbst auf, *lasse* dich nicht leben.

C

VITAMIN C

Mangel, unzureichende Assimilierung von

Kernursache

Angst blockiert jede Freude!
Dein Leben ist unfrei durch einen eisernen Panzer; du lebst zu mechanisch, du entmenschlichst dich selbst, indem du deine spontanen, natürlichen Wünsche und deinen Enthusiasmus unter einer Mitra rationaler Autorität erstickst, ohne dabei noch auf das Leben zu vertrauen, so wie es frei würde fließen wollen... Du hältst so viel „fest“, du versuchst alles unter Kontrolle zu halten, du kannst *so* schwer loslassen. Situationen oder Menschen, außerhalb von dir, sind nun einmal ein Halt für dich, weil du dich selbst zu ‚leer' hältst.

Du erkennst nicht den Wert und die Kräfte deiner selbst; du würdest zu stark an der Oberfläche leben; du hast Angst davor, tiefer in dir zu graben..., denn du fühlst dich gar nicht dazu in der Lage, dein Leben *selbst* zu gestalten. Wenn du dich deiner spontanen Intuition, deiner Natur, deinen tieferen Gefühlen übergeben würdest: Dann, so befürchtest du, würdest du vollkommen zusammenbrechen. Also lebst du lieber im „Nichts“ und wirst in deinem Panzer verrosten. Du verkennst dein urstarkes Sonnenzentrum. Du verleugnest das spontane Kind in dir.

Kernlösung

Pflege deine eigenen, tiefen Energien, und nähre sie durch das Vertrauen in deine eigenen Kräfte: Lasse deine Natur, deine Gefühle frei heraus. Sei dir selbst gegenüber nicht misstrauisch! Versuche nicht alles zu besprechen und dem prüfenden Auge deines ‚Denkens' zu unterziehen. Eine gesunde Dosis Menschenverstand, eine selbstbewusste Weitsicht, die Dinge von allen Seiten zu beleuchten und zu begreifen: Das ist sehr gut, aber gib auch deiner Gefühlswelt eine Chance aufzublühen, vertraue deinem tiefsten, lebenden Selbst, welches Raum und Vertrauen braucht, auf dass dir alles zufließen kann, was dich glücklich macht. Misstrauen deinem Selbst gegenüber ruft lediglich negative Geschehnisse hervor.

Deine Energiequelle ist unerschöpflich, wenn du sie nicht austrocknen lässt. Nutze sie also: Lebe, spiele, genieße, fühle, gestalte..., halte dich nicht zurück! Lasse die Freude durch dein Blut strömen, höre auf damit, alles ängstlich festzuhalten. Lasse los; entspanne dich, fühle dich sicher in dir selbst! Erwarte in deinem Leben lediglich das Frohe, Optimistische. Nichts geschieht ‚einfach so'... (Lies hierzu Teil I).

CALCIUM (Ca)

Mangel, unzureichende Assimilierung von

Kernursache

Du erlebst dich als Opfer, nicht dazu in der Lage, dein Leben selbst in die Hand zu nehmen. Du baust dich selbst nicht aus *einem* Stück auf ein stabiles Fundament; du scheinst wie eine Marionette, aus Teilen und Haken zusammengesetzt, an Schnüren zu tanzen. Du bist so steif; Gefühle scheinen lediglich außerhalb deiner Struktur zu existieren. Du hältst dich aufrecht, aber lebst nicht wirklich in Freude, aus Fleisch und Blut. Du gibst dir und den anderen keinen Lebensraum. Du lebst von deinem tiefsten Selbst abgeschnitten, einer mechanischen Puppe gleich, aus verschiedenen Teilen bestehend, die aneinander geleimt sind: Wo ist der Hauptpfeiler, dein Selbstbewusstes Ich, als Leiter des Ganzen? Dir fehlt Stabilität.

Du fühlst dich gar nicht von deinem Selbst unterstützt; du bist von anderen abhängig; du lässt dich von anderen aushöhlen, anstatt *selbst* deine Fülle zu erleben. Du vertraust nicht auf deine Intuition, wodurch du dich in ängstliche Anspannung, von nervösen Gedanken begleitet, versetzt. Möglicherweise schnürst du dich in bestimmte, strenge Strukturen und Regeln ein, ohne hierbei noch deine spezifische, natürliche Art mit einzubeziehen. Du lebst nicht wirklich ‚beseelt': nicht wahrhaftig mit deinem Bewusstsein konzentriert in deinem Körper.

Kernlösung

Lasse deine Natur frei existieren; gewähre deinen Gefühlen ein reibungsloses Durchströmen. Paddle mit eigenem Ruder, lege alle Autorität in dich selbst. Halte dich an *die* Strukturen, die von Natur aus gut sind, nicht mehr und nicht weniger. Versehe dein Leben nicht mit einengenden, künstlichen Strukturen und Gesetzen, sondern vertraue auf deine Intuition. Werde dir dieser stabilen, unsterblichen Basis in dir selbst bewusst, und *lebe* aus deinem Selbst heraus. Eine starke Bewusstseinskonzentration in deinem Körper in Folge des Glaubens an dich, an deine Kraft und deinen Wert.

CERVICOBRACHIALGIE

schmerzhafte Bewegungseinschränkung im Nacken mit ausstrahlendem Schmerz (und evtl. mit taubem Gefühl) in Arm oder Hand

---

Kernursache

Deine Haltung ist so steif, du spielst eine Rolle, du lebst „kantig", ohne Flexibilität, du konzentrierst dich zu eng, wie von einem Korsett gehalten, auf oberflächliche Dinge; du schneidest dich von deinem Herzen, von deiner Gefühlswelt ab. Du lebst nicht wirklich bewusst! Wie ein Amtsträger, wie ein Zombie, einem Robotter gleich..., du weißt kaum noch, wer du bist. Möglicherweise äußerst du nur noch trockene Kritik. Du steckst eingerostet in einem Muster, kommst nicht mehr heraus..., aber diese Symptome weisen dich daraufhin, wie du dich selbst abgestumpft hast.

Kernlösung

Breche aus diesem engen Panzer aus! Verdränge deine Gefühlswelt nicht länger, lasse alles weich fließen. Sei nicht so starr, weder zu dir, noch zu anderen. Nagel dich nicht auf belanglose, materielle Dinge fest: Dein Leben hat eine ganze Menge mehr zu bieten. Schlage eine andere Richtung ein, lege, falls nötig, deine Arbeit, deine Tätigkeit nieder, und ändere deine Gewohnheiten, lasse dir von deinem Herzen eine offene Struktur anzeigen. Errichte dein Leben nicht auf selbsteinschränkende Gesetze, sondern auf Liebe und Flexibilität. Transformation! Gib deinem Ganzheitlichen Selbst Raum!

CHAGAS-KRANKHEIT

Amerikanische Trypanosomiasis
Tropische Infektionskrankheit verwandt mit der Schlafkrankheit in Afrika mit ähnlichen Symptomen

---

Kernursache

Du wohnst wie auf einem Thron... (auch wenn du in einem Zelt wohnst, gibst du deiner Lebensweise einen anderen Anschein), wie der Baron von Caphir.[1] Oh heile Welt; du zündest dir eine dicke Zigarre an oder genehmigst dir ein Gläschen,

---

[1] Lies über die Symbolik des Sternes Caphir in *Auf Erden wie am Himmel* nach. Dieses Buch ist bei Erscheinen des vorliegenden Werkes noch nicht in deutscher Übersetzung erhältlich.

währenddessen du mit erhobener Stimme mit den Menschen, die sich um dich scharen, sprichst. Ziehst du eine Show ab? Dann gelingt es dir aber ohne weiteres, dich selbst glauben zu machen, dass du *wirklich* so bist.

Aber es gibt eine andere Stimme in dir, die dir sagt, etwas abzumildern, dich zu beruhigen, dich etwas intimer, dir selbst näher zu geben, weicher zu deinem Herzen zu sein.

Ein großes Mundwerk, aber innerlich nicht wirklich deine Gefühle erreichen. Du machst dir jedoch fortwährend Mut; du fühlst dich so stark wie ein Drachen, der über das Selbsterniedrigende, über alles, was in deinen Augen ‚Schwäche' bedeutet, erhaben ist. Aber du versteckst dich hinter dieser starken Show, hinter deinen Worten und Gebärden, möglicherweise hinter deiner Haltung, deiner Kleidung, deiner Tätigkeit, deiner Arbeit oder hinter was auch immer.

Du bezeichnest alles als „simpel", es ist doch alles so einfach? Als ob das Leben ein Rechenexempel oder ein Computer sei? Unterdessen entgeht dir das *echte* Leben..., und du bist lediglich innerhalb deiner selbst-geschaffenen ‚Traum-Geschichte' ein Thron-Mensch, eine Traum-Gestalt. Du bist gleichermaßen Drehbuchautor und Regisseur deines Theaterstückes... Du spielst eine tragende oder groteske Rolle, aber das bist doch nicht „du", oder?

Ist es Angst, die dazu führt, dass du hinter eine ganze Reihe von *Tarn-Lagen* flüchtest? Weißt du es selbst schon gar nicht mehr? Traust du dich nicht, dich deinem inneren Herzen, deinen Gefühlen zu beugen? Gehst du dermaßen in diesem starken oder Großartigen Bild, das du von dir aufrechterhalten und zur Schau stellen möchtest, auf..., dass du selbst zu glauben beginnst, *wirklich* dieser Kraftprotz zu sein? Dein sensibles Herz scheint nicht existieren zu dürfen; Schwächen sind in den fernen Norden verbannt worden, und du gönnst dir keine Sanftheit; du duldest auch keinen Widerspruch. Das Leben IST nun einmal stark, und du hast dich gefälligst daran zu halten. Emotionen rufen und flehen dennoch um Anerkennung, aber du bist auf beiden Ohren taub... bis die Alarmglocke läutet: Chagas-Krankheit...!

Kernlösung

Lasse das Prahlerische ruhig los, und wende dich mit Sanftheit, Echtheit der Reinheit deiner Gefühle und deines Herzens zu. Höre auf die Sprache deines Herzens, und lebe infolgedessen ganz gemächlich, gemütlich und froh von dieser herrlich brennenden Flamme ausgehend, tief in dir. Die Behaglichkeit, die Stille, die innere Ruhe..., das tut dir gut. Jetzt kreierst du kein Bild mehr von dir, sondern du sprichst voll Rührung über das Leben; du zeigst dein echtes, sensibles Herz, und es macht dich so froh, dass du schlichtweg du selbst sein darfst...

Das Kind in dir wird zum Vorschein geholt; du bist der / die Erste, wenn es darum geht, an seine Sünden zu glauben, aber du weißt, dass es sich um verzeihliche Sünden handelt: Du wäschst dich von jedem Schuld-und-Sühne-Syndrom rein. Du weißt, dass du auf großmütige Art dir selbst gegenüber dein Leben aufs Neue beginnen kannst.

„Danke dir...," neigst du den Kopf, „danke dir Leben... für die Tatsache, dass ich sein DARF, existieren darf..." Du dankst deinem Lebenden Selbst von Herzen, aber intim..., *ganz* nah, sanft und leise..., denn du brauchst dich nicht länger zu beweisen, du musst dich nicht länger vor deinen eigenen Schwachstellen schützen, du brauchst kein Bild mehr aufrechtzuerhalten, um deine Verletzbarkeit zu verstecken. Du weißt jetzt, dass IMAGE ‚Schein' bedeutet, nämlich schlicht und ergreifend ‚nichts'.

Aus Respekt vor dem wahren Selbst, vor dem *echten* Leben hörst du auf damit, dir jedwede Form von Show und Tarnung vorzumachen; aus reiner Zärtlichkeit und Zuneigung in der Intimität deines Wesens erlebst du Wärme, Behaglichkeit, Geselligkeit und Liebe zu dir selbst. Ganz nah.

Diese intime Kommunikation, dieser geheilte ‚Liebesbruch' zu dir gewährt dir alle Möglichkeiten zu einem ehrlichen und herrlichen, gefühlvollen und reinen Kontakt zu anderen. Liebe durchströmt deine Lebensadern; du erlebst jetzt die *echte* Freude, ganz intensiv von deinem Herzen aus... Dein Herz fühlt sich nicht mehr im Stich gelassen, jetzt, wo du dich auf die leuchtende Vibration von Selbst-Liebe abstimmst. Sich nach innen kehrend, nicht länger an deiner Außenseite verbleibend, in ein aufgesetztes Image-Bild von dir hineinflüchtend. Jetzt wird alles gut...

CHOLERA

Kernursache

Du siehst dich selbst als ein anonymes Element an, das etwas Großartigem und Hohem über sich, einem Supergott, Liebe erweisen muss. Du erkennst deine eigene Göttlichkeit, dein Kraftvolles, kreatives Zentrum zu wenig.

Du übergibst dich der Leidenschaft von Liebe und Hass, du lässt dich von Emotionen, Religionen, von der Meinung der Masse mitreißen..., du wirst von großartigen Energien, wozu du deiner Überzeugung nach nichts zu sagen hast, aufgenommen und aufgesogen. Deine Sicherheit, so denkst du, liegt nicht in dir selbst, sondern ist von etwas oder jemand anderem abhängig, von einem Gott, einem Teufel oder einem Schicksal.

Du *lässt* dich leben...: Dies führt zu noch elenderen Lebensumständen..., es macht dich wütend, aggressiv, du würdest gerne laut um Aufmerksamkeit bitten.

Als Volk oder Rasse, dich in dieser Situation von Unbewusstsein, Machtlosigkeit, Selbstbetrug verloren fühlend (wir sind nur arme Schlucker und nicht dazu im Stande, unsere Lage zu verändern), bekommst du immer mehr Angst vor dem Eingreifen des Bösen, bis das ‚Böse' vollständig zuschlägt. Hilflos wirfst du die Arme gen Himmel, zum Rest der Welt...

Kernlösung

Negative Erwartungen in Bezug auf die Zukunft und eine fatalistische Überzeugung über die Existenz im Allgemeinen, erhalten elende Situationen nur noch weiter aufrecht. Jedes Individuum täte gut daran, zu heiliger Selbstachtung zu kommen und die Grenzen um das Heiligtum seiner Person abzustecken.

Selbstachtung. Einsicht in die Möglichkeiten gewinnen, die Welt anders programmieren zu können: Zuallererst erkennen, dass niemand, weder Gott noch seine Gebote, außer uns selbst Rettung bieten kann. Dass wir selbst für das Leben verantwortlich sind, das wir jetzt führen, *und* es in der Zukunft verändern können. Nicht durch aggressive Gefühle und Aufstand, das verschlimmert lediglich den negativen Zustand der Welt; sondern durch entschlossene Projektion auf die Zukunft hin, voller Liebe und Sehnsucht.

Durch den Glauben an diese schöpferischen Kräfte des Menschen / der Menschheit, werden auf Weltniveau Veränderungen geschaffen werden, die letztendlich zur Lösung des Elends führen werden.

Wenn du jedoch an die Ohnmacht des Menschen, an seine Wehrlosigkeit, sein Schlecht-Sein und an Sühne glaubst..., dann verhindert diese Blindheit eine Genesung der Erde und eine Heilung aller Epidemien, die aus Verzweiflung und aus dem Glauben an die Machtlosigkeit des Menschen entstanden sind.

Glaube, Liebe und Bewusstwerdung des Menschen/der Menschheit bedeutet auch ‚Immunität' gegen gleich welche Krankheit (Lies hierzu Teil I).

CHOLESTERIN ERHÖHTER WERT

Kernursache

Deine natürlichen, gesunden aggressiven Kräfte werden unterdrückt; ein Festhalten an Idealen, Traumbildern, aber du kommst nicht *wirklich* zu Aktion in deinem Leben! Ja, du machst *viel,* aber nur um ,gut zu wirken' oder um etwas zu leisten, einen Pokal oder Wettbewerb zu gewinnen, oder du mimst den Clown, um anderen zu gefallen.

Du projizierst deine tieferen Sehnsüchte und Träume in die Zukunft..., *du schränkst dein Leben ein*, ja, du steckst sogar den Kopf in den Sand: Du baust nicht wirklich vom Hier-und-Jetzt aus. Ach, es wird schon irgendwann kommen, das Glück.

Unterdessen treibst du weiter in ein zu beschränktes Leben. Du glaubst an ein Hufeisen oder an einen Heiligen, aber *du nutzt nicht deine eigenen schöpferischen Möglichkeiten.*

Du hältst Trauer aus der Vergangenheit fest, folgst brav *den dir durch Systeme oder gesellschaftliche Normen auferlegten Regeln,* negierst hingegen das spontane, frohe Kind in dir! Du bist so ernst in deinem Herzen, obwohl das Leben *ein* freudvoller Strom ist, aber du weigerst dich, dieses fröhliche Herz zu spüren; du machst dir selbst fortwährend die Hölle heiß (was habe ich heute falsch gemacht?), du vergisst zu genießen; solange nur alles an der *Oberfläche* gut und schön aussieht; du *schnürst* dich *vollkommen ein*, um dem Urteil der anderen zu genügen..., du *lebst* nicht wirklich, *bist deiner tiefen, natürlichen, spontanen Art untreu.*

Du hast einfach Angst, wirklich Freude zu erleben, dich diesem endlosen Lebensstrom zu übergeben, vielleicht weil du letztendlich ohnehin stirbst? Sich lieber langsam vom Leben verabschieden mit der Aussicht auf den Tod? So nimmst du dir selbst *jede* Freude.

Kernlösung

Verwirkliche jetzt deine eigenen Träume! Befreiung, Auferstehung! Niemand stirbt, wenn er dies nicht möchte. Komme in Bewegung, und nutze alle deine Möglichkeiten. Lasse zu, dass Freude, aus Dankbarkeit um das Leben, deine Adern freimacht. Lasse die Vergangenheit hinter dir, und gehe vorwärts: Baue dir selbst dein ,Schloss', lasse das Leben nicht an dir vorüberziehen.

Vollkommene Übergabe an dich selbst, komme in ehrlicher Offenheit aus deinem Schneckenhaus heraus, anstatt eine soziale Rolle zu spielen. Sei in all deinen Facetten DU SELBST!

Das Kind in dir ist wahrhaftig König: Folge diesem einfachen Herzen, diesen intuitiven, natürlichen Kräften. Verstecke dich nicht aus Trauer oder dunklen Gedanken. Werde Herr deines Lebens, und spiele das Lebensspiel im Großen, nimm deinen ganzen Raum ein...

Cholesterin ,zu hoch' oder ,zu niedrig': eine sehr relative Gegebenheit. Was für den einen Menschen perfekt ist, wäre beispielsweise für den anderen zu hoch oder umgekehrt.

CHROM (Cr)

Mangel, unzureichende Assimilierung von

Kernursache

Du fühlst dich nur kalt und anderen ausgeliefert, nicht dazu im Stande, dein Leben *selbst* in eine bestimmte Richtung zu lenken. Du ergibst dich, du hast keine wirkliche Perspektive mehr vor Augen; es spielt alles keine Rolle mehr.

Du bist wütend, dass du Kompromisse schließt, mit der Folge, dass du an deiner eigenen Art und deinen Sehnsüchten Verrat begehst, aber schlussendlich trägst du deine Lasten; du lebst oder arbeitest möglicherweise aus „erzwungener Dienstbarkeit" oder wirst auf harte Weise mit deiner eigenen Natur, mit deinen Gefühlen konfrontiert, obwohl du diese am liebsten verborgen gehalten hättest; andere scheinen jetzt sogar das Sagen zu haben.

Du bist unzureichend mit dir selbst verwurzelt, wodurch Kommunikationsprobleme auftreten können. Du hättest andere gerne im Griff, aber sie scheinen lediglich Macht auf dich auszuüben.

Du weigerst dich, nach Tiefe und Kraft in dir selbst zu suchen; eine Weigerung, sich zu transformieren, die eigenen Bewusstseinskräfte anzuerkennen. Du beugst dich notgedrungen der so genannten Autorität einer anderen Person, weil du dich weigerst, die Autorität in dir selbst anzuerkennen.

Möglicherweise nimmst du schmerzhafte Erinnerungen aus der Vergangenheit schwer; anstatt sich auf selbstbewusste Weise weiterzuentwickeln, versuchst du alles und jeden in den Griff zu bekommen, aber du merkst bereits nach kurzer Zeit, dass dies keinen Sinn hat.

Kernlösung

Lebe aus dir selbst heraus: Stehe vollkommen hinter einer Sache, oder entscheide dich dagegen. Komme zu einer schönen Zusammenarbeit mit anderen, zu einer Einheit in dir selbst. Wirf Altes, Lebloses über Bord; trage nicht länger nutzlose Lasten auf deinen Schultern. Sei auf gesunde Art und Weise aufmerksam und kritisch: Lasse Marskräfte in aktiver Selbstverwirklichung durchbrechen.

Transformation: Arbeite an dir, befreie dich, sei deiner Natur treu. Arbeiten und arbeiten: an dir selbst, in die Tiefe, in die Höhe, an allen Regionen! Greife nicht nach außen, sondern entdecke die Urkraft in deinem Selbst. Lege die ganze Macht über dein Leben in dich.

CO-VERGIFTUNG

Kohlenmonoxid-Vergiftung
durch schlechte Abzüge oder Schornsteine am Ofen, Holzofen, Gas-Durchlauferhitzer und -Boiler usw.

Kernursache und Kernrichtung

Die tiefere Ursache, warum du so etwas anziehst?
Du hast dich lauschend im Leben eingerichtet, abwartend, in die Ferne blickend, wie mit einem Telefonhörer am Ohr. Mit deinem Denkvermögen prüfst du in dir selbst, ob etwas jetzt möglich ist oder nicht.

Aber du kommst nicht dazu, etwas dann auch zu ‚tun'! Warten, sagst du ... Du handelst überhaupt nicht waghalsig, aber man kann auch nicht von einer spontanen, intuitiven Ja-sagenden Strömung sprechen, du hältst dich an dieser Betrachtungsweise fest.

Aber zugleich betäubst du dich gleichsam selbst, wiegst dich selbst in einen Schlafzustand. Du hältst alles auf, verhinderst alles, in erster Linie das Leben in dir selbst. Wie jemand, der unter Drogen steht.

Du wartest, du hältst dich zurück ... denn mit deinem Geist überprüfst du die Dinge zuerst noch einmal. Du lebst mehr in deinem Kopf, in dem ‚hellen Geist', als dass du tatsächlich physisch und spontan im Leben stehen würdest, handeln würdest.

Die Grenze wird häufig zu sehr überschritten in die Richtung des Abwartenden ... des Dich-Öffnens, wie eine Muschel, deren Öffnung zum Himmel gekehrt ist ... um abzuwarten, was da kommt. Manchmal etwas verträumt, bis hin zum Schwindel, da du dich zu sehr für das offnest, was sich von außen her anbietet, statt von innen heraus zu leben und zu handeln.

Hierdurch bremst du Energien ab, bremst gesunde irdische Energien in dir selbst ab.

Du gerätst in eine Schwingung, in der zu viel Licht, Blau und eine abwartende Haltung verhindern, dass noch eine gesunde irdische Strömung hindurchströmen kann. Zu sehr Perlmutt. Zu wenig Entschlossenheit, du hältst dich selbst zu sehr zurück.

Auf diese Weise kannst du nicht mehr weitermachen und das weißt du im Inneren auch ... die Sphären eines schlagenden Meeres, einer Betäubung, aus der Ferne sehen und alles relativieren, so weit, dass nichts von der lebendigen Irdischkeit übrigbleibt.

Du lässt es geschehen, lässt es los, mit deinem Gehirn bist du auf einem geringeren Bewusstseinsniveau, wie in einem halben Schlafzustand.

Du lässt dich in die Ur-Sphären des Todes aufnehmen ... und ohne Schmerzen, ohne dass du dir dessen bewusst bist, wirst du auch so in andere Dimensionen übergehen können, die weit entfernt vom Irdischen liegen, die aber den körperlichen Tod beinhalten. Du wirst eine Wahl treffen müssen, für das Leben oder für die Unbelebte Traumwelt.

Du bist zu abwartend und hast zu verschwommene Ideen, statt *selbst* zu leben. Genau wie jemand, der telefoniert, Fernsehen schaut usw. ... und hierdurch sein eigenes Dasein lahm-legt. Du nimmst in dich auf, du lässt dich in große Höhen tragen. Du lebst nicht gerade in einer lebendigen kräftigen Bewusstseinssphäre.

Du lässt dich in die Sphären der ‚Fische'[2] aufnehmen; du fühlst dich in den leichten Sphären des Windes vorangetrieben, von unsichtbaren Schleiern getragen. Du ergibst dich in ein unwirkliches Leben, das nur in deinem Kopf und ‚außerhalb' des Irdischen existiert. Du lässt dich in Dimensionen aufgehen, die nicht von hier sind. Noch ein Schrittchen und du bist nicht mehr da.

Was tun?

Dich dafür entscheiden, sehr entschlossen und selbstsicher, *selbst* zu leben, in deinem Körper, auf eine klar-deutliche bewusste Weise.
Beschließen, dich nicht mehr ‚betäuben' zu lassen, in Schlaf wiegen zu lassen ...

Komme auf kräftig konzentrierte Weise in deinen Körper. Werde dir bewusst vom hier-und-jetzt Sein in deinem Körper. Fühle diese Muskeln, diese Kräfte, und lasse deinen Körper wissen, dass er beseelt ist von der Kraftströmung deines lebenden Selbst. Werde dir dieser Kraft bewusst, bis ins Äußerste. Identifiziere dich mit dem Starken Fleisch, mit deinem Körper, und weiche nicht hiervon ab. Bringe den Geist in die Materie, lasse nicht die Materie im Geist aufgehen!

Du hast diese CO-Vergiftung schließlich nur deshalb angezogen, weil du schon zu lange in diesem Rausch- oder Traum-Zustand lebtest, in dieser dich öffnenden, ergebungsvollen Haltung.

Willst du leben? Ernüchtere dich dann selbst, nimm einen festen Entschluss und hemme die spontanen roten irdischen Energien nicht mehr. Entwickle Entschlossenheit, Kraft und Dynamik.

Lebe nicht mehr ausschließlich im ätherischen Geist, im Traum oder im Rausch.

Erwache zum wirklichen LEBEN. *Lasse* dich nicht aufgehen in uferlosen Sphären ... die nichts mit leben zu tun haben.

Lasse dein Leben nicht leiten, sondern leite es selbst als entschlusskräftiges ICH. Nimm die Zügel fest in deine Hände!

---

[2] Lies über die psychologische Symbolik der Sonne im Zeichen Fische in *Befreiende Astrologie - die tiefere Symbolik der Sonne in den Tierkreiszeichen*. Dieses Buch ist bei Erscheinen des vorliegenden Werkes noch nicht in deutscher Übersetzung erhältlich.

CREUTZFELDT-JAKOB-KRANKHEIT

durch ein sich verbreitendes atypisches Eiweiß (sog. Prionen) sterben die Nervenzellen im Gehirn ziemlich schnell nach einander ab; die Folge sind Ataxie und ein Verlust geistiger Fähigkeiten

Kernursache

Du bist dir nicht wirklich deines Wertes und deiner Möglichkeiten ALS MENSCH bewusst; vielleicht erfüllst du deine Aufgaben, weil „es sich so gehört", oder du funktionierst wie eine Maschine, aber hinterfragst deine Lebensweise nicht wirklich. Du bleibst zu sehr an der oberflächlichen, materiellen Wirklichkeit haften, ohne dich mit deinem tiefsten Kern in Kontakt zu bringen. Lebst du wie ein Beamter / eine Beamtin, in einem System eingesetzt, so wirst du deine Rolle gebührend ausfüllen..., aber du scheinst dabei nicht wirklich ZU LEBEN. Dein Blick bringt deine Abwesenheit zum Ausdruck: Wo bist du nur?

Es hat den Anschein, als wärst du von deinen Gefühlen abgeschnitten, oder als würdest du lediglich über Gewohnheiten, Routine oder instinktive Handlungen funktionieren. Es kann bisweilen auf deine Freunde so wirken, als würdest du nicht wirklich gerne leben, als fändest du keine Erfüllung im Leben.

Du lässt dein Bewusstseinsniveau zum Primitiven, Lebensnotwendigen hin absinken, so wie das eines Tieres: weil du gar nicht an die erhabenen Möglichkeiten in dir als Mensch glaubst. Eine reiche Potenz wird nicht kreativ genutzt: Du unterdrückst deine Selbst-Werdung!

Du betäubst dich sozusagen, so dass du zuweilen apathisch, gleichgültig oder einem Zombie gleich zu wirken vermagst. Du glaubst nicht wirklich an dich selbst... Du bist nicht wahrhaftig dankbar für das Leben in dir; du hast keine Freude daran. Möglicherweise weil du meinst, dass der Tod ohnehin immer wieder auf der Lauer liege? Du bleibst sozusagen an der Oberfläche, an der Außenseite deiner selbst stehen. Es scheint, als hättest du keinen blassen Schimmer vom *echten* GEFÜHL: dich selbst im Leben zu spüren.

Es handelt sich um eine ABWEISUNG; du schließt die Türen. Du wirst dich auf ein anderes, niedrigeres Niveau zurückziehen, wo man dich in Ruhe lässt, wo du nicht wirklich zu leben brauchst, wo du keine Verantwortung mehr für dich übernehmen musst. Du bist müde und ziehst die Gardinen zu. Du flüchtest hiermit auf einfache Weise vor dem Leben, was dich jedoch keinen Schritt weiter bringen wird. Du nimmst dir selbst hiermit jede Chance auf eine (glückliche) Existenz! „Ich mache nicht mehr mit!" sagst du...: Du tust dir damit in großem Maße unrecht! Du hast das Leben niemals wirklich gekannt; du glaubst nicht an Glück und wahre Freude.

Du solltest der Tideströmung jetzt eine Wende geben: Gibst du dir selbst jede Chance zu einer echten Existenz und kommst du zu wirklichem LEBEN, so wirst du von den enormen Möglichkeiten überrascht werden, die in dir stecken, von den erfüllenden Erlebnissen, die deinen Weg kreuzen..., aber solange du nicht an dich selbst glaubst und deinen eigenen Wert verkennst oder dich niedermachst, ist es natürlich unmöglich für dich, diese Dinge zu erleben.

Im Grunde lebst du hinter einem Bildschirm, hinter einer Tür, einer Zeitung, einem Buch, einem System, hinter einem Job, einer Aufgabe...: Du trittst nicht als ICH, DER MENSCH, nach außen! Du misstraust dem Leben und verbirgst deinen tieferen Inhalt, sowohl vor dir selbst, als auch vor den anderen. Du kümmerst dich um die primären Bedürfnisse, aber weigerst dich, dich im Leben vollständig zu engagieren; du spähst, im Schutze einer Mauer, nach dem Leben. Du glaubst dich hinter dieser Mauer gut und sicher beschützt zu wissen, aber auf diese Weise nimmst du dir selbst jede Chance auf ein echtes Leben. Du versteckst dich; du bist nicht ehrlich zu dir. Instinktive Mechanismen zur Absicherung deines irdischen Wesens können deinem Leben einen derartigen Dämpfer versetzen, dass nichts anderes mehr übrig bleibt als dieses „Abtauchen" aus dem Leben.

Und du WILLST nicht tiefer, du möchtest nichts anderes als vergessen, nicht-weiter-denken, nicht wirklich mit deinem ICH nach außen treten; du lebst lieber weiterhin im Verborgenen, in Selbst-Kastration.

Du trittst nicht wirklich mit dem Leben in Kontakt, auch nicht mit den anderen Menschen. Du würdest sogar Kontakte meiden oder flüchten, weil Menschen dir einen Spiegel vorhalten. Du traust dem Braten nicht wirklich, und darüber hinaus hast du Angst davor, verletzt zu werden: Dann hältst du dich lieber „drinnen" in Sicherheit; du hältst den anderen auf Abstand, vor allem dann, wenn sich ein „näherer" Kontakt ankündigen würde. Bei dieser Krankheit muss sich ein KOMMUNIKATIONS-Problem lösen: Lernst du mit dir selbst, mit deinem ICH, voller Vertrauen, in Liebe zu kommunizieren und schließt du einen Teil deines Wesens nicht mehr aus..., dann verschwinden die Ängste, und du wirst auch in wahre Kommunikation mit dem/der anderen treten können und daraus Befriedigung schöpfen.

Als ob dir deine Haut und deine Haarwurzeln weh täten (lies in der diesbezüglichen Rubrik „Hauterkrankungen" nach), sobald du mit dem Wind des Lebens in Kontakt kommst; du versuchst zu entkommen... Auf diesem Fluchtweg zieht sich dein Geisteskern langsam aus deinem Körper zurück, bis du überhaupt nicht mehr hier-und-jetzt bist. An dieser Stelle solltest du dringend „Halt!" rufen und eine Kehrtwende machen: Kehre wieder mit deinen Seelenkräften in deinen Körper zurück, und gestehe dir zu, zu Leben zu kommen! Das Leben ist lediglich für diejenigen ein schmerzhaftes Unterfangen, die starrköpfig an der Überzeugung festhalten, dass das Leben ohnehin eine schmerzhafte, wertlose Einrichtung ist...; also ändere diese Überzeugungen in dir selbst.

Wenn du dich dazu entschließt, ein Leben in Freude, ohne Schmerzen zu führen..., wenn du davon überzeugt bist, dass DU SELBST es wert bist, dich auf-blühen zu lassen, dann wird das Leben dir helfen, dann wird dein Selbst dankbar alle Gehirn-Zellen nutzen, um dich emotional an den schönsten Erlebnissen teilhaben zu lassen. So wird dein Gehirn in menschlicher Würde Erblühen! Du weißt jetzt, dass du ein Mensch im Wachsen bist, und dass dein Geisteskern deinen Körper lenkt, dass sich dein Gehirn REGENERIEREN wird, bis es optimal und gesund seine Aufgabe erfüllen kann.

Degradierst du dich jedoch zu einem Tier oder einem Gegenstand, zu einem maschinenhaft-arbeitenden-Wesen, zu einem wertlosen Objekt..., dann sieht dein Gehirn keinen Grund mehr, weiter zu existieren oder zu funktionieren. Du erteilst ihm keinen Auftrag mehr, bis auf *den,* der lautet: „Es hat keinen Sinn, lasse nur..." Du selbst erlegst ihm das Schweigen auf.
(Lies hierzu die Rubrik „Gehirn".)

Du wirst jetzt eine Wahl treffen müssen: Dich in etwas AUFNEHMEN lassen, in jemanden, in ein System, eine Gruppe, eine Glaubensgemeinschaft, eine Gottheit, eine Masse, eine Arbeit, eine Energie..., wobei dein eigenes ICH in den Nebeln VERSCHWINDET... (das beinhaltet eine FLUCHT vor dir selbst, vor der Erde). Oder du entschließt dich dazu, mit diesen Flucht-Mechanismen zu brechen und ein neues Leben anzufangen: Eine langsame Entdeckungsreise zu deinem SELBST, voller Vertrauen, wobei sich deine Geistes-Energien erneut in deinem KÖRPER und in deinem Gehirn immer mehr KONZENTRIEREN..., so dass du dich stetig besser fühlen kannst und dir immer mehr Möglichkeiten zur Verfügung stehen werden. Dieser Weg ist es, der zu Freude führt. Läufst du nicht länger vor dir weg, dann wirst du

allmählich feststellen, dass DU dein Leben SELBST in die Richtung lenken kannst, die du bestimmst, ohne Schmerzen. Es ist ganz normal, dass, solange du die Überzeugung in dir hegst, dass ein Mensch dazu verdammt sei, in Schmerz und Angst zu leben, du überhaupt keinen Sinn mehr siehst und lieber klein beigibst. Dennoch funktioniert das Leben ganz anders als du denkst: DU, als SCHÖPFERISCHER MENSCH, bestimmst selbst, ob dein Leben freudvoll oder schmerzhaft sein wird! Ergreife die Chance! Gehe wieder IN DICH SELBST mit ALL DEINEN LEBENSKRÄFTEN. Höre auf damit, dich so zu DEGRADIEREN. Gehe in dich, trete ins Leben! Flüchte nicht länger vor diesem wunderschönen Inhalt in dir, sondern verwirkliche dich selbst als ICH: der BEWUSST-LEBENDE MENSCH.
(Lies hierzu Teil I dieses Buches!)

Wahrscheinlich hast du DEN MENSCHEN vielmehr als etwas Hässliches, vielleicht sogar als ein Monster angesehen…: Breche mit dieser Lüge, und entdecke jetzt die Gotteskraft, das Allerschönste in dir selbst, im Menschen. Hältst du dich für einen Guten und Schönen Menschen, dann wirst du schließlich auch diese Güte und Schönheit ausstrahlen. Erlebst du dich (und den Menschen allgemein) als ein scheußliches Etwas, als beschränkt oder animalisch, als ein arm-seeliges Wesen, dann wirst du auch in dieser Weise leben. Der Mensch lebt stets nach seinem Selbst-Bild: Also, mache etwas Schönes daraus!

Kernlösung

Hebe dich höher empor, und übernehme die volle Verantwortung für deine Existenz, als wahrhaftiger Mensch.

Stelle dich nicht länger „unwissend"; binde dich nicht weiter an das beschränkende, instinkthafte Muster, an die weniger-bewusste Lebensweise, wie ein Tier, wie eine programmierte Maschine… Entdecke jetzt dein ORIGINALES Mensch-Sein, dein höchsteinzigartiges ICH, und folge nicht länger den Gewohnheits-Mustern von damals! Schüttle dich jetzt wach, und lasse dein Gehirn arbeiten: Gib ihm selbst den Auftrag zur Genesung, erteile ihm die Aufgabe, Regenerierung im Gewebe herbeizuführen.

Werde dir jetzt deiner meisterhaften Möglichkeiten bewusst! Höre auf, dich in einem „Schlafzustand" zu halten, und folge nun einer vollkommen Neuen Spur: Du wirst dir selbst hierbei immer näher kommen und deine Kräfte in den Dienst von Liebe und Güte stellen. Nun gibst du dir selbst, deinem Gehirn die Möglichkeit, üppig aufzublühen. Furchtlos siehst du dem Leben entgegen, weil du weißt, dass du dein Leben, deine Gesundheit, dein Glück als VOLL-WERTIGER MENSCH selbst gestalten kannst… Du bist jetzt froh, ALS ICH ZU SEIN; du möchtest nicht länger aus dir fort-flüchten. Du kommst zum Vorschein und wagst es, dich selbst, den Menschen, das Leben… genau zu BETRACHTEN, zu beobachten. Du siehst das Leben jetzt mit anderen Augen; jetzt traust du dich, die Initiative zu ergreifen und, falls nötig, völlige Veränderungen herbeizuführen. Du läufst nicht vor Problemen weg, sondern löst sie, indem du dich jetzt mit ihnen konfrontierst. Du lernst daraus, du wächst… auf dem Weg zu mehr Menschlichkeit und innerer Wärme. Du lebst jetzt Motiviert; du bist dir deines eigenen Wertes und des Lebens-Wertes Bewusst geworden. Immer mehr spürst du dein HERZ: Nun entdeckst du die Selbst-Liebe und schenkst dir hiermit das Leben.

CUSHING SYNDROM

durch Überproduktion oder übermäßige Einnahme von Kortikosteroiden verursacht

---

Kernursache

Du projizierst viele Träume, ideale Erwartungen… nach außen. Du erwartest so viel, dein Kopf steckt voller sehnsüchtiger, kreativer Träume…

Aber du erstickst dich in machtloser Wut! Die eine Enttäuschung folgt auf die nächste. Du machst anderen Vorwürfe; du siehst nicht ein, dass es deine Gefühle der Unsicherheit sind, dein Nicht-an-dich-selbst-Glauben, das es dir unmöglich macht, auch nur irgendeinen deiner Träume zu verwirklichen. Du hast „Erwartungen" an die Zukunft, an die anderen, ohne dabei zu erkennen, dass deine destruktiven, harten, negativen Überzeugungen in Bezug auf dich selbst, deine Selbstbeschneidung verhindern, dass dir schöne Dinge begegnen.

Du wirst immer missmutiger und verärgerter über Enttäuschungen, an denen du sozusagen nichts ändern kannst. Eine Menge Radioaktivität entlädt sich: um von dir genutzt zu werden und in prachtvolle Verwirklichungen umgesetzt zu werden. Aber du negierst diese schönen Kräfte in dir. Das führt zu Selbstzerstörung. Du bist so hart gegen dich selbst! Du weißt nicht mehr, wo deine weichen, zärtlichen Gefühle sind: weil du schließlich wütend bist, tief in dir, auf dich selbst, auch wenn du dir dessen nicht bewusst bist. Die Liebe zu dir ist dir weit abhanden gekommen.

Kernlösung

Fühle die Festigkeit in dir selbst: Lasse alle diese Kräfte nach außen strömen, und baue an deinem Leben. Du kannst dich in Sicherheit auf dich stützen und Freude um deine Existenz spüren.

Eine schöne Zukunft kann lediglich von einem intensiven Hier-und-Jetzt-Bewusstsein ausgehend geschaffen werden. Lebe folglich sehr stark in der Gegenwart; sei dein eigener Meister.
Verschließe dich nicht mehr! Transformiere machtlose Wut in schöpferische Tatkraft. Höre auf damit, noch länger auf deine eigene Ohnmacht wütend zu sein; werde milder, schätze dich selbst in Liebe.

CYTOMEGALIE

Infektion mit dem Cytomegalie-Virus (CMV); verursacht selten Symptome (manchmal ein dem Pfeifferschen Drüsenfieber ähnliches Bild), kann jedoch bei Personen mit einem mangelhaften Immunsystem sowie beim Fötus ernste Krankheiten auslösen (motorische oder mentale Retardation, Taubheit)

Kernursache und Kernlösung

Es sind so viele Energien im Kopf, bereit, sich genutzt zu wissen. Ein Übermaß an Energien, die fordern, dass der Mensch seine Königswürde doch annehmen solle, so dass diese Kräfte sich auf kräftig-produktive Weise manifestieren könnten. Menschliche Würde anerkennen.

Gestatte es dir selbst nicht mehr, dass all diese Lebenskräfte auf einem niedrigeren Denkniveau zuhause wären: höhere Bewusstwerdung wird gefordert. Gestatte es dir selbst nicht mehr, nach außen hin genügen zu wollen, zu glitzern, zu brillieren, anderen zu behagen. Erkenne deinen inneren Wert an und öffne deine Antennen für das wahrhaft Schöne im Leben, nicht für den Schein, und nicht für niedrigere oder falsche Werte in der Gesellschaft. Erhöhe dich und fühle dich innig verbunden mit deinem ‚irdischen' Körper.

Integriere diese Energien in deinen ganzen Körper, existiere nicht nur im Kopf, erhöhe dein innerliches Herz und stehe mit beiden Beinen fest verwurzelt auf der Erde.

Lies eventuell den Text über *Pfeiffersches Drüsenfieber.

D

VITAMIN D

Mangel, unzureichende Assimilierung von

Kernursache

Angst davor, wirklich zu leben.

Das Gefühl, nicht *wirklig* durchkommen zu können; du empfindest Druck von anderen, Druck einer dir auferlegten Struktur.

Du hast unbewusst Angst davor, dass sie dich dennoch erneut niederschlagen werden, wenn du für dich selbst leben würdest. Du würdest dich demnach auch nicht trauen, deinen Mund aufzumachen, um deine tatsächliche Meinung zu verkünden.

Du fühlst dich klein und nackt, dem Bösen im Allgemeinen und dem Negativen der anderen ausgeliefert.

Kernlösung

Breche durch, manifestiere dich selbst, überwinde alle Hindernisse, bahne dir einen Weg!
Glaube an das Gute, schenke dem negativen keine Aufmerksamkeit mehr.

Du brauchst nicht zu kämpfen, lasse einfach alle deine Kräfte durchkommen.

Sei von der natürlichen Produktion gesunder Baustoffe in deinem Körper überzeugt, indem du dieses Wachstum schlichtweg zulässt…
Verhindere die Wirkung dieser Kräfte nicht durch Selbstunterschätzung oder Ängste.

DER DARM

Psychologische Übereinstimmung

Der Mensch, der weiß, dass alles in seinem Wesen, alles, was notwendig ist, um zu „sein" und zu wachsen, schön umfasst, beschützt und gefördert wird. Mit meisterhafter Autorität hält er alles in sich zusammen, verfügt er mit Positiver Macht über sein Leben, ordnet er alles, was notwendig ist, in seinem Körper (sozusagen auf vielarmige Weise, wie die 8-armige Krake). Jedes Element innerhalb des Ganzen hat seine Funktion, genau wie die verschiedenen Partikel eines Tintenfisches.

Die Mandorla-Energie[1] im und durch den Menschen hindurch ist leuchtend und umhüllend-selbst-schützend.

Eine Begrenzung zwischen Himmel und Erde: Der Mensch als irdisch göttliches Wesen verhindert selbst, zu stark in den Geist aufzusteigen; er hält sich auf Erden und weiß sich hier in Sicherheit.

So, wie jedes Teilchen eines Krakenarms selbst „weiß", warum es da ist, was seine Funktion als Teil des Ganzen ist, so trägt jedes Element im Menschen dazu bei, dass die Ganzheit des Menschen schließlich gut und stark-zäh funktionieren kann.
Dasjenige in dir festhalten zu können, was für die eigene „Ernährung" notwendig ist; es nicht alles einfach so durch dich durch und aus dir herausströmen lassen, sondern, im Gegenteil, *das* feste zu ergreifen,

[1] Lies hierzu mehr in *Die Zwölf Tore des Prinzen Sirius.* Dieses Buch ist bei Erscheinen des vorliegenden Werkes noch nicht in deutscher Übersetzung erhältlich.

was du willst. Alles Gute (das, was auf verschiedene Weise zu dir gelangt) „festhalten“ zu können, um es infolgedessen zu sich zu nehmen, zu integrieren und Transformation durchzuführen.

„Komm` nur, komm`, ich halte dich schon fest, hier bist du gut aufgehoben…“: Die Fähigkeit, das zu dir zu holen, zu dir zu nehmen und festzuhalten, was gut ist (auch und in erster Linie Lebensenergie), zugleich ein Gefühl der Sicherheit und des Schutzes. Ruhig festhaltend, ohne Verkrampfung, ohne Habsucht oder Begierde. Eine zu sich ziehende, einholende Bewegung, die dazu führt, dass nichts ‚einfach so' an dir vorüberzieht. Du holst zu dir herein, was gut für dich ist; du lässt es nicht an dir vorbeiziehen; du machst es in dir fest. Es sind die ‚8' Arme von Macht und Fähigkeit über dein Selbst/in dir, die gut für dich sorgen, die nehmen, was sie nehmen müssen, die Bauelemente in sich schichten und ablegen, ansiedeln, wie die Bausteine eines Hauses; alles, was deinem Wohlempfinden dienlich ist, bekommt seinen Platz, wird gepflegt.

Der Darmtrakt sagt: „Du weißt immer genau, was du in dir, bei dir behalten musst, was du für die eigene Stabilität und Sicherheit brauchst.“ Darauf kannst du dich stets verlassen, wie sich der Vogel auf die Krallen verlassen kann, die er an seinen Beinchen hat, um den Ast, auf dem er sitzt, zu umklammern, so dass er nicht hinunterfallen kann. Eine Art: „Ja, darauf kann ich bauen.“ Ein sich notwendigerweise festsetzendes oder ergreifendes, festhaltendes Element. (Es geht hierbei weder um „Besitzen“, „Begehren“, noch darum, Menschen in seine Fänge zu bekommen, im Gegenteil.)

Auch die Fähigkeit im Menschen, sich, wenn es sein muss, messerscharf auf ein Ziel zu richten, wie durch das Visier eines Scharfschützen, um infolgedessen haarfein darauf zu zielen, wohin die Lebenskräfte geschickt werden müssen. Eine Zielgerichtetheit: Du richtest dich auf ein Ziel aus, du nimmst dir die Zeit, um dich richtig auf ein angestrebtes Ziel abzustimmen. Darauf treten Kräfte in Aktion und führst du aus, was ausgeführt werden muss. Die Kugel wird folglich direkt an den Ort geschossen, wo sie sein soll: um etwas Altes zu vernichten…, um etwas Neues aus der Erde zu holen (Räumen des alten Minenfeldes, danach eine neue Erzstätte entdecken).

Alte Sachen, die überflüssig sind, werden wegkatapultiert; alte Gläser werden gebrochen. Ein neuer Anfang, immer wieder. Transformation, wachsen, zu einem neuen Niveau aufsteigen: Wenn nötig, wird das Alte abgebrochen und die Möglichkeit zu einem totalen Neubeginn gegeben.

Ein langsames, aber gründliches und ausgewogenes Errichten des Bauwerkes, das du bist; zuweilen abwägend stehen bleiben, „ja oder nein?“, aber stets als ein gerechter Richter urteilend, um einmal die eine Seite, dann wiederum die andere auf gleicher Höhe rangieren zu lassen, beziehungsweise der einen Vorrang zu geben, je nachdem, was das Leben erfordert. So wird Schritt für Schritt der inhaltsreiche ‚Dreiecksberg' links-rechts auf stabiler, irdischer Grundfläche gebaut. Das Intuitiv-Gefühlsmäßige und das Rationale im Gleichgewicht, ohne dabei zu einer der beiden Seiten einen Überhang zu bekommen.

Die Fähigkeit, die Dinge kritisch-distanziert zu betrachten und nicht ‚einfach so' sofort zuzugreifen, „ja“ zu sagen. Wohlbedacht, nicht übereilt, aber wenn du es tust, ist es sicher und notwendig.

Es wird eine Schutzschicht um den Aufbau gelegt; du fühlst dich warm-sicher in dir selbst. Du lachst, vollkommen aufrichtig. Du verlässt dich nicht, du flüchtest nicht aus deinem herrlichen, irdischen Körper.

Alles wird so gediegen in Lauge gelegt, wie es gut ist. So kannst du ganz lange weiter, unendlich lange, du fühlst dich in deinem Körper, in deiner Haut beschützt. Und du fühlst dich ruhig und vertraut darin; in diesem positiven, psychologischen Sinne können Ängste nicht eintreten, und gehst du ewig stetig weiter, in Wachstum und Selbst-Fürsorge.

Erkrankungen, allgemein

(Lies weiter unter den Rubriken über den *Dünndarm, *Dickdarm usw.)

Kernursache und Kernlösung

Du weißt nicht genau, für welches Gleis du dich entscheiden sollst, möglicherweise stellst du die falsche Weiche und gehst auf einen Weg über, der nicht wirklich auf das Leben ausgerichtet ist; hast du einen zu starken Überhang nach links? Oder nach rechts? Gibst du rationalen Motiven den Vorrang vor deinem intuitiven Empfinden? Oder lässt du Emotionalität bei deiner Wahl eine Rolle spielen? So stimme dich auf das Hauptgefühl ab, das ehrliche Gefühl der Gerechtigkeit, auf das WISSEN, dass du dich als Meister IM GLEICHGEWICHT selbst lenken, führen, leiten musst – ein gleichmäßiges, stetiges Weitergehen.

Spürst du ein Zögern, fühlst du dich gespalten: „Was soll ich machen?" Und du weißt es nicht? Dieser innere Zwiespalt bringt Probleme mit sich und erfordert eine *ein*deutige Wahl! Der Darm wird dich dazu anspornen, nicht länger zu zögern, zu zweifeln, sondern eine Wahl zu treffen, in Liebe, für DAS EINE RICHTIGE, für das eine Echte, das auf Leben ausgerichtet ist. Und hier ist keine Weggabelung mehr möglich, hier *weißt* du es. Wenn eine Dualität vorliegt, dann stimmt etwas in deinem Überzeugungssystem nicht, dann hast du Angst davor, das eine zu ‚verlieren'... oder das andere..., weil du außerhalb von dir zu viel festhältst (‚haben' willst). Also löse das Haben-Wollen, und komme in dein „Sein"; Energien durchströmen lassen! Das aus *einem* Stück Du selbst SEIN und das dich tief auf dein inneres Wissen Abstimmen, das führt dazu, dass deine Wahl dir nicht schwer fallen wird!

Gehe weiter, ohne dich umzusehen, ohne zu zögern, packe es an, ergreife das, was in dir präsent sein möchte, auch diesen möglichen neuen Schritt, die Wahl für dieses oder jenes. Brauchst du Informationen? Frage das Leben nach Signalen, dein lebender Selbstkern wird ausreichend davon zu sich holen. Komme mit deinem *echten* ICH über Wasser, und unterlasse jeden Zweifel in Bezug auf dein SEIN. Wahlentschiedenheit, Beschlussfähigkeit und wahre Anerkennung deines Gotteswesens führen dazu, dass du dich sicher, beschützt, stark, gut und auf dem rechten Weg fühlst! Meisterschaft, im Vertrauen „sein", dich auf Erden „niederlassen und festhalten"; transformieren, loslassen, vorwärtsgehen.

Durchfall, Diarrhöe

Kernursache

Durchfall kann in bestimmten Fällen, nach einer zu langen Phase der Anspannung und des krampfhaften Festhaltens, ein Seufzer der Erleichterung sein.

Du stößt dich mit Gewalt weg, du wehrst dich gegen etwas oder jemanden. Du fühlst dich zu sehr blockiert oder festgehalten: Du würdest gerne laufen, aus zügellosem Freiheitsdrang laufen!

Oder befürchtest du, a priori, in eine Situation zu geraten, in der du gefangen bist? Gerne würdest du deine Natur in aller Freiheit ausleben: Du zeigst jedem deine Zähne, der / die dir, zumindest deiner Ansicht nach, zu nahe kommt.

Du hast Angst davor, dass etwas oder jemand Macht auf dich ausüben könnte, dich in seine Fänge bekommen könnte: Im Grunde ist dies eine Folge dessen, dass du ungenügend feste verwurzelt bist, eine zu unsichere, schwache Basis in dir selbst hast..., es wird dir alles zu viel. Du läufst weg. Du siehst alles zu negativ: nicht von deinem höheren Selbstbewusstsein aus, sondern eher zögerlich, mit einem Gefühl der Unfähigkeit einhergehend. Du würdest lieber flüchten, anstatt dich zu konfrontieren, denn du wirst es „ohnehin nicht können"...

Nervöse Angstgefühle hindern dich daran, dich selbst so zu manifestieren, wie du es eigentlich gerne hättest. Oder möglicherweise bist du so überwältigt von bestimmten Gegebenheiten, dass dein Körper als Reaktion darauf dem Überwältigenden einen schnellen Durchgang und ein Ventil bietet. Oder weigerst du dich, die psychische Nahrung zu dir zu nehmen? Bist du auf der Flucht?

Kernlösung

Fühle deine starke Basis, und nimm auf selbstsichere Weise mehr Raum für dich selbst ein. Deine Ängste basieren auf unzureichendem Vertrauen auf dein tiefstes Ich; niemand kann dich beeinträchtigen, du darfst ruhig du selbst sein, so wie du bist. Werde in dir selbst geboren; laufe nicht mehr vor Eindrücken, Menschen oder Erfahrungen weg, von denen du meinst, sie nicht bewältigen zu können: Selektiere und bestimme selbst, aus welchen Quellen du schöpfen möchtest, und welche Gegebenheiten du beiseite lassen wirst.

Du bestimmst dein Leben, deine Begegnungen: Lasse dir nichts aufdrängen. Lasse dich nicht durch Kommentare anderer aus der Ruhe bringen, fühle dich stabil in dir selbst verwurzelt, manifestiere dich, und ergreife das Ruder deines Schiffes! Fühle dich sicher in dir, nichts und niemand kann dich bedrohen, wenn du dir deines Einzigartig-Seins, deiner Werte, deiner inneren Meisterschaft bewusst wirst. Sieh dir alles in Ruhe an, und komme zu einer weichen, ruhigen Produktion in dir selbst; sich trauen, in einem ruhigen Wachstums-Tempo deine Kreativität zu entwickeln, bremse dich nicht, aber fliehe auch nicht davor!

Obstipation

Verstopfung des Darmes

Kernursache

Aus Angst und Unsicherheit hältst du *viel* fest: Du denkst, die Menge an Gegebenheiten und Emotionen nicht bewältigen und verarbeiten zu können. So bleibst du sitzen, felsenfest, ohne dich noch weiter zu entwickeln. Angst davor, eine alte Situation loszulassen. Du vertraust zu wenig auf dein tiefstes Selbst, du richtest dich zu stark auf Materielles, deine Besitztümer (Dinge, Menschen) oder das Nebensächliche im Leben, ohne dabei zu erkennen, dass du gerade durch eine zu ängstliche Fixierung auf deinen „Besitz", dieses Materielle einmal gehen lassen musst. Ist dein Leben zu sehr auf Materielles gebaut, dann bist du ein armer Mensch und gestehst du dir die *wirkliche* Freude nicht zu in deinem Leben. Transformation ist unmöglich, wenn du keinen Kontakt zu deinem höheren Bewusstsein zulässt.

Bist du so auf der Hut, voller Angst, willst du zu viel festhalten, läufst du lediglich mechanisch, wie ein Robotter, ohne deine Persönlichkeit sich wirklich zu einer weisen Menschwerdung hin weiterentwickeln zu lassen; nimmst du beispielsweise zwar materielle Nahrung zu dir, aber keine geistige? Oder vertraust du gerade dieser inneren Basis in dir selbst zu wenig? Fühlst du dich bedroht oder ertappt, am Kragen gefasst, erlebst du dich als ein ohnmächtiges Wesen? Hältst du Sachen, Menschen, Situationen „fest", anstatt sie loszulassen und dein Leben auf deiner ESSENTIELLEN Kern-Basis zu errichten, auf der Essenz des Lebens selbst?

Oder schneidest du dich von deiner Gefühlswelt ab, weil du Angst davor hast, dass jeglicher Boden unter deinen Füßen verschwinden könnte, wenn du dich deiner weicheren Seite übergeben würdest? Dennoch bist du wahrscheinlich voller unverarbeiteter Emotionen und Erfahrungen, die auf Assimilierung und einen Ablösungsprozess warten.

Klammerst du dich an überholte Werte, an alte, unbrauchbare Philosophien, an eine Situation, an Gedankengut aus der Vergangenheit?

Kernlösung

Widersetze dich nicht länger einer natürlichen, gesunden Weiterentwicklung; lasse dich gehen, lasse deine Emotionen und allen unnötigen Ballast aus der Vergangenheit los. Traue dich, alles zu revidieren, und mache Platz für innovative Gedanken, Erfahrungen, Eindrücke, um schließlich zu einer flexiblen Verarbeitung und Integration dessen zu kommen. Starrsinniges oder ängstliches Weigern, das Materielle oder die Vergangenheit loszulassen, führt schlussendlich zu Fäulnis und Tod. Vertrauen auf dein tiefstes Selbst, eine vollständige Hingabe an deine natürlichen Impulse, unter Aufsicht deines Selbstbewusstseins, führt zu einem „leichteren" Gefühl, zu einer Freude über das Neue, über das Leben.

Darmkrämpfe, Koliken, Reizdarm-Syndrom

Kernursache

Angst; du würdest dich gerne verkriechen, du fühlst dich überflüssig. Eine Art Schüchternheit in Bezug auf deine Umgebung. Du läufst vor gewissen sozialen Kontakten oder einer bestimmten Beziehung weg. Du fühlst dich schwächer als die anderen, du fühlst dich von einer Gruppe oder Person in die Ecke gedrängt, ein Gefühl der Einsamkeit, von Verlassensein. Du bist lange Zeit nicht *wirklich* in deinem Körper gewesen, du warst abwesend, hast zu sehr wie ein Schatten deiner selbst gelebt, in abwartender Haltung und ängstlich, ein Gefühl, nicht vollkommen irdisch menschlich zu sein. Dennoch möchtest du leben!

Einerseits fällt dir das Leben zu schwer, du kannst es nicht mehr bewältigen, die anderen irritieren dich „lasst mich in Ruhe!"; andererseits spürst du die Angst davor, *allein* zu bleiben…

Eine Verwirrung: wegen deines Gefühls des „Nicht-Mensch-Seins", unzureichende Erdung, zu wenig Zugehörigkeit und Selbstsicherheit. Du lässt lediglich holpernd-und-stoßweise deine Lebensenergien durchkommen.

Du klammerst dich kräftig fest, ängstlich, wie ein Kleinkind an der Hand seines Vaters, du fühlst dich klein und suchst außerhalb von dir nach Geborgenheit. Angst davor, als ICH zu leben.

Kernlösung

Beruhige das kleine Kind in dir; fühle dich weich und sicher. Erkenne deine Grenzenlosigkeit, und integriere Luft-Erde-Wasser-Feuer in dir: Werde vollkommen Mensch, selbstbewusst im Hier-und-Jetzt. Ein grenzenloses Vertrauen auf dein allertiefstes ICH. Lasse deine Energien und Emotionen frei strömen, halte dich nicht zurück, lasse alles heraus… Traue dich ruhig, dich auf Kontakte einzulassen, ohne Furcht; stelle dich nicht unter Minderwertigkeitsgefühlen an den Rand des Geschehens.

Ruhe und Vertrauen auf dein Selbst.

Gärung im Darm

Kernursache

Emotionen gären, du fühlst dich blockiert, du lässt Wut in deinen Gedärmen gären, hältst dich selbst zurück, um es nicht zu einem aggressiven Ausbruch kommen zu lassen…, du ziehst dich zurück, vielleicht wirst du nach außen hin eine Maske tragen, freundlich sein, aber innerlich fühlst du dich so ohnmächtig, hortest du alles mögliche, sinnst du auf Rache oder suchst du verwirrt danach, wie du etwas oder jemanden in den „Griff" bekommen kannst. Du bist angespannt, unruhig.

Diese innerliche, nervöse Dynamik verlangt danach, aufgehen zu dürfen, sehnt sich nach Befreiung, aber du fühlst dich unterdrückt, oder du unterdrückst dich selbst. Anstatt alles und jeden loszulassen, möchtest du alles regeln, organisieren, kontrollieren, du hältst alles dermaßen fest, aber nach außen hin hast du dir vielmehr den Mund verboten. Geht es dir nicht gut, fühlst du dich verletzt, dann wirst du schweigen - rot vor Wut.

Verdrängte Aktion; Vogel-Strauß-Haltung. Du siehst nicht *wirklich,* was in dir selbst schief läuft. Du kannst bestimmte Erfahrungen oder Gedanken schwer akzeptieren oder verdauen…, es lässt dich nicht im geringsten unberührt, es erfüllt dich mit Angst…

Kernlösung

Zeige dich so, wie du bist, wie du dich fühlst; verstecke dich nicht; am Dialog wirst du wachsen.

Im Grunde genommen kochst du vor Ohnmacht: Du verschließt dich vor deiner starken Basis. Stehe mit beiden Füßen auf dem Boden, und komme zur Ruhe. Ergreife nicht außerhalb von dir, sondern komme zu dir selbst. Fühle dich gut und sicher innerhalb einer bestimmten Struktur, aber lasse deinen spontanen Emotionen und Energien freien Lauf!

Komme konzentrierter in dich selbst, schmiege dich nah an deinen Kern, nutze deine fruchtbaren Energien in Aktion, in Kreativität; richte dich nicht auf Details, und vergifte dich nicht länger mit düsteren Gefühlen. Breite deine Flügel weit aus, und streue deine Samen auf die Erde: Verarbeite, löse und sei produktiv. Lasse es alles sein…, löse deinen Griff.

Darmgase, Aufgeblähtheit

lies hierzu eventuell auch unter „Viele Winde lassen"

Kernursache

Ängstlich hältst du so viel fest; du würdest es alles umfassen, hochheben oder lösen wollen…, auch deine Sorge in Bezug auf andere, aus Verantwortungsbewusstsein, aber es ist dir zu schwer. Ein Partner oder Besitztümer, alte Trauer, gespeicherte Gedanken und Emotionen: Du hast Angst davor, loszulassen. Du befürchtest, dass etwas oder jemand dich in seine Fänge bekommen könnte, und dass du dich selbst dann nicht mehr in der Hand hättest: Deshalb hältst du dich zurück, du sprichst auch nicht alles aus: Du versuchst dich in Schweigen zu hüllen. Du hast Angst, dass dieser verdrängte Inhalt nach oben kommen könnte: Du hältst ihn ängstlich unter der Oberfläche bedeckt.

Kernlösung

Gleichgewicht zwischen irdischer Verantwortung und geistigem Bewusstsein ist notwendig. Nimm dir ruhig die Zeit, Strukturen in deinem Leben auszubauen, die eine Entlastung für dich bedeuten. Klar und übersichtlich nachdenken und im Voraus planen, nicht grüblerisch festhalten. Vertrauen und loslassen… Klammere nicht; was gut für dich ist, kommt von alleine zu dir, wenn du dich deinem tiefsten Selbst übergibst. Deine tiefsten Emotionen stellen keine Bedrohung für dich dar, lasse sie frei strömen; schließlich transformiert Trauer in Freude, wenn du deine Gefühle nicht blockierst!

Lebe mit Genuss in „deinem Körper", und halte dich nicht mit sorgenvollen Gedanken, einem Kopf voller Emotionen oder mit dem ängstlichen Unterdrücken der Gefühle auf.

Viele Winde lassen

Kernursache und Kernlösung

Was machst du mit dieser Menge an Ur-Energien in dir selbst? Auf dem Weg zu Transformation und Selbst-Gestaltung…[2] *oder zu einem Stillstand, einem Zuviel von „bleibe-stehen" in deinem Geist und Kopf lebend, nicht wirklich weitergehend, auf der Hut, schauend und denkend, sich nicht wirklich trauen, weiterzugehen??* Bei übertriebenen Winden sollte Letzteres in Betracht gezogen werden.

Du richtest dich auf, schaust um dich, wie eine Schlange mit aufgestellten Nacken-Falten, noch nicht transformiert, *auf der Hut, falls nötig, zum Angriff bereit.* Auf diese *instinktive* Weise lebend, noch nicht wirklich in *deinem großartigen Mensch-Sein* existent, begegnest du früher oder später dem gleichen, was die Schlange im Sinn hat: verschlingen und verschlungen werden.

Achtgeben, Ausschau halten, vorerst noch passiv, jedoch bereit dazu, dort anzugreifen, wo es sein muss. Dennoch ist die Potenz, den Schritt hin zu Weisheit und Weitergehen zu setzen, bei dir sehr groß! Die

[2] Lies hierzu Symbolik der *Darm, allgemein.

positive symbolische Bedeutung der Schlange: die Weite und die Weisheit, die Urpotenz der ‚Schlange' in einem Menschen: die Urweisheit, die in dir steckt. Aber du solltest hierbei dennoch durchbrechen, dich als Mensch weiterentwickeln, etwas Kreatives mit dieser Urpotenz MACHEN, mit dieser Weisheit voller Potenz. Die unermesslichen Möglichkeiten zu Transformation in dir als Mensch sind enorm! Winde an sich weisen daraufhin: Aber du darfst vollständig mit einer aktiven und *Bewussten Transformation* in Aktion treten. Es liegt an dir, diese Ur-Potenz in wachsende Weisheit und ewig andauernde Transformation umzusetzen.

Es gibt keine andere Möglichkeit, als *mit einer Total-Integration deiner selbst in deinen Körper zu beginnen, mit deinen warmen Gefühlen des Herzens. Halte überhaupt keinen ABSTAND mehr zu dir selbst, ergreife nicht außerhalb von dir mit Gedanken und Macht, kehre dich nach innen, und entwickle dich von innen heraus in Liebe und Weisheit.*

Also stelle in jeder Hinsicht deine misstrauische Ausrichtung zur Außenwelt (oder zum Leben im allgemeinen) ein, dich bereit haltend, um auf verteidigend-angreifende Weise instinktiv nach außen hin zu reagieren, und kehre dich tief in dein Inneres, um dort die Metamorphose zu erwirken.

Werde, wer du *wirklich* bist, nicht wer du *meinst* zu sein oder sein zu müssen. Benutze deine AUGEN, um das Schöne, das Gute, das Prachtvolle des Lebens anzuschauen... Lebe aus deiner eigenen Weisheit und deinem Herzen heraus..., und das Gute wird zu dir kommen: Lasse jede Verdächtigung verschwinden, stelle das immer wieder Auf-der-Hut-Sein ein, um eine Beute zu fassen bekommen zu können, wie ein Falke oder ein Sperber. Du bist kein Tier, kein Raubtier, keine Schlange, sondern ein Mensch: Entwickle dich also in voller Gestalt, und höre auf damit, dich selbst in deiner Weiterentwicklung so ‚ruhig' zu verhalten. Eine Aufforderung aufzustehen und weiterzugehen, *als Mensch in Eigen-Entwicklung zu kommen und alles und jeden außerhalb von dir loszulassen, um in vollstem Vertrauen echt zu Leben. Du musst weiter. Breche mit der „Macht", die auf die anderen ausgerichtet ist, und setze die enormen Tu-Macht-Kräfte in dir als Bausteine für dein eigenes Haus ein!* Versuche nicht, andere zu beeinflussen, zu manipulieren, zu verführen oder in die Irre zu führen, sondern stehe dazu, wer du bist. *Sei kein erstarrtes Standbild,* das seine Stille und Schweigsamkeit (vgl. die Sphinx) und seinen gewissen drohenden Blick immer als abschreckendes Mittel, zur Einschüchterung in sich bewahrt. Breche mit dieser Macht, denn du selbst kommst damit weder zum Leben, noch kannst du auf diese Weise liebevolle Kontakte zu anderen erleben. Iss die anderen nicht auf, sondern *erfreue dich selbst an deinem Körper, an deinem Sein.* Genieße herrliche Speisen, und sei zufrieden und dankbar für dein Sein.

Entledige dich definitiv der Schlangenhaut, und steige als Adler auf, eine weiße heiligbewusste Adlergestalt, die *mit seiner Weisheit betrachtet und alles überblickt.* Die den Menschen sein lässt, wachsen lässt und nicht länger ergreift und bedroht. Mache dich vom Tode los, vom Instinkt, vom Für-den-Angriff-Bereit-Sein, ob dies nun über einen Blick, durch Taten, mit Fängen oder durch Einschüchterung, emotionalen Zwang, hypnotischen Einfluss oder was auch immer geschieht. Brich diese Schlange entzwei, und wirf sie definitiv hinter dich. Shaula[3] geht weiter: ragt über einem Pfad empor, welcher Wärme, Liebe, Leben heißt und das größte Glück bedeutet. Bruch mit dem Tod, mit der Macht, mit den schwarzen Sphären: Selbst-Werdung, Transformation bis zum höchsten Niveau. Höchstes Glück wird erreicht.

---

[3] Lies über die Symbolik dieses Sterns in *Auf Erden wie am Himmel* nach. Dieses Buch ist bei Erscheinen des vorliegenden Werkes noch nicht in deutscher Übersetzung erhältlich.

WEIGERST du dich, auf deinem Sitz auf Erden Platz zu nehmen: Erachtest du es als zu gering für dich? Weigerst du dich im Grunde zu sein, als „du" zu leben? Ist nichts gut genug…, willst du es anders, möchtest du mehr, möchtest du die Dinge *so haben,* wie es deinem Ego und deinem habsüchtigen Willen gemäß sein ‚muss'?

Von diesem ‚Haben-Wollen' und dieser ‚Begehren'-Haltung ausgehend kannst du niemals glücklich sein, kannst du nicht wirklich leben!

Höre auf damit, dich zu weigern, dazu nein zu sagen, deinem ICH auf Erden eine kraftvolle, stabile Struktur zu geben. *Weigere dich nicht länger DEINEN PLATZ einzunehmen. Nimm auf diesem großen, stabilen Stuhl Platz, und erkenne deine innere Würde als königlicher Mensch; das Einfachste, Natürlichste ist jetzt gut für dich. JETZT bist du mit allem zufrieden und dankbar für das, was das Leben dir bietet, ohne Nase-Rümpfen, ohne Dagegen-Meckern. Du BIST du, und du möchtest nichts mehr haben, begehren. Du genießt Materie, ohne Forderungen daran zu stellen.*

‚Ja' zu einem vollkommenen Hineingleiten in deinen Körper von Fleisch und Blut. ‚Ja' zu einer Landung, die dir gut tut, zu einer vollständigen Anteilnahme an deinem Körper von Fleisch, Fett, Blut, Knochen. Du weigerst dich nicht länger und kommst auf himmlische Weise nieder. *Du hältst dir selbst, den anderen, dem Leben gegenüber keinen kritischen, kühlen, argwöhnischen Abstand mehr.*

Du wirst jetzt *eins* mit deinem Körper. Du sagst zu dir, zum einfachen, herrlichen, natürlichen Sein deiner selbst vollauf ‚ja!'. *Du brauchst nichts zu leisten, zu haben, anzustreben, zu verurteilen, anzugreifen, dich nicht zu verteidigen, in deinen alten Strukturen und der Härte zu verbleiben.* Du führst eine Transformation durch, die das Gold in deinen Adern frei strömen lässt, die deine Ohren die allerschönsten Dinge, die du hören kannst, belauschen lässt. Du öffnest dich für die Sprache der Natur, der Blumen, der Menschen um dich herum, der Liebe. Du schirmst dich nicht mehr ab; du stellst dich nicht länger ‚außerhalb' von allem und jedem. *Ein warmer Empfang, ein Eintreten, ein Durchführen deines echten Mensch-Seins.* Wie eine gemütliche, dicke Gans landest du jetzt auf Erden, gleitest du ins Lebenswasser nieder, und du hast Freude an deinem Hier-und-Jetzt, ohne wenn und aber…!

Zögere nicht länger, steige in deine Höhen auf, gehe weiter, schaue dich nicht um, sondern vertraue darauf und sei gewiss, dass deine höhere Wahrheitsstimme in dir dich einweisen wird, wo du sein sollst. Du VERTRAUST und gehst auf deinem Weg nach ‚oben' Stufe für Stufe weiter.

Ängste davor, dass du fallen könntest oder etwas falsch machen könntest, indem du „in Bewegung", in „Weiterentwicklung" kommst, verschwinden jetzt, wo du von deinem Glauben an das Leben, an die Liebe, an deine Güte lebst, von dem Vertrauen ausgehend, dass alles gut wird, wenn du nur von deinem großmenschlichen Inhalt, von deinem goldenen Herzen aus lebst. Ein Weitergehen ohne Ende, in der Lemniskate von 8.[4]

Alle Ur-Potenz zugunsten von Leben, Weiterentwicklung, Wohlergehen, Liebe und dankbarem Übernehmen der Verantwortung, um dich selbst als Mensch niederzulassen und wachsen zu lassen, loszulassen und wieder <u>weiter</u> in ein folgendes Stadium usw. … Keine Rede von Stillstand, Verstummen, Eigen-Hemmung, davon, auf der Hut zu sein, auf Distanz zu gehen. Eine Total-Integration in dir selbst, ein herrliches Genießen, Loslassen und Anpacken, aus REINEM VERTRAUEN, ohne Ängste, ohne Selbst-Blockaden aufzuwerfen. Ein Entpuppen deines <u>echten</u> Mensch-Seins. Wunderbar ist das.

[4] Lies hierzu in *Die Zwölf Tore des Prinzen Sirius.* Dieses Buch ist bei Erscheinen des vorliegenden Werkes noch nicht in deutscher Übersetzung erhältlich.

Darmkatarrh, Enteritis

Entzündung der Darmschleimhaut

Kernursache

Du läufst vor dir selbst weg: aus Angst, weil du nicht weißt, wer du bist. Ein schwarzer Urschrei, die Angst, zu verschwinden, Todesangst.

Du läufst vor deinem tiefsten Selbst weg: Denn du hast Angst vor deinem tiefsten ICH, du vertraust ihm nicht. Du erlebst dein Tiefstes als schwarz und unsicher, darin zu wohnen. Das Gefühl, als schwebe ein Schwert über deinem Kopf, dass bestimmte Menschen dir feindlich gesinnt seien, weil du dich selbst auch als dunkel und feindlich erlebst. Dennoch rauschen enorme Energien in dir, die zu allen Seiten hin offen ausströmen möchten, eine Sehsucht nach Freiheit, weitergehen zu können und allen möglichen Raum einzunehmen; unterdrückte, aggressive Kräfte…, aber du bleibst einfach dort sitzen, entwickelst dich nicht wirklich weiter, denn du hast solche Angst.

Kernlösung

Lasse deine gesunden Energien frei strömen; blockiere dich nicht länger durch unnötige Ängste. Die tiefste Sicherheit und Ruhe findest du in dir selbst! Verlege den Mittelpunkt in dich selbst, und nimm Kontakt zu deinem höchsten Bewusstsein auf: Nimm alles ruhig in dich auf, überblicke die Situation und finde dein Gleichgewicht wieder. Erkenne deine Meisterschaft an.
Siehe unter Rubrik *Angst.

Darmblutungen

Kernursache

Das Gefühl, dass das Leben dir nichts Schönes mehr zu bieten hat; du fühlst dich müde und alt; du spürst den „Tod“ im Nacken; du hast unbewusst das Bedürfnis, dich zurückzuziehen, weil du Schmerzen hast und so viel Angst fühlst…
Du weigerst dich, dich selbstbewusst aufzurichten und zu sagen „Ich bin hier“, du trittst in Einsamkeit ab und lässt deine Energien ungenutzt verfliegen.

Kernlösung

Komme zu einer Versöhnung mit dem Leben; entscheide dich für einen radikalen Durchgang zu einer freudvollen Menschwerdung. Werde endlich in deinem totalen Selbst geboren. Mache dich zum Meister deines Lebens.

Blut im Stuhl

Anorektale Blutung

Kernursache

Angst. Du fühlst dich bedroht, in die Enge getrieben. Du hältst starr an Mustern aus der Vergangenheit fest. Du machst dich nicht davon frei, es behindert deine Weiterentwicklung.

Angst davor, weiter zu schauen.
Die Frustration, nicht du selbst sein zu können, macht dich wütend. Dennoch bleibst du stecken: Du traust dich nicht, deiner Natur zu vertrauen und akzeptierst bestimmte deiner Eigenschaften nicht. Angst davor, nicht gut genug zu sein oder nicht den Erwartungen anderer zu entsprechen. Wie ein Vogel Strauß, der seinen Kopf vor Wut in den Sand steckt, willst oder „kannst“ du es JETZT nicht, losgelöst von der Vergangenheit, erleben. Du neigst dazu, der Vergangenheit die ‚Schuld' an deiner jetzigen Ohnmacht zu geben. Aber du bist es, der / die deinen Wert, dein Herz verleugnet. Dadurch hast du in deinem Leben Erfahrungen angezogen, die dich mit dieser Geringschätzung deiner selbst konfrontiert haben.

Auch in Beziehungen oder sexueller Erfahrung kannst du die Angst davor verspüren, „zermalmt“ zu werden. Oder hast du deinem Körper gegenüber auch eine Abneigung? Ohne zu erkennen, dass du dich selbst blockierst, bist du auf diejenigen wütend, die dich angeblich in deiner Existenz behindern.

Kernlösung

Vertraue deiner Natur, erlebe in dir die Liebe, anstatt wütend zu sein. Du bist gut, so wie du bist. Nimm den Schleier von deinem Gesicht, sei ehrlich und offen zu anderen. Versuche nicht, dich auf einem wackeligen Fundament aus der Vergangenheit, auf Normen, die dir deine Eltern / Erzieher predigten, die jedoch gar nicht zu deiner wahren Art passen, im Gleichgewicht zu halten.

Erlebe dich so, wie du bist, und werde auf diese Art und Weise deine Frustrationen los.

Deine Umwelt ist freundlich zu dir, wenn du dir selbst, deinem Körper, deinem eigen Fleisch und Blut gegenüber keine Abneigung mehr verspürst.

Morbus Crohn

chronisch entzündliche Erkrankung der Darmwand

Kernursache

Die Welt stellt für dich eine Bedrohung dar; du findest eine Überlebensstrategie. Ein fortwährender Fluchtmechanismus: Du fühlst dich eiskalt und innerlich unsicher; du versteckst dich hinter einer Maske. Dein Image für die Außenwelt dient dazu, auf eine elegante oder verführerische oder sexuell anziehende Weise ein unechtes Bild von dir selbst abzugeben. Dein Leben ist zu sehr daraufhin ausgerichtet, anderen zu gefallen, Partner oder Freunde mit einer Art magnetischen Saugkraft an dich zu binden: um deine innere Leere zu kompensieren, auf dass sie sagen werden, wie wertvoll du doch bist, wie schön du bist usw. Das Spiel: Macht-Ohnmacht. Dies führt natürlich zu keiner Lösung. Du kleidest dich, extrem ausgedrückt, in einen Fuchspelz; die Tarnung eines schlauen Fuchses, der seine Wahrheit verbirgt und andere mit List in seine Fänge nimmt.

Als starker Bodybuilder, strahlender Dandy, Sklave der Modebranche usw. ... wirst du immer mehr mit deinem Scheitern konfrontiert. In dieser Welt der Begierden, sexuellen Leidenschaften, oberflächlichen Träumereien... verlierst du dich selbst mehr und mehr: Ein eiskalter Weg, der zum Tod führt, von der wahren, warmen Liebe zu dir und zu anderen abgeschnitten, unehrlich dir selbst gegenüber, betrügst du die Außenwelt; du nutzt lediglich einen Teil von dir, nimmst eine ganz bestimmte Haltung an, um dein schwaches Inneres dahinter zu kaschieren...

Um deine Machtausübung auf andere aufrechterhalten zu können (denn nur so fühlst du dich stark), stehst du nicht zu dem Menschen, der du wirklich bist! Du entfremdest dich immer mehr von dir selbst; du „füllst“ dich mit anderen, weil du ängstlich vor dir wegläufst; du versteckst dich heimlich. Du hast Angst davor, dass andere dein wahres Wesen und vor allem das Verhängnisvolle, Schlechte (was du an dir selbst verurteilst) entdecken könnten!

In dieser Situation gefangen, bist du nicht wirklich dazu in der Lage, dich weiterzuentwickeln. Darüber hinaus stimmt es dich innerlich missmutig und wütend, wenn du merkst, dass das Spiel weder funktioniert noch die wahre Erfüllung bringt. Es macht dich traurig, aber du traust dich auch nicht, diese Emotionen, in der Abgeschiedenheit von deinem kraftvollen Selbst, herauszulassen. Du hast große Angst davor, dass, wenn man dir deine Scheinwelt nehmen würde, nichts als Leere übrig bliebe...; denn wenn du überleben willst, so denkst du, musst du als Erster den Krieg erklären; vor allem deine Tarnungstechnik dient hier als mächtige Waffe. Du bist auf der Hut! Voller Angst...

Kernlösung

Lege die Waffen nieder, erkenne deinen inneren Reichtum. Höre auf mit dieser Selbstzerstörung, dieser Missachtung deiner selbst! Die wahre Natur stellt keine Bedrohung dar. Suche den Kontakt zum „Wesens-Wichtigen“ in dir und deiner Umgebung. Traue dich, wieder klein zu werden und auf das Baby zu schauen: Lasse es langsam in dir wachsen, dieses Mal in wahrer Liebe.

Fliehe nicht länger vor dir selbst: Erfülle dich mit Aufmerksamkeit und Wärme. *Beschenke* dich und deinen Partner/deine Partnerin, anstatt zu ziehen und zu erwarten, *gib* und öffne dich positiven Gegebenheiten, die sich spontan ergeben. Nutze weder dich noch die anderen aus, sondern lebe frei heraus, so wie du dich fühlst. Du bist *gut*, so wie du bist; du brauchst dich nicht länger vor Energien, Kräften oder Eigenschaften in dir selbst zu fürchten. Weder deine natürliche Art, noch die Außenwelt sind eine Bedrohung für dich: Spiele kein Theater. Traue dich, in selbstbewusster Ehrlichkeit zu leben und zu vertrauen. Weder die Welt der Äußerlichkeiten noch die Erwartungen anderer sind von Belang, sondern lediglich das, was du wirklich fühlst, deine Wesensart, ist von Bedeutung. Fühle dich sicher in dir selbst! Trete mit deinem wahren ICH zum Vorschein.

Siehe ggf. auch *Autoimmun-Erkrankungen

Divertikulose

Auftreten von Divertikeln (Ausstülpungen), meistens im Dickdarm

Kernursache

Äußerste Angst, Todesängste, als könnte jeden Moment eine Weltkatastrophe ausbrechen. Du vertraust dem Leben in keiner Weise; unablässig bist du auf der Hut. Du fühlst dich sozusagen in eine grauschwarze Atmosphäre aufgenommen, in der du weder wirklich etwas hörst oder siehst, noch fühlst oder weißt.

Du klammerst dich ängstlich an: deine Emotionen, Erfahrungen, Gedanken; du traust dich weder deine gesunden, aggressiven Kräfte und emotionalen Energien anzuerkennen, noch sie in fruchtbarer Produktivität zu nutzen. Du hast Angst vor Selbstwerdung! Sowohl Emotionen aus den Kinderjahren als auch spontane Gefühle: Du hältst alles unter einem schwarzen Mantel bedeckt. Du versteckst deine wirkliche Art, traust dich nicht, dich so zu zeigen, wie du dich innerlich fühlst. Du misstraust deiner Natur; du verkrampfst dich, machst zu, du traust dich nicht, loszulassen, weil du dich so unsicher in dir selbst fühlst. Du spähst sozusagen durch deine Finger hindurch nach anderen, ohne dabei wirklich selbst in den Lebensstrom einzusteigen.

Kernlösung

Klar sehen: Es gibt keine schwarze Bedrohung. Lasse alles geboren werden; erlaube deinen Emotionen und kreativen Energien, frei zu strömen; löse die Fesseln, mit denen du dich gefangen hältst. Halte nicht fest, fälle eine Entscheidung, wo es bereits überfällig ist. Du bist dein eigener Schutzengel; fühle dich in dir beschützt, und gestalte dein Leben selbst, voller Vertrauen, so dass Ängste verschwinden. Verspanne dich nicht so; komme zu offenem Kontakt mit anderen; bremse dich und deine Gefühle nicht ab. Entdecke diese liebevollen, friedlichen, weichen Energien in dir; das Leben ist sicher, wenn du dir nur der Schöpfungsmöglichkeiten in dir selbst bewusst wirst. Lasse die Kräfte heraus, und mache dich frei! Entdecke den Genuss und die Freude des Lebens. Traue dich, vollkommen ins Leben einzutauchen; es gibt keinen Grund, misstrauisch zu sein.

Siehe auch Rubrik *Angst.

Darmpolypen

lies hierzu auch Rubrik Darm, allgemein

Kernursache

Du fühlst dich blockiert, von anderen ergriffen; du hast das Gefühl, deinem Leben nichts zu sagen zu haben, sie machen mit dir, was sie wollen; du lässt dich fahren; du hast sogar das Gefühl, dass andere dir den Weg abschneiden, dass jemand dich fortwährend in deinem Leben behindert. Aber eigentlich behinderst du dich selbst! Du lebst in einer Position der Abhängigkeit und häufig sogar der Gefügigkeit, gezwungenermaßen, weil du dich selbst nicht dazu im Stande siehst, auf eigenen Füßen zu stehen.

Und dennoch würdest du gerne hier heraus wollen, dich gelöst und frei fühlen wollen, denn du fühlst dich atemlos, du findest kaum Bewegungsfreiheit in deinem Leben.

Kernlösung

Stütze dich auf dein charakterstarkes Selbst; *denke* für dich, und baue dein Leben nicht auf Philosophien anderer! Erkenne deinen Eigenwert: Lebe unter der Verfügungsgewalt deines Gehirns, und folge nicht länger anderen. Niemand kann dir den Weg versperren: Verwirkliche dich jetzt selbst. Befreie dich, lasse dich nicht mehr erniedrigen oder peinigen, stehe feste auf eigenen Beinen, werde dir all deiner Möglichkeiten bewusst. Lasse alles und jeden los, und mache den Durchgang für dich selbst, für deinen Inhalt frei!

Darmkrebs, allgemein

Kernursache

Tiefe, unbestimmte Ängste…, du weißt nicht, woher sie kommen, aber du meinst, in ein tiefes, dunkles Loch abzurutschen. Du hast das Gefühl, einem Schwindel erregenden, sich drehenden Rad ausgeliefert zu sein, woran du nichts ändern kannst; du lenkst dein Leben nicht *selbst*. Angst davor, *weg* zu sein, zu Boden geworfen zu werden, dass du jegliche Kontrolle verlieren wirst…, Ohnmacht.

Du hältst etwas fest, aber gleichzeitig würdest du es gerne wegwerfen… Hilfe! Mein Pferd geht durch, und ich kann die Zügel nicht halten… Angst vor deinem tiefsten Selbst, vor deinen Emotionen, vor deinen natürlichen Gefühlen: Du versteckst dich unter einer metallenen Struktur.

Als ob dein Lungenfell rosarot reagiert, traurig; du weißt nicht mehr, wie es weitergehen soll; du hast Schmerzen, eine Art von zerrissenem Husten möchte durchbrechen, aber du stammelst und schrumpelst zusammen und sagst nicht wirklich, worum es im tiefsten Kern geht. Wie die Trauer um den Verlust eines geliebten Menschen, eines geliebten Gegenstandes ... Purpurrosen-rosa, das sind die Farben, die charakteristisch für die von dir ausgehende Sphäre sind. In deinem Gefühl schlägst du die Todesglocke schon, wenn auch unbewusst, aber du begreifst nicht, dass der Weg zu deiner Wiederauferstehung eingeschlagen werden kann. Alles hängt von deiner inneren Wahl ab: willst du noch hier sein? Oder weißt du nicht mehr, wie es weitergehen soll? Du sprichst das Tiefste nicht aus ...

Sensibler Mensch, sensible Membrane in deinem Darm, in allen Innenwänden deines Körpers. Ein Charakter aus Gold, aber niemand weiß, ob du *wirklich* existierst, oder ob du in ‚den geistigen Sphären' lebst ... *wo* bist du eigentlich? Wer *bist* du? Lebst du verborgen in einer Rolle, einer Funktion? Wo ist dein starkes *echtes* ‚ICH', wo sind die Schätze aus Gold verborgen?

Die Ursachen liegen tief in dir, wie der Bodensatz in einer Flasche roten Weins. Ja, die Symbolik des Rotweins[5] fordert dich nun dazu auf, vollblütig in dich selbst, in deinen Körper zu kommen, nicht zu flüchten in geistige Sphären, in Sphären, in denen du nicht mehr IN dir selbst bist. Du hast eine Außenseite, ein Image, eine Arbeitsstelle, einen Witz, aber wo ist dein *echtes* ICH BIN? Wir nehmen es noch nicht wahr. Als ob keine Klinge dich schleifen kann, so stumpf und grob warst du (oder bist du noch) zu dir selbst, möglicherweise auch zu deinen guten Freunden. Warum so barsch, warum verjagst du die lieblichen Klänge, die Liebe selbst, in die fernen Abgründe?

Fragil und mit zerbrechlichzarten Knochen wie ein fast abgestorbener Mensch, aber das ist dir gleichgültig, dir ist doch zu kalt im Leben. Man kann mit dir machen, was man will: wenn du nicht selbst zum Leben erwachen willst, dann hilft nichts anderes mehr.

[5] Lies über die Symbolik von Rotwein in *Das Füllhorn*.

Wie oft hast du dir die Frage gestellt: „Warum bin ich hier? Was mache ich hier? Welche sinnvollen Dinge könnte ich hier auf der Erde aufsammeln?" Du bist nicht *wirklich* hier und der echte Sinn des Daseins entgeht dir. Unzufriedenheit oder Enttäuschung über dich selbst oder eine Situation, in der du dich nun befindest, tun ein Übriges ... Du wirst dich entscheiden müssen! Für ‚ICH LEBE SINNVOLL IN MEINEM SEIN' oder für ‚das hat doch alles keinen Sinn, was ist das Leben denn schon'. Die Folgen manifestieren sich in weiterem Erkranken oder eben in Erholung und Heilung. Du bestimmst mehr als du denkst mit deinem Geist und deinen Erwartungen an das Leben ... : den weiteren Verlauf deines Lebens.

Kernlösung

Schaue genau in die Tiefe: Hole deine plutonischen Emotionen nach oben, und beobachte sie, habe keine Angst davor. Sieh dir in Weisheit deine unterdrückten Energien genau an, und lasse alles nach oben strömen; beseitige deine Ängste und deine Trauer an der Oberfläche. Lasse Vertrauen, Wärme und Liebe dein ganzes Herz und deinen ganzen Körper durchströmen, mache dich kraftvoll zum Meister über dich selbst, und werde dir deiner Göttlichkeit bewusst! Trete mit deinem Gefühlsreichtum ans Tageslicht!

Ach, eiskalter Schneemann, taue doch rasch auf und werde (wieder) warm lebendig. Du kannst nicht einfach aus deinem warmen Herzen weglaufen, denn das schlägt und lebt eben doch in dir, oder?

Genug gezaudert: komm hierher auf die Erde! In deine Schuhe auf dem warmen Boden. Flüchte nicht mehr, bleibe ganz nah in dir. Noch besser: regeneriere! Wiedergeboren in einem ICH, das einst sich selbst verkannt hat und nun fühlt: es geht wieder, aber anders als früher. Veränderung ist gefragt. Voller Liebe für dich selbst, voller Körperwärme, statt deinen Körper zu leugnen, wegzuwerfen, abzukühlen, zu ent-fleischen.

Das spielerisch Kindliche in dir, so hoch und froh wie bei einer Giraffe[6] mit der Zunge in den Baumkronen: du sinkst jetzt wieder herunter und in deine irdische Seele. Sei wieder froh über dich selbst, glücklich dass du bist, wer du als ICH auf der Erde bist. Erkenne deinen Körper aus Fleisch und Blut an, diese kindliche Verspieltheit, die Kraft deiner Knochen und die Flexibilität der ewigen Jugend in dir selbst. Sag ‚ja' zur Liebe, zu dir selbst, zu deinem Körper, zum Leben und dem ICH in diesem schönen Leben: alles hängt davon ab, ‚wie' du das Leben betrachtest; wie du dich selbst siehst und ob du die ENTSCHEIDUNG für ein dankbares Dasein triffst, bedingungslos ... in Selbst-Liebe.

Es kann keine Versprechungen geben, in nichts brauchst du dich schuldig zu fühlen, auch nicht wegen dieser Krankheit, aber komme doch vollherzig IN dich selbst, eröffne dir selbst alle Möglichkeiten.

Lies auch Teil I dieses Buches, die Rubriken *Krebs, allgemein und *Allgemeine symbolische Bedeutung des Darms (Psychologische Übereinstimmung), sowie die Rubrik über den Teil des Darms, in dem die Krankheit entstanden ist. Falls zutreffend, lies auch *Dickdarmkrebs.

Obstruktion, Darmverschluss

Kernursache

Du bist sehr hart gegen dich selbst gewesen, du bist durch etwas durchgebrochen, hast deine Grenzen überschritten, und jetzt trägst du die Konsequenzen.

Auch wenn du nicht mehr *kannst* und dringend aufhören müsstest (oder etwas loslassen), du tust es dennoch, du bietest einen ungeheuren Widerstand.

Ein innerer Kampf; einerseits würdest du gerne entschlossen mit einer Sache brechen, du zwingst deine Natur, möglicherweise forcierst du deinen Körper. Du würdest bewusst oder unbewusst etwas kappen wollen. Wie ein harter, unerbittli-

[6] Lies über die besondere Symbolik der Giraffe in *Wenn die Tiere sprechen könnten* ... Dieses Buch ist bei Erscheinen des vorliegenden Werkes noch nicht in deutscher Übersetzung erhältlich.

cher Richter trittst du dir selbst gegenüber auf! Vielleicht gab es einen innerlichen Schock, eine außerordentlich harte Geste oder ein heftiges Ereignis dir gegenüber, natürlich durch dein hartes Auftreten hervorgerufen.

Du fühlst dich sozusagen in die Enge getrieben, in eine Ecke, und kommst nicht weg. Du würdest am liebsten die Flucht ergreifen, aber es hat den Anschein, als fändest du keinen Fluchtweg - Ausweg - mehr. Es wird Zeit zu erkennen, dass ‚Konfrontation' notwendig ist. Drehe dich um, schaue der Sache (oder der Person), vor der du auf der Flucht bist, geradewegs in die Augen, und du wirst sehen, dass es keine reale Gefahr gibt (dass du sie selbst in Gedanken und Gefühlen geschaffen hast), dass Ängste ver-ebben werden: weil du jetzt IN dir selbst bleibst, nicht länger flüchtest, sondern eine tatsächliche Lösung für dein Problem suchen wirst.

Erlebst du überall das Negative, siehst du das Teuflische, das Beängstigende? Geht deine Phantasie mit dir durch und neigst du dazu, jetzt alles immer düsterer zu sehen?
Dein Wesen ist voller Kürbiskräfte[7], aber anstatt diese konstruktiv bewusst auszubauen, auf kreative Weise etwas mit deinen Gefühlen, deiner Potenz zu machen, würdest du lieber auf instinktive Weise die Flucht ergreifen, wie eine Maus, die in ihr Loch hinein flüchtet. Du vertraust dem Leben nicht wirklich; du siehst bestimmte Dinge als zu düster an.

Kernlösung

Transformation ist gefragt! Vorwärtsschreiten und alle deine Kräfte und Gefühlspotenzen einsetzen. Denke jetzt nicht länger über Gegebenheiten nach, die bereits lange vorüber sind; revidiere bestimmte Dinge, fasse deinen Entschluss, und wisse, dass DU dein Leben in der Hand hast. Richte dich als ‚ICH BIN' auf, als Meister über dein Leben... Sei ehrlich zu dir selbst; Konfrontation mit deinem ICH. Laufe nicht vor dir weg; versuche nicht, Tatsachen oder Menschen zu „beißen", zu besiegen (Widerspiegelung deines inneren Kampfes); löse allein diesen Zweifel in dir selbst, die Angst davor, ganz und gar du selbst zu werden/zu sein. Erkenne diesen wirklichen goldenen Inhalt an, der du bist, und laufe nicht länger davor weg.

Mache dich jetzt innerlich wieder ruhig, öffne das Dach über deinem Kopf, mache dich nicht länger „fest", eingezwängt in Gedanken, Überzeugungen, in zwingende Gewohnheiten oder Pflichten, wovon du denkst „es *muss* so sein", sondern fühle dich FREI in diesem blauen Luftraum des Lebens.
Die Luft ist rein, du bist es, der / die das daraus gemacht hat. Kommuniziere auf höherer, reiner Ebene mit dir selbst, auch mit den anderen: Spreche, falls nötig, bestimmte Dinge auf ganz offene, ehrliche Weise aus. Komme zu dem Gefühl innerer Freiheit. Es existiert jetzt kein Zwang mehr, ebenso wenig eine Neigung zu instinktiver Flucht, anstatt zu einer bewussten, tatsächlichen Konfrontation und Lösung zu kommen...

Hänge ruhig deinen eisernen Panzer an den Nagel, beuge ehrerbietig deine Knie, und folge flexibel deiner Natur! Setze selbst in Ruhe deine Grenzen, stecke deinen Bereich ab, sage „bis hierher", respektiere dich selbst. Mache es dir einfacher... Lasse los!

Werde dir selbst gegenüber lieber und weicher.
Voller Vertrauen auf dein „Sein", dein ICH..., das Leben frei und ungehindert in dir weiterströmen zu lassen. Das friedvolle Eins-Sein mit deiner Natur, mit dem, was dein Lebendes Selbst verlangt, ohne sich dagegen aufzulehnen.

[7] Lies über die Symbolik des Kürbisses in *Das Füllhorn - Psychologische Symbolsprache der Nahrungsmittel* nach.

MALABSORPTION

mangelhafte Aufnahme von Nährstoffen im Dünndarm

Malabsorption, im Allgemeinen

Kernursache

Dein Leben in die Hände anderer geben, auf Richtlinien und Normen hören, die gar nicht von dir selbst kommen. Zu wenig Erdung und irdische Entschlossenheit; äußerlich pflegst du dein Ego, den Schein nach außen hin wahrend, aber innerlich hast du keine Macht über dich und bekommst dich nicht in den Griff; du positionierst jede Macht über dich selbst außerhalb von dir. Du machst einen Kniefall vor einem Ideal, einer Religion oder einem Guru außerhalb von dir, anstatt dir dieser göttlichen Schöpfungskräfte in dir bewusst zu sein. Indoktrinierung, Schuldgefühle, Gehorsamkeit und Gefügigkeit in Bezug auf einschränkende Systeme: Du lebst nicht wirklich von dir selbst aus. Du hängst, anstatt zu stehen; du missachtest die Kräfte in dir. Gesunde Feuerkräfte werden nicht genutzt; du führst eine zu unechte oder zu ‚geistige' Existenz. Dein Bewusstsein scheint unabhängig von deinem Körper zu sein.

Kernlösung

Erkenne deinen einzigartigen Wert! Lege die Autorität über dich in dich selbst, und lasse intuitive Gefühlskräfte sich mit deiner Selbstbewussten Entschiedenheit bündeln. Eine Einheit zwischen Feuerkraft und Emotion. Dein Leben entschlossen in die Hand nehmen und mit vollem Bewusstsein alle Erfahrungen in dich aufnehmen, dich nicht leiten lassen. Gib anderen keine Macht über dein Leben, sondern lege sie vollständig in dich selbst: Führe mit deinem Bewussten Ich deine Energien, deinen Körper, dein Leben. Absorbiere vitale Kräfte in deinem Körper, indem du an deinen authentischen Wert als Mensch glaubst. Lebe von innen heraus, spüre die Fülle, und degradiere dich selbst nicht länger zu einer Leere, so dass Du es mit dem Aufnehmen von Materie oder Menschen von außen kompensieren musst.

Zöliakie

einheimische Sprue
Glutenunverträglichkeit[8] der Dünndarmschleimhaut (sog. Glutenintoleranz), wodurch eine mangelhafte Absorption entsteht

Kernursache

Du siehst keine Perspektive (mehr) und schreibst dies möglicherweise bestimmten Ereignissen zu, die du erlebt hast, aber die tiefere Ursache hierfür liegt in der Ur-Trauer (mit der du geboren bist), die jetzt eine Reinigung fordert: Indem du dir zum einen die Trauer ansiehst, als auch deine Gefühle „erlebst", um schließlich zu Einsicht und Lösung zu kommen.

Anfänglich scheint es, als hättest du einen Schleier vor Augen; du scheinst nicht gleich in liebevollen, friedlichen Kontakt zu dir als Mensch-existent-auf-Erden kommen zu können. Verstecke dich nicht länger dahinter, keine Miene zu verziehen, sondern erzähle…, wie du dich fühlst, wie es dir geht, trage es nicht mit dir herum, sondern brich es, wenn nötig, alles einmal aus. Lasse deinen Mantel ruhig hängen…, du brauchst nicht, immer wenn du spürst, dass ein tieferes Wahrheitsgefühl in dir berührt wird, die Flucht zu ergreifen. Fliehe nicht, verstecke dich nicht. Entfliehe nicht deinen tieferen Gefühlen, auch wenn es sich dabei um Trauer und Angst handelt. Entfliehe keiner einzigen direkten Konfrontation mit dir selbst, deinem Gefühl, auch wenn dies zuweilen über den Kontakt zu anderen geschieht. Sieh hin, erlebe deine Gefühle… und schau: Es wird alles klarer und besser! Ehrliche Konfrontation mit dir selbst, mit deinen tiefsten Gefühlen und infolgedessen eine Klarheit im Kontakt zu dir selbst, zu bestimmten anderen Menschen.

---

[8] Gluten ist ein Eiweiß, das in Getreidesorten wie Weizen, Gerste, Roggen, Hafer und Dinkel vorkommt.

Du fühlst dich sozusagen lädiert, dein Gehirn tut weh… vor Wehmut, Angst und Schmerzen, möglicherweise in Gedanken an die Vergangenheit. Eine Ur-Trauer, weil du dich eigentlich aus diesem Ur-Schoß verstoßen fühlst…, weil du deine Liebe und dein Glück von Dingen und Menschen außerhalb von dir abhängig machst: Komme zur Anerkennung deiner selbst, hole dich liebevoll hinein…, das ist die einzige Möglichkeit, eine Art Ur-Trauer zu lösen. Höre auf damit, dich selbst in deiner Größe zu verkennen. Sei gewiss, dass du jede Situation im Leben, sei es unbewusst, *selbst* zu dir holst: Du hast dich jetzt auf die Erde gebracht, um das *echte* Leben und die *echte* Freude kennen zu lernen!

Bleibe also nicht in den vagen Ursphären hängen, „wo es so viel besser war“: Denn das ist es *nicht*, du machst dir das nur vor, weil es dir nicht gelingt, dich selbst zu wärmen, warm willkommen zu heißen. Erlebe deine Trauer…, aber treffe schlussendlich eine Wahl für Freude.

Du musst etwas TUN und du weißt es; du kannst nicht länger auf der Stelle treten. Um zu einem herrlichen Erleben deiner selbst als irdischem Ich kommen zu können, beginnst du damit, dich ehrlich zu spüren, zu äußern, dein Altes Image aufzuheben, aus der alten Zwangsjacke zu steigen und dir selbst die absolute Freiheit zu Leben zu schenken, zu tun, was du fühlst tun zu müssen, dorthin zu gehen, wohin dein Gefühl dich schickt, zu *jedem* Zeitpunkt des Tages. Hänge dich nicht an etwas oder jemanden, sondern gehe weiter! Ganz tief und echt von deinem Inhalt aus! Allein auf diese Weise kannst du dort, wo es von Nöten ist, eine Bresche für dein Wesen schlagen.

Kernlösung

Bleibe nicht immer wieder hartnäckig im gleichen Teufelskreis stecken, sondern gehe jetzt einen Schritt weiter. Breche notfalls eine Tür auf, radle - sozusagen - einmal laut schellend und johlend durch die Straßen… LASSE ES HERAUS…, lasse Wahrheitsenergien, Gefühle frei durch dein Wesen strömen…, auf dass du erkennen wirst, dass das Leben auf Erden ‚Freude‘ in deinem großartigen Selbst bedeutet, und nicht Trauer. Du brauchst deine Augen nicht zu verblenden; du darfst ganz du selbst sein! Stehe zu DEINEM Wert und „Erwachsensein“, zu deiner „Fülle“, und erniedrige dich nicht länger. Hänge die Wäsche zum Trocknen auf, und lasse den alten Schmutz und die alten Emotionen abtropfen.

Wende dich deinem Herzen zu, und gehe dabei tief in dich, lasse dich nicht mehr von Emotionen aus der weiten oder verschwommenen Vergangenheit überwältigen, als es dich noch nicht wirklich als ‚ICH‘ gab. Du bist du im JETZT… Trete dir selbst näher, und hole dich voller Freude hinein! Ja, du gehörst ganz dazu: Höre auf damit, dich auszuschließen…!! So macht Trauer jetzt Platz für Freude, und Kälte für Wärme. Ja, ein warmer Empfang für dich selbst…, jetzt siehst du wieder eine Perspektive; deine Augen klaren auf! Du möchtest gar nicht mehr vor dir, vor einer irdischen Existenz flüchten, denn du weißt jetzt, dass du alles selbst in der Hand hast: deine Freude und deine Trauer.

Du sagst voller Freude ‚ja‘ zu dir, zu deinem Körper, zu deiner Existenz als ICH auf Erden; du siehst dich selbst und das Leben nicht länger als ein unumgängliches, trauriges Geschehen an, sondern kommst vollkommen zu dem Bewusstsein, dass du wirklich dazugehörst, dass erst das Leben auf Erden in deinem Körper Freude bedeutet: eine Anerkennung deines totalen ICHS, eine Rehabilitation, ein warmer Empfang, nicht länger vor deinem wirklichen Inhalt zu flüchten, vor der warmen Freude in deinem Herzen.

Ein altes Leid von sich werfen und sich dem Leben übergeben, das vollwertig durch dich durchströmen möchte, wie ein breiter Fluss in seinem Flussbett: auch buchstäblich, in deinen Verdauungsorganen, in deinem Darm… Komme behaglich und warm in dein zu Hause, und sehe dich nicht länger als eine ‚traurige' Gegebenheit an; gehe einen ehrlichen Bund mit dir, mit deinem Körper, mit dem Leben ein, und erfreue dich an dir, an deinem Körper, an dem Kontakt zu deinem wahren Inhalt, zu anderen. Ja, du kommst in dir ganz und gar nach Hause. Du hebst jede Angst, jede alte Trauer auf: weil du jetzt selbst für dein Erleben von Freude, aus dem Herzen heraus, gerade stehst. Du *lässt* dich nicht länger leben: Du nimmst dein Leben *selbst* in die Hand! Die Wahl ist getroffen!

Tropische Sprue

eine in den Tropen vorkommende chronische Durchfallerkrankung mit Malabsorption, besonders von Folsäure und Vitamin B12, Verlust des Sehvermögens und Blutarmut

Kernursache und Kernlösung

Du stellst dich in den Dienst anderer, der Gesellschaft oder der Außenwelt, wie ein Esel, der Lasten tragen möchte, aber manchmal fühlst du dich in dieser Rolle ‚steif-angespannt'; dieses Tragen-von-Lasten, diese Strukturen, die alten Gewohnheiten werden dir zu viel. Du hängst etwas durch...: Du hast dich zu viel damit ‚gefüllt'.

Es wird Zeit, auf die Suche nach DEINEM VOLLWERTIGEN, RUNDEN INHALT zu gehen! Das Skelett, möglicherweise dein Rücken und deine Schultern, deine Unter- und Oberarme fordern, dass du dich selbst jetzt vollständig ‚warm' hineinholst. Du darfst anderen ruhig einen Dienst erweisen, aber niemals auf Kosten deiner selbst, deiner eigenen Gesundheit. Höre deshalb stets auf die Sprache deines Körpers. Möglicherweise protestieren Gelenke, weil eine Art Zähheit und Dickköpfigkeit vorherrscht: Du lässt nicht flexibel los; du läufst auf zu streng-Saturnale Weise in alten Mustern weiter.

Baue dein Leben auf deine EIGENE BASIS; lasse die untersten *Rückenwirbel stabil und biegsam wachsen. Folge flexibel dem Weg, den das Leben von dir verlangt, und mache nicht gewohnheitsgetreu in der Weise weiter, wie du es schon immer getan hast... HÖRE auf die Sprache Des Lebens... Welche Anpassung wird dir abverlangt?

Lebst du zu instinktiv, zu sehr „der Gewohnheit entsprechend", führst du Handlungen aus, die im Grunde LOSGELASSEN werden müssen? So wirf das JOCH von deinen Schultern, von deinem Rücken. Mache dich vollkommen frei. Die Vergangenheit ist nicht mehr das Jetzt. Im Leben sind fortwährend Anpassungen erforderlich; unterlässt du dies, dann schleppst du unnötige Lasten. Komme jetzt in die Ruhe und Stille deiner selbst. Du *bist* kein Maulesel, dessen Existenz nur solange ‚Sinn' hat, wie er die ‚Lasten' eines anderen zu tragen bereit ist... Entdecke deine eigene Sanftheit, die Liebe, und schenke diese in erster Linie dir selbst; erst dann kannst du anderen Gutes tun.

Mit LIEB-SEIN kommst du nicht weiter, wohl mit LIEBE; zwischen beiden besteht ein großer Unterschied. Ersteres kann instinktiv in die Praxis umgesetzt werden, auf dass andere dich gerne haben, dich streicheln oder liebkosen..., eine Art Maske, eine Form von Verführung oder Macht, dich selbst mit anderen, mit Aufgaben, mit Dienstbarkeit zu „FÜLLEN"; immer jemand anderem mit Materie oder Geld z.B. zu Diensten zu ‚stehen'... Dieses Füllen deiner selbst mit allem und jedem außerhalb von dir kann dir zeitweise eine Art Erfüllung bieten, aber wird dich nicht weiter bringen als bis zu dem Niveau ‚ich bin der liebe Esel, der Lasten trägt und jeden erweichen lässt': Hiermit machst du dir selbst etwas vor. Angst, Sturheit und Krämpfe können die Folge sein..., wenn du dich plötzlich nicht mehr mit Menschen oder Dingen, außerhalb von dir, füllen würdest. Da stehst du auf einmal da...: auf dich zurückgeworfen... Und jetzt?

Jetzt hast du die Pflicht, dein Leben von oben - nicht länger von unten - zu lenken; Gehirn und Hypophyse reagieren unmittelbar darauf. Wenn du dich nicht länger rein damit füllst, Aufgaben auszuführen, Lasten zu tragen, lieb zu sein usw. …, sondern in die eigene Fülle deines Mensch-Seins kommst, dann wirst du an dir selbst arbeiten müssen. Das beängstigt dich möglicherweise. So lasse jetzt los! Laufe nicht länger vor deinem eigenen Inhalt, deiner eigenen Lebenserfüllung weg.

Wirf das selbst erwählte Joch von deinem Rücken. Zeige dein ehrliches Angesicht: Lebe nicht von deiner Oberfläche ausgehend, aus dem Liebe-Tier-Sein heraus. Dienstbarkeit ist noch keine Liebe zum Leben! Dienstbarkeit, Fügsamkeit, Nachgiebigkeit, Untertänigkeit, Demut anderen gegenüber… kann eine Flucht sein, fort von dir selbst! Das Lächeln oder das Liebliche: Das kann ein ‚Hineinholen' anderer in dich selbst sein…, aber hiermit gibst du dir, den anderen alles andere als Liebe. Du ‚füllst' dich schlichtweg…, ohne wirklich du selbst zu sein, in Ehrlichkeit, in dem Bewusstsein des vollen Mensch-Seins.

Liebe strahlt vom ganzen Wesen aus: Diese TIEFE wirst du jetzt in dir selbst entdecken müssen! Die allertiefsten goldenen Erz-Adern in deinem eigenen Wesen.[9] Der Heilige Raum in deiner Seele; die Granatapfel-Symbolik.[10] Du betrittst jetzt dein Herzheiligtum, in dieser tiefen, endlosen Liebe für Das Leben, unvergänglich, herzerwärmend![11] Nun kommst du zu einem inhaltlichen Werte-Bewusstsein; dein Bauch symbolisiert „reichlichen Inhalt"; du bist stolz darauf. Du holst alles aus dir selbst.

DU HÖHLST DICH NICHT LÄNGER AUS, um dich in den Dienst anderer, einer Arbeit usw. zu stellen… Nein: Du nimmst zuerst vollständig deinen Platz auf Erden ein. Dann gibst du mit dem Herzen, ohne dass dabei noch die Rede davon ist, dich mit Aufgaben, Dingen, niedlichem Verhalten zu ‚füllen'. Du brichst mit diesem instinktiven Verhaltensmuster von damals. Du höhlst dich nicht länger aus, sondern nimmst DEINE FÜLLE ein![12] Du erfreust dich jetzt an DEINER NATUR…, dein Körper fühlt sich in sinnlicher Freude um das Eigene Sein befreit!

Komme zu *wirklicher Schöpfung,* zu einer aktiven Führung deiner Lebenskräfte. *Lasse dein Gehirn auf einem hochmenschlichen Niveau arbeiten. Denke und fühle, gestalte…, wahrhaftig in deinem Körper PRÄSENT, als Meister über dich selbst.* Du bist so viel mehr als nur ein passiv-wartendes-Lasten-tragendes Tier; komme zum Bewusstsein deiner Verantwortung für *dich selbst,* als schöpferischer Mensch etwas aus deinem Leben zu machen. Du ergreifst jetzt die Initiative und folgst *deinem* höchst-individuellen WEG!

ZWÖLFFINGERDARM

der erste Teil des Dünndarms, gleich nach dem Magen

Psychologische Übereinstimmung

Erfahrungen, Ideen, Eindrücke, Konfrontationen…, neue Informationen werden aufgenommen: Der Magen weigert sich oder nimmt an und gibt seinen Inhalt an den Zwölffingerdarm weiter. Dieser steht für das weitere Abtasten und Verarbeiten. Traue ich mich, es alles meinem tiefsten Ich zu überlassen, meinem „Unbewussten"? Soll ich mich gehen lassen; darf ich mir selbst vertrauen?

Du befindest dich auf der Schwelle, dich vollkommen deinem Selbst zu übergeben und auf dein starkes Ich zu zählen. Dieses Vertrauen auf unser tiefes Selbst führt zu

[9] Lies hierzu im achten Kapitel aus *Die Zwölf Tore des Prinzen Sirius,* ein Märchen für Jung und alt. Dieses Buch ist bei Erscheinen des vorliegenden Werkes noch nicht in deutscher Übersetzung erhältlich.

[10] Lies hierzu in *Das Füllhorn - Psychologische Symbolsprache der Nahrungsmittel.*

[11] Lies hierzu in *Neue Tage.* Dieses Buch ist bei Erscheinen des vorliegenden Werkes noch nicht in deutscher Übersetzung erhältlich.

[12] Lies in diesem Zusammenhang die psychologische Symbolik von Alcyone und dem 7. Prinzip in *Alcyone* nach. *Alcyone* ist bei Erscheinen des vorliegenden Werkes noch nicht in deutscher Übersetzung erhältlich.

Aktivität und Produktion von Energien. Du hast das sichere Gefühl: Hier wird immer für mich gesorgt werden, von mir selbst ausgehend. Anderen gegenüber weist es auf Bereitwilligkeit, Hilfsbereitschaft, Angebot zur Hilfe, das Umsorgende hin: Nicht um aufzufallen, sondern mehr aus dem Gefühl heraus „du kannst immer auf mich zählen" und von dem Bewusstsein der Zusammengehörigkeit, der Zusammenarbeit unter Menschen ausgehend.

Es hat auch mit dem Gefühl zu tun, mit deinen täglichen Aufgaben, mit deinem Job und anderen Aktivitäten zu etwas Größerem, Schönerem beizutragen. Das Leben selbst geht weiter, uneigennützig strahlst du Vertrauen und Freude aus: Sowohl du als auch die anderen erleben diese für das Auge nicht sichtbaren Energien, die das Leben vorantreiben..., du nimmst dankbar daran teil. Einerseits eine wachsame, aktive Teilnahme am Leben, zusammen mit anderen, andererseits eine Übergabe an unbewusste Prozesse, ein Vertrauen auf das positive Resultat der Verarbeitung und Nutzung neuer Informationen, die du aus deiner Umgebung bekommen hast.

Erkrankungen, allgemein

Kernursache

Du lässt den Kopf hängen und weigerst dich, neue Informationen, die dich erreichen, zu nutzen. Du bist in dich selbst gekehrt wie ein Einsiedler, du verweigerst jeglichen Kontakt zur Außenwelt und bist von deinem tiefsten, inneren Selbst abgeschnitten. Ein Einspruch gegen neue Eindrücke oder Ideen, die dir wie schwere Lasten vorkommen; du weigerst dich, noch länger an bestimmten Sachen mitzuarbeiten. Passivität oder Aufstand: Energien können sich jetzt nicht frei entwickeln. Vielleicht sogar Feindschaften bestimmten dir Nahestehenden gegenüber. Du streikst, weil du diese tiefen Freudeströme deines göttlichen Selbst, wegen deiner schwarzen Gefühle dir selbst und den anderen gegenüber, nicht zulässt.

Kernlösung

Führe in erster Linie dein Leben: Vertraue deiner Intuition, deiner tiefsten Quelle; komme zunächst in Ruhe zu dir selbst, erst dann wirst du auch das Zusammenleben schätzen.

Wenn du unzureichend auf diese eigenen Kräfte vertraust, dich als nicht vertrauensvoll erlebst, dann kannst du auch nicht mit anderen kommunizieren. Dein tiefster Inhalt ist gut, sei offen für innovative Impulse.

Zwölffingerdarmgeschwüre

werden manchmal zu unrecht als „Magengeschwüre" bezeichnet

Kernursache

Du fühlst dich wie ein Kind, von etwas oder jemandem beherrscht oder geführt, das wesentlich größer als du ist.

Du fühlst dich sozusagen von einer stoßenden, unbewussten Kraft vorangetrieben, die viel stärker ist als du..., du hast Angst, du meinst so vielen Emotionen und Eindrücken ausgeliefert zu sein, die du nicht bewältigen kannst, die du unterdrückst und gerne von dir schieben würdest. Die Realität erscheint dir hart, du würdest lieber in Träume oder Märchen flüchten und nicht wirklich am Leben teilhaben.

Du misstraust den anderen und verdächtigst gewisse Leute, dass sie Schlechtes mit dir im Sinn haben, ja, wenn sie könnten, würden sie dich herabwürdigen, dich von deinem Sockel stoßen..., so unsicher und misstrauisch fühlst du dich.

Du fühlst dich zu schwach, um mit den anderen zusammen wirklich am Leben teilzunehmen. Du denkst „ich gehöre nicht dazu, ich bin ein Außenseiter, ein seltsames Wesen", umso mehr, weil du so häufig in weltfremde Traumbilder flüchtest. Das Körperliche, Fleischliche, das Irdische kommt dir zuweilen wie eine Bedrohung vor: Du spielst lieber „das Einhorn und die Jungfrau".

Kernlösung

Und dennoch: Du gehörst *wohl* dazu. Fühle dich sicher und warm im Nest. Erfülle dich selbst mit dieser behaglichen, friedlichen Atmosphäre, so wie die „Zwölf Apostelen des Lebens" zusammen um den Tisch herum sitzen, um auf behagliche Art und Weise neue Informationen auszutauschen, neue Energien freizusetzen und auf weitere Lebensprozesse zu vertrauen.

DÜNNDARM

Psychologische Übereinstimmung

Der Dünndarm steht für die Synthese des Empfangenden, Passiven und des Aktiven, Verarbeitenden. Eine optimale Funktion des Dünndarms erfordert ein Gleichgewicht zwischen Geben und Nehmen, zwischen einer selbstbewussten, aktiven Verarbeitung gewonnener Eindrücke einerseits und andererseits es zu wagen, zu vertrauen und sich unbewussten Prozessen hinzugeben. Dies verlangt ein starkes Bewusstmachen deines Sonnenzentrums ab, die Traute, auf deine eigene stabile Basis zu vertrauen und dich dennoch mit Hilfe der Führungskraft deines höheren Bewusstseins leichtfüßig zu bewegen zu wissen. Dies erfordert eine vollständige Übergabe an dein Lebendes Selbst, an deine Intuition. Kommst du dem nicht nach, so werden beklemmende Gedanken oder Emotionen voller Misstrauen die Verdauungsprozesse behindern.

Dann hast du Angst vor der Zukunft...: ein gebrechliches, zögerndes Fortbewegen der Därme. Oder hältst du Gefühle, die Vergangenheit fest, kannst du Erfahrungen nicht loslassen, klammerst du dich unbewusst an veralterte Gegebenheiten: Darmträgheit oder Fäulnis sind hiervon die Folge. Das Schleppen unnötiger Lasten.

Traust du dich, dein Gehirn, deine Sinnesorgane vollkommen für höhere Energien zu öffnen: Gehst du auf eigenen Beinen weiter, stark und selbstbewusst; nutzt du neue Informationen, neue Gefühle auf fruchtbare Weise und verstehst du diese neuen Erfahrungen dankbar in deinen bereits vorhandenen Inhalt zu assimilieren? Dann werden die neuen Nahrungsteilchen so effektiv wie möglich in dein Blut aufgenommen werden. Eine harmonische Verarbeitung in deinem Verdauungszentrum stimmt mit einem ausgeglichenen Aufnehmen-Weiterschicken verarbeiteter Erfahrungen überein: ein fortwährender Prozess der Bereicherung, Erneuerung, Transformation.

Erkrankungen, allgemein

Kernursache

Dem Vertrauen auf deine unbewussten Prozesse, auf deinen Selbst-Kern diametral entgegengesetzt ist die Angst. Du „verdirbst" dir selbst das Leben, indem du deine eigenen, leichteren und helleren Energien blockierst und das zentrale Ich missachtest: Du suchst immer wieder bei anderen nach Unterstützung, anstatt deiner eigenen, stabilen Basis zu vertrauen; du würdest sogar, um dich der Aufmerksamkeit oder der Unterstützung anderer zu versichern, *zu* gut sein oder Kompromisse schließen, die gegen deine wahre Art prallen. Du fühlst dich hoffnungslos in Erfahrungen aus der Vergangenheit, in unverarbeiteten Emotionen versunken; du vernachlässigst dich; vielleicht hast du lange unter schwerem, dominantem Druck anderer gelebt (dann ist dies lediglich *die Folge* des Drucks, den du dir selbst auferlegst) und hältst nun an diesem kalten Muster fest, mit anderen Worten, du bist jetzt zu hart gegen dich selbst.

Kernlösung

Verarbeite doch diese Erfahrungen aus der Vergangenheit, sieh dir diese traditionellen Gewohnheiten oder Einflüsse an, und lasse das Negative entweichen... Alle Umstände, die du zu dir geholt hast, waren bereits eine Folge/ein Spiegel deines inneren Zustandes. Mache den anderen keine Vorwürfe.

Eine gesunde Verarbeitung von Emotionen führt zu Transformation; dieser Prozess, diese Wiedergeburt in dir, ist erst dann möglich, wenn du auf die Autorität deines Bewussten Geistes vertraust. Du entscheidest, verarbeitest und löst: Die Därme reagieren voller Freude auf das Kommando des Meisters. Lasse den Bewussten Menschen sein Leben aus dem unbewussten Schlaf holen und zugrunde liegende Probleme lösen.

Verkennst du diese Meisterschaft, läufst du ängstlich vor dir weg: dann werden die Därme sich vergaloppieren. Nimm also alle Erfahrungen ruhig und in ihrer ganzen Fülle in dich auf; beobachte die emotionalen Hindernisse, die plötzlich auftreten, und verarbeite sie. Du bist kein leerer Inhalt, sondern vollwertig: Manifestiere dich in Selbstsicherheit! Deine Erfahrungen und Gefühle kommen alle aus *einer* Quelle, deinem tiefsten Selbst: Lasse dieses tiefste Ich durch Aufnahme, Verarbeitung und Weitergabe wachsen.

Ileitis

Entzündung des letzten Teils des Dünndarms (siehe evtl. auch *Morbus Crohn)

Kernursache

Du hältst dich ängstlich zurück, um dich nicht gehen zu lassen, um dich nicht auf der Gefühlsebene zu erleben... Die Lasten der Vergangenheit erdrücken dich: Häufig entwickelt man ein verhärtetes Verhalten als Reaktion auf ein zu strenges, autoritäres Erleben des Lebens.

Du hältst deine Emotionen fest; innerlich fühlst du dich so weich und verletzt, aber darum herum hast du eine harte Kokosnuss gebaut. Du würdest dich gerne vollkommen geben wollen, dich offen legen, aber unbewusst hältst du dich selbst zurück...: Das ist meins, und niemand wird es sich zu eigen machen! Du hältst alles fest; du würdest sogar eine Scheinhaltung annehmen, um deinen tiefen Kern nicht preisgeben zu müssen. Du vertraust nicht im geringsten auf deine stabile Basis; mit verdrängter Aggression hältst du dich bereit, um dich gegen eine bedrohliche Umwelt zu verteidigen. Du erlebst dich wie ein Kind voller „schlechter“ Eigenschaften. Durch diese negativen Überzeugungen in Bezug auf dich selbst ziehst du unangenehme Situationen an. Die Lasten werden schwerer...

Kernlösung

Du bist sicher in dir! Lasse deine Emotionen frei strömen, und verarbeite die Trauer: Fühle dich frei, wirf den Ballast der Vergangenheit von dir! Nichts kann dir mehr etwas anhaben, wenn du dein starkes, tiefes Selbst anerkennst und schätzt: Nicht die Welt um dich herum stellt eine Bedrohung dar, sondern deine Selbstmissachtung, dein Verrat an dir selbst und deine Ängste verhindern die Aufnahme erneuernder, freudvoller Erfahrungen. Heiße dich in deinem sicheren Sonnenzentrum willkommen, und lasse jede angespannte Trauer jetzt ziehen.

BLINDDARM, APPENDIX

Psychologische Übereinstimmung

Sowohl die Funktion als auch der psychologische Spiegelwert des Appendix werden stark unterschätzt. Der Appendix gleicht einem Wächter an der Schwelle: Er stellt dich vor die Wahl: *Entscheidest du dich für das Leben oder für den Tod?*

Eine *Weggabelung:* Wählst du den Lebens-Befreiungsweg, oder gehst du noch länger auf einem Pfad weiter, der dir überhaupt keine Lebensperspektiven bietet? Wählst du die *„Sackgasse“*, verweigerst du Durchsetzung und Weiterentwicklung? Oder arbeitest du, auf das wirkliche Leben hin ausgerichtet, flexibel mit? Hier befinden wir uns in einem aktiven Sitzungssaal, wo man sich schließlich, nach einer kurzen Verarbeitung, ohne Zweifel für Fortschritt entscheidet: Mit der Kraft eines Katapults stimuliert dieser Beschluss, der unter dem Impuls des Vertrauens auf unser tiefstes

Selbst gefasst wurde, diesen Fortschritt im Leben. Ein innerer Widerstand oder ein zu langes Verharren bei schwer belastenden Emotionen oder Geschehnissen aus der Vergangenheit, oder ein unbewusster Widerstand gegen das entschlossene Weiterleben oder Stress-Überdruck kann jedoch eine Krankheit am Blinddarm (ja in früheren Zeiten den Tod) verursachen. Es ist von allergrößter Bedeutung, dass wir das Alarmsignal eines Appendix begreifen: *Entscheide* dich jetzt für das Leben, für deine Weiterentwicklung, und lasse nicht länger Emotionen, Ängste und Spannungen gären.

Der Blinddarm befindet sich rechts unten am Dickdarm, dort, wo der Dünndarm in den Dickdarm übergeht: Nach einer ersten Verarbeitung und Integration von Informationen im Dünndarm, geht es, am Wächter vorbei, weiter zum Dickdarm, wo die höchsten Energien frei werden, die von einer Transformation von Emotionen und Materie zu Bewusstsein und Befreiung zeugen. Um zu dieser letzten Phase von ultimativer Befreiung von nutzlosem Ballast zu kommen, und dich zu trauen, dich vollkommen deinem allertiefsten Selbst zu übergeben, auf dass erneuernde Energien sich freimachen könnten, musst du fortwährend eine WAHL TREFFEN, ja oder nein zu diesem sehr tiefgehenden Prozess der Transformation sagen, der sich letztmöglich im Dickdarm vollziehen wird: Der Blinddarm steht für *diesen* Augenblick im Verdauungs- und Verarbeitungsprozess gemachter und erlebter Erfahrungen, Ideen, Emotionen…; die Wahl.

Der Blinddarm ist ein intensiv gärender Ort, der stark energetisch strahlt und wie ein duftende Blume stimuliert: wenn man sich mit „blindem" Vertrauen für das Leben entscheidet. Er steht für das ja oder nein zu dem rauschenden, freudvollen Gefühl, wie ein Kind die Welt zu erobern, und dafür, unabhängig von emotionalen oder materiellen Lasten, ohne Ängste Feste zu feiern, zu genießen; in flexibler Übergabe alles von dir zu werfen, was dich auf deinem Weg zu Bereicherung behindern könnte und alles triumphierend in dich aufzunehmen, was dich zu höherer Weisheit und intensiverer Freude in dir selbst führen wird. Ein gesunder Blinddarm fordert also auch, dass du dich, ohne zu *starkes* Zögern, für deine Weiterentwicklung entscheidest. Im Stillstand verwelkt er. Von einer klaren Einsicht aus und aus Vertrauen, ohne zu nörgeln, eine gerade Linie zu einem höheren Bewusstseinsniveau durchziehen, zu einer Befreiung deiner selbst aus Spannungen, Ängsten, Unsicherheiten…, die dich beeinträchtigen.

Ein auf sein Ich Bedacht-Sein, eine Offenheit für befreiende Einsichten. Komme zu einem klaren Beschluss, und handle konsequent: Der Appendix, als Wächter, duldet *keine* Rückschritte, keinen ängstlichen Stillstand in dir. Lasse los, und gehe weiter.

Erkrankungen, allgemein

Kernursache und Kernlösung

(Siehe auch oben genannte Übereinstimmung.)

Traust du dich nicht, den Weg deiner Befreiung zu wählen? Quälst du dich immerfort, indem du an altem Leid, unnötigen Ängsten, an einer Autorität, die über dir steht, festhältst, so dass du unmöglich von deinem eigenen Seelenkern aus weiter wachsen kannst? Siehst du alles so düster, kommst du nicht zu einer Aufheiterung, und kannst du keine beherzte Entscheidung fällen, so dass die Schwelle jetzt über Gebühr belastet wird? So wirst du auf der Stelle verbrennen: Es wird dir zu warm an den Füßen, du spürst „ich muss hier *weg*!", bleib jetzt nicht länger stehen! (Ein Job, eine Liebesbeziehung, eine Lehrer-Schüler-Beziehung usw.)

Häufig handelt es sich hierbei um einen inneren Zwiespalt, eine Wahl zwischen zwei Möglichkeiten, die getroffen werden muss.

Oder kämpfst du lautstark, wie ein Fanatiker, mit erhobener Fahne für ein Ideal, einen Guru..., weil du dich selbst so ohnmächtig fühlst und dich weigerst, dich zu innerer Weisheit hin zu entwickeln? Dann wird der Blinddarm auch verwachsen. Ertrinkst du in Ängsten, angehäuften Spannungen und betest du jetzt zu einem überlegenen Retter, anstatt dein Leben selbst mit beiden Händen zu ergreifen, dann verfault diese schöne Blume, der Appendix, der sieht, wie sein Ziel misslingt: Die Absicht, gemachte Erfahrungen und belastende Emotionen in eine transformierende Richtung zu schicken (Dickdarm) und ein Bindeglied in diesem Prozess hin zu Freude, Sicherheit und höherem Wissen zu sein.

Blinddarmentzündung

Appendizitis

(lies ebenfalls oben stehenden Text)

Kernursache und Kernlösung

Mit Blinddarmentzündung steht der Mensch vor einer Weggabelung. Er wird eine Wahl treffen, eine Entscheidung fällen müssen.

Ein psychischer Kampf um Leben oder Tod: Attacke, oder aufhören zu kämpfen? Wider besseres Wissen immer weiter kämpfen, mit erhobenem Schwert..., bis du zusammenbrichst und nicht mehr kannst: Appendizitis oder das Ende des Leidensweges. Ein Zwiespalt, eine fortwährende Überbelastung: Du wirst jetzt eine Wahl treffen müssen! Tiefe Angst und unzureichendes Vertrauen auf dich: Dadurch klammerst du dich an etwas oder jemanden außerhalb von dir. Du flüchtest beispielsweise in deine Arbeit, deine Leistung, du lässt dein Leben durch das leiten, was die anderen, die Gesellschaft oder ein Guru dir vorschreiben; du folgst Richtlinien, die dich forcieren und gar nicht aus dir selbst heraus kommen. Du vertraust weder deinem allertiefsten Selbst noch deiner intuitiven, weichen Gefühlsseite..., du meinst durchhalten zu müssen, strengst dich immerzu an, kletterst immer weiter von dir weg... bis der Blinddarm ‚Stopp!' sagt.

Du wirst jetzt dazu gezwungen, innezuhalten und über dich selbst nachzudenken, nun wirst du zu deinem Zentrum geschickt: Folge jetzt deiner eigenen Autorität, deiner Macht, und lebe nicht länger nach dem Auge oder der Autorität der anderen. Treffe jetzt eine Wahl... für das Leben in dir selbst. Ängstlich und misstrauisch dir selbst gegenüber hältst du die Fackel, das Ideal hoch in die Luft, du kämpfst dafür, aber... es liegt außerhalb von dir und kompensiert die Missachtung deiner selbst. Du kämpfst wider besseres Wissen weiter. Du bist auf etwas, das außerhalb von dir liegt, fixiert, du verrennst dich in etwas, als wärest du blind... , du versuchst krampfhaft etwas im Griff, in deiner Macht zu behalten..., im Grunde handelt es sich hierbei um Angst, die Macht über dich selbst nicht zu finden. Also klammerst du dich an Dinge und Situationen; du wirst ein(e) Gefangene(r) deiner „Blindheit", *schleifst an deinem Fuß eine Bleikugel hinter dir her... Du schaffst es nicht mehr.* Schlussendlich geschieht noch etwas Unerwartetes, wie ein Tropfen, der das Fass zum Überlaufen bringt, und das ist der Höhepunkt: Der Blinddarm ruft dich zur Ordnung und fleht dich an, das Zentrum deines Lebens jetzt in dich selbst zu stellen, *um wirkliche Freude und Entspannung zuzulassen;* trete nicht länger auf der Stelle, sondern gehe weiter, und fälle eine Entscheidung. Entschließe dich aus Dankbarkeit für das Leben, *verabschiede dich von diesem unechten Weg,* der zum Tode führt.

Du hebst unnötigerweise zu hoch und schwer: Ängste sagen dir, dass du einen anderen Weg und eine andere Lebensweise wählen sollst. Wenn du wieder die Sonne in deinem Herzen scheinen fühlst, in Frieden und Entspannung, dann weißt du, dass du dich auf dem richtigen Weg befindest, und der Blinddarm wird schnell genesen. Man kann nicht gleichzeitig dem göttlichen, *authentischen* Selbst und den Belangen des *Scheins* oder des Unechten dienen.

Selbsteinkehr, Liebe zu dir und Vertrauen auf deine Gefühle; nicht länger das tun, von dem man ausgeht, dass du es tun solltest, sondern *leben, ganz ehrlich, von dir selbst ausgehend* und dich für dein Leben entscheiden.

DICKDARM

Psychologische Übereinstimmung

Noch stärker als der Dünndarm weist der Dickdarm, unter der Herrschaft unseres Selbstbewussten Ichs, auf die Umsetzung von Basisinstinkten in Bewusstsein. Sind wir von Liebe erfüllt, und haben wir Vertrauen auf unser Selbst, dann findet eine optimale Assimilierung und Entfernung aus einem gesunden Dickdarm statt.

Hier finden die letzten Verdauungsprozesse statt: ein letzter Abbau von Stoffen, wodurch bestimmte wichtige Nährstoffe und Flüssigkeiten ins Blut gelangen: Die für uns unbrauchbaren, überflüssigen Reste werden dann weiter zum Mastdarm, zum After abgeführt.

Hier ist der letzte Ort der Umsetzung von Materie in Energie. Unter der Autorität unserer inneren Weisheit, unseres Selbst, werden alte Dinge losgelassen, um für das Neue Platz zu machen. An dieser Stelle wird folglich auch eine vollständige Übergabe an dein Selbst gefordert, ein Loslassen von nutzlosem Ballast.

Hier existiert eine sehr starke Dynamik, ein Höhepunkt von Energie, die Spitze einer Pyramide, wo Erde (Materie) und Bewusstsein (Energie) in Frieden und Gleichgewicht herrschen. Hier wird bestimmt: *Das* ist mein Territorium, mein Inhalt; ich vertrete *diese* Werte; ich vertraue auf die Macht meines Ichs; ich fühle mich sicher; ich bin Meister dieser Energien, dieser stets wachsenden Möglichkeiten, meiner Qualitäten. Ich stehe im Zentrum meiner selbst und lasse jetzt alte, verarbeitete Emotionen los; nichts und niemand kann mich bedrohen; ich werde mich weder mit Ängsten, altem Leid oder mit Macht anderen gegenüber vergiften, noch werden andere mich in ihre Fänge der Macht bekommen und mich verletzen, denn diese Über-Kräftige Energie, die durch das vollständige Vertrauen auf mein liebevolles Ich frei wird, wodurch sich der Loslösungs- und Transformationsprozess optimal vollzieht, lässt mich immer Bewusster, selbstsicherer, kraftvoller werden und gibt mir das Gefühl, vollkommen beschützt und sicher zu sein.

Übergeben wir uns flexibel Erfahrungen, klammern wir uns nicht an materielle oder emotionale Angelegenheiten, trauen wir uns, die Fülle von uns selbst zu akzeptieren und alles Alte loszulassen, dann wird der Dickdarm zügig funktionieren.

Symbol für das Lösen von sehr tief liegenden, emotionalen Kämpfen, um zu Frieden in dir selbst zu kommen: Es wird nicht länger gekämpft, und der neue Zustand ist *besser* als der *vor* Beginn des Streites.

Dickdarm: Die Macht des Menschen liegt in seinem Inhalt, seinem Wert, in der Liebe zu sich selbst. Gibt er anderen diese Macht, diese Herrschaft über sich selbst, dann wird er ein ängstliches, machtlos ausgeliefertes Wesen sein, das sich bedroht fühlt...; ergreift er selbst die Macht über andere, dann wird dieser fehlgeleitete Energiestrom ihn selbst und andere quälen; wird er sich nicht der Macht, der Meisterschaft über sich selbst und seiner unbewussten Instinkte, Triebe oder seines Dranges zu besitzen bewusst, dann ist er ein unglücklicher Sklave.

Der Dickdarm symbolisiert den Aufbau von Weisheit durch das Akzeptieren und Verarbeiten neuer Gegebenheiten und das Eliminieren unbrauchbarer Dinge; Weisheit wächst durch das vorurteilsfreie Offensein für sowohl die Eindrücke aus der Außenwelt, als auch für die unbewussten Inhalte in uns selbst, unsere Erfahrungen und unser Wissen aus der Vergangenheit: Ein Zusammenfließen beider Kanäle führt zu Vertrauen auf unsere Führerschaft und spiegelt sich in einem friedlichen, gesunden Funktionieren des Dickdarms wider.

So, wie der Schmetterling neu und transformiert seinen Kokon verlässt, vermischt sich der Stuhlgang eines Menschen mit der Erde: Der Mensch erneuert und transformiert sich.

Schluss:

Der Dickdarm ist wie die große Sphinx: Ihr Inhalt symbolisiert Weisheit und Kraft, ihre Form markiert eine abgegrenzte Struktur, links und rechts eine Löwentatze, wie der aufsteigende und der absteigende Darm, als Wächter über unsere Sicherheit. Transformierte Materie, unter der Autorität unserer individuellen Meisterschaft. Unseres königlichen Wertes und Inhaltes bewusst. Verstummte Macht über uns selbst durch tiefes Vertrauen auf unsere eigene Göttlichkeit und unsere Liebe für das ewige Leben. Hier, innerhalb dieser festen Struktur, nimmst du dir am besten in Ruhe die Zeit, dir den Reichtum deines Selbst und deiner Existenz in vollen Zügen bewusst zu machen (ruhige Verdauung und Umsetzung).

Das fundamentale Gefühl von Wärme und Sicherheit ganz tief in dir selbst. Je stärker dieses Vertrauen und das Bewusstsein in Bezug auf deinen wertvollen Inhalt, und je stärker deine Ungebundenheit dem Materiellen gegenüber, alles an dich nehmen zu können und wieder gehen zu lassen, desto gesünder wird der Dickdarm sein. Die tiefste, fundamentale Notwendigkeit zur Autonomie des Menschen, der Begierden und Emotionen (wie Ängste) in eine wachsende Herrschaft über sich selbst umzusetzen weiß.

Erkrankungen des Dickdarms, allgemein

Kernursache

Dich durch etwas ängstlich und bedroht fühlen, dem du völlig machtlos gegenüber stehst. Dein Selbst hat keine Macht über bestimmte zwanghafte Emotionen oder Handlungen… Du lässt dich durch andere verletzen, du vertraust deiner starken, sicheren Basis nicht genug. Vielleicht hast du eine schockierende Neuigkeit erfahren, es ist wie ein Schlag in den Magen: Verarbeitest du es nicht, hast du Angst (Krämpfe), läufst du schnell weg, anstatt dich mit deinem tiefsten Selbst zu konfrontieren? (Siehe auch Durchfall). Verkennst du deinen Wert, und entleerst du dich sturzartig eines missachteten Inhaltes, als sei es Gift, was du nach außen abgibst…, oder bist du dir hingegen des Wertes deiner Produktivität sehr wohl bewusst? Löst du schnell, gehetzt deine Verdauung, weil du dich so leer fühlst?

Oder hältst du alles krampfhaft fest, ist der Widerstand in dir so stark, das Alte loszulassen? (Siehe Obstipation). Weigerst du dich, dich zu transformieren?

Kernlösung

Programmiere deine Überzeugungen in Bezug auf dich aufs Neue: Mache dich bewusst zum Meister deines Inhaltes, und erkenne vollkommen den Wert deiner selbst, so dass du ein sicheres und warmes Gefühl erlebst, um zu einer ruhigen Verarbeitung der Nahrung und einer gesunden Verdauung zu kommen. Grenze deinen Bereich selbstsicher ab. Siehe auch **Psychologische Übereinstimmung.**

Erkrankungen des Aufsteigenden Dickdarms

Kernursache

Du drehst dich ständig im Kreis, ohne dabei wirklich weiter aufzusteigen: Deine Kräfte sind tief, aber du weigerst dich, sie in vollem Maße durchkommen zu lassen.

Du manifestierst dich unzureichend, als ob du auf einem fliegenden Teppich säßest, verkrampft und voller Ängste, weder im Vertrauen auf die Führungskraft deines überlegenen Ichs, noch auf die unbewussten Prozesse. Du bist auf der Suche nach dem Glück, aber du hältst an der Vergangenheit fest: Die leuchtenden Energien deines Bewusstseins sind zwar da, aber du richtest dich lediglich auf die dunklen Erinnerungen oder auf die schwarzen, emotionalen Seiten deines Lebens; auf diese Weise kann sich keine Transformation vollziehen. Du bist in einer zu beklemmenden, statischen Struktur „gebunden“: Du kommst nicht mehr weg; Hilfe!

Aggression kehrt sich nach innen, Emotionen strömen zuweilen nach außen hin über. Du hast keine Macht, keinen Zugriff auf deine Existenz, du versuchst es forciert zu erzwingen, auch indem du nach außen projizierst.

Kernlösung

Befreie dich, und löse dich aus diesem Gefängnis! Im Grunde bist du an nichts und niemanden gebunden: Es sind lediglich die Emotionen, die dich festbinden; sei also du selbst, fühle dich sicher in deinem tiefsten Selbst, gehe flexibel mit, widersetze dich nicht länger einer wirklichen Weiterentwicklung, klammere dich nicht an Angelegenheiten, Personen, Situationen, Besitz…, finde die göttliche Macht allein in dir selbst. Nimm lediglich dein Leben feste in beide Hände, und lenke es in eine freudvolle Zukunft.

Erkrankungen des Absteigenden Dickdarms

Kernursache

Lässt du dein Ich vollkommen absinken, fühlst du dich wie ein armes Opfer, machtlos und in die Ecke gedrängt? „Darf ich denn gar nicht existieren?“ Du erlebst deine Umwelt als niederschmetternd und dominant, oder vielleicht bist du es selbst, der/die so streng mit sich ist. Fühlst du dich gehetzt? Klammerst du dich ängstlich fest, kannst du die materielle Gebundenheit nicht deinem höheren Bewusstsein und deinem Herzen unterordnen?

Stampfst du dich selbst in Grund und Boden, aus absoluter Selbstzerstörung? Vielleicht meinst du, immer für jemand anderen Platz machen zu müssen, du fühlst dich unbehaglich und ängstlich, kalt an die Seite gedrängt.

Kernlösung

So nimm dir doch in Ruhe die Zeit, dir deinen Wert anzusehen und den Diamanten zu schleifen! Lasse dein Energiefeld von deinem tiefsten Sonnenzentrum aus in Wärme und Freude strahlen. Fange dich selbst sicher auf: Du musst zuallererst von dir selbst akzeptiert und geliebt werden. Erkenne jetzt diesen wertvollen Inhalt an, diese enorme Bewusstseinskraft; mehr brauchst du nicht, um eine produktive, reiche Zukunft zu gestalten. Lasse also ruhig das Überflüssige los, gib deinem mächtigen Selbst das volle Vertrauen.

Muköses Kolon

vermehrte Schleimabsonderung im Dickdarm

Kernursache

Seit langem fühlst du dich „leer“, du weißt nicht genau, in welche Richtung du gehen sollst; dein Körper ist sozusagen eine Anhäufung angesammelter Emotionen und Erfahrungen, die jedoch unlenkbar sind. Du fühlst dich ängstlich und nicht dazu im Stande, deine Erfahrungen zu überblicken oder den Gang der Dinge in deinem Leben zu kontrollieren. Dein Herz wird in einem zu straff geschnürten Korsett eingeengt: Du überspannst den Bogen. Du baust in deinem Leben einschränkende Strukturen auf und denkst, dass darin die Lösung für dein inneres Labyrinth von Gefühlseindrücken läge: Gegensätzliche Impulse werden aufgefangen, aber weder angesehen noch verarbeitet. Diese von Angst erfüllte Verwirrung steigert sich. Möglicherweise ziehst du unbewusst von außen ein äußerst dominantes Oberhaupt an, um das eigene Gefühl der Leere zu kompensieren, oder du setzt einem natürlichen, spontanen, entspannten Gefühlsleben konstant einen Dämpfer auf, aus der Angst heraus, über düstere Emotionen in die Tiefen der Hölle zu fallen. Du schnürst dich selbst ein, was dich nicht daran hindert, innerhalb dieser Schein-Sicherheits-Strukturen nach außen hin flexibel zu funktionieren. Innerlich nagt die Verzweiflung an dir.

Kernlösung

Du kannst deine Gefühle ruhig in einer vollständigen Übergabe erleben, ohne Selbstbeschneidung, vorausgesetzt, dieses Erleben vollzieht sich unter der Aufsicht deines Selbstbewussten Ichs.

Habe keine Angst vor einem endlosen oder unkontrollierbaren Meer von Gefühlen oder Eindrücken: Dein Selbst ist sehr gut dazu in der Lage, in einer vollkommenen Offenheit für alle Erfahrungen, diese innerhalb bestimmter Strukturen von Zeit und Raum hervortreten zu lassen und zu verarbeiten. Habe weder Angst vor deinen spontanen Erlebnissen, noch vor intensiven Erfahrungen aus der Vergangenheit: Über eine harmonische Zusammenarbeit zwischen deiner weichen Offenheit für Gefühle und deinen entschlossenen, aktiven, verarbeitenden Kräften kann dein *wirklicher* Keim langsam wachsen. Mache deine Lungen weit auf, nimm deinen ganzen Raum in Beschlag, *spiele* dein Lebensspiel selbst, befreie dich aus einer unechten Rolle.

Geschwüre im Dickdarm

Kernursache und Kernlösung

Erstickendes Gefühl, Widerstand loszulassen; du hältst so viel fest. Aus teuflischer Wut stößt du dich von der Vergangenheit ab, in der du jedoch gerade mit deinen Emotionen gefangen bist. Wut, Ohnmacht.

Befreie dich also von diesem Ballast, gib dem Pferd wie ein Ritter die Sporen, edelmütig dir selbst und den anderen gegenüber…, und lasse alles los; eine selbstbewusste Wahl, um eine gesunde Zukunft auszubauen (siehe Dickdarm).

Colitis

Entzündung des Dickdarms

Kernursache

Du machst dein Leben zu sehr von anderen abhängig: Du verbleibst in einer abwartenden Haltung bzw. in einer Erwartungshaltung. „Ich kann nicht, ich traue mich nicht alleine weiter …"

Die Tatsache, dass du nicht *wirklich* weiterkommst, schreibst du dem Widerstand von außen zu. Möglicherweise hast du das Gefühl, dass eine strenge, dominante Umgebung dich an einer freien Existenz hindert.

Aber du bist es, der sein Leben im Keim erstickt: Du hältst an Geschehnissen oder Erfahrungen aus der Vergangenheit und an Menschen oder Gegebenheiten aus deinem jetzigen Leben fest. In der Überzeugung, machtlos zu sein, klammerst du dich zu stark an sie.

Eine innerlich angehäufte Kreativitätsenergie; *alle* diese unterdrückten Kräfte und ängstlichen Zweifel führen zu Frustration und innerem Widerstand!

Kernlösung

Höre jetzt auf mit dieser Selbstzerstörung, und gib Dir Wärme, Liebe und Vertrauen.

Mache dich los, öffne den Fallschirm und springe! Traue dich, deine persönliche Autonomie zu erleben, unabhängig von deiner Umgebung, komme ganz nah zu dir; niemand außer dir selbst kann dir diese Sicherheit geben.

Siehe auch Dickdarm, allgemein.

Colitis ulcerosa

chronisch entzündliche Erkrankung des Dickdarms

Kernursache

Dualität, Kommunikations-Probleme: Du zeigst dich, aus reiner Ohnmacht, äußerlich anders als du dich innerlich fühlst. Du neigst sozusagen als unterwürfiger Diener das Haupt, aber innerlich spuckst du aus Ohnmacht Gift und Feuer. Du lässt alles mit dir machen, wie ein zahmer Vogel auf der Stange, weil du denkst, dass es so sein müsste. Möglicherweise unterhältst du die anderen in deinem Clownskostüm, aber im Inneren hegst du dunkle Gedanken. Oder verführst du, hast du Geschlechtsverkehr, aus Ohnmacht und Traurigkeit, weil du denkst, gefallen zu müssen oder dich aufopfern zu müssen? Letzteres gilt auch für den Küchendiener („Was bin ich doch brav, gut und heilig.") Du tust auf vorbildliche Weise, was du tun musst, aber unterdessen wühlen dich Aggression, Ohnmacht, Trauer und Wut auf. Das Opfer kann oder traut sich nicht, seinen wahren Platz einzunehmen, fühlt sich in der Gewalt einer Sache oder Person. Schließlich brichst du unter zu schweren physischen und/oder emotionalen Lasten zusammen.

Weil du dich selbst als leer und kalt erlebst, versuchst du dein Leben entweder mit einem Partner oder einer Familie, welche(n) du festhältst, oder mit materiellen Besitztümern usw. zu füllen... Dir scheint jegliches Glück zu entgleiten: weil du dich nicht auf dein Selbst richtest, weil du dich weigerst, deine eigene Fülle anzuerkennen.

Kernlösung

Höre auf, dich für den ein oder anderen Menschen oder Gott aufzuopfern. Führe den Tod ab, und komme zu Lebensfreude! Mache voller Entschlusskraft etwas aus deinem Leben. Kündige dein Sklavendasein! Entwickle diese Kräfte in dir selbst: Lasse dich in Liebe entfalten, und komme zu offener Kommunikation mit anderen. Stehe zu dir; traue dich, den Gong zu schlagen. Ein gesundes Denkvermögen: Du hast keine Schulden oder ‚Karma' zu begleichen. Mache dich frei, und stehe jetzt auf Selbstbewusste Weise im Zentrum deiner Existenz. Ziehe einen Strich unter die Vergangenheit, wo dies von Nöten ist; führe die notwendigen Veränderungen in deinem Leben herbei, und gestalte dein Leben *selbst*.

Siehe ggf. auch *Autoimmun-Erkrankungen

Dickdarmkrebs

Kolonkarzinom

Kernursache

Langsam und nachdenklich saugt der Mensch an einer Tabakspfeife, träumend von erwartungsvollen Perspektiven, aber lebt er wirklich mit beiden Beinen auf dem Boden? Verschließt er nicht die Augen vor der Realität einschließlich des Annehmens der weniger schönen Seiten? Dann wird ihm das später vom Leben selbst gezeigt werden. ‚Sprich, äußere dich ...,' sagt das Leben hier. ‚Mit Träumen, Stillstehen, Denken und dir selbst etwas Vormachen kommst du nicht weiter. Was ist die *echte* Wirklichkeit, was sind *echte* Werte?'

Bist du der Gedanke, der Traum, der Rausch ... geworden, statt dein *wirkliches* ICH in Realität zu sein, aus Fleisch und Blut, nicht mehr mit Träumen und Gedanken wegfliegend in ferne Sphären? Baust du an einem ‚künstlichen' Palast; legst du Wert auf Geld oder andere Werte, die eigentlich keine Werte sind?

Das Leben ruft dich dringend zurück in dich selbst, um deine wirklichen Schätze und Talente schätzen zu lernen, das höchste Edelste in dir selbst, um das Niedrigere loszulassen. Das bedeutet nicht, dass du ein ‚schlechter' Mensch bist, aber es zeigt, dass du dich in Werten ‚verlierst', die keine echten Werte sind.

Mit diesem psychologischen Bild lässt sich diese Krankheit vergleichen. Als ob du gebeten wirst, nüchtern und sachlich mit beiden Beinen auf dem Boden in das Hier und Jetzt zu kommen und nicht in einem ‚Rausch' oder einer Schein-Freude zu verweilen. Dich nicht länger hinter etwas oder jemandem zu ‚verbergen', um in voller Größe zum Vorschein zu kommen und dich aus deinen GEFÜHLEN heraus, deinem wahren Ich, deinem Herzen zum Ausdruck zu bringen. Auch zu sagen, was *wirklich* in dir vorgeht, nichts in dich hineinzufressen.

Zähneknirschend, gleichsam, um deine Gefühle und Gedanken nicht zeigen zu müssen, oder bändigen zu können, klemmst du deinen kostbaren Besitz, was dies auch sein möge (z.B. Besitztümer, ein Titel oder Abschluss, äußerlicher Schein, Kinder, Freunde, Partner, Leistung, emotionales Geheimnis usw.), fest unter den Arm. Legst du Wert auf materielle Werte? Willst du so viel bei dir behalten, ängstlich und böse, etwas von dir selbst preisgeben zu müssen – im buchstäblichen und / oder übertragenen Sinne, materiell und / oder emotional? Als ob du böse bist auf die Welt, als ob du Angst hast, zu kurz zu kommen oder dass man dir etwas wegnehmen würde. In dieser Beharrlichkeit, diesem Misstrauen, diesem Verbergen, kommst du nicht weiter. Gekränkt, als ob ein anderer die Ursache deines ‚Leidens' wäre.

Kernlösung

Wisse dann, dass nichts zufällig ist und dass du, auf der Basis deiner Überzeugungen, alles was in deinem Leben passiert, selbst anziehst, wenn auch unbewusst.[13] Darum ist es ganz und gar in deinem Interesse, mit Blick für die Realität deine Hände auf frohe und vertrauensvolle Weise für das zu öffnen, was das Leben dir bieten will, ohne Begierde und ohne ‚haben zu wollen'.

Räume den Schmutz im Jetzt auf, sei auf jeden Fall nicht stocksauer wegen Dingen, die du schließlich selbst in dein Leben geholt hast, denk nicht an das Niedrigere. Es gilt jetzt, ein Großreinemachen in deinem Innersten durchzuführen.

Wage es, das zu betrachten, was einen schlechten Geruch verbreitet, das Negative zu betrachten, das du als Nicht-Sehender vielleicht bisher bei dir behalten hast. Gehe auf die Suche nach *echten* Werten, gebe dich keinen Sinnestäuschungen mehr hin, hege keine falsche Romantik mehr, keinen Traum (oder Lügenparadies). Lass *all das* los, was nicht in den Rahmen dieser *echten* Werte innerhalb deiner selbst, innerhalb des Lebensrahmens gehört.

Ein Loslassen in Selbst-Liebe und in offener Kommunikation mit anderen guten Menschen, ohne die zugrundeliegenden Gefühle zu unterdrücken. Liebevoll *gebend*, dir selbst, anderen; loslassend, auch diese Dinge aus der Vergangenheit, die dich geärgert haben. In Frieden, Liebe, Ruhe und Verständnis loslassen, um an deinem wahren Paradies auf Erden zu bauen, auf der Basis deiner eigenen *wirklich* schönen Kernwerte. Sei glücklich und dankbar dafür.

Lies auch *Krebs, allgemein; *Dickdarm, allgemein; *Darmkrebs, allgemein.

MASTDARM

Psychologische Übereinstimmung und Erkrankungen, allgemein

Kernursache und Kernlösung

Wir sind keine Geister, sondern warmherzige Erdenwesen, die von einem kraftvollen Bewusstsein aus gelenkt werden. Symbol für Erdung, äußerste Geborgenheit in dir selbst, dich in der Kraft der Liebe zu dir sicher fühlen. Gleichgewicht zwischen Arbeit und Entspannung, Ruhe.

Du fühlst dich stark: Deine Gefühle werden von der sicheren, vertrauensvollen Basis, die du bietest, dem absoluten Vertrauen

[13] Lies hierzu mehr in Teil I dieses Buches.

auf dein Selbst getragen. Dich trauen, deinen Inhalt nackt zu zeigen, so wie du bist, und diese Werte nicht zu verbergen, weder vor dir selbst, noch vor den anderen. Du musst dich nicht verstecken, komme ruhig zum Vorschein!

Ein ruhiges Vertrauen auf das Zusammenspiel zwischen einerseits Ratio, gesundem Menschenverstand und den unbewussten, intuitiven Prozessen andererseits.

Pflege dich selbst gut und sanft, so wie eine Mutter ihr Baby umsorgt.

Erkrankungen werden durch innere Missachtung oben genannter Sicherheiten verursacht; man fühlt sich von seiner eigenen Basis abgeschlossen.

Müsstest du im Grunde durch irgendetwas hindurch, vielleicht eine Entscheidung fällen, eine Wahl treffen, diesen oder jenen Weg einzuschlagen, aber bleibst du immer wieder aus Unsicherheit zögernd vor dieser Weggabelung stehen? Du traust dich nicht, ziehst dich zurück.

Bestimme jetzt *selbst* deinen Weg, eine *ein*deutige Zuspitzung der Richtung, und gehe weiter. Sei nicht hart gegen dich selbst, füge dir keine Schmerzen zu, sei deiner Art treu!

DAUMENLUTSCHEN, ÜBERTRIEBEN LANGE ZEIT

Kernursache und Kernlösung

Du erlebst dich selbst als ohnmächtig, klein, schutzlos, ohne festen Boden unter den Füßen, anderen ausgeliefert - „sie machen mit dir, was sie wollen“: Diese Frustrationsgefühle führen zu Widerstand, zu einer Art von Wut sogar deinen Eltern / Erziehern gegenüber, von denen du abhängig bist.

Du findest dich nicht, kannst dich nicht manifestieren; du hast eine Sehnsucht, einen Hunger nach Lebenserfüllung, und dennoch unsicher, spürst du die Unmöglichkeit, dich selbst zu verwirklichen; du steckst voller Emotionen, Trauer, Angst, Fragezeichen; du sehnst dich nach Anerkennung und Liebe.

Diese Faktoren führen dazu, dass du im Daumenlutschen eine vorläufige Befriedigung und einen emotionalen Halt suchst.

Eine selbst-befriedigende, betäubende Handlung, die frustrierende Energien löst und Gefühle der Ohnmacht und Angst vertreibt.

Einerseits geht es hier um das Füllen einer Leere und eines Unvermögens, andererseits bleibst du hierbei im geschlossenen Kreis deiner selbst: ein Gefühl von Schwäche, das unbewusst *„ein starkes Greifen und Suchen nach sich selbst“* zur Folge hat, was an sich eine gesunde Reaktion und eine vorläufige Lösung für das Kind beinhaltet. Schließlich befreit sich das Kleinkind hieraus, indem es seinen Wunsch, *kreativ* und spontan zu leben, verwirklicht; Gefühle der Begrenzung, die gegen seine eigene Art prallen, müssen sich in einem freien, Natürlichen Spiel lösen.

Sich zu trauen, vollkommen am Leben teilzuhaben, sich nicht mehr in sich selbst zu verstecken; Trauer, Ängste und Unsicherheiten können jetzt geäußert und überwunden werden; es ist notwendig, dass Gefühle frei herausströmen können und nicht aus Frustration blockiert werden.

Das Kind wird sich seines Wertes bewusst und „stolz“ sein, ohne Daumen auszukommen. Es geht dabei um das *Umsetzen* von Basisinstinkten, zum Schutz des (psychischen) Lebens, in Aktion, Selbstmanifestierung, Bewusstsein, Liebe, in wahre Kreativität. *Seinsentfaltung;* nicht an etwas / jemand anderem im Ergreifen oder aus Begierde festsaugen.

DELIRIUM

bedeutet wörtlich ‚Irresein':
akute Verwirrung mit verringertem Bewusstsein, Aufmerksamkeitsstörung, Desorientierung, oftmals Halluzinationen und Wahnvorstellungen

Kernursache

Gleich in welchem Zusammenhang das Delirium entsteht (Drogen, Alkohol, Medikamente, in einem Krankheitsverlauf usw. ...), die Tatsache, dass das Delirium bei dir eintritt, ist die Folge einer inneren Problematik:

Es erscheint dir alles schwer und dunkel; es hat den Anschein, als wärest du mittendrin, untergetaucht, als könntest du nicht mehr heraus. Als könntest du gar nicht Meister über deine Existenz sein. Du suchst, aber findest nicht gleich einen Ausweg; du stehst nicht mit Weitblick an der Spitze deines Lebens. Du fühlst dich wie eingetaucht, aussichtslos, „Wie kann ich hier jemals wieder herauskommen?"

Starke, durchdringende Kräfte ballen sich zusammen; du hältst sie (bereits zu lange) starr innerhalb bestimmter Grenzen, Strukturlinien, aber schon bald suchen sie dennoch einen Ausweg... Wie ein Pulverfass, das im Begriff ist zu explodieren.

Du suchst - unbewusst - ganz tief in dir nach Ursachen, die deine (so genannte) Schuld und das Schlechte in dir wohl beweisen könnten. Schuldgefühle, Vorwürfe dir selbst gegenüber, Selbst-Bestrafung. Mit einem vernichtend bösen Blick betrachtest du deinen Inhalt, dich selbst. Alles andere als ein liebevoller Blick der Wertschätzung auf dich! Als ob du dich selbst vernichten wolltest. Nicht zum Schönsten, Höheren schauen wollen.

Hart und unbarmherzig dir selbst gegenüber. Du ZWINGST dich, in *eine* ganz bestimmte Richtung zu gehen und in keine andere; möglicherweise weil du unbewusst schon weißt, dass es das Beste für dich ist, aber es herrscht dennoch eine Art Diktatur, Tyrannei dir selbst gegenüber. Du gibst dir keine Chance, das in Ruhe und frei zu genießen, wonach sich dein ‚Herz' sehnt. INFOLGEDESSEN kannst du Situationen an dich heranholen, die dir das Gefühl geben, dass *andere* dich dazu zwingen, bestimmte Dinge zu tun...

Es fühlt sich zuweilen so an, als hätten andere Macht über dich, als dürften sie dich, wie einen Gefangenen, durchsuchen: weil du unzureichend dein ‚ICH BIN' vertrittst, weil du dich selbst zu stark in den Neptunschen Nebeln verweilen lässt. Du stehst zu wenig oder gar nicht dazu, wer du BIST.

Innerlich können demzufolge Gefühle der Wut und Machtlosigkeit herrschen, als ob du emotional vergewaltigt würdest und nichts dagegen tun könntest. „Hilfe! Sie machen mit mir, was sie wollen!" Das ist die Folge dessen, dass du bereits eine Machtsphäre in dir selbst aufgebaut hattest, zwingend, hart und verurteilend dir selbst gegenüber, dass du dich innerhalb eines bestimmten, eng-geschlossenen Rahmens unter Macht und Druck gestellt hast, dass du dich geweigert hast, dir selbst einen Platz zu geben, dich als liebevolles ICH anzuerkennen!

Es hat letztendlich den Anschein, als ob du eine bestimmte Situation nicht in den Griff bekommen würdest, als müsstest du ohnmächtig zusehen, was alles mit dir geschieht. Das ist nur solange wahr, wie du dich einerseits selbst innerhalb einer Machtstruktur ‚festlegst' - so dass Gefühle nicht frei heraus spontan und liebevoll sein/strömen können - und andererseits solange, wie du dich selbst nicht als liebevoller Meister deiner Existenz anerkennst, du dich nicht ausfüllst, ganz irdisch und echt, als ‚ICH'! Eine Art Selbst-Verleugnung, Selbst-Verneinung, Nicht „Sein", schlussendlich eine Flucht in den „Geist", nicht mehr an irdische Realität gebunden.

Kernlösung

Du hast dir in deinem Leben *wohl* alles zu sagen! Das Leben ist kein zwingender Machtstrang. Stehe zu dir selbst; schenke dir Anerkennung! Werde Meister über dich; Macht über dich selbst ist gut, wenn sie aus Liebe und auf milde Weise waltet, nicht durch eine zwanghafte Machtergreifung. Du solltest aus einem alten Korsett ausbrechen, um dich innerer Freiheit anzuschließen. Zwänge dich nicht länger ein, feste eingeschnürt, so dass deine Energien nicht mehr frei und spontan in alle Richtungen herausströmen können. Höre auf damit, dich selbst unter Druck zu halten. Komme zur Entfaltung deiner selbst. LASSE deine Energien HERAUS; sage ehrlich, worauf es dir ankommt. Leben ist mehr als ‚müssen' und ‚arbeiten': Setze dich dafür ein, was du selbst, was dein Herz ernst meint. Sprich, äußere dich, und gehe mit voller Kraft in die Richtung des Guten weiter. Eine Menge von Energien möchte ans Tageslicht kommen: Also lasse sie heraus, lasse sie unter dem wachsamen Auge innerer Liebe fließen. Ausdruck, Dynamik.

Du liegst nicht ‚unter' etwas; stehe auf und stehe zu deinem echten Selbst, zu dem, was du fühlst und meinst sagen zu müssen, nicht in Form von Vorwürfen anderen gegenüber, sondern indem du ehrlich in Worte fasst, was deiner Ansicht nach emotional und gedanklich alles falsch läuft. Durch diese kraftvolle Selbst-Manifestierung hilfst du nicht nur dir selbst, sondern auch den anderen. Du hältst dich auf diese Art und Weise nicht länger in einer Sphäre der Machtlosigkeit, Unklarheit und in einem Machen-Lassen, einem Nicht-Wirklich-*Selbst*-Leben. Räche nicht mehr zusammen, hole nicht zu dir, sondern gehe nach außen, *gib* und mache, handle, gestalte, *lebe*, äußere dich auf ehrliche Weise. Fühle dich als Meister über dich selbst; setze dich nicht länger unter Druck. Die Machtergreifung, die du wie einen einschnürenden Riemen um dich herum fühltest…, ist die Folge der Macht, die du auf dich selbst, auf deine Gefühle, deinen Inhalt ausgeübt hast. Durchbreche es jetzt, und sei gewiss, dass du Herr deiner selbst bist, frei und ungebunden… Selbst-Anerkennung im wahrsten Sinne des Wortes. Ein Ablegen des Gürtels der Machtlosigkeit und Macht: Es handelt sich lediglich um eine Überzeugung, nach der du gelebt hast. Situationen, in denen du dich „in der Macht von (Menschen, Drogen, Alkohol usw. …) fühltest", waren in der Vergangenheit allein die Folge deiner Selbst-Missachtung und des Machtdruckes, den du auf dich ausgeübt hast, als auch der Überzeugung, dass du nicht Meister über dein Leben, über deinen Gefühlsinhalt sein könntest, dass wohl alles deine Kräfte übersteigen würde. So kehre diese Überzeugungen nun um. Schenke dir selbst jetzt Anerkennung, und befreie dich als Meister über dein ICH. Du hast alles in der Hand, nichts braucht dich zu überwältigen; du brauchst dich nicht so in die Zange zu nehmen; werde frei heraus du selbst. Auch wenn du, in einer Übergangszeit, Medikamente brauchst, kannst du danach von einer ganz anderen Überzeugungsebene aus leben. Du *gibst* dir selbst das Leben; du fühlst dich keiner Sache mehr ausgeliefert! DU *lässt* dich vollkommen als ICH BIN sein, in Liebe und Anerkennung.

DEMENZ UND ALZHEIMER-KRANKHEIT

Kernursache

Man flieht vor dem Leben; auf diese Weise muss keine Verantwortung mehr übernommen werden, können bestimmte Lasten über Bord geworfen werden, ohne deshalb sterben zu müssen. Ja, auch die Angst vor dem Tod ruft häufig dieses Zwischenstadium hervor.

Eine Flucht vor der Realität, der Anker wird in einer anderen Welt ausgeworfen: Senile Personen haben nicht mehr das Bedürfnis, sich selbst hier-und-jetzt, in Ganzheit, auf Erden zu erleben. Sie leben zum Großteil bereits in einer Welt, die jenseits der Grenzen unserer dreidimensionalen Existenz liegt.

Aus ängstlichem Selbstschutz verschließen sie sich, sie verschwinden hinter einem undurchdringlichen Nebel; sie fürchten, dass, wenn sie aus ihrer Muschel hervorkommen würden, ihnen der Deckel auf den Kopf fallen würde, also bleiben sie einfach dort, wo sie sind. Das sind unbewusste Prozesse.

Sie möchten nicht länger an… teilnehmen, sie fühlen sich hier nicht länger zu Hause…, sie betrachten das Körperliche und das Irdische möglicherweise als Ballast und dem „Himmel dort oben" untergeordnet…, Ängste…: Das sind mögliche innere Motive. Angst und Flucht… vor der Konfrontation mit der eigenen tiefsten Gefühlsquelle.

Man hat in seinem Leben verzweifelt versucht, die Macht und die Kraft in sich selbst zu finden, aber hat diese lediglich außerhalb von sich gefunden; es ist einem weder gelungen, mit seinem tiefsten göttlichen Kern in Kontakt zu kommen, noch hat man den Wert des kreativen Vermögens des Selbstbewusstseins entdeckt. Man hat vielmehr unbewusst als bewusst gelebt, wodurch natürlich Ängste aufkommen: Demenz ist lediglich ein Schritt weiter.

Als Reaktion auf diese eigene Ohnmacht, hat man vielleicht versucht, andere zu beherrschen oder ihnen eine Lektion zu erteilen, vielleicht hat man auch als Tarnung ein starkes Verhalten an den Tag gelegt. Ein krampfhaftes Erzwingen, um irgendetwas in den ‚Griff' zu bekommen: „Ich weiß es ja ohnehin am besten, ich höre auf niemanden, ich werde es schon sagen…, und wenn es nicht geht, dann mache ich mich zu!": Demenz. Auf diese Weise bekommt man dann doch noch die Aufmerksamkeit und die Pflege von anderen, ohne noch mit der eigenen Ohnmacht konfrontiert zu werden. Es ist die einzig mögliche Art und Weise, die Umwelt noch irgendwie „manipulieren" zu können. Plötzliche aggressive Entladungen können in Folge dieser passiven Selbstunterdrückung auftreten: Gefühle der Ohnmacht.

Das fröhlich Kindliche, das sich in jedem Menschen befindet, wird häufig hinter einer zu hart oder zu eng-denkenden Maske unterdrückt; eine unbewusste Sehnsucht, dieses Unbefangene wieder erleben zu dürfen, ruft Demenz, Senilität hervor.
(Siehe auch Senilität.)

Kernlösung

Eine in erster Linie präventive Vorgehensweise ist hier notwendig. Schließe dich nicht aus dem Leben, aus der sozialen Gemeinschaft oder aus der Natur aus. Fühle dich vertraut und sei gewiss, dass du sicher in den Lebensprozess eingegliedert bist: Das Leben überkommt dich nicht einfach so; du bist sein Meister und solltest den Steuerknüppel entschlossen festhalten und in *die* Richtung lenken, die du ansteuern möchtest.

Traue dich, das Irdische, die Zärtlichkeit, den Körper anzuerkennen und Liebe auszutauschen. Ziehe dich nicht in eine unfruchtbare Isolation zurück, sondern nimm an Aktivitäten, an der Freude um das Leben selbst teil. Nimm deine Aufgabe wahr! Führe deine Energien zu Produktivität! Forciere nicht, sondern komme ruhig in dich selbst; schenke deinen Gefühlen gleichermaßen Anerkennung wie deinen rationalen Fähigkeiten; verdränge nicht das Kindliche in dir, sondern integriere diese einfachen, schönen Gefühle in dein Leben. In spontaner Freude dich selbst kreativ erleben. Diese intensive Präsenz im Leben ist der Flucht von Demenz diametral entgegengesetzt.

ALLGEMEINE DEMINERALISIERUNG

siehe auch Mangel an Fluor, Calcium, usw.

Kernursache

Angst lähmt die energetische Produktion. Gefühlsmäßig blockiert sein; deine Emotionen dirigieren dein Leben.

Du weißt nicht, wie du deine Gefühlswelt, dein Leben in den Griff bekommen kannst. Du hast Angst davor, dass dir jeden Moment etwas Schlimmes zustoßen könnte. Du fühlst dich so, als würde dir jemand sozusagen an die Gurgel gehen.

Angst vor dem Tod.
Negative Gedanken und düstere Überzeugungen saugen dich aus; deine Kräfte entrinnen dir. Unterdrückung eines normalen, gesunden Freudestromes und deiner Kreativität führt zu immer größeren Ängsten und Unsicherheit: Jeden Augenblick könnte diese Zeitbombe, diese fühlbare Selbstmissachtung, explodieren.

Es wird im schlimmsten Fall schließlich zu einer äußersten Angst vor dir selbst kommen! Krampfhafte Anspannung, in defensiver Haltung bereit...; Stress, Misstrauen, kalt.

Kernlösung

Entzünde die Flamme des Lebens: Komme zu Liebe in dir selbst. Wärme.

Negiere nicht länger das Schöne in dir, im Leben. Du misstraust zu unrecht.

Fühle dich nicht so bedroht: Niemand kann dir Schaden zufügen, wenn du dies nicht hervorrufst. Öffne dich ruhig nach außen hin, entspanne dich...

Arbeit, gesunde Aktion, Feuer, Fruchtbarkeit, Kreativität! Erkenne deine Produktivität an: Wird der Teufelskreis einmal durch den Glauben an deine eigenen Kräfte in die entgegengesetzte Richtung gedreht, laden sich deine Batterien durch den mit Energie geladenen, freudvollen Lebensstrom von selbst wieder auf.

Halte dich nicht länger krampfhaft angespannt, gehe biegsam mit, verarbeite deine Emotionen frei von Ängsten. Entscheide dich für das Leben: Gib dein Vertrauen, und das Leben wird dich belohnen. Lässt du dich von Ängsten leiten, so ziehst du negative Erfahrungen zu dir. Nimm dein Königszepter an dich, und werde Meister deines Lebens.

DEPRESSION

Depression, allgemein

Du fühlst dich depressiv

Kernursache

Angst und Depression sind Signale dafür, eine Veränderung in dein Leben zu bringen: Du ziehst und zerrst an etwas..., du versuchst verzweifelt eine bestimmte Sache, einen bestimmten Weg oder gewisse Ambitionen zu verwirklichen, oder bei anderen, bei deinem Partner, bei der Arbeit eine bestimmte Veränderung herbeizuführen, aber es gelingt dir einfach nicht...

Es nützt alles nichts, es will dir nicht gelingen. Auf diese Weise fügst du dir selbst Schmerzen zu: Du versuchst ständig etwas zu forcieren, gegen den natürlichen Strom, weil du es so WILLST oder so wollen würdest. Aber im Grunde bist du blind! Das, was du dir so unbedingt wünschst, ist vielleicht gar nicht so gut für dich: Deine tiefsten Überzeugungen verhindern, dass alles zügig verläuft. Dein Weg liegt wahrscheinlich ganz woanders; es wird Zeit, loszulassen und deine Lebensphilosophie zu erweitern! (Lies hierzu den ersten Teil dieses Buches.)

Diese Zeitspanne ist dazu gedacht, dich mit deinem allertiefsten Selbst in Kontakt zu bringen, um Ängsten und Tod einen Riegel vorzuschieben; um dich deinem lebenden Selbst zu übergeben und die Signale, die aus deiner Umgebung zu dir gelangen, zu interpretieren lernen. Nichts geschieht „einfach so"; das Leben funktioniert auf so wunderbare Weise; finde das Vertrauen in dir selbst, trete in die Richtung in Aktion, die dein tiefstes Selbst dir über Signale anzeigt.

Alles in der Vergangenheit hatte seine Bedeutung; Bedauern, Schuld und Wut werden sich lösen, wenn du zu einem breiten Verständnis für das Leben selbst kommst.

Du fühlst dich depressiv …

„Zucker", sagst du, „schön dunkel gebrannten Zucker", als ob *das* es wäre, was du brauchst. Die Symbolik[14] der tiefgehenden Selbst-Liebe, aber vielleicht überspringst du dies und forderst oder verlangst du diese von einem anderen, oder bist du hart zu dir selbst und siehst du das Leben als etwas, in dem du nichts zu sagen hättest? Dann brennst du möglicherweise dich selbst kaputt, in Begierde beispielsweise, oder im unzufriedenen Habenwollen, oder im ‚Dich'-selbst-anders-haben-Wollen, statt dafür dankbar zu sein, wer du als einzigartiger Mensch bist?

Die sanft-süßliche Himbeeratmosphäre,[15] das stark weiblich-mütterliche Runde klebt an / in dir. Willst du der Außenwelt behagen; denkst auch du, wie so viele andere Herden-Menschen, dass deine Haut (beispielsweise) ‚braun' sein muss, um ‚schön' gefunden zu werden? Dann sitzt du fest im Netz des Todes.

Es ist Zeit, dir dessen bewusst zu werden, mit dem dummen Kult des Äußerlichen zu brechen, der Normen vorschreibt, denen ein Mensch entsprechen muss, wenn er gut und schön sein will: absurd, sagt das wahre Leben hierauf, das hat nichts mit der echten Güte des Herzens zu tun und auch nichts mit der wahren Schönheit, die aus dem Inneren des Herzens heraus wächst und dann im Körper[16] ruht. Dasselbe gilt für ‚falsche' Werte: Leistung, der Erste, der Beste in etwas sein zu wollen usw. ... es gelingt dir nicht und dann verurteilst du dich dafür. Dieser Weg führt zum Tod: *du solltest deinen Wagen in Richtung auf jenes kehren, was das Leben von dir verlangt ... dann wirst du glücklich werden.*

Und schaust du in Zeitungen und suchst Sensationen, oder schielst du nach Bildern, die den ‚Tod' abbilden, wenngleich die Menschheit dies noch nicht erkennt? Betrachtest du, suchst du ungeduldig, begierig neugierig dasjenige, was deine Sensations-Sucht oder deinen Drang, ‚dich mit etwas zu füllen', befriedigen könnte? Das Wasser läuft dir aus dem Mund, ein instinktiv-animalischer Drang. Warum läufst du weg vor deiner eigenen Vollheit, deinem eigenen Inhalt und Wert!

Wie ein Schwamm würdest du möglicherweise alles einsaugen und festhalten, bei dir halten: auch dies führt zur Depression. Lass los ... und komm tief in deiner eigenen Herzenswärme an, sei glücklich und dankbar für das, was jetzt ist. Du bist ‚DU' und du gleichst keinem anderen. Das ist schön. Nähre dich selbst in diese Richtung.

Einerseits würdest du gerne dein Schwert ziehen, andererseits aber wieder nicht; du bist wie eine zögernde Amphibie, wie ein Frosch, der nicht weiß, ob er sich weiter im Wasser abmühen oder an Land kommen soll. Wisse, dass du im Werden begriffen bist, um zu einem vollwertigen Verständnis deines ICHS als Mensch zu gelangen.

Als ob du nicht weißt, wie du dich transformieren kannst, aber plutonische Kräfte geben dir einen Schubs, und du fällst wie ein Pilz plötzlich um ins Gras, uranisch, so dass du gezwungen bist, dein altes Leben aufzugeben und zu erkennen, dass du so viele Sporen hast, so viele Talente, die du ausstreuen kannst, um dein Leben sinnvoll auszubauen!

Wie eine Birne,[17] vollgeladen mit Energien und Emotionen, setzt du dich hin, möglicherweise auffällig, auf dein Sitzfleisch, aber auf diese nicht ausbalancierte Weise, zur linken-weiblichen Seite hin geneigt, bauscht sich das Unterdrückte und der einsaugende Gefühlsaspekt auf. Manneskraft, starke Frauenkraft, nicht schwach

[14] Lies über Zucker in *Das Füllhorn - Psychologische Symbolsprache der Nahrungsmittel*.

[15] Lies hierzu in *Das Füllhorn - Psychologische Symbolsprache der Nahrungsmittel*.

[16] Lies hierzu mehr im ersten Teil dieses Buches, sowie im Kapitel *Essen, Essprobleme, Nahrung*.

[17] Lies über die Birne in *Das Füllhorn - Psychologische Symbolsprache der Nahrungsmittel*.

und opferartig, gilt es hier zu verstärken, um wieder ins Gleichgewicht zu kommen. Hier verweisen wir auf die Symbolik von Mandorla.[18]

Kernlösung

Das Leben ist keine fatalistische Gegebenheit und ebenso wenig ein Erzwingen der Geschehnisse. Lasse alles los, und rufe in dir selbst die Lösungen auf: Sie werden sich melden, als Antwort auf die gesendete Frage. Vertraue, biete der wahren Lebensrichtung nicht länger trotzigen Widerstand. Öffne dich: Was gut für dich ist, und was dich schließlich zu Glück führen wird, ist im Vorhinein vom Kopf her schwierig einzuschätzen; folge deshalb den Zeichen deines Körpers, deiner Umgebung, aber vor allem den Signalen, die dein tiefstes Selbst dir fortwährend zusendet. Verfolge dann selbstbewusst deinen Weg.

Fühlst du dich so leer und einsam inmitten einer Menschenmenge, ödet dich das Leben an, denkst du an Selbstmord? Kommst du nicht zu *echter* Kommunikation mit anderen? Du bist es, der / die keinen Kontakt zu deinem tiefsten Selbst sucht, du flüchtest aus dir selbst, obwohl gerade dort die Lösung verborgen liegt. Gehe tief in dich, und suche diesen unsterblichen Kern. Gib deinen Widerstand gegen das Leben auf, dann wirst du Freude, in ihrer schlichten Durchströmung, erleben können. Kommst du mit diesem Lebenden Selbst näher in Kontakt, so werden freudvolle Kontakte zu anderen die Folge sein.

Fühle dich wie ein starkes Segelschiff in perfekter Balance auf See, der mittlere Mast exakt in der goldenen Mittellinie. Welcher Sturm auch vorbeirast, das Boot bleibt unbeweglich liegen. Welch eine Meisterschaft bringst du in dein Leben!? Du lässt dich nicht umwerfen von Gefühlen, Emotionen, durch Einflüsse von außen, die eventuell dein Gefühl manipulieren oder umbiegen wollen. Das perfekte Kraft-Dreieck aus zwei Segeln, die stabil am hölzernen mittleren Mast festgebunden sind. Nichts kann jetzt noch deine Einheitskraft teilen: Einheit gibt Macht ... lass dies dann aber in einem guten Sinne gelten. Du glaubst an dich selbst, an deine Kraft. Du fühlst dich in Harmonie mit dir selbst. Du stehst unerschütterlich aufrecht: Glaubensstärke und das *Wissen*, dass es gut ist, dass du bist, dass du ‚DU' bist. Du lässt alles außerhalb von dir selbst los und weißt, dass kein einziger Storm dich umwerfen kann.

‚Ja, ich schaffe das schon,' aus diesem Überzeugungsgefühl heraus, aus dem Wissen heraus, dass du jetzt bereits eine reine Einheitskraft bist, auf dich selbst stützend, *ja*, deinen innerlichen Kraftkern. Du gibst dir selbst Struktur, gibst deinem Leben Struktur. Du zweifelst nicht mehr an dir selbst, zweifelst nicht mehr daran, dass du dieses Vermögen, auf kräftige Weise du selbst zu sein, auch tatsächlich besitzt.

Du richtest dich stramm auf und *weißt*, *fühlst* tief in dir selbst, dass dies die BASIS für ein glückliches Dasein ohne Depressionen ist. Ein schönes Gefühl, ein herrliches Gefühl in Bezug auf dein eigenes ICH: Links und Rechts, der weiblich-männliche Aspekt im Gleichgewicht (lies an dieser Stelle kurz den Abschnitt über die Symbolik der linken und rechten Gehirnhälfte in diesem Buch nach): kein Teil wird unterdrückt. Du lenkst dein Leben, auf autonome Weise. DU kannst dich selbst erleben, du kannst diese Liebe mit anderen teilen. Aber zunächst beginnt es bei dir selbst: die Liebe zu deinem echten großartigen Ich Bin. Glücklich über die Tatsache, dass du dich selbst aufrichten kannst, dass du dein Leben in Dankbarkeit erleben darfst. Dann erst, in dieser glücklichen Glaubenskraft durch dein eigenes ‚Sein' auf Erden, kannst du die innerliche Sonne, die in dir ist, auch für andere strahlen lassen. Baue erst an einer stabilen Basis in dir selbst.

[18] Lies hierzu in *Die Zwölf Tore des Prinzen Sirius*, Kapitel 7. Dieses Buch ist bei Erscheinen des vorliegenden Werkes noch nicht in deutscher Übersetzung erhältlich.

Unangenehme Erfahrungen, bestimmte dunkle Dinge, die eventuell geschehen sind, hast du unbewusst angezogen, damit du soweit kommen konntest: Glaubenskraft und Selbst-Liebe, reine Harmonie in dir selbst, dir selbst Struktur geben, stark wie ein unerschütterlicher Pfahl auf der Erde.

In Reinheit, in authentischer Schönheit. Solange du hieran nicht ‚arbeitest', in Selbst-Liebe, und solange du nicht an dein ICH glaubst, solange du dich weiterhin nur auf die Außenwelt konzentrierst und nicht aus deinem frohen erwartungsvollen Herzenskern lebst, kann die Depressivität nicht weggehen.

So, stark und edel erkennst du nun dich selbst an, in Liebe. Du machst die Schritte, zu denen das Leben dich auffordert. Und dann scheint die Sonne wieder durch die Wolken ... Freude über das eigene Sein, voller freudiger Erwartung.

Lies nötigenfalls die Rubriken *Menstruation, *Menopause (siehe Index). **Lies, falls nötig, auch den folgenden Text**: *Du erfährst kurz *vor* einer Menstruationsblutung oder kurz *vor* dem Eisprung dunkle, schwere Sphären oder Emotionen (siehe Index).

Depressive Gefühle als existentielles Signal

Kernursache

Du singst wie ein Vögelchen, den Schnabel weit geöffnet, die Augen geschlossen; dein Klang strömt aus deinem Mund wie bei einem offenen Konzertflügel. Aber deine Augen sind geschlossen. Du genießt den Tag, schaust aber nicht tiefer als bis zu dieser Oberflächenerfahrung, die auch Tiere machen können. Und das Leben fordert Evolution, um konkrete Schritte für die menschliche Entwicklung zu machen, individuell und kollektiv: die Menschheit. Als ob du nicht sehen WILLST, als ob du beispielsweise nur deine eigene Stimme genießen willst. Dies ist ein Signal, das dazu aufruft, noch tiefer in dich selbst zu gehen, tiefer zu schauen, zu fühlen, um dich auf DEN WEG des Lebens zu begeben. Körperliche Unsterblichkeit wird von der Lebensquelle aus gefordert ...

Du willst weiterfliegen, oder schwimmen wie ein kräftiger Rochen, aber ein Netz hält dich zurück, das Leben hält dich, auf diese Weise, davon ab, auf einem zu unbewussten Niveau (auch wenn du im Vergleich etwa zur großen Masse schon bewusst lebst) weiterzugehen. Dir wird ein Halt zugerufen. Erst die Unwissenheit, den Nebel entfernen, erst die Neptunianischen Fischlein mit dem Netz dort wegnehmen, wo sie nichts zu suchen haben. Deutlichkeit und klare Einsichten sind nun gefordert.

Du bist doch viel mehr als ein Vögelchen, das sein dickes, rundes Bäuchlein vollgegessen hat, das noch nachgenießt, das sich gegen einen kleinen Hügel lehnend hingelegt hat, auf den Rücken, den Bauch in den sanften Sonnenstrahlen wärmend? Gehst du nicht weiter? Carpe Diem und das war es dann? Dann entwickelst du dich nicht wirklich weiter. Das Leben fordert hier eine TRANSFORMATION, eine Veränderung in dir selbst, fundamental.

In dir ruht so viel Potenzial, aber damit wird nichts Wesentliches getan; du lebst weiter mit den Tierchen, aber *einen inneren Schritt machst du nicht, weiter, für die eigene Entwicklung auf dem Weg zur Unsterblichkeit.* „Ach, es ist doch alles in Ordnung so wie es ist?", sagt der Gorillamensch und lässt seine langen Arme neben seinem Körper schwingen. Und er lässt sich selbst in diesem Stadium sitzen. Bis er eines Tages wachgerüttelt wird (durch ein Ereignis, das ihn weckt) und erkennt: „Ich muss hier *wirklich* zu einem bewussten Leben kommen, Veränderungen durchführen, oder es wird mir genauso ergehen wie den anderen Affen und diese Art zu leben endet immer mit dem Tod." Er wird mit der Trägheit und Nicht-Evolution in diesem Sinne brechen dürfen.

Aber bisher hält er seine Äugelein halb geschlossen, genießt zweifellos die Sonne und das Wasser, öffnet seinen Schnabel wie ein Reiher, steht still am grasbewachsenen Ufer und wartet ... auf das, was kommen mag. Aber ein MENSCH, der weiterhin nur von diesem ersten Genuss zehrt, ohne weitere *bewusste Schritte zu machen, kommt in seiner Evolution nicht weiter.* Einsicht ist vonnöten. Es ist Zeit für die BEWUSSTWERDUNG bezüglich der Veränderungen, die das Leben stattfinden lassen will: ein neuer Zustand „des Menschen".

Kernlösung

Und du fühlst nun, dass du zwar die Schönheit der Natur genossen hast, den Gesang der Drossel und das Gezwitscher der Spatzen, aber dies genügt nicht mehr. Eine tiefere Schicht in deinem Mensch-Sein verlangt urbar gemacht zu werden und fordert dich auf, einen Großen Schritt zu machen. Weg aus den Oberflächen- und den Gewohnheits-Sphären. Auf der Suche nach EVOLUTION – mit der Revolution mitgehend, die sich in deinem Inneren vollziehen will. *Ein AUFSTAND gegen das, was Mensch und Menschheit schon seit Jahrhunderten in Urdepression*[19] *hält: die Krankheit des Gewohnheitsmusters „sterben".* Und die Schmerzen, die damit einhergehen, nicht zuletzt die Tatsache, dass man etwas zurücklassen oder in Verwesung verschwinden sehen muss, weg von der Erde, von Freunden, von Geliebten. Diese Urtrauer will sich nun entfernen, will *weg* aus deinem Sein, aus der gesamten Menschheit, und du hast dazu deinen Beitrag zu leisten, wenn du ein glücklicher Mensch werden willst. Und dies erreichst du nicht, indem du einfach so weiterlebst: nun wird ein anderes, höheres Bewusstseinsniveau abgerufen. Du wirst aufgefordert, nun echte Schritte zu machen, *weg* aus diesen Mustern der alten Welt!

Einst gelangte der Mensch zu der Überzeugung, dass er nicht weiter kann, als bis zu diesem Ende: dem Tod. Bestimmte Völker / Menschen haben daran dann ein Leben nach dem Tod gekoppelt, glauben an ein himmlisches Paradies, neben ihrem Gott, warum auch nicht.

Aber Depression kann auch bei diesen Menschen vorkommen und macht deutlich, dass etwas nicht stimmt: dass der Tod, der physische Tod die letzte Krankheit ist, die überwunden werden muss, wenn der Mensch aus seiner Ur-Depression-Trauer-Grauheit entkommen will.

Ein Total-Bruch mit dem Alten System, das zum Tode hin führte. Ein Bruch mit der Überzeugung, dass der Mensch nicht weiter / anders kann, als körperlich zu sterben. Ein Bruch mit der Überzeugung, dass der Mensch seinen Höhepunkt erreicht hätte und dass das Stadium des Todes unvermeidlich wäre.

Nichts ist weniger wahr ... Hör auf zu leben, als ob es gut wäre, in diesem Stadium hängen zu bleiben und als ob Begräbnisse, Kremationen usw. ... weiter bestehen müssten. Brich mit der Überzeugung, dass der Mensch keine andere Wahl hat, als schließlich ‚am Ende des Weges zu sterben'. Dieser Weg hat überhaupt kein Ende, wenn du bestimmte Veränderungen erst und vor allem in deinen Überzeugungen durchführst und anschließend nach diesen neuen lebensspendenden Überzeugungen dein Leben lebst. Was fordert das Leben von dir? Welche Schritte sollst du machen? Was loslassen? Es folgt ein EWIGDAUERNDER Transformationsprozess: nur musst du dies Bewusst wählen, als Herr dein Leben lenken und *diese* Veränderungen durchführen und ‚aufrufen', so dass dein lebender Selbst-Kern Veränderungen im genetischen System, in jeder Körperzelle, in deiner Gesamtheit als ICH stattfinden lassen wird, Schritt für Schritt.

Glaube ... Liebe ... Bewusst Sein.
Geben und nicht greifen.
Sein und nicht in Begierde Habenwollen.
Das fundamentale Glück in dir selbst finden: indem du erkennst, dass der Tod nicht mehr zu existieren braucht und dass du weder geliebte Menschen zurücklas-

[19] Lies hierzu mehr im Buch *Neue Tage*. Dieses Buch ist bei Erscheinen des vorliegenden Werkes noch nicht in deutscher Übersetzung erhältlich.

sen, noch ihnen durch dein Verscheiden Schmerzen verursachen werden musst, niemals. Diese Erkenntnis und ein aktives Mitarbeiten an allem, was dabei von dir verlangt wird, nicht zuletzt „das Loslassen". Nicht festhalten, packen, greifen, habgierig sein, begehren und alles was dazu gehört, sondern ein tiefgehendes Loslassen und ein aktives Eintreten in dich selbst. Nicht in die Oberflächen-Schichten deiner selbst, an der Außenseite, auch nicht an Image und Schein hängenbleiben, sondern zu dieser wahren Freude kommen, die aus deinem Innersten kommt, zu deinem Herzens-Sein, deinem Liebes-Sein, in Sphären reiner Dankbarkeit. Dies ist nur möglich, wenn das Leben ewig weitergeht ... Es ist an jedem Menschen selbst, „die Wahl" zu treffen. Lies mehr hierzu in *Neue Tage,* Kapitel ‚Körperliche Unsterblichkeit'. (Dieses Buch ist bei Erscheinen des vorliegenden Werkes noch nicht in deutscher Übersetzung erhältlich.) Nur hiermit kann die Ur-Depression fundamental verschwinden.

Ein ewiges Leben erfordert eine ewige Evolution, dies bedeutet, aktiv ‚Schritte zu machen, die gemacht werden müssen' und das Leben wird dir schon deutlich machen, um *welche* Schritte es sich dabei handelt. Du bekommst Signale in Form von Ereignissen oder Krankheiten / kleineren Leiden, Problemen im Alltag wie finanzielle Probleme beispielsweise oder verprügelt zu werden, oder auch wenn du selbst andere Menschen triezt: das Böse kann niemals überleben, sondern vernichtet sich selbst. Ob man an einen Gott glaubt oder nicht: ein intrinsischer Bestandteil des Lebens ist der „Bumerang-Effekt" ... Wer einem anderen Schaden zufügt, wird den Bumerang zurückbekommen ... außer, wenn er tief zur Einsicht kommt und absolut beschließt, dies nicht mehr zu tun, es wieder gut macht ... dann kann der Mensch einen neuen Anfang machen, aber dann muss dies in Absolutheit aus dem Herzen heraus geschehen, denn mit dem Leben kann man sich keinen Scherz erlauben! Tue Gutes ... und dir wird Gutes widerfahren ... *das* ist die Aussage, die sich nun einmal in der Praxis ständig aufs Neue beweist. Menschen, die nicht an einen Gott glauben, müssen sich dies gut vor Augen führen.

Den Begriff ‚Gott' verwende ich normalerweise bewusst nicht, da jedes Volk, jedes Land, jedes Individuum sich seinen eigenen Gott bzw. Götter geschaffen hat ... weltweit: lass uns lieber von der immergebenden Urquelle, Lebensquelle sprechen, dem Leben selbst, das gibt und freigibt ... und Güte in sich trägt für den Menschen, der Gutes tun will, und dies dann tausendfach zurückbekommen wird ... Und Wut für den, der sich dazu entschließt, (sich selbst, anderen, dem Leben selbst) Böses zu tun und schließlich den Bumerang auf seinen Kopf zu bekommen.

Legst du genügend Wert auf deinen Inhalt, liebst du dich selbst oder wagst du es nicht, dich für deine Interessen einzusetzen, und kriechst du feige / ängstlich weg, fühlst du dich nicht gut genug oder generell schuldig? Oder umgekehrt: nimmst du gegenüber der Außenwelt eine arrogante Haltung ein? Verlierst du dich in Sex ohne Liebe, in irgendeiner Sucht? Usw. ...

Liebe und Güte: *diese* gehören zum Wahren Leben.
Kein Opfertum, keine Selbstaufopferung: Selbst-Liebe, Liebe zu allem Gutem, dir selbst keine Schmerzen bereiten. Dich als „1" niederlassen, nicht im Urschoß der Null hängenbleiben. Keine Verweigerung von Transformation: den Widerstand diesbezüglich überwinden. Dich selbst auf der Erde fest verankern und nicht vor der Verantwortung wegkriechen, die du für dich selbst auf dich zu nehmen hast.

Schreite vorwärts, den Blick gerichtet auf das ewige Leben auf Erden, führe diese Fundamentale Transformation durch, dann wird die existenzielle Depression verschwinden wie Schnee in der Sonne. Du *musst* nicht, sondern du darfst dir dies selbst schenken ...

Morgen-depressive Sphären

Lösung, so dass du stärker die Freude des Lebens, deiner selbst fühlen könntest?

Kernursache

Findest du, dass du ein Sündenbock, das schwarze Schaf bist? Schlägst du dir das nun selbst um die Ohren, weil du der Meinung bist, dass du etwas verbrochen hast, oder dass du kein guter Mensch bist? Wut gegen dich selbst. Nein, du verdienst es nicht, noch frei herzumzulaufen, als ob du brav wärst, so klingt es in dir. ‚Rosenkohl', murmelst du und du weißt, was dies bedeutet: bleib einfach innerhalb deines eigenen Bereichs, suche nicht mehr außerhalb von dir; du hast genügend Wissen und alle möglichen psychischen Nährstoffe in dir zusammengetragen; du darfst deine Augen nun nach innen richten, bei dir selbst tief innen nachhause kommen,[20] in deinem eigenen Reichtum.

Felsartige kapriziöse Oberflächen, mit Hohlräumen und Vertiefungen hier und dort, raue Oberfläche, launische Natur, aber wundervoll in ihrer Einzigartigen Gestaltung. Siehst du dich selbst, das Leben so? Hart und kräftig wie Gesteinsmassen, spitz, scharfkantig und verletzend scharf, verletzlich, hier und dort. Allerdings eine prächtige Abwechslung von grauen und grünen, blauen Farben.

Warum hast du eine so schlechte Meinung von dir selbst? Darfst du deine eigene höchstpersönliche Natur in der ursprünglichen Schönheit deiner selbst nicht erleben? Dein Inhalt ausgedrückt in einem einzigartigen Körper, der die Ursprünglichkeit deines ICHS wiedergibt, losgelöst vom dummen Kult des Äußerlichen.[21]

Dich selbst zu ‚brechen', abzubrechen bis auf den Knochen, das ist es nicht, was das Leben von dir möchte!

Barer Unsinn: das machst du dir selbst weis, das machst du vielleicht anderen über dich selbst weis. Willst du nicht einmal, dass andere dich als positiv betrachten? Beschämst du dich selbst, dann beschädigst du dich selbst. Du bist darin eindeutig radikal: nein, ich habe nicht das Recht, auf die Art und Weise wie ich bin zu existieren.

„O nein", sagst du, sehr stur und ablehnend.

Welchen Standpunkt du auch vertrittst, du bleibst dabei. Unbeirrbar, nicht von deinem Punkt abzubringen.

Kernlösung

Die Lösung erfordert nun eine echte EINSICHT in dich selbst. WER bist du eigentlich? Warum betrachtest du dich als ‚nein'? Warum kein SANFTES VERSTÄNDNIS für deine Art des ‚Seins'? Dich so mit der Riemenpeitsche zu schlagen, das verdienst du nicht: du machst es dir selbst weis. Jeder Mensch hat die Chance, jeden Tag einen Neuanfang zu machen. *Komm zu Liebe zu dir selbst: du erschaffst dein Leben selbst! Warum erschaffst du nicht ab sofort etwas Schönes und Glückliches, zukunftsorientiert?*

Versuche die Dinge in aller Ehrlichkeit und ausgeglichener Wahrheit zu sehen, nicht zuletzt dein ‚ICH'. Du fühlst, wie eine Harmonie existieren darf, wie du dich selbst und den Rest der Welt mit einer ausgeglichenen Sichtweise betrachten darfst. Nein, du duldest keine Weigerung mehr aufgrund deiner eigenen Sturheit, oder von Menschen, die dich in diese Rolle des schwarzen Schafes drängen wollen, die diese Sturheit in dir stimulieren wollen.

Geduldig DAS SEIN SO WIE ES IST *akzeptieren,* ohne Widerstand dagegen zu bieten. Du bist jetzt im positiven Sinn radikal: man darf nicht zu dir kommen und Äußerungen wie die folgende machen: ‚Und wie wäre es, wenn du nun einmal ...'. *Du*

---

[20] Lies über die Symbolik von Rosenkohl in *Das Füllhorn - Psychologische Symbolsprache der Nahrungsmittel*.

[21] Lies hierzu mehr im ersten Teil dieses Buches, sowie im Kapitel *Essen, Essprobleme, Nahrung*.

fühlst, dass du du selbst sein und immer mehr werden musst: da liegt dein Glück, in dieser Selbstentdeckung voller *Dankbarkeit für ‚dein Sein'.*

Du duldest keine Seeräuber in deinen Gewässern, du nimmst dein Leben vollständig in die eigenen Hände, stark, tüchtig, resolut. Du richtest dich auf, trägst den Kopf hoch, bist dir all des Schönen bewusst, das du in dir hast, und das noch auf dich wartet. Du machst Schritte vorwärts.

Du fühlst dich überhaupt nicht mehr wie ein Opfer oder ein schwarzes Schaf. Du weißt nun, was du zu tun hast, mit geradem Rücken, in Selbstsicherheit. *Froh über dich selbst, dich selbst nicht länger heruntermachend,* dich nicht mehr widersetzend gegen dein Lebendes Selbst, gegen deine Art des ‚Seins'. Du machst dir die Überzeugung zu eigen, dass du in keiner Hinsicht mehr verletzt zu werden brauchst: denn *du liebst nun dich selbst* so wie du bist, Seele und Körper. *Du machst den Schritt, den du machen solltest: kräftig!*

Lies auch den Text *Depression, allgemein.

Winterdepression

Kernursache

Das Knie leicht gebeugt, spitz, bleibt in dieser Haltung hängen, der Mensch leidend am Kreuz. Die Symbolik des steifen Knies: *du bietest Widerstand, möglicherweise unbewusst, um aus der Leidenssituation zu entkommen,* in Richtung auf Überzeugung und konkrete Veränderungen. Dabei nimmst du eine harte und scharfe Haltung ein. Du fügst dir selbst Schmerzen zu, indem du in der alten Situation verharrst; du opferst dich und weigerst dich, wenn auch unbewusst, davon Abstand zu nehmen. Warum strafst du dich selbst so, lässt dich büßen, peinigst dich, lässt dich innerlich leiden, bist depressiv? Hältst du dich selbst für keinen guten Menschen? Warum stellst du dich selbst nicht in den Mittelpunkt deines Daseins? Warum lässt du dein Glück von anderen Menschen abhängen? Ein tiefer Widerstand hiergegen. Ist es die Gesellschaft, das Bestreben, den Regeln und Normen der Herden-Gesellschaft entsprechen zu wollen und dich selbst zu bestrafen, wenn dies nicht der Fall ist, oder auch sonst? Du hältst durch und erleidest Schmerzen, weil du dich selbst so straff spannst, ‚strammstehend, wie es sich gehört', durch das Leben gehst. Deine Muskeln, Sehnen, Knie könnten dadurch wehtun. Um gut zu leben oder zu wirken, musst du ‚Schmerzen erleiden', davon bist du überzeugt. Du darfst nicht ‚du selbst' sein.

Möglicherweise ringst du mental noch mit dem Bagatellisieren wichtiger Dinge und dem Übertreiben von Details. Du fühlst dich wie ein Pantoffelheld und würdest dich selbst manchmal am liebsten schlagen, so böse bist du auf dich selbst; du brichst dich selbst oder du hältst dich selbst für einen Versager, einen Nichtswürdigen. Ach, was für einen Sinn hat das Leben noch für einen Menschen wie ‚mich'?
Ja, manchmal ist da eine auf dich selbst gerichtete Wut; dann würdest du am liebsten gleichsam den Strick um deinen Hals zuziehen: Selbsterstickung, Selbstverwüstung. Du verabscheust dich selbst und findest nicht, dass du es verdienst zu ‚sein': eigentlich hat es den Anschein, dass du das Leben selbst verabscheust. Du trittst das Leben, kalt und hart, bist abgeschnitten von deinem wahren Herzenskern, der auf deine Heimkehr wartet, liebevoll in dir selbst, in deinem Körper.

●

Wie auf einem geschlossenen alten Planwagen eines Bauern hoppelst du über das Kopfsteinpflaster, die große Milchkanne steht dabei in der Mitte. Man kann es primitiv und altmodisch nennen, aber es geht. Es ist schwierig, dich auf den Beinen zu halten, aber du tust dein Bestes, nicht das Gleichgewicht zu verlieren. Als ob es NUN nicht einfach ginge. Du machst es dir selbst schwer, indem du in Vergangenheit-Überzeugungen hängenbleibst. Du hältst an alten Überzeugungen und Lebensgewohnheiten fest, aber du bist „JETZT". Also gehe mit dir selbst mit. Verlasse die Sphären des Alten Todes und beginne zu Leben!

Du wirst gleichsam mit schwerem Landwirtschaftsgerät, mit langen metallharten hervorstehenden Zinken konfrontiert: dem harten Leben, davon überzeugt, dass „du aufpassen musst, dass du nicht schmerzhaft verletzt und aufgeschaufelt wirst!"

Die Dinge kommen schwer und wie aus düsteren Tiefen nach oben; es lebe die Raupe (die Vergangenheit), denn sie wird kein Schmetterling, jauchzt es albern in ihrem / seinem Kopf. Dann wiederum denkst du: „Ich bin doch verrückt! Was höre ich denn jetzt alles in meinem Kopf? Wird Geistesgestörtheit zu meinem Schicksal?" Angst steigt auf und du befürchtest, dass möglicherweise etwas mit dir nicht in Ordnung sein könnte, mit deiner Gesundheit, deinem Geisteszustand. Manchmal verbleibst du so stark auf dieser Geisterinsel, dass du ebenso wenig noch mit der Wärme deines Körpers in Kontakt kommen kannst, mit deinem Herzen, deiner Gesamtheit, wie mit der Realität (mit beiden Füßen auf dem Boden). Du siehst die Wirklichkeit nicht mehr, wie sie ist; du nimmst Abstand von dir selbst, von deinem Lebensherzen. Davon wirst du depressiv. Du solltest wieder in deinen Körper zurückkommen, mit der wahren Realität des liebevollen Menschen verschmelzen, der du potenziell bist! Kehre zurück auf die warme Erde, in die Wirklichkeit, breche mit der frostigen Inselsphäre.

Du hältst deine Energien zurück: als ob der Schaukelstuhl hoch in der Luft hängen bliebe und daran gehindert würde, sich zurück zum Boden / zur Erde zu bewegen, und im Stuhl sitzt ein kleines Menschlein: du? *Angst,* nicht mehr zur Erde gelangen zu können, Angst, zu fallen, dass etwas oder jemand dich mit einem Griff in deinem energetischen Tun und Lassen bremsen könnte, so dass das Leben kein sicheres Geschehen mehr wäre.

Als ob du in eine Zuckerwatte beißen würdest, aber genauso gut könntest du dich selbst in diesem klebrigen Brei *verlieren.*

Die aufgerichtete Dreieckslinie (wie in der Form eines Zeltes) kehrt hier immer wieder zurück: *du nimmst dich selbst gefangen* unter dieser Dreiecksform der Erde, zugleich ge- und beschützt. Nimm nun die Interessenssphäre, denkst du: was bleibt mir davon? Nichts? *Was bin ich wert?* Nichts? Oder ... Kommunikation mit dir selbst, ja, das funktioniert ganz gut, wenn sie auch etwas verwirrend verläuft, aber mit den anderen, nun, das funktioniert bei dir gar nicht. *Es wirkt fast so, als ob du in einer Glocke sitzt, in einem Schneckenhaus, aus dem du nicht gerne heraustrittst. Aber das Leben fordert dich dazu auf, dies dennoch zu tun.*
„Jajajajaaa ... !", sagst du und redest dabei einfach weiter und plauderst über dies und das: mit dir selbst. Zügellos, hast dir selbst die Nerven geraubt, in deinem Inneren.

Albern: mit dem Sonnenschirm über deinem Kopf und plötzlich stülpt sich dieser um, Streben nach außen, ohne dass in der Nähe ein Wind geblasen hätte. Wie ein albernes Show-Frauchen ‚Ui!' ausrufend und dich windend: *damit jemand dich sieht, dir Aufmerksamkeit schenkt?* Vielleicht, aber vor allem denkst du dir diese Spielchen mit dir selbst aus, damit du von dir selbst finden kannst, dass du einen ‚schönen' originellen Anblick bietest und so die *Aufmerksamkeit* anderer bekommen würdest. Gib dir selbst doch alle warme Aufmerksamkeit und spiele überhaupt keine ‚Rolle'. Das natürliche Einheitsband mit dir selbst wäre wiederhergestellt, ohne Maskerade.

Kernlösung

Denke einmal darüber nach, wo und in welchem Sinne du Änderungen an deinen

Überzeugungen vornehmen solltest, an deiner Sicht deiner selbst, deines Handelns. *Mach kurzen Prozess mit dem Nichtigkeitsprinzip:* du bist nicht nichtig, und das Leben ebenso wenig! Großartiges Potenzial, etwas zu erschaffen, ein glückliches Dasein liegt in dir. Du musst nur daran glauben und offen dafür zu sein; *öffne deine Hände, so dass das Schöne in dein Leben eintreten kann;* liebe dich selbst, bedingungslos. Höre damit auf, dich schlecht zu reden, zu verkennen. Trete in die Sphären der Dankbarkeit ein, sei dankbar für den, der du bist, und dafür, *dass* du bist: ein Mensch zum Lieben. Dankbarkeit für das Leben selbst: und dass der Mensch über die Möglichkeit verfügt, sich selbst in eine bestimmte Richtung zu lenken. Ja, du hast es selbst in der Hand: willst du glücklich sein, Gemütlichkeit erfahren? Dann musst du zuerst einmal mit dir selbst glücklich sein, musst aufhören, aus einem Unglauben heraus kein gutes Haar an dir zu lassen.

Es *braucht* überhaupt kein Leiden zu geben; niemand hängt am Kreuz und leidet; das Kreuz ist leer, nur willst du dies aufgrund deiner negativen, dich selbst herabwürdigenden Überzeugungen nicht sehen. Also ändere dich; *packe dich selbst am Kragen: stelle dich mit beiden Füßen auf den Boden, fasse dir ein Herz und mache dir einmal bewusst, welche Möglichkeiten in dir stecken! Mach dich an die Arbeit, sitze nicht nur herum; kommuniziere mit anderen und ziehe dich nicht in deine Inselsphäre zurück. Wechsle auf aktive Weise das Gleis!*

Der goldene Wert steckt auch in dir ... liebe dich selbst: dann wirst du fühlen, wie ein warmgoldener Strom in dir in Gang kommt, deine Gefühle. Das Leben wird sonnengold, warm, gemütlich, eine herrliche Atmosphäre, die nicht zu beschreiben ist, sondern nur gefühlt werden kann.

Ja, dich selbst sehr lieben, wissen, dass dieser sonnige warme Kern in dir ist und dass du willkommen bist, dass du dazugehörst, zum Leben auf Erden. Fühle diese Gemütlichkeit in deinem eigenen Wesen! Oder lehnst du dich selbst immer noch ab? Dann finde heraus, auf welchem Gebiet dies der Fall ist, und löse dies zuerst auf. Je tiefer du IN dich selbst hinein purzelst, desto näher gelangst du zu dem warmen Urlebenskern deiner Identität, deines ICHS.

Dieses ursprüngliche Lebensgefühl beinhaltet Wärme wie von einem gemütlichen Kaminfeuer. Du fühlst dich behaglich und nah bei dir selbst. Dieses Glücksgefühl in deinem Inneren: damit musst du dich verbinden; nirgends außerhalb von dir selbst, weder bei der Sonne, noch bei sonnigen Menschen, wirst du dieses unermessliche Glücksgefühl finden: nur Tief In Dir Selbst. Wärme dich in deiner eigenen Behaglichkeit.

Hast du dich selbst kalt abgewiesen, vielleicht in einem Teilbereich, oder in der Essenz? Dann wirst du in frostigen kalten Tagen nur das Frostige sehen, und nicht die Pracht und Schönheit der Natur, des Regens und des Schnees, den vollwarmen grauen Himmel ... fühlen können.

Verbinde dich also mit diesem tiefwarmen Kernball in dir selbst, mit deinem Liebesherzen. Das reine Glück liegt in dir selbst, suche es also nicht in deiner Umgebung. In diesem Glücksgefühl, dieser aufrechten bedingungslosen Liebe zu dir selbst, kannst du schöne Kontakte mit anderen erleben, kannst du auch in Bezug auf die Zukunft ein warm-tiefes glückliches Gefühl erfahren. Du hast in der Liebe zu dir selbst dein Herz erwärmt; du machst es dir gemütlich und weißt, dass du dein Leben selbst in der Hand hast: du beschließt, etwas Warmes und Gemütliches daraus zu machen, auf die Zukunft gerichtet. Die Basis liegt in der Selbst-Liebe, Selbst-Erwärmung, liegt darin, dass du ganz nah und innig zu dir selbst kommst und dich dadurch in deiner goldenen Mandorla[22]

[22] Lies über die Suche nach wirklichem Glück in *Die Zwölf Tore des Prinzen Sirius.* Dieses Buch ist bei Erscheinen des vorliegenden Werkes noch nicht in deutscher Übersetzung erhältlich.

einfach froh und glücklich fühlst. Ja, du bist gut, ja, du kannst es dir gemütlich machen, und ja, du weißt, dass du für dich selbst aus der Herrlichkeit des Jetzt heraus eine schön-wärme Zukunft schaffen wirst.

Hormone und andere Elemente, die zu dem Gefühl der Wahren Freude führen, werden in deinem Körper gerade auf der Basis deiner Überzeugungen produziert, gerade als Folge der Tatsache, dass du dich liebevoll behandelst und als liebevoll erfährst. Und zu wissen, dass tief, im Kern der Lebensquelle selbst, der höchste Wunsch und die Gewissheit liegt: dass der Mensch geboren wird, um zu entdecken, dass er eigentlich nie mehr zu verfallen und zu sterben braucht ...[23]

•

Schenke dir selbst deine Aufmerksamkeit. Halte dich selbst nicht zum Narren und ergreife dein Zepter als Herr über dein Dasein. Niemand außer du selbst kann dich besänftigen, beruhigen und auf einen ‚rechten Weg' bekommen. Bisher ist dir dies noch nicht gelungen, aber das kommt schon noch. So weißt du dich selbst in eine Show, ein Theaterspiel oder eine dramatische Aufführung zu bringen, möglicherweise wie in einer Filmrolle, aber führst du dich selbst wieder herunter vom Podium, wenn du fühlst: jetzt muss ich damit aufhören, Schluss damit!

Du schluckst, du schnupfst deine Nase auf primitive Weise, wie ein kleines Tier. Möglicherweise hören andere dies nicht gerne, aber du bist dir keiner Schuld bewusst. *Ein instinktiver Rest deines einstigen Ichs ... wo der Tod noch existierte.*

Du weißt vorläufig noch nicht, ‚wie' du hierfür eine Lösung finden sollst, aber ‚ach ja, das kommt dann schon noch', übergehst du es leichtfertig, manchmal zu leichtfertig. *Um durch eine Art Oberfläche zu brechen, eine Außenschicht, die deinen Kern nicht berührt. Um in das ICH zu kommen, das du nun BIST, weg aus dunkler Vergangenheit-Sphäre.* Darum ziehst du möglicherweise eine Depression an: DAMIT DU BEI DEINEM TIEFSTEN EIGENEN WARMEN SONNIGEN LIEBEVOLLEN ICH LANDEN KANNST ... DENN DARIN LIEGT SCHLIESSLICH DIE EINZIGE LÖSUNG. Also, betrachte die Depression an sich als nicht so schlimm: der Sinn der Sache ist, das du auf dem Pfad des Glücks WEITERKOMMST. Dass du dir selbst das wahre LEBEN schenken würdest ... Ehrlich lebend aus deiner natürlichen Art und deinem Herzen heraus: so bist du ein wundervoller Mensch!

Kommunikation ist so wichtig, dass du dies nicht ignorieren kannst. Du stellst dir jedoch nicht die Frage, wie du am besten zu *deinen Tiefen* kommen kannst, um dann in *tiefere Kommunikation* mit anderen kommen zu können ... Dies kannst du so nicht mehr lange durchhalten. Spiel nun nicht wieder in deiner eigenen kleinen Welt, als ob du ein autistisches Kind wärst. Du denkst ‚jetzt reicht's' und du gehst weg. Komme doch zu deinem essenziellen warmen Herzen! *Zieh dich nicht in deinem Kopf und deinen Gedanken weg von der Erde: komme in deinen Körper, als ICH mit beiden Füßen auf dem Boden, weg aus dem leeren ‚Geist'.*

TRANSFORMATION ist nun gefordert! Kein Widerstand mehr!
Halte diese Energien nicht mehr zurück: lasse dich selbst wirklich leben, kreieren, transformieren von Raupe zu Schmetterling.

Postnatale Depression

Depression nach einer Entbindung

Kernursache

Das Baby in deinem Bauch hat für einen gewissen Zeitraum deine „psychische Leere" gefüllt; bei der Geburt solltest du

[23] Lies hierzu im Buch *Neue Tage.* Dieses Buch ist bei Erscheinen des vorliegenden Werkes noch nicht in deutscher Übersetzung erhältlich.

dich von diesem Teil, der zum Teil „du" geworden warst, verabschieden. Möglicherweise dachtest du, dass das Kleine deine Leere füllen würde, aber das ist natürlich nicht möglich.

Jetzt wirst du wieder aufs Neue ganz mit dir selbst, mit deinem fundamentalen Problem, mit dem du bereits vor deiner Schwangerschaft zu kämpfen hattest, konfrontiert.

Du erlebtest und erlebst nicht deine Fülle; du fühlst dich leer, einsam, unvollständig „In Dir Selbst". Möglicherweise bist du sogar unbewusst wütend auf das Baby, weil es nicht dein Problem löst. Du weigerst dich, dein Leben auf selbstbewusste Weise in die Hand zu nehmen, weil du nicht wirklich an dich glaubst.

Es hat den Anschein, als hättest du keine Perspektive, weil du nicht von dem Bewusstsein deiner wertvollen, schöpferischen Kraftquelle aus lebst. Du bist noch nicht Meister deines Lebens: Deine Gedanken sind selbstzerstörerisch, weil du dich nicht für dein tiefstes, göttliches Selbst, für deine intuitiven Kanäle öffnest.

Möglicherweise hältst du dich noch immer an einschränkende Denkmuster und alte Vorurteile. Auf diese Weise wird dein „Kopf" beengend im Griff gehalten, wodurch hormonelle Reaktionen in deinem Körper auftreten, die dich auffordern, einen neuen Weg zu wählen: Denn Ängste und Depression weisen daraufhin, dass du einer Richtung und einer Denkweise nachgehst, die im Gegensatz zum Leben und zu deinem Wohlbefinden steht. Gibt es die Tendenz, dass alles dich niederschmettert, hast du Angst, überrannt zu werden?

Kernlösung

Finde den Weg zu dir selbst, befreie dich, *lasse dein Selbst geboren werden,* das Leben ist viel heller als du es jetzt siehst. Entdecke jetzt die Freude UM DEINER SELBST WILLEN: Mache dich auf die Suche!

Siehe auch Depression, allgemein, Ängste und Teil I.

DIABETES INSIPIDUS

seltene Krankheit, die nichts mit dem Zuckergehalt des Blutes zu tun hat (insipidus = ohne Geschmack), dies im Gegensatz zur häufig vorkommenden Krankheit ‚Diabetes mellitus' (mellitus = honigsüß), meist schlichtweg ‚Diabetes' genannt, und unten beschrieben; beim Diabetes insipidus scheiden die Nieren ungebremst Wasser aus (das keinen Zucker enthält), wodurch ohne Behandlung bald ein Austrocknen des Körpers auftreten kann

Kernursache

Du kniest gleichsam und verbeugst dich vor etwas oder jemandem, vor einer Autorität, die außerhalb deiner selbst liegt, wie Gläubige vor ihrem Gott knien würden, wie andere vor einem Idol oder Ideal außerhalb ihrer selbst knien würden. Auf diese Weise manipulierst du dich selbst; Selbsttäuschung, kleben an und kriechen vor anderen, nicht wirklich auf eigenen Beinen stehen. Es ist Zeit, deinen eigenen Wert zu erkennen und anzuerkennen! Als ob von unter einem hohen Zauberhut etwas Ekliges hervorspringen könnte: der Herold des Todes beispielsweise, dahinter verborgen das Requiem. Dahinter verbirgt sich die Angst, vom Tod ergriffen zu werden. Du nickst schnell ein ‚Ja', du bist brav und gehorsam: als ob du doch ein wenig für gut oder vorbildlich befunden werden willst von jenen, die du als ‚groß' oder ‚wundervoll und vorbildlich in Form und Inhalt' betrachtest (nach deinen Normen). Ja, ich bin ein braves / braver, heiliges / heiliger Mädchen / Junge, ja, ich tue immer mein Bestes. Du hast deinen eigenen großartigen Inhalt noch nicht entdeckt und lebst von der Anerkennung oder dem positiven Urteil der anderen über dich. Und so, immer dein Bestes tuend, fühlst du dich gut.

Wohlerzogen mit ordentlichen oder braven, lieben Manieren, oder als Weiblein den Rock sittsam an den Körper pressend; ja, so bist du gut und weißt, dass andere dich auch mögen werden und dich gut, schön, und wohlanständig finden. Als Mann mit einer spezifischen anderen Haltung. Denn für diese Blicke und die Musterung durch andere in günstigem Sinne lebst du. Es wirkt unschuldig und ganz so wie man sein sollte, um heiliggesprochen zu werden.

Aber dies ist nur eine *'Rolle'* ... dies bist du an der Oberfläche, in einer bestimmten Haltung, in gewissem Sinne an den anderen ziehend, dich nährend an den Blicken und Kommentaren der anderen. So gibst du dir selbst auch eine Eins. Das dunkelblaue Kostüm des Stewards / der Stewardess ist doch adrett und schön, nicht wahr? Auf diese Weise lebst du in einer Lügen-Welt, nicht schön, und auch nicht gut für das Wahre Leben. Ein Theaterspiel, alles nur, um für gut befunden zu werden. Eine Anziehungskraft, eine Ansaugungskraft kannst du unbewusst oder bewusst dabei einsetzen: Dies bedeutet dann, dass ein unbewusster oder bewusster Macht- und Greifdrang besteht. So kann der Teufel sich auch als ein unschuldiges Kind verkleiden, oder die Hure sich in vornehmes Verhalten hüllen. Je nachdem, wie deine Umgebung aussieht, kannst du dich dann wieder entspannen und nicht mehr 'in der Haltung' verbleiben. Oder nicht länger diese Art spezieller Kleidung tragen usw. ... Dich in einem Raum entspannend, wo niemand dich sieht, kannst du ebenso gut wie ein rauer Seemann ein großes Bier trinken, grob, auf ordinäre Weise eine Zigarette anzünden, oder etwas anderes tun, dich schamlos in dieser oder jener Haltung setzen oder hinlegen, Dinge, die überhaupt nicht zu 'dem Bild' passen, das du zur Außenwelt hin von dir selbst erzeugst. Du kannst von einem Extrem ins andere fallen, als ob es ein Spiel zwischen Gut und Böse ist.

Kernlösung

Dahinter verbirgt sich jedoch dein authentisches natürliches Selbst. Dein ICH mit seinem echten Wert, seinem goldenen Inhalt; du, der sich selbst als Naturmensch erfahren kann und der kein Bedürfnis fühlt, einem animalischeren oder instinktiveren Verhaltensmuster nachzugeben. Dein dahinter liegendes ECHTES Ich, das so lange unter einer Form verborgenen war, einer Haltung, die du nicht wirklich bist / warst: brich durch diese primitiven, dich selbst anfeindenden Schichten hindurch und entdecke, wer du im Kern deines Wesens wirklich bist. Ein Mensch kann sich immer auf Reinheit, Integrität und Purheit zu entwickeln, oder in die umgekehrte Richtung: die Wahl liegt bei dir.

Staube dich selbst ab; lasse diese unechte Haltung, diese Staubschichten verschwinden und komme letztlich zu dem reinen hellen Stern, der in dir wohnt. Bewege dich frei und froh, Arme und Beine gleichsam in alle Richtungen springend und tanzend, wie ein Fohlen oder ein herumalberndes Lamm in der Frühlingswiese: sei doch spontan und natürlich du selbst. Winde dich nicht länger in eine Rüstung! SEI derjenige, der du *wirklich* BIST, in aller ungebundenen Freiheit. Öffne diese Türen, komme in Bewegung, im wahrsten Sinne des Wortes, schrumpfe dich nicht länger zu und folge nicht mehr den Augen anderer, mache dich nicht abhängig davon, 'was sie von dir halten' und 'ob du wohl gut genug wirkst oder nicht'.

Sei MENSCH, nicht irgendein Heiligenbild oder etwas derartiges. Die Natur, das Leben in all seiner ehrlichen Reinheit ruft dich! In Autonomie, auf bedingungslose Weise dich selbst lieben und auf ehrliche Weise nach außen hin manifestieren, wie du in deinem KERN WIRKLICH bist. Echtheit, das Loslassen anderer, es wagen, frei und froh dich selbst auf irdischem Boden auszuleben, ohne Selbsthemmung, aber dann vom Herzen aus, die instinktiven Urmuster umsetzend in ein bewusstes Sichselbst-Erleben in Liebe. Die Anerkennung oder Genehmigung anderer ist nicht nötig; du spielst keine Rolle mehr, du klebst nicht an anderen. Kräftig auf starken Beinen stehend, nicht abschweifend zum Herden-Mode-Verhalten hin. Du bist gut, wie du in ursprünglichem, natürlichem Sinne bist, wenn auch jetzt in bewusstgewordenem Zustand, in Liebe, nicht in Begierde oder Greifen (ein bestimmtes Verhalten dir gegenüber von anderen erwarten).

DIABETES MELLITUS

„Zuckerkrankheit“
Probleme mit dem Blutzuckerspiegel

Diabetes, allgemein

Blutzuckerspiegel zu hoch
Siehe auch Hypoglykämie

Kernursache

Deine Trauer gerät außer Kontrolle; du kannst das Glück nicht „fassen“. Ein inneres Weinen nach Wärme, Liebe. Du möchtest es „festhalten“.

Sich selbst als zu klein und machtlos erleben und diesen Prozess dadurch umkehren wollen, dass man in das Süße, in einen warmen Energiestrom außerhalb von sich aufgenommen wird, der einem von anderen gegeben wird. Das kann natürlich niemals erfüllt werden, solange man sich als wertlos ansieht und sich die Liebe versagt, ja, solange man sich „das Süße“ vorenthält.

Es fehlt dir an Mut, du fühlst dich hilflos; das führt zu Reizbarkeit und Aggression, weil andere dir nicht geben, was du brauchst. Mit einem innerlich ängstlichen, aggressiven Gefühl versuchst du, alles festzuhalten, zu regeln, zu organisieren: Es sind deine Überzeugungen, worauf du dein Leben gebaut hast und die dir das Gefühl geben, dass das Leben ein Trauerpfuhl ist und dir nichts Schönes beschieden ist und dass, wenn du es nicht festhältst oder zu dir ziehst, das Leben dir *überhaupt* nichts bieten wird... Du vertraust demnach in keiner Weise auf das Leben: Du erkennst nicht, dass alle Trauer und alle traurigen Geschehnisse in deinem Leben durch deine negativen Überzeugungen verursacht, ja sogar hervorgerufen wurden. Um dennoch sicher zu sein, ein wenig Liebe zu „haben“, krallst du dich fest und tust dir häufig selber weh, dadurch dass du dich im Tausch für ein wenig Halt in deinem Leben für einen Partner aufopferst. Dein Leben wird auf die Weise zu einem Gefängnis. Du machst dein Glück von einem Partner, von anderen abhängig..., nicht von deinem Selbst. Darin irrst du dich gerade: Das Glück *kann* nur bei *dir selbst* seinen Anfang nehmen; komme zu Liebe, in Harmonie mit dir selbst, erst *dann* wird eine wunderbare Beziehung folgen. Du lebst nicht auf deinen eigenen Grundfesten. Es könnte ja eine Landmiene darunter verborgen liegen...: Misstrauen dir selbst gegenüber.

Kernlösung

Finde in Liebe zu dir. Lasse alles und jeden los, und lasse das Leben voller Vertrauen in Ruhe seinen Lauf nehmen: Höre auf damit, alles ängstlich regeln und in den Griff bekommen zu wollen. Das deutet lediglich auf deine Ängste davor hin, dein Leben selbst zu gestalten: unter dem Vorsitz deines Bewussten Ichs eine schöne Zukunft aufbauen.

Das Leben funktioniert auf schöne Weise; Liebe wird auf dich zu strömen, wenn du zunächst alles loslässt und auf dein tiefstes Selbst vertraust. *Lasse* dich nicht leben, wie es in der Vergangenheit geschah; kralle dich nicht fest: Das beschert dir nur noch mehr Trauer. Lasse dein Leben nicht von Emotionen und Unglaube leiten, so rufst du nur Elend hervor.

Sei von einem Neuanfang überzeugt, von einer Zukunft voller Freude und von der Tatsache, dass du es verdienst, glücklich zu sein, du, als vollwertiges, autonomes Individuum! Nur so wirst du sehen, dass das Leben *wohl* der Mühe wert ist. Gestehe dir nun zu, alles Herrliche in deinem Leben zu genießen! Trauer verschwindet mit deiner Selbst-Anerkennung, Selbst-Liebe.

Siehe weiter Teil I.

Hypoglykämie

Blutzuckerspiegel zu niedrig

Kernursache

Du weigerst dich (noch), aus deinem starken, selbstbewussten Ich heraus zu leben: Du lässt dich von deinen Gefühlen mitreißen, ja, du gebärdest dich wie ein kleines Kind; du ignorierst deine innere Weisheit; dein eigener WILLE verschwindet geradezu. Du würdest dich schwächer geben, als du bist, um dich wie ein Opfer winden zu können, manchmal einer Mächtigen Person zu Füßen liegend, die dir Befehle erteilt: ein möglicherweise unbewusstes, aber unehrliches Spiel als eine Art Zombie, Underdog. Aber alles ist besser, als deine eigenen starken Kräfte nutzen zu müssen, denn davor fürchtest du dich. Du misstraust deiner eigenen Art; die Tatsache, dass du dich nach außen hin nahezu unaufrichtig gibst, führt zu Schuldgefühlen und zu dem Gefühl, irgendwie „schlecht" zu sein. Auch den anderen würdest du nicht mehr vertrauen. Du lässt dich in den Fängen anderer schmoren..., während dich eine angestaute Aggression nervös macht. Schlussendlich fühlst du dich vollkommen zugeschnürt; du willst weg! Von deinem Versteck aus um dich spähend, wagst du es jedoch nicht, das Steuer *selbst* zu ergreifen; du betrachtest das Leben einseitig emotional und tauchst dich in schwarze Tinte ein..., dein Selbstbewusstsein darf und kann es von dir aus nicht geben.

Kernlösung

Ergreife die Flucht vor dieser Falle, die du für dich selbst aufgestellt hast, so schwer es dir auch erscheinen mag! Trete unter den anderen hervor, und katapultiere dich in aller Ehrlichkeit nach vorne! Gib Leuten zu verstehen, dass du fortan für dich selbst leben wirst und nicht als Dienstmädchen für sie. Sei produktiv! Lerne wieder, zu lachen, anstatt dich deinen Tränen hinzugeben. Arbeit, fortwährende Beschäftigung, Kreativität werden dir gut tun. Betrachte dich nicht als armes Schaf, denn dein Körper wird darauf reagieren: Du verleugnest und vergeudest damit deine Kräfte, die du als Mensch innehast. Selbstbewusst dein Lebenslied mit Trompeten herausposaunen, die dich aus deinem unechten Schlaf wachrütteln. Ändere deine verhängnisvollen Überzeugungen, die dir etwas vorgegaukelt haben.

Diabetes Typ 1

bei Babys und Kindern

Typ-1-Diabetes: die Bauchspeicheldrüse (Pankreas) produziert kaum oder gar kein Insulin

Kernursache

Angst vor deiner eigenen Selbstwerdung, Angst zu SEIN. Beinahe lieber nichtsein. Du spannst dich einerseits an, um dem Leben gewachsen zu sein, auf der anderen Seite würdest du dich gerne zurückziehen. Eine sehr ausgeprägte Sensibilität, die für die kleinsten Impulse aus der Außenwelt offen ist. Diese Welt wird als zu schwer, bedrückend empfunden; du findest dich in einem Milieu wieder, wo sich dir viele Dinge aufdrängen; du fühlst dich dem nicht gewachsen. Du bekommst es nicht im Entferntesten in den Griff...

Unbestimmte Ängste vor „kleinen Teufeln", die dich in ihre „Fänge" bekommen könnten usw. ... sind eine Folge deines eigenen Gefühls der Dunkelheit und Unsicherheit. Das löst du nicht im Geringsten dadurch, dass du selbst festhältst.

Die psychologische Wechselwirkung zwischen Baby und Eltern ist meistens sehr stark: Die Eltern sollten sich von daher einmal die psychologische Problematik, wie sie in der Rubrik *Diabetes (Erwachsene) beschrieben wird, genau ansehen. Manchmal erfüllt *eine(r)* der Eltern die stellvertretende Rolle für das eigene Ich: Gebt den Kindern Schritt für Schritt einen Schubs, in Sicherheit, auf eigenen Füßen, und macht ihnen klar, wie stark und vertrauensvoll dieses Ich ist! Autonome Kraft und Selbst-Wertschätzung, Selbst-Liebe.

Kernlösung

Lehrt sie, der Natur zu vertrauen: Lasst sie auf spielerische Art und Weise (mit einem Hund?) mit dem Physischen, dem Körperlichen in Kontakt kommen. Das Vertrauen, das das Elternteil ausstrahlt, ist eine wirkungsvolle Medizin!

„Liebe, Zuneigung, Selbstwertbewusstsein. Es gibt keinen ‚Teufel': Das ist die Projektion ihrer Ängste. Der Trauerpfuhl, in dem man steckt, ist kein Tümpel! Komme mit beiden Füßen auf Erden, und lebe hier-und-jetzt, nicht in Phantasien und Gedanken. Das spontane Spiel, Fröhlichkeit... Das Leben ist ‚süß' und ‚sicher'... Liebe verjagt jede Angst. Glaube an deinen urstarken Basis-Kern, deinen Engelskern, lasse los..., und gestalte dein Leben selbst. Lasse dein Herz erstrahlen!" würden wir zu ihnen sagen. [24]

Fortsetzung ...

Diabetes Typ 1

. Dieser Text gilt auch für Jugendliche, Erwachsene

Ist es nicht überdeutlich, dass in einer Gesellschaft, in der die „Liebe" so abhanden gekommen ist, ganz zu schweigen von der Selbst-Liebe, eine bestimmte Kälte vorherrscht, die die Bauchspeicheldrüse quält? Eine totale Mentalitätsänderung ist vonnöten.

Nicht das Habgierige, das Klammernde, bestimmten gesellschaftlichen Normen entsprechen zu wollen (Ehrgeiz beispielsweise auf dem Gebiet der Arbeit, des erreichten Abschlusses, Ehrgeiz im affektiven oder äußerlichen Bereich, von anderen nett gefunden werden zu wollen usw.) bringt Verbesserung bei Diabetes, ganz im Gegenteil.

Kernursache und Kernlösung

Du rechst gleichsam alles zu dir, aber die Metallzinken des Rechens hältst du nach oben, nach außen, auf die dich umringende Welt gerichtet. Ein wenig aggressiv-defensiv-misstrauisch. Auf diese Weise fügst du in erster Linie nicht den anderen, sondern zuallererst dir selbst Schmerzen zu.

Geboren mit *der Überzeugung, ‚dass dir das Leben doch niemals richtig gefallen wird',* daran gekoppelt ein traurig-unzufrieden-gekränktes: es wird mir an etwas fehlen oder ich werde benachteiligt werden. Schließlich wirst du nicht nur Trauer und Unzufriedenheit entwickelt haben, sondern dazu auch noch wütend werden, weil du bereits im Voraus in der Überzeugung lebst, dass es dir an etwas ‚fehlen' wird und dass du infolgedessen auch nicht ‚bekommst', was du ‚haben' wolltest.

Die Basis-Überzeugung: *mein Glück hängt davon ab, ob ich etwas, das außerhalb meiner selbst liegt, bekomme oder nicht. Auf diese Weise kannst du dich nicht glücklich fühlen, da du dir selbst Glück und Liebe nicht bedingungslos schenkst. Du erwartest Aufmerksamkeit, Liebe und alles, was du im Leben als Voraussetzung siehst, um glücklich zu sein, von ‚außerhalb' deiner selbst.* Auf diese Weise kannst du niemals glücklich werden: also, beginne zu erkennen, dass du unbewusst Situationen in deinem Leben schaffst, die eine Folge deiner A-priori-Überzeugungen und -Erwartungen an das Leben sind. Vielleicht ‚klammerst' du dich gerade hierdurch an dem / der / den Anderen fest, an denen, die dir Aufmerksamkeit / Liebe / Wertschätzung geben könnten. Aber gerade hierdurch begibst du dich in eine Abhängigkeitssituation und schiebst du andere (unbewusst-energetisch) von dir weg. *Schließt dich manchmal in Trübsal ab*, statt dich selbst in offener Freude und Liebe anzuerkennen.

Willst du *‚Leistung bringen'* und erreichst in der Schule nur eine 6 statt eine 1? Um die

[24] Lies ggf. in diesem Zusammenhang das lehrreiche, anregende Märchen *Die Zwölf Tore des Prinzen Sirius.* Dieses Buch ist bei Erscheinen des vorliegenden Werkes noch nicht in deutscher Übersetzung erhältlich.

‚Liebe' anderer zu gewinnen? Auf diese Weise kannst du nicht glücklich werden. Dein Wert ist unabhängig hiervon!

Erkenne, dass dein ‚Gefühl eines Mangels', die Tatsache, dass du nicht wirklich glücklich und zufrieden bist, AUSSCHLIESSLICH von DIR SELBST abhängt: liebst du dich selbst? Kannst du über dich selbst glücklich sein, ohne Einschränkung, über dein ‚Sein', oder machst du dein Glück immer noch von dem abhängig, was andere dir geben ‚müssen', zum Beispiel Aufmerksamkeit?

Du darfst dir selbst Liebe geben und tätest gut daran. Andere werden dich liebevoll behandeln, wenn du nur erst dich selbst warm auf der Erde empfängst, wenn du dir selbst aufrecht liebevolle Aufmerksamkeit schenkst, wenn du damit aufhörst, (bewusst oder unbewusst) dein Glück von dem abhängig zu machen, was du bekommst oder nicht bekommst, von dem, was die anderen dir geben oder nicht: mehr Aufmerksamkeit, Liebe oder was es auch sein möge.

Die Bauchspeicheldrüse fordert dich zu einer Überprüfung deines Systems aus unbewussten Überzeugungen auf. Fordert dich auf dein ‚Sein' zu erkennen, statt verbunden zu bleiben mit dem ‚Haben' - in diesem Fall: alles, was du ‚haben' willst oder meinst haben zu müssen, als Voraussetzung, um glücklich sein zu können.

Auf diese Weise befindest du dich in einem Teufelskreis: beginne dankbar und zufrieden dafür zu sein, wer du bist, komme in dein ‚Sein'. Auf diese Vibration des In-Dankbarkeit-Seins und ein Loslassen der Dinge und der Menschen um dich herum, reagiert die Bauchspeicheldrüse positiv.

Steht man dem Leben, den Menschen fordernd gegenüber, verlangt man, sie sollten einem mehr Liebe und Aufmerksamkeit oder etwas beliebiges Anderes schenken, so wirkt sich dies negativ auf die Bauchspeicheldrüse aus. Fühle dich deswegen nicht schuldig: du wurdest mit *diesen* bestimmten Charaktereigenschaften geboren, damit du Gelegenheit erhältst, die höchste Liebe zu Dir Selbst zu entwickeln. Auf diese Weise kann die Bauchspeicheldrüse sich eventuell erholen (regenerieren), kann Insulin produziert werden und kann Zucker in die Organe aufgenommen werden.

Lasse also los und kehre dich nach innen: auf der Suche nach dieser Basis-Zufriedenheit, der Dankbarkeit, die- oder derjenige sein zu dürfen, die oder der du bist, dich selbst lieben zu dürfen. Und wisse, dass hier das Glück auf Erden beginnt: wenn du aufhörst, von anderen etwas zu fordern, und beginnst, dich selbst mit dieser Liebevollheit zu beschenken. Auf diese Weise beeinflusst du die Insulin-Wirkung in deinem Körper.

Eltern und Erzieher von Kindern mit Diabetes tun gut daran, *ein gutes Vorbild* zu sein: ein Vorbild dafür, wie man dankbar und zufrieden im Leben steht, nicht länger verfallend von der einen in die andere Unzufriedenheit / Begierde / Getan-bekommen-Wollen durch einen anderen / Wut, wenn man etwas nicht bekommt … und sich selbst auf diese Weise noch unglücklicher machend. Dass sie dem Kind zeigen, wo die Basis für Glück gelegt wird.
Nicht in Strenge nach dem Motto ‚so gehört es sich' oder ‚so musst du auf deinem Stuhl sitzen' oder ‚du musst eine Eins schaffen'… damit wird alles außer der ESSENZ des Lebens selbst gelehrt: sich selbst zu lieben.

Das Kind wird seine Einstellung und sein Verhalten nicht anpassen dürfen, um die Liebe / Aufmerksamkeit von anderen zu ‚kaufen'.
Erst bedingungslos in Dankbarkeit leben: dass du ohne weiteres auf der Erde existieren darfst.
Sei dann froh und dankbar dafür, wer DU bist.
Schließlich in *gebendem* Sinne leben.

D.h. : nicht fordern, von anderen erwarten, sondern großzügig für dich selbst sorgen. Dein Herz öffnet sich für dich selbst und für andere. Dieses bedingungslose ‚ich bin froh, weil ich sein darf, weil ich auf Erden bin' stimuliert das Herz und die Bauchspeicheldrüse, den ganzen Körper in Gesundheit. Stimuliere auf diese Weise dein ganzes physisches System in regenerierendem Sinne.

Hole dich selbst herein, statt bestimmte Dinge oder Menschen zu dir hin ‚rechen' zu wollen.

Sei nicht unzufrieden-traurig-böse, sondern erkenne, dass die Sphären der Dankbarkeit und Zufriedenheit in Selbst-Liebe so heilsam sind für dich selbst, deinen Körper, deine Umgebung.

Gib dir selbst das ‚süße Warmherzige'.[25] Öffne dein süßes Herz dann für andere gute Menschen, ohne zu *kleben* oder an ihnen zu hängen, zu erwarten oder traurig zu sein, wenn sie nach deinem Gefühl nicht genügend geben. Hole dich selbst also auf warme, liebevolle Weise in dein Leben herein; fühle dich nicht verletzt, wenn andere dir nicht genügend Wärme geben: fordere nicht länger von diesem oder jenem, fordere nicht länger, dass diese oder jene Person außerhalb deiner selbst deine Sehnsüchte erfüllen solle, sondern gib dir selbst, was du brauchst: Anerkennung deiner selbst, Liebe, dich selbst warm begrüßen in deinem Körper, auf der Erde.

Lass los ..., klammere dich nicht an Menschen, Dinge, ... Reche nicht zu dir hin, sondern *gib*: *gib* dir selbst, *gib* anderen guten Menschen – nicht um bestimmte Dinge zu bekommen, zu beschaffen, oder um ihre Liebe und Aufmerksamkeit einzukaufen (eine Art klebrigen Tauschhandels also), sondern weil du fühlst, dass dein gutes Herz am richtigen Fleck ist, weil du geben willst, bedingungslos, ohne dich in einer Person zu verankern, oder in einer bestimmten Atmosphäre, einer Arbeitsatmosphäre, Familienatmosphäre oder etwas anderem: erkenne, dass du als ‚ICH' in erster Linie für dich selbst sorgen solltest; und anschließend kannst du dich am Austausch in Wärme mit anderen Menschen erfreuen.

Entkopple dich von Dingen und Situationen, an die du dich ‚gehängt' hast: sorge für dein eigenes Glück, auf autonome Weise: oder bringe dir dies zumindest nun schrittweise bei. In diesem Loslassen anderer, in diesem Wiederfinden deiner selbst auf selbständige Weise, in diesem auf gebende Weise im Leben stehen, dem nicht mehr greifend Festhalten ... kannst du die Gesundheit der Bauchspeicheldrüse fördern.

•

Als ob du dich in einer Wolke aus weißer Watte befinden würdest, den Kopf vollständig in der Wolke. Du verweilst oft in der Welt ‚des Geistes', etwas losgelöst, losgeschnitten von allem, was sich unter den Wolken befindet, auf der Erde. Es hat den Anschein, dass du dich selbst, deinen Körper nicht in den Griff bekommst. Einerseits gibt es Menschen, die, kräftig vereint mit ihrem Körper, das Gefühl haben, auch diesen Körper zu steuern, andererseits haben bestimmte Menschen das Gefühl, dass ihr Körper sie gleichsam überwältigt. Sie nehmen ihren Körper ‚dazu', ergreifen aber nicht vollständig Besitz von ihm, fühlen sich durch ihn überstiegen, oder leben auf eine solche Weise, dass ihr Körper *sie* lenkt, statt dass sie selbst als inhaltsreiche Autoritätsträger das Haupt des Körpers sind. Dieser letztgenannte Fall gilt häufig bei Typ-1-Diabetes.

Du verhältst dich wie ein kleiner Frosch, der noch ein wenig im Froschlaich sitzen bleibt, während die Symbolik des Fro-

[25] Lies hierzu über die Symbolik von Zucker in *Das Füllhorn - Psychologische Symbolsprache der Nahrungsmittel*.

sches[26] dich gerade dazu auffordert, einen ‚neuen Weg' zu beginnen, um ‚dich selbst in das Leben hinein zu gebären', weg vom Mutterschoß; mach einen Sprung nach vorne, komme in dein ICH.

Lass Schimmel (symbolisch[27] gesprochen, dieser braucht daher nicht tatsächlich anwesend zu sein) nun fruchtbare Folgen haben: bleibe nicht an einem Ort hängen, sondern lass dich selbst heranwachsen zu einem prächtigen Teil der Natur. Lass kein Gras darüber wachsen.

Du gibst dir selbst als Voll-Mensch nur ‚halb' Gestalt: wo ist die Urfraukraft, die Urmannkraft in dir selbst, pur und authentisch, unabhängig von einem gesellschaftlichen Bild. Das Weiblein in dir würde manchmal am liebsten mit einer Handtasche jemandem um die Ohren schlagen, solch eine Aggression aufgrund der Tatsache, dass du ausgerechnet dich selbst in der Materie des Körpers nicht als vollwertig gelten lässt, weil du nach der Überzeugung lebst, dass du nur ein kleines machtloses Etwas bist.

Nichts ist weniger wahr! Diese negative Überzeugung sollte transformiert werden. Solange du dies nicht tust, machst du dich kleiner als du bist und dann kann es geschehen, dass du in machtloser Wut oder über aggressive Ventile reagierst. Böse, entrüstet, traurig darüber, was dir ‚angetan' wurde, oder was ‚das Leben' oder ‚man' dir antut, aber eigentlich solltest du dankbar sein für das, was du nun als Signal in dir selbst entwickelt hast: so findest du zumindest heraus, *was* verhindert, dass du glücklich und gesund durch das Leben gehen kannst! So kannst du es auch tiefinnerlich lösen!

Selbst wenn man an dich gerichtet eine Bemerkung machen würde, eine kritische Bemerkung, aus irgendeinem Grund, auch wenn die Bemerkung nicht völlig berechtigt ist, kannst du daraus immer noch nützliche Information schöpfen, wenn du sie als Signal begreifst: mache einen weiteren Schritt, gehe nun weiter und bringe dich weiter auf dem Lebensweg.[28] Auch Diabetes hat dir als Signal etwas zu erzählen: wie schwierig es auch ist, sei dankbar dafür und arbeite an der Lösung: auf diese Weise kannst du dich schließlich aus deiner Urproblematik erlösen. Jeder Mensch hat seine spezifischen Signale und körperlichen Beschwerden: so dass er die Chance erhält, zu erkennen, was ihn daran hindert, ein wirklich glücklicher Mensch zu werden. Bei dir ist es der Diabetes. Andere Menschen ziehen wieder andere Signale an.

Wie eine große Austernschale oder Jakobsmuschel öffnest du deine Scharniere, du sprichst, du zeigst dich kurz, aber dass eine Perle in deiner Auster sitzt, das willst du nicht gewusst haben, das erkennst du in unzureichendem Maße. Im Gegenteil, es hat den Anschein, dass du in Gedanken von den immer gleichen Dingen besessen bleibst. Also, denke nicht mehr, warte nicht mehr, schließe nicht mehr deine Augen, als ob gar nichts wäre.

Vielleicht tust du so, als ob dich das alles nicht interessiert und versteckst du dich hinter der Haltung: ja, macht ihr nur, ich bleibe aber hier, ruhig in meiner Schale, es ist gut so. Aber das Leben selbst sagt dir: hör damit auf! Hör auf damit, dich zurückzuhalten, dich zurückziehen, mit deinem Inhalt, deinen Schätzen nicht nach außen zu treten. Tritt an, zeig dich, sprich für dich selbst. Wohne nicht länger in deinem Versteck auf deiner Insel, tue nicht, als ob du nicht da wärst, sondern pulsiere deinen Inhalt nach außen. Sprich, kommuniziere,

[26] Lies hierzu in *Wenn die Tiere sprechen könnten* … Dieses Buch ist bei Erscheinen des vorliegenden Werkes noch nicht in deutscher Übersetzung erhältlich.

[27] Lies über *Schimmel, allgemein in diesem Buch und über ‚Schimmel an den Wänden' in *Das Signalbuch*. Dieses Buch ist bei Erscheinen des vorliegenden Werkes noch nicht in deutscher Übersetzung erhältlich.

[28] Lies über das Signal ‚Du wirst von einem anderen kritisiert und dies trifft dich' in *Das Signalbuch*. Dieses Buch ist bei Erscheinen des vorliegenden Werkes noch nicht in deutscher Übersetzung erhältlich.

wohne nicht länger welt-fremd in deiner Muschel, erkenne deinen Wert.

Leugne dich selbst nicht länger, tue nicht, als ob du eigentlich gar nicht existierst, als ob du nur ‚im Geist', ‚dem Urschoß' lebtest, eigentlich wie ein vager abwesender Schemen, der nicht wirklich zum Leben erwachen will. Deine Milz könnte darunter leiden.[29] Du wirst aufgefordert, aus der ‚Ur-Abhängigkeit' des Urschoßes, des Geistes zu kommen und dich selbst in Besitz zu nehmen, dich selbst als autonomes und unabhängiges Individuum auf irdischem Gelände anzuerkennen.

Verstecke dich nicht in einer Art Zuckerwolke, einer ‚Zuckerwatte', einer weißen Nebelwolke, sondern brich durch! Lass dich selbst als fertiger und klar abgegrenzter Mensch geboren werden. Verschwinde nicht im Ur-Faktum, im nebelhaften Dunst des Nichts. Lass dein ICH sehen, werde dir deines unabhängigen Wertes bewusst.

Befreie dich aus diesem ‚Schlaf'-Zustand und wie die Sonne durch eine graue Wolkenmasse bricht, so breche nun du mit deinem starken Rückgrat durch das Anonyme, das Verborgene, das Neblige.

Dieses Signal ist eine Aufforderung, dich selbst gründlich unter die Lupe zu nehmen, als Mensch aus Fleisch und Blut, um ZU DER ERKENNTNIS, zum Bewusstsein DEINER EXISTENZ ALS ICH zu gelangen. Ignoriere das ‚irdische Leben' nicht länger, als ob du dich nur irgendwo im Hintergrund du selbst sein lassen dürftest, ignoriere nicht länger die Verantwortung, dich selbst als Mensch im irdischen Leben antreten zu lassen.

Komme erst tief in dein innerliches Häuschen hinein, komme entlang des Schornsteinrohrs herunter tief nach innen, bis du nach Hause kommst an den eigenen Kamin, fühle und durchfühle, erlebe dein Sein auf der Erde, in deinem Körper. Komme nun pur, ganz nah ‚heim' zu dir selbst.

Es hat schließlich keinen Sinn, dich selbst wie Haarwurzeln, die aus den Poren hochschießen, hoch über den Schornstein hinauswachsen zu lassen, immer höher und weg von der Erde. Es ist kein Wachstum möglich, wenn du nicht erst wirklich in deinen Körper kommst, in deine Wurzeln, in deine Basis. Zurück zum Mittelpunkt deiner selbst also: in deinen ‚Bauch'! Lass dich in deinen Körper hineingehen, ergreife Besitz von diesem heiligsten Mittelpunkt deines Wesens: dein Bewusstsein wird im Kern *eins* mit deinem Körper.

Fühle deine Ohnmacht, zu dir selbst zu kommen, wie zwei ‚Lumpen', die einander zurufen und böse Anrufe tätigen, und dabei nicht erkennen, dass dieser böse innere Streit die Folge des frustrierenden Gefühls ist, ‚nicht zu sich selbst gelangen zu können'. Dies ist natürlich eine Überzeugung und folglich lebst du auch nach dieser Überzeugung.

Du bist keine Abwesenheit, du bist kein Fisch im Ungewissen des Ozeans, uferlos und ohne Mittelkern; Ohnmacht und Wut gegen andere wüten und rasen in dir aufgrund deiner eigenen Frustration darüber, dass du dich selbst nicht finden kannst. Diese dürfen nun verschwinden.

Wisse, dass zu jeder Zeit die kleine Laterne in dir brennt: der innerste Kern deines ICHS, höchstpersönlich, keinem anderen Menschen gleichend. Wisse, dass du dich selbst als Individualität geformt hast und immer noch formst. Du bist ganz und gar nicht abwesend, aber du müsstest schon anerkennen und zuerst wiedererkennen, dass du dich in der ‚irdischen Dimension' befindest. Wach werden und begreifen, dass du als ‚DU', ein würdevoller Mensch auf Erden, *wirklich* existierst! Erkennen, dass du da bist: im Hier und Jetzt mit beiden Füßen auf dem Boden.

Dein ‚Geist' will nicht länger isoliert wohnen: knüpfe Kontakt zu Menschen, die wie von selbst deinen Weg kreuzen, auch

[29] Lies über die Symbolik in der Rubrik über die *Milz.

wenn es zum Beispiel der Ladenbesitzer an der Straßenecke ist, fühle den Wind in deinem Gesicht, den Regen auf deinen Händen, die Sonne auf deinem Rücken; fühle, dass du wirklich existierst. Lass den Geistesdampf nun ab, indem du mit dem Leben selbst in Kommunikation trittst: die Erkenntnis ‚ja, ICH Bin!' Verstecke dich nicht länger in einem ungeborenen Zustand, in einem Abwesenheitsrausch, in einer Urmuschel oder in Sphären von vergessenen Träumen.

Springe als ‚ich' zum Vorschein und nimm die Kraft in deinem Körper wahr: werde dir dessen bewusst, dass das Leben dich auffordert, deine Herrschaft über dich selbst, deinen Körper anzuerkennen.

Es fordert dich auf, deine Hände zu gebrauchen: um etwas aus deinem Leben zu machen, dass du es wirklich in dir hast, dein Leben selbst auszubauen. Du bist nicht einfach irgendeine Geisteskugel oder -null; du bist ein kräftiger Kern, der wie ein urstarker Baum aufgehen und erblühen kann. Halte dich nicht durch dein Nicht-Verständnis zurück, durch deinen Unglauben, und vor allem nicht durch deine ‚Vorstellung' von dir selbst. Verstecke dich nicht länger im Haus der Wolkenhöhe, sondern komme herunter in deinen Körper, in deine Füße und Beine, in deine Arme und deine Hände. Fühle, wie deine Finger und Zehen darum bitten, gefühlt werden zu dürfen, weitergehen zu dürfen, handeln zu dürfen.

Werde WACH in deinem KÖRPER: lass es dir zu 100 % bewusst werden, dass du wirklich auf der Erde bist; stoße dich wach, *ganz* bewusst, leugne nicht mehr, dass du bist, flüchte nicht länger in eine Art von abwesendem Traumschlaf. Tritt dich wach, aus deinem Urversteck heraus.

Leben! Als DU: ja, du *bist*, du solltest dich nur noch losreißen aus einer Art von Urnetz, unter dem du dich wie ein Ungeborener hieltest, in einer Art PASSIVITÄTS-SCHLAF: dies nimmst du nicht länger hin. Du kämpfst dich frei, heraus aus diesem Netz[30] und wirst als irdischer Mensch, höchstindividuell, geboren. Niemand kann dich von der Erde wegschieben, niemand kann dich aus dem Leben wegschieben. Aber du solltest dir schon der Tatsache bewusst werden, dass du dich auf Aktive, Wache Weise als Ich Manifestieren solltest, *Anwesend* sein solltest. Auf diese Weise verschwinden auch eventuelle Gefühle des ‚Nicht-erreichens' oder der ‚Abwesenheit' oder ‚Einsamkeit' oder ‚Trauer' und ‚Machtlosigkeit'.

Jetzt greifst du nicht mehr nach einem Halt außerhalb deiner selbst. um zu kompensieren, dass du scheinbar ‚dich selbst' nicht erreichen kannst: DU ERKENNST, DASS DU ALS „ICH" auf der Erde existierst, unabhängig von allen und allem anderen. Du SCHIESST wie ein SONNENSTRAHL durch den Nebel, der dich umgab; du schreitest entschlossen aus den Ursphären, dem Urschoß des Geistes, dem Urmütterlichen, den Urgewässern; du machst einen Schritt in das Echte Leben und entdeckst, dass du ‚bist': jetzt entdeckst du zunächst nur die ‚Freude' zu ‚sein'; Solange du dich selbst in das anonyme Nest weggeborgen hattest, konntest du dich selbst nicht fühlen, nicht wahrnehmen. Nun, da du antrittst und dich selbst ‚fühlst', deinen Körper als ‚deinen' Körper fühlen kannst, nun, da du die Einswerdung von Körper und Geist durchführst, kannst du einen Hauch echten Glücks wahrnehmen: weil du dir selbst die Chance gibst zu ‚sein'. Du verlässt das vertuschende Reich des Geistes, du versteckst dich nicht länger in dieser süßrosafarbenen Zuckerwolke oder in dieser lästigen langweiligen grauen Nebelschicht: du erkennst nun, dass du selbst als ICH dort überhaupt nicht mehr hingehörst.

Wach, entkommen aus der Traum-Sphäre, aus dem Nicht-wirklich-anwesend-sein, als ICH in dir selbst.

---

[30] Vergleichen wir dies einmal mit der Symbolik des Lymphdrüsensystems.

Nun nimmst du am irdischen Leben teil, hellwach und an dir selbst, deinem Körper beteiligt. Deine potenziellen Kräfte und Gefühle durchströmen nun deinen Körper, finden nun ihren Ausweg. Du *fühlst* dich nun … als Mensch; erst jetzt wirst du der Freude gewahr. Du gestattest es dir selbst zu fühlen, zu riechen, zu tasten, zu geben, zu schmecken, gleichsam warmes Wasser auf die Erde zu pinkeln: du wirst dir deines Körpers nun in allen Facetten bewusst. Du erlebst Freude an den Klimaschwankungen, am Kälte-Wärme Gefühl in dir. Lebendig bist du geworden, auferstanden aus dem vorgeburtlichen Stadium, in dem du dich hieltest.

Jetzt ist keine Rede mehr davon, dass du Widerstand dagegen leisten würdest, vollständig Du selbst zu sein und dich auf der Erde zu erleben, in deinem Körper. Du tust etwas mit deiner Energie, du fühlst deinen herrlichen Körper, deinen Lebensbauch und du erkennst, dass er so viele Kräfte, Talente, Gefühle enthält. Bauch und Zwerchfell wissen sich nun nach ihrem wirklichen Wert geschätzt. Das Bauchfell entspannt sich.

Du lernst nun auf bedingungslose Weise dich selbst zu lieben und das ‚Lebenslachen', die Freude darüber, wer du bist, bricht durch … der Bauch in deinen Händen, das herrliche Fleisch und Fett fühlend, eine himmlische Erkenntnis, das weiche Gewebe deines irdischen Körpers lieb zu haben, zu umsorgen wie eine Perle, die nicht aus ihrer Muschel kommen wollte, weil sie sich selbst für ein ‚Nichts' hielt.

Nun erkennst du deine eigene einzigartige Schönheit, nun weißt du, dass jeder Mensch, wenn er sich selbst in Liebe geboren werden lässt, ein prächtiges Stück Natur ist, eine herrliche Einheitskraft aus Bewusstsein-in-einem-Körper!

●

Jauchze darüber, wer DU bist; jauchze über deine innere Größe, jauchze und sei dankbar für die Tatsache, dass du sein ‚darfst', dass du ‚existieren' darfst!

Diabetes fordert dich dazu auf, in deine eigene Dynamik zu kommen, um einen Schritt zu machen, eine Bewegung (im wahrsten Sinne des Wortes) nach außen hin zu machen; wie die spiralförmige kreisende Bewegung, die sich in Richtung ‚Leben' drehen lässt, in Richtung Ausdruck, nachaußendrehend. Schritte machen, im wahrsten Sinne des Wortes, sonst wird es keine Veränderung geben. Welche Schritte: das fühlst du *jeden* Tag wieder.

Natürlich: grobe Linien in einer strukturellen Übersicht, aber folge vor allem deinem Urgefühl, deinem Lebensgefühl aus deinem Unterbauchkraftzentrum heraus: wie eine Kernzentrale will es, dass du als Großer Mensch BIST.

Vollziehe nun einen Prozess, in deiner Entwicklung: steh stabil auf eigenen Beinen und sorge dafür, dass dein Glück nicht von anderen abhängt, wenngleich die Menschen, die du brauchst oder die im Leben gut für dich sind, immer da sein werden. Du bist nicht allein ... wenn es sich vielleicht für dich manchmal auch so anfühlt: dies ist dann ein Ansporn für dich, um noch näher zu dir und in dich selbst zu kommen.

Angst hat damit zu tun, dass man sich selbst nicht mit all seinen inhaltlichen Kräften und Gefühlen, mit all seinen Energien funktionieren / sein lässt. Wie ein Vulkan, der sich zurückhält, beibehält, nicht erkennt, dass seine Herrlichkeit erst in DER STRÖMUNG selbst beginnt. Also: stagniere nicht und gehe weiter, immer weiter.

Deine Seele und dein Körper verlangen nach einer liebevollen Vereinigung: lasse keine ‚Gespaltenheit' mehr zu zwischen deinem Geist und deinem Körper, sei immer bei dir selbst anwesend. Flüchte nicht in den / die anderen, halte Kontakt mit deiner Mutterbasis in dir selbst, von hier aus geht es gar nicht anders, als dass du mit anderen kommunizierst.

Luftwolken stapeln sich und Luft und Wasser dürfen sich bilden, aber lasse im ‚Reinigungsprozess' ab und zu auch eine Brise wehen und einen Regenschauer fallen. Sprich deinen Inhalt frei und offen aus, das, was in dir wohnt, und mache der Überzeugung ein Ende, das Leben sei dunkel. Komme in deine eigene Freude und erhebe dich nun in dir selbst.
Eine urtiefe Posaune, die deinem Herzen entstammt, bläst das herrliche Urteilslied heraus: dass DU, als Mensch, aufstehen und dich erheben darfst, dass du das Leben in dir selbst genießen darfst. Posaune es heraus, lasse es ertönen, verbreite es über die Erde, die Berge, die Felder der Welt. Unterdrücke es nicht länger, halte es nicht zurück. Vertiefe dich nur noch in dich selbst und wisse, dass da die Lösung liegt: suche sie nicht außerhalb deiner selbst.

Wie ein David, oder ein griechischer Athlet, der einen Stein schleudern will, aber eisstill in der Anfangshaltung verbleibt: in dir lebt eine unterdrückte Kraft, die darum bittet, ‚abgespielt' werden zu dürfen. Lasse dieses Standbild voller potenzieller Dynamik in dir zum Leben erwachen!

Wirf diesen Stein weg, katapultiere ihn weg und versetze deinen Körper in Bewegung, bringe diese enorme Energie in Bewegung. Dabei geht es in erster Linie um die innere Dynamik, ohne dass du dabei deinen Körper bewegen müsstest. Aber automatisch kommt auch die Bewegung in Gang, die gut für dein Sein ist.

Dieses Signal ziehst du an, weil in deinem ‚Sein' eine Stagnation eingetreten war / ist: ein Neues Stadium kündigt sich an, wird gefordert. Ein Stadium der Selbst-Befreiung und Aktion, der Erneuerung und Exteriorisierung.

Wie ein irdisches Dreieck: voller Energie ... hast du stets abgewartet. Brich dich selbst nun heraus aus alten Strukturen und Gewohnheiten, aus alten Vorstellungen, und gib dir selbst vollständige Freiheit, du selbst zu sein: in Bewegungsfreiheit. Verwirkliche! Wer du als ‚DU' bist.

Kraft aus Granit, teuflische Dämonen im Geiste verjagt: nur das Erkennen deiner herkulianischen Kraft und Möglichkeiten und das In-Bewegung-Kommen der Bewegung, die dir schon lange innewohnt: nur das verlangt das Leben von dir.

Die Krone steht bereit, aus Gold ist sie, rein und pur: wann wirst du sie aufsetzen, worauf wartest du noch (im übertragenen Sinne)? Du allein kannst dies selbst tun, denn nur du weißt von deinem Inhalt, deiner Aufgabe, deinen Gaben. Wenn du dies tust und sie auf dein reines Haupt setzt, dann fließt dein Herz über vor Selbst-Liebe und Selbstwertschätzung, dann steht deinem Glück nichts mehr im Wege.

Sieh dir darum dein Selbst-Bild gut an: zerbrichst du dich selbst? Betrachtest du dich als eine Person mit Mängeln? Sicherlich nicht, oder? *Das Leben gibt dir die Schlagkraft für eine Transformation.*

Ursache dieser Signalproblematik: du lässt die Dinge zu lange schleifen, wie ein Salat[31] schläfst du fast mit deinem Kopf auf deinem Armaturenbrett ein.

ROTE TOMATEN-ENERGIE[32] fordert dich nun dazu auf, mit deiner Energie nach außen zu treten. Wie? Indem du das bist oder tust, was du deinem Gefühl nach zuallererst sein oder tun musst. Eines nach dem anderen. Bewegung ... spontan, jeder nach seiner Art, ohne etwas zu erzwingen.[33]

Du verfügst über einen enormen kräftigdicken buschigen Schwanz, wie der eines Eichhörnchens.[34] Auch er fühlt, dass er weitergehen muss, intuitiv seinen Weg fortsetzend, hier und dort etwas mitknabbernd, aber immer in Bewegung, dann

[31] Siehe die Symbolik von Salat in *Das Füllhorn – Psychologische Symbolsprache der Nahrungsmittel.*
[32] Siehe die Symbolik der Tomate in *Das Füllhorn – Psychologische Symbolsprache der Nahrungsmittel.*
[33] Lies die Rubrik über Mobilität / Immobilität auf S. 543.
[34] Lies über die psychologische Übereinstimmung in *Wenn die Tiere sprechen könnten ...* Dieses Buch ist bei Erscheinen des vorliegenden Werkes noch nicht in deutscher Übersetzung erhältlich.

wieder eine kurze Pause einlegend, aber die fließende Linie aus Lebensenergie wird nicht unterbrochen. Dicke urstarke Kräfte liegen bereit, erkenne: in deinem Unterbauch Unterrücken: lass sie frei, lass dich strömen. Tue etwas, handle, lasse Gefühle frei existieren, lege dich nicht in beschränkenden Strukturen fest ... baue auf die urfeste BASIS in dir selbst, werde dir dieser Basis bewusst, die wie die starke Basis des buschigen Schwanzes des urkräftigen Eichhörnchens ist. Knabbere deine irdischen Tannenzapfen ab und ... gehe wieder weiter. Du läufst nicht weg aus dir selbst, nicht weg von dir selbst, du fliegst in das Leben hinein: auf deine Art, als eine dynamische Variante von dir, die wirklich zum Leben erwacht, glaubensstark und froh. Nun einmal ausruhen, dann wieder fließend und flexibel weiter, ohne dich an etwas festzuhalten, ohne Festklammern. Du gibst dir selbst den vollkommen-freien Weg!

●

Wie ein Vulkan, der zögert, die Goldkugel, die in seiner Spitze steckt, auszuspucken oder sie zu verschlingen wie ein Fisch. Als ob du eher das Gold, die unechten Werte von außerhalb, hereinholen wolltest, statt deine inneren goldenen Energien nach außen zu treiben und auf schöpferische Weise Freude daran zu haben.

Schlucke nicht länger Dinge, die du für wertvoll hältst, von außen in dich hinein. Dies sind lediglich FÜLLUNGEN: der wirkliche Wert liegt in dir selbst. Hierbei solltest du dich der Idee entledigen, dass du wie ein leerer Fisch seist, dass du kein Wertvoller Inhaltsreicher Mensch wärst. Fülle dich nicht länger, sondern tue das Gegenteil: gib aus deinem Herzen heraus und treibe deine inneren Goldwerte nach außen, in Selbstrespekt, in Selbstliebe. Erkenne, dass du Jemand bist, eine wertvolle Person, und dass du Nichts festzuhalten oder hereinzupacken brauchst, um ‚für voll' angesehen zu werden, um dich selbst für Voll ansehen zu können. Nein, diese VOLLHEIT ist bereits in dir und möchte anerkannt werden. Du brauchst dich nicht länger mit Dingen / Menschen von außen aufzufüllen. Die Goldkraft liegt in dir selbst, nur musst du auch daran glauben! Das Zögern bezüglich der Frage, ‚ob dies wohl wahr ist' und ‚ob du dich selbst als würdig betrachten darfst, oder ob du der sein darfst, der du bist, und so sein darfst, wie du bist', ... hemmt deinen Entwicklungsprozess.

Es darf weitergegangen, weitergesprochen werden. Keine Selbst-Hemmung auf diesem Gebiet. Vielleicht meinst du, es gehe dir besser, wenn du die goldene Kugel schluckst, dass du dann reicher wirst, dass du dann erst existieren kannst: nein, das Gegenteil ist wahr – spucke sie aus, es würde dich sogar lähmen, verkaufe deine Seele nicht dem Teufel, begehre keine Dinge, nur weil du die innerliche Schatzkiste noch nicht erkannt hast, lasse deine innerliche Lebenskräfte sich exteriorisieren und ‚schlucke' nichts, ziehe nichts nach innen, halte nichts in dir fest, als ob du die Perle besitzen wolltest, bei dir halten wolltest: aber diese Perle ist Gift ... Die Perlenkraft ist längst in dir, schon seit vor deiner Geburt, und will in all ihrer Schönheit aus deiner Herzenskraft strahlend sein, in Dynamik, in gebender Bewegung, zu dir selbst hin, zur Außenwelt hin. Also, ANERKENNE zuerst und vor allem dich selbst als Menschen. DU BIST KEIN FISCH, DER SICH MIT ALLERLEI DINGEN ODER MENSCHEN FÜLLEN MUSS, du bist ein VOLLWERTIGER MENSCH und alles, was in dir ist, will nun Anerkennung finden.

Das Leben fordert dich dazu auf, dich selbst auseinandergehen zu lassen: als ob das Vulkangebirge sich hinlegt, flach auf die irdische Landschaft. Das Aufgehäufte breitet sich nun über die Welt aus ...

Zu weißes Angesicht, zu wenig Lebensfreude, zu wenig an dich selbst glaubend; nährst du dich ausreichend? Lässt du dich von Zweifeln, Ängsten, Trauer, mangelndem Glauben an die Lebenskräfte in dir selbst nach unten ziehen?

Garnelen: von oben die Dinge betrachten und sie eines nach dem anderen abarbeiten, mit gesundem Menschenverstand.[35] Bist du wie ein Steinbock, der ganz und gar nicht stolz ist auf seinen Inhalt, und der seinen normalerweise schön aufgerollten Fischschwanz flach auf der Erde ausrollt, wie den Körper einer Schlange? Du richtest dich nicht wirklich auf, in Stolz. Die Potenzielle Urkraftschlange[36], die in dir wohnt, wird nicht anerkannt, möglicherweise nicht gefühlt, jedenfalls glaubst du nicht ausreichend daran. Dieser Zweifel, dieser Urzweifel an deine eigenen Möglichkeiten, ist fatal für dich, er verhindert, dass du *auf „strukturell"-kräftige Weise dein ICH ausbaust. Starkes Rückgrat, du als Lenker deiner Existenz.*

Also, wirf dich ins Leben. Genieße das Reinste aus dir selbst. Schlürfe den herrlichen Saft aus den Früchten, die wie Trauben in dir stecken, und genieße das Volle Leben in dir selbst: hole alles aus dir heraus, alles, was du in dir hast. Die Lösung liegt IN dir selbst: suche sie nicht außerhalb deiner selbst. Du allein bestimmst über dein Glück ...

Diabetes Typ 2
bei Kindern

Typ-2-Diabetes: die Bauchspeicheldrüse (Pankreas) produziert zwar noch Insulin, aber zu wenig, und / oder die Körperzellen reagieren zunehmend weniger auf das Insulin

Kernursache

Du würdest dich am liebsten überstrapazieren, beispielsweise indem du auf der Erde einen *zu breiten* Spreizstand einnimmst, wodurch die Muskeln und Sehnen in der Leistengegend und den Oberschenkeln Schmerzen erleiden, ja, überdehnt werden. Du willst zu weit reichen, einen zu breiten Raum überspannen, erfassen. Überstrapazieren, warum? Um sich einer Sache zu bemächtigen, dir selbst etwas zu beweisen, um doch zu gewinnen, sich den Pokal zu holen, oder etwas bekommen zu können? Oder aus Angst, dass dir etwas entgehen könnte? Um die Erwartungen anderer zu erfüllen, gut zu wirken ... für gut befunden zu werden? Du fügst dir auf diese Weise selbst Schmerzen zu.

Du sitzt voller Kräfte, weißt aber nicht unmittelbar, wie du damit umgehen sollst, weil dir nicht klar ist, dass *Liebe zu und Sanftheit gegenüber dir selbst* die VORAUSSETZUNGEN sind, um zu kräftigen Handlungen und Aktionen zu gelangen.

Du willst wohl mit deinen Gefühlen zu deinem Körper kommen, tiefdurchfühlte rote Glut in jeder Faser deines Körpers, Freude über deine Art des Seins, über deinen Körper, *aber du scheinst dies nicht ohne weiteres erreichen zu können:* darüber erzählt die Symbolik von rotem Wein.[37] Dies kannst du lösen.

Du willst den Korkenzieher in den Korken drehen, aber das will nicht gelingen, du kommst gleichsam nicht durch oder der Korken pulverisiert sich in viele Stückchen. Als ob du den roten Wein nicht erreichen kannst / darfst. Dies ist eine spiralförmige Drehung, die in diesem Sinne keinen Nutzen hat, als ob das Leben dir deutlich machen will: höre auf damit, dir selbst einen Bären aufzubinden. Lass die Flasche Wein stehen und *mache aus dir selbst einen erdliebenden, herrlich gebenden Menschen.*
Nicht ‚heraus' ziehen, nicht entkorken wollen, denn dies misslingt.

Lass ‚Neptun' wo er ist und verwirkliche dich *in der Wirklichkeit deiner irdischen physischen Existenz.*

[35] Lies über die Symbolik van Garnelen in *Das Füllhorn - Psychologische Symbolsprache der Nahrungsmittel.*
[36] Lies über die positive Symbolik der Schlange in *Wenn die Tiere sprechen könnten ...* Dieses Buch ist bei Erscheinen des vorliegenden Werkes noch nicht in deutscher Übersetzung erhältlich.

[37] Lies über die Symbolik von Rotwein in *Das Füllhorn - Psychologische Symbolsprache der Nahrungsmittel.*

Kürbiskräfte erfordern ein Erkennen des RIESENHAFTEN INHALTS, der in dir vorhanden ist.

Wie der Kugelstoßer, der mit geballter, konzentrierter Kraft auf der Stelle seine letzte Drehung macht, um dann mit einem Volltreffer die schwere Kugel urstark sehr weit weg zu stoßen ... mit einem Urschrei, so etwas wie „..... aaaaaiiiiiii...UU !!!!!“ *Es sollen urinstinktive Kräfte in bewusste Kreativität umgesetzt werden!*

Als ob dein Mund, deine Zunge, deine Kehle, die Innenwand deiner Kiefer, deine Kiefermuskeln sich stark aufbauschen und in beweglichem Sinne kreisen, sich kehren, sich drehen, sich anspannen: es scheint sich um eine Art von Aggression zu handeln, wie eine Dinosaurierkraft, eine wilde Tiger-Energie. Es TREIBT sich mit einer gewaltigen Urkraft nach oben. Du drehst und kehrst dich, bis du eine geballte Energie erhältst, die dann „..... ahhhhhhh.... UU !!“ !!" schreit und in einem Schlag wird die Reihe aufgestapelter Backsteine von deiner Hand in der Mitte durchgeschlagen. Wie eine Sumo-Ringer-Kraft, die in *einer* Handlung durchbricht. Dies ist also ein Ausgerichtetsein auf *eine einzige* Tat, *eine einzige* Handlung, wobei das urstark Männliche sich zusammenballt und schließlich im konzentrierten Höhepunkt zuschlägt.

Kernlösung

Worum bittet das Leben dich in diesem Fall?

Schau dir die geballte Faust an (Ohnmacht, die „roten Schöpfungskräfte“, die sanfte Liebe in dir selbst zu verwirklichen, dich mit anderen Worten bedingungslos zu lieben), die zunächst in deiner Hosentasche steckte und möglicherweise den Wert von Materie überschätzte, von seelenloser Materie. *Kehre dich tief in dein Innerstes und komme in Frieden und Freude zu dir selbst.* Selbst-Liebe und kein Widerstand gegen Liebe im Allgemeinen.

Entspanne die Faust und lasse beispielsweise das materiell Geldliche los. Alles was gut für dich ist, auch das Finanzielle, kommt auf deinen Weg, wenn du nur nicht länger ‚begehrst', in deinem Innersten wütend bist, weil etwas nicht so läuft, wie du es gerne hättest, weil du absolut diese oder jene Leistung erbringen willst, weil du absolut etwas Bestimmtes haben oder getan haben willst ... Du regst dich innerlich auf, Nervosität. Dein Gehirn arbeitet wie verrückt. Du willst ergreifen, dich einer Sache bemächtigen, deine Feuerkräfte treiben sich hindurch. Du ärgerst dich, bist manchmal wutentbrannt, wenn du nicht bekommst, was du im Auge hast.

Also, entspanne die geballte Faust in deiner Hosentasche, lass das Habenwollen und das Materielle an sich los. Komme zu völliger Entspannung und zu der Erkenntnis, dass NICHTS ERGRIFFEN WERDEN MUSS, dass, wenn du etwas ergreifst, festhältst, mit Kraft und Macht, dies dem Leben selbst zuwiderläuft. Das Leben fordert nun *Milderung und Versöhnung,* Loslassen, Liebe in deinem SEIN zuzulassen, alles andere als Härte.

Sei wie die Taube:[38] *Drehe deinen goldenen Inhalt, deine Lebensschatzkiste nach außen: dieses herrliche, erhabene, wirklich Schöne, das in dir ist. Oder bist du dir dieses Schönen gar nicht bewusst, gerade weil du dich so stark auf das Harte, auf falsche ‚Werte' richtest, auf Dinge, die in den Augen des Lebens und der Liebe überhaupt nicht wichtig sind?*

Lasse ruhig los ... öffne deine Hand und kehre dich nicht in Wut und Leidenschaft gegen denjenigen, den du haben willst oder dem du etwas heimzahlen willst: dies ist nur ein Ausdruck von Habgier, bei dem das Feuer aus deinem Mund lodert: das Greifende im Menschen, der letztlich selbst Tötung mit sich bringt.

Fühle, was das Leben dir deutlich machen will: du bist ein guter Mensch, wenn du nur eine Bindung zu dem guten, sanften

[38] Lies über die tiefere Symbolik der Taube in *Wenn die Tiere sprechen könnten ...* Dieses Buch ist bei Erscheinen des vorliegenden Werkes noch nicht in deutscher Übersetzung erhältlich.

Herzen in dir selbst pflegst ... Sei ehrlich zu dir selbst: *warum bist du wütend,* warum willst du schlagen, warum willst du deiner Aggression freien Lauf lassen? Weil du mehr haben willst, oder mehr ‚sein' willst, als nun IST ... nun, in diesem Moment in und um dich herum. Habgier, Greifsucht, Machtdrang, (Selbst-)Zerstörungsdrang sind die Folge der Nichtbenutzung von Energien auf eine konstruktive Art und Weise.

Aber zuerst fordert das Leben dich dazu auf, SANFTER zu werden, in erster Linie zu dir selbst und anschließend auch anderen gegenüber. Du sollst zu SELBSTLIEBE kommen, so dass all die Urkräfte in dir sich einen kräftigen liebevollen Weg nach außen bahnen können, ohne Aggression, nicht in primitivem Urdrang, sondern in konstruktivem Sinne.

Werfe über Bord, was nicht mehr in das echte Lebende Dasein gehört. Wirf aus dem Boot: ALLES, was mit Scheinglamour zu tun hat, mit Münzen und goldenen Juwelen ohne Seele ... Das teuflische Besitzergreifende darf aus der Welt verschwinden. Das Biest zu besiegen heißt auch, dass wir alle auf der Wellenlänge der Liebe, des Gebens und Weitergehens sind ... vorwärtsschreiten auf einem Weg der Reinheit.

Und der Seeräuber wirft seine gestohlenen Güter des Teufels in die tiefen Ozeane der Vergessenheit. Jetzt kann das Leben hereinströmen, wo bisher der Raum von unedlen Dingen in Beschlag genommen wurde. *Ob es sich dabei um Taten, Dinge, Dokumente, Geld und Juwelen, allerlei materielle Artikel handelt, oder ob es darum geht, dass man sich selbst schlecht und hässlich findet ... : schenke dem guten Herzen Anerkennung, deiner edlen Schönheit, baue auf konstruktive Weise dein Leben aus, genieße deine Liebe und schleudere das Scheingold so schnell und radikal nach außen, wie du nur kannst! Dies bedeutet den Beginn eines Neuen Lebens für dich!*

Lies auch *Diabetes, allgemein.

Diabetes Typ 2

bei Erwachsenen und im Alter

früher als ‚Altersdiabetes' bezeichnet

Kernursache

Etwas in dir scheint sehr hart „nein!" zu sagen, vor Wut zusammengeballt, den Kopf tief in den Nacken zwischen die angespannten Schultern gezogen; vielleicht sogar mit geballter Faust. Als wolltest du dein eigenes Gesicht nicht mehr sehen; als wolltest du eigentlich keinen Kontakt mehr zu dir selbst. Eine heftige Verweigerung, noch länger so weiterzuleben. Als würdest du dich und dein Leben verdammen. Kräfte bauschen sich aus Ohnmacht..., aus der Verweigerung heraus auf.

Ja, es zu verweigern, weich zu dir zu sein, dir die Wärme und die Liebe zu geben, die du so sehr brauchst. Du bist so hart zu dir, so wütend, so abweisend, dich sein zu lassen, wer du bist, in allergrößter Liebe! Infolgedessen erwartest du es von den anderen..., aber das funktioniert nicht: *Gib* zuerst dir selbst. Sage zuerst „ja" zu dir, erst *dann* kannst du zu einer harmonischen, liebevollen Beziehung zu anderen kommen! Ein Halt an diese einschneidende Selbstzerstörung. Möglicherweise findest du es sehr schwer, aus der bestehenden Situation herauszukommen. Du nagelst dich an den Boden, ans Kreuz und weigerst dich, auch nur *einen* Schritt weiterzugehen. Du kannst nicht mehr; du willst nicht mehr.

Du stößt dich in graue Sphären, anstatt voller Freude dich selbst zu entdecken und damit nach außen zu treten! Als würdest du dich oder deinen Körper oder einen Teil deines Körpers beziehungsweise die Tatsache, dass du „älter" wirst, überhaupt nicht mögen. (Ewig jung: *Das* kannst du sein! Und sieh „Schönheit" um Himmels willen nicht nach den indoktrinierten Normen der Gesellschaft. Sei dir darüber im Klaren, dass Kinder von z.B. 5 oder 10 Jahren häufig ganz „alt" aussehen können... Dass wirkliche Schönheit von innen heraus strahlt, durch den Körper hindurch nach außen, dass *diese* Schönheit unvergänglich ist und ewige Jugend beinhaltet![39])

Als würdest du Forderungen an das Leben stellen, zuweilen mit maßloser Begierde, und infolgedessen wütend sein, weil das Leben dir dieses oder jenes nicht gibt, oder weil andere irgendwelche Erwartungen von dir nicht erfüllen wollen. So sei dir darüber im Klaren, dass jede Begierde – alles, was du unbedingt von anderen oder vom Leben „bekommen willst“ – das symbolisiert, was du in dir selbst vermisst. Du willst etwas „haben“, gemacht „haben“, weil du nicht zufrieden damit bist, wer du BIST: Infolgedessen möchtest du dein Leben „füllen“; du möchtest deine Gefühle des Unerfüllt-Seins kompensieren, möglicherweise indem du anderen etwas abverlangst und deine Wut auf andere innerlich nährst… Aber tief in dir weißt du, dass es falsch ist, wie du dich verhältst, und du kannst dein eigenes Gesicht nicht mehr sehen; du willst dir nicht länger „in die Augen“ sehen. Ein absoluter Widerstand gegen die Person, die du *wirklich* bist.

Wut, weil die Ohnmacht, zu Selbst-Liebe zu finden, so groß ist; ein Selbst-Hass zuweilen oder Selbst-Abweisung, eine Ungeduld, eine Wut, die sich manchmal bis zur Raserei entwickelt. Du willst kämpfen, toben, brüllen, denn du willst dich selbst nicht mehr sehen, hältst diese Emotionen jedoch krampfhaft zurück; du schweigst und versteckst dich hinter deinem hohen Mantelkragen oder unter deinem Hut. Möglicherweise möchtest du schließlich nichts mehr mit den anderen zu tun haben; du möchtest weder Kontakt zu dir selbst noch zu den anderen haben. Stur verschließt du dich…

[39] Lies hierzu mehr im Buch *Neue Tage*, im ersten Teil des vorliegenden Werkes, im Kapitel *Essen, Essprobleme, Nahrung* und in der psychologischen Symbolik des Sternes „Duo“ in *Auf Erden wie auch am Himmel.* Diese Bücher sind bei Erscheinen des vorliegenden Werkes noch nicht in deutscher Übersetzung erhältlich.

Zur gleichen Zeit kann es eine Art von Saugkraft geben, den / die andere(n) zu dir holen zu wollen, dich aus Begierde gefühlsmäßig förmlich an die andere Person kleben zu wollen. Du bist es, der / die einsehen muss, dass Begierde und Festsaugen, von anderen „haben zu wollen“, nichts mit Leben und Liebe zu tun haben, sondern vielmehr mit Tod und Krankheit. Der „weibliche“ Anteil in dir ist zu passiv und – zugleich – zu greifend, zu wenig aktiv-Liebe-gebend, in erster Linie dir selbst gegenüber; der „männliche“ Anteil ist zu hart beherrschend, zu fordernd, zu verurteilend zu dir. Beide Anteile ergänzen sich gut… im negativen Ausgerichtet-Sein… und müssen jetzt definitiv innerhalb deiner Persönlichkeitsstruktur umgepolt werden.

Kernlösung

Komme zu höherem Bewusstsein, richte dich aus deinem Herzen heraus, aus Dankbarkeit zum Höheren in dir aus. *Da* wohnt das Glück, dort wohnt Zufriedenheit! Ergreife nicht mehr, sondern *gib…* dir selbst und anderen mit offenem Herzen.

Schließe dich nicht ein, zerstöre dich nicht mehr hart, destruktiv und selbstverleugnend. Bist du wütend auf „den anderen“, auf das Leben, weil du meinst, dass die Menschen böse Absichten hegen, dass sie dir nicht geben, was du brauchst? Du kannst dir nur selbst geben, was du brauchst: Und das ist die edle Anerkennung deines ganzheitlichen Selbst, die Vernichtung des bösen, undankbaren „Tieres“ in dir.

So komme deinem Herzen näher, und steige zu den edlen Höhen in dir empor: Dort findest du Frieden, da ist Raum für ZÄRTLICHKEIT, ZUNEIGUNG, LIEBE und ein GEFÜHL VON DANKBARKEIT für dich, das Leben, für die Menschen aus deiner Umgebung, die gut sind. Verankere dich tief im eigenen Wesen, und trete mit deinem ganzen Angesicht zum Vorschein; verstecke dich nicht länger wütend, sondern öffne deinen Blick für schöne Dinge, die das Leben dir offenbaren möchte! Sage „ja“ zu dir, zum Leben, wie es sich dir darbietet, dann kannst du aus dieser Sphäre der Dankbarkeit dein Leben *selbst* in eine schöne Zukunft führen. Sei dir darüber im Klaren, dass, sobald du Forderungen, Begierde, Wut, Härte, Selbstzerstörung und Saugkraft in dir zulässt, du dich im Grunde genommen selbst aus dem Leben verbannst!

Also komme deinem Herzen *ganz* nah, und öffne dich für die aller-WEICHSTEN Sphären in dir. Lasse das Hautzarte, Urweibliche in dir, die warme, gebende Liebe zu dir herein fließen. Ergreife nicht, lasse los, balle dich nicht so wütend zusammen, sondern entfalte dich. Öffne dich, wehre dich nicht länger gegen ein Auftauen. Es sind nicht die anderen, es ist nicht das Leben, das dir nicht gibt, was du gerne hättest: Nur du bist es, du ganz allein, der/die alles, aber auch alles unbewusst oder bewusst auf deinem Lebensweg zu sich holt. Also: Es ist nur zu deinen eigenen Gunsten, auf bewusste Art und Weise etwas Schönes aus deinem Leben zu machen. Fordere nichts vom anderen, erwarte alles von dir selbst. In dieser liebevollen Kontaktaufnahme zu dir wirst du auch Frieden mit allem und jedem aus deiner näheren Umgebung finden.

Entspannung, liebevolle Anerkennung, Selbst-Umarmung, innerer Frieden, ein Loslassen, eine „Hingabe“ an das, was dein Lebender Selbstkern von dir erwartet. Du MACHST dich jetzt AUF…, du gibst dich der Liebe zum Leben, zu dir hin, nach „Seele“ und „Körper“…, aus Dankbarkeit für dein „Sein“, in ewig andauernder Jugend, in wahrhaftiger Schönheit aus dem Herzen heraus: DU!

Schwangerschaftsdiabetes

(siehe auch Diabetes, allgemein und Pankreas)

Kernursache

Du gehst eigentlich noch mit dir selbst schwanger, und dann ist der / die Kleine schon da. Du fühlst dich selbst noch abhängig und klein, eher minderwertig und ängstlich zurückgezogen, vielleicht verlegen. Möglicherweise gibst du dich groß, mit einem starken Verantwortungsgefühl, und du versuchst, alles zu umfassen, aber innerlich fühlst du dich ängstlich, auch davor, was wohl kommen wird. Es hat geradezu den Anschein, als würde das Kleine dich zuweilen bedrohen, als würde es auf dich klettern und deinen Platz einnehmen.

Du fühlst dich bedroht, weil du dich noch nicht ganz traust, Jetzt deinen vollwertigen Platz einzunehmen. Du traust dich nicht, deine Bewusstseinskräfte wirklich weiter fließen zu lassen; du hemmst dich selbst. Du fühlst dich wie ein Taugenichts, ungeschickt; du wagst es nicht, deine wahre Natur, deine Gefühle wirklich zu zeigen. Möglicherweise hast du dich bereits für dein Dicksein geschämt (siehe Teil I, Kult des Äußerlichen), und jetzt kommt noch ein Schippchen oben drauf; jetzt fühlst du dich gar nicht mehr von der Außenwelt akzeptiert, weil du dich den anderen unterordnest. Du bist selbst noch ein bisschen Baby; du lebst nicht auf deinem eigenen starken Fundament, im Gegenteil: Du zweifelst an deinem Selbst. Du fühlst dich schwerfällig, träge oder faul; du zerstörst dich fortwährend selbst. Du bist manchmal so traurig über dich selbst.

Du fühlst dich zuweilen wie ein dummer Esel. Deine natürliche Spontaneität und deine Gefühle werden zu wenig nach außen hin entfaltet. Du forderst Liebe und Bestätigung von außen, anstatt dir selbst die Liebe zu schenken. Die Angst, dass es dir alles über den Kopf wachst.

Kernlösung

Lasse die Blume, die du bist, aufblühen, und entdecke deine eigene Schönheit.

Selbständigkeit, Autonomie, Stolz; Humor in Bezug auf dein möglicherweise zeitlich begrenztes Ungeschick beziehungsweise deine Trägheit; Vertrauen auf deine eigenen Kräfte. Du bist gut so, wie du bist, zu jedem Zeitpunkt deines Lebens, dick oder dünn, auch wenn du nicht schwanger bist. Mache dich nicht zunichte; du wirst dich nur dann von einem Neuankömmling bedroht fühlen, solange du dich weigerst, dein Leben Selbstbewusst in die Hand zu nehmen, solange du nicht auf diese unsterbliche Basis in dir vertraust. Es wird Zeit, dass du dir selbst die Liebe schenkst, die du brauchst; erwarte nicht von jemand anderem, was du dir selbst nicht gibst! Ängste sind überflüssig; Vertrauen auf dich führt zu einem positiven Lebensverlauf.

Nichts geschieht einfach so zufällig; nimm jetzt selbst die Zügel in die Hand, ohne dich noch zu verstecken. Du darfst sein, wer du bist, ohne dich auch nur einen Moment darum zu kümmern, was andere sagen. Werde dir deines Einzigartig-Seins bewusst, deiner spezifischen Möglichkeiten, deines Wertes als Mensch, der Möglichkeit, dein Leben *selbst* zu gestalten.

Passe deine Ernährung an, solange du noch nicht die psycho-emotionale Lösung in dir selbst verwirklicht hast.

DOWN-SYNDROM

‚Mongolismus'

siehe auch Angeborene Abweichungen, allgemein

Warum wird man als Mongoloider geboren? Auf diese Weise kannst du spontan, unbefangen, fröhlich, losgelöst von anständigen, jedoch einengenden Menschen-Normen, mit freiem Durchgang für aufwallende Gefühle... leben.

Menschen, die eine solche Existenz unbewusst aufbauen, werden zumeist in ein Milieu bei genau *den* Eltern geboren, die (unbewusst) die Überzeugung vertreten, dass sie sich in diesem Leben am besten vollkommen für Aspekte öffnen sollten, die sie möglicherweise zu stark negiert oder unterschätzt haben: ihre *spontanen*, natürlichen Gefühle.

Um ein „ganzer" Mensch zu werden, könnten sich Viele ein Beispiel an einem Mongoloiden nehmen. Das Authentische, das liebenswert Sensible, die spontane Natürlichkeit, das sorglos Fröhliche, ein freier Humor..., wie sehr werden diese lebensnotwendigen Eigenschaften in unserer Gesellschaft nicht abgetötet?
Wir ersticken uns in engstirnigen Gedanken, Geld, Materiellem usw. ... Wo steckt der ursprüngliche Mensch?

Das Bewusstsein steuert die Gene; die Geburt eines Mongoloiden ist nicht zufällig. Neben dieser unbewussten Sehnsucht, die Welt wie ein „wahres Kind" erleben zu können, den Umgang mit „Gefühlen" zu erlernen (sowohl beim Kind wie auch bei den Eltern), gibt es dennoch andere Gründe, warum dieser genetische Code (unbewusst) gewählt wird.

Ein anderer unbewusster Grund ist wohl auch die Angst: Als Mongoloider lebt man irgendwo „versteckt" und froh. Man hat Angst davor, „vollkommen" bewusst hier auf Erden zu leben, denn bewusst bedeutet auch „sich zu trauen, selbst Verantwortung zu übernehmen, bewusst ein Leben aufzubauen und sich auf sein Selbst zu stützen". Angst und Unsicherheit – du würdest gerne, aber du traust dich nicht – können dazu führen, dass eine Situation angezogen wird, in der man einfach ohne Angst genießen darf; Clown sein, eher unbewusst. Auf diese Art und Weise wird an ihrer Stelle „Sorge getragen" und gedacht. Möglicherweise „klebt" man dann lieber aus Anhänglichkeit, anstatt zu Selbständigkeit hin zu wachsen.

Es ist also demnach von allergrößter Bedeutung, dass sie die Liebe, die Gefühle und die Zuneigung, wonach sie sich sehnen, in geborgener Sicherheit erleben können, so dass sich über diesen beruhigenden Kontakt mit den irdischen Erfahrungen auch ihre unbewussten, ängstlichen, negativen Überzeugungen in Bezug auf ein Leben auf Erden verändern können! So brauchen sie nicht auf *diese* Weise zurückzukehren. Weiterentwicklung ist bei diesen Menschen durch (unbewusste) Änderung der Überzeugungen möglich.

Auch werden sie über Erfahrungen lernen müssen, dass Lieb-Sein nicht „Liebe" bedeutet.

Aus der Angst heraus, wirklich „durchzukommen" oder in dieser Welt zu „sein", wächst die Ohnmacht. Die Überzeugung, dass „man nicht dazu im Stande ist", zu einem höheren Bewusstsein aufzusteigen; man würde zwar gerne irgendwie aus dem Versteck herauskommen, aber man traut sich nicht... Dennoch gibt es viele starke Energien, die drängen und Entwicklung fordern, aber man bekommt sie nicht in den Griff. Außer den Gefühlen unbesonnener Freude, kann auf der anderen Seite dieses Gefühl von „Ohnmacht" in der Form von Aggression hochkommen.

Um diese negative Überzeugung zu verändern, ist es sehr hilfreich, das Kind Selbst-Liebe und seinen Wert im Kontakt mit schlichtweg sinnlichen, irdischen Dingen entdecken zu lassen: Ihre spielerischen und originellen Talente werden ihnen dabei helfen. Das Irdische Genießen, ein starkes „Körperbewusstsein", Integration des Körpers in das ganzheitliche Selbst, die Freude bringende, wahre, freundschaftliche Kommunikation mit anderen... sind überaus wichtig. Ein Gefühl von Sicherheit, Freude, von leichten, entspannten Sphären, ein intensives Leben hier-und-jetzt. Die spontane Ergänzung dessen, was in unserer Welt so stark unterdrückt wird.

DROGEN-ABHÄNGIGKEIT

Du bist von weichen Drogen abhängig

Kernursache und Kernlösung

Ja-nein, ja-nein, ein auf der Stelle treten, weil du immer wieder einen Schritt zurück machen willst, ein Nicht-Vorwärts-Gehen-Wollen, und dann doch wieder weiter wollen..., als ob man ständig den Film für kurze Zeit rückwärts laufen ließe.

Dieser Mensch schwimmt auf ungelenke Weise über das Lebenswasser / oberhalb des Lebenswassers, streng und pflichtbewusst, aber er *lebt* nicht wirklich biegsam, flexibel: Wie eine Ente, aber dann aus „Holz", die kaum um sich schaut, vielleicht sogar ihre Augen nicht einmal benutzt, um die wunderschönen Ufer des Sees mit Genuss in sich aufzunehmen; eine Ente, die sich selbst als Taxi-Fahrzeug für andere erlebt. Sie verhält sich mit einer starren Strenge und ist wirklich wie „aus Holz"; sie macht quasi automatisch, was ihr eingegeben wird, tun zu müssen... Sie macht alles andere, als sich auf ihr Herz, ihre Gefühle, ihren IN-halt, ihre inneren Quellenkräfte abzustimmen..., es hat den Anschein, als sei sie von alledem abgeschnitten. Dieser Mensch hat noch kein ‚Gefühl' zu sich selbst entwickelt; er scheint aus einer Art Automatismus heraus zu handeln. Er sieht es möglicherweise als seine Aufgabe an, andere an ihren Zielort zu bringen, aber *selbst* nimmt er nicht wirklich am Leben teil. Es geht übrigens lediglich darum, die anderen auf mechanische Art und Weise ans andere Ufer zu transportieren, weil er in seinem Leben nichts anderes zu tun hat und es nun einmal seine ‚angeborene' Aufgabe ist, so denkt er.

Er scheint zu den Sternen aufzuschauen, oder zumindest hat es den Anschein, als sei er jemand, der durch einen Schlag auf den Kopf ‚Sterne' sieht. Dadurch wird er benebelt und blind. Er kommt dort nicht mehr heraus, weil er in den Teufelskreis von Sterben und Leben, Sterben und Leben usw. verstrickt ist... Er versucht, sich ans (niedrigere) Ufer zu klammern, aber selbst das gelingt ihm nicht, denn seine Hände haben nicht mehr die Kraft, sich am Schilf festzuhalten. Er muss loslassen und wird dem uferlos scheinenden See ausgeliefert... Keine Individualitäts-Bestätigung, im Gegenteil: ein Gefühl, völlig unterzugehen, in der Uferlosigkeit des Lebens verloren zu sein.

Das Skelett im Angesicht des Todes spielt die Geige, als ob es sich um ein Requiem handele. Jener Mensch glaubt an die Vergänglichkeit, an den Tod all dessen, was existiert.

Er ist wie der Wasserspeier, der unaufhörlich Wasser durch seinen Schlund speit und speit und speit... Er ist wie ein Fährmann, der lediglich seine Dienstpflicht tut, wie ein KANAL, ein Übermittlungs-Kanal, lässt das Wasser durch sich durchströmen, aber er nimmt nichts FRUCHTBARES daraus auf, weil er sich selbst nicht als ICH manifestiert, weil er lediglich ‚in Funktion' seiner Wasser speienden Aktivität existiert. Er nimmt nicht ALS ICH teil, sondern lässt alles durch seine eine Öffnung hineinfließen, um es über eine andere Öffnung wieder auszuscheiden, das Leben... Er hält das Leben in sich selbst nicht liebevoll fest. Er lässt es alles durch sich hindurchgehen, als ob er nicht wirklich etwas damit zu tun hätte. Im Dienste des ALLS, schwebend, oder automatisch im Dienst für andere, für was auch immer; aber sein ICH, als Individualität, von der Nabelschnur des Urschoßes abgeschnitten, geht in Rauch, in Nebel auf.

Eine Art von Selbstmissachtung, ein Weglaufen vor der Verantwortung für das eigene ICH (das ICH von wem oder was auch immer, vom „Ur-Geist" losgelöst). Er lebt nicht wirklich als „Ich"; Entmineralisierung, Austrocknen und Verwesung sind schlussendlich die Folge dessen, sich selbst nicht als VOLLES ICH niederzulassen.

Er schwebt, träumt in dem, was er tut; sein Kopf verliert sich in den oberflächlichen Beschäftigungen, die er ausführt, aber geht nicht wirklich tiefer auf die Dinge ein; möglicherweise philosophiert der Mensch zwar, aber er ist letztendlich nicht mehr mit der Erde in Berührung, oder vielmehr: Die irdische Realität muss sich zu stark einer Art von unbestimmtem, geistigem Rausch, einer Form von „Nicht-Ich-Sein" unterordnen; er nimmt auf eine betäubte Weise am Leben teil. Wie ein Anstreicher, der die Wände mit einer Rollbürste anstreicht, und zwar eine Befriedigung in diesem Auf- und Abrollen findet, aber durch diese sich immer wiederholende Bewegung in einen leicht ‚benebelten' Zustand versetzt wird... und schließlich einschläft. Er wiegt sich selbst mit seinen Gewohnheits-Handlungen und Gebärden ‚in den Schlaf'. Die authentischen Schöpfungskräfte des menschlichen Gehirns, des Menschen in seiner Ganzheit, gehen verloren, verschwinden in den Nebeln, in der Welt der Visionen, Ideen, Gedanken, Träume... haben keine konkrete Gestalt mehr, weil sie zu stark von einem KONKRET und SELBSTBEWUSST auf-Erden-lebenden ICH losgekoppelt sind.

Er legt sich im Halbschlaf auf Gewohnheitsstrukturen fest, als wäre er ein Retortenbaby, ein „Baby aus dem Reagenzglas", aber dann vollkommen im oberen Teil einer gläsernen Sanduhr eingesperrt, er lässt die Zeit verstreichen, erfüllt sich selbst jedoch nicht in ganzer Fülle und führt seine Aufgabe als Aufseher des ‚Zeitverstreichens' aus, wie ein Museumsaufseher, der unterdessen mit nach vorne gebeugtem Kopf faul seinen Mittagsschlaf hält. Er scheint sich in diesem Leben, auf diesem reinen Durchlauf-Zeit-Niveau, wohl zu langweilen. Nichts scheint ihn zu begeistern. Er liegt dort einfach so herum; er wartet... halb-schlafend seine Zeit ab und ergreift nicht die Initiative. Er schläft einen fortwährenden Rausch aus.

Als ob es ihm alles egal wäre: das Leben, die Dinge, die Menschen... Das Leben zieht an seinem *echten* Gefühlskern vorüber. Er lebt lediglich in einem betäubten oder halb-betäubten Zustand. Aus diesem Schlaf möchte er lieber nicht geweckt werden. Die Sphären des Vergessens, des Nichts-Fühlens, Nichts-Wirklich-Sehens, Nichts-Wirklich-Wahrnehmens, nichts wirklich zu genießen, außer in einer Art von Nicht-Sein aufzugehen.

Dieser Mensch täte gut daran, überirdisch sein Farbenspektrum zu entfalten! ALS „ICH" WACH ZU WERDEN! Auf dass er vom wahren Glück kosten können werde… und entdecken kann, wie faszinierend und glückselig das Leben als ICH auf Erden doch ist!! Wie eine Eiterbeule, die jetzt aufplatzt… *zu* lange aufgehalten, unterdrückte Talente, Energie-Reserven brechen jetzt durch eine nach oben geöffnete Eiterbeule durch. Sah er zuvor das Leben als zu düster an, war er zu gleichgültig, so darf er von nun ab seinen inneren Reichtum entdecken. Und der ist voller Musik!
Die EINSICHT, dass alles Leben auf Erden ‚irdisch' ist und nicht himmlisch-glücklich, sondern irdisch-glücklich.

Als „ICH" wach werden und geboren werden, … weitergehen…??? Er möchte in seinem Rausch in Ruhe gelassen werden…, und du würdest ihn da herausholen wollen!? Das geht doch nicht/darf doch nicht sein. „Lasse mich in Ruhe; ich will meinen Rausch ausschlafen." Wie oft du auch immer versuchst, dem Menschen zu helfen, ihn da herauszuholen, so oft wird er sich darüber ärgern. Was dir zu tun bleibt: Lasse ihn los, lasse ihn gehen, überlasse ihn seinem Rausch des Vergessens. Er will nicht entkommen; er will ‚in Ruhe' gelassen werden… von jedem, der ihn zum Leben erwecken möchte, also in erster Linie von dir. Du kannst es ihm lediglich sagen, aber lasse los…

Er wird *selbst* eine Wahl treffen müssen… für das ECHTE LEBEN… EIN HALT AN DIE LÜGE!!! Er hatte alle Möglichkeiten, aber er ergreift sie nicht. Er möchte weiterhin im ‚Land des Nichts' wohnen, ohne Gefühl, in der Leere des Träumens, des Nicht-Seins. Er hat einen Hass auf Predigten und die seiner Ansicht nach satanischen Zustände, während ihm nicht einmal bewusst ist, dass er selbst den Satan nährt: Der Satan steht für Nicht-Leben, während das Göttliche im Menschen ‚Leben' bedeutet. Aber davor ist er auf der Flucht. Er glaubt noch nicht wirklich an das göttlich irdische Glück in sich selbst, als Mensch, und meint sein Heil in Genussmitteln suchen zu müssen, die ihm dennoch ein wenig Aufregung geben oder den Eindruck von (Schein-)Glück vermitteln können…

Unterdessen sieht er nicht ein, dass das wahre Glück, unabhängig von diesen Drogen, VIEL intensiver ist, nicht mit den schwachen, flüchtigen und zeitlich begrenzten Erfahrungen über Drogen zu vergleichen ist… Keine Liebe vermag schlussendlich noch sein Herz zu erreichen, weil er sich selbst von seinen irdischen, warmen Herzensgefühlen abschirmt und sein Heil in Scheinlösungen sucht; kein Funke *echten* Lebenslichtes kann ihn letztendlich noch durchdringen. Das, was für ihn das Höchste ist, ist der ‚Himmel'-außerhalb-der-Erde, außerhalb-des-Ichs…, aber es kann niemals Befriedigung, Glück, Erfüllung schenken… Es bleibt ein ewiges Zurückgehen…, ein ewiges Suchen nach ETWAS, das das eigene ICH ersetzen oder ‚füllen' könnte…, und das ist UNMÖGLICH. Der Mensch wird zu der Einsicht kommen müssen, *dass er sich selbst zu <u>wirklichem</u> Leben bringen darf, ohne Drogen…,* und dass erst *dann,* in intensivem Kontakt zu seinem Herzen, zu seinen inneren Gefühlen…, das wahre Lebenslicht sein ganzes Wesen, seinen ganzen Körper erwärmen kann, ja auf liebevolle Weise durchströmen kann.

Und DIESES Glück kann der Mensch unmöglich erfahren, solange er nicht als ICH VORWÄRTSGEHT, solange er sich hinter Drogen versteckt, solange er zu der eigenen wirklichen Geburt als ICH auf Erden ‚nein' sagt, solange er negativen Überzeugungen in Bezug auf sich und das Leben verhaftet bleibt… Er wird erst dann dazu im Stande sein, diese wundervollen Erfahrungen zu erleben…, wenn er als Erstes die Schein-Momente hinter sich lässt, wenn er zunächst weitergeht und die selbst-betäubenden Sphären hinter sich wallen lässt, um sich für eine wache und faszinierende Existenz zu entscheiden. Er wird vom Leben in sich selbst „high“ sein, von dem Liebesstrom, der ihn durchzieht, von diesem unglaublich herrlichen Gefühl der Dankbarkeit um sein ICH, um seine Existenz in der irdischen Natur..., und dieses „High“-Sein um der Freude des Lebensstromes willen (seine GEFÜHLE sind erwacht!!) ist in keiner Weise mehr mit den leeren Flucht-Erfahrungen im Schein-Glück, mit dem Auffüllen, mit den zeitlich begrenzten Augenblicken der Aufregung zu vergleichen, worauf unmittelbar danach ohnehin wieder Tiefpunkte folgen. Hingegen: Ein *wirkliches* Vorwärtsgehen als ICH, ein Ja-Sagen dazu, sich selbst, sein inneres Herz, diese reichen Geiserquellen, farbenreich und unerschöpflich in seinem Wesen vorhanden, SPÜREN ZU WOLLEN..., das wird zu einem ungeahnten Glück führen!! Aber zuerst wird er Charon das Goldstück überreichen müssen, dasjenige abtreten müssen, von dem er denkt oder dachte, dass es einen ‚Wert' habe (die Droge), um eines *viel* intensiveren Genusses, eines *viel* größeren Glücks innerhalb der Grenzen seines *echten* ICHS gewahr zu werden...

Er wird jetzt zu der nüchternen Realität seiner Präsenz des Irdischen ICHS kommen müssen, Verantwortung für eine authentisch schöpferische Existenz übernehmen, anstatt die Flucht zu ergreifen. Der Mensch wird dabei zu der Entdeckung kommen, dass das Leben *wirklich* faszinierend ist, wenn er sich nur für den Strom, der aus seinem HERZEN, aus seinen tiefsten Quellen fließen will, öffnet, wenn er nur zu der Überzeugung gelangt, dass er selbst *wohl...,* und dass das Leben *wohl...* aufregend und faszinierend ist und eine unglaubliche Intensität des Genießens geben kann..., ohne sich dabei zu VERLIEREN..., wenn der Mensch sich nur für dieses Ich, für diese faszinierende Welt, für diesen Reichtum an Gefühlen tief in sich öffnet. Er darf sich diesem Reichtum nicht verschließen! Im Gegenteil: *Wenn er sich niemals für diese Gefühlstiefen in seinem Wesen geöffnet hat, dann wird er nun die Rinde aufplatzen lassen und seinem tiefsten Kern-Inhalt, seinen prächtigsten Gefühlen zugestehen, sich zu zeigen, zum Vorschein zu kommen. Eine* warme Gefühlsempfindung durchzieht seinen Körper, wenn er aus Liebe lebt, *vom Herzen* ausgehend, nicht vom Geistes-Kopf aus...! Wenn er aus der Überzeugung heraus lebt, dass das Leben in IHM SELBST in erster Linie ein FASZINIERENDES Geschehen ist..., dass er sich nie und nimmer zu ‚langweilen' oder in Dingen, in Füllseln außerhalb von sich, nach Erregung zu suchen braucht. (Langeweile ist die Folge dessen, nicht an das eigene Herz, an die innere Gefühlsquelle angeschlossen zu sein).

Stabilität entwickeln! Etwas Härte im guten Sinne: Sein Herz sprechen lassen. Kraftvoll, stark und selbstsicher. Sich selbst sozusagen in dem Sinne ‚hart' machen, dass man kein „Weichling“ ist. Sich selbst KRAFTVOLL vorantreiben!!! EHRLICH zu seinem ICH stehen. Das Leben in seinen Gefühlen erkunden, sich mit ausgestreckten Fühlern vorwärts bewegend..., wie ein glücklicher roter Käfer. Seine Feinfühligkeit bestehen lassen, sich in sich selbst beschützt wissen; seinen eigenen Weg begehen, wie das Gefühl es dir anzeigt. *Du* hast die Wahl: Wie ein Sklave der unbestimmten Ur-Sphäre zu leben... oder wie ein Meister-Mensch? Er täte gut daran, jetzt am allertiefsten Herzgefühl, das in ihm wohnt, zu SAUGEN; er darf die allertiefsten Gefühle nach oben saugen..., so dass er GEWAHR WERDEN, FÜHLEN kann, wie prachtvoll und herrlich dieser irdische, herzliche Inhalt von ihm doch ist.

Keine Droge kann das ersetzen. Im Gegenteil: Hat der Mensch zuvor die Betäubung, den Rausch gesucht, die Flucht..., so wird er jetzt dazu in der Lage sein, auf INTENSIVE Weise zu genießen, wahrhaftig, mit beiden Füßen auf der Erde, mit seinem ganzen Körper, seinem ganzen Seelenwesen... ohne Droge: Das Leben selbst, ganz konkret und irdisch, der Liebesstrom, der Glaube an das Leben, an die irdische Natur..., wunderschön ist diese Empfindung. Bisher hat die ‚Droge' ihn sogar daran gehindert, mit diesen allerschönsten Gefühlen in Verbindung zu treten, infolgedessen, dass er nicht „wusste", dass es sie gab..., davon überzeugt, dass es „nichts" gäbe...

Auf der *Flucht* hat er andere Sphären aufgesucht, die ihm eine Art von *Schein-Glück* geboten haben, aber im Grunde kein *wirkliches* Glück; welche nicht diese volle, herrliche Empfindung auslösen KÖNNEN..., die das Leben im Menschen selbst, seine Herzens-Gefühle... ihm *wohl* bescheren können. Das intensive Genießen des Herrlichen auf Erden IST LEDIGLICH DANN MÖGLICH, wenn der Mensch sich nicht ‚dopt' (und folglich von den irdischen Reichtümern abkommt).

Er geht jetzt entschlossenen Schrittes weiter, das Zepter in seiner Hand, er versteckt sich nicht länger, tritt als irdisches Ich aus Fleisch und Blut zum Vorschein. Er erlebt sich selbst jetzt als ein WERTVOLLES Wesen, faszinierend, kreativ und liebevoll. Aktiv, sich selbst vollständig manifestierend, vom Glauben an den faszinierenden Gefühlsreichtum in seinem Wesen erfüllt. Er *weiß* es, er *fühlt* es jetzt! In diesen Sphären von Ich-Bewusstsein, Glück, Dankbarkeit für die Empfindung seines eigenen Seins... hat er kein Bedürfnis mehr, sich in weiche Drogen zu flüchten.

High wegen des Lebens in ihm selbst; high aus Liebe zum herrlichen Leben in ihm, nicht länger von seinen inneren Schätzen, von seinem inneren Gefühl abgeschlossen. Er lebt nicht länger wie ein Zombie, leblos, denkend *oder* träumend, sondern packt das Leben jetzt mit beiden Händen an, ganz konkret. Erst jetzt kann das Glück vollkommen in ihn eintreten..., *ein Lebensglück, das er unmöglich erfahren konnte, solange er sich hinter Drogen versteckt* und weiter von seinen Herzensgefühlen abgeschlossen hat.

Er kehrt jetzt seine Überzeugungen über das *Sterben* und Selbst-Zerstörung um in ein *Leben* im Bewusstsein des eigenen Wertes: ‚Ich bin ein faszinierender und liebevoller, wertvoller Mensch. Ich genieße mich selbst und alle schönen, herrlichen Dinge und Menschen, die mir in Folge dieser Dankbarkeitsvibration jetzt auf meinem Weg begegnen werden, in vollen Zügen.'

Denn wer sich selbst belügt und vor seinem inneren Gefühl flüchtet..., wird Gleichgesinnte, Lügner-Kollegen, zu sich holen, Menschen die (sei es unbewusst) sich selbst, das Leben, das wahre Lebensglück belügen. Jedoch jetzt, wo der Mensch sich traut, dem Leben geradewegs in die Augen zu sehen, wo er an die faszinierenden Tiefen seines eigenen ICHS glaubt..., wird er wahrheitsliebenden, warmherzigen Menschen auf seinem Weg begegnen... und mit ihnen auf verschiedenen Niveaus KOMMUNIZIEREN können, nach Herz und Seele, nach Verstand und Gefühl, was beim Konsum weicher Drogen unmöglich war..., immer gab es diese Wand. Jetzt, wo er die Barrikade zu seinem eigenen Seeleninhalt hin entfernt hat und auf tatkräftige Weise aus seinem Herzensgefühl heraus lebt, wird er harmonische, angenehme Kontakte zu anderen erleben können. Erst jetzt kommt er zu der Entdeckung, was das Leben ist, wie faszinierend, wie glücklich..., und das ist erst... OHNE Drogen möglich.

‚ICH ALS DER GLÜCKLICHSTE MENSCH AUF ERDEN, WEIL ICH MICH SELBST GLÜCKLICH MACHE..., anstatt mich zu betäuben, zu flüchten, mir etwas weiszumachen, mich an ein Scheinglück zu klammern, anstatt die tiefsten Ursachen meiner Abhängigkeit zu lösen. Ich LASSE das Leben nicht mehr einfach so durch mich durch - an mir vorbei – strömen...: ICH lenke meine Lebensenergien selbst, *ganz* bewusst, stark und liebevoll, als MEISTER meiner Existenz. Und ich baue etwas Prachtvolles daraus! ICH als ICH, in nichts und niemanden noch „aufgenommen" oder im Begriff „verloren zu gehen".

Im Gegenteil: Aus tiefster Seele auf Erden als ICH-aus-Fleisch-und-Blut bestätigt. Das Leben durchwärmt jede Faser meines Körpers; ich bin jetzt ein wirklich glücklicher, befreiter, autonomer, göttlicher Mensch!'

Du bist von harten Drogen abhängig

Kernursache und Kernlösung

Wie eine Kreuzung zwischen einem Dromedar und einem Vogel Strauß, so bahnst du dir momentan einen Weg durch die ‚Wüste' des Lebens. Das Dromedar im Menschen trägt schwere emotionale Lasten, aber es hält durch...; es hat das Gefühl, etwas Schweres schleppen zu müssen, einen Ballast auf seinem Rücken, Emotionen, Belastungen... „Ich *muss* diese Lasten wohl tragen"...! *Die Überzeugung, dass als ICH „auf Erden leben" Lasten tragen bedeutet.* Der Vogel Strauß weigert sich, auf die tieferen Ursachen, auf die *wirkliche* Lösung zu schauen, er tut so, als ob es kein Problem gäbe und ergreift dann die *Flucht.*

Ein tiefes Gefühl von Ohnmacht, von psychischer Impotenz liegt dem zu Grunde: ein Gefühl der UNFÄHIGKEIT... Als ob du, der/die voller Lebenskräfte steckt, dich unfähig fühlen würdest, alle diese Energien nach außen „abzufeuern", sie (in konstruktivem Sinne natürlich) auszuarbeiten; wie eine Kanone, die gerne schießen möchte, aber sich wie ein ‚Nichts' fühlt, nicht dazu im Stande... In erster Linie werden also gesund aggressive Kräfte von diesem Gefühl aus und aus der Überzeugung von Ohnmacht und Unfähigkeit heraus, gebremst und zurückgehalten. Die Wut über dieses Gefühl der Unfähigkeit, dich selbst auf aktiv-konstruktive Weise zu verwirklichen, wird vielfach unterdrückt.

‚Was mache ich eigentlich hier?': *Du stehst da am Rand* des Weges, wie ein kleiner, halb-verdeckter, weißer Pfahl, im Gestrüpp versteckt, die Arme am Körper baumelnd, dich unfähig und kraftlos fühlend, als ob du keine Hände hättest, nicht dazu im Stande, dein Leben wirklich in den Griff zu bekommen, „ergeben" auf die Strömung des Baches schauend, der da vor dir einfach vorbeifließt...: Du nimmst nicht wirklich am Lebensstrom teil! Du bleibst an der Seite stehen, als wärest du schmal und klein, lebens-impotent[40]..., nicht dazu in der Lage, am Leben teilzunehmen. Das machst du dir selbst unbewusst weis, es entbehrt jedoch jeglicher wirklichen Grundlage: Denn deine Selbst-Zerstörung und Flucht beginnen bei diesem „Gefühl", bei diesen „Überzeugungen"!

Das Gefühl, schließlich auch buchstäblich physisch-körperlich nicht dazu im Stande zu sein, bestimmte Dinge in dir selbst, im Leben zu verwirklichen, ist die Folge der tiefer liegenden psychischen Überzeugung: ‚Ich kann nicht' und ‚es wiegt alles zu schwer'. Aber diese Gefühle der Ohnmacht und Wut, sie werden alle tief versteckt... Zuweilen verraten deine roten Augen die Last der Emotionen..., aber du bleibst stehen, passiv... zu abwesend... Du erlebst dich eher wie ein Tier, das durchs Gras schleicht, wie eine Otter, nicht wirklich wie ein Mensch... In bestimmten ‚geistigen' Sphären aufgehend..., die jedoch nichts mit dem *echten* Leben, mit *echter* Lebensluft, mit nährendem Sauerstoff zu tun haben.

Energien werden nicht genutzt..., eine Art Still-Stand. Du DRÜCKST DICH SELBST GAR NICHT als liebevoller, schöpferischer Mensch DURCH! Als ob du den prachtvollen Regenbogen deines ICHS unter der Erde halten würdest!

Du SPARST die Energien sozusagen in dir auf, anstatt dir selbst konkret und tatkräftig Form zu geben.

[40] Dich nicht dazu im Stande fühlen, *selbst,* als Ich, dein Leben entschlossen zu Erschaffen.

Hiermit geht möglicherweise eine Art ‚Schamgefühl' um das einher, was du „haben willst", was du „beherzigst", was du anstrebst… Du möchtest etwas „haben", aber es „darf" nicht sein…, du rufst dir selbst Halt zu, oder du hast doch die Absicht… Du bist von Scham erfüllt, was du dir gewünscht oder gefordert hast, möglicherweise weil du etwas „begehrt" hast… Die Grundlage für diese innere ‚Beschämtheit' liegt in der Tatsache, dass dein lebendes Selbst sehr wohl weiß, dass Leben auf der Vibration von SEIN und nicht auf der Vibration von HABEN oder Haben Wollen liegt…, und dass du dich gerade darin unfähig fühlst, als ICH zu SEIN…, wodurch du dich gerne mit Menschen oder Dingen, außerhalb von dir, füllen möchtest…

Wie ein Vogel, der vom Himmel Richtung Erde fliegt und mit seinen Krallen einen Ast umklammern möchte, jedoch spürt… „nein, ich darf nicht!"
Ein Grund-Schuldgefühl oder Schamgefühl, AUF ERDEN DU SELBST ZU SEIN, SO WIE DU BIST, um vollständig in deinen Körper einzutreten, in deine irdische Gestalt, auf Erden: niederzusteigen. Du *flüchtest* mit anderen Worten vor dir selbst, *fort* von einer irdischen Werdung deines ICHS. Eine Art Ur-Schuldgefühl: ‚Darf ich die Erde wohl „ergreifen", darf ich den Ast wohl umklammern, bleibe ich nicht doch lieber hoch oben in der Luft, in den Sphären von Nicht-Sein??'

Dieser Grund-Zweifel, dieses Grund-Schamgefühl kann nur dadurch beseitigt werden, dass du ganz und gar nach der Vibration des SEINS, des LEBENS lebst: Du brauchst keinen Ast zu ‚ergreifen'…, du brauchst auf Erden nichts zu haben oder zu begehren… (denn dann fühlst du dich bereits schuldig)…, du darfst du selbst SEIN!! VOLLKOMMEN SEIN!! Dann brauchst du nichts zu haben, zu begehren, zu tragen, festzuhalten…: *Du darfst dich selbst vollständig auf Erden „landen" lassen, als ICH, in voller Pracht, ohne zu meinen, etwas außerhalb von dir ergreifen oder haben zu müssen, um als jemand Wert-Volles existieren zu können!* Du brauchst nichts und niemanden außer dir selbst, um als ICH kraftvoll und selbstsicher SEIN zu können. In Liebe zu dir selbst… und infolgedessen in Liebe mit anderen im Austausch zu sein, ohne zu ergreifen, ohne das Gefühl zu haben ‚ich darf nicht'…

Dieses *‚ich kann nicht' und ‚ich darf nicht'* haben nur so lange in dir Bestand, wie du der Ganzheit deines Seins, deines Ichs, des Rechtes einen unzureichenden Wert beimisst, des Rechtes…, das du hast, als ICH-der-Mensch vollwertig auf Erden zu existieren, von allem und jedem, außerhalb von dir, losgelöst. Du BRAUCHST nichts und niemanden, um leben zu können: allein DICH SELBST! Also lasse dich selbst SEIN! Gleite hinein, steige in deinen Körper herab, in deine Füße, auf den Boden, und schwimme mit im Lebensstrom…, und ganz wie von selbst kommen die Dinge und Menschen auf deinen Weg, die in die gleiche Richtung mit dem Strom gehen. Wunderbare Begegnungen mit anderen kann und wird es nur dann geben, wenn du zuerst deine eigene Pracht ANERKENNST, unabhängig von „Füllungen", vom Haben Wollen, vom Anstreben, auch davon losgelöst, sich mit Dingen oder Menschen, Besitz, Materie, Sex, Ehrgeiz oder was auch immer füllen zu wollen. Du als DU!!

Sei nicht wie ein ängstlicher „Raubvogel", der instinktiv meint, ergreifen und fangen zu müssen, um am Leben zu bleiben…: Du bist ein MENSCH. Du darfst einfach du selbst werden, ohne instinktiv ergreifen zu müssen, um am Leben bleiben zu können. Im Gegenteil, erst wenn du von der Pracht deines Seins aus zu leben beginnst, ohne das Gefühl zu haben, dich mit allem und jedem füllen zu müssen, *dann* wirst du das wahre GLÜCK, die ECHTE Freude spüren können und *wirklich* freudvollen Menschen auf deinem Weg begegnen… Während du jetzt lediglich vom „Rausch", vom *„Schein-Glück"* kostest. Dieses Schein-Glück hat im Vergleich zur *echten* Freude, die du entdecken wirst, wenn du nicht länger meinst, AUßERHALB von dir ergreifen oder nach etwas langen zu müssen, KEINERLEI Bedeutung…

Also brauchst du dich nicht länger zu „verstecken“, tief-beschämt über das, was du haben willst: Die Droge ist lediglich eine Folge, eine symbolische Übertragung dessen, deines Gefühls INNERER Unfähigkeit, eine Folge dessen, deinen inneren Reichtum nicht zu erkennen, dir selbst keine Liebe zu geben und demzufolge, nach AUßEN ausgerichtet, haben, sammeln, sparen, hinlangen, rauben zu wollen…! Eigentlich um deiner selbst willen tiefbeschämt zu sein, voller Scham, auf Erden in dich selbst einzutreten! Weil du meinst, als ICH, so wie du „bist“, nicht gut zu sein und infolgedessen außerhalb von dir nach einer Lösung suchen willst, um dein Selbstwertgefühl aufzupolieren.

Also: Kehre diese Überzeugung um! Du bist es wert, als Ich zu SEIN… Lasse alles und jeden außerhalb von dir los…, und STEIGE IN DICH SELBST HINAB: Wage es, du selbst zu sein, *dich so zu manifestieren, wie du bist…,* nicht vom „Haben Wollen oder Ergreifen“ ausgehend, sondern aus deinem SEIN, deinem HERZEN, deiner LIEBE heraus! Dann wird das Leben zu einem ewig andauernden, wahrhaftigen Paradies, und es ist nicht länger ein immer wieder absterbendes Schein-Paradies, wobei du zwischen Höhen und Tiefen hin und her gerissen wirst!

Und der kleine Vogel traut sich nicht zu landen, weil er unzureichend an sein ICH, an sein SEIN glaubt, außer wenn er sich auf Erden wie ein räuberischer Sperber gebärden würde, aber dafür schämt er sich dann wiederum… *‚ich darf nicht sein, ich werde nicht landen’…*

Und dann beginnen die Energien und Emotionen sich zu drehen und zu drehen, *wie ein KREISEL* wird der Mensch mitgeschleift…, weil er nicht die Meisterschaft über sein ICH auf sich nimmt, weil *er sich leben lässt…*

Ergreife das Steuer deines Lebenswagens! Nicht wie ein Sperber, der sich für sein Sperber-Sein schämt, nicht wie ein Vogel, der sich lediglich wie ein räuberischer Raffzahn fühlt, aus Scham für sein „Sein“, sondern aus Dankbarkeit und Stolz um dein Sein, *wie ein Mensch, der froh und dankbar für seine Art, seine Ganzheit, seine Eigenheiten, sein ICH ist!* Du ergreifst nicht länger außerhalb von dir, sondern gleitest jetzt hinein, du kommst in dir selbst nieder, ergreifst lediglich dich selbst mit beiden Händen…, und damit fühlst du dich sehr gut, wo du einmal diesen Schritt gemacht hast! *Lasse es dich nicht überkommen, lasse dich nicht kreiseln, durch die Energiemassen in Schwung gebracht, die dich anflehen, dich als ICH anzuerkennen und würdig das Steuer deines Lebenswagens festzuhalten.*

Das Gefühl in dir: ‚Ich bin nicht dazu im Stande, auf Erden zu leben…, im *Gleichgewicht* zu bleiben…, ich kann nicht…’ sitzt tief. *Selbst-Zerstörung.* Das Gefühl, nicht im Gleichgewicht bleiben zu können… Solange du nach diesem Gefühl, nach dieser Überzeugung lebst, kannst du dir selbst natürlich nicht gerecht werden. Es wird Zeit, das Ruder herumzureißen! Stecke jetzt nicht den Kopf in den Sand, fliehe nicht vor dir selbst, sondern rette dich, um schließlich vom *wirklichen* Lebensglück kosten zu können!

•

Du brauchst nichts und niemanden außerhalb von dir zu ergreifen, du brauchst nach nichts, AUßER nach dir selbst, zu greifen, um am Leben zu bleiben, um leben zu können. *Alles* steckt in dir, um SEIN zu können!! Diese Überzeugung ist von großer Bedeutung. Den Dämon, der dir weismachen möchte, dass du Lasten zu tragen hast, dass du als ICH unfähig bist, autonom und glücklich auf Erden existieren zu können, darfst du in dir enthaupten.

Fliehe jetzt nicht länger vor einer tatsächlichen Lösung.
Mache jetzt ganz entschlossen Nägel mit Köpfen. Traue dich, Wahrheit zu sehen, zu sprechen… Traue dich, zu handeln, zu machen…, du selbst zu sein und zu werden! Leben!

Denke mit Gesundem Menschenverstand, und sei gewillt, klar zu sehen und zu denken, mache dich zum Meister dieser Problematik: Auch das gesunde Denken ist eine aktive und wichtige Tat. *Denn du bist Meister deines Denkens, deines Gehirns*[41]*:* Dein ganzer Körper reagiert auf die Wendung, die du in deinen Gedanken und Überzeugungen herbeiführst.

Mache dich selbst sozusagen AUF, zeige dich, zeige dein HERZ. Das ist sehr wichtig: Hast du dein Goldenes Herz immer missachtet, dann täte dieses Herz jetzt gut daran, mit einer unglaublich eindringlichen, starken Kraft nach außen zu strahlen und zu geben!! Stark und froh sein um den Menschen, der du bist, in dieser Liebe, um der Tatsache willen, dass du sein darfst, dass du mit solch einem großen HERZEN GEBEN darfst. Liebe ist hierbei ein wichtiger Bestandteil für die Lösung. Eine totale ANERKENNUNG DEINES GOLDENEN HERZENS!!

Führe dir selbst Sauerstoff zu; schenke dir selbst das LEBEN! Sorge dafür, dass du dich auswölben kannst, wie ein sich BIEGSAM drehender Fahrradreifen, mit Lebensluft gefüllt. Atme das Leben tief ein, und drehe dich in aller Flexibilität mit in die Richtung des Lebens. Biete diesem Richtungsweiser in dir, der dir immer den Weg zur Erde zeigt, keinen Widerstand.

Die alte Mühle darf abgerissen werden, die Mühle, in der du dich immer wieder hast mitdrehen und mitdrehen lassen… Vernichte die alten Gesetze in deinem Kopf, und mache ein herrlich lebendiges Lied aus deinem Leben; GENIEẞE die Natur, alle prachtvollen Dinge und Menschen in deiner Umgebung, ohne sie zu ergreifen. *Ströme mit deinem Lebensgefühl mit,* mit dem Strom des Lebens. Gestehe dir selbst zu, alle natürlichen Dinge, die zu mehr Leben führen, zu genießen.

Fühle dich *in dir selbst, in deiner kraftvollen Natur beschützt!* Auch du hast eine urstarke Basis, auf die du immer bauen kannst. Zerstöre dich nicht darin mit falschen, negativen Überzeugungen in Bezug auf dich selbst.

Mache dir bewusst, dass auch in dir eine Goldene Schatzkiste steckt! *Entfalte deine Talente, gehe AUF, äußere dich, handle, mache, gestalte!! Fliehe nicht, sondern gehe zu deinen eigenen WURZELN, SPÜRE dich selbst IN DER TIEFE, in den irdischen Regionen dienes eigenen Wesens.*

Spüre deinen Körper, deine allertiefsten Gefühle. Genieße dich selbst, lasse Mond und Sonne im Gleichgewicht bestehen. Du brauchst nicht wie eine Kanone abzufeuern, du solltest jedoch deine Kräfte erkennen, die Fähigkeit, die in dir steckt, voller Tatkraft dich selbst zu manifestieren und einer ganzen Menge prachtvoller Gegebenheiten durch Schöpfung Gestalt zu geben.

Beginne damit, *der Schlange in die Augen zu sehen:* Dasjenige in dir selbst in Augenschein zu nehmen (und demzufolge die Dinge, bestimmte Menschen außerhalb von dir), das dir *weismachen* wollte, dass du nicht ohne DAS außerhalb von dir sein kannst. Genau wie die Nepp-Frau oder der Nepp-Mann mit sexueller Ansaugkraft den / die andere(n) zu überzeugen versucht, dass diese(r) es nicht ohne ihn/sie aushält, so macht dir auch die gleiche Schlangenstimme in dir weis, dass du nicht ohne „Drogen" leben kannst. Es sind Übertragungen der Urschlange des „Todes", die dich wieder verschlingen will, und *wozu du…NEIN sagen kannst: ‚ICH bestimme*

[41] Lies über die psychologische Bedeutung in der Rubrik zum *Gehirn nach.

über mein Leben! Ich lasse mich nicht aufsaugen, ich lasse mich nicht in den tiefen Abgrund mitschleifen!! Ich bin Herr meiner selbst, und ich entscheide mich für LEBEN! Ich lasse mich nicht durch die Stimme der Schlange aufsaugen, die nichts lieber möchte, als dass ich mich selbst vernichten würde! Ich gehe jetzt hiergegen vor… und BESTÄTIGE MICH SELBST als ein kraftvolles und prächtiges, voll-fähiges Wesen!!'

Die Stimme der Schlange in dir versucht dir weiszumachen, dass du ohne sie nichts wert bist, dass du ohne sie nicht genießen kannst, ohne sie nicht sein kannst…, ob dieses „sie" nun für Drogen, Alkohol, ein Sex-Objekt oder für was auch immer steht… Du solltest erkennen, dass jeder Lockruf der Schlange eine Toten-Stimme ist, die verlangt, *dass DU DICH als DU ERHEBEN wirst, um den Kopf dieser Todesschlange zu zerschmettern.*

DANN wirst du sehen, dass das Glück erst jetzt BEGINNEN kann, dass das wahre GENIEßEN jetzt erst BEGINNT: weil du dich von nun ab dem Leben und der Liebe anschließt, nicht länger Macht und Ansaugen, Selbst-Missachtung und Selbst-Zerstörung verfallen bist…

Dich selbst in Liebe anerkennen, an die vollen Fähigkeiten, die in dir stecken, Glauben, um als ICH vollwertig und kraftvoll zu existieren: *Das* ist der Anfang wahren Genusses, Wahren Glücks, in und um dich selbst, und auch in Kommunikation mit Menschen, die sich selbst ebenso auf die Vibration von Selbst-Glaube und Liebe abgestimmt haben. Du brauchst keine Sauger, keine Füller, keine Objekte…, sondern du wendest dich jetzt an liebevolle, dir eben-bürtige Menschen!

Du fühlst dich sicher innerhalb deiner Grenzen; *du BLEIBST innerhalb DEINER GRENZEN und machst dich auf die Suche nach jenen TIEFEN GRÜNDEN in deinem EIGENEN Wesen;* dein Gefühl von Kraft und Liebe wird zunehmen. Das behagliche, sinnliche Wahrnehmen deiner selbst, der Natur, der Dinge und Menschen um dich herum ist jetzt *viel* intensiver, unglaublich viel schöner als zuvor, als du noch harte Drogen, als Schein-Lösung, genommen hast.

Du bist jetzt frei… in dieser Liebe, in diesem LOSLASSEN von allem und jedem außerhalb von dir. Du weißt, dass jetzt alles Schöne auf deinen Weg kommen kann, wo du nicht mehr an deinem Wert, an deiner Fähigkeit zweifelst, als glückliches ICH auf Erden zu existieren, ohne dass du deshalb noch Etwas in dir festhalten müsstest, ohne dass du noch ergreifen oder nach Dingen oder Menschen außerhalb von dir langen müsstest… Du LÄSST dich jetzt stark in dir NIEDER; wunderbare Kontakte zu den irdischen Menschen und Dingen sind die Folge dessen.

Erst jetzt erkennst du, was das *<u>wahre</u> Glück* bedeutet.

Die Stimme der Schlange (der Ansaugmechanismus in und außerhalb von dir zur Zerstörung und zu „Nicht-Sein": Drogen, Sex-ohne-Liebe, Alkoholabhängigkeit usw. …) ist im Grunde nur *eine dumme Otter,* die du als wert-los ansehen und unter deinem Fuß zermalmen darfst; sie ist der Liebe nicht gewachsen. *Sie stirbt, wenn sie deiner Liebe teilhaftig wird; sie verschwindet… und mit ihr die Abhängigkeit und alles, was zu Tod und „Nicht-Ich-Sein" führte.*

Jetzt fühlst du deinen Starken Rücken, deinen Oberrücken, deine Schultern…, du hast nun sozusagen Engelsflügel, als liebevoller Engelsmensch mit goldener Kraft… Ein fortwährendes Herstellen von Gold gibt dir immer mehr Selbst-Vertrauen… *Liebe, Selbst-Liebe, die gebende Bewegung zu dir selbst, zu anderen… hat alles in Gang gebracht. Du ergreifst nicht; du gibst und lässt los.* Du etablierst deinen Wert und wirst des ERHABENEN in dir selbst gewahr. Dein Herz nimmt sozusagen deinen ganzen Oberkörper ein. ‚Ich bin *einzig* und allein Liebe; aus Freude um mein Sein nehme ich meinen Platz auf Erden ein!' Das ist die einzige Lösung.

Wie ein Erd-Apfel, eine Kartoffel[42], so stark im Boden verwurzelt, so herrlich im Fleisch deines irdischen Körpers, von Liebesstrom und Glaubenskraft beseelt… Du bist jetzt ein sehr glücklicher, *freier* Mensch geworden! Du drückst dich als ICH durch die Erde nach oben durch, deines Wertes und deiner Güte bewusst; du spürst *die Kraft und die Fähigkeit* in dir, autonom als liebevoller Mensch zu existieren, inmitten der Gesellschaft anderer liebender, nicht-ergreifender Menschen, die sich ebenso ihres Herzens, ihrer Kraft bewusst sind. Jede Saugbewegung ist verbannt worden. *Weil du DEINEN PLATZ auf eine liebherzige Weise vollständig einnimmst;* das Gold *gibst* du dir selbst; du strahlst in die Welt um dich herum Gold aus. Wie ein(e) Gedopte(r), voller Glück…, gedopt mit LIEBE!!!

Dieses Glück ist unübertrefflich; keine einzige Droge kann dir das geben… Im Gegenteil: Die harte Droge ist ein steinharter Freund der Todesschlange, die dich mit in den Abgrund saugen wollte. Aber du bist jetzt aufgestiegen, stolz auf dich selbst, ohne deshalb in ein Image zu verfallen, stolz auf deine Güte, auf deinen wirklichen Wert. Jetzt kannst du nicht anders als ein glücklicher, irdischer Mensch sein/werden, der von allen herrlichen Dingen auf Irdischem Boden kostet! Du hast die Schlange in dir getötet; du lebst in wunderbar gebender Haltung, du gibst dir selbst und anderen. Du bleibst innerhalb deiner Grenzen und VERLIERST dich selbst nie mehr! „ICH BIN!!“

Du lenkst deine Energien, alle diese Lebenskräfte in dir selbst…, wie ein Meister am Steuer seines Lebens. Nichts und niemand vermag es noch, mit dir zu ‚kreiseln‘: Du bist *Führer* deiner Existenz.

Und der Regenbogen erstreckt sich über die Erde, und du entdeckst in dir erst jetzt ein unglaubliches Spektrum an Talenten und Gefühlen: ein unübersehbarer *Reichtum,* von dem du zuvor keine Ahnung hattest, weil du davor weggelaufen bist, weil du es nicht wusstest. Jetzt, wo du nicht länger davor auf der Flucht bist, wo du dich selbst nicht mehr verleugnest, erfährst du alles über diesen Reichtum in dir. *Das bedeutet das Ende des ‚Tieres‘, das sich im Gras versteckte; der Anfang des liebevollen Menschen, der offen und ehrlich sich selbst manifestiert, sich selbst durch-drückend, aktiv und wirklich in sich präsent!,* den lauwarmen Wasserstrom des Lebens wunderbar genießend, der sich stets in die urstarken Irdischen Böschungen eingebettet weiß!

[42] Lies über die psychologische Symbolik der Kartoffel in *Das Füllhorn - Psychologische Symbolsprache der Nahrungsmittel* nach.

DIE DRÜSEN

siehe auch separate Rubrik *Lymphknoten

Psychologische Übereinstimmung

Sowohl die endokrinen als auch die exokrinen Drüsen scheiden infolge der im Inneren gesendeten Botschaften Stoffe aus. Wenn psychisches Ungleichgewicht herrscht, so liegt es im Wesen des menschlichen Lebens, das Gleichgewicht so schnell wie möglich wiederherzustellen. So werden Drüsen beispielsweise bei Angst- und Ohnmachtgefühlen mit der Absonderung bestimmter Stoffe (in erster Linie Hormone) reagieren, die bei einem Menschen gewisse körperliche Empfindungen verursachen, welche einen wiederum dazu veranlassen können, bewusst innezuhalten, um schließlich Veränderungen in der Psyche herbeiführen zu können, um den Zustand der Harmonie und Entspannung wiederherzustellen. (Siehe weiter in den separaten Rubriken der endokrinen Drüsen und ihren hormonellen Ausscheidungen: Geschlechtsdrüsen, Nebennieren, Thymus, Hypophyse, Epiphyse, Schilddrüse, Nebenschilddrüsen, Pankreas; die exokrinen Drüsen wie Tränendrüsen, Speicheldrüsen…)

Drüsen stehen für das „Gesteuert Werden“ des Menschen – durch seinen Lebenden Selbstkern

Drüsen sind Energiezentren, die unmittelbar auf jede Veränderung in unserer Psyche reagieren. Auf der Grundlage unserer tiefsten Überzeugungen, auf der Grundlage eines tief liegenden Gedächtnis- und Gefühlsbereiches werden wir bestimmte Lebensumstände zu uns holen.

Nichts geschieht zufällig, nichts ist vorbestimmt. Wir werden diese Geschehnisse auch wiederum auf eine sehr spezifische Weise erleben, je nachdem, wie unsere Überzeugungen in Bezug auf die Welt und uns selbst beschaffen sind.

Die Drüsen hören auf das, was auch das Gehirn „ausdruckt“, was sie von unserem Bewusstsein, vom Lebenden Selbst empfangen haben.

Jede Drüse hat eine spezifische Funktion, aber sie arbeiten alle in Übereinstimmung miteinander. Abhängig von der Botschaft, die das Bewusstsein aussendet, wird diese oder jene Drüse schwächer oder stärker arbeiten.

Es ist gut, dass wir unsere Wirklichkeit sehr Bewusst hier-und-jetzt gestalten, so dass die Drüsen nicht nur auf unbewusste Impulse, auf unbewusste Überzeugungen reagieren: Je Bewusster wir leben, umso mehr werden wir uns selbst und die Funktion der Drüsen in den Griff bekommen.

Denn die Drüsen reagieren fortwährend auf die bewussten oder unbewussten Befehle unseres Selbst.

Du Gestaltest deine Wirklichkeit!

Wenn wir Selbstbewusst unser Leben gestalten, dann werden sich gewünschte Verwirklichungen oder Materialisierungen in der Zukunft schneller vollziehen. (Nicht mit dem so genannten positiven Denken zu verwechseln: Siehe Teil I; Positiv Denken?). Wir erschaffen so bewusst unsere Wirklichkeit: Gehirn, Nervensystem und Drüsensystem senden als Reaktion auf unsere bewussten oder unbewussten Wünsche elektro-magnetische Wellen aus.

Je intensiver wir uns nach einer positiven Zukunft sehnen (und je mehr wir davon überzeugt sind, dass wir sie verdienen), umso stärker werden die Drüsen wie wahre Atomkraftzentralen darauf reagieren; sie produzieren Energien, die der „Umsetzung“ unserer Erwartungen „in Materie“ mit zugrunde liegen.
Was wir tief in unserem Herzen glauben, das, wovon wir am tiefsten überzeugt sind, *das* wird der Prüfstein sein, das Sieb, durch das wir bestimmte Ereignisse wohl oder nicht zu uns holen. Je besser wir unsere verborgenen Wünsche und Überzeugungen in Bezug auf uns selbst kennen lernen, umso stärker werden wir erkennen, warum wir diese oder jene Gegebenheit in unserem Leben angezogen haben.

Unbegrenztes Bewusstsein

Indem wir ein sehr bewusst schöpferisches Leben aufbauen, werden wir unsere Existenz in den Griff bekommen; wir sind keine Opfer, die Schicksal oder Determinierung unterworfen sind. Je stärker wir uns dessen bewusst werden, umso mehr werden Drüsen zugunsten der gewünschten Wirklichkeit produzieren.

Drüsen empfangen und übertragen innere Botschaften. Vor allem über die Drüsen in unserem Kopf sind wir dazu in der Lage, von dieser irdischen Existenz aus, über die Grenzen von Raum und Zeit hinaus zu erleben; eine starke Fähigkeit, sehr weit zu schauen, unbegrenzt; unser Bewusstsein kann in aller Offenheit jede Richtung anpeilen.

Es vollzieht sich vor allem dank unserer Drüsen, unseres Gehirns und unseres Nervensystems, dass wir dazu im Stande sind, unsere materielle, dreidimensionale Welt *und* die Bewusstseinswelt, die dem zugrunde liegt, als ein Gefüge, als Einheit zu erleben.

Die Drüsen erzählen uns also über die unbegrenzten Möglichkeiten, über die ein Mensch verfügt. Der göttliche Reichtum in uns, der aufblühen wird. Die Drüsen symbolisieren den vitalen, psychischen Sprung des Menschen aus seiner nicht-stofflichen Seinswelt in ein irdisches Leben.

Erkrankungen der Drüsen, allgemein

Kernursache

Die eigene Autorität wird verkannt und nach außen gestellt.
Der Adler, der sich für einen Spatz hält.

Ein Mensch, der seinen Reichtum verleugnet und sich in einen Panzer einkapselt.

Wenn er sein Mensch-Sein verneint und sich ohne weiteres unbewussten Triebfedern hingibt; wenn er sich weigert, auf Selbstbewusste Art und Weise sein Leben kreativ zu führen.

Eine Passivität, ein Nichts-Tun, sich wie ein dummes und wehrloses Opfer fühlen.
Die eigenen Kräfte nicht nutzen. Eine Weigerung, dich dir selbst hinzugeben. Davon überzeugt zu sein, dass ein Mensch als ohnmächtiges Wesen geboren wird, das nichts zu seinem Leben zu sagen hat, das hier ist, um zu leiden und zu sterben; der Mensch ist von seiner tiefen, inneren Quelle, von seinem göttlichen Selbst abgeschnitten. Er lebt oberflächlich, fatalistisch oder ist auf das rein Rationale oder Materialistische ausgerichtet. Ein blindes Gefangensein.

Den Kopf in den Sand stecken; konstant vor anderen, vor einem vermeintlichen Bösen auf der Hut sein. Ein Gefühl von Unsicherheit und, dadurch bedingt, nervöse Ängste.

Kernlösung

Dich zu trauen, zum Kern deiner selbst zu gehen und dich für alle Gefühle und Energien zu öffnen, die durchkommen möchten. Kreativität, Entwicklung in alle möglichen Richtungen, in dir konzentriert sein und eine langsame Erweiterung deines Wesens - Produktivität! Eine aktive Marsenergie ohne Furcht oder Selbstdegradierung durchströmen zu lassen. Der Stolz um deiner selbst willen, der Stolz auf die Fähigkeit in dir, selbstbewusst deine Wirklichkeit erschaffen zu können. Die Freude um des Lebens selbst willen!

Dein Leben nicht von den anderen, von einer Autorität außerhalb von dir abhängig machen. Es wagen, voller Vertrauen deinen breiten Raum einzunehmen: Sich zu trauen, das Leben sehr irdisch, mit den Füßen auf dem Boden, mit allen deinen Sinnen in dich aufzunehmen. Eine optimale Einheit zwischen Geist und Materie, zwischen Bewusstsein und Körper anzustreben; keine einseitige Entwicklung, weder vom geistigen, noch vom physischen Aspekt her; eine liebevolle Ehe zwischen Seele und Herz. Eine warm-irdische Empfindung, von deinem Bewussten ICH gesteuert. Ruhig, sicher, entspannt in dir.

Adenitis

Drüsenentzündung

Kernursache

Du schlägst mit den Armen um dich, wie ein Teufel in einem Weihwassergefäß. Aggressiv zeigst du deine Zähne, aber es handelt sich hier lediglich um Selbstverteidigung. Im Grunde genommen bist du sehr selbst-zerstörerisch: Vielleicht hat man dich verletzt, du fühlst dich ohnmächtig, weil du dich von diesem starken Kern in dir abgeschnitten fühlst; du widersetzt dich wütend, aber kommst damit keinen Schritt weiter.

Krampfhaft suchst du, kämpfst du, drehst dich ständig im Kreis, deine Gedanken sind genau darauf eingestellt..., eine Aggression dir selbst gegenüber, weil du nicht weißt, wer du eigentlich *bist*?

Du bist hart gegen dich selbst, anderen gegenüber vorwurfsvoll. Dein Stolz ist verschwunden, vielleicht hast du sogar schmerzhafte Erniedrigungen erfahren, weil du dich so gering schätzt, oder weil du dich an äußerliche Leistung klammerst und daran gescheitert bist.

Kernlösung

Komme von deinem tiefsten Selbst aus zu kreativer Selbstentfaltung! Setze Aggression in tatsächliche Aktion um; lebe dich mit *den* Dingen aus, die deinen wahren Sehnsüchten, deiner spezifischen Natur entsprechen, und gib dein Leben nicht in die Hände von falschem Stolz, Image, äußerlicher Erscheinung. Knüpfe auf eine liebevolle, herzliche Weise Kontakt mit dir. Sei sanft zu dir und den anderen, öffne zärtlich dein Herz. Du brauchst dich nicht zu verteidigen: Komme zu Selbsteinkehr, und heiße dich willkommen; produziere Früchte aus diesen starken Energien, die entschlossen den Durchbruch fordern; bleibe nicht länger stehen! Ein sich Öffnen für dein tiefstes Selbst wird zu einer wahren Präsenz im JETZIGEN Leben führen: konzentriert, motiviert und voller Freude. Mit deinem Verstand allein wird es dir nicht gelingen: Höre auf deine Gefühle, deine Intuition und auf diese frohen Botschaften in deiner Umwelt, die du schließlich unbewusst hervorgerufen hast; richte dich jetzt nicht länger auf selbst-zerstörerische Weise auf dich oder andere.

Adenom

gutartige Geschwulst aus Schleimhaut oder Drüsengewebe

Kernursache

Dein inneres Selbst will mit einer kreativen Feuerkraft vorstoßen! Aber du bist nicht offen für diese treibenden Energien; du hältst diese Kräfte dadurch zurück, dass du einfach nicht an sie glaubst, dass du dich unterschätzt und dich auf das physisch Oberflächliche oder das „Denken" beschränkst.

Dein irdischer „Trichter" ist zu schmal, um deine Bewusstseinskräfte in deinem körperlichen Sein geboren werden zu lassen: Du schränkst dich ein, hältst dich in einem zu engen Lebensraum gefangen; du bist von deinen tieferen, göttlichen, schöpferischen Kräften abgeschnitten. Deshalb drücken Energien, glühend wie Feuer, um dein irdisches Sein hier-und-jetzt dennoch einem tieferen Daseinsgrund Überlassen zu können: Sie bauschen sich auf, reizen dich, wecken dich aus deinem oberflächlichen Schlaf.

Vielleicht fühlst du dich in deinem „aktiven" Lebenstempo durch eine Angst, eine Trauer gebremst, die dir von anderen angetan wurde… Das ist lediglich eine Folge dessen, die Autorität nicht in dich selbst zu stellen; du machst dein Leben zu sehr vom Verhalten deiner Nächsten abhängig, ohne wirklich *selbst* eine Wahl zu treffen. Du weigerst dich, klar zu sehen, du berufst dich auf Bücherwissen oder auf Worte von anderen, nicht auf deine innere Weisheit. Dadurch siehst du nicht wirklich eine Perspektive für dich: Du vermagst nicht wichtige von unwichtigen Dingen zu unterscheiden, du beißt dich in Details fest. Welchem Weg soll ich folgen? Ich weiß es nicht. Du öffnest dich nicht für dein inneres Wissen, deine Intuition. Möglicherweise blockierst du dich vollkommen durch Grübeln und sorgenvolle Gedanken, durch das Anhäufen von Emotionen. Du trittst weiterhin auf der Stelle, ein Widerstand, wirklich erwachsen zu werden.

Kernlösung

Erspüre die Kräfte deines tiefsten Seins in deinem Körper, in deinen Handflächen… Lasse kreative Energien und deine angehäuften Emotionen jetzt frei durchströmen! Gewähre natürlichen Impulsen einen reibungslosen Durchgang: Gehe mit deinen spontanen Gefühlen mit, blockiere dich nicht länger. Werde dir, aus Stolz, deiner einzigartigen Kräfte bewusst, und spüre diese starke, sichere Basis in dir, stelle das warme Sonnenzentrum in dich selbst, höre nicht in erster Linie auf andere. Mit Vertrauen das Kind in dir zu Selbstbewusster Autorität aufwachsen lassen.

MORBUS DUPUYTREN

durch die Bildung fibröser (= faserartiger) Knötchen in der Sehnenplatte der Handfläche entsteht eine Krümmung von einem oder mehreren Fingern, die sich schließlich nicht mehr strecken lassen; diese Krankheit ist verwandt mit der *Peyronie-Krankheit

Kernursache

Gerne würdest du den Steuerknüppel bedienen, aber du scheinst nicht gleich zu wissen „wie". Du drehst dich im Kreis, *du würdest die Dinge jetzt zwar gerne forcieren, aber es gelingt nicht mehr; dein Fahrzeug „muckt" auf.* Du hast viel von dir selbst gegeben (bei einer Arbeitsstelle beispielsweise oder in einer anderen Situation), jetzt bist du ausgetrocknet, du kannst nicht mehr; du bist am Ende; eigentlich müsstest du jetzt aussteigen, anstatt auf diesem Weg weiterzufahren! Denn das Leben sagt „Stopp!". *Du kannst und darfst nicht länger auf diesem Weg weiterfahren; du solltest auf die Hauptstraße des Lebens auffahren.*

Du brauchst Schmirgelpapier: um eine alte Maske abzureiben und dein wahres Gesicht zu zeigen, um IN WAHRER ERSCHEINUNG *zum Vorschein zu kommen:* dich selbst bis auf den Knochen, bis auf das blanke Holz, sehen und erkennen. *Wer bist du..., losgelöst von einer „Haltung", von einem Job, unabhängig von einer Betrachtungsweise, von alten Gewohnheiten?* Weißt du nicht mehr weiter? Schaue einmal tiefer in dich selbst, und werde dort DEINER Eigenheit gewahr, losgelöst von jemand anderem, von einer Erziehung! *‚Du als DU'.*

Und das ist notwendig. *Hast du dich mit harter Hand hinuntergedrückt, dich selbst (und möglicherweise in Folge dessen auch andere) unbarmherzig behandelt? Fühlst du dich hart angepackt? Macht und Ohnmacht liegen auf derselben Linie. Bist du so weit vom Herzen abgekommen, verhältst du dich dir selbst und dem Leben gegenüber auf grausame, tyrannische, militärische Art und Weise?*

Schaue nicht länger wütend oder vorwurfsvoll auf die anderen: Sieh doch, wie du dir selbst das Leid angetan hast... und infolgedessen möglicherweise Lebensumstände zu dir geholt hast, die die Folge dieser grausamen Praktiken dir selbst gegenüber sind. Grausam ist es: Dir selbst die Liebe zu entsagen, *das Kind* in dir zu unterdrücken und gleichzeitig strenge und harte ‚Forderungen' an dich zu stellen. Kalt und distanziert dir selbst gegenüber, woraufhin du Situationen zu dir holst, die dich darauf aufmerksam machen, dass du so zu dir selbst stehst; reagiere dich also nicht auf anderen ab, sondern komme zu deinem warmen Herzen, in dein Zuhause; räkele dich in deinem warmen Körper.

Kernlösung

Komme in die warme Decke deines Körpers; schäle dich in aller Ehrlichkeit frei, und sieh, was du dir angetan hast, wie rau du zu dir gewesen bist. *Aber unter dieser zuweilen fordernden, ergreifenden, diktatorischen Rauheit steckt ein ‚Herz'..., komme hinzu, und lasse dich selbst spüren, dass Leben Liebe, Verständnis, Milde und Sanftheit ist.*

Enthülle dich jetzt, und wische die Härte vom Tisch. Sieh dem Zorn in deinem Wesen in die Augen und erkenne, dass er eine Folge *der Ohnmacht* ist..., *du selbst zu sein, das Leben in die Hand zu nehmen, ohne Forderungen oder Begierden damit zu verbinden.* Als ob du auf das Leben selbst wütend wärest: weil du nicht hast, was du haben willst, weil du dich nicht der Dinge *bemächtigen* kannst, die du aus Macht haben möchtest, weil du nicht das bekommst, was du besitzen möchtest. Sei dir dessen bewusst, dass das Leben selbst *eine bedingungslose Hingabe* verlangt, *aus Dankbarkeit für das, was da IST,* dass Gesundheit Liebe und Verständnis, *Flexibilität und Milderung* erfordert. Lasse los, komme nah und liebevoll bei deinem *wahren* Selbst an, und erkenne, dass du erst von dieser harmonischen Vereinigung mit dir selbst aus, *allem* Schönen auf deinem Lebensweg begegnen wirst, ohne dass du ergreifen oder erfüllen müsstest.

Lies auch die Rubriken der diesbezüglichen *Finger.

DYSENTERIE, RUHR

Durchfallerkrankung mit Blut im Stuhl infolge Darminfektion

Du drehst durch…, nichts hat mehr einen Nutzen, es ist vorbei… Verzweifelt: wegen des Zwiespaltes in dir, wegen der Distanz zu dir selbst (und infolgedessen zu den anderen); keinen wirklichen Kontakt zu deinem tiefsten Ich spüren können. Diese Ohnmacht führt zu einem Gefühl starker Unzufriedenheit und Wut - nicht im Geringsten wegen deiner Abhängigkeit von anderen - ohne dabei zu wirklichen Gefühlen von Liebe und Einheit kommen zu können. Die Lösung liegt hier in einer sehr starken Selbsteinkehr, um, frei vom Einfluss anderer, von deinem zentralen Ich aus einen mächtigen Zugriff auf dich selbst zu bekommen.
Du schreibst es den anderen zu, aber dein Problem liegt tief in dir selbst.

Amöbenruhr

verursacht durch Amöben (eine Gruppe von einzelligen Organismen)

Kernursache

Du glaubst daran, dass du eine ganz schlechte, teuflische Seite in dir hast, und dir wird Angst und bange; Angst vor dem Teuflischen im allgemeinen.

Du fühlst dich anderen als großer Märtyrer verbunden, du bist allen gegenüber freundlich und dienstwillig gewesen, aber jetzt *geht* es nicht mehr! Du lässt jetzt Dampf ab, es ekelt dich an, du wirst wütend… Du hast zu lange deine normalen, aggressiven Energien unterdrückt: Deine Umwelt hat auf dieses elektrisch aufgeladene Feld reagiert und dir sozusagen einen Schlag auf den Kopf verpasst, wonach du dich noch *mehr* als Opfer, noch ohnmächtiger und voller Schmerzen gefühlt hast. Jetzt bist du rasend vor Wut auf andere! Aber mit deinem bösen Mundwerk bleibst du trotz allem doch wieder blockiert und spuckst weiter Galle, ohne dich tatsächlich weiterzuentwickeln.

Es sind deine enormen Energien und Gefühle, die um Anerkennung flehen und darum, frei existieren zu dürfen: Aber du hast Angst davor, dich selbst zu erleben. Also spielst du einfach den Underdog oder das Opfer.

Dennoch wirst du in dir mit einem Zwiespalt konfrontiert: Einerseits möchtest du anderen Gutes tun, aber andererseits würdest du aggressiv zum Angriff übergehen. Es handelt sich hierbei um ein Gefühl von Ohnmacht, Herr deiner selbst zu werden; ein Misstrauen, Ängste.

Kernlösung

Rufe dich selbst zur Ordnung: Du bist ein Mensch, ein frustrierter Mensch, der sich nicht traut, sich so zu erleben, wie er sich wirklich fühlt. Höre auf damit, deine Gefühle und Sehnsüchte zu unterdrücken, sei dir jedoch deiner Menschenwürde vollkommen bewusst!

Wenn ein Boot sinkt, weil es ein Loch hat, so höre auf damit, endlos Wasser aus dem Boot zu schöpfen, hole es ans Ufer und dichte das Leck ab! Tue das Gleiche mit dir: Komme stabil mit deinen Füßen auf die Erde, lasse dich nicht durch Angst und Unsicherheit aussaugen, fülle dich mit Respekt vor dir selbst, und verwirkliche dich energisch.

Integriere alle deine Gefühle in eine selbstbewusste Existenz; mache Schluss mit dem, was schon lange nicht mehr tragbar ist. Wenn deine Gefühlswelt und deine aktiven Taten miteinander im Einklang stehen, dann bedeutet dies das Ende deines inneren Konflikts. Du bist gut, aber unterdrückte Kräfte und Emotionen können zu Ausbrüchen führen.

Angst und Aggression gehen Hand in Hand: Lediglich das Vertrauen auf dein Lebendes Selbst (siehe Teil I) und ein liebevolles Annehmen deiner ganzen Person, ohne Kompromisse nach außen hin, vertreiben diese negativen Gefühle.

Bakterienruhr

verursacht durch Bakterien der Gattung Shigella (auch bekannt als Shigellen)

Kernursache

Wütender Aufstand; die Gatter werden umgestoßen, so dass eine wahre Gefühlsüberströmung dich in die Tiefen mitreißt.

Du baust dein Leben zu sehr auf das nach außen hin Starke auf, das Aggressive, das Männliche…, wie Supermann fliegst du im Eiltempo mit kraftvoller Energie davon: Du bist wütend, fühlst dich in deinem Stolz verletzt, du wirst zeigen, wer der / die Stärkste ist! Du lässt dich auf eine solche Weise von deinen Gefühlen mitreißen, dass du keine Kontrolle mehr über sie hast…

Du würdest gerne Kunststücke vorführen, mit entschlossener Kraft weiter reichen als du kannst, dich forcieren… (dies alles in Wirklichkeit oder in Gedanken). Eigentlich weinst du, aber voller Wut wischst du dir die Tränen vom Gesicht.

Es geht um ein Abreagieren aus Ohnmacht, Angst und Trauer; du wirst dadurch so hart, in erster Linie gegen dich selbst! Zu lange aufgestaute Gefühle; sogar auf deine Gefühle bist du wütend gewesen.

Du verlangst von dir, cool und stark Herr deiner selbst zu werden, aber anstatt wirklich an die innere Meisterschaft und die starke Basis in dir zu glauben, anstatt dich tatsächlich zu verwirklichen, fixierst du dich zu stark auf einen Teil des Lebens, auf Basisinstinkte, wie Sexualität, auf emotionale Triebe…, ohnmächtig, dein totales Mensch-Sein zu erleben.

Ein unbewusster Wunsch, die Macht über dich selbst zu finden; du schüttelst jetzt, aus verzweifeltem Protest deiner Ohnmacht wegen, *alles* aus dir heraus, du wirfst jetzt alles von dir; ein Schrei zu deinem tiefsten Selbst, auf dass es sich endlich zum Meister machen wird. Du bist rasend vor Wut und hast Schmerzen; es gibt keine Grenzen mehr. Ein ängstliches Suchen nach dir selbst…

Kernlösung

Sitze stolz und breit auf deinem Thron: Blähe dich nicht länger auf, sondern komme zum Bewusstsein deines wirklichen Wertes. Erkenne deine ganzheitliche Persönlichkeit an, und sei liebevoll zu dir; lasse dein Herz sich entspannen und milder werden.

Kehre dich IN dich, komme ganz nah zu deinen Gefühlen, und lasse emotionalen Ballast aus dir heraus fließen. Ängste sind nutzlos, wenn du den Überblick gewinnst: Werde in Ruhe Herr deiner selbst, spüre deine innere Kraft, die Gefühle der Ohnmacht vertreiben wird.

Ein stetiger Fortschritt, eine gleichmäßige Entwicklung deiner Wünsche, Möglichkeiten, Ambitionen, ein ausgeglichenes Vorantreiben deiner selbst, mit den Füßen feste auf dem Boden, ein ruhiges, fortwährendes Fließen deiner Energien…, anstatt die Nerven zu verlieren.

Werde keine Karikatur deiner selbst, sondern bestätige deinen wirklichen Wert aus Respekt vor dir selbst; schließe keinen Teil von dir aus, erkenne vor allem diese weichen, zarten, schönen Gefühle an, die tief in deinem Inneren verborgen sind.

Ergreife dich mit beiden Händen, und lasse primitive Instinkte sich in Selbstbewusstsein umwandeln! Frieden…

DYSKALKULIE

Lernstörung, bei der vor allem Probleme mit Rechnen und Mathematik auftreten

Kernursache

‚Was denkst du, denkst du und denkst du: ... zögerst, wägst ab. Muss ich hier Angst haben, oder nicht?' Dann schreitest du auf einmal wieder mit großen Elefantenfüßen tapfer und stark vorwärts, den Kopf in die Höhe gestreckt, du zeigst dich tapfer, niemand soll auf die Idee kommen, du hättest Angst; doch innerlich nagt ein leichter Zweifel. Aber zeigen wirst du dies den anderen sicher nicht.

Als ob du deine Eckzähne wie Stoßzähne nach außen drücken würdest, während der Speichel im Überfluss nach unten gleitet.[43] Kontakt mit anderen, den suchst du, ja, aber du weißt nicht genau ‚wie', auf welche Weise du dies machen sollst. Da ist eine Art von Ungeschicktheit, Unsicherheit. Du lässt dich eigentlich durch andere ablenken, durch die Atmosphäre deiner Umgebung. Du zweifelst an deinem Können, an deinen Möglichkeiten, an deinem Inhalt, und du machst dir Sorgen darüber, was andere von dir denken. Dann gibst du dich wieder nach außen hin stark und niemand merkt etwas von deinen inneren Gefühlen und Gedanken.

‚Nein, ich habe keine Angst!', versuchst du dann auszustrahlen. Ich bin stark, stramm und tapfer wie ein Elefant. Eigentlich ziehst du diese ‚Dyskalkulie' an, um zu lernen, dass du auf deine inneren Werte bauen solltest, unabhängig davon, was andere von dir denken, um so zu lernen, unabhängig vom Gesetz des ‚so gehört es sich nun einmal' zu leben. Du darfst anders sein als die anderen, und du brauchst dich nicht so zu verhalten, dass andere dich für gut befinden: höre also auf damit, Wert auf dein Image zu legen, darauf, wie du auf den oder die anderen Menschen wirkst.

Der Mangel an Kommunikation mit anderen, den du zu verbergen suchst, führt dazu, dass eine Art von Bewusstseinsspaltung bestehen bleibt, *eine Spaltung innerhalb deines ‚Seins', wie du dich anderen gegenüber gibst einerseits und wie du dich innerlich fühlst andererseits.*

Kernlösung

Sei ein Mensch aus einem Guss! Äußerlicher Stolz ist unnötig. Der würdige Stolz darüber, wer du bist, der zählt; kein Image oder Übertreffen von anderen. Dieses Signal der Dyskalkulie hilft dir also dabei, zu werden, dich zu manifestieren, wie du WIRKLICH bist.

Spiele keine Komödie, tritt erst in dich selbst ein, kehre dich in deine Tiefe und sei ganz einfach du selbst; versuche nicht, stärker zu wirken, als du dich fühlst. Die Kraft die du vorspiegeln willst ist übrigens nicht die *echte* Lebenskraft: es handelt sich dabei nur um die Außenseite, das Äußere, die Fassade.

Du seufzt und lässt kurz deine Schultern hängen. Sofort rappelst du dich wieder auf und gehst wieder weiter. Die fundamentale Lösung dieses Problems erfordert eine Überprüfung deines Lebens und der Überzeugungen, mit denen du geboren wurdest. Nein: du bist ganz und gar kein Schwächling, du brauchst gar nicht an dir selbst und an deinen Möglichkeiten zu zweifeln. *Es ist Unsinn, dass du dich selbst ununterbrochen so fertigmachst und dich selbst dann sozusagen, vor allem in den Augen der Außenwelt, selbst wieder hochziehen musst. Diese reine Lebens-KRAFT und -WERT sind wirklich IN DIR. Du brauchst nicht einmal etwas vorzutäuschen, dich stärker zu geben, als du denkst zu sein. Das Ur-Minderwertigkeitsgefühl, dieser Urzweifel an dem Kraftwert deines ICHS sollten nun mit der Wurzel ausgerissen werden.*

[43] Lies die Rubrik *stark vermehrter Speichelfluss.

Es braucht nicht mehr zu geschehen, als dass du dein Leben in Vertrauen auf deinen tiefsten Kern weiter ausbaust.

Du wie aus *einem* Stück, ohne Furcht und Nervosität und ohne dich ‚besser' erscheinen zu lassen, als du bist. Du *bist* kräftig, du gehst nun furchtlos und nicht länger zögernd und darauf schauend, was andere von dir denken könnten ... durch das Leben. Diese Lektionen lernst du nun, dank deiner ‚Dyskalkulie' und allem, was damit einhergeht. Du fühlst, wie du freudvoller wirst ...

DYSPRAXIE, APRAXIE

das Unvermögen, bestimmte Handlungen auszuführen, entstanden durch Beschädigung oder schlechtes Funktionieren bestimmter Bereiche des Hirns (z.B. Entkorken einer Flasche, Abnehmen des Telefonhörers); die Betroffenen haben gleichsam die Reihenfolge der Bewegungen vergessen; bei Apraxie beträgt dieses Unvermögen quasi 100 %, bei der Dyspraxie ist es geringer

---

Apraxie, allgemein

kann beispielsweise durch einen Schlaganfall (CVA) entstehen

Kernursache

Die Ursachen - unten beschrieben - waren bereits in deinem ‚Seins'-Zustand vorhanden, BEVOR dir die Gehirnschädigung zustieß; dort jetzt Veränderung hineinzubringen, bedeutet Genesung.

Zu wenig „Ich"; du fühlst dich möglicherweise wie auf einer Insel, oder wie in einer trockenen Wüste. Du entziehst dich dem wirklichen Leben; du findest dich nicht wirklich ‚zu Hause' vor. Wo bist du? Warum dich selbst so verstecken? Warum dich vom Leben fernhalten, sozusagen leicht *autistisch? Du scheinst den echten Wert des Lebens, die Glücksgefühle gar nicht zu kennen: Hast du dich davor verschlossen? Ziehst du dich auf die Insel-duselbst zurück...? Manchmal bist du „nicht"; wie ein Kaktus in der Wüste würdest du dich hin und wieder selbst überragen, dann wiederum bist du der einsame Cowboy, der schon zurechtkommt, aber nicht wirklich Kontakt zu anderen sucht.

Ein Gefühl der Abwesenheit. Möglicherweise flüchtest du dich in Gedanken, in Zigarren rauchen, in deine Aktivitäten, in was auch immer, aber du kommst nicht BEWUSST hier und jetzt ins Leben. Du bist dir deines ICHS, dessen, was „Leben" ist, nicht bewusst. Du entgehst der Verantwortung für deine Existenz; du leugnest und tust so, als ob du nichts sehen würdest, wie ein Strauß (Vogel). Du leugnest möglicherweise alles und stellst dich dumm..., aber du schließt dich damit selbst aus dem Spiel, aus dem Leben aus. Du holst dich nicht ‚hinein'.
Du brauchst Kommunikation, auch wenn dir das nicht bewusst ist: um dich aus deinem „leeren, stummen Turm" herauszuholen, dich mit den Füßen fest auf den Boden zu holen.

DU wirst dich selbst zum Leben erwecken müssen, DU wirst deine Gefühle wecken dürfen! Nimm dich selbst beim Schopfe, fasse dich sozusagen bei den Schultern und sprich kraftvoll und entschlossen zu dir: „Wach"! Wache auf! Lebe nicht wie unter Drogen, sondern werde dir deines ICHS, deines Seins bewusst. Lebe nicht so dahin, wie ein lebloser Mensch oder nach dem Motto „das Leben, was ist das schon"... nein, komme auf entschlossene, tatkräftige Weise zu dir selbst: Nimm den Menschen, der du bist, beim Kragen, und stelle dich vor die Wahl: Echtes Leben oder nicht-leben, was willst du!?

DIE Wahl erfordert ein Weitergehen, ohne Zögern, kraftvoll und stark in deinem eigenen Körper zu sein. Findest du dich selbst und das Leben nicht der Mühe wert? Dann bringst du dich in den Abgrund..., wo gar nichts mehr ist.

Kernlösung

Also, erwache, komme aus dem Kellerversteck heraus, und gib dir jede Chance zu einer ECHTEN Geburt. Gesunder Stolz, in deiner Muskelkraft sichtbar, du gehst kräftigen Schrittes vorwärts. Jetzt blühst du auf: Erst jetzt entdeckst du ‚Gefühle' aus deinem Herzen: Erst jetzt kannst du wissen, was es bedeutet: ‚FREUDE'. Dieses Glücksgefühl um dein ICH im Leben konntest du nicht kennen, solange du dich im ‚betäubten' Zustand gehalten hast.

Jetzt kannst du entdecken, was es bedeutet, froh um dein Ich, um das Leben zu sein! Jede Form des bockigen Widerstandes muss hier abgebrochen werden. Ein „ich weiß genau, dass sie mich in Ruhe lassen"..., mit diesem Inselsyndrom der Arroganz musst du Schluss machen, wenn du ‚leben' möchtest. Entwaffne dich selbst, öffne dich..., in Empfänglichkeit für das Leben, für Information, Weiterentwicklung, für deine tieferen Schätze, für andere Menschen. Hole dich aus diesem kalten, kritischen Feld heraus, und bade in der Wärme deiner innerlichen Sonne; entdecke dein Herz, und begegne anderen Menschen ganz nah bei diesem Herzen.

So kommst du zu Leben, so kannst du aufblühen, in Liebe, und wissen, was ‚Glück' bedeutet. Fort aus den grauen Sphären von Apathie, Tod und Niedergeschlagenheit, Gleichgültigkeit, Inselsphären und Nihilismus. Eine ANERKENNUNG und ein ERKENNEN deiner selbst, hellwach und bewusst: Das ist der Anfang eines neuen Lebens und bedeutet das Ende einer Erkrankung, die dein lebendes Selbst zu sich holte, um dir *viel* deutlich zu machen.

Kremple dein ganzes Leben um! Beginne damit, dich selbst zu „ergreifen", um dich selbst hineinzuholen, so dass du dich innerhalb der Grenzen des *wahren* Lebens befindest! Alles wird neu; kein Widerstand, sondern ein positives und offenes Abwarten, und es tut dir so gut, was dir jetzt geboten wird. *Das* hattest du nicht erwartet, oder?! Liebe durchströmt jetzt deine Adern und jedes Gefühl von Leere und Langeweile, gefühls-oberflächlich im Leben zu stehen, Gleichgültigkeit oder Abgedroschenheit ist jetzt verschwunden. LEBEN: Sinnlich genießen! Deinen Körper, das Wasser auf deiner Haut u.s.w. ... genießen. Jetzt fängst du *wirklich* an, zu leben, zu genießen, was du zuvor vielleicht noch nie wirklich konntest!

Sensomotorische Dyspraxie

Störung der Fähigkeit, Bewegungen rasch zu planen und zu koordinieren (kann sich äußern in Problemen mit bspw. Sprache, Schreiben, Gehen, Bewegen, Schlucken, Ausführen von Aufgaben wie Kochen oder Binden von Schnürsenkeln, Raumlage, Kurzzeitgedächtnis, Lernstörungen)

Kernursache

Du wringst das letzte bisschen Feuchtigkeit aus dem Putztuch; du willst alles sauber und ordentlich machen. Zufrieden mit dem Ergebnis schreitest du vorwärts. Du willst, dass alles schön und trocken ist. Du würdest dich bis zum Äußersten anstrengen, um alles sauber und gebührendermaßen frisch duftend zu machen. Dennoch handelt es sich dabei um ‚Gewohnheiten', die du vielleicht schon vor langer Zeit in dir aufgebaut hast. Du willst möglichst alles sauber haben, ordentlich und rein wie eine ‚Jungfrau'[44], aber dies verbirgt so viel ... irgendetwas windet und reibt sich in dir; du legst Wert auf größte Ordnung, aber es bleibt so frostig, kalt und leer. Gibt es nichts anderes in deinem Leben, das dich stärker fasziniert als dies? Kriechst du niemals näher zu dir selbst heran, zum Leben heran?

Bleibst du so kalt in einiger Entfernung vom Leben stehen? Ist dies das Einzige, was für dich zählt: den Besen nehmen, alles schön glatt machen, sauber, or-

---

[44] Lies hierzu mehr in *Befreiende Astrologie - die tiefere Symbolik der Sonne in den Tierkreiszeichen.* Dieses Buch ist bei Erscheinen des vorliegenden Werkes noch nicht in deutscher Übersetzung erhältlich.

dentlich ... aber wo ist die GESTALTUNG deiner selbst und durch dich selbst, wo ist diese warme Quelle? Wo bist du nur? Andere haben es dir vielleicht schon einmal gesagt: wir bekommen keinen Kontakt zu dir, keinen echten innerlichen warmen Kontakt. Du scheinst wirklich abwesend zu sein. Komm doch einmal näher, bleib doch nicht nur an der Ober- oder Außenseite der Dinge stehen! Höre auf, so viel Wert auf die Außenseite der Dinge zu legen, und setze dich einmal in Verbindung mit dem allertiefsten Innersten! Zufrieden mit einem sauberen Boden oder einer gerade erledigten Aufgabe, gebührendermaßen nach außen hin glänzend, so dass es dir selbst Freude bereitet (noch nicht einmal den anderen)? Ja, und dann ... was dann ... ist dies dein Leben ... ?

Die Wäsche aufhängen, Kleider trocknen, bügeln. Sich mit den alltäglichen Dingen beschäftigen. Haare schneiden. Alles, was mit der praktischen Seite des Lebens zusammenhängt: darin bist du gut!

Spiele nun doch auch einmal das Leben als Freude, genieße die Musik des wirklichen Lebens. Schlage laut auf die Lebenstrommel: gehe auf TUCHFÜHLUNG mit dir selbst. Das Leben ist viel mehr als an der Außenseite der Dinge zu arbeiten, ist mehr als an der Außenseite alles ‚in Ordnung zu halten'. Genieße, klettere höher in dir selbst! Komme näher zu deinem Körper und profitiere von all dem Schönen, das das Leben dir bieten will!

Findest du, dass du dies tun *musst*, dass es sich nun einmal so gehört: DU WILLST (sei es auch unbewusst) wie ein Gefangener sein, DU WILLST in Gefangenenkleidung herumlaufen, du willst keinen anderen Code sehen als Pflichten, Aufgaben, Arbeiten ... Du WILLST nicht wirklich FREI sein, deine Türen aufreißen zum echten Leben! Oder ... doch?

Kernlösung

Also, befreie dich aus dieser Unwissenheit, aus diesen alten zwanghaften Mustern!

Tu nicht so, als ob du dich selbst nicht kennst: bleibe nicht an deiner Außenseite hängen. Höre auf, ein Vogel Strauß zu sein und tue nicht so ... als ob DU nicht da wärst, als ob nur ein kleiner Teil von dir existiert. Weigere dich nicht länger, deinen tiefen Inhalt, deine wirklichen Tiefen zu betrachten! Tue nicht so, als ob nichts wäre. Befreie dich aus diesen alten Mustern! Kaufe dich frei ... mit Liebe und Offenherzigkeit gegenüber deinem eigenen Seelenkern. Mache keinen Rückzieher mehr ... sei in dir selbst anwesend, gänzlich. Schließe die Augen nicht mehr länger, weigere dich nicht länger ... tue nicht mehr so, als ob es nicht MEHR gäbe. Mache dich Innerlich vollkommen frei und erwache wirklich zum Leben. Verstelle dich nicht länger, ignoriere dich nicht. Tue nicht so, als ob nichts wäre. Höre auf, dich festzuzurren in Arbeit und Strukturen, die lediglich zur Außenseite des Lebens gehören. Knüpfe Kontakt mit deinen innerlichen Reichtümern, mit deinem Herzen: höre damit auf, dich selbst so zu übergehen, indem du dich mit allerlei Dingen, Aufgaben, Menschen füllst ... ohne auch nur ein einziges Mal wirklich in TUCHFÜHLUNG mit deinem *echten* Selbst zu kommen!

Höre auf mit diesem Nein-Sagen zum Leben in dir selbst, höre auf, an der Außenseite festzuhängen, möglicherweise an Strukturen oder Materie, höre auf, deine Tiefen zu übergehen, dein AUTHENTISCHES Sein, das darum bittet, existieren zu dürfen. Sture Halsstarrigkeit, ein Festhalten an alten Mustern und Gewohnheiten ... bringen dich immer weiter weg von dir selbst. Also, brich damit. Erblühe! Lüge dich nicht länger selbst an, deinen wundervollen Inhalt. Taue auf, habe den WILLEN, wirklich zum Leben zu erwachen, dein echtes inhaltliches Sein erblühen zu lassen. IGNORIERE nicht länger. Fühle und schaue tiefer und lasse das Oberflächliche, das An-der-Außenseite-Sein los ... Sage ‚JA' zum Leben, zu dir selbst und lasse jede Form von Sturheit, Eigensinn, Verneinung des eigenen tieferen Ichs platzen. Sage nicht länger ‚Ich will nicht' ... ‚ich will im Alten hängen bleiben'... Schließe nicht länger dein Gehirn, deinen Kopf, deine Augen ... vor einer wahrhaftigen Selbst-Werdung! Öffne dich und erwarte etwas Neues, das Allerschönste, auch wenn du dich bisher in dem unheimlichen Rahmen des ‚Nein'-Sagens, der Erfüllung deiner Pflichten, dem Festsitzen in alten Mustern und Strukturen und dem Abtöten deines authentischen Seins festgebissen hast. Brich mit diesem Alten und erwarte das Neue in dir selbst ... und das bist DU dann, *wirklich* DU, in deiner Gesamtheit. Gib dir selbst nun diese Chance.

Aber vielleicht hat es keinen Sinn, dies alles zu sagen ... denn du hörst ja doch nicht zu. Nur du kannst jetzt diese Wahl treffen ... : für eine umfassende Gesundung mit den dazugehörenden Änderungen, oder für eine weitere Gefangenschaft in alten Gewohnheiten und Krankheit. Die Entscheidung liegt bei dir! Du *kannst*, du *wirst* dich selbst befreien ... wenn du dies ‚willst'.

Verbale (Entwicklungs-)Dyspraxie

Unvermögen, bei der Bildung von Sprachklängen und dem Kombinieren dieser Klänge zu Worten oder Wortteilen die Sprachmuskeln (Zunge, Lippen, Kiefer, Gesicht) ‚richtig' zu steuern oder zu programmieren; der betroffene Mensch weiß zwar, was er sagen will, aber es gelingt ihm nicht sofort, dies auf die ‚übliche' Weise zu äußern (ist nicht dasselbe wie Aphasie)

Kernursache

Du hast gleichsam etwas ‚in zwei Teile gebrochen', um die Innenseite der Sache betrachten zu können: womit hast du es zu tun und was hat die Kernursache dir zu erzählen, genau wie das Mark in einem Knochen? Auf der Suche nach Erdung, nach einem goldenen Gleichgewicht, wie der Buchstabe T. Du willst in deinen Körper eintreten und suchst unbewusst die perfekteste, ausgeglichenste Art und Weise, vorsichtshalber. Du verstehst es nicht: was ist im Innern der Dinge, der Menschen, des Lebens und was ist die Außenseite, wie ist die Außenseite an der Innenseite festgeklebt? Ein Auseinandernehmen von Dingen, um schließlich zu einem klareren Blick / Verständnis auf der Erde zu gelangen, unbewusst natürlich. Analysierend ... um später auf einer erneuerten Ebene zu einer neuen Synthese zu gelangen.

Es ist dir nicht ganz klar, wie die Dinge im Leben wachsen und sind, und du nimmst die Dinge auseinander, um einen besseren Blick darauf zu bekommen, analysierend. Du kannst dich nicht gleich empathisch in Dinge einfühlen, in dich selbst, in Menschen, weil du noch zu weit von deinem Kern, deinem Inhalt, deinem Gefühl entfernt bist. Ein Wachstumsprozess braucht Zeit; du hast dich nun einmal dafür entschieden, diesen Weg zu gehen. Je stärker du zu deinem tiefsten innerlichen Gefühlspunkt kommst, zu deinem Kern, deinem Herzen, deinem empathische Sein, desto weiter weg wächst du von Dyspraxie.

Du willst dich doch eigentlich gerne in deiner eigenen Haut wohlfühlen, gemütlich und behaglich, autonom, selbständig. Aber du hältst dich selbst noch auf eine bestimmte Weise ‚an alle Formalitäten, so wie es sich gehört, wie es zur Außenwelt hin schön und gut wirkt, sogar perfekt wirkt'. Man denke dabei an eine Art von geistigem Wassermann-Perfektionismus.[45] Eine strenge Jungfräuliche, Steinbocklinige Sphäre, wie eine magerstrukturierte Lehrerin, die alles im Zaum, innerhalb der Linien hält, oder zumindest doch so tut als ob, und die die Kinder artig dazu anhält, dasselbe zu tun, auch wenn im Menschen eine ganz andere Welt wohnt (in ihr, in dir ...).

Du willst das zweite Antlitz aufrechterhalten? Eine Art perfekte Maske und niemand kann wissen, wie es *wirklich* in dir aus-

[45] Lies über die Ursymbolik von Wassermann, Steinbock und Jungfrau im Buch *Befreiende Astrologie - die tiefere Symbolik der Sonne in den Tierkreiszeichen* (aus der Bücherserie zum Thema "Astrologie und Tiefenpsychologie"). Dieses Buch ist bei Erscheinen des vorliegenden Werkes noch nicht in deutscher Übersetzung erhältlich.

sieht; eine Art von unbewusstem Machtsmechanismus: hier kann niemand an dich heran, kann niemand wissen, wer du *wirklich* bist. Vertraust du dem Leben nicht? Hast du unbewusst in dir selbst eine Verteidigungsburg errichtet? Dein Äußeres kann, mit anderen Worten, ganz anders wirken, als dein Inneres ist. Wer bist du eigentlich? Es ist Zeit, zu deinem innerlichen Herz, deinem Gefühl zu gelangen … ganz tief in dir selbst zu fühlen, zu erkennen und dich selbst zur ‚Gänze' zu bringen, zur Einheit.

Du rückst deinen Schal ordentlich zurecht, wie es sich gehört, auf frostige distanzierte Weise, strukturell bestätigend, aber als warmer Mensch abwesend. Als ob dein Haupthaar nicht frei und wild sein natürliches Spiel spielen darf, als ob viel abgedeckt zu bleiben hat.

Wie ein Reißverschluss, der eng schließt, links und rechts perfekt auf einander abgestimmt, maschinell fast, und dicht. *Wo ist die freie, ursprüngliche Natur in dir?*

Wie gut durchgekochter Reis, kompakt und in sich geschlossen. So geschlossen, dass nichts dazwischen kommen kann. Dazu gehört auch eine Art von Wegdrücken, wenn auch unbewusst; du lässt fast niemanden in deine innerliche Domäne hinein. Ein Gefühle-nicht-teilen-Wollen, nicht einmal mit deinem eigenen tiefsten Ich.

Gehe nun auf Entdeckungsreise zu diesem warmen empfindlichen Menschen, der in dir wohnt; höre auf, Abstand zu deinem warmen Gefühl zu halten. Du darfst der sein, der du *in Wirklichkeit* bist, darfst so sein, wie du im Kern deines Wesens bist. Du darfst ‚fühlen', *du darfst deine Gefühle erleben,* du solltest dich nicht wie ein perfekter Roboter aufrecht halten.

Kernlösung

Komme zu Einheit in dir selbst. Zeige dich nicht kühlstreng und lächelnd distanziert, während dein Herz gleichzeitig laut rufend um ein ‚Erkennen' und zugleich eine ‚Anerkennung' deiner selbst bittet. Lasse dich selbst rot-warm und froh zum Leben erwachen, mache der weißen Kühle in deinem Angesicht ein Ende. Die Symbolik von Rotkohl[46] verweist auf diese lilarote warmblütige Atmosphäre, die du so sehr brauchst. Die Lebens-Rührung bittet darum, in dein Inneres kommen zu dürfen.

Dich breit machen und deinen Platz einnehmen, in deiner Kraft, als starker fleischreicher Mensch auf Erden; das Mannkräftige stark in dir vorhanden. Zudem ist eine Warmsensibilität gefragt, eine gesunde Rührung, ein Fühlen des Gefühls, das in dir und jedem Menschen vorhanden ist. Eine liebevolle warme Beziehung zu deinem physischen Körper ist gefordert, als Natur-Mensch, nicht als ‚Puppe'. Aufrichtigkeit, von innen heraus aus <u>einem</u> Stück sein, ohne alle möglichen ‚Regeln' vorauszusetzen.

Manifestiere deine Kraft in deinem physischen Körper! Bringe dich als eine starke Urkraft zum Ausdruck und glaube an diese Grundkraft in dir. Du brauchst nichts und niemanden zu fürchten: du baust sehr auf dich selbst. Aber warmherzig, nicht länger kaltbleich geschlossen wie eine weiße Frau, die kein kräftiger Mensch sein will oder dies nicht wagt. Wirbelnde Energien, sich drehende Kräfte: es will sich in deinem Körper gefühlt und aufgenommen wissen. Erkenne doch diese Urkraft in dir selbst an; lasse dich selbst doch eine dienliche, herzerwärmende Rolle im Leben spielen, lasse dich selbst und die anderen fühlen, dass du dieser starke Mensch bist, den das Leben liebt. Bleibe nicht so am kühlen Rand des Lebens stehen, stehe zu der Person, die du wirklich bist. Und das ist ganz und gar kein Roboter, keine von außen gelenkte Maschine?!

Logopädische Übungen machen lassen / geben ist selbstverständlich sinnvoll, heilt die Krankheit aber nicht *fundamental,* wenn nicht *zuerst oder zugleich* der innere Mensch, die inneren Gründe und Ursachen der Dyspraxie - wie oben beschrieben - untersucht werden.

---

[46] Lies über die Symbolik von Rotkohl in *Das Füllhorn - Psychologische Symbolsprache der Nahrungsmittel.*

DYSTONIE

Bewegungsstörungen durch unbeabsichtigtes Zusammenziehen von Muskeln, das zu bestimmten Zwangsbewegungen oder -haltungen des betroffenen Körperteils führt: z.B. von Kiefer-Zunge-Mund, Hand-Vorderarm (sog. Schreibkrampf), Stimmbändern, Hals (sog. spasmodischer Schiefhals), Augenlidern (sog. Blepharospasmen)

Kernursache

Wenn dieses Leiden zuschlägt, ist dies eine Aufforderung an den Menschen, auf die Worte zu achten, die er gerne aussprechen würde, aber nicht äußert; er hält sich zurück. Manchmal scheint ein Erdbeben durch das Zimmer hindurch zu zittern: du bist nicht darauf vorbereitet; du hältst dich am Erstbesten fest, das oder den du greifen kannst; du fürchtest gleichsam, dass dir etwas auf den Kopf fallen könnte, die Angst schnürt dir die Kehle zu. Was geschieht nur? Du kannst die Dinge nicht ‚in den Griff' bekommen, das, was in dir und um dich herum geschieht. BERUHIGE DICH DANN UND DENKE DARÜBER NACH, WARUM DU DIESE ERFAHRUNG MACHST.

Ein Kommunikationsmangel sollte aufgelöst werden. Der Grund dafür, dass dieses Leiden zu dir kam, ist: es soll dich darauf hinweisen, dass niemand anders als du sprechen, hören, fühlen, riechen musst ... für DICH, aus dir selbst heraus. Du bist derjenige, der dein Leben in die Hand nehmen sollte. Deine Sinne hören der Meisterschaft deines inneren Selbst-Kerns zu.
Erlaube niemanden in deinen Bereich hinein, aber ohne deswegen misstrauisch zu sein / werden, du brauchst nicht deine Augen argwöhnisch hin- und herrollen zu lassen wie ein Paranoiker.

Bist du manchmal mürrisch, mäkelig, kritisch-unzufrieden, ist dir fast niemals etwas recht? Suche dann die Ursache dieser von Angst bestimmten Haltung und dieser misstrauischen Unzufriedenheit. Dahinter verbirgt sich Angst, weil du weder für dein *echtes* Selbst EINSTEHST noch dieses ÄUSSERST. Wer bist du *wirklich*? Plötzlich willst du durchbrechen, erhebst du dich gegen deine eigene Verborgenheit, gegen die Tatsache, dass du dich selbst hinter einer wohlüberlegten ‚Haltung' verbirgst, hinter etwas, was du nicht bist, wie bei einer Puppe, die in strammer Haltung bleiben stehen will.

Die Arme vor der Brust verschränkt: hier kommst du nicht rein, nein! Du hast mir nichts zu sagen; ich bin der Boss! Ein innerer Ärger, möglicherweise sogar Wut, es nicht ertragen können, dass ein anderer dir etwas zu sagen hat oder haben könnte. Auf diese Weise stößt du Menschen ab.
Eine innere Art Stolz (im weitesten Sinne, Arroganz) macht, dass du die Nase hoch trägst und eine starre Haltung einnimmst; nein, niemand darf mich berühren! Hände weg, Schurke. Als ob dieser andere dir etwas antun kann. Aber du selbst bist es, der die anderen loslassen darf und der selbst nicht länger eine Zwangsjacken-Haltung gegenüber der Welt einnehmen sollte.

Du brauchst dich deswegen nicht schuldig zu fühlen (Erkrankungen sind niemals eine Strafe!), aber du kannst sehr wohl auf bewusste Weise Verbesserungen in dir selbst erreichen, in Dankbarkeit, weil das Leben dir dieses Signal gegeben hat, um dich selbst weiter und glücklicher ins Leben zu bringen.

Dystonie ist ein Schrei um Aufmerksamkeit, ein Ruf, der sagt: habt ihr mich eigentlich gesehen, anerkannt? Gerade weil du ‚haben willst', dass sie dich wahrnehmen und dir Aufmerksamkeit widmen. Aber das Leben fordert von dir, dass du selbst dir Liebe und Aufmerksamkeit schenkst. Warum so barsch, streng und fordernd?

Kernlösung

Löse den Griff, greife nicht mehr nach der Aufmerksamkeit anderer und lass los. Dies ist der Anfangspunkt der Heilung. Du forderst Kontakt, aber musst erst in warmen Kontakt zu dir selbst treten, sonst forderst du weiterhin auf frostige Weise von anderen. Höre damit auf, wie ein/e strenge/r Herr/in zu existieren, vor allem gegenüber dir selbst und infolgedessen möglicherweise auch gegenüber anderen.

Die Lösung der Dystonie liegt darin, dich selbst zu reinigen von diesem Packen- und Greifenwollen, nicht mehr Dinge zu dir hinzuziehen und zugleich frostig wegzustoßen. Gleichsam wie das Getue mit dem Fingerschnipsen: ‚Komm, dies *musst* du für mich tun', liegt in deiner Haltung verborgen, und die Knechte müssen für dich funktionieren. Deine Finger tun fast schon weh davon. Wende dich also an den reinsten Teil des Lebenskerns des Menschen und transformiere dich selbst durch Loslassen, durch Geben und indem du dich ehrlich so zeigst, wie du bist, durch Abwerfen der frostigen Todesmaske. Erwache zum Leben aus deiner eigenen Mitte heraus und *gib* ...

Blepharospasmen

Bewegungsstörung (Dystonie) im Bereich der Augenlider, wobei das Auge manchmal sogar verschlossen bleiben kann

Kernursache und Kernlösung

Ganz tief in deinem Innersten drückt sich etwas nach oben…: Eine potentielle Energie, die man ursprünglich als positiv, kreativ, golden ansehen konnte, versteinert sich jetzt sozusagen in eine Art von Bösartigkeit: Eine Wut über das, was nicht sein darf, nicht sein kann… Es bildet sich dann sozusagen eine kugelförmige Ansammlung von giftigen Energien. Aber du bleibst mit deinen Gefühlen im Versteck, du äußerst sie nicht…, du staust sie an und beißt dich fest. Ein tief liegendes, verstecktes Gefühl von Hass kann darunter verborgen sein. Du trägst es weiter mit dir herum; du lässt das Düstere nicht los, du sagst nichts, du äußerst weder etwas, noch transformierst du es innerlich in einen positiven Kraftstrom. Löse also die Kernursache, und lasse alle Energien in deinem Körper wie flüssiges Gold durch deine Adern strömen. Eine tiefe Trauer, möglicherweise in Groll umgeschlagen, ein Gefühl der Unfähigkeit und Angst sind die Folge eines Ur-Zweifels, eines Gefühls, klein zu sein, dem nicht gewachsen zu sein…, nicht das „bekommen" oder „haben" zu können, was du aber gerne hättest…

Lösung: Durchbreche die Anstauung, die Ansammlung der wütenden Geschwulst in deiner Seele, und lasse dich mit voller Kraft explodieren. Gehe nach außen; bringe alle SCHÖNEN strahlend goldenen Energien nach außen. Sei stolz auf deine Inbrunst, auf das Leben in dir (das hat nichts mit Image zu tun), und lasse das STRAHLEN HERAUS. Staue nichts mehr in dir an, gib dir die Freiheit, und du wirst sehen, dass alles gut geht.

Die Ursache für dieses Signal: Du warst zu lange wie ein Pilz, wütend-dreinschauend, als seien deine Augen mit Tinte unterlaufen, nicht in Transformation… und dennoch voller Lebenskräfte. Du siehst das Leben jedoch als zu düster an und vermagst dadurch keine Freude zu empfinden, du siehst keinen Ausweg mehr und bleibst in einer bedrückenden Situation stecken.
Werde ein fröhlicher Pilz[47], und lasse dich mit aller Kraft von innen heraus transformieren. Lasse dich SEIN, lasse dich förmlich aufplatzen, halte diese tief liegenden Energien nicht mehr in deinem Inneren…, sehe sie als stark, prächtig und liebevoll an. Hege keinen Hass, entwickle keine Habsucht nach dem, was du nicht haben kannst, denn damit zerstörst du nur dich selbst. Mache anderen keine Vorwürfe, schaue nicht mit bösem Blick: DU bist es, der/die deine Energie einsperrt und dich mit deinen Energien wie in einer harten Kugel zusammengeballt hält. Lasse deine

[47] Lies über die psychologische Symbolik in *Das Füllhorn - Psychologische Symbolsprache der Nahrungsmittel.*

POTENZ frei: Mache, erschaffe, gestalte, singe, tanze, arbeite, handle, sprich, äußere dich, entwickle DICH EINFACH AUF DYNAMISCHE ART UND WEISE, und halte diese Kräfte nicht länger zurück, indem du weiterhin dunkle Überzeugungen im Hinblick auf das Leben mit dir herumträgst oder die Ursache für deine Gefühle in deiner Umwelt, bei den anderen suchst.

Du solltest dich aus dem Griff der samtenen Ur-Schlange befreien; du krebst umher, anstatt zu leben. Du gibst dem Dunklen die Möglichkeit, in dich einzudringen. Also: Vergifte dich nicht länger. Spucke es aus. Die Ursache liegt in erster Linie bei dir: Lebe nach der Überzeugung, dass das Allerschönste in dein Leben eintreten und sein darf. Zum zweiten: Sage, was du zu sagen hast, lasse Gefühle frei zirkulieren, spreche, wenn nötig, mit anderen, ohne ihnen Vorwürfe zu machen, aber befreie dich wohl von Worten, die du anstaust. Gestehe dir zu, zu sagen, zu sein, wer du bist; lasse nichts mehr nach innen schlagen. Bringe es alles nach außen. FEUERKRÄFTE suchen ihren Weg: Fauche sie, wie ein Drache, der ganz und gar an das Glück im Leben glaubt, weit und kraftvoll aus deinem Schlund heraus, und nutze sie in schöpferischem Sinne. Jedes Wort, jeder Satz, jede Handlung wird Schöpfung sein…, wenn du dich traust, dich als ICH zu äußern, dich so sein zu lassen, wie du bist.

Du betrachtest die Welt zu viel von unten aus, mit einem wütenden, dunklen Auge, als könntest du jeden Moment in Aggressionen ausbrechen. Deine Energien dürfen und müssen veräußerlicht werden, aber nicht im destruktiven Sinne. Du solltest die Grundursache lösen: Die Frustration, nicht du selbst SEIN zu können. Das hat nichts damit zu tun, „dieses oder jenes in deinem Leben nicht haben zu können“, oder „diese oder jene Person verhält sich mir so gegenüber, ich halte das nicht länger aus“… Sei dir darüber im Klaren, dass du nichts von jemand anderem zu fordern hast, dass jede Situation, die du zu dir holst, die Folge deiner unbewussten Überzeugungen ist. Gucke sie dir also genau an, und sieh dir an, wie du dich selbst gefangen hältst, dass du das Gefühl hast, nicht sein zu können, in Liebe, und dass das Leben dir „Böses“ antun möchte…, aber DU bist es, der / die nicht liebevoll mit dir (und eventuell auch nicht mit den anderen) umgeht. Liebe ist gebend, nicht fordernd.

Gebe, gebe mit deinem VOLLEN HERZEN dir selbst…, und du wirst sehen, wie dein Herz leichter wird. Fordere nichts mehr…, alles, was du brauchst, um glücklich zu sein, kommt dann wie von selbst auf deinen Weg. Betrachte das Leben mit Dankbarkeit dafür, dass du sein DARFST. Und glaube an deine Fähigkeit, jetzt jede Negativität loszulassen und dich voller Liebe nach innen zu kehren. Sage, sprich aus, was du zu sagen hast, emotional oder über Gedanken, unterdrücke deine Emotionen nicht…, unter der Voraussetzung, dass es mit der Absicht geschieht, dein Wesen zu „reinigen“, ohne hiermit jemand anderen verletzen oder vernichten zu wollen. Lebe nicht nur „in Gedanken“. BRINGE ZUM AUSDRUCK, wer DU BIST, komme zu freier Expressivität…, immer mehr…, aus Liebe. Und du wirst sehen, wie das anfänglich Dunkle in deiner Seele verschwindet, wie Eiter durch eine goldene Strömung, wie Wut durch Frieden und starke Freude ersetzt wird. Du weißt nun, dass sich nichts Böses mehr in dir verbirgt, du hast nicht länger das Gefühl, dass etwas unwiderruflich Bösartiges in deiner Seele (oder in deinem Körper) hausen würde. Du hast zum Beispiel keine Angst mehr vor Krebs: weil du jetzt deinen Platz als Liebevolles Ich einnimmst… und weißt, dass es gut ist. Weil du an deine schöpferischen Kräfte Glaubst und wie ein gesunder Rammbock durch die Weiden des Lebens springst: glücklich, mit voller Kraft. Kein Talent, keine Kraft bleibt gehortet, ungenutzt liegen. Du agierst, du handelst, du tust fortwährend, was du fühlst, tun zu müssen. Nichts hält dich mehr zurück. Und du teilst gerne mit den anderen.

E

VITAMIN E

Mangel, unzureichende Assimilierung von

Kernursache

Verwirrung, Unsicherheit, ein Gefühl der Hilflosigkeit und Abhängigkeit anderen gegenüber.
Du stehst nicht wirklich auf eigenen Beinen, lässt dich hängen, du fühlst dich gebrechlich und kannst keine autonomen Entscheidungen treffen.

Aus Zweifel an dir selbst trägst du nutzlose Lasten; du weißt nicht genau, wie du dem Ballast von Emotionen, unerfüllten Sehnsüchten und Gefühlen der Unfähigkeit ein Ende machen kannst; du siehst nicht klar: „Wohin gehe ich? Welche Richtung soll ich einschlagen?", eine Unentschlossenheit.

Kernlösung

Deiner Sache sicher sein, dein Leben mit entschlossener Kraft aufbauen, auf deiner inneren Weisheit basierend.

Lasse diesen endlosen Energiestrom durchkommen, blockiere ihn nicht länger durch den Unglauben an dein Selbst!

Fühle dich gut in deiner Haut, im Jetzt, traue dich, ruhig, tief und frei zu atmen; nimm deinen ganzen Raum in Beschlag, sei dir deiner enormen Reichweite bewusst, die von deinem Mensch-Sein ausgeht, diese kraftvollen Ur-Energien in dir.

Liebe und Frieden in dir selbst, fruchtbare Kreativität, aktive Teilnahme am Leben, Selbstvertrauen, von deinem Sonnenzentrum zu anderen hin strahlend: Auf diese Weise lädst du dich endlos auf.

ECHINOKOKKOSE

Wurminfektion, die große Zysten verursacht (Leber/Lungen)

Kernursache

Du versuchst, es alles *fest / umklammert zu halten,* vor allem mit deinem Kopf, deinen Gedanken, sogar in der Weise, dass sich die Ligamente (Gelenkbänder), Bindegewebe und Sehnen *zu* stark anspannen werden. Die Augen werden beklommen, weil du auf die Art und Weise keine wirkliche Perspektive mehr siehst; die Anspannung und der Druck sind zu groß. Als ob du deine Zukunft bereits *‚festhältst' oder ‚festlegst',* anstatt im ewigen JETZT zu leben.

Möglicherweise schnürst du dich selbst in ein System, eine Philosophie oder in was auch immer ein…, die den Menschen zwar als ein komplexes Gebilde ansieht und das männliche und weibliche Element beinhaltet, Tag und Nacht in sich vereinigt, aber wo dennoch im Grunde das Bewusstsein des Großen ‚ICH BIN' fehlt, das in aller Freiheit sein Leben *selbst* auf eine Zukunft hin regeln und ausrichten kann…, ein Weg im Loslassen, im Vertrauen.

Du bist nicht dem UNTERWORFEN, was man dir sagt; du bist nicht auf fatalistische Weise an bestimmte Gesetzmäßigkeiten gebunden. Du steckst nicht aussichtslos und ‚fest' in einem geschlossenen Kreis! Du hast dein Leben vollkommen selbst in Händen. Also lasse dir nichts Düsteres voraussagen, und halte dich auch nicht innerhalb einer Struktur oder Philosophie, die dir erst einmal sagt, wie alles zu sein hat, begrenzt.

Die Angst, die aufkommen kann, ist die Folge von Selbst-Verneinung, einer zu starken Betonung des *Geistes und Kopfes* (Denken, Grübeln, mit Gedanken festhalten) im Verhältnis zu deinem Sein in der Materie deines Körpers, als ICH.

Die Macht von *Doktrinen und Dogmen, von Pflichten und Gesetzen* ist zu groß. Möglicherweise lässt du dir deine Zukunft von dem *einen* oder anderen System prophezeien oder glaubst du daran, was dieser oder jener Mensch dir sagt…, anstatt ein Mal *ganz* flexibel mit Deinem Lebenden Selbst mitzugehen und dich selbst – dein inneres Wissen, dein Gefühl – um Rat zu fragen. Möglicherweise beziehst du andere in dein *Machtsystem* ein.

Schwörst du auf dieses oder jenes, glaubst du an dieses oder jenes System, zwängst du dich in bestimmte beklemmende Struktur-Linien, in eine enge Philosophie oder Lebensvision…, und lässt dies für DEINE höchstpersönliche Entwicklung und deinen eigenen Beitrag keinen FREI-Raum mehr? Lässt du dich von alten Traditionen oder gerade von der ein oder anderen so genannten innovativen ‚Bewegung' mitreißen…, die dir jedoch kein Gefühl *innerer Freiheit* gibt? Fühlst du dich dann im ALL, im Uferlosen verloren, du, als so genannter ‚kleiner Mensch'?

Du bist kein ‚kleiner Mensch'; jeder Mensch sollte seine innere Göttlichkeit anerkennen und sich selbst auf den Weg des Glücks bringen. Dein Denken und die Tatsache, keine Perspektive mehr für dich zu sehen, können dazu führen, dass du dich ganz verrückt machst, bis du zu dem Bewusstsein gelangst, dass alles schon kommt und geht…, aber dass du in diesem Lebensstrom als dynamischer Bestandteil, als ICH-der-Mensch IMMER weiter existierst, dass DU dein Leben aufrechterhältst, dass DU Meister deiner Existenz bist und nichts und niemand hierzu etwas zu sagen hat.

Warum ‚fesselst' du dich selbst: *Entledige dich einengender Bande…,* binde dich an ‚nichts und niemanden'…, schließe allein den Bund mit Dem Leben. Dir selbst und anderen in Wechselwirkung Liebe *geben,* ohne dich darin zu verlieren. Gehe nur mit… dir selbst eine Symbiose ein! Aber vor allem: Sei gewiss, dass du nicht in der ‚dunklen Nacht' zu verschwinden brauchst; sei gewiss, dass diese Dualität von Leben und Tod aufhört zu existieren, wenn du *das Steuer* deines Lebenswagens auf entschlossene Weise ergreifst![1]

Kernlösung

Mache dich zum Meister über dich selbst…, lasse alles Überflüssige los, *denke* dich nicht zu Tode, und *sei gewiss*, dass nichts und niemand dein Leben bestimmt…, außer DU SELBST. HALTE NICHTS MEHR FEST, balle keine Gedanken mehr auf krampfhaft selbst-verstrickende Weise zusammen; lasse los! Stehe an der Spitze deines Lebens, und lenke es auf flexible Weise, ohne deinen Kopf noch länger anzuspannen, zu überlasten, in diesen oder jenen ängstlichen / festklammernden Gedanken, in diesem oder jenem Denk-System. Du hältst dich jetzt nicht länger „gefangen", du fixierst dich nicht mehr auf das Negative, Düstere, Besorgte. Du schnürst dich selbst nicht mehr ein, holst nicht mehr zu dir hin, hältst nicht mehr ängstlich fest…, im Gegenteil, du erkennst deine starken Werte als Mensch; du pendelst dich in dem Wissen ein, dass du dein Leben – auf dem Weg zum Loslassen – auf eine freudvolle Weise in der Hand hast. Du machst dich nicht länger eng zu; du schnürst dich nicht mehr ein; du hältst dich nicht länger innerhalb eines beschränkenden Systems fest; du machst alle Wege frei…

Du bekommst einen vollkommen neuen, klaren BLICK auf das Leben und weißt jetzt, dass nichts ‚einfach so' geschieht, dass du dein Leben VOLLKOMMEN in der Hand hast! (Lies hierzu Teil I dieses Bu-

[1] Lies hierzu mehr in *Neue Tage*. Dieses Buch ist bei Erscheinen des vorliegenden Werkes noch nicht in deutscher Übersetzung erhältlich.

ches). Du trittst aus jedem Machtsystem aus, um nach *höheren Werten in dir selbst* auf die Suche zu gehen, unabhängig von instinktiven Zwangsmechanismen. Du *ergreifst* nicht mehr, *hältst* nichts mehr fest, infolgedessen wirst du auch nicht mehr von einem Parasiten *'ergriffen'*. Du wäschst dich selbst rein und stehst beherzt aufrecht, als Mensch, ohne dass Etwas (eine Theorie oder Philosophie, ein unbestimmtes Gefühl oder eine abstrakte Macht) oder Jemand noch Macht auf dich ausübt, ohne dass du selbst noch Festhältst! *Freiheit, Befreiung aus allen Machtsystemen, Wachstum und innere Erweiterung, Loslassen, Milderung, Vertrauen: Dies sind Schlüsselworte deines Genesungsprozesses!*

EHLERS-DANLOS-SYNDROM

angeborene Abweichung des Bindegewebes mit einer starken Überstreckbarkeit der Gelenke, einer sehr starken Dehnbarkeit der Haut und einer Neigung zu blauen Flecken

---

Kernursache

Am liebsten würdest du dich, ängstlich und unsicher wie du bist, vollkommen in dich zurückziehen. Du hast Angst davor, gesehen zu werden, bist möglicherweise beschämt, weil du dich nicht gut genug findest, weil du an deinem Wert zweifelst. Du stellst dir fortwährend die Frage, ob du wohl richtig unterwegs bist auf deinem Weg; du hältst dich zurück, du ziehst die Zügel straff an, weil du deiner Natur, deinen Gefühlen nicht vertraust. Wütend und in geduckter Haltung schielst du manchmal nach den anderen, denn du misstraust dir selbst *und* den anderen; du hast Angst davor, verletzt zu werden; außerdem fühlst du dich schlecht, möglicherweise erlebst du bestimmte Gefühle in dir (wie das Sexuelle) als teuflisch, oder du schämst dich ihretwegen. Trotz der Tatsache, dass du dich selbst und deine Emotionen versteckst, steckt dennoch dieser ehrgeizige, innere Drang in dir, dich mit erhabener Brust aufzublähen, so zu tun, als gäbe es kein Problem, zu versuchen, nach außen hin etwas zu leisten, obwohl du dich gefühlsmäßig so ungeschickt und kantig fühlst, dass du häufig nicht weit damit kommst, dich nach außen hin zu manifestieren, aber du möchtest es gerne; denn du bist sehr empfänglich für Worte der Wertschätzung, Bewunderung, des Lobes und für die Blicke anderer, um dein eigenes Gefühl der Selbst-Missachtung und Leere zu kompensieren.

Du steckst deine Natur in einen eisernen Panzer. Du gestehst dir nicht zu, zu Werden. Zuweilen denkst du so wie ein Dieb im Schutze der Nacht handeln zu müssen, du denkst, deine Emotionen und Sehnsüchte heimlich verstecken zu müssen: weil es wohl schlecht oder falsch sein wird! Es hat den Anschein, als würdest du dich wegen deiner Gefühle, dem, was du gefühlsmäßig aus der Außenwelt zu dir nehmen würdest, schuldig fühlen. Du weigerst dich, dich selbst so anzuerkennen, wie du bist, du machst dich selbst machtlos; das kann aus der eigenen Ohnmacht heraus zu wütenden, aggressiven oder sogar rachsüchtigen Gedanken führen.

Es hat fast den Anschein, als würde dein Körper an dir „hängen": Du weigerst dich unbewusst, dich zum Meister deines Körpers zu machen: weil du dich selbst gar nicht für gut befindest! Anstatt die Macht über dich selbst zu ergreifen, fühlst du dich durch die Kräfte in dir selbst und außerhalb von dir bedroht. Angst vor der Macht, die das Auge der Außenwelt auf dich ausübt: weil du dich weigerst, diese Macht über dein Leben in dir selbst anzuerkennen.

Weil du dich wie „Soft-Eis" erlebst, wirst du dich zuweilen in ein starrköpfiges, falschstolzes Schweigen hüllen: auf dass andere nicht in dich eindringen werden, denn du fühlst dich zu verletzbar. Deine Umwelt kommt dir folglich allzu schnell bedrohlich und aufdringlich vor; es hat für dich manchmal den Anschein, als wollte man dem Vogel auf kaltblütige Weise den Schnabel stopfen. Trotz der Tatsache, dass dein Kopf voller fruchtbarer Ideen steckt, die jedoch in ängstlichen Emotionen erstickt werden, traust du dich nicht wirklich, über Wasser zu kommen, du selbst zu sein. Du fürchtest dich vor Strafe; du denkst, dich beschützen zu müssen; du befindest dich in einem inneren Gefühlsstreit, weil du dich fortwährend deinem spontanen Gefühl widersetzt. Auf der einen Seite erlebst du dich selbst als einen „Mülleimer", auf der anderen Seite willst du, dass andere dich nicht länger als Mülleimer behandeln: Das funktioniert natürlich nicht. Möglicherweise forcierst du bestimmte Dinge: Lasse los, und öffne dich, ohne zu erzwingen.

Kernlösung

Eine selbstsichere Basisstruktur, an dem Vertrauen auf dich selbst bauen, in dem Wissen, dass du als Mensch auf deine Art gut und einzigartig bist. Komme zu einer fröhlichen Offenheit; vertraue auf deine spontanen Gefühle, deine Natur, ohne dir dabei noch die Frage zu stellen, was andere über dich erzählen. Dich in deiner inneren Autorität beschützt fühlen: Du bist Meister über dein Leben, über deinen Körper. Fühle dich sicher und beschützt in dir selbst.

Fühle dich locker und frei in deiner Natur; lasse diese Emotionen frei durchströmen: Du darfst zu hundert Prozent du selbst sein. Dein Wert und deine Güte sind nicht von Normen oder von der Zustimmung einer Gesellschaft abhängig. Du bist, wer du bist: Hole dich selbst in deinem eigenen Sonnenlicht zum Vorschein, forciere nicht deine Natur, halte deine kreativen Energien nicht länger zurück, und gestalte dein Leben selbst. Baue an den starken Fundamenten deiner Existenz, einfach indem du an dein Selbst glaubst.

Setze unterdrückte Aggression in aktive Selbstverwirklichung um. Zögere nicht länger: Lasse negative Gedanken aus deinem Kopf entgleiten. Das, was du in dir selbst unterdrückst, kann sich dermaßen anhäufen, dass du es als teuflisch erlebst; lache darüber, es geht hier um Selbst-Unterdrückung! Sei liebevoll und weich zu dir; du *musst* nichts, aber du hast das Recht, ganz und gar du selbst zu sein; verstecke dich nicht. Suche lediglich die Kontakte, mit denen du dich, Jetzt, gefühlsmäßig gut fühlst; mache dich einfach „auf", forciere nicht, so wirst du Menschen, die gut für dich sind, anziehen.

EISEN (Fe)

Mangel, unzureichende Assimilierung von

Kernursache

Du erlebst dich nicht von *einem* zentralen Kraftzentrum aus, im Gegenteil, du *lässt* dich leben, du lässt dir von anderen alles gefallen; du wirkst wie „in Auflösung" begriffen; deine Grenzen sind ohne Einschränkung, ohne Selbstschutz offen, uferlos…, du weißt selbst nicht, wo du hingehörst, weil du dich nicht sicher fühlst, weil die Angst dich zur Flucht antreibt, anstatt dir näher zu kommen.

Flexibel, ängstlich, chaotisch, ohne Richtung oder eigentlichen Sinn; du erlebst dich als kalt und ziellos.

Kernlösung

Entdecke dieses sichere, ruhige Gefühl in der väterlichen Seite, das ebenso in deiner Seele zu Hause ist: Erwarte diese behagliche Wärme des Kaminfeuers nicht von anderen…, sie liegt in dir selbst; innere Wärme, die durch die dankbaren und liebevollen Gefühle zu dir selbst entsteht. Das Leben an sich ist das Ziel. Innere Nestwärme: Schenke sie dir, suche die Geborgenheit in deinem tiefsten Wesenskern. Die Liebe zu dir, ohne Selbstkritik, Selbst-Degradierung oder Eigenverurteilung wird dein Leben füllen: Diese Wärme zu dir wird der Motor in diese Richtung sein, das Ziel in deinem Leben, wobei Ängste weichen werden.

EITERUNG

Kernursache

Vor allem die dunkle, schwarze Seite sehen; Pessimismus und ein Gefühl „es ist ohnehin verloren". Du lässt dich niederdrücken, du bist dem nicht mehr gewachsen.

Es wiegt zu schwer, oder du kannst etwas nicht verschmerzen. Es liegt an „ihnen", du machst anderen Vorwürfe...

Du machst dir zu viele Sorgen, du fühlst dich ausgestoßen (vielfach Selbst-Verstoß); unbewusst leben Gefühle „alter, verdorbener, übel riechender, abscheulicher Ängste".

Überwältigende Trauer, zuweilen eine Verzweiflung oder Ratlosigkeit. Ein Aufstand, ein Widerstand! Du fühlst dich „marginal", an die Seite gedrängt; es sind deine unbewussten Kräfte, die dich dazu aufrufen, dich nicht länger daran zu hindern, in Optimismus und Freude um dein eigenes Sein und deine Möglichkeiten zu Leben! Mit einem plutonischen Zwang schieben sich deine inneren Kräfte und deine alten Emotionen nach oben, um schließlich mit ungelösten Frustrationen reinen Tisch machen zu können, auf dass du dich selbst endlich anerkennen und nicht länger abschieben wirst!

Kernlösung

Lasse dich also in dir selbst wiedergeboren werden, transformiere dich. Versuche, ganz tief zu diesem goldenen Kern in dir vorzudringen, und komme zu höherem Bewusstsein. Erlebe die Wärme in dir, die zeitlose Freude, diese schönen Gefühle, die bereit stehen, um durchzuströmen, wenn du nur aus deinem dunklen Traum erwachen würdest. Kraftvolle Energien sind bereit, dich wach zu schütteln, aber du widersetzt dich noch diesem Schönen in dir. Lasse dich aufblühen, und erkenne deinen Wert als Ganzes: Stelle dich ins Zentrum deines Lebens, und fühle dich über Wärmestrahlen mit anderen Menschen verbunden. Lasse deine Sonne strahlen, unterdrücke sie nicht... Jeder Mensch ist auf seine Art gut und schön, erkenne dich aus Liebe an. Du denkst, dass das Leben ein Tal der Tränen ist? Wenn du den Kopf hängen lässt und dich weigerst, Verantwortung zu übernehmen, indem du selbst ein freudvolles, optimistisches Leben gestaltest, dann ist das Leben in der Tat ein schwarzer Schlaf.

Du wirst aus diesem unbewussten, sich tot laufenden Traum erwachen müssen. Die Wirklichkeit, ein freudvolles Erlebnis? Du wirst es *selbst* aufbauen müssen: Bist du davon überzeugt, ein trauriger, erbärmlicher Mensch zu sein, dann wirst du negative Situationen zu dir holen. Brich deinen Eiter, deine Negativität aus! Lasse reine, erneuernde Impulse zu, und fange jetzt an, dein Leben aus Selbstrespekt aufzubauen.

Mit Negativität vergiftest du nur dich selbst, aber: Ursache und Lösung liegen in dir, nicht bei den anderen. Lasse dein Leben nicht länger verfaulen: Nutze deine schönen, aufbauenden Kräfte!

Lies gegebenenfalls unter *Geschwüre nach.

ELEKTRISCHER SCHLAG

Elektrounfall

Kernursache und Kernrichtung

Du zögerst, bist nicht ganz sicher, ob du nun entladen oder noch etwas festhalten sollst. Du hältst dich zurück, ziehst dich zurück; du tust, als ob du in das Leben hineinschießt, aber eigentlich bleibst du stehen. Du wirst nicht wirklich geboren und bremst die Lebensenergien in dir selbst, in deinem Körper.

Die Bewegungen und das Geräusch, das du erzeugst, spielen sich nur an der Oberfläche deines Wesens ab. Das bist du nicht aus deinem tiefsten Kern heraus, dies ist lediglich ein Schein-Bild. Du lebst noch nicht einmal ‚halb'. Unterdrückung wirklicher Lebenskräfte: du blockierst dich selbst und verhinderst ein freies Strömen von Energien in deinem Wesen.

Wir sehen hier einerseits eine Ähnlichkeit zu Gold, das auf der Krone blinkt, die du auf deinem Kopf trägst oder gerne tragen würdest, und andererseits zu den ebenso stark glänzenden goldfarbigen Nägeln am Sarg. Beide treten hier zusammen auf. Es geht mit anderen Worte um den falschen König bzw. die falsche Königin; Das Instandhalten von falschen Werten, die nicht echt zu deinem lebenden Selbst-Kern gehören, die aber doch in dir leben als Teil eines ‚alten Schein-Ichs', das du am besten absterben lassen solltest. Die dunkle Stiefmutter in deinem Herzen, die teuflische Streiche ausheckt, und du wagst es nicht, sie loszulassen: die Macht einer falschen Königin, die ‚die Schönste' der Welt sein will und hierfür dem Teufel ihr Herz verkauft. Du hältst dich mit deinen Gedanken, Erinnerungen und Überzeugungen noch an dem Düsteren in deiner Seele fest. Du weißt nicht wirklich, dass du auf einem Irrweg bist ... So erscheint es jedenfalls, denn in deinem tiefsten Kern weißt du es sehr wohl, aber du tust, als ob du es nicht siehst, nicht weißt. Du streitest es sogar ab und sagst ärgerlich ‚Nein' zur Wahrheit. Schlage das düstere Bild in dir, das noch nach Macht und Ansehen, nach falschen Werten strebt, tot, und schenke deinem wahren Ich nun das Leben!

Warum du ein solches Signal anziehst? Du lädst das Alte nicht wirklich ab, du hältst zu sehr an einem (manchmal recht aufgeblasenen) Image fest, an breiten Gedanken, die nichts mit dem Leben zu tun haben. Du spielst ein wenig Komödie: ist doch gar nichts da, wo soll es denn nun sein? Es liegt doch nicht an mir? Schau einmal: und du bringst einen ganzen Haufen Unsinn als Argumente, während du im tiefsten Innersten genau weißt, dass du gerade Lügen erzählst.
Aggression als Selbstverteidigung; du schießt gleichsam zur Warnung mit einer Pistole in die Luft. Aber eigentlich bist du wie ein Fisch, der Luftblasen macht; du setzt deine tiefen Kräfte nicht wirklich im Dienst des Lebens ein. Du lebst nicht wirklich aus deinem TIEFSTEN GRUND heraus, aus der Reinheit deines Wesens, aus deinem reinsten Lebenskern, aus deinem authentischen innerlichen Herzen! Es hat keinen Sinn; du spielst in gewissem Sinne großes Theater, viel gackern, aber nur wenige Eier legen. Die goldene Krone, die du haben willst, deren du dich bemächtigen willst, davon träumst du ... Aber du weißt, dass dies nicht so geht, wie du es gerne möchtest. In Glanz, Glitter und Ansehen, in Ehrgeiz und Hochwertigkeit, in Begierden ... : du solltest deinen wirklichen Wert erkennen lernen, solltest die echten Schätze in deinem Herzen finden. Renne nicht mehr falschen Werten hinterher, schieße keine Bleikugeln mehr ab, schieße nicht mehr ... sondern krieche ganz nah an dich selbst heran und suche alles ganz tief in deinem Innersten. Wirf deine Schein-Haut ab, wirf das Schein-Ich weit weg und komme als Wahres Ich zum Vorschein. Gehe *wirklich* weiter, erhebe dich aus deinem allertiefsten Grund. Lasse *all* deine Kräfte weiterströmen und befreie dich aus dem ‚Festgelaufensein'. Werde geboren!

Warum häufst du so viele aggressive Energien an? Warum zögerst du, loszulassen und weiterzugehen? Wo liegt dein Selbst-Betrug? Was redest du dir ein? Es ist Zeit für ehrliche Aussagen, die Karten müssen auf den Tisch!

Du möchtest zwar gerne weitergehen, aber du bleibst stehen. Dein rechter Fuß bleibt stehen, als ob er am Boden kleben würde. Mit deinen Gedanken, deinen schwankenden Gedanken, hältst du dich an einen festen Platz gebunden. Wenn du auch laut und mit weit geöffnetem Mund lachst, wird in deinem Herzen doch geweint. Dein Herz bittet um eine Lösung. Hinsehen ist gefragt, genau hinsehen, nicht schweben, nicht stehenbleiben und zögern ... Zweifle nicht daran, ins Leben hinein zu rasen, weiterzugehen! Erwecke dich tatkräftig zum Leben. Schenke dir selbst Freiheit. Lasse dich selbst hinaus ...

Es kommt darauf an, deine Gedanken umzulenken, denke in die Richtung des Guten, der Befreiung, nicht des Festhaltens und nicht des Stehenbleibens in quälender Trägheit. Öffnen, freimachen, durchlassen und weitergehen wollen, dich lösen wollen aus alten festgefahrenen Mustern, Strukturen und Gedanken. Die Entscheidung liegt bei dir, deine Augen ganz weit zu öffnen, die Wahrheit sehen zu wollen, und dann dem Leben alle Chancen zu bieten, dich nicht mehr gegen ein vollständiges Loslassen bestimmter Dinge, die du festhältst, zu wehren. Kindern Freiheit geben, Vögeln Freiheit geben, die du gleichsam gefangen hältst, frei-geben ... und dann wird auch dein Herz befreit sein. Ein Loslassen, Hinausschicken, Freimachen ... und dich selbst dabei befreien. Dann kommt eine wohltuende Erleichterung in dein Wesen. Du brichst mit den Alten Phasen und öffnest dich für das Neue.

Schluss machen mit dem zu Verschwommenen, Abwesenden, dem Sich-nicht-wirklich-für-eine-tatkräftige-Selbst-Werdung-entscheiden; mit der Abwesenheit deines wahren ICHS brechen. Dich selbst auf selbstsichere Weise manifestieren, aber nicht aus deinem Schein-Ich heraus, aus oberflächlichen Werten heraus, nicht mit der falschen Krone auf dem Haupt.

Du hast Angst, verletzt zu werden, hast Angst vor Erneuerung, wodurch du sicherheitshalber alles beim Alten belässt. Aber du vergisst, dass du dich selbst richtiggehend einsperrst, dass du dich selbst auf diese Weise an das Alte bindest und dass du dadurch keine wirkliche Entwicklung erleben kannst; du sagst ‚Nein, ich habe Angst vor Schmerzen' und machst einen Schritt rückwärts oder wohnst weiterhin am vertrauten alten Ort. Dies kann natürlich nicht ewig so bleiben. Blut gerinnt schwarz in deinem Mund, der Tod tritt ein, weil es kein Weitergehen gibt, kein fließendes Strömen von Lebensenergien; du hältst dich selbst ‚fest', an Ort und Stelle blockiert …

Du trägst etwas in deinen Händen und du sagst: ‚Was soll ich hiermit nun anfangen?' Du schreibst es der schlechten Qualität des Wischtuches zu, dass du nicht saubermachen kannst ... externen Faktoren. Du siehst die Ursache deines Problems bei etwas oder jemandem außerhalb deiner selbst; es liegt an den anderen ... Oder an ... Nichts und niemand anders als du selbst steht der Entwicklung, Transformation im Weg! Du selbst sagst ‚Nein' zu Veränderungen, notwendigen Veränderungen! Wut, Gram, schwarzer Hass und Ohnmacht können aufwallen; du lässt dich selbst immer weiter vom Leben weg irren. Deine Lippen, dein Mund, sie werden schwarz von deinem Kampf gegen das Leben. Vom Stillstehen, davon, dass du dich selbst zurückhältst ... Du suchst schon gar nicht mehr nach einem Ausweg. Du kämpfst dagegen an.

Letztlich solltest du EINSEHEN, dass du dich selbst so fest einsperrst, dass du dich selbst so stark daran hinderst, aufzublühen, weiterzugehen ...

Himbeere, Erdbeere, ...[2] sei lieb zu dir selbst und grenze zugleich auf scharfe Weise dein Gebiet ab, so dass du sogar die Stiefmutter aus deinem Herzen herauswirfst; dann wirst du auch keine Abspiegelungen dieser Stiefmutter mehr auf deinen Weg anziehen!

Es ist Hingabe an die blaue Energie gefordert; Herunter mit dem Tierischen und vor allem … kein Aberglaube mehr, kein Glaube an das Unglück, an die Finsternis! Verjage darum die Finsternis aus deinen Gedanken, jage das Ungeziefer, die Begierde, den Machts-Drang aus deiner Wohnung und schreite wacker aus! Lasse nicht zu, dass dein Herz mit etwas Finsterem besudelt wird. Richte dich auf das Gute in dir selbst und jage keinem äußerlichen Glanz und Glitter hinterher, keinen Schein-Werten. Lass das los, von dem du in deinem Herzen schon längst fühlst, dass du

---

[2] Lies über die psychologische Symbolik in *Das Füllhorn - Psychologische Symbolsprache der Nahrungsmittel.*

es loslassen musst. Rege dich nicht über Dinge und Umstände auf, die außerhalb deiner selbst liegen, sondern löse die Ursache deiner Wut und das Gefühl der Eingeschränktheit in dir selbst auf.

Gehe vorwärts! Zweifle nicht länger. Trete nicht länger auf der Stelle! Mache Energien frei und lasse das Leben durch dich hindurch strömen: lass los, *gib* frei, gib dich selbst frei, ... und *lasse* frei. Halte nichts mehr ‚fest'. Halte dich selbst nicht länger in einer Art künstlicher ‚Gefangenschaft' fest und lasse das alte Ich aus dir verschwinden. Das alte Ich, wo dieses noch gebunden war an Begierde, Tierisches, Selbst-Einschränkung und vor allem ... den Zweifel. Glaube nun an das Gute in dir selbst und gehe mit Dampfkraft vorwärts! Wie ein freier Vogel, der die gute Botschaft verbreiten soll: in Frieden, Freundschaft und Vertrauen, nicht in Unglauben, Festhalten, Selbst-Hemmung, Wut und dem Nachstreben falscher Werte. Frei und freigebend, loslassend und leichten Gemütes: ein frohes und befreites Herz. Keine einzige alte Struktur, kein äußerliches Macht-Streben, keine düsteren Gedanken oder Begierden, kein Zweifel an den positiven Kräften innerhalb der Grenzen des eigenen ICHS hemmt dich nun noch. Du fliegst aufwärts und vorwärts, in vollkommener Hingabe an das Gute, an das Leben in dir selbst. Du fühlst dich innerlich befreit.

ELLENBOGEN

siehe auch Sehnenansatzentzündung, Tennisarm

Psychologische Übereinstimmung

Die Ellenbogen stehen für eine „elektrische Aufmerksamkeit", ein Aufnehmen neuer Eindrücke, ein Offensein für innere Weisheit, eine Bereitschaft, neue höhere Energien zuzulassen…, eine vollständige Offenheit für die Signale, die du selbst, auch unbewusst, hervorgerufen hast, keinen Widerstand bieten, sondern in Entspannung empfangen. Nicht gegen dich selbst kämpfen: Folge der richtigen Richtung…

Es wagen, in Freiheit wie ein wahrer „Bogenschütze" auf Erkundung zu gehen, für jedes neue Lebensabenteuer offen zu sein, ohne dich darin zu beschränken.

Die Ellenbogen sind in starkem Kontakt mit dem untersten Teil deines Rückgrates: eine zusammenwirkende Einheit, die Sicherheit, Selbstsicherheit, Erdung, Selbstschutz symbolisiert. Von diesem sicheren Gefühl in dir selbst aus, kannst du deine Hände empfangend öffnen.

Auch Symbol für das produktive und flexible Arbeiten, die Arbeit für dich selbst und für die anderen; aus deinem Gefühl der Sicherheit heraus eine bestimmte Verantwortung für dich selbst und für andere übernehmen, mit entspannter Leichtigkeit für diejenigen eine Aufgabe erledigen, die in einem bestimmten Bereich weniger kompetent sind als du.

Furchtlos durch alles hindurchgehen! Dir einen Weg bahnen und Energien frei durchlassen.

Erkrankungen, allgemein

Kernursache

Bleibst du zu sehr in dich gekehrt, wie ein Fötus, hast du Angst vor neuen Erfahrungen, in defensiver und misstrauischer Haltung der Außenwelt gegenüber? Du kommst nicht weg, du bist blockiert, du trittst immer weiter auf der Stelle, ohne im Leben wirklich voranzukommen; du verhinderst Weiterentwicklung; vielleicht möchtest du zu viel oder das, was gar nicht gut für dich ist…, lasse los, kämpfe nicht länger, sondern folge den Signalen! Warum dich noch länger gegen Veränderungen sträuben, die notwendig sind? Oder wartest du lieber apathisch ab, bis du zu rosten beginnst?

Oder bist du nervlich äußerst angespannt, unsicher in dir und im Kampf gegen die anderen: Denkst du, dich in der ein oder anderen Hinsicht beweisen zu müssen, anstatt dich zu hundert Prozent zu akzeptieren und gut zu finden, ohne dass du bei anderen noch nach Bestätigung suchen müsstest? Betrachtest du die Welt als dir feindlich gesonnen und lebst du „auf der Hut", bereit zu schießen oder dich wieder völlig in dein Schneckenhaus zurückzuziehen?

Du hältst dich an bestimmten Ideen, traditionellen Theorien oder Philosophien fest und weigerst dich, davon Abstand zu nehmen, selbst dann, wenn bestimmte Signale dir deutlich zeigen, dass es höchste Zeit wird, bestimmte Dinge zu hinterfragen! Aber weil dein Leben zu wenig auf deiner eigenen sicheren Basis gebaut ist, traust du dich sogar nicht, von einem antiquierten Weg abzuweichen. Das wird ein dickköpfiger Kampf, der mit Schmerzen am Ellenbogen einhergeht!

Kernlösung

Mit Offenheit wirst du weiter kommen… Klebe nicht an etwas fest, und bete nichts außerhalb von dir an! Lasse das Allertiefste in dir hoch- und herauskommen, und sende deine kraftvollen Energien aus.

Erkenne deine reinen, primitiven Naturkräfte an, aber forciere nichts. Handle und lebe von deinem Selbst aus, nicht nach „Gewohnheiten", nicht nach dem Auge oder der Norm anderer. Lasse die Blume aus einem Keim aufwachsen, der vielleicht bereits zu lange unter dem, was sein „muss", verborgen gehalten wurde; lasse deine Gefühle, deine Sehnsüchte, deine Natur frei existieren, und widersetze dich weder notwendigen Anpassungen, noch deinem Selbst, das nach Anerkennung seines inneren Wertes verlangt! Alle Macht über dich selbst liegt in dir: Erkenne sie an, und *kämpfe nicht gegen* dich, gegen das, was das Leben dich auffordert zu tun.

Jeder Mensch ist einzigartig in seinem Wesen: Erkenne auch das an, und kämpfe weder *gegen* dich selbst, noch gegen andere.

Sehnenansatzentzündung

Enthesitis
schmerzhafte Entzündung am Übergang der Sehnen auf den Knochen, z. B. beim Tennisarm
(siehe auch Ellenbogen, allgemein)

Kernursache

Weil du dein Leben nicht auf deinem Inneren Reichtum aufbaust, forcierst du dich, um bestimmten Erwartungen zu entsprechen, die du selbst oder die äußere Welt an dich stellen.

Du ziehst dich unter deine Flügel, den Schutz einer Philosophie, eines Gedankengutes, einer Einrichtung, eines gesellschaftlichen Modetrends, eines Systems zurück, ohne deine eigene innere Wirklichkeit erkennen oder erkunden zu wollen! Du forcierst dich, weil du nicht auf deine Natur, auf dein Selbst hörst.

Du versteckst dich hinter einer Fassade, hinter einem Image, am liebsten mit Kopfhörern auf den Ohren, blind für deine tieferen Werte oder die inneren Werte anderer.

Du bist von deiner inneren Quelle abgeschlossen, du hast keinen wirklichen Kontakt zu ihr: Dein innerliches Seelenlicht, dein Kern, ist in einem eisernen Griff gefangen.

Was steckt hier anderes dahinter als die Angst! Der Maulwurf hat Angst davor, aus der Erde zu kommen und einen Schlag auf den Kopf zu bekommen; Angst, du selbst zu sein, dich selbst zu erleben. Du vertraust nicht deinem tiefsten Ich; du lässt nur dein äußerliches Ego strahlen!

Kernlösung

Sei dir also deiner inneren Größe bewusst, und erlebe dich selbst bis in die tiefsten Regionen; werde dir all deiner Kräfte, deiner Möglichkeiten bewusst, und verstecke sie nicht. Entdecke diese reiche Welt und die Welt anderer *unter* der Oberfläche! Vertiefe dich, widersetze dich nicht, übernehme die volle Verantwortung für dein ganzes Leben, nicht nur für einen Teil davon oder lediglich das Materielle, Äußerliche dessen. Traue dich, mit neuen Leuten

Kontakt zu knüpfen, die ebenso für ihre innere Weisheit offen sind und auch nicht an unechten Werten haften bleiben. Dein Leben ist nicht „leer“… leistungsorientiert.

Sei weicher dir selbst gegenüber, und höre auf dein tiefstes Selbst, auf deine Natur; *du brauchst dich nicht zu beweisen,* wenn du deinen inneren Wert anerkennst.

Lasse deinen Körper nicht als reinen „Körper“ funktionieren, sondern von einem Selbstbewusstsein beseelt, das sich seines einzigartigen Seins bewusst ist, das weiter reicht als das Anonyme.

EMOTIONALE PROBLEME, ALLGEMEIN

lies auch Teil I

Es wird innerlich von Natur aus einen gewaltigen Drang geben, voranzukommen, sich weiterzuentwickeln: Deine Emotionen treiben dich und lassen dich spüren, wann es am besten für dich ist, dich im Entwicklungsprozess abzubremsen. Gegensätzliche Gefühle lässt du zur Versöhnung kommen, um so einen Schritt weiter zu sein.

Unterdrückst du jedoch deine Gefühle, unterdrückst du diese natürliche Strömung von Sehnsüchten, von Energien, dann führt diese Anhäufung schließlich zu Frustration und Fässern, die früher oder später explodieren oder schlussendlich eine physische Krankheit verursachen. Unterdrückung der Selbstverwirklichung und die Verweigerung, deine Kräfte zu entfalten, werden dann in unbeherrschte Aggression, Gewalt, Wut oder Eifersucht anderen gegenüber münden.

Gefühle kommen aus deiner tiefsten Seele nach oben und machen dir etwas klar: Hast du solche Angst? Dann stimmt etwas nicht mit deinem Vertrauen in dich selbst und mit deinen Überzeugungen in Bezug auf Leben-und-Tod. Verdränge diese Emotion nicht, sondern löse sie.

Eine starke Emotion, wie unangenehm sie auch immer sein mag, erfordert die Lösung des Problems, das dahinter steckt: Beobachte deine Emotion, sieh hin, und verarbeite. Habe keine Angst vor deinen schwermütigen Gefühlen, sondern lasse sie frei heraus durchströmen, so wird die eine Emotion in die andere überfließen, so dass du schließlich zu einer Lösung kommen wirst. Wenn du sie von Anfang an scheust und unterdrückst, können Depression und Aussichtslosigkeit die Folge sein. Weinen, reden, mit anderen zu kommunizieren kann bereits eine Lösung sein.

Es sind deine inneren Überzeugungen, die deine Emotionen lenken: Bist du davon überzeugt, eine Null zu sein, ein armes sterbliches Wesen ohne eigene Kraft, dann wird das Emotionen in dir hervorrufen, die dich auf diese Überzeugung in Bezug auf dich hinweisen. Diese Überzeugung von „Minderwertigkeit“ und „Trauer“ wird ihrerseits Situationen zu dir holen, die dir wiederum Trauer und Gefühle der Erniedrigung bereiten. Die Ursache hierfür liegt nicht in den Situationen oder Ereignissen. Finde eine Lösung für diese Überzeugungen!

Durch das Beobachten von Emotionen kannst du also zur Ursache der wahren Probleme in deinem Leben kommen. Ändere folglich diese Überzeugungen, und die Veränderung in deinem Gefühlsleben wird dir anzeigen, ob du dich auf dem richtigen Weg befindest oder nicht: Führen diese neu gebildeten Überzeugungen dich hin zu Freude, dann bist du richtig!

Es ist folglich von großer Bedeutung, es zu wagen, deine Emotionen in ihrer Gänze zu beobachten, um zu einem klaren Gefühl hinsichtlich der ursprünglichen Gründe deiner Probleme und deiner jetzigen Trauer zu kommen: Vielfach führt dies zu „Ohnmacht und Selbst-Missachtung“.

Fühle dich sicher und warm im irdischen magnetischen Strom, in den irdischen Energien aufgenommen, und schwebe vor allem nicht davon. Komme mit beiden Füßen auf den Boden, und akzeptiere deine

Emotionen. Höhere Bewusstseinsenergien und eine klare Einsicht können dich von einem übertriebenen Zustrom trauriger Gefühle befreien. Wenn du alle Energien und Gefühle frei durchkommen lässt und nicht länger blockierst, kann der Transformationsprozess in dir beginnen: Ein Vulkan, der sich befreit, setzt alle primitiven Emotionen in Bewusstsein um. Es ist viel besser, deinen natürlichen Strom von Wut oder Aggression nicht in dich hineinzufressen: Äußere dich, und sprich zu den betreffenden Personen, so wirst du schließlich, in Konfrontation mit dem/der anderen, mit deinem tiefsten Selbst konfrontiert werden.
Herunterschlucken und Frustration führen zu Krankheit, Gewalt und Verbrechen, zu Perversitäten und Verletzungen; wenn du dich jedoch ohne Hemmungen freilässt, dich traust, deine Emotionen durchkommen zu lassen, deine Wut auszusprechen wagst, dann wirst du und deine Umwelt nicht länger durch ein angespanntes, vergiftetes Energiefeld voller Hass oder Aggression infiziert. Über das Loslassen, das sich Äußern, vollzieht sich die Verarbeitung und werden Gefühle weder weiterhin ausufern, noch Anlass zu krankhaften Zuständen (Streit, Krieg usw. ...) geben. Vertraue auf dieses spontane, gesunde Muster, folge deinen Gefühlen zu deinem tiefsten Kern, und sei gewiss, wo du die notwendigen Korrekturen in deinen Überzeugungen anbringen musst, so dass du ein befreiter, glücklicher Mensch sein kannst, gereinigt und voller positiver Energien.

Man ist nicht verpflichtet, über Rebirthing oder Psychoanalyse in der Zeit zurückzugehen in die Kindheit, man braucht nicht in einem „Unterbewusstsein“ zu wühlen: Traue dich, kraftvoll das Jetzt mit allen deinen Emotionen zu erleben, und komme auf diese Art und Weise zur Lösung deiner Probleme.
Schaue, wohin dich diese Emotionen führen..., und erwirke Transformation, wie oben beschrieben. Denn auch Situationen aus der Vergangenheit waren bereits eine Widerspiegelung deiner tiefsten Überzeugungen, mit denen du auf die Welt gekommen bist: Die vergangenen Geschehnisse sind also auch nicht die wahre Ursache der Probleme, des Traumas oder der Trauer, denen du im Laufe deines Lebens begegnet bist; die Ursache liegt auch nicht in „anderen“ Leben... Ereignisse sind lediglich ein „Auslöser“, durch den eine tiefe Emotion hochkommt: Die ‚Ursache‘ liegt in dir selbst, in deinen Überzeugungen in Bezug auf dich und das Leben. Löse es also auch ‚hier‘. Geschehnisse sind eine ‚Folge‘ einer bereits in dir lebenden Vibration.
Sieh dir die Basisüberzeugungen an, die die wirkliche Ursache deiner ganzen Trauer sind, und ändere sie JETZT.

Ein Beispiel: Spürst du jetzt Wut, Aggression...; akzeptiere es, und komme zu Kommunikation, handle. Du wirst in einer folgenden Phase merken, dass unter deiner Wut möglicherweise Hass verborgen liegt. Schmerz und Trauer werden dich deutlich spüren lassen, dass etwas ganz Tiefes unter deiner Aggression liegt: Selbstmissachtung, unzureichende Selbstliebe (wodurch du in deinem Leben noch mehr lieblose Situationen angezogen hast), Ohnmacht. Du bist davon überzeugt, als Mensch keine Macht über dich selbst, dein Leben oder deine Gefühle haben zu können: Dieses Gefühl der Ohnmacht macht dir Angst! Anstatt die aggressive Wut, die davon schließlich das Resultat sein kann, zu unterdrücken, um letztendlich doch in Gewalt oder Krankheit zu münden, wirst du gut daran tun, von Anfang an zur Durchlebung deiner Gefühle zu kommen.

Werde dir dessen bewusst, dass dein ICH weder deinen Emotionen, noch den Geschehnissen von außen machtlos gegenüber steht. Es schadet überhaupt nicht, aggressive Gefühle zu haben, leugne sie nicht, fühle dich ihretwegen nicht schlecht oder schuldig: Unter der Aufsicht deines Bewussten Ichs werden sie durchkommen und wirst du sie verarbeiten. Unter deiner Herrschaft dürfen Gefühle frei fließen: Lege alle Macht in dein Selbst, lasse dich nicht leben, sondern gestalte auf aktive Weise das Leben so, wie du es dir wünschst. Verkenne diese Möglichkeiten nicht länger.

Es braucht kein „Wiedererleben" von bestimmten negativen Erfahrungen aus deiner Vergangenheit zu geben, sie waren bereits die Folge einer tiefer liegenden Überzeugung.

Bringe Jetzt, wenn nötig, deine Emotionen zum Ausdruck, aber das *braucht* nicht immer so zu sein; Umsetzung primitiver Triebfedern und Gefühle in Verständnis und Bewusstsein macht es möglich, dass heruntergeschluckte Trauer nicht auf eine emotionale Weise verarbeitet werden müsste! Es kann ebenso eine schnellere Erleichterung für gewisse Menschen bedeuten, bestimmte Emotionen völlig zu veräußerlichen; mit dem richtigen Verständnis und der Einsicht in das „Warum" kommt dieses Ventil von alleine zu einem schnelleren Ende.

Einsicht und Verständnis für das „Warum habe ich diese Dinge in meinem Leben zu mir hingezogen? Welche Überzeugung liegt dem zu Grunde? Wie werde ich mein Leben verändern?". Selbstbewusstsein und eine klare Einsicht vertreiben Ohnmacht und Trauer.
Lies hierzu weiter in Teil I nach.

EPILEPSIE

Grand-Mal-Epilepsie
Generalisierter Krampfanfall

großer Anfall, generalisierte Epilepsie
Bewusstseinsverlust mit zunächst einer allgemeinen Verkrampfung des Körpers (tonische Phase), gefolgt von Muskelzuckungen (klonische Phase), möglicherweise mit Zungenbiss und Urinverlust

Kernursache und Kernlösung

Instabil, außerhalb von dir auf der Suche, zuweilen manisch.

Epilepsie bricht nach einem Zusammenspiel verschiedener Ursachen durch.

Auf der einen Seite unterdrückst du deine wahren, tiefen Gefühle, deine Trauer, deine Wut, deine Ängste; du hinderst dich daran, wirklich frei heraus zu leben, du benutzt nur ein paar Antennen in deinem Kopf; aus einem Gefühl der Unsicherheit und Ohnmacht heraus wälzt du deine Gedanken nervös hin und her. Manchmal macht dich diese Ohnmacht rasend und du versuchst, Macht über andere zu ergreifen. Möglicherweise hast du dich immer unter der Macht anderer gefühlt; du fühltest dich von denen, die dich einschränkten oder dir sozusagen einen Minderwertigkeitskomplex besorgten, die dir keine Liebe oder Wertschätzung schenken wollten, abgewiesen; aber in Wirklichkeit warst du es, der / die dich verurteilte und dir die Wertschätzung vorenthielt! Deine Umwelt hat lediglich auf diese negativen, inneren Überzeugungen in Bezug auf dich selbst reagiert! Dadurch hast du Energien, Gefühle, verwirrte Gedanken angehäuft, aus einer Ohnmacht oder Verweigerung heraus, *dich selbst gehen zu lassen, leben zu lassen…*, bis schlussendlich jeglicher Widerstand bricht und dein tiefstes Selbst sich eines *Ventils* (Epilepsie) bedient, um aus deinem Gefängnis, deiner Selbstbeklemmung auszubrechen.

Dein natürliches Sein schiebt jeden engen Panzer zur Seite, der Körper lässt dich jetzt (über einen epileptischen Anfall) spüren „ich darf auch da sein, lebe nicht nur in deinem Kopf". Deine tiefen Gefühle und Impulse *protestieren* gegen das Monopol des *Denkens* oder des *oberflächlich Sinnlichen, angestauter Spannungen.*

Dies ist folglich ein zweiter wichtiger Faktor. Durch diese Gefühle der Ohnmacht, des Ausstoßens und der Unterschätzung deiner selbst wirst du die Flucht ergreifen oder dich manisch auf *eine* ganz bestimmte Beschäftigung in deinem Leben stürzen, wodurch du dann das Gefühl hast, *dennoch irgendetwas im „Griff" zu haben oder auf etwas „Macht" ausüben zu können,* trotzdem Wert und Macht zu haben, beispielsweise durch die Leistung im intellektuellen *oder* praktischen Bereich. Aber du schränkst dich ein; es bleibt *ein Abweisen deiner selbst als Ganzheitlicher Wert.*

Du gehst über dich selbst hinweg, du denkst und denkst..., du fliehst gehetzt davon, ohne dich selbst, das Irdische wirklich zu genießen. Du verpflichtest dich, du MUSST, es wird sogar in bestimmten Fällen zu einem Zwang: Warum dich noch so sehr bestrafen? Du lebst nicht im freudvollen Jetzt-Moment, du bist hart gegen dich selbst; du versuchst, in einem Labyrinth des Denkens auf aufgeregte, zuweilen aggressive, ungeduldige Weise dich selbst in den Griff zu bekommen. Anspruchsvoll, ängstlich, nicht im Vertrauen, zuweilen paranoid. Du gibst dir keine offene Chance! Heiße dich Willkommen, und betrachte dich nicht durch die Augen anderer oder mit ‚strengem' Blick: Folge nicht als Sklave den „Normen", denn dann kannst du niemals du selbst sein. Baue ein neues Leben mit neuen, freien, flexiblen Regeln auf; komme zu Entspannung, und nimm dir deine Freiheit... in dir.

Durch dein unruhiges und verwirrtes Suchen häufen sich in einem nervösen Gewimmel Energien in deinem Kopf an. Du lebst dermaßen in deinem Kopf, dass du jegliche Erdung verlieren wirst. Du fühlst dich zu wenig sicher in dir selbst, vertraust deinem tiefsten Kern nicht und berufst dich nicht im Geringsten auf dein intuitives, höheres Bewusstsein. Im Gegenteil: Durch die Missachtung deiner eigenen Vertrauensbasis, deiner inneren Weisheit, deiner Kräfte, klammerst du dich vollständig an das, was du mit den äußeren Sinnen oder dem rein rationalen Denken greifen kannst. Alles scheint dir zu entgleiten, weil du dich nicht in Ruhe mit deinem intuitiven Gefühlsstrom mitgehen lässt..., du denkst immer, Zugriff oder Macht auf bestimmte Situationen bekommen zu müssen..., im Grunde geht es um eine Suche nach dir selbst! Das funktioniert natürlich nicht über das verwirrte Denken oder Fixieren deiner Sinne auf die Außenwelt (oder ein Image), dies geht lediglich über eine ruhige Selbsteinkehr.

Es hat keinen Sinn, nervös vor dir wegzulaufen. Aber innerlich bist du verzweifelt auf der Suche nach Liebe, weil du dir diese Liebe selbst nicht schenkst. Du würdest sozusagen andere ratlos *„schütteln"*, um Liebe zu erzwingen, aber dein tiefstes Selbst weiß sehr wohl, dass an dir geschüttelt werden muss, um dich aus der Zurückweisung deiner selbst aufzuwecken! Du fühlst dich als Opfer und leidend: Du bist wütend „Jetzt sieh mich doch an!", aber zugleich spürst du bereits, dass man Liebe nicht von anderen erzwingen kann, schließlich löst du jede *Machtergreifung* auf andere... und *fliehst* davon...

Lasse los, erwarte nicht von anderen, sondern in erster Linie von dir selbst: Nicht die anderen stoßen dich weg, sondern du verschwendest deine Zeit... Ganze Mengen an Energie möchten durchkommen, aber du lässt sie lediglich in einem eisernen Rahmen existieren; du stößt fortwährend gegen dich selbst, Energie wird zu Feuerwerk, du kämpfst gegen dich und gestehst dir nicht wirklich zu, frei heraus zu leben!

Voller Energien, aber in deinem Kopf festgehalten: Du lebst zu stark wie eine Insel in der Luft, suchend, denkend, träumend, unruhig mit dir selbst kämpfend.

Löse diesen Griff..., vertraue auf das Lebenssystem, lasse alles los, versuche, nicht länger alles mit deinem Verstand oder deinen Sinnesorganen „festzuhalten oder zu kontrollieren". Gebe dich dir selbst hin, und lasse alles laufen..., fühle dich sicher und friedlich in dir, schenke dir das Leben, das dir zusteht, du hast ein Recht auf Glück, nicht auf Leid!

Fahre nicht länger gegen den Strom, sondern folge deinen Gefühlen, und komme mit deinen Füßen auf *die Erde:* Genieße deinen Körper, deine Haut, die Sonne, die Nahrung... Dein Kopf ist zu sehr von der Erde isoliert, dein Geist zu abgehoben und von deinem Körper entfernt. Du FLÜCHTEST...

Werde dir jetzt deines eigenen Wertes bewusst, und stoppe deine Selbstablehnung: Lebe Hier-und-Jetzt, das Leben ist alles andere als „Theorie“. Halte dich mit den Füßen auf dem Boden, und gehe nicht mehr mit deinen Gedanken laufen. Atme, schaue, koste, fühle… und entspanne dich. Ängste und Nervosität verschwinden, wenn du nur deine eigene starke Autonomie anerkennen und wissen würdest, dass es in deiner Macht liegt, deine Welt selbst zu gestalten, und dass deine Ruhe und Freude weder von anderen abhängig sind, noch vom Maß, in dem du bestimmte Dinge besser in den ‚Griff‘ bekommen würdest. Lasse alles los…, lege alle Macht in dein intuitives Selbst, und habe nicht den Willen, länger zu leiden: Besteige aus Selbstrespekt deinen Thron. Niemand kann dich aufhetzen, höre jetzt auf damit, dich selbst auf die Palme zu bringen. Wage es, in vollen Zügen zu Leben! Sieh klar; nichts und niemand bedroht dich, lasse dich frei existieren. Sei durch Hingabe Meister über dich selbst.

●

Irgendwo in dir gibt es eine Stimme, die sagt: „Nein, ich will nicht!“ Hartnäckig richtest du dich demzufolge auf Sachen, die nichts mit der ‚Essenz‘ des Lebens zu tun haben. Du schluckst deine Wut und Sturheit herunter und ärgerst dich zugleich darüber, dass du in dem alten Stadium haften bleibst. Möglicherweise ärgerst du dich über Menschen aus deiner Umgebung, aber eigentlich haben sie gar nichts damit zu tun: Es fängt alles bei dir selbst an…, Umstände sind lediglich eine Folge!
Du würdest sozusagen den Boden, auf dem du stehst, mit solcher Hartnäckigkeit, mit Macht und Kraft, fegen wollen, dass alles „Alte“, aber auch wirklich alles, was noch an der Gegenwart haftet – und worüber du dich ärgerst – *weg* wäre! Aber du konzentrierst dich zu sehr auf die Oberfläche, die Außenseite der Dinge, anstatt dich selbst von innen heraus zu öffnen und zu wachsen. Besessen fixierst du dich auf eine Aufgabe, eine Arbeit, möglicherweise mit etwas aggressiv geladenen Gedanken, unterdrückter Wut-und-Ohnmacht; laufen die Dinge nicht sofort in deinem Sinne, dann nimmst du dich innerlich zumeist schweigend zusammen und reagierst es noch stärker in deiner Aufgabe oder dergleichen ab. Aber eigentlich ärgerst du dich unbewusst darüber, dass du an bestimmten Gewohnheiten, Dingen oder Menschen haften bleibst: Du willst es ‚fort!‘ aus deinem Leben…; feste, mit aller Macht… scheuerst du die harte Oberfläche des Bodens…, anstatt dich von deinen tiefen Wurzeln aus, von deinem inneren Herzen, von deinem weichen Gefühl ausgehend… auf das eigene weitere Wachstum zu richten und vorwärts zu schauen, dich zu öffnen und *das außerhalb von dir ‚los‘ zu lassen, worauf du dich so ‚fixiert‘ hältst.*

Kräfte, zurückgehaltene Emotionen, unterdrückte Wut, Energien, Gedanken suchen frustriert ihr Ventil…, aber dein Kopf richtet sich zu stark nach unten, anstatt zu erkennen, dass das Leben in dir verlangt, jetzt *„höher hinauf“* zu wachsen. *Um auch damit zu brechen, frustriert wütend-zusein, dich selbst eingesperrt zu halten oder dich innerlich vollkommen zusammenzureißen. Nicht einfach so in deinen alten Mustern und Denk-Mechanismen stecken zu bleiben oder im Materiellen, in immer wieder den gleichen Dingen… Der Kopfdeckel, das, wohinter oder worunter du dich ‚versteckt‘ gehalten hast, um nicht du selbst werden zu müssen, dich preisgeben zu müssen, wird jetzt plötzlich sozusagen von deinem Kopf gehoben…, und du erlebst nun, dass das Licht in dir, in deinem Gehirn, in deinem Kopf jegliche Aufmerksamkeit einfordert.*

Halte diese Menge von „Uranischen Lichtkräften“, diese Energien in deinem Wesen nicht länger gefangen. Das bedeutet, dass das klare, helle Licht in deinem Kopf die ganze Aufmerksamkeit abverlangt: um zu neuen Einsichten, zu Erneuerung in deiner Sichtweise über das Leben *selbst* zu kommen. Beiße dich weder machtlos-wütend, noch eng-rational in bestimmten Angelegenheiten fest. Führe Veränderungen herbei, wo dies notwendig ist; versuche, dich nicht krampfhaft am Alten festzuklammern, denn das kehrt niemals wieder und der Gedanke daran würde nur dein Wachstum bremsen! Es ist an der Zeit, bestimmte Überzeugungen, voreingenommene Gedanken, Philosophien über das Leben zu revidieren. (Lies hierzu in Teil I weiter.) Es ist an der Zeit, jetzt auf die Stimme in dir zu hören, die dich bittet, dir selbst die ‚innere Erleuchtung' zu geben, die du brauchst, *die um Bewusstseinserweiterung, um eine EHRLICHE Offenheit, eine ehrliche Durchströmung deiner selbst bittet.*

Um dich förmlich vom *Kern* deines eigenen Wesens aus zu ‚erhöhen' (sich nicht aus Begierde mit dem rein Rational-Denkenden oder Materiellen, mit der Oberfläche oder den marginalen Dingen des Lebens zu beschäftigen), ohne deshalb gleich abzuheben! : über neue Einsichten zu innerer Weisheit gelangen. Um einen Schritt höher zu setzen, *vorwärts* zu gehen und bestimmte alte Gegebenheiten völlig *hinter* sich zu lassen. Du hast nichts von einer anderen Person zu erwarten, du hast nichts mit Macht vom Leben zu *„begehren";* du allein kannst dir das Glück und die Dankbarkeit schenken...: Erhöhe dich selbst, *lasse alles und jeden los, und sorge dafür, dass diese fruchtbaren Energien in dir frei heraus schöpfen und fließen können!*

Richte dich nicht länger auf *verbissen,* zuweilen unzufrieden bösartige Weise auf die nichts-bedeutenden Dinge des Lebens; ärgere dich nicht innerlich..., sondern verwirkliche dich jetzt selbst!

‚Flüchte' nicht in bestimmte Unternehmungen, Aufgaben, Hobbys, in übersteigerte geistige Meditation, oder gerade in weltliche Oberflächlichkeiten, wie Fernsehen, Computerspiele usw. ..., sondern komme zu dir, ÖFFNE dein Wesen für innere Zufriedenheit um deiner selbst willen, für weiteres Wachstum und Entwicklung, für ein ehrliches Ausströmen von Gefühlen, Energien..., trete in tiefen Kontakt zu deinem „warmen Herzen", anstatt bestimmte Dinge oder Menschen außerhalb von dir anders ‚haben' zu wollen; verändere dich selbst, schreite fort! Bleibe nicht auf wütende, zuweilen fordernde Art an „Gedanken, Emotionen" haften, die dem Leben in dir nicht wirklich dienlich sind. *Lasse los, und setze von deiner Essenz aus einen Schritt nach vorne!*

Du kannst das Gefühl haben, in deinem Gehirn überbelichtet zu werden; dann reicht es aus, wenn du deine *Füße auf dem Boden* hältst, wenn du dich *ganz nah bei dir, bei deinem Körper* hältst..., wenn du dich nicht gehen lässt, du dich zum ‚Meister' ÜBER DICH SELBST machst, wenn du sozusagen zu dir selbst sagst: „Ich wehre mich nicht gegen ‚Erneuerung', gegen ein Loslassen des Alten..., ich öffne mich für Transformation und komme jetzt ganz stark und stabil in meinen Körper; ich mache mich auf liebevolle Weise zum Meister über MEIN Leben, über mich selbst, *ohne mich auf harte oder ehrgeizige Weise zu ZWINGEN, dieses oder jenes tun zu müssen... (oder dies von anderen zu verlangen.) Ich Bleibe bei mir,* nichts und niemand außer mir selbst, kein einziges Licht kann mich noch blenden. Denn ich höre jetzt ganz tief auf meine innere Quelle, auf meine innere Lichtkraft, die ganz nah bei meinem Herzen liegt. Ich trage keine *Scheuklappen* mehr; ich verstecke meinen Kopf nicht mehr hinter allen möglichen Systemen und Gedanken; *ich strahle mein Wesen nach außen, anstatt alles in meinem Kopf zu halten.*

Ja, ich möchte und werde zum Neuen, zum Erhabenen, zum breiteren Gesichtsfeld SCHAUEN..., *ich verstecke mich nicht länger."*

Erst wenn du dich selbst weigerst, weiterzugehen, dich zu Weiterentwicklung hin zu bewegen, dass das Leben in dir sozusagen den Kopfdeckel von deinem Kopf nimmt, dann scheint es plötzlich so zu sein, als hättest du dir nichts mehr zu sagen. Du wirst von deinem Pferd geworfen: Es handelt sich um eine ‚Uranische' Atmosphäre, die zu Anerkennung des Lebens, der wahren Liebe in und zu dir selbst aufruft und dazu, Energien, die bereits zu lange und zu einschränkend unterdrückt und zurückgehalten wurden, so dass kein Wachstum möglich war…, frei-zu-setzen; eine Aufforderung, dich vollkommen für Veränderungen, für Erneuerung und Bewusstwerden zu öffnen, „weiter" zu schauen als immer wieder die gleichen Aufgaben zu erfüllen, die gleichen Gedanken zu wiederholen, häufig mit Wut und Unzufriedenheit einhergehend – wie ein unzufriedenes Aschenputtel; du, als böse Stiefmutter auf dich zurückgeworfen – …, weil du unbewusst wohl spürst: „Ich muss *weiter,* das ist nicht das / mein Leben!" Du willst da heraus! Aus diesem Gefühl der Gefangenschaft…, aber anfänglich fixierst du dich, anstatt du selbst zu „werden", manchmal mit teuflischen Gedanken, zuweilen mit Macht-, Rache- und Hassgefühlen auf dasjenige oder diejenige Person, das/die dich sozusagen behindern würde…, auf das, was aus Begierde nicht ‚sein' kann; aber mache dir dann klar, dass jeder äußere Umstand lediglich eine Folge deines inneren Zustandes ist. Also begehre nichts, sondern befreie dich, und lasse dich selbst aus Dankbarkeit existieren!

Du musst jetzt ‚höher hinauf'! *Schließe deine Energien nicht länger ein;* öffne dich für die *Erweiterung* deines Feldes, und gehe mit dieser großartigen Kernzentrale in dir mit, die dir Feuer und Licht zusendet: auf dass du jetzt auf höchst-persönliche Weise dich selbst, DEIN ECHTES ICH freimachen, nach außen bringen und so zeigen wirst, wie es ist; mache dich zum Meister deiner Energien, lebe nicht länger als denkende Maschine, als arbeitender Robotter oder in garstiger Abkehr vom Leben an sich, dein Leben auf einem zu flachen, geschlossenen und engen Niveau führend.

Öffne also allen Raum in dir, flüchte nicht länger vor dieser Entwicklung in dir…, verstecke dich nicht mehr; *breche auf,* so dass du nicht von deinem lebenden Selbstkern über einen Epilepsieanfall dazu ‚gezwungen' werden musst. Lasse das Alte los, fixiere dich nicht länger auf bestimmte Dinge außerhalb von dir, frustriert oder unzufrieden, sondern öffne deine Hände für das Leben in dir, das einen kraftvollen, freien Durchgang fordert; gehe ehrlich und tatkräftig weiter…, so wirst du dich auch nicht länger frustriert durchs Leben bewegen; mache die Schleusen auf, und erhöhe dich als Mensch! Alle Macht über dein Leben, um dein ehrliches „Sein", deine Energien frei und ursprünglich fließen zu lassen…, liegt in deinen Händen: Mache etwas daraus. Innere Befreiung!

Absencen
Petit-mal-Epilepsie

meist viele kurze Anfälle (wenige Sekunden lang) pro Tag, bei Kindern, mit Bewusstseinssenkung (oftmals mit geistesabwesendem Blick, Starren) und Muskelzuckungen oder Kau-, Schmatz-, Saug- oder unkoordinierten Fingerbewegungen

Kernursache

Du würdest gerne fort wollen, flüchten. Die Last wiegt schwer.
Von Angst erfüllte Gedanken in Bezug auf deine Vergangenheit, ängstliche Projektionen in die Zukunft. Du bekommst keinen Überblick über deinen chaotischen Gefühlszustand, du vermagst es nicht mit deinem Verstand zu erfassen. Gerade weil du dich zu viel auf das Denken, das Rationale stützt: Durch diese Einseitigkeit schneidest du dich von demjenigen in dir ab, worauf du immer ruhig vertrauen kannst: deine Grundintuition, dein tiefes Inneres Selbst, das Wissen, ohne es begründen zu müssen, Gefühle von Wärme und Liebe.
Ungeduldig, nervös, gereizt, ein Treiben in deinem Kopf durch und durch. Du läufst von hier nach da und würdest am liebsten alles gleichzeitig tun.

Im Grunde genommen ärgerst du dich über dich selbst, auch wenn du dies auf andere projizieren würdest. Ohnmächtig, deine Gefühle in den Griff zu bekommen, an dir selbst zweifelnd, von deiner weichen, sensiblen Seite abgeschnitten.

Mit anderen Worten deine Gefühle sind blockiert, und mit deinem verstandesmäßigen Ego hemmst du das Intuitive: Kommunikationsstörung in dir selbst, auch nach außen hin.

Dennoch: Deine tiefen Gefühlswurzeln sind stark präsent, aber die Gefühlsströmung wird zurückgehalten. Es mangelt dir an Selbstwertschätzung, du fühlst dich nur schlecht, verurteilst dich und ziehst dich infolgedessen in dich selbst zurück, wie eine Schnecke in ihr Haus, so dass du dich hier nicht zu zeigen brauchst und sie dir auch nicht weh tun können oder dich auf deine Schwächen hinweisen, für die du dich schon so lange bestrafst.

Vielleicht findest du dich äußerlich hässlich. Hast du aus deinem Minderwertigkeitsgefühl heraus Angst zu kommunizieren? Auf diese Weise richtest du Energie, die nach außen strömen müsste, nach innen. Stößt du deinen Körper, die Natur ab? Beschränkst du das Leben auf das ‚Geistige'?

Kernlösung

Verbinde den Kopf mit deinem Herzen!
Selbst-Liebe!
Selbstvertrauen; stoppe diese Verurteilung deiner selbst! Hast du nicht den Erwartungen deiner Erzieher / Eltern entsprochen, und findest du dich selbst deshalb nicht ‚erfolgreich'? Im Grunde genommen bist du es, der / die Bedingungen / Anforderungen an dich stellt... Baue dein Leben doch nicht auf ‚Regeln und Normen'. Du bist einzigartig und beispielsweise mit anderen Möglichkeiten ausgestattet als deine Erzieher. Vergleiche dich nicht mit anderen; sei um deiner selbst willen mit deiner eigenen Art glücklich! Dein Motor ist das warme Herz: Von hieraus strömt Kraft durch deinen ganzen Körper hindurch. Mit zu wenig Selbstliebe blockierst du diese weiche Durchströmung. Schenke Liebe, und lasse los! Du brauchst keinen Zugriff zu bekommen, weder auf andere, noch auf dich selbst.

Nicht fortwährend ängstlich nachdenken oder grübeln: Vertraue auf deine Intuition. Zusammen arbeitende Energien: linke und rechte Gehirnhälfte, Verstand und Gefühle, Intuition.
Vertrauen auf dein tiefes Inneres Selbst, du brauchst nicht alles mit deinem Verstand, deinen Gedanken zu beherrschen: Überlasse das deinem Bewusstsein, das seine stabilen Pfeiler in deinem totalen Selbst findet.

Du bist kein Geist, der Körper existiert auch: Erwärme die Welt, das Irdische mit deinen Sinnen. Entspanne dich, genieße! Drücke die Natur an dich.

Über eine gute Erdung entfernst du den Überschuss an Elektrizität. Traue dich, *dich selbst* im Hier-und-Jetzt zu erleben; du bist gut, wie du bist. Fliehe nicht davon.

Partieller (fokaler) Krampfanfall

hierbei findet die elektrische Entladung nur in einem Teil des Gehirns statt (‚Fokus'); als Folge entstehen lokale krampfhafte Zuckungen oder Prickeln (z.B. Ziehen in einem Arm oder Bein, automatisches Fummeln mit den Händen oder schmatzende Mundbewegungen)

Kernursache

Du hast das Gefühl, irgendwo durch ein Tor gehen zu müssen – das Lebenstor – , aber es hat nahezu den Anschein, als würdest du auf einem rollenden Stab stehen und ängstlich *ein wackeliges Gleichgewicht zu stabilisieren versuchen.* Dadurch kommst du ins Schwitzen: Du lebst nach der Überzeugung, dass das Leben eigentlich ein schwer im Gleichgewicht zu haltendes Unterfangen ist, dass du immerzu auf der Hut sein musst, dass du fortwährend darauf bedacht sein musst, in nervöser Angespanntheit, dein Leben im Gleichgewicht zu halten..., und dass dies eine heikle Angelegenheit ist. Die Überzeugung, dass deine Existenz auf einer wackeligen Basis erbaut worden ist. (Es ist an der Zeit, auf die Suche nach dieser stabilen Basis in dir zu gehen!) Innere Unruhe und Unsicherheit werden durch ein ‚gutes' nach außen Gehen Wollen, vor dem Auge des Publikums, kompensiert. Das macht dich nur noch nervöser.

Auf diese Art und Weise übst du nicht nur angespannt ‚Macht' und ‚Druck' auf dich aus, sondern möchtest du auch einen gewissen Zugriff auf die Sichtweise anderer (über dich) erlangen: „Sie werden mich doch anerkennen, gut, schön, ordentlich oder intelligent finden, für gut befinden," usw. … Zuweilen perfektionistische Anforderungen an dich selbst, vor allem was die oberflächlichen Seiten des Lebens betrifft. Der Kopf, das Denken, das Schauen, das ängstliche Alles-im-Blick-Behalten-Wollen…: von deinem Kopf aus…, mit dem ‚Geist'.

●

Die innere Unsicherheit nagt an dir; der Zweifel: „Was soll ich machen? Soll ich damit nach außen gehen – mit mir selbst; mit meinen Worten, meinem *echten* Ich – oder… nicht? Darf ich eigentlich ich selbst sein? Aber nein: Ich werde erst kurz nachsehen, ob mein Anzug oder mein Kleid auch ‚ordentlich' sitzt…" An der Oberfläche oder Außenseite des Lebens Halt zu machen, an der oberflächlich denkenden Seite oder zu stark, rein und allein im Geiste zu sein, führt dazu, dass du dich ängstlich fühlst: Gehe auf die Suche nach deinem Herzen, nach deinen tiefen Gründen, und lebe von innen heraus, ganz pur, einfach und natürlich-impulsiver!

Das nicht spontan Du-Selbst-Sein, nicht selbstverständlich auf die natürliche Strömung von Energien in dir zu vertrauen, dieses dich in ‚Gedanken' auf bestimmte Punkte in dir zu fixieren… finden wir auch in deiner Haltung der ‚Außenwelt' gegenüber zurück. „Werde ich mich in meinem Zimmer versteckt halten, in meinem Kopf, oder werde ich selbstsicher und ‚vernünftig' nach außen treten, in einer ‚verantwortungsvollen' Lebenshaltung? Wie werde ich es IHNEN erklären?" (Anstatt einfach du selbst zu sein!) Eine Art Angst, vielleicht Lampenfieber, vor der Konfrontation mit anderen. In einer zu starren, steif-herzigen Haltung nach außen treten wollen: Du räusperst dich bereits, hypernervös. In der Angst, dass das wackelige Gleichgewicht in dir, der „Frieden", zerstört werden könnte, dass die anderen dich nicht verstehen oder für gut befinden könnten, dass du dich dabei ganz unbehaglich fühlen würdest, wenn du sprichst und so bist, wie du dich fühlst: eine zu starke Rücksichtnahme auf die anderen, auf die Reaktion der Gesellschaft.

„Mache ich es wohl richtig? Was soll ich tun?" Du würdest deswegen beinahe deine *Nägel abkauen, Nervosität steigt dir zu Kopf, durchzuckt dein ganzes Nervensystem. Reifliches Abwägen bis zum Ende, bis du nicht mehr kannst. Es erinnert uns ein wenig an das ‚Waage'-Element.[3] Eine Angst…: „Was werden sie sagen, was werden sie machen?" Und demzufolge dein Verhalten daran bemessen. Angespanntheit, ein Zuviel an Rücksichtnahme auf: „Oh je, wie werden sie reagieren oder… werden sie mich beschuldigen, mir auf den Zahn fühlen…, bin ich dem wohl gewachsen?" Gewisse Menschen passen folglich ihr gesamtes Verhalten und ihre Lebensweise an ihre Umgebung an, wodurch sie immer weiter und weiter von ihrem „inneren Gefühl", von ihrer eigenen inneren Natur abweichen!

Der *Hals schreit nach Selbst-Anerkennung, nach innerer Würde, nach einem vollständigen Hineingleiten in deinen Körper. Vielleicht hat soeben ein Ereignis in deinem Leben stattgefunden oder hast du etwas tun müssen, wobei du dich schuldig fühlst oder doch zumindest denkst, es den anderen gegenüber erklären / verantworten zu müssen. Das ist nicht wahr! Mache deine Sicherheit und dein Glück nicht von etwas abhängig, was außerhalb von deinem inneren Basis-ICH liegt. Komme zu dir! Du fühlst dich tief in dir nur deshalb schuldig, weil du dem Leben in dir zu wenig Verantwortung zollst, weil du dich zu wenig nach innen kehrst. Alles Übrige ist eine Folge dessen.

---

[3] Lies hierzu in *Befreiende Astrologie – die symbolische Bedeutung der Sonne in den Tierkreiszeichen*. Dieses Buch ist bei Erscheinen des vorliegenden Werkes noch nicht in deutscher Übersetzung erhältlich.

Traue dich, dich so zu äußern, wie du *bist,* wie du es ganz tief in dir selbst fühlst. SEI einfach DU SELBST, ohne daran Anstoß zu nehmen, was andere dazu zu sagen haben. Du bist niemandem eine Erklärung schuldig, auch nicht für etwas, dass ‚passiert' ist oder für eine Entscheidung, die du triffst, weder für deine „äußere Erscheinung", noch für deine Art zu handeln…
Nur du bestimmst über dein Leben, und jemand anderes hat nichts dazu zu sagen: Es ist ja die Intention des Lebens, dass du in Selbstsicherheit und Vertrauen aus deinem Herzen heraus lebst. Baue zunächst diese stabile Sicherheitsbasis in dir auf. Sei gewiss, dass du dich für nichts zu schämen brauchst und dich ebenso wenig über etwas aufregen musst…, solange du nur „nach Wahrheit" lebst, in aller Ehrlichkeit du selbst bist.

Kernlösung

Vertrauen von deinem inneren Herzen aus: Das wird dir gut tun! Wissen, dass du dein Leben nicht von einem ängstlichen, wackeligen Standpunkt aus betrachten solltest, dass du ‚los'-lassen darfst, anstatt dich konstant und fortwährend auf den Versuch zu konzentrieren, dich im Gleichgewicht zu halten. Dieses Gleichgewicht ist VON SELBST da, wenn du damit aufhörst, zu denken, dass Leben nicht anders *möglich ist*, als auf diese von Angst erfüllte Weise erfahrbar. Nichts ist weniger wahr. Lasse los! Zwänge dich nicht länger in Strukturen, Gesetze des Aussehens und der Äußerlichkeiten, in Saturnsche zwingende Regeln.

Mache es dir leicht, setze dich ruhig hin, hetze dich nicht fortwährend so auf…: so nach dem Motto: oh je, dieses und jenes…, „ich muss sehen, dass ich jetzt noch dies und dann das regle, denn sonst kentert mein Boot!" Du tätest gut daran, „loslassen" zu lernen, und in einer solchen Art und Weise auf die Suche nach deiner inneren stabilen Basis zu gehen, dass du dich auf nichts mehr, in nervöser Fixierung, zu richten brauchst.

●

So forciere dich auch niemals… Sei einfach du selbst. Kehre dich zunächst ganz tief nach innen, und „denke" nicht zu viel auf einer niedrig-nervösen Ebene. Öffne dich für das Höchste in dir, lasse diese zu roten Energien aus deinem Kopf ausströmen, und gehe nach außen, unter die Menschen, von diesem allerhöchsten Gefühl in dir ausgehend. Du brauchst niemals etwas ‚vorzubereiten'; ebenso wenig brauchst du dich ‚für etwas zu wappnen'… Du brauchst keine Angst zu haben vor den anderen…, davor, ihnen nicht zu gefallen oder zu behagen (löse auch diese Macht): Solange du nur ehrlich aus dir selbst heraus lebst und weißt, dass du nur <u>einer</u> Verantwortung unterliegst und das ist: Die Liebe zu dir selbst, und in Wahrheit du selbst zu sein. Nicht KÜNSTLICH und überlegt, sondern NATÜRLICH, ehrlich und spontan!

Niemand kann dich fertigmachen, du kannst nur dich selbst herunterziehen. Miss nicht im Geringsten dem Bedeutung bei, was die Gesellschaft über dich zu sagen hat. Schere dich einen Dreck um das „offizielle, künstliche" Gehabe, und sei immer und überall du selbst.

TRETE MIT DEINEM WAHREN ICH NACH AUSSEN…, UND LASSE DIESE Gefühls-ENERGIEN JETZT FLIESSEN. Lebe nicht nur von deinem Kopf, deinen Gedanken, deinem Geist ausgehend; entfliehe nicht deiner Total-Inkarnation! Wage es, Wahrheit aus deinem Innersten zu sprechen, und kümmere dich einen feuchten Kehricht darum, „was sie sagen werden"? „Oh je, was kann ich nur machen? Oh je, sie werden mich bombardieren, sie werden mich verhöhnen oder angreifen…" Verstecke dich nicht. Zeige dich in aller Einfachheit in deiner wahren Gestalt, versuche nicht länger, dich wie ein Zirkuskünstler auf einem ‚drehenden Rad' ‚im Gleichgewicht zu halten', als könntest du jeden Moment herunterfallen, sondern gehe auf entschlossene Weise nach außen: aus Stolz auf deine Güte, deine lebendige Kraft, aus Sicherheit von der urstarken Basis, die in dir wohnt, ausgehend. Du manifestierst dich jetzt furchtlos, und es ist dir völlig gleichgültig, was jemand anderes dazu zu sagen hat: Du bist du…, du lebst von innen heraus, ohne ängstlich zu grübeln. Du erkennst jetzt deinen vollen Wert an, feste auf deinen eigenen Füßen stehend, du übernimmst die Verantwortung für dich selbst, für deine Worte und Taten. Und da du alles von Herzen tust, wird nichts und niemand dich noch beängstigen, fürchtest du keine Verwirrung, kein Verstoßen, keinen Kampf mehr außerhalb von dir. Weil du jetzt den friedlichen Einheitsbund mit dir selbst geschlossen hast, weil du dich jetzt als STARK und aus einem Guss, auf einer urstarken Basis erlebst.

Füße auf die Erde, Brust nach vorne, Kopf hoch, Energien gehen vom warm strahlenden Herzen aus. Alles Übrige ist Nebensache. Du richtest dich aus echtem Stolz auf, nicht nach falschen Normen und danach, „was man von dir erwartet" oder „was du denkst tun zu MÜSSEN, weil man es so von dir erwartet". Du bist NIEMANDEM eine ERKLÄRUNG schuldig, du brauchst dich gar nicht so oder so zu verhalten: Sei du selbst, wie ein sich anerkennender Gottesmensch, kraftvoll, unbesiegbar stark und unerschütterlich im Glauben an Deinen prachtvollen ICH-Basiskern.

Es existiert jetzt gar keine krampfhafte Haltung mehr, die streng innerhalb von Struktur-Linien eingebunden ist. Jetzt bist du FREI du selbst und lässt deine ehrlichen Energien frei heraus strömen…, denn du hast alles und jeden um dich herum losgelassen und lebst von nun an aus einem urstarken Vertrauen heraus, dass alles im Leben schon so verläuft, wie es am besten für dich ist. Du lässt los… und kommst zu innerer Ruhe; du forcierst dich nicht länger für die Außenwelt, du lebst jetzt aus deiner tiefsten Gefühlsart heraus, ganz tief und warm von deiner herzlichen Lebensbasis aus, entspannt und selbstsicher. Das ‚Kontrollierende' ist verschwunden; du gestehst dir selbst zu, zu „sein", vollkommen, von innen heraus…

EPIPHYSE

Zirbeldrüse

kleine Drüse von der Größe einer Erbse, die sich im Gehirn befindet und u.a. das Hormon Melatonin produziert; der Melatoninspiegel fällt nach dem zehnten Lebensjahr, bis dahin hemmt das Hormon die Entwicklung und hormonelle Aktivität der kindlichen Geschlechtsdrüsen

Psychologische Übereinstimmung

Wie eine Vase voller Blumen sein kann, so steht die Epiphyse für das Füllen ihres Inhaltes offen: Sie ist ein wichtiges Scharnier, eine Kontaktstelle für einerseits sinnliche Eindrücke aus der Außenwelt und andererseits für Erfahrungen aus unserem inneren Selbst. Von uns aus der Außenwelt wahrgenommene Bilder können vor unserem inneren Auge konkret Gestalt bekommen und werden an den ganzen Körper weitergegeben.

Mit über die Epiphyse (oder über *das Epiphysen-Feld,* das auch nach einem eventuellen Schrumpfen oder Verkalken dieses Organs energetisch weiterexistiert) sind wir dazu in der Lage, die ganze Existenz des gegenwärtigen Seins, des Hier-und-Jetzt von uns selbst zu erfassen. Der Löwe brüllt in seiner ganzen Kraft des Lebensbewusstseins; der Hahn kräht die Pracht und Freude des Jetzt-Momentes hinaus.

Über die Funktion der Epiphyse wird nichts Ätherisches wahrgenommen, man darf dieses Organ nicht zu sehr aus dem ‚geistigen' Blickwinkel betrachten. Als Mensch erkennen wir, auch mit Hilfe der Epiphyse, sehr stark unsere Kraft, unser „Sein" im irdischen Leben, von Kopf bis Fuß. Ebenso stark erleben wir unsere Göttlichkeit, unser tiefes inneres Wissen, unsere Intuition; ein Schnittpunkt zwischen Himmel und Erde, zwischen Materie und Psyche, zwischen Äußerlichem und Innerlichem. Diese Drüse ist wie ein Hauptpfeiler im Hochspannungsnetz von Stromdrähten; sie ist ein Auffangbecken für irdische Wahrnehmungen, schiebt uns zur Erde hin; der intensive Kontakt zu unserer Umwelt greift unmittelbar unser inneres Gefühlsleben an, das „Gedächtnis“ in unserem Gehirn, die Vergangenheit, unseren ganzen Inhalt…, die Epiphyse fungiert hierbei als Trichter und steht in unmittelbarem Kontakt zur Hypophyse und den anderen Drüsen unseres Körpers.

„Ich Bin“: Mit über ein körperliches Organ, die Drüse (Epiphyse), werden wir uns stark dessen bewusst, „auf Erden zu sein“, mit den Füßen auf dem Boden. Denn das ist dadurch möglich, dass die Epiphyse für unseren gesamten Seelengehalt offen ist, für unser innerliches Selbst, und sie lässt diese nicht-materielle Existenz von uns einen Einblick gewinnen und Kontakt zum Materiellen, Irdischen aufnehmen. Es wird ein Gleichgewicht zwischen Irdischem und Psychischem bzw. dem Inhaltlichen eines Menschen (oder Tieres) gesucht.

Man kann die Epiphyse weder losgelöst vom Gehirn noch unabhängig von den anderen Drüsen betrachten: Es gibt ein fortwährendes Zusammenwirken. Sie ist auch für Veränderungen in der menschlichen Psyche empfänglich, ja sogar unmittelbar durch sie zu beeinflussen: Die Drüsen sind eine Übertragung des innerlichen Selbst. Die Epiphyse bietet eine Wiedergabe des inneren Lichtes und ist ebenso dazu in der Lage, das Licht der Außenwelt aufzufangen. Je mehr wir uns auf dem Gebiet „Empfänglichkeit für das innere Licht“ weiterentwickeln, wird die Epiphyse darauf reagieren und gegebenenfalls ihre Form verändern, bestimmte Hormone mehr oder weniger ausscheiden. Das Gleiche gilt für die Einflüsse von außen.

Wohl ist von Bedeutung: Je mehr wir uns dem Licht spendenden Gefühl, der „Lebensfreude“ und dem Bewusstsein, in einer von Licht erfüllten, frohen Umgebung leben zu dürfen, nicht verschließen, desto gesünder wird die Epiphyse sein: Wie eine gelbe Osterglocke ist sie dazu in der Lage, unseren ganzen Kopf und unser psychisches Feld mit einem enormen, aufblühenden, freudvollen, strahlenden Blumenkelch zu füllen…, wenn wir nur das Gleichgewicht zwischen Seele und Körper bewahren. Bewusst froh zu sein, auf Erden.

Aber es gibt *mehr* als Kopf, Epiphyse oder das Erleben der Atmosphäre im Gehirn…

Was bist du mit einem Kopf ohne Herzen, mit einer Psyche ohne Liebe? Diese „hellgelbe“ Freude um das Leben, erfordert eine „warmrote“ Präsenz in unserem Herzen, mit beiden Füßen auf der magnetischen Erde. Die Epiphyse ist lediglich ein Bindeglied. Es versteht sich von selbst, dass diese wahre „Lebensfreude“ eine neue Dimension erreicht, wenn das Spontane, das Lebendige, die Freude um das Leben selbst, wie auch die Tiere es erleben, durch das Gefühl der Liebe, Wärme, dadurch, sich für ein höheres Friedensgefühl, eine „Selbstbewusste menschliche Existenz in Liebe“ entscheiden zu können, genährt wird: Wirkliche Bewusstwerdung ist also auch nur durch eine innere Triebkraft, durch den Wunsch nach Wachstum unseres tiefsten Selbst möglich. Dieser innere Motor, unser ewiges Lebendes Selbst, findet im gesamten Körper seine Kanäle, nicht nur in der Epiphyse. Das Herz und die Thymusdrüse symbolisieren die warme, liebevolle, friedliche Autonomie eines Menschen: Sie stehen im direkten Kontakt zur Epiphyse.
Man kann das eine nicht vom anderen loskoppeln.

Erkrankungen, allgemein

Über mehr Bewusstwerdung im alltäglichen Leben, über die Entwicklung der persönlichen Liebe zu uns selbst und dem / der anderen, über Weisheit und Evolution, wird man von alleine in einen neuen Bewusstseinszustand kommen, ohne dass man hierfür insbesondere die Epiphyse und andere Drüsen stimulieren müsste!

Ein Forcieren der Epiphyse über bestimmte Drogen, bestimmte forcierende ‚geistige' Übungen oder andere Tricks schaden deiner Gesundheit. Durch das künstliche Stimulieren der Epiphyse wird ein künstlich heller Bewusstseinszustand erreicht und werden innere und äußere Sinnesorgane übermäßig gereizt…; das Aussenden von Impulsen durch die Epiphyse, u. a. über Hormone, beeinflusst den ganzen Körper, auch das Gehirn; man kommt in einen hyper-sensiblen psychischen Zustand, aber auf eine nicht natürliche Weise.

Hier wird dem notwendigen Gleichgewicht, einem natürlichen, spontanen Wachstum des Menschen gegenüber gesündigt. Die Harmonie Psyche-Erde ist unterbrochen worden; über ein allmähliches Entdecken des irdischen Lebens und lediglich über ein ebenso gleichmäßiges Entdecken des inneren Selbst kann die Epiphyse in gesundem Zustand funktionieren.

Dies ist nur im Leben selbst möglich, Schritt für Schritt, unter der Obhut des Herzens. Eine Veränderung in der Epiphyse, im Bewusstseinszustand eines Menschen, ohne dass es SPONTAN und VOM HERZEN AUS und AUS EINSICHT geschieht, ist negativ und schädlich!!!

Überfunktion der Epiphyse [4]

Kernursache

Aus Angst und unzureichendem Vertrauen auf deine eigene starke, irdische Basis würdest du in der großen „Universalen Mutter“ oder in einer „paranormalen“ Atmosphäre, in der du alle möglichen Geistesangelegenheiten aufrufen würdest, nach Geborgenheit suchen. Aber weil du Angst hast vor dir selbst, würdest du dir auch unangenehme Bilder vergegenwärtigen.

Deine Gefühlsseite verliert die Nerven, weil du zu wenig Kontakt mit der Erde, zu deinem Körper hast: Du ziehst dich ins Spirituelle zurück. Du befürchtest bestimmte Dinge, du siehst gewisse Sachen, die für andere nicht wirklich existent sind, weil deine Angst sie geschaffen hat.

[4] oder des energetischen Epiphyse-Feldes

Du glaubst zu wenig an deine eigene Macht über dich und hast folglich Angst vor der „Macht“, dem Tod, der Negativität um dich herum…, du erkennst nicht, dass dies reine Selbstprojektionen sind, die durch deine Ängste verursacht wurden.

Dein Bewusstsein gibt es zwar, aber vom Rest deines Körpers abgeschnitten und versteinert, ohne vom warmen Herzen, von der Liebe genährt zu werden. Deshalb ist es auch gefährlich, bestimmte geistige Übungen zu tätigen, ohne zunächst dich selbst in Liebe entdeckt zu haben: Die Epiphyse, die auf Hochtouren läuft, ohne dass ein ausreichender Kontakt zum ganzheitlichen Selbst, zum warmen Körper und deinem warmen Herzen gehalten wurde, kann krankhafte Folgen haben; es führt zu Kälte, nicht zu Leben. Das Leben verlangt eine volle Präsenz, wir werden nicht „Geist, Spiritualität oder Tod“ sein! Deine Basis ist zu schwach, du fühlst dich unsicher in dir, du schneidest dich vom Irdischen ab und würdest dich ins Spirituelle flüchten, in den Geist.

Kernlösung

Wahre Weisheit findest du in dir selbst: Gleite also vollkommen ins Leben herab, in deinen Körper.

Erlebe diesen sanften Frieden von deinem warmen Herzen aus: *Fühle* das Leben durch deine Adern strömen. Wende dich zu hundert Prozent der Erde zu, und lege die Basis in dein starkes Selbst. Niemand hat mehr Herrschaft und Macht über dich als du! Fühle das Herz in der Natur klopfen. Bewusstsein-und-Körper in einem vereint.

Unterfunktion der Epiphyse [5]

Kernursache

Du hast Angst vor deiner Intuition, du traust dich nicht wirklich, deinen inneren Reichtum zu erforschen.

[5] oder des energetischen Epiphyse-Feldes

Du begrenzt in hohem Maße das Erleben der Wirklichkeit: Du setzt dir Grenzen, du erlegst dir selbst Beschränkungen auf, es gibt Tabus für dich.

Du kannst dich mit Materie beschäftigen, damit, „Nahrungsmittel einzukaufen", du lebst eher unpersönlich und mechanisch oder völlig indoktriniert, an der Oberfläche. Du lebst in dir selbst und führst bestimmte Handlungen oder Aufgaben aus, aber es kann keine Rede von *echtem* Bewusstsein sein. Du hast dir selbst Zügel angelegt; du bist gar nicht mit deiner inneren Quelle verbunden, du lebst in einer Leere… Du stehst kaum auf eigenen Beinen, ein bisschen wie ein Robotter oder ein Zombie…

Dies kommt alles durch den Unglauben an dich selbst: Du stehst auf wackeligem Boden, und ein Leben auf deiner mulmigen Basis zu errichten, das würde ohnehin nicht gelingen, also bleibst du einfach an der Oberfläche, auf der Spur der anderen, der Masse, deiner „Mama" folgend.

Kernlösung

Komme zu einem starken Vertrauen in dich selbst, und taste einmal tiefer, höher: Fühle, dass es mehr gibt als Materie oder Oberfläche.

Traue dich, weiterzugehen, vorzustoßen, traue dich, bestimmte Angelegenheiten im Leben in Frage zu stellen, forsche nach, und kehre dich tief nach innen.

Fühle dich sicher in deinem Nest geborgen, sei gewiss, dass in dir ein ganz starkes Licht brennt, dein persönliches Bewusstsein, dein unsterbliches Ich, auf das du immer zählen kannst. Baue dein Leben nicht länger in der Abgeschiedenheit dieser reichen Quelle auf, beschränke dich weder auf reine Rationalität, noch auf oberflächlichen Materialismus, sondern öffne dich für deine inneren Sinne, woran sich wahre Weisheit offenbaren kann.

Durchbohren: nach innen und nach außen. Entdecke das Leben in seiner Vollkommenheit.

ERBRECHEN, BRECHREIZ

Kernursache

Du kannst bestimmte Erfahrungen nicht verdauen. Du weigerst dich das ‚Neue' zu akzeptieren oder in dir selbst zu assimilieren. Dein Magen, dein Sonnengeflecht würde wie eine Sonne vor Freude strahlen, wenn du deine eigene Autorität anerkennen und mit dieser den rechten Weg entschlossen für dich wählen würdest, um diesen dann ohne zu zögern weiterzugehen!

Das ist das Gold: zu wissen, wer du bist, aus Selbstrespekt, und deiner Natur treu zu sein. Aber du hast zu viel Angst vor dem Wagnis du selbst zu sein!

Manchmal rufen wir unbewusst andere Menschen auf, um uns auf bestimmte Dinge zu stoßen, vor denen wir die Augen verschließen. Wir bleiben in unbedeutenden Details stecken oder verweilen auf Nebenschauplätzen, die uns deutlich vom inneren Ziel abhalten, das wir für uns selbst geplant haben. Dein bewusstes Ich reicht hier nicht immer heran, oder besser: Du bietest noch Widerstand, hältst trotzig am Alten fest und weigerst dich, deiner Intuition zu folgen und auf die Worte von Menschen zu hören, die deinen inneren Ruf im Grunde zur Sprache bringen.

Du *erbrichst* dich daran, wenn man wieder davon anfängt: Im Grunde erbrichst du dich an deiner eigenen Ohnmacht, konsequent deine neuen Wege zu beschreiten.

Höre auf diejenigen, die dir deine Gefühle und Gedanken wie einen Spiegel vorhalten, und komme zur Selbstanalyse. Sprich dann entschlossen von deinem tiefsten Ich aus.

Du fühlst dich ohnmächtig, nicht dazu in der Lage…, du hast Angst davor, das Neue nicht bewältigen zu können: Du erbrichst dich, wenn du aufs Neue mit dieser Weggabelung (Vergangenheit-Zukunft) konfrontiert wirst.

Du kannst es nicht mehr hören! Es kotzt dich förmlich an! Du fühlst dich von anderen, von Erziehungsberechtigten genötigt, eine bestimmte Richtung einzuschlagen, obwohl dies gegen deine eigene Art prallt, aber du fühlst dich noch nicht dazu im Stande, dich selbst vollkommen zu manifestieren; du fühlst dich unsicher. Ihre Ermahnungen lassen dich erbrechen, ebenso deine eigene Ohnmacht. Du fühlst dich nicht dazu im Stande, dein Leben *selbst* vollständig zu ergreifen und zu führen.

Kernlösung

Habe keine Angst vor der Zukunft, lasse das Neue gelassen auf dich zukommen, und widersetze dich nicht. Wäge in Ruhe ab. Fühle dich niemals zu etwas verpflichtet. Baue alles in deinem Tempo aus.

Hacke den Ast, der faul ist, ab und umfasse kräftig den Stamm.

Fühle dich von deinem eigenen kraftvollen Selbst unterstützt, und umsorge den Schatz in deinem Inneren: Weigere dich nicht länger, ganz nah zu dir selbst zu kommen. Folge nicht länger den Wegen, die mit Rauschgold ausgelegt sind, sondern nur dem Pfad, der dir das Gefühl gibt: Hier werde ich vollkommen ich selbst sein können. Das möchte ich mir selbst als goldenen Schatz zum Geschenk machen, weil ich mich selbst liebe.

Dann bricht jeglicher Widerstand, verschwindet jede Angst, und du kannst jetzt *alles*, was zu dir kommt, in Ruhe assimilieren.

Lasse in deinem Leben Erneuerung zu, komme zu dankbarer Akzeptanz…

Erfülle *selbst* voller Freude deine Aufgaben, so dass niemand anderes dich ermahnen muss (Eltern-Kinder).

Erbrechen in der Schwangerschaft

Die neue Situation überwältigt dich. Du bist dir noch zu wenig deiner eigenen Kräfte bewusst, du fühlst dich unsicher: Schaffe ich das wohl? Unbewusst schiebst du es noch ein wenig von dir weg. Zu wenig erkennst du deine eigenen Kräfte. Diese Situation kann dich mit deinen Zweifeln und deiner Ohnmacht konfrontieren. Werde also Herr deiner selbst: Heiße zuallererst dich selbst in Liebe willkommen, erst dann wird das Baby keine (unbewusste) Bedrohung für deine eigene Existenz darstellen. Fühle dich sicher in dir selbst akzeptiert, dann kannst du ebenso das Kleine in Ruhe annehmen und ihm einen Platz in deiner Geborgenheit anbieten. (Lies hierzu auch unter der Rubrik *Erbrechen, Brechreiz.)

ERKÄLTUNG

Kernursache und Kernlösung

Du lebst lediglich hinter einer kalten „Totenmaske“; du ziehst dich ein Stück aus dem Leben zurück, weil du dich nicht deinem warmen, freudvollen inneren Zentrum anschließt.

Dein Kopf ist leer geplündert; es hat den Anschein, als ob dein Kopf leer wäre, er ist jedoch zum Überlaufen voll: Mit einer Menge Sachen gefüllt, weil du fortwährend an etwas außerhalb von dir arbeitest, anstatt *selbst* zu existieren und von deinem warmen Kern aus zu leben.

Du meißelst an einem Bild anstatt an dir selbst. Du fühlst dich kalt, grau, traurig, klein: Du stellst dich nicht in das warme Sonnenzentrum; du machst vielmehr Rückschritte; du versteckst dich hinter einer dunklen Maske. Du meinst, dein Leben nicht *wirklich* selbst in die Hand nehmen zu können, du *lässt* dich leben; du legst die Meisterschaft und die Autorität über deine Natur, über dein Leben nicht in dich selbst! (Außerdem bist du davon überzeugt, dass du Opfer sowohl einer psychischen als auch einer bakteriellen Infektion sein kannst. Du glaubst nicht an die individuelle Immunität; du bist gefügig oder übernimmst bestimmte traditionelle Vorstellungen der anonymen Masse; dadurch steckst du dich natürlich auf allen möglichen Ebenen an.)

Du *lebst* nicht wirklich! Wo ist diese Lebenswärme, die Freude tief in dir? Bist du von deinem warmen Herzen abgeschnitten, weil du nicht an die Kraft und die Autorität deines tiefsten Selbst glaubst?

Du unterschätzt das göttliche Vermögen eines Menschen: Du kannst *selbst* dein Leben gestalten; du bist kein Opfer der Umstände; du solltest deine persönlichen Vorstellungen, unabhängig von der Erwartung anderer, aufbauen.

Erwarte keine Liebe und Wärme von anderen, wenn du nicht zunächst dich selbst warmherzig willkommen heißt, wenn nicht zuerst dein Körper die liebevolle Strahlungskraft deines Selbst, deines Herzens empfangen hat.

Befreie dich von den düsteren, negativen Gedanken, die du aus der Außenwelt eingesaugt hast. Du bist von Natur aus immun (siehe Infektionen). Du brauchst dich nicht vor einer dunklen Umgebung mit einer düsteren Maske zu schützen, denn du bist von Natur aus in deinem Selbst geschützt.

Komme im Leben mit all deiner Kraft und deinen warmen Energien zum Vorschein. Niemand kann dich infizieren; genieße das Leben, ohne Ängste. Du bist kein trauriges, armseliges, nichtiges Individuum! Jeder Mensch hat die Fähigkeit, als Autorität sein Leben mit Freude auszubauen: Spüre diese Fülle in dir, und höre auf damit, dich selbst zu erniedrigen, zur Seite zu drängen.

Traue dich, die schönsten Lebensdüfte in dich aufzunehmen, und verschließe dich nicht davor! Verschließe dich nicht vor einer freudvollen Teilnahme am Leben! Häufe die Dinge in deinem Kopf nicht wie eine Maschine an, sondern integriere lediglich das, was du in Rücksprache mit deinem Herzen zu dir nehmen möchtest. Du bist keine hölzerne Puppe: Lasse warme Energien, Emotionen, persönliche Wünsche frei weiter fließen. Verleugne dich nicht innerhalb einer Gesellschaft. Töte deine Natur, das Leben in deiner Existenz nicht durch ein übersteigertes „Denken und Grübeln" oder durch eine „einengende Struktur", wo es keinen Raum mehr für ein spontanes, freudvolles Leben gibt. Mache es dir warm und gemütlich; führe Veränderungen in einem zu kalten, leblosen und traurigen Leben herbei. Du verschließt dich jetzt auch der Welt um dich herum, um zunächst einmal in Ruhe bei dir selbst sein zu können und dich einmal herrlich zu verwöhnen. Kämpfe nicht dagegen!

CHRONISCHES ERSCHÖPFUNGSSYNDROM

Kernursache und Kernlösung

Deine destruktive Lebenssicht tötet dich selbst.

Du siehst das Leben zu sehr als eine zufällige, oberflächliche Gegebenheit an. Du empfindest zwar möglicherweise die psychologischen Probleme, aber du schneidest dich von *der* Quelle in dir ab, die dir einen Ausweg aus diesem Leben nah-am-Boden zeigen kann.

Gefühlstot. Du fühlst dich ausgequetscht wie eine saure Zitrone.

Mit nervösen Gedanken planst du dieses und jenes; deiner Intuition vertraust du nicht. Du baust dein Leben mit Vernunft und Planung auf, aber dein tiefstes Selbst, dein Herz, deine Gefühle werden nicht in dein Leben integriert. Du Willst zwar, und du Entscheidest wohl, aber du kämpfst zuweilen gegen Windmühlen, weil du zu wenig auf deine Intuition hörst, auf das in dir selbst, was dir sagen würde: Stopp, hier bist du auf dem falschen Weg; du steckst deine Energien in nutzlose Dinge, in eine für dich falsche Richtung.

Das, was du unbedingt Willst, ist nicht immer das Beste für dich: Höre auf deine Gefühle, auf dein tiefstes Selbst. Du kannst das alles nicht mehr schaffen! Aber so *brauchst* du es auch nicht mehr zu schaffen: Dein Lebendes Selbst weist dich daraufhin, dass du dich auf dem falschen Gleis befindest! Lebst du zu viel auf die Außenwelt hin ausgerichtet? Du musst aus deiner alten Situation aussteigen. Lebe aus deinem tiefsten Gefühl heraus, ehrlich zu dir selbst.

Erste Aufgabe: Damit aufhören, dich selbst als ein negatives, ungeliebtes, anstrengendes, missglücktes Wesen zu betrachten.

Zweitens: Dich mit deinem Herzen, mit deinem tiefsten Selbst in Verbindung bringen und nicht länger gegen den Weg kämpfen, den du unbewusst als den besten für dich aufrufst.

Klammere dich jetzt nicht an Materie; gib dich voller Vertrauen deinem Selbst hin. Höre auf damit, dich selbst und den „Menschen" zu einem machtlosen, nichtigen Geschöpf zu degradieren, und setze dir die Krone auf dein Haupt.

Erkenne endlich deinen autonomen Wert an und die Fähigkeit eines Menschen, *selbst* ein neues Leben zu gestalten; zweifle nicht mehr an diesen inneren Kräften, und höre auf damit, Energien in unnötige Details, in eine Zukunft zu verschwenden, die du ohnehin nicht verstandesmäßig „festlegen" kannst. Erwarte die Lösung für dein Problem nicht von anderen! Nicht von Diäten, nicht von Therapien; auch wenn tiefe Kommunikation mit anderen dir gut tun kann, dann ist dies O.K., aber du musst es *selbst* machen!

Gestalte dein Leben in Gedanken, sehne dich nach dem Schönen, aber lasse voller Vertrauen los, und strenge dich nicht mit positiven oder negativen „Gedanken" an: Das, was am besten für dich ist, holst du zu dir, wenn du an diesen Lebensprozess glaubst. Sogar ein Kaktus findet seine Nahrung in der trockenen Wüste: So wirst du alle Energien, die du brauchst, um gesund und fit zu sein, lediglich in der unerschöpflichen Quelle deines tiefsten Selbst finden. Ein Hand in Hand gehen von Selbstbewusster, vernünftiger Führung und dem Intuitiven Vertrauen; ein Bauen auf diese innere Kraftquelle tief in dir, ein Geben und Nehmen zwischen Intuition und Selbstbestimmung. Auf diese ewige Energie in dir bauen! Dich nicht an ein begrenztes Selbstbild klammern, an das einseitig Rationale, an das „das *muss* so sein", sondern ein Offensein dafür, was sich auf deinem Weg darbietet; ein flexibles Offensein für Neuerungen! Lasse dich auch nicht von den anderen leer saugen; lasse dich nicht ausquetschen. Setze dich auch selbst nicht in anderen fest.

Beschütze dich, werde dir deines Wertes bewusst, und grenze deinen Bereich ab. Fühle dich sicher in deinem tiefsten Selbst, und lebe nicht nach der Außenwelt, sei nicht in erster Linie kreativ, um Respekt und Wertschätzung von anderen entgegengebracht zu bekommen... Baue dein Leben nicht für das Äußerliche auf, als Image, um der Außenwelt zu gefallen, sondern lebe ausschließlich aus deinem Gefühl, aus deinem inneren Quellenkern heraus.

Leugne diese Gefühle nicht: Gehe durch sie hindurch, lebe sie aus, lebe nicht nach dem Auge des Anderen..., denn auf diese Art und Weise schneidest du dich selbst von dieser tiefen Energiequelle in dir ab!

Lebe in Harmonie mit dir: Sei dir treu, so dass du dich nicht länger unnötig dafür abmühst, den Erwartungen anderer zu entsprechen. Lebe in der Einheit mit dir: Spalte dich nicht in einen mühseligen Zwiespalt auf, wobei du eine Aufgabe ausführst, eine Haltung annimmst oder eine Funktion erfüllst, die gegen deine innere Art prallt, die jedoch in den äußeren Rahmen passt.

Spiele kein Theater, sondern spiele *dich selbst.* Hast du solche Angst davor, du selbst zu sein? Empfindest du das Leben als so unbedeutend? Versuchst du, deine Leere mit Sex und Materie zu füllen? Das ist nicht das Leben; diese Haltung mündet in den Tod. Öffne dich nun für diese Urkraft, diese Atom-Energien aus deinem tiefsten Selbst: Im Steckkontakt mit dir selbst wirst du Energie bekommen. Verweigerst du diese Kommunikation mit deinem Lebenden Selbst, dann wirst du nicht mit Energie versorgt werden.

ESSEN, ESSPROBLEME, NAHRUNG ... DICK ODER DÜNN ...

Dick und gesund, dünn und gesund, bedeutet: „Dem Leben nach leben“

Sowohl dick als dünn können perfekt gesund sein, **vorausgesetzt,** dass man **„dem Leben nach“ lebt.** Was dies konkret bedeutet, wird in Teil I dieses Buches und in den folgenden Paragraphen beschrieben.

Ob du nun dünn oder dick bist, spielt keine Rolle: wenn du nur in **Selbst-Liebe** lebst und **dir deines Selbstwertes bewusst** bist, und an dich glaubst. Wenn du nur in *Authentizität,* vom *Herzen* aus, deine ursprüngliche Körperform kreierst aus deinem *wahren* tiefsten, liebevollen Selbst-Kern heraus, ohne jede Manipulation. Du fühlst dich wohl in deiner Haut und machst jene Bewegungen, die gut zu deiner spezifischen Veranlagung passen.

Wahre Gesundheit und wahre Schönheit haben nichts mit den Schein-Normen einer Gesellschaft zu tun, die weit vom Wahren Leben entfernt ist.

Sei ehrlich zu dir selbst, lass deinen Körper so wachsen, wie das Leben dies will, aus Selbst-Liebe heraus: dies ist wahre Güte, wahre Schönheit, wahre Gesundheit.

Sei nicht auf die äußere Form fixiert. Bleibe in liebevollem Kontakt mit deiner inneren Quelle, deinem lebenden Selbstkern. Lebe bewusst *liebevoll* und bleibe nicht in alten instinktiven Gewohnheitsmustern hängen.
„Dem Leben nach“ leben bedeutet also auch: mache *jene* Körperbewegungen, die spontan zu deiner natürlichen Art passen. Sei nicht zu hart zu dir selbst, überfordere dich nicht, sondern folge der Dynamik, die zu deiner Art passt. Ein Elefant schaukelt nicht an Lianen und ein Affe schleppt keine Bäume. Sitze beispielsweise nicht ganze Tage lang „passiv“ vor dem Computer oder Fernseher. Lebe nicht wie ein Zombie in der Herde, sondern erkenne deine wertvolle ICH-KRAFT.

Du solltest auch nicht ständig „denken“, grübeln oder dir Sorgen machen, beispielsweise über dein Körpergewicht oder darüber, was ‚andere über dich denken'. Wenn du das Gefühl hast, etwas an deinen Lebensgewohnheiten ändern zu müssen, dann tue dies. *Liebe dich selbst und Lebe!*

Dick oder dünn, klein oder groß, ganz egal ... Der Gute, Gesunde, *authentische* Schöne Mensch lebt nicht für den „Schein“, sondern für die „Wahrheit“, von seinem Herzen aus fühlend, in Dankbarkeit die Nahrung zu sich nehmend. Er glaubt an sich selbst und stagniert nicht, sondern entwickelt sich ständig, was Inhalt und was Körperform betrifft. Er denkt nicht auf selbst-destruktive Weise, sondern ist sehr froh darüber, wie er als Mensch IST. Er folgt der Spur des „SEINS“, nicht des Unbedingt-haben-„Wollens“, er will nicht ‚andere dazu bringen, etwas Bestimmtes für ihn zu tun', und er stellt auch keine Anforderungen an sich selbst oder das Leben. Er begehrt nicht, um „anders“ zu sein, in Seele und Körper; er will nicht ‚haben oder bekommen', sondern steht auf autonome (nicht klebrige, sich festkrallende, sich selbst verlierende) Weise im Leben. Liebe und Freundschaft teilend mit anderen. Der Mensch tut „Gutes“ für sich selbst und für andere gute Menschen.

„Dem Leben nach" leben bedeutet auch: es zu wagen, deine Gefühle zu erleben und deine Emotionen nicht in dich hineinzufressen. Zu ruhen, wenn du müde bist, und aktiv zu sein, wenn du ausgeruht bist. Auf eine derartige Weise deine Nahrung zu dir zu nehmen, dass du es wahrnimmst, wenn du genug gegessen hast. Nah bei dir selbst zu bleiben, wenn du gerade isst, während des Genusses zu fühlen, wie ein Sättigungspunkt erreicht wird, und nicht „einfach so" weiterzuessen, während es eigentlich genug ist.

In Kontakt zu bleiben mit deiner Natur und mit Der Natur, dich nicht in der überzivilisierten Gesellschaft ertrinken zu lassen, in der Lebensmittel so weit raffiniert wurden und werden, dass ein Mensch faul werden kann, es sich zu einfach macht und nichts anderes als Füllmaterial aus Fertiggerichten in sich hinein stopft. Wenn du Durst hast, trinkst du. Wenn du Hunger hast, isst du. Du stopfst auch nicht gegen deinen Willen bestimmte Nahrungsmittel in dich hinein, während du sie eigentlich gar nicht magst.

„Dem Leben nach" leben bedeutet auch, dass man tatsächlich zur Anwendung bringt, was der Charakter der Lebensmittel, auf die man Lust hat, von einem verlangt.[6]

Ist dir nach dem Essen eines bestimmten Lebensmittels schlecht oder fühlst du dich dann in irgendeiner Weise unbehaglich? Reagierst du allergisch? Dann iss dieses Produkt (vorläufig) nicht mehr! Dies hat seinen psychischen und körperlichen Sinn: lies mehr hierzu in *Das Füllhorn - Psychologische Symbolsprache der Nahrungsmittel.*

●

Sowohl ein dünner als auch ein dicker Mensch kann krank werden, aber es besteht *an sich* kein Zusammenhang zwischen Dicksein oder Dünnsein und der Tatsache, dass ein Mensch krank wird. Ein ungesunder dicker Mensch lebt nicht ‚dem Leben nach'.[7] Dasselbe gilt auch für den ungesunden dünnen Menschen.

Manche, die weit über 100 kg wiegen, sind kräftig und dynamisch und **strotzen vor Gesundheit.** Sie fühlen sich wohl und bewegen sich so, dass die Bewegungen zu ihrer Art passen (sie wandern, schwimmen oder fahren Fahrrad, oder sind bei ihren Bewegungen noch behutsamer).

Andere mit derselben Größe und demselben Umfang und **demselben Gewicht** fühlen sich hingegen **ungesund** und unwohl.

Warum??

Die Letztgenannten *lieben sich selbst beispielsweise nicht, finden, dass sie hässlich sind,* oder sie verurteilen ihr herrliches ‚rundes' Sein, erlegen sich selbst *unnatürliche* Bewegungen auf, verpflichten sich selbst z.B. knallhart zu Laufen und Springen, Treppen zu steigen … , entsagen sich selbst die Nahrungsmittel, die sie *wirklich* brauchen. Oder sie sitzen den ganzen Tag auf einem Stuhl und halten sich immobil.

Sie haben sich ein negatives Selbst-Bild gebildet, grübeln und machen sich unaufhörlich Sorgen über ihr Gewicht, trauern und werden krank.

So würden Elefanten sich fühlen, wenn sie versuchen würden, wie Affen an Lianen zu schwingen, und so würden Affen krank werden, wenn sie Baumstämme schleppen würden, wie die Elefanten dies tun.
Manche Menschen, die z.B. weniger als 50 kg wiegen, sind dynamisch und gesund; andere mit demselben Gewicht und derselben Größe fühlen sich dagegen schwach und gebrechlich.

[6] Lies hierzu in *Das Füllhorn - Psychologische Symbolsprache der Nahrungsmittel.*

[7] „Dem Leben nach" leben: lies die obigen Paragraphen, so wie auch Teil I dieses Buches, um zu erfahren was dies bedeutet.

Wodurch wird dies verursacht?

Dies hängt mit der Art und Weise zusammen, wie wir uns selbst erfahren, betrachten und ... ob wir es wagen, uns selbst in Freude und nach unserer eigenen einzigartigen Art zu erleben.

Jener dicke oder dünne Mensch, der aus seinem Wahrheitskern heraus lebt, in Liebe zu sich selbst, wird sich keine Sorgen über die äußerliche Form machen. **Er weiß, dass er *die* Körperform annimmt, die das Leben als für ihn am geeignetsten betrachtet: dies kann ‚dick' oder ‚dünn' sein.**
Diese authentische Form ist **Schön**, was immer die Gesellschaft auch darüber denkt, denn sie ist aus **Selbst-Liebe** heraus gebildet worden.

Der Mensch darf herrlich die Nahrung genießen, nach der es ihm verlangt (dies gilt nicht für Menschen, die an bestimmten Krankheiten leiden: sie müssen erst die psychosomatische Problematik lösen), wenn er nur nach seiner wahren Art lebt, **vorausgesetzt er beachtet die Signale, denen er auf seinem Weg begegnet,**[8] **„dem Leben nach" lebt** und in der Freude seiner eigenen Art bleibt.
Weisen Signale den Menschen darauf hin, dass er Veränderungen in seinen Lebens- und Essmustern anbringen sollte, dann wird er gut daran tun, darauf zu hören.

Es ist von allergrößter Bedeutung, dass der Mensch nach der **Überzeugung** lebt, **dass er gesund, dynamisch, kräftig und gut ist**. Ob er dann eine dünne, zähe, lange oder eine dicke, runde, urstarke Körperform annimmt (vergleichbar mit einem großen Fluss, der ein breites Bett will, damit er nicht über die Ufer tritt), hängt von seiner innerlichen Seinsstruktur ab: beide sind gleich gut.

Was man „Beleibtheit / Korpulenz" nennt, „dickleibig sein", bedeutet an sich absolut nicht „krank sein". Schwer und stämmig, rund oder dick: das ist an sich keine Krankheit.

Was ist *zu* dünn, was ist *zu* dick? Die Gesellschaft hat Normen und Tabellen aufgestellt, die nichts mehr mit der ursprünglichen natürlichen Gesundheit zu tun haben. Übrigens: ist die Erde dünn oder dick? Sie ist in jeder Hinsicht ständig in Bewegung und birgt viele Schätze in sich: Ozeane und Bergketten, sich anstauende Vulkane, fruchtbare Felder, urstarke Bäume ... Fruchtbarer Mensch: sei du selbst, aus Liebe heraus.

Wann ist dick sein gesund? Abnehmen?

Dadurch, dass unsere Gesellschaft irgendwann einmal begonnen hat, die Form unabhängig vom Inhalt zu betrachten (eine ungesunde „Gespaltene" Sichtweise des Menschen), dass sie einerseits den Körper und andererseits Bewusstsein und Psyche getrennt voneinander zu untersuchen begann, können viele nicht verstehen, dass zahllose mollige Menschen kerngesund sind.

Wenn ein molliger Mensch in Harmonie mit sich selbst und dem Leben lebt, wenn er sich selbst als freudvoll erlebt, baut er ein Skelett- und Organsystem auf, das in allen Belangen optimal funktioniert, so dass alle Körperfunktionen einwandfrei ablaufen können.

Blutuntersuchungen zeigen dann perfekt ‚gesunde' Werte für Cholesterol, Blutzucker usw. ... Wird das Herz von einem fro-

[8] Lies hierzu mehr in den *Signalbüchern*, in *Das Füllhorn - Psychologische Symbolsprache der Nahrungsmittel,* und im obigen Text dieses Kapitels: „... **vorausgesetzt**, dass er ‚**dem Leben nach lebt**' und also auch **in der Praxis umsetzt, was das Nahrungsmittelprodukt von ihm verlangt** ..." **Diabetiker** beispielsweise sollten sich erst des psycho-emotionalen Ursprungs der Diabetes bewusst werden und lernen, hier eine Lösung zu finden, und dies immer unter fachlicher medizinischer Betreuung. **Alkoholiker** sollten erst ihre Ur-Suchtproblematik auflösen, bevor sie wieder Alkohol trinken usw.

hen ICH gesteuert, dann passt es sich an und erfüllt Stark seine Aufgabe, ohne Probleme.
Dagegen schwinden Organe nur *dann* und lassen sich hängen oder erkranken, wird das Herz nur *dann* schwächer werden, wenn man ängstlich an sich selbst zu zweifeln beginnt, wenn man nicht tut, was das Leben von einem fordert (wenn man z.B. ganze Tage vor dem Fernseher verbringt und weder wirklich bei sich selbst ist, noch am dynamischen Leben teilnimmt). Dabei können Ärzte eine wundervolle Rolle spielen, indem sie den Patienten einsehen lassen, dass „ein gesunder Körper die Folge ist *einer gesunden Lebensfreude* in Selbst-Liebe und einem Selbstwertbewusstsein" ... und dann wird man den Patienten erblühen sehen, dynamisch, ob er nun dünn ist oder dick. Es kann immer überprüft werden, u.a. durch eine Blutuntersuchung, ob man tatsächlich auf dem richtigen Weg ist und in guter Gesundheit lebt.

Wir sehen einen gesunden molligen Menschen, der seinen Körper auf der Basis von Selbst-Liebe hat wachsen lassen, ohne dass er dabei seine Emotionen gehortet oder seine Energien unterdrückt hätte, wodurch seine Gefühle nach innen schlagen würden. Dieser starke, stämmige Mensch lässt seine Energie und Gefühle auf freie, expressive Weise blühen; dies ist das Gegenteil von einfach ‚essen-essen-essen' ... zur Kompensation, um sich zu ‚füllen'. Passivität ist keine gute Sache. Dieser Mensch ernährt sich auf eine ausgewogene, natürliche Weise, ohne in Exzesse zu verfallen.

Es sind unsere Überzeugungen, die mitbestimmend sind für die Form des Körpers: wenn wir davon überzeugt sind, dass wir unsere wahre Art erleben dürfen, dass wir getreu unserer Natur dünn oder mollig sein dürfen, und wenn wir davon überzeugt sind, dass unser Skelettbau, unser Herz und unsere anderen Organe diese Form und die Kraft und Qualität annehmen werden, die erforderlich sind, um den Körper gesund zu halten und sich zu immer größerer Gesundheit hin zu entwickeln, dann wird dies den Körper günstig beeinflussen. Die Organe, ja, alle Körperteile passen sich dann ständig an das Wachstum des Menschen an, an sein Gewicht, an das Ganze. Ein stämmiger Mensch wird dann starke Organe und ein kräftiges Skelett entwickeln, die so aufgebaut sind, dass er stark und gesund funktionieren kann. **Unter der VORAUSSETZUNG, dass er ‚dem Leben nach lebt'**.[9]

Der Gesunde Stämmige Mensch: ein Wesen mit einem immens reichen Inhalt, Talenten, Schöpfungskräften, Gefühlen, Energien wie von einer Kernzentrale, Lebenskräften wie ein Vulkan ... Es braucht ein urstabiles Gebäude, um dies alles beherbergen zu können, ein körperliches Gegenstück zu dem *so* reichen Inhalt: einen gesunden stämmigen Körper.

Glamour-Unsinn

Der gesunde mollige Mensch wird sich nicht durch Glamour-Scheinbilder, die unsere Gesellschaft als ‚äußerliches Ideal' präsentiert, von seinem eigenen, wertvollen, schönen, molligen ‚Ich' ablenken lassen dürfen, während für das wirkliche Leben diese Bilder leer, falsch und hässlich sind. Lasse dir doch von diesen Lügen-Bildern im Fernsehen, auf der Straße, in Zeitschriften, in der Film- und Modewelt nichts weismachen. Vergleiche dich selbst niemals mit diesen leblosen Bildern.

Lebe glücklich und gesund aus deinem eigenen prächtigen, liebevollen Sein heraus! Wische jede Art eines gespaltenen Blicks auf den Menschen vom Tisch.[10] Lasse dich nicht von diesen sogenannten Idealbildern mitreißen. Durchschaue ihre Lüge und Falschheit. Das von einer Gesellschaft idealisierte Modell hat nichts mit *wahrer* Schönheit zu tun. Wahre Schönheit wächst schließlich von innen heraus, vom

---

[9] Lies hierüber die ersten Rubriken dieses Kapitels ‚Essen, Essprobleme, Nahrung' sowie den ersten Teil dieses Buches.
[10] **WICHTIG** : lies S. 74 - 92 in diesem Buch.

Herzen aus. Drehe diesen Knopf um! Indoktrinationen über Bord. Baue weiter an deinem authentischen ‚Sein': liebevoller Mensch! Glaube an deine Kraft, deine *wahre* Schönheit; Inhalt und Form als Einheitskraft vom Herzen in Liebe geschmiedet.

Der Zweifelvirus

Nehmen wir hingegen als Beispiel einen bestimmten dicken Menschen, der bei sich *„den Zweifelvirus"* einsäen lässt (dies kann immer nur die Folge eines bereits in ihm vorhandenen Zweifels sein), beispielsweise durch einen Helfer, der ihm sagt: „Wenn du nicht abnimmst, können deine Organe erkranken".
Oder, beispielsweise, durch spöttische herzlose Worte von ‚anderen' bezüglich seiner Körperform, durch die er sich verletzt fühlt (‚andere' = dumme Herdentiere, die nur Scheinbilder anbeten).[11]

Dieser Mensch wird sich dann *ängstlich* zusammenziehen, dann werden die Organe und der gesamte Körper die Folgen dieses ängstlichen Selbst-Zweifels zu spüren bekommen, dann wird der Cholesterinwert möglicherweise zunehmen, nicht weil dieser Mensch dick ist, sondern weil er seine Natur noch mehr in Zweifel ziehen wird, weil man ihm eine negative Zukunft vorgespiegelt hat, weil er seinem Körper noch weniger vertraut ... Als Folge dieser Angst und dieser Zweifel kann es nicht anders sein, als dass der Mensch seinen Körper als einen Feind betrachtet, den er besiegen muss. Infolgedessen steckt man sich selbst in das Gefängnis einer strengen Diät, wird immer unglücklicher und erkrankt dann möglicherweise zum Beispiel an Arteriosklerose oder Diabetes.[12] Diese Krankheiten haben, genau wie alle anderen Krankheiten, einen psychologischen Ursprung; *Diabetes entsteht unter anderem (!), wenn man sich selbst Liebe, Wärme, Hoffnung und Sanftheit entsagt, und nicht als Folge des Essens süßer Speisen an sich. Dasselbe gilt für andere Krankheiten, die man zu Unrecht dem ‚Dicksein' an sich zuschreibt. (Lies u.a. den psychologischen Ursprung einer Cholesterinstörung im entsprechenden Text: siehe Index.)*

Kurz: beginnt ein Mensch zu zweifeln an der Kraft und dem Anpassungsvermögen seines Körpers, beginnt ein dicker Mensch zu *zweifeln* an seiner Gesundheit (dieser Selbstzweifel wird durch die in unserer heutigen westlichen Gesellschaft herrschende Mentalität noch stark stimuliert), lebt er nach negativen Überzeugungen über sich selbst, dann kann dies ein Nährboden für Krankheiten sein. Selbstverständlich sollte der gesunde dicke Mensch auch ‚dem Leben nach' leben, dies bedeutet unter anderem, dass er auf die Sprache der Lebensmittel hört, dass er die Bewegungen ausführt, die zu seiner Art passen usw. ...[13]

Gesund und Glücklich

Erlebt ein stämmiger Mensch sein eigenes Wesen, macht er jene Bewegungen, die zu seiner Art passen und schert er sich nicht um negative Zukunftsprognosen, mit dem Ziel, sich seiner freudvollen Natur hinzugeben, isst er das, wovon er fühlt, dass sein Körper danach verlangt,[14] wendet er in der Praxis das an, wozu ihn der Charakter des Nahrungsmittels, nach dem er sich sehnt, ihn auffordert, kämpft er nicht gegen seine eigene Art, dann wird er <u>den</u> Körper und <u>das</u> Gewicht annehmen, die gut für seine Gesundheit sind, in Glück. Der Körper wird sich dann von selbst anpassen, abnehmen oder zunehmen, spontan, zu bestimmten Zeitpunkten in seinem Leben,

---

[11] Lies hierüber in Teil I: der Kult des Äußerlichen oder die schizoide, gespaltene Abweichung in unserer Gesellschaft, im Menschen selbst.

[12] Der psychologische Hintergrund dieser Erkrankungen wird an anderer Stelle in diesem Buch tiefgehender beschrieben (siehe Index).

[13] Lies hierüber in der Einleitung dieses Buches (Teil I) sowie im Buch *Das Füllhorn – Psychologische Symbolsprache der Nahrungsmittel.*

[14] Lies mehr hierüber in *Das Füllhorn - Psychologische Symbolsprache der Nahrungsmittel.*

ohne dass man sich dabei die Frage nach dem ‚Warum?' auch nur zu stellen braucht. Vertrauen in das eigene Wesen und *die* Nahrung zu dir nehmen, die du fühlst zu brauchen, um dir gerecht zu werden: das bedeutet Glück und Gesundheit. **Vorausgesetzt**, natürlich, dass du **„dem Leben nach"** lebst.[15] Dies beinhaltet in erster Linie: **sich selbst zu lieben, *geben* statt begehren, nicht nach anderen Menschen greifen oder diese verführen; diese Dinge / Bewegungen machen, die zu deinem spezifischen Wesen passen und dich nicht als einen sinnlos ganze-Tage-Fernsehenden, hässlichen Menschen betrachten. Im Gegenteil: der starke, runde, liebevolle, schöne Mensch in Gesundheit ist auf seine Art dynamisch und glaubt an die Wertvollheit seines Seins.**

Vergleiche dich mit niemandem

Viele dicke Menschen stellen sich selbst in Frage, wenn sie mit den „schein"-schönen Bildern in Fernsehen, Film, Zeitschriften, Mode usw. ... konfrontiert werden. Wenn sie diesen Lügen-Indoktrinationen ebenfalls folgen, empfinden sie sich selbst letzten Endes als „wertlos". Es ist hier von allergrößter Wichtigkeit, dass sie sich selbst und die anderen Menschen als „Gesamtheit" sehen lernen. Dass sie nicht *fixiert* auf die äußerliche Form schauen. Dass sie die bei der Menschheit herrschende *Gespaltenheit (bei der man das Äußere eines Menschen um seiner selbst willen betrachtet, unabhängig vom Inhalt, unabhängig vom Herzen)* in sich selbst zunichtemachen.

Denn wenn sie sich vom unnatürlichen, leeren, äußerlichen Glitzer-Gepränge der von der Gesellschaft in den Himmel gehobenen Fernseh-, Mode- oder Filmfiguren usw. in die Irre führen lassen ... , **dann fühlen sie sich schließlich als Mensch als ein Versager**. Traurig verschließen sie sich vor dem Fernsehschirm in eine Isolation ein, möglicherweise vergeuden sie sich selbst dabei in Alkohol, Zigaretten oder ein ‚Essen-um-des-Essens-willen'. Als Outsider nicht mehr dazugehörend. Möglicherweise einen immobilen Körper erschaffend und sich selbst zu Unrecht betrachtend als hässlich, ‚dick' und es-nicht-wert-seiend-zu-existieren.

Und dies entspricht in keinster Weise der Wahrheit. **Sie zu durchschauen**, diese Indoktrinationssysteme, diese Neppfiguren, und zu erkenne, was *wahre* Schönheit ist: ein Körper (ganz gleich, wie er aussieht: dick, dünn, groß, klein, mit *einem* Arm oder drei Beinen usw.), der vom Herzen aus geformt wurde. Einheit Inhalt-Form, in Liebe.

Schöner, dicker, liebevoller, wertvoller Mensch, stehe auf! Erkenne den Wert wieder an, der in dir ist. Glaube an dich selbst und mache endgültig ein Ende mit der Vorstellung, dass auch du dich zu einer dieser falschen Schein-Schönheiten entwickeln müsstest. Wolle nicht einer der ihren sein. Durchschaue die Scheinwelt.

Hast du das Gefühl, du solltest abnehmen?

Fühlt es sich gut an, abzunehmen? Du bist frei, sei ehrlich zu dir selbst. Verfalle nicht in Extreme. **Langsam und nur *dann*, wenn das Leben selbst dich dazu auffordert**. Nicht die Gesellschaft oder deine negativen Überzeugungen, oder dein Festsitzen in bestimmten Regeln des ‚Kults des Äußerlichen'. Höre, in Selbst-Liebe, immer auf deinen tiefsten Selbstkern. **Nimm niemals nur wegen des „Äußerlichen" ab! Stämmig ist genauso schön wie dünn: für beide Fälle, wenn der Körper aus DEM HERZEN heraus gewachsen ist, aus Güte heraus, in Selbst-Liebe,** weder nach dummen Vorurteilen, noch nach toten Spiegel-Bildern. Abnehmen ist **nicht immer** gesund. Bestimmte stämmig gebaute Menschen blei-

[15] Siehe hierzu auch den einleitenden Text zu diesem Kapitel.

ben ihr Leben lang stämmig und gesund: weil es in ihrer Art liegt und das Lebende Selbst dies so bildet. Folge also keinen selbst-irreführenden Überzeugungen, nach denen du wie eine schmale grüne Bohne sein ‚musst'. Höre in jedem Moment deines Lebens auf dein ehrliches Selbst.[16]

Wann ist dünn sein gesund? Willst du etwas dicker werden?

Dünn sein ist für einen Menschen gesund, wenn es in der ‚Art', der Seinsfrequenz dieses Menschen liegt, auf natürliche Weise dünn zu sein, und diese Schlankheit also nicht auf erzwungene und künstliche Weise bewerkstelligt wird.

Wenn der Mensch nicht aus Begierde heraus lebt, aus dem Habenwollen heraus, sondern aus seinem ‚Herzen' heraus und dem Gut-tun für sich selbst und andere gute Menschen.

Wenn er also ‚von Natur aus' dünn ist, es in seinem Wesen liegt, genau wie es beim gesunden molligen Menschen im Wesen liegt, einen stämmigen Körper zu ‚formen'.

Gesund ist der dünne Mensch, wenn er nicht nach *der Überzeugung* lebt, er sei nur ein schwaches, energieloses, zerbrechliches, kraftloses Geschöpf, denn dann würde er seinen Körper schließlich entsprechend formen ...

Der Körper wächst von innen heraus, von Überzeugungen aus, Absichten, negativen oder positiven: **er ist also gesund, wenn er aus Liebe heraus wächst und nicht, um einer anderen Person zu behagen, um (auf instinktive tierische Weise) zu verführen, und auch nicht aus dem Begehren heraus, irgendeinem Schönheitsideal zu entsprechen, z.B. dem modernen westlichen Modell** des dummen Kultes des Äußerlichen. Schließlich weicht man dann von seiner inneren Lebensquelle ab und beginnt zu packen, greifen, was nicht auf dem Weg von Gesundheit und Leben liegt. Auf diese Weise ‚formt' man bewusst ODER (schon im Babyalter) unbewusst einen Körper und ein Körper-Energiefeld, das instinktiv-ansaugend wirkt. Dann sollte der bewusstgewordene Mensch dies in sich selbst korrigieren.

Dasselbe gilt übrigens für jeden Menschen, ganz egal, ob er dünn ist oder mollig: wenn man seinen Körper aus äußerlichen Gründen manipuliert, handelt es sich um eine Begierde, die zu Krank-sein führen kann.

Gesund ist der Mensch, der ...

Erwachsene Eltern / Erzieher sollten ‚Jugendlichen' am besten ‚ein gesundes Vorbild' sein. Auf diese Weise beeinflussen sie die Kinder in gesundem Sinne, bringen ihnen nach und nach *den großen Unterschied* zwischen dem Weg zum *Leben / zu dem Gebenden in Liebe* einerseits und dem Weg zum *Tod / dem verlockenden Ansaugenden,* instinktiv-erobernden Schein-Körper, Sex ohne Liebe usw. andererseits bei.

Wenn ein Mensch sich selbst treu ist, seinem eigentlichen Lebenskern, seiner Art, dann bleibt er gesund. Wenn er Hunger hat, isst er, wenn er keinen Hunger mehr hat, hört er auf zu essen ; dasselbe gilt für das Trinken.[17] Selbstverständlich, ohne in Exzesse zu verfallen. Hierbei ist es nützlich zu erkennen, *warum* es einen gerade nach diesem oder jenem Lebensmittel verlangt.[18] **‚Dem Leben nach leben' bedeutet, ‚nach Wahrheit' zu leben. Dies ist**

---

[16] Lies auch den Text „Fett - Fettgewebe" weiter hinten in diesem Buch.

[17] Bestimmte Krankheiten wie Alkoholismus, Diabetes u.a. müssen hier ausgenommen werden.

[18] Lies über die Symbolik der Nahrungsmittel in *Das Füllhorn - Psychologische Symbolsprache der Nahrungsmittel*.

eine Voraussetzung dafür, dass man gesund bleibt.[19] **Und dabei darf man nicht gegen sich selbst ankämpfen.**

Wenn er _die_ *Körperbewegungen macht, bei denen er sich auf natürliche Weise gut fühlt,* und wenn er sich *nicht leistungsorientiert überanstrengt,* beispielsweise im Joggen oder Rennen, bis seine Zunge bis zum Boden hängt, im manischen Betreiben von Bodybuilding usw. ... Dies beruht auf rationalen Begründungen und Überzeugungen wie: „Es ***muss*** sein", wobei *die Grenze* gesunder Bewegung deutlich überschritten wird. Während sein innerliches Kernherz ‚**Nein**' ruft, ‚du tust dies mit einer *zu harten* Einstellung, auf künstliche Weise, Stopp!' *Wenn du dem Bitten deines Körpers stattgibst: dann ist Bewegung gesund;* dies ist für jeden Menschen anders.

Muskeln haben einen gesunden Zweck, aber genauso ist für die Gesundheit *‚Fett'* im Körper nötig; innerhalb dieses Fettgewebes laufen chemische Prozesse ab, die wichtig sind für die Gesundheit,[20] wenngleich der in der westlichen Gesellschaft indoktrinierte Mensch dies nicht gern hört: Fettgewebe hat eine Funktion, eine Aufgabe, ist nicht hässlich oder ungesund.

Desindoktrination ist gefragt, um der Gesundheit willen. Auch in anderen Teilen unserer Welt, in denen wiederum ‚dick' der aktuellen ‚Mode' entspricht, und wo man sich auf künstliche Weise dicker lassen wird, beispielsweise durch die Einnahme von Corticoiden. Oder plastische Chirurgie[21], die ausschließlich für den Kult-des-Äußerlichen erfolgt: absurd! Wahre Schönheit hat ein anderes Niveau ... Das Leben fordert einen ‚Stopp' der „**Schein**"-Schönheit. Diese führt schließlich zu Krankheit.

Gesund ist der Mensch, falls er immer dann Ruhezeiten nimmt, wenn er fühlt, dass er dies braucht, falls er immer dann in Aktion oder in Bewegung kommt, wenn er Aktivität braucht, also wenn ihm danach ist. *Bewegungen, bei denen man sich sehr gut fühlt, und bei denen man eine ehrliche Verbindung zu seinem Herzen hat, ohne diesem Gewalt an zu tun,* beispielsweise um einen Pokal zu gewinnen oder ‚unbedingt' dünner zu werden (begehren, auf dem Pfad des Todes). Wage der zu sein, der du bist, und höre auf deinen inneren Wahrheitskern, dein tiefstes Gefühl. Flüchte dich nicht in *‚Suchten'.* Wenn man süchtig wird nach Sex, Sport, Drogen, Doping, Alkohol, Zigaretten usw. ..., sollte man die *psychische Ursächlichkeit* auflösen. Sei einfach normal ... lebe so, wie du dich fühlst, aus Selbst-Liebe und Autonomie heraus. *Du solltest nicht jemand werden ‚wollen',* sondern in dein SEIN kommen, sei dankbar für die Person, die du als „ICH" bist.

Gesund ist dieser Mensch, wenn er nicht nach der Überzeugung lebt, er sei nichts wert, er sei in den Augen des Lebens hässlich: *lebe von deinem Herzen aus, nach der Ästhetik des Lebens selbst, nicht nach dem positiven oder negativen Urteil der Menschen um dich herum,* und auch nicht nach der Ästhetik des Todes (= der Körper wird geformt mit Hilfe von Nahrungstricks, Abnehmmanöver auf eine Art und Weise, die einem Leben in Gesundheit zuwiderläuft, der Körper wird mit anderen Worten manipuliert, um zu greifen, dem ‚Auge' anderer zu genügen, zu ‚packen', wobei *bedingungslose Liebe für das eigene Ich,* aufrecht gebende Liebe im Verhältnis zu anderen guten Menschen fehlt).

Man nimmt häufig Zuflucht zu Nahrungsergänzungsmitteln (und dies ist nicht verkehrt für kranke Menschen, Menschen mit krankhaften Mängeln an bestimmten Stoffen; aber zugleich sollte der Mensch dann auch die psycho-emotionalen Gründe dafür beseitigen, dass er dieses Vitamin, dieses Mineral usw. nicht in seinem Körper

[19] Lies mehr hierzu in dem ersten Teil dieses Buches.
[20] Siehe die Kapitel Fett / Fettgewebe, Hormone, Menopause, Osteoporose, ...
[21] Beachte jedoch: wir dürfen dankbar sein, dass plastische Chirurgen in anderen Fällen ausgezeichnete Arbeit leisten, wie beispielsweise bei Brandwunden, nach Autounfällen usw.

assimiliert: lies beispielsweise Vitamin B-Komplex, Mangel[22]). Sich selbst mit gewöhnlichen natürlichen Nahrungsmitteln zu ernähren, ist immer noch der beste Weg, gesund zu bleiben. Und wenn du einmal zunimmst? Warum sollte dies dann per se ungesund sein? Wenn du nur der Sprache deines Herzens zuhörst und ‚dem Leben nach lebst', dann kann diese Gewichtszunahme gesunde Gründe haben. Dasselbe gilt für das ‚Abnehmen'.

Dein Dünn-Sein oder Abnehmen ist gut, vorausgesetzt, du ‚lebst dem Leben nach': in Liebe, nicht nach Habgier, Begehren, die Anerkennung der anderen wollend … , äußerlich bewundert werden zu wollen und hierzu deinen Körper zu manipulieren: ungesunde Symptome können dann auftreten (Beschwerden, Krankheiten). Dies hat schließlich mit Macht zu tun, damit, dass man den anderen in geringerem oder größerem Maße in den Griff bekommen will. (Beim runden Menschen gilt genau dasselbe, wenn der Körper in diese Begierde-Form manipuliert wird.) Von deinem Herzen aus ‚sein', ohne dieser oder jener ‚Norm' entsprechen zu wollen, je nachdem, in welcher Gesellschaft und welcher Epoche man lebt. Normen ändern sich. Jeder Mensch sollte seiner *individuellen Art* treu folgen und nicht der *Herdenmentalität* folgen. Denn sonst macht er sich selbst krank.

Und vor allem: *glaube an deine Kraft, deine Bewusstseinskraft, das Vermögen, selbst dein Leben auszubauen, und lasse dich nicht machtlos hängen.* Zufall gibt es nicht. Lies nötigenfalls die betreffende Rubrik der psycho-emotionalen Ursachen, warum du zum Beispiel ‚nicht zufällig' eine Meniskusverletzung ‚anziehst' und in dein Leben holst ... und du wirst es verstehen und dein Leben im richtigen Sinne ändern können.[23]

Lasse keinen Zwiespalt bestehen zwischen dem Innerlichen und der Körperform: erlebe Geist-im-Körper, inhaltliches-Vermögen-im-Körper als Einheitskraft in Liebe. Wolle dich selbst nicht auf eine bestimmte Art ‚haben', sondern *lebe aus deinem Herzen heraus, in Ehrlichkeit dir selbst gegenüber, dann wird der Körper, der zu deiner Art passt, Gestalt annehmen, dünn oder dick, das spielt absolut keine Rolle.* Gesundheit wird von innen heraus geschaffen, von deinem Herzen heraus.

Betrachte niemals eine äußerliche Erscheinung (Form) als unabhängig vom Inhalt, vom Herzen. Der gesunde starke dünne Mensch, der gesunde starke runde Mensch: er lebt von seinem tiefsten Wesen aus in Ehrlichkeit mit seiner Seinsfrequenz.

Wage zu sein wie ein schelmischer rennender Hase, während dein/e Freund/in sich selbst sein darf wie ein herrlich munter herumspringendes kräftiges Ferkelchen auf der Wiese. **Schere dich nicht um den Kult des Äußerlichen**: diese Sicht der Dinge führt schließlich in eine Sackgasse. **Höre auf dieses tiefe innerliche Gefühl und sei ganz ehrlich / rein / einfach ... du selbst, stark und authentisch**. Achte nicht auf die äußere Form, sondern *fühle* von innen heraus und durchlebe deine Art in wachsender Bewusstwerdung. Lebe nicht nach Schubladen und Tabellen und der Waage: lebe ‚dem Leben nach' und du wirst gesund bleiben. Wolle nicht die Aufmerksamkeit der anderen, sondern stehe stark und liebevoll auf deinen eigenen Füßen. Und fühlst du, dass du eine Weile nicht ‚dem Leben nach' gelebt hast (z.B. nicht das zur Anwendung gebracht hast, zu dem die Nahrung, nach der es dich verlangte, dich aufforderte, oder durch zu wenige oder gerade zu viel erzwungene Bewegung, oder durch zu hartes stressiges Arbeiten, …), nun, dann führe diesbezüglich *Veränderungen* durch. Mit der Veränderung kommt dann auch die Gesundheit wieder.

Lies nötigenfalls den Text zu Anorexia nervosa (Magersucht).

[22] Und die eventuell sonstigen Mängel: wie Magnesium, Eisen, Jod, Vitamine C, usw. … : Lies die betreffende Rubrik in diesem Buch (siehe Index).
[23] Siehe die betreffende Rubrik über Meniskusprobleme.

AUTONOM,
deiner wahren Art treu, oder ...
SKLAVE
im Kult des Äußerlichen?

Autonomie: „ICH BIN", unabhängig davon, was andere dir sagen, was andere über dich denken.

Die Freude darüber, du selbst zu sein, in Dankbarkeit für das Leben in dir. Wenn du dich gut und froh fühlst in dir selbst und über dich selbst, wer oder was du auch bist, wie du auch aussiehst, dann wirst du auf dieser Freude-Vibration Situationen und Menschen ‚anziehen', die dich wiederum froh stimmen.

Es beginnt immer bei dir selbst: andere können dir weder die wahre Freude schenken, noch können sie dich unglücklich machen: das kannst nur du selbst.

Du kannst dich selbst in Freude erleben, oder du kannst dich wie ein trauriges Opfer fühlen. Im letzten Fall wirst du immer Umstände anziehen, die dich sagen lassen „siehst du, ich bin wieder der Dumme!", während du nicht erkennst, dass es deine negative Überzeugung ist, die all diese traurigen Elemente in deinem Leben aufgerufen hat; du wirfst es anderen vor ...

Wenn du dich selbst liebst, ungeachtet der Frage, wie oder was du bist, dann bist du auch in der Lage, diese Harmonie, diese Liebe an deine Umgebung weiterzugeben, dann bist du davon überzeugt, dass du ein Anrecht auf Freude und Glück hast; dann wirst du, als Konsequenz dieser ‚ich-liebe-mich-selbst'-Haltung nicht nur andere Menschen glücklich machen, sondern darüber hinaus schöne und angenehme Situationen in deinem Leben vorfinden.

Erwarte die Liebe, die Freude, das Glück nicht von einem anderen, sondern finde es zuerst und vor allem in dir selbst.
Schenke es dir selbst, dann wirst du es auch leicht einem anderen schenken. Wenn du einem Partner Vorwürfe machst und mit Kritik um dich wirfst, zeigt dies lediglich, dass du dich selbst nicht gerne genug hast.

Habe dich selbst lieb, dann wirst du auch in der Lage sein, deinen Nächsten liebzuhaben.
Gib und dir wird gegeben werden, zumindest, wenn du nicht nur ‚gibst, um bekommen zu können'. Hab dich selbst gerne und du wirst geliebt werden.

Wie viele Menschen finden sich selbst schlecht und hässlich und erwarten dann von anderen, dass diese sagen: ‚Was bist du doch gut und schön'? Als Kompensation? Nein, das Leben weist dir den Weg zur Selbst-Liebe als einziger Lösung.

Wenn du dich selbst deiner eigenen Art nach anerkennst und zu erleben wagst, wenn du der bist, der du „Bist", dann wirst du auch Menschen treffen, die dich so lieben, wie du bist.

Wahre Schönheit ... oder Schein-Puppen?

In bestimmten Artikeln oder Büchern liest man gelegentlich: stelle dich täglich vor *den Spiegel* und wiederhole immer wieder, dass du dich selbst schön findest. Es hat jedoch absolut keinen Sinn, sich vor den Spiegel zu stellen und positive Gedanken zu denken, wenn man zugleich vom Gegenteil überzeugt ist. Wenn du dich selbst hässlich findest, solltest du diese Überzeugung tief in dir selbst untersuchen und versuchen herauszufinden, wie sie sich in dein Bewusstsein eingeschlichen hat, und dann anschließend für immer mit der Überzeugung brechen.

Häufig ist es so, dass Menschen, die sich selbst äußerlich nicht schön finden, an ihrem gesamten, Innerlichen Wert zweifeln. Sie sollten eine ganze Menge von negativen, sich selbst anfeindenden Überzeugungen loswerden.

Sie zweifeln an ihrem gesamten Inhalt; darüber hinaus sehen sie sich selbst und ihren Körper nur ‚durch die Augen der Gesellschaft, der anderen', durch die Augen jener, die auf packen, ansaugen, verführen ausgerichtet sind, durch die Augen des Todes und seiner Handlanger, der Scheingestalten. Sie mustern sich selbst mit einem Blick, der nur enge Indoktrination widerspiegelt. Sie verurteilen sich selbst auf der Basis von *Normen,* die ihnen mit der Muttermilch eingeflößt oder von einem gesellschaftlichen ‚Ideal' aufgedrängt wurden, ohne dass sie noch in der Lage sind, ihre eigene, an das Leben selbst anschließende Wirkliche Schönheit wahrzunehmen, und dies sowohl innerlich als auch äußerlich.

Um die eigene wahre, innerliche und äußerliche Schönheit zu entdecken, sollte man sich zuerst einmal als einzigartiges und autonomes Individuum anerkennen, wie es kein zweites auf der Erde gibt. *Man sollte fühlen, wie ein wahrhaft schöner Körper sich aus wahrem Liebesinhalt heraus formt – aus dem gebenden Herzen heraus,* (nicht dem greifenden, willkürlich ansaugenden). *Wie hässlich sind die inhaltlosen, greifenden Puppen, die imponieren wollen und ihren (Masken-) Körper von AUSSEN HER modellieren.*

Dafür muss man sich für die eigene Art öffnen, für die Authentizität des Selbst, echt und nicht durch einen anderen ersetzbar. Die Vollheit seiner selbst entdecken.

Den Ballast der Indoktrinationen abwerfen: Was ist schön?

Jedes Wesen, das wirklich von seinem Herzen aus lebt, nicht nach dem Spiegel, um anderen zu behagen, ist schön in Seele und Körper, ist einzigartig, ist etwas Besonderes und kann nicht mit einer Tabelle von Normen erfasst werden.

Solange man irgendeinem „idealen Modell" anhängt, bedeutet dies, dass man sich selbst einem anderen unterordnet, dass man sich zum Sklaven degradiert, dass man *ursprüngliche* Schönheit nicht kennt.

Am Ende wird man dann entdecken, **dass innerliche und äußerliche Schönheit aneinander anschließen**. Dass eine **‚Schein'-Schönheit**, wie die Modewelt sie in den Herdengeist einbringt, einen leeren, morschen, oft teuflischen Inhalt verbirgt, tarnen will, denn Begehren, Behagen, etwas ‚packen' oder verführen wollen ... liegen auf einer Linie mit Lügen-Hässlich-Tod.

Das LEBEN kennt nur *eine* körperliche Schönheitsnorm: den Körper, der durch Liebe und Güte geformt wird / wurde. Alles Sonstige ist Nepp-Schönheit, dadurch genährt, dass man ‚den anderen greifen, behagen' will, ihn, kurz gesagt, mitziehen in den Strudel des Todes. Den eigenen Körper in diesem Sinne manipulierend. **Macht** über (den) andere(n) haben wollen: diese Macht-Manipulation bekommt früher oder später ihren Bumerang.

Manchmal liest man: es kommt darauf an, sich selbst „zu akzeptieren". Dies klingt für manche Menschen allerdings wie „Du musst dich selbst akzeptieren, auch wenn du kein schöner Mensch bist".

Es kommt nicht darauf an, sich selbst zu akzeptieren, es kommt darauf an, in Liebe sich selbst zu SEIN! Wenn man von *„akzeptieren"* spricht, beinhaltet dies meist, dass die betreffende Person nicht unabhängig ist von Indoktrination und Normen, dass sie sich selbst **zu Unrecht** degradiert und ihre Schönheit nicht anerkennt. Besser ist: ich *bin* und *ich liebe mich,* in meiner lebenden Schönheit, als einzigartige liebevolle Persönlichkeit!

Wenn du nur einfach du selbst Bist, brauchst du dich auch nicht mehr zu akzeptieren. Dieser Gedanke kommt dir dann überhaupt nicht mehr, weil du du selbst bist, als einzigartiger, wertvoller und schöner Mensch.

Dann weißt du, dass du als Mensch schön bist. Die Anerkennung, die Aufmerksamkeit oder die Wertschätzung anderer ist dann nicht mehr nötig.
Dann bist du als Mensch wiedergeboren, selbständig und unabhängig. Gesund!

Dann *gibst* du und bist weder daran interessiert, andere „zu dir hin zu saugen“, noch andere „zu verführen“ oder „Aufmerksamkeit zu wecken“. Solange dies alles noch nötig ist, damit du dich optimal und gut fühlst, bedeutet dies, dass du dich selbst in irgendeiner Hinsicht als „leer“ erfährst und dass du dich mit den anderen „auffüllen“ willst.

Möglicherweise kennst du ‚Verliebtheit‘ und ‚Leidenschaft‘, aber du weißt nicht, was ‚Liebe‘ ist. Dieses ‚Saugen‘ führt letztlich zu einem ‚Sich-Verlieren-im-anderen‘ (weg von dir selbst als ‚Ich bin‘), zum Nichts, zu Krankheit und Tod, während die Gebende Liebe das Leben selbst instandhält.

Im ersten Fall wirst du nicht wirklich du selbst sein, sondern dich so verhalten, wie du meinst, dass der andere dich sehen möchte; ist dieser andere darauf programmiert, dies oder jenes ‚schön‘ zu finden, wirst du alles dafür tun, dem anderen zu behagen, um ihn / sie für dich zu ‚gewinnen‘.

Du kannst die Art, dich zu kleiden, verändern, deine Essgewohnheiten umstellen, strenge Diäten machen ... Mit anderen Worten: du verrätst deine eigene Art für einen anderen; um irgendwie Macht über diesen anderen zu erlangen, oder um ihn für dich zu gewinnen, handelst du gegenüber deinem Selbst wie ein grausamer Tyrann.

Bis die Stunde der Wahrheit anbricht und die eigene Art, das tiefste Selbst, auf einen Durchbruch und Anerkennung beginnt zu drängen, sei es mittels einer Krankheit, einer Depression[24] usw. ...

Dann stellt man schließlich fest, dass man nicht ‚aus sich selbst heraus‘ gelebt hat, dass man sich selbst wehgetan hat, dass man es nicht wirklich gewagt hat, aus den eigenen Gefühlen heraus zu leben, in Selbst-Liebe.

Aus sich selbst heraus leben, in Freude über die eigene Art, sich selbst geben, statt ‚wegnehmen‘; in dieser Liebe und Vollheit deiner selbst wirst du für andere nur Liebe ausstrahlen und nicht mehr erwarten, dass sie dich für gut befinden. Auf diese Weise wird der oder das zu dir kommen, der / was wirklich zu deiner wahren Art passt; Menschen, die zu deiner Schein-Art passen, werden dann aus deinem Leben verschwinden. Erst in dieser Selbständigkeit und Selbstanerkennung ist es möglich, eine wirklich liebevolle Beziehung zu einem anderen zu entwickeln, weil du auch sie / ihn in ihrer / seiner Seinsart anerkennen und lieben wirst. Man ‚füllt‘ sich nicht gegenseitig auf, sondern beschenkt einander, als zwei ‚selbständige‘ Wesen.

SCHLUSSFOLGERUNG:

Nach WAHRHEIT *sich selbst* SEIN und *echte* SCHÖNHEIT liegen auf einer Linie mit LIEBEVOLLEM Geben an sich selbst und andere gute Menschen.

Auf einer Linie liegen:

einerseits

WAHRHEIT – LIEBE – SCHÖNHEIT – LEBEN

andererseits

LÜGEN – FALSCHE SCHÖNHEIT wie programmiert und angestrebt – DAS HABEN WOLLEN einer bestimmten äußerlichen Form unabhängig vom Inhalt, GESPALTENHEIT also – TOD – falsche Lieblichkeit oder Stärke – LIEBLOS – HÄSSLICH (auch wenn die deformierte Gesellschaft dies gerade als ‚schön‘ betrachtet.)

[24] Lies hierzu mehr in Teil I dieses Buches.

FETT, FETTGEWEBE

Psychologische Übereinstimmung

Fett an sich ist Gut und Gesund, Weich und Schön. Die westliche Gesellschaft ist jedoch (jedenfalls in den letzten Jahrzehnten) darauf ausgerichtet, das Fett als hässlich und ungesund zu verurteilen.[25] Wir sprechen hier sowohl über das ‚Fett' beim ‚gesunden dicken Menschen', als auch über die dünne Fettschicht beim ‚gesunden dünnen Menschen' (siehe die betreffenden Rubriken). Der nachfolgende Text gilt nicht für: siehe die letzten Absätze dieses Kapitels ‚Fett, Fettgewebe'.

Viele Menschen – und vor allem Frauen – sind Sklave dieser destruktiven Überzeugung und tun sich Gewalt an, um dennoch „Fett" verschwinden zu lassen auf eine zu radikale, zwanghafte Weise (z.B. durch äußerst strenge Diäten, Fettabsaugung usw. ...). Das ist eine unnatürliche, ungesunde Sache.

‚Lebe dem Leben nach!' lautet die essenzielle Antwort[26] **und du wirst sehen, was dein spezieller, natürlicher, gesunder Fettanteil ist; dieser ist für jedes Individuum anders.**

Gefühle und potentielle Möglichkeiten zu Kreativität, die sehr weit reichen, aber deshalb nicht gleich in Aktion und Verwirklichung umgesetzt werden müssen, sind Energie; Diese Energien können in Fett gerinnen.

Fett darf nicht verschwinden, solange es für den Menschen (und seine körperliche und psycho-emotionale Gesundheit) notwendig ist.

Fett ist das Symbol für Energie, potentielle Kraft, für das Selbst-Umsorgen und für Weichheit. Ohne eine physische Auffangbasis für die gewaltigen Energien, die im Wesen bestimmter Personen vorhanden sind, würden sie krank oder verrückt werden. (Es ist ganz normal, dass die meisten Menschen, die eine unnatürlich strenge „Diät" machen, irgendwelche Beschwerden verspüren können.)

Das Gleichgewicht Energie (Gefühle, potentielle Kreativität usw. ...) und Körper, Geist und Materie, muss stets auf natürliche Weise in Stand gehalten werden.

Du bist gut, wie du bist, zu jedem Zeitpunkt deiner Existenz, solange du dich nur nicht in ein künstliches Korsett zwängst, solange du nur ‚dem Leben nach lebst'! Lies hierüber die ersten Rubriken dieses Kapitels „Essen, Essprobleme, Nahrung" sowie den ersten Teil dieses Buches.

Fühlst du dich nicht wohl ...? Folge lediglich deiner inneren Autorität, die dir den Körper gibt, der zu diesem Zeitpunkt ideal für dich ist. Fett ist an sich nicht hässlich oder schlecht: vorausgesetzt du lebst „dem Leben nach".

Kämpfe nicht dagegen, sondern sei solidarisch mit deinem schönen, weichen, warmen, starken, wolligen Körper, der seine Muskeln und seine Fettlagen behält, wo es für deine Gesundheit notwendig ist.

Betrachte das Fett nicht länger durch die Augen einer Gesellschaft, die lediglich an der Oberfläche lebt und die wahre Liebe nicht kennt. Eine Gesellschaft, in der die Frau und der Mann als instinktive Saugkräfte propagiert werden, statt Der Mensch in gebender, voller Liebe.

Höre auf dein Herz, auf deinen Körper: Höre nicht auf oberflächliche Ratgeber, die nicht den Grund der Sache sehen können, weil sie selbst von diesen destruktiven Überzeugungen absorbiert werden.

---

[25] Andere Gesellschaften als die heutige westliche vergöttern dann wieder fälschlicherweise das Fett.

[26] Lies hierüber die ersten Rubriken dieses Kapitels „Essen, Essprobleme, Nahrung" sowie den ersten Teil dieses Buches.

Eine Körperform gibt die individuelle Wesensart eines Menschen wieder. *Bestimmte „Fettstellen" machen dir klar, warum es sich genau da gebildet hat: Und es ist gut so. Es braucht nicht zu verschwinden.*

Stehe dazu, wer du wirklich bist, und verstecke dich nicht hinter einem Körper, dessen Form mit Hilfe von allerlei Tricks gestaltet wird (harte Ernährungs- und Sportregeln, Nahrungstabletten statt Nahrung, Fettabsaugung, Operationen ...).

Und *wenn* das Fett zu einem bestimmten Zeitpunkt verschwinden würde, sei es spontan, sei es bei einem, von dir bewusst gewählten, gesunden und ausbalancierten Abmagerungsprozess,[27] dann weiß dein tiefstes Selbst schon, dass es gut ist. Und kommt es zu einem bestimmten Zeitpunkt spontan wieder zurück, dann hat dies seine Gründe. Lies dennoch den Abschnitt weiter unten mit dem Titel „Der obige Text gilt nicht für ..." sowie das Kapitel „Beweglichkeit, Zu- oder Abnehmen?"

Voraussetzung für ein „Gesund-sein" ist auch hier: lebe weder wie eine Pflanze, immobil, noch wie ein Zombie, der sich selbst nicht liebt. Lebe dem Leben nach, nach den Überzeugungen von Kraft und Mobilität. Mache die Bewegungen, die zu deiner Art passen.

Lebe nicht nach der Außenwelt, sondern aus deiner tiefsten Art heraus, aus Liebe, aus deinem wahrhaftigen Sein: Dann wirst du sehen, wo Fett an deinem Körper im Guten sein muss. Wenn Energien sich in einem bestimmten Moment „aus einer Erstarrung lösen" und das Exteriorisieren deines Inhaltes durchbricht, verschwindet auch ein Teil des Fettes: du „veränderst" dich in gewisser Hinsicht. Dann ist es gut. Erst wenn du dich nicht „belügst", indem du z.B. „abnimmst", wenn es deiner Art entspricht, rund zu sein, kannst du einem Freund/einer Freundin, einem Partner / einer Partnerin begegnen, der / die DEINE runde Seinsart liebt und nicht ein SCHEINBILD.
Solange ein Freund / eine Freundin dich nur „nimmt", weil und solange du dieser oder jener dünnen-Form-ohne-Fett entsprichst..., kann keine Rede von wirklicher Liebe wegen deines Wahrhaftigen Seins sein. Lasse los, wirf keine Perlen mehr vor die Säue, und öffne dich in Liebe für die Freunde, die den goldenen Schatz in dir (das Herz, das Fett, die Liebe, die Sanftheit...) in Wahrheit teilen möchten.

Und entdecke die runde Schönheit, die natürlich aus deinem Herzen entspringt. Schließlich könnten auch runde Menschen mit ihrer Fleisch-und-Fett-Form ansaugen / verführen. Nein, dies ist dann nicht der Weg, der zum Leben in Gesundheit führt.[28]

Der obige Text gilt nicht für:

- Menschen, bei denen bestimmte Drüsen (z.B. Schilddrüse, Nebennieren, Hypophyse, Pankreas ...) schlecht funktionieren. Das Basisproblem ist dann nicht das Fett an sich, sondern die zugrundeliegende Krankheit oder das schlechte Funktionieren eines bestimmten Organs. Lies dann die betreffenden Rubriken: Erkrankungen der Schilddrüse, allgemein, und psychosomatische Lösung; Ekrankungen der Nebenniere, allgemein, und Kernlösung; usw.

- Menschen, die einen Essdrang haben, ohne wirklich Hunger zu haben siehe die folgenden Rubriken), oder ohne das anzuwenden, was dieses Phänomen von ihnen verlangt (siehe u.a. auch die Texte über Bulimie).

- Menschen, denen es nicht gelingt, ‚dem Leben nach' zu leben (siehe die einleitenden Texte dieses Kapitels „Essen, Essprobleme, Nahrung" sowie den ersten Teil dieses Buches).

[27] Siehe den Abschnitt „Fühlt es sich so an, als ob du dünner werden müsstest?"

[28] Lies die Abschnitte „Fühlt es sich so an, als ob du dünner werden müsstest?" und „Willst du etwas dicker werden?" Siehe die vorigen Seiten dieses Kapitels.

ESSDRANG

Du isst und isst … den ganzen Tag hast du ein Hungergefühl. Immer wieder rasch Appetit und Lust haben auf ... Also: wirklichen Hunger haben

Kernursache und Kernlösung

(Dies hat weder mit ‚sich füllen' zu tun, noch mit ‚sich vollstopfen': lies hierzu das folgende Kapitel.)

Unbewusst willst du, dass Bewegung in deinen Körper kommt, wie in einer ellipsenförmigen andauernden Bewegung über deinen Kopf hinweg zu deinen Füßen, sich immer weiter drehend, unaufhörlich. Dein Körper verlangt danach, in dieser ziemlich schnell bewegenden Kadenz zu sein. Egal wie oder was, es ist als ob die Lebens-Musik dich in eine andauernde Bewegung des innerlichen Körpers bringen will, und damit geht meist auch eine wohltuende Erfahrung in der körperlichen Bewegung einher.

Niemals aufhören: arbeiten, spielen, tanzen, gehen, laufen, tun, handeln, singen, ganz egal, was es ist ... *eine unaufhörliche Dynamik. Ein Bruch mit dem Statischen. Dies hat mit dem Wasser zu tun, das ungehindert durch deinen Körper strömen will,* um schließlich über den Harnleiter ausgeschieden zu werden, zur Erde gerichtet, wie auch die Bewegung in und durch deinen Körper *um eine irdische Anwesenheit in dir selbst* bittet. Es ist Leben in dieser Bude! Brems es nicht, sondern gehe mit dir selbst mit. *Auch eine Aufforderung ‚zu fühlen: du in deinem Körper, du im Leben'.*

Du setzt dich selbst in Gang und hältst dich auf diese Art am Leben, denn in der Bewegung (innerlich oder körperlich) brauchst du eine Energie-Zufuhr, in diesem Stadium scheinbar über Nahrung. Dann ist es gut, **vorausgesetzt du bist in dieser Rhythmik mit dir selbst mitgegangen**, abwechselnd tanzend, pfeifend, singend, wandernd, Fahrrad fahrend, an einem Computer arbeitend, in einer Versammlung mit anderen, und dann wieder lachend durch das Haus gehend. Du bist reine Bewegung (welche Art von Bewegung, hängt von deiner ‚Art' ab, wie ein Hase, eine Schildkröte, ein Affe, ein schwerer Bär, ein Vogel?), genau wie das ‚Appetit-haben-auf' ... sich unaufhörlich weiterbewegt.

Gesund ist dieses Hungergefühl und das ‚Essen', vorausgesetzt du lebst ‚dem Leben nach'[29] *und gehst folglich mit in deiner eigenen Bewegung, schreitest fort in deiner Entwicklung und hinterfragst auch einmal, was die tiefere Bedeutung des Nahrungsmittels ist, was es über dich sagt*[30], so dass du einfacher neue Schritte in deiner Entwicklung machen kannst, wie klein diese auch sein mögen. Das Leben selbst will in jeder Zelle deines Körpers tanzen und singen: FÜHLE dies, habe Freude daran und tue in jedem Moment des Tages das, was du deinem Gefühl nach tun musst. *Schlafen oder wandern, sitzen und ‚sein', aber immer in dynamischem Sinne in deinem Körper anwesend,* ob dieser nun stillsteht, sitzt oder geht, läuft. Genieße die Nahrung und *entwickle* dich selbst aktiv weiter.

Dies erfordert eine bewusste Entwicklung deiner tiefsten, höchsten Talente. Um alte instinktive Muster hinter dir zu lassen und in Bewusstseinskreativität umzusetzen.

Nun isst du in größter Dankbarkeit. Und ob du nun dick oder dünn bist, spielt keine Rolle: du ‚fühlst' es, wenn du eine ausreichende Menge an Nahrung zu dir genommen hast.

[29] „Dem Leben nach" leben: Lies hierzu den einleitenden Text zu diesem Kapitel sowie den ersten Teil dieses Buches.

[30] Lies hierzu in *Das Füllhorn - Psychologische Symbolsprache der Nahrungsmittel.*

Jetzt *kannst* du dich unmöglich langweilen ... und man kann dieses Phänomen auch nicht ‚sich mit Essen füllen' nennen. *Du brauchst diese Nahrung wirklich für deine Gesundheit, für deine Entwicklung.* (Wenn man ohne Hungergefühl isst, bedeutet dies etwas anderes: siehe andere Rubrik „Viel essen ohne Hungergefühl.")

Große Mengen eines bestimmten Nahrungsproduktes zu essen, ist noch keine Sucht

Man kann über eine kurze oder auch eine längere Zeit hinweg große Lust auf ein bestimmtes Nahrungsmittelprodukt haben. Der Körper, die Psyche, hat dies einfach nötig. *Nimm es dann in Liebe zu dir und tue, was der Charakter dieses Lebensmittelproduktes von dir verlangt.*[31]
Und plötzlich, wenn die Zeit reif ist, verlangt es dich nach völlig anderen Nahrungsmitteln. Verstehe dich selbst, es ist gut. Du brauchst keine ‚Entziehungskur' zu machen wie ein Drogen- oder Alkoholabhängiger. *Nahrung gilt in gewissem Sinne oft als natürliches ‚Medikament'.* Selbstverständlich gilt dies nicht für diejenigen, die schwerkrank sind und erst die psycho-emotionalen Ursachen in sich selbst beseitigen sollten. Wie oft hat beispielsweise das Essen von Schokolade oder anderen Lebensmitteln nicht schon dafür gesorgt, dass du keine Antidepressiva einzunehmen brauchtest?

Überlege **in emotional schwierigen Zeiten** auch einmal, wo du eventuell mit dir selbst im Clinch liegst und ob du wirklich „dem Leben nach" lebst.[32]

So machen viele „Frauen" sich Sorgen, weil sie in der **Zeit vor der Menstruation** das Bedürfnis fühlen, mehr zu essen als gewöhnlich. Dies ist jedoch ein normales und gesundes Phänomen. Es ist eine Vorbereitung des Körpers auf die Regel, die mit einem beträchtlichen Blut- und Feuchtigkeitsverlust einhergehen kann. Es handelt sich also um das unbewusste Anlegen eines gesunden ‚Vorrats' im Körper vor dem Beginn der Menstruation.

Viele Frauen schreiben dieses ‚verstärkte Essen vor der Menstruation' jedoch *ausschließlich* der Tatsache zu, dass sie in diesem Zeitraum emotionaler sind als gewöhnlich. Damit betrachten sie dieses Phänomen eher negativ („Ich esse all meine Emotionen auf."), während es *überhaupt* nicht negativ gesehen werden braucht. Schließlich fällt die Reinigung von tiefen, dunklen Emotionen häufig gerade mit der Menstruationszeit *zusammen.*

Wenn emotionale Stürme das Leben vorübergehend zu hart machen, dann ist es *sehr* gut und gesund, dass es Nahrung (z.B. die Milchschokolade[33], nach der viele dann ein starkes Bedürfnis spüren) gibt, die uns *hilft,* diese reinigende Zeit *abzumildern.* Man sollte dankbar sein und sich darüber freuen, dass uns die Erde diese Nahrungsmittel schenkt, um solche Perioden auf eine gesunde Art und Weise zu überbrücken. So kann in vielen Fällen vermieden werden, dass man Pillen braucht, um durch solche schweren Zeiten zu kommen. Genieße diese Lebensmittel in vollen Zügen, statt dir für ihren Verzehr Vorwürfe zu machen. Nach der Menstruation kann das Wasser dann abfließen und kommt das ‚normale' Essverhalten aus der Zeit davor spontan wieder zurück. Und das ist gut so.

Dasselbe Phänomen eines ‚größeren Bedürfnisses nach Nahrung in emotional schwierigen Phasen' kann während der

---

[31] Lies hierzu in *Das Füllhorn - Psychologische Symbolsprache der Nahrungsmittel*.

[32] Lies mehr über „Dem Leben nach leben" in den ersten Paragraphen dieses Kapitels (Dick und gesund, dünn und gesund) und in Teil I dieses Buches.

[33] Lies mehr über die Symbolik von Milchschokolade in *Das Füllhorn - Psychologische Symbolsprache der Nahrungsmittel.* Selbstverständlich gilt dieses Schokolade essen nicht für Menschen, die an bestimmten Krankheiten leiden wie z.B. Diabetes. In diesem Fall muss erst die tieferliegende psycho-emotionale Ursache gelöst werden.

Wechseljahre oder in **depressiven Phasen** usw. auftreten. ... **Es ist gut und gesund, dich dann entsprechend zu ernähren, zugleich jedoch das zur Anwendung zu bringen, was das betreffende Nahrungsmittelprodukt, auf das du Lust hast, von dir verlangt.**[34]

Dies wird dir helfen, Einsichten in die tieferen Ursachen deiner Beschwerden, deiner Depression deines tiefsten emotionalen Zustands zu bekommen ...

So kommst du zu einer Kern-Lösung, einer Heilung.

Allerdings ...

Wenn es dir nicht gelingt, die tieferliegenden Gründe des emotionalen Zustands, der Depression usw. ... zu verstehen und innerhalb einer bestimmten Frist zu einer Transformation zu kommen, dann wirst du diese Nahrungsprodukte nicht ‚einfach' weiterhin essen können. Gebrauche deinen gesunden Menschenverstand.

Wenn du weiter aus der besorgten, *obsessionellen* Überzeugung des "Ui, ich *muss* doch abnehmen, denn ..." heraus lebst, *oder nicht aus deinem bewussten Mensch-Sein heraus in Aktion kommst* (Nutzung höherer Talente, Liebeskräfte erleben, kreative Energien in Taten, Dynamik umsetzen ...), dann bleibst du auf dem instinktiven Niveau hängen und kann ein endloses Muster von ‚essen-essen-essen' entstehen. Dann kann deine Gesundheit leiden und du wirst entweder dünner (dir wird übel, du hast Durchfall, musst dich übergeben ...), wenn du zu den eher vor sich selbst flüchtenden Charakteren zählst, die kein gutes Haar an sich lassen, oder dicker, wenn du zu den eher instinktiv sich selbst schützenden, erhaltungsorientierten Charakteren gehörst.

[34] Wie bereits gesagt: eine Ausnahme muss hier für Krankheiten gemacht werden, die bestimmte Diätmaßnahmen erfordern.

Niedrigere ‚Lust'-Instinkte sollten in Bewusste (Selbst-)Liebe umgesetzt werden, in Höhere Schöpfung und Kreativität, aber dies gilt für jeden Menschen. Lust macht dann Platz für Höheres Genießen: du genießt nun herrliche Nahrung, in Dankbarkeit, aus dem Herzen heraus.

Und dein Körper evolviert so automatisch zu gesund dick oder gesund dünn (je nachdem, was das beste für das Leben in dir ist).

Du lebst nach deiner eigenen tiefen, wahren Wesensart, in Liebe: dein Körper wird die ehrliche, kerngesunde Wiedergabe deiner *wahren* Kern-Sein-Frequenz. Und ob diese nun wie ein molliger Bernhardiner oder wie ein magerer Windhund, spielt keine Rolle, beide sind gleich gut.

VIEL ESSEN OHNE HUNGERGEFÜHL

‚sich füllen mit'

Kernursache

Du schätzt deinen eigenen *Wert* nicht hoch genug ein und kommst so nicht zu einer *aktiven Selbstverwirklichung*, wodurch Energien sich nach innen richten. Es erfolgt Füllung statt Selbsterfüllung.

Du verkennst deine Schönheit, deinen Reichtum, die nichts mit der Schein-Schönheit gesellschaftlicher Toten-Normen zu tun haben.

Diese Selbst-Verkennung geht einher mit einem Ur-Verdruss. Folglich kannst du auf dieser Frequenz der Trauer um dich selbst (um deinen Inhalt oder deine Körperform beispielsweise) oder der Wut auf dich selbst unbewusst Situationen anziehen, die dich noch trauriger oder wütender machen, die dazu führen, dass du dich selbst noch stärker als ‚minderwertig' empfindest.

Kernlösung

Brich mit diesem Unsinn, schöner Mensch, der du bist, wenn du nur aus deinem Herzen heraus lebst. Erkenne deinen goldenen Wert. Pflege dich ruhig, aber lege keinen Wert auf deine äußere Erscheinung, lasse zu, dass dein Körper sich vom Herzen aus formt: *Selbst-Liebe ist gefragt*. Du bist gut, so wie du bist. Schere dich nicht um den Kult des Äußerlichen. Dick oder dünn, groß oder klein? Spielt keine Rolle.[35] **Lasse nun diese Energien und Gefühle NACH AUSSEN strömen.**

Handeln! Kreativität! Bewegung! Kommunikation! Tun … ! Exteriorisieren! *Keinen Selbstverriss und auch kein Nicht-Glauben an deine authentische Güte und Schönheit!* Brich mit den Normen des Kultes des Äußerlichen. Naturmensch! Keine Puppe-aus-der-Fabrik, künstlich und tot. Sei auf dynamische Weise du selbst. Welche Dynamik? Je nach deiner Art wirst du jene kleinen oder großen **Bewegungen** machen, die zu deiner Körperform passen. Selbsterfüllung statt Füllung ohne Hunger. Selbst-Liebe macht deine wahre Schönheit und Güte sichtbar / erkennbar / fühlbar. Gewichtsab- oder -zunahme geht nun mit einem Aufblühen deines vollen Seinsinhalts einher. Wenn es gesund für dich ist, dicker zu werden, dann wird dein Körper nun voluminöser werden. Ist es nun gesund für dich abzunehmen, dann wird dies auch geschehen.

Selbstwertbewusstsein! Glaube an dich selbst. Entwickle deine höchsten Talente, die bei jedem Menschen anders und einzigartig sind. **Setze Instinkte um in höhere Bewusstseins-Aktionen: werde der Mensch, der du *wirklich* bist, der bewusstlebende liebevolle Königsmensch. Unterschätze dich selbst nicht: du bist keine Leere, sondern eine Vollheit, die auf Selbst-Entdeckung wartet, auf Selbst-Entfaltung, Expression!**

Siehe auch das vorige Kapitel: Essdrang.

[35] unter der Voraussetzung, dass du ‚dem Leben nach lebst'.

APPETITMANGEL

(ist nicht gleichzusetzen mit Anorexia nervosa)

Kernursache

Du fühlst dich verloren, „was fange ich nur mit mir an…“; du fühlst dich wie eine(r) unter vielen, in einer endlosen Masse untergehend, ohne dir wirklich deines Einzigartig-Seins bewusst zu sein!

Du lässt dich von deinem Partner, deiner Mutter, deinem Vater oder deinem Freund / deiner Freundin, von jemandem, der / die stärker ist als du, aufsaugen und absorbieren, so empfindest du es doch zumindest: Auf diese Art und Weise drückst du dich selbst flach; du idealisierst andere, schnürst dich selbst ein. Du atmest nicht frei mit deinen Lungen.

Manchmal hast du wirklich das Gefühl, dass die andere Situation oder eine ganz konkrete Lebenssituation dich davon abhält, wirklich zu leben…, es handelt sich jedoch um eine Selbstmissachtung, eine Geringschätzung deiner selbst, ein Sich-Minderwertig-Fühlen (das Gefühl „ich kann nicht leben und sie wohl“), zuweilen ein Aufopfern deinerseits für den / die andere(n) (was nie mit Liebe zu tun hat); diese Situationen dauern solange an, wie du sie in deinem Leben zulässt, ja solange, wie du von deiner Ohnmacht überzeugt bleibst!

Andere scheinen Macht über dich zu haben, weil du dich weigerst, die Macht in dich selbst zu legen. Du schiebst dich zur Seite, tust dir weh, zuweilen setzt du dich unnötigen Anstrengungen aus, die gegen den Strom verlaufen…, um dennoch irgendetwas in den Griff zu bekommen.

Du bestrafst dich selbst, du gestehst dir nicht zu, zu leben, du nimmst weiterhin den Tod in Kauf; häufig existiert sogar ein Misstrauen anderen gegenüber, weil du dir selbst so sehr misstraust, weil du dein warmes Lebensherz verkennst, weil du dich schlecht und „arm“ findest. Vielleicht suchst du bei anderen nach Bestätigung, aber sie werden dir nicht die wahre Liebe schenken, solange du dich selbst missachtest. Lasse dich also nicht ausnutzen, sondern erkenne deine Vollwertigkeit an; gib deinem tiefsten Selbst das volle Vertrauen, und wage es, zu leben!

Kernlösung

Fühle dich sicher und beschützt in dir: Dafür „brauchst“ du andere gar nicht. Greife also auch nicht nach anderen; erbitte / fordere keine Aufmerksamkeit von ihnen. Das kleine, sensible Kind in dir sucht einen starken Vater, eine liebe Mutter: Suche sie nicht außerhalb von dir![36] Lasse dich also mit den Richtungen im Strom mitgehen, die dein Lebendes Selbst dir anzeigt, und kämpfe nicht *dagegen!* Ergreife feste das Ruder, du kannst alle Himmelsrichtungen ansteuern, solange du dich nur nicht auf einen Halt außerhalb von dir festlegst. Wahre Freude strömt erst dann in dein Leben hinein, wenn du zunächst die Autonomie vollständig in dich selbst legst, ohne noch in deiner Umwelt, in einer anderen beziehungsweise in dieser oder jener Philosophie zu zerfließen: Du bist du, einzigartig, auf eigenen Füßen, unabhängig, voller Möglichkeiten...; lasse dich nicht abgleiten, ergreife dich feste mit beiden Händen, und *bestätige* deine Persönlichkeit, lasse dich nicht länger von anderen, von verschwommenen Sphären verschlingen; sei nicht ein Parasit für andere.

Stürze dich mit Biss ins „Leben“, und hüpfe auf seinen Federn! Sei dir deines Wertes bewusst; niemand kann deinen Platz einnehmen, höre auf damit, dich selbst zu unterschätzen. Lege jetzt alle Macht in dich selbst, und vertraue dich lediglich dir selbst an. Nur du kannst wirklich für dich selbst als Vater, als Mutter, als Lehrer Sorge tragen.

[36] Lies hierüber in Kapitel III von *Die Zwölf Tore des Prinzen Sirius.* Bei Veröffentlichung des vorliegenden Werkes ist dieses Buch noch nicht in deutscher Übersetzung erhältlich.

ANOREXIA NERVOSA

Magersucht

Kernursache und Kernlösung

Menschen mit Anorexia nervosa haben einen *Machtkampf* in sich selbst zu lösen. Wenn sie in ihrem Leben bestimmten Situationen von „Macht-und-Ohnmacht“ begegnen (gegenüber anderen Personen), dann ist dies nur *die Folge* dieses inneren Machtkampfes (zwischen Liebe und Hass, zwischen Leben und Tod).

Es ist, als wollte der böse, grausame Diktator in ihm / ihr das irdische Kind in seinem ICH töten. *Selbst-Zerstörung.* Infolgedessen: *Aufmerksamkeit fordern von anderen oder Macht ergreifen über andere, sich selbst und eventuell auch anderen Schmerzen zufügen.*

Im tiefsten Sinne geht es um einen Kampf zwischen Leben und Tod. Wenn diese Menschen sich erst einmal bedingungslos für das Leben entschieden haben, ist die Problematik gelöst.

Solange der Mensch seine Seele dem Teufel verkauft, indem er eine ganz bestimmte Verhaltensweise annimmt, indem er eine solche Körperform für sich selbst erschafft, wie sie nötig ist, um mehr AUFMERKSAMKEIT von den anderen Menschen zu bekommen, um mehr WIRKUNG auf die anderen haben zu können, bleibt er in seinem MACHTS-MUSTER hängen. Der Mensch erwartet dann, dass die *anderen* ihm ihre ganze Aufmerksamkeit widmen. Er ERWARTET von ihnen, dass sie ihn anschauen, ihm zuhören, dass sie ihn „füllen“, dass sie ihm *„geben“.*

Mit diesem Muster greift er in gewissem Sinne nach Macht über den anderen. Möglicherweise bringt er sich selbst soweit, dass er beginnt, wie ein „Opfer“ auszusehen. Er gibt das Leben nicht sich selbst, sondern erwartet, dass andere dies tun.

Solange dieser Mensch im selbst-zerstörerischen Muster hängen bleibt, ist es unmöglich, dass ein anderer an ihn „heran“ gelangt; er stößt andere von sich weg oder stimuliert eine Aggression und ein Machtsspiel in seiner Umgebung.

Die Lösung für Anorexia nervosa liegt in erster Linie in *der Entscheidung für das LEBEN auf ERDEN im PHYSISCHEN Reichtum des Körpers. Eine Entscheidung für das ICH ... , UNABHÄNGIG von den anderen, unabhängig von jeglicher Voraussetzung oder Begierde,* wie etwa: „Ich *muss* einen schlanken Körper haben, um die Aufmerksamkeit anderer zu gewinnen, um eine Art Macht über meinen Partner haben zu können, usw. ...” [37] Liebe vertreibt Hass. Selbst-Liebe vertreibt Selbst-Hass.

Die obengenannte Begierde sitzt tief im Menschen: hierdurch fühlt er sich (sei es auch unbewusst) noch schlechter und schuldiger, wodurch er sich selbst dann wieder strafen und aushungern wollen wird. Das Machtsspiel spielt sich ganz tief IM Selbst ab und veräußerlicht sich dann im Verhältnis dieses Menschen zu seiner Umgebung. Er ist wie ein Henker zu sich selbst ... und wird sich selbst möglicherweise „Leibes-strafen“ besorgen wollen ... in der Hoffnung, dass er dann sich selbst reingewaschen hat und durch den anderen für gut und schön befunden werden kann! Diese Lüge hat keinen Bestand und mündet in den Tod, wenn diesem Prozess kein Einhalt geboten wird, wenn nicht „Halt“ gerufen wird. Aber nur der Anorexia-Kranke selbst kann seine Problematik lösen. Auch wenn er *viel* Aufmerksamkeit von Eltern und Sozialarbeitern verlangen kann, von Doktoren und Diätisten, von Freunden und Partnern ... : solange er weiterhin Aufmerksamkeit von den anderen einfordert, bleibt er erst recht in seinem Problem gefangen. Solange er diese Menschen weiterhin im „Griff“ hat, weigert er sich gerade, sich selbst die Liebe und das Leben zu schenken.

Heilung von Anorexia Nervosa bedeutet: *Dieser Mensch lässt die anderen los und erwartet gar keine Liebe oder Aufmerksamkeit mehr von ihnen. Er schenkt nun sich selbst das Leben, die Liebe.* Er ernährt sich, weil er sich selbst liebt. Er gesteht sich das Leben in sich zu. Er stellt keine einzige Forderung an sich, auch nicht an andere, findet sich selbst gut und schön, ohne wenn und aber, so wie er IST. Mit seinem / ihrem Äußeren will er / sie jetzt weder Macht auf andere ausüben, noch Aufmerksamkeit für ihre/seine Person erzwingen.

Aufmerksamkeit zu fordern oder zu erwarten oder die Umgebung im-Griff-haben-zuwollen, indem man eine bestimmte Haltung einnimmt oder eine bestimmte Körperform erschafft, hat zu tun mit dem „Habenwollen“. Der Mensch verkauft sich selbst ... statt er selbst ZU SEIN, IN DANKBARKEIT. Er wird diesen Weg, der in den Tod münden würde, um 180° drehen müssen: in der Richtung des Lebens. Dankbarkeit dafür, dass man als ICH leben DARF. Der Mensch ERFÜLLT sich selbst; er erwartet nichts anderes.

In der Weigerung, sich selbst lieb zu haben, fänden bestimmte Anorexia-Patienten es sogar gut und normal, wenn andere sie „strafen“ oder beschimpfen würden: schließlich wollen sie unbewusst sich selbst strafen. Ein dunkles Spiel aus „nein-doch-nein-doch“, aus Leben-und-Tod, aus Lügen und Verschweigen, aus Wut und Macht ... wird oft vom Anorexia-Patienten in seiner Beziehung zu anderen hervorgelockt. Diese sollten darauf achten, nicht mitzuspielen! Dies sorgt möglicherweise für Probleme, wenn der Erzieher, der Freund oder der Partner ... selbst mit einer gleichartigen Problematik kämpft, was nicht so außergewöhnlich ist. Jeder sollte dann an sich selbst arbeiten.

[37] Letzteres ist selbstverständlich an die Normen einer bestimmten Gesellschaft und Epoche gebunden, wie die zweite Hälfte des 20. Jahrhunderts und die erste Hälfte des 21. Jahrhunderts in der westlichen Gesellschaft.

Eltern können dabei ihrem (anorektischen) Kind mit gutem Beispiel vorangehen: was es bedeutet, sich *selbst* lieb zu haben, sich *selbst* Aufmerksamkeit und Wärme zu geben, ohne noch etwas vom *anderen,* vom Partner zu erwarten, ohne sich noch etwas aus dem Kult des Äußerlichen zu machen, aus den Normen einer Welt, die auf Leistung ausgerichtet ist und rigiden, patriarchalischen Gesetzen und Strukturen unterliegt. Sie lernen nun, ganz ehrlich der Sprache und den Aufforderungen ihrer Natur zuzuhören.

Zu jenen, die an Anorexia Nervosa leiden, würden wir sagen:

„Du strafst dich selbst, du fügst dir selbst ständig Schmerz zu. Du gibst der Stimme der Selbst-Zerstörung in dir selbst Macht. Als Folge tiefer Schuldgefühle und der Idee „ich bin schlecht, ich bin hässlich", würdest du dir selbst das Leben entnehmen. Du erfährst dich selbst als ein verlorenes Schaf inmitten einer anonymen Menschenmasse: „Ach, wer bin ich?" Wurde dir viel auf der Nase herumgetanzt oder wurdest du häufig dominiert ... ? Hat man dich verabscheut, beschimpft oder bestraft, dir Vorwürfe gemacht? Das ist gut möglich, aber **suche die tiefsten Ursachen deiner Problematik nicht außerhalb deiner selbst!** Jede Situation, die dir in deinem Leben begegnet ist, ist lediglich die Folge deiner innerlichen Überzeugungen.

Handelst du wie ein grausamer Diktator gegenüber dem sensiblen Kind in dir selbst? Willst du es strafen, würgen, ihm jeden Raum für ein freies Dasein entnehmen? Bist du dann verwundert, wenn du das Gefühl hast, dass auch andere Menschen dir hart oder lieblos gegenüberstehen? Gib dich nicht der Selbstbemitleidung hin, zeige nicht mit dem Finger auf einen anderen, sondern löse diese Problematik ganz tief in dir selbst auf!

Du selbst hast dich vielleicht wie „ein Nichts" oder „schlecht" gefühlt: deine Umgebung hat nur auf diese Signale reagiert, die von dir selbst ausgesendet wurden. Denn schließlich geht es hier im Grunde um eine Problematik und tiefe Überzeugungen, mit denen du geboren wurdest und die sich in deiner Lebenssituation (den Menschen um dich herum) lediglich widerspiegeln. Das Leben, das du auf diese Weise angezogen hast, bietet möglicherweise eine harte Konfrontation mit diesem Problem: damit du es nun ein für alle Mal löst!

Aber weil BEISPIELSWEISE (dies braucht nicht immer der Fall zu sein!!) deine Mutter sich selbst abwies oder hasste, oder weil dein Vater so hart zu sich selbst ist und zu den anderen, weil dein/e Erzieher so auf die „äußerliche" Welt und das Erbringen von Leistung gerichtet sind, musst du diesem Beispiel noch lange nicht folgen. Betrachte es dann, als ob du in einen Spiegel schauen würdest, und lerne etwas daraus.

Löse nun die tiefste Ursache von Anorexia nervosa, die schließlich in dir liegt, auf. Nicht deine Eltern / Erzieher sind die Ursache deines Problems, ihr Lebensverhalten kann aber durchaus ein Anlass sein, durch den die wahre Kernproblematik ans Tageslicht kommen kann.

Mache keine Vorwürfe, sondern wähle selbst den richtigen Weg, der zum Leben führt. Werde völlig in dir selbst neugeboren. Sei wie ein liebender Vater und eine liebende Mutter für dich selbst! Warum solltest du dich selbst abweisen oder hassen? Du *bist* wer du bist! Enttäuschungen können nur aufgrund von Anforderungen oder Normen existieren, die du tief in dir selbst trägst.

Lebe aus dir *selbst* heraus, aus deinem Herzen heraus, sei deiner Art treu, deiner spezifischen Individualität. Was andere über dich sagen oder von dir denken, zählt nicht. Wenn du dich selbst liebst, werden alle Menschen, die gut für dich sind, auf deinen Weg kommen. Vertraue diesem internen Lebensgesetz. LADE die anderen AB und sorge für dich selbst! Willst du äußerlichen Normen entsprechen, indem du „schlank“ bist, um von einer modernen Gesellschaft akzeptiert zu werden? Dies ist Sklaverei, ja sogar ein Trugschluss.

Akzeptiere dich selbst bedingungslos. Jeder Mensch ist einzigartig und gut, wie er ist. Du bist keine Ausnahme von dieser Regel.
Lässt du dich weggleiten zum Tod, weil du der Ansicht bist, das Leben nicht zu verdienen? Du ließest oder lässt dich möglicherweise aufschlürfen, ersticken von anderen ... ; du atmest nicht für dich selbst! Nimm Abstand von dem, was andere auf dich projizierten. De-identifiziere dich.

Weil du dein eigenes Leben wertlos findest, könntest du dich auch aufopfern, dich an andere weggeben, zur Füllung deiner selbst, aber dies kann dir niemals Befriedigung schenken. Lebe jetzt für dich selbst. Genieße dein wertvolles Sein. Niemand kann deinen Platz auf der Erde einnehmen.

Habe keine Ängste. Fühle das liebe kleine Baby, das in dir wohnt, fühle deinen Körper: es sehnt sich danach, anerkannt zu werden: von dir selbst! Es ist ein verstoßenes Waisenkind gewesen; liebkose es jetzt, sei lieb zu ihm und lasse es in dir aufblühen. Gib dir selbst eine Chance, deine Großartigkeit zu erfahren und in Freude zu leben.

Habe dich selbst durch und durch *lieb;* Gestatte dir selbst, im *Fleisch* der Erde wirklich zu LEBEN. Schenke dir selbst das Leben! Niemand kann dies für dich übernehmen. Bringe die Stimme der Zerstörung nun für immer zum Schweigen.

Erwarte nichts von anderen, lasse das Muster des „ver-kümmerns“ hinter dir und trage *selbst* die *Verantwortung* für dein Leben! Dies wird dir *Freude* bereiten!

Stehe auf gebende, liebevolle Weise im Leben, auch gegenüber anderen: dies wird dich befreien.

BULIMIE
Esssucht

Kernursache

Esssucht hat nichts mit „Gesund *viel* essen“ zu tun, wenn der Mensch dies braucht, denn letzteres ist schließlich gesund, solange der Mensch aus Liebe heraus lebt und auf das Leben ausgerichtet ist.[38]

Bulimie kommt häufig vor bei Frauen mit einem „durchschnittlichen“ Körpergewicht, die Angst davor haben, dicker zu werden, und die noch lieber abnehmen würden, ungeachtet dessen, was ihrer Art entspricht, um einem vorgegebenen Ideal entsprechen zu können. Man „begehrt“ eine bestimmte Körperform, was für das Leben absurd ist.

Essen und Nahrung werden zu einer Obsession. Depression ist die Folge der Tatsache, dass man sich weigert, das Leben noch zu genießen, noch wirklich aus dem Herzen heraus zu leben ...

Unbändige Fressgelage (oft im Geheimen, weil man sich schuldig fühlt) wechseln sich ab mit Hungern, Erbrechen, der Einnahme von Abführmitteln oder Diuretika, exzessivem Sport.

Wie würden die Tiere doch völlig verständnislos den Kopf schütteln, wenn sie begreifen würden, worüber (vor allem) die westliche ‚Frau‘ (oder der ‚Mann‘) sich Sorgen macht. Eine Tierwelt, in der ein dicker Bernardinerhund als ebenso schön betrachtet wird wie ein schlanker Windhund.

Und dennoch ist es eine Tatsache, dass sowohl dicke als auch dünne Menschen sich in vielen Fällen weigern, ihre Nahrung noch zu genießen! Um „abzunehmen“.

[38] Lies hierzu mehr in den vorhergehenden Rubriken, sowie in *Das Füllhorn - Psychologische Symbolsprache der Nahrungsmittel* (Einleitung).

Häufig macht man allerlei Fastenkuren unter dem Motto „für die Gesundheit", während es tatsächlich um den Kult des Äußerlichen geht.

Esssucht, Bulimie, tritt sowohl bei dünnen als auch bei molligen Menschen auf; ihnen ist gemeinsam, dass sie Angst davor haben, dicker zu werden, dass sie sich schuldig fühlen, wenn sie mit Appetit essen oder etwas essen, das möglicherweise schreckliche Folgen für „die Linie" haben könnte. Die „Linie" zu Krankheit und Tod, wo nicht mehr genossen werden kann.

Durch die Tatsache, dass man sich schon während des Essens schuldig fühlt, wie ein Dieb in der Nacht, werden bestimmte Nahrungsstoffe nicht in ausreichendem Maße durch den Körper aufgenommen, wodurch keine Sättigung eintritt.
Auch im Gehirn kann das Sättigungsgefühl aufgrund des obengenannten psychologischen Zustands nicht entstehen. Hierdurch bleibt das Bedürfnis *nach diesem spezifischen Nahrungsmittel*[39] unverändert stark. Man wehrt sich ständig gegen die Nahrungsstoffe, die man zu sich nimmt; man kämpft gegen sich selbst, man kämpft gegen das Leben.

Viele *„runde",* gesunde Frauen / Männer weigern sich, ihre Art als Gesund und Schön anzuerkennen; sie wollen im Mode-Karussell mitfahren. Sie bestrafen sich selbst, sie fallen von einem Extrem ins andere; einmal fasten sie, dann wieder fallen sie über Mahlzeiten her wie ausgehungerte Wölfe, weil sie sich selbst schon so lange unterdrückt haben: Bulimie.

Viele *„dünne"* oder bulimische Frauen / Männer finden sich zu dick, oder sie haben so große Angst, dicker zu werden, weil sie, stimuliert von der westlichen Gesellschaft, fürchten, die Anerkennung der „anderen" (und damit häufig ihre Macht über diese) zu verlieren. Drang nach Macht: „Man *muss* mich schön finden." Essen und fasten / erbrechen: Bulimie.

Wo beginnt Bulimie? Der Körper fordert bestimmte Nahrungsstoffe, die normalerweise in jener Nahrung vorhanden sind, nach der man ein spontanes Verlangen verspürt. Aber ... man „hält sich zurück", isst sogar zu wenig, man wehrt sich innerlich gegen „das Essen" aus Angst, dicker zu werden (oder aus einem beliebigen anderen Grund). Hierdurch „akzeptiert" der Körper diese Nahrungsstoffe nicht, so dass das Gefühl der Sättigung nicht entstehen kann. Ein Hungergefühl bleibt bestehen.

Die Nahrungsstoffe werden vom Körper nicht akzeptiert und nicht auf die normale Weise aufgenommen, weil die Person das, wofür sie symbolisch stehen, unbewusst oder bewusst nicht zur Anwendung bringt.[40]

Dies alles hat nichts mit einer ernsthaften Krankheit zu tun, zumindest solange man sich selbst die nötigen Nahrungsstoffe nicht vorenthält (denn erst dann wird der Körper „absterben"), und solange man nicht der Überzeugung zugetan ist, man sei ein kraftloser, immobiler Mensch.

Man sollte stets davon ausgehen, dass es notwendig ist, diese Nahrungsstoffe aufzunehmen, wenn das betreffende Bedürfnis besteht.[41] Und nochmals: vorausgesetzt, dass man hierbei „dem Leben nach" lebt.[42]

---

[39] Lies im Buch *Das Füllhorn - Psychologische Symbolsprache der Nahrungsmittel* nach, warum du gerade Lust auf ein bestimmtes Nahrungsmittel hast. Wie gesund es ist, dies zu essen, solange du nur ‚dem Leben nach lebst', in Liebe, und in der Praxis umsetzt, was dieses Nahrungsmittel von dir verlangt.

[40] Lies über die Symbolik der verschiedenen Nahrungsmittel im Buch *Das Füllhorn - Psychologische Symbolsprache der Nahrungsmittel*.

[41] Hier machen wir eine Ausnahme für bereits „kranke" Menschen wie beispielsweise Alkoholiker und Diabetiker: sie sollten erst die psychologischen Ursachen lösen, bevor sie wieder Alkohol oder Zuckerprodukte zu sich nehmen. Siehe die betreffenden Rubriken in diesem Buch.

[42] Lies hierzu die ersten Paragraphen in diesem Kapitel („Dick und gesund, dünn und gesund") und Teil I dieses Buches.

Kernlösung

Die Lösung für Esssucht oder Bulimie ist erst und vor allem *damit aufzuhören, sich selbst als „Gesamtheit" (Inhalt-in-physischem-Körper) zu verkennen,* sich selbst als ein ‚äußerliches' Maskenbild zu betrachten. Adieu ‚*Gespaltenheit*' innerhalb des *Kultes des Äußerlichen.*[43]

Man wird sich selbst erlauben, leckere Speisen zu genießen, in Selbst-Liebe, zugleich aber das, wofür die betreffenden speziellen Nahrungselemente symbolisch stehen, ebenfalls in das Dasein zu integrieren.[44] So kann man beispielsweise Schokolade genießen, und zugleich in Liebe und Vertrauen dem eigenen Ich wohlgesinnt sein.

Auf diese Weise üben alle Organe ihre Aufgabe gebührendermaßen aus, fühlt ein Mensch sich befriedigt und werden überflüssige Stoffe abgeführt. Menschen mit einem runden Wesen nehmen einen molligen Körper an: die Fettschichten, die gegeben sein müssen, die gut sind für das Gleichgewicht (Geistenergien-Körper; Inhalt-Form) bleiben, andere verschwinden.

Es ist also nicht so, dass ein Mensch notwendigerweise „abnehmen" wird, wenn er der „Esssucht und Bulimie" ein Ende bereitet.

Nein, aber **erst dann, in diesem freudvollen Wagen-sich-selbst-zu-sein ohne Ängste und Obsessionen, wenn man es wagt, die Essbedürfnisse zu erfüllen, nimmt man die Körperform an, die gut ist, die eine harmonische Wiedergabe der inneren Art ist.**

Man nimmt dann ab oder zu, bis man das für diesen Augenblick für einen selbst ideale Gewicht erreicht hat. Dies stabilisiert sich dann ohne Jojo-Effekt.

Eine Person, die im Moment z.B. 90 kg wiegt, wird sich auf diesem Gewicht „stabilisieren" und kann sich auf gesunde, freudvolle, kräftige Weise in ihrer Haut wohlfühlen. Dies bedeutet, dass sie das isst, nach dem sie ein natürliches Bedürfnis empfindet, ohne Angst davor, dicker zu werden. In diesem Abschnitt ihres Lebens wird sie sich in diesem Körperbau mit 90 kg als harmonisch und glücklich erfahren, sie wird weder ab- noch zunehmen. In *anderen Abschnitten* seines Lebens hält derselbe Mensch beispielsweise monate- oder jahrelang *ein höheres oder geringeres Gewicht, in gesunder Atmosphäre,* weil es auch in diesen Momenten nötig ist, *ein gesundes Gleichgewicht* in seiner Gesamtheit als Mensch zu bewahren. *(Inhalt, Geist, Energie – Physischer Körper.)* Dies geht einher mit innerlichen Veränderungen, mit **Entwicklung**, mit der Aufgabe, die er in jenem Moment in seinem Leben hat usw. … Dies ist gut. In bedingungsloser Liebe zu sich selbst wird man dabei auch die Bewegungen machen, die zu der eigenen spezifischen Art passen, ohne von ‚Sportleistungen' besessen zu sein.

An den Bulimie-Betroffenen

Du bist kerngesund, aber du erfährst dich nur als gebrechlich, ängstlich und unsicher auf einem Ozean aus Emotionen fahrend: du vertraust all diesen Gefühlen und deinen eigenen starken Urenergien nicht! Statt sie zu erleben, schluckst du all deine Möglichkeiten, deine Kreativität, deine Ängste, deine natürlichen Gefühle von Aggression und Tatendrang hinunter ... ; du schluckst sie hinunter, hast Angst, von einem unzuverlässigen Selbst mitgesaugt zu werden.

Heruntergeschluckte Aggression: durch deine Minderwertigkeitsgefühle hast du schmerzhafte Ereignisse, bei denen andere dich gedemütigt oder verletzt haben, angezogen und in dein Leben gebracht.

[43] Lies mehr über diese Gespaltenheit in Teil I dieses Buches, im Kapitel mit dem Titel: „Der Kult des Äußerlichen, oder: die schizoide, gespaltene Abweichung in unserer Gesellschaft, im Menschen selbst".

[44] Lies hierzu mehr in dem Buch *Das Füllhorn - Psychologische Symbolsprache der Nahrungsmittel.*

Du wurdest mit diesem Selbstzweifel geboren: jetzt wirst du damit konfrontiert. Andere reagieren nur auf deine innerlichen Überzeugungen über dich selbst!

Und du flüchtest weiter weg von dir selbst ... Du lebst nicht wirklich und entschlossen, wie du dies selbst gerne tun würdest. Du fühlst dich leer und versuchst dich einerseits mit der Nahrung aufzufüllen, die es in deinen Augen als Ersatz für die wirkliche Nahrung gibt, die du dir selbst vorenthältst: Selbstachtung, Anerkennung, Ausleben all deiner Möglichkeiten ... Liebe zu dir selbst. Weil du dich selbst zu sehr unterdrückst, verlangst du, dass andere Menschen dich lieben und respektieren sollen: du meinst, dass dies von äußerlichen Faktoren abhängig ist, davon, ob du zu dick oder zu dünn bist oder nicht; du wirst versuchen, dich nach den Sehnsüchten anderer auszurichten: in dieser Gesellschaft, denkst du, wirst du mehr Liebe und Aufmerksamkeit bekommen, wenn du dünn bist. Du bist hart zu dir selbst, du peinigst dich selbst, du enthältst dir deine Weichheit vor ... kurz, ein Teufelskreis, der nach Fastentagen wieder in Essgelage mündet, weil du dich noch elender und verlassener fühlst.

Du bist faktisch hochempfindlich und sensibel, aber du hinderst dich selbst daran, sensibel zu genießen, weil dieser Genuss auf dich „schlecht" wirkt.

Du unterdrückst deine notwendigsten Essbedürfnisse ... was natürlich den Hunger und die Essbedürfnisse weiter verstärkt: unkontrolliert lässt du dich dann gehen, mit dem Gefühl ‚ich begehe hier eine furchtbare Sünde, aber wenn ich dies nicht tue, sterbe ich'. Danach könntest du dich übergeben vor lauter Ekel vor dir selbst und besteht die Möglichkeit, dass du dir den Finger in den Hals steckst. Unterdrückung deiner Selbstverwirklichung führt zu wahrer innerlicher Aggression; dieser innerliche aufgeregte Zustand kann nur durch Massen von Nahrung beruhigt werden. Du sitzt da einfach herum, dein Leben läuft vorbei, du trauerst und tust nichts ... Diese Ohnmacht macht dich fast wahnsinnig. Du flüchtest, du lässt dich im Tierischen versinken, in deinen Instinkten, im Rein-Körperlichen: du ignorierst oder knüpfst keinen Kontakt mit *deinen schönen höheren Bewusstseinsenergien,* du bleibst auf primitive Bedürfnisse fixiert, *weil du dich noch immer in der Baby-Wiege mit einem Schnuller versteckst* ... denn du fühlst dich so Nichtig, klein, du hast Angst, erwachsen zu werden, weil du nicht an dich selbst glaubst!

Du erfährst nur deine weiche Verletzlichkeit, du glaubst, dass du andere „brauchst", du bist „abhängig" von anderen, von Lobpreisungen: weil du die Kräfte deines tiefsten Selbst verkennst. Wie lange noch machst du dir selbst weis, dass du schutzlos und klein bist? Gib dich deinem höchsten ICH hin, deinen tiefsten Gefühlen und baue dein Leben in Selbstsicherheit aus. Du hast Angst, dass jemand dir deinen Schnuller, deine Nahrung wegnimmt? Gib dich dem nun hin: lasse dich selbst nun die Nahrung voll und ganz genießen, ohne Selbstbehinderung! So wirst du merken, dass Bedürfnisse sich nach einer gewissen Zeit von selbst verändern. Komme näher zu deinem tiefsten Selbst. Fühle all deine Kräfte und versäume es nicht, sie vollständig auszuleben. Friss nichts mehr in dich hinein, sei du selbst und störe dich nicht mehr daran, was andere über dich denken. **Liebe dich selbst, erkenne deinen Wert voll und ganz: dann wirst du mit Freude essen und dich selbst deswegen nicht mehr verurteilen.** Der Verdauungsprozess verläuft dann flotter und du wirst das Gewicht bekommen, dass du in diesem Moment brauchst.

Hemme dich nicht länger, auf keinem einzigen Gebiet, gib dich selbst nun einfach dem hin, was dein Körper an Nahrungsmitteln verlangt, erlege dir selbst keine strengen Diäten auf. Richte dich vielmehr in erster Linie auf deine Kräfte aus, auf deine Kreativität, auf einen höheren Inhaltlichen Wert. Verwirkliche dich selbst und blockiere nicht länger deine Energien, die durchbrechen wollen. *Denke* nicht länger an Nahrung, *ISS* dann, wenn du ein Verlangen danach empfindest! Richte dich jetzt auf höhere Ziele ... dann fällt dieses Problem (Bulimie) schließlich weg. Es ist die einzige Art, es loszuwerden: lass es los. Lebe dich aus mit diesem innerlich mächtigen Gefühl des Selbstvertrauens.

Du bist du; du bist einzigartig, so wie du bist. Streiche alle Indoktrinationen von früher und lebe in Freude aus deiner wahren Art heraus. Ist es deine Veranlagung, rund zu sein, dann ist dies gut; ist deine Veranlagung, dünn zu sein, dann sei dünn. Versuche nicht ‚abzunehmen': sei einfach du selbst und genieße den Jetzt-Moment in vollen Zügen. Auf diese Weise wirst du auch Menschen treffen, die zu deiner wahren Art ‚passen'.

BULIMIE ist wie eine angstvolle, gehetzte Flucht aus dem eigenen tiefsten Wesen, *weg* zu einer zweiten Persönlichkeit hin. Du fühlst dich nicht so gut in dir selbst, du kämpfst gegen deine tieferen Emotionen und du stellst eine Glasglocke darüber. Eine stramme Rüstung, ein Image, wird über eine sensible Weiblichkeit gestülpt. Angst vor dem Dunklen, Tiefen, Drohenden in dir selbst. Oft verlierst du deinen Realitätssinn und flüchtest dich in Fantasie zu schöneren Orten. Du bekommst dein gesamtes Selbst nicht in den Griff, alles scheint dir zu entgleiten; du sehnst dich nach Liebe und Zuwendung. Gefühle der Entfremdung führen zu Aggression, dann wieder lässt du dich selbst hängen, *lässt* dich selbst leben ...

Suche also Kontakt mit deinem tiefen, hellen Kernpunkt und habe keine Angst vor deinen Emotionen, vor deinem kräftigen Ich! Krieche ganz in dich hinein und werde zu einer Einheit. Erlege dir selbst keine strengen Beschränkungen auf, so frustrierst du dich nicht noch weiter und kann das Zwanghafte verschwinden. Viel und lecker essen ist in Ordnung, wenn dies spontan, ohne Jagd oder Flucht, ganz natürlich aus dir selbst kommt.[45] Höre also damit auf, vor deinen tiefen Ängsten wegzulaufen; wirf das Un-echte weg, wirf dein aufgebautes Masken-Ich weg; Schutz oder ein falsches Image gegenüber der Außenwelt ist unnötig, wenn du dir des Wichtigsten bewusst wirst; verlasse dich nur auf dich selbst, unabhängig davon, was andere sagen oder denken mögen; wage es, dich selbst in vollem Umfang und ohne Grenzen zu erleben; schränke dich nicht länger selbst ein, komme zu einer Eintracht in dir selbst und lebe in Vertrauen auf die eigene Kraft. Wage es, deine Gefühle zu erleben, zu teilen. Lebe im ‚Hier und Jetzt', in deinem Körper, nicht nur in deinen Gedanken.

„ICH BIN": lebe in Liebe von dir selbst aus. Die äußerliche Form, die zu dir passt - gesund mollig oder gesund dünn -, wird folgen. Vertraue dir selbst und höre in Bezug auf die Ernährung auf deine Bedürfnisse. Kämpfe nicht länger dagegen an. Deprogrammiere dich selbst, wenn du wie ein Sklave in einer Herde mit ihren äußerlichen ‚Normen' programmiert bist.

Wenn du anerkennst, dass alle Macht über dich selbst und dein Leben in dir selbst liegt, statt die Macht über dein Leben irgendwelchen „Normen" zuzusprechen, beginnt die wahre Transformation. Voraussetzung hierfür ist, dass du auch deinen ‚**Machtgriff**' über andere (andere zu dir ziehen zu wollen) los-lässt und nur noch ***gibst***. Du saugst keine Menschen mehr herein wie ein hufeisenförmiger Magnet, ihnen ein Glück vorspiegelnd, das es überhaupt nicht gibt, solange du am bulimischen System festhältst. Transformiere, auch für dein eigenes Glück, dieses einsaugende energetische Feld in eine gebende Vibration, in Dankbarkeit dafür, wer du als autonomes Wesen bist. Wenn du dir selbst *gibst*, wirst du automatisch auch anderen geben.

[45] Außer wenn du nicht ‚dem Leben nach' lebst und / oder bereits an einer Krankheit wie z.B. Diabetes leidest.

Wenn es dich auf diese Weise nicht mehr nach der Anerkennung der Außenwelt ‚verlangt', wirst du es einfach wagen, du selbst zu sein. Du wirst *die* Bewegungen machen, die zu deiner Art passen, keineswegs in Passivität hängenbleiben. Du wirst *die* Körperform annehmen, die gut für dich ist, ob mollig oder dünn. Dies ... unter der Voraussetzung, dass du ‚dem Leben nach' lebst![46]

In dieser Liebe zu dir selbst wirst du auch Menschen begegnen, die dich wirklich lieben, so wie du *wirklich* bist, und nicht mehr wegen eines Schein-Körpers. Und Krankheiten werden sich keine entwickeln, wenn diese Selbst-Liebe (was das Gegenteil ist von Selbst-Hass und Egoismus) in dir bestehen bleibt.

IMMOBILITÄT MOBILITÄT

Unbeweglich, beweglich: beim „dünnen" und „molligen" Menschen

---

A. Immobilität mit bestimmten Absichten des eigenen lebenden Selbst-Kernes

Immobilität aus guten Gründen beim Menschen, in TRANSFORMATION Evolution, ob er nun sehr wenig oder sehr viel wiegt

Zuallererst muss erwähnt werden, dass es „Immobilität" – Unbeweglichkeit – an sich beim lebenden dicken / dünnen Menschen nicht gibt. Das Gehirn funktioniert, die Eingeweide funktionieren, das Herz schlägt, das Blut strömt, Gefühle verändern und drehen sich, die Beweglichkeit in *jeder* Körperzelle usw. ...

Und es muss betont werden, dass der Mensch über eine kurze oder lange Zeit unbewusst einen Körper formt, der in diesem Fall nicht spazieren oder beispielsweie nicht auf seinen eigenen Füßen stehen kann. Das innere Selbst verfolgt hiermit einen ganz bestimmten „Zweck" zugunsten einer Entwicklung. Diese Gründe sind dann höchst individuell.

Einige Beispiele: **Person A.** braucht es, mit ihrem totalen Geistes- oder Bewusstseinsinhalt *ganz besonders* nah zu sich selbst zu kommen, irdisch-anwesend zu werden als ICH, um nicht in Geist und Gedanken wegzuflüchten, in ADHS usw. ... Aus diesem Grund wird sie sich selbst unbewusst daran hindern, stehen, wandern, rennen, Fahrrad fahren zu können usw. ...

Person B. legt zu viel Wert auf das Äußere und findet eine träge Schildkröte „nicht gut", dieses schöne Tier. Er bewundert zu Unrecht jene Menschen, die den Schein-Schönheitsnormen der Gesellschaft entsprechen; diese Schein-Menschen sind vielleicht sehr dynamisch, aber ihr Körper wurde nicht vom Herzen, vom eigenen Inhalt aus gebildet. Hier muss, mit anderen Worten, einmal gründlich mit dem Idealisieren der Schein-Welt klar Schiff gemacht werden. Er darf sich selbst in Liebe erleben, darf sein, wie er als Mensch ist, nicht weglaufen vor dem eigenen warmen Herzen, seinem wirklichen Wert, seinem äußerst dünnen oder dicken Körper. Nicht mehr denken, dass leere Puppen wie Barbies und Tarzans schön seien oder auch nur irgendeinen Wert in sich tragen.

Still sitzend – oder liegend – zu der Einsicht gelangen, wie schön und einzigartig der eigene Körper ist ... wenn dieser aus Selbst-Liebe und Dankbarkeit für das eigene ICH gebildet wird, ob man nun sehr viel oder sehr wenig wiegt. Ei-

[46] Lies die ersten Abschnitte dieses Kapitels „Essen, Essprobleme, Nahrung" sowie den ersten Teil dieses Buches.

ne vollkommene „Heimkehr“ in das eigene irdische Seins-ICH. In deinen tief innerlichen Quellen-Kern, in dein Herz voller Liebe. *Dann* kommt der Augenblick, in dem ein Mensch erfährt: die Zeit ist reif für Transformation.

B. Die Zeit ist reif

Beweglichkeit
Zu- oder abnehmen

Letztlich, sobald es gut für dich ist, eine größere *Beweglichkeit* zu entwickeln. Die Zeit ist reif für etwas *Anderes*.

Häufig geht dies mit dem **Verlangen** nach anderer Nahrung und einem veränderten Ernährungsmuster einher, oder mit einer **bewussten Entscheidung,** sich nun anders zu ernähren, und entweder ab- oder zunehmen zu wollen, doch gemächlich, in Selbstliebe. Dein Lebender Selbstkern wird es dich merken lassen.

Du hast Lust auf Transformation, zu Beweglichkeit zu kommen, und dann kommt dies auch, ob es nun darum geht, dass du Füße und Zehen bewegst, in die Hände klatschst oder deinen Kopf drehst usw. ... : dies kann einen Prozess zu weiterer körperlicher Beweglichkeit in Gang setzen, immer mehr... aber... das IST KEIN MUSS. Der eine Mensch wird starke Muskeln entwickeln und zunehmen, während der andere runde Mensch in dieser Mobilität abnehmen wird.

Niemals etwas erzwingen und sich nicht gegenüber den rennenden Hasen und springenden Hunden, gegenüber anderen Menschen, die im Gegensatz zu einem selbst *sehr wohl* laufen, als „minderwertig“ betrachten. Sie sind einfach nur ANDERS als du.

Liebe ist immer der entscheidende Punkt (die Quintessenz): in dir, in den anderen Menschen ...

Wachstum hin zu Mobilität

Zuerst und vor allem: liebe dich selbst sehr, wie immer du auch bist. Beginne gemäß der Überzeugung zu leben, dass du mobil werden kannst / wirst, dass du geboren bist, um als ein starker Mensch durch das Leben zu gehen, in Mobilität. Wenn du fühlst, dass die Zeit reif ist, dann passe nötigenfalls vorsichtig dein Ernährungsmuster an und beginne damit, sanfte Bewegungen zu machen. Überanstrenge oder strapaziere dich niemals, sondern sei davon überzeugt, dass du langsam, aber sicher, Schritt für Schritt, größere Mobilität entwickeln darfst. Störe dich nicht im Geringsten an dem, was die anderen darüber denken oder sagen. Ein derart üppiger Inhalt, wie er in dir vorhanden ist, darf jetzt wie eine prachtvolle Sonnenblume aufblühen! Auch Ärzte und andere Menschen dürfen dir in deiner Selbst-Liebe zu Diensten sein. Du bist kein Trottel, sondern ein lieber Mensch in Transformation. Lasse dich daher auch, in Selbstrespekt, bedienen. Jetzt ist die Zeit angebrochen, in der du deinen wahren Wert als Mensch anerkennst. Bleibe dir selbst immer, ein Leben lang, treu: habe nicht den Willen, zu schnell zu evolvieren, sondern tue dies auf ausgeglichene Weise. Lebe immer in großer Liebe zu dir selbst und steigere allmählich deine Bewegungen. GLAUBE daran, gutherziger Mensch!

•

Vergiss niemals, dass du das Gewicht und die Mobilitäts-Möglichkeiten hast, die IN DIESEM MOMENT zu dir gehören. Und *fühle* es, wenn du daran etwas ändern solltest, nach dem Gesetz des Lebens, nicht nach dem dummen Kult des Äußerlichen, nicht, weil du es begehrst, Sport zu treiben oder zu rennen, sondern: höre auf diese liebevolle Stimme in dir, die dir sagt: „Ja, es fühlt sich gut an, meine Arme oder Beine anzuheben, oder mich in ein Schwimmbad rollen zu lassen, um herrlich meinen ‚fleisch-fetten’ Körper zu genießen, treibend oder sich langsam fortbewegend," usw. Oder: „Ja, es fühlt sich richtig an, mein Essverhalten nun ein wenig zu verändern."

Bleibe ganz nah bei dir selbst, du bist gut und schön, wie du bist, solange du nur aus Selbst-Liebe heraus lebst. Der ‚Große Mensch', der seine einzigartige Art erlebt, ob er nun dick oder dünn ist, der tut, was sein Herzensgefühl ihm eingibt.

Wenn es für dein lebendes Selbst gut ist, wird die Mobilität zunehmen, aber wenn dies im Moment nicht gut ist, solltest du nicht versuchen, etwas zu erzwingen.

Denn schließlich gilt: in deinem Inneren vollzieht sich eine großartige Entwicklung ... auch wenn kein *anderer* Mensch dies „sehen" kann. Wenn es aus diesem Grunde gerade besser ist, noch eine Zeit lang „immobiler" zu bleiben, dann lasse es so „sein". Denke dabei an die zahllosen Sportler, die sportliche Leistungen erbringen und dann überraschend sterben oder erkranken, weil sie sich Innerlich nicht in die Richtung entwickeln, die das Leben von ihnen forderte ... Ein Seehund ist auf eine andere Weise mobil als ein Regenwurm, ein Maulwurf oder ein Elefant. So ist es beim höchst-persönlichen Menschen auch.

Öffne dich, liebe dich selbst, folge deinem Herzen, glaube an dich selbst und schere dich nicht darum, was andere sagen.

C. Überzeugungen und Beweglichkeit

Wenn der Moment kommt, in dem dein Lebenskern dich fühlen lässt: „Jetzt ist mehr Mobilität, wenn vielleicht auch nur ein wenig mehr, gut für dich", *dann* solltest du keinen Widerstand leisten. Dies wird mit innerlichen Veränderungen einhergehen. Erzwinge nichts, sondern höre sanft auf dein Herz und mache nur die Bewegungen, die sich für dich ‚gut' anfühlen.

Ein Mensch, der innerlich ‚festgefahren' ist, kann eine bestimmte Krankheit, einen bestimmten Körper ‚bilden', der das Ergebnis dieser festgefahrenen Situation widerspiegelt.
Weigert man sich beispielsweise bewusst oder unbewusst, auf die tiefsten eigenen Gefühle zu hören, oder fährt man sich selbst in einem Lebensmuster ‚fest', innerhalb dessen es der einzige Wunsch ist, von anderen für gut befunden zu werden, oder leistet man (unbewusst) Widerstand gegen wahre Selbst-Liebe ... dann kann man einen Körper bilden, der ein Spiegelbild dieses innerlichen Stillstandes ist: man kann Lähmungen und andere Symptome entwickeln, die einen an einen Stuhl oder an ein Bett fesseln, man kann ein äußerst zerbrechliches Skelett entwickeln, man kann einen zu schwachen und dünnen Körper formen, wodurch man nicht mehr auf eigenen Beinen aufrecht stehen kann, oder man kann eine Körperform mit kolossalen Proportionen annehmen mit dem Gefühl, nicht mehr aufstehen oder umhergehen zu können usw. ...

Hier liegt ein psychisches Syndrom vor, dass man „Unbeweglichkeit" nennen kann, und das sich in verschiedenen Formen äußern kann, sowohl bei Leicht- als auch Schwer-Gewichten.

Die Psyche ist krank und der Körper reagiert darauf: beispielsweise das Gefühl des „ich sitze fest", oder die Überzeugung ‚ich bin schwach, wertlos, unvermögend, ich kann nicht auf meinen Beinen stehen, ich bin nicht in der Lage, mein Leben von mir selbst aus zu erleben und zu tragen' usw. ...
Diese tiefliegenden Überzeugungen können schließlich dazu führen, dass der Mensch einen zerbrechlichen oder unbeweglichen Körper entwickelt.

So können wir zwei gleichermaßen äußerst dünne Menschen neben einander stellen, von denen einer laut klagt, er sei zu schwach zum Aufstehen, während der andere fröhlich herumhüpft.

So können wir auch zwei äußerst dicke Menschen neben einandere stehen sehen, von denen einer tagelang nichts lieber tut, als Bäume zu fällen und zu schwimmen, während der andere regungslos im Bett liegt, unbeweglich (doch beachte: siehe auch vorige Rubrik A. In bestimmten Fällen geht es um gesunde Immobilität zugunsten der eigenen Innerlichen Entwicklung).

Man macht es sich zu einfach, wenn man die Ursache von Unbeweglichkeit in der äußerlichen Gestalt oder dem Körpergewicht an sich sucht. Die zugrundeliegenden Überzeugungen und, als Folge hiervon, eine ganz bestimmte Art des Lebens, führen zu Beweglichkeit und Kraft oder eben zu Unbeweglichkeit und Schwäche. Allerdings wird der Körper **immer schwächer** und zugleich unbeweglicher werden, wenn negative Überzeugungen bezüglich des eigenen Unvermögens und der sich daraus ergebenden Lebensweise **andauern**.

Eine vollständige Transformation dieser „immobilen" extradünnen oder extradicken Menschen ist möglich, wenn sie begreifen, dass DÜNN und STARK sowie DICK und BEWEGLICH *sehr wohl* gleichzeitig möglich sind. In erster Linie ist ein Umpolen von Überzeugungen erforderlich. Meist geht diese Transformation von Einsichten mit einer Gewichtszunahme oder -abnahme in gesundem Sinne einher. Mit einer Veränderung von Gewohnheiten, Essmustern usw. ...

Ein ‚unbeweglicher Körper' ist häufig, aber nicht immer, ein Signal des Lebenden Selbst, dass man seine Überzeugungen umbauen sollte in: „Ich bin sehr wohl kräftig und beweglich."

SCHLUSSFOLGERUNG:

Man muss die Überzeugung loslassen, Dick-Sein oder Schwer-Leibigkeit müssten mit Kraftlosigkeit oder Immobilität einhergehen, und dabei denken wir noch nicht einmal an die schwerste Kategorie von Gewichthebern, Kugelstoßern oder Ringern.

Passe deine Überzeugungen und infolgedessen die dazugehörige Lebensweise nötigenfalls an. Dasselbe gilt für den dünnen Menschen, der in der Überzeugung lebt, er sei schwach.

Aber, wie bereits gesagt und erwähnt in Punkt A. : wenn dein Lebenskern es aus guten Gründen für deine Evolution für heilsam erachtet, dass du als Mensch einen Zeit lang in ‚Immobilität' oder Unbeweglichkeit lebst, dann ist dies gut. Begreife und akzeptiere dies dann! Die nächsten Phasen kommen später ... Geist-und-Körper in *einem*. Alles zum ‚richtigen' Moment.

Dies ist ein **Reifungsprozess**, der Geduld, Liebe erfordert und keinen Widerstand. Eine klare Einsicht sowie das Umpolen bestimmter Überzeugungen wie in den obigen Texten beschrieben wurde.

Fixiere dich nicht auf die „äußerliche" Form: diese ist für Leben ohne Belang. **Fühle dich liebevoll und gesund**, ob dick oder dünn, und wenn dies nicht der Fall ist, dann suche die tiefere Ursache davon, wie in den obigen Kapiteln beschrieben.

Durchlaufe deinen eigenen Wachstumsprozess zu einer größeren Beweglichkeit, wenn die Zeit hierfür reif ist.

F

MORBUS FABRY

seltene „erbliche" Speicherkrankheit, bei der durch einen Enzymdefekt bestimmte Abfallstoffe nicht aus den Zellen entfernt werden, sondern dort gespeichert werden, wodurch die Zellen der betreffenden Organe (u.a. Nieren, Herz, Nervensystem) beschädigt werden

Kernursache

Du meinst, gefangen zu sein, sozusagen wie eingeschnürt. Fühlst du dich in einer bestimmten Situation gefangen, so ist dies die Folge der Tatsache, dass du dich selbst gefangen hältst, dass du dich einschnürst und dir nicht den vollen Raum gibst, zu sein, wer du ganz und gar bist. Deine Lebens-Energien können nicht frei heraus durchströmen; du hältst dich selbst gefangen. Warum dich so einschränken, zuschnüren? Du gibst dir keinen Raum zum Atmen, keine volle Bewegungsfreiheit. Du gürtest dich eng und auf erstickende Weise. Energien können nicht länger frei und ungehindert fließen.

Hast du Angst davor, dass es dich alles überspülen könnte, diese Energien und Emotionen? Dann vergisst du, dass du Meister dessen bist, wenn du es willst! Du betrachtest das Leben zu viel von unten, wie eine Larve, die noch nicht genau weiß, wie sie sich entpuppen und den Weg nach oben bahnen soll, um als Schmetterling aufzusteigen. Halte dich nicht länger im „Untergrund", komme zur Freude um dein Sein! Oder hast du Angst, „im Nichts" zu landen? Klammerst du dich ängstlich an Menschen, Dinge, Strukturen außerhalb von dir..., weil du meinst, dass es in dir keine sichere Basis gibt? Das redest du dir natürlich selbst ein. Mache dich innerlich frei, reiße diese einengenden Bande, die du um dich herum aufgebaut hast, definitiv herunter; erlebe die absolute Freiheit, du *selbst* zu sein! Sieh genau hin: IN dir wohnt eine sichere, zuverlässige immerlebende Kernkraft. Baue dein Leben auf nichts anderes als auf diesen inneren Mittelpfeiler, urstark und unsterblich. Fürchte dich nicht: Du hast dein Leben in der Hand. Du brauchst dich nicht länger „abzusichern", in ein System zu zwängen, dich irgendwo hinein zu schieben, ein-zu-„spannen"..., um eine Art von Stabilität und Sicherheit zu erfahren. Das nimmt dir nur den Atem.

Erkenne doch, welch ein Reichtum in dir wohnt; lasse diese Talente, diese Gefühle in dir dort nicht ungenutzt und festgeschnürt ‚einfach so' brachliegen... Mache etwas daraus! Es steckt SO VIEL in dir, so viele prachtvolle Schöpfungskräfte, so viele Lebensenergien, so viele Gefühle. Hole das Reinste, das Schönste aus dir selbst, und lasse es doch existieren! Gib dir selbst die Möglichkeit, ein offenes und frohes, freies Leben zu führen! Es ist zu schade, dass du deinen Inhalt so verkennst, leugnest und nicht aufblühen lässt...!

Hast du Angst davor, sozusagen in ein tiefes, dunkles Loch zu fallen? NUR DU HAST DIES IN DER HAND: Richte deine Gedanken und Erwartungen in gutem Sinne aus! Erwarte nur das Schöne. Erkenne, dass du dich selbst aus jedem ‚Loch' holen kannst, indem du deine Überzeugungen umkehrst: *Erkenne,* dass du ein Schmetterling bist, der aus dem Loch hinausfliegen kann; du bist ein Mensch, keine Larve! Fliege hoch! Gib dir selbst die Möglichkeit, dich über dein dunkles Überzeugungsschema zu erheben. Du hast dir weisgemacht, dass etwas oder jemand außerhalb von dir über dein Leben bestimmen würde, das Schicksal oder ein Gott? Nein…, DU hast dein Leben in Händen: Befreie dich, mache etwas Schönes daraus. Die Wirklichkeit folgt deiner Energie-Steuerung, deiner Anpassung von Überzeugungen. Lebe also nicht länger nach der Vorstellung, dass du dich fest-halten, innerhalb einer bestimmten Struktur gefangen-halten müsstest; brich dort aus! Brich aus *jeder* Zwangsjacke aus! Schlage eine Bresche in deine Gefangenschaft, und fühle dich wie ein Meister, der sein Leben steuern und korrigieren kann, der seine Gesundheit *selbst* in der Hand hat!

Möglicherweise hast du das Gefühl, dunkel schäumenden, gärenden Emotionen ‚ausgeliefert' zu sein: Das redest du dir selbst ein.

Kernrichtung

Das Leben bittet dich, die Dinge heller zu betrachten, zu erkennen, dass du alles leicht und froh geschehen lassen kannst: Nur DU kannst etwas aus deinem Leben machen. Nur DU hast zu entscheiden, ob du leben oder nicht-leben wirst. Breche mit jeglicher – sei es unbewusster – Form von Selbst-Zerstörung! Hole dich selbst „nach oben"; hole dich ins Licht. Höre auf dieses innere Licht, auf deinen inneren Reichtum an Schätzen, der nach draußen strömen möchte. Sieh das Leben nicht als dunkel an: Du kannst die Tideströmung umkehren, wenn du allein nach der Erwartung lebst, dass alles leicht und schön wird, und dass DU dich nehmen und zu diesen schönen, frohen Sphären hin lenken wirst!

Einhalt den Gedanken von Dunkelheit, Ängsten und Abgrund. Das Leben liegt hoch oben in dir und wartet auf deine Meisterschaft. Ergreife dich selbst, und höre auf dein Herz, zwänge dich nicht mehr ein. Gib dir jede Chance, frei zu leben…, zumindest wenn du leben ‚willst'? Oder möchtest du im Grunde lieber nicht sein, willst du in den Abgrund? Nicht doch? So ergreife dich, und richte dich auf den Aufstieg in dir, auf ein wohltuendes, himmlisches Wärme-Erlebnis in dir, in deinem Körper, und hebe jede Form von Selbstzerstörung und Gefangen-Haltung auf. Komme liebevoll zu dir selbst nach Hause, GIB dir das Leben…, du bist dessen mehr als würdig, Mensch! Nur, DU musst es *selbst* machen!

Erlebe dich nach Seele und Körper, warm-herzlich in deinem Gefühl, ohne die geringste Selbst-Einengung! Greife nicht außerhalb von dir nach Rettungsringen, denn die blockieren dich lediglich… Lebe auf eigenen Füßen, von deinem warmen Herzen ausgehend, frei und ungebunden. Erlebe Freude am Leben, am Kontakt zu anderen, aber halte dich nirgends ‚eisenhart-fest' gefangen! Lenke diese starken Energien, Emotionen auf meisterhafte Weise in dir, und mache jetzt etwas Schönes aus deiner Existenz. Du kannst es! Mit beiden Füßen feste auf dem Boden, links und rechts, Gefühls-Körpererfahrung und Denken-Geist im Gleichgewicht, selbstsicher, als Kapitän deines Lebensschiffes!

Lies hierzu eventuell die Symbolik zu den *Nieren, zum *Herzen, *Gehirn usw. … in der diesbezüglichen Rubrik nach.

NACH HINTEN FALLEN

Kernursache

Angst davor, sich weiterzuentwickeln oder veralterte Ansichten loszulassen. Du traust dich nicht, dich nach außen vollkommen so zu zeigen, wie du dich innerlich fühlst; vielleicht schenkst du dem, was andere denken oder sagen, mehr Bedeutung, als deinen persönlichen Gefühlen treu zu bleiben. Nicht die Wertigkeit in den Augen der anderen, sondern der Wert, den du dir selbst zuerkennst, macht wahrhaftiges Königtum aus!

Baust du dein Leben auf unsicheren Werten auf? Das Zepter, das du trägst, deckt vielleicht innere Unsicherheit? Bist du in religiösen oder philosophischen Auffassungen gefangen, die dich beschneiden? Klammerst du dich forciert an alte Gewohnheiten oder Strukturen, anstatt dich auf ehrliche Weise mit Neuerungen auseinanderzusetzen, die notwendig sind? Fühlst du dich ‚getroffen' oder in deinem Kern verletzt? Fühlst du dich bedroht, von deinem Thron gestoßen? Dann ist dein Leben auf Sand gebaut.

Kernlösung

Zeit für Transformation! Widersetze dich nicht. Lasse alles fließen. Leiste wirklicher Entwicklung gegenüber keinen Widerstand mehr, so dass du nicht unbewusst einen Staatsstreich erneuernder Energien provozierst! Klammere dich nicht an überholte Werte, und folge deiner tiefsten Intuition: Auch wenn du möglicherweise verwirrt bist, dein tiefstes inneres Selbst weiß sehr genau, was am besten für dich ist, widersetze dich also nicht neuen Wegen, die du bereits unbewusst hervorgerufen hast. Kräftige Erdung: hier-und-jetzt in deinem Körper, nicht ständig *fort* mit deinen Gedanken. Lebe nicht für die Augen anderer, sondern von deiner eigenen Basis aus. Höre auf die Uranus-Kräfte in dir.

NEKROTISIERENDE FASZIITIS

Fasciitis necroticans
oft lebensbedrohliche Infektion mit der Bakterie Streptococcus pyogenes (der sogenannten „fleischfressenden Bakterie"), im Allgemeinen über eine kleine Wunde, danach Verbreitung über das Bindegewebe der Unterhaut und Vernichtung von Muskel- und Fettgewebe, sehr schmerzhaft

---

Kernursache

Der Mars-Pfeil ist bereit, hält sich jedoch noch zurück. Wie der Kopf der Penis-Eichel, der sich zeigt, jedoch inaktiv. *Das ‚männliche Prinzip' hält sich selbst auf,* aber dennoch ‚zeigt' es sich: als eine Ja-Nein-Haltung, *bei der verdrängte Kräfte einen ansaugenden Effekt auf andere Menschen haben.* Dies ist ein subtiles energetisches Geschehen, es verläuft unbewusst oder bewusst, dies hängt vom einzelnen Menschen ab. Derjenige Mensch, der nicht an sich selbst glaubt, an seine Mann-Menschkraft, wird sich matt verhalten, sich zurückhalten, den ‚Mann' zu sich hinsaugen, eventuell sexuell, oder in einem anderen Sinne.

Es geht um eine Bewegung, die nicht ‚abgeschlossen' wurde / wird. Wie Finger, die sich in einander verschränken, allerdings hält sich der Mittelfinger beim Falten nicht völlig gebogen. Er steht aus den gefalteten Händen hervor, was natürlich darauf hinweist, dass viele Energien sich auf dem Hauptweg des Lebens manifestieren möchten. Aber du als Mensch hältst dich selbst zurück.

Eine herausfordernde Haltung (unbewusst oder bewusst), weil die natürliche Durchströmung zurückgehalten wird, wie bei der Ebbe-Bewegung des Meeres. Ein anderer Mensch kann darauf unbewusst oder bewusst reagieren, indem er dieser Tatsache gewahr wird und mit voller Kraft versucht, eine ‚Flut' daraus zu machen / eine ‚Flut' erleben will. Auf sexuellem oder einem anderen Gebiet.

Alte Brücken möchten beispielsweise gerne in die Luft gesprengt werden, aber die Zeit ist noch nicht reif: so verzögerst du alles in dieser von Zaudern beherrschten Überzeugung. Wie der rechte Flügel eines Flugzeugs, der ent-2-bricht: ein Ganzes wird auseinander genommen. Etwas sucht nach einer Lösung, einem Entkommen. Nun kann zumindest Luft hindurch, aber dies ist zugleich gefährlich durch ein Übergewicht des Denkens statt Tuns. Es wird um die Suche nach einem neuen Gleichgewicht gebeten, damit keine Zwischenlandung nötig wird! Du wirst aufgefordert, vollkommen einer Meinung zu sein mit deinem lebenden Selbstkern, in Einheit zu existieren und weiterzugehen.

Lustlos, manchmal matt-schlapp, was wirst du tun?
Du leidest und hängst gleichsam an ein Kreuz gebunden, aber derweil öffnest du regelmäßig dein linkes Auge und schaust wütend um dich herum: du bist gar nicht tot. Du hältst still und leidest, aber das hast du dir selbst zuzuschreiben. Steige von diesem Kreuz herunter! Mache anderen keine Vorwürfe. Nimm dein Leben in deine Hände und tue etwas dafür. Brich mit der Passivität, mit der Nicht-Aktion und schreite fort auf deinem Hauptweg!

Wie ein Opfer scheinst du mit deinem Körper nach unten zu baumeln, nur dein Kopf liegt auf einem Tuch, gerade noch nicht aufgehängt: „Hilfe!“ Zugleich ist es, als ob du Komödie spielst und deine Füße fast den Boden berühren. *Willst du Aufmerksamkeit,* verlangst du, dass jemand anderer dich da herausholt? Du weißt es schon, aber du fühlst dich so sehr in deine Panik ein, dass du diese nicht mehr relativieren kannst. Eigentlich gibt es keinen Grund zur Aufregung, aber du machst dich verrückt, indem du dir selbst ängstlich-negative Überzeugungen ans Bein bindest.

Kreuzigt mich bitte nicht, ertönt es aus deinem Mund, als ob die Entscheidung hierüber bei einem anderen liegen würde. Es gibt nichts, was du von einem anderen erbetteln musst, vielmehr solltest du kräftig auf eigenen Füßen stehen und resolut geradeaus springen.
Mach dieser „Show“ ein Ende und werde dir der Tatsache in vollem Umfang bewusst, dass du in deinem Leben alles selbst bestimmst, dass du nicht die Aufmerksamkeit anderer zu wecken brauchst, indem du eine Krankheit oder eine penible Situation hervorrufst. Wenn es sich dabei um einen bisher UNBEWUSSTEN Prozess handelt, dann werde dir dieses Prozesses nun BEWUSST.

Du würdest schon anfangen und möchtest zum Anfang ... z.B. die Saite eines Cellos berühren, aber irgendetwas in dir hält dich davon ab; du tust es nicht.
Eine Selbsthemmung und dass du dich nicht dazu bringen kannst, die Dinge beherzt zu ergreifen, deine Aufgaben anzunehmen, zu einem aktiven Tun zu kommen. Eine Zurückhaltung, durch die es in deinem Körper keine fließende Strömung gibt.
Willst du, dass andere dich ziehen oder schieben und dadurch in Bewegung versetzen? Willst du ermutigt werden (beispielsweise durch Komplimente) und hängst du nur den schwachen Abwartenden heraus ... der nicht beginnen ‚kann’, solange er keine Genehmigung bekommen hat, solange ihm nicht jemand mit dem Anpfiff das Signal gegeben hat? Auf diese Weise drückst du das Leben von dir weg und kommst du nicht voran.

Gleichsam aus dem Knochenmark heraus, aus dem Rückgrat heraus in die Rippen gegossen. Von innen nach außen gedreht. Wie die Luft, die ein Musiker eines Fanfarenzugs durch die kupferne Öffnung eines Bombardons bläst. Die von innen heraus gebildeten Kräfte treiben nach außen.

Deine Engelflügel (symb. Schulterblätter, Oberarme) sind stark anwesend, *aber wo ist dein Kopf ? Lenkst du diesen energetischen Strom oder lässt du diesen Vorgang automatisch um sich greifen?*

Die harte Frucht eines Muskatnussbaums.[1] Ein Urfakt der Menschheit kommt hiermit ans Licht. Zwar hat ‚er’, der Gott, damals noch Rettung gebracht, *doch dieses Mal musst du dich selbst retten.*

Coca-Cola, Geist und geistige Getränke: dies spiegelt einerseits das Kleinheitsgefühl des Menschen wider und andererseits den Irrsinn, der sich daraus ergibt.

---

[1] Lies hierzu in *Das Füllhorn - Psychologische Symbolsprache der Nahrungsmittel.*

Oh, wie dürftig du dich selbst findest, das schmale Rückgrat, die fast fleischlosen Gelenkknubbel, *wie du dich selbst schrumpfst, wie du an strukturellen Mustern, Regeln, harten Normen festhältst.* Wo ist die reichliche Fleisch-und-Fett-Pracht des Menschen: das warm-weibliche im Menschen wird vernachlässigt.

Grüner Rosenkohl und Steckrüben, gemischter Broccoli bringen hier eine Nachricht.[2] Ich bin gescheitert, denkst du.

Kräfte sammeln sich, die Phase des Ein- und Ausatmens, des EIN und AUS, des Aufnehmens und kräftigen Einsatzes von Energie, des Auspustens, zugleich die Phase von Ebbe und Flut, der magnetischen Einsaugung und des anschließenden Wiederwegblasens ...

Wie das schneebedeckte Dach eines Häuschens, aber die Innenseite; was ist in dem Häuschen? Wärme oder Kälte? Gefüllt oder leer? *Eine Ermahnung zur innerlichen Selbst-Erwärmung und Selbst-Anerkennung. Höhlst du dich selbst kalt aus oder wirst du dich nun wärmen?*[3]

Wie die Efeupflanze willst du höher klettern, deine Wurzeln an der Mauer, die du brauchst, um zu wachsen, immer höher und weiter. *Du ergreifst außerhalb deiner selbst die Stützmauern* und setzt dich darin fest. Keine Autonomie, würde man sagen. Deine Wurzeln vertiefen sich in die Mauer, der Efeu, er wächst.

Du brauchst eine Verankerung in der Materie, wie Milchreis[4] angibt, ganz nah in deinem Körper, so dass dein geistiges Wachstum, dein Ehrgeiz und deine Wünsche das Körperliche nicht übersteigen.

---

[2] Lies hierzu in *Das Füllhorn - Psychologische Symbolsprache der Nahrungsmittel.*
[3] Lies über die Symbolik von *Hautkrankheiten, allgemein in der betreffenden Rubrik.
[4] Lies hierzu in *Das Füllhorn - Psychologische Symbolsprache der Nahrungsmittel.*

Kernlösung

TATKRAFT. Nicht zaudern, kein Getrödel mehr. Nicht warten, bis ein anderer dich durch Ziehen oder Schieben in Bewegung versetzt, dir Aufmerksamkeit widmet, sondern selbst die Initiative ergreifen. Mach radikal kurzen Prozess mit dem, was sozusagen deinen weiteren Weg versperrt, beispielsweise das ‚Festhalten an etwas Altem, das nun verschwinden darf' usw. Mache GUTE Macht in deinem tiefsten Seelenwesen wahr: baue auf deine innerliche Kraft und erlaube es dir selbst nicht mehr, immer an derselben Stelle hängen zu bleiben. Du bist gar kein schwacher Trottel, nur solltest du mehr an deine innerliche KRAFT GLAUBEN. Pack an, greif zu; spring ins Leben, komme aus deinem Loch und schreite entschlossen weiter auf deinem Weg! Du kannst nur weitergehen, der Weg zurück ist definitiv verschlossen. Also, worauf wartest du noch? *Mannskräftig (sowohl in der Frau, als auch im Mann), ohne Alberei und fehlenden Glauben an die Urkräfte in deinem Innersten, die nur darauf warten, dass du, als Herr über dein Leben, dir selbst Gestalt gibst! Folglich ist keine Rede mehr von Abwarten, Zögern, unbewusster oder bewusster magnetischer Ansaugungskraft ... Du hältst deine Energien schließlich nicht mehr zurück; du in deiner VOLLHEIT, der Mann und die Frau IN dir selbst.*

Das alberne Weiblein wurde rausgeworfen, ebenso der zögernde Mann: der Mensch, der seine innerliche Kraft nun vollständig anerkennt und auf *gebende* Weise lebt, nicht auf sich zusammenziehende Weise, der sich selbst nicht mehr als schwach und durch einen anderen ‚zu ergänzen' oder ‚aufzufüllen' betrachtet, als schwach, als sich ‚magnetisch' zusammenziehend, so dass als Folge davon eine ‚Gegenkraft' auf diese ‚offene Energie' reagiert: in diesem Fall die Bakterie und nicht ein anderer Mensch. Die Lösung lautet also: KRÄFTIG du selbst SEIN in einer nach außen pulsierenden Haltung. Dich manifestierend, stolz auf deinen starken Inhalt, ein würdevoller

Stolz; du hältst es nicht mehr zurück; Du stehst mit ganzer Kraft, in voller Breite ... nicht mehr wartend, abwartend, sich zurückhaltend (was eine magnetisch anziehende oder einsaugende Wirkung hat), dich selbst teilweise zurückziehend ... Beende diese Form der Selbst-Zerstörung, diese Art, Aufmerksamkeit auf dich zu ziehen, dieses ‚Halbmond'-Sein. Strahlend wie die Vollmond-Sonne manifestierst du dich als ICH BIN in voller Autonomie. Nicht mehr ‚weder Muscheln noch Fisch', sondern wie aus *einem* Stück in vollem Glanz, der MENSCH! Nicht als *Image* ... sondern als Vollheits-Mensch.

Du fühlst dich überhaupt nicht mehr wie ein *Opfer*. Du beugst nicht mehr das Haupt im Sinne von ‚Wer bin ich schon, ich muss immer nur anderen zu Diensten sein, denn ich selbst bin eigentlich nur ein Tölpel'. Wie der Friseur lediglich im Dienst der äußerlichen ‚Schönheit' seiner Kunden steht, wie der Schauspieler / die Schauspielerin, der / die sich nur dann als ‚vollen Menschen' empfindet, wenn er / sie *(falschen)* Schönheitsnormen *entsprechen* kann, wodurch man anderen behagen, diese bezaubern, sie verführen kann. Man hält sich ‚halb' als Mensch, so dass durch die magnetische andere Hälfte (die Leere) ein anderes ‚Tierchen' (Mensch, Bakterie) hereinkommen kann. Für die Lösung ist es daher eindeutig erforderlich, dass man die eigene „1" in vollem Umfang anerkennt, keine Leere in sich selbst zulässt, sich nicht zurückhält, und auch nicht mit arroganter Saugkraft anlockt oder in falscher Bescheidenheit oder (vermeintlicher) Aufopferung anderen zu Diensten steht.

Und der Mensch macht nun klar Schiff mit seinen Überzeugungen von vermeintlicher Schwäche und Halb-Sein, jemanden / etwas außerhalb seiner selbst zu brauchen, um weiterleben zu können, gerettet zu werden.

Du, Mensch, nimmst nun deinen Raum ein, zu den vollen 100 % und du stellst dich, in liebevoller Selbsterfüllung, gerade aufgerichtet hin, füllst dich nicht mehr mit dem / den anderen. Du nährst dich selbst ... mit Liebe. Du schenkst aufrechte Liebe und Freundschaft als vollwertiger Mensch.

Weder holst du, noch saugst du andere (und die Bakterie) nun noch zu dir herein, da du weißt, dass es den Tod bedeutet, wenn du etwas / jemandem von außerhalb deiner selbst anziehst und dich damit füllst. Du treibst dich selbst nun mann-fraukräftig nach außen, im Bewusstsein deiner Würde, die Kräfte gebend und expressiv, dich nicht mehr zusammenziehend, zurückziehend, ausgehöhlt und ansaugend ... Du treibst und exteriorisierst deine wahren Talente, du bekennst dich zu deinem großartigen wirklichen Wert; keine falsche Bescheidenheit mehr und auch kein stolzer Schein, du vollwertiger, selbständiger, liebender Mensch.

Deine Nase atmet doppeltstark die herrlichen Düfte ein. Du hast einen dringenden Bedarf nach Sauerstoff, Luft, Raum ... Du hattest einen Mangel[5] an diesen Dingen und nun nimmst du mit vollen Zügen zu dir und genießt es! Einatmen, ausatmen, zu dir nehmen und Energie nach außen abblasen. Diese Abwechslung tut gut.

Hast du dich zu sehr wie eine Korinthe zusammengeschrumpft und musst nun anerkennen, dass du eine Traube bist?
Bist du wütend auf dich selbst, weil du nicht loslassen kannst, eventuell eine Verstopfung hast? *Hältst du zu viele Dinge fest, die außerhalb deiner selbst liegen?*
DU BIST FREI! Den Regenschirm, unter dem du dich bisher versteckt hattest, schwingst du weit weg, in einem fröhlichen und frohen Regentanz. Den weiten RAUM für dein ICH nimmst du nun ein. Es gibt keine Grenzen und Beschränkungen mehr:

[5] Lies über die Symbolik von Rosinen und Trauben in *Das Füllhorn - Psychologische Symbolsprache der Nahrungsmittel.*

du presst dich nicht länger in Regeln und Normen! Ja, du darfst! In wahrer Liebe zu dir selbst; du zwängst dich nicht länger ein und schenkst dir die Freiheit. Keinerlei Autorität übt noch Druck auf dich aus.

In negativem Sinne?
Rückzug in dich selbst, nein, ich wage es nicht, ich darf nicht, ich halte mich zurück, ich wage nicht zu nehmen, ich wage nicht zu essen usw. ... Du solltest einsehen, dass du dabei vollständig FREI bist und dann läuft alles gut. Negativ ist es, wenn du deinen Raum wieder zusammenschrumpfen würdest, dich selbst nicht nach außen hin werfen würdest, nicht mit aller Kraft nach außen kommen würdest. Dein Mensch-Sein würde zusammenschrumpfen und dann könntest du beispielsweise absurde Schlankheitskuren machen, die eine stark zusammenschrumpfende Bewegung darstellen.

Brich mit dem Neptunianischen Geist; das Weinglas zerbricht in tausend Stückchen. Genieße einfach, sei produktiv, setze Energien in Handeln um, dann ist alles in Ordnung. Symbolisiere das, was Butter[6] *von dir verlangt: du selbst darfst auf der Erde dieser herrliche Butterberg sein. Genieße es, in deinem Körper zu sein. Wie ein auf der Erde ruhender Fels.*

Lies den einleitenden Teil I dieses Buches.

FETTGESCHWULST

Lipom

Kernursache und Kernlösung

Fundamentale Ängste und Gefühle der Unsicherheit liegen dem zugrunde. Du meinst, dich gegen eine vermeintliche Gefahr absichern und schützen zu müssen. Häufig entsteht das Wachstum eines Fettgeschwulstes nach einem emotionalen Schock. Du fühlst dich verletzt; es brütet und gärt in dir vor emotionalen Erfahrungen, die du nicht loslassen kannst. Du liegst gefühlsmäßig mit dir im Argen und hast Angst davor, jeden Moment von etwas oder jemandem außerhalb von dir überwältigt zu werden: Ängstlich verschließt du dich in dir selbst. Du lebst nicht wirklich hier-und-jetzt in der Realität: Du lebst zu sehr in Gedanken, im „Geiste". Du vertraust nicht dem Grund unter deinen Füßen; du schenkst den Lebensprozessen kein Vertrauen, so dass du bestimmte Dinge erzwingen wirst oder versuchst, sie aufrecht zu halten, obwohl du sie besser loslassen würdest. Möglicherweise klammerst du dich an eine äußere Bestätigung, an Materielles, aber auch hier hast du Angst, von deinem Sockel gestoßen zu werden oder als Verlierer dazustehen. Das, was dich noch am meisten beängstigt, sind die emotionalen Kräfte in dir, weil du sie nicht wirklich in ihrer ursprünglichen Kreativität nutzt, weil du diesen Topf am liebsten bedeckt hältst.

Stelle dich ins Zentrum deines Lebens! Lasse los, fühle dich offen und frei; entlaste dich durch Vertrauen. Du wirst von Natur aus beschützt, es sei denn, du überzeugst dich vom Gegenteil. Du brauchst dich überhaupt nicht abzusichern; gib dich dem Jetzt-Moment hin, diesen spontanen Kräften in dir. Ängste blockieren eine freudvolle Existenz (siehe weiter unter Angst).

FIBROM

Bindegewebs- oder Fasergeschwulst

Kernursache

Du erlebst dich selbst als zu schwach, zu ohnmächtig und versuchst infolgedessen ‚Zugriff' oder Macht auf bestimmte Situationen oder Personen zu bekommen.

---

[6] Lies hierzu in *Das Füllhorn - Psychologische Symbolsprache der Nahrungsmittel.*

Du klammerst dich fest; auch mit deinen Gedanken rührst du fortwährend in der Negativität des Lebens, deiner Vergangenheit; deine Gefühle wiegen schwer…, du trägst enorme Lasten, deine Gedanken drehen sich im Kreis…, du löst sie nicht!

Du lässt dich von Geschehnissen umpusten; du bestimmst viel zu wenig dein eigenes Leben, lässt dich beeinflussen, zweifelst, du wählst nicht entschlossen *eine* bestimmte Richtung…

Ohnmacht, Ängste und Unsicherheit führen zu Trübseligkeit, Macht und Aggression.

Kernlösung

Lasse dein Bewusstes Ich jetzt mit Weisheit und Einsicht *selbst* einen Weg bestimmen, das Übrige kommt dann schon von selbst.

Sei dir selbst treu, und klammere dich nicht an Dinge oder Menschen außerhalb von dir, tue nur das, was deinem Wesen entspricht.

Sei kreativ und fruchtbar, produziere! Lasse alle deine Energien frei durchkommen, und lenke sie entschlossen in eine Richtung. Lasse das Alte los.

Du bist stärker als du denkst: Werde dir deiner Macht und deiner Möglichkeiten bewusst. Schwarze Gedanken und Ängste sind nutzlos im Licht deiner schöpferischen Möglichkeiten.

Du kannst wirklich zu hundert Prozent auf dich zählen; teile nur in Liebe mit anderen, ergreife nicht aus einem Gefühl des „Brauchens" heraus.

Schleppe keinen Ballast mehr, löse die Fesseln, und lebe erleichtert weiter; dann werden veränderte Vibrationen mit magnetischer Kraft, durch das Vertrauen und den Glauben an dich vorangetrieben, die Geschwülste allmählich verschwinden lassen.

Halte nicht länger fest! Befreie dich von jeder Last!

FIBROMYALGIE

chronische Schmerzen und Muskelsteifheit im ganzen Körper (vor allem in Nacken, Schultern, Oberarmen und Beinen), Energielosigkeit, Kopfschmerzen, Darmprobleme und andere Symptome

---

Kernursache

Stehen bleiben, Verweigerung, „nein", weder weitergehen, noch wachsen und leben wollen. Es reicht jetzt endgültig, du willst nichts mehr damit zu tun haben. Du läufst über vor angestauten Emotionen, Trauer, Wehmut, schmerzhaften Erinnerungen aus der Vergangenheit. Du spannst dich an, ein kantiger Widerstand; das Kind in dir leidet und sehnt sich nach dem Süßen, dem Warmen, dem Irdischen, der Liebe. Aber du hast schon zu viele Schmerzen durchstanden; du versteinerst jetzt sozusagen, du schneidest dich von deinen weichen Gefühlen ab, gibst dir nicht das Süße, weil du zu viel von anderen erwartet hast.

Kraftvolle innere Energieströme möchten in Kreativität und Produktivität durchfließen, aber du widersetzt dich dieser natürlichen Strömung. Du bist jetzt hart zu dem Kind in dir!

Kernlösung

Du bist sicher in dir geborgen; heiße dich selbst auf warme Weise Willkommen, erwarte nicht von anderen, was du dir selbst vorenthältst.

Umgib dich mit Blumen, setze dich mitten hinein, und genieße die irdischen, saftigen Früchte. Erlebe dich wie eine Frucht, die in der Sonne gereift ist; genieße dieses warme Sonnenzentrum in dir. Genieße das sinnlich Schöne, Geschmack und Gerüche, deinen Körper, wohltuende Farben und Klänge. Lasse dich erwachsen werden, und liebe das Kind in dir in hellwachem Bewusstsein. Lasse das Süße in deinem Leben zu. Produziere und ernte, gehe weiter, und gestalte deine Existenz. Bremse nicht länger diesen warmen Gefühlsstrom in dir ab: Erwärme die Orte in dir, die sich kalt und verletzt (an)fühlen. Entspanne dich, und genieße das Sonnenlicht; verkrampfe dich nicht länger, öffne dich aus Liebe zu dir selbst. Entdecke die Freude!

Lies Teil I dieses Buches.

FIEBER

Kernursache

Es ist ein angespannter, krankhafter Gedankenkern in dir vorhanden, wodurch jetzt, als Gegenreaktion, deine heilenden Energien aufgerufen werden; ängstliches Grübeln, Wut, Nervosität…

Spreu und Weizen sind in deinem Kopf, in deinen verwirrten Gefühlen durcheinander gemahlen; die Zeit ist reif für Auslese und Reinigung. Dein Blut wird durch die Last drückender Energien, die das Resultat zu negativer, suchender Gedanken sind, zu schwer.

Du bist mit deinem Bewusstsein *dort* präsent, woran du denkst, an eine Person oder die Arbeit usw. …; du bist fieberhaft mit allem beschäftigt, nur nicht mit dem ruhigen Hier-und-Jetzt.

Dein Kern liegt sozusagen außerhalb deines Körpers: Das Fieber ruft dich wieder hierhin zurück. Du bist dir jetzt zu wenig deiner Basis, deiner Erdverbundenheit, der Freude über dein ganzheitliches Selbst bewusst.

Kernlösung

Erdung! Gehe deine Probleme und deine Entwicklung vom Hier-und-Jetzt aus an. Schweife nicht mit deinen Gedanken ab, von dir weg. Verliere nicht den Kontakt zu deinem tiefsten Selbst, wo du jede Lösung intuitiv erspüren kannst. Zuerst dein eigenes ICH, dein Sonnenzentrum, stark in der Erde verwurzeln; von dieser Sicherheit aus kannst du allmählich aufbauen. In Selbstsicherheit lässt du dich durch nichts und niemanden aufstacheln, denn im Grunde genommen warst du es, der/die dich auf die Palme brachte. Sieh dir deine Unruhe, die Betriebsamkeit in deinen Gedanken, die unnötige Nervosität an: Komme zu dir zurück, die Ursache liegt bei dir. Sei also nicht wütend. Alte verschmutzte Energien werden abgeführt, um Platz für neue Lebenskraft zu machen. Vertrauen, Ruhe, loslassen…, anstatt fieberhaft zu „denken“.

FIEBERBLÄSCHEN

Herpes labialis

Kernursache

Du möchtest dich ausstrecken, aus einer festgezurrten psychischen Situation aufblühen; Ungeduld, Irritation…, weil du nicht du selbst bist oder sein kannst.

Du willst etwas sagen, deine Gefühle und deine persönliche Meinung zum Ausdruck bringen, aber du wirst gebremst, zurückgehalten, und du schweigst. Auch aus der Angst heraus, von anderen nicht akzeptiert oder geliebt zu werden, äußerst du dich nicht ausreichend.

Du fühlst dich eingeklemmt, zu stark eingeschnürt; häufig forcierst du dich dann, um irgendwie wieder auf die Beine zu kommen.

Du richtest deine Irritation oder Vorwürfe, mit schwerem Kopf, innerlich auf diejenigen, die dich so genannt nicht sein lassen, wer du bist; du selbst bist es jedoch, der/die nur mit halber Kraft lebt, dich zu klein fühlend, in Angst und Trauer.

Lässt du dein Leben zu stark von Autoritäten außerhalb von dir (Eltern, Partner…) beeinflussen? Das ärgert dich innerlich zwar, aber du schluckst deine Wut herunter. Dadurch dass du nicht auf deine eigene Basis vertraust, siehst du alles nur bruchstückhaft, in Details zerfasert, du bekommst keinen Überblick. So fühlst du dich manchmal ängstlich, weil du dich nicht in den Griff bekommst und zu abhängig bist.

Kernlösung

Sei deiner Natur treu, traue dich, du selbst zu sein; äußere dich!

Niemand kann an deiner Stelle leben oder sprechen: Erkenne mit Selbstvertrauen das Einzigartige deiner Person. Der kleine Vogel wird zunächst etwas* ausspeien müssen, bevor er so singen kann, wie ihm der Schnabel gewachsen ist: nämlich das unzureichende Vertrauen darauf, was er *selbst* spürt. Spreche dich aus, und sage, was du fühlst: So bist du dir selbst treu, und im Dialog mit dem/der anderen könnt ihr beide wachsen. Baue dein Leben auf deine eigene Autorität.

Wenn die Zeit reif dafür ist, verabschiede dich voller Freude von früheren „Lehrern" oder Systemen, mit denen du dich damals *wohl* gut gefühlt hast. Suche über deine Intuition und innere Weisheit nach dem richtigen Weg für dich.

Spüre, wie Energien bereit sind, dich wachsen zu lassen; befreie dich.

FILARIASIS

Tropenkrankheit, wobei das Lymphsystem durch dünne Würmer (Filarien) angegriffen wird (kann zu Elephantiasis führen: abnorme Verdickung und Anschwellen der Haut von Beinen oder Armen)

Kernursache

Du würdest gerne über eine Mauer, ganz hoch über dem Boden, schauen, was sich außerhalb deiner Grenzen anspielt... Als ob du dich in einer Art von ‚Eingrenzung' wähntest – wie eine Giraffe im Zoo – und versuchst, dich schlichtweg auf diese Weise ein bisschen freier zu fühlen: indem du dich damit beschäftigst, was sich außerhalb von dir abspielt, schauend, beobachtend, was die anderen tun... Dieses innere Gefühl der Eingrenzung ist nicht auf diese Weise zu lösen: Sieh doch, wie du dich für eine Nummer unter vielen, für ein Glied der Herden-Tiere hältst..., wie du dich selbst daran hinderst, kreativ aufzublühen, wie du dich ‚genau' wie die anderen erlebst, ohne dich als MENSCH zu ‚Erkennen': Du weißt nicht genau, wer du bist, ordnest dich sozusagen unter deine Brüder und Volksgenossen ein und wirfst dann immer wieder, von oben aus, mit deinem Kopf, deinen Augen und Ohren – ein wenig von deinem eigenen Körper, von der Erde, von deinem eigenen Herzen, von deinem inneren Gefühl abgeschnitten – ... sozusagen einen Blick zum Nachbarn herüber.

Es ist nicht Sinn der Sache, dass du weiterhin auf diese Art und Weise lebst. Komme aus diesem Korsett des „Unechten", aus dem Panzer von Schein und Selbst-Eingrenzung, und vertraue dich deinem WAHREN menschlichen, gefühlswarmen ICH an. Worunter lebst du versteckt, im Verborgenen? Wo bist du untergetaucht? Unter einem Pelz von Instinkten und dem Image nach außen hin, unter einem scheckigen Pelzmantel oder einem Anzug manipulierter Körper-Kleidung?[7] Leihst du dich, deinen Körper manchmal an andere, an die, die dich umgeben, aus, als ob du dem tierischen Stadium nicht wirklich entwachsen wolltest und dir der wahren Werte des Mensch-Seins nicht wirklich bewusst werden möchtest? Du überragst die anderen schon sehr weit und hast weder Skrupel noch empfindest du Scham, deine Grenzen zu überschreiten, da für dich die höchst-vollwertige Unverwechselbarkeit deines ICHS, als Mensch, nicht einmal zu existieren scheint.

Kernlösung

So gib dir einen Ruck in den Rücken, um zu *wirklicher* Entwicklung zu kommen. Hole dich „ins Haus", ganz nah zu deinem wahren ICH, und lasse die Dinge, die Menschen um dich herum los. Überschreite keine Grenzen, sondern bleibe innerhalb deiner Schranken: die deines totalen Seins-Ich. Entdecke und erkunde diese

---

[7] Lies in diesem Zusammenhang über die Symbolik von Kastanien in *Das Füllhorn - Psychologische Symbolsprache der Nahrungsmittel*.

Welt in dir selbst. Komme zum Erkennen deines echten Ichs, und erwache aus einem bereits zu lange andauernden, unbewussten Seinszustand. Trete in dich ein, in DEINEN Körper, in deine Welt, und lasse die Außenwelt los. Nicht ‚die Außenseite' zählt, nicht die oberflächlichen Gewohnheiten und Äußerlichkeiten…, wohl aber deine Innere Welt, und wie diese innere Welt deines Herzens, deiner Gefühle dann auf ehrliche Weise deinem Körper Gestalt gibt! Entdecke deine höchst-individuelle Menschenart und deine einzigartigen Eigenschaften, um zu Weiterentwicklung, zu Bewusstwerdung zu gelangen. Unterscheide dich deutlich von den anderen, und fange damit an, dich selbst zu erkunden und aufzubauen.

Gleite in deinen Körper herab; sinke auf die Erde nieder, in dein inneres Herz, kehre dich tief in dich, und trete dann ehrlich und rein nach außen, in wahrer Gestalt. Ohne dich dabei noch in der Außenwelt zu verlieren. KOMME ZU DEM BEWUSSTSEIN, dass jeder Mensch einen höchst-einzigartigen Wert hat, kein Herden-Tier ist, sondern dazu in der Lage, seinen inneren Raum zu erforschen, seine Herzens-Gefühle bis zum höchst-menschlichen Niveau zu steigern. Trete aus deinem alten Muster von Unbewusstem-Tier-Sein, instinktivem Eine-Nummer-Sein, der Entfernung deines KERNARTIGEN ICH-in-deinem-menschlichen-Körper aus. Erkenne deinen höchst-individuellen Wert als Mensch an, und lies hierzu Teil I dieses Buches. Lies eventuell auch die Rubriken *Lymphödem und *Lymphsystem, allgemein.

Werde jetzt wach…, von innen heraus…, von deinem Herzen, deinem Gefühl aus. Verhalte dich nicht länger auf apathisch-gleichgültige Weise dir selbst, dem Leben gegenüber, als ob DU als DU nichts zu deinem Leben zu sagen hättest, als ob du keine andere Wahl hättest, als in die Spuren alter tierisch-instinktiver Muster zu treten, als ob du dein Leben nicht *selbst* gestalten könntest. Du bist alles andere als ein Herden-Tier! Imagepflege oder das passive Mitlaufen und es so zu tun, „wie man es nun einmal tut" (ohne eigene Meinung, ohne eigenen aktiven Beitrag)…, sind Zeichen für Zombie-Schaft und dafür, Anhänger eines bestimmten Systems zu sein.

Schüttle deinen KOPF wach, gleite hinein in deinen Körper, und werde Mensch: Bestimme dein Leben *selbst,* tue nicht so „wie die anderen", sondern werde, wer du im Kern *wirklich* bist! Gehe also mit deinem Inneren auf Tuchfühlung, gucke nicht länger wie ein dumm-dahinschauendes Tier auf die anderen, wie sie es wohl machen…, passiv-apathisch im Hinblick auf dein eigenes Leben: Breche aus dieser Zombie-Schaft, aus diesen Herden-Gewohnheiten aus. Folge nicht, sondern Werde dein ICH…: mit einem sich kreativ, aktiv entwickelnden Gehirn und in Liebe zu dir! Erhebe dein „Inneres"; breche aus dem alten Gleis, aus dem Herden-Geist aus. Dann wirst du dich frei fühlen und auch *echte* Freude im Bereich deines Herzens spüren können…

DIE FINGER

Arthritische Finger

Arthritis, Rheuma, Arthrose … an den Fingern

Kernursache

Du willst koste, was es wolle, den Strom in eine bestimmte Richtung drücken; vergebens! Du versuchst, Macht über eine bestimmte Situation oder Person zu gewinnen und „willst" es unbedingt *so* und nicht anders. Festhaltend. „Wir werden schon sehen, wer der / die Stärkste ist!" So verschließt du dich vollständig vor allem Licht und aller Freiheit!

Zuweilen auch stolzer Widerstand gegenüber anderen, die helfen wollen. Du prallst fortwährend gegen…; Vorwürfe, Kritik. Du hältst dich innerhalb einer eisernen Struktur: hart und gnadenlos. Die *wirkliche* tiefste Ursache: dich selbst schmerzhaft festgebunden fühlen, dich an der Nase herumgeführt fühlen, in äußerster… Machtlosigkeit.

Du bist im Grunde nicht dazu im Stande, dich auf deine eigene Autorität zu stützen; du verleugnest deine persönliche Autorität und forderst dann, dass andere dir Anerkennung schenken sollen.

Kernlösung

Natürlich bestätigen deine Beziehungen und Lebensumstände deine persönlichen Überzeugungen in Bezug auf dich selbst: Fühlst du dich machtlos, so wirst du dich in einer Beziehung, in Lebensumständen wieder finden, worauf du nicht den geringsten Zugriff zu bekommen scheinst. Ändere die Meinung über dich selbst, sei dir deines Wertes bewusst, so wird auch Veränderung in dein Leben kommen!

Lasse alles und jeden frei: Man erzwingt keine Liebe oder Veränderung! Transformiere dich selbst, komme deinem Kern ganz nahe, und gewinne Macht über dich, so wirst du dich nicht länger machtlos fühlen. Sei weich zu dir, und führe dein Leben auf entschlossene Art und Weise, nicht das von anderen. Verarbeite, produziere, und lasse alles los…, vertraue dem Lebensprozess.

Erst wenn du alles und jeden loslässt und Freiheit schenkst, kommen Dinge und Menschen *so* auf dich zu, in einer Art und Weise, die dich viel glücklicher machen wird.

Pilzinfektion eines oder mehrerer Fingernägel

Kernursache

Du fühlst dich wie ein aufgeblasener Frosch, der seine Wangen vollgeblasen hat. *Ist dein Kopf so voll mit Gedanken, Emotionen; machst du dir Sorgen über Dinge, auf die du jetzt noch keine klare Sicht hast?* Fühlst du dich überwältigt von deinem Körper und meinst du, nicht mehr Herr über deinen Körper zu sein, über dich selbst. Bist du davon überzeugt, ängstlich, dass mit dir etwas geschehen kann, an dem du nichts ändern kannst? Mit anderen Worten: *hältst du alles ängstlich fest,* hast du Angst, dass etwas deiner Kontrolle entkommen könnte? Du fühlst dich möglicherweise dick und / oder unbeholfen (wisse, dass dick nicht ungesund oder falsch zu sein braucht, dass dick und dynamisch und gesund und Schönheit Hand in Hand gehen können,[8] wenn du nur wirklich ‚lebst' und tust, was das Leben von dir verlangt).

Du fühlst dich gleichsam ängstlich, transpirierend, gebrechlich, als ob du jeden Augenblick fallen könntest oder nicht mehr tun könntest, was du tun ‚solltest', in deinen Augen oder den Augen anderer, oder gemäß deiner eigenen Anforderungen und Erwartungen. Oder hältst du ‚jemanden' fest?

Wisse, dass du *wirklich* sein darfst, wie und wer du bist. Dick oder dünn, schnell oder langsam, mit oder ohne diese Ungeschicklichkeit in dir. Nichts *muss.* Du musst niemandes Erwartungen erfüllen, auch nicht deine eigenen. Versuche nicht, dein Bestes zu tun, um so gut wie möglich zu wirken, um nur ja keinen Fehler zu machen. Du brauchst keine Angst zu haben. Lass los! Vertraue darauf, dass alles gut wird: das Beste für dich, als lebendes Selbst.

Versuche nicht, Normen, Gesetze, äußerliche Verhaltensnormen *zu erfüllen*, bzgl. der Weise, in der du dich bewegst, beispielsweise, die Weise, wie du gehst und spazierst ... Oder lasse es nicht länger eine Rolle spielen, dass andere dich betrachten könnten und zweifle nicht, ob du nun erst auf diese Seite des Weges, des Geschäftes, usw. ... gehen müsstest, und ob du das alles auch wohl richtig machst.

[8] Lies hierzu mehr im ersten Teil dieses Buches, sowie im Kapitel *Essen, Essprobleme, Nahrung… Dick oder Dünn.*

Kernlösung

Tun und Lassen, *lebe* von innen heraus, ehrlich, spontan, nicht nachdenkend, ob es so oder so gut ist, was du tust, oder ob es auf andere gut wirkt; zögere nicht in dieser Hinsicht. SEI DU SELBST AUS DIENER AUTHENTISCHEN ART HERAUS und versuche nicht immer wieder, für andere dein Bestes zu tun oder ihnen (eventuell) zu behagen. Positioniere die Autorität über dein Leben in dich selbst. Wisse, dass du in dir selbst geschützt bist.

Dieses Symptom fordert dich auf: FÜHLE die innerliche Kraft, die in dir ist, fühle sie ganz und gar, in jeder Zelle deines Körpers lebt diese enorme Kraft. Erkenne, dass du gut daran tätest, dich in Wert aufzurichten, um dir selbst STRUKTUR zu geben. Halte deinen Kopf kühl über Wasser, stelle dich stark über deine Gefühle und die wühlenden Gedanken in deinem Kopf, irrationale Gedanken, beunruhigende Wahnvorstellungen, negative Erwartungen, halte den Kopf über deine Körpervollheit: du als Lenker deines Lebens, in Seele und Körper, als Herr über deinen Körper und die Körperfunktionen. Und es verläuft alles gesund und selbstverständlich, wenn du nur davon überzeugt bist, dass es alles IN dir ist.

Fühle dich ganz nah und kompakt in / an deinem Körper, in Vollheit, wie der Milchreis[9] hierüber spricht. Weg aus den Geistessphären, der Gedankenwelt; komme zu deinem Kern, zu deinem innerlichen Gefühl; lasse kein Loch mehr im Käse ungefüllt, erfülle dich selbst in der IRDISCHEN Materie, völlig. Du als ein Mensch aus Fleisch und Blut: fest und kompakt. Keinen Hohlraum lässt du noch bestehen.

Lasse deinen Kopf zur Ruhe kommen, lasse los, all die Gedanken oder Emotionen oder das, was ‚man' sagt, oder was du von dir selbst denkst, wie du sein / leben müsstest.

Wirf die Ängste über Bord und die zahllosen Fragen, die in dir hausen. Rege dich nicht auf und lass los ...: als ob eine Wasserflut plötzlich aus dir wegläuft; du entspannst dich, fühlst, wie du innerlich zur Ruhe kommst.

Vertrauen, urtief: es gibt doch nichts, worüber du dir Sorgen machen müsstest? Welch eine unnötige Hektik herrschte in deinem Kopf. Nun weißt du: alles kommt in Ordnung. Angst, Unruhe und Hektik sind aus deinem Kopf verschwunden.

Lies auch die Rubriken über den betreffenden *Finger; *Nägel, allgemein; *Pilzinfektion, allgemein.

Schnellender Finger, engl. Trigger Finger

Springfinger, Schnappfinger

Entzündungsreaktion (Tendosynoviitis, Tendovaginitis) der Beugesehne und Sehnenscheide eines Fingers, auf Höhe des Finger- oder Daumengelenks zur Handfläche, an der Handinnenseite: Die Sehnenscheide schwillt um die Sehne herum an und / oder es bildet sich eine Verdickung auf der Sehne; hierdurch kann die Sehne nicht mehr zügig durch ihre Hülse (= die Sehnenscheide) gleiten; wird der Finger gebogen, dann lässt er sich nur schwer wieder strecken, beim Strecken des Fingers kann ein Schmerz oder ein Knirschen gefühlt werden; die Sehne kann sogar blockiert sein, wodurch der Finger nur durch erhöhten Krafteinsatz gestreckt werden kann; wenn die Kraft ausreichend ist, berwindet der Sehnenknoten schnellend den Widerstand des Ringbandes und der Finger streckt sich blitzartig, so schnell wie der Abzug (= Trigger) einer Pistole

Kernursache

Du scheinst zu einem tiefliegenden langen Sarg zu blicken: richtest du dich so auf das Dunkle, auf den Tod / die Toten? Und in deinem Hinterkopf ist: ja, auch ich werde eines Tages sterben, nicht wahr? Oder richtest du dich zu sehr auf Menschen, die gestorben sind, was du aus der Ferne oder der Nähe miterlebt hast? Ein Ohrsausen begleitet oftmals diese Vision oder die Gedanken an einen dunklen tiefen Tunnel. Das ‚zu nichts werden'-Gefühl, denn du gehst zu weit …

[9] Lies über die betreffende Symbolik in *Das Füllhorn - Psychologische Symbolsprache der Nahrungsmittel.*

Wie weit du dich vom Leben wegschiebst!

Grüner Salat,[10] *Farbe und Charakter: unbewusst verlangt es dein ICH danach. Also, lass los und beruhige dich, im Licht und der Freude des Sonnenscheins, in natürlicher Freude darüber, im Jetzt-Moment leben zu dürfen.*

Wie ein harter stolzer pflichtbewusster Steinbock mit einem Fischschwanz, so willst du kräftig stark, ehrgeizig Berge besteigen, harte Felsen, Nüsse knacken, und zugleich weiterhin empfindlich offen bleiben für Einflüsse von Menschen aus deiner Umgebung. Eine Mischung aus Härte, sturem Durchhalten und Flexibilität, manchmal lässt du dich von deinen Gefühlen oder denen anderer mitziehen.

Wie ein Skarabäus (Krebs-Krabbe), die Pfoten halbrund offen gestreckt, um festzuhalten oder sich offen zu halten für das, was hereinkommen will, was er dann zugleich festgreifen und -halten will. *Loslassen ist gefragt!*

Wie klebrige süße Schokoladencreme[11] würdest du an etwas oder jemandem festkleben. Aber mit dieser Haltung bindest du nur dich selbst fest.

Kommuniziere mit dieser Stimme in dir, die sagt, sie könne nicht ohne Füllung existieren. Ob du dich mit Ehrgeiz, mit anderen, mit Arbeit oder einem Hobby füllst, oder damit, Dinge in deinem Griff zu halten, spielt keine Rolle: das Leben fordert dich dazu auf, *geschmeidig* loszulassen. Verstehe dich selbst darin: es ist alles menschlich und du brauchst dir nichts vorzuwerfen. Es geht darum, Lektionen zu lernen und Erfahrungen zu machen. Du hältst hart durch und willst es unbedingt so stark und gut wie möglich tun. Sich abrackern und hart arbeiten und dabei stur durchhalten. Du greifst gleichsam nach dem, was du tust: du WILLST weitergehen, was immer dies auch an Blut, Schweiß und Tränen kosten möge.

Du zweifelst, soll ich nach links oder rechts gehen? Da ist eine Art innerer Gespaltenheit, du weißt nicht, wofür du dich entscheiden sollst; dabei fühlst du dich festgebunden, dadurch dass du ‚selbst noch nicht weißt, welchen Weg du einschlagen sollst'. Bist in diesen Momenten labil und unausgeglichen. Die Symbolik der Johannisbeere fordert dich rotkräftig auf, in deinen irdischen Körper einzutreten, in die irdischen Sphären, dich *eins* zu fühlen mit deinem Körper aus Fleisch und Blut.[12] Weiche deinem Körper nicht in der schweren Arbeit aus oder in dem, von dem du beispielsweise meinst, es seien deine Aufgaben.

Dann wiederum würdest du hoch auf zwei Skiern in der Luft schwebend von einer Schanze springen. Der Buchstabe H, der seinen Kontakt zur Erde beinahe verliert. Ein Gleichgewicht zwischen links und rechts reicht also nicht aus: ein Zusammengehen von Geist und Körper ist ebenso notwendig. Den Kontakt zur Erde niemals verlieren.

Du suchst ein Entkommen nach oben, als ob du festgewurzelt bist in der Erde und es dann nicht herausschaffst. Hilfe! Ich sitze fest. Mit beiden Armen nach oben gerichtet; du fühlst dich nun ganz tief versunken, wie in einem Sumpf aus hartem Lehm, aus dem du jedoch deiner Überzeugung nach nicht herauskommen kannst. Fruchtlos auf der Suche nach einer Lösung.

Wie mit einem vollbeladenen Wagen gehst du kämpferisch, entschlossen weiter: es muss und es wird gelingen; deine Kräfte

[10] Lies über die Symbolik in *Das Füllhorn - Psychologische Symbolsprache der Nahrungsmittel.*

[11] Lies eventuell zur Information über die symbolische Bedeutung von Schokoladencreme in *Das Füllhorn - Psychologische Symbolsprache der Nahrungsmittel.*

[12] Lies über die Symbolik von Johannisbeeren in *Das Füllhorn - Psychologische Symbolsprache der Nahrungsmittel.*

ballen sich zusammen. Du hältst durch, *den Machtdruck auf dich selbst legend;* es braucht nur genug Durchhaltevermögen und Beharrlichkeit, meinst du. In dir bildet sich eine Art verbissener Kraft. Als ob du den Himmel oder dein Dasein auf der Erde, dein Glück auf diese Weise verdienen müsstest. Du machst es dir selbst schon sehr schwer.

Ein manchmal rabiater Stift drückt sich in deinen Mittelfinger-Kräften[13] nach oben, als ob du wütend bist oder etwas rächen willst, dir nicht alles gefallen lassen wirst(!). Mit wildem Schritt gehst du dann weiter. Mit Verbissenheit und nie aufgebend. Kolossale Gewalt würdest du nötigenfalls einsetzen, um zum Gipfel des Berges zu gelangen, während dir die Transpirationsfeuchtigkeit über das Gesicht rollt. Erbost stampfend wie ein Bauernpferd mit seinen Hinterbeinen, niemals loslassend: du gibst dir selbst keine Chance zum Ausruhen und kurz über die Frage nachzudenken, ‚ob dies wirklich sein muss'?

Kernlösung

Höre auf, so schnell weiterzurennen, so hart zu dir selbst zu sein.

Trage kein Wasser zum Meer, sondern entspanne dich nun und lasse diese Energien wie von selbst durch dich hindurch strömen. Spanne dich nicht so an, ziehe deine Muskeln und Sehnen nicht straff zusammen, so dass dir wohl irgendwann einmal die Kräfte versagen werden. Sei nicht so hart und energisch, so antreibend gegenüber dir selbst. Höre auf damit: brich mit dieser Gewohnheit, die dich am liebsten selbst zerstören würde. Eigentlich musst du dich deswegen schon übergeben, aber geduldig-nicht-aufgebend machst du immer so weiter ... Warum? Begierden?

Du darfst dir selbst Weichheit gestatten; besteige nicht den Mount Everest, wenn das Leben dies überhaupt nicht von dir verlangt. Es ist absurd. Du musst dich weder beweisen, noch etwas leisten. Einfach SEIN und Leben. Hänge die Boxhandschuhe an den Haken und verlasse den Boxring des Lebens. Lasse sie zurück, diese Lasten, diese übervolle Schubkarre. *Nein, du brauchst keine Steine nach oben zu schieben. Komme in Ruhe und Stille zu dir selbst, unterdessen genießt du dich selbst, dein Gefühl, deinen Körper, in Liebe.* Knirsche nicht länger mit den Zähnen: du machst es dir selbst viel zu schwer! Brich damit, dich selbst zu piesacken; werde sanfter denn je zu dir selbst, ohne deswegen deine stattliche Aufgabe zu vernachlässigen.

Lerne das sanfte Herz kennen, das in dir wohnt, und erkenne die blau-reine Farbe der Hingabe und Entspannung. Hetze dich selbst nicht mehr so und genieße dein Dasein. Lass los, entwickle innerliche Ruhe und Befriedigung; lebe nicht nach der Überzeugung, dass es sein *muss*, dass du ‚dich bis zum äußersten anstrengst', um etwas zu tun. Lass diese Härte los. Du brauchst gar nicht hart zu leben und irgendwo etwas unbedingt zu vollenden, während dein Gefühl schon seit langem sagte: lass los! Ob es sich dabei um eine Arbeit / einen Auftrag für dich selbst oder für einen anderen handelt, ist gleichgültig. Folge dem Lebenspfad in Geschmeidigkeit, nicht passiv, aber auch nicht in die andere Richtung übertreibend, in Stress, gehetzt, straff, um alles so gut wie nur möglich zu tun; lass los, wenn du fühlst ... : jetzt sollte ich kurz ausruhen, jetzt ist es genug gewesen.

Mache dich selbst nicht zum Opfer, indem du dein eigener Sklaventreiber bist. Du willst es so gerne ... , aber nicht in begierigem Tempo! Lenke deine Energien auf entspannte Weise, ohne Machtdruck auf dich selbst auszuüben.

Lies eventuell auch den Text über den betreffenden *Finger / *Daumen (Symbolik und Erkrankungen, allgemein), sowie die Rubrik *Tendinitis (= Sehnenentzündung) und Tendosynoviitis (= Sehnenscheidenentzündung).

[13] Lies über die Symbolik des **Mittelfingers*.

Zertrümmerter Finger

siehe auch Rubrik des betreffenden Fingers

Kernursache

In welcher Situation, von wem oder was fühlst du dich „zerquetscht“? Zum Beispiel zwischen Arbeit und Privatleben, zwischen dieser und jener Person: Wofür soll ich mich entscheiden?

Du fühlst dich nicht sicher und beschützt in dir; du stellst die Autorität, die Sonne nach außen, denn du fühlst dich nur ängstlich, klein und ohnmächtig. Das bringt dich dazu, alles, was in deiner Macht steht, krampfhaft festzuhalten und dich auf forcierte, zuweilen dominant wirkende Weise für dich einzusetzen; du hast Angst davor, das zu verlieren, was du festhältst, auch was dein Äußerliches Ego, Besitz und Macht über andere betrifft… Du übertreibst, um dich selbst aufrecht zu halten. Möglicherweise setzt du dich fanatisch für eine Arbeit, ein System, eine Religion, eine Leistung ein…, aber du belastest dich *viel* zu schwer! Du versuchst, alles zu umfassen, Meister zu bleiben; du bist strukturell zu hart oder zu streng zu dir. Hast du Angst davor, dass man dir etwas wegnehmen könnte, fühlst du dich so bedroht? Dadurch werden spontane, natürliche und aggressive Kräfte unterdrückt! Du unterdrückst deine Natur; du kannst dich nicht wirklich so ausleben, wie du *bist*. Du zerquetschst dich selbst, obwohl du dich unter einer Struktur, der Macht eines anderen Menschen erdrückt fühlst. Lässt du dich wie ein Tuch von jemandem auswringen, und glühst du jetzt innerlich vor Wut und Vorwürfen? Die Ursache dafür liegt bei dir selbst.

Kernlösung

Lege deiner Natur, deinen Gefühlen nicht länger Zügel an. Fühle dich sicher und beschützt in dir. Forciere dich nicht mehr, sage, was du zu sagen hast, staue keine Aggression an; zeige, wenn nötig, deine Zähne. Zähle auf diese Urkräfte in dir; spüre diesen starken Mittelstamm, die Autorität, die selbstbewusste Sonnenkraft in dir!

Lasse dich weder niederdrücken, noch von außen beeinflussen, sondern bestimme dein Leben *selbst.* Halte dich für niemanden zurück: Sei immer ehrlich du selbst! Äußere deine Wut, und erkenne, dass du bereits zu lange Wut anstaust, weil du dich nicht getraut hast, du selbst zu sein! Mache Schluss mit Ängsten und Frustrationen: Schaffe den Durchbruch. Nutze diese inneren Energien, warte nicht, bis diese feurigen Flammen zu gewaltig nach außen schießen. Lasse los… Übertreibe es auch nicht mit physischen Aktivitäten, um Erwartungen zu entsprechen; lege dich nicht in einem nervösen Schema fest. Nimm dir die Zeit, zu leben, zu genießen; entspanne dich, fühle dich stark in dir. Lege die Macht über dein Leben weder in die Außenwelt noch in jemand anderen, eine Arbeit, eine Stelle oder in ein gesellschaftliches System, nach dem Motto „das gehört sich nun einmal so“: Befreie dich daraus, und sei deiner Natur treu! Erfülle deine Aufgaben mit Liebe, mit Respekt vor dir und den anderen.

DER DAUMEN

Psychologische Übereinstimmung

Der Daumen, als strahlende energetische Quelle, veräußerlicht das Maß, in dem wir uns unseres Wertes Bewusst werden, ohne in Angst, Kummer oder Nervosität zu versinken.

Der Daumen weist auf die mächtige Präsenz von Urkräften, von sexuellen Sehnsüchten, primitiven Emotionen, von Bedürfnissen hin; er deutet auf die Anhänglichkeit und den sicheren Mutterschoß, auf Selbstbefriedigung, auf Instinkte und Sexualität hin. Jedoch noch wesentlich stärker deutet er auf Transformation hin: das Umsetzen dieser Ur-Elemente in Bewusstwerdung! Die urstarken Fundamente deines Selbst. Du weißt dich in deiner Natur sicher und beschützt.

Geborgenheit: Das Kind in dir weiß sich unter der Autorität und der Macht deines ICH-Bewusstseins in Sicherheit. Du greifst lediglich IN dir nach Halt.

Du führst deine primitiven Kräfte und Gefühle; du befriedigst deine sinnlichen und materiellen, körperlichen Bedürfnisse. Du sorgst dafür, dass du in Nichts zu kurz kommst. Primitive Instinkte werden in bewusstes Erleben der Realität umgesetzt: Du verschaffst dir Freude und Glück. Du nimmst deinen zentralen Platz ein. Du erkennst den Wert deiner selbst an; du tust das, wozu du talentiert bist oder eine Berufung spürst.

Du gönnst dir die Freude irdischer Vergnügen; du bestrafst dich nicht mit harten Diätkuren.[14] Du opferst dich nicht für ein Ideal, für eine Person auf: Du hörst in erster Linie auf deine eigenen Sehnsüchte.
Du nimmst den ganzen Raum ein, den du einnehmen solltest! Du erstickst dich nicht dadurch, dass du für jemand anderen läufst und rennst und dich dabei selbst vergisst, beziehungsweise durch ein aggressives, Besitz ergreifendes Verhalten, um deinen „Besitz" oder deinen „Partner" zu bewachen: So sperrst du dich selbst ein.
Solange du nach Halt außerhalb von dir suchst, solange du das „Aufnehmen" von anderen „brauchst", anstatt dich selbst zu versorgen, schränkst du deinen Raum ein, bist du nicht frei.

Stampfst du dich mit Negativität in Grund und Boden? Oder ergreifst du vollständig die Macht über dich selbst, und läufst du stark auf deiner Basis weiter?

Traust du dich, zu genießen, baust du auf deine urstarken Kräfte, fühlst du dich warm und sicher in dir? Du strahlst wie eine Sonne, du bewegst dich Frei, so, wie du *bist,* du traust dich, deine Meinung in Worte zu fassen. Du strahlst und *gibst,* anstatt zu absorbieren, festzuhalten; du wärmst dich selbst, du lässt einen Überschuss von Emotionen ab.
Du wirst aus dir selbst heraus geboren; du versorgst dich jetzt selbst, die Nabelschnur ist durchtrennt. Auch im Bereich von Lebensphilosophie und Denkmustern bist du kein Nachahmer: Du denkst aus dir selbst heraus, nicht wie deine Eltern / Erzieher oder Lehrer es taten.

Ein gesunder Daumen weist auch auf eine ruhige Gehirnaktivität hin, wobei ein Gleichgewicht zwischen dem nüchternen, logischen Denken und den Gefühlen, der Intuition gewahrt bleibt.

In der Gewissheit der sicheren Basis, deinem tiefsten Selbst, gibt es keine Ängste und Trauer, keine besorgniserregenden Gedanken und Nervosität: Dein Kopf wird nicht überbelastet, wenn ängstliche, nervöse Gedanken dich nicht aufpeitschen.
Aus einem reinen, selbstsicheren Bewusstsein heraus kannst du Dinge ablehnen, die du nicht brauchst, die dich nur überbelasten würden. Du bist Meister deines Lebens: Du entscheidest, wen du zu dir lässt. Du lässt dich von jemand anderem weder bedrohen noch ersticken. Du lässt dich nicht von einer Lehre, einer Person „ergreifen". Ja, du bist liebevoll und weich zu dir; von dem reinen Freude-Zentrum in deinem Herzen aus strahlst du liebevolle Energien in alle möglichen Richtungen.

Du sorgst dafür, dass die Ruhe in dir gewahrt bleibt, dass deine Gedanken als reine, gelbe Kräfte nicht mit Trauer oder Ängsten belastet werden. Du erlebst in dir eine Einheit zwischen Denken und Fühlen, weil schließlich dein allumfassendes Bewusstes Ich Meister ist. Der Daumen kann andeuten, inwieweit du an Sorgen aus der Vergangenheit haften bleibst, und er fordert dich auf, mit bestimmten Dingen zu kappen, schwere emotionale Lasten loszulassen, deinem Kopf Kühle zuzufächern, so dass du nicht in „Gedanken" weitergehst, sondern tatsächlich mit deinem ganzen Wesen voranschreitest.

[14] Außer selbstverständlich, wenn dies aus medizinischen Gründen notwendig wäre.

Erkrankungen, allgemein

Kernursache

Ängste, nervöse Gedanken, unsichere, düstere Gefühle. Trauer. Wackelig-Dastehen, Labilität, Unausgewogenheit: Emotionen ersticken dich, lassen nicht zu, dass du noch gesund und nüchtern nachdenken kannst. Erhitztes Gehirn; du planst mehr in deinem Kopf, als du tatsächlich ausführst. Du trägst schwere Lasten; du kannst den Ballast der Vergangenheit nicht loslassen.

Aggression, wütende frustrierte Emotionen und Gedanken füllen deine Lungen, so dass du kaum noch Raum zum Atmen für dich frei hast. Du lebst für andere, du hältst sie fest, oder du verlangst von ihnen, dass sie deinen Erwartungen entsprechen sollen, anstatt gut für dich selbst zu sorgen. Du bist zuweilen wie ein Erwachsener, der sich noch im Mutterschoß befindet, beziehungsweise der die Hand seiner Mama festhalten muss, weil er nicht an seine eigenen Kräfte, an seinen Wert glaubt.

Oder versuchst du immer, den Bedürfnissen anderer gerecht zu werden; lebst du nicht vollkommen das Leben, das du gerne führen würdest? Lässt du dich von der Sonne verbrühen, die Autorität außerhalb von dir, und siehst du das Leben „doppelt", handelst du nicht in der Einheit deiner selbst? Anstatt das Irdische, die Gefühle ehrlich zu genießen, weigerst du dich vielleicht, wirklich aus dir selbst heraus zu leben? Erbrichst du dich fast, weil du so viel festhältst, emotional und in Gedanken, ekelst du dich vor dir selbst, weil du dich weigerst, dich weiterzuentwickeln, weil du immer wieder bei den gleichen hemmenden Vorstellungen stecken bleibst, weil du dich weigerst, deine primitiven Kräfte in Bewusstsein umzusetzen, weil du dein Leben darauf beschränkst, zu grübeln, beziehungsweise es auf sexuelle oder aggressive Gedanken reduzierst?

Möglicherweise stehst du regungslos da, du sträubst dich; du fühlst dich von Angst ergriffen, vielleicht von panischer Angst. Du fühlst dich kalt und nackt, unsicher in dir; du fürchtest dich vor diesen primitiven, unbewussten Kräften in dir. Du läufst vor deinem eigenen Gefühlsinhalt davon, weil du nicht die Meisterschaft über dich selbst übernimmst. Möglicherweise fühlst du dich hilflos, ohne Sauerstoff; du hast solche Angst davor, zu sterben, dich selbst nicht mehr in der Hand zu haben, Angst vor dir selbst.

Du belastest dein Nervensystem zu stark mit traurigen, nervösen Gedanken; du vertraust zu wenig auf diesen tiefen Gefühlsgrund in dir, auf deine Intuition. Du absorbierst zu viel; du beschützt dich nicht. Du nimmst alles und jeden, Informationen und Erfahrungen, zu viel, in dich auf, weil du dich selbst nicht wirklich respektierst, weil du dir nicht deiner Sonnenkraft Bewusst bist!

Ein Gefühl zu ersticken: Du stopfst dich mit dem Gedankengut deiner Eltern/Erzieher, deiner Freunde voll, denn du fühlst dich so klein, ohnmächtig, unsicher in dir.

Kernlösung

Öffne deine Lungen! Lasse deinen Kopf leichter, heller werden; befreie dich von nutzlosem Ballast.

Bewege dich Frei, richte deine inneren Kräfte nach außen, wärme dich in Liebe, und erkenne im Vertrauen diese wertvolle, meisterhafte Bewusstseinsquelle, die du bist, an. Baue auf diese Urkräfte in dir, und lasse Transformation, Weiterentwicklung zu. Mache dich selbstbewusst zum Meister über dich selbst, über deine Taten, Gedanken und Emotionen.

Gebrochener Daumen

Du fühlst dich in die Enge getrieben; Ängste und psychische Erstickung.

Aggressive Konfrontation mit jemandem (oder mit einer Situation). Du hast deine Kräfte schon zu lange angestaut, ja, du hast dein Leben bisher nicht wirklich auf dich selbst, auf deinen wahren Kern gebaut. Die Art und Weise, mit der du dein Leben bislang eingerichtet hast, ist nicht mehr tragbar.

Du wirst deine Sicherheit ausschließlich in dir selbst finden; du wirst dich selbst befreien und deine Wut in Selbstverwirklichung umsetzen. Du brichst aus deinem beklemmenden Zustand aus; nervöse Wut, ängstlich-düstere Gedanken.

Lasse dieses Signal zu, dass du mit Gewohnheiten „brechen" darfst, die einen erstickenden Einfluss auf dich haben (siehe oben stehende Rubrik Erkrankungen).

Lies auch: Psychologische Übereinstimmung.

DER ZEIGEFINGER

Psychologische Übereinstimmung

Zuerst ich. Deine tiefe weise innerliche Quelle manifestiert sich in deinem physischen, irdischen ICH-Sein.
Die Weisheit in deinem göttlichen Selbst anerkennen; deinen Ich-Wert kennen.
Das ICH setzt sich für sich selbst ein. Körper und Geist, Emotionen und „Kopf": in einer Einheit miteinander.
In Deinem Leben stehst du an erster Stelle. Du fühlst dich in deinem Selbst stark und sicher.

Du gibst dich flexibel deiner Natur hin. Die Freiheit, du selbst zu sein, ohne Angst, in dem Vertrauen auf die eigene Autorität. Du bist stolz auf dich; du zeigst diesen Stolz nach außen hin, mit Ruhe und Würde. Weise machst du für dich, für andere die Dinge deutlich. Du lässt dich nicht an die Seite drängen; du fühlst dich nicht verkannt oder von anderen in die Ecke gedrängt, weil du deinen weiten Raum selbst gestaltest, weil du selbständig, unabhängig von anderen, selbstsicher deinen Weg anzeigst und alle Macht über dein Leben in dein Selbst stellst.

Du duldest es nicht, dass jemand anders dir die Butter vom Brot nimmt oder jemand dich auf deinem Weg daran hindert, ein bestimmtes Ziel oder Ideal zu erreichen: Lasst mich in Ruhe! Du verschließt dich nicht in dir; du trittst entspannt nach außen, stolz und sicher, auf diese innere Autorität bauend; du traust dich, deine Meinung in Worte zu fassen, du wagst es, zu deiner wahren Art zu stehen, du fühlst dich frei, Emotionen ohne Angst zu zeigen und Wissen mitzuteilen, das auf innerer Weisheit basiert, ohne deshalb besserwisserisch zu werden oder sich in alles einzumischen. Hier entscheidet man sich für Weisheit und innere Macht oder für Eigensinnigkeit und dafür, Macht auf andere ausüben zu wollen, weil du dich innerlich ängstlich und unsicher fühlst.

Du kannst die Dinge *sehr* breit sehen; du bist dazu im Stande, zu relativieren, zu tolerieren, freizulassen oder Verständnis für andere zu zeigen, weil du dir deines ICHS so Sicher bist.

Es stört dich nicht, was andere denken, denn du bist dir deiner selbst sicher.

Du lässt dich in alle möglichen Richtungen aufblühen; du erweiterst fortwährend deinen Lebensraum. Du legst dir nicht dadurch Zügel an, dass du alles mit deinem Verstand „erfassen" willst: Du vertraust auf deine Intuition, auf dein Gefühl.
Du mäkelst nicht herum, du kritisierst nicht, sondern kämpfst für schöne Ideale und Zielsetzungen. Du schickst nicht immerzu Vorwürfe an die Adresse anderer oder gibst Anweisungen, sondern du gehst *selbst* weiter; du verlegst immer wieder deine eigenen Grenzen. Der Weg zu Selbstwerdung und Weisheit ist endlos. Du lässt dich immer wieder geboren werden; du umsorgst dich innerlich und äußerlich. Du machst dich für deine Freude stark; auf deinem Weg erweitert sich das Spektrum von Farben und Düften. Ja, du entschließt dich dazu, das Leben wie ein Fest zu erleben.

Du richtest den Zeigefinger in erster Linie nach innen, auf dich, auf dein Herz, auf das Lebenslicht, das in dir brennt. Du schweigst, wenn du fühlst, schweigen zu müssen. Du schweigst in Weisheit; du sprichst in Weisheit. Stets suchst du die Ursache für das, was dich „überkommt"..., in dir selbst.

Erkrankungen, allgemein

Kernursache

Willst du deine Autorität nach außen hin krampfhaft hochhalten, weil du dich innerlich machtlos und unsicher fühlst? Weil du von deinen eigenen Gefühlen abgeschnitten bist, weil du dich selbst nicht wirklich in den Griff bekommst, weil du nicht wirklich an deinen eigenen Wert glaubst, fühlst du dich vielleicht von anderen übergangen oder verkannt, beziehungsweise sogar beherrscht? Dies sind lediglich die Folgen einer Selbstverleugnung. Oder... bist du ein(e) „Besserwisser(in)“?

Willst du, dass man auf dich hört? So höre zuerst auf dich selbst. Mache nicht anderen Menschen Vorwürfe, erwarte nichts, wenn du an der Oberfläche deines Lebens haften bleibst, wenn du nicht zunächst auf deine tiefe, innere Autorität hörst.

Hast du Kummer; willst du bei jemandem oder in der Außenwelt an erster Stelle stehen, und es gelingt dir nicht? Fixierst du dich hartnäckig mit deinen Gedanken auf bestimmte Dinge außerhalb von dir, obwohl du dich so ohnmächtig fühlst? Lasse los, und kehre dich in dich!

Oder erwartest du von jemand anderem, dass er / sie sagen wird, was du tun sollst, wo dein Weg liegt? Ärgerst du dich innerlich, weil man nicht tut, was du sagst? Isolierst du dich gefühlsmäßig von den anderen, errichtest du eine Barriere? So ist dies die Folge dessen, dass du dich im Grunde genommen selbst nicht akzeptierst, dass du dich nicht wirklich an erster Stelle siehst; dass du noch immer die Bestätigung für dein Leben in der Außenwelt suchst, und das funktioniert natürlich nicht. Heiße dich selbst Willkommen, und höre auf deine Wünsche.

Fühlst du dich wie ein Don Quichotte? Fühlst du dich so machtlos, so von deinem göttlichen Selbst abgeschnitten, dass du dich vor etwas Bedrohlichem fürchtest, vor etwas sehr Bösartigem tief in dir selbst? Fürchtest du, von etwas oder jemandem „ergriffen“ zu werden? Etwas, dass in dich eindringen und dich bedrohen würde? Schnürt die Angst dir die Kehle zu? Vertraust du deinem tiefsten Selbst nur so wenig? Bist du dir selbst, anderen gegenüber dominant, kritisch, verurteilend herrisch?

Trittst du auf der Stelle, bist du wütend, frustriert, weil du dich nicht verwirklichst, wie du es gerne hättest, weil du alle Macht nach außen gestellt hast? Räumst du dem Denken, deinem Kopf im Leben einen so zentralen Platz ein, dass zu wenig Platz für das irdische Genießen, für Gefühl und Intuition bleibt; dein Kopf kann zu einer nervösen, wahnsinnigen Mühle werden. Möglicherweise hinderst du dich selbst daran, starke Energien und Aggression in Aktion, in ein selbstbewusstes Weitergehen umzusetzen. Mit Gedanken blockierst du dich selbst. Du bist gefangen. Du legst Scheuklappen an. Möglicherweise fixierst du deine Aufmerksamkeit auf Image, auf dein Äußerliches Erscheinungsbild oder auf das Negative von anderen. In diesem Fall übergehst du den Wert und die Kraft des ICHS. Oder schließt du dich klaustrophobisch in dir selbst ein, hörst du lediglich darauf, was andere von dir erwarten? Bis es dir alles zu viel wird und du nichts mehr duldest oder verträgst, bis du dich möglicherweise plötzlich auf wunderbare Weise, nach einer zu lange ausgehaltenen Frustration, für dich einsetzen würdest: Du willst dich selbst befreien!

Kernlösung

Die wahre Befreiung liegt für dich darin, die Ängste zu lösen, dieses Gefühl der Machtlosigkeit zu entkräften, indem du den Zweifel in Bezug auf dich selbst löst, indem du die Macht in dir selbst anerkennst, selbstbewusst dein Leben ausbaust und deinem ICH absolute Anerkennung schenkst. Indem du gut für dich sorgst und nicht die Anerkennung von anderen einforderst.

Sorge dafür, dass du frei und flexibel du selbst sein kannst, dass du selbst deine

Richtung bestimmst, dass du im Zentrum deines Lebens stehst, dass du die wahre Autorität in dich selbst legst.

Erweitere deinen Lebensraum; mache deine Lungen weit auf; verlege deine Grenzen; ein in dir Geboren Werden. Aus Stolz dein Selbst anerkennen, deine wahre Natur nach außen hin manifestieren. Zeige nicht auf andere; schaue in dich selbst. Kein Machtspiel; erkenne die Kraft in dir selbst an.

Lies auch:Psychologische Übereinstimmung.

Gebrochener Zeigefinger

Angst, die Macht über dich selbst und deine Emotionen zu verlieren. Du hältst dich – auf eine zuweilen kindliche Art und Weise – an bestimmten Situationen fest; die Angst hindert dich daran, loszulassen. Du hast Angst davor, in deinen Gefühlen zu versinken; du ruderst und ruderst vor dich hin, aber das Boot sinkt. Du müsstest loslassen, anstatt krampfhaft in einem undichten Boot, in einer solchen Situation weiterzurudern.

Weil du zu viel ergreifen und festhalten willst: sowohl außerhalb von dir (Menschen, Zustände) als auch in dir (du willst deine Natur unter Kontrolle bekommen, deine Gefühle in eine bestimmte Richtung drücken), weil du selbst die Macht über etwas oder jemanden ergreifen möchtest, denn du fühlst dich so machtlos und in dir gefangen, in den Machtfängen anderer beziehungsweise der Umstände. Du würdest dich widersetzen, ja, du möchtest ängstlich davonlaufen, aber du bist nicht wirklich dazu im Stande, dein Leben selbstbewusst auszubauen, weil du nicht auf die Weisheit IN dir hörst. Du läufst vor dem Schönsten in dir davon. Du kämpfst *gegen* andere, *gegen* Situationen, anstatt loszulassen und entschlossen dein Leben selbst aufzubauen. Emotionen häufen sich so stark an, dass du sie nicht mehr unterdrücken kannst. Nervosität, Angst und Panik. Du glaubst nicht an diese göttliche Weisheit in dir; möglicherweise gerätst du in Machtspiele, oder du verstrickst dich in sexuelle Verführungs- und Machtspiele, weil du dich weigerst, die Macht und die Meisterschaft über dich in deinem Selbst anzuerkennen. Solange du sie verleugnest, wirst du ängstlich vor allem weglaufen, was dich in seiner Macht hält, aber im Grunde genommen läufst du vor deinem schönsten Kern davon. Du fühlst dich an Händen und Füßen gebunden. Du plagst dich mit widersprüchlichen Gefühlen: Anziehung-Abstoßen, weil es genau das Spiel ist, das du mit dir selbst spielst. Eine Frage von Macht-Ohnmacht, von Weisheit-bzw. die Verneinung dessen; Scheuklappen. Mit aggressiver Wut möchtest du ausbrechen! Eine ehrliche Konfrontation mit dir selbst, eine Anerkennung deiner inneren Weisheit, eine Selbsteinkehr: Da fängt die Lösung an; nicht in Rebellion gegen andere, gegen die Lebensumstände. Der Frieden liegt in dir.

DER MITTELFINGER

Psychologische Übereinstimmung

Du pflanzt dich stark mit deinen Füßen auf die Erde. Du fühlst dich innerhalb einer sicheren Basisstruktur beschützt. Der Mittelfinger deutet auf den langen Weg hin, den du in deinem Leben zurücklegen musst. Der Mittelfinger ist wie der Wächter an der Schwelle in dir, der darauf achtet, dass du dich nicht deiner Aufgabe und deiner Verantwortung entziehst, dass du nicht „entgleist", dass du innerhalb *der* Linien bleibst, die für die Verwirklichung deiner Aufgabe, deiner Zielsetzungen notwendig sind. Die Perspektive, die du pflanzt; die Arbeit, der Beruf, die Produktivität..., um später zu ernten.

Du tust, was du tun musst; du regelst und schmiedest mit gesundem Menschenverstand Pläne.

Du vertraust auf diesen Schutzpatron in dir; du läufst und funktionierst zügig, du suchst und findest stets deinen Weg; du läufst zielbewusst in eine bestimmte Richtung.

Du gibst Acht, lässt dich nicht leicht beeinflussen, du fühlst dich sicher und geborgen in deiner Basis, in deinem tiefsten Selbst. Du baust überdies an einem stabilen Haus, einer soliden Struktur mit dicken Mauern; du fühlst dich in deiner tiefen Höhle sicher.

Du schaust stets nach vorne, du bleibst nicht in der Vergangenheit stecken; du verharrst nicht und drehst Däumchen. Kreative Energien, gesunde, aggressive Kräfte lässt du frei aufblühen; du produzierst, du bist auf vielerlei irdischen Ebenen fruchtbar, auch im künstlerischen Bereich. Du lenkst sowohl die kindlichen Energien in dir als auch die aktiven Kräfte auf stolze, selbstbewusste Weise, aber mit Sorgfalt innerhalb einer strukturellen Korrektheit. Du trägst Sorge für dich, auch für deinen Körper, voller Respekt.

Du hältst dich weder mit kleinlichen Details noch mit Äußerlichkeiten auf. Du gehst entschlossen weiter; die Führung deines Lebens obliegt dir selbst. Mit weisem, ruhigem, klarem Blick bist du hohen moralischen Ansprüchen treu, Regeln, die zu dem Respekt vor dir selbst, vor dem Menschen im Allgemeinen beitragen.

Du streust deinen Samen auf die Erde aus; du fühlst dich verantwortlich, auch für andere.

Du bist bereit, zu „lernen" und zu wachsen, dafür den nötigen Einsatz zu zeigen, die nötigen Hindernisse zu überwinden. Du glaubst nicht an das Schicksal oder den Zufall, sondern du gestaltest, du arbeitest selbstbewusst an deinem Lebensweg. Du besiegst das Negative, das Teuflische; du wehrst dich nicht gegen deine Entwicklung. Du stehst stark mit beiden Füßen auf dem Boden; du lässt das los, was überflüssig ist.

Ambition stimmt hier mit Selbstverwirklichung überein, nicht mit Machtdrang, mit Karriere-Jagd oder dem Greifen nach den Sternen. Du strebst an, dein Leben immer stärker seinen Wert erfüllen zu lassen, dein Selbst immer weiter zu bereichern, in Fruchtbarkeit zu produzieren.

Der Mittelfinger weist daraufhin, *wie* du deinen Weg im irdischen Leben findest; wie du mit Gefühlen, Sexualität, irdischen Dingen und Techniken im Allgemeinen umgehst. Auf welche Weise du deinen Weg zu den anderen Menschen findest. Wie du dir entschlossen einen Weg durch das Gefühlsleben bahnst.

Du bist „multi-funktional", aktiv und voller Mut im Vollbringen deiner Aufgabe, deiner Ambitionen und Pläne.

Der Stier, der mit einem Pflug Furchen in die Erde zieht. Der Steinbock, der wohl überlegt die Bergspitze erklimmt. Die „praktischen" Sorgen einer Mutter für ihr Kind. Der Bauer, der auf seinem Acker aussät.

Erkrankungen, allgemein

Kernursache

Ängste, Emotionen können die sichere Basisstruktur überspülen, wenn du nicht wirklich in deinem irdischen Sein hier-und-jetzt präsent bist. Du denkst, schwebst, grübelst, du lebst zu sehr in deinem „Kopf": Dein bewusstes Ich hat zu wenig Zugriff auf deinen Körper, auf dein Leben, weil du zu viel „weg" bist, in Gedanken, in Träumereien, anstatt tatsächlich aktiv und konkret dein Leben auszubauen, deine Kreativität in Produktion umzusetzen. Frustration, ängstliche Aggression blockieren deinen Durchgang.

Selbst-Degradierung „wer bin ich denn schon?"; du ziehst dich in dich selbst zurück, passiv, weil du nicht wirklich an deine Bewusstseinskräfte glaubst. So kann das breite Spektrum an Talenten und Kreativität in dir infolge deines Minderwertigkeitsgefühls auf Sexualität oder sexuelle Gedanken beschränkt werden; oder du beschränkst dich auf eine brave, bescheidene Rolle; möglicherweise verspottest du dich geringschätzig. Du verkennst deinen Wert; du läufst vor der Verantwortung weg, *selbst* ein fruchtbares Leben aufzubauen. Die Engel oder die Heinzelmännchen werden es schon richten…

Kernlösung

Es gibt zwei Möglichkeiten: Entweder du entziehst dich oder zögerst weiterhin und verharrst auf deinem Weg; du nimmst dein Leben nicht *selbst* in die Hand, *oder* – umgekehrt – du versuchst und willst unbedingt *den* Weg oder das Ziel durchdrücken, du gibst nicht auf, du forcierst Dinge, du lässt nicht locker, auch wenn die äußeren Umstände darauf hindeuten, dass du besser loslassen solltest.

Keines der beiden Extreme ist gut: Weder das Zurückstellen deiner selbst, in einen vergessenen Hintergrund, noch das übersteigerte „Wollen" vieler Dinge oder eine übertriebene Betonung struktureller Gesetze und Pflichten, von Karriere, von aggressivem Machtdrang. Ein Hartsein gegen dich selbst.

Respekt vor wertvoller Moral, nicht wortwörtlich nach dem Gesetz. Eine Moral, die von innen heraus gewachsen ist und nicht von außen auferlegt wird.

Respekt vor dem Schönen, dem Wertvollen, mit Stil, aber ohne an einem übertriebenen Sinn für das Protokoll und die Zeremonie haften zu bleiben: eine Struktur, die naturgemäß zum Inhalt passt. Gesunder Stolz, gesunde Arbeit und Kreativität.

Du stampfst deine Kräfte und Talente nicht in Grund und Boden. Du streust den Samen auf den Acker, du frustrierst dich nicht dadurch, dass du diese starken Energien unterdrückst, wodurch du ein Ventil im Erleben von Sexualität suchen wirst, nicht um Liebe zum Ausdruck zu bringen, sondern um die „Leere" in dir zu kompensieren, weil du dich weigerst, auf breiter Ebene alle deine Möglichkeiten einzuschalten. Erkenne dich an, entdecke deine Werte, und gehe, ohne zu zögern, weiter. Nimm dein Leben in die Hand; versuche, klar in dir zu sehen, und stelle das Ideal nicht nach außen.

Sei fruchtbar, selbstbewusst, aktiv, stolz, entschlossen, deiner selbst sicher. Verliere dich nicht in Details.

Warte nicht, bis angestaute Energien in einer Aggressions- oder Sexualitätsbombe explodieren werden, sondern lasse deine starken Energien sich stetig entfalten, innerhalb eines Bereiches, einer Struktur oder der Linien, die du selbst bestimmst. Auf die Weise lenkst du alles in gute Bahnen, ohne dass Emotionen die Oberhand gewinnen.

Ruhige, ausgewogene Arbeit, ohne Stress, ohne zu hart zu dir zu sein.

Lies auch: Psychologische Übereinstimmung.

Gebrochener Mittelfinger

Du fühlst dich *zu* blockiert; du willst mehr und weiter. Aufgehaltene aggressive Kräfte brechen durch. Widerstand. Möglicherweise willst du zu viel auf der Ebene von Karriere, Ambitionen, oder du bist zu streng im Bereich struktureller Begrenzung, Machtausübung beziehungsweise im Hinblick auf Gesetze und Pflichten.

Möglicherweise erklärst du den Krieg; mit riesengroßen Kanonenkugeln würdest du am liebsten ein Gebiet oder eine Position einnehmen. Aggression kann auf verschiedenste Arten herauskommen, in Worten oder Taten.

Du hast dich zu lange eingeschränkt, weil du deinen tieferen Werten zu wenig Aufmerksamkeit geschenkt hast. Verharrst du bereits zu lange bei Image, Materie, Sexualität, bei oberflächlichen Regeln, anstatt Inhalt, Gefühl und Kreativität auf vielen Ebenen Raum zu geben? Du lebst zu „fest", zu hart: Mache dich lockerer, und baue Ruhig und beständig an einer schönen Zukunft, ohne zu erzwingen. Dränge dich nicht in eine Ecke, lasse dich nicht nach hinten stoßen, bis die Gegenreaktion darauf folgen wird.

Greife nicht *weiter* als bis zum folgenden Schritt; habe nicht den „Willen", *mehr* als das zu wollen, was JETZT gut für dich ist. Habe keine Angst; baue auf die starke Basis in dir.

DER RINGFINGER

Psychologische Übereinstimmung

Die Art und Weise, wie du zu dir stehst, welche Beziehung du zu dir selbst hast: Bist du gut und liebevoll zu dir? Wenn du etwas oder jemanden nicht „festhältst" oder in deiner „Macht" hältst; wenn du den goldenen Nimbus wie eine Sonnenkrone auf dein Haupt setzt; wenn du dir des Wertes und der Schönheit deiner selbst und des Lebens Bewusst bist; *dann* spürst du die Macht und die Fülle deines Selbst, *dann* bist du für höhere Bewusstseinsenergien offen.

Der Tod wird abgeführt: Hier ist lediglich Platz für das Freudvolle Leben! Dein Kopf, dein Körper sind sensible Auffangkanäle für dein Geistesbewusstsein.

Der „heilige Verbund" mit dir selbst: in Selbstvertrauen, in Liebe erkennst du das warme Sonnenzentrum in dir an.

Du fühlst dich Frei: Du kannst dich auf deinen tiefsten Kern verlassen; du brauchst dir über nichts Sorgen zu machen. Optimale Kommunikation zwischen Körper und „Seelenbewusstsein".

Die Beziehung zwischen Mond-Anteil und Sonnen-Anteil ist harmonisch: Die warmen, behaglichen, sicheren Arme des Vaters in dir trösten das Kind in dir, wenn es sich traurig und alleine fühlt. In dieser Einheit deiner selbst *kannst* du niemals in der Kälte stehen, kannst du dich niemals einsam fühlen. Du kannst diese Liebe mit einem Partner teilen, aber der Ring deutet in erster Linie auf die schönste Geschlossenheit, auf die Fülle deiner selbst hin. Du umhegst dich mit Achtung und Respekt.

Du bist dir sehr wohl des Heiligen, das jeder Mensch in sich trägt, bewusst: das Leben selbst.

Du bist dir deines Wertes bewusst; du bist liebevoll und sanft zu dir. Du liebst dich. Der Ringfinger weist folglich auch daraufhin, in welchem Maße du zum Kern des Lebens vordringst, inwiefern du wirklich in Harmonie mit den tiefen Wünschen deines Herzens lebst; du lebst weder an der Oberfläche noch wie eine hölzerne Puppe. Deine Gefühle dürfen frei existieren: Du schnürst dich nicht ein, du schneidest dem Leben nicht den Weg ab. Frieden und Versöhnung, Harmonie und Sicherheit, tief in dir: Du stehst stark auf eigenen Beinen. Du sagst nicht Nein zu der Kraft deiner Sonne, du klammerst dich nicht an einen Partner.

Der Ringfinger zeigt an, inwieweit du dich in den Schatten der Sonne eines anderen Menschen stellst, in welchem Maße du den anderen „brauchst", um die Verleugnung der Sonne in dir selbst zu kompensieren! Die Beziehung zu jemand anderem wird dir Freude schenken, wenn ihr, in gegenseitigem Respekt, einen Verbund als gleichwertige Partner schließt, nicht, wenn die eigene Identität in der Beziehung untergeht.

In diesem Sinne symbolisiert der Ringfinger auf paradoxe Weise gleichermaßen Freiheit und Verbund. Ein urstarkes Vertrauen in dich. Ein Gefühl von Hyper-Sicherheit. Nichts kann schief gehen. Du verlierst dein Leben nicht in Details, in äußerlichen Nichtigkeiten. Du weißt dich in dir beschützt; du nimmst deinen Raum voll und ganz in Beschlag. Stolz wie ein Löwe, frei wie ein Vogel. Voll und ganz leben, deine Natur und deine Gefühle erleben. Sanftheit in Emotionen, stark in deiner Basisstruktur.

Das Weiche, „Weibliche", vom „männlichen", selbstsicheren Anteil in dir angeführt. Du flüchtest nicht vor Trauer, vor Emotionen: Du verarbeitest sie, du löst Gefühlsprobleme im Licht der Liebe zu dir, im Licht eines reinen Selbstbewusstseins. Du hältst dich lediglich an deinem Selbst fest; du legst alle Macht über dich in dich selbst. Du machst andere darauf aufmerksam, wenn sie dich in deinem eigenen freien Sein behindern, wenn man dich bedrohen will, wenn man deinen Raum einschränken will. Du bist der Hüter der goldenen Schatzkiste in dir.

Du legst dir keine „Zügel“ an. Das elektrische Netzwerk in dir – das Nervensystem – ist, über feine „Fühler“, auf Nachrichten aus deinem tiefsten Selbst, auf Bewusstseinssignale abgestimmt; du überträgst fortwährend die Impulse aus deinem inneren Selbst in dein irdisches Sein. Freiheit besteht darin, nicht zu versuchen, zu „erfassen“, mit deinem Verstand, mit deinen Händen zu „greifen“, sondern immer wieder aufs Neue für neue Erfahrungen, neue Impulse, neue Informationen offen-zu-sein.

Ein zukunfts-orientiertes Vertrauen auf das Jetzt, auf dein Selbst. Der heilige Einheitsverbund mit deinem Selbst führt zu Freiheit und Offenheit.

Erkrankungen, allgemein

Kernursache

Du spürst Schmerzen; du schenkst dir nicht das Vertrauen, die Liebe und die Freiheit, was wiederum zu Beziehungsproblemen führen kann. Du bekommst dich nicht wirklich in den Griff, wodurch du versuchst, Menschen und Dinge außerhalb von dir festzuhalten. Ängstlich versuchst du, die Macht zu behalten oder festzuhalten, aber früher oder später musst du „loslassen“.

Möglicherweise fühlst du dich schmerzlich verletzt; andere können dir noch wehtun, weil deine Gefühle zu wenig vom warmen Herzen, von deinem selbstbewussten ICH umhegt werden. Deine Freude ist noch von der Reaktion, der Haltung anderer abhängig! Die Ursache deiner Trauer, deines Schmerzes liegt nicht bei den anderen, sondern bei dir selbst: Du stimmst dein Leben zu wenig auf dich ab; Du bist zu flexibel, vielleicht zu gefügig oder zu abhängig von einem Menschen außerhalb von dir, aber du bist zu grausam, zu hart zu dir. Liebst du dich nicht?
Ekelst du dich geradezu vor dir: Findest du dich überhaupt nicht in Ordnung, und „zerstörst“ du dich förmlich „selbst“, ja, tötest du dich ab?

Du meinst, dass eine Gefahr über dir schwebe, du fühlst dich ängstlich und bedroht: Es geht hier lediglich um Unterdrückung eigener Kräfte! Die Gefahr liegt nicht außerhalb von dir.

Verkennst du deine Talente, hältst du prachtvolle Energien im Innern, so lebst du wütend und frustriert; speist du deine Galle aus, anstatt dir selbst Anerkennung zu schenken?
Gibst du dir keinen Lebens-Raum; erstickst du dich selbst? Klammerst du dich an einen Partner, anstatt dir und dem / der anderen Freiheit zu schenken? Bist du hart, wütend, sarkastisch, erbarmungslos, verzweifelt? Bist du es alles so satt; möchtest du es förmlich ausspeien?

Sagst du „nein“ zu dieser Sonnenkraft in dir; lässt du dich auf einem Meer von Emotionen treiben, obwohl du dein Leben nicht wirklich Selbständig lenkst? Lehnst du dich gegen eine Situation auf, gegen eine Beziehungsform, in der du dich wie eine hölzerne Puppe, wie eine Modepuppe ohne Tiefe gegeben hast? Schreien dein Herz und deine tieferen Gefühle, deine natürlichen Kräfte nach Anerkennung? Aggression, Nervosität: Du willst dich *selbst* befreien?
Du fühlst dich alt, krank und suchst nach „Unterstützung“, anstatt dich auf dein tiefstes Selbst zu verlassen?

Du trittst dein eigenes Herz mit Füßen, oder lässt du dich von anderen verletzen? Lebst du zu un-irdisch, zu abgehoben, zu „geistig“, ohne deinen Körper, sinnliche Freuden, irdisches Vergnügen mit einzubeziehen? Lebst du eher zum Tod hin als zum Leben?
Lässt du dich in der Kälte stehen, und erwartest du dann von anderen, dass sie dich wärmen? Weigerst du dich, auf eigenen Beinen zu stehen? Lebst du zu sehr an der Oberfläche des Lebens, misst du äußeren Werten und Image mehr Bedeutung bei als deinem Gefühl und den tieferen Werten?

Schnüren Todesängste dir die Kehle zu? Traust du dich nicht, lieb zu sein, deine Wärme zu äußern? Wagst du es nicht, deine Energien, deine Individuellen Qualitäten nach außen hin zu manifestieren? Schaust du nicht wirklich auf den Kern, auf die Essenz des Lebens?

Kernlösung
Lies: Psychologische Übereinstimmung.

Gebrochener Ringfinger

Du wehrst dich gegen einen Zustand, der dir nicht gefällt: Trauer und Aggression haben sich angehäuft. Aber auch wenn du jetzt „Stopp! Nein!" zu einem Partner oder zu einem bestimmten Zustand sagst, der bereits zu lange andauert, so sei dir darüber im Klaren, dass die tiefere Ursache dessen darin liegt, dass du im Grunde genommen in der Vergangenheit gegen dein eigenes Sonnenzentrum gekämpft hast, dass du dein Selbstbewusstes Ich, deinen Wert verkannt hast, dass du zu sehr nach jemand anderem gelebt hast, dass deine tieferen Gefühle eigentlich niemals den Raum von dir bekommen haben, der so unabdingbar dafür ist, frei und voller Freude zu leben.
Du warst dabei, dich selbst zu ersticken, beziehungsweise dich ersticken zu lassen; jetzt lehnst du dich dagegen auf, auch gegen die Autorität, die Sonne außerhalb von dir. Du bist es müde, nicht wirklich *Leben* zu können! Erst wenn du dich mit Respekt und Liebe dir selbst zuwendest, wirst du keine schmerzhaften Erfahrungen mehr zu dir holen. Jemand anders kann dich nicht quälen, kann dich nicht zu kurz kommen lassen: Du selbst kannst dich hingegen wohl dadurch zu kurz halten, dass du deinem Herzen nicht treu bist, dass du nicht auf die Stimme deines Herzens hörst, die sich nach Freiheit und Freude sehnt, unabhängig vom anderen.
Gesunde Energien sind bereits zu lange blockiert und fordern einen aktiven Durchbruch nach außen, in Kreativität und Selbstverwirklichung.

DER KLEINE FINGER

Psychologische Übereinstimmung

Steht für das Korrekte, die Unversehrtheit, die Reinheit, die klare Offenheit nach innen, zum anderen. Ein inneres Wissen, eine göttliche Weisheit, die Fähigkeit, alles zu assimilieren, Wissen zu erwerben, dich in Ruhe weich zu öffnen. Ein weises Wissen, ein ruhiges Vertrauen auf das Bewusstsein deines göttlichen Wertes als Mensch.
Dort, wo Himmel und Erde einander berühren: Die Manifestierung göttlicher Bewusstseinsenergien, von Weisheit in einer klaren, irdischen Struktur. Gleichgewicht zwischen Intuition, innerem Wissen und Ratio, gesundem Verstand. Ehrlich zu dir sein; ein ehrliches Sprachrohr für deinen persönlichen Inhalt zu anderen hin.

Du verarbeitest neue Erfahrungen und Informationen, du relativierst, du assimilierst mit Leichtigkeit, ohne Angst, denn du fühlst dich Friedlich im göttlichen Wissen.
Das Nach-Außen-Bringen deines Inhaltes, deiner Botschaft. Das Sorge-Tragen für diesen Inhalt: Du weißt dich in der Weisheit, in dem *Wissen,* in deinem Bewusstsein beschützt.

Auch Symbol für die Flexibilität, die Reibungslosigkeit, mit der du dich an neue Lebensumstände, an andere Menschen anpasst, ohne dich deshalb anders nach außen hin zu geben, als du dich innerlich fühlst.
Du bist ein Mensch aus *einem* Guss: Offen und klar wie Quellwasser, du bist dir des Wertes des ehrlichen Goldes in dir bewusst. Du zweifelst nicht an deiner Weisheit, an deiner Fähigkeit, zu vernünftigen Entscheidungen zu kommen, selbstbewusst in *die* Richtung weiterzugehen, die du selbst anzeigst.
Du lebst im Gleichgewicht, selbstsicher, ohne Versagensangst. Du fühlst dich auf dieser breiten Basis deines Individuellen

Seins ruhig; du fühlst dich friedlich unter dem Dach eines reinen und schönen Bewusstseins.
Dein Leben ist nicht darauf gebaut, was deine Eltern dich lehrten, sondern auf Weisheit und Wissen, das du selbst erwerben durftest. Du lässt nicht mit dir machen. Du willst nicht gleichzeitig in hundert verschiedene Richtungen gehen, verwirrt und nervös, weil du dein Leben selbst bestimmst, unbeirrt, weil du dein Leben nicht auf Oberflächlichkeiten im Selbstzweifel baust, sondern auf die Sicherheit deiner persönlichen Einsichten. Du lässt dich nicht indoktrinieren oder dir auf der Nase herumtanzen; du fühlst dich frei…, offen, ehrlich, spontan, natürlich, ungezwungen, neugierig, lernbegierig, ursprünglich wie ein „Narr". Du suchst das Abenteuer im Leben; du guckst flexibel in viele Richtungen, ohne Scheuklappen! Bedachtsam Acht geben, deine Energien sammeln, um dann mit voller Kraft weiterzugehen.

Erkrankungen, allgemein

Kernursache

Du verkennst deine Weisheit, du benutzt nicht deinen Verstand; du baust nicht wirklich selbst dein Leben aus. Du lässt dir von deinen Eltern, deinen Freunden alles gefallen. Du traust dich nicht wirklich, dich für dich einzusetzen, ja, du weißt nicht genau, wie oder wohin du weitergehen sollst, weil du ängstlich bist oder feige. Möglicherweise drehst du dich wie ein Fähnchen im Wind oder baust keinen eigenen Weg aus, so dass du einmal hier, dann wieder dort einstimmst oder mitredest. Es wirkt zuweilen unehrlich oder scheinheilig, aber im Grunde handelt es sich dabei um deine Unentschiedenheit, um deine nervöse Unselbstsicherheit: Du weißt nicht genau, was du willst, du suchst außerhalb von dir nach Halt, ziehst dich ängstlich in eine Höhle zurück, ja, du traust dich nicht, dich so zu manifestieren, wie du bist, weil du nicht an die göttliche Schönheit und die Weisheit in dir glaubst. Du erniedrigst dich und den Menschen im Allgemeinen. Du machst dem Göttlichen in einem Menschen keine Ehre; demnach fühlst du dich alles andere als friedlich und vertrauensvoll. Nervös, aufgestachelt, suchend, grübelnd…
Schließlich bleibst du stehen, lässt dich von anderen „schlagen", weil du wahrlich nicht erkennst, wohin du gehen sollst; du gehst mit einer übertriebenen Flexibilität in die Knie. Vielleicht möchtest du bei jedem in hohem Ansehen stehen, wodurch du den Menschen schmeichelst.

Ziehst du dich zurück, schweigst du, anstatt zu sprechen; weigerst du dich, für das Schönste in dir Sprachrohr zu sein?

Du verbrennst auf der Stelle. Weigerst du dich, die Zügel selbst in die Hand zu nehmen; ist es dir alles gleichgültig? Lähmt dich die Angst, weil du dich vom Tieferen, Intuitiven, von deinem tiefsten Selbst abschneidest; beschränkst du deine Gehirnaktivitäten auf Grübeln, Denken und rationale oder intellektuelle Sorgen, anstatt dem inneren Wissen, dem Intuitiven, dem, was die Vernunft übersteigt, dein Vertrauen zu schenken?

Dein Weg verläuft nicht gerade; du läufst sozusagen auf krummen Beinen, weil du dich zurückhältst, weil du nicht an die schönen Kräfte tief in dir glaubst. Möglicherweise gehst du eine „Vernunftehe" ein, um ungeachtet in welchem Bereich den Frieden wahren zu wollen, denn du weigerst dich, diesen Frieden in dir selbst zu finden; du verschließt dich dieser reinen göttlichen Quelle in dir. Du nimmst dir nicht den psychischen Raum; du leidest sozusagen unter Sauerstoffmangel. Du engst dein Leben ein. Selbstbefreiung, Offenheit und weise Einsicht sind für dich unabdingbar, um Freude zu empfinden.

Kernlösung

Lies: Psychologische Übereinstimmung.

Gebrochener kleiner Finger

Du willst dich befreien. Du machst nicht mehr mit! Du reißt den Druck von deinem

Kopf, die Lasten von deinen Schultern. Du lehnst dich gegen diejenigen auf, die dein Leben bislang bestimmt oder geführt haben, gegen die, die Macht auf dich ausgeübt haben. Nervöse, aggressive Kräfte brechen durch; keine Rede mehr von Flexibilität. Ein Drang nach innerer Befreiung, um deiner ursprünglichen Natur vollkommen treu zu werden, ohne Kompromisse, ohne Unterdrückung.

FISTELN

(siehe auch Afterfistel)

Kernursache

Ängstlich zugedrückt, verschlossen. Innerlich ängstlich, Gefühle festhaltend.

Du strahlst nicht nach außen, sondern saugst auf, du ziehst alles in dich hinein, deine Gefühlswelt gleitet tief ab, scheu und verborgen. Dennoch existiert die Sehnsucht in dir, nach oben hin aufzufliegen! Aber du faltest dich sozusagen doppelt zu, aus Angst vor Schmerzen, aus Selbstschutz. Du lässt nichts entkommen, du lässt dich nicht weiterentwickeln.

Kernlösung

Bekomme dich von deinem Selbstbewussten Geist aus feste in den Griff, und stehe mit deinen Füßen fest auf dem Boden. Die Erkenntnis der Kraft deiner bewussten Meisterschaft über dich wird dir ermöglichen, frei und offen zu leben, alles loszulassen. Gefühle werden dann unter der höheren Autorität deiner selbst erlebt und geführt. Diese Macht in dir macht Furcht und tiefe Versunkenheit ungeschehen: Ergreife mit beiden Händen selbstbewusst die Zügel! Kopf und Herz sind die physischen Dirigenten, deine ängstlichen Gefühle sind lediglich der Staub, der weggewischt werden kann; lasse dein Leben nicht von Gefühlen dominieren, sondern nutze sie dankbar, und setze Negativität in Produktivität um, Aktion!

ÜBERTRIEBENE NEIGUNG ZUM FLUCHEN

Kernursache

Du bist ein Fass voller geballter Energie und suchst unbewusst nach einem Ausweg, auf dass das Fass nicht explodieren wird. Du fühlst dich gefangen und spürst einen Drang, alle Hemmungen über Bord werfen zu können, in absoluter Freiheit aus deinem Käfig herauszufliegen.

Du bist auf der Suche nach allen möglichen Wegen, um nach draußen zu gelangen, so sehr fühlst du dich in dir gefangen und ohnmächtig! Deine Machtlosigkeit und das Misstrauen dir selbst und deinen Energien gegenüber liegen dem zugrunde. Du hast somit Angst davor, nicht dein eigener Meister sein zu können; das alles könnte dich überwältigen…, so hältst du dich zurück, du ziehst dich immer wieder ein wenig zurück, ja, du wirst dich nicht *wirklich* durchkommen lassen…, bis der Kessel dennoch explodiert.

Am allerliebsten würdest du dich und deine gebündelten Kräfte so weit wie möglich verwünschen und wegwerfen: Das tust du demnach auch mit einem Fluch.

Kernlösung

Wage es, in voller Aktion du selbst zu werden: Suche deine Ventile, und halte dich nicht zurück!

Transformiere primitive Instinkte und Emotionen im alchemistischen Sinne zu „Bewusstsein". Werde dir all deiner Emotionen, deiner selbst-erniedrigenden Gedanken und aller Überzeugungen über dich bewusst. Gesunde Aggression ist nicht schlecht, sie ist sogar der Motor zu Weiterentwicklung; deine Emotionen stellen keine Bedrohung dar, sieh sie dir an, und verarbeite sie. Das Primitive zu kanalisierten Energie-Bündeln, zu wahrer Kreativität transformieren, mit Selbstvertrauen. Das macht auch die primäre Voraussetzung deutlich: Bohre dein Fundament zuerst sehr tief in die Erde, spüre deine starke Basis, zweifle nicht länger an dieser Sicherheit in deinem Selbst, erst dann können alle diese gesunden, ausgelassenen Energien fruchtbar sein.

FLUOR (F)

Mangel, unzureichende Assimilierung von

Kernursache

Du fühlst dich zu wenig von dir selbst unterstützt. Ohnmacht, die zu Wut, Zähneknirschen und Nervosität führen kann. Du hast Hochachtung vor Dingen, die sich außerhalb von dir zutragen, aber du verkennst deine eigene starke Basis. Du bist schwer beladen mit Gefühlen; du hältst dich an materiellen Werten oder spirituellen Zielen außerhalb von dir fest.

Deine persönlichen Kräfte werden folglich blockiert: Du lebst nicht wirklich von deinem Zentrum aus, bist dir nicht der göttlichen Macht in dir bewusst. Frustration und Aggression können die Folge dessen sein. Bist du „schlecht“, und musst du von dir aus Buße tun?

Kernlösung

Befreie dich jetzt von allen nutzlosen Lasten: Wirf es von deinen Schultern, lasse los, und sei stolz auf dein einzigartiges Sein. Lasse neue Impulse und Energien frei durchkommen, halte nicht am Alten oder an einem Gott außerhalb von dir fest, stelle die Freude, den Optimismus in dein tiefstes Selbst, und fühle die Dankbarkeit für das Leben, so dass du dich leichter fühlst, von „Schuld und Sühne“ befreit, und öffne dich für höhere Bewusstseinsenergien; klammere dich weder am Materiellen fest, noch an dieser oder jener Doktrin. Lebe von deinem Herzen und deinen Sehnsüchten ausgehend: innerer Frieden. Zweifle nicht an dir, an deinem Inhalt, deinen Möglichkeiten, und komme jetzt zu starker Selbstmanifestierung!

FRAGILES-X-SYNDROM

angeborene Abweichung, die durch eine Bruchstelle am X-Chromosom (dem sogenannten fragilen Bereich) verursacht wird, meist bei Frauen schwächer ausgeprägt als bei Männern; mögliche Symptome / Probleme sind u.a. : längliches Gesicht mit breitem Kinn und hoher Stirn, übermäßig bewegliche Gelenke; Verhaltensstörungen, Epilepsie und Empfindlichkeit für Atemwegsinfektionen bei Kindern ; Kurzsichtigkeit, Schielen, vergrößerte Hoden, zusätzliche Zähne, Lernschwierigkeiten, geistige Behinderung

Kernursache

Wie eine kleine sitzende Buddhafigur innerhalb eines dreieckig-geformten ‚Eis', das Kinn auf der Brust, so fühlst du dich eingeklemmt, wie ein Fetus in einer engen Membran. Noch ungeboren, nicht wirklich aus dem Urei des ‚Geistesschoßes' heraus, oder wieder hineingegangen, um dann zu erfahren, wie eingeklemmt du dort in diesem Dreieck bist. Kein Sauerstoff, kein Platz, eine zusammengerollte Sitzhaltung, bei der die Atemwege nicht frei atmen können. Aus diesen unbewusstlebenden Überzeugungen heraus gibst du deinem Körper und deiner Körperhaltung ‚Gestalt', tatest dies auch schon bevor du geboren wurdest, noch als Fetus.

Oder: dies ist zu vergleichen mit der devoten Nonne in ihrem hoch geschlossenen, kneifenden weiß-schwarzen Kragen um Hals und Gesicht; man sieht nur noch einen Hauch des Gesichts, des Menschen; so vollständig eingepackt, wie sie ist. Das weiblich Strenge, jedoch nicht dünn-Scharfe, eine eher runde Art des Seins kommt zum Vorschein: beim Menschen, der in unseren irdischen Regionen geboren wird.

Das gesund-runde weiche ‚Fleisch-Fett' des Menschen kann nicht normal in eigener Freiheit existieren; man *zwängt den Körper in eine krumme Linie hinein.* Als ob man sich selbst vorschreibt, nur unter dieser Voraussetzung existieren zu dürfen. Aus Angst davor, dass man über die Stränge schlagen könnte, dass innerliche

Gefühle und eventuell noch vorhandene Begierden außer Rand und Band geraten könnten, stellt man sich selbst unter strenge Aufsicht, in ein straffes und beengendes System; man lässt es nicht zu, dass Gefühle frei über die Erde strömen wie üppige Flüsse, trotz der Tatsache, dass großes Fruchtbarkeitspotenzial in diesem Menschen vorhanden ist.

Den Dämpfer drauf! Das ist nicht erlaubt, dieses Üppige ... es bedarf eines kontrollierenden Auges! So löscht man zugleich jede Form von Begierde, denkt der Mensch. Eng setzt er sich; angespannt in seinem Raum. Allerdings fordert das Leben nun Selbst-Befreiung, fundamental, und darum werden manche Menschen auch mit diesem Syndrom geboren: damit sie hoffentlich einsehen, aus welchem Gefängnis sie sich befreien dürfen. Ein Gefängnis, das den eigenen Überzeugungen entspringt.

Es scheint innerhalb des selbst-einschränkenden Systems der eigenen Überzeugungen, den selbst-geschaffenen und angebeteten Göttern oder Abgöttern zu bestehen, *unter denen man sich selbst zerdrückt.* Der persönliche Mensch, das ICH als Individuum, bringt sich in eine erstickende Position unter bestimmten Gesetzen, Dogmen, Regeln ... ALS FOLGE der Tatsache, dass man sich selbst am Anfang schon nicht die Geburt auf der Erde, in aller Freiheit und mit allem Raum, Unabhängigkeit, geschenkt hat. Nach der Überzeugung lebend, dass man nun eine schützende Membran um sich herum benötigt, dass man am besten innerhalb der Mauern eines schützenden und folglich sicheren Systems leben sollte. Man ordnet sich einer Geistesstruktur unter, die man - wenn auch unbewusst - ins Leben gerufen hat und anbetet.

Infolgedessen zieht man eine Lebensumgebung an, die diesen eigenen innerlichen Zustand widerspiegelt. Dabei ist es eine Tatsache, dass man weiterhin in einem Kokon wohnt, streng in dem Geisteszustand bleibt (auch wenn man möglicherweise schön fleisch-reich geboren wurde) und diese strengen Gesetze auch so nach außen hin, anderen gegenüber auslebt.

Und wirkt man dann ‚lächelnd' oder lachend, jedenfalls über den sich *möglicherweise* als Mensch minderwertig fühlenden Aspekt z.B., dann fühlt sich der Mensch doch fast atemlos, nicht innerlich ‚frei und ungezwungen': *der Mensch in einer erstickenden Situation mit dem ‚unechten Lachen' dem Ur-Geist ausgeliefert. Der andere Aspekt dominant streng, die eigene volle rundirdische Natur-und-Gefühle unterdrückend, dies unbewusst, nach eigenen unbewussten Überzeugungen kreiert. Die Angst liegt darunter verborgen ...*

Du wagst es nicht, aus dem um dich herum gespannten Membran-Netz zu springen; du wagst es kaum, Atem zu holen, und du hältst dich oftmals ganz still, damit die Schale des Eis, in dem du dich gefangen hältst, bloß nicht bricht. Du musst erst noch *wirklich* geboren werden und einsehen, dass du dir selbst die Freiheit nimmst. Das schöne rundweibliche Fleisch und Fett (sowohl beim Mann als auch bei der Frau) schnürst du zu, als ob du in Bezug auf deine eigene wunderbare Vollheit destruktiv zu Werke gehst, die allerdings darum bittet, frei unter der Starken Autorität des Frau-Mann-Menschen existieren zu dürfen, die jeder Mensch potenziell in sich trägt. Schenkst du der Frage des Lebens kein Gehör? Dann solltest du dich selbst daraus befreien, indem du dich zuhörend öffnest: was fordert das Leben selbst ...

Wartend, gleichsam mit Angst davor, die Füße auf den irdischen Boden zu stellen, hältst du dich sozusagen in dir in einem sicheren Versteck auf.

Was fordert Das Leben von dir? Warum wurdest du mit diesem Syndrom geboren? In welche Richtung solltest du dich in Glück entwickeln?

Brich mit den Neptunianischen Nebelsphären, *trete ‚mannkräftig' und ‚fraukräftig', irdisch, aus dem Urgeist-Schoß* oder aus Systemen, die dies repräsentieren: zeige dabei nicht mit anklagendem Finger auf Systeme oder Erzieher außerhalb deiner selbst. Denn schließlich hast du alles unbewusst angezogen, schon seit deiner Geburt, in der Vergangenheit, in der Gegenwart. Die Situation, in der du dich befindest, sowie dieses Syndrom, durch das du gehindert wirst (und dies braucht nicht so zu sein!), sind ein Spiegelbild deiner tiefsitzenden Überzeugungen über das Leben: ein Spiegel. *Erkenne* dies, ohne dich schuldig zu fühlen. Es gilt Lektionen zu lernen und sich in der Anwendung der Kernlösung weiter zu entwickeln. *Also, springe aus dieser Passivitätsstruktur heraus, breche dich selbst auf und strecke deine Glieder gleichsam ganz weit; stehe mit beiden Beinen auf dem Boden. Und siehe da, es erscheint der starke Mensch, geboren aus dem Ur-Ei, nun autonom, mit gestreckten Beinen, breitbeinig auf der Erde.* In Freude über das Blut, das durch deinen Körper zirkuliert. Du fühlst die Kraft in deinen Muskeln. Du bist aufgesprungen aus der Haltung, die dich wie im Passivitätsgefängnis gebunden festhielt. Nun können Lungen frei atmen.

Du entdeckst dein wahres ICH. Prächtig. Die Membran der Fruchtblase ist definitiv entfernt von deiner nun erwachsenen Haut. Niemand, auch keine abstrakte Geistessphäre, braucht dich einzupacken: du lebst von deinem starken aufgerichteten Rückgrat aus. Der Mensch ist geboren.

Und jetzt siehst du dir das ‚Angst haben, verletzt zu werden'- Gefühl an. Wie ein dickes Buch, das solide und urstark in einem harten Schutzumschlag aus Karton eingebunden ist, so weißt du dich sicher in deinem starken ICH-Gefühl. *Dieses Vertrauen auf Sicherheit in deiner Basis, dieses vollkommene Aufrichten und Wahrnehmen deiner Rückenkraft, führt dazu, dass dein Körper immer stärker und gesunder wird,* dass du dich in dir selbst beschützt fühlst; schließlich gilt: es kann kein Schmerz mehr eindringen. Du lässt das Negative abprallen, in erster Linie den fehlenden Glauben an dich selbst, und in zweiter Linie das, was (zumindest in deinen Augen) drohend auf dich zukommt. Luken dicht: ich BIN innerhalb meines eigenen Raumes. Ich brauche kein anderes schützendes System mehr von außerhalb. Intensiv nah bei mir selbst; ein Eindringling ist nicht mehr möglich. *Nun findest du deinen stattlichen innerlichen Raum wieder.*

Dem Leben selbst dienstbar ... in Dankbarkeit. Die männliche Seite (oder was man so nennt) in dir in Geschmeidigkeit, Flexibilität und dennoch kräftig, verbunden mit dem weiblichen Aspekt in dir, führt zu Harmonie in deinem ICH, sowohl bezüglich des Seeleninhalts als auch bezüglich der Form. Die zierlichstarke Form des ‚Y' ist in deinem Sein deutlich vorhanden: kräftig in dir verankert. *Das Mann-Frau-Sein in höchster Harmonie, in aktiver Seinsbewegung aufrecht gebracht,* sich endlos weiterentwickelnd.

FRAMBÖSIE

tropische Infektionskrankheit mit u.a. Bildung himbeerartiger Papeln auf der Haut

---

Kernursache

Nicht im geringsten an deinen Wert als Mensch glauben. Du verschließt dich, vollständig, so dass dich niemand sehen kann. Du machst die Fensterläden zu, du schämst dich vor dir selbst. Die Schwierigkeiten, die emotionalen Lasten wiegen schwer; du meinst, es so verdient zu haben. Du schweigst, lässt dich hängen, du willst mit nichts und niemandem mehr etwas zu tun haben. Du stampfst dich selbst in Grund und Boden. Auch die Kommunikation mit anderen scheust du, denn zu deinem tiefsten Selbst hast du überdies keinen Kontakt. Wer bin ich?

Kernlösung

Menschen mit diesen schwer niederdrückenden, negativen Überzeugungen ziehen Lebensumstände an, die eine Bestätigung dessen sind. Bewusstwerdung ist der einzige Ausweg. Sich des Stolzes und der Möglichkeiten des schöpferischen Menschen bewusst werden. Sich einen Weg aus diesem unbewussten, höllengleichen Schlafzustand bahnen. Der Mensch muss seine Göttlichkeit entdecken: die Möglichkeit, seine Welt zu verändern, sein Leben selbst in die Hand zu nehmen. Fort mit dem Schicksal und dem Fatalismus oder der Strafe Gottes.

DIE FÜSSE

lies auch unter der Rubrik *Zehen nach

Psychologische Übereinstimmung

Die Füße symbolisieren, sich voller Freude von Harmonie und Liebe getragen zu wissen. Ein Symbol dafür, im Vertrauen für dich, für andere offen zu sein.
Eine dankbare Akzeptanz des Lebens, all dessen, was wir auf unserem Weg vorfinden.

Ein reibungsloser Austausch zwischen dem intuitiven Gefühlsanteil und dem mehr vernunft-gesteuerten, aktiven Teil in dir. Die Versöhnung zwischen dem empfänglich „weiblichen" und dem entschlossen „männlichen" Anteil in dir.

Stark in dir verankert sein; dich selbstbewusst deiner Emotionen bemächtigen und voller Selbstvertrauen diese Gefühle zulassen, sie nicht blockieren.
Ein leichtfüßiges, freudvolles, warmes Leben, wenn wir auf unser tiefstes, göttliches Selbst bauen: auf eigenen Füßen stehen, im Gleichgewicht.

Symbol für die nackte Ehrlichkeit uns selbst gegenüber. Eine ehrliche Konfrontation mit anderen, ohne deine Grenzen zu überschreiten: Respekt.

Erkrankungen, allgemein

Kernursache und Kernlösung

Du trägst zu *schwere Lasten:* Befreie dich von ihnen.
Du versuchst, etwas zu *erzwingen,* du vertraust zu wenig auf die natürliche Entwicklung, du würdest bestimmte Dinge „verzerren", ja, ihnen Gewalt antun: Lasse los, lasse alles und jeden sein Ding machen, richte dich auf dich selbst!

Weil du zu wenig in dir geerdet bist, richtest du dich stark auf andere aus; vielleicht mischst du dich zu viel in die Angelegenheiten anderer ein. Du fühlst dich *gefangen:* Löse es in dir selbst!
Reagiere dich nicht auf anderen ab! *Gefühle lasten schwer auf dir?*
Suche die Ursache nicht bei jemand anderem.

Fußprobleme erfordern häufig einen radikalen Bruch mit Gewohnheiten aus der Vergangenheit. Haben Ängste dich daran gehindert, *auf deinem Lebensweg weiterzugehen?* Die Ursache für Probleme, Trauer und Elend wird zumeist bei dem / der anderen gesucht; beginne nun jedoch damit, dich in aller Ehrlichkeit zu beobachten, sozusagen in den Spiegel zu sehen. Konfrontiere dich mit deinem tiefsten Selbst: Unter deinen Problemen befindet sich ein glückseliger Kern, entdecke ihn. Lasse andere los, und kehre dich nach innen. Gib nun, *unabhängig* von anderen, deinen schönen Gefühlen, deinen Herzsehnsüchten nach. *Verwirkliche dich selbst,* und traue dich, jeden Moment zu genießen: Das Leben um des Lebens selbst willen, Dankbarkeit!
Gehe auf diesem Weg der Freude weiter; wenn du das Glück in dir selbst findest, wird sich deine Umwelt auch verändern. Versuche nicht, den anderen zu verändern: *Entwickle dich selbst, transformiere dich.* Nur auf diese Weise, dadurch dass du auf deinen eigenen Füßen stehst, dass du das primäre Glücksgefühl in dich eintreten lässt und entschlossen deinen Weg

gehst, und indem du andere ihren Weg gehen lässt…, wirst du dich entspannt und voller Freude erleben.

Lasse dich auch nicht in die Irre führen oder von anderen ins Schlepptau nehmen: Gehe selbst, und entscheide dich für den Weg, der am besten zu deiner wahren Art passt.

Tue nichts, was gegen deine Natur prallt, ja, mit ihr im Konflikt steht: Sei dir selbst treu, lasse dich nicht leben! Lasse dich nicht von törichten so genannten Verpflichtungen in Grund und Boden stampfen: *Sei liebevoll zu dir, und mache dich selbst glücklich.*

Eine angenehme, warme Durchblutung deiner Füße: ein magnetischer Kontakt zur Erde. Fliege nicht vor dir selbst davon, spüre deine Fülle *in deinem irdischen Körper.*

DIE FUSSSOHLEN

Psychologische Übereinstimmung

Du guckst nach links, du guckst nach rechts, du verlagerst dich kurz nach links, dann wieder nach rechts, *um im ausgewogenen Gleichgewicht weiterzugehen, wie ein Schlittschuhläufer.* Gefühlsmäßig verläuft so alles *flexibel,* es gibt nicht das geringste Stocken. Eine weiche Wendigkeit, Flexibilität darin, auf deinem Lebensweg irgendwohin zu gehen. Du gleitest vorwärts und findest dich nicht schwierig, weil du es dir eben nicht schwer machst. Mit Gefühl, Gedanken, Phantasie kannst du einen Moment „abdriften", dann kehrst du wieder zurück, niemals entfernst du dich zu weit von der Mittellinie. Du gibst dich den weichen Streichbewegungen hin, die dein inneres Selbst dir anzeigt. Hiervon geht ein Gefühl sanfter Freude aus; so genießt du das Leben. Eine Unausgewogenheit weißt du unmittelbar wiederherzustellen, und gerade durch diese *Dynamik* in dir passt sich alles immer wieder an, so dass eine ganzheitliche, *flexible Linie* den Weg bildet.

Du „schaukelst" sozusagen mit dir mit; du gibst nach, *du beugst dich und bremst dich nicht ab.* Du hast Vertrauen und spürst keine Hindernisse auf deinem Weg, weil du ihnen wie von selbst ausweichst, indem du die flexible Wendigkeit, die sich ergänzenden Eigenschaften von links und rechts achtest.

Eine Art von Geschicklichkeit, eine Fähigkeit, dort abzukürzen, wo du abkürzen musst, genau da weiterzugehen, wo du fühlst, weitergehen zu müssen, sowohl innerlich als auch in der konkreten Realität.

Du schließt dich dir selbst nah und tief an; du pumpst das Lebenswasser, die Lebensenergien förmlich nach unten, tief in deinen Körper hinein, in deine Beine und Füße. Du holst nützliche Nahrung aus dem Leben: Du empfängst sie und führst sie zu allen Zellen deines Körpers, vor allem leitest du voller Respekt die Energie-Strömung in deine Beine, in deinen Unterleib hinein. Man könnte sagen, eine dankbare Hinführung von Leben nach unten.

Auf dieser Ebene denkst du nicht, lebst du nicht in deinem Kopf, sondern du empfängst und gibst das nach unten in deinen Körper weiter, was das Leben darbietet: Leben, Licht, Liebe, Sauerstoff, unerschöpfliche Energie.

Du gehst flexibel in die Knie, mit Ehrfurcht der Erde-zugewandt; du bietest keinen Widerstand und neigst vor dem Allerhöchsten des Lebens demütig deinen Kopf.

Ein Durchlassen, nicht dagegen kämpfen, eine pure, reine Empfänglichkeit und ein Weitergeben. Zu wissen, dass es alles eintreten und in deinem Körper weiterlaufen darf. Ein dankbares Annehmen und Weiterschicken. Flexibilität und Biegsamkeit.

Lernen, tiefer zu fühlen, tiefer zu „sehen" – abtastend im Leben stehen – und ein flexibles, weiches Mitgehen mit den Wogen des Lebens. Mit flexiblem Tritt, leicht und froh ins Leben schreitend.

Das Geruchsorgan, die Nase, deutlich herausgestreckt, instinktiv und intuitiv, dich dabei manifestierend, möchtest du die Augen ein wenig hinter deinen Fingern verstecken, denn du verlässt dich mehr auf das instinktive oder *intuitive Wissen,* auf Riechen und Wahrnehmen, ohne dass du deshalb gut mit deinen Augen sehen müsstest, denn vielleicht hast du Angst davor, dass deine Augen dich in die Irre führen könnten. „Traue ich mich, zu gucken, oder werde ich wegsehen?“ Du vertraust doch lieber auf das, was du innerlich „fühlst“, abtastend. Unterdessen manifestierst du dich jedoch stark.

Zuweilen hat es den Anschein, als ob die Fußsohlen lieber auf sich selbst bauen würden, als wollten sie nicht, dass du dir eine Schein-Welt, eine Welt von Lüge und Fassade ansiehst; sie wollen, dass du ganz nah mit und in dir verbunden bleibst: Nicht mehr mit den äußeren Sinnesorganen schauen wollen, *nur von deinem tiefsten Innersten aus,* mit deinen inneren Sinnen Wahrheit erspüren, gewahr werden, erkunden wollen. Ja, *eine Sehnsucht danach, tief in dir eine größere Wahrheit zu entdecken.*

Erkrankungen, allgemein

Kernursache und Kernlösung

Fixierst du dich auf die äußerliche Form anstatt auf den Inhalt, dein „Sein“? Spürst du nicht „den Menschen“, sondern eine „Maske“? Findest du dich nur hässlich? Unterdrückst du Kräfte in dir, die auf natürliche Weise weiterfließen wollen, und macht dich das frustriert und möglicherweise hart-aggressiv?

Fühlst du dich mit einer Masse von nützlichen Energien gefangen, wie ein eingeschlossener Bienenkorb; willst du summen und frei fliegen wie eine Biene?

So sperre dich nicht länger ein, befreie deine Energie; gewähre deinen Lebenskräften freien Durchgang, und werde du selbst! Hole das Letzte aus dir nach oben, und gehe weich mit dem Lebenswind mit, in Liebe zu dir. Empfange, strahle!, sei froh über dich, über den Körper, der eine ehrliche Veräußerlichung deines Seins ist. Schließe dich nicht aus, schneide dir nicht den Weg ab, sondern gib dir alle Möglichkeiten zu einem flexiblen und wunderbaren Leben.

Belügst du dich selbst? Benebelst du dich lieber, als die Wahrheit zu sehen? Willst du der Wahrheit nicht in die Augen sehen; willst du Wahrheit nicht von Schein unterscheiden oder doch? Suchst du gerade, wo Wahrheit liegt? Ein Wechselspiel, sehen und nicht sehen zu wollen, dich zurückzuziehen und dann wiederum sehr stark hervortreten zu wollen. Ein Abtasten Wollen des Lebens…

Die Fußsohlen fordern ein Zusammengehen von Kraft und Flexibilität, die / den wahre Frau-und-Mann-in-dir anzuerkennen: „den Einheitsmenschen“.

Bei allgemeinen Erkrankungen ist es häufig so, dass du diese harmonische Einheit in dir nicht anerkennst und entweder zu einer aggressiven, harten Selbsterniedrigung oder zu einem zu schwach-blassen Du-Selbst-Sein neigst.

Einerseits: Ein Beispiel… Du findest dich nach den äußeren Normen schön und schwelgst in falscher Romantik. Du schützt dich vor einer zu stark strahlenden Sonnenmacht außerhalb von dir. Du tust so…, als würdest du das Tiefere, die tiefste Sonnenkraft in dir nicht sehen; ja, du tust so, als wäre sie nicht da. Lang wirst du dieses Theater nicht durchhalten können, du hältst das Weibliche zu schwach in dir; du tust, als würde diese urstarke Kraft in dir nicht existieren…, und deswegen fühlst du dich jetzt schuldig: weil du den Menschen zerrüttest, weil du eine Rolle spielst, ein Theaterstück spielst, aber nicht wirklich du selbst bist. Du schmückst dich mit allen möglichen Kleidern und Flickwerk: Das bist nicht du! Die Fußsohle fordert, dass du mit jeder Form von Selbstverneinung, Spaltung oder Lüge mit dir selbst brichst; kein Theater, keine verweichlichte, äußerliche

Weiberrolle spielen, sondern dich zu deinem *wahren* ICH bekennen und als Gottesmensch aus Fleisch und Blut, Mann und Frau in dir wiedervereinen. Bloss keine Zierpuppe. Die Fußsohlen geben unmittelbar wieder, wenn man auf dieser Ebene lügt, ja, Theater spielt. Sie zeigen, wo die Lüge, wo der Wahrheitsgrund zu Hause sind. Ein ur-instinktiver Mechanismus, ein affenähnlicher Mechanismus wird zu einer Menschlichkeit, zu einem höheren Bewusstseinsverhalten umgestaltet werden müssen.

Andererseits: Wenn der Mensch voller Aggression den Kopf der Manneskraft abhackt, wenn sich der Mensch weigert, einen gesunden Stolz in sich zu entwickeln, wenn er auf jemand anderen eifersüchtig oder ihm/ihr gegenüber voller Missgunst ist, wenn er mit tödlicher, destruktiver Aggression den schönen Hahn töten möchte, wenn er fortwährend auf der Lauer liegt, wo er noch etwas oder jemanden mit geballter Wut, Aggression, Zorn, Todestrieb, Zerstörungsdrang verwüsten oder vernichten könnte. Er will nichts mehr leben lassen, misstrauisch, argwöhnisch und wütend auf alles, was lebendig ist.

Auf dass es den Fußsohlen gut ergehen wird: In aller Ruhe und Heiterkeit, mit gesundem Stolz dich selbst erleben, wie ein sanfter Lebenswind, der durch die Blätter der Baumkronen streicht. Weich mitgehend mit dem, was das Leben sich wünscht, nirgendwo Widerstand, nirgendwo Abwehr, ein Mitgehen mit, ein sich Beugen, dort, wo man dich darum bittet. Ein *Einswerden* mit dieser Strömung, die Lebensströmung heißt, und weder die geringste Abweichung vom Hauptgleis noch kantige Hindernisse kennt.

Im positiven Sinne steht die Fußsohle für absolute Flexibilität und weiche Biegsamkeit, für ein sanftes Mitgehen, ohne Gegenkraft zu entwickeln. Liebe und Dankbarkeit dafür, dass du flexibel und weich in dir leben darfst. Keine Form von Härte und Zerstörung dir selbst gegenüber, auch nicht deiner Umwelt gegenüber.

Der linke Fuß ist eingeschlafen

Kernursache

Sei wachsam: Du bist mehr oder weniger von deinem tieferen, warmen Gefühl abgeschnitten. Du lässt dich von einer weißen Energie ins Schlepptau nehmen, zu viel im Geiste, zu wenig in der irdischen Materie und in den irdischen Gefühlen aus Fleisch und Blut. Eine Geistessphäre, die zuweilen wütend auf das irdische Leben zu sein scheint. Möglicherweise bist du hart und von deinem warmen Herzen abgeschnitten. Du arbeitest und tust und machst, du hörst jedoch nicht wirklich auf das liebevolle Gefühl in deinem Herzen. Du bist nicht wirklich dankbar für das Wesen, das du bist. Bist du hart und wütend auf dich, auf das Leben? Lasse dich nicht von blinden Energien mitreißen: Du siehst nicht klar und lässt dich möglicherweise von einer Art von weißem Geistesstrom in die Höhe ziehen, der dich vom Leben wegführt.

Im extremen Sinne weist es auf eine aggressive, destruktive Haltung dir selbst, dem irdischen Leben gegenüber hin. Mit blinder Wut lebst du weiter; du baust dein Leben nicht wirklich auf kreative Weise auf: Liebst du dich, dein Ich-im-irdischen-Körper nicht? Fühlst du dich vollkommen unfähig, dich auf liebevolle, warme Weise zu erleben? Wendest du dich vom Leben, von dir ab: eine Verneinung, Verleugnung deines tiefwarmen Inhaltes: Warum dich dir selbst gegenüber so fernhalten und kalt geben? Meinst du, es nicht wert zu sein, als warmherziges Wesen auf der Erde zu existieren?

Lebst du aus der Überzeugung heraus, dass das Leben ein schmerzhafter Kreuzweg sei, auf dem du schwere Lasten tragen und leiden müsstest? Das ist eine Lüge, die du dir (wenn auch unbewusst) eingeredet hast, und wonach du dein Leben ausgerichtet hast.

Kernlösung

So reiße das Ruder herum, und durchbreche diese kalte Maske. Mache dir die Überzeugung zueigen, dass Leben in erster Linie Freude bedeutet. So richte dich auch auf dieses Leben aus, richte dich mit freudigen Erwartungen auf dieses Leben! Bringe dich in die Wärme deines Herzens, und heiße dich im Leben Willkommen! Komme in Liebe zu dir; taue auf…, komme zu *wirklichem* Leben. Zerstöre dich nicht; genieße deine Anwesenheit in deinem Körper. Sei dankbar und froh darüber, auf Erden sein zu dürfen. Durchbreche jeden kalten Abstand zu dir, zu deinem Herzen, zum Leben.

Sei dir darüber im Klaren, dass Freude und Glück dir zuteil werden können, wenn du deine Überzeugungen umpolst. Du bist geboren, um zu *leben,* nicht um zu leiden und zu sterben.[15] Steige aus der Sphäre von Nicht-Leben, von Selbst-Tötung aus, und erwecke dich jetzt ewig zu Leben. Gib dir alle Möglichkeiten zu einer liebevollen, optimistischen und glücklichen Existenz! Lasse deine Gefühle lediglich in diesem Rahmen aufleben: als warme Energien, die jetzt dein ganzes Wesen durchspülen und nähren. Das reine Glück, in deinem Körper, im Leben, auf Erden PRÄSENT zu sein. Dieses Glück durchflimmert dein ganzes Wesen von Kopf bis Fuß! Eine behagliche Wärme in deinen Füßen, die froh und FRIEDLICH auf dem Erdboden stehen. Das Bewusstsein für Dankbarkeit, sein zu dürfen, wer du bist. Die warme Liebe zu dir und zum Leben in ganzer Gestalt!

Der rechte Fuß ist eingeschlafen

Kernursache

Eine Aufforderung zu einem positiven, selbstsicheren, „MÄNNLICHEN“ Durchbruch im Menschen. Auf dass der Mensch nicht länger dasitzt und darauf WARTET, bis jemand anders ihn ausfüllen oder lieben oder erfüllen wird. Auf dass er aufstehen wird, entschlossen und kraftvoll…, um sich selbst zu verwirklichen.

Eine Menge von Energien liegen bereit…, aber der Mensch hält sie fest, nutzt sie nicht für den Selbstaufbau. Er wartet darauf, von etwas oder jemandem außerhalb von sich erfüllt zu werden. Er / Sie macht sich schön zurecht oder zeigt sich von seiner / ihrer besten Seite… und erwartet dann, dass der andere Mensch sein / ihr Leben AUSFÜLLEN wird. Möglicherweise beklagt sich der Mensch darüber, dass er nicht bekommt, was er gerne hätte… Er wird die Lebenserfüllung, die Liebe zuerst und vor allem IN SICH SELBST suchen müssen. Tut er dies nicht, kann er nicht glücklich werden. Auch Glück innerhalb einer Beziehung kann es nur dann geben, wenn beide Partner, jeder für sich autonom, für sich selbst sorgend und voller Freude sind, ohne noch von den „Geschenken“ des anderen abhängig zu sein. Tierisch-instinktive, wie auch sexuelle Kräfte erfordern eine Transformation: Auf dass er jetzt zum SCHÖPFERISCHEN MENSCHEN wird! Nicht länger abwartend, sozusagen mit sich selbst schwanger gehend…, voller Kräfte…, sondern als Ich-der-Mensch VORSTOSSEND!

Kernlösung

Das „Männlich-Weibliche“ möchte hier innerhalb *eines* Menschen Gestalt bekommen: Auf dass sich der Mensch selbst erfüllen, lieben und als VOLLHEIT, ja, als GANZ-HEIT anerkennen wird. Er ist dann nicht mehr das Wesen, das sehnsüchtig und abhängig von außen auf die Erfüllung seiner Bedürfnisse, seines Lebens wartet. Er verwirklicht, er erfüllt sich nun selbst. Mit aller KRAFT stößt er jetzt vor! Er lebt alles andere als passiv, abwartend, resigniert, von einem Gefühl der Leere ausgehend, das darauf wartet, ausgefüllt zu werden… Innerhalb der Transformation werden hormonelle Kräfte eingesetzt: Sexuelle

[15] Lies hierzu mehr in *Neue Tage.* Dieses Buch ist bei Erscheinen des vorliegenden Werkes noch nicht in deutscher Übersetzung erhältlich.

Energien fordern vom Herzen aus eine Umsetzung in Tatkraft, in Schöpfung! Innere Energien werden vom schöpferischen Menschen geführt, der sich nicht auf das Niveau des begehrenden, sich selbst unzu-länglich-fühlenden Weibchentieres abgleiten lässt.

Der Mensch steht nun entschlossen auf und nutzt seine Energien auf außerordentlich-starke Weise. Er ergreift die Initiative, ist wirklich er selbst. Er ist ein kreatives, unternehmungsfreudiges Wesen geworden und wartet nicht länger auf jemand anderen, um sein Leben zu verwirklichen! Er steht stark auf beiden Füßen, geht kraftvoll weiter, nutzt fortwährend seine Kräfte... Er übernimmt die Verantwortung für seine Selbst-Verwirklichung, ohne dass jemand anders hierbei eine vorrangige Rolle spielen würde. Seine Energien entfalten sich jetzt frei heraus... Er füllt sein Leben nicht länger mit Menschen oder Dingen aus seiner Umgebung. Auf dieser neuen Ebene ist er erst dazu im Stande, auch jemand anderen zu lieben. Dieser Mensch liebt sich selbst und DRÜCKT sich auf dynamische Weise DURCH! Sein Fuß schläft nicht mehr ein!

Blasen am Fuß

siehe auch Blasen, allgemein

Kernursache

Du spazierst vielleicht viel umher, aber im Grunde genommen gehst du nicht *wirklich* weiter im Leben! Du versteckst deine Gefühle hinter einer coolen Maske; du willst dein äußerliches Ego hochhalten. Du vertraust weder dir, noch den anderen; ja, du lebst ein wenig ängstlich, auf der Hut. Du hältst *viel* zu viel fest: Emotionen, spontane, aggressive Kräfte, gesunde Impulse..., du bist nicht vollkommen du selbst! Mit deiner Ratio, mit deinem kritischen Verstand blockierst du einen gesunden Strom spontaner Energien. Du bist nicht wirklich liebevoll zu dir, ja, du bist zu hart, deinem Gefühl gegenüber zu unbeugsam.

Möglicherweise suchst du in der Außenwelt, in Taten, Leistungen nach Bestätigung, weil du dich nicht wirklich deinem Wert gemäß schätzt. So kannst du dich unnötige Schmerzen erleiden lassen, weil du denkst, dass es so sein müsse, dass du eine Opferrolle spielen müsstest. Du würdest sogar über den Kummer eines anderen Menschen weinen; niemandem ist hiermit gedient.

Du fühlst dich in dem eisernen Panzer, den du anziehst, beschützt; du lebst zu sehr auf Zehenspitzen, bereit, zu schießen, denn du glaubst nicht wirklich an die Immunität, an die Sicherheit deines tiefsten Selbst. Du machst deine Haut zu hart, aber innere Gefühle bekommen die Oberhand.

Nach außen hin zeigst du dich zwar cool und stark, aber die selbstbewusste Autorität, die du bist... ist versteckt, deine Sensibilität lebt im Verborgenen. Besorgte Gedanken verhindern, dass du für diese ehrliche Sprache deines Körpers, deines Selbst empfänglich bist.

Kernlösung

Sei weicher zu dir. Lasse Intuition und Ratio Hand in Hand gehen. Vertraue auf diese spontanen Impulse aus deinem Innersten, höre auf dein Gefühl.

Unnötig Schmerzen erleiden, dadurch dass du hart gegen dich selbst bist; dein Leben mit dem Verstand regeln, ohne auf deinen Körper, auf die Sehnsüchte deiner Natur zu hören..., höre auf damit: Respektiere dich selbst. Niemandem ist damit geholfen, wenn du dich stärker gibst, als du bist, ja, wenn du dir damit wehtust. Du verfügst über ein eingebautes Sicherheitssystem, worauf du stets blind vertrauen kannst.

Gleite mit deinem „Geist" in deinen Körper herab, und sei dir gegenüber nicht länger kritisch und fordernd. Lasse spontane Energien und Gefühle frei durchkommen; wehre dich nicht länger gegen die Sprache deines Körpers, deiner Gefühle.

Du brauchst überhaupt nicht auf der Hut zu sein. Vertraue auf dich selbst! Lasse Sorgen los; gib dich dir selbst hin!

Fallfuß, Hängefuß

durch Schwächung oder Lähmung bestimmter Muskeln können die Zehen nicht oder nur unzureichend zum Knie hin gestreckt werden, wodurch der Fuß nach unten hängt

Kernursache

Du richtest dich zu stark mit deinem Kopf, deinem Gehirn, deinen Gedanken auf die Arbeiten, die Aufgaben, die Dinge … die du zu ‚tun' oder zu verwirklichen hast. Du übertriffst dich gleichsam selbst in deinem Verantwortungsgefühl und möglicherweise einem zwingenden Kraftdrang dazu, ‚Pflichten' zu erfüllen und dafür zu sorgen, dass alles auf perfekte Weise in Ordnung ist.

Eine Art stolze Autoritätskraft lebt in dir und dies braucht nicht unbedingt schlecht für dich zu sein, aber dies lässt dich in negativem Sinne nicht los und du hältst stolz den Kopf über Wasser, hörst damit nicht auf, bevor du nicht die Autorität, deiner würdig, gebührendermaßen verwirklicht hast.

Ein gesunder Stolz ist heilsam, aber wenn es sich dabei um eine Art von ‚Härte' durch eine Arroganz des ‚Geistes gegenüber der Materie ' handelt, kann diese Strenge dir sauer aufstoßen. Es ist ein Aufsteigen nach oben hinaus, statt ruhig selbstsicher auf warmherzige Weise mit deinem Körper, deinem ‚Gefühl', deinem gesamten körperlichen Sein in Verbindung zu bleiben. Aber es ‚gehört sich so', du selbst verlangst von dir durchzuhalten, du willst für ‚würdevoll' befunden werden von dir selbst, möglicherweise auch vom Publikum.

Oft liegt Fallfuß eine (wenn auch unbewusste) Verweigerung von Transformation zugrunde. Dein lebender Selbstkern sagt nun ‚Stopp'; es ist nicht gut, noch länger auf diese Weise aufrecht stehenzubleiben; auf diese Weise kannst du niemals wahrhaft fruchtbare Sporen aussäen. Du fühlst, dass ein ganz anderer Weg als früher eingeschlagen werden darf; es reicht nun; eigentlich kannst du nicht mehr und erkennst du den ‚Sinn' bestimmter Dinge nicht mehr, die du früher sehr wohl als wertvoll betrachtet hast.

Dein Seelenkern bittet dich nun darum, auf die Suche zu gehen nach den echten, tieferen Werten in dir selbst, um dich mit deiner gesunden Würde geschmeidig durch die Lebenswasser zu bewegen (wie der königliche Rochen).[16] Der alte ‚Fisch' in dir ist tot.
Bestimmte Dinge befriedigen dich nicht länger, weil sie sich an der Oberfläche deiner selbst, des Lebens befanden. Du kannst dich nun nicht länger damit ‚füllen'. Das, was dich früher gefesselt hat, kann dich nun nicht länger fesseln, eine bestimmte Atmosphäre der Langeweile tritt nur dann auf, wenn das Leben dich auffordert, dich auf die Suche zu machen nach deinen Tiefen, nach deinem warmen Herzen und der *echten* Sinnhaftigkeit deines ICHS als Mensch.

Kernlösung

Es ist also Zeit für Veränderung; die Garnrolle ist leer. Ein neuer Beginn ist gefragt. Auf ein anderes Boot umsteigen, einen Schritt in deinem Leben machen. Denn nun ist es genug, auf diese Weise konntest du nicht mehr länger vorwärtsgehen.

Öffne dich für das, was das Leben von dir verlangt, lass los, widersetze dich nicht und vollziehe eine Wende in deinem Leben. Die Gesundheit deines Fußes wird folgen, wenn du nur erst diesen Schritt machst, den das Leben von dir verlangt. Weigere dich nicht länger, alte Muster loszulassen, versuche dich selbst nicht länger aufrecht zu halten in einer Richtung, von der du bereits fühltest, dass ‚dies nicht durchgehalten werden kann'.

---

[16] Lies über den Rochen in *Wenn die Tiere sprechen könnten …* und in *Das Füllhorn - Psychologische Symbolsprache der Nahrungsmittel.* Das erstgenannte Buch ist bei Erscheinen des vorliegenden Werkes noch nicht in deutscher Übersetzung erhältlich.

Schmerzen an der Ferse

Kernursache

Du hältst an bestimmten Dingen, Gewohnheiten und Strukturen aus der Vergangenheit fest. Du trägst zu schwere Lasten. Ja, du bist zu streng mit dir, oder du lässt zu, dass jemand anders zu streng, zu autoritär dir gegenüber auftritt. Du gehst nicht mit deinen Gefühlen mit; du hörst nicht auf deine Natur; du erfüllst pflichtbewusst deine Aufgaben; du schnürst dein Gefühlsleben in eine zu straffe Struktur ein.

Du versuchst durchzuhalten; vielleicht tust du so, als ob dir alles leicht fallen würde, aber so kannst du dich nicht länger aufrecht halten. Du fühlst dich als Mensch schlichtweg minderwertig, vergessen, wertlos. Es ist, als würde man dir die Gurgel zudrücken, weil du deine eigenen fruchtbaren Qualitäten, dein wirkliches Wesen verleugnest.

Du schneidest dich von deinem Lebenden Selbst ab; du lebst an der Oberfläche; du kannst dich nicht mit Herz und Seele in etwas stürzen, weil du nicht genau weißt, „wer du eigentlich *bist*?“, wo ist dein Inhalt? Wo ist der Mensch hinter der Clownsmaske?

Es kann demnach auch keine Rede von Fortschritt oder tatsächlicher Weiterentwicklung sein; du lebst nicht wirklich aus dir selbst heraus; du *lässt* dich leben. So kannst du dich als Opfer „von“ fühlen, aber du bist es, der / die nicht mit beiden Füßen feste auf dem Boden steht, du bist es, der / die nicht vollkommen solidarisch mit deinen Gefühlen, mit deinem Herzen ist.

Du begrenzt dein Leben, du gönnst dir keine Freude; deine Lasten wiegen so schwer, weil du nicht auf die Stimme in dir selbst hörst. Sitzt du auf heißen Kohlen? Möglicherweise flüchtest du vor dir selbst oder versteckst du dich hinter einer „minderwertigen“ Rolle?

Kernlösung

Du hast nicht nur Pflichten, trägst nicht nur Lasten, sondern du hast in erster Linie Rechte; du darfst deinen Platz auf Erden einnehmen, deine Ferse sehr stark im Boden verankern. Spüre diese sichere Basis deines inneren Selbst: Du bist Meister deines Lebens. Stelle dich ins Zentrum, und höre liebevoll auf dein Herz, darauf, worum deine Natur, dein Körper dich spontan bittet, weil es gut für dich ist. Gehe weiter, lasse die Vergangenheit los. Nimm dein Leben in die Hand, und sei nicht zu hart zu dir. Blicke in dich, und entdecke deinen wertvollen Inhalt.

Lege die Autorität in dich selbst; erniedrige dich nicht, trage dein Leben mit Freude, und lasse dich mit der Strömung deiner Natur mitgehen, schränke dich gefühlsmäßig nicht länger ein!

Brennen die Steine unter deinen Füßen? Nimm dein Leben selbst in die Hand, lasse niemand anderen Druck auf dich ausüben; führe Veränderungen in deinem Leben herbei; gucke nicht auf die Erwartungen von anderen; du schuldest in erster Linie dir selbst Liebe. Stehe ehrlich zu deinen wahren Gefühlen, so dass es keinen Zwiespalt gibt zwischen dem, was du fühlst und dem, was du zum Ausdruck bringst: Denn das verhindert einen offenen, freudvollen Austausch mit deiner Umwelt, und du entfremdest dich dadurch von dir selbst. Wende dich nicht von dir ab: „Wiederherstellung der Ehre!“, deiner Ehre.

Fasciitis plantaris

Verletzung und / oder Entzündung der Plantaraponeurose (bindegewebige Platte der Fußsohle); dies ist eine der häufigsten Ursachen einer schmerzenden Ferse

Kernursache

Eine (wenn auch unbewusste) *harsche Weigerung, auf diese Weise weiterzugehen: „Nein!“ Eine Veränderung sollte in Gang gesetzt werden.* Man kann sich über sich selbst ärgern, weil man ein Ziel verfolgt (in sich selbst) und dies nicht unmittelbar erreichen kann. Oder man fühlt ganz tief in sich: „Auf diese Weise geht es nicht mehr, diese Problematik muss nun gelöst werden, ein für allemal.“ Dies geht dann einher mit der Notwendigkeit, bestimmte alte Gewohnheiten, Strukturen, Gedankenmuster usw. ... loszulassen, einen anderen Kurs einzuschlagen; manchmal bringt dies eine vollständige Transformation, eine Erhöhung mit sich. Manchmal geht dies buchstäblich einher mit einer Veränderung des Lebensstils, mit einer Änderung des Wohnortes, des Jobs usw. ...

Man stampft gleichsam sehr hart mit dem Fuß / der Ferse auf den Boden, in Wut und Frustration. Jetzt reicht es! Zugleich ist da eine ängstliche Unsicherheit, weil man nicht gleich klar sieht, „wie" dieser neue Weg dann verläuft; wo und wie man sich selbst helfen kann weiterzukommen. Manchmal ist man innerlich wütend und ungeduldig, weil man weiß: *irgendwann* muss dieser gordische Knoten durchgehackt werden, aber vorläuft gelingt es einem nicht. Da ist eine innerliche Wut / eventuell Angst wegen der eigenen Ohnmacht bezüglich der Lösung eines bestimmten Problems, oder weil man ein bestimmtes Ziel nicht schnell erreichen kann. Man erzwingt von sich selbst, vom Leben eine Lösung, manchmal auf verzweifelte Art; auf diese Weise fügt man sich selbst Schmerzen zu, ist knallhart zu sich selbst.

Kernlösung

Du setzt dich hin ... und verpflichtest dich selbst nun, auf ganz tiefe Weise Einsichten zu bekommen, jeden Widerstand gegen eine Transformation aufzugeben und eine *Veränderung* in dir selbst durchzuführen. Selbsteinkehr und große Liebe für das eigene ICH bringen nun Milderung ... Denn letztendlich muss jeder Mensch tief in sich selbst seine Urproblematik lösen, kein anderer kann dies für ihn übernehmen.

Jetzt kurz ruhen, nicht mehr vor dir selbst weglaufen, keine Schein-Lösungen: die eine echte Lösung liegt in dieser hohen Liebe für dich selbst und der höheren Wertschätzung deiner selbst. Dies auf eigenen ‚Füßen', auf eigenen Fersen zu realisieren. *Nie mehr dich selbst überstrapazieren, ob in Bewegung, Arbeit oder Sport* (weil du denkst, dass dies auf eine **HARTE** Weise geschehen müsse; im Gegenteil, es ist ungesund für dein Herz, deine Sehnen usw. Sanfte Beweglichkeit und jede Bewegung, die zu deiner Körperart passt, ist dagegen gut; denke nicht: „Ich *muss*, denn es ist gesund" usw. ... : du darfst dich in aller Geschmeidigkeit und Selbst-Liebe bewegen). Ganz geschmeidig und sanft-stark auf das hören, was deine Seele und dein Körper sich von dir wünschen. Dein Ziel sollte es nicht sein, den Wünschen und Anforderungen anderer / der Gesellschaft zu entsprechen, sondern *ganz* nah zu deinem innerlichen Selbst zu kommen. Dort liegt dann auch die streichelsanfte flexible Lösung.

Ganz gleich, ob es um Sportler geht, die sich überstrapazieren, *um einen Pokal zu erringen,* oder um schwerleibige Menschen, die zu Unrecht davon überzeugt sind, nicht schön oder gesund zu sein, und daher glauben, *bestimmte, für sie nicht geeignete Bewegungen* machen zu ‚müssen', oder um dünne Jogger, die sich überanstrengen, um dem ‚Schein-Bild' eines falschen Normenkults in unserer Gesellschaft noch besser entsprechen zu können: man überfordert sich, weil man dann unbedingt eine bestimmte Körperform erreichen will (falsch und hässlich also, denn nicht aus dem Herzen heraus aufgebaut)... Nein, das Leben fordert dies sicher nicht, will bestimmt keine Härte und Erzwungenen Bewegungen, um den Menschen gesund zu halten / machen, um ihn einen ersten Preis erringen zu lassen, auch nicht, um ihn einem „sogenannten" Schönheitsideal entsprechen zu lassen: man würde sich dadurch selbst krank machen, daher sagt dein Fuß: „Stopp!" Lies hierüber aufmerksam mehr im Kapitel: „Essen, Essprobleme, Nahrung ... dick oder dünn ...". Dick sein bedeutet nicht notwendigerweise, ungesund zu sein, ebenso wenig wie dünn sein an sich bedeutet, ungesund zu sein: ein jeder sollte die Bewegungen machen, die zu seiner Art passen. Ein Tiger macht nicht die gleichen Bewegungen wie ein Maulwurf usw. ...

Renne nichts mehr hinterher, strebe nichts mehr an, lass los und gehe in flexibler Gemütsruhe, ohne gierige Schritte zu machen. Die Dankbarkeit, in deiner Art, deinem Körper ‚zu sein' ... und hiermit nicht husch-husch vorwärts rennen zu wollen.

Gesundheit, wahre Schönheit, dick oder dünn und Güte gehen Hand in Hand. Lebe auf eine vertrauensvolle, sanfte, anerkennende Weise (vor allem dir selbst gegenüber), dann wird die friedliche Beziehung mit anderen guten Menschen dir guttun. Lebe aus deinem Herzen heraus, nicht nach Normen oder Anforderungen der Außenwelt. Du brauchst NIEMALS hart gegenüber dir selbst zu sein, sondern sei immer voller Verständnis (und dies gilt auch für dein Verhältnis zu anderen guten Menschen) und Liebe.

Ringst du mit einer noch tieferen Problematik? Dann rufst du nun im vollsten Vertrauen eine Lösung auf, bittest diesen tiefen Lebenskern in dir, dir eine Lösung für bestimmte Dinge zu geben, die du als unglücklich erfährst. Du versuchst nichts zu erzwingen, du wartest nun ruhig ab, welche Wege das Leben dir anbieten wird, welcher erste Schritt gemacht werden sollte. *Voller Vertrauen öffnest du die Hände für die Lösung und inzwischen härtest du dich selbst nicht mehr, machst dir keinen Stress, du bist nicht länger wütend, ungeduldig, selbstzerstörerisch; du fügst dir selbst keine Schmerzen mehr zu.* Du weißt, dass die Lösung kommen wird ... aber *zuerst* und vor allem braucht es ... bedingungslose Liebe für dich selbst: du bist gut, so wie du bist, wenn du nur von dieser sanften Selbst-Liebe aus lebst, wenn keine anderen Bedingungen zählen; alles Gute / Schöne ergibt sich daraus.

Und was ist mit dem Pokal oder dem Lob von Menschen über deine sog. Leistungen bei der Arbeit oder im Sport oder über deine Schönheit als Bodybuilder oder gemachte ‚Puppe'? Die wurden aus einer Schein-Welt heraus auf nichts gebaut. Also, finde den ECHTEN WERT deiner selbst, lebe aus der GÜTE, WEICHHEIT in dir heraus; jede andere Art von In-Schönheit-Sein ist falsch und dem Tode geweiht. Überstrapaziere dich nie mehr, lebe aus der Freude über deine Person heraus, darüber, wer du bist, ganz gleich ob du eine träge Schildkröte oder ein schneller Hase, ein träger Bär oder eine schnelle Ratte bist.

Sei in Inhalt und Form der, der du <u>wirklich</u> bist, auf natürliche, authentische Weise, in Liebe zu dir selbst, den Tyrannen oder Despoten oder ‚Sklaven' von Regeln und Gesetzen verjagend. Aber genauso den eventuellen ängstlichen Zweifel (ob du wohl gut bist, so wie du bist?) verjagend: „Ja, ich darf in aller Ruhe und Kraft ich selbst sein, ohne die geringste Überstrapazierung und ohne Zwang." Bedingungslose Selbst-Liebe.

Fersensporn

ein (schmerzhafter,) dornartiger, knöcherner Sporn an der Unterseite des Fersenbeins oder am Ansatz der Achillessehne am Fersenbein

Kernursache

Ängste, Gefühl der Unsicherheit. Auf der einen Seite lässt du andere machen, hörst du auf eine Autorität außerhalb von dir, denn du hast Angst, du bist zu wenig in dir präsent; du folgst lediglich der „Fußspur" deines Vaters oder deines strengen Lehrers: Du lebst nicht wirklich auf deinen starken Fundamenten. Du machst dir selbst keine Ehre; du bleibst mit Regeln, Gewohnheiten oder Systemen verwurzelt, die man dir beigebracht hat, ohne es zu wagen, deine einzigartige Persönlichkeit durchzusetzen.

Du lässt dich zermalmen, unterdrücken; du tust, was man dir „sagt"; du *lässt* dich leben; du lässt dich einklemmen, ohne Gegenwehr. Auf der anderen Seite hast du viel Kummer und klammerst dich an andere, weil du dich nicht traust, auf dich selbst zu bauen.

Du fühlst dich als Gefangene(r) mit einer bleiernen Kugel am Bein, ja, du sperrst dich selbst ein. Du fühlst dich schwach und verletzbar; du schließt dich aus Abwehr in dir selbst ein.

Eine introvertierte Traurigkeit; manchmal siehst du keine Perspektive mehr. Innerlich wirst du zuweilen wütend, aber du bist der- / diejenige, der / die seinen / ihren Anker auf der Basis eines anderen auswirft; du bist es, der / die sich weigert, auf selbständige, unabhängige Weise ein sehr persönliches und fruchtbares Leben zu führen. Du hörst nicht auf dich, auf dein Herz; du verkennst deine Möglichkeiten der Selbstverwirklichung.

Ein starker Widerstand, dich selbst zu bestätigen, deine Gefühle voll und ganz zu empfinden und mit den Menschen, die dir nahe stehen, auszutauschen, gerade weil du dich so verletzbar fühlst. Du „hängst" an jemand anderem, anstatt selbst Wurzeln zu schlagen. Du bleibst in einer Situation stecken, die dir keinen Freiraum zum Atmen gibt. Deine Bewusstseinsenergie, dein „Geist" hat keine richtige „Wirkung" auf deinen Körper, weil du zum Teil aus dir *heraus*gehst. Verzweifelt, zuweilen fatalistisch.

Kernlösung

Konzentriere deine Kräfte in deinem Körper, und bleibe nah bei dir. Höre lediglich auf die Autorität in dir selbst. Breche mit alten Gesetzen und Gewohnheiten. Fühle dich sicher und stark in deinem tiefsten Selbst. Baue eine stabile Struktur für dich aus; zähle auf dich, und sei nur deinem Herzen, deiner wahren Natur treu. Reiße dich aus Banden los, die dich verstricken; befreie dich, und habe keine Angst davor, eine völlig neue Wendung in deinem Leben einzugehen. Ein Weg zu Selbständigkeit, Selbstwertschätzung und Liebe zu dir selbst.

Erst wenn du in Harmonie mit dir selbst bist, wirst du dazu im Stande sein, im Vertrauen und auf offene Art und Weise Gefühle mit anderen zu teilen. Verstecke dich nicht länger im Schatten eines anderen: Lebe aus dir selbst heraus!

Frostbeulen an den Füßen und ‚immer kalte Füße'

Kernursache

Die Ursache für Frostbeulen an den Füßen liegt in dem Zögern, ja sogar in der Verweigerung, als ICH vollkommen mit beiden Füßen auf dem Boden zu stehen. Man versteckt sich irgendwo… Es herrscht eine Art von „Unschlüssigkeit": Man steht nicht wirklich zu seinem ICH. Man lebt zum Teil noch in der Anonymität des Mutterschoßes, der Schlangenenergie verborgen. Es ist ein bisschen so wie Feigheit, Verrat…: Man kommt nicht wirklich als Individuum zum Vorschein, als ob man sich davor fürchten würde, einen auf den Deckel zu bekommen, wenn man sich voll und ganz und höchstpersönlich als ICH – mit allen seinen Meinungen, Gefühlen, Gedanken – mit seinem Charakter auf ehrliche Weise manifestieren würde. Man bleibt brav hinter den Kulissen des ALLS… Man VERLEUGNET sein wahres ICH oder besser gesagt: Man steht nicht voll und ganz und ehrlich dazu.

Man fürchtet sich ein wenig… Man bleibt lieber „unbekannt", so dass man erst gar nicht von anderen bestraft, gepackt, verurteilt oder abgelehnt werden kann… Man nickt vielleicht „ja", wenn man innerlich „nein" fühlt, auch wenn es nur deshalb geschieht, damit man sich nicht die Blöße geben muss. Der Mensch ist ängstlich und zuweilen etwas „feige", weil er sich weigert, die volle Verantwortung für sich, für sein wahres ICH zu übernehmen!

Mit kalten Füßen zieht man seine Zehen förmlich schon zusammen, bevor man seinen Fuß aufgesetzt hat; man zieht seine Füße zurück, bevor die anderen die Möglichkeit haben, deine Zehen zu sehen, geschweige denn, darauf zu treten, dir sozusagen „auf den Schlips zu treten" oder ihre Meinung dazu zu äußern. Man wählt nicht mit voller Herzenswärme aus der inneren Autorität heraus eine Richtung. Man wartet ab…, was der andere zu sagen hat. Man hält sich zurück… Man geht nicht wirklich geradeaus. Man macht sich davon abhängig, was die Menschen aus seiner näheren Umgebung tun werden, ja, was die Außenwelt sagen wird, oder was die Autorität, die der Mensch über sich stellt, fordern wird… Er selbst will sich nicht zu „erkennen" geben. Er glaubt nicht wirklich an seine innere Kraft und hält sich behutsam verborgen.

Der Mensch mit Frostbeulen zieht sich sozusagen zuweilen ganz aus seinen Füßen zurück: Er nimmt NICHT seinen Platz ein. Er erwartet eigentlich unbewusst, dass jemand anders oder etwas anderes sein Leben Führen wird, so dass er hinter seinen eigenen Kulissen stehen und zugucken darf.
Kalte Füße weisen auf das Unvermögen hin, sich selbst warmherzig in seinem Körper Willkommen zu heißen.

Kernlösung

Dieser Mensch wird daran arbeiten, mit sich, mit seinem Körper *eins* zu werden. Für SEIN ICH voll und ganz die Verantwortung zu übernehmen. Er darf sich nicht verkriechen; er braucht sich weder zu verbergen, noch zu schämen beziehungsweise lediglich eine „bestimmte Erscheinung", ein bestimmtes Gesicht von sich zu zeigen. Er wird ehrlich, GERADEHERAUS in seinen Körper kommen: Er wird nicht mehr versuchen, vor sich selbst zu flüchten. Er wird INS LEBEN EINSTEIGEN, in seinen Körper, ohne die geringste Zurückhaltung. Er wird sich ins Leben stoßen und sich dazu anhalten, vollkommen ehrlich zu seinem Inhalt zu stehen, ohne Tarnung, ohne Wahrheitsenergien zurückzuhalten.

Hält der Mensch sich weiterhin im Hintergrund, traut er sich nicht, sich aus *einem* Guss ins Leben zu bringen, dann versteckt er sich hinter einer Totenmaske. Er zeigt lediglich ein unechtes, lebloses Bild von sich. Er bringt sich nicht wirklich ins Leben: Er starrt auf das Leben, ohne wirklich selbst daran teilzunehmen. Seine Gefühle sind starr; seine Sehnsucht nach dem Leben bleibt in einem Schwebezustand…, aber er scheint nicht wirklich an sie heranzureichen…, möglicherweise füllt er sich mit Pseudo-Angelegenheiten, die „das Leben" ersetzen sollen; vielleicht wärmt er sich an allen möglichen Dingen / Menschen außerhalb von sich, die kompensieren müssen, dass er sich nicht voll und ganz von innen heraus im Leben engagiert, in seinem Körper stark macht. Der Mensch wird zu einer vollkommenen HINGABE sich selbst gegenüber kommen müssen! Er wird damit aufhören, sich an der Grenze des Lebens zurückzuhalten. Er wird sich aus der dankbaren Erkenntnis heraus, als ICH Leben zu dürfen, mit allen seinen wunderbaren GEFÜHLEN VOLLKOMMEN in seinem KÖRPER SEIN lassen. Er muss sein HERZ für sich, für sein ICH, so, wie es ist, ohne Kompromisse öffnen. Der Mensch muss sich trauen, er selbst zu sein, SEINEN Platz einzunehmen, ohne sich die Frage zu stellen, ob das wohl so sein darf, ob er wohl gut ist, so, wie er ist…? Wenn er sich warm hereinholt, wird er keine Kompensation mehr in Pseudo-Lebensquellen suchen müssen.

Es ist wichtig, dass sich dieser Mensch hinter nichts und niemandem versteckt: nicht hinter Erziehern / Eltern, hinter einem Partner, einem System, einer Doktrin, hinter Gewohnheitsstrukturen, Schulen… Er muss jetzt die VERANTWORTUNG für sein ICH übernehmen und es wagen, sehr EHRLICH zu seiner wahren Art zu stehen. Er steht warm mit beiden Füßen auf der Erde, weil er sich in LIEBE so Sein lässt, wie ER mit Leib und Seele ist. In dieser warmen Selbst-Liebe fürchtet er sich vor niemandem mehr… Liebe vertreibt jede Angst im Herzen: Er traut sich jetzt, ehrlich, offen und frei er selbst zu sein. Alles, was es bislang gab, um die innere Kälte zu kompensieren, kann nun verschwinden. Der Mensch erwartet NICHTS mehr von jemand anderem, aber weiß sich selbst die Wärme zu geben, die er braucht. Er

FLÜCHTET nicht länger aus sich selbst; er fürchtet sich nicht mehr davor, vollständig seinen höchst eigenen Platz einzunehmen! Er drückt sich selbst auf die Erde nieder; er nimmt den Raum seines Körpers bis in die Zehenspitzen ein: Sein Körper und sein Inhalt werden zu einer unzertrennlichen Einheit. Er nimmt seinen Körper jetzt Dankbar in Besitz. Total-Integration.

Der KÖRPER des Menschen ist nicht länger rein funktional, EIN VERSTECK, ein Aufbewahrungsort, ein Refugium, wo er sich verkriechen und niemand ihn wirklich finden konnte..., sondern eine MÖGLICHKEIT, sein ICH-Wesen auf angenehme Weise auf Erden WERDEN zu LASSEN, eine Möglichkeit, seine Liebe Existieren zu lassen! Und er setzt sich jetzt warmen Herzens dafür ein. Er drückt sich mit beiden Füßen auf den Boden: Er LEBT!

Er fühlt sich auf warmherzige Weise mit sich verbunden: Er strahlt diese Einheit (Seele-Körper) auf eine frohe, expressive Weise aus. Er weigert sich nicht länger, in die RICHTUNG seiner selbst zu gehen: Er entscheidet sich für die Richtung des ehrlichen Lebens in sich. Er fühlt es, er weiß es jetzt tief in sich selbst. Er steht nun ENTSCHLOSSEN im Leben.

Er fühlt sich von nichts und niemandem mehr benachteiligt, verletzt, getroffen, an die Seite gedrängt, nicht-anerkannt..., weil er jetzt Tapfer seinen breiten PLATZ einnimmt. Er kann von niemandem mehr von seinem Platz vertrieben werden: ICH BIN!

Der Mensch genießt nun auch umso mehr die vollblütige Sinnlichkeit, die durch seinen irdischen Körper strömt; er genießt es, in seinem Körper zu SEIN. Er LIEBT sich selbst, seinen lebenden Körper. Er schaut nicht mehr kalt auf seinen Körper herab: Er ist DANKBAR für sein irdisches Selbst und begehrt nichts mehr...

Diese Dankbarkeit für seine physische Existenz bringt einen warmen, heilenden Strom in Gang... Der Mensch ist nicht länger mit seinem Kopf von seinem Körper getrennt: Von seinem warmen Gefühl ausgehend wird er *eins* mit seinem Körper.

Morton-Neurom

Verdickung des Gewebes um den Nerv, der zu den Zehen führt (meist der Nerv zwischen dem dritten und vierten Köpfchen des Mittelfußknochens), wodurch dieser eingeklemmt und gereizt wird und im Vorderfuß manchmal heftige Schmerzen entstehen

Kernursache und Kernlösung

Du fühlst dich wie eine leidende ‚Christusfigur', an Händen und Füßen gebunden, mit einer Wunde in der Mitte deines Körpers: du empfindest dich als ‚Opfer von etwas' und erleidest Schmerzen. Ausgeliefert an ... (wen oder was?) Du scheinst nicht viel zu sagen zu haben, wenn es um dein Lebensglück geht. Diese Situation, dieser Schmerz, sowohl psychisch als auch körperlich, ist die Folge einer tiefliegenden Überzeugung, dass der Mensch im Leben Schmerzen erleiden muss, dass er immer Opfer sein wird. Verändere diese Überzeugungen, nimm dein Leben in die Hand und hebe dich selbst hoch: als Herr über dein Leben, wisse doch, dass du dich selbst nicht weiterhin leiden zu lassen brauchst, sondern dass du stattdessen glückliche Umstände anziehen darfst (lies mehr hierzu im einleitenden Teil dieses Buches).

Du ergibst dich, in Schmerz und Kummer, einer Sache, die dich zu übersteigen scheint, die dich im Griff zu haben scheint. Verdruss: damit du nun die Ur-Ursache von ‚Verdruss' in dir selbst auflöst.[17] Nein, lebe nicht länger nach der Überzeugung, dass du dich Etwas oder Jemandem außerhalb deiner selbst hingeben solltest. Wie im Urrausch, der Urverliebtheit, die dich aus deinem höchsteigenen ICH weggleiten lässt: dies entfernt dich vom irdischen Boden (Füße[18]) und du spürst Schmerzen. Komme zurück in dein voll-

[17] Lies hierüber im *Signalbuch Nr. 3.* Dieses Buch ist bei Erscheinen des vorliegenden Werkes noch nicht in deutscher Übersetzung erhältlich.
3.3. Dieses Buch ist bei Erscheinen des vorliegenden Werkes noch nicht in deutscher Übersetzung erhältlich.
[18] Lies zur Ergänzung eventuell die Texte über *Füße, allgemein und *Fußsohle, allgemein.

wertiges Selbst; nimm deinen höchsteigenen Raum vollständig ein. Du nimmst mehr Raum ein, als du denkst, und du ‚füllst' deine sogenannte Leere (die faktisch gar nicht da ist) mit etwas oder jemand anderem. Du machst dich selbst zum Märtyrer.

ERKENNE nun deine VOLLHEIT an und gib dich nicht hin, weder an ‚Es', an etwas oder jemanden, noch an ‚die Emotion' oder irgendetwas anderes, bei dem du dich selbst verlassen würdest, ‚außerhalb' deiner selbst sein würdest.
Komme ganz nah, intensiv und sanft zu deinem Herzen. SELBST-Liebe und Anerkennung der Vollheit deines ICHS sind gefragt, so dass du nicht länger das Bedürfnis empfindest, dich mit etwas / jemandem von außerhalb deiner selbst zu ‚füllen'. So dass dein Glück nicht länger von der Liebe / Anerkennung / Zufriedenheitsverschaffung durch Etwas / Jemanden außerhalb deiner selbst abhängig ist.

Stehe auf deinen eigenen Füßen und entwickle Dankbarkeit für dein großartiges Ich Bin, in reiner Selbst-Liebe; wisse, dass du ein guter Mensch bist, und lebe danach. Sehne dich / verlange nicht gleich nach Einswerdung mit etwas oder jemandem außerhalb deiner selbst, sondern vollziehe zuerst und vor allem die Einswerdung mit deinem liebevollen ICH. Streiche keinen einzigen Teil aus dir selbst: liebe dich selbst so wie du bist, aus deinem Herzen heraus lebend.

Der ‚weibliche' und der ‚männliche' Aspekt, der körperliche und der intuitive / Gefühlsaspekt sowie der Aspekt des ‚gesunden Denkens': lasse kein Gebiet ungenutzt, schaffe ein *Gleichgewicht* zwischen diesen Gebieten. (Lier hierzu die Texte über die linke und die rechte Gehirnhälfte in diesem Buch.)

Lebe nach der Überzeugung, dass du, wenn du näher in und bei dir selbst bleibst, bei deinem physischen Körper aus Fleisch und Blut, wenn du dich nicht länger in einem Teilaspekt deiner selbst verlierst (Ratio, Instinkt usw.), sondern nah bei deinem Herzen, in reiner Selbst-Liebe bleibst, wirkliches Glück verdienst ohne Leiden. Lebe nach der Überzeugung, dass das Glück, dass die richtigen Menschen / Dinge auf deinen Weg kommen, die als Hinweise fungieren für die Erkenntnis: *hierin* liegt das Glück gerade nicht, und *darin* liegt das Glück sehr wohl. Du selbst erschaffst dein Dasein aus deinen Lebenserwartungen heraus: Also, erschaffe dein Dasein, mit beiden Füßen auf dem Boden, aus der Erwartung heraus, dass das Leben herrlich sein darf, dass du nicht länger Schmerzen zu haben brauchst, dass du Glück verdienst, dass du kein Opfer bist, sondern als Herr und Meister deinen weiteren Lebenslauf lenkst.

Zehen an sich[19] fordern dich dazu auf weiterzugehen; Füße bitten dich darum, dich selbst in Flexibilität kräftig dankbar weiterzubewegen.

Lebe nach der Überzeugung, dass ‚leiden' nicht länger nötig ist. Erkenne, dass du es wert bist, Freude zu fühlen, für und über dich selbst, ohne dich gleich an etwas oder jemanden außerhalb deiner selbst hinzugeben. Springe von dem Leidenskreuz herunter und erkenne dich selbst in aller Weite an, aus deinem Herzen heraus.

Nimm dein Leben in die Hand, suche auch keinen Genussrausch- und keine Leere-Füllung, sondern bringe dich selbst jetzt aus deinem eigenen Wert- und Vollheitsgefühl heraus zum Höchsten Glück in Genießender Liebe. Auf diese Weise triffst du Dinge und Menschen auf deinem Weg, die heilsam für dich sind, die dich auch in deiner Vollheit bereichern werden, in wahrhaftem Glück.

Leben in der Richtung des Lebens, reine Liebe, nicht in den schmachtenden Sphären des Selbst-Verlustes oder Todes, der Begierden usw.

---

[19] Lies die Passagen über die Symbolik der *Zehen, allgemein, sowie die Rubriken der jeweiligen Zehen.

ALL die prächtig roten Kräfte in dir, die sich nun viel zu gespannt in deinem Fuß, deinen Zehen niederlassen: schön!
Explodiere … entspringe aus dir selbst: hole diese urtiefen Kräfte in dir selbst nach oben in Selbst-Verwirklichung, im Erleben von Handeln, Kontakten, Kreativität usw. … ohne dich selbst zu ‚verlieren': komme ganz nah bei dir selbst an und öffne dich aus deinem VOLLHEITSBEWUSSTSEIN heraus und aus dem Wissen, dass du glücklich, ohne Schmerzen, leben darfst / kannst[20] für eine Begegnung mit Dingen und Menschen.
Verankere dich mit anderen Worten in dir selbst, mit deinen Füßen im eigenen Boden. Baue aus deinem abgegrenzten Ich heraus ein herrliches Dasein auf, aus selbstverwirklichender Liebe heraus. Verwirkliche dich selbst.

Du bist nicht machtlos ausgeliefert an … Fühle dich nicht ohnmächtig, sperre dich nicht ein / sei nicht angespannt / geschlossen, sondern entfalte dich aus diesem Energiereichtum in dir selbst heraus, nicht auf instinktive, sondern auf liebevolle Weise: aktiv, selbstbewusst, selbstverwirklichend, autonom, um anschließend in Kontakt mit anderen zu treten.

Verstecke diese Energien in dir selbst nicht, sondern ‚tue' auf lebensspendende Weise, aus der Kraft heraus, die tief in dir wohnt. Horte nicht, decke nicht ab unter einer zu rationalen / oder instinktiven Lebensweise: lasse die fruchtbare Vulkanlava aus deinem wahren Liebevollen Mensch-Sein heraus strömen.
Erlebe dich selbst! Lebe als vollwertiger Mensch! Verdruss ist unnötig, Selbstverlust vertrieben durch Selbstverwirklichung. Kein einziger Teil deiner selbst wird noch ausgeschlossen: du erkennst dein GEFÜHL an und erlebst es, dein Lebensgefühl, aus deinem Herzen heraus.

[20] Lies in diesem Zusammenhang den Text über *Schmerzen, allgemein.

Schweißfüße

Kernursache

Du kommst aus einem Tal und fürchtest dich davor, wieder dorthin abzurutschen. Ängste. Du fühlst dich innerlich unsicher, du weißt nicht genau, wohin du gehst. Du hast nicht wirklich Macht über dich selbst; du gibst den anderen, der Außenwelt zu viel Macht über dich.

Möglicherweise leistest du Gewaltiges, um dir etwas zu beweisen, für sie. Du bist von den anderen abhängig, weil du dich für dich selbst nur unsicher fühlst.

Du hast Angst davor, dass etwas Scharfes, Hartes dich treffen könnte; Todesängste. Du gehst misstrauisch, ängstlich durchs Leben. Ja, du glaubst *nicht wirklich* an die inneren selbst-verwirklichenden Kräfte deines Ichs. Du leistest emotionale Anstrengungen, um von anderen akzeptiert zu werden.

Es ist, als hättest du Angst vor dir selbst, vor Phantomen und deinen tiefen Emotionen. Du verkennst deine Möglichkeiten, du empfindest dich lediglich als ein schwaches Wesen.

Emotionen steuern dein Leben, ängstlich läufst du davor weg. Du denkst und grübelst nur, krampfhaft.

Kernlösung

Halte nicht ängstlich fest, lasse alles los, und gib dich deiner Natur, deinen Gefühlen hin.

Jeder Mensch hat einen inneren unverwüstlichen Kern, der, wenn du ihm dein Vertrauen schenkst, dafür sorgt, dass dir nichts Negatives zustoßen kann.

Wende dich vom Tod ab, und tauche ins Leben ein, habe keine Angst vor deinen Emotionen. Voller Selbstvertrauen deine Gefühle empfinden; du bist stark und unsterblich. Ängste weisen dich lediglich daraufhin, dass du den Weg zum Leben noch nicht gefunden hast, den Weg zu Selbstbewusster Schöpfung deines Lebens. Voller Freude auf deine Natur bauen! Selbstvertrauen.

DAS FUSSGELENK

Psychologische Übereinstimmung

Steht für das biegsame Richtung weisen und mitdrehen, deinem Leben *selbst* Gestalt zu geben und dich dabei nicht von anderen beherrschen zu lassen, sondern dich auf deine eigene Autorität zu stützen. Dich beweisen, dich auf selbständige Weise manifestieren, ohne dich zu stark von anderen bestimmen zu lassen. Das stabile auf dich selbst Stützen, nicht auf andere.

Deinen eigenen Weg suchen und deiner Intuition, deinem inneren Selbst folgen.

Einswerden mit dir selbst, in vollkommener Ruhe, dich in deinem Leben biegsam wenden, durch einen intensiven Kontakt zu deinem tiefsten Kern Keine-Angst-Haben vor deinen Gefühlen.

Keine Nabelschnüre oder andere Beziehungen, die einengen.
Es wagen, den Schlüssel umzudrehen, sich für eine ganz bestimmte Richtung zu entscheiden, um schließlich potenzielle Kräfte in dir selbst aufblühen zu lassen. Hole das Tiefste aus dir selbst, und lasse nicht den Kopf hängen.

Erkrankungen, allgemein

Kernursache

Bleibst du unter den Fittichen eines / einer anderen, versteckst du dich; bist du zu schwach, zu flexibel, gehst du zu sehr mit? Vielleicht hast du schon zu lange alles mit dir machen lassen, dich von einer mächtigen Person beherrschen lassen?

Oder lebst du unterdrückt in einem System, einem Job, in einer Richtung weiter, die nicht wirklich zu deiner wahren Art passt? Früher oder später bist du dann am Ende deiner Kräfte und wirst du Dampf ablassen oder dich betrogen fühlen und dich aggressiv abreagieren! Du wirst dann vielleicht andere von dir stoßen..., du hast schon zu lange geschluckt! Du fühlst dich betrogen und in einem zwingenden System oder durch eine Person beschnitten, und jetzt brichst du aus dir heraus.

Du explodierst, wirst nicht länger alles mit dir machen lassen und von nun ab dein Leben *selbst* bestimmen! Manchmal geschieht es jedoch, dass bestimmte Personen sich selbst tyrannisieren und sich unter Zwang in eine bestimmte Richtung oder Struktur drängen, die sie besser loslassen sollten.

Kernlösung

Schneide alle einschränkenden Bande durch; bestimme in Liebe und Freiheit den Weg, der am besten für dich ist! Zweifle nicht an deiner eigenen Autorität, deinem Wert, deinen Möglichkeiten, und baue allein auf deine innere Führerschaft. Gehe weich in die Richtung mit, die sich deutlich als der einzig richtige, neue Weg abzeichnet, und halte nicht länger an einem erstarrten, alten Muster fest. Ziehe dich selbst zu Rate. Führe Veränderungen herbei, wo dies von Nöten ist. Schlage (dein Fußgelenk) nicht um, fühle den starken Kern in dir selbst!

Ödem am Fußgelenk

Schwellung des Gewebes durch Flüssigkeitsansammlung

(siehe auch Ödem, allgemein)

Kernursache

Du bleibst stehen: Du hältst zu sehr an alten Gefühlen und bedrückenden Gedanken fest. Du machst dir fortwährend Sorgen, du drehst dich grübelnd im Kreis.

Deine Gedanken fixieren sich zumeist auf die gleichen Dinge: Du hältst daran fest und kommst nicht wirklich oder nicht in ausreichendem Maße zu Taten, zu Beweglichkeit... Du trägst ein Kreuz, anstatt in Freude zu leben. Du schläfst, sitzt da und ruhst, du grübelst und fühlst Trauer über Dinge, die du gerne erzwingen würdest...

Kernlösung

Stoppe beschränkte Gedankenkreisläufe, reiße den Vorhang des Lebens auf und vertraue! Traue dich, alles loszulassen und auf deine Intuition zu zählen. Leben, machen, handeln, vertrauen, weiter gehen, Aktion, Überschreiten des Eng-Rationalen; *fühle* mit deinen Sinnen und genieße, du bist gut, wie du bist, greife der Zeit nicht vor, und lebe vollkommen im Hier und Jetzt. Schlage jetzt eine andere Richtung ein: Wirf alle dunklen Gedanken und nutzlosen Ballast aus der Vergangenheit von dir!

Die Trauer, die du spürst, kommt aus dir selbst heraus; äußere Umstände scheinen die Ursache deiner Sorgen zu sein, aber das ist lediglich ein Vorwand, um deine eigene Autorität nicht anerkennen und auf Selbstbewusste Weise dein Leben führen zu müssen, ohne sich gedanklich noch länger mit so genannten Beschränkungen zu beschäftigen: Wirf diesen Rucksack von dir, und gehe weiter!

Erlebe die Freude um deiner selbst willen; Trauer und Sorgen werden nur so verschwinden. Konzentriere dich auf das Wesentliche, das Leben, die Freude...; Trübseligkeit und Selbstzerstörung sind Lügen. Liebe dich selbst, und lasse die Sanftheit in deinem Herzen zu, lasse deine Gefühle jetzt frei heraus strömen. Blockiere deinen Lebensweg nicht durch törichtes Grübeln...

Verstauchtes Fußgelenk

Kernursache und Kernlösung

Du stützt dich zu wenig auf deine eigene Basis; du siehst alles nicht so klar..., welche Richtung solltest du wohl am besten einschlagen? Du holst dir Rat bei anderen, anstatt auf dein tiefstes Selbst zu hören. Du fühlst dich irgendwie ungeschickt oder töricht; du bemühst dich zwar um etwas Bestimmtes, aber du hast keinen *wirklichen* Bezug dazu! Was soll ich nur tun? Du weißt nichts mit deinen Möglichkeiten, mit deinen Energien anzufangen: Wie soll ich sie nutzen? Ein zu schwacher Zugriff auf dein Leben, zu wenig Rückgrat; dein eigenes ICH ist zu wenig präsent.

Richte dich also kraftvoll auf, komme von oben zu einem klaren Überblick: Du bestimmst dein Leben, lasse dich nicht leben. Treffe entschlossen eine Wahl für deine Richtung, und lasse dich weder passiv hängen, noch von anderen dirigieren. Sei stark in dir selbst präsent, erkenne deinen Wert!

Du schreibst der Außenwelt zu viel Macht zu, und vielfach geht dies mit folgenden Fragen einher: „Wie wirke ich? Wie finden sie mich? Schön, klug, stark, perfekt, bildhübsch, schnell oder außergewöhnlich?" Es handelt sich hierbei in gewissem Sinne um ein „Schauspiel", eine Show, wobei du doch einen gewissen Zugriff auf die anderen bekommen möchtest: auf dass sie dich für gut befinden werden usw. ...

Vergleichen wir dies mit dem Folgenden: Du schaust in den Spiegel einer Puderdose..., um zu sehen, ob du auch schön genug aussiehst; du puderst dort ein wenig nach, wo du es für nötig hältst...: die Maske, das Kaschieren der -deiner eigenen Ansicht nach / deinen Normen entsprechenden - „Fehler". Du willst dich ‚von deiner besten Seite' zeigen! Aber unterdessen nimmt dir das fein zerstäubte Puder den Atem: Du hustest und erstickst dich sozusagen selbst, indem du dich zu stark auf die ‚Außenseite' deines Ganzen fixierst. Du misst dem zu viel Bedeutung bei, wie du - nach den Erwartungen, die du dir selbst auferlegst, oder nach indoktrinierten Normen - aussehen müsstest. „Spieglein, Spieglein an der Wand, wer ist die / der Schönste (oder Beste, Stärkste) im ganzen Land?" Auf diese Weise bringst du dich selbst nicht nur schwer-in-die-Klemme, sondern übst du auch Macht auf andere aus. Du gehst in der Außenseite auf, träumst von der ‚idealen' äußerlichen

Erscheinung, vom SPIEGELBILD… „Wie schön, wie leistungs-stark wirke ich auf mich selbst, auf andere?“ Du atmest sozusagen viel zu stark den Gestank einer Welt ein, die auf Tod ausgerichtet ist, auf Oberflächlichkeiten: Die Maske, die abbröckelt und der Inhalt, der verkannt wird und folglich nicht weiterleben kann… Die MASKE des SCHEINS bittet darum, auf immer aufgehoben werden zu dürfen; eine Anerkennung deines echten ICHS…!

Gehe nicht im Kopf, im Traum, im Ehrgeiz, in der Leistung auf…, bilde dir nicht ein, der Prinz oder die Prinzessin eines Reiches zu sein: Denn auf diese Weise regierst du über ein Toten-Reich! Die ‚Hautschicht' – die Maske – das Schauspiel, die Show, das Leisten verschwindet, und nichts bleibt übrig.

Die Atmosphäre der Vergänglichkeit, dich selbst aufzupolieren und zu glänzen oder der beste Sportler des Jahres zu sein, den höchsten Preis für dieses oder jenes zu erringen, aber zu vergessen, dass Wahrheit IN dir wohnt, dass Leistung und Schein völlig auf ‚Tod' ausgerichtet sind, dass sich da in dir ein INHALT befindet, der auf Anerkennung wartet! Du erkennst es nicht oder möchtest nichts davon wissen: Du verschreibst dich selbst dem Tod, aber dein Lebender Selbstkern gebietet dem glücklicherweise Einhalt!

Das Leben bittet dich, dich ein-wärts zu kehren, aber du bleibst an der OBERFLÄCHLICHEN AUßENSEITE haften…, diese Außenseite wird immer mehr eine Widerspiegelung deines inneren Selbst-Verrates, so dass schließlich von innen nichts mehr übrig bleibt und wir von außen nur noch eine Zellophanschicht zu Gesicht bekommen, fein säuberlich nach den ‚so gehört es sich'-Normen in Bezug auf Ehrgeiz, (falsche) Schönheit, törichte Leistung usw. manipuliert… Dem Tode geweiht, weil nicht von innen heraus, vom Herzen aus gewachsen.

Also: Treffe jetzt eine Wahl für Leben oder Tod. Auch in Bezug auf Sport oder eine Leistung auf beruflicher Ebene oder in gleich welchem Bereich; wenn du dein Glück an eine Leistung oder Anerkennung innerhalb einer äußerlich-oberflächlichen Welt koppelst, dann wirst du von deinem Lebendigen Inhalt abgeschnitten, und das Leben gebietet dir Einhalt. VON INNEN HERAUS DU SELBST SEIN… Keinen Augenblick über die Tatsache nachdenken, wie du wohl aussiehst, wie du wohl wirkst oder dich verhalten musst, um der Außenwelt, dem Publikum, den anderen zu gefallen! Narziss ertrank im eigenen Spiegelbild des Wassers. Habe nicht den Willen, der / die Erste, Beste, Schönste, Schnellste zu sein…, denn das ist NICHT-LEBEN! VERTIEFE dich jetzt in deinen Inhalt, deinen Kern und sei gewiss, dass *dort* die wahre Schönheit wohnt, dass *dort* Wahrheit und Glück zu finden sind!

Stehe jetzt stabil auf deinem wirklichen Basiskern, deinem echten Lebenskern, baue dein Leben nicht auf Oberflächlichkeiten, Äußerlichkeiten, auf schein-schön und Leistungen…, sondern *lebe von innen heraus.* Breche mit dem Tod, der lediglich an der Außenseite eine Maske aufbauen möchte und den lebenden Inhalt vergisst. Breche mit dem Kult des Äußerlichen[21] und schließe dich selbst *dem Hauptweg* des Lebens an! *Mache einen radikalen Schwenker zur Wahrheit, zum Herzen, zum Inhalt, zu wahrer Schönheit, Zum wahren Leben! Breche mit allem, was mit Schein, Oberflächlichkeiten und folglich mit Tod zu tun hat.* Es versteht sich von selbst, dass du mit dieser innerlichen Transformation auch in der Gesellschaft (Arbeit, Familie, Beziehung usw. …) konkrete Veränderungen – Schwenker – (Symbol der *Gelenke) wirst durchführen müssen. Aber die wichtigste Umleitung ist dennoch die vom Tod zum Leben, von Oberfläche und Schein zu Wahrheit, von Schein-Schönheit und Leistung für andere zu „Leben vom Herzen aus, in wahrer Schönheit, von innen heraus, ehrlich und aufrichtig“.

---

[21] Lies hierzu mehr im ersten Teil dieses Buches, sowie im Kapitel *Essen, Essprobleme, Nahrung*.

Schwenke dort aus, wo du, tief in dir selbst fühlst, schwenken zu müssen: Folge dem Schild, das ‚LEBEN' heißt… Wie wird dieses Vorhaben von dir ausgefüllt…, auf welche Weise wirst du praktisch und konkret ein Leben führen, wobei jede Spur, die nach Tod roch, jetzt vernichtet wird? Weigere dich nicht, falls nötig, einen großen *‚Bogen'* zu machen.

Spüre, ganz tief in dir selbst, wo ‚Wahrheit' beginnt und ‚Schein' aufhört zu existieren…, und führe auf konsequente Weise in deinem Leben *Veränderungen* herbei. Höre auf die Wahrheits-NATUR in dir, und breche mit jeder künstlich aufgeklebten Fassade. Ersteres führt dich immer weiter und weiter zu Leben, Glück und Gesundheit; Letzteres führt zu Verfall. Wofür entscheidest du dich? *Sei einerseits feste und tief verwurzelt, und gehe andererseits flexibel mit der Frage des wahren Lebens in dir mit!* Widersetze dich dem nicht; höre auf deinem Weg auf die Signale, die du zu dir holst, die dir immer wieder deutlich machen: *Da* liegt der Hauptweg, in *diese* Richtung kannst du jetzt einen Schritt weitergehen. Schließe dich also dieser Wahrheitsenergie in dir selbst genau an, und gleite mühelos durchs Leben.

Lasse dich nicht dadurch irritieren, was jemand anderes über dich sagen würde / von dir erwarten würde. Lebe das Leben auf einer ehrlichen Basis, aus dir selbst heraus!

G

GÄHNEN, SEHR HÄUFIGES

Kernursache

Signal für Selbstschutz: Stopp, *es reicht!* (müde, gelangweilt, krank usw. ...).

Oder du verlangst zu viel von dir; du ziehst etwas so Großes in Betracht, dass es dich überwältigen würde; es kann auch eine Abwehr gegen etwas oder jemanden nach außen hin (z.B. Informationen) sein, der / die dich für dein Empfinden zu stark in seine / ihre Fänge nehmen würde.

Vielleicht fühlst du dich noch nicht „groß" genug, **nicht wach oder bereit, eine Erfahrung aufzunehmen**.
Bist du **zu abwesend, bist du nicht ganz konzentriert präsent in dir, und fühlst du dich also auch nicht dazu im Stande, bestimmte Informationen**, Dinge oder Menschen zu dir kommen zu lassen?

Kernlösung

Es ist notwendig, dass du dich selbst auf einer **sehr festen und breiten Basis** existieren lässt, um alle möglichen Eindrücke ruhig aufzunehmen, zu integrieren oder abzulehnen, wenn du dies möchtest. So brauchst du einer Menge gesunder Energien, die in dich eindringen möchten, keinen Widerstand zu bieten.

Komme zu Versöhnung, in Einklang mit dir selbst, so wirst du auch nicht die anderen als zu viel von dir weisen.

Lebe nicht „unecht", sondern **stark konzentriert, warmherzig präsent in dir selbst;** lege dich hin, und ruhe dich aus, wenn du müde bist; nimm eine andere Wendung, wenn du auf der falschen Fährte bist, „kämpfe nicht gegen dich selbst". Werde ein **BEWUSST**-lebender Mensch. Keine Kompromisse.

DIE GALLENBLASE

Psychologische Übereinstimmung

Leber und Galle spielen eine Rolle im Stoffwechselprozess; die Galle führt, nach dem Abbau in der Leber, Stoffe in den Darmtrakt ab.

Ebenso wie die Galle ihre Aufgabe im Ausscheiden von Abfallstoffen erfüllt, so kann man im psychischen Spiegel dessen Folgendes sehen: „das Reinigen, Abführen von giftigen Erfahrungen und Emotionen, das Ausscheiden von Negativität; ein freies Verarbeiten und Durchströmen von Energien und Emotionen". Bitterer Schmerz und Trauer werden verarbeitet und vorwärts geschoben, losgelassen und in der Erde begraben.

Im positiven Sinne symbolisiert die Galle unser Vermögen zu aktiver Verarbeitung von Erfahrungen, Emotionen und Sehnsüchten, auf kraftvolle, energische Weise.

Dich trauen, dich offen und ohne Selbsteinschränkung zu vertreten und deine Talente zu verwirklichen, nachdem du Hindernisse oder Gefühlsblockaden eliminiert hast, wie z.B.: Unsicherheit „ich traue mich nicht...", Angst, dich nicht trauen, deine Gefühle mit anderen auszutauschen, Passivität, Verschlossenheit deiner selbst...

Aktion – Erdverbundenheit – emotionale Dynamik – spontane, gesunde Aggression, „machen“ – Gefühle ausgelassen ausleben – in Liebe mit anderen kommunizieren – im Bewusstsein deines Selbstwertes deine Talente manifestieren – ein Loslassen von selbst- vernichtenden Gefühlen und selbstvergiftenden Erinnerungen.

Erkrankungen, allgemein

Kernursache

Machtlose Wut, vielfach nicht geäußert. Fühlst du dich so belastet, mit einem Berg von Trauer, dass du dich nur noch an einem abgelegenen Ort verstecken möchtest? Verletzt, ohnmächtig und schwarzseherisch: Es brodelt in deinem Innersten. Trauer und Wut machen dich hart.

Lebst du frustriert, traust du dich nicht, dich so zu zeigen, wie du bist, mit Minderwertigkeitsgefühlen, aus Angst, von deinen Nächsten verspottet zu werden? Du würdest deine Gefühle gerne bis zum Äußersten aus-leben, deine Kräfte mit einer Menge von aufgespeicherten Energien hinausschleudern wollen, du würdest gerne „machen“, aber du bleibst in deinem Schneckenhaus oder in deiner passiven Situation, du rührst dich nicht…

Du erlebst dich selbst voller Unvermögen, dich zu verwirklichen und dich über alle negativen Emotionen zu erheben; dadurch wirst du immer frustrierter. Es macht dich rasend aggressiv, aber auch diese machtlose Wut äußerst du nicht.

Vielleicht verletzen andere dich fortwährend, aber du schweigst. Unfähigkeit zu kommunizieren; du erfährst möglicherweise wenig Liebe und Verständnis aus deiner näheren Umgebung; das macht dich wiederum aggressiv und verzweifelt. Du fühlst dich in den Klauen anderer „gefangen“, und selbst bist du nicht dazu im Stande, dich bewusst zum Meister deines Fasses voller Gefühle zu machen. Innerliche Energien häufen sich auf bedrohliche Weise an: Schwarze Wolken verhindern einen Durchbruch deines Sonnenzentrums, deines Selbstwertes. Selbstunterschätzung.

Sowohl deine Ego-Manifestierung nach außen hin, als auch deine Beziehung zu anderen, existieren lediglich im Nebel, weil du dich im Verborgenen hältst. Du hast keinen Kontakt zu deinem tiefsten Selbst, stehst nicht mit beiden Füßen auf der Erde; Gefühl von Unsicherheit.

Kernlösung

Nimm selbstbewusst das Zepter an dich, und führe dein Leben *selbst*; produziere und sei kreativ, mache deine Talente wahr, sage, was du zu sagen hast, schlucke nicht, lasse dich nicht verletzen; befreie dich aus autoritären oder einengenden Banden, und werde du selbst, traue dich, du selbst zu sein, wie du dich wirklich fühlst, und baue keine Schranken zwischen dich und andere.

Komme zunächst näher zu dir selbst, indem du deinem eigenen Wesen treu bist, erst dann wirst du in anderen Beziehungen Erfüllung finden. Niemand kann dir sagen, was gut für dich ist: Komme also voller Selbstvertrauen für deine eigenen Belange auf, mit beiden Füßen fest auf dem Boden!

Sage es, bringe es zum Ausdruck, habe keine Angst, deine Emotionen ganz und gar zu erleben; schäme dich nicht davor, deine wahren Gefühle zu zeigen, traue dich, deine weiche, sensible Seite zu akzeptieren, zu erleben, mit anderen zu teilen. Deine Trauer und Aggression sind lediglich die Folge von Unter-Wertschätzung deiner selbst und Ohnmacht. Manifestiere dich, äußere dich, verarbeite deine Emotionen, so dass Gallenflüssigkeit das Gift reibungslos abführen kann, und Trauer Platz macht für helle Freude und Sanftheit.

Galle erbrechen

Kernursache

Du bist angespannt, du leistest Widerstand, widersetzt dich, du brichst es förmlich aus dir heraus: weil du dich zu viel für etwas verbiegst, was nicht ganz zu dir passt…, du fügst dich in eine Situation, in der du nicht wirklich du selbst sein kannst, du machst anderen gegenüber zu viel Zugeständnisse, obwohl du dies eigentlich nicht möchtest…, schlussendlich hältst du es nicht mehr durch, du flüchtest sogar aus dir selbst, du lebst nicht mehr wirklich mit deinen Füßen auf dem Boden, bist abwesend, du speist es aus.

Dein Atem wird dir in einer Lebenssituation genommen, in der du dich fühlst, als seien dir Hände und Füße gebunden; du tust dir selbst weh oder lässt dir Schmerzen zufügen, weil du der Situation nicht Herr werden kannst. Ohnmacht macht dich aggressiv: So tust du nur dir selbst weh.

Kernlösung

So erkenne jetzt deine eigene Natur, deine Werte an, und beschütze dich: Grenze deinen Bereich deutlich ab, und lasse dich von niemandem verletzen oder auf etwas festnageln.

Sei deshalb auch dir selbst gegenüber ehrlich! Halte beispielsweise nicht an bestimmten Situationen oder Personen fest, die dir mehr schlecht als recht tun, an die du dich aber aus reiner Unsicherheit klammerst.

Ziehe dich jetzt ruhig in dich selbst zurück, und überblicke die Situation von oben: Realisiere deine Führerschaft über dein Leben, und bestimme deine Grenzen, folge den Signalen deines Körpers.

Sei weicher zu dir, und ändere deine Richtung, wenn die derzeitige dich forciert. Wenn du deine Aufgaben in eigener Verantwortung ausführst, wenn du in Liebe und Dankbarkeit lebst, brauchst du dich anderen gegenüber nicht aufzulehnen.

Gallenkoliken

heftige Schmerzanfälle, wenn sich ein Stein in den Gallengängen befindet

Kernursache

Total blockiert sein, du kommst da nicht raus; Wut, Panik, Angst! Mit einem enormen Durchhaltevermögen hältst du bereits eine Zeit lang gegen, jetzt kommt eine unterdrückte Energie mit Bitterkeit um all der erlittenen Schmerzen willen nach oben!

Dennoch hast du solche Angst, Veränderungen in deinem Leben herbeizuführen; du fühlst dich schwächer als du bist, verkennst deine Kräfte und Möglichkeiten, du klammerst dich zu stark an eine Person oder Situation aus deiner Umgebung…, du bist fest und unlösbar an sie gebunden!

Machtlose Wut, eine schwere Last drückt auf deine Schultern, Schmerzen und Trauer, die „von anderen verursacht wurden", kannst du nur noch schwer verarbeiten: Du siehst nicht ein, dass du in erster Linie mit dir selbst in Kommunikation treten musst!

Klammere dich nicht an andere, die deine Werte missachten oder schmähen, erkenne endlich dich selbst an.

Lasse los, und trete in ein neues Leben ein. Du siehst alles so schwarz, weil du dein Leben auf alles andere als auf deine Basis und deine Talente aufbaust! Du bist auf den Menschen wütend, von dem du Liebe erwartetest, sie aber nicht empfangen durftest?

Kernlösung

Sei nicht länger anderen gegenüber aggressiv, sondern wende dich jetzt weich dir selbst zu: Schenke dir die Wertschätzung und die Liebe, die du verdienst; erwarte nicht, mache auch keine Vorwürfe. Setze deinen Schmerz und deine Trauer in Aktion um! Lebe von deinem tiefsten Inneren aus, und spüre diese Freude in dir; lasse deine Beziehungen los, und sei gewiss, dass die Person, die als Freund, Partner oder… ideal für dich ist, dann sicher deinen Weg kreuzen wird.

Selbstvertrauen, loslassen, dich aus deiner Gefangenschaft befreien, wirf deinen „Aufhänger" über Bord, kappe die Teile aus deinem Leben, die nicht wirklich zu dir passen, ärgere dich nicht länger, und lebe dich zu hundert Prozent aus, ohne zu unterdrücken! Traue dich, auf deinen eigenen Grundfesten zu bauen; lasse die Vergangenheit los, auf diese Weise können neue Dinge und Personen in dein Leben treten, auf dem Weg zu Frieden und Glück. Höre auf damit, Wut zu speien, und „mache"!

Gallensteine

Kernursache

In einer Umgebung, in der du dich nicht sicher fühlst und du nicht die Gewissheit hast, in Liebe und Verständnis akzeptiert zu sein, wirst du deine Gefühle nicht wirklich zeigen, dir deiner Talente nicht wirklich bewusst sein und dich aus Minderwertigkeitsgefühlen heraus in dich selbst zurückziehen.

Vor allem bei Frauen wurde die aktive Form der Selbstmanifestierung vielfach auch nicht ermutigt, es war nicht erlaubt, dass natürliche Aggression oder Wut nach außen gezeigt wurden, man glaubte demnach auch nicht an ihre Talente und Ambitionen: Mütter führten dieses Beispiel von Unterdrückung und Komplexen wiederum ihren Töchtern vor.

In dem Maße, wie das weibliche und das männliche Element sowohl beim Mann als auch bei der Frau gleichgestellt werden, wird sich die Frau auch auf gesellschaftlicher Ebene mit allen ihren Möglichkeiten zeigen können.

Die Basis-Ursache, *warum* jemand eine ganz bestimmte Situation zu sich holt, in der Wut, Ohnmacht und Unterdrückung eine Rolle spielen, liegt natürlich in der persönlichen Art und Überzeugungssphäre der Frau selbst begründet.

Du würdest gerne sagen und ‚machen'…, aber du kannst dich durch Gefühle bedingt, wie: „ich bin eine Null", nicht mit Tatkraft äußern. Die Galle fängt eine zu große Spannung auf; **Steine sind kristallisierte Talente, die nicht genutzt werden.**

Es häuft sich innerlich eine enorme Kraft an, du erkennst nicht, welche Möglichkeiten du in dir trägst, und deine Umwelt ermutigt dich auch nicht dazu: Die Gallenblase wird zu einer Spardose.

Ungenutzte Möglichkeiten setzen sich in Wut, verbissene Aggression, Groll um… Deine wahre Art wagt es nicht, zum Vorschein zu kommen, du bleibst tief im Verborgenen, denn man könnte dir ja noch mehr Schmerzen zufügen; du hast Angst, verurteilt zu werden, denn du misst dem Urteil anderer zu viel Bedeutung bei.

Dein Nervensystem steht schwer unter Druck…, du traust dich nicht, du selbst zu sein, denn du fühlst dich so stark von deiner nächsten Umgebung bedroht; du schweigst, du schluckst und schluckst, und hin und wieder kannst du dadurch, dass du zu lange nichts-tust, nicht-bist, in unkontrollierte Ausbrüche verfallen.

Kernlösung

Nicht du selbst sein zu können, wie du dich innerlich fühlst, führt zu Wut, sogar zu Hass und harten Vorwürfen denen gegenüber, die dich verletzen oder dich so genannt daran hindern, du selbst zu sein.

Im Grunde liegt es an dir selbst: Habe nicht länger Angst vor anderen; sei dir deiner Talente bewusst, und traue dich, dich zu zeigen, dich so zu erleben, wie du bist; lasse dich vom natürlichen Strom deiner Gefühle tragen, und blockiere sie nicht aus Angst; bremse nicht dein eigenes Wachstum ab, und vergifte dich nicht mit scharfen Gefühlen.
Baue dein Leben so aus, wie du es dir wünschst, lasse dich nicht von anderen daran hindern, traue dich, für dich selbst gerade zu stehen.

Komme in erster Linie zu Frieden und Milde in dir, und verwirkliche dich auf aktive, tatkräftige Weise, ohne dabei noch weiter an emotionalen Gegebenheiten aus der Vergangenheit zu kleben.

Verarbeite deine Emotionen, setze Aggression in Handlung um, verwandle Talente in Kreativität, wandle Hass in Liebe zu dir selbst um.

Flexibilität in der Verarbeitung von Erfahrungen, Wertschätzung deiner selbst. Kollidiere und kämpfe nicht länger, traue dich, weiterzugehen und wirklich zu leben – aus deinen tiefsten Sehnsüchten heraus, von deiner wahren Art ausgehend!
Milderung!

GANGRÄN

Gewebszerfall, das Absterben von Gewebe, beispielsweise durch Erfrieren, Verschluss eines Blutgefäßes oder eine Wundinfektion

Kernursache

Bittere, sarkastische Todesgedanken; niederschmetternde Aggressivität..., Selbstzerstörung.

Du lässt dich völlig hängen, hast die Herrschaft über dich verloren, du kannst dich, dein Leben gar nicht in den Griff bekommen. Deine Lebensenergien strömen aus, sozusagen in Auflösung begriffen, das Leben entgleitet dir, es gibt keine konzentrierte Präsenz deines bewussten Ichs mehr in deinem Körper: Dein Ich führt nicht länger deinen Körper. Wie ein Opfer lässt du dich martern, so kannst du dich zumindest noch *spüren!* So bekommst du noch die Aufmerksamkeit der anderen, denn im Grunde würdest du andere gerne in deinen Fängen spüren, weil du dich so machtlos und fragmentarisch erlebst.

In deinem Märtyrersein steckst du voller destruktiver Gefühle; du möchtest dich festklammern, deine Machtsklauen aus aggressiver Ohnmacht zu anderen hin ausstrecken. Verbittert über das Leben, ein beißender Selbstspott; krankhafte, tötende Selbstvergiftung.

Kernlösung

Werde Herr deiner selbst, und komme mit deinem tiefen Göttlichen Selbst in Kontakt: Lasse Freude und Kräfte durch deinen Körper strömen, verbanne den Tod aus deinem Leben. Lege alle Macht in dich, und schätze dein Menschsein in Liebe. Bauen anstatt abreißen.

Missachtung deines tieferen göttlichen Kerns führt zu krankhaften Gedanken; Konzentration und Vertrauen auf dieses Zentrum geleiten dich zu Ruhe und Freude.

GASTROSCHISIS

Baby mit Öffnung in der Bauchwand geboren, wodurch ein Teil des Bauchinhalts sich nach außen stülpt und ein operativer Eingriff nötig ist

Kernursache

Unbewusst wurdest du mit den nachfolgenden Überzeugungen geboren ...
Du suchst dir ‚einen Ausweg'; du lenkst deine Kräfte seitwärts ... *weg* von dem geradewegs auf das Ziel ausgerichteten Pfad. Du versuchst dich, zumindest die volle Mannkraft in dir selbst (oder das, was man im Allgemeinen männlich nennt), vor dem Hauptweg zu drücken. Aber das Leben schnappt dich am Wickel: es gibt kein Entkommen von dem *einen* zielgerichteten Weg. Du suchst zudem einen Ausweg aus dem Gefühl eines Übermaßes an Wärme, an Licht, als ob du zu lange in deinen eigenen Energien eingeschlossen gewesen wärst bzw. stillgesessen hättest. Wie die Laterne, die aus ihren Fugen springt, die kupfernen Ränder biegen sich nach außen: du brichst aus deinen (unbewusst selbst angezogenen) Strukturen, in denen deine Kraftenergien, dein Gesamtinhalt gezügelt wurde. Als ICH erfährst du einen Bedarf nach mehr Sauerstoff, mehr Luft, mehr RAUM.

Als ob du zu lange stillgesessen hast, beispielsweise in betender Haltung vor der Autorität außerhalb deiner selbst, gefangen in warmer Tracht; du sollst vorbildlich sein, dich nach dieser oder jener Regel oder Norm verhalten, die in deinem System von Überzeugungen galt / gilt (und infolgedessen kannst du Menschen, eine Autoritätsstruktur oder ein System angezogen haben, sei es auch unbewusst, die ein Spiegelbild dessen sind, was an Überzeugungen in dir lebte / lebt). Auf diese Weise steht dein natürliches Energiefeld kurz vor der Explosion.
Du erlegst dir selbst strenge Verbotsregeln auf: ‚bis *hier* und nicht weiter, nicht höher, nicht niedriger, nicht breiter' usw. Du lebst

quasi innerhalb eines abgegrenzten Strukturbaus. Eine harte Selbstkasteiung, so scheint es nun, aber du selbst *verlangst* von dir die Einhaltung dieser beschränkenden Richtlinien.

Schließlich kannst du nicht mehr und würdest du am liebsten unterirdisch oder seitwärts Reißaus nehmen, flüchten oder wegkriechen, dich bis in den Tod (im Extremfall) in die Erde sinken lassen; so kannst du nicht mehr leben. Ein innerlicher Aufstand; nein, du willst nicht mehr. Du würdest gleichsam am liebsten völlig neu, mit einem ganz weißen Tuch beginnen. Hinter dem weißen Schirm alles verborgen, was auf dich wie zuviel, wie zu dunkel oder zu belastend wirkte. Nein, du machst nicht mehr mit. Du willst alles neu beginnen, in gesunder Freiheit dich selbst aufblühen lassen!

Kernlösung

Öffne deinen Mund und sprich. Äußere dich so, wie du bist.

Reiße dich gleichsam ‚innerlich' noch mehr entzwei und erkenne, wie du schon immer im Zwiespalt mit dir selbst gelebt hast, wie du dich mit dir selbst gestritten hast und es noch tust, eine Art von Gespaltenheit, Zerrissenheit, 2 Stimmen in dir selbst, 2 einander entgegengesetzte Kräfte. Voraussetzung für eine Lösung ist daher auch zuallererst und vor allem **eine fried**- und liebevolle harmonische Einheit in und mit dir selbst: die zwei Teile in dir selbst deutlich zu erkennen, sie genau anzusehen. Dann solltest du den Weg der Eintracht in dir selbst finden. Was willst du eigentlich? Die Vorwürfe, die du einem anderen machst, oder der Streit und die Diskussionen, die du mit anderen hast, sind lediglich ein Spiegelbild dieses Zwiespalts in dir selbst. Entdecke daher nun die Einheitskraft in dir selbst und laufe nicht länger weg davor, ‚dir selbst die Friedenshand' zu reichen.

Ziehe dich nicht zurück, sondern manifestiere dich in Sicherheit: stark mannkräftig! Äußere dich, komme zu Expression aus deiner tiefen Quellenkraft, zu Seele und Körper. Bewege dich, bewege deine Glieder mit Kraft nach außen gerichtet, und du wirst *fühlen*, dass du es bist: aus *einem* Guss. Aus dieser konzentrierten, gebündelten Kraft heraus gehst du nun geradeheraus, ohne Umwege. ‚Ja', sagst du zum Leben.

Setzt dich selbst auf den Schleudersitz und du fliegst mit großer Kraft in die Lüfte! Furchtlos, denn du fühlst diese Einheitsquelle in dir. Und tief in dir weißt du es nun: von diesem Punkt aus muss ich leben, von hier aus schaffe ich alles. Mit herkulianischer Kraft schreitest du voran, bereit, das Böse wegzuboxen und dem Guten weiterzuhelfen.

Kommunikation mit dir selbst ist sehr wichtig: du reichst dir selbst die Hand und die beiden Teile verschmelzen zu *einem*. Nun ist diese Form der Gespaltenheit beseitigt. Symbolisch: die volle Bauchkraft in *einem* konzentrierten Talent- und Kraft-Reichtum.

Nun fühlst du die Vollheit deines ICHS, wie ein wolliges Voll-Schaf, immun gegen alles, was in seine abwehrkräftige Wolle eindringen will. Du hast nun einen aufmerksamen Blick, du hast keine Angst, sondern fühlst / siehst / weißt, wann du etwas in dein Gebiet einlassen kannst, und wann nicht. Selbstanerkennung statt Flucht. Du trittst tief in dich selbst ein, dieses herrliche Gefühl, umsorgt zu werden in dem Bad aus Wärme, das dein Körper ist. Eine Selbstumarmung in liebevoller Einheit mit dir selbst, sowohl zur Seele auch als zum Körper hin. Die ursprüngliche Zerrissenheit oder Uneinigkeit mit dir selbst: genesen!

Bei einer eventuellen Operation herrscht bei Kindern und Eltern meist die Schwingung des VERTRAUENS vor und des *Ganz*-nah-bei-sich-selbst-Bleibens / -zu-sich-selbst-Kommens. Ein Vertrauen, dass alles gut gehen wird, wenn du nur die innerliche Vollheit, die Einheitskraft in dir selbst erkennst und dir selbst den nötigen Raum gibst, um deine Energie, dein ICH, deine Talente und Möglichkeiten existieren lassen zu können. Du gehst mit weit geöffneten Lungen weiter; Sauerstoff und Freiheit, Freude über das Friedensfest mit dir selbst. Expression! Freude! Keine Einschränkungen mehr. Wie neugeboren, ein befreiter Mensch! Du zeigst dich frank und frei! Dem Hauptweg deines Lebens folgend, dich nicht zurückziehend. Wie der Hai[1] seinen kräftigen geraden Weg verfolgt, so trittst du voller Selbstvertrauen in das Leben ein. Dankbar für die Schätze, die in deinem Bauch geborgen liegen und sich in ‚Sein' offenbaren dürfen, in ‚Schöpfungskräften'.

GEDÄCHTNISVERLUST

Kernursache

Du fühlst dich unfähig, nicht dazu im Stande, alleine auf dich zu bauen: Du suchst bei anderen nach Unterstützung, nach einem Arm, an den du dich lehnen kannst.

Du lässt dich gehen, du gehst in die Breite…, du erfährst zwar dennoch deine potentiellen Möglichkeiten, du würdest zwar wollen, aber du bist zu traurig, du denkst, es allein nicht alles bewältigen zu können. Du konzentrierst dich nicht länger auf das Hier-und-Jetzt, lebst nicht mehr wirklich bewusst, du glaubst nicht mehr an den Sinn oder die Kraft deines Lebens hier; eigentlich flüchtest du zu einem weniger konzentrierten Bewusstseins-Niveau, zu einer geringeren Präsenz im Leben.

Auch (und vielleicht vor allem) Angst vor dem Tod am Ende des Tunnels: Unbewusst bereitest du dich auf diesen anderen Bewusstseinszustand vor (zumindest wenn du noch in der Überzeugung des „Sterbens" lebst).

Trauer: um schmerzhafte Erfahrungen so weit wie möglich weg zu schieben. Um das Leben lebenswert zu erhalten, indem du bestimmte Gegebenheiten auf diese Weise aus deinem Leben streichen kannst.

[1] Lies über die Symbolik des Hais in *Wenn die Tiere sprechen könnten.* Dieses Buch ist bei Erscheinen des vorliegenden Werkes noch nicht in deutscher Übersetzung erhältlich.

Kernlösung

Erlebe die Kraft deines Bewusstseins in jeder Faser deines Körpers; spitze dich von deinem tiefsten Kern aus zum intensiven Leben hin zu. Ein konzentriertes Hier-und-Jetzt Präsentsein, anstatt die Flucht in den Tod zu ergreifen. Gestalte dein Leben selbst in der Weise, wie es dich glücklich macht, und verbanne den Tod. Erkenne deine Möglichkeiten!
Lies hierzu Teil I.

GEFÜHLLOSIGKEIT

Sensibilitätsstörungen in unterschiedlichem Maße auftretende Gefühllosigkeit der Haut, der Schleimhäute, im Mund, Hals usw., aber bei Bewusstsein

Kernursache

Extrem lähmender Druck auf deinem Kopf durch Angst, Unsicherheit, Emotionen.
Angespannte Nervosität. Du fühlst dich äußerst verletzlich oder klein; du traust dich nicht wirklich, auf eigenen irdischen Füßen zu landen, in deinen Körper einzutreten, aus Angst vor etwas oder jemandem, das / der viel mächtiger als du selbst ist. Unzureichendes Vertrauen in das Leben.
Unbewusste Ängste davor, *„ergriffen"* zu werden und im Nichts zu verschwinden, Schmerzen zu erleiden. Krampfhafter Widerstand gegen etwas oder jemanden. Du machst dich auf etwas gefasst, bereit, *die Flucht* zu ergreifen, *weg* zu sein. Zuweilen herrscht auch die Angst, in einer Liebesbeziehung seine Zuneigung zu zeigen, Zärtlichkeiten auszutauschen: Du könntest ja vielleicht darin „untergehen"…
Neptunische irreelle Ängste.

Kernlösung

Selbstbewusstsein. *Selbst* auf dynamische Weise, voller Vertrauen, alles für dein Leben regeln und organisieren. Sich trauen, zu handeln und zu leben; nicht aus automatischen Lebensgewohnheiten heraus, die nicht wirklich aus deiner persönlichen Entwicklung erwachsen, nicht von eingerosteten und vererbten Traditionen ausgehend… Selbst-Liebe; Ängste sind unnötig: du kannst schließlich dein Leben selbst lenken!

Spüre dich, sage, was du sagen möchtest, haue, wenn nötig, mit der Faust auf den Tisch; mache dich selbst wach! Erkenne deine innere Autorität an, die niemand an deiner Stelle anerkennen kann: Errichte deine Existenz auf dieser sicheren Basisstütze; lasse deine Gefühle dann ruhig durchkommen und immer weiter wachsen.
Liebe, Zärtlichkeit … durchströmen nun deine Haut. Du verstehst es, dich selbst ‚zuzulassen', du weißt, wie du selbst furchtlos deine Grenzen ziehen kannst, auch im Hinblick auf andere. Du öffnest gleichsam deine Arme für alle schönen Gefühlserfahrungen im Leben! Du stehst für dich selbst ein, einen starken empfindsamen Menschen aus Fleisch und Blut. Du entscheidest dich für ein herrliches Leben auf der Erde und flüchtest nicht in den Geist, weg … Du weißt, dass ‚nichts' und niemand dir Schmerzen zufügen kann, wenn du nur im vollsten Vertrauen lebst … und loslässt, schon genießend, in aller Offenheit.

DAS GEHIRN

„Wir sind keine Opfer unseres Gehirns…"

siehe auch Hypophyse

Das „Lebende Selbst", die Entität, die wir sind, dieses Geistesbewusstsein, ist die ewige Treibende Kraft hinter dem physischen Körper, den wir annehmen. Es trägt das Gedächtnis eines Computers in sich, Wissen und Einsicht aus der „Vergangenheit", von dir persönlich und vom gesamten kosmischen Geschehen; es beinhaltet deine Gefühlserinnerungen, aber vor allem auch deine persönlichen Entscheidungen und Überzeugungen, die du anhand von Ereignissen und persönlichen Erfahrungen getroffen und gebildet hast.

Das Lebende Selbst beinhaltet ebenso die schöpferischen Kräfte, die Fähigkeit, immer weiter zu wachsen, die spontane Freude über das Leben, den Wunsch nach Selbst-Erkundung über Erfahrungen in einer physischen Existenz. Individuell und einzigartig.

Es geht hier um ein sehr weites, offenes Bewusstsein; die Funktion, die Kraft des Gehirns ist gerade eine Manifestierung dieses Lebenden Selbst, das ins menschliche, irdische Leben eintritt. Das Gehirn ist in der Lage, Informationen aus dem persönlichen Computer des Selbst aufzunehmen, zu speichern und nach außen zu übertragen.

Bestimmte ältere Gehirnteile, wie der Gehirnstamm, bewahren primitive Informationen auf und senden auch hinsichtlich der ursprünglichsten Bedürfnisse des Menschen impulsive Signale aus: seine Verteidigungsreaktionen auf Gefahr, sein Hungergefühl, zwanghafte Instinkte zur Arterhaltung…

Die Teile, die man als die neueren Gehirnteile bezeichnet, vor allem das Großhirn und die Hirnrinde, erlauben es einem Menschen einerseits, über ein nuanciertes Muster zu Kreativität, bewusstem Gefühlserleben, intuitivem Wachstum, Kunstsinn… zu kommen, und andererseits ein rationales, organisierendes, logisches Verhalten zu entwickeln.

Die Entwicklung eines Menschen erfordert, dass wir in Bewusstseinserweiterung immer größere, zu dem Zeitpunkt noch ungenutzte Gehirnteile nutzen werden; dass wir mit unserem Bewussten Ich hier-und-jetzt die seit Jahrhunderten gespeicherten, „zwanghaften" oder ‚unbewussten' Gewohnheiten oder Reflexe (siehe Menstruation, Sexualität; Sterben – Teil I) immer mehr in den ‚Griff' bekommen, dass wir unbewusste Kraftfelder in Bewusstsein umsetzen werden.

Das Gehirn wird vom Lebenden Selbst gelenkt, aber auch: Dank unserer Bewusstwerdung u. a. durch die Ingebrauchnahme des Gehirns, sind wir dazu in der Lage, neue Informationen in unseren Computer einzugeben, Informationen, die gleichermaßen eine vollkommen neue Entwicklung der Menschheit einläuten können. Die Voraussetzung, dass wir unser Leben in die Hand nehmen können und in die Richtung lenken, die zur Befreiung der Menschheit und ihrer Leiden notwendig ist, ist das Bewusst-Werden dessen, was bislang verhinderte, die Erde zu Freude zu führen. Sich auch dessen bewusst zu werden, was jeden Menschen persönlich daran hinderte, sein Leben so aufzubauen, wie es ihn am glücklichsten machen kann; in beiden Fällen geht es um Folgendes: die negative Sichtweise in Bezug auf uns selbst, auf den Menschen im allgemeinen, die Zweifel an uns selbst.

Wir denken, tief in uns, eine Art unumgängliches, düsteres „Unterbewusstsein" zu besitzen, dem wir nichts entgegenzusetzen haben. Wir meinen, dass sich viel *„Schlechtes",* viele verdrängte Emotionen, Ängste, Aggressionen unserer bemächtigt haben, wodurch wir wohl nicht anders können, als über eine mühsame Therapie oder über das Ringen mit sich selbst, nach einem ‚reinen' Weg zu suchen!
Man ist der Ansicht, alles aus der Vergangenheit wieder aufdröseln zu müssen, bevor man die Trauer, die Wut oder Ängste vom Hier und Jetzt lösen könne. Das ist nicht notwendig!

Auch was Hypnose angeht: Anstatt sich einer Hypnose zu unterziehen, solltest du lieber versuchen, vom Hier-und-Jetzt aus Bewusst Einsicht zu gewinnen und deine negativen Erwartungen in Bezug auf dein Leben regelrecht umzuschalten; sei dein eigener Meister, und ändere *selbst* deine Überzeugungen, anstatt es jemand anderem zu überlassen. Denn dies wird vielfach nur einen zeitlich begrenzten, positiven Effekt auf dich haben, weil du dich von anderen steuern lässt, anstatt selbstbewusst am Ruder zu stehen.

Je bewusster deine Veränderungen, umso wirkungsvoller: Deine bewussten Anpassungen werden unmittelbar vom zugrunde liegenden Lebenden Selbst empfangen, wodurch es neue Impulse und Nachrichten weitergeben wird: an dein Gehirn, wodurch du wiederum durch deine veränderten Überzeugungen vollkommen andere Erlebnisse zu dir holen wirst... Veränderte Gefühle, Gedanken, Überzeugungen führen unmittelbar neue Gegebenheiten in deinem Selbst herbei: Diese Überzeugungen, Gefühle, Denkmuster arbeiten im Grunde wie ein Antriebsmotor. Darauf basieren die Reaktionen deines Körpers, deines Gehirns, und deine Wirklichkeit wird davon ausgehend aufgebaut.

Bist du tief davon überzeugt, ein Opfer zu sein, dass in seinem Leben immer Rückschläge erfahren wird, dann sendet dein Gehirn Impulse aus, die dazu beitragen werden, dass deine Zukunft von Elend geprägt sein wird. Veränderst du jedoch diese Überzeugung, dann wird dein Gehirn freudvolle Energiefelder kreieren. Das Aussenden und Gestalten eines positiven Lebens vollzieht sich auf vielen Ebenen. Das Gehirn ist wahrhaftig ein kompliziertes Gebilde, aber es bildet ein perfektes System: Unser Bewusstes Ich ist über dieses System auch dazu im Stande, Einblick in unser tiefstes Selbst, in unsere Intuition, in unbewusste Schätze zu gewinnen. Wir werden diese Organe nutzen, um stetig zu weiterer Bewusstwerdung zu gelangen: Die linke und rechte Gehirnhälfte haben hierbei momentan noch jeweils eine andere Funktion.

Sei davon überzeugt, dass du dein Leben selbst aufbaust, dass du alle Geschehnisse in deinem Leben selbst zu dir holst: Aber tue es bewusst, und *lasse* es dich nicht überkommen.

Öffne dich für dein tiefstes Ich, dein Lebendes Selbst, das nicht in deiner Gehirnkonstruktion eingeschlossen ist, es jedoch *nutzt.* Eine noch stärkere Einheit zwischen unserem Lebenden Selbst und der körperlichen Seinsform steht vor der Tür: Das Gehirn steht uns als Verarbeitungskanal in dieser Entwicklung zur Hilfe.

Man kann heute sagen: Dieser Teil im Gehirn steht dafür oder hat diese Funktion, das kann jedoch morgen schon wieder anders sein: Denn es handelt sich hierbei um einen Computer, der fortwährend auf die Anweisungen unseres Lebenden Selbst reagiert. Geben wir neue Informationen, ja völlig neue Überzeugungen ein, dann wird das Lebende Selbst andere Impulse an unser Gehirn weitergeben.
Akzeptieren wir unsere Göttlichkeit, unsere Intuition als eine tiefe Quelle des Wissens, dann werden andere, noch unerforschte Gehirnkanäle in Gebrauch genommen werden, dann wird sich unser Gehirn noch weiter entwickeln, eine andere Form annehmen; bestimmte Teile können verschwinden oder eine andere Aufgabe erfüllen, alles vollzieht sich im Wechselspiel mit unserem Lebenden Selbst!

Neue Energien, auch kosmisch gesehen, bieten sich heute dar: Es geht lediglich um Widerspiegelungen, um Reaktionen auf den sich verändernden Zustand des Bewusstseins der Menschheit.
Das Bewusstsein verändert sich: Das Gehirn wird sich dieser Veränderung auch anpassen.

Das leibliche Gehirn ist ein Kanal, der unseren göttlichen Inhalt erfassbar macht: über Intuition, Selbsteinkehr nehmen wir wunderbare Information auf.

Das rationale Erforschen der Welt ist gut, aber es sollte mit dieser inneren Weisheit einhergehen.
Über unsere Antennen, im Gehirn, nach außen *und* nach innen gerichtet, können wir uns, in Wahrhaftigkeit, zu immer größerer Einsicht entwickeln.

Die Gehirnhälften

Hemisphären

Zwei Hemisphären, linke und rechte, die durch Querverbindungen mit einander verbunden sind.

Momentan steht die linke Hemisphäre noch für *die* Eigenschaften, die bereits Jahrhunderte lang mehr als ‚männlich' abgestempelt wurden: das rational, nüchtern, logisch Denkende, das Organisierende, Kontrollierende, Analysierende, das hart Trennende…

Die rechte Hemisphäre hat ihre Aufgabe eher im Bereich der Intuition, des (Er)spürens, des Weichen, Unbewussten. An sich hat dies nichts mit ‚männlich' oder ‚weiblich' zu tun, aber der Mann hat sich immer mehr mit den „harten, nüchternen" Eigenschaften identifiziert, während die Frau weich und sensibel sein durfte.

Entfernt man jedoch eine Gehirnhälfte, könnte die andere ohne weiteres alle Funktionen erfüllen. Letztendlich stellt diese Zweiteilung eine Widerspiegelung der tiefsten Überzeugungen der Menschheit dar: die Dualität von Yin und Yang, der Mann und die Frau als Gegensätze usw. …

Es geht noch weiter: Es gibt *den* Punkt wieder, wo er, der Mensch, sich von seiner ursprünglichen, göttlichen Natur entfernte und entfernt. Er positionierte die Götter außerhalb von sich und wies der Frau *und* der Natur den zweiten Rang zu.

Das Intuitive, Göttliche in ihm wurde von seinem äußerlichen Sein, vom Selbstmanifestierenden, Aktiven des Mannes abgespalten. Ein Schisma links – rechts.

Das, was jetzt vielfach noch am meisten an einem Menschen bewundert wird: seine rationale, denkende Seite, die vor allem über die Linke Hemisphäre erlebt wird, beim Mann sowie bei der Frau.

Diese Polarisierung hatte ihren Grund und ihren Nutzen, **die Eins-Werdung des Menschen in sich selbst steht jedoch jetzt vor der Tür:** ein harmonisches Erleben von Intuition / Gefühl und Ratio, ohne dass es dazwischen eine Trennwand geben müsste. Ist ein Mensch für diese weiche Vereinigung des Intuitiven (das, was uns direkte Informationen aus dem Lebenden Selbst weitergeben kann) und Rationalen, Bewusst-Denkenden, Organisierenden offen, so vereinigt er das „Männliche" und „Weibliche", das irdisch Menschliche und Göttliche in sich.

Linke Gehirnhälfte

Psychologische Übereinstimmung und Erkrankungen, allgemein

Kernursache und Kernlösung

Ein ur-potentielles Vermögen, voller sanftgoldener Energien, die einen kraftvollen und konstruktiven Ausbau deines Lebens, eine aktive, kreative Nutzung erfordern.

Wie die Vorratdrüse einer Spinne, die dazu in der Lage ist, ein prächtiges, kunstvolles Netz zu spinnen. Mache es zum Kunstwerk deines Lebens, nicht um jemand anderen zu dir hin zu saugen und zu verputzen, sondern um für dich selbst etwas Schönes auszubauen!

Ein gewaltiges Reservoir an Potenz, Treibstoff, Energie, Kreativitätsmöglichkeiten, die darauf warten, strömen zu dürfen, dienen zu dürfen, auf dass du sie, als Meister-Mensch, im positiven Sinne nutzen wirst. Nicht instinktiv-funktionierend, nicht auf einem niedrig-sexuellen Niveau, sondern im Dienst des Herzens, des Lebens, des Aufbaus einer schönen Sache.

Lasse dich nicht verführen, sondern baue dich sanft und gleichzeitig mit Kraft und Vermögen aus. Hänge dich nicht an andere, fange niemanden in deinem Netz, sondern *gib* dir selbst das Leben, und sei dem Leben eine Hilfe.

Baue, konstruiere, mauere und arbeite an deinem Leben. Nicht vage und abwesend, nicht verschwommen Neptunisch. Keine vagen Versprechungen und ätherischen Träume irgendwo in den Wolken der Unwirklichkeit oder des Verliebtseins-und-Verloren-Seins, der leblosen Sphären, von Engelschören und nicht existenten Elfensphären: Das ist die Sprache und der Rausch des Todes, des Nicht-Lebens-auf-Erden. Lasse dich nicht dorthin abrutschen, sondern verankere dich stark und tief in dir selbst; nimm darauf alle diese Energien mit, um einen Ausbau zu erwirken, so wirst du dich niemals vergiften.

In dieser *tatkräftigen, aktiven, kreativen Art und Weise, dein Leben in Angriff zu nehmen, sehr bewusst und effektiv, mit aktiver Teilnahme und Verantwortungsgefühl,* deine Energien nicht AUFSTAUEND, kannst du unmöglich dich selbst vergiften und tust auch niemand anderem etwas zu Leide. Zumindest dann, wenn du niemanden ergreifst, an niemandem ziehst oder saugst.

Du verfügst über die Fähigkeit, Strategien auszubauen, einen vollständigen Plan auszuarbeiten, ein großes Haus zu bauen, eine Konstruktion zu erstellen…, das ist alles wunderbar, wenn du es im Dienst des Lebens, deines Herzens ausführst und nicht zugunsten deines Instinktes, welcher so viel wie möglich ‚haben' möchte.

Du hast DEIN Lebenshaus aufzubauen; überschreite also nicht deine Grenzen, oder das Leben wird dir Einhalt gebieten. Wer mit schwarzer Spinnenmacht ergreift, wird selbst ergriffen werden.

So bleibe ganz nah bei dir, und entfalte fortwährend voller Dynamik deine prachtvolle Potenz im Ausbau deiner Existenz. Schenke dem Leben, nutze alle deine Talente, deine Kräfte, deine kreativen Möglichkeiten, und verharre nicht im Zögern. Richte deinen Blick nicht auf Dinge, wie „wie kann ich jemand anderen zu packen bekommen" oder „wie kann ich hier jemand anderem übel mitspielen", sondern sei dir darüber im Klaren, dass du als Repräsentant(in) des Lebensnetzwerkes selbst zu diesem prachtvollsten, sich endlos aufbauenden Lebenskunstwerk beitragen darfst: die ‚8'-Symbolik im positivsten Sinne!

Hole dich jetzt hinzu, als Mensch vollkommen hinzu. Lasse dich nicht von deinem Instinkt leiten, lasse dich nicht leer laufen, greife ebenso wenig nach außen, sondern nimm *das Zepter* feste in die Hand, und lenke die Menge an Energien in die richtigen Kanäle. So wirst du immer weiter und weiter wachsen. Dein *Lebensbauwerk* wird prachtvoll!

Du hörst nicht auf, gehst und gibst immerzu, ohne etwas zu erwarten, zu nehmen, zu fordern! Du setzt keinen Schritt zurück, gehst niemals rückwärts. Du ENTFALTEST dich in deinem Tun, in deiner Arbeit, im Ausbau deiner Talente.

Symbolisch gibt es Verweise zur Übereinstimmung der *Testikel (Hoden), wo vom ‚weiblich' Produzierenden, Abwartenden innerhalb der ‚Mann'-Struktur die Rede ist.

Die linke Gehirnhälfte fordert einen aktiven Ausbau, ein in Angriff nehmen, ein stetiges Weitergehen, eine kreative Nutzung deines Gehirns, um dich und das Leben immer weiter und weiter auszubauen, weiter von den leblosen Sphären, von dem Schoß entfernt, aus dem du einst hervorkamst. Wenn dieser Prozess in dem aufbauenden, kreativen Sinne einmal eingesetzt hat, verläuft alles glänzend, und du fühlst dich glücklich, nicht ängstlich.

Wenn du jedoch in deinem Leben etwas „austüftelst" oder „zurecht spinnst", um dich instinktiv-rational auf alles Mögliche einzustellen (anstatt voller Vertrauen weiterzugehen, zu arbeiten, auszubauen) oder um jemand anderem zuvorzukommen, ihn zu packen zu bekommen oder zu ergreifen, dann läuft es schief, dann wird diese Gehirnhälfte, dieser Mensch vom düsteren Tunnel des Todes verschlungen werden, den er selbst für jemand anderen bereitgehalten hatte.

Diese Gehirnhälfte möchte bauen dürfen, auf eine konstruktiv-logische Weise mitarbeiten, mit einem tieferen Wissen, einem intuitiven Wissen, dem Ausbau Des Lebens, in und außerhalb von sich, verbunden.

Der Mensch besitzt die Fähigkeit, die Potenz und die Macht, sich selbst im Leben *weiter*zubringen, beziehungsweise sich in einem alten Muster – immer wieder zum Tode hin – zu bewegen.

Es liegt an ihm, dieses Netz, das er so wunderbar konstruktiv aufzubauen versteht, in die Richtung von *mehr Leben* auszudehnen, über die Grenzen von Pluto hinweg, dennoch ganz nah in seinem Kern bleibend, nichts aufzubauen, um sich oder jemand anderen (wieder) in die Falle zu locken.

Es ist ein Spinnennetz, das niemals Fliegen fängt, sondern gesponnen wird, um ein immer größer werdendes, prachtvolles Zeugnis des Lebens zu sein, goldene Fäden mit Lebens-Tau, worauf sich das Leben niederlassen kann, immer, ewig, unaufhörlich.

Der Mensch ergreift diese *Macht auf positive Art und Weise,* er steht an der Spitze seiner Existenz, das Zepter in seiner rechten Hand, und er baut unaufhörlich, er setzt seine Kräfte als Mensch ein, nicht als instinktives Tier, das für seinen Lebensunterhalt Strategien ausklamüsern muss.

Sein Gehirn funktioniert im Sinne von Weiter-Leben-Ausbau, ohne Ende. Alle Talente und Fähigkeiten stehen im Dienst dessen. Strukturen sind kraftvoll, klar, transparent, sie werden immer mehr zu einem Rahmen für das Leben.

Der Mensch, der niemals aufhört, zu erschaffen und zu gestalten, sehr harmonisch-strukturell, im Dienste von weiterem Lebensausbau, definitiv *fort* aus dem einsaugenden Urschoß. Er saugt selbst nicht mehr, fängt keine Beute mehr, wird also nicht wieder verschlungen. Hier macht der Mensch dem physischen Tod ein Ende, wenn er will.[2]

Lies auch: rechte Körperhälfte.

---

[2] Lies hierzu mehr in *Neue Tage.* Dieses Buch ist bei Erscheinen des vorliegenden Werkes noch nicht in deutscher Übersetzung erhältlich.

Rechte Gehirnhälfte

Psychologische Übereinstimmung

Reibungslos gleitest du durchs Leben, biegsam und flexibel, mit gesundem Stolz. Alles passiert sozusagen automatisch; du „spürst", wie und wo du sein musst, wohin du gehen oder wo du sitzen sollst, was du tun musst und zu welchem Zeitpunkt. Du denkst nicht darüber nach; du vollbringst intuitiv, was du fühlst, tun zu müssen. Alles fällt auf diese Weise auch leicht von dir ab; nichts bleibt an dir haften. Du machst dir über nichts Sorgen und empfindest das Leben als leicht..., weil du „nachgibst" – du bist allerdings stark mit deinen kräftigen Wurzeln verankert – weil du keinen Widerstand bietest. Biegsamkeit ist, in der Weise, wie du dich durchs Leben bewegst, mit Geschicklichkeit und Wendigkeit verbunden.

Gibt es ein Problem, dann dauert es nicht lange an; du „weißt" und „fühlst", für alles eine ganz einfache, natürliche Lösung zu finden; du machst dich nicht verrückt. Und wenn das eine nicht gelingen will, ja dann weißt du dir schon mit etwas anderem zu helfen.
Eine Art Sportsgeist, ein leicht biegsamer Rücken, ein Nicht-Festhalten an Dingen, die von gestern sind. Du gehst weiter, locker und froh, voller Vertrauen und ohne auch nur ein einziges Mal deine Sicherheit in Frage zu stellen, denn du bist sicher und stark im Schoß deiner selbst; du lässt dich nicht hängen. Du schreitest immer weiter voran und machst bereits getroffene Entscheidungen niemals rückgängig, außer wenn das Leben dich darum bitten würde. Du verbeugst dich... ganz leicht: vor dem Leben, ja!

Erkrankungen, allgemein

Kernursache und Kernlösung

Du bist scharf, hart, schneidend. Du würdest dir förmlich ins eigene Fleisch schneiden. Du sagst ‚nein'. Du weigerst dich, dich biegsam in die Richtung des Lebenswindes mitzudrehen. Du kämpfst dagegen, bietest Widerstand. Du tust dir auf harte, scharfe Art und Weise weh. Du bleibst stehen und weigerst dich, noch weiter zu gehen.

Du legst dir selbst, deiner Biegsamkeit, dem, was wir zumeist „Weiblichkeit" nennen, der Delphin-Mobilität in dir, Zügel an. Du lässt alles „austrocknen", du gestehst dir nicht zu, fröhlich und frei im Lebensmeer umherzuplanschen. Du setzt den Delphin in dir gezwungenermaßen aufs Trockene, ohne Wasser, ohne Meer. Du legst dich still, lahm. Ein Widerstand, noch weiterzugehen, weiterzuschwimmen; ein trotziges, starrsinniges, zwanghaftes Unterdrücken deiner selbst. Eine Selbstblockade, du entsagst dir sogar das Leben. Lieblos, hart, erbarmungslos kalt.

So gib dich jetzt in aller Flexibilität dem Leben in dir hin, einem freien Wasserfall, der dich auf herrliche Art und Weise zum irdischen Paradies führt. *Eins* mit deinem Körper, weich zu deinem Körper. Stark mitschwimmend, gefühlvoll und intuitiv..., in FREUDE dein Sein in diesem Lebensraum genießend. Du lässt dich gehen, du lässt dich vom Lebensstrom, vom frohen Lebenswasser mitführen. Du lässt alles ziehen, alles los, und du weißt, du spürst, dass es gut ist.

Lies auch: linke Körperhälfte.

Gehirnblutung

Kernursache

Wie ein Jupiter, mit den allerbesten Absichten - denn du weißt es ja doch am besten - wirst du zu viel regeln, organisieren, kontrollieren wollen. Von oben alle organisatorischen Fäden in der Hand haben wollen; du versuchst, alles zu übersteigen. Du umfasst *sehr* viel: Arbeit, Beziehungen, Kinder, du umfasst immer mehr..., ohne einmal auf deinen eigenen Kern zurückzugreifen.

Du überschreitest deine Grenzen: Als ob dein Wert als Mensch von dem Maße abhängig wäre, in dem du alles für andere ‚tust' oder ‚regelst'.

Sitze einmal in Ruhe bei dir, auf *deinem* Stuhl. Bleibe innerhalb deines Gebietes, vertraue auf deine starke Basis: Deine volle Aufmerksamkeit für andere ist zum Teil „Selbsttäuschung", ein Widerstand, dich selbst weiterzuentwickeln, die Werte in dir, unanhängig von anderen, zu entdecken.
Du lebst nicht wirklich aus dir heraus, wahrscheinlich duldest du nicht, dass andere sich einmischen, du akzeptierst mit Sicherheit keinen Widerspruch.

„Nimm nur, nimm nur...", sagst du zu den anderen: Auf diese Weise bindest du sie an dich, aber damit hilfst du weder dir selbst, noch den anderen. Du gibst großzügig, aber andere ‚müssen' es vielleicht auch annehmen. Verweigert man deine Energie, deine Hilfe, so wirst du auf dich selbst zurückgeworfen! Lasse los, wachse nicht länger von deinem eigenen Zentrum weg; entdecke das Leben in dir.

Lasse deine Sturheit fahren, suche keine „Selbstbestätigungen" mehr, sondern mache dir deinen Wert bewusst, und genieße ohne weiteres. Habe keine Angst davor, in dich selbst zu schauen.
Oder stirbst du lieber, als *wirklich* zu Leben?

Du möchtest etwas erzwingen; du möchtest weiter reichen als dein Tuch lang ist; du möchtest etwas Bestimmtes zu dir holen oder auf Biegen und Brechen etwas durchsetzen, aber es gelingt dir nicht, und du treibst es dennoch immer weiter. Muskeln spannen sich zu hart an; dein Geist ist fixiert, deine Nerven zu angespannt. In deinem Kopf beginnt sich alles zu drehen, du hältst dich zu viel im Geist, in Gedanken auf, bekommst keinen Zugriff auf dich und deinen Körper. Du lebst aus der Überzeugung heraus, dass du die Situation nicht in den Griff bekommen kannst. Dennoch steckst du voller elektrischer, schöpferischer Möglichkeiten, aber sie häufen sich in deinem Kopf und in deinen Gedanken an; das Gefühl, nicht zu konkreter, tatsächlicher Umsetzung im Stande zu sein. Du mühst dich unheimlich ab, wie ein Hahn, der sich und seine Kehldrüsen durch das lauteste Krähen, das er hervorbringen kann, überbelasten würde, den Nacken lang gestreckt, die Muskeln stark angespannt: sich selbst etwas beweisen wollen, sich über die Maßen anstrengen. Du reckst und streckst dich; du gibst dein Bestes, möglicherweise nicht nur für dich, sondern auch für die anderen, aber hierbei reichst du so hoch und weit, dass du nahezu deine Füße nicht mehr spürst und dadurch auf deinen Grundfesten ins Wanken geraten wirst. Es ist dir zu viel. Du suchst nach mehr Raum; du sehnst dich nach einer Öffnung; du willst dich befreien, aus deinem geschlossenen System ausbrechen.

Kernlösung

Setze also einen Schritt nach vorne, schüttle das alte Joch von deinen Schultern: Du hast es dir selbst auferlegt, es ist nicht länger notwendig. Komme stark in deinen Körper, und bahne dir den Weg zur Freiheit, auch wenn er über einen ungewohnten oder unerwarteten Pfad verläuft. Fasse dir ein Herz, und sieh dir an, wie dunkel du es dir selbst gemacht hast, wie stark du dich zuvor auf das Düstere, Negative fixiert hast; wie sehr du möglicherweise selbst das Zepter der Macht schwingen wolltest, wenn auch mit guten Absichten, um das Böse zu verjagen, was dir jedoch nicht gelang.

Die einzige Lösung hierfür ist: Weitergehen, in vollkommener, würdiger Größe du selbst sein und dem Dunklen nicht mehr die geringste Aufmerksamkeit schenken. Vor allem: Löse selbst jeglichen Griff, und forciere dich in nichts mehr; nichts *muss sein;* LASSE alles und jeden LOS, und genieße dein Sein in deinem Körper, entspannt und froh um deiner selbst willen! Lenke nur DEIN Ich, dein Leben, und mache etwas Prachtvolles daraus. Du brauchst nicht zu zaubern, nichts zu haben, nichts zu beweisen oder zu versuchen, etwas zu fassen zu kriegen. Strenge dich nicht länger über die Maßen an, sondern genieße dein herrliches Sein in irdischer Materie. Verbleibe nicht ausschließlich im Geiste, auf einem Jupiterschen Thron der Verantwortung, hoch oben in den Wolken, sondern gleite auf die Erde hinab. Gehe mit dir, mit deinem Körper auf intensiv liebevolle TUCHFÜHLUNG, und sehe / erlebe dich als ein Wunder der Natur. Brich mit jedem dunklen Gedanken, und versuche dich lediglich auf das Schöne im Leben auszurichten.

Siehe ggf. auch *Opisthotonus

Gehirnembolie

Kernursache

Du flüchtest…: du fühlst dich vollkommen blockiert, du möchtest aus diesem Leben fliehen; du nimmst schon die Zeit nach dem Tod ins Visier…, der Tod beschäftigt dich bereits, weil du hier auf Erden ohnehin nicht weiter willst oder kannst.

Du fühlst dich zu sehr als Kind, von anderen abhängig, du musst Vieles wiederkäuen (Erinnerungen, Erfahrungen, Eindrücke, Emotionen), aber kannst es alles nur noch schwer herunterschlucken, das Leben wird dir zu schwer… Du stehst sozusagen nicht wirklich auf eigenen Beinen; du fühlst dich von etwas oder jemandem festgehalten; du erlebst dich wie ein Fisch im Netz; als ob du enthauptet wärest…, du lebst nicht wirklich von deinem Zentrum aus!

Kernlösung

Um Gehirnembolie vorzubeugen, wird man seinen königlichen Wert als Mensch anerkennen und respektieren müssen; öffne dein Gehirn zum Licht, zur Freude, und lasse deine Sonnenstrahlen frei…: eine vollständige Befreiung von schwarzen Gedanken und einer aussichtslosen Existenz. Entscheidest du dich für das Leben oder für den Tod? Lebe nicht wie ein Toter: Wähle und bestimme in aller Freiheit deinen Lebenswandel.

Lasse dich nicht hängen, und richte dich voller Freude nach vorne. Komme wieder zum Vorschein!

Gehirnentzündung

Enzephalitis

Kernursache und Kernlösung

Wie die Pendelbewegung eines Uhrpendels…, so schlägst du hin und her, von links nach rechts, immer wieder im gleichen Takt, im gleichen Rhythmus…, Routine, Gewohnheits-Bewegungen, Automatismen. Das Leben erscheint dir so etwas eintönig und langweilig: Jede Zerrissenheit liegt darin begründet, dich selbst (und das Leben) nicht wirklich als faszinierend zu empfinden…, wodurch du dich, außerhalb von dir, nach den notwendigen Füllseln auf die Suche machst.

Möglicherweise ‚siehst' du die Dinge auch zu dunkel oder zu schwer; dies vollzieht sich aus Gewohnheits-Überzeugungen heraus, die tief in dir verankert sind: Es ist an der Zeit, dieses dunkle Auge aus dem Weg zu räumen! Säubere deine Ohren gründlich, höre gut zu, wenn die wirklich schönen und wundersamen Dinge des Lebens zu dir sprechen…, die Dankbarkeit für die kleinen Dinge, für alles, was dich umgibt und in dir steckt…: Diese Dankbarkeits-Erfahrung um dein Sein, für alles, was es gibt…, heilt! „So, wie die Uhr zu Hause tickt, tickt sie nirgends anders"… einverstanden!, aber dann handelt es sich um dein eigenes „zu Hause", das deines ICHS…: *Da* wohnt die Behaglichkeit, das Faszinierende! Es geht hier nicht um Alte Gewohnheiten, die du in dir trägst, oder Gewohnheiten, die dich langweilen, weil es die deiner Erzieher oder anderer Menschen sind, aber nicht wirklich deine, die du als DU vertrittst! Gewohnheiten, die du möglicherweise in deiner Vergangenheit, in deiner Erziehung wahrgenommen hast, die für dich jedoch keine Geltung mehr haben. Steige aus, wenn sie einschränkend und beklemmend für dich sind, wenn sie jegliche Dynamik in dir ersticken, wenn sie Weiterentwicklung abbremsen!

Komme zu dir selbst nach Hause, zu deinem wirklichen Lebenskern, und bewege dich von hieraus in einer endlos langen

Wellenbewegung über Berg und Tal..., in Freiheit und Kreativitätsentfaltung deines eigenen Wesens. Da liegt das Faszinierende: Befreie dich mit Uranischer Kraft; „öffne" dich, gib dir und den anderen in Liebe: Das öffnet viele Türen. Komme zu dieser Dankbarkeit um deiner selbst, um des Lebens willen!

Du bleibst noch zu sehr an bestimmten Gegebenheiten aus der Vergangenheit haften; die Zeit zieht vorüber..., so siehst du das Leben..., aber dein Lebender Selbstkern ruft dich jetzt dazu auf, WIRKLICH zu leben..., *sich nicht als Zombie, Robotter, Jünger, Computer oder Sklave... in immer denselben Straßen und Kreisen zu bewegen, alten Mustern verhaftet zu bleiben, um immer wieder die gleichen Gedanken und Überzeugungen Revue passieren zu lassen. Gehe einen Schritt weiter – zu deiner wahren Natur hin,* das ist spannend! – und WACHSE!!

Gehe auf DEINEM Weg weiter! Alte Prinzipien, die jetzt keine Geltung mehr haben, möglicherweise bestimmte Kurzsichtigkeiten, die nicht *wirklich* zu dir gehören..., dürfen jetzt *über Bord* geworfen werden. Komme zu einer befreienden Lebensvision! Das Leben ist kein langweiliges, vorüber ziehendes Etwas! Du kannst viel mehr aus deinem Leben machen, als du denkst, du wirst dann lediglich *ein bestimmtes Muster durchbrechen und übersteigen müssen.* Mit bestimmten Gewohnheiten, Gedanken und gegebenenfalls mit düsteren Lebensphilosophien brechen, die besagen, dass das Leben ohnehin nur zeitlich begrenzt ist, dass es wohl immer wieder das Gleiche sein wird... Komme zu der Erkenntnis, dass du aus deinem Leben etwas vollkommen anderes, etwas Herrliches machen kannst: Es liegt in deinen Händen! Gucke hierbei nicht auf die anderen, wie sie ihre langweilige Existenz aufbauen, sich mit diesem und jenem füllen..., sondern mache etwas Prachtvolles aus deinem Leben! Setze dein Gehirn hierbei voll und ganz ein; du bist kein Opfer der Zeit, deines Gehirns: Du bist Meister deiner Energien, deines Gehirns, deiner Krankheit und Gesundheit, kurzum deines Lebens.

Du bist kein sklavischer Nachfolger: Du darfst dein Gehirn auf höchst-einzigartige Weise nutzen! Du bist kein Nach-Äffer, sondern ein Mensch mit einem eigenen Gehirn und Denkvermögen: Also nutze es, *setze dein Gehirn ein, um zu neuen, befreienden Einsichten zu gelangen.* Lasse dich nicht hängen, zehre nicht von alten Überzeugungen und Gewohnheiten, von öden Beispielen anderer. Mache dich nicht zu einer Nummer aus der Herde, einer wandelnden Maschine, die denkt, dass alles nun einmal so sein *müsse,* beziehungsweise sich so gehöre..., bis die Zeit gekommen ist, zu gehen. Nein! Gebiete diesem Prozess Einhalt! Nimm dein Leben in die Hand, und *mache etwas Höchst-Originelles daraus: Lebe!! Als ICH..., nicht als „einfach ein Mensch unter vielen, eine Nummer".* Mache dir bewusst, über welche *Möglichkeiten* du als Mensch verfügst, um das Zepter über dein Leben in die Hand zu nehmen. Voller Optimismus, voller Vertrauen: Du siehst deiner Zukunft gelassen entgegen. Du möchtest jetzt wohl auf die *wahrhaftig* schönen Klänge des Lebens, die *wirklich* befreiende Botschaft des Lebens in dir hören... Diese fröhliche Lebensanschauung und das Wissen, dass es alles in deinen Händen liegt, dass Veränderungen im Guten herbeigeführt werden – in deinem Leben, von dir selbst! – das bringt Heil und Genesung in Gang!

Ein Emporheben deiner selbst, keine sture Verweigerung, diese Autorität vollkommen anzunehmen und etwas Königliches aus deinem Leben zu machen. Du hast die Wahl! Mensch, transformiere dich! *Schenke dir* zuerst und vor allem die warmherzige Liebe, erkenne den *faszinierenden* Reichtum an Schätzen an, der in dir steckt..., und lasse jetzt alles aufblühen! *Ja, du darfst...! Du öffnest dich jetzt sprühend vor Freude, wie ein faszinierend schönes Feuerwerk-Spektakel in allen möglichen Farben deines eigenen Inhaltes! Das ist ‚Leben'!*

Gehirnerschütterung

Commotio cerebri

Kernursache

Wo ist dein Kern, dein selbstbewusstes Sonnenzentrum???

Du lebst wie ein hohles Fass, das mit Emotionen gefüllt ist, du füllst es mit „anderen“, anstatt dir der Fülle in dir selbst bewusst zu werden. Vielleicht bist du der Ansicht, dass du *wirklich* von dir aus lebst, dass du dich deinem tiefsten Ich anvertraust? Nein: Du stellst die Sonne, die Macht, das Zentrum deines Lebens nach außen. Du gleichst einem Vollmond, der nur dann Licht spenden kann, wenn er sich von der Sonne angestrahlt fühlt.

Auf diese Weise führst du ein unechtes Leben: Du hältst dich an einem Partner, an jemand anderem fest; du folgst der Spur des / der anderen, so dass du nicht mehr geradewegs auf dein Ziel losgehst.

Du suchst dein Heil außerhalb von dir. Ein Freund kann wie eine Droge für dich sein, in der du völlig untergehst. In dieser Bindung erstickst du schließlich dich selbst, du blockierst dich. Du fühlst dich vollkommen erdrückt; jemand fasst dich am Nacken…, du wirst mitgeschleift, es hat den Anschein, als könntest du dich nicht dagegen wehren.

Ein Kind kann sich zum Beispiel unter der Autorität des Vaters oder Lehrers vollkommen erdrückt fühlen; es glaubt nicht wirklich an seinen autonomen Wert.

Du läufst mit jemandem mit (oder hinterher); du hast Angst davor, du selbst zu sein, du würdest vor dir weglaufen; in dieser Anhänglichkeit fühlst du dich sicherer. Dein Kopf läuft über vor Emotionen…: Der „weibliche“ Anteil in dir dominiert bei weitem den „männlichen“. Auf Neptunsche Art und Weise flüchtest du dich in etwas hinein (Alkohol, Image…); du möchtest lediglich von jemand anderem festgehalten werden…

Du verkennst deinen persönlichen, wertvollen Inhalt!

Kernlösung

Bist du wachgerüttelt worden? Sieh dich einmal genau an: Vertiefe dich in dich selbst, und komme zu deinem Kern. Habe keine Angst, laufe nicht länger vor dir weg; nutze eine schöne Gleichgewichtsstruktur in dir: Gefühle, innerliches Leben und starke, selbstbewusste Manifestierung! Nicht der Mond, sondern die Sonne ist das Zentrum, auch bei dir.

Negiere nicht länger das Gold in dir, und werde dir jetzt deines persönlichen Wertes, deiner Talente und Möglichkeiten bewusst. Erst wenn du dich als autonomen Wert, unabhängig von anderen, anerkennst, wird eine gute, ausgewogene Beziehung zu anderen entstehen können, ohne dass du dich darin noch verlierst oder erstickst. Beherzige also zunächst diese Einswerdung mit dir selbst, ohne dich dabei noch jemand anderem unterzuordnen. Entdecke diese tiefe, schöne Realität deiner Person: Gehirnerschütterung fordert Transformation. Hole jetzt das Schönste und Tiefste aus dir empor.

Sei stolz auf dich, lebe mit Selbstrespekt, vertraue darauf, dass alles, was gut für dich ist, zu dir kommen wird, wenn du dich dafür öffnest, ohne dich noch länger an Menschen oder Dinge außerhalb von dir zu klammern. Du bist eine Sonne: Strahle, und du wirst dich selbst dadurch erwärmen und die schönen Dinge zu dir holen. Oder lässt du dich lieber durch die Strahlen anderer verbrennen?

Mache dich frei, genieße, gestalte dein Leben *selbst*.

Hirnhautentzündung

Meningitis

Kernursache

Ängstlich und wütend läufst du weg, du bist auf der Flucht. Aggressive Kräfte drücken von innen, um zum Durchbruch zu kommen, aber weder die Selbstverwirklichung, noch die Wut finden ihren Weg nach draußen. Ein Kurzschluss, der durch eine Überbelastung schwerwiegender emotionaler Gedanken und Gedanken… ohne Ende verursacht wurde. Du hast Angst, dass du „schlecht“ bist. Du traust dich nicht, nach deiner Natur, deinen Gefühlen gemäß zu leben. Du hast Angst vor der Schule, vor strengen Strukturen, vor der Kirche oder einer Macht, die über deinem Kopf schwebt; du hast Angst davor, bestraft zu werden. Zugleich macht es dich wütend. Denn du fühlst dich am Nacken wie eingeschnürt; du fühlst dich an deinem Handgelenk festgebunden, „lasse mich los!“.

Es gelingt dir nicht, auf eigenen Beinen zu stehen und aus dir selbst heraus zu leben; deine wahre Fruchtbarkeit wird ungenutzt abgeführt. Todesängste. Schuldgefühle. Es hat den Anschein, als würde alles dich überkommen, als hättest du deinem Leben nichts zu sagen, als würden tiefe Emotionen dich in dunkle Abgründe mitschleifen, und du kannst nichts dagegen tun. Trauer; du hast Angst davor, es alles nicht mehr zu schaffen, weil du eher wie eine Maschine oder ein Kameläon lebst, das sich an der Oberfläche fortwährend an die anderen und seine Umgebung anpasst.

Jetzt läutet die Alarmglocke: auf dass du die wahre Autorität in dir selbst finden wirst. Auf dass du dich nicht länger gegen deine eigene „Güte“, gegen deine eigenen kreativen Fähigkeiten wehrst.

Du würdest gegen deine eigene Mutter, die dich ernährt, kämpfen, weil du dich für deinen eigenen Raum einsetzt, du fühlst dich machtlos und wütend. Aber du hältst dich verschlossen; du hast solche Angst vor diesen tiefen Emotionen in dir, dass du sie ängstlich in deinem Kopf, der kurz davor ist, zu explodieren, verborgen hältst. Du versteckst überdies dein totales Sein, deine Natur, um dich zu beschützen, als dürfte dich niemand so sehen, wie du dich innerlich fühlst oder wie du *bist:* Du kennst dich nicht, du bist auf der Suche, aber traust dem Braten nicht ganz. Bestimmte Dinge hältst du sehr stark fest, weil du Angst hast, dass es dir alles entgleiten könnte; ein bedrohliches Gefühl.

Möglicherweise „schnatterst“ du drauflos, aber dann nur an der Oberfläche, so dass du einerseits dich selbst in der Tiefe verborgen hältst, und du andererseits doch noch die Aufmerksamkeit (und die Zustimmung) der anderen gewinnen kannst; aus diesem Grund wirst du dich an die Anforderungen deines Zuhörers/deiner Zuhörerin anpassen, so dass du wiederum deine wahre Natur übergehst. Emotionen laufen über, du hast Schmerzen, du bist dem auf die Weise nicht länger gewachsen.

Kernlösung

Halte diesen Bogen nicht so auf Hochspannung: Lasse Gefühle sich lösen, lasse dich hängen; Emotionen können dich niemals vernichten, wenn du sie nur nicht weiterhin schluckst. Bringe deine Talente zum Ausdruck, komme zu wahrer Produktivität, lege die Meisterschaft in dich selbst, beanspruche Raum für dich (in Selbst-Liebe und mit Entschlossenheit, ohne Begierden und Boshaftigkeit), stehe jetzt auf eigenen Beinen. Zeige dich so offen, wie du bist, und kämpfe dich frei: Dann wirst du nicht mehr wütend sein auf andere. Du bist in deinem Selbst beschützt; fühle dich sicher und geborgen. Schaue genau in dich hinein: Du bist gut und einzigartig, auf deine Art und Weise. Komme zu Offenheit, zu Klarheit in dir, verstecke dich nicht. Kanalisiere und verarbeite Emotionen und kreative Kräfte; horte sie nicht.

Sei stolz auf dich; steige aus dieser emotionalen Dunkelheit empor, in der du nicht echt bist. Mache dem negativen Einfluss aus der Vergangenheit ein Ende; lebe hier-und-jetzt im wahrhaftigen Licht des Sonnenzentrums in dir. Nichts „überkommt“ dich einfach so: Mache dich zum Meister deiner Existenz, und gestalte dein Leben selbstbewusst. Kehre dich zum Leben, nicht zum Tod. Dein Leben liegt in deinen Händen; mache etwas Schönes daraus, bringe Freude hinein, und nutze deine emotionalen Kräfte und Gedanken in der Weise, dass sie zu Bausteinen eines neuen Hauses werden können.

Siehe ggf. auch *Opisthotonus

TIA

Transitorische ischämische Attacke
vorübergehender Anfall von Sauerstoffmangel im Gehirn (kann beispielsweise eine vorübergehende Lähmung oder Verlust des Sehvermögens verursachen)

Kernursache

Du erlebst dich zu sehr als Leere und würdest dich gerne förmlich mit Leere-Füllseln, sowie mit Gedanken aufpumpen… Dein lebender Selbst-Kern gebietet dir Einhalt und gemahnt dich, am Steuer deines Lebenswagens in die richtige Richtung zu lenken: eine 180° Wendung zu machen… zu DIR SELBST! Du willst und willst und willst zwar, nach hier, nach da und dieses und jenes…, aber du trittst sozusagen auf der Stelle…, weil es tief in dir eine Stimme gibt, die sich wehrt: So *geht* es nicht mehr. Stopp!

Kernlösung

Zuerst IN dich schauen, *dann* weitergehen. Du kannst nicht so wie vorher weiterfahren; zuerst solltest du auf die Suche nach dem gehen, *was* jetzt eigentlich nicht stimmt. Nun darfst du dir jede Chance dazu geben, Selbst-Analyse zu betreiben. Warum läuft in deinem Leben etwas nicht? Weil du zuerst etwas ‚einsehen' musst. Möglicherweise verstehst du es nicht genau…, du kannst es nicht vollkommen erfassen…, „was passiert da jetzt?"

Ja, lasse jetzt alles außerhalb von dir einen Moment los…, und denke einmal in Ruhe nach. Überblicke die Dinge weise…, und halte kurz inne. Brause nicht weiter und weiter… Der Blinker zeigt jetzt auf dich selbst: Also kehre dich tief zu deinem eigenen Kern-Inhalt. Gibt es „Zweifel", dann ist jetzt die Zeit angebrochen, den tief liegenden Zweifel in dir zu lösen, um zu absoluter Sicherheit in Bezug auf dich selbst, auf deine Güte, deine Autonomie, deine Kraft zu kommen. Halte einen Augenblick inne. Komme ruhig zu dir nach Hause…, setze dich einen Moment, gehe tief in dich, und fühle dort diese sichere Urbasis in dir… Sei dir darüber im Klaren, dass du meisterhaft an der Spitze deines Lebens stehen kannst, dass dies jedoch nur dann möglich ist, wenn du dich den *wirklichen* Werten des Lebens anschließt, wenn du nicht bei Dingen Halt machst, die im Leben nicht von Bedeutung sind.

Autonomie ist gefragt, ein kurzes Innehalten, ohne dabei an der oberflächlichen Seite des Lebens von hier nach da zu rasen oder deine Gedanken von hier nach dort schweifen zu lassen. Wieder zu dir nach Hause kommen. Es ist an der Zeit, zu dir zu kommen, in dich hinein zu schauen und mit großer Ruhe weiterzugehen, ohne dich aufzustacheln; innerlich, von einem Gefühl der Sicherheit ausgehend, ruhig leben. HIER-UND-JETZT bleiben! Niemals den Dingen voraus sein, denn dann holst du ohnehin Signale zu dir, die dir sagen: Mache kehrt, laufe nicht so schnell, gehe „zu dir selbst" zurück! Komme in warmer Liebe und voller, Bewusster PRÄSENZ zu dir!

Schlaganfall (Gehirn)

CVA, Cerebrovascular accident
(= Zerebrovaskuläre Insulte)
Gehirnschädigung durch unzureichende Blutzufuhr (verursacht Sauerstoffmangel), hat bspw. Lähmungen, Aphasie, Apraxie usw. zur Folge

Kernursache und Kernlösung

Es liegt eine Art Gespaltenheit vor: „Soll ich oder soll ich nicht ‚loslassen'?"

Das Ende des Regenbogens. In dir liegt eine urtiefe, unbewusste Sehnsucht, alles hinter dir zu lassen, alles, was du sozusagen hinter dir hast, mit *einem* Kanonenschuss zu lösen. (Die Lösung bedeutet hier nicht: von der Erde zu flüchten, sondern im Gegenteil in deinem Leben *selbst* die Vergangenheit hinter dir zu lassen!) Du bist kurz davor, zu explodieren…, du unterdrückst es schon zu lange…

So lasse jetzt alles los, lasse alles explodieren, und gehe mit dem JETZT, mit DIR SELBST, mit deinem herrlichen Körper auf Tuchfühlung. Nur für das Fröhliche ein Auge haben; Düsterkeit liegt hinter dir, dunkle Wolken wurden vertrieben. Gehe jetzt weiter. Hast du so viel zu umfassen versucht, dass du die Dinge beinahe erwürgt hättest, möglicherweise aus Wut und Frustration, was dir angetan wurde? So lasse jetzt los, lasse alles los, und glaube an dein Glück…, wenn du nur loslässt, dann liegt das Glück vor dir!

Eine Bombe ist kurz davor, zu explodieren, also lasse sie abgehen, lasse sie zerbersten, und entspringe dir selbst, springe aus deinem Ei; blockiere dich nicht länger durch unterdrückte Energien, trete nicht auf der Stelle, denke nicht immer wieder im Kreis, sondern schaffe mit aller Marskraft, die in dir steckt, den Durchbruch, lasse das Alte sich dynamisieren, und gehe unaufhörlich weiter. Bleibe nicht mit deinen Gedanken an bestimmten Gegebenheiten (aus der Gegenwart oder Vergangenheit) haften, sondern lasse diese Gedanken sich konstruktiv zu etwas Neuem hin aufbauen!
Lasse Emotionen frei heraus existieren / gehen…, lasse die Trauer der Vergangenheit abfließen, halte deine Gefühle nicht zurück, lasse das Zuviel ruhig wegfließen, lasse sie wegströmen; eine Überströmung gibt es nur dann, wenn du sie schon zu lange unterdrückt hast. Das Wasser sucht dort seinen Weg, wo der geringste Widerstand geboten wird: Nutze dein Lebenswasser, deine Gefühlskräfte in Zukunft im fruchtbaren, schöpferischen Sinne.

Hole das Äußerste aus dir heraus, und lasse dieses Meer von Energien und Gefühlen, die in dir stecken, ruhig sprudeln und rauschen! Bringe *alles,* was in dir steckt, über die Erde, baue aus, konstruiere. Mache etwas Prachtvolles aus deinem Leben! Komme in intensiven Kontakt zu dir, zu deinem Körper, und spüre, wie diese Freude deinen Körper durchwärmt: weil du froh bist, mit dir und um deiner selbst willen, weil du jetzt wieder einen Sinn darin siehst, jetzt, wo du alles hinter dir lässt und dich, vom Glauben an dich getragen, auf eine prachtvolle Zukunft richtest. Vergiss das Alte, baue dein Leben neu aus! Stimme dich auf diese Urkraft in dir ab, auf diese innere Lebensquelle, die deinen Körper ernährt, die sich mit voller Kraft konzentriert, und erlebe diese Lebensmotivation mit jeder Faser deines Körpers! Vereinige dich mit dir selbst, und kümmere dich nicht darum, was vorüber ist, gehe immer weiter.

Halte dich nicht auf Abstand zur Erde, sondern setze deine Fersen feste auf den Boden auf! Fühle dich mit deinem Körper, deinem irdischen Boden in Verbindung. Spüre die EINHEITSKRAFT, die du BIST!! – Seelenkraft im Leib – und nimm deinen Platz ein, höchst-einzigartig, wie niemand anderes auf der Welt. Denn du… bist als DU ganz besonders. Mache dich glücklich, und beginne, wie nie zuvor…, aus Freude um dein Sein.

Gehirntumor

(siehe auch Tumor, allgemein)

Kernursache und Kernlösung

Ein Aufruf des innerlichen Selbst zu radikaler Transformation! Ein Leben, das auf diese Art und Weise nicht weitergehen kann.
Es erfordert einen radikalen Bruch mit dem alten Leben, mit negativen Überzeugungen in Bezug auf dich selbst, mit Indoktrinierungen aus der Vergangenheit!
Sinn ist eine Wiedergeburt; eine Revision deines Lebens, ein Unterlassen selbst- erniedrigender Überlegungen und Gewohnheiten.

Vielleicht hast du dich immerzu von deiner Intuition oder von deinen Gefühlen und deinem höheren Bewusstsein abgeschnitten; hast du dich an das einseitig Rationale, das „Denken“ oder das Oberflächliche angekettet… Überprüfe deine Überzeugungen: Lasse jetzt jeglichen Widerstand los, und suche die Lösung in einer vollkommenen Änderung in deinem Selbst!
Ein neues Leben, sich vom Alten verabschieden! Es gibt keinen Zwischenweg. Die Ursache für emotionale Belastung liegt bei dir: Lies hierzu Teil I.

Zu viel Gehirnflüssigkeit

durch Überproduktion oder durch mangelhafte Abfuhr (z.B. nach Gehirnblutung oder Trauma); kann langfristig beim Erwachsenen zu Gang- und Schrittstörungen (durch Apraxie), zu Gedächtnisstörungen, zu Inkontinenz durch unkontrollierbaren Harndrang führen

Kernursache

Du würdest eigentlich am liebsten mit Kraft dein Ich durchstoßen wollen, dich manifestieren, aber du weißt nicht ‚wie'. Traurigkeit gekoppelt an Gefühle der Verzweiflung und eine Art - wenn auch unbewusste - Weigerung, zu einer echten Lösung zu kommen. Du bleibst in deinem Verdruss ‚hängen', den Kopf in den Händen, kopfschüttelnd, die Ellenbogen auf dem Tisch.

Du hast sehr viel aufgenommen, deine Antennen waren weit offen; du hast viel Energie, viele Gefühle, Informationen, Daten in deinem Kopf empfangen, in deinem gesamten ICH übrigens; nun bittet das Leben dich, auch etwas damit zu tun. Aber auf diesem Gebiet bist du nachlässig; du denkst und grübelst, ja, du empfängst alles Mögliche in deinem Bassin, aber das Wasser (Informationen, Daten, Gefühle usw.) bittet um Durchströmen, bittet dich, ‚etwas damit zu tun'.

Es liegt gleichsam eine ‚Überbelichtung' deines Kopfes vor: indem du dich zu viel auf denkende Weise in deinem Kopf um die eigene Achse drehst und deine Nerven dabei überlastest (lies in diesem Zusammenhang über die Symbolik *Des Daumens* in diesem Buch). Oder du hast dich überlasten, überbelichten lassen von etwas (z.B. Arbeit, Computer, Fernsehen, eine Fixierung auf etwas usw.) oder jemandem von außerhalb: man redet und redet, man erzählt und schiebt Informationen oder Wort um Wort in dein Gehirn: das macht dich nervös und gereizt und etwas in dir will ‚Stopp!' rufen. Tu dies dann auch: aber ziehe vor allem zuerst deine Grenzen in Bezug auf deine eigenen sich drehenden Gedanken-Energien sowie bezüglich der ‚Scheinwerfer', die von außen her zu stark auf deinen Kopf gerichtet sind.

Du entwickelst in dir selbst zu scharf weiß elektromagnetisch geladenes Licht, indem du zu stark ‚im Kopf' lebst, abgeschnitten von deinem warm-irdischen Körper, und infolgedessen ziehst du Situationen an, die wie Spiegelbilder für dich sind; es kann sich dabei buchstäblich um die intensive Wirkung mancher sprechender-denkender, in-ihrem-Kopf-lebender Menschen gehen, oder um eine Autorität, ein Licht, das du außerhalb deiner selbst siehst, dem du gehorchst oder das du anbetest. Hierbei verlässt du dich selbst und gehst du völlig im Geschehen auf, mit deinem Geist, deinen Gedanken, deinen Emotionen. Du unterschätzt dich, siehst dich nicht in der Lage, da wieder herauszukommen; du verneinst deine Meisterschaft.

Es wird dir alles zu viel; du hast die Lampe in deinem Gehirn zu lange hellbrennend gehalten, stark strahlend, unaufhörlich Energien in dir produzierend, das Gehirn wach ohne Schlaf, deinem Geist wird zu wenig Ruhe gegönnt, hast dich stets angestrengt, bis die Beine so schwach sind, dass du niedersinken könntest; du kannst jetzt nicht mehr halten / tragen. Der Körper versagt unter den Lasten einer zu schweren Kopfwirkung.

Möglicherweise hast du dich selbst in einer Situation festgedreht; du rüttelst nun, um dich zu befreien, aber es scheint dir nicht zu gelingen. Wie sollst du hier wieder herauskommen? Dein Handgelenk gefesselt, wie ein Damhirsch[3], dessen Bein sich in einem elektrischen Draht verfangen hat. Eine zu hohe elektrische Geladenheit; du rufst und schreist innerlich, um aus dieser selbst aufgebauten Gefangenschaft zu entkommen, aber du siehst nicht gleich, wie du das machen sollst.

Kernlösung

Was tun, um die überschüssige Gehirnflüssigkeit abzuführen? Große Potenz liegt in dir; der Teig ist genug geknetet worden:

[3] Lies über die psychologische Übereinstimmung in *Wenn die Tiere sprechen könnten…* Dieses Buch ist bei Erscheinen des vorliegenden Werkes noch nicht in deutscher Übersetzung erhältlich.

nun tätest du gut daran, auf entschlossen selbstsichere Weise dein Brötchen zu backen, es in den kräftig brennenden Holzofen zu schieben. Dass diese Energien in deinem Kopf, in deinem ganzen Körper nun Früchte tragen, dass sie andeuten, wie du wirklich weitergehen darfst; tun, handeln, der Produktivität Gestalt geben, die in deinem Kopf, in deiner ganzen Talentkiste lebt und gärt.

Wasser und weißer Geist stapeln sich in deinem Gehirn und fordern eine Befreiung: fordern feuerkräftige Tatkraft, um dich selbst auf warmirdische Weise zu erleben, dich auch in Produktivität zu verwirklichen, in Handeln und im Umsetzen von Talenten und Potenz in Kreativität und fruchtbaren Taten, in Schöpfung. Transformation, Umsetzung von Energien mit Pilzkraft. Wachstum, aus dem Boden schießen und dich manifestieren in deiner irdischen kräftigen Körperform; Früchte oder Sporen tragen und dich selbst Fühlen, erleben, erfahren mitten in der Natur, in der herrlichen sinnlichen Wärme einer orangesanften Sonne.

Bringe Frieden in dich selbst. Erfahre das Gleichgewicht zwischen links und rechts, die Harmonie in dir selbst. Versuche weder, etwas zu erzwingen, noch auf scharfe Weise, wie mit einem Schwert, durchzudrücken, weder mit Worten, noch mit Taten. Lass los und komme ganz nah zu deinem irdischen Selbst. Verwirkliche dich von dieser irdischen Basis aus. Denken und Tun, Ratio und Gefühle in ein Gleichgewicht gebracht.

Kein Aufstapeln von Energien mehr, kein Festhalten, Festsetzen von Emotionen und Gedanken mehr, von einer zurückgehaltenen Potenz, sondern ein Durchströmenlassen, ein Loslassen eines Überschusses an Geist-Gedanken-Emotionen in deinem Kopf, zugleich eine Kreativität, eine Umsetzung von Energien in Produktion ‚auf Erden'; konkret, wirklich. Komme in deinen Körper: fühle dich dem Tannenbaum verwandt. der tief in sein irdisches Grün zu Wurzeln hinuntergeht und dort sein Heim erlebt, herrlich verbunden mit dem physisch Greifbaren.

Sauerstoff breit in deine Lungen aufnehmen, in Freiheit, in dem Wissen, dass nur du dich selbst befreien kannst und wirst. Lass es los, dein Denken, tue, erschaffe, komme in dein dynamisches irdisches körperliches ‚Sein'. Glaubenskraft, Freude. Kräftige Selbstgründung vom Herzen aus, in Selbst-Liebe und Vertrauen. Das Leben intensiv gefühlsmäßig-physisch erlebt.

Lies das Büchlein *Glaube, Bewusstsein und Liebe. Die 3 Stützpfeiler des Lebens.* Dieses Buch ist bei Erscheinen des vorliegenden Werkes noch nicht in deutscher Übersetzung erhältlich.

Lies eventuell auch den Text über *Hydrocephalus (Wasserkopf), obwohl dieser sich vor allem an Menschen richtet, die mit diesem Problem geboren wurden.

Hydrocephalus

übermäßige Menge Gehirnflüssigkeit (Cerebrospinalflüssigkeit) in den Hohlräumen der Gehirne

- **bei Babys: der Schädel schwillt an (‚Wasserkopf'), Reizbarkeit, Lustlosigkeit, Appetitmangel**
- **bei Erwachsenen: Kopfschmerzen, Erbrechen, Sehprobleme, Probleme mit dem Gehen und anderen Bewegungen, Verwirrtheit**

Kernursache und Kernrichtung

Du trägst einen großen Hut, um dich sozusagen selbst zu schützen, und du traust dich nicht, darunter-zum-Vorschein zu kommen.

Mit emotionalen Lasten, Ängsten, Herzschmerzen, Schuld- und Schamgefühlen, mit einem Berg von traurigen Erinnerungen... trittst du in dieses irdische Leben ein.

Du würdest am liebsten weiterhin in einer Märchensphäre vor dich hin träumen; du traust dich nicht wirklich, dir die Realität anzusehen.

Herzschmerz füllt deinen Kopf: Du hast solche Angst vor deinen eigenen Gefühlen und vor deiner starken Intuition; du siehst „Gefühle" negativ. Je mehr du jedoch davor wegläufst, umso stärker werden sie dich verfolgen. Es füllt deinen ganzen Kopf aus. Du glaubst nicht an deine Meisterschaft über dich: Du fühlst dich ängstlich und nicht selbstsicher. Innerer Zwiespalt in deiner Gefühlswelt: Du weißt nicht genau, welchen Weg du nun begehen wirst? Wieder dorthin zurück, woher du gekommen bist, *fort* aus den irdischen Sphären..., oder wirst du doch weitergehen, mit deinen Füßen nach festem Grund suchen?

Diese körperliche Situation wird unbewusst aufgerufen, um zu einer vollständigen Anerkennung der reichen Gefühlswelt, deiner inneren Weisheit kommen zu können, die weiter reicht als rationale Kenntnisse. Auf dass du nun in deinem tiefsten Selbst zu Selbstsicherheit finden wirst; auf dass du den Mond als ganzen silbernen Wert, den Gefühlsschatz, in dir anerkennen wirst.

Gefühle und intuitive Erfahrungen sind positiv, nicht negativ! Habe nicht solche Angst vor diesen tiefen Quellen in dir: Brich mit der Vergangenheit.

Wasche die Trauer und die ängstlichen Erfahrungen aus der Vergangenheit rein, und gestalte jetzt zielsicher deine Zukunft. Erkenne deinen Wert, die Autorität in dir an; verstecke deine Gefühle nicht hinter einem Image oder unter einem hohen „Hut“. Du darfst deiner Intuition blindlings vertrauen; empfinde diese strahlenden, schönen Gefühlskräfte in dir, und laufe nicht länger davor weg. Du bist nicht auf die Erde gekommen, um eine enge Rationalität zu entwickeln, sondern um deinen Gefühlen in Konfrontation mit der Erde, mit dem Menschen endlich den ganzen Raum zu schenken. Das Salz der Erde lebt, ist gut; integriere es in dich. Entwickle alle deine intuitiven Begabungen, lasse Bewusstseinsenergien frei weiter fließen.

Lasse dein Leben keine Überströmung mehr von Ängsten und Trauer sein: Häufe nicht an; lasse alles los, und richte dich voller Selbstvertrauen auf Freude aus. Befreie dich von Ängsten!

Eltern von Kindern mit einem Wasserkopf müssen zuweilen eine ähnliche Problematik in sich lösen: Fühle dich in deinem Selbst sicher und vertraut; unterdrücke keine Emotionen; gib Intuition, Gefühl und Kreativität allen Raum; schließe dich nicht in einem oberflächlichen oder einseitigen, intellektuellen Leben ein; erkenne diesen inneren Wert deines Selbst an, und lasse Transformation zu.

GELENKE

Psychologische Übereinstimmung

Die Gelenke spiegeln unmittelbar wider, inwieweit du auf die innere Autorität des Meisters in dir selbst hörst, oder ob du dich dagegen sträubst und eher einer Macht außerhalb von dir Gehör schenkst. Inwieweit bist du im System der Aufopferung gefangen, aus Ehrfurcht vor..., weil du dich selbst verleugnest? Du beugst dich vollkommen... Du fühlst dich als Märtyrer, Schuldiger, als Lastenträger für andere..., vielleicht findest du dich selbst schlecht und minderwertig, du lässt dich vollkommen durchhängen, du drehst dich wie ein Fähnchen im Wind.

Die Macht in dir selbst verleugnend, wirst du vielleicht gerade schnell auf dein Pferd aufspringen, vor allem dann, wenn du auch nur im Geringsten das Gefühl hast, dass jemand dich zurechtweisen möchte..., dickköpfig und widerspenstig, wie du dann bist.

So symbolisieren die Gelenke die Leichtigkeit oder die Schwierigkeit, mit der ein Mensch auf sein inneres Selbst zu vertrauen wagt und sich traut, sich dem Strom des Lebens hinzugeben. Widersetzt er sich Entwicklung und Veränderungen? Bleibt er in seinem Leben an überholten Werten haften? Hört er auf falsche Götter? Lebt er auf biegsame, geschmeidige Weise, oder ist er eher widerspenstig und steif: Das erzählen seine Gelenke.

Erkrankungen, allgemein

Kernursache und Kernlösung

Vertraust du zu wenig auf dein Selbst, bist du ängstlich auf der Flucht vor deinen

Emotionen, und machst du einen falschen Schritt? Suchst du alles außerhalb von dir, in Büchern, in dem, was dir früher von anderen beigebracht wurde, und hast du Angst davor, davon abzuweichen, lässt du nicht locker?

Forcierst du dich, ziehst du den Gürtel zu eng zu, oder peinigst du dich selbst...? Warum gibst du dich nicht weich und voller Freude der Liebe zu dir und den anderen hin; hast du Angst, verletzt zu werden, oder läufst du auf Zehenspitzen, bist du argwöhnisch: Diese Unsicherheit verhindert lediglich deinen eigenen reibungslosen Fortschritt.

Bringe deshalb bewusst Ordnung in dein Leben, wo es von Nöten ist, aber vertraue im Übrigen deinem lebenden Selbst, dass automatisch alles für dich regelt, ohne dass du es fortwährend kontrollieren müsstest.

Lasse höhere Energien durchkommen, klammere dich nicht ans Materielle oder Oberflächliche. Fühle dich von dir selbst unterstützt, spanne dich nicht an, sondern stehe vorurteilsfrei offen im Leben, so dass *die notwendigen Wendungen* problemlos genommen werden können.

Arthralgie

Gelenkschmerzen, ohne dass es deshalb deutliche, objektive, physische Abweichungen gibt

Kernursache und Kernlösung

Du kämpfst gegen deine eigene Natur und fügst alles zu eng in eine Struktur: Weil du dich selbst zu schwach findest, sperrst du dich ein.

Du bindest dich an Äußerlichkeiten, Strukturen, Form, an Details und Nebensächlichkeiten..., du machst Dinge, „weil es sich so gehört", den Regeln entsprechend, die du selbst, die Gesellschaft oder das System, in das du dich fügst, dir auferlegen.

Du baust dein Leben nicht auf eigenen Grundfesten auf, du stehst kaum mit deinen Füßen auf der Erde; deine Schultern werden in diesem unechten Leben mit unnötigem Ballast steif und hölzern.

Du bleibst an der Oberfläche, du bist nicht geradeheraus, denn du vertraust deinem Selbst, deiner eigenen Art ohnehin nicht..., ein Mensch ist doch nicht „gut"?

Infolgedessen wirst du auch mit dem Finger auf andere zeigen; du wirst aus Unzufriedenheit mit dir selbst auch über andere lästern, sie misstrauisch beäugen, kritisieren; du setzt Gerüchte in die Welt, du liegst auf der Lauer...

Höre auf damit, zu kämpfen und dich deiner eigenen weichen, schönen Natur zu widersetzen! Lasse alle Gefühle weich durchströmen, lerne, dich zu entspannen, richte dich auf den Kern deines Lebens, nicht auf die Form der anderen: Der Inhalt zählt. Hole diesen warmen, freundlichen Teddybär in dein Zu Hause hinein...

Arthritis

Gelenkentzündung

Kernursache

Du fühlst dich wie ein Märtyrer: Du bist das ewige Opfer. Aber dadurch, dass du diese Rolle spielst, bekommst du wohl die Aufmerksamkeit, die du so sehr ‚brauchst'. Manchmal trittst du nach außen hin wie ein Clown auf, der innerlich weint, aber er bekommt doch zumindest die Aufmerksamkeit von seinem Publikum.

Du kritisierst oder lästerst: Das ist lediglich eine Tarnung für die innere Ohnmacht. Wut wegen dieser Ohnmacht! Aber vielleicht schreibst du es alles jemand anderem oder irgendeiner Situation, einer Krankheit usw. ... zu. Wie ein Aal würdest du dich jetzt winden, beinahe dein Genick brechen, wie ein wahrer Akrobat, um Aufmerksamkeit und Liebe von *anderen* bekommen zu können. Du forcierst dich hierbei und wirst traurig und vorwurfsvoll, wenn du merkst, dass es dir alles nicht gelingt, du fühlst dich weiterhin in gleicher Weise machtlos.

Vielleicht wirkst du auf andere arrogant, fällst auf oder bist zuweilen diktatorisch und setzt dich immerzu von deinen Nächsten ab, aber im Grunde tust du dir selbst damit weh, du verurteilst und unterdrückst deine tiefsten, weichsten Seiten; du sehnst dich im Grunde nur nach Liebe.

Warum diese Härte; hast du Angst vor deinen weichen Eigenschaften? Du wirst dies auf deine Umwelt projizieren. Es herrschen folglich eine Unterdrückung und ein Zwiespalt in dir.

Möglicherweise wäschst du die schmutzige Wäsche von anderen, weil du dich selbst ‚schmutzig' findest, oder meinst, dass man dich meiden sollte.

Kernlösung

Die Ursache deiner Trauer liegt in deinen Erwartungen an das Leben: Warst du der Meinung ein Opfer zu sein, dann hast du Situationen zu dir hin gezogen (und auch diese Krankheit), die eine Bestätigung dessen sind. Bist du hingegen davon überzeugt, dass du es verdienst, gesund und glücklich zu sein, dann beginnt jetzt deine Genesung.

Deine Kritik anderen gegenüber ist Selbstprojektion; erlebe jetzt deine guten und weichen Seiten. Du verdienst Liebe und Aufmerksamkeit von dir selbst; dies kann niemals durch Aufmerksamkeit und Liebe von anderen kompensiert werden. Wenn du dich als wertvoll respektierst und die Kraft in dich selbst legst, anstatt dir Ohnmacht zuzuschreiben, dann werden auch die anderen dir geben, was dir so gut tut.

Deine Umwelt spiegelt deine innere Einstellung zu dir wider! Gehe tief in dich, und packe das Problem an der Wurzel. Du kannst nur *dich selbst* verändern: Werde zum Meister deines eigenen Lebens, und spreche dir selbst den Wert zu.

Behandelt man dich, als seiest du weniger wert? Dann bedeutet dies, dass du dich selbst nicht wertschätzt! Ändere deine Überzeugungen! Menschen, die dich nicht anerkennen *möchten*, werden dann aus deinem Leben verschwinden.

Lies hierzu eventuell die Rubrik *Arthritische Finger nach.

Arthrose

häufig auch ‚Gelenkverschleiß' genannt; Verschlechterung des Knorpels und Verringerung der Flüssigkeit in den Gelenken, wodurch Steife, Schmerzen, manchmal auch knackende Geräusche oder Entzündungen auftreten

Kernursache

Du fühlst dich verletzt und mit deinem Kummer alleine. Du gleichst einem Märtyrer, der seine Schultern immer stärker hängen lässt. Du lässt dich innerlich von deinen Gefühlen leiten. Dadurch, dass du negative Energien (Gedanken, Emotionen) entwickelst, stampfst du dich selbst in Grund und Boden.

Du hältst fest: eine schmerzhafte Erinnerung, eine pessimistische Lebensphilosophie (ich bin ohnehin nur dazu geboren, um Trauer zu erleben), einen Unglauben an ein Leben ohne Lasten, den Tod, usw. …

Dein warmes Sonnenzentrum und deine Gefühle von Selbstwertschätzung werden ausgeschaltet. Das Festhalten dieser selbst erniedrigenden Gefühle führt in der Tat zu einem verzerrten Lebensbewusstsein und zu einer chronischen Entwicklung von Wut zu Ärger.

Du verbirgst das Leid tief in dir, bist dir dessen zuweilen gar nicht bewusst; vielfach bist du der Vogel Strauß, der seine Emotionen im Sand vergräbt. Die echte Wirklichkeit willst oder kannst du im Sog deiner eigenen traurigen Gedanken und Überzeugungen nicht mehr sehen. Negative Gedanken verbrennen deinen

Körper wie eine Kerze. Versuchst du dir zu beweisen, dass du doch gut bist, und lebst du wie ein(e) Heilige(r), vielleicht aus der Angst heraus, in der „Hölle" zu enden?

Traust du dich nicht, das Leben in vollen Zügen zu genießen, tust du zu viel für andere, passt du dich derartig an, *dass du dir selbst Gewalt antust* und Schmerzen hast? Gehst du so über dich hinweg?

Forcierst du dich, um anderen gefällig zu sein? Aus Schuldgefühlen, aus Angst, durch einen Mangel an Selbstwertschätzung?

Kernlösung

Sperre deine Augen auf: sich trauen, der Wahrheit ins Gesicht zu sehen. Das Leben ist Freude!

Schenke dir selbst Wärme, Linderung. Liebe geben und aus sprühendem Enthusiasmus strahlen. Lösche das Feuer nicht in dir, sondern gib dir Wärme anstelle tödlicher Eiseskälte.

Niemandem ist damit geholfen, wenn du anderen in deinem Märtyrerdasein Gutes tust. Die Beweggründe, die dahinter stehen, sind nicht vollkommen rein und bringen dich nicht weiter! Lebe von einem Gefühl des Selbstwertes aus, respektiere dich. Liebst du dich nicht, dann handelst du nicht wirklich aus Liebe zu den anderen. Trauer und Angst sind die Lügen unserer Welt (siehe Angst). Gibst du anderen Menschen Wärme, dann füllst du dich selbst mit magnetischen, heilenden Energien.

Gestehe dir zu, zu genießen. Sei nicht hart zu dir selbst, peinige dich selbst nicht ... Nicht nörgeln, sondern entschlossene Aktion! Integriere vollständig alle deine Energien. Bleibe nicht in der Vergangenheit haften; ziehe einen Strich unter vergangene Zeiten, und gestalte Jetzt das Leben so, wie du es dir für dich wünschst! Ändere deine negativen Erwartungen an das Leben, und die Folgen werden eindeutig sein. Werde dir dieser Fähigkeit bewusst!

Charcot-Gelenk

durch eine Beschädigung der Nerven (bspw. bei Krankheiten der Wirbelsäule, Diabetes, Syphilis usw.) ist die Schmerzwahrnehmung im Gelenk beeinträchtigt; hierdurch werden wiederholte kleine Verletzungen nicht mehr gefühlt, so dass das Gelenk letztlich irreparabel beschädigt wird

Kernursache

Du nimmst dir das Leben: Du flüchtest langsam in den Geist; du entziehst dich dem Irdischen; du wirst dich vom Rest der Welt isolieren… und nach hinten ziehen.

Deine irdischen Energien dürfen nicht wirklich durchkommen, deine Marskraft wird unterdrückt; du schiebst dich aus Selbstverurteilung oder als „ergebener Diener“ ab, der es nicht wert ist, eine eigene selbstbewusste, starke Existenz aufzubauen.

Du stellst hohe Ansprüche an dich selbst; gefühlsmäßig hältst du dich krampfhaft zugeschnürt…

Du tust dir weh, warum lebst du dich nicht aus? Warum gibst du dir keine Existenzberechtigung? Magst du deinen Körper nicht, oder missachtest du das irdische Leben?

Du lebst nur noch in deinem Kopf, nicht wirklich in deinem Körper: Energien strömen weg…

Kernlösung

Konfrontiere dich mit dir selbst im Spiegel: Komme zu weicher, warmer, stolzer Anerkennung deiner Persönlichkeit. Du gehörst wohl dazu, akzeptiere dich als Ganzes, nimm deinen Körper an. Konzentriere deine Energien in deinem Körper, und rufe deine Kräfte unter der Autorität deines Bewussten Ichs auf.

Schiebe dich nicht länger ab: Erkenne deinen Wert als Mensch aus Fleisch und Blut an.

Überbeweglichkeit der Gelenke

Hypermobilitätssyndrom

erbliche Abweichung des Bindegewebes von Gelenkbändern und Sehnen, die dadurch das Gelenk nicht ausreichend zusammenhalten

Kernursache

Du bist wie ein Baby… ausgeliefert.

Dein Selbstbewusstsein scheint abwesend zu sein, dein Leben wird von deinen Ängsten, von deiner unbewussten Gefühlswelt, von anderen geleitet…, du hast solche Angst vor deiner eigenen Tiefe. *Du möchtest außerhalb von dir ergreifen, weil du dich selbst nicht in die Hand nimmst.*

Das Gefühl „Ich kann hier nicht weg, ich fühle mich in einer dunklen Zelle eingesperrt“, lässt dich anfänglich gewaltig zerren und ziehen…, aber du kannst dich nicht davon befreien, weder von deinen eigenen Emotionen, noch von anderen, die dir etwas zu sagen haben.

Schlussendlich führt dies zu: „Es hat alles keinen Sinn…“, du lässt dich also vollkommen *durchhängen,* jeder kann *einfach so* über dich hinweggehen; du wirst nur noch in die Defensive gehen, anstatt (wie zuvor) in die Offensive…, du gibst es auf…, ein Gefühl der Sinnlosigkeit.

Kernlösung

WERDE DIR DESSEN BEWUSST, DASS DU DICH AUSSERHALB VON DIR KEINER SACHE BEMÄCHTIGEN UND EBENSO WENIG ETWAS UMSTOSSEN MUSST: ERGREIFE DIE MACHT ÜBER DEIN SELBST.

Lebensfreude gibt Stabilität! Erdung, Selbstsicherheit, Enthusiasmus, Aktion, Vertrauen. Steuere deine Emotionen auf selbstbewusste Weise, führe dein Leben selbst! Hole Kraft aus Freude. Freude um deiner selbst willen!

Verrenkung, Ausrenkung eines Gelenks

Luxation

Kernursache

Du fühlst dich in einem bestimmten Muster, in einer Struktur festgelegt oder unter einer Autorität blockiert; möglicherweise fühlst du dich zwischen den Säulen einer Institution, einer Religion, einer Schule usw. … eingezwängt, du weigerst dich jedoch, noch länger Lasten zu tragen; du möchtest dich zurückziehen, du möchtest einen Draht durchtrennen.

Weil du unzureichend in dir fundiert warst, weil du nicht wirklich selbstsicher warst, weil du dich verletzbar fühltest, bist du in der Vergangenheit zu sehr von einer Autorität oder von einem System außerhalb von dir „angesaugt“ worden, in das du dich hast aufnehmen lassen.
Das führt zu Selbstzweifel und Ohnmacht, dein Selbst auf kraftvolle und autonome Weise zu manifestieren.
Du widersetzt dich jetzt diesem Prozess; du lebst schon zu lange angespannt, alert, auf der Hut, aggressiv, in defensiver Haltung. Deine natürlichen Gefühle wurden in dem Spannungsbogen der Gedanken unterdrückt.
Du fühlst dich nicht wirklich mit deinen Emotionen vertraut; du traust dich nicht, selbst deinen Raum einzunehmen.

Es können plötzlich unvermutet aggressive Reaktionen, sozusagen unbewusste Reflexe, um dich zu befreien, auftreten.

Du würdest dem jedoch lieber unauffällig entkommen, anstatt dich in einem offenen Dialog zu zeigen beziehungsweise dich ehrlich zu verhalten.

Kernlösung

Entspannung, Vertrauen; auf deine tiefsten Gefühle zu schauen wagen; dich in dir beschützt wissen; der weichen Strömung eigener Gefühle keinen Widerstand bieten; dein ICH stark lenken, dich sicher in dir wissen, so dass du, unabhängig von gleich welcher Autorität, dein Leben aufbauen kannst.

Ein ruhiges Selbstvertrauen; deine Natur nicht forcieren. Aggressive Kräfte in aktive Selbstverwirklichung umsetzen. Friede in dir.

Gerissene Gelenkbänder

Kernursache

Du fixierst dich auf *einen* Punkt, in *eine* Richtung. Du hältst dich daran fest… Du weigerst dich, auf deine innere Autorität zu hören! Eine Aufforderung zu Veränderung.

Du verfolgst zu wenig eine „persönliche“ Richtung; dein Selbstbewusstsein scheint abwesend zu sein; du folgst einem bestimmten Weg, wie ein Ball, der rollt und rollt…, ohne dich wirklich bewusst zu entscheiden!

Du denkst sehr viel, du fühlst dich zwar irgendwie in einer Sackgasse blockiert, aber du änderst nichts an deiner Situation, du lässt den Kopf hängen.
Du lebst weiterhin nach einem bestimmten Muster, weil es sozusagen so sein muss,

oder weil du dich weigerst, für einen positiven Aufbau deines Lebens Verantwortung zu übernehmen.

Wie ein Zweifler oder einem Roboter gleich verfolgst du mechanisch eine Richtung, die nicht wirklich zu dir passt. Es kann sehr viele Gründe dafür geben, warum du dich an einen Job, eine Beziehung usw. … klammerst, Angst und Unsicherheit liegen dem zugrunde. Du vertraust unzureichend auf dein Selbst, du bist in bestimmten Dingen zu biegsam oder zu nachgiebig; dein eigenes Ich ist nicht wirklich präsent in dem, was du tust. Das führt zu einem inneren Zwiespalt, denn in deinem Innersten wütet es vor unterdrückten Kräften und Möglichkeiten!

Ein Riss oder ein Bruch weist dich darauf hin, dass es notwendig ist, deine Richtung zu ändern, einen neuen Weg zu wählen: in jeder Hinsicht in die Richtung, die dir von deinen eigenen Wünschen und Einsichten angezeigt wird.
Höhere, neue Energien möchten durchkommen: Beschränke dich nicht auf Oberflächlichkeiten oder auf materialistische, äußerliche Zielsetzungen.

Kernlösung

Lebe nicht länger wie ein Zug ohne Lokomotive: Wenn dein Leben von innen heraus in Bewegung gesetzt wird, und sich unter Supervision deiner inneren Autorität entwickeln kann, dann bist du auf dem richtigen Weg. Die Geburt in dir. Richte dich jetzt nach deinen Idealen und Wünschen, sei produktiv. Verlasse den Sackbahnhof, verlasse die Wege, die nicht wirklich zu dir passen, verlasse den Beruf, den du nur wegen des Geldes ausübst usw. …

Beende jetzt den Kampf gegen dein tiefstes Selbst, und folge flexibel den Signalen, die du spürst. Nicht eine Sicherheit, die auf Äußerlichem Image basiert, wird dir Freude schenken, sondern ein tief empfundenes Selbstvertrauen.
Lasse höhere Bewusstseinsenergien frei durchströmen.

Osteochondrose

(oder Osteochondritis)

Entzündung von Knorpel und Knochen in Gelenken; verursacht Schmerzen und manchmal auch eine Einschränkung der Beweglichkeit oder eine Blockierung des Gelenks

Kernursache

Unter der Haut gärt es, vieles wird ‚unter Wasser' gehalten: Ärgernisse, Emotionen, Wut und Verdruss, auch Argwohn, Misstrauen. Du schwimmst gleichsam unter der Oberfläche des Ozeans mit einer ganzen Menge Inhalt, der nicht ans Tageslicht kommen darf / kann, laut deiner unbewussten Überzeugungen.

Es wirkt so, als ob eine nadeldicke Haarwurzel sich durch deine Haut bohrt: sie steht symbolisch für einerseits den Schmerz, den du in dir trägst, du fühlst dich verletzt, und andererseits für die Ursache, aufgrund derer du diesen Schmerz oder auch schmerzvolle Situationen (u.a.) in dein Leben zu dir geholt hast.

Als ob nichts und niemand Eingang zu dir bekommen darf, als ob du dich selbst auf krampfhafte Weise vor der Außenwelt verschanzt. Und du bist darin konsequent: du bist nicht mehr (/ noch nicht) auf flexible Weise offen für das, was das Leben an Schönem bieten will, für Menschen, die dir etwas Gutes anbieten wollen. In diesem Sinne sagst du „Nein, lass mich in Ruhe, ich will nicht, lass mich in meinem Gewohnheitsmuster bleiben".

Wie ein Igel[4] stellst du schon von vornherein die Stacheln auf, wodurch es keinen freien Durchgang für einen Strom von unter der Haut nach außen geben kann. Hierbei verhärtest und versteinerst du dich selbst; als ob du aus dir selbst eine Statue machen würdest, aus Behutsamkeit stur-und-ängstlich-durchhalten würdest in deiner Lebensweise, die eine Folge deiner harten ‚Sichtweise' des Lebens ist.

---

[4] Lies über die psychologische Übereinstimmung in *Wenn die Tiere sprechen könnten…* Dieses Buch ist bei Erscheinen des vorliegenden Werkes noch nicht in deutscher Übersetzung erhältlich.

Du machst dich quasi innerlich selbst unbeweglich; deine Gefühle und Emotionen, deine kreativen Energien werden blockiert. Da ist eine Ur-Angst und ein Widerstand gegen ein Leben ‚über dem Erdboden', eine Weigerung, sich selbst auf geschmeidigweiche Weise wachsen zu lassen, dich existieren zu lassen, über Wasser existieren zu lassen. Es ist sicherer, dich selbst nicht ‚sein' zu lassen, deine Lebensenergien nicht ‚frei strömen zu lassen' und ein harter und hartnäckiger Widerstand ruft ständig ‚Nein' dazu, dass du dich selbst in Liebe im Leben aufwachsen lassen könntest.

Du kannst nirgendwo mehr hin; du fühlst dich, als ob du festsitzt, weil du sogar eigentlich weder geschmeidig loslassen, noch im Leben weitergehen willst. Die Garnrolle kann weder auf- noch abgerollt werden, weil du sie fixierst auf einen Stand und selbst nicht genau weißt, was du eigentlich willst. Ein Lahmlegen jeder Situation, ein - wenn auch unbewusstes - Sich-nicht-bewegen-Wollen, weder vor- noch rückwärts. In einer Art von wütendem Aufstand zwingst du dich selbst (und eine bestimmte Situation) zu ‚bleiben', wie du bist bzw. wie sie ist. Du kannst / willst es nicht aufbringen, geschmeidig zu sein oder loszulassen, alles in und außerhalb von dir ‚rollen zu lassen' …

Zur Förderung der Gesundheit der Gewebe, psychologisch: sieh dir an, wie du dir selbst innerlich wehtust und du dich gleichsam von deinen Beinen abschneidest, dich selbst daran hinderst, ‚weiterzugehen', selbständig zu stehen, furchtlos weiterzugehen in Richtung auf Selbstliebe, Flexibilität, Ja-Sagen zu deiner Geburt, zu deiner ‚Ich'-Werdung, zum Leben.

Kernlösung

Lass alles los, was du zuvor absolut wolltest oder nicht wolltest und gehe einmal ganz tief in dich hinein, fühle deinen innerlichen Wärmestrom, der von deinem goldenen Herzen ausgeht. LASSE ES ZU, dass du auf dich selbst bauen darfst, dass du im Leben sein *darfst*, ohne ‚Bedingungen' daran zu knüpfen. Sei nicht länger wütend / traurig, sondern lass das los, was du dir gewünscht oder begehrt hast, das, worauf du dich fixiert hattest. Leiste keinen Widerstand mehr dagegen, dass du dich selbst ganz einfach ‚existieren' lässt … Gib dir selbst nun alle Möglichkeiten und sei nicht mehr stur, schließe dich nicht länger ab für deine feineren Gefühle …

Fühlst du dich verletzt, bist du böse auf das Leben, weil du sein musst und nicht anders kannst, als ob du gegen deinen Willen in das Leben ‚geschoben' wurdest? Wisse dann, dass du selbst, wenn auch unbewusst, entschieden hast, als ICH auf die Erde zu kommen.

Lasse jede Form der Unzufriedenheit los, wie schwer das vielleicht nun auch noch sein mag, und komme in reine Dankbarkeit für die Tatsache, dass du ‚sein' darfst … diese Dankbarkeitsströmung und der Glaube an die Tatsache, dass du selbst deine Lebensqualität erhöhen kannst, wenn du aus Freude und Geschmeidigkeit heraus lebst, werden dein Leben einfacher machen und eine Regenerierung in Gang setzen.

Dies erfordert einen totalen Bruch mit der negativen Sicht / den negativen Erwartungen, die du in der Vergangenheit in Bezug auf das Leben hattest, und mit den Folgen / Geschehnissen, die du dadurch angezogen hast. Mache den anderen keine Vorwürfe, mache dir selbst keine Vorwürfe, sondern erkenne, ‚warum sich deine Stacheln so hartnäckig aufstellen', ‚warum du nicht leben willst', warum du dich widersetzt, wütend bist, traurig bist.

Kehre diesen Prozess um und lasse es zu, dass das Leben frei durch dich hindurch strömt, wie ein rauschender Fluss-Wasserfall. <u>Fühle</u> diesen innerlichen Wendepunkt, lege den Schalter um und schenke dir selbst diese warmblütige Liebesströmung durch dein ganzes Wesen; der Körper erfährt nun, wie gut das tut.

Öffne dich für das Schöne, das Positive und glaube an die heilende Wirkung deiner eigenen Liebeskraft, deine eigene Ja-Sagekraft zu deinem eigenen ICH. Der Körper ist nicht ‚statisch', sondern dynamisch, bis in das kleinste Partikelchen jeder Zelle. Wenn deine Überzeugungen weich und liebevoll, geschmeidig und dynamisch mitgehen in der Blüte, die du und dein Körper erleben wollen, beeinflusst dies deinen Gesundheitszustand: du durchbrichst die Blockade, das statische Festsitzen in dir selbst; dein Körper fühlt die heilsame Wirkung hiervon.

Ein innerlicher dynamischer Kräftestrom kommt in Gang; du willst nicht länger untergetaucht wohnen. Du zeigst der Außenwelt dein ICH, deine Seinskräfte, deine ehrlichen Gefühle, in Vertrauen; du leistest keinen Widerstand gegen das ‚Leben' mehr, denn du glaubst an ein schönes Dasein, an deine eigene Güte, an ‚Evolution'. Du feindest dich selbst und das Leben nicht mehr an, du boykottierst dich nicht länger, indem du dich abschirmend verhältst in Bezug auf das Leben / die Liebe / dein eigenes Gefühl / die anderen, sondern gibst dir selbst nun die Chance auf Verbesserung und Glück in jeder Hinsicht. Du lässt zu, du lässt herein: Selbst-Liebe, Sanfterwerden, Selbst-Aufbau.

Rheumatische Gelenkbeschwerden

Schmerzen, Schwellungen, Beschwerden

siehe auch Rheuma, allgemein

Kernursache

Ein innerer Drang, alle Grenzen zu durchbrechen, um für eine absolute Freiheit zu kämpfen! Hart ist dieser Kampf.

Du würdest gerne alle Strukturen umwerfen, nichts und niemand wird dich im Zaume halten können! Du widersetzt dich jedem, den du beschuldigst, dein Leben zu beschneiden! Du kannst wütend werden, und mit Kritik um dich werfen! Ein intensiver Wunsch, sich zu öffnen… Eine verzweifelte Suche nach den eigenen Tiefen und Weiten… , Kühle, zu distanziert von deinem Herzen, das darunter leidet. Infolgedessen kannst du harte, kalte Situationen anziehen. Aber der dazugehörige Schmerz ist lediglich eine Folge der Schmerzen, die du dir zuvor selbst zugefügt hast. Komme zu warmer Selbstliebe, so dass du nicht in ‚falscher Emotionalität' oder in Verdruss und Wut zu ertrinken brauchst!

Du hast dich schon zu lange unterbewertet und in eine Zwangsjacke gesteckt. Du hast (unbewusst) einengende Situationen zu dir geholt; jetzt sehnst du dich nach vollkommener Bewegungsfreiheit. Die Lösung liegt in dir selbst!

Kernlösung

So höre jetzt auf deine innere Autorität; wirf jetzt nicht den anderen vor, was du unbewusst solange zugelassen hast. Begehe andere Wege, folge jetzt deinen Impulsen, aber gib anderen nicht die „Schuld" für deine Selbstmissachtung!

Traue dich, zu *genießen,* lasse alle Gefühle frei strömen; trete keine Türen ein, sondern mache alle Wege für dich frei, auch die, die du zuvor ängstlich verschlossen gehalten hast. Nicht die anderen beschneiden deine Freiheit: *Du hast dich schon so lange selbst „fest"-gehalten, dir selbst warme Liebe vorenthalten.*

Struktur, Form, Regeln erwachsen ganz wie von selbst aus dem Aufblühen deines Inhaltes, deiner Talente, deiner Möglichkeiten…, eine Struktur, die führt und regelt, aber nicht länger beschneidet, eine, die dir vollkommene Bewegungsfreiheit bietet, *ohne dass du dich oder andere verletzen musst.* Steige aus deinem Panzer aus, lasse dich nicht länger durch andere, durch eine Autorität, die Götter oder eine Philosophie mitreißen…, mache dich frei! Tue nun das, was ‚gut' für dich ist und lasse auch die anderen los / frei.

Wenn du dich nicht mehr bestrafst und beschneidest, wirst du anderen auch keine Vorwürfe mehr machen. Gib dir selbst Lie-

be und du wirst andere liebevolle Menschen treffen.
Sei *sanft* zu dir. Gib dir selbst *Wärme,* Liebe. Und auch anderen guten Menschen. Dankbarkeitsströmung, in warmer Liebe, heilt ... Erwarte oder begehre nichts von den anderen. Was gut für dich ist, kommt von selbst auf deinen Weg, wenn du nur aus deinem warmen Herzen heraus lebst.

Lies auch die Rubrik: *körperliche Schmerzen, allgemein.

GENETISCHE VERANLAGUNG

Du wirst ‚nicht einfach so, ganz zufällig' bei diesen Eltern, in diese Familie geboren, wo es genetische Muster gibt, die du sozusagen „brauchst", um dich selbst – deine tiefsten Überzeugungen über und Erwartungen an dich – kennenzulernen, „sehen" zu lernen, wie du bist, um dich auf dem Weg der Entwicklung weiterzubringen. Es geht hierbei nicht um eine ‚bewusste' Wahl, wie „ich werde hier oder dort geboren", wohl aber darum, dich von einer Vibration deiner Selbst-Art ausgehend genau zu diesen Eltern hin zu bewegen, die ein genetisches Basismaterial haben, in welches du dich selbst als ‚Charakter' (innerlich, psychisch, emotional...) am besten legen/ in dem du dich am besten wiederfinden kannst. Über das Sehen und Gewahrwerden deiner körperlichen Charakteristiken, deiner Gefühlserlebnisse, deines psychischen Zustandes, deiner Intelligenz usw. bekommst du ein Bild dessen, wer du „bist", welche Überzeugungen dir zueigen sind. Bestimmte Eigenschaften wirst du bei deinen Eltern als Spiegel deiner selbst sehen. Mit dem ‚genetischen Erbgut' hast du möglicherweise – sei es unbewusst – in Folge deiner Überzeugungen, Erwartungen und deines Charakters auch bestimmte genetische Abweichungen als Anfangs-Basis zu dir geholt. Der Spiegel, in den du jetzt schauen kannst: Was beschäftigt dich, welche negativen oder positiven Überzeugungen hast du von dir und vom Leben? **Das genetische System ist ein DYNAMISCHES Geschehen und folglich fortwährend durch deine Gedanken, deine Überzeugungen zu beeinflussen..., es verändert sich permanent** und wird POSITIV beeinflusst, wenn du negative Überzeugungen in Bezug auf dich umpolst. **Genetische Determinierung existiert also nicht: wohl eine ‚ANLAGE' und... ENTWICKLUNG, Veränderungen.** Es ist folglich auch überhaupt keine Notwendigkeit, dass du beispielsweise Krebs ‚bekommen' wirst, weil „es in der Familie liegt"! Sieh dir die psycho-emotionalen Ursachen an, wie Krebs im Keim entsteht (wie du es bei bestimmten Familienmitgliedern feststellen konntest). Tust du genau das Gegenteil; veränderst du die ursächlichen psycho-emotionalen Muster, dann veränderst du hiermit das Wirkungsmuster der Gene, des ganzen Körpers..., und du wirst nicht krank werden!

Siehe auch: Angeborene körperliche Abweichungen. Siehe auch den Text: Überzeugungen und Änderungen im genetischen System (siehe Index).

GESÄSS, POBACKEN

Psychologische Übereinstimmung

Symbol für die sichere Basis in uns selbst, dieses sichere Gefühl, dich stets in der Geborgenheit deines Hafens ausruhen zu können. Stark sein. Fundamente. Auch wenn du einmal von deinem Weg abweichst, bist du immer im Besitz eines doppelten Sicherheitssystems, wodurch du nach einem Fall trotzdem wieder sicher in dir selbst landen kannst. Und wirst du einmal zu Boden geworfen, dann sieh genau hin: Warum geht dein Sicherheitssystem in Betrieb, warum läutet die Alarmglocke? Die Antwort darauf wird vielfach sein: Ich vertraue meinem eigenen starken, kraftvol-

len Selbst nicht, ich lasse mein Leben zu sehr von anderen bestimmen usw. ...
Komme vollständig in dich selbst zurück, errichte ein stabiles Gebäude auf dieser Fundierung von felsenfesten Säulen! Suche es nicht außerhalb von dir. Gestalte von deinen Träumen ausgehend eine schöne Zukunft, *lasse* es nicht mit dir geschehen, lenke das Leben selbst in die Richtung, die du dir wünschst! Symbol für die Autorität in dir selbst, für Stolz und ein konzentriertes Sein in deinem eigenen Wesen. Ein Fels in der Brandung: *Das* ist deine innere Kernkraft, in der auch alle Emotionen aufgefangen und verarbeitet werden können.

Erkrankungen, allgemein

Kernursache

Schwäche, Selbstverneinung, nicht anwesend in dir selbst... Ängste, nichts in den Griff bekommen, dich entziehen und schnell machen, dass du wegkommst, flüchten vor, an der Kraft deines Selbst zweifeln.
Ein Gefühl psychischer Kastration, du fühlst dich nur als „Stück"; du kannst taub, gleichgültig oder apathisch im Leben vor dich hin rudern...
Dein Kopf, dein Bewusstsein: Es hat keine Gewalt über deinen Körper, du kommst immer wieder aus dem Gleichgewicht. Fühlst du dich von vagen, dunklen Kräften bedroht, durch den Blick anderer? Wo ist deine Willenskraft?
Du lässt dich in alle Richtungen gleiten und bestimmst nicht *wirklich,* was dein Leben ist. Du „verharrst" in negativen Gedanken.

Kernlösung

Um eine gesunde, starke Muskelkraft als körperliche Basis zu haben, ist es notwendig, sich der oben genannten ‚Übereinstimmungen' bewusst zu sein. Reinige dich also von negativ belastenden Gedanken und Energien, und baue dein Leben auf selbstsichere, aktive, kraftvolle Weise aus. Konzentration auf dich selbst, im Hier-und-Jetzt; zweifle nicht länger an deinen eigenen Möglichkeiten!

Schmerzhafter Fall auf den Steiß oder das Gesäß

Kernproblematik

Du strampelst herum und ärgerst dich wie eine Katze, die in einem Sack gefangen ist, anstatt einfach herauszuspringen und weiterzulaufen. Du trittst schon zu lang auf der Stelle; du drehst dich in einem Teufelskreis.

Du legst die Macht über dich in die Außenwelt, die anderen, in eine Autorität außerhalb von dir. Du traust dich nicht wirklich, spontan von innen heraus zu leben. Du stellst dich zu sehr in Frage, du fragst dich, wie du wohl wirkst oder was du tun „musst", um von der Außenwelt akzeptiert oder anerkannt zu werden.

Du lässt deine inneren Kräfte zu wenig durchkommen, weil du dich in deinem tiefsten Selbst nicht wirklich sicher fühlst, weil du an deinem Wert zweifelst, weil du nicht lieb genug zu dir bist, ja, weil du zu wenig in dir verwurzelt bist. Außerdem erstickst du dich mit einem Kopf, der vor lauter „Denken" förmlich überläuft. Reine Marskräfte drehen sich nach innen, werden durch Vernunft unterdrückt. Du traust dich nicht wirklich, dich deinen Gefühlen, deinen Impulsen hinzugeben.

eil du nicht wirklich an dich glaubst, verhältst du dich anderen, der Außenwelt gegenüber stolz, steif oder hältst dich krampfhaft aufrecht, während du primitive Kräfte und Gefühle unterdrückst. Bis du von deinem Sockel gestoßen oder aus dem Sattel gehoben wirst, um jetzt in einer ehrlichen Konfrontation mit dir selbst jeden Panzer über Bord zu werfen.

Kernrichtung

Nur du sollst Macht über dich haben; nach dem Auge der anderen zu leben, hat keinen Sinn. Verrate dich nicht, und lasse diese reinen Kräfte und Emotionen durchkommen. Traue dich, spontan du selbst zu sein, ohne zu forcieren. Du bist gut, wie du *bist,* ohne dir eine bestimmte Haltung geben zu müssen.

Stolz, Selbstrespekt, Selbstverwirklichung: eine spontane Verwirklichung in Übereinstimmung mit deinem Herzen, mit deiner wahren Art.
Kein falscher oder äußerlicher Stolz, um zu gefallen, sondern in Freundschaft und Wertschätzung dir selbst gegenüber ein aufrichtiges und offenes ICH-Empfinden. Stehe mit beiden Füßen fest auf dem Boden, und wisse, dass du in deinem tiefsten, unsterblichen Selbst sicher bist. Vertrauen; flexibel du selbst sein, ohne dich darum zu kümmern, was andere über dich denken. Die drehende Mühle in deinem Kopf einmal anhalten, um in Ruhe zu deinem Gefühl und deiner Intuition zu kommen.

Genieße das Leben, halte vorwärts treibende Kräfte nicht mehr zurück; sei deiner Art treu. Weder das Äußerliche noch die Leistung, nicht das, was Menschen über dich sagen oder von dir erwarten, sondern was du fühlst und *bist,* ist von Bedeutung! Lege die Autorität in dich; lasse nichts und niemanden dich in seinen Griff bekommen. Bestimme selbst deine Richtung, und gehe unverzüglich weiter.

Siehe eventuell auch: Nach hinten *fallen.

Haarnestzyste

Sinus pilonidalis
Höhle in einer Hautfalte (häufig die Gesäßfalte), verursacht durch eingewachsene Haare; diese kann sich entzünden, wodurch ein Abszess entstehen kann

Kernursache

Hier muss die Macht der Gewohnheit durchbrochen werden. Lebst du in der Überzeugung, dass dein Herz gebrochen wurde? Ach was, dann bist du nur an der Oberfläche deines Wesens. Musik tanzt dir durch den Kopf, wie Cecilias Lied. Du versuchst erst zu singen, dann greifst du wieder zur Gitarre, dann berührst du eine Saite der Geige. Aber es scheint so, dass du gar nicht in die Tiefe deines ICHS gehst, dass du von hier nach da fliegst, eine Saite berührst und oberflächlich Texte oder Lieder vorträgst: so führst du dein Leben. Kennst du dich selbst überhaupt? Weißt du nicht, wer du bist? So weit weg von dieser tiefen Kraftquelle, der Lebensquelle, deinem innerlichen Kernpunkt! Du verkennst den tieferen, den wertvollsten Teil deiner selbst.
So wie das Ohr einen tiefen Gehörgang hat, so ist in deinem Wesen ein tiefer Weg vorhanden, der darum bittet, anerkannt und erforscht zu werden. Aber du weißt nicht, wie du anfangen sollst.

Das Leben fordert dich auf, jetzt wirkliche und tiefere Wurzeln zu entwickeln, nicht länger zu trödeln, sondern tief aus deiner eigenen Wurzelkraft dich selbst zu fühlen. Warum kehrst du dich so ab von deinem tiefsten inneren Kern? Hast du dich zu sehr auf die Fassade ausgerichtet, dein Äußeres, dein Image, ‚wie' du auf die Menschen wirkst, hast du außerdem die größten Bereiche deines Gehirns nicht genutzt, unbewusst nicht dein potenzielles Bewusstsein entwickelt?

Willst du, auf einem oberflächlichen Niveau, nett oder reizend gefunden werden? Betrachtest du das Leben selbst nicht ‚tiefer', beobachten (schauen), sowohl deine Körperteile als auch die anderer? Oder willst du lieber sportlich erscheinen? Was für einen Sinn hat es, dich durch das Leben zu bewegen, wenn dies nicht von deinem urstarken liebevollen Quell-Kern aus geschieht? Dann siehst du beispielweise nur ein oberflächliches Tennisspiel, oder eine ‚falsche' Venus (nicht die urstarke Menschenfrau mit tiefen Wurzeln), die in ihrem ‚Outfit' paradiert, wie man so sagt. Lächerlich, grotesk und auf toten Wurzeln gewachsen. Du identifizierst dich mit diesem äußerlichen Bild, das du von dir selbst gemacht hast; du merkst nicht einmal mehr, was für eine Show du spielst. Wie der Sportler, der nicht mehr weiß, dass das Wort ‚sportare' aus dem Lateinischen-Altfranzösischen stammt und eigentlich ‚sich auf entspannte Weise bewegen' bedeutet.
Aber darum geht es bei dir nicht. Oft strahlt dein Wesen Langeweile aus; Vertiefung ist gefordert!

Vorsichtig, wie ein albernes Mädchen in der Pubertät, ziehst du mit sehr unkräftigen Händen deine unteren Strümpfe aus. Als ob du kein Mensch aus Fleisch und Blut wärest; der alberne, auf das Äußerliche gerichtete junge Mensch, das alberne Mädchen, der auf das Äußerliche gerichtete Mann-Mensch …

Du schlägst ein wenig gelangweilt und schlapp mit deinen ‚sauberen' Fingern den Staub von deinem Arm, oder sind es Fliegen? ‚Und, sehe ich schon braun aus?', oder ‚Ich sehe schon sehr gut aus, was?' Du scheinst dich nur mit deinem Äußeren zu beschäftigen und ansonsten nur vage über die tagtäglichen Dinge nachzudenken, ganz gewöhnlich, eher oberflächlich und für einen tieffühlenden Menschen schlichtweg langweilig und ‚nichts'. DIES IST (NOCH) NICHT DAS ECHTE LEBEN.

Wie eine ‚Puppe' willst du die Aufmerksamkeit anderer: dies ist nicht die *echte* Schönheit, nein. Dies erfordert einen Bruch mit den alten Gewohnheiten, mit dem Tod, den du hereingeholt hast, seit du dich nicht sein ließt, sondern andere hereingezogen hast, indem du dich auf eine bestimmte Weise verhalten hast, gekleidet hast, und natürlich deinen Körper so geformt hast, dass er in den Rahmen der modernen Schönheitsnormen passt (und folglich einen falschen Schein erzeugt hast, da der Körper weder Lebens- noch Liebes-Form bekam, die schließlich von innen heraus wachsen), durch ein bestimmtes Verhalten, den Gebrauch bestimmter Worte, oder indem du den Clown gespielt hast, usw. …

Kernlösung

FÜHLE diese urmenschliche Kraftquelle in dir selbst, erlebe deine göttliche Liebe, die innerliche Schönheit, die jeder Zelle deines Körpers Gestalt gegeben hat. Ziehe gleichsam deine Boxerhandschuhe an und entwickle die URKRAFT in dir selbst, fühle sie, durchlebe sie! Lass die Energien in deinem Wesen aufwallen und setz dich ein für dein Kräftiges ICH BIN, zeige dein Kräftiges ICH BIN.

Strich unter die Vergangenheit, abgehakt. Du beginnst ein neues Leben. Loslassen, loslassen, loslassen. Auch der Stuhlgang lässt sich nun mühelos gleiten. Aus der Tiefe deines Seins führst du nun ein glückliches und stabiles Dasein.

Du wartest nicht ab, bis man dich irgendwann bemerkt ... ; du STÖSST dich selbst nach außen als ein vollwertiges ICH. Du weißt, wer du bist, du untersuchst deinen Inhalt und trittst auf eine nicht-oberflächliche, sondern kräftige, höchstpersönliche Weise nach außen. Keine schweigende Puppe, kein Schatten mehr. Die Ohnmacht, Wut verschwinden dabei ebenfalls. Du machst dich selbst gründlich (deinen Inhalt und Körper in einem) wahr! Du exteriorisierst dich selbst jetzt auf gesunde Weise, nicht nur hin zur dünnen Oberflächenschicht deiner selbst, der anderen, des Lebens gerichtet. Vollkräftig, der Mensch (als Mandorla[5]), der Mann und Frau auf harmonisch-kraftvolle Weise in sich vereint hat. Verbunden mit der tiefen inneren Lebensquelle in dir selbst und diesen Inhalt auf ehrliche, sinnvolle, expressive Weise nach außen bringend.

[5] Lies über diese Symbolik von Mandorla in *Die Zwölf Tore des Prinzen Sirius*, Kapitel 7 . Dieses Buch ist bei Erscheinen des vorliegenden Werkes noch nicht in deutscher Übersetzung erhältlich.

GESCHLECHT, HORMONE, SEXUALITÄT

Das fortwährende Urschöpfungs-Geschehen

Lasst die Menschheit jetzt aus einem Jahrhunderte langen Schlaf „unbewusster Programmierung“ erwachen und ein Leben, einen Körper erschaffen, der mehr *wirkliche* Freude hat.
Bewusstwerdung bedeutet u. a. auch „nicht länger Sklave so genannter unbewusster Triebfedern“, nicht länger Sklave von Instinkten zu sein.

Die Lösung liegt jedoch nicht in der *Unterdrückung* von Sehnsüchten oder Begierden; *die Umsetzung* unbewusster Instinkte in Bewusstes, liebevolles Erleben und wahre freudvolle Kreativität vollzieht sich über die klare Einsicht des Menschen in Sich Selbst, über wirkliche Liebe zu sich. In dem Maße, wie er näher zu sich selbst findet, wie sich der Mensch seinem Gefühl nach nicht mehr fremd ist und sich selbst gegenüber nicht mehr machtlos fühlt..., wird er sich ruhiger, friedlicher fühlen und stark und selbstbewusst in Liebe zu anderen stehen, ohne Gewalt oder Machtsmissbrauch.

Geschlechtsdrüsen und Geschlechtshormone, Bewusstwerdung

Solange wir keinen klaren Einblick in unsere Möglichkeiten haben, solange wir nicht „bewusst“ leben, lassen wir uns in uralten Systemen, unbewussten Prozessen weiterlaufen, auf die wir traditionsgetreu zählen, ohne innerhalb derer bewusst Veränderungen herbeizuführen.

So denken wir, bestimmten ‚Impulsen’ oder sexuellen Trieben zu unterliegen, die dort nun einmal auf determinierende Weise existieren. Solange wir die Überzeugung aufrechterhalten, dass das un- oder unterbewusste stärker oder bestimmend für unser Leben jetzt sei, verdammen wir uns selbst zum Sklaventum, zu Opfern unserer selbst.
Diese Lüge wird aus Unwissenheit auch von vielen Vertretern professioneller Hilfsinstanzen aufrechterhalten.

Die Wahrheit liegt jedoch weit außerhalb dieses Pessimismus!
Die Menschheit ist bisher in der Tat Opfer gewesen, weil sie diese fatalistischen Überzeugungen aufrechterhielt.

Unser Gehirn kann man in gewissem Sinne mit einem Computer vergleichen; es wird auch vom ICH, von einem Meister, gelenkt.
Es ist tatsächlich so, dass bestimmte alte Gehirnteile die primitiveren, lebenserhaltenden Reflexe und Instinkte in sich tragen, uralte Informationen, worauf sich Mensch und Tier im Falle lebensbedrohlicher Situationen unbewusst berufen; sexuelle Reize für das Fortbestehen der Art (bisher wurde die Fortpflanzung des Menschen durch Paarung sichergestellt), Hungergefühl usw. ... Bestimmte neue Gehirnteile zeigen ein weiter entwickeltes Muster: Ein Mensch kann denken, Pläne machen, analysieren, zu kreativer Gefühlsentfaltung kommen usw. ... Die Wissenschaft hat mit diesen Erkenntnissen nicht unrecht.

Was man jedoch nicht erkennt: dass unser Lebendes Selbst, das Bewusstsein, das hinter der Materie liegt, fortwährend unser

Gehirn steuert. Der wahre Meister, Führer unseres Körpers, unserer Drüsen, unseres Gehirns ist in uns: das Bewusste ICH.

In dem Maße, wie wir uns dessen bewusster werden, werden wir unser Gehirn zu weiterem Wachstum stimulieren; andererseits geschieht dies dank der Präsenz unseres Körpers und unseres Gehirn, dass wir zu weiterem Wachstum unseres Bewusstseins kommen können. Ein starkes Bewusstsein unseres ewigen Bewusstseinskernes hinter dem Körper, sowohl als eine Erkenntnis der Möglichkeiten, um diesem Bewusstseinskern, dieser Seele, diesem ewig Lebenden Selbst ein hervorragendes Wachstum in einem physischen Körper bieten zu können…, als auch das Streben nach einer „Einheit" dessen, kann schließlich zum Entstehen eines neuen Körpers, eines unsterblichen irdischen Geschöpfes führen. Unser Nervensystem, das Gehirn, die Enzyme, aber gewiss auch die Drüsen und Hormone spielen bei diesem Wachstum eine sehr wichtige Rolle, die Geschlechtsdrüsen und – hormone sind daran nicht im geringen Maße beteiligt.

Unsere Bewussten und Unbewussten Überzeugungen lenken unsere Drüsen (u.a. die Hypophyse, Epiphyse, …), unsere „alten Gehirnteile" und damit auch unsere hormonellen Ausscheidungen.

Das ‚ICH' ist der Dirigent des ganzen Geschehens, des ganzen hormonellen Systems; zehren wir gewohnheitsgemäß von alten, unbewussten Programmierungen? Oder werden wir unseren Körper jetzt in Zukunft bewusst leiten? Wird es nicht langsam Zeit, dass wir uns selbst und die Welt resolut neu programmieren, *weg* von sexuellen Zwangshandlungen und Gewalt?

Ein konkretes Beispiel hierfür (siehe weiter Rubrik *Testosteron): Bist du als Mann davon überzeugt, ein armseliges menschliches Geschöpf zu sein, das keinen Zugriff auf beziehungsweise keine Macht über sein persönliches Leben hat; fühlst du dich im Grunde wie ein Nichts, und suchst du dennoch nach Bestätigung, dass du doch in irgendeiner Weise Wert besitzen würdest? Aber außer in deinem Image oder im Sexdrang erkennst du dich nicht wieder? Diese Gefühle von Minderwertigkeit und Leere, von Zweifel an dir selbst, an deinem Inhalt… führen u.a. zur Kompensation zur Überproduktion des männlichen Geschlechtshormons Testosteron…

In klassisch wissenschaftlichem Sinne wird Testosteron als einer der Träger sexueller Triebe und männlicher Geschlechtsmerkmale betrachtet: Durch Überproduktion wird der Geschlechtstrieb noch stärker werden. Und auf die Weise wirst du dich in deinem Teufelskreis von Leere und Wertlosigkeit weiterdrehen, bis zu dem Zeitpunkt, wo du dir deiner inneren göttlichen Werte bewusst wirst. Wenn du dir dann deiner eigenen Vollendung bewusst bist, bedeutet dies ein Ende der unbewussten, instinktiven, sexuellen Zwangshandlungen.

Transformation: Programmierung – Umprogrammierung, unbewusst – bewusst

Unser Körper reagiert fortwährend auf psychische Veränderungen. Unbewusste oder bewusste psychische Reaktionen erwirken Veränderungen in der „chemischen Zusammenstellung" des Blutes, was wiederum alle Körperteile beeinflusst. Bestimmte Teile des Gehirns werden aktiviert, die Hypophyse empfängt alle diese Signale und wird Hormone produzieren (wie das FSH bei der Frau oder das ICSH beim Mann). Diese Hormone werden wiederum andere Reize senden und beispielsweise die Geschlechtshormone in den Testikeln, den Eierstöcken oder Nebennieren aktivieren.

Hormone und Nerven sind wichtige Nachrichtenträger. Hormone übertragen „geistige Botschaften" in alle Körperteile. Bekommt die Hypophyse eine „Nachricht", so wird diese weiter in den Körper ausgesendet.

Unsere psychische Verfassung beeinflusst den Körper. *Möchten wir unseren Körper zu einem starken Träger ewig andauernder Gesundheit ausbauen, dann ist es von allergrößter Bedeutung, unsere Meisterschaft aufzunehmen und Bewusst neue, gesunde Überzeugungen an Gehirn und Hypophyse weiterzugeben.*

Sind wir beispielsweise davon überzeugt, in einem Prozess des Verfalls bis ungefähr zu unserem 85. Lebensjahr zu leben und dann sterben zu müssen, dann wird das Gehirn zu den Drüsen (Hypophyse, Thymusdrüse, Pankreas usw. ...) Signale senden, und diese werden wiederum die Botschaft von „Verfall" an den ganzen Körper weitersenden.

Überzeugungen und Änderungen im genetischen System

Unsere **Gene** und Zellen sind psychisch *kodiert* und ebenso psychisch zu *dekodieren:* Über das Bewusste Ich und seinen Einheitsbund mit dem Körper sind wir dazu im Stande, Veränderungen herbeizuführen. Auch die Geschlechtsdrüsen und Hormone sind Träger starker, psychischer Energien, die, durch selbstbewusste Kreativität des Menschen, ihren Nutzen in der Transformation zu einem neuen Körper unter Beweis stellen werden.

In den Genen, in bestimmten Teilen des Gehirns haben sich **ur-alte Überzeugungen,** Reflexe, Zwangshandlungen... eingeprägt: Sie stoßen das „Leben" in bestimmte Muster.
Als bewusste Menschen täten wir nun gut daran zu erkennen, **dass wir keine Opfer bestimmter Überzeugungen** (und folglich ihrer Programmierungen) sind, die die Menschheit in der Vergangenheit hatte! Unseren Computer können wir lenken und, wenn nötig, um-programmieren!
Warum ist es notwendig, dass alle Frauen dieser Welt menstruieren „müssen"? Warum „sollte" der eine Mensch durch sexuelle Verführung oder Missbrauch auf den anderen Menschen Macht ausüben?
Warum sollten wir traditionsgetreu sterben müssen? Dies ist nicht die Intention der Lebensquelle, aus der wir alle geboren wurden!

Schöpfungskräfte

Lasst uns aus Liebe zum Menschen aus dieser Sklaverei aussteigen. Vom ‚Tiermenschen' zum ‚Gottmenschen'.

Wir sind keine Opfer eines zufälligen Nichtfunktionierens oder Funktionierens der Drüsen oder Gehirnteile! Unsere Drüsen und unser Gehirn sollten unter dem Oberbefehl unseres Selbstbewussten Ichs stehen. Je bewusster wir zu der Einsicht kommen, desto mehr können wir die so genannten alten Instinkte in den Griff bekommen, die früher zwar zum Überleben der Art notwendig waren, aber heute diese Funktion nicht mehr haben. Angst und Aggression waren die Waffe gegen den Tod, Sex sicherte den Fortbestand usw.

Wir können jetzt „die Wahl treffen", Instinkte in höheres Bewusstsein, in breite Kreativität umzusetzen. Wir können ebenso die Wahl treffen, sexuellen Genuss zu erfahren, aber wir werden andererseits die vollständige Funktion der Geschlechtsdrüsen in **einem neuen Körper** erleben, und der erste Schritt, den wir hierfür gehen werden, ist „sich davon zu befreien, der Sklave des anderen zu sein, um zu vollständiger **Autonomie** zu gelangen", und zum Zweiten diese gewaltigen Geschlechtsenergien zu handhaben, beziehungsweise sie in Gefühlskreationen, in neue Erfahrungen im Bereich des Bewusstseins, der Kreativität und Liebe auszubauen.

Es geht nicht darum, sexuelle Begierden zu „sublimieren", sondern gerade darum, diese hormonellen (u. a.) Kraftimpulse in unserem Körper **umzusetzen** oder zu nutzen, um zu neuen Erfahrungen im Bereich von „Leben", Fühlen, Kreativität und Kommunikation mit Menschen auf einem anderen und glücklicheren Niveau zu gelangen. Genuss macht dann Platz für Freude, für wirkliches **‚Glück'**: Ein breiteres, weiteres Gefühl wird die Folge dieses Lebens auf einem **neuen Bewusstseinsniveau** sein. Nicht verschwommen, sondern sehr persönlich! Nicht himmlisch, sondern bewusst auf einer Neuen Erde.

Umsetzung instinktiver, sexueller Energien in liebevolle Bewusstseinskräfte. Und ... in jeder Hinsicht keinen Sex-ohne-Liebe. Wir sind keine Tiere. Aber jeder Mensch ist natürlich frei in seiner Entscheidung.

Die Transformation vom Herden-Tier zum Individuum, vom Zombie zu göttlichem Ich-Erleben. Der Abschied von Leere hin zu starker Selbstsicherheit, von liebloser Befriedigung zu liebevoller, intensiver Freude.

Lasst uns unser Gehirn, unsere Hypophyse in die Richtung eines bewussten Ausbaus breiter, sehr weiter Energien lenken. Lasst uns erkennen, dass unser Gehirn und die Hypophyse im Grunde genommen auf den Moment warten, dass wir ihnen eine viel schönere Rolle zuweisen, als wir es bislang taten!

Ein neuer Körper

Hormone als Träger innerer Botschaften, als starke Bewusstseinsimpulse

Unser Körper: Eine Atomkraftzentrale

Das Bewusstsein des Menschen wird neue Schwingungen zustande bringen, die es möglich machen, Kräfte in einer konzentrierten Form zu bündeln (unsere Körpererfahrung). Bewusstsein, das auf den Pfeilern von Einsicht und Liebe gewachsen ist.

Das hormonelle System, das Nervensystem und die Drüsenfunktionen werden in Übereinstimmung miteinander im weiterentwickelten Körper eine sehr gezielte Aufgabe erfüllen: Ein besonders starker Körper in einer neuen Dimension, in der alle Kräfte gebündelt sind, woraus <u>eine</u> Bewusstseinsenergie strahlen wird, und wobei die Kräfte und Möglichkeiten vom göttlichen Selbst unmittelbar wahrgenommen werden müssen. Eine liebevolle Atomkraftzentrale. Diese Saat liegt in uns: Sie wird lediglich bei den Menschen entkeimen können, die für Reiche Einsicht und Liebe offen sind.

Die Möglichkeiten, die daraus folgen, sind grenzenlos, deshalb kann und wird die Menschheit nur ganz allmählich neue Energien aufrufen und in sich integrieren, auf dass eine Neue Erde, eine neue Menschheit, ohne Fehler und Forcierungen geboren werden kann. Weder Machtsmissbrauch noch destruktive Handlungen werden noch möglich sein.

Der Mensch ruft in sich selbst und in der Welt neue Energien auf und erschafft auf solch bewusste und liebevolle Weise eine Neue Erde, einen Neuen Menschen, der weit über Urteil und Überzeugung erhaben sein wird.

Diese neue Dimension, in welcher Harmonie, Dankbarkeit und Freude Hand in Hand gehen, bedeutet das das Ende der „alten Welt", ohne dass sie deshalb vernichtet werden müsste: Transformation von sterblich endlich hin zu einer unsterblichen Dimension von Mensch und Planet, Bewusstwerdung im Licht des totalen kosmischen Geschehens.

Mit der Kraft von Bewusstsein und Liebe wird der Mensch zum Leiter einer Atomkraftzentrale: Jede Zelle im menschlichen Körper besitzt die Fähigkeit zu explodieren, sich zu spalten oder zu fusionieren...; enorme potentielle Möglichkeiten, die lediglich unter dem liebevollen Auge des Menschen existieren können.

Erinnerungen im ‚Menschheitsgedächtnis' an uralte Kulturen, die sich selbst vernichteten, an Kulturen, die in bestimmten Bereichen technisch höher entwickelt waren als die unsrige, aber sich durch Zwiespalt und destruktive Emotionen dem Erdboden gleich gemacht haben..., führen dazu, dass die Menschheit Vorsorge getroffen hat, um derartige Katastrophen in der Zukunft zu vermeiden. Diese Vorsorgen leben in deiner tiefsten Seele, im „Unbewussten" der Menschheit selbst. Auf Weltebene werden Strategien aufgerufen, ohne dass die Erde vernichtet werden wird.

In der ganzen Welt werden Ereignisse aufgerufen, die die Menschen dazu zwingen werden, in sich selbst zu gehen und auf die Suche zu gehen nach den wahren Ursachen von Trauer und Gewalt, nach der Lösung…

Hierfür braucht man keine traurigen Dramen zu erleben! Je schneller ein Mensch *den Weg zu seinem Herzen* findet, seine wahre göttliche Autonomie anerkennt, zu wirklicher Einsicht und Bewusstwerdung kommen wird, umso schneller wird er jedes Leid und alle Trauer aus seinem Leben bannen.

Schlussendlich wird die Erde lediglich von Menschen bewohnt werden können, die Frieden und Harmonie in sich und mit anderen wahren. Keine einzige Gegebenheit rechtfertigt den Gebrauch von Waffen, Krieg oder Gewalt.

Die Atomkraft unseres Menschseins wird lediglich von denen angewendet werden können, die keinen Missbrauch damit betreiben, die Harmonie anstreben und schlichtweg Dankbarkeit für diese Kraft des Lebens in sich selbst spüren.

Es handelt sich hierbei weder um den „Magnetismus", den Mensch und Tier von alters her bei Genesungsprozessen u. a. haben ‚nutzen' können, noch um rituelle Einweihungen oder um die so genannten wunderbaren Zauberkünste, Juwelen oder andere Gegenstände aus dem Nichts zum Vorschein zu materialisieren usw. … , diese Techniken wurden und werden noch immer von Menschen angewendet, die „Macht über Materie" besitzen, aber dies hat nichts mit der „neuen, freudvollen Dimension zu tun, in der sich jeder Mensch in Freiheit und Unabhängigkeit seiner liebevollen Göttlichkeit bewusst werden und in einen Neuen Körper hineinwachsen wird."

Neue Energien warten auf ihre Nutzung: Jeder einfache Mensch, ohne das Privileg von Rang oder Stamm, von Rasse oder Hautfarbe, ungeachtet dessen, Führer oder Lehrling zu sein, steht jetzt vor einer Wahl. Die einzigen Bedingungen, die damit verknüpft sind: Offenheit für Einsicht und Liebe und die Bereitschaft, daran zu arbeiten.

Wenn sich der „mächtigste" Guru in einer engstirnigen Spiritualität blockiert, hindert er sich selbst *und* andere daran, wirklich „in" das Paradies der Neuen Erde einzutreten.

Wahre Spiritualität liegt im Spontanen des Lebens selbst, im Bewusstwerden der Kraft deines Wesens, mit beiden Füßen auf dem Boden, im Glauben, in der Liebe.

Die Erde vernichtet nicht sich selbst, die Menschheit ebenso wenig. Aber es wird wohl eine natürliche Selektion eintreten: *Selbstselektion.*

Entscheidest du dich für eine schöne, neue Erde, für eine neue Dimension, in der Güte und Harmonie leben, oder nicht? Niemand verpflichtet dich dazu, aber die schönsten und höchsten Energien, die wir zum Ausbau einer Neuen Erde in einer neuen Dimension aufrufen, werden automatisch nicht mehr die Entitäten anziehen oder geboren werden lassen, die kein Verlangen nach dieser Weiterentwicklung für sie selbst verspüren. Es gibt andere Wirklichkeitsdimensionen im Überfluss, die ihrer Vorstellung entsprechen.

Es obliegt jedoch vollkommen unserer Verantwortung, eine neue Erde zu erschaffen, wo das Chaos von Gewalt und Tod, Schmerz und Epidemien, Krieg und Trauer ein Ende finden wird.

Sex, aggressive Gewalt, Schmerz und Verbrechen liegen häufig eng beieinander. Sexuelle potentielle Kräfte, hormonelle und andere chemische Stoffe werden wir lediglich in den Dienst des Aufbaus unseres „Neuen Körpers“ stellen dürfen.

Beide Gehirnhälften werden zu einer harmonischen Zusammenarbeit kommen und ideale Kanäle für 1 konzentriertes Selbst, unser Ich, sein, welches das irdisch Sterbliche hinter sich lassen wird und wie eine warmrote Sonne strahlt, die niemals untergeht, nicht notwendigerweise durch Vergeistigung oder durch den Ausbau einer Art energetischen Lichtkörpers, sondern durch das selbstbewusste Anwenden der zusammengeballten Energien, was lediglich durch die sozusagen „alchemistische“ Verschmelzung von Gefühl und Verstand, Intuition und Denken, bewusst und unbewusst, von Weisheit und Liebe möglich ist.

Jeder Mensch kann es, einfach, wenn er dafür offen ist. Frage…, und es wird dir von deinem Selbst gegeben werden!

Lies hierzu mehr in dem Buch „Neue Tage“ von Ch. Beerlandt. „Neue Tage“ ist bei Erscheinen des vorliegenden Werkes noch nicht in deutscher Übersetzung erhältlich.

TRANSSEXUALITÄT, TRANSGENDER

Der “männliche” und der “weibliche” Aspekt in *jedem* Menschen

Lies hierüber ausführlich in Teil I dieses Buches, S. 78 bis einschl. S. 87.

MÄNNLICHES GESCHLECHT

DER PENIS

Psychologische Übereinstimmung und Funktion

In negativem Sinne

repräsentiert der Penis die Hingabe des Mannes an die Dominanz vernichtender Aggression und sexueller Zwanghaftigkeiten. Der Mann, der sich, als Opfer seiner Selbstverleugnung, zu einem Instrument unbewusster Triebfedern und Bestialitäten degradiert. Die Verneinung des Eigenwertes, das Verwerfen seiner wirklichen Göttlichen Kräfte.

Das Sexuelle wird folglich ein Ventil für die eigene Frustration und Leere sein: Der Penis repräsentiert dann den Kanal, durch den negative Emotionen, wie „Selbstverlust“, Selbstvernichtung oder gewalttätiger Machtdrang einer anderen Person gegenüber… ihr Ventil finden; das Instrument, durch das Trauer, Schmerz, Sehnsüchte, Aggression… in der Form von Urin oder Sperma ausgestoßen werden, eine graue Machtlosigkeit…, zuweilen verzweifelt auf der Suche nach Selbstbestätigung, eine Suche nach sich selbst, ohne Ende und Lösung.

Steige aus diesem Teufelskreis aus, und komme zunächst zu Selbsteinkehr: Die Entdeckung deiner wirklichen Kräfte, Werte und Möglichkeiten ist äußerst notwendig. Erst danach können sexuelle Energien auf total andere Weise in Form von vollkommen befriedigenden Freudegefühlen erlebt werden, sei es über körperliches Liebeserleben oder über energetische Erfahrungen, die unbeschreibliches Glück und Kreativitätsentfaltung bedeuten.

Sexualität zu erleben, ohne dass man zuerst zu voller Anerkennung und Liebe zu seinem eigenen Kern gekommen ist, führt lediglich zum „Auffüllen“ der eigenen Lücken: ein Fass ohne Boden, das niemals das wahre Glück in sich tragen kann. Man „braucht“ den anderen, um doch irgendwo seinen Wert spüren zu können... Ein instinktiver Drang zur Befriedigung, weil man den Aufruf zu etwas noch Schönerem missachtet.

In vielen Sekten denkt man auch, dass mit der „freien Liebe“ die wahre Befreiung des Menschen eingetreten ist: Es handelt sich hier um Selbstbetrug des Menschen. Allerdings eine verständliche Reaktion auf wiederum eine Menge von religiösen Systemen, die vor allem Angst haben, was mit Gefühlen, mit dem Weiblichen, dem Sexuellen usw. zu tun hat.

Diese Dualität in einer Gesellschaft, in der fanatische Leitfiguren heraufbeschwört werden, kann lediglich auf einem neuen Niveau überwunden werden: das Einheitserlebnis des Menschen, in erster Linie von sich selbst! Und infolgedessen in wahrer Liebes-Beziehung zum / zur anderen.

In positivem Sinne

Der Penis symbolisiert in der Neuen Welt das starke Einheitserlebnis des Mannes in sich selbst, ohne Tabus, ohne Frustrationen, sowie den ‚männlichen' Aspekt IM MENSCHEN (ganz egal. ob man als Frau oder Mann geboren wurde).

Ist man einmal zur „Erfüllung“ seiner selbst gekommen, ist Sex nicht mehr *„notwendig“,* aber ‚erlaubt' oder ‚möglich'.

Wenn man die Integration von Ratio und Intuition, der ganzen Gefühlswelt, in sich erreicht hat, wenn der totale Raum „des Menschen“ auf geistig-körperlicher Ebene erkannt und eingenommen wird, dann kann der Mensch auch zu einer liebevollen Begegnung mit einem Partner in der Lage sein.

Der Penis symbolisiert also auch das starke, reine Sicherheitsbewusstsein des Menschen in sich selbst; auf die Erde gerichtet und dank dieser starken, selbstsicheren Erdung dazu im Stande, fruchtbar zu sein. Fruchtbarkeit, Produktivität in vielerlei Bereichen, eine Atomkraft-Energie nutzend, durch Bewusstsein angetrieben und dazu im Stande, auch physische, aber vor allem Bewusstseinskräfte, auf Kreativität, auf liebevolle Sorgsamkeit und Verantwortungsbewusstsein anderen gegenüber zu richten... Das ist das Symbol des Penis.

Ein Mann, der, anstatt seiner Ohnmacht und Frustration ausgeliefert zu sein, prachtvolle Früchte hervorbringt, weil er jetzt mit eigenen Rudern rudert, indem er seine potentiellen, göttlichen Kräfte bewusst nutzt, anstatt sich auf einem Meer unbewusster, schlafender, drohender Ängste und Triebe treiben zu lassen.

Für die Gesundheit dieses Organs ist es notwendig, dass ein Mann seinen totalen Raum in Beschlag nimmt.

Es *‚muss'* keine sexuelle Vereinigung mit einer Partnerin/einem Partner in der physischen Form geben, um vollkommen glücklich zu sein. Sex *darf sein,* muss aber nicht.

Schmerzen oder eine Erkrankung am Penis weisen immer daraufhin, dass man sich dem Leben, dem weiten Licht, dem Sauerstoff, dem Energie- und Gefühlsreichtum in sich selbst verschließt..., wenn man sich entweder auf das physische Muster oder das rein Materielle oder auf Sex-ohne-tieferes-Liebesgefühl beschränkt, oder darauf, Sex unabhängig vom ‚Gefühl' im allgemeinen zu haben oder strukturellen Regeln zu folgen, beziehungsweise darauf, die eigenen potentiellen Möglichkeiten einzuebnen.

Mit anderen Worten: ein Penis, der sozusagen vom Menschen ‚losgelöst' ist.

Dich irgendwo in einen einschränkenden Raum zu stoßen, der nicht gut für dich ist, anstatt dich vollständig zu befreien, führt zu Beklemmung (siehe auch Rubrik *Vorhaut). Traue dich, frei aufzublühen, im Vertrauen auf deine starke innere Basis, dann werden auch Giftstoffe und die Asche nach verbrauchtem Brennstoff durch die Sicherheitsklappe, die der Penis auch ist, abgehen.

Stark und voller Vertrauen auf eigenen Füßen stehen, und volle Kraft voraus lenken! Stolze Unabhängigkeit, stolz auf deine Natur und in Einheit mit deinem physischen Körper, mit deinen Gefühlen! Ein strahlender, glückseliger Bewusstseinszustand, über den Verbrauch von Energie durch dein Bewusstsein aufgerufen, und dann körperlich von deinen Geschlechtsdrüsen und den Hormonen produziert: Man braucht dies weder notwendigerweise im körperlichen Geschlechtsakt, noch im Sexuellen, im Masturbieren oder in bestimmten östlichen Yogatechniken zu erleben.

Es ist natürlich alles möglich, aber ein Nutzen der „blauen", ganz offenen, sorgsamen, liebevollen, kreativen Energien hat in seinem vollen Erleben nichts mit Sexualität als solches zu tun, *wohl* aber mit dem Gefühl, mit der Erfahrung, die an der Basis DES URSCHÖPFUNGSGESCHEHENS liegt: ein inhärent göttliches Kreativitätsgefühl mit einer unermesslichen, potentiellen Kraft!

Bei der Frau spiegelt sich dies ebenso wider, sowohl in den äußeren Geschlechtsmerkmalen, als auch in der „Gebärmutter" und den Eierstöcken; aber sowohl beim Mann als auch bei der Frau geht es hier um symbolische Widerspiegelungen, und es wohnt folglich auch ein derartig starkes Schöpfungsvermögen in jedem menschlichen Wesen, unabhängig davon, inwieweit er oder sie noch tatsächlich im Besitz bestimmter Organe ist. Es ist allerdings so, dass bei der Entfernung des einen Teils die psychologische Funktion unmittelbar von einem anderen Körperelement übernommen werden kann. Oder dass zumindest „das Energiefeld" bestehen bleibt und die Funktion fortgesetzt wird.

Drüsen, Hormone und Geschlechtsorgane sind Kanäle, über die wir zu enormer Entwicklung und einem Freimachen von Energien kommen können; es sind Kanäle, die unser Innerliches Selbst, die ewige individuelle Kraftquelle hinter dem physischen Körper, nutzt, um neue Energien durchkommen zu lassen.

In dem Maße, wie wir uns der Einheit mit unserem göttlichen Selbst bewusst sind und wir unseren Körper bewusster in die Richtung einer neuen Dimension lenken, in der Aggression und Ohnmacht nicht länger existieren, und wir Harmonie in uns selbst finden werden…, wird die Hormonproduktion durch die Drüsen immer kraftvoller und effizienter sein, und die Produktion eines Mannes auf vielerlei Kreativitätsniveaus stärker werden.

Fortwährende höhere, helle Energien, die frei- und frohmachen, sogar unabhängig von sexuellem Erleben.

Erektionsstörung:

siehe *Sexuelle Impotenz

Hypospadie

angeborene Anomalie der Harnröhre, bei der heutzutage eine Operation häufig erforderlich ist; die Mündung der Harnröhre befindet sich nicht an der Spitze des Penis, sondern an dessen Unterseite oder sogar auf Hodenhöhe oder in der Bauchhöhle

Kernursache. Mit welchen Überzeugungen bist du auf die Welt gekommen, welcher Veranlagung, welchen Erwartungen an dich selbst, an das Leben?

Du wirkst, als ob du eine volle, schwere Schubkarre schieben musst, und das wäre eine nützliche Sache, wäre es nicht so sinnlos, da über eine Öffnung im Boden alles langsam aber sicher wegläuft, wie Erde in einer Sanduhr. Das was du tust, erscheint dir also ‚sinnlos'. Warum bin ich hier? Etwa: was immer ich auch tue, es geht schief, und dennoch würdest du an jenem stur festhalten, mit dem du dich gerade beschäftigst. Dies entspricht einer Bitte an dich, tief in dir bestimmte Dinge, also die alte Schubkarre voller sinnloser schwerwiegender Überzeugungen, LOSzulassen und einmal etwas anderes zu probieren.
Betest du eine falsche Krone an, eine leere Krone, die eines anderen oder des ‚leeren Königs' in dir selbst (nicht die wahre Kö-

nigswürde des goldenen Herzens, das du in dir trägst)? Bist du nicht oder nicht ausreichend auf deinen göttlichen Inhalt ausgerichtet, dem wirklich goldenen Wert in dir? Dann wirst du auch Regeln, Normen und Werte, Gesetze, glänzende Kronen aus Flittergold außerhalb deiner selbst anbeten, in der Gesellschaft, die jedoch ‚SCHEIN' widerspiegeln und keinen *echten* Lebenswert in sich tragen.

Auf diese Weise höhlst du dich selbst aus. Du fühlst dich unsicher in deiner eigenen Strukturform, als ob du dich auf einen wackligen Stuhl setzen würdest, dessen Beine hier und dort abbrechen oder in Stücke brechen, durchbrechen. Wie die Gelenke eines Pferdebeins[1] vom Fuß bis zum Becken, die schief stehen und aus dem Gleichgewicht sind, ungelenk sind, dem Körper keine kräftige Basis bieten. So fühlst du dich unsicher und ramponiert. Du vertraust dir selbst nicht ganz ... : kann ich auf mich zählen, auf meine Basis bauen? Angstgefühle und ein Rückzug in dich selbst können damit einhergehen. In der Überzeugung geboren: ich kann doch nicht auf mich selbst zählen?

Hierbei handelt es sich lediglich um eine Überzeugung, die umgepolt werden sollte, denn die Wahrheit deiner Basiskraft wirst du noch entdecken dürfen, und das wird dir Ruhe schenken.

Den Kern bildet das Gefühl des Unvermögens, ein ‚perfekter Stuhl' für dich selbst zu ‚sein'. Forderst du so viel von dir selbst, wie der Zimmermann, der von sich verlangt, dass er einen perfektionistisch gebauten Stuhl, äußerlich ohne ein einziges aus der Reihe / Linie springendes Detail, gewissermaßen mit schönem Glanzfirnis drauf ... abliefert?

Stehst du dir selbst ebenso stark fordernd gegenüber? Du denkst zu viel über die Außenseite nach; du musterst beispielsweise deine Beine (vor dir ausgestreckt auf dem Boden, sitzend auf einem Stuhl), ob sie gut sitzen, ob sie so gut sind, ordentlich straff-schön und stark genug sind, nach deinen eigenen inneren strengen Normen und / oder nach den alten Normen der Gesellschaft?

Vielleicht genügt deine Struktur, deine Basis, dein Äußeres, dein Skelett usw. nicht deinem ‚fordernden, für-gut-oder-schlecht-befindenden' Blick? Diese Art von ‚Steinbockstrenge'. Lässt du deine Sicherheit und ob du dich für gut befindest, dich als stabil und sicher erfährst, abhängen von den Gesetzen, Regeln, furchtsamen Überzeugungen, die keinen Sinn machen? Dann stützt du dich aber auf eine sehr instabile Basis.

Du wagst es manchmal, dir selbst gegenüber kriminell zu sein, wie ein Betrunkener, der nicht weiß, was er tut; Neptunianische Selbst-Weismacherei kann zu (Selbst-) Zerstörung führen. Dies hat nichts mit der Wahrheit über dein Wahres Selbst zu tun. Es ist eine Art Selbsttäuschung, Umleitung (im wahrsten Sinne des Wortes), eine Flucht, weil du meinst, dass etwas in dir nicht mit rechten Dingen zugeht, dass da etwas in dir ist, dem du nicht wirklich vertrauen kannst. Du läufst davor weg.

Also, auch wenn du schon älter bist, nach einer eventuellen Operation: sieh dir diese Urproblematik an und mache dich auf die Suche nach deiner soliden innerlichen Kraftbasis!

Wage es, dich selbst zu betrachten als einen starken Menschen und flüchte nicht aus Angst, flüchte nicht vor deinen wahren Gefühlen: hier kannst du in Sicherheit wohnen ... Kehre zurück zu deinem innerlichen vertrauensvollen Kern. Er IST da, nur bist du davor weggelaufen, einst ...

Sieh dich selbst nun in aller Ehrlichkeit an, äußere dich so wie du wirklich bist, lauf nicht weg, sondern schau dem Wahrheitsgefühl direkt in die Augen. Und dann ... das Leben genießen, dich selbst genießen, in aller innerlichen Ruhe ...

Und auch nicht mit der Haltung: ‚Ist da ein Grübchen, eine Unebenheit, ein blauer

[1] Lies zum Vergleich hierzu eventuell die Symbolik des Pferdes in *Wenn die Tiere sprechen könnten*...Dieses Buch ist bei Erscheinen des vorliegenden Werkes noch nicht in deutscher Übersetzung erhältlich.

Fleck auf meinem Schienbein?'[2] Du siehst es dir genau an: ja, du schaust ängstlich oder besorgt diese körperlichen / äußerlichen Details an; auch emotional legst du viel Wert darauf, ‚wie du aussiehst', oder ‚wie gut du nun bist, wie stark und solide die Struktur ist, oder wie schlecht, wie perfekt nach deinen Normen, oder wie gebrechlich, wie schwach, wie wackelig?'

Als ob Gefühle, ja, das ‚weibliche' Element in dir selbst, auch die kreativen Kräfte, sowie Fett und Wasser in deinem Körper schlecht wären, als ob man ihnen nicht trauen könnte! Nichts ist weniger wahr : es ist gut, notwendig; auch Wasser und Fett sind absolut nötig in deinem Körper, für deine Gesundheit, ebenso wie du deine Gefühle ehrlich betrachten darfst, sie genießen darfst, ohne zu flüchten oder einen Seitenweg einzuschlagen, in Schlangenlinien weglaufend vor dir selbst; dem vermeintlichen Feind (der lediglich in deinen eigenen Überzeugungen lebt) entkommen wollend. Komm zurück und fühle dich sicher in dir selbst!

Kernlösung

Starke ursprüngliche Kräfte sind in dir und fordern dich auf, von innen heraus diesen Quellkern *wirklich* zu leben, dir selbst gegenüber nicht so verurteilend zu sein, weder Anforderungen an deinen Körperbau oder dein Äußeres zu stellen, noch an deine Seinsweise als ‚Ich'.

Das Leben will nur ... Dankbarkeit dafür, dass du bist, wer du bist, aus deiner authentischen Art heraus lebend. Betrachte es doch nicht alles als so ernst, so beängstigend; relativiere das, was du als einen kleinen Fehler empfindest: ist es wirklich ein ‚Fehler', wenn ein Stuhl aus Holz, oder dein Bein beispielsweise, einen Fleck oder eine Abschürfung aufweist?[3] Nein, ganz und gar nicht ... solange der Zimmermann sein Möbelstück mit Herz macht, solange du deinen Körper aus Liebe aufbaust und nicht aus Furcht oder in der Begierde, doch bloß für gut und schön befunden zu werden. Brich mit dieser Unechtheit und sei du selbst; bleib nicht stillstehen bei absurden Details und konzentriere dich auf die Hauptsache; forme einen Körper aus deinem Herzen heraus und stehe STABIL auf beiden Beinen, auf deinen innerlichen Lebenskern bauend. Glaube an dich selbst, an deine natürliche Schönheit des in Liebe Gebens und an dir Bauens, des Gebens an andere, ohne zu fordern, zu erwarten, weder von dir selbst noch von den anderen.

Sei dir selbst gegenüber kein kühler Aufseher. Lege dich gleichsam lang ausgestreckt ins Gras um auszuruhen, eins mit der Natur, neben Getreidehalmen und Gräsern, ohne dich selbst, deine Seinsart auch nur *einen* Augenblick in Frage zu stellen. Liebkose dich selbst, als göttlichen Menschen, lebe aus Selbst-Liebe heraus und teile dieses Wärme-Gefühl ehrlich mit anderen, die es wert sind. Höre auf damit, dich selbst anzufeinden und zu mustern wie Vieh auf dem Markt. LASSE dich nun stark in deinem SEIN NIEDER.

Höre auf, dich nur auf die oberflächliche Seite zu richten. Lebe aus deinem ursprünglichen Lebensgefühl heraus!

Lass Emotionen frei strömen: komme zu deinem Gefühl und verliere dich nicht in der Außenwelt.
Komme *ganz* nah konzentriert zu dir selbst. Sage ‚weg mit dir' zu dem WIE ES SICH GEHÖRT, ja, sage ‚weg' zu dem leblosen Perfektionismus, der nicht aus dem Herzfühlen heraus gewachsen ist, tödlich.

[2] Lies zur Symbolik von *Haut, *Schienbein, *Blauen Flecken und eventuell *Ödem in den betreffenden Rubriken in diesem Buch, sowie im ersten Teil dieses Buches (Der Kult des Äußerlichen) und im Kapitel *Essen, Essprobleme, Nahrung*.

[3] Lies in diesem Zusammenhang eventuell die Symbolik roter saurer Kirschen in *Das Füllhorn - Psychologische Symbolsprache der Nahrungsmittel*.

Nun ist ESSENZ gefragt, essenziell in dir selbst vorhanden, im Lebenden Teil deines ICHS. Und höre auf damit, dich selbst von der Außenseite her zu betrachten: ‚genüge ich den Ansprüchen nicht?', ‚bin ich nicht gut genug?', denn dann kommst du in eine Opferrolle ... und fühlst dich schwach und unsicher-ängstlich in dir selbst, abhängig.

Du, als Herr über dein Leben, setzt diese Lebenskräfte in dir selbst nun ein. WIRKLICHE SICHERHEIT, gebaut auf diese innerliche Basis in dir.

NUN kannst du dich auf entspannte Weise im Gras ausruhen, dich der herrlichen Oase des Lebens hingebend, deiner Lebens-Natur selbst. Ein herrliches Geradeauserlebnis von himmlischen Gefühlen. Nein, du läufst nicht mehr ängstlich weg vor diesem Gefühl in dir. Bist nun voller Vertrauen, dass diese lebendigen Gefühle und Kräfte, die du in dir selbst wahrnimmst, existieren dürfen / müssen. Lasse sie nur strömen und genieße es einfach, ‚zu sein', als DU.

Peyronie-Krankheit

Entstehen von Verhärtung(en) im Penis, dadurch eine oftmals schmerzhafte Verkrümmung und eine verringerte Steifheit bei der Erektion

Kernursache

Versuche nicht, alles mit ‚dem Verstand' zu erfassen und zu begreifen, zu ‚greifen'. Du überanstrengst deine Stirnlappen (Gehirn) und die Epiphyse-Hypophyse dadurch, dass du zu stark mit deinen Gedanken erfassen willst.

Auch wenn du bestimmte Dinge / Geschehnisse in deinem Leben nicht ‚kapierst', versuche es nicht zu erzwingen. Alles wird nun allmählich deutlich. Solange du die Dinge ‚von außen her' zu ergründen suchst, wirst du sie nicht verstehen.[4]

Lass das Fixieren mit Gedanken, das Nachdenken, nun los und komme in dein tieferes Gefühl.

Du verdrehst deine Hände / Finger, vor Nervosität leicht schwitzend, weil du nicht richtig weißt, welchen Weg du einschlagen sollst. Du hast etwas Angst, dass du auf negative Weise infiziert oder verunreinigt sein könntest. Du hast das Gefühl, dass du feststeckst, siehst keinen richtigen Ausweg.

Kernlösung

Alles regelt sich ‚von selbst' wieder, wenn du alles in Vertrauen loslässt. Stehe nicht länger gespannt fixiert mit Gedanken: weder in Bezug auf Geschehnisse in deinem Leben, noch auf die Peyronie-Krankheit. Komme tief in dir selbst an und mache dir keine Sorgen. Höre auf damit, deine Gedanken so straff zu spannen, dass dein Kopf fast schmerzt.

Eine Ent-Konzentration ist nun gefragt, Entspannung, Loslassen imaginärer ‚Sorgen'. Du brauchst nicht alles zu erfassen; versuche nicht länger zu rationalisieren, vorherzusehen und alles zu ‚kennen'. Lass deinen Kopf, deinen ganzen Körper sich entspannen.
Betrachte das Leben leichter und sorglos: alles wird gut, wenn du dein Leben in absolutem ‚Loslassen' und in Selbstliebe führst. Ohne zu grübeln, ohne mit den Gedanken noch ‚greifen' zu wollen. Relax; komme heim in dein innerliches Herz, in dein herrliches Lebensgefühl.

Dein Weg wird sich nach und nach abzeichnen; versuche ihn nicht ‚im Voraus' festzulegen. Lebe von dem einen JETZT-Moment zum anderen, ganz nah bei dir selbst bleibend. Alles was gut für dich ist, wird schon auf deinen Weg kommen, wenn du nur in Vertrauen und Selbst-Liebe loslässt. Selbstsicherheit wächst von innen heraus.

Lies eventuell auch die Rubrik über die Krankheit von *Dupuytren, die mit dieser Krankheit verwandt ist.

---

[4] Lies mehr hierzu in ‚Alcyone und das 10. Prinzip' in *Alcyone oder das verzerrte Selbst-Bild des Menschen – Haus der Säuberung.* Dieses Buch ist bei Erscheinen des vorliegenden Werkes noch nicht in deutscher Übersetzung erhältlich.

Priapismus

unangenehme Dauererektion (manchmal stundenlang), unabhängig von sexueller Erregung, schmerzhaft

Kernursache

Wie Haarwurzeln, die einer unzählbaren Masse von Löckchen auf dem Kopf Gestalt geben, wie bei einem Pudeltier; aber du bist doch ein Mensch? Warum *lässt* du dich dann (auf unbewusste Weise) von diesen innerlichen instinktiven Sonnenkräften in dir treiben, ohne als Mensch dein Leben zu lenken? DEINE MEISTERSCHAFT, DER SONNENMENSCH, DER DU BIST? Energie dreht sich hoch: in deinem Gehirn und drumherum. Sie kräuselt sich mit der Kraft von Energie nach außen hin, aber wird in eine beschränkende Struktur geschoben. **Es ist, als ob du diese Energie nicht beherrschen könntest: weil du sie nicht bewusst in eine bestimmte, *wirklich* lebende Richtung kanalisierst. Auf geht's, Schöpfung, Selbstverwirklichung!**

Wo bist DU unter dieser obersten haarlockigen Schicht auf deinem Kopf? Verbirgst du dein ICH unter deinem ‚bedeckten' Kopf, mit anderen Worten unter einer Art zwanghafter Antriebskraft? *Lässt* du dich durch diese instinktiven Urkräfte leben? **Sie sind zu transformieren in menschliche schöpfende Bewusstseinskräfte!**

Der Instinkt treibt sich nach oben wie Haarwurzeln, zugleich geht es hier im Kern um Lebenskraft, aber noch in einem primitiven Stadium: wie die tierische Löwenkraft, die sich manifestiert und sich über die Erdoberfläche schiebt, wie Gras, das von seinen starken Graswurzeln aus in die Höhen wächst.[5]

Das Känguru[6] hält seine kleine Jungen in seinem Beutel *fest,* statt sie loszulassen und sie dem Leben, sich selbst zu übergeben. Neigt es, neigst du dazu, bei dir zu halten, nicht frei zu geben, nicht loszulassen, nicht frei strömen zu lassen aus dir selbst ... ? **Wie ein Wasserfall die Lebensenergien strömen zu lassen, statt zu horten und alles festzuhalten?** Hast du nicht die Lektion zu lernen, dass du diesen primitiven Instinkt, die Kleinen festzuhalten (wie das Känguru sein Junges), loslassen solltest? **Zu wahrer Kreativität kommen solltest?**

Ist dir eigentlich klar, was du in dir hast? Bist du dir darüber im Klaren, welche Instinkte du noch pflegst und wo du Mensch beginnst zu werden? Vor allem in Bezug auf den mütterlich-weiblichen Aspekt: kreiere, schöpfe, lass neue Dinge aus dir geboren werden; gebäre neue Früchte aus deinem Seinskoffer voller Möglichkeiten und Talente.

Aber du scheinst doch zu greifen, zu packen, bei dir zu halten ... Dinge, Menschen, groß oder klein ... Lass los und komme in dein SEIN!

Wie eine große Doyenné-Birne versuchst du, alles was du in dir hast im Gleichgewicht zu halten; auf eine manchmal verkrampfte Weise hältst du dich auf den Beinen, während es für dich besser wäre, es zu akzeptieren, dich gehen zu lassen, es ruhen zu lassen, etwas loszulassen, vielleicht im buchstäblichen Sinne auszuruhen. **Halte dich selbst nicht so straff verschlossen**, während du und dein Körper darum bitten, sich ausdehnen zu dürfen, in den Wiesen zu rollen, ein froher und freier Mensch zu sein, sich nichts zu Herzen zu nehmen, sich keine Sorgen zu machen, und nicht zuletzt sich selbst nicht mehr als dunkel oder negativ, oder hässlich zu betrachten. Verhärte dich nicht hier und da, sondern entdecke deinen weichsaftigen Inhalt, wie jener der runden Birne. **Gefühlsglück aus dem Herzen heraus, Selbst-Liebe, Kreativität und Freigeben, Kreieren statt festhaltender Erstarrung, Hängenbleiben in instinktivem Festhalten.**

[5] Lies unter der Rubrik Löwe in *Befreiende Astrologie.* Dieses Buch ist bei Erscheinen des vorliegenden Werkes noch nicht in deutscher Übersetzung erhältlich.

[6] Lies über die Symbolik des Kängurus in *Wenn die Tiere sprechen könnten ...* Dieses Buch ist bei Erscheinen des vorliegenden Werkes noch nicht in deutscher Übersetzung erhältlich.

Mach dich selbst nicht geschmacklos, indem du dich selbst, deinen Körper mit einem schrumpfenden düsteren Auge betrachtest; auf diese Weise schließt du schließlich die schönen Potenzialitäten in dir selbst aus.

Du glaubst nicht an dich oder findest du dich hässlich? Unbewusst suchst du Kompensation in dieser imponierenden anhaltenden schmerzhaften Erektion; es verbirgt ein Gefühl des Sich-selbst-nicht-gut, -nicht-schön-, -minderwertig-Findens. Selbstbestrafung.

Verkennst du deine eigene ursprüngliche natürliche Schönheit, als einzigartiges Individuum, deinen Körper mit seinen Beulchen und Grübchen und Fleckchen ... (wie die Linden mit ihren knotigen prächtigen Knäueln)?

Verabscheust du diese natürliche Schönheit: deine herzliche Seele im Körper niedergelegt? Dann verbirgst du dein eigentlich schönes authentisches Ich, der Körper vom Herzen aus gewachsen, und wird dies Kompensation in einer großen primitiven Manifestation suchen: Priapismus.

Kernlösung

RICHTE DEIN WAHRES ICH IN SELBST-RESPEKT AUF. *Lass deine herzlichen Gefühlsenergien spontan und frei strömen!* Du greifst nicht mehr, du willst nicht mehr ‚HABEN', überstrapazieren ...

Schönheit hat nichts zu tun mit ‚Äußerliches losgelöst vom Inhalt', sondern wächst aus dem Herzen heraus: bist du ein liebevoller Mensch, der nicht wie gebannt auf die Oberflächen-Schichten (unabhängig vom Inhalt) des Menschen blickt (wie das Spiegel-oberflächliche Bild)? Das ist die Gespaltenheit, die in der Menschheit gewachsen ist: wahre Hässlichkeit wird dann häufig Schönheit genannt ... man fühlt schließlich das ‚Herz' nicht im Körper.[7] Schein also.

Die Kommunikation mit dir selbst in Liebe wiederherstellen heißt: *die Kommunikation mit dem Leben wiederherstellen. Wie herrlich, diese vollen Lebenssäfte in deinem Körper würden am liebsten lachen und singen und durch das frische Gras purzeln, froh über dein „Sein", über alle Talente und Reichtümer, die in deinem Wesen auf Anerkennung warten.*

Hole diesen Inhalt doch nach oben; tue, handle, kreiere nach deinem eigenen Wesen und verdränge es nicht, schließe dich nicht in Gedanken ein, lass diese Energien frei nach außen strömen. Die gegensätzliche Bewegung der Symbolik des ‚Nasenbohrens', oder der exzessiven Selbstbefriedigung.[8]

Haue nötigenfalls die alten Gewohnheiten mit einem Beil durch, richte dich auf und drehe dich in eine andere Richtung. Mit frischem Mut einen völlig neuen Weg gehen und *du lässt dich nicht ablenken: geradeaus, wie ein Hai*[9]*, der seinen Weg im Leben kennt. Kräftig immer geradeaus!*

Bist du mutlos unterwegs gewesen und auf der Suche nach einem doppelten Ausweg? Vertraue ihm, diesem lebenden Selbst-Kern in dir: die Antwort folgt stets auf die Frage. *Katapultiere dich als Bewusstes ICH in die frohen Höhen und genieße den Panoramablick auf die weite Natur. Nimm deinen Raum ein, als wertvoller Mensch!*

Probleme mit der Vorhaut

Verengung, Verhärtung, Entzündung

Kernursache

Zuallererst: *vertraue deiner Natur.* Eine Verengung der Vorhaut weist dir möglicherweise den Weg zu einem neuen Lebensniveau, wobei ‚sexuelle' Energien sich in Bewusstseinskräfte für den Aufbau eines neuen Körpers transformieren wollen, das zu ‚physischer Unsterblichkeit' führen wird.[10]

[7] Lies hierzu mehr im ersten Teil dieses Buches, sowie im Kapitel *Essen, Essprobleme, Nahrung… Dick oder Dünn…*

[8] Lies hierzu die betreffenden Rubriken in diesem Buch.

[9] Lies über die Symbolik des Hais in *Wenn die Tiere sprechen könnten …* Dieses Buch ist bei Erscheinen des vorliegenden Werkes noch nicht in deutscher Übersetzung erhältlich.

[10] Lies hierzu mehr in Teil I und im Buch *Neue Tage*. Dieses Buch ist bei Erscheinen des vorliegenden Werkes noch nicht in deutscher Übersetzung erhältlich.

Unbewusste Gefühle von Machtlosigkeit, Trauer, Frustration, unterdrückter Aggression: Du würdest gerne ausbrechen, deine Grenzen erweitern, aber du fühlst dich blockiert..., du *denkst* immerzu und schwebst mehr in der Luft, als auf der Erde zu stehen: Gefühle werden zugeschnürt. Deine Geistesenergie ist im Verhältnis zu deinem irdischen „Natur- oder Körperbewusstsein" zu stark präsent. Ein zum Teil Nicht-Sein, eine Passivität: Du müsstest durch irgendetwas durch, aber du bleibst stehen..., deine stark energetischen „Mars"-Kräfte kehren sich nach innen, anstatt sich nach außen hin zu entfalten.

Aus Unsicherheit (du bist wie ein kleiner Junge, der sich gegen seine herrische Mutter auflehnt) verschließt du dich; es gibt einen Widerstand, aber du siehst selbst noch nicht genau, *wie* du dagegen angehen kannst, und solange bleibst du einfach *in deinem Versteck...*

Das führt jedoch zu Selbst-Elektrokution: Dadurch, dass du die eigenen „federnden" und geschmeidigen Energien nicht anwendest, kommst du nicht zur Befreiung. Du verschließt dich durch Selbsteinschränkung, aus unbewusster Angst, dass man dir wehtun könnte, und du glaubst nicht an die eigenen „männlichen" oder kraftvoll-aktiven Möglichkeiten und hast den eigenen Inhalt dabei nicht im Blick: Du stehst auf Abstand zu dir selbst, zu deiner eigenen Natur, deinen Gefühlen. Du verschließt dich nicht nur vor dir selbst, sondern auch vor anderen..., es gibt **eine unbewusste Angst, vom anderen „ergriffen" zu werden und die Macht über dich selbst zu verlieren...**

Manchmal sind einem noch die schmerzhaften, traurigen Erfahrungen von Beziehungen aus „einem" Leben in Erinnerung, wodurch du jetzt (innerlich) den irdischen, körperlichen Kontakt, den Austausch körperlicher Gefühle mit aller aggressiven Kraft kaputtmachen möchtest. Als Reaktion auf traurige Erfahrungen hast du deine Wurzel sozusagen aus der Erde gezogen und Venus in 1000 Stücke zertreten.
Diese unbewusste Angst und dieser Schmerz signalisieren anderen gegenüber ein **„Halt!"** (*aber auch gegenüber dem Erleben der eigenen Sexualität,* die möglicherweise darum bittet, in hochbewusste Schöpfungskräfte *umgesetzt* werden zu dürfen). So mache dir klar, dass du die Erfahrungen aus der Vergangenheit bereits aufgrund deiner zugrunde liegenden Erwartungen, Gedanken, Überzeugungen (wie: ich bin dem ‚weiblichen Griff' nicht gewachsen, ich bin ohnmächtig usw. ...) zu dir geholt hast.

In dieser dich selbst verteidigenden Haltung verkennst du schließlich deinen eigenen Körper, deine Kräfte, dein eigen Fleisch und Blut; du bist angespannt und nicht liebevoll zu dir.

Die allertiefste Ursache liegt in *der* Überzeugung begründet, die an der Basis deiner traurigen Erlebnisse lag; **unzureichender Glaube an deinen Selbstwert** und die Tatsache, nicht an deine aktiven, starken Qualitäten zu glauben..., weil du dich selbst nicht ‚kennst'..., führen zu der Basis-Überzeugung: **„Ich muss mich selbst abschirmen, denn sowohl mein Inhalt, als auch der Inhalt anderer Menschen könnte einmal eine Bedrohung für mich darstellen! Ich darf meinen Gefühlen nicht ganz vertrauen...,** ich muss mich vor anderen in Acht nehmen, denn ich bin so **verletzlich,** und sie könnten mich ja peinigen...", und gerade diese Angst hat in der Vergangenheit schmerzhafte Situationen hervorgerufen.

Warum dich selbst noch so ängstlich zuschnüren, obwohl Uranische Energien eine **Befreiung** fordern?

Warum dich so „hart" machen? Warum dich so „einengen"? Wenn du dich mit deinen Gedanken darauf fixierst, wird dies außerdem zur „Entzündung" führen. **Wisse, dass sexuelle Instinkte in Bewusstseinsenergien umgesetzt werden können!**

Kernlösung

Schnüre dich nicht länger zu: Weite dich! Bekenne dich zu deinem kräftigen ICH!
Gerade wenn du deine Wurzeln tief in die Erde pflanzen würdest, könntest du mit

energiereicher Kraft weiterlaufen und dich ruhig in dir entspannen.
Flüchte nicht länger vor der Konfrontation mit deinen tiefsten Gefühlen (bleibe nicht an der Oberfläche verschlossen) und der Natur, dem Fleisch, dem Irdischen, den Gefühlen um dich herum. Lebe nicht länger ausschließlich im Kopf, und beuge dich über den braunen Sand…, sei liebevoll zu den irdischen Dingen, traue dich, mit deiner Natur in tiefe Kommunikation zu treten. Die unbewussten Ängste und Verteidigungsmechanismen haben nichts mehr mit der Realität des Hier-und-Jetzt zu tun: Werde jetzt zum Meister deiner zwanghaften Verhaltensmuster, die dich bisher beherrschten. Öffne die Gardinen, und schnüre deine Gefühlswelt nicht mit einem Eisendraht zu, innerhalb einer harten Struktur, die dir keine biegsame, weiche Existenz zugesteht. Werde jetzt zum Führer über dich selbst [11], so dass auch die Angst vor wirklich gefühlsintimem Kontakt zu dem/der anderen verschwinden wird.

Komme in erster Linie zur Versöhnung in dir; füge dir nicht länger Schmerzen zu; nimm dich feste in beide Hände, traue dich, alle deine Gefühle zu durchfühlen, laufe nicht mehr vor dem sensibelsten Teil deiner selbst weg. Bleibe nicht länger in kalter Distanz zu deiner eigenen Natur, zu deinem eigenen Körper, zu deinem eigenen Penis…. Höre auf damit, dies alles zu verwerfen! Folge deiner Natur, und fühle dich nicht durch sie bedroht.

Verhärtung braucht „Sanftheit und Geschmeidigkeit"; das Schloss darf geöffnet werden. Dies ist erst dann möglich, wenn du dir des wertvollen Inhaltes deiner Schatzkiste bewusst wirst. Glaube an dein Starkes Selbst! Kein Menschen kann dich dann noch **psychisch** oder körperlich „vergewaltigen".

Verengung der Vorhaut ist nicht „schlecht" oder „ungesund" und hat immer ihre Gründe: Es handelt sich hierbei häufig um eine „gesunde" Anpassung, nämlich daran, dass das Weibliche im Mann jetzt eine psychische Entwicklung fordert. Forciere nichts. **Die ‚Starke Frau' und der ‚Starke Mann' wollen in dir auf harmonische Weise anwesend sein: dein starker innerlicher Einheitsverbund!**

Eine Operation ist keine „Notwendigkeit"; fühle dich innerlich frei. Vertraue deiner Natur und dem Warum.
Liebe ist die Hauptsache; das Erleben von Sexualität darf sein, „muss" aber nicht.

DIE HODEN

Testis, Testes, Testikel

Psychologische Übereinstimmung

Die Hoden kann man mit den Eierstöcken der Frau vergleichen. Jeder Mann hat das „Weibliche" und das „Männliche" in sich, bei der Frau ist es ebenso.

Um ein gesundes Gleichgewicht zwischen beiden Faktoren zu erhalten und dennoch die äußerlichen Merkmale 100 % Mann (oder Frau) zu besitzen, vollbringen hormonelle u. a. Stoffe im Körper eine sehr spezifische Aufgabe.

Die Hoden repräsentieren einerseits diesen „weiblichen" Aspekt, psychisch und physisch gesehen: eine zurückgehaltene, warme, potentielle Energie; das empfängliche Offensein für Bewusstseinsimpulse (Hormone und andere Nachrichtenträger, die auf unser bewusstes oder unbewusstes Senden reagieren), die Wiege der Geburt der Samenzellen, des „Goldes".

Andererseits werden hier unter der Leitung sowohl unserer Herzensgefühle als auch unserer Überzeugungen, die denen zugrunde liegen, auf aktive „männliche" Weise Samenzellen und Hormone produziert.

Denn es sind diese Überzeugungen, die unbewusste Gefühlswelt und die bewussten Herzenssehnsüchte, die Stellungnahmen in uns selbst, die die Hypophyse, die Nebennieren und die Hoden in ihrer Pro-

[11] Lies eventuell im Buch *Der Schwarze Mond und Priapus* den Text über Priapus im Zwölften Haus.

duktion stimulieren. Samen, Hormone und andere Stoffe werden unter dem Kommando bewusster und unbewusster Faktoren in den Testikeln hergestellt: Eine optimale Produktion, ein gesunder Zustand der Hoden wird erreicht werden, wenn im Mann eine Einheit zwischen dem Männlichen und Weiblichen in sich erfahrbar wird, zwischen einerseits dem aktiv Tatkräftigen, Manifestierenden und andererseits dem Intuitiven, Sensiblen, Weichen. In den Testikeln wird man die Widerspiegelung der Fülle des Menschen vorfinden, die sich in erster Linie durch die warme Energie des Herzens lenken lässt, dort, wo Yin und Yang in einander übergehen, wo zwischen dem Göttlichen und dem Menschlichen keine Trennungslinie mehr gesetzt wird: Diese Einheit in jedem Mann führt zu einer goldenen Produktivität, zu schönen Schöpfungen, zu neuen Bewusstseinsenergien.

Missachtet ein Mann dieses Göttliche in sich selbst, die Basis seiner Existenz, das ewig lebende Selbst, woraus schließlich sein Körper gewachsen ist..., und erkennt er lediglich seinen Körper oder seinen animalischen sexuellen Trieb an, dann lässt er die enorme Potenz an schöpferischen Energien in vielen Bereichen ungenutzt.

Schenkt er lediglich dem männlichen Element Anerkennung und verkennt er das Weibliche, so verbrennt er seine Potenz zu Asche; oder... er unterdrückt seine Aktion und seinen bewussten Kreativitätsdrang, um, seinen Emotionen verhaftet, auf der Stelle zu treten, ohne wirklich entschlossen weiterzugehen, dann missachtet er das männliche Element in sich selbst und wird absterben. Eine ausgeglichene Produktion von „goldenen Energien“ dank der liebevollen Anerkennung seines Wertes als Mensch: So weiß ein Mann sich in sich beschützt, ohne Ängste...

Direkte Symbolik

Ein sicheres, beschütztes Gefühl in dir selbst; dich trauen, deine Kräfte nach oben zu holen und dich produktiv zu manifestieren. Dir selbst und anderen ein warmes Gefühl zu geben. Sich zu trauen, auf einer selbstsicheren Basis weiterzumachen, weiterzuarbeiten, auf vollen Touren zu laufen, im Leben weiterzuschwimmen, eine vielseitige schöpferische Entfaltung, ohne Ängste. Diese reiche Kreativität weitergeben und mit anderen teilen. Dich nicht frustrieren, indem du Gefühle und Kreativität unterdrückst. Die Traute, vorwärts zu gehen, von deinem tiefsten Selbst aus zu gestalten: Zweifel überwinden und Emotionen, Energien ohne Zurückhaltung frei durchströmen lassen. Überwindung des „nein, ich traue mich nicht...“: Gehst du einmal weiter, erlebst du nur noch Befreiung und Entspannung. Ein Einheitserleben in dir selbst: Potentieller Gefühlsinhalt (das ‚Weibliche’) und tatkräftige Schöpfung (das ‚Männliche’). Eine Fülle, die *viel* weiter reicht als das animalisch Sexuelle oder das Kinder-Zeugen.

Erkrankungen, allgemein

Kernursache

Die Angst und die Verletzbarkeit eines Mannes, der seine innere Kraft verkennt, eines Mannes, der sich als „schwach“ erlebt oder seine Kraft ausschließlich als ‚körperlich’ oder ‚machohaft’ ansieht, oberflächlich.

Krankheit oder Schmerzen weisen hier auf Selbstmissachtung hin; er fühlt sich ängstlich und verletzbar, weil er sich von seinem tiefsten Ich, von seiner intuitiven, innerlichen Quelle abschneidet. Vielleicht unterwirft er sich anderen oder einer Autorität außerhalb von sich, ohne sich seines eigenen Wertes vollkommen bewusst zu sein. Oder beweist er sich lediglich durch sexuelle Leistungen, einen Job oder ein Amt von hohem Rang, aber innerlich fühlt er sich klein? Er kennt das Spiel von Macht und Ohnmacht, aber die wirklich breite Kreativität aufgrund seines enormen Potentials an Energien ist ihm unbekannt. Ein schmerzhaftes Zusammenschrumpfen seiner Existenz auf das Oberflächliche, das Materielle oder das Animalisch-Zwanghaf-

te, auf das ausschließlich Rationale, unter Ausschluss des schönen, tieferen Gefühlslebens.
Ein unsicheres Gefühl… „sie werden mich hier packen, peinigen, gefühlsmäßig knacken…“: ein ängstliches Misstrauen, weil man sich der eigenen tieferen Quelle verschließt. Er macht sich zu. Gefühle hinter Schloss und Riegel.

Klein, kalt, abscheulich, verletzbar, ohnmächtig in einer dunklen Welt: Das sind die Folgen eines auf Abstand-Stehens zu der eigenen göttlichen Natur. Der Mann erlebt sich selbst nur noch als Leere, als ein Fass voller Gefühle, dem man misstrauen sollte; er fühlt sich anderen ausgeliefert, schwach…, denn sein Bewusstes Ich ist abwesend.
Er würde sich äußerlich, zur Außenwelt hin wohl manifestieren wollen! Aber sein Mund schnappt ängstlich nach Luft, denn innerlich fühlt er sich klein. Er kann sich nicht wirklich für sich selbst einsetzen und sagen, wodurch er sich so verletzt fühlt…, und er wird sich frustriert hinter einer Rolle, einer bestimmten Haltung oder hinter einem Boxhandschuh („dem Bumsen“) verstecken… Vielleicht wendet er sich völlig, von gleich welchem Kontakt zum / zur anderen, ab.

Kernlösung: *Siehe Rubrik Die *Hoden (Testikel), Psychologische Übereinstimmung und Symbolik.*

Die männlichen Samenzellen

Psychologische Ursache von Überproduktion

Die primitiven Instinkte und Begierden beherrschen dein Leben. Du bist dir nicht der Werte und Möglichkeiten in dir bewusst: Du fixierst dich auf andere; du möchtest Beziehungen „ein-saugen“, du würdest andere zu dir holen, in deiner Macht haben wollen.
Eigene Gefühle der Leere, Ohnmacht oder „deinen eigenen Emotionen ausgeliefert zu sein, denen du sozusagen nicht gewachsen bist“… führen zu aggressivem Verhalten, das außer Kontrolle geraten kann.

Psychologische Ursache von zu geringer oder keiner Produktion

Angst, Unsicherheit, dich bedroht fühlen… Häufig hast du Angst vor deinen eigenen Emotionen, vor deinen Natürlichen Sehnsüchten, du denkst „schlecht“ zu sein oder doch zumindest von tieferen, zu misstrauenden Gefühlen in dir ergriffen werden zu können…
Oder du fühlst dich in einer bestimmten Situation, in dem Lebensmodell, das du bisher gelebt hast, eingeengt und erstickt (enge Jeans sind lediglich eine Widerspiegelung dessen, aber nicht die wahre Ursache, wie manchmal behauptet wird), du willst dich lösen! Du würdest gerne aus einem Angst einflößenden, einsamen Gefühl freigelassen werden…, sie werden dich packen, du fühlst dich zugeschnürt… Du erlebst das Leben als einen dunklen Tunnel, wo kommst du her? Wo ist das Ende?
Diese tief liegenden Emotionen haben auf die Produktivität und Kreativität eine lähmende Wirkung.
Es symbolisiert beim Mann die Angst vor dem „Weiblichen“ in ihm, vor dem „Unbewussten“, vor der Gefühlswelt…, das Männliche und Weibliche können nicht miteinander in Harmonie kommen; er würde vor dem intuitiven, gefühlvollen Aspekt weglaufen, zuweilen auch wortwörtlich vor einer Beziehung mit einer „Frau“ davonlaufen.

Ausgeglichene Produktion und positive psychologische Übereinstimmung der Samenzellen

Wenn einerseits der intuitive, gefühlsmäßige Aspekt und andererseits der rationale, logische, nüchterne Aspekt sich miteinander versöhnen, wenn der „Mann“ und die „Frau“ in jedem Menschen zu einer Einheit verschmelzen…, dann führt das zu einem neuen Bewusstsein, dann bewirkt dieser

Friede das Entstehen eines höheren Produktivitätsniveaus im Kopf, im Herzen. Dann „braucht" man den Partner nicht, sondern man ist dazu im Stande, wirklich zu lieben. Mit der Kraft des Ich-Bewusstseins wirft der Mann aus vollkommener Freiheit die dunkle Bedrohung des Unbewussten oder Emotionalen... von seinen Schultern: Es gibt nichts, was ihn bedrohen kann! Schwarz und weiß küssen einander, Yin und Yang sind von einander aufgenommen, oder weiter gedacht: Das Bewusste und Unbewusste greifen aufgrund eines sehr starken Vertrauens auf die Kräfte des autonomen, Selbstbewussten, schöpferischen Ichs ineinander.

Diese Einheit in sich selbst wird den Mann zu Kreativität auf hohem Niveau führen: Er gestaltet im Kopf, im Herzen..., das bringt wunderbare Früchte hervor. Das Ausleben, das Nutzen dieser energiereichen Kräfte wird dem Mann, sowohl im Bereich allgemeiner Bewusstseinskreativität als auch auf der Beziehungs-Ebene, schöne Erfahrungen bereitstellen: Ein Erlebnis, das das Körperliche weitaus übersteigt, das mit oder ohne körperliche Berührung von Seiten der Partner erlebt werden kann. Die Früchte, die aus solchen Beziehungen erwachsen, sind also Schöpfungen des Glücks, der Harmonie, für das Leben bestimmt, nicht für den Tod.

Die Samenzellen als solche können *wirklich* als körperliche Saat eingepflanzt werden, aber es wird nicht länger *notwendig sein:* Kinder können aus den hiermit übereinstimmenden Kraftfeldern, als Produkte wirklicher Liebesenergie, geboren werden (sowohl beim Mann als auch bei der Frau), nicht länger als Produkte körperlichen Geschlechtsverkehrs.
Es darf, aber es *braucht* keinen Samenerguss zu geben. Die kreativen Energien, die Bewusstseinskräfte, die sich freimachen, eine Aktivierung durch das ICH des Hormon- und Drüsensystems, fordern keinen Samen-Erguss; es darf sein, aber es ist nicht wichtig. Das Kind kann die Frucht liebevoller, menschlicher Schöpfung sein, nicht einer notwendigen Samen-Eizellen-Verschmelzung in der physischen Form. Aber die Zukunft ist nicht ‚festgelegt'..., auf dass ein jeder den Signalen, die das Leben selbst aussendet, gut nachkomme; dann verläuft alles prächtig. Die Frage, die sich stellt, lautet: nutzt der Menschheit das traditionelle „Kinderen-gebären"-System oder sollten wir im Dienste des Lebens besser eine *andere* Welt erschaffen?!

Das Hormon Testosteron

Männliches Geschlechtshormon, produziert von Hoden und Nebennieren

Psychologische Ursache zu starker Testosteron-Produktion

Du nimmst deinen würdigen Platz als Mensch nicht ein: Du fühlst dich wie eine Null in einem leeren Fass. Du kommst nicht zu wirklicher Produktivität, lässt deine schönen, kreativen Energien ungenutzt...; du lebst wie ein „Zombie" oder wie ein Sklave der Gesellschaft, eigensinnig, von oberflächlichem Sex oder von anderen „Lücken-Füllern" besessen, worin du kein wirkliches Glück oder echte Befriedigung finden kannst, weil du dich von deinem tiefsten Selbst, von deinen tieferen Gefühlswerten, von deinem Starken inneren Ich abgeschnitten hältst. Du lebst nicht wirklich bewusst! Du lässt dich leben: unbewusst.
Dein Körper, das Drüsensystem arbeitet wie ein Feed-back System, in Reaktion auf psychische Impulse. Wenn du voller Gefühle bist, die weder-bewusst noch-sinnvoll-leben beinhalten, dann wird dieser Zustand über Registrierung im Gehirn an die Hypophyse weitergegeben, die darauf automatisch reagieren kann, indem sie beispielsweise das ICSH produziert, was die Hoden wiederum zur Produktion des Testosteron-Hormons antreiben wird: weil gerade dieses Hormon ein Träger sehr weiter, starker Bewusstseinsenergien ist, die man dann in Reaktion auf das „Null-Gefühl" in Selbstmanifestierung umsetzt; der Mann setzt diese Überproduktion von

Testosteron jedoch häufig in übertriebene oder frustrierte Taten um, anstatt diese Energien frei im Aufbau eines Selbstbewusstseins mit größerem Bewusstsein für den eigenen göttlichen Wert zu nutzen, um im Leben schließlich zu größerer Werteerfüllung und Produktivität zu kommen!

Bewusstwerdung, Einsicht: die einzige Lösung hierfür.

Psychologische Ursache zu geringer Testosteron-Produktion

Du bist zu wenig in deinem Körper präsent, zu viel Geist. Machtlose Ängste. Du bist nicht wirklich auf Erden, häufig aus Angst vor dem Verfall oder der Vernichtung des Lebens, vor der Zerstörung von allem Irdischen… Deine Hände sind kalt und abwesend, anstatt das Leben in Fleisch und Blut zu erleben. Du bekommst dein irdisches Selbst nicht in den Griff.

Vielleicht befürchtest du (unbewusst), dass, wenn du dich dem Irdischen vollständig anvertrauen würdest, es dir umso mehr wehtun würde, es wieder hinterlassen zu müssen: Angst vor Schmerzen.

Möglicherweise halluzinierst du, schwebst du zu viel mit deinem Kopf in den Wolken, spüren deine Füße kaum noch die Erde, siehst du Teufel oder negative, strafende Götter, die gar nicht existieren, aber man hat es dir vielleicht so beigebracht…, und die Angst bewirkt, dass du dich in eine unwesentliche Welt zurückziehst. Du hast der Realität oder dem Irdischen den Rücken gekehrt.

Fliehst du vor dem „Menschen in seinem natürlichen Körper", fliehst du vor dem Kontakt zu anderen, fliehst du vor der Liebe: vor der Liebe zu dir selbst und zum/zur anderen? Hilflos.

Ausgeglichene Produktion und psychologische Übereinstimmung von Testosteron

Ein großes, starkes und weites Gefühl! Du besitzt die Fähigkeit, alle einschränkenden Grenzen zu durchbrechen und auf selbstbewusste Weise, entschlossen und autonom zu Leben! Es zu wagen, dich mit deinen tieferen Gefühlen, mit deinen Instinkten in Kontakt zu bringen, und diese bewusst zu erleben und in klare Bewusstseinskräfte umzusetzen! Die Erde auf intensiv sinnliche Weise (riechen, schmecken…) zu erleben und eine optimale Zusammenarbeit zwischen deinem Körper / Gefühlen und deinem Bewusstsein / Geist zu erfahren.

Dein äußerliches Ego in Übereinstimmung mit deinem innerlichen Selbst bestehen lassen: keine ‚Haltung' annehmen, kein Machoverhalten, keine äußerliche Füllung suchen, sondern von deinem tiefsten Ich aus leben. Innere Sicherheit und Bewusstsein deines Wertes! Lasse deine Gefühle aufgehen, blockiere dich nicht durch Angst- oder Fluchtreaktionen.

Von dieser starken Ich-Basis aus, sich trauen, Beziehungen mit anderen einzugehen; sperre dich weder in einen Elfenbeinturm ein, noch in ein unechtes, oberflächliches Verhalten.

Eine ausgeglichene Produktion von Testosteron deutet auf das Strömen unbewusster Kräfte, in einem allmählichen Prozess, hin zu bewusstem Erleben; es weist auf eine fortwährende Transformation versteckter Emotionen und unterirdischer Instinkte in großartige, weite Energien des Bewusstseins hin! Zumindest dann, wenn du es möchtest…

Epididymitis

Entzündung des Nebenhodens

Kernursache

Du hegst und pflegst das Gold außerhalb von dir, anstatt dir deines eigenen Wertes bewusst zu werden. Du beschränkst dein Leben auf eine halbschwarze, kalte, nüchterne, materielle, leblose, unfreundliche, strenge oder geizige Angelegenheit, wo es keinen Raum für wirkliche Wärme und Freude gibt. In deiner Existenz spielt ein ernsthafter Saturn die Hauptrolle; du wirst deine Aufmerksamkeit auf Pflichten, Autorität, Struktur fixieren. Unerbittlich dir selbst, möglicherweise auch anderen gegenüber: Du scheinst von deinem Herzen, deinem Bewusstseinskern wie abgeschlossen zu sein. Du tust dir selbst weh; wahre Lebensmotivation ist nicht vorhanden. Auch wenn du wütend bist, wirst du dich hiermit innerlich zerstören, anstatt es alles nach außen zu bringen. Du rufst falsche Götter ins Leben (Geld, Religionen, Autoritäten), anstatt deinen eigenen Reichtum zu entdecken; du erhältst dir eine Spardose, behältst alles in dir, anstatt potentielle Talente zu nutzen. Du hältst bei bestimmten negativen Gegebenheiten inne, so dass du dich an jeglicher Weiterentwicklung hinderst.

Kernlösung

Warme Freude: Du darfst auch dazugehören! Steche dich nicht kaputt, bringe deine Aggression nach außen, sprich. Verarbeite deine Emotionen, deine Erfahrungen, deine Schmerzen, und sieh dir an, wie du mit deiner negativen Lebenshaltung negative Lebensumstände zu dir geholt hast. Betrachte das Leben jetzt in seinem ganzen Farbenreichtum; komme zu freudvoller Kreativität! Korrigiere bestimmte Dinge; mache nicht beim Negativen Halt, denn so verstärkst du es nur noch. Beiße dir nicht die Zähne aus, sondern kaue alles sorgfältig durch: Verarbeite das, was du jetzt nutzlos festhältst. Produziere, gehe vorwärts! Schenke der Sonne in dir, deinem Wert Anerkennung.

Hodenhochstand

Kryptorchismus, Maldescensus testis
Ein gestörter Hodenabstieg, wodurch ein oder beide Hoden nach der Geburt nicht im Hodensack tastbar sind; die Hoden liegen fälschlicherweise in der Bauchhöhle oder im Leistenbereich

Kernursache

Du würdest dich am liebsten hinter einem Schutzschild verstecken, ängstlich, auf der Hut. Du erlebst den „Eintritt" ins Leben als eine Begrenztheit. Deine Emotionen und Bewusstseinskräfte dürfen lediglich innerhalb bestimmter Grenzen existieren, und das macht dir Angst; du stellst dich selbst dabei in Frage. Kann ich mir wohl selbst vertrauen? Angst vor Schmerzen; das Leben schreckt dich irgendwie ab: In ein Kriegsgebiet würdest du einen Bunker bauen. Du fühlst dich erstickt, ohne Raum zum Atmen; wenn du in einem Milieu geboren wurdest, wo man Sklave des Images und der äußeren Erscheinung ist, Handlanger von Strukturen und Gesetzen (zum Beispiel das Baby *muss* alle 4 Stunden etwas trinken usw. …), wo Eltern unbewusst machtlose Aggression, um der eigenen Einengung willen, zu dir, als Baby, ausstrahlen, dann wird dir dies nur noch stärker die Gurgel zuschnüren. Aber unbewusst rufst du gerade diese Situation hervor, um deinen Ängsten ein Ende zu machen. Du fühlst dich im Leben verängstigt und verletzbar. Du misstraust dir selbst; im Grunde genommen bist du nicht offen für die Liebe; du wirst wütend auf die Person sein, die dich, deinem Gefühl nach, zu sehr erstickt und gegen sie protestieren; ein Wegstoßen, eine Verweigerung. Du vermutest sogar hinter dem Jahrmarkt die Maffia, die Scheinheiligkeit hinter der vornehmen Welt; ängstlich schaust du in alle möglichen Richtungen.

Du hast Angst, etwas falsch zu machen, möglicherweise spiegelt sich das auch noch in einer Erziehung wider, wo du nicht zu viel weinen oder deine Emotionen zeigen darfst, wo du dich als Kind sehr genau an Regeln zu halten hast; möglicherweise ersticken sich die Erzieher auf diese Weise selbst. Gefühle hältst du ängstlich im Inneren. Findet ihr euch selbst nicht gut, solange ihr nicht den Erwartungen anderer entsprecht? Schämt ihr euch um eurer selbst willen: Traut ihr euch nicht, euren Raum zum Atmen frei einzunehmen?

Kernlösung

Es ist notwendig, dass Mutter und Kind auf ihre Natur hören und sich nicht in enge, strukturelle Gesetzmäßigkeiten prangen. Jedes Kind hat seinen Charakter, und dieser erfordert eine individuelle Herangehensweise. Hier wird man auf der einen Seite den Schwerpunkt auf die Sicherheit und das Vertrauen legen und andererseits die natürliche Freiheit zur Entfaltung bringen. Jeder Mensch sollte seine eigenen Grenzen setzen, sich Zeit nehmen, sich nicht in sich selbst zurückziehen, sondern sich trauen, nach außen vorzustoßen, wenn die Zeit, insbesondere für ihn, reif dafür ist. Das sollte nicht forciert werden. Wenn auch die Eltern ihr Leben auf innere Weisheit bauen und die Sicherheit in ihrem tiefsten Selbst suchen, keine Angst davor haben, wirklich sie selbst zu sein und nach ihrem eigenen einzigartigen Wesen zu leben, dann werden dem Baby wohltuende Einflüsse zuteil, dann wird es nicht mehr so viel Angst davor haben, ins irdische Leben einzutreten. (Obwohl auch hier betont werden muss, dass die ‚Ursache' in der Psyche des Kindes begründet liegt, und Eltern keine ‚Schuld' trifft. Lies hierzu in Teil I, unter der Rubrik *Kinder nach.)

Hodentumor

(siehe auch Tumor, allgemein)

Kernursache

Du traust dich nicht, oder du weigerst dich, auf deine persönliche Kraft und deine Möglichkeiten zu schauen! Angestaute Energien, festgehaltene Tatkraft…, Unterdrückung!

Deine spontanen Gefühle fordern eine volle und freie Existenz, aber sie werden in einen eisernen Mantel, in eine zu strenge Struktur gezwängt. Deine wertvollen Energien fließen wie flüssiges Gold in den Kanal ab. Du gestehst dir nicht zu, deiner wahren Art treu zu sein; du hast dich jetzt deiner eigenen Natur entfremdet, vielleicht fühlst du dich völlig von deinem Körper losgelöst… Alle deine kostbaren Energien verbrennen: Du kommst nicht zur wirklichen Entfaltung deiner Talente. Im Gegenteil, du lässt dir von anderen alles gefallen, du fühlst dich verletzt, aber im Grunde stampfst du dich selbst in Grund und Boden, indem du gesunde, natürliche Aggression, Aktion und Emotionen unterdrückst… Deine Kreativität darf lediglich in sehr begrenzter Hinsicht bestehen: „eng-spirituell" oder „im Denken".
Du lebst und existierst lediglich über eine Struktur, einen Beruf oder ein System, aber du bist von deiner starken Basis, von deinem Sockel auf Erden abgeschnitten! Vielleicht hast Du ein großes Mundwerk, aber du kommst nicht dazu, wirklich zu *machen!* Möglicherweise lebst du derartig spirituell oder im Kopf, dass du Emotionen und Irdisches-Erleben an die Seite verbannt hast!

Kernlösung

Leugne doch nicht deinen „Wesenskern", erlebe dein totales Menschsein: Durchlebe deine Gefühle, und lasse alle diese Emotionen frei durchfließen…, finde zu Selbstrespekt, und lebe von der Wärme deines Herzens aus, nicht von auferlegten Regeln oder Systemen ausgehend… DEINE ESSENZ!

Unterdrücke nicht deine sehr persönlichen, kraftvollen, feurigen Energien; habe keine Angst vor deiner Natur; baue primitive Kräfte zu Bewusster Kreativität aus!

Wenn du dich für das Leben entscheidest, so höre mit dieser Selbstzerstörung auf. Weigere dich nicht länger, auf dich und alle deine Kräfte zu schauen!

Wasserbruch

Hydrozele

Flüssigkeitsansammlung um den Hoden

Kernursache

Etwas streng-steif-nackenhaft und hölzern zwängst du dich in ein Korsett. Du richtest dich vor allem zu deinem Kopf, deinem Geist, zur Ratio auf, obwohl du kaum mehr weißt, wo sich dein Körper, deine Füße, deine Gefühle befinden. Du bewegst deinen Nacken nahezu gar nicht, guckst derartig immer auf denselben Punkt, etwas ängstlich „festhaltend", und bist nicht auf ‚flexible' Weise offen für Erneuerung und absolute Dienstbarkeit am Leben auf Erden. Du hältst dich „hoch", um bestimmten Regeln zu entsprechen, um eine Situation aufrechtzuerhalten, ohne dabei noch auf dein weiches Herz zu hören, auf den Ruf des Kindes in dir. Du bist trotzig, beharrlich und hartnäckig, pflegst strenge, selbst auferlegte Strukturen und Regeln: ‚Es *muss* so sein und nicht anders!' Du hältst durch, von einer gewissen Höhe aus, oberhalb deines echten Selbst, über dem Irdischen, über den anderen; du willst dich nicht ‚beugen'; möglicherweise aus Stolz, aber nicht auf dem Stolz des Lebens und den echten Werten in dir basierend. Wohl aber nach außen hin hochgehalten, zuweilen wohlwollend, dann wiederum arrogant.

Als ob du um den Hals herum streng zugeschnürt wärest, als würdest du dich nicht trauen, dich von deinen Gefühlen aus zu erleben, und diese Gefühle auch nicht mit anderen zu teilen. Du bleibst wie ein Denkmal auf deinem Sockel stehen, bis das Leben dir jetzt zuruft: „Höre auf damit!" Gehe einmal locker in die Knie, entspanne dich, anstatt so kerzengerade in dieser Haltung zu leben. *Flexibilität und Sanftheit, Milde und ein Leben in deinem Körper - mit einem warmen Gefühl.* (Ver-)Dehne deine Muskeln nicht so angespannt, verspanne dich nicht so, lasse den Körper zu einer ganzheitlichen Entspannung kommen, indem du das steife Bild, das du aufrechterhältst, „loslässt" und dich auf menschliche Art und Weise unter den anderen Menschen existieren lässt. Gib nach; halte nicht stur durch; gib dem nach, was Das Leben jetzt von dir fordert: Es ist zu deinem Besten! Sage nicht länger nein zu deinem echten Selbst, zu dem wahren Weg; weigere dich nicht mehr, das zu tun, was dein lebendes Selbst von dir verlangt.

Kernlösung

Berste mit deinen *wirklich* lebenden Vulkankräften auf, und lasse Dampf ab, gestalte auf aktiv tatkräftige Weise, und halte diesen natürlichen Strom an Energien / Gefühlen nicht zurück! Lasse diese Schöpfungskräfte jetzt durchkommen; erschaffe und mache, handle und gehe, arbeite und lebe, entspanne dich, und spiele mit voller Kraft; sei wie der sprudelnde Wasserfall, der wie ein plätschernder Bach seinen Weg ‚nach unten' bahnt, durch Wälder und Täler zum ‚Fuße' des Berges: schnell und kraftvoll, spielerisch wie Quecksilber, frei und entspannt, froh und offen... Hole dich selbst von diesem zu engen, hohen Berg herunter – aus deinem Kopf und deinen Gedanken herab gleitend, über deine Gefühle in deinen Körper nach unten strömend – und halte dich nicht mehr „gefangen", sage nicht länger ‚nein' zu einem freien Leben. Öffne deine Hände, gib mit vollem Herzen, dir und den anderen. Verschließe dich nicht länger dem frohen, gefühlvollen Lebensspiel, deinen tieferen Gefühlsschichten und Schöpfungskräften; lasse es alles frei durch deine Körperzellen strömen, und blockiere nicht länger. Das kindlich-spontane, stark strömende Gefühlswasser durchspült jede Faser deines Körpers, von Kopf bis Fuß: Du Übergibst dich der Lebensdynamik in dir, deinem Gefühl, deinen freien Lebenskräften.

Du gehst mit dir selbst mit; du begleitest diesen Lebensstrom, ohne ihn zu bremsen. Ein kraftvolles und dynamisches Vorwärtsschreiten in und mit dir, offen strömend, sich flexibel schlängelnd, wie der Waldbach. Herrlich ist es, dich dieser tiefen, starken Strömung in dir zu übergeben! *Alte Strukturen werden abgebrochen; jede Form von hartnäckiger Sturheit ist verschwunden;* du hältst nicht länger krampfhaft an alten Gesetzen, an dem stolzstrengen Korsett fest. *Du lässt dich gehen; du kommst jetzt deinem Körper, deinem Gefühl, deinem irdischen Sein, deiner runden, gebärenden Weiblichkeit ganz nah.* In dieser Atmosphäre von Empfänglichkeit und Biegsamkeit produzierst du viel; es strömt auf eine sich froh-schlängelnde Weise aus dir heraus. Dein Körper erwacht vollkommen zum Leben, jetzt, wo er von der freien Lebensströmung, die in dir steckt, durchtränkt wird. Keine Rede mehr von Straffheit, Härte, Sturheit, falschem Stolz, einengenden Strukturen. *Nichts muss sein: Du darfst dich sein lassen.* Schreibe es nicht anderen zu: Du bist es, der dich – *dein Gefühl, deine körperliche Spontaneität...* – so lange eingesperrt hat; befreie dich jetzt. Keine Gesetze oder Regeln engen dich noch ein, kein Widerstand mehr gegen Transformation: Du wirst, wer du bist, von deinem Herzen und deinem weichen Gefühl aus, dir selbst kraftvoll einen Weg bahnend, schöpferisch und kindlich-froh…

Möglicherweise willst du höher nach oben; du sehnst dich sozusagen danach, höher in dir selbst aufzusteigen, vielleicht auch danach, höher in Etwas außerhalb von dir aufzugehen. Eine Art von spirituellem Eifer, der dich glücklicher und erhabener machen könnte… Aber handelt es sich hier um *eine Flucht, fort von deinem physischen Selbst, fort von deinen eigenen Tiefen;* suchst du nach einem Aufgehen in etwas Hohem und Unerreichbarem, *um DICH SELBST nicht bis in die tiefsten Tiefen deiner selbst FÜHLEN zu müssen?*

Auf das, was du geleistet hast, bist du möglicherweise stolz wie ein Pfau, aber hast du auch wirklich von deinen ‚Tiefen' aus erlebt, produziert, geschaffen? Bist du nicht zu stolz auf äußerliche Facetten, auf die oberflächlichen Venusmotive…, erkennst du nicht ausreichend den Wert des Tieferen?

Es wird Zeit, zu den Tiefen, zum Allerhöchsten *in dir selbst* aufzusteigen. Möglicherweise bist du zwar künstlerisch oder kreativ aktiv, aber arbeitest du auch von deiner wahren tiefsten Kernart aus, oder bleibst du an der oberflächlichen Außenseite haften, an den Farben und der Form der Außenseite, und reichst du nicht bis zum Boden der Wahrheit in dir? Entspringt es alles deiner Hand, aber nicht wirklich vollkommen deinem Seelenkern, deinem inneren Herzen?

Mit stolzem Gang, wie ein Löwe, der Außenseite deines Wesens und deines Körpers bewusst, aber nicht auf das Tiefere in dir abgestimmt: Auf diese Weise kannst du nicht das wahre Glück erfahren. Du wirst zeitlich begrenzten Genuss erleben, aber immer unbefriedigt bleiben. Denn lediglich *die wahre, tiefe Selbst-Erfahrung* kann zu wahrem Glück führen: die Anerkennung deiner tieferen Werte, auch deiner geistigen Aspekte, der tiefsten Gefühle, deines tiefsten Seelenkerns. Lebst du nicht länger an der Oberfläche, an der Außenseite oder auf der eng-rationalen Seite deines Wesens? So wirst du mit Tiefgang, mit einem inneren Wertvollheits-Bewusstsein, in Glück und mit höchster Wertschätzung für das Leben in und außerhalb von dir immer weiter wachsen.

Solange du dich lediglich mit den Details, den ‚Rand'-Erscheinungen des Lebens, mit den Lappalien, der Materie, der Arbeit, den Strukturen, deinen äußeren Leistungen, mit der Außenseite aufhältst…, wirst du nicht wissen, WER du bist und kannst du auch keinen Schritt weiterkommen. Öffne dich jetzt für dieses breite Spektrum an Energien, für diese *Gefühlstiefen,* für diese Kernkraft tief in dir…, auf dass du sozusagen mit einer Explosion zum Leben erwachen wirst! *So dass du mit dem Menschen, der du bis in den TIEFSTEN Kern deines Wesens wirklich BIST, auf TUCH-FÜHLUNG gehen kannst.* Es steckt so viel mehr in dir als das, woran du dich festhältst. So grabe tiefer; entdecke deine tiefsten Gründe, und sei auf der Hut vor einer Rückkehr an die Oberseite, die Außenseite, an die Oberflächen-Lagen des Lebens! *Durchlebe, durchspüre, gestalte… von deinen tiefsten Tiefen aus, von deinem Kern-Kern, deinem Kern-Gefühl aus. Lasse es dann alles frei durchströmen!*

Orchitis

Hodenentzündung

Kernursache

Du bist von deiner persönlichen „Kraftzentrale", von deinem urstarken Selbst abgeschnitten.

Du hältst dich krampfhaft aufrecht, du würdest dich (vielleicht heuchlerisch) zwingen, nach außen hin auf eine bestimmte Weise aufzutreten, ohne es zu wagen, deine wahre Art bloßzustellen. Du versteckst deine Gefühle und tust so, als gäbe es kein Problem. Du zeigst dich stärker, als du dich innerlich fühlst. Du fühlst dich verletzt, man hat dir wehgetan, aber du würdest denen gegenüber, die dich verletzt haben, „freundlich bleiben". Innerlich fixierst du deine Gedanken jedoch mit Rachefühlen oder aus machtloser Wut auf das, was dich so getroffen hat. (Du wirst es ihm/ihr heimzahlen!) Deine Gedanken sind schwer und erstickend: Du richtest sie mit unterdrückter Aggression auf „den / die andere(n)", anstatt zu erkennen, dass du es bist, der einstweilen nicht in aller Offenheit und Ehrlichkeit lebt; denn die wahre Ursache deines Schmerzes liegt darin begründet, dass du dich selbst „verschließt, dich hinter einer beschützenden Maske versteckst", dass du dich nicht traust, dich und deine Natur vollkommen zu erleben! Hast du Angst vor der Reaktion anderer, vor dem Teufel oder vor irgendeinem religiösen Gesetz?

Deine Gefühle, deine Spontaneität sind in einer scheinheiligen oder unechten Struktur, die jeder Natur Zügel anlegt, eingekapselt.

Unbewusst würdest du gerne auf die schießen, die sich *wohl* trauen, ein natürliches und spontanes Leben zuzulassen, die dich vielleicht wegen deines engstirnigen oder beschränkten Lebens verspotten. Auch wenn du fortwährend wütend bist, lässt du dir am liebsten nichts anmerken… Aber die wirkliche Kreativität im Leben wird von dir selbst unterdrückt: Mache anderen keine Vorwürfe! Deine Ohnmacht und Ängste spielen hier die Hauptrolle!

Kernlösung

Die „Natur" in allen ihren Formen ist „göttlich": Stelle ihr nichts in den Weg.

Klammere dich nicht an falsche, oberflächliche, enge Strukturen oder Visionen. Lasse deine Gefühle durchströmen, gehe stetig vorwärts, und halte nicht besessen bei einem rachsüchtigen oder wütenden Gedanken inne! Relativiere, lache darüber, und entdecke das Kind in dir: Spontaneität, Produktivität…, entdecke dein Spektrum an Möglichkeiten zur Selbstverwirklichung! Traue dich, dich ins Leben zu stürzen, ohne zu zögern, und bleibe nicht hölzern in dir selbst verschlossen! Anstatt wütend zu sein, machst du dich besser in aller Offenheit, mit allen deinen Kräften wahr.

Samenzyste

Spermatozele
Samenflüssigkeitsanhäufung am Nebenhoden

Kernursache

Du fühlst dich in einer fest auf Erden niedergelassenen Struktur blockiert, aber es hat den Anschein, als ob deine Energien wegwollten, als ob sie einen größeren Raum und Bewegungsfreiheit forderten. Aber du hältst dich wie festgenagelt am Boden. Stur auf altem Grund Niedergelassen, nicht vom Fleck zu bekommen, wie ein großer Steinbrocken. Du weigerst dich, dich zu entwickeln, aufzustehen und weiterzugehen. Dennoch steuerst du unbewusst dein „Segenslied", deinen Triumph, deine Transformation, deinen Sieg an. Auf der einen Seite sperrst du dich, ohne dich weiterzuentwickeln, ein, auf der anderen Seite bist du häufig mobil, aber es handelt sich hierbei nicht um eine echte Beweglichkeit im Sinne von ‚Evolution'. Dieses Signal ruft dich dazu auf, zu Transformation zu kommen. Um dich aus dem alten, festgelegten Rahmen zu befreien, so dass deine Dynamik im Zeichen eines lebendigen und sich entwickelnden Fortschritts stehen möge und keine oberflächliche Bewegungslinie darstellt!

Du strebst an und erfüllst, du setzt dir hohe Ziele, was das Erreichen oder Bekommen von… angeht, du gleitest gewandt aber angestrengt durchs Leben, es kostet dich so manchen Schweiß und hin und wieder eine Niederlage. Du gehst Risiken ein und gehst mutig weiter. Im Grunde lastet es schwer auf dir, aber das möchtest du nicht wahrhaben! Du kletterst ohne Unterlass höher, steigst die Leiter immer höher hinauf. Eine instinktiv-intuitive Suche nach deinem Gleichgewicht, aber zuweilen gleicht es einem gefährlichem Spiel nah-am-Abgrund. Das zeigt sich darin, z. B. dem Materiellen, dem grob Physischen oder dem Sexuellen ohne Liebe, der Karriere oder dergleichen zu viel Bedeutung beizumessen. Ein harter Ehrgeiz, der mit dem Leben spielt? Primitiv beharrlich und rau. Forderst du das Leben heraus? Wie in einem Raumanzug auszutesten, wie weit ein Mensch wohl gehen kann…, bis du es mit dem Tod bezahlen musst, wenn es einmal misslingt? Ein Glücksspiel zwischen Leben und Tod, ein zuweilen perverses oder dekadentes Spiel, das sich über das Leben lustig macht. Es reicht beinahe an Verwegenheit und Sarkasmus heran. Auch wenn du vorsichtig wirken kannst, der Inhalt dessen, was du tust, beziehungsweise was dich motiviert, gleicht einem Spiel mit dem Feuer. Du würdest deine eigenen Kräfte und Möglichkeiten erproben, würdest auf einem Brett auf wild stürmischen Meeren deine ‚Grenzen' austesten; du hast keine Angst, liebst das Wagnis und möchtest dich selbst übertreffen. Wie lange wirst du noch so weitermachen? Bis es *einmal* schlecht enden wird? Du drehst durch, dir würde schwindlig werden bis du verrückt wirst; du lässt dich in eine wirbelnde Spirale von Energien aufnehmen, immer weiter und weiter…, bis du sogar nicht einmal mehr erkennst: „Jetzt überschreite ich eine Grenze, hier beginnt das Nichts", durch deinen eigenen Enthusiasmus, das Spiel, das Feuerwerk, den Aufstieg angetrieben. Du bist zu weit gegangen, in Ekstase, dir selbst entgleitend, dich übersteigend, in deinem Spiel, deinen Handlungen, Begierden, in deinem Tun aufgehend.

Kernlösung

Übergebe dich dem Leben, dir selbst. Lasse deinen Nacken flexibel in der Bewegung mitgehen, und genieße das herrliche Leben. Sei ehrlich zu dir, und kehre weder den Pierrot noch den Feuerschlucker heraus. Betrachte das Leben, betrachte den Tod, und treffe eine Wahl, schwarz auf weiß, wonach du dich sehnst, mit allen damit einhergehenden Konsequenzen. Lasse los, und genieße; bleibe bei dir; sieh dir diesen herrlichen blauen Himmel an – bleibe unterdessen mit deinen Füßen auf dem Boden.

Empfänglichkeit für *das* Leben, ein Loslassen und Offensein für *alles* wirklich Schöne, nicht für den „Schein"; nicht länger oberflächliche Ambitionen und Auszeichnungen anstreben. Breite dich im JETZT aus, und vertraue dich dem wahren Leben in dir an. Erkenne dich im Spiegel der Wolken, und gucke, was das Leben dir zu erzählen hat. Denke einmal in Ruhe über die Dinge nach, komme zu absoluter Ruhe, und atme dein Leben ein und aus…, ganz entspannt. Kennst du nicht den Weg zum Leben? Frage die Dinge, die dich umgeben, die Gräser und die Erde, die Wolken und die Vögel, die Tiere und die Menschenkinder. Wende dich dem frohen Leben zu, und mache deinen kühnsten Traum wahr: in Wirklichkeit, immer mit der Ruhe!, mit beiden Füßen auf dem Boden. Komme in Ehrlichkeit zu dir, und spiele nicht mehr. Ernsthafte Selbst-Analyse, ein Innehalten, um darauf allmählich weiterzugehen… oder zu sterben? „Scanne" dich einmal: Durchleuchte dich, und sieh dir an, was du dir selbst antust! Fasse kurzerhand einen Entschluss, und handle in diesem Sinne. Du richtest dich auf nichts anderes als auf den herrlichen Jetzt-Moment des *wahren* Lebens. Alles Übrige lässt du los. Du strebst nicht mehr, du *bist!*

Torsio testis

plötzliche Umdrehung eines Hodens und Nebenhodens um die eigene Achse (= Stieldrehung) mit Unterbrechung der Blutzirkulation: sehr schmerzhaft, führt bei zu spätem Eingreifen zum Absterben des Hodens

Kernursache

Ein Stück Nostalgie; du windest dich aus Kummer – auf die Vergangenheit deutend –, ein geistiges Haften-Bleiben in bestimmten Sphären, die nicht wirklich Freude-fördernd sind. Möglicherweise schreibst du als Opfer deine Trauer bestimmten Umständen zu, obwohl diese im Grunde gerade eine Folge deiner Vibration von Trauer, Unzufriedenheit und Unmut sind, sowie davon, nicht wirklich glücklich zu sein mit dir und um deiner selbst willen.

Kernlösung

Danke dem Leben, dass du im Jetzt als Du sein darfst! Sei dem Leben dankbar,

dass du auf deine Weise ‚dabei' sein darfst: So wirst du dich nicht länger von anderen, von der Welt ausgeschlossen fühlen. Hole dich selbst warm hinein, und drücke dich nah an dich im Stall von Sirius[12]: Der Vater und die Mutter geben dem Kind in dir eine sichere und warme Bleibe. Die heilige Drei-Einigkeit in Höchstform: auf Erden! Lasse die Glocken erschallen, und greife nicht immer wieder auf Gewohnheiten aus der Vergangenheit zurück! Lasse diese Energien erklingen, und bringe deine Freude zum Ausdruck; lasse sie nicht nach innen schlagen; fühle dich sicher in dir, und gib dir die Wärme, die Liebe..., nur dann wirst du Umstände zu dir holen, die du als herzerwärmend und willkommen heißend erlebst. Breche mit der Vergangenheit, mit der Trauer, und schaue vorwärts, in gelber Freude! Lasse Energien, Gefühle, Schöpfungskräfte, auch expressiv nach außen hin, frei durchströmen. Das Glück verlangt einen starken, freien, flexiblen Durchgang für deine inneren Freudegefühle. Schlage dich nicht aus Trauer zu: Das ist die Lüge der Vergangenheit. Wahrheit ist: Gestalte jetzt dein Leben, baue es in Freude aus, vom JETZT ausgehend. Ziehe die Tür hinter dir zu, und schreite vorwärts! Lasse zu, dass Freude und Gefühle von Wärme und Sicherheit durch deinen ganzen Körper strömen. Schaue gerade nach vorne..., in eine frohe Zukunft.
(Wenn nötig, Operation und innere Transformation miteinander verbinden, so wird es dir weiterhin gut gehen.)

Varikozele

wurmartig verdrehte und erweiterte Adern im Hodensack

Kernursache

Du scheinst dir nur mühsam das Weiche-Süße geben können; warum muss dich das so viele Schmerzen kosten? Angst, verletzt zu werden, wenn du dich der Liebe, dem Leben anvertraust. Traue dich, auf das Schöne Weiche, das in dir wohnt, zu schauen, und schenke dir die Liebe; glaube jetzt an dich selbst, und fühle dich mit der Kraft und Liebe, die in dir wohnen, immun. Warum so ablehnend diesem In-Liebe-Empfangen gegenüber stehen? Lasse dich geboren werden, springe aus deinem Schuppenfell, deinem dich einkapselnden Schutzschild; deine Geburt braucht jetzt nicht mit Schmerzen einherzugehen! Es tut nur weh, solange du zögerst: „Ja-nein? Was soll ich jetzt machen, mich dem Leben preisgeben oder nicht?", dich ängstlich zusammenrollend-versteckend, in der Angst, dass du dir irgendwo die Blöße geben würdest – nackt ausgeliefert, hältst du Gefühle zurück.

„Was soll ich machen: weiterhin in meinem Schneckenhaus, in meinem Ur-Ei wohnen oder als ‚Ich' geboren werden?" Du hast nichts zu befürchten: Es ist schön, wer du bist, was in dir steckt, also gehe in die vollen, komme damit zum Vorschein; sieh es nicht als eine ‚schmerzhafte' Geburt an!

Kernlösung

Du darfst und kannst auf eine viel einfachere Weise du selbst werden: Lenke deine Energien mehr in *eine* Richtung: Lenke sie ausschließlich in die Richtung von Leben, in die Richtung deines Selbst-Werdungsprozesses, und krieche nicht wieder zurück.

Ja, du kannst es dir selbst erleichtern, indem du mehr an dich, an die Pracht und die Schönheit, die in dir steckt, an die Kraft, die bereit ist, dich selbst ‚sein' zu lassen, GLAUBST, strahlend wie eine Sonne!

Gehe stärker vorwärts, ohne zu zögern, breche dich auf, glaube an deine inneren Werte, richte dich nicht auf Image aus oder darauf, äußerlich anerkannt zu werden, sondern öffne dich von innen heraus, von deinem Herzen und deiner Fülle von Talenten aus: Gebäre dich auf ehrliche Wei-

[12] Lies hierzu im 3. Kapitel von *Die Zwölf Tore des Prinzen Sirius* nach. Dieses Buch ist bei Erscheinen des vorliegenden Werkes noch nicht in deutscher Übersetzung erhältlich.

se, nicht nach außen hin ausgerichtet, sondern *ganz und gar* von deiner Basis aus, von deinem intensiv-stark konzentrierten Sein als Bewusstseins-Eigenart in deinem Körper aufblühend. Das ist die herrliche Ich-Manifestierung, ohne Scheu oder Zurückhaltung, weil du weißt, dass du sein darfst / musst, wer du bist. Keine Regel, keine Norm ist hier noch von Bedeutung. Ohne Skrupel, ohne dich in Frage zu stellen! Du manifestierst dich tatkräftig; du entschälst dich sozusagen und gehst mit starkem Biss ins Leben.

Gesunder Stolz und Immunität wohnen in dir; du strahlst diese starke Selbstsicherheit nach außen hin aus; du schenkst dir die Liebe, und lässt deine Gefühle frei existieren, ohne Widerstand. Liebe und Sanftheit tun nicht weh…, auch wenn in dir unbewusst die Überzeugung herrscht, dass du Schmerzen haben wirst, wenn du dich selbst ‚in Liebe' erlebst, wenn du dich auf expressive, tatkräftige Weise geboren werden lässt. Nichts ist weniger wahr: Fürchte nichts, vertraue dich Liebe und Sanftheit an, und lasse dich zugleich auf expressiv-selbstbewusste Weise voller Vertrauen geboren werden, und glaube an die eigenen Fähigkeiten. Keine Angst haben, dem ‚weiblich'-Weichen in dir (Empfänglichkeit, für das Gefühlvolle offen sein) allen Raum zu geben und dich zugleich mit furchloser, aufsteigender ‚Manneskraft' zu manifestieren!

Du fühlst dich nicht länger verletzbar… in dieser Glaubenskraft, in diesem Ja-Sagen zur Liebe, zur Geburt deiner selbst, empfänglich deinem tiefsten, wertvollen Inhalt gegenüber! Du lebst jetzt nach der Überzeugung, dass „geboren werden" und als liebevolles ICH zu „existieren" nicht mit Schmerzen einherzugehen braucht. Du entfaltest dich, öffnest dich, gehst weiter. Liebe ist keine Schwäche, Gefühl beinhaltet keine Gefahr: Liebe macht stark und immun. Gefühlskraft und Sanftheit können Hand in Hand gehen! Laufe also nicht vor deinen Gefühlen weg, und schaffe den Durchbruch!

DIE PROSTATA

Psychologische Übereinstimmung und Erkrankungen, allgemein

Anerkennung der Göttlichen Meisterschaft. *Keine* Selbst-Erniedrigung.
Dir sicher sein, wohin du willst, ohne innere Widersprüche! Ein Gefühl von Dankbarkeit und Frieden um deiner selbst willen, um dein Sein. Selbstwert-Bewusstsein. Eine gute Durchströmung von Energien (Gefühle, Aktion…) und ein freies Herauslassen von Überschuss oder Abfallstoffen nach ausgewogener Verarbeitung von Erfahrungen und Emotionen.
Dich trauen, in aller Offenheit du selbst zu sein; Probleme oder kaschierte Angelegenheiten sofort im Licht deines Bewusstseins klären können! Nicht im Chaos oder in Verwirrung leben; dich nicht von anderen oder durch deine Ängste an die Seite drängen lassen. Eigene Führerschaft! Ein SEIN… ohne Begierde. MENSCH-Sein, kein Tier.

Kernursache

Diese Drüse ist wie ein *Wächter* an der Schwelle, sie wacht darüber, dass ein Mann seine gemachten Erfahrungen und die von ihm produzierten Kräfte vollständig nutzt oder umsetzt, dass er vor dem Hintergrund seines Vollwertigkeits-Bewusstseins weder Energien verschwenden oder ein Übermaß an selbst-zerstörerischen Gefühlen entwickeln wird, noch seine göttliche Natur und seinen Gefühlsreichtum der Vergessenheit anheim geben wird. Die Prostata: eine selbst-kontrollierende Funktion im Verhältnis zur inneren spontanen Autorität, die jedes Wesen in sich trägt.

Allein diese innere Autorität wird wissen, wann Gefühle unterdrückt werden oder nicht, wann man auf geringschätzige Weise die freudvollen Sehnsüchte im Menschen – zu genießen, wirklich zu Leben und auf vielen Niveaus zu gestalten – ignoriert oder nicht! Hört man auf eine andere Autorität als auf das eigene innere Wissen, zum Beispiel auf die Autorität von rechthaberischen Leitfiguren in Gemeinschaften oder Systemen, die einen Menschen anketten, indem sie verbieten, dieses oder jenes zu tun oder zu lassen..., dann wird die Prostatadrüse darauf reagieren. Schaust du stärker auf Leid und Trauer, Strafe, Selbstkasteiung, Müssen, auf das Strukturell-Einschränkende, auf das, wozu die Gesellschaft oder andere dich verpflichten oder was sie dir verbieten... Weigerst du dich, auf die natürliche, innere Autorität zu hören? Dann wird eine freie Durchströmung unmöglich werden.

Erniedrigst du dich, weißt du nicht, dass das Leben FREUDE im Sinn hat? *Missachtest du deine persönlichen Sehnsüchte und Gefühle;* unterdrückst du Emotionen oder kreative Energien? Die Prostata hält Wache und lässt nicht länger durch, wenn du dich auf diese Weise weiter zerstörst! Beschränkst du deine Welt auf „Gedanken" an Sex, auf Materie? Dann ist eine *Erhöhung* gefordert!

Kernlösung

Sei dir also deines Wertes bewusst, setze deine Königskrone auf, und lasse alle Gefühle und schöpferischen Kräfte jetzt frei durchströmen, ohne Frustration oder Selbsteinschränkung, nur unter deiner eigenen Meisterschaft! Halte nicht fest, blockiere nicht, entlade deine Gefühle, „verenge" dein Leben nicht, höre auf deine innere Stimme..., sei deiner Natur, deiner individuellen Wesensart treu, die niemand an deiner Stelle erleben kann. Lebe weder wie eine Maschine oder ein Robotter, noch wie ein Geist.

Die Prostata wacht darüber, dass ein Gleichgewicht zwischen Körpererleben und Bewusstseinsenergien erhalten bleibt: Man *braucht* dafür nicht sexuell aktiv zu sein! Körperbewusstsein, Erleben der „Materie", geschieht immer im Verhältnis zu deinem Bewusstsein: das Sein, das Erschaffen, das Genießen..., eine intensive Präsenz deines Ichs in deinem Körper.

Negiere keines von beiden: Komme zu einer Einheit in dir, und ziehe dich in keinem Fall in einen geistigen Elfenbeinturm zurück. Lebe mit beiden Füßen auf Erden! Erst wenn du ganz und gar in dir präsent bist und den Wert deiner Natur auf autonome Weise anzuerkennen wagst, dann läutet die Prostata die Triumphglocke und werden Giftstoffe relativ zügig, ohne weitere Probleme, über den Urin den Körper verlassen können.

Füge dir keine Schmerzen zu: Erlebe dich als voll-wertigen Menschen aus Fleisch und Blut! Komme in dir zu klarer, deutlicher Einsicht! Vertrete deine persönlichen Rechte; traue dich, deine Energien zu entfalten, und lasse dich nicht verbrennen..., lasse dich nicht durch andere leben, sondern puste ins große Horn!

Ersetze Chaos durch Frieden und „Verbot" durch ... LEBEN „dürfen"!
Oberflächlichkeit durch Tiefgang!
Begierden durch Bewusstseinserweiterung und „Liebevolles" Gefühlserleben!
Setze Sex nicht gleich mit Liebe. Eine Erhöhung in liebevoller Äußerung ist nun nötig.

Prostataentzündung

Prostatitis

Kernursache

Du bist auf der Suche nach dem Glück, du läufst ihm nach; du kannst es nicht finden, weil du alles von unten aus betrachtest und es außerhalb von dir suchst. Du lebst nicht wirklich in Wärme, in Freude um dein irdisches Sein; du lässt deine wahren Mars-Kräfte, deine Bewusstseinsenergien nicht frei durchströmen, weil du dich auf Dinge, wie Geld, Ansehen, Besitz oder möglicherweise oberflächlichen Sex fixierst.

Du lebst nicht wirklich von dir selbst aus; du fühlst dich gefangen, isoliert, weil du das Männliche und Weibliche in dir künstlich trennst. Hilflos, traurig, du kannst nichts in den Griff bekommen, weil du dich von deinen tieferen Gefühlen abschneidest. Du hast Angst vor deinen emotionalen Kräften. Du bist nicht wirklich mit einem warmen Herzen in deinem Körper präsent.

Mit kalten Füßen, von der warmen Erde losgelöst, mit besorgniserregenden, negativen Gedanken lässt du dein Leben in den Tod strömen: Du verkennst deinen tieferen Wert, du bist nicht wirklich produktiv. Du verschließt dich vor den anderen, du regst dich über Banalitäten auf, hältst dich mit unwichtigen Dingen auf, das wirkliche Leben zieht an dir vorüber; du lebst in einer Verwirrung, und weil du dich von deiner Basis abschneidest, wirst du dich in Frage stellen: Wer bin ich eigentlich? Bist du zu einem Papagei geworden, der nachplappert, was ein anderer sagt, oder zu einem anonymen Bürger mit vielen Gesichtern, der sich jedoch weigert, die einzigartige Größe in sich anzuerkennen? Du suchst außerhalb von dir nach einem Halt und regst dich über höchst unwichtige Lebensfragen auf. Du erlebst eine Frustration; produktive Kräfte fordern in vielen Bereichen einen tatsächlichen Durchbruch deiner selbst, ohne dein Gefühlsleben noch stiefmütterlich zu behandeln.

Kernlösung

Das ist nur dann möglich, wenn du in Freude und Dankbarkeit um dich selbst lebst. Nicht länger dein Leben so beschränken, streng innerhalb der Grenzen führen, sondern dich trauen, deine Weiblichkeit, deine Gefühle zu akzeptieren und mit ihnen nach außen zu gehen. Blockiere dich nicht so, sondern öffne die Schleuse, und lasse Emotionen frei durchströmen, lasse Trauer aus der Vergangenheit los, und wende dich dem Jetzt zu. Die Sensualität, das Irdische, die Sinnlichkeit, der Genuss von Nahrung und Getränken, von Musik und Blumen, deinen Körper und die Kommunikation mit anderen zu genießen, die sich auf eine liebevolle, affektive Weise vollzieht. Erweise dir selbst die Ehre, die dir zusteht, und höre auf damit, dich selbst als „nieder“ anzusehen; erkenne deinen Wert und deine produktiven Möglichkeiten an. Verwirkliche dich jetzt selbst, und setze angestaute, aggressive Kräfte in Aktion und fruchtbare Selbstentfaltung um. Zweifle nicht länger an deinem Wert; traue dich, für deine tiefsten Gefühle offen zu sein; suche das Glück in dir selbst, nicht außerhalb von dir. Die Dankbarkeit für das Leben *selbst*. Mit der Meisterschaft, die in dir steckt, führst du die natürlichen Kräfte, nimmst du auf freudvolle Weise an der irdischen, fleischlichen Existenz teil. Du sperrst dich nicht in deinen Kopf ein. Gib dir die Chance, auf vielen Äckern fruchtbare Samen auszustreuen: Entdecke deine Tiefe, deine Talente, deine Wünsche, deine Sehnsüchte, deine Freude... auf dem würdigen Niveau von Liebe und Respekt für dich selbst.

Prostatahypertrophie

Vergrößerung der Prostata verursacht allerlei Probleme beim Urinieren wie etwa „Startschwierigkeiten“, eine verminderte Harnstrahlstärke, Nachtropfen, häufiger nächtlicher Harndrang usw.

Kernursache

Du hältst Früchte und Produktivität außerhalb von dir, du integrierst sie nicht. Es hat geradezu den Anschein, als würde ein strafender Gott oder ein Tribunal über dein Leben urteilen und entscheiden; du kannst dieses Auge in Form von strengen Gesetzen, von einer Autorität über deinem Kopf, außerhalb von dir positionieren, aber in erster Linie lebt es IN dir selbst. Das bedeutet, dass du genau darauf achtest - möglicherweise auch in Erinnerung an die Indoktrinierungen in deiner Jugend - **dass „weibliche“ Eigenschaften, deine natürlichen Gefühle, deine intuitive Kreativität, das körperliche Genießen streng von dir getrennt bleiben;** mit anderen Worten es vollzieht sich eine „Entdoppelung“.

Du stehst auf die Art und Weise nur in mangelhafter Kommunikation zu dir selbst, zu anderen, auch wenn es anders zu sein scheint.

Das kann zu frustrierten Gedanken in Bezug auf Sexualität führen, wodurch du dich noch stärker verurteilen und die Zügel deiner Gefühle, deiner Natur straffer anziehen wirst. Das andere Extrem ist ebenso möglich: Du *beschränkst* deine „Potenz“ auf das Sexuelle oder auf Gedanken an Sex und Materie. Herz und Gefühle werden hierbei ebenfalls unterdrückt.

Du bist zu *weit* von deiner eigenen Natur, von deiner **schönen Gefühlswelt** entfernt; eine Kontaktstörung zu anderen ist lediglich die Folge dessen. Du erstickst das Kind in dir; du lebst sehr stark im Kopf, voller Sorgen und Gedanken, aber dein Kopf scheint vom Rest deines Körpers wie abgeschnitten zu sein, genau wie deine Gedanken von deinem tiefen Inhalt abgeschnitten zu sein scheinen; ein brutaler Eingriff in dich selbst. Möglicherweise hast du Angst vor diesen tiefen Gefühlen, vor diesen inneren Kräften, weil du es alles als schlecht oder leichtsinnig verurteilst? Das kommt dadurch, dass du die tiefen Werte deiner selbst verkennst, dass du dich weigerst, dich für Intuition und Bewusstseinskräfte, die weiter reichen als das Rationale, das Sachliche oder das einseitig „Geistige", zu öffnen. Du leugnest die Einheit zwischen Gefühlen/Körper und Bewusstsein. Du verkennst die schöpferischen Fähigkeiten in dir, dein Leben *selbst* zu gestalten. Mit beschränkenden Gedanken siehst du dein Leben als einen Kalvarienberg an, den es zu erleiden gilt, ohne dass du etwas dagegen tun kannst. Du lebst nicht wirklich von deiner wahren Natur aus. Du bist wie eine böse Stiefmutter für dich!

Du zwängst dein Leben in Strukturen und Normen; du kontrollierst dich sozusagen mit dem Chronometer. Wie ein Luftballon schließlich wieder auf der Erde landet, so ruft die Prostata, vom Nachdenken geschwollen und arm an *Leben,* dich wieder zu deiner Natur zurück, zu deinem irdischen Sein: Höre auf dein Gefühl, auf deinen Körper, auf die wahren kreativen Kräfte in dir. Stehe nicht länger so weit von deinem irdischen Sein entfernt; lasse feuerrote Kräfte in *wirkliches* Leben ausbrechen. Höre darauf, wonach sich das Kind in dir sehnt, und lasse es zu, zu genießen, zu naschen, fröhlich zu sein.

Folge dieser Spontaneität in dir; sei weder hart und beschränkend, noch kritisch und strafend dir selbst gegenüber. Aber flüchte nicht in das niedrigere Sexuelle / Animalische. Das höchste Gefühl in dir will strömen.

Aus Angst und Angespanntheit bist du vor dir selbst geflüchtet, möglicherweise in den eng-spirituellen Bereich, möglicherweise in den materiellen oder rein primitiven Bereich. Beide weisen lediglich auf eine Flucht hin, weg von deiner ursprünglichen, sicheren Natur. Du schneidest dich von dieser göttlichen Basis in dir ab, so dass du dem Leben nicht mehr vertraust und aus Angst nach einem Gott außerhalb von dir suchen musst (z.B. nach dem Gott der Materie, des Sex...), der dir dann wiederum bestimmte Pflichten und Regeln auferlegen wird. Steige aus diesem Korsett aus! Du fällst unter das Kreuz, das du selbst tragen möchtest: Warum?

Kernlösung

Wenn du die Autorität in dich legst; wenn du in aller Offenheit auf deine Natur hörst; wenn du dich traust, dich auf diesen grundsoliden Kern in dir zu verlassen; wenn du mit dir und deinen Gefühlen ehrlich sein wirst und nicht länger davor flüchtest; wenn du das sterile Gewand ausziehst und dich traust, nackt in deiner Natur zu sein: *Dann* entspannt sich die Prostata wieder, weil sie als Wächter an der Schwelle darüber wacht, dass das Männliche und das Weibliche Element in dir in harmonischer Einheit zusammenleben. Ein stabiles, großes Gebäude, dein männliches ICH, inmitten eines Paradieses von natürlichem Pflanzenwuchs (deine sensiblen, fruchtbaren, weiblichen Eigenschaften). Sei fruchtbar: Alle diese potentiellen Kräfte in dir, deine reichen Emotionen, deine Talente, deine Ausdrucksmöglichkeiten, deine Kreativität, der sinnliche Reichtum des irdischen Lebens, alle Düfte und Farben, der Genuss; gewähre deinem Fruchtbaren, starken Selbst Offenheit. Öffne alle Fenster, anstatt dich in deinem Turm einzuschließen.

Für eine gesunde Prostata ist es jetzt notwendig, dass du eine Mauer durchbrichst, auf dass du zu dir kommen wirst, **auf dass dein Gefühlsleben *reine* Beweglichkeit anstatt Stillstand verkörpere.**

Prostatakrebs

siehe auch Prostata und Krebs, allgemein

Kernursache

Du beschneidest dich selbst; du flüchtest...! Wie ein Fisch, der nur noch Bläschen macht... Du erniedrigst dich selbst. Du legst Scheuklappen an, vielleicht flüchtest du dich in materiellen Komfort oder in ein unechtes Leben. Möglicherweise wirkst du nach außen hin cool und stark, als ob dein zartes Gefühlsleben nicht existieren würde, aber im Grunde herrscht Trauer in dir, du findest dich damit ab...

Anstatt entschlossen und mit vollen Zügen in den Strom des Lebens zu rudern, untergräbst du dich selbst..., du verschließt die Augen vor dem, was du nicht sehen möchtest, aber du reagierst nicht wirklich von deinem innersten Seelenkern aus!

Im Grunde fühlst du dich unfähig, nicht dazu im Stande, ganz und gar zu leben, du erlebst dich als mangelhaft, nicht dazu in der Lage..., vielleicht klagst du über „sexuelle Impotenz", aber dann ist es lediglich eine Tarnung deines tatsächlichen Unvermögens: deine *echten* Kräfte zu erleben. Oder möglicherweise beschränkst du dein Leben auf Gedanken an Sex? Du hast Angst davor, es zu wagen, du selbst zu sein! Du lässt deine tiefere Gefühlswelt nicht durchkommen: Du hast Angst davor. Du bist davon überzeugt, eigentlich keine starke Basis zu besitzen: Du redest dir ein, du seiest schwach und nicht dazu im Stande, dich selbst wirklich als wertvoller Mann zu manifestieren...

Du grenzt dein Leben durch und durch ein: Du streichst Gefühle, du unterdrückst wirkliche Kreativität, du verfällst in langweilige Routine, traust dich nicht, die Grenzen zu verlegen, denn du vertraust deinem tiefsten Selbst nicht.

Du verweigerst jeglichen Kontakt zu deinem urstarken inneren Selbst, ein Widerstand, deine eigene Göttlichkeit zu sehen. Im Gegenteil, du würdest dich eher als schlecht oder vielleicht sogar als teuflisch ansehen. Ohnmacht, Angst, Schmerzen, Trauer.
Du verschließt dich und verweigerst jegliches Wachstum. Aufhören bedeutet Selbsttötung.
Wo ist dein starkes, selbstbewusstes Ich? Du degradierst dich auf unangemessene Weise! Du steckst voller Emotionen und kreativer Potenz, aber du bleibst lieber blind dafür. Du tust deinem Wert als Mensch in jeder Hinsicht Abbruch; deine Selbstmissachtung führt zu inneren Spannungen und angestauten Emotionen.

Der Reißverschluss deiner schönen Gefühlswelt ist gnadenlos zugezogen; dein starkes Ich hast du an den Nagel gehängt. Fühlst du dich schuldig? Denkst du es nicht wert zu sein, Leben zu dürfen? Warum nimmst du dir selbst das Recht, das Leben dankbar zu genießen?

Kernlösung

Erkenne die Ganzheit deines MENSCH-Seins an! Genieße mit deinen Sinnen, komme zur Erkundung deiner selbst und der Welt um dich herum. Komme zu offener Kreativität, und nimm allen Raum in Beschlag. Traue dich, in deine Gefühlswelt einzutauchen: Vertraue dich ihr an, es wird deine Rettung und Heilung sein. Über diesen Gefühlsstrom kommst du zu deinem tiefsten Selbst, dem ewigen lebenden Selbst, das deinen Körper fortwährend lenkt.

Breche mit negativen und ängstlichen Überzeugungen in Bezug auf dich und das Leben, es sind Lügen. Beschränke dich nicht auf die Oberfläche, auf Strukturen, auf das Maschinelle oder Sexuelle; entdecke deinen Gefühlsreichtum, und teile ihn mit anderen. Schließe dich nicht länger ein. Lasse alle deine Emotionen ohne Blockaden durchströmen, horte nicht, sondern entdecke voller Selbstvertrauen deine Möglichkeiten. Aktion und Ausdruck: aber nicht an der „Oberfläche". Vertiefe deine Existenz.

WEIBLICHES GESCHLECHT

DIE GEBÄRMUTTER

Psychologische Übereinstimmung

Die Gebärmutter ist das Mikro-Symbol für den göttlichen, uferlosen Kosmos, in dem sich fortwährend die Schöpfung vollzieht, und es wächst. Den grenzenlosen Raum deines Bewusstseins erleben…

Ein unbegrenztes Freude-Gefühl. Du wirst geboren, in dir selbst wiedergeboren: in dieser Wiege, dem Schoß, als Empfangskanal für *sehr* weite, helle Energien, die auf verschiedenen Bewusstseinsniveaus existieren.

Das Gefühl: Ich fühle mich in mir zu Hause. Sicher. Auf diesen Sattel kannst du steigen und Kreativität entwickeln. Wunderbare Bewusstseinsenergien, rein, pur; höhere Strahlungskräfte aus deinem tiefsten Selbst werden hier empfangen. Das treue, liebevolle Da-Sein, in erster Linie für dich selbst: Mit frohen, hellen Energien wird das Kind in dir, das du immer bist, in der ‚Mutter' gepflegt. Das Weiche, Biegsame, Grenzenlose, Sensible.

Eine Basis, wo wirbelnde Energien, Aktion, Schöpfung, Kreativität, Eigenentwicklung geboren werden. Eine reine Quelle, die die Liebe zum Leben in sich trägt. Ein Berührungspunkt des „Männlichen" und des „Weiblichen" Prinzips.

Hier wächst die Frucht psychischer Produktivität. Es ist eine strahlende Quelle starker, heller Energien, die durch ihre enormen, potentiellen Fähigkeiten eine Bewegung in Gang bringen, die das Aktive, das Werden, die Manifestierung geschehen lassen. Und siehe da, Yang in Yin oder Plus in Minus, ganz gleich, wie du es nennen magst.

Das „Weibliche" empfängliche Prinzip einerseits und das „Männliche" aktive Prinzip andererseits: Beide sind in jeder Frau vorhanden! Die weiblichen Geschlechtsorgane und – drüsen sind auf der einen Seite in ihrer Ganzheit symbolisch für den gewaltigen Kreativitätsdrang und andererseits für die weite Empfangsstation höherer Energien.
Die Wechselwirkung zwischen beiden sorgt für konstantes Wachstum und Produktivität.
Die Empfänglichkeit der Gebärmutter ist in erster Linie dazu da, um mit der persönlichen Kreativität und dem aktiven Wachstum der Frau selbst gefüllt zu werden! Um das so genannte männliche und weibliche Element oder das passive und aktive Grundprinzip in sich zu vereinigen, wird die Frau eine Einheit, eine Fülle in sich selbst bilden. Man *braucht* keinen sexuellen Partner des anderen Geschlechts anzuziehen, um im Plus-Minus-Bereich im Gleichgewicht zu sein. Es liegt alles bereits in jeder Frau, genau wie es alles in jedem Mann steckt.

Erkrankungen, allgemein

Kernursache

Dich selbst vor den leuchtenden Bewusstseinsenergien verschließen: Du siehst alles schwarz.
Hältst du an der Vergangenheit fest, umklammerst du etwas…, so kannst du nicht in dir selbst wiedergeboren werden, so können keine Früchte der Kreativität entstehen!
Warum verstößt du das Kind, das du bist? Warum so kalt zu dir selbst?
Gib dir selbst die Liebe, und erwarte diese nicht in erster Linie von anderen.
Fülle dich mit den Kräften der Schöpfung, mit Gefühlen der Selbstwertschätzung.
Oberflächliches sexuelles Erleben wird es dir nicht ermöglichen, die Fülle zu erfahren.

Kernlösung

Diese Fülle, dieses Glück der Befriedigung wirst du erst dann *wirklich* erleben, wenn du zuerst deinem ICH auf eigenständige Art und Weise eine unbegrenzte Freiheit gibst, um an deinem Sein, an deiner Kreativität Freude zu erleben. Erst diese Fülle deines Selbst, in der männliche und weibliche Elemente in Harmonie existieren, wird dich zu der wahren Liebe zu einem Partner führen. Häufig bedeutet das: in dir zu sterben und wie neu geboren wieder aufzustehen, dieses Mal auf deiner starken Basis und auf einem höheren Bewusstseinsniveau.

Ein offenes, grenzenloses Bewusstsein auf einer starken ICH-Basis.
Öffne dich für diese Menge von Energien, die bereit stehen, ausgerichtet zu werden. Breche in Freude deine Grenzen auf: Deine Gebärmutter wird von einem schwarzen Gefühl der Gefangenschaft befreit sein.
Lies auch: psychologische Symbolik der Gebärmutter.

Erosion des Gebärmutterhalses

Errötung um die Ausmündung der Gebärmutter herum, die aus Schleimhaut der Innenwand besteht

Kernursache

Dein Leben gleicht einem Winterschlaf; dein Körper ist nicht wirklich von deinem Bewussten Ich beseelt. Du wartest ab, gleichgültig, nicht wirklich motiviert im Leben, mit einer passiven, gelassenen Haltung. Innere Energien bekommen nicht die Möglichkeit, durchzubrechen, weil es dich nicht interessiert, dein Leben *selbst* auszubauen; Energien schlagen weite Wellen, vergeistigt, unpersönlich, dezentralisiert, weil du deinen zentralen Platz nicht einnimmst. Du *lebst* nicht wirklich; du *lässt* dich leben. Zuweilen mechanisch, wie eine Puppe, lässt du dich machen; du zeigst anderen keine Grenzen auf. Siehst du dich selbst als ein wertloses, verwelkendes Mauerblümchen an, das in sein Leben nichts einzubringen hat? Glaubst du eher an das „Schicksal“ als an die Möglichkeit, dein Leben selbst zu erschaffen, nicht doch?

Kernlösung

Bestimme, was du Willst und was du NICHT willst; Aktion, Dynamik, Mobilität! Fühle dich stark in dir konzentriert, und *lasse* dich nicht länger leben. Traue dich, durch Emotionen zu waten, und mache innere Kräfte für den Ausbau deines Lebens stark. Regeneriere deinen Körper fortwährend durch eine liebevolle Anwesenheit in dir selbst. Der Körper reagiert unmittelbar auf die unbewussten oder bewussten Impulse und befehle deines Selbst: Nimm dein Leben auf Selbstbewusste Weise in die Hand, und entdecke seinen Reichtum.

Gebärmutterhalskrebs

Zervixkarzinom
(siehe auch Krebs, allgemein)

Kernursache und Kernlösung

Überspült, überwältigt, dadurch, dass du nicht wirklich in der Fülle, die du bist, „präsent“ bist; es erfordert ein ganzheitliches ‚Eintreten’ in dich, in deinen Körper, es verlangt eine Transformation. Mache dich zum Meister über dich selbst, und führe diese Menge von Energien in deinem Wesen. Schaue nicht einfach so zu. Alte Strukturen und Gewohnheiten sollten umgeworfen werden. Freude um dein Sein ist hier gefragt!! *LASSE dich nicht schlichtweg* wie ein Zombie, ein Roboter, für andere oder Dinge, die nicht wirklich wertvoll sind, *leben.* LEBE *selbst,* stehe als MENSCH aufrecht, und werde bewusst zum Führer deiner Energien!

Du hast zu wenig an dir „Anteil genommen“, dich sozusagen vor die Tür gesetzt, außerhalb deines Wahrheitskörpers. Eine Menge von Energien, Schöpfungskräften und Emotionen in dir fordern jetzt Transformation, und sie verlangen, dass du die Herrschaft über dein Leben, deinen Körper, deine Energien aufnimmst. Also gucke dir nicht mehr selbst zu, sozusagen von außen, sondern trete in dich ein, und identifiziere dich mit der Inneren Kraftquelle, die in dir steckt. Mache dich zum Meister deiner Existenz, und schaue nicht länger von deiner Außenseite aus zu.

Kleine, millimetergroße Wassertröpfchen fließen unter der Haustür nach draußen, infolge eines Wasserlecks im Haus. Du kommst nach Hause und erschreckst dich: Die Plutonischen Wasserleitungen sind sozusagen geplatzt. Symbolisch für: Du bist davon überzeugt, dass Etwas oder Jemand, dass eine Gefahr von Emotionen, Gefühlen und Begierden dich überwältigen, übermannen kann, dass du keine Antwort auf diese Menge von Energien und Emotionen haben wirst, dass du *übermächtigt* wirst. Das ist nicht wahr…, solange du so lebst, wie das Leben es von dir verlangt. DU BLEIBST BEI DIR, und DU LÄSST DIE SCHÖPFUNGSKRÄFTE FORTWÄHREND AUF FRUCHTBARE WEISE IN DICH STRÖMEN: Du setzt sie für kreative Selbst-Entwicklung(!), für Produktivität ein! DU LÄSST DICH VON NICHTS UND NIEMANDEM ÜBERWÄLTIGEN: *Du bist Meister deiner Existenz, deines Körpers, deiner Energien.* Die ‚sichere Basis'… liegt in dir selbst!

Du lässt auch die Vergangenheit nicht über dich hinwegströmen: Du gehst mit dir ‚mit'! Du hast das Bedürfnis, ganz nah an dich heran zu kommen, und dein Körper fleht dich jetzt an, es zu tun. Du hast zu lange gezögert, „ein"-zutreten, an dir selbst, an deinem vollen Körper aus Fleisch und Blut teilzuhaben. Jetzt kein Trödeln mehr: Wenn du mit dir ‚mit' gehst, wirst du auch niemals das Gefühl haben, dass etwas in dir oder jemand anderes dich überwältigen könnte. Denn du machst dich jetzt zum Meister deines Lebens, deiner Gefühle; DU ergreifst das Zepter und weißt, dass du der liebevolle Hirte deiner Existenz bist – der seine Menge von Schafs-Energien in die richtigen Bahnen lenkt. Der Weg, dem du folgen musst, braucht nicht ‚hart' zu sein, wie du vielleicht denken magst (z.B. strenge Diät, Sex gegen deinen Willen, emotionale Langeweile, Familienprobleme, Arbeit usw. …), sondern er ist so weich, so weich wie Schafswolle und frisches, grünes Gras, wenn du nur davon überzeugt bist. Denn deine Wirklichkeit gestaltest du selbst. Es braucht also nie mehr ein Dorn in deine Haut zu stechen, du brauchst nie mehr vom Haupt-Lebensweg abzukommen: Du bestimmst deine „Grenzen"; du lebst von deinem weiten Sein aus, nicht von „Haben" und „Ergreifen" aus und ebenso wenig aus einer „Selbst-Verleugnung als Mensch" heraus, denn das geht mit Angst und Trauer und Gefühlen eines Opferdaseins einher. Fülle dich nicht mit etwas oder jemandem, sondern erfülle dich selbst; lasse Schöpfungsenergien frei fließen; nutze sie auf sinnvolle Weise!

Du lenkst deine Lebensenergien jetzt mit Kraft und Entschlossenheit. Du weißt, dass alles zum rechten Zeitpunkt geschehen wird… Du lässt die Dinge und Menschen um dich herum los!!! (Wer ergreift, kann „ergriffen" werden). Du bist dazu in der Lage, alles im rechten Augenblick zu sagen, zu formulieren, ohne dass es dich im Vorhinein beschäftigt! Dein Weg wird jetzt weich und edel; deinen Weg ebnest du selbst, und du machst etwas Schönes aus deiner Zukunft: Diese Überzeugung verwurzelst du jetzt tief in dir, und so wird es dann auch sein. Keine einzige andere Überzeugung ist stärker als diese, auch wenn zuweilen Zweifel aufkommen könnten. Das kann die Ur-Überzeugung „mein Leben wird sehr gut, schön und sanftmütig" niemals zerstören! Vor allem das Wissen tiefer, alter Gegebenheiten kommt dir jetzt zu Gute: Du weißt schon ganz lange, von deinem Entstehen an, seit deiner „Geburt", dass du *einmal* eine Wahl treffen müsstest, um nie mehr zu leiden, zu sterben…, dieser Schritt vollzieht sich also jetzt.[13] Es setzt sich eine eingehende Transformation durch. Du gehst Arm in Arm mit den Menschen, die du liebst, weiter, und du gibst niemals auf! Du hast eine Perspektive vor Augen. Wunderbar ist das. Die *Füße sind froh und dankbar (!), dass sie gehen dürfen, dass sie dich an die Orte bringen dürfen, wohin du auf dieser Erde gehörst…, dein Herz singt vor Freude, und dir kann nichts mehr passieren.

[13] Lies hierzu mehr in *Neue Tage.* Dieses Buch ist bei Erscheinen des vorliegenden Werkes noch nicht in deutscher Übersetzung erhältlich.

Du fühlst dich noch halb in der Eierschale, wie ein Küken, welches Kopf über ins Leben fällt. Als ob du dir und dem Leben in dir nichts zu sagen hättest. Du fühlst dich überwältigt, übermannt. So mache dir klar, dass dieser Zustand nur so lange anhält, wie du das Leben als „ich bin machtlos, und das Leben ist eine zufällige Gegebenheit" ansiehst. Dein Kopf wiegt außerdem zu schwer; Indoktrinierungen, uralte Gedanken aus einem eventuell weit zurückliegenden Leben…, es scheint alles in deinem fest umklammerten Kopf zu wohnen. Dein Lebendes Selbst möchte dich gleichsam befreien von diesen alten Gedanken, von dieser alten Welt, in der du dich noch in Gedanken, die mit bestimmten Überzeugungen einhergehen, aufhältst, aber du meinst, gegen das, was in deinen Kopf eingedrungen ist, und gegen alles, was auf deinem Kopf lastet, machtlos zu sein. Du willst da heraus! Du möchtest dich befreien! Du willst dich – sei es unbewusst, weshalb das Signal jetzt da ist: um dir dessen bewusst zu werden – einer alten beengenden Struktur entledigen, der Sache, die man auf und in deinen Kopf gepflanzt hat!

Du würdest gerne mit aller Gewalt das auslöschen wollen, was du jemals gesehen, gehört, getan usw. … hast. Du möchtest nichts mehr darüber hören. Möglicherweise willst du aus Ohnmacht, voller Wut und Trauer, all das auslöschen, um einen neuen Anfang machen zu können. So sei dir dessen bewusst, dass alles, was du in der Vergangenheit zu dir geholt hast, eine Folge eines Gefühls von (Macht-) Ohnmacht war…, und dass du dich jetzt als Großes Liebevolles Ich erheben solltest, dass du nichts von anderen zu erwarten hast, aber wohl alles selbst in der Hand hast: Du kannst von jetzt an Lebensumstände zu dir holen, die dir allein Freude bereiten, die dir alles geben, wonach sich dein Herz sehnt. Aber dann wirst du wohl an die Kraft des Menschen, der du bist, GLAUBEN und wirklich als wiedergeborenes ICH AUFSTEHEN müssen, dich selbst nicht länger als einfach *eine* unter vielen, als eine aus der „Masse kleiner Menschen" oder als ein ohnmächtiges Opfer betrachten. Fange neu an. Genesung geht häufig damit einher, auch „wortwörtlich" einen neuen Anfang in deinem Leben zu markieren… Sei froh um deiner selbst willen! Sei dankbar für dein prachtvolles Sein. Ärgere dich nicht darüber, was nicht ist, was gewesen ist, sondern lasse Sanftheit und Milde in deinem Verständnis walten…, verspüre keine Rachegelüste oder Verbitterung, Schmerzen, aufgrund der Schmerzen, die man dir zugefügt hat, denn die hast du schlussendlich selbst zu dir geholt; verstehe dich jetzt, verstehe warum…, und LASSE LOS!!

Komme zur allerhöchsten Liebe in dir selbst, und stelle dir nicht länger die Frage ‚warum'. Du weißt es: auf dass du endlich erkennen wirst, dass DU es wert bist, geliebt zu werden; ein herrliches Leben zu führen und einzusehen, dass du NIE mehr unangenehme Dinge im Kopf zu haben brauchst. Ziehe einen Strich unter die Ohnmacht der Vergangenheit (und eventuell unter die „Macht", mit der du unbewusst oder bewusst andere „angesaugt" hast), und mache dich auf machtvolle Weise zum *Meister über dich selbst,* JETZT: Nimm das würdige Zepter an dich, und zaubere dir das Schönste zum Vorschein. Denn… so funktioniert es energetisch! Und vor allem, öffne dein HERZ…, und Liebe wird aus dir herausströmen, wahre Liebe wird zu dir hin strömen. Solange du jedoch in Wut und Bitterkeit, in Macht-und-Ohnmacht zu Hause bist, wird es Konfrontationen geben, die Gefühle wie Ohnmacht, Wut und Bitterkeit nach oben holen. Das braucht nicht länger so zu sein. DU hast es verstanden und steigst definitiv bei jeder negativen Überzeugung aus. Du gehst jetzt mit vollstem Selbst-Respekt weiter, ohne dich umzusehen. Das ist der einzige Weg! Ein *neuer Anfang* geht mit Transformation, mit der Geburt deines *wahren* ICHS einher: als Mensch, der erkennt, dass er als würdevoller Meister an der Spitze seines Energie-Gehaltes steht und sein Leben und seine Gesundheit vollkommen selbst in der Hand hat.

Gebärmutterkrebs

Endometriumkarzinom

siehe auch Gebärmutter und Krebs, allgemein

Kernursache

Keinen Kontakt mehr zum Leben *selbst* haben.
Desillusionierung.
Trauer, Sentiment, Emotionen…, sieh mich an, ich kann nicht mehr.
Du hast immer außerhalb von dir nach Unterstützung gesucht; diesen Halt hast du jetzt verloren (einen Partner, eine Aufgabe usw.). Oder deine flehentliche Bitte um Liebe ist nicht erfüllt worden.
Schon zu lange hast du nutzlose Lasten getragen. Du hast *viel* von dir gegeben, viel umsorgt, viel bemuttert…, aber nur um Liebe spüren / bekommen zu können.
Wenn du nicht in erster Linie dich selbst *wirklich* gerne magst, wird auch der Partner dich enttäuschen. Du fühlst dich möglicherweise im Stich gelassen.
Pessimistische Zukunftsvision: Das Leben wird dir nichts mehr bringen…
Neptunsche Blindheit, die Wirklichkeit *tatsächlich* so zu sehen, wie sie ist.
Nicht mehr an deine persönliche Kreativität zu glauben.
Du hast jeglichen Kontakt zu deinen Höheren Bewusstseinsenergien verloren! Du erlebst dich auch dann noch immer als schwach und unfähig. Du verkennst diese enormen regenerierenden Energien in dir.

Kernlösung

Ziehe dich aus dieser dunklen, lügenhaften Lebensvision heraus! Werde endlich in dir wiedergeboren, und gib dir die Liebe, wonach du dich *so sehr* sehnst. Spüre das starke, wahre Licht in deiner inneren Kraftquelle.

Lasse deine Gefühle herausströmen, sieh dir deine Emotionen an, lasse sie fließen…, vertraue auf diesen Prozess des Loslassens; traue dich, alles gehen zu lassen, um für erneuernde Energien Platz zu machen. Werde dir deiner Werte und Möglichkeiten bewusst, um dein Leben nach deinen Wünschen selbst zu gestalten: in Unabhängigkeit von anderen.
Du brauchst nur die Kraft und Wertschätzung von dir selbst, nicht von den anderen. Du wirst ihre Liebe erst dann erfahren, wenn du zunächst dich selbst wegen deiner persönlichen Art, deines Einzigartig-Seins vollkommen anerkennst.
Nichts „widerfährt“ dir einfach so: Diese Krankheit bittet dich darum, das Kind in dir anzuerkennen. Es fühlt sich in einem Zimmer voller Rauch verwahrlost: Öffne deine Fenster, schaue in die Ferne, und lasse dein Kind diese grenzenlosen Weiten erkunden.
Deine Gebärmutter ist keine geschlossene Zelle, sondern ein starker Generator zur Selbstgenesung.

Gebärmutter(ab)knickung

siehe auch Gebärmutter, allgemein

Kernursache

Du steckst voller Gefühle, aber du bekommst sie nicht in den Griff, überblickst sie nicht. Du fühlst dich unterdrückt, gefangen und nicht dazu im Stande, dein Leben von dir aus aufzubauen. Frustration, „ich kann nicht“, dich einer Autorität untergeordnet fühlen. Du würdest gerne weiterkommen, aber etwas hält dich zurück…, denn du fühlst dich durch deine eigenen Emotionen, deine Ängste gehemmt. Du spürst deine Aggression und würdest sie am liebsten ausspeien! Aber du hältst deine Gefühle aus der Angst heraus fest, dich *selbst* zu verbrennen. Trauer schlägt in Wut um. Wirklicher Unternehmungsgeist bleibt aus.

Kernlösung

Gib dir die Freiheit: Traue dich, deine Gefühle, deine Talente, deine Kreativität zu zeigen. Störe dich nicht daran, was andere sagen, erkenne selbst deinen Wert an.

Trage dich in Liebe: Erkenne deine „weiblichen“ Eigenschaften, deine Gefühle, deine weiche Empfänglichkeit an, und lasse sie von einem starken Willen geführt werden. Höre auf, Emotionen zu unterdrücken! Lasse sie frei strömen, verarbeite sie, und genieße!

Gebärmutterentzündung

(Endo)metritis
siehe auch Gebärmutter

Kernursache

Unterdrückte Wut. Du fühlst dich verletzt. Schmerzen, von anderen übermannt zu werden. Angestaute Gefühle; versteckte Aggression, auch wenn du manchmal gar nicht genau weißt warum. Du akzeptierst nicht vorbehaltlos die Freude des Lebens: Du wägst zu viel ab, gibst Gefühlsfragen zu viel Gewicht.

Du erfährst einen inneren Zwiespalt: Du wendest dich vom weichen Teil in dir ab, vielleicht hegst du sogar eine Abneigung gegen dich oder deinen Körper.

Du projizierst dich häufig auf deinen Partner: Du bist wütend auf ihn, aber im Grunde liegt die Ursache dafür in dir selbst. Eigenverurteilung deiner Schwäche, der Angst, zu sein, wer du gerne sein würdest. Unzufriedenheit mit deinem Äußeren oder mit deinen Lebensumständen. Gefühl der Unfähigkeit, zu gestalten und dich selbst zu verwirklichen.

Du wirst zuweilen hart und äußerst Vorwürfe, aber eigentlich ist es die Ohnmacht um deiner selbst willen. Haust du hysterisch mit der Faust auf den Tisch? Hier geht es um Ohnmacht.

Kernlösung

Baue dein Leben auf! Frustriere dich nicht länger. Sei deine eigene Chefin. Lasse dich weich und biegsam gehen, bremse dich nicht! Verschließe dich nicht vor deinen Gefühlen von Liebe, Zuneigung, Zärtlichkeit. Setze dich von einer starken Energiebasis aus für dich ein, und entlade dich durch Kreativität, anstatt Aggression anzuhäufen.

Gib jedem, was ihm zusteht, aber in erster Linie, was du selbst brauchst: Selbstschutz und Selbstwertschätzung, indem du dein starkes ICH anerkennst. Reagiere deine Ohnmacht nicht länger auf einem Partner ab: Höre auf damit, dich selbst „schlecht" zu finden.
Wirst du vergewaltigt, so ist dies die Folge dessen, dass du dich weigerst, deine eigenen Kräfte zu lenken, weil du deinem tiefsten Selbst misstraust. Finde dieses Vertrauen in dir wieder! Nimm deine Führerschaft auf!

Myom in der Gebärmutter

Leiomyom, Fibrom, Fibromyom
gutartige Geschwulst in der Gebärmutterwand, die aus Muskel- und Bindegewebe besteht; wächst unter Einfluss von Östrogen

Kernursache

Du bist nicht wirklich da; etwas anderes nimmt deinen Platz ein. Du hast dich zurückgezogen, fort…; Angst.
Vielleicht bist du geflüchtet und lebst nicht mehr wirklich motiviert, aus dir selbst heraus.
Vor einem Leben auf der Flucht, das dich nicht *wirklich* interessiert, vor Lebensumständen, die dir keine wahre Befriedigung geben.
Lebst du seelenlos, oberflächlich: Du hast keinen Kontakt zu deiner Basis, zu deinem tiefsten Ich. Du wählst auch nicht wirklich deinen Weg im Leben; du bist kaum dabei.
Weil du dich eigentlich leer fühlst, greifst du ängstlich nach etwas, das dich ‚auffüllt': Eine Arbeit, eine „Lehre", ein „Ideal" ERSETZT deinen Kern!

Du saugst an, du ziehst füllende Beschäftigungen, Aktivitäten an. Durch negative Gedanken oder Ereignisse wirst du ganz ‚benommen'.

Im Zentrum deines Selbst ergreifst du den ein oder anderen ‚Halt' (das Myom), anstatt deine eigene Kreativitätskraft, deine Sonne als Mittelpfeiler anzuerkennen. Du bist von etwas oder jemandem besessen, von allem, nur nicht von dir selbst.

Dein Bewusstsein lenkt nicht dein Leben, du *lässt* dich zu viel leben. Bist du ein Papagei, der alles nachplappert, was seine Mutter oder die Freundinnen tun? Lebst du oberflächlich, un-echt, nach eng-gesellschaftlichen, äußerlichen Normen?

Kernlösung

KONZENTRIERE deine geistige Energie in deinem Körper!

Spüre, wie du mit deiner Bewusstseinskraft und deinen Sehnsüchten dein Leben *selbst* in die Hand nehmen kannst! *Lasse* dich nicht leben, indem du sklavisch nachahmst oder eine oberflächliche Lebenshaltung annimmst. Stelle dich selbst ins Zentrum.
Baue die wirkliche Weisheit in dir auf. Ein Tiefgang in deiner Lebensanschauung.
Hören, sehen und schweigen, überdenken und in Ruhe wiederkäuen, sich besinnen.
Relativiere deine Gefühle, auch deinen ängstlich festhaltenden Griff.

Lasse dein Selbst geboren werden!
Lasse deinen Körper nicht von einem Stellvertreter für dich in Besitz genommen werden. Strahle, gib… in Freude und Aktion nach außen hin. Vertraue, und lasse alles los.
Lasse reine, authentische Schöpfungskräfte aus dem Tiefsten deiner selbst geboren werden.

Gebärmuttersenkung

Kernursache

Unten beschriebene Ursachen werden häufig unterdrückt erlebt, nicht zum Ausdruck gebracht.

Ohne deinen Verstand zu gebrauchen, möchtest du dich unbewusst einem übertrieben ruchlos erobernden, stürmischen Verhalten hingeben. Alles ist erlaubt! Keine Normen, keine Gesetze mehr! Eine gewaltige Frustration der Sehnsucht nach Raum, Freiheit…, wie ein Engel fliegen zu können. Deine Sehnsüchte gehen unkontrolliert mit dir durch.
Du würdest gerne großzügig und weit reichen, aber es entgleitet dir…

Eine gewaltige Energiequelle strahlt ihre Kräfte aus; du fühlst dich wie ein Drachen, der das Bedürfnis hat, vorneweg zu stürmen und Brücken in die Luft zu jagen!
Ein unerschöpflicher *Freiheitsdrang,* der durch eine *viel* zu starke *Unterdrückung* in der Vergangenheit außergewöhnliche Formen annimmt, eine Vorrangstellung der eigenen Kreativität.

Kernlösung

Du kannst aus dem Flugzeug springen, aber trage einen Fallschirm bei dir! Beschütze dich durch gesundes Mitdenken. Schlucke nicht mehr, lasse Dampf ab, errichte dein Gebäude Stein für Stein. Ein gesundes Gleichgewicht zwischen Gefühl und Verstand!

Nutze alle Energien in gesunder Kreativität, bremse dich nicht! Mache dir bewusst, welche Kräfte in dir stecken, und nutze sie richtig, weder selbst-zerstörerisch, noch vernichtend anderen gegenüber.
Es ist gut, für ein Ideal zu kämpfen, aber stelle es zuallererst in dein eigenes Leben, und rudere stetig und unablässig darauf zu.
Transformiere negative Kräfte in positive Aktion.

EIERSTÖCKE

Ovarien

Psychologische Übereinstimmung

Ein sicheres Gefühl, das Vertrauen auf deine Zweiheit: die Kraft der Verschmelzung des männlichen und weiblichen Aspektes in der Frau, die zu Schöpfung führt.

Einerseits die innere göttliche Weisheit, das Ur-Intuitive, das weiche Herz, das offen ist, die Flexibilität in der Entwicklung, die Traute, dich von deiner eigenen Wesenheit in den weiten Raum aufnehmen zu lassen (siehe auch Gebärmutter); potentielle Quelle der Gestaltung.

Andererseits schöpferische Kraft, das Lenken kreativer Prozesse, das starke Ergreifen mit selbstbewusster Entschlossenheit; die Einheit in dir zu erleben und zielsicher deinen Lebensweg bestimmen zu können, die Selbstmanifestierung in fruchtbarer Entfaltung deiner potentiellen Talente…

Die Überwindung jeder Angst, Panik und des Todes durch das Wachstum des autonomen Selbstbewusstseins, das sein Leben *selbst* gestaltet und zu hundert Prozent selbst in die Hand nimmt: Ruhe, Freude und Frieden um des eigenen Raumes willen; das Vertrauen auf die Beziehung zu deinem tiefsten inneren Selbst und zu anderen.

Erkrankungen, allgemein

Kernursache

Vielfach dadurch verursacht, dass sich die Frau zu stark in eine „zweite Haut", in eine Maske, in eine unechte Rolle, ein beschränkendes Korsett hineinbegibt.

Dem liegt Angst zugrunde. Angst vor deinen eigenen, tieferen Gefühlen, vor einem ‚düsteren Unbewussten'…, anstatt dich selbst zum Meister zu machen. Du denkst, dich vor dir selbst, auch vor den anderen oder dem „Bösen", der Krankheit… schützen zu müssen.

Du erlebst dich so festgebunden, du traust dich gar nicht, deiner freien Natur und deinem Schöpfungsdrang zu folgen. Unterdrückung schöpferischer Energien; ein Verschwinden in Emotionen; dein Leben nicht bewusst in den Griff bekommen.

Hast du Angst davor, verflucht zu werden oder von anderen beim Kragen gefasst zu werden? Schränkst du deinen Lebensraum dermaßen ein: Verfluchst du bestimmte Dinge fanatisch, oder klammerst du dich gerade ängstlich an bestimmte Stützpfeiler?

Anstatt zu voller Kreativität und Befreiung zu kommen, kapselst du dich mit allen deinen potentiellen Talenten ein. Du glaubst nicht an deine eigene Autorität und hast Angst vor der Autorität außerhalb von dir.

Kernlösung

Komme jetzt von innen heraus zum Vorschein, von deinem ECHTEN ICH aus.

Schöpfend, dich hinter nichts und niemandem verbergend (z.B. dem Partner). Wisse dich sicher in deiner leuchtenden Vollheit!

Wenig oder keine Produktion von Eizellen
und trotzdem eine gesunde Energieproduktion auf physischer Ebene, durch Geschlechtshormone verursacht

Ursache: ein glückseliges Eintauchen ins Leben selbst; Kreativität und Fröhlichkeit durch und durch; emotionales Ausleben ohne Frustrationen; fortwährende schöpferische Bewusstseinskräfte; nicht länger dem rein Sexuellen oder Körperlichen verhaftet-sein; eine Freude, die sehr intensiv mit dem Herzen, mit dem Bewussten Geist erlebt wird; eine Freude, die viel weiter reicht als der Genuss: zeitloses Glück.

Die Drüsen- und Hormonfunktionen resultieren unmittelbar in diesen befreienden Energien, in diesen schöpferischen Spiralkräften… und brauchen nicht mehr im Dienst der Eizellenproduktion zu stehen. Wirkliche Fruchtbarkeit auf Erden.

Ursache für die (zu starke) Produktion von Eizellen

Frustriertes Gefühl; dich als Frau dem „Männlichen" untergeordnet zu erleben, anstatt diesen Teil in dich zu integrieren.
Deine Kreativität und dein Beziehungsleben ausschließlich auf körperlichen Sex beschränkt zu halten, *ohne die tiefere Einswerdung in dir* zu verwirklichen! Mit anderen Worten: Du bleibst als vollwertige Persönlichkeit abwesend…, dein Bewusstes Ich darf nicht existieren; du tauchst in einem Partner, den du „brauchst", unter.

Eine übertriebene Flexibilität, lockerer Sand, der unter dem Fuß zergeht…
Dich fahren oder be-fahren lassen, anstatt *das Steuer des Lebens selbst festzuhalten!*
Nervöse Anspannung: Du fühlst dich in dem System „gefangen" und würdest gerne unbewusst ausbrechen, aber du fühlst dich zu klein und ohnmächtig, du tust nichts…
Fleisch ohne Bewusstsein. Körper ohne Kopf, Emotionen ohne Herz. Deinem „un-

bewussten“ Inhalt emotional ausgeliefert zu sein…
So nimm jetzt das Selbstentscheidungsrecht in die Hand, mache dich bewusst zum *Meister über dich*, und setze unbewusste Kraftfelder und Instinkte in Kreativität und bewusste Liebe um.
Ersetze die Trauer und die Anhänglichkeit aus der Vergangenheit durch wirkliche Freude, Weisheit und *Autonomie. Sonne und Selbstvertrauen!*
Führe deine Energien auf bewusste Weise, und nimm deinen ganzen Raum in Beschlag!

Östrogene :

„unter der GEWALT von“ oder „die göttliche AUTORITÄT BEWUSST in dir verwirklichen“? Wofür entscheidest du dich?

Östrogene sind die wichtigsten weiblichen Geschlechtshormone und werden vor allem in den Eierstöcken gebildet

Psychologische Übereinstimmung, Funktion

Auf unbewusster Ebene:
Mächtige, niederschmetternde Kräfte, die im konstruktiven Sinne genutzt werden müssen.
Es symbolisiert die dominante Macht, den breiten, zwingenden Raum, der dich vereinnahmt und sagt: Hier, hier hast du zu sein. Ich bin der Mächtige! In der Vergangenheit sind dies unbewusst zwanghafte Impulse der Frau gewesen: Von diesen *enorm* mächtigen Energien vorangetrieben lässt sie sich einfach gehen, blindlings auf einem Pfeil sitzend, der waghalsig auf ein Ziel abgeschossen wird…, sie spürt vage Ängste, weil sie nicht weiß, wohin sie diese Kräfte führen werden?
Irgendetwas scheint konstant und rhythmisch auf deinen Kopf zu drücken, wie ein automatischer Druckknopf, du kannst nichts dagegen tun, du bist einer zwanghaften auf-ab-auf-Aktion ausgeliefert; Widerstand hilft nicht, es zerschmettert dich mit einer schonungslosen Kraft. Du lässt dich durch diese eisenharte, dominante Direktorinnen-Autorität in dir (unbewusste Kräfte) leiten, du erlebst sie als etwas, wo du nicht umhin kommst, als etwas Teuflisches oder Göttliches…

Energien, die, weil sie nicht auf bewusst kreativem Niveau genutzt werden, sich stark im Physischen, im Charakter der Frau, in der Gebärmutter, im sexuellen Leben niederschlagen. Eine zwanghafte, programmierte Funktion, die durch das alte, kodierte System im unbewussten Teil unseres Gehirncomputers gesteuert wird.

Bei der sich bewusst werdenden liebevollen Frau :
Zwingende Kräfte setzen sich um. Unter der Autorität des Bewussten Ichs wird das Östrogen zur Entwicklung eines psychisch offenen, glückseligen, freudvollen Raumes beitragen; dieser entspricht sozusagen einer blauen Kraft, die zur Freisetzung unvorstellbar schöner Gefühlserlebnisse führt.

Eine Kraft, die tötet oder begrenzt, ja Ängste auslöst, solange du sie nicht klar von deinem Ich aus lenkst. Eine Kraft, die an dem Prozess eines Monatszyklus beteiligt ist, der bisher Teil des Kontextes war, in dem Babys geboren wurden, um 80 Jahre später sterben zu müssen! Eine Energie, die psychisch zwingend funktioniert, wenn du dich nicht zum Meister über dich selbst machst!
Lasst diesen Prozess sich jetzt für die ganze Frauenwelt radikal zum Guten wenden.

Es geht hierbei um die schönsten Kräfte, die zu höheren Bewusstseinserfahrungen, zu prachtvoller Kreativität, zu reiner Liebe führen, wenn die Frau sich nicht länger von einem „düsteren, unbewussten Teil in sich selbst“ leiten ließe, dem sie Gehorsam zollen muss!

Die Frau, die die Göttlichkeit in sich selbst legt und lediglich Früchte hervorbringt, die ihrerseits nicht sterben ‚müssen'.

Wenn sie eine physische oder sexuelle Beziehung haben möchte, wenn sie auf die Art und Weise, wie es bisher bekannt ist, einen Eisprung haben oder ein Baby gebären möchte, dann ist es gut, wenn es ohne Zwang geschieht: eine freie Wahl, ja oder nein.

Es können jedoch noch große Veränderungen auf den Bewusstwerdungsprozess der Frau folgen, was „Kinder bekommen", Sexualität, Kreativität... angeht.

Raum, Aufatmen, Milderung, ein Vertiefen-Können, ein intuitiv breiteres Feld erreichen können (Scheuklappen ablegen), eine Energie, die dazu anspornt, weiter schauen zu können... (auch beim Mann!), erleichternde, weiche Gefühlsdurchströmung..., ein Katalysator im Entfalten liebevoller, umsorgender Gefühle.
Das alles hat mit Östrogen zu tun: Wenn wir uns nicht länger von Autoritäten, die außerhalb von uns stehen, von der Macht des innerlich Unbewussten leiten lassen! Wir sind keine Opfer unbewusster Kräfte, wenn wir sie in Bewusstsein umsetzen: aus dieser Transformation erfolgt Glück, welches Angst und Trauer ersetzt.

Psychologische Ursache einer zu geringen Produktion von Östrogen

Du traust dich nicht wirklich, dich zu manifestieren, im Leben weiterzugehen und ziehst dich zurück. Ein Nicht-Sein-Wollen oder Nicht-Machen-Wollen. Ängstlich, feige, bange..., du flüchtest vor dem Irdischen, vor dem Leben hier-und-jetzt, du atmest kaum Sauerstoff ein, versteckst dich in einem psychischen Taucheranzug, in einer Krankheit, durch die du nicht wirklich *hier* zu sein brauchst (zum Beispiel bei Demenz), gefangen und angsterfüllt. Nervosität; mehr Geist als Körper.

Psychologische Ursache einer Überproduktion von Östrogen

Du bist zu flexibel, zu stark unbewussten Impulsen unterworfen; du kannst dich blindlings Sex, Sadismus, oberflächlichen Genusserlebnissen hingeben. Du hast kein Rückgrat, keinen bewussten Willen; wie eine Maschine oder ein Zombie lässt du alles mit dir machen, durch andere oder durch deine eigenen Zwänge. Reaktion auf deine Schlaffheit: Du wirst hart! Du kannst ebenso apathisch, gleichgültig, wie ein Waschlappen durchs Leben gehen, aber du lebst nicht wirklich! Vielleicht würdest du gerade deshalb übertrieben nach Aufregung suchen, weil du dich so leer und Neptunisch abwesend fühlst. Du stürmst durchs Leben, aber du weißt nicht „wohin"? Wo ist dein bewusstes Ich? In verzweifelter Nervosität auf der Suche nach dir selbst, würdest du dich mit der Peitsche der Kritik, mit aggressivem Wortschwall, mit (möglicherweise sadistischem) sexuellem Genuss eisenhart abreagieren. Vielleicht steckt die Sexualität vor allem in deinem Kopf, aber an die wirkliche Freude des körperlichen Erlebens oder allgemeiner Kreativität..., da reichst du nicht heran. Eine übertriebene Manifestierung im Fleisch, in der materiellen Welt – eine Abwesenheit von Selbstvertrauen, das auf wirklichem ICH-Bewusstsein basiert ist!

Östrogene werden immerzu produziert, um dir die Macht darzureichen, die in dir selbst liegt: Ergreife diese Kräfte in dir, und werde dir dessen bewusst, dass sie Macht und Milderung in dein Leben bringen, wenn du dich nur von der Überzeugung verabschieden würdest, dass du ein ohnmächtiges Wesen bist, das unabwendbaren, zwingenden Mächten in sich selbst ausgeliefert ist. Sie erfordern bewusste Nutzung und Transformation: Werde Meister deiner eigenen Energien, und sei offen für höhere Bewusstseinserfahrungen durch Kreativität, sinnliche, freudvolle Erfahrungen im Leben, ohne dich noch weiter selbst einzuschränken.

Progesteron

Dieses Geschlechtshormon wird in der zweiten Phase des Menstruationszyklus vom sog. Gelbkörper in den Eierstöcken gebildet; in geringer Menge wird es (auch bei Männern) zudem von den Nebennieren produziert und in sehr großen Mengen vom Mutterkuchen während der Schwangerschaft; dieses Hormon fördert die Befruchtung der Eizelle und hält die Gebärmutter im richtigen Zustand

Psychologische Übereinstimmung

Die Einheitserfahrung Körper-Seele auf eine friedliche, harmonische Weise; starke Beseelung jeder Körperzelle durch unser Bewusstsein.

Die Dynamik der Körperenergien selbst: Ein behagliches Gefühl sozusagen bis in die Fingerspitzen, bis in die Haarspitzen, wenn du mit einem starken Willen, sehr selbstsicher und stark in deinem Körper konzentriert bist. Felsenfeste Überzeugung im Leben. Unerschütterliche innere Kräfte.

Verschmelzung von Geist und Materie: Ein Stimulus, der auch im „Inkarnationsprozess" von Bedeutung ist, nicht nur deiner selbst, sondern auch von einem Wesen, das geboren werden möchte. Einladende Impulse „trete ruhig ein" in die Materie, darin fühlst du dich so friedlich und sicher.

Die Produktion dieses Hormons ist also nicht mehr so notwendig, wenn dieses Willkommen-Fühlen in deinem Körper, im Leben ausgeprägt Gestalt bekommen hat.

Wenn du dich hingegen auf kühle Art und Weise vom Leben distanzierst, wenn du weit von Wärme, Blut und Herz entfernt stehst, dich hoch und kalt auf Abstand zum Irdischen, zum Körper befindest…, dann rufst du unbewusst mehr Progesteron auf.

Sei voller Vertrauen, stolz, ruhig, ohne Angst, erkenne deinen Wert, und entwickle reine Energien, nimm Abstand vom Tod.

Stein-Leventhal-Syndrom

Polyzystische Ovarien die Kapsel der Eierstöcke ist verdickt und diese sind voller mit Flüssigkeit gefüllter Bläschen, Menstruationen bleiben aus und das Blut weist einen hohen Anteil an männlichen Geschlechtshormonen auf

Kernursache

Du lebst unter Scheinlagen verborgen; du lebst nicht wirklich von deiner Gefühlswelt aus. Du gleichst einer Puppe, die hin und wieder Theater spielt. Auch wenn du von deinem eigentlichen Kern abgeschnitten zu sein scheinst, tief in dir hältst du Emotionen aus der Vergangenheit fest, ohne dass dort wirklich etwas verarbeitet oder daraus etwas Neues geboren würde. Gefühle liegen so tief verborgen, dass du von einigen nicht einmal mehr weißt, dass du sie hast; du kannst gleichgültig oder apathisch, ohne eigenen Lebenswillen wirken, weil du lediglich „sammelst" (Emotionen und Gedanken), anstatt zu erneuernder Kreativität zu kommen. Du lebst nicht *wirklich;* du hast falsche Perspektiven vor Augen; du isst und schläfst und tust deine Pflicht…, aber wo steckst du eigentlich? Wo ist dein echtes ICH? Du lebst zu sehr danach, von anderen für gut befunden zu werden, du bist davon abhängig. Aber du stehst so gut wie außerhalb des Lebens; du bist hier wie ein Schatten deiner selbst, nicht wie eine Frau aus Fleisch und Blut.

Du trägst schmerzhafte Erinnerungen bei dir, wogegen du dich jetzt besonders schützen möchtest; du gibst dir selbst nicht die Chance, geboren zu werden; du versteckst dich hinter einer oberflächlichen Haltung, du lebst nach dem Urteil der Außenwelt oder des ein oder anderen „Godfathers". Du hast keine Macht über dich; du lebst tief in dir verborgen, steril und leise untergetaucht.

Kernlösung

Transformation! Sieh dir die Trauer und die Emotionen an, die du versteckt hast, auch wenn es weh tut: Verarbeite sie, und gib dir die Chance, ganz nah zu dir selbst zu kommen und der passiven und leidenden Phase zu entwachsen. Kehre zu dir zurück, und steche alle angesammelten Schmerzbläschen kaputt; durchsteche deine Trauer, und gib ihr keine Macht mehr über deine Existenz.

Sei jetzt liebevoll zu dir, und fühle dich in dir beschützt, wenn du nicht länger die Autorität und Macht über dein Leben außerhalb von dir positionierst; denn darin liegt gerade die Ursache für traurige Umstände und die Traurigkeit, die du zuvor zu dir geholt hast. Verstecke dich also nicht länger, sondern werde dir deiner Kraft bewusst, und traue dich, deine Weiblichkeit, deine Gefühle, deine spontanen Energien jetzt nach außen zu bringen.

Produktion, Aktion, Offenheit: von deinem wahren Kern aus. Lebe nicht länger an der Oberfläche deiner Existenz, sondern entdecke die Freude in deinem tiefsten Selbst.

Komme zu Leben! Befreie dich: Auch wenn du in der Vergangenheit viel gelitten und Negativität gespeichert hast, dann ist dies kein Grund dafür, *jetzt* nicht mehr zu leben! Beginne aufs Neue.

Eierstocktumor

Ovarialtumor

siehe auch Tumor, allgemein

Kernursache

Unzufriedenheit mit deiner jetzigen Situation, aber du führst keine Veränderung herbei.
Es gibt, wie du sagst, kein Problem, aber unter deinem glatt gestrichenen Angesicht, hinter deiner schweigenden oder asketischen Maske wütet ein Zorn! Unterdrückte Aggression, nicht zu wirklicher Tatkraft, Aktion oder Selbstmanifestierung kommen: Kreative Energien werden unterdrückt. Du würdest das anderen zum Vorwurf machen!
Das kleine Kind in dir ist so zart besaitet und fühlt sich verletzt..., du schiebst diesen empfindsamen Aspekt von dir: Du bist wütend und gackerst, ohne Eier zu legen! „Wir werden schon sehen!", denkst du, aber im Grunde machst du gar nichts.
Du gibst dich meistens stärker als du bist, du verbirgst deine wahre, sensible Art.
Du müsstest weitergehen, dich weiterentwickeln und zur vollen Entfaltung deiner kreativen Möglichkeiten kommen, aber du bleibst ‚beherrscht' stehen.

Vielleicht um anderen zu behagen, um den Wünschen einer Person zu entsprechen, weil du meinst, sie sonst zu verlieren, oder möchtest du von der Außenwelt „akzeptiert" werden, und hältst du dich deshalb so zurück, versteckst du deswegen deine Gefühle, schränkst du dein Leben deshalb so ein? Fühlst du dich so schwach, und traust du dich nicht, *wirklich* zu leben? Das alles hat schließlich eine große Unzufriedenheit mit dir selbst zur Folge: Gehe ihr auf den Grund, und führe Veränderungen in deinen Überzeugungen über dich herbei, und eventuell auch in äußerlichen Situationen.

Kernlösung

Traue dich, du selbst zu sein; niemand anders außer dir selbst braucht mit dir, mit deinen Taten zufrieden zu sein. Initiiere das Großreinemachen in dir, und entferne jede in dir gespeicherte Aggression und Trauer: Integriere das kleine, weiche Lamm in dir, und lasse Aggression in Form von Tatkraft, Kreativität und entschlossenem Unternehmungsgeist heraus! Lasse dich im Vertrauen gehen, und lebe auf *die* Art und Weise, die mit deiner wirklichen Art übereinstimmt, ohne Zurückhaltung.

Lasse die Liebe deine Gedanken lenken, die Struktur wird sich daraus von selbst ergeben. Erlege dir also keine beschränkenden Strukturen auf, die von außen betrachtet notwendig sein könnten, oder die den Normen entsprechen, die andere aufgestellt haben. Blockiere nicht länger deinen Fortschritt, und treffe entschlossen neue Entscheidungen, die dir ein Gefühl der Befreiung geben. Führe *die* Änderungen in deinem Leben, in deinen Gedanken herbei, die dazu notwendig sind, dich zufrieden und glücklich in dir zu fühlen.

MENSTRUATION

Periode, Monatsblutung, Regelblutung

Der Monatszyklus der Frau stammt aus einem *uralten Überzeugungssystem* der Menschheit, aus einer Zeit, in der Götter mit Blutopfern bezahlt wurden, in der Frauen ihren Tribut mit Schmerzen und Kummer bezahlen mussten. Dieses unbewusst programmierte System muss nicht für immer und ewig auf diese Weise weiter existieren: „Gehirn", „Drüsen" programmieren sich bewusst oder unbewusst neu. Der Zyklus braucht in der Zukunft nicht auf diese Weise bestehen zu bleiben. Die Evolution wird Hand in Hand mit dem allgemeinen Bewusstseinswachstum gehen. Im traditionellen Rahmen können wir Ursachen für Menstruationsprobleme anführen (siehe weitere Texte), obwohl ‚Menstruation' überhaupt kein ‚Problem' zu sein braucht. Wachse! Gestalte! Schreite fort!

Menstruationsprobleme, allgemein

Kernursache

Ängste, ein aggressiver Widerstand gegen eigene Schwäche und Ohnmacht, gegen das Weibliche oder das Körperlich-Sexuelle; emotionales Anstauen, eine übertriebene Belastung durch Denken und Grübeln; Scham, Schuld, Opfer-Gefühl. Tod und Trauer mehr Macht zuzuschreiben als einem Leben in Freude.

Kernlösung

Selbstbefreiung! Traue dich, du selbst zu sein, aktiv und selbstbewusst; sei nicht hart gegen dich selbst, sondern lasse Emotionen frei durchfließen. Eine Hingabe an deine inneren weichen, empfänglichen Energien: Gleichgewicht zwischen dem Weiblichen und dem Männlichen in dir. Selbstwertbewusstsein.

Versuche nicht alles mit dem Verstand zu erfassen, öffne dich im Vertrauen für dein tiefstes Selbst, für das Intuitive, so dass Ängste verschwinden. Schöpferische Energien nutzen! Kreativität! Eine Balance schaffen zwischen dem weiblichen und dem männlichen Aspekt in dir.

Eizelle, Eisprung und Monatszyklus

DARF SEIN…
ABER MUSS NICHT SEIN

Unbewusste Programmierung, Gewohnheit: der Monatszyklus, passives Erleiden oder…

Der Monatszyklus ist ein jahrhundertealtes Phänomen…, im „unbewussten" Menschheitsgedächtnis gespeichert. Eng mit der Natur und den Göttern verbunden, hat sich der Mensch in der Entstehungszeit unserer Menschenrasse, voller Verehrung und mit Angst und Schuldgefühlen beladen, zu Füßen von Etwas oder Jemandem geworfen, der / die viel Größer war als er. Er brachte Blutopfer…
Der Mensch war voller Respekt vor dem göttlichen Phallus, aber er hatte Angst vor dem Verborgenen, dem Düsteren, Sensiblen, dem Weiblichen in sich selbst, so abgeschnitten, wie er von seiner eigenen inneren Tiefe war…
(Wir sprechen hier von den ersten Phasen einer neuen Menschenrasse, nicht von den vorigen Kulturen, den zahllosen vorigen Rassen, die unseren Planeten bevölkert haben.) Noch heute, bei bestimmten primitiven Stämmen, sondert sich die menstruierende Frau während des Zeitraumes, in dem sie den Göttern das „Blutopfer" bringt, vom Rest des Stammes als Unreine, als Bußetuende ab, als Symbol für Nicht-Integration weder des Weiblichen, noch des Göttlichen im Menschen selbst.

Bestimmte ‚alte' Gehirnteile haben Mechanismen, Gewohnheiten, Traditionen kodiert. Der gesamte Körper der Frau hört auf unbewusste Befehle, die vom Gehirn ausgehen, solange sie sich das gefallen lässt. Diese Programmierung, diese unbewusste Überzeugung „eine Frau *muss* einen Monatszyklus, einen Eisprung und eine monatliche Blutung haben" kann jedoch, bewusst oder unbewusst, deprogrammiert werden.

Die Überzeugung, dass eine Frau leiden und verzichten muss…, dass sie monatlich eine „fruchtbare" Periode haben muss…, warum „muss" das sein? Als Resultat dieser sklavischen Nachahmung setzen Menschen „Babys" wie Welpen in die Welt; in ausgemergelten, unterentwickelten Bevölkerungsgruppen, werden Millionen von unerwünschten Kindern gezeugt…, häufig ohne Liebe…; Sklaverei, Gewohnheit, Unbewusstsein, sexuelle Zwänge.

Es ist an der Zeit, dass sich die Frau (dessen) Bewusst wird! Sie wird ihre Prozesse, im Licht von Liebe und Kreativität, *selbst* steuern! Die klassische Wissenschaft hat das Zusammenwirken zwischen den verschiedenen physischen Elementen im Menstruationszyklus der Frau wie folgt gesehen:

Die Hypophyse (Hirnanhangsdrüse) reagiert auf Impulse, die u. a. vom Hypothalamus ausgehen (über die freisetzenden Hormone) und produziert dadurch das Follikel stimulierende Hormon und das Luteinisierende Hormon, die beide wiederum über das Blut einen spezifischen Einfluss auf die Eierstöcke haben, unter anderem was die Bildung der Hormone Östrogen und Progesteron betrifft, sowie das Loslösen der Eizelle.

Man muss jedoch die Bewusstseinskraft erkennen, die hinter diesem ganzen Prozess steckt: „unbewusste" Programmierung in einem sich immer wiederholenden Rhythmus von ungefähr 28 Tagen bis die Menopause eintritt: Auch das ist eine kodierte Überzeugung.

In den folgenden Rubriken wirst du sehen, dass Hormone starke Träger von Bewusstseinsimpulsen sind; was die Frau damit anfängt, kann sie frei und bewusst entscheiden. Anstatt noch länger nach dem eingerosteten Muster zu funktionieren, wird sie die Möglichkeit in sich selbst entdecken, zu enormer Kreativität und Bewusstseinsentfaltung zu kommen. Roter Ausfluss wird Platz machen für freudige, blaue Energien! Aber es kann ebenso sein, dass Bewusstseins-Transformation mit einem noch andauernden Zyklus von Aufbau-Abbau / Blutung einhergeht. Das ist für jede Frau anders!

Oder… eine bewusste Wahl

Die Produktion von Eizellen durch die Stimulierung von Drüsen und Hormonen war bislang ein unbewusstes, blindlings mit dem Kopf gegen die Wand Laufen…

Bei einer bewussten Frau wird die Wirkung von Östrogen sowie von anderen Hormonen und die Energie, die zur Bildung von Eizellen erzeugt wird, eine sehr spezifische Funktion haben: **eine stark pulsierende, enorme Energie, die göttliche Kreativität symbolisiert, die das „In sich Geboren-Werden des Menschen" versinnbildlicht, die die wirkliche irdische Menschwerdung eines göttlichen Wesens darstellt.**

Es *braucht* keinen „Eisprung" zu geben (aber es *darf* ihn geben, daran ist nichts Falsches!): In erster Linie geht es um die neuen schöpferischen Energien, die durch das Bewusstsein erzeugt werden und auf diese Weise an Drüsen, Hormone, Nerven usw. weitergegeben wurden… Elektrische Impulse, die im Licht des Bewussten Geistes der Frau freigesetzt wurden und jetzt gewaltige Energien entzünden, um zu positiver Kreativität zu kommen: *Die Frau kommt zur Umsetzung von Instinkten und Bewusstseinsenergien in tatsächliche Schöpfung. Diese Schöpfungstaten können sich auf vielerlei Niveaus manifestieren,* sowohl in ihrem individuellen Leben als auch in der Beziehung zu anderen, auf spielerischer Ebene, auf Liebesebene, im künstlerischen Bereich usw. …

Über diese Entfaltung im Produktiven wird sie immer mehr sich selbst finden…

Eine solche Bewusstwerdung ist notwendig, wenn die Frau nicht länger Sklavin der ‚Vergangenheit' und unbewusster Programmierungen sein möchte, wenn sie ihr ‚Sein' nicht länger auf Oberflächlichkeit beschränken will.

Erst dann, wenn *sie den „männlichen und weiblichen" Aspekt in sich zu vereinen weiß,* wenn sie Unbewusstsein in Bewusstsein aufnehmen lässt, wenn sie die Einheit (siehe auch Ovarien) in sich selbst findet, *erst dann* wird sie in einer liebevollen Beziehung zu einem Partner, Mann oder Frau, stehen können. Wenn sie die aktive, kreative Meisterschaft in sich legt und sie nicht zuerst auf einen Mann oder einen Gegenpol projiziert, dann wird sich der weiche, empfängliche, liebe Mond nicht mehr traurig, melancholisch einsam fühlen…, nein, dieser Mond, dieses „Weibliche" wird sich in seiner eigenen strahlenden, *goldenen, warmen Sonne* zu verhalten verstehen! Diese selbstbewusste Sonnenkraft wird nicht länger dulden, dass der traurige Mond die Oberhand bewahrt und monatlich seine sklavische Trauer oder ein Gefühl von ‚Halb-Sein' herausweint…Eine überschwänglich-frohe Vollmond-Kraft!

Freude. *Dann* bedeutet Blutung nur noch Reinigung, Zurücklassen…
Wenn sich das unbewusst Intuitive in der warmen Kraft, im bewussten Herzen aufgenommen weiß!
Die Frau hat ein Ei…, auf dass sie sich doch selbst geboren werden lässt! Selbst-Entscheiden in Weisheit, nicht entscheiden *lassen.*
In Einheit, in erster Linie in Liebe zu sich, wird die Frau *selbst* bewusst entscheiden, in welchem Sinne und ob sie entweder „ruhen" oder „fruchtbar" sein wird. In jeder Hinsicht: zur Fülle und Freude seiner selbst kommen, *mit* oder ohne Blutung. In diesem Glauben „sein", als meisterhaft schöpferischer Mensch: *Das* ist die Hauptsache!

Die hormonale Produktion erzeugt positive, freudvolle Kreativität: Es liegt an der Frau, diese selbst auszurichten. Diese hormonale Produktion wird jedoch gerade in erster Instanz durch das Bewusstsein der Frau gelenkt; lebt sie im Gleichgewicht (Körper / Seele, Männliches / Weibliches, Sonne / Mond, Intuitives / Rationales) und möchte sie sich in weiterer kreativer Bewusstwerdung weiterentwickeln, dann wird sie ihre Drüsen auf gesunde Weise stimulieren…
Es ist alles nicht so schwer, wie es scheint: Es genügt, dir als Frau dieser ‚unbewussten' Situation bewusst zu werden und den intensiven Wunsch zu hegen, diese Situation zu lösen und dich aus einem einschränkenden Muster zu befreien, um deine breiten Möglichkeiten zu entdecken. Die physische Antwort folgt auf deine Frage, auf deine Sehnsüchte, auf deine Überzeugungen…
Frau, gestalte dein Leben selbst… voller Freude, und lasse keine positiven Möglichkeiten ungenutzt!

Folgen

Die weiblichen Organe werden in Folge dieses bewussten, natürlichen Eingriffs Veränderungen erfahren; bestimmte Teile werden durch neue, vitale Zellen umgebildet werden. Die endokrinen Drüsen werden ihrerseits Veränderungen unterworfen sein.
Veränderungen, die sich auch positiv für die Stabilität des Denkvermögens und des Charakters auswirken.
Das ist keine Zukunftsvision, sondern ein Wahrnehmen von Veränderungen, die sich jetzt bereits bei bestimmten Frauen in Folge ihrer Bewusstwerdung vollziehen.

Menstruation: Vertraue auf deine Natur und Wachse…

Es braucht Zeit, es geht um einen Prozess von auf der einen Seite Lebenserneuerung und andererseits das Überschüssige absterben, abfließen zu lassen.

Solange dies für das Wohlsein der Frau notwendig ist, werden regelmäßige oder unregelmäßige Blutungszyklen auftreten. Das ist von der Art einer jeden Frau abhängig; jeder Mensch ist einzigartig. Sieh dich nicht als ‚abnormal' an, wenn es bei dir anders als bei den anderen ist. Denn du bist kein Herdentier. Es versteht sich von selbst, dass du bei abnormal starken/lange andauernden Blutungen oder unglaublichen Schmerzen einen Arzt aufsuchen kannst, um eine ‚Diagnose' zu erfahren, um schließlich die Ursache zu verstehen und zu Genesung zu kommen.

Bestimmte Frauen haben jahrelang keine und dann plötzlich wiederum wohl ‚Blutungen'. Vertraue deiner Natur im ‚spontanen' Reinigungsprozess, wenn dies notwendig ist.

Habe nicht absolut den Willen, den Zustand zu erzeugen, zu „HABEN", dass Menstruation verschwindet, denn das bedeutet dann zu ‚begehren'. Entwickle dich weiter; lebe nach dem Leben, nach deinem Herzen, und du wirst schon sehen und fühlen, wann es gut ist, dass eine Blutung wohl kommt oder nicht. Vertraue deinem Entwicklungsprozess, gehe auf deinem Lebensweg weiter! Lebe liebevoll und bewusst, nicht als Sklavin-Opfer, sondern sicher von deiner Vollwertigkeit ausgehend, wobei der ‚Mann' und die ‚Frau' im Gleichgewicht in dir vereinigt sind.

Ausbleiben der Menstruation

wenn sich die „Blutungen" dennoch ankündigen, oder wenn man innerlich das Gefühl hat, dass „sie" da sein müssten, dass es gut wäre, wenn sie durchkommen würden (denn man sollte die Tatsache bedenken, dass Menstruation nicht sein MUSS: Lies hierzu mehr in der diesbezüglichen Rubrik nach), ohne schwanger zu sein

Kernursache und Kernlösung

Das kleine Schiff, ein wenig starr, hölzern und eigenwillig, geht auf Kurs Richtung offenes Meer. Es scheint auf niemanden Rücksicht zu nehmen, oder doch zumindest kein Bedürfnis nach einem warmen und angenehmen Kontakt zu den anderen Seeleuten oder Meeresbewohnern zu haben. Es hält seinen Mast kerzengerade, aber die Segel selbst hisst es nicht. Es hat den Anschein, als wäre der Kapitän dieses Schiffes streng mit sich selbst und als würde er nicht zugestehen, dass nur *eine einzige* Flagge oben am Mast wehen würde, und dass er sogar *verhindern würde, dass der Lebenswind volle Fahrt bekommt.* Ein solches leicht *engstirniges, hölzernes Bild, in Strenge mit sich und in Selbst-Beschränkung,* bekommen wir von der Frau, die dieses Signal zu sich holt.

Sie erlaubt sich nicht, hält sich vielleicht statisch, aber durchaus straff aufrecht, den Nacken leicht angespannt und den Blick ausschließlich nach vorne gerichtet, als ob sie sich die Möglichkeit vorenthielte, die wilden Wogen, die fröhlich springenden Fische im Wasser, die prachtvollen Vögel in der Luft und vor allem ihr eigenes körperlich gefühlvolles Sein zu genießen.

Sie legt die „Messlatte" für sich selbst hoch an und denkt über sich, dass sie es gut macht! Sie erlebt sich als eine gehorsame, pflichtbewusste, anständige Person, die denkt „ich mache das schon *selbst,* ich bekomme das schon hin... Lasse mich ruhig mit meiner würdevollen Art zu handeln alleine". Sich ihres Wertes bewusst, lässt sie sich möglicherweise manchmal nicht dazu herab, sich umzuschauen, ganz aufrichtig für bestimmte Dinge und Menschen um sie herum Interesse zu zeigen. Das ist zumindest die harte, kalte Stimme des Saturn *der Strengen Mutter, die IN ihr wohnt,* und auf die sie hört... Irgendwo erinnert es mich ein wenig an die Beschreibung des Sternes Kirjan.[14]

Du hast sozusagen immer weiter an dir, an deinem Leben, immer weiter und höher gebaut und gebaut, voller Ehrgeiz, deinen Nacken ganz hoch nach oben streckend, möglicherweise dachtest du sogar, für andere ein Leuchtturm sein zu müssen..., aber unterdessen hast du *dich von deinem herrlichen irdischen Körper, von deinem eigenen Gefühl distanziert.* Du willst immer höher und weiter... von dir weg. Jetzt ist es Zeit, herabzusteigen, einzusteigen, zu deinem Heimathafen zurückzukehren: das Zuhausesein tief in dir selbst, in deinem Körper, *in aller Wärme und Herzlichkeit!*

---

[14] Lies über die symbolische Bedeutung dieses Sternes in dem Buch *Auf Erden wie am Himmel* nach. Dieses Buch ist bei Erscheinen des vorliegenden Werkes noch nicht in deutscher Übersetzung erhältlich.

Entdecke das Fröhliche, das Spielerische, das Kindlich-Phantasievolle, und schlage voller Freude die Trommel, so entspannt, spontan und frei wie ein Kind. Wusstest du nicht einmal, was das war: „zusammen" mit „dir selbst", mit „anderen" zu sein, ein Zu-Zweit-Sein genießen und vor allem, entdeckst du jetzt diese spielerische Freude des Kindes in dir? Löst und befreit sich alles…? Dann weißt du, was „Leben" bedeutet: dass du dich nicht straff und angespannt auf ein Regelspiel voller Richtlinien und Strukturen festlegst, dass du nicht so oder so sein MUSST, dass du nicht so oder so zu sein HAST, sondern dass du den ganzen Wind in deine Segel lassen darfst, einen erfrischenden Sprung ins Lebenswasser wagen darfst, um dich von allem Druck und aller Anspannung zu befreien! Du darfst dich sozusagen selbst ENTRIEGELN, den Gurt lösen; du darfst dir jede Chance geben, FRÖHLICH zu sein, Gefühle und Emotionen, sowie Energien, die existieren möchten, frei herauszulassen. Mit dir oder mit anderen zusammen.

Du kennst jetzt deinen Platz unter den anderen und ‚gibst' dich nicht länger so erhaben, wie von einem Turm herab, so stolz, gemessen, meidend, streng, dir selbst weismachend, dass du eigentlich keine wirkliche Liebe oder liebevollen Kontakte brauchst. Du wirst jetzt weicher, in erster Linie aufrichtiger zu dir selbst. Du kommst ganz nah bei dir an… und beginnst zu entdecken, dass du dich ÜBER dem Leben gehalten hast, ja sogar über dir selbst, über deinem sensiblen Herzen, über deinem Körper, über der tief aufbewahrten kindlichen Verspieltheit, die auf dem Grund deines Seins in dir wohnt. Jetzt wird alles freigesetzt.

Jetzt weißt du, warum du ein solches Signal zu dir geholt hast. Du erkennst deinen inneren Wert an und hast keine Angst mehr davor (oder bist zu stolz dafür, oder denkst „so gehört es sich nicht" usw. …), deine wahrhaftigen Gefühle zu erleben und gegebenenfalls auch nach außen zu bringen. Du lässt dich im wahrsten Sinne des Wortes „leben". Du machst dich nicht länger eng und verspannt zu. Du bist nicht mehr wie ein hölzernes Schiff mit aufrechtem Mast ohne Segel…

Du entscheidest dich begeistert für das offene Meer, aber aus Freude um dein Sein, dich dabei weder streng und erhaben in dir *‚verschließend'* noch *‚einschließend'*. Du erkennst jetzt deine Fülle, dein warmblütiges Sein an und lässt das Blut des Lebens durch dich hindurch rauschen und strömen. Du ‚bremst' dich nicht länger; du zwängst dich nicht weiter starr in Pflichten, Normen, steif-vornehme oder karikaturhaft-strenge Regeln. Du kommst jetzt in warmer Liebe, in WEICHHEIT zu dir; du weißt jetzt, dass du dich nicht von deinen Gefühlen, von den anderen, von gefühlvollen Erlebnissen mit anderen, mit dem Leben selbst ‚abzuschirmen' brauchst… Du genießt jetzt dein irdisches Sein; du wirst *eins* mit deinem weiblichen irdischen Ich, die liebevolle warmmütterliche Stimme, die dich wärmen und erfreuen möchte. Du ‚hinderst' dich nicht länger daran, es zu tun und ‚verbietest' dir nichts mehr; du freust dich über die lebendigen Gefühle, die frei durch dich hindurchströmen dürfen.

Jede STRAFFHEIT, jedes VERBOT deiner weichen Sensibilität gegenüber ist jetzt verschwunden. Du wirst, wer du im Kern bist: lebendig und stark, froh und verspielt-kindlich, du schwimmst in einem Strom von irdisch-warmen Gefühlen, der nie mehr aufhört zu fließen: der Lebensstrom. Alles löst sich, was gelöst werden sollte, alles reinigt sich, was gereinigt werden sollte. Menstruation MUSS nicht sein, wenn es jedoch gut für dich ist und die Blutungen durchbrechen möchten, und du fühlst, dass es ein ‚Hemmnis' gibt, dass sie mühsam durchkommen, dann solltest du oben stehenden Text gut verstehen und in die Praxis umsetzen.

●

Du kannst etwas schwer verschmerzen, verbeißen. Es knirscht und wuchert in deinem Gehirn. Du willst nicht „loslassen"; du bist dabei, es festzuhalten und es zu „zermalmen", zu kauen und wiederzukäuen. Du verlangst nach Ruhe, nach einer tiefen, inneren Ruhe, einer liebevollen Zuneigung, aber es scheint dir nicht zu gelingen... Es macht dich manchmal zornig, manchmal traurig, dann wieder wütend, manchmal machtlos. Es kommt jetzt darauf an, zu Liebe und Frieden mit dir selbst zu kommen, um loszulassen und darauf zu vertrauen, dass das Leben dir alles geben wird, was gut für dich ist.

Eine Kommunikationsstörung mit jemand anderem weist immer auf einen Mangel an Kontakt zum ICH hin: du solltest dich mit WAHRHEIT, tief in dir selbst, in Verbindung bringen. Du tätest gut daran, nichts von anderen zu fordern oder zu erwarten, dann wirst du dich auch nicht ärgern. LASSE LOS!

Die Dynamik, die sich in deinem Wesen entfaltet, ist ENORM; gewaltige Kräfte kündigen sich an und fordern dich auf, aufzustehen und weiterzugehen, dich nicht an *einer* Sache festzubeißen, dich nicht hin und her zu wälzen und zu quälen um dieser *einen* Sache wegen, die du nicht so hast, wie du sie gerne hättest. Kümmere dich um dich selbst, und lasse die anderen sein, wer sie sind/sein wollen. Du hast jemand anderem ohnehin nichts zu sagen. Du kannst mitteilen..., und dann loslassen, aber wie ein(e) andere(r) sein / ihr Leben bestimmt, das ist seine / ihre Sache.

So komme tief zu dir selbst, rein, wie die Traube sagt[15]; gehe ganz tief in dein Innerstes, und zögere nicht zu sprechen, wenn du fühlst, auf menschliche Weise, SPRECHEN zu müssen..., was dir auf dem Herzen liegt, was dich beengt, was dich beschäftigt, aber gehe dann vorwärts ..., erwarte alles von dir; lasse es aus dir „herausströmen", frei und ungebunden.

Sei dir in erster Linie darüber im Klaren, dass Menstruation nicht sein MUSS, aber dass eine Blutung da sein darf und wird, wenn es für die Reinigung und als Ventil notwendig ist. Es kommt darauf an, diesen Prozess „loszulassen", aber auch alles und jeden LOSZULASSEN. Ob es nun darum geht, was du von jemand anderem verlangst, was du dem Leben abverlangst oder darum, dass du unbedingt ein Kind ‚haben' möchtest usw. ... Das Leben wird dir anbieten, was gut für dich ist; was nicht gut für dich ist, wird nicht da sein. Also: Richte dich vollkommen nach innen!! Lasse das Lebenswasser in dich hineinströmen, mache dir keine Sorgen, liege nicht da und suche, wühle, verlange, denke, erwarte und fordere.

Und vor allem: LASSE alles einfach LOS, lasse zu, dass das Leben frei durch dich hindurchströmt. Erst *dann* kannst du wissen, ob es gut für dich ist, dass es eine Blutung gibt oder nicht. Rege dich nicht auf, mache dir keine Sorgen, höre auf damit, Anforderungen an das Leben zu stellen, streng zu dir zu sein (und infolgedessen auch andere von dir stoßend), oder wütend auf etwas oder jemanden zu sein, weil du die Liebe oder Zuneigung nicht so in dir spürst, wie du es gerne hättest. Du hast nichts zu ergreifen, sondern alles frei und offen loszulassen..., glücklich zu sein um deiner selbst willen, um deines Körpers, um deiner prachtvollen Gefühle, um deines SEINS willen..., und dann wird auch körperlich alles so verlaufen, wie es am besten für dich ist, *mit* oder ohne Blutungen. Das eine ist nicht gesünder oder ungesünder als das andere.

Beschwerden durch sehr starke Menstruation

Kernursache

Die Menstruation weist dich darauf hin und ist zugleich ein Aufruf, dich in Dir noch *viel* stärker für deine schöpferische, starke, glühend-warme Energie zu öffnen, die durchkommen möchte; aber du hältst sie etwas zurück; eine Aufforderung deines tiefsten Selbst, die kreativen Möglichkeiten in deinem Gehirn, in deinen (schöpferi-

[15] Lies über die Symbolik der Traube in *Das Füllhorn - Psychologische Symbolsprache der Nahrungsmittel* nach.

schen) Geschlechtsdrüsen voll zu nutzen: zu einem starken Ich-Bewusstsein zu kommen, dich nicht als Diener oder Opfer zu erleben; als Frau einerseits die „männliche“ Entschlossenheit, die natürlichen, aggressiven Kräfte, das Selbstmanifestierende vollkommen zu erleben, und andererseits den freien, frohen Gefühlsstrom in dir durchzulassen.

In dir steckt die Fähigkeit, elektrische Energie zu produzieren und Schöpferin einer freudvollen, glücklichen Welt zu werden: Erschaffe sie! Fühle dich nicht traurig, sondern behandle dich als Vollwertigen Menschen.

Wir dienen nicht in erster Linie dazu, Kinder zu gebären, sondern dazu, eine Wirklichkeit von Frieden und Glück zu erschaffen, ohne Blutvergießen. Diese Energie der Freude steckt ungenutzt in dir. Lasse *dich selbst* geboren werden!

Um schmerzhaften Blutfluss in und außerhalb von dir zu vermeiden, solltest du dich auf das Schöne ausrichten, nicht auf das Negative. Man baut keine neue, schöne Welt auf, du baust keine freudvolle Existenz auf, indem du dich auf Leid, Schmerz und Trauer richtest… So schaffe dein Glück, lasse keine roten Tränen mehr fließen, sondern erkenne, dass es um rote Kräfte geht, die sich offenbaren möchten: eine Aufforderung, *dich selbst* noch weiter zu ‚erschaffen' und dich von allem Ballast zu befreien. Erschaffe eine sonnige Existenz! Hast du zu lange Trauer festgehalten, dann wird sie sich jetzt äußern…

Lebst du zu passiv, ergibst du dich anderen, anstatt dich deinem starken ICH hinzugeben? Fühlst du dich schwach, ohnmächtig? Setzt du dich unzureichend für dich ein, lässt du dich machen? Möglicherweise eine frustrierte Wut, ein aggressives Ventil, tiefe Ängste.

Kernlösung

Entwickle also einen starken, freudvollen, schöpferischen Strom in dir selbst. Erlebe die Urkraft in deinem Wesen, und bringe deine tatkräftigen Qualitäten nach außen, halte dich nicht zurück, schlucke nicht. Strahle in Liebe deine Energien nach außen! Hülle dich nicht in eine traurige, wehmütige Abgeschiedenheit: Erhebe dich aus dieser negativen Selbstprogrammierung des weiblichen Geschlechts, und baue die Geschichte auf eine angenehmere Weise weiter aus.

Komme zu Entspannung, zu Ruhe in dir, lasse jegliche Negativität und Trauer jetzt ziehen: Dein Leben ist Freude, wenn du es selbst forderst. Erlebe die Meisterschaft über dein Leben in dir.

Sehr starker Blutverlust während der Menstruation

mit vielen Blutklümpchen und spiral- oder fadenförmigen Resten der Gebärmutterschleimhaut

Kernursache

Ein schweres Gefühl in der Gegend um Herz und Brustbein, was nicht heißen muss, dass du dort buchstäblich krank bist, aber psychologisch wiegt es schwer und dies sorgt dafür, dass du deine belasteten Schultern hängen lässt.

Du würdest am liebsten das Allerhöchste bitten und flehen (in dir oder außerhalb von dir, je nachdem, wie deine Glaubenssphäre aussieht): lass diesen schweren Giftbecher doch vorbeigehen, lass diese Problematik sich auflösen. Du suchst, du faltest gleichsam deine Hände, die Fingerspitzen aneinander, gegen deine Stirn gedrückt. Ein schöner Spitzbogen, der dich mahnt, doch tatsächlich die Lösung im Höchsten deiner selbst zu finden.

Als ob du plötzlich den Boden unter den Füßen verlierst, dein Stuhl umgekippt, wankend, sich verschiebend, du fühlst dich überwältigt, als handelte es sich um einen unerwarteten Wasserstrom, der eindringt, oder um einen Erdstoß, als ob deine Füße unter dir weggezogen würden, du gerätst in eine chaotische Atmosphäre. Am liebsten würdest du ‚Hilfe! Was nun?' rufen, du hast dich selbst nicht mehr im ‚Griff', hemmungslose Verzweiflung, plötzlicher Schock. Als ob du meinst, nicht mehr Herr und Meister über dein Leben zu sein: es geht hier lediglich um deine Überzeugungen, die umkehrbar sind! Weist du die Herrschaft über dich einem anderen zu? Oder dem Instinktiven uralten Muster, bei dem du nichts zu sagen haben würdest? Nimm mannkräftig das Szepter über dein Leben in deine Hände. DU ALS STARKE FRAU lenkst doch dein Leben? Instinktmuster werden sich umsetzen in Bewusstseins- oder Schöpfungskräfte, wenn du auf Kräftige Weise die Leitung über dein Leben übernimmst!

Hältst du dich furchtsam an einem alten Stadium fest, während das Leben dich auffordert, dieses loszulassen; wie der Frosch, der ängstlich Frosch bleibt, weil er nicht weiß oder glaubt, dass ein königlicher Mensch in ihm wohnt? Eine Art Ur-Zweifel und Ur-Angst bitten um eine Lösung.

Wolltest du mit Macht und Zwang alles (in erster Linie dich selbst) in den Rahmen und zwischen die Linien schieben? Das ist es nicht, was das Leben von dir verlangt.
Meinst du keinen Ausweg mehr zu sehen, denkst du, für dich gäbe es keine Lösung? Dann hast du ein schwaches Selbstbild. Dies ist die Aufforderung zu einem Neubeginn, du sollst dein Selbst-Bild und deine negativen Überzeugungen über dich selbst und das Leben überdenken ... an diesen Neuen Beginn glauben: dein *echtes* wertvolles ICH, nicht dein kleines, sich selbst anfeindendes Ichlein.
Ein ‚Ach, was hat das alles für einen Sinn? Welchen Sinn hat das Leben, die Existenz meines ICHs, meines Körpers?' Selbst-Anfeindung.

Kernlösung

Räume diese alten, gefallenen Blätter nun mit dem Rechen aus deinem Weg und sieh, welch ein schöner Untergrund da in dir wohnt. Es handelt sich um eine Aufforderung zur Wiedergeburt, du sollst etwas Altes loslassen, sollst dich trauen, diese schöne Basisschicht in dir selbst zu betrachten (vergleichen wir dies mit einer gereinigten Gebärmutterwand: damit bist du beschäftigt; lass dies zugleich auch auf psychisch-emotionaler Ebene im Rahmen einer Evolution geschehen ... manchmal braucht dies Zeit; habe Geduld mit dir selbst).

Wage es, dich selbst anzusehen, deinen eigenen Körper, wie stark das Skelett sich manifestieren will. Erfahre, wie Arme und Beine nicht an ein Kreuz genagelt hängenbleiben wollen, erfahre, wie das Leben selbst hindurchströmt und noch stärker strömen will. Werde dir dieser Tatsache BEWUSST, deines ‚körperlichen Seins', deines SEINS als Ich. Und deine Arme befreist du, und deine Beine, und nun erkennst du, was du dir selbst weisgemacht hattest. Ja, du kannst *doch*! Nein, du brauchst nicht unter Lasten gebeugt zu gehen, unter dem Gefühl des Unvermögens. Du befreist dich jetzt von diesen düsteren alten Überzeugungen.

Lass den goldenen Ball, den du festhieltest, einfach vor dir rollen ... und habe Freude daran, das kindliche Gold, das du in dir hast, darf seinen eigenen Weg gehen, auf dynamisch-frohe Weise weitergehen. Welch ein Freudengold wallt in deinem Herzen auf, wenn du dir selbst nur erlaubst, zu sein, wer du bist, deinem wirklichen Wert nach.

Jetzt willst du klar sehen, jetzt *wirst* du klar sehen; du wirfst den negativen Neptun-Aspekt über Bord: Klarheit, Deutlichkeit, Freude, nüchterne Fakten, das tut dir so gut. Weg mit den Tränen von früher: unnötig. Du weißt es tief in dir selbst: dein Lebenskern will dir nichts als Freude schenken: lasse dies also zu und lass dein Herz sich öffnen, schließe dich nicht ab, weder vor dir selbst noch von anderen Menschen. Aber die Kernfrage und der Kernpunkt für die Lösung liegen auf deinen Bodenschichten. Gibt es noch etwas, was du dir gegenüber äußern müsstest, verwerfen müsstest? Protestierst du noch in Unzufriedenheit? Dann wandle dies schnell um in ein Begreifen des Goldenen Schnitts, der auf die göttlichste Art und Weise im Kern deines Wesens, in jeder Zelle, in deinem Körper liegt: wenn du aus Liebe, Selbst-Liebe lebst und du dir selbst das allerschönste Glück zuerkennst und gönnst.

Dich selbst klar und deutlich auf der Erde aufstellen, wie das in das irdische Feld gepflanzte gleichschenklige Kreuz, ewig lebend, dich nie mehr von deiner Stelle wegdrücken lassen durch eigene negative Überzeugungen, durch Selbstverkennung oder -verneinung. Du stellst dich mit deiner Größten Kraft auf: links und rechts, oben und unten: dein Inhalt in einem herrlichen Körper wie ‚*das* Zuhause', in dem du liebevoll wohnen kannst. Kräftig konzentriert. Welch ein glückseliges Gefühl: *weil* du bist, weil du bist; und du entdeckst nun die Schatten auf dem Boden deines Wesens. Freude strahlt aus deinem Körper, sprüht aus deinen Augen. Ein rührendes Gefühl der Dankbarkeit für dein eigenes ‚Sein', dafür wer du *wirklich* bist. Dies hat einen Goldströmungseinfluss auf dein gesamtes ICH, und dies über die ganze Linie. Glücklicher Mensch, gesunder Geist, gesunder Körper. Geheilt: schöner Mensch, gesäubert, du hast neu begonnen und deine schönsten reinsten Tiefen wieder entdeckt. *Gesäubert wie eine ‚natürliche Kürettage' (Ausschabung).*

Prämenstruelles Syndrom (PMS)

einige Tage vor der Blutung kommen körperliche und seelische Beschwerden vor: Kopf-, Rücken- und Brustschmerzen, Reizbarkeit, emotionale Verwirrung, Wasseransammlung im Körpergewebe usw. …

Kernursache und Kernlösung

Ursache für dieses Signal? Du runzelst sozusagen deine Stirn. Du kannst es nicht wirklich erfassen, begreifst es nicht ganz: weil du meinst, mit deinen ‚Gedanken' alles sofort erfassen können zu müssen. Du tätest gut daran, zu lernen loszulassen und darauf zu vertrauen, dass du intuitiv, gefühlsmäßig und auch verstandesmäßig zum rechten Augenblick verstehen wirst, was dir jetzt noch nicht ganz klar ist.

Nicht-begreifend… guckst du vor dich hin. Etwas ist *sehr* unklar, und du möchtest es ‚erfassen'. MACHE DIR DOCH KEINE SORGEN! Sitze nicht da und grüble und denke vor dich hin…, unterdessen bleibst du ‚stehen'! Energien, die auch deine Leber durchspülen, treiben dich jetzt voran, fordern ein Durchströmen-Lassen der Energie! *Verharre nicht im Denken; versuche nicht, jetzt zu erfassen, sondern LASSE LOS und ENTSPANNE dein Gehirn.* Was du jetzt nicht begreifst, erscheint dir morgen vielleicht so klar wie Quellwasser.

Du fixierst dich immer wieder auf denselben Punkt und lässt nicht los; du bleibst daran haften, machst dir unnötige Sorgen. *Schaue auf das HELLERE, auf das Frohe, bleibe nicht kleben, löse dich aus dieser Fixierung, und gehe auf deinem Weg der Freude weiter! Gehe leichten Schrittes durchs Leben, und vertraue darauf, dass keine Probleme deinen Weg zu kreuzen brauchen!*[16]
Du siehst die Dinge zu schwarz, zu düster…, und vor dem Hintergrund dieser düsteren Erwartungen holst du natürlich Dinge zu dir, die dich darin bestätigen werden. So machst du etwas Schweres aus deinem Leben… Das Leben an sich beschert dir keine Sorgen. *Lasse los, und gehe weiter!*

Du hältst zu viele Gefühle / Emotionen / Gedanken fest; du bindest dich an dunkle Vortäuschungen; du darfst das Leben *viel* heller sehen. Halte den Energiestrom in dir nicht so fest; *lasse diese Energie frei durch dich hindurchströmen.* ÜBERGEBE DICH DOCH DER HELLEN FREUDE UM DEIN SEIN!! Infolgedessen werden sich keine Giftstoffe in dir anhäufen, wirst du keine

[16] Lies in diesem Zusammenhang die Symbolik der Pampelmuse in *Das Füllhorn - Psychologische Symbolsprache der Nahrungsmittel* nach.

Energie blockieren, keine dunklen Gefühle erfahren… Befreie dich aus diesem Kreis, das Leben in gewisser Hinsicht ‚zu dunkel' zu sehen, möglicherweise in Bezug auf Aspekte, auf die du dich schon zu lange fixierst. Schreibe die Ursache für deine düsteren Gefühle nicht diesen Aspekten zu. Denn sie sind die Folge dessen, dich nicht BEDINGUNGSLOS und voller VERTRAUEN dem Prachtvollen, Leuchtenden, Frohen in DIR ANVERTRAUEN zu können! Suche also nicht länger nach Problemen, *erwarte* sie nicht…

Beginne damit, das Leben auf eine FROHE, LEICHTE Weise zu betrachten, dies zu erwarten…, und die Erfahrungen, die du erlebst, wann auch immer, werden angenehm sein!

●

Du lässt deine Schultern ein wenig hängen; du fühlst dich etwas mutlos in dich zusammengefallen; du siehst nicht mehr wirklich einen Ausweg. Schon gar nicht in Konfrontation mit einem Spiegel, der vor dir steht: Wer bin ich schon? Was soll ich mit mir anfangen? Eine Art Unzufriedenheit oder Enttäuschung darüber, wer du bist. Wenn du im Leben in der einen oder anderen Sache nicht mehr weiter weißt (zum Beispiel mit den Kindern oder im Bereich materieller Dinge usw. …), dann ist dies die Folge einer tiefer liegenden Tatsache: dass du eigentlich „mit dir selbst" nicht mehr wirklich weiter weißt. Fixiere dich nicht auf die äußere Form: Ewig junges und schönes (im wahrsten Sinne des Wortes) Leben wächst von innen heraus. Das Äußerliche ist eine so unwichtige Gegebenheit, lediglich eine Folge innerer Veränderungen. Vertraue auf das Leben: Die Körperform, die du entwickelst, ist gut für dich, mit oder ohne Falten, Flecken usw. …

Alles wird zu *mehr* Leben hin wachsen, wie auch immer, wenn du an den Sieg des Lebens über den Tod, der Gesundheit über Krankheit und Verfall glaubst. VERTIEFE dich JETZT![17] Güte und Schönheit gehen Hand in Hand; fixiere dich nicht auf Schein und Normen, auf die Idealisierung von Schein-Bildern in der Gesellschaft. *Einhalt der Basisunzufriedenheit in und mit dir selbst.* Komme jetzt zu totaler FREUDE um dich selbst! Das ist nur dann möglich, wenn du dich jetzt auf die TIEFEN GRÜNDE, auf die tieferen REICHTÜMER deines Wesens abstimmst… und nicht an der unangenehmen, langweiligen, oberflächlichen Seite des Lebens haften bleibst. Feile deine Überzeugungen aus! Nicht „wer bin ich schon", sondern ein freudiges Aufspringen um der Tatsache willen WER DU BIST und *dass* du bist.

Bist du unzufrieden mit dir, bist du der Ansicht, dass du irgendwie scheiterst, oder findest du dich nur hässlich, schlecht? So fange an, die Dankbarkeit in deinem Herzen zu entwickeln, aus der Tatsache heraus, dass du sein DARFST, dass du als DU existieren DARFST! Von dieser *Vibration der Dankbarkeit* für dich selbst ausgehend, dafür, dass du auf Erden in deinem höchst-einzigartigen Körper als Ich leben darfst, wirst du angenehme Situationen zu dir holen!

Ach, siehst du manchmal keinen Ausweg mehr, würdest du am liebsten alles hinter dir lassen, ersticken lassen und vergessen…, die Beine unter die Arme nehmen. Möchtest du vielleicht wie ein Hahn, stolz auf sein Äußeres, sein, aber spürst du eine Art von innerer Unzufriedenheit WEIL DU DEN WERT DEINES INHALTES immer MISSACHTET hast? Weil du die TIEFEREN WERTE des Lebens, deiner selbst unzureichend anerkannt und erlebt hast, weil du dich demzufolge auch äußerlich abwerten würdest?

Es ist an der Zeit, dich auf die Suche nach dieser TIEFEN QUELLE DER FREUDE zu machen, die deinem Herzen entspringt…,

[17] Lies hierzu mehr im Kapitel 8, Punkt 4 in *Neue Tage* nach. Dieses Buch ist bei Erscheinen des vorliegenden Werkes noch nicht in deutscher Übersetzung erhältlich.

aus Dankbarkeit, aus Freude, als DU sein zu dürfen, losgelöst von äußerlichem Image, Leistung oder was auch immer. Du glänzt nicht nach außen, sondern gehst auf die Suche nach dem wahren SINN deiner Existenz, nach den SINN, der IN dir selbst liegt: Diese Fülle, dich selbst zu erleben, dich ausleben und spüren zu dürfen… ist wundersam schön!

WENDE dich also nicht länger von deinem wahren Sein AB; erkenne dich von innen heraus an; lebe nicht nach den Normen und Erwartungen der Außenwelt, der Gesellschaft und der Stimme in dir, die sich dem unbewusst und indoktriniert angeschlossen hatte! Höre auf die Güte, auf das goldene Herz…, von hieraus entwickelst du deine wirklich authentische Schönheit! Es gibt keinen Unterschied zwischen Wahrheit, Güte und Schönheit. Jede andere Form von Schönheit ist falsch, hat mit Schein zu tun.

Also: Komme aus deinem bisherigen Schneckenhaus, und trete jetzt von innen heraus zum Vorschein, ohne noch länger in den Spiegel zu schauen oder dich „in Frage zu stellen“, ohne noch missgestimmt zu sein, weil du diese oder jene ANFORDERUNGEN an dich gestellt hast… und sie nicht erfüllen kannst. Diese Form der Begierde solltest du jetzt definitiv ablegen. Komme zu Ehrlichkeit, Harmonie mit deinem wahren, inneren Kern, und versuche stets nah bei diesem Wahrheitsgefühl zu bleiben. Hänge deinen Nörglermantel an den Nagel, und ersetze ihn durch deine fröhlichen Kleider, durch die Freude ausstrahlende Kraft deines Herzens. Diese Freude hat eine ansteckende Wirkung auf die Menschen in deiner näheren Umgebung. Jeder, nicht zuletzt du selbst, hat jetzt Spaß an dieser Freude… um DEIN SEIN…, SO WIE DU BIST… und nicht anders!!

Zufriedenheit, das Äußere im Einklang mit dem tiefen Inneren; nicht mehr von deinem Inneren Gold abgeschnitten. Du strahlst es schlichtweg als guter Mensch aus. Jede Verwirrung verschwindet durch diese *fundamentale Selbst-Anerkennung: Inneres und Äußeres in <u>Einheit</u> verwoben; keine Gespaltenheit, Trauer oder Unzufriedenheit damit…, weil du so froh bist, Wer du bist und Wie du von dieser Einheitskraft ausgehend bist, von innen heraus, mit Freude geführt! Jetzt weißt du, dass du den Mann und die Frau in dir in Ausgewogenheit bestehen lassen darfst,* dass keine einzige äußere Norm zählt, dass lediglich die ehrliche Veräußerlichung einer INNEREN WESENSART in der Form glücklich macht.

Du lebst jetzt ganz TIEF von INNEN HERAUS…, du brauchst nicht ‚Schneewittchen’ zu sein. Im Gegenteil: Der Prinz und Schneewittchen sind Bestandteil *ein* und derselben Person, die künstlich gespalten wurde, wodurch der starke Mann und die schwache Frau erschaffen wurden, und wehe, wenn du *einem* dieser zwei Bilder nicht entsprechen solltest! Jetzt liegt es an dir, mit dem *Gespaltenheits*-Syndrom zu brechen, das die Menschheit schon so lange plagt: Sei du selbst, nach Manneskraft, nach Frauenkraft…, und küsse dich selbst wach, erwecke dich zum Leben!

Von dieser liebevollen Umarmung von dir aus wirst du auch wunderbare Kontakte zu anderen ‚Vollheitsmenschen’ erleben können, in wahrhaftiger Güte und Schönheit, nicht in Schein und voller Missgunst. Sei kraftvoll und froh du selbst! Lasse den Vulkan brodeln und ausbrechen, in ausgelassener Lebensbegeisterung für die tiefen Gründe voller Lebenskraft, die du in dir selbst spürst! Fühle dich nicht flach, schwach, unzufrieden und den Anforderungen oder Erwartungen, die du an dich selbst stellst, nicht entsprechend: SEI EINFACH DU SELBST, aber TIEFER, von INNEN HERAUS, der Mann-Frau-Gottmensch aus einem Guss steht auf und tanzt seine / ihre Freude heraus!!

Lies eventuell auch den nachfolgenden Text.

Du erfährst dunkle, schwere, depressive Sphären oder Emotionen kurz vor einer Monatsblutung oder kurz vor dem Eisprung

Kernursache

Du würdest dich winden wie ein Aal, wenn du nur du selbst sein könntest: ein solch starkes ICH wie die Symbolik der Banane[18], robust, aber es strudelt ein manchmal labiler Unruhestrom durch dich, als ob du nicht richtig weißt, wer du bist und welche Haltung du einnehmen sollst, wie du mit beiden Beinen auf der Erde im Leben stehen sollst.

Ruhelos wühlend, als ob eine ständige Dynamik dich aufpeitscht, wie ein Wesen, das innerhalb der Wände eines Eis mit sich selbst ringt. Nicht zu wissen, wie man wirklich geboren wird, obwohl du als Mensch weißt, dass du bereits ‚existierst'. Stachelt das ‚Haben-wollen' oder ein anderes Begehren dich an, und willst du dieses loswerden, aber weißt nicht wie? Weißt du nicht, wie du dich entpuppen kannst, dir selbst eine starke Gestalt geben kannst, und bleibst du hängen, wühlend in deinem energetischen Ei?

Es kann sein, dass du zugleich abwechselnd ein wenig bissig, launenhaft, scharf bist, dann wieder dich großartig und breit wie ein Kaiser fühlst, als ob dein Geist sich einen Scherz mit dir erlaubt. Folgst du uralten Instinktmustern? Dann ist dies eine Aufforderung an dich, dir bewusst zu machen, wer du im Kern wirklich bist, ohne alle Zwangsbilder, -gedanken, -verhaltensmuster und eventuell auch ohne die entsprechenden Zwangshandlungen. Du bist doch kein instinktiv seinem Schicksal überlassenes Tier, sondern ein ehrbarer Mensch?

[18] Lies hierzu in *Das Füllhorn - Psychologische Symbolsprache der Nahrungsmittel*.

Kernlösung

Fühle, *wie* stark das *wahre* Gold in deinem Innersten anwesend ist, fühle die Kraft, die sich durchsetzen will. Das ‚Sein', ‚Dein Sein', die goldene Kraft und zugleich das Wissen um deine ursprüngliche Art, deine Schönheit, deinen echten Wert: das verlangt das Leben von dir.

Mache kurzen Prozess mit dem Alten, das dich plagt, mit Mustern, die nicht zu deinem eigentlichen guten Wesen passen: behalte nur das heiligste Schöne von dir selbst und Haue auf radikale, positiv-saturnale Weise das Tau durch. Ja, nimm das Beil und orientiere dich nur am Allerhöchsten in dir: bausche nötigenfalls dein Selbst-Bild auf; siehe es als einen prächtigen Teil des Lebens (und handle entsprechend). Das Große ICH BIN mit Liebe in seinem Herzen.

Fliege nicht weg aus deinem Konzentrationspunkt, packe dich selbst am Kragen und halte dich in deinem zentralen Kern: du bleibst nun bei dir selbst und du läufst nicht mehr davor weg, als ob du ein wildes Tier wärst, das die Nerven verliert. Du bringst dich jetzt auf liebevolle Weise zu Ruhiger Kraft und du weißt, dass du dies in dir hast. Du flüchtest nicht mehr davor, dir selbst eine gesunde Struktur zu geben; du wirst nun Herr und Meister über dein ICH, als göttlicher Mensch. Du gibst dir selbst Form und Gestalt und lässt dich nicht mehr von Unbewussten Energien veräppeln. Du hältst dich selbst jetzt zuhause im heiligsten goldenen Schrein deiner selbst.

Du nimmst in gewissem Sinne Abschied von dem gewohnheitsmäßigen-manisch-depressiven Geschehen[19]; du steigst nicht mehr hoch, und fällst auch nicht mehr tief … im Zusammenhang mit dem Bild, das du von dir selbst hast, sowohl äußerlich als innerlich. Du lässt dein Selbstbild nicht davon abhängen, was andere über dich denken: du respektierst dich selbst und liebst dich selbst auf ausgewogene

[19] Lies den Text *Manisch-depressive Störung in diesem Buch, aber sei dir der Tatsache bewusst, dass dieser nicht in vollem Umfang für dich gilt, sondern dass nur ein Teilaspekt hiervon auf dich zutrifft.

Weise … wenngleich es verständlich ist, dass es sich um einen Wachstumsprozess handelt. Verständnis für deine eigene Entwicklung.
Der obige Text gilt für jeden Tag, nicht nur für diesen Zeitraum. Diese Tage zeigen einfach ein stärkeres Bild davon, wie du dich ansonsten, im Alltag, noch in geringerem oder höherem Maße fühlst und verhältst. Positiv daran ist, dass du weißt, wo und wie du dich selbst nun polieren kannst, dich weiterbringen kannst auf dem Pfad der Entwicklung. Zu Beharrlichkeit, Optimismus, einem wunderschönen Selbst-Bild hin dich entwickelnd, wissend, dass du deine Energien *selbst* steuern kannst und dass du dich selbst lenken kannst, ohne noch den unruhigen Seen des schwarzen-Mond-Faktums[20] ausgesetzt zu sein, du, starker Mensch, den Mann und die Frau in deinem Seinsfeld als Eins erlebend. Lass das Alte los, glaube an dich selbst und wisse, wie du deine Gefühle lenken kannst. Geboren, weitergehend, nicht um mit dir selbst zu ringen, sondern um dir selbst immer mehr Gestalt zu geben, Seele und Körper. Ruhig selbstsicher.

MENOPAUSE
letzte Menstruation

Der wahre Anfang: die ***Wiedergeburt*** *in sich selbst.* Das innere Selbst ruft die Frau als ‚weiße Braut' auf. Physische Veränderungen geben ihr jetzt die Möglichkeit, die ideale Versöhnung zwischen Himmel und Erde, zwischen Materie und Geist oder Seele und Körper in sich zu verwirklichen: um im Namen der Liebe höhere Bewusstseinsenergien zuzulassen.

Eine spirituelle Weisheit, die von den dunkelsten Pluto-Tiefen bis zu den höchsten Freude-Sphären reicht. Es gibt nichts, kein Bewusstseinsniveau, das nicht für einen Menschen zugänglich ist, der sich in Liebe auf Schönheit, Reinheit, auf die Freude des Lebens ausrichtet.

Höhere, schöne, helle Bewusstseinsenergien können in einem Körper erlebt werden, der nicht mehr durch schmerzhafte, zuweilen zwanghafte Programmierungen aus der Vergangenheit belastet wird.

Dieser neue Seinszustand kann in jedem Alter eintreten, meist geschieht dies zwischem dem 40. und 60. Lebensjahr. Eine größere Chance denn je, den Weg der Unsterblichkeit zu beschreiten, um sich definitiv von der Krankheit Tod zu verabschieden. Die Transformation zu einem neuen stofflichen Körper.[21]

Probleme vor den Wechseljahren?
Die Ursache dafür liegt vor allem in der Tatsache begründet, dass du Menstruation und ‚schön und jung' sein miteinander in Verbindung bringst. Deine Schönheit als Mensch beginnt jetzt nur noch weiter zu wachsen! Du bist es, die dich verurteilt oder dich nicht für gut genug befindet, du denkst fälschlicherweise, von jetzt an auf den Tod zuzugehen oder doch zumindest schwach oder krank zu werden.

Du legst deine Krone als wertvoller Mensch ab: Warum? *Dein Leben wird jetzt gerade reicher werden* durch ein stärkeres Gleichgewicht zwischen dem männlichen und weiblichen Element in dir, unter der Bedingung, dass du dein Leben Selbstbewusst und stark, mit Autorität, weiter ausbaust; dass du dich nicht als alt und verschlissen abstempelst; dass du deine kreativen Energien nach außen hin nützlich entfaltest; dass du dich nicht weiterhin an einem einseitigen, schwachen und weichen weiblichen Sein festklammerst und dich weigerst, dein starkes ICH existieren zu lassen; dass du dich nicht als armes Opfer ohne Basis fühlst.

Osteoporose oder andere Leiden werden durch deine Psyche, durch deine degenerierenden Überzeugungen verursacht[22]. Du kannst dich selbst in den Tod schicken oder zu ewiger Gesundheit führen: Du hast die Wahl!

---

[20] Lies in der Einleitung des Buches *Der Schwarze Mond und Priapus,* S. 17

[21] Lies hierzu in *Neue Tage*. Dieses Buch ist noch nicht in deutscher Übersetzung erhältlich.

[22] Siehe Rubrik Knochenentkalkung, Osteoporose.

Die Wechseljahre

Klimakterium

Eine nicht zu unterschätzende Zeit der *Veränderung* tritt ein (meist zwischen dem 40. und 60. Lebensjahr). Sowohl körperlich als auch psycho-emotional kann die ‚Frau' bestimmte Wahrnehmungen machen, die sie in dieser Form nie zuvor gefühlt hat. Und dies *braucht* nicht ‚schwer' zu sein, obwohl es sehr verständlich ist, dass bestimmte Dinge als unangenehm erfahren werden, angesichts der Tatsache, dass die Menschenrasse dies, nach bestimmten Überzeugungen lebend, schon vor so langer Zeit in sich selbst kreiert hat …

Aber lasst uns dies NUN auf eine neue Weise betrachten und lasst die Frau ihr Leben auf eine *andere* Weise lenken, als bisher. Auf dem Weg in Transformation, *zu einem neuen stärkeren Körper,* **der keine Schmerzen mehr zu erleiden braucht**. Und schließlich würde das Leben selbst nichts lieber wollen, als dass hiermit auch ‚die Krankheit des Todes' besiegt werden würde.

Der Mensch, bewusstgeworden, sollte nun in konsequentem Sinne sein Leben führen. Nicht länger dem Muster des unbewusstlebenden-Mensch-Tiers folgend. Vom Recht der eigenen Entscheidung in Liebe Gebrauch machend: die Wahl zwischen Evolution oder Selbst-Anfeindung.

●

Transformation.

Erst der Säuberungsprozess, das Abwerfen der ‚alten Haut', sowohl körperlich als auch innerlich.[23] Die Außenseite der Eierstöcke bricht sich ab, es brauchen keine Eizellen mehr gemacht zu werden, die Innenseite der Eierstöcke hingegen wird stärker! Die gesamte Metamorphose führt sich ein, wenn der Mensch / die Frau ‚dem Leben nach lebt' und so mit anderen, auf das Absterben ausgerichtete Überzeugungen bricht.

Große Veränderungen finden in dieser Zeit in deinem Körper / Geist statt. Hormonale Stürme können dich beispielsweise überraschen (manche Frauen merken hiervon jedoch weniger); *erschrecke dann nicht, werde nicht panisch, verstehe die eventuelle Angst dann als ein Signal,* dass du geschmeidig mit den Veränderungen bestimmter Lebensmuster mitgehen solltest, dann verschwindet die Angst / Panik. Höre zu, was dieses Signal von dir verlangt: beispielsweise weniger sitzen, mehr bewegen – oder umgekehrt? Zu deinem Tiefsten gehen und dich weniger mit oberflächlichen Beschäftigungen füllen? Oder gerade ‚mehr ruhen'? Oder loslassen, weniger grübeln, denken, dich aufregen, dich als unfähig betrachten? Usw. , usw. … Tue, was dein Lebenskern von dir verlangt, dann wirst du dich besser und ruhiger fühlen. Friss keine Emotionen in dich hinein, mache den anderen keine Vorwürfe, sondern sprich, baue nun selbst ein neues Leben (und einen neuen Lebenskörper) aus, auf dem Weg zu mehr Glück!

Erschrecke nicht, wenn du plötzlich Schmerzen in bestimmten *Gelenken oder Muskeln* spürst. *Vor allem **der Becken- und Schultergürtel*** (alle Teilelemente des Körpers, die hierzu gehören, wie das Iliosakralgelenk, Hüfte, Unterrücken, … Schultern und Schulterblätter usw. …) werden von Frauen am häufigsten genannt. Auch die Knie[24]: diese fordern dich dazu auf, es dir selbst nicht zu schwer zu machen, in Geschmeidigkeit Aufgaben zu delegieren oder loszulassen beispielsweise, und Sanftheit gegenüber dir selbst zu entwickeln.

Vergiss nicht: du bist dabei, einen *‚neuen Körper'* zu erschaffen. Veränderungen im

[23] Solange das Fortbestehen der Menschen-Sorte sichergestellt werden musste, war der Eisprung, der Menstruationszyklus eine Notwendigkeit. Sinn des Lebens ist jedoch, Schmerzen und die Krankheit des Sterbens verschwinden zu lassen. Dann ist keine Fortpflanzung in dieser Art, mit ihren Unannehmlichkeiten, mehr nötig.

[24] Lies eventuell die betreffenden Rubriken zu *Knien, *Schultern usw. …

Hormonhaushalt helfen dir in **diesem Transformations-Prozess zu einem neuen starken Körper**.

Lies die betreffenden Rubriken in diesem Buch zu den schmerzhaften Stellen. Beachte: du *brauchst* in diesem Zeitraum keine Schmerzen zu haben. Es hängt stark von der individuellen Frau ab. Und dies hat nichts zu tun mit gesünder oder ungesünder sein!

Auch ***Gewichtszunahme*** ist in diesem Zeitraum völlig normal. Aus der schulmedizinischen Ecke habe ich vernommen, dass es nicht außergewöhnlich ist, dass eine Frau beispielsweise 10 kg oder mehr zunimmt, dass dies notwendig und gesund zu nennen ist für einen gesunden Geist und einen gesunden Körper. *Im **Fettgewebe**[25] geschehen sehr wichtige chemische, hormonale Umsetzungsprozesse,* die nötig sind, um gesund zu bleiben. Also … handle nicht wider die Natur, indem du unbedingt ein bestimmtes Gewicht halten willst,[26] und mache (ausschließlich) ***die Bewegungen,*** die gut für dich sind: *niemals überstrapazieren!*

*Unerwartete Zwischenblutungen oder stärkerer / geringerer **Blutverlust** als zuvor, plötzliches **Herzklopfen** oder **Hitze-Wallungen, seltsame Essgewohnheiten,** Wahrnehmungen in der **Herzgegend,** die du niemals früher gemacht hast, eine stärkere **Irritation, emotionale Schwankungen** oder **Gefühlsentladungen, depressive Gefühle …** und dann verschwinden diese <u>plötzlich</u> wieder, usw. …* Es ist alles möglich in diesem Zeitraum, obwohl manche Menschen hiervon fast nichts spüren. Wer starke Beschwerden hat, ist nicht kränker als ein anderer: **es handelt sich nicht um eine Krankheit, sondern um eine starke Umstellung.**

Wende dich an deinen Arzt, wenn du es fühlst, wenn auch eher um Aufschluss zu bekommen und deine Zweifel in Ruhe zu beseitigen, als um zu schauen, ob nicht eine andere Ursache an der Basis liegt.

Nicht immer, aber wir hören dies oft, erfahren Frauen etwas, was sie als ***'psychische Verwirrung, Gedächtnisprobleme'*** *bezeichnen usw. … aber alle ,Übergangsprobleme' verschwinden nach dieser Zeit.* Nutze diese Lebensphase für Säuberung und Wachstum, möglicherweise um in eine ganz neue Richtung zu gehen. Schließlich legt sich der Sturm von ein neues Leben stimulierenden Hormonen / Hormonschwankungen hinterher.

Ein neues Gleichgewicht wird erreicht: ein harmonisches männlich-weibliches ,Ganzes'. Dies bringt Kraft und Ruhe mit sich. Baue dein Glück weiter aus in diesem erneuerten, starken Körper. **VERTRAUE in dieser Zeit vor allem dir selbst, deiner Natur. Bewusst baust du deinen Geist-und-Körper weiter aus auf Basis von Überzeugungen, die nicht länger auf Verfall / Tod ausgerichtet sind.** Ein ewigwährender Transformationsprozess kann sich nun durchsetzen: die WAHL liegt bei dir. Nicht in Begierde, sondern aus reiner Liebe heraus, ziehst du die Vorhänge auf mit Blick auf unendliches Leben. Das genetische System, jede Zelle deines Körpers, reagiert auf diese auf das Leben ausgerichteten Überzeugungen …[27]

Fortsetzung …

Hitzewallungen und andere Beschwerden in den Wechseljahren

Kernursache und Kernlösung

Hast du bisher die Macht unzureichend bzw. nicht IN dich gelegt? Du hast dein Gefühl der Sicherheit und des ,Überlebens' von Dingen oder Menschen, Systemen, Göttern und Abgöttern, außerhalb von dir, abhängig gemacht…

Du hast dich machen *lassen,* dich mehr oder weniger über Wasser gehalten, instinktiv, anstatt dein Leben selbstbewusst in

[25] Lies die Rubrik *Fett, Fettgewebe.

[26] Außer selbstverständlich, wenn dies aus medizinischen Gründen notwendig wäre.

[27] Wenn du mehr hierzu wissen willst, lies im Buch *Neue Tage.* Dieses Buch ist bei Erscheinen des vorliegenden Werkes noch nicht in deutscher Übersetzung erhältlich.

die Hand zu nehmen, furchtlos und in dem Vertrauen auf diese Vollheits-Basis in dir selbst.
Zeit für *Transformation!* Alles liegt in deinen Händen..., wie gehst du mit diesen roten Energien in dir um? Nicht flüchten!! Sondern Veränderungen herbeiführen, fundamental! SIEH DIR jetzt genau AN, wie das Leben funktioniert...

Als hättest du Angst davor, was kommen wird; als ob du dich gegen ein nahendes Unheil „absichern" müsstest. Du kommst ins Schwitzen; du hetzt dich ab, instinktiv, um schnell eine sichere Bleibe zu finden.
Du hetzt dich vorwärts, wie ein Vogel Strauß, der bislang im Leben noch nicht sehr klar sehen konnte oder wollte, weil er sich zu stark durch eine Art „Instinkt" VORANTREIBEN ließ, anstatt selbstbewusst, sehr konkret und SEHENDEN AUGES sein Leben *selbst* in die Hand zu nehmen. Es ist Sinn der Sache, dass du jetzt deine instinktiven Kräfte in Bewusstseins-Energien umsetzt. *Das* ist die Intention, *das* ist jetzt deine Aufgabe. Ein nachdrücklicher AUFRUF des Lebens in dir, dich zu einem neuen, höheren Niveau hin zu transformieren: Und das wird wunderbar sein!

Auf dass du zu einem Größeren Bewusstsein gelangst, *wie* das Leben jetzt eigentlich wirklich funktioniert..., um zu erkennen, dass du deinem Leben ALLES zu sagen hast und zu viel mehr im Stande bist, als du denkst. Das alte, (mehr oder weniger präsente) instinktive, ängstliche, selbst-absichernde Muster wirst du jetzt vollständig zurücklassen müssen! Dort, wo du zuvor blind warst oder nicht sehen wolltest..., da, wo du das Leben, dein Leben... in die Hände *irgendeiner* Macht (abstrakt oder konkret), außerhalb von dir, gelegt hast..., wirst du jetzt zu deinem echten Kraft-Kern kommen müssen, zu der Autorität in dir selbst. Du darfst dir deiner Möglichkeiten bewusst werden. Macht über und Zugriff auf andere, auf die Dinge, die Menschen lösen... und vollständig auf eine total-kreative, bewusste Weise lernen, mit deinen Energien umzugehen, in völligem VERTRAUEN, furchtlos, liebevoll, von dem Wissen ausgehend, dass Dein Leben in Deinen Händen liegt, dass du allein erkennen und schauen solltest..., *wie* das Leben *wirklich* funktioniert. Du hältst weder weiterhin ängstlich nach einer Macht Ausschau, die außerhalb von dir liegt, noch wirst du dich schwach oder unfähig oder nur ‚halb' fühlen... und dich dabei mit anderen ‚füllen'.
Ein Aufruf des Lebens, die AUTORITÄT in DIR zu verwirklichen, die Vertrauensbasis IN dir zu spüren, dein Leben *selbst* in die Hand zu nehmen..., mit jeglichem ur-alten Instinkt zu brechen. Zu *echter* Schöpfung kommen...! Energien fordern eine Art von „Umsetzung". Deine Hauptdrüsen, dein ganzes Wesen wird wie eine gold-ausstrahlende Quelle werden, wenn du jetzt mit voller Kraft vorwärtsgehst, von deinem Herzen aus, aus einem Vollheits-Bewusstsein heraus, von deiner inneren Autorität ausgehend.

Du weißt, dass du Zeit hast, dass du nichts zu forcieren brauchst..., aber dass die Beschwerden dich darum bitten, jetzt auf Bewusste Weise etwas mit dir anzustellen, um dich nicht länger vor den wirklichen Gotteskräften, die sich manifestieren möchten, zu verstecken. Verkenne also nicht länger diese Fülle, und öffne dich für die Fähigkeit, die in dir steckt, dich zu einem neuen Niveau hin zu transformieren.

Das erfordert, dass du die Alte Haut von dir abschüttelst, dass du dir der Mann-Frau-Kraft in deinem Wesen, der göttlichen Urkräfte in dir bewusst wirst, dass du dich als VOLLHEITS-MENSCH manifestierst. Du bist gar kein ohnmächtiges Weibchen-Tier, das sein Leben auf ein instinktives Verteidigungs-, Absicherungs-, Fortpflanzungs-, Überlebens- oder Fluchtmuster aufbauen muss. Denn solange du nach diesem Muster lebst, kannst du in Folge tief liegender Ängste „dass du jetzt am Ende bist" Schweißausbrüche bekommen... Das ist eine Lüge, die dir der ‚Tod' in dir weismachen möchte, aber das LEBEN in dir erzählt dir etwas *ganz* anderes, es erzählt dir, dass etwas ganz Neues seinen Anfang nimmt, wenn du jetzt auf die Wahrheitskräfte in dir selbst hörst.

Verhalte dich nicht wie ein „Weibchen"..., du bist ein MENSCH... in seiner Ganzheit, den weiblichen und männlichen Anteil in sich vereinigt. Du bist überhaupt nicht abhängig von der Macht, die außerhalb von dir liegt, ebenso wenig musst du eine gewisse Macht in Stand halten, um dich gegen eine Art Unheil oder Unglück abzusichern, das dich überkommen könnte. Du musst nicht länger nach einer BLEIBE bei jemand anderem, bei einem Menschen, bei einer Macht oder einem System außerhalb von dir suchen: Du solltest zu der Erkenntnis kommen, dass die Bleibe: sicher, von ewiger Dauer und herrlich... in deiner eigenen Gottesquelle, in deiner inneren Kernkraftvollen Basis liegt!

Die SICHERHEIT LIEGT IN DIR SELBST: Also fliehe nicht länger ängstlich davon, sondern entfalte dich..., entfalte jetzt deine Totalität, und komme zu der Entdeckung, wer du wirklich bist. *Dann* verschwindet jede Angst, jede Unsicherheit: Die Sicherheitsbasis liegt in dir selbst!! Gelange jetzt zu der EINSICHT, dass du dein Leben in der Hand hast..., du verabschiedest dich davon, nicht auf diese Größe in dir, auf diese großen menschlichen Tiefen in deinem Wesen schauen-zu-wollen, du erhältst das instinktive ‚Weibchentier'-Muster nicht länger in dir aufrecht, du setzt die Ur-Kräfte in einen großen, kreativen Prozess ein: die Ankündigung eines Selbst-Werdungs-Geschehens!!

Gerate nicht in Panik, habe keine Angst..., erlebe die Zeichen als Signale, die dir melden, dass du dich jetzt in ein ganz neues Stadium erheben darfst. Du erfährst eine Metamorphose, und das Resultat wird vor goldenem Glück strahlen..., wenn du es möchtest.

Du erkennst die göttliche Autorität in dir an, du vertraust, von deinem Herzen aus, auf die Fähigkeit in dir, dein Leben zu einem ewig andauernden Glück zu führen..., und infolgedessen werden Gehirn, Drüsen, Hormone usw. ... in *einen Transformationsprozess* eingesetzt, aus dem du nur reicher hervorgehen kannst. Vertraue darauf, und *lebe nach der Überzeugung, dass nur DU deine eigene Chefin bist;* lasse alles und jeden außerhalb von dir los, aber verwirkliche dich jetzt selbst..., lediglich unter DEINER AUTORITÄT lebend. *Erst dann werden Drüsen, Hormone, Zellen usw. ... verstanden haben, dass sie im Dienst des Lebens stehen, im Dienst eines Lebens, das ewig schön sein kann.* Du GLAUBST an deine FÜLLE; Bestandteile des Körpers stellen sich nicht länger in den Dienst von „Überleben", von Instinkten..., sondern von „Leben", in den Dienst eines kreativen Erschaffungsprozesses.

Werde, wer du bist! Höre auf dein Herz, auf deine Innere Autorität. Stelle dich unter keine einzige andere Autorität mehr, als unter *die eigene innere Autorität,* die IN DIR steckt; tue, was du fühlst tun zu müssen...: Lebe nach dieser Wahrheit..., und es wird dir gut gehen!! *WIEDERGEBOREN, GESTÄRKT, dein Körper ganz und gar nicht schwächer! Im Gegenteil!*

●

Anfänglich... fühlst du dich durch eine Art vorantreibende Energie in Bewegung gehalten: Beeile dich, du kannst noch zeitig ‚in' der Arche sein, bevor es beginnt zu regnen..., durch eine Art Instinkt, Angst vorangetrieben... Diese Angst dient nur als „Signal", um dich daraufhin zu weisen, dass du irgendwo den falschen Weg eingeschlagen hast; dein Seelenkern schickt dir Angst, um dir zu sagen, dass du dich selbst ERHÖHEN solltest, dass du jetzt klarer auf dein ECHTES ICH, auf deine Möglichkeiten schauen musst, die du bisher unterschätzt hast. Du bist kein Tier, das ängstlich vor Kräften über oder außerhalb von ihm weglaufen muss, das sich an Dingen oder Menschen, außerhalb von sich, festhalten muss! Hier spricht die Lebensenergie, dein innerer Lebenskern, der möchte, dass du vorwärtsschreitest, dass du auf deinem Lebensweg weitergehst..., der dich jedoch gleichzeitig dazu auffordert, jetzt KLAR zu sehen und... nicht vor einer wirklichen Bewusstwerdung wegzulaufen. Auch wenn du nicht genau weißt warum, vertraue darauf, dass die Energien, die in dir stecken und sich manifestieren, da sein dürfen, dass es gut ist, dass sie da sind. Du solltest nur damit UMGEHEN, indem du dich nicht „zurückhältst", dich nicht in einem *wirklichen* Fortschritt „bremst", eine Weiterentwicklung, die die Erhöhung und Total-Anerkennung deines Wesens im Sinn hat!

Das besagt: Komme jetzt zu der Einsicht, *wie* das Leben wirklich funktioniert. *Sei dir darüber im Klaren, dass jeder Mensch dazu im Stande ist, sein Leben selbst in die Hand zu nehmen und zu lenken..., sein Leben bewusst selbst zu erschaffen...,* nicht indem er beginnt, positiv zu denken, nein, *alles andere als sich hinzusetzen und anzufangen zu „denken"! Sondern durch eine Metamorphose vom Tier-Menschen hin zum Gottesmenschen, durch eine dynamische Bewusst-reiche Anteilnahme an dir selbst, an den Lebenskräften in dir.*

So wirst du nicht länger das Gefühl haben, überspült zu werden: Du wirst zum Meister über deine Kräfte. Du hast nicht länger das Gefühl, vor einem nahenden Unheil FLÜCHTEN zu müssen, im Gegenteil, du wirst dir jetzt einmal ganz bewusst das Leben ansehen und die Möglichkeiten, die in dir und in allen Menschen stecken, um auf eine bewusste Weise mit den Lebenskräften umzugehen.

Zuallererst solltest du alles loslassen, was du in Gedanken und Taten festhältst; zum Zweiten solltest du jede Form des „Negativen", Krankheit oder Tod zu erwarten..., vollkommen über Bord werfen..., um es schließlich durch die Überzeugung zu ersetzen, dass sich alles in dir sehr harmonisch und lebendig vollziehen wird, wenn du nach dieser schönen Überzeugung lebst[28], wenn du dich als vollwertiger Mensch verwirklichst und nicht länger in einem Männlein-Weiblein-Muster stecken bleibst, wenn du nicht länger lediglich an der oberflächlichen Seite deines Wesens haften bleibst!

Die Lebensereignisse sind die Folge deiner Erwartungen in Bezug auf das Leben, der unbewussten oder bewussten Schubkraft, mit der du deine Energien vorantreibst: Also entscheide dich für den allerbesten Weg, für den, der zu wahrhaftigem, frohem Leben führt.

Du musst weder vor dem Leben „flüchten", noch vor dir selbst; du darfst deinen höchsteigenen Körper als eine sonnenüberflutete „Arche" ansehen, worin alle Energien ihren Weg suchen und finden werden: unter der Bedingung, dass du dich dafür öffnest. Du solltest dich jetzt auf deinem Weg der Weiterentwicklung eine Stufe höher und weiter bringen. Halte dich nicht an Dingen und Menschen außerhalb von dir fest; suche keinen Schutz mehr in Dingen oder Systemen außerhalb von dir. Du bist sicher in dir selbst: Du darfst nicht vor dir weglaufen!! Im Gegenteil, dieses Signal deutet daraufhin, dass du mehr und vollständig an deinem totalen ICH teilnehmen darfst. Sei nicht wie ein ängstlicher Vogel Strauß, sondern öffne dich für Wahrheit, öffne dich für Wahrheitsenergien, die sich mit voller Kraft manifestieren möchten. Halte dich in keinem Fall schwach, weich, unfähig oder schwachweibchenhaft..., im Gegenteil, lasse zu, dass sich alle Kanäle weit öffnen, um die urstarke Strömung auf eine Mann-Fraustarke Weise durchzulassen! Du musst nicht ‚brav' sein, du sollst nicht in abwartender Haltung stehen bleiben, du darfst in keinem Fall einsaugen und die Erfüllung des ‚Männlichen' außerhalb von dir erwarten. Du solltest dein Leben auf der Inneren Autorität aufbauen, nicht als unfähiges „Tier", sondern als Gottesmensch, der sein Leben dankbar und liebevoll *selbst* in die Hand nimmt!

Angst verschwindet bei der Umsetzung von Instinkt in Bewusstwerdung und Liebe. Also sauge nicht, sondern gib, fülle dich

[28] Lies hierzu mehr in *Neue Tage* nach. Dieses Buch ist bei Erscheinen des vorliegenden Werkes noch nicht in deutscher Übersetzung erhältlich.

nicht…, sondern erfülle dich selbst. Werde dir deiner schöpferischen Möglichkeiten bewusst, um aus deinem Leben ein ewig andauerndes, wunderbares Geschehen zu machen. Du solltest nach Wahrheit leben, *geben,* es aus voller Kraft strömen lassen; nichts hineinholen, einsaugen oder abwarten, bis ein anderer dich anerkennen oder belohnen wird! *Gib,* mache, gestalte, handle von deinem Herzen aus…, und wie von selbst wirst du infolgedessen auf deinem Weg prachtvolle Lebensumstände zu dir holen. Lasse diese ehrliche Strömung von Wahrheitskräften mit voller Glut aus dir herausströmen! Bleibe nicht „halb", im Hintergrund deiner selbst! Eine Zeit der Erneuerung bricht an, nicht des Verfalls oder Verderbens! Entschließe dich dazu, alle deine Energien, aus Freude um deiner selbst willen, im Namen des Lebens einzusetzen. Bleibe nicht sitzen und denke, befürchte oder trauere vor dich hin, sondern GEHE WEITER…, so dass die Energien, die von einem bewusst-lebenden Menschen – von dir – geführt werden, eine konstruktive Wirkung haben können! Das ist nicht möglich, wenn du vor deinem tieferen Selbst flüchtest, wenn du nicht fundamental auf deiner eigenen Basis aufbaust, wenn du vor dir selbst wegläufst, anstatt Vertrauen zu entwickeln und etwas damit anzufangen…, mit diesen prächtigen Lebensenergien.

Halte dich nicht am Oberflächlichen deiner selbst, an der Außenseite, an der Materie oder an den Dingen fest, wohinter du dich früher versteckt hast…, sondern mache dich für die stark, die du im KERN bist, trete hinter jeder Maske hervor. Werde, wer du *wirklich* bist! Zeige dich der Erde in voller Gestalt, zeige dich in froher Rundheit, als MENSCH (nicht als das eng-einseitige Weibchentier, wenn auch in einer Menschtiergesellschaft ein wenig kultiviert dargestellt), und genieße jede Frucht, die sich aus dir heraus manifestieren möchte. Lasse die wirkliche Schöpfung geboren werden! Nimm am kreativen Schöpfungsprozess teil, der nur von Bewusst-gewordenen Menschen geführt werden kann. Nimm am Fest der Welt teil, wo es weder Hass, noch Klagen, Wehmut, Trauer über Dinge, die in der Vergangenheit geschehen sind, zu geben braucht. Nur eine innige Teilnahme am Leben, an dir selbst im JETZT! Angst und Instinkt gehen Hand in Hand, Bewusstwerdung und Liebe, sowie Furchtlosigkeit, gehen Hand in Hand mit dem Vollheits-Bewusstsein des Menschen…[29]

●

Einerseits hältst du, wie ein Ritter in verteidigender Haltung, das Schwert bereit, andererseits weichst du nicht zurück, bleibst regungslos stehen, wie ein großes Y mit zwei Antennen, den Baumstamm in der Erde verwurzelt. Ein instinktives, *ängstliches* dich stocksteif und ruhig Halten: als ob die geringste Bewegung ‚Gefahr' bedeuten könnte! Eine solche *straffe, versteinerte, erstarrte Haltung weist auf alles andere hin als auf einen wirklich lebendigen, beweglichen, bewussten „Menschen".* Du stehst *„in dieser Haltung"* im Leben! Angespannt, auf der Hut, beengt. Du vertraust nicht oder unzureichend auf deine eigene tiefste Quellenkraft, weil du dich bisher zu wenig oder gar nicht darauf abgestimmt hast. Du hast zu viel an deiner Oberfläche, zu stark „nach außen hin" gelebt und zu wenig die Innere Autorität anerkannt.
Warum du ein solches Signal zu dir holst? Um die Kutte an den Nagel zu hängen, um definitiv mit jeder *(von dir selbst,* möglicherweise schon dein ganzes Leben lang) *auferlegten* Haltung zu brechen. Als ob du lediglich als Soldat-in-Uniform oder als Modepuppe im engen Kleid, als Marionette oder als Schachfigur innerhalb eines Macht innehabenden Systems usw. … existieren könntest!

Du machst sozusagen eine Rückwärtsbewegung, das Weibliche eng und angespannt, nach alten Gewohnheiten (oder

[29] Wenn du mehr darüber nachlesen möchtest, *wie* du dein Leben selbst bestimmen kannst, so lies Teil I dieses Buches.

nach eventuell geltenden Mode-Mustern) liniiert und strukturiert. Den warm-runden weiblichen Anteil, das Weiche-Biegsame, das sich frei und ungebunden fühlt, sich wie in Wellenbewegung weich ausdehnt und entspannt, unterdrückst du. Es hat den Anschein, als wolltest du dich, bestimmten Normen entsprechend, „fehlerlos" oder „perfekt" auf den Punkt bringen, nach außen hin zeigen! Wie eine „Eva" angespannt in ein Kostüm gekleidet, in künstliche, kratzende Nylonstrümpfe gezwängt, die Beine anständig und eng übereinander gefaltet, in der Haltung, wie es sich „gehört". Künstlich, dir an der Oberfläche eine Haltung gebend, sprichst du in der Weise, wie du „sein musst" oder „wirken sollst". Eine Art von Gespaltenheit; der eine Teil ist unecht, falsch, Schein, von deiner WAHREN, INNEREN, ursprünglichen NATUR *entfernt!*

Durchbreche diesen unechten „Panzer", der du nicht bist, der lediglich wie eine „Maskenrolle" auf dir klebt. Zeige dein *echtes* Angesicht in wahrer, natürlich menschlicher Haltung. *Nimm keine „Erscheinung" mehr an, die du nicht bist; „verhalte" dich nicht länger..., sondern SEI vollkommen deine NATUR, wie du im Kern bist.* Gehe auf die Suche nach Wahrheit, und lebe nach dieser Wahrheitsenergie, die in allem, was lebt, wohnt. Versuche weder zu leisten oder zu protzen, noch elegant zu tun oder den Filmstar zu mimen; umkleide dich nicht mit Attributen, die lediglich daraufhin weisen, wie du als ‚Image' oder als steifes Bild nach außen leben möchtest. Sauge nicht länger ein. Hole nicht zu dir. Imponiere nicht länger. Sei ehrlich... deine erste, ursprüngliche Natur!

Aktiv-dynamisch, rein, originell, wie du als „DU" bist, nicht als „ROLLE" oder „Teil-Aspekt" von dir. *Wirf jede Unechtheit, jede Beziehung, die dich einschnürt, von dir, so dass Energien frei durch dich hindurchströmen können, dynamisch und ehrlich.*

Lies nötigenfalls die Texte **Sehr starker Blutverlust während der Menstruation usw. ...*; sowie den Text **Du erfährst dunkle, schwere, depressive Sphären oder Emotionen kurz vor einer Monatsblutung oder kurz vor dem Eisprung ...*

VERSCHIEDENE ERKRANKUNGEN

Endometriose

Gebärmutterschleimhaut an „falschen" Stellen (z.B. an den Eierstöcken, am Darm, Bauchfell oder Blase)

Kernursache

Du lässt dich schon viel zu lange hängen, du schlingst alles kritiklos in dich hinein, du akzeptierst einfach von anderen, du lässt alles mit dir machen..., weil du an dir selbst zweifelst: Ich kann es ja doch nicht. Dein Rückgrat schmilzt dahin wie Schokolade..., weil du das Süße in dir nicht anerkennst. Du erlebst deine eigene Basis als schwach, fühlst dich kraftlos und ohne eine wirklich stabile Struktur in deinem Leben. Häufig kommt dies nach einer langen Zeit von Schmerz, Trauer, Desillusionierung oder (Selbst)-Erniedrigung vor; du warst sehr tief gesunken, und jetzt bietest du Widerstand, um dich aufzurichten... Dennoch steckt unterdrückte Aggression in dir, du würdest sie am liebsten ausbrechen, es ekelt dich an! Es ist natürlich in erster Linie deine eigene Selbstverleugnung, die dich anwidert, auch wenn du anderen dennoch die Schuld dafür geben würdest.

Seit langem möchtest du den Durchbruch schaffen, aber du hältst dich selbst aus Unsicherheit fortwährend zurück..., du häufst Gefühle, Emotionen an, du schwillst vor unterdrückten Energien und Kreativität förmlich an. Du lässt dir von anderen alles gefallen, dann möchtest du jedoch auf einmal auf sie herab spucken! Und so trittst du in innerem Zwiespalt auf der Stelle: In dir selbst bleiben oder dich nach außen hin verwirklichen?

Kernlösung

Bekräftige deine eigene Individualität: Du bist du! Grenze dich aus Selbstrespekt deutlich ab, und lasse niemanden unaufgefordert hinein! Jeder Schmerz und jede Trauer, alle Desillusionen in deinem Leben wurden durch deine zweifelhafte Haltung in

Bezug auf deinen Eigenwert aufgerufen. Komme zu starker Selbstmanifestierung, und lasse jetzt alle Energien frei aus dir herausströmen, halte deine Emotionen nicht länger fest, lasse sie los, und schaffe auf kreative Weise den Durchbruch!

PSAS

Persistent sexual arousal syndrome: andauernder und unerwünschter Zustand der genitalen Erregung, wodurch das Funktionieren im Alltag ernsthaft beeinträchtigt wird; betrifft vor allem Frauen in den Wechseljahren

Kernursache

Die Kernursache liegt in dem ‚Zustand', der bereits *im Voraus* bei dir gegeben ist, schon bevor sich die lästigen Symptome manifestieren.
Du bringst dich selbst in die Klemme; du bist hart zu dir selbst, ‚du musst und du wirst!', eine Form einer zwingenden Begierde also, der Wille, dass etwas erledigt wird (durch dich selbst oder etwas anderes oder einen anderen). Diese Begierde und dieses harte Fordern liegen nicht auf dem Pfad des ‚Lebens' und sind daher auch nicht auf loslassende Weise auf die Schwingung des SEINS und kreative Selbstentwicklung abgestimmt ... daher werden instinktive uralte Muster in Gang gesetzt, weil das Leben sich nun einmal selbst erhalten will. Wenn DU den Weg der Begierde und des Erledigt-haben-Wollens gehst (durch dich selbst oder andere), bewegst du dich eigentlich auf dem langsamen Pfad des Todes. Die Lebenswurzeln senden Reize, regen Drüsen auf dem Gebiet der Sexualität an, damit ‚das Fortbestehen der Art' gesichert wird: lästige sexuelle Reize, während du überhaupt keine Lust auf Sex hast, können schließlich Schmerz verursachen. Die Klitoris beispielsweise in bleibend vergrößertem Zustand, als ob sie um Sex und letztlich das Gebären von Kindern bitten würde. Es handelt sich um ein instinktiv unbewusstes Muster, aus dem du dich befreien kannst. Und es geht hier nicht um sexuelle Begierde (obgleich dies in einem vorigen Stadium, vor einiger Zeit auch stark der Fall gewesen sein ‚kann'; so nehmen z.B. bestimmte Frauen eine Variante der Viagra-Pille, sondern es geht um die Begierde im Allgemeinen, das Harte, das Erzwingende, gegen den Strom des Lebens). Diese unangenehmen Gefühle in anderen Teilen von Geschlechtsorganen oder Körperteilen sind die Folge *des Nicht-‚Loslassens', des weiterhin Festhaltens, des ‚Haben-Wollens', Überstrapazierens,* Begehrens von etwas usw. ... , so dass das Instinktmuster dich bereits vorbereitet, so dass das Fortbestehen der Menschenrasse gesichert ist: ‚Sex und letztlich das Gebären von Kindern'.
Dir dessen bewusst zu werden, in welchem Sinne du nicht stromaufwärts mitfährst, mit dem Leben in dessen Richtung mitfährst, ist also am allerwichtigsten.

Was ist dann diese ‚*zwingende Begierde*', *das Erzwingen einer Sache?* Am besten *ein Beispiel:* als ob es darum ginge, eine Walnuss mit einer Metallzange aufzubrechen, und es wolle einfach nicht gelingen; Aber du machst immer weiter und weiter ... deine Hände drücken fest, dein ganzer Körper richtet sich auf diesen *einen* Punkt, der einfach nicht gelingen will, dein Kopf wird warm und du willst unbedingt und lässt nicht los, du willst ohne wenn und aber ... durchhalten, du willst es!

Dein kleines Ich hört nicht auf die tiefere Stimme (das Gefühl) des großen göttlichen ICHS. Wenn etwas einen so schwierigen Verlauf nimmt, ist es besser einzusehen, dass man es besser loslassen sollte (und möglicherweise will das Leben hiermit sagen, dass diese Nuss im Moment gar nicht gut für einen ist, oder dass das Leben dich auffordert, die psychologische Symbolik der Walnuss in deinem Dasein stärker anzuwenden ... [30]). Es wird darum gebeten, zu vertrauen und loszulassen ... Aber du ziehst und schiebst und manövrierst, du willst unbedingt *diesen* Zehennagel mit dieser kleinen Zange durchschneiden, es gelingt dir nicht, doch du gibst nicht auf.

30 Lies hierzu mehr in *Das Füllhorn - Psychologische Symbolsprache der Nahrungsmittel.*

Oder du sitzt auf der Toilette und du drückst, zwingend, zwingend ...

Das Blut wird in deinen Kopf gepresst, deine Fixierung und Gedanken lassen nicht los. Deine Hände und dein Körper beben und zittern davon, möglicherweise sind deine Augen blutunterlaufen, du hältst den Atem an. Um welches angestrebte Ziel es auch geht (manche Menschen werden angespannt und nervös beim Werfen eines Pfeiles auf ein Ziel, oder, auf dem Gebiet der Sexualität, hetzen manche Männer und Frauen sich auf einen ‚Orgasmus' zu und ärgern sich, wenn sie z.B. keine Erektion bekommen), als ob dies ‚das Glück' beinhaltet; nein, all diese Beispiele – vom Walnuss-zwingend-Aufbrechen bis zum letztgenannten Beispiel – haben mit instinktivem Begehren zu tun, oder mit einem Leistungsdrang usw. ...

Wir sprechen hier nicht spezifisch über den sexuellen Drang, im Gegenteil (obgleich dies in früheren Jahren auch zwanghaft angestrebt und begehrt worden sein kann, und auch auf einer Linie mit Begierde und Tod liegt). Oder dieser Ball will einfach nicht aus der Regenrinne und man hält einen halben Tag bei dem Versuch durch, den Ball aus der Rinne zu holen ... Du strengst dich übermäßig an, du willst deinen Kopf durchsetzen, ohne wenn und aber, sogar bis du krank umfallen würdest, obwohl das Leben selbst dich mahnt: immer mit der Ruhe, es hat seinen Sinn, wenn etwas nicht gelingen will ... lass es eine Zeitlang ruhen, der richtige Zeitpunkt dafür – was immer es auch sei – kommt schon noch; Nichts überstrapazieren, nichts erzwingen wollen. Und bestimmte Dinge sind dann auch gar nicht mehr nötig.

Kernlösung

Das wahre Glück beginnt nur dort, wo Urinstinkte über Liebe in Bewusstseinsenergien umgesetzt werden, in Kreativitätskräfte, die die Erhabenheit deines göttlichen Mensch-Seins wiedergeben. Erzwinge niemals etwas, lerne auf flexible Weise loszulassen und dich nicht länger hart unter Druck zu setzen, um etwas zu bekommen.

Gib dich selbst in voller FREUDE hin an die VOLLHEIT deines ICHS, den männlichen und den weiblichen Aspekt verschmolzen in *einem* Ganzen: der wahre Vollheitsmensch, der so dankbar und froh ist, dass er als ICH auf der Erde ‚SEIN' darf!

Alle sich in dir anstauenden Lebenskräfte richten sich nun nach außen. Du machst dich selbst gleichsam sperrangelweit auf in aller Freiheit, wie ein Kind, das lachend von einem Sandhügel springt, die Arme und Beine gespreizt, wie ein Vogel im Licht der Sonne. Diesem Glück sind keine Grenzen gesetzt, keine dunklen Gedanken, keine Begierden. Eine vollkommene Hingabe an das hohe reine Ich, an das Leben selbst. Hier gibt es keinen Verfall, kein Haben-Wollen, keine Begierde, keinen Tod mehr.

Ja, dieses *kindliche Spontane* im erwachsenen Menschen, der sich fühlt, als ob er *neugeboren* wird, das Männliche und das Weibliche in harmonischem Verbund. Dein Gesicht strahlend wie die Sonne, deine Augen glücklich. Sanftheit und Kraft gehen Hand in Hand; gesunde Lebenskraft. Bewusstgeworden, die Tiermenschenrasse hinter sich gelassen. Du steuerst dein Lebensschiff bewusst.

Es kommt eine himmlische ‚Ruhe' in den Menschen, wenn er mit uralten Instinkten und Begierde-Mustern bricht, wenn er die Signale beachtet und der Sprache des Lebens zuhört. *Er will dann NICHTS mehr UNBEDINGT haben / erreichen. Er lässt nun los. Energien können nun frei durch den Körper strömen, das befreite Gehirn kann wieder gesund nachdenken und ‚sehen'. Bist einfach überglücklich und froh – über dein ‚Sein' auf der Erde. Keine Zwangs-Reize oder Schmerzen quälen dich noch,* denn du BIST geworden ICH-der-Mensch, singend in Zufriedenheit über den Sauerstoff, den du frei einatmen darfst, weil du nun erst das ECHTE GENIESSEN erfahren kannst aus diesen Sphären des SEINS statt aus Sphären des HABENS heraus.

Solch ein Gefühl der Dankbarkeit, zu fühlen in Glück: du bist nun auf dem Weg des Lebens, endlos, wenn du willst. Kräftiger Frau-Mensch, die Mandorla-Sphäre[31] in dir. Du hast dich auf erhabene Weise über das zwanghaft-Instinktive hinweggesetzt: über die alten harten zwingenden Begierde-Muster. *Nichts erzwingst du noch von dir selbst oder etwas / jemandem,* auch nicht ,in zeitlicher Hinsicht'. Du lässt auf einfache Weise alles und jeden los und das Leben wirbelt und strömt durch dich hindurch. Du entspannst dich nun vollkommen und benutzt deine Kreativitätskräfte, deine Liebeskräfte auf einem reinen Niveau. Du nimmst die Dinge so wahr, wie das Leben es von dir verlangt; in aller Flexibilität gehst du mit dem Leben mit und presst nicht mehr Blut in Zwang, weil du dies oder jenes absolut haben müsstest auf diese oder jene Weise ... Du gehst weiter, in neuer Unschuld, wie du dies noch nie erlebt hast, nicht einmal in deiner Kinderzeit, denn nun wurde noch etwas hinzugefügt: die Weisheit wird BEWUSST erlebt.

Eileiterentzündung

Salpingitis, P.I.D. (pelvic inflammatory disease = entzündliche Beckenerkrankung)

Kernursache

Es wohnt eine tiefe Sehnsucht in dir, dein eigenes rein leuchtendes Sonnen-Zentrum zu entdecken! Aber vorerst hältst du dich sozusagen noch in einem geschlossenen, heißen Dampfbad gefangen, in einem schwarzen Sauna-Kübel, in den du dich selbst einsperrst; du meinst, dich an bestimmte, beschränkende Regeln halten zu müssen (du erlegst sie dir selbst auf!); du denkst leiden, büßen, ausschwitzen zu müssen…, bevor du aufblühen und frei genießen darfst. Diese Überzeugung führt zu einer Art tatenlosem Erleiden dessen, was du für ein ,Muss' hältst.

[31] Lies hierüber in Kapitel 7 von *Die Zwölf Tore des Prinzen Sirius.* Dieses Buch ist bei Erscheinen des vorliegenden Werkes noch nicht in deutscher Übersetzung erhältlich.

Eine nach innen gerollte Bewegung…, wobei unterdrückte Aggression eine Rolle spielt. Zu wenig ehrliche Offenheit und aktive, liebevolle Selbstmanifestierung nach außen hin. Du legst dich selbst „fest", blockierst dich; du ziehst es nicht einmal in Erwägung, dass deine Überzeugungen einmal nicht stimmen könnten, dass das Leben nicht Strenge und Leiden oder Aufopferung fordert, sondern eine frohe Existenz in Liebe!

Neubeginn, ja, aber nicht in Angst und Panik, nicht voller Misstrauen zur Außenwelt hin, - sozusagen etwas paranoid, du traust dich nicht, dich offen und ehrlich freizugeben, du selbst zu sein…

Du brauchst dich weder so (zuweilen ängstlich, von deinem Körper abgeschnitten) ,im Geist' zu erleben, zu flüchten, einzuschränken, versteckt zu halten, noch Buße zu tun: Steige in deinen Körper herab! Halte die notwendigen Nährstoffe in deinem Körper fest, indem du ihn in seiner Weite ganz und gar hegst und pflegst. Sei dir darüber im Klaren, dass, wenn sich in deinem Körper viel ,Abfall' und Gift angehäuft hätten…, sie automatisch ausgeschieden werden, wenn du nicht ,nach Begierde' lebst, sondern in gebendem, liebevollem Sinne. Fange neu an…, und sei gewiss, dass du nichts auszuschwitzen brauchst, dass Strafe nicht zu existieren braucht, bestimmte strenge Regeln nicht herrschen müssen, ebenso wenig muss eine strenge Diät eingehalten werden; oder dass du z.B. deine Haare färben lassen müsstest, um irgendeinem Ideal zu entsprechen oder du *einen* gewissen Zeitabschnitt der Buße durchmachen müsstest…: Das ist nicht wahr!

Trete so zum Vorschein, wie du ECHT… BIST! Lasse dich vollständig so SEIN, wie DU bist! Intuitiv und frei!! Komme nieder, steige in deinen Körper AUF ERDEN herab: Erlebe dieses irdische Sein als gut. Deine Persönlichkeit in deinem Körper…: einzigartig und prachtvoll. Du brauchst dich sozusagen nicht kahl zu scheren, dich einer strengen Diät zu verschreiben,[32] in dieser oder jener Situation gefangen zu sein... usw. ...; lebe nicht länger nach der Überzeugung, dass das Leben auf Erden eine Bedrohung beinhalte, dass du vor der Gefahr auf der Hut sein müsstest! Komme nüchtern in dir nieder. Flüchte nicht; das, was du befürchtest, dieser Feind, wohnt nur so lange in dir, wie du ihn aufrechterhältst: Es handelt sich hier um teuflische Überzeugungen. Du machst dir unter anderem weis, dass du flüchten oder dich verstecken musst, dass du aggressiv-instinktiv-defensiv bereitstehen musst, um gegen die vermeintliche Gefahr zu bestehen. Du meinst, einen schweren Leidensweg auf dich nehmen zu müssen. Im Tiefsten deiner Seele vertraust du dem Ganzen überhaupt nicht. Aber dieses Misstrauen, dieser harte Strafrichter, dieser Henker..., der wohnt IN DIR SELBST... Und dieser Stimme in dir zu Folge holst du möglicherweise Situationen zu dir, wovon du meinst, dass sie eine ‚Strafe' für dich seien. Lege dich nicht länger so in Fesseln, und entwirre diese uralte, falsche Überzeugungssphäre. Befreie dich aus dem Netz, in das du dich selbst gesponnen hast. Hole dich da heraus!

Kernlösung

Öffne die Türen von deinem Haus..., lasse das Licht in dein Herz hinein, friedlich und voller Vertrauen auf das Leben! Es sind nur deine Ängste, die unangenehme Dinge / Umstände / Erfahrungen geschaffen haben, aber im Grunde läuft von jetzt an alles schön und gut..., wenn du nur davon überzeugt bist, dass das Leben Hell und Froh ist, dass du nichts zu befürchten hast, dass du wirklich ganz einfach nach ‚draußen' kommen darfst, DU SELBST sein darfst. Nicht länger instinktiv-verborgen-blockiert, sondern als Bewusster Mensch. Spähe nicht ängstlich um dich herum; keine Gefahr kann dich treffen, wenn du nur von deinem Kern, von deinem Herzen aus in dem Vertrauen lebst, dass du ein guter Mensch bist, und dass du nicht zu leiden brauchst und auch keine Strafe bekommen musst. Natürlich solltest du dann auch aus Liebe leben, und nicht aus Begierde, Verführung, Ergreifen, Haben oder aus streitlustig-misstrauischem Bereitsein heraus (zu ‚männlich'-aggressiv auf der Hut).

Hole dich jetzt dort HERAUS! Erhebe dich darüber. Du kannst es; niemand kann das an deiner Stelle tun. Durchtrenne dieses Band mit der Vergangenheit, und gehe furchtlos weiter, befreit, rein im Herzen, mit leuchtenden, vertrauensvollen Absichten und Erwartungen. Es wird dir gut ergehen: Der urstarke Mensch – der du bist – geht kraftvoll und stark weiter! In „Offenheit", voller Selbstvertrauen, dynamische Energie entfaltend..., nichts festhaltend, nichts blockierend. Energie kann stark und ungehemmt fließen. Du lebst von deinem innerlich arbeitenden Energie-Kern aus, unaufhörlich von einer optimistisch-frohen Lebensvision getragen. Von Lasten aus der Vergangenheit befreit.

Gereinigt machst du ehrlich mit dir selbst weiter, du manifestierst dich so, wie du dich innerlich fühlst, rein und stark. Ein NEUES Leben beginnt in dir..., du fühlst dich wie neu geboren, bis auf den Grund deines wahren Lebenskerns gereinigt; du duldest keine Kompromisse mehr mit dem Leben, keine Heimlichkeiten, keinen düsteren, undurchsichtigen Lebensstil mehr. An dir klebt kein Fluch mehr aus der Vergangenheit; du hast dich selbst transformiert, du bist EHRLICH zu dir, zu den anderen. Du hältst nichts mehr in dir fest und weißt, dass das Leben dir jetzt alles Schöne geben wird. Du gehst weiter, ohne dich umzuschauen. Du lässt die goldenen Posaunen in ehrlicher Freude, auf expressive, offene Weise erklingen! Du guckst und spähst nicht länger nach den anderen, danach, was die Außenwelt macht und denkt..., sondern du lebst jetzt wirklich von deiner kraftvollen Mittel-Sonne aus! Autonom, dynamisch, wohltuend gehst du weiter, ohne dich umzusehen. Du glaubst an das Leben, an die schönen Kräfte, die in jedem Menschen stecken, in der Reinheit deines Seins...

[32] Außer selbstverständlich, wenn dies aus medizinischen Gründen notwendig wäre.

Verwachsungen an den Eileitern

können z.B. durch eine Eileiterentzündung oder Endometriose entstehen; verursachen manchmal Unfruchtbarkeit oder eine Schwangerschaft außerhalb der Gebärmutter

Kernursache

Du bist nicht mit dem *Kern* deiner selbst, des Lebens beschäftigt! Du „befolgst", anstatt dein eigenes Leben zu gestalten. Du lässt dich durch Worte oder durch die Autorität anderer in den Schlaf wiegen, dergestalt, dass du nicht wirklich die Verantwortung für dein Leben übernimmst. Fassade: Aber wo ist dein Inhalt? Nach außen hin leisten, materialistischen oder religiösen Gesetzen entsprechen, zu anonym... Du arbeitest vielleicht hart, aber es kann keine Rede von Weiblichen, Individuellen Schöpfungskräften unter der Leitung deines Selbstbewussten Ichs sein. Du bist zu grau, zu verschwommen, zu unpersönlich. Möglicherweise lebst du sehr oberflächlich und betrachtest das Leben als ein leichtes Spiel; wirkliche Freude entgeht dir. Du beugst dich dem Einfluss deiner näheren Umgebung; du triffst nicht entschlossen die Wahl für ein höchstpersönliches Leben. Du fühlst dich *zu* unfähig, deine fundamentalen Probleme selbst zu lösen. Du suchst bei einem Partner nach Halt; du würdest dich notfalls gegen deinen Willen sexuell benutzen lassen, solange du den anderen nur festhalten kannst, denn du hast keinen Einblick in dich selbst, keinen Zugriff auf dich.

Du schaust zu anderen auf, lässt dich machen, „und du wirst *nicht* dieses oder jenes...", du hörst auf Befehle.

Du lebst nicht in Ehrlichkeit zu dir, zu anderen.

Kernlösung

Lebe nicht „einfach so" oder im Dienst der Außenwelt. Zufriedenheit und Freude um deiner selbst willen! Mache diesen Neptunschen Nebeln ein Ende, und nimm deinen zentralen Platz ein.

Gewinne einen Überblick, baue in deinem Leben eine schöne, klare, deutliche Struktur aus; mache dich zum Meister über deine Existenz. Vergeude nicht deine Zeit: Nutze diese Energien als wirklich kreative Quellen. Lasse andere los; lebe von deiner eigenen Autorität aus. Lebe wirklich aus dir selbst heraus, von deinem Gefühl ausgehend. Lasse höhere Bewusstseinskräfte zu, und unterschätze deinen Wert nicht!

Eileiterkrebs

Tubenkarzinom

Kernursache

Ein Mittenstab wird durch einen Ring gezogen, hin und her. Etwas wird immer wieder hindurchbewegt. Aber beide Elemente, die man mit Yoni und Lingam vergleichen könnte, scheinen aneinander zu haften. Es besteht ein Gefühl des Gefangen-Seins. Dazu kommt noch das Gefühl des Fallschirmspringers, der gerade dabei war herunterzuschweben, der jedoch in der Luft über dem Boden hängenbleibt, diesen gleichsam nicht erreichen kann; er schwebt etwa zehn Meter über der Erdoberfläche, ist in einer hohen Baumkrone hängengeblieben. Die Atemwege sind vollgeladen mit Geist und Gedanken.

Manchmal scheint es, als ob du einen Helm als Dämpfer auf deinen Kopf setzt; dann hörst du nicht, was in deiner Umgebung vor sich geht; als ob du dich abschließt und nur in deinem eigenen kleinen Kopf-Kreis hängenbleibst, isoliert als ob du dich in den Weltraum schießen würdest. Möglicherweise betest du irgendeinen Gott oder Abgott / Menschen außerhalb deiner selbst an und richtest du dich hoch gen Himmel, um das Gute zu erflehen, noch nicht erkennend, dass du selbst in deinem Leben das Sagen hast, dass du die Möglichkeit hast, dein Dasein selbst auszubauen, in negativer wie in positiver Richtung, in Freude oder Trübsal.

Die ‚Macht' des Geistes und die Überzeugung, dass die Geistesgötter in und / oder außerhalb deiner selbst alles, was du brauchst, zum Vorschein zaubern können.

Du platzierst den hohen Punkt über dich selbst und blickst nach oben. Was auch kommen mag, es darf mit einer Kerze erfleht werden, so lautet gleichsam deine Überzeugung: ungenügende rote Erdung. Speichelflut in großen Mengen tritt auf, als ob du verlangst und begehrst und ‚etwas' erwartest, weil du die Vollheit in dir selbst noch verkennst und die Erfüllung / Rettung von außen her willst. Ja, der Drang ist stark, aber das vollwertige Glück - so meinst du - kommt von außerhalb deiner selbst. Natürlich ist nichts weniger wahr ... Von dir wird ein Ende der ‚Flucht weg von dir selbst' verlangt.

Kernlösung

Die kräftige Lebensflamme brennt in dir, auf sie darfst du bauen, von hier aus kannst du dein Leben entwerfen und kreieren, dein Leben erschaffen. Die Vollheit: findet sich in dir selbst. Der männlich-weibliche Einheitsverbund in dir selbst.

Doppeldeutigkeit ist von Übel: an einem Stück immer geradeheraus, ohne zu zögern! Jede Macht der Gewohnheit wird nun durchbrochen: du fliegst nun nach unten, so schnell du kannst bis auf den irdischen Boden, und du gehst in die Knie und du umsorgst das Gras und die Erde; so nah bei deinem eigenen Boden, auch deinem Körper, hast du dich noch nie gefühlt. Jetzt bist du auf dem richtigen Weg. Und der Mastdarm funktioniert sehr zügig, genau wie der Stuhlgang, da du nun das zu viel ‚Im-Geist-Sein' hinter dir gelassen hast.

Finsternis und versteckt, verborgen lebend wie in einem Helm-auf-Raumanzug: dies hast du nun aus deinem Leben verbannt. Nur aus dieser einen Lebensflamme in dir heraus, unsterblich urstark, von dort aus richtest du dein Leben ein, hierin findest du Glück. Nun gleitest du mit dem Glücksstrom mit und du wohnst weiterhin auf der Erde, nicht in der Luft, den Gedanken, dem Geist, lässt dich nicht mehr in die Arme von etwas oder jemandem außerhalb deiner selbst aufnehmen. Du löst dich nicht mehr auf: du kommst ganz nah nach Hause in dein ICH, in deine körperliche Anwesenheit. Du nimmst keinen Abstand mehr von diesem irdischen ICH. Nun kommunizierst du auch mit Menschen aus deinem ganzen ‚Sein' heraus, ‚deinem irdischen' ICH. Du stehst nicht unerreichbar hoch und weit über dem Menschlichen-Irdischen. Du bist in deinen Körper gekommen und kannst daher Freude an diesen irdischen Sphären und irdischen Kontakten erleben.

Eine Atmosphäre der Freude über dein irdisches Dasein, in der Herrlichkeit deines Körpers schwimmend mit dem Herzen und der herzlichen Liebe auf dem Thron. Keine Sorgen im Geist, da du nun alle Gedanken und Bedenken loslässt in dieser Rückkehr voller Liebe in deinen Körper, weg mit dem FLÜCHTENDEN GEIST. Ein warmirdischer Kontakt kommt wieder, du fühlst dich in dich selbst aufgenommen; du liebst dich selbst, Dankbarkeit steigt empor und du erkennst, dass DIES die ESSENZ ist und dass du deine Sorgen von früher verbrennen darfst. Dieses irdische glückliche Erfahren deiner selbst hattest du verbannt. Dem machst du nun ein Ende, indem du wieder dein ICH als irdischer Mensch erlebst. Du lebst nicht mehr verborgen in deinen Gedanken, in deinem Geist, in Isolation.

Früher konntest du die Fragen ‚Wo bin ich, wer bin ich, wohin gehe ich?' nicht beantworten. Nun bestimmst du dagegen von deiner irdischen Einheitskraft aus (Bewusstsein-Körper): ich BIN, ich BLEIBE und ich ENTWICKLE MICH. Weitergehen ohne allzu viel ‚weiter auf passive Art und Weise zu denken', und ganz sicher nicht an die Vergangenheit. Dein Weg führt dich vorwärts. Du ‚verlierst' dich nicht in geistigen Sphären, in etwas anderem / jemand anderem, du versuchst, von deinem tiefsten Bauchkern aus zu erfühlen, worum dein Lebenskern dich bittet, um als Mensch dieser Erde gesünder, immer glücklicher zu werden: als Individuum. Weitergehend, mit beiden Beinen auf der Erde, dein Leben erschaffend, die Freude erschallen lassend aus dieser Selbst-Liebe heraus, so dass jeder es hören kann: hier kommt ein neugeborener Mensch. Und du lässt die Trompeten laut klingen, die Posaunen erschallen!

Freude, Freiheit, Beweglichkeit aus dieser dankbaren Herzenssphäre heraus. Du kommst heraus und zeigst und genießt dich selbst und die Natur um dich herum. Dankbar, dass du sein darfst, ‚um dich selbst', ohne dass dies gleich mit einer Bedingung verbunden wäre oder dass du all die vielen ‚Abers'... hinzufügen würdest. Bedingungslos dich selbst nach außen hin werfen, und dies von einem Punkt aus, der *ganz, ganz* nah bei diesem innerlichen Liebeskern in dir selbst liegt. Keine Sorgen: in Vertrauen, weitergehen, dich selbst äußern, erschaffen, ausbauen ... deinen herrlichen Selbst-Raum.

Einen freien und frohen Durchgang machen für diese Gefühle des Glücks, für die erschaffenden Energien, die in dir brausen, ohne diese zu ignorieren, zu verstecken hinter Geistesgedanken, die dich von einem irdischen Weg wegziehen würden. Du gleitest mühelos weiter und ergreifst fest das Lenkrad, tuend, in einem Handeln als starkes ICH BIN!

Lies auch die Rubrik *Krebs, allgemein.

Gardnerella-Infektion der Vagina

verursacht häufig keine Beschwerden; in manchen Fällen tritt ein unangenehmer grauweißlicher Ausfluss mit Gasbläschen auf

Kernursache

Eigentlich bist du es satt, immer nur anderen zu gefallen oder für sie bereitzustehen, dafür zu sorgen, dass es ihnen an nichts fehlt. Und du selbst? Du fühlst dich im Regen stehen gelassen. Weil du dich in deinem Herzen noch wie ein Baby fühlst, abhängig von anderen, nicht dazu im Stande, kraftvolle Energien für deine Selbstverwirklichung zu nutzen.

Warm-rote Energien werden blockiert; du lebst ausschließlich in Bezug auf andere, nicht deiner Natur gemäß. Du klammerst dich an die anderen, weil du dich auf deinen eigenen Füßen nicht sicher fühlst; dadurch würdest du sogar deinen Körper im Tausch gegen Sicherheit und Zuneigung „verkaufen". Denn du schließt dich von deiner Natur, von deinen Gefühlen ab; es hat nahezu den Anschein, als würde dein Körper zuweilen unabhängig von deinem Gefühl existieren; du bist nicht *eins* mit deinem Körper, weil du dich ihm ängstlich verschließt, möglicherweise durch schmerzhafte Erinnerungen an die Vergangenheit bedingt. Du forderst Aufmerksamkeit und Liebe von anderen, weil du nicht wirklich an dich selbst glaubst: Du fühlst dich wie ein kleiner Esel, der wartet, bis sie auf ihn aufspringen. Dann trägt er die Lasten. Du sperrst deine Natur in einen Käfig; du bist nicht ehrlich zu dir, zu deinem Partner.

Nach außen hin gibst du alles, um andere zufrieden zu stellen, aber unbewusst ballen sich aggressive, revoltierende Kräfte in dir zusammen. Du hast oft genug vor einem Publikum, vor jemand anderem deine Rolle gespielt; deine Natur verlangt jetzt, dass du endlich auf dich selbst hören wirst. Ein gereizter, ungeduldiger Prozess. Es hat geradezu den Anschein, als wärest du in den Fängen anderer gefangen, ein aussichtsloser Prozess, wogegen du dich unbewusst wehrst. Du fühlst dich kalt, ohne warme Liebe in dir; möglicherweise wirfst du deinem Partner vor, dass er Sex mit dir hat, ohne dich als ganzen Menschen zu respektieren? Dann liegt dies in erster Linie an dir selbst: Liebst du dich nicht? Traust du dich nicht, dir das zu geben, was dir zusteht? Stehst du auf Abstand zu deinem Körper: Findest du dich hässlich?

Du fühlst dich besser als Papagei im Käfig, in einem Urwald von Emotionen, von Trauer; du suchst nach Geborgenheit in dieser Gefangenschaft, aber nimmst hierbei auf eine zu passive Art und Weise am Leben teil, unecht und steril. Ekelst du dich vor bestimmten Dingen, und traust du dich nicht, nein zu sagen?

Kernlösung

Setze dich für dich ein! Schließe mit deiner alten Lebensweise ab, und stelle jetzt deine eigenen Regeln auf. Höre auf damit, Tricks anzuwenden, um jemand anderem zu gefallen, und höre ganz ehrlich auf dein Gefühl. Sei dir selbst treu, und lasse dein Verhalten nicht von Ängsten leiten. Die Liebe zu dir selbst besiegt schlussendlich alles und wird den Partner zu dir holen oder transformieren lassen, der wirklich zu dir passt.

Gib dir alle Möglichkeiten, aufzublühen; lasse starke Mars-Energien durchströmen, und baue auf persönliche, selbständige Weise an deiner Existenz, ohne ständig dabei in Frage stellen zu müssen, ob es wohl gut für die andere Person ist oder nicht? Wie lange willst du dich selbst noch im Regen stehen lassen? Jeder Mensch ist auf seine Art einzigartig und wertvoll, innerlich und äußerlich: Komme in Liebe zu dir, und erwärme dich ohne Selbst-Verurteilung. Sei ehrlich zu dir und deinem Körper.

Errichte dein Leben ausschließlich auf innerer Weisheit, und traue dich, „nein" zu sagen, wenn deine Gefühle es dir nahe legen. Unterstütze dich selbst!

Vaginale Trockenheit

Kernursache

Eine Verweigerung, ein Rückzug. Es kann sich hierbei um ein „Nein" zur Sexualität handeln, aber aus einem Schulgefühl heraus gibst du dennoch nach und lässt dich penetrieren.

Es ist auch möglich, dass du dir als Frau beweisen möchtest, noch „jung und anziehend" zu sein, weshalb du dein Bestes geben wirst, deine eigenen sexuellen Bedürfnisse wachzurufen, wobei du tief in deinem Herzen deine Kreativität am liebsten auf andere Art und Weise erleben würdest, oder hast du Angst davor, deinen Mann ansonsten zu verlieren? Möchtest du manchmal beweisen, was für eine gute Ehefrau du doch bist? Du würdest dich am liebsten verdrücken, aber Ängste hindern dich daran.

Es kann hier auch um einen Widerstand gegen das „Leben" selbst gehen; du unterdrückst *alle* deine kreativen Energien; du verlangst dem Leben so viel ab, aber kommst nicht zur Verwirklichung dessen. Möglicherweise bist du nicht ehrlich zu dir selbst, zu deinem Partner, zu den anderen; du denkst erleiden zu „müssen", um akzeptiert zu werden, aber in einer Theaterrolle fühlst du dich von deinem wahren Selbst abgeschnitten. Du baust dein Leben unzureichend auf der eigenen Autorität auf; du lebst zu wenig spontan nach deinem Gefühl. Das „Denken", Träumen und Phantasieren, das Grübeln, das Entwickeln von allerlei Kopf-Energien überwiegt zu stark im Vergleich zu einer freudvollen, körperlichen Teilnahme am Leben.

Kernlösung

Eine Aufforderung zur Kreativitätsentfaltung, zur Bewusstseinserweiterung: auf deine Natur zu hören und nicht auf die eines/einer anderen. Erst wenn du in Harmonie mit dir selbst lebst, ehrlich deinem Gefühl gegenüber, wirst du deine Nächsten glücklich machen können, wie auch dich selbst. Sexualität ist lediglich eine unter vielen Ausdrucksformen, aber sie ist nicht notwendig; ein Mann, der meint, dies absolut „haben zu müssen", ist noch nicht mit sich im Reinen. Sei dir selbst treu; gestehe dir zu, wirklich zu leben, in Freude um das Irdische, das sinnlich Schöne. Sage „ja" zu deinen natürlichen Sehnsüchten, sage nein zum Unnatürlichen, zur Selbstbeschneidung, zur Selbst-Verpflichtung!

Lasse alle Lebensenergien frei aufblühen, und verwirkliche dich auf kraftvolle Weise.

Zysten an der Vagina, an den Schamlippen

Kernursache

Dualität innerhalb der Gefühlswelt: Du akzeptierst dich nicht so, beziehungsweise erkennst dich nicht so an, wie du wirklich bist. Du bist ängstlich, fühlst dich von anderen abhängig, du suchst außerhalb von dir nach Bestätigung und würdest eine Rolle spielen oder dich, aus Angst, von den

anderen nicht akzeptiert zu werden, nicht vollkommen spontan so geben, wie du bist. Auch das Sexuelle kann zu einem „Spiel“ der Selbstbestätigung werden (siehe Nymphomanie, Don Juanismus).
Du hast solche Angst davor, den anderen loszulassen, dass du es vorziehst, Theater zu spielen, um den anderen doch noch festhalten zu können.

Auch die Trauer und die Wut über Erfahrungen aus der Vergangenheit kannst du schwer loslassen…, du blickst zu viel in die Vergangenheit, dein Kopf glüht vor traurigen und bösen Erinnerungen.
Oder spielst du die Rolle von Zorro oder Superman: Müssen die anderen an dich glauben, weil du selbst nicht an dich glaubst? Baust du deshalb eine Arbeitsstelle oder eine verantwortungsvolle Position auf, um als Held geliebt zu werden, weil du dich selbst unzureichend liebst? Du strengst dich derartig an, bestätigt zu werden, dass du vor krampfhaften Gefühlsanhäufungen anschwillst.

Kernlösung

Du bist gut, so wie du bist! Traue dich, frei heraus zu atmen! Öffne deine Hände für andere, aber halte sie nicht fest, forciere nicht. Selbständigkeit und Selbstvertrauen, dich froh und frei in dir und um deiner selbst willen fühlen: Du „brauchst“ niemanden! Komme zuerst in Liebe und Akzeptanz zu dir: Erst dann wird sich eine glückliche Beziehung zu jemand anderem entwickeln können.

Schüttle die Vergangenheit von deinen Schultern, und sei dir darüber im Klaren, dass der Schmerz, der dir in der Vergangenheit zugefügt wurde, bereits eine Folge der inneren Überzeugungen war, die du in Bezug auf dich hattest, in denen du gefangen warst, nämlich „ich bin nur ein wertloses…“.

Öffne dich in aller Ehrlichkeit, und lasse alle dunklen Gedanken und Gefühle los… Spüre deine starken Kräfte und gestalte! Erlebe die Einheit in dir: dein irdisches Leben auf deiner urstarken Basis errichtet. Nimm dein Leben *selbst* in die Hand.

Erkrankungen der Bartholin-Drüsen

dies sind zwei erbsengroße Schleimdrüsen an beiden Seiten des Scheideneingangs: Entzündung (Bartholinitis), Zyste, Geschwulst, Eiter, Abszess

Kernursache und Kernlösung

Du tust dein Bestes, um dich selbst als Mensch, als ICH geboren werden zu lassen.

Du wurdest *einst* auf der Erde geboren, *aber du hast gleichsam immer noch eine ‚Membran' um deinen Körper herum. Du bist noch nicht ganz da, als ob du noch in außerirdischen-dimensionalen Sphären wohnen würdest.* Du suchst, du schnappst nach Sauerstoff, nach Luft, aber es kommt dir so vor, als ob du nicht ‚hinkommst', als ob du mitten in ‚*einem Traum*' bist, aus dem du nicht erwachen kannst. *Bist nicht ‚bei' dir selbst, bei der greifbaren Realität des Lebens auf Erden.*

Durchbrich also diese ‚Geburtsmembran' und mache diesem Zustand der *Betäubung* ein Ende! ICH-Werdung ist nun gefragt: *eine Anwesenheitssetzung von dir selbst, konkret und spürbar, fühlbar, <u>weg</u> aus den unwirklichen Sphären der Traumsphäre!*

Du fühlst: ‚ich komme hier nicht raus', ‚ich bin noch gefangen in der vorgeburtlichen Membran'. Dieses Gefühl der Unwirklichkeit fordert dich dazu auf, mit dem Messer diese ‚Membran' aufzuschneiden, die du energetisch um dich herum aufrechterhältst. Werde nun *wirklich* geboren, komme in die irdischen Sphären, mit beiden Füßen auf dem Boden, lasse deinen Geist sich der Tatsache bewusst werden, dass du nicht eingeschlossen bist, außer wenn du dich in einer Art Abgeschiedenheit von der Welt und den anderen Menschen hältst. Deine Haut sucht eine Öffnung zur Kommunikation: durchbreche deine ‚Membran' und lasse dich selbst existieren als liebevoller Mensch, der sich nicht von der Welt ‚abschirmt', der es wagt, in die Wirklichkeit einzutreten.

Komme aus deinem Ei und ‚lebe!' aus deinem Herzen heraus. Dein ‚ICH Bin' will endgültig weg aus den nebligen Inselsphären, aber sieht nicht unmittelbar eine Lösung. Doch es ist einfacher, als du dir selbst weismachst: *springe aus deinem Energiefeld, spritze auf aus voller Kraft und lass deinen Inhalt zum Vorschein platzen! Aus diesem ICH-Sein heraus kannst du Freude empfinden, und diese Freude mit anderen teilen.*

Solange du dich selbst hinter dem Schleier gefangen hältst, wirkt es fast so, als ob du manchmal gleichsam in diesen süßen Schokolade-Sphären aufgehst oder von ihnen mitgenommen wirst, vielleicht lässt du dich in den Sphären eines anderen aufnehmen, wegflüchtend vor dir selbst; du schwimmst darin, passiv und in Hingabe, so scheint es, nicht wirklich hier und jetzt lebend als autonomes befreites ICH; in einer Art *Rausch* und Selbstverlust verbleibend; du schwimmst in diesem Meer aus abwesendsüßen Sphären, ohne dass du als rückenstarkes ICH (mann- und frau-kräftig mit beiden Füßen auf dem Boden) sichtbar / spürbar anwesend bist. Dein lebender Selbstkern reagiert ablehnend auf diese selbstverlierenden Sphären. Unbewusst rufst du eine Situation auf, in der du dich wütend fühlst … schließlich geht es um Wut auf dich selbst:

Dies ist eine Aufforderung, diesen alten Zweig – diese Lebensweise – abzusägen, radikal zu stutzen. Es reicht. Dieser alte Zustand existiert schließlich nur ‚im Geist', es gibt ihn also nicht ‚wirklich'. Sägen und hacken, stutzen und schneiden: in den Gedanken, der Einbildung; die Überzeugungswelt, die zu bestimmten Gedanken führt, die nicht auf der Wirklichkeit aufgebaut sind, die dich klein und unfähig hinter Schloss und Riegel der ungeborenen Sphären halten.

In die goldene Schachtel zu blicken wagen: darin ist ‚nichts'. Realität sehen. Mache dir selbst nichts mehr vor. Auch die Vergangenheit ist vorbei, existiert nicht mehr. Glaube an dich selbst, kräftig und liebevoll.

Gefragt ist hier: mit vollem Kraftwert aufbersten, wie eine ‚Zwiebel', wie eine ‚Tomate'![33] *Nur zu, offenbare dich, mache deinen Inhalt bekannt und entpuppe dich. Zu lang warst du schon zusammengerollt als Larve: fliege nun empor und blicke nach vorn. Sei anwesend und sperre dich nicht länger ein hinter einer Membran des Nicht-wirklich-geboren-Seins in der irdischen Sphäre.*

Alte Krüge und Gläser zerbrechen, keine verschwommene ‚Fischsphäre' mehr: werde der, der du wirklich bist, und stehe zu deinem wahren ICH in deiner wahren physischen Gestalt.

Du willst und willst und willst, du willst schon, aber du bläst dich auf, wie eine Clementine[34] in ihrem orangefarbenen Pelz; du willst eine Transformation durchführen, aber du erfährst dich in irgendeiner Weise als dazu noch unfähig oder als ohnmächtig. Du bläst und schiebst dich zu einer ‚Kugel' wie eine runde Mandarine, *Gefühle der Wut und Ohnmacht gehen Hand in Hand; du willst raus, aber du fühlst dich zu klein, zu unfähig: dies redest du dir nur selbst ein.* Du suchst wie besessen nach einer Lösung.
Dennoch naht deine Geburt: also, schiebe dich hindurch und … GENIESSE mit deinem Herzen auf warmmenschlicher Ebene das Weiche, herrlich weiche Speisen, weichgekochte Eier.[35] Innerlicher Frieden.

Fühle diese Kerndotterkraft in dir; wisse, dass du in dir selbst geschützt bist und brich durch! Verliere dich nicht in anderen, in Sphären außerhalb deiner selbst. Lass das Sanfte und Weiche in dich selbst hinein und fühle dich glücklich dafür, dass du bist, wie du bist. Das Glück ist dir beschieden, glaube daran, lasse es in deinem Leben zu …

---

[33] Lies über die Symbolik in *Das Füllhorn - Psychologische Symbolsprache der Nahrungsmittel.*
[34] Lies über die Symbolik der Clementine in *Das Füllhorn - Psychologische Symbolsprache der Nahrungsmittel.*
[35] Lies über die Symbolik des Eis in *Das Füllhorn - Psychologische Symbolsprache der Nahrungsmittel.*

Alles ist gut, so wie es läuft: Vertrauen. *Brich durch, fühle dich weder unfähig noch verletzt oder wütend über dieses Gefühl der Unfähigkeit: es wird verschwinden, wenn du es dir selbst erlaubst, vollfleischig in der Materie deines Körpers auf irdischem Gebiet zu inkarnieren, losgelöst von den geistigen Ursphären. Werde jetzt du selbst und … lass los; suche das Glück IN dir selbst, innerhalb deiner Grenzen* und gehe dann weiter, und sei anderen gegenüber dabei liebevoll.

Probleme in / an der Schamspalte

Kernursache

Du fühlst dich ängstlich, klein und verletzbar; gefühlsmäßig verschließt du dich dadurch. Da du dir zu wenig deiner persönlichen Kräfte bewusst bist und sie zu selten durchkommen lässt, weil du die Führerschaft in dir verleugnest, vermagst du jemanden aus deiner Umgebung anzuziehen, der dir das Gefühl gibt, sozusagen gewürgt zu werden: Du hast keine Atemfreiheit mehr für dich, du würdest dich am liebsten vollkommen zurückziehen, vielleicht spielst du nach außen hin eine Rolle und versteckst du dein verletzbares Ich. Die Ursache liegt bei dir selbst: ein Mangel an Selbstsicherheit. Hierdurch kannst du dich überhaupt nicht mehr für den/die andere(n) gefühlsmäßig öffnen; es wäre lediglich ein ‚verstandesmäßiges' Öffnen. Vielleicht traust du dich gar nicht, dich für dich stark zu machen und lässt dich vielmehr machen. Du bist zu viel Geist, zu viel Kopf; du bist vor dem irdischen Leben, vor dem Liebes-Austausch mit dem/der anderen auf der Hut.

Du verweilst zu wenig in deinem eigenen Körper, bist ängstlich auf der Hut. Schmerzliche Erinnerungen an die Vergangenheit halten dich fest. Du traust dich nicht, dich in Liebe deinem Selbst, deiner Natur anzuvertrauen. Du hast Angst davor, einfach du selbst zu sein.

Möglicherweise erlebst du Sexualität und spürst du, wie dein Herz nicht damit im Einklang ist.

Kernlösung

Finde das Gleichgewicht in dir: eine bewusste Seele im Körper, eine volle Präsenz des Herzens, der Wärme in deinem Körper.

Ziehe dich nicht zurück: Traue dich, stark auf deiner Basis zu stehen und, falls nötig, dich deiner Haut zu wehren! Sorge gut für dich, und heiße das Leben, die Liebe willkommen! Lasse alle deine Kräfte durchkommen, halte dich nicht länger zurück, hege die Natur, und öffne deinen Gefühlsinhalt vollkommen für dich. Traue dich, frei mit anderen zu kommunizieren; habe keine Angst, dich zu manifestieren.

Mache der Überzeugung, dass du schwach bist oder dass die Außenwelt eine Bedrohung darstellt, ein Ende. Äußere Umstände sind lediglich die Folge innerer Überzeugungen!

Juckreiz an den weiblichen Geschlechtsorganen

Kernursache

Aggressives, nervöses Denken an…

Du bist wütend, du erlebst dich als Opfer und würdest gerne mit der ganzen angestauten Aggression ausbrechen wollen! Aber du „denkst" zu viel, anstatt zu „machen".

Zumeist handelt es sich hierbei um unterdrückte Gefühle auf den Partner bezogen.

Energien stehen für den Durchbruch bereit, aber du hältst dich selbst eingekapselt; deine Kräfte bleiben unterdrückt, und du kanalisierst sie hin zu *einem* Punkt, über den du dich dann aufregen wirst, anstatt zu tatsächlicher Selbstverwirklichung zu kommen!

Irritation, wahrscheinlich in Bezug auf den Partner, weil du dir vielleicht zu lange alles gefallen lassen hast, weil du dich lieblos hast behandeln lassen: Selbst-verteidigende Energien richten sich jetzt aggressiv aus. Aber die wirkliche Ursache hierfür liegt in der Tatsache begründet, dass du dein Leben zu wenig autonom in die Hand nimmst, und dass du nicht wirklich Bewusst lebst oder in dir präsent bist. Du fühlst dich gebunden, du fühlst dich ergriffen, deine Trauer bahnt sich ihren Weg und setzt sich in Aggression um. Warum liebst du dich nicht? Deine Geduld ist irgendwie am Ende: Deine innere Autorität fordert jetzt den Durchbruch. Nimm dein Leben jetzt tatkräftig in die Hand!

Du wusstest deine Leere immer wieder durch den / die „andere(n)“ zu füllen: Sei also nicht wütend, wenn diese Selbstverleugnung eine unbefriedigende Beziehung hervorgerufen hat.

Energetische Schöpfungskräfte, Kreativität: … unterdrückt! Das erfordert Befreiung! Aber du grübelst nur, anstatt zu handeln, zu erschaffen…

Kernlösung

Lasse alle Energien frei durchströmen, und halte dich nicht länger zurück, auch spirituelle Kräfte oder Bewusstseinskräfte zu entwickeln: Lasse dich gehen, und produziere flexibel. Aktion! Erlebe alle deine Kräfte in deinem Selbst, und komme zu vollständiger Manifestierung. Bleibe nicht in stillschweigenden Vorwürfen, in negativen Gedanken haften, und öffne dich! In Kreativität! Sprich offen und wahrhaftig mit deinem Partner, und sorge liebevoll für dich selbst.

Komme in erster Linie weich zu deinen eigenen Gefühlen nach Hause, und erwarte nichts von jemand anderem. Erst wenn du vollkommen Bewusst bei dir bist und den anderen nicht mehr „brauchst“, wirst du frei sein und in dieser Freiheit dich selbst und den anderen Menschen lieben können.

Es ist besser, gar nicht erst zu sexuellem Austausch zu kommen, solange du dich weigerst, dich selbst vollständig zu entfalten, weiter zu gehen als bis zum Materiellen oder Physischen. Komme zunächst zu tiefen Erfahrungen auf der Gefühlsebene, zu breiter Kreativität aus dir heraus, denn hier liegt die wahre Ursache aggressiver Projektion nach außen hin: Komme zu aktiver, Bewusster Selbstwerdung!

Schleimhautpolypen an den weiblichen Geschlechtsorganen

Kernursache

Aus Angst und innerer Unsicherheit hältst du sehr viel fest: Du traust dich nicht, deiner eigenen Natur zu vertrauen. Spontane Energien oder Sehnsüchte werden in einen engen Rahmen gestellt. Du befolgst Gesetze und Regeln innerhalb einer strengen Struktur.

Du fühlst dich unsicher und bedroht: Dadurch wirst du außerhalb von dir nach starken Stützpfeilern suchen und vielleicht bestimmte Personen oder Systeme, die dich dominieren oder dir Fesseln anlegen, anbeten. Du klammerst dich fest.

Der Einfluss von außen spielt eine zu große Rolle, weil du zu wenig in dir selbst bist, an deine eigenen Möglichkeiten glaubst. Die wirklichen inneren Gefühle dürfen kaum bestehen: Sie unterliegen immer äußeren oder gesellschaftlichen Beweggründen, materiellen Interessen, zumeist um dennoch den Erwartungen der Außenwelt zu entsprechen. Du weigerst dich, inneren Gesetzen zu folgen, du schnürst dich auf diese Weise zu, du schaust nicht wirklich mit eigenen Augen, sondern mit den Augen anderer…, so unterdrückst du dich selbst, so führst du im Grunde ein unechtes Leben und bekommst ein falsches Wachstum, wortwörtlich (Polyp) und bildlich gesprochen.

Es gibt eine Uneinigkeit in deinem Leben, du siehst doppelt: aus der Perspektive der anderen, von deinem inneren Selbst aus.

Kernlösung

Komme also zu einer Einheit im Fühlen und Handeln! Lasse deine Energien voller Selbstvertrauen durchkommen: Fühle dich stark auf deiner eigenen Basis, mit den Füßen auf dem Boden! Erlebe deine Urkräfte, deine ursprüngliche Natur, und blockiere die Aktivität dieser Quellen in dir nicht länger. Lasse dich frei und spontan werden, ohne dich an der Außenwelt zu stören. Sei ganz ehrlich zu dir selbst, lasse deine Ängste ziehen; das Leben ist sicher, wenn du es mit beiden Händen ergreifst und selbst aufbaust. Wirkliche Weiterentwicklung, Nutzung deiner ganzen Energien, anstelle von falschem Wachstum und Abhängigkeit von anderen.

Schmerzen an den äußeren weiblichen Geschlechtsorganen, Schmerzen an der Klitoris

Kernursache und Kernlösung

Du fühlst dich abgeschoben..., man tritt auf eine nicht-liebevolle Weise an dich heran.
Vielfach ist dies das Resultat dessen, dass du dich nicht traust, dich für dich einzusetzen oder aufrichtig zu sein, beziehungsweise, dass du dich scheinheilig dem sexuellen Spiel überlässt, obwohl dein Herz nicht bei der Sache ist. Vielleicht wurdest du brutal angefasst: weil du deine eigene Ich-Kraft schon so lange ängstlich und unsicher unterdrückst. So trete für dich ein, und werde dir deines Wertes und deiner Möglichkeiten als Mensch bewusst. Erst wenn du dich selbst respektierst, werden andere dich respektieren. Wenn du dich wegwirfst, werden andere dich missbrauchen. Entwickle also selbstbewusst und beständig deine Kreativität, und traue dich, deine Kräfte auszubauen! Beherzige Reinheit und Ehrlichkeit in dir; erkenne das Weiche und die Liebe an.

Weißer Ausfluss

übermäßige Ausscheidung: kann ein normales Phänomen sein, manchmal ist dies ein Zeichen für eine Infektion (z.B. Candida)

Kernursache

Du bist traurig, sehnst dich nach Liebe, aber wenn du dich selbst nicht lieb hast, was verlangst du dann von deinem Gegenüber? Du lebst nicht aufrichtig aus dir selbst heraus! Du gibst dich zuweilen untertänig, zuweilen scheinheilig, dann wiederum wie eine mechanische Puppe einem Mann hin..., auf diese Weise „spielst" du mit dem Leben. Du hast keinen wirklichen Kontakt zu deinem tiefsten Gefühlskern, du erlebst dich weder von dir selbst, noch von deinem Partner in Liebe aufgenommen.

Du bist zu viel „abwesend"; du zeigst dich nach außen nicht so, wie du dich innerlich fühlst; manchmal gehst du mit deinem Körper um, wie mit einer Maschine. Du lässt dich möglicherweise sexuell benutzen; du bist nicht *wirklich* mit deinem Herzen dabei!
Vielleicht „benutzt" du deinen Partner, manipulierst du, um etwas zu bekommen, oder um etwas „zu kompensieren": Deshalb stellst du ihm deinen toten Körper zur Verfügung.
Vielfach handelt es sich hierbei um einen Mangel an Selbstrespekt bei der Frau; sie mag sich selbst nicht und gibt sich jemandem willenlos hin, ohne sich dessen bewusst zu sein, dass sie ihrem Selbst damit Schmerzen zufügt. Sie fühlt sich hingegen von ihrem Partner misshandelt: Ihr Bauch quillt jetzt über..., innerliche Wut gärt!

Eigene kreative und selbst-verwirklichende Energien dürfen nicht existieren: Das Spiel mit dem Feuer; das eigene Leben wird nicht seinem Wert gemäß geschätzt, der Körper und die Talente werden missachtet oder weggeworfen.
Dein ICH scheint geradezu abwesend zu sein..., du fühlst dich minderwertig, du ziehst dich aus dem Hier-und-Jetzt zurück; du lässt einfach geschehen..., dein tiefstes Selbst hältst du im Verborgenen. Bestimmte Frauen fühlen sich gerade wegen ihres ‚Frau'-Seins weniger wert als der ‚Mann': Fatalistisch und passiv werden sie sich den Launen ihres Partners fügen. Innere Trauer brodelt in einem Gefühl der Machtlosigkeit.

Kernlösung

Liebevoll in dir selbst, in deinem Körper präsent werden. Lasse das Leben einmal *wirklich* geboren werden! Fühle dein klopfendes Herz, deine warme Erden-Natur, und habe dich lieb. Lasse also den Weißen kalten Geist sich durch ein vollblütiges Du aus *einem* Guss ersetzen! Sei dein eigener Schutzengel, und grenze deinen Bereich ab, beschütze dich. Steige aus diesem leblosen, unechten Leben aus, und traue dich, dich tief zu spüren! Verstecke dich nicht, sondern sprich und gestalte, setze dich für deine Rechte ein, und akzeptiere nichts, was nicht mit Authentizität, Liebe oder Aufrichtigkeit einhergeht. Schätze das Leben wirklich seinem Wert gemäß, spüre die Macht über dich selbst, die niemand dir nehmen kann, wenn du nur gewillt bist, sie anzuerkennen. Die Haltung eines Partners ist lediglich die Folge deiner Selbstverleugnung. Lasse deine Energien jetzt frei aufblühen!

Pilzinfektion der weiblichen Geschlechtsorgane

Vaginale Candida-Infektion

lies hierzu *Pilzinfektion, allgemein nach

Kernursache

Du fühlst dich unmündig, „ergriffen“ und zurückgelassen…, als Frau fühlst du dich, zumeist in einer Liebesbeziehung, verletzt, möglicherweise auf sexueller Ebene.

Es geht jedoch eigentlich um das Horten deiner eigenen natürlichen Energien, anstatt es zu wagen, dich vollständig in selbstbewusstem Handeln auszuleben! Du traust dich nicht wirklich, mit deinem tiefsten Kern in Kontakt zu kommen, du glaubst nicht stark genug daran. Deine kraftvollen Marsenergien, deine Selbstmanifestierung werden von dir unterdrückt! Du würdest dem anderen gegenüber ein freundliches Lächeln aufsetzen, dich mit Dingen einverstanden erklären, obwohl sie dir gegen den Strich gehen, du setzt dich nicht wirklich für dich selbst ein…, aber in deinem Innersten beginnt es zu brodeln und an dir zu nagen.

Du fühlst dich beim Kragen gefasst; die Trauer staut sich in dir an. Du forcierst dich immer wieder, anstatt wirklich von deinem eigenen Zentrum aus zu leben. Emotionen und unterdrückte, kreative Energien laufen über…, du bist dem nicht mehr gewachsen, es wird dir zu viel, es lastet zu schwer auf dir, vielleicht schreibst du es dem Verhalten deines Partners zu, aber du bist es, die dein Leben und deine Grenzen resolut bestimmen sollte!

Fühlst du dich jedoch zu klein, zu minderwertig, wie der letzte Dreck, und lässt du dich deshalb so willenlos behandeln? Du trägst unnötige emotionale Lasten!

Kernlösung

Selbstrespekt! Erkenne deinen Wert als Mensch, und berufe dich auf die dich selbst schützenden Kräfte tief in dir. Schließe dich nicht ein, lasse Kreativität und vor allem Gefühle durchströmen: Sie werden dich mit deinem Kern konfrontieren. Trete mit deinem wirklichen Ich, mit deinen wirklichen Sehnsüchten und Gedanken nach außen, spiele kein Theater. Traue dich, dich verbal zu äußern, und tue nichts, wonach dir nicht der Sinn steht.

Andere werden dich nur dann respektieren, wenn du zunächst dich selbst wertschätzt. Komme jetzt dazu, dich selbst vollständig zu entwickeln, und richte dein Leben nicht in erster Linie auf deinen Partner aus: Wenn du für dein Glück Sorge trägst, wird deine Umwelt die Veränderungen erfahren, die zugunsten aller von Nöten sind.

UNFRUCHTBARKEIT

Das eingebürgerte Überzeugungsschema der Menschheit besagt, dass Frauen Kinder gebären müssen; dies geschieht dank der fruchtbaren Geschlechtsbeziehung zwischen Mann und Frau. Es ist folglich auch diesen Überzeugungen zuzuschreiben, dass eine Frau meint, über Geschlechtsverkehr schwanger werden zu müssen.

Solche Überzeugungen haben eine indoktrinierende und einschränkende Wirkung, aber es sind keine ‚absoluten Wahrheiten'! Ebenso wenig ist es notwendig, dass eine Frau Kinder bekommen *muss,* wenn sie als vollwertiger Mensch angesehen werden möchte, auch wenn die engstirnige Gesellschaft dies häufig verurteilt. Das ist Nonsens, das sind Beschränkungen, von denen sich die Menschheit jetzt verabschieden sollte. Sterilität (Unfruchtbarkeit) fordert dich auf, DICH SELBST ANZUERKENNEN, SELBST zu LEBEN.
Wenn man sich unbedingt ein Kind wünscht, aus einem dringenden emotionalen Bedürfnis heraus oder weil man es ‚haben' will, dann ist dies im Grunde genommen nicht sehr förderlich für das Kind! Wenn ein Kind dazu dient, unsere eigenen ‚Bedürfnisse' oder sogar unsere eigene ‚Leere' zu füllen, dann ist es besser, kein Kind zur Welt zu bringen.

Wirkliche Fruchtbarkeit bedeutet: „Die Anerkennung der eigenen kreativen Kräfte, die aktive Produktivität in verschiedenen Bereichen". Wenn man nicht dazu im Stande ist, eine Frucht zu erzeugen oder schwanger zu werden, dann ist dies ein deutliches Zeichen des Lebenden Selbst, auf das man immer vertrauen darf.

Sei gewiss, dass, wenn du nicht ‚schwanger' wirst, dein tiefstes Selbst es nicht zulässt, weil es jetzt nicht gut für dich ist. Diverse – wenn auch unbewusste – Gründe liegen dem zugrunde. Vielleicht hast du dich unbewusst für ganz andere, große Zielsetzungen entschieden, wobei du auf einem sehr breiten Gebiet fruchtbar sein wirst: Klammere dich nicht mit zwanghaften Gedanken an ‚Schwangerschaft'. Folge deiner Natur: Folge deinen spontanen Naturkräften, ohne dich in „den Bann eines so genannten Fluchs zu schlagen", den du selbst hervorrufst, oder dich durch Grübelei emotional noch enger zuzuschnüren. Vertraue darauf: *Wenn du nicht in diesem Bereich fruchtbar bist, dann hat dies eindeutig seinen Grund, ohne dass du dadurch ‚geringer' oder ‚schlecht' oder ‚unfähig' wärest.* Das hat nichts damit zu tun.
Zuallererst ist es ein Zeichen für dich, dass du dich vollkommen für dich selbst öffnen musst: Spüre die Fülle deiner selbst, schenke dir die Liebe, gestehe deinen spontanen Naturkräften zu, frei zu existieren; beschränke dein Leben nicht auf „Arbeit", darauf, „für andere zu sorgen", „die Bedürfnisse deines Partners, der Menschen um dich herum zu erfüllen", sondern *lebe* aus dir selbst heraus und genieße! Wenn man jemanden „braucht", wie z.B. ein „Baby", um wirklich glücklich zu sein, dann stimmt etwas nicht. Du brauchst dich selbst: Fixiere dich nicht länger auf diese uralte Überzeugung, dass man ein Kind bekommen muss, um vollkommen glücklich sein zu können. Jedes Kind ist ein Individuum, es ist kein Besitz, sondern ein autonomes Wesen; ob es sich hierbei nun um deine eigenen Kinder handelt oder um die Kinder eines „wildfremden" Menschen.

Dies gerät jedoch nahezu immer in Vergessenheit. Ein Kind ist kein Eigentum. Die Kinder der Welt sind auch für dich dort, genauso als wären es die Kinder, die du geboren hast. Es ist gerade die zu starke Abhängigkeit, die zu starke emotionale Beziehung zwischen Mutter und Kind, die verhindert, dass ein Kind aus seiner eigenen autonomen Kraft heraus aufwächst, sich der Fähigkeit bewusst, sich fortwährend an seinem inneren Selbst zu nähren, ohne dass es sich ‚einsam' oder verlassen fühlen müsste...
Liebe braucht keine ‚emotionale' Bindung, erfordert keine „Leiblichkeit", sondern einen Austausch zwischen zwei Wesen, die uneigennützige, liebevolle Gefühle füreinander hegen, ohne schmerzliche Abhängigkeit!

Erkenne das freudvolle Kind in deinem Inneren, empfange die Kinder der Welt, die niemandem gehören, mit offenen Armen, lebe und genieße; wenn du ‚physisch' ein Kind gebären musst, dann wirst du spontan schwanger werden, ohne dass du dafür etwas Besonderes tun müsstest, wie Hormone zu schlucken oder spezielle Untersuchungen machen zu lassen. Weder

das Alter, um schwanger zu werden, noch das Alter zu sterben ist festgelegt: Es geht bis ins Unendliche.
Lasse alles los, konzentriere dich mit Freude auf das Jetzt, vertraue auf die inneren Gründe, die dich daran hindern, schwanger zu sein.

Fühle dich nicht länger in den Fängen einer fixen Idee, lasse diesen Gedanken los, und baue an den stabilen Fundamenten deines eigenen Hauses.

Nicht weil du dazu verdammt bist, sondern weil dein Lebendes, göttliches Selbst andere schöne Absichten mit dir im Sinn hat, bist du ‚ohne Kind': Es sollte jetzt eine andere Fruchtbarkeit erkannt werden.

Breite deine Arme für alle möglichen Erfahrungen weit aus; sei gewiss, dass du in dem Moment, wo du schwanger sein darfst, es auch sein wirst.

Mache eingerosteten Überzeugungen ein Ende; setze weder deinem Leben, noch deiner Lebensdauer, deiner ‚Fruchtbarkeit' oder deiner Kreativität Grenzen. Entspanne dich vollkommen, genieße das Leben, überanstrenge dich für nichts; folge deinen Sehnsüchten; forciere dich niemals. Deine Natur weist dir den Weg, sei dir genau darüber im Klaren, was sie tut…

GESCHLECHTSHORMONE, ALLGEMEIN

Was ist „zu viel", was ist „zu wenig"? Es ist nicht die Aufgabe des Menschen, sich ‚über' das Leben zu stellen und zu bestimmen, was und wie der Mensch zu sein hat… Die schwarz weiß Trennung zwischen ‚Mann' und ‚Frau' ist absurd und determinierend. Jeder Mensch tut gut daran, seine eigene ursprüngliche Art zu erleben, ohne diese mit Normen zu verknüpfen. Warum muss ein Mann stark-muskulös sein, warum sollte eine Frau keinen Bart haben dürfen? Lasst uns uns selbst nicht beschränken und durch Schubladendenken einengen.

Mit ‚ZU VIEL' oder ‚ZU WENIG' ist also gemeint: wenn man sowohl innerlich als auch körperlich aus gesundheitlichen Gründen eine unangenehme Unausgewogenheit erlebt.

Mit ‚Mann' ist der Mensch gemeint, der in einem Körper mit äußerlich männlichen Geschlechtsmerkmalen geboren wird, und mit der Bezeichnung ‚Frau' ist von dem Menschen die Rede, der, wie wir bislang sagen, in einem ‚Frauenkörper' geboren wird.

‚Mann' mit einem Überschuss an „männlichen" Hormonen

Kernursache

Das ‚unbewusste' Leben, das spontane Kind in dir…: Es interessiert dich nicht, du verschließt dich ihm. Harte Selbstmanifestierung. Du kannst ohne die anderen sein, so denkst du selbstgenügsam. Du *nimmst* dir, wen du möchtest: Du saugst sie zu dir hin. Dich interessiert vor allem dein eigenes Wohlbefinden und das oberflächliche, körperliche Leben. Du arbeitest und lebst im Geschäftemachen oder im administrativen, materiellen Umfeld, ohne dabei noch ein Auge für die Welt der Gefühle zu haben. Von deiner Quelle, von deinem Lebenden Selbst abgeschnitten. Eigensinnig. Hast du solche Angst vor deinem tiefsten Selbst, oder bist du blind dafür?

Kernlösung

Traue dich, dich zu entspannen, das Kind in dir anzuerkennen. Wage es, für deine tiefsten Gefühle und für alles offen zu sein, was unter der Oberfläche verborgen liegt. Fühle dich flexibel in deiner eigenen Haut; sei nicht zu hart, weder dir selbst, noch anderen gegenüber. Gebe dich deiner Sanftheit, deinem Herzen, deiner Intuition, deinem totalen Selbst hin.

Werde dir deiner göttlichen Schöpfungskräfte, deiner Bandbreite an Kreativitätsmöglichkeiten Bewusst.

‚Mann' mit zu wenig „männlichen" Hormonen

Kernursache

Du bekommst sozusagen keinen Kontakt zu deinem Selbst, zu deinem irdischen Sein. Du fühlst dich wie eine Puppe aus Zucker, ohnmächtig, nicht dazu im Stande, die Aufgabe oder die Verpflichtungen, die du dir selbst auferlegst, zu vollbringen. Dann möchtest du dich forcieren, weiter greifen als du kannst…, mit kalten, langen Fingern würdest du nach etwas, nach jemandem „greifen", um dich selbst in Sicherheit zu bringen oder zu verteidigen. Manchmal macht dich dieses Gefühl der Machtlosigkeit aggressiv! Dies kann zu Machtgier, zu sadistischen Machtspielchen entarten…, denn in deinem Herzen hast du das Gefühl, als würde die Welt dich wie ein kleines Kind misshandeln und missbrauchen. Im Grunde genommen bist du es, der sich einer starken Erwachsenenwelt nicht gewachsen fühlt; du denkst, es alles nicht zu schaffen, du fühlst dich so nichtig…, hilflos ausgeliefert.

Kernlösung

Reagiere dich nicht an anderen ab; erkenne deinen Ich-Wert!

Lasse dich aufstehen, und lasse das Machtspiel liegen. Selbstmanifestierung vom tiefen Wertigkeits-Bewusstsein aus. Verarbeitung von Traumata und Minderwertigkeitsgedanken.

Lege alle Macht in dich selbst: Lasse andere keinen Zugriff auf dein Leben haben.

‚Mann' mit einem Überschuss an „weiblichen" Hormonen

Kernursache

Du fühlst dich zu klein; du würdest dich gerne hinter einem Tarnungs-Schirm verstecken; „ein Mann darf keine Angst haben, eine Frau wohl…", eine Flucht vor dem Männlichen, vor dem harten Vater, … du siehst keinen Sinn mehr im Leben; du fühlst dich machtlos, wehrlos. Du identifizierst dich eher mit der kleinen, schreckhaften Frau, die auf der Flucht vor dem drohenden, dunklen Schatten des Männlichen ist, das dich niederschmettern würde. Du möchtest ein körperlich abstoßendes Mittel aufrufen, um das Harte, das Männliche auf Abstand zu halten (Gerüche, Entwicklung der Brust…).

Du bist beschämt, fühlst dich unfähig, wie ein alter Mann…, du kannst nicht mit weichen Gefühlen, mit dem Weiblichen umgehen…, aber möchtest trotzdem von anderen ‚genommen' und geliebt werden; andererseits hast du gerade Angst davor, „ergriffen" zu werden…; innere Verwirrung und Zweifel an dir selbst.

Kernlösung

Erkenne vollkommen die eigene, weiche, sensible Natur als Mann an: Dafür musst du nicht als Frau geboren sein!

Als Mann darfst du weich sein; flüchte nicht davor, aber erkenne auch den starken, aktiven, manifestierenden Teil in dir.

‚Mann' mit zu wenig „weiblichen" Hormonen

Kernursache

Selbst-Verrat: Du verleugnest dein göttliches, tiefstes Selbst; du stehst zu deinem tiefsten Gefühlsleben auf Abstand. Deine Haltung wird manchmal als arrogant oder selbstgenügsam bezeichnet, auch weil du so hart, so funktional beziehungsweise mechanisch, kritisch kalt wirkst. Du bist so hart und fordernd dir selbst gegenüber, dass du in einen äußerst angespannten Zustand zu geraten vermagst, du atmest nicht mehr frei, möglicherweise leidest du unter Hyperventilierung. Dein äußeres Ego ist klar erkennbar, aber wo steckt deine tiefere Persönlichkeit? Warum dieses Verbotsschild: Missachtest du das Weibliche, hast du Angst vor deinen Gefühlen? Du weißt es selbst nicht mehr, denn du sinkst immer tiefer in Grund und Boden, in die Struktur, in der du gefangen bist. Vielleicht suchst du nach Geborgenheit in der Frau

außerhalb von dir, du „brauchst" einen Partner, denn im Grunde fühlst du dich einseitig und schwach.
Aber die Frau, die du umarmst, wird genauso einseitig sein, und du wirst in ihrem Leben ‚gebraucht' werden: Das kann keine Liebe sein. Du erlebst dich möglicherweise als starken Gorilla, vielleicht fühlst du dich schlecht dabei und darüber hinaus dazu verpflichtet, dich ausschließlich als Macho oder als Buhmann zu verhalten. Denn du weißt nicht..., ob du wohl eine tiefere, weiche Seite hast, und ob du dich diesem Teil in dir hingeben darfst?

‚Frau' mit einem Überschuss an „weiblichen" Hormonen

Kernursache

Du würdest gerne in Aktion treten, aber angestaute Emotionen halten dich zurück.
Du verharrst, bist zu unmobil, aber in innerer Anspannung; es macht sich ein eingeschnürtes Gefühl in der Magengegend breit. Du denkst und grübelst nur so vor dich hin. Innerer Zwiespalt: Dein *Denken* hindert dich daran, intuitiv und entschlossen dem Weg zu folgen, der am besten für dich ist. Du zweifelst zu viel an dir selbst; du hast keinen klaren Einblick in deinen Inhalt, „wer bin ich?", du bist als Selbstbewusstes Ich zu abwesend.

Kernlösung

Aktion! Organisiere dein Leben, strukturiere ausgewogen, und negiere hierbei weder das Intuitive, noch das Rationale. Selbstsichere Tatkraft. Vorwärts!

‚Frau' mit zu wenig „weiblichen" Hormonen

Kernursache

Du machst dich zu, verschlossen, in innerer Aggression. Andererseits fehlt dir ein Bindeglied, ein Zentrum, in dem dein Leben sich konzentrieren sollte; sozusagen ein Degenerieren, ein Loslassen notwendiger, kraftvoller Energien.
Eine Frau, die nicht mehr für sich sorgt, vielleicht weil sie ihr Leben immer in den Dienst anderer gestellt hat...: Jetzt bist du blockiert, traurig, desillusioniert oder missmutig, halbtot..., denn du möchtest andere zwar festhalten und sie umsorgen, aber dich selbst zu Öffnen, das fällt dir schwer.
Du bist blockiert, still, leer und trocken; deine ICH-Kraft verebbt. Du lebst zu deinen eigenen weichen Gefühlen auf Abstand. Findest du es nicht der Mühe wert, für dich selbst zu leben?

Kernlösung

Werde dir all deiner Gefühle bewusst: Sei OFFEN für deinen reichen Inhalt, für deinen Wert, mache dich nicht zu hart. Traue dich, zu weinen..., schlucke nicht alles, bis es zu einem großen Brei von verdrängter Wut und unterdrücktem Ärger wird.
Freue dich darüber, anderen deinen Dienst erweisen zu können, aber sei ebenso empfänglich für deine eigenen Bedürfnisse. Entwickle wieder deine Flexibilität, werde weich. Sei in deinem Gefühl präsent, und halte dich Bewusst fest. Entdecke die fruchtbare Produktivität, und erwache zum Leben: Erlebe diese kreativen Energien in deinem Schoß, und strahle sie von deinem konzentrierten Ich-Zentrum ausgehend aus. Trage dein Zepter wie eine Königin.

‚Frau' mit zu wenig „männlichen" Hormonen

Kernursache

Du höhlst dich aus; du gehst zu viel zur Seite, um für andere Platz zu machen...
Du stehst lediglich im Dienst von, opferst dich auf. Schlussendlich fühlst du dich kraftlos und ohne Halt, denn deine irdische Struktur, dein Rückgrat ist zu leicht. *Zu* biegsam, zu un-irdisch, zu viel ‚Geist' und verschwommene Sanftheit. Du lässt nur Licht und Gefühle durchkommen: Dein Kopf, voller Licht, ist viel eindringlicher

präsent als dein Körper. Du bist auf der Suche, abtastend…, aber zu schwach; du kannst jeden Moment abstürzen.

Kernlösung

Komme zu aktiver Anteilnahme an der Lebensfreude! Zeige deine Zähne, schlage auf die Tamtam! Du verweilst zu viel in nicht-dreidimensionalen Welten, im so genannten ‚unbewussten' Bereich: Lasse es zu einem Gleichgewicht mit deiner Bewussten Präsenz im Hier-und-Jetzt kommen. Jeder Mensch, jedes Atom hat diese Doppelstruktur in sich: unbewusst / bewusst, Empfänglichkeit / Aktion, Geistesbewusstsein / Materie…, lasse den zweiten Aspekt bestehen!

‚Frau' mit einem Überschuss an „männlichen" Hormonen

Kernursache

Mit Scheuklappen versehen: Du versteckst dich vor deiner weichen, sensiblen Seite, die du möglicherweise als ‚schwach' verurteilst. Das kann in bestimmten Fällen eine Reaktion darauf sein, dass man dir beigebracht hat, dass der „Mann stark ist und die Frau sein Untertan"; oder geht es hier um eine ängstliche Reaktion darauf, einem Mann, einem Vater, einem Partner ausgeliefert zu sein, der mit dir machen kann, was Er will?

Du erlebst dich als kraftlos, du siehst keine Perspektive mehr, du spürst dich nahezu nicht mehr…, du fühlst, dass du deinen Griff lösen musst, aber du wehrst dich da*gegen!* Aus Angst und Ohnmacht, aus Wut möchtest du alles feste im Griff behalten. Eine Verhärtung, eine innere Selbstbeschränkung: Deine Weiblichkeit, deine Empfänglichkeit…, du tust so, als existiere sie nicht, du flüchtest jetzt vor ihr.

Vielleicht beißt du dich jetzt an einem Verhalten fest, das nach außen hin stark wirkt, wodurch du dich beweisen möchtest; du plusterst dein Ego auf; du fliegst hoch über der Erde, wie ein Zirkusartist, um zu zeigen, wie gut du bist, aus Stolz nach außen hin…, unterdessen durchbohrst du dein eigenes kleines, sensibles Herz.

Kernlösung

Du bist *wohl* schön, wenn du weich, sensibel und weiblich bist: Laufe nicht länger vor deinem tiefsten inneren Leben weg. Komme in Sanftheit zu dir. Dieses mächtige Weibliche in dir ist offen für schöne Gefühlserlebnisse: Verachte sie nicht.

SEXUELL ÜBERTRAGBARE ERKRANKUNGEN

‚STD', ‚Geschlechtskrankheiten', ‚venerische Krankheiten'

Siehe auch Teil I: Infektion und Ansteckung
Siehe auch Aids, Hepatitis B

Chlamydien

dies ist die häufigste sexuell übertragbare Krankheit; mögliche Beschwerden bei Männern: u.a. Entzündung der Harnröhre; bei Frauen: häufig keine unmittelbaren Symptome (eventuell eine Vagina-Entzündung), aber u.a. die Gefahr einer Eileiterentzündung, PID, Unfruchtbarkeit, Schwangerschaft außerhalb der Gebärmutter

Kernursache

Angst, zuweilen panisch, Nervosität, Ratlosigkeit. Ein ängstliches Weglaufen vor tiefen Emotionen, vor aggressiven und sexuellen Kräften in dir. Du hast Angst davor, von ihnen überwältigt zu werden; ebenso hegst du die Angst, von Kräften außerhalb von dir, von einem Partner, von sexueller Aggression niedergeschmettert zu werden.

Misstrauisch und angespannt wartest du ab; du fühlst dich auf lieblose Weise von jemand anderem zu Boden gestoßen. Hilfe! Angst vor etwas Dunklem und Bedrohlichem in dir, infolgedessen hast du auch Angst vor Mächten und Kräften außerhalb von dir. Angst vor Zwängen, vor perversen oder sexuellen Zwangshandlungen, die Macht über dich zu haben scheinen. Angst vor den Mächten in dir.

Du verleugnest die schönsten Gefühle in dir; du misstraust dir selbst; im Grunde schiebst du dich selbst lieblos zur Seite. Du *lässt* dich leben; du verkennst deine eigene Meisterschaft.

Kernlösung

Vertraue deiner Natur; wage es, furchtlos du selbst zu sein, so dass angestaute Emotionen und Kräfte sich nicht anhäufen bis die Fugen zerbersten. Genieße das Leben, ohne Ängste oder vernichtende Aggression: Respektiere das Heilige in dir.

Schenke dir selbst und dem anderen wirkliche Wertschätzung. Sieh das Leben nicht länger als eine schwarze Bedrohung an; genieße das sinnlich Schöne, in aller Freiheit. Lasse dich nicht einengen; du bist jederzeit Meister über deine Existenz. Nutze diese Gefühle und kreativen Kräfte in dir auf produktive Weise. Es gibt nichts in dir, das schlecht ist, wenn du damit aufhörst, dich und die Welt als negativ anzusehen.

Das Böse verbirgt sich lediglich dort, wo ein Mangel an Liebe und Einsicht herrscht: Heiße dich in Liebe willkommen. Erst wenn du dich selbst liebst, wirst du dazu in der Lage sein, aufrichtige, wertvolle Beziehungen zu erleben. Stehe selbst im Mittelpunkt deines Lebens.

Lies nötigenfalls auch die Rubriken Urethritis, Eileiterentzündung usw. (siehe Index).

Gonorrhoe

verursacht bei Männern hptsl. eine Entzündung der Harnröhre mit gelbgrüner Ausscheidung; bei Frauen hptsl. eine Vagina-Entzündung mit der Gefahr einer Eileiterentzündung, PID, Unfruchtbarkeit, Schwangerschaft außerhalb der Gebärmutter

Kernursache

Übermütig möchtest du dir etwas beweisen.
Du wägst ständig deinen Wert ab..., du zweifelst an dir selbst; du suchst in Beziehungen, in der Außenwelt nach Bestätigung. Minderwertigkeitsgefühle und häufig eine strenge Verurteilung dir selbst gegenüber: Ich bin ein Nichts, ich kann nichts...

Durch deine Gefühle von Ohnmacht suchst du außerhalb von dir nach Bestätigung: Du wirst, in übersteigertem oder exzessivem Sinne, Macht über andere oder bestimmte Situationen gewinnen wollen.

Du willst sehr viel..., du versuchst sehr viel mit deinen Armen zu umfassen, du meinst die Welt zu erobern. Vielleicht siehst du die Wirklichkeit nicht mehr so, wie sie ist; du bürdest dir zuviel auf, du blähst dich möglicherweise zu stark auf; du möchtest leisten und große Dinge tun..., aber eigentlich reichst du nur ungenügend an deine persönliche, tiefe Kraftquelle heran, du sprichst nicht *wirklich* für dich...; du kannst wütend sein, aber erkennst nicht, dass diese Wut aus deinen Gefühlen der Ohnmacht und Verurteilung deiner selbst hervorgeht (eine Null auf der Suche nach Füllmaterial).

Kernlösung

Traue dich jetzt einfach, dich so zu akzeptieren, wie du bist, ohne dich über alle Maßen ehren zu wollen; lebe von deinem tiefsten Selbst aus; dein Einzigartig-Sein ist unersetzbar, dies gilt für alle Menschen. Suche nicht außerhalb von dir nach Bestätigung: Wende dich in Liebe dir selbst und deinem Körper zu. Lege alle Macht und alles Sagen über dich in dich selbst, und greife nicht nach Macht, die außerhalb von dir liegt.

Erfüllung, Befriedigung werden folgen, wenn du, in Selbsteinkehr, deine Werte entdecken wirst: Verurteile dich nicht länger..., deine spezifischen Eigenschaften dürfen alle da sein; unterdrücke keinen Teil von dir; traue dich, dich frei zu erspüren und weiter zu entwickeln.

Hole diese Forcierung, diesen Kloß aus deinem Hals heraus, lasse deine Emotionen frei strömen, habe keine Angst vor dir selbst und sprich, traue dich, dich so zu äußern, wie du dich wirklich innerlich fühlst, auch mit deinen Unsicherheiten. Lasse das „Tarnungs"-Verhalten jetzt los.

Herpes genitalis

oftmals schmerzhafte Herpesbläschen und Herpeswunden an den Geschlechtsteilen

Kernursache

Du hast Angst davor, in den Klauen des „Sex“ oder eines „Partners, der dich verschlingen kann“, zu verschwinden…, aber dies ist lediglich eine Folge dessen, dass du vor dir selbst wegläufst.

Ängstlich vor deiner eigenen Natur und deinen körperlichen und sexuellen Gefühlen auf der Flucht: weil du dich nicht traust oder es nicht vermagst, dich dir selbst, deinen eigenen Gefühlen hinzugeben. Deine Überzeugungen, deine kontrollierenden Gedanken hindern dich daran!

Ängstlich, unsicher, nicht feste mit deinen Füßen auf dem Boden; du vertraust deiner eigenen Natur nicht: Du solltest sie am besten in Fesseln legen!, meinst du.

Du hast unbewusst solche Angst davor, dass, wenn du dich den Sehnsüchten in dir hingeben würdest, die Welt untergehen würde, und du die/der erste sein wirst, die / der vernichtet wird. Indoktrinierungen wie „dein Körper ist schmutzig“ führen zu beträchtlicher Zurückhaltung und Selbstblockade. Es verhindert nicht nur, dass du dich selbst vollkommen erleben kannst, sondern auch, dass du mit einem Partner eine enge emotionale Bindung eingehen würdest.

Du bist es, die / der sich auf Sex oder keinen Sex fixiert…, für deinen Partner sind vielleicht die tiefere „Liebe“ oder der schöne Gefühlsaustausch von Bedeutung, aber du blähst in dir den Gedanken an Sex möglicherweise durch deine Ängste, Komplexe und Schuldgefühle auf.
Du erlebst deinen natürlichen Körper wie eine Last, du fühlst dich vom Animalischen ‚ergriffen'.
Dein tiefstes Selbst ruft diese Krankheit hervor, weil du innerlich noch nicht ganz reif für eine wahre ‚Liebesbeziehung' bist. Komme zuerst zu dir selbst zurück.

Kernlösung

Was unterdrückt wird, kann wie ein Teufelchen aufleben: Integriere alle deine Gefühle; erkenne deinen Körper an. Du musst keinen Sex haben, wenn du es nicht möchtest! Gehe der Sache auf den Grund, inwieweit du dich infolge von Indoktrinierungen oder Pflichtgefühlen, irgendwie doch Sex erleben zu wollen, auf eine Gefühlsinsel zurückziehst, obwohl dein tiefstes Selbst „nein“ sagt, auf dass du zunächst näher zu dir selbst kommen wirst? Was dir allerdings nicht gut tut, sind Barrieren, die du in der Kommunikation mit Dir und mit anderen aufstellst. Auf diese Weise verhinderst du für dich selbst eine freie Durchströmung aller reichen Gefühle.

Komme ohne Zurückhaltung zu vollständiger Hingabe dir selbst gegenüber; deine Natur ist schön in allen ihren Facetten. Du brauchst dich weder vor strafenden Göttern zu fürchten, noch vor einem Fluch, der dir den Atem verschlägt, wenn du nur deinen Körper und deine Gefühle umhegst. Aktion, Selbstmanifestierung im Namen von Freude und Liebe! Befreie dich!

Erst wenn du in vollkommener Hingabe zu dir selbst kommst, wenn du auf deine eigene Basis vertraust, wenn du dich liebst, ohne noch irgendetwas von dir zu verurteilen, erst dann bist du dafür bereit, Liebe mit einem Partner zu erleben, ohne Angst, ohne noch Schuldgefühle zu hegen; das „Gott sieht dich, hier… man nicht“, dieser erhobene Zeigefinger liegt in dir selbst…, komme zu vollständiger Akzeptanz deiner ganzheitlichen Natur, liebe dich und wage es, dich selbstsicher nach außen hin zu zeigen!

Filz- oder Schamläuse

häufigste Beschwerde ist Juckreiz

Kernursache

Du akzeptierst dich nicht vollkommen wie du bist, innerlich *und* äußerlich. Du bist beschämt und würdest dich gerne verstecken, du hast als Mensch Angst vor der Konfrontation mit deinem Körper, mit deinen tieferen Gefühlen.

Du fühlst dich nicht wohl in dir, du befürchtest unbewusst, mit etwas Schlechtem oder Teuflischem, mit etwas Hässlichem in dir konfrontiert zu werden. Vielleicht findest du deinen Körper unansehnlich. Du fühlst dich ängstlich und bedroht, nicht nur durch dein tieferes Selbst, sondern auch durch Aggression anderer..., weil du deine eigenen stolzen Kräfte unterdrückst!

Du lässt dich machen, lässt dich hängen, du traust dich nicht, dich für dich selbst einzusetzen. Traurig machst du dich von anderen abhängig. Du traust dich nicht *wirklich,* mit deinem tiefen, starken Ich in Kontakt zu kommen, wodurch du nicht zu echter Kommunikation mit anderen kommen kannst; du zerstörst dich selbst; du findest dich nur „schäbig"..., du fühlst dich Verletzbar und in den Fängen anderer Menschen, aber im Grunde genommen greifst du auch selbst nach einem Halt...

Eigentlich zitterst du vor angehäuften Energien, möglicherweise vor Wut und lodernden Energien in deinem Wesen. Du würdest wie ein Schwefelholz explodieren, das seine Funken zu allen Seiten hin sprühen lässt. Bereit, in alle Richtungen aufzusprühen, aber du hältst dich zurück. Du führst deine Energien mit dir. Du tust gut daran, sie nicht in Wut auszurichten, in offensivem oder defensivem Sinne, sondern sie jetzt auf konstruktive Weise zu nutzen. Halte dich nicht so in Spannung; fessle dich nicht an den elektrischen Stuhl, so dass du vor lauter unterdrückter Durchsetzungskraft erbeben würdest. Brich auf, breche aus, nicht um eine andere Person zu bekämpfen, nicht um dich zu verteidigen, ebenso wenig um das Leben zu bekämpfen, sondern um dich sein zu lassen.

Denn da liegt die tiefe Frustration; du steckst voller leuchtender Energien... und hältst sie zurück, du unterdrückst sie. Du lässt dich nicht glänzen, auf kraftvolle Weise erstrahlen, und lässt dich ebenso wenig in aller Kraft du selbst sein, gestalten, nach außen hin dich selbst manifestieren. Das innere Feuerwerk ist im Begriff zu explodieren. Du willst und du wirst! Du regst dich auf, wirst zuweilen wütend, weil du dieses oder jenes nicht haben, nicht erreichen kannst, weil jemand anderes dir dieses oder jenes nicht gibt. Begierden lassen alles noch stärker erglühen; du stehst kurz davor, aus den Fugen zu bersten. Aber anstatt dich selbst zu verwirklichen, würdest du lieber jemand anderem zu Leibe rücken, als ob ‚sie' die Ursache dafür wären, dass du nicht du selbst sein kannst.

Wütend auf Strukturen, die dich umklammern, wütend auf Macht oder auf Menschen, von denen du denkst, dass sie dir ihre Meinung sagen wollen oder dich einsperren, aber DU bist es, du allein, die / der der Grund dafür ist, dass du dich gefangen fühlst, also befreie dich! Lebe nicht länger in den Sphären von Frustration und Verletzt-Sein, von Haben Wollen, von Streit und Kämpfen, von Wut und Vergeltung, von Besitzdrang und Rache, aus Ohnmacht: weil DU nicht DU SELBST wirst, BIST, verwirklicht! Stimme dich auf deinen wahren, inhaltlichen Kerngehalt ab, der nichts lieber möchte, als dass du dich zum Allerhöchsten in dir führst, dass du für andere wie eine leuchtende Fackel bist, dass du dich ins Zentrum DEINER Existenz stellst.

Kernlösung

Setze jetzt diese positiven Luziferkräfte ein, um aus deinem Leben ein leuchtendes Bauwerk zu machen, in das du selbst Freudenkraft hineinsteckst, worin du deine Lebensmotivation glänzen siehst, womit du ein Beispiel für andere bist. Du lebst vom Herzen aus, du lebst vom Sein ausgehend, dem prachtvollen, herrlichen Sein, ohne Anforderungen an das Leben zu stellen, ohne zu begehren und dich darüber aufzuregen, was du nicht bekommst, ohne wütend auf die Autorität (die Person) zu sein, die dir sozusagen etwas angetan hat.

Du bist es in erster Linie, die dich so im Feuer deiner selbst gefangen genommen hat: Lösche dich, und schenke dir die herrliche Durchströmung des Lebenswindes, der Lebensgewässer. Lebe vom Herzen aus, von deinem echten Sein ausgehend, aus Dankbarkeit, weil es dich gibt. Kein Grund dafür, länger frustriert und nervöswütend zu verharren. Stehe auf, mache dem anderen nicht länger Vorwürfe, mache dich frei, und sei ein lebendes Beispiel für andere, wie freudvoll und frei sich der Mensch im Dasein erleben kann, solange er diesem Impuls keinen Widerstand bietet und sich nicht in alle möglichen Situationen winden würde, um doch nicht frei und autonom existieren zu müssen…, so dass er immer wieder einen Grund hat, unglücklich und wütend zu sein. Du und nur du allein wirst dich selbst glücklich machen müssen.

Gehe in dich, und suche dort die leuchtende Quelle. Lebe von deinem Herzen aus, nicht auf Anforderungen und Begierden in Bezug auf den anderen ausgerichtet. Erkenne die liebevolle Autorität in dir an, und weiche nicht mehr davon ab, indem du dich an andere klammerst. Entzünde das wahre Licht in dir, werde dir der Tatsache bewusst, dass das Leben auf einem hohen und schönen Niveau liegt, wo es lediglich durch „Sein" genährt werden kann anstatt durch „Haben", durch Liebe anstatt durch Begierden, durch Frieden anstatt durch Streit, durch Ich-Anerkennung anstatt dadurch, sich mit Dingen und Menschen zu füllen.
Lasse diese Ur-Feuerkräfte sich in deinem Wesen frei manifestieren, sich in einen starken, kreativen Ausbau deiner Existenz umsetzen. Treibe dich nicht länger in die ‚Enge'; gib dir allen Raum, um diese Vulkanischen Energien in einer herrlichen, dynamischen Entfaltung deiner selbst zu nutzen. Das leuchtende Feuerwerk des Himmels, die kraftvollen Stürme in deinem Wesen: kein instinktives Erleben, sondern ein BEWUSSTES und liebevolles Steuern. Du *lässt* dich selbst sein, in allen Farben des Friedensbrunnens.

Durchtrenne die Nabelschnur zwischen dir und den anderen, traue dich, ganz nah bei dir zu sein, und verstoße nicht deinen guten Kern. Heiße dich mit offenen Armen willkommen, und liebe dich so, wie du bist; identifiziere dich nicht mit auf törichte Weise verurteilenden Normen, wie sie von bestimmten Personen oder Einrichtungen, die Menschen in ihrem Einzigartig-Sein nicht existieren lassen, ausgesprochen wurden.

Verstecke dich nicht länger vor dir selbst, weder innerlich noch äußerlich; ersetze Trauer durch kreative Manifestierung und Offenheit. Schaue unter die Oberfläche (und nicht fortwährend in den Spiegel): Nimm mit deiner Seele Kontakt auf, und spüre, wie deine ganzheitliche Persönlichkeit jede Faser deines Körpers *durchdringt*. Komme zu vollständiger Akzeptanz deiner selbst, und sei stolz auf deine *wirkliche* Natur: vom Vogel Strauß zum freien Vogel. Autonom!

Syphilis

beginnt mit einem schmerzlosen kleinen Geschwür an der infizierten Stelle (meist das Geschlechtsteil); nach einigen Monaten treten Hautabweichungen auf (oftmals an Handflächen und Fußsohlen) mit Fieber; letztlich können Nervensystem, Herz und große Blutgefäße angegriffen werden

Kernursache

Du wirfst dein wahres Liebes-Talent, *deine tieferen Gefühle weg: Du suchst im Sexuellen nach Genuss und Füllung.* Das Sexspiel ist eine Flucht ohne Gefühlstiefe. Du blähst dich in der fleischlichen Manifestierung auf: Es bleibt eine oberflächliche, leere Dekoration in deinem Leben. Die wahre Lebenskunst, den Inhalt, deine wirklichen Gefühle…, diese wagst du in einer Beziehung nicht zu erleben. Du bist dir selbst gegenüber nicht ehrlich, du traust dich nicht, mit einem Partner einen wirklichen Bund aus Liebe zu schließen. Du willst Macht oder Ansehen oder dir selbst beweisen, wer du wohl bist…, du willst der / die ‚Erste' sein.

Kernlösung

Sei also dir selbst und anderen gegenüber korrekt. Nimm die Maske und den prahlerischen Hut im Rubensstil von deinem Kopf; male dein Leben mit tieferer Perspektive.
Traue dich, einen engen Bund mit dir selbst zu schließen, und vergeude dich nicht. Schätze das Leben seinem Wert gemäß, und verliere dich nicht in einer endlosen Reihe unbefriedigender Spielchen. Findest du dich als Mensch so wertlos? Komme zu wahrem Selbst-bewusstsein.

Trichomoniasis

verursacht Vagina-Entzündung mit überschüssiger Ausscheidung; beim Mann treten meist wenige Beschwerden auf

Kernursache

Fundamentale Ängste; du bist vor einer unbestimmten, drohenden Gefahr auf der Hut. Angst vor dir selbst, vor tiefen Emotionen; Schuldgefühle, Angst vor Strafe. Du fürchtest dich davor, etwas völlig Falsches zu tun. Ebenso wenig vertraust du dem/der anderen: Was verbirgt sich hinter dem Lächeln eines anderen Menschen? Du stehst mit der Pistole hinter dem Rücken bereit; wenn man dir weh tut, wirst du die / der Erste sein, die / der sich verteidigt. Auch in der sexuellen Beziehung kannst du dich „ergriffen" fühlen, vor allem dann, wenn du Sex erlebst, der nicht mit wirklicher Liebe verbunden ist. Weil du den / die andere(n) benutzt, hast du Angst davor, benutzt zu werden. Weil du nicht vollkommen ehrlich zu dir bist, hast du Angst vor einem bösen Antlitz hinter der freundlichen Maske deines Partners.

Möglicherweise hast du Probleme mit sexuellen „Abweichungen", fühlst du dich deswegen schuldig, hast du Angst, dass man dich beschuldigen wird. Du fühlst dich nervös, überhaupt nicht entspannt; manchmal würdest du die Vergangenheit gerne mit einem Staubsauger wegsaugen, als ob es sie nie gegeben hätte. Tiefe emotionale Ängste, ein Gefühl nicht sicher zu sein, als ob die Brücke unter deinen Füßen jeden Moment einstürzen könnte, weil du dein Leben nicht wirklich auf der Autorität deines Selbst, auf Liebe aufbaust.

Kernlösung

Du bist überhaupt kein Schaf vor der Schlachtbank: Befreie dich aus den Banden, worin du dich selbst gefangen hältst. Komme in aller Ehrlichkeit zu dir, respektiere dich. Vertrauen auf dein Lebendes Selbst verjagt alle Ängste. Lasse dich nicht manipulieren, manipuliere nicht.

Wage es, einen Strich unter die Vergangenheit zu ziehen, und werfe dir nicht deine Taten vor. Komme jetzt zur Einsicht, gestehe dir zu, in Sicherheit und Selbständigkeit hineinzuwachsen. Brich mit jedem Macht-System.

Siehe weiter Sexualität, allgemein.

Genitalwarzen, Feigwarzen

Warzen an den Geschlechtsorganen, am After und im Enddarm, als Folge einer Infektion mit dem Humanen Papilloma-Virus (HPV)

Kernursache und Kernlösung

Du nickst ja, brav und fügsam, demütig, aber eigentlich ist es ein Spiel. Du spielst ein Spiel, wobei du dich so oder so verhältst, weil du denkst, dass es so am besten ist: Das ist nicht wirklich ‚ehrlich aus dir selbst heraus leben'! Du erlaubst dir einen Scherz mit der Wahrheit, wenn du dich wie ein Packesel verhältst, diese *‚Rolle'* ausgezeichnet spielst, dir jedoch unterdessen deinen Teil denkst. Eine unterschwellige Wut, Rache oder Revolte kann zu *gären* beginnen, ohne dass du deshalb in Aktion treten würdest und es nach außen hin manifestierst.

Du hältst deine Rolle durch, bis eine Krankheit dich zurechtweisen wird: Sei auf ehrliche Weise der Mensch, der du bist! Spiele nicht länger eine Rolle, erlebe das Leben, lebe!

Komme in tieferen Kontakt mit dir selbst, und gib dir alle Möglichkeiten eines Neubeginns: Stelle die Harmonie in dir wieder her, und mache Schluss mit dieser alten ‚Lüge'. Bringe dich jetzt auf deine Seite, und gehe vorwärts; kehre nicht mehr um. Ein Neuanfang. Komme nicht mit Flickwerk, mit Halbwahrheiten oder Ausflüchten, mit Argumenten, die lediglich eine ‚Flucht' davor bedeuten, was das Leben von dir verlangt. Hältst du es emotional nicht länger aus? Brennt dir plötzlich die Sicherung durch? *Dann hat dies gerade damit zu tun, dass ehrliches und reines Wasser durch deinen Körper strömen möchte, dass du alle Masken und Scheinhaltungen von dir werfen darfst, dass du deine wahre Gestalt, deine Gedanken und Gefühle zum Ausdruck bringen darfst! Stehe dafür ein; mache es! Ehrlich-aus-dir-selbst-heraus-sein, ohne Kompromisse!*

PROBLEME MIT SEXUALITÄT

Frigidität

keine sexuellen Wünsche haben

Die Geschlechtsdrüsen und –hormone können ihre Funktion entweder als starke, schöpferische Energie-Quellen allgemein erfüllen, oder als treibende Kraft im Geschlechtsverkehr zwischen zwei Menschen oder im individuellen Erleben.
Frigidität ist keine Krankheit, ist keine Abnormalität!
Wenn zu einem bestimmten Zeitpunkt die sexuellen Bedürfnisse verschwinden, ist dies in vielen Fällen einer starken Bewusstseinsentwicklung zuzuschreiben oder zu danken, wobei von einem vollwertigen Selbstbewusstsein aus alle Energien in einen kreativen Prozess eingesetzt werden. Sexualität darf sein, *muss* aber nicht.
Man braucht sich nicht frustriert zu fühlen, wenn der ‚Reiz' ausbleibt.
Sex ist nur *eine* unter vielen Ausdrucksmöglichkeiten der Liebe, es *muss* nicht sein. Wenn dein Körper sagt „ich habe gar keine Lust darauf", dann darfst du dich niemals dazu zwingen, um jemand anderem einen Gefallen zu tun, denn dann verleugnest du dich selbst. Nichts geschieht ‚zufällig'. Wenn es für dich nicht möglich ist, dann hat dein tiefstes Selbst dafür seine Gründe: Höre darauf.
Erlebst du keine wahre Liebe, fühlst du dich benutzt? Fühlst du dich verletzt, traurig, und wendest du dich deshalb vom Sex ab? Oder: Magst du dich, deinen Körper nicht, und stößt du deshalb die anderen von dir?
Hast du überhaupt keinen Spaß daran, weil du sexuell gesehen nicht wirklich an dieser Beziehung interessiert bist, oder weil du kein Bedürfnis hast, auf diese Weise Spaß zu haben? Sexueller Kontakt sollte eine freie Wahl sein; findest du keine Freude daran, so lasse es sein. Dein(e) Partner(in) zieht jetzt aus *ganz* bestimmten Gründen unbewusst eine(n) Partner(in) wie dich an. Er (oder sie) wird nicht länger in den Sex flüchten können; er / sie wird gezwungen sein, sich selbst zu suchen und nicht länger eine Kompensation für sein / ihr eigenes Gefühl der Leere im Sex zu finden. (Siehe Rubrik Sexuelle Lust.)

In einer aufrichtigen, liebevollen Beziehung kann man leicht ohne Sex auskommen, wenn *eine(r)* von beiden absolut nicht das Bedürfnis danach hat. Es geht hierbei nicht um ein Unterdrücken von Gefühlen, sondern darum, Energien auf einer anderen Ebene zu nutzen. Vorwürfe werden lediglich aus dem Mund *des* Partners laut werden, der unbedingt Sex möchte, weil er sich noch nicht gefunden hat, weil er sich vielleicht verstoßen fühlt, weil er sich als minderwertig erlebt und im Sex eine Selbstbestätigung findet. Auf diese Weise wird der Partner / die Partnerin „benutzt" oder „missbraucht", um die eigenen Bedürfnisse zu befriedigen.

Unbewusst oder bewusst sehnt man sich nach einem „idealen", zärtlichen Gefühlsaustausch, wobei weder ein Machtspiel noch ein „Müssen" eine Rolle spielen: Deshalb kann man sich (unbewusst) jedem sexuellen Verkehr widersetzen, deshalb kann man „frigide" sein, wenn man spürt, dass es „hierbei um das Erfüllen von Bedürfnissen" geht. Dann bist du normal, und der / die andere ist Sklave seiner / ihrer Triebe. Sowohl ein Mann als auch eine Frau, die meinen, die Erpressungsmethode benutzen zu müssen ‚dann nehme ich mir eben jemand anderen' oder jemand, der so tut, als *würde* er / sie genießen, ist nicht ehrlich sich selbst gegenüber und benutzt den / die andere(n) in einem (Macht)-spiel. Krankheiten können die Folge dessen sein.

Frigidität ist kein Zeichen dafür, „ungesund" zu sein, wenn du in liebevollem Kontakt zu dir selbst stehst, wenn du deinen Körper nicht verstößt, wenn du gefühlsmäßig nicht mit dir im Argen bist, wenn du in

Bezug auf deinen Körper nicht angeekelt oder abgeneigt bist, wenn du eine gute Beziehung zu dir selbst hast!

Stehe nicht auf Abstand zu deinem Körper, pflanze dich feste in die Erde, befreie dich von ‚Pflichten' und ‚Ängsten'. Der Tag, an dem du wieder Lust auf Sex bekommen „wirst", ist nicht von jemand anderem abhängig, wohl aber von deiner Entwicklung und deiner Wahl.

Sex muss nicht sein, aber darf sein: wenn es ‚in Liebe' und Ehrlichkeit erlebt wird. Gib dich niemals ohne Herz, ohne dass du Freude erfährst.

Vertraue darauf, dass, wenn Sex *wohl* gut für dich wäre, du in diesem Augenblick eine Situation anziehen wirst, die dir dieses Gefühl gibt. Komme zuerst zu vollständiger Selbstverwirklichung: Dann tritt jetzt zunächst etwas anderes an die Stelle von Sex. Und möglicherweise wirst du dich *irgendwann* in der Zukunft wieder nach sexuellem Erleben sehnen. Plane nicht, sondern folge deinem Herzen, deinem ehrlichen, inneren Gefühl.

Lasse deine Energien frei aufblühen, gestalte dein Leben voller Selbstvertrauen, öffne dich jetzt für das Neue. Die Sexualität, wie sie Jahrhunderte lang erlebt wurde, „kann" im Licht des kosmischen Geschehens einen Wandel vollziehen; mache dir also keine Sorgen, und lebe in Freude, in Liebe!

Vaginismus

Scheidenkrampf

unwillkürliches Zusammenziehen der Muskeln um die Vagina herum beim Geschlechtsverkehr, wodurch dieser nicht möglich, schwierig oder schmerzhaft ist

Kernursache

Ängste, tiefe Emotionen, Mangel an Respekt vor dir selbst, Widerstand denen gegenüber, die dir wehtun würden. Du denkst, irgendwie Sex haben zu „müssen", um als ‚normal' akzeptiert zu werden. Du verschließt dich; du willst eigentlich nicht, dass jemand dich sexuell ‚nimmt'.

Du fühlst dich im Netz der Beziehung gefangen, bist jedoch vielleicht mit Schuldgefühlen beladen, weil du das Netz, wie eine Femme Fatale, selbst gesponnen hast.

Ein innerer Zwiespalt von Wollen – nicht Wollen: Benutzt du Sex als eine Form von Selbstbestätigung oder dazu, den anderen „festzuhalten", und nicht als eine Liebesäußerung oder um selbst-genießen-zu-wollen? Du bist zu wenig du *selbst!* Du lässt dich zu viel leben: Du würdest deinen Körper auf Distanz geben, ohne dass du wirklich mit deinem Bewusstsein bei der Sache bist.

Dein tiefstes Selbst sagt *nein* zu sexuellen Beziehungen: Also lasse es sein, mache es auch nicht, um deinem Partner einen Dienst zu erweisen. Bist du wütend auf ihn? Du bist es, die ihn lässt! Werde du selbst; sei deiner Natur, deinen Sehnsüchten und deinen Gefühlen vollkommen treu.

Sex muss gar nicht sein; es gibt andere Möglichkeiten, Kreativität zu entwickeln oder Liebe zu manifestieren. Wenn du es nur „machst", um den Partner zu befriedigen oder zu behalten, oder um dich selbst zu bestrafen, dann gibst du weder dir noch deinem Partner die Chance, psychisch zu wachsen.

Kernlösung

Lasse diesen dunklen Strom von Emotionen frei herausfließen, und schlucke nichts. Komme zu Selbstrespekt, und werde dir deines Wertes bewusst. Hebe lediglich den Balken, den du leicht tragen kannst; forciere dich niemals, tue nur das, wonach dir als ganzheitlicher Mensch der Sinn steht.

Klarsehen innerhalb der Beziehung; Sex muss nicht sein, aber darf sein. Ist die Rede von wahrer Liebe? Komme zu höherem Bewusstsein, und halte dich nicht zurück: Sage, was du zu sagen hast, unterdrücke deine Gefühle und Gedanken nicht länger; bringe deine Emotionen, deine Wut zum Ausdruck.

Sei stolz auf dich; gib dich nicht länger sexuell hin, wenn du spürst, dass dir dabei Emotionen im Weg stehen. Ein wahrhaftig liebender Partner kann ohne Sex leben.

Je Bewusster ein Mann lebt und je stärker sein inneres Wertebewusstsein ist, desto mehr wird er dazu im Stande sein, Liebe und Schönheit in Gänze zu erleben. Seine Energien und seine Freude wird er in sprühender Kreativität und in den warmen Gefühlen der Liebe zu der Frau, die er liebt, finden. Sex *darf* es dann zwar noch geben, aber es *muss* für ihn überhaupt nicht sein.

Du verfügst jetzt als Frau über die Fähigkeit, dich *und* deinen Partner auf einer tiefer gehenden und höheren Ebene sich entwickeln zu lassen, indem du dir selbst treu bist, indem du nichts gegen deinen Willen tust und vollkommen im Wertebewusstsein deines Selbst wächst! Spüre diese Bewusstseinskräfte in dir, gestalte, sei voller Freude, ziehe selbst deine Grenzen, suche nicht außerhalb von dir nach Bestätigung, sondern lasse dein Leben auf viel weiterer Ebene, von deinem Sonnenzentrum aus, aufblühen!

Lasse deinen Partner los; Liebe kennt keine ‚Fesseln'. Liebe kennt wohl ‚Treue': Ihr seid füreinander da, mit oder ohne sexuelles Erleben.

Keinen Orgasmus haben können

Ein Orgasmus ist kein Muss. *Der Höchste, freudigste Moment, eine Atmosphäre voller Licht und Glück kann erreicht werden, ohne dass es etwas mit Sex als solchem zu tun hat.*

Es ist kein Problem, wenn man den ‚Orgasmus' innerhalb einer sexuellen Erfahrung nicht erleben kann, und es muss auch nicht sein. Ein allmähliches Wachsen zu immer größerer Bewusstwerdung kann schließlich zu dem warmen Gefühl der Erfüllung in dir führen, ein weites, kosmisches Erleben des Lebens, eine Konzentration reiner Freude um dein Sein.

Dass man einen „Partner oder Sex" braucht, um den Höhepunkt der Freude zu erreichen, ist nicht wahr. Das alles durchdringende Bewusstsein, die vollständige Hingabe dir selbst gegenüber: Der Weg dorthin ist für jeden Menschen anders und einzigartig.

Dass damit ‚sexuelle Regeln' verknüpft werden, ist sehr einschränkend. Wer innerhalb des sexuellen Spiels keinen Orgasmus erleben kann, braucht sich im Grunde keine Sorgen zu machen.

Eine viel höhere Form des Genusses als ein Orgasmus existiert bei jenen freudvollen Menschen, die sich für ein „Endloses Leben" entschieden haben. Diese Menschen empfinden nicht einmal ein Verlangen nach einem Tier-Mensch-Orgasmus. Er hat etwas viel Schöneres entdeckt! Instinktleben wird transformiert in Bewusstes Leben, endlos.[36] **Die höchste Glückseligkeit auf der Erde, ein Zustand des Glücks.**

Bestimme deinen Standpunkt, fühle dich sicher in dir, wähle Sex oder keinen-Sex, fühle dich nicht und niemals zu Sex verpflichtet, wenn du dich nicht intensiv danach sehnst, Orgasmus *muss* nicht sein. Der schönste, höchste Moment der Freude kann auf deine einzigartige Weise von dir empfunden werden; Sex ist kein Muss, um diesen Punkt erreichen zu können.

Du hast alle Zeit der Welt, Schritt für Schritt zu immer intensiveren, glücklicheren Bewusstseinserfahrungen hin zu wachsen. Lasse alles los, denke nicht mehr daran, strenge dich nicht dafür an; sei froh und kreativ in unzähligen Bereichen! Lasse alle deine Energien frei durchströmen, und folge intuitiv deinem Weg zu höherem Glück …

Sexuelle Impotenz

Ist keine Krankheit, ist nicht ungesund. Braucht nicht zu sein.

Dein Selbst ruft dich dazu auf, deinen Inneren Wert, die innere Autorität zu entwickeln! Unzureichendes Bewusstsein der inneren Kraft. Du möchtest dich nach au-

[36] Lies hierüber eventuell in *Neue Tage.* Dieses Buch ist bei Erscheinen des vorliegenden Werkes noch nicht in deutscher Übersetzung erhältlich.

ßen hin mit steigender Tendenz immer stärker manifestieren, aber im Innern fühlst du dich unsicher.
Du denkst, Bedingungen erfüllen zu *müssen,* um von den anderen als ‚Leiter' oder als ‚Großer Mann' anerkannt zu werden. Du hast Angst, zu scheitern.
Du *„denkst"* zu viel, vielleicht gerätst du in einen Zustand der Besessenheit. Du nimmst zu viel Rücksicht auf dein Gegenüber oder darauf, was der/die andere wohl sagen würde. Du bist voller Emotionen, aber traust dich nicht, dich gehen zu lassen, deine Gefühle wirklich zu zeigen. Deine *Gedankenwelt* beherrscht alles. Anstatt *zuerst* an dich selbst zu denken und zu genießen, dich nicht auf „eine Last, eine Aufgabe" festzunageln, die im Grunde überhaupt keine Last ist, fixierst du dich ängstlich auf das, was deiner Ansicht nach sein *muss.*
Nichts *muss* sein, auch sexueller Kontakt ist lediglich *eine* unter vielen Möglichkeiten, deine Liebe zu äußern. Kein einziges Erwartungsmuster ist von Bedeutung! Du solltest von deinem tiefsten Selbst aus leben. Potenz ist immer da. Forciere nicht. Lasse es aus deinen Gedanken los; innerhalb einer wahren Liebesbeziehung ist sexuelle Impotenz nicht von Belang.

Sexuelle Impotenz wird vom Lebenden Selbst aufgerufen, um dich zu einer größeren Aufmerksamkeit für psychische Werte anzuhalten, um die Liebe kennen zu lernen, tiefgehend und aufrichtig, voller Freude und Harmonie. Lasse sexuellen Austausch nun beiseite. Lasse die innere Autorität jetzt wachsen; entdecke deine inneren Möglichkeiten und die Kreativität deines Bewusstseins in vielen Bereichen, und dann wirst du begreifen, warum du sexuell impotent sein darfst: um deinen gesamten Raum kennen zu lernen, um deinen Wert zu entdecken, um dein Leben nicht auf das Materielle und Sexuelle zu beschränken, um wahrer Liebe zu dir und zu anderen zu begegnen. Alles, nur nicht *„lebens"*-impotent, also!
Ein Mensch ist kein Tier, Tiere oder Menschen, die sich wie ein Tier gebärden wollen, haben selten Probleme mit Impotenz. Es ist gerade weil du unbewusst schöne und tiefmenschliche Werte aufrufst, weil du feinfühlig bist, dass du Impotenz erlebst. Zweifle nicht an den Gründen, und entwickle deine inneren Fähigkeiten! *Denke* nicht zu viel, sondern traue dich, du selbst zu sein, zu leben, ohne auf die Erwartungen anderer zu schauen. Kreativität in vielen Bereichen!

Schnelle sexuelle Erregung durch Einflüsse von außen

Übersteigerte sexuelle Empfänglichkeit, Zwanghaftigkeit

(siehe auch unter der Rubrik Geschlecht, allgemein)

Kernursache

Du gehst völlig im anderen, in der Welt außerhalb von dir auf…, du selbst fühlst dich lediglich minderwertig. Am allerliebsten würdest den anderen in dich hineinsaugen und dich selbst vollkommen in Anonymität oder Nicht-Sein verlieren.
Als Kind hast du dich möglicherweise stark unter der autoritären Gewalt deines Vaters oder deiner Mutter gefühlt; du standest unter der „Macht" von…, jetzt, als Erwachsene/r, fühlst du noch immer unter der Macht von…

Du unterdrückst deine eigene Autorität, deine tiefsten Gefühle; du stößt dich selbst weg …, es gibt einen Widerstand, dich in Gänze mit allen deinen Kräften und Emotionen zu erleben; du tauchst wie ein unmündiger Fötus im „anderen" unter. Dennoch bist du hierbei unbewusst auf der Suche nach dir selbst, nicht nach dem Partner; es geht hier nicht um Liebe, sondern darum, wie eine unbewusste Persönlichkeit mitgeschleift zu werden, die die Nähe des/der anderen aus einem primitiven Drang nach Genuss und Betäubung heraus sucht, um sich selbst zu befriedigen.
Du lässt dich weitertreiben, wie ein Segelschiff mit vom Wind gefüllten Segeln…, *du lässt die Natur, deine unbewussten Instinkte ihren Weg gehen…, du fühlst dich so unvollständig, schlecht oder nur halb…,* in dieser Unsicherheit hältst du fest und möch-

test du „einsaugen“, um dich vollständiger zu fühlen, um dir deines Wertes dennoch irgendwie bewusst werden zu können.

Du fühlst dich in den Fängen unbewusster Gefühle; du bist nicht Herr deiner selbst, deine persönliche Struktur ist flexibel, übertrieben biegsam: Denn du glaubst nicht an deine eigene Macht und Kraft, an deine höheren Bewusstseinsenergien.

Du fühlst dich gebunden, ohnmächtig, aber würdest, um dies zu kompensieren, dennoch ein vernichtend aggressives oder sexuelles Verhalten an den Tag legen: Image und Selbstbestätigung: Im Grunde verbirgt sich darunter die Angst, unter dem / der anderen, unter der Macht selbst vernichtet zu werden…; die Angst, verschlungen zu werden, und zugleich eine tiefe Sehnsucht danach, vollkommen zu zerfließen, kurzum, ein Paradox.

Kernlösung

Autonomie! Ein starkes Selbstbewusstsein und ein Glaube an den eigenen Wert und die eigenen Möglichkeiten, ein bewusstes Erleben deines tiefsten Selbst, unabhängig von anderen: Dieses reine Selbstbewusstsein führt dazu, dass du nur dann eine sexuelle Erregung erlebst, wenn du sie selbst bewusst hervorrufst oder zulässt.

Über die Entfaltung der eigenen Bewusstseinsenergien und die Produktivität in vielen verschiedenen Bereichen werden die Frustration und die Sehnsucht nach Befriedigung, durch Sachen oder Personen außerhalb von dir, verschwinden.

Je stärker du deine Fülle erlebst, desto weniger wirst du dir wünschen, „aufgefüllt“ zu werden. Kommst du zu vollständigem Selbstwertbewusstsein, dann wirst du ohne Zwanghaftigkeit eine Wahl treffen.

Sexuelle Abhängigkeit

abhängig von Sex

Kernursache und Kernlösung

Beinahe würdest du durch die Türöffnung des grauen Jenseits, durch einen grau-trüben Nebel auf der Grenze zwischen Leben und Tod angezogen, entkommen…; ein grauer Tunnel saugt dich von der Erde weg…, auf dem Weg zu den Sphären des Todes; du flüchtest, nimmst die Beine unter den Arm - und weg von hier. Du siehst dem Tod in die Augen und hast keine Angst davor, weil du als ICH hier eigentlich (noch) keine wirkliche Perspektive für dich siehst. Du legst mehr Macht und Möglichkeiten in ein Nicht-Sein als in ein *Wohl*-Sein. Du nimmst viele irdische Gegebenheiten viel zu schwer, und das strengt dich an; du suchst einen Fluchtweg.

In zu kalten Strukturen erstarrt, auf Distanz zu deinem warmen Herzen, zu deinem Körper. Dein Knie blutet sozusagen aus Schmerz und Trauer, aus starrköpfigem Widerstand gegen ein Loslassen dieser blutenden Überzeugungen in Bezug auf das Leben. Du hältst in eine wenig hoffnungsvolle Richtung durch; du fügst dir selbst fortwährend Schmerzen zu; du hältst dich hart und angespannt, du würdest lieber die Zähne zusammenbeißen als zu weinen. Du lässt das Leben aus dir heraus fließen; du gehst irgendwo anders hin… (um dich im saugenden, grauen Land des Sex zu verlieren), aber dieses Land heißt „Niemandsland“, und du solltest dir sehr wohl bewusst werden, dass dies keine Lösung für dich ist, dass dir *wohl* Glück beschieden ist, aber du die Dinge dann von einer ganz anderen Seite her betrachten solltest: auf eine realistische und folglich optimistische Weise, auf einer Linie mit dem wahren Leben!

Du richtest dich auf Dinge / Menschen außerhalb von dir; du willst unbedingt und per se bestimmte Angelegenheiten, außerhalb von dir, erledigt haben; du begehrst, würdest bestimmte Sachen forcieren; du würdest das Kind AUSSERHALB von dir zwar (unbewusst) geboren werden sehen wollen und hierfür alle Marskraftanstrengungen aufbringen, aber unterdessen bedeutet dies eine Flucht, ein Nicht-Schauen-Wollen auf das KIND, das du bist… und dass geboren werden will. Indem du dich auf das Kind außerhalb von dir fixierst, flüchtest du eigentlich, wenn auch unbewusst, trotzig vor der lebensnotwendigen Geburt deines ICHS davon…

Mit Mann und Macht würdest du sozusagen den Schoß forcieren, das Kind aus dem Bauch holen wollen (symbolisch wie ein(e) Gynäkologe/in), geboren werden lassen wollen..., aber im Grunde: Das Kind bist du..., aber es scheint nicht herauskommen zu können, es ist blockiert, DAS NICHT GEBOREN WERDEN WOLLEN... ALS ECHTES LEBENDES AUTONOMES ICH auf Erden (ganz gleich, ob du Frau oder Mann bist): Du würdest hartnäckig durchhalten, indem du dich auf etwas oder jemanden außerhalb von dir richtest, anstatt an DEINE GEBURT zu glauben, DIR SELBST die Chance zu geben!

Hole das spontane, niedliche, frohe, sorglose, optimistische, gesunde Kind aus deinem Bauch zum Vorschein, indem du nicht mehr hart gegen dich selbst bist, indem du dich nicht länger **verbissen auf etwas/jemanden außerhalb von dir fixierst,** indem du damit aufhörst, worauf du dich bisher fixiert hast oder damit, unbedingt etwas erledigt haben zu wollen.

Wende dich dem leuchtenden, lebendigen Kind IN dir zu, dem Gotteskind, fühle dich in der Mutter, die du bist, sicher und warm geborgen, und sorge gut für dich. Du trägst Liebe in deinem Bauch, also wende dich nicht von ihr ab; betrachte die Dinge nicht von außen, an der Außenseite, sondern komme in dich selbst hinein! Lasse dich jetzt als ICH geboren werden...!

Du klemmst dich feste ein; die Flügel der Mühle dürfen sich nicht drehen. *Du weigerst dich hartnäckig, dich weitergehen, weiterdrehen zu lassen.* Ein Widerstand, an dir, am Leben teilzunehmen. Stellst du Bedingungen, Anforderungen an das Leben? Das kann dich niemals glücklich machen, im Gegenteil! Schwarzer Nebel ist das Ergebnis, wenn du das Leben mit Augen voller Forderungen, Erwartungen, Begierden, Bedingungen betrachtest. Die innere Sonnenkraft wird dich erfreuen, wenn du das Leben dankbar annimmst, wie es sich dir offenbart; und du wirst deine Lebens-Ausfüllung schon in der Weise bekommen, wie es gut für dich ist.

Also lasse alles und jeden, außerhalb von dir, los, lasse dich im Lebenswind drehen, lasse diese Gefühle, diese Energien mit der Strömung von Freude und Leben mitgehen! Flexibilität, Weichheit, ein Aufreißen deines inneren Gefühlsinhaltes; die Freude eines Kindes, des Weiblichen in dir. Stürze dich offen ins Leben, und gestehe dir zu, einfach zu „sein", in dynamischem Sinne zu genießen. Komme sehr intensiv in deinem Körper an; genieße herrliche Speisen; gönne dir das Gefühl, zu spüren, was es bedeutet, ganz stark konzentriert in den Fasern deines Körpers präsent zu sein.[37] *Komme ins „Fleisch", das du bist,* und ergreife das Leben mit beiden Händen. Mache etwas Konkretes; sage ja zum Leben, zu deinem körperlichen Da-Sein, und gehe mit dir mit. Gehe weiter; *lasse das Alte hinter dir;* vertraue dich dir, dem Leben an, und beobachte genau deine Signale.

Selbstbefriedigung im übersteigerten Maße

Kernursache

Innerlich fühlst du dich klein, abhängig, ohnmächtig; du fühlst dich nicht dazu im Stande, deine Existenz geradlinig auszubauen. Emotionen und Energien werden gehortet: Du unterschätzt deinen Wert, du traust dich nicht, dich als Bewusster Mensch vollkommen zu manifestieren.

Du bleibst irgendwo lieber in der Geborgenheit von damals, als du noch ein Baby warst, weil du nicht genau siehst, wie du deine kreativen Energien auf andere Weise verwirklichen könntest. Du drehst dich in einem Teufelskreis; es gelingt dir nicht, deinen Gefühlsinhalt und deine Talente nach außen hin zu verwirklichen. Du fühlst dich in der Außenwelt noch nicht wirklich sicher; du suchst ein Ventil für deine angestauten Emotionen und eine Kompensation für dein Gefühl der Unfähigkeit.

---

[37] Lies hierzu im Vergleich die psychologische Symbolik der Banane in *Das Füllhorn - Psychologische Symbolsprache der Nahrungsmittel* nach.

Zu wenig Eigenständigkeit, nicht wirklich selbstbewusst, eine Art Unausgewogenheit in dem Sinne, dass du dir selbst nicht zugestehst, das Leben in vollen Zügen zu genießen, dass du dich blockierst, dass du dich nicht wirklich traust, du selbst zu sein, dass du dich zurückhältst, dass du dich vielleicht zu viel in Frage stellst und darüber nachdenkst, wie die anderen dich „äußerlich" finden, anstatt einfach alle Seiten des Lebens zu genießen, von Herzen…

Kernlösung

Arbeite an deiner Gefühlsgebundenheit; mache deine Gefühle frei, äußere dich, entwickle deine Kreativität, empfinde diese Kräfte tief in dir, und bringe sie nach außen. Manifestiere dich voller Selbstvertrauen! Selbstbefriedigung ist nicht ungesund, schlecht oder sündhaft, aber sie weist wohl daraufhin, dass du schöpferische Energien, Gefühle „unterdrückst". Erwachsenwerden, Wachstum zu Selbstbewusstsein bedeutet Bewusstsein für deinen autonomen Wert, bedeutet auch: Integration deiner Gefühle im Licht der Sonne, deines zentralen ICHS.

Lasse weder das eine noch das andere sich verselbständigen, sondern bringe die Kräfte in Verschmelzung zusammen. Ein starkes Ich, das durch innere Energien, Emotionen, Sehnsüchte vorangetrieben wird… Schließe dich nicht in dir ein, traue dich, dich zu manifestieren, stampfe deine Talente nicht in Grund und Boden. Lies auch in der Rubrik *Übersteigerte Sexuelle Lust und *Testosteron (unter ‚Geschlechtsorgane') nach.

Wage es, deinen Raum vollkommen in Beschlag zu nehmen, und lasse die Knospe aufblühen; traue dich, dich selbst in Gänze zu genießen. Schränke dich nicht ein: Lasse deine Energien jetzt ohne Zurückhaltung frei nach draußen strömen. Sexuelle Selbstbefriedigung weist auf eine unzureichende Nutzung deiner kreativen Energien und Gefühlskräfte hin, darauf, dass du nicht wirklich vollauf nach wahrer Lebensfreude, nach Glück lebst. Werde dir der starken Struktur in dir bewusst, erlebe als selbständiges Wesen die Einheit in dir; setze alle in dir schlummernden und treibenden Energien in Aktion um, in stolze Selbstverwirklichung. Unterdrücke nicht deine Kreativität. Fühle dich sicher in dir, und verlasse die Wiege…

Exhibitionismus

Kernursache

Du fühlst dich wie eine hölzerne Puppe; du sucht die Aufregung, um dich selbst zum Leben zu erwecken. Eine Bestätigung als äußerliches Ego ist immerhin besser als das innere Gefühl, eine Null zu sein. Du fühlst dich wie ein(e) Gefangene(r) deiner selbst. Du klammerst dich an andere, weil du in dir zu abwesend bist, weil du nicht wirklich bewusst lebst, sondern eher in einem Gefühl des ‚Betäubt-Seins' existierst. Du bekommst dich nicht in den Griff; du bist sensibel und anhänglich, aber dabei Sklave einer unbewussten Triebfeder.
Warum? Weil du Angst hast, weil du dir nicht zugestehst, Liebe oder Liebesgefühle öffentlich und frei heraus zu erleben. Du traust dir keine wahre, innige, nahe Konfrontation zu, weder mit dem/der anderen, noch mit dir selbst. Du läufst nicht wirklich vor dir weg, aber bist auf der Suche nach dir. Du stehst nicht stark auf eigenen Beinen; du suchst außerhalb von dir nach Bestätigung für deine Existenz.

Dein Ich lebt zu unbewusst; du kannst dich im Leben nicht richtig verwirklichen; du suchst die Aufregung, Befriedigung außerhalb von dir, weil du dich innerlich als *Leer* erlebst.

Exhibitionismus bietet dir eine Möglichkeit, aus deinen Gefängnismauern auszubrechen, dich *Mächtig zu fühlen, als Kompensation für dein inneres Gefühl von Ohnmacht.*
Aber die Machtdemonstration läuft aus dem Ruder, ist stärker als du selbst, weil du dich weigerst, deinen Wert anzuerkennen, weil du dich selbst fortwährend wegdrängst, weil du dir nicht die Möglichkeit zu einer tatkräftigen, bewussten Existenz im vollen Tageslicht gibst.

Frustrationen suchen ein Ventil. Du lässt dich durch Triebe und unbewusste Sehnsüchte beherrschen, anstatt auf Selbstbewusste Weise deine Meisterschaft aufzunehmen. Du hast deine Natur anscheinend nicht im Griff.
Du zweifelst an deinen Möglichkeiten, du fühlst dich minderwertig; vielleicht rächst du dich so für das, was du in der Vergangenheit schmerzlich erfahren musstest: Eine dominante, mütterliche Autorität hat dich möglicherweise zu stark ‚festgehalten'. Man kann zweifellos noch andere Ursachen aus deiner Kinderzeit erkennen. Aber im Grunde genommen sind die Geschehnisse aus deiner Jugend bereits eine Folge deiner Überzeugungen in Bezug auf dich selbst, womit du als Baby ins Leben gekommen bist. Du bist mit einem Gefühl des Unvermögens geboren, mit einem Gefühl von Lieblosigkeit, mit starken Energien, aber mit dem Gefühl der Hilflosigkeit, wie du diese Kräfte innerhalb der Selbstverwirklichung nutzen kannst.

Kernlösung

Nähre diese hölzerne Puppe mit innerlichem Feuer, nicht mit äußeren Zwängen. Komme in dir zu Leben: Du bist nicht aus Holz, du bist wertvoll. Trete aus der Dunkelheit heraus, erkenne dich in Liebe an. Aktion, Selbstverwirklichung, Machen, anderen in Liebe *geben,* deine Gefühle nicht länger verstecken; frustriere dich nicht länger, befreie dich durch Bewusstwerdung. Werde zum Meister über dich selbst, über deine Natur. Mache dich im täglichen Leben wahr, und traue dich, dich zu äußern, dich so zu zeigen, wie du dich fühlst. Erlebe deine Gefühle, deine Sehnsüchte, nicht klammheimlich, sondern mit deinem ganzen Wesen. Respektiere dich und die anderen.
(Lies hierzu auch die Rubrik *Zwangshandlungen.)
Werde dir der Tatsache bewusst, dass der Schock oder die Ohnmacht deines Zuschauers das Maß widerspiegelt, in dem du dich „ergriffen" fühlst: Verdamme weder dich noch den / die andere(n) weiter zu einem / einer Gefangenen.
Bringe deine Gefühle in deinen Beziehungen in der Öffentlichkeit zum Ausdruck; verstecke dich nicht.

Voyeurismus

Spanner

Kernursache

Du fühlst dich klein, ungeschickt und ängstlich, wie ein Kind; nicht dazu im Stande, wirklich selbst zu leben, dich als erwachsener Mensch zu manifestieren; du denkst immer, nicht zu genügen. Unsicherheit. Unzufriedenheit mit dir selbst. Du erlebst dich als Don Quichotte; du weißt nicht genau, wer du eigentlich bist. Du klammerst dich an falsche Werte, an Normen, die unwichtig sind, aber für dich sind sie wichtig.
Du bekommst nichts feste in den Griff; du fühlst dich wackelig auf deiner eigenen Basis.
Du betrachtest das Leben durch eine enge Brille; du fixierst dich auf das Sensationelle, um die eigenen Gefühle von Leere und Abwesenheit zu kompensieren. Du lebst nicht wirklich im Bewusstsein deines Wertes, im Gegenteil, du fühlst dich eher wie ein ‚Hündchen'.
Du bleibst zögernd hinter den Kulissen des Lebens; du traust dich nicht, dich zu verwirklichen, auch nicht im Kontakt zu anderen. Du bekommst keinen Zugang zu deinen Gefühlen; du kannst sie nur schwer oder gar nicht zum Ausdruck bringen, beziehungsweise darüber mit anderen in Austausch treten.
Auf sexueller Ebene hast du Angst, zu versagen; du phantasierst dich in eine Heldenrolle hinein, oder du identifizierst dich gerne mit der Person, die du voyeuristisch beobachtest; du lässt dich damit verschmelzen oder in sie aufnehmen, weil du dich als Null erlebst. Frustration.

Kernlösung

Selbstverwirklichung! Komme mit beiden Beinen auf die Erde: Sei du selbst! Betrachte das Leben breiter, und zögere nicht, deine Energien zu befreien. Enge

dich nicht länger ein, lasse deine Gefühle frei existieren, und durchlebe sie, verstecke dich nicht. Im Prozess der Bewusstwerdung wirst du zu der Einsicht kommen, dass du dich fixierst, um deine so genannte Frustrations-Lücke aufzufüllen. Gehe jetzt in dich, und entdecke die Bandbreite der Möglichkeiten in dir.
Selbstrespekt, Selbstwertschätzung, dich so zu zeigen wagen, wie du dich innerlich fühlst. Ein triumphreicher Sieg über dich selbst: auf schöne Energien in dir, auf die wahre Freude in deinem Herzen ausgerichtet zu sein, nicht länger auf kompensierende Füllsel. Nimm ohne zu zögern deinen Raum in Beschlag, und *lebe* in aller Offenheit! *Lasse* dich nicht leben: Identifiziere dich nicht länger mit anderen. Du bist gut, wie du *bist!*

Don Juanismus

als 'Mann' zwanghaft eine nach der anderen 'Frau' 'verführen' zu wollen

Kernursache

Du weißt nicht, wer du *bist;* du bist auf der Suche nach dir. Aus Angst traust du dich nicht, deinen eigentlichen Kern zu zeigen; du versteckst dich hinter einem Don-Juan-Verhalten. Du hast Angst vor deinem tiefsten Kern, du fürchtest dich auch vor dem Tod: Du flüchtest! Hilfe! Du hängst eine Fahne aus, die Aufmerksamkeit erregt, aber im Grunde ist es eine Fahne, die fragt: „So sag mir doch, wer ich bin?"; die Fahne weht in verschwommenen, nebligen Wolken, dort, wo dein zu Hause ist…
Du erlebst in dir eine Instabilität: Die Folge dessen, dass du keine feste Struktur, keine Stabilität, keinen starken Kernpunkt in dir gewahr wirst.

Du bewegst dich sozusagen auf Rädern fort, von hier nach da, anderen mit Kulleraugen auf den Fersen; du *musst* ihnen wohl folgen, denn *selbst* erlebst du dich zu leer.
Vielleicht hast du dich mit Philosophien, Theorien, mit einer Technik, mit einem System gefüllt, aber du schwebst darin, es kommt nicht wirklich aus dir selbst heraus, du übst dich in Kunstgriffen, es stellt dich nicht wirklich zufrieden.
Du fühlst dich psychisch unfähig, nackt, schäbig und alt; du flüchtest vor dir zum anderen hin. Die wirkliche Macht in dir verkennst du!
Du empfindest keine wirkliche Liebe für dich; du hast keinen Einblick in die Liebe im allgemeinen. Du lässt dich über den anderen machen, ohnmächtig wie du bist, mit *dir selbst* in Kontakt zu treten. Als Juan beweist du dir „dennoch", als Mensch im Leben zu bestehen. Du suchst bei anderen nach Anerkennung und Bestätigung, weil du dich selbst verleugnest.
Du ergreifst die Macht über andere, solange du keine Macht über dich selbst ergreifst und deine Selbst-Liebe verwirfst.

Kernlösung

Lege das Zentrum in dich selbst: Erlebe den Kern deines tiefsten Selbst. Lebe nicht nach anderen, sondern von einem konzentrierten ICH ausgehend. Erkenne deinen Wert als Mensch an, und öffne dich in Liebe dir selbst gegenüber. Suche keine Kompensation für deine eigene Leere in Beziehungen, sondern kehre dich nach innen, und öffne dich für deine Fülle! Mit Selbstvertrauen eine eigene Existenz ausbauen, dich nicht immerfort mit Worten und Körpern anderer füllen. Du meinst vor dem Tod zu fliehen, aber im Grunde genommen wendest du dich vom Leben ab. Die Unsterblichkeit liegt in dir: die unabhängige Autorität, die Kraft, dein Leben auf eine wertvolle Weise selbst zu erschaffen.

Keine Show, sondern Selbstrespekt. Selbstvertrauen, glaube an deine Möglichkeiten, unabhängig von den anderen. Wenn du dich selbst in Liebe wertschätzt, wirst du Stabilität und Freude begegnen. Du brauchst keine Anerkennung von anderen: Schenke dir selbst Anerkennung, und die Wertschätzung der anderen wird nicht mehr notwendig sein. Suche es nicht außerhalb von dir, sondern in dir.
Lasse dich stark mit eigenen Wurzeln nieder!

Nymphomanie

als ‚Frau' ein anomal großes Bedürfnis nach Sex zu haben

Kernursache

Du fühlst dich innerlich gehandikapt, unvollständig, psychisch impotent; du suchst nach Selbstbestätigung. Du protzt mit deinem Körper, ergreifst Macht über andere: So fühlst du dich nicht länger ohnmächtig. Du füllst deine Leere mit der Aufmerksamkeit anderer; du fühlst dich stark durch das Aufgefüllt-Werden vom anderen, denn du erlebst dich selbst als machtlos und ohne innere Kraft. Du „spürst" dich sogar nur durch den anderen; du fühlst dich nicht dazu im Stande, selbständig und entschlossen auf eigenen Beinen zu stehen. Du gestehst dir nicht zu, *wirklich* zu existieren!

Du möchtest über andere fühlen, dass du „begehrenswert" bist, dass du ‚wert' bist; du benutzt den / die andere(n) hierzu, die anderen benutzen dich. Auf diese Weise hinderst du dich selbst daran, eine vollwertige Existenz auszubauen.
Du beschränkst dein Leben auf ein Spiel von Anziehen und Abstoßen, auf Lust und Begehren, auf Haben, Besitzen und… innere Einsamkeit.

Kernlösung

Wahre Freude findest du in der Fülle deiner Existenz. Lasse deine Kräfte, deine Gefühle jetzt von deinem Herzen aus leben, nicht in erster Linie in Bezug auf den / die andere(n). Selbstrespekt! Entdecke Liebe und Zuneigung, das warme Geben. Traue dich, dich selbst als ein wertvolles Wesen zu erleben, unabhängig von anderen, voller Möglichkeiten, nicht länger auf Nebensächlichkeiten und Oberflächlichkeiten festgenagelt. Finde über entschlossene Selbstmanifestierung die Erfüllung in dir selbst: Zögere nicht, deine kreativen Möglichkeiten zu entfalten. Sei ehrlich zu dir, und greife nicht nach anderen; erlebe das Kraftzentrum in dir, heiße dich selbst Willkommen, so dass du nicht länger bei anderen nach Bestätigung suchst. Dein Leben ist ein Fass ohne Boden, dunkel und ewig leer: Ersetze diese Kälte, dieses kalte Ansaugen, durch warme Produktivität, durch Zärtlichkeit und Aufmerksamkeit dir selbst gegenüber. Verleugne nicht länger das Schönste in dir.

Sexueller Trieb, sexuelle Aggressivität

Kernursache

Ohnmacht, Angst.
Du hast Angst davor, dass andere dir wehtun könnten, du hast Angst vor Qualen…, du bist anderen gegenüber so misstrauisch und argwöhnisch, aber in erster Linie bist du es deinem eigenen tiefsten Inhalt gegenüber! Du guckst schreckhaft und paranoid um dich: Du möchtest vor deinem Selbst flüchten! Du traust dich gar nicht, dir selbst zu vertrauen, „denn du bist mit Sicherheit schlecht"; deine Gefühle sind gefährlich und stellen für dich eine Bedrohung dar!
Es ist also auch nicht verwunderlich, dass aggressive Gewalt vor allem bei Männern vorkommt, weil gerade sie es sind, die gelernt haben, ihre Gefühlswelt, ihre intuitiven Kanäle, ihren tiefsten Gefühlsgrund im Verborgenen zu halten und ihm zu misstrauen! Sie würden sogar wütend auf diese Angst einflößende Gefühlswelt werden, über die sie nichts wissen möchten, und diese Unterdrückung ihrer eigenen liebsten Gefühle führt folglich auch zu Gewalt, die häufig gegen eine Personifizierung dieses unterdrückten Teils ihrer selbst gerichtet ist: Das „Weibliche" oder das „Kind".

Sogar im Geschlechtsakt bleibt er sowohl zu seinem tiefsten Selbst als auch zur ‚Frau' auf Abstand: Von *weitem* ist er daran beteiligt, auf Sicherheitsabstand…, aus Angst vor der Konfrontation mit tieferen Gefühlen, mit seinem eigenen tiefsten Ich.

Kernlösung

Die Lösung dessen liegt in der Anerkennung der Gefühlswelt, des inneren Herzens und des äußeren Verhaltens. Es zu wagen, vorsichtig deine tieferen Gefühle zu erkunden, so dass du dein Misstrauen dir selbst gegenüber überwinden kannst.

Habe keine Angst mehr vor dir, auch nicht vor anderen: Komme zu Frieden und Entspannung, komme ganz nah zu dir: Nichts in dir ist schlecht, nichts in dir muss gemieden werden!
Nur durch Verleugnung oder Unterdrückung eines Teils deiner Gefühle wird dies in frustriertes Verhalten ausarten. Ergründe deine tiefsten Emotionen und unterdrücke nicht; sei dir deines Wertes bewusst, und fühle dich nicht länger durch andere bedroht. Du bist es, der / die dich bedroht, indem du deine höheren, kreativen Energien nicht zulässt, indem du nicht an die Kraft deines Bewussten Ichs glaubst. Akzeptiere das Kind, die Frau, das Verletzbare, das Sensible in dir: Heiße dich in Liebe Willkommen. Lege alle Macht über dein Leben in dich selbst.
Lasse Schöpfungskräfte und Gefühle frei heraus, von Begierden losgelöst, existieren.

Lies in diesem Buch die Texte über *Geschlecht und *Hormone nach.

Du wirst vergewaltigt

Allgemeine psychologische Problematik

Babys, Kinder, Jugendliche, Erwachsene

Unbewusst, manchmal bewusst

Das ‚Warum'?

Berechtigte, aber auch falsche Verdachtsgründe (Beschuldigungen) an die Adresse eines Erwachsenen

Auf Erden wirkt alles ENERGETISCH. Dies gilt auch für den und im Menschen. Bewusst oder unbewusst sendet und empfängt der Mensch Energien.
Es versteht sich von selbst, dass dies bei **Babys** auf einer sehr **unbewussten**, instinktiven Ebene geschieht. Dennoch hat das Baby schon ab der Geburt ‚Eigenheiten', einen Charakter, Eigenschaften, unbewusste Überzeugungen bezüglich des Lebens; jedes Baby ist einzigartig und gleicht keinem anderen.
Ein Baby, das vergewaltigt wird, wird dies auf bewusster Ebene ‚nicht wollen', aber auf unbewusster Ebene lebt ein energetisches Feld[38], das an tiefliegende unbewusste Überzeugungen gekoppelt ist, wodurch es sein kann, dass dieses Baby einen Vergewaltiger anzieht, ja, unbewusst.

Wie schmerzhaft dies auch für das Baby und jene ist, die es wirklich lieben, ein gerichtliches Vorgehen gegen den Täter reicht nicht aus. (Das Verhalten des ‚Täters' ist natürlich in keinster Weise akzeptabel; psychologisch hat dies auch bei dieser Person einen tiefen Untergrund, an dem er / sie eindeutig arbeiten muss.) Bei den anderen Beteiligten ist auch eine EINSICHT erforderlich, WARUM so etwas geschehen kann, WIE die psychologische Grundlage dafür aussieht, dass gerade *dieses* Baby, gerade dieses Kind, UNBEWUSST dieses Grauen anzieht. Dies ist nötig, damit er / sie im Nachhinein, später, mit Hilfe der Erläuterungen von ‚weiseaufgeklärten' anderen und einer eigenen Bewusstwerdung / Selbstkenntnis / Verhalten, wachsend, nicht *noch* einmal solche Erfahrungen anzieht.

PRÄVENTIV arbeiten auf eine weitere Zukunft hin ist das Allerwichtigste. (Wenn das Baby älter wird, als Kind, kann man bereits mit ihm sprechen, und es in seiner *echten* vollwertigen Selbstwerdung stimulieren, in seiner Glaubenskraft und Wehrhaftigkeit!)

Dies gilt auf jeden Fall schon für Kinder im Vorschulalter, **junge Kinder** ... Vor allem sollten auch die Eltern / Erziehenden … ein VORBILD sein dafür, ‚wie man sich auf eine nicht ansaugende / verführende / anziehende Weise im Leben bewegen sollte', wie man sich als ‚Frau / Mutter' nicht als ängstlich und als eine schwache kleine Mondsichel wahrnehmen kann. (Dies fühlt die Außenwelt dann auf energetischer Ebene.) Die erwachsenen Frauen und

[38] Lies hierzu in der Rubrik: *Vergewaltigung.

Männer sollten als Vorbild auf eine vollwertige Weise und liebevoll im Leben stehen. NICHT in der liebartigen lächelnden ansaugenden oder der imponierenden erobernden Sphäre. Nicht in einer Sphäre des ,Von-anderen-schön-oder-attraktiv-gefunden-werden-Wollens', der sogenannten Klebe-, Zieh-, Verführungs- oder Anhafte-Sphäre. Im Gegenteil: sie sollten sich verhalten / erfahren als glaubensstark, in starkem Vertrauen, als VOLL-Mond-Feld, in das niemand eindringen kann, also auch kein Vergewaltiger.

Denn schließlich gilt schon bei jungen Kindern, bei Jugendlichen und Heranwachsenden, dass man deutlich machen kann, welches psychologisch-energetische Muster unter dem Geschehnis des ,Vergewaltigtwerdens' verborgen liegt, so dass man präventiv sich selbst transformieren kann, bewusst, so dass schließlich jede unbewusstlebende Ursache aufgelöst werden kann und man nie mehr vergewaltigt werden wird. Hierzu bedarf es wirklich einer tiefen Einsicht, einer Bewusstwerdung dessen, was als Überzeugung im ,Opfer' lebt, einer Bewusstwerdung, ,warum' man eine Vergewaltigung energetisch anziehen würde / kann oder nicht.

Es ist besser, auch für **ERWACHSENE**, wenn sie präventiv, in sich selbst, die zugrundeliegenden psycho-emotionalen-energetischen Muster kennen lernen, durch die sie eine Vergewaltigung anziehen könnten oder eben nicht.
Natürlich versteht es sich von selbst, dass die ,Wehrhaftigkeit', der Glaube an sich selbst, das ,Sich-für-die-eigenen-Belange-Einsetzen' wichtige Faktoren sind. Grenzen zu ziehen und es zu wagen, ,Nein' zu sagen, und dabei an die eigene innerliche Kraft zu glauben.

Aber es sollte auch erwähnt werden, dass **bei bestimmten KINDERN / JUGENDLICHEN** – wie ich von zahlreichen Lehrkräften in Schulen und auch von Eltern wiederholte Male gehört habe – die Notwendigkeit besteht, eine andere Lebenshaltung einzunehmen, eine Verhaltensänderung durchzuführen: versuche nicht zu verführen, lebe nicht auf eine solche Weise, dass du den anderen bewusst anziehst (instinktiv, sexuell herausfordernd mit ,affektiertem Benehmen', Kleidung usw. ...).
Anno 2000/2009: wie oft erzählen sowohl Lehrerinnen als auch Lehrer, Eltern als auch Erziehende mir nicht, dass sogar sehr junge Kinder sich bereits auf eine solche Weise kleiden / bewegen, dass man von einem unbewussten Gewinnen der Aufmerksamkeit und einer sexuellen ,Herausforderung' sprechen kann. Um (späterem) Unheil VORZUBEUGEN, sollten wir dafür sorgen, dass diese Jugendlichen BEWUSST einsehen, welche Folgen ihr Verhalten haben könnte.

Es ist natürlich Aufgabe der Altersgenossen bzw. der älteren Personen, darauf nicht einzugehen: sich weder verführen zu *lassen*, noch den anderen zu ,vergewaltigen' oder in irgendeinem Maße zudringlich zu werden; im Gegenteil, die Kinder, Jugendlichen, Heranwachsenden ... dazu anzuhalten, mit dieser herausfordernden, provozierenden Haltung aufzuhören, zu sagen, dass es bei den Menschen nicht so geht wie bei den Tieren, dass es so sein soll, dass der MENSCH sich selbst und damit ein Stück weit auch die gesamte Menschenwelt auf ein liebevolleres Niveau hebt. Nicht jeder Altersgenosse (oder ältere Person) ist schon bewusst / stark genug, um standhaft zu bleiben (gegenüber der Versuchung, der Anziehungskraft eines Mädchens, eines Jungen, einer Frau oder eines Mannes); manche folgen dann ihren Trieben und vergreifen sich an einer anderen Person. Nicht jede/r älter/e Lehrer / Lehrerin / Erzieher / Mann oder Frau auf der Straße ist in dieser Hinsicht rein; manche leben möglicherweise noch sehr tierisch-instinktiv oder kämpfen gerade mit der psychologischen Problematik von zwanghaften sexuellen Impulsen, mit dem Psychisch-Krankhaften auf diesem Gebiet. Oder dieser Mensch, oder was nun ,Mensch' genannt wird, ist noch behaftet mit dem egoistischen begierigen animalischen Vergewaltiger-Syndrom, in dem die Liebe nicht wohnen kann.

Auch gibt es das Spiel des *gewissermaßen* unschuldigen Kindes, gewissermaßen des liebreizenden Jugendlichen oder Erwachsenen ... während man unterdessen mit den Augen, mit dem Körper spielt und sich windet und manipuliert, und mit der dazugehörigen energetischen Saugkraft den nicht-reinen Vergewaltiger anzieht: es geschieht oft, aber man wagt es nicht zu glauben von diesen sogenannten unschuldigen, lächelnden Engelchen.
Beachte! Dies gilt bei weitem nicht für alle Kinder oder Erwachsenen, die vergewaltigt werden! Aber es muss auch gesagt werden, so dass nicht IMMER ausschließlich mit dem Finger auf den Täter gewiesen wird, als ‚zu 100 % einzigem Verursacher', und dieser ins Gefängnis geworfen wird, während das / der / die verführende, gewissermaßen unschuldig aussehende Kind / Jugendliche / Frau nicht einmal psychologisch darauf hingewiesen wird, dass es / er / sie besser *Gebende Liebe statt Herausfordernde Liebtuerei / Ansaugung in sich selbst entwickeln sollte.*

Auch in diesem Sinne kommen *falsche Beschuldigungen* regelmäßig vor. (Bei Scheidungskriegen wird dieses Element sehr häufig eingesetzt; oder der Jugendliche, der Heranwachsende ist so wütend, weil derjenige, den man bewusst verführen wollte, nicht auf seine (ihre) Verführungstricks eingegangen ist: die sogenannte Rache-Beschuldigung.) So landen manchmal Unschuldige hinter Schloss und Riegel (auch dies hat seine Gründe, beispielsweise sollte jemand dringend Selbst-Introspektion betreiben, oder sollte das imaginäre ‚Schuld-und-Sühne'-Syndrom in sich auflösen usw. ...) während der / die Verführer / Verführerin in Ruhe gelassen wird ... statt dass auch sie / er auf ihre / seine große Verantwortung für das eigene Leben hingewiesen wird. So setzen sie ihren Weg auf dieselbe Weise fort wie zuvor, oft Mädchen, später junge Frauen, aber auch Jungs ... Wesen mit ihren kleinen Lügen oder falschen Beschuldigungen, kurzen Röckchen, Kleidung, tiefen Ausschnitten, die fast alles enthüllen, die verführen sollen, mit einem ‚falsch unschuldigen' Blick in den Augen. Nur selten wird das staatliche Gericht hierbei der Wahrheit auf den Grund gehen können; wenn es um einen wirklichen Vergewaltiger geht, ist das Verhalten ‚des Täters' in keiner Weise zu rechtfertigen, aber der Mittäter in diesen Fällen, der / die anscheinend unschuldige Verführer/in, wird nur als ‚Opfer' gesehen.

Später kommt es dann oft vor, dass sie oder er (die vergewaltigte Person) *erneut eine Situation des Vergewaltigtwerdens anzieht,* die aber in diesem Fall zu schwereren Verletzungen für sie / ihn führt. *Auf diese Weise wird dieser Mensch dann gezwungen, auch über sich selbst nachzudenken und nicht nur mit dem Finger auf den Vergewaltiger zu zeigen, um tief in sich selbst eine Veränderung durchzuführen, so dass dies nie mehr zu geschehen braucht.* Ehrlichkeit und das Unterlassen falscher Beschuldigungen sind eine Notwendigkeit, auch für das eigene Wohlbefinden. Denn schließlich ist der ‚Bumerang'-Effekt ein Teil des Lebensrahmens: wer Gutes tut, dem wird Gutes widerfahren, wer Böses tut, dem wird Böses widerfahren. Natürlich ist *die Lebensgnade* stets anwesend bei dem Menschen, der von seinem Herzen aus zu Einsicht und ‚Reue' kommt und die Intention hat, das getane Übel nie mehr zu wiederholen. Dann erst können auch Schuldgefühle verschwinden.

Ich wiederhole nochmals: das Handeln des Täters kann niemals gerechtfertigt werden, man kann nur versuchen zu verstehen ... : das ‚Warum' bei / von dem Menschen, der Böses zugefügt hat, auch von / bei dem Menschen, der das Böse unbewusst oder bewusst angezogen hat. Beide werden eine tiefgreifende Veränderung, Transformation, in sich selbst durchführen müssen.[39]

[39] Lies in diesem Buch die Texte zu *Sexuellen Trieben, Ursachen, Lösung usw.

Wichtig ist ...

Wichtig ist, einzusehen, dass die Zeit gekommen ist, **klar Schiff zu machen mit den Gewohnheiten der Tiermenschenrasse, wie dies bis zum heutigen Tag noch der Fall ist.** Dass Ur-Instinktkräfte und Handlungen wie Sex-Trieb, Vergewaltigung oder purer Sex ohne Liebe, in liebevolle, kreative Bewusstseinstaten und Handlungen umgesetzt werden, unter dem Einfluss von Neuen Einsichten und Liebe.

In diesem Bewusstseinsprozess und den integeren, reinen Handlungen, die damit einhergehen, wächst langsam eine neue Welt, in der nur die Menschen mit dem warmen Großzügigen Herzen überleben können werden. Sie Sind in Liebe, sie greifen nicht, sie fügen weder anderen noch sich selbst Schmerzen zu.

Fernsehen, Filme, Werbeflächen, die nichts taugen, sind nur eine „Folge" ...
Häufig wird mit dem **beschuldigenden Finger auf das Fernsehen** und Filme, Zeitschriften oder Werbeflächen voller lächerlicher halbnackter Hexen und Teufel, albern entmenschlichten Janes und coolen Tarzans gezeigt, die in einer liebevollen *wirklich* schönen Welt nichts zu suchen haben usw. ... als ob *das* die Ursache des verluderten, perversen und exhibitionistisch herausfordernden Verhaltens vieler Jugendlicher und Erwachsenen wäre, die wir in den Straßen und auf den Plätzen flanieren sehen, in Schulen usw. ...

Man sagt: sie äffen nach, Kinder wie Erwachsene imitieren, was sie im Fernsehen usw. sehen. ... ANDERSHERUM!
Ja, es ist genau andersherum: im Fernsehen und in Filmen oder Büchern erscheinen nur *diese* menschunwürdigen animalischen Bilder und Geschichten mit Sex-ohne-Liebe, pornografisches Internet-Material, sogenannte ‚schöne Männer und Frauen' (die aber eigentlich durch die Augen des Lebens betrachtet hässliche künstliche Puppen und monsterhafte Herdenfiguren sind, kurz gesagt Tiere ohne Herz ...) *gerade WEIL der Zuschauer, das Publikum dies wünscht.* Sonst würde doch ein AUFSTAND gegen diese animalischen Bilder kommen? Aber nein, stattdessen gibt es hohe Zuschauerzahlen bei bestimmten Fernsehsendungen und Sexnetzwerke auf dem Internet, die immer weiter wachsen ...

Die Lösung? Diese folgsame Herdenmentalität beenden (Modetrends, die das Mann-Frau-instinktive Begierdemuster ausnutzen u.ä.).

Alle Menschen sollten auf sich selbst schauen und sich mit ihrem tiefen Herzenskern verbinden, auf diese Weise machen sie sich selbst glücklich. **Das *echte* Genießen, die *echte* Freude kann nur auf diesem Weg des Lebens, der Liebe, der Reinheit gefühlt werden.**

Dagegen liegen kurzzeitige Genusserfüllungen, Sexreize und Kicks auf dem Pfad des Tieres, des Schmerzes, von Leiden und Tod: es ist der Mensch, der sich selbst vernichtet. Dies ist auch der Fall bei Vergewaltigern und jenen, die mit einem *bewusst* verführenden Verhalten die anderen zu sich hin saugen. (Ich spreche hier nicht über die tiefliegenden *unbewussten* Muster, das *unbewusste Zu-sich-Saugen:* siehe obige Texte.)

SCHLUSSFOLGERUNG:

WENN DIE FRAU IN SICH SELBST IHRE EIGENE VOLLHEIT VERKENNT, WENN ES IHR **NICHT** GELINGT, DEN WEIBLICHEN UND MÄNNLICHEN ASPEKT IN SICH SELBST ZU INTEGRIEREN, DANN WIRD SIE SICH SELBST NUR ALS EINE HALBE MONDSICHEL ERFAHREN, DIE DEN MANN AUSSERHALB IHRER SELBST „braucht", IHN BEGEHRT UND AUF UNBEWUSSTE ODER BEWUSSTE WEISE ANSAUGT, UM DIE VOLLHEIT ERLEBEN ZU KÖNNEN. DABEI FÜHRT SIE SICH SELBST IN DIE IRRE und KANN ES SEIN, DASS SIE DEN VERGEWALTIGER ZULÄSST: es wird hier von

der Frau verlangt, dass sie **zuerst den Beziehungsverbund Mann-Frau in sich selbst als urstarke Tatsache zu entwickeln als MENSCH, der nun Vollwertig ist. Der Voll-Mond kräftige Mensch, der Herr über sein Dasein ist.**
Dasselbe, aber in umgekehrtem Sinne, gilt für den Mann, der sich selbst nicht als vollwertigen Menschen erfährt, wodurch auch er, sich mangelhaft fühlend, nach etwas außerhalb seiner selbst verlangend, sich nicht als vollwertigen Menschen erfahrend, sich selbst in die Irre führt und ebenfalls einen Vergewaltiger anziehen kann.
STARKER MENSCH, STEHE AUF IN DEINEM KRAFTZENTRUM! Wahre Selbst-Liebe und Liebe vernichten Egoismen und das ‚Böse' an sich.

Lass dieses Zeitalter des schwachen albernen Weibleins oder des albernen Mannes und der coolen Machos oder schein-weiblichen erobernden Wesen nun enden ... Dann erkennt jeder Mensch sich selbst am besten als VOLLWERTIG, den männlichen und den weiblichen Aspekt in sich selbst vereinigend.

Lies über die Gleichwertigkeit dessen, was man ‚männlich' und ‚weiblich' nennt in der Rubrik über die linke und die rechte Gehirnhälfte sowie im Text über Transsexualität, in denen tiefer auf dieses Thema eingegangen wird.[40]

Der Liebesverbund zwischen zwei Menschen

Zwei vollwertige Menschen ‚saugen' nicht mehr, ‚verführen' nicht mehr, haben nicht mehr das Bedürfnis, sich mit dem anderen zu FÜLLEN, lassen den jeweils anderen in Freiheit sich selbst sein / sich entwickeln. Sie lieben den anderen, ohne dass sie deswegen sich selbst verlieren in einem ‚Brauchen' des Partners: man ist in Liebe für einander da. Dies wird im Inneren erfahren, im Herzen. Ein Herzensverbund, ohne dass dies notwendigerweise durch eine ‚Heirat' oder ein Dokument besiegelt werden muss. DER HERZENSVERBUND, das ist es, was in den Augen des Lebens zählt: ehrliche, wahrhaftige Liebe, von innen heraus gefühlt.

Fortsetzung ...

Vergewaltigung

Kernursache

„Opfer" einer Vergewaltigung sind als Wesen geboren worden, die Ängstlich auf der Flucht vor sich selbst sind. Sie werden jetzt brutal wachgerüttelt: eine erzwungene Konfrontation mit ihrem ICH. Flüchten ist nicht mehr möglich. Die nackte Wahrheit in Bezug auf sich selbst: „Ich fühle mich kalt, klein, traurig, verletzbar, ohne Liebe, und ich kann lediglich dank des anderen und über ihn/sie bestehen." Vor allem in der sexuellen Beziehung kann man sich dann vollkommen „verlieren". Man hat Angst davor, als autonomes ICH man selbst zu werden. Darüber hinaus hat man in sich ein Machtsystem entwickelt.

Wie klein das Wesen auch immer ist, vielfach UNBEWUSST werden stark saugende magnetisch-energetische Impulse gesendet: „Ich kann und will nicht ‚allein' existieren, ich nehme dich, ich will mich verlieren, nimm mich". *Ein unbewusster Widerstand* gegen Transformation mit allen damit einhergehenden, schmerzhaften Folgen: Unbewusste (oder möglicherweise in etwas späterem Alter, nicht mehr in der Babyphase, bewusste) ‚Verführungsenergien' werden ausgesendet.

Man fühlt sich kalt, weil man vor sich selbst flüchtet, weil man sich die Liebe nicht gibt, weil das Herz kühl bleibt; man sehnt sich nach dieser Wärme. Man weigert sich un-

[40] Auf subtile, natürliche Weise wird hierüber gesprochen im 7. Kapitel des Märchens für Erwachsene (kann ab 9 Jahren gelesen werden): *Die Zwölf Tore des Prinzen Sirius. Die Suche nach dem wahren Glück.* Dieses Buch ist bei Erscheinen des vorliegenden Werkes noch nicht in deutscher Übersetzung erhältlich. über Transseksualität: siehe den Text ab S. 78.

bewusst, man selbst zu werden, man meint, die Wärme und Sicherheit lediglich in jemandem oder in etwas Größerem und Stärkerem zu finden, auch wenn man auch hiervor Angst hat.

Geschlechtsorgane und –drüsen stehen für Schöpfungskräfte (siehe Rubrik *Geschlechtsorgane).

Wenn man sich jedoch als autonomes, selbständiges Wesen unterdrückt, verleugnet man diesen authentischen Schöpfungswert in sich selbst, wenn man sich der Transformation (des sich wirklich Geboren Werden Lassens) widersetzt und sich (bewusst oder unbewusst) weigert, die Macht in sich selbst anzuerkennen, dann wird man in der Sex-und-Macht-Phase stecken bleiben.
Anstatt bewusst als liebevolles ICH in gebendem Sinne man selbst zu werden, saugt man (zumeist unbewusst) machtgierig und ängstlich andere „in sich hinein".

Wer darauf reagiert, der Vergewaltiger, hat ein ähnlich gelagertes Problem:
Auch er „verliert" sich im Sex-und-Macht-Spiel, weil er nicht an seinen autonomen Selbstwert glaubt, weil er sich selbst die Wärme und Liebe verwehrt, weil er diese mit Gewalt von anderen bekommen und erzwingen möchte und sich ebenso als Opfer seiner Vergangenheit erlebt. *Das instinktive Niveau.*

Ganz tief in ihrem Kern sehnen sich beide nach Wärme und Liebe, beide fühlen sich verkannt, beide fordern *unbewusst* vom anderen, dass dieser die eigene *Leere* füllt. Der Vergewaltiger rächt sich für die eigene Ohnmacht. *Macht-und-Ohnmacht-Problematik.*

Kernlösung

Gewinne einen klaren Einblick in die zugrunde liegenden Ursachen des Geschehenen. Steige endlich aus deiner Opferrolle aus, und transformiere dich!

Nicht die Vergewaltigung ist dein tiefstes Problem (sie ist bereits eine Folge), sondern deine (möglicherweise unbewusste) Verweigerung, dich zu deinem eigenen Meister zu transformieren. Du bist nicht beklagenswert, sondern **„wert"-voll**, auch wenn du möglicherweise wütend wirst, wenn man dir sagt, dass du *kein* unglückliches Opfer der Umstände bist.

Du hast darunter gelitten, das ist verständlich, aber unter der Tatsache, dass du dich weigerst, als Autonomes Individuum zu deinem Selbst zu werden, leidet deine Persönlichkeit noch viel mehr.

Entdecke also deine inneren Kräfte, und lasse dein ICH geboren werden. Für immer und ewig der Opferrolle ein Ende machen, ebenso deiner Rolle der / des Traurigen, Ohnmächtigen. Zu erkennen, wie notwendig es ist, dass du, auch ohne Unterstützung und Aufmerksamkeit anderer, zuerst dich selbst in Liebe anerkennst und wertschätzt.

Deine stabile Struktur ausbauen und nach der inneren Autorität leben. Setze Ohnmacht in reine, innere Kraft um; manifestiere dich auf kreative Weise, und fühle die warme Sonnenflamme in deinem Herzen brennen, um sie an andere weiterzugeben.

Geben, nicht saugen. Ist dein Körper ‚manipuliert' oder wirklich ehrlich von innen heraus aus deiner Lebensquelle erwachsen?
Die Zeit ist reif, ehrlich auf dich selbst zu schauen: Lies hierzu im ersten Teil dieses Buches, sowie im Kapitel „Essen, Essprobleme, Nahrung" nach.
Liebe schenken, nicht ängstlich flüchten. Du selbst sein, dich nicht in anderen verlieren.
Beiße dich nicht im Negativen der Vergangenheit fest, richte dich auf das Positive in dir. Nimm Dein Leben *selbst* vollständig in Besitz. Loslassen.
Wahre Liebe ist jetzt deine Rettung; erhebe dich zu diesem freien Gefühl. Tritt dann auf kräftige Weise für dich selbst ein und setze aus dieser Glaubenskraft heraus Grenzen! Manifestiere dich aus deiner Vollheit heraus, in Selbst-Liebe!

Inzest, Vergewaltigung
(siehe auch pädophile Vergewaltigung)

Das „Opfer“

Lies zuerst in Teil I nach, Rubrik *Emotionen

Kernursache und Kernlösung

Die „Opfer“ von Inzest (und Vergewaltigung) haben ein tiefes emotionales Trauma, das ihnen ihr ganzes Leben zu vergällen scheint und scheinbar sehr schwer gelöst werden kann. Das entsteht dadurch, dass das Opfer davon ausgeht, dass das Trauma *die Folge* einer inzestuösen (oder Vergewaltigungs-) Tat ist. Solange man an dieser Überzeugung festhält, kann man schlichtweg das Trauma nicht lösen. Das Kind wird mit diesem Trauma geboren, und *die inzestuöse Erfahrung ist einzig und allein der Anlass, wodurch das Trauma hochkommt, um es definitiv lösen zu können.* Solange man dies nicht einsieht, kann man das innere Problem auch nicht verarbeiten.
Von daher macht es auch keinen Sinn, sich endlos Regressions-, Hypnose- oder Rebirthingtherapien zu unterziehen, was übrigens für alle emotionalen Traumata gilt.

Eine Demaskierung des inneren Zustandes aller Betroffenen, der als Ursache an der Basis des Geschehenen lag, wird zur Lösung führen.

EINSICHT in das ‚Warum' einer solchen schmerzhaften Situation, die man unbewusst zu sich holte… Es versteht sich von selbst, dass man erst Raum lässt für *emotionale Ventile* (Weinen), Wut usw. … *Anschließend ist es* für die Erlangung einer inneren Heilung *erforderlich*, dass man alle tieferliegenden Aspekte und *das „Warum“ tiefer betrachtet / versteht.* Meistens, vorzugsweise, im Dialog mit einem spezialisierten fachkundigen Therapeuten oder einer Vertrauensperson.

Du wirst in genau *diese* familiären Lebensumstände hineingeboren, um jetzt definitiv mit deiner *unbewussten, inneren Überzeugung* „Ich bin nur ein Opfer; Ich bin nicht Herr meiner selbst; Ich bin keine Vollheit und muss mich deshalb mit anderen füllen“ abzurechnen.

Du lebst in anderen und durch andere, du erlebst dich nicht als ein autonomes ICH. Du erfährst dich als ein Opfer, den Launen anderer ausgeliefert. *Unbewusster Macht-Sog anderen gegenüber, weil du keine liebevolle Macht über dein Leben ergreifst, dich unbewusst füllen willst.*

Wo *bist* du? Du bist noch nicht wirklich in dir präsent, du lebst mit deinem Bewusstsein nicht in deinem Körper konzentriert, man kann dich falten, du bist flexibel und zu beeinflussbar; *du lässt dich leben.* Du meinst, über dein Leben kein *Selbst-Verfügungsrecht* zu haben; Mangel an Selbstvertrauen, zu geringes Bewusstsein des eigenen Wertes, der eigenen Rechte. Deine Geistesenergien „zentrifugieren“ förmlich, sie bündeln sich nicht zu selbstbewusster Kraft. *Ohnmacht, sich der inneren Kraft (noch) nicht bewusst sein. Du bist nicht wirklich du selbst;* du lebst zu viel nach anderen; du hast keinen Kontakt zu deinen eigenen warmen Gefühlen, zu deinem Herzen; du erlebst dich zuweilen wie ein Stück Holz.

Ängste; du staust Emotionen an; du fühlst nicht wirklich dein Herz klopfen, denn du erkennst dich nicht in Liebe an, stellst dich in Frage, du kennst deine eigene natürliche Art noch nicht.
So bist du mit der ängstlichen Überzeugung geboren worden, immer vor anderen auf der Flucht sein zu müssen, dass du als Opfer für den / die andere(n) eine leichte Beute bist; *du bist mit einem sehr geringen Bewusstsein des Eigenwertes (als Mensch; so bleibst du in der instinktiv-energetischen Phase hängen) und voller Angst und Zweifel auf die Welt gekommen.* Ohnmacht-und-Macht in dir selbst sind dabei Brüder.

Lies nun weiter: die Rubrik Vergewaltigung.

Eltern(teil), Verwandte(r) als „Vergewaltiger“ des Inzest-„Opfers“

Das Verhalten der „Täter“ ist nicht und niemals schönzureden. Man sollte sie / ihn / sie (Plural) nicht ‚verurteilen', wie schwer das auch fallen mag, sie jedoch dazu auffordern, zur Einsicht in die Situation zu kommen und Verständnis für das Geschehene zu entwickeln sie auf die Folgen (und Ursachen) ihrer krankhaften Machtstat hinweisen. Denn sie / er sind / ist mit einem ähnlichen psychologischen Problem geboren worden wie ‚ihr' Kind / ‚ihre' Kinder, das / die „Opfer“. Letztendlich haben alle – *wenn auch unbewusst* – einander in diesem Leben angezogen, um dieses Problem zu lösen.

Sie haben alle mit einem Minderwertigkeitsgefühl, mit einem Gefühl der Schwäche und Unfähigkeit zu kämpfen, kleben noch fest im Ur-Ei, dem instinktiven Niveau.

Wenn der Vater der Vergewaltiger ist:

Weil der Vater (in vielen Fällen) mit einem geringen Selbstbild geboren wurde, wird er auch möglicherweise in einem Milieu geboren sein, in dem ihm die Eltern auf eine tyrannische, aggressive, dominante Weise begegnet sind, ein Milieu, in dem er Kälte, Härte und Erniedrigungen erfahren hat. Er kann sich gegenüber Gleichaltrigen ängstlich und weniger wert fühlen. Auch dies ist nur die Folge des eigenen angeborenen Selbst-Bildes.

Er begehrt instinktiv fortwährend Dinge außerhalb von sich, weil er sich innerlich so leer und wertlos fühlt (siehe auch Teil I, Begierden): Er verleugnet sowohl den Starken, Selbstbewussten Mann (auch wenn er nach außen hin mit aufgebauschtem Image oder als Tyrann auftreten kann), als auch das kleine, verletzte Kind in sich selbst. Er erlebt sich als machtlos und legt alle Macht nach außen, wodurch er sich fortwährend in Begierden verliert und selbst in Macht greifen (vergewaltigen) wird. Er ist mit einem Gefühl des Null-Wert-Seins geboren worden und setzt seine Selbstzerstörung weiter fort. Das Verhalten ist lediglich eine Folge negativer innerer Überzeugungen in Bezug auf sich selbst. Selbst-Zerstörung und Zerstörung.

Weil er auf das machtlose, verletzbare, kleine, hilflose Kind in sich selbst wütend ist, verschließt er sich ihm auf eine aggressive Art und Weise und projiziert diese innere Problematik auf das Opfer. Bewusstwerdung, Erkenntnis ist erforderlich!

Die Mutter eines vom Vater vergewaltigten Kindes wird beispielsweise mit einem Gefühl, Opfer zu sein, geboren, ebenso wie das Kind, wodurch sie dann (dies unbewusst anziehend) in ein Milieu hineingeboren wird, wo man sie nicht ihrem echten Wert gemäß respektiert. Die Konfrontation mit der Wahrheit ist ihr zu schmerzhaft, wodurch sie häufig ihre Augen verschließt. Sie wird, aufgrund der negativen Überzeugung in Bezug auf sich selbst, einen Vater, einen Partner, Situationen zu sich holen, die eine Widerspiegelung dessen sind. Gleichsam gelähmt schweigt sie oftmals, konfrontiert mit ihrer inneren Problematik.

Alle Beteiligten

Die Instinkte sollen im Verhältnis zur Liebe nicht mehr überwiegen. Die Tatsache, dass diese Dinge an sich geschehen, ist lediglich eine Folge des tiefliegenden Gefühls einer inneren Wertlosigkeit bei allen Betroffenen. Die Lösung des Problems wird folglich bei allen durch ein gründliches Überprüfen der eigentlichen Identität gelöst werden müssen, nämlich durch das Entlarven der Lügen, sie seien lediglich Opfer (zum Beispiel Mutter, Kind) oder Versager (der Vater), die ihr Leben nur durch das Begehren von Dingen ‚füllen' könnten, anstatt **die Fülle** und die wahre Schönheit des Lebens **in** sich selbst zu entdecken, dem Vater in sich selbst Gestalt zu geben. Dem Schweigen und der Heimlichtuerei ein Ende bereiten; eine vollkommene Offenheit ist wünschenswert, ohne die Betroffenen dabei zu zwingen, um sich weiterzuentwickeln und ein dauerhaftes Ergebnis zu erreichen.

Aber vor allem: *Erwarte* nichts vom anderen, erzwinge auch kein ‚Schuldbekenntnis'. Lasse los..., nach einer emotionalen Verarbeitung / Äußerung und sieh dir die tieferen Ursachen in dir dafür an, dass du (häufig unbewusst) diese Situation als ‚Opfer' angezogen hast. Suche die tieferen Ursachen in dir selbst und komme zu dem Vollheits-ICH, dem jeder Mensch in sich selbst Gestalt geben sollte. Lier hierzu mehr in den allgemeinen Texten zum Thema Vergewaltigung. Gehe auf DEINEM Weg weiter. Dies braucht dir niemals mehr zu ‚geschehen'! Schließlich führst du eine innerliche Transformation durch.

An den ‚Vergewaltiger': setze Ur-Instinkte in Liebe und Bewusstseinskräfte um. Entwickle Mitgefühl für das ‚Opfer', erkenne, ‚Warum' du so etwas getan hast und sprich es (wenn möglich) aus. Erkenne deinen Wert an und begib dich auf dein wahres höheres Niveau. Mache einen Neuanfang in deinem Leben in dem Wissen, dass du diese Handlung nie mehr vornehmen wirst. Der feste Entschluss und deine innerliche Transformation gehen Hand in Hand.

Pädophile Vergewaltigung

siehe auch Inzest

Kernursache und Kernlösung

Der große Mann erleidet viel Schmerzen und würde sich an einem Kind abreagieren. Er fühlt sich in seinem ‚männlichen Ego' verletzt; möglicherweise wurde er in der Vergangenheit überwältigt, gepeinigt, beherrscht oder missbraucht, aber diese Umstände wurden von ihm selbst, wenn auch unbewusst, durch seine inneren Gefühle von Ohnmacht, Unsicherheit, Angst, Wehrlosigkeit, Leere und Schuld hervorgerufen.

Ein innerer Zwiespalt: Einerseits ist der große Mann selbst das kleine, machtlose Kind, andererseits behandelt er dieses ‚Kleine' in sich erbarmungslos hart; er verurteilt sich selbst als schlecht, elendig und bedauernswert hilflos. Mit einem sadistischen Machtsübergriff möchte er diese kleine Seele in sich überwältigen, aber er projiziert es nach außen hin auf ein Kind. Er ‚begehrt' das, was er in sich abgestoßen hat: seinen Körper in seiner ganzen Fülle, die sensible Sanftheit, das Weibliche, das Kindliche..., er akzeptiert es nicht wirklich in sich, weil es schwach und verletzbar ist. Die Erregung steigert sich in dem Maße, wie er seine eigene ‚Leere' auffüllt. Aber innerlich fühlt er sich noch immer so verletzbar wie der Teil in ihm, den er nicht wirklich akzeptiert. Er gesteht sich selbst kein volles Leben zu: Er steckt voller Emotionen, tiefer Gefühle, Sehnsüchte, kreativer Energien, aber er glaubt nicht wirklich an sich selbst!

Er fühlt sich blockiert, schikaniert und misshandelt...: Er möchte sich in der Begierde, in der Machtgier weiter verlieren... hin zu „nichts"; er wünscht sich unbewusst, vollkommen aufgesogen zu werden...

Die endokrinen Drüsen, die Geschlechtshormone reagieren sehr heftig auf das Gefühl der Ohnmacht und das „Fehlen eines lebenden ICH-Zentrums", aber anstatt zusätzliche Energie in die Selbstverwirklichung umzusetzen, lässt man sich über das sexuelle Spiel in einen Sog ziehen, um diese Lücke zu füllen. Innerlich so klein, nach außen hin groß.

Er liebt sich nicht. Sex ersetzt Liebe, ist aber dann wie ein Fass ohne Boden.

Er fühlt sich gar nicht warm und geborgen. Er hat Angst vor seinen Gefühlen; er unterdrückt seine tiefsten Gefühle bis er ein Ventil sucht.

Es ist gut zu erkennen, warum sich Lust auf ein Kind ausrichtet: Verurteile es nicht, sondern begreife die wahre Ursache. Gedanken beinhalten keine ‚Umsetzung'. Pädophilie braucht in der Praxis gar nicht auf Sex hinauszulaufen: Komme zu Selbsteinkehr. Akzeptiere jetzt die Totalität deiner Gefühle; erkenne das Weibliche, das Kindliche in dir, und heiße es herzlich Willkommen. Spüre stark die Macht über dich selbst; du bist nicht machtlos. Sei weich und lieb zu dem Kleinen in dir, und komme zu wahrer Selbstliebe. Je stärker das Bewusstsein des Selbstwertes und je klarer dein Selbstbewusstsein ist, umso schwächer sind die Gelüste.

GESCHMACKS-STÖRUNGEN

Geschmacksabnahme

Kernursache

Du bist nicht vollständig hier-und-jetzt in deinem Körper konzentriert. Es ist, als würdest du vor deinen Gefühlen, aus dir selbst, flüchten. Vielleicht spielst du Theater, oder du machst den Affen oder den Clown; du schwebst „über" dir und der Erde; du bist ein unechter König mit einer Krone aus Rauschgold auf deinem Kopf, denn du ignorierst deinen wirklichen Wert. Du degradierst dich selbst, du spielst eine Rolle als aufgeblähter Kaiser oder schlichtweg als Witzbold, aber du tust es, weil du dich selbst nicht wirklich *kennst,* weil du deine Gefühle nur annähernd begreifst.

Du läufst vor deinem tiefsten Wesen, deiner wahren Natur, vor deinem Körper davon! Du hast einen Schutzwall um dich herum errichtet, so dass niemand zu dir kommen kann, aber dabei kannst du nicht wirklich an dich selbst herankommen. Deine körperlichen Energien verpuffen förmlich in der Weise, wie du dein ICH nicht als Kern anerkennst. Eine Neptunsche Flucht, weg von der Erde, um deinen Körper und deine Gefühle nicht wirklich spüren zu müssen. Du weigerst dich, wenn auch unbewusst, wahrhaftig innezuhalten. Warum läufst du so vor deiner Natur weg? Du spielst ein Spiel, aus Selbstschutz: Wenn du nicht wirklich Hier bist, nicht echt „greifbar" bist, dann kann man dir auch nicht wehtun! Dieser unbewusste Verteidigungsmechanismus, wie eine Flucht aus deinem Körper, ist die Folge dessen, dass du nicht wirklich feste mit beiden Füßen auf der Erde stehst, dass du deiner eigenen Natur zu wenig vertraust. Du schwebst wie ein Luftballon, voller angehäufter Kräfte!

Kernlösung

Dieser innere Zwiespalt kann durch die Integration von Körper und Geist gelöst werden: durch das Vertrauen, was du in deine Natur setzt. Dem Tod ein Ende machen (dem Auseinandergehen von Körper und Bewusstsein): Trete in die irdische Struktur ein, und fühle dich nicht bedroht, stehe nicht ständig auf dem Absprung zur Flucht, sondern erkenne deinen Körper und deine Gefühle an, fühle dich innerhalb der sicheren Mauern deiner selbst geborgen.

Konzentration von Bewusstsein in der Materie, ein bewusstes hier-und-jetzt Präsent-Sein. Es zu wagen, dich mit Marskraft entschlossen für dich einzusetzen! Nicht im „Geiste" die Flucht ergreifen. Stärkere irdische Fundamente aufbauen. Fühle dich als Meister deiner Natur: Ziehe am Zügel, aber ersticke das Pferd nicht! Natürliche Gefühle und Energien sind in dir gefangen: Lasse sie frei fließen; erkenne diesen tiefen Wert deines Lebenden Selbst an, spüre deinen Kern, und lebe nicht nur in einer „Fassade". Nutze deine Schöpfungsenergien selbstbewusst.

Bitterer Geschmack im Mund

ohne etwas Bitteres gegessen zu haben

Kernursache und Kernlösung

Unbewusst (oder bewusst) möchtest du irgendwo etwas durchtrennen. Die Wunde wird jetzt zugenäht. Möglicherweise kann nach einer Zeit von Leid und Schmerzen die Tür zu dem, was vorbei ist, für immer geschlossen werden. Tiefe, zu dunkle Töne hallen noch nach; Schmerz und Trauer, Ohnmacht und ein Gefühl, wie „ich komme nicht ganz darüber hinweg", aber dennoch treibt dein Lebendes Selbst dich in die Richtung, ein Kapitel abzuschließen. Es ist vorbei, und du kannst / brauchst nicht mehr zurück. Im Gegenteil: *Je intensiver du dich auf eine schöne Zukunft einstellst, umso schneller wird die alte Narbe verheilen.* Aber es ist alles noch so frisch. *Glaube! Es wird alles gut.* In Erinnerung an dein altes ICH könntest du auf der mildgrünen

Wiese der Erde, aus Freude über das, was du eingesehen hast, jubeln, aus Dankbarkeit, dass du *einen Neuanfang machen* darfst, dass du eine zweite Chance vom Leben bekommst.

Aber für dich scheint es nicht wirklich von Bedeutung zu sein, wie deine „Gefühle“ darunter gelitten haben, *wohl aber* dass du psychisch keine wirkliche Perspektive mehr gesehen hast. Sei dir darüber im Klaren, dass nur du für dein Glück sorgen kannst, dass du dein Leben in der Hand hast, und dass du jede Situation in deinem Leben selbst zu dir geholt hast. Es scheint so, als hättest du dich an etwas verbrand; schließe dieses Kapitel jetzt für dich ab, und beginne ein neues Leben. Mache jetzt etwas Schönes daraus. Du hast *alle* Möglichkeiten... *zu einem Neuanfang, jeden Tag aufs Neue!*

Salziger Geschmack im Mund

ohne salzhaltige Nahrung gegessen zu haben

Kernursache und Kernlösung

Du sehnst dich eigentlich tief in dir nach dem „Süßen“, nach der weichen Karamellsphäre.[41] Die Ursache dafür, warum du dieses Signal zu dir holst, liegt in der harten Haltung dir selbst gegenüber. Wie ein steinharter Felsen aus Granit, der sich zuweilen verletzend und erbarmungslos gegenüber dem eigenen Inneren verhält...: Du bist nicht gerade wie ein milder Vater zu dir. Verbirgt sich dahinter eine Form von Selbstzerstörung, von Wut oder sogar Hass, ja, von Ohnmacht, du selbst zu sein, dich so zu akzeptieren, wie du bist? Warum diese Härte, diese scharfe Wut dir selbst gegenüber? Warum dich nicht froh und offen annehmen..., so SEIN, wie du bist? Warum dieser selbst-erniedrigende Blick, die Fäuste geballt: weil du dich ohnmächtig fühlst, dich *wirklich* zu lieben? Dein Wesen sanft und liebevoll sein zu lassen?

Sei nicht länger so hart, so angespannt, so verbissen dunkel dreinschauend und so unerbittlich dir selbst gegenüber (und infolgedessen möglicherweise auch gewissen Menschen aus deiner näheren Umgebung gegenüber). Mache es dir etwas leichter, dadurch dass du dich als gut und sanftmütig ansiehst, nicht als dunkel und düster. Halte deine Feuer speiende Energie nur in dir..., und lösche sie mit dem Strom der Liebe aus deinem Herzen. Mache negativem Selbsthass und lodernder Selbstkritik ein Ende, bevor sie dich zugrunde richtet. Zerstöre dich nicht so..., sondern baue dich, mit Bausteinen der Liebe, auf wie ein Haus, wo es wunderbar ist, zu wohnen; gib dir die Möglichkeit zu einer ehrlichen Existenz, zu einer Reinwaschung alles Düsteren, das in dir gewachsen ist.

Reiße das unechte Kraut heraus, fort aus dem Garten des Jetzt, und heiße dich im Paradies deines ICHS Willkommen. Nimm jede Chance wahr, gib dir alle Möglichkeiten zur Entfaltung, zum Aufblühen – ja, wie eine wunderschöne Sonnenblume, und denke nicht daran, noch länger auf diese Teufelsstimme in dir zu hören, die zuweilen in dich eindringt und dir weismachen möchte, dass alles, was in dir und um dich herum existiert, schlecht, hässlich und schmutzig sei...

Suche die schöneren Seiten von dir auf, suche diesen prachtvollen Lebenskern in dir auf, und schaue auf das Hellere in deiner Umgebung. Lasse allen negativen Dampf ab..., und komme in innig warmen Kontakt mit dir.

Du brauchst das Leben nicht länger mit einem dunklen, Fleisch fressenden Auge in Stücke zu reißen. Du bist keine „wilde Bestie“, der Instinkt zur Selbstzerstörung sitzt vielleicht tief; eine aggressive Entladung, dich wütend auf etwas zu stürzen, kann eine Folge dessen sein..., aber es muss nicht so sein!

Kehre dich mild und mit warmer Sanftmut zu deinem tiefsten, reinsten, edelsten Heiligtum: Es steckt tief in dir und vertreibt jede Dunkelheit!

---

[41] Lies über die Symbolik von Karamell in *Das Füllhorn - Psychologische Symbolsprache der Nahrungsmittel* nach.

Schließe dich nicht aus, verstoße dich nicht..., hole dich warmherzig zu dir herein, und betrachte dich nicht mehr mit dunklen Augen. Entdecke das weiche Nest in dir; liebe deinen Körper, deine inhaltlichen Kräfte, und sieh sie als wunderbare Energien an, um sie fortan in einem liebevollen Schöpfungsprozess wachen Auges zu führen.

Saurer Geschmack im Mund

ohne etwas Saures gegessen zu haben

Kernursache und Kernlösung

Eine normale Kommunikation ist möglich..., vergiss das nicht. Du brauchst dich nicht immer abzuschirmen: Stelle einen offenen und klaren Kontakt zu den Menschen her, mit denen du täglich zu tun hast, ganz gleich mit wem! Halte nicht deine Augen zu; gehe einfach weiter, und sprich ganz normal, ohne ein Blatt vor den Mund zu nehmen. Nicht künstlich, sondern tief und ehrlich aus dir selbst heraus, so, wie du bist. Du brauchst nicht im Vorhinein eine defensive (aggressiv-wütende) Haltung anzunehmen, dich zu verstecken, dich anders oder (so genannt) besser zu geben, als du bist.

Du bist am besten und schönsten, wenn du EHRLICH du selbst bist, dich so manifestierst und äußerst..., wie du *wirklich* im Kern bist. Dann geht es um dein wahres Lebendes Selbst und nicht um ein davon abgesetztes „Kleines Ich“, das vom Leben, von seinem ursprünglichen, prachtvollen Inhalt abweicht. So beginne, dich selbst zu lieben, dich gerne zu haben, in deinem Körper, als Wesen, mit dem du nach außen trittst.

In dir stecken höhere Lebensziele, die eine Selbst-Entwicklung erfordern. Es macht keinen Sinn, dich noch länger zu verbergen, zu verstecken, trete zum Vorschein! Trete mit deinem *wahren* Inhalt nach außen, nicht mit einem Schein-Bild oder -Image. Stehe dazu, wer du *wirklich* bist, nach Herz und Seele, nach Körper und Inhalt.

Äußere dich so, wie du dich *wirklich* fühlst, jedoch nicht von einem sich versteckenden, wütend-defensiven, abwartenden Wesen ausgehend: Schließe dich dem Allerschönsten, dem Alleredelsten in dir an, und sprich, äußere dich dann von diesem wunderbaren... Selbst-Bild aus, das du BIST, du hattest es lediglich unter Wasser gedrückt, es wird Zeit, dass es jetzt zum Vorschein kommt. Der Mensch, der du *bist,* ist in dir, du hast dir jedoch eine Maske vorgehalten, die du jetzt ohne Bedenken abziehen darfst.

Zeige dich in deiner wahren Erscheinung, nicht als „kleiner Herr“, nicht als „kleine Dame“, sondern als Gottesmensch, von innen nach außen fließend: eine wunderbare Selbstmanifestierung aus dem tiefsten, pursten, reinsten Kern deines Wesens heraus.

Starke Energien fließen jetzt frei, werden nicht unterdrückt..., sondern in einem Schaffensprozess, im Werden deines ICHS, im Gestalten neuer Dinge, in einer ehrlichen Kommunikation mit deiner Umwelt eingesetzt. Du lebst aus dem Herzen, nicht aus den unterschwelligen, angehäuften Gefühlen heraus, die zuvor aus einem negativen Selbst-Bild hervorgegangen sind. Du stimmst dich jetzt voller Freude auf dein reines, nacktes Wahrheits-Ich ab: Du öffnest dich so, wie du bist. Du zeigst dich so, wie du *bist,* nach Herz und Körper, ohne Tarnung, ohne Theater, ohne dich als negativ oder teuflisch oder böse anzusehen!

Du lebst jetzt mit dem Selbst-Bild, dass du ein guter Mensch bist, dass der ganze Energiereichtum in dir vorhanden ist und gut, prachtvoll und schön ist..., dass du kein schlechter Mensch bist, sondern ein Wesen, das auf eine totale Selbst-Entfaltung wartet!

Jetzt öffnen sich neue Türen! Infolge deiner ehrlichen Veräußerlichung, deiner „Transformation“..., ja, sogar Metamorphose entstehen jetzt neue Situationen: So kann es auf viele Menschen aus deiner Umgebung wirken, und das ist gut, um jede(n) aus deinem Umfeld zu stimulieren, auch „er / sie selbst“ zu werden, sich als gut anzusehen und die inneren Kräfte nicht als „animalisch-instinktiv" sondern als Schöpfungskräfte zu empfinden und zu nutzen. Werde dieser Engelsmensch, der dein innerer Lebenskern sein möchte. Komme in Frieden mit dir, mit deiner Umwelt, dadurch dass du dich nicht mehr so attackierst, so anfechtest.

GESCHWÜLSTE, ALLGEMEIN

Kernursache

Ein Gefühl der Unsicherheit in dir: Du wirst dich an andere klammern, du wirst dein Kind oder deinen Partner in einer zuweilen erstickenden Beziehung an dich binden.

Du „greifst" außerhalb von dir nach Halt, du suchst rundum nach Schutz, du würdest dich hinter anderen verstecken, weil du Angst hast, weil du dich nicht traust, auf dein eigenes tiefstes Selbst zu vertrauen.

Infolge dieser Anhänglichkeit, dieser Ohnmacht, als autonomes Wesen aus deinen eigenen Kräften zu schöpfen, entwickeln sich Emotionen wie Eifersucht, Groll, Hass, Enttäuschung... Eine Form von Selbstunterdrückung: zu ängstlich, deine Energien, deine Kreativität wachsen zu lassen! Du lebst nicht wirklich für dich selbst, du trägst so viele schöne Früchte in dir, aber sie liegen brach. Alles und jeden in dir festhalten, anstatt das Leben frei, in Hingabe an dich, durch dich hindurch strömen zu lassen.

Kernlösung

Komme zu Selbsteinkehr, und nimm Kontakt zu deinem tiefsten, mächtigen Selbst auf; lasse beklemmende Bande los, und lasse deine Energien frei..., lasse Möglichkeiten und Talente sich unter Aufsicht eines selbstsicheren, bewussten Ichs entfalten.

Trage dich, reiche anderen eine helfende Hand, aber verschlinge niemanden, lasse deine Klauen bei dir, mische dich nicht ein, dominiere nicht; schenke Liebe und Aufmerksamkeit; *gebende* Energien. Greife nicht, halte nichts und niemanden fest! Kämpfe dich frei, in dem du auf deine Urkraft zurückgreifst, bekomme dich feste in den Griff!

Trauer ist die Lüge des Lebens. Sei mit dir zufrieden, habe Vertrauen, und gestalte dein Leben bewusst. Es gibt weder ein „Schicksal", noch einen „Teufel"... (siehe Teil I).

Es ist notwendig, eine klare Einsicht für dich zu gewinnen, um Ängste verschwinden zu lassen.

GESCHWÜRE

Allgemein

Kernursache

Du fühlst dich festgebunden, wie ein Märtyrer an einer Kette; das macht dich so wütend, aber du hältst diese Wut in deinem Inneren. Auf der einen Seite flehst du „bitte", auf der anderen Seite bist du unerbittlich hart, knallhart und aggressiv.

Obwohl du für deine Außenwelt möglicherweise auf einem Königsthron sitzt und dir den Ring küssen lässt, fühlst du dich eher wie ein törichter Narr, ohne Zepter, wie ein Vogel in seinem Käfig. Du fühlst dich in einer gezwungenen Situation; du willst dich befreien, aber du kannst keine tatsächliche Veränderung herbeiführen. Du willst zwar gerne das Steuer herumreißen, aber etwas hält dich zurück. Du suchst und spähst in die Ferne; du möchtest, außer Kontrolle, deine Grenzen überschreiten. Du würdest dich gerne allmächtig und frei fühlen, aber du bleibst blockiert sitzen. Du regst dich auf; dein Kopf glüht vor böser Gedanken und aggressiver Pläne; du fliegst sozusagen weit über deinem Kopf, du stehst nicht mehr auf der Erde. Eine ganze Ladung Elektrizität häuft sich durch angestaute Energien und aggressive

Hirnfunktionen an; außerdem bringst du Emotionen nicht zum Ausdruck; Wasser, Feuer, Elektrizität, aber *viel* zu wenig Erde. In diesem Bereich werden ähnliche Energien aus deiner Nähe reagieren, so dass du auch mit aggressiven Entladungen eines anderen Menschen konfrontiert werden kannst. Du hältst dich zurück, weil du eigentlich ängstlich bist. Du zerfrisst dich auf diese Art und Weise. Die Angst vor dem Auge, das du siehst, von wem oder was auch immer... liegt eigentlich in dir selbst. Schöne Energien gehen auf diese Weise in Negativität, in Eigenhemmung verloren. Elektrische Impulse drängen auf Durchbruch und Befreiung deines ICHS!

Kernlösung

Werde du selbst, und zerstöre dich nicht länger. Stehe mit beiden Füßen feste auf der Erde, und mache dich offen und frei. Emotionen sind nicht dazu im Stande, sich deiner zu bemächtigen, wenn du es nicht willst. Baue beständig an deinem Glück hier-und-jetzt; führe in deinem Leben, wenn nötig, Veränderungen herbei. Selbstbewusst deiner Unbeweglichkeit ein Ende machen; kreative Energien in Aktion umsetzen. Spüre deine Gefühle und deinen Körper; genieße das Sinnliche, und relativiere.

Finde Verständnis; es hat keinen Sinn, dich noch länger zu ärgern. Erkenne das Königreich IN dir an; gib dir allen Raum, den du brauchst. Lasse diese Urkräfte von dir aufblühen, und lasse aus ihnen Früchte hervorgehen. Unterdrücke dich nicht mehr, aber gehe nicht destruktiv vor: Baue an deinem Leben, begehe neue Wege. Selbstbefreiung: Die Freiheit liegt IN dir selbst.

Geschwüre ohne Eiterung

durch einen Defekt an der Haut oder Schleimhaut, z.B. Magengeschwür, hervorgerufen

Kernursache und Kernlösung

Du verzehrst dich, sehnst dich, begehrst, strebst an, schmachtest; so würdest du dich gerne mit dem füllen, was du anstrebst, das, was du bewunderst oder worin du aufgehen möchtest, worin du dich verlieren willst. Du suchst „das Süße“, das „Licht“ außerhalb von dir!! Du begehrst und willst dich mit Dingen, Menschen oder Geisteselementen von außen füllen, anstatt dich auf die Suche nach dem Füllhorn – dem *echten* Lachen, der *echten* Freude – zu machen, das tief in dir wohnt. Bist du davon überzeugt, selbst leer zu sein, dich mit Dingen / Menschen außerhalb von dir füllen oder befriedigen zu müssen? Möglicherweise möchtest du irgendwo einen „Gipfel“ besteigen, einen „Besitz“ erlangen oder ein „Idealbild“ erreichen und hältst du sehnsüchtig danach Ausschau.

Du flüchtest vor dir selbst: weil du dich als zu leer, zu nichtig, zu düster ansiehst. Infolgedessen ein „Verschwinden-Wollen in“, und darunter liegt manchmal, dass man nicht *wirklich* als Volles ICH auf Erden präsent sein möchte; ein Fallstrick der Urnull, der leblosen Stimme in dir. Ergibst du dich deiner Sehnsucht oder einer Gruppenregel, einer Richtlinie, die dich gemahnt, jede Individualität zugunsten einer abstrakten oder konkreten Gegebenheit – von Etwas oder Jemandem, Mensch oder Gottheit – außerhalb von dir aufzugeben? Das Leben selbst fordert das nicht von dir! Oder willst du die Flucht ergreifen, fliehen..., fort von dir, in den rosigen, verliebten Sphären oder im „Nichts“ aufgehen? Verliebtheit ist gut, wenn sie mit Liebe einhergeht, nicht mit Selbst-Verlust: Das hat eine selbst-tötende Wirkung.

Greife nicht mehr nach außen; begehre nicht länger, sehne dich nicht nach Dingen / Menschen usw. ... außerhalb von dir. Lasse alles außerhalb von dir LOS..., ergreife / begehre nicht länger das Süße, Helle, Frohe außerhalb von dir (möglicherweise ärgerst du dich darüber, weil es nicht schnell genug geht, weil du es nicht erreichst), sondern suche es jetzt in dir selbst; *lasse deine Hände einmal locker, und kehre deinen Kopf tief nach innen; gehe auf die Suche nach DEINEM Selbst, nach deinem Inhalt. Entdecke das Licht tief in deinem Inneren, und erfülle dich selbst!* Das Leben ist keine dunkle und langweilige Gegebenheit, die gefüllt werden will und nach zeitlich begrenzten Genusserfüllungen strebt! *Du brauchst das Licht nicht AUSSERHALB von dir zu suchen!* Langeweile löst sich in Selbst-Liebe und Selbst-Wertschätzung: Halte dich über das Taufbecken…, mit Verantwortungsgefühl: Sage JA zu dir, zum Leben…, als wunderbares Individuum auf Erden, und bleibe *sehr* nah bei dir, bei deinem Inhalt, deinem Körper. So kannst du auch niemals desillusioniert werden: Glaube an diesen wertvollen Inhalt, der du bist, der in dir steckt! Gehe auf die Suche nach den Schätzen in dir! *Suche das Gold nicht außerhalb von dir;* du findest es alles IN dir! Du bist ein faszinierendes Wesen, voller Liebe; du brauchst deinen Blick nicht immer wieder erniedrigend auf Dinge / Menschen außerhalb von dir zu richten. Begierden verschwinden; Freude wächst. *Das innere Licht entfacht, behaglich und liebevoll in deinem Herzen brennend.*

Geschwüre – Vereiterung

mit Eiterung auf der Haut,
z.B. aufgeplatzter Furunkel, eiternde Wunde …

Kernursache und Kernlösung

Es ist, als ob du noch in „alten Sphären" leben würdest, als ob du, genau wie Skarabäus, ein Mistkorn mit dir mitziehst, als ob du die alten Wikingerschiffe noch instand halten würdest; das Schiff mit der Beute, derer du dich (zuweilen aggressiv-begierig) bemächtigt hast, würde sinken, weil es nichts mit „Leben" zu tun hat. Hast du die Werte außerhalb von dir gesucht?? Bei Dingen, Menschen, Systemen?? So erkenne nun das Gold in deinem eigenen Bauch an, und lasse alles Rauschgold außerhalb von dir, woran du dich festgehalten hast, los: So wird dein Schiff ewig fahren! Du verabscheust „Macht"…, warum setzt du sie nicht als positive Kraft für dein eigenes Wohlbefinden ein, um das Leben zu stützen und aufzubauen? Warum diese Machtkräfte noch länger im kriegswütigen oder verteidigenden, aufspeichernden, festhaltenden Sinne nutzen? Du hast das Bedürfnis nach innerer Ruhe, nach einem tiefen Glauben an dich selbst, an deinen Wert als Mensch…, aber du hältst dich daran fest, was man dir beigebracht hat, und du schließt daraus, dass der Mensch nur ein kleines Wesen ist und nicht viel zu melden hat, was sein eigenes Leben angeht, ja, zu seinem Leben nichts zu sagen hat – machtlose Wut / Trauer. Deshalb versuchst du, dein Leben so gut wie möglich zu organisieren…, auf falschen Überzeugungen basierend!

Drehe jetzt den Schalter um, und sei dir darüber im Klaren, dass du allein dein Leben in der Hand hast, dass du definitiv die Vergangenheit von deinen Händen streifen darfst, auch das Blut, das gegebenenfalls noch an deinen Händen klebt (symbolisch): weil du dich vom wahren Leben ausgeschlossen hattest… Mache jetzt einen Neuanfang, und beginne, von deinem Herzen aus zu leben; hole dich vollständig herein; sei dir dessen bewusst, dass das Leben nicht um „Leben und Tod" bittet, sondern um LEBEN auf Erden in Ewigkeit: das helle, frohe Leben, das du selbst lenken kannst![42] Verwischst du dich selbst, indem du dich versteckst, in einem Massen-Ereignis untertauchst, in einem instinktiven Greifen nach Dingen außerhalb von dir? Guckst du etwas düster von unten aus? Haderst du mit der Königsfrage: Wer ist der König, „Gott" oder der „weltliche Machthaber" – Geist oder Materie – dieser oder jener…, und verleugnest du unterdessen das *wahre* Königreich, das in deinem Wesen steckt? Sei dir darüber im Klaren, dass der wahre König IN dir steckt, und dass dieser Liebe heißt und Würde. Eine Anerkennung deines Individuellen Wertes als Menschenkönig…, das spürst du tief *in deinem Innersten*. Du hast nicht mehr das „dringende Bedürfnis", dich zu „füllen", anderen zu helfen, noch sie zu verletzen…: Du hilfst nun in erster Linie *dir selbst* weiter…, in den Spuren des Lebens: Das heißt, dass du dir selbst die Hand reichst…, eine warme, lieb habende, ge-

[42] Lies hierzu mehr in *Neue Tage.* Dieses Buch ist bei Erscheinen des vorliegenden Werkes noch nicht in deutscher Übersetzung erhältlich.

bende nicht-greifende, weder schlagende noch aggressiv niedermachende Hand. Du GIBST dir das Leben: So hilfst du zugleich der Menschheit! Halte jetzt das fest, was du in Händen hältst: dein SELBST. Lasse alles Übrige los, und zögere nicht, in diesem Prozess einen Schritt vorwärts zu gehen. LASSE ALLES LOS: Gehe vorwärts!

Identifizierst du dich mit einer bestimmten Gruppe, und trägst du ihre Kleidung, lebst du in Übereinstimmung mit ihren Gesetzen, Forderungen und Normen? Dann bist du nicht DU SELBST, sondern lediglich „ein Mitglied" ihres Machtsystems, da du dich der Macht eines Systems außerhalb von dir unterstellst. Oder meinst du, auf die Weise mehr Macht zu haben, „dazu" zu gehören? Nichts ist weniger wahr. Das Leben schreit nach Anerkennung des wahren INNEREN Königreiches, nicht danach, dass du eine (schützende) Kopfbedeckung irgendeines „Systems" trägst. Du als DU! Macht über dich selbst, aus Milde, Liebe, Würde. Kein zwingender, autoritärer, dunkler Machtdruck mehr auf dir; keine instinktiv-dunkle Einstellung zum Leben, zu anderen. Deine Existenz wird von nun an auf INHALT gebaut, nicht auf Schein; auf *wirkliche* Lebenskraft, nicht auf Macht und Festhalten; auf Geben, nicht auf Greifen oder Bemächtigen. Du brichst DURCH... als „ICH": kraftvoll-strahlend als Menschenkönig, vom warmen Herzen beseelt. Alle Dunkelheit verschwindet aus deinem Leben. Du platzt förmlich aus allen Nähten: Du richtest dich strahlend und gereinigt als sich selbst anerkennender, autonomer Mensch auf, der nichts mehr nimmt, ergreift oder in sich festhält. Du strahlst nach außen, ziehst nicht mehr zu dir hin. *Ein* fließender, goldener Strom durchspült alle Körperzellen von innen nach außen, gebend und froh.

In erster Linie aus dir selbst heraus „SEIEND", du richtest dich nicht auf die Dinge / die Menschen außerhalb von dir. Eine kraftvoll-leuchtende Selbstbestätigung. Die Anerkennung des Meisters in dir, ohne dich in alles, was um dich herum geschieht, einzumischen – oder Gutes tun zu wollen, kontrollieren, festhalten zu wollen. Du hältst dich nun innerhalb DEINER Grenzen; Selbsteinkehr und Selbstwertbewusstsein. Du BIST einfach wunderbar, UM DEINER SELBST WILLEN und FÜR DICH SELBST. Wie eine warm strahlende Sonne stehst du im Mittelpunkt deiner selbst, ohne dass du Anerkennung von außen brauchst, ohne dass du dich noch unter / hinter einem System verstecken musst oder dich noch an Dinge, Menschen, Systeme außerhalb von dir zu klammern brauchst. Macht: im guten Sinne...: über dein Leben! Du bist kein Tyrann für dich, du *gibst*... mit vollem Herzen, und du häufst nichts mehr in dir an. Von harten, zwingenden Emotionen gereinigt, alle Blockaden aufgehoben!

Ein tiefes, dringendes Bedürfnis danach, dich auf gesunde Weise „AUF DICH SELBST" auszurichten... - nicht mehr, aber auch nicht weniger als das – ist jetzt gelindert!! Eine KONZENTRATION innerhalb der Grenzen des eigenen Seins, ohne sie zu überschreiten. Wunderbar! Nicht mit dem Finger auf den anderen zeigend; die eigene innere Meisterschaft anerkennend. Friedliebend. Keine einzige andere „Macht" kann noch in diesen gereinigten Bereich deines Seins eindringen!

GESPALTENE LIPPE, GAUMENSPALTE

angeborene Abweichung

Kernursache

Es handelt sich hierbei nicht um eine Krankheit. Sieh dir einfach die Gründe an, warum dein Selbstkern dir bei der Geburt dieses Signal mitgegeben hat. Es braucht gar nicht zu verschwinden! Wahrheit, Güte und Schönheit liegen auf einer Linie. Schere dich nicht um die Scheinnormen der vergifteten Gesellschaft.

Du wirst mit einer bestimmten Überzeugung in Bezug auf dich selbst geboren:

Dein Körper überträgt diese Überzeugung. Negative Überzeugungen erfordern psychologisches Wachstum und eine Umsetzung in positive Gedanken, so dass innere Harmonie und Freude das Ergebnis dessen sein werden.

Du hast das Gefühl, dass andere über dich das Sagen haben und du nicht viel wert bist. Du fühlst dich minderwertig. Du willst für schön und gut befunden werden. Du lernst nun, mit dieser Form des ‚Habenwollens' zu brechen, und das kommt deinem Glück und deiner Gesundheit zugute. Schließlich würde auch diese Form der ‚Begierde' zu Krankheit / Tod führen, und dies gilt für alle Menschen.

Du meinst, dass andere in dich „eindringen", dich psychisch wieder vergewaltigen werden; du versteckst dich schreckhaft, du suchst Schutz, du suchst irgendwo Halt. Du würdest dich manchmal am liebsten zurückziehen, dich verschließen: Niemand hat dir etwas zu sagen! Du hast alles mit dir machen lassen, dir Schmerzen zufügen lassen, weil du unzureichend an dich glaubst. Anstatt dich entschlossen zu manifestieren und in Aktion zu treten, ziehst du dich zurück.

Es ist sehr gut möglich, dass du gerade infolge deiner negativen Überzeugungen in Bezug auf dich selbst eine Umgebung angezogen hast, die deine negativen Gedanken noch verstärkt. Es geschieht also auch über eine solche Konfrontation, dass deine Probleme sich lösen können!

Du scheinst anfänglich nicht wirklich an dein Lebenssteuer heranzureichen. Du siehst die Realität sozusagen leicht trunken-verschwommen-doppelt und fühlst dich nicht wirklich sicher, so hoch über der Erde, wo du nicht direkt mit deinen Füßen den Boden berühren kannst.

Als ob du nichts „davon hören und wissen wolltest", du saugst dich mit allerlei Dingen oder Menschen voll und verlierst dich darin, bis du nahezu nicht mehr bist. Du trittst anfänglich auf der Stelle oder bleibst im Rückstand, aber du siehst nicht, wo der Weg nach vorne liegt. Es herrscht eine Ungeduld, es vollzieht sich ein „Rückgang", weil du nicht wirklich als Ich dein Leben lenkst. Es hat den Anschein, als wolltest du dich verstauen, in etwas oder in jemandem verstecken (das kann deine Arbeit, dein Hobby, deine Familie usw. ... sein) und als wolltest du alles andere, als auf dich selbst schauen; Du WILLST NICHT auf dich SCHAUEN, auf die Realität. Du läufst davon, ja du flüchtest vor dir selbst und versteckst dich in Dingen, die dir eine Art Befriedigung verschaffen, wenn du nur nicht *wirklich* auf dich selbst, auf wirkliche Weiterentwicklung zu schauen brauchst. Du saugst dich jetzt mit der Sache voll, in die du dich hineinstürzt, wie eine Biene an der Blüte, und du möchtest nichts anderes hören. Das ist noch kein wirklich kreatives Leben als Mensch, das ist keine gefühlvolle, aufbauende Existenz, sondern eine Flucht vor der Realität, vor der Ich-Werdung.

Du fühlst dich der Riesen-‚Maschinerie' des Lebens ausgeliefert, du fühlst dich wie eine Nummer, wie ein kleiner Bestandteil des Geschehens, zu dem du nicht viel zu sagen hast. Auf diese Weise erscheint dir das Leben überwältigend, geradezu abstoßend und dunkel. Aber du drehst dich im Hamsterrad und machst mit; du erfüllst deine Aufgaben und lebst weiter, wie ein Rädchen in der Maschine. Vage, unbestimmte, dunkle Ängste können dich überspülen, solange du dich deinem warmen Herzen verschließt, solange du nicht siehst, wie das Leben *wirklich* funktioniert, solange du vor dir selbst auf der Flucht bist.

Du weigerst dich, du sträubst dich; du möchtest nur saugen und kritisieren, in den Tiefen untertauchen (deinen Kopf einziehen); ein ehrliches und offenes in Frage stellen oder Betrachten des Lebens scheint zu Anfang nicht möglich zu sein!

Du hältst alles bedeckt, du beschützt dich, sicher unter dem Ziegeldach, aber zugleich hältst du dich sozusagen vor dem Leben verborgen. Du suchst nach Schutz und Sicherheit, aber dich zu einem wahrhaftigen und fundamentalen Gefühl der Sicherheit hin zu entwickeln (auf deiner eigenen Basis), das strebst du nicht an.

Kernrichtung

Sei jetzt vollkommen offen für dich, für deinen Wert und deine Möglichkeiten; dränge dich nicht länger in den Hintergrund, und lasse dich jetzt *wirklich* geboren werden, unabhängig von anderen, in Liebe zu dir. Erst dann wirst du *wirklich* von deiner Basis aus wachsen können, nicht davon ausgehend, „was eine Gesellschaft oder was andere von dir erwarten".

Wage es, du selbst zu sein, komme zu Bewusstwerdung: Stelle Kontakt zum Tiefsten in dir selbst, zu deiner Intuition her, und bestimme jetzt auf ganzheitliche Weise deinen Lebensweg! Erkenne den Wert eines Inhaltes und die Relativität von Image und äußerem Schein. Komme zum Wesentlichen deiner selbst, zum Kern des Lebens, und sei deiner einzigartigen Natur treu; niemand außer dir selbst kann dir den Weg weisen, der gut für dich ist. Setze anderen gegenüber deine Grenzen, und komme zu Kommunikation mit Menschen, denen du begegnen möchtest; lasse dir nichts aufdrängen.

Höre auf damit, dich zu verstecken, dich nicht *wirklich* sehen zu lassen. Komme so zum Vorschein, wie du im Kern bist. Sei nicht abweisend, verberge dich nicht hinter Menschen und Dingen, sondern bekenne Farbe, und zeige dich vollkommen! Hole dich jetzt ehrlich und aufrichtig auf die Erde; stehe dazu, wer du bist. Keine Flucht, kein Theater, kein Versteckspiel, keine Vogel-Strauß-Politik, sondern ein Über-Wasser-Kommen mit Menschenkraft und Selbstbestätigung. „ICH BIN hier!" Gesunde, aggressive Kräfte können jetzt in den Dienst des Lebens gestellt werden. Lenke sie! Mache etwas mit ihnen, und wohne nicht länger im Schatten deiner selbst. Schluss mit Tarnung, Ausflüchten und Alibis, damit, dich nicht zu zeigen, nicht du selbst zu sein. Eine ehrliche Offenbarung deiner selbst an die Welt gibt dir *viel* Gutes und vertreibt zugleich das ganze Gift aus deinem Körper. Manifestiere dich so in der Öffentlichkeit, wie du als ‚Du' wirklich bist, nach Seele und Körper, in aller Ehrlichkeit!

GIARDIASIS

eine Durchfallerkrankung, die durch den Darmparasiten Giardia lamblia verursacht wird

---

Kernursache und Kernlösung

Eine reife, rote Frucht bietet sich an: Sollst du sie aus Dankbarkeit essen, *darfst* du wohl?? Oder *darfst* du nicht?? Zweifel bezüglich deiner eigenen Wünsche und deiner eventuellen Begierden. Jeder Mensch darf und kann Wünsche haben, das ist ganz menschlich; es läuft nur dann schief, wenn jemand zwanghaft unbedingt und per se dieses oder jenes *‚haben' MUSS!* Er saugt sich dann sozusagen an dem Gegenstand oder an dem Menschen fest, wonach er sich sehnt, und „verliert" sich darin. Er ernährt sich dann durch den / das andere(n), anstatt sich selbst zu erfüllen. Oder wenn er beispielsweise in sexuellen / sensuellen Zwanghaftigkeiten seine Grenzen überschreitet, ohne dass er sich beherrschen will: Er möchte dann als Blutsauger den anderen / die andere leidenschaftlich aussaugen: Es ist animalisch, die eigene Leere füllen zu wollen..., anstatt die eigenen Energien in kreativem Sinne zu entwickeln.
Außerhalb von sich zu begehren, unbedingt etwas haben zu wollen..., damit ‚verbrennt' ein Mensch sich selbst. Das dankbare Genießen herrlicher Dinge hingegen, vom Herzen aus: Das hat eine regenerierende Wirkung. Der Mensch isst die herrlichen Früchte, die Sträucher und Bäume ihm schenken, mit Vergnügen... Er genießt das, was ihm gegeben, angeboten wird..., oder er erlebt die Liebe auf höherem Niveau: Die körperliche Freude steht im Dienste des Herzens, nicht im Dienste rein tierischer Genusserfüllungen.

Du verspürst vielleicht eine Art Drang, Begierde, dich immer wieder mit Dingen oder Menschen außerhalb von dir voll zu saugen, du bebst vor rot glühender Erregung, weil du dich zu wenig auf den Reichtum in dir selbst konzentrierst: Die Zeit ist reif,

Freude an dem zu erleben, was sich IN dir befindet, dich nicht länger wie besessen oder voller Leidenschaft auf Dinge und Menschen, außerhalb von dir, zu stürzen. Finde dich selbst…, entdecke dich…, gehe in dich, und entdecke dort die Schätze der Lebensquelle in dir.

Verbrenne dich nicht; greife nicht, begehre nicht außerhalb von dir, lasse die Dinge und Menschen außerhalb von dir los… Sei dir darüber im Klaren, dass du dich eigentlich ganz intensiv und leidenschaftlich danach sehnst, dein ICH auf schöpferische Weise zu verwirklichen! Gehe nicht in den Elementen außerhalb von dir auf, sondern lasse deine Lebensenergien strömen, um dich selbst zu verwirklichen. Begierde macht kaputt: Liebe-Geben hat eine befreiende Wirkung, spendet Licht und Leben!

Je mehr du auch in deinem Kopf, deinem Denken und in deinen begierigen, habsüchtigen *Gedanken* zu Hause bist, umso stärker wird dich das Leben dazu zwingen, ganz in deinen Körper einzutreten, deinen Körper ganz und gar zu hegen und zu pflegen, autonom, ohne dich an Dingen und Menschen, außerhalb von dir, festzusaugen. Kühle dich ab, indem du *ganz nah ZU DEINEM IRDISCHEN KÖRPER kommst, mit ihm verschmilzt, indem du rote, instinktive Energien und habsüchtige, strebsame, erreichende Gedanken in Liebe und Frei-Geben umsetzt…* Du kannst dich nicht in einen Liebesaustausch mit jemand anderem begeben, wenn du nicht zuerst in Liebe mit deinem eigenen Körper verschmilzt. Denn dann suchst du lediglich nach einer Möglichkeit, deine Selbstverleugnung zu kompensieren. Also gehe einen festen Bund mit deinem Gefühl, mit deinem Körper ein…, in aufrichtiger, erhabener Liebe. Du ERFÜLLST dich jetzt selbst und suchst nicht mehr, in den Dingen und/oder Menschen außerhalb von dir, feurig und begierig nach einem Füllsel.

Ein herrlich erfrischender Wasserstrom: durchspült deinen Körper reinigend und befreiend: in Liebe alles und jeden Loslassend… Du ‚brennst' nicht mehr vor Begierde, vor lauter Drang, dich füllen zu wollen…
Du bist dabei, dich selbst zu finden, dich in warmer Liebe anzuerkennen. Du findest das Heiligste in dir selbst; das begierige, habsüchtige, sich festsaugende Tier in dir ist vollkommen bereinigt! Du BIST als ICH, und du GIBST dir und anderen in Liebe, ohne dich noch auf irgendeine Weise wie ein Parasit vollsaugen zu wollen. In einen fruchtbaren, schöpferischen Menschen transformiert!

Ja, du SETZT ALLE DEINE PRACHTVOLLEN, STARKEN, dir unablässig zuströmenden ENERGIEN auf konstruktive Weise, im Dienste des Lebens, ein! Nicht warten, nicht auf der Stelle treten, sondern weitergehen und machen(!): Diese aktive Selbst-Verwirklichung wird dir dazu verhelfen, die letzten Überbleibsel definitiv auszugleichen.

Erkenne also deinen reichlichen Inhalt an, und bleibe nicht, mit deinen Gedanken fixiert, an Dingen oder Menschen außerhalb von dir haften…, baue dich aus, verbrenne nicht auf der Stelle, sondern nutze die Feuerkräfte in dir auf liebevolle, starke und schöpferische Weise; lasse eine freie Durchströmung zu, so dass keine Überhitzung und kein Horten von Energien entsteht. ERDUNG…, *ganz* nah bei deinem eigenen Körper bleiben, ganz intensiv an dir Anteil nehmen… ist absolut notwendig. Gehe nicht zu dir auf Distanz, indem du dich auf Dinge und Menschen außerhalb von dir richtest, lebe nicht zu viel in Gedanken, sondern erspüre deinen Körper von Kopf bis Fuß im Hier-und-Jetzt. Sei der Zeit nicht voraus, fort von dir, sondern bleibe immer *ganz* intensiv in deinem irdischen, körperlichen Selbst präsent. Auf diese Weise verschwindet auch jede Angst und wächst das Vertrauen…[43]

[43] Lies hierzu die Symbolik der Passionsfrucht, des Granatapfels und der Papaya in *Das Füllhorn - Psychologische Symbolsprache der Nahrungsmittel* nach.

Eigentlich möchtest du AUFBLÜHEN! Also verschließe dich nicht, unterdrücke deine Kräfte nicht, balle dich nicht zusammen, sondern lasse dich FREI leben; gib dir allen Raum, und lasse alles und jeden los! Selbst-Werdung ist eine heilige Begebenheit: Mache etwas Prachtvolles aus dir! Singe, tanze, gestalte, spiele, *lebe*... froh und frei.

GLEICHGEWICHTS-STÖRUNGEN

Kernursache

Du verlierst dich zu viel in Nebensächlichkeiten, in Details; du fühlst dich von einer Menge von Nichtigkeiten überrollt. Vielleicht verwendest du zu viel Zeit für dein äußerliches Image, deine Erscheinung oder für oberflächliche Dinge.

Du hältst nicht nur zu viel Details, sondern vor allem viele Gefühle fest: Es herrscht ein Widerstand, eine weiche Durchströmung deiner Gefühle, deiner Herzens-Energien zuzulassen. Du forcierst dich selbst. Du hattest viel zu schlucken, aber du hortest deine ganze Trauer. Du siehst keine klare Perspektive mehr.

Durch Zweifel an dir selbst hältst du viel fest, Sachen und Menschen: Du suchst außerhalb von dir nach den Antworten. Andererseits lässt du dich ergreifen, lässt du dich herunterziehen, weil du in dir zu abwesend bist!

Es gibt einen Widerstand, wirklich vorwärts zu gehen, sich weiterzuentwickeln; du stehst nicht feste auf deinen Füßen, bist dir deines Inhaltes nicht sicher: Du könntest fallen...

Es kann sein, dass du dich mit vollem Elan irgendwo „hineingestürzt" hast, vielleicht in eine bestimmte Richtung, ein Engagement, einen Job, ein Studium..., und du kannst dich nicht mehr bremsen; es war zu früh oder es ist dir zu viel..., du fühlst dich ohnmächtig, die Sache in den Griff zu bekommen. Ängstlich, unsicher..., was nun?

Kernlösung

Auch wenn du schwere Lasten, Berge von Gefühlen schleppst: Gehe auf eigenen Füßen weiter, bremse dich nicht ab, sondern komme zu Bewusst-Werdung deiner Meisterschaft. Sage entschlossen: „Ich werde es *selbst* machen, ich lasse alle Energien durchkommen und lasse jetzt alles los." Beleuchte alles von oben aus: Fühle selbstsicher dein Zentrum, niemand kann über dein Leben bestimmen. Traue dich, durch alle deine Gefühle zu waten, und genieße in Liebe und Freude.

Bleibe nicht an der Bestätigung durch andere, an Details haften, sondern mache dir selbst deinen einzigartigen Wert bewusst, und zweifle nicht länger an deinen Möglichkeiten. Bestimme selbst klar und deutlich, welche die Hauptsachen in deinem Leben sind; lasse dich nicht durch andere aus dem Gleichgewicht bringen. Öffne dein Herz und deine Lungen, so dass du dich nicht um Luft oder Liebe bringst.

GOLD (Au)

Mangel, unzureichende Assimilierung von

Kernursache

Selbstverleugnung, Abwesenheit, Unterschätzung deiner selbst, Selbst-Erstickung, Selbstbeschränkung.

Du bist dem Ganzen nicht mehr gewachsen; du lässt dich jetzt vollkommen durchhängen, du bist mit deinen Gefühlen am Boden. Du vertraust nicht auf dein Ich. Du hast keine Hoffnung, keine Erwartungen. Energien werden unterdrückt, bis du vollständig am Boden bist.

Viele Emotionen werden hinuntergeschluckt; du siehst deine Zukunft schwarz und leblos.

Kernlösung

Eine schöne, starke Werdung deines ICHS: Selbstvertrauen! Entdecke deinen echten wahren Wert!

Die Triumphglocken des Lebens läuten; Freude! ICH *bin,* ich kann, ich fühle mich in meinem Sonnenzentrum sicher und beschützt. Lasse das Lebensrad sich ruhig drehen: ein Strom starker Energie-Entwicklung. Du gestaltest dein Leben auf selbstbewusste Weise. Eine Selbstbestätigung, in Harmonie mit deinen inneren Gefühlen.
Entdecke deinen Reichtum an Talenten und nutze diesen. In Dankbarkeit dich selbst lieben, das Leben genießen, voller Selbstvertrauen. Du machst nun etwas Wunderschönes aus deinem Dasein.

GRIPPE

Influenza
im Unterschied zur Erkältung bricht eine Grippe meist sehr plötzlich aus; es gibt drei spezifische Virentypen, welche jeweils die Influenza A, B oder C verursachen; **siehe auch Infektionen, allgemein**

Glaubst du noch an das System „zufälliger Ansteckung" durch jemand anderen…? So sei dir darüber im Klaren, dass, wenn du nicht auf die Vibration des Grippevirus abgestimmt bist (siehe Fortsetzung dieses Textes), du auch nicht ‚angesteckt' werden kannst.

Unbewusst rufst du eine Ruhepause hervor. Beim „arbeitenden Menschen": das abgehetzte, stressige Leben fordert so viel von dir. Sowohl ältere Menschen, ruhend oder krank im Bett, als auch Babys und Kinder in der Schule, im Ferienlager… können in sich durch innere Spannungen, Gefühle, ängstliche Gedanken und Erfahrungen usw. einen Stresszustand entwickeln. Es wird dir zu viel, auch die Geschäftigkeit um dich herum; du wärest möglicherweise gerne eine Zeit lang in Ruhe alleine…, mit Grippe steht man dir dies zu. Du wirfst den Anker aus.
Die Außenwelt stellt eine Bedrohung für dich dar, du möchtest dich in ein sicheres Schneckenhaus zurückziehen. Du fühlst dich als Sklave eines gesellschaftlichen oder eines anderen Systems; deine persönlichen Gefühle dürfen keine Rolle spielen…, Anspannung, Frustrationen, Trauer…; das Durchbrechen einer Grippe verhindert, dass sich ernstere Krankheiten ankündigen (lasse eine Erkältung, Fieber oder Grippe ruhig durchkommen, unterdrücke es nicht).

Grippe ist also eine Art Zange, die zugleich Schutz bietet. Genau das suchst du momentan auch: einen sicheren Schutz, Ruhe.
Angehäufte Energien (Emotionen, Gedanken, Kreativität) suchen einen Ausweg…
Grippe ist häufig ein Zeichen dafür, dass du unsicher und ängstlich bist „mache ich es wohl richtig?", vielleicht hast du Angst davor, die volle Verantwortung für eine bestimmte Aufgabe zu tragen; du hast Angst vor einem strafenden Finger, die Angst, zu versagen; möglicherweise bist du überbelastet, du arbeitest dich wie besessen mit einer Ellbogenmentalität durch, aber befürchtest, dass dennoch nicht alles gelingen wird…, du fühlst dich wie ein SKLAVE.

Gefühle der Beklemmung, Unsicherheit und Angst, nicht auf deine eigene Basis zu vertrauen: Das zerstört Immunität.[44]
Lässt du dich zu viel von deiner Umwelt beeinflussen: Weigerst du dich, autonom, „aus dir heraus" zu leben?

Selbst leben, nicht dressiert, wie ein Tier im Zirkus. Bestimme deutlich deine Grenzen, voller Selbstvertrauen!
Erlebe deine inneren Kräfte, dein Immunitätssystem, die Fröhlichkeit und die Wärme in deiner ursprünglichen Natur. Fühle dich unter den Menschen willkommen, traue dich, zu genießen; fühle dich sicher in deinem Lebenden Selbst, und rege dich wegen nichts und niemandem auf! Ansteckung geschieht nur dann, wenn du es unbewusst herausforderst (um eine Veränderung in dir herbeizuführen); von Natur aus bist du immun.

---

[44] Siehe die Rubrik *Immunsystem versagt.

Lasse dich nicht durch Negativität in deiner Umgebung beeinflussen: Sei dir selbst treu.

Du erledigst zwar deine Aufgaben, dein Gleichgewicht ausbalancierend, wie eine Henne, über ihren Eiern brütend, du gibst nach links und rechts gleich viel, aber du bleibst in diesem so genannten Idealzustand stecken. Bist du eine Maschine, ein einstellbarer Robotter? Nicht doch? Warum sich wie ein geometrisch perfektes Modell sein lassen, ohne wirklich *‚lebendig' aus seiner ursprünglichen NATUR heraus zu sein?* Du bist nicht „vollendet", du brauchst nicht ‚erstarrt' oder perfekt so zu ‚sein'. Komme zu Leben, offen, direkt und spontan, dich fortwährend zur Entfaltung bringend! Breche selbst aus diesen Gewohnheiten aus, aus dieser selbsterrichteten Struktursäule aus, und mache dich vom Alten los.

Erneuerung! Neues Leben einhauchen. Du als „du"; nicht als Nummer, nicht als Äffchen, die ...zigste Nummer im Menschenmeer. Tarne dich nicht länger mit einer Arbeit, einer Haltung, einer Tradition, einer Familienstruktur oder mit was auch immer. *Gib dir ein „Gesicht", einzigartig und authentisch. Du als du, lasse „Evolution" eintreten, spontanes Wachstum. Lege nichts „fest", lege dich nicht „fest". Oder bist du wie der Baukasten, der Schritt für Schritt zusammengesetzt wird, und in den nur noch das passende Teil eingefügt werden darf?* Nicht doch? Du bist ein Mensch, der für Neuerungen und unerwartete Wendungen, für Anpassungen und natürliche Flexibilität offen sein darf. Deine ‚NATUR' ruft dich!! Hast du sie zu lange unter der Baukasten-Struktur verborgen? *Hier sind Weiterentwicklung, Auftauen, Biegsamkeit zu deiner eigenen Natur hin gefragt.* Du bist doch kein festgelegter Struktur-Apparat?

Mit großen Schritten darfst du vorwärts gehen, in Richtung Unendlichkeit. Mache keinen Punkt hinter dich, hinter das Leben, sondern gehe weiter, mit strammen, raschen Schritten. Stagniere nicht länger in deiner Weiterentwicklung; in alten, verrosteten Gewohnheiten; *lege dich nicht in einem erstickend ordentlich ausgewogenen „System" lahm, worin „der Mensch" verloren gegangen ist! BRECHE aus, und gehe hinaus, breche aus deiner selbst gezimmerten Gefängnisstruktur aus.* SPÜRE diese Ur-Kraft in deinen Armen, deinen Beinen, und bringe dich mit dem *echten* Lebenskern, der in dir wohnt, in Verbindung.

Spüre, wie das Lebensfeuer heilsam deine Gliedmaßen durchströmt, und erlebe Freude daran. Du schreitest, weich und flexibel, kraftvoll weiter und öffnest dich für deine WERDUNG, dynamisch und niemals-endend. Du bist jetzt frei, du kannst für dich und aus dir heraus atmen. Du zeigst, wer du bist; du hast dir selbst ein Charaktergesicht gegeben. Du ERKENNST jetzt dein Sein, deine Einzigartigkeit vollständig AN und versteckst dich nicht länger hinter einem Berg von Papieren, einer Reihe von Entschuldigungen, Gläsern voller Bier oder einer Reihe von Hobbys, hinter einer Krankheit, deiner Unfähigkeit oder hinter *was* auch immer. *Ja: DU bist da... unter und hinter allen diesen Dingen: Lasse dich ruhig sehen, und SPÜRE, wer du BIST! Lebe dann aus diesem wahrhaftigen Gefühls-Sein deines ICHS heraus und ebenso zu ihm hin!*

Das Warum einer GRIPPE, auf globaler Ebene

●

Du hast dich mit einem Grippevirus infiziert und bist erkrankt, und WARUM es immer neue und immer ernstere Varianten des Grippevirus gibt, die eine Epidemie und / oder Pandemie auslösen

Kernursache

Eigentlich bittet dich das Leben um **eine ‚Rettungsaktion' für Mensch und Menschheit**, indem es den Virus auftauchen und in den Menschen eindringen lässt. Damit der

Mensch sich der Tatsache bewusst werde, dass er nicht länger in unbewusstem Sinn in der quasi selbstdestruktiven Weise leben kann, wie bisher. Das Leben will sich schließlich endgültig im Menschen niederlassen, in physischer Unsterblichkeit und schickt seinen Anwalt des Todes (sogenannte gefährliche Viren) gleichsam, damit der Mensch dagegen reagiert und einsieht, dass nicht er, der Virus, die Krankheit, der Tod, Herr und Meister über ihn ist, sondern dass der Mensch selbst als Herr über sein Leben alles in sich hat, um dies (Viruskrankheit, Tod) für ewig zu besiegen.

Bewusstwerdung, Einblicke in Leben und Tod, und die Erkenntnis, dass der Tod nicht unvermeidlich ist: der Grippevirus liefert einen Vorgeschmack darauf.

Eine neue Zeit bricht an. Der Bewusstgewordene Mensch wird sich nun Entscheiden müssen zwischen Leben oder Tod und entsprechend leben.

Nicht jeder Mensch wird mit dem Virus infiziert, nicht jeder Mensch, der mit dem Grippevirus in Berührung gekommen ist, wird krank: manche bleiben gesund, weil der Nährboden für den Virus in ihnen nicht vorhanden ist. Und dieser liegt unter der Oberfläche, auf psychisch-emotionalem Niveau, auf dem Gebiet der ‚Überzeugungen' und Denkmuster, nach denen der betreffende Mensch lebt.

Das Herdengeist-Muster hinter sich lassen und als kleiner Mensch, ganz einzigartig und individuell, zu einem nicht auszurottenden gutherzigen glaubenskräftigen Menschen heranwachsen, der sein Leben in die eigenen Hände nimmt.

Lies auch die Rubrik *Immunitätssystem versagt.*

●

Warum dringt der Grippevirus in dich ein und wirst du dadurch aufgeweckt ...?

Wie ein großer Riesenkürbis[45] mit Klauen greifst du nach der Erde: potenziell vollgeladene Frucht begehrt die Erde und wird / will ..., wie eine Krabbe seine Beine nicht lösen von dem Stückchen Erde, auf dem sie sitzt, instinktiv. Auf der Erde willst du sein, und dies kann dir nicht abgenommen werden. Ein Stück Greifdrang: Instinkt zur Selbsterhaltung, und das ist im Ursprung sehr positiv, aber dann solltest du dich auch anschließen auf das ‚Sein' und selbst nicht GREIFEN, nicht in Gedanken, nicht in Taten, nicht ‚HABEN' WOLLEN. Dieses Greifen schließt schließlich an den Tod an.

Ja, es ist eine Aufforderung, loszulassen, und nach Hause zu kommen in dein ICH, dein SEIN.

Einsehen, dass die Urkürbiskräfte, die in dir sind, nun eine Transformation fordern, ein Umsetzen von Instinktenergien in bewusste Schöpfungskräfte.

Ein anderes Leben, Handeln; aufhören mit der Gewohnheits-Art des Lebens (sogar **unbewusst** denken, erwarten ... wie bei Babys, Senilen, ...) von früher. Beispiele: ‚sein, leben' als ICH statt Dinge ‚haben oder greifen zu wollen', Menschen mit der Ungeduld und Unzufriedenheit, die hiermit einhergehen können; oder Leistungsdrang, Ehrgeiz, von anderen für gut befunden werden wollen, oder Wut, weil man dir nicht gibt, was du ‚haben' willst usw., usw. ... oder wahre Schöpfungskräfte benützen, statt dich im ‚Geist' zu verlieren oder in Drogen, Alkohol, leerem Sex zur Selbstbefriedigung oder Befriedigung des anderen, dich zu verlieren in einem oberflächlichen Tun und Lassen, Spielchen, in stundenlangem Fernsehschauen, in Nörgeln und Tratschen, usw. ... kurz: eine Aufforderung, BEWUSST und LIEBEVOLL GEBEND auf der Erde zu sein.

Du suchst unbewusst einen Kanal, um deine Gefühle abzulassen, wie der Urin, der das Metallrohr des Urinals sucht, um das Wasser des Mannes hindurchlaufen

---

[45] Lies über die tiefere symbolische Bedeutung des Kürbisses in *Das Füllhorn - Psychologische Symbolsprache der Nahrungsmittel.*

zu lassenwenn, während dieser hoch über der Erdoberfläche nach unten blickt. Auf diese Weise befreit er sich selbst, aber es bleibt dabei, dass er *sehr* weit von / über der Erde steht, sein Kopf hoch-oben, distanziert. Der Grippe-Virus und sein eventueller Fiebergehilfe[46] sind wie ein ‚Anstoß', bieten dem Menschen die Möglichkeit, mit dem ‚Irdischen' in Verbindung zu treten: der Grippevirus kann u.a. deswegen eindringen, weil es eine Distanz zwischen dem Menschen und seinem Selbst, seinem Inhalt, seinen Gefühlen, seiner wirklichen tiefen Art, seinen Urkräften, seiner potenziellen Transformations-Energie gibt.
Ablassen zu wollen (und das ist an sich gut, dieses Ventil), ständig, gleichsam ‚Wasser' lassen zu wollen (Symbol für angestaute oder nicht geäußerte Gefühle, unterdrückte Kreativität), Öl (Energien nicht auf bewusste Weise genutzt haben), Eiter (das Leben als schwer und dunkel betrachten), Dreck, pechschwarze Emotionen, Stress usw. ... was auch immer in einem laufenden Strahl zur Erde abfließen will, es ist der Wille, sich des Schmutzes entledigen zu wollen, der im Körper abgelagert war, in den Nieren z.B. ; man reinigt sich auf diese Weise selbst: indem man es frei strömen lässt. Bevor man neues Öl in ein Auto gießt, lässt man erst das alte, gebrauchte, nicht mehr sehr saubere Restöl ab. Lass es laufen. Dies ist nötig, um zu absoluter Reinheit zu kommen.

Wie ein Tier, das sein Maul sehr weit öffnet, um dann das zu empfangen, was ‚hereingeflogen kommt', dies also zu fangen und zu verzehren, gierig, aber passiv; er wartet geduldig und dabei ist kein aktiver Sprung vorwärts spürbar. Wie ein kleiner Vogel, der wartet und weiß, dass ihm von seiner Mutter sowieso etwas zu essen gebracht wird, was dann wiederum symbolisch steht für den unbewussten Vertrauensinstinkt im Urschoß. Nicht als ‚ICH' wirklich unternehmen: man lässt sich hängen, oder der Mensch lässt sich von anderen leben, oder einfach, in Unbewusstsein: der Virus hat es leicht hereinzukommen.

Das weiße Klosettbecken läuft über, ein großer breiter Strahl strömt nun über, aber es erweist sich nun als reines Wasser: das überschüssige Wasser läuft über den Rand erdwärts, gleichsam unaufhaltsam.

Deinen Unterarm[47] legst du quer auf die Saiten einer Geige oder einer Gitarre, verhindernd ... , verbietend, vermeidend, so dass kein Klang aus dem Schallkasten strömen kann: du übst starken Druck darauf aus, als ob du sagen wolltest: ‚Nein, dies ist nicht erlaubt'. Dies ist in diesem Fall Strenge dir selbst gegenüber: als ob du verhinderst, dass deine Talente, deine schönen Gefühle, deine goldenen Klänge sich exteriorisieren würden. Ein etwas versteifter straff-gespannter Oberkörper, Schultern, Oberarme, die Schulter und der Kopf vor Kälte bebend, so scheint es nun, als ob du ein Ei hast und es nicht legen kannst. Ängstlich mit den leicht aufgerissenen Augen schauend und keine Sicht / Griff auf deinen Unterkörper bekommend, als ob du nicht Herr bist, weder über deine Gesamtheit, noch über dein gesamtes körperliches Sein, noch über deinen Lebenslauf. Du kannst es alles nicht mehr in die richtigen Bahnen lenken, Hilfe, was soll ich nur tun? Du scheinst unter elektrischer Hochspannung zu stehen und zugleich ‚abwesend' zu sein als ICH, das dein Leben lenkt.

Kernlösung

Lass deine Basis, deinen Körper, dein ganzes ‚Sein' sich auf der Erdoberfläche auffächern. Als ob dein lebendes Selbst dich bittet, ganz herunterzukommen, *auf der Erde weit gespreizt, so dass ‚der Geist' dich nicht mehr im Griff hat.* Der ‚Geist' ist natürlich in erster Linie der eigene Geist, der Kopf, das Denken, das Im-Geist-Sein statt eins mit der Erde zu sein, mit dem

[46] Lies über die Bedeutung vom *Fieber in der betreffenden Rubrik.

[47] Lies über die allgemeine Symbolik des *Unterarms in der betreffenden Rubrik.

Körper / dem Gefühl. Dem großen Abstand zwischen Geist und Erde ein Ende zu machen: dich selbst sanft hinlegen, dich ausstrecken wie in einer runden Form auf der Erde. Nichts kann mehr weg von dieser Erde, kein einziger Teil von dir. Ein ewiger Verbund mit der Erde.

Wie das Alphorn, das sich mit seinem Schallloch zur Erde herunter begibt und von dort aus sein tiefes Bassgeräusch hinausströmen lässt, um die ganze Welt. Das Rohr, durch welches das Geräusch strömt, sucht vom blasenden Mund aus erst die Erde da unten und dieser prachtvolle Klang breitet sich dann *spürbar* aus. Es ist deutlich: *sprich und äußere dich weder von deinem Kopf aus, noch von ätherischen Sphären aus, noch aus einer Art Abwesenheit in deinem körperlichen irdischen Sein heraus, sondern von deinem Herz- und Bauchzentrum aus, von deinem Seins-Zentrum aus. Fühle! Fühle und lebe von deinem irdischen Körper heraus, lebe nicht von Kopf und Gedanken aus; lasse dich erst liebevoll herunter in deinen Körper... in dich selbst, zum Boden deiner selbst, der Erde. Du bist nun eins mit deinem Körper,* völlig in deinen Körper hineingekommen. Du bist in keiner Hinsicht mehr weg vom irdischen Hier-und-jetzt-Sein!

Dies ist schließlich eine Voraussetzung dafür, dass du dasjenige in dir entwickeln kannst, was die Lebensquelle letztlich mit dem Menschen vor hat, oder was unser höchsteinzigartiger Selbstkern mit uns selbst beabsichtigt: die Evolution zu körperlicher Unsterblichkeit, beginne jetzt damit. Der Mensch braucht nicht zu leiden, zu sterben, Abschied zu nehmen beim Tod geliebter Freunde: einst hat der Mensch sich diese Begrenzung selbst auferlegt. Die Zeit bricht nun an, in der der Mensch erkennen kann, wie er dies umkehren kann ...[48]
Aber ... ein jeder ist frei in der Wahl seines eigenen Weges.

[48] Lies hierüber mehr in *Neue Tage* von derselben Autorin. Dieses Buch ist bei Erscheinen des vorliegenden Werkes noch nicht in deutscher Übersetzung erhältlich.

GRÖSSENWAHNSINN

Megalomanie

Kernursache

Ein Zwiespalt: Einerseits gibt es deinen tiefen Kern, andererseits die Art und Weise, mit der du der Welt begegnest; ein zerrüttetes ICH.
Dein tiefstes Ich lebt untergetaucht, ist ängstlich und fühlt sich schlecht. Du hältst diesen vermeintlichen Mülleimer verschlossen, in der Angst vor dir selbst. Zweifel und Unsicherheit.
Du fürchtest, dass andere das so genannte „Schlechte" in dir sehen könnten, in der Angst, dass du in die (Macht-)Fänge anderer geraten könntest... Ängstlich versteckst du deine Gefühle.

Auf der Flucht vor dir selbst würdest du zu aller Welt Kontakt suchen: Du suchst für dich nach Bestätigung. In übertriebenem Sinne kompensierst du deine Selbstverleugnung, deine Selbstunterschätzung, indem du dich betont nach außen hin manifestierst. Du gehst mit geschwellter Brust, die Welt liegt dir zu Füßen...: So fühlst du dich gut, denn es füllt die enorme Leere, die du in dir selbst erzeugt hast.

Möglicherweise bist du, infolge deines Selbstbildes, tief verletzt, durch eine mächtige Autorität über dir streng dominiert worden; diese Ohnmacht, dieser Schmerz sucht sein Heil im Größenwahnsinn, aber es ist Blindheit, nur Flitterwerk.

Kernlösung

Erkenne also jetzt deinen wirklichen inneren Wert. Fühle deine tiefen Unterströme, dein kernartiges Selbst, und lasse deine Gefühle von hier aus frei aufblühen. Empfinde deinen persönlichen Grundton, und messe dich nicht mehr an anderen, an der Außenwelt. Das Gold liegt in dir selbst, zweifle nicht daran. Mache dir nichts weis, verstecke dich nicht hinter Selbstbetrug: Komme ehrlich zu dir, und entdecke deine

reiche Gefühlswelt, in der nichts Schlechtes oder Bedrohendes haust. Ersetze Größenwahn durch wahrhaftiges Selbstvertrauen.
Es liegt eine wahnsinnige Größe in jedem Menschen; es ist also nicht notwendig, sich mit fernen Träumen aufzublähen.
Komme zur Einheit in dir selbst.

GUILLAIN-BARRÉ-SYNDROM

zumeist vorübergehende Nervenerkrankung (vielfach nach Infektion, Impfung oder Operation) mit Kräfteverlust (vor allem in Beinen, Armen, Gesicht), auch Gefühllosigkeit, selten Atemprobleme

Kernursache

Aus der Überzeugung heraus leben „es ist zu bedauern, es ist schade, ich habe kein Glück gehabt, ich habe gerade das Schiff verpasst, verdammt..." führt immer wieder zu Lebensumständen, die dir das Gefühl geben, dass das Glück dir mal wieder gerade entronnen sei. Eine Botschaft, die dich veranlassen soll, dir die Worte „es ist zu bedauern" und „jetzt habe ich schon wieder daneben gegriffen" genau anzusehen: um einzusehen, dass nichts ‚einfach so' geschieht, dass du bestimmst, was in deinem Leben geschieht, auch wenn es sich bisher auf unbewusste Weise vollzogen hat. Wenn du nach der Überzeugung lebst, immer wieder genau neben das Glück zu greifen, dann legst du deine Zukunft natürlich negativ fest. Wenn du dein Leben vom ‚Haben' ausgehend ausrichtest, davon, etwas bekommen und begehren zu wollen..., dann wird es dir immer wieder aus den Händen genommen werden, um dich zu lehren, dass du mit Begehren auf deinem Lebensweg nicht weiterkommst.
Erst wenn du das ‚Haben Wollen' vollkommen losgelassen hast, streut das Leben alles in deinen Schoß, was gut für dich ist, zu besitzen, nicht mehr und nicht weniger. Es wird dir an nichts mangeln, du wirst niemals das Gefühl haben, dass dir etwas weggenommen oder nicht gegeben wird: Du regst dich auch nicht länger über etwas auf, was dir sozusagen zustünde, dir jedoch abgenommen wurde.

Du holst ein solches Signal zu dir, weil du das Leben noch zu sehr von dem Standpunkt her betrachtest, dass du „glücklich" wärest, wenn du dieses oder jenes hättest; du solltest jetzt einsehen, dass, solange du dich in deinem Leben auf diese Weise einrichtest, dein Weg in Leid und Tod mündet. Auf dem Weg des Lebens hingegen weißt du, dass alles auf deinen Weg kommt, was im rechten Moment gut für dich ist; nichts wird dir genommen werden.

Wut um das, was du verpasst hast, Wut um das, was hätte sein können..., Bedauern um das, was nicht hat sein können oder darum, was geschehen ist, macht keinen Sinn. Komme zur Einsicht in das Warum, trauere nicht, bedauere nicht und lasse los.
Lerne, dich nicht länger auf das nicht oder wohl Haben-Können bestimmter Dinge, Menschen oder Umstände zu konzentrieren. Fixiere dich nicht weiter auf die Tatsache, dass du etwas per se bemächtigen oder besitzen müsstest, um Glück empfinden zu können: Das ist eine Lüge; wahre Freude und Glück existieren unabhängig davon. Fixiere dich niemals auf etwas, das sein müsste..., denn das stimmt nicht. Die Lektion, die dich lehrt, alles loszulassen.
Zu wissen, dass du dein Leben selbst gestalten kannst, dass das Leben dir alles zum rechten Augenblick geben wird, wenn du nur mit positiven Absichten, in Güte und Liebe dein Leben führst.

So richte dich im Vertrauen auf das, was das Leben dir zu bieten hat, in reiner Dankbarkeit um dein Sein, und alles, was dort sein darf, wird da sein. Wenn dir etwas abgenommen wird, ist es deshalb, weil es nicht gut für dich ist; wenn du immer wieder neben den Hauptpreis greifst, geschieht dies, um dir deutlich zu machen, dass es gar nicht gut für dich ist, jetzt beispielsweise mehr ‚Geld' zu besitzen.

Kernlösung

Greife nicht, sondern lasse alles los, und komme zur Freude um dein Sein. Richte dich nicht länger auf das, was nicht sein kann, sei nicht länger wütend auf das, was du verpasst oder wieder einmal verpasst hast. Richte dich, voller positiver Erwartungen, von der Überzeugung ausgehend aus, dass alles zu deinem Glück da sein wird, denn du bist glücklich und zufrieden mit dir selbst und damit, was JETZT IST, ohne dir mehr zu wünschen oder zu begehren. Jetzt sorgt das Leben für dich. In diesem felsenfesten Glauben an Glück, in dieser Dankbarkeit für alles, was jetzt für dich bereitgestellt wird…, kann dein Körper genesen.

Die Überzeugung, dass du dein Glück nicht in der Hand hast, ist verhängnisvoll. Kehre diese Überzeugung um: Pech existiert eigentlich nicht. DU HAST DEIN LEBEN in der Hand, auch deine Gesundheit, mache also etwas daraus. Nur du stehst an der Spitze deines Lebens…, oder *lässt* du dich noch länger leben, machst du dir noch länger weis, dass dich alles einfach so ‚überfallen' kann, dass das Unglück dich einfach so treffen kann? Dann tust du dir selbst weh!
Höre auf damit, dir weiszumachen, dass du dich selbst nicht zu Freude und Glück und Gesundheit führen kannst. Du musst nur daran glauben, dass allein du Leiter deines Lebens, deines Körpers bist, und dass die Lebensumstände, die sich auf deinem weiteren Weg zutragen werden, die Folge der Überzeugungen sind, die du jetzt in dir aufbaust! Mache also etwas Wunderbares daraus, und führe dich zu Gesundheit.[49] GLAUBE an die Fähigkeit in dir, dein Leben zu Freude und Gesundheit führen zu können…, und in diesem Glauben wird das Leben dich belohnen! Du bist nicht ohn-mächtig, du bist kein Opfer von „Rückschlägen“, auch wenn du dies bislang dachtest… Allein du hast dein Leben in der Hand.

Also stehe entschlossen am Steuer deines Lebenswagens, und lenke jetzt in die Richtung, die das Leben dir vorgibt! Alles hat seine Seinsgründe, versuche zu begreifen „warum“, folge den Signalen auf deinem Weg, und heile dich nun Schritt für Schritt. Es liegt alles in deinen Händen. Versuche nicht zu „haben“, denn das hat nichts damit zu tun, dein Leben in die Hand zu nehmen, sondern führe dich aus der Überzeugung heraus, dass du das Glück, die Freude und Gesundheit verdienst, ohne dass du dafür etwas Besonderes „haben“ oder bekommen müsstest.

Von der Dankbarkeit um dein Sein ausgehend führst du deine Lebenskräfte auf meisterhafte Weise, ohne zu ergreifen. Du gibst dich dem herrlichen Leben hin, im vollsten Glauben, dass du das Glück verdienst. Und du bist für alles dankbar, was das Leben dir bietet, ohne mehr zu wollen, also auch ohne zu bedauern, was „nicht“ ist.

Siehe ggf. auch *Autoimmun-Erkrankungen

[49] Lies hierzu mehr im ersten Teil dieses Buches nach.

H

DAS HAAR, DIE BEHAARUNG

Psychologische Übereinstimmung

Eine starke, kraftvolle Konzentration von ‚Geistesenergien' im Körper; das wohltuende, durchwärmende Gefühl, das du mit jeder Faser deines Körpers empfindest. Alle Kräfte in deinem Zentrum vereint. Unter der Obhut deines Bewussten Ichs durchdringen tiefe Kräfte aus deinem Selbst jede Zelle.
Mächtig über dich herrschen. Ein Gleichgewicht zwischen dem Bewussten und Unbewussten anstreben und eine fortwährende Transformation zulassen: eine Umsetzung von Instinkten und primitiven Emotionen in Bewusstsein und Kreativität.
Das Wachstum eines Menschen: ein reibungsloses Wachstum der Haare, ohne Übertreibung. Die Einheit Mann-Frau in jedem Menschen für sich.

Unser bewusstes Ich, hier-und-jetzt auf Erden präsent, hat seine Wurzeln in einer anderen Dimension. Die Körperbehaarung vergegenwärtigt genau das Ineinandergreifen dieser zwei Welten: des geistigen Bewusstseins in der Materie. Die Hülle, die nach ihrem Inhalt sucht und zugleich daraus erwachsen ist: eine tiefere Dimension, die hinter dem Irdischen liegt. (Das bedeutet in keiner Weise, dass jemand, der keinen Haarwuchs hat, möglicherweise einen „Mangel" an Inkarnationskraft hat. Es geht hierbei lediglich um eines von vielen Symbolen dessen.)
Das Verwurzelt-Sein des Haares in der Haut spiegelt das Verankert-Sein des Bewusstseins in der Materie wider. Die Menschwerdung: ein bedeutender Weg zur Manifestierung von Liebe, die durch das Herz symbolisiert wird.
Eine Struktur wird in der physischen Existenz ausgebildet. Die Versöhnung des „Materiellen" und des „Geistigen" in einem Menschen.

Das eine nährt das andere, das Bewusstsein nährt den Körper. Haarwuchs wird durch Leben spendende Kräfte gebildet, die aus dieser anderen Dimension aufsteigen, aus deinem tiefsten zugrunde liegenden Bewusstsein, das immerzu vorantreibt und deinem Körper Gestalt gibt.
Die Haare sind empfindsame Antennen; sie reagieren sehr sensibel auf die Impulse, die du energetisch empfängst oder aussendest. Magnetische Entladungen, elektromagnetische Spannungen, schwer geladene Energiefelder (Gedanken, Emotionen…) finden recht schnell ihren Niederschlag in den Haaren.

Die Haare versinnbildlichen folglich auch die Art und Weise, wie du mit dem Austausch deiner ‚unbewussten' und deiner bewussten Welt umgehst: Lässt du eine weiche Strömung zu, im Vertrauen…, oder blockierst du diesen energetischen Fluss durch Spannung, zu starre Strukturen, Stress, Beschränkung auf das „Verstandesmäßige", das „Männliche"?
Fühlst du die stabile Basis tief in dir, traust du dich, auf deine Wurzeln zu bauen? Handelt es sich um eine schöne Wechselwirkung zwischen dem intuitiv Gefühlsmäßigen, als Wiedergabe des „Unbewussten", einerseits und dem rational Denkenden deines Bewussten Ichs andererseits? Eine friedliche Harmonie führt hier zu gesundem Haarwuchs.

Das, was bei einem Mann zumeist in unergründetes Gebiet geleitet wird, ins „Unbewusste“, ist vielfach die Intuition, das weiche Gefühlsmäßige, das impulsiv Künstlerische, das Biegsame, das Zuhörende, mit anderen Worten das, was man als „weiblich“ abgestempelt hat. Das Unbewusste wird hierdurch häufig als weiblich angesehen; das ist nur die halbe Wahrheit. Durch Unterdrückung dieser intuitiven Seite, indem man sich auf das einseitig Rationale zuspitzt, indem man nicht auf das tiefste Selbst vertraut, kann schließlich Haarverlust oder Kahlheit die Folge dessen sein. Das Gleichgewicht zwischen den so genannten ‚männlichen und weiblichen' Hormonen, wird auch gestört sein.

Künstler, Frauen, Hippies, bestimmte Philosophen... tragen, vielfach unbewusst, langes Haar als Symbol für das reichliche Durchströmen unbewusster, intuitiver, spontaner Energien, die aus dem inneren Selbst emporsteigen; Punks weigern sich, noch länger auf gleich welche Autorität zu hören, ihr innerer Drang nach Eigen-Autorität schreit zum Himmel, sie protestieren in allen Farben.

Samson stellte die Autorität nicht in sich selbst, sondern in sein Haar, in einen Gott außerhalb von sich. Das Haar symbolisiert lediglich unbewusste Kräfte, aber jemand mit einer Glatze hat ebenso viel innere Autorität wie ein Wuschelkopf. Jeder Mensch kann sich jederzeit seines inneren Wertes, seiner Quelle bewusst werden und sich ihnen voller Vertrauen hingeben. Solange sich ein Samson rein am „äußeren Selbst“ festhält, an einer Autorität außerhalb von sich, erkennt er nicht, dass das Haar gerade diese Kraft des Menschen ‚symbolisiert': Die Fähigkeit des Menschen, aus dieser inneren Gottesquelle endlos Energie zu schöpfen, die göttliche Quelle, die ihre Wurzeln in einer anderen Dimension hat und auf die er vollkommen vertrauen kann, aber die gleichermaßen eine Verantwortung abverlangt, sein Leben mit dem Bewussten Ich zu gestalten, es feste in die Hand zu nehmen und im Übrigen zu vertrauen! Das lockere, weiche Haar: die Wellenbewegungen fortwährender Materialisierung durch die Kraft unseres Kernes, der diese entstehen lässt!

Und... wenn beim Menschen die Zeit angebrochen ist, „kahl“ zu werden, dann bedeutet dies nichts Negatives. Der ‚weise' Mensch weiß darum.

Graue, weiße Haare

Das Ergrauen ist wie ein Aufruf des Lebenden Selbst, das ICH zu einer totalen Befreiung zu führen. Das ICH verschafft sich Gehör und bittet jetzt um die volle Aufmerksamkeit. Vielfach wird dieser Aufruf zu Aufmerksamkeit für das SELBST auf eine fälschliche Weise gelöst: Man schenkt sich selbst jetzt mehr Aufmerksamkeit, indem man sich die grauen Haare im Spiegel ansieht, oder man schenkt dem Haar viel Aufmerksamkeit, indem man es mit einem Tönshampoo „wäscht“, oder es ist einem wichtig, mehr Zeit auf dem Friseurstuhl zu verbringen...: Das ist natürlich nicht die Absicht des Lebenden Selbst!

Wirkliche Befreiung beinhaltet, dass man jetzt einmal *wirklich* beginnt, aus sich selbst heraus zu leben, nicht immer in der Sorge um andere oder nach dem prüfenden Blick der Außenwelt lebend... Der Mensch wird jetzt dazu angehalten, auf entspannte Weise aus sich selbst heraus zu leben, ohne sich durch andere aufhetzen zu lassen, ohne sich selbst in eine Stresssituation zu drängen.
Graue Haare sind keine Krankheit: Es sind Signale, die den Menschen gemahnen, jetzt auf das eigene Gefühl zu hören. Der Verstand sucht seinen Weg zur Weisheit, indem er mit dem Intuitiven, mit dem tieferen Gefühlsleben eine Ehe eingeht.

Die Zeit dafür ist jetzt gekommen. Hast du als Mensch bisher an der Außenseite gelebt, dann beginnen jetzt die unterirdischen Ausschachtungsarbeiten: Kümmere dich nicht um die Außenseite, sondern beginne jetzt mit einer Transformation von innen heraus. Der Maulwurf gräbt nun seine unterirdischen Gänge und richtet dort sein Leben auf komfortable Weise ein. Hat das beschränkte Ego bislang das Sagen gehabt, so ergreift jetzt der große Meister im Menschen das Wort. Ob ein Mensch nun dunkle oder graue Haare hat, einen Wuschelkopf oder eine Glatze, das spielt im Grunde keine Rolle: Was sich im Kopf selbst abspielt, das ist wichtig.

Grauweiße Haare sind kein negatives Signal, Ergrauung weist lediglich daraufhin, dass die Zeit gekommen ist, IM Selbst zu graben, nach innen zu schauen, sich zu transformieren. Andere Kräfte rufen jetzt; neue Kräfte verschaffen sich Gehör.

Lasse los, und trete in dein Größeres Selbst ein, hier auf Erden, dazu scheinen die grauen Haare geradezu einzuladen; schade, dass so viele Menschen dies wie ein Loslassen des Lebens selbst empfinden, wie das Eintreten in den Schoß eines Gottes, eines Himmels oder eines Nirwana. Das ist sicherlich nicht Sinn der Sache!

Fixiere dich nicht auf das Äußerliche, sondern kehre dich jetzt tief in dich selbst, so dass sich große Veränderungen vollziehen können. Alle Energien in deinem Körper werden sich nun in den Dienst des Neuen stellen; es versteht sich von selbst, dass bestimmte alte Elemente wegfallen werden, dass sich zum Beispiel Hormone im Dienste des sich erneuernden Körpers einschalten werden.

Die grauen Haare sagen dir: Es wird Zeit, dich jetzt anders auszurichten, dich für eine gründliche Transformation bereit zu machen, wo Leid und Tod keinen Platz mehr haben werden[1]. Lasse nun die Lasten von damals von deinen Schultern gleiten, und kehre dich stark nach innen; öffne dich für das Paradies in deinem Innersten. Das Übrige wird sich dann ganz von alleine ergeben.

Echte Schönheit geht Hand in Hand mit Weisheit und Reiner Liebe.

Silberweiße Haare sind die Manifestierung des innerlichen Wunsches, den unerschöpflichen Strom von Intuition und Gefühlsklängen (Musik, das Weibliche, das Wasser...) aus deinem tiefsten Selbst nach oben zu holen: zu einem Ton, der vor Freude vibriert. Es geht hierbei um die silberweißen, treibenden Kräfte in deinem Selbst: Es sind **die Fäden des „Ursprünglichen Kindes" in dir.** *Diese Kräfte läuten eine Veränderung ein, eine Transformation: Es handelt sich hier um eine Farb-Veränderung, ein Farbe-Bekennen deinem Gefühl gegenüber.*

Daraus spricht die Sehnsucht, dich selbst noch stärker zu einem tiefgehenden, reicheren, spontaneren, freudigeren Gefühlsleben zu erheben. Der innere Wunsch, zu vollkommener Hingabe an die Paradiesische Quelle in dir zu kommen; ein Wunsch, wirklich in dir geboren zu werden. Feinfühlige, silberne Saiten des Lebens-Instrumentes, in nichts mit dem Tod verbunden. Erkenne jetzt diese innere Freude an. Es ist an der Zeit, aus dem beschränkenden Muster auszusteigen und dich dergestalt zu befreien, dass das Leben auf Erden eine reine Freude wird.

Der junge Mensch wächst mit blonden oder dunklen Haaren auf: Es ist seine Aufgabe, die Welt zu erforschen, sich selbst zu erkunden, seine Augen weit zu öffnen und mit allen seinen Sinnen in der verheißungsvollen Welt auf Entdeckungsreise zu gehen; er muss sehr stark in der Materie, auf Erden inkarnieren und lebt auf den Wellenbewegungen seines (für ihn vielfach) unbewussten Selbst. Plötzlich wird ein Signal ausgesendet: Das erste grauweiße Haar ist da. Der Mensch wird von seinem *inneren Engel*[2] bei der Hand genommen, als dieser sagt: „Du musst jetzt eine andere Wendung nehmen; du hast nun ausreichend in diese Richtung gelebt.

[1] Lies hierzu mehr in *Neue Tage.* Dieses Buch ist bei Erscheinen des vorliegenden Werkes noch nicht in deutscher Übersetzung erhältlich.

[2] Hierbei handelt es sich um die ‚Engelstimme' in dir, nicht um irgendeine Engelfigur außerhalb deiner selbst.

Halte jetzt einmal inne…, und trete dann deine folgende Lebens-Phase an." Dieser silberweiße Engel wird den Menschen solange begleiten, bis er da ist, wo er sein muss – in transformierter Form in seinem neuen Leben – und möglicherweise ist sein Haarschopf dann vollkommen weiß oder vielleicht ist er inzwischen ganz kahl geworden; das spielt gar keine Rolle.

Hört ein Mensch auf diese Stimme seines weisen Lebenden Selbst, dann werden Leid und Tod aus seinem Leben verschwinden.
Diese innere Stimme sagt: *So sei jetzt sanft zu dir, sei jetzt lieb zu dir. Komme nun zu innerer Ruhe. Arbeite dich nicht länger kaputt. Genieße das Leben, und sorge jetzt endlich einmal sehr gut für dich selbst. Lebe so, wie du fühlst, leben zu müssen, ohne Zwang, ohne Zeitdruck, ohne dich von anderen, von der Gesellschaft aufhetzen zu lassen. Höre auf dein tiefstes Gefühl…"*
Grauweiße Haare weisen daraufhin, dass sich der Mensch auf den Weg zu den tieferen, zugrunde liegenden Schichten des Lebens begibt. Sie symbolisieren die Vergangenheit, die sich fortwährend abbaut, um im JETZT, auf die Zukunft ausgerichtet, zu einer neuen Farbe zu kommen.

Akute Schockwellen durch Erfahrungen, Probleme oder durch Trauer können mit einer plötzlichen, starken Ergrauung einhergehen: Das weist daraufhin, dass die Erfahrungen, die ein Mensch in diesem Moment erlebt, *eine Veränderung einläuten. Dieser Mensch wird einer Bitte um Transformation in sich selbst gewahr werden, die er beachten sollte.* Er wird ein geistiges Wachstum durchmachen, vorausgesetzt, er vertieft sich jetzt innerlich. Er baut Weisheit auf, wenn er jetzt dafür offen ist, einen Einblick in die tiefsten Regionen seines Selbst zu gewinnen: auf dass der Mensch Licht in die Dunkelheit des Wesens bringen wird, das er früher war. *Der Gang* in das Land der meisterhaften Kräfte hat nun begonnen. Das Gehirn arbeitet jetzt lediglich im Dienst des Guten. Der Mensch hält sich nicht länger im Korsett der Zeit, des Müssens gefangen. In dankbarer Zufriedenheit reinigt er alle Trauer: Er entscheidet sich für das Leben und weiß, dass grauweiße Haare nichts mit Leben oder Tod zu tun haben, sondern mit *einem Aufruf* des lebenden Selbstkerns im Menschen, in eine neue Lebens-Phase einzutreten, wobei sich der Mensch zuallererst von jeder Spannung und jeder Trauer definitiv reinwaschen sollte, und er damit den intuitiven Gefühlsströmen aus dem tiefsten Selbst-Kern einen freien Durchgang verschafft. *Die folgenden Schritte,* die auf diesem freudvollen Weg zu Unsterblichkeit gemacht werden sollten, werden sich allmählich manifestieren.

Ärgert sich ein Mensch über seine grauen Haare? Dann weist dies daraufhin, dass er einen Ärger in Bezug auf das natürliche Wachstum seines Körpers in sich trägt; möglicherweise hat er sich durch die Normen des Äußerlichkeits-Kultes festgelegt; möglicherweise steckt die Angst vor Verfall und Tod dahinter:

Dann weist dies lediglich daraufhin, dass sich dieser Mensch noch nicht für das unsterbliche Leben entschieden hat; wenn er daran zweifelt, trägt er natürlich eine Basis-Angst in sich, die immer wieder hochkommt. Er sollte sich aus diesen Selbst-Beschränkungen befreien! Auch grauweiße Haare sind in Harmonie mit dem Leben; du musst dieses Zeichen nur im richtigen Sinne verstehen. Und es ist durchaus möglich, dass ein Mensch, der sich für einen langen Zeitraum hart arbeitend in einer Stress-Situation hält, innerhalb kurzer Zeit stark ergraut: Dann ist dies die Sprache seines lebenden Selbst, die ihm sagt, dass es jetzt wohl Zeit wird, sich „nach innen" zu kehren, sich selbst zu „geben", dem Kind in sich Aufmerksamkeit zu schenken, tiefere Regionen in sich zu entdecken. Er braucht das Alte dann nicht einfach so „fallen" zu lassen, aber er wird sich innerlich auf eine neue Phase einstellen müssen, in Transformation, wobei auch die äußeren Umstände, infolge der inneren Bereicherung, in einer fortwährenden Bewegung zum Neuen mitwachsen werden.

Zeitlose Kräfte der Freude stauen sich jetzt im Engelshaar auf: Der Engelsmensch gibt sich ihnen jetzt hin und möchte nicht wieder in die Welt von Begierden und Trauer absinken.
Er kehrt sich jetzt Höher und Tiefer in sich und lässt neue Kräfte als wohltuende Strömungen zu; er hört immer wieder auf die Stille in sich und macht sich keine Sorgen mehr über die Betriebsamkeit in der Welt. Er ist weise und schweigt jetzt da, wo es sein muss. Er genießt seine Weisheit und beschließt, diese für ein ewiges Leben auf Erden bereitzustellen.

Grauweiße Haare sind Träger einer Botschaft aus dem tiefsten Selbst, die lautet: „Komme jetzt herein, in dein Selbst, sei hier willkommen, und spüre diese Freude, das große Glück, dich selbst erleben zu dürfen, als ein ICH existieren zu dürfen." Es geht hier um die Kräfte im Selbst, die dich in dein Inneres ziehen, um dich von jeglichem Stress, von aller Trauer, von jeder „Lüge" in diesem Sinne abzuwenden... und dich auf die Suche nach dem Glücklichen verspielten Kind, tief in dir, zu machen.

Ein unbeschreibliches Glück ist die Folge: wenn du dich selbst in dieser innerlichen Geborgenheit der silbernen Mutter befindest. Die Vibration eines grauweißen Haares ist strahlend-kraftvoll und voller Freude.

„Finde das Glück jetzt IN dir selbst!", sagt es dir, „und lasse die Lebenskräfte jetzt frei heraus durch dich hindurch strömen, ohne noch versuchen zu müssen, deine Natur auf eine krampfhafte Weise unter Kontrolle zu halten. Gib dich dieser spontanen Freude hin, du selbst sein zu dürfen. Gib dich jetzt dem Strahlenden, Engelhaften in dir selbst hin, und genieße es. Richte dich nicht auf das Negative, auf die Probleme, sondern auf das Schöne. In deiner Weisheit weißt du, dass dann alles nur noch schöner und heller werden wird. Schenke dieser Einladung zum Eintritt in dein Großes Selbst Gehör, und sträube dich nicht dagegen, indem du dich krampfhaft an den falschen, oberflächlichen oder äußerlichen Werten festhältst."

Ein Zustrom Silberner Energien, die dein tiefstes Selbst dir sendet: Schaue auf diese liebevollen Strahlen in dir, und schenke ihnen Gehör, so dass sich das Kind in dir geliebt und glücklich fühlt!

Haarausfall

Haarausfall kann genauso gut für die Ankündigung des Beginns einer positiven Transformation stehen - ein Neues Leben, neugeboren - wie eine Situation, die einen dazu auffordert, die Lebens- und Denkweise zu verändern. Der nachfolgende Text bezieht sich auf Letzteres.

Kernursache

Du schränkst dein Leben zu stark innerhalb bestimmter Strukturen ein: In deinem Leben wird alles in einen bestimmten Rahmen gestellt; du möchtest alles zu stark abgrenzen; es muss „so" sein und nicht anders, du erlegst dir selbst Verpflichtungen und strenge Regeln auf; du gibst dir unzureichenden Freiraum zum Atmen, um natürliche, spontane Impulse durchströmen zu lassen..., du kontrollierst alles, du hältst dein Leben *zu* beklemmend fest.
Du richtest dein Leben vor allem in *eine* bestimmte Richtung aus, du fixierst dich zu sehr, du hältst fest, du weigerst dich unbewusst, flexibel in alle möglichen Richtungen zu gucken. Es wimmelt vor Haarwurzeln, die hervortreten möchten: Viele Talente, freie Kreativitätspotenz, höhere Energien, intuitive Möglichkeiten bitten um Erlaubnis, durchkommen zu dürfen..., aber du unterdrückst oder negierst es. Das erfordert Transformation!

Kernlösung

Leisten, Ehrgeiz... ist gut, solange es mit der Freude um die Entfaltung deiner kreativen Möglichkeiten Hand in Hand geht, nicht, wenn es Stress mit sich bringt.

Höre auf, unnötige Lasten zu schleppen, lasse alles los und vertraue. Öffne dich für weitreichende Erfahrungen, sei deiner wirklichen Art treu, und forciere dich in keinem Bereich. Lebe entspannt; setze dir keinen Dämpfer auf den Kopf, lasse deine Energien reibungslos durchkommen.

Abschließend: Wenig oder kein Haar…, das spielt keine Rolle. Komme nun zu Weisheit; das ‚Äußerliche' kann dir vollkommen gleichgültig sein. Haare *brauchen* gar nicht ‚wieder' nachzuwachsen!

Regelmäßig kahle (oft runde) Stellen auf dem Kopf (Haarausfall)

die Haare wachsen wieder, fallen dann aber an anderen Stellen aus

Kernursache

Die Saugglocke aus Gummi ist an der Arbeit: etwas Altes, das blockiert und gleichsam die Toilette verstopft, darf nun an die Oberfläche kommen, um entfernt zu werden. Die tiefsten Bodenschichten der Erde, deines irdischen Selbst, müssen gut geprüft werden: was hältst du noch in dir ‚fest', obgleich dies nicht (mehr) nötig ist? Es wirkt so, als ob du keinen klaren Blick darauf bekommst. Ja, frischgrüne, reine Wiesen, danach verlangt es dich unbewusst: Selbst-Befreiung, frische Luft leicht und tief einatmen.

Als ob du *ein Fünfstern* wärest, der noch durchbrechen will / muss: um durch eine der 5 Hauptspitzen zu brechen: um als Meister an der Spitze deines eigenen ICHS zu stehen, als Königsmensch, der seine Energien zu lenken weiß, als ein kräftiger 5. Haus- / Löwenmensch.

Voller Kraft und Inhalt, aber du darfst dich nicht zurückziehen, dieser innerlichen Königswürde keinen Widerstand bieten, sondern solltest sie in gesundem Stolz und liebevoll nach außen tragen. So kann das Gift auch über dieselbe Hauptspitze[3] einen Ausgang finden; die Entschlossenheit durchbrochen.

[3] Die oberste Spitze eines Fünfsterns.

In tiefer Ur-Angst hast du dich möglicherweise zurückgezogen, hast zurückhaltend gelebt; die ‚Frau' in dir ist ausgehöhlt und zu mager, aber unbewusst willst du mit der Mann-Frau-Kraft, die in dir geborgen ist, aufrecht stehen, aus der schwarzen Schlucht herausgelangen. Das optimistisch frohe Licht der Pampelmuse[4], danach verlangt es dich: eine optimistische ‚Sicht' bekommen auf die Dinge in deinem Leben.
Einen toten Zweig nach dem anderen brichst du ab und entfernst ihn aus deinem Dasein. Du brauchst dringend freudige Aussichten.
Du sehnst dich so nach frischer Luft, deine Lungen seufzen, du verlangst intensiv danach, ‚heraus' zu kommen, aus der Situation, dem Zustand, in dem du dich nun befindest. Die Kehle schiebt sich nach vorne, gleichsam wie um zu sprechen, zu rufen, zu schreien: „ICH bin hier, ICH will raus, lass mich geboren werden und das Tageslicht erblicken, froh sein über das Leben selbst!"
Es scheint fast, als ob du alles tief und schwer in dunkle Koffer verpackt hättest; nun fühlst du dich gleichsam durch das eigene Gepäck erstickt und willst du keinen ‚Schimmel' bilden, sondern dich all dieser schweren Sphären entledigen. Es wird dir alles zu schwer.

Kernlösung

Schaue nicht mehr zurück in die Vergangenheit, vor allem nicht in die von anderen, denn du könntest sie in eine/r falsche/n Perspektiven setzen / sehen (in einem falschen Licht darstellen). Weitergehen und nicht umblicken, hole keine alten Sachen aus der qualmenden Schachtel der Vergangenheit und lebe im Jetzt: von diesem Jetzt aus kannst du ein Neues Leben aufbauen! Grabe nur tief in dir selbst, ja: schau dir das Durcheinander aus der Vergangenheit an und sei froh, dass du im heutigen Moment lebst. Mit Dankbarkeit in deinem Herzen gehst du weiter, aufwärts!

[4] Lies über die Symbolik der Pampelmuse in *Das Füllhorn - Psychologische Symbolsprache der Nahrungsmittel.*

Nach oben und weiter blickend zu einem leuchtenden Horizont. Lass die zu schweren Lasten los und gehe mit leichtem Schritt vorwärts, sorglos und ruhig-dynamisch, nun erkennend, dass du alles in deinen eigenen Händen hältst, dass nur du dein Leben in glücklichem Sinne erschaffen kannst! Also, entferne die dunklen Reste, dunklen Überzeugungen und beunruhigenden Gedanken: nimm die Zügel deines Lebens fest in beide Hände: auf dem Weg zu einem königlichen liebevollen Dasein ohne Kummer und Sorgen. Du gibst dich dieser optimistischen Perspektive hin. Ein neuer Start, ein reiner Beginn.

Kahlheit

lies auch den Text zu Haarausfall

Kahlheit muss nicht als negativ angesehen werden, weder beim „Mann", noch bei der „Frau".

Der Prozess des Kahlwerdens weist daraufhin, dass du mit Vollgas (mit dem rechten Fuß) durchstartest, *um das eigene ICH jetzt ohne wenn und aber voranzutreiben. Man hat (unbewusst) den Wunsch, die Essenz des eigenen Wesens zu erleben und ist entschlossen, dies zu tun.* Ein Aufstand. Eigentlich möchte man den allzu umtriebigen Verstand, das Denken und Arbeiten, das in diesem oder jenem Rahmen Funktionieren und Arbeiten Müssen hinter sich lassen. Man wirft diesen Druck sozusagen von sich: Die Haare fliegen dadurch nur so umher. Man möchte sich freimachen: Man entledigt sich des Überflüssigen, dessen, was auf den Kopf drückt...; symbolisch überträgt das Selbst dies als Kahlheit.

Man sehnt sich danach, losgelöst von Pflichten und Gesetzen, von Strukturen und Arbeit, seine Natur ehrlich und frei erleben zu dürfen. Die meisten Menschen hören nicht auf diese Stimme und legen sich weiter im „Müssen" und in „Systemen" fest, in Gewohnheits-Mustern, die man nicht durchbrechen möchte; *einer* der Gründe dafür ist die Tatsache, dass die meisten noch Sklave ihrer Begierden sind, wodurch sie nicht darauf vertrauen, auf eine befreiende Weise vollkommen Sie Selbst zu Sein. Mit der Ratio versuchen sie alles unter Kontrolle zu halten, weil sie nicht auf ihre Intuition, auf ihr Gefühl vertrauen. Spannungen und Emotionen werden unterdrückt; man versucht die innerliche Welt im Griff zu behalten. Kahlheit macht darauf aufmerksam, dass dieser Mensch jetzt auf flexible Weise auf sich selbst hören darf, dass die Zeit reif dafür ist, entspannt durchs Leben zu gehen und ohne Angst auf die tieferen Gefühle, auf die kreativen und kindlichen Energien im Selbst zu hören, die möglicherweise zuvor von einem (inneren) Diktator unterdrückt wurden. Ein Signal, dass das Spontane jetzt durch den zu engen Panzer durchbrechen darf...

Ob man nun viel Haar hat oder ganz kahl ist, das hat im Grunde nichts mit Alter oder Verfall zu tun, wohl aber mit der Sprache, die das lebende Selbst spricht (lies hierzu die Rubrik *Graue, weiße Haare).

Es versteht sich von selbst, dass der innere Selbstkern dieses Menschen, der sich bereits seit Jahren unter Hochdruck gesetzt hat, beispielsweise durch ein mit Stress verbundenes Amt, innerhalb eines einschränkenden Rahmens, ihn immer stärker dazu ermahnen wird, jetzt doch auf eine andere, mehr entspannte Art und Weise zu leben! Er befreit sich unbewusst von dem Druck auf seinem Kopf, indem er sein Haar abwirft; es ist ein Zeichen für die Manifestierung des ICHS. Ärgert man sich darüber, kahl zu werden, dann bedeutet dies lediglich, dass man Kahlsein unberechtigterweise entweder mit „hässlich" verbindet (und dann bedeutet dies lediglich, dass dieser Mensch sich dringend aus dem naiven, beschränkenden Normensystem des Kultes der Äußerlichkeit befreien sollte), oder mit Verfall und Sterben (was absolut einer Lüge gleichkommt).[5]
Lebe! In Freude, in einem ewigen Transformationsprozess.

---

[5] Lies hierzu mehr in *Neue Tage*. Dieses Buch ist bei Erscheinen des vorliegenden Werkes noch nicht in deutscher Übersetzung erhältlich.

Hirsutismus

der übermäßige Haarwuchs mit so genanntem ‚männlichem' Behaarungsmuster bei der ‚Frau'

Was ist ‚männlich', was ist ‚weiblich'?[6]
Die schwarz-weiß Aufteilung in „Männer" und „Frauen" und die zu ihnen gehörenden (äußerlichen) Merkmale sind im Grunde genommen nicht korrekt.
Viele „Frauen" würden für ihr Wohlbefinden / ihre Gesundheit gut daran tun, das „männliche" Element in sich entfalten zu lassen, und vielen Männern wäre es von Nutzen, das „Weibliche" in sich zu entwickeln.
Unbewusst weiß der Mensch darum.
Warum sollte eine Frau keinen Bartwuchs haben dürfen?
Warum sollte der Mann Haare auf der Brust haben müssen? Usw. usf. ...
Der Kult des Äußerlichen schert alles über einen Kamm.
Jede(r) Mann-Frau / Mensch tut gut daran, sich so sein zu lassen, wie er / sie ist, im Gleichgewicht nach Inhalt-Form.

Wenn sich plötzlich, innerhalb kürzester Zeit (oder innerhalb einer bestimmten Lebensphase), nachdrücklich und akut Hirsutismus manifestiert, kann die Frau einen Augenblick innehalten und Folgendes bedenken:

Du bremst dich selbst, du gehst nicht stetig weiter…, dein Gang des Lebens verläuft ruck- und stoßweise, denn du fühlst dich zu unselbstsicher. Unterdrückte aggressive Kräfte. Emotionen beklemmen dich, du kannst bestimmte Gefühle nicht verarbeiten, du hältst sie fest…, du fühlst dich blockiert, du kannst deine Gefühle nicht frei heraus erleben…
Eine zurückgehaltene Wut… anderen gegenüber, aber im Grunde bist du es, die sich nicht traut, selbständig weiterzugehen!
Du versuchst, alles mit deinem Verstand zu erfassen, zu kontrollieren; deine weibliche Gefühlsseite wird unterdrückt; du schätzt dich selbst gering, du vertraust unzureichend auf deine spontanen Impulse, auf dein tiefstes Selbst.

Erkenne das Gold in dir an! Stehe selbst im Zentrum deines Lebens, und bahne dir sicher und aktiv einen Weg, ohne Furcht, ohne Komplexe, ohne Zurückhaltung. Trete mit deinen höheren, schönen Energien in Verbindung, und wage es, auf deine Intuition zu vertrauen.

Höre auf damit, dich unter eine Glasglocke zu stecken, und lebe deine Gefühle voll aus. Schreite vorwärts, ohne zu zögern, und verwöhne dich sanft.

Erkenne das Weibliche vollkommen in dir an. Deine Wut richtet sich im Grunde genommen auf deine „Weigerung, in vollen Zügen zu Leben"; schieße deine Frustration nicht auf andere ab. Steuere deine Energien auf selbstbewusste Weise!

Entdecke den Mann *und* die Frau ausgewogen in dir selbst. Lasse den ‚Haarwuchs' dort sein, wo die Natur in dir ihn sein lassen möchte.

Teile die Menschheit nicht schwarzweiß in ‚die Männer' und ‚die Frauen' auf. Erkenne die Gottesmenschlichkeit in *jedem* Menschen an… Einzigartig und originell ist jeder Mensch auf Erden.

Haarspliss

Kernursache

Du lebst zu angespannt, du schnürst dich zu stark ein; du bist zu hart, zu fordernd dir selbst gegenüber. Du reagierst mit Wut darauf: unterdrückte Aggression aus Machtlosigkeit. Widerstand gegen Festgelegt - Sein.

Du fühlst dich in den Fängen von, unter der Gewalt von, aber im Grunde genommen bist du es, der / die das kleine Kind in dir tötet; du weigerst dich vollkommen, dich für dich selbst, für die spielerische Freude, für das echte Leben zu entscheiden!
Du hast Macht über dich, aber du nutzt sie im destruktiven Sinne. Liebst du dich nicht?

[6] Lies zur Ergänzung die Rubrik Transsexualität: Der „männliche" und der „weibliche" Aspekt in jedem Menschen (siehe Index).

Du nimmst nicht selbstbewusst das Ruder in die Hand: Deine Emotionen, deine Angst, Wut, Enttäuschung, Trauer... bekommen die Oberhand.
Du flüchtest vor dem Irdischen, vor deinem Körper: Du wirst mehr Geist, mehr Gedanke, als es zu wagen, wirklich in vollen Zügen zu genießen, sinnlich im Hier-und-Jetzt.
Du bist wie ein Diktator zu dir!
Eine Spaltung zweier Wege: das Leben oder der Tod?

Kernlösung

Lasse dich nicht verbrennen! Komme wieder in dich selbst, und preise das Schöne in deiner Natur, im Leben! Öffne dein ganzes Sein für schöne Energien: Erlebe das Sinnliche, das Körperliche, das Irdische. Freude um das Leben selbst! Traue dich, deinen Körper, die Blumen, das Köstliche, alles Schöne wirklich zu genießen!

Humor!
Erlebe die Konzentration des Bewusstseins in deinem Körper; stumpfe dich nicht ab, sondern lerne, wieder zu <u>*fühlen;*</u> sei zufrieden und glücklich, schlichtweg um deiner selbst willen! Kraftvolle Energien aufblühen lassen, ohne Strenge. Richte deine Liebe zuallererst sanft auf dich selbst: Verurteile und bestrafe dich nicht wie ein Henker.
Heiße dein Selbst, deinen Körper vollauf willkommen. Entscheide dich für DICH, flüchte nicht länger auf einen Zweitweg, wo du vielleicht mit fanatischem Idealismus die Fahne geschwungen hast.
Hast du Schmerzen, bist du traurig in deinem Herzen, weil dir in deiner Beziehung Unrecht widerfährt oder wegen des Elends in der Welt?
Mache dir zunächst den vollen Wert deines Lebens bewusst: Erst dann kannst du einen ersten Stein einer neuen, schönen Erde legen, in Liebe geboren. Lasse dich jetzt zuerst in dir geboren werden: Schiebe dieses Kind nicht länger weg. Wähle jetzt entschlossen diesen *einen,* frohen Weg; keine Weggabelung mehr!
Spontane Freude, kein ‚Müssen' mehr.

Starker Haarwuchs am Körper

Reichlicher Haarwuchs am Körper beinhaltet *keine* ‚ungesunde' Symbolik: Er weist auf enthusiastische Lebensmotive hin, auf sich nach außen drehende Energien, die vom Kern produziert werden, der so stark wie ein Löwe, so verspielt wie ein Kind, so ursprünglich wie ein Tier ist. Die unbewussten Ur-Kräfte können sich auf starke, kraftvolle, aggressive Weise manifestieren, wenn sie nicht auf wirklich Bewusste Weise geführt werden.
Lässt ein Mensch sich zu viel durch seine unbewussten, instinktiven Kräfte leiten, *lässt* er sich eher durch primitive Energien mitreißen (die sich in Aggression, Drang, Emotionen übertragen können), anstatt *selbst* Bewusst am Ruder zu stehen, dann ist ein „abnormal" starker Haarwuchs möglich.
Über Bewusstwerdung werden alle aufbrodelnden Kräfte, ohne Unterdrückung, frei durchkommen und, unter der Leitung des Bewussten Ichs, auf gesunde, transformierende Weise in kreativen, freudvollen Energien ausgelebt werden.

Schöpferische Impulse, in der Ur-Eigenheit eines jeden Menschen, werden durch die Geschlechtsdrüsen und – organe vertreten: An diesen Stellen trifft man also auch das Symbol dieses primitiven Schöpfungsdranges an, der dem Unbewussten entsprießt: Das Haar; die Umsetzung von Potenz in Verwirklichung in der Materie.

Es ist von großer Bedeutung, deine Existenz nicht einschrumpfen zu lassen, sondern alle deine Kräfte auszuleben, unter Supervision des bewussten Ichs, in Aktion, Kreativität, Gefühlserlebnissen...

Lasse dein Leben nicht durch unbeherrschte, aggressive Kräfte leiten, aber unterdrücke ebenso wenig die spontanen Energien, die sich dir offenbaren: Lasse durchströmen, verarbeite, gestalte, transformiere.
Strebe ein Gleichgewicht zwischen dem „Mentalen und dem Gefühl" an, im Bewusstseinserleben, wo Platz für Entspan-

nung, Genießen, Arbeit, Kreativität ist. Auch ein Gleichgewicht zwischen dem Weichen, Lieben, Kindlichen und dem Aktiven, Kraftvollen.
Ein gesunder Haarwuchs ist die Folge dessen.

Trichotillomanie

übermäßiger Drang, sich die eigenen Haare auszureißen (Kopfhaar, Augenbrauen, Wimpern, Körperhaare)

Kernursache

Zwei Teile kleben an einander; manchmal schon tierisch-sexuell zu nennen. Es scheint sich um eine Art von Selbst-Befriedigungsgefühl zu handeln. Schleimig. Und dann gehört dieses liebartige blondgefärbte Haar dazu oder das sogenannte unschuldige blonde Mädchen, das in weichem Sonnenlicht an Frühlingsblumen riecht.
Es geht hier nicht um eine echte Welt, sondern um einen Traum, eine Pseudo- oder Scheinwelt. Es sind nur Bilder und Gefühle, Energien, die auf tierische Weise magnetisch auf jene wirken können, die auf diese Ebene abgestimmt sind.
Glaubst du es? Gehst du noch im Bloßen Schein? Siehst du nicht, dass dies eigentlich ‚hässlich' ist und von innen verfault?

Um Aufmerksamkeit bitten, unbewusst ... „Aufmerksamkeit, Aufmerksamkeit bitte" ... Er räuspert sich, der Mann, und will die Aufmerksamkeit des Saales; er will etwas Wichtiges erzählen, oder jedenfalls sieht er selbst sich so.

Also: einerseits der albernweiße Weibleinstil mit viel zu schwächlichen lila-violetten Blumen, die falsche Romantik, die für Nicht-Leben steht, und andererseits das rational eingestellte Männliche, mit tiefer Stimme und Chef-Allüren; er, der spricht wie ein hochstehender Steinbock mit Mikrofon in der Hand, der keine Angst hat, und stolz auf seinen ‚ordentlichen' Anzug ist. Zwei Seiten von einer Medaille. Dort, wo der Mensch sich immer mehr in zwei äußerste Teile aufgespalten hat, so dass ein magnetisches Feld gebildet werden könnte und man ‚ansaugt', um wieder ‚ganz' zu werden (der männliche und der weibliche Teil in einem: Der Mensch) und hierzu, um diese machteinsaugende Kraft ihre Wirkung entfalten zu lassen, konzentriert man sich sehr auf die Fragen ‚Wie sehe ich aus? Mit welchen Kleidern und welcher Haarfarbe, welchem Gesichtsausdruck (dem sogenannten lieblichen Lächeln oder dem autoritären mächtigen Blick) soll ich durchs Leben gehen?'

Rote Kräfte, stolze rote Halskräfte wie beim herumtrippelnden Truthahn. Er ist vielleicht dumm, aber zeigt sich schlau und aufmerksam, will alles gut im Auge behalten, doch fürchtet sich instinktiv davor, zu flüchten oder sein lautes Kulekulekule-Lied zu singen. Will seine blauschönen Farben zeigen; in tierischem Stolz, imponieren wollen. Mit affektiertem Benehmen im Sinne von ‚Hast du mich auch gesehen'? Die Hände, auf typische Weise in einander verschränkt, den Kopf zur Seite gebogen, die Augen nach links oder rechts schielend. Mit Macht ... zumindest denkt man dies, denn tatsächlich ist da kein bisschen Macht: es ist eine Null, die sich vollsaugen will mit Hilfe von ziehenden Augen und allerlei anlockenden Beinbewegungen, wie man sie heutzutage in unserer Gesellschaft sieht. Aber das ist nur eine Haltung, es geht nicht einmal um Macht über und das Verführen des anderen, denn dies ist lediglich die Tarnhaltung der ‚Null'. Wie ein leerer Staubsauger: ja, der hat mehr Zugkraft, aber ein Mensch mit menschlichem Niveau ist kein ‚Staubteilchen' ohne jeden Wert, das einfach eingesaugt werden könnte. Nur jene, die sich auch auf Leere-Füllen, Begierde und In-sich-Hineinholen konzentrieren, können wie eine Fliege in ein Spinnennetz fliegen und anschließend verspeist werden.
Silberkette um das Handgelenk: ordentlich oder ‚Flitter', Schein, und ‚gefangen' in diesem Elfen-System aus falscher Unschuld und Verlockung? Silber erzählt uns, dass es um eine gefühls-weibliche Seite im Menschen geht.

Kernlösung

Dies erfordert ein Abkoppeln von dieser Eitelkeit, von diesem Gesehen-werden-Wollen. Kennst du diese Tricks schon lange? Dann lachst du, aber es entgeht dir nicht, wie mitleiderregend sie sind. Also: du hörst schon einmal damit auf, diese Haltung anzunehmen. Du machst nicht länger mit bei dieser karnevalartigen Showveranstaltung.

Sei deiner ursprünglichen Natur würdig. Wische den Lippenstift von deinen Lippen. Wer bist du als Mensch in deinem natürlichen Sein? Sei MENSCH und sprich ohne Schnörkel, ohne äußerliches Gepränge. Kommuniziere nun auf ehrliche Weise mit einem ehrlichen Gesicht. Keine Tarnung, keine ‚Haltung', weder Macho, noch Hure, noch kleines-Mädchen-das-genommen-werden-will.

Du, starker Mensch, du erfüllst dich mit dienem echten Inhalt. Echte Werte sind nun gefragt.

Du schenkst dir selbst gemäß deines würdigen Inhalts die volle Aufmerksamkeit, wodurch das Betteln um Aufmerksamkeit oder das Nach-außen-Auffallen nicht mehr nötig ist. Das edelste Silber spricht über das kräftige, glückliche Lebensgefühl, in deiner Gesamtheit zu ‚sein', das Kunstgefühl angesichts wirklich schöner lebendiger Dinge ... Das kräftigste Mondlicht. Du, nicht nach außen hin prunkend, sondern sicher in deinem tiefen Selbst.

Siehe eventuell auch: Dermatillomanie.

HALLUZINATIONEN

Kernursache

Fundamentale Ängste durch unzureichende Präsenz in dir. Du siehst weder in dir selbst, noch in deiner Umwelt klar: Du lebst zu viel im Geiste, anstatt mit beiden Füßen auf der Erde, hier-und-jetzt. Du erlebst dich als Spieler eines Klaviers mit weißen *und* schwarzen Tasten: Du misstraust den ‚schwarzen' wie etwas Negativem in dir; du hast Angst vor deinen eigenen Tiefen, vor dem „Teuflischen"…, du denkst, dich gegen etwas ‚Schlechtes' in dir verteidigen zu müssen.

Du nimmst schwere Lasten auf deine Schultern, du machst Vieles, weil du es von dir aus „musst", denn du traust dich nicht, deiner spontanen Natur zu folgen.

So entfremdest du dich noch mehr von dir. Es gibt keinen wirklichen Kontakt mehr zu deinem tiefsten Kern; du hast Angst davor, dass irgendeine Kraft dich zerschmettern könnte; du glaubst an negative oder schwarze Energien.

Du leidest unter Wahnvorstellungen, weil du einen Teil von dir, einen wichtigen Teil deiner Emotionen, deiner Sehnsüchte unterdrückt hast: Es war „schmutzig und schlecht" in dir…, aber jetzt kommt dieser verdrängte Teil wieder hoch. Je mehr du davor wegläufst, umso stärker ‚verfolgt' er dich.

Du meinst, eine „Strafe" zu verdienen, jemand ist jetzt hinter dir her, er wird dich ermorden usw. …, auf der Flucht vor dir selbst. Du teilst dich selbst in einen guten und in einen schlechten Teil auf:

Diese Spaltung erfordert eine Lösung, vor allem weil du diesen verstoßenen Teil in dir als eine andere, teuflische Gestalt betrachtest, als jemanden, der dir Böses antun möchte.

Möglicherweise glaubst du derartig an den bösen Teil in dir, dass du dich zuweilen damit identifizierst und Macht oder Manipulation auf andere ausüben würdest: eine Folge deiner eigenen Gefühle von Ohnmacht und Angst.

Kernlösung

Lasse deine Gefühle frei durchströmen. Du bist nicht schlecht: Ändere diese negative Überzeugung in Bezug auf dich selbst. Höre auf mit diesen Selbstverurteilungen; sieh dir dich selbst und deine Umwelt, mit klarem Blick, genau an. Integriere deine

‚negativen' Gefühle vollkommen oder besser gesagt das, was du als negativ ansiehst: Wut, Hass, Rache, Sex, Macht, Groll u. a. Alles ist Evolution. Keine Selbstvorwürfe.
Akzeptiere diese Emotionen, verarbeite sie, laufe nicht davor weg. Lege ruhig alle Macht in dich, ergreife nicht die Macht über andere und manipuliere nicht. Je offener und ehrlicher du zu dir selbst stehst und je mehr du dich selbst kennenlernst, umso stärker kannst du dich weiterentwickeln. Vertraue auf die Güte deines inneren Selbst, und stehe stark und selbstbewusst mit beiden Füßen auf der Erde. Stelle die Autorität in dein Selbst!

DER HALS

verbindet den Rumpf und den Kopf miteinander; hier wird vor allem die Vorderseite gemeint, der hintere Teil des Halses steht unter „Der Nacken"

Psychologische Übereinstimmung

Energie im Überfluss. „Gib ruhig her, ja ich mache das schon, komm, gib mir ruhig alles mit!" Ein unglaublicher Glaube an die eigenen Fähigkeiten, die eigene Kraft, an die Möglichkeit, die in dir steckt, *ganz* viel zu verarbeiten!

Der Glaube an die unerschöpfliche Lebensquelle, an die unerschöpfliche Kraft. Du nimmst alles an und bist fest davon überzeugt, alles bewältigen zu können, du würdest sogar noch die Arbeit von anderen hinzunehmen, so unerschöpflich fühlst du dich wohl.

Energisch und voller Optimismus, in dem *Wissen,* dass so viel Energie und solch ein Vermögen in dir steckt, dass eine solche Kapazität in dir wohnt, um es alles umfassen zu können, zu verarbeiten, für alles bereit zu sein, zu verdauen, alles fertig zu stellen. Dieser Glaube ist sehr stark und über jeden Zweifel erhaben. Der Mensch, der keinen Moment an den Talenten, Kräften und Möglichkeiten zweifelt, die in ihm stecken. Er fühlt sich auch stark und gesund und hat überhaupt keine Angst vor der Arbeit, davor, die Dinge ‚anzupacken'. „Komme ruhig, lasse nur kommen, ich lasse es schon durchströmen, ich verarbeite es schon, ich sorge schon dafür, dass alles in Ordnung geht, dass alles ins Lot kommt!"

Du weißt, wie Du die Angelegenheiten zu organisieren, zu regeln hast, wie du sie in die richtigen Bahnen lenken musst, so dass alles zügig erledigt wird. Du delegierst dementsprechend dort, wo es von Nöten ist, aber du trägst wohl Sorge dafür, dass das Endresultat in Ordnung ist. Ein Verantwortungsgefühl, eine Kapazität, sehr viel bewältigen zu können, ein bedingungsloses Ja-Sagen, wenn das Leben dir auf deinem Weg etwas anbietet. Bereitschaft, Freundschaftsdienst, man kann auf dich zählen. Denn du weißt, dass du auf dich selbst zählen kannst; du duldest keine Trägheit, keinen Stillstand; es kann alles zügig und schnell passieren.

Eine freudvolle Durchströmung, ein unaufhörliches Weitergehen, Verarbeiten, um das Neue fortwährend wieder eintreten zu lassen usw. ..., ein endloser Prozess. Wie ein(e) Empfangschef(in), der / die alles mit Liebe und Hilfsbereitschaft aufnimmt, aber auch zügig dafür sorgt, dass alles korrekt ausgeführt und durchgesetzt wird.

Keine Spur von Zweifel hemmt den Lebensprozess; du stellst dir nicht einmal die Frage, wie andere dich finden oder was sie über dich denken; du weißt, was du nach Seele und Körper wert bist.

Du durchlebst alles stark, du lebst und arbeitest mit Freude; mit einem Gefühl der Sicherheit gehst du kontinuierlich weiter. Du nimmst zu dir und verarbeitest, ohne aufzuschauen oder dich umzusehen, ohne dich an anderen zu stören, und du fühlst dich gut dabei.

Das Männlich-Kraftvolle im Gleichgewicht mit dem Weiblich-Kraftvollen in dir. Weder zum einen noch zum anderen tendierend. Und so sollte es sein.

Erkrankungen, allgemein

Kernursache

In gewissem Sinne könnten Erkrankungen des Halses als *‚Teufel-der-alles-macht' betrachten: hole nur herein,* hole nur herein, *öffne dich für alles, was du hineinholen möchtest, nicht nur das „Positive", sondern auch das Negative,* möglicherweise (in bestimmten Fällen) auf eine beschlagnahmende, saugende, teuflische Weise. Darauf reagierst du jetzt besser folgendermaßen: "Nein, ich sauge nicht mehr, ich will nicht zu mir hereinholen oder einsaugen, verführen, sondern ich *gebe;* ich hole lediglich die Aufgaben und Dinge zu mir herein, wozu mich das Leben auffordert, sie anzupacken, ich öffne mich nur für die Informationen und Elemente, Freunde oder Menschen, die gut für mich sind: wo es gut ist, sie zu teilen, zu kommunizieren, mit ihnen zusammenzuarbeiten und Liebe zu teilen."

Würdest du zu viel nach allem ‚schauen', was sich in der Außenwelt befindet, oder würdest du zu viel Arbeit oder ‚Geist' (hin)einholen, in aufopfernder Haltung, und von dir selbst weggeben, dich voller Demut, einem Gott oder Menschen oder einem System, außerhalb von dir, ergeben: Dann lässt du einfach alles eintreten und dich selbst leer-laufen. Der Hals erfordert ein flexibles Offensein und Weitergehen, aber zugleich ein Gleichgewicht-Behalten zwischen dem Geben und dem Zu-Dir-Kommen-Lassen. Alles im Licht einer wahren IRDISCHEN Existenz, des Herzens, von Freundschaft und Liebe, nicht im Dienste des Einsaugens, Verführens. Nicht anderen die Arbeit abnehmen (nicht im richtigen Moment ‚nein' sagen können) oder dich selbst verschenken. Der Hals erfordert ein ‚Ja'-Sagen, ein Akzeptieren und dass du dich in einen dynamisch verarbeitenden Prozess einschaltest, insofern das Leben in dir dies als heilsam erlebt.

Läufst du vor deinen irdischen Aufgaben weg; würdest du, in die Ferne spähend, durchs Dachfenster flüchten? Willst du ausbrechen, deinen Aufgaben entfliehen, von fernen Ländern träumen? Wendest du deinen Blick von der Erde ab, vom Hier-und-Jetzt, willst du weg, dem Ganzen entkommen? Hältst du immer weiter und weiter Ausschau, *weg* davon, hier-und-jetzt bei dir präsent zu sein? Unzufrieden, deine jetzigen Probleme nicht angehend, sondern davor auf der Flucht? Das bringt keine Lösung: Komme herunter, schaue auf die Erde nieder, bleibe nah bei deinem Körper, deinen Füßen, und löse alles, von Grund auf. Nimm deine Probleme mit beiden Händen in Angriff, so dass auch die Lösung durchströmen kann!

Oder bleibst du in der Vergangenheit haften, dürfen Energien, Arbeitskräfte, die in dir stecken, nicht durchfließen, hältst du alles zurück? Du hältst alles ruhig, in dir erstarrt, wodurch innere Dynamik abgebremst wird; der Leuchtturm kann sein Licht nicht froh ausstrahlen, die Lebensmühle kann sich nicht mehr drehen. Ein innerliches Stilllegen deiner selbst. Zurückhalten innerer Dynamik, Hemmung in der Weiterentwicklung als Mensch, ein Festhalten anstatt es durchströmen, weiterarbeiten, weitergehen, durchlaufen zu lassen.

Kernlösung

Ein unaufhörliches Vorwärtsgehen ist gefragt, eine end-lose Dynamik, ein immer wieder weiter Fließen-Lassen aller Energien in deinem Wesen. Niemals im Stillstand verharren, niemals zu viel mit Augen / Ohren hereinholen (beispielsweise Fernsehen, Geschehen auf der Straße usw.) zögern, zweifeln, denken, grübeln, sich einem Durchgang widersetzen.

Nichts übersteigt dich; du lenkst deine Energien, du glaubst an diese unerschöpfliche Kraft in dir.

Evolution! Mit voller Kraft voraus! Wie die Wassermühle, die sich unaufhörlich dreht und singt, die an das Leben glaubt, das endlos Energie spendet, um tun zu können, was sie tun muss, die an ihre Fähigkeit glaubt, das Leben in sich am Laufen zu halten, um die Dinge außerhalb von sich im Inneren empfangen, verarbeiten, weitergeben und das Negative loslassen zu können.

Froh und optimistisch gestimmt, auf eine weite Zukunft ausgerichtet, auf zwei starke Säulen stützend, die Beine, stark verwurzelt, in den Boden gepflanzt, ohne Angst, irdische Aufgaben und Arbeiten anzugehen, Aufgaben auf sich zu nehmen, und mutig und mit voller Kraft immer weiterzugehen. Die eigene Selbst-Entwicklung verläuft hierzu parallel. Setze Instinkt-Sex in liebevolles Geben um.

Zweifle nicht an dir, sei gewiss, dass du ein guter und schöner Mensch bist (so wie du bist: sofern du nach Güte lebst), und frage andere aus diesem Grunde nicht nach einer Antwort oder Bestätigung dessen. Sauge / hole das niedrigere Instinktive nicht zu dir. Setze Grenzen, wo dies nötig ist.

Lymphknotenschwellungen am Hals

Kernursache

Wie die Flügel einer Mühle sich drehen und drehen, obwohl ihr Fundament auf der Erde zu schwach und instabil ist, so thronst du sozusagen mit deinem Haupt weit über deinem Körper. Du denkst und träumst, du flüchtest in deine Gedanken, *weg* aus dem irdischen Hier-und-Jetzt, was dich jedoch nicht daran hindert, dich nach außen hin als Clown, mit stolzem Image, oder als Spaßvogel zu geben, als ob nichts los sei.

Innerlich fühlst du dich in der irdischen Natur nicht vollkommen sicher; du erlebst das Irdische, das Natürliche, die körperlichen Kontakte zu anderen, das vollständige Integrieren deiner Gefühle als Schwerstarbeit. Einerseits würdest du dich, aus Angst, an andere klammern, aber andererseits möchtest du dem Leben entfliehen. Du weißt nicht, wohin mit deinen Emotionen; du würdest dich zuweilen auf aggressiv-nervöse Weise verteidigen, dich vor dem Schmerz, den man dir antun könnte, schützen; in Liebesbeziehungen bist du so verletzbar, dass du in eine unbestimmte Gedankenwelt flüchten möchtest. Du willst dich vor dem Bösen bewahren, vor denen, die dich verletzen werden. In deiner Gefühlswelt baust du eine schützende Festung auf, jedoch die Kanonenläufe, die du ausrichtest, um die vermeintliche Gefahr auf Abstand zu halten, richten sich nach innen, so dass du anschwillst.

Du unterdrückst deine Kräfte zu stark; du gestehst deinem Ich nicht zu, zu wahrer Selbstverwirklichung zu kommen; du schließt dich vielmehr in einer hochunerreichbaren geistigen Insel-Sphäre ein, wo niemand an dich heranreichen kann. Du nimmst nicht wirklich am Leben teil; kreative und Gefühlsenergien werden also blockiert! Du lebst zu angespannt. Du gleichst einer Sicherheitsnadel, die sich ins eigene Fleisch sticht.

Du fürchtest dich vor dem ‚Kind' in dir, vor diesen ursprünglichen, spontanen Gefühlen, weil du deiner eigenen Natur nicht vertraust, weil du dich zu weniger-als-Mensch degradierst. In der Vergangenheit blockiert sein, nicht weiterkommen, weil du nicht wirklich im Jetzt lebst.
Hilfe! Ich ertrinke in meinen Emotionen und sehe nicht die Möglichkeit, sie ins Leben zu integrieren. Mars-Kräfte werden unterdrückt.

Kernlösung: Siehe dazu weiter den Text *Lymphknotenschwellungen, allgemein (siehe Index).

HÄMOCHROMATOSE

Eisenspeicherkrankheit: „Erbliche" Erkrankung, wobei zu viel Eisen aufgenommen wird

---

Kernursache

Etwas Dunkles und Bitteres wohnt in deinem Herzen. Als wolltest du etwas Schwarzes, das in dir steckt, ausspucken. Liegt dem eine Art Ur-Wut dem Leben gegenüber zu Grunde? Woher kommt diese von Hass erfüllte Anhäufung schwarz speiender Stoffe in deinem Mund? Als wolltest du dich ‚deiner selbst entledigen'? Und möglicherweise reagierst du diese Selbst-Verabscheuung auf anderen, auf deiner Umwelt ab…, aber im Kern handelt es sich um einen ‚liehh!'-Geschmack in Bezug auf dich selbst, anstatt zu einer liebevollen Umarmung deines eigenen Wesens zu kommen. Die Zeit ist reif für Veränderung!

Die Lösung hierfür ist die… Dankbarkeit! Um deiner selbst willen. Für das Leben. Für die Tatsache, dass du als DU existieren darfst.

Du läufst mit düsteren Gefühlen und Gedanken umher und würdest am liebsten alles förmlich ausspeien. Du möchtest dem Negativen Ausdruck verleihen; du willst es auf expressive Weise nach außen kehren, aber es scheint nichts zu lösen. Es liegt dir förmlich auf der Zunge, es bleibt in deinem Mund haften. Du möchtest es loswerden, aber es gelingt dir nicht. Das Blut erbricht sich förmlich nach oben hin, durch die Speiseröhre[7]; du ekelst dich vor dir selbst, im dunklen Schleim deines Rachens…, du kannst dich lediglich vor dir selbst erbrechen: vor einem Mangel an Selbst-Liebe, vor einer negativen Einstellung zum Leben, zu dem Leben, das in dir strömen möchte. Eine Wut auf dein Sein.

Kernlösung

Deshalb wirst du zunächst *ganz* tief in dich schauen müssen und dir die Frage stellen, ob es dir an SELBST-LIEBE mangelt, ob du eigentlich nicht gerade dabei bist, dich und das Leben zu zerstören. Stelle dir die Frage, „warum" du solche Gefühle und Gedanken hegst, warum du eigentlich so wütend und hasserfüllt bist, zuweilen so voller Wut und Härte gegen das Leben selbst. Bist du mit dir und um deiner selbst willen nicht zufrieden? „Hättest" du gerne etwas anderes um dich, als das, was dich jetzt umgibt? Wärst du gerne anders, als der Mensch, der du jetzt bist? Das verstößt gegen das Leben: Lasse diese düsteren Begierden, diese Wut los, und komme zu Milderung, zu Liebe und Selbst-Veredelung!! Komme zunächst zu der Akzeptanz, und darüber hinaus zur Dankbarkeit für dein Sein, so wie DU bist! Erlebe das Leben als etwas Herrliches, wofür du sehr dankbar sein darfst.

Spucke nicht länger auf dich selbst; keine destruktive Äußerung mehr, sondern ein AUFBAUENDER Energie-Strom ist gefragt! Dein Selbst-Kern schreit nach Konstruktion, Schöpfung, nach einem dankbaren Erleben deines Seins in deinem Körper hier auf Erden. Von dieser Sphäre der Dankbarkeit ausgehend wirst du folglich nur noch Dingen auf deinem Weg begegnen, die dich immerzu dankbarer stimmen!

Also öffne dich für das Gute; lege diesen Mantel der Bosheit und (möglicherweise) des Grolls ab; zeige dir einmal, wie FROH und glücklich du um deiner selbst willen sein darfst. Lasse dich nicht mehr von quälenden Gedanken belagern; lasse deine Zunge nicht länger schwarz werden vor angestauten, wütenden Emotionen. ZERSTÖRE DICH NICHT LÄNGER auf diese Weise. Sei zufrieden und dankbar um deiner selbst willen: Liebe dich. Du bist es wert, geliebt zu werden, wenn du nur an deine Güte als Mensch glaubst, an deine reine Schönheit als göttliches Wesen auf Erden.

Erhöhe dich. Knie lediglich vor dem Allerhöchsten in dir nieder. Reagiere dich nicht infolge einer Art Ur-Unzufriedenheit in dir wütend, frustriert, nervös auf anderen ab… Wut, Groll, Bosheit, Hass… sind lebens-vernichtende Emotionen, krankmachende Energien…, also erlöse dich von ihnen! Befreie dich!

Setze alle diese eisenstarken Kräfte auf konstruktive Weise ein! Halte diese prachtvollen Kräfte nicht zurück, sondern nutze sie in innovativem Sinne von einem HERZEN aus, das Liebe kennt, Liebe gibt (in erster Linie dir selbst und infolgedessen auch anderen).

[7] Lies hierzu über die Symbolik der *Speiseröhre in der diesbezüglichen Rubrik nach.

Häufe nicht länger giftige Ideen und Energien in dir an, infolge einer Art von trotzigem, wütendem Widerstand, DICH SELBST zu LEBEN, du selbst zu sein, dich zu lieben und auf deinem Glück-bringenden Weg weiterzugehen![8]

Sieh das Leben als hell an! Kein dunkler Fleck ruht mehr auf deiner Leber[9]; das Blut wirbelt froh und glänzend durch deine Adern. Du wirst ein überaus-gesunder Mensch, jemand, der sich und das Leben von ganzem Herzen liebt, jemand, der jeglichen Kampf gegen die eigene Existenz aufgegeben hat, jemand, der sich voller Freude einer optimistischen und frohen Perspektive hingibt!

Ein Glaube, der prachtvoll ist, ein herrliches Lebensgefühl, ein entschlossenes Weitergehen von diesem eigenen frohen ICH-Gefühl aus, ohne den geringsten Widerstand oder die geringste Selbst-Blockade. In reiner Freude um das eigene Sein.

Nichts wird mehr begehrt, verlangt, gefordert, übel genommen... DU BIST in Gänze; du lässt diese Lebensenergien ungehindert durch dich hindurchfließen. Du machst etwas Wunderschönes aus deinem Leben..., aus reiner Dankbarkeit. Innerer Frieden; eine unglaublich starke, konstruktive Kraft bringt die schönsten Dinge zu Stande.

Du siehst dich und deinen Körper als eine herrliche Bleibe an; du nimmst voller Liebe an dir selbst Anteil. In dieser sanften Liebe, in diesem kraftvoll-schöpferischen Fortgang ist es nicht anders möglich, als dass du AUFBAUEND funktionierst; jede Form von Selbst-Zerstörung und Nein-Sagen zu dir, zu den anderen, zum Leben ist jetzt verschwunden.
Hier ersteht ein glücklicher, sich selbst heilender Mensch auf!

---

[8] Lies in diesem Zusammenhang ggf. in *Die Zwölf Tore des Prinzen Sirius* nach. Dieses Buch ist bei Erscheinen des vorliegenden Werkes noch nicht in deutscher Übersetzung erhältlich.

[9] Lies zur psychologischen Übereinstimmung der *Leber in der diesbezüglichen Rubrik nach.

HÄMORRHAGISCHES FIEBER

schwere Virusinfektionen, die u.a. hohes Fieber, Blutungen und Vergiftungen verursachen und von verschiedenen Tierarten übertragen werden

---

Allgemein

Kernursache und Kernlösung

Eigentlich möchtest du ganz und gar in einer runden, sich nach innen kehrenden, umsorgenden Atmosphäre in dir nach Hause kommen, in die mütterliche und väterliche Atmosphäre der Geborgenheit, und du beugst dich mit den Armen rund nach innen, aber es hat den Anschein, als würdest du hierbei eine Art zwingende, künstliche Regel befolgen, bestimmte Gebote beachten, sowie gewissen Gewohnheiten nachkommen, wie sie dir über Traditionen, Erziehungsregeln, Religion, Überlieferungen, Studien usw. vermittelt wurden..., aber natürlich hast du dies alles infolge von Überzeugungen zu dir geholt, die bereits tief in dir lebendig waren..., nach dem Motto „es gehört sich so": Bestimmte Gesetzmäßigkeiten werden befolgt.

Du möchtest deine Kräfte *‚beherrschend'* in diese dich selbst umschließende Richtung lenken..., aber du wirst dabei zu einem *Standbild,* weil die Richtlinien, die du meinst befolgen zu müssen, nicht wirklich die deinigen sind: von deinem *echten* Lebenden Ich. Du kannst hierbei ein „Beispiel", einen „Lehrer", einen „Vater", einen „Meister" imitieren und versuchen, dies so gut wie nur möglich zu tun..., versuchen, so wie sie zu sein; oder du kannst dich mit einem bestimmten „Gott" oder „Abgottesbild" identifizieren (ob diese ‚Gottheit' sich nun in ein gesellschaftliches Bild situieren lässt – der ‚ideale' Professor, Arzt, Krankenpfleger, Stadtbäcker usw. ... - oder in eine Religion, eine Familientradition..., es sind lediglich Spiegelbilder dessen, was du bereits tief in dir und für dich selbst ‚angestrebt hast') und in genau der gleichen Haltung, nach dem gleichen

Schema leben…, nach Gesetzen und Normen, die du von ‚diesem Bild' hochhältst.

Du beherrscht die lebendige, spontane Naturdurchströmung „mit Macht", so dass sie deinen Körper nicht mehr FREI durchströmen kann…: Das bist nicht „DU"! Du forcierst deinen Körper möglicherweise in bestimmten Disziplinen, Kuren oder hinsichtlich bestimmter Vorschriften, in gewissen Aufgaben und Sportarten, in Pflichten und Arbeit, in Meditationstraining oder worin auch immer. *Das bist ‚du' nicht wirklich: Das ist lediglich ein „Bild", das du aufrechterhältst!* Hole dich jetzt auf eine wärmere Weise hinein, und mache Schluss mit dem *strengen* Apparat, den du für dich in Stand hältst. Ja, als wärest du eine strenge, jedoch möglicherweise augenscheinlich sanft-salbend wirkende Jupitersche Gottheit…

Im Endeffekt ‚BEHERRSCHST' du mit einer Art von Geisteskraft in dir fortwährend Energien, Emotionen, Lebensströmung… (in etwa mit Tai-Chi vergleichbar). *Das geht so nicht, du forcierst dich selbst* und rätst möglicherweise auch anderen, bestimmte Disziplinen ODER REGELN, GESETZMÄSSIGKEITEN zu BEFOLGEN, weil „du" es so machst, oder weil „es sich" deiner Meinung nach „so gehört"; das hat absolut keinen Sinn! DAS LEBEN WIRD IN DEINEM KÖRPER ERSTICKT. *Diktatorisch ergreifst du die Macht über dich selbst, über deine Natur, deine Gefühle, deine Lebens-Energien; deine gesunde Impulsivität wird im Keim erstickt: Du steckst dich wie eine Marionette in einen bestimmten Rhythmus, aber der Rhythmus, der von innen heraus kommt, der von deinem authentischen Lebenskern ausgeht, wird unterdrückt,* abgebremst, lediglich in gewisser Dosierung ‚zugelassen'. Wechsel zwischen Ebbe und Flut: künstlich…, denn du brauchst im Grunde eine konstante, freie innerliche Bewegung. Du brauchst eine innerliche, natürliche Dynamik, aber du bist *durch und durch* Beherrschung: Zerstöre dieses alte Bild in dir. Steige von diesem falschen Verhaltensturm in dir…, komme herunter, und fühle dich ‚einfach' als Mensch unter den Menschen, *Naturkind* unter den Naturkindern. *Brich mit Macht, Pflichten, Lasten, Regeln und Aufopferungstaten für dieses oder jenes Überzeugungssystem, das in dir lebendig ist.* Gib dir ein *wohltuendes Leben,* und sei nicht an Systeme und Lehrsätze gebunden, die nicht gerade als ‚natürlich' und ‚lebendig' bezeichnet werden können. Lasse deine Energien einmal *frei und spontan fließen,* ohne sie mit *„beherrschtem Griff", mit Macht* lenken zu müssen. Höre auf damit, dir etwas einzureden, zu denken, dass du ‚gut' bist oder sozusagen den Himmel oder das Nirwana erreichst, wenn du diesem oder jenem Verhaltensmuster oder einer bestimmten Norm entsprichst.

Erhebe dich über jedes System, und entdecke das frohe, singende oder gar aus Freude laut kreischende Kind in dir! Lasse diese spontanen Impulse ruhig aufsprudeln, und befreie dich definitiv. Öffne dich, und komme mit deinem vollen Gewicht durch, mit voller Kraft… *JETZT bist du zumindest, wer du bist.* Jetzt kennt man dich, wo du dich selbst erkannt hast… und *zulässt zu sein, wer DU bist, nicht wer du denkst oder dir vorstellst, sein zu ‚müssen'!*

Ein Bruch mit jeder Macht und einem Beherrschungssystem in und außerhalb von dir. Herrliche Selbst-Befreiung…, Offenheit, Gefühle befreit, du als Mensch befreit…, auf natürliche, spontane Weise. Der alte (vielleicht brav-‚erscheinende') Tyrann in dir ist für immer vertrieben.[10] Jetzt bist du ‚gut': ehrlich zu dir selbst und dem Leben gegenüber. Frei, wiedergeboren, spontan von deiner höchst-einzigartigen Natur aus von jeder selbst-beschneidenden Überzeugung gereinigt. Mit *aller* Kraft und Dynamik strömst du von deinem Her-

[10] Lies im Vergleich dazu ggf. die Symbolik von Alcyone im 8ten Haus in *Alcyone, die zentrale Sonne der Pleiaden* nach. Dieses Buch ist bei Erscheinen des vorliegenden Werkes noch nicht in deutscher Übersetzung erhältlich.

zen, deinen Gefühlen, von deinem *echten,* ursprünglichen ICH ausgehend, losgelöst von selbst aufgelegter ‚beherrschter Kontrolle' und ‚Blockaden in Bezug auf natürliche, durchfließende Lebensenergien'. Freude und Freiheit gehen Hand in Hand. Keine Rede mehr von ‚MACHT' und 'MACHTLOSIGKEIT'.

Bei Menschen, die auf einem *instinktiven Niveau* leben, sehen wir noch Folgendes: Begierde, ergreifen oder festhalten zu wollen, möglicherweise eine sexuelle Begierde, ein (An)fassen Wollen und Packen auf instinktivem Niveau. Ein tiefes Bedürfnis, ganz nah ins eigene ‚Fleisch' zu kommen. Du möchtest in irgendeiner Weise sinnlich genießen, die Brust geschwellt, zuweilen dominant nach vorne gerichtet. Das ist ein „gespieltes" Leben, weder authentisch, noch an deinen *echten,* tieferen Inhalt angeschlossen. Du gibst ein Bild ab, du führst eine Show auf, um anzusaugen, zu dir zu holen. Die Anziehungskraft, Ansaugkraft in Gang gebracht. Ein Bedürfnis, auf animalisch-instinktive Weise zu saugen und zu genießen, weil du dich von deinem Herzen aus in einem Wirklichkeitskörper unzureichend ‚sein' lässt, einem Körper, der auf Geben und Liebe gebaut ist; du willst sozusagen die Peniskraft des Mannes besitzen, zu dir holen.

Zuweilen magst du es, anderen einen Schrecken einzujagen, möglicherweise herausfordernd oder leicht sadistisch-ergreifend. Du stülpst dich nach außen, um den anderen mit Kraft zu packen. Du weißt nicht wirklich, wo das Ruder deines Lebensschiffes ist, du lässt dich von animalischen oder unbewusst-instinktiven Mechanismen aufpeitschen. Du weißt nichts mit deinen menschlichen Talenten und Möglichkeiten anzufangen, du bist dir dessen nicht einmal bewusst, dass sie alle in dir stecken.

Auf das Eng-Rationale, das äußere Funktionieren, das Primär-Primitive ausgerichtet; dein Mensch-Sein darin leicht betäubend, du legst es lahm. Du lässt dich auf diese Weise von Gewohnheits-Mechanismen, instinktiven Verhaltensweisen, Begierden, Sehnsüchten, Trieben und Habgier mitschleifen, ohne dein Großes ICH-der-Mensch! in seiner ganzen Weite anzuerkennen. Geben um zu bekommen, um dich zu „füllen", bringt dich keinen Schritt näher zu deinem Glück.

Du musst den Menschen in dir erheben, dich selbst anerkennen, deinen echten eigenen Körper liebevoll in Besitz nehmen. Nimm deinen Platz geräumig ein, und lasse es nach außen hin erschallen, posaune es heraus, wie ein Elefant mit flatternden Ohren. Gib Vollgas, wenn es um Selbst-Werdung geht! Halte dich nicht zurück, wenn es darum geht, dich auf gesunde Weise zu äußern; nimm dir die Freiheit, „du selbst" zu sein, ohne deshalb jemand anderen einzubeziehen. Lasse andere los. Die Menge an Energien, die in dir gespeichert sind, erfordert jetzt einen ehrlichen, totalen Durchbruch deines ICHS als natürliches, bewusstes, expressives Menschliches Wesen.

Dengue-Fieber

Dandy-Fieber, Knochenbrecherfieber
wird von einer Mückensorte übertragen, die vor allem in tropischen Gebieten vorkommen; die Symptome variieren von einer milden Virusinfektion bis zu inneren Blutungen mit hohem Fieber, Abnahme der Blutplättchen und Schock

Kernursache

Im Grunde genommen weißt du nicht genau, wer du als Mensch auf Erden bist: Es hat den Anschein, als würdest du, die Zähne etwas verbittert und verzweifelt zusammenbeißend, in einem weltfremden Gefährt, summend wie eine Mücke den Himmel durchkämmen, um dich hin und wieder einmal bedrohlich der Erde und seinen Bewohnern zu nähern, um daraufhin wieder höher in den Himmel hinauf zu fliegen, dich abwendend, etwas merkwürdig vom Irdischen abgeschnitten. Als würdest du mit instinktiv-aggressiven Energien beladen leben („Vorsicht, oder ich beiße zu!") und nicht um dein groß-menschliches

ICH wissen. Du verhältst dich deinen eigenen Überzeugungen entsprechend: nämlich nach der Einstellung, dass alles ‚einfach so' geschieht..., anstatt zu erkennen, dass der Mensch alle Gegebenheiten und Personen, denen er auf seinem Lebensweg begegnet, wenn auch unbewusst, *selbst* zu sich geholt hat.

Möglicherweise verbirgst du deine Bitterkeit, deine Trauer, deinen Schmerz und deine Wut hinter einem „Lächeln"; innerlich nagt es fortwährend an dir, und du weißt dir nicht zu helfen mit diesen aggressiven Energien in dir, die doch auf kreative, konstruktive Weise genutzt werden wollen! Wie eine Biene, die nicht weiß, *wie* sie den Honig machen soll und vielleicht ihre Zeit damit vergeudet, anderen hin und wieder einen Schrecken einzujagen...

So komme zunächst zu dem Bewusstsein deiner inneren Größe, deines Mensch-Sein, deines Herzens, der Fähigkeit, die in dir steckt, dir selbst die Freude zu schenken, etwas Prachtvolles aus deinem Leben zu machen. Bleibe nicht summend einer wesenlosen Himmel-Sphäre verhaftet, von der Erde entfremdet, weit weg... Du schwebst irgendwo in deinem ‚Kopf'..., *weg* von deinem Körper. Möglicherweise möchtest du nicht wirklich in deinem Körper auf Erden sein..., bist du wütend auf das Leben, auf die Erde, auf dich selbst. Willst du nicht leben? Deine Augen sehen nicht oder wollen nicht sehen, dein Kopf will nicht denken oder nicht mehr denken... Du *distanzierst* dich immerzu von dir selbst, von der Erde, von deinem Körper, deinem Herzen..., als wärest du ein „fremder Eindringling", sozusagen ein aggressives, außerirdisches Wesen. Das ist nicht wahr! Es handelt sich hierbei um unbewusste Überzeugungen, um Negative Selbst-Bilder... und ein Verhalten, das aus diesen negativen Selbst-Bildern erwächst.

Vielleicht bist du der Ansicht, dass du es gar nicht wert bist, als ICH auf Erden „zu sein" und schwirrst ab, wütend gen Himmel..., trotzdem möchtest du andererseits daran teilhaben - am Leben.

Warte nicht, bis die anderen dich ins Leben ‚hineinholen'! Tue es selbst! Du bist ein Prachtmensch, wenn du dich nur zu deinem Herzen kehrst, in Liebe, aus Dankbarkeit für deine Existenz... und SEHEN und erkennen wolltest, dass DU dein Leben und deine Gesundheit *selbst* in der Hand hast. Du bist Meister über dein Leben, wenn du es möchtest, und die Lebensumstände sind immer die FOLGE deiner innerlichen Erwartungen an das Leben. Es kann sich so viel ändern, Gesundheit kann Einzug halten, äußere Situationen werden sich verändern..., wenn du nur in Zukunft deine inneren Erwartungen an dein Leben in optimistisch-frohem, dankbarem Sinne veränderst!

Kernlösung

Die Realität folgt stets auf die inneren, energetischen Muster (Überzeugungen, Erwartungen, Gefühle, Gedanken...) Also mache dich selbst gesund und glücklich: Lebe nach der Überzeugung, dass sich ALLES verändern kann. Dass allein DU dein Leben in der Hand hast! (Lies hierzu Teil I dieses Buches). SIEH GENAU HIN, wie das Leben wirklich funktioniert, öffne deine Augen..., ergreife nicht die Flucht... Ja, du GEHÖRST DAZU... hier auf Erden..., du wirst jedoch dein Mensch-Sein, dein Liebevoll-Sein anerkennen und in die Tat umsetzen müssen. Du wirst die Macht über dein Leben in deine eigenen Hände legen müssen: zu dem BEWUSSTSEIN kommen, dass allein du dich selbst gesund oder krank, glücklich oder unglücklich machen kannst. Kein Gott oder Schicksal oder was / wer auch immer wird dein Leben bestimmen! Dein Lebenslauf, deine Erfahrungen und deine Krankheiten sind die FOLGE deiner tief liegenden Überzeugungen in Bezug auf dich und das Leben.

Also: Sieh genau hin, *wie* du dich vom wahren Leben wegdrängst, wie du immer wieder vor der Erde flüchtest, als ob du wütend auf dich und das Leben wärest. Kehre wieder, TRETE IN DEINEN KÖRPER AUF ERDEN EIN, und übernehme warmherzig die Verantwortung für deine

Existenz. Sage nicht länger „nein", verschließe nicht mehr deine Augen vor dieser Wahrheit, ergreife nicht mehr die Flucht, flüchte nicht in Gedanken, in verträumte nicht-echt-lebendige Sphären… Komme mit beiden Füßen auf den irdischen Boden, in die Realität, und mache etwas Schönes aus deinem Leben.

Ebola

bisher ziemlich selten, aber häufig tödlich, durch sehr ausführliche innere Blutungen

Kernursache

Der Mensch würde gerne „(er)greifen", aber kann nicht mehr greifen: Er wird vom Virus erfasst. Macht und Machtlosigkeit. Bestimmte Kräfte, Mächte werden im falschen Sinne angewendet. Alles wird jetzt unerbittlich niedergeschlagen: eine Art Selbst-Zerstörung im Menschen, weil das Lebende Selbst genau weiß, dass es so, auf diese Weise, nicht länger möglich ist / sein darf. Der Mensch kann und darf sich nicht länger innerhalb bestimmter STRUKTUREN halten und bricht darunter zusammen…

Er fühlt sich ohnmächtig, weiter in diesen alten Strukturen zu existieren und entgleitet ihnen. Die im Menschen vorhandenen, schöpferischen, leuchtenden Kräfte werden nicht genutzt, sondern zu Grunde gerichtet. Sie sind der alten Arbeitsweise, den streng greifenden Strukturen unterlegen. Ein Gefühl der Kraftlosigkeit und Ohnmacht, sich aus bestimmten alten Strukturen / Situationen herausarbeiten zu können. Verkennung des Großen Bewusstseins und der schöpferischen Fähigkeit des Menschen! Begrenzter Gedankenradius; man weigert sich, sein Gehirn gebührend, in seiner ganzen Bandbreite zu nutzen.

Rationalität oder Primitivität (in jeder Hinsicht einschränkend, herabsetzend), eiserne Strenge im Denken, habsüchtiges Denken (von jemand anderem etwas ‚getan haben' wollen beispielsweise), ehrgeizig und ergreifend. Die Anmaßung bestimmter Machtsysteme, wissenschaftlich eng-stirniger Disziplinen, Struktursysteme allgemein: Diese Macht ist nur Gerede. Dieses Virus ist geboren worden, um alle existierenden den Menschen-herabsetzenden Strukturen zunichte zu machen. Jeder Mensch, der durch das Virus infiziert wird, aber die Alten Gesetze loslässt, nicht mehr ‚festhält'…, *um nur noch auf das Gesetz des Lebens <u>selbst</u> zu hören,* wird sich von dieser Krankheit befreien können.

Alte Strukturen, alte Saturnsche Regeln und Gewohnheiten scheitern…, der Mensch spürt, eine vollkommen andere Wendung nehmen zu müssen. Negative niedrig-denkende Energien; das Bild wie ‚der Mensch ist klein'… erfordert eine Umpolung.

Die Erde sagt über das Ebola-Virus: „Ich will meinen Körper neu bewerten…, sowohl auf planetarischer Ebene, als auch auf menschlich-individuellem Niveau. Ich will *das große Mensch-Sein* entdecken lassen, auch eine *Neubewertung des physischen Körpers erwirken."*

Der Mensch hält sich einen Spiegel vor: um dankbar zu sein, um *in stofflicher Form sein zu dürfen:* Wird er diese Form der Erde und seines eigenen Körpers vernichten? *Allein die Strukturen, die auf dem HERZEN aus Rubin voller Liebe errichtet wurden, werden standhalten.*

Findest du deinen Körper hässlich, schmutzig oder nicht schön der Farbe wegen usw.…? Lässt du dich durch religiöse Normen und Regeln und ihre gesellschaftlichen Sichtweisen indoktrinieren?

Das Blut, das DURCHBRICHT, symbolisiert DEN MENSCHEN, DER durch Alte Strukturen HINDURCHBRICHT, die nicht auf dem Herzen aufgebaut wurden. Er gibt hiermit zu erkennen, dass er so nicht mehr weitermachen kann… Ein alles verwüstender Wellenschlag des Wassers voller Emotionen, Ohnmacht, Wut und Trauer.

Vielfach lebt ganz tief im Menschen das Gefühl „ich bin zu gering, ich bin hässlich oder schmutzig"; der Körper aus Fleisch und Blut wird nicht wertgeschätzt und *man hält sich an eisernen Strukturen, Dingen oder Menschen außerhalb von sich fest.* Man drückt den anderen schließlich – unbewusst – förmlich auf Abstand: „Komme nicht näher, ich bin schlecht, hässlich, man sollte mir nicht zu nahe kommen...", wie mit den Worten eines Leprakranken wendet er sich ab und begibt sich in eine Isolation. Man scheint häufig geradezu dem eigenen Körper zu misstrauen! Man *degradiert* das Mensch-Sein: Als wäre der Mensch eine Art Robotter, zwar denkend und handelnd, aber in irgendeine STRUKTUR eingeordnet, wobei er jedoch sein großes Bewusstsein verkennt und seine wahrhaftig schöpferischen Kräfte ungenutzt bleiben.

Die herzliche Anerkennung des eigenen Gehaltes, der eigenen Form, des herrlichen Körpers, für jeden Menschen einzigartig und anders..., diese Plutonische *TRANSFORMATION* ist notwendig..., so dass der Mensch sich nicht länger in Strukturen außerhalb von sich blockiert, nicht mehr nach Dingen außerhalb von sich greift, um sich infolgedessen *machtlos* zu fühlen, wenn etwas nicht so sein kann, wie er es gerne hätte... Transformation im Sinne von: Lasse jetzt los, und erkenne die Pracht deiner *Fülle,* deines *Körpers* an. Komme zu Dankbarkeit um deiner selbst willen, liebe dich. *Liebe und Dankbarkeit, loslassen und mit Vertrauen und Ruhe in deinen eigenen irdischen Körper nach Hause kommen: Das hat eine heilende Wirkung.*

Du forcierst dich und überdehnst sozusagen deine Muskeln zu stark, um etwas oder jemanden hineinzuholen. Mit den Fingern leicht krallend: Manchmal strengst du dich *zu* sehr an, um etwas zusammenzurächen. Die Elastizität ist *zu sehr unter Spannung,* so hart wie Stahl; *Muskelschmerzen, *Muskelzerrung.[11] Zuweilen grimmig, in jedem Fall mit der festen Absicht, das zu ergreifen, was du deinem Gefühl nach zu dir ziehen möchtest. Ob es sich hierbei nun um ein Ding, eine Situation oder einen Menschen handelt: Die Ursache liegt darin begründet, *dass du forciert und begierig etwas zu dir hinziehen möchtest, möglicherweise sogar „gut gemeint", aber verhängnisvoll für deine Gesundheit.*

Der Bogen, die Feder steht so zu lange auf Hochspannung..., lasse also los!! Lasse es sausen! Es behindert dich selbst am meisten..., und das, was gut für dich ist, kommt ohnehin von selbst zu dir, zumindest das, wovon das WAHRE Leben in dir meint, dass es gut für dich ist.

Vertraue darauf: Das, was du für dich für gut befindest, ist es nicht immer. Strenge dich nicht länger dermaßen an, dass du davon förmlich Schmerzen in deinen Fingern bekommen könntest. Wie *hart* bist du doch gegen dich selbst, und fordernd, möglicherweise auch anderen gegenüber. Das Grapschen und deine Habsucht sind stark ausgeprägt: Auch wenn es hierbei manchmal darum geht, unbedingt und zwingend für jemand anderen etwas ‚getan haben' zu wollen..., *lasse es los!* Der andere Mensch hat sein Leben zu führen; du hast dein Leben ins Glück zu führen. Also dringe nicht ein, mische dich nicht in die Angelegenheiten anderer ein, aber weise sie, wenn nötig, wohl auf die Ursache ihres Problems oder ihrer Krankheit hin.

Lasse weiter los...! Forciere nicht; erfasse nicht mit deinen Gedanken... Was das Leben in seiner ehrlichsten und heiligsten Form gibt: Kämpfe nicht dagegen, sondern versuche selbst, „nach Wahrheit zu leben" und zu der Einsicht zu kommen, was der wahre GRUND dafür ist, warum etwas in einem Menschenleben passiert, dass jeder seine Krankheit *begreifen und genesen* kann... Ergreife nicht die Macht, aber fühle dich ebenso wenig machtlos! Wenn ein jeder auf dieser Erde gut und liebevoll für sich selbst sorgen würde und an der wahren psycho-emotionalen Ursache seiner Krankheit arbeiten würde..., *dann* sähe die Welt wirklich wunderbar aus.

[11] Lies über die psychologische Übereinstimmung in der diesbezüglichen Rubrik nach.

Die Funktion der Lungen, der Atemwege wird beeinträchtigt; *du erstickst dich förmlich selbst.* Das Blut läuft stark, zu warm, zu schnell und unter Spannung durch deine Kopfadern; du schaust um dich, du suchst wie wild nach Hilfe, weil du solche Angst davor hast, dass man dir etwas ‚wegnehmen' könnte…

Dein Kopf dreht sich zu stark hin und her…, um trotzdem alles im Griff behalten zu können, auf dass dir dennoch nichts ‚entgleiten' wird. Sei dir darüber im Klaren, dass allein DAS LEBEN SELBST essentiell ist, und dass es zuallererst von Belang ist, dass das Leben dir nicht entgleitet…!

Also rege dich nicht länger auf, komme jetzt in dir ins Gleichgewicht; überaktiviere bestimmte erhitzte Emotionen und emotionale Gedanken nicht mehr. Lasse los!

Erstickst du dich in *einem Rollenmuster, in einem zu strukturell ausgefeilten, durchgeplanten Leben?* Hetzt du dich fortwährend auf, um mit der Arbeit am laufenden Band dennoch ‚pünktlich fertig' zu sein? Warum so transpirieren, dich selbst im Kopf so erhitzen, warum deine Augen, zuweilen rot und mit Blut unterlaufen, *so geschäftig auf dieses oder jenes fixiert halten…*, auf alles, was du in den *‚Griff'* zu bekommen versuchst? Dein Kopf ist kurz davor, zu explodieren, und du „löst" deinen Griff immer noch nicht, du klammerst dich noch an dieses und jenes, an strenge Strukturlinien.

Kernlösung

LASSE DIE DINGE EINFACH SEIN. Ärgere dich nicht, versuche nicht, zu forcieren, spanne dich nicht so „an" wie Federn aus Metall, denn dann stellst du dir selbst eine ‚Falle'. Wenn du selbst loslässt, wirst du dich nicht mehr gefangen fühlen, weder in einer Situation, noch von einem Virus.

Höre auf damit, unbedingt haben zu wollen, etwas getan haben zu wollen, ergreifen und zu dir holen zu wollen… Brich aus diesen Alten Strukturen aus, und baue dein Leben auf deinem eigenen inneren Mittelpfeiler auf. Lasse los…, und komme zu Dankbarkeit um dein eigenes Sein, in der Freude um deinen Körper. Genieße das Leben. Jeder Mensch holt alle Lebenssituationen zu sich, um daraus zu lernen, auch Krankheiten! Begreife dies (lies Teil I dieses Buches); löse die psychoemotionale Ursache, warum gerade du dich mit diesem Virus infiziert hast – und du darunter leidest – und du kannst genesen.

Mache diesen Weg in dir FREI! Brich mit jedem System von Macht und Machtlosigkeit: Du bist liebevoller Meister deiner Existenz. Du hast das Sagen über dich, nicht über andere, auch nicht im Namen dieser oder jener Disziplin, Religion, Wissenschaft oder was auch immer.

ERKENNE dich als würdigen, liebevollen Menschen an, setze alle deine Kräfte auf konstruktive Weise ein, ohne auch nur im Geringsten nach etwas zu greifen oder unbedingt und per se zu wollen, dass du oder jemand anderes etwas Bestimmtes getan hat…

Höre einfach hin…, WAS DAS LEBEN VON DIR WILL: zu der Entdeckung kommen, dass du genau wie jeder andere Mensch den Stützpfeiler IN dir selbst findest…, und dass es darauf ankommt, du selbst zu SEIN, aus Freude und Dankbarkeit für deinen Körper, für deine breiten Möglichkeiten…, so viel breiter als das reine ‚Arbeiten' oder ‚Denken'… usw. …

Brich aus den KALTEN, beklemmenden Strukturen von damals aus, lasse los, und schenke dir das Leben, liebe dich nach Seelengehalt und Körper!

Kehre dich NACH INNEN, UND ENTDECKE DORT DEINE LEUCHTENDE GRÖSSE. Be-enge dich nicht länger, sondern entdecke diese weiten, gottmenschlichen Möglichkeiten!

Entdecke die Seligkeit, warm-liebevoll im Körper aus FLEISCH-UND-BLUT leben zu dürfen. Verinnerlichung und ein respektvolles Eintreten in deinen Körper; nicht ausschließlich in Knochen, Struktur und Gedanken leben!

Gelbfieber

kommt in Afrika und Lateinamerika vor, wird übertragen durch Mücken (sehr selten durch Affen), die Schwere der Krankheit ist von Mensch zu Mensch sehr unterschiedlich: die Bandbreite reicht von dem völligen Ausbleiben von Symptomen über eine ‚Grippe' bis zu ernsten Blutungen und Gelbsucht, die tödlich sein können

Kernursache

Du würdest gerne wie ein Vogel hochfliegen, aber du stehst wie angewurzelt da; es hat den Anschein, als könntest du wirklich nicht weiter. Du willst nicht mehr, du kannst nicht mehr. „Schluss, aus!", sagst du. „Es reicht!" Du weigerst dich, noch länger Lasten zu tragen. Eine Starrköpfigkeit, eine Sturheit, ein „nein". Du möchtest jetzt im Grunde genommen – unbewusst: die Krankheit vermittelt es dir als Signal – dich selbst finden: dein Geistesinhalt ganz nah in deinem Körper konzentriert..., *das* gewahr werden, danach verspürst du ein ungeheures Bedürfnis. In Ruhe zu dir nach Hause kommen.

Aber anstatt dies auf konstruktiv suchende Weise in die Tat umzusetzen, machst du es aus einer Haltung des Widerstandes, des Stillstandes und der Verweigerung, du stoppst alles ab. Damit geht eine Härte einher, als hätte sich unterschwellig eine ungeheuer stark zusammengeballte Wut angesammelt. Hierbei scheinst du geradezu alles in deinem Körper ‚still'-zulegen; nichts kann mehr frei und ungehindert durchströmen; emotionale Blockade, hart und streng ‚nein' aussprechend. Eine Art ‚männliche' Härte dir selbst gegenüber. „Ich mache nicht mehr mit": Du würdest dir jetzt aus deiner näheren Umgebung nichts mehr zu Herzen nehmen...

An sich ist das nicht schlecht, wenn du nur die Liebe und das Sinnstiftende deines Ichs in dir selbst suchen würdest... *Aber:* Zur gleichen Zeit scheint es auch einen Widerstand zu geben, in deinem Mensch-Sein höher aufzusteigen, einen klaren und deutlichen Einblick ins Leben zu gewinnen, dein Bewusstsein zu entwickeln, zu Liebe, Milderung und Dankbarkeit für das Leben in dir zu kommen. Bleibst du lieber aufsässig und trotzig ‚wie ein Affe' auf der Stelle sitzen, möchtest du nichts lieber, als dass andere dich in Ruhe lassen, so dass du dich lediglich mit primären Bedürfnissen beschäftigen kannst, und nichts weiter? Weigerst du dich, noch zu „arbeiten", auf die Weise weiterzumachen, aber ebenso in Selbst-Entwicklung weiter zu wachsen? Es ist dir schließlich alles gleichgültig: „Hauptsache sie machen ihre Sache, und ich kann meine Banane in Ruhe aufessen": Die Symbolik dieser Frucht weist jedoch gerade daraufhin, dass du eigentlich mit deinen Bewusstseinsenergien ganz nah und tief, ganz stark IN dich selbst, in deinen Körper kommen möchtest.[12]

Kernlösung

Wenn du nicht willst, okay, es ist dein Leben; jemand anderes braucht dich nicht wachzurütteln. Wenn du etwas beenden möchtest, ist das dein gutes Recht. Aber das Leben in dir verlangt jetzt wohl ein innerliches Wachstum..., zumindest dann, wenn du mit dem Leben mitgehen möchtest.

DIR ist die Wahl überlassen, nicht Einer Sache oder Jemandem außerhalb von dir. DU darfst dich entscheiden, was du tun wirst: sein oder nicht-sein. In der Weiterentwicklung stagnieren und dich dem Verfall anheim geben, hart und boshaft sein... oder dich stark, in Liebe und im Bejahen, in Besitz nehmen, in deinem Entwicklungs-Prozess einen Schritt vorwärts machen, Transformieren?

Entscheidest du dich für Letzteres: So lies im Teil I dieses Buches nach, so dass du zu der Einsicht kommst, wie sehr du dein Leben und deine Gesundheit in der Hand hast. Bleibe nicht auf der eng-rationalen oder primären Ebene stehen, sondern nutze dein Gehirn auf kreative Weise. Verbanne Leid und Tod aus deinem Leben.

---

[12] Lies über die wundervolle psychologische Symbolik der Banane in *Das Füllhorn - Psychologische Symbolsprache der Nahrungsmittel* nach.

WEIGERE DICH NICHT, deine Würde anzuerkennen, deine unermesslichen Möglichkeiten als Mensch zu nutzen, einzusehen, dass du allein die Ursache dafür bist, welchen Gegebenheiten und Menschen du in deinem Leben begegnest, ob es sich hierbei nun um Lebensumstände oder um Krankheiten als ‚Signal' handelt.

Werde milder..., weigere dich nicht, ... nimm dein Leben selbst in die Hand, und richte dich von deinem Herzen aus zum Allerhöchsten, Heiligsten in dir. Liebe dich, in Milde, liebe deine Gefühle, deinen Körper, deinen Inhalt.

Sage dem Leben Dank, und sei dir darüber im Klaren, dass du deinem Leben und deinen Lebensumständen eine Wendung geben kannst...

Lasse Inneres Wachstum zu, lasse zu, dass Gefühle frei strömen, und ‚blockiere' dich nicht länger.

„Innere" Dynamik ist hier gefragt, ein sich Öffnen, ein dankbarer Empfang für das Leben selbst. Ein Aufheben *jedes* Widerstandes dagegen.

Lassa-Fieber

wird durch die Vielzitzenratte in Afrika übertragen; die Schwere der Erkrankung ist von Mensch zu Mensch unterschiedlich und reicht von einer milden bis zu einer tödlichen Infektion

Kernursache

Ein alter Haltegriff scheint zerbrochen zu sein: das, woran du dich früher festgehalten hast..., an Elementen, die sich AUSSERHALB von dir befanden... Jetzt bist du vollkommen auf dich selbst gestellt und fühlst du vielleicht, wie du allem entgleitest, hintenüber gebeugt, auf der Suche nach einem neuen *Halt,* nach Rettung, die du außerhalb von dir zu finden glaubst. Dein Lebender Selbstkern will dir jetzt verdeutlichen, dass es an der Zeit ist, zu erkennen, dass die einzig wahre SICHERHEIT IN dir selbst liegt, und dass DU dein Leben *selbst* leiten kannst / wirst!

Fühle dich nicht hoffnungslos verloren, nicht machtlos! Suche nicht außerhalb von dir nach einer Lösung, psychologisch-emotional-existenziell. Den wirklichen Halt findest du in deinem starken SELBSTKERN. Verliere niemals den Mut, versuche nie, außerhalb von dir, nach neuen *Rettungsgriffen* zu suchen – ob es sich nun um Dinge, Systeme, Menschen handelt – sondern *komme WESENTLICH und ESSENTIELL nah zu dir.*

Finde diesen stabilen Mittelpunkt, das heilige Zentrum in deinem Wesen als Mensch.

Sei dir darüber im Klaren, dass jede Sicherheit in dir selbst liegt: Du musst nur daran GLAUBEN!

Das ist also die Kernbotschaft: *Glaube!* Zweifle nicht länger an dir, an *deinen Möglichkeiten als Mensch,* dein Leben, deine Gesundheit *selbst* in die Hand zu nehmen, dich zu einem glücklichen Leben zu führen. Nur du KANNST DIES für dich tun! Mache es!

Jedes Gefühl von Verzweiflung, Ratlosigkeit, Angst, Unsicherheit und Zweifel... ist im Grunde genommen (wenn auch verständlich) absurd: Die gesamte Fähigkeit, dein Leben zu retten, zu veredeln liegt in dir. Ein prachtvolles, königliches Niveau! (Lies Teil I dieses Buches.)

Kernlösung

So stehe an der Spitze deines Lebens, und erkenne, dass du es in der Hand hast; wehre dich nicht dagegen; fühle dich nicht vom ‚Leben' zurückgedrängt und niedergedrückt, sondern sieh Lassa als eine Art Alarmglocke an, die dich gemahnt: „Also los, nimm mit aller Menschenkraft dein Leben in die Hand, und sorge jetzt für dich."

Alles in deinem Leben liegt in deinen Händen. Zähle auf dich, erkenne diese urstarke Liebes-Kraft in dir an, zähle auf deine Fähigkeit, dich selbst zu heilen!

Stehe stabil und aufrecht auf eigenen Füßen, sei voller Entschlusskraft, und zögere nicht länger, dich an die Spitze deines Körpers, deiner Existenz zu stellen: Baue dein Leben definitiv in eine freudvolle und gesunde Richtung aus!

Marburg-Fieber

ernste, häufig tödliche Form des hämorrhagischen Fiebers, mit Ebola verwandt; wird möglicherweise durch Fledermäuse übertragen, häufig erfolgt die Infektion in Grotten und Minen (Uganda, Kenia); das Marburgvirus ist angeblich ein Bestandteil einiger biologischer Waffen

Kernursache

Du hast sozusagen einen Frosch im Hals; es hat zwar den Anschein, als hättest du alles „heruntergeschluckt", aber du spürst es noch, es „hängt" dir förmlich noch „nach"... Die tiefste Ursache für diesen – zumeist unbewussten – Gefühlszustand liegt darin begründet, dass du dich – als Wahres ICH – immer beiseite gestellt hast..., vielleicht um jemand anderem, um einem gesellschaftlichen oder religiösen System, einem Gott oder Abgott, einem Partner oder wem / was auch immer zu dienen, gefällig zu sein. Aber unterdessen stehst du jedoch am Rand deiner selbst! Du lebst zu stark am Rand deines großen Ichs und flüchtest dich sozusagen in den „Geist", in deinen Kopf oder in eine schwache, nicht wirklich irdische Sphäre.

Warum dich so an die Seite drängen, warum dich nicht ins ZENTRUM deines Lebens stellen? Meinst du, dich irgendeiner Autorität außerhalb von dir beugen zu müssen?

Verbeuge dich jetzt nur vor dem Leben selbst, aus Dankbarkeit... Sei froh, dass du existieren darfst..., und erkenne deine innere Größe an und einen Körper, der dieser Form entspricht. Jeder Mensch ist einzigartig, nach Inhalt und Form. Es gibt keine anderen Normen als die des Lebens selbst: nach Wahrheit du selbst sein. Also schenke dir jetzt diese Anerkennung.
Wende dich nicht länger mit Bosheit, Trauer, Groll, Unzufriedenheit dem Leben, den anderen zu, möglicherweise für das, „was sie dir angetan haben": Allen Gegebenheiten, denen du auf deinem Lebensweg begegnet bist, sind eine Folge deiner eigenen Erwartungen, der Sichtweise, wie du über dich denkst. Wenn du dich jetzt also warm mit aller Liebe und Erkenntlichkeit in dich hineinholst, wenn du nicht länger außerhalb oder über deinem Körper schwebst, sondern ganz innig und warmherzig mit ihm verschmilzt, dann wird diese liebevolle Umarmung zur Folge haben, dass du dich auf Erden „zu Hause" fühlst, dass du dich nicht an die Seite gedrängt fühlst oder meinst, flüchten zu müssen..., weg von dir, weg von deinem Körper, fort von der Erde. Du wirst infolgedessen anderen auf deinem Weg begegnen, mit denen du eine warmherzige Kommunikation erleben kannst. Trete zuallererst in dich selbst ein. Kümmere dich auch nicht darum, wie andere dich finden oder was sie über dich zu sagen haben: Das hat nicht die geringste Bedeutung! Nur das, was du über dich denkst, wie du dich als gut, einzigartig, schön und als Engelsmensch erlebst, nach Seele und Körper: Das macht dein Glück aus. Verstoße dich nicht länger.

Sprich, äußere dich, spucke aus, was du zu sagen hast. Mache deine Grenzen deutlich, komme viel konzentrierter in deinen Körper, *setze dich* für dich *ein!*
Lasse die Vergangenheit los, ganz gleich, *was* auch immer geschehen ist (denn du lagst unbewusst am Ursprung der Erfahrungen) und sprich, äußere dich nach Seele und Körper, wie du dich fühlst, wie du bist. Schlucke keine Spannungen; „denke" nicht immerzu vor dich hin, blockiere deine Energien nicht..., sondern gib deinen Gefühlen Gestalt! Mache! Handle! Gestalte! Lasse alle deine Talente herausströmen, und richte dich auf die herrlichen irdischen Dinge! Warte nicht darauf, dass jemand anders dich vorantreibt, bis ins Zentrum deiner Existenz, sondern tue es jetzt selbst: Nimm deinen Platz ein.

Erkenne deine innere Göttlichkeit an, und strahle es über einen prachtvollen, starken Körper aus. Schließe dich nicht länger aus; lasse deinen Körper von den herrlichsten, goldenen Energien durchspült werden, die dein Herz produzieren kann. Vor allem: GLAUBE an dich, als Ich-das-sein-Leben-selbst-in-Händen-hat, an deinen Wert, deinen Seinsgrund: weil du...

DU bist, und weil jeder auf dieser Erdkugel seine Existenzberechtigung hat. Auch du kannst dich dazu entschließen, aus Dankbarkeit um deiner selbst willen zu deiner inneren Größe, zum frohen körperlichen Sein auf Erden ‚ja' zu sagen.

Lasse dich nicht in Energie-Sphären von anderen, von Dingen oder Menschen, von Gruppensphären und dem Geist einer Gruppe, von Meistern außerhalb von dir oder von Arbeits- und Religionssphären absorbieren, die dir weismachen möchten, dass der Mensch nur ein kleines, unbedeutendes Wesen sei, das schweigen und einer größeren Instanz oder dem ‚Geist' usw. gehorchen müsse... Komme IN dich, und entdecke die warm lodernde Flamme in dir..., dort bist du immer Willkommen!

Richte dich nicht zu stark auf die „Außenwelt", verliere dich nicht in der oberflächlichen Seite des Lebens, in der Außenseite der Dinge oder in Äußerlichkeiten. Verliere nicht dein ‚ICH' in diesen Sphären..., sondern lasse gerade deinen Engelskern *ganz* stark in deinem Körper nieder, kehre dich *ganz* tief in dich selbst: Das ist ein herrliches, liebevolles, warmherziges Erlebnis.

Existiere nicht rein als anonymes Geistes-Ich, irgendwo auf Erden umherirrend, sondern erkenne gerade DEIN höchsteinzigartiges Sein, aus dem Herzen heraus, von dem Glauben ausgehend, dass DU Schöpfer deines Glücks und deiner Gesundheit bist. Tue, was du von Herzen fühlst, tun zu müssen, und folge nur *diesem* Weg...: „nach Wahrheit" leben, tief in dir gespürt, ganz intensiv mit deinem Herzen verbunden! Du solltest dich selbst in dich hineinholen... Fühlst du dich verletzt? Dann ist dies die Folge dessen, dass du dir immer wieder wehgetan hast, dadurch, dass du dich nicht als wirklich wertvollen Menschen anerkannt hast.

Kernlösung

Also komme jetzt zu warmer, willkommen heißender Liebe zu dir..., dann wirst du dich nicht länger traurig, verletzt, wütend oder ausgeschlossen fühlen: Hole dich *ganz* warm hinein, und du wirst fühlen können, wie auch andere dich als Mensch lieben. Du darfst deine zurückgehaltenen Emotionen zwar herauslassen, das ist sehr menschlich und kann Erleichterung bringen, aber komme schlussendlich zu dem Bewusstsein, dass deine eigenen Lebensüberzeugungen die Basis all dessen sind, was du in deinem Leben erlebt hast, dass du jemand anderem nichts vorzuwerfen hast..., dass sie lediglich auf deine Haltung dir selbst gegenüber reagiert haben... Aber deinem Herz Luft zu machen, kann dir jetzt gut tun!

Werde du selbst! Opfere dein Leben nicht länger für etwas oder jemanden auf, stelle dich als Mensch nicht länger an den Rand des Lebens..., sondern lasse dich vollkommen aufblühen, im Zentrum, von innen heraus, in Liebe zu deinem ICH.

(Lies hierzu Teil I dieses Buches, wie auch die psychologisch zugehörigen Rubriken in Bezug auf: Lymphknotenschwellungen am *Hals; allgemeine Symbolik der *Schilddrüse; psychologische Übereinstimmung der *Kehle / des Halses, von *Hautausschlag allgemein; *Nasenbluten; *Kopfschmerzen).

Rift-Valley-Fieber

Rifttalfieber, hptsl. verbreitet in Ostafrika, kann auch Rinder, Schafe, Ziegen und Schweine (häufig mit tödlichem Verlauf) befallen; wird durch Mücken auf den Menschen übertragen, manchmal auch durch direkten Kontakt mit infizierten Tieren oder den Verzehr infizierten Fleisches; beim Menschen ist die Krankheit selten tödlich; sie verursacht hptsl. grippeartige Symptome, manchmal Hirnhautentzündung, eine Störung des Sehvermögens und Hautausschlag (kleine punktförmige Hautblutungen)

Kernursache

Voller Energien, feuriger Kräfte, Gefühle, aber wie eine Spule, mit starr-kaltem Eisendraht umwickelt, hast du dich selbst und dein Leben abgerollt. Jetzt bist du am Ende, du kommst nicht mehr weiter. Du zerrst und ziehst, aber es geht nicht mehr: Du kannst nicht mehr weitergehen wie zuvor.

Es ist an der Zeit, jetzt einen *ganz* anderen Weg einzuschlagen, da loszulassen, wo du festhalten, zerren, forcieren würdest..., auf dem alten Weg weitergehen wolltest...und an *einer alten, eng-starr-kalten Lebenshaltung dir selbst gegenüber* festhalten würdest. Du hältst an alten, strengen oder kalten Gewohnheiten fest, an dem von früher, was du noch immer gerne so fortsetzen würdest...

Lasse jetzt das *los,* wohinter du dich versteckt hast! *Es ist an der Zeit, dich DIR SELBST zuzuwenden: in Sanftheit, Wärme, Biegsamkeit und Ehrlichkeit...*

Das Leben in dir gebietet dir Einhalt: So kann es nicht weitergehen: Jetzt MUSST du dich wohl umdrehen. Höre auf damit, an Dingen zu ziehen, zu reißen, bestimmte Dinge noch immer so machen zu wollen wie früher, das wird nicht mehr gelingen. Es sind jetzt neue Strukturen und Wendungen in deinem Leben gefragt.

DAS REINSTE findest du in dir selbst...[13] Es ist an der Zeit, dich zu entdecken, das allertiefste Gefühl in dir aufzuspüren. So wird schließlich jedes Gefühl von Trauer / Ohnmacht / Wut durch Freude ersetzt werden..., so wirst du schlussendlich wohl für dich einen Sinn darin SEHEN.[14] Nutze deine feurigen Kräfte in wirklich schöpferischem, konstruktivem Sinne. Aktion, in Liebe, nicht in HÄRTE dir selbst gegenüber!

Weine nicht um das, was vorbei ist, denn das Frohe liegt VOR dir: SCHAUE NACH VORNE, und gestalte dein Leben selbst... auf dem Weg, das Alleredelste aus dir empor zu holen, denn *das* ist es, was das Leben von dir verlangt. Trete in tiefen und innig-warmen Kontakt zu deinem HERZEN, zu deinen inneren Goldschätzen, zu diesem tief liegenden Lebensinhalt..., erkenne die Bedeutung dessen..., werde dir dessen bewusst. Sage nicht länger ‚nein' zu diesen Energien und spontanen Gefühlen in dir.

[13] Lies im Vergleich hierzu über die Symbolik der Traube, des Rotweins in *Das Füllhorn - Psychologische Symbolsprache der Nahrungsmittel* nach.
[14] Lies in diesem Zusammenhang über die Symbolik der *Augen nach.

Fühlst du dich Schuldig, ... Schämst du dich, vollkommen du selbst zu sein, zu werden? Deine zärtlich-warmen Gefühle zu erleben, deine weiche Körperlichkeit? Ein Mensch ist nicht aus Stahl, aber ebenso wenig ist er ein Tier.
Weder für ‚Liebe' brauchst du dich zu schämen, noch dafür, dich und deine inneren Lebensenergien in dir STRÖMEN zu lassen, dich im wahrsten Sinne des Wortes, nach Seele und Körper zu ERLEBEN! Unter der Voraussetzung, dass Körperlichkeit und Gefühlserleben mit LIEBE einhergehen, mit wahrer, warmer Liebe zu dir selbst (und zum anderen), ist alles gut.

Gib dich diesen heiligen Säften in deinem Leben, in deinem Körper hin, dem warmen Lebensblut, das um deines Seins willen froh strömen möchte.

Traue dich, nach Herz und Seele du selbst zu SEIN, erlebe deine Natur, dein Gefühl, dein körperliches Sein. Bleibe nicht kalt und hart dir selbst gegenüber, quäle dich nicht, denn dann wirst du schließlich das Gefühl haben, dass Das Leben oder die anderen dir wehtun.
Du bist der Ursprung all dessen, was dir auf deinem Weg begegnet: Also erkenne jetzt deinen Vollen Wert an, und erlebe dich in aller Herrlichkeit, deinem Gefühl und Inhalt, deiner Zuneigung und Körperlichkeit gemäß. Freue dich darüber, als IRDISCHER Mensch zu Sein, und unterdrücke keinen einzigen Teil deiner selbst! Lasse die fruchtbaren Säfte nur fließen, und gestalte, sei in Freude um deiner selbst willen produktiv.
Halte dich nicht zurück, bremse dich nicht ab, lasse ruhig alles fließen; blühe auf, wie reichhaltig rankende Weinstöcke in voller Blüte.

Nimm die Materie deines Körpers vollständig in Besitz; schäme dich nicht, du selbst zu sein, sondern trete mit Stolz ein..., identifiziere dich mit dem Allerschönsten in dir, und erlebe die Totalität deines Seins. „Ja..., ich bin froh, dass ich nach Inhalt und Form bin. Ich lasse meine Gefühle vollkommen zu, denn mein Herz ist der Führer meiner lebens-vergnüglichen Erfahrungen": Das Herz erlebt es als so wohltuend..., du kommst dir immer näher, das rote Lebenswasser durchströmt deine Adern, kraftvoll, froh, dynamisch, schön-rot und sprudelnd vor Lebenslust.

Du beschuldigst dich nicht, du schämst dich nicht (unbewusst) für dein Sein; du Bist, wer du Bist und hältst dich nicht mehr zurück.
Du bist nicht begierig, forderst nicht von anderen: Du nutzt dich selbst, du erlebst dich, ohne dabei noch nach jemand anderem greifen zu wollen oder von jemandem etwas erledigt bekommen zu wollen, beziehungsweise strikt an kalten, althergebrachten Gesetzen festzuhalten.

Kernlösung
Liebe und die Dankbarkeit für dein Sein erleben, nach Gehalt und Körperlichkeit, nach Gefühlen und Zärtlichkeit: Das sind Lebensgesetze, die jedes andere ‚Gesetz' überstimmen.

Infolgedessen wirst du dich immer besser fühlen, in diesem Loslassen, in diesem dich Aufblühen Lassen, ohne noch nach etwas oder jemandem, außerhalb von dir, zu greifen.
Der prächtige Lebensbaum, der du bist, kann jetzt zur Blüte kommen! Jetzt platzen deine Adern nicht mehr aus Frustration auf, jetzt schließt du dich nicht länger aus Schuld und Scham ein..., denn du hörst auf das Leben, auf die Wahrheitssprache deines Herzens. Du *gibst* dir, du schenkst dir das Allerschönste..., du kommst jetzt warm und ehrlich zum Vorschein, singend und strahlend..., als wärest du die sonnige Traube in Person.
Du fühlst dich so glücklich, jetzt wo du weißt, dass nur du dein Leben in gute oder schlechte Bahnen lenken kannst. Dass nur du bestimmst, ob du leiden wirst oder nicht...!
Du nutzt deine Kräfte, um an einem Paradies auf Erden zu bauen. Konstruktiv, nicht (auto-) destruktiv.

HÄNDE

siehe auch Hornhaut, Haut, Warzen, Gefäßspasmus, ...

Psychologische Übereinstimmung

Das Geben, das Führen und Geführt-Werden, das Umsorgen und Streicheln; wie wir das Leben und unsere Arbeit „anpacken". Festhalten und loslassen. Das großzügige, herzliche Schenken. Aus den Händen strahlt eine enorme Kraft, wenn wir von unserem tiefsten Selbst aus leben; diese Strahlung spendet Heilung, Liebe, Genesung, Milderung.

„Tastet" man mit den Händen, dann wird man auf tieferem Niveau mit dem inneren Auge „sehen", wenn man sich nur für die starke, schöne Autorität in sich öffnet. Die Hände symbolisieren das „Anbeten" eines Abgottes außerhalb von dir oder das dankbare Bewusstsein für den göttlichen Reichtum in deinem eigenen Wesen...

Symbol des ausgewogenen Zusammenwirkens vom linken und rechten Pol (siehe Gehirn); ein Bindeglied zu anderen Menschen, schlagen oder salben, ein Offensein für andere, aber vor allem dich zu trauen, ohne Scheuklappen deine persönliche Richtung zu akzeptieren und einzuschlagen.

Erkrankungen, allgemein

Kernursache
Packst du dich zu *hart,* mit eiserner Disziplin, an, bist du nicht offen für das *Weiche,* den Genuss, die Freude? Merkst du dir nur das Traurige, das Einschränkende? Dann verpfuschst du dein Leben. Wagst du es nicht, das Schöne in dir selbst zu sehen?
Forcierst du dich in *eine* bestimmte Richtung, sozusagen mit verbundenen Augen: Folgst du einem Weg, wo du keine Rücksicht auf deine wahre Natur nimmst?

„Denkst“ du immerzu, anstatt dich vor allem deinem inneren Selbst, deiner Intuition hinzugeben? Siehst du nicht klar mit beiden Augen? Stehst du mit Vorurteilen behaftet im Leben, dann verschließt du die Augen vor der Essenz: Beschränkst du dich auf das Rationale oder das Äußerliche, das Image, den Status, mit anderen Worten, heißt du dich nicht in Gänze willkommen?
Schwörst du auf Gott oder den Teufel, auf irgendeine Religion oder Sekte, die dich weiter von dir selbst entfernt?

Sperrst du dich in die Isolation…, hast du keinen wirklichen Kontakt in Liebe, zu deinem Selbst, zu anderen? Scheust du Menschen, dann wirst du wahrscheinlich auch dich selbst scheuen. *Was stößt du in dir weg:* deinen Körper, deine Gefühle oder etwas anderes? *Warum nicht ganz und gar in Güte und unterdessen loslassend, in Sanftheit für dich und die anderen offen sein?*

Kernlösung

Akzeptiere deine Gefühle vollkommen, schalte keinen Teil von dir aus; erkenne die Harmonie des Weiblichen und Männlichen in dir. Lege alle Augenbinden ab, und gib dich der Liebe zu dir selbst, zu deiner inneren Autorität hin. Geize nicht mit einem Lachen, trau dich, das Leben zu genießen; spüre deine höheren Kräfte und lenke sie. Öffne dich vollkommen für den Reichtum des Lebens: Verdränge nicht. Hände empfangen und geben nun in Dankbarkeit. Sie greifen nicht, sondern vereinigen nun Kraft und Sanftheit in sich.

Lies auch über die psychologische Symbolik von ‚Händen'.

Die linke Hand ist eingeschlafen

Kernursache und Kernlösung

Du fühlst dich wie eine Feder, die hochspringt und wieder aufkommt, hoch und runter in einem *Automatismus,* den du wortlos hinzunehmen scheinst. Es läuft sozusagen alles aus dir heraus; du bist offen und lässt alles aus dir entweichen. Ein Zuviel an Rauch oder Energie wird aus dir, wie aus einem Schornstein, abgeführt. Auch wenn du Schmerzen am Mund, am Zahnfleisch oder an deinen Lippen hast, wirst du weder nicht sprechen, noch wirklich auf deine *Gefühle* hören; lieber unterdrückst du es (siehe Aphten); hiermit tust du dir selbst weh. Weil du dich zu viel in Sphären lila-grauer Unwesentlichkeit oder zuweilen in Sphären der Primitivität aufhältst, kommst du dort nicht gleich wieder heraus. Zu weit von der echten, irdischen Welt entfernt. Begierden sollten in kreativen Energie-Einsatz, in Liebes-Energien umgesetzt werden. Ein Aufruf deines Lebenden Selbstkernes dich, im Bewusstsein, HÖHER *zu deinem HERZEN…* zu erheben: Du bist so viel mehr als ein Tier; du brauchst weder zu klammern, noch innerlich zu schnauben; du brauchst überhaupt nicht zu leiden, und ebenso wenig brauchst du deine Emotionen zu schlucken, zu verbergen, zu verdrängen…

Lasse dich „sein“, wer du bist…, unter der Voraussetzung, dass du als Mensch von deinem Herzen aus lebst…, dass du gut, zu dir und auch zu anderen, und ehrlich-offen aus deinem Gefühl heraus sprichst.

Du würdest gerne deine Emotionen in den Griff bekommen, aber du siehst alles ein bisschen zu instinktiv-ängstlich, vielleicht raffgierig, als müsste ein Mensch wachsam für seinen Lebenserhalt sein und wie ein wilder Tiger im Urwald dafür kämpfen. Du siehst gar nicht klar, schwebst mit deinen Gefühlen im Nebel und weißt nicht wirklich, *worauf* du gerade zurollst; du hast nicht wirklich eine Lösung, einen Ausweg für deine Gefühle vor Augen. „Was ist das, »eine sinnvolle Existenz«?“, die Frage vermagst du dir zu stellen.
Eigentlich verstümmelst, erniedrigst du dich-als-Mensch…[15] *Du hast ein Bedürfnis*

[15] Lies in diesem Zusammenhang die Symbolik von Kaffee in *Das Füllhorn - Psychologische Symbolsprache der Nahrungsmittel* nach.

nach Gefühls-Kontakt, aber du scheinst dich dennoch nicht auf das Niveau deines Herzens erheben zu können; du klammerst dich weiterhin ängstlich an das ‚Haben' und ‚Verteidigen'-Niveau des kleinen Tieres im Menschen.

Du hast ein Bedürfnis nach ganz tiefgehender innerer Ruhe, nach Vertrauen, nach einem Wissen, dass alles gut wird. Gewinne eine klare Sicht auf das Leben: Sei dir darüber im Klaren, dass nichts ‚einfach so' geschieht (lies hierzu Teil I dieses Buches) und dass du dein Leben selbst in der Hand hast. Machst du etwas Erhaben-Schönes daraus, etwas Warmes und Liebevolles…, oder kreist du lieber weiterhin in den grau-in-grau Sphären des Nebels umher? Erhebe dich zu höheren Regionen, dorthin, wo die Sonne *wohl* scheint; sinke nicht weiter nach unten ab. *Bringe dich zu der Ebene, wo du zu Hause bist: wo der Mensch sich selbst erkennt und lieb hat, wo er sich weder länger selbst zerstört, noch sich selbst beklagt und verstümmelt (den Menschen als kleiner anzusehen und zu machen, als er ist!) Komme zu höchster Selbst-Wertschätzung und zu Dankbarkeit um dein Sein als ICH! Komme ganz nah zu deinem warmen Herzen.*

Vielleicht suchst du ein schwarzes Schaf, einen Stock, mit dem du schlagen kannst, aber im Grunde bist du es, der / die tief in sich selbst ein ungelöstes, emotionales Problem hat, das mit einem Ur-Gefühl des nicht Sicher-Seins in dir einhergeht. Und ‚dass die Wesen auf Erden auf der Hut sein müssen, denn sie können jeden Moment niedergemacht werden'; du solltest dich jetzt auf die Suche nach dieser ursoliden Basis in dir machen, die immer SICHERHEIT bietet.

Du kannst und darfst stets auf diesen inneren Lebenskern vertrauen; das Leben in dir sorgt für dich…, kehre ihm nicht den Rücken zu. Sei nicht misstrauisch, erniedrige dich nicht zu einem instinktiven Tier, das sich und sein Gebiet verteidigen und vor Gefahren beschützen muss…, sondern erhebe dich zu deinem wahrmenschlichen Niveau, und sei dir darüber im Klaren, dass du von deinem heiligen Niveau aus, als königlicher Mensch, alles in der Hand hast.

Du *lebst* nicht wirklich…, du findest dich möglicherweise nicht faszinierend genug, weil du dich als Mensch unterschätzt und nach unten ziehst, weil du nicht wirklich DIE LIEBE zu dir entwickelst, sondern eher *kühl-primitiv* oder *mechanisch-kalt* im Leben stehst, vor allem also dir selbst gegenüber! Das kann ‚jetzt' in dem Moment sein…, zu dem Zeitpunkt, wo deine Hand eingeschlafen ist, aber möglicherweise beschäftigt es dich schon eine ganze Weile…

Komme jetzt näher zu deinem Herzen! Entwickle deine Liebesgefühle, und höre auf das, wonach dein Herz sich sehnt! FÜHLE dich als großmenschliches Wesen, und komme zu einem warmherzigen, emotionalen Kontakt zu dir selbst, zu deinem Körper, zu deiner Ganzheit als ‚ICH'. Gehe nicht länger auf kühle, zu vergeistigte Weise auf Abstand zu dir… Erkenne immer und unaufhörlich die Wärme und Größe deiner selbst als MENSCH an, und weiche nicht davon ab. Werde emotional nicht kalt, sondern versuche, zu dem warmen Niveau aufzusteigen, dorthin, wo die warme Flamme deines Herzens immerzu brennt.

Verlasse dich nicht mehr; mache es dir behaglich und gemütlich. Schlüpfe nicht in eine Roboterrolle, und gerate ebenso wenig in einen Automatismus. *Lasse* dich nicht durch Energien, Emotionen leiten, sondern transformiere sie im Licht von innerlich warm durchlebter Liebe. Bringe Klarheit in deine Emotionen, und mache mit Optimismus weiter! Entfliehe nicht deinen inneren Gefühlen, sondern nimm sie liebevoll in Augenschein, und sprich mit deinen engsten Freunden darüber, wenn du es brauchst. Eine dankbare gefühlswarme Präsenz in dir, voller Vertrauen und im Glauben an eine glückliche Zukunft…: Von deinem Sein aus in Liebe lebend ‚weißt' du es, „fühlst" du es jetzt… Das Leben wird farbenreich! Die allerschönsten Farben des Regenbogens sind jetzt in deinem Herzen verewigt!

Die rechte Hand ist eingeschlafen

Kernursache und Kernlösung

Du würdest gerne flüchten, einmal nach links, dann wieder nach rechts: in deine Gefühlswelt, deine Träume oder Gedanken, in deine Arbeit... oder in was auch immer; du läufst vor deinem eigenen Mittelpunkt weg. Die *Schilddrüse bittet dich, zu dir zurückzukehren, um deinen Zentralen Platz einzunehmen!

Flüchte weder in den Geist, noch in Worte und Taten, sondern trete zuerst in deine körperliche Basis „ein", ganz tief in dich selbst, komme in deinem Körper nach Hause, fühle dich sicher und unerschütterlich, *ganz* nah in Leib und Seele. Entkomme nicht länger einer nahen Konfrontation mit dir selbst, mit deinem wahren Inhalt. Laufe nicht weg. Betrachte, höre zu, sieh hin, „erspüre" dein höchsteigenes ICH: voller Gold! Verstelle dich nicht, tue nicht so, als ob du nicht wüsstest, wer du wirklich bist; versuche nicht länger, einer eigenen frohen Existenz zu entfliehen!

Schaue dir geradewegs in die Augen! Höre auf, zu flüchten! Halte inne, um deiner selbst und deiner tieferen Werte willen..., verkenne sie nicht länger.

Belüge weder dich, noch die Außenwelt, sondern übernehme die VERANTWORTUNG für dein Leben, für dein ICH! Keine Hinterhältigkeit oder Machenschaften dir selbst gegenüber, keine Fluchtversuche, kein Selbstverrat mehr... Fasse dich kräftig bei den Ohren, und ziehe dich auf die ‚mittlere Fahrbahn' deines Seins: Folge jetzt diesem Hauptweg, und weiche nicht mehr davon ab!

Nach Wahrheit leben..., von deinem ehrlichen Kern aus! Das bedeutet auch loszulassen, wenn du spürst, loslassen zu müssen: Flüchte nicht in deine Arbeit, in Gedanken, Träume... oder in was auch immer. Lasse los..., und komme zu dir nach Hause: Sieh dich an, und komme zunächst dankbar in deinem Körper, in deinem Gefühl nach Hause..., und laufe nicht davor weg. Du als Du, vollblütiger Mensch – in erster Linie; laufe hiervor nie mehr fort; flüchte nicht länger, von dir selbst *weg,* in alle möglichen Angelegenheiten (Arbeiten, Gedanken, Materielles, andere Menschen usw. ...).

Schenke dir jetzt Anerkennung; gleite in deinen Körper herab; stelle dich in deinem Leben selbst ins Zentrum, und schenke dir die nötige Aufmerksamkeit! Lasse alles und jeden los, und gleite tief in dich herab, in dein Herz, lasse jetzt alles los, was verhindert, dass du jetzt ganz nah in und mit dir verbunden bist! Vom Mittelpunkt deines Seins aus lebend wirst du nicht mehr versuchen, etwas zu ‚haben' oder festzuhalten; du BIST in Freude du selbst, und du brauchst nicht länger ängstlich vor dir wegzulaufen, hier oder dort nach einer Rettung / Lösung suchend. Die Lösung liegt darin..., ganz nah und tief zu dir zu kommen und nie mehr davor zu flüchten. In diesem Nach-Hause-Kommen findest du Ruhe und Kraft, Selbstsicherheit und ein Urvertrauen: die leuchtende innere Lebensflamme, die niemals erlischt, das herrliche Lebensgefühl du selbst zu „sein", dich bis ins Tiefste deiner Gefühle anzuerkennen...

Vertiefung, innere Gefühls-Vertiefung im Kern deiner selbst, in der Basis-Wurzel deines ICHS: *Da* ist es herrlich, zu wohnen, da herrscht keine Angst, davor läufst du nie mehr weg!! Eine vollwertige Selbst-Anerkennung und ein Zu-Hause-Bleiben, jetzt... in deinem goldstarken Selbst-Zentrum, in deinem herrlichen Körper, in deinem sonnigen Seinskern. Warm und gefühls-bezogen in dir präsent; dich in Dankbarkeit ‚spürend'..., ein warmes und frohes *‚Thymus'-Gefühl, in Liebe zu dir...

Blasen an der Hand

siehe auch Hände und Blasen, allgemein

Kernursache

Emotionale Verletzbarkeit, vor allem, weil du deine höheren Energien nicht vorstoßen lässt. Weil du dich zu ‚gering' schätzt und Menschen oder Dinge außerhalb von dir idealisierst. Du würdest dich aufopfern, zu hart gegen dich selbst sein. Du hältst dich zu viel verschlossen, deine weiteren Energien dürfen sich kaum entwickeln. Du nimmst dir selbst diese Möglichkeit, weil du findest, dass es sich so gehört, weil du denkst, kein Recht dazu zu haben, eine möglicherweise dickköpfige Weigerung, nachdem du gefühlsmäßig verletzt worden bist; aber auch das war lediglich eine Folge deiner Selbsteinschränkung, deiner Selbsterniedrigung. Unterdrückte, potentielle Energien... bis sie bersten werden! Darunter liegt eine tiefe Angst verborgen: du selbst zu sein; du hegst Misstrauen oder schätzt deinen Inhalt gering..., du meinst, dass etwas Negatives in dir steckt, es bedroht dich..., und deshalb schaffst du nicht den Durchbruch. Deine Natur wird folglich mit eiserner Hand gehalten; aus Angst klemmst du dich und deine spontanen Energien ab. Diese blockierte Selbst-Werdung kann scharfe Aggression und hartes Agieren verursachen: Selbstvernichtung.

Kernlösung

Fühle diese starken Lebenskräfte, die in dir wachsen, und gestehe ihnen zu, spontan und aktiv zu produzieren. Kehre dich ruhig in dich: Habe keine Angst vor deiner eigenen Tiefe, deiner natürlichen Aggression; baue dein Leben auf eine stabile Basis auf, allein mit dir als Zentrum. Sei liebevoll zu dir, entspanne dich, tue dir nicht weh, verstoße keinen Teil von dir, lasse alle Kreativität frei durchströmen, blockiere keine Emotionen. Bist du wütend: Dann sieh dir die Ursache dessen an (deine Ohnmacht, deine Unzufriedenheit mit dir, deine Selbsterniedrigung...), bringe sie zum Ausdruck, habe Verständnis, und ändere deine Meinung über dich. Erkenne deinen Wert an, schlucke nicht, kehre dich in Wort und Tat nach außen! Deine Natur ist sicher: Höre auf sie. Folge deinen Impulsen, deiner Intuition; habe keine Angst vor deinen Emotionen: Halte dich nicht länger zurück. Liebe zu dir selbst vertreibt die Angst.

Frostbeulen an den Händen und Fingern

Kernursache und Kernlösung

Voller Energien, Gefühle; du würdest es gerne alles nach außen hin erschallen lassen, aber unten im Boden scheint sich Trauer angesammelt zu haben. Läufst du davor weg? Je stärker du diese Unterschichten spürst, umso mehr wirst du versuchen, es *mit Schreien* zu *übertönen,* oder du wirst umso stärker davor *flüchten:* Du möchtest es alles nicht sehen / wissen, was IN dir steckt, auf keinen Fall willst du der verdeckten Trauer begegnen.[16] Du ziehst dich in einen kleinen Teil deiner selbst zurück: Es ist jetzt an der Zeit, dein ganzes Wesen zu erspüren und mit Liebe zu nähren.

Es hat den Anschein, als wäre dein Leben in 1001 Teilchen unterteilt, so dass du den Wald vor lauter Bäumen nicht mehr siehst; deine Nerven sind angespannt. Du läufst von hier nach da, versuchst alles zu umfassen, nicht in den Rückstand zu geraten, festzuhalten..., *vor deinem eigenen Inhaltlichen Quellenkern auf der Flucht. Du bist stark damit beschäftigt, zu denken, nervös zu grübeln oder von hier nach dort zu hetzen. Dein Nervensystem verlangt nach innerer Ruhe, um die Essenz deiner selbst gewahr zu werden, um beim Wesentlichen deines Lebens innezuhalten und dich nicht in einer unendlichen Anzahl von Dingen zu zerfasern.*

Auf der Suche nach dem Süßen außerhalb von dir, dich in Details verlierend, rennst du von hier nach dort..., vor dir weg; du kannst die Ruhe und Wärme lediglich IN dir selbst finden. Das Süße, das außerhalb von dir stark konzentrierte Herrliche, wird dir nur dann begegnen, wenn du zunächst bei deinem Kern-Gehalt innehältst, *wenn du einen Moment in STILLE (da) bist / ver-*

[16] An dieser Stelle sei auf die tiefste psychologische Symbolik des Sternzeichens ‚Schütze' hingewiesen: Lies hierzu in *Befreiende Astrologie – die tiefere Symbolik der Sonne in den Tierkreiszeichen* nach. Dieses Buch ist bei Erscheinen des vorliegenden Werkes noch nicht in deutscher Übersetzung erhältlich.

harrst und IN DICH, in deinen Körper aus Fleisch und Blut gehst. Verliere dich nicht in allerlei Dingen, in allen möglichen Menschen um dich herum, auch wenn es dir darum zu gehen scheint, „Gutes zu tun".

Du kannst für das Leben nur Gutes tun, wenn du dich zunächst ganz nah an dich selbst schmiegst, wenn du im Hauptpfeiler deines ICHS präsent bleibst. Laufe nicht weiter, laufe nicht von dir weg, weder in Gedanken und Gefühlen, noch in allen möglichen zerstückelten Taten. *Komme ganz nah bei dir an, und fühle dich innig mit deinem Körper vereinigt;* auf diese Weise verschwinden zugleich mögliche Angst und Panik.

Das Leben ist nicht aussichtslos, sondern es wird klar und deutlich, wenn du deinen Blick schärfst…, auf das Schönste in dir, wenn du *ganz* nah mit dir verbunden bleibst. Hier ist es sicher zu wohnen, hier ist es liebevoll und warm. Setze dein Nervensystem nicht unter Druck, laufe nicht länger nervös weg, sondern *erkenne diesen starken Mittelpfeiler in dir an, und SUCHE alles IN dir selbst.* Fülle dich nicht außerhalb von dir mit Dingen, erfülle dich lediglich mit deinem Inhalt, mit deiner Herzenswärme, deiner Anwesenheit, mit deinem Gefühl. Und infolgedessen kann dir in deinem Leben Angenehmes widerfahren / vermagst du angenehme Dinge zu tun. *Ergreife nicht,* begehre nicht außerhalb von dir, flüchte dich nicht ängstlich in Materialismus oder beispielsweise in deine Arbeit, in was / wen auch immer, das / der / die sich außerhalb von dir befindet, habe keine Angst, in gleich welchem Bereich „zu kurz" zu kommen.

Hände bitten darum, loszulassen, dich warm zu beseelen…, und infolgedessen kommt alles auf deinen Weg, was gut für dich ist. Also lass Dinge und Menschen außerhalb von dir los, richte dich nach Hauptstrukturen, und fülle dein Leben in erster Linie mit *deinem LIEBEVOLLEN in dir PRÄSENT-SEIN* aus, bis in die Fingerspitzen hinein. In dieser warmherzigen Präsenz erfüllst du dich selbst, brauchst du nicht außerhalb von dir nach etwas zu greifen!

Du BIST, du lebst nicht vom ‚Haben' ausgehend, du läufst nicht mehr vor dir selbst weg. Du glaubst an deinen Wert, deine Fülle, deine Wärme; du bist selbstumsorgend und umhegst dich mit Warmherzigkeit, du gehst nie mehr aus dir WEG, auch wenn es nur mit immerzu suchenden Gedanken wäre. Deine Gedanken und Gefühle bleiben hier-und-jetzt bei deinem ICH. In diesem dankbaren zu dir Nach Hause Kommen findest du Freude; diese innerlich leuchtende Quellenkraft in dir erwärmt dein ganzes Wesen; hier wohnt keine Trauer mehr. Du weißt und fühlst, dass allein DU für dein Glück, deine Wärme und deine Freudegefühle verantwortlich bist. Ganz inniges zu dir Nach Hause Kommen; jegliches nervöse Weglaufen, außerhalb von dir, gehört jetzt der Vergangenheit an.

Du füllst deine Adern mit Liebe. Deine Hände strahlen froh und warm, weil du loslässt, was du in Gedanken oder Taten zu stark umklammert gehalten hast, weil du DEIN Selbst in Dankbarkeit feste in die Hand nimmst. Du fühlst dich in deinem innerlichen, warmen, leuchtenden Schoß sicher und geborgen. Dein Körper wird jetzt bis in die äußersten Spitzen ganz von dir, von deiner Liebe, von deiner liebevollen Präsenz ‚in Besitz' genommen. Freude um dein Sein verjagt jetzt alle übrige Trauer.

Splitter in deinem Finger, in deiner Hand

Kernursache

Schöpferische Kräfte brodeln auf. Und du kannst sie entweder ignorieren…, oder du wirst sie wie ein wahrer Lebenskünstler nutzen.

Möglicherweise glaubst du nicht genug an deinen Wert und hältst dich am tieferen, materialistischen Niveau fest, am Herrschen Wollen, an der Habsucht oder an Begierden. Du lässt dich ‚herunterkommen'; du begrenzt dein Mensch-Sein. Zu wenig auf dein Großes Selbst abgestimmt; zu stark darauf ausgerichtet, etwas zu erledigen oder etwas aus der ‚materialistischen' Welt zu erlangen. Du bist dir also gar nicht deiner breiteren Möglichkeiten bewusst. Es kommt jetzt darauf an, breiter zu schauen, viel weiter als du es bislang getan hast, und dich selbst als schaffende(n) Künstler(in) anzuerkennen!

Entscheidest du dich für die Zügel-losigkeit: Das ist *dann* gut, wenn du damit meinst „ohne Zügel" zu leben. Liebe setzt ein Ohne-Zügel-Sein voraus. Wenn du es hingegen so verstehst, dass du dich hemmungslos niederen Instinkten und einem Gefühl, wie „ich bin hier der Chef, ich werde mich hier niederlassen und mich in der materiellen Welt beweisen" hingibst..., dann entweihst du dein Mensch-Sein und wirst schlussendlich leiden. Wenn du dich in diesem Schema halten möchtest, dann mache deine Sache, aber so kannst du nicht glücklich werden.

Du hältst deine Faust hoch und weit in die Luft; du willst herrschen und am liebsten alle Gebiete auf Erden erobern. Du möchtest, dass man weiß, dass es dich gibt, dass du der Chef bist. Du bist stolz darauf, dich zu manifestieren, stolz darauf, was du kannst, was du bereits in der Welt der Materie erobert hast... Aber der Stolz auf deine *eigentliche* Größe, auf deine außerordentliche Potenz..., der bleibt aus; du kennst ihn nicht, weil du dich lediglich in der rein ‚fleischlichen' oder materiellen Welt niederlässt, unabhängig von deiner inneren, schöpferischen Quelle.

Mit rot glühender Wut, manchmal weil du nicht das bekommst, was du gerne hättest, in den stählernen Panzer gehüllt; zuweilen herrschen Wut, Hass. Du fühlst dich abgeschoben, man hat dich übersehen, obgleich du der Ansicht bist, dass du herrschen können musst, denn du kannst / weißt es ja doch am besten! Aber im Grunde genommen handelt es sich hierbei um ein Verkennen deiner eigenen *wirklichen* Talente, wodurch du dich erniedrigst und deine Aufmerksamkeit auf oberflächliche Werte lenkst, oder auf eine Wirklichkeit, die sich von deinem göttlichen Mensch-Sein losgelöst hat. Du schließt dein großes Selbst mit all seiner Kreativität, mit seiner geistigen Größe aus... und fühlst dich in dieser Situation ohnmächtig. Möglicherweise machst du aus bestimmten (einfachen, eigentlich unbedeutenden) Dingen eine Leistungs-Sache, wodurch du dich selbst erniedrigst.

Deine Leber / Galle können in diesem Zusammenhang zum Protest übergehen und dich dazu aufrufen, deine wirklichen Talente sich entfalten zu lassen, dich nicht länger stillzulegen, zu blockieren..., sondern das Gold in dir fließen zu lassen.

Du siehst dich als kleiner an, als du bist, und du identifizierst dich zu stark mit diesem kleinen Ego, für das du dich hältst; aber dein Untergrund brodelt auf..., dein tiefer Grund fordert Aufmerksamkeit, auf dass du zu dem Bewusstsein für deinen wahrhaftigen Raum, als göttlicher Mensch, gelangen wirst!

Du bist dir nicht wirklich der schöpferischen Bewusstseinsenergien in dir bewusst! Also hältst du dich an deinem kleinen Ich fest, an deinem kleinen Ego, anstatt von deiner wahrhaftigen Größe aus zu leben, aus deinen wirklichen Schöpfungskräften heraus, nicht von deinem Materialkoffer, sondern von deiner Talentkiste ausgehend!

Folglich machst du Sachen, die du gar nicht machen müsstest, oder du erledigst sie auf eine Art und Weise, die zu ichbezogen ist, anstatt alles in einem größeren Zusammenhang, im Dienste des Lebens, zu sehen. Du vermagst mit anderen über Dinge zu diskutieren oder zu streiten, die im Grunde genommen keine Wichtigkeit haben. Du kannst dich forcieren; möglicherweise gehst du zu stark in der begrenzten Welt der Materie auf, wodurch du zu wenig mit deinem ganzheitlichen, großen ICH in Verbindung bleibst. Das Materielle, die Materie losgelöst vom Seelengehalt, wiegt zu schwer.

Du rotierst in diesem Reich, ohne dich an deine schöpferische Quelle anzuschließen, an deinen wirklichen Inhalt.

Kernlösung

Breche aus deinem engen Muster aus, entkorke dich..., und lasse diese fruchtbaren Energien entweichen und deine Schöpfungskräfte ihren Weg finden. Lasse alle diese reichen Energien aus dir herausströmen.

Halte nichts fest, lasse es frei fließen! Vertraue dich dem Leben an! Gestehe zu, dass weibliche Fruchtbarkeit wirkliche Früchte gebärt: eine Schöpfung, Erneuerung, ein Fließen und Strömen Lassen aller Kräfte, die in dir stecken!

Endlose Kreativität ist die Folge dessen, dass du dir die Möglichkeit gibst, von deinem ganzheitlichen Selbst aus aufzublühen, ohne dich noch länger starr auf das Kleine zu fixieren. Du negierst nicht länger deine Größe, indem du dich an Dinge klammerst, die du meinst, tun zu *müssen*.

Du bist dir jetzt deiner Weite bewusst. Du verhältst dich nicht länger eng-stirnig in Bezug auf deine eigene Größe. Du öffnest dich sozusagen voll und ganz.
Gefühle und schöpferische Kräfte kommen auf BEWUSSTE Art und Weise zum Einsatz.

Anstatt dich an primitive, instinktive, sexuelle oder rein materialistisch ausgerichtete Sphären zu ketten, öffnest du dich jetzt für das Allerhöchste in dir. Du lässt das Allerschönste aus dir geboren werden. Du erhebst dich nun weit über das rein primäre, primitive Niveau. Nicht fest-haltend auf die Dinge gerichtet, sondern frei-giebig, von deinem höheren Bewusstsein aus, gibst du jetzt deinen Talenten GESTALT.

Verleugnest du dich selbst, ärgerst du dich über die Ohnmacht (dich selbst nicht zu finden), fixierst du dich in Zukunft weiter auf das rein primäre Niveau..., dann kann sich die Stelle, wo der Splitter eingetreten ist, rot entzünden.
Richtest du dich jedoch auf das Höchste in dir, weitest du dich sozusagen, indem du dich öffnest, dann gibt es kein Problem.

DAS HANDGELENK

Psychologische Übereinstimmung

Bewegen wir uns zügig und geschmeidig durchs Leben? Ein gesundes Handgelenk steht für das Gleichgewicht in uns selbst: Das weiche, harmonische Gefühl, die Ruhe, wenn wir flexibel in die Lebensrichtung mitgehen, die am besten zu unserer natürlichen Art passt.
Dich mit Liebe und Sanftheit zu dir und anderen hin beugen.

Das Gleichgewicht zwischen Flexibilität, Nachgiebigkeit, Anpassungsvermögen auf der einen Seite und Entschlossenheit, Selbstsicherheit, dem Starken, Strukturellen andererseits. Der „männliche" und der „weibliche" Anteil im Gleichgewicht. Nicht zu schwach-schlaff, nicht zu straff.

Das geschmeidige Durchströmen Lassen deiner Gefühle einerseits und das selbstbewusste Meister-Sein über diese Emotionen andererseits.
Das Gleichgewicht, anderen gegenüber flexibel zu sein und dennoch die Traute zu haben, mit Entschlossenheit du selbst zu sein.

Die Leichtigkeit, mit der wir neue Eindrücke zulassen und wieder loslassen; in viele Richtungen zu schauen wagen und dich nicht auf *einen* Punkt zu fixieren.

Erkrankungen des Handgelenks, allgemein

Kernursache und Kernlösung

Zu anpassungsfähig, zu beweglich oder zu steif, zu widerspenstig. Du lässt dich zu viel von anderen beeinflussen, du lässt alles mit dir machen; Emotionen überwältigen dich, du gehst vollkommen in die Knie, du bist wie ein Tuch, ohne eigenes Rückgrat.

Oder umgekehrt: Du schaust nur in *eine* Richtung, du bist stur, starrsinnig und steif, du schnürst dich in eine zu straffe Struktur ein; du lässt keine Entspannung oder Freude zu. Du bist hart, unbeugsam; oder bist du zu nachgiebig? Du bist *zu* anhänglich oder *zu* autoritär?

Weigerst du dich im allgemeinen, dich für die Meinung anderer zu öffnen, oder verhältst du dich wie ein Fähnchen im Wind?

Lässt du keine Gefühle, keine flexible Kreativität in deinem Leben zu? Oder kannst du niemals zu anderen „nein" sagen?

Suchst du Probleme, wo es keine gibt, oder weigerst du dich gerade, dir emotionale Probleme anzusehen, sie zu verarbeiten? Widerstand aus Angst?

Ein gesundes Handgelenk erfordert eine Selbstsicherheit, eine Bestimmtheit, ein zu dir Stehen auf der einen Seite und eine Flexibilität, eine mühelose Wendigkeit auf der anderen Seite: Ein harmonisches Zusammengehen von Kraft und Sanftheit.

Zyste am Handgelenk

auch „Ganglion" genannt: dies ist eine gutartige Schwellung, wie ein straff gespannter, kleiner ‚Ballon', der mit ‚Gelenkschmiere' (Synovialflüssigkeit) gefüllt ist und meist am Handgelenk vorkommt

Kernursache

Mit gleichsam runzelnden Fältchen zwischen den Augenbrauen, *denkst du tief nach in ‚festhaltendem' Sinne. Da ist eine Art Kritik, eine Unzufriedenheit mit einer bestimmten Situation, oder weil eine bestimmte Person deine Sehnsüchte, Erwartungen oder Forderungen nicht erfüllt.* Noch tiefer suchst du, denkst du ... um einen Ausweg zu finden, aber solange du die Lösung außerhalb von dir selbst suchst, kann keine wahre Lösung deinen Weg kreuzen. *Du hältst schließlich so sehr „fest", Gedanken, Emotionen,* es liegt so viel auf deinem Magen, dass Lebensenergien nicht frei strömen können. Nicht nur die Zyste ist ein Signal dafür (am Handgelenk, das dich auffordert, über die Hand geschmeidig loszulassen, das Handgelenk will sich in geschmeidiger Weise mit dem mitdrehen, was das Leben von dir verlangt), auch Leber, Darm, bestimmte Teile des Gehirns und das Nervensystem leiden hierunter.

Du siehst nicht klar, *du suchst wie besessen nach einer Lösung, du grübelst und denkst und du lässt ‚es' nicht los, wodurch sich Energien anhäufen* und nach innen schlagen. Du suchst einen Ausweg aus deiner *Problematik und möglicherweise suchst du die Ursache bei anderen, wobei du* Vorwürfe äußern kannst, Kritik sprühen.

Du drehst dich gleichsam immer nur im Kreis, wie die Zuckerfäden bei einer ‚Barbe à Papa', einer Zuckerwatte, die klebt und sehr süß schmeckt. Du bleibst an einem bestimmten Gedanken ‚kleben', an einer Idee, an Gewohnheitsmustern; auf diese Weise drehst du für dich selbst ein Kügelchen (Zyste). An Anforderungen hängen bleiben, an Ideen, an einer Person, an vorausgesetzten Erwartungen bezüglich der Außenwelt, an imaginären oder echten Vorstellungen in deinem Kopf, die dann nicht auf Wirklichkeit beruhen, sondern aus deinen sorgenvollen Überzeugungen entspringen.

Auf breite jupiterianische Weise *willst du nun alles ZU sehr überspannen, ein wenig greifend, es beherrschen wollend.*

Wie die Zuckerwatte häufst du an, möglicherweise unbewusst nach dem Väterlichen außerhalb deiner selbst verlangend, aber das Leben fordert dich dazu auf, dieses liebevolle Mildernde zuerst und vor allem in dir selbst zu entwickeln, nicht ‚die harte Vaterstimme' in dir vorherrschen zu lassen. Dann erst kannst du innerliche Ruhe erfahren, oder Liebe austauschen in Frieden und Milderung, wenn du *zuerst* dir selbst diese sanfte Liebe schenken würdest. *Wenn du erst die harten Gedanken, das festhaltend grübelnde stirnrunzelnde Gerichtet-sein auf etwas, LOSLASSEN würdest.*

Wenn du loslassen würdest, dass du nichts mehr von einem anderen erwarten oder fordern würdest und nicht in Unzufriedenheit *an alten negativen Vorwürfen oder kritisierenden Gedanken „kleben“ bleiben würdest, weder in Grimm noch in Wut.* Das innerliche Kind, das du auch bist als Mensch, fleht um Liebe, Loslassen, Milde, Milderung.

Kernlösung

Gib diese warm-väterliche-mütterliche Liebe dem Kind, das du bist, dir selbst. Lass los, diese Ideen, diese Erwartungen oder Anforderungen anderer.

Klebe nicht auf eine verlangende und zugleich begehrende Weise an den anderen Menschen (ich will, dass du es so oder so tust).

Du brauchst dringend eine tiefe Selbst-Einkehr, Selbst-Liebe, *ein Eintreten in deinen KÖRPER* aus Fleisch und Blut, von Kopf bis zum Zeh.

Bleibe nicht kummervoll suchend dunkeldenkend, stehen. Entwickle Vertrauen, lass los, geh vorwärts; betrachte zuerst und vor allem dich selbst als eine liebevolle Person und lasse diese gesunden Lebensenergien vom Kopf bis zu den Füßen durch dich hindurch strömen. *Mach dir keine Sorgen, entspanne dich, lass los, geh weiter ... ärgere dich nicht, rege dich nicht auf, setze deine Energien und Gefühle auf positiv-aufbauende Weise ein. Erschaffe dein Leben selbst.*

Alle Menschen und Lebenssituationen hast du - wenn auch unbewusst – angezogen, um etwas von bzw. aus ihnen zu lernen und auf deinem Weg der Selbstentwicklung und des Glücks weiterzukommen. Mache dir also keine Sorgen, lass deinen Kopf zur Ruhe kommen und lass alles auf geschmeidige Weise los / äußere deine Ströme.

Erwarte aus dem JETZT heraus nur das Schöne und fasse alle Ereignisse als ‚Signal' auf deinem Weg auf. Das „Warum“ von Krankheiten, Beschwerden, Umständen ... ; nichts geschieht aus Zufall: das Leben in dir will dich voranbringen auf dem Weg zu Gesundheit und einem glücklicheren Dasein. „Öffne“ dich also für Lösungen, für Liebevollheit, und suche nicht länger wie besessen außerhalb deiner selbst, denke nicht zu schwer, lasse alte Gedanken und Ideen, Emotionen nun los. Lasse das Lebenslicht in deinem Herzen strahlen und erkenne, in Dankbarkeit, dass alles, was in deinem Leben deinen Weg kreuzt, gut für deine Entwicklung ist. Erwarte das Allerbeste ... aber ‚lasse erst los', in Gedanken, in Erwartungen, und begib dich in einen tiefen Glauben / ein tiefes Vertrauen.

Erkenne, wie das Leben funktioniert,[17] wie du alles anziehst, wie die Zyste schrumpfen kann oder auch nicht ... *Das Leben stellt dir, wenn du dich dafür öffnest, das Allerschönste auf deinen weiteren Weg. Wenn du nicht länger mit sorgenvollen Gedanken klebend an dem hängenbleibst, was du schon zu lange in dir festhältst. Keine wütenden, grübelnden, kritisch-äußernde, fordernde oder bösen Gedanken mehr, sondern eine frohe Heimkehr zu deinem innerlichen Kern.*

Mit den Füßen auf der Erde, deine Körpergefühle himmlisch erlebend als Teil der Natur, als Mensch, der ein Gleichgewicht hält zwischen Himmel und Erde, Denken und Fühlen, Kopf und Füßen. Bist du dir selbst gegenüber nicht wütend-kritisch-habgierig-anfeindend? Dann wirst du dies auch anderen gegenüber nicht aufrechterhalten.

Liebe dich selbst in bedingungslosem Sinne, verwirkliche / erfülle dich selbst (fülle dich nicht mit dem / der anderen) und sei dankbar dafür, wer du bist, loslassend. Zeige Verständnis für die Art eines jeden.

Lies auch die Texte *Erkrankungen des Handgelenks, allgemein und *Zyste.

[17] Lies Teil I dieses Buches.

DAS HARNWEGSSYSTEM

Das Wasser in unserem Körper

Psychologische Übereinstimmung

Wasser ist Leben. Leben wird von Emotionen, von der Sehnsucht, auf Erden „zu sein“, vorangetrieben.

Das weite, unbegrenzte Gefühl des Seins, so, wie das Wasser ausfließt und ungehindert frei fließen kann. Aber Emotionen, wie unsere Wasserstraßen, wogen im Körper, werden nicht unabhängig von einer Individuellen Eigenheit erlebt.

Nieren, Blase und Harnwege werden uns anzeigen, wie wir mit unseren Gefühlen umgehen und mit den Energien, den Kräften, die diese Emotionen im Grunde genommen sind.
In Liebe auf uns selbst gerichtet, werden wir unsere emotionalen Kräfte in der Kommunikation mit anderen, wie auch in aktiver Selbstverwirklichung einsetzen. Wir versorgen und verwöhnen uns selbst. Gefühle sind fortwährend in Bewegung: Wir gestehen uns Entwicklung zu.
Wir verarbeiten flexibel die Trauer, die Wut, die Enttäuschungen. Wir wissen uns in uns selbst beschützt. Wenn wir uns gut und ruhig fühlen, strahlen wir in alle möglichen Richtungen mächtige, schöne Energien aus. Ein Gefühl des Friedens und der Erfüllung.

Nach dem Filtern, nach der Verarbeitung werden Überreste über das Kanalisationsrohr abgeführt.
Hierzu muss es ein Gleichgewicht zwischen dem „männlichen“ und dem „weiblichen“ Anteil in jedem Menschen geben (siehe auch Rubrik *Linke und *Rechte Körperhälfte). Allerdings handelt es sich hierbei um eine künstliche Einteilung, sozusagen – und +; dennoch ist in der Praxis eine Harmonie zwischen einerseits dem denkenden, Struktur-bietenden, planenden selbstbewussten ICH und dem auf der anderen Seite emotionalen Anteil in einem Menschen notwendig. In optimaler Zusammenarbeit verfällt die Trennung zwischen beiden. Die Organe der Wasserwege leiden unter einer Überbetonung einer der beiden Anteile.

Emotionale Überbelastung tut weh.
Mit Bewusster Meisterschaft deine Emotionen frei strömen und wachsen lassen; sie führen, aber nicht mit deinem „Denken“ blockieren oder unterdrücken. Keine Anhäufung von Aggression, sondern ein stetiges Erleben und Ausleben von Gefühlen, von aktiven Energien.
Keine emotionalen Opfer für andere, keine Vorwürfe oder Wut anderen gegenüber; nicht deine Grenzen überschreiten; innerhalb der irdischen Realität für dich, für deine Nächsten Sorge tragen. Dein Wasser nicht kochen oder verdampfen lassen, weil du wütend bist oder dich vom Irdischen abwendest; du lässt dich nicht „einschränken“, du baust dein Leben auf eine friedliche, harmonische Basis, konkret und liebevoll. Du verletzt weder dich, noch die anderen.

Du „frierst“ nicht „ein“, du „verhärtest“ nicht, du „trocknest nicht aus“, du willst auf eine warme, weiche Art und Weise *leben,* mit Venus in deinem Schilde.
Du brauchst dich weder zu verteidigen, noch anzugreifen. Du bist weder brutal, noch misshandelst oder verwahrlost du dich oder diejenigen, für die du verantwortlich bist. Du beleuchtest nicht ständig auf kritische Art und Weise deine(n) Partner(in). Weil du dich so voll und *lebendig* fühlst, erwartest du nicht von anderen, verharrst du nicht bei emotionalen Erfahrungen aus der Vergangenheit.

Du flüchtest nicht in eine andere Dimension, du stehst mit beiden Füßen fest auf dem Boden. Du weißt dich unterstützt; du wäschst dich von überflüssigen Lasten rein; du hast den Überblick, Struktur und Ordnung in deinem Leben; du erlebst das Königreich in dir auf Erden.

Harnwegsinfektion, allgemein

Kernursache

Du rührst mit einem Löffel im Murrast deiner selbst und eines anderen; du bist in den untersten Lagen deiner selbst gefangen, wo unbewusste, nicht-transformierte Kräfte überhand nehmen. Du fühlst dich verletzt, bist voller Trauer und Ängste gefangen: Das führt schließlich zu einem machtlosen Aufstand und zu Wut. Aggressive Gefühle suchen lediglich beschwerlich ihren Weg nach außen. Du fühlst dich im Griff von etwas oder jemandem, einer unhaltbaren Situation; weil du dich weigerst, von oben-aus, mit deinem Bewussten Selbst zu wahrer Einsicht und Verständnis zu kommen, was dazu führen würde, dass Entwicklung möglich wäre und du erkennen würdest, dass nur du die Umstände und die Personen aus deiner Umgebung zu dir geholt hast, um daraus zu lernen und Veränderungen in dir herbeizuführen, und nicht um andere zu kritisieren. Wut wird innerlich angestaut. Ohnmacht.

Kernlösung

Löse die Ursache deiner frustrierten Aggression in dir selbst: Komme weich und friedlich zu dir. Wenn du dir deiner wirklichen Kräfte und deines Wertes bewusst wirst, wenn du dich dir selbst gegenüber nicht länger so hart und zweifelhaft verhalten würdest, wenn du die Sicherheit und Geborgenheit in dir finden wirst, wenn du dich nicht abstößt, sondern den weiblichen, liebevollen Anteil mehr in dein Leben hineinlässt, dann wird ein Gleichgewicht entstehen, wobei du dich ruhig und gut fühlen wirst, beschützt und ohne Ängste. Du kannst allmählich dein Leben *selbst* gestalten; du brauchst nicht „gefangen" zu bleiben. Mache Schluss mit negativer, destruktiver (Selbst)Kritik, und gehe beständig vorwärts; drücke diese tiefsten inneren Kräfte, deine emotionalen Energien, deine kreativen Möglichkeiten durch. Lasse dich nicht leben, so dass Abhängigkeit deine Gefühlsströmung von innen heraus blockiert. Baue an deiner Konstruktion, vergeude deine Lebensenergien nicht mit Stillstand und Wut, mit zögerlichem Verhalten und Selbstzweifel.

Ein ruhiges, ausgewogenes Vorantreiben deiner inneren Kräfte, weich und friedlich, in Liebe zu dir.

Äußere dich: Schließe dich nicht in dir ein. Lebe nicht nur in deinem Kopf: Genieße mit Seele und Körper.

Harnverhaltung

Unfähigkeit, den Harn zu entleeren

Kernursache

Verletzt und kalt, du schließt die stählernen Gatter: Niemand kommt hier mehr herein! Du meinst, dich in diesem selbst geschaffenen Gefängnis sicher verschanzen und unverletzbar machen zu können, was natürlich eine fixe Idee ist. Aber es handelt sich hier um eine negative Reaktion, zu den anderen auf Distanz zu gehen, weil du dich, mit schmerzhaften Erinnerungen aus der Vergangenheit beladen, innerlich so unsicher fühlst. Kritisch verurteilst du dieses oder jenes, bestimmst du Richtlinien für jemand anderen; möglicherweise gibst du dich von oben herab, eher arrogant: Oder du zwingst andere durch eine Machtergreifung das zu tun, was nach deinen Anforderungen geschehen *„muss"*. So kannst du unter der Autorität von jemandem, der / die dich auf die Weise behandelt, gebückt gehen, mit der Folge, dass du aggressive Emotionen in dir anstaust.

Die so genannte abschirmende Haltung anderen gegenüber ist die Folge tiefer Ängste; in der Vergangenheit, möglicherweise bereits als Baby, hast du sehr verletzende Erfahrungen gemacht, wobei du dich wehrlos in den „Fängen" eines / einer anderen fühltest, deiner Mutter beziehungsweise eines Elternteils / Erziehers. Jetzt führst du dich, deine Gefühle, deine Natur mit eiserner Hand: Du bist hart und kalt dir selbst gegenüber. Dein Kopf, deine Gedanken werden zu stark in den Mittelpunkt gerückt; dein weiches Herz wird nahezu vernichtet. Verletzende Erfahrungen

aus der Vergangenheit lassen dich nicht los. Du kämpfst sozusagen für deinen psychischen Lebenserhalt, weil du zu wenig auf dein Selbst vertraust.
Todesängste. Die Emotionen, die Aggression, die Schmerzen und Gedanken, die du hortest, ersticken dich. Auch in der Beziehung zu einem Partner wirst du dich einerseits zu stark festsaugen, andererseits fühlst du dich in diesem Griff unfrei. Aber du bist zu unsicher und zu ängstlich, um auf eigenen Beinen zu stehen und in aller Offenheit du selbst zu sein.

Kernlösung

Bemächtige dich unbewusster Emotionen, der Vergangenheit; im Licht des Jetzt, mit dem Bewusstsein für deinen Wert und für deine Sicherheit im Jetzt, kann die Vergangenheit dir nichts mehr anhaben.

Lasse los, und befreie dich aus diesem Gefängnis. Werde dein(e) eigene(r) Chef(in); fühle dich in deinem Selbst sicher. Nichts und niemand kann dich verletzen, wenn du nur die Autorität in dir selbst anerkennst.

Die Vergangenheit war das Ergebnis eines „unbewussten" Lebens; baue jetzt selbstbewusst dein Leben aus. Lasse Bewusstseinsenergien frei entweichen; strahle wie eine Sonne, die sich dessen bewusst ist, dass sie im Zentrum ihrer Existenz steht. Beschränke dein Leben nicht auf Unterdrücken, Anstauen, auf Negativität: Entdecke das Schönste in dir, und gestehe dir zu, wirklich zu leben. Erkenne dich zunächst in Liebe an, komme ganz nah zu dir, zu deinem Herzen, deinen Gefühlen und deinem Körper, zu deinen Wünschen und deiner Sanftheit: In dieser Harmonie mit dir, mit der Selbstsicherheit, mit dem Vertrauen wirst du auf entspannte Weise Beziehungen zu anderen aufbauen, ohne dass du dadurch von deinem Sockel stürzen wirst.

Sei deiner Natur treu; *lasse* deinen Gefühlen freien Lauf; kümmere dich nicht um die anderen: Traue dich, dich nach außen hin vollkommen so zu manifestieren, wie du dich innerlich fühlst. Keine Ängste mehr: die sichere Geborgenheit in dir. Energien dehnen sich aus; dein Kopf wird von einem zu schweren Druck befreit. Es gibt wieder Raum für neue Energien.

Schüchterne Blase

Paruresis

nur schwer oder gar nicht urinieren können, wenn jemand neben einem steht oder in der Nähe ist

Kernursache und Kernlösung

Es ist ganz normal, dass der Mensch eine Privatsphäre braucht, dass er das Intimste seines Körpers ‚für sich' behalten will. An sich ist eine ‚schüchterne Blase' also keine Krankheit, doch der Mensch macht es sich damit unnötig schwer. Das Ganze kann umgekehrt werden.

Der Mensch täte für sein eigenes Wohlbefinden gut daran, das Urinieren von seinem intimsten Inneren abzukoppeln, *um das Urinieren dann als eine ‚nüchterne' Tatsache betrachten zu können.* Und dabei müssen bestimmte Schritte gemacht werden.

Die wichtigsten Punkte sind:

1. „Du musst pinkeln, das Wasser laufen lassen für deine Gesundheit." Lasse deine NATUR dann auch frei strömen. Löse dich von einer Kultur, die derart stark auf den frostigen, beklemmenden Perfektionismus ausgerichtet ist, dass keine natürliche Note mehr singen könnte! Eine Kultur ist gut, wenn sie der Menschheit dient. Pinkeln, ohne sich zurückzuhalten, ob jemand daneben steht oder niemand in der Nähe ist, gehört zu dieser natürlichen Kultur.

2. Du bist kein Tier; hebe dich auf das hochmenschliche Niveau (wie niedrigtierisch die anderen auch sein könnten) und sei du selbst, lasse aus dir heraus strömen; ein gesunder und faktischer Vorgang, mit dem andere nichts zu tun haben, auch wenn sie neben dir stehen. Du hältst dich in dir selbst, in deinem eigenen Gebiet,

ohne dich daran zu stören, was andere über dich denken: <u>das</u> ist Privatsphäre, die dir niemand wegnehmen kann.
Du tust dir selbst, deinem Körper etwas ,Gutes', und <u>nur darauf</u> kommt es an; du lässt alles los zugunsten deines eigenen Wohlbefindens und deiner Gesundheit, du lässt deinen Urin frei strömen, und <u>alles andere</u> ist nebensächlich …

3. Wenn du bestimmte Aspekte deiner selbst im alltäglichen Leben veränderst, wird alles reibungslos gehen. Nachfolgend weitere Erläuterungen hierzu.

Wenn man außerordentlich stark an einer schüchternen Blase leidet, so dass man unter bestimmten Umständen krank werden würde, weil man nicht uriniert, wenn dies nötig wäre, kann man die folgenden Punkte als die tieferen Ursachen bezeichnen:

- misstrauisch gegenüber der Außenwelt; alles verbergen wollen;
- du willst im Leben erst einen praktischen Beweis, eine ,äußere Sicherheit', bevor du es wagst weiterzugehen;
- du hältst deine Gefühle sogar zurück, du gestattest es dir gleichsam selbst nicht, einen sehr untiefen Bach zu durchqueren, solange du nicht absolute Sicherheit hast, dass du nicht durch das Wasser überspült werden wirst (die umgekehrte Situation als in der Geschichte von der Teilung des Roten Meeres).

Das alles übersteigende Vertrauen in sich selbst, in die Tatsache, dass alles im für das eigene Wohl richtigen Augenblick geschieht, sollte hier hochgetrieben werden. Nicht zögern, nicht an dir und daran zweifeln, ob es wohl gut ist, dass du weitergehst … ? Ob es gut ist, dass du in vollstem Vertrauen weitergehst und immer weitergehst, wohl wissend, dass die Brücke unter deinen Füßen nicht einstürzen *kann*, weil du ein guter Mensch bist, der dem Leben zugewendet ist.

- Hast du Angst, noch etwas Verkehrtes zu tun, dass du nicht völlig ,rein' bist, dass das Leben dir noch auf unangenehme Weise in den Schritt fassen könnte, völlig unerwartet?

Im täglichen Leben empfindest du noch kein 100 %-iges Vertrauen, als ob du doch noch irgendwo

- *Schutz suchen müsstest … unter diesem oder jenem Regenschirm;*
- Außerdem denkst du, dass es nicht geht, sich nicht gehört, dass es nicht passt, oder dass dein Urin schmutzig sei, und du willst andere nicht damit konfrontieren.

Du solltest lernen, einfach nüchtern einzusehen, dass es ein Gesundheitsprinzip ist, dass jeder es tut und dass du niemanden in dein Feld einzubeziehen brauchst: bleibe ganz nah in und bei dir selbst, während du Wasser lässt. Lass die anderen Menschen los … in deinem Geist oder deinen Gedanken, und handle auf ,entschlusskräftige Weise' im Alltag sowie in dem Moment, in dem du Wasser lässt: Lass los, lass dich gehen und störe dich nicht an anderen; niemand hat etwas über dein Dasein zu bestimmen und es spielt überhaupt keine Rolle, was andere über dich denken: du stellst dich selbst in den Mittelpunkt deines Daseins, der Rest ist nebensächlich.

Tue, was du tun musst und lasse dein Leben, das Geben oder Behalten, das Zurückhalten, nicht von anderen abhängen: du beschließt, das zu tun, was gut für dich ist, unabhängig von der Anwesenheit anderer.

Sorge für dich selbst, sei du selbst und lasse die anderen einfach los. Das ist das Wesentliche. Eine nüchterne Wahrheit, pinkeln ist eine nüchterne Tatsache, ein entschlossenes Loslassen, dem ein Ventil bieten, was seinen Weg nach außen sucht.

Und dann gilt dies auch für deine Worte, deine Kreativität … im täglichen Dasein. Sei immer du selbst, ohne Zurückhaltung, ohne zu denken ,was werden sie über mich sagen'? Handle resolut, beschließe du selbst zu sein und störe dich ansonsten an nichts und niemandem. Sei du selbst! Meisterkraft freilassen, dich nicht verbergen, sondern dich manifestieren, so wie du bist. Deine Gefühle auf ehrliche Weise erleben, dich nicht schämend für deine Gefühle im Allgemeinen: *du bist gut, so wie du bist; halte dich nicht selbst auf.*

Wasserlassen und Stuhlgang sind menschliche Vorgänge und kein Mensch kann leben, ohne zu ‚pinkeln' oder den Darm zu entleeren. Versuche kein Bild von dir selbst ‚hochzuhalten', kein Image, denn du bist dennoch der Wert, der IN dir ist. Ein Mensch der seinen Wert kennt, in Seele und Körper, äußert sich, zeigt sich so, wie er ist, hält sich nicht zurück, schämt sich nicht dafür, dass er sich äußert.

Die Scham für etwas, das in dir ist oder zu dir gehört, nach außen zu bringen, hat zu tun mit: *dem ‚Zurückhalten' eigener Energien im alltäglichen Leben, statt diese nach außen zu treiben, nach außen zu bringen, all deine kostbaren Talente, deine Energien, das, was in dir ist: weil du deinen Wert unzureichend erkennst und daran zweifelst, ob du so, wie du bist, wohl gut und schön bist. Du willst gleichsam noch verbergen, was in dir ist, willst dich nicht zeigen oder die Kraft deiner Energien hören lassen, die Schönheit deines Wesens. Du bist der Meinung, dass das, ‚was aus dir strömt', nicht gut ist, du betrachtest dich selbst als eine schwarze Katze bzw. einen schwarzen Kater, die / der sich verbergen sollte*. Hast Angst, verurteilt zu werden, gehört zu werden.

Und dies gilt vor allem für *deine tieferen Gefühle, deine Emotionen*, für diese schämst du dich vielleicht sogar sehr: aber auch dies ist menschlich. Roboter haben kein Gefühl, keine Emotion, ein Mensch aber sehr wohl! Lasse im tagtäglichen Leben deinen wundervollen Gefühlsstrom einfach sein, *schäme dich nicht für all das, was in dir wohnt, sondern lasse es heraus: du brauchst deine Gefühle nicht zu verbergen, du darfst deine Emotionen erleben; durchlebe sie und du wirst auf emotionalem Gebiet immer weiter wachsen, in Weiterentwicklung. Bremse dich nicht, für niemanden, sei immer ehrlich zu dir selbst und lass dich du selbst sein.*

Möglicherweise hast du andere früher (oder immer noch) zu sehr *in deinen Bereich eindringen lassen*, psychisch, emotional, affektiv, sexuell, und ziehst nun als Reaktion darauf die Trennlinie *sehr* streng: keiner soll mehr bei dir eindringen, und wenn dies nur in passivem Sinne ist, indem sie ‚hören', was aus dir kommt (das Pinkeln). *Hier verbindet man oft das Urinieren mit dem Geschlechtsorgan und diese beiden Aspekte müssen ‚unabhängig' von einander betrachtet werden: eine Harnröhre dient zum Pinkeln und hat nichts mit Sexualität zu tun. Du bist kein Tier, du lebst auf* ***Hochmenschlichem Niveau****, mit einer hohen Moralität ... In Liebe und Gesundheit kannst du also die Sexualität abkoppeln vom Vorgang des Wasserlassens. Wenn du dies nicht in vollem Umfang tust, dann transformiere dich auf diesem Gebiet. Instinkte werden umgewandelt.*

Möglicherweise haben andere sich zu oft gezeigt, sich zu oft exhibitioniert gegenüber dir: dann ist *der Grund hierfür eine Aufforderung, dich selbst mehr als Mensch zu zeigen, zu manifestieren, als ICH* (natürlich nicht in Exhibitionismus) mit aller Güte und Kraft, ganz individuell. Du sollst einsehen, welche Schöpfungs- und Gefühlskräfte du in dir selbst unterdrückst. Lasse sie heraus, sei du selbst ohne Zurückhaltung auf Gefühls- und Schöpfungsebene: auf diese Weise ziehst du keine Exhibitionisten mehr an und wirst du zu dem, der du *wirklich* bist, wie du leibst und lebst, ohne Verlegenheit. Lasse den anderen los und werde ganz du selbst, in gesundem Stolz auf deine Persönlichkeit. Kein Image, *sondern ein innerliches Erkennen deines Wertes, das sich automatisch in deiner körperlichen Präsenz ausdrückt.*

Betrachte die Dinge einmal ganz ‚nüchtern': das Pinkeln eines Tieres, eines Menschen, ist ein gesundes Prinzip des Loslassens. Giftstoffe können zudem auf diese Weise den Körper verlassen. Lasse deine Fantasie nicht mit dir durchgehen und *betrachte den Urin-Apparat nicht als etwas ‚Sexuelles'. Es ist eine nüchterne Tatsache, das Urinieren. Und was ein anderer darüber denkt, spielt keine Rolle. Du, als Herr und Meister deines Daseins, gestattest es dir selbst, in Liebe, ohne dich auch nur noch einen Moment lang daran zu stören, wer in deiner Nähe ist oder vorbeigeht: du stellst dich selbst in den Mittelpunkt, du stellst dein Wohl auf nüchterne Art und Weise in den Mittelpunkt: es ist egal, ob man dich hüsteln, niesen oder urinieren hört. All dies sind schließlich lebensnotwendige und natürliche Handlungen, für die sich niemand zu schämen braucht. Jeder tut es: DU ordnest dich selbst als ‚ICH' nicht unter anderen ein, du BIST einfach du selbst, es gibt nichts in dir, für das du dich schämen müsstest.*

Wage es, in allen Tonarten du selbst zu sein. Und wenn deine Gefühle dein intimer Teil sind, ist das Liebes-und-Sexualitätserlebnis ein intimes Geschehen, dann ist das Urinieren doch etwas ganz anderes: betrachte es auf die einzige gesunde Art: *wenn du das körperliche Bedürfnis hast zu urinieren, dann bleibe ganz nah bei dir selbst und tue, was du tun musst, lasse dich nicht ablenken, wer oder was auch immer sich in deiner Umgebung befindet. Es ist ein nüchterner, notwendiger Vorgang, es ist menschlich, denke dir nichts anderes dabei.*

Und *falls* andere ein perverses Gefühl dabei haben, das Urinieren *doch* mit Sexualität oder etwas anderem in Verbindung bringen, dann ist das eine krankhafte Abweichung bei diesen Menschen: konzentriere dich darum nicht auf andere, sondern lebe und pinkle aus deiner tiefsten Individualität heraus. Bleibe ganz in deinem eigenen Raum, *denke nur an dich selbst und den heilsamen Effekt des Loslassens, wie heilsam es ist, dem Urin einen Auslass zu geben. Du darfst, du musst, sagt dein lebendes Selbst, und du lässt dich dabei von niemandem stören, bist unerschrocken. Und so stehst du nun auch im täglichen Leben!*

Löse das Problem in deinem *alltäglichen Leben*: du ‚bist immer beschützt' in dir selbst, niemand kann in dich eindringen wenn du dich in deinem Gefühl, Herzen, Körper völlig ‚beschützt' weißt (lies einmal die Texte zur symbolischen Bedeutung des Hundes[18]), wenn du es nicht für nötig erachtest, ‚Deckung' gegen das vermeintliche Böse in dir und außerhalb deiner selbst suchen zu müssen.

Wage es, dich so zu zeigen, wie du bist, *was für ein wundervoller Prachtmensch du bist, verstecke dich nicht (emotional, psychologisch, physisch als ICH ...).*

Übrigens: niemand hat *Macht* über dich, *wenn du nur innerhalb deiner Grenzen bleibst. Du hast Macht über dein Leben, schiele nicht auf andere, schaue nicht über die Mauer zu anderen, sondern bleib ganz nah bei dir selbst, so wirst du immer wieder Situationen / Menschen anziehen, die dies auch in Bezug auf dich respektieren.* Aber damit beschäftigst du dich schon gar nicht mehr: denn du bist in deinem eigenen Raum, in deinem physischen Raum und was ein anderer über dich denkt, ist dir völlig gleichgültig.

Du bist einzigartig und schön, so wie du bist; du brauchst dich für kein einziges Körperteil oder einen ehrlichen körperlichen Akt zu schämen. Tue es einfach aus dir selbst heraus und stelle keine weiteren Fragen wie ‚Was denkt dieser und jener und was würde er ...': nicht im alltäglichen Leben, und auch nicht, während du auf die Toilette gehst. Denn schließlich gibst du ein Stück ‚Macht' über dein Leben weg, gibst sie anderen, wenn du dir noch Gedanken darüber machst, was andere denken oder fühlen könnten, wenn du doch aus deinem ehrlichen Selbst heraus tust, was du tun musst! Egal, ob es um Wasserlassen oder Stuhlgang geht.

---

[18] Lies über die psychologische Übereinstimmung in *Wenn die Tiere sprechen könnten...* Dieses Buch ist bei Erscheinen des vorliegenden Werkes noch nicht in deutscher Übersetzung erhältlich.

Pollakisurie

häufiges Wasserlassen in kleinen Mengen

Kernursache

Eine starke Präsenz des „Weiblichen", des Gefühlsmäßigen in dir, aber du traust dich noch nicht wirklich, dich für dein Selbst stark zu machen; du empfindest deine Emotionen auf eine eher versteckte Art und Weise. Du hast die wahre Freude über dich selbst noch nicht gefunden, eine Art von Trauer hält dich noch fest, solange du deine „männliche" ICH-Kraft nicht wirklich anerkennst. Weil du zu wenig Vertrauen auf deine eigene starke Basis hast und dich von anderen noch zu abhängig machst, weil du dich nicht wirklich sicher in dir fühlst, suchst du in der Welt der Äußerlichkeit noch nach Bestätigung, versuchst du dich in „Sicherheit" zu bringen: Gefühlskontakte, Herzensangelegenheiten, das Äußern deiner inneren Gefühle usw. ... werden hinter einem Schleier verborgen. Du traust dich nicht, offen und geradeheraus du selbst zu sein; du wirst deine Übersensibilität verstecken.

Du gibst anderen gegenüber immer klein bei; du siehst dich von unten aus, du unterschätzt deine Werte; durch diese Selbsterniedrigung wirst du dich möglicherweise zu viel an Geld und Materie klammern, an Sex, Macht, Image. Sehr viele Gefühle werden hinter der „beschützenden Maske" empfunden und festgehalten. Was du „oben" festklemmst und unterdrückst, findet „unten" immer wieder sein „Ventil". Die Angst, spontan du selbst zu sein, mit Gefühl und Kreativität, kann Situationen hervorrufen, wobei du dich als „Mülleimer" oder „Diener" anderer fühlen wirst, aber es handelt sich hierbei um Selbstverbrennung, um die Verleugnung deiner Mars-Kräfte, deiner Bewussten Meisterschaft über dich. Du fühlst dich nicht wirklich in dir beschützt, wodurch du fortwährend ein „Schutzschild" vor dich stellst.

Du nutzt in unzureichendem Maße diese fruchtbaren, weiblichen, kreativen, sensiblen Kräfte in dir; du lässt dich einfach von einer Anhöhe herunterrutschen, ohne wirklich *selbst* vorwärts zu gehen. Du *lässt* dich zu stark von unechten Werten leiten, weil du nicht wirklich an dein Selbstbewusstes ICH glaubst.

Kernlösung

Baue auf diese ur-sichere Basis deines Selbst, fühle dich in dir beschützt, und höre auf damit, dich traurig zu machen! Lasse diese inneren Gefühlskräfte unter der Aufsicht deines Bewussten Ichs weiterfließen, und ziehe die zu starre Maske von deinem Wesen. *Gib* dir und den anderen Wärme und Liebe, anstatt dich davon abhängig zu machen, was zu dir kommt. Mache Schluss mit deinem Image, trete so nach außen, wie du dich innerlich fühlst; traue dich, deine wahre Natur ohne Tarnung oder Hemmungen nach außen hin zu zeigen. Wenn du diesen eisenstarken Strukturen von dir vertraust, dann wirst du keine Angst mehr haben, deine Gefühle entspannt zum Ausdruck zu bringen, dann wirst du dich der Außenwelt gegenüber nicht mehr krampfhaft aufrecht halten. Wenn du die Macht über dich in dich legst, anstatt sie den anderen zuzuschreiben, dann wirst du dich auch nicht mehr im „Griff" von Emotionen, Begierden, von anderen fühlen, dann wirst du es wagen, ruhig, offen und nackt zu sein, zu sein, wer du *bist*. Lasse diese spontanen Gefühle durchströmen, halte dich nicht zurück, nimm jetzt deinen ganzen Lebensraum in Beschlag, ohne noch ängstlich etwas zurückhalten oder unterdrücken zu müssen: Selbstbefreiung. Die entschlossene Meisterschaft in dir und das wunderbare Gefühl, einfach du selbst sein zu dürfen.

Vesiko-ureteraler Reflux

anormaler Rückfluss von Urin aus der Blase in den / die Harnleiter und in die Niere(n)

Kernursache und Kernlösung

Was Babys / Kinder betrifft...: Untenstehende Beschreibung gibt ein Bild des – wenn auch unbewussten – psychischen Zustandes wieder, worin das Kind zur Welt kommt. Die Umwelt / Erzieher können dann auf äußerst heilsame Weise darauf eingehen und darüber hinaus dem auch bei sich selbst nachgehen, inwieweit auch sie selbst noch gewissen „Reflux“ (psychologisch-emotional) lösen müssen. Das Kind ist häufig ein Spiegel für seine Umgebung: So können Eltern / Erzieher und Kinder gleichermaßen von einem tiefer liegenden Problem „geheilt“ werden. Auch wenn das Baby dies nicht bewusst erkennen kann, es wird dennoch sehr genau erleben / erspüren, wenn man gezielt auf die bei ihm unbewusst herrschende Problematik reagiert; das hat natürlich eine Wirkung, die die Genesung fördert.

Du trägst zwar eine Art von Königskrone (Symbol für *die* Werte, die du hoch hältst und wonach du deiner Ansicht nach gezwungen bist, als Vorbild zu leben), aber andererseits spuckst du deine Frustrationen auf eine giftige, zuweilen motzend vorwurfsvolle Weise aus. Vielleicht weil du meinst, dass die anderen auch dieser oder jener geltenden Norm, beziehungsweise irgendeinem bestimmten Gesetz entsprechen müssten. Dabei kann es sich um äußerliche Normen oder um bestimmte Lebensregeln handeln. Du scheinst dir deines *echten* Wertes als Mensch nicht bewusst zu sein; du klammerst dich an Scheinwerte und –strukturen, in denen du dich dann eingeengt fühlst. Und unbewusst möchtest du hier heraus; du fühlst dich sozusagen an einen kalten Stuhl gefesselt. Möglicherweise gibst du dich anders, als du dich innerlich fühlst, kleidest oder verhältst dich so, wie es sich deiner Meinung nach „gehört“, oder wie es als „am schönsten“ oder „besten“ gilt in der Gesellschaft, in der du lebst. Dann ärgerst du dich unbewusst, weil du im Grunde genommen nicht du selbst bist, weil du lediglich eine Rolle spielst; du hältst dich in einem unechten Königskleid gefangen, das dunkel und beengend ist.

Werde dir deiner *wirklichen* Werte, deiner *echten* Natur bewusst, und lebe danach! Erhebe dich aus diesen alten, einengenden Regeln und Normen, Verhaltensweisen und Gewohnheiten! Breche diese strenge Stimme in dir entzwei, und lasse dein *echtes* Selbst geboren werden…, froh und spielerisch, abenteuerlustig und unbefangen wie ein Kind! Das wahre Königreich beginnt beim Herzen und bei der Wertschätzung deines „Wahrheitsseins“, bei der Wertschätzung dessen, wer du im Kern *wirklich* bist. Solange du das übergehst und in der Welt des Scheins und des „das muss so sein“ oder „das gehört sich so“ verharrst, des „ich muss mich so oder so verhalten, wenn ich als (Schein)Königsabbild von anderen anerkannt werden möchte…“, so bedeutet das, dass du deinen *echten* Wert noch nicht kennst, dass du deine Sicherheit auf Menschen und Dinge außerhalb von dir baust, dass du dich noch nicht auf dieser grundsoliden Basis, die IN dir steckt, niedergelassen hast! Also traue dich, hier auszubrechen! Stecke dich nicht länger in einen Panzer, in ein „falsches“ Kleid, und lebe dein Königreich von dieser goldenen Schatzkiste aus, die in dir steckt; lasse das Kindliche in dir hochschnellen, sei spontan und in totaler Offenheit du selbst! Gehe vorwärts! Verharre nicht in alten Mustern, denn darin fühlst du dich nur frustriert. Stehe auf!

Lasse diesen inneren Strom mit aller Kraft weiterfließen…, lasse deine NATUR FREI existieren…, wenn nötig wie ein Fluss, der entlang von Felsen und Bergen dahinrauscht, wie ein wildes Meer…, wenn du nur du selbst bist! Dynamik zulassen!

Sei ehrlich du selbst. Mache den anderen keine Vorwürfe, sondern stehe zu deinen echten Gefühlen, zu deiner wirklichen Meinung. Staue keine Wut an, sondern *bringe* alles einmal *zum Ausdruck…,* und du wirst sehen, dass die Ursache tief in deinem eigenen Verhalten dir selbst gegenüber verwurzelt ist, in der Frustration, nicht du selbst sein zu wagen / können. So reiße jetzt diesen falschen Königsmantel (wie du *meintest,* dich verhalten zu müssen) von deinen Schultern, sei dir darüber im Klaren, dass du niemand anderem etwas zu sagen hast, ärgere dich nicht länger frustriert darüber, weil du dir selbst keine wirkliche Anerkennung schenkst, weil du dich nicht wirklich äußerst…, ja, in einer unechten Scheinschicht verharrst. *Schaffe in wahrer Gestalt den Durchbruch; setze diese Feuerkräfte, Wut, Aggression, Selbstunterdrückung in Aktion und Schöpfung, in eine freudige, tatkräftige Selbst-Verwirklichung um. Speie kein Gift mehr, sondern komme deinem Herzen ganz nah, und verwirkliche dich auf würdige Art und Weise; traue dich, du selbst zu sein, deinem wahrhaftigen Wesen, deiner eigenen Natur gemäß, und kommuniziere mild, weich, liebevoll und ehrlich mit dir selbst, sowie mit anderen.*

Der Kult des Äußerlichen, das obligatorische „Normensystem" kann dir gestohlen bleiben, sei nicht mehr wie eine strenge, harte Stiefmutter zu dir, sondern lasse Milde walten… Setze dir nicht in den Kopf, die / der Schönste, Beste oder Vorbildlichste nach den Gesetzen der Vorväter, der Gesellschaft oder welches Systems auch immer zu sein: Das bist nicht DU…, denn es handelt sich hierbei um falsche Schönheit und Vorbildhaftigkeit! Steige hier aus, und werde du selbst; befreie dich von dem Joch, das du dir schlussendlich selbst auferlegt hast, und sei wie ein liebevoller Elternteil zu dem Kind in dir.

SCHAFFE MIT VOLLER KRAFT IN LIEBE DEN DURCHBRUCH…, als der Mensch, der du wirklich bist! In dieser reinen Dynamik von innen heraus strömend…, wirst du dein echtes Königreich anerkennen, und das geht mit Kraft, wahrer Vitalität und einer Reinheit des Gefühls einher. Du vergiftest dich nicht mehr, weil du weder an dich selbst, noch an die anderen Forderungen und Erwartungen stellst… Du fegst alles Alte aus dem Weg und beginnst auf einem weißen Blatt Papier etwas ganz Neues. Du hast dein Herz erleichtert und vom Dunklen, von harten, schweren Gedanken befreit, und du machst mild und voller Verständnis einen Neuanfang, nicht mit Kritik und Vorwürfen! Ein neuer Beginn, ein Entdecken, wer du bist und wozu du überall im Stande bist, wenn du jetzt einmal wirklich aus dir selbst heraus lebst. Jede Dunkelheit verschwindet, wenn du dich von diesem Joch von Schein-und-Begierden-und-Wut-in-Frustration befreit hast, wenn du in die Tat umsetzt, dass du weder jemand anderem etwas zu sagen hast, noch die schwarze Zunge auf dich selbst richten sollst. Du befreist dich auf liebevolle Weise und schenkst dir die Dankbarkeit, die Freude über dein Sein mit Leib und Seele: In dem Körper, der du bist, als ehrliche Veräußerlichung dessen, wer du innerlich bist.

Güte, Schönheit und Authentizität gehen miteinander einher; strebe keine äußerliche Scheinschönheit an, sondern lasse deinen Körper und deine Verhaltensweisen die ehrlichen Veräußerlichungen dessen sein, wer du im Kern *bist:* Das ist wirkliche Schönheit! *Liebe deinen Körper, und lasse ihn „sein", wie du innerlich „bist":* Das ist Wahrheit, Liebe, Echtheit, Schönheit. Lasse den Regenbogen deine Kleider in Farben der Freude tauchen, die Freude über dein Sein als Ich-in-einem-wunderbaren-Körper. Du bist gut so, wie du *bist;* erlege dir kein Zwang-Joch auf, strebe keine Schein-Schönheit an, erniedrige dich nicht dadurch, dass du hart bist und deine Natur unterdrückst.

Selbst-Befreiung! Ein freies Ventil… in ehrlicher Gestalt…, überglücklich darüber, wer du bist, nach Seele und Körper! Gefühle fließen voller Freude heraus…! Nichts „muss sein": Du DARFST leben… als „DU"! Wahre Natur und Inneres Königreich gehen miteinander einher.

Dominanz, Macht und Diktator-Sein, in erster Linie dir selbst gegenüber, tun dir nicht gut: Milderung, Empfänglichkeit, eine Steigerung des weichen Ur-Weiblichen hingegen wohl! Ein Abbauen des Streng-Aggressiven, Harten. In dieser Milde wirst du auch nicht länger von anderen erwarten, dass sie bestimmten Normen und Erwartungen entsprechen sollten. Jeder ist er / sie selbst, ihrer / seiner wahren Art entsprechend! Loslassen und du selbst sein… gibt dir ein Gefühl unendlicher innerer Freiheit.

Urethritis

Entzündung der Harnröhre (=Urethra)

Kernursache

Trauer, du fühlst dich in deinem intimsten Sein verletzt; machtlose Wut.

Du würdest am liebsten mit Pfeilen auf andere schießen, aber du hältst deine Aggression zurück. Du schluckst und schluckst nur; immer mehr Schmerzen sind zu verarbeiten. Das geschieht, weil du unbedingt in *die* Richtung weitergehen willst, weil du „festhältst", anstatt loszulassen, weil du es so Willst und nicht anders. Du wirst dabei hart und kritisch dir selbst gegenüber, aber auch zu anderen. Du willst regeln und organisieren, auch das Leben deines Partners / deiner Partnerin oder deines Freundes / deiner Freundin, aber innerlich stampfst du dich selbst auf diese Weise in Grund und Boden. Du klammerst dich an gewisse Dinge; du fixierst deine Gedanken auf das, was deiner Ansicht nach „sein muss", weil du weder auf den flexiblen Lebensprozess vertraust, noch auf dein tiefstes Selbst, auf deine Intuition. Ängste und Gefühle der Unsicherheit und Ohnmacht, eine Verleugnung dieser göttlichen Schöpfungskräfte in dir, die Unterschätzung deiner selbst... führen dazu, dass du dich absichern möchtest, indem du versuchst, dein Leben und das deiner Nächsten so stark wie möglich in den „Griff" zu bekommen.

Du ruderst und ruderst immerzu in die gleiche Richtung: in die falsche. Du gehst nicht mit den Wellen deiner eigenen Natur mit. Du versuchst, etwas oder jemanden zurückzuhalten, aber schlussendlich wirst du dennoch loslassen und darauf vertrauen müssen, dass das, was geschieht, das Beste für dein eigenes Glück und das deiner Nächsten ist. Vertrauen führt schließlich zu Freude; Kampf, Aggression und „Festhalten" Wollen führen letztendlich zu Schmerzen, die dich zerreißen.

Kernlösung

Lasse jeden Menschen seinen eigenen Weg gehen, auch dich den deinigen. Lasse los. Fixiere dich nicht so scharf und ängstlich auf einen bestimmten Weg, der so sein „sollte". Vertraue, rufe das Allerbeste mit deinen Wünschen hervor, aber fixiere dich nicht auf die Zukunft. Du weißt nicht immer, was das Beste für dich und die, die dir nahe stehen, ist. Lasse deine Gefühle in alle möglichen Richtungen strömen; erkenne die weichen Pastelltöne in deinem Wesen, und empfinde dieses weiche, abmildernde Gefühl in deinem Herzen. Jeder Vogel singt, wie ihm der Schnabel gewachsen ist; sei deiner Art treu, und lasse die anderen frei. Wenn du dich mit Liebe und Wertschätzung anerkennst, wenn du anderen gegenüber nicht mehr erwartungsvoll und fordernd auftrittst, dann wird das, was am besten für dich ist, zu dir kommen.

Fühle dich also nicht machtlos, sondern löse deinen Griff, auf dass dein Leben jetzt grenzenlos aufblühen kann. Produziere, genieße dankbar diese schönen Energien, die aus deinem Inneren nach außen strömen können; teile diese Freude mit anderen. Fühle dich sicher in dieser grundsoliden Basis deiner selbst. Du brauchst dich weder zu verwehren, noch wütend zu sein; beginne damit, selbständig dein Leben auszubauen, und höre dabei auf die Signale, die du unbewusst aufrufst, auf dass man ihnen wie Wegweisern folgen wird. Lasse diesen Gefühlsstrom, diese Aggression sich in Aktion und Selbstverwirklichung umsetzen!

Verengung der Harnwege

Kernursache

Du zwingst dich und andere; du schenkst dir und deinen Gefühlen keinen Raum mehr.

Du erstickst das Kind in dir. Du ärgerst dich innerlich so sehr: Wie der Teufel im Weihwasserbecken, denn es bringt dir nichts; du schneidest dir nur ins eigene Fleisch.

Du bist es emotional so satt! Du verschließt dich vor deinem Partner, vor deinen Nächsten: Ich mache nicht mehr mit!

Du kapselst dich ein, aus Wut. Hart, verschlossen, wütend, empört. Du stößt nun alles und jeden von dir, obwohl du so lange geklammert und festgehalten hast, jedoch nichts und niemanden außerhalb von dir hast verändern können. Jetzt reicht es! Ich will es so nicht länger akzeptieren. Aggressiv möchtest du ausbrechen, aber anstatt tatsächlich deine Befreiung zu erreichen, schließt du dich mit deinen Gefühlen in dir selbst ein. Du äußerst dich nicht mehr; du bist zu wütend. Du erstickst dich. Möglicherweise hast du lange Zeit versucht, deinen Partner oder deine Kinder zu verändern, und es ist dir nicht gelungen. Jetzt gibst du den Kampf auf. Möglicherweise warst du zu lange Spielball der anderen und machst dies deinem Partner zum Vorwurf; jetzt verschließt du dich vor ihm / ihr: Du wirst mir das nicht mehr antun!

Die Ursache all dessen liegt nicht bei dem / der anderen, sondern in dem Kampf, den du mit dir selbst ausfechtest. Ein innerer Konflikt. Du bist mit deinen Gefühlen im Unreinen. Du bist es, der / die sich weigert, sich zu verändern, zu transformieren, der / die eher etwas von anderen erwartet, als sich selbst weiterzuentwickeln. Du gestehst dir nicht zu, vollkommen *du selbst* zu sein! Dein Verstand und dein Gefühl stehen miteinander im Konflikt. Du hinderst dich daran, auf ganz natürliche Weise deiner eigenen Art treu zu sein, ohne dich noch um die Erwartungen oder die Kritik von anderen zu kümmern. Du schenkst dir nicht die Liebe, die du so sehr brauchst; du bist hart und kritisch dir selbst gegenüber. Du baust dein Leben nicht selbständig und spontan aus. Du erwartest noch, dass andere es für gut befinden, was du tust. Deine Gefühle können auf die Weise nicht frei und spontan fließen. Im Grunde genommen bist du wütend auf dich selbst, so ohnmächtig, wie du dich fühlst, deinem Selbst vollkommen treu zu sein. Möglicherweise fühlst du dich schuldig, wenn du es wagst, für dich selbst zu genießen? Bist du wirklich so streng zu dir? Angestaute Aggression weist daraufhin, dass du deinen spezifischen Lebensweg nicht tatkräftig ausbaust. Diese Tatsache an sich wird dann wiederum Situationen anziehen, die dir noch stärker das Gefühl vermitteln, „gefangen zu sein“, aber diese Situationen (u. a. Beziehungen) sind bereits eine Folge deiner ursprünglichen Ohnmacht.

Kernlösung

Befreie dich von unnötigen Lasten, und lasse los: Äußere deine Gefühle, lasse die Vergangenheit ziehen, und baue von nun ab an deiner eigenen Zukunft. Sei deiner Natur, deinen Gefühlen treu, und erkenne, dass diese Wut eine Folge der Ohnmacht ist, vollkommen du selbst sein zu können. Kämpfe nicht länger gegen deine Natur, sondern höre auf sie; kümmere dich nicht um Erwartungen anderer: Halte nicht fest, sondern gib; ein Gleichgewicht zwischen deiner Gefühls- und Denkwelt ist notwendig; fühle dich nicht länger wie ein(e) Fremde(r) in deinem eigenen Leben. Wehre dich nicht gegen deine innere Weichheit; gib dich dir selbst hin; sei nicht mehr so streng und begrenzend dir selbst gegenüber! Stehe zu dir, staue keine Wut an, sondern sprich. Öffne dein Herz in erster Linie für dich selbst, so dass du dich nicht kalt und ausgestoßen fühlst. Wenn du eine harmonische Beziehung zu dir selbst hast, dann werden Beziehungen zu anderen auch eine Veränderung durchlaufen.

Ziehe dich nicht wütend zusammen, sondern sprich, verarbeite, und lasse alle Gefühle frei weiterfließen, so dass sich keine Blockaden bilden. Befreie dich: Sei einfach deinem tiefsten Gefühl, deiner Intuition treu, ohne Furcht.

Verkalkung der Harnwege

Kernursache

Eine rote, aggressive Trauer. Du bist gefangen. Du würdest gerne weitergehen, aber die Vergangenheit hält dich fest. Anstatt dich geradeheraus, offen und ehrlich zu dir selbst weiterzuentwickeln, würdest du dem Ganzen entgleiten. Du bist von der Lichtquelle in dir abgeschnitten; du stehst unter dem Einfluss einer Autorität außerhalb von dir. Einflüsse aus der Vergangenheit, Indoktrinierungen werden festgehalten. Du fühlst dich dadurch, auf emotionaler Ebene, überhaupt nicht frei! Du bist deinen Gefühlen, deiner wahren Art nicht wirklich treu. Du versteckst deine Seele. Selbstpeinigende Aggression. Du hältst dich fest und schnürst dich ein; du löschst das göttliche Licht in dir, weil du falsche Götter anbetest: Fühlst du dich schuldig und schlecht, wenn du dich deiner Natur und deinen Gefühlen hingibst, weil die Götter (Eltern, philosophische Systeme usw.) dir sagten, dass dies nicht erlaubt sei? Oder meinst du, dich selbst „abhärten" zu müssen, deine Natur einer Struktur und harten, rationalen Regeln unterordnen zu müssen? Du beschränkst deine Natur auf einen engen Durchgang. Der tiefste Grund für all das ist: Angst. Du misstraust dem Grund, auf dem du stehst; du vertraust nicht wirklich auf diese tiefsten, ursprünglichen Schöpfungskräfte von dir. Du meinst, dich beschützen zu müssen. Aus Angst und Trauer möchtest du dich an eine Religion, an eine Person klammern. Auf diese Weise hältst du dich gefangen. Du beraubst dich deiner Freiheit.

Es hat den Anschein, als würdest du es gefühlsmäßig nicht bewältigen können, das Alte los-zu-lassen; du klebst mit deiner Natur auf einem toten Boden, aber du traust dich nicht, dich davon zu lösen, weil du dich weigerst, die Autorität in dir anzuerkennen. Du hast Angst vor dir, vor deiner Natur, deinen Gefühlen, vor deinem Körper; du verhältst dich anderen gegenüber auf scharf verteidigende Weise, weil du dich so unsicher in dir fühlst.

Kernlösung

Ehrlich zu dir sein und dann weitergehen! Du kannst nicht länger der inneren Autorität entfliehen. Entscheide dich für den Weg, der zu Freiheit führt. Fühle dich stark mit beiden Füßen auf dem Boden, sicher und geborgen in deinem tiefsten, göttlichen Selbst. Gib dich dem irdischen Genuss, der sinnlichen Freude, einer freien Gefühlsdurchströmung hin. Blockiere nicht länger deine Wege, und breche mit falschen Göttern. Die Wahrheit ist schön und klar: Sie liegt in dir selbst; suche nicht länger außerhalb von dir nach einem Halt. Traue dich, dich gut in deinem Körper zu fühlen, in Frieden und mit Freude. Kämpfe nicht länger gegen deine Natur. Sanftheit und Liebe zu dir, Freiheit und Erweiterung deines Gefühlslebens, die intensiven Atomkräfte in dir aktivieren, um die Kalkverhärtungen schließlich von innen heraus auf sanfte Weise abzubauen und abzuführen. Setze dir nicht mehr durch Vernunft und Vorurteile einen Dämpfer auf deine Natur.

DIE BLASE

Psychologische Übereinstimmung

Die Blase fasst dich sozusagen am Kragen, du kannst dem nicht ent-kommen: Sie zwingt dich hier-und-jetzt zu sein. Sie konfrontiert dich mit der Wahrheit. Ehrlich mit deinen Gefühlen umzugehen.

Die Blase und ihr Inhalt, der Urin: Die starke Struktur deines Selbst, die deinen Gefühlen einen sicheren Durchgang gewährt. Du weißt dich nur dann sicher und beschützt in deinen Gefühlen, wenn du selbstbewusst Sicherheiten in dir aufbaust, wenn du dein Selbst wie ein stabiles Haus mit dicken Mauern errichtest, wenn du für einen schönen, reinen Durchgang von Gefühlen sorgst. Dieses Sorgen für, diese Beaufsichtigung deiner „Sicherheit" geschieht durch ein Bewusstes Sehen, durch ein Kontrollierendes Auge in dir, das von der Blase symbolisiert wird.

Sie zeigt den Teil in deiner Psyche an, der Sorge dafür trägt, dass du auf die Wahrheit bezüglich deiner inneren Gefühlswelt hörst. Entschlossen wird die Blase dich zurechtweisen, wenn du dir selbst oder der Wahrheit über deine natürlichsten Gefühle Gewalt antust. Was von den Nieren abgeliefert wurde, kommt hier an: Das letzte Urteil kann gut sein, aber es kann dich ebenso zurechtweisen, wenn du dir selbst gegenüber nicht korrekt gewesen bist.

Wenn du gut für dich sorgst, wenn du mit deinem Bewussten Auge nicht vor Wahrheit und Entwicklung flüchtest, wenn du lieb zu dir bist, wenn du dich in dieser starken Basisstruktur deines Selbst sicher und vertraut fühlst, wenn du in dieser Sicherheit deinen Emotionen einen freien Durchgang gewährst, ohne noch an der Vergangenheit festzuhalten, dann wird die Blase gut funktionieren.

Die Blase liegt nah bei den Geschlechtsorganen; auch sie spielt eine Rolle in der Entfaltung elektro-magnetischer Schöpfungskräfte, dieser ur-kreativen Energien, die, wenn man ihnen nicht vom Bewussten Ich aus eine freie Entfaltung zugesteht, wenn man sie nicht im fortwährenden Prozess der Transformation nutzt, in negative Gefühlsempfindungen umschlagen können, wie: Machtspiele mit jemand anderem, eine zu scharfe Aggressivität, sexuelle Übersteigerung, frustrierte und irritierte Reaktionen, Überbetonung des äußerlichen Egos.

Die Blase fordert somit ein perfektes Zusammenspiel der männlichen und weiblichen Anteile in jedem Menschen, eine Harmonie zwischen: Struktur - Selbstbewusster Entschlossenheit auf der einen Seite und dem Gefühlsleben, dem Intuitiven, Weichen, Inhaltlichen auf der anderen Seite.
Emotionen werden verarbeitet, die Nieren filtern die Wasserzufuhr. Wir werden in letzter Instanz – in der Blase – mit der Art und Weise konfrontiert, in der wir mit unseren Gefühlen umgegangen sind. Hier wird die Endbilanz gezogen. Für eine gute Gesundheit der Blase ist es notwendig, dass wir uns entlasten wollen, von negativen, emotionalen Erfahrungen befreien, dass wir Entwicklung und neue Bewegungen in unseren Gefühlen zulassen.

Dich nicht in eine selbst gesuchte Gefangenschaft einsperren, in machtlose Aggression, sondern mit fester Hand das Ruder ergreifen, auf dass ein fortwährender Strom von Wasserkraft, von Gefühlen neue Energien freisetzt, um eine neue, sichere Zukunft zu gestalten; das Alte macht fortwährend Platz für das Neue; deinen Emotionen Raum zu geben, bedeutet Freiheit im Hier-und-Jetzt.

Erkrankungen, allgemein, Ursachen

Kernursache

Weigerst du dich, die Wahrheit über dich selbst zu sehen, versteckst du dich in einer Märtyrerrolle, läufst du vor der Verantwortung weg, *selbst* zu leben?

Fühlst du dich eingesperrt wie ein(e) Gefangene(r), machst du anderen zu unrecht Vorwürfe, und willst du unbedingt hier ausbrechen? Hältst du an Emotionen aus der Vergangenheit fest, weigerst du dich, loszulassen? Frustriert, irritiert, gebunden, aggressiv, wütend?

Gelingt es dir nicht, dein Leben sicher aufzubauen; fühlst du dich ängstlich und angespannt, traust du dich nicht wirklich, dich für dein starkes ICH einzusetzen? Wirst du von innerer Wut zerfleischt, aber gelingt es dir nicht, tatsächliche Änderungen in deinem Leben herbeizuführen?

Schaust du mit einem kritischen, negativen Auge auf die anderen, hast jedoch überhaupt keinen klaren Überblick über dich selbst? In dieser Blindheit spielst du möglicherweise ein oberflächliches Spiel von Sexualität, Machtmanipulation.

Gibt es keinen Platz für tiefere Gefühle; lebst du lediglich als „äußerliches Ego“? Fühlst du dich zu weich, zu schwach, zu wehrlos, weil du zu wenig an die Kraft eines jeden Menschen glaubst, weil du dich deiner Intuition, deinem göttlichen Selbst verschließt? Lasten Gefühle zu schwer auf dir, und fühlst du dich ohnmächtig?

Verbirgst du deine Gefühle vor anderen, staust du sie in übertriebenem Maße an? Bist du gefühlsmäßig nicht „ehrlich“ zu dir gewesen..., hast du „ja“ gesagt, obwohl du „nein“ fühltest?
Gefühl der Unfähigkeit, Angst und Machtlosigkeit. Fühlst du dich kalt und einsam?

Kernlösung

Siehe psychologische Übereinstimmung.

Blasenentleerungsprobleme

nicht vollständig die Blase entleeren können

Kernursache

Ängstlicher Druck; erstickende, klaustrophobische Ängste. Du fühlst dich zwischen Verstand und Gefühl eingeengt. Du ziehst das Seil um deine Natur herum zu straff an, weil du deinen eigenen Gefühlen nicht wirklich vertraust. Emotionen können nicht zirkulieren, weil du dich ängstlich zusammenpresst: Man hat dich verletzt, und hast Angst davor, noch mehr Schmerzen einkassieren zu müssen. Du schirmst dich von anderen ab; du wirst deine allertiefsten Gefühle nicht offen legen! Möglicherweise wirkst du wie ein Witzbold oder wie ein(e) Heilige(r), als gäbe es keine Probleme, aber innerlich kannst du wütend eine Faust ballen. Du wirst es nicht zeigen, wenn man dich verletzt hat: Du verbeißt es dir; du hältst deine Gefühle im Inneren. So lebst du un-echt; du fürchtest dich selbst vor deinen tiefsten Gefühlen, als ob sie nicht da sein dürften, als ob du von anderen nicht akzeptierst würdest, wenn du aus deiner tiefsten Natur heraus lebst.

Selbsthemmung; du traust dich nicht, spontan deine Gefühle zu äußern. Du blähst dich möglicherweise nach außen hin auffällig mit Gedanken und Worten auf, aber das ist nicht dein wirkliches Ich; es ist nur Theater, eine Maske. Innerlich kannst du vor Wut glühen, während du Witze machst und eine Rolle spielst. Du gibst dich hart oder unverletzbar, aber innerlich erleidest du Schmerzen. Mit deinem Verstand kannst du deine Emotionen ebenso zwischen Leitplanken pressen.

Du fürchtest dich vor wahrhaftiger, vor allem vor scharfer Konfrontation mit anderen, auch mit den eigenen Gefühlen, weil du an deinem Wert zweifelst. Innerlich fühlst du dich immerzu angespannt, mit einer scharfen Abschirmung gegen mögliche Eindringlinge.

Aber sogar das Gift eines Wespenstiches würdest du unterdrücken, anstatt es abzuführen, ja, du würdest sogar schönreden, dass sie zugestochen hat: ein Bild für deine Kommunikation mit anderen Menschen.

Kernlösung

Sprich! Äußere dich auf gleich welche Art und Weise, fühle dich nicht bedroht; sei ehrlich.

Lasse dich auf den Wellen des Lebens mitgehen. Folge deiner Natur; höre auf deine Gefühle, und entspanne dich. Du brauchst dich nicht abzuschirmen; du bist in deinem Selbst sicher. Lasse nicht zu, dass die Angst dich eine Rolle oder Theater spielen lässt, sondern sei stets deinem einzigartigen Wesen treu. Jeder Vogel singt ein anderes Lied; du bist gut, wie du bist. Vertraue auf diese spontanen Gefühle in dir, und befreie dich von dieser unterdrückten, unnatürlichen, krampfhaften Haltung. Sei immer und überall du selbst. Man kann dich nur verletzen, solange du dich innerlich verletzbar gibst, solange du dem Zuschauer zu viel Macht zusprichst.

Blasenentzündung

Zystitis

Kernursache

Gefühlskonflikt. Kalt und hart.

Erstarrt, verstummt, versteinert: Aggressive Emotionen werden stillgelegt und gebunden.

Du hältst dich zurück, wie die Ruhe vor dem Sturm. Du gestehst deinen Gefühlen nicht zu, frei zu strömen, wie erhitzt sie auch immer sind. Du schneidest dich von deinen Gefühlen ab, du *lebst* nicht wirklich von deinem Gefühlskern aus, du bist in dem Sinne bewegungslos, dass du deinen Emotionen nicht zugestehst, sich frei zu bewegen, sich mit dir zu entwickeln.

Du bist wie stehendes Wasser. Unbewusst verdrängte Gefühle suchen einen Ausweg. Selbst deine Wut äußerst du nicht, weil dieses Gefühl dich unmittelbar mit dir selbst konfrontiert; du darfst von dir aus nicht deine Aggression äußern, weil du den Gefühlsprozessen des Lebens nicht vertraust. Du traust dich nicht, dich dir selbst hinzugeben.

Weil du deine Wut, deine starken Emotionen fortwährend blockierst, kommst du nicht wirklich weiter im Leben. Du nagelst dich auf der Stelle fest; du gehst weder vor noch zurück. Erstickende Ohnmacht, Wut. Behinderung des Lebensstromes… Du kannst diese Frustration an einem Partner abreagieren, in einem aggressiven Konflikt, mit Wut, weil er / sie dich daran hindern würde, glücklich zu sein, aber das ist natürlich ein Trugschluss: Du bist es, der / die dir kein freies, glückliches Leben schenkt.

Kernlösung

Lasse die Friedenstaube hochfliegen, erhebe dich aus dieser selbst-einschränkenden Situation. Gewinne einen klaren Einblick in dich selbst, und äußere deine Gefühle; man darf und kann Aggression zum Ausdruck bringen, aber du wirst glücklicher sein, wenn du den Grund für diese Aggression beseitigst, so dass du offen, friedliebend und stark an den beweglichen Lebens- und Gefühlsprozessen teilhaben kannst, so dass du dich nicht länger in einer verstummten, harten, sterilen Situation gefangen hältst, wo keine Zukunft ist. Der Grund: dass du es nicht wagst dein tiefstes Selbst, deine tiefen Gefühle zu empfinden.

So befreie dich aus dem Korsett, in das du dich selbst eingeschnürt hast. Öffne dich jetzt frei für alle spontanen Gefühlsprozesse in dir; genieße das Leben, genieße sinnliche Freude in Düften, Farben und Klängen. Verschließe dich nicht vor dem Leben! Genieße deinen Körper, den Wind auf deiner Haut, suche einen intensiveren Kontakt zum Leben. Lebe frei heraus, wie du dich fühlst, und verstecke dich nicht in einem Haus mit dicken, steinernen Mauern.

Breche, wenn nötig, mit Gewohnheiten von damals, aber sei deiner Natur treu, ignoriere nicht länger die Energien in dir, setze dir keinen Dämpfer auf, sondern traue dich, aufzublühen. Lebe nicht nach den Erwartungen anderer, sondern aus deinem Herzen heraus.

Sei nicht auf jemand anderen wütend: Die Ursache für den „Stillstand“ ist in dir selbst begründet.

Vertreibe diese Kälte in dir; lasse Freude und Wärme in deinem Leben zu.

Blasenkrebs

siehe auch Blase, allgemein und Krebs, allgemein

Kernursache

Du lebst nicht wirklich „irdisch“, sondern übertrieben stark „mit dem Kopf, der Ratio oder dem Geist“. Du betest etwas oder jemanden außerhalb von dir an: ein System, eine Religion, eine Arbeit, die Kirche. Du stehst nicht wirklich mit deinen Füßen auf der Erde; du würdest dich für das aufopfern, wohinter du dich versteckt hältst. Du lebst lediglich im Dienst von…; du lebst nicht wirklich für dich, für die Freude über ein irdisches Leben. Dein Kopf ist gebunden; deine Gedanken stellen sich lediglich in den Dienst dessen, „wofür“ du lebst.

Du meinst, „Wissen“ außerhalb von dir erwerben und finden zu müssen; deine Gedanken fixieren sich folglich auch auf Objekte außerhalb von dir; auf die Weise verleugnest du die tiefe Weisheit in dir selbst. Du umsorgst und verehrst das, was du in Händen hältst, aber du ignorierst die inneren, irdischen, emotionalen Kräfte in dir.

Deine Gefühle werden zu „vergeistigt, zu unirdisch oder zu spirituell“ erlebt: Es gibt kein gesundes Gleichgewicht zwischen Himmel und Erde, zwischen Geistesbewusstsein und Körper, so dass dein Bewusstsein auch seinen gesunden Führungszugriff auf deinen Körper verliert.

Du stehst nicht im Zentrum deines Lebens; du „brauchst“ andere, um deine „irdische Leere“ zu füllen, aber solche Beziehungen entfernen dich nur noch mehr von dir selbst. Schlussendlich lässt du die ganze Energie, alles Leben bis zum letzten Tropfen aus deinem Leben wegfließen, weil du zu wenig in deinem starken Sonnenzentrum lebst! Ohnmacht – Macht. Du fühlst dich nicht wirklich sicher in dir; du verleugnest die göttliche Kraft, die ursolide Basis in dir. Du stellst einen Gott oder einen Heiligen über dich. Du versinkst im Nichts. Möglicherweise baust du als Gegenreaktion anderen gegenüber eine starke Macht und ein äußerliches Ego auf.

Kernlösung

Erkenne diese starken Fundamente in dir an; verkenne nicht länger das Leben, die starke Muskelkraft, die warmen irdischen Gefühle in Dir. Kämpfe nicht gegen deine göttliche Natur, und stelle den Gott nicht *über* dich selbst. Du bist kein demütiger Diener oder ein ergebener Heiliger: Du bist ein Mensch aus Fleisch und Blut.

Für eine gute Gesundheit ist ein Gleichgewicht zwischen dem Geistigen und dem Physischen notwendig. Nimm voll und ganz am Leben teil; du darfst für ein Ideal kämpfen, aber suche es nicht außerhalb von dir. In dir selbst liegt die Weisheit; fixiere dich nicht auf Dinge außerhalb von dir, sondern kehre dich zuerst und vor allem nach innen, wo du deinem Gefühl nahe bist. Empfinde die irdische Freude.

Stehe selbstbewusst im Zentrum deines Lebens, so dass du nicht von anderen „abhängig" bist. Auf die Weise kannst du dich in Liebe nähren, kannst du deine Gefühle friedlich mit anderen austauschen. Lebe nicht ausschließlich in deinem „Kopf", sondern fühle, wie ein starker Energiestrom jede Zelle deines Körpers nährt. Sei Mensch unter Menschen: Versuche nicht, einem Idealbild von dir zu „entsprechen", sondern folge den normalsten, natürlichen Wegen. Spüre deine inneren Kräfte; greife nicht mit Macht nach außen.

Lähmung der Blase

Kernursache

Du trägst schwere emotionale und alltägliche Lasten, auch wenn du es nicht tun „musst", aber es ist, als wolltest du dich selbst bestrafen oder bestrafen lassen. Du verschließt dich; du ziehst dich vollkommen zurück; du weigerst dich, deine Gefühle zu äußern; du hältst dir sozusagen ein Tuch vor den Mund. Verdrängte Wut, Ohnmacht. Möglicherweise würdest du gerne andere bestrafen, aber im Grunde bist du es, der / die das Kind in dir selbst bestraft; du fühlst dich nicht dazu im Stande, als Erwachsene(r) wirklich den Durchbruch zu schaffen. Du lässt dich vom Golfstrom des Lebens mitreißen, weil du keinen Widerstand bietest. Denn du zweifelst an deinem Wert; du *lässt* dich leben. Du bleibst „verborgen"; du erstickst dich selbst. Möglichweise schämst du dich sogar für dich, du siehst dich als nieder und hässlich an. Du lässt alles mit dir machen; du baust nicht wirklich an einem persönlichen Leben. Du hältst andere „fest", weil du dich nicht wirklich für dich interessierst. Eine tiefe Angst davor, vernichtet zu werden; du fühlst dich nicht sicher in dir. Ja, du fühlst dich wie ein ungezogenes Kind.

Kernlösung

Nimm das „Kind" in dir unter der Führung eines Selbstbewussten Ichs an.

Lasse Energien frei werden; rüttle dich wach! Labe dich in vollen Zügen am Leben; stehe stark auf eigenen Beinen, und trete in Aktion. Blockiere die inneren Kräfte nicht länger, und sei produktiv! Lasse das Sparschwein voller Emotionen und Talente auslaufen: Sei stolz auf deine Eigenart. Mache dich wahr, und fühle dich in diesem sicheren Hafen deines unvergänglichen, tiefsten Selbst beschützt.

Lasse sie einfach fließen, diese Energien, halte dich nicht zurück, komme zum Vorschein, sei deiner Natur, deinen Gefühlen treu. Habe keine Angst vor deinen Gefühlen; traue dich, dich mit voller Fahrt ins Leben zu stürzen. Lasse diesen wertvollen Inhalt aufblühen. Dir deiner Sache sicher sein und weitergehen! Sei lieb zu dem Kind, dem weichen Gefühl in dir, und gib ihm die Möglichkeit, aufzuwachsen.

Senkung der Blase

Kernursache

Auf die Spitze getriebene, aggressive, nervöse Energien.

Emotionen und aggressive Kräfte stoßen um, wie in einem Wettlauf, ohne Grenzen weiterstürmen dürfen. Aber du hältst dich zurück. Weil du zu wenig Selbstbewusst bist, weil du dich eigentlich nur klein und minderwertig fühlst, weil du dir deiner Sache überhaupt nicht sicher bist, gelingt es dir nicht, eine starke Basisstruktur für dich aufzubauen; du überschreitest emotional deine Grenzen. Es gelingt dir nicht, in dir zu richten, zu führen; du *wirst* von Nerven und Gefühlen gelebt. Du richtest dich darüber hinaus – wütend – auf andere, weil du nicht an dich selbst glaubst: weil dein Leben von anderen „gefüllt" *wird.*

Deine Aggression ist eine Folge der Ohnmacht, dein Selbst zu sein, zu leben. Du „greifst" nach deinen Nächsten, weil du dich selbst nicht wirklich in den Griff bekommst. Deine tiefsten Gefühle können sozusagen nicht durchkommen; sie befinden sich hinter Schloss und Riegel. Du bewegst dich lediglich an der Oberfläche; deine tiefsten Möglichkeiten werden nicht genutzt, treten nicht nach außen. In dieser Frustration würdest du gerne drücken, stoßen, stürmen, schlagen, kämpfen, angestaute Kräfte lösen..., aber du tust nichts; deine Blase senkst sich. Du lebst nicht wirklich vom Kern deines Wesens aus; möglicherweise klebst du an äußerlichen und materiellen Werten fest, um deine Selbstverleugnung zu kompensieren. Du kämpfst gegen den / die andere(n); du kämpfst für ein Ideal..., aber es führt dich lediglich von dir selbst weg. Du machst anderen Vorwürfe, kritisierst sie..., aber dies ist lediglich eine Folge der Weigerung, die schönsten, liebevollsten Energien in dir durchkommen zu lassen. Du „erniedrigst" dich selbst, möglicherweise von Selbsthass erfüllt; auf die Weise wirst du auch andere „erniedrigen".

Es hat für dich den Anschein, als ob andere deinen Schwung im Leben bremsen würden; aber du bist es, der / die dein Leben nicht auf die Weise ausrichtet, dass du deinen Wünschen nachkommen kannst.

Weil du deine höheren Bewusstseinsenergien verkennst, weil du in den Oberflächenschichten deiner selbst lebst, kannst du diese gewaltigen Energien in dir nicht in einen erweiterten Rahmen deines Selbst integrieren. Folglich wirst du, wie in einer Flucht *fort* von deinem tiefsten Selbst, wie aufgehetztes Wild, ewig frustriert, weitereilen.

Kernlösung

Gehe in dich, und erkenne tief in dir diese inneren Energien an. Laufe nicht vor deinen tiefsten Emotionen weg; habe keine Angst davor, deine Gefühle zu äußern. Sei nicht so verurteilend, kritisch, aggressiv anderen gegenüber, denn die Ursache für deine Erfahrungen liegt bei dir selbst. Bist du wütend, dann schlage, wenn du willst, auf ein Kissen, bringe deine Gefühle zum Ausdruck, aber komme dann zu einer klaren Einsicht: Du bist traurig, fühlst dich frustriert und machtlos, weil du nicht auf dein tiefstes Selbst vertraust.

Deine Selbstunterschätzung ist die Ursache der Umstände, die du in deinem Leben hervorrufst. Spüre diese tieferen Kräfte in dir, und wende dich nicht länger von ihnen ab; verdränge deine Gefühle und produktiven Energien nicht mehr, sondern gestalte jetzt selbst dein Leben. Strahle die warmen Herzens-Energien nach außen; drücke das Schönste von dir nicht immerzu weg. Nichts im Leben geschieht zufällig; du bist der / die Schöpfer(in) deiner Lebensumstände. Was du erlebst, ist eine Folge deiner inneren Überzeugungen in Bezug auf dich selbst. Bist du davon überzeugt, dass du ein wertloses Geschöpf bist, das kein Glück verdient, dann wirst du es in deinem Leben auch nicht hervorrufen. Bist du davon überzeugt, dass das Glück in oberflächlichen, äußerlichen oder materiellen Werten liegt, dann greifst du neben das Glück, das sich außerhalb dessen befindet.

Nimm selbständig die bewusste Führung über dich wahr. Auf die Weise werden deine tiefsten Möglichkeiten wie auch deine Emotionen innerhalb der beschützenden Struktur deines selbstbewussten Seins frei existieren können. Liebe dich selbst, so wirst du auch dazu im Stande sein, die schönsten Energien nach außen strömen zu lassen, anstatt dich mit dem Anstauen von Negativität zu vergiften. Erkenne das Schöne in dir an, so wirst du in Frieden mit dir selbst leben, in Frieden mit den anderen; so wirst du ebenso das Schöne in den Menschen, die dir nahe stehen, hervorholen. Du hast Recht auf Freude, aber du hast in deinem Leben zu viel Trauer geschaffen. Es ist an der Zeit für einen „Auftrieb!“, *auf* zu Freude und Selbst-Wertschätzung.

Blasensteine

Kernursache

Du willst kämpfen, aber es handelt sich hierbei eigentlich um einen Kampf gegen dein eigenes weiches Selbst.

Du „bist“ nicht wirklich; du lebst wie ein Schatten. Du lässt dich nicht geboren werden; du versteckst dich hinter einem bestimmten Verhalten, hinter einer starken, männlichen, zuweilen aggressiven oder begierigen, wollüstigen Haltung. Du blähst dich auf, mit gezogenem Schwert, du würdest dich derart in diesem Verhalten verlieren, dass du wahrhaftig *weg* wärest, denn die Grundursache für dein frustriertes Gebaren (oder dein Gefühl, falls du es nicht nach außen hin manifestierst) ist eigentlich folgende: Du hältst dich für nichtig, ja für hässlich und schlecht, du suchst verwirrt in allen möglichen Richtungen, aber du entscheidest dich nicht wirklich für einen Weg aus dir selbst heraus. Beeinflussung und Indoktrinierung durch „einen Vater“ oder durch die Vergangenheit im allgemeinen stehen dir im Weg: Du bist schlichtweg nicht du selbst. Wahre Produktivität und Talententfaltung kommen überhaupt nicht zum Zuge. Du siehst dich möglicherweise als einen Esel an, der traurig Lasten trägt; du erkennst überhaupt nicht die Möglichkeiten in dir an. Du vergeudest deine Zeit. Aggressive Ausbrüche werden dich lediglich weiter von dir entfernen. Du lässt dich in ein unechtes Leben abrutschen, anstatt dein Leben entschlossen selbst in die Hand zu nehmen.

Weil du nicht aus deinem Herzen heraus lebst, plagst du dich ständig mit Zweifeln und verwirrten Gefühlen: Was soll ich tun, wem soll ich es erzählen, welche Richtung...? Du stehst zu deinen Gefühlen auf Distanz; du bist zu hart zu dir. Der weiche, „weibliche“ Anteil in dir wird unterdrückt. Liebst du dich nicht? Du ergreifst, ja, du verschlingst gefräßig Menschen und Dinge: Du flüchtest vor dir selbst.

Kernlösung

Nimm ausgewogen deinen Platz ein: Gib auf der einen Seite deinen weichen, ruhigen Gefühlen und auf der anderen Seite deinen entschlossenen, Selbstbewussten, aggressiven Kräften Raum. Schaue auf das Neue, auf die Zukunft, baue ein freudvolles, persönliches Leben aus, löse diese schweren Steine aus der Vergangenheit. Komme zu dir; sei gut und liebevoll zu dir, und lasse dich einfach geboren werden!

Sei produktiv, und sei dir darüber im Klaren, was du willst, lasse dein Leben nicht von etwas oder von jemand anderem leiten. Sei ein Vater für dich, aber nicht auf Kosten des Weichen, Mütterlichen in dir. Betrachte dich nicht auf Abstand, sondern umsorge dich mit Wärme. Du allein musst deine Lebensrichtung bestimmen. Verhärtete Steine können lediglich mit weichen, liebevollen Kräften von innen heraus abgebaut und abgeführt werden.

Horte deine Talente und Emotionen nicht länger, verwirkliche dich auf aktive Weise. Lasse schwer belastende Gefühle aus der Vergangenheit los. Deine Frustrationen existieren lediglich so lange, wie du dich weigerst, aus deinem echten Gefühlskern heraus zu leben.

Sei stolz du selbst! Lasse alles und jeden los, und traue dich, auf eigenen Beinen zu stehen, ohne Angst. Klammere dich nicht mehr außerhalb von dir fest, sondern nimm dich jetzt selbst fest in die Hand, und bringe deine Kreativität, deine Emotionen frei zum Ausdruck. Halte dich nicht zurück: Strahle deinen Inhalt nach außen. Du bist sicher; du brauchst dich nicht vor dir selbst zu schützen.

DIE NIEREN

Psychologische Übereinstimmung und Erkrankungen, allgemein

Kernursache und Kernlösung

Bewusste und unbewusste Gefühlsempfindungen, Emotionen werden verarbeitet, gereinigt, gefiltert und losgelassen. Hierbei wird neue Energie frei; dabei transformieren wir uns fortwährend. Die Nieren symbolisieren diese filternde Funktion in uns. Dank dieses emotionalen Wachstums, dank dieser Abfuhr von Giftstoffen (über den Urin), können wir reine Freude erleben.

Wir reinigen uns fortwährend; wir nehmen neue Gefühlserlebnisse an und transformieren uns über die Verarbeitung dieser Erfahrungen, die außerdem alte, unverarbeitete Emotionen auf assoziative Weise im Jetzt nach oben holen können, wodurch wir zu einem immer stärkeren Bewusstseinswachstum kommen. Emotionaler Ballast wird beseitigt; altes Chaos wird aufgeräumt, wenn wir offen dafür sind. Eine freie Hingabe an deine Natur, ein Vertrauen auf dein tiefstes Selbst ist hierzu notwendig. Wenn du jedoch ängstlich an alten Emotionen festhältst, oder wenn du mit deinem Verstand deine Gefühlsströmung blockierst, dann hemmst du ein gutes Funktionieren deiner Nieren.

Denn dein Bewusstsein steuert die Organe und nicht umgekehrt. Eine harmonische Einheit zwischen dem „weiblichen" und dem „männlichen" Anteil ist hierzu notwendig. Das Weiche, Empfängliche, Intuitive, Gefühlsmäßige sollte selbstsicher von dem bewussten Ich geführt werden, das regelt und organisiert, das natürliche, aggressive und emotionale Energien frei weitersendet und nutzt.

Die Nieren stehen dafür, immer wieder neu in dir selbst geboren zu werden, wenn du alte Sorgen und Trauer von dir abwäschst, wenn du alles von deinen Schultern abfließen lässt, was im Jetzt nichts als Ballast bedeutet: ein herrliches, leichtes Gefühl von Befreiung, von Freude und Glück. Nieren funktionieren optimal, wenn du für diese transformierenden Kräfte in dir offen bist, die zugeführte Energien verarbeiten und in freudige, strahlende Gefühle umsetzen, unter der Bedingung, dass du dich weder an düstere, pessimistische Gedanken klammerst noch an eine belastende Vergangenheit.

Ein Vertrauen darauf, dass deine Natur dir immer hilft, eine Ur-Verbundenheit mit deiner Natur, mit deinem physischen Körper, mit deinem tiefsten Gefühlskern.

Die Nieren spiegeln die Beziehung, die du zu dir selbst hast, wider: Vertrauen oder Angst? Bist du hart aggressiv oder weich und willkommen heißend zu dir? Verabscheust du deinen Körper, oder liebst du dich ohne wenn und aber? Lässt du diese emotionalen Energien frei weiterfließen, oder blockierst du dich mit Kritik, mit einschränkender Vernunft? Im Fall von Selbstblockade werden deine Energien ein Ventil suchen: in Aggressivität zum Beispiel.

Die optimale Beziehung zwischen dem Mann und der Frau in dir, ein harmonischer Zusammenschluss von beiden: Deine Gefühle wissen sich in den starken Armen deines Selbstbewussten ICHS sicher zu bewegen. Versöhnung zwischen links und rechts (siehe auch Rubrik *Linke und *Rechte Körperhälfte).

Die Ursache für Nierenerkrankungen liegt in erster Linie in der Störung der Beziehung zu dir selbst. Möchtest du in der Lage sein, eine gesunde Beziehung zu erleben, so musst du zuerst die Einheit in dir selbst finden. Zwischen Gefühl und Denken, zwischen Geist und Körper: das Gleichgewicht in Liebe zu dir. Infolgedessen wirst du auch eine harmonische Beziehungs-Erfahrung mit deinem Partner haben; schreibe also niemals die URSACHE der Nieren-Probleme jemand anderem zu!

Sexuelle Probleme, verbunden mit den Schwierigkeiten in der Beziehung, werden häufig als Ursache für Nierenprobleme gesehen, aber auch hier liegt die Ursache tiefer: Das Unterdrücken von Gefühlen (das nicht Integrieren des „weiblichen" Anteils in dir) wie auch das nicht Anerkennen deines Selbstbewussten Ich-Wertes werden dazu beitragen, dass du innerhalb einer Partnerbeziehung eine Lösung in der „Sexualität" suchst. Auf die Weise bedeuten sowohl „Partnerschaft" als auch „Sexualität" eine Flucht vor dir selbst, ein Füllen, um die Leere zu kompensieren, die du in dir selbst fühlst. Solche Lösungen bringen Probleme mit sich. Aggression, Wut, Kritik, Trauer, Enttäuschung sind die natürliche Folge dessen! Die Beziehung zu jemand anderem wirst du nur dann als wahre Freude empfinden, wenn du zunächst die Einheit, die Freude, die Fülle in dir selbst erreicht hast. Tiefe Ängste und ein Nicht-Vertrauen auf dein eigenes göttliches Wesen werden der Grund dafür sein, dass du Erwartungen an jemand anderen hast, anstatt zuerst und vor allem dir selbst die liebevolle Beziehung zu schenken, die du so sehr brauchst. Oben genannte Gefühlsempfindungen beeinflussen die Funktion der Nieren sehr stark.

Vernichtest du dich dadurch, dass du zu deinem Körper auf Abstand gehst, dass du übertrieben stark in deinem Kopf lebst, anstatt dich mit deiner physischen Natur *eins* zu fühlen? Eine ängstliche Nervenanspannung, konstant *zu* bedacht sein, ein Gefühl, überwältigt und erstickt zu werden, weil du deine Gefühle nicht frei fließen lässt! „Verleugnung" des weichen Gefühls, deines irdischen Körpers?

Die Nieren symbolisieren auch das Gefühl der „Verbundenheit": in dir und mit den anderen.

Du fühlst dich sicher und vereint mit dir selbst; du fühlst dich mit deinem Partner verbunden. Wenn du diesen Einheitsbund, diese Liebe zu dir wirklich empfindest, dann werden sich die Nieren wohl fühlen, und du wirst Freunde und einen Partner zu dir holen, bei denen du dich gleichermaßen gut und entspannt fühlst.

Dich mit dem Leben verbunden fühlen, mit allem, was lebt, mit der Natur. Kein Kampf, sondern Frieden. Weder distanzierte Kritik noch aggressive Feindschaft, keine Ängste, sondern ein unbegrenztes Gefühl von Sicherheit, Frieden und Freude. Ein erfrischender Brunnen, sorglos und strahlend.

Die Nieren erfordern ein Gleichgewicht: eine begleitende, regelnde Struktur auf der Grundlage eines gesunden Menschenverstandes auf der einen Seite und eine vollkommene Akzeptanz und freie Durchströmung von Energien, Emotionen auf der anderen Seite. Die Liebesheirat in dir.

Ein Mensch, der im wahrsten Sinne des Wortes Dankbar ist, für das Leben, das er IST, wird gesunde Nieren haben. Nicht fordernd, begehrend und hart, sondern Leben spendend und strahlend! Auf der Vibration des SEINS..., eine „Seinsdurchströmung" in deinem Körper. Nicht *„haben* wollen", sondern du selbst *„sein"!*

Nierenbeckenentzündung

Pyelonephritis

Kernursache und Kernlösung

Es hat den Anschein, als würde der Boden unter deinen Füßen beben; unbewusste Ängste können dich zuweilen in Panik nach Halt außerhalb von dir suchen lassen, aber letztendlich wirst du erkennen müssen, dass die sichere Basis, die Immunität gegen das Böse, IN dir selbst liegt. Dir dessen bewusst zu werden, dass du „sicher" in dir bist, wenn du nur ehrlich von deinen tiefsten Fundamenten aus lebst. Baue dein Leben nicht auf eine Basis außerhalb von dir.

Ein Signal, dich auf die Suche nach den Plutonischen Gemächern in dir, nach den Schätzen und der Sicherheitsbasis *ganz* tief in dir zu machen. Zu dem Wissen zu gelangen, dass nichts in deinem Leben „einfach so" verschwindet, dass es immer seinen Grund hat. Klammere dich nicht fest..., suche es jetzt IN DIR SELBST! Dort wohnt die Sicherheit, die Herkules-Kraft, *da* findest du Sicherheit: Du hast dein Le-

ben in der Hand. Lebe nach der Überzeugung, dass alles gut wird, dass du deine Energien in eine Leben spendende Richtung führen und schicken wirst. Fürchte dich nicht, traue dich, auf dich selbst zu bauen.
Hat es den Anschein, als würde sich die Erde unter deinen Füßen verschieben, als würde sie beben, als wäre ihr nicht zu vertrauen? Es ist so, weil du dir nicht wirklich vertraust. Dir braucht NICHTS Schreckliches zuzustoßen; außerhalb von dir kann dich nichts überwältigen oder umwerfen: DU hast dein Leben in der Hand. Als ob sich der Boden unter deinen Füßen wegschieben würde, als ob du NIRGENDWO mehr Sicherheit finden könntest. Doch: IN dir selbst! Höre auf damit, dir alles Mögliche einzureden, und komme in die REALITÄT deines Seins. Komme zu der EINSICHT, *wie* das Leben nun tatsächlich in sich stimmig ist, und dass du deinem Leben alles zu sagen hast!

Sei dir darüber im Klaren, dass es sicher, kraftvoll und stark in dir ist, laufe nicht vor deinen Energien, deinen Emotionen davon, sondern lasse Dampf ab, lasse sie entweichen, traue dich, deine Gefühle zum Ausdruck zu bringen, ja, mit starker Mannes-Kraft deine Wut zu äußern! Sei dir darüber im Klaren, dass du du selbst sein Darfst und Musst, dass du das, was in dir lebt, ehrlich zum Ausdruck bringen musst. *Halte dich nicht zurück, unterdrücke nicht diese Gefühlskräfte, oder sie lassen den Boden unter deinen Füßen beben: Es sind DEINE Gefühle, Energien und Körperkräfte, die anerkannt werden wollen.*
Schnaubst du jetzt vor Wut? Es ist besser, die Wut zu äußern, aber zugleich solltest du einsehen, dass die Ursache in einem Wütend-Sein *dir selbst gegenüber* liegt, weil du dich zu viel hast leben „lassen", weil du dein Leben zu wenig auf deine Basis gebaut hattest!

Ändere nun diesen Zustand, und verlasse dich auf diese Ur-Kraft in dir, spüre sie, und gehe damit nach außen. Hole dich hoch, und fühle dich als Meister deines Lebens. Gestehe dir zu, Gefühle zu äußern, zu empfinden, und bringe tiefer liegende Emotionen, deine Kräfte zum Ausdruck…, so wirst du schließlich nicht länger davon überwältigt werden, was du schon zu lange unterdrückst. Sieh es dir an, empfinde deine Gefühle, hole sie nach oben, und komme schließlich zu der Meisterschaft über dein Leben. Du an der Spitze deines Lebens, stark Ausdruck-verleihend und voller Selbst-Vertrauen!

Nierenentzündung

Nephritis

Kernursache

Angst und Wut auf Messers Schneide. Aggression hat sich nach innen gekehrt. Sich nicht zu trauen, „nein" zu sagen, zu dir zu stehen, aus Angst. Du schweigst, aber du staust gewaltige emotionale Energien an: Selbstvergiftung. Du verdrängst jedes Gefühl, das in dir hochkommt; möglicherweise kannst du dich nach außen hin sehr ruhig und vernünftig geben, aber innerlich wütet ein Vulkan. Du lässt jedoch deine spontanen Emotionen nicht frei und ehrlich durchkommen; du bist so hart zu dir. Du fühlst dich zu wenig in dir beschützt; du meinst, dass etwas oder jemand dich vernichten könnte.
Todesängste: Ein Aufruf, dein ICH, dein Gefühl ehrlich anzuerkennen, zu äußern.

Kernlösung

Traue dich, dein eigenes Ego zu manifestieren; immer der Nase nach! Richte deine Gefühle nach außen, auch die negativen; habe keine Angst vor aggressiven Kräften; sie werden nur dann gefährlich für dich, wenn du sie weiterhin unterdrückst. Äußere dich ohne Zurückhaltung. Traue dich, dich spontan zum Ausdruck zu bringen; verstecke dich nicht hinter einer schweigenden Vernunfts-Maske.

Weine oder schreie, wenn es dich entlastet. Komme dann zu Einsicht: Deine machtlose Aggression hat ihren Ursprung in deinem Gefühl der Unsicherheit. Spüre jetzt diese tiefste Sicherheit in dir, und baue dein Leben nach deinen Wünschen aus; höre auf deine Natur, sei liebevoll zu dir. Negative Situationen im Jetzt sind lediglich die Folge deiner Überzeugungen aus der Vergangenheit. Du selbst bist die Ursache der Umstände, die du unbewusst zu dir geholt hast: Habe Verständnis, auf dass Ruhe, Entspannung und Frieden herrschen können. Auf die Weise rufst du keine Hand auf, die dich schlagen wird: Nichts geschieht, ohne dass du es zunächst unbewusst oder bewusst hervorgerufen hast. Frieden, Milderung.

Siehe ggf. auch *Autoimmun-Erkrankungen

Nierensteine

Kernursache

Das Kind in dir, die ursprüngliche Spontaneität, die reinen Gefühle, die emotionalen Schöpfungskräfte in dir werden unterdrückt. Du lebst zu viel, um anderen oder „Gesetzen" zu „entsprechen", aus Selbstschutz.

Dein Stuhl ist im Grunde genommen leer, dennoch steckst du voller Energien, Emotionen. Du nimmst nicht wirklich deinen Platz ein. Dein Sonnenzentrum lebt im Verborgenen, hinter Gesetzen und Strukturen, hinter einer Maske. Du lebst wie eine doppelte Persönlichkeit: Nach außen hin funktionierend und innerlich mit einer Menge Gespeicherter Kräfte *und* Gefühle, die keinen Ausweg nach draußen finden.

Du hältst viele Emotionen fest; Aggressionen und Ängste werden angehäuft, aber selbst wenn du richtig wütend auf jemanden bist, würdest du nicht voll dazu stehen.

Denn im Grunde genommen fühlst du dich nicht wirklich sicher in deinem Selbst, du hast Angst davor, deine Gefühle zu zeigen; du übst Macht auf deine natürlichen Kräfte, auf deine Emotionen aus: Du unterdrückst sie, du lässt sie lediglich innerhalb eines sehr begrenzten Raumes existieren. Unbewusste Ängste lassen dich „festhalten": um ein wenig Halt zu spüren; ein Festklammern an Menschen, an eine Arbeit usw. ...

Du glaubst zu wenig an deinen inneren Wert, an die bewusste Sonnenkraft von dir, wodurch du dich als ICH auch nicht traust, tatsächlich auf die Weise durchzubrechen, wie du dich innerlich fühlst. Du lebst im Verborgenen, auf der Hut, auch wenn du nach außen hin optimal funktionieren kannst. Du bist zu hart zu dir, du lässt keinen Raum für diese weichen, liebevollen Gefühle in dir!

Du stehst zu dir auf Abstand; du traust dich nicht, deinem tiefsten Wesen, deinen Naturkräften zu vertrauen. Aggression kehrt sich nach innen; kreative, emotionale Energien häufen sich im Inneren an, du fühlst dich frustriert. Weil die Beziehung zu dir selbst leidet, wirst du auch Schwierigkeiten in einer zwischenmenschlichen Beziehung anziehen. Die Ursache für deine Steine liegt in der Verleugnung deines „männlichen" Sonnenwertes und in der Verhärtung der „weiblichen" Mondgefühlsanteile: Angehäufte, aggressive Emotionen finden kein Ventil und verhärten sich nach innen. Du tötest deine spontane Natur, deine warmen Gefühle durch einen engen Rahmen.

Es ist, als würde ein großes Auge (in dir) dich fortwährend bespitzeln und dir verbieten und Pflichten auferlegen, möglicherweise genau wie dein Vater oder deine Mutter dich früher streng-kritisch erzogen haben oder wie der Blick der Gesellschaft, dem du dich unterordnest, weil du dich weigerst, dein Selbst als sicher und autonom zu erleben. Du hältst dich gebunden; früher oder später werden diese inneren Kräfte dennoch durchbrechen wollen. Die Natur fordert ihre Rechte ein.

Kernlösung

Verstoße das authentische Kind und das sanfte Weibliche in dir nicht länger.

Lasse das Wasser in Freiheit strömen: Befreie dich jetzt. Fühle dich sicher in dieser unvergänglichen Urquelle von dir, von deinem lebenden Selbst, und lasse dich gehen. Gib dich deiner Natur, deinen Gefühlen hin. Erkenne den Wert deiner selbst an; nimm die Maske beziehungsweise die

strukturelle Tarnung nach außen hin weg, und erkenne in deinem Leben die Sonne als Zentrum an. Lasse dich stark nieder, und baue auf deine innere Weisheit, auf deine Intuition.
Sei lieb und weich zu dir, komme dir ganz nah, und spüre diese Einheit in dir. Mache Schluss mit Distanz und Kritik, ja, mit Aggression.

Trete in Aktion, bringe deine Gefühle zum Ausdruck, baue gesunde, aggressive Energien in aller Freiheit zu einem neuen Lebensweg aus. Lasse diese Ängste los, und lebe entspannter. Du bist lediglich dir selbst gegenüber verantwortlich. Du bist Meister über dich, über deine Gefühle. Lege ihnen keine Zügel an, sondern traue dich, als Mensch aus einem Guss, am Leben teilzuhaben. Schränke dich nicht mehr ein, verkrampfe dich nicht länger; lege alle Macht in dich, und schenke dir die Freiheit. Aller Halt liegt in dir. Milderung! Ein Durchbrechen beklemmender Strukturen, die deine Natur fest umklammert gehalten haben.

Nierenkolik

heftige, krampfartige Schmerzanfälle, meistens ausgelöst durch das Einklemmen eines Steines im Harnleiter

Lies auch Nieren, allgemein

Kernursache und Kernlösung

Du bist anderen gegenüber zwar möglicherweise hilfsbereit, oder du passt dich zwar innerhalb eines strukturellen Rahmens in der Gesellschaft, in deiner Arbeit oder dergleichen an, aber unterdessen bleibst du zu „steif und starr wie aus Holz“.
Du läufst vor dir selbst, vor deinem tiefsten Inhalt, deinen Gefühlen, deinem Körper aus Fleisch und Blut, vor deinem Herzen davon. Auf der Hut, etwas ängstlich, häufig pflichtbewusst, zu viel auf die anderen ausgerichtet, möglicherweise „füllst“ du dein Leben mit ihnen; du übergehst deine eigenen Gefühle, als würdest du dich krampfhaft über deinen Gefühlen aufrecht halten.
Möglicherweise weißt du nichts mehr über deine Gefühle; du lässt dich so sehr durch eine instinktive Sorge für andere in Beschlag nehmen, als müsstest du auch sie vor der Gefahr des „Wassers“ im Leben beschützen, aber im Grunde genommen versteckst du dich dahinter…

Wie gut es auch immer gemeint ist, du wirst zuerst dich selbst finden / ausfüllen müssen. Laufe nicht ängstlich-instinktiv vor dir davon; fülle dich nicht mit den anderen; lebe nicht ausschließlich in deinem Kopf. Entdecke diese innere Ruhe, und verjage eine Art von Angst-und-Nervosität, indem du deinen Kopf „für dich“ freimachst und dich Bewusst an die Spitze deines Lebens stellst: Deine Gefühle und dein Inhalt können frei heraus fließen, wenn du nur erkennst, dass du „leben“ *darfst,* dass nichts, kein Wasser in dir dich zu bedrohen vermag.
Befreie dich von *dem engen „Helm“,* in dem du deinen Kopf-und-deine-Gedanken „einkapselst“: Mache es nicht jemand anderem zum Vorwurf, erkenne, was du dir selbst schon so lange antust, und mache dich jetzt davon frei. Steige aus diesem Korsett aus, aus diesen engen, kalten Strukturen. Oder hast du Angst davor, mit dir selbst konfrontiert zu werden? Hältst du dich ängstlich an einer Arbeit fest oder an deinem strukturell aufgebauten Leben, an Dingen oder Menschen, für die du sorgst?

Es ist an der Zeit, nicht länger dorthinein zu flüchten, dich mit dem starken Weiblichen in dir zu konfrontieren, mit deinen Gefühlen, deinen inneren Tiefen. Dich auf die Suche nach deiner Inneren Basis zu machen…, worin alle Gefühle, dein Seinsinhalt frei existieren können. Flüchte nicht in Dinge außerhalb von dir, entfliehe nicht deinen Gefühlen, deinem Inhalt. Kehre dich tief in dich, und entdecke dort die Kraft, die Reife und die Ruhe, die Stille, wonach du dich im Grunde genommen so sehr sehnst.
Befreie dich von unechten Rahmenbedingungen und Strukturlinien, breche aus deinem Panzer aus. Denke nicht, dass das Leben eine zu fürchtende Gegebenheit sei, wovor du auf der Hut sein müsstest.

Sei nicht länger wie aus Holz: Gehe mit deinem irdischen Körper, deinen Muskeln, deinem lebendigen Fleisch auf Tuchfühlung, und fühle dich wohl in deiner Haut. Fühle dich in diesem Körper aus Fleisch und Blut geborgen, und genieße ihn: Lasse deine starken Arme dein Boot kraftvoll durch die Lebensgewässer rudern. Stolz auf dich, Inbesitznahme deines Körpers! Mit Herz und Seele in deine Physis eintreten. Ein Eintreten in deine Füße, zu deinem irdischen Selbst nach Hause kommen. Nicht länger zu deinem Körper, deinem Gefühl auf Abstand sein: eine vollkommene Vereinigung mit ihnen. Um dich dann mit voll-expressiver Kraft nach außen zu bringen, deine Energien und Gefühle zu äußern, wie eine gesunde Tomate[19] voller Freude aufzuplatzen.

Lasse alle Emotionen, alle aggressiven Kräfte sich veräußerlichen, und halte nichts mehr im Inneren, explodiere von innen nach außen; das muss im Moment so sein. Eine Art von Entladung, die daraufhin in eine schallend laute Fanfaren-Freude übergehen kann! In deinem Leben steckt Musik, aber nicht, wenn du dich noch länger hölzern davon distanzierst.

Dein Körper ist kein „Instrument", sondern DU als DU lässt dich darin nieder: Dein ganzes „Sein" manifestiert sich in deinem Körper, und das ist wunderbar. Geist und Körper, Gefühle und Körper: ein unverbrüchliches Ganzes. Gehe in dich, und sei Teil dieses Lebensfestes. BESEELE, erspüre deinen Körper voll und ganz; genieße ihn, und lenke ihn mit voller Kraft. Muskeln, Knochen, Organe, das ganze Gewebe genießt es, dein Herz klopfen zu hören, in Liebe, in deinen Armen, deinen Händen, Beinen, in deinem Bauch, deinen Nieren… Kräfte leben sich aus; du lebst jetzt tatkräftig, dynamisch…, ohne noch vor dir davonzulaufen, im Gegenteil: Aus der Wurzel deines Wesens wachsend und in jeder Faser deines Körpers aufblühend.

[19] Lies über die Symbolik der Tomate in *Das Füllhorn - Psychologische Symbolsprache der Nahrungsmittel* nach.

Nierenkrebs, Nierentumor

siehe auch Krebs, allgemein

Kernursache

Du rufst wie ein Blinder in der Wüste, wo niemand dich sieht oder hört. Du fühlst dich verschlossen wie ein Einsiedler: weil du dich vor deinen Gefühlen, vor deiner Natur verschlossen hast! Du fühlst dich klein und unbeholfen; du tust nicht *wirklich,* was du gerne tun würdest; du *lässt* dich leben, du lebst nicht echt aus deinem Selbst, aus deinem Gefühlskern heraus.

Folgst du, wie ein Baby, den Schritten eines anderen? Wo bist du? Du weißt es selbst nicht mehr; Trauer, Ängste und Aussichtslosigkeit, ein fortwährendes auf-der-Stelle-Treten.

Du bist dem nicht mehr gewachsen: weil du dich weigerst, dich zu transformieren! Du beklagst dich, aber du bist es, der / die nicht klar sehen Will, der / die sich blind stellt für neue, gesunde, freudvolle Wege. Du ziehst dich zurück, als würdest du im Nebel verschwinden.

Schämst du dich, oder fühlst du dich schuldig, wenn du deine Gefühle zeigst? Bleibst du das kleine Kind deiner Mutter, anstatt Wirklich auf eigenen Beinen zu stehen und aus deinem Herzen heraus zu leben?

Du fühlst dich schuldig, du errichtest Blockaden für dich. Es geht schief in der Beziehung zu dir selbst, mit der Folge, dass auch Probleme in der Beziehung zu anderen entstehen werden.

Kernlösung

Nimm Kontakt zur Erde auf, und genieße sinnliche Erfahrungen: Sei Teil der Natur. Suche *selbst* deinen Weg; lasse dich von deiner Intuition führen; vertraue auf dein tiefstes Selbst.

Lasse dir nicht sagen, wo es langzugehen hat, sondern bestimme selbst dein Leben. Baue auf innere Weisheit: Du weißt, was gut für dich ist, niemand anders weiß es. Höre auf deine Gefühle, und lasse sie in Freiheit strömen; stelle keine Barrieren auf. Habe keine Angst vor Emotionen, fühle dich in dir zu Hause, und tauche dich in ein Bad voller Gefühl, auf dass du wieder wahrhaftig Leben kannst.

Dankbarkeit für dein Sein; mache anderen keine Vorwürfe, begehre nicht, und komme froh in dein „Sein"; fühle dich nicht schuldig, sondern fange endlich an, dich selbst willkommen zu heißen, und entdecke diese reine Lebensfreude über dich selbst.

Stolz auf deinen Wert, dein Einzigartig-Sein zu erleben wagen. In Harmonie mit dir selbst, in Entspannung: Auf die Weise wirst du auch die Harmonie mit deiner Umgebung (wieder)finden. Sei du selbst, zögere nicht, äußere deine Gefühle, gib dich diesem grenzenlosen Strom des Lebens hin. Der Tod ist nicht da, solange du ihn nicht wachrufst. Schuld und Scham sind lediglich Anteile eines Menschen, der sich weigert, seine Göttlichkeit anzuerkennen, eines Menschen, der nicht sehen will, wie er von Jetzt ab seine Wirklichkeit bewusst erschaffen kann.

Markschwammniere

gutartige Krankheit: erweiterte Sammelrohre für den Urin im Nierenmark oder kleine Zysten

Kernursache und Kernlösung

Die Markschwammniere ist keine „ernsthafte" Krankheit und muss kein „Problem" darstellen. Die Erklärung, psychologisch, für dieses Phänomen ist folgende: In dir herrscht die Neigung, viel in dir aufzubewahren, um dich daraufhin wieder zu entleeren. Es kann sich hierbei um emotionale, aber auch um praktische, materielle Dinge handeln. Es gibt eine Art von ängstlicher „Versicherung". Man möchte sich für den Fall, dass etwas passieren könnte, mit einer Art von Sicherheitssystem versehen... Du tätest gut daran, mehr nach der Überzeugung zu leben: Ich brauche mich auf *nichts vorzubereiten.* Ich brauche nichts aufzubewahren, keine Sammlung oder Reserve anzulegen..., denn ZU JEDEM ZEITPUNKT meines Lebens (ist und) wird alles da sein, was gut für mich ist! Und es braucht kein Problem zu geben. Lebe einfach noch etwas mehr aus dem Vertrauen heraus, ohne Angst oder Vor-Sorge. LASSE LOS, und lasse frei fließen. In jedem Moment in deinem Leben wird alles für dich da sein, was gut für dich ist..., auch eine gute Gesundheit!

Am Anfang hast du eher die Neigung, vor deinen Gefühlen, vor deinen Ängsten, vor dir selbst „wegzulaufen". Auf der einen Seite hältst du die Dinge ängstlich fest, aber andererseits möchtest du ganz schnell vor dir, ja, vor allem davonlaufen. Du fühlst dich dann sozusagen aufgrund der Tatsache schuldig, dass du nicht du selbst sein kannst oder darfst. Dieses unbewusste Schuldgefühl kann noch dadurch verstärkt werden, dass du innerlich weißt, dass dein „Festhalten" nichts mit Leben zu tun hat.

•

Du fühlst dich förmlich an die Gurgel gefasst; eine Art von Lebensangst... oder Todesangst? Es fühlt sich in gewisser Weise so an, als würde man dich würgen: Dieses Gefühl rufst du auf der Grundlage deiner tiefsten Gefühle und Erwartungen an das Leben selbst in dir hervor. „Du hast keinen Funken einer Chance!", scheinst du dir selbst einzureden (und möglicherweise holst du infolgedessen Menschen zu dir, die auch nicht wirklich an deine „Chancen" glauben). Die Schilddrüse kann ein wenig unter diesem zu großen Druck leiden; Nebennieren stehen unter Druck... kurzum: wenn du nicht darauf hörst, was dieses Signal dir jetzt ganz deutlich sagen will.

Überlege einmal..., denke einmal ganz in Ruhe nach..., finde zu innerer Besinnung. Spüre unterdessen diese starke Kraft in deinem Wesen, deinem Körper, deinen Oberschenkeln. Mache, dass es in deinem Inneren *ganz* ruhig wird..., indem du gewahr wirst: die einzigartige Kraft, die in dir steckt! Gehe jetzt nicht länger mit Dritten ins Gericht, sondern kehre dich nach innen: Suche den Grund für dein „Ich kann nicht mehr" in dir, dort wirst du spüren, wie du dich zu viel ausgeschaltet hast, nach außen gestellt, anstatt dich ins Zentrum

deines Lebens zu stellen! Hast du dich verlassen, dich in jemand anderem verloren, oder bist du der irdischen Realität untreu gewesen? Hast du dich kleiner gemacht, als du bist? Warum so vor dir flüchten? Warum dich so klein wie eine Maus machen wollen? Umklammere nicht länger deine eigene Kehle: Mache dir keine Angst mehr!
Vielleicht hat es Scherben gegeben; etwas Altes ist zerbrochen..., du sitzt da mit etwas Zerbrochenem und musst es jetzt leimen? Nein, überhaupt nicht. Wirf die Scherben weg, und fange ein Neues Leben an. Klammere dich nicht an das, was fort muss, was losgelassen werden sollte; tust du es nicht, dann nimmst du dir selbst den Sauerstoff. So fege die Scherben nach draußen, und öffne dich in aller Ruhe für das Neue, das sich möglicherweise schon früher angekündigt hat.

Als würden Energien dich an der Nase herumführen, als könntest du das Pferd unter dir nicht mehr zügeln, nicht mehr Herr der Sache sein, so galoppierst du in zu schnellem Tempo weiter. Es ist an der Zeit, einen Moment innezuhalten, dich jetzt in Ruhe zu besinnen! Nicht auf diesem Gleis weitergehen...

„Wo ist deine Basis? *Wo* stehen deine Füße? Unter deinem Körper, oder weißt du es nicht einmal mehr?" Du fühlst dich schuldig, erwischt. Du wirst mit der Nase auf dich selbst, auf deine Verantwortung gestoßen. Du rufst dich sozusagen selbst zur Ordnung. Es hat den Anschein, als hättest du eine ganze Zeit lang Sachen getan, die eigentlich sinnlos waren, so wie „Wasser ins Meer zu tragen" oder Luft in einen Reifen zu pumpen, die ohnehin sofort wieder durch ein Loch entweicht... Du solltest gewisse Handlungen in Frage stellen: Fülle ich mein Leben wohl sinnvoll genug mit MIR SELBST..., oder vergesse ich mich, mein irdisches Sein, meinen Körper, mein ICH nur allzu oft???
Es gibt keinen einzigen Grund dafür, dich klein, schuldig, als Versager(in) oder dergleichen zu fühlen; hast du in der Vergangenheit „Fehler" im Leben begangen, so kannst du jeden Tag einen Neuanfang machen. Du hast nur *einen* großen Fehler gemacht: Das ist die Selbstverleugnung, die Selbsterniedrigung, dass du nicht wirklich bei der Fülle deines eigenen Wesens innehältst, die „Schuldigkeit" im Bezug darauf, du selbst zu Sein, im Hinblick auf deine eigenen Gefühle... (Gefühle, körperliche Empfindungen darf es im Leben geben, solange sie unter dem Mantel der Liebe existieren: Liebst du dich? Dann kannst du zu einem liebevollen Austausch mit jemand anderem kommen. Aber laufe vor allem nicht vor dir selbst davon!) Du lässt dich förmlich weglaufen, und „die Markschwammniere" weist dich nun daraufhin, dass du nicht mehr „weglaufen" darfst... Kehre zu dir selbst zurück, und fühle dich nicht länger (unbewusst) schuldig, beschämt oder erwischt oder dergleichen: Du darfst nicht nur, du MUSST Hier-und-jetzt DU SELBST sein, bei und in deinem Körper bleiben! Laufe nicht weg: Übernehme hier und jetzt die ganze Verantwortung für dein Sein.

Existiert das Gefühl in dir, dass du flüchten, weglaufen musst; fühlst du dich schlecht oder ertappt? Dann ist es lediglich deshalb, weil du dich vom „Leben" auf DEIN ICH hinweisen lässt: Du, ja DU solltest hier sein, sollst nicht vor dir flüchten, vor dir, deinem Gefühl, vor der Wahrheit deines Seins, vor deiner Verantwortung auf Erden davonlaufen... BLEIBE HIER!!! Erkenne, und spüre tief in dich hinein, halte inne bei dir, und erfülle mit einem vollkommenen Ja-Sagen das, was du fühlst, im Leben tun zu müssen / dürfen. Kein einziges Schuld- oder Schamgefühl, wie tief unbewusst auch immer, sollte in dir bestehen bleiben. Du bist ein guter Mensch, dein Körper, deine Gefühle..., alles darf da sein... und auf wunderbare Weise erlebt werden. Du bist nicht böse oder schlecht, du solltest nicht die Flucht ergreifen.

SIEH dir deine Gefühle und die Punkte an, wo du dich unwohl fühlst, und setze diese Erkenntnis in eine tatsächliche Lösung um. Sei stolz auf dich, und stehe ehrlich und

voll und ganz dazu! So hast du auf meisterhafte Weise die Führung über deine Energien, deine Gefühlskräfte in der Hand. Nichts übersteigt dich mehr. Du stehst am Ruder und „erfüllst" dich vollständig selbst, nach Seele und Körper. Du „füllst" dich nicht mit Begierden, sondern du FÜLLST dich mit dir selbst, mit deiner Kreativität, deinen Gefühlsempfindungen und so weiter.
Ein glücklicher Mensch, der sich keine Sorgen mehr zu machen braucht, sondern einen ernsthaften und dennoch freudvollen Blick auf sich selbst, auf das Leben hat. Ein wunderbares Inne-halten bei dir; und dir die Möglichkeit geben, dich im Leben rein, ruhig und sicher zu bewegen, ohne an dir vorbeizuziehen, ohne zu flüchten, ohne ängstlich ins „Nichts" zu blicken. Du weißt jetzt, sehr sicher, wer du bist und dass allein DU Meister dieser prachtvollen Energien bist, die dein Wesen durchspülen. Du stellst dich in die Mitte deines Wesens und fühlst dich jetzt innerlich *sehr* ruhig: So vollkommen im freudigen Leben selbst stehend, wie ein sich selbst Liebhabendes ICH, mit vollstem Vertrauen. Links und rechts in himmlischem Gleichgewicht.[20] Jetzt weißt du, dass es dir und also auch deinen Nieren immer gut gehen wird.

Polyzystische Nierenerkrankung

Angeborene Abweichung, bei der es zur Bildung einer großen Zahl von flüssigkeitsgefüllten Hohlräumen (= Zysten) kommt, die das gesunde aktive Nierengewebe verdrängen; hierdurch kann es u.a. zu einem Nierenversagen kommen

Kernursache

Du spitzt die Lippen leicht rund geöffnet: als würdest du kleine Rauchwölkchen aus deinem Mund blasen. Auf diese Weise (symbolisch!) lenkst du - insbesondere der männliche Aspekt in dir, ob du nun als Mann oder Frau geboren wurdest - die Aufmerksamkeit von deinem *wirklichen* Selbst ab und zeigst lediglich eine Außenseite, eine Zeichnung, die du in einer Art Expression machst: mit Worten, Gebärden, Scherzen, Rauchwölkchen ... Du selbst und deine echten zugrundeliegenden Gefühle und die Gedanken, die zu diesen Gefühlen gehören, bleiben jedoch verborgen. Du zeigst dich nicht wirklich; niemand weiß, was hinter dieser Wolkenschicht verborgen liegt.

Dein *echtes* ICH? Warum solltest du dich so verstecken, warum deine Gefühle wegdrücken, nicht öffentlich zeigen (ohne deswegen deine Privatsphäre zu verletzen), sondern hinter einer Haltung, einer Rolle verbergen? Warum dich verstecken hinter einer Haltung des ‚Scheins' oder des ‚Nicht-wirklich-du-selbst-Seins'? Hast du Angst davor, zu freundlich zu sein? Fürchtet sich der Mann in dir vor dem, was man das ‚Weibliche' in dir nennt? Mit anderen Worten Gefühle, Intuition, herausfühlen, hineinversetzen, den Austausch von Gefühlen wagen usw. ?

Dennoch saugen indessen deine Lippen zugleich an allem und jedem, kurz, an all jenem, das sich außerhalb deiner befindet und auf das du dich ausrichtest oder auf den- oder diejenige, die sich an dich wendet, sich dir nähert ... also: ein Bitten um Aufmerksamkeit von deiner Seite, und zugleich Angst haben vor einer zu innigen oder zu nahen Annäherung / einem zu intensiven Austausch mit anderen. Ein innerer Kampf. Angst davor, die Schleusen zu öffnen, die Lebenswasser in dir frei strömen zu lassen. Selbsthemmung. Rückzug. Blasen und wegschieben einerseits, so dass man nicht zu nahe an dein wahres ICH, dein tieferes Gefühl und deinen Inhalt herankommen kann, und ansaugen, anziehen, zu dir heranziehen auf eine saugende oberflächliche Weise, andererseits, auf diese Weise füllst du dein Dasein. Dies kann witzig wirken, unschuldig, und du setzt dich lachend über das alles hinweg, als ob alles in Ordnung wäre, als ob du nichts ‚fühltest', dabei liegt alles doch so viel tiefer. Wir sehen nur eine Maske der

[20] Lies in diesem Zusammenhang über die allgemeine Symbolik der *Nieren nach.

Verborgenheit. Aber unterdessen kannst du die Rolle des Clowns spielen oder des Witzbolds oder des Philosophen, Rationalisten, des denkenden Menschen usw. ... Und wo ist dein *echtes* ICH, dein wahrhaft spontanes GEFÜHL ?

Meinst du, nicht das Recht zu haben, du selbst zu sein, in Gleichgewicht, Gefühl-Ratio? Lebt da in dir die Überzeugung, dass das Erleben von Gefühlen schwach, kindisch oder auf jeden Fall zu vermeiden ist? Spottest du manchmal über Gefühle? Nimmst du in bestimmten Fällen eine scharf ironische, sarkastische, zynische Haltung ein? Bist du hart gegenüber ‚dem Gefühl' in dir selbst? Oder ignorierst du sie schlichtweg, willst du sie nicht fühlen, anerkennen und erleben, diese Gefühle? Flüchtest du in die Geisteswolken und hörst du nicht die Stimme des Lebens, die um ein Gesamt-Erleben deines Seins in Seele und Körper / Gefühlen bittet?

Wie Tucack,[21] so steckst du das Schwert mit der scharfen Spitze in die Erde, aber es scheint, als ob du mit einem anderen wetteiferst, mit dem Schwert des anderen Menschen, der sich auch gerade an *dem selben* Punkt niederlassen / in die Erde drücken will. Zwei Schwerte gemeinsam gerichtet, sich zwingend auf *einen* Punkt richtend. Es scheint sich um eine Art von Staatsstreich zu handeln: in dir selbst bzw. gegenüber dem oder den anderen. ‚Ich war zuerst da ... nein, ICH!' Ein Zweikampf, ein Gezänk, ein Kampf um die Macht. Ein Haben*müssen* ‚und dass niemand es dir abnehme!' ; du beeilst dich, um dabei zu sein, um dich als erster auf diesen oder jenen speziellen Punkt richten zu können. Aber beide sind nun einmal auf den ‚dies will ich haben'-Punkt ausgerichtet, scharf-aggressiv manchmal, schneidend und da ist nur Platz für 1, so scheint es. Ein angestrengtes Gefecht, ein Kampf, möglicherweise ‚Habgier' oder ‚Eroberungsdrang', sich einer Sache bemächtigen, etwas ‚haben wollen'. Begierde also. Und du gibst nicht auf, du lässt nicht los!! Du hältst weiter fest, in Gedanken und mit Begierde auf diesen oder jenen bestimmten Punkt oder auf mehrere Punkte im Leben fixiert. Auf diese Weise entspannst du dich nicht und kann das Leben nicht frei strömen.

Dein Brettchen aus Eichenholz, deine Buchstütze oder dein Notenständer scheint unerbittlich an eine Wand genagelt, als ob du hierdurch nicht weg kannst und dazu verdammt bist, an der Mauer hängen / halten / stehen zu bleiben: an dieser einen Stelle. Du rüttelst und versuchst, etwas von seinem festen Platz zu lösen, aber dies scheint eine unmögliche Aufgabe zu sein. Es könnte durchaus ein Vorleseblatt an einer Kirchenwand sein, deinen Rücken den Menschen zugewandt stehend, gleichsam. Dickköpfig-aggressiv; du hältst durch.

Stresszustand, Angespanntheit: du *musst* und *wirst* dies weiter festhalten oder ergreifen oder fordern ... du gibst den Krieg nicht auf. An diesen Mustern festhaltend, am Alten (was oder welchen Zustand dies auch darstellen möge): du fühlst dich ‚gefangen', festgenagelt, und ein Fortschreiten erscheint dir unmöglich ...

Kernlösung

Erst selbst loslassen!, dann kannst du natürlicherweise weitergehen, *dann* erst entsperren sich Lebensenergien in deinem Körper, Gefühle in freiem Durchfluss; deine eigene Dickköpfigkeit in dem absoluten Willen, an bestimmten Dingen, Situationen, Lebensumständen, Menschen usw. festzuhalten, muss erst durchbrochen werden, damit Zysten sich auflösen.

Fühle dich sicher in dir selbst, wisse dich beschützt, der Reißverschluss deiner Jacke geschlossen (du fühlst dich mit anderen Worten geschlossen, liebevoll warmsicher in dir selbst), Hände in den Hosentaschen, als stattlicher Mann-Mensch (der Mensch, der an seinen zuverlässigen gu-

[21] Lies über die tiefere psychologisch-astrologische Bedeutung von Tucack in *Auf Erden wie am Himmel.*

ten Inhalt / seine Gefühle glaubt und auch keine Angst davor hat, diese nach außen hin zu zeigen; er bezeichnet dies nicht als ‚Schwäche') weitergehen und dich manifestieren.

Du glaubst an deinen Wert und du gehst weiter, selbstsicher, du wanderst so, wie du es magst, durch das Leben zu gehen, durch seine Wälder und Felder; warm gekleidet im Winter. Ja, selbstsicher trittst du nun in die Spuren deines wahrhaften Selbst. Du als ICH BIN; du erfährst jetzt, dass nichts dich zurückhalten kann.

Die Farbe Blau ist nachdrücklich anwesend: ‚in Hingabe an das Lebensgefühl', das männliche Element tritt nun offen in den Vordergrund, nicht ohne die Strenge in und zu sich selbst durch eine Art Entspanntheit, Offenheit ersetzt zu haben; zumindest zeigst du dich und dein ehrliches Gefühl gegenüber dem / den Menschen, der / die dir im Herzen nahestehen, ohne dies zu verbergen. Ein Klarer heller Blick! Du unterdrückst nicht länger diese tieferen Gefühle aus deinem Herzenskern heraus, die in dir leben (und dann geht es hier nicht um Begierden oder darum, etwas greifen zu wollen, etwas zu dir zu holen / zu saugen). Du strahlst das frohe, sorglose, entspannte Leben aus ... du zeigst dich dem Sonnenlicht des Lebens in ehrlichem Sinne. Offenheit, Klarheit, Entspannung, Loslassen und Ehrlichkeit gegenüber dem / den Lebenden Menschen.

Nun lebt *wirklicher* Optimismus und echte Freude in dir, in Herz und Nieren, in Seele und Körper. Liebeskraft und Aufrichtigkeit strahlen nun aus Augen, die sich früher nicht zeigten, außer in einer ‚Rolle'. Nun blicken wir in lebendige Augen, die nicht flüchten vor einem Gesamterleben von dir als MENSCH mit ehrlichen Gefühlen, die als solche existieren dürfen, ohne Furcht, in Hingabe an dein lebendes Selbst, dein Sein aus Fleisch und Blut auf Erden genießend. Du *bist* jetzt *du selbst*.

Lies auch die Rubrik *Nieren, Erkrankungen, allgemein, und eventuell auch die Rubrik *Markschwammnieren.

Schrumpfniere

kann z.B. durch eine chronische Nierenentzündung entstehen

Kernursache

Das Gefühl, nicht mehr zu können; du gibst auf; emotional fühlst du dich schwach; mit schlaffen Handgelenken lässt du dich mutlos hängen. Du versuchst, angespannt in deinem Leben etwas aufrecht zu halten, anstatt flexibel auf den Wellen des Lebens mitzuschwingen. Du gehst in eine Richtung, die nicht wirklich gut für dich ist. Du fühlst dich verletzt, als hätte man dir auf den Schlips getreten; es gelingt dir nicht, deine Emotionen auf gesunde Weise zum Ausdruck zu bringen. Anstatt innere aggressive Kräfte in eine aktive Selbstverwirklichung umzusetzen, blockierst du diese Energien.

Du gehst nicht vorwärts; du blähst dich innerlich auf, wie ein Dudelsack, aus dem kein Ton herauskommt. Gesunde Emotionen kehren sich nach innen, und du verbrennst auf der Stelle; du wirst vom emotionalen Feuer verzehrt; denn du lässt nicht zu, dass sich deine Gefühlskräfte frei nach außen hin bewegen. Selbstzerstörung.

Du willst in deinem Leben unbedingt bestimmte Dinge erzwingen oder verändern, anstatt auf die spontanen Lebensprozesse zu vertrauen und auf die Symbolsprache der Lebensumstände zu hören, die du hervorrufst. Kräfte entrinnen dir, wie hart du auch versuchst, dich anstrengst oder darin herumwühlst: weil du nicht wirklich in Liebe zu dir lebst. Sind deine Ideen so eingerostet; schränken deine Gedanken, deine Vorurteile so stark dein Leben ein? Du würdest eher Gift und Vorwürfe auf andere ablassen, als den Splitter im eigenen Auge zu sehen. Du hörst nicht auf deine Natur; du tust ihr Gewalt an.

Kernlösung

Energien, Klänge und Gefühle: Posaune sie hinaus, und lasse sie erstrahlen! Schaue auf dich, höre auf damit, die / den Schwache(n) zu mimen oder mit dem Stock auf andere einzuschlagen. Rufe dich selbst zur Ordnung, und gebiete dieser selbst-zerstörerischen Lebensweise Einhalt.

Voller Selbstvertrauen anderen Menschen gegenüber Offenheit an den Tag legen. Wenn du zu einer dankbaren, liebevollen Beziehung mit dir selbst findest, wirst du auch Harmonie in deiner näheren Umgebung schaffen. Sieh dir genau an, in welche Richtung du willst, aber höre hierbei auf deine Gefühle, deine Intuition. Lasse los, was losgelassen werden sollte.

Gehe nicht auf einem Weg weiter, der dich vernichten wird: Führe Veränderungen herbei, und ändere deine Lebenseinstellung, dem Leben zugewandt. Du weißt dich sicher und beschützt; stütze dich stark auf deine eigene Basis, und gestehe allen Energien, auch deinen weichsten Gefühlen zu, frei zu fließen. Halte dich nicht zurück; gib dir eine Chance, wirklich zu Leben.

Urämie

Eigenvergiftung durch Niereninsuffizienz (= mangelhafte Funktion der Nieren)

Kernursache

Angst, verletzt, Trauer, Selbstkritik und – Verurteilung, das Gefühl, zu versagen, Unsicherheit, emotionaler Schmerz, Gefühl der Bedrohung. Das weiche „Weibliche“ in dir wird unter harten, aggressiven Emotionen zermalmt. Aber du staust alle diese Gefühle an.
Du hältst so viele Gefühle fest, dass du eine natürliche Durchströmung gesunder, kreativer Emotionen blockierst: Das führt zu Frustration und emotionaler Übersteigerung hinsichtlich Aggression, Drang zu Begierden, Kritik, Sexualitätsdrang. Aber du kommst nicht zu einer tatsächlichen Gefühlsempfindung: Du erlebst stark in deinem Kopf, in deinen Gedanken. Du traust dich nicht wirklich, mit deinen Sinnen, mit deinem Körper zu genießen; du bremst dich fortwährend ab. Du Willst unbedingt dieses oder jenes durchdrücken: Du bist hart und kämpfst, um zu gewinnen, obwohl du gar nicht kämpfen müsstest. Du meinst, alles mit deinem Willen und deinem Verstand regeln zu müssen, ohne deine Intuition, dein tiefstes Selbst mit einzubeziehen. Du hältst, etwas oder jemanden, krampfhaft fest, obwohl du besser loslassen würdest! Du vertraust nicht auf dein Lebendes Selbst; du willst alles in der Hand behalten, regeln, übertrieben stark organisieren; auf die Weise erstickst du dich. Dein Körper kann sich nie einmal entspannen.
Ein Stress-Zustand, weil du dich vor dieser grundsoliden Mutterbasis in dir verschließt, weil Ängste dich in einem aggressiven Strudel aufpeitschen. Du hörst überhaupt nicht auf die Stimme deiner Natur; du forcierst dich immerzu, obwohl dir über deinen Körper angezeigt wird, dass die Alarmglocken läuten, um endlich in Liebe und Entspannung auf deine Bedürfnisse, auf die Sehnsüchte des Kindes in dir zu hören. Eine Aufforderung, diesen inneren Gefühlsstreit zu lösen.
Angst und Ratlosigkeit, ohnmächtige Wut sind lediglich die Folge der Tatsache, dass du dich nicht wirklich auf die sichere Basis in dir, auf das unvergängliche, tiefste Selbst stützt. Findest du dich hässlich und schlecht; empfindest du deine Gefühle als düster und teuflisch negativ?

Kernlösung

Du brauchst dich nicht zu forcieren; du brauchst nicht alles mit deinen Gedanken zu erfassen; du darfst ruhig auf deine starke Basis vertrauen. Ängste sind unnötig; nichts im Leben ist „Zufall“. Vertraue auf die schönsten Kräfte in dir, die dich dazu befähigen, ein neues Leben auszubauen. Greife nicht nach etwas oder jemandem, sondern lasse los! Lasse dich einmal leer laufen, entspanne dich, gib dich dem Jetzt-Moment hin, und wende dich in Liebe deinem Körper zu. Dein tiefstes Selbst sieht Alles, es bemerkt jedes Detail: Vertraue auf diesen urstarken Grund in dir, du kannst dich immer darauf verlassen. Reiße die Fenster auf, und atme frei heraus: Genieße die grünen, beruhigenden Energien, und lasse rote, warme, aggressive Kräfte frei entweichen; traue dich, dich selbst dabei emotional zu erleben, zu äußern, aber nicht im Konflikt mit dir. Finde diesen Frieden in dir; öffne weit deine Arme, und heiße dich und das Leben Willkommen. Mache dich nicht krampfhaft zu.

Genieße voll und ganz das Natürliche, das Sinnliche, das körperliche Gefühl des Wohlbefindens. Verwöhne dich, und forciere dich niemals. Höre deutlich auf die Signale deiner Natur. Nach welchen Normen würdest du verurteilen, nach den Normen einer Gesellschaft, einer Erziehung, der anderen? Höre auf mit dieser Zerstörung, und beginne jetzt, an den Wert deines einzigartigen Selbst zu glauben. Lasse diese Gefühle alle weiterfließen: Gib dich dem Weiblichen in dir hin. Keine Angst, alles wird von deinem Lebenden Selbst geregelt, wenn du offen dafür bist und die Wasserreinigungsanlage nicht durch Angst und Selbstzweifel blockierst! Trete in dich selbst ein: Fühle dich Eins mit deiner Natur, mit deinen weichen Herzensgefühlen, und lasse dich gehen. Selbstvertrauen, Bewusstwerdung: Stelle die zerrüttete Beziehung zu dir wieder her.

Verstoße dich nicht; du bist gut, wie du bist. Jeder Mensch ist auf seine Weise einzigartig. Hierfür gibt es keine Normen. Schönheit liegt darin, deiner spezifischen Natur treu-zu-sein, so dass in dieser Harmonie zu dir selbst die Freude auf andere übertragen wird. Dankbarkeit für dein Sein.

DER URIN

Albuminurie

erhöhte Ausscheidung von Eiweiß (Albumin) im Urin

Kernursache

Du fühlst dich „verletzt"; du würdest gerne wie ein Rammbock vorstoßen, die Macht ergreifen. Du fühlst dich frustriert, weil du schon zu lange Zeit Emotionen, gesunde, aggressive Kräfte anstaust. Du bist nicht wirklich du selbst gewesen; du hast dich in eine passive, unbefriedigende Rolle gedrängt. Jetzt kochst du über. Frustration führt schließlich zu Wut; Verdrängung von Emotionen, von spontanen, körperlichen Sehnsüchten kann schlussendlich zu zwanghaften, unkontrollierten, aggressiven Gefühlen oder sexuellen Begierden führen. Du würdest gerne ausbrechen: Emotionale Energien werden zu lange unterdrückt. Wie ein Bogen, der zu lange unter Spannung stand, würdest du jetzt zuschlagen. Wenn du gesunde Gefühle nicht in dein Leben integrierst, nicht unter der Autorität deines Bewusstseins zu erleben wagst, besteht die Möglichkeit, dass du „tierische Triebe, sexuelle Gelüste, übersteigerte Aggression" in dir spürst.

Fühlst du dich aufgehetzt, verletzt, erregt, „im Angriff"? Bist du es satt, Opfer oder Fußabtreter zu sein; trittst du jetzt auf übertriebene Weise für dich ein, fühlst dich zurückgesetzt oder wütend? Du willst einmal zeigen, wie cool und stark du doch bist! Zu geringe Umsetzung reiner Instinkte in Bewusstsein.

Kernlösung

Lasse das Rad der Wassermühle sich beständig weiterdrehen, lasse Emotionen frei durchströmen, und staue sie nicht mehr an, bis die Alarmglocke läutet. Kehre dich tief in dich, und fühle dich sicher in dieser warmen Geschlossenheit deines eigenen Lichts, deines tiefsten, unsterblichen Selbst. Konfrontiere dich stets mit deinen Gefühlen, und verarbeite sie unmittelbar. Verbleibe nicht im Zaudern; schließe dich nicht in dir selbst ein; degradiere dich nicht. Integriere diese aggressiven Kräfte, diese Emotionen unter dem kontrollierenden Auge deines Herzens in dein Leben, so dass Frustrationen keine Chance bekommen. Ergreife dich feste mit beiden Händen, und führe deine Gefühle. Du bist nicht Zwangshandlungen unterworfen, wenn du dich deiner selbst bemächtigst (siehe auch Rubrik *Sexuelle Lust). Nicht bei jemand anderem liegt die Ursache deines Gefühls der Unzufriedenheit: Nimm das Ruder deines Lebens selbstbewusst in die Hand. Setze Aggression in Selbstverwirklichung um. Lege alle Macht über dein Leben in dich selbst: Du bist überhaupt nicht machtlos.

Blut im Urin

Kernursache

Ängste. Du würdest gerne aus der Situation flüchten, in der du dich jetzt befindest. Du gehst einen Leidensweg; du fühlst dich wie ans Kreuz genagelt. In Trauer, Nostalgie würdest du dich am liebsten in einem warmen, kleinen Nest verstecken, verborgen und sicher: Es ist eine Flucht.

Du kannst keinen Überblick mehr gewinnen, den Wald vor lauter Bäumen nicht mehr sehen. Du fühlst dich herumzappeln, wie eine Schildkröte, die auf dem Rücken liegt: Du degradierst dich selbst, du weigerst dich, die tiefsten Kräfte und Emotionen auf positive Weise in deinem Leben zu nutzen. Du weigerst dich, tatsächlich auf eigenen Beinen zu stehen und auf selbstbewusste, unabhängige Weise dein Leben in die Hand zu nehmen! Auf der anderen Seite fühlst du dich „gebunden“ und willst hier heraus, aber du blockierst dich vollkommen.

Du häufst Gefühle an, Aggression wird geschluckt; so wie Efeu eine Mauer bedeckt, so versteckst du dein spontanes Selbst, deine kreativen Möglichkeiten, deine wahren Gefühle hinter einer dicken „Schuppenhaut“. Aus Angst und Kummer suchst du außerhalb von dir, bei jemand anderem nach Halt; möglicherweise lebst du als Parasit, oder du bewegst dich kriechend fort. Innerlich ruft dein Herz wieder nach Freiheit. Du übernimmst weder die totale Verantwortung für dich, noch für jemand anderen, weil du der Wahrheit über dich selbst entfliehst.

Vielleicht ärgert dich das Gebundensein an eine(n) Partner(in), aber du hast es selbst gesucht; möglicherweise fürchtest du dich vor dem erstickenden Griff innerhalb einer Beziehung, aber du bist es, die / der dich selbst einengt, die / der nicht zulässt, dass spontane Emotionen und Energien frei durchströmen können. Du kannst dich unbeugsam und hart auf krampfhaft angespannte Weise in verteidigender Haltung geben: Du flüchtest dabei in erster Linie vor einer tiefen Beziehung zu dir selbst. Das wird auch einer guten Beziehung mit einem Partner / einer Partnerin im Weg stehen.

Kernlösung

Flüchte nicht: Konfrontiere dich mit deinen tiefsten Emotionen, mit der Wahrheit über dich selbst.

Schaue mit klaren Augen tief in dich hinein; entdecke das Kind in dir und dein unerwachsenes Verhalten. Lasse zu, dass Gefühle, Erfahrungen und Energien frei in dich hineinfließen, auch in der Kommunikation mit anderen, und sende sie mit der Strahlungskraft deines tiefsten Selbst wieder aus. Mit aller Kraft deines Selbstbewussten Ichs kannst du Kurs nach vorne nehmen, voller Selbstvertrauen, ohne Angst. Die Sicherheit liegt in dir, in diesem unsterblichen Kern.

Greife nicht nach der Vergangenheit, sondern richte dich nach vorne aus, gestalte dein Leben selbst, so dass du keinen Schmerz zu erleiden brauchst.

Freiwillige Gebundenheit, im Namen der Liebe, mit einem Partner ist gut, solange du dich nur innerlich freimachst. Trage Sorge für dich; schenke dir diese Geborgenheit. Ärgere dich nicht, fühle dich nicht unfähig, sondern ergreife den Stier bei den Hörnern, und baue die Zukunft voller Vertrauen aus.

Du brauchst dich nicht emotional zu verschließen: Lasse diese kreativen, emotionalen Energien frei weiterfließen. Freude und Frieden in deinem Herzen anstelle von Kampf, Ohnmacht, Aggression und Trauer.

Extrem stark sauer riechender Urin

Kernursache

Machtlose Wut. Wenn du Gefühle festhältst, vergiftest du dich selbst. Auch wenn du Schmerzen hast, du „lässt“ nicht „los“:

Dabei kann es um etwas oder jemanden gehen. Du ergreifst mit Macht. Möglicherweise bist du sehr wütend, weil der andere nicht tut, was du willst, oder weil etwas nicht so verläuft, wie du es geplant hattest. Diese Empörung ist lediglich eine Folge: Du weißt nicht ganz sicher, *wo* dein Weg liegt; du drehst dich in alle möglichen Richtungen. Du fühlst dich alles andere als sicher und voller Vertrauen auf dich.

Du gehst nicht wirklich weiter; du bist hart und kantig dir selbst gegenüber. Du argumentierst nur noch emotional. „Ich Arme(r)": Du fühlst dich in den „Fängen" von, weil du dich so ängstlich an alles klammerst, weil auch du nicht auf dich vertrauen und loslassen kannst. Du hältst dich und deine wahren Gefühle verborgen, weil du dich bedroht fühlst. Du schaltest eine Sicherheitsklappe ein, um die Folgen dessen wie Giftstoffe zu entfernen: Scharfe Negativität findet ihren Ausweg.

Kernlösung

Offenheit, Milderung, Loslassen. Fühle dich sicher in deinem tiefsten Selbst, in deinem warmen Sonnenzentrum. Lege die Autorität in dich selbst, und lasse andere los.
Traue dich, ohne Zurückhaltung du selbst zu sein; jeder Mensch hat sein einzigartiges Wesen.
Baue dein Leben spielerischer auf; eine deutliche Struktur, einen klaren Blick auf dich selbst.
Komme zum Vorschein, und stehe stark auf eigenen Füßen, unabhängig von anderen. Du kannst dich selbst transformieren, aber jemand anders wird dich nicht verändern. Wohl aber werden Menschen und Lebensumstände sich dir im günstigen Sinne angleichen, wenn du entschlossen deinen Weg gehst und dir die Möglichkeit gibst, dich weiterzuentwickeln.

Setze negative Gedanken und wütende, giftige Emotionen in dankbare Freude über dein Selbst um: Das Glück, in dir die Freiheit und die Gabe zu besitzen, als Mensch dein Leben *selbst* zu gestalten.

Oligurie

verminderte Harnausscheidung, weniger als 500 ml innerhalb von 24 Stunden

Kernursache

Es hat den Anschein, als würdest du keinen Bewussten Zugriff auf dich, deine Gefühle und Kräfte bekommen; du *lässt* dich durch deine Gedanken, deine aggressiven Gefühle leben. Du kannst und wagst es nicht, alles herauszubringen, so dass du auf der Stelle verbrennst.

Du fühlst dich „gefangen"; du hast nicht wirklich eine warme Beziehung zu dir; du stößt dich und andere auf Abstand, eine Weigerung, ein Aufstand; du willst so nicht weiter; manchmal fühlst du dich wie eine ausgedrückte Zitrone, und jetzt hältst du dich „drinnen", so dass dir niemand mehr Kummer bereiten kann!
Der Märtyrer weigert sich, noch länger in dieser Rolle mitzuspielen: Du erkennst nicht, dass du selbst der Grund für dein Gefühl der Begrenztheit, deiner Trauer bist.

Weil du in der Vergangenheit deinen eigenen Wert verkannt hast, weil du zu „maschinell" produziert hast, anstatt aus deinem Gefühlskern heraus zu leben, weil du dich mit einer Menge von Lasten überladen hast, weil du möglicherweise zu viel nach der Anerkennung anderer gelebt hast, um deine Selbstverleugnung zu kompensieren, weil du dich also nicht wirklich weiter-entwickelst, sondern immer wieder auf der Stelle trittst, weil du Erfahrungen aus der Vergangenheit emotional festhältst, weil du dich von diesen schönsten Gefühlen in dir abschneidest, weil du dich in bestimmten Denkmustern gefangen hältst und dich zu wenig traust, deine irdischen, körperlichen, sinnlichen Anteile in deinem Leben zu genießen: Deshalb bist du in dir „gefangen".

Du bist es, die / der dich selbst immerzu bestraft und dir die Freiheit nimmt, in aller Offenheit deine Gefühle zu empfinden, in natürlicher Spontaneität zu leben. Du blockierst einen normalen Strom von kreativen- und Gefühlsenergien aus dem Tiefsten deiner selbst, weil du dich als Machtlos erlebst, weil du dich entweder unbewussten Emotionen, materieller oder oberflächlicher Produktivität unterordnest oder einer Autorität außerhalb von dir, da du dich weigerst, die Bewusste Meisterschaft über dein Leben selbst in die Hand zu nehmen.

Du verweigerst Bewusstwerdung. In dieser Machtlosigkeit wirst du nach Menschen und Dingen „greifen“, nach der Vergangenheit, nach materieller Sicherheit, anstatt die Macht und die Sicherheit in dich selbst zu legen.

Möglicherweise gerät es so weit außer Kontrolle, dass du zum Sklaven deiner Triebe, deines Macht- und Besitzdranges, des Prozesses, emotionale Erfahrungen in dir zu speichern, wirst. In diesem ängstlichen „Festhalten“ provozierst du unbewusst Situationen, wobei andere „Zugriff“ auf dich bekommen. Du meinst, es alles wie ein Opfer tragen zu müssen, aber dennoch gibt es innerlich diesen Widerstand: Ich mache nicht mehr mit.

Kernlösung

Führe diese Kräfte, die Schlange, die Macht in deinem Bauch; ergreife die Zügel, und lasse das Pferd in die freie Natur gehen! Lasse gesunde Energien, Emotionen und Kreativität sich entfalten, halte sie nicht länger eingeschlossen. Lasse Gefühl und Gedanken im Gleichgewicht existieren, eine Liebe für das Irdische, für deinen Körper; gib Sanftheit und Liebe eine Chance in deinem Leben, und versetze dem Märtyrerdasein den Todesstoß. Komme aus dir selbst heraus wahrhaftig zu Leben.

Stelle dich eine Stufe höher; im Wertebewusstsein deiner selbst als Mensch wirst du dich einfacher öffnen. Folge lediglich deiner Natur: Gehe eine enge Beziehung mit dir selbst ein, in Wärme, und sei nicht länger wie eine mechanische, hölzerne Puppe. Du brauchst nicht zu leiden; suche einen anderen Weg. Werde dir deiner spontanen Fruchtbarkeit bewusst, und produziere!

Lebe nicht innerhalb einer eisernen Struktur, sondern höre auf die weichen Wellenbewegungen deines Herzens, deiner Sehnsüchte. Nimm deinen Platz ein, erkenne die inneren Werte eines Menschen an, und klammere dich an nichts und niemanden. Angst verschwindet, wenn du dich liebevoll dir selbst anvertraust. In Selbstsicherheit kannst du „auf“-blühen und Gefühle frei fließen lassen. Alle Macht über dein Leben liegt bei dir; nichts und niemand kann dir sagen, *wo* dein Weg liegt: Folge deiner Intuition, deinen tiefsten Gefühlen, und verharre nicht im Stillstand, wage es, neue Wege zu beschreiten!

Anurie

fehlende Harnproduktion oder eine Harnausscheidung, die unter 100 ml / 24 Stunden liegt, durch Nierenversagen

Kernursache

Ratlosigkeit, Stillstand, Festhalten an der Vergangenheit; du erkennst nicht, *welche* Richtung du einschlagen sollst, weil du nicht auf dein Gefühl, deine Intuition hörst, weil du außerhalb von dir nach Halt suchst. Emotionale Energien können nicht frei weiterfließen; du fühlst dich „gefangen“; Angst und Machtlosigkeit. Du fühlst dich sozusagen eingeschnürt; Gefühle sind gebunden. Du häufst an; du äußerst dich nicht; unterdrückte Wut, Spannungen und aggressive Kräfte vergiften dich. Du gehst nicht weiter, du entwickelst dich nicht wirklich; du fixierst dich auf andere, die so genannt der Grund dafür sind, dass du dich nicht in Ruhe entspannen kannst, aber die Ursache dessen liegt bei dir selbst. Du gestehst dir nicht zu, frei und echt zu *leben.* Emotionen kochen geradezu in deinem Gehirn; du klammerst dich an Beziehungen.

Du hast solche Angst davor, dich vollkommen so zu zeigen, wie du bist, wie du dich innerlich fühlst; du verschließt dich, du bist auf der Hut vor den anderen, du hegst Misstrauen. Du sprichst nicht gerade heraus; dein Kopf platzt vor Traurigkeit, vor Liebeskummer. Denn du schenkst dir selbst nicht die Liebe und die Freiheit, die dich so glücklich machen könnte; du würdest sie eher von anderen erwarten oder einfordern. Das ist natürlich so nicht möglich. Du bleibst in der Phase des anhänglichen Babys stecken, so dass du jetzt innerlich nach Milch schreist. Du fühlst dich ungerecht behandelt, aber dieses Festhalten an anderen zermalmt dich; du bekommst nahezu keine Luft mehr. Du wählst überhaupt nicht DEINEN Weg, selbständig und persönlich; du bist noch nicht Herr deiner selbst.

Kernlösung

Deine Intuition, dein tiefstes Selbst weiß sehr genau: *diese* Richtung! Vertraue blindlings, und gib dich dir selbst hin. Lasse los…, gehe mit dem Wind mit, höre auf deine Natur, und fahre nicht gegen den Strom. Suche nun die meist entspannten Sphären auf, die angenehmsten Arten, dich völlig loslassen, „über Bord werfen" zu können. Lasse erhitzte Gedanken, wütende Gefühle und Ängste los: Du kannst deinem tiefsten Selbst bedingungslos vertrauen. Halte diese gesunden Energien nicht länger zurück, lasse dich laufen und aufgehen.

Sprich, genieße, vertraue, komme in dich selbst zurück, lasse andere gehen, und richte dich ausschließlich auf dich selbst.

Du kannst andere nicht verändern: Führe dein Leben jetzt entschlossen weiter, bleibe nicht länger stehen. Aktion, vorwärts! Dein Kopf wird dadurch leichter werden; deine Kräfte, deine Gefühle finden wieder ihre freie Strömung. Verkrampfe dich nicht mehr; sage, was du zu sagen hast, aber verharre nicht darin.

Folge deinem autonomen Kurs. In dieser Liebe zu DIR SELBST wirst du schließlich neuen Menschen begegnen, oder deinen Partner sich weiterentwickeln sehen, ohne dass du dafür etwas tun müsstest. Eine Entwicklung der Harmonie in dir entsprechend wird automatisch eine harmonische Umwelt anziehen. Schenke dir die Freiheit, und lasse alle Sorgen ziehen; vertraue auf dieses Naturgesetz, und gehe weiter!

PROBLEME MIT HARNSÄURE

Erhöhte Harnsäurewerte im Blut

Kernursache

Du wandelst wie mit einem Spazierstock durch das Leben; es hat fast den Anschein, als ob du aus der Überzeugung heraus lebst, dass ein Mensch nicht anders *kann*, als Schmerzen zu haben und im ‚Älterwerden' ein bisschen Gebrechlichkeit zu entwickeln. Damit beeinflusst du das Wachstum deines Körpers, die Keimung von Krankheiten ...

Du weichst von dem *einen* rechten Weg im Leben ab, der dich dazu auffordert, an dich selbst zu glauben, an die Tatsache, dass deine Erwartungen an das Leben schließlich die Ereignisse anziehen, die du unbewusst aufgerufen hast. Du lebst nicht in vollständigem Vertrauen, dass du nichts zu fürchten brauchst, dagegen fordert dein Lebenskern dich dazu auf, in absolutem GLAUBEN an dich selbst als ICH weiterzugehen.

Denken wir hierbei an ‚Ischias'[22]: baust du dein Leben zu sehr auf Schein-Werte auf, auf falsche Werte, beispielsweise auf materiellen Besitz (was wiederum Angst erzeugen kann), auf das Äußerliche ‚wie-es-sich-gehört', und vor allem auf die Überzeugung ‚ich kann doch nicht anders, als zu verfallen und zu sterben'?

Wirst du stur oder konservativ daran festhalten und dann einfach alt und gebrechlich werden?

Vielleicht bist du manchmal im Umgang nicht einfach, gerade weil du so fanatisch

[22] Lies hierzu mehr in der betreffenden Rubrik.

an deinen Überzeugungen und alten Mustern festhängst; aber auf diese Weise kannst du dich nicht weiterentwickeln.

Diese Inflexibilität verhindert, dass du Erfahrungen auf geschmeidige Weise verarbeiten kannst. Eine säuerliche, eigensinnige Person, so nennt man dich dann. Aber du wirfst gleichsam deinen Spazierstock in die Luft und gehst vorwärts, weiter auf diesem alten Weg.

Kernlösung

Du solltest einen Neuen Weg einschlagen. Neue Einsichten können dir helfen: höre nur auf die Hauptsprache des Lebens.

Wisse, dass der Mensch sich selbst beschränkt, gerade weil er sich selbst weismacht, dass irgendein Gott oder Abgott oder Schicksal sein Leben bestimmt, dass er sein Leben nicht in der Hand halte, dass er keine andere Wahl habe, als krank zu werden, zu verfallen oder zu sterben. Dies ist eine Lüge, ein Unterschätzen des Menschen. In gewissen Hinsicht ist es eine Weigerung, ein Nicht-Glauben, dass der Mensch das Leben auf ganz andere Weise betrachten darf. Und dass er sich selbst *sehr wohl* befreien kann.

Es geht hier um uralte Überzeugungen, dass wir nun einmal durch unser Gehirn, durch unser genetisches System ‚vorbestimmt, determiniert sind und dass unsere Flügel gestutzt wurden'. Dies ist eine Lüge: mit diesen Überzeugungen bringt die Menschheit sich schon seit langem selbst zum Scheitern und tötet der Mensch eigentlich sich selbst. Ständig wird jeder Teil des Körpers, jedes Gen durch unsere Überzeugungen beeinflusst ... und nicht andersherum.

Also: ändere deine Überzeugungen und beginne an dich selbst als einen starken Menschen zu glauben, der im Bewusstsein seiner Möglichkeiten selbst sein Leben zu Endlichkeit oder Unendlichkeit führen kann.

Aber bleibst du zu sehr hängen in Angst und Begierde (dem Habenwollen, dem Unbedingt-erledigt-bekommen-wollen durch einen anderen Menschen, in zu starkem Ehrgeiz - ich *muss* - und Zwang, ich weigere mich, usw. ...), in Wut und Frustration, dann kannst du nicht zu deinem SEIN gelangen.

Sein und ‚das HABEN-wollen' sind Widersprüche. Das erste führt zu Leben in Glauben, die Glaubenskraft, sich selbst in die Richtung von Glück, Gesundheit, unendlichem Leben in andauernder Transformation[23] dirigieren zu können.

Tue dir selbst nicht länger weh und öffne den Weg aller Möglichkeiten, verschließe all diese Wege nicht schon von vornherein, höre mit einem freundlichen, bereitwilligen, flexiblen Ohr auf andere gute Menschen, auf die Sprache des Lebens selbst. Und vor allem: Milderung! Selbst-Liebe (keine Barschheit mehr, kein halsstarriges Festhalten mehr an nicht-lebenden-Gedanken) und Glaube an die Möglichkeiten zur Selbst-Erschaffung des Menschen in seinem Leben, alles außer Fatalismus.

Wissen, dass es mehr gibt als Ratio, einfaches Denken und wissenschaftliche Forschung (was natürlich an sich sehr wichtig ist): öffne dich für das intuitiv-weiblich Sanfte, das Gefühlsmäßige in dir selbst und öffne dich für das Neue, für wahre Weisheit: Offenheit, Flexibilität, Sanftheit, nichts a priori auszuschließen oder halsstarrig an etwas festzuhalten in Gefühl, Überzeugung oder Gedanken, prinzipiell.

Brich diese Starrheit in dir selbst. Höre auf die Sprache deines Herzens und deiner Gefühle; die Knie werden weicher, die Nieren und Wasserwege strömen flotter und du ... so weich wie ein Baby, aber mit der Kraft eines Erwachsenen!

---

[23] Wer mehr hierüber lesen will, ziehe das Buch *'Neue Tage'* zu Rate. Dieses Buch ist bei Erscheinen des vorliegenden Werkes noch nicht in deutscher Übersetzung erhältlich.

Gicht

sehr schmerzhafte entzündliche Reaktion auf Ablagerungen von Harnsäurekristallen in Gelenken und Sehnen, bspw. an der Basis des großen Zehs

Kernursache

Eine Machtposition ausbauen wollen, bewusst oder unbewusst, um deine Sensibilität dahinter zu verbergen. Du versteckst deine Ohnmacht, deine Minderwertigkeitsgefühle hinter einem Schutzschild der Stärke. Du wachst ängstlich über deinen psychischen Privatbesitz, „das gehört mir, niemand darf es betreten". Besitz ergreifend, Macht demonstrierend, anderen gegenüber verurteilend, denn du erlebst die Menschen als bedrohlich und unecht, weil du dich selbst nicht wirklich so zeigst, wie du bist (sensibel, verletzbar), und weil du dich auch zum Teil als „schlecht" ansiehst! Du verurteilst dich „ich bin doch nur…" und versuchst dich dennoch im äußerlichen Erscheinungsbild zu beweisen; du wirst dich an… „messen", möglicherweise wirst du dich sehr strengen Regeln unterwerfen, denn deinem Schlechtsein müssen Zügel angelegt werden!

Und unterdessen wirst du andere wegen *der* Dinge kritisieren, die du in dir selbst unterdrückst: beispielsweise den körperlichen Genuss, das Spiel, die spontane Freude… Je machtloser du dich fühlst und je weniger Zugriff du auf dein eigenes Gefühlsleben bekommst, desto nachdrücklicher wirst du versuchen, diesen Machtzugriff zu behalten. Das ist nicht „schlecht", sondern vielmehr eine traurige Reaktion auf deine eigene Ohnmacht. Die Bewusstwerdung dessen kann den Genesungsprozess in Gang bringen. Eine Verzweiflung über dich selbst: alle Gefühle gezügelt, eine militaristische Haltung dir selbst gegenüber. Das Leben schwarz-weiß zu sehen; zu versuchen, alles, was du als schwarz oder böse ansiehst, sowohl bei dir selbst als auch bei anderen, ängstlich in Grund und Boden zu stampfen.

Du glaubst zu wenig an das Schöne, Göttliche in dir, du wirst eher vor dem „Bösen" auf der Hut sein. Du möchtest für ein Ideal kämpfen, aber du siehst nicht, dass das Böse lediglich einen Mangel an Einsicht darstellt, und dass man der menschlichen Natur und ihren Gefühlen vollkommen vertrauen kann, solange man sie nur nicht unterdrückt, so wie du es tust. Du meinst, immerzu über dich „wachen" zu müssen, du legst die Macht nicht in deinen göttlichen Kern, deshalb *kämpfst* du… gegen Windmühlen.

Diese Komplexe („Ich muss mich vor meiner eigenen Schlechtigkeit hüten") führen zu Kommunikationsproblemen: Du kannst dich anderen gegenüber nicht offen zeigen, weil du dich bereits einem Teil von dir selbst verschließt. Du kennst keine Freude mehr, du zeigst nicht dein wahres Gesicht. Du hältst alles fest, bis du nach nichts mehr greifen kannst. Deine Reaktion darauf kann glühende Wut sein! Du würdest aus Ohnmacht förmlich „anschwellen"…

Kernlösung

Genieße deinen Körper, dein ganzes Sein, die Sinnlichkeit…, nichts ist schlecht an dir. Blockiere nicht deinen Gefühlsstrom: Lebe dich vollkommen aus, spontan und natürlich, ohne Furcht. Lasse andere los, und verwirkliche dich selbst: Lasse dich nicht durch vernichtende, strenge Programmierungen aus deiner Jugend hemmen, die noch immer verhindern, dass du dich traust, dich selbst wirklich zu akzeptieren und dich so zu erleben, wie du bist. Fühle dich in dir, unter den Menschen willkommen…, ziehe dich nicht länger hinter einen Schutz zurück. Gib dir die Wärme und die Liebe, die du so dringend brauchst. Klammere dich nicht so an deinen Partner, gib ihr / ihm Raum, und habe Vertrauen; befreie dich aus dieser Zelle, und baue deine Talente aus; traue dich, gefühlvolle, schöne Begebenheiten zu genießen. Spüre die Kraftquelle in dir, anstatt Macht ergreifen zu wollen. Lasse los…, du bist kein machtloses „Opfer"!

Die Krankheit *Pseudo-Gicht (Chondrocalcinose) hat nichts mit Harnsäure zu tun: siehe in diesem Buch unter dem Buchstaben -P-

DIE HAUT

Psychologische Übereinstimmung

Das äußere Sinnesorgan, das mit unserem innerlichen Fühlen, Gewahr-Sein auf einer Linie liegt. Die Haut tastet, fühlt, sieht und lebt: Es ist eine Widerspiegelung unseres inneren Gefühls von Autorität, „Ich bin".
Die Sicherheit, der Stolz auf deinen individuellen Wert.
Du steckst anderen gegenüber, dank deiner selbst-schützenden, innerlichen Autorität, deine Grenzen ab: Du sorgst für dich, du lässt die sanften Sonnenstrahlen (die Sonne, dein selbstbewusstes Zentrum) deine Haut erwärmen, so dass du ein behagliches, zufriedenes Gefühl in dir verspürst.

Diese Harmonie in dir, zwischen Seele und Körper, dieses Offensein für dein Lebendes Selbst, führt wiederum zu einer harmonischen Begegnung mit deiner Umwelt, mit deinen Freunden..., mit anderen Worten: *Die Haut erzählt uns etwas darüber, wie du zu dir in Beziehung stehst.* Der Kontakt zu den anderen wird eine Widerspiegelung dessen sein. Wenn du dich nicht verletzt und dich vollkommen respektierst, wird deine Haut entspannt glänzen, dann wirst du dich nicht verletzen, auch nicht durch das Zutun anderer.

Auch Symbol für die Freiheit, vollkommen du selbst zu sein..., dich flexibel in die Richtung weiterzubewegen, die du tief in dir als die natürlichste empfindest: wie eine Blume, die spontan aufblüht, nicht beengt oder angespannt, so wird deine Haut auch nach diesem stetigen, innerlichen Wachstum verlangen, ohne zu forcieren, ohne dich in einen zu engen Panzer zu stecken, im Stress, von deinen inneren Sehnsüchten abgeschlossen.

Symbol für innerliche Feinfühligkeit: ein freudvolles Durchflimmern des Lebenssystems bis in die Spitze deines kleinen Fingers hinein..., spüren, wer du bist, Kontakt spüren zu allem, zu anderen.
Die Haut überträgt direkt Kommunikationsprobleme. Der Spiegel des Kontaktes zu dir selbst (magst du dich?) und zu anderen. Das Gewahr-Sein deiner inneren Weisheit, nach außen hin offenbart.
Das Offensein für das irdische Leben, für das sinnliche Genießen..., oder lebst du zu stark ‚geistig'?

Erkrankungen, allgemein

Kernursache

Lässt du dich aus Unsicherheit von anderen verletzen? Verkenne dich nicht! Fühlst du dich anderen hilflos und nackt ausgeliefert, weil du dein Lebendes Selbst negierst? Baust du dein Leben zu sehr auf Denken, auf straffe Strukturen auf? Traust du dich nicht, das Irdische, deinen Körper zu genießen; verbirgst du dich ängstlich in einem Versteck? Bist du dir gar nicht deines Selbst Bewusst, lebst du lediglich für andere, lässt du dich als Fußabtreter benutzen?
Läufst du nicht *selbst,* stützt du dich auf andere, anstatt auf deine innere Autorität; findest du dich hässlich, minderwertig, flüchtest du vor dir selbst, und denkst du, dass andere vor dir weglaufen werden? Hortest du deine reichen Energien, traust du dich nicht, dich für dich selbst einzusetzen, bis du eines Tages vor lauter unterdrückter Aggression platzen wirst?

Kernlösung

Schaue in den Spiegel: Akzeptiere dich innerlich und äußerlich; du bist es wert, dass du dich liebst. Traue dich, dich selbstzufrieden zu manifestieren, ohne Schauspiel oder Scheinheiligkeit: Sei offen und ehrlich zu dir, zu anderen. Genieße Kontakt, streichle die Natur, und lasse dich erwärmen, fühle dich in deinem Selbst aufgenommen! Lasse alle schönen Bewusstseinskräfte durch deine Poren nach außen strahlen, und nutze diese Energien auf kreative Weise: Blockiere dich nicht! Fühle dich sicher und geborgen in dir.

Hautausschlag, allgemein

Kernursache

Signale, Energien aus dem „Unterbewussten“ dringen an die Oberfläche, zur Haut, wo sie explodieren, um dir etwas zu verdeutlichen. Sie sagen dir: Lasse deine Sonne, dein Bewusstsein durchdringen! Traue dich, du selbst zu sein! Aber du hältst deine kreativen Energien, deine Möglichkeiten, deine Bewusstseinskräfte, deine Talente... fest, denn du fühlst dich nicht sicher in dir.

Du erlebst nicht nur die Autorität außerhalb von dir (deinen Vater, deinen Lehrer...) als eine Bedrohung, sondern du hast auch Angst davor, deine eigene Autorität anzuerkennen! Du zweifelst an deinem Wert, an deinem Können; du hältst dein eigenes Sonnenzentrum unter Wasser... Du lässt dein Leben von unbewussten Kräften, von Emotionen beherrschen..., auf die du deiner Meinung nach keinen Zugriff haben kannst. Du kannst dich nicht zum Meister machen..., du fühlst dich erstickt, widerwärtig, ängstlich... Angestaute Gefühle und potentielle Energien häufen sich in dir an, bis der Vulkan in Form von Hauteruptionen zerbirst.

Kernlösung

Lasse dich nicht durch unbewusste Kräfte, Emotionen vorantreiben, sondern komme zu wirklicher Bewusstwerdung. *Werde* nicht durch ein Schicksal oder einen Zufall gelebt, sondern ergreife selbst entschlossen das Steuer. Befreie dich! Lasse Energien unter dem geleitenden Auge deiner Bewussten Meisterschaft frei strömen. Lasse dein Handeln nicht fremdbestimmt sein, weder durch so genannte unbewusste Triebfedern oder Emotionen in dir, noch durch andere. Sei produktiv, erkenne deinen Wert an, und verstecke nicht deine Talente. Was man verdrängt, wird sich umso nachdrücklicher manifestieren, auch über die Haut: Blockiere dich nicht. Du wirst dadurch nur nervös, ungeduldig und frustriert, wenn du dich unterdrückst. Höre auf deine innere Autorität, auf deine Intuition, und sieh dich nicht denen gegenüber als minderwertig an, die dir heute etwas beizubringen haben. Überprüfe ‚Wissen’ immer an deiner inneren Weisheit.

Akne

Auftreten von Pickeln, besonders in der Pubertät

Kernursache

Du haderst mit dir; du bist dir deines Inhaltes nicht sicher, ebenso wenig weißt du, wer du eigentlich bist; gierig bist du außerhalb von dir auf der Suche nach Erfüllung, nach einer Lösung für deine innere Leere.

Du lehnst dich gegen die Autorität über dir auf; du reagierst deine Gefühle von Machtlosigkeit und Unsicherheit durch eine bestimmte Haltung nach außen ab. Du kannst arrogant wirken oder wie jemand, der alles besser weiß und immerzu anderen gegenüber Kritik äußert; du gehst auf sehr eigenwillige Weise deinen Weg. Das ist lediglich Tarnung.

Kritik, Wut werden möglicherweise nicht wirklich ausgesprochen. Du würdest Macht auf andere ausüben, beziehungsweise sie in deine Fänge nehmen, weil du dich von dir selbst abwendest. Vielleicht findest du dich hässlich und stellst dich vollkommen in Frage, aber nach außen hin würdest du dich wie ein(e) Heilige(r) geben oder doch zumindest wie jemand, der die Weisheit mit Löffeln gefressen hat. Innerlich zitterst du jedoch zuweilen wie ein Schilfrohr. Unsichere Anspannung.

Du weigerst dich manchmal, anderen gegenüber freundlich zu sein, weil du dich all denen gegenüber widersetzen möchtest, die dir eine Lektion erteilen könnten, denn du zweifelst ohnehin schon genügend an dir selbst.

Kernlösung

Löse diese Verkrampfung und den Zugriff auf andere: Lasse alle Eindrücke ruhig eintreten, und verarbeite deine Gefühle von Unzufriedenheit, ohne sie nach außen zu projizieren. Hierzu ist es notwendig, dass du auf dein tiefstes Selbst, auf deine Basis vertraust.

Transformiere dich von Grund auf: Schlage selbst Wurzeln, dann wird keine Macht, außerhalb von dir, dich an etwas hindern. Löse diesen Widerstand, in Liebe zu dir zu kommen und den anderen zu begegnen.

Traue dich, deine Eigenheit zum Ausdruck zu bringen: Staue deine natürlichen Sehnsüchte und deinen Drang zu Selbstwerdung und Kreativität nicht an!

Ersetze Kritik durch Wachstum. Komme zu vollständiger Akzeptanz deiner selbst. Milderung anstelle von scharfen Gefühlen.

Mitesser

Kernursache

Du würdest dich gerne verstecken, du bist verschämt, hast Angst davor, in deinem sozialen Umfeld für dich zu sprechen. Du fühlst dich unsicher und klein. Am allerliebsten würdest du dich in die Gebärmutter zurückziehen. Trotz deiner Qualitäten und Talente würdest du lieber im Tunnel sitzen bleiben; dann möchtest du wiederum plötzlich, von allen angestauten Energien vorangetrieben, mit voller Kraft vorstoßen! Du läufst nur mit, hast nichts zu sagen, deine Meinung ist nicht gefragt, deine Umwelt geht auf deine Unsicherheit ein und hält dich demnach auch für unmündig. Du schämst dich, mit deinen wahren Gefühlen, deinen Werten und Talenten nach außen zu treten, auch wenn du tief in dir *wohl* spürst, dass du sie zuhauf besitzt. Nehmen andere dich kaum wahr, fühlst du dich allein, verlassen, ungeliebt?

Kernlösung

Es ist gut für dich, sehr bewusst die ganze Verantwortung für dein Leben zu übernehmen und mit deiner tiefsten Basis Kontakt aufzunehmen. Von hieraus wirklich geboren werden. Steige aus dir selbst empor, und komme zu neuem Leben: Gib dich deinen tiefsten Gefühlen, deiner wahren Natur hin, die schön ist und sich sehen lassen kann. Verstecke dich nicht, sondern traue dich, in Freundschaft Kontakte auszutauschen, wage es, mit deinem Gefühl zu kommunizieren. Du bist ebensoviel wert wie die anderen: Komme zu Selbstsicherheit und Aktion, lasse dich nicht beeinflussen, bestimme selbst entschlossen deine Lebensrichtung! Beseitige diese negative Meinung über dich selbst, diese schwarze Stelle, und trete ohne Furcht nach außen. Erwarte nicht, dass andere dich lieben, wenn du dich versteckst und dich selbst nicht gerne hast!

Bist du mit deinem Äußeren unzufrieden: Das ist lediglich eine Folge deines ich-bin-nicht-gut Gefühls im Allgemeinen. Pflanze dich jetzt feste in die Erde, du bist auf deine Weise einzigartig, sei stolz auf dein Sein!

Blasen, allgemein

(siehe auch Blasen an den Händen und Füßen)

Kernursache

Blockierte Energien wollen durchbrechen; dein Kopf platzt förmlich vor angespannten Gedanken und nach innen gerichteten Energien... Du hast Angst vor deiner tiefsten Natur; du hältst alles ängstlich fest, du entwickelst dich so lediglich in kleinen Schüben, zögerlich weiter. Du erstickst fortwährend die Kräfte in dir, die Kreativität, dein Feuer..., ja du bremst dich ab. Du bist hart gegen dich selbst; du zwängst dich zwischen zu strenge Richtlinien; du schnürst dich in einer Struktur voller „Verpflichtungen" ein, weil es so sein muss. Du fühlst dich so verletzbar: Immerzu beschützt du dich. Du gehst nicht geradewegs auf dein Ziel los oder verlierst deine Zeit mit Nebenaktivitäten. Vielleicht ärgerst du dich über die Beschränkungen, die du dir selbst auferlegst.

Aber du hast solche Angst vor diesen Kräften in dir, vor deinen Emotionen, vor deinen Ängsten..., du vertraust nicht auf dein tiefstes Selbst. Steckt ein Teufel in mir? Oder faule ich innerlich? Ängstlich hältst du dich verschlossen, so dass du dich vor lauter versteckten, aggressiven Kräften aufblähst. Du löst dich auch nicht von schmerzhaften Erinnerungen aus der Vergangenheit; du kannst etwas nicht vergessen oder es dir aus dem Kopf schlagen: Du trägst alles mit dir. Du stößt Gefühle und möglicherweise auch die Liebe von dir: Du sicherst dich dagegen ab, weil du dich nicht traust, intuitiv zu leben; du würdest alles kritisch sehen, weil du dir überhaupt nicht sicher bist, dass es nicht doch eine Bedrohung für dich darstellen könnte! Dennoch wünschst du dir so sehnsüchtig Frieden herbei, aber deine paranoiden Gedanken verhindern dieses Friedliche.

Kernlösung

Entschlossene Aktion voller Selbstsicherheit, auf den tiefen, bewährten Pfeilern deines Lebenden Selbst gegründet. Autorität ohne Furcht! Freiheit im Erleben der Gefühle; intuitive Wahl, ohne Selbstzweifel. Schließe keinen Teil von dir aus. Lasse diese Gedanken, diese Frustrationen, die Vergangenheit los. Erlebe auf tatkräftige Weise die Freude! Liefere dir nicht länger ein Gefecht, lasse dich weich mit deiner Natur mitströmen, und komme zu friedlichen, sanften und liebevollen Gefühlen. Fürchte weder dich, noch die anderen. Fühle dich tief in deinem Selbst sicher und beschützt.

Hautbläschen

Kernursache

Hilfe! Du brauchst Aufmerksamkeit von anderen, denn du fühlst dich zu klein und zu schwach; du lässt alles mit dir machen. Du fühlst dich gefangen, blockiert; du wirst verletzt, manchmal fühlst du dich vom erhobenen Zeigefinger eines Erziehers (als Kind) unterdrückt… Trauer; wehmütig wirst du von schönen, phantasievollen Orten träumen…, du driftest mit deinen Gedanken ab; du entfliehst der Gegenwart. Du bist vor dir, zuweilen ängstlich, auf der Flucht; sie machen mit dir, was sie wollen; du hast als Kind der Autorität gegenüber nichts zu sagen; du gibst dich damit zufrieden, denn du bist ohnehin zu wenig in dir präsent. Schwebst du wieder in den Wolken, oder mimst du den Clown? Ein Clown verbirgt seine Tränen; so trägst du eine Maske: Du traust dich nicht, deine tiefen Gefühle durchkommen zu lassen, auch weil du dir selbst gegenüber zu kritisch bist…, oder was würden die „Leute“ wohl sagen? Du vertraust deiner tiefsten Art nicht; du wagst es nicht, dich gehen zu lassen, es sei denn auf oberflächliche Art und Weise! Du bleibst verschlossen, wie eine Schildkröte unter ihrem Panzer verborgen!

Kernlösung

Spüre das warme Zentrum in dir; stehe feste mit beiden Füßen auf dem Boden. Lebe hier-und-jetzt, eile nicht fort, lasse deine Gefühle vom Tiefsten deiner selbst frei durchkommen, und erlebe deine Natur, deinen Körper vollkommen, so dass du in deinem träumerischen, von Gedanken geprägten Leben ein Gleichgewicht erreichst. Verstecke deine Gefühle nicht länger, traue dich, du selbst zu sein, habe auch keine Angst davor, eine Träne zu lassen. Lasse dich AUFGEHEN!

Schließe dich über Intuition und Gefühl der Weisheit deines Lebenden Selbst an; versuche nicht, alles über das Rationale zu erfassen. Traue dich, wie ein Abenteurer mit seinem Rucksack spontan impulsiv, voller Vertrauen auf dich, ins Leben einzusteigen. Suche das Abenteuer und deine Erfüllung nicht in Gedanken, sondern in wirklicher Aktion.

Calcinosis cutis

Verkalkung der Haut

Kernursache

Du möchtest dich übertrieben absichern; du machst dich hart. Du siehst die Dinge zu schwer, gefühlsmäßig zu düster. Du lässt dein eigenes leuchtendes Ich durch andere Menschen verdunkeln, durch – in deinen Augen – Personen, die Autorität innehaben…, wodurch du das Gefühl hast, dich von ihnen absetzen zu müssen. In verteidigender Haltung, nach Schutz suchend, dich abschirmend. Angstgefühle, zweifelnd, du nimmst es schwer…, in der Überzeugung, „das Leben ist dunkel und unsicher“…

Kernlösung

Du bist sicher und geschützt IN dir. Erkenne die Autorität in dir als eine urstarke Basis an, und komme zu Milderung, Frieden, Entspannung… Nichts und niemand stellt eine Bedrohung für dich dar…, blase die alten Überzeugungen fort, und lebe aus dem Vertrauen heraus. *Gib_*dir, *gib* den anderen. Nur wirkliche Liebe bringt Milderung und innere Ruhe.

Candida

verursacht meist einen roten, brennenden, juckenden Hautausschlag in den Hautfalten oder im Nabel
Siehe auch Pilzinfektion, allgemein

Kernursache

Gewaltige Energien fließen durch deinen Körper und um ihn herum; frustrierte, unterdrückte Gedanken und Sehnsüchte…, aber du bist unsicher, du traust dich nicht.
Auf der einen Seite unterstellst du dich der Autorität anderer, andererseits ärgert es dich und würdest du gerne ausbrechen. Das Paradox des aggressiven Dranges zum Selbst-Sein und zur Selbsterstickung. Du weißt dir nicht mehr zu helfen: Sollst du dich geben und für andere, für einen Partner öffnen, oder sollst du dich absetzen und verschlossen halten?

Du verträgst außerhalb von dir keine Autorität mehr, und dennoch fühlst du dich dann wiederum so ängstlich und unsicher, wenn du auf dich selbst zurückgeworfen bist. In Liebes- oder Freundschaftsbeziehungen hast du Angst davor, dass du, wenn du dich gefühlsmäßig und energetisch für sie öffnen würdest, in den Flammen des Feuers dahinsiechen würdest…; und so verebbt deine Kraft, dein Drang zur Selbstverwirklichung stets unter einer dicken Schicht Angst!

Kernlösung

Zu viel Geist, zu viel unbewusste Kräfte: Befreie dich hieraus, und werde zum Meister deines Lebens. Komme zu Ruhe und Harmonie in dir. Lande mit beiden Füßen feste auf der Erde, und bestimme klar und deutlich, was du möchtest. Höre auf die innere Autorität. Sei bewusst in jeder Zelle deines Körpers präsent: Lasse deinen Körper nicht unbemannt, sondern nimm das Heft in die Hand. Nutze deine Energien, und setze sie in Kreativität, in Aktion um! Brich aus deinem beklemmenden Raum aus, lasse dich durch niemanden davon abhalten.

Baue selbst deine schönen Strukturen aus.

Dermatillomanie

Du kannst es nicht lassen, dich zu kratzen und an deinen Pickeln, kleinen Wunden, an Unebenheiten an deiner Haut oder beispielsweise in deinem Haar an der Kopfhaut zu zupfen oder zu popeln

Kernursache und Kernlösung

„Der Nikolaus kommt ganz bestimmt zurück!“, wie *ein Selbsttrost* nach einem Abschied. Dies ist das Mütterliche im Menschen, das dem Kind in ihm Trost bietet in Bezug auf etwas oder jemanden, von dem es Abschied nehmen muss. Als ob einem etwas Herrliches aus der Hand genommen wird und man kann nicht anders, als diesem ‚hinterherzublicken'.

Dieses Signal fordert dich dazu auf, alles ein wenig *von oben herab* zu betrachten. Damit *‚falsche' Emotionen* verschwinden dürfen, also: zum Beispiel eine Art Emotionalität, die auf traurige Überzeugungen aufgebaut ist, auf nostalgischem Festhalten. Der stattliche rechtschaffene Mensch steht aufrecht und verabschiedet sich von Emotionen wie Mitleid, nostalgischem Heimweh-Kummer, dem eigentlich nicht Loslassenwollen von Dingen, die nicht wirklich auf ‚Leben' abgestimmt sind, sondern eher mit ‚Zurückschauen', Sterben, Heruntermachen, Verlust von … usw. zusammenhängen. Richte dich auf das Neue, auf das, was kommen wird, richte dich voller Freude und Optimismus auf die Zukunft, aus dem Jetzt heraus. Du hast dein Leben in der Hand, also, lasse dich nicht hängen, lasse dich nicht mitreißen in Sphären der Grauheit und dunklen Nostalgie.

Es versteht sich von selbst, dass bestimmte Emotionen verarbeitet und geäußert werden, auch wenn es um Kummer[24] geht, aber du tust gut daran, dich der ‚Realität' zu stellen und dich nach einem neuen Weg umzuschauen.

Lasse die Vergangenheit hinter dir; betrachte die Vergangenheit nicht mit Heimweh, sonst hält dich die Vergangenheit in ihrem Griff; alles, was abweicht vom Jetzt und der Lebensströmung, die weitergehen will, kann dir eine Art von Kummer oder Angst geben, eine Art Düsterkeit: ein Zeichen, dass du deinen Kurs selbst korrigieren musst in Richtung auf das Licht, das in der Zukunft liegt. Glaube und Vertrauen: entwickle diese Kräfte in dir und das Leben wird dir alles Schöne geben. Die Tatsache, dass etwas, was dir positiv erschien, aus deinem Leben genommen wurde, bedeutet noch lange nicht, dass nicht noch bessere und herrlichere Ereignisse auf dich warten. Im Gegenteil: lass sie los, diese falsche Romantik, die Ereignisse aus der Vergangenheit. Höre auf damit, dich immer wieder umzusehen und umzusehen und umzusehen … traurig wegen dem, was weggegangen ist. Denn schließlich hatte dasjenige, was weggefallen ist bzw. derjenige, der aus deinem Leben weggegangen ist ‚damals' seine Funktion in deinem Dasein, hatte seine Bedeutung, doch es oder er verschwand aus deinem Leben, weil dies ‚gut' so ist. Also, lass los und jage weder einem Phantom oder Spuk hinterher, noch idealisierten Bildern, die sich möglicherweise bereits lange in deinem Geist abgespeichert haben und die du mit Herz und Seele gehegt und gepflegt hast.

Steige jetzt hinab in die *irdische Realität,* entwickle eine kräftige *innige Selbstverwirklichung, mit beiden Füßen auf dem Boden, nicht länger in den Wolken aus Träumen und Gedanken schwebend,* dabei deinen Wirklichkeitssinn in deinem Körper leugnend.

Du öffnest deine Tasche: es ist überhaupt nichts drin. Wolltest du deine Unschuld beweisen, oder meinst du hiermit etwas in der Richtung von ‚und ich habe nichts, überhaupt nichts'? Meinst du, dich daran festkoppeln zu müssen, dass es sogar nicht gut ist, etwas bei dir zu halten, etwas in dir zu hegen und es zu zeigen, es den anderen mitzuteilen? Bist du davon überzeugt, dass das Leben dir sowieso nichts Gutes oder Wertvolles geben wird? „Schau nur, ich habe nichts …", *klagst* du dann, und du scheinst nicht zu wissen, wie es jetzt weitergehen soll. Eine Art von Neustart aus diesem Gefühl des Nichts, der Leere heraus, ist notwendig.

Brechen mit den dunklen Gefühlen der Leere. Tust du dies nicht, dann wirst du immer an dem festhängen bleiben, was der andere oder das Leben dir durchaus geben dürfte … und suchst du deine Füllung außerhalb deiner selbst, bei den Geschenken von Nikolaus, bei dem, was ein anderer dir gibt. Mit anderen Worten: ein Leugnen der Tatsache, dass du dich selbst mit den *Werten und Kräften* verwirklichen kannst, die in dir sind. Die Anteilnahme anderer in Anspruch nehmen, andere um *Aufmerksamkeit* bitten, das Leben um ein Almosen bittend … statt sich selbst die Aufmerksamkeit zu geben, zu Gestaltung in sich selbst zu kommen. Aber dann solltest du zuerst an dich selbst glauben, dich von einem Gefühl verabschieden, du müsstest durch die Dinge außerhalb deiner selbst gefüllt und erfüllt werden, durch das, was andere dir geben würden. Nur du selbst kannst dich verwirklichen und wirklich glücklich machen. Solange deine Sehnsucht noch gerichtet ist auf das, was die Nikoläuse außerhalb deiner selbst dir geben würden, was Liebe, Erwärmung, Objekte, Spielzeug und Schätze, Aufträge und Anerkennung betrifft, wirst du weiterhin eine Art von Leere und Abwarten erfahren.

Sobald du damit beginnst, dich zu verwirklichen, an deinen Inhalt zu glauben, ohne die Erfüllung und die Liebe noch von ande-

[24] Lies hierüber mehr im *Signalbuch* (bei Erscheinen des vorliegenden Werkes noch nicht in deutscher Übersetzung erhältlich).

ren zu erwarten, sobald du dir selbst die Aufmerksamkeit und Anerkennung gibst, Erfüllung bringst, verschwindet jede Form von Verdruss, jedes nostalgische Verlangen nach ‚noch' oder nach den ‚verlorenen Dingen', die nicht zurückkehren.
Aus dem Jetzt heraus: *dein Auftrag ist es, das Glück in dir selbst zu suchen, die Leere in dir selbst zu vertreiben, die Gedanken und Voreingenommenheit über dich, als ob du nur ein Nichts wärst, als ob du vom Glück abhängig wärst, das von außen zu dir kommen würde.*

Wisse, dass das wirkliche Glück, dass freudvolle Ereignisse auf deinen Weg kommen werden, wenn du nur erst dich selbst zu ‚finden' weißt, dir konkret Gestalt zu geben weißt, und dich mit deinen eigenen inhaltlichen Schätzen, mit der Liebe beschäftigst, die in deinem Herzen wohnt. Erst in dieser Selbst-Liebe und dem totalen Glauben an deine Kraft und deine Vollheit, kann das Leben sich froh manifestieren, auch über Kontakt mit anderen. Erwarte nicht, sondern erkenne dich selbst an und baue dich selbst in Vollheit weiter aus. Heuchle nicht länger: als ob du aus Luft wärst. Schließe dich selbst, kehre dich inwärts und entdecke dich selbst.

Du führst deine Aufgaben aus, du machst deinen Job, aber du scheinst dabei nicht wirklich anwesend zu sein. Möglicherweise hast du das Gefühl, dass du Wasser ins Meer trägst, dass alles Luft und Leere ist, die Puppen, die du transportierst. Als ob in den Dingen keine Essenz, kein Inhalt ist. Diese Leere erfährst du in dir selbst. Beschäftigungen, die dir weder echte inhaltliche noch herzliche Befriedigung verschaffen. Empfindest du dich selbst etwa als eine Gummipuppe ohne Inhalt? „Was mache ich hier, auf Erden?"

Da ist ein unbewusster Drang danach, in die Tiefen deines Wesens zu gehen, in die Essenz der Dinge hinabzusteigen und den Sinn deines Daseins wahrzunehmen.

Transformation ist nötig.

Dieses Signal fordert dich dazu auf, zu einer tiefen Einkehr zu gelangen, um in *wirklichen* Kontakt mit dir selbst, mit deinem üppigen Inhalt zu treten und eine tiefgehende Kommunikation mit deinem Seelenkern, mit deinem Herzen zu beginnen. Bleibe nicht in der Marge deiner selbst stehen.

Möglicherweise sagst du es schon anderen oder kämpfst du für irgendein Ideal, aber dies ist nur ein Teil, ein Bild von dir selbst. Wo bist du, als Mensch?

Minimiere dein ‚Sein', deinen Inhalt, dein energetisches physisches Feld, deine Körperkraft nicht länger. Fülle den heiligen Kelch, der du bist, der in dir ist, mit den inhaltlichen Schätzen deiner selbst. Irdische Gründung, solide und voll. *Fülle die Leere mit dir selbst.* Du bist kein Ballon, keine Leere: du bist Vollheit, nur darfst du dies nicht länger ignorieren. Verwirkliche dich selbst und genieße es.

Zu fühlen, in Stolz, von Kopf bis Zeh: du *bist* da! Zweifle nicht länger an der Tatsache, dass du in Form und Inhalt als Mensch bist, dass die Lebensdynamik durch deine Körperzellen zieht und du dich selbst in *einer* fließenden Bewegung sein lassen darfst.

Es gibt dann keinen Unterschied mehr zwischen Geist und Materie, zwischen Bewusstsein und Körper: beide kräftig und voll in *einem* Verbund gemeinsam.

Der Grund, warum du ein solches Signal anziehst, liegt in der *Minimierung* deiner selbst, in der *Verkennung oder Verleugnung deines Ichs,* als Vollheit im Hier-und-Jetzt der irdischen Realität. Du darfst nun aufstehen und durchfühlen, welch ein Prachtinhalt dein Leben ist, dein Körper erfüllt von bewussten Geistesenergien, von Gefühlen, Schöpfungskräften. Nein, du bist keine Leere, kein ‚Funktionär', der nur lebt, insoweit er von hier nach dort rennend seine Aufgabe oder Pflicht oder Arbeit erfüllen darf.

Komme zu kräftiger Kompaktheit, wie ein fester runder weißgrüner Kohl[25] mit allen Blättchen dicht aneinander geklebt, so kompakt fühlst du dich selbst. Keine Luft, kein Wind, nichts …: die Vollheit deines prächtigen Seins in der Materie. Das Körperliche erfüllt mit Wärme und Bewusstsein. Du erfährst dich selbst nun nicht mehr als Leere, weil du ‚ja' sagst zu einem Fühlen- und Einsehenwollen von allem, was in dir ist, von deiner *wirklichen* tiefgehenden Art, die sich greifbar in der Form festgelegt hat.

Entwickle Glaube an dich selbst. Hast du dieses Signal angezogen, weil du a-priori meinst, dass nichts ‚in' dir ist, dass du doch ‚Nichts' bist, erkenne dann jetzt, dass es sich dabei um eine Lüge handelte, einen Bären, den du dir selbst aufgebunden hattest. *Glaube jetzt an deine Kraft, deine Seinsweite, deinen Inhalt, dein kräftiges physisches körperliches Sein in deinem Körper,* und du wirst sehen: dein Ich wird sich in allen Farben und Formen, inhaltlichen Schätzen manifestieren. Es wird sich veräußerlichen können. Glaube, du wirst sehen. Wenn du dich für dich selbst abschließt, für das Leben, durch Unglauben, dann kannst du einfach nicht wahrnehmen, nicht sehen oder erleben, wer du bist, welche Reichtümer in dir sind. Also, öffne deinen Geist, öffne dich, glaube an die Solidität deines Seins, die Kraft deines Wesens, die Reichlichkeit deines Inhalts, und das alles wird sich kenntlich machen …

Deine tiefen Gründe, dein tieferer Inhalt …: bleibe nicht an der Oberfläche deines Wesens stehen, sondern vertiefe dich und gehe auf die Suche nach den Tiefen des Lebens. Entledige dich dieses Selbst-Bildes: ‚Ich bin doch nichts, ich doch nur wie eine aufgeblasene Spielzeugpuppe'. Ehre ein Selbstbild, in dem du siehst, dass sich alles noch kenntlich machen muss. *Mache dich auf die Suche nach dir selbst, nach den Quelltiefen, nach Höhlen in deinem Sein, nach den Schatzkammern aus Gold, für die du dich bisher nicht geöffnet hast,* weil du nach einem Selbstbild von ‚Nichts', von ‚Leere' lebst. Gründung und Vertiefung, Verinnerlichung und eine Entdeckungsreise, eine Erkundung kann beginnen: nach dir selbst.

Greifbar, irdisch, stark, anwesend mit Geist im Körper. Höre damit auf, dich selbst im Ätherischen oder Ungewissen zu lassen, und hole dich selbst aus dem allertiefsten Innersten deines Herzens, deines Körpers, nach außen, nach oben. Lebe dich aus, erlebe dich selbst aus deinem Kern heraus und konkretisiere dein Dasein auf fesselnde Weise. Lasse deine Kräfte und Talente sich entfalten.

Auf kräftig selbstsichere Weise holst du dich selbst an die Oberfläche. Du glaubst jetzt an dich selbst und bleibst nicht länger in *unbestimmten Luftschlössern, in Träumereien oder in dem leeren Selbstbild* hängen. Du fühlst den Wert deiner selbst; *du baust dein Dasein konkret und solide, wertvoll aus.* Du als du hast Sinn; dein Leben hat Sinn, aber dies kannst du nur in Freude erleben, wenn du einen vertieften und innigen Kontakt zu dir selbst suchst, wenn du dich selbst nicht länger einfach so an der Seite liegen lässt. Erkenne deine Großartigkeit als Mensch und verwirkliche dein ICH auf Erden.

Siehe eventuell auch: Trichotillomanie.

DSAP

disseminierte superfizielle aktinische Porokeratosis
ringförmige, verhornte Flecken an der Sonne ausgesetzten Hautstellen, vor allem an den Streckseiten der Gliedmaßen

Kernursache

Die Macht der Gewohnheit ist bei so manchem Menschen ein hartnäckiges Leiden; auch hier begeht der Mensch wieder und wieder denselben ‚Irrtum', nämlich etwas zu tun, was gegen seinen lebenden Selbstkern geht, oder genau das zu lassen, was das Leben von ihm verlangt.

[25] Lies über die Symbolik des Kohls in *Das Füllhorn - Psychologische Symbolsprache der Nahrungsmittel.*

Du würdest am liebsten schneller laufen, als du selbst folgen kannst, denn dein Kopf / Gehirn wirkt nun wie ein verworrener Lockenkopf, ein Wirrkopf, gleichsam, weil du sooo viele Energien in deinem Gehirn entwickelst, dass dein Körper unmöglich mit deinem Gehirn Schritt halten kann ... So bleibst du schließlich im Rennen stillstehen, wie wenn du auf einer rollenden Rolle laufen würdest (Anhäufung, nicht *wirklich* weitergehen, bedeutet keine Entwicklung), das wirkt wie eine Zeichnung aus einem Comic: das Männchen geht und rennt so schnell ihn seine Beine tragen können, als ob er nicht mehr anhalten kann. Was will er ,haben', was will er ,erreichen'? Er hat sich selbst als Mensch nicht mehr in der Hand. Dies ist psychisch vergleichbar mit einem Kind, das an ADHD[26] leidet.

Die SONNE sieht er in jeder Hinsicht außerhalb seiner selbst, beispielsweise darin, ,Leistung zu bringen', ,gesehen werden zu wollen', ,immer die erste Geige spielen zu wollen, in Triumph als erster anzukommen'. Du kannst dich selbst überholen, du kannst im wörtlichen oder übertragenen Sinne nicht mit dir selbst Schritt halten. Warum diese Eile, warum so viele Energien entwickeln? Als ob du Angst hast, irgendwo zu spät anzukommen (um dich zu beweisen?) ; du willst *diesen* Zug nicht verpassen! So hastig und leidenschaftlich, dich so zu beeilen ... geht es um ein auf irgendeine Art absolutes ,ich lasse mir DIES oder DIESEN ersten Preis nicht wegnehmen'. Kurz: eigentlich willst du dich selbst wie die Sonne am höchsten am Himmel stehen fühlen ...

Um jeden Preis: du musst und wirst der Erste sein! Du *musst* es schaffen ... , so tönt es in deinem Kopf. Rennen-rennen, aber die Beine können nicht folgen ... Du *lässt* dich durch jenes leben, das sich in dir anstaut: du willst irgendetwas unbedingt haben oder forderst von dir selbst unbedingt, etwas Bestimmtes zu schaffen. Willst du der Erste sein? Willst du schön gefunden werden, willst du bewundert werden (Macht, herrschendes Element, sei es in einem instinktiv unbewussten Mechanismus) wie ein ,Löwenkind'[27]?
Was dreht sich und kreist da doch in deinem Kopf? Als ob du ,durchdrehen' würdest: ist Angst die Ursache dahinter, mangelndes Vertrauen in das Gute? Auf der Flucht vor dir selbst kannst du ein wenig paranoid wirken.

[26] Lies nötigenfalls den Text über *ADHS.

Kernlösung

Glaube doch an diese heilige Kraft, die jede Zelle deines Körpers beseelt. Grabe tief, sehr tief in dir selbst, dort wirst du die Schatzkammer aus Gold finden. Du brauchst nicht vor dir selbst *wegzulaufen*. Komme stattdessen wieder ganz nah zu deinem innerlichen Kern, dann wirst du wahrnehmen, welche Kraft in dir steckt, welch ein Vertrauen du in deinen Seelenkern haben darfst, deinen urstarken Lebenskern.

Lauf nicht mehr weg, sondern komme wieder zu Atem ... bleibe stehen und denk über dich nach. Du bist vor Phantomen geflüchtet, nicht vor dem Wirklichen.

Du erfährst eine Leere in dir selbst und dieses verkehrte Selbst-Bild macht dir Angst. Du vermutest bestimmte Dinge in dir, auch düstere, die ganz und gar nicht in dir sind.
Also, mache dich sauber, reinige dich von jedem unreinen Gedanken über dich selbst, denn gerade aus diesem Grunde willst du die vermeintliche Leere in Begierde füllen, fühlst du die Notwendigkeit, der Erste zu sein, fühlst du Ängste, es nicht rechtzeitig ,zu schaffen'.

Verbinde dich also mit deinem Wahrheitskern und mache dich selbst ruhig: wisse, dass dieser tiefe Lebenskern in dir ist und immer dein Wohlsein garantiert ... wenn du dich ihm nur hingibst und auf ihn vertraust, von deinem ICH als Herr an der Spitze deines Lebens stehend. Erkenne deine Vollheit!

27 Lies über die Symbolik des Löwen in *Befreiende Astrologie - die tiefere Symbolik der Sonne in den Tierkreiszeichen* (aus der Bücherserie zum Thema "Astrologie und Tiefenpsychologie"). Dieses Buch ist bei Erscheinen des vorliegenden Werkes noch nicht in deutscher Übersetzung erhältlich.

Ekzem

Röte, Abschuppung, Wärme, Schwellung, rote Quaddeln, Schorf, Juckreiz, Kratzverletzungen

Kernursache

Selbsterniedrigung, Selbstverurteilung, Selbstbestrafung. Du degradierst dich zu einem Büßer, zu einem schuldigen, minderwertigen Wesen. Eine Verweigerung, die eigene Würde anzuerkennen; du beschäftigst dich vor allem mit den eigenen Gebrechen und Unzulänglichkeiten. Die eigenen breiteren Möglichkeiten leugnen.

Weil man davon überzeugt ist, nur ein armer Diener oder doch zumindest ein Mensch mit vielen schlechten Eigenschaften zu sein, wird man sich einer Autorität außerhalb von sich unterordnen. Das führt zu einem gewaltigen inneren Konflikt! Einerseits weigert man sich förmlich, sein Gehirn zu benutzen: Man trägt sein Gehirn im Bauch anstatt im Kopf. In Aktivitäten wie Sport, Haushalt, administrative Aufgaben… steckt man genügend Energie; man kann sich sogar eine zu schwere Struktur oder Disziplin auferlegen!

Ein gewohnheitsmäßiges, tägliches, rationales Nutzen seines Gehirns gelingt diesem Menschen ohne weiteres. Aber die Gedanken bleiben im schwebenden Zustand rein auf diesem Niveau. Ein Denken vor allem an der Oberfläche.

Auf der anderen Seite gibt es dieses Auflehnen gegen das Selbst, diesen Juckreiz, diesen ruhrlosen Widerstand aus dem Ich heraus: ein Aufruf, weitere, höhere Energien durchkommen zu lassen. Eine Aufforderung zur Befreiung der Persönlichkeit, die in einem Netz gefangen ist. Der einzige Ausweg hieraus ist: ein Bewusstsein für den Eigenwert und ein sich Öffnen für die eigene Intuition, die Talente, die breitere Kreativitätspotenz, höhere Bewusstseinsenergien.

„Das ist nichts für mich…“ Gehirnteile ausschalten, indem man sich selbst bestraft! Das tiefste Selbst protestiert jetzt gegen diese Selbstverleugnung, beziehungsweise gegen die Einschränkung der Möglichkeiten. (Kein Sklavendasein, sondern Königtum! Weder endloses Gegrübel, noch Selbsterniedrigung; kein Kopf mehr, der vor lauter festgehaltener Energien verrückt wird.)

Ein Gehirn, das lediglich auf oberflächlichem Niveau denken darf, weil sein Führer den Rest seines Inhaltes verleugnet.

Schuldgefühle, du denkst nicht, die „Liebe“ von dir oder von anderen zu verdienen; es sei denn, du würdest dich vollkommen ‚aufopfern’… Man findet nicht nur sich selbst minderwertig, sondern häufig meint man ‚hässlich’ zu sein; auch hier argumentierst du häufig, dir äußere Schönheit verdienen zu müssen. Man kann sich hierbei bestrafen, indem man sich alle möglichen Diäten oder Sportdisziplinen aufbrummt.

Man flüchtet vor sich selbst; andererseits schreit man innerlich nach Anerkennung und Liebe.

Kernlösung

Verbrenne diese negativen Überzeugungen mit dem Feuer deines Bewussten Eigenwertes, bis nichts mehr davon übrig bleibt, und steige wie Phönix aus der Asche! Erkenne das niedliche, unschuldige Kind in dir an, und schenke ihm Zuneigung und Anerkennung.

Lasse schönere, hellere Töne in deinem Leben zu; halte dich nicht länger am Boden. Jeder Mensch ist gut, schön und einzigartig, so wie er IST. Verändere dich nicht: Akzeptiere dich so, wie du bist, und erforsche deine breiteren Möglichkeiten. Schränke dich nicht länger ein; verbleibe nicht im Gegrübel, in diesem inneren Zwiespalt (unterlegen sein oder den Durchbruch schaffen), und gehe dem nach, warum du dich so erniedrigt oder eingeschränkt hast.

Energiemassen wollen durchbrechen: Öffne dich für deine Intuition, für deine Sehnsüchte, und *lasse* dich nicht durch andere leben. Gestalte selbst die Zukunft, die du dir wünschst. Stoße dich nicht von dir: Heiße dich willkommen, zu hundert Prozent, und gib dir jetzt jede Chance. Erwarte nicht von anderen, sondern gib dir alles selbst. Erst wenn du dich ganzheitlich akzeptierst, respektierst und dich liebst, wirst du Menschen anziehen, die dir mit den gleichen positiven Werten begegnen.

Glaube an dich; lasse alle Möglichkeiten, „die dich jucken", jetzt frei geboren werden..., verpasse ihnen nicht länger einen Dämpfer!

Neurodermitis Atopisches Ekzem

angeboren, häufig mit Allergie, Heuschnupfen oder Asthma einhergehend

Kernursache

Voller potenzieller Reserven, voller Inhalt, aber etwas misstrauisch, instinktiv-ängstlich auf der Hut, alles unterdrückend: Du bist nicht spontan und kraftvoll du selbst; du entfaltest dich nicht auf tatkräftige Weise..., als ob du deinem eigenen Inhalt misstrauen würdest (und infolgedessen auch dem Leben, deiner Umwelt) und deine tieferen Gefühle und Möglichkeiten nicht wirklich herausbringen wolltest, sondern in dir „festhältst"; dich verletzbar fühlend, in defensiver Ausrichtung; du hältst dich bereit, um dich zur Verteidigung für einen Moment mit voller Kraft (wütend und frustriert) zu manifestieren, um dich unmittelbar darauf wieder tief in dich selbst zurückzuziehen.

Keine gleichmäßige Durchströmung von Energien; du gibst dir nicht wirklich die Möglichkeit, so zu sein, wie du bist, dich „durchkommen zu lassen"..., du hältst dich zurück; du lebst wie in einer Grotte, etwas düster, du siehst das Leben nicht-im-Vertrauen..., bist leicht argwöhnisch im Bezug darauf, wie die Außenwelt wohl auf dein Sein reagiert. Du wartest zu viel ab... Anstatt dich direkt für dich selbst einzusetzen, für dich zu sprechen, zu tun, was du fühlst, tun zu müssen, wartest du ab... Du wartest erstmal ab, wie der Hase läuft.

Energiemassen bauschen sich auf, halten sich in deinem Körper fest, vergleichbar mit dem Fruchtbarkeitssamen in den *Hoden – das Gold im Innern wird aufgespeichert – aber die Symbolik des *Penis, auf aktive, manneskräftige Weise vollkommen du selbst zu sein, das wird zurückgehalten, abgebremst, unterdrückt.

Es ist der Mensch, der in seinem *zu* passiv-weiblichen Krebs-Versteck in seinen vier Wänden bleibt, aus Sicherheitserwägungen, instinktiv. Du traust dich nicht; du hältst dich zurück, du tust nichts, du wartest, bis man dich beispielsweise aus deinem Zelt locken wird: Ja, dann würdest zum Vorschein springen und sogar aggressiv verteidigend um dich beißen können, wie ein ängstlich-misstrauischer Hund, der zu lange geschwiegen hat und plötzlich mit *einer* Bewegung zuschnappt. Das ist also die Folge einer zu langen Unterdrückung spontaner, natürlicher Energien, die jetzt auf deiner Haut brennen.

Wie eine Traube runder Früchte[28], so häufen sich die Energien (Schöpfungskräfte, intuitive Strömungen und Gefühlsströmungen...) in dir an. Du stellst dir zu häufig die Frage: „Soll ich..., oder verhalte ich mich noch ruhig? Droht hier Gefahr? Muss ich drinnen bleiben, oder muss ich gerade vor die Tür gehen und meine Meinung äußern, oder sollte ich mein Territorium verteidigen?" Du baust auf alles außer auf deine innere Autorität als Bewusster Mensch: Dann wüsstest du, dass nichts und niemand dich bedrohen kann, dass du es nur wagen musst, dir selbst und den Lebenskräften in dir zu vertrauen und zu erleben, dass du dich im höchsten Vertrauen „durchströmen" lassen darfst, in dem Wissen, dass nichts und niemand, außerhalb von dir, dir Böses zufügen kann, wenn du im Glauben aus dir selbst heraus lebst.

Kernlösung

Vertraue also DEINEM INHALT, DEINEN GEFÜHLEN, deinen Schöpfungskräften, und LEBE!!! Als MENSCH! Halte dich

[28] Lies über die Symbolik der roten Traube in *Das Füllhorn - Psychologische Symbolsprache der Nahrungsmittel* nach.

nicht länger zurück, komme als stolzer, starker ICH-der-Mensch, als Königsmensch zum Vorschein; lebe nach Herz und Seele, so frei wie ein Fisch im Lebenswasser…, bleibe nicht länger „untergetaucht“. Lasse dich einmal gehen, gestehe dir zu, Gefühle zu erspüren; setze dich nicht länger unter Druck, drücke dich nicht hinunter. Steige in dir empor; manifestiere dich offen und direkt! Halte dich nicht zurück. Richte deine Schultern, deinen Rücken auf, und baue dein Leben auf diese urstarke Menhir-Kraft in dir! Lasse die anderen dich so wahrnehmen, wie du bist, wie du dich fühlst, und lebe nicht länger in einer Höhle verborgen.

Trete an, Marsch! Dein ganzheitliches Wesen entspringt jetzt wie ein stark aufsprudelnder Brunnen, der nie mehr damit aufhört, sich selbst sein zu lassen, froh und offen, ehrlich und direkt, ohne den geringsten Zweifel an deinem Inhalt, deinem Sein, an deinen Gefühlen. Du siehst das Leben jetzt mit hellem Blick; du vertraust deinem Inhalt, du weißt, dass du alles frei strömen lassen darfst. Du manifestierst dich stark und voller Freude; keine Rede mehr davon, dass du gesunde Energien und Gefühle zusammenschrumpfst, einschnürst, anstaust und unterdrückst. Deine Schöpfungskräfte gehen und zirkulieren nach außen; du äußerst dich, du *bist* du selbst in allen Farben.

Du lässt dich nicht länger durch eine Art von Angst und einen instinktiven Verteidigungsmechanismus zurückhalten. Du weißt, dass du nichts zu befürchten hast…, wenn du dich nur ehrlich und offen du selbst sein lässt. Du vertraust jetzt deinem Inhalt und hältst nichts mehr auf; die Welt um dich herum erscheint dir nicht mehr als Bedrohung, weil du jetzt von deinem starken Mittelzentrum aus lebst, ohne dir noch die Frage zu stellen, ob du dieses wohl und jenes nicht machen / dürfen solltest? Du lancierst dich mit voller Kraft.
ENERGIEN STRÖMEN BREIT UND FREI…, eine Bresche ist geschlagen. Im Vertrauen lässt du jetzt rote Energien durch: Du richtest sie spontan-kreativ aus. Du WIRST tatsächlich auf dynamische Weise du selbst; deine Gefühle, dein Inhalt, deine Kreativität…
Vom Herzen geleitet weißt du, dass alles in dir gut ist; instinktive Kräfte und Begierden, Wut usw. … werden jetzt vollkommen auf das Niveau bewusster, starker Selbst-Manifestierung transformiert, liebevoll gehst du weiter und entfaltest dich im konstruktiven Sinne! Du bist kein Tier-Mensch, der sich, auf der Hut, versteckt halten muss, um dann wiederum plötzlich zum Vorschein zu kommen, wenn es etwas zu holen gibt, oder wenn Gefahr droht… Du bist ein Menschen-König, der voller Vertrauen lebt, der weiß, dass er in seiner Größe wachsen darf.

Weder Ängste, Aggression, noch defensives Unterdrücken. Ein WISSEN, dass alles in dir gut ist, und dass das Leben dich lediglich darum bittet, hoch in dir emporzusteigen, im Herzen und im Bewusstsein…, so dass du dich in dauerhaftem Vertrauen allmählich immer mehr entfaltest, *alle* diese menschlichen Kräfte, alle diese schönen Gefühle… Du beobachtest nicht länger von deinem Versteck aus, sondern steigst als Schöpferischer Mensch auf, froh und im Glauben an diese gewaltigen Möglichkeiten, die sich in dir entwickeln wollen.

Wie ein Wasserrad drehst du nun unaufhörlich deine Energien immer weiter und weiter und weiter… An der Spitze dessen steht der Meister, der zugesteht und zulässt, der sich in nichts mehr bremst. Der Mensch, der Mensch geworden ist, der vor nichts und niemandem mehr auf der Hut ist und wartet… Du BIST du selbst in allen Farben des Regenbogens; nichts wird mehr unterdrückt. Und das ist schön: diese Ehrlichkeit von deinem Herzen aus.

Ein goldener Strom zirkuliert durch deinen ganzen Körper, ein Zuviel an roten Energien gibt es bei diesem bewusstschaffenden und sich-selbst-erlebenden Menschen nicht mehr. Keine Begierden, keine Wut, kein ängstliches Untergetaucht-

Sein. Keine düsteren Gedanken mehr..., einzig und allein eine freudige und vertrauensvolle Perspektive, ein kraftvolles, aktives Weitergehen..., natürlich aus Liebe!

Eine konstante, fließende Strömung..., nicht länger ein ruckartiges Hin und Her, einmal zu unterdrücken, dann wiederum Aggression zu äußern (durch die Ohnmacht, dich nicht als Mensch in Liebe und Größe erleben zu können), ein instinktives Spiel, versteckt zu bleiben, Energien zu horten und dann wiederum zum Vorschein zu schießen..., wie die Zunge eines Kameläons... Nein: Ein Ekzem verschwindet durch die fortwährende Entfaltung deines großmenschlichen Seins, deines prachtvollen Reichtums an Energien. Von oben aus, ohne Misstrauen, ohne zu unterdrücken. Aus Dankbarkeit um dein SEIN; du entfaltest deinen Inhalt und deine Körperliche Kraft in ihrer ganzen Pracht... Das Spektrum von Gehirnenergien öffnet sich in seiner ganzen Bandbreite. Kein engstirniges-Denken mehr, keine Ängste. Lediglich ein großartiges Bewusstsein und infolgedessen gestehst du dir zu, in deiner ganzen Breite, als Menschenkönig, du selbst zu sein.

Als ‚ICH' geboren, vorstoßend, jetzt nicht mehr frustriert-aggressiv, weil du dich nicht länger düster-ängstlich versteckt hältst. Du trittst mit freudiger Kraft, Fröhlichkeit und Entschlossenheit zum Vorschein! Keinerlei angehäufte Energien mehr und infolgedessen Spannungen und Wut (weil du dich nicht vollkommen ‚sein' lassen wolltest). Du erkennst jetzt deinen WERT an, deinen goldenen Inhalt. Du weißt nun, dass du kein „Tier“ bist, das sich dem Leben gegenüber instinktiv verhalten muss.

Du entfaltest dich in deiner ganzen Größe, im Frieden mit dir und demzufolge auch im Frieden mit den anderen. Das Spektrum deiner ICH-Energien kann sich jetzt entfalten: ganz bewusst und ausgedehnt. Jegliches Gefühl von Wut, Ungeduld und Frustration verschwindet nun. Lebensenergien dürfen jetzt frei durchströmen...

Milchschorf auf dem Kopf

frühes Stadium der Neurodermitis bei Säuglingen, mit einem krustigen Hautausschlag auf dem Kopf, mit starkem Juckreiz

Kernursache

Du lebst eher unbewusst, du lässt alles mit dir machen. Ein leeres, abwesendes Gefühl. Du würdest dich zwar gerne gegen die Person, die sich um dich kümmert, wehren, aber im Grunde genommen widersetzt du dich dir selbst. Als wäre der Kopf, der Körper (noch) nicht wirklich deiner (oder nicht mehr); du fühlst dich töricht in diesen Menschenkleidern. Du drängst dich selbst zur Seite, und infolgedessen drängst du auch andere an den Rand. Dann fühlst du dich wieder verstoßen und alleine... Innerliche Verwirrung; du lässt aus Unwissenheit einfach so mit dir umspringen. Vielleicht findest du dich wirklich hässlich.

Kernlösung

Vertraue dich also in Liebe dir selbst an, und nimm auf deinem Thron Platz: Werde zum Herrscher über dein Leben, und spüre zufriedene Dankbarkeit um des Lebens willen. Freude um deiner selbst willen wird zu freudvoller Kommunikation mit anderen führen. Entwickle dich von einer unbewussten Lebensweise zu Selbstbewusstem Lebenswandel! Nimm deinen Raum vollständig in Beschlag. Mütter, respektiert die Eigenheiten eures Kindes, und erzieht es in einer freien, offenen Atmosphäre, nicht mit drückender Autorität, sondern auf stimulierende Art.

Kontaktekzem

z.B. über eine Uhr, Schmuck, Hautcreme, Aftershave, usw. ...

Kernursache

Du stellst alle deine feurig-lodernden Energien einer ‚Macht' außerhalb von dir zur Verfügung: einem Menschen, einem Gott oder Abgott, einer Gesellschaft, einer Karriere, dem Gott des Sexes oder der Besitztümer oder irgendeinem anderen System außerhalb von dir..., anstatt auf

Schöpferische Weise DU SELBST zu „sein", DICH zu verwirklichen! Dein Atem speit Feuer wie ein Drachen, weil du diese Selbstverleugnung und die begierige Glut, die Wünsche des „Gottes", den du hoch achtest, zu erfüllen, nicht mehr durchhalten kannst.

Du ärgerst dich darüber, dass du dich einer Autorität außerhalb von dir unterwirfst, und infolgedessen kannst du dich auch über andere ärgern…, anstatt einzusehen, dass du das alles dir selbst antust. Es macht keinen Sinn, dir deine Zunge zu verbrennen, begierig nach etwas zu greifen oder den Anforderungen entsprechen zu wollen, zu fordern, alles zusammenzuscharren…, denn das hat eine erhitzende Wirkung und gibt dir lediglich ein stärkeres Gefühl der Machtlosigkeit, Angst und Wut. Du speist das Feuer – Wörter, Kräfte, Emotionen – in die Richtung deiner Überzeugungen; möglicherweise sind es nicht einmal deine Überzeugungen, sondern die der Person / Sache, wohinter du dich versteckst. Natürlich ärgerst du dich dann: Das bist nicht „du"!

Ärgere dich nicht über andere; du hast weder anderen etwas zu sagen, noch ihnen etwas vorzuwerfen. Du hast weder etwas zu verkünden, noch zu predigen, noch zu verteidigen. Deine Kehle und Mundhöhle verzehren sich nach dem erfrischenden Atem der Dankbarkeit, des Loslassens, der Selbst-Werdung, unabhängig von anderen.[29] Lasse alles und jeden außerhalb von dir los; weder Wut noch Groll.

Werde, wer du *bist!* Begehre nichts von jemand anderem; hast du dich bisher mit jemand anderem gefüllt oder meintest du, einer anderen Person etwas verkünden zu müssen (im Begehren oder in gut gemeintem Drang, sich einzumischen)? Nichts dergleichen: Du hast dich IN dich zu kehren. Im extremen Sinne: Groll, Wut und Hass, Gram und Neid, Eifersucht: Sieh dir dieses Fass voller Emotionen an, und komme zu dem Entschluss, dass du dies alles infolgedessen in dir angehäuft hast, dass du dich OHNMÄCHTIG fühltest, dich selbst zu verwirklichen, dass du dich einmal bei diesem, dann bei jenem Menschen oder bei was auch immer angelehnt hast…, und dass du dich innerlich darüber geärgert hast. Hast du Situationen angezogen, die dich vor Wut brennen lassen? Die dich Feuer spucken lassen?

Dann erfordert dies jetzt einen KLAREN BLICK auf dich selbst: auf das ‚Warum' der Dinge. Du hast dich mit bestimmten Dingen verbrannt, mit denen du dich unbedingt aus Gier FÜLLEN wolltest; du hast dich an Dingen / Menschen außerhalb von dir verbrannt, die du ‚besitzen' wolltest oder begehrt hast…, du hast dich daran verbrannt, was du außerhalb von dir absolut ‚haben' oder durchdrücken wolltest… Als ob es so sein MUSSTE und du absolut so handeln musstest; zuweilen eine Überschreitung deiner Grenzen…, weil du eigentlich ÄNGSTLICH vor deinem inneren Gefühl der LEERE WEGLÄUFST…, dem vermeintlichen düsteren Abgrund in deiner Seele (den es nicht gibt!): „Bin ich wohl jemand?"…

Im Tod verankert zu bleiben, anstatt dich vollständig zum Leben zu bringen. Das Gefühl, dich-in-Frage-zu-stellen, lässt dich ‚aus Ohnmacht' ergreifen und Feuerspucken.

Unterdrückte Wut wegen deines ohnmächtigen Gefühls, nicht dazu in der Lage zu sein, dich nach deinem Wert und deiner ganzen Fülle Anzuerkennen, du selbst zu Sein.

Jetzt folgen der Schmerz und die Glut. Ein Gemahnen, alles und jeden außerhalb von dir loszulassen, um die Schuld deiner Erfahrungen nicht jemand anderem aufzubürden, sondern die URSACHE von allem, was geschehen ist, IN dir selbst zu finden. Erlebe die Dinge nicht immer wieder aufs

[29] Lies in diesem Zusammenhang zur Symbolik der Minze in *Das Füllhorn - Psychologische Symbolsprache der Nahrungsmittel* nach.

Neue, sondern BEGINNE ein NEUES Leben, und fange bei Null an, in vollkommener Reinheit.[30]

Du hältst es nicht mehr aus, du kannst nicht mehr, du gerätst außer Puste…, es juckt dich überall, Ungeduld plagt dich. Leidenschaften und Hitze brennen dir auf der Zunge; *du willst hieraus! Du fühlst dich als Gefangene(r) deines eigenen Systems.* Als ob du ‚einer Sache' (dem Tod?) zuvorkommen müsstest…: Das ist nicht wahr! Das Leben in dir selbst erkennen!

Kernlösung

Setze diese instinktiven, brennenden Energien in schöpferische Selbstwerdung, in Bewusstwerdung deines Großartigen, Innerlichen ICHS um; komme zu einer klaren Sicht auf dich, auf das Leben… Lasse alles und jeden außerhalb von dir los…, erkenne deine FÜLLE an…, und Panik, Ängste, Wut und Gefühle von Ohnmacht-Leere und Begierden werden verschwinden. Es gibt keinen Tiefen, Dunklen Abgrund in dir, wovor du flüchten müsstest! Du begehrst nur dann außerhalb von dir, solange du dich als nicht-GANZ erlebst. Sieh dir das-/den-/diejenige an, worauf sich deine Begierden richten (was oder wen willst du per se und unbedingt bekommen, erreichen, bekehren, verändern?), und lasse los: Erfülle dich selbst mit der Liebe, mit der Selbst-Anerkennung, die du so sehr brauchst. Das ist die *echte* Lebenswärme…

Zu erhitzte Emotionen und Begierden lösen sich in der Selbst-Erfüllung auf: dich selbst voller Vertrauen Sein zu lassen – in ganzer Breite – : denjenigen / diejenige, der / die du bist. Du möchtest jetzt nichts mehr außerhalb von dir erledigt (bekommen) haben, du kehrst dich nach innen und setzt alle deine Kräfte auf gesund-kreative Weise ein. *Eine* Freude durchspült deine Adern. Du ärgerst dich nicht mehr über die Dinge und Umstände, über die Menschen…, weil du jetzt dein eigener Meister bist und weißt, dass nichts *forciert* werden kann, dass du die Dinge loslassen musst und nur an DEINER Selbst-Verwirklichung zu arbeiten hast. Ängste und Wut verschwinden in dem Maße, wie du die Dinge und Menschen loslässt und dir selbst im Bewusstsein deines Wertes näher kommst!

Stimme dich auf die Vibration des SEINS ab…, und wirf die Vibration des HABEN WOLLENS vollständig über Bord, so wird alles, was gut für dich ist, deinen Weg kreuzen. *Begehre nichts vom Leben, von den anderen, sondern lasse diese MASSE brennender Energien in deinem Körper jetzt auf Höherer Ebene zum Einsatz kommen: Aus Liebe lebst und erfüllst du dich selbst und setzt alle deine Talente und Möglichkeiten ein.* Du kümmerst dich jetzt wirklich um dich selbst und nutzt auf aufbauende Weise diese Masse roter Energien in deinem Wesen. Sie strahlen orangerot, wenn die Transformation eingesetzt hat…

Nichts zu übereilt erreichen wollen: Lasse los! Dich selbst erleben…, in deinem SEIN…, hier-und-jetzt…, ohne der Zeit voraus sein zu wollen! Und du weißt nun, dass alles zum rechten Augenblick geschieht, dass du nicht das Sagen über andere hast, dass du dich von innen heraus weiterentwickeln darfst…, ohne dich dabei noch über etwas oder jemanden aufzuregen, zu echauffieren. Du bleibst immer in dir präsent! Nicht in ‚deinen Gedanken' der Zeit voraus sein… Komme zu einer ehrlichen, VOLLSTARKEN SELBSTENTFALTUNG!!

Dyshidrosis

mit Ekzem verwandte Hautkrankheit kleine Knötchen (Papeln) oder mit Flüssigkeit gefüllte Bläschen, meist an den Fingerseitenflächen, auf den Handflächen und Fußsohlen, die jucken können

Kernursache

Breite Basis, breite Hüftkraft, breit auf die Erde gepflanzt, dich selbst stabil-kräftig tragend? Das verlangt das Leben von dir.

[30] Lies hierzu die symbolische Bedeutung von Milch in *Das Füllhorn - Psychologische Symbolsprache der Nahrungsmittel* nach.

Aber auf zu lässig-abwesende Weise stehst du ‚im Leben auf der Erde', im Sinne von (Beispiel:) du trocknest dein Haar mit dem Föhn in der Hand, aber du bist mit deinen Augen weit weg, zu den Geisteshöhen, im Traum des Nichts, und das Haar wird brüchig und hauchdünn-leicht, was an sich kein Problem ist, selbst wenn du kahl bist, aber es geht darum, dass du gleichsam vergisst, dass du hier-und-jetzt-in-der-Materie bist, in deinem physischen Körper mit beiden Füßen auf dem Boden. Du entfliehst der Realität deines irdischen ICHS, dies ist eine Art von Loslösung, die Augen von der Realität weggerichtet.

Deine Geisteskraft will unbewusst mit dem Körper verbunden bleiben, wie die kompakte Bananen-Sphäre dies so schön darstellt[31]. Du produzierst Energie, wie in einem Hochofen, aber es scheint, dass der Produktionsprozess nicht weitergeht, er dient keinem Zweck und kommt zum Erliegen. Die irdische ‚Wirkung' hört damit auf; diese graue Sphäre solltest du nun aus deinem Leben verbannen, indem du anders lebst ...

Es ist, als ob du das Wärme-Feuer des Lebens in dir selbst nicht mehr zulässt; eine warme Verbindung mit dem irdischen Herz fehlt derzeit. Kontakt-Armut: zuerst und vor allem ungenügend Kontakt mit dir selbst und infolgedessen auch zu wenig Kontakt mit dem / den anderen.

Du bist manchmal wie ein Fisch mit Schuppen, der seine spitze Schnauzen-Nase scharf nach vorne richtet, die Augen gleichsam geschlossen, an nichts denkend, kalt-nichts fühlend; so durchfurcht er das Wasser. Er wirkt teilnahmslos, als ob er auf einer Insel lebt.

Gibt es denn eine solche Distanz zwischen dir und deinem warmen Herzen? Du glitscht weg; wo *bist* du? Warum so kalt zu dir selbst, zum Leben, als ob du beinahe ‚nicht' da bist, zumindest nicht bewusst-warm-glücklich in deinem Körper. Als ob dies alles dich kalt lässt, dir gleichgültig ist, die Liebevolle Anwesenheit in dir selbst auf der Erde.

Inzwischen würde sich deine Blase stark füllen, aber du würdest das Wasser sogar halten, in dir festhalten, weil du das warmströmende Wasser in deinem Körper ignorierst / vergisst. *Der Frostige Geist fordert dich dazu auf, DICH SELBST in warmer Anwesenheit zu erleben;* die lauwarme Körperflüssigkeit in deinem Körper will froh strömen.

Kernlösung

Kontakt! Mit deinem wärmsten tiefen Kern-ICH. Wärme dich selbst mit der kräftigsten Liebe, die in dir sitzt und baue hierbei nicht auf andere, sondern in erster Linie auf dich selbst. Lasse keine geistige / verstandesmäßige Distanziertheit zu deinem irdischen Selbst zu.

Mache ein Ende mit dieser frostigen Gleichgültigkeit dir selbst, deiner eigenen Körperlichkeit gegenüber, von innen und außen. Hebe diese Distanz zu deinem Gefühl auf! *Komme nah, ja, viel näher zu dir selbst.* Flüchte nicht vor deiner Seinseigenheit auf der Erde, vor deinem kernartigen ICH. Warme Liebe von dir selbst, das brauchst du. Ohne liebevolle Anwesenheit scheint das Leben nur grau, nichtssagend. Die Schuppen des Fisches sind lediglich wie eine Kartoffelschale, die du mit einem gleitenden Messerchen abschälen kannst. ENTSCHÄLE dich selbst: unter dieser äußersten Schälschicht liegt schließlich ein warmer Körper verborgen. Schau es dir an! *Fühle* nun: wie warmblütig und aufrecht lieb du als Mensch bist. Warum dich selbst so verstoßen, auf Distanz halten? Kehre dich *ganz* warm zu deinem innerlichen Selbst; lass deinen Inhalt weit offen in Selbst-Liebe brausen, wie eine sprühende Fontäne!!

ERKENNE dein ‚Sein' auf Erden, werde dir deiner warmen irdischen Anwesenheit bewusst und wärme dich in dieser Gemüt-

[31] Lies über die betreffende Symbolik in *Das Füllhorn - Psychologische Symbolsprache der Nahrungsmittel.*

lichkeit. Verankere dich tief in deinem eigenen Herzen, ja, tiefer als tief, und liebe dich selbst. Du verdienst es. Zuallererst solltest du dir diese Wärme geben, erst dann kannst du zu anderen gehen und mit ihnen den Strom der Lebensenergie teilen, die in dir wohnt. *Öffne dich von deinem Herzenskern aus und lasse dich selbst erblühen, wie ein breiter Fächer. Freudenströme fließen nach außen.* Intensives Glück darüber, wer du bist ...

Follikulitis

oberflächliche Entzündung von einem oder mehreren Haarbälgen (= Follikel) verursacht einen Pickel auf der Höhe der Öffnung des Haarbalgs, der jucken und schmerzen kann; es kann gelbliche Flüssigkeit austreten oder es kann sich tiefer in die Haut ausbreiten, wodurch eine rote, schmerzende Schwellung entsteht

Kernursache

Du stehst allem, was dich bedrohen könnte, in defensiver, aber aggressiver Haltung gegenüber: Du hast solche Angst, dass man dich *(dennoch)* verletzen wird.

Unbewusste Ängste kommen auf, weil du dich überhaupt nicht sicher in dir fühlst. Du zeigst deine roten Stacheln, um dich zu verteidigen: Du fühlst dich durch andere von allen Seiten mit Dolchhieben gestochen.
Angst vor tiefgehender Kommunikation: Man hat dich wahrscheinlich an einer sensiblen Stelle deiner Seele verletzt; du schirmst dich ab, auf dass niemand dich mehr in deinem intimsten Wesen peinigen können wird.
Häufig handelt es sich um eingebildete Ängste, Paranoia aus Unsicherheit.

Kernlösung

Alle schmerzhaften Erfahrungen und Kommunikationsprobleme aus der Vergangenheit hast du unbewusst selbst hervorgerufen. Verändere deine Überzeugungen; fühle dich stark auf deiner Basis, fühle dich in deinem Selbst beschützt, lasse dich in selbstbewusster Würde wachsen, nichts wird dir angetan, wenn du dies nicht zunächst unbewusst so wolltest. Wirf negative (Wahn)-vorstellungen über Bord, und erschaffe deine Wirklichkeit selbst! Nimm dein Leben bewusst in die Hand, und komme in Aktion!

Karbunkel

Eiterbeule, Furunkel, Furunkulose dies ist eine tiefe, eiternde Entzündung der Haarbälge (= Furunkel) mit mehreren Eiterköpfen

Kernursache

Verzweifelte Wut wegen des Gefühls „blockiert zu sein“. Du schaffst es nicht mehr: Du würdest gerne ausbrechen, aber du kannst (noch) nicht. In glühender Wut fixierst du deine Gedanken immerzu auf die gleichen Punkte: Du möchtest etwas forcieren, du lehnst dich gegen etwas auf! Düstere Gedanken. Vergebens versuchst du, etwas in den ‚Griff‘ zu bekommen, es gelingt dir nicht wirklich, denn du bekommst keinen Zugriff auf deine innerlichen schwankenden Gefühle; du erlebst dich als aggressiv aber ohnmächtig, denn Widerstand scheint nicht viel zu bewirken. Du wendest dich möglicherweise voller Empörung an diejenigen, denen du Autorität zuschreibst (deinen Eltern, deinem Arbeitgeber...), vielleicht findest du, dass man dir unrecht getan hat.

Du würdest gerne eine Veränderung sehen, du ziehst hin und her, aber du kommst keinen Schritt weiter. Diese Situation spiegelt lediglich deinen inneren Kampf wider, den Zwiespalt in dir. Es gibt einen Konflikt zwischen dem, was du vom Verstand her gerne tun würdest und dem, was dein Gefühl dir sagt. Du unterdrückst den sensiblen Teil in dir, das Natürliche, das Warme und Zärtliche, deine Sanftheit. Am liebsten würdest du alles strukturell und rational angehen, aber dann kommst du mit deiner Gefühlswelt, mit deiner Natur in Konflikt; dies zeigt sich in deiner Aggression der Außenwelt gegenüber. Du tust dir unrecht! Hast du Angst vor deinen spontanen inneren Kräften?? Traue dich, deine Kräfte in allmählicher Entfaltung zu zeigen!

Kernlösung

Akzeptiere jeden Teil in dir vollkommen, auch die Wärme deines Körpers, deines irdischen Seins. Lasse Intuition und Verstand zusammenwirken, löse den Konflikt zwischen Natur und Struktur. Lasse deine natürlichen Gefühle frei strömen, aus deiner spontanen Lebensweise wird eine Struktur hervorgehen: Fühle dich wie ein Kind, sei lieb zu dir, kämpfe nicht gegen deine natürliche Aggression, sondern setze sie in Tatkraft um.

Nutze deine angestauten Energien, und lasse sie unter der Autorität deiner Liebe aufblühen. Mache dir deinen Wert bewusst! Fixiere dich nicht auf andere, auch nicht auf ihr Verhalten, sei nicht scharf zu anderen, weil du scharf und hart dir selbst gegenüber bist. Entdecke in dir die Einheit zwischen dem weiblichen und männlichen Aspekt, komme zu einem offenem Bewusstsein, höre auf deine Intuition, und verlange nicht von anderen, dass sie dich in deinem Einzigartig-Sein als Mensch verstehen sollten. Traue dich, du selbst zu sein, habe keine Angst vor inneren Energien: Manifestiere dich so, wie du dich innerlich fühlst, in kreativer Aktion. Richte dich nicht wütend an andere, sondern lasse das Unterste aus dir an die Oberfläche kommen. Donnere mit voller Kraft durch das Dach der Selbstbeschränkung!

Granuloma annulare

chronische gutartige Hautkrankheit, bei der sich rote, etwas dick anfühlende Ringe bilden, die ein Stück normaler Haut umschließen

Kernursache und Kernlösung

Du wagst es kaum, dein ICH zum Vorschein kommen zu lassen, als ob *deine ‚Innerliche Sonne' unter deiner eigenen prächtigen (Körper-) Vollheit versinkt. Du wagst es nicht wirklich, nach außen zu treten, du hältst dich unter einer physischen Struktur versteckt.*

Gespannte Zurückhaltung, Schrumpfung. Dein Sonnenhaupt, dein Großes ICH BIN fordert einen Durchbruch, aber dein Gefühl des Unvermögens ist vorläufig noch zu stark. ‚Hilfe, ich kann nicht, ich werde von mir selbst verschlungen, ich fühle mich machtlos in meinem eigenen Sein, ich kann gleichsam keine Luft bekommen, ich komme nicht mehr heraus, ich sinke …'

Nach diesem *Selbst-Bild* lebst du.[32] Wisse, dass du dein Leben unbewusst oder bewusst *selbst* kreierst: deine Gedanken und Überzeugungen über dich selbst, über das Leben, schicken dich in eine bestimmte Richtung. Dein Körper reagiert auf diese Überzeugungen über dich selbst; also ändere diese negativen Überzeugungen bezüglich deines Lebens und deiner Persönlichkeit in Heilung bringende Überzeugungen. Erwarte das Allerschönste und betrachte dich selbst nicht als einen verzweifelt wegsinkenden, unvermögenden Menschen. Mit deiner Vision von dir selbst feindest du dich selbst an: ändere diese selbst-irreführenden Gedanken über deine Art des Seins und deine Möglichkeiten. Vergiss nicht, dass du *bist*: als vollwertiger Mensch, und dass du es *sehr wohl* kannst: dass du *als der Kopf* am Steuer deines Lebenswagens stehst, die Leitung über dein Leben hast. Werde dir dessen bewusst, was du *sehr wohl* kannst, mache dir selbst nichts weis und glaube an dich selbst. Dein Leben und deine Gesundheit liegen in deinen Händen, aber dann solltest du nun einen anderen Weg einschlagen.

Paradoxerweise würdest du in einer Gegenreaktion am liebsten eine *matriarchale Autorität* in dir selbst entwickeln, unter der du dich selbst und eventuell auch andere ersticken würdest. *Dies ist ein ängstliches Festgreifen, ein Gefangennehmen in einem dominierenden Busen gleichsam.*

Du fühlst dich möglicherweise *erstickt in dir selbst, in einer bestimmten Situation: befreie dich daraus. Betrachte dich selbst als einen schönen und guten Menschen: AN-*

[32] Es ähnelt dem Selbstbild des ersten Prinzips so wie dies beschrieben ist in *Alcyone oder das verzeichnete Selbst-Bild des Menschen.*

ERKENNE DEIN VOLLWERTIGES SONNE-SEIN und LASSE alles und jeden außerhalb deiner selbst los. Liebe dich selbst und lebe aus dieser Selbstliebe heraus.

Fühlst du dich wegsinken unter deinem Körper: dann übergib deinem Großen Bewussten ICH nun die Leitung deiner Existenz. Damit eine ausgewogene Erfahrung zwischen Geisteseigenheit und Körperkraft möglich wird. Ob du nun dünn bist oder mollig: egal; folge nicht den falschen Schein-Schönheitsnormen der Herdenmentalität in der westlichen Gesellschaft, sondern werde du selbst in all deiner Kraft und Pracht! Dein Fleisch ist stark, auch Fett ist notwendig für körperliche Gesundheit. *Das Ganze, dein ICH, geführt von deiner Meisterschaft.*

Hast du dich bisher *noch nicht so ‚sein' lassen, wie du bist*? Dann schrumpfst du dich zusammen und lässt dich zurücksinken. Findest du nicht, dass du so ‚sein kannst und sein darfst, wie du bist'? Mit diesen selbstanfeindenden Überzeugungen beschädigst du nur dich selbst.

Kannst du bestimmte Dinge nicht mehr ‚schlucken', fühlst du dich verletzt, lebst du nach der Überzeugung, es nicht mehr bewältigen zu können?

Als Lösung ...
FÜHLE DICH STARK und hebe dich selbst über Wasser. Erlaube es dir selbst nicht mehr, dich zurücksinken zu lassen, und nehme das Lebenssteuer in deine Hände, nicht auf eine böse, begierige Art, sondern im Glauben der Kraft, die in deinem Wesen anwesend ist! Lenke bewusst und vor allem ... auf liebevolle Weise dein ICH in die Richtung von: ‚Ja, ich kann, ich werde, ich besitze die Möglichkeiten, mich hoch über die Untergründe zu heben. Ich brauche nicht wegzusinken. Ich darf froh darüber sein, wer ich bin, als Mensch einzigartig und keinem anderen gleich. Ich bin Meister über mein Leben, bin kein Opfer, ich laufe weder in der Herde mit, noch teile ich die Herdenmentalität. Ich bin gut so, wie ich bin ... nur muss ich mich selbst ergreifen müssen und mich mit einem Kraftstoß über Wasser heben!'

Du wirst nun mit beiden Beinen stark auf dem irdischen Boden stehen; du versuchst nicht länger, Regeln einzuhalten, die dir sagen, ‚wie' du sein müsstest. Du schnürst dich nicht mehr zu, du versuchst nicht mehr, die Erwartungen der Gesellschaft oder anderer Menschen zu erfüllen; du wirst nun der, der du wirklich bist. Du versteckst dich nicht mehr.

Hast du durch dieses Gefühl des Unvermögens gerade zu sehr nach Dingen oder Menschen *greifen* wollen, nach einem Halt außerhalb von dir?
Wie *mütterliche überwältigende Frauenbrüste, die das Kind (in dir) einerseits behüten würden (wenn auch auf ängstlich transpirierende nervöse Weise), aber es andererseits ersticken würden, zermalmen würden?* Gib diesen ‚Brüsten' (gleichsam, denn es geht schließlich um das Symbol[33]) nun eine Freiheit, ein Loslassen; fühle nicht länger diesen zusammengepressten Druck auf deinem Brustkorb, durch den du fast keinen Sauerstoff / Atem mehr bekommen kannst ...
Hast du zu viel, *wie in einer Krebshaltung mit sehr beschäftigtem Kopf, bemuttert bei anderen? Dies kann alles sein: aber es geht um eine Folge der Tatsache, dass du dich selbst als ICH-der-Mensch versteckt hast.*

Du brauchst nichts und niemandem zu genügen, lass andere los und schenke dir selbst die *Herrliche Weite Freiheit. Schrumpfe dich nicht länger zu, lass deine große innerliche Sonne in Freude und Selbstbewusstsein aufsteigen, ohne in das ängstliche andere Extrem zu verfallen, also ohne es dir selbst beweisen zu wollen oder danach zu streben, für gut befunden zu werden, ohne das Fordernde, Begehrende, Greifende.*

---

[33] Lies zur psychologischen Übereinstimmung in diesem Buch.

Denken, denken, denken … höre auf damit und lasse dich selbst aus tiefer Liebe zu dir selbst, zum anderen heraus ‚fühlen'.
Gib, gib dir selbst Liebe.
Produziere nur Liebe, wahre Liebe.

Rege dich in deinem Kopf nicht so *auf* und wage zu sein, wer du bist, ohne ängstlich nach Dingen außerhalb von dir selbst zu greifen.
Voller *Vertrauen* zum Vorschein kommen, deinen grandiosen Raum einnehmen.

Innerliche Ruhe dabei, weil du weißt, dass es so gut ist: du kommst in dein Sein, wie die Sonne bei Tagesanbruch steigst du nun auf, in ‚Liebe' wiedergeboren. Du weißt, dass du dich nicht ‚vorsehen musst', dass du nicht furchtsam im Leben zu stehen brauchst. Ängste verschwinden im ‚Loslassen', im Glauben an dich selbst.
Fordere weder von dir selbst noch von anderen, unbedingt etwas Bestimmtes zu schaffen (zum Beispiel: ich MUSS so oder so aussehen, ich MUSS dies oder jenes verwirklichen): ich WILL, dass es so oder so läuft … *Angst und Begierde oder das Zwingende gehen hier Hand in Hand. In dem Vertrauen, dass das Leben dir alles bringen wird, was gut für dich ist, lässt du alles und jeden außerhalb deiner selbst los …*

Darum gilt: wie eine Raupe, die sich zuerst in ihren Kokon zurückzieht: erlaube es dir selbst, dich GANZ TIEF *NACH INNEN* zu kehren, deine schöne Herzwärme in Selbst-Liebe zu erleben, gib dir selbst die nötige Zeit, um *ganz* nah in dich und zu dir selbst zu kommen, lasse den Kokon auf heilsame Weise sein Entwicklungsschema durchlaufen … um dann als neugeborene Raupe zum freifliegenden *Schmetterling* zu werden und von der Herzenskraft aus auffliegen zu können.
Zuerst eine Zeit der Selbstbesinnung, bis zum Grunde gehend: bis zu *deinem Herzen. Liebe dich selbst* … so kannst du die Liebe mit anderen teilen, geben, ohne noch zu greifen oder zu meinen, deine Unzulänglichkeiten kompensieren zu müssen, indem du auf die eine oder andere Weise einem bestimmten Modell entsprichst, einem innerlichen oder äußerlichen Idealbild. *Entpuppe dich … zu der Person, die du als ‚DU' wirklich bist. Verkrampfe dich nicht mehr: du bist gut, so wie du als DU bist. Gib dir selbst die größtmögliche Chance auf ein neues Dasein und glaube an dich selbst!*[34]

Fühlst du dich schmerzhaft getroffen? Dann ist dies die Folge der Tatsache, dass zuerst einmal du dich selbst verletzt hattest: indem du dich nicht IN DEINER WÜRDE UND SCHÖNHEIT anerkannt hast: dich als vollwertigen Menschen.
ENTSCHEIDE DICH jetzt dafür, du selbst zu sein.
Wähle das LEBEN: „Ja, ich bin, ich mache einen Schritt vorwärts und leiste keinen Widerstand dagegen, als große starke ICH-Persönlichkeit ZU SEIN". Führe nicht länger einen Kampf mit dir selbst; weigere dich nicht länger, dich selbst als ICH im großen Rahmen deines ‚Seins' wirklich zu erleben. Sage ‚ja' statt nein zu dir selbst, sage ja zu dem Wagnis, auf der Erde anzutreten: mache diesen Schritt nun im Leben, mache diesen Schritt auf der Erde und bestätige dich, lasse dich endgültig nieder, leiste keinerlei Widerstand mehr dagegen.

Gürtelrose

Herpes zoster, Zoster
Rötung, Bläschen, möglicherweise Schmerzen und Juckreiz, in einem begrenzten Hautbereich an einer Seite des Körpers

Kernursache

Ein lustiger Clown steckt wie ein Vogel Strauß den Kopf in den Sand. Unbestimmte Angst vor etwas Bedrohlichem, vor einer gewaltigen Energie, die dich in Besitz nehmen könnte, Angst vor dem Tod oder vor irrealen Weltkatastrophen, vor Sex, vor

[34] Lies kurz die ersten einleitenden Seiten dieses Buches oder das Buch *Glaube, Bewusstsein und Liebe, die drei Stützpfeiler des Lebens.* Dieses Buch ist bei Erscheinen des vorliegenden Werkes noch nicht in deutscher Übersetzung erhältlich.

dem Teufel oder dem Vater, vor einer schwarzen Lehre oder Philosophie…; im Grunde genommen handelt es sich um Misstrauen gegenüber dem Selbst, du möchtest einen Teil von dir meiden. Du flüchtest vor deiner Natur, der du misstraust. Du klammerst dich an einen weichen Sandboden, an unsichere Strukturen „außerhalb" von dir, die dir weder Ruhe noch Sicherheit bieten.

Aus Angst vor deiner eigenen Schattenseite, aus Furcht, bestimmte negative Energien in dir nicht in der Hand behalten zu können, schnallst du dir den „Gürtel" um, hältst du dich innerhalb einer Bindung, einer bestimmten Struktur fest, die deiner Natur Gewalt antut. So flüchtest du förmlich mit angelegten Scheuklappen in einen Turm hinein, wodurch auch der Empfangskanal zu deinem tiefsten Selbst verschlossen wird.
Du möchtest nur noch die Seiten von dir sehen, die du selbst gut oder schön findest: Es entsteht ein Zwiespalt. Aus innerer Unsicherheit und Ängsten heraus klammerst du dich vielleicht an eine oberflächliche Zurschaustellung, eine äußerliche Krone oder an Ehrgeiz oder „gute Taten" – in der Angst, ansonsten vom Thron gestoßen zu werden. Diese physischen Symptome gebieten dir Einhalt: Du kannst nicht weiter flüchten.

Kernlösung

Der Weg zurück zu deiner Einheit. Komme zu Akzeptanz und Integration all deiner unterdrückten oder verborgenen Gefühle, so dass nichts mehr als beängstigend erlebt wird. Wahre Liebe für dein Selbst. Inneres Königreich, keine äußere Bestätigung. Du warst nicht schlecht, du bist nicht schlecht: Du entwickelst dich immer weiter. Begreife diesen Wachstumsprozess, dann verurteilst du auch nicht. Überprüfe deine Denkmuster: Du kannst dich nur gut und stark fühlen, wenn du ganz frei aus deinem Herzen heraus lebst. Du darfst deine Natur vollständig erleben: Du brauchst keinen Schutz. Vertraue deiner eigenen Natur, und dieses Vertrauen wird dir Freude bringen. Niemand anderes als du selbst ist dein Feind gewesen. So laufe nicht mehr ängstlich vor dir weg oder davor, was dir Angst einflößt: Konfrontiere dich damit. Allein durch Konfrontation kannst du unterdrückte Gefühle und Gedanken lösen.

Siehe ggf. auch *Neuropathie

Hidradenitis suppurativa

Acne inversa

chronische Entzündung der Haarfollikel und Talgdrüsen, möglicherweise mit schmerzhafter Schwellung, Eitern, Zysten- und Fistelbildung; meist unter den Achseln oder in der Leistengegend

Kernursache und Kernlösung

Du betrachtest und prüfst die Dinge gründlich an der Außenseite: ob alles wohl deutlich und klar ist wie ein perfekt geschliffenes Kristallglas? Du stellst hohe Anforderungen an die Dinge, du legst die Latte sehr hoch, vor allem für dich selbst: nach geistigen Formen und Normen, doch das ist es nicht, was das Leben verlangt. Wenn es nach dir geht, muss alles nicht nur gut, sondern perfekt sein. *Dann* kannst du etwas (und dich selbst) annehmen und für gut befinden. Ein wenig zu straff und kalt, distanziert, in der geistigen Betrachtung. *Wo bleibt dieses warme Gefühl; warum schiebst du das Warmlebendige weg aus dir? Das Leben ist mehr als Struktur und ‚das Funktionelle', das perfekt geistige Prinzip, abgeschnitten vom warmroten Herz, von deiner ursprünglichen Natur.*

Es ist als ob du reichlich geerntet hättest, als ob du die Früchte des von dir Gesäten gepflückt hättest, aber nun diese reife Ernte *zu straff zusammenbinden wolltest, dir selbst keinen Raum geben würdest, um als ‚Frucht' und Schönheit betrachtet zu werden, dich in erster Linie ‚sein' zu lassen.* Du schnürst dir gleichsam die Lenden zu, als ob du *deinen Raum, deine Körpervollheit* nicht so sein lassen dürftest, wie du bist. Vergleichen wir dies mit der Wespentaille von so vielen Herden-Tierweiblein, die meinen, dass diese eingeschnürte Form sich ‚so' gehöre, dass

dies schöner oder besser sei, dass Fett und Fleisch an der Stelle nicht passen würden; fest angenietet an dumme Indoktrinationen. Aber bei Hidradenitis geht es um das ‚Feld', um den ‚Raum', sowohl auf geistiger als auch auf emotionaler, kreativer als körperlicher Ebene, die man nicht einnehmen will oder nicht einzunehmen wagt. *Du schränkst dich ein und du transpirierst voller Atem / Energie, den / die zu zurückgehalten hast; das eingeschnürte ICH.* Warmrote Energien, die strömen wollen, hältst du zurück … , du würdest durch sie ‚blasen' (heftig atmen).
Erkenne doch die irdische Reichlichkeit deines eigenen Wesens an, des Körpers selbst: wage es, du selbst zu ‚sein', dich zu zeigen, zu manifestieren!

Es hat manchmal den Anschein, dass du nicht wirklich stolz darauf bist, was / wer du bist, auf deine Produkte, auf das, was in dir steckt, deine Schätze, die sonnige Ernte, die reifen Getreidehalme. Entspannung ist hier erforderlich: *auf ruhige, gebende Weise ‚sein' lassen / ausströmen lassen, was aus dir herausströmen will. Dein Lebensgefühl, deine Talente und Möglichkeiten, deinen körperlichen Reichtum: lasse es alles existieren, in Freiheit und Ursprünglichkeit. Halte es nicht ängstlich bei dir, lass deine Energien frei strömen.*
Lasse die Demeter in dir selbst in gesunder Freiheit dem Feld, dem irdischen Land, den guten Menschen ihre reifen und dickgefüllten Getreidehalme schenken. Sei stolz auf das Schöne, das in dir ist, das in deinem Körper wohnt, das von dir genährt und hervorgebracht wurde, und gib es mit einem Herzen dir selbst und den anderen.
Wage es nun, die volle Pracht zu genießen, die du bist, im wahrsten Sinne des Wortes, und verkrampfe nicht. Deine Produkte wollen gesehen werden, freigegeben werden; halte sie nicht so verkrampft bei dir fest. Gib dich selbst frei, gib deine Schätze preis, in Liebe, ohne Angst.

Öffne deine Arme, kneife dich nicht zu!
Öffne dein Wesen und klammere dich selbst, deine Energien und Früchte, Talente und Schätze, die in dir sind, nicht länger schwitzend an dich. Hast du Angst zu geben, dich selbst so ‚sein' zu lassen, dich so zu zeigen, wie du bist? Du bist gut und schön, wenn du aus deinem Herzen heraus lebst, aus deinem gebenden Herzen heraus: dein Körper wird es ausstrahlen. Nun, in diesem Augenblick, hältst du dich in dieser Hinsicht zurück. Löse dich von alten negativen Gedanken bezüglich deiner selbst, wage es, dich so zu zeigen, wie du bist, und rege dich innerlich nicht auf, verstecke dich nicht, halte nicht fest: weder die Dinge außerhalb von dir, noch die Möglichkeiten, die du in dir hast.
Dies alles will frei strömen: fürchte nicht, vertraue und lebe auf ‚frei-gebende' und ‚gebende' Weise … jetzt wird erst richtig ‚gesät'. Getreidehalme werfen ihre Saatkörner auf das Feld, und du fühlst dich befreit, in diesem Freigeben, Säen und Öffnen deiner selbst. Tun, Pflanzen, Säen und diese Arbeit genießen …

Anfangs: Selbst-Blendung: du blickst in das allzu weiße Licht, in die weißen Kerzen, zu den silbernen Kerzenhaltern, in die Höhe, in die Sphären von weißem Wein[35], zu den ‚perfekt' geformten durchsichtigleichten Weingläsern; du lebst in diesem *weißen Traumgeist*: zu stark. Möglicherweise in unechten Traum- oder Märchensphären. Es handelt sich hier weder um Realität, noch um Wahrheit oder echte Schönheit, sondern um künstlich geformte Bilder und Fantasien, die nichts mit dem echten ‚Leben' zu tun haben. *Möglicherweise zu geistighoch gepflegte Ideale: komme wieder in deinen Körper aus Fleisch und Blut. Biete den in dir angesparten Talenten, Möglichkeiten, Energien nun einen Ausweg …*

Bringe dich mit den Füßen auf die ERDE und erlebe dich auf herrlich realistische Weise, dir selbst und anderen Liebe gebend. Anerkenne dich selbst als wertvoll;

[35] Lies über die Symbolik von Weißwein in *Das Füllhorn - Psychologische Symbolsprache der Nahrungsmittel.*

halte nichts zurück, gib es frei. Entspanne dich und lasse los, lasse all das Schöne sich in frohe kleine Kanäle gießen, strömend und rasch nach außen gelangend. Nimm deinen Raum ein, den Raum des Lebens; *kein Zukrampfen deines Wesens mehr. Es bedarf einer Art weiter Öffnung deiner selbst, in aller Ruhe und Entspannung, in Liebe gebend, irdisch verwurzelt.*

Lies auch die relevanten Rubriken: Symbolik der *Achsel, *Leiste u.ä.

Ichthyose, „Fischschuppenkrankheit"

Abweichung, wobei die Haut ein geschupptes Erscheinungsbild hat und sehr trocken ist

Kernursache und Kernlösung

Du bist auf der Suche nach festem Boden unter den Füßen, aber du bekommst nicht gleich Macht über dich selbst. Du stehst ein wenig ungeschickt im Leben, nicht direkt mit dir verwandt, du fühlst dich der Erde gegenüber etwas fremd. Würdest du lieber etwas hervorrufen, ein Signal zu dir holen, das dich unmittelbar mit der Dualität Leben-und-Tod konfrontiert, dann geschieht dies, um dir zu verdeutlichen, dass du über deine Existenz entscheiden darfst: Was möchtest du, welche Wahl triffst du? Willst du wirklich vollständig in dein irdisches Sein eintreten; willst du *wirklich* auf dieser Erde leben? Dann darfst du sein, wer du bist, wie du bist, in höchstauthentischem Sinne. Niemand hat das Sagen über dich; jeder Mensch ist einzigartig und hat lediglich seiner Art entsprechend treu zu leben. *Sei dir selbst gegenüber nicht länger „FREMD", verhalte dich auch nicht länger wie ein(e) Fremde(r), wie jemand, der nicht wirklich DAZUGEHÖRT und besser sofort wieder gehen sollte…*

Auch du bist König: in deinem Herzen, in deinem Seelenkern. Komme über Wasser, rage darüber hinaus: über die Schichten, die du hochgehalten hast, um dich dahinter zu verstecken, so dass niemand wirklich mit dir in Kontakt treten konnte, so dass man dich vielleicht als Sonderling oder Fremde(n) oder Kranke(n) schimpfte. Das ist durchaus möglich, aber es braucht nicht so zu sein. Es hängt davon ab, *wie weit du dich von deinem eigenen irdischen Herzen auf Abstand gehalten hast; wie stark du dich von dir abgestoßen und hinter einen Tarnungs-Schutz zurückgezogen hast.* Der Engelsmensch steckt in dir, er muss jedoch zunächst vollständig als irdischer Mensch aus Fleisch und Blut auf Erden inkarnieren. Wer du im Kern *bist,* so wie du bist; die äußere Form als Wiedergabe deines inneren Wesens: für jeden Menschen auf andere Weise.

Versuche nicht dem Kult des Äußerlichen zu entsprechen oder dem, was die Gesellschaft von dir „erwartet". *Erwarte lediglich von dir selbst das „Lebensspendende", ein vollständiges Ja-Sagen zu dir selbst, zum echten Leben auf Erden, und entziehe dich dem nicht!* Sei von innen heraus du selbst: Faste nicht, sieche nicht dahin, lebe beispielsweise nicht nach strengen Ernährungsregeln, sondern gib dir selbst die Freiheit, das zu dir zu nehmen, wonach dir gelüstet.[36] Komme mit beiden Füßen in dir auf den Boden. Lasse nicht davon ab, eine selbstbewusste RICHTUNG zu wählen![37]

Du versuchst auch, etwas (möglicherweise jemanden) umfasst zu halten, dich zu umgürten, wie ein Schoß, der nicht gerne loslässt, aber damit blockierst du dich selbst. Du identifizierst dich noch unzureichend mit der freigiebigen, loslassenden, gebärenden Lebensquelle; du identifizierst dich hingegen noch zu stark mit der nicht gebärenden, nicht wirklich schöpferischen, in sich festhaltenden Ur-Gebärmutter. Als würden die eigenen ‚weiblichen' Energien dazu eingesetzt, um zu ergreifen, zu umarmen, zu umringen, aber hiermit gleichzeitig das / den andere(n) außerhalb von sich festhaltend und damit auch sich selbst

[36] Lies hierzu die symbolische Bedeutung der Nahrungsmittel in *Das Füllhorn - Psychologische Symbolsprache der Nahrungsmittel* nach.

[37] Lies in diesem Zusammenhang zur psychologischen Übereinstimmung der *Zehen in der diesbezüglichen Rubrik nach.

blockierend. Eine Stagnation, ein Erstarren, eine lähmende Haltung / Situation ist die Folge dessen.
Du würdest dich gerne zu Höherem aufrichten, zum Heiligen erheben, in einer Art von weiblich-geistigem Zustand, im Anbeten des großen patriarchalischen Gottes, der über dir und außerhalb von dir steht. Du siehst dich selbst lediglich als halb, ungefüllt, unerfüllt, blauweiß an, in Abhängigkeit von den größeren Mächten außerhalb von dir. Du würdest vor dem Höheren außerhalb von dir auf die Knie gehen; hiermit erniedrigst du dich selbst. Du siehst das Weibliche im Menschen zu wenig als KRAFT, als FÜLLE an; du stellst dich zu stark als halb, als eine zu füllende Leere dar.

Du wirst die Göttlichkeit in dich selbst, in dein Herz legen müssen. Dich auf Erden vollblütig präsent sein lassen, als einzigartiges Wesen, als ICH! Dir deiner Kräfte bewusst sein, der Urlebenskräfte, die in dir wohnen, um dir Gestalt zu geben: ein starker Mensch aus Fleisch und Blut, der weiß, dass er sein Leben selbst in der Hand hat, rot und blau im Gleichgewicht. Mit jeder Albernheit und Weichlichkeit, mit jeder entseelten Weiblichkeit in dir kurzen Prozess machen und die Lebensenergie auf tatkräftige Weise deinen Körper durchströmen lassen! ERKENNE vollkommen den starken Wert deines Seins; spüre diese Kraft in deinem Körper, spüre, wie das Leben in jeder Zelle deines Körpers sesshaft wird. Sei weich und freundlich zu dir, hole dich vollständig zu dir hinein, wirf jeglichen Widerstand, „du selbst zu sein“, über Bord, brich diese Barrieren ab, und trete so, wie du in *wirklicher* Gestalt bist, zum Vorschein.

Verstecke dich nicht länger; verhalte dich deinem eigenen Körper gegenüber nicht länger wie ein(e) Fremde(r), sondern freue dich gerade darüber, dass du DU bist. Du bist nicht „fremd“, du musst nur eine Art von Allergie oder Abneigung in Bezug auf dein irdisches Sein, deine irdische Erscheinung lösen. Du brauchst nichts zu entsprechen, außer der Forderung des Liebeskerns in dir: WERDE, wer du wirklich bist. Brich jegliche Abwehr in Bezug auf deine eigene autonome, volle Inkarnation in deinem irdischen Körper ab. Gehe eine Freundschaft mit dir selbst, mit der Erde, mit ihren Bewohnern ein; ziehe dich nicht mehr hinter einen Schutzschirm zurück!

Durchbreche das Ur-Jungfernhäutchen, und werde jetzt geboren; *schenke…,* mit der freigiebigen Lebensquelle zusammen…, dir selbst das *wirkliche* Leben. Lasse alles und jeden außerhalb von dir los, aber gib dir die CHANCE, vollkommen in der Materie, in deinem Körper zu SEIN. Halte nicht mehr den geringsten Abstand zu dir aufrecht. Überbrücke diese Trennwand, die du (unbewusst) geschaffen hast, und sei froh darüber, so sein zu können, wie du in deinem Herzen bist, ohne in Frage stellen zu müssen, ob du wohl sein darfst, wer du bist, ohne dich rechtfertigen oder verändern zu müssen. Höre auf die Sprache deines Herzens!

Die KRAFTBEFÖRDERUNG von deinem inneren Selbst aus…, die Energien brauchen das! Setze diese Menschenkraft durch; lasse Energien frei durchströmen…, anstatt dich zurückzuziehen oder nicht vollständig auf Erden einzutreten, zu inkarnieren. Gehe weiter!!! Mit voller Schlagkraft aus Liebe weitergehen! Unterdrücke diese Energien nicht mehr, halte sie nicht mehr zurück, lasse diese roten Kräfte sich für die Schöpfung, für das Früchte-Gebären einsetzen, lasse sie dafür eintreten, neuen Dingen, Schöpfungen Leben-zu-Geben. Lasse es alles mit voller Kraft aus dir herausströmen! Stehe als ICH im Leben, und sei stolz auf diese lebenden Werte in dir! Enthusiasmus, ein starkes Weitergehen, ohne dich noch irgendwie zurückzuhalten oder nach hinten zu ziehen.

Deinen Platz auf Erden vollkommen einnehmen, etwas beherzter, kraftvoller, stärker, so dass auch eventuelle *Demineralisierung, *Kalzium-Mangel[38] sich lösen wird. Du bist nicht länger „brüchig"; du empfindest dich nicht mehr als zerbrechlich; du erlebst das Leben nicht mehr als einen Ort, an dem du dich auf Glatteis vorsichtig aufrecht halten kannst; du hast keine „Angst" davor, das Mann-Frau-Wesen zu werden, der Gottesmensch, der Engelsmensch auf Erden geboren…, der du in deinem Herzen bist. Du weigerst dich nicht länger, du selbst zu sein, aus *einem* Stück; furchtlos! Du erlebst jetzt den starken Einheitsverbund in dir zwischen Lebenskräften / Inhalt und der Wohnung, die dein Körper ist. Du pflanzt deine Füße breit ausgestreckt auf den irdischen Boden und weichst nicht mehr von deiner dynamischen Selbstniederlassung ab. Resolut, absolut, ohne Aufschub, ohne Zurückhaltung: ein lebensstarkes Niederlassen vom DU in deinem urstarken Körper! Es existiert nicht mehr die geringste Verfremdung; keine schwache Zurückhaltung, keine Zweifel mehr, sein zu dürfen, wer du in deinem Herzen *bist.*

Du stehst jetzt auf „herausstrahlende", *gebende* Weise im Leben. Du gibst in fortwährendem Sinne deinem Körper Gestalt; deine Bewusstseinsenergien, die nicht länger flüchten oder nicht in deinem Körper-auf-Erden ‚sein' wollen, bilden nun unaufhörlich eine feste, starke, körperliche Basis. Deine Knochen kraftvoll, dein Fleisch-und-Fett stark präsent, dein Körper nimmt in Gänze seinen Platz ein. Du trittst ‚unbeschämt' ins Tageslicht deiner selbst, ohne noch das Bedürfnis zu verspüren, dich zu verbergen, denn du *gibst* dir jetzt dieses Leben aus deinem Herzen heraus…, und auf diese gebende, kraftvolle Art und Weise übernimmst du die gesamte Verantwortung für dich, für deine physische Präsenz.
Diese Selbst-Liebe und dieses Ja-Sagen zu einer Frei-Gabe deiner selbst – von dieser Selbst-Liebe ausgehend – dieser starke Glaube an die Verschmelzung von Bewusstseinskraft und physischer Erscheinung, dieser Glaube an deine Fülle, deine Lebenskraft… führen jetzt dazu, dass du auch mit anderen flexibel und unkompliziert umgehst. Energien *geben,* strömen frei… in die Richtung der Erde, deines Körpers. Keine Rede mehr von Unterdrückung, Rückzug, dich schwach- oder weich-zu-halten, zurückzubleiben, Verfremdung, davon, eine Autorität außerhalb von dir anzubeten, nicht in dich gehen zu wollen.
Du sagst JA und machst, handelst, *lebst,* gehst mit dieser Krafteinheit weiter! Alle Häute fallen von dir; du zeigst dich im ganzen Licht deiner selbst und bist stolz darauf, dich so zeigen zu dürfen, wie du in deinem Herzen bist, und nicht länger als schwacher Abklatsch dessen. Jegliche Frustration ist nun gewichen. In reinem Kontakt zu dir selbst. In der starken Glut deines ICHS setzt du alle Lebenskräfte ehrlich ein: zur Selbstverwirklichung und im Erschaffen neuer Dinge. Kraftvoll, Wahr, Energien Frei-Setzend, Stark-in-dir-Niedergelassen und Offen-strömend!

Impetigo

Impetigo contagiosa, Grindblasen
hochansteckende, bakterielle Hautinfektion, häufig bei Kindern, meist im Bereich des Mundes und an den Händen, leicht juckende Flecken, die mit rotgelben Krusten und manchmal auch mit Blasen bedeckt sind

Kernursache

Der Mensch betrachtet seinen Körper, seine Hände, seine Handgelenke, seine Unterarme, die Juwelen, die er dabei eventuell trägt, seine Beine; er betrachtet sich selbst mit dem ästhetischen Auge der ‚Venus': ist es auch schön, erfüllt die Haltung meiner Hand, meiner Finger, erfüllt die Anordnung des Rings und der Uhr meine ästhetischen Erwartungen? Es werden Proben des eigenen Äußeren entnommen (in extremem Sinne auf narzisstische Weise), wie aus einer gewissen Distanz, unabhängig vom Inhalt. Als ob man den eigenen Körper wie ein Gemälde betrachtet, nach Normen und ästhetisch in-

[38] Lies über die psychologische Übereinstimmung in der diesbezüglichen Rubrik nach.

doktrinierten Bildern und ästhetischen Regeln bewundernd. Dies zeigt eine Art von Gespaltenheit: die Schönheitsregeln und die fließenden und verklingenden Linien repräsentieren gleichsam die Ästhetik des Todes. Das Äußere ist weggerissen, getrennt vom Inneren, eine Linie um die andere herum: posierend für sich selbst, losgelöst vom Seelenkern. Weichheit, an der oberflächlichen Seite des eigenen Wesens, des eigenen Körpers stehenbleiben. Nicht oder nicht genug vom Herzen aus, vom Inhalt aus, aus der Gefühlstiefe heraus lebend. Abgeschnitten von seinem lebenden Selbst blickt der Mensch in den Spiegel, auf die äußerliche Form an sich.

Bist du gebräunt genug oder ist die Haut glatt genug? Bist du weiß genug oder schwarz genug? Ist deine Haut weicht und gleitend genug? Falten können auf diese Weise zu Unrecht als alt oder hässlich angesehen werden. (Babys oder kleine Kinder tragen eine entsprechende Veranlagung schon ab der Geburt in sich und landen ‚nicht zufällig' bei den Erziehern, die ihnen entweder einen Spiegel vorhalten oder ihnen den Weg aus dem Labyrinth zeigen.)

Es handelt sich um falsche Schönheitsregeln, da der Körper (Haut) hier keine Verbindung zur ursprünglichen Lebensströmung hat. Wahre Schönheit wächst von innen heraus, aus Liebe heraus, aus Reinheit. Sobald man den Kult der äußeren Inspektion und Prüfung verherrlicht, die Prüfung und Anerkennung nach der äußeren Form, lässt man sich von einer Art Energie benebeln, die ganz und gar nichts mit dem Leben zu tun hat. Der innerliche Durchfluss wird blockiert, ignoriert. Man wird zu einem schwachen Abguss seines wahren ICHS.

Der Mensch hält sich äußerlich ruhig und gefasst, eine innerliche Kraftbombe wird unterdrückt. Es herrscht eine Schein-Ruhe, manchmal eine Schein-Haltung, die alle Energie verbirgt. Als ob man sich selbst nicht sein darf oder es nicht wagt, sich selbst zu sein, die innerlichen Kräfte mit Macht unter dem Tisch hält. In vielen Fällen hat es schließlich Priorität, anderen gegenüber freundlich oder beherrscht zu wirken, auf eine ‚angemessene' Art und Weise mit anderen zu kommunizieren (oder sich anderen so zu zeigen). Mit dieser Haltung benimmt man sich gut, hält man die Arme, die Hände usw. auf eine solche Weise (manchmal geradezu einstudiert, durchaus innerlich kontrolliert), dass man sehr geschätzt oder bewundert wird, für gut befunden wird wie ein Filmstar, wie jemand, der ‚sich sehen lassen kann', der die beklemmenden ästhetischen Regeln erfüllt, die er sich selbst auferlegt.

Der Natur werden Zügel angelegt. Es herrscht ein Machtdruck auf die innerliche Energieströmung. Das ‚Bild', das man von sich selbst aufrechterhält, ist wie eine Wachsfigur. Das Gesicht lächelt oder macht eine Grimasse, je nachdem, ob man sich in dieses bestimmte Bild hineinzwängen will, als der Beste, der Liebste, die Person mit der strahlendsten Schönheit oder Anmut beispielsweise, aber eigentlich handelt es sich dabei lediglich um eine Haltung, einen Schutzschirm, eine unechte Vorstellung des tieferen ICHS, eine Anmut, die reizend gefunden werden will, die aber nur eine Maske ist.

Kernlösung

Impetigo fordert zu einer radikalen Umkehr auf: man soll sich auf direkte und ehrliche Weise von innen nach außen kehren. Es ist eine absolute Ehrlichkeit im Sichselbst-‚Sein' gefordert. Innerliche Kräfte nicht länger unterdrücken, um diese oder jene Regel zu erfüllen, der man gerne entsprechen möchte. Sei du selbst, so wie du dich wirklich fühlst. Und wenn du so weit von deiner innerlichen Quelle abgeschnitten bist, dass du nur noch Haltung oder unnatürliches zweites Ich bist, dann gehe auf die Suche nach deinem *echten* ICH und manifestiere dich von deinem tiefsten Kern-Ich aus, ohne dich noch auf die äußere Form zu fixieren, auf die Haut, die Haltung, die du einnimmst. Dies erfordert einen Bruch mit dem alten Kult des Äußerlichen, mit der ‚falschen Venus', um zu tieferer Liebe zu gelangen, um echte Schön-

heit in deinem Herzen zu fühlen und von hier aus dich selbst zu entfalten, nicht mehr fixiert auf die Außenseite deiner selbst, auf die Dinge und Menschen um dich herum.
Inhalt und Äußeres in Einheit verbunden: hier beginnt wahre Schönheit. Und wahre Schönheit beinhaltet auch ursprüngliche Kräfte, z.B. manchmal eine gesunde rote Glut in der Haut, nicht immer eine glatte Haut (wie bei Plastikpuppen), sondern hier und da ein Pickelchen, wie ein authentischer Mensch.
Es ist der Mensch, der seine wahren Schöpfungskräfte nicht länger unterdrückt, der Mensch, der seine Gefühle und innerlichen Wässer wagt zu veräußerlichen, ohne auch noch ein einziges Mal über die äußere Form nachzudenken, unabhängig vom Inhalt; mit diesem unechten falschen Lebensstil bricht er nun.
Er IST nun der, der er ist, in Herz und Nieren, in authentischer Schönheit, weder nach festen Regeln und Normen lebend, wie ‚es sich gehört', noch nach den indoktrinierten Regeln der Gesellschaft oder einer alten Stimme in ihm folgend, die an ‚Schein-Verhalten oder Schein-Schönheit' glaubt und darin ertrinkt, nicht mehr sieht, dass es sich um einen Kult des ‚Hässlichen' handelt, weil verwurzelt im Tod und des Herzens ledig.
Eine Umkehr ist nun gefragt. Nicht mehr Leistung bringen wollen, so aussehen wie … , das Image hochhaltend, und leer. Impetigo fordert dich auf zu Enthüllung und Selbst-Anerkennung auf der tiefsten Ebene. Jede Distanz zum eigenen innerlichen ICH wird nun überbrückt; Körper und Seelenkern in Einheit verbunden.

Lies hierzu mehr im Kapitel *Essen, Essprobleme, Nahrung* und im ersten Teil des vorliegenden Werkes.

Muttermale, Leberflecken

Eine Wiedergabe des inneren Kampfes: Abhängigkeit davon und Widerstand dagegen. Der Weg, um auf Erden zu inkarnieren, liegt in der Gebärmutter: Du fährst mit dem Strom der Mutter mit, aber andererseits fühlst du dich dadurch ergriffen, gefangen und möchtest mit deiner eigenen Autonomie vorstoßen. Du fühlst dich durch den Biss des Storches, durch die Macht und die Charaktereigenschaften deiner Mutter „gebrandmarkt", einerseits sehnst du dich zwar auch nach dieser Gebundenheit, aber andererseits spürst du irgendeinen Schmerz, du stößt dich ab, möchtest frei werden, du bist sogar wütend…, lasse mich in Ruhe! Vielleicht bekommst du Schläge auf den Kopf, willst weg, jemand anderes hat dir ohnehin nichts zu sagen? Du würdest gerne wie eine Sektflasche explodieren, aber du wirst eingeschränkt. Eine aggressive Anhäufung von Energien, ein Absetzen gegen jede Beschränkung. Ein Wegwollen, ein nicht Wegwollen: Deine Gefühle drehen sich unbewusst im Kreis.

Hautkrebs

lies hierzu auch Krebs, allgemein

Kernursache

Gefühlsmäßig in der Vergangenheit stecken bleiben: emotionaler Ballast. Du stellst die Autorität nach außen: Du lässt dir von einer gewaltigen, niederschmetternden Energie alles gefallen, die dich spaltet…, die Sonne strahlt außerhalb von dir, sie blendet dich: Handelt es sich hierbei um deinen Vater, deinen Partner, deinen Glauben? Du fühlst dich in die Zange genommen, in der Macht von jemandem. Anstatt die Sonne (den selbstbewussten Wert) in dein inneres Zentrum zu stellen, lässt du dein Leben von anderen führen; Kritik, gesellschaftliche Normen, Schönheitsansprüche (sehe ich wohl gut aus in den Augen anderer, entspreche ich den Voraussetzungen, um…) bestimmen dein Leben.
Weil du deine innere Autorität verleugnest, machst du dich von anderen abhängig. Dadurch fühlst du dich auch ängstlich und unsicher; du bist vor Unfällen oder Rückschlägen auf der Hut; du gehst auf Zehenspitzen…, vertraust überhaupt nicht auf dein tiefstes Selbst! Du siehst zu wenig un-

ter die Oberfläche des Lebens. Du bist immerzu damit beschäftigt, vorzusorgen, beziehungsweise dich gegen das zu wappnen, was falsch laufen könnte. Du erkennst überhaupt nicht, dass du es bist, der / die sein / ihr Leben gestaltet. Anstatt sich nach vorne zu entwickeln, greifst du immer wieder in die Vergangenheit zurück oder verschwendest deine Energien damit, dass du dich auf Ängste und Sorgen fixierst; du hast Angst vor diesen tiefen Gefühlen, du läufst vor deinem eigenen Kern weg.

Du kannst dich auch nicht wirklich so zeigen, wie du bist; du hast sozusagen ein Schutzschild um dich selbst herum gebaut. Du vertraust dir nicht; dann wirst du dem anderen auch misstrauen. Du wagst es nicht, *wirklich* zu leben! Zwiespalt: inneres Gefühl – äußerliches Erscheinungsbild.

Kernlösung

Laufe nicht vor deinen Emotionen weg, unterdrücke sie nicht: Beobachte und verarbeite sie. Baue lediglich auf deine eigene Autorität, entdecke deinen tiefen, verlässlichen Kern. Komme zum vollen Bewusstsein deiner kreativen Möglichkeiten, und nimm selbst, auf autonome Art und Weise, das Lebenssteuer in die Hand. Ein Offensein für dich selbst wird zu Vertiefung führen. Diese Bekanntschaft führt zu Liebe und Frieden in dir. Nicht die anderen, sondern du warst dein eigener Feind. Lasse den überflüssigen Ballast aus der Vergangenheit los. Nicht die äußere Form zählt, sondern der Inhalt, deine Gefühle: Traue dich, du selbst zu sein, ohne zu heucheln, so wie du bist. Versuche nicht, Erwartungen von anderen zu entsprechen, sondern folge deinen Sehnsüchten, und lebe in Freude!

Malignes Melanom

Form von Hautkrebs, Tumor der Pigmentzellen

Kernursache

Mit einem *viel zu schwachen* Hexenbesen aus Stroh fegst du Schmutz vom Weg, und unaufhörlich fegst du immer weiter, aber es scheint, dass: je länger du fegst, nun, desto voller und breiter wird der Besen und desto mehr Schmutz sammelt sich unter dem Besen an. Statt sich zu entfernen, vervielfältigen die Schmutzteile / Staubteile sich. Es scheint sich also um einen magischen Besenstiel zu handeln, der eine *Umkehr* fordert, auch von dir. Weil nicht genug KRAFT, *gesunde, gewollte Lebenskraft* dahinter ist, wird das Waffenwerkzeug (*Immunsystem*) immer matter und schwächer, während das Instrument gerade dazu gedacht ist, sich *allen Schmutzes zu ENTLEDIGEN.* Doch es macht alles nur noch schlimmer. Je mehr auf eine solch schwache Art und Weise gefegt wird, desto mehr erfährt der Körper sich als unvermögend, als zu kraftlosschwach, um sich zu verwirklichen, um sich ‚des Bösen' zu erwehren, in diesem Fall des Eindringlings der Krebs heißt.

Eine Vervielfältigung des Negativen, *dessen, was der Mensch mit Einsatz, Kraft und Herz entfernen müsste, in und außerhalb seiner selbst.* Warum diese Schwäche!!? Warum dem schmutzigen Staub, dem Leblosen die Chance geben, sich zu vervielfältigen? Durch deine schwache, nicht wirklich kräftig aktive / selbstsichere Lebenshaltung, ja, mit dieser blassenergetischen Haltung provozierst du gleichsam diese Vergrößerung / Steigerung des Negativen. Auf diese Weise[39] zerstört deine Immunität schließlich sich selbst.

Weit breiten sich die Arme des Propellers des Hubschraubers aus, aber *sie lassen sich hängen, in Schlaffheit.* Stillstehend und nicht-rotierend, als ob der Hubschrauber *nicht an sein eigenes Vermögen glaubt,* sich zu drehen, in Bewegung zu kommen. *Wo ist der starke Mittelkern, das ICH BIN-Bewusstsein?*

Du trägst eine leichte, passiv-hellblaue Plastiktüte, in die viel hineinpassen würde,

[39] Lies in diesem Buch den Text zu **Immunität.* Auch der Text über **Aids* wurde nicht ausschließlich für Aidspatienten geschrieben, sondern für alle Menschen, deren Immunsystem geschwächt ist.

aber sie ist *‚leer'*, als ob der Mensch sich fragt ‚und was soll ich nun holen mit meiner Einkaufstasche'? statt kräftig vorwärts zu schreiten, intuitiv zum Geschäft zu gehen und *entschlossen* das zu nehmen, was er braucht. Nein, er trödelt, er zögert, *‚ich weiß nicht'.* Du scheinst nicht vorzuhaben, die Tasche auf eine sinnvolle Weise zu ‚füllen'. Nichtssagend und schwach scheinst du das Leben zu erfahren / in das Leben hineinzugehen. Du bist *nicht wirklich BEWUSST in und bei dir anwesend* und du lässt es alles einfach geschehen. STOPP! Steh AUF!
Lasse dich nicht länger leben. Du bist doch kein Halbmensch, sondern ein KRÄFTIGER Gottmensch, der sich selbst Erfüllung bringt, oder? Oder denkst du, dass du dich ‚füllen' müsstest, weil du leer wärst …? Sicherlich nicht! Dich zu füllen mit Dingen, Menschen, Alkohol, Sex, äußerem Schein, Fernsehen, ständig dies oder jenes tun, an der Oberfläche des Lebens?!

Kernlösung

Aufstehen mit voller Kraft! Mit geballter Faust auf den Tisch schlagen: verdammt, ICH BIN, ICH LEBE und ich FÜHLE meine Kräfte. DIE KRAFT, die in mir ist, werde ich von nun an einsetzen. Ich bin kein schwacher leerer Hanswurst, der nichts mehr über sein eigenes Leben zu sagen hat! *Ich packe mich selbst, nehme mit vollem Selbstbewusstsein in fester Entschlossenheit Mein Leben in die Hand und komme zu einem ECHTEN SEIN ALS ICH,* ja, zu echtem TUN. Selbstverwirklichung aus dem GLAUBEN an DICH SELBST heraus: das ist deine Rettung.

Du lässt dich nicht verwirren; du stehst für dich selbst ein. NIEMALS wirst du dich noch hängen lassen, so beschließt du. Genug! Es reicht! Du brichst definitiv mit einer bestimmten Auffassung von dir selbst, vom Leben. *Herkules* ist dein Vorbild: er besiegte das fünfköpfige Monster. Du besiegst die Stimme in dir selbst, die dir weismachte, du könntest nichts, seist nichts wert, deine Kräfte könnten bzw. können nicht echt über die Wasserlinie reichen. Mit der Kraft eines RIESEN schreitest du vorwärts im Leben, furchtlos, stark KONZENTRIERT in jeder Muskelfaser deines Körpers. Bewusst als ICH auf der Erde anwesend!

Lies auch den Text *Krebs, allgemein.

Lichen sclerosus

seltene, oft chronische Hauterkrankung, häufig im Genitalbereich: erst Rötung und Schwellung, dann Verdünnung (Atrophie) der Haut (porzellanartige Weißfärbung), meist mit starkem Juckreiz und Schmerzen, manchmal auch Blasen und kleine Wunden; kann zu Verengung der Vorhaut oder des Vaginaeingangs führen

Kernursache und Kernlösung

Selbstverurteilung: du denkst über dich selbst, dass nicht genug ‚Leben' in dir ist; du würdest gerne mehr aus dir selbst ‚herauswringen', aber du hast dich selbst schon bis zum letzten Tropfen ausgepresst. Da ist eine Art der Selbst-Anfeindung, Unzufriedenheit mit dir selbst, du bist fordernd dir selbst gegenüber. Du willst immer noch mehr aus dir selbst herausholen, um es geben zu können; du forderst fast, dass das Leben dir noch mehr ‚Flüssigkeiten' geben solle, um es auf perfekte Weise weitergeben zu können, (möglicherweise beispielsweise auch über den sexuellen Austausch mit einem Partner). Aber das Leben sagt ‚Stopp'; um dieses Fordern vom Leben zu stoppen, dieses sich selbst auswringen, um als ‚der Perfekte' existieren zu können. Du warst immer da, um es den anderen recht zu machen, du trugst mit all deinen Kräften die Lasten auf deinen Schultern, wie ein starker Vater oder eine starke Mutter (beispielsweise), auf deren Rücken das Kind Pferdchen spielen darf, bis du müde in einen Sessel sinkst. Kaputt und am Ende, hast dich müde gegeben.
Für andere Gutes tun wollen, den letzten Tropfen aus deiner Zitrone pressen: damit du dich selbst nur ja als ‚gut' erfahren kannst, um doch irgendwie dem perfektionistischen Modell zu entsprechen, das du dir selbst vorhältst. Dies ist hart für dich selbst, du kannst darin sehr stur sein.

Du bist dir selbst gegenüber verurteilend, wenn du diese oder jene Anforderungen nicht erfüllst: wenn du beispielsweise nicht der ideale Lehrer bist, die ideale Mutter, der ideale Pfleger, der nach den Normen der (oberflächlichen) Außenwelt ideale freundliche schöne Modellmann oder die Modellfrau, der ideale Partner usw. …

Möglicherweise findest du dich selbst einfach nicht gut, wenn du dich nicht in diesem Geben zum Wohle der anderen bestätigt siehst. Als ob dieses Pressen aus dir selbst, damit du nur deinem dir selbst vorgehaltenen Idealbild entsprichst, eine Voraussetzung dafür wäre, dass du dich selbst als einen wertvollen Menschen empfinden kannst.

Es ist Zeit, dir selbst etwas Ruhe zu gönnen, es dir selbst zu erlauben, als ‚ich' zu leben, auch unabhängig von den anderen. Wieder bei dir selbst heimzukommen, zu Atem zu kommen, ruhig und ganz nah an deinem Wesen, an deinem Körper. Du brauchst dich nicht abzuquälen, du darfst nun zuerst und vor allem ‚für dich selbst sorgen', ja, dir selbst geben.

Das Leben fordert dich dazu auf, *wirklich* heimzukommen in deinen Körper, so dass keine Distanz mehr besteht zwischen deinem Geist und deinem Körper, um ganz lieb und nah in deinen Körper aus Fleisch und Blut einzutreten. Würdige dich auf keinerlei Weise noch herab, drücke dich nicht mehr in die Minderwertigkeit.

Stelle keine Bedingungen dafür, dass du dich selbst ‚leben lassen darfst!' Habe dich selbst bedingungslos lieb und wende dich zuerst und vor allem auf liebevolle Weise dir selbst zu. Kein Selbstverriss mehr! Du kannst unmöglich noch länger für andere Gutes tun, wenn du nicht zuerst dir selbst alles Gute gibst. Mit einem Partner Liebe auszutauschen ist erst dann möglich, wenn du zuvor vollständig in deinen eigenen Körper eingetreten bist, wenn du dir selbst deinen Körper, dein ganzes Selbst schenkst. Finde erst diese Einheit in dir, nähe die Schrunden, die Risse in deinem Wesen, indem du nicht länger eine gewisse Distanz von deinem Körper bewahrst. Pflege dich selbst, wärme dich selbst. Sei nicht mehr so hart und frostig und fordernd zu dir selbst. Umsorge das kleine Kindliche in dir selbst auf ganz sanfte Weise.

Suche keine Kompensation, keinen Ausgleich, keine Erfüllung außerhalb deiner selbst, mach es nicht zur Voraussetzung, dich selbst an den oder die anderen zu geben, bis du leer bist, um dich selbst auch nur einigermaßen ‚gut und lebenswert' finden zu können.

Sei deinem Herzen treu, komme in Kontakt mit deinem tiefsten Gefühl, mit deiner Körperlichkeit, und reiße die harte Mauer nieder, die du zwischen dir und deinem Selbst aufgebaut hast. Feinde dich selbst nicht mehr an; stelle keine Anforderungen, stelle keine Normen auf, lasse dich selbst einfach und ‚natürlich' existieren, so wie du bist, als der, der du bist.

Strebe keinem Ideal nach, versuche nicht, bestimmten Sehnsüchten oder Idealen des oder der anderen zu entsprechen, sei der, der du bist, in Seele und Körper.

Höre damit auf, eine Kluft zwischen dir und deinem Selbst aufrechtzuerhalten; Gebiete der Selbstverurteilung Einhalt.

Milderung und Selbst-Liebe sind gefragt.[40] Nichts ‚muss': höre auf die Sprache deines Herzens. Beginne damit, dir selbst ganz viel Liebe zu geben, versuche nicht, diesem oder jenem oder irgendeinem Ideal in deinem Kopf zu entsprechen. Der Lebensstrom läuft von deinem Inneren aus, aber wird sich weigern zu strömen, deine Haut wird hart und trocken, wenn du Widerstand dagegen leistest, DICH SELBST voll heraus existieren zu lassen, aus deinem Herzen heraus, in Selbst-Liebe, wenn du einfach alles weggeben würdest aus Pflicht und dem Gefühl heraus, vorbildlich, perfekt usw. sein zu wollen. Dahinter verbirgt sich Angst: *was* würde passieren, wenn du dich nicht länger an andere geben würdest, bis du leer bist, wenn du dein altes, bisher angestrebtes Idealbild für dich selbst aufgeben würdest?

[40] Lies in Teil I: Egoismus versus Selbst-Liebe.

In Vertrauen deine alte Auffassung loslassen; vertrauen und wissen, dass alles erst dann gut wird, wenn du dich selbst auf warmherzige Weise hereinholst, so wie du *wirklich* bist, authentisch und natürlich. Gedanken und Hirngespinste aus Angst und die Tatsache, dass man dem eigenen Idealbild nicht entsprechen kann, dass man nicht so ist, wie man meint, sein zu müssen, dürfen nun vertrieben werden.

Du darfst zuallererst und vor allem dich selbst lieben, wärmen, umsorgen. Vertrauen und Selbst-Liebe verjagen schließlich jede Art der Angst.

Du bist randvoll mit brennenden Energien: Blockiere dich nicht; schirme dich selbst nicht länger gegen Schmerzen ab. Du bist schließlich gut, so wie du bist, wenn nur keine Anforderungen gestellt werden, wenn kein ‚Müssen' aufrechterhalten wird, weder durch noch für dich selbst.

Nichts (getan) ‚bekommen' wollen: lasse ‚los' und komme in dein ‚Sein'. Auf diese Weise können Energien frei existieren. Mit Gedanken von dir selbst oder von anderen etwas (getan) bekommen zu wollen, löst Brennen und Juckreiz aus. Komme in dir selbst nach Hause und werde der, der du im Kern bist, unabhängig von Gedanken und Anforderungen. So können auch Wut, Ärger, Irritation, Ungeduld und Unzufriedenheit verschwinden.

Angst, verletzt zu werden, ist die Folge einer Selbstverstoßung und eines Mangels an Selbst-Liebe. Umarme also dich selbst, hole dich warm herein und wisse dich in dir selbst sicher. Niemand kann ungebeten zu dir hereinkommen, niemand kann dich verletzen: wenn du dich für dich selbst einsetzt, wenn du nur deinen ‚Wert' erkennst, nicht versuchst, diese oder jede Pflicht oder Norm zu ‚erfüllen', wenn du ganz ehrlich aus dir selbst heraus sprichst. Ein Selbst das nun *eins* geworden ist, ein Ich, das sich nicht länger selbst anfeindet oder sich furchtsam zurückzieht. Setze dich stolz dafür ein, wer du bist, sei ganz einfach du selbst, „lebe" und „erlebe" deinen Körper, dein Leben ... ohne es auch nur ein einziges Mal noch auf harte Weise zu betrachten oder zu behandeln. Du brauchst nichts zu beweisen, du brauchst nichts zu erfüllen. Sei einfach du selbst.

Erst wenn du diese Rehabilitation, diese warme Heimkehr in dich selbst durchführst, erst wenn alle alten Normen und zwingenden Gesetze durch die Kraft der Selbstliebe außer Kraft gesetzt sind, kann eine Heilung sich manifestieren und schließlich auch ein Liebeserleben mit dem anderen sich aus dieser soliden Liebesbasis in dir selbst heraus entwickeln. Sei dabei ehrlich zu dir selbst und zum anderen. Erzwinge nichts; alles geschieht zum richtigen Moment. Sorge nun erst für dein *echtes* Selbst, nicht für ein Schein-Ich, das immer wieder den oder die anderen zufriedenzustellen versucht.

Ersetze das Gefühl von Frustration und Wut, Unzufriedenheit, durch Dankbarkeit dafür, wer du bist, für die Tatsache, dass du zuerst und vor allem dich selbst liebhaben darfst. Lebe nicht in Gedanken und Geistessphären, drücke deinen Körper nicht länger von dir weg, sondern fühle dich selbst warm willkommen in dir selbst.[41]

Nesselsucht

juckende Quaddeln, Urtikaria
heftig juckende erhöhte Stellen auf der Haut; es gibt sehr viele mögliche Auslöser für Nesselsucht, darunter bestimmte Nahrungsmittel und Medikamente

Kernursache

Du trittst mit deinen potentiellen Möglichkeiten nicht nach außen; du versteckst dich, du traust dich nicht, dich wirklich dafür stark zu machen, wer du bist. Möglicherweise verbirgst du dich hinter den anderen..., im Nachhinein würdest du ihnen zum Vorwurf machen, dass sie der Grund dafür sind, dass du dich nicht manifestieren kannst.

Unterdrückte Aggression ist die Folge dessen. Du möchtest mit Pfeilen schießen!

[41] Hier verweisen wir auf die Ursymbolik der Sonne im Zeichen Wassermann im Buch *Befreiende Astrologie*. Dieses Buch ist bei Erscheinen des vorliegenden Werkes noch nicht in deutscher Übersetzung erhältlich.

Aber du schaust lediglich düster durch eine schwarze Brille, fühlst dich machtlos…, verloren, ängstlich. Du lässt dich an einem Rad, einem Mahlstrom mitdrehen, anstatt deine Individualität zu manifestieren. Andere dringen in dich ein, du *lässt* dich durchbohren, du schweigst, aber innerlich tobt ein vor Wut glühender Strom. Du fühlst dich armselig, in den Fängen anderer, obwohl du gerne so frei wie ein Vogel wärest. Du bist von deiner Quelle, von deiner Natur abgeschnitten; du lässt dich durch das Feuer anderer versengen, weil du deine persönliche Kraft verkennst.

Kernlösung

Sei stolz auf deine Basis, dein Lebendes Selbst, und komme zu energischer Kreativität, Aktion! Stecke den Kopf nicht in den Sand; anstatt dich innerlich aufzuregen, sähe lieber deine Talente aus. Machen anstatt Grübeln! Du bist überhaupt nicht armselig oder machtlos, ergreife dein Leben mit beiden Händen, und richte es entschlossen aus, auf die Art und Weise, wie du es möchtest; lasse dich nicht durch andere beeinflussen, sondern kommuniziere ehrlich mit deinen Gefühlen. Setze Aggression in Aktion um! Lasse dir nicht von anderen hineinreden, richte dich auf die Hauptsachen, und stürme nach vorne.

Pickel, allgemein

Kernursache und Kernlösung

Trauer und Aggression werden als Gift ausgespieen; eine Anhäufung nervöser Energien; dich nicht dazu im Stande fühlen, mit einem Gefühlsinhalt nach außen zu treten. Du hast nicht den Mut, anderen verbal etwas mitzuteilen, du fühlst dich ohnmächtig, nicht wohl in deiner Haut. Du fühlst dich zugleich dumm und schwach, andererseits drängen aggressive Kräfte! Du vergiftest dich mit schwermütigen, vernichtenden Gedanken, weil du nicht nach außen kehrst, was in dir lebt. Du fühlst dich so unzufrieden in dir, in einer Struktur, die dich zu sehr einengt, du richtest diese Unzufriedenheit jedoch an andere, in Form von Kritik. Selbstmanifestierung fällt dir zu schwer, dein Mut hängt dir in den Kniekehlen, einerseits würdest du dich gerne verkriechen, andererseits möchtest du alles herausposaunen. Eine aggressiv dominante Kraft bemächtigt sich deiner, wenn du deine spontanen Energien blockierst und solange du dich hässlich oder nicht gut genug findest.

Lebe dich jetzt so aus, wie du bist, ohne Umschweife. Sage, was du zu sagen hast, trete mit anderen in Dialog. Umhege dich zufrieden in deinem Körper. Genieße mit allen deinen Sinnen, und lasse kreative Energien frei strömen. Selbst-Liebe, Verständnis für dich selbst und die anderen. Frieden … und Kreativitätsströmung, Kommunikation von deinem wahren Herzenskern aus mit dir selbst, mit dem oder den anderen, auf ehrliche Weise.

Eiterpickel

Kernursache

Du fühlst dich unsicher, vor allem, was deine Gefühle angeht. Du denkst, in gewisser Weise zu versagen, du stellst dich ängstlich in Frage. Vielleicht empfindest du dich als Tölpel, als ein missglücktes Etwas. Du weißt nicht sicher, inwieweit du deine Gefühle durchkommen lassen darfst, du traust dich nicht, dich so zu zeigen, wie du dich fühlst! Du versteckst dich hinter einer Haltung, die nichts von deinen Gefühlen preisgibt. Du meinst, „schlecht“ zu sein, wenn du dich in der Weise manifestieren würdest, wie du bist. Vielleicht bist du nach außen hin sehr freundlich und gefügig, aber innerlich rächt sich diese Haltung, und du schluckst nicht nur deine wahren Gefühle und Gedanken, sondern auch eine frustrierte Wut! Du trittst „weiß“ nach außen, aber du fühlst dich „düster“, schlecht oder hässlich. Du erlebst dich wie ein ohnmächtiges, verlassenes Kind, dass mannhaft, aber allein seinen Weg suchen muss…, sich selbst ausgeliefert; du fühlst dich jedoch gebrechlich.

Angst, von deinen Gefühlen mitgerissen zu werden. Du meinst, bestimmten Normen entsprechen zu müssen, um von den anderen akzeptiert zu werden, aber weder innerlich, noch äußerlich erfüllst du das gesellschaftliche Erwartungsmuster.

Kernlösung

Lasse deine Individualität nicht von einer anonymen Masse verdrängen! Du brauchst nicht in einer Kutsche aus Rauschgold zu fahren: Erkenne nun das Gold in dir selbst an. Lasse deine Gefühlsquelle frei strömen; wage es, deiner Intuition, deinen Gefühlen zu vertrauen. Du verstößt lediglich dich selbst, und als Reaktion darauf wirst du möglicherweise Menschen anziehen, die dich ebenfalls negativ beurteilen. Aber die Ursache liegt bei dir. Schäme dich nicht vor deinen wahren Gefühlen, vor deinem einzigartigen Inhalt. Du bist anders als die anderen: Sei stolz auf deine Eigenheit. Staue keine Emotionen an: Suche nach Kanälen, über die du dich manifestieren wirst, ohne Zurückhaltung. Widersetze dich nicht länger, gib dich dir selbst hin. Die Macht über dein Leben liegt in dir. Wenn du dich äußerlich hässlich findest, ist dies lediglich die Folge dessen, dass du dich nicht in Gänze akzeptierst, so wie du bist, dass du dich nicht wirklich liebst. Baue Stein für Stein an deinem eigenen Haus, vielleicht langsam, aber sicher. Stehe voller Selbstvertrauen auf eigenen Beinen.

Psoriasis, Schuppenflechte

chronische Hautkrankheit: rote Flecken mit weißen Schuppen, bspw. auf der Streckseite der Knie oder Ellenbogen, der behaarten Kopfhaut usw.; manchmal auch Nagelabweichungen (z.B. Grübchen), Arthritis u.a.

Kernursache

Wie ein ängstliches, sich zusammendrückendes wildes Kaninchen verbirgst du dich unter einem dunkelfarbigen Fell, instinktiv, misstrauisch das Leben beäugend. Du fühlst dich nicht sicher. Du vertraust dir selbst, dem Leben, dem anderen nicht. Du wagst es nicht, in das Leben hineinzuspringen. Bewusstwerdung, wahre Liebe und Glaube an dich selbst als echter Mensch sind hier gefragt. In defensiver Haltung hältst du andere Menschen von dir weg.
Auf der Hut, deine Öhrchen gespitzt wie ein kleiner wilder Hund, bereit, jeder drohenden Gefahr zuvorzukommen. Aber die einzige echte Gefahr liegt im tiefen Unterdrücken der schönen Menschenkräfte, die in aller Offenheit und in allem Vertrauen durchbrechen wollen.

Die Angst vor den eigenen Gefühlen und Kräften wird immer größer, denn du unterdrückst sie immer weiter! Du fürchtest dich vor diesen Energien tief in dir, vor unbewussten Kräften, die dich bedrohen könnten (vergleiche mit dem Gemälde „Der Schrei" von E. Munch). Existenzielle Angst. Du flüchtest nicht nur vor der Verantwortung für deine tiefsten Emotionen, sondern auch (vor der Verantwortung) für Projektionen dieser Verdrängung in deiner nächsten Umgebung. Du fürchtest, vielleicht unbewusst, dass etwas Mächtiges, Großes, ein bedrohliches Etwas, dich zermalmen, vergewaltigen, quälen oder vernichten könnte. Immerzu bist du zur Flucht bereit..., das ist lediglich die Folge dieser enormen Angst und des Misstrauens deinem tiefsten Ich und deinen Gefühlen gegenüber.
Du kannst sehr gut die Dinge rational im Griff behalten oder organisieren..., solange du nur nicht mit deiner anderen Seite konfrontiert wirst: mit deinen Emotionen, deinen intuitiven Kräften. Du würdest „NEEEEIIIIN!" toben..., ein Widerstand gegen diesen essenziellen Teil von dir! Du ZWEIFELST an deinem Wert: Du drückst nicht dein *echtes* Selbst durch. Zu wenig auf dein eigenes irdisches Sein ausgerichtet, zu stark in die Ferne, in die Wolken blickend, dich selbst dabei *aushöhlend,* so dass du dadurch beinahe ins Wanken geraten würdest, hintenüber geneigt, Schwindel erregend. Du richtest deinen Blick zu viel auf die Dinge außerhalb von dir, so dass du kaum noch erkennst, dass die Hauptsache darin besteht, *selbst* stark auf

deiner Basis zu stehen / aufzubauen; das ist der Anfang von allem. Du gehst zu wenig *tief nach innen,* zu dir, und verbiegst dich zu stark für Dinge / Menschen außerhalb von dir, zugleich gibt es einen Widerstand, sich weiterzuentwickeln, Transformation durchzuführen. In gewisser Weise gleichst du einem Standbild, das aus dem Gleichgewicht gerät, weil du dich nicht ausbalancierst, um schließlich im stabilen Gleichgewicht stehen bleiben zu können. Nicht *wirklich* von deinem Lebenden Selbst aus lebend, sondern zu viel auf die Dinge, Menschen, die Gesellschaft AUSSERHALB von dir gerichtet. Kaum auf deine eigenen *Wurzeln* abgestimmt.

Es fühlt sich für dich so an, als ob du keine Reserven mehr hättest, als ob das Kamel nach einem langen Durchzug durch die Wüste spürt, dass seine Fettgeschwülste leer und ausgetrocknet sind. Das Wasser, Energien, die Emotionen fließen jetzt unkontrolliert durch deinen Körper hindurch, weil du sie zu wenig aus deiner Meisterschaft heraus anerkannt, geführt und gelenkt hast; du hast sozusagen nicht mehr die Kraft, es „aufzuhalten", du lässt jetzt alles aus dir herauslaufen, nach draußen, unter anderem über die Haut. Du *lässt* alles gehen; ein Aufruf, jetzt deine Herrschaft aufzunehmen; dich nicht leben zu „lassen", sondern deine Energien und Emotionen von deiner Lebenden Selbstkraft aus zu steuern!

Als ob alle köstlichen Tortenstücke aufgegessen wären, und du hast ‚nichts' mehr, du hast keins genommen; du stehst vor einem leeren Teller. Du kannst dich zu kurz gekommen fühlen oder das Gefühl haben, gar nicht dabei sein zu dürfen, nicht das Recht zu haben, vom Leben etwas Herrliches zu bekommen, aber du bist es, der / die dir das Süße nicht gibt… Du fühlst dich leer, erschöpft, bestürzt und am Ende deiner Kräfte. Es gibt einfach nichts mehr, denkst du. Das Süße ist aus deinem Leben verschwunden. Du willst und kannst selbst keine Lasten mehr tragen, du gibst auf. Es muss sich dringend etwas verändern, so spürst du tief in dir.

Kernlösung

Schränke dich nicht ein; denke nicht, dass du nicht das Herrliche auf Erden, die köstlichen Speisen genießen *darfst*. Du darfst werden / sein, wer du bist, nach Seele und Körper. Sorge gut für dich, nimm Süßes zu dir, und gib dir, deinem Körper, was du brauchst. Du darfst dich weit ausdehnen und stolz auf deinen starken Körper aus Fleisch, Fett und Blut sein! (Pfeife auf den Kult des Äußerlichen![42]) Nimm deinen Raum breiter ein: Ja, du gehörst dazu, hier auf Erden. Dränge dich nicht weg, keinen Teil von dir!

Höre einmal genau und tief auf die Sprache des Lebens, und stimme dich darauf ab. Du hast zu viel in deinem Kopf / in deinen Gedanken gelebt; ursprüngliche Energien wollen jetzt ein freies Ventil, spontan und froh.

Justiere dich ein wenig, links und rechts im Gleichgewicht, werde Herr deines Fahrzeugs, bemächtige dich deines Körpers. Bringe alles ins Lot, um wieder kraftvoll und in Balance weiterrollen zu können. Du hast *wohl* alles unter Kontrolle: unter der Obhut deiner meisterhaften Hand, deines Herzens, auf deine inneren Tiefen abgestimmt.

Äußere dich! Selbst-Ausdruck. Unterdrücke deine aggressiven Kräfte nicht länger! Habe nicht solche Angst vor deinem tiefsten Selbst; lasse alle deine Energien, deine Gefühle frei durchkommen, kämpfe nicht dagegen! Ein Blockieren dieses natürlichen Gefühlsstromes verhindert gerade, dass Ängste weichen werden. Verdränge nicht länger, denn es ist die Verdrängung, die dich krank macht! Du hast nichts, keine einzige Kraft oder Emotion in dir zu fürchten. Dein Lebendes Selbst ist stabil und verlässlich: Vertraue dich ihm an. Mache dich zum Meister über dich: Du bist selbst dazu in der Lage, das Brems-

[42] Lies hierzu mehr im Kapitel *Essen, Essprobleme, Nahrung… Dick oder Dünn…* und im ersten Teil dieses Buches.

und Gaspedal zu regulieren. Lasse alle Energien frei strömen, hiermit befreist du dich selbst! Deine Angst ist die Folge dessen, dass du NICHT MEHR ZU DEINEM AUTHENTISCHEN LEBENDEN SELBST IM KONTAKT STEHST: Komme ganz nah zu dir: Entdecke den Reichtum tief in dir; sage ja zu dir.

Siehe ggf. auch *Autoimmun-Erkrankungen

Palmoplantare Pustulose

sterile Pusteln (= mit gelblicher, dicker Flüssigkeit gefüllte Bläschen) auf Fußsohlen, Fußrändern, Handflächen; verwandt mit Psoriasis

Kernursache

Du versteckst dich ein wenig, an deiner Vollheit zweifelnd; da ist eine Art Schirm zwischen dir und der Welt, der du doch nicht völlig vertraust. Du willst dieser Welt nicht nackt ausgeliefert sein. Hinter dem Schirm hervor schaust du nun zu. Als ob die greifende Hand einer hohen Meereswelle dich packen würde: du hast Angst vor dem Unbestimmten, vor dem, das dich verschlingen könnte.

Du trägst nun Licht und Wärme in dir, aber du wagst es nicht, dies weiter in die Welt hinauszutragen als bis zu deinem eigenen Fußsockel, wie ein Lampenschirm, der den Lichtstrahl bei sich selbst hält, ihn innerhalb bestimmter Grenzen hält. Du willst gleichsam all das Schöne, Warme, Leuchtende, alles, was vor allem in dir und auch in deiner Umgebung wie etwas Gutes wirkt, ein wenig ängstlich schützend bei dir behalten. Übermäßiges Behüten; du hast Angst, dass das warme Gute dir entkommen könnte, dass es in einer frostig leeren dunklen Nacht verschwinden könnte. Du bist äußerst auf der Hut, vorsichtig, dich aufmerksam umsehend, damit das relative Glück, die Sicherheitssituation dir (und deinen Freunden / deiner Familie) bloß nicht weggenommen wird. Dies ist natürlich ein auf Angst basiertes Schreckgespenst. Wie ein Krebs hältst du Dinge bei dir, hältst du fest, beobachtest du alles genauestens.

Du deutest nicht (mehr) auf andere, wagst es nicht, denn für dein Gefühl versagst du selbst schon; möglicherweise war es von Nachteil für dich, dass du mit dem Zeigefinger[43] auf die Außenwelt gezeigt hast. Du hast Schmerzen, du willst dir selbst helfen, deine Wunden lecken, nur solltest du jetzt noch einsehen, dass eine enorme Quelle der Weisheit in deinem Innersten liegt, du musst dich nur darauf abstimmen, daraus aus Offenheit heraus zu schöpfen, in Liebe.

Auf der Suche nach der Weisheit in dir selbst also, nach Milderung und einem Loslassen der (vermeintlichen) kleinen Sünden aus der Vergangenheit: Lektionen, aus denen du etwas gelernt hast, und das ist gut. Dich auf den Weg machen, aus deiner Größe als liebevoller Mensch heraus. Du brauchst dich weder als schuldig zu betrachten, noch zu bestrafen; alles ist verständlich. Es droht dir keinerlei Strafe.

Fürchte weder, dass der Keller in deinem Wesen düster und gefährlich sein könnte, noch dass die rachelustige Hand in dir oder bei deinen Nachbarn wohnen könnte ..., sieh die Tatsache, dass deine Ängste Phantombilder erzeugen, wodurch du keine Sicht auf die Realität mehr hast.

Erschrecke nicht, wenn das Leben dir ein Signal gibt: wenn es beispielsweise das Hinterrad deines Fahrrads wegnimmt, um dich an Folgendes zu erinnern: gehe mit ruhigem Schritt weiter und denke dabei über dich nach. Das kann so weit gehen, dass du denkst, geträumt zu haben: da *war* doch ein zweites Rad, und jetzt nicht mehr? Es herrscht Verwirrung in deinem Gehirn, du weißt nicht mehr, was wahr und was nicht wahr ist.

Fühlst du dich bereits gleichsam den Kannibalen ausgeliefert, wie Fleischstückchen auf einen Spieß gesteckt, voller Angst abwartend, was ‚sie' mit dir tun werden? Du hältst dich furchtsam fest, wie ein Äffchen an einem Stock. Als ob es von *anderen*

[43] Lies zur psychologischen Übereinstimmung in diesem Buch.

abhängen würde, was im Leben mit dir geschieht … Nein, du selbst hast dein Leben in der Hand, nur lenkst du es noch nicht bewusst genug und lässt deine Energien austrocknen, statt sie mit einer Zwiebelkraft aufspritzen zu lassen.[44] Du lässt dich von unbewussten negativen ängstlichen Überzeugungen leben und erwartest gleich das Schlimmste.

Kernlösung

Werde Herr über dein Dasein: wisse, dass nichts zufällig geschieht, sondern dass die Ereignisse in deinem Leben die Folge deiner Überzeugungen / Erwartungen und deiner sich daraus ergebenden Handlungsweise sind. Du erschaffst dein Leben: mache nun bewusst das Allerschönste daraus und erwarte nicht länger das Negative.

Entdecke das Allerheiligste tief in dir selbst und hole es nach oben; fühle, wie die goldenen Kräfte deines Herzens sich zu manifestieren wünschen. Werde dir dieser innerlichen Werte in dir bewusst, dieser Schatztruhe, der Möglichkeit, dich bewusst zum Herrn über dein Leben zu machen, über alles, was in dir ist. Erfahre dich selbst als rein, nach Frieden strebend wie eine reine Taube, die sich für das Alleredelste öffnet. Segne dich selbst gleichsam mit der reinsten Lebensenergie, mit dem pursten Taufwasser. Du stehst auf wie neugeboren, ganz hoch bei deiner sanften Thymusschwingung und du fühlst dich gereinigt und innerlich pur. Außerhalb von Raum und Zeit: im ewigen jetzt ‚Sein'. Du merkst, dass es viel mehr gibt als das oberflächlich Wahrnehmbare, du fühlst, wie tief das Leben geht, wie viel weiter als das Dreidimensionale.

Überprüfe für dich selbst: wo bleibst du in alten Mustern hängen und unternimmst du zu wenig, wartest du passiv ab, statt deine Kräfte einzusetzen, an welchem Punkt fühlst du dich unvermögend (lies hierzu über die Symbolik von Priapus in der Sprache der Astrologie[45])?
Spritze in aller Freude und Ausdruckskraft los und öffne dich, wie eine Tomate.[46] Halte deine Kräfte nicht länger zurück, sondern lasse dich in gewissem Sinne gehen, aufblühen in voller Explosion der Kräfte.

Eine Riesenenergie, die Überlebensenergie, macht sich nun bemerkbar; jede Zelle deines Körpers fühlt diese herkulische Kraft in sich; du drehst dich selbst gleichsam schon nach außen wie ein Kugelstoßer, der sich in seinem Anlauf dreht, um schließlich mit purer Kraft das Mächtigste aus sich selbst nach außen hin zu schwingen: er gibt der Kugel ihre Richtung. So lenkst du deine Lebenskräfte; du steuerst sie; du bist dir der Kraft deines ICHS bewusst geworden, in deinem Körper. Manifestierung, Dynamik und Handeln.

Deine Energien in fester Entschlossenheit, Liebe und Vertrauen mit zentrifugierender Kraft in das Leben geschleudert: dein Herz ist wunderbar froh und *gibt* nun in Liebe. Ein Grenzenloses Vertrauen wohnt nun in dir: es kann nichts mehr schiefgehen. Komme zum Vorschein und äußere dich mit der Kraft deines tiefganzen ‚Seins'; in dieser dynamischen Freude fühlst du dich erst richtig zum (glücklichen) Leben erwachen … Intensiv anwesend in jeder Zelle deines physischen Körpers; da ist keine Distanz mehr zu dir selbst, zu deinem Körper, zu anderen guten Menschen.

Du hältst keinen Schirm mehr hoch: du weißt, dass du dich nicht länger abzuschirmen brauchst, dich nicht mehr wegzustecken, zurückzuhalten brauchst, nicht mehr außerhalb deiner selbst Schutz suchen musst. Du bist gut und sicher innerhalb deiner Glaubenskraft als ‚ICH der Mensch', in Güte. (Lies in diesem Zusammenhang Teil I dieses Buches.)

[44] Lies über die Symbolik der Zwiebel in *Das Füllhorn - Psychologische Symbolsprache der Nahrungsmittel.*

[45] Lies mehr hierzu in *Der Schwarze Mond und Priapus.* Dieses Buch ist bei Erscheinen des vorliegenden Werkes noch nicht in deutscher Übersetzung erhältlich.

[46] Lies über die Symbolik der Tomate in *Das Füllhorn - Psychologische Symbolsprache der Nahrungsmittel.*

Reibeisenhaut, Keratosis pilaris

kleine entzündlich gerötete Hornkegel an den Haarfollikeln vor allem der Oberarme und Oberschenkel (manchmal auch auf Pobacken, Gesicht ...); nach Schätzungen leidet in unserer Region jeder Vierte an Keratosis pilaris

Kernursache

Es ist, als ob du die Energien, die sich in dir auf uranisch-kräftige Weise anstauen, sofort wieder unterdrückst, wie Schultern, die nach unten gedrückt werden. Nein, du darfst dich selbst anscheinend (und dies schreibst du dir in erster Linie selbst vor) nicht durchkommen lassen.
Dennoch, die Zeit ist reif, den Kopf gerade auf dem Hals, aufwärts gerichtet. Wie ein angehobenes, zusammengezogenes Hühnerbein einer stillstehenden Henne; deine Füße wollen jetzt weitergehen, aber du hältst dich zurück, du ziehst die Zehen nach innen an, die Nägel, die den weiteren Erde-Weg greifen wollen ... : da ist also zurückgehaltene, beherrschte Energie, was das ‚Weitergehen' betrifft.

Du wirfst Kohlen ins Feuer, als ob du Energie hinzufügst, aber das Feuer nicht wirklich brennen will. Du fühlst dich, als ob ‚du es schon willst, es dir aber nicht gelingt'. So hat es den Anschein, dass du nicht weiter kannst; du ziehst den Greifinstinkt zurück. Energien bieten sich im Überfluss an, aber der Mensch, der Kopf, der Entscheider und Macher ist nicht da. Das Rückenmark staut sich nach oben, aber da scheint keine Spitze, kein Kopf zu sein, um es entgegenzunehmen. Es scheint auf diese Weise sinnlos, nutzlos zu sein: wo bist du??

Warum stellst du deine Füße nicht ruhig platt auf die Erde und gehst ohne zu zögern weiter?[47] Dieses ‚Zurückhalten' deiner selbst tut dir nicht gut.

[47] Lies über die positive Symbolik ‚des Huhns' in *Wenn die Tiere sprechen könnten ...* Dieses Buch ist bei Erscheinen des vorliegenden Werkes noch nicht in deutscher Übersetzung erhältlich.

Kernlösung

Fühle, wie stark diese Schultern sind, wie stark der Kopf mit deinem Körper verbunden ist. Fühle dich als ICH kräftig anwesend in deiner Körperkraft und schreite Entschlusskräftig vorwärts!

Du weißt: „Ich bin der Mensch", und du zweifelst nicht mehr länger an deiner rechten Kraft, die Schultern sind kräftig anwesend und aufgerichtet, an deiner wahren Schönheit als göttlichem Individuum, aus Herzenskraft heraus gebildet. Da ist nun eine starke Konzentration auf dein ‚Sein', die Geisteskraft ist eins mit dem Körper. Du bist jetzt bereit, kräftig in dir selbst verankert.

Als der starke Mann-Frau-Einheitsmensch und weitergehend aus diesem Gefühl eines Kraft-Verbundes heraus: starke Geisteskraft verschmolzen mit einem starken Körper, vollfleischig und selbstsicher alle Energien in dich selbst aufnehmend und nutzend; du gehst weiter und glaubst an deine Kraft! Gelenkkräfte, Muskelkraft, starkes Rückgrat, Schultern und Schulterblätter, Arme und Beine stark!

In gesundem Stolz. Herrliche Harmonie. Autonom und stolz auf deinen *wirklichen* Wert als reiner Mensch.

Du brauchst keine Bestätigung von anderen, denn du fühlst und empfindest dich als ‚Harmonie' und als ‚kräftigen Menschen von der Erde', konzentriert anwesend, so *eins* mit dir selbst, froh darüber, wer du bist, aus dem Glauben an dich selbst heraus den Körper geformt.

Alle Energien werden so gleichmäßig genutzt, in diesem fühlenden Verstehen deines starken ICHS. Du STEHST da! Du gehst nun immer weiter in diesem glücklichen Gefühl, dass du so bist, wie du bist, in dieser Vollheit deiner Harmonie!

Du erfährst dich selbst in authentischer Schönheit, als liebevollen und liebenswerten Menschen.

Ringelflechte

Hautpilzerkrankung mit ringförmigen, abgegrenzten, roten Flecken, die sich schälen

Kernursache

Du bist nicht dazu in der Lage, *selbst* deine Strukturen zu errichten, *selbst* deinen Bereich abzustecken, denn du hörst nicht auf deine eigene Autorität, du fühlst dich ohnmächtig, du baust dein Leben unzureichend auf deiner eigenen Basis auf. Dennoch fühlst du dich unter dem wachsamen Auge *irgendeiner* Autorität beschnitten und eingeschränkt. Du spürst *wohl* deinen Wert, es ist ein gewisser innerer Stolz in dir, aber du lässt dein Leben in der Hängematte deiner Erzieher / Eltern, deiner Vorbilder oder deiner Umwelt hin und her schaukeln. Du kommst nicht wirklich durch, du lebst nicht wirklich frei und offen, wie du gerne würdest, denn du hast Angst, möglicherweise auch vor dem Chef, der dir auf die Finger guckt, vor einer Direktorin, die nach dir späht usw. ... Du fühlst dich dessen nicht mächtig, selbst deinen Lebenskurs zu bestimmen, du eilst zwar voraus, aber siehst nicht wohin.

Deine Spontaneität wird abgebremst. Du fühlst dich auf emotionaler Ebene festgehalten; etwas oder jemand überwältigt dich. Du bekommst dich und deine Gefühle nicht in den Griff. Du fühlst dich unfähig, und diese Ohnmacht tut dir weh. Schon die geringste Autorität über dir kann dir schon zu viel sein, weil du dich bereits selbst ersticken lässt. Energien und Emotionen häufen sich an, möchten frei durchkommen können, aber du traust dich nicht, du selbst zu sein, aus Angst, Selbstzweifel, oder aus der Befürchtung heraus, verletzt zu werden. Innerer Widerstand kommt auf! Die eigene Trauer und Ohnmacht werden in innere Aggression umgesetzt; du ballst deine Faust in der Hosentasche. Aber du bist nicht dazu im Stande, diese starken Energien, die Kreativität und entschlossene Selbstmanifestierung brauchen, durchzulassen. Du hältst sie zurück, schließlich brichst du vollkommen zusammen. Du glaubst gar nicht an deine eigenen Möglichkeiten; du meinst, dass es die anderen sind, die dich beschneiden, aber du schnürst dich selbst ein.

Ängste, wie ein steigendes Pferd, wenn es sich am Nacken gefasst fühlt. Du willst weg, aber du kannst nicht, so hat es zumindest den Anschein. Du suchst nach einem Ausweg. Deine kleinen Fäuste ballen sich zusammen, deine Hände drücken, winden sich, aber du fühlst dich klein oder dem nicht gewachsen, was dich beklemmt oder dir ein Gefühl von Gefangenschaft gibt. Aber du bist es, der / die sich ärgert, weil du dich noch nicht vollständig in dir, in deinem Körper, in der Materie niedergelassen hast. Zu straffe Strukturen; du versuchst Erwartungen zu entsprechen oder hältst dich an Regeln und Vorschriften, wovon du meinst, dass es so sein müsse oder dass du dadurch als gut oder vorbildlich befunden / anerkannt wirst. Unterdessen blockierst du dich.

Als ob du dich unbewusst fortwährend in Frage stellen würdest: Wie darf ich denn jetzt sein / stehen: so oder so? Als ob du ein Zirkel wärest, der sich in dem Maße angleichen wird, wie die Frage oder Anforderung in und / oder außerhalb von dir es verlangt.

Du fühlst dich förmlich hintenüber gestoßen: Was jetzt? Deine Füße berühren zu wenig den Boden; du hast das Gefühl, unter irgendeiner Gewalt zu stehen, auf etwas keinen Zugriff zu haben, beziehungsweise keinen Überblick zu haben. Worin liegt die Lösung? Du suchst einen Ausweg...
Du öffnest dich sozusagen vollkommen, um dich dann von Etwas oder Jemandem „füllen" zu lassen.

Weil du dich nicht magst, forderst du Bestätigung von anderen. Aber sie werden lediglich auf die negativen Überzeugungen in Bezug auf dich selbst reagieren, so dass du noch immer keine wahre Liebe empfangen darfst... Du fühlst dich schmerzlich verletzt, jetzt machst du dich zu! Du weigerst dich, anderen auch nur ein bisschen deiner Gefühle zu schenken; „jetzt nehme ich alles für mich selbst, ich bin jetzt nur noch mit mir zusammen", eine Weigerung, gefühlsmäßig zu kommunizieren. Der Schmerz und das Verstoßen deiner selbst machen dich hart, aggressiv und entschlossen: Du ziehst dich in dich selbst zurück. Eine unerbittliche Haltung. Die Angst davor, dass andere dich noch mehr verletzen oder dir dein Gefühl nehmen könnten. Es ist ein rhythmischer Klang, eine dynamisch-instinktive Bewegung in dir lebendig, aber gerade diese tiefen Ur-Kräfte brauchen eine Umsetzung im schöpferischen, erneuernden Sinne, einen kreativen Akt, Bewusstwerdung und Nutzung von Energien auf hoch-menschlicher Ebene. Möglicherweise weißt du dir manchmal mit allen diesen Energien nicht zu helfen und suchst nach einer Lösung, aber es scheint alles an der Fassade haften zu bleiben.

Ob du nun läufst, springst, tanzt oder die Trommel schlägst..., es scheint doch etwas ‚mehr' zu geben, ja *viel* mehr sogar, und jetzt wird von dir verlangt, sich das einmal genauer „anzusehen": in dir selbst natürlich. Richte deinen Blick nicht nach außen, sondern öffne ihn nach innen. Ziehe dich jetzt zu, ganz tief in dich selbst; spüre deine konzentrierte Präsenz in deinem Körper aus Fleisch und Blut. ERKENNE, dass „du" es bist, der / die lebt: Nimm dein Leben in die Hand, kraftvoll-entschlossen, und setze dich für ein sich fortwährend erneuerndes Leben ein.

Trauer wohnt in dir; vielleicht würdest du gerne weinen, aber du kannst nicht oder willst nicht; du forderst vielmehr eine Lösung. Du bist auf der Suche..., drehst dich im Kreis, wirst vielleicht wütend. Finden wirst du erst dann, wenn du die Dinge und Menschen außerhalb von dir „loslässt", wenn du dich für alles, was sich IN dir befindet, ÖFFNEST, für ein GEFÜHL, das „Lebensgefühl" heißt, für eine Art von Lebensbewusstsein, das dir im Herzen gut tut. Ziehe dich ruhig-kraftvoll in dich zusammen... im positiven Sinne: eine hoch konzentrierte Präsenz in deinem Körper. FÜHLE, wer du bist, erlebe diese Freude um dein Sein, dein körperliches Hier-und-Jetzt-Sein, und danke dem Leben, dass du das alles erleben darfst. Emotionen sind herrlich..., wenn sie von Liebe und Dankbarkeit gesteuert werden: FREUDE-STRÖMUNG durchspült dein Wesen, wenn du dich hingibst..., lediglich dir selbst! Ein wohltuendes *Geben,* zunächst dir selbst, dann auch den anderen. *Ein* warmer Gefühlsstrom. Du „erwartest" nichts von den anderen, weil du dir nun selbst Liebe schenkst, dich selbst befreist.

Flüchte nicht. Versuche nicht, einem tatsächlichen Fortschritt zu entkommen. Du versuchst, bestimmte Dinge zu forcieren, gewisse Gegebenheiten, die du jetzt noch nicht klar siehst, wegzudrängen, aber immer wieder stellst du dir die gleichen Fragen. Höre auf damit, und lasse dir vom Leben deutlich machen, was gut ist, so dass dies in *jedem* Moment deines Lebens für dich spürbar wird. Versuche keine Lügen zu unterdrücken, sondern sieh sie dir genau an: Was redest du dir ein, was willst du nicht sehen? Hole es über Wasser, und finde eine Lösung, MIT KRAFT und Entschlossenheit, in LIEBE und mit Einsicht. Lasse dich nicht fade oder schwach hängen, im „Nicht-Sein-Wollen", sondern ergreife dich Feste mit beiden Händen, als Meister über dich, über dein Fass voller Gefühle, voller Energien, und FÜHRE von deinen urstarken Wurzeln aus DURCH. Energien schreien förmlich danach!

Kernlösung

Komme zuerst zu einer Einheit in dir: Lasse deine Gefühle und deine Kreativität unter der Autorität deines Bewussten Ichs frei existieren. Zweifle nicht an dir; akzeptiere die Strukturen, die momentan gut für dich sind, aber stelle deine Authentizität, deine kreativen Kräfte und deine spontane Blüte nicht unter eine Glocke! Werde dir deiner Möglichkeiten bewusst, anstatt auf die andere Seite des Stromes zu wollen..., lasse *selbst* deinen Strom von Gefühlen und Intuition frei durchkommen... Öffne dich vollständig innerhalb deines eigenen Raumes, sei liebevoll zu dir, konfrontiere dich mit deinen Ängsten. Du trauerst eigentlich vergebens: Begnüge dich mit dir selbst, du kannst *mehr* innerhalb der Grenzen, die du hast, werde dir des Diamanten in deinem Safe bewusst. Kämpfe nicht gegen die Autorität außerhalb von dir, sondern baue an deiner inneren (erneuten) Wertschätzung, befreie dich innerlich. Lasse deine Natur in aller Spontaneität frei existieren, ohne künstliche Beschränkungen, ohne Verurteilungen dir selbst gegenüber!

Lebe von deinem *echten* Selbst ausgehend, von deinem Herzen aus, aus deinem ursprünglichen Lebensgefühl heraus: Sei du selbst! Lasse Energien ungehindert durch, und schlucke nicht, balle dich nicht zusammen, aus Wut und Machtlosigkeit…, weil du dich blockierst… Mache es nicht anderen zum Vorwurf, sondern lasse dich selbst durchkommen, aufblühen. Nicht abwartend…, sondern weitergehend!

Risse, gesprungene Haut

Kernursache

Es gibt keine fließende Durchströmung von Energien, weil du nicht *wirklich* deinem tiefen Wesen entsprechend lebst; du bist deiner Natur nicht treu. Du zeigst nicht deine wahre Art…, denn du hast Angst, du bist vor jedem auf der Hut! Du „spielst“ zu sehr ein Spiel und hüllst dich in eine Rolle. Gespaltenheit. Die Haut ist das ‚Kontaktorgan'. Fühlst du dich unzureichend beschützt? Deine Hände (im Falle von Rissen an den Händen) posaunen es nach außen: Ich habe Schmerzen, ich bin traurig, ich fühle mich verletzt und „verkrampft“ im Bereich des Sonnengeflechts, häufig in der Magengegend. Innerlich weinend versteckst du dich; du fühlst dich so angespannt, dass deine Haut dem Reißen nahe ist.

Hast du verletzende Kommunikationsprobleme mit anderen? Lebst du im Konflikt mit deinem Partner? Dann ist dies die Folge „des Risses“, den du zu dir selbst aufrechterhältst. Fühlst du dich so verletzt? Du fühlst dich anhänglich und verletzbar, aber du trägst eine Trauerkutte, um es zu vertuschen. Es ist möglich, dass du zu viel Trauer von anderen auf dich nimmst, dass du sehr stark mit dem Schmerz eines Freundes mitfühlst. Aber du hältst diese Trauer lediglich fest, weil sie stark mit deiner persönlichen Traurigkeit verbunden ist. Du „verlierst“ dich im Schmerz eines anderen, weil du selbst Schmerzen erleidest und dich zu wenig auf dein Selbstbewusstes Ich stützt!

Fliehst du vor wirklichem Kontakt zu deinem Körper, dem Physischen im Allgemeinen? Fühlst du dich in Kontakten minderwertig? Hast du Angst davor, dass andere dich verletzen werden? Findest du dich ‚schlecht'?

Kernlösung

Mache dich vollständig auf! Entspanne dich, und nimm deinen Raum ein. Mache deine Lungen auf! Befreie dich von Emotionen und Beklemmungen: Stimme dich auf dein tiefstes, freudvolles Selbst ab. Niemand kann dich verletzen, wenn du es nicht zunächst selbst unbewusst hervorgerufen hast. Sei dir also deines Wertes bewusst, komme gerne mit deinen tiefsten Gefühlen, deinen tiefsten Wünschen in Kontakt, und setze dich für sie ein. Sprich frei heraus, und lasse dich nicht verletzen. Schenke dir respektvoll Anerkennung, erst dann werden andere dich als wertvoll respektieren. Deine Umwelt reagiert lediglich auf deine Überzeugungen in Bezug auf dich selbst! Das Bewusstsein für deine eigene freudvolle Existenz bietet den wahren Schutz vor gleich welchem Wort oder jedweder Trauer, die von außen auf dich zukommt. Schenke deinem Selbst Wärme und Wertschätzung: Deine Trauer wird verschwinden, und andere werden dir ebenfalls in einer respektvollen Haltung Wärme schenken.

Jeder Mensch ist auf seine Art ‚gut'. Gefühle, schlecht oder minderwertig zu sein, sind subjektiv und absurd. Erkenne den Wert deiner Natur, deines Körpers, deiner Haut an; traue dich, das Sinnliche zu genießen. Komme zu einer Einheit in dir; schließe diesen Spalt auf liebevolle Weise; heiße dich warmherzig willkommen.

Rosazea

Rötung im Gesicht und an den Augenlidern, manchmal mit Pickeln, Erweiterung der Äderchen (= Couperose); manchmal einhergehend mit dicken roten Infiltraten und Verrohung der Haut

Kernursache

Mit dem Hackbeil in der Hand gehst du langsam voran; es geht um Manneskraft aus dem Genitalbereich heraus. Du hast fast damit gebrochen, aber noch nicht ganz: mit dem tierisch-instinktiven in dir. Eine innerliche Kraftmasse, manchmal Wut und Ungeduld, sammelt sich. Anhäufung von Kräften, Aggression, bereitstehen, um niederzuschlagen: nämlich das, was dich noch daran hindert, in Glück zu leben. Selbstverständlich befindet sich dieser Feind in dir selbst, wenngleich du manchmal meinst, ihn außerhalb deiner selbst suchen zu müssen. Du hast das Gefühl: ‚jetzt mache ich dem ein Ende. Ich hacke es mit dem Beil durch!' ; mit der Waffe in der Hand schleichend, bist du auf dem Weg, um den Feind niederzuschlagen.

Eigentlich willst du zum Kern der Sache, zum Dotter im Ei, aber wenn du die Schale öffnest, dann starrt dich eine Make-Up-Box an. Als ob du Schein und Äußerlichkeiten noch über die tiefere Wirklichkeit stellst. Hältst du Schein für Wahrheit? Ziehst du den Spiegel dem ‚Sein' vor?[48]

Es ist schon eine Krone in dir vorhanden, aber *wo* ist der Inhalt? Der Inhalt, den du gut verborgen hältst? Wo ist dein goldener Kerndotter, dein essenzieller Wert?

Du erfährst dich selbst als eine Fledermaus, du holst ein paar tolle Tricks aus deiner Kiste und machst dich manchmal lächerlich, als ob du deinen Wert in Seele und Körper nicht sehen willst, ihn verspottest. Du etablierst dich selbst als Mensch nicht stark, nach deinem wirklichen Wert. Unbewusst willst du daher auch andere abschrecken wie mit Hilfe einer Rolle in einem Halloweenfilm.

Als ob du nicht tiefer kommen *kannst*, weil du dich weigerst zu glauben, dass das Tiefere in dir ist; du flappst ein wenig mit deinen Elefantenohren, zumindest fühlst du dich manchmal so.

Kernlösung

Gehe also auf die Suche nach deinem tiefsten Kern und höre auf die Sprache deines Herzens, nicht auf die Sprache teuflischer Listen innerhalb der Mauern der Schein-Schöpfung. Tritt als Lebenskönig(in) nach außen und manifestiere dich, zeigen ihnen, was es *wirklich* ist: das Leben, und das Leben in einem edlen Körper. Sehnst du dich nach deinem *echten* Selbst? Natürlich, aber Du läufst davor weg, du willst es dir selbst irgendwie nicht eingestehen, weil du dich dann beweisen müsstest, weil du dann als echtes ICH nach außen treten müsstest, ja, geboren werden müsstest.

Sei ‚sanft' und flexibel, als ob du mit der Wärme deines Körpers dich selbst und deine Sanftheit in eine warmzärtliche Couch drücken würdest. Bade dich in dieser Liebkosung, komme in Tuchfühlung mit dieser lauwarmen Brise und gib dich dieser Thymusschwingung in dir hin, in Frieden mit dir selbst, in Liebe, Tiefgang.

Schaue dich selbst an: wie kalt hast du dich geprüft; die Folge war, dass du Menschen angezogen hast, die ‚frostige Frau' außerhalb deiner selbst, die dich dann ebenfalls kalt betrachtet / behandelt haben. Setze all deine Kräfte ein, um das ‚Alte' zu dynamitieren! Wiedergeboren werden: als authentisches ICH!

Drehe die Zeiger deines Uhrwerks nun weiter; es ist definitiv die Zeit gekommen, um einen neuen Weg einzuschlagen. Schenke der Adderbrut, dem niedrigeren Denken, giftigen Emotionen, selbstvergiftenden Gedanken keine Beachtung mehr. Bilde dir nichts ein, halte dich nicht auf diesem oberflächlichen Niveau. Erkenne dich selbst in deiner wahren Größe an. Schere dich nicht um den Kult des Äußerlichen. Wahre Schönheit entspringt aus dem Herzen: keine einzige andere Norm gilt noch!

[48] Lies hierzu im Kapitel *Essen, Essprobleme, Nahrung… Dick oder Dünn…* und im ersten Teil des vorliegenden Werkes.

Baue dich stark auf; zähle auf dich selbst; sieh dich selbst nicht abschätzig oder geringschätzend, sondern entwickle dich selbst mit selbstsicherer Kraft, aus Zärtlichkeit und Liebe, aus Verständnis heraus.

Wenn du dir deiner wertvollen Kernkraft, der Liebe zu dir selbst bewusst wirst, vertreibt dies jede instinktive Haltung. Du stehst in gesundem Stolz auf als Mensch; der kleine tierische Rest ist nun unter dem strahlenden Lachen eines Glücklichen Menschen verschwunden, der sich selbst nicht mehr lächerlich macht und auch seinen Wert nicht mehr falsch einschätzt. Deine wahre Schönheit strahlt in Liebe und Zufriedenheit.

Couperose

Röte, durch viele ‚erweiterte Äderchen' (= Teleangiektasien) an der Oberfläche der Haut, zumeist im Gesichtsbereich

Kernursache

Du verlangst, dass andere dich anerkennen, weil du fürchtest, überhaupt nicht mehr anerkannt zu werden, vor allem was dein äußerliches Ego angeht. Weil du nicht wirklich stark auf eigenen Beinen stehst, weil du dich sozusagen nicht in den Griff bekommst, weil du dich nicht bewusst als Meister deines Lebens, deines Körpers erlebst, weil es für dich den Anschein hat, dass Emotionen dich einfach so überrollen können, ohne dass du hier wirklich das Heft in die Hand nehmen könntest, fühlst du dich ängstlich und in die Ecke gedrängt. Es ist demnach auch möglich, dass du nach anderen „greifst" oder andere mit aggressivem Machtsdrang dominierst oder zu dir holst: weil du dich dir selbst gegenüber als machtlos erlebst, weil du Angst davor hast, wie ein alter Lappen in die Ecke geworfen zu werden. Unterdessen unterdrückst du deine gesunden, aggressiven, kreativen Kräfte und hältst zu viele Emotionen fest, als ob du Angst davor hättest, dich nicht mehr bewältigen zu können.

Du willst dich absichern, du scharrst ängstlich danach, was oder wen du ergreifen kannst; du würdest gerne weiter greifen wollen, als deine Grenzen momentan reichen, aber du machst keinen Schritt vorwärts in die Richtung deiner Selbstverwirklichung. Du bleibst stehen, du blähst dich auf, traust dich nicht, du selbst zu sein, weil du an deinem Wert zweifelst; du kapselst deine irdischen, energiereichen Gefühle ein, ohne es zu wagen, dich zu äußern, ohne dich zu trauen, entspannt du selbst zu sein und offen und weich mit anderen zu kommunizieren. Du bremst deine gesunden Energien ab! Du gestehst dir keine spontane Bewegung zu! Du bist wie eine Pflanze dem Himmel zugewandt, aber du erstickst die irdischen, emotionalen, menschlichen Energien. Du bist in Bezug auf deine eigene Weiterentwicklung zu hart und unnachgiebig: Du weigerst dich, dich selbst geboren werden zu lassen; du weigerst dich, auf eigenen Beinen zu stehen.

Kernlösung

Du bist gut, wie du bist: Jeder Mensch ist einzigartig und hat das Recht, seiner Natur treu zu sein. Entspanne dich in dir, lasse dich gehen, lasse Emotionen frei durchströmen. Kehre dich in dich, richte dich nicht angespannt auf die Außenwelt. Respektiere dich; wenn du dir deines Wertes bewusst bist, genügt das; diese Zufriedenheit mit dir selbst führt schließlich zu freudvollen Kontakten; forciere nichts, lasse dein Herz sprechen, blockiere keine spontanen Energien, lasse Dampf ab; stehe stark auf eigenen Beinen, und sei einfach du selbst. Beuge dich flexibel zu dir, dann wirst du anderen gegenüber weich sein. Verspanne dich nicht so, sondern gib dich deinem Gefühl hin. Gestalte selbstbewusst dein Leben, so lösen sich ebenfalls Kommunikationsprobleme mit anderen.

Schuppen auf der Kopfhaut

Kernursache

Verdrängte Emotionen, vor allem Aggression und Wut suchen ihren Weg. Du verteidigst dich gegen einen „Angreifer", gegen die Autorität, die deiner Meinung nach zu stark auf deinen Kopf drückt. Ein Aufstand gegen einen dominanten Faktor, den du als stärker als dich selbst erlebst (z.B. deine Erzieher oder Irgendetwas..., deine Arbeit...). Eine Wut zuweilen, eine Empörung über den Schmerz, den man dir antut.

Du fühlst dich vielleicht in deinem Image verletzt; oder du bist dazu verpflichtet, in eine bestimmte Richtung mitzulaufen, die dir gar nicht gefällt. Deine Emotionen beherrschen dich: Du fühlst dich am Sonnengeflecht eingeschnürt, bist angespannt. Du revoltierst, du verteidigst dich aufs Schärfste! Du *empfindest* vielleicht einen „Machtstreit", obwohl dies gar nicht der Fall ist; du fühlst dich ungerecht behandelt, weil du dich nicht einmal selbst gefunden hast. Denn du möchtest dich im Griff haben, aber deine Emotionen verhindern dies. Du fühlst dich in einer „gezwungenen" Situation, die du jedoch *selbst* geschaffen hast.

Kernlösung

Entwachse dem! Komme langsam aber sicher zu wirklicher Selbstmanifestierung, ohne sie rücksichtslos durchzusetzen. Lasse deine starken Energien frei hochkommen. Wenn du stärker an dich glaubst, wenn du dir deines Wertes und deiner Möglichkeiten Bewusst wirst, wenn du aus eigener Einsicht und deinem Empfinden heraus die Aufgaben erfüllst, die momentan für dein Wohlbefinden erfüllt werden müssen, dann findest du in allem, was du tust, Freude, dann wirst du außerhalb von dir keine zwingend autoritäre Macht oder ein zwanghaftes Etwas (Pflicht, Arbeit usw. ...) mehr anziehen, denn diese persönliche Autorität in dir, wenn du dein Leben darauf baust, ist die Garantie für eine freie, unabhängige und glückliche Existenz.

Entdecke also diese Kräfte in dir, und nutze sie kreativ, so dass du dich nicht länger frustriert deiner Haut wehrst. Lasse prachtvolle Energien und Talente nicht in Nägelkauen oder Schuppen auf der Kopfhaut ausarten. Selbstbefreiung und Selbstverwirklichung.

Scabies, Krätze

geht mit heftigem Juckreiz einher, ist hochansteckend, wird durch die Milbe Sarcoptes scabiei verursacht, die unterhalb der Oberfläche der Haut Gänge gräbt

Kernursache

Du ‚bist' nahezu Nicht. Du sprichst dir überhaupt keinen Wert zu; ich bin eine Null. Es kommt dir so vor, als würden sie mit dir machen, was sie wollen. Du trittst gar nicht nach außen; du versteckst dich, du kriechst, verneigst dich vor Autoritäten: Du fühlst dich unterdrückt, unter Zwang, in den Fängen von, an (...) gebunden; es kommt dir so vor, als würden sie dich vierteilen. Dies ist lediglich eine Folge deiner eigenen schwachen Situation; du reichst nicht heran, du weißt selbst nicht, in welche Richtung du gehen sollst; du willst eigentlich *weg* aus dir, aber wohin?

Deine eigene Ohnmacht ekelt dich im Grunde an, aber du reagierst dich mit einem aggressiven, dich selbst schützenden Verhalten der Autorität gegenüber ab, die du über dir spürst.

Du weigerst dich zu akzeptieren, was andere über dich sagen, auch wenn es zu deinem Besten geschieht; du trittst nicht wirklich mit deiner Aggression nach außen; du hast Angst davor, verletzt zu werden, dass sie dir etwas nehmen könnten, dass sie dir weh tun oder in dich eindringen werden.

Du versteckst dich: Du bist nicht immer gerade heraus und ehrlich, weil du dich nicht traust, deine Gefühle zum Ausdruck zu bringen. Du fühlst dich verletzt, aber du bist es, der / die sich nicht traut, du selbst zu sein; du fühlst dich an die Seite gedrängt, du bist es jedoch, der / die sich im Leben nicht tatkräftig manifestiert.

Du fühlst dich bedroht; du kannst deine ganzen Emotionen nicht länger umfassen. Ein ‚Opfer' mit starken Gefühlsschmerzen, innerlichem Aufstand. Dein Kopf ist wie *ein* emotionaler Vollmond, der Gedanken produziert: Das Bewusste, Rationale, Relativierende scheint den Emotionen untergeordnet zu sein.

Kernlösung

Bringe jetzt Ordnung in dein Leben; werde dein eigener Meister, und erweise dir alle Ehre, anstatt notgedrungen in die Knie zu gehen. Wirf deine alten Sichtweisen über Bord, radikal, und ergreife dich mit beiden Händen. Lasse starke Energien durchkommen, und werde dir jetzt deines Wertes bewusst. Unterstelle den Mond – deine Gefühlswelt – der Macht deines Sonnenzentrums! Entschlossen die Verantwortung für dein Leben übernehmen: *Das* bin ICH, deine Aufgaben mit Freude erfüllen. Innere Befreiung: Höre auf deine Natur. Deinen Platz auf Erden, feste mit beiden Füßen auf dem Boden, einnehmen. Wenn du deinen Wert nicht lebst, werden andere dich als Opfer behandeln können. Entschlossene Selbstverwirklichung, ehrlich und ohne Zurückhaltung! *Lasse* dich nicht leben.

Übermäßige Talgproduktion

führt zu fettigem, glattem Haar und fettiger Haut

Kernursache

Du fühlst dich schutzlos, du baust (psychisch) einen Verteidigungsmechanismus auf, auch gegen Autoritäten außerhalb von dir. Unbewusst vorangetrieben werden, aber du weigerst dich: unterdrückte Gefühle, Aggression. Du unterdrückst dich; Energien können nicht frei ausgelebt werden. Ruhelos... Eine Nervosität, ein Aufgepeitscht-Sein, du würdest gerne in Aktion übergehen, aber tust es nicht wirklich. Lediglich innerhalb eines begrenzten psychischen Raumes gehst du rastlos hin und her, immer wieder auf und ab, ohne wirklich vorwärts zu kommen.

Emotionale Verletzbarkeit. Dein tiefstes Selbst ruft dich dazu auf, mit deinem ganzen Wesen zu Produktivität zu kommen; höhere Energien möchten durchkommen; erstarre nicht im Grübeln, in der reinen Routine. Hindere dich nicht daran, wirkliche Zielsetzungen zu realisieren, das zu genießen, was du schon so lange machen wolltest, deine Möglichkeiten zu entwickeln. Schränke dich nicht ein, blockiere dich nicht innerhalb eingerosteter Strukturen. Angst kann der Auslöser dafür sein, dass du an Selbstzerstörung anstatt an Selbstverwirklichung arbeitest. Du verwendest viel Energie darauf, um deine Gefühle, deine Verletzbarkeit zu schützen; das ist unnötig und strengt dich an.

Kernlösung

Baue sehr ruhig, aber wohlbedacht dein Leben aus; lasse dich nicht länger von Zweifeln, Ängsten oder Komplexen ins Schlepptau nehmen. Nimm selbstbewusst die Leitung über dein Leben in die Hand, und blockiere deine überschüssigen Energien nicht. Setze deine angestaute Aggression in tatsächliche Aktion und Weiterentwicklung um.

Sehr trockene Haut

Gesicht, Hände usw. ...

Kernursache

Mit gebogenen, ja, manchmal gebrochenen Flügeln fliegst du weiter, du wie ein breiter Vogel hoch in der ‚Luft'. Beobachtend und denkend, zu viel ‚Luft', zu wenig Wasser. Die Außenseite der Dinge betrachtend, das Tiefere entgeht dir. Du schaust und betrachtest, aber du bist abgeschnitten von deinem Herzen, deinem tieferen Gefühl, als ob du den *echten* Wert des Lebens in dir selbst, dein höchsteigenes ICH, nicht erkennst, nicht ‚fühlst'. Du lebst an der Außenseite, deiner oberflächlichen Seite, weil du den tieferen Wert deiner selbst als Mensch nicht erkennst. Das ‚Geld' oder ‚die Münzen' werden dann als gleichwertig angesehen ... : sie zeigen keine Zahl, keine Abbildung. Ein Nichts, ein materielles Etwas ohne Wert. Gräbst du nicht tiefer? Siehst du nicht tiefer unter diese oberen Schichten deiner selbst: erreichst du diese tiefe gebende Quelle voller Lebenswasser in dir nicht? Kein echter ‚Kontakt', keine tiefe Kommunikation mit deinem wahren tieferen ICH-Gefühl? Dann kannst du Kommunikations-Probleme mit anderen bekommen. Die Haut lässt möglicherweise von sich hören, oder Juckreiz und Ungeduld, Nieren und Leber: wann wirst du dich selbst vertiefen in die wahre Schatzstelle in dir?

Wie vertrocknete Getreidehalme in einer Vase, wie ein Vogel mit einem langen schmalen Schnabel blickst du herunter, von einer kalten Höhe aus, zur Erde, zu dir selbst, zu den anderen Menschen da unten. Du scheinst nicht wirklich zum Leben erwachen zu wollen. Dennoch bittet das Leben dich um Erhebung, Erhöhung, Vertiefung in deine Gefühlsquelle.[49]

Du hast gleichsam die Spreu aus Stroh aufgestellt, so dass sie in der Sonne trocknen kann, aber alles verläuft so gräulichgrau, als ob du vergisst, dem Getreide die Essenz zuzuerkennen. Als ob man es sogar vergessen würde: die Spreu stellt sich selbst auf und stirbt langsam ab. Flüchtest du vor wahrer Kommunikation mit Menschen aus den Tiefen deines Herzens heraus? Lieber allein und träumerisch oder trocken-denkend, da-seiend, gleichsam im ‚Nichts'?
Ist es die Begierde, die dich soweit gebracht hat: das Habenwollen, dich füllen zu wollen mit allerlei Dingen, weil du vor dir selbst wegläufst? Konfrontiert werden mit deiner eigenen Leere, weil du dich weigerst, dir selbst Erfüllung zu geben?

Festgelaufen in einem gewohnheitsmäßigen Muster, denselben Rhythmus stets wiederholend. So sammelst du alles, wie trockene Zweige, seufzend, keinen tieferen Sinn im Leben sehend. Hast du eigentlich Kontakt zu deinem Herzen? Nein? Dann wirst du deine Herzgefühle auch nicht gerne mit deinem, deiner oder deinen Geliebten teilen wollen, oder dir wird diese Möglichkeit genommen, unbewusst ziehst du solche Situationen an. Es bleibt zu flach.

•

Du wirkst fast wie eine hölzerne Puppe ohne Gesicht. Wer bist du, wo bist du? Fühlst du dich leblos oder inhaltslos oder sinnlos? Dies machst du dir natürlich selbst weis, weil du denkst, dieses reine ICH, deinen lebenden Selbstkern, nicht mehr erreichen zu können. Du wirst leer und kalt und lebst nach der Überzeugung, dass IN dir nichts (Wertvolles, Inhaltsreiches) ist. Gefühlsleer also, apathisch. Du unterschätzt deinen reichen Inhalt, deinen Herzensinhalt, dort befindet sich jedoch eine verborgene und tief vergrabene Schatzkiste, aber du scheinst nur als Struktur dazustehen, im Geist, denkend, handelnd, funktionierend in deiner Arbeit, aber kaum oder zu wenig anwesend im gemütlichen Fleisch-Fett der irdischen Dimension. Als ob du ein ‚Geist' bist, oder ein Gespenst. Wo bist du nur? Fundamentale Selbstverleugnung oder –unterschätzung: du bist dir des vollen Reichtums, der in dir ist, nicht bewusst, oder willst dir dessen nicht bewusst sein.

Du willst bei dir selbst gleichsam nicht ‚die Verstopfung beseitigen', als ob du sowohl all das Ungeordnete als auch das Positive ganz unten in dir liegen lässt, so dass nichts zutage treten kann: weder bestimmte dunkle Reste aus der Vergangenheit, die es nach Reinigung verlangt, noch das saubere Wasser in dir. Du setzt auf dies alles den Dämpfer, so dass nichts sich manifestieren kann, als ob du dich weigerst, für dein Leben wirklich etwas zu unternehmen, so dass du ein glücklicher und gereinigter Mensch werden könntest, der sich seiner Entwicklung, seines Fortschritts bewusst ist. Das Erleben von herrlichen Dingen wird nun ausgeschlossen, so abgestumpft wie du dich fühlst, abgeschnitten von deinem tiefen Sinnesinhalt / deinen Gefühlen, dem Sinn DEINES SEINS ALS ICH.

Fundamentale Infragestellung: was ist eigentlich in mir? Wasser und Gewebe? Wie eine Gummipuppe, die springend tanzt, mit ausgebreiteten und dann wieder geschlossenen Armen, hüpfend: du fühlst dich abgeschnitten von einem ‚eventuellen' Inhalt, von etwas Tieferem, denn du ‚fühlst' diesen Inhalt nicht mehr, als ob er gar nicht

---
[49] Lies in diesem Zusammenhang über die Symbolik des Storches in *Wenn die Tiere sprechen könnten …* Dieses Buch ist bei Erscheinen des vorliegenden Werkes noch nicht in deutscher Übersetzung erhältlich.

da ist. Du vergnügst dich einfach ein wenig, dich als MENSCH also stark unterschätzend.
Du fühlst eigentlich den Griff von Saturn bereits in deinem Genick, an Schädel und Nackenwirbeln, wie kalt Saturnale Fakten deutlich spürbar: So streng in Bezug auf das warme Mensch-Sein deiner selbst, als ob du nichts als Fleisch, Knochen und Geist wärst, innerhalb von ‚Strukturlinien' lebend. Du schlurfst durch das Leben und erfährst dich selbst als armselig und alt, wie jung du altersmäßig auch bist: du bist so, wie du dich fühlst. Himmelschreiend, so nennst du es, unterdessen deine Nase in einem Taschentuch verbergend, Schleime des Verdrusses, die Ohnmacht / der Widerstand dagegen, *dich selbst als vollwertigen Menschen-mit-Inhalt-und-Herzgefühlen in ganzem Umfang zu erleben, anzuerkennen.*
Als ob du mit einer Schneeschaufel, völlig sinnlos, den Schnee, den es gar nicht gibt, aufräumen wolltest, und dabei lediglich gegen die Ränder der Straßensteine stößt und steckenbleibst. Du wirfst die Schaufel weg, ach, das hat doch auch keinen Sinn?

Tief fühlen in dir selbst, Anerkennung deines ICHS mit warmem Herzen und reichem Inhalt ... das wird dir den Sinn von Allem zeigen, aber dann solltest du erst das Stadium verlassen, in dem du dich selbst trockenlegst.
Die allertiefste Ursache liegt darin, dass du DEIN ‚SELBST' wie ein vergessenes Geheimnis tief versteckst; du schwebst weiterhin an der Oberfläche deiner selbst. Die Strukturform ist da, aber du FÜLLST deinen Inhalt nicht.
Du erkennst nicht oder willst nicht erkennen, dass das Leben so voller unerwarteter Möglichkeiten ist, auch in dir, dass sich mit einem Schlag alles umkehren kann, die Leere sich verwandeln kann in das Gefühl: ‚ja, die Sinnvollheit meiner selbst, der Natur, des Lebens, ... !' und die Dankbarkeit, fühlen zu dürfen.
Aber abgeschnitten von deinem Gefühl macht dich dies gerade bedrückt und du siehst keine Perspektive. Als ob du dich in gewissem Sinne vom Leben in dir selbst abwendest, von deinem warmen Lebensgefühl: schließlich erreichst du dich selbst nicht mehr und FÜHLST nicht das tiefe Glück, das dennoch auch auf dich wartet.

Kernlösung

Ist dir eigentlich bewusst, dass du Lippen, eine Zunge, einen Mund zum Sprechen hast? Chamäleon: kennst du dieses Tierchen? Die Farbe der Umgebung annehmen? Bist du jemals wirklich du selbst gewesen? Wer bist du? Es ist, als ob du aus dir selbst einen festen, kompakten Teigball kneten darfst, so dass du endlich in dir selbst nach Hause kommst, ganz nah und intensiv. So dass du nicht mehr entkommst, dich ausbreitest, deine Aufmerksamkeit und Energie in allerlei oberflächliche Sachen wegfließen lässt? Sprich, äußere dich ehrlich aus deinen Tiefen heraus!

Konzentrierter zu dir selbst kommen, wie eine Traube zu einer süßen Korinthe wird. Tiefgeschlossen und mit dir selbst verbunden.
Glaube an dich selbst, deine Kraft, deine unendlichen Tiefen, und mache dich von diesem Punkt aus auf zum anderen. Verliere dich nicht in den Fernen, in den Höhen, sondern wage es, dich mit deinem Gefühl, deinen Emotionen, der Liebe, die auf dich wartet, zu verbinden. Rolle dich fest und gemütlich warm in dir selbst zusammen und teile anschließend diese Selbstliebe, diese Anwesenheit in dir selbst, mit dem / den anderen guten Menschen. Sei nicht länger kalt, trocken und hart zu dir selbst, sondern tiefsanft und süßwarm.
Oder findest du, dass du dies nicht verdienst? Haue dich selbst nicht länger in die Pfanne, ziehe dich nicht herunter, sondern gib dir selbst die größtmögliche Chance auf ein glückliches Dasein. Betrachte dich selbst nicht als einen eingestaubten Zweig, sondern FÜHLE deinen Wert, dein Lebensherz und tritt ins Tageslicht, komme herunter von deiner Insel, in aufrechtem Kontakt mit dem / den anderen.[50]

---

[50] Lies auch *Hautkrankheiten, allgemein.

Ja, das GEFÜHL ruft dich, deine Haut, als ein Symbol. Ein Symbol dafür, wie trocken oder wie liebevoll gebend du dich dir selbst gegenüber verhältst; du funktionierst doch nicht wie ein ‚denkender' Roboter, der sich seiner weiten und tiefen Gefühle nicht bewusst ist? Auf diese Weise schließt du auch spontane, gefühlvolle, frohe Kontakte mit dem / den anderen ab. Komme also in dein Lebensgefühl und tauche ein in die Lebensquelle, genieße die Wasser auf der Erde in deinem Körper.

•

Spring in das Leben! Purzle in deinen eigenen Gefühlsinhalt! Jeder Mensch ist einzigartig, hat seinen wertvollen Inhalt und seine Talente: wache auf und erkenne!
Wie ein Löwe, der aus seinem langen Schlaf erwacht und einmal laut brüllt und in diesem Brüllen *fühlt*, dass er lebt, so kann er in seinen Körper gelangen. Aus dem Schrei, der brüllenden Stimme, der KRAFT, wie jene eines Löwen, der in dir ist, und *fühle* diese, erkenne, dass diese heilsamen Urkräfte die Basis einer weiteren Entwicklung deiner selbst zum Menschen sind. Brumme, grolle, lasse das Gebrüll aus deiner Kehle hochsteigen und fühle nun einfach diese Körperkraft ... in dankbarem Stolz darauf, dass du BIST: dein Körpergewebe, die starken Beine, Hände und Füße; die Pelzhaut, das Fell deines Körpers selbst. Urkraft. Richte dich auf und *fühle* dich selbst! Und du wirst singen und lachen: nicht an der Oberfläche, sondern fühlenderweise aus dem Tiefsten deiner innerlichen Kernzentrale heraus.

Deine Kehle, dein Mund, deine Zunge ... : du sprichst, du fühlst, wie deine Kehle sich öffnet, um Lebensworte und -gesang erschallen zu lassen. Dies bist ‚du': in LEBENSGEFÜHL! Das Urgefühl, diese Urkräfte nicht länger unter dem Druck von Geist und Gedanken zusammengepresst, von Arbeiten und Strukturen, von Müssen und langweiligen Pflichten. Du kommst zu Lebensfreude über dich selbst und lässt das Lebenswasser reichlich durch deinen Körper strömen; deine Handlungen nicht länger eingrenzend in engen Strukturlinien oder Gewohnheitsmustern, sondern in Freude über dich selbst.

Wie ein Hai[51], der aus den Tiefen kerzengerade nach oben schwimmt, *fühlst* du die Kraft, die in dir anwesend ist, und du glaubst daran und lässt dich von keinem passiv-niederdrückenden Gedanken zurückhalten. Du legst deine Urkraft nicht länger lahm, du hältst sie nicht mehr zurück.
Der Pfropfen schießt aus der Flasche und damit auch alle Energie, Luft, Kraftströme, Gefühle; ein freies und starkes Weitergehen ... : alles kommt heraus. *Nun fühlst du* die, wenn auch anfangs noch primitiven, aber dennoch *ersten Urkräfte* in dir. Körper und Seele vereint. Sich entwickelnd zu Bewusstseinskräften, die mit Herzgefühl durchtränkt sind.
Ein gebündelter *Einheitskraftstrom.* Ja, du fühlst, du weißt, du glaubst an diese urstarken Lebenskräfte, die in dir im Haus des Löwen vorhanden sind. Du fühlst dich wie ein Königsmensch, wie der König über dein eigenes Leben. Du lähmst dich nicht mehr, sondern nimmst dich an, du imponierst und lässt nicht mehr alles mit dir machen, deine Kräfte dürfen für immer stark weitergehen. Du hast gebrochen mit einer Art Lethargie, Passivität, Faulheit, Zweifel-an-deinen-potenziellen-Kräften.
Froh und stark stehst du nun auf! Das Leben liegt in dir, dem Weg des Lebens folgst du.
Es folgt ein Gefühl der Freude, nun, da du deinen Körper so voller Fleisch-Fett-Blut erfahren kannst, nun, da du einen gesunden Stolz auf dich selbst fühlen kannst: ganz egal, wie du aussiehst; du bist der kräftig lebende Mensch. Du lernst, dich selbst zu lieben, und das strahlt Schönheit aus ... Und Freude, Dankbarkeit dafür, dass du bist, wie du bist, bedingungslos.

---

[51] Lies eventuell über die symbolische Bedeutung des Hais in *Wenn die Tiere sprechen könnten ...* Dieses Buch ist bei Erscheinen des vorliegenden Werkes noch nicht in deutscher Übersetzung erhältlich.

Du machst dich auf ... im vollsten Vertrauen, dass du auf deinem Weg nur dem Schönen begegnen kannst, dass Langeweile und Apathie, Sackgasse, dadurch gerade verdrängt werden, dass du dich öffnest, beim Weitergehen dich öffnest für freudige Erfahrungen, Begegnungen, Gespräche oder innerliche Erlebnisse, die deine Freude anfachen usw. Schließe dich nicht ab, weder von deinem Inhalt oder deiner verheißungsvollen Zukunft, noch von der Außenwelt. Mache dich auf und ignoriere das Negative, öffne dich vollkommen für das Wundervolle, das noch kommen will.

Sage nicht im Voraus: ach nein, nichts kann mich vom Boden hochheben. Wisse, dass du dein Leben selbst erschaffst, gemäß deiner Überzeugungen. Also, erwarte das Unerwartete ... Angenehme, wie immer dies sich auch manifestieren wird, und wenn du daran froh glaubst und eine Art Unglauben und Passivität durchbrichst, mit anderen Worten in Bewegung kommst voller Glauben und positiver Erwartungen, dann wirst du ein glücklicher Mensch! *Deine Haut strahlt vor Glück, aus reiner Selbst-Liebe,* in Dankbarkeit dafür, wer du bist, in dem Wissen, dass das Allerschönste auf deinem Weg noch kommen muss ...

Hautverfärbungen
Café-au-lait-Flecken
rote oder braune Pigmentflecken

Kernursache

Du verkennst die Kraft aus deinem tiefsten Wesen, du verkennst Intuition, Gefühle, deinen Körper, deine treibenden Impulse aus deinem Lebenden Selbst. Du meinst, alles von deinem Kopf aus regeln, strukturieren zu müssen: Dein Verstand beherrscht dein Leben mit Nachdruck, während die Stimme deiner natürlichen Spontaneität kein Gehör findet. Dein Körper scheint zuweilen von deinem denkenden Selbst nahezu ‚losgelöst' zu sein: eine innere Zerrissenheit; du „siehst" dir deinen Körper förmlich auf Abstand an. Du kannst diesen inneren Drang zur Selbstverwirklichung, diese aktiven Marskräfte doch nicht länger mit deinem Kopf zurückhalten? Aber du hast Angst vor diesen tieferen Kräften in dir, du fürchtest dich auch vor Gefühlen, die du als „falsch" abstempelst. Bist du so durch eine religiöse oder pädagogische Indoktrinierung programmiert: Fühlst du dich schlecht, wenn du Wut spürst, hast du deshalb Angst, natürliche Aggression nach außen zu zeigen? Bist du schon mit der Überzeugung geboren, dass du hässlich bist, dass dein Körper zwar da sein darf, aber nicht, um ihn zu genießen? Schämst du dich deinetwegen, deiner Gefühle, deines Körpers wegen, und versuchst du dich hinter einer (braunen) Maske zu verstecken, hinter den Worten deiner rational verantwortbaren Lebensweise? Du lebst dir selbst und anderen gegenüber nicht offen und ehrlich.

Du fühlst dich schuldig, schämst dich um deiner selbst willen: Sieh dir diese Überzeugungen in dir an, die dich daran hindern, wirklich spontan und frei, ehrlich und offen zu leben und nah mit dir, deinem Körper und deinem ganzen Seeleninhalt im Kontakt zu sein. Du fühlst dich wie ein(e) Fremde(r), von anderen nicht akzeptiert: weil du dich selbst wie eine(n) Fremde(n) behandelst.

Die Überzeugung, dass du schlecht oder nicht gut genug seiest, führt möglicherweise dazu, dass du dich anderen gegenüber klein machst. Vielleicht gehst du eine Beziehung ein, in der du der Sklave / die Sklavin bist, in der du dich „vergewaltigen" lässt, wo du der wahren Liebe nicht begegnen kannst, solange du dich selbst nicht liebst, nach Seele und Körper. Du wirst möglicherweise einen Partner anziehen, den die gleiche innere Zerrissenheit plagt: Zwei Königskinder können nicht zueinander finden, denn das Wasser („unbewusste Ängste, deine ganze Gefühlswelt, deine Natur vollkommen zu erleben") schafft eine Distanz zwischen beiden. Du verdeckst deine Werte, Talente, Möglichkeiten, weil du dich vor deinem reichen Inhalt schämst, als ob du nicht aufblühen *dürftest!*

Tiefe unbewusste Schuldgefühle liegen dem zugrunde: Werde dir dieser traurigen, dich selbst erniedrigenden, destruktiven Überzeugungen bewusst, und mache dem ein Ende! Du denkst zu wenig an deine Menschenrechte, zu viel an deine Verpflichtungen. Vielleicht bist du ein Märtyrer, denkst du, Buße tun zu müssen…, um dir dein Leben zu verdienen. Innerlich tobt zuweilen die machtlose Wut darüber! Der Adler beginnt seinen Flug mit voller Kraft mit dem Wunsch, die Spitze des Berges zu erreichen, aber nicht doch…, er fängt an zu „denken", er blickt zurück, er zweifelt, Ängste kommen auf, er befürchtet, zu stürzen…, seine Gedanken bewirken, dass er an seinen Ausgangspunkt zurückkehrt. Ihm fehlte das Vertrauen auf sein tiefstes Selbst, auf seine Intuition. So schreit auch dein ganzes Wesen, dein Körper durch eine zu lange Unterdrückung zuweilen innerlich aggressiv danach, weiterfliegen zu dürfen!

Kernlösung

Wenn du auf diese intuitive Weisheit, auf deine impulsiven Sehsüchte vertraust, wenn du in Liebe zu dir die Einheit zwischen Gefühl und Verstand bestehen lässt, wenn du mit vollem Bewusstsein in deinem Körper präsent bist, ohne dich noch auf Distanz als Objekt vorzuführen…, wenn du die innerlichen, göttlichen Kräfte zu Kreativität und voller Aktion aufblühen lässt, dann wirst du niemals fallen, denn dann ist dein Leben auf deinem unerschütterlichen Felsen gebaut, deinem Autonomen Selbstbewusstsein, auf der bedingungslosen Liebe zu allen Teilen in dir.

Ich Bin hier, aus einem Guss, ungeteilt, konsequent, ehrlich und offen. Ich schlucke nicht länger, ich lebe mich aus, ohne mich noch weiter zu bestrafen. Strukturen und Ratio werden im Dienst meiner tiefsten Selbstverwirklichung stehen und mich nicht länger behindern. Wenn ich zu innerer Harmonie finde, werde ich auch zu Harmonie mit meiner Umwelt kommen; ich nehme die erstickende Maske ab. Ich bin ICH SELBST.

Vitiligo

Scheckhaut
lokaler Pigmentverlust;
weiße Flecken auf der Haut

Kernursache

Du erlegst dir einen inneren Halt(!) auf, ein Verbot, zu sein, wer du *wirklich* bist. Deine natürlichen Neigungen, der spontane Drang, auf sehr ehrliche Weise du selbst sein zu können…, das wird unterdrückt! Du denkst, erfüllen zu müssen…, du denkst, dass du nicht gut bist, wie du dich selbst erlebst, du meinst immerzu, dich einschränken zu müssen oder dich doch zumindest gegen die bösen Impulse in dir schützen zu müssen. Deine tiefste, wahre Art lebt zurückgezogen, versteckt. Du bist vor dir auf der Hut: Bis hierher und nicht weiter! Ein innerer Konflikt, ja / nein / ja / nein…: Du hörst es, du fühlst es, du weißt es, du müsstest dich für dich, deine ganze, wahre Art einsetzen, ehrlich und selbstbewusst…, und dennoch tust du es nicht, weigerst du dich, dich zu verändern, du versteckst dich weiterhin. Zuweilen ein Konflikt zwischen Moral, Indoktrinierungen und Normen einerseits und deiner Natur, deiner Seele andererseits. Du versagst dir, „frei" zu sein, immer wieder taucht da das Verbotsschild auf…, denn du denkst, nicht gut zu sein, nicht schön zu sein, von anderen verstoßen zu werden, auch wenn du dich wirklich trauen würdest, „DU" zu sein, in allen deinen Eigenschaften, innerlich und äußerlich. Du lebst im Grunde untergetaucht, nicht wirklich warm in die Gruppe aufgenommen, im Gegenteil.

Fühlst du dich so ungeliebt, verstoßen…, bestichst du die anderen, indem du dir bestimmte Beschränkungen und Regeln auferlegst, um anderen zu gefallen und dir die Liebe zu verdienen? Gefühlsmäßig empfindest du Schmerzen und „Gebundensein"; du kommst dort nicht heraus, fühlst dich wehrlos, durchbohrt und blockiert. Du lebst nicht wirklich für dich, du traust dich nicht wirklich, das Leben in vollen Zügen zu genießen: Du spielst eine Rolle, in einer Show, um von anderen akzeptiert und geliebt zu werden. Auf dass sie dir geben werden, was du dir selbst vorenthältst: einen warmen, willkommenen Empfang.

Kernlösung

Brich aus deinem Panzer aus, und traue dich, dich in aller Offenheit zu erleben, dich so zu zeigen, wie du bist. Verstecke dich nicht länger: Traue dich, dich ehrlich zu beobachten, so wie du bist, dich gern zu haben, verurteile dich nicht länger, dann wirst du auch keine Reaktionen mehr von Menschen anziehen, die auf dieser Wellenlänge sind und deine selbstzerstörerischen Überzeugungen in Bezug auf dich in Worte und Kritik umsetzen! Die Ursache liegt ganz bei dir: Wirf negative Programmierungen über Bord, du hast nur die Verpflichtung, dir selbst gegenüber ehrlich zu sein.

Traue dich, so zu sein, wie du bist: Diejenigen, die dich nicht in deiner wahren Art anerkennen, brauchst du nicht mehr wieder zu sehen, so wird sich zeigen, wer deine Freunde sind, wer wirklich in Harmonie mit dir ist. Spüre die Sicherheit in dir selbst, in der starken Basis des Lebenden Selbst: Hier liegt der wahre Stützpunkt, suche es nicht außerhalb von dir. Was erwartest du, dass andere dich so lieben werden, wie du bist, wenn du dich selbst verurteilst? Das kann doch gar nicht funktionieren. Du stellst dich selbst ins Abseits, du schiebst deine tiefste Ich-Kraft weg: Traue dich, von deinem Kern aus aufzublühen, nach außen hin, ohne dir noch die Frage zu stellen, was „sie" wohl über dich sagen werden. Dein natürlicher Seinsinhalt zählt, meckere nicht an äußerlichen Details herum. Liebe deine Seele, deinen Körper, du bist sehr gut, so wie du bist. Stelle schöne, stolze Antennen, die für feinere Vibrationen empfänglich sind, auf deinen Kopf: Schöne Begegnungen mit Menschen, die sich genau wie du trauen, ihr Einzigartig-Sein zu erleben, werden dich daraufhin erreichen. Du bekommst, wonach du fragst: Brauchst du Liebe und ein warmes Willkommen, aber bist du davon überzeugt, das überhaupt nicht wert zu sein, dann wirst du es auch nicht zu dir holen! Bekenne in erster Linie Farbe in Bezug auf dich selbst; lebe dich so aus, wie du <u>bist</u>, ohne dich zu bestrafen, zu verurteilen oder zu tarnen.

Siehe ggf. auch *Autoimmun-Erkrankungen

Wucherung von wildem Fleisch

Keloid

Kernursache

Du hältst sehr viel fest, in Gedanken und emotional; sowohl Erfahrungen aus der Vergangenheit als auch aus der Gegenwart. Du ergreifst, umfasst, du möchtest immer mehr festhalten. Du erlebst die Vergangenheit häufig wie einen verlangsamten Film im Flash-Back, „niemand kann mir das nehmen", aber unterdessen bist du sozusagen in einer aufgeblasenen Plastiktüte blockiert, denn du bläst dich selbst auf, deinen Kopf, deine Därme; du kannst so schwer loslassen und weitergehen.

Du lebst eher in einer „unwirklichen" Welt, einer Welt der „Ideen und Symbole", der Phantasie oder Erinnerung. Von einer wesentlichen Weiterentwicklung, Schritt für Schritt im Hier-und-Jetzt, kann momentan keine Rede sein. Du *lässt* dich durch deine Sehnsüchte leben, durch eine Institution oder Lehre; dein wirkliches Leben zieht an dir vorüber, zum Tod hin. Du überschreitest deine Grenzen; du erkennst die Grenzen des Raum-Zeit-Jetzt-Momentes nicht.

Du suchst außerhalb von dir nach Wissen, nach einem Halt; du lebst nicht *selbst*. Du machst dich nicht zum Meister über dich; du lässt deine Gedanken und Gefühle über dich hinweg- strömen. Du möchtest immer mehr und mehr. Am liebsten würdest du ergreifen und forcieren. Weil du dich weigerst, die Fülle und die Weisheit in dir anzuerkennen, versuchst du immer weiter zu reichen, möchtest du dich mit Dingen und Erlebnissen füllen, die du von außen zu dir holst. Möglicherweise hast du eine materialistisch begierige Einstellung, weil du dich ängstlich und bedroht fühlst; du suchst Schutz im Besitz, im Gold, anstatt das Gold in dir selbst anzuerkennen. Aber es kann sich ebenso um ein ‚spirituelles' Begehren / Besitzen handeln, das hängt von deinem ‚Wertegefüge' ab. Du folgst nicht dem Weg deiner Natur, du forcierst, weil du dein göttliches Selbst und seine schöpferischen Möglichkeiten negierst. Ein un-echtes, Falsches Wachstum.

Kernlösung

Gehe weich mit dem Strom deines Herzens mit; lasse dein tiefstes Selbst *geben:* Es gibt, was am besten für dich ist. So ergreife nicht, forciere nicht, sondern lasse los. Bleibe nicht in der Vergangenheit haften, sondern erlebe intensiv das Jetzt, so dass du darin durch dich selbst erfüllt wirst. Nicht mehr wollen und wollen..., lasse es alles fließend seinen Weg gehen; vertraue auf deine Intuition; lasse deine innere Weisheit sprechen. Erlebe *diesen* Inhalt, diese Weisheit vollkommen in dir, und lasse diesen Platz von nichts anderem einnehmen. Bestimme deine Grenzen; trete nicht aus dir heraus, um Wahrheit und Erfüllung zu finden. Du *bist;* in dieser Fülle kannst du dich für das Schönste in deiner Umgebung, für andere öffnen. Bestimme deinen Weg, deine Struktur in dem Leben, das du führen möchtest. Mache dich zum Meister über dich, und suche „es" nicht in unechten Lehrsätzen.

Wundrose

Erysipel

bakterielle Hautinfektion mit Rötung, Schwellung und Erwärmung der Haut, kann sich über einen sehr großen Bereich ausbreiten

Kernursache und Kernlösung

Eine Steinbock-artige Neigung, alles hart und nach außen hin zu dirigieren / erreichen / darzustellen. Zu schwerwiegende Strukturen; eine Überbelastung des Körpers, weil dem „Muss" – hart! – zu viel Bedeutung beigemessen wird, dem, was erreicht oder in Stand gehalten werden muss, eventuell ein Festhalten am „Materiellen" oder an einer etablierten Position; hier kann es z.B. darum gehen, ein(e) vorbildliche(r) Hausfrau / Hausmann oder ein Karriere-Mensch in der weiten Welt zu sein oder um irgendeine andere Situation, die schwer wiegt und eigentlich manchmal nicht mehr tragbar ist...: Man hält daran fest, häuft in sich an, hält eisenhart durch. Man kann hierbei der Außenseite der Dinge eine besondere Bedeutung beimessen (tüchtiges-cooles-stolzes-starkes oder vorbildliches Erscheinungsbild), die bleiernen oder granitartigen Strukturen will man, koste was es wolle, in Stand halten..., dort, wo das Leben den Menschen fragt, diese loszulassen...

Man möchte möglicherweise gewichtig-stolz wirken, sich als wichtiger oder schätzenswerter Mensch darstellen, der eine beachtliche Ladung von Prinzipien oder Errungenschaften in seinem Wagen hat, die man jetzt nicht mehr loslassen möchte. Zu bombastisch, zu überladen mit Dingen, die eigentlich nichts mit „Leben" zu tun haben. Ein Ehrgeiz, ein Drang, etwas zu erreichen oder einen etablierten Zustand als bleibend zu erhalten, vielfach für die Außenwelt; man tut gut daran, sich nach innen zu kehren und dort das wahre Wachstum zu erwirken.

Viele Dinge ‚gären'... bis an die Hautoberfläche..., bis der Mensch die symbolische Bedeutung von ‚Hefe'[52] begreifen wird: Mache Schluss mit dem Tod, brich radikal mit allen Dingen und Gewohnheits-Verhaltensweisen, die nicht auf Leben ausgerichtet sind. Nicht länger festhalten. Dein Leben jetzt um 180° drehen, wenn es für dein Wohlergehen von Nöten ist. Radikaler Bruch mit etwas oder jemandem; eine Wende, eine Rehabilitation der ‚Innenseite' des Menschen, ein Loslassen von allem äußerlichen Schein und Flitter, von fanatischer Eifersucht und übersteigertem Ehrgeiz oder dem Drang, das Alte unbedingt weiterhin so durchhalten / festhalten zu wollen, wie es ist und wie du möchtest / findest, dass es sein / bleiben müsse...

---

[52] Lies hierzu in *Das Füllhorn - Psychologische Symbolsprache der Nahrungsmittel* nach.

Ein Aufruf, dein Leben zu revidieren, neue Strukturen anzubringen, ALLES / jeden außerhalb von dir LOSZULASSEN. Du musst in keiner Sache mehr „durchhalten", im Gegenteil; du darfst dich schwerer Lasten entledigen! Dich tief nach innen kehren und dich lediglich mit der Hauptsache des Lebens beschäftigen. Versuche keine ‚alten Strukturen' oder Lebensweisen in Stand zu halten, obwohl es immer schwerer zu wiegen und zu drücken beginnt... Transformation. Veränderungen vornehmen, die das Leben leichter machen, ehrlich, von innen heraus. Bruch mit dem Alten. Gehe darauf mit voller Kraft auf diesem neuen Weg des Lebens weiter!

DAS HERZ

Psychologische Übereinstimmung

Links und rechts, das Weibliche und Männliche innerhalb einer ausgewogenen Struktur im Gleichgewicht gehalten; es hat in der Mitte die Funktion eines Kanals, um Lebensenergien durchströmen zu lassen.

Dankbar empfangen und liebevoll weitergeben im Raum deines ‚Seins'.

Ein Durchlassen von Energien, ein dich Öffnen für das, was durchkommen und durchfließen möchte, in deinem und über deinen Körper, auch in deinem Kopf, ohne es deshalb auch nur auf irgendeine Weise festzulegen oder festzuhalten. Ein unaufhörliches Passieren-Lassen, ein Duchfließen-Lassen von Lebenssauerstoff innerhalb der stabilen Basis-Struktur deines Wesens, unerschütterlich und stark.

Du vertraust dich dir selbst, der immerzu strömenden Lebensenergie in dir an; du hältst nichts fest, du hältst das Leben nicht zurück, du blockierst nicht mit Widerstand, mit Gedanken, mit Begierden. Du empfängst und gibst weiter, in absoluter Hingabe an das Leben: Diese Dynamik wird folglich auch an keiner Stelle abgebremst. Du lässt dich auf dem linken und rechten Bein gleich stark nieder, *das Rückgrat stabil in der Mitte aufgerichtet,* dich in deinem Kopf *mit deinem höheren Bewusstsein* für alle möglichen Kräfte, Energien und Lebenswinde, die durch dich hindurchströmen möchten, *öffnend.* Du fixierst nicht mit deinem Denken, im Gegenteil, es ist vielmehr ein Zustand des Nicht-Denkens, alles mit dem Kopf loszulassen, eher ein Sein-Lassen, ein Passieren-Lassen, *ein tief-ruhiges Erleben – in Hingabe – deines ‚Seins'.* Nichts wird hier festgehalten oder festgelegt. Ein Alles-Sein-Lassen, *dich selbst sein zu lassen,* zuzulassen, dass alles, was das Leben dir zu bieten hat, in seiner Essenz in dich eintritt und dich schlichtweg durchquert oder beseelt. Dies spendet ein übermächtiges Ruhe-Gefühl, Entspannung. Gerade weil du dich stark in deiner einzigartigen Struktur niedergelassen hast, kannst du es dir erlauben, alles loszulassen, Energien dein Wesen durchspülen zu lassen und ein herrliches Gefühl der Entspannung zu erwirken. Im *Öffnen,* im *Loslassen aller Dinge,* im *Aufmachen deiner selbst wie von einem selig lauen Lebenswind umhegt zu werden.* Absolute Herrlichkeit, indem du durchlässt und dich ohne weiteres ‚sein' lässt.

Ein bereitwilliges ‚Ja'-Sagen, in Dienstbarkeit, zu dem, was sich in dir als wirklich rein und schön offenbaren möchte; *ein flexibles Neigen des Kopfes, um sich biegsam für das wirklich reine Gold, das in deinen Körper hineinströmen möchte, zu öffnen.* Sich nicht dem Prachtvollen des Lebens zu widersetzen, das dich befruchten möchte.

Kein Widerstand, kein Starrsinn, keine Blockade beziehungsweise Boykott dessen, was das Leben dir offenbaren möchte, sei es von innen heraus oder von außen.

Es versteht sich von selbst, dass du dich gar nicht für das Negative zu öffnen brauchst, das in dich eindringen möchte. Aber dieses Organ sagt: *Stimme dich auf das allerhöchste Gefühl in dir ab, ein Zu-*

sammenwirken von Herz und Bewusstsein, ein höheres Wissen und Fühlen, so dass nur das Schöne in dich eintreten kann. Glaube daran, vertraue dich dem Allerhöchsten in dir an, so dass das Gotteslicht, das in dir steckt, dich befruchten kann und nur das Reinste aus der Außenwelt dich aufsuchen oder dir begegnen kann.
Greife nicht, sondern ‚lass los', empfange und gib.

Erkrankungen, allgemein

Kernursache

Du verschließt dich, „hart", abweisend, auch den schönsten, liebevollen Durchfluss nicht zulassend. Gefühle und Lebensenergien dürfen weder eintreten, noch dürfen sie nach außen ein Ventil finden. Keine offene, spontane, flüssige Kommunikation mit anderen, kein Durchfluss. Du machst dich zu. Du öffnest dich auch gar nicht mehr für die Energie, die von der Lebensquelle aus deinen Körper durchspülen und nähren möchte, ebenso wenig öffnest du dich für angenehme Kontakte, Information von außen oder für was auch immer. „Zu. Ein für allemal zu!" sagst du. Harte Gefühle, harte Gedanken, angespannte Strukturen, eine Verweigerung, vielleicht eine Wut, nichts darf noch hinein – nichts darf hinausströmen, ein Festbinden deiner selbst, du bist dem Leben gegenüber nicht offen-flexibel.
Du weigerst dich, noch länger zu schlucken; du findest, dass zu viel auf dich zugekommen ist, dass du jetzt eine Grenze ziehen musst, und du spuckst das Zuviel sozusagen wieder aus. „Stopp", sagst du. Und auf die Weise würdest du das Kind mit dem Bade ausspeien. Es ist wichtig, darin ein Gleichgewicht zu finden, es einerseits aus der Außenwelt, in Kommunikation mit anderen, durchkommen zu lassen, und andererseits „stopp" zu sagen (zu dem, was zu viel ist), in Ehrlichkeit zu dir, aber… dich dennoch immer und ewig für das zu öffnen, was sich aus deiner tiefsten Gefühlsquelle und deinem inneren Wahrheitskern zu erkennen geben möchte und dich etwas spüren lassen möchte: also für diesen Lebenswind. Sage niemals ‚nein' dazu. Lasse diese tiefen, warmen Lebenskräfte nur aus deinem Inneren heraus eintreten; lasse es zu einer herrlichen Durchspülung deines Lebenskörpers werden, und genieße es. Komme mit dir in Berührung, warm und innig verschmolzen, und sage nicht ‚nein' zu dir, zu diesem liebevollen Lebenswind in dir. Hole dich hinein, ganz und gar in deinen Körper, und erlebe ohne Umschweife die Entspannung des seligen Seins als ICH.

Es würde schief laufen, wenn du dich wirklich hart und feste einschließen solltest, wie ein hart gekochtes Ei in seiner Schale. Blockiere dich also nicht, sondern brich auf, und lasse einfach durchströmen, lasse dich leben; lasse zu, dass Lebensenergie dein Wesen vollkommen durchströmt, lege keine Dynamik lahm, indem du an etwas festhältst, indem du die Tür zuziehst, wo das Leben einziehen und dich beseelen möchte.
Fühle dich nicht frustriert, du steckst voller Lebenskräfte, stimme dich darauf ab, klammere dich nicht - in einem Minderwertigkeitsgefühl und im Zweifel an deinem eigenen Können und deiner Güte - an Dinge oder Menschen; klammere dich nicht an „falsche Werte", weil du deinen eigentlichen Lebenswert als ICH verkennst.

Kernlösung

Frustrationen durchbrechen, indem du zulässt, dass du bist, wer du bist, wie du bist, nicht meinen, „leisten zu müssen, ein Image hochhalten oder bestimmten Erwartungen entsprechen zu müssen…" In liebevolle, sanfte Kommunikation zu dir selbst treten und demzufolge auch zu anderen. Sperre dich nicht hinter ein frustriertes Schutzschild festgehaltener Energien und festgelegter Gefühle. Traue dich, so zu sein, wie du bist, wie du es wirklich fühlst. Vertraue dich dem Leben an…, dem *echten* Selbst, das du bist… Sei du selbst, von innen heraus; verschließe dich nicht knallhart-„männlich", sondern öffne dich vollkommen, um diese „weiblichen" Energien in deinem Wesen zuzulassen. Du bist überhaupt nicht weich oder schwach, wenn du zulässt, durchlässt, wenn du dich in Hingabe an das Leben in dir öffnest: Das macht gerade deine Kraft aus; dass diese Empfänglichkeit, dieses Durchströmen-Lassen von Energie in dir mit einem urstarken Niederlassen auf deinen eigenen Grundfesten, einem stabilen Rückgrat, mit deinem Knochengerüst im Gleichgewicht, einhergehen darf. Lasse zu, gestehe zu: nicht das Unechte, nicht das Falsche, nicht die Scheinwerte, sondern alles, was für ‚Leben' steht. Das verschafft dir ein herrlich entspanntes, glückliches Gefühl...

Lies hierzu auch den Text: *Blut, Herz und Blutgefäße, psychologische Übereinstimmung

Herzschmerzen

Kernursache

Ein Festhalten, dich an eine Person klammern, an ein System..., an etwas, das deine Existenz einengt, aber du weigerst dich, los-zu-lassen. Diese Abhängigkeit macht dich geradezu zu Nichte: Lasse endlich los, und befreie dich selbst! Weil du deinen Wert beiseite stellst, weil du dich weigerst, die Krone menschlicher Göttlichkeit zu tragen, wirst du dich an etwas anderes klammern, was sich außerhalb von dir befindet. Dadurch erstickst du dich... Du belagerst dich, anstatt dir selbst und anderen zu *geben.* Du würdest forcieren, ein bestimmtes Gedankengut, eine Beziehung unbedingt festhalten wollen, anstatt selbst vorwärts zu gehen: Aber du steckst voller Trauer und Unsicherheiten, du wagst es nicht, auf deinen eigenen Kern zu vertrauen. Du spürst Angst, weil du den Kontakt zu deiner eigenen tiefsten Seele verweigerst, du hast Angst vor dem Tod. Im Zuge dieser Unsicherheit werden Nervenanspannungen bisweilen auf die Spitze getrieben, du bist auf der Hut, erschreckst dich leicht, du bist bissig, zuweilen aggressiv. Dennoch würdest du dich gerne mit aller Wucht für ein weites Raum- und Zeitgefühl öffnen, ohne Beschränkungen..., und Beziehungen zu anderen warm und intensiv erleben wollen: Aber das ist noch nicht möglich, weil du zunächst ganz nah zu dir selbst kommen musst... Zwei Königskinder können nur dann zueinander finden, wenn es sich nicht um ein „Festhalten aus Not" handelt, sondern es um eine ruhige, freie Wahl von zwei autonomen Wesen geht, von denen jeder für sich seinen Wert erkennt und sich in Lebensfreude und Liebe erlebt.

Kernlösung

Stelle also das Zentrum in dich; lebe entschlossen in deine eigene Richtung, und sei darin deiner Natur treu. Lasse alles los, und gehe weiter! Halte dich nicht zurück, indem du immerzu nach hinten greifst... Aktive Energien möchten durchkommen: Richte sie nicht länger auf selbstzerstörerische Weise nach innen, sondern transformiere sie in Freude und Kreativität! Setze dir deine Krone auf, sei dir deines Wertes bewusst, nimm deinen ganzen Raum in Beschlag, ohne dich immer wieder zu fragen „wie wirke ich, was werden die anderen...?" Kämpfe nicht gegen die Wahrheit, die du in dir vorfindest, und sei geradeheraus, aus Liebe zu dir selbst, aus Ehrlichkeit anderen gegenüber. Genieße das Leben hier-und-jetzt in vollen Zügen; lege dich nicht fest. Liebe zu dir befreit dich von allen Ängsten und bringt dich den anderen näher. Lasse die Trauer aus der Vergangenheit fahren, gestalte jetzt *selbst* eine frohe Zukunft: Nimm das Ruder selbstbewusst in die Hand.

„Herzanfall"

**plötzlich auftretende Symptome
(z. B. Herzschmerzen oder Bewusstseinsverlust)
infolge einer ernsten Erkrankung des Herzens
(u. a. Infarkt, Rhythmusstörungen, usw.)**

Kernursache

Du traust dich nicht, dich wirklich so zu zeigen, wie du bist, denn du findest dich nicht gut genug. Du fühlst dich ängstlich, klein, unsicher, voller Emotionen und möglicherweise auch voller Trauer, aber du würdest es nicht zugeben!! Du zeigst dich härter, stärker als du bist. Einsam, schmerzerfüllt, aber du wirst niemanden in dein

wahres Herz hineinlassen! Denn vielleicht möchtest du deinen Stolz behalten, deinem Image des starken Mannes oder der starken Frau alle Ehre machen, oder du bist streng zu dir: Ist Sanftheit und ein flexibler Umgang mit dir selbst das Gleiche wie „schwach" zu sein?
Ist es die Angst, die dich daran hindert, tiefer, unter die Oberfläche zu schauen: Hast du Angst davor, dass, wenn du dich ehrlich mit deinen Gefühlen konfrontieren würdest, du dich vollkommen in Trauer und Ohnmacht ertränken würdest? Hältst du den Deckel ängstlich verschlossen? Warum so hart gegen dich selbst sein, warum diese Maske, warum diese Vogel Strauß Politik: Du distanzierst dich von deinem tiefsten Selbst, von deinem eigenen warmen Herzen, du stößt das Kleine aus dir weg, du möchtest nichts von ‚Schwächen' wissen, du stößt andere von dir, „ich brauche niemanden, ich schaffe das schon"...

Du gibst dich anderen gegenüber zuweilen bissig, auf dass niemand zu dir eintreten wird. Eine Haltung aus Selbstschutz, womit du verhinderst, dass sie einfach so in dich ‚eindringen'. Das kann eine Reaktion darauf sein, dass du wiederholt auf gefühlsmäßiger Ebene verletzt worden bist, „mich kriegt ihr nicht mehr klein".

Diese harte Haltung hat eine abtötende Wirkung. Mache dir hierbei bewusst, dass es ursprünglich die Selbstabweisung war, die schmerzhafte Lebensumstände angezogen hat. Die einzige Lösung besteht darin, dieser Grundursache eine Lösung zu geben: durch wahre Sanftheit, Selbstliebe, durch ein Bewusstsein für den Eigenwert.

Du tust so, als gäbe es kein Problem, du richtest die Scheinwerfer immer nach außen...: Vielleicht denkst du auf die Weise Respekt und Wertschätzung zu erfahren, denn du schätzt dich selbst zu wenig. Du machst dich und jeden anderen blind. Keine Rede mehr von Freude, die aus tiefstem Herzen kommt: höchstens oberflächliche Freude. Du willst dich beweisen, du überschreitest eine Grenze..., in deinem Job, bei einer bestimmten Aufgabe, einem Ideal, für das du kämpfst. Du lebst zu stark in deinem Kopf, in deinen Gedanken; du lebst nicht wirklich in Harmonie mit deiner Natur, mit deinem Körper und deinem Herzen, das dich um sanfte Aufmerksamkeit dir selbst gegenüber bittet.

Kernlösung

Sei in aller Ehrlichkeit du selbst: „*Das* bin ich jetzt". Bis in den tiefsten Brunnen deiner Seele *vor*stoßen: Sieh dir deine verdrängte Trauer an, lasse deine „kleinen" Seiten, deine weichen Gefühle frei existieren. Forciere nicht länger. Sei liebevoll zu dir; öffne dich vollkommen für Selbstanalyse, und halte nicht alles so ängstlich verschlossen. Mache deine Seele vollkommen auf, entfalte sie auf entspannte Weise; traue dich, die Freude um deine Existenz zu spüren, und stelle keine harten Anforderungen an dich! Es wird dir ein Stein vom Herzen fallen, wenn du einfach du selbst zu sein wagst, ohne Tarnung, wenn du erkennst, dass du nicht einem bestimmten ‚Bild' zu entsprechen brauchst. Das ist nur dann möglich, wenn du dich jetzt in voller Zufriedenheit so akzeptierst, wie du wirklich bist. Spontane Freude, Sicherheit in der Tiefe deines Selbst.

Wenn jemand „plötzlich und unerwartet", meist infolge krankhafter Herzfunktionsstörungen, stirbt

plötzlicher Tod, bspw. durch einen Herzinfarkt; auch ist hiermit das plötzliche (meist tödliche) Auftreten eines Risses in der Aorta gemeint, der größen Körperschlagader, die vom Herzen aus entlang der Wirbelsäule nach unten läuft

Man lebt eher tot als lebendig: Du ergibst dich jemand anderem, einem Gott, einer Lehre oder einem System, ohne *wirklichen* Kontakt zu dir selbst zu kennen. Alles ist aussichtslos, es ist dir alles entglitten, du bekommst gar nichts mehr in den Griff; man glaubt extrem stark an die schwarze Seite des Lebens, an das Bedrohliche, weil die eigene innere Kraft verkannt wird. Man ist nicht man selbst; eher würde man eine Maske tragen: ein Vogel, der sich den

Schnabel verbietet; Selbstblockade, man kann keine Freude spüren; man lebt nur noch unpersönlich, blind. Mit einem Fuß im Leben, mit dem anderen im Tod, so kann man unmöglich noch Genuss erleben. Ein Nicht-Glauben an den eigenen Wert, an den Sinn des Lebens: Man bricht mit dieser Situation.

Angeborener Herzfehler

Kernursache

Zu Beginn erkennt man nicht die Bedeutung und den Nutzen dessen, das irdische Leben ernst zu nehmen. Man tanzt und springt fröhlich, aber eher oberflächlich ins Leben; *man ist sich weder der Tiefe seiner selbst bewusst,* noch des wirklichen Wertes eines Lebens auf Erden; es bleibt bei Spaß, bei angenehmen Märchenphantasien, bei Spiel und Spott, aber man dringt weder zur Essenz des Lebens vor, noch zum Kern seiner selbst. Es hat den Anschein, als würde dieses psychische Spiel eine Flucht bedeuten: Es ist ein Versteckspiel mit sich selbst, mit dem Leben; das Spielkind meint: „Ach, das ist ja doch nichts für mich, ich kann das sowieso nicht, ich kann genauso gut dorthin zurückgehen, wo ich hergekommen bin."

Der Mensch erkennt nicht, wie er sich, gerade durch die Erfahrungen des irdischen Lebens, zu Bewusstwerdung, zu intensiver Freude, zu wirklichem Wachstum hin entwickeln kann. Er ist sich nicht des Tiefgangs, des Reichtums seiner selbst und des Lebens auf Erden bewusst. Die Relativierung des Lebens, zuweilen mit einem spöttischen Lächeln auf den Lippen, ist eine jämmerliche Flucht. Man hat Angst davor, tiefer zu schauen, man findet sich nicht, klammert sich an der Oberfläche fest, man quasselt und posaunt möglicherweise darauf los, übergeht dabei jedoch den Wert, das Gold, das in einem steckt. Eine Flucht, von sich *weg.*

Kernrichtung

Es ist notwendig, dass diese Menschen sich wirklich geboren werden lassen, dass sie auf intensive Weise ins irdische Leben einbezogen werden, dass ein Baby die Freude seiner ersten Schritte erleben kann, dass sich der Mensch hier-und-jetzt durch den konkreten Kontakt zu seiner Umgebung präsent fühlen kann. Die ganze Schönheit des Lebens erfahren, in dem Wissen, dass es angenehm ist, im Leben weiter voranzuschreiten und dass man nicht in eine Märchenwelt, in eine oberflächliche Lebenswelt, in eine zu geistige Traumsphäre flüchten sollte, wobei man den Kontakt zur Erde verliert. Entdeckung und Wertschätzung seiner selbst. Spüren, intensiven sinnlichen Kontakt, Erforschung seiner selbst als physisches und irdisches Wesen. Die Füße auf dem Boden, Erforschen und Erspüren von Sonne, Wind, Sand und Regen. Einen Kuchen, etwas Milch genießen. Ein ehrlicher, offener, tiefgehender Kontakt zu sich selbst, zu seinen Eltern; Liebe und das Bewusstsein für sein ICH-Zentrum, für seine Kräfte.

Diese Menschen werden geboren, um sich von einer falschen Überzeugung in Bezug auf das Leben auf Erden zu befreien; sie unterschätzen ihre eigenen kreativen Möglichkeiten, über die sie als irdisches Wesen verfügen. Sie Spielen mit dem Leben: wieder fort oder hier auf Erden bleiben? Man wird sie auf den Wert des Irdischen Lebens, auf den Tiefgang in ihnen hinweisen. Zu BEWUSSTSEIN kommen!

Angina pectoris

vorübergehende Durchblutungsstörung der Herzkranzarterien, die den Herzmuskel mit Sauerstoff versorgen

Kernursache

Du hältst dermaßen an bestimmten Gefühlen oder Situationen fest, dass du förmlich daran explodieren würdest! Deine Gedanken sind darauf fixiert.

Vielleicht möchtest du zwei Elemente oder Menschen zusammenhalten (dich und deine(n) Freund(in)?), die du besser loslassen solltest... Eine Beziehung wächst aus sich selbst heraus: Es hat keinen Sinn, zu ergreifen oder zu erzwingen. Lasse jede(n) frei heraus er / sie selbst sein: Versuche niemanden zu ‚verändern'. Im Ge-

genteil: Lasse los, entwickle dich weiter, befreie dich innerlich. Du wirst das, was gut für dich ist, nur dann zu dir hin ziehen, wenn du Harmonie in dir selbst anstrebst und jeden Zugriff auf andere löst, auch in Gedanken. Schenke Freiheit, dadurch wirst du dich selbst befreien.
Oder du hast Hoffnung..., und du denkst, dass „es" bald in Erfüllung gehen wird: Lasse los!

Du trägst durchaus schwere Lasten und weißt nicht genau, in *welche* Richtung du gehen sollst. Aber du hältst alles bei dir.

Du hast Angst davor, dass, wenn du deine Emotionen frei herausströmen lassen würdest oder eine Person oder Situation ziehen lassen würdest, dein Leben „verloren" wäre, es dich in den Abgrund stürzen würde. Zumeist schweigst du über diese tiefen Gefühle, du kehrst dich vollständig nach innen. Dein Herz kann sich nicht mehr entspannen und frei heraus strahlen, weil du dein Selbst zu sehr peinigst, weil du dir, losgelöst von anderen, unzureichend Aufmerksamkeit und Wertschätzung schenkst.

Kernlösung

Lasse alles und jeden los: Gib, strahle, und erwarte nichts im Gegenzug. Schenke dir, deiner Beziehung wirkliche Liebe, ohne Erwartungen, und es wird dir Liebe gegeben werden. Sei dir selbst treu, sprich, sage, was dir auf dem Herzen liegt. Löse diese Emotionen, äußere deine Gefühle, verarbeite, und entwickle dich weiter.

Genieße dein reines Sein! Herrlich faul dazuliegen und deine eigene Sonnenwärme zu genießen. Niemand anderes kann dich glücklich machen, wenn du nicht zuerst diese Freude in dir selbst entdeckt hast, Freude um deiner selbst willen, für das Leben selbst dankbar zu sein. Spüre die Erde unter deinen Füßen, hier-und-jetzt, anstatt deine Gedanken immer weiter auszurichten. Lebe nicht in einem Traumschloss, richte deine Augen klar auf die Wirklichkeit: Die Freude steht und fällt damit, wohl oder nicht mit dir zufrieden zu sein.

Herzinfarkt

Myokardinfarkt

Absterben von Herzmuskelgewebe durch Sauerstoffmangel, bei Verschluss eines oder mehrerer Herzkranzgefäße (Koronararterien)

Kernursache

Dein Kopf und Gehirn quellen förmlich über: Sie stecken voller Potenz, Energien... Du würdest gerne durch etwas hindurch brechen, aber etwas hält dich zurück; ein Hindernis steht im Weg. Anstatt geradeheraus zu sein, würdest du dich in den Geist flüchten, in Träume und Gedanken..., eigentlich eine Ausflucht ins ‚Nichts'. Du trittst also sozusagen mit deinem ‚Geist' über deinen Körper hinaus. Lasse doch das Gehirn zugunsten des ‚Irdischen' arbeiten! Ganz NAH in deinem KÖRPER bleiben, hier-und-jetzt! Tüftle keinen Fluchtweg aus.
Du hast zu viele Energien angesammelt, vielleicht zuweilen aus Wut und Ohnmacht oder aus Trauer und Irritation... in erster Linie dir selbst gegenüber! Du gibst dir keine Chance, auf gefühlvolle, warmherzige Weise in deinen Körper einzutreten. Warum fliehst du davon? Warum deine Masse an Gehirnenergie nicht im kreativen Sinne nutzen?

Warum weigerst du dich starrköpfig, *mit*zumachen? Warum dich härter geben, als dein inneres Herz ist?
„Nein!" schreist du lautstark und brutal... Du bist tatsächlich brutal dir selbst gegenüber. So wütend manchmal, so herzlos dir selbst und deinem eigenen weichen, lieben Körper gegenüber. Vertraue dich dem Leben an!
„Ich mache Schluss!", beschließt du, und dein Gehirn scheint sozusagen bereits zu Orten außerhalb unseres Planeten ‚aufgebrochen' zu sein. Es kommt eine Art Weigerung auf, noch länger so weiterzuleben. Es ist Zeit, Veränderungen in deinem Leben herbeizuführen!
Eine Ohnmacht, nah und stark an deinen eigenen Körper und an deine Gefühle heranzukommen; manchmal könntest du aus Verzweiflung (innerlich) schreien und to-

ben, weil du nicht an dich HERAN kommst, weil du so voller prächtiger Gefühle und Energien steckst und sie eigentlich nicht wirklich zu steuern verstehst... Wie ein Löwe würdest du aus deinem Käfig ausbrechen wollen. Verzweiflung (wenn auch unbewusst) aus der Ohnmacht heraus, dich gesund und wohlig IN DIR SELBST, IN DEINEM KÖRPER, IN DEINEM GEFÜHL auf Erden erleben zu wollen, die Ohnmacht, dich selbst, deinen Körper zu lieben und dich nach Herz und Seele ausleben zu können! Du siehst kein Licht mehr am Horizont. Aber du verhältst dich ruhig, du machst nichts, sagst nichts; du lebst dich überhaupt nicht aus; deine Energien werden wahrhaftig *,angestaut'!*

Kernlösung

Durchbreche diese Barriere in dir! Stehe auf, richte dich urstark und klar nach vorne, und gehe weiter! Schieße kraftvoll und froh *alle* deine Energien nach vorne. Energien, die bereit sind, eine ganze Menge von Dingen, eine reiche Existenz entstehen zu lassen... Ergebe dich, mit Voller Kraft, mit dynamischem Kurs Richtung vorwärts Marsch... ins Leben! Bremse dich nicht länger! Laufe weiter, steuere auf deine inneren Ziele zu. Jeder Mensch hat seine eigenen Wege und Möglichkeiten, Talente, auch du. Sei du selbst..., weigere dich nicht länger stur, du selbst zu SEIN! Sei weich und liebevoll.

Vor allem: LASSE DIESE GEFÜHLE, diese Energien strömen: Äußere dich!
Auch wenn du einmal schreist oder brüllst: Halte es nicht alles unter der Kopfbedeckung ,Ratio' blockiert, LASSE DICH FLIESSEN! Halte dich nicht in einem Zustand der angestauten Gefühle, lebe nicht in Zurückhaltung. Auch Wut verschwindet, wenn du zum MACHEN, zu MILDERUNG kommst! GIB DEINEN GEFÜHLEN EIN VENTIL..., notfalls wie eine Meereswelle in der Sturmflut, wenn es sein muss. STÜRZE dich von deinem Urgrund, von deinem spontanen Naturkraftzentrum aus ins Leben, und halte dabei nichts zurück. Verstecke dich nicht hinter einem ,verstummten' Bildschirm, sondern „mache", handle, äußere dich, gehe weiter, lasse dich gehen: in liebevollem, schöpferischem, expressivem Sinne. Sage auch, was dir auf dem Gefühl, auf dem Herzen liegt, und bremse dich nicht darin!! Gehe weiter, gehe auf deinem Weg immer weiter, und lasse dich nicht vom strengen Professor in dir zurückhalten! Das Leben ist *ein* fließender Strom; gib dich dieser Strömung hin! GEHE MIT DEINEM HERRLICHEN KÖRPER, MIT DEINEM GEFÜHL AUF TUCHFÜHLUNG: Identifiziere dich mit deinem Gefühl, mit deinem Körper. Wie alt oder jung du auch immer bist, wie du auch immer aussehen magst: Jeder Mensch ist einzigartig und schön, wenn er von seinem Herzensgefühl aus ehrlich er selbst ist. Sei nicht länger *hart* gegen dich selbst; bremse dich nicht, und verbleibe nicht länger rein in Gedanken, *flüchte nicht* in deinen Kopf, in den Geist. Rolle wie ein spielendes Kind ins Leben hinein, und mache mit VOLLGAS weiter, auf den Hügeln von Mutter Erde umhertollend.

Hingabe AN DICH SELBST. Lasse diese Gefühlsströme frei fließen..., keine ,Blockaden' mehr! Singe triumphierend das Freudenlied heraus..., Freude um deines Lebens willen. Dankbarkeit für dein Sein durchspült deine Adern; ein ungezügeltes Freiheitsgefühl durchströmt jetzt dein Herz! DU platzt förmlich auf, von innen nach außen; dein Herz strahlt und glänzt..., weit und offen wie eine Sonne. Das goldene Herz, das du in dir trägst, *gibt* und schenkt..., es ist so froh, auf Erden, in deinem Körper, in deiner Natur, in deinem Gefühl sein zu dürfen. Dieses goldene Gefühl in dir und um deiner selbst willen ist unbeschreiblich schön und macht alles wieder gesund!

Endokarditis

Entzündung der Herzinnenhaut (= Endokard), insbes. an den Herzklappen

Kernursache und Kernlösung

Au! Es sticht dich wie ein Dorn ins Auge. Du kannst nicht mehr weiter..., zumindest hat es den Anschein. In Wirklichkeit gibt es kein Problem... Sieh keine Dinge, die es nicht gibt; halte dir keine paranoiden Bilder vor Augen; fühle dich nicht von vorneherein verletzt oder ausgeschlossen. Eigentlich schließt du dich zum Großteil selbst aus dem Leben aus; im Grunde stichst du dir selbst ins Auge; du stößt dich aus. Du bist davon überzeugt, das Glück von Etwas oder Jemandem, außerhalb von dir, erbetteln zu müssen..., dass dein Glück von Etwas oder Jemandem, das / der sich außerhalb von dir befindet, abhängig ist. Das ist eine Lüge! Du engst dich ein und schmälerst dich; du schrumpfst dein Wesen förmlich zusammen.

Deine Sonnig strahlende Glückskraft ist bereit für den Durchbruch..., *also trete damit nach außen! Strahle deine eigenen goldenen Kräfte aus,* und kümmere dich nicht darum, was *andere* über dein Tun und Lassen, über deine Seinsart zu sagen haben. *GIB deinem Wesen, deinem höchst-einzigartigen ICH GESTALT! Erhöhe dich in dir. Falle nicht vor irgendeinem System, vor einer Person oder vor was auch immer auf die Knie, vor etwas, das von dir emporgehoben oder angebetet wird. Hebe dich selbst empor...- innerlich! Erkenne deinen inneren Wert an. Richte dich voller Selbstrespekt auf.*

Nein, du traust dich nicht gleich, *als Mensch* aufzustehen; du meinst, dich an bestimmten *Regeln festhalten* zu müssen, die einer Welt / Gesellschaft angehören, die nicht auf ‚Leben' abgestimmt ist. Möglicherweise möchtest du nach außen hin die schwache, kleine „Eva" oder den Normen-entsprechenden „Adam" überbetonen / spielen und verkennst diese urstarke Einheit ‚Mann-Frau' – den Gottesmenschen auf Erden – IM INNERSTEN deines Wesens. Natürlich wirst du infolgedessen die Erfüllung in etwas oder jemandem außerhalb von dir suchen, um dein Gefühl, nur *‚halb'* zu sein, zu kompensieren.

Werde also du selbst, und habe nicht mehr den Wunsch, *den Normen* einer dem Tode geweihten Gesellschaft zu entsprechen! Brich mit den ‚animalischen' Überresten einer Menschenwelt, die noch nicht ihre große Göttlichkeit anerkennt und instinktiven Verhaltensmustern verhaftet bleibt. Halte dich jetzt viel HÖHER im Leben: auf dem Niveau des WAHREN MENSCHSEINS. *In diesem Bewusstsein von Fülle wirst du keine Angst, keine Zweifel, keine Schuld-Gefühle mehr haben: weil du dir jetzt das schenkst, was das Leben von dir verlangt: die ANERKENNUNG deines Wesens in Pracht-VOLLEM Menschenwert.*

Myokarditis

Herzmuskelentzündung

Kernursache

Ohnmacht und Wut: Du fühlst dich blockiert, gebunden, eingesperrt: Dein Kopf dreht sich vor lauter Gedanken, die versuchen, „Zugriff" zu bekommen, wie verrückt im Kreis..., aber du fühlst dich eher ergriffen, wie ein Märtyrer..., innerlich ballst du die Faust, aber deine Gedanken halten weiterhin stur an einer Idee, einer Person oder an der Vergangenheit fest... Dein Kopf wird vom Motor Angst vorangetrieben: Du traust dich nicht, weiterzugehen, du wagst es nicht, dich zu befreien. Es handelt sich um nutzlosen Ballast, der hauptsächlich in deinem Gedankengut geschaffen wurde: Dein Verstand dominiert das Gefühlsleben und verhindert, dass höhere Bewusstseinsenergien durchkommen werden. Letztendlich bist du auf dich selbst wütend, weil du dich nicht traust, dein Ich durchkommen zu lassen! Du bist traurig wegen deiner eigenen Machtlosigkeit.

Kernlösung

Sei dir jetzt deines Wertes bewusst; respektiere das spontane, freudvolle Kind in dir, und lasse endlich deine Gefühle frei strömen. Sage, was du zu sagen hast, traue dich, deine aktiven Kräfte zu nutzen, zweifle nicht an dir, lasse gesunde, aggressive Schöpfungsenergien frei durch, lasse alles los, lasse Liebe und Freude in deinem Leben zu. Lege die Macht über deine Existenz in dich selbst; klammere dich nicht an das Mentale, gib dich deiner Intuition, deinen Gefühlen hin...

Perikarditis

Herzbeutelentzündung

Kernursache

Du würdest gerne eine Entscheidung fällen, sozusagen einen Knoten lösen, etwas durchtrennen wollen, aber es tut dir emotional weh, eine Wahl zu treffen; du weißt nicht genau, für welche der beiden Seiten du dich entscheiden sollst. Die Angst hierbei, daran zu zerbrechen, loszulassen (und ganz auf dich selbst zurückgeworfen zu sein)…, möglicherweise ist es der Mensch / sind es die Menschen, an den / die du dich klammerst / geklammert hast, vielleicht auch ein System oder bestimmtes Gedankengut, ein Job oder welcher Zwiespalt auch immer: Es handelt sich um ein Festsaugen an etwas außerhalb von dir, anstatt dein Leben auf diese urstarke Zentrale Kraftquelle in dir aufzubauen! Du verbleibst im Lavieren, und die Zeit drängt; die Sanduhr läuft stetig weiter. Du triffst keine klare Entscheidung; du wägst immerzu ab. Du kannst in Bezug auf eine Sache, die dir dringend abverlangt wird, nicht „kapp!" sagen / machen.

Schmiegst du dich noch zu stark an die ‚Mutterbrust' (was sie in diesem Zusammenhang auch immer symbolisieren mag), und kannst du dich nicht FÜR DICH entscheiden? Dann ist es durchaus möglich, dass du auch verschiedene Personen aus deiner näheren Umgebung zu dir holst, wodurch du zu einer ‚Entscheidung' gezwungen wirst: der einen Person Gutes zu tun oder der anderen? Und du kannst keine von beiden loslassen, weil deine ‚Abhängigkeit' so sehr im Vordergrund steht.

Du kannst dich ohne Bedenken auf dich stützen! Du bist nicht von Muttermilch abhängig, sondern von der Nahrung, die du dir gibst: die Liebe, die Wertschätzung, die Anerkennung. Brich mit den edlen Taten, wie „einmal hier Gutes tun, dann einmal dort", jedem gefallen zu wollen oder ihren Forderungen und Erwartungen zu entsprechen und unterdessen deine eigene Mitte zu verlieren. Komme endlich zu dir nach Hause; durchtrenne die Nabelschnur, und hänge nicht an der Urmutterbrust fest. Stehe auf eigenen Beinen! Komme in dich selbst hinein! Nimm das Lebenssteuer entschlossen in beide Hände, und mache etwas Schönes aus deinem Leben! Hole von ganz unten alles aus dir heraus, speie es förmlich aus, denn du hast schon zu viel eingesaugt, immer wieder… von anderen. Es ist an der Zeit, jetzt das auszuspucken, was nicht von dir ist…, und du wirst sehen, dass es auch Bitterkeit ist und Galle…, weil es sich um tief liegende Emotionen handelt, in erster Linie die Emotion von Ohnmacht und Wut, weil es dir nicht gelingt, wirklich du selbst zu sein…, dein SEIN, deine Talente zur Entfaltung zu bringen, deine Gefühle und Möglichkeiten in eine einzigartige Form zu gießen![53] Dir deinem inneren Wert gemäß GESTALT geben, dich auf autonome Weise ausbauen! Es ist jetzt an der Zeit, diesen Schritt zu vollziehen.

Kernlösung

Hänge dich jetzt ab, lasse jetzt los; du bist kein Kind…, auch wenn dieses Kindliche ewig in dir weiterwohnen darf! Autonomer, kraftvoller Engelsmensch: Gib dir diese volle Liebe… ENTSCHEIDE DICH für DICH SELBST…, *gib* dir selbst die Liebe, lasse los: Du kannst FÜR dich und VON dir ausgehend funktionieren…, und selbstverständlich umgeben dich dort dann die Menschen, die das Leben dir bringt. Aber hake dich an NICHTS und NIEMANDEM fest. Du kannst auf diesen kraftvollen Lebenskern in dir zählen. Glaube, werde du als großes ICH, und du wirst glücklich sein. Die Aufgaben, die Arbeit, die Dinge, die Menschen…, alles, was gut für dich ist…, wird da sein…, wenn du nur loslässt und auf deinen eigenen Beinen stehst, wenn du nur auf das Leben vertraust. Mache dich glücklich, auf unabhängige Weise, und teile aus dieser Autonomie heraus die Liebe mit anderen. Mache dich los! Mache dich innerlich frei!

---

[53] Siehe Symbolik der *Galle; lies auch die Symbolik von Benetnasch und dem 6ten Prinzip nach.

Lasse sie strömen: diese fruchtbaren, goldenen Flüssigkeiten / Talente / Liebesenergien aus deinem Wesen, und mache aus deinem Leben etwas Wunderschönes. Verkrampfe dich nicht, halte nichts fest, balle dich nicht zusammen, verstecke dich nicht, zweifle nicht länger, häufe nichts in dir an…, sondern lasse Gefühle frei herausströmen, gib nach außen ab, gib alle diese herrlichen Schöpfungsenergien in dir frei…! Du *kannst* es, du musst nur daran glauben: dass die Quelle IN DIR liegt und du nicht von dieser oder jener Quelle, außerhalb von dir, abhängig bist. Schöpfe das Tiefste aus deinem eigenen Wesen, hole es zum Vorschein, und es wird dir Freude bereiten.[54] Traue dich, dich selbst zum Vorschein zu holen, dich so zu zeigen, wie du es „spürst", ohne zu zögern; bremse dich in keinem Bereich: Lasse ihn aufblühen, den Autonomen Menschen, der du bist!

Erregungsleitungsstörungen des Herzens

Sog. ‚Block' : SA-Block, AV-Block, usw.

Kernursache

Stolz und aufrecht würdest du dich gerne manifestieren, aber im Grunde genommen tust du dies von einer Art Verankert-Sein ausgehend, wie eine Zecke in einem Urtier. Die Erektion, die du aus deinem eigenen Wesen stolz nach außen hin sichtbar machst, ist eine Schein-Kraft, sie ist nicht echt, weil sie nicht in deinem eigenen innerlichen, göttlichen Boden begründet ist. Du willst dich manifestieren, sehr stark und Mars- oder manneskräftig, als Individuum mit primitiven Urkräften, aber von der eigenen göttlichen Urquelle und Ur-Gefühlen der Liebe und Sanftheit entkoppelt. Das Löwen-Haupt möchte sich hoch aufrichten: „Hat auch jeder gesehen, wie stark und kräftig ich doch bin?" Aber unterdessen baust du dein Leben nicht auf deiner eigenen Basis auf, sondern auf allem, was man dir je beigebracht und gesagt hat, auf Systemen und Strukturen, die außerhalb von dir liegen.
Du machst dein Leben vom ‚Urschoß' abhängig, von den anderen, davon, was die Gesellschaft über dich denkt und sagt, von deinem äußeren Kraft-Aufwand, von deiner möglichen Ambition, dich am Äußerlichen deines Wesens aufzurichten, anstatt zu erkennen, dass du immer und ewig aus deiner höchsteigenen und einzigartigen Lebensquelle schöpfen kannst. Auf die Weise fühlst du dich von etwas, das außerhalb von dir liegt, abhängig; auch wenn du dies niemals zu erkennen geben wirst, weißt du es vielleicht selbst nicht einmal mehr.

Die Kraft, mit der du dich nach außen hin aufrichten möchtest, wie symbolisch in einer Phallus-Statue, reicht nicht weiter als ein instinktives dich selbst Manifestieren und Aufrichten Wollen. Du schmarotzt und lässt andere schmarotzen; du füllst dich und lässt dich mit Dingen füllen, die nicht wirklich als ‚lebendig' bezeichnet werden können. Du lässt sozusagen die Würmer in dich hineinkriechen, weil du dich selbst nicht als Mensch anerkennst. Das Primitiv-Starke, das einfache, tagtägliche Handeln ist zwar da…, aber das tiefere, empfängliche Menschliche, das Göttliche in deiner Schatzkiste…, davon scheinst du noch nicht die geringste Ahnung zu haben. Möglicherweise beschäftigst du dich wohl mit der materiellen und rationalen Seite deiner Existenz, mit dem Schein, dem Kraft-Image…, aber du vergisst den wahren, goldenen Inhalt deines einzigartigen Seins. Das Leben zieht an dir vorüber, während du ganz normal an der Oberfläche deiner selbst lebst.

Weißt du nicht, wer du bist? Wie ein Fisch im Ozean, zwar stolz auf seine Farbenpracht, jedoch ahnungslos in Bezug auf das ECHTE Leben: bewusst, liebevoll, von den Tiefen aus in dir präsent?

Kernlösung

Lasse alles los, was du in dir angestaut und womit du dich gefüllt / identifiziert hast.

[54] Lies hierzu die Symbolik der ‚Traube' in *Das Füllhorn - Psychologische Symbolsprache der Nahrungsmittel* nach.

Strebe keine Selbst-Manifestierung an, sondern erlebe dich vom warmen Herzen aus, und entfalte dich allmählich, Schritt für Schritt…, männlich und weiblich ausgewogen, gebend und offen für die Tiefen deiner eigenen inneren Quelle. Finde dich selbst bis in die prachtvollsten Tiefen deines Wesens.

WACHE AUF! Werde dir deiner selbst BEWUSST… als ICH-der-MENSCH! Spüre, wie stark dieses rotierende Energiefeld in dir präsent ist: auf dass du es dir in dieser Dreidimensionalität der Erde bewusst zu Eigen machen wirst. So komme doch in bewusster Präsenz zu den wirklich menschlichen Tiefen, zu deinem Kern-Wert.
Wirf alle Anknüpfungspunkte, an die du dich gehalten hast, über Bord, lasse alle straffen Strukturen und Leistungen aus deinem Leben verschwinden…! Sei nicht ‚eng' und steif, sondern flexibel und warmherzig, als Mensch aus Fleisch und Blut, voller Gefühl und Liebe.

Lasse Energien von innen heraus frei und kraftvoll herausströmen…, ohne sie festhalten oder auf irgendein streng eingehaltenes Muster fest-legen zu wollen. Stolz auf dein göttliches Mensch-Sein, kein Stolz auf dein Ich. Was du INNERLICH fühlst und erlebst ist von Bedeutung, nicht wie du dich nach außen hin präsentierst. Menschwerdung ist von Belang, keine primitive, urstarke Manifestierung: Dazu ist ein Tier auch in der Lage.

BEWUSSTWERDUNG der tieferen Werte und Gefühle in dir; ein Loslassen der Ur-Gewohnheiten und Instinkte, die dich an eine Struktur binden, die alles erdrückt. Wende dich deinen Tiefen zu. Dein ‚ICH'… finden…, unabhängig von gleich wem oder was…! In Liebe machst du dich auf die Suche, du lässt alles und jeden außerhalb von dir los. Das hochmenschliche Niveau und dein im Inneren erlebtes, reines Sein ersetzen jede Form von primitiver Selbst-Manifestierung aus Begierde. Sanftheit ersetzt jede starke-Härte.

Adams-Stokes-Anfall

plötzlicher Anfall von Bewusstlosigkeit durch Erregungsleitungsstörungen des Herzens

Kernursache

Du hast versucht, *mehr* zu überspannen, zu umfassen als du schaffen konntest. Du hältst etwas feste im Griff, in deinen Gedanken, was du besser loslassen solltest! Anhäufung von Emotionen, nervöser Aggressivität und einem schmerzhaften Wirrwarr von Gedanken. Weil du dich im Grunde ohnmächtig fühlst, versuchst du zu stark zu ‚ergreifen' und festzuhalten, auf dass nichts (oder niemand?) dir entkommen könnte. Aber das, was du festhältst, wiegt so schwer, dass du es nicht mehr tragen kannst: Du trittst demzufolge nicht mehr nach außen hin in Aktion, ziehst dich schließlich zurück und lässt ohnmächtig alles fallen.

Kernlösung

Es gibt dir Vertrauen, dich deinem tiefsten intuitiven Selbst hinzugeben; versuche nicht, alles mit deinem rationalen Verstand zu erfassen, so schränkst du dich in deiner Lebensweise ein. Erhalte nur auf dich selbst Zugriff. Nach außen hin Macht behalten zu wollen, weist auf deine Gefühle von Machtlosigkeit hin. Dein ICH ist stark, allmächtig stark: Erniedrige es nicht. Strahle, strahle! Von deinem tiefsten Selbst ausgehend nach außen hin strahlen, anstatt alles zu absorbieren, bis du überläufst. Loslassen und Selbstvertrauen, Entspannung; Entladung und Durchbruch nach außen.

Hypertrophie des Herzens

Verdickung der Herzmuskelwand (bspw. als Reaktion auf einen hohen Blutdruck), wodurch das Herz volumenmäßig zunimmt und eventuell schlechter pumpt

Kernursache und Kernlösung

In Panik und von Angst erfüllt, klein und verloren, suchst du immer weiter von dir entfernt nach Halt. Du fühlst dich allein in der Wüste, unendliche Weite, du läufst immer weiter von dir weg: Deshalb bekommst du nichts in den Griff. Du fühlst dich nicht sicher in dir, in keiner Struktur, du suchst… Es liegt alles so weit von dir entfernt…, natürlich, weil du dich weigerst, tief in dir diesen urstarken, zuverlässigen Basiskern anzuerkennen. Du verleugnest deinen Wert, deine Kraft, dein göttliches Selbst: Du legst alle Autorität nach außen. Komme in Ruhe zu Selbsteinkehr: Hier liegt deine Sicherheit, deine Weisheit, die Macht über dein Leben. Errichte dein Leben selbst auf dieser Basis, lasse dich nicht durch andere leben, sei nicht ausufernd, suche nicht länger außerhalb von dir. Schenke dir Sanftheit und Wertschätzung; so wirst du angenehme Lebenssituationen anziehen, ohne dass du danach zu ‚suchen' bräuchtest. Selbstvertrauen! Vielleicht greifst du zu stark mit ‚Macht' nach anderen: Lasse los, und nimm dich selbst in die Hand, mache dich in Ruhe wahr.

Herzinsuffizienz

Herzmuskelschwäche mit verminderter Pumpleistung des Herzens

Kernursache

Du glaubst unzureichend an dich selbst: Du zweifelst daran, ob du deine Probleme, vor allem emotionale Probleme (die häufig die Folge eines Ur-Traumas sind), lösen kannst. Du stellst dich in Frage: Wer bin ich denn jetzt? Bin ich gut oder schlecht? Du hältst dich zurück, du widersetzt dich deinen schönsten Gefühlen; du hältst dich zu steif, zu angespannt, zu krampfhaft aufrecht; dein Emotionsfluss wird blockiert, und du hast vielleicht den Eindruck, dass man dich von außen zurückhält, dass du nicht die Richtung ansteuern kannst, in die du gehen möchtest, weil du durch bestimmte ‚Umstände' gebremst würdest.

Aber du bist es, der / die dich selbst zuschnürt; weil du dich nicht zum Meister deiner Natur machst, weil du deiner Natur nicht vertraust, fühlst du dich nicht dazu im Stande, geradeaus zu gehen; du weichst von deinem geraden Weg ab: Du suchst bei Menschen und Dingen, außerhalb von dir, nach Halt, sowie bei deinem Partner, deinem Image, deiner Arbeitsstelle, deiner Leistung, deinem Besitz usw. …, du weigerst dich, von deinem Herzen, von deinem wahren Gefühl aus zu leben. Du zweifelst an den Kräften des Lebens selbst; du denkst und grübelst zu viel über besorgniserregende Dinge, über Tod und Krankheit.
Du bist zu hart gegen dich selbst; trotz der emotionalen Lasten, die du in dir trägst, wirst du dich nach außen hin starr aufrecht halten, möglicherweise wirst du dir nichts anmerken lassen, gibst du dich stärker, als du dich innerlich fühlst. Du fühlst dich nicht wirklich wohl in dir, in deinem Körper; du siehst das Leben durch eine zu dunkle Brille, weil du nicht an das Leben glaubst, weil du nicht erkennst, dass du selbst Schöpfer deines Lebens bist. Du unterdrückst deine Spontaneität; du hältst, aus Angst, über dich die Kontrolle zu verlieren, zu viel fest.

Du stehst vor einem Hindernis und scheinst es nicht überwinden zu können: Du weigerst dich derartig, das loszulassen, was nicht gut für dich ist, dass du immer wieder das Gefühl hast, vor einem unlösbaren Problem zu stehen. Du gibst gar nicht, deiner Natur und deinen Sehnsüchten entsprechend, weich nach; im Gegenteil, du denkst, gegen dich selbst, gegen das Leben kämpfen zu müssen. Möglicherweise sorgst du viel für andere, bist immer für jemand anderen in Aktion oder füllst dein Leben mit deinem Partner: anstatt dein Leben in erster Linie mit dir selbst zu füllen. Du bist mit deinem Bewusstsein in deinem Körper *zu* abwesend. Du häufst so viele Emotionen und Gedanken an, dass dein Leben dir wie ein Alptraum erscheint.

Kernlösung

Komme in Liebe zu dir!
Höre auf deine Natur, deine Intuition, dein Gefühl; forciere dich nicht länger. Sei spontan du selbst; stehe ehrlich zu deinen Gefühlen. Du bist Meister deiner irdischen Existenz: Gucke nicht länger durch eine dunkle Brille, sondern öffne dich für Freude in deinem Leben. Komme in Liebe zu dir; verurteile dich weder für dein Inneres, noch für deine äußere Erscheinung. Sei einfach deiner Natur treu; ein freier, spon-

taner Strom an Beweglichkeit, ohne dich zurückzuhalten, ohne dich zu verkrampfen. Du stehst im Zentrum deines Lebens: Lege alle Macht in dich selbst, mache Schluss damit, Abgötter zu verehren. Habe keine Angst vor Emotionen, sondern lasse sie frei durchströmen, komme zu Einsicht, verarbeite, und lasse los! Sei davon überzeugt, dass du jedes Urtrauma, jedes emotionale Problem lösen kannst, u. a. indem du dir die Überzeugungen, die du in Bezug auf dich hast und mit denen du geboren bist, ansiehst und sie alle ins Positive kehrst. Du bist stark, dein Herz ist stark: wenn du nur daran glaubst und dich in deiner Gefühlsströmung nicht blockierst!

Linksherzinsuffizienz

mögliche Probleme hierbei sind u.a. Kurzatmigkeit (wird schlimmer bei Anstrengung und Liegen) und Lungenödem (Wasser in den Lungen) ; mögliche Ursachen sind z.B. hoher Blutdruck, Aortaklappenverengung, Herzrhythmusstörungen, Herzinfarkt, Herzmuskelerkrankung (Kardiomyopathie)

Kernursache

Du lässt Dampf ab, wie eine ganze Rauchwolke aus einem Mund voller Zigaretten. Du bist wütend, du ärgerst dich, du regst dich auf und du weißt verdammt gut, warum. Du wirst das geraderücken; du willst, dass Gerechtigkeit geschehe und bist der Meinung, dass dir etwas Schändliches angetan wurde. Bist geboren mit dem Gefühl: ‚mir wird Unrecht angetan'.

‚Quak', sagt der Frosch da, als ob er böse ist, weil er nur ein Frosch ist ... Er wird seinen Frieden mit sich selbst machen, *wenn* er sich selbst nur zugesteht, einen Schritt in Richtung auf eine Transformation zu machen, aber dazu muss er erst ein anderes, besseres, schöneres *Selbst-Bild* entwickeln müssen. Rege dich nicht auf, sondern mache den ‚Sprung', den du fühlst machen zu müssen, an einen weiter gelegenen Ort, spontan und intuitiv, und denke nicht länger darüber nach[55]. Ahu-Gerufe, ahu! Und du würdest die Spieler auf dem Feld ausbuhen, wegjagen. Du scheinst manchmal wenig Verständnis für die Verlierenden zu zeigen, weil du es dir wahrscheinlich übelnimmst, dass du selbst so oft versagst (jedenfalls in dem Sinne, in dem du die Begriffe versagen oder verlieren verwendest; du ‚erfüllst' nicht die perfekten Normen, die du von vornherein für dich selbst aufgestellt hast!) Kleine Haselnüsse überqueren deinen Pfad, um dich darauf hinzuweisen, dass eine starke Kraft in dir vorhanden ist, die dich zugleich auffordert, dich geschmeidig und froh auf den weichen Grasschichten rollen zu lassen; ohne harte Rinde, locker und verspielt, froh darüber, wer du bist, froh über die Herrlichkeit deines Körpers.[56]

Die Ampel steht auf Grün, aber es ist, als ob du nicht weißt, wie du gleich weitergehen sollst ... Die Symbolik der Petersilie.[57] Deine Gefühle dürfen nicht frei strömen; du hältst sie zurück. Auf eine seltsame Weise verbindest du Himmel und Erde, Geist und Körper: Koordinationsstörungen zwischen Körper und Gedanken / Geist. Halte diese Geisteskraft, dein Bewusstsein ganz intensiv in deinem Körper: bleibe nah bei dir selbst, flüchte nicht in Geist und Gedanken, dann verschwinden Koordinationsstörungen. Starke Füße auf dem Boden.

Kernlösung

Komme nun doch heraus aus deinem Versteck, da hoch oben auf dem Dachboden, der Wohnung des Geistes, und komme herunter in deine irdischen Füße. Tue die Dinge, bei denen du dich gut fühlst, auch wenn es das Zählen der Kügelchen eines Rosenkranzes wäre. Lasse dich selbst wie einen schweren Felsbrocken auf die Erde kommen, wie einen Asteroiden: du, ‚Bumm!!' auf die Erde. Nimm deinen Platz hier kräftig ein, hier anwesend in deinem Körper, auf der Erde.

[55] Lies über die Symbolik des Frosches in *Wenn die Tiere sprechen könnten…* Dieses Buch ist bei Erscheinen des vorliegenden Werkes noch nicht in deutscher Übersetzung erhältlich.

[56] Lies über die Haselnuss in *Das Füllhorn - Psychologische Symbolsprache der Nahrungsmittel.*

[57] Lies über die Petersilie in *Das Füllhorn - Psychologische Symbolsprache der Nahrungsmittel.*

Wir hören dich landen, wir sehen dich nun. Wo bist du so lange gewesen? Es scheint fast, als ob du etwas verheimlicht hast, oder du meinst, etwas verbergen zu müssen, ein wenig paranoid? Was bildest du dir ein?

Setze dich einmal in die erste Reihe und zeige dich so, wie du bist. Wage es, dich zu der Person zu bekennen, die du bist. Nein, du bist kein schlechter Mensch, nein, du brauchst dich nicht zu verstecken. Entdecke den Stolz des guten Menschen! Tue, was du FÜHLST, aus deinem Herzen heraus tun zu müssen. Komme zum Vorschein, ehrlich offen. Erhebe dich als ein liebevolles ICH. Körper- und Gefühlserlebnis.

Innerlich ruhig ... , glaubenskräftig und froh-stolz darüber, wer und wie du bist!

Rechtsherzinsuffizienz

mögliche Probleme hierbei sind u.a. ein Ödem (Einlagerung von Flüssigkeit) in den Beinen und eine Stauung der Leber (die dann anschwillt und schmerzt); die wichtigsten Ursachen hiervon sind Lungenprobleme wie z.B. chronische Bronchitis

Kernursache

Viel Müll liegt aufgestapelt, als ob der Mülleimer in dir überläuft: was sollst du damit anfangen? Als ob nicht nur dein Darm, sondern dein ganzer Körper sich einer Menge von Abfall entledigen will, der unbrauchbar geworden ist. Wie viel hast du in dir aufgestapelt? Gedanken, Emotionen, Erinnerungen, Besitz? Dennoch erzählen die Pommes Frites,[58] dass du ganz tief gehen musst, bis in den weitesten Punkt deines Nabels. Wo bist du in deinem tiefsten Punkt anwesend? Kehr dich tief nach innen und du wirst finden, was du verloren wähntest: den Essenziellen Kern deiner selbst und infolgedessen auch der Dinge um dich herum. Nebensachen, Details weggeworfen. Zeit für das große Reinemachen! Und innerlich weißt du es schon: keine überflüssigen Details, keinen Zeitverlust, sondern rein und nüchtern durchstoßen zum Kern der Sache, deines eigensten ICHS, in Sanftheit, Liebe und wahrheitsgetreu.

Waffelstrukturen[59] wollen dich auf sanftere Weise zur Süße führen, die zugleich deine Kraft ist. Sage nicht länger ‚Nein' hierzu.

Manchmal ist da Wut, ein innerlicher Aufstand bricht auf: und warum sollte ich auch an meinem Gefühl zweifeln, an den Dingen, die ich in meinem tiefsten Inneren wahrnehme? Und wer hat in meinem Leben eigentlich etwas zu sagen? ICH bin es doch, der bestimmt, wo ich stehe, oder wohin ich gehe, was ich tun oder lassen werde? Entrüstung, aber zugleich die Erkenntnis: es ist höchste Zeit, dass ich diese Herrschaft über mein Leben wahrnehme / anerkenne / anwende; ich kann einem anderen keine Vorwürfe für etwas machen, das ich versäumt habe zu tun.

‚Jetzt reicht es! Sie sollen sich zum Teufel scheren, ich lasse nicht mehr alles mit mir machen.' Doch mit einem Vorwurf an andere Menschen in diesem Unterton.

ALSO: schaue jetzt in dich selbst hinein; zu den tiefsten Ursachen: du selbst hast alle Lebensumstände, alles in deinem Leben Geschehene, selbst angezogen und in dein Leben geholt. Niemand ist verantwortlich für dein Dasein auf der Erde. Beende deine Wut und stelle das Feuer ein (auf dich selbst oder auf andere).

‚Ach ja?!', sagst du, die Hände in die Hüfte gestemmt, ‚wir werden schon sehen, wer recht hat'.

Selbst Kanonendonner würde nun gut passen. Du setzt dich nun für deine Rechte ein und lässt dir nicht mehr alles gefallen. Ein fester Beschluss wurde gefasst: voilà!

Ursachen liegen im Stapeln, in Gedanken, von Dingen, die geschehen sind, und bei denen du dich selbst nicht dazu ermahnt hast, sie loszulassen oder zu verarbeiten. Nun kommt manchmal die Wut in dir auf; diese Entrüstung. Unterdrückte Kräfte / Gefühle.

---

[58] Lies über die Symbolik von Pommes Frites in *Das Füllhorn - Psychologische Symbolsprache der Nahrungsmittel.*

[59] Lies über die Symbolik von Waffeln in *Das Füllhorn - Psychologische Symbolsprache der Nahrungsmittel.*

Kernlösung

Du veränderst dein Leben am besten vollkommen in der folgenden Richtung: ich habe einem anderen nichts vorzuwerfen, brauche nur zu meinem eigenen tiefsten Kern zu gehen. Hier erscheint die neue Sonne strahlend am Horizont.

Du wirfst Schwarzseherei und fatalistische, dunkle Gedanken über Bord und damit auch den Müllberg aus der Vergangenheit. Alles öffnet sich nun; das Wasser und die Lebensflüssigkeiten beginnen nun frei durch deinen Körper zu strömen. Du blühst in Freude auf. Alles löst sich nun auf; auch der Mülleimer der Vergangenheit wurde geleert in Bezug auf Ohnmacht und die Folge dieser Gefühle der Machtlosigkeit (Wut u.a. Emotionen).

Wo du früher Kritik an allem und jedem hattest, kommst du nun zu Einsichten in die wahren Ursachen bestimmter Geschehnisse. Bis an die Zähne bewaffnet (und so weit braucht es eigentlich auch nicht zu kommen) würdest du jetzt drauflos stürmen.

Aber dieses Gefühl der Ohnmacht und Wut kannst du nur auflösen, indem du einsiehst, dass du Herr und Meister deines Lebens bist und dies auch wahrmachst: dass du dir selbst etwas antun kannst, aber dass du ebenso gut dich selbst erheben kannst, als ein liebevoller Mensch. Diese Macht liegt in deinen Händen: dein Leben in herrlicher Freiheit in optimistische Bahnen zu lenken.

Kardiomyopathie

chronische Erkrankung des Herzmuskelgewebes

Kernursache

Du tust dir selbst weh; du würdest den Kopf zu stark in eine ganz bestimmte Richtung mitdrehen und dich dabei forcieren. Zu stark auf das / den / die eine(n) ausgerichtet, davon abgewandt, was ‚Das Leben' selbst in dir will. Stark in deinem Boden verankert und nicht davon abweichend; das ist nicht schlecht, aber du bist zu wenig flexibel für etwas anderes offen, für das Neue, für das, was in deinem Leben verändert werden sollte… Du fixierst dich weiterhin auf *einen* Punkt, *eine* Richtung und überdehnst, forcierst unterdessen deine Muskeln, um Anforderungen zu erfüllen, zu folgen, mit dem anderen mitzuhalten oder mit dem System Schritt zu halten, dem du folgst / anhängst. Im Grunde genommen bleibst du wie angewurzelt auf deinem alten Ast sitzen. Du guckst nicht weiter als deine Nase lang ist; du bleibst alten Mustern verhaftet und kannst stolz darauf sein, dass man dich um deiner selbst willen anerkennt, zumindest… wie du ‚vorgibst' zu sein. Dich zu weigern, breiter zu schauen, bestimmte Aspekte in deiner Existenz loszulassen.

Die Macht, aufrecht zu stehen und einmal neue Wege zu beschreiten, besitzt du nicht, so denkst du zumindest, aber das redest du dir selbst ein. Du WILLST überhaupt nicht von deinem Platz aufstehen und weitergehen; du wendest dich lediglich dem zu, wozu dein eigensinniges Ich dich auffordert, zu sehen, zu tun, zu lassen, ohne dich WIRKLICH in Frage zu stellen, was Das Leben jetzt von dir will? „Warum sollte ich das tun?" So bleibst du im Alten stecken: „Warum sollte ich meinen Platz verlassen, es ist doch gut, so wie es jetzt ist…", so redest du dir selbst ein, wie mit Scheuklappen, und schließlich wirst du kein Signal mehr zu dir holen, oder zumindest kein einziges Signal mehr begreifen wollen.

Blind verschließt du dich dem, was man dir sagen möchte. Dickköpfig, eigensinnig und immer wieder in die gleiche Richtung schauend, die nicht einmal der Richtung deines echten Selbst entspricht, dafür hängst du dein Herz zu sehr an Dinge / Menschen / Systeme / Gewohnheiten, an die du dich gebunden hast. Dein emotionales, festhaltendes Band – vielfach aus Angst, nicht weiter schauen zu wollen, am Alten festzuhalten – kann hier der entscheidende Faktor sein, der Faktor, lediglich das sehen zu wollen, was dein Gefühl in deinem Leben ‚haben' oder halten möchte. Nicht dein höchstes innerliches ICH zeigt dir jetzt den Weg: Du bist es mit deinem Ich, mit deiner *ein*-dimensionalen Ausrichtung, dickköpfig-ängstlich in immer die gleiche Richtung guckend, der / die nicht breiter sehen möchte, nicht loslassen und weitergehen will.

Kernlösung

Höre auf damit, so starrköpfig zu sein, durchtrenne dieses Band mit der Vergangenheit, mit bestimmten Dingen / Menschen / Systemen, an die du dich gebunden hast, und stehe als ICH aufrecht. Lasse diese gesunden, aggressiven Mars-Kräfte durchkommen, haue einmal mit der Faust auf den Tisch, und gib dein wahres Ich zu erkennen. Zeige dich nach außen hin so, wie du dich innerlich fühlst; gib dich zu erkennen. Zeige, wer du wirklich bist, und höre auf damit, zu dieser ehrlichen Selbst-Manifestierung ‚nein' zu sagen!

Gehe jetzt biegsam mit der Frage des Lebens mit, sage nicht länger ‚nein' zu dem, was du im Namen des Lebens in Augenschein nehmen, erforschen solltest. Sei nicht länger so trotzig-hart-stur, sondern gib dich flexibel dem breiten Blickfeld, einem neuen Weg, sowie einer Biegsamkeit in Bezug auf das hin, wonach Das Leben in dir fragt. Durchtrenne ein Band, wo es sein muss, forciere dich nicht länger, und lasse los. Sei nicht trotzig-beharrlich, dich selbst in diese oder jene Richtung forcierend. Mache dich frei, löse dich von zwingenden Mustern und Gewohnheiten, habe keine Angst, alles loszulassen, dir alles einmal in Ruhe anzuschauen, von einer weiten, panoramaartigen Perspektive aus.

Du hältst dich an nichts und niemandem, an keinem einzigen System mehr ängstlich / krampfhaft / dickköpfig fest. Sanft und flexibel hörst du auf dein Herz, auf das, was das Leben von dir will. Dein *Nacken geht jetzt weich in alle Richtungen mit. Du möchtest jetzt *wohl* sehen..., und du hörst auf die Sprache des Lebens, in aller Offenheit, im Vertrauen. „Ja", sagst du jetzt, in aller Sanftheit gehst du mit dem Leben mit. Du wendest deinen Blick nicht länger von Wahrheit ab, von dem, was dir das Leben in dir bereits seit langem zeigen wollte!

Herzklappenfehler

Insuffizienz

Undichtigkeit einer Herzklappe

Kernursache und Kernlösung

Du bist gefühlsmäßig am Boden, aber du wirst andere trotzdem nicht spüren lassen, wie schwer es alles auf dir lastet... Du forcierst, mühst dich bis zum Äußersten ab, um dennoch *mit*halten zu können, bis du schließlich versagst und dich weigerst, noch länger auf diese Art und Weise weiterzurudern; du fühlst dich ausgesaugt, es ist dir jetzt *alles* gleichgültig, das Kämpfen hat dich todmüde gemacht, du fühlst dich leer, du machst nicht mehr mit! Stopp! Du liegst fest vor Anker, du willst nicht mehr, weil Lasten und Trauer zu schwer werden. Du fühlst dich nur noch wesenlos, apathisch, es kann dir jetzt alles egal sein... Diese Erkrankung schreit nach Selbstbefreiung, Freude und offenem Raum für dich selbst.

Prolaps

Vorwölbung einer Herzklappe

Kernursache

Ein Gefühl von Unvermögen und Aggression: Du kannst dich nicht aus deiner Trauer, aus einer Situation, die dich zuschnürt, lösen. Du willst fliehen... Du hast ein Meer von Emotionen angesammelt und festgehalten: Dein Leben wird von Irritation und Ärger über dich selbst bestimmt, weil du dich nicht dazu im Stande fühlst, mit deinem Bewussten Ich dein Leben, deine Gefühle in den Griff zu bekommen. Es übersteigt deine Kräfte, und du weigerst dich, loszulassen, bis es reißt.

Kernlösung

Präventiv betrachtet ist es notwendig, belastende Emotionen frei durchkommen zu lassen, zu verarbeiten und *hinter* dir zu lassen. Mit selbstbewusster Kraft bestimmen: Jetzt reicht es! Ziehe einen Schlussstrich, gehe weiter, lasse fallen: Dein Herz schreit nach Sanftheit und Freude. Flüchte nicht aus dem Leben, brich mit selbstzerstörerischen Gewohnheiten!

Stenose

Verengung einer Herzklappe

Kernursache

Du tust nicht, was du im Leben gerne tun würdest: Du traust dich nicht, mit voller Kraft zu Leben; du spürst, wie die Zeit verstreicht und quälst dich bereits mit Todesgedanken. Du traust dich nicht, deine Gefühle herauszulassen, du schützt dich vor…, du packst dich warm ein, du blockierst dich, du erlegst dir fortwährend Beschränkungen auf. Du würdest zwar gerne spontan leben und wie ein Kind spielen…, aber du setzt dir mit einem Hang zu aggressiven Gedanken einen Dämpfer auf. Du bist ängstlich, fühlst dich durch andere, durch deine Emotionen, den Tod oder einen Teufel bedroht. Du hast solche Angst, als könntest du zusammenbrechen oder in Flammen aufgehen.

Kernlösung

Zweifle nicht an deinem tiefsten Selbst, zerstöre dich nicht mit irrealen, dunklen Gedanken; presse alle deine Gefühle aus dir heraus, lasse sie fließen, hindere dich nicht daran, zu Leben. Öffne dein Gefühl und deine Gedanken hin zu einem optimistischen Horizont, zu einem Leben, das du selbst gestalten kannst; rede dir nicht ein, dass ein ‚Schicksal' dein Leben bestimme. Fatalismus ist töricht. Unterschätze deine Möglichkeiten nicht länger, und gib dich ohne Furcht dir selbst, deinen Gefühlen, deinen Sehnsüchten hin.

Herzrhythmusstörungen, allgemein

Kernursache

Unsicher, unentschlossen, in unterschiedlichen Richtungen suchend…, verwirrte Gedanken; du gewinnst viele Eindrücke, die einander widersprechen: Du bist Sklave dessen, du vermagst es nicht meisterhaft in rechte Bahnen zu lenken. Du folgst keinem geraden Weg, nimmst keinen deutlichen Standpunkt ein. Du bist nicht dazu in der Lage, dich von etwas oder jemandem zu trennen, auch wenn die Umstände daraufhin deuten, dass du loslassen und weitergehen solltest. Du denkst und grübelst vor dich hin, in einem Teufelskreis, weil du zu wenig auf dein Selbst, auf deine Intuition vertraust. Du steckst mit deinem Kopf sozusagen in etwas, in jemandem fest. Du würdest dich gerne losreißen, aber dein Gefühl von Abhängigkeit und Selbstunterschätzung, dich selbst geringer zu schätzen als du bist, führen dazu, dass du dich unterdrückst: deine Gefühle, deine Sehnsüchte, deine autonome Selbstverwirklichung.

Du kannst nicht auf zwei Pferde gleichzeitig setzen: Du wirst dich zuallererst für dich und deine Gesundheit entscheiden müssen. Dieser Zwiespalt: Du oder deine Umwelt(?) ist die Folge der unausgeglichenen Suche nach dir selbst. Du möchtest anderen Gutes tun, aber ebenso dir selbst; du würdest zu viel für andere tun, auf dass sie dich akzeptieren, auf dass sie dich nett finden werden. Dadurch hältst du dich zurück und lebst nicht entschlossen in *eine* Richtung. Du wirst zu zwei Seiten hin gezogen; diese Anspannung wird dir zu schwer.

Es kann sich hierbei ebenso gut um einen Zwiespalt bei der Wahl deiner Arbeitsstelle, Beziehung… handeln, eine nervöse, unsichere Suche… ja / nein / ja…, hin und her gerissen.

Kernlösung

Bleibe deinen Gefühlen, deiner Intuition nah verbunden, und stopfe deinen Kopf nicht voll mit wirren Gedanken. Lasse alle Emotionen frei herausströmen, horte nicht, grüble nicht länger, lasse los, was innerlich auf Widerstand stößt. Nimm dir in Ruhe Zeit für dich; hetze dich nicht für andere auf. Folge deiner wahren Natur: Vertraue darauf, und folge unbeirrbar deinem Weg, ohne dich an der Meinung anderer zu stören. Verabschiede dich von bestimmten Sichtweisen, oder führe in einengenden Situationen Veränderungen herbei. Komme in erster Linie zu friedlicher Harmonie in dir selbst, und vertraue darauf, dass deine Umwelt ein Spiegel dessen sein wird. Treffe eine Wahl, bestimme deine Richtung, und gehe in einem stetigen Rhythmus weiter. Folge den Signalen auf deinem Weg, die das Leben dir sendet, in Vertrauen ... dann schaffst du es!

Herzklopfen: Extrasystolen

Zusätzliche Schläge des Herzens, Herzstolpern, Herz „überschlägt" sich

Kernursache und Kernlösung

Du hast deine Beine *müde* und förmlich krumm gelaufen, ja todmüde gelaufen. Du weißt schließlich nicht mehr, wie weit du bereits gegangen bist, *wie lange du schon in diese Richtung weitergehst* (wortwörtlich oder bildlich gesprochen), aber *eines* steht fest: Es dauert schon lange an! Aber du gehst immer weiter und weiter und weiter ... Du meinst wahrscheinlich, *dass es alles so sein MUSS,* genau wie der Langstreckenläufer oder der Jogger, der absolut davon überzeugt ist, dass diese oder jene Strecke zurückgelegt werden *müsse: dass es sich so gehöre,* oder wegen der physischen Kondition, und unterdessen erkennt man nicht, dass man altert und verschrumpelt, anstatt dabei gesünder zu werden, aber man ist davon überzeugt, dass es *wohl* gut ist, wie viel Anstrengung es auch immer kostet!

Das Leben selbst verlangt das nicht... Warum nur solche fixen Ideen, warum sich nur weiterhin „zwingenden Gesetzen" verschreiben und sie unbesehen befolgen?
Nutze DEINE INDIVIDUALITÄT, dein höchst-einzigartiges Denkvermögen, einmal alles in Frage zu stellen... und zu sehen, wo du dich gerade ständig FORCIERST, AUSLAUGST, abmühst, wo du Dinge tust, die hart gegen dich selbst sind, wo du bedingungslos durchhältst und dir nicht einmal die Frage gestellt hast „ist das LEBEN; ist das wirklich gut für mich?" So halte inne..., und denke darüber nach. Sieh dir an, wie du dich bereits zu lange überanstrengt hast weiterlaufen lassen, hart in diese oder jene Richtung gehandelt oder gedacht hast. Stoße jetzt die Scheuklappen weg...

Höre auf damit, „zu befolgen", zu handeln, wie „es sich gehört", was jemand anderes oder die Gesellschaft, die Normen und Regeln dir auftragen, zu tun, weil es gut für dich ist... FOLGE DEINEM HÖCHST-EINZIGARTIGEN WEG, auf eine liebevolle, aber zugleich wirklich schöpferische Weise. Du bist doch kein Affe, kein Imitator, kein Idiot, der im Kreis herumläuft oder jeden Abend dieses oder jenes tut, weil „man" sagt, dass es sich so gehöre..., dass es so sein müsse..., als dürftest DU nicht als DU existieren! Als ob das Leben schwere Anstrengungen von dir fordern würde!

Es wird Zeit, das Ruder zu verlegen: Du lebst von deinem inneren Gefühl, von deinem Herzen aus. Du darfst ruhig arbeiten und dich anstrengen, dir Gedanken machen, aber nur solche, die dir nicht wehtun, die dir nicht durch Indoktrinierung, Gewohnheiten, gesellschaftliche Normen oder was auch immer „auferlegt" wurden. Du übernimmst *wohl* die Verantwortung für deine Existenz, aber du beginnst jetzt, von deinem kreativen, ICH-denkenden und überschauenden Kopf aus zu leben!

Höre auf damit, so weiterzulaufen. Sieh dir alles einmal aufs Neue an. Schaue, *wo* du nur machst und befolgst, was die Regeln, die anderen und die Gesellschaft dir gesagt haben: So sieh ein, dass das LEBEN das nicht auf die Weise fordert. *VERTIEFUNG ist hier gefragt; möglicherweise ein Durchschauen bestimmter Indoktrinierungen, die dazu führen, dass du Dingen eine Bedeutung beimisst, die nicht wichtig sind.* Schließe dich deiner Quelle in dir an, und stelle dir die Frage, was für DICH persönlich GUT ist.

Ein *Beispiel:* Lebe nicht automatisch oder denke nicht, dass ein intensives Betreiben von Sport gesund ist, weil jeder es sagt. Mache dir klar, warum du dieses oder jenes Nahrungsmittel brauchst und es deinem Körper gut tut, ob es sich nun um Schokolade oder Birnen handelt; sei dir darüber im Klaren, dass nichts ungesund ist, wenn das Signal aus deinem tiefsten Selbst, aus deinem Seelenkern aufkommt und dich dazu anhält, dieses oder jenes zu dir zu nehmen. Aber begreife zugleich die Ursache dessen, und arbeite daran.[60] Ein Mensch ist GESUND, wenn er in FREUDE sein eigenes Wesen erlebt und tut, was er fühlt, von seinem tiefsten Selbst aus tun zu müssen…, und nicht, weil ‚es so sein *muss*' oder weil es sich so ‚gehört'. SEI… WERDE, wer du *wirklich bist!* Auch was dein Äußeres betrifft: Lasse dir nicht einreden, dass dünne Muskeln gesund seien und Fett ungesund wäre, dass du schlank sein *musst* und Molligsein ausnahmslos schlecht oder ungesund wäre. SPÜRE, was für dich gut und gesund ist, und durchschaue auch den Kult des Äußerlichen: Wahre Schönheit geht mit Wahrheit einher, nicht mit jemandem, der einen mit Macht manipulierten Körper formt und sich selbst dabei aushöhlt und mit Dingen und / oder Menschen außerhalb von sich füllt.

LEISTE auf keiner Ebene mehr, sondern sei einfach du selbst: Lebe nach Wahrheit, von deinem Herzen aus, in Güte, und *DURCHSCHAUE* die Dinge, sieh dir *die ESSENZ* an, *den INHALT* des Lebens, ohne dich noch länger dabei zu FORCIEREN, um dieses oder jenes zu BEKOMMEN, *HABEN zu wollen. Lasse los!! Komme auf die Vibration von SEIN anstatt von HABEN!* Und bei diesem ‚Haben' muss es sich noch nicht einmal gleich um Materielles handeln (auch wenn es ebenso möglich ist), sondern es kann darum gehen, *„einen bestimmten Zustand erreichen zu wollen"…, der jetzt (noch) nicht da ist…,* und du WILLST, dass er da ist / *kommen wird! LASSE LOS! Forciere nicht, und vertraue. Erlebe die Freude um dein „Sein".*

Höre auf damit, dich so hart zu machen, dich auch mit Dingen zu FÜLLEN, denen du eine BEDEUTUNG beimisst, die aber im Grunde genommen im Hinblick auf das Leben keinerlei Wert haben. Höre auf diese weiche, aber entschlossene Sprache deines inneren Herzens, und folge lediglich diesem Weg. Lebe nicht an der OBERFLÄCHE, an der Außenseite deines Wesens, sondern lebe und handle von deiner tiefsten Quelle aus, tief aus deinem Gefühl heraus. *Es ist notwendig, einmal DURCH die Dinge hindurch zu schauen,* genau zu erkennen, dass alles einen Grund hat.

LAUFE NICHT EINFACH IMMER WEITER UND WEITER…, ohne dir der Tatsache bewusst zu werden, dass etwas viel Tieferes unter der Oberfläche und den Schein-Lagen liegt…: Suche nach dieser Wahrheitsinformation. Das ist möglich, indem du nicht mehr unbesehen das tust, was du früher einfach kritiklos gemacht hast, indem du nicht mehr in eine Richtung durchhältst, wovon du früher dachtest, dass es sich so gehöre… Höre jetzt auf dein inneres Ohr… WAS will dein Herz eigentlich; *was* möchte das Leben??? Spanne dich nicht länger so an. Fülle dich nicht länger mit Dingen…, sondern ERLEBE DICH aus der eigenen Fülle heraus, genieße dein Sein, beschäftige dich nicht ausschließlich mit deiner Arbeit oder mit dem, was du so machst oder erledigst, sondern *bringe dich mit deinem INNEREN GEFÜHLSKERN in Verbindung, mit deinem Herzen, und spüre, wie es ‚Stopp' ruft und dem Einhalt gebieten möchte, wie du IMMER WEITER UND WEITER RENNST…, in Gedanken und Gegrübel oder in Taten.*

Kehre zu deiner Quelle zurück, gehe tief in dich, sei liebevoll und weich zu dir. Höre auf, dich zu „füllen", und erfülle dich jetzt vollkommen mit der Liebe, die dein ganzes Wesen durchströmen wird. *Mache Halt mit dem Leben an der Oberfläche, mit dem Nachdenken, Arbeiten, Organisieren…, und höre jetzt auf die tiefe, wunderbare Sprache deines Gefühls, deines Herzens.* Strapaziere dich nicht länger, reibe dich nicht in Gedanken oder Taten auf. Laufe nicht länger so weiter…, sondern halte liebevoll inne, und grabe tief nach der ESSENZ des Lebens und deiner selbst. Du lebst nicht mehr vom *Kopf,* vom *Müssen*

[60] Lies mehr hierüber im Kapitel „Ernährung und Gesundheit" (S. 93).

ausgehend..., sondern von deinem ganzen Wesen aus, von deinem Mitte-Gefühl aus, von deinem warmen Nabelbereich, dem Lebensanfang ausgehend, aus deinem Gefühl heraus, aus Liebe..., und du erfüllst dich mit erneuernder Lebens-Energie..., kurz innehaltend..., um infolgedessen nicht mehr weiter zu rennen, wie du es zuvor getan hast.

Bleibe ganz nah bei dir, bei deinem Herzen; *richte dich nicht länger auf die Außenseite der Dinge, der Menschen, der Materie; mache dir auch keine Gedanken über Äußerlichkeiten und materielle Details. Richte dich jedoch in der Essenz* auf das, was dich nähren wird, und zwar in der Weise, dass du anstatt einzuschrumpeln, dich auszuhöhlen und zu verfallen, dich fortwährend regenerieren wirst: Du ERNÄHRST deinen Körper jetzt auf liebevolle Weise. Eine warme Glut, eine liebevolle Energie durchspült deinen ganzen Leib. Deine Zellen erneuern sich unaufhörlich. Du erwärmst und nährst dich selbst. Du übergehst dich nicht mehr.

Die Lebensenergie kommt von innen heraus..., und das spürst du jetzt..., und dafür öffnest du dich: *Du hältst kurz inne und hetzt dich nicht weiter von deinem Kopf, von Indoktrinierungen, Pflichten, Normen, Gedanken ausgehend auf... Nein, du BLEIBST jetzt immerzu ganz nah bei deinem Herzen; deine Gedanken / dein Geist sind nicht von deinem Körper zu trennen. Deine Herzens-Energie durchspült jetzt jede Faser deines Körpers mit Nahrung: wohltuend, beruhigend, Wärme spendend und gesund.* Du fühlst, wie du in dieser inneren Kraft-und-Ruhe wächst. Beständig vollbringst du im Leben deine Aufgaben, ohne dich dabei von deinem Ich, deinem Herzen, deinem Körper zu distanzieren. *Eins* im Bund mit dir selbst, nach Herz und Seele und Körper.

Du übergehst dich, die Essenz deiner selbst, nicht mehr..., du rennst nicht mehr weiter und weiter, bis es dich zu Fall bringen würde. Du (er)lebst dich von innen heraus, und jeder kalte Abstand zu deinem Körper, deinem Herzen, zu deinem Gefühl ist wie weggeblasen. Du lebst nicht von deinem Gedankenturm aus, sondern ganz intensiv und nah mit Mutter Erde verbunden. *Eine Ur-Behaglichkeit in der Materie; ganz nah bei deinem inneren Ich, und die Arbeit, die Gedanken, die Details, die oberflächlichen Seiten usw. ... bekommen nie mehr die Oberhand. Du bist sanft und liebevoll, eins mit deinem Wesen, nach Herz und Seele.* Du hältst inne; wenn du etwas tust, ganz gleich was, gehst du nicht mehr zu dir auf „Distanz“, rennst du nicht einfach weiter. Du machst NICHTS mehr..., ohne dass dein HERZ und KÖRPER in das, was du gerade mit deinem Kopf, deinen Gedanken oder aus der Gewohnheit heraus machst, einbezogen sind! Lediglich so *wirst du spüren, wann du vor dem Leben wegrennst, beziehungsweise wann du von deinem Herzen aus und nah bei ihm, sowie von deinem Körper, deinem totalen Wesen ausgehend in dem präsent bleibst, was du tust oder denkst... Du überschlägst deine Essenz, das Wesentliche des Lebens nicht mehr..., und das Herz überschlägt sich ebenso wenig noch.*

Du BIST... JETZT..., du RENNST nicht mehr aus Begierde irgendwohin, um irgendwie dies zu bekommen oder dorthin zu gelangen, ob es nun darum geht, unbedingt eine Arbeit beenden zu wollen, oder das Endziel zu erreichen oder darum, die Anzahl von Kilometern abzulaufen, wovon ‚man‘ sagt, dass es gesund sei... Du möchtest nicht mehr irgendwo „ankommen“, du möchtest nicht mehr „durchhalten“..., vom Kopf her gesteuert, von deinen Programmierungen ausgehend, von *fixen Ideen* aus, von deinen erlernten Überzeugungen ausgehend..., denn das ist lebensvernichtend.
Du möchtest nichts mehr per se erledigt „haben“, feste in deinem Kopf fixiert: Du lässt los und kommst nun zu deiner Essenz, in Liebe und mit Mildheit. Du stellst dir jetzt zu allem diese Frage und gelangst zu deinem wirklichen Herzen: Du lernst zu spüren, was das Leben von DIR will.

Nichts muss sein..., außer „auf dieses essentielle Lebensgefühl zu hören“, auf dein Herz, auf das, wozu dein Herz sagt, dass es gut für dich ist... Halte dich nicht mit unwichtigen, äußerlichen oder detailgetreuen Faktoren auf.

Lebe nach der Essenz... und Sei, wer du BIST, bleibe immer in diesem SEIN präsent, und habe nicht den Willen, dass du etwas „gemacht haben“ musst. Güte und Liebe zählen..., nicht die Leistung, das Glänzen nach außen hin oder Schein-Idealen zu entsprechen. Lebe und erlebe dich in Liebe, vom Kern deines ICHS aus. Erlege dir nichts auf..., sondern LEBE aus der Freude um deine totale Wesenseinheit heraus. Gehe mit deinem Herzen, deinem Körper, mit deinen inhaltlichen Schätzen auf tiefe Tuchfühlung.
Du forcierst nichts mehr; du möchtest nichts mehr bekommen...; du wirst also auch nicht mehr wütend, aus Ungeduld oder Nervosität; du lebst aus Güte, dankbar für dein Sein..., du schaust auf den Inhalt, die Essenz der Dinge, der Menschen, des Lebens...

Herzklopfen: Tachykardie

Plötzlich stark beschleunigte Herztätigkeit (Herzjagen) ohne nachweisbaren Grund

Kernursache und Kernlösung

Lebenswurzeln regen sich, um dich wachsen zu lassen, um dein ICH entstehen zu lassen, aber du bleibst sozusagen wie die Zecke im Muttertier haften. Du erwachst zuweilen hin und wieder einmal..., um gleich wieder, saugend, in einen regungslosen Schlafrausch zu verfallen. Du solltest aus der Welt des Geistes in deinen Körper herabsteigen: als ICH! Dir als MENSCH Form geben.

Du fliegst zwar, und vielleicht sogar sehr hoch, aber deine Füße scheinen wie verknotet zu sein. Du kannst schwerlich landen... Du fliegst weit über der Erde und weigerst dich förmlich – wenn auch unbewusst – deine Füße zu strecken, deine Füße für die Landung auf Erden bereitzuhalten. Du wohnst zu stark in deinem Geist, in deinen Gedanken, auf Distanz zum Warmirdischen, zu deinem Körper.

Aggressive Kräfte drücken unterschwellig mit militärischer Härte. Es steckt eine militärische Autorität in dir, *eine,* die hart und gebieterisch, dominant und erbarmungslos ist, *eine,* die nicht im geringsten Verständnis für dich hat oder gar Mitleid verspürt. *Eine,* die im harten Kopf lebt und sich über die Erde erhebt. Und das ist es genau, was hier zusammenspielt: das Ungeborensein und das Gefühl von Macht. Nicht wirklich als ICH zu existieren und gleich die Macht über jemand anderen / etwas anderes zu ergreifen..., weil es dir selbst nicht gelingt, deiner eigenen Lebenswerdung Form zu geben und über sie Macht zu bekommen. Die Mischung aus Sadismus und Schwäche, Härte und Ohnmacht, Unruhe und Rohheit. Hier werden Kontraste sichtbar.

Dich nicht dafür zu entscheiden, dein volles Potenzial zu verwirklichen. Du bleibst in den Ursphären, in den Sphären der Ungeburt, der Vor-Lebenssituation haften, indem du dich an andere klammerst und in den Sphären von Geist und Gedanken verbleibst..., anstatt Verantwortung für dich als Mensch zu übernehmen und dich zu erheben!

Das Haar wächst in seinen Wurzeln und schiebt sich nach oben, instinktive Lebenskräfte drücken sich an die Oberfläche deiner Haut. Es ist die ‚Sol'-Kraft (‚G'-Kraft), die vorantreibt, aber du bleibst in diesem Anfangsstadium stecken: Du nutzt sie nicht wirklich. Du kommst im Leben nicht wirklich mit dem Kopf aus der Erde. Wo wohnst du? Wo bist du? Alles andere als in dir.

Suche jetzt nach dem ANFANG, dem Anfang deiner selbst. Grabe in deinen eigenen Tiefen, und sieh dir an, wie frustriert du deine Energien unterdrückst, hortest, wie es dir misslingt, dich vom Urschoß zu lösen und von jedem Schoß, der dies symbolisiert. Du wohnst nicht in deinem eigenen Haus, du wohnst im Haus oder in der Hülle eines / einer anderen!

Du trägst die Macht als deine Kopfbedeckung, wie eine Tiara, aber es gelingt dir nicht, als Mensch auf Erden zu landen. Die geistigen Mächte in deinem Kopf sind groß, aber du gibst dir als ICH keine klare Entwicklung vor. Du gibst dir keine Chance.

Sieh dir an, wie die stark aggressiven Kräfte in dir hausen, wie du dich, wütend wie ein Tiger mit aufgerissenem Maul, zuweilen an die anderen richtest, wodurch sich deine Unfähigkeit äußert, dir unmittelbar als Mensch Gestalt zu geben. Sieh dir an, wie diese aggressiven Kräfte ihren Weg suchen... und wie du sie unmöglich im konstruktiven Sinne umsetzen kannst, solange du in den Sphären verbleibst, nach jemand anderem zu greifen, deine Macht zu demonstrieren..., anstatt loszulassen und *den Entschluss zu fassen, selbst als ICH geboren zu werden und alle Energie und Kraft in dir zugunsten deiner Selbst-Entwicklung einzusetzen!*

Also versetze dem Tier in dir, dem wilden Tiger, den „Fischen", den Todesstoß, nutze deine wunderbare magnetische Gabe, werde dir deines Energiefeldes bewusst, und benutze es, um die „Fische" in dir zu töten, um das wilde Tier in dir zum Menschen zu transformieren, um dir Gestalt zu geben und *wahrhaftig auf deinem Weg der Entwicklung WEITERZUGEHEN!*

Energien brauchen eine breite Durchströmung, das ist erst dann möglich, wenn du alles und jeden außerhalb von dir loslässt, auch mit deinen Gedanken, wenn du in dir zu Hause bleibst, um dich definitiv aus deiner Situation zu befreien, eine „Zecke" zu sein, die sich an den Dingen außerhalb von sich festsaugt und an Sphären und Systemen außerhalb von sich festhält, um schließlich von deiner inneren Liebesquelle aus zu leben. Lasse jetzt alles und jeden los, und setze auf kraftvolle Weise Energien zur Selbstverwirklichung ein! Ärgere dich nicht über jemand anderen: Die Ursache deiner Frustration und Aggression liegt in deinem eigenen Unvermögen begründet.

Lebenskräfte stauen sich an..., und das ist gut so: Das Herz schlägt dadurch stark, aber... die Art und Weise, wie du diese Kräfte einsetzt und die Intention, mit der..., *das* wird ausschlaggebend dafür sein, ob du einen gesunden Herzrhythmus spürst oder nicht. Hierfür ist es notwendig, sich aus dem primitiven Festgelegt-Sein, dem Festhalten zu erheben, sich davon zu lösen, von anderen etwas (erledigt) bekommen zu wollen oder sie anders haben zu wollen als sie sind (Begierden), Dinge außerhalb von sich forcieren zu wollen usw. ..., alles Zeichen, die darauf hinweisen, dass du dich in einem Ur-Zecken-Stadium ‚blockiert' fühlst.
Es wird Zeit, dort auszusteigen, unabhängig von etwas oder jemandem, es wird Zeit, dein ICH autonom und frei existieren zu lassen, an nichts und niemanden gebunden, dich in keiner Weise aufhetzend. Nicht auf harte Weise Macht auf dich selbst auszuüben, keine harten Anforderungen an dich zu stellen, ebenso wenig an die anderen. Du wirfst jetzt die militärische Autorität in dir über Bord und ersetzt sie durch die milde Stimme der Liebe. Das wilde Tier in dir hetzt dich nicht länger auf: Du baust an deinem Mensch-Sein. Begierden und Instinkte machen Platz für einen liebevollen Kraftstrom.

Wut und harte, zuweilen scharfe Aggression und Begierden... als Folge der Ohnmacht, dich kraftvoll und liebevoll zu verwirklichen. Du forderst und ergreifst außerhalb von dir, in Gedanken, in Taten. Du willst die Dinge erzwingen und hast Probleme damit, alles zu lassen, wie es ist. Begierden sind die Folge dessen, was du eigentlich von dir selbst erwartest: So komme in Liebe und Milderung zu dir, und fasse den Entschluss, alles und jeden außerhalb von dir loszulassen, im Hier-und-Jetzt bei dir zu bleiben. Keine Anhäufung von Begierde-Kräften mehr, kein „Unbedingt Wollen“ mehr. Hebe dein Gefühl der Frustration auf, indem du lediglich Kräfte zulässt, die im Dienst des Lebens stehen, indem du loslässt…, nichts mehr begehrst…! Dankbar für dein Sein. In erster Linie dich selbst, aber auch jeden und alles sein LASSEN, ohne im geringsten zu ergreifen, haben zu wollen, zu fordern, zu dominieren, harte Aggression zu zeigen… Nicht etwas auf Biegen und Brechen durchdrücken wollen…, wohl aber DICH SELBST durchdrücken! Außergewöhnliche Kräfte fordern ihren Einsatz für DEINE Geburt, deine Frei-Setzung, dein Weitergehen, deine Entwicklung!!

Milderung, Liebe, Loslassen… Weitergehen, und das Herz klopft jetzt ruhiger. Kraftvolle Energien strömen nun in schöpferischem, frohem Sinne weiter. Du landest auf der Erde, in dir, im Hier-und-Jetzt. Du trittst in deinen warmen Körper ein; du kommst auf wunderbare Weise in dir selbst nach Hause und verweilst nicht länger in deinem Kopf voller Macht und harter Gedanken. Du widersetzt dich nicht länger deiner Aufgabe: zu tun, was du fühlst, tun zu müssen. Du willst nicht per se deinen Willen durchdrücken…! Du gibst dich der Sehnsucht deines lebenden Selbst hin. Du beschäftigst dich nicht länger mit den Dingen, mit denen du dich bislang aufgehalten hast, möglicherweise um deine Zeit zu füllen: Du lebst jetzt von deiner tiefsten Quelle aus! Du ‚füllst‘ dich mit nichts und niemandem mehr.

Du inkarnierst auf liebevolle Weise… mit beiden Füßen auf dem irdischen Boden. Du lässt dich von innen heraus leben, in herrlichem Kontakt zu deinem irdischen Körper. Du fliegst mit deinen Gedanken und Träumen nicht weit davon. Du gehst nicht länger hart und abweisend auf Distanz zu deinem Herzen und deinem Körper. Du versöhnst dich, du hörst mit Milde und Verständnis auf die Sprache deines Körpers, des irdischen Kindes in dir. Diese Versöhnung zwischen Geist und Körper, diese Aufnahme von dir durch dich selbst, spendet eine wohltuende Strömung von Energien.

Du lebst nicht weiter mit deinem Geist, deinen Gedanken, über und außerhalb von der Erde; du identifizierst dich liebevoll mit deinem Körper, von Kopf bis Fuß und verlässt ihn nie mehr. Du schaust nicht mehr von oben herab auf die Erde nieder: Du lässt dich auf behagliche Weise in die runde Energie deines irdischen Mutter-Leibes aufnehmen. In Liebe. Keine Ohnmacht mehr, keine Machthärte: deinem ICH frei Gestalt geben. In der Freude um dein Sein geboren.

Du saugst dich nicht länger in etwas oder jemandem außerhalb von dir fest. Du wirst hell-wach: als autonomes ICH. Möglicherweise hast du dich geärgert, weil du spürtest, dass dieses Festhalten oder Festsaugen, an etwas oder jemandem außerhalb von dir, dich niemals näher zu dir gebracht hat, und dass die Ohnmacht und die Frustration nur noch stärker wurden… Du lernst jetzt, loszulassen und dich zu befreien!

Du bist jetzt GEBEND, nicht mehr im geringsten „saugend“, du „beißt“ dich in nichts „fest“…: ein freies ICH. Kein Stress oder Druck lastet noch auf dir. Du explodierst wie ein Feuerwerk, voller Freude um dein Sein. In nichts blockiert. Du fühlst dich so offen und frei, weil du dich löst und loslässt. Weil du von deiner eigenen Basis aus mit den Füßen auf dem Boden lebst, voller Offenheit für das, was das Leben dir jetzt bieten wird. Diese Wahrheitseinstellung schenkt dir so viel Freude und ein unaussprechliches Gefühl von Freiheit. Deine Lungen und dein Herz fühlen sich nicht länger zugepresst. Du wirfst dich förmlich ins Leben, ohne Forderungen, ohne Erwartungen, rein in dem Wissen, dass zu jedem Zeitpunkt alles da sein wird. An nichts und niemanden gebunden, in keiner Weise mehr beengt.

Du hörst jetzt auf deine „Weiblichkeit“, auf dein inneres Gefühl, deine Intuition. Du fühlst dich gut in deinem irdischen Körper und folgst spontan deinem Weg.

Vorhofflimmern oder Vorhofflattern

verursacht sehr unregelmäßigen Herzschlag

Kernursache

Schmerzlich verletzt, als hätte jemand dir einen Schlag in die Magengegend verpasst, aber du bist es, der / die dir sozusagen zuerst den Dolch in den Magen gestoßen hat. Du tust dir weh, bist hart…, und infolgedessen holst du schmerzhafte Lebensumstände zu dir. Mit der Überzeugung geboren, dass du dich verteidigen musst, dass du verletzbar bist, dass du mit harter, roter Hand die Dinge abhandeln musst.

Angestaute Aggression, blinde Wut zuweilen, eine streitlustige Einstellung und eine Art Todestrieb herrschen in dir. Die Hände – und das Herz – wollen in Liebe geben dürfen…, aus Dankbarkeit vom Leben empfangen dürfen. Aber du hältst fest, du meinst, dich verteidigen zu müssen, aus der Überzeugung heraus, dass das Leben ein Leidensweg sei, der dich vor eine Weggabelung stellt: der eine bedeutet Tod und der andere Rettung, aber nicht für lange Zeit…, da fängt das Elend bereits an, die Streitlust, das Feuer in dir, das durch diese Überzeugungen zum Glühen gebracht wird: die Überzeugung, dass das Leben ein Kampfschauplatz sei, dass die Macht des Stärkeren gelte und du dich immerzu verteidigen müsstest – Angriff ist die beste Verteidigung – denn du willst ‚Blut' sehen: ein unbewusster Drang, zu mehr ‚Leben' zu kommen.

Du kommst zu keiner Lösung, wenn du voller Begierde, Wut und mit aggressiver Kampfeslust im Leben stehst! Wenn du Streit anzettelst oder dich in Leidenschaften und brennenden Begierden verlierst (Habsucht; Sex ohne Liebe; wollen, dass die anderen dieses oder jenes tun usw. …). *Du hast alles IN dir:* Erwarte nichts von außen. Begierde und Wut gehen Hand in Hand: Wut zu verspüren, weil du nicht bekommst, was du „haben" willst…, ist tödlich.

Kernlösung

Lasse die Dinge und die Menschen jetzt los, und kehre dich nach innen. Hacke diese tote, greifende, schwarz verkohlte Hand ab, und *löse diese Urproblematik tief in dir. Mache es weder anderen, noch Geschehnissen aus der Vergangenheit zum Vorwurf:* Diese waren lediglich eine Folge deiner Einstellung. Also ändere diese Lebenshaltung, lebe mit einer *liebevollen, sanftmütigen,* verständnisvollen Einstellung, und infolgedessen werden sich die Lebensumstände ebenfalls verändern.

Hole dich warmherzig-liebevoll zu dir hinein, und gehe stärker in dich, in deinen Körper aus ‚Fleisch und Blut'! Dankbarkeit für dein Sein, für das, was jetzt da IST…; *komme in dein SEIN.*

Greife nicht nach noch, nach mehr, in endloser Wiederholung: So holst du dich selbst aus dem Leben heraus! Mache Schluss mit dem alten Muster, wo du dir selbst eingeredet hast, dass du immer zu kurz kommst, dass du für deine Existenz *kämpfen und festhalten* und nehmen und besitzen und begehren musst, und dich im Leben nach außen hin so viel wie möglich mit aggressiven Kräften geben musst: Das ist der Weg des Todes. Also, höre auf damit!

Kopf hoch: *Erkenne den Gottesmenschen in dir an, den königlichen Botschafter, der du bist, und verkündige das Leben in allen seinen Farben: was für eine Pracht. Loszulassen, zu geben, in Liebe und Frieden zu leben.*

Warum noch leiden, kämpfen, trauern, sterben? *Das muss nicht sein.* Lebe nach der Überzeugung, dass das Leben nichts lieber will, als dass der Mensch mit sich im Reinen ist, dass er sich für einen ewig und immer währenden Bund entscheiden wird.[61] Die begierig, aggressiv ergreifende, festhaltende Hand ist jetzt – bildlich gesprochen – abgehackt; keine erhitzten, wütenden oder streitlustigen Gedanken mehr. Du kommst ‚sanftmütig' zu dir nach Hause.

---

[61] Lies hierzu mehr in *Neue Tage.* Dieses Buch ist bei Erscheinen des vorliegenden Werkes noch nicht in deutscher Übersetzung erhältlich.

Und das Herz schlägt ruhig, aber kraftvoll in die Richtung dieses einen Weges, der „Leben“ heißt. Du begehrst nicht mehr..., du „bist“ glücklich darüber, wer du bist. Keine Härte mehr, das Schwert niedergelegt, Dankbarkeit durchströmt dein Herz.

MORBUS HIRSCHSPRUNG

angeborene Abweichung hptsl. bei Babys, wobei in der Wand in einem Teil des Dickdarms die Nervenzellen fehlen, wodurch dieser eine Dauerkontraktion erfährt; der Darminhalt staut sich, der Bauch des Babys schwillt an und möglicherweise muss es sich übergeben; M.H. tritt selten in späterem Alter auf

Kernursache

Du empfindest in dir eine grundlose Leere..., zumindest solange du aus dir selbst flüchtest, du entkommen möchtest, solange du Reißaus nimmst, du im Raupenstadium nur ganz langsam vorwärts gleitest, anstatt *wirkliche* Geburt und Transformation herbeizuführen. Unter Wasser, unterirdisch lebst du noch... Du gleitest lediglich ganz langsam weiter; du hältst am Niederen, Dunklen, Instinktiv-Animalischen fest und identifizierst dich mit der Raupenseite des Lebens.

Möglicherweise siehst du dich als ein Monster oder als hässlich an..., ohne das Recht auf eine helle und frohe Existenz. Du würdest im tierisch-fleischig-instinktiven Stadium haften bleiben, ohne als Mensch zu wirklicher Eigen-Entwicklung zu kommen. Du hältst an alten Mustern, an Normen nach außen hin, an Besitz und Materie fest; du „füllst“ dich, anstatt dich zu entfalten. Du saugst dich voll, anstatt du zu werden.
Begierden können dein Bild trüben; du brauchst dringend einen DURCHBRUCH aus diesem ersten Stadium, eine Metamorphose, *ein Entpuppen aus der alten Phase.* Brich mit dem Alten, und komme als Mensch zum Vorschein, als bewusst schaffender Mensch, der alle Möglichkeiten in sich trägt, etwas wirklich Schönes und Erhabenes aus seinem Leben zu machen! Wirf den Anker aus, und treibe nicht ewig auf diesem alten Ozean umher, wo du keinen Schritt weiter kommst. Erkenne jetzt dein ICH an... - überirdisch! Komme ins Tageslicht deiner selbst. Läute nun das Ende einer Epoche ein, und sieh dir an, wie alte Emotionen und Begierden miteinander im Zusammenhang standen, wie Selbst-Verleugnung und deine Neigung, dich mit allerlei Dingen oder Menschen zu „füllen“, Hand in Hand gingen.

Kernlösung

Jetzt durchtrennst du das Seil und ‚stehst‘ als ICH aufrecht, mit Stolz, echt und rein. Nobel, ehrlich, von reinem Gemüt, dir deines goldenen Inhaltes bewusst. Du weißt jetzt, dass nichts und niemand noch dazu in der Lage ist, dich herunterzuziehen, dass du schön und gut bist, wie du von innen heraus bist, von deinem Herzen aus, aus deinem ‚Sein‘ heraus. Du triffst jetzt die Entscheidung, „geradeheraus“ zu sein und immer ‚ehrlich‘ zu dir selbst zu bleiben; keine unterirdischen Sphären, Bewegungen oder Geschäfte mehr. Ein frohes zum Vorschein Springen aus deinem alten Kokon. Als lebendiger Schmetterling steigst du jetzt im Licht deiner innerlich strahlenden Sonne empor. Nichts mehr im Verborgenen, nichts mehr festhaltend und verzögernd: Du bremst deine Entwicklung nicht mehr ab; du gehst weiter; du erstehst als würdiger Mensch inmitten der Fülle deiner selbst auf! Der Mensch, der aus seiner Asche emporgestiegen ist: Triumphglocken, läutet!

HISTOPLASMOSE

Pilzinfektion, die in erster Linie die Lungen angreift, nach Aufnahme der Sporen mit der Atemluft

Kernursache und Kernlösung

Du bist davon überzeugt, das Leben und auch dich selbst nicht mehr in den „Griff“ zu bekommen...; du verlierst jeglichen Halt, so scheint es zumindest, und du lässt dich gehen, hängen, du schwebst förmlich… ohne Basis… im Luftraum. Es ist an der Zeit, auf die Suche nach dieser starken, unvergänglichen Basis IN dir zu gehen, den Halt ganz solide und klar IN dir selbst zu platzieren, nicht in den Dingen oder Menschen außerhalb von dir!

Du gibst dich dem Uferlosen hin, und deine Hand verliert jeden starken Zugriff. Du lässt los, schließt deine Augen und lässt dich gehen… Starke, tief gehende Bauchkrämpfe, *Durchfall oder andere Signale können dich jedoch zurückrufen, gemahnen, wieder zu dir zu kommen, ganz nah und intensiv mit deinem ICH-in-deinem-Körper auf Erden verbunden zu sein: *Wo* ist deine Kraft, dein Inhalt, dein Innerer Reichtum an Schätzen?? Weißt du es nicht (mehr)? Verschließt du die Augen davor, möchtest du es nicht mehr wissen, willst du nicht *wirklich* du selbst sein, nüchtern in der Realität auf Erden? Flüchtest du in einen hohen, weit entfernten, abgehobenen Traum, in irreale Sphären, in den Geist, lässt du dich vollkommen gehen? Hast du dich verloren? So reiche dir nun die fleischliche, irdisch-gesunde Hand: Nimm dich mit aller Kraft bei der Hand! Errichte das Leben, und ergreife es IN dir! Gleite auf die ERDE nieder: Mache etwas Prachtvolles aus deinem Leben!

Betrachte mit FRÖHLICHEN Augen weitere Perspektiven…, sperre sie klar und weit auf, um all das Prächtige der irdischen Natur erblicken zu können. Verschließe deine Augen nicht vor dem Schönen, lasse dich nicht länger von dunklen Überzeugungen belasten, es geht lediglich um „Überzeugungen": Pole sie zur freudigen Erwartung um! Das Leben wird nur schwer, wenn du weiterhin erwartest, dass es „schwer und belastend" sein wird. Also sei dir darüber im Klaren, dass du deine Erwartungen und Gedanken-Strömungen in eine ganz andere Richtung lenken kannst, und dass alles viel leichter und schöner werden kann…, wenn du nur daran glaubst. Du bist der Lenker deiner Energien; du steuerst dein Leben in traurige oder in freudvolle Bahnen! Richte dich mit neuen Augen auf neue Perspektiven. ERWARTE allein das Schöne (!), und es wird dir zuteil werden. Du kannst deine Zukunft selbst gestalten: Was fängst du damit an? Dich hängen lassen? Nicht doch? Auf, zum Schönen: Es liegt in deinen Händen!

Du schwebst zu viel im Ätherischen; du scheinst Luftblasen zu machen, die kurz danach zerplatzen, wie in der hellen Traum-Elfensphäre, die jede Form gottmenschlicher Kraft entbehrt, wo alles verschwimmt, weich, schwach ist und nach Schein riecht. DAS IST NICHT DAS LEBEN!

Also: Werde dir des Blutes, das durch deine Adern fließt, bewusst: Es will rot und freudig, wie ein perlender Lebensbach, rauschen; es will lachen und singen, froh sein um dein SEIN: Stehe an der Spitze deiner Existenz, und bringe dich in diese froh-rauschende Freudeströmung…, um deiner selbst willen, wer DU BIST! Dich diesem warmen Gefühl um deines irdischen Seins willen anschließen: Das ist eine Wohltat für deinen ganzen Körper, das hebt jede Blockade im Energiestrom auf, so dass alles Überschüssige in deinem Körper, alle „Anhäufungen", schwellenden Gewebe, alle Blockaden, verklebtes oder verhärtetes Gewebe ohne Probleme abgebaut und ‚abgeführt' werden können.

Richte dich von deiner eigenen inneren Sonnenkraft aus auf, und fühle dich in deinem Sein warm und stark, sicher und beschützt. Nichts und niemand, kein Großer Anonymer All-Geist hat das Sagen über dich, wenn du selbst entschlossen und liebevoll die Zügel deines Lebens in die Hand nimmst! Mache etwas daraus! Atme von deinem höchsteigenen ICH aus, mit beiden Füßen auf der Erde: Nimm DEINEN Platz auf Erden ein, entfliehe dem nicht, und erlebe das größte Glück an deinem Sein, dass in Zukunft auf wunderbare Weise herausströmen kann…, wenn du dich selbst nur feste in die Hand nimmst und die Verantwortung für dein Leben übernimmst. Mache etwas Wunderschönes daraus! Lebe nicht länger in den ätherischen

Wolken; *komme zurück!!! ganz nah zu deinem physischen Selbst,* voller Selbstvertrauen und im Glauben an deine *Fähigkeit,* dein eigenes Leben feste in die Hand nehmen und deine Zukunft *selbst* ausbauen zu können: als meisterhafter Führer deines Lebens auf Erden! ICH, der Mensch: Das *bist* du! Mit mehr Möglichkeiten als du denkst: Suche es tief in dir selbst... und *verwirkliche dich kraftvoll! Flüchte nicht davor.*

HÖHENKRANKHEIT

hoch in den Bergen krank werden, durch eine unzureichende Anpassung an den geringeren Sauerstoffgehalt in der Luft

---

Kernursache

Dein Lebender Selbst-Kern erlegt dir nur Beschränkungen auf, solange du dich nicht auf das NIVEAU ERHEBST, wohin du *wirklich* gehörst...: *INNERLICH!* Jetzt begibst du dich noch auf die Wege von Katze und Maus[62], suchst außerhalb von dir nach Aufregendem, anstatt die volle Freude IN dir selbst zu erleben, wo du auch bist, was du auch tust; deine Haltung dem Leben gegenüber ist leicht spottend-ärgernd-spielend, möglicherweise zuweilen hart sado- masochistisch, im äußersten Falle lässt du sogar Köpfe rollen. Du spielst noch zu viel mit dem Leben, wie mit dem Feuer. Du suchst förmlich die Spannung in Dingen, die dich das Leben kosten können; die Art und Weise, wie du mit dir umspringst (und eventuell infolgedessen auch mit anderen), hat viel mit einem schönen Spiel gemein, das ebenso Russisches Roulette heißen könnte. Warum solch ein Spott, solche Härte dem Leben gegenüber? Um die so genannte grau-in-graue Existenz aufzufüllen? Was meinst du, damit zu erreichen? So kannst du das wahre Glück um deiner selbst willen nicht finden. Krankheit und Schmerzen rufst du unbewusst hervor, um dich jetzt zu gemahnen, einen anderen Weg einzuschlagen. Um Schluss damit zu machen, die Aufregung auf eine zuweilen noch animalisch-instinktive Weise außerhalb von dir zu suchen. Komme ins GLÜCK deiner selbst und um deiner selbst willen; spotte nicht über das Leben, oder das Leben wird dich mit Schmerzen und Verfall spöttisch zu Fall bringen. Feile an dir!
Komme zu wirklichem Wachstum und zu einem Aufstieg in dir, und entdecke dort das wahre Glück..., in der Fülle deines Seins.

Und du willst es, und so wird es geschehen, verbissen schreitest du vorwärts. Du kennst zuweilen kein Ende; mit einer Art verbissenen, destruktiven Kraft würdest du dich in irgendetwas festbeißen, dir wehtun. Deines Erachtens ist das das Mindeste, was du von dir erwarten / dir abverlangen musst. Stolz und Ehrgeiz spielen hierbei möglicherweise eine große Rolle. Du hältst viel in dir fest und wirst es nicht loslassen, aufgeben. Dies gilt vielleicht nicht in erster Linie für deinen Ausflug in die Berge, sondern vielmehr für deine Haltung im täglichen Leben. Sei dir darüber im Klaren, dass du nichts gerade / hoch / oder ‚aufrecht' zu (er)halten brauchst, dass Energien dazu da sind, deine Existenz konstruktiv und kreativ aufzubauen, ohne dich dabei zu beweisen, Leistung zu erbringen, ohne eine selbst-zerstörerische Herangehensweise. Flüchte nicht, habe nicht den Willen, das Leben zu „be"siegen oder dem Leben zu „trotz"en, sondern sei ganz einfach du selbst. Kämpfe nicht, suche die Herausforderung / Aufregung nicht außerhalb von dir, suche auch den Feind oder das Kräftemessen nicht mit etwas, das außerhalb von dir liegt, sondern schlage den Feind IN dir selbst, und finde so zu Harmonie mit dir.

Kernlösung

Kein Kampf, sondern MILDERUNG.
Lasse los! Komme näher bei deiner wahren Natur an, in Milde, und mache dich frei

[62] Lies gegebenenfalls zur Symbolik ‚Mäuse im Haus' in *Das Signalbuch* nach. Dieses Buch ist bei Erscheinen des vorliegenden Werkes noch nicht in deutscher Übersetzung erhältlich.

von Streben, Ehrgeiz, Härte oder einer äußeren Haltung, die von dir aus so sein *'muss'.* Auch Sport „muss" nicht sein, nur wenn du dich gut dabei fühlst: in den spontanen, dynamischen Bewegungen, versteht sich. Nichts ‚muss' vom Leben aus sein, außer das, wovon du „in Wahrheit" spürst: Darum bittet mich das Leben, darin spüre ich mich selbst „sein"..., unabhängig vom „Haben", „Erreichen" Wollen oder dich füllen, aufspielen, beweisen, Dinge bekämpfen zu wollen usw.

Du musst die Sanduhr jetzt sozusagen entzwei brechen, kein Zeitdruck, keine harte Strenge und Forderung mehr dir selbst, dem Leben gegenüber. Kein falscher Stolz oder Zerstörung, „Erniedrigung" deiner selbst, des Lebens, sondern ein Hören auf das, worum dein Herz dich bittet. Liebe, Milde, Loslassen..., zu „leben", ohne zu erstreben oder zu forcieren, aber im vollem Genuss deines „Seins", nicht mehr und nicht weniger. Steige zu den friedlichen, ebenen Weiden von Mutter Erde herab, lasse los, und erlebe deine Kraft im freudvollen Ausbau einer natürlichen Existenz, ohne Begierden, ohne Streben, ohne dich zu füllen und dein Leben in die Wagschale zu legen. Eine bewusste Entscheidung für das herrliche „Sein", ein Leben in Selbst-Erfüllung, in aller Reinheit. Die Aufregung des Lebens *selbst!*

HORNHAUTBILDUNG

Auf den Handflächen

Kernursache

Deine Natur, deine Spontaneität, das gesund-impulsiv Kindliche, das Spielerische, das Frohe-und-Freie...: Es darf lediglich starr und steif innerhalb einer Panzerstruktur existieren. Zu anderen bist du zwar vielleicht sehr lieb und freundlich, aber innerlich bist du, in erster Linie zu dir selbst, hart, trotzig und eigensinnig! „Nein!", sagst du, und du verdrängst dein sensibles Herz. Zum Beispiel: Wie eine Porzellanfigur auf dem Schrank darfst du schön, prunkvoll, auf Ansehen aus oder freundlich sein, aber du sitzt regungslos da! Du schüttelst das kleine Kind in dir hart und rau von dir ab. Hast du eine solche Angst vor deinen Gefühlen? Klammerst du dich dadurch an eingerostete Strukturen und trotzige Ideen, oder an „hartes" Arbeiten?

Kernlösung

Missachte nicht länger das Fröhlich-Spontane, das Kind in dir selbst. Gehe flexibel mit deinen Wünschen und Sehnsüchten mit; laufe ruhig weiter, und halte weder noch länger hartnäckig an einschränkenden Strukturen fest, noch an überholten oder falschen Werten.

Dieser Selbstschutz ist unnötig, wenn du dich traust, deine eigene starke Art voller Selbstvertrauen zu manifestieren: Wage es, zu leben, befreie dich! Werde milder, und streichle das Leben aus Liebe, frei von Ängsten. Traue dich, Gefühle zu erleben, zu äußern.

An den Füßen, eventuell mit Rissen

Kernursache

Ängste: Du hast Angst vor deinen eigenen Gefühlen, deiner dir eigenen Art. Du hast kein wirkliches Vertrauen zu dir selbst, deshalb folgst du lediglich auf abgestumpfte Weise, mit Scheuklappen, einem eingegrenzten Weg. Selbstbeschneidung innerhalb zu enger Strukturen; es nimmt dir häufig den Atem. Du übernimmst nicht wirklich die Verantwortung für dein Leben, du beschneidest deinen Weg dadurch, dass du selbst nicht *echt* lebst, sondern dich als Parasit bestehender Regeln, Gesetze, Strukturen, Ideen, Gewohnheiten und anderer Menschen bedienst..., du bleibst ängstlich hoch über dem Grund, aus Furcht, mit deinen eigenen Füßen die Erde zu spüren und zu einer tieferen Konfrontation mit dir selbst, mit deinen Emotionen, mit deiner tiefsten Natur kommen zu müssen! So bleibst du natürlich von deiner Basis, deiner eigenen Art abgeschnitten: Du vertraust nicht auf deine

spontanen Gaben, deine Inspiration oder Kreativität, du hast Angst davor. Zu hart gegen dich selbst, gegen deine Natur; du stehst auf Abstand zu dir, im Geist, in den Gedanken.
Du schaust auf andere und besitzt zu wenig Selbstvertrauen.

Kernlösung

Verstecke dich nicht länger! Traue dich, aus Freude zu krähen und voller Stolz dein Einzigartig-Sein zu erleben! Komme herunter, aus deinem Turm, gleite in dich selbst, in deinen Körper herab, und spüre dein wahres Herzklopfen, deine Natur! Breite deine Arme aus und spreize deine Beine voller Selbstvertrauen; wage es, auf deine Emotionen in der Tiefe zu schauen, hole sie nach oben, und verarbeite sie! Konfrontation mit deinen Ängsten, deinen tiefsten Gefühlen führt schließlich zu Transformation, Fortschritt und Freude in deinem Leben! Flüchte nicht länger vor deinem tiefsten Selbst, es kann keine Rede von Bedrohung sein, wenn du dich deiner weichen, sensiblen Natur anvertrauen würdest; bringe deine Lebens-Mechanismen *selbst* ans Laufen, und gehe weiter, im Bewusstsein deiner inneren Herrschaft! Laufe nicht länger auf diesen harten Matten der Angst: Komme mit deinen *wirklichen* Fußsohlen auf die Erde, fühle dich sicher, geborgen, ganz nah bei deinem weichen Selbst, bei deinem Körper. Durchbreche diese Distanz, komme zu einer Einheit in dir selbst, indem du alle deine Gefühle verarbeitest und assimilierst.

DIE HÜFTEN

Psychologische Übereinstimmung

Sie stehen nicht nur für *die Tragfähigkeit* deines Wesens, im besten Falle *im Gleichgewicht,* sondern gleichermaßen für die Struktur, die festen Linien, die du für dich aufstellst, um dich dann entschlossen und selbstbewusst für *eine* bestimmte Richtung zu *entscheiden.* Auf der einen Seite in Ruhe über dich nachdenken, um schließlich mit *Kraft* und Beweglichkeit, ohne zu zögern, vorwärts zu gehen.

Hier erlebt man häufig die Problematik: Lebe ich aus mir selbst heraus oder für das Auge der Leute? Dieser Zwiespalt verursacht eine Unausgewogenheit.

Zwei sichere Punkte; innerhalb dieser Struktur strömt eine gewaltige Energie zu einem bestimmten Weg hin. Dich gehen zu lassen, ohne Ängste, in die Lebensrichtung, die du selbst vorgegeben hast. Weitergehen, im Gleichgewicht, auf dem Weg der Weiterentwicklung.

Erkrankungen, allgemein

Kernursache und Kernlösung

Im Ungleichgewicht: Du weißt nicht, welche Entscheidung du treffen sollst, du zögerst; eine Konfrontation mit mindestens zwei Möglichkeiten, wobei unechte Beweggründe eine Rolle spielen können.
Lässt du dich von Gründen wie „Image“, Sex, Zwanghaftigkeiten leiten…, anstatt selbstbewusst dein Leben zu bestimmen?

Zwiespalt: Darf ich diesen Weg für mein Glück wählen, oder soll ich mich für andere aufopfern? Oder sind es Ängste, die dich daran hindern, dich für deinen Weg zu entscheiden? Warum traust du dich nicht, weiterzugehen? Liebe kennt kein Aufopfern: Liebe zuerst dich selbst. Du kommst nicht zum Handeln; deine Energie wird festgehalten; du sitzt da und drehst Däumchen, anstatt wirklich zu *leben* und in Aktion zu treten.
Innerlich voller Energien stecken, aber du denkst und grübelst immerzu, vielleicht ärgerst du dich fortwährend; du fühlst dich gefangen… „Machen!“ ist die Lösung.
Denn Frustration führt zu Aggression: Befreie dich hieraus. Forcierst du dich, indem du zu straffe Strukturen anlegst, *zu* diszipliniert bist, vielleicht aus Leistungsdrang, oder indem du wie ein ‚strenger Vater’ zu dir selbst bist: Korrigierst du dich zu hart? Brich dort aus, und lasse deine spon-

tanen Energien frei strömen. Oder umgekehrt, hältst du dich an keine einzige Struktur; siehst du *keinen* Weg; hast du kein Ideal oder eine Zielsetzung vor Augen, wonach du lebst?
Vielleicht weigerst du dich, weiterzugehen: Und dein eines Ich sagt nach hier, das andere sagt nach da..., du ziehst dich in dich selbst zurück. Du bleibst stehen, ohne Weiterentwicklung! Die Basisstruktur für dein Leben geht aus deinem tiefsten Selbst hervor: Klebe kein künstliches, rein rational verantwortbares Etikett auf dein Leben, sondern beziehe deine Gefühle mit ein.
Lastet es alles zu schwer auf dir, kannst du keine Entscheidung fällen?
Mache dennoch Nägel mit Köpfen; vertraue deiner Intuition, und sei deiner spezifischen Natur treu! Schnurstracks in diese *eine* Lebende Richtung gehen!

Koxitis

Entzündung (Arthritis) des Hüftgelenks

Kernursache

Du steckst in einem Panzer: Du gibst dir nicht viel Freiraum, aber du bist der Meinung, dass dieses Gefühl des ‚Blockiert-Seins' nichts mit deiner Psyche zu tun hat; du schreibst es alles anderen oder dem Schicksal zu; du fühlst dich als Opfer, auch als Opfer der Krankheit. Ängstlich und zitternd ziehst du dich in dich selbst zurück.
Wie eine Zitrone in einer Schubkarre, mit saurer Miene, *lässt* du dich unzufrieden und fatalistisch gestimmt vorwärts schieben.
Du fühlst dich erstickt, förmlich beim Genick gefasst; du kannst weder vor noch zurück; du empfindest Angst, Kälte und Dunkelheit; du erlebst dich „kalt" in dir.
Du lebst zu stark nach anderen, nach gesellschaftlichen Normen, sozusagen mechanisch und zu wenig von deinen spontanen Wünschen ausgehend. Du schnürst dich so eng ein! Du siehst keine andere Zukunft als die, die in den Tod mündet.
Machtlose Wut. Enttäuscht und voller Vorwürfe, wenn andere dir nicht geben, was du von ihnen erwartest.

Kernlösung

Entfremde dich nicht von deinen Sehnsüchten, von deinen warmen Gefühlen, von Liebe: Schenke dir das Leben, gib dir, was dir zusteht, und erwärme dich; erwarte nicht von anderen, was du dir selbst vorenthältst!
Traue dich, vollkommen zu sein, wer du bist, und stecke dich nicht in einen eisernen Panzer. Mit geschmeidiger Wendigkeit auf deine Natur, auf deine Wünsche hören: Lasse dich gehen, blockiere nicht länger die spontanen Energien. Bestimme selbstsicher deinen Lebenswandel; nimm das Ruder feste in die Hand, und fahre in *eine* bestimmte Richtung, die du anzeigst und niemand anders. Lasse dich nicht durch andere von deinem Weg abbringen: Gehe weiter, und setze angestaute Energie durch Aktion und Kreativität frei.
Genieße deinen Körper, die Natur um dich herum, die Dinge, die du gerne tust; schränke dich nicht länger ein, lasse dich nicht einschränken, wirf die Krücken weg, und Lebe!

Degeneration, Entkalkung des Hüftgelenks

kommt u.a. vor bei Arthrose der Hüfte

Kernursache

Produktive, irdische Kräfte werden unterdrückt. Du kannst das Leben, deine Emotionen schwer erfassen. Du bremst deine Weiterentwicklung dadurch ab, dass du nicht auf die Weisheit deines inneren Selbst baust; du lebst nicht wirklich aus dir selbst heraus. Möglicherweise liest du viel, hörst auf das ‚Wissen' anderer oder gibst dich damit zufrieden, auf geistiger Ebene, außerhalb von dir, im Gebet einem Glauben zu frönen, vielleicht fühlst du dich auch wie der König im Land der Blinden: Alles Zeichen dafür, dass du dein Leben nicht auf der Basis deines Selbst aufbaust, dass du dich in unechten oder wertlosen Systemen „blockierst", dass du dein Leben auf dogmatisches oder intellektuelles Wissen aufbaust, anstatt auf innere Weisheit und die Freude des Lebens selbst.

Du nimmst deinen Raum nicht in Beschlag; du *engst* dein Leben *ein!* Du unterdrückst die schönsten, persönlichen Energien in dir. Fühlst du dich bedroht? Du versteckst dich; du lässt dein wahres Ich nicht geboren werden; du fürchtest dich vor diesen tiefen Kräften, vor Emotionen in deinem Selbst. Ja, du fühlst dich mehr und mehr „mit gehangen mit gefangen", als Gefangene(r) deiner selbst. Möglicherweise richtest du dein Leben ausschließlich auf die anderen aus: um selbst nicht *werden* zu müssen. Geistesenergien beherrschen bei weitem die irdische Konzentration. Es wird dir zuweilen alles zu viel. Du fühlst dich unfähig, Meister deiner Existenz zu sein; du bist davon überzeugt, dich „verstecken" zu müssen, anstatt dich selbst verwirklichen zu können. Du lässt dich auf dem Berg der Vergangenheit nieder, ohne es zu wagen, auch nur einen Schritt zu wirklicher Weiterentwicklung hin zu machen. Du verarbeitest die Vergangenheit nicht; ebenso wenig öffnest du einen Raum für die Zukunft.

Kernlösung

Weitergehen, Produktivität, Selbstwerdung, starke Konzentration von Energien in deinem Körper; du wirst in der sicheren Basis deines lebenden Selbst beschützt; alles in deinem eigenen Tempo: ruhig, kraftvoll, selbstsicher in *die* Richtung weitergehen, die du selbst bestimmst. Zum Leben, nicht zur Entmaterialisierung.

MORBUS HUNTINGTON

erbliche Gehirnerkrankung mit unwillkürlichen zuckenden Bewegungen („Chorea") und Verhaltensstörungen

---

Kernursache

Hierbei kann keine Rede von ‚Schuld' sein, es geht schließlich um eine tiefliegende, psychisch zu lösende Problematik. Unbewusst wurdest du bereits mit den untenstehenden psychischen Mustern geboren. Dir dieser Muster bewusst zu werden, kann nur heilsam für dich sein.

Eine unstillbare Sehnsucht..., du fühlst dich so leer, emotional so einsam, du weißt nicht genau, wer du wohl bist, du tastest unsicher nach dir..., begierig würdest du dich auf Dinge, Menschen, auf alle möglichen Quellen stürzen, um alles zu verschlingen, um dich verzweifelt und ratlos mit Tonnen, Massen zu füllen..., weil du nicht an dich selbst herankommst, weil du zu viel nach außen, anstatt auf deine tiefste Quelle gerichtet bist. Du versuchst, dich emotional an Beziehungen zu klammern, du würdest dich durch übersteigerte Identifizierung in einer Beziehung versinken lassen, so dass du dich mit dem / der anderen füllst. Aber es bringt dich zur Verzweiflung, dass der / die andere lediglich zu einem Teil für dich zugänglich ist, sozusagen nebulös verborgen, du möchtest näher heran, möchtest, dass dein Partner dir gefühlsmäßig näher kommt..., aber es geht nicht.

Nach außen hin wirst du versuchen, diese Gefühle leerer Ohnmacht zu kompensieren: Vielleicht durch ein steifvornehmes Image, in einem prachtvollen Kleid, in einer strengen Rolle...; fällt dies weg, dann spürst du dich selbst nahezu nicht mehr, also klammerst du dich an diese äußeren Strukturen. Du erwartest sehr viel von anderen, in direkter Proportionalität zu dem, was du dir selbst vorenthältst. Du verkennst deinen Inhalt, schwimmst an der Oberfläche: Du wirst also auch Partner und Freunde anziehen, die deine Wünsche nicht erfüllen. Du möchtest immer mehr und mehr..., es ist nie genug: Du wirst schließlich wütend und nachtragend, weil andere dir nicht geben, was du möchtest, weil sie sich vollkommen anders verhalten, als du es dir vorstellst. Wie ein Parasit würdest du dich verhalten, weil du deine eigenen Wurzeln verleugnest.

Du versuchst, mehr Zugriff auf andere zu bekommen, anstatt auf dich selbst; du wirst umherdirigieren..., bis du dich vor deinen tiefen, unbewussten Emotionen erschrickst, die sich plötzlich in heftiger, nervöser Sprache zu erkennen geben! Auch deine Harnblase kann plötzlich loslassen, weil dein tiefstes Selbst sagt: Lasse doch laufen, so lasse doch los!

Kernlösung

Diese Sprache bittet dich darum, zu tiefer Selbsteinkehr zu kommen, um deine Machtergreifung anderen gegenüber in eine Suche nach deinem Selbst umzuwandeln. Strenge dich nicht länger so an, um andere deinen Wünschen gemäß zu verbiegen. Mache dir bewusst, dass die tiefste Ursache hierfür in deiner Ohnmacht, deiner Selbstverleugnung liegt. Verankere dich tief in dir selbst: Allein dort liegt die ganze Hoffnung. Befreie dich von selbstvernichtenden Emotionen, und sei nicht länger von dir abgewandt oder gar angeekelt. Lasse anderen ihre Freiheit, so befreist du dich selbst.

Den wahren Stützpfeiler im Leben sollte man nicht bei seinem Partner oder Nachbarn suchen, sondern in seiner Selbstbewussten, inneren Kraft, die man bislang verleugnet hat. Erlöse dich von allem, was du in der Vergangenheit versucht hast, festzuhalten, und ziehe einen Schlussstrich; verabschiede dich von der Vergangenheit.

Öffne nun deine Hände, und gib dir sowie anderen in Liebe, ohne zu erwarten. Das, was gut für dich ist, wird dann von alleine zu dir kommen. Entspanne dich jetzt ruhig in dir, und nimm dir die Zeit, die kleinen Dinge des Lebens in dich aufzunehmen; respektiere dies alles, behandle es sanft: Das ist nur dann möglich, wenn du zunächst mit allem Respekt bei dir innehalten durftest, nicht länger auf der Flucht, nicht mehr begierig.

Eine starke Erdung, ein Gleichgewicht zwischen Geist und Körper ist notwendig: Gib nun einer starken Menschlichen Präsenz konkret Gestalt, anstatt noch länger verschwommen im Nebel stehen zu bleiben. Bestätige dich selbst stärker, unabhängig von anderen, in der irdischen „Materie", nicht im „Geiste", denn es war die neptunsche Abwesenheit, die dazu führte, dass du nach übertrieben viel ‚irdischer' Kompensation gegriffen hast. Spüre mit deinen Sinnen, hier-und-jetzt, verwurzle dich in der Erde, komme ganz und gar in deinen Körper. Ergreife dich feste mit beiden Händen.

Siehe eventuell die Rubriken: Genetische Veranlagung und Angeborene körperliche Abweichungen (siehe Index).

HYPERVENTILATION

Kernursache

Unsicher, nicht genau zu wissen, in *welche* Richtung du gehen sollst; du zweifelst, aber anstatt auf deine innere Stimme zu hören, sperrst du deine Ohren auf, was die anderen dazu zu sagen haben. Du läufst vor deinem Selbst weg! Befangen, innerlich im Zwiespalt. Damit brechen oder nicht? Unbewusst weigerst du dich, eine Lösung herbeizuführen: Du unterdrückst deine Weiterentwicklung. Du hältst dich fest; im Grunde genommen missbrauchst du deine Macht dir selbst gegenüber. Du läufst sehr schnell vor der wahren Lösung weg…, du bleibst unbewusst lieber in einer Position so genannter „Ohnmacht", als dein Leben selbst feste in die Hand zu nehmen und die ganze Verantwortung tragen zu müssen! Die Angst davor lähmt dich geradezu. Ein ängstlicher Widerstand gegen Weiterentwicklung, gegen eine Veränderung zum Guten. Ein Widerstand, TIEF in dir die Lösung zu suchen; du gehst auf Zehenspitzen, in der Angst vor deinem Selbst, angespannt und aufgehetzt, du klammerst dich an der Oberfläche fest.

„Nein!", eine Verweigerung, wütend, sich verschließend. So möchtest du nicht weitermachen. Hart und zwingend hältst du dich zurück. Halt. Es war zu viel. Du möchtest nicht mehr darüber sprechen, noch lieber würdest du dich in dich ‚alleine' zurückziehen. Du machst deine Ohren förmlich zu, du verschließt dich. Du hast deinen Entschluss gefasst, und niemand kann dagegen noch etwas ins Feld führen. Du bist

nicht mehr offen für Veränderungen, für etwas Neues. Das Maß ist voll, und jetzt schließt du die Tür. Sie dürfen ruhig zu dir hereinkommen, aber sie müssen schweigen. Diese Haltung..., weil du dich schon zu lange von den anderen, von der Außenwelt abhängig gemacht hast und *viel* zu wenig von innen heraus „du selbst" gewesen bist... Eine unbewusste Sehnsucht, aus dieser Gefängnisstruktur auszutreten, aber deine erste Reaktion kann eine von Wut erfüllte sein, mit welcher du dich an die Außenwelt richtest. Sei dir darüber im Klaren, dass die Ursache hierfür tief in dir selbst liegt. Bringe dich jetzt einen Schritt weiter!
Blindheit, nicht auf das Höhere hörenwollen, Härte und Eigenwilligkeit: Hiermit stürzt du lediglich deine Weiterentwicklung. Aber Hyperventilation macht dir jetzt deutlich, dass die Zeit angebrochen ist, eine Wende zu vollziehen.
Du ziehst dich herunter, bist stocktaub für das, was das Leben dir noch an neuen Einsichten und Informationen geben möchte. Du bist nicht ‚blockiert': Du blockierst dich lediglich selbst, indem du nicht die Schritte gehst, die du für deine Befreiung tun müsstest!

Eine tiefe, unterdrückte Wut / Frustration kann in dir herrschen: aus Ohnmacht, noch so weiterzuleben, aus Ohnmacht, dich vollkommen aus einem alten, festgelegten Muster, worin du nicht ‚DU' sein konntest, zu befreien. Du kannst möglicherweise noch so tun, als wäre es alles gut für dich (die strahlende Rolle, die du vielleicht spielst), aber innerlich kochst du, eine nervöse Art von Ironie macht sich in dir breit. Noch *einen* Schritt weiter, und du haust alle Gläser vom Tisch. Du kannst und willst nicht mehr. Du machst einen Punkt!
Unbewusst möchtest du dich auf die Suche nach deinem „echten Leben", nach deinem „Selbst" machen, nach einem Leben, das vollkommen dem entspricht, wer du *wirklich* bist; ein Bruch damit, eine „Rolle" zu spielen, eine Art Showverhalten durchzuhalten, oder „so muss ich anderen gegenüber sein / tun", eine Haltung in Gewohnheiten, wobei du nicht du selbst warst. Jetzt fallen die Masken, und du möchtest zum Vorschein kommen, aber du unterdrückst noch deine Kräfte: Auf destruktive Weise richtest du sie nach innen. Du hast das Gefühl, darin zu ersticken.

Kernlösung

Bis... du diesen Schritt machst, loslässt, die Maske abziehst, vollkommen „du selbst" bist, alle Kräfte herausströmen lässt, deine echten Gefühle, ohne noch eine Haltung anzunehmen oder eine Rolle zu spielen...
Kraftvolle Energien, Gefühle und Kreativität wollen durchbrechen: Lasse sie durchkommen. Deine Sicherheit liegt tief in dir, nicht an der Oberfläche. Atme ruhig und tief aus, während du deine Ängste zur Erde hin unter deinen Füßen abführst.

Von deinem tiefsten Selbst aus, deiner Vertrauensbasis, die dich niemals im Stich lassen wird, wenn du dich nur traust, darauf zurückzugreifen, atmest du dann in Ruhe wieder starke Energien ein,[63] die dich befähigen, dein Leben entschlossen in die Hand zu nehmen und *die* Richtung anzusteuern, die für dich am besten ist. Lasse dich nicht länger leben, sondern treffe eine Wahl, produziere, genieße... voller Vertrauen.
Weitergehen und die notwendigen Anpassungen, Veränderungen ausführen. Stecke dich nicht länger in einen Topf, der unter Druck steht, nimm den Deckel ab, habe keine Angst vor der Freiheit.

Transformation!
Schließe Frieden mit dir, lebe mit dir in reiner Ehrlichkeit. Sei dir darüber im Klaren und sieh dir an, wie du eine Rolle gespielt hast, wie du eine Maske vor deinem *echten* Selbst aufgehalten hast, dich in einer

[63] Wir wollen hier, solange du die psychologische Problematik noch nicht gelöst hast, den bekannten effizienten ‚Trick' schildern, wie man ruhiger zu Atem kommen kann: z.B. indem man atmet, während die Hände den Mund und die Nase bedecken, oder indem man in eine Plastik- oder Papiertüte atmet, so dass der CO_2-Gehalt im Blut wieder steigen kann und das unangenehme Gefühl, das Prickeln usw. verschwinden können. Dein Arzt kann dir hierzu weitere Informationen geben.

Situation, hinter einem Partner oder wem / was auch immer versteckt hast. Jetzt brichst du durch! Sei dir darüber im Klaren, wie du jetzt *wirklich* du selbst sein kannst und dass du dich gar nicht damit zu begnügen brauchst, eine „Haltung“ anzunehmen oder Kompromisse zu schließen, während du dich nur zu einem kleinen Teil nach außen hin zeigst, dein *echtes* ICH hinter einem Schutz verborgen… Entwaffne dich, demaskiere dich. Komme in Frieden; lebe von deinem tiefsten Kerninhalt aus nach Wahrheit. Gib dir, und gib den anderen, ohne dich zu belügen, ohne eine Grenze zu überschreiten, wo du dir selbst weh tust und eine Maske aufsetzen musst, um durchzuhalten. Ein ehrliches Angesicht? Du bist es, der / die mit dem „Schein“ brechen sollte, um jetzt „in aller Ehrlichkeit du selbst“ zu sein. *Das* ist das Schönste, was es gibt.

Komme nun zunächst tief und ruhig zu dir nach Hause, um dich daraufhin von diesen ehrlichen, inneren Tiefen aus zu manifestieren, ohne dich noch in Zwang- oder Muss-Mustern festzulegen, ohne dir noch eine Rolle-nach-außen-hin aufzuerlegen, um dann doch den Wünschen deines Partners, deiner Eltern oder von wem auch immer zu entsprechen. Du bist jetzt ‚ehrlich’ DU! Befreit… in aufrichtigem Frieden mit anderen, weil du jetzt nicht länger gegen dein eigentliches Wesen kämpfst, weil du jetzt in Frieden von deinem *echten* Seinskern aus lebst. Liebe, Milderung und Zufriedenheit um der durchströmenden Lebensenergie, der Weiterentwicklung willen, die du in dir zulässt.

HYPOPHYSE

Psychologische Übereinstimmung

Das Bewusstsein, das in / hinter unserer irdischen, stofflichen Existenzform liegt, durch sie hindurchgeht und gleichsam ihre treibende Kraft ist, das, was wir unseren Lebenden Selbstkern nennen, weil es nicht stirbt, weil es über Energien fortwährend unseren Körper nährt, dieses Bewusstsein wird sich zu Selbst-Bewusstsein entwickeln, dank des Mediums unseres Körpers, insbesondere dank des Auffang-, Verarbeitungs- und Weitergabebereiches unseres Gehirns und unserer Drüsen. Die Hypophyse spielt darin, neben der Epiphyse, eine sehr wichtige Rolle.

Energetische Impulse werden empfangen und dann physisch in Hormone übertragen, die über die Drüsen produziert werden. Die Hypophyse ist in diesem Prozess das wichtigste regulierende Zentrum. Diese energetischen Impulse sind im Grunde genommen auf vielen verschiedenen Ebenen Signale unseres Bewusstseins.

Nehmen wir sinnliche Eindrücke aus unserer Umgebung auf, dann wird unser Lebendes Selbst diese Eindrücke direkt über das Gehirn, das Nervensystem empfangen…; Epiphyse und Hypophyse fungieren hierbei als feine Antennen, die sowohl für Impulse aus der Außenwelt, als auch für Anstöße aus unserem tiefsten innerlichen Selbst offen sind. Man kann sie als wichtige Hochspannungsmasten (Pylone) im Elektrizitätsnetz betrachten, das uns schließlich befähigt, zu wachsen und selbst unsere Zukunft zu materialisieren.

Wir sind keine Opfer unseres Gehirns, unserer Drüsen und Hormone!

Tief aufbewahrte Erinnerungen, die unterbewussten Regionen, Gefühle und Erfahrungen aus lang verflogenen Zeiten, vielleicht nicht mehr aus diesem Leben, die gesamte Information dessen, was bewusst oder unbewusst zu uns gekommen ist, Lügen oder Wahrheit, das psychische Netz, in dem wir gefangen sind, Überzeugungen in Bezug auf uns, alte Weisheit…: Die Hypophyse ist ein Eingangstor zu einem Tunnel, der zu anderen Dimensionen führt. Diese Drüse ist offen für die Informationen, die in unseren „alten“ Gehirnteilen gespeichert worden sind und wird auf der Grundlage unseres Inhaltes und unserer Überzeugungen tief in uns darauf reagieren. Sie wird auf *alle* Gehirnteile, auf alle gewonnenen Eindrücke reagieren, auch auf die hell energetischen Sendeimpulse der Epiphyse (siehe Rubrik *Epiphyse). Die Hypophyse ist eine Sammelstelle eines sehr komplexen Menschseins; sie produziert in dem Maße oder in der Qualität Hormone, wie sie vom innerlichen Selbst dazu angetrieben wird.

Je selbstbewusster wir werden, desto mehr werden wir uns dieser Drüse und ihrer Funktion bemächtigen; solange wir „unbewusst" leben, werden wir uns darauf verlassen, was jedoch beinhaltet, dass auch unsere Traumata, unsere Zwanghaftigkeiten, unsere ängstlichen Erinnerungen usw. … einen derartigen Einfluss auf unser Gehirn und folglich auch auf unsere Hypophyse haben, dass diese Drüse darauf beispielsweise mit einer Überproduktion von Hormonen reagieren kann.

Auf unser tiefstes Lebendes Selbst zu vertrauen ist heilsam; aber ein selbstbewusstes Beobachten und Erleben von uns selbst ist notwendig, so dass wir uns nicht leben *lassen,* sondern unser Leben *selbst* gestalten werden. Folglich werden wir die Hypophyse auch einerseits als eine Durchreiche unseres unbewussten Selbst nutzen müssen, und andererseits sollten wir selbst sehr Bewusst unser Leben und also auch die Hypophyse steuern, indem wir neue Informationen eingeben. Kein sklavisches Befolgen von Programmen oder physischen Gewohnheiten aus der Vergangenheit: Wir können Gegebenheiten revidieren (z.B. Menstruation). Das Gehirn *und* die Hypophyse reagieren lediglich auf unseren Bewusstseinsinhalt. Wir sind kein Opfer unseres Gehirns oder unserer Drüsen!

Gehirn und Hypophyse hören auf die bewussten oder unbewussten Befehle unseres Selbst

Die Hypophyse ist ein Kontaktpunkt zwischen Geist und Körperlichem, zwischen unserem inneren Selbst und unserer körperlichen Existenz hier-und-jetzt. Die Drüse sammelt, verfolgt den Prozess und fungiert als Trichter zu unserem irdischen Leben. Dieses Leben führen wir nach unseren Überzeugungen; sind wir davon überzeugt, nichts wert zu sein, es sei denn, wir würden auf sexueller oder anderer Ebene übertrieben hohe Leistungen erbringen, dann werden Gehirn und Hypophyse auf diese unbewussten Impulse reagieren und über das Nervensystem, über Hormone und das Blut bestimmte Reaktionen im Körper hervorrufen. Vielleicht werden wir außergewöhnlich viele Hormone produzieren, was wiederum unser Verhalten beeinflussen wird usw. …, dieser Teufelskreis kann nur dadurch durchbrochen werden, dass wir uns unserer tief liegenden Programmierungen bewusst werden.

Wir sollten die Hypophyse folglich auch als eine Anzeigequelle betrachten, als ein aufsaugendes Magnet aus unserem tiefsten Selbst, als Fühler, die spiralförmig zu unserem Ursprung zurückgehen. Wie ein Schiedsrichter, der einerseits aufgrund der vielen Nachrichten und Erfahrungen, die aus dem Hier-und-Jetzt eintreten, und andererseits aufgrund von Wissen und Überzeugungen aus unserer inneren Welt, bestimmte Hormone absondert, der einen ganz bestimmten Einfluss auf andere Drüsen und Organe ausübt, wodurch wir psychisch und physisch fortwährend einer Veränderung unterliegen, uns gesünder oder weniger gesund fühlen. Wir können anhand dieser Veräußerlichung unserer unbewussten Überzeugungen nach Belieben ganz Bewusst in der Vorratskammer, im Inhalt unseres tiefsten Selbst Veränderungen anbringen. Dieser veränderte innerliche Zustand wird dazu führen, dass wir jetzt anders auf Impulse, Erfahrungen aus der Außenwelt reagieren: Die Hypophyse und das Gehirn reagieren auf der Grundlage deines Bewusstseinsinhaltes auf eine sehr spezifische Art und Weise. So kannst du dich gesund machen und von Zwanghaftigkeiten oder unangenehmen Eigenschaften befreien, die im irdischen Leben ans Licht kommen.

Der Wille zum Leben ist der Motor, der die Hypophyse antreibt. Die Drüse funktioniert nur dadurch, dass sie aus einem energiereichen Inhalt schöpfen kann. Nicht unser Gehirn oder unsere Drüsen, sondern wir selbst mit unserem Selbstbewusstsein werden eine neue Geburt abverlangen müssen. Wir müssen nicht darauf warten, bis wir *noch* einmal aus einer Frau geboren werden. Wir dürfen nicht länger durch programmierte Zellen, durch eine Hypophyse gelebt werden, die auf unbewusste Überzeugungen reagiert, die wir angeblich nicht im Griff hätten. Auf die Weise machen wir uns selbst zu Opfern!

Indem wir Bewusst Jetzt entdecken, dass wir neue Informationen eingeben, aufs Neue programmieren können, werden alle Zellen unseres Körpers darauf reagieren, wird die Hypophyse sich in ein neues System einschalten. Ein Mensch braucht nicht wirklich zu leiden und zu sterben, bevor er sein irdisches Paradies betreten kann. Wenn wir neu programmieren, neue Informationen eingeben, dann werden unsere Drüsen und das Gehirn das Übrige tun. Unser Körper wird durch das Bewusstsein am Leben gehalten: Alle Drüsen sind wichtige Empfangsantennen für Impulse, die aus diesem tiefsten Selbst kommen. Die Hypophyse ist hierbei von großer Bedeutung, ebenso wie die Königin in einem geschäftigen Bienenkorb: Symbol für die konzentrierte Lebens-Kraftquelle, die fortwährend bestimmt, welchem Pferd die Sporen gegeben werden können... Die gewaltige Kraft, die hier angesaugt wird, kommt geradewegs aus unserem tiefsten Selbst.

Hypophyse und Epiphyse

Wir schaffen unsere Wirklichkeit. Die Hypophyse symbolisiert Das-Gleichgewicht-Suchen, im Aufnehmen neuer Erfahrungen, die in den vorhandenen Inhalt verarbeitet und assimiliert werden müssen. Eine Sendebasis, die auch durch das Aufnehmen neuer Informationen das genetische Material beeinflussen wird; der Schiedsrichter, der entscheidet, wer mitspielt und wer nicht. Eine festhaltende Funktion, ein Bündeln von Informationen, während sich die Epiphyse vielmehr unmittelbar frei öffnet. Beide Drüsen stehen für das Aufnehmen von Bewusstseinskräften in einem irdischen Körper, sie fungieren als Bindeglied, als Empfangsstation, als Durchreiche, aber jede auf ihre Art und Weise.

Steht die EPIPHYSE mehr für das Guckfenster, über das wir uns von unserem inneren Selbst, von unserem Bewusstsein aus der Erde zuwenden, für die unmittelbare Menschwerdung unseres göttlichen Geistes, die wir wie eine innere Lampe erleben, wie einen starken Energiekern in unserem Kopf, den wir auch einfach dazu nutzen können, um die Bewusstseins-Erfahrungen und Bewegungen auf vielen Niveaus zu erleben, die wir ebenso dazu gebrauchen, um zur Materialisierung unserer inneren Intentionen elektrische Teilchen zu produzieren und auszusenden; mit anderen Worten die Epiphyse als Katalysator in der Umsetzung von Bewusstseinskräften zu Stofflichem, mehr noch, sie hört auf die bewussten oder unbewussten Überzeugungen, die sie dazu antreiben, elektro-magnetische Strahlungen auszusenden, die den physischen Bedingungen, wie sie eintreten, zugrunde liegen; eine Drüse, die fortwährend mit unserem warmen Schutzengel, der Thymusdrüse, Informationen austauscht, sowie mit unserem weisen Alten, der Hypophyse; eine Drüse, die uns selbst die Krone der Bewusstwerdung auf der Erde-hier-und-jetzt auf unser Haupt setzt.

So stellt hingegen die HYPOPHYSE vielmehr Folgendes dar: ein Guckfenster zu unserem tiefen Inneren, eine Antenne zu einem Bestandskonto von Bewusstseinsinformationen, eine Drüse, die uns deutlich sagt „der Reichtum, das Himmlische liegt in dir selbst, nicht im Himmel, hoch über deinem Kopf erhaben"; eine Drüse, die uns befähigt, aus alter Weisheit zu schöpfen, aber ebenso zulässt, alte Programmierungen in neue Überzeugungen umzusetzen

und dies wiederum an unser tiefstes Selbst weitergibt. Dieses Selbst wird dann seinerseits neue Aufträge an die Hypophyse weitergeben, die in unmittelbarer Verbindung mit der Epiphyse (und dem Rest des Körpers) steht, wodurch auch als Reaktion darauf neue äußere Umstände geschaffen werden.
Es ist demnach notwendig, dass wir erkennen, wie wir nicht nur diese 2 überaus wichtigen Drüsen, sondern auch den ganzen Körper dazu antreiben, die Umstände in der physischen Welt um uns herum zu gestalten.

Wenn wir lediglich Bewusstsein wären, würden wir (bisher jedenfalls) keinen Zugriff auf die Materie haben, dann würden wir nicht materialisieren; es vollzieht sich vor allem dank dieser feinen, stofflichen Zwischenkanäle, der Drüsen, und dank des Nervensystems und des Gehirns, dass wir dazu in der Lage sind, unsere Welt fortwährend „materiell" zu beeinflussen, zu verändern, zu gestalten. Werden wir uns dessen bewusst, anstatt uns vor dem Hintergrund vielfach negativer, unbewusster Überzeugungen so leidlich über Wasser zu halten, dann werden wir nicht nur lernen, diese physischen Organe erst vollständig zu entwickeln, sondern auch eine neue, schöne Welt zu erschaffen. Dann wird man eine stärkere Einheit zwischen Geist und Körper erleben; es wird eine stärkere Durchdringung von Bewusstsein und Materie und von Körper und Geist stattfinden, dann werden Vater und Sohn *eins,* dann hat sich Materie verändert, dann hat Bewusstsein eine unmittelbare Wirkung auf die Form, mit anderen Worten ein neuer Mensch, ein neuer Körper, ein unsterbliches Individuum entwickelt sich.

Die Voraussetzung dafür, dass sich diese Weiterentwicklung bei einem Menschen vollziehen wird: Herz und Einsicht, Liebe und Weisheit gehen Hand in Hand. Im Körper, wie er jetzt beschaffen ist, können wir diesen Zustand in eine Harmonie zwischen den Drüsen des Kopfes (Epiphyse, Hypophyse) und des Herzens (Thymus) übertragen; die übrigen Drüsen (Nebennieren, Schilddrüsen, Geschlechtsdrüsen...) werden in ihrer Funktion förmlich angehoben werden und im Dienste dieses höheren Einheitsbundes Liebe-Weisheit stehen. Linke und rechte Gehirnhälfte, Intuition und Ratio, werden in einer Einheit zusammenarbeiten, bis die Dualität sogar physisch weichen kann. Diese wahrscheinliche Zukunftslinie liegt offen vor uns.

Bedingungen für eine gesunde und funktionsfähige Hypophyse

Dich mit deinem tiefsten Selbst ruhig und voller Vertrauen in Verbindung bringen. Für starke Energien aus unbewussten Regionen offen sein, auch aus dem bewussten Erleben heraus, von der stimulierenden Epiphyse ausgehend. Für die tiefsten Dimensionen in dir offen sein und nicht nur in einem *Teil* von dir leben.

Den ganzen Raum in Beschlag nehmen, sich trauen, durchzubrechen, intuitiv zu erspüren: dir nichts von anderen „eintrichtern" zu lassen, sondern es zu wagen, tief in deiner persönlichen Weisheit zu graben. Dich nicht zu erniedrigen, niederzudrücken, dir nicht weh zu tun: das Leben in dich hineinströmen zu lassen und deine Möglichkeiten für Kreativität zu nutzen.

Selbstmanifestierung, ohne Umschweife. Stelle das Sonnenzentrum in dich selbst, nicht in eine Autorität außerhalb von dir. Weigere dich nicht, am Aufbau deiner Existenz mitzuarbeiten. Wenn du sagst: Ich mache nicht mehr mit, für mich ist das Kapitel beendet, ich streike, das Leben ist mir nichts mehr wert..., dann wird auch das physische Gegenstück, die Hypophyse, als zentraler Regulator, in seiner Funktion streiken! Sich trauen, die Gegenwart stärker zu gewichten als die Vergangenheit; alles durchkommen zu lassen, was gereinigt werden möchte, ein Offensein für deine Weiterentwicklung, dafür, zu deinem Weg, zu Wahrheiten, in Bezug auf dich selbst, hin zu wachsen... und daran zu *arbeiten!* Eine fortwährende Transformation unbewusster Impulse und Instinkte in Bewusstsein.

Hypopituitarismus

Verminderung der Funktion (von Teilen) der Hypophyse bis zu einem Ausfall ihrer Funktion

Kernursache

Du fühlst dich wie ein Lastentier, in eigenen Unannehmlichkeiten (emotionaler Ballast, düstere Überzeugungen in Bezug auf dich aus der Vergangenheit) gefangen, du hörst darauf, was andere dir sagen, anstatt auf deine innere Stimme zu hören, vielleicht gibst du dich als Diener der anderen. Du lebst sozusagen nur auf einem sehr kleinen Stück Erde: Du nimmst nicht den psychischen Raum ein, der gut für dich ist, du lässt dich ersticken, lässt dir von anderen den Mund verbieten, anstatt dich für dich selbst stark zu machen. Du kommst nicht zu Kreativität, bleibst vielmehr in Passivität stecken…, protestierende Energien brodeln auf!

Kernlösung

Lasse diese Lebensenergie aus deinem Lebenden Selbst eintreten; erlebe diese alles übersteigenden, zeitlosen Kräfte aus deiner tiefsten Quelle, und schöpfe daraus. Gestalte jetzt, und lasse deine Lasten fallen, ein entschlossenes Eingreifen in dein Leben, anstatt dich als Opfer abzustempeln. Lasse den Motor laufen, fliege wie ein Adler mit der Kraft der eigenen Flügel, rede dir nicht länger ein, schlecht oder „geringer“ zu sein, bleibe nicht mehr in gebückter Haltung, mache das Leben für dich leichter, sei von deinen tiefen Möglichkeiten zum Ausbau einer freudvollen Existenz überzeugt. Eine stärkere Verankerung, eine festere Verzahnung deines physischen Selbst mit dem darunter liegenden tiefsten Selbst ist von Nöten.

Tumor in der Hypophyse

Kernursache

Ängstlich hältst du bestimmte Dinge fest; du gerätst vollkommen in die Fänge „von“…; du traust dich nicht, auf dein tiefstes Selbst zu vertrauen; du hast also auch kein Vertrauen in den Verlauf deines weiteren Lebensweges; du fühlst dich von anderen am Nacken gefasst; Trauer…, keinen Ausweg mehr zu sehen, nicht weiter zu können oder zu wollen; du schnürst dir im Grunde genommen selbst den Hals ein, indem du alles derartig anstaust und festhältst; du bist auch anderen gegenüber misstrauisch, so dass du nicht über deine tiefsten Probleme sprichst, obwohl sie dir zu schwer werden; du sperrst dich selbst ein, Lebensenergien werden nicht mehr durchgelassen.

Kernlösung

Lasse ‚es' alles los (Probleme, Personen, Vergangenheit), und befreie dich auf diese Weise! Spüre, wie stark du in deinem innerlichen Lebenden Selbst stehst, in diesem fortwährend treibenden Bewusstsein, und sei dir darüber im Klaren, dass du vollkommen auf <u>dich</u> zählen kannst; die Genesung wird auf die Überzeugung folgen, die du in dich einbringst. Werde Meister über dein Leben!

Lies die vorigen Rubriken, *Hypophyse.

HYSTERIE

Kernursache

Du hast zu lange damit gewartet, dich für dich selbst einzusetzen und ehrlich dazu zu stehen, was dich umtreibt. Du willst nicht sehen, was eigentlich gerade abläuft und hast vielmehr den Eindruck, dass „sie“ deine Augen tief eindrücken, dass sie dir wehtun. Du hast Angst davor, du selbst zu sein. Du hast dich zu stark als geringer, als Sklave der anderen angesehen und ziehst dich in den Hintergrund zurück, deine Gefühlswelt wird vollkommen unterdrückt! Du fühlst dich gefangen, keiner nimmt dich mehr wahr, deine Gefühle zählen nicht für andere…

Mit Willenskraft und Durchhaltevermögen vermagst du diese künstliche Situation eine Zeit lang durchzuhalten, bis du sogar deine Gefühle nicht mehr spürst, du gerätst zu dir auf Abstand, findest dich mit der Situation ab, dir bleiben sogar keine Tränen mehr. Die Erfahrung, „sich traurig nach hinten gedrängt zu fühlen", schlägt in harte Aggression, in revoltierende Wut um…

Es wird schlussendlich zu einer aufpeitschenden Kraft, gegen die du dich nicht zur Wehr setzen kannst: Deine unbewussten, tiefen Kräfte, die du schon so lange beherrscht und unterdrückt hast, übersteigen dich jetzt. Du wirst förmlich in die Luft emporgehoben…, dein Wille und dein Verstand haben jetzt nichts mehr zu sagen, wie krampfhaft du dich auch immer festhältst. Bis zum letzten Moment hast du zu dieser Gefühlswelt, zu diesen spontanen Energien, diesen kreativen Möglichkeiten in dir, die deine Selbstwertschätzung fordern, noch „Nein" gesagt. Du wehrst dich gegen diesen inneren Durchbruch. Ein Vulkan wird ausbrechen. Deine Haltung provoziert demnach auch ein darauf eingehendes Verhalten deiner Umwelt: Auch sie werden dich „unterdrücken" oder nicht verstehen, beziehungsweise dich nicht deinem Wert gemäß schätzen; aber deine selbst-erniedrigenden Überzeugungen liegen dem zugrunde.

Du schenkst deinem wertvollen Inhalt keine Aufmerksamkeit, aber du erwartest, dass andere dies tun. Du gibst dir keine Liebe, du behandelst dich wie den letzten Dreck, aber du erwartest Wertschätzung und Liebe von anderen? Das funktioniert natürlich nicht!

Als Reaktion auf deine Ohnmacht brichst du mit deiner Wut heraus, du würdest sie jedoch auf andere richten; in übertriebenem Maße würdest du ihre Aufmerksamkeit fordern, weil du dir diese Aufmerksamkeit selbst nicht schenkst. Ein Aufbegehren des Selbst, das schon zu lange im Verborgenen lebt; du würdest andere förmlich dazu zwingen, dir zuzuhören, aber du schenkst deinen eigenen Wünschen kein Gehör; gerne würdest du die Macht haben, andere zu zwingen, weil du dich selbst weigerst, die Macht und die Kraft in dir anzuerkennen. Ein machtloser, verzweifelter Aufschrei nach Aufmerksamkeit und Liebe von anderen: weil du dich selbst so zu kurz kommen lässt. Du fühlst dich klein und schutzlos. Ein Aufruf von den tiefsten Wurzeln deiner Existenz, zu Leben, denn du hast dich schon zu lange eingeschnürt, ohne Luft zum Atmen. Jetzt übersteigt dich die Aggression, niemanden würdest du hierbei verschonen. Es ist offensichtlich, dass Hysterie bei Menschen oder Gruppen entstehen wird, die sich diskriminiert fühlen.

Kernlösung

Hier *bin* ich! Lasse deine starken Energien unter der Aufsicht eines Selbstbewussten Ichs frei durchströmen. Vertraue auf diese natürliche Strömung deiner Gefühle, schlucke nicht, sondern erkenne deine Totalität an: deine Werte, dein einzigartiges Mensch-Sein, deine kreativen Möglichkeiten. Erwarte nicht von anderen, dass sie gutmachen, was du dir selbst vorenthältst. Mache keine Vorwürfe, kritisiere nicht herum, richte deine Wut nicht auf andere: Die Ursache hierfür liegt wirklich bei dir, in deiner Selbstverleugnung und Selbsterniedrigung. Ziehe den Gürtel nicht immer enger, lasse spontane Impulse frei durchkommen, und folge deinen natürlichen Wünschen. Du bist nicht machtlos, du brauchst dich nicht so mit Nachdruck für dich einzusetzen, wenn du die selbstverständliche Autorität in dir nur akzeptierst.

Jeder Mensch hat eine starke innere Quelle, eine unsterbliche Basis, die ursolide ist und dir Signale sendet, wenn in deinem Leben etwas schief läuft: Hysterische Kräfte kommen hoch, um dir zu verdeutlichen, dass es höchste Zeit ist, dass du als autonomes Wesen dein Zepter in die Hand nimmst, dass du, wie alle anderen, genießen und Freude erleben darfst. Setze deine unterdrückten Energien, deine Aggression ohne Zögern in Tatkraft um, ohne dich als geringer zu empfinden als die anderen. Lebe deine Gefühle aus, respektiere dich: Dann werden andere dir auch mit Respekt begegnen.

I, J

IMMUNSYSTEM VERSAGT

dadurch erhöhte Anfälligkeit für Infektionen, Krankheiten wie Krebs, Ansteckung mit Viren usw.

Kernursache

Du erkennst weder deine eigene Autonomie an, noch deine Werte und die Fähigkeit in dir, mit den Lebenskräften aus deinem tiefsten Selbst jeden „fremden Eindringling" zu neutralisieren. Du bist zu wenig in dir präsent; ein zu geringer Glaube an dich selbst auf der einen Seite und eine zu schwere emotionale Anspannung andererseits machen dich verletzbar und empfänglich für Negativität. Der Glaube an deine Immunität macht dich immun: Das bedeutet auch, dass du davon überzeugt bist, dass die *wirkliche* Immunität im Bewusstsein liegt und dass physische Immunität eine Folge dessen ist. Das hat lediglich auf dem Niveau von Güte Bestand, und auf der Ebene, in Wahrheit zu leben.

Lebst du nur für andere, eher ausgehöhlt, anstatt das Leben in vollen Zügen zu genießen, dir selbst die Liebe zu geben? Flüchtest du, anstatt dich selbst zu verwirklichen? Vielleicht forcierst du dich andauernd, trägst du unnötige Lasten, stellst du fortwährend Verbotsschilder für dich auf, lässt du dich durch andere verletzen, lässt du dich benutzen oder missbrauchen? Oder versuchst du ständig alles unter Kontrolle zu haben, ohne auf die Lebensprozesse zu vertrauen?

Wie die Spitze eines schön eingedrückten Spitzbogens, aber noch un-fertig in den nach unten gerichteten Linien, zur Basis (DEINE *BASIS*-KRAFT, ganz irdisch-menschlich), als ob der *Geisteszustand stark anwesend ist, die Bewusstseinsreichweite, aber Energien bitten darum, schön und herrlich eintreten zu dürfen, bis zum IRDISCHEN Boden, in deine Füße, deine Wurzelkraft tief in dir selbst.* Die Windmühle, mit ihren hölzernen Flügeln, dreht sich *ganz* langsam, wie auf leichtem Sand. Wie heller Rohrzucker, zu fade-süß, (bestimmte Menschen noch zu abhängig), nicht *wirklich* die KRAFT deines innerlichen Selbst-Kerns begreifend??

Enttäuscht ... wovon? Schließlich kannst du im Grunde nur dich selbst enttäuschen. Du kannst dich selbst als Kraftmenschen anerkennen oder verwerfen. Glaubst du noch nicht genug an deine innerliche Kernkraft?

Du würdest zwar gerne vorwärts gehen, dich entwickeln, aber es hat den Anschein, dass du dich selbst mit den Widerhaken eines Insekts festhältst; abgenagt wie eine Fischgräte, so fühlst du dich ‚unbewusst': wer bin ich (denn nur)? Wohin gehe ich? Da ist eine Art Unglauben, du erkennst nicht, welche Größe der göttliche Mensch in sich hat.
Ziehst du dich zurück in dein zusammengerolltes Schneckenhaus? Als ob du dir selbst nicht gestattest, *deinen vollständigen Seins-Raum* einzunehmen, deine Vollheit als ICH BIN zu erkennen; dieses Zusammenschrumpfen bittet darum, nun aufgehoben zu werden.[1] Die obengenannte Größe des Menschen hat nichts mit Image oder äußerem Schein zu tun, sondern mit deiner wahren Kraft, Schönheit, Breite und Tiefgang, die aus dem Herzen

---

[1] Lies im Zusammenhang mit der Symbolik der Rosine, der Traube in *Das Füllhorn - Psychologische Symbolsprache der Nahrungsmittel.*

heraus gelenkt werden, aus der Liebesenergie und dem Dankbarkeits-Strom heraus, zumindest wenn du diese in dir selbst nicht ablehnst.

Fühlst du dich wie ein sanftbrauner Teddybär, der auf einem an der Wand stehenden Schrank sitzt, der schaut, aber nicht wirklich etwas tut, der nicht in Aktion kommt? Das Leben fordert dich dazu auf, dies zu ändern. Ja, und doch neigst du (wie Reisbrei) dazu, dir selbst das irdische Weich-Süße zu geben, dich selbst zu verwöhnen wie mit Reisbrei, *aber DER MOTOR, DER MITTEL-KERN deines Lebenswagens bittet ebenfalls um ein ‚Brumm!!!', den aktiven, kräftigen Startschuss: du solltest deine Energien sich nach außen hin entrollen lassen und ... vorwärts. Die Kraft und die Weichheit können gut nebeneinander existieren, genau wie Geist und Körper, in Harmonie.*

Kernlösung

Transformation von einem unbewussten Leben zu einem bewussten Einblick in dein Selbst führt zur Meisterschaft über dich: Ein Selbstbewusstsein, das auf seine tiefsten Mechanismen vertraut, das nicht die Augen vor körperlichen Signalen verschließt, die vom inneren Selbst aus gesendet werden, um schließlich über dieses Feed-Back zu einer Korrektur und einem stärkeren Gleichgewicht zu kommen. Bei Immunität geht es um den Glauben an deine eigene liebevolle Göttlichkeit, um das Wissen um deine Macht, deine physische Gesundheit selbst erschaffen zu können. Bist du nicht davon überzeugt, dann verschwindet die Immunität.

BRICH nun durch diese Muschelschicht hindurch und birst aus diesen Fugen: ‚Hier bin ICH, der Mensch, der seine Göttlichkeit erkennt! In Selbst-Liebe.' Übernimm deine Aufgabe im Leben. Du bist nicht umsonst hier auf der Erde; auch du darfst dein höchsteigenes Sein für die Welt manifestieren und tun, was das Leben dir einflüstert. Zweifle nicht länger an deinen Rechten auf ein herrliches Dasein und baue dein Leben dementsprechend aus, als starker, glaubenskräftiger, liebevoller Mensch. Den Stamm fest in die Erde gepflanzt!
Keine Distanz zwischen Kopf und Füßen. Intensiv anwesend in dir selbst.
Du erfährst dich selbst als kräftigen und guten Menschen (und handelst danach), als dynamisch-stark.
Du hältst dich selbst nicht länger fest / gefangen, weder in Gedanken, noch in der Wirklichkeit.

Löse die Seitenschrauben völlig, so dass dein Kern, dein Lebens-KERN frei werden kann, und lasse FREI, lasse los / laufen, deinen starken LEBENSMOTOR. Werde dir seiner BEWUSST.
Gib dir selbst die Möglichkeit, in aller Offenheit und Freiheit zu tun, zu gehen, Energien zu nutzen: in den weiten Raum hinein, und doch ganz nah bei dir selbst bleibend.

Lasse dich nicht mehr gefangen nehmen von irgendeinem Gedanken oder einer Überzeugung und infolgedessen von der dazugehörigen Lebenshaltung. BEFREIE dich und werde autonom in weiter Flügelspanne. Der Vater-Gott IN dir nickt lachend zustimmend, dass das Gotteskind, das du bist, so sein ICH weiter WERDEN / WACHSEN lässt, endlos ... eine dynamische Entfaltung. Du brauchst keine Genehmigung (mehr), egal von welcher Figur, Gott oder Macht oder wer auch immer, um du selbst sein zu dürfen ... so wie es sich gut anfühlt.

Bewegung! kommt nun in dein lebendiges Selbst. Du befreist dich und willst beim Bau einer neuen Erde helfen, auf der Freude herrscht, Freiheit, Bewegung, dynamische Kraft: Luft, Wasser, Erde, Feuer ... los geht`s, ungehemmt! Die innerliche Dynamik stimmt mit der körperlichen Bewegung überein, gemäß deines Wesens. Erzwinge nichts, überanstrenge dich nicht, sondern sei vollkommen du selbst, lasse Kräfte nach außen strömen und halte dich nicht zurück, rolle dich nicht nach innen zusammen, greife nicht, sondern *gib* dir selbst aus vollem Herzen. Begierde und Habgier gibt es nun nicht mehr: DU gibst nun deiner VOLLHEIT Gestalt.

Und du hast dein Dasein verwirklicht und kannst noch so viel mehr produzieren, nun, da du dir selbst die Fröhlichkeit der Dynamik geschenkt hast, als ob du die Erde selbst wärst, die mit voller Kraft und intensiver Dichte *wirklich* LEBT, in Liebe gibt, während sie sich um ihre Achse dreht: dir selbst, den guten anderen Lebewesen.
Das nach außen strömende, gebärende ‚weibliche' Produzierende einerseits, und das aktiv aufbauende, manifestierende, architekturale schöne System: du tust es. Du fühlst dich stark und froh darüber, dass du jede Krankheit, jeden Virus, jede Bakterie ... aus deinem Körper verbannst.

Denn du SIEHST nun auch die tieferen Ursachen von Krankheiten als Symptome[2]: du BIST, du GLAUBST an dich selbst. Es herrscht ein GLEICHGEWICHT zwischen links und rechts, zwischen Ruhe und Handeln, aber immer stark in der Erde, in deinem Körper verwurzelt bleibend: der Starke Liebhabende Gottmensch hat Gefühle, darf Emotionen strömen lassen, völlig frei, aber er / sie ist dennoch kein Schwächling.
Du verschließt die Augen nicht vor Symptomen und Signale auf deinem Lebensweg: du schaffst es aus diesem NUN-SEIN heraus! Glaubenskraft (in deine Möglichkeiten) schafft ‚Wunder'.

Du erschaffst dein Leben, du rufst unbewusst oder bewusst Ereignisse und Krankheiten als Signale auf deinen Weg: das hat alles seinen Grund[3]. Das Leben ist so prächtig. Verstehe, vollbringe, glaube, habe lieb: das Leben selbst, dein ICH, und schwebe nicht weg davon, träumend oder denkend. Intensiv im Hier-und-Jetzt bleibend.

Siehe auch die einleitenden Kapitel dieses Buches und eventuell die Rubrik * Infektion, allgemeine Ursachen.

[2] Lies hierzu in Teil I dieses Buches.
3 Lies gegebenenfalls *Das Signalbuch*.

INDIGESTION

Verdauungsstörungen
Mühsames Verdauen, etwas bleibt im Magen, wird wieder erbrochen usw.

Kernursache

Gefühl von Angst, Bedrohung..., du versuchst eine schützende Umzäunung um dich herum zu bauen; du schießt sozusagen ruckartig mit einer Kanone hin und her..., gleichzeitig angreifend und dann wieder verteidigend. Du fühlst dich in deiner emotionalen Welt bedroht. Angst vor dem Leben, Angst vor dem Tod, vor der Zukunft, vor denen, die eine Bedrohung für dich darstellen könnten, vor dem Unglück, das dich überkommen könnte..., mit anderen Worten du bist dir zu wenig darüber im Klaren, dass jeder Mensch die Fähigkeit besitzt, sein Leben *selbst* zu gestalten.

Angst vor der Tiefe in dir, die du als nicht vertrauenswürdig oder düster ansiehst: Du flüchtest vor dem Schönsten in dir, vor dem Motor deiner Existenz, dem schöpferischen Selbst. Eine Flucht weg von deinem tiefsten Selbst in das äußerliche Ego, in alle möglichen Aktivitäten, in Sport oder Spiel, aber im Grunde genommen läufst du vor deinem Selbst weg; du verdrängst die starke Bewusstseinskraft, deinen führenden Geist, du glaubst nicht an deinen Wert als Mensch, bist von deinem Grundton abgeschnitten. Du traust dich nicht, aus deinem tiefsten Kern heraus in vollen Zügen zu leben.

Du fühlst dich förmlich so, als seien dir Hände und Füße gebunden, deine angehäuften Emotionen suchen ein Ventil. Dein Bewusstes Ich hat diese tiefen, unbewussten, versteckten Emotionen, die dich jetzt zu überwältigen drohen, nicht mehr im Griff...
Zu lange hast du dich schroff gegen deine spontanen, tiefen Gefühle gewehrt, anstatt eine flexible Strömung zuzulassen. Du hältst schon zu lange so viel fest (Eindrücke, Erfahrungen, Personen, Emotionen), schon zu lange versuchst du äußere Um-

stände im Griff zu behalten; du saugst ängstlich ein…, bis du platzt. Du versuchst, machtlos, mit deinen Füßen den Boden zu berühren; du kommst nicht an deine eigene Basis heran, und das macht dich aggressiv und lässt dich auf drastische Weise reagieren!

Kernlösung

Dich zu trauen, zu den Tiefen deines Wesens hinab zu gleiten: Es lebt nichts Bedrohliches in dir! Sei liebevoll zu dir und den anderen: Komme näher, entfremde dich nicht von deinem tiefen Kern, traue dich, mit dem warmen, affektiven Teil in dir Kontakt aufzunehmen, und lasse Gefühle spontan und weich durchströmen. Einblick in deinen eigenen vertrauensvollen Lebenskern, großzügige Liebe zu dir: Das vertreibt jede Angst.

Lebe nicht länger wie eine metallene Puppe, immer auf der Hut, unbeugsam und klammernd: Baue auf produktive Weise an deinem Leben, mache dich nützlich und fruchtbar, gehe flexibel mit den Impulsen aus deinem tiefsten Selbst mit, und… lasse ohne Furcht Los! Traue dich, dir deine Emotionen, deine Ängste anzusehen, werde dir ihrer bewusst, gewinne Einblick in deine persönlichen Möglichkeiten, komme zu Transformation.

ALLGEMEINE URSACHEN FÜR INFEKTION

Siehe auch Teil I

Infektionen stellen den letztendlichen Höhepunkt einer zu lang anhaltenden Unterdrückung von Emotionen, Spannungen dar… Du hast schon zu lange düstere Gedanken, angespannte, erhitzte Energien festgehalten: Lasse diesen psychischen Eiter jetzt entweichen, lasse den Vulkan ausbrechen, um danach zur Ruhe zu kommen, in Stille abzukühlen.
Du wagst es nicht, vollständig durchzukommen; du unterdrückst eine wahre Selbstwerdung, weil du nicht wirklich an die Kräfte und die Sicherheit deines Selbst glaubst. Vielleicht versteckst du dich ängstlich. Liebst du dich? Zuweilen handelt es sich tatsächlich um ein Gefühl der Machtlosigkeit und Wut, um Hilflosigkeit und Trauer. Du würdest wütend auf andere werden, weil du dich unsicher fühlst. Du hast zu lange im Stress gelebt, Gefühle unterdrückt; traurig oder ängstlich; jetzt sprühen diese angehäuften Emotionen und Gedanken in Form einer Entladung an die Oberfläche. Es ist an der Zeit für eine Selbstanalyse und ein großes Reinemachen!

Lasse jetzt in vollkommener Hingabe alle Gedanken und Gefühle frei durch dich hindurchströmen, lasse alles los, blockiere nichts mehr; schaue tief in dir nach der wahren Ursache, und reinige deine Gefühle mit Selbstvertrauen, ohne noch länger an Negativität festzuhalten.

Bei Menschen mit einer VIRALEN INFEKTION kann man, neben oben genannten Faktoren, noch folgende Ursachen feststellen:

Du bist als Autorität in dir nahezu Abwesend. Wo *bist* du? Warum setzt du dich nicht entschlossen dafür ein, wer du wirklich BIST? Warum *lässt* du dich leben, anstatt ein Leben zu führen, das wirklich deiner wahren Art, deiner Natur entspricht? Wenn du die Ganzheitlichkeit deiner selbst verleugnest, wenn du nach der Autorität eines / einer anderen lebst, eines Gottes außerhalb von dir, dann ruft dein tiefstes Selbst dich zur Ordnung. Halt! Komme zu dir zurück. Das Virus drückt dich mit voller Kraft in dich selbst! Jetzt musst du wohl ruhen und zur Selbsteinkehr kommen.

Du hast dir dadurch wehgetan, dass du nicht wirklich mit dir in Harmonie gelebt hast, vielleicht hast du an einer Lebensweise festgehalten, die nicht wirklich zu dir passt. Hast du zu sehr an der Oberfläche gelebt, oder eher in Bezug auf andere? Liebe erfordert kein Aufopfern. Genesung bedeutet zuallererst, liebevoll in dir präsent zu sein und deinem einzigartigen Wesen treu zu bleiben; erst dann kannst du ‚Gutes' für andere tun. Meinst du, verzweifelt in den Fängen eines Virus zu zappeln? Nein, du bist Meister deines Körpers. Es ist lediglich ein Signal für die Tatsache, dass du bereits vor dieser Infektion in der Gewalt eines ‚unechten' Lebens blockiert warst. Das Virus hat auf deinem leeren Stuhl Platz genommen, um dir dies zu verdeutlichen.

Stehe jetzt wirklich für dein Königreich ein; regiere dein Leben mit sicherer und fester Hand. Sei deiner Art treu; niemand kann dies an deiner Stelle tun. Stehe offen zu dir; forciere dich nicht. Tatsächlich hier-und-jetzt in dir präsent sein: Lasse deine kreativen Energien und deine Gefühle frei strömen, und finde erneut das Gleichgewicht in dir. Stelle die Autorität In dich, und lasse dich genesen.

Pilzinfektion, allgemein

Kernursache

Du fühlst dich in eine zu enge Struktur eingezwängt. Du bist innerlich wütend wegen deines Gebundenseins; du bist wegen deiner Machtlosigkeit außerordentlich gereizt. Du hast das Gefühl, dass Eltern, Erzieher oder andere eine zu starke Macht auf dich ausüben und würdest am liebsten mit glühender Faust dort ausbrechen! Aber du traust dich nicht, du schweigst oder schließt dich in stiller Wut ein. Ein stillschweigender Aufstand, es geht dir nicht leicht von der Hand, das zu tun, worum andere dich bitten, du würdest *genau* in die andere Richtung rennen wollen, als in die, die du jetzt ansteuern musst. Im Grunde genommen handelt es sich hierbei in geringem Umfang um eine Form der Selbstzerstörung: Du fühlst dich so ohnmächtig, du *selbst* zu sein, ängstlich, so ganz allein auf eigenen Füßen, dass du dich in Sicherheit bringst, indem du unter den Mantel einer Autorität kriechst. Auf die Weise weigerst du dich, die enormen Energien von Kreativität und persönlichen Möglichkeiten zu entwickeln: Du bringst sie hinter Schloss und Riegel. Das hat eine frustrierende Wirkung. Du bist wie ein Vogel Strauß, verleugnest deine *gewaltigen* potentiellen Energien sowohl auf spiritueller, als auf physisch schöpferischer Ebene. *Das* ist deine Gefangenschaft! Unzufrieden führst du aus, was andere dir auftragen. Mit einer Anhäufung wütender Emotionen, voller Groll, verschlimmerst du die Pilzbildung nur noch mehr.

Du schenkst dir zu wenig Respekt und wahre Liebe: Deshalb gibst du dir auch nicht, was dir zusteht, nämlich die Entdeckung und Verwirklichung deiner Möglichkeiten. Weil du dich verurteilst und dich eigentlich nicht so sehr liebst, vergeudest du dein Leben mit nutzlosen Aktivitäten oder nimmst vielleicht eine ironische, lächerliche, clowneske Haltung an: Spott dir selbst gegenüber und über das Leben selbst spottend. Ein Abbruch des Lebens, Zerstörung. Was du dir selbst nicht gibst, erwartest du von deinen Nächsten, deinen Freunden; du erwartest folglich auch zu viel von ihnen, anstatt ihnen zu *geben.* Du wirst auch schneller eifersüchtig sein und dich verstoßen fühlen, dir nicht darüber im Klaren, dass du es bist, der / die dich ausschaltet. Du vertraust jemandem nicht mehr so schnell, weil du dich selbst belügst: Du BIST nicht präsent, es ist nur ein schwacher Abklatsch von dir!

Alle diese guten Energien, die bereit sind, durchzukommen, setzt du in negative, dich selbst vernichtende, schlechte Energien um, die sich in einer Pilzinfektion niederschlagen. Weil du dich selbst nicht in den Griff bekommst, ist es möglich, dass du dich unter die Gewalt von Institutionen, Sekten, Führern stellst..., was dir jedoch auch keine Erfüllung bringen wird. Du fühlst dich klein und den Fängen eines / einer anderen ausgeliefert; du empfindest es so, als würde dich jemand sogar in deiner intimsten Verletzbarkeit angreifen. Du ziehst dich so gut wie möglich zusammen. Trauer, Wut und Ohnmacht suchen eine Müllhalde für diesen Abfall: eine Pilzinfektion.

Kernlösung

Sei um deiner selbst, um des *Lebens* willen zufrieden! Sei froh über die Aufgaben, die du erfüllen kannst. Erlebe die Macht in dir, dein eigener Meister zu sein. Wenn du dich weigerst, dich auf deine eigene Autorität zu stützen, hast du natürlich das Gefühl, dass andere zu viel Macht auf dich ausüben!

Bremse dich und deine Energien nicht ab. Lasse die ganze Kreativität durchströmen. Komme zu Respekt vor höheren Werten im Leben. Stelle den Wert in dich selbst. Höre auf mit der (Selbst-)Zerstörung, und beginne mit dem Aufbau! Strecke dich zu allen Seiten hin aus, liebe dich selbst, sei dir der Freude um jeden Moment, den du leben darfst, bewusst.

Selbstvertrauen wird jede Wut vertreiben. Bleibe nicht im Materiellen haften: Entwickle alle deine Talente freiheraus.

INFLAMMATION,
lokale Entzündung

Kernursache

Ängstlich suchende Gedanken – dein Kopf glüht – vielfach ein wütender Widerstand gegen deine persönlichen Frustrationen, weil du blockiert bist, Einschränkungen erfährst. Du suchst einen Ausweg, du hast vielleicht zwei Möglichkeiten, fühlst dich unentschlossen und zugleich aggressiv wegen dieser Unklarheit in dir.

Du bist zu hart gegen dich selbst, dein Leben verläuft zu angespannt innerhalb bestimmter Strukturen, Gesetze oder rationaler Bestimmungen..., deine Gefühlswelt und deine intuitiven Kanäle sind verstopft; du stehst zu sehr auf Abstand zu deiner Natur, weil du dich forcierst. Du tust dir weh!
Vielleicht willst du unbedingt zwei Dinge zusammenfügen, die nicht verbunden werden können? Du hältst daran fest, du willst per se, und du *wirst* nicht loslassen...; so entzündet sich die Flamme deines tiefsten Selbst, die dir sagt „lasse los, und vertraue auf die Entwicklung, die sich jetzt vollziehen wird, was du willst, ist nicht immer das Beste für dich"; strebe die beste Lösung, die angenehmste Entwicklung für dein Problem an, aber lasse diese Gegebenheiten dann los, und versuche nicht die Lösung zu erzwingen, die augenscheinlich momentan die beste zu sein scheint.
Rufe das Positive hervor, lasse los, vertraue, und es wird sich vollziehen.

Hast du dich, in Unsicherheit und Ängsten, in Verbindungen, Strukturen, Autorität, Beziehungen blockiert; hast du Unterstützung in Situationen gesucht, die du jetzt als zu beklemmend erfährst? Du willst loslassen, du willst nicht loslassen; du bist stark, du bist schwach..., Widersprüchlichkeiten, die eine Lösung erfordern.

Welchen Knoten in dir musst du entwirren? Welcher Körperteil ist entzündet? (Siehe spezifische Rubriken.)

Kernlösung

Vertraue auf die innere Autorität, auf die heilenden Kräfte in dir, wenn du deine inneren Frustrationen in Selbstvertrauen umsetzt! Empfinde die Ruhe, den Frieden in dir, wenn du loslässt, was du jetzt so krampfhaft festhältst... Gib deinen Gefühlen ebensoviel Raum wie deinen Gedanken: Erkenne diese intuitive Spontaneität in dir an, und hole dich aus dem Teufelskreis sorgenvoller Gedanken heraus.

Schaffe den Durchbruch! Baue nicht auf die Autorität außerhalb von dir, denn dies führt lediglich zu einem aggressiven Aufstand in dir. Sei deiner Natur treu, traue dich, du selbst zu sein, so wie du bist!
Entlade das, was du schon so lange festhältst, in einen freien Gefühlsstrom, in Kreativität. Traue dich, mit Stolz deine Autonomie zu erleben, blockiere nicht länger die Freudvollen Energien: Sie reinigen und machen heil!

INKONTINENZ

unwillkürlicher Abgang von Stuhl und / oder Urin

Stuhlinkontinenz

anale Inkontinenz

Kernursache

Nicht zu erkennen, ein eigenes „Rückgrat“ zu haben, keine eigene Richtung wählen zu können. Du fühlst dich wie ein Baby, von Pflege abhängig, nicht dazu im Stande, dein Leben *selbst* zu steuern. Du bist dir nicht wirklich deines Wertes als Mensch bewusst. Du lässt alles mit dir machen.
Manchmal geht es darum, unbewusst Aufmerksamkeit zu fordern; oder du flüchtest zum Teil aus deinem Körper, aus der Angst heraus, als erwachsener Mensch verletzt zu werden: Deshalb bist du lieber ein Baby, ohne noch selbst Verantwortung übernehmen zu müssen.

Eine Atmosphäre der Abwesenheit. Du siehst zwar möglicherweise aus wie aus dem Ei gepellt, aber du bist nahezu „nicht“. Ein Gefühl von Leere, von Nicht-ICH-Sein. Neptunsche Sphären. Tief im Untergrund verbleibend, wie ungeboren, nicht wirklich wissend, dass du bist, wer du bist. Jede Energie, die geringste Marskraft wird auf Null gebracht; es ist keine aktive Kraft zur Selbst-Manifestierung spürbar.

Ein Stillstand, ein Nicht-Vorwärts-Gehen, eine Nicht-Manifestierung. Du verhältst dich vollkommen regungslos, unter Wasser oder hinter den Kulissen des Lebens. Du fühlst dich noch kleiner als ein Baby, wie ein Stecknadelkopf, denn du als DU bist nahezu „nicht“: Du hältst dich zurück, du willst nicht weiter; etwas in dir sagt dir, dass es nicht „weitergehen“, nicht zu einer Entwicklung kommen kann.

Keine aktive Teilnahme an deiner „Werdung“, im Gegenteil. Du zerstörst deinen eigenen Fortschritt; du gehst vielmehr rückwärts, versteckst dich im großen Nichts, in dem unbestimmten Urschoß, so dass du unwesentlich bist, (als ICH) für die lebende Welt unsichtbar. Ein Höhepunkt der Flucht-vor-dir-selbst.

Kernlösung

Werde bewusst in dir geboren. Wirf dich und deine Produktion nicht weg: Worte, Handlungen, Kreativität... wertschätzen und pflegen. Erkenne deinen Wert als Mensch. Stehe auf eigenen Füßen. Baue stark an deinem Rückgrat! Selbst-Wert-Bewusstsein und Selbst-Liebe verjagen jede Angst und jedes Gefühl von Unsicherheit.

Öffne dich jetzt, lasse das Menschenkind in dir auf Erden geboren werden, drücke es heraus, gib ihm jede Chance zu einer Existenz, befreie dich von dem, womit du schon sehr lange herumläufst: Dein ICH darf und muss in vollem Glanz werden! Lasse ziehen, lasse los, lasse das Kind förmlich aus deinem Bauch auf die Welt kommen, und helfe ein wenig nach. Sage nicht „nein“ zum Loslassen dessen, was hinter dir liegt, zum Weitergehen, vorwärts, in wirklichem Werden, wie viel Mühe es dich auch immer kosten mag: Es wird dir Glück bescheren im echten „Leben“.

Finde diesen Schlüssel zu deinen Gefühlen, und tauche ins Lebenswasser ein, habe keine Angst, unterdrücke dich nicht. Tarne dich nicht länger, komme zum Vorschein, vollkommen als ICH, so wie du bist. Scheue das Leben nicht länger, entziehe dich ihm nicht, bleibe nicht mehr anonym oder zurückgezogen, sondern wirf dich mit ganzer Hingabe ins Lebensmeer: als prachtvolles ICH! Spreize deine Arme und Beine, und wage diesen Sprung ins Leben, gib dich ihm hin, gib dir alles, gib dir das Leben!

Harninkontinenz

Kernursache

Du beschützt dich unbewusst vor deinen Gefühlen, du widersetzt dich, du weist diese gesunde Strömung von Emotionen ab. Du schließt dich sozusagen in dir selbst ein oder redest dir deine Gefühle aus. Das kann dadurch geschehen, dass du dir den Dämpfer deines Verstandes aufsetzt, aber es handelt sich hierbei vielmehr um eine Machtergreifung deiner selbst: eine aggressive Selbstblockade. Du hast solche Angst, du fühlst dich so klein und machtlos, dass du dich nicht traust, dich gehen zu lassen, dass du deine Gefühle ängstlich in dir einschließt, dass du dich mit aller Macht gegen Emotionen im allgemeinen wehrst. Du bist hart gegen dich selbst: Du verbietest der Sanftheit durchzukommen, denn du befürchtest, von diesen Gefühlen förmlich mitgerissen zu werden. Anstatt *selbstbewusst* dein Leben zu führen, denkst du immerzu in einer *Gegen*-Bewegung, du meinst, dich fortwährend vor dem Leben schützen zu müssen, vor der Macht oder dem Zugriff, den andere auf dich bekommen würden, aber im Grunde genommen bist du es, der / die eine *zu* böse, harte Mutter für dich ist. Du weist das Leben ab.

Du hältst deine Emotionen derartig in dir, du verkrampfst dich so ängstlich und machst dich zu; du empfindest dich wie ein hilfloses Kind, verletzbar und unsicher. Du widersetzt dich einer weichen, freien Durchströmung emotionaler Energien; deine Natur schreit jetzt nach Korrektur; Gefühle finden ihr Ventil im Verlieren von Urin. Du bekommst dadurch noch stärker das Gefühl, dass du nicht dazu in der Lage bist, dich und deine Gefühle in der Hand zu behalten, Herr deiner Situation zu bleiben, mit der Folge, dass du dich noch stärker abschottest. Hast du solche Angst und erlebst du eine solche Anspannung vor der strengen Autorität über deinem Kopf, ob es sich nun um einen Gott, einen Abgott oder ein Elternteil handelt?

Kernlösung

Stelle die Autorität in Dich selbst, so dass du ruhiger leben kannst, so dass du keine Angst zu haben brauchst.
Habe keine Angst davor, dich deinem tiefsten Selbst, deinen Gefühlen hinzugeben; es wird dich lediglich stärker machen. Widersetze dich nicht länger deinen Emotionen. Schränke dich nicht länger ein, sondern lasse dich aufblühen. Flüchte nicht vor deinen Gefühlen; sie sind Teil deiner Kraft, dein Leben *selbst* zu gestalten. Lasse Energien frei durchströmen; habe keine Angst vor der Sanftheit in dir; das ist nur dann möglich, wenn du dich auf selbstbewusste, liebevollere Weise deines Lebens bemächtigst, wenn du dich sicher und vertraut in dir fühlst, wenn du die Außenwelt nicht als eine Bedrohung erlebst. Du kontrollierst selbstsicher dein Leben (der Urin fließt nicht mehr unwillkürlich). Auf der anderen Seite gibst du deinen weichen, intuitiven Emotionen allen Raum, so dass kein Ventil mehr gesucht werden muss (Urinlassen). Eine Harmonie, ein Frieden, ein Selbstvertrauen, ein Bewusstsein für den eigenen Wert. Ein Offensein für das Leben.

ISCHIAS

heftiger Schmerz (Neuralgie) entlang des Ischiasnervs (großer Hüftnerv): Schmerzen im Unterrücken, werden schlimmer bei Bewegung, der Schmerz strahlt entlang der Rückseite des Beins aus (manchmal bis in den Fuß), verschlimmert sich bei Husten, Niesen und Pressen; meist verursacht durch Hernia einer Zwischenwirbelscheibe

---

Kernursache

Der Prinz bleibt lieber ein Frosch: Du weichst von deinem rechten Weg, von deinem Wesenskern ab. Du hast, vielleicht unbewusst, als Ausflucht, um nicht ganz *echt* aus deiner wahren Art heraus leben zu müssen, alle möglichen Gebilde oder Strukturen ins Leben gerufen, die deine Existenz jetzt bestimmen beziehungsweise einschränken. Schlussendlich verstrickst du dich in diese selbst erzeugten Ablenkungsmanöver: Wo steckst du jetzt? Du findest dein ICH, so wie du bist, nicht wertvoll genug, um so sein zu können, wie du bist, um spontan zu leben, wie deine Natur es sich wünscht. Du tust dir selbst weh, aus Angst.

Eine *gewaltige* Energie ist innerhalb einer forcierten Struktur gefangen: Da kann es doch nur darum gehen, eine Befreiung zu fordern? Du ziehst dich an den Haaren nach unten: Du verleugnest die tieferen Werte in dir, deine spontanen, kreativen Energien, deine Gefühle, deinen sehr persönlichen Aktionsdrang, deine Sehnsüchte..., es wird alles zur Seite geschoben; DU BAUST DEIN LEBEN AUF EINEN „SEITENWEG".
Nebensächliche Werte, wie Image, Geld können die Nr. 1 werden. Bis dein tiefstes Selbst, dein Sonnenzentrum, auflebt und den ersten Platz für sich beansprucht: Es „strahlt" dich wach, allerdings mit Schmerzen, auf dass du hinhören wirst. Sind äußerliches Image, Leistungsdrang, das Erfüllen von Erwartungen einer Gesellschaft oder eines Bekanntenkreises, das Materielle... von vorrangiger Bedeutung in deinem Leben? Sperrst du deine Natur ein, indem du nicht auf deine innere Autorität vertraust; legst du dir Zügel an, und hörst du auf die Autorität der Äußerlichen Welt, auf Normen und Gesetze, die über dein Leben bestimmen sollen?

Traust du dich nicht, deinen persönlichen Weg von deinem inneren Zentrum aus ehrlich, direkt und entschlossen festzulegen?

Du läufst und läufst immer weiter in einer Welt..., die nicht wirklich deinem natürlichen Wesen entspricht. Willst du dir etwas beweisen? Dann bist du dir nicht deiner persönlichen Werte bewusst, du zweifelst vielmehr daran, du suchst alles außerhalb von dir. Die Angst führt dazu, dass du dein Bewusstsein auf Dinge richtest, die dir eine gewisse Sicherheit bieten könnten, denn diese Sicherheit findest du nicht in dir selbst! Dort bleibt der Prinz ein Frosch, weil er seinen goldenen Wert verleugnet! Gefühlsmäßig spürst du wohl, dass ein Zwiespalt in dir herrscht: Wirklich aus deinem Quellenkern heraus leben oder dich hinter einer Maskerade verstecken? Es hat viel von „Heuchelei", aber dennoch handelt es sich hierbei vielmehr um ein *„ängstliches Sicherstellen" deiner selbst.*

Kernlösung

Eine wunderbar ausgewogene Struktur, in perfektem Gleichgewicht, in aller Ehrlichkeit um ein starkes Zentrum herum aufgebaut: Dein Leben kann nur dann fließend und in gesundem Gleichgewicht bestehen, wenn du dich traust, auf deine Basis, dein ewig Lebendes Selbst zu vertrauen. Eine flexible Struktur, die nicht begrenzt, sondern einem freien Energiestrom Raum lässt: Erlebe deine Talente, deine Möglichkeiten, deine natürlichen Wünsche...
Sei einmal ganz ehrlich zu dir selbst, zu den anderen, nimm die schützende Maske ab, und traue dich, dich so zu zeigen, wie du bist. Spiele keine Rolle, tue dir nicht weh, klammere dich nicht an einen Halt außerhalb von dir, sondern suche diese göttliche Quelle tief in dir selbst; ersetze Rauschgold durch innere Weisheit, und gib höheren, intuitiven Energien, neben dem rein Verstandesmäßigen, eine freie Existenz, gib deinen Bewusstseinskräften einen Ehrenplatz, und höre auf damit, ein goldenes Kalb anzubeten. Erlebe deine ganzheitliche Natur, und verstecke dich nicht länger hinter einem Schutz.

Das Leben ist hell und freudvoll, warum machst du es dir so schwer? Flüchte nicht länger vor der Wahrheit tief in dir, komme in aller Ehrlichkeit von diesem Seitenweg herunter; bespiele *alle* deine Saiten, und entscheide dich für den HAUPTWEG.

JOD (I)

Mangel, unzureichende Assimilierung von

Kernursache

Einsamkeit, Angst. Du stellst dich an die Seite, du lässt dich hängen..., du bleibst unter der Autorität deiner Erzieher / Eltern oder deines Partners, der Gesellschaft, ...; du weigerst dich, deine eigene Meisterschaft anzuerkennen; unbewusst lebst du auf den Tod zu. Diese psychische Selbst-

verleugnung führt zur Degenerierung, du führst dich selbst ab…
Eine Weigerung, erwachsen zu werden, dich „klein" machen, wie ein unmündiges Baby. Du klammerst dich an kalte Strukturen.

Kernlösung

Es ist notwendig, dass du dir deiner inneren Größe bewusst wirst und diese in Aktion umsetzt! Lasse dich aufgehen und wachsen, anstatt dich niederzudrücken. Kreativität, Talente, Unabhängigkeit anderen gegenüber, dich zu trauen, deinen Platz einzufordern, dich nicht länger als „untergeordnet" oder als Mauerblümchen abstempeln zu lassen. Entdecke die Wärme und die Sicherheit in deinem tiefsten Selbst.

JUCKREIZ

Allgemein

Kernursache

Energien brausen auf und brennen jetzt auf deiner Haut: Dies erfordert einen vollständigen Durchbruch deines Selbst. Hast du zu wenig Selbstvertrauen?
Du spürst es bereits eine Zeit lang, du suchst, aber du scheinst die Lösung nicht zu finden, oder du negierst die wahre Lösung.
Hier muss sich etwas ändern, aber du gewinnst vielleicht keinen klaren Einblick? Es irritiert dich, du würdest am liebsten aus der Haut fahren, du bist mit deiner Geduld am Ende: Wie komme ich aus dieser Situation heraus?
Energien wurden schon zu lange gespeichert, festgehalten. Vielleicht machst du deinem Partner oder deinen Mitarbeitern Vorwürfe; deine derzeitige Lebenssituation missfällt dir. Wenn du dich selbst blockierst, brauchst du dich nicht über andere zu ärgern. Es hat nur den *Anschein*, als *seien* sie die Ursache für deine Unzufriedenheit: Im Grunde genommen bist du es, der / die nicht seinen / ihren vollen Raum in Beschlag nimmt und sich in einer zu *engen,* einschränkenden Struktur eingesperrt sein lässt.
Alle deine Möglichkeiten, auch deine höheren geistigen Energien, deine Talente, dein vollständiges Selbst wollen endlich frei existieren dürfen. Anstatt dich selbst zu verwirklichen, entwickelst du negative Gefühle von Empörung, Wut, Ängste…; du vertraust dir zu wenig, um zu wahrer Entwicklung zu kommen.

Du läufst frustriert umher. Du würdest andere *selbst zu* stark festhalten, du meinst jedoch, dass andere dich einschränken. Du suchst nach einem Ausweg.

Kernlösung

Selbstvertrauen! Lasse andere los, und befreie dich selbst! Durchbreche *zu* begrenzende Strukturen: Gib dir einen breiten Lebensraum, so dass du auch die eintönigeren Aufgaben des Lebens mit Freude vollbringen wirst. Versuche nicht, alles sofort klar sehen zu wollen, sondern fange damit an, dein Leben Schritt für Schritt weiter auszubauen.

Du bist nur dann gefangen, du *bist* nur dann gereizt…, wenn du dich durch andere einschränken *lässt.* Erlebe dein Leben als sehr weit-reichend, entfalte deine Kreativität in unterschiedliche Richtungen, dann wird dein Leben leichter und heller werden.

Ein Kind wird mit Freude die ‚langweiligen' Aufgaben ausführen, wenn es an seinen eigenen Wert glaubt, sich seiner Verantwortung bewusst ist und auch ein breites Spektrum an Möglichkeiten in Sachen Kreativität entwickeln kann…

Wenn es an seinem großen Wert als Mensch zweifelt, wird es lediglich „Spaß" suchen, um sein Leben zu füllen, und die „Aufgaben" verwahrlosen. Es ist deshalb auch notwendig, dass sich die Eltern, jede(r) für sich, ihrer Vollwertigkeit bewusst sind und ebenso ihre Talente entwickeln, ihre Energien kreativ nutzen, auf dass das Kind, das einen starken psychologischen

Einfluss der Eltern erfährt, dieses Beispiel vor Augen hat...

Ein starker Glaube an deinen Wert und deine Möglichkeiten als Mensch macht alle Energien, die jetzt geboren werden möchten, frei..., der Juckreiz verschwindet. Gib dir die Zeit; Geduld; verurteile dich nicht!

Gehe, im Vertrauen, weiter!

Siehe ggf. auch: *Juckreiz an den weiblichen Geschlechtsorganen (Kapitel Geschlecht); *Juckreiz an den Augen (Kapitel Augen); Afterjuckreiz (Kapitel After, Anus).

Juckreiz auf der Kopfhaut

Kernursache

Du denkst und suchst verwirrt; du siehst nicht wirklich eine Perspektive, weil es Widersprüche in dir gibt, weil du zu wenig auf dein tiefstes Selbst vertraust: Du meinst, alles mit deinem Verstand erfassen und lösen zu müssen. Energien, eine aktive, tatkräftige Herangehensweise und Aggression werden unterdrückt..., du weißt nicht, für welche Richtung du dich entscheiden sollst. Du suchst wie besessen nach Lösungen, trittst auf der Stelle.

Nervosität; du bist ungeduldig und wütend, unzufrieden, weil bestimmte Dinge nicht so verlaufen, wie du es gerne hättest, du würdest es gerne forcieren, Veränderungen herbeiführen. Du lebst zu stark in deinem Kopf, zu wenig mit deinem ganzen Körper.

Kernlösung

Dein tiefstes Selbst ‚weiß' es schon; vertraue und lasse los, versuche nicht, zu forcieren, mit deinen Gedanken das zu erfassen, was seinem eigenen Weg folgen muss. Grüble nicht länger, treffe eine Wahl, lasse andere frei, lebe deine Energien nach außen aus, bleibe nicht stehen. In der Zufriedenheit des Jetzt darfst du in Zukunft alles erwarten, was gut für dich ist. Vertrauen verbannt Nervosität.

K

VITAMIN K

Mangel, unzureichende Assimilierung von

Kernursache

Weil du zu wenig auf dein eigenes Fundament vertraust, baust du dein Leben auf der Autorität *anderer* auf, zu stark innerhalb einengender Strukturen.

Du „musst" von dir aus bestimmte Voraussetzungen erfüllen, um deine Sicherheit zu gewährleisten, aber dies sind lediglich unsichere Voraussetzungen. Überdies schnürt es dir die Kehle zu; deine unterdrückte, spontane Aggression will ausbrechen!

Widerstand! Du fühlst dich gebunden, überhaupt nicht frei, du würdest gerne weglaufen, sozusagen deine Grenzen überschreiten, wie Blut, das aus seinen Adern spritzt, um dich aus der einengenden Situation zu befreien.

Eine erstickende Situation, auch durch die Tatsache, dass du dich als schwach und folglich von anderen abhängig ansiehst; du wirst zu sehr gelebt, du fühlst dich am Nacken gefasst, erlebst dich als ein machtloses Opfer, das nicht dazu in der Lage ist, ein autonomes Leben zu führen.

Deine Gedanken suchen nach einer Lösung, kochend vor Wut um dieser Ohnmacht willen. Dann wiederum lässt du traurig den Kopf hängen…

Kernlösung

Werde dir deines unabhängigen, autonomen Wertes bewusst, und stütze dich auf die Sicherheit deines tiefsten Selbst. Allmählich dein Leben mit Stolz aufbauen.

Ein Gleichgewicht zwischen Struktur und Spontaneität, zwischen Gefühlen und Form; zwinge dich nicht dazu, in einem Korsett oder in den „Fängen" anderer zu leben.

Du bist kein Opfer: Es ist die negative Überzeugung in Bezug auf dich selbst, die dich auf die Knie zwingt und traurig macht.

Transformiere diese Gedanken in freudvolles Bewusstsein. Entdecke deine Werte, und genieße deinen Gefühlsreichtum: Unterdrücke dich nicht, sondern traue dich, dich ungezwungen auszuleben!

Du „musst" nichts, du darfst glücklich und in Frieden leben.

Bestimme selbst deine starken Grenzen!

KALIUM (K)

Mangel, unzureichende Assimilierung von

Kernursache

Ein Widerstand gegen deine Gefühle; Emotionen werden festgehalten, und dein Kopf ist wie eine Mühle, die sich immerzu dreht und dreht, frustriert und aggressiv, weil du dich weigerst Weiterzugehen! Du weigerst dich, den Wert in dir anzuerkennen, du zerstörst dich selbst! Eine unhaltbare Last, aber du gibst nicht auf, der Widerstand ist groß: Du weigerst dich, zu sehen und zu tun, was für dich am besten ist; ein trotziges, widerspenstiges Festhalten, als würde dein Leben davon abhängen.

Eine Form von Selbstzerstörung: Du lässt nicht los, weil du dich als ohnmächtig und mangelhaft erlebst, nicht dazu im Stande, selbstsicher dein Leben weiter auszubauen; du stehst nicht stark auf eigenen Beinen, du verankerst dich in der Vergangenheit oder gehst andere an. Aggression! Weil du meinst, nicht weitergehen zu können…, Ungeduld.

Du hast solche Angst, dass, wenn du deine Gefühle frei durchströmen lassen würdest, dich alles überwältigen oder zermalmen könnte; von daher, dass du in Sachen Gefühlsempfindung den Gürtel zu eng anziehst.

Kernlösung

Sorge für ein gesundes Gleichgewicht in dir zwischen Geist und Körper, zwischen Gefühlen und Gedanken; spüre deine starke, sichere Basisstruktur, erkenne deinen Wert an, und lasse negative Gedanken über dich los. Stecke nicht den Kopf in den Sand, spüre die Erde unter deinen Füßen, und komme in Bewegung. Befreie deinen Kopf von dieser Gedankenbelästigung!

Lebe und genieße mit deinen Gefühlen, deinem Körper, deinen Sinnen... Lasse alles und jeden los, und vertraue darauf, dass das, was gut für dich ist, deinen Weg kreuzen wird, unter der Voraussetzung, dass du dich für das Neue, für das Positive öffnest. Staue nicht länger etwas an, und lasse Emotionen, ohne Angst, frei durchströmen. Nichts in dir stellt eine Bedrohung dar.

KAPOSI-SARKOM

Krebsart, die zumeist von den Blutgefäßen der Haut ausgeht

Kernursache

Du kommst nicht wirklich an deine Gefühle heran: Du fühlst dich als Opfer, tief in einem Brunnen der Angst. Möglicherweise hast du dich beherrschen lassen oder zu lange für andere gelebt, anstatt auf deine persönlichen Wünsche einzugehen. In jedem Fall widersetzt du dich mit einer machtlosen Wut!

Du würdest gerne aus dieser beklemmenden Situation herauskommen, Energien drücken von innen zu allen Seiten hin und fordern deinen Durchbruch, aber du suchst voller Wut mit einer inneren Nervosität, ohne wirklich weiterzukommen. Eine aggressive Ohnmacht, eine frustrierte Wut..., schließlich sagst du: „Es hat alles keinen Sinn"...

Kernlösung

Du stößt dich im Grunde genommen von deinem armen, zu bedauernden Selbst (so siehst du dich zumindest) ab: Befreie dich aus diesem Teufelskreis. Heiße dich warm Willkommen, sei dein eigener Vater und deine eigene Mutter. Lege alle Macht in dich selbst, anstatt außerhalb von dir eine beschützende Hand zu erwarten.

Jeder Mensch hat einen schönen, guten Kern in sich. Schließe in erster Linie Frieden mit deinem tiefsten Selbst: Du bist nicht machtlos. Erlebe dich als autonomes, kreatives Individuum, das dazu im Stande ist, seinen Körper zu genesen, einfach dadurch, dass du dich Liebevoll akzeptierst, wie du bist, ohne Verurteilung, ohne dich von dir abzuwenden. Verhätschle deinen Körper wie ein Kind, und sei um dein Leben selbst froh, stelle hierzu keine Bedingungen.

Von dieser Selbstzufriedenheit im Hier-und-Jetzt aus wirst du freudige Lebensumstände zu dir holen: Versöhnung in deinem Herzen, kein Zwiespalt mehr. Freiheit anstatt Ersticken. Ein froher KONTAKT zu deinem Selbst: Die Liebe zu dir holt dich aus der Schlucht. Tatkraft und Aktion anstatt Wut und Frustration. Selbstvertrauen!

KARPALTUNNEL-SYNDROM

taubes Gefühl und / oder Schmerzen in den ersten drei Fingern durch eingeklemmten Nerv in Handgelenkhöhe

Kernursache

Dein Leben verläuft lediglich durch einen schmalen Tunnel; du lässt dich durch Strukturen und Zeiten, durch deine Gefühle machtloser Aggression einschränken. Weil es dir nicht gelingt, wirklich von dir selbst aus zu leben, weil du dich in einem Kreis einsperrst, aus dem du nicht herauszukommen scheinst, weil du dich „zuhältst“, und es den Anschein hat, als habe die Zukunft keinen wirklichen Sinn mehr für dich, deshalb trauerst du, aus diesem Grund hältst du viele Emotionen fest, klammerst du dich an Partner oder Kinder und / oder an Belanglosigkeiten.

Du richtest deine Aggression zuweilen auch auf andere, als Reaktion, weil du voller Energien steckst, es dir jedoch nicht gelingt, diese innerhalb einer persönlichen Entwicklung zu nutzen.

Es hat für dich den Anschein, als hättest du nichts Wertvolles zu tun, als würdest du dein Leben ohne wirkliche Erfüllung lediglich routinemäßig durchziehen. Du bist wütend, weil du hier nicht herauskommst. Du blähst dich möglicherweise von innen heraus auf, indem du grübelst und grübelst, aber du kommst damit keinen Schritt weiter; du tust nicht wirklich etwas dagegen.

Die eigentliche, tiefer liegende Ursache hierfür ist die Tatsache, dass du dich unzureichend traust, auf eigenen Beinen zu stehen, dass du dich von anderen abhängig machst, dich nicht traust, ursprünglich und spontan nach deinen Sehnsüchten zu leben.

Kernlösung

Breche aus diesem strengen Panzer aus! Totale Selbstwerdung; lasse die Frucht, die du bist, aufblühen; erkenne deine Natur, deine Gefühle an; lasse Energien frei herausströmen, und gestalte deine Zukunft *selbst*.

Deiner eigenen Stabilität und Kraft Vorrang geben. Es wagen, viel weiter zu schauen, als zu einer toten, schwarzen Mauer; erweitere deine Ansichten, und entfalte deine Möglichkeiten, bereichere deine Existenz!

Lasse dich nicht durch andere leben, sondern traue dich, aus deinem Herzen heraus zu leben, und gestehe dir selbst zu, das Leben in vollen Zügen zu genießen.

KATZEN-KRATZ-KRANKHEIT

bei Kratzwunden, die einem Menschen von einer infizierten Katze zugefügt wurden, können Hautknötchen entstehen, Lymphknoten anschwellen und schmerzhaft werden, manchmal mit Fieber

Kernursache

Meinst du, alles gut im Blick behalten zu müssen? Wie ein Seeräuber mit seiner Augenbinde, so spähst du argwöhnisch um dich herum, als müsstest du sofort in verteidigender Haltung aufspringen..., aber eigentlich bist du es, der / die das Leben auf so defensiv-misstrauisch düstere Weise betrachtet.

Du bist davon überzeugt, dass der Mensch nicht gerade ein Tugendbold ist, sondern vielmehr einem animalischen, instinktiven, düsteren Wesen gleicht, und dass du dich demnach auf alles gefasst machen musst, in jedem Fall auf das Negative, das aus der ein oder anderen Ecke hervorkommen könnte.

Du bist davon überzeugt, dass man DIR sicher etwas antun oder dich mit Worten oder Taten zerstören oder heruntermachen wird, gerade weil du ein negatives und düsteres Bild von dir aufrechterhältst! Du bist blitzschnell dabei, wenn es darum geht, das Leben in einem Streitgespräch „anzugreifen“, gewisse Menschen tun dies sogar in Form von handgreiflichen Taten, in Streitereien und im Tauziehen gegeneinander... Das Leben ist zu bekämpfen, es gilt zu streiten, zu erobern und den Feind zu schlagen!

Sei dir darüber im Klaren, dass der größte Feind in dir selbst steckt. Und dass dieser Feind Wut, dunkles Auge, Misstrauen usw. ... heißt.

Es versteht sich von selbst, dass, wenn du dich als Mensch nur als so dunkel ansiehst und nichts Schönes vom Leben erwartest, dass du dann zwangsläufig Lebensumstände zu dir holen wirst, wo du deine Streitlust ausleben kannst, wo du sagen

kannst: Siehst du, das Leben ist düster und bedrohlich, „sie“ wollen mich niedermachen!
Mache dir also Folgendes bewusst: Gerade infolgedessen, dass du dich heruntermachst und vom Leben so etwas erwartest…, kreuzen bestimmte düstere Situationen deinen Weg. Veränderst du jedoch dein ganzes Selbst-Bild und deine Erwartungen hinsichtlich der anderen, des Lebens…, dann verändern sich deine Lebensumstände VOLLKOMMEN!
Dann kehrst du dich milde, mit leichtem und friedlichem Gemüt in dich, dann hörst du auf damit, dich als düster und „cool“ anzusehen und wirst auf zärtliche Weise das „Kind“ in dir finden… Dann hörst du auf die mütterlichen Gefühle der Zuneigung in dir… Das ist die Sprache von Mutter Erde, eine Lebensstimme. Mache dich nicht so herunter, mache andere nicht von vorneherein kritisch-destruktiv, von Vorurteilen geleitet, nieder.

Kernlösung

Betrachte das Leben voller Dankbarkeit, mit anderen Augen! Nichts braucht dir bedrohlich zu erscheinen; es hängt keine Düsterkeit in der Luft, nur die, die du selbst in deiner Phantasie entstehen lässt. Sei nicht wütend auf das Leben, auf dich, auf andere. Komme zu dankbarer Zufriedenheit um dein „Sein“…, und mache es dir selbst etwas leichter, traue dich, dich dem Echten Mensch-Sein anzuvertrauen, mit Liebe und Vertrauen. Du kannst nur gewinnen: das Leben selbst. Denn das Leben, das du bisher geführt hast, mündet geradewegs in den Tod. Also mache eine Kehrtwende, hänge den düsteren Lappen an den Nagel, und wende dich der sonnigen Seite in dir zu, der schönen Seite deines ICHS, deinem Herzen, und lasse zu…, dass es strahlt und gibt und froh ist.

Öffne ein kommunikativ-menschliches System zu anderen, woran du selbst noch am meisten Freude haben wirst. Lasse dieses ‚Leben' in dir zu! Hole dich aus dem Gefängnis, in das du dich schon zu lange gesteckt hast: ohne Fenster, sozusagen ohne Tageslicht… Jeder äußere Umstand, in dem du dich gefangen fühlst, ist lediglich die Folge eines innerlichen Gefühls der Gefangenschaft (in deiner negativen Einstellung zu dir, zum Leben). Fühlst du dich wie ein Pirat, der auf seinem Schiff gefangen ist? Dann nimm das Ruder in die Hand, baue es zum Lebensschiff um, und steuere Bewusst (das bedeutet: ohne dich von deinen Instinkten und dunklen Gedanken in den Lebensgewässern einfach so treiben zu lassen) einen vollkommen anderen Kurs an, so dass du nahezu unmittelbar auf dem Boden eines heiligen Stückes Land „anlegen“ kannst: Der gute ENGELSMENSCH, der sich – glücklich! – gefunden hat.

DIE KEHLE, DER HALS

Psychologische Übereinstimmung

Für dich sprechen können, sich für dich stark machen. Das Frei-Machen deiner selbst, indem du einerseits Gefühlsempfindungen weich durchschluckst, und andererseits das selbstsicher zum Ausdruck bringst, was du für mitteilenswert hältst.

Diese natürliche Empfänglichkeit für neue Eindrücke und der zügige Ablauf im Durch-Lassen dieser Erfahrungen, *das* erfordert ein starkes Verwurzelt-Sein mit deiner persönlichen, sicheren Basis. Das vertrauensvolle Durchströmen Lassen von Gefühlen.

Der Hals wird symbolisch verdeutlichen, inwieweit du selbstsicher Eindrücke und emotionale Erfahrungen zu empfangen und zu verarbeiten verstehst, inwieweit du entschlossen innerliche Energien, Kreativität, Talente und Sehnsüchte nach außen hin zu verwirklichen oder in Worte zu fassen wagst.
Setzt du dich stolz und entspannt für deinen Inhalt ein, oder hältst du deine Gefühle und Talente hinter einer schweigenden Maske versteckt? Befreist du dich, oder

hältst du dich gefangen? Äußerst du dich, oder staust du Sachen an? Symbol für die Kraft und die Macht über dich: Du kannst immer sagen, was du beschließt, sagen zu müssen. Oder fühlst du dich so ohnmächtig, klein und ängstlich?
Der Hals steht für das Produzieren von etwas Neuem, das Geboren Werden Lassen, für das Gestalten auf vielen Ebenen.
Ein Spiegel für die Gegensätze: Ohnmacht / Macht über dich, Abhängigkeit / Unabhängigkeit, emotionales Blockiert-Sein / Befreien, das Anziehen / das Abstoßen, Selbstsicherheit / Unsicherheit, gelebt zu werden / den Mut zu haben, zu sprechen, die Angst, du selbst zu sein / die Traute, aus dir selbst heraus zu Leben.

Erkrankungen der Kehle / des Halses, allgemein

Kernursache

Ein Unterdrücken von..., du traust dich nicht, für dich zu sprechen. Die Angst kann dich lähmen.
Wut, zuweilen eine starrsinnige Wut, ein Anhäufen von Emotionen und ein Widerstand, sie zu verarbeiten oder nach außen hin in Worte zu fassen. Etwas in dir ist möglicherweise schon lange bereit, geboren zu werden, aber du zögerst es hinaus, denn du hast Angst vor dem Neuen oder vor der Reaktion bestimmter Leute. Du hältst verborgen, du traust dich nicht, dich so auszusprechen, wie du es wirklich siehst.
Eine Trauer, ein nicht Verarbeiten bestimmter Eindrücke: In deiner zu starken Anhänglichkeit misst du der Haltung oder den Worten anderer zu viel Bedeutung bei; du lässt dich aus der Fassung bringen, weil du zu wenig an deine eigene starke Basis glaubst! Irgendwie würdest du gerne weg wollen, aber dann doch wieder nicht... „Ich muss hieraus!", aber du kannst nicht, du fühlst dich zu schwach.
Machtlose Wut, aber du schweigst. Angst, du selbst zu sein.
Du lässt dich von anderen überfahren, es bleibt kein Raum mehr für dich.

Kernlösung

Lasse spontane Gefühlsäußerungen, kreative Neuerungen, intuitive Reaktionen frei durchkommen. Werde dir deines autonomen Wertes als Mensch bewusst, und lasse das Rad kraftvoller Energien reibungslos weiterdrehen. Blockiere dich nicht, staue deine Trauer oder Wut nicht an, sondern sprich, und befreie dich von allen Spannungen.

Traue dich, spontaner zu leben, voller Freude zu singen, zu lachen, zu schreien, wenn dir danach zu Mute ist. Sieh dir die Ohnmacht und die Ängste an, die hinter deinem Schmerz liegen: Selbstvertrauen!

Halsentzündung, allgemein

Halsschmerzen, Pharyngitis

Siehe auch Kehle / Hals, allgemein

Kernursache

Als ‚Menschenkind' fühlst du dich machtlos nach hinten gedrängt..., oh je, du kannst oder traust dich nicht, zu sagen, in Worte zu fassen, was gefühlsmäßig blockiert ist, oder was du schon eine Zeit lang in deinem Kopf mit dir herumträgst. Aus Angst? Du würdest gerne *selbst* existieren, unabhängig, aber du fühlst dich nicht dazu im Stande...
Liebe - Hass, Drücken - Ziehen, dich für dich selbst einsetzen - dem anderen zu Diensten sein ... Du möchtest mehr Raum für dich, aber du hältst dich zurück, ängstlich, unsicher. Wut über deine eigene Anhänglichkeit!
Ein scharfer Widerstand mit deinen Ellebogen. Empört über Macht / Autorität, du würdest es gerne herausposaunen! Aber du schweigst.

Als Erwachsener(r) hast du möglicherweise mit oben stehender Problematik zu kämpfen: Für Groß und Klein sind Halsschmerzen auf „Gefühlsgebundenheit" zurückzuführen. Du erlebst dich in der Abhängigkeit von anderen und bist demzufolge auch gefühlsmäßig stark dadurch zu beeinflussen, was man dir sagt. Es ist notwendig, eine Selbständigkeit aufzubauen:

Du wirst andere dann ‚lieben', aber weder verletzt werden oder dich zwanghaft an sie klammern, noch dich selbst verleugnen.

Kernlösung

Der Hals spiegelt deine Ohnmacht, deine Wut wider, du willst nicht länger den Schmerz akzeptieren, den andere dir zufügen: Befreie dich aus dieser Situation, indem du auf deine eigene Art vertraust, indem du dich autonom in Aktion, in Taten, in Kreativität manifestierst.

Nicht aus Schwäche Kompromisse schließen: Im Nachhinein wärest du deswegen wütend auf dich selbst.

Sich zu trauen, weiterzugehen, zu sagen, was dir auf der Leber liegt, Klarheit gewinnen in Bezug auf ungelöste Probleme, die dir im Kopf herumspuken: Blockiere dich nicht länger, sondern konfrontiere dich damit, was dich blockiert.
Äußere deine Gefühle, und verarbeite sie; staue nichts an. „Jetzt reicht es aber, ja!": Sage es zu dir selbst, nicht zu anderen. Stehe mit beiden Füßen feste auf dem Boden, und lasse deine Gefühle durchkommen: Verkneife sie dir nicht.
Traue dich, du selbst zu sein, erkenne jetzt deinen Wert, und spüre die treibenden, energiereichen Kräfte, die von deinem tiefsten Selbst aus deinen Hals durchstechen, um dich zu Produktivität anzustacheln.

Erlebe die Welt um dich herum nicht als einen Kampf, sondern sei dir darüber im Klaren, dass, wenn du Frieden in dir findest, wenn du voller Selbstvertrauen auf deine Basis zu bauen wagst, diese Selbstzufriedenheit zur Versöhnung mit anderen führen wird. Wut und Schmerz weichen, wenn du andere frei existieren lässt, so wie sie sind, und wenn du dich traust, entschlossen und selbständig auf deinem Weg weiterzugehen.

Anstatt *gegen* deine Gefühle zu kämpfen, *gegen* deine Talente, *gegen* die anderen…, schreite vorwärts!

MANDELN

Psychologische Übereinstimmung

Genau wie die anderen Drüsen sind die Mandeln Kanäle für das Feuer, für die inneren Bewusstseinskräfte, die der physischen Existenz Form geben. Sie stimulieren uns zur irdischen Menschwerdung. Im Halsbereich (siehe auch vorige Rubrik: *Halsentzündung, allgemein) sind diese Drüsen Überträger dafür, sich zu äußern, deinen tiefen Seinsinhalt, deine Talente in kreativer Selbstmanifestierung nach außen zu bringen. Das göttliche Feuer in dir nach außen in Produktivität umsetzen, in *die* Aktivitäten, die mit deiner wirklichen Art übereinstimmen: in Harmonie mit deinem Lebenden Selbst leben.

Deinen Raum breit ausbauen, in viele Richtungen, nicht in dir selbst stecken bleiben.
Auf der anderen Seite stehen die Mandeln für eine Abwehr, eine Garantie, für zwei Wächter an der Schwelle: Wenn du zu deinem tiefsten göttlichen Selbst in engem Kontakt stehst und darauf vertraust, wenn du intuitiv und frei deinen Lebensweg wählst…, dann wirst du keine Probleme mit Schwellungen oder Entzündungen haben.
Weichst du jedoch von deinem tiefsten Selbst ab, gerätst du in Verzweiflung, Ratlosigkeit oder Wut (ich muss mich scharf, aggressiv dagegen verteidigen, denn ich werde bedroht), suchst du außerhalb von dir nach Unterstützung, weil du deinen eigenen Wurzeln nicht vertraust? Dann ziehen die Wächter das Schwert, dann protestieren die Mandeln als Überträger deines tiefsten Selbst: Sie rufen dich dazu auf, von deinem tiefsten Kern aus zu leben, das Gleichgewicht in dir zu finden, die ganze Hoffnung in dich selbst zu legen, nicht nach außen.
Eigene Tragfähigkeit, eigene Erdung. Werde, wer du bist, weiche nicht von deinem Weg ab, bleibe nicht blockiert. Durchbruch!

Geschwollene, eventuell entzündete Mandeln

Tonsillitis, Angina
Lies auch Kehle / Hals, allgemein

Kernursache

Gefühle werden unterdrückt, Worte und Kreativität werden zurückgehalten. Du fühlst dich „erstickt", dein Hals schwillt förmlich zu: Du nimmst lediglich einen kleinen Teil deines psychischen Raumes ein, du hast nahezu keine Luft mehr, weil du dir nicht zugestehst, vollkommen kreativ zu leben, weil du deine Talente in Grund und Boden stampfst. Du unterschätzt deinen Wert als Mensch: Verachtest du dich? Angst davor, du selbst zu sein. Ein Widerstand, dein Leben zu erweitern, oder traust du dich nicht? Stehst du zu wenig auf eigenen Beinen, klammerst du dich an andere, als Kind an deine Eltern, als Erwachsene(r) an einen Partner oder an einen Job, der dir zu wenig Raum gibt?

Eine Zerrissenheit: Ein Drang zur Selbstmanifestierung und Befreiung; andererseits ein trauriges Gefangensein, eine verzweifelte Ohnmacht, Selbsterniedrigung, weiterhin ein Festhalten, Frustrationen…, „ich kann nicht".

Dieser innere Zwiespalt führt zu einer Anhäufung von aktiven, aggressiven Energien, die einen Durchbruch der Individuellen Eigenheit fordern: Du schwillst an vor unterdrückten Möglichkeiten, in Worten und Taten! Ein felsenfestes Unterdrücken. Es macht dich wütend auf den Arm, der dich umsorgt oder auf die Hand, die dich festhält; eine rote Entzündung ist die Folge dessen: ein Aufstand, eine Wut, mit der du dich selbst nur in Grund und Boden stampfst.

Lasse dein Selbst jetzt geboren werden!

Mandelentzündung verweist auf das „Nicht-Man-Selbst-Sein": Du siehst dich nicht dazu im Stande, oder du weißt vielleicht überhaupt nicht, wer du jetzt eigentlich bist…

Du lebst nicht ganz von deinem Kern aus, vielleicht sagst du, was andere sagen, oder du zeigst zwar deine starken Muskeln oder dein imposantes Spiel, aber im Grunde genommen drückt hier etwas…: Die Ursache hierfür kannst du nur herausfinden, indem du ehrlich und tief in dich hineinschaust, indem du die Traute hast, auf dich zu vertrauen, wie klein du dich auch immer fühlen magst.

Kernlösung

Dein Inhalt, das ewig lebende Selbst, bei jedem Menschen sehr individuell und ursprünglich in seiner Art, auch bei dir…: Lebe nicht nach anderen, nach gesellschaftlichen Beispielen, nach dem Modell von Vater oder Mutter…, sondern entdecke dich *selbst,* deine spezifische, natürliche Art.

Glaube an dich, und zwänge dich nicht in eine Struktur oder ein Korsett, das überhaupt nicht zu dir passt. Sprich, lebe, gestalte, schleudere diese wunderbaren Energien förmlich heraus!

Eine gesunde Gehirnwäsche, eine radikale Kehrtwende ist notwendig: Positioniere dich jetzt Höher, und schaue Selbstbewusst zu dir, zu deinem Inhalt und deinen Möglichkeiten. Flüchte nicht länger in unechte Worte oder in rein oberflächliche Aktivitäten: Finde deine Freude in der Echtheit deiner selbst.

Du bist nicht „geringer", du darfst du selbst sein. Sage, was du zu sagen hast, sprich mit dem Feuer von innerem Werdungsdrang, vernichte dich nicht länger durch nach innen gerichtete Wut, sondern komme zu einer starken Selbst-Affirmation, zu Produktivität, die deiner wahren Art und deinen Sehnsüchten entspricht.

Blockiere deine Emotionen, deinen Gefühlsstrom nicht! Schlucke nicht, sondern traue dich, deinen ganzen Raum in Beschlag zu nehmen, mache den Weg, der vor dir liegt, mit offenen Armen frei. Halte nicht zurück, was heraus muss.

Ein Kloß im Hals

Kernursache

Du fühlst dich weich, schlaff, ohne strukturelle Basis, zu machtlos für eine

Reaktion… Deine Kehle wird eingeschnürt, du bekommst keine Luft mehr: Gefühle überwältigen dich, weil du zu wenig Vertrauen in dich hast, weil du die Meisterschaft in dir verleugnest. Du „erleidest“: anstatt das Zepter *selbst* zu tragen! Du lässt alles mit dir machen, statt deinen Wert und deine Kraft anzuerkennen!

Du fühlst dich sozusagen nach hinten gedrängt…, du wehrst dich gegen deine eigene Machtlosigkeit. Du hältst dein Ich eingeschnürt, deine spontanen Energien werden festgehalten, weil du dich nicht traust, dich für dich selbst stark zu machen. Angst lähmt.

Kernlösung

Warte nicht länger damit, zu sprechen, traue dich, spontan du selbst zu sein, fühle dich nicht länger klein, sondern ergreife dich mit beiden Händen, führe dein Leben voller Selbstvertrauen mit der Kraft deines Selbstbewusstseins.
Komme in dir zur Ruhe, fürchte dich nicht: Vertraue auf deine intuitiven Impulse, und gib dich ihnen hin. Lasse deine starken Energien, deine Gefühle unter Aufsicht deines Ichs frei durchströmen, und stelle die Autorität nicht länger nach außen. Du bist Meister über das, was dir geschieht, nicht umgekehrt: Werde dir dessen bewusst, und agiere!

Globusgefühl

Globussyndrom

das Gefühl, einen Kloß im Hals zu haben – oft chronisch – während dies in Wirklichkeit nicht der Fall ist; manchmal Zwang zum Schlucken, Probleme mit dem Schlucken oder Atmen, möglicherweise auch Drang zum Würgen

Kernursache

Wie eine Nacktschnecke[1] ruhst du dich kurz unter einem offenen Häuschen aus, ein wenig sinnlos leer ruhend, ein wenig faul und träge.

Ein wenig lässig und matt wie ein schwaches Evalein wirfst du deine blonden (eventuell gefärbten) Haare auf den Rücken. Ein geschwächtes Bild des weiblichen ‚Seins’: wie das Weiblein / Mädchen, das sich nur halb als Mensch verhält und erwartet, dass der starke Prinz sie ‚voll’ machen kann. Verkennung des urstarken Frau-Seins, Mensch-Seins, Mann-Seins. Zu viel mit der oberflächlichen Außenseite / äußerlichen Seite beschäftigt.

Du lässt dich herunterrutschen, wie im tiefsten Punkt des „V“, aber selbst dort seufzt du schwächlich ‚Nein, ich kann mich nicht stärker verwurzeln, ich kann nicht tiefer in mich selbst gehen’, dann aber wieder nach oben, als ob du keine Kraft auf dich selbst, keine Macht über dein Leben bekommen könntest. Und dann belässt du alles einfach so, wie es ist.

Es tut dir weh, Lasten zu tragen, wie ein erschöpftes Pferd, an dem uns ein knochiger Brustkorb auffällt, das den Kopf hängenlässt, es ist ermattet und ausgemergelt. Hast du in Selbstaufopferung Lasten getragen, warst dir deiner Kräfte, Talente, Möglichkeiten dabei nicht bewusst, erkanntest die Kraft deines Vollen Mensch-Seins an sich nicht? Du bist es müde / satt, aber reagierst nicht; davon könnte dir glatt übel werden (von deiner eigenen schlaffen, nicht-reagierenden Haltung).

Wie die Erdbeer-Sphäre[2], aber in diesem Fall nicht auf gesunden, innerlichen Stolz ausgerichtet, lediglich eine äußerlich abwehrende Gebärde; ein auf Leere basierter Stolz, wie eine törichte Modepuppe, jeder Lebenswurzel entledigt.

Wie eine Lotusblüte auf dem Wasser, abwartend, nichts-tuend, nicht einmal die volle Seinserkenntnis erlangend: „Ach, lass nur, wir werden schon sehen, was passiert …“; dies ist eine Flucht vor der Erkenntnis der eigenen Verantwortung in Bezug auf dein Dasein. Weiße Kelchblätter

[1] Lies über die psychologische Übereinstimmung in *Wenn die Tiere sprechen könnten…* Dieses Buch ist bei Erscheinen des vorliegenden Werkes noch nicht in deutscher Übersetzung erhältlich.

[2] Lies über die Symbolik der Erdbeere in *Das Füllhorn - Psychologische Symbolsprache der Nahrungsmittel.*

hängen schlaff und seelenlos über das Wasser herunter, als ob das ‚ICH' nicht verwirklicht zu werden bräuchte, der mittlere Stängel kaum oder nicht fühlbar.

Kernlösung

Wo ist die entschlossene Stimme in dir, dieses urstarke Rückgrat? Wo ist die ICH-Stimme in dir, die auf entschlossene Weise ‚Ich tu`s!' sagt? Deine starke Quellkraft von innen heraus zu fühlen und zu erleben? Deine konzentrierte Ich-Kraft fest anwesend in jeder Körperfaser, deine Entschlusskraft?
Nimm entschlossen die Trommelstöcke und schlage!, lasse dich selbst hören, dass du da bist, und *wie!* Stark nachvornetretend, mit großen Schritten vorwärts marschierend. Du zweifelst nicht, du manifestierst dich auf mannkräftige, fraukräftige Weise. Stark anwesend in dir selbst; niemand kann dich umwerfen oder beeinflussen, dich aus dir selbst holen. Tapferstark wie Johann Ohnefurcht, an dich selbst glaubend, dich nicht umschauend, immer weitergehend.

Das V von Vulkan,[3] mit kräftigen Energie-Ausbrüchen, die geeignet sind zur Schöpfung und dem Erleben von Freude und Triumph darüber, dass du es *doch* kannst, dass du als ein kräftiges Wesen auf der Erde *bist*, dass du vor nichts und niemandem weichst, auch nicht im Geringsten vor eigenen Zweifeln.
Du weißt, dass du dein Gehirn steuern kannst; du fühlst dich so stark wie ein Stier und bietest keinen Widerstand gegen die Tatsache, *dass* du so im Leben sein darfst / musst.
Eine starke Struktur errichten! Autonomie. Mit Übersicht, den Kopf in gesundem Stolz hoch erhoben, dein Leben ausbauend mit dynamischer Kraft. Du fühlst, dass du stark und motiviert im Leben stehst. Mit beiden Händen ergreifst du Arbeit und du fühlst, dass diese sinnvoll ist: im ‚Tun' an sich … aber auch: ein jeder trägt seinen Teil zum Ganzen bei. Entschlossen und gesund ausführend, anpackend, steuernd, weitergehend ohne Ende. Du lässt dich nicht matt hängen; du *lässt* dich nicht länger leben; am Steuer deines Lebenswagens wählst du entschlossen deine Richtung aus dem Hier-und-Jetzt-Anwesenheitsbewusstsein heraus. Du weißt dich sicher und stark IN dir selbst. Tapfer und energisch, selbstbewusst, in der Sinnvollheitsströmung des Lebens selbst, an die du angeschlossen bist. Nicht ‚hart', aber auf resolute Weise dich entwickelnd.

Lies eventuell auch *Speiseröhre, *Spasmen der Speiseröhre; sollte doch eine Erkrankung zugrundeliegen, lies dann die betreffende Rubrik in diesem Buch: *Reflux, *Ösophagitis, *Magenkrankheiten usw.

Epiglottitis

Entzündung, Schwellung des Kehl(kopf)deckels

Kernursache

Eine machtlose Trauer, Wut. Fixierte Gedanken halten das, was vorbei ist, noch fest. Du schluckst und schluckst nur, du kassierst ein, ohne dich zu verteidigen; du bringst deine Gefühle nicht zum Ausdruck, obwohl du dich vor Schmerzen und Traurigkeit geradezu aufblähst.
Du versteckst dich hinter einem verschlossenen Gesicht, hinter einer unechten Haltung, ängstlich: „Sie werden mich hier zu packen kriegen oder quälen".

Angst! Du fühlst dich „geringer", unfähig zu leben, in schwankendem Gleichgewicht: *Viel* zu schwere Gedanken über Erfahrungen aus der Vergangenheit beklemmen dich.
Eine nervöse Suche nach irgendeinem Halt, aber deine gesamte Gefühlswelt bleibt dir verborgen und schwillt immer mehr an…, du traust dich nicht, dich so auszuleben, wie du *bist.*

Kernlösung

Schlucke das, was vorbei ist, durch, richte dich voller Selbstvertrauen auf das Hier-und-Jetzt. Bleibe nicht stehen, wähle

[3] Lies in diesem Zusammenhang das zweite Kapitel in *Die Zwölf Tore des Prinzen Sirius*. Dieses Buch ist bei Erscheinen des vorliegenden Werkes noch nicht in deutscher Übersetzung erhältlich.

selbstbewusst deine neue Lebensrichtung; traue dich, in deinem Kopf neue Gedanken und Ideen zuzulassen.

Ersetze die Trauer und Ohnmacht aus der Vergangenheit durch freudvolle Aktion, die in die Zukunft gerichtet ist!

Bemächtige dich deines Lebens, und lasse deine Energien frei! Eine selbstsichere Manifestierung, ohne Zurückhaltung. Dich auf deiner Basis, in deinem tiefsten Selbst sicher und beschützt zu wissen.

Halte dich nicht so krampfhaft bedeckt und geschwollen: Lasse das Neue geboren werden.

Vertraue auf deine Intuition, lasse erstickende Gedanken los.

Rachen- und Kehlkopfkrebs

siehe auch Krebs, allgemein

Kernursache

Du bist zu wenig du *selbst,* du schnürst dich ein, würdest eher flüchten oder dich „verschließen“. Du *dröhnst* innerlich vor elektrischer Energie, vor machtloser Wut, du kannst es nicht mehr bewältigen, du kannst es nicht mehr hören, du hältst dir die Ohren zu.

Aus Angst vor der Konfrontation mit deinem Selbst, läufst du weg..., du vertraust deinem tieferen Wesen nicht, du hast Angst vor dem Tiefsten in dir. Du MEIDEST immerzu dein wahres Selbst; du lässt alles einfach geschehen, du gehst den Weg der Routine, ohne dass es dir wirklich Befriedigung verschaffen würde. Du lässt dein Leben von anderen oder von „Etwas“ beherrschen, du gibst dich als Opfer, versteckst jedoch deine innerliche Gefühlswelt. Du stellst ein Verbotsschild auf: „Hier kommst du nicht herein, das ist meine Welt!“

Unterdessen schnürst du dich aggressiv ein: Deine sanfteren Gefühle werden verborgen gehalten. Du hast stets eine andere Autorität, einen Partner oder einen Arbeitgeber, ein System oder... über deinen Kopf gestellt! Du hast dich immer an andere geklammert, machtlos und unsicher, wie du warst, aber diese Sonne über deinem Kopf beginnt dich zu verglühen. Du wehrst dich gegen diese Abhängigkeit; eine nervöse Aufregung überwältigt dich und ruft dich zu Selbständigkeit und Selbstverwirklichung auf, ohne dich noch unter jemand anderem zu verstecken!

Du wirst vollkommen durcheinander geschüttelt: Kreative Energien und Emotionen möchten durchgelassen werden, aber du verschließt deine Kehle und verschränkst deine Arme vor deiner Brust. „Du hast mir jetzt nichts mehr zu sagen!“ Eine Wut, eine Reaktion darauf, dich jahrelang nicht *wirklich* manifestiert haben zu können, ein Aufstand gegen deine Ohnmachtgefühle.

Kernlösung

Wenn Kreativität und spontane Gefühle unterdrückt werden, dann bekommst du jetzt die Quittung dafür. Es erscheint dir wie eine dunkle Bedrohung! Nutze jedoch diese angehäufte Energie-Masse, um dir einmal genau anzusehen, warum du wütend bist. Sprich es aus! Entlade deine Negativität..., so wirst du zu deiner tiefsten Gefühlswelt, die du bereits so lange verdrängst, vorstoßen. Sieh dir deine Emotionen an, diese Ohnmacht und deine Ängste... Flüchte nicht länger wie ein Vogel Strauß. Lasse Gefühle frei strömen, und befreie dich: Komme zu entschlossener Selbstmanifestierung, sage, was du zu sagen hast, setze dich für dich selbst ein; habe keine Angst vor deinen eigenen aggressiven Kräften; die führen lediglich zu Produktivität und zur Konfrontation mit den Personen, die dir nahe stehen.

Traue dich, ursprünglich zu sein, lasse nicht an dir zerren, bestimme dein Leben *selbst,* in Liebe und Sanftheit. Sei nicht so hart und verschlossen, öffne dein Herz, lasse angestaute Energien jetzt frei..., lasse diesen Krebs los. Je mehr du mit Nachdruck Selbst lebst, werden Krebszellen absterben. Füllst du dich mit Freude, hoffst und glaubst du an eine neue Zukunft, in der du endlich von deinem Selbst aus zu leben wagst, dann werden gesunde Zellen geboren werden.

KIEFER, KIEFERKNOCHEN, KIEFERGELENK

Psychologische Übereinstimmung

Symbol für die Fähigkeit des „Verteilens", also die Fähigkeit, Eindrücke immer nur in dem Maße durchzulassen, dass du es gefühlsmäßig alles bewältigen kannst. Der kontrollierende Mechanismus in dir, der zuklappt oder sich zu anderen, zu neuen Gegebenheiten hin öffnet.
Die Kraft in dir, für bestimmte Lebensumstände eine Wahl zu treffen, ohne zu forcieren, ohne Widerstand; der Wille, selbst offen zu sein, deinen eigenen Bedürfnissen und Wünschen nachzukommen und daraufhin das weg zu streichen, was nicht mehr von Nutzen ist.

Die schützende, sichere Struktur in dir; die Willenskraft, dich einerseits *voran*zutreiben und andererseits die versöhnende Zusammenarbeit und der Austausch mit anderen Menschen.
Auf deine Basisstruktur vertrauen können, dich ruhig im Gleichgewicht erleben; dein eigenes Haus aufbauen, in deinem persönlich geschützten Bereich geborgen sein und dich von jedem Kummer und allen Sorgen befreien, beziehungsweise allen Ballast von dir werfen.

Nägel mit Köpfen machen, falls nötig; für Wahrheit kämpfen; dich für dich stark machen, deine Zähne zeigen. Dir der vollen Reichweite deines Lebens bewusst zu sein: intuitiv, gefühlsmäßig, verstandesgemäß, kreativ... und das Bewusstsein für die Tragweite deines Lebens selbst.
Symbol für die Kraft der inneren Autorität, sich entschlossen, aktiv im irdischen Leben manifestierend, sich selbst befreiend und Freiheit bringend: Du wirst nicht von einem System oder einer Person „verschlungen", und du lässt anderen ihre Freiheit, du „verschlingst" andere nicht. Eine primitive Urkraft sollte von dem Bewussten ICH gelenkt werden.

Kiefererkrankungen, allgemein

Kernursache

Frisst du dich auf vor Wut, Rachsucht, weil nicht alles deinen (strikten) Regeln oder Erwartungen entspricht?
Du lebst nur zum Teil; du verkennst deine reiche Gefühlswelt oder lebst ausschließlich nach primitiven Bedürfnissen. Du leugnest den breiten Raum deiner Existenz, du lebst zu eng.
Ängste blockieren dich: Du traust dich weder, dich für deine persönlichen Kräfte und Möglichkeiten zu öffnen, noch dafür, was andere an dich herantragen. Deine Selbstverleugnung kann dazu führen, dass du bis zum Fanatismus um ein goldenes Kalb herumtanzt; du stellst jegliche Autorität nach außen. Vielleicht wirst du von einer Sekte, einer Religion verschlungen..., und du würdest, genau wie sie, eine „Puppe" verbrennen wollen?
Das Verantwortungsgefühl für dich selbst ist dir möglicherweise abhanden gekommen; wo ist die Willenskraft, die *Selbst*manifestierung? Du bist nicht (mehr) du selbst; du verfällst dem Anbeten unechter Werte?
Diese Situation, in der du dich ohnmächtig fühlst, führt schließlich zu Aggression, vielleicht zu enormer Wut, zu einem Widerstand! Auch wenn du dich anderen zu sehr untergeordnet hast, anstatt auf deine eigene Autorität zu bauen: Dein Leben gerät in einen „verzerrten" Zustand, du weißt nicht, wie du dort wieder herauskommen kannst; aber du verkneifst dir eher alles; du erlebst deine Wut, deinen Groll innerlich. Du würdest am liebsten jemanden zusammenschlagen, aber du kannst nicht, du fühlst dich so unfähig, du würdest *selbst* daran zerbrechen. Eifersüchtige oder rachesüchtige Gedanken können deinen Kopf Schwindel erregend ins Wanken bringen! Schlussendlich lässt du jedoch alles vielmehr stillschweigend gären und machst dich nicht wirklich für dich stark.

Kernlösung

Deine Sorgen lösen sich, wenn du dir der tiefsten Kräfte in deinem Selbst Bewusst wirst, wenn du die ganze Macht und Autorität in dir anerkennst und nicht länger vor dieser ruhigen, sicheren Basis flüchtest, die deiner Existenz zugrunde liegt. Wenn du Frieden in dir findest, dann wirst du auch auf friedliebende Weise für andere offen sein können. Traue dich, deine Gefühle vollkommen zu erleben, verschließe dich ihnen nicht! Ersetze Wut durch aktive Selbstverwirklichung; lasse die Vergangenheit los, und sieh dir an, wie du alle traurigen Ereignisse durch zu enge Überzeugungen in Bezug auf dich selbst zu dir geholt hast. Öffne dich jetzt für neue, Bewusste Entscheidungen, und klammere dich nicht an das, was nicht heilsam für deine Entwicklung ist. Vertraue! Lege nicht den / die „andere(n)“ auf den Scheiterhaufen, sei dir darüber im Klaren, dass es dein inneres Feuer, deine sehr persönliche Energie ist, die du auf destruktive Weise zu anderen hin sprühst; schaue in dein eigenes Herz, und mache es von Härte frei, kämpfe in deinem Leben lediglich für Wahrheit. „Beiße“ voller Freude und Liebe ins Leben; nimm in vollen Zügen daran teil! Entspanne dich…

Kieferabszess

siehe auch Abszess, allgemein

Kernursache

Du kapselst dich zu sehr ein; deine Gefühle, deine Wut dürfen nicht frei empfunden werden. Ängstlich lebst du auf einer zitternden, unsicheren Basis. Die emotionale Last wiegt sehr schwer. Angst vor deinen tiefen Emotionen, vor dem Tod. Du vertraust nicht deinem tiefsten Selbst; du stellst jegliche Autorität nach außen, in eine Religion, eine Struktur oder eine Philosophie, aber unbewusst hast du solche Angst davor, dass diese Welt vielleicht doch nicht die wahre sein könnte? In dieser Unsicherheit in Bezug auf deine eigene Basis klammerst du dich ängstlich an Dinge, Menschen, um doch nicht zu fallen…; Energien wollen durchbrechen!

Kernlösung

Fühle dich ruhig, selbstbewusst und sicher in deinem tiefsten Selbst: Es gibt keine tiefere(n) Werte oder Garantie für Sicherheit als dein ewig lebendes Selbst. Sitze stabil auf deiner eigenen Basis: Die Lasten, die du trägst, sind nutzlos. Ersetze Angst durch Liebe und Vertrauen. Habe weder Angst vor Emotionen, noch vor unbewussten Kräften, die aufkommen und ihre Anerkennung fordern! Schiebe sie nicht länger weg, lasse die vulkanische, göttliche Energie in dir durchbrechen! Habe auch keine Angst vor deiner Wut: Schlucke nicht, sprich sie anderen gegenüber aus, komme zur Konfrontation, bis du zur Einsicht gekommen bist, bis du erkennst, dass Wut und Ängste aus deiner Unsicherheit erwachsen sind.

Kieferbrüche

Bruch oder Brüche des Kieferknochens

Kernursache

Außer sich sein vor machtloser Aggression, Verzweiflung: Du siehst keine Perspektive mehr. Du fühlst dich in deiner intimsten Empfindsamkeit verletzt… Trauer! Das führt zu rachesüchtigen, sarkastischen Gedanken; du würdest die Dinge jetzt forcieren! Du bist rasend vor Wut wegen der Ereignisse und des Schmerzes aus der Vergangenheit; du fühlst dich so getroffen, du kannst es nicht verschmerzen. Du fühlst dich wie ein geköpftes, geschlachtetes Huhn, was zu beißendem Selbstspott führen kann, eine wütende Reaktion gegenüber Personen, die dich „verletzt“ haben. Du siehst nicht, dass deine Selbst-Verachtung und –Verleugnung die Ursache für die traurigen oder verletzenden Geschehnisse waren, die sich in deinem Leben ereignet haben.

Kernlösung

Gehe jetzt deine eigenen Wege, so dass dein Leben nicht mehr mit Erwartungen steht und fällt, die du an andere richtest: Lasse hinter dir, und gehe jetzt vorwärts! Eine vollständige Befreiung von schwarzen Gedanken über dich und die anderen. Verzweiflung, Aggression, Ohnmacht und Widerstand lösen sich, wenn du die wahre Ursache anpackst: So komme jetzt zu autonomer, selbstbewusster Lebensverwirklichung, hänge dich nicht länger an andere. Sei von deinen Kräften und Möglichkeiten überzeugt! Lasse deinen Lebensraum nicht länger zusammenschrumpfen, indem du dich auf andere fixierst.

Lies auch: *Knochenbrüche, allgemein.

Kiefergelenkbeschwerden, Neigung zum Ausrenken

Kernursache

Zeigst du dich nach außen hin so, wie du dich innerlich fühlst? Oder trägst du sozusagen eine Schutzmaske? Möglicherweise trägst du ein freundliches, höfliches Kostüm, aber innerlich wütet der Kampf; versteckt feuerst du aggressive Pfeile ab, aber du würdest es nie sagen, du wirst deine Aggression vielmehr innerlich anstauen. Möglicherweise fühlst du dich wie ein Opfer am Kreuz, weil es dir nicht gelingt, deinen Standpunkt, der dem, was deine Nächsten zu verkündigen haben, diametral gegenübersteht, zu vertreten; beziehungsweise es gelingt dir nicht, deine gesunden, aggressiven Kräfte in eine tatkräftige Selbstverwirklichung umzusetzen. Du lachst und trägst ein schönes Schleifchen, aber innerlich fühlst du dich schwarz und in Emotionen verstrickt. Du beißt dich verbissen in etwas fest; es lässt dich nicht los; du bist wütend und unerbittlich, aber du wirst alles „Unterirdisch" erleben. Du empfindest Schmerzen und Trauer, aber du baust darauf eine Wut und einen Groll auf: eine eisenharte innere Reaktion. Du stößt dich ab. Du schluckst und schluckst Erfahrungen herunter; augenscheinlich gibt es kein Problem; du machst dich hart, du lernst, mit diesem Zwiespalt, mit diesem Schauspiel zu leben. Primitive Kräfte brechen nach einem Zeitraum künstlicher Unterdrückung durch.

Kernlösung

Schlucke nicht; komme so zum Vorschein, wie du dich innerlich fühlst; bringe deine Wut zum Ausdruck, traue dich, du selbst zu sein; sei stets deinem Gefühl, deiner Natur treu. Mache dich nicht hart, sondern komme in Situationen zur Einsicht: Warum hast du diese oder jene Umstände zu dir geholt? Löse deine Gefühlsschmerzen, indem du dich durchleuchtest und dir der Tatsache Bewusst wirst, dass deine Machtlosigkeit mit der Unterdrückung deines Selbst beginnt.

Kieferklemme

heftiger Krampf der Kiefermuskeln, der verursacht, dass Mund nicht einmal mehr geöffnet werden kann; vor allem bekannt als Phänomen bei der Krankheit Tetanus

Kernursache

Ein Gefühl der Unfähigkeit, dich so zu äußern, wie du bist und weiterzugehen; du traust dich nicht, du ziehst dich in dich selbst zurück.

Es herrscht zwar eine Trauer in dir, aber du wagst es nicht, damit nach außen zu treten. So unselbstsicher, wie du dich fühlst, stellst du dir ständig die Frage, ob du „eine Aufgabe" oder eine Selbstmanifestierung nach außen wohl bewältigen kannst...?

Zögerlich und emotional in deinem Innersten verbleibend, aber kalt und distanziert nach außen hin: Anstatt dich mit deinem persönlichen Wachstum zu beschäftigen, richtest du deine Aufmerksamkeit zur Ablenkung auf andere.

Du würdest dich nach außen hin „über" sie stellen, als Lehrer oder als Pferdedompteur; du verbirgst deine Unentschlossenheit hinter einer Peitsche!

Aber im Grunde betrachtest du die Welt von unten aus, wie ein(e) Minderwertige(r)... „sollte ich das wirklich machen?" Diese Unsicherheit bedrückt dich und führt unvermeidlich zu Frustration und Wut! Um dich dennoch in irgendeiner Weise wertvoll zu fühlen, würdest du dich auf ein Treppchen stellen.

Kernlösung

Gib dir den Platz, der dir zusteht, und verwirkliche dich voller Selbstvertrauen. Komme mit deinen tiefsten Gefühlen in Kontakt; verschließe dich nicht länger davor!

Stelle deinen persönlichen Wert höher, richte deine Aufmerksamkeit nach innen anstatt nach außen, und zweifle nicht länger an deinem einzigartigen Sein.

Lasse das gefrorene Wasser in der Wärme der Liebe schmelzen, akzeptiere dich, stoße dich nicht ab; stelle die ganze Macht in dich, anstatt andere im Griff behalten zu wollen. Entdecke den friedvollen, entspannten Kern in dir. Du „musst“ nicht, du *kannst:* Wehre dich nicht gegen das Leben, gegen deine Gefühle, und lasse sie frei durchströmen.

Kieferzysten

siehe auch Zysten, allgemein

Kernursache

Du öffnest dich so weit für alles und jeden, dass es zum Teil auf Kosten deiner selbst geht: Du bemutterst, verhätschelst, dominierst vielleicht, oder du deckst andere mit umsorgender Aufmerksamkeit zu. Du füllst deinen Inhalt mit anderen, anstatt zuerst und vor allem Selbst zu Wachsen! Groß und voller Empfindsamkeit, du fühlst mit, beziehungsweise mischst dich in alles ein, wie eine scharrende Krebsmutter nimmst du alles in dir auf. Emotionen, Trauer, Wehmut, auch um andere; denn sie „füllen“ dich in erster Linie. Mit deinem Kopf, in Gedanken bist du immer „weg“ aus dir; du holot Sorgon und Problomo zu dir hin ein. Du „vergisst“ keine Probleme aus der Vergangenheit… Du „sammelst“ alles.

Kernlösung

Springe *selbst* ins Leben, anstatt einer Zyste das Leben zu geben; gestalte, „*gebe* und nehme“ im Gleichgewicht; lasse Energien herausströmen, anstatt alles und jeden so festzuhalten. Halte deine Gedanken bei dir: Es hilft jemand anderem nicht weiter, wenn du zu ihm in den Wassertümpel hineinspringst; bleibe standfest am Rand stehen. Baue zunächst dein eigenes Fundament stark aus, und verwirkliche dich selbst, erst dann kannst du dich anderen gegenüber öffnen. Mit den Füßen auf deinem Stückchen Erde hier-und-jetzt in dir präsent sein! Lasse auch die Probleme aus der Vergangenheit los.

KINDERKRANKHEITEN

Lies hierzu auch Teil I

Adenoidhypertrophie, Adenoiditis

Geschwollene (und evtl. entzündete) „Polypen“ in der Nase

Kernursache

Du lässt dich nicht wirklich als Individuum aus Fleisch und Blut auf Erden nieder: Du bist zu abwesend, zu „geistig“, zu unecht. Nicht vollständig in deinem Körper präsent.

Du fühlst dich sozusagen von einem Golfstrom oder vom Wind mitgerissen…, wer *bist* du? Du fühlst dich wie ein hohler Stein, der an einer starken Schulter, bei der väterlichen Autorität, bei einem Lehrer usw. nach Unterstützung sucht… Unbewusst baust du ein Schutzschild auf. Sanftmütig, sensibel… rechnest du mit dem Schutz, den andere dir bieten.

Mutlos und einsam; dich einer Supermacht untorctollon. Doin Bowucctcoin bokommt keinen wirklichen Zugriff auf deinen Körper; du fühlst dich klein und orientierungslos und hoffst auf die Liebe eines guten Hirten, denn du bist ohnehin nur ein Schaf? Du glaubst nicht an deine persönlichen Kräfte, an deine Fähigkeit zu „denken“.

Du schwebst zu viel über deinem Kopf, anstatt Bewusst dein Gehirn zu nutzen. Du lebst nicht wirklich in dieser Realität, du phantasierst, du lebst in unechten, zuwei-

len verschwommenen Sphären, du träumst, du nimmst die irdische Existenz nicht deutlich wahr.
Und wenn du dich dann einmal für dich einsetzt oder wütend bist, dann wirst du ausgelacht oder bestraft.

Kernlösung

Wirklich Mensch werden. Aus dem unbewussten Schlaf oder dem Traum des Todes erwachen. Nutze dein Gehirn, deine Sinne: Sehe klar und deutlich mit deinen Augen, *denke* bewusst über dein Leben nach. Lasse deine Bewusstseinskräfte sich in deinem Körper kristallisieren: Lenke *selbst, lasse* dich nicht treiben. Lebe hier-und-jetzt, mit deinen Füßen feste auf dem Boden, träume nicht, sondern sei achtsam und aufmerksam!

Lerne Details zu unterscheiden, beobachte die Natur, die Gegenstände um dich herum: Spüre mit allen deinen Sinnen, und steige in deine irdische Existenz hinab.

Andere behandeln dich wie ein Schaf, solange du dich so verhältst: Übernehme die Verantwortung für dein Leben, und lasse dich nicht von anderen verschlingen.
Befreie dich, wage es, zu leben, schiebe alle Hindernisse zur Seite, gehe weiter!

Lasse dich jetzt geboren werden, lasse alles los, was hinter dir liegt, und komme ins „Fleisch".

Vertraue deiner Natur, komme in deinen Gefühlen zu Klarheit, verstoße nicht das kleine Kind in dir, sondern sei dir darüber im Klaren, dass Schutz in deinem tiefsten Selbst liegt.

Lasse dich nicht unbewusst wachsen, sondern lebe Bewusst intensiv in deine Richtung. Mache die Fensterläden auf, du bist sicher in dir; trete vollkommen zum Vorschein!

Adenoidhypertrophie bei *Erwachsenen* wird beschrieben in der Rubrik *Nase (siehe Index).

Augenkrankheiten bei Kindern

Kernursache

Du fühlst dich ängstlich, weil du dich noch nicht wirklich so siehst, wie du bist, weil du Angst vor der Wirklichkeit hast. Vielleicht erlebst du viel Trauer und Elend bei deinen Eltern, aber weil du dich weigerst, es zu sehen, führst du dich selbst in die Irre. Aber auch hier halten deine Eltern dir lediglich einen Spiegel einer tieferen Traurigkeit IN dir selbst vor!
Du fühlst dich unsicher, würdest am liebsten in den Mutterschoß zurückkriechen, du traust dich nicht wirklich, dir die Welt um dich herum anzusehen; oder flüchtest du in Märchen? Lebst du zu viel in phantasierten Sphären, so dass du die Realität mit deinen Träumen verwechselst?

Wenn du gefühlsmäßig eine starke Beziehung zu deiner Mutter hast, siehst du dich selbst überhaupt nicht mehr und übernimmst ihr „Blind"-Sein. Mit roten, entzündeten Augen überträgst du ihre Traurigkeit und Wut, auch wenn du dir selbst dessen nicht bewusst bist, dass diese Trauer, diese Wut auch *ganz* tief in dir wohnen..., von daher die „Sensibilität" für diese Gefühle bei jenen, die dir nahe sind.
Du weißt nicht genau, *welchen* Weg du wählen sollst, es zieht dich einmal nach links, dann wieder nach rechts: Jedes Auge schaut in eine andere Richtung, ängstlich auf der Suche nach Sicherheit und Stabilität.

Kernlösung

Gleichgewicht und ein klarer Überblick sind heilsam für deine Augen; ein friedliches und entspanntes Gefühl. Ein sinnlich klares Offensein im Hier-und-Jetzt; niemals vor einem Problem flüchten, nicht die Eltern, nicht die Kinder. Eine ehrliche, deutliche Sprache. Trauer und Wut werden damit beseitigt. Spielen die Eltern Vogel Strauß, dann wird das Kind nicht dazu angehalten werden, (unbewusst) nach einer Lösung zu suchen, die Freude bringt.

Diphtherie

Echter Krupp

Infektionskrankheit mit Halsentzündung und Schluckbeschwerden, Entzündung der Schleimhäute mit weißlichen Belägen, Erstickungsgefahr bei Ausbreitung in den Kehlkopf, möglicherweise werden auch Herz und Nervensystem angegriffen

Kernursache

Du fühlst dich so klein und nichtig; du erlebst Todesängste, du hast Angst davor, ganz und gar zu verschwinden; in deiner Trauer, in deinen tiefen, dunklen Gefühlen zu ertrinken.

Du empfindest dich selbst als lächerlich, absurd „guck dir den / die an, da im Spiegel"; Selbstzerstörung, du gibst dir keine Chance zu leben! Wenn du vielleicht von anderen Menschen so behandelt wurdest, dann war das lediglich eine Wiedergabe deiner tiefsten Überzeugungen in Bezug auf dich selbst.

Es kann sich hierbei auch um eine Unzufriedenheit im Hinblick auf dein Äußeres handeln: Du musst dich vor dir selbst erbrechen, am liebsten würdest du vor deinem eigenen Körper weglaufen. Im tiefsten Grunde geht es darum, dass du dich nicht liebst, dass du dich nicht so akzeptierst, wie du bist.

Eine innere Zerrissenheit; ohnmächtig den Steuerknüppel zu ergreifen; du lässt dich leben, du lässt andere alles mit dir machen; du traust dich nicht, geradeheraus zu sagen, worum es dir geht, oder in welcher Sache man dich deiner Ansicht nach ungerecht behandelt.

Du fühlst dich fortwährend von anderen, im paranoiden Sinne vom Tod, bedroht.

Du bist ständig vor deinem eigenen Leben auf der Flucht, voller innerer Ängste.

Das führt zu Selbst-Erstickung.

Kernlösung

Mache dir als Mensch deine eigene Größe bewusst. Richte dich auf, und traue dich, mit Entschlossenheit zu leben, zu sprechen und zu handeln. Zögere nicht, und mache dich zum Meister über dein Leben: Baue es in aller Kreativität, deinen Wünschen entsprechend, aus. Es wartet lediglich auf deine Anerkennung. Rufe deine selbst-heilenden Energien ab, mit Liebe, so dass alle Ängste verschwinden.

Pseudo-Krupp

Falscher Krupp, subglottische Laryngitis

nächtliche Atemnot bei Kindern, durch Entzündung und Anschwellen der Schleimhäute im Bereich des Kehlkopfes und der Stimmbänder, manchmal auch der Luftröhre und Bronchien durch eine Virusinfektion; dadurch wird (vor allem nachts) der charakteristische, bellende, anfallartige Krupphusten mit einem pfeifenden Geräusch beim Einatmen ausgelöst; ist meist ungefährlich, nicht zu verwechseln mit ‚echtem Krupp' oder Diphtherie

Kernursache

Ängstlich, ohne starkes Rückgrat: Denn du glaubst nicht an dich und fühlst dich von anderen beobachtet. Du fühlst dich kraftlos, ohnmächtig, dich für dich selbst stark zu machen. Du versuchst zunächst, über einen langen Zeitraum alles zu umfassen: deine Ängste, deine Trauer, deine Wut, denn du traust dich nicht, dich so zu äußern, wie du dich fühlst.

Denn du suchst die Aufmerksamkeit und Geborgenheit bei anderen, auch im Kranksein, auf dass man dich mit „Blumen" beschenken wird. Du versteckst dich, aber fühlst dich schlussendlich so blockiert, dass du dort nicht mehr aus eigener Kraft herauskommst. Es wird dir zu schwer, du bist traurig und machtlos; es ist dir alles gleichgültig, du lässt dich vollkommen hängen…, du willst hier *weg.*

Kernlösung

Baue eine starke Struktur auf: Zähle auf deine eigene starke Basis. Bringe deine Gefühle zum Ausdruck! Entwickle Selbstvertrauen, und traue dich, für dich selbst zu sprechen. Befreie dich aus diesem Gefängnis, nimm den Dämpfer von deinem Gesicht, und traue dich, auf Aktive Weise zu leben, ja ohne Zögern du selbst zu sein. Sei in erster Linie liebevoll zu dir, und entdecke deine Talente, deine kreativen Möglichkeiten. Komme in Bewegung! Vertraue auf diesen urstarken Kern in dir: Siehe Rubrik *Angst.

Dreitagefieber

Sechste Krankheit, Roseola infantum, Exanthema subitum

Relativ unschuldige Viruskrankheit bei Kindern im Alter von bis zu drei Jahren: erst einige Tage hohes Fieber, danach einige Tage Hautausschlag (Gesicht, Nacken, Rumpf)

Kernursache

Du bist sozusagen unbewusst auf der Suche nach dem „Mittenmark“, deinem tiefsten Inneren; du kapitulierst, wenn es darum geht, auf dein eigenes Rückgrat zu bauen, weil du dir noch zu wenig der Kraft und der Fähigkeiten deines „Ichs“ bewusst bist. Du verharrst in den Sphären eines „Fisch“-Schwarmes, in einer Atmosphäre, die daran erinnert, dass du als „Ich“ nicht wirklich deinen Platz einnimmst. Du rufst *Fieber hervor, um dich näher zu deinem Körper, in dein ICH zu bringen; in diesem Ich-Bewusstsein wirst du leben und nicht sterben!

Du bist gar kein Fisch, der dazu bestimmt ist, früher oder später geangelt zu werden, um dann in der Bratpfanne zu enden. Ein Aufruf, um aus dem verschwommenen, anonymen Nebel-Zustand herauszutreten. Du verkennst, ja verleugnest dein Mensch-Sein. Du gibst dich (noch) der Lüge hin..., der Lüge vom Nicht-Leben, nicht wirklich du selbst werden zu wollen, lieber in den ozeanischen Unterwassersphären zu verharren. Warum noch länger auf etwas schlaff-unbeteiligte Weise „nein“ zum Leben sagen? Du hast deine Aufgabe, deine Verantwortung für dein Leben zu übernehmen!

Lasse dir von nichts und niemandem sagen, was du zu tun und zu lassen hast, sondern nimm *selbst* das Heft in die Hand; versinke nicht in zombieähnlichem Verhalten, in Vergesslichkeit, so gib dir doch den Schubs in Richtung „Leben“!

Kernlösung

Hänge nicht an alten Systemen, die deine Individualität noch weiter entkräften, sondern knüpfe bei dir selbst an, bei deinem Mark, deinem Kopf, deinem Herzen. Erkenne, dass DU als DU geboren worden bist und nicht als Mitglied, als Nummer in einem ganzen Schwarm von Fischen..., trete in deinen Körper ein, in die Basis deines Rückgrates, und entdecke diese Echtheit deines „Seins“. Befreie dich aus einem alten, namenlosen und unbewussten Gemurmel, aus einem Nichts-Sein, einem Nicht-Ich-Sein, breche mit der Anonymität deines Seins. Knüpfe bei dir selbst an, und komme zu dem BEWUSSTSEIN, was LEBEN als ICH bedeutet. Werde in dir geboren; fasse einen Entschluss, und steige aus der alten Phase aus, in der du nicht existieren durftest / konntest. Mache dich jetzt stark für dich, und trete ins Tageslicht deiner selbst.

Kein Untergetaucht-Sein mehr in diesem oder jenem System... Ein Aufstehen, eine Auferstehung im wahrsten Sinne des Wortes; eine Auferstehung vom Tode, aus dem Nicht-als-Ich-Existieren. Du spürst jetzt, dass du in deinem Körper sein darfst, feste und stark konzentriert: nicht um dich daraufhin mit anderen zu füllen, um zu behagen und zu verführen, sondern um dich mit aller Kraft in deinem vollen Seinsgrund zu manifestieren. Begehre nicht, fülle dich nicht mit Dingen außerhalb von dir, sondern entdecke deine Autonomie, lasse alles und jeden los, sauge nicht zu dir hin, manipuliere nicht deinen Körper, um andere anzusaugen, sondern *gib* dir selbst und anderen in voller Pracht, ohne einzuholen, ohne anzusaugen und zu dir hin zu holen (das ist der Pfad des Todes). Du enthüllst das alte System mit seinen Instinkten und Begierden, mit seinem Einsaugen und Verführen, seiner Fortpflanzung, um jetzt zu einem vollwertigen, liebevollen Menschen aufzuwachsen. Hier existiert *echtes* „Leben“!

Das Kind kann den oben stehenden Text nicht lesen, nicht „bewusst“ erfassen. Man kann als Eltern / Erzieher mit dem Kind „sprechen“ – auch ohne Worte – das Bewusstsein für sein Ich-auf-Erden aktivieren und im positiven Sinne auf die oben geschilderte Problematik eingehen; es ist darüber hinaus ratsam, als Erzieher(in) dem auch einmal nachzugehen, inwieweit die genannten Ursachen auch noch für ihn / sie selbst, den Erwachsenen, gelten. Kind und Eltern / Erzieher helfen sich dann gegenseitig in ihrer Entwicklung (lies hierzu mehr in Teil I, unter der Rubrik „Kinder").

Feuermal, angeboren

Naevus flammeus

Kernursache

Wird durch das Festhalten gebildet – das Festhalten der Entität leichter Energien, einer Märchenatmosphäre, die nicht von dieser irdischen Welt ist.

Ein Symbol der Menschwerdung, des Geistes, der in den Körper eingreift. Eine Kreuzung diverser Energien, die damit einhergehen, sich in der Materie festzubeißen.

Aber das Baby wähnt sich noch „fremd" im Körper; es verweilt bei Zwergen oder zwischen japanischen Blumen…

Kernlösung

Es ist gut für das Kind, intensiv mit seiner unmittelbaren Umgebung in Kontakt zu kommen: der irdische, sinnliche Kontakt zum Körper der Mutter; eine starke Erdung der erziehenden Person ist heilsam für das Kind; eine sanfte, aber intensive Erkundung des Fleisches, ein sich Willkommen Fühlen in dieser neuen Welt führt zu irdischer „Fleischfarbe". Ein sich zu Hause fühlen, im Vertrauen…, in der stofflichen Wirklichkeit, im eigenen Körper aus Fleisch und Blut.

Fieberkrämpfe

epileptische Gelegenheitsanfälle (Krampfanfälle), die im Säuglings- und Kleinkindesalter in Verbindung mit Fieber (ab 38,5° C) auftreten

Siehe auch Krampfanfälle / Konvulsionen, allgemein

Kernursache

Machtloser, verzweifelter Ausdruck fundamentaler Ängste. Panik und Unsicherheit: Du fühlst dich überhaupt nicht sicher. Fühlst du dich gefühlsmäßig von deiner Mutter abhängig? Dann hast du sehr sensible Antennen für die emotionale Problematik deiner Mutter. Du fühlst dich psychisch aufgestachelt, ohne starken Halt; im Machtsgriff einer dunklen Gefühlswelt, du suchst Schutz bei deiner Mama. Wenn sie sich ebenfalls ängstlich angespannt und unsicher fühlt, erlebst du ihr „Sein" nicht als einen sicheren Hafen! Dennoch liegt die „Ursache" im Baby selbst; der Elternteil ist dann lediglich eine „Widerspiegelung" dessen.

Natürlich verstärkt ein äußerst angespannter Zustand in der Familie das Gefühl innerer emotionaler Überbelastung, die ihr Ventil in den Krämpfen findet. Du fühlst dich in der Gewalt von…, du kannst dem nichts entgegensetzen. Du suchst nach Befreiung aus einer beklemmenden Situation: Liebe, Sicherheit und Stabilität in deiner Umgebung und eine Lösung der unbewussten Gefühlsproblematik bei den Eltern können dazu beitragen, dass diese panische Todesangst weichen kann und Ruhe in deine Seele kommt.

Kernlösung

Je älter das Kind ist, umso stärker wird man den Schwerpunkt auf die innere Weisheit, die eigene starke Basis legen und darauf, sich in sich selbst beschützt zu fühlen.

Aussprechen, wenn nötig auch schreien, aber nicht erstickende Emotionen horten! Die Lungen mit Luft voll-saugen und zur Entspannung ausatmen… Selbstmanifestierung, eigene Kraft erleben, die familiäre Situation besprechen und sie sich von oben aus genau ansehen.

Du kannst zwar im Austausch mit deiner Umwelt sein, aber diese Gefühls-Problematik, Angst… wirst du schließlich tief in dir selbst lösen müssen.

zu langsam schließende Fontanelle

Knochenlücke am Schädel von Neugeborenen

Kernursache

Kommt vor bei Entitäten, die sich in dieser Menschwerdung „eingeklemmt" fühlen, man trägt bereits eine Weisheit in sich,

aber vielfach auch eine Eigen-(Weis)-heit: eine starrsinnige Weigerung, sich zu transformieren.
Ein Gefühl von Macht und Herrschaft über andere, mit einer nostalgischen Erinnerung verbunden (eventuell mit anderen Leben), versetzt dich in einen Aufstand gegen ein physisches Leben, wobei du jetzt dem ausgesetzt bist, dich anderen hilflos und nackt anzuvertrauen.
Der Körper engt dich ein, und du kämpfst gegen die, die dich umsorgen: Du hättest lieber andere im „Griff“, als umgekehrt. Du bist in dieser Situation der Machtlosigkeit von Angst erfüllt.
Du warst so stolz auf dein Raupesein, und jetzt musst du dich in einen Schmetterling verwandeln: Du bist dir dessen nicht bewusst, aber dein tiefstes Selbst treibt dich immer weiter zu einer größeren Erfüllung deines Wertes. Ein Widerstand, zuhören zu *müssen.*

Kernlösung

Liebe lässt hier jede Angst weichen; die Entdeckung einer Bandbreite an Möglichkeiten in der eigenen Entwicklung wird ein Anreiz dafür sein, neue Wege und die Macht in dir selbst zu finden.

Zuhören und kommunizieren, sozial eingestellt sein, geben und nehmen, dich nicht in eine Höhle zurückziehen.

Das Herz ist das wahre Zentrum in deinem Wesen: ein Gefühl der Sicherheit in dir.

Neugeborenen-Gelbsucht

Gelbsucht beim neugeborenen Säugling

Kernursache

Zerrüttung, ängstliches Festklammern an der vorherigen Situation, an der Mutter.
Du würdest eigentlich gerne schnell weglaufen, am liebsten zu dem Zustand zurück, aus dem du gekommen bist, aber du spürst, dass es keinen Sinn hat: Du erlebst dich als Ertrinkende(n) auf hoher See, ängstlich auf der Suche nach einem Halt.
Aus machtloser Wut, wegen deiner eigenen Hilflosigkeit möchtest du dich mit deinen Füßchen abstoßen, aber du weißt nicht wovon. Du weißt nicht wohin mit dir, mit deinem Körper. Du würdest gerne *mehr* machen als das, wozu du jetzt physisch in der Lage bist, aber es geht nicht; du bist ängstlich und ungeduldig.
Du hast Schmerzen, spürst Stiche, deine Ohren glühen, du weißt nicht genau, *wo* es dich sticht, aber du spürst, dass du hier weg musst. Du möchtest etwas feste in den Griff bekommen, aber es gelingt dir nicht.

Kernlösung

Je ruhiger die Mutter ist, ohne Ängste, mit einem Gefühl der Sicherheit und Gewissheit in sich, und je weniger sie das Kleine mit einem überbesorgten Griff „festhält“ und es ihr gelingt, dem Kleinen Liebe, Vertrauen und Geborgenheit zu schenken, umso schneller wird sich das Baby an die neue Situation anpassen und ihre Ruhe annehmen.

Sich entspannt hängen lassen, ein Loslassen, auf das Leben vertrauen, Gefühle frei strömen lassen.
Nicht ein „übertriebenes“ Liebkosen des Babys wird helfen, sondern die Freude und die sorglose Hingabe der Mutter an das Leben wird eine unmittelbare Wirkung auf den angespannten Gemütszustand des Kleinen haben.

Kongenitale Hüftluxation

angeborene Dysplasie (= Fehlbildung) des Hüftgelenks, wodurch dieses instabil ist: das obere Ende des Oberschenkels bleibt nicht immer in der Gelenkhöhle (‚Luxation’ bedeutet ‚Ausrenkung’)

Kernursache

Das Baby / Kleinkind erlebt sich wie in einem Chaos; es lässt sich hängen, sieht keinen Sinn, unterschätzt seinen Wert.
Es würde sich am liebsten in sich einschließen: „Komm“; eine Weigerung, zu kommunizieren, nicht wirklich hier sein zu wollen.
Das Kleinkind glaubt nicht an sich; es würde sich am liebsten hinter einer Maske verstecken.

Der psychologische Zustand des Babys bei der Geburt kommt folgendem Gefühl gleich: Ich muss die Tür zuhalten, denn ich muss ohnehin schon für mich kämpfen; ein wenig vorsichtig im Kontakt zu anderen. Weil Ich „nur“ *so* bin, werde ich mich beeilen müssen, um auch zum Zuge zu kommen!

Der Zwiespalt: Sich unter-buttern, sich nicht für gut genug befinden, auf der einen Seite eine traurige Selbstzerstörung, und andererseits kämpfst du stark für dein Ich und setzt dich mit Nachdruck für dich ein, dies wird sich im Laufe der Jahre lösen; die Dualität: Sich einerseits hinter einer Scheinhaltung oder einer Clownsmaske zu verstecken und andererseits ein ICH-Ego zu haben, das sich für sich selbst stark macht; auf der einen Seite nicht sein zu wollen, ja *weg* sein zu wollen und andererseits um die Wette zu laufen, wie ein Huhn, das das größte Korn ergattern möchte.

Das Leben erscheint diesem Menschen rätselhaft; er gewinnt keinen Überblick, er möchte sich als Reaktion darauf „zuziehen“.

Kernlösung

Ein Gefühl der Geborgenheit; das Leben ist ein sicherer Raum, in den man eintreten kann.

Wachsen des Selbstbewusstseins; ein Wachsen zu Selbstvertrauen; sich sicher und stark auf seinen kleinen Füßen zu fühlen. Die Versöhnung mit sich selbst wird zu einem fröhlichen Kontakt mit anderen führen.

Selbstwertschätzung und Vertrauen; eine Offenheit für das Leben in den Armen eines liebevollen Elternteils. Sich zu trauen, allmählich einen breiteren Raum einzunehmen, ohne sich zu forcieren, ohne in Extreme verfallen zu müssen, sei es in Rückzug oder in übertriebene Selbstbestätigung.

Kawasaki-Syndrom

fiebrige Erkrankung mit Ausschlag, geröteten, geschwollenen Gliedmaßen, Hals-, Augen- und Zungenrötung, Lymphknotenschwellungen, manchmal mit Komplikationen am Herzen oder an den Gelenken einhergehend

Kernursache

Du „erwartest“ immer wieder den Schmerz…, den du dir im Grunde genommen selbst zufügst. Angst vor dem Schmerz, der kommen wird. Du stichst dir den Säbel sozusagen von links durch die Bauchhöhle, um ihn darauf wieder über die rechte Seite herauszulassen… Mit anderen Worten: Du bist mit emotional düsteren Überzeugungen in Bezug auf das Leben geboren worden… Immer wieder erleidest du die gleichen Schmerzen…, weil du es so erwartest, vorhersiehst, unbewusst erschaffst, weil du nun einmal davon überzeugt bist, dass es so ist und nicht anders sein kann. Warum dich so in Grund und Boden stampfen, dich so destruktiv und sadistisch behandeln, warum dich so bestrafen, dir so wehtun? Weil du denkst: Es geht nicht anders.
Höre auf damit, dir immer wieder über „Umwege“ langsam aber sicher den Dolchstoß zu versetzen. Höre auf mit dieser Selbst-Vernichtung, Selbst-Kasteiung, mache diesen schmerzhaft-ängstlich-fatalistischen Erwartungen an das Leben ein Ende.

Du siehst dich noch nicht wirklich klar und deutlich; du hältst dich zuweilen förmlich „erschöpft“-„schlafend“. Traue dich, dir selbst und dem Leben in die Augen zu sehen, und frage um ehrlichen Rat: Sieh dich an, was tust du dir an? Warum dich wie eine(n) „Unwissende(n)“ geben, warum dich in einen Drogenrausch versetzen, in Neptunsche Sphären untertauchen…, anstatt dich mit erhobenem Kopf, ehrlich und tapfer, anzuerkennen, zu respektieren? HÖRE auf damit, dich so in die Selbst-Vernichtung zu treiben.

Breche mit diesen benebelnden Lügensphären; hole dich über Wasser, und gib dir das

Recht auf ein wunderbares, schmerzfreies Leben. Werde nüchtern! Denke mit gesundem Menschenverstand nach! Übernehme die Verantwortung, und wehre dich nicht dagegen! Ekelt das Leben, ekelst du selbst dich an? Dann wird es höchste Zeit, zu erkennen, dass das Heil darin liegt, das Leben dankbar anzuerkennen und in seinem Wert zu schätzen. Du tätest gut daran, zu der Einsicht zu gelangen, dass DU dein Leben in den Abgrund oder zu einem irdischen Paradies führen kannst: Es liegt alles in deinen Händen.
Konstruktiver Selbst-Aufbau oder Zerstörung? Das ist eine subtile, emotional-psychologische Dynamik: Die körperlichen Symptome sind eine Folge der inneren Ereignisse in deinem Seelenzustand. Also reiße das Ruder herum, hin zu freudigeren Perspektiven. Lasse die Sonne wieder vor deinen Augen aufgehen; wage es, dem Leben lachend ins Gesicht zu sehen.

Kernlösung

Höre auf damit, dich selbst zu ruinieren, die Lüge in dir aufrechtzuerhalten: „Ich bin nichts wert, das Leben ist nichts wert, ich kann und will nicht leben". Entdecke deine Kraft, deinen Wert, deine schöpferischen Möglichkeiten..., aus Vollstem Selbst-Respekt. Komme *wirklich* zu Leben! Lebe nach der Überzeugung, dass du dich nicht „zu Fall" bringen musst, dass du in diesem Leben KEINE Schmerzen erleiden musst, dass du um deiner selbst willen glücklich sein *darfst,* und dass du wirklich der Mühe wert bist. Komme zu reiner Dankbarkeit für dich selbst, für deine Existenz...

Es ist gut, dass Eltern / Erzieher sich diese psychologische Verfassung sowohl für sich selbst, als auch für das Kind zu Herzen nehmen, wenn sie ein Kind mit diesem Krankheits-Symptom zu sich holen (natürlich unbewusst), dass sie sich und das Kind im Entwickeln von Selbst-Liebe stimulieren und ein optimistisches, dankbares, Vertrauensvolles Erwartungsmuster im Hinblick auf das Leben aufbauen. Ein „Klarer Blick" auf sich selbst, eine aufrichtige Anerkennung und Wertschätzung des eigenen Wesens. Wirklich WACH werden, nicht in einer Art von berauschtem Halb-Schlaf-Zustand weiterleben.
Die Überzeugung, dass Leben Freude bedeutet..., wenn du nur daran glaubst..., und dass du es *wirklich* verdienst, dieses Glück, dieses schmerzfreie, herrliche Leben!
Keine Kritik, Selbst-Kritik, keine destruktiven, düsteren Überzeugungen mehr. Pole sie in die freudigsten Erwartungen um. Schenke dir hingegen ein herrliches, warmes, herzliches Leben. Physische Beschwerden verschwinden, nachdem du dunkle, unbewusste psycho-emotionale Prozesse in ein freudiges Vertrauen umgewandelt hast. Auch Angst weicht, mögliche Bauchschmerzen verschwinden, das Herz singt vor Freude..., wenn der Mensch von Kindesbeinen an zu dem Bewusstsein kommt, dass er nicht „einfach so" da ist..., dass nichts ihn „einfach so" überfällt, auch nicht die Schmerzen... Je schneller er sich der Kraft seines ICH-der-Mensch, seines Wertes, in Liebe, bewusst wird, und der Tatsache, dass er sein Leben selbst gestalten kann (lies Teil I dieses Buches)..., ja, umso schneller verschwinden die Symptome und heilt die Krankheit.

Entscheide dich schwarz auf weiß für „LEBEN", für Liebe und Selbst-Rettung.

Keuchhusten

Pertussis

beginnt als eine scheinbar normale Erkältung, wonach immer heftigere, erstickende Hustenanfälle entstehen, denen jeweils ein pfeifendes Einatmen folgt; manchmal treten Komplikationen wie Atemstillstand auf

Kernursache

Protest. Man will in dich hineinschauen, oder man tut dir weh, du hast zumindest das Gefühl. Du fühlst dich erstickt: Du verschließt dich! Gefühlsentladung, Sehnsucht nach Befreiung; Angst und Ohnmacht.
Ein Suchen, ein Desorientiert-Sein, weder dich selbst im Blick haben, noch die Situation, die dich umgibt. Ein machtloser, von

Angst erfüllter Protest: Du fühlst dich wie ein Gehängter, deinen Eltern / Erziehern ausgeliefert, in einer Struktur gefangen; es ist so, als könnte man mit dir machen, was man will… Du fühlst dich von den Scheinwerfern, der Kritik, den Befehlen anderer ins Visier genommen. Sie treffen Entscheidungen für dich, sie erwarten von dir ein gutes Zeugnis, auf dass sie gegenüber Verwandten usw. mit dir prahlen können, so wirkt es zumindest auf dich (auf Tatsachen basierend oder nicht).

Du fühlst dich wie der Narr, der dazu verdammt ist, mit jemandem mitzugehen, wie ein Hund mit seinem Herrchen. Du musst eine bestimmte Rolle spielen, aber du hast keinen wirklichen Kontakt zu deinem tiefsten Selbst; deine Basisinstinkte, dein psychischer Überlebensdrang und die erste Sexualität treten zuweilen zu stark in den Vordergrund, weil du noch nicht dazu im Stande bist, dein Leben Selbstsicher und Bewusst *selbst* zu steuern.

Kernlösung

Setze diese inneren Kräfte in Tatkraft und Selbstverwirklichung um: Flüchte nicht in ein Schneckenhaus, sondern fühle dich in deinem sicheren, tiefsten Selbst beschützt. Höre auf diese innere Stimme, lasse dir nicht in deine Gefühle schauen, wenn du es nicht möchtest, lasse dich nicht durch andere verletzen, aber verstecke dich nicht vor deinen eigenen Gefühlen und potentiellen Energien, denn das führt lediglich zu machtloser Frustration.

Grenze deinen Bereich ab; niemand braucht die Scheinwerfer auf dich zu richten; trete selbst mit deiner Meinung, mit deiner Kreativität nach außen. Staue es nicht länger an, traue dich, dich vollkommen, in Liebe, zu erleben. Entdecke den Frieden und die Einheit dadurch in dir, dass du konsequent bist: Lebe in ehrlichem Kontakt zu deinem tiefsten Sein, ohne äußerlich eine Rolle zu spielen, um anderen zu gefallen. Setze Aggression und Erstickung in entschlossene, aufbauende Aktion um!

Kopfgneis

Seborrhoische Dermatitis: Dicke, fettige, gelbbraune Schuppenschicht auf der Kopfhaut des Babys, es besteht kein oder nur geringer Juckreiz

Kernursache

Angst vor etwas oder jemandem, der größer ist als du. Du vertraust dem Leben nicht wirklich. Auch Angst vor Reaktionen: Hast du etwas falsch gemacht, hast du in die Hose gemacht? Angst davor, einen Klaps auf den Kopf zu bekommen. Zumeist hat die Mutter mit ihren eigenen dunklen Emotionen, mit *ihren* Ängsten fertig zu werden, und das Kleine spiegelt diese wider.

Ein Gefühl von Unsicherheit, von emotionaler Instabilität; zu wenig innere Ruhe. Das Kind zieht sich zurück, fürchtet sich vor neuen oder unbekannten Dingen. Es traut sich und seinen Augen nicht wirklich…, „ein Geist?“, Argwohn, Misstrauen. Angst vor den eigenen Kräften, vor den tiefen Emotionen.

Eine blinde Wut auf seine Ängste, Aggression wegen seiner Ohnmacht, ein schreiender Protest den Erwachsenen gegenüber, von denen es abhängig ist.

Ein innerer Drang, diesen Ängsten ein Ende zu machen und persönliche Ambitionen, wie klein sie auch sein mögen, zu realisieren; manchmal führt dies zu einer trotzigen Beharrlichkeit, als würde sich dadurch die eigene Unselbstsicherheit in Luft auflösen…

Kernlösung

Dich innerhalb einer stabilen Struktur sicher fühlen. Einen klaren Blick für dich selbst, für das Leben gewinnen; traue dich, einen Gegenstand in seine Einzelteile zu zerlegen und sie zu untersuchen: Die Materie ist nicht bedrohlich. Ruhe und Liebe vertreiben Ängste.

Selbstvertrauen entwickeln, keine Angst vor Gefühlen haben, keine Strafe fürchten. Es ist kein dunkles Loch tief in dir, sondern ein sicherer, schöner, göttlicher Kern, dein individuelles Selbst, das der Ursprung deines ewigen Lebens ist. Du bist der Schöpfer deines Lebens, nichts Böses überkommt dich, wenn du dies nicht zunächst selbst hervorgerufen hast. Vertrauen und Freude im Leben! Löst der Elternteil diese Probleme in sich, dann wird sich das Kind befreit fühlen, dann wird die Schildkröte sich trauen, ihren Kopf zu zeigen.

Masern

Morbilli

Viruskrankheit, die mit den Symptomen einer ‚Erkältung' beginnt; danach entstehen Flecken an der Innenseite der Wangen, denen ein Hautausschlag auf dem gesamten Körper folgt; mögliche Komplikationen sind Mittelohrentzündung, Lungenentzündung und Hirnhautentzündung

Kernursache

Du bist wie eine Perle in einer Austernmuschel: Es ist an der Zeit, dass du dir deines Wertes bewusst wirst und jetzt nach außen trittst.

Ein innerer Zwiespalt: die Wünsche deiner Eltern / Umwelt erfüllen oder für dich selbst kämpfen?

Du fühlst dich in deinem Körper noch nicht ganz zu Hause, in deiner eigenen Haut gefangen, du möchtest in dir nach Raum suchen, aber du siehst nicht genau, *wie.*

Dies erfordert eine Einswerdung von Geist und Körper, und dass du bewusst das Ruder deiner Existenz ergreifst. Aber bisweilen fühlst du dich noch zu sehr in der Abhängigkeit von anderen, verletzbar, sowie den Blicken der Menschen um dich herum ausgesetzt. Auf der einen Seite versuchst du, dich davor zu verstecken, auch aus Schutz vor Schmerzen; auf der anderen Seite wünschst du dir Flügel, um dich aus dieser einengenden Verbindung zu befreien.

Dennoch kommst du noch nicht ohne begleitende Hand zurecht, aber deine unmündige Anhänglichkeit irritiert dich. Du hegst Ambitionen, aber fühlst dich noch klein. Du würdest deine Möglichkeiten zwar gerne austesten, aber du fühlst dich in einer zu beengenden Struktur gefangen. Deine Spontaneität wird mit Gewalt unterdrückt. Deine Irritation richtet sich sowohl auf deine innere Unsicherheit und die daraus folgenden Kommunikationsprobleme mit fremden Leuten, als auch auf die erzieherische Autorität über dir. Aber zuallererst handelt es sich hierbei um das Gefühl, auf dem eigenen instabilen Grund hoffnungslos gefangen zu sein und den Wunsch oder Drang, dich davon zu (er)lösen.

Menschen haben für dein Gefühl Macht über dich; du wehrst dich innerlich und sehnst dich danach, die Autorität in dir selbst spüren zu können, aber du fühlst dich wie eine Schnecke, die sich nicht aus ihrem Haus lösen kann, weil sie zu abhängig davon ist, weil sie sich darin verstecken kann!

Zuweilen empfindest du das Leben wie ein einziges Tauziehen: sie oder ich?

Kernlösung

Der Ärger verschwindet, wenn du dir vollkommen deines spezifischen Wertes als Mensch bewusst wirst; wenn du die Führung, die andere dir geben, nicht als Macht oder Druck ansiehst. Masern fordern von den Eltern, dem Kind genügend Freiraum zu geben, seine einzigartige Eigenheit zu respektieren und sie nicht formalen Strukturen, die nicht mehr sind als Fassade oder Tradition, unterzuordnen.

Spontaneität, Selbstsicherheit, dein nacktes Selbst zu zeigen wagen, ohne Angst, dass andere dich verletzen werden. Dich zu trauen, zu anderen frei Kontakt aufzunehmen, ohne dich immerzu zurückzuziehen; es zu wagen, für dich selbst zu sprechen.

Wenn Eltern sich zu wenig respektieren, wenn sie dem mehr Bedeutung beimessen, wie: „haben wir eine gute Wirkung nach außen?", dann ignorieren sie ihren wertvollen Inhalt, dann verleugnen sie das individuelle Einzigartig-Sein ihrer selbst und ihres Kindes. So wie sie sich selbst in eine Zwangsjacke stecken, so tun sie es auch mit ihrem Kind. In diesem Fall werden die Masern sehr heftig ausbrechen, als Aufruf des tiefsten Selbst, seinen wertvollen Inhalt anzuerkennen! Muss dein

Kind, unbewusst und ohne Widerstand, mit dem Strom der Masse mitschwimmen? Jedes Kind ist anders, hat seine spezifische Wesensart: Tauche es nicht in ein System von Gesetzen und Strukturen für eine Masse ein…, sondern ermutige es in seiner individuellen Entwicklung!

Masern symbolisieren den inneren Widerstand gegen das Anonyme, gegen das Opfer-Dasein. Sie sind das Symbol für „Übertragung und Ansteckung", wenn man sich zu wenig seines göttlichen Wertes, als Immunität, bewusst ist. Ein Kampf des Kindes für einen höheren Wert, mit der gleichen Botschaft für seine Eltern.

Mumps, Ziegenpeter

Kernursache

Selbstverurteilung, wodurch eine psychische Unfruchtbarkeit entsteht. Eine gewaltige Potenz schöpferischer Kraft wird unterdrückt.
Eine verborgene, heimliche Gefühlswelt: Du bekämpfst dich fortwährend selbst. Weil Kreativität und spontane Selbstmanifestierung zurückgezogen werden, weil du dich in gewisser Weise für bestimmte in dir aufblühende Gefühle, wie Sexualität, schämst, wirst du dich ängstlich unter Kontrolle halten.

Du meinst, dass man dir nicht vertrauen könne, dennoch steckst du voller Gefühle: Du wirst sie heimlich in dir empfinden, vielleicht fühlst du dich ihretwegen schuldig.
Die Ursache für das Zurückgehen in dich selbst und das Suchen nach einer Form von Selbstbefriedigung liegt in deinem Gefühl der Unfähigkeit, du selbst zu sein, deine Talente zu nutzen: Du fühlst dich zu schwach oder schlecht, zu klein oder böse. Umherirrend, zögerlich, angespannt…, du verurteilst dich selbst, du siehst nur schwarzweiß, du empfindest die sexuellen und aggressiven Kräfte in dir als schlecht und meinst, man müsse sie unterdrücken. Das, was man bekämpft, wird stärker. Sei dir jedoch darüber im Klaren, dass diese Instinkte, diese Urkräfte in dir gut sind; dass diese Kräfte, wenn du dich traust, in vielen Bereichen voller Selbstvertrauen zu gestalten, als positive Schöpfungsenergien ihre Arbeit tun: Wenn du diesen Vulkan in dir, diese enormen Reserven an Möglichkeiten und Talenten nicht länger aus Scham oder Selbstbestrafung versteckst, *dann* werden diese gesunden Energien nicht länger eine frustrierte Kugel bilden, weder in deiner Sexualität, noch im Mumps. Diese Gefühle darf es geben, aber du fixierst dich zu stark auf deine „Unfähigkeit und Schlechtheit", so dass aktive Kreativität nicht mehr stattfinden kann, mit der Folge, dass Kreativität sich wiederum in Sexualität und in einem enttäuschten, verborgenen Gefühlsleben „niederschlägt".
Diese Unterdrückung gesunder, aktiver Kräfte führt schließlich zu äußerster Aggression! Du möchtest gerne boxen, es herausposaunen, deine Meinung verkündigen, du regst dich über Leute auf, die auf deine Machtlosigkeit eingehen, wie auch über deine Biegsamkeit und so genannte Schwäche, über deine sinnlichen Sehnsüchte, aber diese Wut häufst du an. Deine Sehnsüchte fallen dir so schwer; die Wut auf dich selbst lässt du an anderen ab, vielleicht schweigend.
Dich verurteilend, kehrst du dir und anderen den Rücken zu; Kommunikationsstörung.

Kernlösung

Erhöhe die Liebe zu dir, sage stolz „Hier bin ich", dann werden Sexualität und andere primitive Gefühle nicht mehr als „Kompensation" für dein Sich-Geringer-Fühlen fungieren. Dann wirst du, aus Selbstrespekt, deine Träume verwirklichen, dann werden Kreativität und Sexualität sich in den Dienst der reinen Liebe stellen. Nichts ist schwarz in dir, es werden jedoch nur bestimmte Gefühle von dir anvisiert, aus Angst vor dir selbst. Lasse deine starken Energien unter deiner liebevollen Aufsicht frei durchströmen. Wenn du dir selbst einen Wert zuerkennst, dann werden Frustrationen und Ängste weichen. Ruhig, stolz auf dein Ganzheitliches Selbst, in der

Reinheit der Liebe zu dir, wirst du entschlossen deinen Weg wählen dürfen, wirst du sagen, was du zu sagen hast und nicht länger vor ehrlicher, offener Kommunikation flüchten.
Die Konfrontation mit deinen tiefsten Gefühlen *und* die Anerkennung der natürlichen Sehnsüchte werden im „Guten" zu einer spontanen Entwicklung führen, wobei Kreativität und Fruchtbarkeit auf vielen Ebenen wachsen werden.

Nabelbruch bei Babys

Kernursache

Du wirfst als Baby vorsichtig einen Blick in diese Welt, aber du traust dich nicht richtig, den Schritt zu gehen; du bist noch nicht ganz sicher, ob du hier wohl bleiben möchtest. Mit dem einen Bein stehst du noch in der nicht-irdischen Welt, in deinem ursprünglichen Bewusstseinszustand, mit dem anderen Bein hast du sozusagen die Grenze überschritten. Aber du hast Angst, du wagst es nicht, den Schritt vollständig zu machen; du schlägst unbewusst Alarm: ein Nabelbruch.
Der Bewusstseinszustand dieser Kinder ist verstummt, eine Stimmung der Unendlichkeit, ein „Geist"-Sein, nicht wirklich Hier Leben; das Baby blockiert sich unbewusst, um aufzurücken, um die Verbindung zum Leben aufzunehmen. Angst und Unsicherheit sind die Ursache dessen; je mehr die Mutter ihre eigenen Ängste löst, umso besser ist die Atmosphäre für das Baby.

Irgendwo ist Sand im Getriebe: Ich traue mich so nicht weiter. Emotionen und Spannungen häufen sich an, bis die Alarmglocke läutet. Das Baby würde sich manchmal am liebsten in ein anderes Leben zurückziehen. Solange die Nabelschnur mit der Mutter verbunden war, brauchte es noch keine nachdrückliche „Beseelung" des Individuellen, des neuen Wesens zu geben; denn der Körper wurde geistig und körperlich von der Mutter genährt; beim Durchschneiden der Nabelschnur wird der Körper des Babys viel stärker auf die Impulse des eigenen tiefsten Selbst reagieren, auch wenn die Strahlung der Mutter noch sehr stark präsent bleibt. Ein selbständiges Existieren, ein Eintreten ins Irdische erfordert Anpassung, die nicht immer reibungslos verläuft.

Kernlösung

Es ist notwendig, dass das Wesen es wagt, von seiner Hauptquelle aus, dem Lebenden Selbst, aus der anderen Dimension, eine starke „Verbindungsröhre" zu seiner irdischen Existenz, zu seinem Körper zu ziehen. Sich selbst wirklich geboren werden lassen.
Dieses „Eintreten ins irdische Leben" kann lediglich mit einer kleinen Flamme beginnen: Das Baby kann hier unmöglich bereits selbst einen festen Zugriff auf das Leben bekommen. Von daher, dass es Unterstützung bei der Mutter sucht, bei der „Mutterquelle", um hier das Leben vorerst auf eine beruhigende Art und Weise abzutasten; denn es fühlt sich so unsicher in dieser neuen Lebensform. Wenn sich die Mutter ruhig und vertraut fühlt, nicht ängstlich aufgestachelt, dann wird sich das Kleine, während es sich bei ihr anlehnt, trauen, ohne Ängste die Verbindung von seinem Inneren Selbst zum irdischen Leben durchzuziehen.

Ein Nabelbruch entlockt denjenigen eine Reaktion, die sich um das Baby sorgen: Eine Leuchtrakete, die ihr Ziel nicht verfehlt, Ziel des Babys, sich stärker im Leben präsent zu fühlen, sich zum Leben zu erwecken, über Gefühlsreize des eigenen Körpers, über Kontakt zu anderen. Ein liebevolles, entspanntes Umsorgen beschert ihm ein Gefühl von Sicherheit und Willkommensein im neuen Leben. Mehr braucht es nicht; ein warmes, geborgenes Gefühl, das dazu im Stande ist, Ängste zu vertreiben.
Freude, das große Ziel des irdischen Lebens, durch die Wärme der Sonne, durch die Wärme des Mutterherzens erlebt.

Nabelbruch bei Erwachsenen: Hier gelten die gleichen „essentiellen" Ursachen.

Roter oder entzündeter Nabel bei Babys

Kernursache

Aggression durch Ohnmacht. Du fühlst dich schwach, hilflos, abhängig, und du möchtest schon viel mehr machen, als du kannst. Deine Betreuer fingern an deinem Näschen und deinem Nabel herum, du wehrst dich. Du fühlst dich blockiert, ängstlich um deiner Machtlosigkeit willen.

Dadurch würdest du dich mit deinen kleinen Fäustchen an deine Mutter klammern, aber eigentlich sehnst du dich nach Bewegungsfreiheit, Raum und eigener Überzeugungskraft.

Manchmal tut man dir weh, mit einer Spritze oder einem Tuch; das macht dich geradezu wütend.

Das Baby greift auch die Gefühle der Mutter auf: Fühlt die Mama sich beispielsweise machtlos, dann wird das Baby dieses Gefühl unbewusst aufsaugen; das gilt auch für Angst und Wut.

Kernlösung

Gib dem Kind so viel Freiraum wie möglich, ziehe es nicht zu dick an, erzwinge nichts bei ihm, verpflichte es nicht, sondern folge dem Rhythmus seiner Natur!

Wie klein es auch ist, es hat seine einzigartigen Eigenschaften: Lasse es sein, wer er / sie ist, und forme es nicht nach deiner Art: seine Freiheit, ICH zu sein; eine Entdopplung zu zwei autonomen Wesen, Mutter und Baby; Liebe *gibt* und greift nicht, klammert nicht.

Es ist heilsam für das Kind, wenn die Mutter sich ihrer Kräfte und Möglichkeiten bewusst ist, wenn sie sich für sich selbst einsetzen kann und keine Wut anstaut! Ein Vertrauen auf das tiefste Selbst, eine beruhigende, besänftigende Haltung der Mutter fördert den Heilungsprozess.

Rachitis, Englische Krankheit

Mangel an Vitamin D und Calcium, der zu einer Störung der Knochenbildung, krummen Gliedern, Skoliose der Wirbelsäule, Störung der Gebissbildung u.a. führt

Kernursache

Du lebst zu wenig für DICH SELBST. Du lebst für andere, fühlst dich im Dienst anderer Menschen. Du sorgst dich um andere, häufst auch ihre Probleme in dir an.

Du lebst noch zu „vergeistigt“, du steigst nicht wirklich ins irdische, physische Leben herab; du denkst, dass das irdische Leben und „Glück“ schwer zu kombinieren sind.

Das Leben fällt dir sehr schwer, wie eine enorme Last auf deinem Rücken, du vermagst sie kaum zu tragen. Du fühlst dich dem Leben hier nicht gewachsen, auch wenn du gerne stark für ein Ideal kämpfen würdest…, aber du kannst nicht, du bist davon überzeugt, gefühlsmäßig eine schwache Konstitution zu haben und auf Erden eher nicht zu Hause zu sein.

Alle Trauer und Sorgen hältst du fest: Es wird immer schwerer.

Kernlösung

Traue dich, in deiner eigenen Körperwärme zu baden: Du lebst in erster Linie für dich!
Lasse alle Lasten einmal los, und komme mit deinen Füßen auf die Erde, nimm an der Freude auf Erden teil, und sorge für dich.

Umsorge dich mit warmen Gefühlen: Du bist Teil des physischen Lebens, das eine Manifestierung der göttlichen Bewusstseinsenergie ist, aber diese Menschwerdung erfordert das Loslassen eines *zu* geistigen Seinszustandes: Ergreife das irdische Leben in Dankbarkeit. Auch du verdienst es; degradiere dich nicht länger zum Sklaven.

Manifestiere dich vollkommen in der Materie.

Ringelröteln

Erythema infectiosum, fünfte Krankheit, Slapped-Cheek-Disease

neben allgemeinen Krankheitssymptomen zeigt ein Teil der Patienten die typische Gesichtsrötung auf Wangen und Nase in Form eines Schmetterlings, die sich über den ganzen Körper ausbreitet

Kernursache

Beißende, bittere Trauer. Tiefe, unbewusste Prozesse finden hier statt: Tief liegende Emotionen fordern eine vollständige Reinwaschung.

Eine Chance, früh zu transformieren, wie auch eine Gelegenheit zur Transformation für die Mutter, die möglicherweise mit einer ähnlichen psychischen Problematik zu kämpfen hat.

Das Baby reagiert sehr sensibel auf die Traurigkeit und Ängste seiner Umwelt. Es fühlt sich verloren, hat Angst vor „Tod" und Einsamkeit. Ein ängstliches Klammern am anderen.

Kälte, Gefühlsspannungen; keinen Überblick über das Leben, über sich selbst haben, eine Abwesenheit, zu viel „unbewusster Geist" anstatt ein Bewusstes ICH-Sein; keinen starken Halt finden, keine Sicherheit, keine Richtung sehen, die man einschlagen möchte.

In den Fängen des „Pluto", der tiefsten Emotionen. Man fühlt sich überwältigt. Schmerzhafte Erinnerungen.

Kernlösung

Die Wärme des Mutterschoßes; die sichere Geborgenheit in sich selbst.
Stolz auf das eigene Sein; mit Freude und sorglos spielen. Ein geborgenes Zuhause.

Darum wissen, dass nichts im Leben zufällig passiert; dass jeder Mensch dazu im Stande ist, sein Leben jeden Moment in eine freudvolle Richtung zu gestalten, trotz schmerzhafter Erinnerungen aus der Vergangenheit.

Röteln

Rubella, Rubeola

meist harmloser Verlauf: geschwollene Lymphknoten hinter den Ohren, dann rote Flecken, erst im Gesicht, dann auf dem ganzen Körper; es kann jedoch für den Fötus gefährlich sein (Augen- und Herzfehler, Taubheit), wenn die Mutter zu Beginn der Schwangerschaft an Röteln erkrankt

Kernursache

Diese Krankheit ist wie ein Hund für einen Blinden (im Originaltext lautet die Bezeichnung für Röteln im Niederländischen „Roter Hund", *Anmerkung der Übersetzerin*): Er nimmt das Ruder in die Hand, denn du bist, als Meister, abwesend.

Nicht im geringsten in dir konzentriert sein, unbewusst, eher nicht-sein, nicht dazu im Stande, auch nur ein wenig Autorität in dich selbst zu legen, wodurch die Außenwelt dir als Bedrohung erscheint. Wo ist dein ICH? Du *lässt* dich beispielsweise durch deine Erzieher, durch die anderen Kinder in der Schule leben, kraftlos…

Kernlösung

Der Hund zeigt dir den Weg: um dich mit deinem vollen Bewusstsein in deinen Körper eintreten zu lassen! Starke Energien aus den tiefsten Tiefen deines Selbst bieten sich rot glühend an; du kannst deine persönlichen Kräfte jetzt nicht länger negieren.
Verankere dich nun stark in der Erde, und werde dir deiner Werte bewusst. Baue deine eigene Struktur auf, und grenze deinen Bereich stärker ab, so dass andere nicht länger ungebeten in dich eindringen. Werde dir deines Selbst bewusst!

Scharlach

Scarlatina

Halsentzündung, Fieber, feuerrote geschwollene Zunge, auffallend rote Wangen, dunkelrote Tupfen an warmen Körperstellen, weißes Dreieck um den Mund und unter der Nase; nach der Krankheit starkes Schälen der Haut

Kernursache

Du fühlst dich unsicher und nicht in einer gewissen Struktur geborgen: Du meinst, dich mit einem stählernen Panzer schützen zu müssen, so dass niemand dich finden kann. Angst..., vor allem wenn du dich von einer dir nahe stehenden Person körperlich getrennt fühlst (durch die Schule, Kinderkrippe) und du dich innerhalb der neuen Struktur überhaupt nicht wohl fühlst.

Du stehst so wackelig auf deinen eigenen Beinchen, bekommst nichts in den Griff..., du suchst nach Anhänglichkeit, aber wirst manchmal zugleich so wütend auf deine Ohnmacht. Deine erhitzten Gefühle kochen zuweilen über vor Aggression, dein Kopf glüht förmlich vor negativen, giftigen Gedanken. Eine Zwiespältigkeit: Es gefügig geschehen lassen – Aggression, Jähzorn.
Du hältst deine Gefühle zu lange zurück, aus der Angst heraus, dass etwas Furchtbares passieren könnte...
Du hast Angst, zu versagen und bestraft zu werden; du hältst deine Gefühle ängstlich im Inneren. Du bleibst im Verborgenen, aus Selbstschutz..., bis du aus Protest gegen die Mahlzeit, die deine Mama dir vorsetzt, mit der Gabel herumfuchtelst: Die Bombe explodiert wegen eines Details. Die Ursache hierfür liegt jedoch tiefer: Eine ängstliche Seele, die sich nicht wirklich sicher fühlt.

Kernlösung

Ein sicheres, körperlich nahes Gefühl beim Schmusen tut dir sehr gut.
Wenn Eltern zu ruhiger Selbstsicherheit und Selbstvertrauen kommen, wird das Kind die Auswirkungen dessen spüren. Lasst die spontanen Gefühle des Kindes frei strömen, erstickt das Schreien nicht im Keim, lasst es aus voller Brust schreien, ohne dass die Mama deshalb wütend werden muss. Nicht unterdrücken müssen, weinen dürfen und dennoch Geborgenheit erfahren. Versöhnung auf allen Ebenen.

Lasse Emotionen frei heraus, bevor sie zu rot glühend werden. Aggression, Ängste und Gefühle der Unsicherheit bei der Mutter können Scharlach bei dem / der Kleinen noch stimulieren. Komme in dir zur Ruhe.

Schwellung der Talgdrüsen bei Babys

Kernursache und Kernlösung

Aufmerksamkeit bekommen wollen.
Du fühlst dich noch so ungeschickt und abhängig; du willst sehr viel, aber es gelingt dir nicht alles. Du klammerst dich an deine Mutter (deine(n) Erzieher(in)), aber gleichzeitig fürchtest du dich vor der Autorität, die dich niederschmettern könnte. Du forderst ihre Aufmerksamkeit, aber dennoch sehnst du dich danach, dich selbst in Freiheit zu erleben. Du stößt von dir, du ziehst an.
Dir in Ruhe die Zeit nehmen, zu wachsen, nichts übereilen, nicht über dich hinweggehen!
Die Zügel nicht zu straff, nicht zu locker halten. Kein Ersticken. Ein Gefühl sicherer Geborgenheit, das dankbare Akzeptieren liebevoller Sorgen.
Kräfte und Gefühle entwickeln sich innerlich: Bremse sie nicht ab.

Tränenkanal: Probleme

Kernursache und Kernlösung

Verstopfung: zu viel im Geiste, zu wenig hier-und-jetzt im Leben auf Erden.
Das Baby tastet mit seinen Bewusstseinsantennen das Leben ab, aber ist noch nicht wirklich mit seinem ganzen Selbst präsent. Was hierbei eine wohltuende und ent-stopfende Wirkung hat, ist vor allem die Konfrontation, der Kontakt zur Öffentlichkeit. Auch die sinnliche Erkundung auf verschiedene Art und Weise: ein aufblinkendes Licht, das ein Geräusch macht, eine Melodie, die Berührung mit Wasser; das „Zittern" nach dem Bad, kalt und warm spüren können usw. ..., auf verschiedenste Arten ins Irdische eingetaucht zu werden.

Entzündung: Angst und Wut, weil man zu viel an ihm / ihr herumfummelt und –fingert (Öhrchen, Näschen, Nabel...). Angst vor Schmerzen. Lasse mich in Ruhe!

Das Baby krümmt sich zusammen, aus Angst, verletzt, (psychisch) durchbohrt zu werden: Trauer und Wut verursachen die Entzündung.
Lasse es spüren, wie sicher sein Leben auf Erden ist; beruhige es durch einen freudvollen, optimistischen Kontakt. Und, falls nötig, arbeite als Elternteil an einer ähnlich gelagerten Problematik bei dir selbst.

Wind-, Wasserpocken

Varizellen

Kernursache

Ob vom Wind, von deiner Mutter oder von Sphären beeinflusst, du bist schnell hingerissen, weil du noch nicht autonom lebst. Wer bin ich? Gefühle und Eindrücke, Trauer und Ängste deiner Umwelt: Du bist dafür offen, weil du noch zu abhängig bist und wie ein Fisch am Köder ins Leben hineinschaust.

Es wiegt alles zu schwer für dich, du kannst es so nicht länger tragen; du würdest dich gerne gegen die Einflüsse und die schmerzhaften Erfahrungen von außen schützen, aber es gelingt dir nicht. Du fühlst dich von anderen verschlungen: So wirst du psychisch und physisch „infiziert".

Kernlösung

Spüre das „stabile Gerüst" deines Zuhauses, deines ICHS, wo du dich gut fühlst und in Sicherheit bist, auch wenn Menschen in deiner Umgebung die Atmosphäre mit ihren Ängsten und Problemen vergiften würden.

Bestimme dennoch bereits entschlossen deine eigenen Wege mit dem Zeigefinger: Traue dich, dich für deine persönliche Meinung einzusetzen. Wenn nötig auch einmal wütend: DAS BIN ICH! Denn du bist, wer du bist, anders als deine Eltern oder deine Freunde. Taste nach dir, nach deinen persönlichen Eigenschaften, und ziehe dich hin und wieder zurück; eine Ruhepause für dein eigenes ICH. Langsam aber sicher du selbst Werden können, auf selbständige Art und Weise.

DAS KINN

Psychologische Übereinstimmung

Eine Antenne, die auf die Erde gerichtet ist; sie trägt dein Gesicht. Dich auf deinem Untergrund sicher fühlen. Die starke Erdung, in deinem tiefsten Selbst verwurzelt sein. Die Einheitskraft in dir. Eine Widerspiegelung der Selbstsicherheit, deines starken inneren Kernes, des strahlenden Sonnenzentrums in dir. Keine Masken, keine Lügen, keine Schwäche.

Das entschlossene Weitergehen in deinem Leben, ohne Umwege, ohne zu zögern. Die Führerschaft in dir: Die gesamte Autorität und der ganze Halt liegen in deinem Selbst.

Dich von deinen Mitmenschen ganz und gar warm Willkommen geheißen fühlen, ohne zu forcieren, weil du dich liebst, wie du bist. Wenn du aus *einem* Guss bist, mit dir zufrieden, ohne inneren Zwiespalt, dann wirst du zwischen dir und den anderen Menschen keine Mauer empfinden, dann brauchst du nicht mit Nachdruck nach einer Bestätigung zu fragen.

Ein harmonisches Zusammenspiel von Himmel und Erde, von deinem Lebenden Selbst und deinem irdischen Körper.

Erkrankungen des Kinns

Kernursache und Kernlösung

Bist du zu wenig in dir geerdet, fühlst du dich nicht in Sicherheit? Entziehst du dich deinen eigenen Wurzeln, deinem tiefsten Selbst, dem Bewusstsein, das deinen Körper vorantreibt, dann lebst du lediglich an der Oberfläche und fühlst dich nicht geborgen, du empfindest dich als schwach und unsicher. Dein Kinn wird spitz und aggressiv auf der Hut sein, bereit, sich zu verteidigen oder anzugreifen.

Wenn du den Wert und die Autorität nicht in dich stellst, wirst du von Bestätigungen, von Affirmation aus der Außenwelt abhängig. Dein äußerliches Image wird wichtiger werden als das, was du innerlich fühlst.

Unsicherheit wird durch Streitlust, durch das Glänzen nach außen kompensiert. Findest du keinen Halt, fühlst du dich ängstlich? Suche nicht außerhalb von dir!

Erkennst du lediglich den „Geist“ an, und verleugnest du das Physische, das Genießen, die körperliche Freude... Denkst du, dass dein Untergrund, deine tiefen Gefühle und Sehnsüchte „schlecht“ sind, vertraust du dir nicht?

Zu wenig Erdung führt zu Unausgewogenheit: Komme mit beiden Füßen auf den Boden, und vertraue auf dein ganzheitliches Selbst, stelle keine Verbotsschilder auf. Erhebe dein Kinn nicht zu hoch über das Irdische: Traue dich, Mensch unter den Menschen zu sein, fühle dich willkommen, ziehe dich nicht zurück.

Andererseits: Lässt du dich durch das Materielle, das Physische, durch Sexlust oder andere Zwänge leiten? Bringe dich mit deinem tiefen Kern in Verbindung, und höre auf damit, dir weiszumachen, dass du nichts wert, dass du nur ein Schwächling seiest: Das sind lediglich Überzeugungen. Ergreife dich mit beiden Händen, und lenke selbstbewusst deine Gefühlswelt, ohne dass du ihr Sklave wirst.

Mache dich zum Meister über dich, nicht über andere; das wäre lediglich eine frustrierte Reaktion auf die Ohnmachtgefühle in dir. Sei stolz auf deinen Inhalt, nicht auf deine Maskerade oder dein Schauspiel.

Erlebe die Einheit in dir, und errichte keine dicke Mauer zwischen dir und dem / der anderen. Bist du so verurteilend und kritisch dir selbst gegenüber? Dann wirst du anderen auch zu kritisch begegnen. Selbstzufriedenheit führt zu Freundschaft.

KLEPTOMANIE

unaufhaltsamer Drang zu stehlen

Kernursache

Die Ursache hierfür liegt im Grunde genommen in einem Zusammenspiel verschiedener Faktoren. Durch das innere Gefühl, gefangen zu sein, würde man eine „Gefängniszelle“ zu sich holen: Du hast das Gefühl, als ob deine Natur nicht frei existieren dürfte: Du „verbietest“ dir ein freies, natürliches, spontanes Leben.

Du erstickst dich; deine Erziehung hat hierzu *möglicherweise* noch seinen Teil beigetragen.
Du unterdrückst viele schöne und kreative Energien in dir; du hältst dich gefühlsmäßig zu fest verschlossen. Eine selbst auferlegte Gefangenschaft; du würdest in deinen Augenwinkeln nach einem geeigneten Moment spähen, um hier auszubrechen! Verdrängung von Sehnsüchten führt zu Übertreibung. Weil du das Gefühl hast, dass es die anderen sind, die dich einsperren oder einschränken, wirst du eine Tat begehen, die eine Flucht aus diesem von der Welt auferlegten Gefängnis darstellt.

Andererseits gibt es hier eine tiefe Angst und ein zwanghaftes „Sammeln“ von Gegenständen als Ausdruck des Urinstinktes des Menschen, um zu überleben.
Auf der Suche, mit der Nase voran, witternd, aufsaugend...
Angst, die die Folge dessen ist, dass du zu deinem eigenen tiefsten Kern keinen wirklichen Kontakt hast, dass du dich selbst verleugnest und natürliche, intuitive, sinnliche Sehnsüchte negierst; schlussendlich fühlst du dich nicht nur in dir gefangen, sondern auch so leer. Dadurch entsteht ein Drang, diese Leere konstant mit Elementen außerhalb von dir „aufzufüllen“. Dies trägt sich auf rein irdischer Ebene zu, da es vor allem deine irdische Natur ist, die du argwöhnisch beäugst..., und wo du dich weigerst, sie vollkommen anzuerkennen.

Kleptomanie wird als Ausweg für diesen inneren Zwiespalt gesucht: eine Kompensation für das, was du in dir „vermisst“ oder zur Seite schiebst.

Denn dieser Zwiespalt führt zu Stress, zu einer harten, ängstlichen Anspannung, die augenscheinlich nur dann verschwinden wird, wenn man die eigene Leere füllen kann: durch Diebstahl.

Dieser Sammel-Instinkt, führt hier im Grunde genommen zu einem tatsächlichen psychischen Überleben, auch wenn es nicht die *wirkliche* Lösung für das innere Problem bietet, das dem zugrunde liegt. Es handelt sich hierbei um einen Aufstand des / der Gefangenen.

Ein anderer Aspekt ist: die Unterschätzung des eigenen Wertes und der eigenen Möglichkeiten.

Du klammerst dich ängstlich an alles und jeden, um ein Gefühl der Sicherheit zu finden.

Du glaubst nicht im geringsten an deine eigene Meisterschaft; du bist davon überzeugt, dass unbewusste Kräfte dein Leben lenken, dass deine Hände deinen Kopf steuern, dass du überhaupt nicht dazu im Stande bist, dein Leben selbst in die „Hand“ zu nehmen und zu einer freudvollen, befriedigenden Existenz auszubauen.

Kernlösung

Dieses Frustriert-Sein, diese Zerrissenheit in dir kann dadurch gelöst werden, dass du dich vollkommen für alle Eigenschaften oder Teile in dir öffnest: Akzeptiere deine Intuition, deine Natur, deine Instinkte, und verschließe dich nicht vor natürlichen, sinnlichen Gefühlen!

Misstraue nicht deiner Natur, lasse alles frei durchkommen, ansonsten sucht sie einen Ausweg in übersteigerten Manifestierungen wie Schlafwandeln, Kleptomanie usw. ...

Unbewusste Kräfte, die aufkommen, sollten nicht negiert, sondern integriert werden, das bedeutet: Akzeptiere sie, sieh sie dir an, verarbeite sie unter Aufsicht deines Bewussten Ichs.

Wenn du dich nicht länger als ein bedrohtes Wesen betrachtest, wenn du nicht mehr vor deiner eigenen Natur auf der Hut bist, sondern dich vollkommen dir selbst anvertraust, wenn du deine Werte, Talente, deine körperlichen Sehnsüchte förmlich (her)ausdrückst, auch in der Beziehung zu Freunden, dann wirst du deine Vollheit nicht mehr im „Nehmen“ erfahren, um dich zu füllen, sondern im „Geben“. Erlebe diese Fülle in dir, schäme dich nicht, fühle dich nicht schuldig deiner Gefühle oder Träume wegen, sondern durchlebe sie, und stoße dich nicht länger weg!

So ergreife dich mit beiden Händen, und sei dir darüber im Klaren, dass das Selbstbewusste Ich in Bezug auf das Zwanghafte von Jetzt ab eine übergeordnete Rolle spielt: Bist du davon überzeugt, dass unbewusste Kräfte der Leitung deines Befehls folgen, und steckst du deine Gefühle nicht länger unter eine Glocke, dann wirst du nicht mehr unter Kleptomanie leiden. Instinkte werden in Bewusste Kreativität umgesetzt: Diese Transformation kannst du jeden Moment einsetzen lassen. Du bist dein eigener Meister, wenn du diese Befreiung herbeiführst.

KLINEFELTER-SYNDROM

Mann mit 2 oder mehr X-Chromosomen meist normale Gesundheit, aber diese Männer sind ‚weiblicher' und normalerweise ist ihr Sperma unfruchtbar

---

Es handelt sich hier nicht um eine Krankheit, sondern um ein Signal, das dir bestimmte Dinge klarmachen möchte...:

Du möchtest eigentlich zur Basis, zu den tiefsten Bodenschichten deiner selbst gelangen. Du willst dich in dir erden, ganz nah zu deinen Basiskräften vorstoßen, eine Transformation bis zum Boden deines goldenen Kerns durchführen. Aber du glaubst zu scheitern..., und du hast Angst davor. Du denkst nicht, dass es dir gelingen wird; du hast Angst davor, dass du es nicht schaffst, dass du es „nicht kannst". Jeder andere wohl, aber du nicht. Es lebt die Angst in dir, dass es aus mit dir wäre, wenn du wirklich weitergehen würdest, wie das Leben es von dir fordert. Du klammerst dich an der Außenseite fest, an den Außenschichten von dir, von den Dingen, und infolgedessen entsteht Angst..., weil du die Liebe zu deinem *wirklichen* ICH – deinem Inhaltlichen Wert – verleugnest, indem du an der Außenseite deines Wesens haften bleibst. Du hast Angst vor „nichts", du läufst vor / aus dir selbst weg. Dennoch lösen sich Ängste und Elend gerade dadurch, dass du nicht länger nur an der oberflächlichen Seite deiner Wesenseigenheit lebst.

Möglicherweise *weißt* du es nicht einmal..., du glaubst jedenfalls nicht daran: dass ein urstarker Quellengehalt in dir wohnt, dass du die Gotteskraft in dir selbst finden musst. Dadurch, durch die Selbstverleugnung von Grund auf, kannst du nervös werden, dir aus Unsicherheit durch die Haare gehen, dich kratzen, deine Außenseite verschönern, um dennoch eine gewisse Anerkennung deiner selbst zu spüren..., aber das löst überhaupt nichts!

Gehe deshalb *ganz* tief IN dich, und sieh, wie schön, reichlich, prachtvoll, stark, von unsterblicher Schönheit dein Inneres ist. *Sei dir darüber im Klaren,* dass du dich immer und jeder Zeit damit verbinden kannst, dass du dich nie mehr von dieser inneren Schatzkiste abzuwenden brauchst, von deinem inneren Lebensmechanismus, der niemals stirbt. Du verbindest dich mit ihm und triffst die Entscheidung, dich nie mehr an oberflächliche Orte zu verirren.

Du kommst zu der ANERKENNUNG deines *echten* ICHS, deines vollen Inhaltes, deiner unglaublichen Möglichkeiten..., die du als schöpferischer Mensch hast. Erst jetzt wird das Leben dich triumphieren lassen, erst jetzt kannst du in dir weitergehen, denn du hast den GLAUBEN an dich gefunden, an die unendlichen Möglichkeiten, die auf der Ebene des Seins, Erschaffens und Realisierens in dir stecken. Du „hängst" dich nie mehr an andere, du saugst dich nicht länger an anderen fest, du verführst niemanden, um deine Leere zu füllen. Du gebietest der Weichheit, dem Schwachsein, der Selbstverleugnung im wahrsten Sinne des Wortes Einhalt. Du rufst dich zur Ordnung, um dich ein für allemal auf den neuen Weg zu begeben. Ein Weg, der nicht mehr saugt und sich ziert, der nicht länger oberflächlich ergreift und zieht, der also keine Ängste und Oberflächlichkeiten befürwortet..., sondern ein Weg, der zu Freude führt – das *echte* Lachen – und jede Traurigkeit vertreibt.

Du hast das Gleis, das zum Schwarzen und zum Tod führte, verlassen; du begibst dich auf vollwertige Art und Weise durchs Leben: nicht eng-weibchenhaft, nicht als Schwach-Menschlein, sondern als großer Mensch, der den Mann und die Frau stark in sich vereinigt hat (ist das nicht prachtvoll?)[4], der sich seiner Kraft und Immunität bewusst ist, der genug erlebt hat, um jetzt zu beschließen, einen ganz anderen Weg einzuschlagen.

Mit Pluto an deiner Rechten transformierst du dich jetzt von Grund auf: Nun entdeckst du den wirklichen Boden deines Seelenkerns, jetzt weißt du, dass Sexualität ohne Liebe, ohne die Anerkennung dieser eigenen Fülle bei dem vollwertigen Menschen nicht existieren darf / kann. Du entdeckst deine Fülle und teilst sie mit anderen. Jetzt handelst du aus Selbst-Erkenntnis, nicht länger aus einem oberflächlichen oder äußerlichen „Bild" heraus. Du bist kein Bild mehr, sondern ein Voller Mensch von Wert. Du lebst stark und liebevoll von innen heraus: Dein Körper ist die strahlende Veräußerlichung der höchsten Selbst-Liebe und Dankbarkeit, als „DU" sein zu dürfen, einzigartig und wie kein(e) andere(r). Schöpferisch, an dich glaubend, *gebend* und glücklich.

[4] Lies in diesem Zusammenhang zu Mandorla in *Die Zwölf Tore des Prinzen Sirius* nach. Dieses Buch ist bei Erscheinen des vorliegenden Werkes noch nicht in deutscher Übersetzung erhältlich.

MIT EINEM KLUMPFUSS GEBOREN WERDEN

Du willst dich stark auf der Erde niederlassen; du grenzt deinen Bereich, deine „Besitztümer“ ab. Ein In-Besitz-Nehmen von Materie, von irdischem Grund: Das ist von mir, das ist mein Stückchen Grund. Auf diese Weise scheinst du dein Leben absichern zu wollen. So funktioniert es auch mit deinen Energien, Gefühlen, Emotionen, Kräften: Du hältst sie innerhalb von Grenzen!

Du besitzt einen gewissen Stolz; du möchtest das Kreuz über dem Grabstein erhaben hochhalten, aus Stolz, über deine Gefühle hinaus..., es geht hierbei jedoch um Werte, die nicht die geringste Bedeutung für das Leben haben. Aber du hältst dich wacker und zeigst dich der Außenwelt gegenüber stark und stolz. Du meinst von dir selbst, dass du dich nicht gehen lassen darfst.
Du bist stolz auf deine Konstrukte, auf die Strukturen, die du hoch achtest, aber deine inneren Strukturen würden abbröckeln, weil du nicht wirklich auf das lebendige, weiche Herz, das in deiner Brust verborgen liegt, hörst.
Du hörst nicht auf die stille Sehnsucht..., um ein glücklicher Mensch zu sein, unabhängig von äußerlichen Verbindungen und Werten, die eher mit Tod als mit Leben zu tun haben.
Misst du dem so viel Bedeutung bei, was andere über dich denken oder *wie* du dich am besten tapfer und aufrecht hältst; vor allem nicht deine Gefühle und so genannten Schwächen zeigen? Dann stehst du dem Lebenskind in dir in gewissem Sinne verachtend gegenüber. So höre jetzt zu!! Höre auf damit, so zu tun, als würden deine tieferen Gefühle nicht existieren, als wäre das lebendige Kind in deiner Seele nicht da.
Gib dich der Außenwelt gegenüber nicht länger trotzig und hartherzig, während du ein sensibles Herz hart machst oder dich hinter einem steifen Image versteckst. Brich mit dieser Starrheit, und gehe weich nach innen!

Du fühlst dich zuweilen wie ein Krokodil, das Maul weit aufgerissen, mit einem Stock zwischen den Zähnen; du kannst im Grunde nichts anfangen, weil du dich unter starker Anspannung in einer „gezwungenen“ Situation befindest: Jede Aufsässigkeit hast du selbst bewirkt. Nur du selbst „klemmst“ dich ein. Ein Querschnitt... Du machst mitten in deine Gefühlswelt einen Querschnitt, als ob man den Mond in der Mitte durchgeschnitten hätte. Warum gestehst du dir keinen freien Gefühlsstrom zu? Als hättest du Angst, dass es lebensbedrohlich für dich sein könnte.
Warum hältst du deinen Kopf so hoch über deinem Gefühl erhaben, deinen Geist so weit von deinem Körper entfernt, warum stellst du einen starren Status oder ein steifes Image, Tapferkeit und männliche Gradlinigkeit über das Leben? Auf diese Art und Weise nimmst du unerbittlich von deinem Körper, der ein Herz in sich trägt, Abstand.

Um diese Problematik in dir zu lösen, wirst du mit dem Signal „Klumpfüße“ geboren. Verurteile dich deswegen nicht, pfeife auf den Kult des Äußerlichen, und löse die innere Bedeutung dessen, so dass du als glücklicher Mensch durchs Leben gehen kannst.

Der strenge Schulmeister oder Dirigent mit dem Dirigentenstab in der Hand. Er macht die Regeln und will, dass alles pünktlich und ordnungsgemäß nach Wunsch verläuft. Er hat keine Zeit, sich mit Details, mit dem „Menschen“ aufzuhalten, sondern richtet sich vollkommen von oben auf diejenigen, die er führen muss. Du bekommst keinen wirklichen Kontakt zu ihm; man sieht ihn in einem adretten Anzug, aber Kommunikation auf Gefühlsebene..., davor verschließt er sich!
So hältst du dich in Verbindung zu einer tötenden, straffen Struktur, innerhalb der

Ordnung und Regelmäßigkeit, aber das Leben selbst ist dir weit abhanden gekommen!

Die Lösung? Gib den intuitiven Kräften in dir jede Chance, aufzublühen, zu wachsen, zu arbeiten. Halte diese spontanen Energien nicht zurück; lasse das Haar auf deinem Kopf so wachsen, wie die Gräser auf dem Feld. Begebe dich nicht in Stress, unter Druck, in Anspannung, Arbeit, Strukturen, die das Leben flach walzen.

Lasse zu, öffne dich, lasse in dir wachsen: SPÜRE den Menschen, der du bist, fühle, wie alles in dir sich offenbaren möchte. Reiße dich von alten patriarchalischen Strukturen los, und wende dich einem neuen Gesicht zu.

Halte dich über das Taufbecken, und gib dem Kind einen „Namen", den es selbst gewählt hat. Keine Strenge, keine Beschränkungen mehr, sondern ein weites Öffnen aller möglichen Schöpfungskanäle; keine Härte oder Strenge, sondern ein vergnügter, wirbelnder Tanz im Schoß von Mutter Erde. Gib dir Offenheit, hänge deine Weste an den Nagel, und pfeife voller Freude das Lied der Dankbarkeit für das Leben, das endlich frei in dir strömen darf.

Angst ist ein tiefer liegender Faktor, Angst, weil du dich schon zu lange an deiner Außenseite aufgehalten hast, weil du keinen Seelenkontakt tief zu dir selbst gesucht hast, weil du förmlich „außerhalb" deines inneren Selbst-Kernes Halt gemacht hast.

Werde jetzt wach..., werde dir deiner Tiefen bewusst, der Lebenstiefen, deiner Gefühle, wiege dich nicht länger in den Schlaf. Sei dir darüber im Klaren, dass so viel mehr in dir steckt!

Versuche nicht, alles zu kontrollieren, weil du denkst, hiermit Herr deiner Angst bleiben zu können und alles im Leben unter deiner Gewalt führen zu können. Habe VERTRAUEN darauf, dass, wenn du nach deiner Intuition lebst und nach der Überzeugung, dass das Leben dir alles zukommen lassen wird, was gut für dich ist, dein Leben reibungsloser, ohne Furcht, liebevoll und weicher verlaufen wird. Habe also keine Angst davor, LOSZULASSEN, die streng umrahmten Strukturen aufzulösen...

Es versteht sich von selbst, dass im Leben gewisse Hauptlinien und –Strukturen von Nöten sind, aber nicht um das Leben abzusichern! Die Innere Sicherheit, die *wahren* Werte des Lebens...: Tief in dir..., du wirst graben und finden!

Dein Leben ist nicht länger wie ein Kartenhauskonstrukt gebaut, das jeden Moment zusammenklappen wird, sondern sorgfältig auf deinem inneren Fundament errichtet, das unerschütterlich stark ist und Sensibilität, Biegsamkeit, Intuition und kindliche Impulse frei heraus existieren lässt. Dem „Hochhalten" bestimmter Normen der Außenwelt gegenüber wird nicht mehr die geringste Bedeutung beigemessen.

Du lässt dich von INNEN HERAUS weich und in Liebe sein; nichts muss streng, eng und hoch gehalten werden. Pure Natur schafft den Durchbruch, und du bist stolz auf deinen inneren Wert als guter Mensch. Lasse die Natur weit strömen, und höre auf ihre Sprache. Sei nicht starr und streng zu dir; gehe weich in der Bewegung mit.

Es versteht sich von selbst, dass ein solches psychologisches Bild bereits vor der Geburt im Kind vorhanden ist, und dass die Eltern / Erzieher Rücksicht darauf nehmen müssten, dass dies die innere Problematik des Kindes ist. Es ist möglich, dass sich das Kind schon von Natur aus gegen diese innere „Enge" wehrt; das eine oder andere Extrem ist denkbar.

Es ist natürlich fehl am Platze, wenn Vater oder Mutter sich *selbst* ins Strenge, Stolze, in zu enge, patriarchalische Lebensweisen festbeißen würden, sich auf ein erhabenes und nach außen gerichtetes Bild berufen, das auf engen Regeln und Pflichten basiert, wobei... Lebensmöglichkeiten, Freiheit, natürliche Impulse, „weibliche" Intuition, spielerische Freude keinen Platz hätten. Lasst in dieser Suche nach Selbst-Befreiung alle einander helfen. Ein gesundes Gleichgewicht zwischen Form

und Inhalt, Struktur und Freiheit, Gefühl und Ratio. Sich darüber im Klaren zu sein, dass ein jeder einen Autoritätsträger in sich hat und er / sie gut daran tut, sein Leben darauf zu bauen.
Dann wird sich der Mensch ruhiger fühlen, innerlich sicher, so dass seine Gefühle frei existieren können... Er guckt nicht mehr hoch hin-auf oder weit nach vorne, um seine straffen Richtlinien mit Stolz zu tragen, sondern er schaut auf seine Füße, auf den festen Grund, auf dem er steht...: Dieser ist auf der Sicherheit seines Inneren unsterblichen Kernes gebaut.

Keine autoritäre Macht, die sich lediglich aus tiefer liegender Angst speist, sondern ein Leben, das ganz selbstverständlich seine Strukturlinien zieht, indem es dem Weg des Herzens, der Intuition, Biegsamkeit und Dienstbarkeit dem Leben gegenüber folgt.

Was im Inneren empfunden wird, zählt; nicht, wie Dinge nach außen hin organisiert und getragen werden.

An erster Stelle steht das „Lebensgesetz", und alle anderen Gesetze und Regeln können nur dann existieren, sofern sie am Lebensgesetz keinen Verrat begehen; das Gesetz, das den Menschen mit allen seinen Empfindsamkeiten, Talenten und Impulsen „sein lässt...".

Das Leben will nicht gezwungen werden, will nicht von autoritär, streng hochgehaltener Macht geführt werden, sondern es möchte von der Hand der Liebe geleitet werden, die das Lebenssteuer auf mütterlich-liebhabende, flexible Weise zu lenken versteht, dort, wo es von Nöten ist. Das Leben ist kein „Geschäft", das rein auf nüchtern Saturnsche, straffe Art und Weise geführt werden muss, sondern es ist wie ein Garten, der mit Liebe gepflegt werden darf.

Du bist gut, so wie du bist! Löse dich von dem „So solltest du aussehen"-Kult, denn jeder Mensch hat eine einzigartige Form, ist schön in Seele und Körper, wenn er von seinem Herzen aus lebt.

DAS KNIE

Psychologische Übereinstimmung

Symbol für die innere Durchsetzungskraft, für das stolze ICH; dich in den Mittelpunkt stellen, stark und zwingend.

Symbolisch für das biegsame Mitgehen im Leben, dich ohne Widerstand deinem tiefsten Selbst hinzugeben, dich aus freiem Willen auf den Weg wirklicher Entwicklung gleiten zu lassen, aus Stolz auf dich selbst, ohne trotzig an falschen beziehungsweise äußerlichen Werten festzuhalten, die die innere Entwicklung blockieren würden.

Die Kraft, dich für dich selbst stark zu machen und dich nicht einfach so für andere zu verbiegen; die zentrale Kraft in dir, die voller Selbstvertrauen nach außen strahlt.

Du gehst vor deinem tiefsten Wert, als göttlich schöpferisches Wesen, auf die Knie; Ehrerbietung und Respekt vor dir und den anderen, eine flexible Offenheit zur Welt hin, keine starrsinnige Verschlossenheit.

Erkrankungen des Knies, allgemein

Kernursache

Angst, nicht auf dein Selbst und deine Intuition vertrauen; auf der Hut sein, dich anspannen, in verteidigender Haltung sein. Du zweifelst an deinem Wert, an deinen Möglichkeiten.
Hart und unbeugsam, starrsinnig, stur, arrogant, übertrieben stolz: Auf diese Art und Weise blockierst du dich eisenhart und stößt andere vor den Kopf.

Diese Haltung erfolgt lediglich aus dem unzureichenden Vertrauen auf dein tiefstes Ich und den daraus resultierenden Ängsten. Du lässt nicht locker; du wirst nicht nachgeben, stur, weil du dich bedroht fühlst. Energien fließen nach innen, anstatt nach außen.

Zuweilen eine übertrieben dominante Haltung, ein Machtsmissbrauch… aus Ohnmacht.
Gegen den Strom arbeiten, wider besseres Wissen; du lässt keine Sanftheit, keine Liebe in dein Herz hinein.

Liebst du dich selbst so wenig? Verachtest du bestimmte Dinge in dir? Gestehst du dir nicht zu, das Schöne zu genießen, verhinderst du dein Glück und das deiner Nächsten? In der Angst, dass, wenn du nachgibst, die Kannibalen dich verschlingen würden, mit anderen Worten, dass andere Macht über dich bekommen könnten.
Du hältst beharrlich an einem Standpunkt fest, der nicht stichhaltig ist. Vielleicht wehrst du dich gegen Personen, von denen du meinst, dass sie dich festhalten oder unterdrücken. Ein wütender Widerstand, auch gegen die, denen du unterstellst, dass sie dich in eine bestimmte Richtung stoßen wollen, obwohl du es gar nicht möchtest.

Möglicherweise denkst du, dass tief in dir ein kleiner Teufel steckt, etwas ganz Schlechtes, vielleicht siehst du deine Gefühle und deine Natur als etwas an, das es zu unterdrücken gilt: Dein Knie protestiert.
Widerstand gegen das Neue, gegen Weiterentwicklung; ein Festhalten an alten Mustern.

Kernlösung

Wenn du auf deine Natur, deine Gefühlswelt, deine Intuition, deinen tiefsten göttlichen Kern vertraust, wenn du Einblick in dich und die anderen bekommst, dann wirst du begreifen und zu Liebe im Stande sein. Dann wirst du dir in vollkommener Flexibilität zugestehen, alle deine Talente in Kreativität umzusetzen, alle deine Energien zu nutzen; schaue tief in dich, und lasse Überflüssiges los; belaste dich nicht mit stolz starrsinnigen Gedanken, sondern traue dich, einmal liebevoll und weich zu dir zu sein.
Prallst du mit deinem eigenen Ich, mit deiner Natur aufeinander, dann wirst du auch mit anderen zusammenstoßen. Gibst du dich bissig aggressiv, dann wirst du Aggression anziehen. Wenn du dir dieser Urstarken, sicheren Basis in dir bewusst wirst, dann wirst du von dort ausgehend dein Leben *selbst* erschaffen und allem Neuen gegenüber auf deinem Weg eine flexible Haltung annehmen. Eine krampfhafte, defensive Haltung ist nicht länger notwendig, wenn du dir nur deiner potentiellen Möglichkeiten, deines wirklichen Wertes bewusst wirst.

Autorität in dir bedeutet Selbstschutz im positiven Sinne. Starrsinnigkeit und Ohnmacht weichen, wenn du alle Kräfte in dir anerkennst: Mache dein Selbst wahr, anstatt Energie zu blockieren und sie in einer übertriebenen Aggression anderen gegenüber oder einem aufgeblasenen Image-Verhalten zu verschwenden.

Gehe ganz ruhig tief in dich, entdecke darin das Gute, und strahle diese Güte nach außen hin aus. Höre auf damit, dein Wesen, deine Natur als etwas Gräuliches oder Bedrohendes anzusehen: Denn dadurch hast du deine ganze Welt als feindlich abgestempelt und dich gegen sie aufgelehnt. Jeder Mensch ist tief in seinem Kern gut. Sei offen für diese Sanftheit in dir…

Schwellungen und Schmerzen am Knie

siehe auch Erkrankungen, allgemein

Kernursache

Eine gewaltige Energie, häufig Aggression, wird unterdrückt und fordert einen Durchbruch.
Nach außen hin kannst du zwar selbstbewusst und Groß wirken, aber innerlich fühlst du dich unsicher und ängstlich.

Deine Gefühlswelt ist verhärtet, weil du dich in einen eisernen Panzer steckst: Du gestehst dir keine Weichheit mehr zu. Unbeugsam und starrsinnig.
Eine enorme trotzige Wut, ein äußerster Widerstand gegen etwas oder jemanden liegt häufig einem geschwollenen Knie zugrunde…, aber du unterdrückst diese Ge-

fühle! Neue Energien, Kreativität und Sehnsüchte wollen durchströmen, werden jedoch gebremst.
Häufig eine *enorme* Potenz an Möglichkeiten, jedoch immer wieder unterdrückt...

Kernlösung

Lasse diese gewaltigen Kräfte durchkommen: Wehre dich nicht länger gegen eine spontane, weiche Strömung deiner Gefühle.
Wenn du wütend auf jemanden bist, weist dies lediglich auf die eigene Ohnmacht hin, dich selbst zu verwirklichen.

Lasse diese natürliche Aggression abfließen, konfrontiere dich mit der Ursache deiner Aggression; sprich mit denen, die dir nah sind, schlucke nicht länger stur herunter!
Sei für deine innere Weisheit offen, spüre die Fähigkeit zur Führung in dir; erkenne deine Kräfte, deine Intuition an, und lebe frei heraus, ohne Ängste. Setze angehäufte Energien in Aktion, in Kreativität um! Gestehe dir zu, zu genießen, sei nicht länger so hart gegen dich selbst.

Retropatellare Chondropathie

schmerzhafte Schädigung des Knorpels an der Rückseite der Kniescheibe, tritt meist bei jungen Mädchen oder Joggern auf

Kernursache

Auf harte Weise hast du gleichsam eine Schraube in deine eigene Haut und dein Gebälk geschraubt, schmerzhaft hart. Dies ist eine Form der Selbst-Zerstörung.

So versagst du dir selbst eine ganze Menge: vor allem das, was du auf liebevolle Weise *genießen* könntest, wie eine ausreichende Menge Nahrung (ohne strenge Diätvorschriften z.B.[5]), regelmäßig zu ruhen, Zärtlichkeit und sanften körperlichen sinnlichen Austausch usw.

Findest du, dass das Leben *ein Kampf ist, dass du hart auf deine Zähne beißen musst, durchhalten ...? Dann wirst du als Folge dieser tiefliegenden Überzeugungen Situationen anziehen, in denen du durchhalten musst, dich hart wehren musst.* Die Zähne zusammengebissen, manchmal etwas launisch oder mit geballten Fäusten, aber du musst und wirst gewinnen. Wisse, dass das Leben kein Kampf ist, keine harte Nuss, die man knacken muss, wenn du deinem Leben eine andere Richtung gibst. (Lies in diesem Buch Teil I zum Thema ‚dein Leben in die eigenen Hände nehmen'.)

Unbewusste tiefliegende Ängste sorgen manchmal dafür, dass du dich dagegen stemmst. Du hast Angst vor deinen eigenen Tiefen, Angst, irgendwo in einer tiefen Spalte zu verschwinden. Aus diesen *unbewusstlebenden Ängsten* heraus hältst du dich oft krampfhaft aufrecht. Der Angstschweiß kann dir auf der Stirn stehen, wenn etwas geschieht, das du selbst anziehst als Folge deines unzureichenden Vertrauens in das Leben.
Es bedarf eines tiefen Vertrauens in dich selbst, in deinen eigenen reichen Gefühlsinhalt, in das Leben: dass du dein Leben selbst erschaffst und nichts Angsterregendes stattzufinden braucht. Das Leben ist nicht dunkel. Du brauchst weder auf der Hut zu sein und angespannt zu sein, noch deinen Körper auf krampfhafte Weise aufrecht zu halten. Dir braucht nichts Negatives zu geschehen. Erwarte kein Unheil, entspanne deine Muskeln und Glieder, lasse ruhig los und lebe in Hingabe an das Gute. *Nehme keine harte und scharfe Haltung ein, tue dir selbst nicht länger weh, erwarte nicht länger das ‚Negative', denn dies braucht gar nicht zu sein.*

Kernlösung

Komme zu einer *ruhigeren, geschmeidigeren Haltung*. Baue die Angespanntheit nun ab, den Stress, den Widerstand gegen Milderung und Genuss, das Gefühl ‚ich muss jederzeit bereit sein, mich gegen die Gefahr zu verteidigen'. Gebe dich in Sanft-

[5] Außer selbstverständlich, wenn dies aus medizinischen Gründen notwendig wäre.

heit der Selbst-Liebe hin, wohl wissend, dass deine Zukunft in deinen Händen liegt und nichts ‚einfach so' geschieht.

In den Tiefen deines Wesens lebt ein kräftiges Licht, keine Rede von Finsternis; nur bittet dein leuchtender Lebenskern um Liebe als Nahrung: das Zärtliche, diese liebevolle Sphäre verjagt jede Schwingung der Härte, Angst, Anspannung.

Manifestiere dich als kräftiges ICH in deinem Körper: auf ehrliche, starke, selbstsichere, entschlossene Weise, aber ohne etwas zu erzwingen, ohne Zwang oder harte Begierde / Habgier, Leistungsdrang. Schaue dem Leben in die Augen, verstecke dich nicht. Komme in voller Gestalt zum Vorschein, ohne Zurückhaltung oder Ängstlichkeit, Krampfhaftigkeit in der Bewegung. Gib dir selbst, gib den anderen, in Milderung.

Erkenne die weiblich-sanften Seiten in dir selbst an und erlebe sie in vollem Umfang aus deinem Herzen heraus, in Seele und Körper. Genieße es, zu sein, erlebe sinnlichen Genuss an deinem Körper. Wenn ein Erleben von Sexualität deine Aufmerksamkeit einfordert, dann lasse es eine liebevolle Hingabe an dich selbst, an die reine Liebe sein. Einen warmmenschlichen Austausch zwischen zwei Menschen mit flexibler Lebenshaltung.

Kreuzbandverletzung

Kernursache und Kernlösung

Auch wenn du tief in dir spürst, nach links oder rechts gehen zu müssen, „zwingst" du dich, in diesem oder jenem Muster weiterzulaufen, in diesen oder jenen Strukturen und Gewohnheiten zu bleiben. Dein lebendes Selbst würde sich gerne spontan und ehrlich in alle möglichen Richtungen bewegen, dorthin, wo du „intuitiv" fühlst, hingehen zu müssen, aber ein eisernes Gesetz in dir sagt „nein, du darfst nicht". Um bestimmte Anforderungen und Pflichten zu erfüllen, die du an dich selbst stellst und wodurch du möglicherweise Menschen aus deiner Umgebung zu dir holst, die dir das Gefühl geben, bestimmte Dinge zu erwarten oder zu fordern, denen du entsprechen musst; aber die tiefere Ursache dessen liegt bei dir selbst.

Musst du von dir aus „so" laufen und nicht anders, darfst du nicht aufstehen, wann du fühlst, aufstehen zu müssen, *musst* du von dir jeden Tag Sport treiben, obwohl dein lebendes Selbst „einfache", tagtägliche Dynamik vom Leben fordert, ohne Sport? Musst du dich von dir „so" verhalten und nicht anders?

Eine Art von Härte, die dich in einen zu engen, zwingenden Rahmen drängt. Dein Gefühl, dein tieferes Ich will *echt* leben und in jedem Augenblick das tun, was es fühlt, tun zu müssen.

Also lasse das Leben für dich kein Kalvarien-Weg sein, kein Pflichten-und-Müssen-Weg, sondern ein herrliches, flexibles und entspanntes Dasein, weil du auf die Sprache deines Herzens hörst, auf dein tieferes Gefühl, dein Wissen, auf deine Intuition, weil du jetzt kein unerbittlicher Tyrann mehr für dich bist. Lebe „nach Wahrheit" aus dir selbst heraus.

Lies auch *Knie, allgemein; lies Teil I dieses Buches.

Meniskus

Erkrankungen, Verschleiß, Risse

siehe auch Knie, allgemein

Kernursache

Möglicherweise wirkst du auf die Außenwelt wie ein tanzender, verrückter Clown, oder du schwellst deine Brust, um zu zeigen, wer du bist, aber innerlich bist du dir zu wenig deines eigenen Wertes bewusst und stellst dich unsicher in Frage.

Dieser Zwiespalt führt zu einer inneren Anspannung, zuweilen zu einer extremen Nervosität, aber auch zu einem verbissenen Festhalten an bestimmten Dingen oder Menschen außerhalb von dir (möglicherweise an einem Partner), die du in keinem Fall loslassen willst.

Weil du die Autorität in dir nicht als einen unabhängigen Wert anerkennst, schreibst du die Macht und die Gewalt über dein Sein den anderen zu. Du würdest manchmal boxen, kämpfen und dich, physisch und psychisch, in alle möglichen Positionen winden, so dass du dir selbst wehtust! Einerseits um zu gefallen, andererseits aus Widerstand gegen deine eigene Abhängigkeit.

Deine Gefühle und Bewegungen sind, unter dem Einfluss deiner Nervosität, zu kantig und gehetzt, zu stark angespannt; du machst keine weichen, fließenden Bewegungen mehr, du wirst dir gegenüber zu hart; man kann diese inneren und äußeren Bewegungen durchaus mit einer Holzsäge vergleichen, die, weil sie scharfe Zacken hat und nicht loslässt, dadurch dass sie immer die gleiche Bewegung wiederholt, schließlich das Holzstück durchsägt.

Auf die gleiche Art und Weise unterdrückst oder biegst du deine aggressiven Kräfte unaufhörlich in die „erforderte" Richtung, um den Erwartungen der Außenwelt zu entsprechen, so dass du deine eigene Natur zunichte machst. Deine innere aufgestachelte Hetze, wegen eines Mangels an Selbstvertrauen (bin ich wohl gut, mache ich es wohl richtig?), führt zu einem chronischen „Sägen" an deinem Knie. Du bist deiner Natur gegenüber gar nicht mehr flexibel; du forcierst.

Dein Knie funktioniert nur dann reibungslos, wenn du es mit Entspannung, mit Flexibilität dir selbst gegenüber „ölst", wenn du, unabhängig von der Meinung anderer, deiner Natur treu bist, in Selbstsicherheit, ohne noch an dir zu zweifeln.

Wenn du wütend wirst, dann ist dies eine Folge des Selbstzweifels, deiner Ohnmachtgefühle, der unzureichenden Präsenz als starkes ICH.
Lebst du zu viel nach anderen, auf ein Publikum ausgerichtet; machst du dein Gut-Sein und dein Glück davon abhängig, ob du von der Außenwelt für gut befunden wirst oder nicht? Erlebst du dich lediglich an der Oberfläche, ohne deinen Inhalt zu kennen?

Kernlösung

Der Meniskus fordert dich auf, flexibel und voller Selbstvertrauen aus deinem Selbst heraus zu leben, nicht für das Auge anderer. Entdecke deinen inneren Reichtum und versuche nicht, durch forcierende Aktionen anderen gegenüber Bestätigung oder Anerkennung zu finden. Sei deiner einzigartigen Natur treu! Mache dich entspannt auf, und gib dir die Freiheit; gib dich deiner Natur hin, ohne Widerstand.

Setze Verbissenheit und Wut in die Verwirklichung eigener Wünsche um, ohne dir die Frage zu stellen, was „sie" wohl davon halten mögen. Lebe nicht auf Scheinwerfer gerichtet: Höre auf dein Gefühl.

Man kann nichts und niemanden „zwingen": Lasse los. Sei einfach du selbst. Die Personen, die zu dir passen, werden deinen Weg kreuzen, vorausgesetzt, du blockierst deinen Weg nicht, indem du krampfhaft an etwas oder jemandem festhalten willst. Im Vertrauen gestaltest du dein Dasein und holst die Dinge zu dir, die gut für dich sind; forciere nichts.

Morbus Osgood-Schlatter

anteriore tibiale Osteochondrose: Störung (hauptsächlich bei sporttreibenden Jungen im Alter von 10-16 Jahren) mit Schmerzen auf der Höhe des Ansatzes der Kniescheibensehne (Patellarsehne) am vorderen Schienbein knapp unter dem Knie

Kernursache

‚Nein!', du willst nichts davon hören, du willst es nicht gewusst / gesehen haben. Das Leben fordert dich dazu auf, eine andere Haltung einzunehmen, einen anderen Weg einzuschlagen, aber du gehst einfach weiter, als ob gar nichts wäre. Du leistest Widerstand gegen das, was das Leben von dir fordert, wenn auch unbewusst. Mit diesem Signal zwingt das Leben dich, dir das anzusehen, was unter den Oberflächenschichten wühlt. Der Maulwurf[6] will an die Erdoberfläche kommen: dies fragt darum, zu ‚äußern' und *jeden harten Widerstand aufzulösen.*

---

[6] Lies über die Symbolik des Maulwurfs in *Wenn die Tiere sprechen könnten …* Dieses Buch ist bei Erscheinen des vorliegenden Werkes noch nicht in deutscher Übersetzung erhältlich.

Es hat den Anschein, dass dein linkes Ohr[7] dir etwas verdeutlichen will, als ob eine Fliege darin säße und dich kitzeln und bitten würde: komme nun ganz stark IN DICH SELBST, sei in deinem eigenen Körper anwesend und *flüchte nicht vor dir selbst in das, was du tust oder in deinen Gedanken betrachtest, flüchte nicht in Etwas oder Jemanden … weg von deinem echten Selbst, weg von deinem sanften Herzen ...*

Als ob du irgendwo dir selbst gegenüber aggressiv irritiert bist: deine linke Seite, die Schulter und dein Rückgrat, dein Knie.

Du willst alles von dir abschütteln, du bekommst gleichsam fast Nervenzucken davon, ‚weg!' rufst du, weil du nicht mit etwas / jemandem außerhalb deiner selbst konfrontiert werden willst: wisse dann, dass diese Irritation, diese Spiegel nur eine Folge der Tatsache sind, dass du *böse oder nervös irritiert bist* über etwas in dir selbst.

Verlangst du zuviel von dir selbst und kannst du diese Anforderungen nicht erfüllen? Warum so hart, *warum so gegen dein innerliches Gefühl kämpfen, gegen Liebe und Sanftheit gegenüber dir selbst?*

Liebst du dich selbst nicht (außer du erfüllst diese oder jene Anforderungen)? *Begehrst du auf unzufriedene Weise? Dann heißt dies, dass du im Kern unzufrieden bist mit DEINEM SEIN und dass du dies auf die eine oder andere Weise kompensieren willst.*

Stört es dich, dass du nicht so oder so ‚sein' darfst, nicht so ‚handeln' darfst, wie du gerne wolltest? Deine Nerven werden auf die Probe gestellt: unbewusst willst du dich selbst aus dieser angespannten Lage befreien.

Dies geht nur, wenn du nicht länger zu etwas ‚Nein' sagst, das gehört werden will, zu etwas, das in dir, außerhalb von dir gesehen werden will. Möglicherweise haben andere Menschen dich bereits auf bestimmte Tatsachen hingewiesen, aber eigentlich willst du das (wenn auch unbewusst) alles nicht hören. Du willst dies genau wie die Fliege aus deinem Kopf verjagen.

Lieber auf einer kleinen Insel ‚im *Geist*' weiter eng sehen oder denken? Lieber so tun, als ob da ‚nichts' wäre, oder es so schnell wie möglich aus deinem Kopf schütteln wollen? Dies geht nun nicht mehr: Konfrontation mit *dem, was dich ärgert, stört, was in dir diese Verärgerung erzeugt* (und folglich, als Spiegelbild dazu, etwas / eine Situation / jemand außerhalb deiner selbst, das / der dich behindert.)

Kernlösung

Schaue nun ganz tief in dich hinein und sieh, wie dunkel deine Sicht des Lebens in dir selbst eigentlich ist, wie du nicht sehen willst, dass es sehr wohl einen Weg aus dem dunklen unzufriedenen Loch gibt. Hebe diesen Widerstand in dir selbst auf: wenn du willst … Komme nach oben zur Wasseroberfläche, zur Erdoberfläche.

Unzufriedenheit und harter Widerstand sind Hinweise auf einen Mangel an Selbst-Liebe, oft auf eine ‚Begierde', darauf, dass man irgendetwas Bestimmtes absolut haben will …, getan bekommen will, erreichen will ‚außerhalb' seiner selbst, sich selbst in dem verlieren, was man haben will: einen Leistungsort, ein Objekt, eine Person, eine Anerkennung … oder was auch immer. Dieses Habenwollen, diese Begierde und Unzufriedenheit bringen dich keinen Schritt weiter. Du verlierst dich selbst darin, du ärgerst dich über dich selbst, über andere, über das Leben.

Hinter der verdrängten Wut verbirgt sich Trauer, aber *du willst nicht mit dieser Emotion konfrontiert werden.* Du willst lieber nicht fühlen, und auch nicht mit anderen darüber kommunizieren. Du willst *durchhalten, ein wenig stur-hart, und auf diese Weise tust du dir selbst weh.*

Wisse, dass du dich nicht zu beweisen brauchst. Dass du in DEIN SEIN kommen

[7] Lies über die Symbolik des *Ohrs, Allgemein.

darfst, statt von dir selbst zu verlangen, etwas Bestimmtes erledigt zu HABEN. Lasse alles und jeden los; schaue nicht länger zu, sondern erlebe das Leben aus deinem HERZEN heraus, in reiner Selbst-Liebe.
Genieße das Leben, genieße dich selbst, so wie du bist.

Du brauchst dich nicht gegenüber dir selbst zu beweisen: *das größte Talent, das ein Mensch haben kann, ist … dass er GLÜCKLICH sein kann, ohne Begierden, ohne Unzufriedenheit über dies oder jenes außerhalb von ihm. Dass er der sanften Liebe des Lebens in sich selbst Gestalt geben kann … , ohne Widerstand.*

Wage es also, tief hinabzutauchen in dein prächtiges weiches Herz und habe keine Angst vor deinen Gefühlen; schäme dich nicht für das Gefühl, das in dir wohnt und zeige es offen, vor allem für dich selbst. Nein, du brauchst dich nicht verärgert zu fühlen: weil du dies als sogenannte ‚Schwäche' bezeichnest.
Gefühl ist vielmehr eine Kraft, eine Stärke, eine Seite des Menschen. Gerade, wenn man sich stark zeigen will, bedeutet dies eine Schwäche, weil du nicht stark genug an dein kräftiges Herz angeschlossen bist, an deinen innerlichen Lebenskern, der ‚weiß', dass du gut bist.
Also: *schiebe diese Gefühlsseite nicht länger weg, sondern betrachte sie als einen Reichtum, bei Mann und Frau!*

Unterdrücke deine ‚weibliche' Seite nicht länger und lasse dich einmal in positivem Sinne gehen: lasse deine Gefühle strömen, äußere dich; ob du lachst oder weinst, spielt keine Rolle, wenn du es nur wagst, ein MENSCH aus Fleisch und Blut zu sein, die linke und rechte Gehirnhälfte[8] mit einander in Harmonie verbunden, wie erhaben in der Mandorla-Sphäre. Du bist ein schöner Mensch mit Kraft, Sanftheit, Gefühlen.

[8] Lies hierüber in diesem Buch, siehe Index

Werde zufrieden mit dir selbst, mit dem, was IST. Wolle nicht länger die Dinge anders ‚haben'.

Bleibe nicht in ‚falschem Stolz' hängen, denn dies bist du nicht wirklich. Wage es, dir selbst gegenüber dein Herz zu öffnen; gib dir selbst ganz viel Liebe und schäme dich nicht dafür, dass du anderen Liebe schenkst, in Offenheit.
Verberge dich nicht, verstecke dich nicht hinter einem unwirschen, patriarchalen oder schweigend unzufriedenen, bösen Gesicht mit zusammengezogenen Augenbrauen, gleichsam.

Pilzinfektion in den Kniekehlen

Kernursache

Eine Masse an Flugzeug-Energien häuft sich in den Knien an, als wären es Flügel, die auf den Start des Zeugs warten, noch drehend, wartend, bis das ganze Flugzeug bereit ist aufzusteigen und weiterzufliegen. Während dieser vorbereitenden Phase produziert der Motor viel Energie, es wird warm, gerade weil das Flugzeug weiß, dass es gleich starten darf, in Bewegung kommen, frische Luft unter seinen Achseln empfangen.

Ein leuchtendes Energie-Volumen strahlt im Kopf, gerichtet auf das, was kommen wird, wie eine Antenne sich richtend auf die Dinge, die kommen werden. Bereit zu sehen, zu geben, zu empfangen, aber verhältnismäßig zu viel Nachdruck auf dem Kopf, zu wenig im Körper selbst anwesend.

Gerichtet auf einen genau bestimmten Punkt oder ein Ziel, alle Energien folgen der Lichtkraft aus dem Gehirn heraus; wie ein Pfeil, der bald aus dem Bogen herausgeschossen wird, der sich bereithält, aber unterdessen den Kontakt mit der Erdbasis, den Beinen / Füßen ein wenig verliert. Hierbei tritt möglicherweise eine angespannte Zielorientierung auf, tritt Stress auf, wegen des Ausgerichtet-Seins auf das, was von dir selbst entwickelt werden sollte, auf das, was in der Praxis umgesetzt werden sollte, was geschehen wird … (und beispielsweise: werde ich es richtig machen?, oder andere, damit verbundene Gedanken). Da ist eine zu große Angespanntheit der Nerven.

Kernlösung

Bringe dich selbst zurück in deinen und zu deinem herrlichen irdischen Körper; fühle deinen Rumpf, deinen Bauch und vor allem deine unteren Gliedmaßen; rutsche tiefer hinein in deinen Körper, komme wieder zurück in die stoffliche Basis deines Seins als Ich.

Bleibe ganz nah am Hier-und-Jetzt und schalte mit deinem Kopf / Gehirn einen Gang zurück. Komm wieder, komm zurück: intensiv nah in deinem Bauch, in deinem Solar Plexus, bei deinem Herzen anwesend, dich kräftig konzentriert fühlend in deinem Körper, in deinen untersten Rückenwirbeln, in deinen Oberschenkeln, deinen Unterschenkeln.

Entspanne dich: wie das Flugzeug, das im Stillstand seine Flügel ein wenig auf- und abwärts flattern lässt, wie eine Möwe, die froh ist, auf der Erde stehen zu dürfen. Lasse die Bewegungen, die dann folgen, parallel laufen zu den Gedanken; laufe also nicht mit dem Geist / den Gedanken voraus. Vom Hier und Jetzt aus kannst du dann kräftig aufsteigen, wenn die Zeit reif ist.
Bleibe ganz nah anwesend im Jetzt-Moment, in Seele und Körper, ohne dich zu sehr bereitzuhalten, weiter und weiter zu gehen, ein wenig angespannt, ein wenig gehetzt vielleicht. Innere Ruhe, vollkommene Entspannung.
Alles wird so verlaufen, wie es gut ist für das Leben, lass los, in Vertrauen, und bleibe *eins* mit dir selbst, ohne die geringste Angst.

Lies auch *Pilzinfektion, allgemein, *Candida (Haut) und Symbolik des *Knies, allgemein.

KNOCHENMARK

im Knochenmark werden fast alle Blutzellarten des Menschen gebildet

Das Knochenmark ist der weiche Kern bestimmter Knochen des Körpers, der die Blutkörperchen produziert. Erkrankungen des Knochenmarks haben also unmittelbare Folgen für das Blut (siehe Rubrik *Blut).

Psychologische Übereinstimmung

Das Gefühl, sich als Kind der ‚Erde' sicher und geborgen zu wissen. Bereits vom Mutterschoß an eine fortwährende Menschwerdung, eine Entwicklung schwingender Energiefelder, die Kraft und Freude mit sich bringen. Begierig wird das Leben ergriffen, ein starker Lebensdrang bildet Struktur.
Das Bewusstsein, das schon *vor* der Menschwerdung dort war, treibt und leitet seinen unaufhaltsamen Lebenswillen weiter: Das Knochenmark setzt diese Impulse unmittelbar um, indem es ‚Garantieträger' für das Leben, u. a. die feurigen, strahlend roten Blutkörperchen und die verteidigenden weißen Blutkörperchen, produziert.
Das Knochenmark ist folglich auch ein Symbol für ein sicheres Gefühl, Kraft und Immunitätsbewusstsein, für das Bewusstsein des unerschöpflichen Wachstums und der Erweiterung des Mensch-Seins.

Sich mit den Blumenkindern *eins* zu fühlen, und dir dennoch darin deines unbegrenzten Einzigartig-Seins bewusst werden.
Die Biegsamkeit und die freien, ausstrahlenden Kräfte eines Menschen in einer Struktur (Skelett) enthalten. Die Frage deines Bewusstseins, deinen Lebenskern umbauen zu dürfen, die Frage an deine Existenz, aufblühen zu dürfen und dich darin sicherzustellen.
Das Knochenmark ist wie ein Keim, der, wenn er kräftig mit Vertrauen bewässert wird, für das vollkommene Einwilligen der

Sehnsüchte deines tiefsten Selbst garantiert: ein kräftiges Wachstum eines sicheren Lebens auf Erden.
Es ist zugleich eine Übertragung des Gleichgewichtes zwischen Geist und Materie, des Bewusstseins in jeder Körperzelle, in der Art und Weise, wie unser Körper wächst: im Auftrag unseres tiefsten inneren Bewusstseins, des Schiffskapitäns, wobei das Knochenmark seinen Befehlen Folge leistet. Befehle, die auf Sehnsüchten, Emotionen, Erwartungen..., dem Lebenswillen beruhen.

Erkrankungen, allgemein

Kernursache

Hast du kein Vertrauen in diese starke Basis, negierst du dein persönliches Selbst, die Kraft deines Bewusstseins, dann gibst du negative Information an das enttäuschte Knochenmark weiter, das doch zur Verfügung stand, um dir ein starkes Leben zu garantieren. Warum blockierst du mit deinen Gedanken und Gefühlen der Unfähigkeit und Unsicherheit dieses schöne System?

Du spürst einen Strick um deinen Hals, du hinderst dich selbst daran, aufzublühen, zu wachsen und das Leben kreativ anzugehen. Nutzlose Ängste. Du suchst zu viel AUßERHALB von dir nach Sicherheit, in einem Elternteil, einem Partner oder einem Teddybären. Du klammerst dich zu viel an andere, erstickst dich selbst und weigerst dich, dein unabhängiges Selbst als *die* zentrale Kraftquelle anzuerkennen! Mit anderen Worten du berufst dich schlichtweg nicht auf deine sichere Achse, auf dein Knochenmark: Es wird folglich auch nicht in dem Maße aktiv sein, wie es sollte, oder auch ein verzerrtes Bild der verzerrten Beziehung abgeben, die du zu deinem Seelenkern hast! Du machst dich selbst zu, anstatt Freude und Freiheit auszustrahlen. Du trittst lieber endlos auf der Stelle, an deinen Fähigkeiten zweifelnd; du hältst eine zum Bersten volle Potenz fest, aber schießt sie nicht ab: Allein dein Unglaube oder der deiner Erzieher / Eltern, die dich stark beeinflussen, blockiert dich.

Kernlösung

Strecke dich zu allen Seiten hin aus, mache dich ganz auf; *höre auf* damit, dich zuzuschnüren. Erkenne deine sichere Basis an. Breche radikal damit, dich auf Menschen oder Mittel zu stützen, die den Platz deines ursprünglichen Selbstgenesungssystems einnehmen.

Vertraue vollkommen auf deine Natur, und dieses Vertrauen wird dich aufs Schönste belohnen! Du bist du, du hast dich selbst, und niemand kann diesen reichen Platz einnehmen. Nichts geschieht „einfach so“. Hast du einen Freund verloren, und stürzt für dich jetzt eine Welt zusammen, sagst du „was bleibt mir jetzt noch?“

Als Mensch bist du einzigartig und so wertvoll: Errichte ein neues Leben auf deinem Selbst und genieße! Erkenne jetzt vollkommen, dass du es bist, der / die dein Leben gestaltet. Sei offen für die treibenden Kräfte deines Bewusstseins im Inneren, und lasse dich intuitiv leiten: Das Einzige, was du dafür eigentlich tun musst, ist glauben und vertrauen.

Lies hierzu den ersten Teil dieses Buches.

Siehe eventuell auch *Osteomyelitis.

DER KNORPEL

Psychologische Übereinstimmung

Inwieweit sind wir unserem Natürlichen Wesen treu? Inwieweit belasten wir uns zu stark, indem wir immer wieder Sachen anstreben, die nicht *wirklich* zu uns passen?

Symbol für das reibungslose Wachsen in ein immer größer werdendes Gleichgewicht, eine gleichmäßige Verteilung zwischen dem Aktiven, Arbeitenden und dem reinen Genießen.

Symbol für den sanft umsorgenden Anteil in uns, den gelenkigen, biegsamen Teil, der sich einfügt und anpasst, der mit einer entspannten Flexibilität Sorge für unser Leben trägt und darüber wacht, dass wir uns mit einer weichen Lockerheit für unser inneres Selbst, unser tiefstes Ich, für unsere wahre Art öffnen.

Symbol für die Leichtigkeit, mit der wir unsere Strukturen im Leben erleben, lediglich die Strukturen, die wie selbstverständlich aus den spontanen Bedürfnissen unseres natürlichen Selbst hervorgehen, ohne dass sie eine Einschränkung auferlegen würden.

Auch die Leichtigkeit, mit der wir, stolz auf uns selbst, nicht auf unser Image, auf unserem Lebensweg voranschreiten.

Symbol für reine Instinkte, von einem Selbstbewussten ICH geführt. Der Impuls zum Leben, die Urinstinkte eines Menschen, sein Leben auf Erden auszubauen. Das Vertrauen auf unsere „Automatismen". (Wir brauchen uns keine Gedanken darüber zu machen, wie unser Magen funktioniert; wenn wir Hunger haben, brauchen wir nicht darüber nachzudenken usw. …)

Ohne Angst vertrauen wir auf unseren Körper, auf die Impulse, die unser tiefstes Selbst weitersendet. Der Ansatz, der Beginn dessen, in unsere irdische Natur hineinzugehen; dem Gestalt zu geben.

Symbol für primitive, auch (sexuelle) Schöpfungskräfte in uns.

Symbol für die Kontaktfläche, nicht nur zwischen Körper und Bewusstsein, sondern auch für den liebevollen Kontakt zwischen zwei Menschen. In der weichen Hingabe an dich selbst kannst du dich zärtlich für andere öffnen.

Das Spüren von Ur-Energien: sinnlich, schöpferisch, zärtlich; ein Umsorgen des Körperlichen, unserer Natur.

Erkrankungen des Knorpels

Kernursache

Erkrankungen des Knorpels werden vorkommen, wenn wir uns nicht trauen, auf unser tiefstes Selbst, auf die Urkräfte in uns zu vertrauen, die fortwährend erschaffen und das Leben zu einer größeren Erfüllung führen; wenn wir eher an eine Autorität außerhalb von uns glauben, wodurch wir schließlich jeglichen Kontakt zu unserer Leben-spendenden Quelle verlieren, mit der Folge, uns bedroht zu fühlen und tiefe Ängste zu spüren: eine Selbsttötung; sich vom Regenerator, von unserem Kern, abschneiden.

An der Oberfläche des Daseins leben, ohne wirklich tiefgehenden Kontakt, weder zu sich, noch zu jemand anderem. In der ersten notwendigen, primitiven Treibkraft, die unserer irdischen Existenz Leben schenkt, eingeschränkt.

Kernlösung

Öffne dich flexibel für alle Teile in dir, und blockiere nicht diese starken, kreativen Energien in dir! Komme zu entspannter Beweglichkeit, ohne zu forcieren. Erkenne deinen Wert an, stelle die Autorität in dich, und baue deine Existenz aus deiner natürlichen Art heraus selbstsicher auf, nicht nach den Normen anderer. Sei deiner Natur treu, verleugne sie nicht, beziehungsweise tue ihr keine Gewalt an, indem du Aufgaben ausführst, die zu deiner wahren Art im Konflikt stehen.

Übst du eine Funktion aus, so sei entspannt, lasse dich nicht durch das, was sich außerhalb von dir befindet, aufhetzen: Bestimme deinen Rhythmus, belaste dich nicht zu stark, strebe ein Gleichgewicht zwischen Arbeit und Ruhe an; mit den Sinnen und über einen lockeren Kontakt zu anderen Menschen Genuss erleben. Sei weicher und nachgiebiger dir selbst gegenüber, wenn es darum geht, übertrieben viel Arbeit zu erledigen… oder zu entspannen. Vergiss nicht, wirklich zu *Leben,* in erster Linie für dich selbst, ohne Stress.

KOBALT (Co)

Mangel, unzureichende Assimilierung von

Kernursache

Eine zunichte machende Angst, ein hoffnungslos-verloren Gefühl; deinem überwältigenden emotionalen Inhalt gegenüber machtlos.

Du meinst, dass das Schicksal, deine Eltern / Erzieher, diejenigen, die dich erdrücken, beklemmen, festhalten..., dir übel mitspielen; du bekommst nichts in den Griff. Du lässt dich förmlich fallen...

Kernlösung

Bestimme dein Leben *selbst,* lasse dich nicht länger von anderen beherrschen oder ersticken; fühle dich von den Kräften deines tiefsten Selbst Beschützt; sei furchtlos, aber nimm entschlossen dein Steuer in die Hand.

Baue deine falschen Überzeugungen um: Du bist kein schwaches, machtloses Geschöpf. Nichts und niemand hat Zugriff auf dein Leben, es sei denn, du lässt es selbst zu; das Schicksal existiert nicht, es sei denn, du rufst es ins Leben; gestalte dein Leben deinen Wünschen entsprechend.

KOKZIDIOIDOMYKOSE

Tal- oder Wüstenfieber: Pilzinfektion, die durch das Einatmen der Sporen des Pilzes Coccidioides immitis in erster Linie die Lungen angreift

Kernursache

Du hältst dich zu schmal, sozusagen zu straff-liniiert; du hältst deinen Hals nach den Normen von äußerlichem Stolz, Reinheit und Glätte steif aufrecht..., aber das ist nicht Das Leben. Du hörst zu viel auf die Stiefmutter in dir, die in den Spiegel schaut: „Spiegel, Spiegel an der Wand, wer ist die Schönste, die Beste, der am vorbildhaftesten aussehende Mensch im ganzen Land?“ Zurückgezogen, ausgehöhlt, und so rieselt die Sanduhr immer weiter... bis du zu der Erkenntnis gelangen wirst, dass das nicht das ‚Leben' ist, dass dies nicht als Schönheit bezeichnet werden kann. Breche aus deinem glatten, engen, strengen, stolz aufrecht stehenden Panzer aus, und *baue dich selbst als ‚Naturmensch' aus!*

Bist du wie aus dem Ei gepellt; möchtest du alles so fein, perfektionistisch, abgehoben-engelsgleich durch einen silbernen Ring ziehen? *Land auf Erden!* Komme mit beiden Füßen auf den Boden. Warum so ängstlich, misstrauisch und düster auf die Erde, auf die anderen schauen? Würdest du auf das Haupt ‚des Menschen' schlagen, zwingend und hart?

Dieser (Selbst-)Zerstörung Einhalt gebieten! Das Glück findest du in dir selbst: Wenn du dich als einen guten Menschen, von dem roten, irdischen Herzen in deinem irdischen Körper aus, existieren lässt. In dir / Im Menschen steckt kein Tier, wenn du aus Güte und Liebe heraus lebst!

Laufe nicht im Geiste vor deinen Gefühlen <u>weg</u>..., fliehe nicht vor dir selbst, sieh die Materie nicht als eine Bedrohung an. Gehe als vollwertiger Mensch aus Fleisch und Blut in dich. Ziehe dich nicht in ätherische Sphären zurück. Traue dich, deine NATUR in vollen Zügen zu erleben; singe so, wie dir der Schnabel gewachsen ist, wie ein fröhlicher, lustiger Vogel, der Spaß daran hat, in seiner Haut, seinem Fett, seinem Gefieder zu sein. Mache dir keine Sorgen um dein „Sein“, sondern stehe dazu, wer du bist, mit beiden Füßen feste in / auf die Erde gepflanzt!

Oder sagst du „nein“, willst du nicht? Möchtest du nicht sehen / wissen, was Das Leben auf Erden beinhaltet? Strebst du ein, in deinem Geiste konstruiertes, sozusagen perfektes *Idealbild* an..., jedoch ohne Seele, jegliches Leben ist darin erloschen, ihm genommen? Oder folgst du den äußerlichen Normen der Herde innerhalb der Gesellschaft; lebst du streng nach bestimmten Regeln, und willst keinen Millimeter davon abweichen? Dein Glück ist doch nicht davon abhängig, wie die Menschen oder dein eingebildeter ‚Gott' oder eine bestimmte Person über dich denken; über dein Sein, deine äußere Erscheinung, deine Ausstrahlung?

Kernlösung

Belüge nicht das Leben in dir, gehe in dich, inkarniere dich selbst ganz und gar, ohne dich dabei als vorbildhafte Puppe modellieren zu wollen… Erweitere dein „Sein", nimm deinen Platz vollkommen ein; *traue dich, „im Fleische deines Körpers" zu sein;* *erkunde* *deinen Raum in deinem Körper, und halte dich nicht extrem straff und strukturiert, weiß-dünn-streng, so genannt rein.* Das ist falsche Reinheit, Schein.

Durchbreche diesen Selbstbetrug, und sei Mensch. Mit Zwang, Müssen, Pflicht… hast du dich unter Druck gesetzt; möglicherweise hat sich dieser Einfluss auch auf andere übertragen (die dafür empfänglich waren, weil sie mit einer ähnlichen Problematik zu tun haben); wirf jetzt den Diktator in dir über Bord; *lebe nicht länger wie ein Tyrann dem Leben in dir gegenüber.*

Komme in Sanftheit und Liebe, in einer alles-überherrschenden *Großzügigkeit* zu dir selbst, und schenke dir das Allerschönste, was es gibt: Deiner *spontanen Natur gemäß,* voller *Nachsicht,* Güte…
Leben, so wie du im Kern ECHT bist, an deinem kleinen Flecken Paradies AUF ERDEN bauend, als Erden-Bewohner und nicht anders!

Gleite nieder, gehe in dich, in deinen Körper, und nimm dort liebevoll Platz; identifiziere dich, vereinige dich mit deinem eigenen Körper auf vollblütige, herzerwärmende Weise…, dort findet jetzt Genesung statt…!

KOMA

Kernursache

Die Natur deckt dich mit einer freundlichen, beschützenden Geste zu: Jetzt bist du in Sicherheit.

Du wolltest eigentlich *fort* sein, aus der Zeit aussteigen, *unbewusst* in den Tod gehen, weil du nach Ruhe verlangst, weil du dich als machtlos erlebst, nicht dazu im Stande, auch nur *eins* geschweige denn mehrere Probleme in deinem Leben zu lösen, oder das Leben so zu „haben", wie du es gerne „haben" würdest.

Es handelt sich hierbei um eine gefühlsmäßige Reaktion: Dort, in deiner kleinen Höhle, befindest du dich sozusagen in einer sicheren Gebärmutter, wo du keine Verantwortung mehr tragen musst, wo man dich nicht verletzen kann.

Möglicherweise bist du vor einem Hindernis in deinem Leben geflohen, du müsstest es im Grunde überwinden, aber du traust dich nicht.
Auch wenn du unbewusst bereits wusstest, dass du dich nicht auf deinem *echten,* richtigen Lebensweg befandst, hast du dich dennoch nicht anders getraut…, du bist jetzt *vor Transformation, vor Veränderungen auf der Flucht.*

Gefühlsmäßig wurde es dir zu viel, du fühltest dich ohnmächtig und in den Fängen von etwas, was du nicht deutlich im Blick hattest. Angst.

Möglicherweise hast du an das Leben auch ‚Bedingungen' gestellt (welche nicht erfüllt wurden), anstatt dich aus *Dankbarkeit und empfänglicher* Übergabe in die Arme des Lebens zu werfen. „Sein", „Leben"… als „DU"!?

Kernlösung

Die Wahl zu leben oder zu sterben wird von diesem Menschen im Koma selbst getroffen werden, sei es in eher unbewusstem Zustand, auf der Grundlage von Überzeugungen. Es ist dennoch möglich, zu ihm zu sprechen: Das tiefere Ich wird die Botschaft registrieren.

Das Gefühl der Sicherheit, Geborgenheit und Liebe wird Ängste vertreiben.
Eine Suggestion von Kraft, Traute und Bewusstsein der unheimlich starken Möglichkeiten, die in jedem Menschen, so auch in diesem Menschen stecken, stärkt das Selbstvertrauen. Dieses Vertrauen kann zu Freude führen. Freude lenkt die Lebensenergien vom Tode *weg*.
Die Suggestion, dass sein / ihr Leben verheißungsvoll sein wird, eine Wiedergeburt, wenn er dies möchte, und dass er nicht *alleine* da steht.

Sage ihm / ihr auch, dass das Glück ihn / sie erwartet, wenn er / sie in ‚Dankbarkeit' lebt, ohne Forderungen oder Bedingungen an das Leben zu stellen.

Hat der Mensch Gründe, schließlich dennoch „weg" zu bleiben, dann ist dies sein gutes Recht. Auf *diese* oder jene Weise: Der komatöse Mensch registriert und „hört" dich. Sprich auf positive Weise zu ihm.

KONGESTIONEN

Blutandrang zum Kopf

Kernursache

Unterdrückte Gefühle, Emotionen bringen dich in einen Zustand fortwährender Anspannung. Du traust dich nicht, deine Gefühlswelt vollkommen zu erleben: Du hältst dich unter Anspannung, wie eine Maus in ihrer Falle. Du findest dich selbst nicht ‚gut' genug; du traust dich nicht, dich so zu zeigen, wie du dich fühlst. Energien zur Selbstbefreiung drängen sich auf!
Du meinst, auf einem unwägbaren, schmutzigen Meer zu fahren, du vertraust deinem tiefen, unbewussten Inhalt nicht; du wirst dich dagegen wappnen. Du fühlst dich unbehaglich, weil du befürchtest, dass früher oder später etwas ‚Schlechtes' aus dir emporsteigen wird. Ängstlich hältst du dich zurück, natürlich und frei zu leben.

Indem du eine wichtige „Engels"-Rolle spielst oder eine auffällige Haltung annimmst, fühlst du dich schon sicherer...; anstatt dein Leben auf einer selbstsicheren Basis auszubauen, stützt du dich auf ein falsches Rückgrat.
Deine natürlichsten, verdrängten Gefühle und Talente entladen sich jetzt, bitten um Anerkennung, um ein Erleben aus deinem Selbst heraus, ohne dir dabei noch die Frage zu stellen „was werden die anderen sagen?"
Du lebst zu stark in der Gedankenwelt, zu wenig auf Erden. Überschätzt du die Bedeutung des „Geistigen"? Verkennst du den Wert des „Irdischen"?

Kernlösung

Integriere jetzt alle deine Gefühle, genieße auch das Körperliche; fühle dich in das Feuer der Erde aufgenommen, mit deinen Füßen auf dem Boden.
Drifte nicht mit deinen Gedanken, mit deiner Spiritualität ab: Halte dich selbst im Hier-und-Jetzt, erlebe deine Intuition. Gleichgewicht zwischen Körper-und-Geist ist notwendig! Wir sind Menschen aus Fleisch und Blut; miss' dem geistigen Aspekt nicht zu viel Bedeutung bei. Unser Seelenkern wird den Körper mit kraftvollen, freudigen Energien durch*spülen*: Versuche, diese weder in einer rein denkenden noch spirituellen Einseitigkeit einzuengen. Über deine Sinne kostest du von der Erde, von der Schönheit der Natur.
Lasse deine Natur frei wachsen, blockiere den Austausch zwischen Körper und Seelenwesen nicht. Fühle dich entspannt und frei in dir.

KONVERSIONSSTÖRUNG

geistige Spannungen und Emotionen, die sich in der Form körperlicher neurologischer Beschwerden (z.B. Lähmung von Gliedmaßen, Probleme mit dem Gehör, Gleichgewichtsstörungen, Blindheit, Muskelzuckungen …) äußern, ohne dass eine körperliche Störung nachgewiesen werden kann und ohne dass eine ‚Simulation' vorliegt (Simulation ist das bewusste Nachahmen bestimmter Beschwerden durch den Patienten)

Kernursache

Instinktive Ängste lassen dich langsam rückwärtsgehen. Du hast Angst und willst wieder weg, rückwärts, um nicht in das Mittelfeld des Lebens treten zu müssen. Du vertraust dem Leben nicht wirklich und bist schon auf der Hut, um dich daraus zurückzuziehen, wie ein kleines, ängstliches Stierkalb. Du willst nicht vorwärtsgehen und schaust dich um, misstrauisch, links-rechts: ob man dir auch nicht folgen oder dich verfolgen wird, ob man dich nicht doch zwingen wird, für dich selbst einzustehen, vorzutreten?
Mit einem Blick voller Argwohn, nicht wirklich auf die Tatsache vertrauend, dass du selbst im Leben alles - wenn auch unbewusst - anziehst aufgrund deiner Überzeugungen und deines Verhaltens.

Tief in dir selbst schreit es: „Nein, ich will nicht, ich will nicht mehr!" Du sträubst dich, du weigerst dich. Und, weil du voller Kraftenergien bist, sucht dies einen Weg nach außen, ein Ventil. Plötzlich ist es dir zu viel. Infolgedessen machst du zu, oder stürzt zu Boden, oder wie auch immer sich dieser die-Grenze-ist-erreicht-Moment manifestiert.

Hast du bisher wie ein Schalentier gelebt, die Schale nur einen Spalt weit geöffnet, um sie dann plötzlich, misstrauisch und etwas paranoid, ängstlich in Selbstverteidigungshaltung, wieder und wieder ganz zu schließen, und dann anschließend wieder einen kurzen Blick auf die Welt zu wagen, ganz vorsichtig, bereit jederzeit wieder zu schließen? Dann hat es den Anschein, als ob du tot bist; oder du hältst dich wie gelähmt totenstill, so dass niemand auf die Idee kommen kann, dass du eigentlich *doch* noch lebst. Diesen Trick setzen manche Tiere instinktiv ein: sie simulieren, sie tun als ob, bewegen sich nicht mehr, so ist man erlöst von der Gefahr durch die spähenden Raubvögel … Wie die Muschel, die ihre Schale ganz fest verschließt, so dass sie nicht gegessen wird, furchtsam schweigend.

Möglicherweise erweckst du den Anschein, dich ganz geöffnet zu halten, zu geben, zu äußern, aber dies ist lediglich eine Fassade, ein äußerliches Bild. Das, was in dir ist, deine Gefühle, deine Talente, deine Furcht und dein Herz, schließt du für die Außenwelt ab, als ob du einen Schirm vor deinem Wesen aufstellst.

Kernlösung

Ergreife das Lebenssteuer nun fest und fliege mit voller Kraft voraus. Beiße dich im Leben fest und halte dich nicht länger zurück; spalte den Luftraum und gehe dann dorthin, wohin du fühlst, gehen zu müssen.

Wie mit Haienkraft, bewusst geführt,[9] machst du dich von einem Punkt tief in dir selbst aus auf den Weg: mit intensivem Einsatz auf den Weg nach weiter, weiter. Du setzt nun deinen Lebensweg mit offenen Augen fort, ohne nach hinten zu sehen, ohne Zögern und Argwohn. Du weißt, was du wert bist, was du in dir hast. Es wird dir bewusst, wie das Leben funktioniert.

Du ergreifst nicht mehr schon ‚im Voraus' Maßnahmen: beispielsweise einen gesunden jungen Baum zu fällen, damit nie die Gefahr entsteht, dass er einmal umfällt. Du lässt dich selbst und die Dinge in deinem Umfeld ‚sein', wie sie sind. Das Leben ist nun für dich kein Schachspiel mehr, bei dem der eine den anderen übertrumpfen

[9] Lies über die psychologische Übereinstimmung in *Wenn die Tiere sprechen könnten…* Dieses Buch ist bei Erscheinen des vorliegenden Werkes noch nicht in deutscher Übersetzung erhältlich.

muss. Dies alles ‚loszulassen', in Vertrauen, dieses freie Atmen, gibt dir nun ein entspanntes Gefühl. Alles ist doch gut, so wie es ist? In Milderung lässt du die Lebenssonne auf dein Gesicht scheinen, frei von jeder Furcht.

KONVULSIONEN, KRAMPFANFÄLLE

schnell aufeinander folgende Krämpfe der Körpermuskulatur

Allgemein

Kernursache

Ein innerer Widerspruch: Auf der einen Seite fühlt man sich ängstlich, im Griff einer Autorität (von Erziehern, Leitern, Religionen, Philosophie…), man erlebt sich als ohnmächtig und in unterdrückter Position, man lässt sich durch das Leben oder die Gedanken einer Person leiten, mit der man sich identifiziert oder in dessen Macht man sich fühlt; man fühlt sich zerbrechlich und schutzlos, geht unter einer schweren Last gebückt, denn die eigene Identität kann oder darf nicht kraftvoll *selbst* existieren; daraus erwächst eine angespannte, ruhelose Nervosität.

Auf der anderen Seite führt diese frustrierende Unterdrückung zu einer Wut, vielfach eine unbewusste Aggression; man ist kurz vor dem Platzen, kurz davor, auszubrechen.

Dieses innere Dilemma von Gefügigkeit beziehungsweise eigener Meisterschaft folgt daraus, dass du der eigenen Intuition, dem tieferen, inneren göttlichen Selbst, der eigenen schöpferischen Fähigkeit nicht vertraust. Höhere, intuitive Energien werden blockiert. Man versucht sich hingegen durch das einseitig rein Rationale, das wirre Suchen in Gedanken zu retten. Bis diese Situation unhaltbar wird: eine einseitige Überbelastung bestimmter Gehirnregionen, eine Konvulsion.

Kernlösung

Es geht hier um eine Forderung nach einer Richtigstellung vom Lebenden Selbst ausgehend: „Verleugne nicht länger deine tiefste Quelle, lasse deine Gefühle, deine Intuition, deine persönlichen Kräfte jetzt frei weiterfließen; erkenne dein höheres Bewusstsein an, stimme dich nun auf dein eigenes schöpferisches, Lebendes Selbst ab, das Autonomie und Meisterschaft über dich gewährleistet".

Ziehe diesen Stopfen heraus: Lasse alle Möglichkeiten durchkommen. Deiche dein Mensch-Sein nicht mehr ein. Belaste dich weder zu sehr mit Denken und Grübeln noch mit Bücherwissen oder mit der aufdringlichen Besserwisserei aus Quellen außerhalb von dir (Fernsehen, Lehrer…). Komme in deinem ganzheitlichen Selbst zur Ruhe: ein Gleichgewicht in dir. Erkenne das Körperliche und deine Natur an, lebe nicht allein in deinem Kopf. Als Erdenmensch darfst du mit allen deinen Sinnen genießen, vernachlässige diese Seite nicht. Versuche nicht zu leisten, sondern dich innerlich zu verwirklichen. Vollwertige Weisheit wird sich in deinem Innersten entfalten.
Empfinde alle diese psychischen und körperlichen Kräfte in dir, und unterdrücke diese kreativen Fähigkeiten nicht länger. Höre auf damit, zu grübeln und dich aus Unsicherheit aufzuregen: Als Mensch bist du einzigartig, niemandem untergeordnet. Kehre dich mit Ruhe nach innen, fühle dich sicher und in deiner Natur geborgen. So komme zu *wahrhaftiger* Tatkraft, bringe aus deinen natürlichen Sehnsüchten heraus zum Ausdruck, nicht mehr, weil du es tun „musst". Traue dich, dich um deiner selbst willen „gut" zu fühlen!

Oben genannte Ursachen für Konvulsionen findet man häufig auch im psychischen Zustand der Mutter oder der Person wieder, die gefühlsmäßig am engsten mit dem Kind verbunden ist. Beide können voneinander lernen und einander beim Heilungsprozess und in der Transformation eine Hilfe sein.

Krampfanfälle mit „Kontraktion“: Hände zusammengekniffen, Augen nach unten gerichtet, das Weiße im Auge wird an der Oberseite sichtbar, vielfach warme Füße

Psychologische Kernursachen

Angestaute Energien, Emotionen suchen ihr Ventil.

Voller Sensibilität, Weichheit sowie ein zu flexibles Verbiegen anderen gegenüber. Du fühlst dich ausgehöhlt; du stehst zu wenig auf eigenen Beinen; du stehst demnach sehr stark unter dem Einfluss von deinem „zu Hause“ oder deinen Erziehern beziehungsweise eines anderen „Hafens“; emotionale Abhängigkeit; zu schlaffer Griff, du schaffst es alles nicht mehr; unzureichender Glaube an deine eigene Kraft; du bist dem Leben so nicht gewachsen, du ergibst dich vollständig, ohne Widerstand; gefühlsmäßig versuchst du *sehr* viel zu umfassen, aber es läuft über; ohnmächtig, nicht selbstsicher, dich zurückziehend; dein tiefstes Selbst spannt sich förmlich an, um dich auf deine eigenen Kräfte zu stoßen.

Du zweifelst an deinem Wert! Der weibliche, weiche, schwache Anteil gewinnt die Oberhand; du bist dir nicht mehr deines starken ICHS bewusst. Du flüchtest. Der Krampfanfall beschützt dein Leben: *Lasse* Energien und Emotionen jetzt nach außen gehen!

Kernlösung

Die psychologische Lehre, die man daraus ziehen kann: Komme zu einem Selbstbewussten, starken Vertrauen auf dein ICH, hier-und-jetzt.

Lasse nicht zu, dass Emotionen die Oberhand gewinnen; bemächtige dich deiner selbst. Lasse Energien frei durchfließen, staue nichts mehr an, und fühle dich sicher und stark auf deiner festen Basis, deinem Lebenden Selbst.

Baue schöne, klare Strukturen für dich auf. Lasse niemanden in dich „eindringen“, und sorge gut für dich.

Fühle diese Menschenkraft in dir, und spüre die Kraft in deinen Beinen, deinen Füßen: Erlebe dein ganzheitliches SEIN. Fühle dich in dir beschützt; spüre deine primitiven Kräfte, und lasse sie durchkommen!

Nutze diese Energien mit Kreativität und Gefühlsempfindungen, wobei du nicht über das Sinnliche hinweggehst.

Rieche, schmecke, fühle, atme, schaue…, und genieße das schöne Irdische: ein aufmerksames Präsentsein in der Natur, in deiner Natur.

Eine selbstsichere Anteilnahme am Leben. Erkenne deinen Wert an, unabhängig von den anderen; *lasse* dich nicht leben.

Stelle alle Macht über dein Leben in dich. ICH BIN. Lasse dich nicht abrutschen, sondern lasse dich stark auf deinen Füßen nieder!

Krampfanfälle, wobei die Hände geöffnet, die Füße kalt und die Augen nach oben gerichtet sind, das Weiße im Auge wird im unteren Teil sichtbar

Psychologische Kernursachen

Aggression, du versuchst, in den „Griff“ zu bekommen, zuweilen klammernd, in Bezug auf andere, auf deine Umwelt; aber du fühlst dich verloren, ängstlich, verletzt und unsicher, obwohl du versuchst, es alles in den Griff zu bekommen.

Du würdest gerne Leistung erbringen und immer weiter aufsteigen „siehst du, wie gut ich bin?“; eine hohe Konzentration des Geistes, ein starkes Fixieren auf bestimmte Zielpunkte, zum Beispiel auf ein Studium oder eine Karriere; auf autoritäre Art und Weise möchtest du die Aufmerksamkeit von anderen erzwingen; möglicherweise misst du deinem „Äußeren“ viel Bedeutung bei, um andere in deine Fänge zu bekommen.

Du hinterlässt dich in Einsamkeit, lässt dich im Regen stehen, du fühlst dich schmerzlich verletzt, zuweilen in panischer

Angst, aber du wehrst dich dagegen, du reagierst dich nach außen hin ab, aus Wut, Aggression, zuweilen im Groll, als wären sie der Grund dafür, dass du dich nicht wirklich gerne hast!
Du willst immer mehr, mehr und mehr, willst weiter und höher…, aber du erkennst nicht, dass du in der Außenwelt niemals einen wahren Halt finden wirst, dass die Welt dir niemals geben wird, was du dir nicht selbst *schenkst.*
Deine Ängste äußern sich in Aggression, Aufstand, Leistungsdrang, in einem zwanghaften Weiter-Gehen ohne Ende, um dich selbst zu „finden“, du läufst jedoch immer weiter vor den schönsten Seiten in dir davon.

Kernlösung

Das Leben fordert dich auf:
Lebe jetzt von innen heraus, *nicht* auf die Außenwelt gerichtet. Entdecke dein sensibles Gespür, deine Intuition: Befreie dich aus diesem Gefängnis von *Müssen,* Stress und Hetzerei, um dich „gut“ zu finden, um dich mächtig zu fühlen und Bestätigung zu erfahren.

Gib dir jetzt allen Raum, und öffne deine Lungen weit.

Genieße das Weiche, die Liebe in dir; verstoße dich nicht mehr, und versuche nicht länger, den Erwartungen deines „männlichen Egos“ zu entsprechen, während du den weiblichen Anteil in dir vernichtest.

Du brauchst nicht wütend auf dich zu sein: Du bist gut, wie du bist. Steige in dein tiefstes Selbst herab, und vertraue dieser warmen Seele in dir!

Lasse dein Leben nicht allein von Vernunft und äußerer Manifestierung leiten: Erkenne diese Talente, die zärtlichen Gefühle in dir an, erfreue dich an Musik, und lasse dein Herz auftauen; traue dich, zu genießen…, entspanne dich.

*Fieberkrämpfe: Siehe unter der Rubrik *Kinderkrankheiten.

KOPFSCHMERZEN

Kopfschmerzen, allgemein

Kernursache

Angst. Du vertraust unzureichend auf dein Selbst. Du versuchst zu stark, alles mit einem nervösen Grübeln und Nachdenken zu umfassen. Ein Zögern, ein Selbstzweifel: Soll ich weitergehen oder nicht? Soll ich mich für diesen Weg entscheiden? Ein Stagnieren durch Angst und Unsicherheit.

Das Leben ist ein Fragezeichen für dich. Emotionen: Trauer, Schmerz, Wut… sind eine Folge deiner zögerlichen Zerrissenheit: Soll ich zurückgehen oder wage ich es, mich weiterzuentwickeln…, ein innerer Kampf und Widerstand gegen Transformation.
Das führt zu einer Konfrontation mit traurigen, zwiespältigen Situationen in deiner näheren Umgebung: eine Widerspiegelung dessen, dass du nicht konsequent und selbstsicher weitergehst.
Es ‚windet sich’ alles in dir, weil du dir zu wenig deines Wertes bewusst bist! Selbstverurteilung. Du siehst dich auch durch die kritischen Augen anderer und mit Sicherheit durch die Augen von Menschen, vor denen du viel Respekt hast.
Du stellst das Zentrum deines Lebens zu sehr nach außen. „Mache ich es wohl richtig?“ Du traust dich nicht, vollkommen du selbst zu sein, deine Natur so zu erleben, wie du bist: Du hältst eine ganze Menge von Gefühlen ängstlich umklammert. Du denkst und beherrschst mehr, als *wirklich* von deinem wahren Wesen aus zu leben.
Machst du dir zu viel Sorgen über andere, über diejenigen, für die du dich verantwortlich fühlst? Würdest du sie gerne ängstlich behüten?
Kannst du deinen Partner nicht loslassen; beschäftigt dich unbewusst in großem Maße der Gedanke an den Tod?

Kernlösung

Gehe entschlossen vorwärts! Nimm eine andere Wendung, vertraue vollkommen auf deine Intuition, auf dein tiefstes Selbst; stelle dir nicht die Frage, was andere von dir erwarten.
Höre auf, dich selbst zu kritisieren, und erkenne jetzt deinen Wert an.

Grüble nicht länger vor dich hin, lasse los und vertraue: Es gibt kein einziges negatives Ereignis in deinem Leben, das du nicht zunächst *selbst* unbewusst aufgerufen hast. Stütze dich also voll und ganz auf die starke Basis in dir, und komme zum kreativen Aufbau deines Lebens, gestalte, ohne zu zögern, eine freudvolle Zukunft.
Höre auf, mit deinem „Denken“ alles umfassen zu wollen; vertraue, entspanne dich. Sind deine Erwartungen an dein Leben nicht länger von Angst erfüllt, dann werden traurige Gegebenheiten aus deinem Leben verschwinden.

Gib dir Freiheit und Sauerstoff; enge dich nicht länger ein. Halte auch deine Gefühle nicht krampfhaft zurück, lasse deine Natur spontan wachsen.
Traue dich, einen Knoten durchzuhauen, und blicke nicht länger zu dem zurück, was vorüber ist. Lenke alle kreativen Energien nach vorne.

Fortsetzung Kopfschmerzen

Die Person, die häufig unter Kopfschmerzen leidet, sollte Folgendem in sich selbst nachgehen:

Energetisches Anstauen und Unterdrücken (keine spontane, ehrliche, direkte Reaktion oder „Gefühlsäußerung“ usw. ...) gehen mit einem Gefühl des Ur-Zweifels am eigenen ICH einher, häufig auch mit einem Opferdasein („ich darf nicht“ oder „ich muss es entweder so oder so machen“), ein Gefühl, der Autorität, die man nach außen stellt, gegenüber den „Underdog“ oder den „Folgsamen“ zu spielen... (während man unterdessen auf den eigenen kleinen, strengen Ego-Anteil in sich hört, der Angst hat, weil er vom Großen Ich-Sein, das hart ist, abgeschnitten ist): „Ich habe keine Wahl, ich muss wohl schlucken, was „sie“ mir hier sagen oder antun...“, aber im Grunde genommen tut man es sich selbst an.
Kurzum, ein Verkennen der eigenen Meisterschaft, der *Wahren* Inneren Autorität. Auf die Weise ist der Mensch nicht dazu verpflichtet, sein Leben selbst in die Hand zu nehmen und kann „die Ursache“ seiner Probleme, seinen Schmerz oder seine Trauer immer Etwas oder Jemandem AUSSERHALB von sich zuschreiben... Hiermit hilft er sich überhaupt nicht; im Gegenteil: Er machst sich selbst fertig.
Er hält sich in erster Linie „Gesetze“ und „Regeln“ vor, woran er sich „zu halten hat“..., anstatt sich dafür zu öffnen, was sein Lebens-Herz möchte. Transformation ist hier gefragt!

Du hortest Energien in dir, du häufst und staust Gefühlsenergien und Fruchtbarkeitssamen in dir an..., anstatt diese fruchtbaren Lebensenergien auf spontane, selbstsichere Weise in *einer* durchgehenden Bewegung durchströmen zu lassen, anstatt bestimmte Dinge entschlossen durchzuschlucken oder geradeheraus zu sprechen, zu handeln, deine Gefühle in Worte zu fassen oder deine Emotionen zum Ausdruck zu bringen, dein *wirkliches* Gefühl anzuerkennen und gegebenenfalls anderen gegenüber zu erkennen zu geben.

Aber du verhältst dich der Außenwelt gegenüber eher abwartend..., als ob du „das zurückgesetzte Opfer“ sein müsstest, dass alles Mögliche zu schlucken hätte...!

Verstecke dich nicht dahinter..., trete als Kraftvolles ‚Mann-Frau-ICH' in Erscheinung(!) ... und äußere dich, *sei* du selbst, bleibe nicht passiv-schluckend stehen, um dir daraufhin deine Emotionen gewissermaßen zu verkneifen (oh, was für eine Lüge: deine Meisterschaft zu verkennen!) und dich als emotional gequältes ‚Opfer' zu verhalten!
Schreite vorwärts!

Du unterdrückst deine spontanen, kreativen Gefühls- und Fruchtbarkeitskräfte; du hältst sie zurück... Infolgedessen kann bei *gewissen* Menschen ein Übermaß an sexueller Energie entstehen..., die jedoch *nicht* Ursache der Kopfschmerzen ist, wohl aber die Folge dessen, dass du dich auf breit-energetischer Ebene „zurückhältst".

Spiele nicht die Rolle des ‚Underdog'. Kopfschmerzen rufst du hervor, um dich an die Spitze deines Lebens zu stellen, sozusagen um „der Kopf" deines Lebens zu werden.

Die fundamentale Lösung liegt also auch nicht darin, dich beispielsweise im Sex abzureagieren, in irgendeiner Sportart dein Heil zu suchen, beziehungsweise in Wutausbrüchen oder gereizten Reaktionen deine Frustrationen loszuwerden..., sondern einzusehen, worin die URSACHE dafür liegt, dass du alles einmal ausbrechen musst, dass du dich abreagieren oder in bestimmten Dingen verlieren musst...: Es passiert deshalb, weil du die „ersten" Gefühle, die „ersten" kreativen Kräfte und spontanen Äußerungen, die in dir aufkommen, „unterdrückt" hältst, weil du nicht direkt und spontan deine Gefühle von innen heraus erlebst und nach außen bringst, weil du immerzu abwartest und schluckst, anstatt dir das „freie, natürliche Ventil" zu nehmen.

Eine fortwährende Anstauung und Eigen-Hemmung (in Emotionen, Taten, Kreativität...), die dazu führen kann, dass man sich Ventile sucht.

Also werde auf eine TATKRÄFTIGE Weise du selbst, ohne Zweifel..., so dass sich weder Aggression anstaut, noch Frustration anhäuft. Fühle dich sicher von deinem ehrlichen Gefühl aus, und äußere dich spontan. *Lasse* dich nicht leben, lebe nicht von unten aus, schlucke nicht, weder für das Auge der Gesellschaft, noch für deine Beziehungen. SEI EINFACH DU SELBST, in aller Ehrlichkeit, ohne die Angst, etwas... zu verlieren..., wenn du du selbst wärest... (die Zustimmung der anderen, dein Image oder was auch immer).

Stachelst du dich immerzu auf, hetzt du dich schnell-schnell..., bringst deine Nerven unter Hochdruck? Für wen? Warum? Stehst DU nicht im Zentrum deines Lebens?

Kopfschmerzen werden dich dazu zwingen, *zuallererst* auf dich selbst zu hören..., dich nicht zu übergehen, um der Gesellschaft oder beispielsweise der „Arbeit", dem Job oder einer anderen Person zu Diensten – oder „zur Hetze" – zu sein... AUF KOSTEN deiner selbst.

Denn das bedeutet ‚festhalten'...: „Loslassen", sagt das Leben! Wenn du an diesem oder jenem festhältst, daran, wie diese oder jene Person dich finden oder wie sie über dich denken könnte, daran, wie „die Menschen" dich beurteilen, was passieren würde, wenn du dieses oder jenes nicht tätest... Alles Gründe, dich zu forcieren, dir weh zu tun..., anstatt ruhig und dennoch entschlossen vollkommen du selbst zu SEIN!

Willst du bei den anderen ein bestimmtes Verhalten erzwingen? Möchtest du, dass sie dir Anerkennung schenken; möchtest du dich lieber in einer Opferrolle halten, während du zu der Autorität außerhalb von dir aufschaust? Diese Autorität braucht nicht zwangsläufig eine Person zu sein; es kann ebenso um ein Idealbild gehen, das du von dir hast und anstreben möchtest, oder um gesellschaftlichen Druck..., um ein Image, einen Job, einen Gott (der Gott der Zeit und Struktur beispielsweise)..., in jedem Fall um Etwas oder Jemanden, das / den du ÜBER dich selbst und über das Leben stellst.

Das ist leicht: Dann brauchst du dich nicht weiterzuentwickeln..., denn so übernimmst du nicht die Verantwortung für deine ECHTE SELBST-WERDUNG!

Also...: Flüchte nicht länger vor dir, vor deiner Verantwortung..., unterstelle dich nicht einer Sache (z.B. deiner Arbeit: Leistung usw.) oder jemandem..., sei kein(e) Schauspieler(in)..., KOMME in wahrer Gestalt ZUM VORSCHEIN, so wie du bist.

Stelle nichts über das Leben! Lebe dich nach Herz und Seele aus, nicht nach Begierden (z.B. zu wollen, dass andere etwas für einen tun oder von anderen anerkannt werden zu wollen), sondern LASSE andere los, und *tue, was DU fühlst, tun zu müssen, aus deinem Herzen und deinem SEIN heraus lebend.*

●

Wartend, abwartend…, alles-in-dir-hortend, Emotionen-festhaltend; eine Haltung, durch die du dich selbst forcierst, anstatt alles sofort durchzuschlucken, sei es mit Frauenkraft oder mit Manneskraft stark zu reagieren und zügig als ICH weiterzugehen: Du stagnierst, du hältst deinen Fruchtbarkeitssamen zurück.

Lymphknoten können anschwellen, weil du für das Auge der Außenwelt, der anderen, dein Gesicht wahren und deine wahren Gefühle nicht zu erkennen geben möchtest.[10] Selbst wenn du dich sozusagen emotional oder psychisch vergewaltigt fühlst, wirst du noch deine Gefühle für dich behalten.

Du solltest die Vergangenheit, Dinge, die vorüber sind, unbedingt durchschlucken…, du musst einen klaren und deutlichen Einblick gewinnen, „warum“ du bestimmte Dinge zu dir geholt hast und noch immer an dich heran lässt.

Wut, möglicherweise angestaute Wut steckt in deinem Hals. Es würde dir gut tun, einmal alles auszuspucken…, nicht vorwurfsvoll jemand anderem gegenüber, sondern einfach um dich von allem Angestauten zu befreien und schließlich über diese emotionale Äußerung mit dir, deinem Körper, mit deinem ICH „auf Tuchfühlung“ zu gehen: zu spüren, zu wissen, zu erkennen, dass du als ICH das Recht auf eine ‚freie' Existenz hast.

Du hast nicht den geringsten Grund, auf jemanden wütend zu sein, auch wenn es den Anschein hat…, das sind nur Alibis, wohinter du dich versteckst, um nicht DU SELBST werden zu müssen. Möglicherweise hast du in der Vergangenheit infolgedessen Vieles zu dir geholt, Verletzendes und Schmerzhaftes, dadurch, dass du nicht als ICH in Erscheinung getreten bist, dass du als Underdog oder Opfer abgewartet hast… Das ist ein ‚Ausschließen' deiner selbst…

Mache also nicht den anderen einen Vorwurf, sondern nimm dir vor, mit dieser Selbst-Unterdrückung, mit diesem Anstauen, Festhalten und Leugnen deines echten Zentralen ICHS zu brechen…, und anstatt dessen *ALS ICH von innen heraus, aus deinem Herzen heraus STARK IN ERSCHEINUNG ZU TRETEN und deine Gefühle, deine Energien frei heraus und ehrlich fließen zu lassen!*

Nur du kannst dich befreien; nur du kannst dich vollkommen freimachen… In deinem emotionalen Erleben erfährst du, dass eigentlich niemand außer dir die Ursache für dein Problem, für deine Kopfschmerzen bildet, dass du dich selbst zu viel an deiner Umwelt festgehalten hast, vielleicht ihrem Urteil oder ihrer Reaktion Bedeutung beigemessen hast, wenn nicht in emotionaler Abhängigkeit von ihnen, dann dennoch in Abhängigkeit von der Anerkennung einer Gesellschaft, einer Gruppe usw. … Mache ihnen keine Vorwürfe, sondern beginne AUS DIR SELBST HERAUS zu leben…, von deiner inneren Autoritätsbasis aus, ehrlich aus deinem Gefühl heraus!!

Staue nichts mehr an…, halte nichts mehr zurück, um jemand anderem zu gefallen oder um für gut befunden zu werden. Spüre diese Urfeuerkraft in deinem Innersten, die nur darauf wartet, dass du dich zu einem Menschen von Edler Rasse schmieden wirst… Lasse diese Kraftströmung jetzt ehrlich fließen, und unterdrücke dich nicht: SEI einfach du selbst, tue, was du fühlst, tun zu müssen, zu jedem Zeitpunkt des Tages, ohne Unterlass, ohne aufzustauen, ohne passiv-abwartend auf deiner Seite… stehen zu bleiben! Hole dich vollständig hinein! J

etzt prustest du möglicherweise alles aus dir heraus…, als würden Feuer und angesammeltes Erbrochenes aus deinem Ra-

[10] Lies in diesem Zusammenhang gegebenenfalls zur Symbolik der *Schilddrüse nach.

chen schießen; bereits viel zu lange hältst du dich zurück und warst nicht wirklich du selbst.

Jetzt ist der Augenblick gekommen, da du stark und konzentriert in dich selbst, in deinen Körper gehst, so dass du dich weder weiterhin wie schweigend-abwartend verhältst, noch als Zombie oder abhängig von einer gesellschaftlichen Atmosphäre. Lasse den Drachen nur speien, alles Angestaute möchte zunächst heraus..., um dich daraufhin in Ruhe in innere, friedvolle Entspannung zu kehren.

Wie ein gottesstarker und zugleich liebevoller Bulldozer bahnst du dir einen Weg: Deinen Weg, der vor dir liegt..., und nichts und niemand kann dich davon abhalten. Du musst *‚dich selbst'* verwirklichen: weder deine Arbeit, noch ein „Bild" usw. ...!

So klart der Himmel auf; du genießt jetzt das Leben, die Natur..., du machst dir keine Sorgen mehr! Du lernst jetzt, das *wirklich* Schöne zu sehen und entdeckst die reinen Werte des Lebens. Du lebst jetzt wahrhaftig aus der Freude deines Herzens heraus; die Freude um dein ‚Sein'...

Du hältst auch nichts und niemanden mehr fest! Du ziehst sozusagen wie ein Abenteurer mit Sack und Pack los, auf der Suche nach der ganzen Pracht der Natur, nach den grünen Wiesen und spielenden Enten, nach den singenden Amseln und blökenden Schafen...

Du kommst *wahrhaftig* in der Natur deiner selbst nach Hause, inmitten all des Schönen, was du erst JETZT sehen kannst, weil du nicht länger wartest und abwartest, bis jemand anderes dich glücklich machen wird oder dir Entspannung schenken wird, bis ein(e) andere(r) damit aufhören wird, dir weh zu tun...

Nein, du weißt jetzt, dass alles in deinen Händen liegt: dass, wenn du dir selbst keine Schmerzen mehr zufügst, du automatisch anderen Menschen auf deinem Weg begegnest, die dieses Glück mit dir teilen.

Du singst jetzt förmlich mit den Vögeln mit, du blökst vor Gesundheit; dein Glück kann nie mehr brechen: zu dir NACH HAUSE GEKOMMEN, *in die Natur deines Wesens..., in dein Zentrum, dein Gefühl, in deinen Körper, dein Großartiges ICH BIN, wovon du so weit abgekommen warst.*

Du KÄUST die Dinge nicht mehr nachdenklich WIEDER..., sondern spuckst das Negative gleich wieder aus und genießt die prachtvollen, neu-entdeckten Herrlichkeiten...! Du läufst nicht länger einem ‚Bild' von dir hinterher. Du lebst jetzt ‚nach Wahrheit' (siehe Teil I).

Du setzt dir keine Bremse, keinen Dämpfer mehr auf, auf diese spontane Lebensströmung..., jetzt, wo du aus deinem Herzen heraus lebst, aus deinem tiefsten Gefühl, nicht nach Begierden, nicht danach, zu „ergreifen". Es gibt jetzt keinen Zweifel mehr, auch kein ängstliches Festhalten oder ein Greifen / Bremsen mit deinen Gedanken; es herrscht lediglich Vertrauen in einem selbstsicheren Vorwärtsgehen!!

Cluster-Kopfschmerz

periodisch auftretende, starke, einseitige Kopfschmerzen die, meistens nachts, um das Auge herum auftreten

Kernursache und Kernlösung

Du fühlst dich förmlich von links nach rechts, von oben nach unten *aufgepeitscht;* du weißt nicht genau, wo Norden und wo Süden liegt. Einmal zur Erde, dann wieder gen Himmel gerichtet; dir wird ganz schwindlig. Nervös suchst du außerhalb von dir... und weichst von deinem inneren Kernpunkt ab, von deinem tieferen Boden, von deinem Herzen. Suchend und schauend, du bist ständig in Bewegung, zu allem Möglichen hin, das außerhalb von dir liegt, auf eine übertrieben lebhafte, nervöse Art und Weise..., so dass du nicht mehr weißt, wo dir der Kopf steht. SO WEICHST DU VON DEINEM EIGENEN ZENTRUM AB!

Komme also zu dir zurück, und lerne, alles loszulassen! Dafür ist es natürlich notwendig, dass du an dich selbst GLAUBST, an den Wert deines *Zentrums,* deines Inhaltes als Vollwertiger Mensch!

Ein innerliches Gefühl von Chaos, du weißt nicht genau, aus welchem Holz die Pfeile geschnitzt sind. Du bist auf der Suche..., aber du weißt nicht genau wohin... und wonach?! Nimm dich also zum Allertiefsten deiner selbst mit..., zur Plutonischen Schatzkammer in dir: Sie ist ECHT und authentisch, von edelstem Gold. Du darfst darauf vertrauen!

Niemals brauchst du jemand anderen um „Rat" zu fragen..., auch wenn du durchaus hier und dort einmal etwas aufschnappen und deine Ohren öffnen kannst: Aber nur DU kannst darüber entscheiden, WAS für dich genau das Richtige ist, was in DIESEM Moment gut für dich ist; ich, hier-und-jetzt. Stelle dir also die Frage: *Wo* steckt dieser tiefe Kern?

In deinem eigenen liebsten Selbst, inmitten deines wertvollen Wesensinhaltes. Suche nicht weiter als bis zu *deinem HERZEN, deinem GEFÜHL,* denn da liegt der Anfang von allem: Da wohnt die Liebe, warme Selbst-Liebe, da wohnt Selbst-Wertschätzung, Selbst-Respekt, und dort beginnt eine Wertschätzung für das wirklich Schöne und Reine in dir und deiner Umwelt!

Also *gehe tief in dich, und erlöse dich von allen Schuld- und Wutgefühlen, von Ohnmacht und Buße, von allen Zweifeln! Stehe an der Spitze deines Lebens, und höre auf das liebevolle Gefühl, ganz tief in dir. Verliere dich nicht* länger in den Dingen und in dem, was dich umgibt, deine Gedanken nervös von hier nach dort, von oben nach unten auf der Suche.

Lasse diese Nerven zur Ruhe kommen, indem du dich rein NACH INNEN kehrst, FÜHLST, wo du bist, wer du bist. Lasse alles außerhalb von dir los..., komme zu deinem Inhalt nach Hause; lebe in deinem Gehirn nicht länger in einem Zustand des ständigen, chaotisch nervösen Umherkreisens.

Bringe dieses verrückte Jahrmarktskarussell zum Halten, lasse es nicht weiter und weiter drehen, und wende dich mit RUHE und SELBSTSICHERHEIT dir selbst zu. LAUFE NICHT VOR DIR WEG. Vertraue diesem tiefen Inhalt, dieser Schatzkammer aus Gold. SEI DIR darüber IM KLAREN, wie das Leben funktioniert: Lies hierzu Teil I dieses Buches; nichts geschieht ‚einfach so'! Du hast dein Leben in der Hand; alles verläuft gut und zügig, wenn du nur etwas mehr loslässt und weißt, dass alles gut werden wird... - VERTRAUEN!!

Du musst nicht von links nach rechts und von der Erde bis zum Himmel an allem Möglichen festhalten; du brauchst dich nicht so geschäftig zu bewegen..., deine Gedanken von hier nach da rasend. Bleibe stets mit beiden Füßen auf dem Boden, und stelle die Sache niemals auf den Kopf!

Es kann notwendig sein, klare und deutliche Strukturen aufzubauen; und wenn du nicht gleich „klar" siehst, so vertraue darauf, dass dir alles klar werden wird, ohne dass du sofort von hier nach da rennen und danach suchen müsstest.

Sei gewiss, dass alles zu seiner Zeit seinen Platz findet, dass alles ins Lot kommt, wenn du nur darauf vertraust, wenn du dich nur etwas näher deinem Herzen anschließt und weißt, dass DU als Meister an der Spitze deines Lebens stehst.

Dass es KEIN Chaos gibt, dass du es nur manchmal so empfindest; beruhige dich..., *eile nicht mit deinen Augen, deinen Gedanken, mit deinem ganzen Wesen von hier nach dort... LASSE die Dinge LOS: Halte sie nicht länger mit deinen Sinnen / über deine Sinne und mit deinem Denken fest!*

Kehre dich jetzt AUSSCHLIESSLICH zu deinem Zentrum, ganz tief und ruhig nach innen; FÜHLE dein Herz, und schenke dir die Liebe und Wertschätzung..., so dass Schmerzen entweichen können. Du SUCHST es nicht länger UM dich HERUM..., du taumelst nicht mehr umher..., du steigst tief in dich selbst herab und KOMMST NICHT MEHR VON DIESEM WEG AB. Du lässt dich entschlossen auf eigenen Grundfesten nieder.

Du glaubst an diese Ur-Basiskraft in dir, so dass du weder weiterhin ängstlich greifend, noch nervös-suchend außerhalb von dir nach etwas Ausschau halten musst...

NICHTS ‚MUSS SEIN'!! Lebe nicht länger aus der Überzeugung heraus, dass du „nichts" bist oder schlichtweg ein „vorüber gehendes", kleines Ego oder ein nervös kreisendes Gehirn mit einem Körper dran, das in seiner Existenz von der Außenwelt abhängig ist…!! Nein: Dein Leben ist ausschließlich von dir selbst, von deinen Überzeugungen in Bezug auf dich abhängig.
Lasse also diese negativen Überzeugungen los, dass du lediglich ein sich bewegender Schatten seiest, ein Kopf, der durchdreht, ein außerhalb von sich suchendes und greifendes Energie-Feld. Nein, du bist DU als Inhalt-in-irdischem-Körper: Komme zu dieser Erkenntnis.

STEIGE in dich selbst HERAB: Nur da kannst du Ruhe finden, da allein findest du diese Ursicherheitsbasis. Vertraue dich ihr an! Höre, höre… *ganz* tief… auf deinen Inhalt, dein Gefühl, dein Herz, deinen goldenen Bauchinhalt, auf dein INNERSTES. Hier findest du Fülle, Ruhe und Stille: Hier weißt du dich stark und fest VERWURZELT. Jetzt suchst du nicht länger WILD GEWORDEN um dich herum. Nach Hause gekommen, angekommen, voller Selbst-Vertrauen…!

Migräne

pulsierender, meist einseitiger Kopfschmerz durch Erweiterung der Blutgefäße im Kopf, geht häufig einher mit Übelkeit, Erbrechen, Überempfindlichkeit gegen Licht, Geräusche, bestimmte Düfte
Siehe auch ‚Kopfschmerzen'

Kernursache

Nimmt man die linke Seite des Triumphbogens weg, dann stürzt das ganze Bauwerk ein.
Wenn du dich als Menschenkind von der mütterlichen, intuitiven Gefühlsquelle in dir abschneidest, kann Migräne zuschlagen.

Unzureichendes Bewusstsein deines eigenen Wertes; du siehst dich durch die Augen anderer, du verurteilst dich nach den Normen deiner Eltern, von Menschen, denen du dich unterordnest. Das väterlich Autoritäre verdrängt die weichen, friedlichen Gefühle.
Du lebst gar nicht aus deiner spontanen Natur heraus: Du wirkst zwar vielleicht *echt,* aber es handelt sich hier um eine Selbsttäuschung.

Migräne ruft dich dazu auf, jetzt vollkommen, in aller Rechtschaffenheit zu sein, wer du *bist,* nicht so, wie du „sein solltest" oder wie du vorgibst zu sein, um anderen zu gefallen, beziehungsweise den stillschweigenden Erwartungen deiner Eltern zu entsprechen (oder des Teiles in dir, der diese Autorität repräsentiert!).

Auf diese Weise werden auch deinem Gefühlsleben, deiner spontanen, emotionalen Strömung Zügel angelegt: Du hast beispielsweise das Gefühl, an die Autorität deines Vaters, deiner Mutter, deines Arbeitgebers usw. gebunden zu sein…, oder du gehst vor einem anderen dominanten Auge in die Knie, das dich immerzu ins Visier nimmt. Aber im Grunde genommen wohnt dieses strenge Auge in dir selbst: Du setzt dich fortwährend einer Kontrolle aus. Die Umwelt ist lediglich eine Widerspiegelung dessen.

Du bist zu sehr davon abhängig, was „sie" über dich denken oder sagen. Die Autorität stellst du noch immer nach außen oder sprichst sie einer nicht wirklich lebendigen Stimme in dir zu.

Du traust dich nicht wirklich, autonom aus deiner wahren Natur heraus zu leben! Dies führt zu einem inneren Streit, deine Gefühlswelt möchte sich frei boxen, obwohl du deine Art jedoch ständig unterdrückst. Migräne hisst die weiße Flagge, fordert Waffenstillstand! Denn das Auge, mit dem du dich selbst kontrollierst, beinhaltet im Grunde genommen: ein Denken und Grübeln, du verweilst zu lange bei Problemen; du käust deine Probleme wahrhaft ängstlich wieder, weil du zu sehr versuchst, mit deiner „Ratio" und deinen Sinnen alles zu kontrollieren, ohne es auch nur im geringsten zu wagen, auf deine intuitiven Gefühle zu vertrauen.

Darüber hinaus werden deine tiefen Emotionen, deine reiche, unbewusste Gefühlswelt als bedrohlich erfahren; du hältst dich an Autoritäten außerhalb von dir fest, und dein eigener tiefster Kern, dein urstarkes Lebendes Selbst..., darauf zu bauen, das traust du dich nahezu nicht.

Du fixierst dich deshalb auch mit endlosen „Gedanken" auf bestimmte Probleme: Du hast Angst davor, zu scheitern oder du meinst, es nicht richtig zu machen.

Du vertraust nicht auf dein intuitives, innerliches Wissen; du distanzierst dich von deinen Gefühlen..., du verleugnest einen wichtigen Teil deiner selbst. Migräne schlägt somit auch meistens ‚einseitig' im Kopf zu.

Deine Freiheit, wie flexibel du auch immer über dein äußerliches Ego erscheinen magst, ist trügerisch: Es ist keine Freiheit, sondern eine Gefangenschaft.

Du lebst nicht *wirklich* von deinem ganzheitlichen Selbst ausgehend, sondern die Gewohnheiten führen dazu, dass du nicht einmal mehr weißt, wer du jetzt eigentlich, unabhängig von deiner Erziehung, von indoktrinierten, einschränkenden Regeln bist; es klebt alles wie eine zweite Haut auf dir. (Mache niemandem Vorwürfe: Denn du hast alles selbst zu dir geholt, bewusst oder unbewusst.)

Du fühlst dich als Opfer, das man peinigen kann.

Möglicherweise hast du in deinem Leben eine kalte, dominante Person angezogen, weil du dein Gefühlsleben auch in die Kälte, in den Schatten verbannt hast.

Kernlösung

Komme nun in dir zur Ruhe, entspanne dich, lasse dein Gehirn abkühlen, gib dich vollkommen einer tiefen, ruhigen Versunkenheit hin.

Erkenne jetzt deinen Wert an, und baue autonom und selbstsicher deine Existenz auf; kopple dich von Bindungen los, oder von der Autoritätsstimme, der du dich unterstellst, wodurch du nicht spontan du selbst sein kannst.

Werde dir des Panzers bewusst, in dem du dich erstickst, wirf die nervöse Kopfarbeit über Bord, und lebe nach deiner Natur, nach deiner Intuition.

Lebe nicht nach den Erwartungen anderer, sondern aus deiner Seinsart heraus. Habe keine Angst davor, nicht gut genug zu sein: Wenn du mit dir in Harmonie lebst, wenn du deine Ursprünglichkeit nicht verleugnest, darfst du dich als ehrlich, gut und schön ansehen. Traue dich, von deinem tiefsten Kern aus zu leben! Höre auf, dich selbst zu beschneiden, betrachte dich nicht länger durch die Augen anderer. Begehre nicht, so oder so sein zu wollen: Sei du selbst!

●

Du wirst gebeten, dein Augenmerk auf die Weisheit zu legen, die in dir steckt, nicht auf jemand anderen zu schauen, nach außen zu zeigen...[11], sondern die tiefe, urstarke „1-Kraft", die in dir wohnt, weiter auszubauen. Fahre fort, gehe weiter, folge den Signalen auf deinem Weg, und verharre nicht, bleibe nicht stehen!

Eine urstarke Energie in dir fordert, dass du zu dem Bewusstsein für deinen Inhalt, deine Kraft, deinen Zentralen Wert kommen mögest...; gewaltige Kräfte, die in dir stecken, geben sich zu erkennen, und erst wenn du vollständig und ganz zu der Anerkennung deines Wesens kommst (deines physisch-stark-fleischlichen Körpers und deiner inhaltsreichen Schatzkiste als Mensch), wird dein Lebenskern damit aufhören, dir Signale wie ‚Migräne' zu senden.

Immer wirst du darauf gestoßen, wenn du von dir selbst „abweichst", in erster Linie dadurch, dass du dich zu häufig an / auf andere (aus)richtest (über Kritik, über das „Gucken"..., anstatt in dir selbst nach Weisheit und dem wirklichen Wert zu suchen) und „Nebensächlichkeiten" des Lebens zu viel Aufmerksamkeit schenkst.

[11] Lies hierzu gegebenenfalls die Symbolik des *Zeige- und *Mittelfingers nach.

Wenn du es erneut außerhalb von dir suchst, weil du zu stark an der „oberflächlichen Seite“ deines Wesens haften bleibst, dir zu wenig deines weise-kraftvollen Inhaltes-im-Körper bewusst bist, wirst du (von deinem Lebenden Selbst) mit Saturnscher Strenge zur Raison gerufen!
Um dir bewusst zu machen: dass du deinem HAUPTWEG folgen solltest und *keinem* anderen! AUF DASS DU DICH MIT AUTORITÄT FESTE AN BEIDE HÄNDE NEHMEN WIRST, DIR DIESER INNEREN WEISHEIT UND DER GÖTTLICHEN MACHT IN DEINEM EIGENEN WESEN BEWUSST WIRST… und diesen Inhalt ‚ehrlich‘[12] in einem STARKEN, REICHEN PHYSISCHEN KÖRPER niederlegst! Auf dass du deine Grenzen nicht mehr dadurch überschreiten wirst, dass du nach außen hin zu weit von dir abweichst…: Dabei kann es sich um Menschen, um eine Arbeit usw. handeln…

Mit Migräne rufst du dich mit-strenger-Gewalt und Härte zur Ordnung! Solange du dich weigerst, deine innere Größe, die Autorität der Mitte in dir anzuerkennen, rufst du möglicherweise „infolgedessen“ auch streng erhobene Zeigefinger in deiner nächsten Umgebung hervor – oder du hast zumindest das Gefühl, denn das muss nicht wirklich so sein: Dieser „Solange-notwendig“-Diktator wohnt folglich in erster Linie in dir selbst.
Denn einerseits ist dieses zur Ordnung rufen deiner selbst, dich über Migräne in deinen eigenen Kreis der Weisheit nach Hause zu holen, zwar notwendig, aber andererseits geschieht dies ziemlich „hart“ und schmerzhaft. Vielleicht weil du ansonsten der Frage nach ‚Rückkehr‘ in dich selbst kein Gehör schenken würdest?
Du bestrafst dich, auch weil du unbewusst schon weißt, dass du dich in deiner Größe gerade verleugnet oder negiert hast. Komme in LIEBE und MILDERUNG zu dir, erkenne diese großartige, weitreichende Kraft in deinem Wesen an, und höre jetzt auf damit, dich selbst zu bestrafen, dich immer wieder auf Nebensächlichkeiten, auf Dinge, die außerhalb von dir liegen, zu richten…
Nimm dir jetzt vor, die „Autorität“ in dich selbst zu stellen und nicht länger die Dinge und Menschen außerhalb von dir als „Hauptsache“ anzusehen…, so wird dein Kopf zu innerer Ruhe kommen und zugleich gewahr werden, dass du als Vollwertiger Liebevoller Meister dazu bereit bist, dein Lebensschiff zu lenken!

Du solltest auch erkennen, wie sicher und beschützt du dich in dir doch fühlen darfst: du in deiner göttlichen Seinskraft. Dass nichts und niemand diesen Ur-Riesen von Mensch – der du bist – umstürzen kann: Wenn er sich nur auf sein großes Herz, auf das Leben, auf seine Kraft abstimmt und nicht auf „guck mal da!“ oder „wie machen es die anderen“ oder darauf, es „unbedingt durchsetzen zu wollen“, auf das „instinktive Begehren“, auf reinen „Sex-ohne-Liebe“, auf „harten Ehrgeiz“ usw.: Denn das weist lediglich daraufhin, dass du dir deiner Schöpfungskräfte als Mensch unzureichend bewusst bist und sie zu wenig nutzt, dass du die Größe deines Mensch-Seins noch entdecken musst!
Du musst die Kette von deinem Hals nehmen; du fühlst dich erstickt: Du bist es, der / die dich selbst erstickt, nicht *irgendein* Jupitersch-besserwisserischer Zeigefinger, der von außen kommt! Mache dich los, fühle dich frei, und nimm dir nicht länger dadurch den Atem, dass du dich dir selbst gegenüber wie ein Tyrann gebärdest, dass du vom Hauptweg des Lebens abweichst.

Sei nicht „schwach“, „weich“, unentschieden, wie ein Fähnchen im Wind: Folge dem starken Mittelpfeiler in dir, der Hauptlebenslinie! Entwickle diese starke Mittelkraft in dir, ob du nun als Mann oder als Frau geboren bist: Lege die starke Autorität in dich selbst. Richte dich von deinem inneren Gotteskern aus beherzt auf! Andererseits: Höre… auf das Gefühl des Herzens…, aber dann als meisterhafter Führer deines Lebens! Wenn du von die-

[12] Lies hierzu im Kapitel *Essen, Essprobleme, Nahrung* und im ersten Teil dieses Buches.

sem inneren Autoritätspfeiler aus lebst und darüber hinaus auf höherer Ebene die Liebe in dir entwickelst, werden auch Emotionen, Energien auf liebevolle Weise ausströmen.
Man sucht nicht länger nach einem Ventil als Flucht, *weg* aus der Strenge, die du erlebst, sondern ein ganz Bewusstes Lenken deiner Energien ist die Folge dessen: bei deiner Arbeit, in deinem körperlichen Beziehungserleben zum Beispiel oder in anderen dynamischen Aktivitäten, womit du dich herrlich und gut fühlst. Keine zwanghaften Instinkte mehr, die unter dem Auge der Tyrannen-Stimme in dir einen Ausweg suchten, sondern ein bewusstes, freudvolles, sanftmütiges und doch zugleich tatkräftiges, starkes Erleben deiner liebevollen Art: Mensch nach Leib und Seele.

Wichtig hierbei ist, tatsächlich zu erkennen, dass Bewusstseinsenergien und der physische Körper fordern, in einem „Einheitsverbund" zu existieren. Wenn jemand weiterhin auf instinktivem Niveau lebt, wird sein Körper auf dieser Ebene auch nach Ventilen suchen; der Mensch jedoch, der die Größe seines Wesens anerkennt, wird den Bund der Einheit mit seinem Körper ganz bewusst in Liebe erleben können, zu sich selbst, zum anderen.

Die Durchströmung von Energien vollzieht sich dann VOM HERZEN AUS, nicht von einer übertriebenen Fixierung über das Kopf-Gehirn-Ratio-Schauen… auf deine Umwelt.

Weisheit wird innerhalb des eigenen ICHS gesucht; man richtet sich nicht länger instinktiv nach außen, auf den anderen; man lästert nicht boshaft; man sucht nicht länger *begierig* außerhalb von sich…

Der Mensch steht jetzt *an der Spitze seiner Existenz,* folgt diesem Hauptweg aus seinem Herzen heraus und lässt seine Energien frei strömen, in Liebe, nach Leib und Seele.
BEWUSSTWERDUNG! ‚SEIN'! als meisterliches, liebevolles ICH.

Hierzu gehört ein gesundes Gleichgewicht zwischen ‚Arbeit' und ‚Entspannung': Man hört auf sein **Herz,** auf sein **inneres „Wissen" und „Fühlen", was das einfache Denken und Handeln bei weitem überschreitet.**
Der Mensch lebt nach Wahrheit und tut lediglich das, was er innerlich fühlt, von seinem Lebenden Selbst aus tun zu müssen (lies hierzu Teil I).

SEHR STARKER KÖRPERGERUCH

Kernursache

Unselbstsicherheit; du akzeptierst dich nicht und hast Angst davor, auch von anderen nicht akzeptiert zu werden; Minderwertigkeitsgefühle.
Du fühlst dich sogar eher von anderen bedroht: Ängste! Ja oder nein? Werde ich mich trauen…, innerer Zwiespalt, du kommst ins Schwitzen…, nein lass' nur, ich ziehe mich schon zurück…

Ein starkes Empfinden primitiver Emotionen, unbewusster Kräfte: Du lebst nicht wirklich bewusst…, vergleiche mit dem Instinkt zur Selbsterhaltung, Ausscheidung von Gerüchen, um andere auf Abstand zu halten.

Dich selbst daran hindern, zu Eigenentwicklung zu kommen; unterdrückte Möglichkeiten, Talente.

Kernlösung

Erkenne deinen Wert an, und bemächtige dich deiner selbst: Entdecke deine spezifischen Möglichkeiten, und traue dich, selbstbewusst nach außen zu treten.

Kein anderer Mensch kann dich bedrohen: Du wirst dir lediglich selbst zum Feind, dadurch dass du dich degradierst und Freunde auf Abstand hältst.

Integriere deine Gefühle ganzheitlich, und traue dich, spontaner zu sein; Ängste

verschwinden, wenn du dich selbst beginnst zu lieben…, warum hast du dich bislang verstoßen?
Transformiere primitive Kräfte zu Bewusstsein.

DIE KÖRPERHÄLFTEN

Die Polarisierung „links-rechts" ist heute noch wahr, morgen vielleicht schon nicht mehr…

Momentan ist es (noch) so, dass man von spezifischen **Psychologischen Übereinstimmungen** der Linken und Rechten Körperhälfte sprechen kann. Siehe auch Rubrik *Gehirnhälften. So, wie es zur Zeit im Überzeugungssystem der Menschheit gespeichert ist:

Linke Körperhälfte

mit der rechten Hemisphäre im Gehirn in Übereinstimmung

Erkrankungen der linken Körperhälfte weisen eher auf eine Unausgewogenheit oder Überbelastung des „gefühlsmäßigen" oder emotionalen Teiles hin.

Das, was man zumeist als „weiblich" bezeichnet, innerhalb jedes Mannes, jeder Frau:
Empfänglichkeit – Flexibilität – das Gefühlsmäßige – mehr unbewusste Regionen – das Pflegende – das Einfühlende - Weichheit – Intuition – Biegsamkeit – beweglich, sich einfügend, anpassend – Hingabe – das Mütterliche – empfangend – das nach innen, auf die innere Quelle gerichtete: das Schöpfen aus dieser Quelle - das Räumliche, das Grenzenlose – Silber – die Nacht – das Produzierende / Gebärende.

Diese Polarisierung ist relativ, momentan noch für nahezu alle Menschen wahr, aber morgen vielleicht schon nicht mehr. Eine fortwährende Wechselwirkung zwischen „linken" und „rechten" Kräften ist eine natürliche und unaufhörliche Gegebenheit: Zweiheit-Einheit. Eine gesunde „linke" Seite braucht eine reibungslose Verarbeitung und Durchströmung von Gefühlen, eine Eliminierung belastender Emotionen, von Trauer…

Gesundheit erfordert auch, dass du nicht gegen den Strom fährst, sondern weich zu den Tönen deines tiefsten Selbst mitströmst, ohne Blockaden aufzuwerfen: Folge deiner Intuition.
Auch eine zu starke Gebundenheit oder ein zu starker Einfluss der Mutterfigur kann sich in einem linken „Zeichen" widerspiegeln. Eine Unausgewogenheit durch Überbetonung des linken Teiles im Mann oder in der Frau weist auf eine zu wenig Bewusste Meisterschaft über dein unbewusstes Leben, über deine Gefühlswelt hin: ein Übergewicht von Gefühlen gegenüber der Ratio, von unbewussten Gefühlsausbrüchen (z.B. Angst) in Bezug auf die Selbstsicherheit.
Intellekt und Intuition sind in der Einheit unseres Selbstbewusstseins dort vorhanden, wo die Trennung zwischen links und rechts wegfällt. Ein Übersteigen der Dualität in einem Höheren Bewusstsein.

Rechte Körperhälfte

mit der linken Hemisphäre im Gehirn in Übereinstimmung

Das, was man zumeist als „männlich" bezeichnet innerhalb der Frau, innerhalb des Mannes:
das Kontrollierende – nüchterne Logik, das Rationale – das nach außen gerichtete, äußerliche Ego – das bewusste Übersteigen deiner Emotionen – entschlossenes Eingreifen: eine Entscheidung fällen – kraftvoll, stark, stabil – hart und trennend – logisch und analysierend – der Vater in dir – der Tag – Gold – spontan aggressive Energien – warmrote, aktive Kräfte – Grenzen setzen, sich abgrenzen – konstruieren – Selbstsicherheit.

Eine gesunde „rechte" Seite erfordert einen selbstbewussten Lebenswandel: Entschlossen deine Lebensrichtung wählen und aus deinen tiefen Wurzeln heraus wachsen, im Bewusstsein deines Eigenwertes. Nicht hart-erzwingend, weder dir selbst gegenüber, noch die anderen „kontrollierend". Eine übertriebene Betonung des „Denkens", des Rationalen, ohne deine Intuition und dein Gefühlsleben zu berücksichtigen, und ein Abgeschnittensein von deiner tieferen Quelle führen zu einseitiger Überbelastung der „rechten Seite".

Die Sonne strahlt über tiefen Gewässern und lässt einen stolzen Berg inmitten des Meeres im Licht erstrahlen: Der warme Selbstrespekt; über unbewusste Dimensionen in dir hinaussteigen, eine bewusste Meisterschaft, aber dennoch in unseren tiefsten Gründen verwurzelt sein, ein Zusammenspiel von rechts und links. Es zu wagen, dich für dich stark zu machen, dein Herz aufgehen zu lassen, dich nicht von deinen Gefühlen überwältigen zu lassen, ebenso wenig von anderen, ein Offensein für Wachstum, das Kostbare in dir ans Licht kommen zu lassen, eine Integration des sicheren Väterlichen in dir: Dies führt zu einem gesunden „rechten" Teil.

KORSAKOFF-SYNDROM

ernsthafter Gedächtnisverlust, häufiges Erzählen von Erdachtem, um es zu kaschieren; zumeist durch Vitamin B_1-Mangel bei Alkoholismus verursacht

---

Kernursache

Du bist nicht wirklich in dir präsent; du hast keinen Kontakt zu deinem tiefsten Selbst; du bist vielmehr kühl zu dir auf Distanz gegangen. Du weißt nicht genau, wer du bist, du lebst nicht wirklich Bewusst.

Du spielst deine äußere Rolle in der Welt, du identifizierst dich stark mit diesem äußerlichen Teil von dir; vielleicht spielst du auf autoritäre Weise Theater (man muss tun, was du ihnen gebietest!), du möchtest dich kraftvoll und stark nach außen drücken, aber so entfremdest du dich nur immer weiter von dir, von deiner eigenen Autorität.

Deine Haltung dir selbst gegenüber ist kühl und distanziert, von oben herab… Die gleiche Kälte würdest du auf andere übertragen.

Im Grunde genommen geht es hier um einen Zwiespalt: Du spielst eine bestimmte Rolle, weil du, wenn du du selbst wärest, dich vollkommen verloren fühlen würdest, von deiner Gefühlswelt eingenommen und nicht dazu im Stande, auch nur den geringsten Zugriff auf sie zu bekommen.

ICH bin der / die Große, du tust, was ich sage…, ist die Rolle, in der du dich am besten fühlst, denn du weißt ohnehin nicht mehr, wer du bist; wie eine Null, die sich eine starke Rolle aneignet, um die innere Leere zu kompensieren.

Manchmal herrscht Wut, eine Aggression deinem Selbst gegenüber, und du identifizierst dich unbewusst mit der Haltung einer kalten Person aus deiner näheren Umgebung. Sie ist lediglich ein Spiegel deiner selbst.

Kernlösung

Mache ein paar Schritte zurück, stoße dich nicht weiter von dir weg, und schaue genau in den Spiegel, in dein Herz: Wer bin ich? Komme jetzt zurück, werde eins mit deiner Seele, mit deinen weichen Gefühlen.

Ergreife den Kern deines Wesens, wende dich deinen zentralen Gefühlen zu, traue dich, ganz tief in dich zu gehen, komme zu Respekt vor deiner inneren Meisterschaft, und sei dir selbst gegenüber ehrlich!

Suche deinen *wirklichen* Wert und deine Eigenschaften, und bleibe ganz nah bei deinem Kern, nicht kalt, sondern liebevoll.

Sei weder wütend auf dich, noch herablassend zu dir: Du bist einzigartig und gut, wie du jetzt bist.

Sei jetzt dir selbst und anderen gegenüber flexibel: Du brauchst kein Napoleon zu sein, um akzeptiert zu werden! Beuge dich offenherzig zu dir.

KREBS, ALLGEMEIN

Kernursache

Tiefste Ursache: Wie eine Puppe an einem dünnen Faden, so hängst du im Leben. Du stellst die Sonne nach außen. Eine Hingabe an etwas, das größer und wichtiger als dein Selbstbewusstes Ich ist, so denkst du…, ein zu geringes oder nahezu nicht Präsent-Sein in dir.

Ein Anbeten oder Respekt vor einer Autorität, die außerhalb von dir liegt, anstatt das Sonnenzentrum, die Kraftzentrale in dich selbst zu stellen, führt zur Entfremdung von dir. Es handelt sich hierbei um Verleugnung der eigenen selbstbewussten, göttlichen, kreativen Fähigkeiten.

Du lebst nicht wirklich *bewusst,* du *lässt* dich leben, durch andere oder durch deine Gefühle, deine Arbeitsstelle oder durch Einflüsse von außen, durch eine Gruppe, durch ein Ideal, das du nach außen gestellt hast und in das du deinen ganzen Glauben steckst…; diese Hingabe, dieses Aufgehen im „anderen", dieser Neptunsche VERLUST deiner selbst kann einzig und allein zum Tod führen!

Je stärker du einer Sonne außerhalb von dir den ersten Platz zuschreibst (das bedeutet, dich selbst zugunsten einer anderen Person, einer Gruppe, Autorität, Sekte, Religion usw. in den Hintergrund zu drängen), umso stärker stehst du selbst in der Dunkelheit. Fremde, dunkle Zellen nehmen den Platz ursprünglicher Ich-Zellen ein.

Weitere Ursachen, die hierbei eine Rolle spielen, außer dieser Selbst-Verneinung, sind natürlich die Ängste, häufig die Angst zu leben. Du traust dich nicht, vollständig die Verantwortung für dein Leben zu übernehmen; du flüchtest förmlich vor dir selbst, vielleicht glaubst du sogar, dass es etwas Schöneres gäbe als das Leben (den Tod).

Die tiefe Angst, die dich noch stärker nach Autoritäten außerhalb von dir greifen lässt. Ach, wer *bin* ich denn schon…, du meinst, Unterstützung von außen zu brauchen, um dich aufrecht halten zu können. Du flüchtest in die Menge oder in ein mehr „geistiges" als wirklich irdisches, menschliches Präsentsein, du lebst schließlich wie ein Zombie oder als Abbild von etwas.

Dein Selbstbewusstes, Kraftvolles ICH wird verleugnet: Emotionen und Passivität bekommen die Oberhand.

Vor allem traurige Erfahrungen, auch aus der Vergangenheit, aus der Kinderzeit lassen dich nicht los: Du lässt dich von dieser unbewussten, angestauten Welt beherrschen, anstatt dich darüber zu stellen, deinen emotionalen Ballast zu beobachten, FREI strömen zu lassen und zu verarbeiten… Schmerz, Wut, Groll, Hass, Enttäuschungen, „was macht es alles noch für einen Sinn?"… haben dein Leben mit der Zeit wirklich überherrscht, weil du alles weiterhin in dir anstaust!

Lasse diese Kugel voller Elend aufgehen: Gib deinen Emotionen ein Ventil, lasse alles fließen, sprich und äußere dich… Jedes Loslassen ist eine Krebszelle weniger.
Hast du solche Angst vor diesen Emotionen? Hast du Angst davor, dich auszuleben: Hat man dir beigebracht, im Innern wie ein Panzer zu bleiben? Wie lange noch erstickst du dich in diesem unnatürlichen Korsett?

Kernlösung

Brühe nicht immer wieder alte Geschichten auf, grüble nicht mehr Tage lang vor dich hin. Klammere dich nicht an etwas (an eine Sache, einen Job…) oder an jemanden (an einem Partner, ein Kind…) außerhalb von dir, als hinge dein Leben davon ab. Jeder lenkt sein Leben selbst, vertraue darauf, und lasse alles und jeden los.
Lasse dich nicht länger von einem Sumpf von Emotionen verschlingen: Verarbeite sie. Verliere dich nicht mehr in der Macht des / der anderen, des Ideals usw. …, betrachte alles von oben aus, wie ein Adler, und bemächtige dich deines Lebens, deines Körpers.

Deine Psyche, deine Gedanken und Überzeugungen lenken die Funktionen deines Körpers. Bist du davon überzeugt, dass heilende Kräfte deinen Krebs vernichten werden, weil du das Recht hast, Selbstbewusst in Freude zu Leben, dann wird dein Körper auf diese Impulse reagieren, und er wird genesen, mit oder ohne Tabletten oder Kräuter.

Andere Voraussetzungen? Genießen! Einsicht anstreben, anstatt zu grübeln. Sich zu trauen, im Hier-und-Jetzt zu leben, nicht länger in der Vergangenheit; die Autorität deines ewig lebenden, göttlichen Selbst schlichtweg dadurch anzuerkennen, dass du an dich glaubst.

Dich nicht mehr vor deinen Emotionen, deiner Wut, Rache, deinen Sehnsüchten, deiner Aggression zu fürchten…, akzeptiere sie, heiße sie Willkommen, erlebe sie und verarbeite…, verabschiede dich von den Gefühlen, die dich behindern, aber erlebe aggressive Kräfte als eine positive Gegebenheit, um dich selbst zu verwirklichen.

Tue, was du gerne tust, komme ganz nah zu dir, erwarte nichts von anderen, von deinem Partner…, sondern *Gib* dir selbst Freude und Liebe: Erst dann wirst du Lebensumstände und Menschen zu dir holen, die auch Freude und Glück in dein Leben bringen werden, wenn du zunächst zu hundert Prozent in dir und um deiner selbst willen lebst.

Verändere nicht den / die andere(n), sondern entscheide dich *selbst* für eine neue Richtung. Wenn du dich im positiven Sinne veränderst, wirst du freudvolle Situationen anziehen; auch Gesundheit.

Diese heilenden Energien, rufe sie hervor, und ersetze alle deine Sorgen durch den Glauben an dich selbst.

Dann kannst du auch, wie eine weiße Taube, diese neue, wahre Botschaft in die Welt hinaustragen: Ein Mensch verfügt *selbst* über sein Leben, seine Gesundheit, wenn er sich dessen Bewusst wird.

●

Das Gefühl, am Rand zu stehen, beinahe herunterzufallen, an der Ecke herunterzubaumeln, du scheinst nicht wieder hochzukommen. Etwas biegt / bricht durch; du würdest gerne zurück, dich wieder festhalten wollen, aber das Leben hindert dich jetzt daran, dich wieder in Strukturen und Gewohnheiten von damals festzusetzen, und bittet dich, dort loszulassen, wo du dich bisher festgehalten hast, um dich im Vertrauen „fallen" zu lassen, in dem Wissen, dass du dennoch immer mit deinen Füßen auf dem Boden landest (wie mit einem innerlichen, eingebauten Fallschirm), zu wissen, dass dich etwas Neues erwartet. *Alte Gewohnheiten und Systeme jetzt loslassen!*

Unterschwellig wütet und brodelt etwas, wie ein Tier, das in deinem Bauch brummt, aber du gibst dich nicht zu erkennen, du unterdrückst es und schaust möglicherweise wütend-primitiv in die Gegend; du identifizierst dich mit der brummenden Tierstimme in dir. Als ob du ein fauchender Löwe im Dschungel wärest, der sich stark und als Meister in seiner Kraft über den Dingen wähnt und jetzt wütend, beleidigt ist, weil das Leben ihm nicht gibt, was er „haben" will. Protest und Unfrieden.

Von primitiv-instinktivem Boden aus könntest du dich mit Etiketten bekleiden, wie mit Fransen und rasselnden Perlen auf der bloßen Haut, im Rhythmus von Untergrund und Instinkt tanzend, dich mit Schmuck behängend, der gleichermaßen dazu dient, Männchen-Tieren oder Weibchen-Tieren den Kopf zu verdrehen. Der rhythmische Dreiklang bezaubert viele Tiere, viele Tiermenschen, du ziehst dich auch aus, wenn nötig, um zu zeigen, wer du wohl bist, als Menschenaffe.

Aber *wer bist du ALS MENSCH, als höchsteinzigartiges Individuum,* unabhängig von diesen Gewohnheiten, vom Geist, von der Gruppe? Du willst dir Gehör verschaffen, du möchtest gesehen werden, so viel ist sicher, aber was noch hinzu kommt, ist deine Art zu leben: nicht wirklich nüchtern

und „hell-wach“ als „Mensch“, sondern dich aufpeitschend, betäubend, benebelnd, zuweilen in einem animalischen Rhythmus. Du hast keine wirklich eigene Meinung zu etwas; du gehst und läufst einfach in der Herde deiner Seelenverwandten mit (ob es sich hierbei nun um den Clangeist, den Arbeitsgeist, das Wissen um deine Zeit, die Religion oder Familien-Sphäre usw. handelt).
Du hast schlussendlich keine Forderungen und Erwartungen; du verlierst dich im Geist der Gruppe und gibst dich ohne weiteres „dem Geist“ hin, dem Urgeist. Auf diesen Urrhythmen mitschwingend, mitgehend findest du dich nicht mehr wieder. Deine Zähne klappern zuweilen vor Kälte: Gerade deshalb, weil du deine Gedanken fieberhaft springen und suchen lässt..., aber keine Lösung findest, solange du in diesem Stadium von Nicht-Wirklich-ICH-Der-Mensch-Sein stecken bleibst.

Klammerst du dich an andere, wie ein Äffchen an die Affenmutter, dann ist es deshalb, weil du zu wenig an deine einzigartige Größe und Immunität als Mensch glaubst. Du bist sicher in dir! Du brauchst dich nicht so schreckhaft vom Echt-Individuellen, von der Selbst-Anerkennung abzuwenden; du brauchst dich weder zu „verbergen“ (hinter diesem oder jenem, hinter jemandem), noch dich mit allen möglichen Fransen und Tarnungs-Utensilien zu schmücken. Trete als Mensch zum Vorschein, und erkenne dein ICH an: Sei nicht beschämt, verbanne diese Begierden und Rhythmen aus deinem Leben, erkenne den Rhythmus des Lebens selbst an, der nicht aufpeitschend ist, der der Eingebung deines Lebenskerns gemäß unerwartete Wendungen nimmt, deines bewussten ICHS, das eine Wahl trifft, ja, *bewusst eine Entscheidung fällt,* dieses oder jenes zu tun, dich hierhin oder dorthin zu begeben.

Du *lässt* dich also nicht länger durch Zwänge, Impulse, die nicht aus deinem Herzen kommen, die nicht aus deinen Gefühlen, deinem Bewusstsein erwachsen, leben / aufpeitschen.

Du willst dich jetzt wohl kennen lernen, zu dem Bewusstsein für dein ICH kommen, unabhängig von der Gruppe / Gesellschaft – dem Geist / der Masse usw. ...! Lasse das Alte los, und werde in dir als Mensch wiedergeboren; halte dich nicht länger an Systemen, an Dingen außerhalb von dir fest – in Gewohnheitsmustern –, sondern richte dich auf, als Führer deiner Existenz, mit Liebe und Kraft, als ICH, Bewusst Wach im Leben!
Lies hierzu Teil I des vorliegenden Buches.

KRIBBELN, PRICKELN, GEFÜHL WIE NADELSTICHE
Ein taubes Gefühl, vor allem an den Enden der Gliedmaßen (Hände, Füße, Finger oder Zehen)

Kernursache und Kernlösung

Eine sehr starke Energie steht in der Konstitution deines Körpers zur Verfügung. Die Kieferknochen haben sich sozusagen stark und groß aufgebaut. Aber der Mensch kaut und käut wieder..., ohne wirklich vorwärts zu gehen. Der Mensch tritt mit seinen „strahlenden“ Kräften zu wenig nach außen; er will zwar, aber hält sich dann wieder zurück. Der Mensch schaut zu viel auf den anderen, zur Seite, und lebt zu wenig von innen heraus.

So würde er sich sogar für andere „aufopfern“, für seine Kinder, für alle, für die er sich verantwortlich fühlt: Wir sehen hier das Bild des Pelikans, der in seine Brust sticht, um seine Jungen zu füttern. Es ist das Bild des Menschen, der nicht FÜR sich selbst lebt, sondern ausschließlich im Dienst der anderen Menschen oder einer anderen Sache (Arbeit oder Leistung zum Beispiel).
Das Leben sendet hier ein Signal und ruft diesem Menschen ein Halt zu: Auf dass er in erster Linie mit *SICH SELBST „AUF TUCHFÜHLUNG“ kommen wird,* um

schließlich sehr ehrlich aus diesem Selbst heraus zu leben, *ohne seine inneren Energien noch länger abzubremsen.* Er wird sich nicht mehr hinter Strukturen, Verpflichtungen und Aufgaben, hinter den anderen verstecken dürfen. Sein tiefster Lebenskern fordert ihn auf, im wahrsten Sinne des Wortes „zum Leben" zu kommen.

Dieser Mensch möchte das Äußerste aus sich herausholen; er geht immer weiter, übertreibt und weiß nicht, wo die Grenze liegt. Die Messlatte wird immer höher und weiter gelegt, sein Hals schmerzt davon, er leidet, streckt sich so weit wie möglich aus, um dennoch immer wieder heranzureichen, aber er gibt keinen Laut von sich.

Der Mensch zeigt zwar für einen Moment seine „Perle", seinen Inhalt, seine Talente, die innere Schatzkiste, aber schließt sozusagen gleich wieder seine Austernmuschel, so dass die Schönheit dessen verborgen bleibt und niemand sie genießen kann, auch er selbst nicht. Die größten Schätze bleiben demnach verborgen, in erster Linie die *echten* Talente, es kann aber ebenso eine Widerspiegelung dessen sein, dass du wertvolle Materie versteckst beziehungsweise hinter verschlossenen Türen hältst, wodurch du sie zu wenig genießen kannst.
Man TRAUT sich nicht, mit seinen SCHÄTZEN, seinem Inhalt, seinen Talenten... NACH AUSSEN zu treten. Man versteckt sich, bleibt drinnen! Eine Hemmung im Hinblick auf das eigene Ich, den eigenen Inhalt, als würde man sich nicht vertrauen, als ob es notwendig wäre, dass man alles unterdrückt, in seinem eigenen „Schrank" versteckt. Eine Art von zurückziehender, unterdrückender, festhaltender Bewegung bremst den Energiestrom ab; dieser psychologische Zustand verursacht ein Prickeln, das mit einem Taubheitsgefühl einhergeht.

Man hält sich zuweilen buchstäblich hinter verschlossener „Tür", geht nicht mit seinem ICH nach draußen, man schließt sich sozusagen in einem zu kleinen Bereich ein, während der Körper nach einem WEITERGEHEN nach außen, nach einer Selbst-Befreiung schreit, und danach, sich nicht länger eingesperrt zu halten, in doppelter Bedeutung des Wortes: Auf der einen Seite müssen Gefühle, Talente, Energien, Kreativität dringend ihren Ausweg nach draußen finden, muss es einen KONSEQUENTEN Durchgang nach außen geben, ein Zulassen, dass Energien sich entfalten, dass die inneren Werte nach außen fließen, so dass die Natur mit der Perle Bekanntschaft schließen kann, die schon so lange verborgen ist!
Auf der anderen Seite muss dieser Mensch sich trauen, sich ehrlich mit sich zu konfrontieren: Warum halte ich mich unter einer Reihe von Schein-Lagen, einem Schein-Ich verborgen, auch zum Beispiel unter einer Menge Arbeit, unter einem ich-kann-nicht, denn ich habe keine Zeit (oder kein Geld, kein Auto usw. ...). Eine Weigerung, selbst den eigenen Inhalt, das „Gefühl", zu Sein, zu genießen.

Ein Aufruf, zu innerer Dynamik zu kommen, deine Schätze nicht wegzuräumen, aufzubewahren (buchstäblich und im übertragenen Sinne), sondern etwas damit zu MACHEN, zu handeln. Wie ein Maler, der seine Gemälde ewig lange in einer Kiste auf dem Speicher aufbewahrt, anstatt sie im Haus aufzuhängen, in einer Ausstellung zu zeigen, so dass er selbst und die anderen sie wertschätzen können. Intuitive Talente, die in Grund und Boden gestampft werden, töten sich schließlich selbst; du legst dich auf diese Weise lahm.

Ein Aufruf, das Schönste aus dir selbst geboren werden zu lassen, allen deinen Talenten, Gefühlen, kreativen Energien die Möglichkeit geben, zu Entwicklung zu kommen.
Aus deiner Höhle zu kommen und alles, was in dir steckt, zu entfalten, sich entwickeln zu lassen. In Harmonie mit dir selbst zu leben: Das ist kein Egoismus, wohl aber Selbst-Liebe.
Aufopferung und das Ignorieren des eigenen ICHS führen zu Krankheit. Gesunde

Selbst-Liebe spornt auch andere aus deiner Umgebung an, sie selbst zu werden.

Möglicherweise fühlst du dich manchmal nahezu gewürgt, erstickt, weil du „stecken" bleibst, weil du dich nicht befreist. Wärme, Transpiration. Viele heiße Energien häufen sich an, weil du zu wenig kreativ mit ihnen umgehst.
Du erstickst dich selbst; du hältst dich gefangen. Du denkst und grübelst und arbeitest und machst zwar; du kannst bedachtsam und weise sein, aber es „verharrt" in dir; kreative Energien bleiben förmlich stecken.

Möglicherweise fühlst du zuweilen eine innere Wut, aus Ohnmacht, aber wirklich aus deiner Situation aussteigen, das tust du nicht. Du richtest dich auf andere, gibst *ihnen* zu trinken, aber unterdessen vergisst du selbst, dich am Lebenswasser zu laben. Du nährst andere, bis du leer bist, aber für dich selbst würdest du nur unzureichend sorgen. Marskräfte werden zurückgehalten, dürfen sich nicht auf schöpferische Weise ausleben; du trittst weiterhin auf der Stelle. Deinem ICH wird sozusagen (von dir selbst) der Mund verboten.

Wenn du immerzu deinem Partner, deinen Freunden, deinen Kindern oder der Gesellschaft usw. ... gefallen möchtest beziehungsweise sie zufrieden stellen willst, dich in Pflichten oder Arbeiten versteckst und dich übergehst, dann bedeutet dies, dass du zu wenig an dich selbst glaubst, dass du deinem Sein, deinem eigenen Inhalt zu wenig Wert beimisst.

Die tiefste Ursache des Prickelns in den FÜSSEN weist auf die Notwendigkeit hin, mit dir, mit deinen eigenen Bedürfnissen, mit deinem Körper und Inhalt auf Tuchfühlung zu gehen. Auf dass du aus dir selbst heraus leben wirst, nicht immer im Dienst des anderen oder einer anderen Sache. Du kannst nur dann anderen Gutes tun, wenn du zunächst dir selbst Gutes tust; übergehst du diesen Schritt, so ist schlussendlich niemandem gedient.

Es deutet auf die Notwendigkeit hin, zu spüren, wie DU existierst, auf eigenen „Füßen" läufst... und das nicht zu übergehen!

Prickeln in den HÄNDEN, Fingern weist auf die Notwendigkeit hin, das Leben mit beiden Händen in Angriff zu nehmen, zu Dankbarkeit für DEIN SEIN zu kommen und sich nicht länger immer wieder mit den Dingen zu beschäftigen, die dich zu deinem inneren Lebensgefühl auf Abstand halten.
Die Hände fordern dich hierbei dazu auf, jeden „Griff" zu lösen, dass du nicht die geringste Macht oder den Zugriff auf andere ausübst, dass du alles und jeden loslässt. Jede Form von Festhalten, von Dominanz, führen zu wollen... ist eine verkappte Reaktion auf die Tatsache, dass sich dein Seelenkern danach sehnt, dass du endlich DEIN eigenes Leben führen wirst.
Hände hören auf zu prickeln, wenn sie loslassen... und nur noch das eigene ICH festhalten (bildlich gesprochen). Halte nichts und niemanden außerhalb von dir fest, lasse los...
Festhalten von etwas oder jemandem außerhalb von dir (ob es sich nun um deinen Partner, deine Kinder, deinen Ehrgeiz usw. ... handelt) ist die Folge dessen, dass du dir selbst zu wenig wert bist, dass du dich nicht wirklich als ICH anerkennst, dass du dein Leben nur dann als erfüllt ansiehst, wenn andere es füllen, anstatt deine eigene Fülle anzuerkennen.

Lasse alles und jeden außerhalb von dir LOS, und ergreife dich mit beiden Händen, richte dich auf dich selbst.

Eine freie Lebensströmung wird solange blockiert, wie du dich weigerst, in erster Linie für dich und aus dir selbst heraus zu leben, aus Dankbarkeit FÜR DAS LEBEN in DIR, solange du dein Leben weiterhin mit allem und jedem „füllst" außer mit dir selbst.

Das Leben in dir lehnt sich auf (!) und will, dass du den schweren Rucksack mit

Schwung von deinen Schultern streifst, dass das Leben nicht länger ein Lasten-Tragen bedeutet, sondern eine Freude über dein eigenes „Sein".

Komme tief mit *dir*, mit deinem eigenen Körper in Kontakt.
Lasse *schöpferische* Kräfte aus dir herausströmen, lasse deine Natur frei fließen, tue spontan, was du fühlst, tun zu müssen, ohne dich immer wieder zurückzuhalten, und bremse dich nicht fortwährend ab!

Verstecke dich hinter nichts und niemandem mehr…, um dich nicht zu verwirklichen, dich im wahrsten Sinne des Wortes leben zu lassen. Mache dich innerlich frei.
Verstecke dich nicht hinter einer Maske, hinter einer Art von Steifheit deiner eigenen Natur gegenüber, hinter den anderen, sondern gehe mit *dir* von Kopf bis Fuß auf Tuchfühlung…, lege dich nicht durch „Denken" „lahm", durch Vorwände, um dich doch nicht entfalten zu müssen, *lasse* dich nicht leben, sondern lebe tief aus dir selbst heraus, von deinem tiefsten Gefühlskern aus, und wehre dich nicht dagegen.
Schaffe mit „deinem ICH" den Durchbruch.
STOSSE kraftvoll die TÜR auf, wohinter du dein wahres ICH versteckt hältst.

Die geschlossene Knospe platzt jetzt förmlich auf und spürt sich bis ins „Äußerste" ihres Wesens, aus Freude über ihr Sein. Lebensfreude durchspült die Zellen der Hände und Füße; eine aktive Verbundenheit mit dem eigenen Ich, dem eigenen Körper. Sie hält nichts und niemanden außerhalb von sich fest und lebt aus Dankbarkeit für ihr eigenes Sein.

KUPFER (Cu)

Mangel, unzureichende Assimilierung von

Kernursache

Sensibel, verletzbar, hilflos, biegsam, klein…, aber du wehrst dich dagegen! Du gerätst in Konflikt, du bist wütend, du kämpfst *gegen* Menschen, die dir in deiner „Schwachheit" helfen wollen, du gibst dir alle Mühe, stärker zu wirken, als du dich innerlich fühlst, aber das gerät außer Kontrolle. Du möchtest dich von deiner Gefühlswelt abwenden, umso stärker wirst du jedoch mit ihr konfrontiert. Du würdest gerne *selbst* die Leitung über dein Leben übernehmen, aber es gelingt dir nicht wirklich… Du suchst Hilfe bei jemand anderem, aber andererseits verträgst du diese Anhänglichkeit überhaupt nicht! Du fühlst dich blockiert und siehst vorerst keinen Ausweg.

Kernlösung

Ein klarer Blick auf dich selbst ist heilsam; gewinne in Ruhe einen Überblick über deine Situation, indem du Intuition und Ratio ausgewogen zusammenwirken lässt. Empfinde deine persönlichen Wurzeln sehr tief, und pflanze deine heutige Existenz dort hinein: Erkenne den wirklichen Wert deines Ichs, bleibe nicht an der äußeren Erscheinung haften. Lasse diese starken, schöpferischen Energien frei durchkommen. Kämpfe nicht *dagegen,* sondern baue deine eigene Struktur auf, von der Basis aus bis zum höheren Bewusstsein. Lasse dich stark in deiner Basis nieder.

L

LACHKRAMPF

Kernursache

Ein Ventil für angesammelte Spannungen, Nervosität, Energien, Emotionen. Oder wagtest du es nicht zu lachen?
Ein dankbarer und freundlicher Rückhalt; du greifst darauf zurück, weil du dich noch nicht wirklich traust, Dich so zu zeigen und zu äußern, wie du dich innerlich fühlst.

Du fühlst dich zu sehr „festgelegt"; du musst deine Energien und Nerven einschränken, vor allem im Beisein von Personen, die dich in irgendeiner Weise „festlegen oder bestrafen" können! Eine Gefühlsanspannung, ein zu lange unterdrücktes, heimliches Vergnügen, ein Ventil für überbelastete Nervenanspannung.

Eine Form von Unausgewogenheit: Einerseits manifestierst du dein Selbst nicht wirklich, andererseits gibst du, wenn diese Unterdrückung dir zu viel wird, eine Zirkusvorstellung zum Besten.

Auch wenn du weder ein noch aus weißt, oder wenn du irgendwo nach einer „Rettung" suchst, lässt du allem freien Lauf. Du bekommst es nicht mehr in den Griff, weil dein Selbstbewusstes Ich noch zu wenig stark entwickelt ist.

Es kann eine Tarnung sein für Gefühle in deinem Inneren, die alles andere als fröhlich sind, aber auf diese Art und Weise kannst du dich dennoch stark manifestieren. Du gibst etwas zum Besten, und so bekommst du Aufmerksamkeit von anderen, ohne dass du dich selbst offen zu legen brauchst.
Aber zumeist handelt es sich schlichtweg um eine Äußerung angehäufter Spannungen, die die Folge dessen sind, dass du dich noch nicht wirklich traust, du selbst zu sein. Eine lebhafte Phantasie, die nicht vom ICH gezügelt wird, verschlimmert diesen Zustand.

Kernlösung

Eine gesunde Selbstwerdung, eine Akzeptanz deiner selbst, Energie loslassen, deine Natur so zeigen, wie du dich fühlst, keine Spannungen und Kreativitätsenergie anhäufen, nicht heimlich sondern offensein, Ruhe und Gelassenheit in dir, Gleichgewicht, Selbstvertrauen.

LÄHMUNG

Kernursache

Wenn du davon überzeugt bist, dass du nur ein hilfloser, gebrechlicher Mensch, ja, ein Opfer bist, nicht dazu im Stande, dein Leben *selbst* voller Freude zu erschaffen, lähmst du dich selbst.

Deine Natur, deine Gefühle, deine tieferen Emotionen leben in einer schweren, eisernen Struktur eingeschlossen, wie in einem Flugzeug, das außerdem am liebsten die Flucht ergreifen würde, *weg* von dir, *weg* von der Erde, *weg* von dem Gift in dir, denn du ekelst dich vor deinem eigenen Ich. Du steckst dich sozusagen in eine gläserne Flasche; du hinderst dich daran, fröhlich und natürlich zu leben, ja, dich weiterzuentwickeln: Du nagelst dich fest. Es herrscht eine Art von Kontaktarmut zu deinem eigenen Herzen, deiner tiefsten Seele. Du bist hart zu dir! Du kehrst dich in dich, mit verbundenen Augen; du weigerst dich, weiterzugehen; du drehst dich in deinem eigenen kleinen Teufelskreis. Du fühlst dich an die Vergangenheit gebunden und wehrst dich mit aller Kraft dagegen, damit zu brechen. Du bleibst in deiner Eierschale, anstatt geboren zu werden und stark auf eigenen Beinen zu stehen.

Negative Einflüsse aus der Vergangenheit hältst du am liebsten bei dir: War ein Elternteil / Erzieher beispielsweise ein Abbild von Selbstzerstörung, Geringschätzung, Pessimismus, Fanatismus, Fatalismus…, oder wurdest du als nichtiges, minderwertiges, kaltes Wesen in die Ecke gedrängt? Auch in diesen Fällen geht es darum, dass diese Umstände lediglich eine Widerspiegelung deiner inneren Überzeugungen in Bezug auf dich selbst und das Leben im allgemeinen sind.

Wie lange willst du noch in dieser Sonnenfinsternis leben: mit der Verleugnung deines eigenen freudvollen, sonnigen, starken ICHS? Tiefe Ängste hindern dich daran, aus der Eierschale auszubrechen, im freudigen Licht des irdischen Lebens zu stehen. Du lähmst, betäubst dich, um diese Angst nicht fühlen zu müssen, aber das führt dich nicht zu einer Lösung, weil diese Trauer in deinem unendlichen Lebenslauf nur Aufschub bedeutet, weil das Leben Freude ist und das Leben weiterhin diese Situationen für dich aufrufen wird, bis du diese Freude findest und anerkennst.

Kernlösung

Flüchte nicht länger vor dir selbst: Du bist nicht schlecht, düster oder nichtig. Wehre dich nicht länger gegen die Liebe und die Wertschätzung deines Selbst. Schneide dich nicht mehr von deiner wahren Natur ab: Traue dich, du selbst zu sein, wie verrückt auch immer; tanze und singe, äußere dich spontan ohne Grenzen, ohne dich auch nur einmal zu fragen, ob du wohl *darfst,* oder was andere darüber denken werden. Diese starke, dynamische Tanzkraft braust im Tiefsten deiner selbst auf: Nimm am Leben teil, nicht aus dem Hintergrund als Zuschauer, sondern als Hauptrolle in deinem Leben.

Drücke dich *selbst* durch, flüchte nicht, räume alle Hindernisse beiseite, und durchtrenne das Band mit der Vergangenheit! Lebe nicht aus der Philosophie eines anderen Menschen heraus, sondern aus deinem eigenen Herzen, deinem Gefühl!

Folge deiner Intuition, deinem Gefühl, und ersticke nicht jede Erfahrung im Keim durch eine Überdominanz des „Denkens“: Schenke dir die Freiheit, zu leben, frei zu atmen, fröhlich deinen Impulsen nachzugehen. *Spüre* diese Bewusstseinskräfte, deine kreativen Energien in deinem Selbst, und lasse sie frei weiterfließen! Wehre dich nicht gegen deine persönlichen Sehnsüchte: Traue dich, dich selbst zu spüren. Gucke nicht mit angelegten Scheuklappen; beschränke dein Leben nicht auf engstirnige Theorien, auf Vorurteile.

Durchbreche diese harte Rinde, und mache dich frei: Sei für das Schöne in dir offen.
Spucke das Negative, diese selbst verurteilenden Gedanken ein für allemal aus. Lasse auch unbewusste Kräfte, tief verborgene Emotionen frei an die Oberfläche kommen, und beobachte sie, verarbeite sie, lasse los.
Flüchte nicht länger vor diesen Kräften, diesen Gefühlen in dir: Sie sind eine Energiequelle. Wenn du sie anerkennst, wenn du dich nicht länger von dieser spontanen Kraftquelle in dir abwendest, kannst du, in warmer Akzeptanz deiner selbst, diese Energien reinwaschen und in lebenslustige Kreativität, in freudvolle Aktion, in eine spontane Anteilnahme an der Natur, am Leben umsetzen.
Du brauchst nicht länger schwere Lasten zu tragen, du brauchst nicht mehr den bleischweren Deckel auf deinem Inhalt zu dulden.
Blicke tief in dich, und entdecke diese sichere Basis, dein unvergängliches Selbst, das auf deine Befehle wartet: Nimm dein Leben selbst in die Hand, und rufe aus deinem tiefsten Selbst starke Energien auf, so dass jedes Körperteil wiedergeboren wird.

Spastische Lähmung

Kernursache

In Emotionen, Schmerz und Ohnmacht ertrinkend. Trotz deiner gewaltigen Sehnsüchte fühlst du dich gebunden, ja, du fühlst dich gefangen.

Du würdest gerne nach anderen greifen (zuweilen mit Macht), nach etwas weit außerhalb von dir; du hast einen extremen Drang, alles deinem Auge zu unterziehen, weiterzugehen, mit einer psychischen Gier immer mehr Platz einzunehmen. Du fühlst dich schwach, aber du wehrst dich innerlich gegen diese Ohnmacht: Du erkennst nicht deine weiche Gefühlswelt an. Mit angestauter Aggression möchtest du deine Gefängnismauer mit der Faust durchbohren. Frustration, der Ehrgeiz, mit „männlicher" Kraft zu organisieren, mit Macht den Überblick und die Kontrolle über deine Angelegenheiten und über Menschen zu gewinnen. Du gehst mit dir selbst schwanger, aber lässt dich nicht geboren werden; du richtest alle Aufmerksamkeit nach außen. Du lebst nicht von deinem freudvollen Kern aus; du vergisst, zu genießen. Dein emotionaler Inhalt belastet die Struktur zu stark: Die Fundamente beben, weil du alles „festhältst". Es wird dir zu schwer.
Ohnmacht – Macht.

Kernlösung

Lasse los! Verarbeite deine Emotionen, kehre dich tief in dich selbst, und entdecke deine Sanftheit! Gestehe dir jetzt zu, zu genießen, und befreie dich von diesen Spannungen. Blicke und kontrolliere nicht mehr nach außen, sondern spüre die Sprache deines Herzens. Nimm den Schleier von deinem weichen Gefühlskern, zeige dich so, wie du *bist*, konfrontiere dich mit dieser zärtlichen, weiblichen Seite von dir. Komme zur Ruhe, fühle dich in dieser sicheren Basis deines Lebenden Selbst entspannt. Bleibe hier-und-jetzt, richte dich weder auf die Zukunft noch auf diese Weiten; lasse jeden seinen Weg beschreiten, mische dich nicht ein, rette dich durch innere Befreiung. Sei lieb und sanft zu anderen, strahle aus, anstatt ergreifen oder anordnen zu wollen. Forciere nichts. Dein Leben ist weich und formbar: Bearbeite es mit Selbstsicherheit. Halte in Frieden inne, und lasse alles und jeden gehen. Vertrauen wird belohnt.

LAMPENFIEBER, BÜHNENANGST

Kernursache und Kernlösung

SEI EINFACH DU SELBST..., ohne leisten zu wollen, den Helden zu spielen oder Anerkennung von anderen zu erwarten, ohne dem Bedeutung beizumessen, was ein *anderer* über dich denkt. Du musst nicht leisten, gesehen werden, anerkannt werden, es gut machen wollen..., du musst einfach du selbst sein..., unabhängig von bestehenden Strukturen, Gewohnheiten, Normen und gesellschaftlichen Regeln und Pflichten. Breche aus den alten Strukturen aus, und sei von innen heraus GANZ EINFACH und immer DU SELBST. Zwänge dich nicht in ein Korsett, habe nicht den Willen, dieser Regel oder jenem Publikum zu entsprechen..., habe nicht den Wunsch, von den anderen für perfekt und gut befunden zu werden..., sondern sei stets du selbst!

Wenn du schlichtweg du selbst bist..., wirst du schon spüren, ob du für die Bühne wie geschaffen bist oder nicht. Mache dies mit dir selbst aus. Wenn du dich dafür entscheidest, so sei ganz einfach und immer du selbst. Breche mit der Begierde, von anderen anerkannt, angebetet, bewundert oder für gut befunden zu werden.

Schweres Lampenfieber oder Versagensängste erfordern, dass du dein ganzes Wesen fundamental umgestaltest..., es in eine neue Form transformierst. Du wirst schließlich wie ein starker Adler empor fliegen. In einer neuen Gestalt. Aber zunächst musst du dich trauen, *alles* Alte hinter dir zu lassen, ja sogar zu sprengen. Eine Transformation von Grund auf steht vor der Tür: Gib dich diesem Prozess hin!

Möglicherweise hast du schon zu lange verharrt, nichts wollte dir mehr von der Hand gehen, weil du in deiner Entwicklung stagniert bist, weil du sozusagen die Zeit angehalten hast, weil du dich in verrosteten, alten STRUKTUREN blockiert hast, die nicht zu deinem Wohlbefinden beitragen. Du solltest jetzt definitiv aus alten Strukturen, Formen und Gewohnheiten aussteigen. Hier sind andere Maßnahmen gefragt! Du solltest das Alte verlassen; du hörst von nun an besser auf die Anweisungen, die dein inneres Selbst dir gibt. Widersetze dich nicht; bleibe nicht stur beim Alten, oder du wirst dich in deinem Körper steif und starr fühlen. Dein Körper fordert eine Wendung, förmlich ein AUFSTEIGEN zu neuen, weiten Horizonten. Du tätest gut daran, den alten Körper absterben zu lassen, DEIN ALTES ICH vollkommen absterben zu lassen, um darauf wie ein neu geborener Mensch, in neuer Form, neuer Gestalt hochzufliegen.

Alles Alte sollte vernichtet werden; die Zeichen sind da: Du merkst schlichtweg, dass das Alte sich selbst zerstört! Dass nichts vom Alten dich noch erfreuen kann, im Gegenteil. Alles bricht mit Hochspannung auseinander, alles vernichtet im Grunde sich selbst. Aufstehen…, weitergehen…, alles Alte hinter dir lassen. Niemals kann ein Schmetterling Schmetterling sein, wenn er nicht zunächst alles, was das Larvenstadium beinhaltet, zurücklässt.

KOMMUNIZIERE, kommuniziere auf höherer Ebene! Nimm Kontakt zu den höchsten Regionen in dir auf, und höre zu… Öffne deine Ohren für das Allerhöchste in deinem Wesen, und stimme dich definitiv darauf ab! Kehre dich nie mehr zum Niederen, zu der Stimme des kleinen Mensch-Seins, zum Tier, sondern richte dich bleibend und erhaben auf die große, göttliche Kraftquelle in dir: Dort wirst du das Leben finden! Nur wenn du an diese innere Kraftquelle angeschlossen bist, kannst du dich *tatsächlich* zu immer mehr Leben, zu immer mehr Freude und Glück hin entwickeln, um niemals mehr in den Höllenpfuhl der Vergangenheit abzurutschen. So steige in dich selbst hinab, lasse das alte Schiff im Hafen. Auch wenn du dich als Schiffsbrüchigen gefühlt hast: Sei dir darüber im Klaren, dass es sehr gut ist, dass das alte Schiff am Felsen zerschlagen wurde…, auf dass du jetzt an einem ganz neuen Schiff bauen kannst! Ein Schiff, das wirklich unvergänglich ist, weil es auf göttlichen Gesetzmäßigkeiten basiert, nicht auf einschränkenden, vergänglichen Werten.

Die STRUKTUR, die hält und bleibt und sich leicht anpasst und transformiert, ist eine, die unmittelbar an deine Essenz, an deinen Lebens-Kern angeschlossen ist, die in direktem KONTAKT zu deinem HERZEN und deinem THYMUS[1] steht, und vor allem zu der treibenden Quelle, die dahinter steht: zu DEINEM INNEREN HERZEN. Dieses Anschließen bedeutet ewiges Leben auf Erden.
Lege dich also niemals in einer bestimmten, leblosen, unveränderlichen, beklemmenden Struktur fest… Die LEBENDIGE Struktur und Form werden auf die innere Transformation, auf das Anschließen an deinen Lebenden Selbst-Kern, an dein inneres Herz, welche du geheilt hast, folgen. Lasse sie nie mehr los.

Steige aus diesen alten, festliegenden Gewohnheiten und Strukturen im täglichen Leben aus. Mache dich frei. Erlege dir keinen Zwang auf. Halte nicht an den alten Gesetzen von Leistung und Brillieren fest, sondern sei zu jedem Zeitpunkt des Tages du selbst. Die Tatsache, dass dein tiefster Selbst-Kern Lampenfieber ins Leben ruft, ist ein Zeichen: Es ist nicht gut, was du dir antust, dich so sehr in Strukturen festzulegen. Es passt nicht zu deiner Wesensart. So breche es auf: Schenke dir die Freiheit!

---

[1] Lies über die psychologische Übereinstimmung des *Thymus unter der diesbezüglichen Rubrik in diesem Buch nach.

Breche aus den alten Mustern aus, und höre auf dein inneres Herz.

Dein tiefstes Selbst will dich daran hindern, auf eine Art und Weise Dinge zu unternehmen, die weder gut, noch gesund für deine Entwicklung ist, und schickt dir „Lampenfieber". Lampenfieber sagt dir: Verändere dich! Löse die Begierde, von den anderen Anerkennung zu erfahren oder gesehen zu werden; erkenne dich selbst an. Werde nun *wirklich* du selbst! Transformiere dich! Breche mit alten Strukturen, mit der Begierde, von anderen geschätzt und für gut befunden werden zu wollen. Erkenne dich in Gänze an. Korrigiere, transformiere dich, erst *dann* wirst du gewahr werden können, ob es gut für dich ist, den Weg der Bühne weiter zu verfolgen.

•

Du lebst wie nach Plan. Die „Uhr" spielt eine wichtige Rolle. Du hältst dich an Regeln und Pflichten, an Gesetze und Strukturen, auch wenn sich dein Herz nach „dem Süßen" sehnt. Du willst dich unbewusst betäuben, nichts wissen, wie ein Whiskytrinker, der seine Gedanken ganz tief in der Flasche vergräbt und nur noch den Rausch erlebt.

Du meinst es alles sehr gut und bist so brav, du nimmst das Leben dabei jedoch so ernst und genau, dass deine Natur in einem engen Rahmen zu ersticken droht. In der Angst, es falsch zu machen: über die Stränge zu schlagen. Du richtest deinen Blick nicht auf die Essenz des Lebens, sondern auf den Rahmen, in den es sich gefügt hat. Du misst Zeugnissen, Leistung und guter Hausarbeit Bedeutung bei, öffnest dich jedoch nicht für die Hauptsache, die Leben heißt. Zombie, Ja-Sagen und so gut wie möglich dein Bestes geben. *Du erwartest die Belohnung und das Süße von außen, anstatt es dir selbst zu geben!*

Du suchst ein Gleichgewicht, auch wenn du voller Energien und Sehnsüchte steckst. Angst verfolgt dich, eine tiefe Todesangst liegt darunter verborgen..., nur solange du nicht dem Weg des Lebens folgst. Du lässt dich in deinem Handeln noch von der Ur-Schlange bestimmen. Du lässt dich noch in die Sphären von Tod und Dunkelheit aufnehmen. Du entscheidest dich noch nicht wirklich bewusst für Leben.

Diese Angst sagt dir: Wähle ein anderes Gleis, unabhängig von Begierden, von genusssüchtigen Wünschen und folglich unabhängig vom Tod.

Du wirst noch mitgeschleift und lässt dich umherwirbeln. Schwach. Dieses Signal fordert, dass du dich deiner Kräfte bemächtigst, anstatt dich einfach so drehen zu lassen, wie ein Kreisel im Raum.

Übertriebene Flexibilität, zu schwach, offen, Venus, wodurch eine starke weiblich-hormonale Produktivität entsteht. Du bist in der Sense des Todes gefangen, du gibst dem Tod noch Macht; er späht um die Ecke..., frostig und kalt. Im Grunde genommen bist du von innen kalt und suchst das Süße außerhalb von dir...

Du konzentrierst dich darauf und mühst dich ab, den höchsten Genuss zu erlangen. Du willst im Genuss aufgehen, aber diese Art von Genuss legt lahm, betäubt und laugt aus. Er wird dir keine Energie schenken, im Gegenteil. Eine Art von Selbst-Befriedigung, das schon, aber nicht die wirkliche Freude, die „Leben" heißt. Verabschiede dich von diesen Genusserfüllungen!

Es ist die Aufgabe des Menschen, sich der Kraft seines Körpers bewusst zu werden, der Kraft seiner Muskeln, seiner Oberschenkel, um sich sehr stark zu geben und sich als ICH kraftvoll zu manifestieren, als der Mann in sich selbst. Eine Ur-Sehnsucht, sich in der Materie, im Körper sehr stark Gestalt zu geben. Um Inhalt und Körper sich vereinigen zu lassen. Der Mensch darf sich in seinem Körper konzentriert erleben, auch auf das konzentriert, was er in die Tat umsetzt. Die funktionale Ausrichtung ist gut, ebenso wie die starke Präsenz im eigenen Körper.

Sich der Kraft und des Wertes des Körpers, der Präsenz der Geisteskraft im Körper bewusst werden. Der Mensch darf seinem Körper sehr stark Gestalt geben. Gesunder, menschlicher Stolz.

Wie ein starker Vogel weit über dem Niedrig-Irdischen aufsteigen, mit eigenen Flügeln, über Begierden hinaus. Mit Stolz auf dein eigenes Sein, deine Körperkraft! Frei, froh, lediglich auf das Höhere, das Weitere ausgerichtet. Du schaust nicht länger nach unten: Du glaubst an dich und gehst geradeaus auf deinem Weg weiter!

Setze dich feste auf den Boden, in deinem starken Körper auf Erden verankert. In perfektem Gleichgewicht, links und rechts ausgewogen, wie eine „Birne“[2]. In diesem harmonischen Gleichgewicht erlebst du deine *Fülle*. Nicht länger das Bedürfnis, dich voller Begierde mit der Anerkennung und Aufmerksamkeit, mit der Belohnung der anderen zu „füllen“. Innere Ruhe, nicht mehr durch etwas von außen aus dem Gleichgewicht zu bringen.

Nach einer *noch tieferen* Form von Kreativität, Musikalität suchen: aus dem eigenen *Herzen* heraus.

LARON-SYNDROM

eine seltene Art von Kleinwüchsigkeit durch Wachstumshormon-Insensitivität; manchmal verbunden mit Epilepsie durch Hypoglykämie

---

Kernursache und Kernrichtung

Du siehst dir, sozusagen noch in deine urzeitliche, instinktive Haut „eingewickelt“, die Außenwelt an. Du rollst dein Herz förmlich zusammen, machst es zu, als wolltest du dich von der Außenwelt abschirmen; eine Art von instinktivem dich Abschirmen, genau so, wie sich ein Bär hinter seinem Pelz verstecken würde; etwas argwöhnisch und ängstlich aus deinen Augenwinkeln spähend, schenkst du dem Leben nicht wirklich Bewusst dein Vertrauen. Möglicherweise empfindest du dich unbewusst „nur“ als Tiermensch, nicht schön, ein zu scheuendes Wesen, denn du würdest vor dir selbst weglaufen. So schneidest du dich von deinem Herzen ab, und dieses Herz wird infolgedessen sehr kalt und hart. Eine Form von Selbstzerstörung, als würdest du nicht existieren WOLLEN, wenn auch unbewusst. Du verschaffst dir keinen ZUGANG zum echten Leben in dir und ziehst dein Herz so hart und eng zusammen, dass du nahezu keinen Zugang mehr zum Lebensstrom bekommst. Muskeln, Bindegewebe und Nervenstränge sind stark angespannt, solange du dich auf diese Art und Weise der Bewussten LIEBE zu dir „verschließt“.

Milderung... und Offenheit dir selbst gegenüber, deinem Mensch-Sein gegenüber, in Liebe..., das brauchst du, und *das* kannst du nur in erster Linie dir selbst geben. Erwarte nicht von den anderen, dass man ihnen nicht vertrauen könne, dass DAS Leben etwas sei, dem man nicht vertrauen könne, dass es allein Kälte und Hartherzigkeit gäbe...: Diese Gefühle sind lediglich eine Folge deiner Überzeugungen in Bezug auf dich und Das Dasein. Die Lösung kann nicht von jemand ANDEREM herangetragen werden...: Du solltest dich finden, nach Herz und Seele... Du solltest dich von einer Art instinktivem, animalischem Abwehr-Mechanismus befreien..., deinem eigenen Herzen, deinem göttlichen Mensch-Sein gegenüber. Du darfst nicht länger dieses Mensch-Sein unterschätzen und auf einem argwöhnisch „tierischen“ Gehirn-Niveau stehen bleiben...: eine Art von Wut auf dein eigenes Sein. Ja, du tätest gut daran, dich als gut und schön anzusehen!
Fühlst du dich in deiner „irdischen Haut“ gar nicht wohl? Dann hat dies mit einem Mangel an Liebe zu tun – Dankbarkeit – mit einem Nicht-Akzeptieren Des Lebens in dir, so, wie es in einer ganz bestimmten

---

[2] Lies über die psychologische Symbolik der Birne in *Das Füllhorn - Psychologische Symbolsprache der Nahrungsmittel* nach.

Form seinen Niederschlag findet: in deinem Körper. Jeder Mensch ist einzigartig und darf sich selbst entdecken, aber zuallererst wird er sich als Mensch als einzigartig, gut und schön ansehen müssen. FLÜCHTE nicht länger vor dieser wirklichen Menschwerdung. Verstecke dich nicht mehr hinter einer Schein-Haut, hinter einem Oberflächen-Bärenpelz oder Mantel, sondern trete jetzt in deinem authentischen, menschlichen Ornat zum Vorschein. Löse dich von dunklen Gedanken über dich und das Leben.

Tarne dich nicht mit einem unechten Körper, schäme dich nicht vor deinem innerlichen, authentischen ICH: Du solltest dich in aller Ursprünglichkeit zum Vorschein holen, ohne dich noch im geringsten verstecken zu wollen oder dich anders zu geben, als du bist. SEI EINFACH DU SELBST, nach Inhalt und Form! Versuche nicht dir selbst zu entkommen. Gib dir, IN LIEBE, jede Chance zu einem Aufgehen, einer Entfaltung, einer Ent-Riegelung, und rolle dich nicht länger zusammen. Du bist kein „Tier", kein Ur-Wesen, das hier einfach so irgendwo herumläuft. Befreie dich von dem Gedanken, dass du „nur" dieses oder jenes bist...

Entdecke den WERT DEINES Mensch-Seins, und sieh dir an, wie das Leben in deiner irdischen Haut, als Mensch, liebevoll verlaufen darf. Entfliehe nicht länger deinem echten Selbst, ziehe nicht deine wirkliche Haut, sondern die falsche Maske von deinem Gesicht. Und gucke dich jetzt EHRLICH an. Kümmere dich nicht um das ÄUSSERLICHE, sondern lebe von innen heraus, aus deinem Herzen, und habe nicht den Wunsch, ANDERS zu sein, als du bist, und ANDERSWO zu sein als in deiner Haut, in deinem Körper, als auf *dieser* Erde... Versuche einzusehen, dass du dich zu sehr zerstört, verkannt, abgewertet hast, und dass du versucht hast, deinem SEIN als ICH auf Erden, möglicherweise aus vollkommener Unzufriedenheit über dich selbst, zu entfliehen... Aber unter dieser Unzufriedenheit liegt im Grunde einfach ein NICHT-ERKENNEN dessen, was der Mensch, und also auch du, in Voller Pracht ist. Du würdest dich sozusagen nicht-sein lassen wollen. Ziehe dich nicht zurück, verhärte dich nicht, rolle dich nicht in eine zu harte Kugel ein, oder in deinem Schneckenhaus, sondern ganz im Gegenteil: Taue auf, und trete zum Vorschein, lasse deinen ganzen Körper sich weich und weit ausdehnen: deine Muskeln, dein Gewebe. Spüre, wie dein ganzer Körper LACHEN möchte, aus Dankbarkeit für dein Sein. Du hast schon zu lange das LEBENS-LACHEN UNTERDRÜCKT, WEGGESTOSSEN..., als ob du nicht lachen DÜRFTEST... Es gibt niemanden außer dir, der dir etwas auferlegen oder verbieten kann: DU SELBST bist es bislang gewesen, der / die nicht zugelassen hat, dass du Lebst, dass du dieses oder jenes tust, ängstlich und sich verkriechend, mit eingezogenem Kopf vor dem Unheil... DEINER SELBST flüchten zu müssen.

Wie wenig hältst du vom irdischen System, von dir als Mensch? Siehst du dich nicht als ein wertvolles Individuum an? Bist du kühl und distanziert, verurteilst du deinen Körper, dein Wesen? Dann ist es jetzt an der Zeit, diese alte Haut von dir zu werfen.

Fühlst du dich „schuldig"?
Dann liegt dieses Gefühl im Kern dem zugrunde, dass du dich deinem ICH, dem Leben gegenüber schuldig fühlst: dass du dich nicht in Liebe und Dankbarkeit anerkennst. Möglicherweise fühlst du dich teuflisch, weil du deine Seele an den Teufel verkauft hast, um diesen oder jenen Körper bekommen zu können und eine Art von Macht-und-Instinkt aufrechterhalten zu können... Als Mensch spürst du jetzt jedoch, dass es Zeit wird, dich einer Metamorphose zu unterziehen und deine Alte Haut von dir zu werfen, um dich in aller Ehrlichkeit, ohne Künstlichkeit, deiner Natur entsprechend auf die Weise existieren zu lassen, wie dein Inhalt-in-eine-Form passt. Keine Maske, kein kaltes Verschlossen-Sein vor deinem inneren Herzen. Kein Abwerten deiner selbst, kein Nase-Rümpfen vor deiner „alten" Lebensweise..., sondern dich in eine Neue Phase bringen.

Beginne damit, dich ANZUERKENNEN und dich nicht mehr hinter einer unechten Haut zu verstecken, hinter einer etwas instinktiv-misstrauischen Haltung... ÖFFNE dein Herz, und komme dir näher. Du *bist* überhaupt kein animalisches oder teuflisches Wesen, wie es unbewusst in dir leben kann..., sondern ein Mensch aus Fleisch und Blut, der auf gutherzige Weise damit beginnen darf, sich selbst zu geben und infolgedessen diese Liebe mit anderen zu teilen!

Solange du unbewusst WÜTEND auf das Leben bist, ja, möglicherweise dich selbst hasst..., für dich-in-deiner-Haut, für die Tatsache, dass du da BIST – es geht hierbei um sehr tief liegende, unbewusste Muster – kann das Leben nicht frei durch deine Lebensadern hindurchfließen. Solange du dich nicht wirklich liebst, dich lediglich als ein primitives und nicht wirklich gutes-und-schönes Wesen ansiehst, dich hinter einen Tarnungs-Schutz zurückziehst, in dem du dich einschließt..., kann das Leben, dieser gesunde Lebensstrom, nicht wirklich durch deinen Körper hindurchströmen!

Also versuche, DU als menschliches Wesen, dich, die irdische Existenz, nicht länger zu verleugnen, zu hassen oder gar zu verabscheuen, zu missachten, wütend zu beäugen..., öffne dich, entlarve deine alte Haltung, demaskiere sie, entdecke dich als Großen Menschen, der in seinem einzigartigen Sein gut und prachtvoll ist, und befreie dich von einer URALTEN Überzeugung, die dich glauben macht, als MENSCH nicht existieren zu KÖNNEN. Du brauchst kein einziges instinktives Verhalten mehr in Stand zu halten..., wenn LIEBE und DANKBARE ANERKENNUNG für dein Mensch-Sein da sind. Verschließe dich also nicht länger diesem ICH, diesem Mensch-Sein, das mit ganzem Herzen fleht und ruft, um durchbrechen zu können. Löse dich von deinem Alten Ich, und mache dich jetzt davon FREI. Nichts und niemand kann dir „helfen"..., DU kannst jedoch dir selbst helfen!!! Indem du dich dafür ENTSCHEIDEST, dich als liebevoller Mensch zu entfalten, dich nicht länger so hart und kalt vor deinem Herzen zu verschließen. Sieh das Lebens-Geschehen als etwas Lebendiges an..., ein bleibend-lebendes Geschehen[3], und speie nicht länger so wütend auf dieses Leben..., denn es gibt dir jede Möglichkeit zu einem ewig andauernden, glücklichen und freudvollen Sein..., du wirst nur daran Glauben und es dir in Liebe ZUGESTEHEN müssen!

Löse diese innere Wut auf dich, deinen Körper, dein irdisches Dasein, auf das Leben...! Sage jetzt JA zum Leben, aus reiner Dankbarkeit... dir selbst, deiner wahrhaftigen Mensch-Werdung gegenüber, weigere dich nicht länger, als „Ich" zu SEIN, und SIEH dich nicht länger als ein negatives, auf diesem Planeten Sein-Müssen-Wesen AN. Spüre dein ECHTES FELL, deine ECHTE HAUT, trete mit diesem Lebenden Teil in dir, der jedes Überbleibsel von instinktivem, tierischem Verhalten, von Unzufriedenheit und Misstrauen abschütteln will, in Kontakt; entdecke das Schöne, das Spielerische, die Freude, die Heiterkeit über dein ECHTES SEIN!

Verdamme dich nicht länger als „lediglich"... düsteres, irdisches Wesen, sondern finde die Dankbarkeit für dein Dasein. URTEILE über dich als GUTES und REINES Wesen, das in einem irdischen Körper leben DARF, dort, wo es HERRLICH ist, zu wohnen, und entfliehe dem nicht... Im Gegenteil, hole dich in Liebe ganz nah an dich heran, und lasse diese Haut warm und weich um deinen Körper herum existieren, lasse die Wärme deines Herzens deinen ganzen Körper erfüllen, so dass die Lebensströmung ihre erwärmende, heilende Wirkung erreichen kann! Sieh dir diesen unbewussten Widerstand gegen das Leben in dir an..., und hebe ihn auf. Sage „ja" zu dir, zum vollwertigen Mensch-Sein, und löse dich jetzt vollkommen von uralten Überzeugungen... Du bist kein tierisches Wesen, sondern ein MENSCH, der sein Herz lehren kann, zu fühlen und sich für

---

[3] Lies hierzu mehr in *Neue Tage*. Dieses Buch ist bei Erscheinen des vorliegenden Werkes noch nicht in deutscher Übersetzung erhältlich.

die allerschönsten Energien aus dem Tiefsten deines Wesens zu öffnen. Gestehe dir zu, als Bewusst lieb habender Mensch zu existieren. Komme durch, schaffe den Durchbruch als der-/diejenige, der / die DU *wirklich* bist, und bleibe nicht in einer Vergangenen Zeit stecken! Von jetzt ab verändert sich alles.

Frieden, Heiterkeit, Milderung, Dankbarkeit, Freude... darüber, auf Erden als DU sein zu Dürfen!!

LARVA MIGRANS CUTANEA

„Creeping Eruption", („kriechender Ausschlag")
Rötliche, stark juckende, gangförmig fortschreitende Erhebung der Haut, die meist durch Hakenwurm-Larven eines tropischen Wurms verursacht wird

---

Kernursache

Du würdest gerne Mars-Kraftvoll, vielleicht auch primitiv-instinktiv oder eventuell auf sexueller Ebene aufsteigen und deine Art auf diese Weise zum Ausdruck bringen und erleben, aber dir wird jetzt der Weg abgeschnitten: „Nein!" sagt das Leben, „Stopp! So nicht!" Es hat keinen Sinn, so weiterzumachen wie zuvor: Gehe zur *Basis-Wurzel* zurück, zur C-Kraft (C entspricht der Note C aus der Musik, *Anmerkung der Übersetzerin*) in deinem Wesen, und versuche dort in Verbindung / Beziehung zu deinem allertiefsten Kern zu kommen. Die Macht, die du auf bestimmte Dinge außerhalb von dir ausüben möchtest, geht zu weit. Warte, bis du machst, handelst und „spontan" reagierst, bis du *in tiefen Kontakt zu deinem Herzen,* zu deinem inneren Selbstkern gekommen bist. Solange du alles von unten, von deinem niedrigsten, primär-instinktivsten Stadium aus betrachtest und auch von dort aus reagierst, kannst du DAS LEBEN selbst oder „Wahrheit" nicht erfassen und würdest du impulsiv reagieren, möglicherweise aggressiv, passiv-gleichgültig-mechanisch, möglicherweise über zwanghafte Gewohnheiten, vielleicht animalisch-sexuell oder wie auch immer..., ja, dich auf eine möglicherweise ichbezogene Art und Weise für dich stark machen, aber dann handelt es sich um ein „Ich", das nichts mit deinem wirklichen Großen Ich-Sein als Mensch zu tun hat. Davon hast du noch keinen Schimmer einer Ahnung.

Das Leben fordert jetzt eine Erweiterung von dir: Auf dass du das breite Regenbogenspektrum an Möglichkeiten in deinem Mensch-Sein entdecken wirst. Ja, dass so viel mehr in dir steckt, als nur das Oberflächliche, die Gewohnheits-Muster, die instinktiven Handlungen. Du bist kein Tier, sondern ein MENSCH: Werde dir dessen *Bewusst!!* Halte dich nur zurück, höre auf damit, dein Leben auf die gleiche alte Gewohnheits-Weise abzuspulen..., du musst weder rau-primitiv oder nicht-begreifend reagieren, noch dich auf diesem primären Niveau halten oder beweisen. Du VERKENNST das Mensch-Sein, dadurch dass du weiterhin auf einem eng „tierischen" Niveau lebst. Zunächst tätest du gut daran, dich auf die Suche nach dieser reichen Weisheit in dir zu machen! Du hast jemand anderem nichts zu sagen, du kannst nicht auf einem oberflächlich engen Niveau weiterleben... Du kannst nicht so weiterleben, *ohne dass DEINE TIEFEREN GEFÜHLE, dein HERZ, dein großartiges BEWUSSTSEIN in dein Leben miteinbezogen werden...* Du kannst nicht *echt* leben, ganz gleich was *wirklich* genießen, ohne dass dein Gefühl dabei eine Rolle spielt; wie jemand, der „Sex hat", ohne gefühlsmäßig involviert zu sein, ohne Liebe und eine bewusste Präsenz des ganzen Wesens, sich keine Gesundheit schenkt und auch das vollkommene, herrliche Glück nicht kennen zu lernen vermag.

Du gehst zu schnell auf die primär-instinktive Ebene über; es ist zunächst an dir, aufzuwachsen, genau HINZUSEHEN, zu SEHEN, dass es *MEHR* gibt. Gehe also ganz tief *in dich...,* entdecke die Schätze deines Wesens, deinen reichen Inhalt. *Komme mit dir in warm-tiefe Kommunikati-*

on. Tue nicht so, als ob du nicht wüsstest, nicht sähest. Stelle dich nicht länger dumm…, entdecke den weiteren Horizont des MENSCHEN! Entdecke, dass ein Mensch so viel mehr ist als „ein Tier“, und richte dich auf angemessene Weise auf: mit Selbstrespekt. Erweitere deinen Horizont.

Lebe nicht länger *„einfach so“* weiter, Jahr ein, Jahr aus, als müsse es alles so sein, als gäbe es nichts „Tieferes“ oder „Weiteres“ im Menschen. So kommst du auch nicht in tiefen, intensiv liebevollen KONTAKT zu den anderen; der Kontakt bleibt oberflächlich, instinktiv oder sexuell, ohne gefühlsmäßig involviert zu sein… Auf diese Weise kannst du zum Beispiel niemals eine feste, tiefe, glückliche Liebesbeziehung entwickeln. LIEBE ist etwas ganz anderes, viel tiefer, unendlich schöner, als „im alten Muster zu funktionieren“ und Männlein oder Weiblein zu sein… Warum dich so auf der primären Ebene halten? Das Leben weist dich jetzt daraufhin: Mache dich auf die Suche nach Weisheit…

Öffne dich für das HÖHERE in dir, für innere Weisheit, für Entwicklung, für Intensiv-Tiefen Kontakt zu dir selbst, zu deinem Herzen. Infolgedessen wirst du erst *wirkliche* Freude am Sein deines Ichs und an Beziehungen zu anderen erleben. ERST JETZT, in diesem INNEHALTEN, diesem VERWEILEN BEI DEINEM TIEFEREN SELBST, im Verweilen bei deinem tieferen Gefühlsinhalt, bei deinem *echten* Mensch-Sein… *kannst* du zu einer Beziehung kommen…!

Kernlösung

Instinktive, primäre Energien werden in Bewusstseins- und Liebes-Kräfte umgesetzt. Der Mensch steigt jetzt als ein Wertvolles Wesen auf, das um seine Größe Weiß. Er läuft nicht einfach immer so weiter und weiter… in alten, instinktiven Mustern… Er lässt sich bei Bewusstsein aufwachsen, aus innerer Weisheit heraus. Jetzt weiß er, dass es *viel* mehr gibt, dass das Leben verlangt, BEWUSST gelebt und GEFÜHRT zu werden. Es wird ihm jetzt bewusst, dass er sich bis zum heutigen Tag „einfach so“ hat LEBEN LASSEN…, damit ist jetzt Schluss.

Der Mensch erwacht aus Gewohnheitsmustern, die ihn in seiner Entwicklung keinen Schritt weitergebracht haben; er erkennt nun die Möglichkeiten in sich an, in Weisheit zu *echtem* Glück zu kommen. Er lebt jetzt ganz anders – bewusster – als früher! Seine Taten sind „bewusst“, weise, liebevoll: Er, der Mensch, ist sich vollkommen darüber im Klaren, was er tut, und er verabschiedet sich definitiv von dem primären, unbewussten Stadium des Seins. Er nimmt aktiv und bewusst am schöpferischen Prozess teil. Sein Gehirn erweitert sich, geht vollkommen auf, gestaltet am Neuen mit…, steigt endgültig aus alten Gedankenmustern, aus alten Gewohnheitsmechanismen aus. Er ist der Meister über seine Existenz, die Augen klar und deutlich geöffnet. Mit gesundem Menschenverstand entwickelt er sich in einem immerwährenden Prozess weiter. Nein, er lebt gar nicht „einfach so“…, er weiß jetzt ganz Bewusst, „warum“ er „was“ tut.

LEBENSMITTEL-VERGIFTUNG

das Auftreten von Symptomen wie Erbrechen und Durchfall nach dem Verzehr von Lebensmitteln, die einen krankheitserregenden Stoff enthalten: z.B. Giftstoffe, die von Bakterien (Botulismus, Staphylokokken …), Pilzen in Erdnüssen oder Algen in Schalentieren wie Muscheln usw. produziert werden

---

Kernursache

Wo bist „du“? Du tust routinemäßig, was du tun musst; du spielst deine Rolle in der Gemeinschaft; möglicherweise misst du deinem Äußeren *viel* Bedeutung bei: „Bin ich wohl stark oder schön genug?“

Du denkst zu viel über äußerliche oder leistungsorientierte Werte nach. Ja, du lebst wie eine perfekt geölte Maschine, aber wo ist hier der Mensch? Du bist zu wenig mit deinem tiefsten, göttlichen Selbst im Kontakt. Deine wahre ICH-Kraft, deine spontanen, aktiven Marsenergien bleiben unterdrückt.

Du bist dir zu wenig deines eigenen Wertes und deiner inneren Kraft als Mensch bewusst. Deine ganzheitliche Persönlichkeit kann nicht durchkommen; gesunde Energien, Bewusstseinskräfte werden schon zu lange unter dem Deckel der Oberfläche unterdrückt.

Du *fühlst* dich zwar in einem System gefangen, aber du änderst nichts daran. Du fühlst dich „im Griff von" anderen, von einer Autorität außerhalb von dir, anstatt die Kraft deines inneren Selbst anzuerkennen.

Kernlösung

Steige aus dem sklavischen Herden-Muster aus, und lege die Meisterschaft in dich selbst. Nur du bist dazu im Stande, deinen Körper, dein Leben zu lenken, zu Gesundheit zu führen. Heile dich selbst: Vertreibe fremde Eindringlinge, verjage die Macht über deinem Kopf, und nimm dein Leben entschlossen *selbst* in die Hand.

Trete von deinem *wahren* Selbst aus nach außen: eine Wiedergeburt, eine Transformation. Wie eine Schlange, die beim Häuten ihre alte Haut ablegt, so verabschiedest du dich jetzt von einem alten, unechten Leben.

Lasse diese Bewusstseinskräfte frei; erlöse dich von diesen einengenden Banden. Entfalte diese Energien, diese Gefühle ganz tief in dir, und erschaffe ein authentisches Leben, nicht für das Auge der anderen, nicht um den Erwartungen der Gesellschaft zu entsprechen, sondern aus Liebe zu dir selbst.

Wirf die Lasten von deinem Rücken; befreie dich aus einem Schein-Dasein. Entdecke tief unter der Oberfläche dein schönes, reines Ich.

Siehe eventuell auch, je nach Fall: Botulismus, Salmonellose.

DIE LEBER

Psychologische Übereinstimmung

Die Leber steht für die Kraft eines Menschen, der sich seines unbewussten Inhaltes, seiner Emotionen bemächtigt, indem er auf die Transformationsprozesse vertraut. *Aktiv an einer friedlichen Existenz bauen.*

Die Leber steht für den *Glauben* und das *Vertrauen* auf unser Selbst, für unsere *kritische Verarbeitung von Erfahrungen.* Dieser Glaube, diese Sicherheit im lebenden Selbst vertreibt alle Ängste, jede vernichtende Aggression.

Die Leber empfängt und reinigt das Blut; sie hat eine entgiftende Funktion.

Im Stoffwechsel werden Nährstoffe hier in für den Körper brauchbare Elemente umgesetzt. Aufnahme, Verarbeitung und Abbau, Reinigung und Ausscheidung.

Die Leber steht also auch für den fortwährenden, psychischen Transformationsprozess: Das Umsetzen und Verarbeiten zu Wachstum, zu geistiger Weiterentwicklung, von neuen Erfahrungen und Emotionen, auf der Basis des bereits vorhandenen, unbewussten Inhaltes.

Das Blut, Symbol heller, freudvoller, göttlicher Wärme, verändert sich fortwährend unter dem Einfluss unserer Psyche. Die Leber zeigt uns, inwiefern wir, unter der Autorität unseres tiefsten Selbst, unsere primitiven Emotionen, auch schwer drückende Gefühle reibungslos verarbeiten, *reinigen und als neue Bausteine nutzen, um das Haus unseres Selbst wieder in Harmonie und in das Licht der Freude zu bringen.*

Ein Symbol für *das Beleuchten, das Betrachten* unserer Erfahrungen an Hand von unbewussten Überzeugungen, die in uns lebendig sind; in Übereinstimmung mit diesen Überzeugungen werden gewonnene

Eindrücke in uns entspannt, beziehungsweise nicht entspannt assimiliert werden. Zur Einsicht gelangen führt wiederum *zu Verständnis und Loslassen.*

Ein Symbol für: *Dir die Möglichkeit geben, zu Freude, Frieden und Fröhlichkeit hin zu wachsen.*
Hierfür sind psychisches Offensein, Vertrauen auf dein Selbst und ein „Loslassen" von Nöten. Die freudvolle Arbeit im Leben; *darauf zu „brennen", uneigennützig an etwas Schönem für dich und die anderen bauen zu dürfen; in dem Bewusstsein deines Wertes und deiner Möglichkeiten deine Aufgaben mit Freude wahrzunehmen;* zuzusehen, dass alles schön und reibungslos, in Liebe, verläuft. *Energien produktiv nutzen;* das ruhige *Loslassen* von Dingen, die besser keine Rolle mehr in deinem Leben spielen, weil sie dich in deinem Wachstum bremsen würden!

Starke, dynamische Energieproduktion: Nicht deine Energie-Strömung abbremsen!

Erkrankungen, allgemein

Kernursache

Du unterdrückst deine Kräfte, deine Emotionen, deine produktiven Energien.
Tiefe Ängste, Wut auf dein Gefühl von Unfähigkeit und Stillstand. Schwarze Gedanken. Möglicherweise flüchtest du in unechte, zu „geistige" Sphären (siehe auch Alkoholismus; Epiphyse, bei zu starker Funktion). Du vertraust nicht auf deine eigene helle, göttliche Quelle, wodurch du bestimmte Menschen und Situationen „festhältst". Hierdurch schneidest du dich in verzweifelten Lebens-Ängsten von deinem tiefsten Selbst ab. Diese Ängste sind ein Signal deines lebenden Selbst, um anzuzeigen, dass du dich auf einem falschen Gleis befindest: Wende dich vom Tod ab, und komme zu Leben.

Du hältst Emotionen fest. Wut, Hass, Groll. Du verarbeitest die Vergangenheit nicht im geringsten Maße, so dass du dich selbst vergiftest. Du erstickst im eigenen Stuhlgang.

Du scheinst zwanghafte Handlungen, Gedanken oder Gefühle nicht in den Griff zu bekommen: Du willst dort heraus, aber du kannst nicht, solange du dir selbst, deiner Natur nicht vertraust, solange du dich nicht mit Selbstvertrauen deines unbewussten Inhaltes bemächtigst.

Verbissene Aggression; anderen mit einem bösen und bedrohlichen Auge begegnen; auf die Art und Weise versuchst du dich von deinem Gefühl, gefangen zu sein, zu befreien. Möglicherweise explodiert der zu lange aufgeheizte Inhalt hin und wieder in Form von Wutausbrüchen. Oder hortest du weiterhin alles in dir?

Kernlösung

Milderung, Vertrauen. Komme in Aktion, zu Kreativität, zu dynamischer Selbstentfaltung, anstatt alle deine Energien und Emotionen anzustauen.

Kritik anderen gegenüber hindert dich lediglich daran, dich selbst wirklich weiterzuentwickeln. Wandle alles in deinem Leben zu etwas Schönem und Friedlichem um; genieße das Natürliche, die Sonne, das Leben.

Sieh alles aus deinem tiefsten Selbst heraus als viel leichter an; baue aktiv an einem neuen Leben mit fröhlichen, optimistischen Energien.
Lasse los, lasse ziehen. Alle Geschehnisse in deinem Leben hast du selbst unbewusst hervorgerufen; lasse jetzt Entwicklung zu, und gehe weiter!
Du kannst in deinem Leben eine neue Wendung zulassen. Das ist nicht möglich, wenn du nicht zunächst das Alte, die Gefühle, in denen du dich selbst gefangen hältst, loslässt.
Gehe jetzt ganz tief in dich, nicht nach außen, und sieh dir deine Ängste, deine Wut an: Welche destruktiven Überzeugungen liegen dem zugrunde?
Du bist nicht machtlos, du bist nicht „in den Fängen von": Mache dich zum Meister über dich, wachse sanft, in Liebe und Frieden zu dir.

Leberabszess

Kernursache

Emotionale Überlastung: Todesangst, Schmerzen, Wut. Leid führt hier zu Aggression.

Du ergehst dich im Tagträumen, du bist nicht *wirklich* hier-und-jetzt, deine Gedanken sind schwer und dunkel: Den Kopf voller Sorgen, er glüht förmlich; du gehst nicht in Aktion!
Du verarbeitest die Vergangenheit nicht, gehst nicht wirklich vorwärts, denn du möchtest etwas noch unbedingt aufrechterhalten oder festhalten; du weigerst dich, weiterzugehen.
Krampfhaft, angespannt, zugeschnürt… Ängstlich klammerst du dich fest, denn du fühlst dich nicht dazu im Stande, selbst zu *machen*… Zu viel „Geist", zu wenig Hier.

Selbstzerstörung: Du lässt unbewusste, abscheuliche Sphären über dich herrschen.

Kernlösung

Komme zu klarer Einsicht: Sieh dir genau an, wohin du weitergehen wirst. Höre auf, zu grübeln und dich in Tagträumen zu ergehen: Selbstbewusste Aktion! Kämpfe für deine Lebensideale, und beschäftige dich nicht mit dem Tod.

Verarbeite deine Trauer, und lebe auf freudvolle, intensive Weise im Jetzt-Moment, erschaffe nun selbst deine Zukunft, lasse dich nicht länger von unbewussten, negativen Überzeugungen tragen. Transformiere dich zu einem starken Kämpfer für das Leben, autonom, Meister deiner Gefühlswelt; lasse, ohne zu zögern, düstere und schmerzhafte Erinnerungen aus der Vergangenheit los, indem du begreifst, wie du diese Geschehnisse zu dir geholt hast, weil du dich als ohnmächtig angesehen hast.

Ersetze diese Eigenvergiftung durch Liebe und Sanftheit.

Leberegel-Infektion

Saugwurminfektion, kommt vorwiegend im Fernen Osten und in den Tropen vor

Kernursache und Kernlösung

Gefühlsmäßig fühlst du dich zurückgedrängt, als ob du ein Halbsichel-Mond wärest, der sich einfach so nach hinten drängen ließe…, nicht dazu im Stande, Widerstand zu bieten. Erkenne deine FÜLLE an! Stehe aufrecht, feste auf beiden Beinen, und lasse dich nicht emotional umstoßen! Bemächtige dich deines Lebens, deiner Gefühle. Du fühlst dich jedoch an die Seite gedrängt, vielleicht benachteiligt, nicht wirklich anerkannt. Möglicherweise wolltest du dich an Dingen / Menschen außerhalb von dir festhalten, und jetzt wirst du vollkommen auf dich selbst gestoßen.

Die Ursache dieses „Falles" zurück auf dich selbst ist manchmal *ganz* tief in deinem Gefühlsleben verwurzelt, aber du bist dir dessen möglicherweise nicht gleich bewusst. Es ist an der Zeit, es dir genau anzusehen: Versuche nicht, der Wahrheit über dich zu entkommen: Steige zu einem Höheren Niveau in dir auf, und gleite nicht auf eine niedrigere Ebene ab. Ein Niveau, bei dem du dich sicherheitshalber – und somit instinktiv – wie ein Krebs an bestimmten Gewohnheiten, Ambitionen, Besitztümern, Menschen oder was auch immer festgehalten hast…: den Halt, die Sicherheit und die Kraft außerhalb von dir ergreifend. Und wenn du das Gefühl hast, schon ewig lange mit diesem Problem zu kämpfen zu haben, dann ist jetzt der richtige Moment, aus diesem „Wirrwarr" auszusteigen.
Die Ur-Weiblichkeit fordert jetzt deine Aufmerksamkeit; ob du nun als Frau oder als Mann geboren bist: Empfinde in dir nicht länger das „Weibliche", den Mond-Anteil als schwach, halb, leer, von anderen zu „nehmen", fragil, zerbrechlich usw. …, sondern sehe es als eine Urkraft an: voller Fruchtbarkeitsenergien, reicher Gefühle und Gebärkräfte, um prachtvolle Dinge entstehen zu lassen.

Nur du bestimmst, wer zu dir hinein darf oder nicht. Erlebe in deiner sensiblen Seite die KRAFT, die STÄRKE! Verkenne nicht länger die Ur-Fraustarke Fülle in dir. Bete auch nicht „das schwache Weibliche" außerhalb von dir an, denn es ist ein Schein-Bild, das von Wahrheit und Naturtreue abweicht. Kehre dich ehrlich IN dich, LASSE DICH STARK mit beiden Füßen auf der Erde NIEDER: Dein linker Fuß ist *genauso* stark wie der rechte, deine Gefühlsseite ebenso voll und reichlich wie die rechte Seite! *Sage nicht: Ich kann emotional nicht mehr…, bleibe nicht passiv und unterwürfig in Wartestellung, bis das Leben dir wieder aufhelfen wird…, sondern bringe dich selbst wieder tatkräftig ins Lot. Betrachte das ICH als eine starke und volle Größe!*

Findest du auf emotionaler Ebene keinen Ausweg mehr? Hast du das Gefühl, dass du dir, deinen Gefühlen, deinem Leben nichts mehr zu sagen hast? So sei dir darüber im Klaren, dass es sich hierbei um eine eingefleischte Überzeugung handelt, die du jeder Zeit umpolen kannst. Erkenne die volle SONNEN-KRAFT in dir an, die in Harmonie mit den tiefen Mondgefühlen in dir ist. Mache es dir selbst warm. Erkenne die Manneskraft in Harmonie mit der Fraukraft in dir an. Es gibt keine Mächtigen und Machtlosen…: Außer in einer Gesellschaft, die sich selbst verdammt.

Aber in deiner Welt braucht das nicht so zu sein: *Du bist urstark und dazu im Stande, auf das zu hören, was deine tiefen Gefühle dir zu erzählen haben. Höre auf sie, und setze dich für dich ein, erhebe dich, stehe auf, sei dir darüber im Klaren, dass du die Zügel feste in die Hand nehmen kannst und nichts und niemand etwas zu deinem Leben zu sagen hat.*

Ist in deinem Leben etwas geschehen, wodurch du dich auseinander genommen fühlst, emotional erschüttert? Hole dich wieder hoch: Das Leben erteilt dir gerade deshalb Lektionen…, damit du dich stärker ergreifst, auf dass du dein Leben stärker und bewusster führen wirst! Die Sicherheit liegt IN dir. Lasse dich durch nichts und niemanden, durch kein emotionales Ereignis niedermachen, sondern richte dich im Vertrauen aus dir selbst heraus… auf das Leben. Lasse nichts mit dir machen, lasse dich nicht gehen…, spiele weder die Rolle des Underdog, noch die Opferrolle, sondern springe auf! Als tatkräftig und liebevoller Meister über deine Existenz: Du kannst wieder freudvollen Lebensumständen auf deinem Weg begegnen, wenn du dies möchtest: Gestalte dein Leben *selbst,* nach diesen Überzeugungen. Lasse dich nicht hängen, sondern tue etwas dafür.

Ärgere dich nicht, schlucke nicht herunter, klammere dich nicht außerhalb von dir an Dinge / Menschen, fühle dich nicht benachteiligt: Du hast jede Lebenssituation zu dir geholt, um jetzt definitiv deine Lehre daraus zu ziehen. Denke nicht, dass du „daliegst", dass es aus mit dir ist, und du „es" nicht länger aushältst… *Übernehme entschlossen die Verantwortung für dich, empfinde links und rechts im Gleichgewicht. Entschlossen und kraftvoll nimmst du die Leitung über dein Leben in die Hand,* in der vollen Überzeugung, dass dich das Freudige erwarte. Du bist nicht schwach und wehrlos, was dein Gefühlsleben anbelangt: Nur du kannst dich auf entschlusskräftige Weise zu Frieden, Freude und Dankbarkeit führen. *Lasse Gefühle nicht mit dir durchgehen, sondern lasse sie tatkräftig unter deiner Obhut strömen und blühen! Stehe auf, nimm dich feste an die Hand, und gehe weiter!*

Betrachte die Dinge nicht länger „zu düster". Komme zu helleren Gefühlen und Projektionen auf die Zukunft: Glaube an dich, und du wirst sehen, dass du dein Leben zu optimistischen Sphären / Lebensumständen führen kannst / wirst!

Hepatitis A

Virusinfektion der Leber mit Gelbsucht und großer Müdigkeit, die einige Wochen anhalten kann

Kernursache

Etwas beschwert dich gewaltig: Es lässt dich nicht mehr los. Angehäufte Emotionen laufen jetzt über…
Angst, Trauer, Wut…, du entfliehst jetzt einer unhaltbaren Situation. Im Grunde genommen bist du vor dir selbst auf der

Flucht; du bist gewissen Sachen nicht mehr gewachsen; du weigerst dich, es dir anzuhören, anstatt Veränderungen herbeizuführen! Warst du zuvor äußerst aggressiv, voller Überzeugung in männlicher Selbstmanifestierung, und spürst du immer noch diese stark fließenden Energien in dir, aber… wirst du jetzt gebremst, und fühlst du dich jetzt von Schuldgefühlen überfallen (habe ich es wohl richtig gemacht?); gibt es eine Art Widersprüchlichkeit in dir: War ich ein schlauer Fuchs mit düsteren Manieren, oder bin ich ein guter Mensch? Du hast Angst, dass „sie“ dich auch darauf hinweisen könnten, weil du dich bereits selbst verurteilt hast. Innere Scham. Hast du einen Brand gelegt, und läufst du jetzt davor weg? Du erlebst dich wie in einem bestimmten Muster gefangen, von einer Person oder einer Struktur ergriffen, du willst hieraus.

Du würdest gerne wie ein stolzer Löwe fauchen, aber du bist nicht sicher, ob du wohl „auf dem richtigen Weg“ bist; wer *Bin* ICH eigentlich? Trauer, Zweifel, Gefühle der Hilflosigkeit, ein rettungslos verloren-Gefühl zuweilen, Opfer von…, unterdrückte, aggressive Kräfte.

Du würdest vor dir weglaufen, vor der Vergangenheit, du betrachtest die Wirklichkeit nur noch durch eine „eingeschränkte“ Brille, alles wirkt zu schwarz auf dich; du kommst nicht mehr zu einem relativierenden Überblick!

Details blähst du zu Schuldgefühlen und Selbstzweifel auf. Alles wiegt dir schließlich zu schwer, du fühlst dich jetzt klein und allein, ja geradezu ausgeliefert.
Dein aggressiver Mut von zuvor setzt sich in Trauer und Kraftlosigkeit um. Du fühlst dich nur noch wie ein Schmetterling in einem Fangnetz.

Zu viel Anspannung und vor allem unverarbeitete Gefühle häufen sich an und zwingen dich jetzt zu Absonderung, Ruhe und Selbsteinkehr, zu dem, was du gerade so dringend brauchst.

Du bist verwirrt und bekommst keinen klaren Blick mehr auf die Wahrheit; in den Fängen von Selbstzweifel und Selbstverurteilung, von Frustration und verhängnisvoller Infragestellung deiner Person.
Das Rationale wird zu sehr von deinen Gefühlen beeinflusst. Möglicherweise schämst du dich wegen bestimmter Gegebenheiten aus der Vergangenheit; du würdest dich jetzt gerne zurückziehen. Gelbe Scham, (Schuldgefühle).

Kernlösung

Übersetze deine Aggression in tatsächliche Aktion, in Transformation: Führe Veränderungen herbei, wo es von Nöten ist. Verarbeite die Ernte, die du gesät hast: Finde eine Lösung, und laufe nicht länger mit ungelösten Problemen herum.

Nimm die Heugabel zur Hand, und mache dich an die Arbeit! Verurteile niemals deine Erfahrungen aus der Vergangenheit als „böse“: Betrachte jede Phase der vergangenen Zeit als einen notwendigen Schritt innerhalb deiner Entwicklung, und lasse alles los.

Gib dir den Segen, mit erneutem Mut zu beginnen: Tue Gutes, gib dir und den anderen Liebe; jede Traurigkeit, Wut und alle Schuldgefühle können somit weichen.

Beleuchte alles einmal klar und deutlich von der richtigen Seite aus, und gewinne einen Überblick; fasse deine Entschlüsse, und lenke deine Energien mit voller Kraft voraus, ohne dir noch Gedanken über die Vergangenheit zu machen.
Ein(e) jede(r) zieht eine Lehre aus seinen Erfahrungen; baue jetzt auf ausgewogene Art und Weise einen Plan oder eine Struktur aus, und komme aus deiner Verwirrung. Mache klar Schiff, und fahre mit voller Fahrt voraus! Mit Freude und Optimismus in eine Zukunft.

Sieh dich als einen positiven, kreativen Menschen an, ungeachtet dessen, was dir andere oder die leise Stimme in dir weismachen wollten. Lasse dich nicht länger „gefangen sein“, befreie dich. Komme endlich in dir zur Ruhe, indem du deinen emotionalen Ballast loslässt: Konfrontiere dich damit, führe entschlossen die nötigen Veränderungen herbei, flüchte nicht.

Fortsetzung …

Oder würdest du etwas ergreifen wollen, zu dir hineinholen, aber es entgleitet dir immer wieder…: weil du das Leben, das Fröhliche, Freudige AUSSERHALB von dir suchst? Das Leben bittet dich, loszulassen und dich zunächst auf die Suche nach der herrlichen, runden, musikalischen Haselnusssphäre[4] in dir zu machen. Lasse die Bombe explodieren! Du steckst voller gewaltiger Energien; versuche nicht länger das, worauf du dich fixierst, möglicherweise begierig, zu bekommen, zu erfassen. Du boxt gegen den Lebenswind, wenn du unbedingt DIESES oder JENES festhalten möchtest. Immer wieder wirst du dann Widerstände oder Rückschläge erfahren, weil du etwas machen willst, was nicht deiner Art entspricht, etwas, das JETZT nicht gut für dich ist. *Tue jetzt, worum das Leben, dein Seelenkern dich bittet, es zu tun, und lasse alles Übrige los!*

Es hat den Anschein, als könntest du bestimmte Dinge nicht erfassen, nicht in den Griff bekommen: weil du nun einmal lediglich dich selbst in den „Griff" bekommen musst! Du kannst dich hierbei machtlos fühlen und immer wieder versuchen, (Zu)griff zu bekommen, aber es gelingt dir nicht. Bereits zu lange gehortete, angehäufte, brennende Energien, Gefühle brauchen förmlich eine „Explosion", eine Veräußerlichung, ein Dynamit! Gestehe diesen Urfeuerkräften, diesen Lebensgefühlen zu, dass sie sich zu erkennen geben; sei ehrlich du selbst / bringe dich aufrichtig zum Ausdruck, und du wirst sehen, dass du eigentlich nicht alles hättest verstecken brauchen oder versuchen müssen, es zu vermeiden. *Eine Explosion, eine vollkommene und ehrliche Offenbarung deines ICHS sorgt hinterher für eine absolute Reinigung.* Lasse los, was sich schon zu lange festhält, lasse ziehen! Lasse bestimmte Dinge, die sich in die Luft jagen wollen, sich in die Luft jagen, und versuche es nicht zu verhindern: Das Leben bittet dich, jetzt alles GESCHEHEN zu LASSEN, was geschehen will! Habe nicht den Willen, etwas unbedingt zurückzuhalten, etwas zu behalten oder zu bekommen, sondern gib DIR das freie Ventil: Gehe jetzt in deine eigenen Gefühle, lasse dich frei leben…

Du bist startbereit, wie Raketen-Energien kurz vor dem Abschuss; sei dir einfach darüber im Klaren, dass deine innere Basis stabil ist, fühle dich sicher und vertraut, sei dir dessen bewusst, dass du auf deinen Lebenskern vertraust, und lasse diese urstarken Energien in deinem Wesen, deine kreative Potenz, deinen Gefühlsreichtum, deine inspirierenden Möglichkeiten ruhig mit Kraft hochschießen! Halte diesen Freudestrom der Selbst-Werdung nicht zurück! Bremse ihn nicht ab! Dein ganzheitliches Sein im Werden, deine Talente und Möglichkeiten, deine gewaltigen Lebensenergien ohne Selbst-Blockade in die Höhe schießen lassen. Wenn du nicht mehr per se an diesem oder jenem „festhalten" willst, wird es viel einfacher für dich werden, DICH SELBST mit aller Kraft, in aller Ehrlichkeit gehen / sein zu lassen. Alles außerhalb von dir loslassen, und selbst in ausgelassener Freude um des Lebens willen in dir aufschießen. Dem gibst du dich nun voller Freude hin, dann verschwindet Gelbsucht innerhalb kurzer Zeit.

Warum: „Noch kurz dies, noch eben jenes tun…"; du SCHIEBST immer wieder das auf, was du eigentlich machen müsstest, um nicht damit beginnen zu müssen. Du versteckst dich hinter Scheinargumenten, um deine Elefantenkraft doch nicht zum Einsatz bringen zu müssen. Das Leben wartet und wartet…, du brauchst nicht zu warten, bis du auseinander genommen wirst, bis alles gegen deinen Willen in die Luft fliegt: *KLAPPE selbst auf, brich selbst mit deiner ganzen spontanen, ehrlichen Kraft ins Leben hinein, lasse einmal alles los, lasse dich SEIN, setze zum freudvollen Sturmlauf des Lebens an, juble vor*

[4] Lies über die Symbolik der Haselnuss in *Das Füllhorn - Psychologische Symbolsprache der Nahrungsmittel* nach.

Freude. Gib dich diesem wunderbaren JETZT-Moment hin, stürme aus dieser Urkraft heraus ins Leben, und vertraue dich diesem GEFÜHL, als DU WEITERZUGEHEN, an. Nichts und niemanden, kein einziges Ziel, kein einziges Bestreben – außer dem Sein als „ICH" selbst – hältst du jetzt noch fest. Du purzelst und kullerst jetzt aus reiner Freude über dein Sein, über deinen Körper, darüber, dass du dich und die irdischen Schätze „spüren" darfst, ins Leben.

Hepatitis B

Virusinfektion, die oft zu einer chronischen Entzündung und Schädigung der Leber führt

Kernursache

Wut, um der eigenen Ohnmacht willen, weil du gefangen bist, weil du unfähig bist, dich weiterzuentwickeln. Tiefe Ängste, häufig noch verstärkt durch die Ängste, die du mit der Muttermilch eingesaugt hast; du reagierst noch immer empfindlich auf Erfahrungen und Einflüsse aus deiner Kinderzeit oder aus der nahen Vergangenheit. Hass und Wut über die eigene Anhänglichkeit, darüber, nicht „du selbst" sein zu können. Du würdest dich am liebsten mit der Aggression eines Kanonenschusses abschießen, ja, du würdest jemanden erschießen wollen...; verdrehte, selbstvergiftende Gefühle. Das Virus lebt, anstatt DEINER-selbst.

Ängste, bedrohliche Wolken über deinem Kopf werden dich ersticken..., du bebst und windest dich wie ein Aal, aber lebst nicht *wirklich* aus dir heraus. Du bekommst diese Ängste nicht in den Griff. Du trägst eine schwere Last von Emotionen, Erinnerungen, Einflüssen aus der Vergangenheit: Deine eigene Identität muss jetzt aufwachsen, seltsame Ängste und Emotionen von früher sollten verarbeitet und gereinigt werden, auf dass du in Zukunft weißt, wer DU bist, auf dass dieser Körper dein Körper wird. Sei nicht länger die Personifizierung von Angst-Trauer-Wut von früher: Befreie dich von dem Unechten, und komme zu deinem reinen ICH.

Wütend und verschlossen: So bekommst du keinen klaren Blick auf dich. Vielleicht klammerst du dich an die „Schätze auf Erden", an das Materielle, das Geld oder an einen äußerlichen Status? Auf diese Art und Weise wirst du dich nicht finden. Eine Aufforderung, zu vollständiger Transformation zu kommen: Höhere Bewusstseinsenergien möchten durchkommen, dein tiefstes Selbst bittet um Selbsteinkehr und Anerkennung, aber du hältst dich ängstlich am Alten fest; du weigerst dich, loszulassen und dein eigenes tiefes Ich zu erforschen. Du flüchtest aus dir.

Kernlösung

Das Virus und die Symptome, die es auslöst, bilden ein dringend notwendiges Ventil für deine tödlichen Emotionen: So kannst du jetzt überleben. Höre auf diese Sprache deines tiefsten Selbst, und halte Veränderung nicht zurück; dein Schneckentempo, klebrig und träge, darf sich in ein kraftvolles Weitergehen verwandeln! Sei deinem göttlichen Selbst treu, beiße dich nicht in falschen Werten fest. Traue dich, dir deine Angst-, Hass- und Ohnmachtgefühle genau anzusehen; verarbeite, lasse los. Bleibe innerhalb deiner Grenzen, baue selbst eine sichere Struktur aus, und schenke dem Weichsten in dir Aufmerksamkeit: Öffne deine kleinsten Adern weit, und atme Freiheit ein. Befreie dich von einengenden Gedanken und Gefühlen; lasse die Personen und Sachen los, die nicht wirklich zu deiner wahren Art passen. Komme zu Leben! Lasse Freude dein Blut in eine Richtung lenken, wo Platz für Liebe ist; sieh dir dein SELBST genau an, werde dir der Kräfte in dir gewahr, und gestalte dein Leben *selbst*... leichter, heller!

Sei dir darüber im Klaren, dass du jedes Ereignis aus der Vergangenheit selbst zu dir geholt hast, wenn auch unbewusst..., weil dein Lebender Selbstkern dich zur Einsicht kommen lassen möchte, dass dunkle Emotionen in dir wohnen, die eine definitive Reinigung erfordern. Mache anderen keine wütenden Vorwürfe, sondern stelle dir immer die Frage: „Warum" hole ich dies wieder zu mir? *Was* muss ich in mir verändern, lösen, so dass mein Leben zur reinen, hellen Freude wird, so dass ich allein auf freudige Lebenssituationen stoße? In Dankbarkeit loslassen! Tiefe Selbst-Einkehr. Glaube an deine Güte, an deine Kraft, und gehe weiter, ohne Anforderungen, Begierden, Groll usw. ... Ein helles, frohes Dasein!

Hepatitis C

die Schwere der Leberentzündung durch diesen Virus fällt von Person zu Person sehr unterschiedlich aus

Kernursache und Kernlösung

Du lässt die Kinnlade leicht fallen..., als ob du nicht wirklich an deine eigene Klugheit glauben würdest, als ob du das Leben aus einer primitiven, abwartenden Haltung heraus betrachten würdest. Der Lebenswille ist stark, sehr stark, aber die Art und Weise, wie du die Dinge, die Welt siehst, ist dir ein Dorn im Auge. Du willst eigentlich gar nicht wirklich leben, du willst nicht sein, du willst dich einfach hängen lassen, flüchten. Vielleicht tust du so, als wäre deine Umwelt und das, was man dir angetan hat..., an allem Schuld, aber im Grunde genommen handelt es sich um eine Selbst-Erniedrigung, eine Erniedrigung des Lebens selbst. Du hasst dich, deinen Körper, dein Leben. Du bist wütend, dass man dich „in die Welt" gesetzt hat. Warum solche Ängste? Warum solch eine Apathie, Dummheit, warum so tun, als würde dich das Leben nicht interessieren, als könntest du niemals sein, wer du sein möchtest?

Weil du nicht dankbar und zufrieden mit dir bist! Weil du das Leben nicht dankbar annimmst, wie es sich dir offenbart. Du bist sozusagen wütend auf den Schoß, der dich trug, auf die Erde, die dich trägt, auf den Körper, der dich zwingt, zu sein. Und möglicherweise schaust du in den Spiegel und siehst dich lediglich als sehr töricht und dumm, ja, als einen Trottel an. Du ZERSTÖRST dich selbst. Du bist überhaupt nicht froh über das Leben in dir, über die Art und Weise, wie du geboren bist. Und ob du nun etwas entbehrst oder nicht..., was ist Entbehrung? Es gibt nur *ein wirkliches* Entbehren: Entbehren von Liebe. Wahre Selbst-Liebe ist der Anfang vom Glück. Aus diesem Glück heraus kannst du in Freude Kontakt zu anderen erleben. Aber zunächst solltest du an deinem negativen Selbst-Bild arbeiten!

Glaubst du, dass das Leben seine Normen vorgibt, seine Regeln hat? Willst du unbedingt etwas „haben", auf eine bestimmte Art und Weise existieren, so sein, wie du jetzt nicht bist? Dann verfehlst du den Ball des Lebens vollkommen! Du bist du, so, wie du bist und wie das Leben dich dir zum Geschenk gemacht hat. Wirst du dankbar dafür..., dann strahlst du Liebe aus und spürst deine innere Schönheit. Die Schönheit strahlt aus deinem ganzen Wesen, und die Menschen lieben dich. Während du jetzt das Gefühl haben kannst, abgewiesen zu werden. Höre auf mit dieser unzufriedenen, selbst-erniedrigenden Zerstörung, mit der Zerstörung des Lebens selbst, mit dem Unmut und dem Verurteilen deiner selbst, vielleicht nur wegen gewisser äußerlicher Merkmale. Jeder Mensch ist auf seine Weise einzigartig und prachtvoll, wenn er aus seinem Herzen heraus lebt! Es sind die Güte und die Liebe, die sich in einer authentischen, irdischen Form manifestieren, und diese kann nicht anders als gut sein, unter der Voraussetzung, dass sie von Selbst-Liebe genährt wird. Also zerstöre dich nicht länger, verdunkle dich nicht länger, erhebe dich zu höheren Sphären. Höre auf damit, dir selbst gegenüber so böse, wütend, destruktiv zu sein: Helfe dir auf! Komme zu dem Bewusstsein des Prachtvollen, dass das Leben existieren darf.

Halte dir nun die Hand über das Haupt..., und sprich zu dir: „Du darfst existieren, aufs Neue beginnen, einen neuen Anfang machen, am heutigen Tag..., beginne damit, dich gerne zu haben, und höre auf damit, dich aus dem Leben ausgrenzen zu wollen!" Höre auf damit, eine krankhafte Wut zu entwickeln: Eine Wut, weil du nicht sein / haben kannst, was / wen du gerne wärest / hättest. Du bist als ICH geboren: Du musst damit aufhören, anders sein zu wollen, als der / die du bist. Du darfst nicht länger davor FLÜCHTEN, wer du bist; nicht länger auf das Wesen spucken, das sich von innen heraus in dir in einem Körper veräußerlicht. Mache dem Selbst-Hass dadurch ein Ende, dass du die WAHRHEIT in Bezug auf dich selbst sehen willst: wie du, durch Zerstörung, alles vernichten würdest; in und vielleicht auch außerhalb von dir. Dennoch wohnt ein Herz in dir, das Leben geben möchte, das sein möchte, das im Namen der Liebe pulsieren möchte. Höre auf diese Stimme, und lenke jetzt ein. DER ANFANG! Du bekommst eine neue Chance, ergreife sie..., und genese!

Bist du beispielsweise wütend, dass du in einem Frauen- oder in einem Männer-Körper geboren bist, bist du wütend, dass du nicht solch ein, sondern so ein Gesicht hast, bist du wütend, dass du als „Körper" da sein musst... und so weiter und so fort..., das sind lediglich einige Folgen, Äußerungen einer Art von Selbst-Zerstörungs-Drang, der tief in dir steckt. Werde dir dessen bewusst, und reiße das Ruder vollständig herum.
Vielleicht liegt es so tief, dass du dich im Grunde erschrecken musst; so sei dir darüber im Klaren, dass du mit einer Steigerung dieser Negativität, dieser Selbstzerstörung, dieses Selbst-Vernichtungsdranges in dir geboren worden bist, auf dass du mit dieser Überzeugung, dass dein Sein „hässlich" sei, das Sein in der Materie, für immer und ewig Schluss machen wirst. Stelle also keine Ansprüche (Begierden) an das Leben, sondern komme zu völliger Dankbarkeit für dein Sein, deine einzigartige Körperstruktur. Lasse das Leben selbst bestimmen, was es dir geben möchte; in deiner näheren Umgebung siehst du lediglich „Spiegel". Zerstöre sie nicht, sondern sieh sie dir an. Habe nicht den Willen, etwas zu „haben", sondern... gehe auf ENTDECKUNGSREISE, um herauszufinden, wer du wirklich bist und warum das Leben dich in dieser oder jener Weise existieren lässt: in diesem spezifischen Körper, in diesem Milieu, unter diesen Eltern / Erziehern usw. ... Mache niemals jemand anderem Vorwürfe. Jede Zerstörung, Unzufriedenheit oder Kritik wegen einer Sache in deiner näheren Umgebung weist auf die Basis-Unzufriedenheit über das Leben in dir hin. Sei nicht länger so fordernd und hart dir selbst gegenüber: Komme nun ZU LIEBE, heiße dich willkommen, so, wie du in Gänze bist! Höre auf damit, in dir oder deiner Umgebung etwas noch anders haben zu wollen... als es JETZT IST. Verändere deine Überzeugungen innerlich, und deine Umgebung *und* du selbst... werden immer gut sein, wie sie sind: Die Überzeugung, dass das Leben gut ist und es immer das gibt, was gut für dich ist. Also widersetze dich nicht, sei nicht länger tief-wütend und selbstverachtend...

Erzwinge im Leben nicht länger etwas mit Gewalt..., sondern lasse los..., komme zu der freudvollen Dankbarkeit für alles, so, wie es jetzt ist. Löst du die Selbst-Zerstörung, Selbst-Vernichtung in dir, dann werden sich die Umstände in deinem Leben infolgedessen auch verändern! Das reine ANNEHMEN und LIEBHABEN deiner selbst, so, wie das Leben DICH SEIN lässt! Nichts fordernd, nichts kritisierend..., in dem Wissen, dass alles, auch das Negative in deiner näheren Umgebung, seine Existenzberechtigung hat. Das Böse wird das Böse vernichten, das Gute steigert das Gute. Also sorge dich nicht um das Böse, sondern steigere das Gute in dir. Richte dich lediglich auf das Schöne, und gib dir jede Chance, ein aufblühendes, reichhaltiges Leben zu führen. Fordere nichts mehr von dir, sondern SEI einfach du selbst, lasse diese Energien der Freude darüber, wer du bist, im Leben durchströmen, durch Herz und Seele, durch Nieren und Leber[5], durch jeden deiner Knochen. Sei froh darüber, DASS du sein darfst und darüber, wer du bist. Mache einen Schlussstrich unter diese unbewussten Selbst-Zerstörungs-Mechanismen, und werde zum Meister über dich.

[5] Lies auch den Text zur allgemeinen Symbolik der *Leber in diesem Buch nach.

Leberkrebs

siehe auch Krebs, allgemein

Kernursache

Mutlos; du siehst keinen Ausweg mehr, du bist dem jetzt nicht mehr gewachsen, du gibst es auf.
Trauer, fundamentale Ängste.
Du klammerst dich an etwas oder jemanden, aus Angst, es zu verlieren.

Du hast deine Augen, deine Kritik zu sehr auf andere gerichtet; du hast dein Leben mit anderen gefüllt, anstatt tatsächlich dein Leben *selbst* zu verwirklichen!

Du fühlst dich ohnehin nicht sehr wertvoll; du stützt dich auf andere, weil du denkst, ohne sie sowieso nicht leben zu können. Du würdest sogar, um dich nicht verwirklichen zu müssen, in andere „eindringen“, dich einmischen, dich über sie ärgern…, unterdessen verbrennst du selbst, weil du dich weigerst, dich weiterzuentwickeln.

Krebs fordert hier eine vollkommene Transformation, aber du wehrst dich gegen Veränderung! Lieber sterben als sich zu verändern… oder nicht?

Weil du dich nicht wertschätzt, weil du dir nicht zugestehst, selbst zu wachsen und mit Freude zu gestalten, wirst du unbewusst Menschen zu dir holen, die eine Widerspiegelung dieser negativen Gedanken über dich selbst sind: Sie werden dir die Traurigkeit bescheren, wonach du gefragt hast. Mache ihnen keine Vorwürfe, sondern verändere dein Leben!

Kernlösung

Überprüfe alles…, komme zu einer ehrlichen, offenen Einsicht in dich, in die (oben genannten) Ursachen deiner Krankheit.
Reiße das Ruder herum, werde dir deines Wertes als Mensch bewusst, lasse neue Lebensenergien zu, die auch Krebs vernichten werden. Selbstrespekt, Liebe, Freude, Humor und Relativierung!

Stauung an der Pfortader der Leber

Portale Hypertension: mögliche Ursachen sind u.a. Leberzirrhose, Herzversagen, lokale Thrombose, Schistosomiasis; mögliche Folgen sind u.a. Wassereinlagerungen in der Bauchhöhle, Vergrößerung der Milz, Speiseröhrenkrampfadern

Kernursache

Du fühlst dich sozusagen etwas „befleckt“ im Gesicht, als ob sich jemand wegen der schönen Sommersprossen in seinem Gesicht schämen würde. Du versteckst dich ein wenig, du tarnst dich mit einem bestimmten „Gesichtsausdruck“, aber zugleich steckst du voller Energien, die durchbrechen wollen, als Ich-vom-Ur-Mutter-Schoß-losgelöst.

Eine innere Scham, die mit einer Form von aggressivem Aufstand und Wut verbunden ist. Ein dich Absetzen von deiner Umwelt oder von bestimmten Leuten aus deiner näheren Umgebung weist immer auf eine Art Absetzen von dir selbst hin, und darauf, dir nicht jede Möglichkeit zu geben, auf ehrliche, entschlossene, autonome Weise nach außen zu treten. So kannst du dich hinter etwas verstecken…, hinter Entschuldigungen…, um dich ohnehin nicht der Mühe wert zu achten, zu „sein“, um dich nicht aufrichtig gut und schön finden zu müssen.

Ein nervöses Zögern: „Ja, … ich werde…“ / „Nein, ich bleibe doch lieber…“ Dieses Zögerliche, die Tatsache, dass du dich immer wieder herunter-drückst, schürt Nervosität und lässt das Feuer auf deinen Lippen, möglicherweise in deiner Haut, brennen. Gerade weil es mit dem Kontakt zu dir selbst zu tun hat und infolgedessen in gleicher Weise mit dem Kontakt zu (oder der Abweisung von) den anderen. Ein unentschlossenes Nörgeln, nicht genau zu wissen, was man tun soll, ob du nun wohl oder nicht für dich sprechen, reden, du selbst sein sollst?

Du würdest gerne flüchten, aber die Maschen des Netzes sind zu klein; du fühlst dich förmlich „gefangen“…, es gibt keinen Weg zurück: Früher oder später wirst du aus dem Netz springen und „ja“ sagen müssen – zu dir, zum Leben, zu einem warmen Kontakt zu anderen.

Halte dich nicht zurück! Sprich, sei du selbst, so, wie du *bist*. Achte nicht auf deine Haut, deine Hautfarbe, auf diese oder jene Stelle, dieses Fleckchen oder jene Falte: Im Hinblick auf das Leben hat dies keinerlei Bedeutung. Das Wichtigste ist: dass du dich in aller Ehrlichkeit zeigen willst. Dass du dich nicht verschämt in dich zurückziehst, wodurch du einen Aufstand in deinem Seelenkern hervorrufst, weil du eigentlich gerade dich selbst manifestieren willst.

Sieh dir die Dinge einmal in Ruhe an, mit dem nötigen Überblick und gesundem Menschenverstand. Denke ruhig nach, rege dich nicht auf, komme zu einer klaren Sicht auf bestimmte Situationen, die dich jetzt ärgern, und sei dir darüber im Klaren, dass du jede Situation in deinem Leben verändern kannst, wenn du nur nach den richtigen Überzeugungen lebst. Baue deine Gedanken zu etwas wunderbar Positivem um, zu einer angenehmen Zukunftsperspektive und vor allem: Sei dir dessen bewusst, dass du nichts zu „forcieren“ brauchst..., dass du lediglich sehr entschlossen eine Entscheidung treffen musst, um ein gegenwärtiges Problem zu lösen. Du brauchst hierbei nicht die Hilfe einer Autorität, eines Gottes oder einer anderen Größe ÜBER dir in Anspruch zu nehmen...: Denn dann setzt du dich früher oder später ohnehin von dieser Autorität ab und verdammst dich zum / zur „Machtlosen“.

Du bist mit all deinen Energien dazu im Stande, dich selbst zu genesen, dein Leben *selbst* zu gestalten (lies Teil I dieses Buches), erwarte nichts von jemand anderem, von einer Autorität über dir, sondern *gib* dir selbst, verstecke dich nicht unter Systemen, hinter der Meinung, dass du schlecht und hässlich, nicht lebenswert seiest. Du musst gerade lernen, dich bedingungslos zu lieben, dich „als du“ gut und schön zu finden, mit dieser Nase oder den Ohren, mit den Flecken oder bestimmten Merkmalen, die bei dir anders sind, als bei anderen. Umso besser: Du bist einzigartig und gut und schön, insofern du nach Wahrheit aus deinem Herzen heraus lebst.

Kernlösung

Also kämpfe nicht dagegen, ärgere dich nicht, sondern komme ehrlich zum Vorschein, häufe nicht länger diese juckenden, brennenden Energien an, sondern sprühe dich förmlich nach außen, wie ein Vulkan, in ganzer Freude um dein Sein! Gehe weiter, immer weiter, lasse dich aufblühen, gestalte, tue, was du fühlst, tun zu müssen, und reagiere dich nicht frustriert an deiner Umwelt ab: DU bist es, der / die dich existieren, aufgehen lassen muss, deine Gefühle und Energien frei durchströmen lassen darf. Niemand anders hat hierzu etwas zu sagen. Nimm jetzt in Dankbarkeit deine Meisterschaft an.

Leberzirrhose

Kernursache

Worte werden zurückgehalten, eine natürliche Spontaneität wird unterdrückt: Du setzt einen Dämpfer auf dein Leben. Freude und Enthusiasmus werden in Verbot oder Routine, Geboten und Regeln, die du dir selbst auferlegst, eingeschnürt.

Angst und ein Glaube daran, zu sterben, ein Misstrauen deiner eigenen Natur gegenüber; du fühlst dich so unsicher, weil du zu wenig auf deine starke Basis vertraust.

Du empfindest dich als eine nichtige Schachfigur im Massen-Geschehen, ohne dich für deine Rechte und deinen Raum als Individuum einzusetzen. Welchen Sinn hat mein Dasein...; du lässt dich hängen.

Du verbietest dir, kraftvoll und ursprünglich zu leben! Du lässt in deinem Leben keine Liebe zu! Warum bist du so hart, vielleicht gar verbittert und wütend? Du kannst gewisse traurige Geschehnisse aus der Vergangenheit nur schwer loslassen. Du gestehst dir nicht zu, alles Irdische zu genießen: Unterdrückung eines Teiles von dir kann zu Übertreibung, z.B. in Form von Alkoholverbrauch, führen. Du bist dir zu wenig deines Wertes und deiner Möglichkeiten bewusst, du spürst förmlich, wie die Erde unter deinen Füßen bebt: Angst und Selbstverleugnung geben dem Alkohol (möglicherweise) Raum. Du würdest dich gerne verstecken: Aus Angst und Unsicherheit traust du dich nicht wirklich, dich in der Weise für dich stark zu machen, wie du dich fühlst. Du lässt dich traurig in ein dunkles Loch mitziehen.

Du schließt dich damit jedoch selbst aus! Du weigerst dich, die fröhlichen Lebensenergien durchströmen zu lassen, du flüchtest…, Passivität, eine Auflösung des ICHS, nicht an dich glauben, du wirst mehr „Geist" als menschliche Persönlichkeit.

Kernlösung

Platze aus deinem zu geschlossenen Haus, und akzentuiere deine Freiheit und deine Werte! Eine radikale Wende: dein Ich anerkennen, deine Grenzen erweitern, dich manifestieren. Aktion!

Breche mit deiner ganz persönlichen Art durch, und gib dir, was dir zusteht: Alle Liebe, Aufmerksamkeit und einen breiten Lebensraum. Befreie dich aus den Gewohnheiten der Vergangenheit, und verabschiede dich von dem Gefühlsballast, der dich daran hindert, *wirklich* zu leben, zu genießen. Gib dir alle individuellen Rechte, throne stark auf der Basis deines tiefsten Selbst, vertraue auf diese urstarke, schöpferische Quelle in dir, und nimm dein Leben selbstbewusst in die Hand.

Ängste weichen, wenn du erkennen wirst, wie du dein Leben selbst gestalten kannst, wenn du dir dessen bewusst wirst, dass das Todes-Los nicht existiert.

Einmal mit der Planierraupe über deinen alten, traurigen, fatalistischen Lebensstil, und fange dein Leben Neu an! Dein Körper und deine Leber werden sich über die magnetischen Kräfte regenerieren, die unter dem Einfluss der positiven Treibkraft der Gefühle wie Liebe, Freude und dem Glauben an dich in deinem Selbst entzündet werden!

LEGASTHENIE, DYSLEXIE

Probleme beim Lesen und Schreiben durch eine andersartige Funktionsweise des Gehirns (Schwierigkeiten beim Legen der Verbindung zwischen den Klängen gesprochener Worte und den Buchstaben geschriebener Worte), ohne Beeinträchtigung der anderen Fähigkeiten des Gehirns (wie bewiesen wurde durch berühmte Legastheniker wie Einstein, Da Vinci, Mozart, Beethoven, Picasso, Rodin …)

Legasthenie ist keine Krankheit, sondern hat vielmehr mit sehr genau bestimmten, spezifischen Wegen zu tun, den das Gehirn zuweilen *in Folge eines bestimmten Charakters, einer bestimmten (sei es unbewussten) Lebenseinstellung, Überzeugungen im Zusammenhang mit dem Leben geht.*

Es handelt sich hier um einen Drang des Menschen zu innerer Befreiung, um der höchst einzigartigen, ursprünglichen, eigenen Natur vollkommen treu zu sein oder zu werden, ohne jegliche Kompromisse!

Dieser Mensch kennt die SPRACHE sehr gut, aber er hat nicht das Bedürfnis, in „Worten und Floskeln" zu leben, zu sprechen, zu kommunizieren, wohl aber in SEINER SPRACHE. Hält er sich daran, so weiß er in seinem tiefsten Selbst, dass diejenigen, die mit ihm auf einer Wellenlänge sind, ihn gut verstehen werden! Das Gehirn eines „Legasthenikers" ist zwar durchaus auf Sprachgebrauch abgestimmt, aber nicht auf die Wort-Sprache, wie unsere Gesellschaft sie als „Muss" für jeden propagiert. Unbewusst möchte dieser Mensch lediglich die ESSENZ der Dinge sehen und das Wesentliche kommunizieren. Leider drängt die Gesellschaft dem Menschen von Kindesbeinen an DIESEN Sprachgebrauch auf, ohne dabei andere Kommunikations-Möglichkeiten in Betracht zu ziehen, wodurch viel Ursprüngliches im Kind verloren geht.

Wenn man bei diesen Menschen eine „organische", wie man sagt „Abweichung" bestimmter Gehirnregionen feststellt, dann ist diese „Abweichung“ nicht die URSACHE, sondern die FOLGE der legasthenischen Geistesausrichtung dieser Menschen, die ihr Gehirn in der Weise lenken, dass es anders aussieht als das des nichtlegasthenischen Menschen. Es handelt sich hier weder um eine Abnormalität, noch um eine Krankheit, sondern um eine bestimmte Konstruktion, die die Folge der „besonderen“ Natur des Individuums ist.

Häufig geht es hierbei um eigenwillige oder eigensinnige Menschen, die IHREN ORIGINALEN Weg gehen wollen. Und das ist gut, was die Entwicklung der eigenen Natur in allen ihren Möglichkeiten, die Entwicklung der Kreativität, der Ursprünglichkeit und der Talente betrifft...

Sie sollen jedoch nicht ihre Sprache und ihren Willen anderen aufzwingen dürfen. Denn Legasthenie beinhaltet auch immer: nicht gerne hören zu wollen, was der / die andere oder der Text auf seine oder ihre Art zu erzählen hat. Man möchte lieber SEINE Version oder die EIGENE Art aufdrängen oder ihr doch zumindest den Vorrang vor jener der Außenwelt geben. Nicht immer, aber häufig kommt es vor, dass man „gezwungen“ wird, so zu lesen, wie es dasteht..., es kann sich ein Machtstreit daraus entwickeln, ein Widerstand der „aufgedrängten“ Lektion gegenüber, eine Verweigerung, die Dinge so zu lesen, wie sie dort geschrieben stehen. (Es handelt sich hierbei natürlich um einen unbewussten Prozess.)

Dies kommt bei Leuten vor, die im Grunde vollständig auf die eigene Autorität bauen wollen (und das ist an sich sehr gut), aber was sich in diesem Zusammenhang (in extremem Sinne) manchmal zeigt, und das ist wiederum nicht mehr so gut, ist, dass diese Menschen nichts mehr hören möchten, nicht mehr auf jemand anderes hören möchten, ja zuweilen lieber der „Chef“ anderer wären. Sie könnten sogar der Natur ihren Willen aufzwingen, so dass sie nur das sähen, was sie sehen wollten und keine „objektive“ Wahrheit oder Informationen mehr registrieren würden. Man wird ihnen deutlich machen, dass sie ruhig ihre ursprünglichen Träume in Kreativität ausleben dürfen..., aber dass sie dabei auf die anderen Menschen, auf die Art der Dinge an sich Rücksicht nehmen müssen. Sie rufen unbewusst Situationen hervor, in denen ihnen verdeutlicht wird, dass es im Leben überhaupt nicht darauf ankommt, der / die Erste oder Beste zu sein, zu glänzen oder zur Außenwelt hin ein stolzes Image aufrechtzuerhalten...; um dies in sich vollständig abzubauen, können sie Lebensumstände zu sich holen, in denen sie Scham oder Machtlosigkeit empfinden oder sie wegen ihrer Legasthenie ausgelacht werden. Es kommt darauf an, ein Wertebewusstsein zu entwickeln, einen Stolz auf ihr authentisches Sein und kein Image oder Machtbild, keine Begierden gelten zu lassen, die lediglich auf äußerliche Leistungen ausgerichtet sind.

Brillant an diesen Leuten ist, dass sie sich eigentlich tief in sich selbst auf eine höchst einzigartige Weise entwickeln möchten und zu originellen Erkenntnissen, ja Entdeckungen kommen können, ohne dass sie dadurch gebremst würden, was andere ihnen aufdrängen möchten. Ihr Selbstkern steuert die Gehirnfunktion auf eine solche Weise, wodurch Legasthenie auftritt, weil diese Menschen eigentlich zur ESSENZ der Dinge vorstoßen möchten, zum wesentlichen Verständnis, zu essentieller Kommunikation, ohne deshalb noch auf das hören zu müssen, was etwas oder jemand anderes außer ihnen zu erzählen hat. Inspiration und Kreativität suchen auf eine sehr individuelle Weise ihren Weg, wodurch zuweilen über intuitive und rationale Gehirnwindungen geniale Sachen entwickelt werden können.

In Legasthenie verbirgt sich häufig ein (unbewusster) Widerstand dagegen, noch länger den Vorschriften und Regeln der „Gesellschaft“, der Erzieher zu folgen...: „Man wird schon *selbst* zurechtkommen“. Andererseits verbirgt sich darin letztendlich das Gefühl der Unfähigkeit, infolge des „ich will nicht mehr“, den / die andere(n) noch zu verstehen oder so zu lesen, wie die andere Person es gerne hätte.

Die eigenwillige Art, sich selbst weiterentwickeln zu wollen, ist nicht mehr gut, wenn sie mit Eigensinn und Eitelkeit, mit „ich bin der Chef" und „ich weiß alles besser" einhergehen würde: Wenn Legasthenie mit diesen Eigenschaften einhergeht – und das ist zuweilen der Fall – dann kann das tiefste Selbst dieses Menschen Situationen ins Leben rufen, in denen das Kind erniedrigt oder ausgelacht wird, so dass es unmittelbar mit seinen weniger edlen Eigenschaften konfrontiert wird: Der eingebildete Mensch täte gut daran, jetzt einen Ton tiefer auf der Tonleiter zu singen (weil er beispielsweise nicht damit angeben kann: „Ich bin der / die Klassenbeste im Lesen!"). Er muss die Lektion lernen, den Wert IN sich selbst zu finden und das Image zur Außenwelt hin abzubauen.

Häufig findet man in einem Kind mit Legasthenie sowohl ein Gefühl von Strebens-Drang, als auch Versagensangst vor: Beide gehören zusammen, beide dürfen aufgehoben werden… Die schönste Lehre, die man einem Kind mitgeben kann, ist, dass es es selbst SEIN darf, ohne dass es begehren, haben-wollen, leisten muss, denn Letzteres führt im Leben lediglich zu Unzufriedenheit.

Man sollte ein gesundes GLEICHGEWICHT finden: Eine gesunde Kommunikation mit anderen Menschen ist notwendig; der Mensch darf nicht als Einsiedler in seinem „Traumschloss" wohnen. Zunächst wird er lernen, SICH SELBST zu verstehen und in ehrlicher Kommunikation mit sich zu sein, darauf wird er lernen, auch mit anderen in eine gesunde Kommunikation zu treten. Er wird lernen müssen, auch andere in IHRER Sprache zu verstehen, ohne dabei an sich selbst und der eigenen Art Verrat begehen zu müssen: Er muss überhaupt nicht so lesen und schreiben wie die anderen. Er wird lernen, zu WAHRER Kommunikation mit seinem tiefsten SELBST, mit den anderen zu kommen: auf eine vielleicht andere, eigene, persönliche Weise mit anderen Menschen in Kommunikation zu treten! Er ist dadurch nicht mehr oder weniger wert als die anderen.

Es ist unabdingbar für diesen Menschen, dass er feste mit beiden Füßen auf der Erde, in der konkreten Realität steht, ohne dass er dadurch seine Phantasie und Originalität preisgeben müsste! Der Mensch braucht niemals in einer kranken Gesellschaft mitzumachen; es ist höchste Zeit, dass Schulsysteme für andere Kommunikations-Formen Platz machen als die offiziellen, geeichten und akzeptierten Formen. Es ist an sich keine gesunde Gegebenheit, dass in einer Gesellschaft jeder so lesen und schreiben können MUSS wie DIE (ein oder andere kulturelle) Norm es vorschreibt. Der Mensch, bei dem eine Legasthenie vorliegt, hat überhaupt keine Behinderung und ist nicht krank, unsere Westliche Gesellschaft leidet jedoch unter Engstirnigkeit und Blutarmut. Es versteht sich von selbst, dass, wenn man kein gesundes Gleichgewicht anstrebt und übertreibt, sei es in dem Sinne, das Kind zu forcieren, oder in der Weise, das Kind in allem seinen eigenen Willen durchdrücken zu lassen, ohne dass es dabei auf die anderen, auf die Realität Rücksicht nimmt, ohne dass es einmal wirklich „zuhört", dann in der Erziehung Schwierigkeiten auftreten können: Aber das hat folglich nichts mit „Legasthenie" an sich zu tun.

LEGIONELLOSE

Legionärskrankheit

häufig schwere Lungenentzündung durch ein Bakterium (Legionella pneumophila) verursacht, das im Süßwasser lebt und sich z. B. über Klimaanlagen ausbreiten kann

---

Kernursache und Kernlösung

Mit einer stark rotierenden und zugleich drückenden und saugenden Bewegung wirst du förmlich nach unten gezogen. Es gleicht der Kraft, mit der dich ein Glas Rotwein über den Fuß des Weinglases nach unten führt, wie ein Baum zu seinen Wurzeln, wie ein Meer in seine Tiefen. Ein Gefühl, in dieser nach innen drehenden oder drückenden Bewegung gefangen zu sein. Du bekommst fast keine Luft mehr. Aber auch keine Aufmerksamkeit für das Schöne in der Welt um dich herum. Als ob dein Gesichtsausdruck anders wäre, als dein inneres Gefühl dir sagt. Spielst du nicht im Grunde Theater mit dir selbst?

Ein Stuhl steht da, und dieser Platz wird nicht eingenommen; es hat den Anschein, als wärest du selbst der Stuhl: Gefangen in dir, wartend auf… was? Ein Stubenhocker, ein fest dastehender Basisstuhl, aber ansonsten: Stille und Gefangensein, in einer erstickenden Bewegung stecken bleiben. Du spielst zwar im Leben, aber überhaupt nicht spontan und froh in den weiten Feldern und den freudvollen, weiten Lebensräumen, die das Leben dir gerne darbieten möchte. Du fühlst dich vielmehr wie ein Kind, dass die Herausforderung ergreift, sich auf ein riskantes Spielzeug zu setzen, auch wenn du weißt, dass es gefährlich sein kann.

Weil du im Grunde genommen KEINE RICHTUNG ansteuerst, beziehungsweise dich nicht weiterentwickelst, weil du dich immer wieder im gleichen Kreis drehst…: Du drehst dich auf einem wirbelnden Kreisel um eine Mittelsäule, aber gerade dadurch, dass du mit der Mittelsäule zusammenstößt (Symbol für die Autorität oder den Strukturpfahl) oder dadurch, dass du dich immer wieder auf diese Autorität der Mitte außerhalb von dir ausrichtest, läufst du Gefahr, dir die Zehen zu verbrennen.[6] (Eine innere Wut, weil du nicht „weiter"- gehst / kommst.) Zu enge Strukturen, und du wagst es nicht, sie zu verlassen. Du sperrst dich ein. So hart wie Buchenholz. Du hältst dich immer wieder innerhalb dieses engen Kreislaufes, und du kommst nicht weiter…, wie es scheint. Du hältst dich am alten Kreis FEST, es ist an der Zeit für dich, hier auszubrechen.

Gewaltige Energien sind sozusagen im Becken gespeichert, ein Sammelbecken in deinem Körper, in deinem Wesen, aber weiter passiert nichts damit. Sie bleiben an der Stelle stecken, obwohl sie sich UNBEGRENZT lösen, entfalten und aufblühen wollen! Was bremst du deine Natur ab, warum blockierst du deine natürliche Strömung so: in Strukturen, Gesetzen, ein Nein-Sagen dazu, dich weiterzuentwickeln, in einer Situation gefangen zu bleiben, die eigentlich aufgebrochen werden sollte. Du hältst dich wie in einem Gefängnis.

Ein Gefühl, gefangen zu sein; wie ein Eichhörnchen, das einen riesiggroßen Schwanz mit sich mitschleift, sich dadurch jedoch eingeschränkt fühlt, anstatt sich damit flexibel und dynamisch seinen Weg zu bahnen. Es hat den Anschein, als hätte etwas dir einen Strich durch die Rechnung gemacht… Ja, dieses Gefühl kann in deinem Leben vorherrschen, sei dir jedoch darüber im Klaren, dass, ganz gleich *was* in deinem Leben passiert, du es unbewusst zu dir geholt hast. Wenn du also fühlst: Hier wird einer Sache der Weg abgeschnitten, man wird ihr nicht gerecht, so ärgere dich nicht über andere, sei nicht stur und abweisend, sondern akzeptiere den Zustand so, wie das Leben ihn dir schenkt, ergreife mit beiden Händen die Zügel, und gehe volle Kraft voraus in eine neue, befreiende Richtung! Bringe dich nicht mehr in einen völlig festgefahrenen Zustand!

Wir sehen einen Futtertrog für Rinder, reichlich mit Stroh gefüllt, warmes Heu im Licht des Stalles, Wärme, aber sie bleibt auf tierischem Niveau: Stelle nun das Licht ganz hoch in dein Herz, denn im Grunde genommen sehnt sich dein Herz nach dieser warmen Behaglichkeit, nach der hellen Strahlung des Lichtes in deinem Innersten…, wie ein Engelsmensch.

Wenn du einen Regenschirm hast, hältst du ihn auf dem Kopf, so dass der Regen hineinläuft; du schützt dich überhaupt nicht vor der Kälte und dem nassen Regen: Es hat den Anschein, als wolltest du dir überhaupt nicht diese warme Liebe schenken, als würdest du dich auf destruktive Weise im Regen stehen lassen… und dann möglicherweise traurig und wütend sein, weil du vom Leben, von den anderen

[6] Lies über die psychologische Symbolik der *Zehen, *Verbrennung in der diesbezüglichen Rubrik nach.

nicht bekommst, was dein Herz sich wünscht. Du wirst dir diese Warmherzigkeit selbst schenken müssen! Du wirst mit jeder Revolte gegen dein eigenes Herz, mit jeder Widerspenstigkeit, mit jedem Aufstand gegen die vollständige Umarmung deines Wesens brechen müssen. Als wolltest du, dass du tot bist. Nicht doch? Also beginne damit, dich selbst vor den kalten Böen der Selbstzerstörung zu schützen. Sei nicht beleidigt und wütend auf das Leben. WEIGERE DICH NICHT länger…, daran festzuhalten, in aller Offenheit du selbst zu werden.

Du hältst dich selbst schon zu lange in einem kalten System fest und arbeitest „gegen den Strich". Du machst dich-selbst-kalt! Du willst nicht mit-arbeiten, du arbeitest „gegen" deine eigene Entwicklung, gegen das Leben; du müsstest bestimmte Schritte gehen, eine gewisse Bewegung in dich bringen, vorwärtsgehen, aber du sagst „nein", stur und mit hartem Widerstand. Auf die Weise blockierst du dich völlig. Luft kann nur noch schwer weiter fließen; du vollziehst bestimmte Handlungen, die nicht im Sinne des Lebens sind, und auf der anderen Seite tust du nicht, worum das Leben dich bittet. So erstickst du deine *Lungen, so hörst du nicht darauf, was dein inneres *Ohr fordert, so leistest du auf Biegen und Brechen, mit *Knie und *Ellebogen, Widerstand.[7]

Wir erkennen darin die Symbolik des Tintenfisches, ein blockiertes, greifendes, sich nicht-verrührendes Gefühl. Nichts geht weiter; über beide Ohren versteckt und in sich gefangen. Wie ein Gefangensein im Fleisch, die Energien darin blockierend oder zurück-haltend und keine Dynamik mehr zulassen. Es scheint keine Bewegung zu geben, bis auf die, die noch mehr aufsaugt oder in den Körper drückt und mit zwingender Kraft blockiert.

Mit Wind in den Segeln vorwärts!! Sauge deine Lungen voller Sauerstoff, befreie dich aus dem zu straffen Korsett. Mache dich innerlich frei, fühle dich frei in deinem Körper. Nichts engt dich ein; sieh dir deine Zunge an, die vor Ohnmacht und Wut, vor verschwiegener Verbissenheit im Leben weiß abperlt…, und erkenne, wie du dich selbst eingesperrt hast. Bringe diesen Luftballon zum Platzen, lasse den Überschuss an Dampf aus dir entweichen, und steige wie ein Flugzeug in den Himmel auf, losgelöst von Sorgen, losgelöst von Zeit und Raum.

Du bist jetzt ein freier Vogel, der sich nicht mehr ZWINGT, starr sitzen zu bleiben, zu verharren. Lasse die NATURKRÄFTE, diese Gefühle FREI fließen, halte sie nicht zurück, unterdrücke sie nicht. Schleudere dich mit nach außen gehender Kraft heraus, sprich, singe, äußere dich, bewege dich, und fühle dich frei und ungebunden im Leben. Gib dir diese Freiheit. Platze aus dir selbst heraus auf. Entkomme dem Kreislauf, dem Machtsystem, in dem du dich selbst gefangen gehalten hast. Sei außer Rand und Band, traue dich, spontan du selbst zu sein! Schleudere alle Energien offen heraus!

Spüre die Urkräfte in deinem Wesen und den Aufruf des Lebens, dich voll und ganz aus einem System zu befreien, in dem du dich total blockiert hast.[8] Lasse diese Kräfte sich selbst aufreißen und im schöpferischen, freudvollen Sinne ausrichten, lasse diese Gefühle fließen, ohne dich noch auf etwas oder jemanden außerhalb von dir auszurichten…, schlichtweg in erster Linie auf Selbst-Befreiung!

Lasse alles hinter dir, was dich so festgehalten hat oder woran du dich festgehalten hast. Höre nur auf die Autorität in dir selbst, und binde dich nicht an ein Zentrum, das du nicht bist! Höre auf, wo du fühlst, dass dein Leben eingeengt wird, und gehe jetzt in aller Freiheit in die Richtung des „Lebens". Ein Weg, auf dem es keine Bosheit oder Begierden, keine Forderungen oder Machtlosigkeit mehr gibt,

[7] Lies über die psychologische Symbolik dieser Körperteile in der diesbezüglichen Rubrik nach.

[8] Lies in diesem Zusammenhang die Symbolik von Gruyèrekäse in *Das Füllhorn - Psychologische Symbolsprache der Nahrungsmittel* nach.

sondern ein Weg, wo du spürst: Hier folge ich meinem inneren Herzen, hier gehe ich stark weiter und halte mich nicht in einem System gefangen, das verhindert, dass ich meine intuitiven Kräfte entfalten kann, meinem Herzen folgen kann. Weise Transformation nicht länger zurück. Lasse das Leben in dir und durch dich hindurch strömen. Halte nicht an Materie, an Strukturen und Machtsystemen außerhalb von dir fest. Baue lediglich auf eigene Grundfeste, aber halte weder das Materielle noch bestimmte Machtregeln „fest“. Ersticke dich nicht. Handle zu jedem Zeitpunkt deines Lebens, wie dein Herz es dir anzeigt, handeln zu müssen. Nur so kannst du das Leben als freudvoll ansehen..., in einer sehr weiten Perspektive!

LEISHMANIOSE

Infektion durch einzellige Tierchen (Parasiten), Leishmania genannt, meistens von Sandmücken übertragen, in (sub)tropischen Ländern und europäischen Mittelmeerländern

---

Hautleishmaniose

Kutane Leishmaniose
Bagdad-, Orient-, oder Aleppobeule

Kernursache

Mit starker Mars-Kraft würdest du hochfliegen, aufsteigen wollen, aber etwas hält dich zurück..., und du tust dir weh. Du würdest dich, deine Haut förmlich mit Feuerkraft durch-stechen, sozusagen mit der Kraft eines stählernen Pfeiles; mit rot-aggressiven Energien unbedingt irgendwohin gehen wollen, etwas tun, dich abreagieren oder deine Wut / Frustration rot zum Ausdruck bringen..., aber das Leben hält dich zurück. Die *Haut ist die Grenze (symbolisch): Du kommst nicht durch. In dich selbst zurückkommen; hineinschauen, sagt das Leben in dir!

Weitergehen... im Leben ist gut, vorausgesetzt, es vollzieht sich von deinem inneren Herzen aus, nicht hart aus einem instinktiv-aggressiven Drang heraus, aus einem Gefühl der Machtlosigkeit und Wut auf diese Ohnmacht, aus Begierde, Frustration und Schärfe anderen gegenüber.

Sorge sehr gut für dich, für dein Herz: So lasse los, und schenke dir Aufmerksamkeit, in warmer Liebe. Kommuniziere mit diesem sanften Gefühlsengel in dir: Ja, er ist auch bei dir. Mache ihn wach, erwache aus deinem Schlaf der Unwissenheit, und werde dir der Tatsache BEWUSST, dass jeder Mensch auf Erden... in sich solch eine Kraft hat, dass er sein Leben selbst führen kann. Es macht hingegen keinen Sinn, dich in Systemen von Macht und Ohnmacht, von Aggression und Zurückhaltung, von Wut und Machtlosigkeit festzubeißen. Erlebe die FREUDE über dein Wesen, über dein SEIN, und hole die allertiefsten Schätze aus dir zum Vorschein.

Zweifle nicht länger an deinen Möglichkeiten, dich zu führen, dein Leben in gute Bahnen zu lenken, und handle konsequent. Erlebe das Schönste in dir, richte dich auf das Positive, das Schöne, und hänge dich nicht ans Negative, beiße dich nicht scharf-schneidend im Düster-Negativen fest. Kritik ist nicht notwendig! Baue auf dich, und lasse die anderen los. Du kannst zwar deine Meinung äußern, aber ansonsten: Erwarte nichts, fordere nichts vom anderen... Lebe nicht zu stark vom Kopf ausgehend, aus aggressiven Gedanken heraus, sondern setze diese Kräfte in ein Machen um, indem du „an etwas Schönem arbeitest“.

Warum um dich trauern, um das, was nicht sein *kann* oder konnte? Denn du hast alles in deinem Leben selbst zu dir geholt, wenn auch unbewusst! Du hast das Sagen über dein Leben, also lebe nach der Überzeugung, dass du Wärme, Sanftheit und Liebe verdienst..., ja, und dass sie auf der Seite des LEBENS stehen. Breche mit jeder Form von Scharf-Sein, von Zerstörung und Abbruch, von kritischer Härte, werde nicht wütend und ungeduldig, sondern BEFREIE dich aus einem zu angespannten Lebensstil.

Kernlösung

Hole dich jetzt in dein weiches Daunennest nach Hause: IN dein liebevolles Herz! Also begehre nicht, sei nicht wütend, schieße nicht mit Pfeilen auf andere, auf eine bestimmte Situation…, sondern WERDE IN LIEBE DU SELBST, TATKRÄFTIG und STARK. Entwickle dich, ohne größere aggressive Schwankungen…; in fortwährendem Sinne SELBST-VERWIRKLICHUNG aus dir selbst, aus deinem weichwarmen Gefühl heraus, aus dem tiefsten Inneren deiner selbst, deines Herzens. Aus dieser innigen Verbundenheit mit dir machst du dich selbst wahr, lebst du nach der Überzeugung, dass das Leben kein Kampf ist, richtest du dich nicht auf das Negative außerhalb von dir…, sondern du setzt *alle* deine Kräfte zur Eigenentwicklung ein. Im Frieden mit dir, im Frieden mit den anderen, die daraufhin wie selbstverständlich deinen Weg kreuzen werden.

Schleimhautleishmaniose

Espundia, mukokutane Leishmaniose

Befall der Haut und Schleimhäute (Mund, Nase, Hals)

Kernursache

Du lässt dich verflüchtigen. Du öffnest dich für das, was sich außerhalb von dir befindet… Du öffnest deinen Geist, deinen Körper wie eine offene Schüssel nach obenhin…, du „verflüchtigst“ dich förmlich auf diese Art und Weise. Du gibst dich dem Sonnenlicht außerhalb von dir hin. Das Licht schwebt in deinem Kopf, aber das ICH geht mit ihm fort. Wo bist du? Es ist gut, dich zu entspannen, aber nicht, dich in einer Sphäre von Vergesslichkeit, Nicht-Sein, von Traum-oder Rausch-ohne-Ende aufgehen zu lassen.

Kernlösung

Komme herab: Mit beiden Füßen auf die Erde! Land! Komme mit voller Schlagkraft ins Leben, und mache dich wahr. Werde dir deines Ichs, der Kraft von Bewusstsein in deinem Körper, in deinen Muskeln bewusst: Nimm deinen Platz ein! Meinst du, dich gegen alles mögliche Unheil „absichern“ zu müssen, vertraust du deiner eigenen „Natur“ nicht, geschweige denn dem, was sich außerhalb von dir befindet? Du brauchst dich nicht zu verstecken, dich vor… zu beschützen…, du bist gesund und munter; du bist gegen alles Unheil geschützt, gegen gleich welches Böse, wenn du nur an dich selbst glaubst und aus Güte und Bewusstseinskraft lebst. Sehe keine Gespenster; sehe nichts, was nicht da ist. Drehe dich nicht im Kreis, wie ein Don Quichotte. Verhalte dich nicht wie ein(e) Verrückte(r), denn du bist es nicht. Schiebe alle diese Wahnvorstellungen, Ängste und diesen möglichen Verfolgungswahnsinn zur Seite, und nimm schlichtweg DEINEN PLATZ ein: So wirst du dich nicht länger gegen die vermeintlichen Eindringlinge verteidigen müssen, wild um dich schlagend, denn die gibt es nicht…, wenn du nur ruhig auf dich selbst baust, auf dich vertraust, nah in und bei dir – deinem Körper – bleibst, in Liebe und VOLLER IRDISCHER PRÄSENZ, ohne dich auch nur im geringsten in ätherischen, leichten Sonnen- oder Geistessphären „dahinfliegen“ zu lassen. Lies in Teil I zu „Immunität“ nach.

Innere Leishmaniose

Kala-Azar, Viszerale Leishmaniose

Fieber, Blutarmut und Schwellung der Leber, Milz, Lymphknoten

Kernursache

Wenn du Freude daran hast, Genuss dabei empfindest, wenn andere dich „sehen“, dann bedeutet das, dass du dich eigentlich danach sehnst, vollkommen mit dir zu verschmelzen. Wenn der weibliche Teil in dir sich sozusagen auf exhibitionistische Art und Weise zeigen will, möglicherweise auf eine Art, die den Zuschauer einsaugen möchte, dann ist dies Ausdruck einer urtiefen Sehnsucht, DICH werden zu lassen, mit allen schöpferischen, gebärenden Energien, die in dir stecken. Möglicherweise lockst Du den / die andere(n), möchtest für schön oder gefällig gehalten werden, (im extremen Sinne: forderst du sexuell heraus), eigentlich, um den / die andere(n) zu besitzen. Aus diesem Netz wirst du dich selbst befreien müssen. Denn die Spinne wird vom Netz des Todes verputzt, weil sie selbst Fliegen fängt. Der Urtrieb, sich „jemandem übergeben"..., ja, hingeben zu wollen... oder von demjenigen aufgenommen werden zu wollen, den man ansaugt (oder schlichtweg von ALLEM, vom Abstrakten Großen Geist), ist im Grunde genommen eine weitere Phase einer Art von Selbstbefriedigungsdrang.

Der Mensch, der nicht ein noch aus weiß mit dieser Menge von Hormonen..., die jedoch darauf warten, dass sich der Mensch entfalten, geboren werden lassen wird... und alle seine schöpferischen Kräfte zum Einsatz bringen wird. Eine Form von Nymphomanie oder Narzissmus, ein Haltmachen beim Äußerlichen, anstatt sich auf die tieferen Urgründe abzustimmen, auf das Herz und die wahre Liebe, auf die *wirklichen,* tieferen Werte des Lebens.
(Im extremen Sinne verkündigen wir: Dekadenz und Perversion, Unterkörper vom Oberkörper abgeschnitten, das Tierische unabhängig vom menschlichen Herzen, „guck' dir meine schönen Beine an": falsche Schönheit, weil Schein, auf Tod und Anziehung abgestimmt.)

Kernlösung

Stoße diese Mannes-Kraft in dir durch! Gehe nach außen! Komme mit voller Kraft zum Vorschein! Drücke dich im Leben DURCH, stark von deinem Herzen aus, durchstoße das Jungfernhäutchen des Urmutterkuchens, und gebe dir Form und Gestalt. LASSE KEINE ENERGIE in dir UNGENUTZT! Mannsstarke Selbstsicherheit ist hier gefragt; ein Gleichgewicht zwischen dem Männlichen und Weiblichen in dir. Lasse keine Gelegenheit aus, dich auf sehr tatkräftige Art und Weise, nicht tierisch-instinktiv, sondern menschlich-kreativ zu verwirklichen. Lasse dich werden, so dass nicht die geringste Frustration mehr in dir herrscht. Betest du die zerbrechliche, einsaugende, künstliche, beschränkte Eva-Püppchenfrau in oder außerhalb von dir an? Sei dir darüber im Klaren, dass dies rein gar nichts mit Liebe zu tun hat, sondern vielmehr mit der Tarnung des Todes, mit Macht und Zurschaustellung, mit einem Abgeschnittensein von deinem wahren Herzen, von deinem urtiefen Kraftzentrum, das verlangt, dass du dich anerkennst, dass du du selbst wirst, dass du dir selbst GEBEN wirst, sowie den anderen, mit ganzem Herzen, anstatt (an)gesehen werden zu wollen oder andere „nehmen" zu wollen.
Bete das wahre Bild der Güte in dir an, nicht länger die „so genannte" Unschuld, die Schwäche, das weiße, unschuldigaussehende Teufelskind, denn es ist falsche Unschuld, wie die Spinne, die dich in das Netz des Todes mitzieht. Durchschaue dich selbst, durchschaue den / die andere(n). Entscheide dich für ein ehrliches, edles, offenes Dasein. Werde du selbst, und lasse dich nicht länger von einsaugenden, tötenden Energien vereinnahmen, die dir etwas weismachen wollen. Sieh dir genau an, in welches Gewand der „Tod" sich kleidet, und spiele nicht mit.

•

Entscheide dich für Leben, Geben, für wahre Liebe. Zeige ein ehrliches, edles Angesicht – auf deine inneren Tiefen abgestimmt – anstatt einer ansaugenden Sphäre. Denn, wenn du am alten Muster festhältst, wirst du lediglich Menschen zu dir holen, die ebenso auf Tod abgestimmt sind. Also mache dem Tierisch-Einsaugenden, den selbst-befriedigenden, instinktiven Mechanismen ein Ende, und komme zu höherer Selbst-Entwicklung, öffne dein Herz, spiele niemals das Machtspiel des Todes mit, und schenke dir selbst die allerhöchste Liebe. Sieh dir den INHALT an, die inneren goldenen Schätze des Menschen, und entdecke die wahre Freude, anstatt den animalischen Genusstrieb.

Habe nicht den Wunsch, von anderen gesehen zu werden, sondern sehe dich selbst. Bete nicht das Weiblich-Einsaugende an, denn es zieht dich in den Abgrund und hält dich in einem Teufelskreis gefangen, der zu einem Kurzschluss führt: ein

Kurzschluss mit dir selbst. Du solltest dem ein Ende machen und geradlinig und entschlossen nach außen treten.
Produziere! Lasse alle Hormone in dir zum Aufbau einer schöpferischen Selbst-Verwirklichung beitragen! Lasse auch Mars-Kräfte sich auf konstruktive Weise nach außen richten.
Packe dein Leben an, warte nicht, erwarte nicht, bete nicht länger den in Unschuld gekleideten Teufel an (in oder außerhalb von dir), und lebe aus WAHRHEIT, aus Höherer Liebe. Lasse diese Kräfte jetzt ruhig auf AKTIVE Weise strömen.

DIE LEISTE

Leistenbruch

Kernursache

Du hast bereits zu lange eine Last getragen: Halt! Unbewusster Widerstand gegen die Art und Weise, wie du bisher gelebt hast. Ein Gefühl von Gefangenschaft, ein Aufruf zur Befreiung.

Du hast zugeschnürt und angespannt gelebt, weil du nicht wirklich du selbst sein konntest: Hast du eine Aufgabe, einen Job, ein Amt ausgeübt, das nicht wirklich zu dir passte? Hast du zu lange einer Beziehung standgehalten, die dich vollkommen weggedrängt hat? *Das war demnach alles die Folge dessen, dass du dich INNERLICH nicht befreit hast.*

Alle möglichen Energien, deine kreativen Talente, deine breiteren und natürlichen Möglichkeiten, dein natürlicher Gefühlsstrom…wurden so lange angehäuft, bis diese Gasblase jetzt wie ein Vulkan explodiert! Du machst nicht mehr mit!

Nach außen hin hast du dich vielleicht in einer Arbeit oder in einer beherrschten Lebenshaltung bestätigt; möglicherweise hast du äußerlich ganz ruhig gewirkt, aber innerlich hast du dich, vielleicht unbewusst, geradezu gesträubt.

Dein tiefstes Selbst ruft diesen Bruch hervor, um zu grundlegender Transformation zu kommen: Auf dass du deine Lasten über Bord werfen wirst, auf dass du aus deinem tiefsten Selbst leben wirst und ursprüngliche Energien nicht länger unterdrückt werden. Vielleicht hast du dich einem Partner, einem Arbeitgeber gegenüber klein gefühlt und dich ihm / ihr untergeordnet, möglicherweise hast du dich zu lange wie ein braves, gehorsames Kind verhalten, das alles für die anderen tat, aber niemals für sich gelebt oder gearbeitet hat? Früher oder später fühltest du dich unter dieser Autorität förmlich zermalmt. Aber du bist es, der / die dich eingesperrt hat.
Ein aggressiver Durchbruch, ein unbewusster Drang zur Selbstbefreiung ist die Folge dessen. Die tiefste Ursache liegt in der Tatsache begründet, dass du dich vor dir selbst „versteckst"; du hältst zu lange an Strukturen oder Situationen fest, die nicht gut für dich sind, weil du dich noch nicht wirklich verstehst oder dich noch nicht traust, zu werden, wer du bist. Ängstlich hältst du deine Gefühle fest, deine Emotionen dürfen nicht frei durchströmen, weil du dich zu stark unter Kontrolle halten möchtest: Das führt zu angestauten, emotionalen Spannungen. Du gibst dich nicht deinen Sehnsüchten hin.
Wenn du dich weigerst, loszulassen, auch beispielsweise eine(n) Partner(in) nach einer Scheidung oder nach dem Tod, dann zwingt die Leiste dich, dich zu lösen.
Du möchtest dafür kämpfen, um frei zu sein!

Kernlösung

Es sind jedoch nicht die anderen, die dich deiner Freiheit berauben: Du bist dein eigener Gefängniswärter. Häufig bist du dir nicht dieser inneren Problematik bewusst. Breche mit alten, verhängnisvollen Gewohnheiten.
Hebe diese Selbstblockade auf, und gib dich dir selbst und deinen tiefen Gefühlen hin.
Die Liebe zu dir und das Bewusstsein für deinen Wert und deine Möglichkeiten sind

notwendig, um eine Arbeit, einen Partner, eine Lebensweise zu entdecken, die wirklich zu deiner wahren Art passen. Komme zu dieser Selbstwertschätzung, und lasse Überdruck und Spannungen los, lasse Beziehungen und Aufgaben, die dich zu schwer belasten oder überhaupt nicht in dein Leben gehören, los.

Gebe dich spontanen, natürlichen Impulsen hin, traue dich, dich von Ballast und einschränkenden, erstickenden Strukturen und Traditionen zu befreien. Finde Ruhe und Entspannung in dir.

Wenn du dich gefangen fühlst, liegt es an dir: Du wirst von dir selbst geknebelt, du steckst dich in einen Panzer, deine Natur erstickt. Natürlich ziehst du infolgedessen auch äußere Umstände an, die dir ein beklemmendes Gefühl vermitteln.

Befreie dich zunächst aus deinem verkrampften Gefühlsleben, traue dich, deine Gefühle „herauszulassen“, anstatt sie anzuhäufen. Verleugne nicht deine Gefühlswelt und deine Sehnsüchte: Lebe dich aus, lasse Energien und Kreativität frei durchströmen, lege dir keine Hindernisse in den Weg. Erspüre zunächst intuitiv, *wo* dein Weg liegt, und komme dann entschlossen zur Manifestierung, zur tatkräftigen Entfaltung deiner selbst: ein kraftvolles Weiterdrehen des Lebensrades, von innen nach außen; Inneres und Äußeres in Harmonie, ohne Zurückhaltung.

Siehe eventuell auch: *Bauchwandbruch.

Lymphknotenschwellungen und Schmerzen im Leistenbereich

Kernursache

Du sperrst deine Natur ein; nicht die anderen, sondern du selbst nimmst dir die Freiheit.

Du fühlst dich in einer bestimmten Struktur gefangen, die vielfach eine selbst konstruierte, wenn auch eine unbewusste-Gedanken-Struktur ist. Du hetzt dich im angespannten Zustand auf, um immer weiter und weiter, breiter und weiter zu gehen, zu laufen, zu leben, zu springen…; du planst und denkst voraus, aber unterdessen gehst du über die Bedürfnisse deines Körpers, deiner Natur hinweg. Du folgst überhaupt nicht dem Anspruch deiner Natur. Im Gegenteil, du widersetzt dich deiner Natur, deinen Gefühlen, deiner eigenen Entspannung.

Du dynamisierst deinen Mond, deine Gefühlswelt; du spuckst Feuer, um andere auf Abstand zu halten, aber du selbst bist es, der / die dich einsperrt. Scharf aggressive und natürliche Schöpfungskräfte, Gefühlsströmungen suchen ihr Ventil, aber du wehrst dich dagegen, denn du fühlst dich nur in deinem Kopf, in deiner Denk-Welt wohl.

Du hörst unzureichend auf die Sehnsüchte deiner Natur. Du willst ausbrechen, der Freiheit entgegen, so denkst du, aber diese Freiheit wirst du nicht finden, indem du vor einem Teil von dir wegläufst und dich deiner irdischen Natur widersetzt.

Kernlösung

Integriere deine sanften Venus-Kräfte in dich, und gestehe deinen Gefühlen zu, frei zu strömen. Höre auf deine Natur, und verspanne dich nicht länger so krampfhaft.

Befreie dich aus dieser Zelle; lasse deine Natur locker heraus, forciere nicht mit deinen Gedanken; fühle dich gut in deinem Körper. Genieße das Irdische; steige in deinen Körper herab, und gib dich deinen Gefühlen hin. Biegsamkeit und Flexibilität dir selbst und anderen gegenüber.

Komme in dir zur Ruhe, und lasse das Gift, diese heiß-gekochten Energien in deinem Kopf jetzt weichen. Stoße nicht nach außen; gehe in dich, und integriere diese weicheren Gefühle in dein Wesen. Ziehe die Brücke hoch, und gewähre dem Wasser, deinen emotionalen Kräften freie Durchfahrt. Voller Hingabe deinen Gefühlen gegenüber: Schränke dich nicht so ein! Aktion, Tatkraft, aber nicht von deinem ganzheitlichen Selbst losgelöst; dein Kopf nicht losgelöst von deinem Körper! Erlebe in dir diese Einheit von Bewusstsein / Gedanken und Körper / Erde; nimm deinen vollständigen Raum in Beschlag, schieße den Pfeil aus deinem Bogen, befreie dich; auf diese Weise wirst du dich auch nicht länger in Situationen, in Beziehungen „gefangen“ fühlen. Der Gefängniswärter sperrt sich selbst ein. Öffne die Fenster zu allen deinen Regionen hin: Selbstbefreiung.

LEPRA

Aussatz

Kernursache

Unbewusst lebst du in den folgenden Sphären …

Du ziehst dich aus dem Leben zurück, du weigerst dich, noch länger in diesen Lebensumständen zu existieren.

Du willst NICHT sein, du degenerierst, lässt das Leben schlichtweg nicht mehr durchkommen.

Ein Gefühl, Opfer der Umstände zu sein und nichts daran ändern zu können. Du „vergeistigst“; du ziehst dich in einen geistigeren Seinszustand zurück, anstatt physisch hier-und-jetzt präsent zu sein, mit den Füßen auf dem Boden.

Das Leben nicht als der Mühe wert ansehen; dich zu einem wertlosen Wesen verurteilen, ohnmächtig. Wir armen Menschen…, stehen dem gewaltigen Schicksal oder irgendeinem Gott oder Abgott gegenüber. Du ziehst dir durch deine negativen, fatalistischen Überzeugungen sozusagen schon im Vorhinein eine Schlinge um den Hals: Du fühlst dich schon im Voraus dazu verdammt, krank zu werden.

„Wir sind nicht dazu im Stande, zu Leben und der Ansteckung Widerstand zu bieten“: ein starker Glaube an die eigene Ohnmacht, aber auch an das Minderwertige deines „Körpers“ als „Fleischwerdung“.

Kernlösung

Komme zu liebevoller Anerkennung deines Körpers: in der „Materie“.

Niemand wird „zufällig“ irgendwo geboren: Milieu und Lebensumstände spiegeln die unbewusst herrschenden Überzeugungen in jedem Menschen wider. Über die Konfrontation mit diesem Spiegel ist es möglich, uns dessen bewusst zu werden.

Diese Bewusstwerdung ist der einzige Weg zu positiver Entwicklung der gesamten Menschheit. Die Welt wächst von innen heraus, von der verborgenen Dimension aus, aus der Seele der Welt, der Seele der Menschheit: Wir können dieses Wachstum günstig beeinflussen, wenn wir in uns hineinschauen und von hieraus uns und die Welt aufs Neue programmieren. Die physische Wirklichkeit wird sich verändern, wenn wir unsere Überzeugungen, unsere Philosophien, unsere Gedanken ändern. Denn wir gestalten unsere Welt mit unseren Bewusstseinskräften. Es gibt keinen Gott, der die Welt retten wird: Wir werden selbst die Verantwortung übernehmen müssen. Das ist nur dann möglich, wenn wir die göttlichen, kreativen Kräfte in uns anerkennen, wenn wir uns trauen, auf Selbstbewusste Weise den Wert unseres Daseins anzuerkennen. Ein Bruch mit fest verwurzelten Philosophien, die Trauer und Krankheiten in der Welt als unvermeidliches Übel ansehen!

Ein radikaler Richtungswechsel, wobei wir das Leben dankbar anerkennen: Wir werfen die Vorstellungen über Bord, dass wir ohnmächtig und Opfer der Umstände seien.

Es ist notwendig, den Wert unseres Bewusstseins *und* unseres Körpers anzuerkennen: Die Kraft des Geistes steuert den Körper. Unser Körper existiert nicht „einfach so“: Er bietet uns die Möglichkeit, im Austausch mit der Treibkraft unseres tiefsten Selbst, mit immer stärker werdender Schöpfungskraft aufzuwachsen. Die Welt schläft und befindet sich in den Fängen falscher und Neptunscher, menschenunwürdiger Theorien: Das ist das Krankhafte der Menschheit, dass der Mensch seine Möglichkeiten negiert und in dem Zustand verbleibt, SYMPTOME zu lösen, anstatt die Ursachen an der Wurzel zu packen, um zu einer definitiven Lösung zu kommen. Wenn man vom Untergang überzeugt ist, wird dies zum Untergang führen.

Ein Glaube an den eigenen Wert und die Möglichkeit, von jetzt ab eine positive Entwicklung zu „verdienen“, wird dich belohnen. Krankheiten, die gehäuft vorkommen, fordern eine Neuprogrammierung dieser Menschenmenge.
Siehe auch Rubrik *Infektion, Ansteckung.

LEPTOSPIROSE

Gruppe von Infektionskrankheiten, die mit grippalen Symptomen einhergehen (manchmal auch mit Meningitis, Nierenentzündung oder Gelbsucht), u.a. die *Morbus Weil*, wobei auch Blutungen vorkommen

---

Kernursache

Du würdest dich (oder etwas außerhalb von dir) gerne vorantreiben, dich unbedingt in diese oder jene Richtung drücken, aber es gelingt dir kaum…, also bleibst du noch ein wenig sitzen. Immer wieder versuchst du aufs Neue vorzustoßen, aber gerade weil du zu stark aus einem primitiven Fortschrittsdrang heraus arbeitest und handelst, hält das Leben dich zurück. Es hat keinen Sinn, einmal mit voller Kraft scharf nach vorne zu schießen, um dann wiederum unmittelbar zu spüren: „Nein, ich kann nicht…“
Das ist ein Zeichen für: Lasse los! Begehre nicht… Habe nicht den Willen, etwas zu „haben“ oder unbedingt etwas getan zu haben. Du darfst weder etwas forcieren, was gegen das Leben, gegen deine eigene Wesensart prallt, noch von anderen etwas verlangen. Jeder Mensch handelt seinen Fähigkeiten entsprechend; jeder Mensch hat eine andere Wesensart. Versuche in keinem Fall, dich „in Gedanken“ in etwas hineinzubohren, dich auf irgendetwas zu fixieren, dort, wo dein Körper dich zurückruft und sagt: „Nein! Halt!“.
Möglicherweise bist du *außer Atem, weil du immer wieder die gleichen Dinge erledigst, immer wieder das Gleiche in Gedanken, aus Begierde, durchsetzen willst; möglicherweise spannen sich deine *Wadenmuskeln an, bilden sich *Hühneraugen an deinen Zehen. *Leber und *Nieren[9] halten zu viel und zu lang fest. Nieren flehen um einen weicheren, gefühlvolleren Blick auf das Leben, um ein Loslassen, darum, Energien durchströmen zu lassen…

Spüre, wenn etwas nicht deine Sache ist, dass JETZT nicht der richtige Zeitpunkt dafür ist: Lasse es liegen, lasse los! Versuche, die Stimme deines Lebenden Selbst zu begreifen…, und *spüre* ganz tief in dir, was du eigentlich nach Herz und Seele *wohl* gerne machen würdest, nicht weil du DENKST, dass es so sein müsste oder sich so gehöre, sondern weil dein HERZ, dein GEFÜHL es sagt. Höre auf die Sprache deines Körpers, auf deine Gefühle… Entspanne deinen Kopf, dein *Gehirn. Fixiere deine Gedanken und Begierden nicht länger auf bestimmte Ziele, die du anstrebst…, sondern lasse los, und befreie dich, öffne deine Lungen weit.

Kehre dich sozusagen mit deinem Inneren nach außen, und lasse die alten Giftstoffe jetzt weichen. Großes Reinemachen in deinem Wesen! Lasse los, was schon zu lange aufgehalten und in deinem Körper, in deiner Seele, deinen Lungen und deinen Nieren gespeichert wurde. Mache gründlich sauber, mit reinem Wasser, und… FANGE NEU AN! Beginne aufs Neue, mit einem weißen Blatt Papier. Versuche nicht, Bananen als Apfelsinen zu verkaufen: Sei ehrlich zu dir selbst, ehrlich zu anderen. So traue dich auch, auf die Sprache des Lebens selbst zu hören, und begehre nicht, habe nicht den Willen, zu „haben“ – das Leben gibt dir immer, was gut für dich ist, wenn du darauf vertraust – versuche nichts dominant-zwingend durchzudrücken… Weder in Bezug auf dich, deine Arbeit, noch in Bezug auf andere. Halte dich zurück, wenn du spürst, dich wieder auf diesem instinktiven, begierigen, scharf-fokussierten Weg zu befinden, und zeige dir den Weg zu LEBEN…, in Dankbarkeit „SEIN“.

---

[9] Lies hierzu mehr in den diesbezüglichen Rubriken dieses Buches. Lies auch unter der Rubrik *Albuminurie (Ausscheidung von Eiweiß im Harn) nach.

Profitiere vom... Leben selbst..., genieße die Sonne und den freien Himmel, das Wasser und die prachtvolle Natur: deine Natur und Die Natur...
Versuche nicht, Dinge / Menschen zusammenzubringen, die nicht zueinander gehören. Lasse die Stimme des Lebens *selbst* erzählen, was gut ist, und halte deine Hände, deine zuweilen fordernden oder sich einmischenden Gedanken bei dir. Lasse das Leben selbst sagen, was am besten ist!

Kernlösung

Jetzt strömt das Wasser froh in deinem Körper, ein freier Durchgang in deinen Nieren; jetzt entgiftet dein Körper sich wie von selbst. Begierde und ein begieriges Ausrichten von Gedanken haben aufgehört zu existieren. Du weißt jetzt, dass diese lebende Stimme in dir dich schon erspüren lassen wird, wo du aufhören musst, mit deinen Gedanken und Begierden etwas durchdrücken zu wollen: Denn damit hast du dich selbst vergiftet, dabei hast du alles in deinem Körper lahm gelegt. Jetzt tust du dir nicht länger weh; du hast mit dem Alten Muster gebrochen und lässt alles und jeden frei..., das KIND in dir kommt nun auch dort offen und froh zum Vorschein, wo es zuvor zu hart, zu streng in Gedanken darauf ausgerichtet war, was so genannt „sein muss".

Ende dieses dominanten, harten Kapitels; Anfang eines neuen Lebens. In aller Freiheit: Der Himmel hat sich aufgeklart, und du machst dir keinen Druck mehr. Die Vergangenheit ist vorbei, du hast deine Lektion bekommen.

Dein Kopf ist jetzt entlastet...: nicht mehr festhaltend, denkend, gebieterisch... Eine gereinigte Luft; ein freudiger Start auf noch unerforschtem, neuem Gebiet..., das liegt jetzt vor dir! Du möchtest nicht länger per se und unbedingt dieses und jenes durchdrücken, sondern überlässt es der lebenden Stimme in dir, in deinem Herzen, in deinen Gefühlen, um dir klarzumachen, was in jedem Moment geschehen sollte und gut für dich ist, sowie für das Leben, also für alle Beteiligten. Du machst dich nicht länger auf ungeduldige Art und Weise hart und aggressiv: Liebevolle MILDERUNG ist der Balsam, der deinen ganzen Körper durchspült und reinigt, so dass keine einzige Blockade mehr bestehen bleibt. Jetzt beginnt ein Neues Leben: ein endloser Strom...
Loslassen! Transformation! Höheres Bewusstsein Hand in Hand mit der Gefühlsströmung; kein eng fixiertes Denken mehr. Froh und gefühlvoll dein „Sein" in deinem Körper genießen, nicht länger festhalten, bekommen, erreichen oder besitzen wollen.

LIPPEN

Erkrankungen, allgemein; Symbolik

Kernursache

Verschließt du dich vor anderen, oder öffnest du dich freundlich? Verschließt du dich deiner Intuition, deinen natürlichen Gefühlen, oder lässt du dich gerade vom Sinnlichen, von unbewussten Ängsten beherrschen?
Bist du trotzig, eigensinnig, starrsinnig verschlossen, zu kritisch..., oder fühlst du dich gerade schwach, unsicher und fragil? Verschließt du dich natürlicher Sanftheit, oder versinkst du in Weichlichkeit?

Unbewusste primitive Emotionen (Ängste, Aggression...) finden in diesem Tastorgan ihren Niederschlag: Wagst du es zu wenig, auf deine intuitiven Kanäle zu vertrauen, bist du fortwährend auf der Hut, aufmerksam, forschend, die Ohren wie ein Wachhund gespitzt?

Traust du dich nicht, zu sagen, was du alles fühlst oder denkst, presst du deine Lippen zusammen? Bist du wütend, aber traust du dich nicht, zu sprechen? Eine Verweigerung, eine aufsässige Wut? Entweder du verbeißt dir deine Kritik anderen gegenüber, oder du wirfst mit Küsschen und Komplimenten um dich..., du gehst über dich hinweg. Wo bist du? Schnatterst du laufend zu anderen, anstatt selbst zu *machen,* dich selbst weiterzuentwickeln?

Traust du dich nicht, auf deine Gefühle zu vertrauen, denkst du, dass sie eine Bedrohung für dich darstellen? Angst vor Sinnlichkeit?
Oder saugst du dich gerade im Affektiven, im Fleischlichen, im Anderen fest, ohne noch *selbständig* leben zu wollen, ohne loszulassen, weil du zu wenig an dich selbst glaubst?

Kernlösung

Ein analysierendes, aufmerksames, kritisches Verhalten ist gut, wenn es nicht gleich in Misstrauen ausartet.

Fühle dich sicher in dir, sondere dich nicht kritisch oder trotzig von den anderen ab: Das weist lediglich auf Unsicherheit. Zerfasere dich nicht: Konzentriere dich in dir. Bringe zunächst Ordnung in deinen Privatbereich, schütze dich. Vertraue auf dein tiefstes Selbst, und traue dich, dich für deine wahre Art einzusetzen, sage, was du zu sagen hast, halte deinen Mund nicht steif verschlossen.

Schenke deine Liebe, deine Zuneigung ohne Zwang. Werde selbständig, und lasse deine Gefühle frei strömen, ohne Blockaden zu errichten. Erforsche selbstbewusst und intuitiv deinen Weg!

Schenke mit deinem Herzen, sprich aus deinem Herzen heraus, und *gib* nicht, um einen Mangel an Selbstliebe zu kompensieren. Wage es, deinen Gefühlen zu vertrauen, und suche das Abenteuer, sei offen für das Neue in deinem Leben.

Sei ehrlich: Lasse Worte und Taten aufeinander folgen.
Verschweige nicht, wenn du fühlst, reden zu müssen. Sei dir jedoch darüber im Klaren, dass die Ursache der Wut... in dir selbst begründet liegt! Du kannst sprechen, jedoch nichts von jemand anderem erwarten, einfordern. Sei deiner Natur treu; unterdrücke deine Gefühle nicht.

Probleme mit der Oberlippe

Kernursache

Schleichend trittst du ein, schleichendes Gift wie ein Dieb in der Nacht. Angst: und diese Angst verursacht dir Stress; dich misstrauisch umschauend, auf den Zehenspitzen gehend. Du bist fast da; als ob du etwas schon seit sehr langer Zeit durchhalten musst. Angestrengt gehst du weiter, keuchend, als ob du fast nicht mehr nach Atem ringen kannst. Mit verschiedenen Hülsen gewappnet, aber du hast keine Ahnung, mit welcher du schießen sollst, der kurzen oder der längeren. Du zögerst und kommst nicht wirklich zum ‚Schießen'. Du hast zwar Lust dazu, hältst dich aber zurück. Was tun?? Du stellst dich selbst und alles andere in Frage.

Kurzen Prozess machen mit einer bestimmten Frage, das würdest du gerne tun, aber etwas hält dich zurück. Hast du etwas zu verbergen? Eine Gefühls-Frage, eine Instinkt-Frage; wagst du es nicht, dich hierzu zu äußern? Wagst du es nicht, dir selbst zu vertrauen? Als ob du dich an bestimmte Regeln oder Dogmen halten willst, aber unzufrieden bist, wenn etwas bei dir selbst oder bei einem anderen nicht so verläuft, wie es nach dieser Regel oder diesem Gesetz geschehen hätte müssen. „Ach, nein!", rufst du dann, in dem Gewand durch das Leben gehend, das als Veräußerlichung deiner Art Glauben oder Überzeugungensphäre gilt. Es verläuft alles nicht so, wie es ‚sollte', und das geht deiner Meinung nach nicht. „Warum hört niemand zu? Wie bekomme ich sie wieder auf den ‚rechten Weg'?", jedenfalls deiner Ansicht nach.

Da ist Unzufriedenheit mit dir selbst, möglicherweise vorübergehend (oder...) eine dunkle Sichtweise deiner selbst und das Leben verbergen sich dahinter. Wie eine Kreuzung zwischen einer Spinne mit 2 Beinen und dem Tintenfass des speienden Tintenfischs. Randvoll mit Energie in deiner Mittelkugel, aber du stehst nur wacklig auf 2 Spinnenbeinen; dein Kopf sieht nicht klar, wie du nun weitergehen sollst, wiegt schwer und erscheint unhandlich, als ob du nicht auf der Erde stehen würdest, sondern kämest aus dem Weltraum. Auf widerwärtige Weise nicht zu fassen, ungreifbar, mysteriös.

●

Du hast eine große Klappe: um zu sprechen und zu sprechen oder um etwas mit großen Schlucken zu verputzen. Diese Erkrankungen weisen darauf hin, dass du große Lust darauf hast, dies ist möglicherweise ein instinktives Begehren, dich mit etwas zu füllen. Und ob es nun darum geht, dich buchstäblich zu nähren oder dich mit Arbeit, Geld oder etwas anderem zu füllen: dir läuft jedenfalls schon das Wasser im Mund zusammen. Mund offen und warten. Oder reden mit geschlossenen Augen: es interessiert dich nicht sehr, wie der andere oder die anderen auf deine Worte reagieren werden. Aus deinem tiefsten Inneren singst du mit Worten das, was in dir lebt, was du loswerden willst.

Da ist ein unbewusster, möglicherweise zwanghafter Drang, das Männliche vorwärts zu treiben; wir sehen dabei die Symbolik des Phallus[10] und daher möglicherweise Sexualitätsdrang.
Mit vielen starken Kräften überspannst du gleichsam das Treiben unter dir: wie das Tuchdach eines Karussells auf der Kirmes, das die sich darunter drehenden Haltegurte beschützt und zusammenhält.

Wie in einer Wäschetrommel, so drehen und drehen die Energien in dir sich immer wieder hin und her, das Wasser umfasst das Waschgut; die Maschine, automatisch, wie ein Roboter vorangepeitscht durch sein eigenes eingebautes System, dreht sich immer weiter und weiter ... genau wie du mit deinen innerlichen Energien. Unaufhörlich festhalten an alten Gewohnheiten und Instinkten, aus den alten Gehirnteilen heraus: hiermit kommst du keinen Schritt weiter. Es wird von dir gefordert, einen Schritt in Richtung auf den ‚lebenden Menschen' zu machen.
Der Pfau, wie ein Torero in Tanzausrüstung, führt seinen ‚hast-du-mich-gesehen'-Tanz auf, die Federn gespreizt um aufzufallen, anzulocken. Es kann hier ebenso gut um eine Frau gehen, aber die Mannkraft in ihr manifestiert sich in ansaugendem, verführendem Sinne. Imponieren wollen, stolz auf die oberflächliche Außenseite, die Federn, die einfach entfernt werden können. Instabile Basis, also.

Die Taube, mit gespreizten Flügeln, fühlt sich gut ganz hoch in der Luft, will eine Bauchlandung machen, aber sie fühlt sich gleichsam festgehalten / gebunden in der Luft: es ist ihr unmöglich zu landen. Festgekettet ‚über' der Erde. Die Flügel sind mit Metalldraht an weiter entfernt liegenden Pfählen befestigt.

Dies ist eindeutig ein Spiel zwischen Struktur und Inhalt; der fest-legende Strukturrand, der den Inhalt in sich hält: wie der Rand eines Blattes, ein kräftiger Nerv, der alles, was sich innerhalb befindet, kräftig festhält, so legst auch du um dich selbst eine umrahmte Wand an, so dass nichts von deinem Inhalt entkommen kann. Du meinst, darin den Himmel auf Erden zu finden, aber der ‚Esel' weiß es besser: kräftig mit seinen Erdenbeinen steht er still, wenn er FÜHLT, dass er stillstehen muss, und geht weiter in diese oder jene Richtung, weil er eine Ahnung hat, wo der Lebensweg hinführt, innerlich-intuitiv.

Ja, du weißt schon: wie Trauben,[11] so willst du unbewusst das Reinste aus dir selbst herausholen, aber du denkst, das nicht zu können und richtest dich dann halt auf die Orange, die dir erzählt: *zuerst* eine Transformation, eine Änderung in dir selbst durchführen, und dann erst kannst du die allertiefsten Schätze aus Talenten in dir zum Vorschein holen und in deinem Lebensaufbau nutzen.

[10] Lies über die allgemeine symbolische Bedeutung des *Penis in der betreffenden Rubrik.

[11] Lies über die Symbolik von Trauben in *Das Füllhorn - Psychologische Symbolsprache der Nahrungsmittel.*

Kernlösung

Welch eine Karikatur du aus dir selbst machst, zumindest aus dem niedrigeren Mensch-Sein in dir selbst, und du glaubst es auch noch fast. Höre auf mit dieser Komödie und fühle deine urmenschliche Kraft als EINHEITSKRAFT. Mann und Frau lassen sich immer in *einem* Menschen vereinigen. Wirf die alte Trickkiste durch das Fenster nach draußen und gib dich deinem höchsten schönsten Mensch-Sein hin.

Kräfte brodeln und kommen zur Oberfläche: ergreife dich selbst! (nicht einen anderen, nicht etwas anderes), und verwirkliche dich selbst in großartigem Sinne, aus dem Herzen heraus, aus dem Glauben an deine potenziellen Möglichkeiten heraus, bis zum Ausbau Herkulischer Kraft, in Seele und Körper, in deinem Lebensaufbau.

Wie ein starker Hai[12], der auf starke entschlusskräftige Weise in *eine* bestimmte Lebensrichtung schwimmt, geradeaus, durchpflügst du Meere; wie eine dicke schöne Birne[13] im Gleichgewicht weißt du dein Leben zu steuern aus dieser bodenlosen Grube voller süßer Fertigkeiten, Emotionen, Gefühle, Talente heraus. Du zögerst keinen Augenblick, diese Kräfte aus dir selbst nach oben zu holen und etwas Nützliches / Kreativ-Schöpferisches für dich selbst und das Leben damit zu TUN. HANDELN, kein passives Warten oder Abwarten, oder das Böse: all das, was bereits nach dem Tode riecht, alles, was mit Greifen und Habenwollen zu tun hat, dem tierischen Instinkt, beispielsweise Kämpfen zur Lebenserhaltung (statt zu vertrauen als Mensch: dass alles gut wird).

Das Böse, das noch in dir leben könnte, bei der Kehle packen, und das Gute in seinem Durchfluss stimulieren: durch deinen Körper hindurch, in andere Menschen, in deine Umgebung. Ein zufriedener Mensch, das bist du nun. In deinem SEIN, genießend, viel mehr genießend als früher, als du lediglich kurzzeitige instinktive Genussmomente kanntest (möglicherweise in Sex ohne Liebe, in irgendeiner Tat, die zu einer Abhängigkeit führt); du warst noch nicht DU SELBST, noch festgebunden im Urschoß. Du brichst mit der Nabelschnur; du ergreifst die Macht über dein Leben, als meisterlicher Schöpfer, aus der Vollheit deines Seins heraus genießend, in Handeln und Kreativität genießend, in liebevollem Erleben, losgelöst vom Instinkt der Tierchen.

•

Komme dann ruhig in deine Gefühle nach Hause, in deine ‚Mond'-Seite: fühle dich sicher in dir selbst. Du weißt, dass du einem anderen nichts zu sagen hast, dir selbst jedoch alles. Intuition spielt eine wichtige Rolle: symbolisch hält vor allem die Unterseite deiner Nase Wache. Wie eine weißgelbe Mondsichel, die Augen geschlossen, bleibst du nun ruhig und ganz in dir selbst. Du schläfst nun mit einem sicheren Gefühl … Es ist ruhig, die Rollläden sind geschlossen, vielleicht ein wenig schlafen. Eine tiefe Selbstbesinnung, eine innerliche Ruhe. Hier herrschen *die Sphären des ‚Lebens', der Dankbarkeit und des Vertrauens,* nicht die von Angst-Unglauben-Begierde-Unzufriedenheit-Tod.

Lies auch die Rubrik *Lippen, allgemeine Symbolik.

Probleme mit der Unterlippe

Kernursache

Warum? Sauerkirschen hängen hoch und schön rot im Baum: viele Früchte, die dir sagen sollen ‚es ist alles nicht so schlimm, wie du denkst',[14] erkenne den schönen Reichtum an Früchten in dir selbst. Genieße das Leben. Erkenne,

[12] Lies über die Symbolik des Hais in *Wenn die Tiere sprechen könnten …* Dieses Buch ist bei Erscheinen des vorliegenden Werkes noch nicht in deutscher Übersetzung erhältlich.

[13] Lies über die tiefere Symbolik der Birne in *Das Füllhorn - Psychologische Symbolsprache der Nahrungsmittel.*

[14] Lies über die Symbolik der Sauerkirsche in *Das Füllhorn - Psychologische Symbolsprache der Nahrungsmittel.*

welch ein Schatz das Leben ist und genieße dieses Dankbarkeitsgefühl in deinem Herzen.

Möglicherweise transpirierst du oder läuft dein Gesicht hochrot an, fühlst du Angst und weißt du eigentlich nicht, ‚was jetzt geschieht, was in und mit dir geschieht?' Angst kann dein Herz schneller schlagen lassen, aber darum muss noch nichts Ernstes geschehen zu sein.

Aber ohne Zweifel gilt: es ist Zeit, über dich selbst nachzudenken und Ängste aus deinem Seeleninhalt zu entfernen, indem du bestimmte Dinge neu betrachtest, relativierst. Eine andere Art Leben, darum bittet dein lebendes Selbst, neu beginnen und alte Dinge loslassen, so dass auch dein Nervensystem, dein ‚Denken' ruhiger wird. Eine Beruhigung deiner selbst ist gefragt.

Ein sehr hoher Berg, wie ein hoher Heuhaufen liegt vor dir: schreckst du davor zurück? Musst du eine Nadel in diesem Heuhaufen suchen? Oder wird ein ganzer Haufen Arbeit von dir verlangt, *zu* viel, um gut zu sein?
Denkst du, dass du es nicht schaffst, kannst du es nicht mehr überblicken? Du ergreifst mit deinen Händen deinen Kopf, wie im Angstschrei, dem ur-existenziellen Verzweiflungsschrei, auch wenn aus deinem Mund kein Geräusch entweicht, Spannung: wisse, dass dies nicht nötig ist ...

Barrikaden baust du auf, als ob du Angst hast, dass dich eine Invasion negativer Elemente verfolgen könnte. Du willst es nicht mehr hören, nicht mehr sehen. Nein!, sagst du und du schließt dich nun auf radikale Weise dagegen ab. Du findest es ungerecht und fürchtest schlimme Folgen. Panik, eine Lösung siehst du nicht sofort.
Ist da ein Geist in der Vase, wie in ‚Aladins Wunderlampe', oder was? Phantome und Gespenster scheinen dich zu betäuben. Und meistens ist im Grunde eigentlich gar nichts passiert. Wozu fordert das Leben dich dann auf?

Kernlösung

Betrachte die Dinge einmal ruhiger, nicht so unnötig ängstlich oder gehetzt. Komme in die Ruhe und Stille deiner selbst. Öffne das Buch der Lebenden und lies langsam die heilsamen Worte von Liebe und Vertrauen, die in deinen eigenen lebenden Selbstkern eingekerbt sind. Schlage eine Seite um, weiß und rein bedruckt. Ja, du liest ruhig und gelassen die Worte von Güte, von Lebensweisheit. Das ganze rote Treiben gleitet von deinen Schultern. Du kommst ganz rein zu dir selbst; du willst nichts ‚haben', du fürchtest nichts, du begehrst nichts, nichts beängstigt dich noch, du hast nicht länger das Gefühl, dich schützen zu müssen, auf der Hut sein zu müssen voller Ängste. Nein ...

Du erkennst nun, dass du dir selbst etwas weisgemacht hast, dass nichts Negatives dich auf die Palme bringen kann, wenn du nur ganz nah und voller Vertrauen bei dir selbst bleibst. Ach, was hast du dir nur alles eingebildet?

Die Blaue Farbe auf deinem Kopf tut gut, das sanfte helle blaue Kornblumenlicht gleichsam. Als Kühlung deines Wesens, deines Gehirninhaltes, als ob eine Öffnung in deinem Kopf freigemacht wird, um sanfte, vertrauensvolle, loslassende Energie in dich hineinströmen zu lassen. Du willst nichts mehr ‚haben' (du greifst nicht mehr mit deinen Gedanken in Begierde), du fürchtest nichts, denn du verbindest dich mit deinem eigenen Inneren und du fühlst, dass dein Herz gut ist, dass du nicht krank bist, dass du niemandem etwas Böses wünschst und du schließt die Türen zum Negativen in der Welt. Das fühlt sich gut an. Erst einmal kurz allein mit dir selbst sein. Von Null neu anfangen in friedlicher Ruhe, in weißer Reinheit als friedlicher Mensch, innerlich ruhig, wohlwissend, dass alles immer gut wird, auch wenn einmal etwas schiefgegangen ist ... Um dann anschließend in offene, reine Kommunikation mit dem oder den anderen zu treten.

Lies auch die Rubrik *Lippen, allgemeine Symbolik.
Lies eventuell die Rubrik *Auf die Unterlippe beißen.

Auf die Unterlippe beißen

Kernursache

Ja, du würdest schon gerne herrlich die vollirdischen Sphären kosten wollen, stark und kuscheldicht konzentriert in deinem Körper sein, wie die Symbolik von Milchreis[15] es angibt. Ein unbewusstes Verlangen, tief in dir selbst, kräftig *eins* zu werden mit deinem irdischen Selbst und dies herrlich zu genießen. Du sehnst dich danach, die himmlischen Sphären auf der Erde in deinen Körper aus Fleisch und Blut zu bringen.
Es kommt also darauf an, dass du die negative Neptunianische Geistessphäre nicht nährst, sondern im Gegenteil dich selbst ganz irdisch verwirklichst.

Du sehnst dich, wenn auch unbewusst, danach, dich selbst und die irdische Welt zu erforschen, auf Entdeckungsreise zu gehen zu den reichsten Tiefen, zu all dem reichlich Schönen in der Welt, wie die Symbolik des Honigkuchens[16] erzählt. Flügelbreit würdest du deine Arme gerne ausstrecken, wie Da Vincis ‚vitruvianischer Mensch'. Von den Füßen kräftig und gespreizt auf dem Boden bis hoch und weit in die Luft reichen. All deinen Raum einnehmen! Wie großartig und breit, dieses herrliche Gefühl in Kraft, Freiheit und Frieden mit dir selbst und deinem Körper auf der Erde stehen zu dürfen! Nimm deinen Raum ein und genieße es.

Ja, du purzelst rückwärts dich hinlegend in das süße Gras, eine milde Sonne genießend. Entspannung ... ‚Oh, wie herrlich das ist!'

Was fordert das Leben von dir?

Frei und unbesorgt auf dem irdischen Grün zu purzeln, dich ohne Sorgen diesen herrlichen weiten Feldern in Fernen hinzugeben ... Mach dir doch keine Sorgen. Das Leben ist das, was du selbst daraus machst, schön also.

Vielleicht hast du die Nase vor dem Leben und den Dingen um dich herum gerümpft: ‚Ach, was ist dies alles nur?' Oder war es dir völlig egal und tratst du einen Kieselstein ganz weit weg; weißt du nicht mehr, wie es weitergehen soll? Hast du ‚dich selbst' denn nicht gern? ‚Ach, wer bin ich denn schon?'
Bist du böse auf die Welt und würdest du gleichsam am liebsten darauf pinkeln, stinksauer wegen einer bestimmten Situation, die du unbewusst angezogen hast? Eine Art von unbestimmter Verachtung, von Wut gegenüber der Welt. Weil du nicht bekommst, was du gerne hättest? Weil du nicht zufrieden bist mit dem, was du bist oder hast? Du läufst nervös und böse umher, eine Art von Zerstörung wohnt in deinem Wesen. Vielleicht findest du, dass du eine gescheiterte Existenz bist: wer bin ich denn schon, oder ...ich kann nichts richtig machen. Ich bin eine Null ... Wütend auf das Leben selbst.

Kernlösung

Wisse dann, dass die Lösung im dankbaren Erleben deiner eigenen Natur liegt, deines Körpers und Inhalts. Dort, wo dir dein Inhalt nicht gefällt, drückst du dich selbst nach unten. Der Sinn des Lebens entgeht dir dann. Die Lösung erfordert hier, dass du dich selbst nicht mehr ‚einbeulst' (wie die äußerste Karosserie eines Autos), sondern stattdessen die ganze Situation neu bewertest. Erkenne deinen Selbst-Wert und verhalte dich entsprechend mit Selbstrespekt. Sei froh darüber, wer du bist, *weil* du DU bist, höre auf mit der Selbstanfeindung. Sei glücklich und voller Vertrauen, dass du, wenn du aufhörst, böse auf die Welt zu spucken, auf dich selbst, und zu größter Selbst-Liebe kommst, keine widerlichen Situationen mehr anziehen wirst.

---

[15] Lies über die Symbolik von Milchreis in *Das Füllhorn - Psychologische Symbolsprache der Nahrungsmittel.*
[16] Lies über die Symbolik von Honigkuchen in *Das Füllhorn - Psychologische Symbolsprache der Nahrungsmittel.*

Also, tritt nicht mehr auf unzufriedene Weise ... nach dir selbst, beiße deine Lippe nicht kaputt, sondern beginne damit, in Vertrauen und Dankbarkeit, Selbstsicherheit, das Allerschönste in deinem Leben zu erwarten, so dass jeder Ärger und alle bösen Gedanken für immer aus deinem Kopf verschwunden sind. Glücklich auf dem grünen Gras purzelnd, in Unbesorgtheit und Glück über dein ‚SEIN'.

Gesprungene Lippen, Risse

Kernursache

Es gibt sozusagen einen Riss in dir: Zwischen dem Erleben des Hier-und-Jetzt einerseits und der Gedankenwelt, in der du dich versteckst, andererseits. Gedanken, Einbildung, Phantasien, Sinnieren über die Vergangenheit, Tagträumen… anstelle von tatsächlicher Kreativität.

Du entwickelst enorm viele Energien, auch aggressive Kräfte, aber du nutzt sie nicht; Energien entschwinden zu stark über dein Gehirn; du lebst nicht wirklich mit Seele und Körper im Hier-und-Jetzt.

Es hat den Anschein, als würdest du neben dir stehen, als wärest du Zuschauer deines eigenen Körpers, von hoch oben aus deinem Denkturm. Du versteckst dich darin, weil du vor den anderen, die dich verletzen könnten, auf der Hut bist. Du vertraust dem Leben nicht wirklich, du denkst, dass andere die Absicht hegen, dir weh zu tun; du bist in Wartestellung, in verteidigender Haltung, mit dem Messer unter deinem Kissen. Du traust dich nicht wirklich, im Leben hier-und-jetzt zum Vorschein zu kommen.

Du fühlst dich zu schwach, zu misstrauisch, um selbst tatkräftig, mit deinem Körper, ins Leben einzusteigen. Entweder du versteckst dich hinter romantischen, träumerischen, nostalgischen, sphärischen Gedanken, oder du blähst das Negative noch in Gedanken auf, Gedanken über Trauer, Krankheit und Tod, als könntest du auf die Weise das „Düstere" aus deinem Leben behalten. Ein unwesentliches Leben in einer unechten Welt.

Unterdessen fordern aggressive Kräfte einen Durchbruch, aber du bremst dich ab, was zu einer Härte führen kann, zu einer zu scharfen Aggressivität (Achtung, oder ich schieße!), zu wütenden, nervösen Gedanken, zu einer Nervosität und der Unfähigkeit, dich selbst zu verwirklichen.

Wenn du unzufrieden mit dir bist oder dich hässlich findest, dann vermagst du in Traumbildern eine für dich idealere Realität zu erschaffen, aber dies führt lediglich zu Frustrationen, wenn du wieder mit den Füßen auf dem Boden landest.

Kernlösung

Akzeptiere dich, liebe dich, als einzigartiges Wesen mit einzigartigen Eigenschaften; beurteile dich nicht nach den Normen anderer, sondern sei einfach du selbst, hier-und-jetzt.
Ein Gleichgewicht zwischen dem Geistigen und Irdischen ist notwendig: Werde *eins* mit dir. Erschaffe deine Traumwelt für dich in *Wirklichkeit*.
Flüchte nicht vor dir; lasse aggressive, kreative Kräfte durchströmen, und nutze sie.

Äußere dich, sage, was du zu sagen hast, verstecke dich nicht, auch wenn du wütend bist; löse das Misstrauen in dir.

Träume nicht vom Sinnlichen, sondern genieße in Wirklichkeit.

Komme mit beiden Füßen auf den Boden, und lebe weder in der Zukunft, noch in der Vergangenheit. Träume nicht von der Liebe, sondern entwickle sie tatsächlich in dir und anderen gegenüber. Umsorge deinen Körper, laufe nicht davor weg.
Suche auf friedliche Weise Kontakt zu anderen, so dass du nicht nur in deinen Träumen danach suchen musst. Stoße dich nicht länger ins Abseits, so wirst du anderen gegenüber nicht länger auf der Hut sein.

Schließt du den Spalt in dir, dann wirst du auch anderen näher sein.

LOIASIS

Wurminfektion durch Loa loa, von einer Fliege übertragen; mit wandernden Würmern im Haut- und Augenbereich (weiche, juckende Schwellungen), kommt in Afrika vor

Kernursache und Kernlösung

Du willst unbewusst einen alten Schmerz abbinden, amputieren; du tust gut daran, dir anzusehen, *wo* du stur in eine bestimmte Richtung (zu denken, zu leben) durchhältst, die nicht gut für dich ist, *wo* du zu *Hart* gegen dich bist, nicht locker lässt, nicht *weiter*gehen möchtest, zu wenig *Flexibilität* dem Leben gegenüber zeigst. Du nimmst dir damit den Atem, deine *Schilddrüse schreit nach *Anerkennung* des göttlichen Zentrums in dir. Vertraue dich ihm an: deinem Großen ICH BIN! Halte dich nicht länger krampfhaft an seit langem überholten Werten fest. Sieh dir genau an, was du dir antust, *wo* du dich daran hinderst, weiterzugehen. Lebe nicht länger nach der Überzeugung, dass du als Mensch dazu verdammt seiest, zu leiden. Lasse dich jetzt vollwertig als „ICH!" im Leben nieder. Binde die Wunde der *Vergangenheit* definitiv ab. Lasse das Blut nicht länger aus dir herausströmen, das Leben aus dir fortlaufen: *Lasse dich* stark und liebevoll *in deinem Mittelpunkt nieder.* Fürchte keine Gefahr: Du hast dein Leben in der Hand; nichts und niemand kann dir Böses antun, wenn du nur an deine Güte, deinen vollwertigen Inhalt glaubst. Du bist es, der / die dir wehgetan hat (und möglicherweise hast du infolgedessen ein Ereignis zu dir geholt, das dich verletzt hat).

Lasse das Alte los, beginne aufs Neue…: Ein urstarker Startschuss, der Energien in Gang bringt, die eine gewaltige Kraft innehaben, eine rasendschnelle Dynamik, die deine Körperzellen durchspült, beseelt und nährt…, ein kraftvolles in Besitz nehmen deines Körpers, das jeden Eindringling vertreibt!! Du nimmst deinen Platz als ICH-der-Mensch ein! Transformation setzt ein! Gehe vorwärts! Zögere nicht, halte dich nicht länger trotzig zurück! Lasse dich mit Vollgas weitergehen! Halte dich nicht mehr zurück, und denke nicht, dass du nicht „darfst", oder dass du in dieser oder jener Situation stagnieren *„musst". Bringe dich jetzt <u>weiter</u>, als liebevoller Meister über dein Leben!* (Lies hierzu Teil I dieses Buches!) Du gehst zügig weiter; du entwickelst dich jetzt, aus der Überzeugung heraus lebend, dass du ein guter Mensch bist, Gutes tust und viel Gutem auf deinem Weg begegnen wirst / darfst. So wird es also auch geschehen. Du nimmst dich in Besitz, in Liebe, vollkommen.

LUFTSCHLUCKEN

Aerophagie

Kernursache

Ängste, du fühlst dich von einer unbestimmten Bedrohung zurückgedrängt; du hältst sozusagen die Luft an. Innerliche Kräfte, Kreativität, Aggressivität, Sexualität usw. … werden innerlich stark entwickelt, aber nicht wirklich in der Existenz frei ausgelebt; du hältst dich zurück, abwartend, mit Angst behaftet. Du nimmst nicht wirklich deinen Raum ein; du lässt dein Leben von anderen oder von einem so genannten bedrohlichen Etwas, in dessen Klauen du geraten kannst, dominieren: Es kann sich hierbei um sehr konkrete negative Zustände handeln, wovor du dich fürchtest, aber ebenso kann es hierbei um eine imaginäre Bedrohung gehen (eingebildete Krankheiten, ein Ungeheuer usw. …).

Es weist darauf hin, dass du dich, emotional gesehen, in einem chaotischen Gewirr verstrickt fühlst. Es weist auf ein unzureichendes Selbstbewusstsein und Vertrauen in dein Selbst. Du lässt dein Leben durch das bestimmen, was deine Ängste in deinem Kopf aufrufen. Du lässt dich selbst sinnlos Schmerzen erleiden. Denkst du, dass „etwas" dich in Besitz nehmen kann; hast du Angst vor den tiefsten Kräften in dir? Denkst du, dass etwas sehr Schlechtes in dir verborgen liegt?

Kernlösung

Lasse die entschlossene Menschenkraft in dir durchbrechen!

Erkenne die Sonne in dir an! Hier bin Ich. Gib dem Negativen und den Ängsten keine Existenzberechtigung! Nimm selbst deinen Raum in Beschlag: Lasse spontane Energien und Emotionen frei fließen und nutze sie für den Ausbau deines Lebens. Fühle dich sicher auf dieser ursoliden Basis deines unsterblichen Selbst. Nichts kann dir zustoßen, nichts ist mächtiger als du selbst.

Habe keine Angst vor diesen tiefen Gefühlen und Kräften in dir, verdränge sie nicht: Dies führt lediglich zu Ängsten. Nutze diese potentiellen Kräfte, um deine Existenz selbst zu gestalten. Öffne dich für das Schönste in dir; fühle dich sicher und vertraut in deinem lebenden Selbst.

LUMBAGO, HEXENSCHUSS

Schmerzen im unteren Teil des Rückens, die meistens nicht ins Bein ausstrahlen

Kernursache

Unzureichender Glaube an dich selbst. Eine Abwesenheit, ein Nein: Du nimmst nicht wirklich deinen vollen Raum ein. Du weigerst dich, dich selbst vollkommen anzuerkennen, ganz und gar du selbst zu sein.

Gewaltige Energien, prachtvolle Kräfte, natürliche Gefühle drängen sich auf und fordern den Durchbruch: Du hältst dich zurück.

Du forcierst dich, willst unbedingt in eine andere Richtung schauen, du tust deiner Natur Gewalt an: Du trägst unnötige, gewaltige Lasten, weil du dich nicht wirklich aus deiner eigenen Selbstsicherheit heraus aktiv manifestierst.

Du konzentrierst dich zu wenig auf dich; du lässt dich von Emotionen überwältigen, anstatt deine Energien selbst entschlossen in die Hand zu nehmen und sie zu nutzen.

Du träumst, du fliegst mit deinen Gedanken vielleicht weit weg, aber innerlich nagt eine Unsicherheit. Schöne Bewusstseinsenergien, kreative Kräfte, wie wahrhaftige Orgelklänge, drücken immer stärker und wollen befreit werden. Es ist, als ob du dich weigern würdest, Früchte wachsen zu lassen.

Zweifelst du so an deinem Eigenwert? Fühlst du dich in deiner eigenen Natur so unsicher? Du meinst, Opfer sein zu müssen, du weigerst dich, deine Schönheit anzunehmen; du steckst deine Gefühle und Möglichkeiten lieber unter eine Glocke, als sie anzuerkennen.

Du brichst unter diesen energetischen Lasten, unter diesem Selbstzweifel zusammen. Zu krampfhaft hältst du dich aufrecht; aus ängstlicher Unsicherheit spannst du dich an, jegliche Biegsamkeit ist dir abhanden gekommen. Du würdest dich gegen alle, die dich angreifen, oder gegen vermeintliche Gefahr aggressiv zur Wehr setzen, weil du dich bedroht und in deinem tiefsten Selbst nicht wirklich beschützt fühlst.

Da du dich so klein fühlst, existierst du vor allem in dem Maße, wie die anderen dich wahrnehmen.

Du bist wie ein Kind, das Aufmerksamkeit braucht. Du willst anderen gefallen, möchtest, dass man dich sieht oder anerkennt: Du bist *so* anhänglich, weil du deinen eigenen autonomen Wert verleugnest. In deinem Gefühl von Ohnmacht spielt dein Image eine entscheidende Rolle: Du lebst schließlich nicht wirklich von deinem Herzen aus, aus deiner spontanen Gefühlswelt heraus, sondern du achtest vielmehr darauf, wie andere auf dich reagieren. Auf diese Art und Weise forcierst du dich auch, wirst du Sachen machen, die dich zu schwer belasten: eine Entfremdung von dir selbst.

Du kannst auch manipulieren, durch deine herausfordernde oder Aufmerksamkeit heischende Haltung Macht auf andere ausüben.

Kernlösung

Erkenne deinen Eigenwert an, komme zu Selbstrespekt! Erhebe dich in Selbstsicherheit, und erbaue dein Leben auf deiner eigenen stabilen Basis. Ohne dich noch darum zu kümmern, was andere über dich denken: Entdecke deine Kräfte, sieh dir deine Gefühle an, und lasse sie frei durchströmen, spüre deine männliche Kraft, deine fruchtbare Produktivität. Lege alle Macht über dein Leben in dich selbst.

Sei deiner natürlichen Art treu, lebe in Harmonie mit dir, forciere dich nicht, so dass du keinen unnötigen Ballast trägst. Aktive Selbstverwirklichung, ohne zu zögern!

Lasse dich nicht von Gefühlen und Kräften überwältigen, sondern ergreife sie, verwirkliche dich hier-und-jetzt, flüchte nicht. Konzentriere dich in Sicherheit.
Fühle dich in deinem tiefsten Selbst sicher und beschützt, unabhängig von anderen. Erschaffe dein Leben selbst, und sei dir darüber im Klaren, dass nichts „einfach" zufällig geschieht.

Lies eventuell auch *Bandscheibenvorfall, *Bandscheibendegeneration.

LUPUS ERYTHEMATODES

SLE: Auto-Immunkrankheit mit von Person zu Person sehr unterschiedlichen Symptomen (u. a. können die Haut, Gelenke, Muskeln, Nieren und das Nervensystem angegriffen werden)

Kernursache

Du möchtest - unbewusst - sterben, aus Angst, leben zu müssen. Du bist dem nicht mehr gewachsen, du spürst eine unendliche Traurigkeit.

Angst vor Schmerzen, Angst, dass andere dich häuten, ja, foltern würden! Eine panische Angst, eine flehende Bitte an die anderen: Bitte, lasst mich in Ruhe, tut mit nicht weh! Im Grunde genommen verbirgt sich dahinter die Angst vor dem Tod: Ein Gefühl, nirgendwo sicher zu sein, nicht im Tod, nicht im Leben.

Eine machtlose Aggression fordert von anderen eine ganz bestimmte Haltung.

Unbewusst meinst du sogar, kein Recht auf ein friedliches Leben zu haben: Du fühlst dich schuldig, auch wenn du nicht genau weißt, warum. Du verkennst deinen Wert als Mensch.

Kernlösung

Solange du der Überzeugung bleibst, dass du schlecht oder schuldig bist, dass du eine Strafe verdienst oder von anderen gefoltert werden wirst, so wirst du Situationen in deiner näheren Umgebung hervorrufen, die tatsächlich diesem Bild entsprechen.

Sieh dir das kleine Baby, tief in dir, an: Verdränge es nicht länger, integriere es in dich, sieh es dir an, „warum weint es"?

Flüchte nicht vor dieser Trauer, sondern hole sie nach oben. Traue dich, deine eigene Blöße zu betrachten, lasse deine Gefühle heraus; laufe nicht vor dir weg, laufe nicht aus dem Leben fort: Der Tod bietet keine Lösung.

Hier-und-jetzt, durch ehrliche Konfrontation mit deinen tiefsten Gefühlen, wirst du schlussendlich zu deiner inneren Weisheit gelangen und alles anders sehen.

Du wirst diese urstarke Basis deines tiefsten Selbst entdecken, diese unsterbliche Garantie, die Möglichkeit, dein Leben *selbst* zu gestalten: Ändere deine Erwartungen an das Leben in positivem Sinne, und du wirst diese freudvolle Lebenskraft in dir entdecken und ein vollkommen anderes Leben führen: in Liebe und Freiheit, selbstbewusst und voller Freude.

Erkenne deinen einzigartigen Wert an. Du bist es, der / die deinen Körper aus Fleisch und Blut verurteilt: Heiße ihn liebevoll Willkommen!

Siehe ggf. auch *Autoimmun-Erkrankungen

LUSTLOSIGKEIT, APATHIE

Kernursache

Du *lässt* dich leben; du lebst nicht wirklich von innen heraus. Du manifestierst dich nicht wirklich so, wie du bist, du lebst nicht bewusst, sondern eher mechanisch, einem Rollenmuster entsprechend, oder wie du laut bestimmter gesellschaftlicher oder familiärer Normen sein solltest. Es gehört sich nun einmal so... Du bist von deinen Gefühlen, deiner inneren Kraftquelle, aus der du dennoch alle Energie und Lebensmotivation schöpfen könntest, abgeschnitten. Energien können nicht mehr fließen.

Du glaubst nicht mehr wirklich an diese inneren Kräfte, fühlst dich ohnmächtig und schwach. Du zweifelst am Wert deines Lebens, vielleicht bist du der Meinung, schwere Lasten von jemand anderem tragen zu müssen. Du missachtest dich selbst und lebst so dahin..., du siehst den Sinn deiner Existenz nicht. Möglicherweise handelt es sich um verletzende Erfahrungen aus der Vergangenheit, die dich Abstand von deinen eigenen tiefsten Gefühlen nehmen lassen, aus Angst vor dem folgenden Schmerz. Wenn du mit Ängsten lebst, weil dieses oder jenes passieren *könnte*, weil du nicht an eine faszinierende Existenz ohne Elend glaubst, gestehst du dir selbst weder zu, dich dem Leben in Fülle zu übergeben, noch jeglichem Gefühl oder den Wonne-Momenten im Hier und Jetzt zu frönen. Allen Emotionen verschlossen kannst du auch die einfache Freude nicht mehr erfahren.

Kernlösung

Habe keine Angst, *wirklich* zu leben! (Siehe unter Angst.) Stimme dich wieder auf die starke Energiequelle in dir ab. Erkenne in dir das Spiel des Passiven und Aktiven. Konfrontiere dich mit dir selbst im Spiegel, respektiere und pflege dich!

Trete, von deinen Wünschen, deiner Persönlichkeit ausgehend, in Aktion. Tue, was du tief in deinem Herzen tun möchtest.

Knüpfe wieder Kontakt mit deinem tiefsten Kern, und fühle, erlebe, genieße mit all deinen Sinnen! Spiele dein Leben in Spontaneität! Entdecke aufs Neue die Erde unter deinen Füßen, hier-und-jetzt, deine Natur. Stimuliere andererseits dein Gehirn: Geistesaktivitäten, deine persönliche Denkkraft, kreative Gestaltung des Lebens. Gehe wieder ganz und gar in dich selbst, greife nach dem Leben, und mache daraus, was dich persönlich glücklich macht.

Stimme dich wieder auf die Frequenz von DANKBARKEIT für das Leben, für dein ‚Sein', so wie du bist, ab. Dankbarkeit führt zu angenehmen Stimmungen und Ereignissen!

LYME-BORRELIOSE

Infektionskrankheit, verursacht durch den Biss / Stich einer mit dem Borreliose-Erreger infizierten Zecke; mögliche Beschwerden sind Hautausschlag (‚Erythema migrans'), Gelenkprobleme, Müdigkeit, Probleme mit Nervensystem und Herz

Kernursache und Kernlösung

Du bist eigentlich auf der Suche nach dem Allerhöchsten in dir und möchtest alles andere loslassen.[17]

Eine noble Absicht liegt hinter deinen Handlungen verborgen, aber du tust dich noch ein wenig schwer damit, Energien im Dienst des Allerhöchsten in dir umzupolen. Du wirst auch darauf Acht geben müssen, dieses Allerhöchste tatsächlich in dich – deinen Göttlichen Kern – und nicht irgendwo über dich oder nach außen zu stellen.

Gib dich nicht einer Sache oder Jemandem außerhalb von dir hin. Werde nicht

[17] Lies in diesem Zusammenhang über die psychologische Symbolik von Lauch in *Das Füllhorn - Psychologische Symbolsprache der Nahrungsmittel* nach.

wie Praesaepe.[18] Die Macht des Denkens ist vor dem Hintergrund der Angst zuweilen sehr stark gewesen. Dein Kopf zu schwer und zu rot vor angespannter Energie: Es ist notwendig, dass Energien *ungehindert* durchströmen können, *dass du keine Energien unterdrückst, dass du deinen ganzen Körper vollständig in Besitz nimmst* und dich selbst und das Leben genießt, eventuell in Übereinstimmung mit anderen.

Frustriere dich nicht, häufe keine Energien an, sondern *lebe!* Springe als ICH ins Leben, und entwickle dich auf dynamische Weise! Hole dich von dieser Leiter herunter, und lasse dich unaufhörlich „weitergehen"; zu viele Energien liegen bereit. Es ist unmöglich, sie noch länger ausschließlich in deinem Kopf und in deinen Gedanken festzuhalten. Es ist an der Zeit, *den Durchbruch zu schaffen, dich geboren werden zu lassen.* Mit geistiger oder körperlicher Selbst-Befriedigung kommst du nicht viel weiter, wenn du dich darin „gehemmt" fühlst, dich nach außen hin aufblühen zu lassen.[19]

Dieses Signal fordert, dass du dich von innen nach außen kehrst, anstatt das Gegenteil zu tun. Energien wollen von deinem ICH aus NACH AUSSEN strömen. Also ziehe nichts zu dir hinein, sauge nicht ein…, sondern *gebe;* lasse dich wie eine Blume aufblühen, gestalte, werde du selbst, auf selbstsichere, kraftvoll ausgerichtete Art und Weise. Nutze diese Menge von Energien in einem DYNAMISCH AKTIVEN Prozess!

Die Macht des Denkens wird größer und größer, solange du dich dagegen wehrst, weiterzugehen, loszulassen, hinter dir zu lassen. Du teilst dich einerseits sozusagen in einen vergangenen Teil auf, der nicht loslassen will und andererseits in einen gegenwärtigen Teil, der weitergehen möchte, sich jedoch nicht wirklich traut, es in die Tat umzusetzen. Deshalb: Durchbreche diese Barrikade, die du selbst errichtet hast, und *gib dir das freie „Ventil". Lasse es alles aus dir herausströmen; entwickle deine TALENTE, horte nicht in dir, lasse die Dynamik wie einen breiten Wasserstrom durch dich hindurch gleiten, und gehe mit, gehe mit dir selbst mit! Bremse nicht,* halte nicht zurück, habe keine Angst. Richte dich nicht auf das niedere Denken, auf Dinge, die dir in der Vergangenheit als negativ, unangenehm oder gering erschienen…, sondern *richte dich auf das Höhere, auf die Höhere Liebe in dir.* Schenke dem Niederen keine Aufmerksamkeit mehr, und gehe weiter!

Du zappelst im Grunde vor Ungeduld, eine Art von *Ur-Energie* will genutzt und im Dienst des Höheren eingesetzt werden. *Du solltest diese Pferdekraft unter deiner meisterhaften Hand führen und nutzen.* Die gewaltigen Kräfte stehen bereit und fordern, nicht in einem instinktiven, animalischen oder für dich vorigen-niederen Stadium stecken zu bleiben: Ein Aufruf dieses Signals ist, dich emporzuheben, nicht in primitiven Lüsten zu verbleiben, natürlich das Leben zu genießen, aber lediglich unter Auf-Sicht des Herzens, deines bewussten, lieb habenden ICHS. Dann wird alles reibungslos und gut verlaufen. Dann kannst du das Leben genießen.

Sex ohne Liebe richtet sich auf den Tod, bedeutet, dass du dich selbst blockierst und eine Schein-Lösung in Ventilen suchst. Die wirkliche Lösung liegt darin, dich deinem Herzen, deiner Güte, deiner Großzügigkeit, deiner *gebenden* Hand ANZUVERTRAUEN…, lasse alles Übrige los. Setze diese Energien dazu ein, um das Allerschönste aus dir geboren werden zu lassen. Unterschätze diese Hohen Werte deines göttlichen Mensch-Seins nicht, und entwickle diese Talente, bremse dich nicht durch Angst und Zweifel: Sie sind lediglich „Prüfungen" des Lebens, um zu sehen, ob du jetzt wirklich im Leben weitergehen wirst oder auf die Handlanger des Todes hören wirst: Hier geht es in erster

---

[18] Lies über die psychologische Symbolik dieses Sterns in *Auf Erden wie am Himmel* nach. Dieses Buch ist bei Erscheinen des vorliegenden Werkes noch nicht in deutscher Übersetzung erhältlich.

[19] Lies in diesem Zusammenhang die psychologische Bedeutung von *Onanie und *in der Nase bohren nach.

Linie um den Zweifel an deinem Wert, deiner Größe, an deiner Fähigkeit, dein Leben in die Ewigkeit zu transformieren.[20]

Gib dir jetzt jede Chance, und lasse zu, dass das Leben selbst deinen Körper, deine Adern durchströmt: Versuche nichts zurückzuhalten. GIB DICH DIR SELBST HIN, und du wirst dein Sein in deinem Körper auf herrliche Art und Weise genießen, ohne wenn und aber.

Dieses Signal weist daraufhin, dass sich eine zu starke Konzentration von Energien (im Kopf, möglicherweise im Unterbauch, in den Därmen...) aufhält, und dass das Höchste in dir fordert, keine Blockaden mehr aufzubauen, nicht *in einer Traumphase zu verbleiben, einer Art von „Rausch", einer ungeborenen Phase..., sondern dich konkret und TATSÄCHLICH zu verwirklichen,* und alles an allen Stellen in deinem Körper frei durchströmen zu lassen, jeder Form von Energie die Möglichkeit zu geben, jede Zelle deines Körpers zu durchspülen. Nur so „fixierst" du dich nicht länger mit bestimmten Zwangsgedanken auf Dinge, Menschen oder auf was / wen auch immer: Du lässt dich in deinem ganzen Spektrum SEIN.

Schnüre dich nicht länger zu, als ob eine Uhr sich selbst davon abhalten würde, den Klöppel laut über die sich weit erstreckenden Ebenen des Lebens erschallen zu lassen. Lasse dich „locker"; lasse dich frei..., lasse die Energien frei fließen. Schränke dich nicht länger ein, halte diese MENGE von Energien nicht mehr zurück, weigere dich nicht länger, den goldenen Strom durchzulassen!! Oder musst du dich vielleicht vor dir selbst erbrechen, hältst du deine Worte zurück, schluckst du alle deine Talente wieder herunter, anstatt sie nach außen hin zu entfalten, musst du dich vor dir erbrechen, weil du nicht wirklich an diesen prachtvollen *goldenen Strom* von dir glaubst?[21] Dann wird es höchste Zeit, dass du dich auf KEINER EINZIGEN Ebene mehr bremst, zurückhältst, ja, deinen Wert nicht länger verleugnest! Gewähre dieser breiten Stromflut jetzt Durchlass. Sprich, mache, handle, gestalte, entwerfe Neues, gib dem Neuen Form..., lasse zu, dass es diese Energie IN DIR GIBT, und lasse sie frei, MACHE etwas damit. Weigere dich nicht länger, diesen Schritt zu gehen: Kommuniziere mit dem Gefühlsengel in dir, und lasse das lebendige Wort aus deinem Mund fließen; zerstöre dich nicht länger, klammere dich nicht mehr an das Alte!

Sauge dich nicht länger an der Ur-Energie fest..., in Rausch- oder Lust-Form, ohne dir deines ICH-Wertes bewusst zu werden, vom Urschoß losgelöst! Steige aus, und mache dein ICH wahr: Benutze alle deine kreativen Talente höchst-individuell. *Du verwirklichst dich jetzt kraftvoll, aktiv, selbstsicher.* Du bleibst nicht im Ur-Stadium stecken: Weder an der Urmutterbrust saugend, noch an einem Ersatz hierfür. Du MACHST, du STEHST auf eigenen Beinen, du suchst nicht mehr danach, in ETWAS (in einer Sphäre), in JEMANDEM „aufzugehen". Du trittst jetzt definitiv aus dieser Sphäre von Traum und Rausch heraus: Du kommst als Ich auf Erden und empfindest dein körperliches Hier-Sein aus deinem Herzen heraus als wohltuend, sowohl alleine als auch in Beziehung zu anderen.

Du SAUGST jetzt das Allerherrlichste, Allerschönste aus dir nach oben und entfaltest dich im Tun; du saugst dich nicht länger an einer Art von anonymen Ur-Quelle fest, weder in Träumen und Gedanken, noch in einer passiven, abwartenden Haltung. Du kommst in AKTION, *zu konkreter, autonomer Selbst-Entwicklung.* Mars-Energien werden weder lahm gelegt, noch hinter Schloss und Riegel gesperrt: Du kommst zu wirklicher Tatkraft und verbleibst

[20] Lies hierzu mehr in *Neue Tage.* Dieses Buch ist bei Erscheinen des vorliegenden Werkes noch nicht in deutscher Übersetzung erhältlich.

[21] Lies in diesem Zusammenhang die psychologische Symbolik des Sternes Nashira in *Auf Erden wie am Himmel* nach. Dieses Buch ist bei Erscheinen des vorliegenden Werkes noch nicht in deutscher Übersetzung erhältlich.

keinen Moment mehr in den Sphären von Vagheit und Eigenhemmung. Schöpfungsenergien dürfen jetzt ungehindert deinen ganzen Körper durchströmen, anstatt sich auf bestimmte Körperteile zu konzentrieren, dadurch dass du dich als ICH nicht sein gelassen hast. Eine ausgewogene Verteilung von Energien über deinen ganzen Körper ist die Folge dessen; ein Entfernen, ein Loslassen des Niederen, der instinktiven Lustgefühle (welche sowohl mit geistiger Ekstase einhergehen können, als auch mit körperlicher Hingabe an etwas oder jemanden außerhalb von dir)... Du kommst jetzt dazu, dich deinem Herzen hinzugeben: Dein goldener Liebesstrom bringt dich in Höhere Gefilde, heilt dich, bringt dich näher an dich heran und weiter in deinem prächtigen Höheren Sein!! Als ICH, losgelöst vom alles-absorbierenden-Licht der Rausch-bringenden Ur-Quelle. Du schließt dich an die Leben spendende Lebensquelle IN dir an und beginnst, zu GEBEN, in Liebe, dir selbst, den anderen, ohne dich noch auf irgendeine Weise an etwas festzusaugen oder festzuhalten. Du lebst dynamisch und nimmst Anteil am Jetzt, losgelöst von der Vergangenheit. Du MACHST DICH WAHR, ohne Schuld- oder Scham-Gefühle: Du setzt dich vollkommen dafür ein, wer DU BIST. In diesem ehrlichen Stolz, in dieser Selbst-Manifestierung bist du *deine eigene Sonne,* du stehst in deinem Zentrum und richtest deine Strahlungskraft in kreativer Selbst-Entwicklung *nach außen!*

DAS LYMPHSYSTEM

Erkrankungen, allgemein

Kernursache

Die tiefste Ursache für ein durcheinander gebrachtes Lymphsystem liegt darin, dass man sich nicht als Einheit anerkennt: Geistesbewusstsein-Körper. Hierbei gibt es verschiedene Möglichkeiten:

Unausgewogenheit im „geistigen" Bereich: Du lebst in unechten, spirituellen Sphären, in einem Rausch, du lässt dich von Neptunschen Sphären, von unbewussten Einflüssen absorbieren.

Du verlierst folglich jeden Sinn für die Hier-und-Jetzt-Realität, du fühlst zu wenig den Boden unter deinen Füßen. Du verlierst den Kontakt zur Erde; du lebst in *anderen* Dimensionen. *Du bist zu wenig bewusst in deinem Körper präsent:* Du legst mehr Wert auf Erinnerungen; ja, du schwebst im Fass deines unterbewussten Seins; du wirst durch assoziative Gefühlsprozesse gelebt; du schwebst.

Möglicherweise machst du in zu starkem Sinne Medtiationsübungen und meinst, die Weisheit zu besitzen, aber du bist so zerbrechlich und durchlässig, dass man dich nahezu niedertreten könnte. Du hast keinen „Zugriff" auf das Leben.

Du überschreitest alle Grenzen, ohne sie individuell abzustecken oder sich einer Struktur, Zeit und Raum bewusst zu sein.

Angst, Zweifel, Misstrauen. Du glaubst nicht an deine Gesundheit: Du würdest dich durch deine negativen Gedanken, durch eingebildeten Unsinn, durch halluzinierenden Selbstbetrug krank halten. Fortwährend befindest du dich in verteidigender Haltung, ohne Grund.

Misstrauen und Argwohn: Du würdest eher in allem das Schlechte sehen, sogar in Dingen, die sehr gut sind. Deine Interpretationen stützen sich auf das Negative, das du in dir empfindest: Du stehst nicht mit beiden Füßen auf der Erde, weißt nicht mehr, was wahr ist und was nicht..., weil du keinen Einblick in dein *Selbst* hast! Du lebst zu „geistig", zu sehr von der Erde, von deinem Körper entfremdet. Du misstraust deiner eigenen Natur!

Du bist zu wenig Mensch aus Fleisch und Blut; du übernimmst deine irdische Aufgabe und deine Verantwortung nicht *wirklich,* denn du machst deine Gedanken krank!

Als ob du deine eigene Schöpfungsgeschichte umkehren würdest: Du gehst zu deiner Entstehungsquelle zurück, zu deinem ursprünglichen Bewusstseinszustand…, anstatt dich zu einer größeren Individualität, zu einem autonomen ICH hin zu entwickeln.

Das Gegenteil ist ebenso möglich: Eine Unausgewogenheit im Bereich des „Physischen“. Ein übertrieben starkes, sexuelles Triebleben, angespannt und nicht ausgelebt; starke Begierden, geballte Lustgefühle. Unbefriedigt, immer mehr besitzen wollen. Die Ursache dessen ist ein zu geringes Bewusstsein für den eigenen Wert als Mensch, ein Ungleichgewicht im Verhältnis bewusst-unbewusst, männlich-weiblich, weil du zu wenig an die Kraft deines schöpferischen Ich-Bewusstseins glaubst, da du diese gewaltigen, kreativen Energien brachliegen lässt; weil du dir nicht zugestehst, dich im Licht deines Herzens und deines Selbstbewussten Geistes zu transformieren.

Kernlösung für Erkrankungen und Psychologische Bedeutung des Lymphsystems

Auf allen Ebenen Struktur aufbauen; eine reine, schöne, gerade Struktur unter der Autorität des geistigen Bewusstseins.

Durch Einsicht Zugriff auf dich bekommen; deine Existenz zu einer konkreten Form kneten. Das bedeutet auch: Dein Leben *ganz* machen, wieder zu einer Einheit bringen, *Seele und Körper nicht unabhängig voneinander; ein durch deinen Geist genährter Körper, dein Bewusstsein,* das jede Zelle deines Körpers steuert; ein schönes ineinander *Verschmelzen von Himmel und Erde,* der irdischen Dimension und deiner ursprünglichen, geistigen Gebärmutter, deines tiefsten Selbst.

Ein Mensch aus *einem* Guss, dich nicht in Teile zerstückeln. Alles unter Kontrolle bekommen, alles in gute Bahnen lenken, alles an seinen richtigen Platz bringen, erledigen, abrunden… und abführen, was zu viel ist.

Hier wird die psychologische Symbolik des Lymphsystems deutlich: *Ein Gleichgewicht kommt in jedem Menschen zustande, der sich einerseits von der Autorität seines Bewussten Geistes-ICHS führen lässt und andererseits sehr stark mit beiden Füßen auf der Erde steht. Eine Immunität des irdischen Körpers, dadurch dass wir vollständig auf unseren tiefsten Selbst-Kern abgestimmt sind.*

Ruhig in der Mitte stehen, sozusagen zwischen Himmel und Erde und in diesem Zentrum deines Selbst deinen Wert, deine göttliche Kraft erkennen. Dieses Bewusstsein für Autonomie ist die Immunität Selbst.

Überschüssige Emotionen werden verarbeitet und abgeführt; wir brauchen uns nicht ängstlich anzuspannen, um uns zu verteidigen: Der Glaube, das Wissen um dieses göttliche Wesen des Menschen bildet ein undurchdringliches Verteidigungsschild.

Das Lymphsystem verlangt, dass wir für unser Bewusstsein, für die Signale des Lebenden Selbst offen sind. Vertrauen wir unserem tiefsten Wesen jedoch nicht, dann wird das Lymphsystem überbelastet, oder es weigert sich weiterzuarbeiten.

Wenn wir uns dem Bewusstsein, das unsere Lymphe steuert, verschließen, wenn wir rein auf Materie, Oberflächlichkeiten oder lieblosen Sex, auf „Besitzen“ anstatt auf *Geben* ausgerichtet sind, wenn wir unseren wirklichen Wert verkennen, dann wird das Lymphsystem überbelastet sein. Angst blockiert eine gesunde Drainage und belastet das Abwehrsystem unnötig.

Liebe und Vertrauen auf unseren tiefsten Kern fördern eine zügige Verarbeitung und Ausscheidung von Stoffwechselprodukten (von emotionalen Erfahrungen) über das

Lymphsystem, auf die Weise werden in der Lymphe auch stetig Abwehrstoffe gebildet, die den Körper vor fremden Eindringlingen schützen.

Das Gleiche geschieht, wenn wir zu stark im Geist leben und zu wenig mit unseren Füßen auf der Erde stehen, wenn wir unser Leben durch unechte Sphären beziehungsweise Traumsphären beherrschen lassen, was wiederum Angst und Misstrauen zur Folge hat; dann reagiert die Lymphe auf „falsche" Signale aus unserem Kopf: Es gibt gar nichts zu verteidigen, es handelt sich hierbei um durch Angst gesteuerte Selbsttäuschung, um einen Kampf gegen Geister! Die Lymphe wird jedoch außerordentlich intensiv darauf reagieren, indem sie entweder überfunktioniert oder streikt.

●

Eine gesunde Funktion der Lymphe erfordert, dass wir unserer Natur nahe sind, dass wir über Kreativität irdische Früchte hervorbringen, dass wir Weinranken wachsen lassen, um später ihre Trauben zu pflücken: Ein ausgewogenes Wachstum unseres Lebens, die Einheit von Körper und Bewusstsein in der Menschwerdung.

So, wie das Lymphsystem kontrolliert und regelt, aufräumt und sich kritisch zur Wehr setzt, so werden wir immer einen klaren Einblick in uns selbst gewinnen müssen und nicht bei der Trauer von gestern verharren, sondern an eine fruchtbare Zukunft glauben.

Transformation über die Verarbeitung unserer emotionalen Erfahrungen. Dich inmitten deines Weingartens liebevoll und warm aufgenommen fühlen, und wenn es sein muss..., dein ganzes Gedankengut, deine Struktur, deine Lebensweise, dein Funktionieren NEU ORGANISIEREN, dein Leben REVIDIEREN; eine Tabula Rasa, um erneut geboren zu werden.
Innerer Wert und irdische Freude fallen hier auf harmonische Weise zusammen.

Lymphknotenschwellungen, allgemein

siehe auch Hals, Leiste, Achsel

Kernursache

Emotionales Festhalten; du verarbeitest nicht, du weigerst dich, dein Leben Selbstbewusst zu lenken und auf deine Intuition zu vertrauen... Du verharrst... Du kommst nicht weiter, wie sehr du dich auch anstrengst, weil du emotional gefangen bist.
Ein innerer Widerspruch von Gefühlen blockiert dich; du denkst und grübelst viel, aber du schwebst in der Luft; du versuchst eine Situation in den Griff zu bekommen, erstickst dich hiermit jedoch selbst. Du gibst dir keinen Raum mehr zum Atmen! Du fixierst dich auf etwas, du Willst unbedingt *das,* und zwar auf genau diese Weise: Lasse es los! Energien wollen durchkommen, aggressive Kräfte werden unterdrückt.
Dein Magen verdaut deine Emotionen nicht länger, du fühlst dich unbehaglich in der Klemme.

Du schwebst, von der Erde weg. „Geistesenergien" fließen stark, aber finden keinen Niederschlag im Körper. Du bist wie ein Schatten, eine Silhouette: Du bist in deinem irdischen Selbst zu abwesend. Zu stark vergeistigt; zu wenig Präsenz hier-und-jetzt, auf Erden. Dein Kopf hängt hoch oben, erhaben in den Wolken; Einbildung, Gedanken, Spiritualität, nervöse Gedanken usw. ..., alles andere als in deine Körperlichkeit integriert.
Die Ursache für diese Desintegration (Geistesbewusstsein – Körper): Die Erde erscheint dir nur kalt; du glaubst nicht an deinen göttlichen Wert als Mensch; du weigerst dich, deine Krone zu tragen und deine Verantwortung als Mensch im Irdischen zu übernehmen.
Du hast solche Angst vor dem Emotionalen, vor diesen irdischen Gefühlen, vor der Konfrontation mit deinem eigenen Körper, mit dem Sinnlichen oder Sexuellen in einer Beziehung. Du fühlst dich durch bestimmte Kontakte bedroht. Aber im Grunde ge-

nommen siehst du gar nicht genau, wie du dich auf der Gefühlsebene hier auf Erden wahr machen wirst. Du *denkst* zu viel; du vertraust deinem Gefühlsreichtum und deiner Intuition zu wenig.
Du wagst es nicht, dich dir selbst, deinen natürlichen Gefühlen anzuvertrauen; deshalb kann es dir auch Schwierigkeiten bereiten, Gefühls- und Körperkontakte mit anderen auszutauschen. Du verschließt dich aus unbewusster Angst vor deinem Gefühl und deinem Körper: Eine Flucht aus Selbstverteidigung. Dennoch steckst du voller Gefühle und emotionaler Kräfte, aber die aktive Mars-Energie läuft aus, wenn du im übersteigerten Maße im Kopf, im Geistigen lebst.

Kernlösung

Lasse deine Ängste ziehen, fixiere deine Gedanken nicht länger auf immer wieder die gleichen Probleme, gib dich voller Vertrauen deinem tiefsten, intuitiven, innerlichen Selbst hin, und lasse jetzt einmal alles bis in die äußersten Tiefen deiner selbst los! In vollkommener Hingabe an dein Selbst wird alles für dich geregelt werden; äußere deine Sehnsüchte, aber fixiere dich nicht auf etwas, was jetzt vielleicht überhaupt noch nicht gut für dich ist: Alles zum richtigen Zeitpunkt, dein tiefstes Selbst weiß schon, was richtig ist. Habe keine Angst, vertraue auf diesen innerlichen, göttlichen Mechanismus, der dich dazu befähigt, dein Leben selbst zu gestalten und dich zugleich vor Fehlschritten behütet, die dich im Nachhinein traurig machen könnten. Stehe feste mit beiden Füßen auf dem Boden, und gehe selbstbewusst weiter, lasse deine Emotionen frei fließen, verarbeite die Vergangenheit, und gib deiner Zukunft jede Chance.

Alle Geistesenergien in deinem irdischen Körper konzentrieren, so dass du feste in deinem irdischen Selbst verankert bist. In Liebe zu dir die Strukturen deines Lebens aufbauen.
Komme ruhig nach unten: Du bist hier sicher. Transformation; Macht über deine Emotionen und dennoch eine freie Strömung von Gefühlen und kreativen Energien. Himmel und Erde im Gleichgewicht. Hohes Denkvermögen und reiche Spiritualität sind lediglich fundiert, insofern du mit deinen Füßen feste auf der Erde stehst und im harmonischen Kontakt zu deiner irdischen Natur, zu deinem Körper und deinen Gefühlen bist. Lebe von deinem tiefsten Kern aus, so dass das Vertrauen auf dich und die Liebe zu dir alle Ängste und jede Verfremdung vertreiben.

Genieße das Sinnliche, deine Natur, deine Kraftentwicklung. Du bist sicher in dir; du musst nicht nach oben oder aus dir heraus flüchten. Du basierst dich stets auf dein unvergängliches, urstarkes Selbst. Du brauchst deine Natur nicht abzuschirmen, denn du wirst von Natur aus in dir beschützt.
Flüchte nicht in unirdische Sphären; nimm am irdischen, vollblütigen Festmahl, an sinnlicher Freude teil.

Lymphödem

Schwellung von Gewebe durch Anhäufung von Lymphflüssigkeit

Kernursache

Du suchst außerhalb von dir nach Rettung, Hoffnung und Halt, denn du fühlst dich hier-und-jetzt unsicher.
Du „hältst dich“ an irdischen Dingen „fest“, ohne wirklich am irdischen Leben mit Selbstsicherheit und Freude teilzunehmen. Du lässt dich im Rhythmus der Erde mitgehen, aber du klammerst dich wohl ängstlich fest, denn du fühlst dich eigentlich wehrlos. Du hast Angst davor, ins wirkliche Leben einzusteigen; Verkennung der freudvollen Muskelkraft, des Fleisches und Blutes: Du lässt dein inneres Feuer verbrennen, ohne es gefühls-kreativ zu nutzen. Du drückst deine Mars-Kräfte nicht durch; du gestehst dir nicht zu, wirklich zu „werden“. Du fühlst dich in den Fängen der Angst; du schwebst in Träumen, in Gedanken oder Gegrübel, zu weit mit deinen Füßen über dem Boden. Du findest es sehr schwer, „hinab zu steigen“. Du stehst zu deinem irdischen Körper auf Distanz; möglicherweise betrachtest du dich und die

anderen so sehr auf Abstand, dass es den Anschein hat, als würdest du von oben herab leben, aus Prestige-Sucht und äußerlichem Schein; es sieht also so aus, als hättest du ein aufgeblasenes Ego, als würdest du über allem stehen. Aber dies ist lediglich eine notwendige Haltung, um zu überleben. Eigentlich hast du Angst davor, von etwas Bedrohlichem „ergriffen" zu werden, denn die Autorität, worauf du dein Leben aufbaust, ist unecht (Religion, ein autoritärer Führer oder Elternteil usw.), weil du dich in dir überhaupt nicht sicher fühlst. Du läufst sozusagen vor der göttlichen Kraft und der Liebe in dir weg. Du vertraust nicht auf deine Intuition, dein inneres Wissen, dein lebendes Selbst. Im Gegenteil: Du meinst, dich mit gezücktem Schwert gegen den Feind „abschirmen" zu müssen. Du bist auf der Hut. Wenn du auf andere dominant wirken solltest, dann handelt es sich hierbei lediglich um einen Versuch, die Sache von oben aus kontrollieren oder überschauen zu können, weil du Misstrauen hegst. Der Kopf, das Geistige, das Denken, das „Männlich-Aggessive" ist im Verhältnis zum Weichen, Irdischen, Gefühlsmäßigen, friedlichen Anteil zu stark präsent.
Emotionen werden durch Angst gesteuert und dadurch, dass du nicht auf deine eigene göttliche Schöpfungskraft vertraust, so dass kostbare Energien durch Selbstverbrennung zersetzt werden. Du weißt nicht genau, in welche Richtung du gehen sollst, weil du nicht auf dein tiefstes Selbst hörst; Verwirrung, Zögern und krampfhaftes Festhalten sind die Folge dessen.

Kernlösung

Fühle dich sicher und vertraut in deiner Natur: Folge deiner Intuition, baue auf diese grundsolide Basis deines unsterblichen Selbst, und baue eine klare, starke Struktur auf. Stütze dich lediglich auf eigene Fundamente, mit beiden Füßen auf der Erde. Lasse deinen Körper sich behaglich in der Sonne deines Zentrums erwärmen; nimm ganz und gar am irdischen Leben teil, und genieße das Schöne, das Sinnliche. Steige auf die Erde hinab, und lasse diese „weiblichen" Energien strömen, ohne Widerstand; erlebe dein Gefühl, deine Kreativität, und nutze alle Energien in aufbauenden Aktivitäten. Ein Gleichgewicht zwischen starker Struktur auf der einen Seite und dem Erleben dieses irdischen Inhaltes auf der anderen Seite. Lasse alles los; halte nicht länger fest, sondern lasse diese Gefühle frei strömen, versuche deine Gedanken zu reinigen. Wenn du auf deine Intuition vertraust und die Signale aus deiner Umgebung überträgst, dann wirst du sicher wissen: In diese Richtung muss ich gehen. Ängste sind unnötig; nimm den ganzen Raum in Beschlag, ohne dich selbst zu ersticken. Lasse die Natur für sich sprechen; höre auf die Sprache deines Körpers, der Erde. Erlebe diese Kräfte in dir; verwurzle dich stark im Boden, und entwickle deine Talente. Hier-und-jetzt auf Erden kannst du dein Leben nach eigenem Ermessen gestalten: Ergreife diese Gelegenheit mit beiden Händen. Das Leben wird erst dann leicht, wenn du dich nicht dem irdischen, freudvollen Blutstrom, deinem Herzen verschließt.

Entzündung der Lymphgefäße

Lymphangitis

Kernursache

Unterdrückte Aggression, angehäufte Energien, die nicht durchkommen dürfen; du lebst zu stilisiert, zu strukturell, zu beherrscht…, und jetzt würdest du am liebsten ausbrechen vor lauter angestauter Anspannung. Deine Emotionen fordern einen Durchbruch, ein Ventil.

Du fühlst dich in dir eingesperrt, du spürst, wie du in einer Situation erstickst, die du schon zu lange festgehalten hast: Du willst jetzt hieraus.

Du wirst nervös, überspannt; Menschen oder Dinge, die zu stark mit dir verbunden sind, erlebst du nun als „klebrig" und irritierend. Du möchtest jetzt davor weglaufen. Du suchst Freiheit. Alles und jeden möchtest du zuweilen mit voller Kraft von dir stoßen, aber im Grunde genommen wäre es besser, die Tür deiner Gefängniszelle zu öffnen, denn es ist diese Selbsteinschränkung, die dir den Atem nimmt, es sind deine eigenen Gedanken und Emotionen, die dich der Freiheit berauben…

Kernlösung

Traue dich, dich selbst zu verwirklichen, ohne Energien, gesunde, aggressive Kräfte anzuhäufen; produziere, und halte dich nicht länger zurück: lasse die Natur frei existieren, stecke dich nicht in eine zu enge Struktur, negiere deinen Körper und die sinnlichen Freuden nicht, traue dich, deine Gefühle spontan zu empfinden, verspanne dich nicht so krampfhaft, warte nicht, bis du explodierst. Vertraue deinem natürlichen Wesen, und wage es auch, deine Wut zum Ausdruck zu bringen, komme zur Verarbeitung dieser belastenden Gefühle. Verstecke dich nicht schweigend, lasse alles sich fließend entwickeln. Ersticke dich nicht mit frustrierten Gedanken. Fühle dich sicher in deinem tiefsten Selbst, und traue dich jetzt, aufzublühen.

LYMPHOM

Tumorwucherung anomaler Lymphozyten, u.a. in den Lymphknoten (Lymphozyten sind eine Art von weißen Blutkörperchen)

Morbus Hodgkin

Kernursache

Abwesenheit eigener Autorität; man ist nicht wirklich motiviert, von eigenen Zielsetzungen und Wünschen ausgehend zu leben. Im Gegenteil, man versucht, es links und rechts jedem recht zu machen. Der eigene Wille bleibt abwesend: Man ist zu brav, zu gefügig, zu wenig selbstsicher, man ist noch nicht wirklich in sich geboren! Man versucht, sich in Leistung wieder zu finden oder darin, anderen Gutes zu tun; man denkt, die Liebe zu finden, indem man anderen „gibt", aber hierbei handelt es sich überhaupt nicht um Liebe… Man findet sich nicht, ist verzweifelt auf der Suche, ohne Aussicht, ohne sich in den „Griff" zu bekommen.
Man würde sich in alle möglichen Gestalten „kleiden", verschiedene Rollen spielen, denn aus Angst traut man sich nicht, die eigenen Wurzeln zu erspüren. „Wer bin ich?" Sich verwandelnd wie ein Chamäleon…, jegliche Autorität wird an die Umwelt abgegeben.

Der Ursprung dieser Lebenshaltung liegt in dem Zweifel am eigenen Wert und in der Angst vor dem mächtigen Auge außerhalb von dir, vor anderen, vor den vernichtenden Blicken derer, die dich beäugen: Du fühlst dich so ohnmächtig. Deshalb wirst du alles dafür tun, um nicht vernichtet, sondern akzeptiert zu werden. Dadurch lebst du folglich überhaupt nicht mehr nach deinen persönlichen Wünschen…, du eilst von hier nach dort, um anderen einen Dienst zu erweisen. Findest du dich so schlecht und unzuverlässig? Dein Leben, deine Emotionen, deine Trauer und Ängste fielen dir zu schwer, in der Überzeugung, dass du „schwach" seiest: Deshalb hast du es aufgegeben, deshalb ziehst du dir die Schlinge um den Hals. So bleibst du lediglich an der Oberfläche des Lebens, möglicherweise als Weihnachtsmann für die ganze Familie.

Kernlösung

Nimm die Zügel selbst in die Hand, furchtlos, und baue dein Leben auf der Basis deiner eigenen Autorität aus. Spiele selbst die Hauptrolle in deinem Leben! Aktion aus dir selbst heraus, nicht um anderen zu gefallen. Komme ganz nah an deinen Gefühlskern heran, und liebe dich so, wie du bist: Andere werden dich wirklich lieben, wenn du dich selbst liebst. Stoße dich nicht länger weg. Du bist nicht schlecht; du hast nichts falsch gemacht…, es handelt sich hierbei um irreführende Überzeugungen. Es geht lediglich um einen Mangel an Einsicht, um Entwicklung. Rede dir nichts ein, und gehe tief in dir auf Entdeckungsreise: Komme deinen Werten, deinen Talenten, deinem Gefühlsreichtum

auf die Spur, und traue dich, deine Gefühle auf ehrliche Weise mit anderen auszutauschen.
Laufe nicht länger vor deinem Kern, vor deinem Lebenden Selbst weg, und lebe nicht mehr für andere, sondern in erster Linie für dich selbst! Schenke dir das Leben und die Freude. Gradlinig und gleichförmig; bestimme entschlossen deine Richtung, deinen Standpunkt, dein Ziel. Verwirkliche dich jetzt selbst.

Non-Hodgkin-Lymphom

Kernursache

Viele Energien (Gefühle, Schöpfungskräfte) werden wie in einem Kürbis[22] aufgebauscht festgehalten. Die Hände sozusagen mit der Absicht gefaltet, gut und nobel-schön zu sein, nahezu perfektionistisch (vergleiche mit der Skulptur „La Cathédrale“ des Bildhauers Rodin)..., aber im Grunde genommen geht es darum, ein Ziel / eine Skulptur anzustreben, das / die nicht wirklich „lebt“. Ein Schein-Bild in Gedanken und in „falschen“ Emotionen. Realität und echte, natürliche Gefühle werden verleugnet, gebremst. Zu erstarrt, zu zusammengeballt, zu fixiert auf ein Symbol, aber das Leben selbst, die tiefsten Gefühle werden darin sozusagen festgelegt, eingebunden: Eine Schwellung entsteht...

Es gibt keine freie Durchströmung von Schöpfungsenergien und Emotionen mehr. Es wird eine zu einengende Ideal-Struktur über alles gestellt, wodurch sich der Mensch selbst – so wie er IST – keinen freien Durchgang mehr gewährt, sondern sich lediglich ruhig und aufrecht auf der Stelle hält, zumindest innerlich. Genau wie die *Prostataschwellung (lies hierzu die betreffende Rubrik) fordert auch diese Art von Anhäufung im Lymphsystem Transformation; die orange-rote Sonnenglut im Menschen möchte neue Energien zuführen und dem Menschen einen Anstoß in die Richtung der Veränderung zu einer neuen und erhabenen Ebene geben!
Aber der Mensch bleibt (vorläufig) im „Unechten“, im Künstlichen, in den Geistesidealen haften, anstatt tatsächlich zu existieren, dem eigenen Gefühl und der Natur gemäß zu wachsen, sich *wirklich* weiterzuentwickeln. Auf der einen Seite ein perfektes Ideal im Geiste (ob es sich hierbei nun um dich selbst, um eine erträumte Beziehung, um ein Kunstwerk, eine Welt, eine Philosophie oder um ein Schönheitsideal handelt): Das ist nicht das LEBEN! Breche mit dem „Bild-in-Gedanken“ (oder im Geiste), und *bringe dich in der Realität zu echtem Leben.* Begehre nicht länger das Ideal, verharre auch nicht darin, dich – sexuell oder sublimiert – in diesem „leuchtenden“ Bild oder Gedankengut von dir oder eines anderen verlieren zu wollen. Stelle dich nicht „ruhig“ in diesem festgehaltenen Bild, wie ein Lotus, der nie mehr in Bewegung kommt...: Du bist ein Mensch, der vor allem ein Bedürfnis nach *Innerer Dynamik* hat! Lege kein Bild fest; lege dich nicht auf diese Idee fest! Verliere dich nicht im Geist, in emotionaler Sehnsucht und Zuneigung, in Begierden und Wünschen.

Das „heilige“ Lebenswasser in dir „verteilt sich“ langsam, bis es förmlich überläuft: Dennoch braucht es eine innere *DURCHSTRÖMUNG!,* dass du ein Durchgehen gewährst, eine irdische, innere Dynamik! Aber du bleibst zu viel im Geist, „erstarrt“; du gestehst dir nicht zu, *wirklich* zu leben. Infolgedessen können Gefühle und Wünsche, festgehaltene Emotionen zu gären beginnen, und dein Blick kann düster werden: weil das Licht, das du anstrebst nun einmal außerhalb von dir, außerhalb des echten Lebens liegt und du das leuchtende Lebenswasser in deinem Körper, in deinem Wesen verkennst!

Eine Aufforderung – genau wie bei der Zwiebel[23] - *zurückgehaltene Energien nach*

[22] Lies über die Symbolik des Kürbis in *Das Füllhorn - Psychologische Symbolsprache der Nahrungsmittel* nach.

[23] Lies über die Symbolik der Zwiebel in *Das Füllhorn - Psychologische Symbolsprache der Nahrungsmittel* nach.

außen zu katapultieren, möglichst nach einer Phase, wo du dich nach innen kehrst, um dir dort deines Reichtums an Schätzen, deines menschlichen Seinsinhaltes <u>überaus</u> bewusst zu werden. Du bläst jetzt alles nach außen, alle unterdrückten Energien und Gefühle, alles, was schon so lange in dir gespeichert brach lag; du erwachst zum Leben, wie ein strömender, sprühender Brunnen, der in einen langen Schlaf versunken war. Du gehst auf eine spontane(!), ehrliche Weise nach außen; du bremst dich nicht mehr!

Alles, was sich in dir angehäuft hatte, kommt jetzt in eine fließende Strom-Bewegung; der Überschuss wird abgeführt; Knötchen schwellen durch diese freie Durchströmung, durch diesen *freien Durchlass* ab; deine Gedanken halten nichts mehr zurück; keine einzige Überzeugung, die dich „bremst", darf noch bestehen bleiben; und alle Gewebe deines Körpers nehmen jetzt freudig an DEINER Teilnahme am ECHTEN Leben *IN deinem Körper, in der irdischen Natur* Anteil! *Du häufst nichts mehr an;* du speicherst nichts mehr; du lässt alles los; du gibst deinen inneren Emotionen und deiner Schöpfungskraft freien Durchgang. Du ergreifst oder begehrst nicht länger..., auch nicht das in deinen Augen so genannte Allerperfekteste, sowohl was Menschen, Beziehungen betrifft, als auch bei Dingen, Arbeit, Hobbys usw. ... Du strebst nicht mehr „dieses oder jenes" an..., sondern du *„bist"* auf dynamische Weise du selbst! Du schwebst nicht länger in nicht existenten, erhabenen, scheinschönen Orten und Gedanken, in einem Licht außerhalb von dir oder über dir, sondern du entdeckst die ewig leuchtende Flamme in dir selbst. Du lässt die Dinge, den Menschen und auch dich selbst „sein", vollkommen, so dass du auch nicht länger frustriert umherläufst.

Ur-Energien werden jetzt in bewusste, schöpferische Handlungen transformiert, in ein aktives MACHEN, ein realistisches Erleben deiner selbst. Sexualitätsenergien werden lediglich von Liebe genährt und gesteuert, nicht von Begierde; keine Rede mehr von Anstauung und Anhäufung von Energien und Gefühlen. Du lässt den Fluss in deinem Wesen frei strömen!

Kernlösung

Jetzt weißt du, dass du du selbst sein darfst, so, wie du bist, dass du kein „Ideal" anstreben musst, das deinen Überzeugungen oder deinem Geistesbild entspricht (inneres oder äußeres Idealbild, jedoch in jeder Beziehung Schön-Todes-Bild)[24]. Du kommst zu Entspannung, nachdem du das alles losgelassen hast. Du lässt zu, dass Gefühle frei fließen! Du genießt dieses schnell und freudig strömende Lebenswasser in dir, froh und optimistisch sprudelnd und nicht von einer gebieterischen Stimme zurückgehalten, die ein Idealbild erschaffen wollte, ja, die alles lahm legen würde... Du denkst nicht mehr so viel: DU GESTEHST DIR ZU, FREI HERAUS nach Seele und Körper du selbst zu sein! Das wahre Leben durchspült und reinigt dich, und du gibst dich dieser Lebensströmung in dir hin, während du dennoch auf meisterhafte Weise der Kapitän deines Schiffes bleibst; weich mit der Bewegung des Wassers mitgehend lotst du dein Boot an den Ufern entlang, voller Freude über so viel herrliche Naturschönheit in dir und um dich herum.

Du nimmst das Leben, wie es kommt... und dennoch als „Meister", dankbar für das, was da ist und in dem Wissen, dass Genesung und alles Schöne deinen Weg kreuzen wird... Du verlierst dich nie mehr in unechten Sphären. Du bringst dich tatkräftig zu wahrhaftigem Leben! Die strudelnde Wasserströmung fließt durch deine Körperfasern, und du gestehst dir zu, spontan, aus deinem Herzen, aus deinen Gefühlen heraus du selbst zu SEIN!! Starke Dynamik ist hier gefragt!

---

[24] Lies hierzu mehr im ersten Teil des vorliegenden Werkes, im Kapitel *Essen, Essprobleme, Nahrung... Dick oder Dünn...* und in *Das Füllhorn - Psychologische Symbolsprache der Nahrungsmittel* nach.

M

DER MAGEN

Psychologische Übereinstimmung und Erkrankungen, allgemein

Kernursache und Kernlösung

Deine Gefühle in ihrer Fülle akzeptieren und sie spüren, der Mond im Licht deiner Sonne.
Dich ruhig und sicher fühlen, vertraut in deinem Sonnenzentrum, in deinem tiefsten Selbst.
Nervöse Ängste liegen Magenbeschwerden zugrunde: Du vertraust zu wenig auf dein tiefstes Selbst; ängstlich hältst du Erfahrungen fest, emotional und in Gedanken.
Wie ein übertrieben stark greifender Krebs versuchst du alles zu umfassen, aber du kannst es nur schwer verarbeiten. Es liegt dir im Magen. Schockierende Ereignisse können dir wie ein Stein im Magen liegen.

Der Magen symbolisiert folglich auch das emotionale Verarbeitungszentrum: Wie gehst du mit neuen Informationen, mit neuen Eindrücken um?
Die Fähigkeit eines Menschen, sich psychisch weiter hochzuarbeiten, zu stärkerer Harmonie hin zu wachsen, indem er gespeicherte, unbewusste Informationen verarbeitet, die über die Konfrontation mit der Außenwelt und Selbstbesinnung in Bewusstsein umgesetzt werden. Vom Schatten zum Sonnenlicht: Bewusstwerdungsprozess. Wir nehmen Nahrung in den Magen auf, wie wir neue Informationen in unseren Gehirncomputer eingeben. Verarbeitung bringt verbesserte Programmierungen:
Wir korrigieren uns im Entwicklungsprozess in dem Maße immer weiter, wie wir neue Einsichten gewinnen. Ein Symbol für emotionale Verarbeitung, aber auch für eine Verdauung über die Gedanken: Bleibt alles in deinem Kopf in einem nervösen Gespinst hängen; kannst du gewisse Dinge einfach nicht aus deinen Gedanken verbannen, hast du bestimmte Geschehnisse aus der Vergangenheit immer wieder vor Augen, liegt dir etwas „Unverdauliches" im Magen?

Weigerst du dich, noch länger zu akzeptieren, zu schlucken, was man dir gibt, und spuckst du es förmlich aus? Ist dir alles zu viel, bist du den neuen Gegebenheiten nicht gewachsen: Stößt du sie ab, erbrichst du dich?

Der Magen weist auf das verborgene Gefühlsleben hin, das Vogel Strauß-Dasein: Verdrängst du bestimmte Dinge ängstlich in unbewusste Regionen, verschließt du die Augen vor gewissen Problemen, aber nagt es weiterhin an dir? Du schluckst, aber du schweigst.

Gerechtigkeit und Gewissen finden u. a. dort ihren Ursprung: Warum verdaust du nicht; nimmst du dir etwas übel, fühlst du dich schuldig, ekelt dich deine eigene Zerrissenheit an? Es ist von überaus großer Wichtigkeit, dass dein Leben nicht von einem geheimen, düsteren Gefühlsleben niedergedrückt wird: Hole es vollständig nach oben, und sieh dir deine Emotionen, deine Probleme und tiefen Ängste sehr Bewusst an; konfrontiere dich damit, und verarbeite. Verdränge deine Gefühle nicht länger! Hast du Angst davor, dich selbst zu sehen, hältst du dich ängstlich zugedrückt? Stachelst du dich fortwährend auf, viel-

leicht für jemand anderen, weil du so unsicher bist? Brummt dein Kopf vor Nervosität, vor schwarzen Gedanken?
Klebe nicht daran fest: Befreie dich von Ballast. Niemand kann dich aufhetzen, nur du selbst.
Komme in dir zur Ruhe, und vertraue auf deine innere Weisheit, deine Intuition: Lasse dein Gehirn nicht wie verrückt endlos im Gegrübel kreisen. Lediglich dieses grenzenlose Vertrauen auf dein tiefstes göttliches Selbst wird dich von den Ängsten erlösen. Ein sicheres Gefühl, Ruhe und Freude.
Gewinne aus einem klaren Denken heraus einen deutlichen Überblick, und lasse los, was an dir nagt: Traue dich, deine aggressiven Kräfte entschlossen auszuleben, gestalte selbstbewusst deinen Lebensweg.

Komme aus deinem Versteck hervor! Sprich! Ehrlich zu dir, zu den anderen; dich ehrlich für deine Meinung und deine Gefühle stark machen!

Magenblutung

Kernursache

Aggressive Emotionen und wütende, scharfe Gedanken schlagen nach innen, werden nicht ausgesprochen, sondern strömen mit einer überwältigenden Bedrohlichkeit in dich hinein.
Diese gefährliche, innerliche, dich selbst vernichtende Aggression hat ihre tiefste Ursache in der Angst. Todesangst.

Du verbirgst dich, zeigst nicht deine Seele, deine dicke Haut ist jedoch lediglich Tarnung: Im Grunde genommen fühlst du dich so verletzt, ängstlich, klein, unterdrückt, wie ein wehrloses Opfer des Schicksals oder einer dominanten Autorität, wogegen du jetzt revoltierst.

Unbeirrbar in deinem Urteil, starrköpfig an deinen scharfen Vorstellungen festhaltend, mit einer mörderischen Emotionalität, einem stark aggressiven Widerstand. Zwanghaft, es hält dich fest oder besser gesagt: Du weigerst dich, zu verarbeiten, loszulassen.
Aber anstatt das Schwert nach außen zu stoßen, schweigst du lieber und stichst dich selbst…

Kernlösung

Du bist nicht Spielball des Schicksals, du meinst, ein Opfer von Situationen zu sein, die du jedoch selbst unbewusst in deinem Leben hervorgerufen hast! Krieche ruhig und sicher in dein Nest, schließe Frieden mit dir. Vertraue auf diese sichere, urstarke Basis deines inneren Selbst. Werde nicht auf andere wütend, weil du aus deinem Leben bisher nicht das gemacht hast, was du wolltest: Komme zu einem klaren Einblick in deinen Inhalt, in deine Emotionen, und ordne deine Gedanken. Suche bei dir selbst nach der Ursache, und verändere dein Leben! Beginne selbstsicher, mit Ruhe und Kraft, dein Leben in die Hand zu nehmen. Komme in Liebe zu dir, so dass Ängste dich nicht mehr daran hindern, deine brennenden, kreativen, aggressiven Energien in Aktion, Taten, in die Veräußerlichung deiner Möglichkeiten umzusetzen.
Projiziere nicht auf andere, springe von dem Platz auf, wo es dir zu warm wird, und baue dein Leben stolz aus. Eine geschmeidige Wendigkeit, ein Offensein für Verständnis, Milderung.

Starkes Brennen im Magen

Kernursache

Unterdrückte Aggression; du kannst nicht wirklich du selbst sein, eine ängstliche Nervosität, du siehst gewisse Dinge zu schwarz.
Anstatt dich aus einem inneren Gefühlskonflikt zu befreien, bleibst du eher passiv, du kommst nicht zu tatsächlicher, aktiver Verarbeitung, du traust dich nicht, *wirklich* durchzubrechen oder dich für dich stark zu machen, du bist traurig und wütend; starke Energien, die von deinem tiefsten Selbst aus, aus deinen wahren Sehnsüchten und deiner natürlichen Art heraus durchkommen möchten…, werden unterdrückt! Du bleibst stecken, gehst nicht *wirklich* weiter;

du bist emsig mit Belanglosigkeiten, Oberflächlichkeiten, mit den Sorgen von morgen, mit materiellen Sorgen beschäftigt; du denkst und grübelst oder betest..., du käust fortwährend wieder, trittst auf der Stelle, anstatt in Ruhe zu verarbeiten, Vergangenheit und Zukunft loszulassen und Jetzt entschlossen weiterzugehen, eine Entscheidung zu fällen und auf deine Intuition zu vertrauen.

Eine nervöse Unruhe belagert dein Gehirn: Du fühlst dich frustriert, weil du nicht wirklich von deinem eigenen Kraftzentrum aus lebst! Du hältst dich zurück, lebst zu mechanisch oder nicht wirklich natürlich; du blockierst dich innerhalb einer Etikette oder einer erstickenden Struktur.

Du rechnest häufig schon mit dem Schlimmsten, machst dir Sorgen um nichts, aus Unsicherheit und Angst bist du wie wild geworden. Du flüchtest eher vor einem Problem, als es zu lösen.

Kernlösung

Höre mehr auf deine Natur, auf deine Wünsche; befreie dich von emotionalen Spannungen. Machen anstatt Denken und Grübeln. Deine Probleme entschlossen angehen und verarbeiten. Spüre die warme Sicherheit in dir; komme näher zu deinem Körper, und genieße das Sinnliche. Entspanne dich, komme in deinem tiefsten Selbst zur Ruhe, und gebe dich im Vertrauen dieser sicheren Basis hin. Sieh dir deine Gefühle von einem gewissen Abstand aus an, und verjage diese „Geister" nutzloser Angst. Lasse Gefühle frei strömen; hege kein Misstrauen, und traue dich, dich stolz und offen zu manifestieren. Optimismus, Freude, Ruhe, Idealismus.

Siehe ggf. auch *Gastro-ösophagealer Reflux; verursacht *Sodbrennen hinter dem Brustbein

Magenschleimhautentzündung

Gastritis

Kernursache

Du glaubst nicht im geringsten, auf einer sicheren Basis zu stehen: zusammengekauert wie ein kleines, unsicheres, paranoides Kind. Ängstlich..., was wird noch alles passieren? Du bist nahezu ausschließlich Kopf: Du denkst, grübelst, du flüchtest förmlich vor dem Boden; du klammerst dich ängstlich an eine Reihe von Dingen in deinem Leben, wie ein scheuer Hund auf dem Dach eines Hauses, das jeden Moment einstürzen kann.

Du traust dich kaum, auf eigenen Füßen zu stehen und weiterzugehen, du wagst es nahezu nicht, deine Hände nach etwas Neuem auszustrecken; misstrauisch, auf der Hut. Du machst dich auf das Schlimmste gefasst; du staust eine ganze Menge Anspannung und Emotionen an! Gefühl äußerster Schutzlosigkeit, Unsicherheit.

Kernlösung

Negative Lebensumstände überfallen dich nicht: Mit negativen Erwartungen an die Zukunft wirst du in der Tat eine traurige Realität schaffen. Ändere deine Erwartungen! Gleichgewicht zwischen Himmel und Erde: *Zunächst* für eine sichere Zu-Hause-Basis in deinem irdischen Dasein sorgen, ein Entdecken deines tiefsten Selbst, deiner urstarken Basis. Aus diesen soliden Wurzeln heraus kann dein Leben wachsen und vermagst du in Gedanken eine Struktur zu „bauen", die von innen heraus errichtet wird. Belaste deinen Kopf nicht zu sehr mit sorgenvollem Grübeln, du bist sicher in dir! Bringe deine Emotionen zum Ausdruck, und verarbeite sie; klammere dich nicht länger fest, und öffne dich vollkommen, befreie dich aus diesem selbst gesponnenen Netz.

Magengeschwür

Kernursache

Nervöse, ängstliche Unsicherheit. Emotional zugeschnürt; du fühlst dich „gefangen".

Um anderen zu Diensten zu sein, um „gut" zu wirken – denn du fühlst dich so unsicher in dir, dass du bei anderen nach Geborgenheit suchst – bist du nicht vollkommen geradeheraus, spielst du vielleicht eine

Rolle, nickst du brav mit „ja" ab, obwohl deine Gedanken „nein" sagen. Innerlich glühst du möglicherweise vor Aggression, Rachsucht oder bist du dabei, Pläne zu schmieden, um dich aus einer bestimmten Situation, die dir missfällt, zu retten, was von deinen Freunden als feige charakterisiert werden kann, aber du bist lediglich wie ein armes Wiesel, das heimlich das Hasenpanier ergreift, so dass keiner es sieht: Angst verfolgt dich immerzu.

Wenn du nicht flüchten kannst, nagt alles an dir, in deinem Magen: Es „frisst" dich auf, macht dich kaputt. Manchmal gehst du einen Schritt weiter..., dann bleibst du wieder stehen..., du hast Angst, wirklich weiterzugehen: Du unterdrückst vielfach deine aggressive Tatkraft, aber unterdessen würdest du die Dinge gerne forcieren, aus Ohnmacht, um dennoch weiter vorwärtsgehen zu können.

Mangel an Selbstvertrauen, Zweifel am eigenen Wert, wodurch eine Abhängigkeit von anderen entsteht: In Beziehungen wirst du schweigen und schlucken, wo du besser die Wahrheit sagen würdest, aber du traust dich nicht..., in erster Linie eine Unehrlichkeit dir selbst gegenüber. Versteckst du dich vor dir; bist du nicht mit deiner wahren Art zufrieden, oder findest du dich schlecht, minderwertig?

Kernlösung

Fühle dich unter deinem Dach geborgen, nicht unter dem von *anderen:* Komme zu deinem sicheren, tiefsten Selbst nach Hause. Sage offen und ehrlich, was du zu sagen hast, lasse die angestauten Energien los, fühle deine eigene starke Kraft, und lasse deine Gefühle weich fließen; habe keine Angst vor deinen aggressiven Kräften, vor deiner Wut.

Sprich frei heraus, ohne Angst, traue dich, zu leben, ohne Blockaden zu errichten, setze Frustrationen in aktive Selbstverwirklichung um: Erst dann wirst du Ruhe und Entspannung empfinden, nicht indem du dich versteckst. Wage es, du selbst zu sein und dich so zu zeigen, wie du wirklich bist: Du brauchst nicht die geringste Erwartung anderer zu erfüllen, sondern lediglich ehrlich und treu deiner spezifischen Natur gegenüber zu sein.

In vielen Fällen spricht man von einem „Magengeschwür", obwohl es sich eigentlich um ein Geschwür des Zwölffingerdarms handelt. Ihr Arzt kann Ihnen sagen, worum es sich handelt.

Magenkrämpfe

Kernursache

Angst, krampfhafte emotionale Anspannung; eine Abwesenheit deines starken Bewussten Ichs: Du bekommst dich nicht in den Griff, du hast keinen klaren Blick für das, was sich in deiner näheren Umgebung abspielt; verschwommene, schwarze Gedanken, die auf nichts einen festen Zugriff bekommen.

Ein Gefühl äußerster Unsicherheit, so, als hätte es dich in ein dunkles Vakuum verschlagen.

Ein verlorenes Gefühl in einem Meer tiefer Emotionen; ein tatenloses Abwarten, passiv.

Kernlösung

Fühle dich sicher im Haus deines tiefsten Selbst; baue dein Leben auf entschlossene, aktive Weise auf, ohne Zweifel. Bringe dich wieder ins Gleichgewicht, indem du dich ruhig und entspannt deinem Selbst anvertraust. Hebe dich höher empor, nichts kann dich „zunichte machen": Deine Ängste erfordern eine Rückbesinnung auf dich, eine Anerkennung deines tiefsten Selbst. Vertrauen vertreibt Ängste: Gestalte selbst dein Leben, warte nicht ab. Korrigiere dein Leben dort, wo es heilsam für dich ist. Eine starke Struktur, klare Gedanken, ein entspanntes Vertrauen.

Magenkrebs

siehe auch Krebs, allgemein

Kernursache

Immerzu beschäftigen dich düstere, schwere Gedanken; emotionale Lasten, Angst.

Du gibst es auf, du weigerst dich, *wirklich* zu leben, du läufst vor der Verantwortung weg, du flüchtest, der „geistige“, unbewusste Anteil nimmt jetzt stark zu: Du willst weg, du lässt dich hängen.

Ein Nein zum Leben, aber auch zu deinem Eigenwert; du hast wahrscheinlich viele Ambitionen gehegt und Wünsche an das Leben gerichtet, aber du hast das Gefühl, dass es vorbei ist, dass du nichts erreichen konntest..., du würdest alles eher deinem Partner oder jemand anderem vorwerfen, beziehungsweise den Lebensumständen zuschreiben! Im Grunde genommen bist du schon lange vor dir selbst auf der Flucht; du hast andere gefühlsmäßig in dich eindringen lassen, hast Emotionen aufgesaugt, du warst vollkommen offen, um Gefühle in dich aufzunehmen.

Durch deine schwarzen Gedanken, deine Ängste und die unbewusste Weigerung, dein Leben selbst zu gestalten, hast du dich von Menschen und Dingen abhängig gemacht, wodurch du später ein frustriertes Leben geführt hast und wiederum schwarze Geschehnisse zu dir geholt hast.

Kernlösung

Liebe und Wärme zu dir werden kalte Ängste vertreiben: Erwarte nicht von anderen, heiße zunächst dich selbst Willkommen. Erdung. Mit beiden Füßen feste auf dem Boden, dich mit einem stolzen Selbstbewusstsein deiner Emotionen bemächtigen.

Lasse alles von dir abfließen, und beginne ein neues Leben; mache anderen keine Vorwürfe, weil du dich bislang nicht getraut hast, *selbst* die Verantwortung für dein Leben zu übernehmen. Lasse alles und jeden los, was dich im Griff hat, und komme jetzt *selbst* über Wasser: Traue dich, zu leben! Fühle dich gut und sicher in deinem tiefsten Selbst. Wenn deine Erwartungen an das Leben positiv sind, wird Freude nicht auf sich warten lassen. Ändere deine Lebenshaltung und Lebensüberzeugungen radikal, und gib dir eine neue Chance.

Freude, Frieden, Glaube an dich, Entspannung und eine Sehnsucht nach dem Leben selbst pumpen heilende Energien aus deinem tiefsten Selbst in deinen Körper hinein. Halte dich nicht länger im Verborgenen!

*(Siehe weiter Rubrik: Der *Magen, Erkrankungen, allgemein.)*

Zwerchfellbruch

durch einen Defekt im Zwerchfell liegt ein Teil des Magens in der Brusthöhle statt in der Bauchhöhle; manchmal verursacht dies Reflux

Kernursache

Innere Anspannung. Du flüchtest aus der Realität, du bist nicht wirklich hier-und-jetzt präsent; du lebst nur noch in Gedanken, in Einbildung und Traumbildern. Du befindest dich auf einer Insel, mit dir allein.

Du hältst weiterhin an der Vergangenheit, an emotionalen Erinnerungen fest und schaust voller Angst in die Zukunft. Im Grunde genommen empfindest du dich und das Leben als zu leer, zu leblos, zu kalt. Du flüchtest in dich, in deine Gedanken, wodurch du den wirklichen Kontakt zur Realität verlierst. Du siehst die Dinge nicht mehr so, wie sie wirklich sind; du vermagst Paranoia oder Geistesphantasien zu erzeugen.
Du verbirgst deine Emotionen tief in dir selbst oder versuchst, sie zu kaschieren, so zu tun, als seien sie nicht vorhanden. Introvertierte leblose Sphären.

Gesunde, natürliche, emotionale Durchströmungen werden blockiert. Du lebst zu stark im Geist, ängstlich, grübelnd, nervös und düster; du verlierst den Kontakt zu dir selbst, zu deinem Körper; du wagst es nicht, deiner Natur zu vertrauen. Du blähst bestimmte Dinge auf, du traust dich nicht, in deinem Leben eine bestimmte Richtung anzusteuern. Du lässt dich von unterschwelligen Emotionen leiten; der Kapitän des Schiffes scheint weit über den Meeren zu segeln.

Kernlösung

Flüchte nicht: Konfrontiere dich mit deinen tiefsten Emotionen. Nimm an dir selbst

Anteil, und erwärme dich mit Liebe. Werde dir deines Wertes bewusst, und lasse Energien frei durchströmen; sperre dich nicht in dir ein, gib deinen Gefühlen freien Durchlass. Höre auf dein Gefühl, auf deine Intuition: Breche nicht mit deiner Natur, mit dem Schönsten in dir. Breche nicht mit dem Leben, sondern befreie dich von Ängsten und Wahnvorstellungen.

Offenheit, ehrliche Kommunikation mit anderen; suche weiter deinen Weg, lasse im Vertrauen die Vergangenheit los. Bringe dich ins helle Tageslicht, und du wirst sehen, dass das, wovor du die Flucht ergreifst, dir im Grunde genommen auf einem neuen Weg weiterhilft, wenn du nur offen dafür bist.

Ruhe und Entspannung in dir; die Erfüllung, die Freude darüber, einfach du selbst zu sein.

Öffne dich: Im Loslassen des Alten, im Anhören des Neuen; blockiere dich nicht länger. Ein weicher Durchgang für Gefühle und Lebensenergien.

MAGEN-DARM-ENTZÜNDUNG

Gastroenteritis

Mögliche Symptome: Durchfall, Übelkeit, Erbrechen, Fieber, Muskelschmerzen u.a.

Kernursache

Aus Angst und Unsicherheit bist du vor dir selbst auf der Flucht; du folgst nicht den spontanen Leitlinien aus deinem Selbst heraus. Du wirst eher nach Gesetzen und Normen leben, die dir durch eine Autorität oder eine gesellschaftliche Struktur auferlegt werden; durch deine innere Unsicherheit neigst du schon einmal dazu, dein äußerliches Ego zu stark hochhalten zu wollen, dich sogar zu forcieren, um außerhalb von dir dennoch Bestätigung oder Wertschätzung zu finden.

Du lebst zu sehr nach Strukturen, der Form entsprechend: Deine Gefühlswelt darf nicht frei durchströmen. „Das muss so sein, das gehört sich so…“. Auch in deinem Gedankenleben herrscht eine Anspannung. Dein eigenes tieferes Wesen kann nicht ausgelebt werden, dadurch kehren sich unterdrückte Energien auf destruktive Weise nach innen. Du kannst und darfst nicht *wirklich* leben.

Du fühlst Trauer und Schmerzen, du bist verletzt und traust dich nicht, deine eigene Macht und Autonomie vollkommen anzuerkennen beziehungsweise sie zu erleben; du würdest dich von einer Autorität, die so genannt über dir steht, verletzen lassen; aus der Angst heraus, von anderen nicht geliebt oder anerkannt zu werden, kannst du in dieser Sache zu weit gehen, könntest du zu viele Zugeständnisse machen. Du bist deiner eigenen Natur nicht treu; du folgst den Gesetzen der Außenwelt.

Es wird dir zu viel; du bist dem nicht mehr gewachsen…: Dein tiefstes Selbst bittet jetzt um Anerkennung!

Kernlösung

Fliehe nicht vor deinem Ich: Traue dich, lockerer aufzumachen und wirklich zu Leben! Habe keine Angst: Du bist gut, so wie du bist, akzeptiere dich selbst, stehe ehrlich zu deiner wahren Art. Erwarte keine Akzeptanz von der Außenwelt, demonstriere kein „falsches Selbst“. Die Außenstruktur darf keine auferlegte Tarnung sein: Deine Struktur wird sich nach dem energetischen Aufblühen deiner natürlichen Art, deines Inhaltes von selbst aufbauen. Vertraue auf diese tiefen Kräfte in dir, und lasse sie frei durchkommen.

Dein Schein-Ich ekelt dich geradezu an: Komme jetzt nah zu dir, und wage es, dich zu befreien, in voller Offenheit zu leben, sei nicht länger hart gegen dich selbst. Wenn du dich auf diese Weise liebst, wirst du automatisch die Menschen anziehen, die dir einen ebenso reichen Inhalt zu bieten haben. Dieser ehrliche Kontakt zu deinem Selbst vertreibt Ängste und Unsicherheiten: Lasse deinen persönlichen Durchbruch zu.

MAGNESIUM (Mg)

Mangel, unzureichende Assimilierung von

Kernursache

Angst, ein niederschmetterndes, erstickendes Gefühl: Du lebst nicht selbstbewusst von deinem eigenen Sonnenzentrum aus. Du würdest dich eher an andere Autoritäten klammern (z.B. Kinder an ihre Eltern), aber du fühlst dich wie ein Hund, dessen Kehle zu stark von seinem Herrchen zugezogen wird.

Du fühlst dich ergriffen, in der Falle. Du sehnst dich nach Raum für dich selbst; weil du nicht wirklich aus deinem tiefsten Selbst heraus lebst, fürchtest du, dass das, worauf deine Existenz gebaut ist, in sich zusammenfallen könnte.

Todesängste; viele Ängste und Emotionen gären in dir, du blähst dich auf, dadurch dass du alles in dich hineinsaugst und zu dir hin ziehst, aber es erstickt dich. Dein Herz zieht sich schmerzhaft zu, weil du dir zu wenig Liebe schenkst, weil du den Tod mit dir herumträgst, anstatt dich voller Freude dem Leben hinzugeben.

Du staust deine emotionalen Probleme an; du lebst in ängstlicher „Erwartung"...; ein angespanntes Festhalten, ein emotionaler Widerstand gegen den / die oder das, was dich auch verletzen wird; du empfindest das Leben als ein unwägbares Märchen, das schlecht enden kann und worauf du keinen erheblichen Einfluss hast; du traust dich nicht einmal, auf eigenen Füßen zu stehen, so unsicher fühlst du dich.
Du lebst zu sehr „unter" einer Autorität oder anderen „zu Diensten": Dein tiefstes Selbst reagiert darauf und schreit nach einem eigenen freien Dasein!

Deine schönen Energien, deine kreativen Möglichkeiten werden unterdrückt; du lebst zu unecht; das Sonnenlicht anderer vermag dich zu verbrennen, weil du dich selbst nicht als Zentrum anerkennst.

Kernlösung

Spüre deine Kraft, konzentriere dich Bewusst auf deinen Körper, balle deine Energien zusammen, und werde dieser starke, liebevolle AUSSTRAHLENDE Mensch! Anstatt alles ängstlich in dir gären zu lassen. Reiße dich los, aus diesem Griff, der dich einengt, aus der Hand, die dich schlägt, indem du dich aus deinen Gefühlen von Ohnmacht oder Minderwertigkeit befreist, indem du dir deines eigenen urstarken Selbst, deiner sicheren Basis bewusst wirst. Baue deine Existenz von deinem persönlichen Sonnenzentrum aus mit Ruhe und Freude aus, und zweifle nicht länger an deinem Wert, an deinen Möglichkeiten, dein Leben von deinen Wünschen ausgehend *selbst* zu erschaffen.

Unterdrücke nicht länger diese zusammengeballten Energien: Setze sie in Aktion um, traue dich, zu *leben!* Vertraue auf diese göttliche Schöpfungskraft, die Liebe in dir, *lasse* dich nicht leben. Wage es, zu *fühlen,* zu genießen, das Schöne zu hegen; eine warme Erde unter der Sonne.

MALARIA

Kernursache

Du erlebst dich als ein „Opfer", das in diesem Leben einen harten Kreuzweg gehen muss, dem es nicht entkommen kann. Zu viel „Geist", zu wenig „irdische" Freude.

Du fühlst dich verzweifelt in einer erdrückenden Situation gefangen: Du würdest dich gerne losreißen, befreien; du suchst nach Lösungen, jedoch vergebens.

Du betrachtest alles düster, von unten aus, als kleiner Mensch, der nicht daran glaubt, dass wir unsere Lebensumstände über unsere negativen (unbewussten) Erwartungen *selbst* hervorrufen. Du glaubst an das Schicksal, du denkst, dass der Tod, die Mücke und das Unglück „einfach so" zubeißen können. Du verwurzelst dich im Tod; du lebst nicht wirklich von deinem bewussten ICH-Zentrum aus.

Streckst du deinen Nacken hoch hinauf, so dass dein Kopf in eine weiße Geistessphäre aufgenommen wird? Suchst du dein Heil in den himmlischen Sphären, außerhalb der irdischen Dimensionen? Warum dich so hoch über die Erde erstrecken? Warum deinen Nacken so hoch aufblähen, von der Erde weg? Versuchst du, zu flüchten? Willst du nicht länger hier sein? Was hast du dort zu suchen, im himmlischen Nichts-Sein, im Aufgehen, in der Auflösung deines ICHS? Diese Rauschsphäre, diese Art von „Seligkeit“ hat nichts mit dem *echten* irdischen Glücksgefühl zu tun, diesem reinen Freudegefühl, wenn du am wahren Leben auf Erden „teilhaben“ würdest.

Die Zeit? Spielt für dich keine Rolle. Es ist dir eigentlich alles gleichgültig. Du scheinst das irdische Dasein in gewissem Sinne zu verachten, auch wenn dies unbewusst geschieht. Du zählst dich nicht wirklich zu den irdischen Bewohnern, auf die Weise löst du dich bereits. Du zuckst schlussendlich bei allem, was auf Erden blüht, wächst und gedeiht, nur noch mit den Schultern. Möglicherweise ist dir alles zu viel gewesen; du reist ab und lässt zurück... Du glaubst zwar an einen Himmel oder eine Traumwelt außerhalb der Erde, an Flucht- und Rauschsphären, aber nicht an das wahre Glück auf unserem irdischen Boden.

Kernlösung

Betrachte alles von oben-aus: mit deinem Selbstbewusstsein, von einem stark konzentrierten Zentrum in dir aus. Werde dir deiner schöpferischen Möglichkeiten bewusst, sei dir darüber im Klaren, wie du durch deine unbewussten Überzeugungen eine Negativität, ja auch den Tod in dein Leben programmierst und zu dir holst. Erkenne deine Göttlichkeit an, komme in dir zu Liebe: Diese Ruhe, dieses Gleichgewicht, deine Sanftheit bedeuten Immunität (siehe Rubrik *Infektionen). Erlebe die Freude im Irdischen, das Natürliche, das Sinnliche unter der Autorität eines stolzen Selbst.

Sei ehrlich zu dir, und bleibe deiner Natur treu: Lasse dich nicht leben, weder durch andere, noch dadurch, dass du selbst „unpersönlich“ lebst. Nimm den ganzen Raum deines Seins ein.

Verschenke dich nicht an den „Geist“: Komme in dich selbst herab, als Bewusstes ICH! Sieh dir einmal genau, sehr genau, das Prachtvolle auf Erden an. Erforsche, wie unter einem Mikroskop, das Faszinierende des Lebens. Nimm die Materie – das Konkrete – genau und gründlich, sinnlich-präsent wahr: Wie wunderbar das Leben im Grunde in sich beschaffen ist! Die Dankbarkeit für Wachstum und Evolution, für einen sich unaufhörlich entwickelnden Lebensweg aller Tiere, Pflanzen, Menschen, Mineralien. Schön ist das Leben hier auf Erden. Ja, hier: das irdische Paradies. Nicht anderswo: Rede dir diesen Schein nicht ein. Entdecke wahre Freude; steige herab, gehe in dich, in deinen Körper. Sei Bestandteil der Natur, und lasse dich aus deinem Herzen heraus mit beiden Füßen auf der Erde in Freude nieder! Entfliehe nicht in Welten von Schein und Rausch, sondern entdecke die Natur wahrer Freude! Aus dieser Wertschätzung und Anerkennung der Pracht des irdischen Lebens wirst du bessere Lebensumstände zu dir holen!

●

Bewusstwerdung ist gefragt.

Die Erwartungen und Überzeugungen (womit du unbewusst geboren bist) in Bezug auf dich und das irdische Leben holen Situationen zu dir, die dir gerade *von* diesen Erwartungen einen Spiegel vorhalten... So sei nicht wütend oder traurig wegen bestimmter Lebensumstände auf Erden, die dir überhaupt nicht gefallen, du hast sie UNBEWUSST zu dir hin geholt. *Sieh dir jetzt also KONKRET an, wie du deine Überzeugungen in Bezug auf das Leben auf Erden verändern kannst und infolgedessen in Wirklichkeit Situationen hervorrufen (und in Angriff nehmen) wirst, die dein ganzes Leben verändern können.* Du bestimmst deine Wirklichkeit, du erschaffst dein Leben.

Drehe, wenn es sein muss, den Schlüssel deiner Erwartungen und Lebensvision um 180 Grad um; glaube daran, und du wirst sehen, wie sich unerwartete Ereignisse ergeben können; wie du, zusammen mit anderen, einen neuen Weg findest, einen neuen Ausbau auf Erden bewegst und neue Situationen zu dir holst. Du hast *wohl* etwas zu deinem Leben zu sagen, und auch dein Leben kann glücklich sein, echtirdisch und herrlich, *wenn du zunächst deine Basis-Überzeugungen „in Bezug auf das irdische Leben und dich selbst" veränderst.* Die Dinge nüchtern betrachtend, mit beiden Füßen auf dem Boden. ICH-der-Mensch, an seinen Wert glaubend und an die Möglichkeit, durch Veränderung der Sichtweise und Überzeugungen neue Lebensumstände schaffen zu können.
Gesunde, strukturelle Denk-Muster und eine konkrete Herangehensweise, in welch geringem Umfang auch immer, bedeuten den Anfang eines neuen Weges. Zumindest, wenn sie vom Glauben getragen werden, von einem „Wissen", dass sich alles zum Guten wenden wird. Individuell und innerhalb einer Gruppe: Das ist immens wichtig.

Lies auch die Rubrik *Mückenstiche nach.

MANGAN (Mn)

Mangel, unzureichende Assimilierung von

Kernursache

Innerer Zwiespalt: Dein Geistesbewusstsein scheint vor deinem physischen Körper wegzulaufen. Du würdest gerne vor dir selbst weglaufen: Du fühlst dich so gefangen!
Angst, „ich will nicht", eine Weigerung, vor allem in Bezug auf die Liebe.

Du fühlst dich gefühlsmäßig so schwach, du erlebst dich als einen unfähigen Menschen, der von seinen natürlichen Kräften, von seinem Körper, seinen Instinkten, von den irdischen Kontakten abgeschnitten ist. Möglicherweise hast du Angst vor sexuellen Kontakten, vor körperlichen Zärtlichkeiten.

Es ist, als würde ein großes, mächtiges Auge dir immerzu verbieten, einen liebevollen Austausch mit einem Partner einzugehen. Mars und Venus getrennt. Ein innerer Zweikampf, vielleicht ein Weglaufen vor einem Partner, aber im Grunde genommen geht es um die Unfähigkeit, zu einer Einheit in dir selbst zu kommen: Du stößt das Intuitive, das Gefühlserleben, das irdische Genießen von dir ab! Lebst du als Image, künstlich?

Du willst *fort!* Du bist gegen dich selbst allergisch: Findest du dich so schlecht, hat man dir beigebracht, dass alles, was mit Körperlichkeit zu tun hat, zu meiden sei? Oder bist du innerlich und äußerlich so unzufrieden mit dir?
Warum so vor dem Leben flüchten? Du würdest sogar vor dem „Einfluss" deines eigenen „Gehirns", vor deinen eigenen Gedanken weglaufen: Du strebst es nicht einmal an, deinem inneren Gefühlskern, den du als so schlecht empfindest, eine sichere Bleibe bei einem klar denkenden, Selbstbewussten ICH zu verschaffen.

Kernlösung

Laufe nicht länger vor deiner eigenen Art weg: Lasse diese Gefühle, deine unbewussten intuitiven Kräfte, die irdische Freude, deinen Körper… frei existieren.

Komme jetzt in dir zu Liebe, und gib dir allen Lebensraum: Traue dich, das Physische, das Sinnliche zu genießen, sei dir selbst gegenüber großherzig.

Integriere Körper und Seele, das „Männliche" und das „Weibliche" in dir. Vertraue auf dein tiefstes Selbst, spalte dich nicht länger.

Verurteile dich oder einen Teil von dir nicht länger: Traue dich, aus deiner spontanen Natur heraus zu <u>leben</u>, gib dich deinen Gefühlen hin. Bemächtige dich deines Selbst: Dein Gehirn, deine Drüsen, dein Körper… warten auf deine Anweisungen.

MANISCH-DEPRESSIVE ERKRANKUNG

Kernursache

Du bist davon überzeugt, dass tief in dir, in unbewussten Regionen, etwas Schlechtes, etwas Düsteres steckt, das jeden Moment wie ein kleiner Teufel hervorspringen kann, und wozu du nichts zu sagen hast.

Du vertraust nicht *wirklich* auf dein tiefstes Selbst, auf dein starkes Fundament: Du hast Angst vor einem Teil deines Selbst; du hältst das „Weibliche", das Gefühlsreiche, Intuitive, das weiche Biegsame unterdrückt!

Du hast vor deinen starken, emotionalen Energien Angst und wirst zu hart, ja sogar aggressiv dir selbst gegenüber. Du darfst nicht frei, spontan existieren; einerseits bleibst du ängstlich „innerhalb" deines Schneckenhauses, ja du sehnst dich nach warmer Sanftheit und liebevoller Geborgenheit, nach anhänglichem Austausch in Beziehungen.

Auf der anderen Seite verdrängst du diese sensiblen Sehnsüchte; mit einem stark aggressiven Aufwärtshaken wirst du dich manifestieren: „Ich brauche niemanden, ich habe keine Angst, ich bin groß…"; immer wieder drückst du einen Teil von dir unter Wasser.
Das hat einen Bumerangeffekt zur Folge: Das, was du verdrängst, kommt nach einer Zeit wieder hoch.

Ein Taumeln von „groß" nach „klein", von „Ohnmacht" zu „Macht", vom „harten, stolzen Ich" zum „Rückfall in die Unsicherheit", von der Verdrängung von Gefühlen zu einem Ventil dieser Emotionen, von Hoffnung und Optimismus zu verzweifeltem Pessimismus.
Es handelt sich hier um eine Unausgewogenheit, um eine Veränderbarkeit in Extreme, weil du immer wieder gegen einen Teil von dir Kämpfst; zwei gegensätzliche Energien, die das jeweilige Pendant zum anderen sind und immer wieder nach einem Gleichgewicht suchen.

Kernlösung

Unterdrücke nicht deine tiefsten Emotionen, lasse sie frei durchströmen, kämpfe nicht länger gegen dich selbst: Die eine Emotion geht fließend in die andere über, so dass du schließlich „verarbeitest", anstatt zu unterdrücken.

Hierzu ist es jedoch notwendig, dass du Einsicht in Dich Selbst gewinnst; ein Wissen, dass dein Ich stark und zuverlässig im Zentrum deiner Existenz liegt; dass du vor nichts in dir Angst zu haben brauchst und ausgewogener leben wirst, je mehr du auch für den weichen, biegsamen, sensiblen, weiblichen Teil in dir (Mond) offen bist, der sich fortwährend in den starken Rahmen, in die Struktur deines Wesens, deine „männliche", stolze Seite einfügen kann.

Keine von beiden wird mehr vernachlässigt werden: Komme zu *Einigkeit* in dir, spüre diese urstarke Basis, dein ewig lebendes, tiefstes Selbst, und halte dich gut an diesem zentralen Fundament fest.

Vertraue auf dieses Tiefste in dir, komme mit Selbstsicherheit zu Tatkraft, aber gib dich deinen Gefühlen hin, lasse Sonne und Mond fortwährend in Harmonie bestehen: Finde Ruhe und Erfüllung in einem Leben, das du auf selbstsichere Weise ausbaust. Integriere deine Gefühlswelt, auch die körperlichen Freuden, in eine Selbstbewusste Existenz; lasse Kraft und Sanftheit in dir verschmelzen.

Nichts ist schlecht in dir: Stoße nicht länger *die* Anteile von dir ab, die deine Eltern / Erzieher in *ihrem* Leben verurteilt haben.

Werde neu in dir geboren: Traue dich, die Harmonie in deinem Leben zuzulassen.

Lies hierzu Teil I.

MARFAN-SYNDROM

relativ seltene Bindegewebserkrankung , die mit einer hochwüchsigen Gestalt und langen, dünnen Fingern einhergeht, sowie mit Problemen an den Augen, Blutgefäßen, an Herz und Skelett

Kernursache und Kernlösung

Du prallst förmlich gegen dich selbst, gegen deine eigene weibliche Sensibilität, gegen deinen Körper. Es hat den Anschein, als wolltest du *fort…* aus dir, ja, in erster Linie, als würdest du dich gegen deinen Platz hier auf Erden, gegen dich selbst zur Wehr setzen. Jede Form von *Gefangenschaft* oder äußerlicher Situation, bei der du dich gefangen fühlst, ist lediglich eine Folge dieses inneren *Widerstandes.* Das sensible Ich, das sich ohnmächtig fühlt… Du kämpfst gegen Windmühlen: Es macht keinen Sinn, noch länger auf diese Weise weiterzumachen.

Die Art und Weise, wie du gedenkst, zu leben, ist von äußeren Umständen abhängig, so meinst du vielleicht. Nein, es ist genau umgekehrt: Die äußeren Umstände sind eine Folge deiner inneren Überzeugungswelt. Also betrachte das Leben nicht länger als einen Kampf, als ob der „weibliche" Anteil im Menschen weniger wert oder schwächer wäre als das männliche Prinzip. Das ist nicht möglich, ansonsten hätte das Leben auf Erden, die Menschheit niemals entstehen können! Mache dich innerlich stärker, denke in keiner Weise daß jemand dir an die Gurgel geht: *Du bist es, der/ die für sich selbst sprechen oder schweigen wird. Warte nicht ab, im Dunklen, sondern trete nach vorne, und mache dich für deine Meinung stark…, so, wie DU bist* ALS DU, höchst-einzigartig und niemand anderem gleichend. Miss dich nicht an äußerlichen Normen; sei nicht wütend, sondern dankbar, dass du leben *darfst!* Wenn du von deinem Herzen aus, nach Wahrheit, entschlossen sprichst, dann wirst du dich so ausdrücken können, dass andere dich verstehen.

Sprich nicht im Streit, im Aufstand gegen das eigene Gefühl, gefangen zu sein, wohl im Namen des Lebens, im Namen von Gerechtigkeit, aus dem Bewusstsein heraus, dass jeder Mensch einen urstarken Lebenskern in sich trägt, der nichts lieber will, als dass der Mensch sein Leben führen wird und nicht erleiden oder sich gar führen lassen wird. Die Macht, zu sprechen, ist dem Menschen gegeben, nicht zu schweigen, du bist nicht geboren, um dich zu verstecken, sondern um dich offen und ehrlich so zu manifestieren, wie du innerlich bist, um öffentlich deine Meinung in Worte zu fassen, mit anderen in einen Dialog zu treten und auch möglicherweise über deine Emotionen zu sprechen: über deine Wut, deine Ohnmacht, dein Gefühl, unterdrückt zu werden usw. …

Macht und Machtlosigkeit der Außenwelt gegenüber braucht es gar nicht zu geben. Wenn du die Macht über dein Leben in die Hand nimmst – nur du… bestimmst, ob du glücklich und gesund werden wirst, nicht die anderen! – wirst du dich weder weiterhin im machtlosen Widerstand fühlen, noch mit Macht und Wut bestimmte Dinge zum Ausdruck bringen, ergreifen oder verändern wollen.

Lebe nach deinem GEFÜHL, halte es nicht zurück. Äußere dich spontan und intuitiv; sage deine Meinung, ohne deshalb jemand anderem Vorwürfe zu machen.
Hänge diese alte Fehde an den Nagel, sollte es sie geben: Sie ist in jedem Fall in Bezug auf dich selbst vorhanden: Schließe den *Frieden mit dir selbst;* sei einfach, wer du bist, unabhängig von Anforderungen, Erwartungen, Begierden…, aus Dankbarkeit, weil du bist, wer du bist; mache dich nicht an äußerlichen Normen fest, die nichts mit Wahrheit zu tun haben, manifestiere dich ehrlich als DU, denn damit ist dem Leben gedient. *Kommst du entschlossen in Liebe zu dir, in einen sicheren Ausdruck aus einem Gefühl für Ehrlichkeit und Reinheit, dann wird das Leben dir beistehen.* Zähle auf diesen urstarken Kern in dir, und baue dein Leben selbst aus.

Möglicherweise spürst du Schmerzen, hat man dir weh getan…: So sei dir darüber im Klaren, dass dies die Folge dessen ist, dass du davon überzeugt bist, dass Leben ohne Schmerzen nicht möglich ist und du dir eigentlich selbst weh tust, indem du nicht die volle Breite deiner Seinstotalität einnimmst; du drückst dich förmlich nach unten, *du versagst dir die Sanftheit, die Anerkennung, die Liebe und hältst deine tieferen Kränkungen häufig verborgen.*

So lebe nach der Überzeugung, dass Rosen ohne Dornen wohl *existieren. Baue dein Leben nicht auf Träume, auf Romantik, sondern auf nüchternes Glück, und tue konkret etwas dafür. Verändere die Einstellung zu dir selbst, zum Leben; du hast viel mehr in der Hand, als du denkst. Du kannst dich als einen glücklichen, gesunden Menschen aufblühen lassen, wenn du nur daran glaubst und aus Reinheit handelst. Innerer Frieden, Freude um dein „Sein“ und eine resolute Herangehensweise an dein eigenes Leben gehen zusammen. Infolgedessen wird auch kein Kampf mehr spürbar sein, keine Anspannung, weder ein Widerstand gegen dich selbst, noch deiner Umwelt gegenüber – keine Machtlosigkeit.*

Du erlebst und äußerst deine Gefühle jetzt voller Glück, und dieses Glück lässt du laut über die Erde erschallen! Prachtvolle Lebensenergien durchströmen jetzt deine Adern, und dein Herz fühlt sich gut, ist voller Freude… Gesundheit und Dankbarkeit für dein Sein in deinem spezifischen Körper gehen zusammen.

MASOCHISMUS

Kernursache und Kernlösung

Ein falsches Bild von dir selbst: eine flexible Schwäche zeigen, um jemand anderen in deiner Gewalt zu haben. Auf diese Weise bekommst du den anderen / die andere in den Griff.

Du willst andere nur deshalb in den Griff bekommen, weil du dich so ohnmächtig fühlst, wie eine „abwesende“ Puppe, wie ein Diener für andere; du bist davon überzeugt, nur als Opfer zu deinem Recht kommen zu können.

Du bist auch der Überzeugung, dass „Genuss“ über „Schmerzen“ empfunden werden kann: Diese Art von „Genuss“ hat nicht im geringsten etwas mit dem „Echten Genießen“ zu tun, in Liebe ohne Schmerz. Masochismus kann niemals zu wahrem Glück führen. Hingegen Genießen in (Selbst-)Liebe wohl! Erhöhung ist hier gefragt! Der Glauben an ein Glück ohne Schmerzen!

Unterdrückter Eigenwert, angestaute, aggressive Energien, eine äußerste Nervosität, eine Unterdrückung deiner ICH-Kraft, der Marsenergie, woraus im Grunde genommen eine Lust zum *Kämpfen* erwächst. Nach außen hin kannst du auch groß, cool und stark wirken, wie ein(e) Supermann / Superfrau, aber innerlich fühlst du dich klein und weich, geradezu ohnmächtig.

Emotional fühlst du dich verletzt, gefangen, anderen ausgeliefert; durch deinen Masochismus erlangst du einerseits die nötige Befreiung angestauter Energien und auf der anderen Seite die nötige Aufmerksamkeit von Menschen (durch die Haltung von anderen, die du als deine „Schinder“ anziehen wirst). Von dir wird gefordert: du solltest deine Überzeugungen ändern und zu reiner Selbstliebe kommen.

Masochismus und Sex

siehe auch Sexualität, übersteigerte Lust

Kernursache

Durch die Weigerung, dich selbst als vollwertigen Menschen anzuerkennen, wirst du den „tierischen“, primitiven, den instinktiven und sexuellen Kräften in dir eine breitere Existenz verleihen; deine angestauten, ungenutzten Kreativitätsenergien führen zu einer nervösen, frustrierten „Explosionsgefahr“: In sexuell masochistischen Spielchen kann dieser Dampf abgelassen werden.

Die Leere, wozu du dein Mensch-Sein verdammst, wird mit Genuss und sexueller Erregung gefüllt.

Kernlösung

Gehirnwäsche: Erkenne deinen Wert, deine innere Weisheit an. Unter der Autorität deines Selbstbewussten Ichs deine starken, schöpferischen Energien durchkommen lassen, dich nicht länger frustrieren.
Produziere, integriere deine Emotionen und Wünsche in ein tatkräftiges Leben: Anstatt anderen aktive Marskräfte zu entlocken, musst du deine Energien *selbst* durchdrücken!
Zögere nicht, dich selbst zu verwirklichen, belasse dein Leben nicht in den Händen eines anderen Menschen oder eines Schicksals: Kein Mensch ist Opfer, gestalte dein Leben *selbst* so, wie du es möchtest; setze reine Instinkte und Kräfte in bewusste Gestaltung um; komme zu *wahrer* Freude.
Masochistischer Genuss hat nichts mit dem Echten Intensiven Genießen innerhalb einer *wahren* Liebes-Beziehung zu tun. Dieses Genießen ist Teil des Glücks. Masochistischer Genuss hingegen führt dich immer mehr an den Abgrund.

Ein Bewusstsein für deinen goldenen Wert als Mensch wird zu einer veränderten Zusammensetzung deines Blutes, jeder Zelle deines Körpers führen; Drüsen werden den Hormonhaushalt verändern, was wiederum dein Verhalten beeinflussen wird.
Mit anderen Worten deine Überzeugungen und deine Meinung über dich beeinflussen unmittelbar die chemische Zusammensetzung deines Körpers; ein entspanntes und freudvolles Dasein nach Seele und Körper, wenn du davon überzeugt bist, dass du Glück und Ruhe verdienst. ...Und dass Genießen **nicht** mit „Schmerz“ einherzugehen braucht, im Gegenteil!

MAUL- UND KLAUENSEUCHE

Maul- und Klauenseuche bei Tieren

Kernursache und Kernlösung

Was geht in diesen Tieren unbewusst vor?
Tiere spüren, dass sie nicht *„um ihrer selbst willen“* geschätzt und anerkannt, umhegt und gepflegt werden, *sondern lediglich einzig und allein* für das Fleisch, die Milch, *dafür, was sie produzieren.* Darauf kommt es an: Sind sie mit Zuwendung und Liebe gezüchtet worden, mit Aufmerksamkeit für *das Individuelle* jedes einzelnen Tieres, und werden sie auf menschenwürdige Art und Weise behandelt und eventuell geschlachtet?
Ein *Widerstand* gegen *DIE ANONYMITÄT,* gegen die graue MASSEN-Produktion, wobei häufig jegliche Menschlichkeit und Respekt dem Leben im Tier gegenüber verloren gegangen ist.

Unbewusster Widerstand – die Schnauze voll! – dagegen, immer wieder in den Strudel des Todes hineingesaugt zu werden, *ohne jemals als individuelles Wesen respektiert worden zu sein, ohne jemals wirklich als ein „ICH“* das Leben (auf Tier-Niveau natürlich) genossen zu haben. Das Tier macht nichts lieber – wenn auch unbewusst, im Rahmen des Lebens – als sich im Dienst des Lebens und der Entwicklung der Menschheit einzusetzen, wenn es nur in Liebe gepflegt wird, unter der BEDINGUNG, dass der Mensch jedes Tier aus Dankbarkeit für seinen Beitrag zur Gesamtheit wertschätzt, anerkennt, pflegt...

Es satt haben, *„einfach so“* zu leben, in eine Herde getrieben zu werden, zu leben, um zu sterben, einzig und allein um Fleisch oder Milch zu produzieren. Aber ebenso ein Widerstand gegen das System, in welches sich das weniger-bewusste Tier selbst „gebracht“ hat: Junge zu werfen, auf einem niedrigeren Niveau zu produzieren, anstatt *wirklich* zu erschaffen, in einer Herde zu leben, anstatt als Individualität anerkannt zu werden.

Därme arbeiten träge und mit Widerwillen; dem Tier ist nach Erbrechen zumute. *Ein Aufruf zu INDIVIDUALISIERUNG und Anerkennung des Tieres,* eines jeden einzelnen, ein Aufruf, sie nicht mehr über *einen* Kamm zu scheren und anonym in eine Herde zu stoßen. Sie *mit Liebe und Aufmerksamkeit* zu versorgen.

Zugleich eine Botschaft für die Menschheit selbst: mit jeder Form von „Herden“-Mentalität, Lieblosigkeit, Undank und „unbewusstem“ Leben zu brechen.

Ist es dann noch vertretbar, Fleisch zu essen, Tiere zu schlachten?

Ja, jetzt (im Jahr *2006*) noch, wenn ich mich darauf einstelle, was die Tiere und das Leben selbst uns zu sagen haben:
Das Tier schaut fröhlich auf, es will sogar zur Weiterentwicklung der Menschheit in der Form von Fleisch-Geben und Milch-Liefern beitragen, wenn nur alles in einer Atmosphäre von Dankbarkeit und Wertschätzung geschieht. Wenn das Tier nur als Individualität anerkannt und gepflegt wird!
Es geht dabei sowohl um die Aufzucht als um die Weise, wie geschlachtet wird. Ich sehe ein Schwein im Stroh, das Freude daran hat, verwöhnt zu werden, Platz für sich zu haben; es ist stolz darauf, dass es fett gemästet wird, und schlussendlich ist es froh darüber, dass es auf menschenwürdige Weise geschlachtet werden darf, um der Menschheit zu dienen, wie seltsam das auch klingen mag!

Vegetarismus „muss sein“ ist also von dem (unbewussten) Standpunkt der Tiere her gesehen *jetzt* noch nicht notwendig.

Gewisse Menschen brauchen in ihrem Entwicklungsprozess noch Fleisch. Es *wird* einmal der Tag kommen, an dem keine Tiere mehr geschlachtet werden und andere Nahrungsmittel auf den Markt kommen, die Fleisch überflüssig machen werden. *Wir befinden uns in einer Übergangsphase. Forciere nichts,* fühle dich nicht schuldig, gehe jedoch so häufig wie möglich zu Metzgern, von denen du weißt, dass sie Fleisch von Tieren verkaufen, die auf menschenwürdige Weise gehalten und geschlachtet werden. Keine Schuldgefühle, kein Fanatismus. JETZT kann man noch feststellen, dass die Tiere zu Bewusstseins-Entwicklung, Wachstum und Evolution der Menschenrasse beitragen wollen..., UNTER DER BEDINGUNG, dass man sie, die Tiere, während ihres Lebens als wertvolle INDIVIDUALITÄTEN behandelt, aus Liebe und Dankbarkeit für das, was sie uns mit Freude anbieten... (Fleisch und Milch). Sie wollen sich geschätzt fühlen, königlich behandelt werden, dann *geben* sie gern: ihre Milch, ihr Fleisch. Das wird am Bewusstsein der meisten Tiere spürbar: Die „Qualität“ ihres Lebens ist ihnen heilig.

Schauen wir uns kurz an, was u. a. in den „kranken“ Tieren vor sich geht:

Schafe: Anonym im „Geist“ schwebend; als Herde immer wieder zur Schlachtbank geführt, als Masse auf den Kalvarienberg hinauf. Gerade behufte Füße brauchen ICH-Anerkennung! Konzentration im Kopf; der Wolfskopf kommt unter dem Schafsfell hervor, mit instinktiv-aggressiven, aufständischen Reaktionen: Die Wolfs-Zähne würden förmlich zubeißen, der Kopf würde zustoßen wollen. Eine Energiemasse sucht ihren Ausweg über Kopf, Maul, Ohren. Frustriert; der Kopf will mehr, will weiter. Unbewusste Suche und ein Drang nach *echtem* Leben, nach *wirklichem* Geboren Werden, nach Transformation. Raum und Freiheit wollen, *echte* Freiheit...: ein Bedürfnis nach Freude über das Erleben ihres eigenen Leibes und Lebens, ihr eigenes Sein auf Erden zu genießen. Ein drängendes Bedürfnis danach, mehr in den Leib und in die Beine hineinzukommen (zu viel Energien im Kopf, im Geist angehäuft).

Schweine: Äußerster Freiheitsdrang; die Hufnägel wollen scharf-aggressiv nach vorne stechen. Das besagt: „Verwöhne mich, und lasse mich mich selbst verwöhnen. Sogleich darfst du meinen Schinken genießen, aber lasse mich zunächst dieses Leben als herrlich erleben, warm in der Sonne, im Gras oder in etwas Stroh. Ich gebe gern, aber werde auch gerne geschätzt…"

Ziegen: eine Art starrsinniger Stolz. „Halt! Wir sind mehr als lediglich rein produzierende Wesen. Schenke uns Wertschätzung, Aufmerksamkeit und Anerkennung, Dankbarkeit…, dann geben wir euch alles, was ihr nur wollt."

Rinder: eine Art Gefühl von Sinnlosigkeit… „Was machen wir hier eigentlich? Nur für die Milch, für das Fleisch?" Hormone und andere Mittel zur Stimulation: Das Rind fühlt sich in gewisser Weise „ausgelaugt", hat keine Lust, nur für den Spaß anderer da zu sein, ohne selbst Freude am Leben haben zu können. Überdruss schlägt zu: Das Rind fühlt sich wie eine Nummer auf dem Galgenplatz. Es sieht keinen Sinn mehr darin, einzig und allein im Dienst von Produktion und Fleischmästen existieren zu dürfen.

Es läutet das Ende einer Epoche ein: Das Ende des Zeitalters, in dem Menschen sich wie Affen gebärden, als Herde, ohne Entwicklung von Liebe und Bewusstsein… Auch Rinder wollen nicht mehr wie eine Nummer in der Herde behandelt werden. Die ganze kommerzielle Massen-Zucht muss aufgelöst werden.

Maul- und Klauenseuche beim Menschen

das gleiche Virus, wie bei den Tieren; der Mensch kann sich in seltenen Fällen damit infizieren; welcher Mensch ist dafür empfänglich, welche Lehre muss der Mensch aus diesem Virus ziehen?

Verschließt du deine Ohren, wie mit Kopfhörern, sozusagen um aufputschende, *primitive, rhythmische* Musik anzuhören, um vollkommen *darin aufzugehen;* lebst du in deiner eigenen kleinen primären Welt, und verschließt du dich vor einem normalen, gesunden, „menschlichen" Kontakt?

Mit primitiver, brutaler Menschenkraft würdest du das Schönste, Edelste des Lebens einfach „ergreifen", ohne dir dabei seines Wertes bewusst zu sein; du nivellierst das Schönste herunter; *du musst dich zu einem edel-menschlichen, neuen, gereinigten Bewusstseinsniveau ERHEBEN, um ZU ERKENNEN,* was echte Werte sind, um nicht einfach darüber hinweg zu sehen oder das Allerschönste als Perlen vor die Säue zu betrachten / wegzuwerfen. Du tätest gut daran, Ehrfurcht vor der *echten* Perle, dem *echten* Gold, dem Wahrhaftigen im Leben, vor reiner Liebe, Reinheit und Schlichtheit zu haben. Warum dich primitiv-aufspielend verwirklichen oder dir auf starke Art und Weise etwas zueigen machen, an dich nehmen, ergreifen? *Warum die reinen, edlen, echtgoldenen Werte des Lebens verkennen?*

Lasse die Dinge los, lasse das Schöne sich selbst erleben, und… erlebe das Allerschönste in dir, anstatt den Kelch außerhalb von dir zu verherrlichen oder ergreifen zu wollen: Du stimmst dich nicht einmal auf den tatsächlichen Wert ab, der hinter / in den Dingen liegt. Mit Spott oder verächtlichem Lachen trittst du das Wirklich-Reine im Leben möglicherweise mit Füßen und siehst deine Materie als Materie an, ihre wahren Schätze vermagst du noch nicht anzuerkennen. Du reichst noch nicht heran: Es ist an der Zeit, diese Lektion zu lernen. Du bist ein Mensch, kein Tier, das nichts vom Tieferen, Höheren, dem wirklich Wertvollen weiß!

Auch im Geist, mit deinen Gedanken möchtest du zu viel auf einmal haben, ergreifen; du lebst zu stark in diesem Teil deines Wesens, von deinem warmen Herzen abgeschnitten…, aber dieses System wird früher oder später zerbersten. Du platzt sozusagen aus den Nähten, weil du dich nach mehr Raum sehnst, nach mehr Sauerstoff für dich selbst, weil du im Grunde genommen tief in dir dein ganzes Wesen auf die Vibration der Liebe abstimmen möchtest, aber vorerst nicht dazu kommst.

Solange du dich auf Dinge / Menschen *außerhalb* von dir richtest, solange du dein Leben auf Strukturen baust, die AUSSERHALB von dir liegen, solange du dich nicht von *höherer* Liebe ausgehend zum Leben verhältst, (anstatt zu ergreifen, begehren, nehmen), kannst du nicht zu diesem Freiheitsgefühl-in-mehr-Raum kommen…
Also befreie dich, indem du dich zum Höheren in dir kehrst, indem du dich auf Liebe und Respekt als Gott-Mensch abstimmst! Kehre dich nach innen, und lasse los; begegne den Dingen außerhalb von dir mit Respekt und auf Distanz. Ehrfurcht vor dem *wirklich* Schönen und Reinen im Leben… Nicht einfach so die Grenzen überschreiten und ergreifen, was du siehst, oder über etwas lachen, von dem du nicht einmal weißt, welchen Wert es hat… Komme in das Allerhöchste deines Seins…, ein Unterschied zwischen Menschlicher-Geist-Gedanke auf der einen Seite und dem körperlichen Hier-Sein auf der anderen Seite muss ungeschehen gemacht werden: Du tätest gut daran, so in die Einheit deines Wesens zu treten, dass dein Bewusstsein und dein Herzensgefühl deinen Körper lenken. In dieser Einheit kannst du dich erst „heil" fühlen.

Du hängst zu viel an Dingen, die sich außerhalb von dir befinden; deine Struktur ist auf Dinge / Menschen gebaut, die du außerhalb von dir festhältst. Erkenne die Basisstruktur, die IN dir steckt, an; das garantiert eine starke, grundsolide Existenz, ein sicheres, furchtloses Leben. Übernehme *selbst* die Verantwortung für dein Leben, mit Respekt. Erkenne das höhere Wertvolle, das aufrichtig Liebevolle, Edle… im Leben an, und entwickle es, voller Ehrfurcht und Respekt, in dir. Du bist überhaupt kein Primitivling, kein Tier, du bist ein edler Mensch. So entdecke diese Ehrbarkeit in dir, und lebe daraufhin. Lasse los, und komme in dein höchstes Gefühl von Liebe und Respekt. Feixe nicht länger über das Leben…, sondern lache sehr aufrichtig und ehrlich, in Liebe, aus deinem Lebensherz heraus…, nur so wird es dir gut ergehen. Allein durch *diese Selbst-Ehrehrbietung, durch diese Selbst-Erhöhung als wahrhaftige Mensch-Werdung, in der Anerkennung des wahren Schönen im Leben,* kannst du in warmen Kontakt zu anderen treten, woran du selbst überdies aufrichtige Freude haben kannst. *Der Mensch ist aufgestanden, hat sein inneres Königreich anerkannt und alle primitiven Energien in reine Bewusstseinskräfte umgesetzt.*[1]

Das Tier in dir will per se etwas (aggressiv, zuweilen ängstlich) *durchdrücken,* aber es gelingt nicht. Mit einem instinktiven Drang suchst du deinen *Weg,* du forderst, dass du jetzt *„weiter"* darfst, du wirst jedoch darin gebremst: in erster Linie natürlich durch deine unbewusst herrschenden Überzeugungen; dass du zwar weitergehen und dich für deine Freiheit einsetzen darfst / musst, du jedoch unterdessen trotzdem weiterhin an etwas / an jemandem außerhalb von dir festhalten musst. (Innerer Zwiespalt: Abhängigkeit – Freiheitsdrang.) *Dass du nicht weitergehen kannst, ohne dass du weiterhin festhältst.* Lasse also das los, was du meinst, sowohl festhalten zu „müssen", als auch tun, beziehungsweise erreichen zu müssen. Du musst nichts, brauchst nichts…, außer das loszulassen, was du forcieren möchtest, was du unbedingt weiter festhalten willst. Rette dich, indem du loslässt, und du wirst sehen, dass du keine Situation mehr zu dir holst, wobei ein freies Herauslassen deines Seins in diesen frischen, grünen Weisen von Mutter Natur „abgebremst" wird…, *zuerst „Begierde" und „Haben" und „Greifen"* <u>*selbst*</u> *loslassen. Zunächst selbst das hinter dir lassen, was du noch von anderen „festhältst", um dann vollständig auf eigenen Füßen zu stehen.* Du brauchst dann keine Angst mehr zu haben, dass man hinter dir her sein wird; du brauchst dann nicht länger zu flüchten, denn du kommst einzig und allein zu dir nach Hause, du lässt alles und jeden außerhalb von dir los.

[1] Lies in diesem Zusammenhang einmal die Symbolik von Petersilie in *Das Füllhorn - Psychologische Symbolsprache der Nahrungsmittel* nach.

Du fühlst dich ein wenig matt, vom Kämpfen müde; *jetzt möchtest du eine andere Richtung ansteuern, aber du siehst nicht gleich welche; es kommt dir zuweilen emotional dunkel und schwer vor.* Du würdest dein Gefühl eigentlich gerne in aller Freiheit leichter und heller empfinden, aber… es ist die Angst da, das zu verlieren, was du bereits „hast"…, wodurch du unmöglich in dein „Sein", in das gefühlvolle Erleben deines „Seins" kommen kannst. Du willst zwar weitergehen, deiner Freiheit entgegen, aber unterdessen möchtest du nicht loslassen, was du noch immer in deinem „Maul" festgehalten hast, was du eigentlich loslassen solltest. Ach…, ist es ein Blindenstock? Bist du davon überzeugt, dich auf etwas / jemanden außerhalb von dir stützen zu müssen, dass du etwas „haben" musst, um leben zu können, etwas „festhalten" musst…, etwas, das du unter keinen Umständen loslassen darfst? Einen Stock zu brauchen, um zu sehen, wohin du gehst, wo du landest?

Nein, das ist nicht notwendig. *Das Leben bittet dich jetzt, diesen Stock wegzulegen, blindlings zu vertrauen, dich aus dem „Ungewissen" zu holen und dich stark „als ICH" auf Erden niederzulassen.* Die Macht deines ICHS ist gewaltig, sie kann jedoch lediglich im Sinne der Liebe funktionieren und sich auswirken, wenn du zunächst *das alte Anonyme, Unbestimmte, Nebulöse* in deinem Wesen und zugleich alles, was du festgehalten hast, woran du dich geklammert hast…, loslässt! Also gehe vorwärts, begebe dich auf den Weg, und wasche dich rein, von den Wassern der Vergangenheit. *Keine Ängste mehr: Unnötig! Ergreife dich mit beiden Händen, und sieh dir an, wer / was du bist: kein Tier, sondern ein Gotteswesen mit unglaublich vielen Möglichkeiten.* Du brauchst nicht zu zaubern. Du brauchst nichts zu „haben", *begierig festzuhalten,* als würde dein Leben davon abhängen…, das ist nicht wahr! Das Leben ist reiner Zauber, wenn du nur immer wieder „loslässt", und das hinter dir lässt, womit du brechen musst, und immer weitergehst.

Dein Freiheitsgefühl kann nur mit einem Loslassen einhergehen, mit einem Lösen von allem, was du um dich herum festgehalten hast. *Flüchte nicht vor dir selbst; suche das Zepter nicht außerhalb von dir, sondern lasse es stark IN dir selbst nieder, und verlasse dich darauf.* Aus diesem Selbst-Wert-Bewusstsein, aus der Überzeugung heraus, nichts und niemanden außerhalb von dir festhalten zu müssen, kannst du deiner wahrhaftigen Freiheit entgegengehen. Lasse los, und gehe weiter: auf deinen Füßen! Empfinde in aller Freiheit dein Freude-Gefühl „über dich selbst", *in der Herrlichkeit und Dankbarkeit für dein Sein-in-deinem-Körper auf Erden.*

Du bewegst dich zwar vielleicht mobil durchs Leben, intuitiv, instinktiv, aber eigentlich *zu unbewusst, zu wenig BEWUSST sehend und wissend, zu wenig bewusst dich in diese oder jene Richtung lenkend.* Wie ein auf und ab wogendes Meerestier *saugst* du alles in dich hinein und holst alles aus dem Wasser, was du brauchst, aber eine wirklich kreativ denkende Existenz, ein bewusstes Führen deines Lebens, das gibt es nicht.

Eine Öffnung zu deinem Großen Herzen ist hier gefragt, eine Öffnung zum echten Mensch-Sein, um als ICH bewusst wach(!) zu werden. Lasse dich nicht länger auf diesem niedrigeren Niveau durch die Energie-Strömung weiter treiben, sondern folge ganz bewusst deinen Gefühlen und Signalen; stimme dich auf dein tieferes Wissen, auf deine innere Quellenkraft ab. Warum noch so blind durchs Leben schwimmen, warum dir nicht zugestehen, wirklich KLAR zu sehen? So gib dir jetzt einen WARMHERZIGEN Empfang, und hänge den Mantel, unter dem du dich versteckt hast, an den Nagel. Möglicherweise schwimmst du wie in einem sanften, lauwarmen *Rausch* durch das ozeanische Wasser; das ist jedoch nicht das *echte,* Bewusst erlebte Glück, das bedeutet noch keine Freude, die du als Mensch empfunden hast!

Du stellst instinktiv-intuitiv deine Antennen auf, hörst zu und nimmst wahr, du gehst ganz gemächlich weiter, wie eine Schnecke, die sieht, fühlt, und du käust in deinem Häuschen in Ruhe wieder. Du vergisst jedoch, dass du ein *Mensch* aus Fleisch und Blut bist.

Wohne nicht weiterhin unter deinem tatsächlichen Niveau, sondern steige *hinauf!* Schaue höher von oben aus, überblicke das Lebens-Panorama, und ziehe deine Schüsse; gehe nicht mit in die untersten, unbewussten oder instinktiven Lagen des Lebens, sondern richte dich auf. Stecke deinen Kopf durch das Dachfenster, und sieh dich einmal selbst an, betrachte die Welt, und beschließe, dein Leben als Mensch zu verwirklichen! Fliege in höhere Gefilde, schaue dem Menschen, der du bist, ehrlich in die Augen, und *komme zu dem BEWUSSTSEIN: wer DU als du bist,* wer und was das Leben ist. Ergreife entschlossen und sehr kraftvoll bewusst beide Zügel mit den Händen, und erhebe dich in dir. Werde dir deines Menschenwertes, deines vollwertigen Präsent-Seins und auch deiner Aufgabe, das Leben selbst *weiter*zubringen, bewusst; das ist nicht möglich, wenn du weiterhin in einem niedrigeren, unbewussten Stadium zu Hause bist. Das Leben bittet dich jetzt, weiterzugehen, aufzustehen, wie ein Adler aufzusteigen und in Zukunft ganz anders als zuvor zu leben. Klar sehend, dich nicht versteckend, dir bei vollkommen klarem Bewusstsein, im Tageslicht, und mit gesundem Menschenverstand aus innerer Weisheit und tiefem Erspüren heraus… einen Weg bahnend, *sehr, sehr* BEWUSST.

Hand-Fuß-Mund-Krankheit beim Menschen

Viruserkrankung beim Menschen (vor allem bei Kindern), mit Bläschen im Mund, auf den Händen und Füßen; wird im Volksmund häufig „Maul- und Klauenseuche“ genannt, obwohl es damit nichts zu tun hat

Kernursache und Kernlösung

Ein unbewusster Drang, dich *wirklich* geboren werden zu lassen, aus Freude über das echte ICH als ICH. Aber du bleibst noch den wehmütigen Sphären von damals verhaftet, sozusagen von der Urgebärmutter; du stehst nicht wirklich als ICH auf. Dein Gemüt läuft geradezu über; Emotionen laufen über; falsche Emotionalität, die mit Wehmut und Schein-Glück einhergeht. Du gibst dich diesen Emotionen hin, anstatt sie zu kappen; falsche Emotionalität ist etwas Verräterisches, es hält dich in einem System „fest“, das sich auf Nostalgie und auf den Urschoß beruft… DIE ECHTE GEBURT wird von dem Menschen gefordert, der bewusst in sich nach Hause kommt, unabhängig von nostalgischen und emotionalen, süßlichen Sphären. Falschheit und Romantik gehen so häufig zusammen: Gib Acht, verliere dich nicht darin; denn dann schwebst du zu Orten, wo kein Leben mehr ist…, nur der TRAUM!

Schüttle dich wach; hole dich aus diesem Sumpf, hole dich aus deiner unangenehmen Situation, in dem Wissen, dass du irgendwo – auf Erden, in Dir – landen wirst, wo es gut ist, zu sein! Sei dir darüber im Klaren, dass jede Situation die Folge deiner gesteuerten Überzeugungsenergien ist. Breche jetzt mit voller Kraft aus! Lasse deine Zähne durchkommen, und zeige sie: Zeige, wer DU als DU bist! Niemand muss dir noch sagen, wie was zu laufen hat, denn du schenkst dir Anerkennung und spürst schon tief aus dir selbst heraus, was zu tun ist. Sieh dir gegebenenfalls deine instinktive Aggression an, und sei dir darüber im Klaren, dass dies die Folge einer zu lange unterdrückten Ich-Werdung ist, die Folge einer Flucht in den Traum oder in Rauschsphären! Kalkstarke Zähne wollen sich jetzt aus Wut manifestieren… Es ist an der Zeit, auf liebevolle, tatkräftige Weise deine Selbst-Werdung auf Erden durchzuführen und die Eierschale zu durchbrechen!

Der Mensch hält etwas außerhalb von sich, etwas, das er anbetet, vergöttert oder umhegt, in seinen Händen fest; er verherrlicht das Licht / die Schätze, den Diamanten außerhalb von sich… und „verliert“ sich darin. Er hält es wie ein kostbares Etwas in seinen Händen..., unterdessen häuft er – in diesem Festhalten – in sich eine Menge von Energien, Emotionen, Schöpfungskräften an! Der Glanz einer Perle in der Austernschale..., und der Mensch bewundert die Perle, identifiziert sich damit und verliert sich in dem perlmutternen Schneckenhaus: Hiermit hört die eigene schöpferische Selbst-Werdung auf. Trauer und Tod und Heimweh und Tränen. Dieser Mensch verweilt zu viel in Neptunschen Sphären. Er meint, dass „es" kommen wird, dass er „es" schon außerhalb von sich finden wird... Er erwartet das Schöne, Herrliche außerhalb von sich. So kannst du ewig warten!

Unterdessen bauschen sich Talente auf; er ist wie eine Larve, die in ihrem „Gallapfel"[2], wie in einem Ei sitzen bleibt, behaglich und rund im Urschoß..., sich selbst jedoch nicht-echt entwickelnd. Er hält das „Alte" fest, anstatt als „ICH" den Durchbruch zu schaffen.

Eigene ur-weibliche Energien und Gefühlskräfte bauschen sich auf und entwickeln sich nicht nach außen hin. Der Mensch hält fest. Möglicherweise hält er die Mutter, die Mutterbrust oder das Süße fest, in jeder Hinsicht das, was für ihn das „leuchtend" Wertvolle, Verheißungsvolle außerhalb von sich verkörpert. Er hält seine Augen, seine Aufmerksamkeit und seine Gefühle vollständig und erwartungsvoll darauf gerichtet... Zu wenig irdisch; noch nicht wirklich geerdet und in sich verwurzelt. Es würde ihn wütend machen, wenn man ihm diese Traumwelt wegnehmen würde, wenn er plötzlich wach-werden und loslassen, ja, sich selbst verwirklichen müsste. Eine Transformation ist gefragt, das höhere, leuchtende Niveau innerhalb des eigenen Wesens anzuerkennen, anstatt „das Leuchtende" außerhalb von sich zu begehren und zu ergreifen.

Hüpfe aus deinem (Traum-) Ei, stehe auf eigenen Füßen, und schlage deine Flügel aus! Komme mit deinen Füßen in die Realität des Jetzt, in die volle, bewusste Präsenz deines ICHS. Die Trauer und Wut, der Aufstand..., wenn du nicht mehr „haben" oder „festhalten" darfst, was du so gerne möchtest..., weisen daraufhin, dass du dein Glück jetzt unabhängig von allem und jedem außerhalb von dir suchen darfst. Klammere dich an nichts und niemanden mehr fest. Mache dein Glücksgefühl nicht von etwas oder jemandem außerhalb von dir abhängig. Lerne die FREUDE um deiner selbst willen kennen!

Lasse los, werde als autonomes Wesen geboren, und gehe auf die Suche nach den Schätzen und Talenten in dir. Traue dich, deine eigenen Füße zu spüren: Ja, DU stehst auf deinen Füßen. Ergreife dich mit beiden Händen.

Sei dir darüber im Klaren, dass die Traurigkeit, die du fühlst, noch aus der Zeit stammt, in der du dich gerade an einem Ort des Nicht-Echt-Ich Seins, in einem Ei, in den Sphären des Urschoßes, der Träume und Versprechungen verborgen gehalten hast..., wo du nicht *wirklich* du selbst sein musstest, dich nicht *echt* verwirklichen musstest. Komme jetzt aus deinen Alten Sphären zum Vorschein, und mache dich im Grunde der Realität wahr. Übernehme die Verantwortung für dein Leben, und FLÜCHTE nicht mehr in diese ätherischen Traumsphären, in emotionale Traumbilder. Ergreife nicht mehr, sondern lasse los.

Komme zu der dankbaren Zufriedenheit um dein Sein: Entdecke die FREUDE, die etwas ganz anderes bedeutet als der Glücksrausch oder der Ur-Genuss deines Festsaugens (wie ein Parasit) an den Ursphären, an Etwas oder Jemandem, das / den es nicht wirklich gibt. Hole nur alles von dir, von deinen tiefen Fundamenten herein..., sauge dich nicht länger an Dingen / Menschen außerhalb von dir, an den Sphären, die außerhalb der irdischen Di-

[2] Gallapfel: entwickelt sich auf dem Blatt eines (z.B. Eichen-) Baumes durch das Eindringen eines Parasiten, z.B. der Gallwespe, die dort ein Ei legt, wonach als Reaktion darauf auf dem Blatt eine Wucherung von Pflanzenzellen, eine Art Wildwuchs, gebildet wird. Innerhalb dieser kleinen Kugel wächst das Ei zur Larve aus, um durchzubrechen und schließlich als Wespe empor zu fliegen. Die Wespe, die Galle, die Eiche, der Parasit und „die Geburt", die Entpuppung sind „Symbole", die im Vergleich mit der Ursache und Lösung der HFM-Krankheit beim Menschen zutreffend sind.

mension liegen, fest. Führe ein autonomes Leben; mache dich los, löse dich von allem, woran du dich festgehalten hast, und komme jetzt *echt* zu Leben! Komme in dein volles, weites Sein als ICH auf Erden, und kopple dich von allen Schein-Sphären von damals los. Breche mit dem Wahnsinn der Geistessphären, die dir Versprechungen vorhalten..., jedoch nur unter der Bedingung, dass du wie ein Bandwurm / Parasit in ihrem Schoß bleiben würdest...: Das sind falsche Versprechungen, sie bieten dir eine Art von falscher Emotionalität und Genussrausch dar, haben jedoch nichts mit „Leben" zu tun, hindern dich daran, *echt* zu SEIN, zu werden, wer du als DU bist. Lande auf deinen eigenen Füßen, träume nicht, bleibe nicht an Vergangenheits-Sphären haften, trete ins Tageslicht deines ICHS, des *wahren* Lebens, und breche die Beziehung zu Hinz und Kunz ab. Liebe ist zügellos und fordert in erster Linie eine Anerkennung deines Selbst.

Von dieser freudvollen Realitäts-Erfahrung deiner selbst kannst du in frohen Kontakt zu anderen treten! Lasse dich stark auf deinen eigenen Füßen nieder, ergreife das Leben konkret beim Schopfe, mache dich von allem außerhalb von dir los, sauge dich nicht länger an unechten Sphären von Schein-Glück fest, und komme zu dieser reinen, intensiven Freude in der tatsächlichen Geburt deines Ichs! Breche mit jeder Form von *Zecke-Sein.

„MAUSARM", RSI-SYNDROM

Repetitive Strain Injury Syndrom: Beschwerden im Hand-, Arm-, Schulter- und Nackenbereich, weil man zu häufig und zu lange mit der Maus und Tastatur am Computer gearbeitet hat

---

Kernursache und Kernlösung

Es hat fast den Anschein, als hätte dich eine Maus gebissen... „Au!" zieht es schmerzhaft in deinem Unterarm... Der Moment ist angebrochen, einzusehen, *wo* und warum du dich mit Dingen und / oder Menschen außerhalb von dir *gefüllt* hast und wodurch dir das Leben jetzt schmerzhafte Signale zusendet, um dir dessen bewusst zu werden. Die Bremse wird gezogen: Höre auf damit, dich so zu peinigen, zu forcieren. Warum stößt du dich ab, warum lässt du die weiche Liebe nicht zu?

Infolgedessen kannst du dich schmerzhaft nach außen gedrängt fühlen, zuweilen von anderen ausgeschlossen, beziehungsweise von denen, die du liebst... Das ist tatsächlich lediglich die Folge dessen, dass du dich selbst ausschließt, das Weiche von dir abstößt, als ob du dich nicht in Liebe umarmen wolltest, als würdest du von dir verlangen, dieses oder jenes zu tun; du kannst sehr hart gegen dich sein, bis an die Schmerzgrenze, und dich selbst bestrafen. Es hat keinen Sinn, so weiterzumachen. Sieh dir an, wie traurig du über dich bist, und wie du diese Trauer verdrängst, schaue es dir zunächst an, und sieh, wie sich dein Körper danach sehnt, dass du ihn liebst und ihn wie ein prachtvolles Stück Natur behandelst und nicht länger nach unten drückst oder verstößt (dadurch, dass du deinen Körper verachtest oder beispielsweise unnötig auf strenge Diät setzt oder ihn zu einer bestimmten Arbeit zwingst, womit er momentan gar nicht im Einklang ist usw. ...).

Gib dir jede Möglichkeit zu Rehabilitation, komme sanft zu deinem ganzen Wesen! Bist du wütend auf dich, bist du der Meinung, dass du dieses oder jenes „Gesetz" nicht erfüllst? Würdest du dir wehtun, weil du dich ohnehin als ein Nichts oder als unzureichend ansiehst? Dann ist es jetzt an der Zeit, zu erkennen, dass du als Mensch wunderbar bist, gerade wenn du „in Güte" lebst, in Liebe und Harmonie mit dir selbst und infolgedessen auch mit anderen. Höre auf damit, dir solche Schmerzen zuzufügen und dich ausgeschlossen zu fühlen: Du bist es, der / die so hart gegen sich selbst ist! Erwarte nichts, fordere nichts von anderen, schon gar nicht, wenn du dich schon unter deinem Wert behandelst und dir wehtust.

Versuche nicht, einen ehrgeizigen Plan, eine Arbeit zu erfüllen, weil du meinst, dass es für dich so sein *müsse* (sonst fühlst du dich vielleicht nahezu wertlos?). Flüchte nicht vor dir in einen Job, zum Beispiel in eine Arbeit am Computer, während du tiefere Trauer verdrängst oder dir keinen totalen Lebens-Raum zugestehst! Stelle deine „Arbeit" nicht über dein Leben.

Ein Signal, um für einen Moment Halt zu machen, und genau auf dich zu schauen, auf dein inneres Gefühl von Verletztheit, von Schmerz: Um zu sehen, *wie* du dich genau blockiert hast, ohne allzu viel Liebe, wie du dich gerade nicht In Würde hoch geachtet hast, dabei geht es um deinen *wirklichen* Wert. Schaffst du dir beispielsweise finanzielle Probleme, so walze nicht gleich alles platt, indem du schlichtweg wie ein(e) Verrückte(r) zu arbeiten beginnst..., sondern gucke dir zunächst an, warum du eine solche Situation zu dir geholt hast.[3] In jedem Fall: Erwärme dich nun vom Herzen her; gib dir die nötige Zuversicht, und heiße dein Herz Willkommen; lasse dich sozusagen ein wenig „schmelzen", gib dich nicht so eiskalt und hart. Versuche nicht, anderen, einem Image, einer Leistung oder einem Ehrgeiz zu entsprechen und vor allem: Flüchte nicht vor deinem Problem, sondern sieh es dir an.

Und du wirst sehen, wie du dich eigentlich nach einer tiefen Anerkennung deiner inneren Welt sehnst, danach, unter die Oberfläche deines Wesens zu gehen; wie du im Grunde genommen eine Art Urtrauer in Freude umsetzen möchtest. So komme zu Freude über dein ganzes Sein; lebe nicht nach der Überzeugung, dass du „Opfer" bist und immer wieder schmerzhafte Situationen zu dir holen wirst. Lebe nicht nach der Überzeugung, dass das Leben auf Erden harte Arbeit und Schmerzen vertragen bedeutet..., denn infolgedessen wirst du Lebensumstände anziehen, die eine Bestätigung dessen sein werden. Nimm Abstand von dieser Lebenssicht, und kehre die Dinge um. KONFRONTIERE dich mit dem Problembereich in dir und (infolgedessen) auch mit dem Problem in der Beziehung zu deiner Umwelt, zu gewissen anderen Menschen. Sprich, äußere dich, und hole dich nach oben. Äußere dich auf ehrliche Art und Weise. Hole die tiefsten Probleme ans Licht, und verbeiße dich nicht, fresse nichts in dich hinein. Mit ehrlicher Kommunikation kommst du *viel* weiter, ja, kommst du zu einer Lösung. Du findest zu Ehrlichkeit dir selbst gegenüber; du trittst aus einem Schatten deiner selbst zum Vorschein, und andere werden dich voller Respekt behandeln und dastehen sehen, wenn du dich nicht länger wegdrängst. Versuche, nicht immer so zu leben, dass du fortwährend etwas oder jemandem außerhalb von dir entsprechen musst / willst, sondern entspreche deinem eigenen höchsten Liebesgefühl. *Gib* dir, was dir zusteht, und komme mit offenen Augen in die Welt; sage anderen, wenn nötig, was dir auf dem Herzen liegt, bringe deine Sorgen zum Ausdruck, und löse unterdessen die harte Diktatur in dir selbst auf!

Hast du deine Zweifel, ob du wohl „dabei" sein darfst? Zweifelst du an deinem Wert für das Leben und daran, ob du wohl unter dem Druck von Emotionen oder einer Macht, einer Autorität, die du über dich stellst, im Leben aufrecht bleiben kannst? Sei dir darüber im Klaren, dass der Kern der Lösung des Problems damit beginnt, dich „ins Trockene zu holen": dir zuzugestehen, in die Arche der Sicherheit und des Selbst-Schutzes zu steigen; dir im Leben, in deinem ganzen Körper den Weg zu Wärme und Obdach zu zeigen. Zu erkennen, dass es dir gar nichts nützt, dich in der Kälte stehen zu lassen..., und dass es überhaupt nicht von jemandem, von einer Autorität außerhalb von dir abhängig ist..., dass nur DU darüber entscheidest, was aus deinem Leben werden wird. Nur du kennst deine Grenzen; du weißt, wann und wie du dein ganzheitliches Wesen, deine Natur, deinen Körper, deinen breiten In-

[3] Schlage zur Symbolik von Finanziellen Problemen in *Das Signalbuch* nach. Dieses Buch ist bei Erscheinen des vorliegenden Werkes noch nicht in deutscher Übersetzung erhältlich.

halt… VERKENNST! Also sorge gut für dich, schenke dir die Wärme, die Aufmerksamkeit, und hole dich herein; du brauchst nicht länger weinend in der Kälte zu stehen und zu warten, bis jemand dich hereinholen möchte. Dieses liebevolle Hineinholen in deinen irdischen Körper, das wirst du selbst tun müssen. Und mithin wirst du merken, dass es um das innere Kaminfeuer herum behaglich ist! Und du fasst den Entschluss, dass du da sein darfst, dass du wertvoll bist, als Mensch, dass du dir das Schöne, Weiche, Süße schenken darfst!

Kommuniziere offenherzig mit den anderen, und fühle dich im warmen Haus von Mutter Erde willkommen. Alles Übrige kommt von alleine. Aber schreite vorwärts! So, wie du es für richtig hältst, und höre auf damit, dich in einer Aufgabe, einer Arbeit oder einem Hobby zu verlieren, worin du vor dir selbst flüchtest, wohinter du dich „versteckst". Schreite nun in voller Schönheit dahin; in der Einzigartigkeit deines Seins. Du ÖFFNEST dich jetzt, bist nun für alles Schöne, was du in dir trägst, EMPFÄNGLICH; du STÖSST es nicht mehr VON dir. Flexibel, süß und sanft hörst du auf die weibliche Stimme in dir, die dich bittet, nicht hart und scharf-aggressiv-rot (als würdest du dir mit einem harten Gegenstand in deinen Arm stechen) gegen dich selbst zu sein…, sondern auf eine blau-offene Weise zuzulassen, dass es fließend in dich hineinströmt: Alle diese wunderbaren Bewusstseinsenergien, voller Liebe, die deinen Körper erfüllen und durchströmen wollen.

Lasse los, worin du dich zuvor so festgebissen hast, strebe nicht an, sei nicht eisenhart zu dir, lasse los! Richte dich nicht rot-verbissen auf die Arbeit, die fertig werden „muss"…, wo liegt darunter eine Wut, ein Gefühl, zurückgesetzt zu werden? Wem gegenüber…? Es ist doch lediglich die Folge dessen, dass du dich selbst so kalt stellst und ohnmächtig hältst, wenn es darum geht, zu tun und zu sagen, was du fühlst, tun / sagen zu müssen. Hole dich warm herein! Mache es nicht jemand anderem zum Vorwurf, sondern ERKENNE dich in deiner Fülle AN! Infolgedessen werden auch die anderen dir zuhören und ehrlich mit dir kommunizieren. *Zuerst* musst du jedoch dich selbst hereinholen. Wut kommt nur infolge eines Ohnmachtgefühls auf, du selbst zu sein und dich in deiner Ganzheit anzuerkennen, unabhängig von deiner Arbeit, zum Beispiel unabhängig von deinem Computer! Und schaue einen Moment tief in dich hinein, auf das warme Licht in dir: *Das* ist das Wesentliche im Leben. Das Übrige ist Ausfüllung.

Komme zunächst zu dir nach Hause; lasse los, wo es notwendig ist, und tue dir nicht länger weh, indem du dich hineinsteigerst, etwas erreichen willst, ja unbedingt etwas durchsetzen willst. DU als Mensch kommst an erster Stelle…, auch die anderen Menschen. Erst *dann* kommt die Ausfüllung: die Arbeit, die Ambition usw. …

Und sei dir darüber im Klaren: Du brauchst dich niemals zu beweisen, sondern dich in erster Linie zu umsorgen, dich warm ins Leben zu holen, und dafür wird es notwendig sein, dass du einen Moment gewisse Dinge „loslässt", um deine AUGEN jetzt deutlich auf diese innere, tiefere Seelenwelt zu richten, die unter der Oberfläche einer hektischen, zwingenden, harten Existenz liegt. Mache es dir etwas weicher und wärmer! Infolgedessen wirst du dich nicht länger traurig und schweigend ärgern, dich wie wild auf deine Arbeit stürzen, dich ausgeschlossen fühlen…, weil DU dich selbst ausgeschlossen hast!

Die Lebensumstände verändern sich, wenn du zunächst auf dich schaust und dich warmherzig hereinholst, wenn du Das Leben und Die Liebe zu dir ganz obenan stellst! Mache nicht jemand anderem zum Vorwurf, was du dir selbst antust. Kehre dich jetzt tief in dein Inneres, und sei bei deiner Arbeit ehrlich zu dir, ohne dich zu forcieren oder deine Natur, dein Herz, deinen Körper „auszustoßen"…; machst du jedoch so weiter, dann höre lieber damit auf! Nichts steht über dem Leben, auch nicht über der Herzenswärme und der

Selbstanerkennung im Ganzen, nach Seele und Körper! Komme jetzt zu FREUDE um deiner selbst willen: Freude kann es nur geben, wenn du dich IM GANZEN anerkennst, wenn du keinen einzigen Teil von dir ausschließt… und demzufolge Liebe und Anerkennung von den anderen erwarten würdest; sei DANKBAR dafür, wer du bist, für den irdischen Körper, in dem du wohnst, und verschließe dich nicht länger deinem Inhalt, deinen Gefühlen, deinem Herzen.

Höre auf deine Signale, und lebe nicht ausschließlich, um dich in deiner Arbeit zu beweisen oder um jemand anderem zu gefallen…, während du dich selbst von dir wegdrückst. Hole dich liebevoll herein, und höre auf dich, auf dein Herz. Sprich, wo es möglich ist, mit anderen zu sprechen, nur du kannst fühlen, wo du zu hart gegen dich bist, wo du dich stichst und dir wehtust (und infolgedessen kannst du das Gefühl haben, dass andere dir wehtun, hart zu dir sind: Beginne also damit, weich zu dir selbst zu sein!). Fülle dich nicht mit Dingen außerhalb von dir, sondern erkenne jetzt diese großartige Fülle deines Wesens!

Für andere Formen von RSI, schlage im Index nach unter *RSI-Syndrom.* Lies je nach gegebenem Fall die diesbezügliche Rubrik nach (*Bursitis = Schleimbeutelentzündung, *Karpaltunnel-Syndrom, *PHS, *Tendinitis, *Tennisarm …).

MBD

Minimal Brain Dysfunction

Geringe Störung der Gehirnfunktionen bei jungen Kindern, wodurch Konzentrations- und Lernstörungen, Hyperaktivität, Überreaktionen auf alle Reize aus der Umgebung auftreten

---

Kernursache und Kernlösung

Als Mensch zu wenig an der Spitze deines Lebens stehen, zu wenig der Kopf deines Lebens sein; du lässt dich hin und her *schaukeln,* von links nach rechts, wie ein Kind auf seinem Schaukelpferd; du lebst von einer Art *Urlicht* aus, jedoch *als ICH zu wenig bewusst in deinem Körper – individuell und selbstbewusst autonom auf Erden stehend. Du lässt dich zu stark von einer Art von unbewussten Urenergien forttreiben,* von Urmutterlichtsphären, möglicherweise von instinktiven Rauschsphären…, *weil du dich noch nicht niedergelassen hast als ICH.* So zehrst du von alten Gewohnheits-Sphären, vom Alten, von der Gebärmutter, aus der du hervorgingst, von den Wogen des Mondes, von Ebbe und Flut…, ohne wirklich selbst am *Ruder* deines Schiffes zu stehen.

Gehe stark und kraftvoll in dich; erkenne diese königliche Mutter in dir an. *Vertraue dich dem Leben an…, nicht den Begierden oder dem Nicht-Sein im Rausch.* Lasse es alles aus dir herausströmen, lasse alles und jeden los. Mache dich frei, öffne dich, und gib, gib großzügig mit dem Herzen, uneigennützig, ohne etwas dafür im Tausch zurückzuverlangen. Empfänglichkeit für das Allerhöchste IN dir, ja! *Schuld und Sühne existieren nicht, wohl aber, sich für Leben oder Nicht-Leben zu entscheiden, die Wahl zu treffen, liebevoll und bewusst du selbst zu sein oder in primitiven Urtrieben, unbewussten Energie-Strömungen, in sexuellen Sphären ohne Liebe, in Licht und Unvergänglichkeit zu verharren…:* Letzteres macht dich nicht lebendig, sondern lässt dich langsam abtreiben. So ergreife kraftvoll das Steuer deines Lebenswagens, und mache etwas daraus. *Komme sehr nah und intensiv konzentriert in deinen Körper, in dich, in dem Wissen, dass ALLES in dir steckt, um dich VOLL fühlen zu können;* du brauchst dich nicht einer Sache oder jemandem außerhalb von dir hinzugeben. Kehre dich in dich selbst, komme in deinen Körper, ganz nah, und erfülle dich mit der Vollheit von Lebenskräften, die in dir auf Anerkennung warten.

Du würdest gerne höher reichen, *außerhalb von dir,* aber es scheint dir nicht zu gelingen… Das Leben drückt dich stark und zwingend in deinen Körper, was dir möglicherweise so schwer wie Blei erscheint: Es ist Sinn der Sache, dass du nicht über dich hinaus heben sollst, dass du nichts AUSSERHALB von dir emporhebst, sondern ganz stark einfach du *selbst* sein sollst. *Du versuchst vielleicht schon zu lange, Dinge zu bekommen, zu erreichen, durchzuhalten…, aber es scheint dir nicht wirklich zu gelingen.* Als ob du meintest, wie Atlas, die ganze Erdkugel auf deinen Schultern schleppen und immer weiter tragen zu müssen…, *während du Ganz Einfach IN dir an deinem Körper und Leben teilhaben musst; also höre auf damit, nutzlose Kraftanstrengungen zu bewerkstelligen! Lasse los, und gehe tief in dich, wie der Einsiedler mit einer warm leuchtenden Laterne, der seine reichen, inhaltlichen Schätze anstrahlt.* Lasse das dunkel-schwarze Kleid los, und wage es, dich in Blöße zu betrachten: Verstecke dich, deinen Körper nicht länger… vor dir. Trete zum Vorschein: für dich, so, wie du bist. *Verberge dich nicht mehr. Und sieh: Wie siehst du dich?* Als eine(n) zu Verachtende(n)? Betrachte den weiblichen Teil in dir nicht länger als „Eva", als schwaches oder teuflisches Instrument, das naturgemäß dazu dient, andere zu verzaubern.

Entfalte diese MANNESKRAFT und diese URFRAUENKRAFT stark und natürlich in dir. Wirf jede Form von *Ent-Kräftung* „Des Menschen" über Bord! Mit einem rauen Urschrei bejahst du dich; deine Muskeln spüren das Durchflimmern einer urstarken Energie, die durch dich hindurchströmt, und der du dich nun anschließt. Vorbei mit dem dummen Zeug. Du WAGST es jetzt, das Bild von dir, das du aufrechterhalten hast, im Spiegel anzusehen: Ein falsches Bild, das ansaugen wollte und den ersten Preis in Sport oder Schönheit oder in was auch immer an Land ziehen wollte. Du siehst jetzt dieser SHOW des TODES ins Gesicht! Und du hackst den Todeskopf ab! *Tier wird Mensch. Begierde und Streben werden durch „Bewusstes Sein" als ICH ersetzt.*

Du beschließt, allein zu GEBEN, nicht länger zu saugen, deinen Körper stark sein zu lassen, das Männliche und Weibliche im Gleichgewicht.

Gesunde AGGRESSION darf sich jetzt zeigen: zu lange unterdrückt. Möglicherweise zunächst in einem primitiven Geschrei…, dann in Liebesenergie, in eine *starke Kreativitätsentfaltung* umgesetzt. Du blockierst deinen Brustkasten nicht länger, sondern *öffnest dich mit allen deinen Energien.* Auch wenn ein anderer Mensch es nicht versteht: Solange du nur *ehrlich* zu dir selbst bist! Die *Reinwaschung…*, dann beginnt die *Transformation:* Der neue Mensch wird geboren…

„Soll ich dies… oder soll ich jenes? Soll ich so oder… doch so??" Nicht wirklich aus dir selbst heraus leben, etwas eng-steif darauf ausgerichtet, wie du nach den Vorstellungen anderer zu sein hast.

Weil du dich zu wenig an deine innere Quelle anschließt, fühlst du dich in Bezug auf dich, deinen Körper, deine eigene Basis etwas ungeschickt-hölzern.

Du stellst dir zu häufig die Frage: „Mache ich es so richtig? Oder wird es eigentlich anders gemacht? Wie soll ich stehen, wo soll ich stehen, wie soll ich mich verhalten, und was soll ich tun?"

Du stimmst dich hierbei auf die Frage der Außenwelt, beziehungsweise ihrer Regeln und Gesetze ab, *alles andere als auf dein inneres „Gefühl", auf dein inneres „Wissen".*

Ein Mangel an Selbstvertrauen, der mit einer fehlenden Selbstunterstützung einhergeht, führt dazu, dass du zuweilen dazu neigst, zuzugeben, dass du etwas falsch gemacht hast; möglicherweise hast du Versagensängste, Angst davor, nicht gut genug zu sein oder es falsch zu machen. Eine Art Lampenfieber im Leben.

Weil du nicht auf deinen inneren Gefühlskern vertraust, wirst du dich vielleicht darauf konzentrieren, „wie jemand anders es macht" oder was jemand anders „von dir verlangt".

Möglicherweise versuchst du, mit deinem Denken… und deinen Sinnen… alles zu erfassen, zu begreifen…, weil du deinem inneren Wissen, deinem Gefühlskern nicht vertraust oder ihn negierst. Du passt dann gut auf..., „wie es zu sein hat", anstatt zu spontan von innen heraus, nach deinem höchsteigenen Gefühl, zu leben.

Warum nicht auf diese tiefe Wahrheitsstimme in dir hören? Was machst du dein Leben von anderen abhängig, von Strukturen und Normen, von „Es gehört sich so"-Regeln oder „So muss es sein und nicht anders"!

Was bist du streng und hart gegen dich selbst, schwankend und zögerlich...; infolgedessen hast du möglicherweise ein System oder eine Erziehung zu dir geholt, die dich mit diesen Eigenschaften in dir selbst konfrontiert. *So sei nicht wütend auf sie, aber höhle dich jetzt auch nicht länger aus.*

Nimm DEINEN Platz ein, und lasse dich stark auf dem Boden nieder. Lasse Füße und Beine sich als urstarke Säulen auf Erden manifestieren, und nimm dich *sehr* entschlossen an die Hand. Du bist kein zerbrechliches Wesen, das nahezu nicht im Fleisch sein dürfte; du musst nicht, vorsichtig und behutsam Acht gebend, auf Zehenspitzen gehen und dein Verhalten und deine Art und Weise, zu sein, in Frage stellen. Lebe nicht danach, „wie es sich gehört", sondern lebe... aus dir selbst heraus.

Lasse diese KRAFT einmal aufwallen, tief aus deinem Innersten. Singe nicht das Lied eines / einer anderen, sondern lasse laut dein eigenes Lebenslied erschallen, unartikuliert, möglicherweise für jemand anderen unverständlich, aber das spielt keine Rolle: DU bist es jetzt, der / die in seinem / ihrem eigenen Fleisch und Blut ankommt, der / die in deinem Körper präsent wird und sich über deine Kehle / deinen Mund / deine Stimmbänder ÄUSSERT.

Du trittst an, stolz und voller Selbstbewusstsein; du machst keine Fragezeichen mehr zu dir. Du lässt alles stark und laut aus dir herausströmen. Eine natürliche Offenheit nach außen hin, eine Bresche ist geschlagen; das Leben kommt frei durch.

Laufe nicht länger jemand anderem hinterher..., sondern gehe in deiner eigenen Spur. Knochen und Muskeln dienen stark dem ICH-Menschen, der du bist; der weibliche Teil in dir ist nicht länger Schwächung und Knochenentkalkung ausgesetzt: weil du jetzt stark und vollkommen du selbst *bist,* als Mensch aus *einem* Guss! Nicht länger fragil, zerbrechlich, verletzbar, schwankend, zögerlich, schwach.

Du nimmst entschlossen deinen Platz ein, urstark als Mann-Frau, die Gottmenschlichkeit darf sich aus dieser Glaubenskraft an die eigene Basis-Kern-Kraft heraus entwickeln.

Du bist kein Opfer, kein schwaches Geschöpf, sondern eine grundsolide Kraftquelle, die sich auf die gleiche, kraftvolle Weise in der Materie manifestiert. Stark und selbstsicher übernimmst du die Verantwortung für dich; kein seidenes Blatt Papier, das sich von hier nach da wehen lässt. Die innere Gotteskraft manifestiert sich in einem vollstarken, kraftvollen Körper.

Du weißt jetzt, was du wert bist, und du lebst, handelst und äußerst dich aus deinem Herzen, aus deinem inneren Wesen heraus. Der Urzweifel des Menschen niedergemäht... „Ob du wohl sein darfst, wer du bist" und „ob du wohl *wirklich* allein und aus deinem Selbstkern heraus existieren kannst"? Natürlich! Du *bist!* Ohne Zweifel, ohne Zurückhaltung, ohne darauf zu warten, bis jemand anders dir zeigen wird, wie es sein muss / darf...

Du stimmst dich auf deine urstarke Basis, auf dein Herz ab, und du *lebst,* im vollsten Vertrauen, auf deine innere Kraft bauend. Nicht länger porös und durchlässig, nicht mehr nach der Überzeugung lebend, ausgehöhlt und schwach zu sein und dich dadurch auf die anderen abstimmen zu müssen oder auf „die Regeln und Vorschriften". Du *lebst* jetzt als ICH. Nun siehst du dich als einen einzigartigen und liebevollen Menschen an, ohne Zweifel, und du lebst danach.

Siehe ggf. auch *ADS, *ADHS, PDD-NOS, usw.

MCS

Multiple Chemical Sensitivity
Mehrfache Chemikalien-Überempfindlichkeit / Unverträglichkeit: Du reagierst überempfindlich auf das Einatmen oder Berühren von Medikamenten, Waschpulver, Abgasen und anderen chemischen Stoffen, wodurch Müdigkeit, Kopfschmerzen, Gedächtnis- und Konzentrationsstörungen, Übelkeit, Hautausschlag, Atemprobleme, Schwindel… und andere Symptome entstehen können

Kernursache und Kernlösung

Wie eine Maschinerie läufst du immer weiter und weiter…, alles läuft so, wie es zu laufen hat; du schaust kurz hier und dort nach, ob etwas fehlt, wo du eine Schraube nachziehen musst. Du bist wie der Aufseher einer Fabrik, wo alles korrekt funktionieren muss. Du hältst Wache und passt gut auf. Wie ein Wärter erledigst du deine Aufgabe pflichtgemäß. Es hat jedoch etwas von einem „gut funktionierenden" System, den Kopf gut eingeschaltet (das Denken, die Aufsicht auf Abstand)…, wobei jedoch die Gefühle, deine *echte* Natur, dein Seelenkern, das warme Herz zu wenig auf dynamisch-ursprüngliche, spontane Weise zum Zuge kommen dürfen, wo Erneuerung, unerwartete Wendungen, Impulse, gesunde Eingebungen… ausgeschaltet werden. Wo bist du *hinter* dieser Maschine, hinter diesen Gesetzmäßigkeiten, diesen Strukturen und Regelungen…? Wo bist du hinter diesen Schutzschildern verborgen? Wo bist du? Lebst du schon lange in einem weit entfernten Winkel deines *tatsächlichen* Großen Selbst? Zu kalt, zu distanziert, zu strukturell in Bezug auf dich. Wo steckt das LEBEN in dir??

Warum dich nicht in Gänze, als NATURKIND, als Menschenfreund, als BESEELTES Wesen in seiner Seinsgröße anerkennen? Warum dich so hinter Barrieren und Podesten, Regeln und Strukturen, hinter Arbeit oder Kontrollausübung verstecken? Warum nicht dein ECHTES Sein erleben…, trete in VOLLER Gestalt, in ganzer Statur zum Vorschein: WER du WIRKLICH bist! Komme hinter den Kulissen hervor, hinter den Kulissen, die du in deinem Leben aufgebaut hast, so dass du dich sozusagen von dir selbst entfremdet hast. Werde nun *eins* mit dir: Stelle diesen verloren gegangenen Einheitsbund mit dir wieder her. ZIEHE DICH NICHT MEHR aus dir selbst ZURÜCK; bleibe nicht länger kalt auf Distanz zu deinem eigenen Körper, ja sogar zu deinem eigenen Inhalt. WEISST DU NOCH, wer du eigentlich bist, hast du es jemals gewusst in diesem Leben…, oder bist du mit dieser Distanziertheit deiner NATUR gegenüber geboren worden? So traue dich jetzt, dir ehrlich in die Augen zu sehen…, und komme näher, komme jetzt *ganz* nah an dich heran. Jage jede Distanz in die Luft. Weigere dich, im Leben noch länger auf *diese* Weise zu FUNKTIONIEREN…
HAUCHE dir das Leben ein, und werde in aller URSPRÜNGLICHKEIT du selbst. Höre jetzt auf dein GEFÜHL; regle und handle nicht rein als Maschine, der Regel, Ratio oder Struktur nach, sondern folge dem Weg deines natürlichen Herzens, deines Gefühls. Möglicherweise weißt du nicht einmal mehr, was das ist; DEIN inneres Lebensgefühl: SO ÖFFNE DICH JETZT DAFÜR! Es wird schon kommen… Öffne dich für das GESAMTE Leben… in dir! Hast du dich bislang „raus" gehalten, so kann diese Selbstverstümmelung nun zu einem Ende gebracht werden. Du machst dich wieder *ganz:* Du ENTDECKST jetzt, wer du wirklich bist. Du brichst mit der kalten Toten-Puppen-Haltung, mit der Haltung des hager-strengen Aufsehers. Du lässt zu, dass das Lachen des Lebens, rund und froh, von nun ab *wahrhaftig* in dir wohnt. Du kehrst dem Natürlichsten, dem runden Weiblichen, der Erde, dem Teppich von Mutter Natur nicht mehr den Rücken: in grüner und schwarzer Erde, wo es herrlich ist, zu wohnen.

Du stellst einen alten Bund mit dir und dem Leben wieder her, und du möchtest ihn nicht mehr verlassen, jetzt, wo du ihn wieder entdeckt hast. Du bist wie ein Kühlschrank, der abtaut..., und es wird warm im Innern, es wird behaglich, gemütlich, herrlich, in deinem Körper zu wohnen. Es kommt nicht mehr so genau darauf an, da, wo du früher vielleicht bekrittelnd und zu genau warst, dort, wo du alles perfekt machen wolltest... Im Gegenteil, jetzt kommst du zu Leben, du kannst loslassen, du wirst weich; du klammerst dich nicht mehr an Routine-Regeln und Strukturen fest, an „das muss *so* sein und das so".

Du WIRFST ALLES ÜBER BORD UND LÄSST ALLES OFFEN UND FREI..., das verschafft dir ein inneres Gefühl, dich freigekämpft zu haben. Als ob das LEBEN erst JETZT einströmen könnte.

Und die Gelenke, die Muskeln, die Knochen, dein Körperfleisch und –fett..., es wird jetzt alles biegsamer und weicher. Nichts verkrampft sich mehr; du bist keine Maschine, sondern ein vollblütiger Mensch! Du trittst ins Leben ein; das Blut durchströmt deinen Körper. Du bist kein „halber" Mensch mehr, sondern du wirst der Gottmensch ganz und gar: auf Erden, nicht in Strukturen gefügt, sondern auf freie Impulse, auf dein Gefühl hörend. Keine Modepuppe mehr, keine strenge Lehrerin oder der Herr-Aufseher.

Du genießt jetzt das vollrunde Da-Sein auf Erden! Du... als DU, mit der WARMEN natürlichen Körperform, mit dem herrlichen Lebensgefühl IN dir VERSCHMOLZEN. Du stehst nicht mehr „außerhalb" von dir; du lebst nicht mehr „kantig", aus einer Höhe oder aus einem strukturellen Turm dir selbst gegenüber... Du lebst jetzt warmherzig in einer *Einheit* mit deinem Körper, mit deinem Gefühl, mit deiner Ganzheit. Du hältst keinen Abstand mehr zu gleich welchem Teil deiner ursprünglichen Natur, nach Seele und Körper!

Warst du bis heute allergisch gegen deine eigene chemische, unnatürliche, nicht-an-deiner-Natur-teilnehmende Haltung, so warst du gegen das allergisch, was es symbolisiert. Jetzt aber, wo du das Leben rein einatmest, als vollblütiger Mensch, im Einheitsverbund mit der eigenen Natur, bist du immun und unempfindlich für das, was diese „Distanziertheit zur Natur" symbolisiert hat. So hat dieses Signal auch versucht, dir deutlich zu machen, *welche* Veränderungen du, zu deinem eigenen Glück und zu deinem Besten, durchführen musstest!

MEN-SYNDROM

multiple endokrine Neoplasie

seltene erbliche Krankheit, bei der (meist gutartige) Geschwülste in Organen entstehen, die Hormone produzieren, wie z.B. die Nebenschilddrüsen, die Pankreas, die Hypophyse, die Schilddrüse und die Nebennieren; infolgedessen eine Überproduktion an bestimmten Hormonen; darüber hinaus können auch Geschwülste in Magen, Lungen, Thymus entstehen

---

Kernursache

Du baust gleichsam einen ganzen Haufen in dir auf, es scheint ein Berg Abfall zu sein, oder ein Stuhlgang, der seinen Weg nicht finden will, sondern sich ‚in einem Häufchen' sammelt. Aber je höher es sich anhäuft, desto mehr entsteht eine Art Schlaffheit, wie der höchste Punkt eines Eises, der sich umbiegt, fällt oder wegschmilzt.

Die Symbolik der Ananas[4]: das Herz bittet um gelbe Freude. Sauer-süß: manchmal weißt du nicht so recht, ob du weinen oder lachen sollst. Dann trödelst du wieder, du lässt dich hängen, du betrachtest dich selbst als zögerlich, schwach, gleichsam unfruchtbar, und du bist davon überzeugt, nichts an der Situation, in der du lebst, ändern zu können. Wo ist die Menschenkraft in dir? Warum solltest du nicht an dich glauben?

Wie stark erzählt die Symbolik von Kaffee[5] dir, dass du keinen einzigen Teil deiner selbst leugnen oder unterdrücken darfst. Du bist viel mehr als ‚denken'; vergiss dei-

[4] Lies über die betreffende Symbolik in *Das Füllhorn - Psychologische Symbolsprache der Nahrungsmittel.*

[5] Lies hierüber in *Das Füllhorn - Psychologische Symbolsprache der Nahrungsmittel.*

ne Talente und deinen Gefühlsreichtum nicht, Intuition, deine Schöpfungskräfte, deinen authentischen schönen Körperbau (wenn du dich nur abstimmst auf wahre ‚Liebe'). Lebe also nicht beschränkt-rational, nicht ‚schlapp'.

Du unterschätzt deinen Wert und deine Möglichkeiten. Du weißt nicht mehr so recht, wie es für dich weitergehen soll, wodurch Gehirn und Drüsen nicht die Leitung deiner Meisterschaft fühlen / empfangen können (schließlich ergreifst du die starke Leitung über dich selbst nicht) ... und auch die weiteren Anweisungen für andere Körperteile werden folglich nicht erteilt. Du lässt dich los, statt dich mannkräftig stark und fest zu ergreifen; du lässt einfach alles aus dir herauslaufen, wie ein schlaffdrehendes Tuch. Aber dies BIST du doch nicht!

Als ob du als ICH ‚abwesend' bist und dich mit nach oben windest, neblig, mit den Rauchwolken. *Fühlst* du dich nicht? Erkennst du nicht die Kraft, die du als Mensch bist?

Du bringst dich als ICH nicht greifbar in das Hier und Jetzt. In Schlaffheit stellst du dir vielleicht die Frage, was du hier sollst, oder „ob es nicht besser wäre, du wärst gar ‚nicht' da?"

Möglicherweise ist da eine Geringschätzung deiner selbst im Spiel, deines Körpers, eine Unterbewertung des Lebens, der Art und Weise, wie du ‚bist'. Ach, was soll ich nur mit mir anfangen? Du würdest am liebsten deine Hosenträger tragen und zugleich sagen: ‚schau doch, wie albern ich aussehe', während du dich gerade fröhlich fühlen könntest wie ein verspieltes Kind, kräftig wie ein urstarker Mensch! Selbst-Anfeindung, Selbst-Verleugnung: ist doch nicht nötig? Schließlich stoppst du so jede Form von Produktivität (in dir selbst), in einer Art Apathie oder Passivität, während deine Schöpfungskräfte darauf warten, dass du einsiehst, dass du eine starke und würdevolle Person bist.

Kernlösung

Verwirkliche dich selbst, rüttle dich selbst wach, sei Herr deiner selbst, Herr über dein eigenes Leben. Setze Schöpfungskräfte ein und höre auf, dich selbst als eine schlaffe Null zu betrachten und dich entsprechend zu verhalten. Hopp! Aufstehen! *Fühle* doch diese Urkraft in jeder Faser deines Körpers, werde dir dessen bewusst, dass DU und nur du allein dich SEIN lassen kannst als ein starkes ICH. Ergreife dich selbst und packe das Leben mit beiden Händen. Nein, du bist kein schlappes Tuch; du bist randvoll mit Talenten, Seinsmöglichkeiten. Zerschlage diese Überzeugung, die irgendwann in dich eingedrungen ist wie ein Wurm in einen Apfel. Lasse aus deinem ‚Kern' einen neuen Apfelbaum wachsen: *fühle* diese starken Wurzeln in und unter deinen Füßen, deinen Beinen. Richte dich stark auf und erkenne dein Wertvolles Sein. Du *kannst* es ... Wie lange du dir auch das Gegenteil eingeredet hast.

Lasse dich nicht länger inmitten der Herdentiere hängen, sondern strecke deine Muskeln und stehe auf, entschlossen: „Ja, ICH werde es tun! Ich werde mich verwirklichen!" Dein ganzer Körper reagiert sofort darauf. Du wirst sofort selbstsicher, handelst, aus einer Seinserkenntnis heraus; deine Drüsen erwachen, dein ganzer Körper erwacht, fühlt die Kräfte, die ihn durchspülen. Du übernimmst die Leitung über dein Leben; da ist keinerlei Gefühl des Fatalismus, der Apathie oder der Minderwertigkeit, der Bedeutungslosigkeit mehr. Wisse, dass du noch sehr viel zu tun / zu verwirklichen / zu erzeugen / zu kreieren hast, aus deinem höchsteigenen Sein heraus. In dieser Werdung wird sich nichts Nutzloses mehr in deinem Körper anhäufen; denn schließlich wird nun alle Energie genutzt; Dynamik, Aktivität entsteht.

Auf diesen Entscheidungsprozess und das tatkräftige Ergreifen der Zügel reagieren die verschiedenen Teile des Gehirns, alle Drüsen, alle Zellen deines Körpers. Baue dich selbst auf deinem stabilen Fundament aus, du brauchst nur „ja" dazu zu sagen. Gib dir selbst doch die Möglichkeit, dich selbst zu dem werden zu lassen, der du *wirklich* bist, in der tiefsten Urkraftwurzel deiner selbst, in Seele und Körper! Gesundheit und Genesung gehen immer Hand in Hand mit Einsicht und Veränderung. Lasse nun dich selbst wachsen in der Kraft, die in dir ist ... Nun ist keine falsche Wachstums-Bildung innerhalb des Körpergewebes mehr möglich. Du bist nun froh und dankbar, dass alle Energien in deinem Körper froh und frei strömen dürfen. Keine Blockaden, keine Selbst-Hemmung, keine Anhäufung, keine lethargischen Verzögerungen mehr. Ein begeisterter Mensch ist aufgestanden!

Lies gegebenenfalls auch die Rubrik der betroffenen Organe: *Pankreas, *Nebenschilddrüsen, *Nebennieren usw.

MORBUS MÉNIÈRE

einseitige Hörminderung, einseitiges Ohrensausen und Drehschwindelanfälle mit Übelkeit

---

Kernursache und Kernlösung

Es hat den Anschein, als könnte die Struktur, die Form nicht länger den Inhalt „tragen", als würde es alles zu viel. Der Mensch musste zu viel schlucken, tragen, in sich aufnehmen (dabei kann es sich um die Arbeit, die Aufgaben oder den Stoff handeln, den er / sie lesen oder einstudieren muss, um emotionale Information, die er / sie schwer aufnehmen kann...). Es wird dem Menschen schlecht davon, sein Magen reagiert voller Widerstand gegen das, was sich jetzt noch als „Zuviel" anbietet. Er will es nicht mehr sehen; er will nichts mehr darüber hören; er verschließt sich; er schließt jetzt seine Ohren.

Das, was er „zuvor" zu viel „verschlungen" hat – vielfach ohne Widerstand – würde er jetzt mit aller Kraft erbrechen, wie ein Müllschlucker, der sich plötzlich leerschüttet. Es ist ihm zu viel gewesen; es reicht jetzt: Der Topf läuft über! Man hat der eigenen Struktur zu lange Gewalt angetan, ja, sie häufig krampfhaft zu den anderen hin verbogen.

Dieser Mensch steht eigentlich noch nicht im „vollen Tageslicht" des Lebens, seiner selbst: Er lebt weiterhin förmlich „verborgen", „unter der Erde, in seiner Höhle"..., er wird zwar alles zu sich in seine verborgene Höhle „hineinholen", aber selbst tritt er nicht wirklich mit seiner ganzen Persönlichkeit nach außen ins Leben. Man könnte diese Situation psychologisch als eine „selbst gewählte Gefangenschaft" des Ichs umschreiben: Man sieht sich hinter Gittern dort draußen eine strahlende Sonne an... und kann es auch genießen, das Leben dort..., aber man nimmt nicht wirklich daran teil. Was man auch tut, welche Arbeit man auch immer verrichtet: Man traut sich nicht echt, vollkommen am wirklichen Leben „teilzunehmen". Es handelt sich darum, sich selbst im Hintergrund des Lebens zu halten.

Der tiefste Selbstkern dieses Menschen und seine Lebenskräfte wollen einen „Durchbruch", eine vollständige Existenz. Diese Situation kann man mit dem Maulwurf vergleichen, der seine Gänge unter der Erde gräbt, um dann langsam, ganz langsam ein Häufchen Sand aufzuwerfen... Die unterdrückten Lebenskräfte drücken den Sandberg immer höher..., aber dennoch hält dieser Mensch seine Energien förmlich zurück...; wie stark die inneren Kräfte auch immer um eine Befreiung flehen, er kommt mit seinem Kopf noch nicht aus dem Sand hervor, bis... die Lebensenergien sich mit einer Zwingenden Kraft aufstauen und ihn geradezu überwältigen (möglicherweise in der Form von Brechreiz, Schwindel usw. ...) Es ist ihm alles zu viel geworden. In erster Linie kann es so aussehen, als ob es die Welt um ihn herum ist, oder die Arbeit, die Aufgaben, die er auf sich genommen hat, oder die Konfrontation mit emotionalen Problemen aus seiner näheren Umgebung usw. ..., die ihm schließlich zu schwer werden: Das ist durchaus möglich! Dennoch ist dies dann lediglich eine Folge der tiefer liegenden Ursache: das Unterdrücken der eigenen spontanen, natürlichen, kraftvollen Lebensenergien.

Durch die Tatsache, dass er das Leben in sich unterdrückt, wird er regelmäßig „Signale“ aus seinem tiefsten Seelenkern gesendet bekommen (nämlich körperliche Störungen), die notwendig sind, um ihn anzutreiben, diese Lebenskräfte nicht länger zu negieren! Ignoriert er jedoch diesen Aufruf weiterhin, bleibt er in dieser Phase stecken, dann wird der Seelenkern ihm immer stärkere Signale zuschicken, mit anderen Worten immer unangenehmere körperliche Signale… bis schließlich sogar der Deckel des Topfes abfliegt (zum Beispiel durch Erbrechen: Er erbricht sich wegen sich selbst, wegen seines eigenen „Stillstandes“, weil er sich unbewusst weigert, sich weiterzuentwickeln: Lies die Rubrik *Brechreiz-Erbrechen nach), bis der Maulwurfshaufen mit einer vulkanischen Kraft mit Gewalt aufgebrochen wird: Das innere Selbst dieses Menschen zwingt ihn jetzt mit Gewalt, ins wirkliche Leben zu kommen!

Wenn er jetzt noch länger seine Lebenskräfte unterdrückt, wenn er jetzt noch immer nicht auf diese Signale „hört“, die sein Seelenkern ihm seit einer gewissen Zeit zugeschickt hat…, wird sein „Gehör“ abnehmen. Das Ohr (oder die Ohren) gibt (geben) folglich wieder, dass er nicht auf die Botschaft aus seinem tiefsten Ich „hört“; das Ohr wird also anzeigen, dass er das „Lebenswasser“ anstaut, festhält, anstatt es vollkommen frei strömen zu lassen.

Möglicherweise hat dieser Mensch andere zu sich geholt, die ihm deutlich machen: „Da stimmt etwas nicht in deinem Leben; du musst hier Änderungen herbeiführen!“, aber er hört nicht darauf, stur, er verschließt die Ohren. Er lebt möglicherweise lieber in den alten Gewohnheiten, Pflichten, Traditionen, Regeln weiter, während er nicht erkennt, dass er einen Neuen Schritt gehen muss. Der Mensch hat eigentlich nur *eine* Pflicht, die vor allem anderen vorgeht: Und das ist, *selbst* zu leben, als ICH, aus dem eigenen Starken Kern heraus. Er muss jetzt mit seinem inneren Seelenkern auf Tuchfühlung gehen; er wird nun sich selbst ins Zentrum seines Lebens stellen müssen und nicht länger an der Seite des Weges stehen, wo er sich einer Autorität außerhalb von sich beugt.

Sein Gehirn gerät durch das „Denken“, durch „Informationen“ in einen überbelasteten, erhitzten Zustand… Der Mensch hält sich in Gedanken „gefangen“. Er darf nicht länger in seinem Kopf „horten“; er wird mit Energien, mit seinen Gedanken, mit seinen Gefühlen von Wut oder Trauer nach außen treten müssen. Er muss sprechen; er muss entschlossener, tatkräftiger ins Leben einsteigen! Er wird aus seiner Intuition heraus leben…, nicht länger alles mit seiner engen Ratio „im Griff“ behalten. Er muss seinem Gefühl vertrauen und ehrlich damit umgehen. Er tut nichts mehr, „weil es sich nun einmal so gehört“, sondern er hört auf sein Herz. Also wird er sich nicht mehr überbelasten.

Ein Gefühl von Ohnmacht (ich schaffe das alles nicht mehr) weist daraufhin, dass der Mensch *den* Dingen zu viel Aufmerksamkeit schenkt, die er besser seinlassen würde, und dass er zu wenig an seine Möglichkeiten glaubt, das Leben auf andere Weise zu betrachten und zu organisieren. Er muss seine Grenzen setzen! Er darf sich nicht „leben lassen“, wie ein Robotter oder Zombie, der von anderen „eingeschaltet“ werden kann. Er muss sich jetzt für das Leben ENTSCHEIDEN: Das bedeutet, auf seinen lebenden Selbstkern zu „hören“, der ihm sagt, was gut ist. Er wird darauf Acht geben müssen, Werte, die von zweitrangiger Bedeutung sind im Leben (Geld, Materielles, Äußerlichkeiten, Status, „so genannte“ Pflichten…), nicht ÜBER DAS LEBEN selbst zu stellen; tut er dies wohl, bedeutet es so viel wie „Abtötung“ des Lebens. Er wird jetzt auf die ESSENZ des Lebens, seiner selbst schauen und daraufhin leben müssen. Er wird keine „Angst" haben dürfen, neue Schritte zu unternehmen; er darf keine Angst davor haben, ZU LEBEN.

Er muss die innere Überzeugung loswerden, dass das Leben eine „stressige" Sache ist; er wird sich die Überzeugung zueigen machen, dass das Leben da ist, um glücklich zu sein, um zu genießen. Er wird demnach auch auf die Signale seines tiefsten Selbst hören und Veränderungen herbeiführen, wo es notwendig ist: Gewohnheits-Muster werden sich daraufhin verändern; die Arbeitsweise wird anders sein, oder es wird sich eine Veränderung der Arbeit ankündigen. Der Mensch „beugt" sich nicht länger der Autorität außerhalb von sich, den Pflichten und Regeln, wodurch sein Leben zu einer Last wird. Er muss jetzt aus der eigenen Autorität heraus leben.

Dieser Mensch müsste bestimmte Dinge „loslassen", aber er wehrt sich dagegen; es geht ihm schwer von der Hand, weil er nicht auf die Stimme des Lebens, sondern auf andere (falsche) Beweggründe hört.

Er hält krampfhaft und angespannt an alten, überholten Gewohnheiten fest und setzt sich damit unter Druck. Er hält sich fortwährend „gefangen" und muss sich daraus befreien. Solange er nicht auf seine innere Stimme hört, wird er zu viel auf Menschen (oder Bücher...) schauen und hören, auf Dinge außerhalb von sich..., wovon ihm Schwindelig wird!

Er muss zu innerer Ruhe kommen, indem er lediglich dem Gehör schenkt, worum das Leben in ihm bittet.

Unterdrückte Energien suchen ihren Weg; sie fordern eine „Umsetzung" in Aktion, Kreativität, eine Transformation.
Die mächtige Energie im Innersten dieses Menschen erfordert eine Nutzung dieser im kreativen Sinne. Er wird sich nicht „zuschnüren" und die Energien in einen „Rahmen" pressen dürfen.

Er wird zuerst und vor allem tief zu sich nach Hause kommen müssen, um daraufhin von dort aus zu leben, ohne Unterdrückung der „roten Lebens-Kräfte". Er darf sich nicht an jemand anderem festklammern, sondern muss gerade ganz stark aus der eigenen Autonomie heraus leben. Er wird bestimmte „Lasten" von seinem Rücken abwerfen müssen...

Er wird jetzt entschlossen seine Grenzen setzen und sich bestimmter Dinge entledigen, die er sich früher aufdrängen ließ.

Er kehrt nun seine Energien nach Außen – wie ein Bogenschütze schießt er Pfeile ab – anstatt alles in seinem Innersten „zu speichern". Er äußert sich; er spricht; er lässt los... Er wägt jetzt nicht länger ab; er weiß jetzt, dass man es nicht jedem Recht machen kann.
Er ist sich nun dessen bewusst, dass er nur mit sich selbst in Harmonie leben muss: Aus dieser Ehrlichkeit, aus dieser Selbst-Liebe heraus wird er automatisch die Handlungen herbeiführen, die gut für die anderen Menschen in seiner Umgebung sind, auch wenn es nicht gleich den Anschein hat. Dieser Mensch muss sich ehrlich für sich einsetzen und wird nicht länger auf „unterdrückte" Weise durchs Leben gehen.

Lebt er Aus sich selbst Heraus, oder... lebt er nach den Normen der Familie, einer Gemeinschaft, einer Religion oder einer Rasse...? Zweifellos weicht er dann von seinem höchsteigenen Weg ab: Das kann nicht gut sein. Niemand „besitzt" die Wahrheit: Der Mensch muss jedoch stets „nach Wahrheit" leben, das heißt, in Ehrlichkeit zu sich, zu seinem Herzen, unabhängig von gleich welchen herrschenden Gesetzen.
Er muss lediglich auf die Autorität IN sich hören. Dann wird er seine Lebenskräfte nicht länger Zurückhalten! Wie ein fruchtbarer Wasser-Brunnen wird er lernen, sich selbst ganz spontan „durchkommen" zu lassen, ohne eine BREMSE anzusetzen, ohne Angst, ohne Schuld-Gefühle.

Ein Mensch, der weiß, dass er die Richtung seines Lebens selbst bestimmt, der weiß, dass weder ein Schicksal noch ein Gott etwas zu seinem Leben zu sagen hat: Er nimmt die Zügel seines Lebens selbst in die Hand, voller Vertrauen. Er ist der Einzige, der bestimmt, wie sein Leben verläuft (lies hierzu TEIL I). In diesem Wissen, in diesem Vertrauen weiß er, dass alles gut gehen wird..., und so LASTET die VERANTWORTUNG gewisser Aufgaben nicht mehr so schwer! Aus positiven Überzeugungen heraus lebend weiß er, dass alles, was Gut für ihn ist, schließlich seinen Weg kreuzen wird. Aber er muss wohl auf die Signale hören, die sein lebender Selbst-Kern ihm sendet, um die notwendigen Veränderungen herbeizuführen. Das Leben wird jetzt entspannt, leichter, heller empfunden.

Er hat sich nun mit Entschlossenheit und Selbstsicherheit seines Lebens bemächtigt. Er weiß jetzt, dass nichts „einfach so" geschieht, dass alles seine Existenzberechtigung hat und sein Leben weder Elend noch Trauer kennen wird, wenn er es aus positiven Erwartungen heraus Lenken wird.
Der Mensch verwechselt Liebe und Hilfsbereitschaft nicht länger damit, „alles zu tun, worum der Arbeitgeber oder sein Freund usw. ..." ihn bittet: Er schließt mit seinem eigenen Ich keine Kompromisse mehr und folgt jetzt seinem Wesen. Er ist nicht der „Brave", der sich wehtut, ja Gewalt antut. Er erwartet nichts von den anderen, sondern lebt nun entschlossen aus sich selbst heraus. Er weiß jetzt, dass sein Körper untergraben wird, wenn er nicht in erster Linie aus Selbst-Liebe auf die Bedürfnisse seines ICHS hört (unabhängig von Begierden). Er wird das Wesen seines ICHS stärker durchdrücken und bestimmte Dinge loslassen müssen. Er wird auf die ESSENZ schauen, auf das, was im Leben am Wichtigsten ist, und das Überflüssige loslassen. Er wird sich nicht auf den Seiten-Pfaden von Ballast bewegen. Sehr häufig handelt es sich bei dieser Krankheit um rechtschaffene Menschen, die einer bestimmten Spur (eines anderen Menschen zum Beispiel) folgen. Sie denken demnach, dass es alles so sein müsse, aber eigentlich... verstecken sie sich dahinter: um SELBST nicht wirklich zu LEBEN KOMMEN zu MÜSSEN.

Dieser Mensch wird aus seinem Gewohnheits-Verhalten und seinen Gewohnheits-Mustern aussteigen müssen: Möglicherweise vollbringt er Aufgaben und Pflichten, wie sein Vater sie auszuführen pflegte, was jedoch vollkommen gegen seine höchstpersönliche Art prallt. Er wird jetzt auf sehr individuelle Art und Weise ER SELBST werden müssen, eine Starke Struktur in sich aufbauen und lernen müssen, „Nein" zu sagen: zu der Information, die sich ihm und gewissen Leuten von außen aufdrängt... Er wird sich ebenso wenig auf sein Schuldgefühl ansprechen lassen: „Wenn du mir das nicht gibst, dann macht dein Verhalten mich traurig!", aber er muss wohl die notwendigen Schritte dazu unternehmen, wonach er sich „befreit" fühlen wird.
Er übernimmt jetzt der „Essenz" nach die Verantwortung für sich. Indem er sich von dem übersteigerten Pflichten-Schema von damals frei-macht und aus den übertrieben einengenden Strukturen und Rahmenbedingungen, aus den selbst-bedrückenden Sphären aussteigt und sich stärker als ICH manifestiert, wird er seinen Nächsten, seinen Freund oder Partner dazu zwingen, stärker er selbst zu werden; du kannst niemals mit einem Partner oder in einer Beziehung zu jemand anderem glücklich werden, wenn du nicht zunächst mit DIR SELBST glücklich bist.
Du vermagst niemals, DEN / DIE ANDERE(N) zu verändern; du kannst nie dem anderen Menschen etwas vorwerfen: Du kannst lediglich DICH SELBST VERÄNDERN. Befreist du dich von inneren Spannungen und gehst du die notwendigen Schritte, die dich näher an die eigene innere Harmonie heranführen, dann werden sich infolgedessen automatisch bestimmte Gegebenheiten in deiner Umgebung im günstigen Sinne verändern. So verschließe

nicht länger deine Ohren für tatsächliche Veränderungen in dir, in deiner Lebensweise!
Brich mit jeder Indoktrinierung aus der Vergangenheit, und betrachte alles einmal aus einem anderen Blickwinkel heraus. Komme mit deinem wahren ICH zum Vorschein; unterdrücke nicht deine Kräfte und Gefühle! Lasse dich nicht länger von allen möglichen Gegebenheiten von außen überwältigen und / oder beeinflussen; kehre dich tief in dein Innerstes, und höre auf diese Stimme in dir, die sagt, dass das Leben Freude bedeutet. Jeder Mensch führt sein Leben nach seinen eigenen Überzeugungen. Bist du der Ansicht, dass das Leben ein mühsames Unterfangen ist, wozu du nicht viel zu sagen hast, dann wird es dir so erscheinen, als würde dich alles „einfach so überkommen"! Dann werden dich Ängste und Unsicherheiten heimsuchen. Auf solche fatalistischen Fundamente ist das Leben selbst jedoch nicht gebaut!
Hast du einmal eingesehen, dass ein Mensch sein Leben selbst gestaltet, auf der Basis seiner eigenen Überzeugungen, so wirst du nicht länger zögern, dich für ein Leben aus der Überzeugung heraus zu entscheiden: „Ich weiß, dass ich mein Leben und meine Genesung selbst in der Hand habe, und dass alles, was gut für mich ist, auf meinen Weg kommen wird." Du musst folglich auf die Signale hören, auf die kleinen Zeichen, die du in deinem Leben bekommst: die dich darauf hinweisen, welche Veränderungen du in deinem Leben herbeiführen musst. Es reicht nicht aus, Vertrauen zu haben: Du musst Vertrauen mit dem Tun verbinden, das heißt, mit dem Handeln nach den Signalen, die dein tiefster Seelenkern dir gesendet hat, auf dass du ein glücklicherer Mensch als zuvor werden wirst. In diesem Fall handelt es sich um ein Signal einer Krankheit, der Ménière'schen Krankheit: Sie verschwindet definitiv aus deinem Leben, wenn du „begriffen" hast, was dein tiefster Selbst-Kern von dir verlangt, und du infolgedessen die notwendigen Änderungen in deinem Leben vornimmst.

MENINGEOM

meist gutartiger Tumor der Hirnhaut oder der Rückenmarkshaut

Hirnhauttumor

Kernursache

Dunkle Gedanken, wirrköpfig und mit einem düsteren Blick betrachtest du das Leben. Manche denken: die / der ist ganz schön verrückt; andere finden dich chaotisch aggressiv. Im Kern bist du jedoch autodestruktiv (selbstzerstörerisch). Du bist böse auf das Leben selbst; du weißt dir keinen Rat mit deinen Energien und fühlst dich bedroht von einer Welt, die du als feindselig betrachtest. Rote Augen wie die eines Stiers möchten am liebsten ständig um sich herumschauen: wo und welche Objekte soll ich ‚angreifen' oder anfallen, vernichten.
Derweil fühlst du gleichsam das Höllenfeuer in deinen Backenzähnen brennen, in deinen Kieferknochen, den Kopf hast du voller Gedanken, die auf ein Ziel ausgerichtet sind, auch wenn du selbst noch nicht recht erkennst welches. Es geht hier um ein unbewusst gerichtetes wildes Abreagieren, unbewussten Groll, Vernichtungsdrang und daher auch Selbstvernichtungsdrang. Böse und wild, aber nicht wirklich erkennend worauf, warum. Darum ist es nötig, dass diese instinktive, diese unbewusste Lebenshaltung umgesetzt wird in eine bewusst gerichtete Lebensvision, in eine liebevolle Sichtweise deiner selbst, des Lebens.
Dich innerlich aufregend, hetzend, willst du vorwärts treiben und nicht an die Folgen für deinen Körper denken, wenn du so hart und ehrgeizig-habgierig vorwärtsstürmen willst, um in diesem oder jenem Zerstörung anzurichten, in allem, was du verabscheust oder weswegen du nun wütend oder sogar nachtragend bist.
Es brennt unter deinen Fußsohlen.
‚Auweia!', du rufst es aus und ärgerst dich über andere, über eine Situation, während

die Ursache dieses Leidens nur bei dir selbst liegt. Begierde und Festhalten.
Du bist am Kauen und Wiederkäuen; Du kannst es nicht hinunterschlucken. Du vergibst nicht und das ist auch gar nicht nötig, denn vorläufig tust du nur dir selbst etwas an, aber ...

Versuche doch zu einem ‚Verständnis' des ‚Warum' zu kommen, dann „weißt" du und fordert das Leben dich nur dazu auf, in Frieden zu dir selbst und den anderen zu kommen.
Du fühlst: du musst WEITERGEHEN, aufstehen, weggehen, dich wieder auf den Weg machen, aber du bleibst dort stehen, wo du gerade bist, und missachtest die Warnungen.
Ein Kopfstoß: wie ein rasender Stier wütest du, kein Hindernis steht dir mehr im Weg, du räumst alles weg, was dir auf deinem Weg begegnet.

Kernlösung

Du hast nun verstanden. VORWÄRTSGEHEN auf dem Lebensweg.
Dann erst kann innerliche Ruhe mit dir mitreisen. Du fühlst dich von deinem ICH nun behandelt wie ein sanftes Kaninchen. Genug gekämpft und gefochten. Komm näher und dichter zu dir selbst; dasselbe fühlst du nun auch anderen guten Menschen gegenüber: ‚Kommt doch näher, gute Menschen'. Der Aggressor ist verschwunden, das Zuviel an roter Wut und Aufstand ist weg. Ruhig und beherrscht gleitet das Boot in das Lebensmeer hinein ... Du lässt dich nicht mehr von unbewussten Urinstinkten aufpeitschen, von erdrückenden Emotionen, von bösen unzufriedenen Gedanken.
Heute und in der Vergangenheit: alles, was dir auf deinem Pfad begegnet ist und noch begegnen wird, hast du selbst angezogen durch Überzeugungen, Erwartungen bezüglich deines Lebensweges. So bestimmst du nun dein Leben: BEWUSST zügelst du die Instinkttierchen in dir, du transformierst diese Energien in liebevolle Kreativitätsenergien. Auch im Austausch mit anderen verläuft nun alles viel geschmeidiger, gemütlicher, weil du weißt, dass die Ursache von allem und jedem, den du angezogen hast, eine Daseinsberechtigung hat und dass du sehr viel daraus lernen kannst, um deinem Leben eine andere Richtung zu geben. Du als Lenker deines Lebens, Leiter deines Daseins, du VERLIERST dich nicht mehr. Du bleibst auf edle Weise, auf liebevolle, warmherzige vertrauensvolle Weise NAH bei dir selbst, bei deinem Herzen.
Nun gehst du weiter, ruhiger, weiser geworden.

Rückenmarkhauttumor

Kernursache

Da sind Möglichkeiten im Überfluss, aber warte ... nicht zu schnell, hab keine Angst, dass es dir weggenommen werden wird oder dass du ‚zu spät' dran sein könntest. Zudem: es kommt darauf an, dein *echtes* wertvolles ‚Sein' fließen zu lassen, deine *echten* wertvollen Aufgaben zu erfüllen, aber gerade auf diesem Gebiet bleibst du stillstehen. Du sagst ‚Nein' zu dem, was das Leben dich auffordert zu tun, und du würdest am liebsten wegfliegen in eine Richtung, in der du nur endlos bergabwärts rollen kannst. So, überdenke nun deine Art des Lebens und stelle dir die Frage: was kann ich tun, um mir selbst weiterzuhelfen? Auf diese Weise hilfst du darüber hinaus der ganzen Welt; schließlich gibt es keine Schubladenstruktur im energetischen Feld der Welt. Du wächst ... und die Welt wächst ein bisschen mit dir mit ...

Die Symbolik von Kaffee[6] sagt dir, dass du weder alle Möglichkeiten in dir selbst erkennst, noch sie nutzt, dass du nur ein Teil von dir ‚bist', aber da ist so viel mehr in dir! Verkennst du die linke[7] Seite in dir selbst nicht – was übereinstimmt mit der Rechten-Hemisphäre, der weiblich-intuitiv-kreativen Seite? Oder vergisst du dein körperliches Sein zugunsten des Geistigen,

[6] Lies über die Symbolik von Kaffee in *Das Füllhorn - Psychologische Symbolsprache der Nahrungsmittel.*
[7] Lies über die Symbolik der *linken und rechten Gehirnhälfte.

Rationalen? Arbeiten und denken, aber nicht mehr spielen wie ein Kind? Untersuche in dir selbst, wo du dich zum Teil wegschiebst, und vervollständige dich selbst, erfülle all deine Seinsmöglichkeiten, sabotiere dich nicht länger, DU, als Gesamtheit. Bist du mehr damit beschäftigt, ‚wie die Locken' in deinen Haaren ordentlich sitzenbleiben, als mit deinen innerlichen Tiefen? An der Oberfläche deines Ichs? Wo bist du als ‚kräftiger Gottmensch, aus dem tiefsten Mittelpunkt deines Seinskerns'? Laufe nicht mehr davor weg, sondern konzentriere dich in der Kraft dieses Mittelpunktes und dann ...

Kernlösung

Öffne dich selbst voll und ganz, in der Höhe, in der Breite, sowohl im buchstäblich körperlichen Sinne als auch energetisch, gefühlsmäßig, aus dieser Kraftkonzentration im Mittelzentrum deines ICHS heraus. Als ein großer kräftiger Mensch nimmst du nun deinen Raum vollständig ein, in Körper, Seelenkern, Herz, Gefühlen, kurz, du schrumpfst dich nicht länger zu einem Teil deiner selbst. Deine Größe, deine riesenhaften potenziellen Fähigkeiten beginnen sich dann zu zeigen.

Endlich bekommst du genügend Sauerstoff in deinen Körper, den Lebenssauerstoff, den du verdienst. Nein, du bist ganz und gar kein Däumling; du brauchst dein Denken nicht einzugrenzen, dein ganzes ‚Seinswesen' will aufblühen wie ein reifer Apfel und tanzen vor Freude. Exteriorisiere, lasse es sich öffnen, mit DIR als kräftigem Mittelstamm! Ein urstarker Baum von einem Menschen, erkenne es nur: links und rechts die Arme und Beine gespreizt auf der Erde, du *fühlst* die Kraft in deinen Schultern, du schöner Riese von einem Menschen!

Es wird nun heller und leichter; die Freude strahlt aus deinen Augen und du empfindest unendliches Glück und Dankbarkeit dafür, wer du eigentlich ‚bist'!
Du bist allem in der Welt gewachsen und die Welt ist glücklich über deine Art des Seins. Das Paradies auf Erden, so scheint es. Zusammen mit den rosa Ferkelchen-mit-Ringelschwänzchen verführst und erfreust du die Natur, du Naturmensch. Schöne Gräser, frohe Tiere, glücklicher Mensch. Harmonie kehrt wieder ein in deinem Dasein, sobald du deine höchsteigene Wertvollheit erkennst, sobald du weißt, *dass* du bist und wer du bist. Das Königreich der Liebe wohnt in deinem Inneren, vergiss das nicht: diese Liebe will warm in dir erblühen, um dann hinauszuströmen in alle Ecken und Enden des Daseins. Du wirst so himmelsartig glücklich; Lebensrührung ... Keine Sorgen, keine Selbst-Einschränkung, solch eine Freude über dein Dasein, *das* ist die wesentliche Bewegung, um die du gebeten wirst. In absoluter Freiheit deinen Raum einnehmen und darin deine Energien kräftig wirken lassen, so dass sich hieraus automatisch als Folge Produktivität ergibt.

MENTALE RETARDIERUNG

‚geistige Behinderung'

Störung in der Entwicklung eines Kindes, durch die die verstandesmäßigen / geistigen Fähigkeiten meist kein ‚normales' Niveau erreichen

---

Menschen, die eine ‚mentale Retardierung' aufweisen, können selbstverständlich auf anderen Gebieten hochbegabt sein. Zur Messung einer mentalen Retardierung wird der sogenannte IQ (Intelligenzquotient) verwendet, der mit Hilfe bestimmter Tests gemessen werden kann. Die Berechnung des IQ gründet sich jedoch auf ein Funktionieren des Menschen innerhalb unserer heutigen Gesellschaft mit all ihren Normen, Regeln und Einschränkungen. Die Bedeutung dieses Wertes muss also stark relativiert werden. Bei der Bestimmung des IQ finden schließlich Faktoren wie Empathie, intuitive Fähigkeiten, tieferes Erfühlen, höheres Wissen usw. keine Berücksichtigung. Diese ‚anderen' – und wichtigen – Talente sind unabhängig von dem, was man als ‚den IQ' bezeichnet. Bei der Menschheit in ihrer edelsten Form werden sowohl der IQ als auch die genannten ‚anderen' Talente als gleichwertig betrachtet werden.

Allgemein

Warum wirst du mit einer (schweren) ‚geistigen Behinderung' / Erkrankung, oder dem, was in unseren Zeiten als solches bezeichnet wird, geboren?

Welche Lektionen sind zu lernen, wie sollst du damit umgehen?

Kernursache

Keine Rede von Schuld oder Strafe. *Die Ur-Ursache liegt im unbewussten fehlenden Glauben an dich selbst als vollwertigen Menschen,* als schönen und guten und Fähigen Menschen; infolgedessen ziehst du (unbewusst) gerade die Eltern, die Behinderung und genau die Lebensumstände an, in denen sich diese Urüberzeugung widerspiegelt. Also wirst du mit der Überzeugung geboren: das Leben ist ein *Tal der Tränen,* ich kann hier nichts tun ... welchen *Sinn* hat das alles? Wer bin ich denn ‚nur' ... ! Du kommst nicht mehr auf die Idee, diese Überzeugungen zu *korrigieren* und eine *Transformation* durchzuführen. Du verharrst (häufig UNBEWUSST) stur, nicht-sehend und eigensinnig in deiner Situation.

Natürlich ist es bei einer schweren psychischen Behinderung nicht möglich, daran BEWUSST etwas zu ändern. Dennoch kann das Umfeld einen *günstigen Einfluss* auf diese Krankheit ausüben, wenn es weiß, mit welchen tiefliegenden Überzeugungen diese Person mit einer Behinderung geboren wurde, auf eine notwendige innerliche Transformation setzend, gefühlsmäßig, durch die richtige Wortwahl, stimulierende Handlungen usw. ...

Außerdem können auch Erzieher und Eltern viel daraus lernen, denn es ist ‚kein reiner Zufall', dass sie mit dieser Person mit einer Behinderung konfrontiert werden. Geboren mit diesen Überzeugungen ... Verzweifelt würdest du dich am liebsten selbst schlagen und dich wie ein Flugzeug mit dem scharfen Kopf vorne selbst zerschellen lassen, in die Erde bohren. Verdruss und Wut führen zu einer *selbstzerstörerischen Haltung.* Sich machtlos fühlen, keinen Ausweg sehen. In gewissem Sinne willst du nicht (mehr) sein, als echter voller Mensch.

Für dein Gefühl sitzt du fest, wie ein steif aufrecht stehender Pilz, der jede Flexibilität des Beugens verloren hat und nur noch brechen oder äußerst still an der Stelle stehenbleiben kann, wo er sich verwurzelt hat. Also: brechen oder stehenbleiben; ein Gefühl des Unvermögens, du siehst in der Situation nicht klar und bist davon überzeugt, dass du nicht anders sein *kannst*, als du bist. Folglich werden keine fruchtbaren Sporen / Talente ausgesät. Das Gefühl des Festsitzens und des Unvermögens ist schließlich so stark, dass du das Gefühl haben kannst: hier stehe ich nun auf ewig festgebunden.

Du fühlst dich einfach nur bedauernswert, wie eine Fischgräte, die abgenagt, verschmaust wurde; du denkst, dass du an diesem Lauf der Dinge nichts verändern könntest. Du empfindest dich als ein Opfer, du beklagst dich, weil du nicht so bist, wie du gerne wärst. Mit Tränen manchmal, und schon auf den Abgrund des Todes ausgerichtet.

Warum du diesen Zustand unbewusst angezogen hast? Damit du, auf mehr oder weniger (un)bewusster Ebene, einsiehst, dass DIES nicht das wirkliche Leben ist, dass du bestimmte Überzeugungen und infolgedessen auch Verhaltensweisen verändern müssen wirst, damit du dich darauf besinnen kannst, warum du dich aus einer verzweifelten *Opfer-Überzeugung* heraus geboren werden lässt, mit dem Gefühl, doch nicht glücklich sein zu können, ja, für immer an ein bestimmtes Muster gebunden bleiben zu müssen. Deine Erkrankung sowie die Ereignisse auf deinem Weg sind eine Folge dieser Basis-Überzeugungen. Du kannst sie ändern und dein Leben kann sich also auch verändern, zumindest wenn du (sei es auch unbewusst) dich für diese Umkehr entscheidest.

Du hast keine Lust mehr, alle Stufen der Leiter nach oben zu klimmen; ‚ach, was hat das alles für einen Sinn', denkst du. Auf diese Weise gibst du dir selbst nicht die Chance, das schöne Leben oberirdisch zu erleben; du bleibst im Ruß hängen. Du glaubst nicht daran, an ein glückliches Leben auf der Erde, weil du dich selbst unterschätzt, dich herabwürdigst, dich in die Pfanne haust. Und infolgedessen bleibst du passiv in dieser Situation stecken. Das genetische System lässt sich über die eigenen Überzeugungen beeinflussen, aber bisher hast du dich in dieser Hinsicht für ohne jeden Einfluss gehalten. Du versuchst es nicht einmal mehr, du willst dich selbst nicht einmal mehr aufblühen lassen, wachsen lassen.

Als ob andere dir helfen müssen, als ob du nichts oder wenig kannst, *als ob du die Zuwendung und Pflege anderer benötigst oder dich unbewusst danach sehnst, sie erbittest oder forderst (die Macht, in diesem Fall) … und das ist vielleicht NUN auch der Fall.* Aber auch wenn andere dir nun helfen, auch wenn du die Zuwendung von den anderen nun bekommst, das ist gut: aber besser ist es - und lebe ab nun nach dieser Überzeugung - dass du dir selbst in voller Liebe die Zuwendung geben darfst und dass diese Selbst-Liebe (und nicht selbstanfeindende Überzeugungen), dass die Tatsache, dass du nicht länger die Zuwendung und Liebe anderer erwartest / erbittest / forderst, heilend wirken wird: Schritt für Schritt. Du zählst auf dich selbst und stützt dich auf eine wachsende Wurzel in der Tiefe deines ICHS; du schenkst in erster Linie dir selbst *Liebe* und *Aufmerksamkeit*. Befreiung durchführen, allmählich: erst in den Überzeugungen, und mithin auch in der Wirklichkeit, in der Praxis. Du siehst dich selbst als einen wertvollen Menschen, der sich selbst wachsen lassen kann in Bezug auf seine Seele, seinen Geist, seinen Körper (das Gehirn, das genetische System: nichts ist ‚statisch'!).

Kernrichtung

Stehe also in deinem Geist auf, als Mensch, der liebevoll für sich selbst sorgt! Entledige dich des schützendes Hutes oder Tuchs (gleichsam) auf deinem Kopf: *du darfst sein,* du *musst* im Rahmen des Lebens auf Erden mit deiner spezifischen Aufgabe, deiner Schönheit, deinen Talenten und Werten ‚mit voller Kraft' sein; *wage es, dich zu zeigen, wie du bist, in deiner Gesamtheit. Verberge dich nicht, lebe nicht untergetaucht ... !* Lasse dich selbst und also auch jedes kleinste Element in deinem ‚Sein' aufblühen und wachsen. Dann wirst du selbst erst entdecken, wer du bist, *dass* du dieser vollwertige Mensch bist, der sich überhaupt nicht zu verstecken braucht. Warte nicht, bis andere dich suchen kommen, dir helfen, Rettung geben, sagen, dass du *doch* sein darfst usw. ... Zeige dich der Welt so wie du bist und höre auf, dich selbst so anzufeinden. Wenn du aus der Güte deines Herzens lebst, wirst du erfahren, wie schön du nun als Mensch bist, in Seele und Körper.

Also, *wirf jede Tarnung und alle bedeckenden Elemente ab* und manifestiere dich als ich-der-kräftige-Mensch, ausgewogen männlich und weiblich. Schiebe dich selbst nicht länger weg, stoße dich selbst nicht länger auf minderwertige Weise in den Abgrund.

Einen *gesunden Stolz* auf dein ‚Sein' empfinden, das solltest du durchführen. Verberge dich nicht, stich die Lanze nicht länger in deinen Bauch, sondern gib dir selbst die Möglichkeit, offen zu fliegen wie eine Taube[8].

Du findest dich selbst nicht mehr beklagenswert; du glaubst an dich selbst und unternimmst nun auf aktive Weise. Du machst dir selbst nicht länger weis, dass du dich selbst besser zugrunde richten solltest; du gehst in die andere Richtung, auf eine vollkommene Selbst-Befreiung zu.

---

[8] Lies über die Symbolik der Taube in *Wenn die Tiere sprechen könnten …* Dieses Buch ist bei Erscheinen des vorliegenden Werkes noch nicht in deutscher Übersetzung erhältlich.

Keine Autorität über dir, nur die innerliche Autorität der Liebe herrscht in dir, so ist es gut. Du redest dich selbst nicht mehr kohlenstein-schwarz, sondern machst dich auf die Suche nach dem Diamanten in dir. Eine schöne Entdeckung: der Prachtmensch, der du bist ... Du feindest dich nicht länger selbst an in (unbewusster) Selbst-Zerstörung.

Du findest dich selbst als Mensch nicht länger jämmerlich und trübselig, voller Ohnmacht und Verzweiflung. Du kommst zu der Erkenntnis, wenn auch unbewusst, dass du in deinem Leben alles bestimmst und dass du dazu nicht zu einer *Autorität* aufzublicken und andere um Hilfe zu bitten brauchst. Du schenkst dir selbst deine volle Aufmerksamkeit und beginnst zu wachsen ... in Synchronizität mit dem Wachstum und der Transformation bestimmter Gene (die dann wie von selbst geschehen). Du willst nicht mehr die Aufmerksamkeit anderer erbitten, Ohnmacht und Machtgreifen verschwinden nun, du glaubst an dich selbst und voll guten Mutes kletterst du Stufe um Stufe die Lebensleiter hoch.

Es versteht sich von selbst, dass je nach Grad oder Art der Behinderung die Art der Selbstverbesserung auf die eine oder andere Art, in diesem oder jenem Tempo durchgeführt werden kann.

Der Text kann dem betreffenden Menschen durchaus *vorgelesen* werden, falls er selbst nicht in der Lage sein sollte zu lesen; die Worte dringen sowieso unbewusst durch und haben ihre Wirkung auf den Menschen, auch wenn der verstandesmäßig nicht versteht / begreift. Auf tieferem Gefühls-intuitivem Niveau, in einer unbewussten Region, werden diese Worte doch empfangen und verarbeitet, eventuell mit Widerstand oder Mitarbeit im Transformations-Prozess.

Mit dem möglichen Ergebnis: einem stärkeren Glauben und sich selbst Liebe / Aufmerksamkeit geben, wodurch Verbesserung und Heilung entstehen könnten, oder ein Widerstand und eine Fortsetzung der Selbst-Destruktion und / oder des Bittens um Aufmerksamkeit (versteckte Form des Greifens, der Macht), wodurch keine Verbesserung auftreten kann. An Ersteres glauben! Glaubenskraft wirkt schließlich tief.

Liebe und Verständnis der Umgebung können den Keim der Selbst-Liebe in diesem Menschen ansprechen und zu weiterem Wachstum stimulieren. Eventuelle selbst-anfeindende Überzeugungen leben auf einem sehr tiefen unbewussten Niveau; auf diesem Niveau kann allerdings genauso gut der tiefliegende Liebeskern dieses Menschen angesprochen werden. Es gibt keine größere Kraft als die Liebe.

Die in unserer Gesellschaft als ‘milde mentale Retardierung’ bezeichnete Entwicklungsstörung (frühere Bezeichnung: ‚Debilität’)

Allgemein

Es gibt verschiedene Gründe dafür, warum sich ein Geschöpf von einem Milieu „angezogen“ fühlt, wo es mehr oder weniger als mental retardiert geboren wird. Hier kann niemals die Rede von „Schuld“ sein: Eltern und Kinder dienen ihrer gegenseitigen Entwicklung.

Häufig handelt es sich um eine äußerliche Manifestierung der Überzeugung „ich bin ja nur eine hölzerne Puppe“. Man erlebt sich selbst wie eine „Maschine“. Vielleicht hatte man sogar Angst vor dem Tieferen: Angst sucht sich eine Maske; man betrachtet die Welt auf eine oberflächliche, einseitige Weise; eine Flucht. So braucht man nicht tiefer zu gehen…, auf diese Art entkommt man der Verantwortung; die Angst steckt sehr tief verborgen.

Viele sind jedoch dadurch blockiert, nicht weiterschauen zu wollen als bis zum Primitiven, Sexuellen, Animalischen, Materiellen: Sie haben sich selbst abgestumpft. Nimm ihre Maske ab, und zeige ihnen, dass es Dinge gibt, die weiter reichen als das äußerst Primitive, als das Instinktive… Das Herz, *echte* Liebe…

Schließlich möchten sich viele derjenigen, die in hohem Maße debil sind, ungeachtet der äußeren Gesetze, frei, ohne Hemmungen und in aller Verrücktheit selbst entdecken können. Ihre Gefühle, primitiven Instinkte, ihre Intuition, das kindlich Unbefangene ausleben. Minderwertigkeitsgefühle und eine Aufmüpfigkeit erniedrigenden Erfahrungen gegenüber, der Wunsch, das Leben jenseits des Rationalen oder Intellektuellen erleben zu lernen.
Man muss ihnen in jeder Hinsicht beibringen, dass Liebe-Geben (nicht ‚begehren') das Allerwichtigste im Leben ist, Liebe geben, ehrlich leben…, die ersten Schritte zu höherer Menschwerdung.

Es ist möglich, dass eine Person mit dieser Krankheit in ein intellektuelles Milieu hineingeboren wird: Eine solche Situation wird unbewusst (durch alle Betroffenen) hervorgerufen, um das Leben der Eltern und Familie sozusagen zum „vollständigen" Leben hin aufzubrechen. Die Gene werden durch das Bewusstsein gelenkt, das dahinter verborgen liegt; betrachtet man „Vererbung" oder „spontane genetische Veränderungen" als rein körperliche Gegebenheiten, so verkennt man die Kraft und die Absichten des menschlichen Bewusstseins. (Siehe auch *Angeborene Abweichungen; Genetische Determinierung: nein.)

Du wurdest damit geboren oder entwickelst dich in diesem Sinne. Welche Lektionen sollst du hieraus ziehen? Unbewusste oder bewusste Anwendung für eine Lösung?

Kernursache

Als ob ein Tau kreist (um einen Kern in der Mitte, imaginär oder nicht) und immer wieder kreist, mühsam nach oben, aber nicht weiterkommend, im Gegenteil, in Verwirrung und Chaos. Der Knoten ist schwer zu entwirren: haue ihn also durch! Wie ein Mönch hüllst du dich in eine dicke runde braune Kutte, als ob Himmel und Erde sich durch dich manifestieren wollten. Hier spielt der Aspekt der geistigen Hingabe mit, aber ebenso gut der manchmal ‚stierige'[9] (träge) Genuss des geistigen-Biers. Viele Energien häufen sich rund um die Mittelstange herum an, einschließlich des schönen vollen Bierbauchs des Paters. Du lachst und hast Spaß, aber handelt es sich hierbei um echtes Glück, echte Freude? Nein, so kommt es einem nicht vor. Die Tränen können dir über die Wangen rollen vor Freude, aber ein tiefvergrabener Verdruss liegt unter dieser Oberfläche verborgen. „Warum, mein Gott, dürfen wir nicht *alles* trinken, ohne dafür bestraft zu werden?"
Weil es in diesem Fall um einen genusssüchtigen Selbst-Verlust geht und dies führt nicht zum ‚Leben'. Dem Leben willst du in dieser Richtung eigentlich Einhalt gebieten, weil erst wahre Freude das Herz erwärmt; der Scheinrausch hilft dir nicht weiter. Instinktive Begierden, Sehnsüchte, tierische Erfüllungen suchend; eine Art primitiver Genuss kann in jeder beliebigen Form auftreten.

Deine Arme zum Himmel gerichtet suchst du Hilfe bei irgendeinem Gott oder Abgott. Du weißt und fühlst, dass es so nicht weitergehen kann, aber wie dann? Wer kommt dir zu Hilfe, wer zieht deinen Kopf aus der Schlinge, aus diesem ewigen Kreis, dem Teufelskreis, der immer nur Wiederholung und langweilige Leerefüllung beinhaltet? Den Schritt zur Bewusstwerdung wirst du doch irgendwann einmal machen müssen: dies bedeutet dann auch deine *echte* Geburt, es loszulassen, dich in einem Rausch des Urschoßes zu füllen. Das ICH, der BEWUSSTE MENSCH will eigentlich weg aus dieser Situation, in der man noch ‚in der Ur-Null' wohnt und sich lediglich mit einfachen Genussmitteln oder Spaß füllt. Der Höhere Bewusstseinsaspekt fordert hier Aufmerksamkeit.

Aussichtslosigkeit, Verzweiflung, wie in der Geschichte von Hiob auf dem Misthaufen.

[9] Lies über die Ursymbolik des Zeichens Stier in *Befreiende Astrologie.* Dieses Buch ist bei Erscheinen des vorliegenden Werkes noch nicht in deutscher Übersetzung erhältlich.

Tränen des Elends; ‚was soll ich tun?' Du würdest gleichsam an den Fingernägeln kauen, du denkst und suchst, aber äußerst deine Energien nicht. Hilflos wartest du einfach ab, die Schultern gelassen hängenlassend.
Deine Haltung ist etwa: ‚Mein Gott, mein Gott. warum hast du mich verlassen?' Und die Antwort lautet: du verlässt dich selbst: entdecke diese tiefe Wahrheit über dich und in dir (lies hierzu eventuell mehr in *Alcyone*[10]). ES IST ZEIT DIE INNERE GRÖSSE ZU ERKENNEN, die DU bist. Lasse keinen Teil oder Teile von dir links liegen, sondern lasse es aus einer Art innerlicher Wert-Erkenntnis los, nicht um von anderen Wertschätzung zu ernten. Wahre Selbst-Liebe und Selbst-Anerkennung, ohne weiteres Begehren.

Kernrichtung. Lektion hieraus?

Du wirst / kannst dich selbst weiterbringen und das *wahre* Leben genießen. Du wirst ein Vorbild für andere sein.

Die Lektion zu lernen, sich einen Dreck zu scheren um das *Image:* zeige deine Zähne so wie du bist, kümmere dich nicht um die Gedanken der Welt über dich, über deine Art des Seins, über ‚das Äußerliche', z.B. den Stand deiner Zähne usw. ... Und so hast du auch die *Aufgabe, als ein VORBILD* zu fungieren für alle Menschen, die im Imagedenken oder in falschem Stolz oder Snobismus gefangen sind. Du brichst mit der ‚prahlerischen' Welt, oder? Sei auf intellektueller oder auf physischer Ebene ein Vorbild für andere leistungsorientierte Menschen. Und hierzu solltest du natürlich *erst noch in dir selbst diese Dinge aufräumen, sie entfernen aus deinem ICH.*

Ergreife diese Stange der Kraft und ziehe dich an dir selbst hoch, ziehe dich hoch. Lasse niemanden in deinen Bereich hinein, erwarte auch von niemandem Hilfe, sondern *tritt <u>selbst</u> nach außen! Entledige dich deiner Hülle und lasse diese prächtig-kräftigen Lebensfreude-Energien sich nach außen hin entrollen.* Gehe einfach los, wandern, flott marschieren, ohne Umkehr oder Zweifel darüber, ob es auch gut ist, dass du so weitergehst. Du brauchst nicht um Rettung zu bitten: all diese Kräfte liegen in dir selbst verborgen. Nutze sie: es ist viel mehr in dir, als du denkst!

Durchtrenne und brich das Tau des Unglaubens, des Zweifels an dir selbst und an deinen potenziellen Möglichkeiten vollkommen, durch den Glauben an dich selbst. Lasse zirkulierende Energien nun frei durch deinen Körper nach oben strömen: du führst dich über diese sich entwirrende Nabelschnur aus deinem Gefängnis: in ewigem Wachstum gehst du vorwärts. Die Felsen hinauf, über die Klippen, den Stürmen trotzend: du starker Mensch.
Zweifel ist nicht mehr möglich. Kein Verdruss mehr über dich selbst, darüber, wer du bist. SCHREITE FORT und zweifle nicht.

Das Herz, das um wahre Freude bettelte: erhöre es nun und wisse, dass du nur deiner Liebe bedarfst. Steige IN dir selbst auf, in schöne erhabene Sphären, *lasse instinktive Kräfte sich umsetzen in kreative Bewusstseinskräfte.* Tue, handle, Aktivitäten rundherum! Energie dreht sich aufwärts den steilen Berg hinauf, aber der Gipfel ist der Gipfel: das erreichte Glück ... und die Basis bist du: deine Füße, dein sehr starkes großartiges ‚Sein'. Froh bist du nun, wirklich froh über das Leben, das du führen darfst.
Dies ist keine Schein-Freude, sondern ein tiefdurchfühltes Glück, weil du nun einerseits im Verhältnis zu dir selbst dein Herz gefunden hast, und andererseits in aufbauender sinnvoller Weise geradeheraus gegangen bist, ja, in sinnvollen Aufgaben, in Arbeit und gebenden Strömungen: Güte gegenüber dir selbst, gegenüber anderen, welch ein Glück!
Keine instinktiven Ängste, Begierden, auch keine Einsamkeit mehr, sondern ein wahres Glück in *der ERKENNTNIS, dass du*

[10] *Alcyone oder das verzeichnete Selbst-Bild des Menschen.* Kapitel 1 oder das erste Prinzip. Dieses Buch ist bei Erscheinen des vorliegenden Werkes noch nicht in deutscher Übersetzung erhältlich.

ein prächtiger Mensch bist, der loslassen kann ... nicht greifen ... der sich nicht zu ‚füllen' braucht mit allerlei leeren Dingen / Genusserfahrungen.

Du freust dich über die Fähigkeiten, die du in dir hast, und vielleicht hat ein anderer wiederum andere Möglichkeiten und Talente in sich, aber *du bist so dankbar, dass du bist, wer du bist, anders als die anderen, einzigartig ... und du begehrst nichts anderes und begehrst nicht, ‚mehr' zu sein, als du nun bist.* Und du kannst auch froh darüber sein, dass andere die sind, die sie sind. Deine Instinkte haben sich in Dankbarkeit und bewusste Taten verwandelt: auf deine höchsteigene Art. *Mehr willst oder begehrst du nicht. Du BIST einfach in Dankbarkeit*: auf diesem höchsten Gipfel beginnt erst noch ein weiteres Wachstum deiner Persönlichkeit. Schön ist das.

Die in unserer Gesellschaft als ‚mittlere bis schwere mentale Retardierung' bezeichnete Entwicklungsstörung (frühere Bezeichnung: ‚Imbezillität')

Grund? Warum? Welche Lektionen soll man daraus ziehen? Welche Botschaft für das Umfeld steckt darin, eventuell gilt diese Spiegel-Botschaft auch für einige der Menschen im Umfeld?

Kernursache

Eigentlich gilt das Nachfolgende im Kern deines Charakters für dich. Du würdest dir am liebsten ständig klare Strukturlinien ‚ausdenken', Erasmus ist gleichsam dein Freund, wenn es um das „Lob der Torheit" geht, aber das kalte Rationale, wie gut es auch für die Menschheit gemeint ist, wiegt zu stark im ‚denkenden', Strukturlinien-festlegenden rationalen Kopf. Ja, die Symbolik von Reis[11]: du willst alles in klaren und deutlichen Linien sehen, aber das Leben gestattet dir dies nicht (mehr) und dies zu deinem eigenen Wohl. Indessen zeigst du den Menschen in deinem Umfeld, wie SIE darin festsitzen und lässt das Lob der Torheit erklingen: Das ist schön, und lehrreich. Für die, die an ‚frühere' Leben glauben: warst du auch so ... will das Leben dir nun zeigen, wie ein zu festgeradlinig denkendes Leben schließlich zu einem Losschlagen führt, zu einer Art Imbezillität. Ein Bruch mit der zu starken Rationalität / Struktur-Planung ist gefragt. Sehnst du dich nun, sei es auch unbewusst, nach einer Befreiung aus diesem Gefängnis?

Sonst bleibst du wie ein aufrecht stehendes schmales ovales Ei, eingeschlossen in einer harten Schale. Harte Struktur, aber was ist im Inneren? Wo ist dein warmer Kern, der sanft orange-gelbe Dotter? Du verbirgst es, vielleicht wagst du es nicht anzusehen, geschweige denn, anderen einen ‚Zugang' zu deinem inneren Herzenssein zu bieten.

Du bist ein wenig kühl, aber andererseits trägst du das zuckerartige Sahnesüße in deinem Kern. Wie die Symbolik von Speiseeis. Ja, unbewusst sehnst du dich nach dem LACHEN, dem freien, frohen Lebenslachen und so siehst du im Spiegelbild vielleicht nun lachende Gesichter um dich herum. Gut!

Schließlich geht es darum, dass du ‚in einer gewissen Distanz zu dir selbst stehst und dich nach einer Wiedervereinigung mit dir selbst sehnst'.

Da ist diese schöne blumenkohl[12]-weiße Pracht in dir, bist du dir ihrer bewusst? Du brauchst dich nach nichts mehr außerhalb deiner selbst zu sehnen, denn alles ist be-

---

[11] Lies über die betreffende Symbolik in *Das Füllhorn - Psychologische Symbolsprache der Nahrungsmittel.*
[12] Lies hierzu in *Das Füllhorn - Psychologische Symbolsprache der Nahrungsmittel.*

reits in dir: du darfst in der reinweißen Vollheit sein, die du bist.
Du streckst deinen Hals ein wenig über das Irdische, wie eine Giraffe, so weit entfernt von deinem irdischen Sein, von deinen Füßen, von deinem körperlichen Sein. Heuschnupfen, Niesen usw. ... ? Viele kleine Signale können dich auf diese Art der Gespaltenheit zwischen Körper und Geist hinweisen, als ob der ‚Geist' auf diese Weise das warmrote Blut beherrscht, das durch deinen herrlichen Körper strömt.

Kernrichtung

Was fordert das Leben von dir?
Ja, die Symbolik der Giraffe[13] auf diversen Gebieten, nicht zuletzt: diese spielerische Kindlichkeit in dir selbst in vollem Umfang existieren lassen ... wenn auch nicht so hoch auf den Beinen, in den Wolken, wo es nichts Irdisches mehr zu sammeln gibt. Die Ratio nicht losgelöst vom körperlichen ‚Gefühl'.

Rolle dich ganz eng zusammen nach innen, in deinen Körper, umarme dich von Kopf bis Zeh, so dass man keine Haarnadel mehr zwischen dich und deinen Körper bekommen könnte. Erfahre diese enge Einheit, warm und innig mit dir selbst. Das irdische Fleisch deines ICHS umarmend: dies ist schön, diese Einheitskraft, dieser Verbund mit dir selbst. Wie eine volle und vollwertige Kreiskugel: du aufgenommen in dir selbst. Urstarke Baumkraft, ehrlich wie eine starke Eiche.

Dunkle Wolken darüber hinwegziehen lassen: schau zum Hellen und wisse, dass das Helle weiterexistieren darf. Keine straffe Strukturlinie, kein rationales strenges Nachdenken, das schwer wiegt.
Fühle dich luftig, froh und springe munter herum; öffne dich wie ein frohes Schaf auf der Weide. Befreie dich selbst vollkommen! Auch andere lernen davon!

[13] Lies über die Symbolik der Giraffe in *Wenn die Tiere sprechen könnten* ... Dieses Buch ist bei Erscheinen des vorliegenden Werkes noch nicht in deutscher Übersetzung erhältlich.

Das Kind in dir selbst wird befreit. Du hast dich von allen drückenden Lasten gelöst, nicht zuletzt von den einschränkenden Strukturlinien, die du für dich selbst aufgebaut hattest. Der Himmel auf Erden öffnet sich nun für dich; Arme und Beine froh tanzend, wild und unkontrolliert: VÖLLIG du selbst lebst du nun in HINGABE an das Leben, wie ein Vogel, frei in der Luft und dennoch mit beiden Füßen, mit deinem ganzen Körper in der Erde verankert.

Unbewusst prangerst du das Törichte in der Gesellschaft an. Wie die absurde Gespaltenheit, bei der das Gefühl, *das Spontane, das Spiel usw. unterdrückt wird* zugunsten einer übertriebenen Betonung *des Rationalen, der Buchstaben des Gesetzes, der straffen Strukturlinien, der Macht der Ratio,* der Dominanz der linken Gehirnhälfte ... Und das darf nun einmal geschehen, damit *irgendwann* die Gespaltenheit im Menschen sich auflöst aus Liebe und Verständnis heraus.

Den obigen Text vorlesen ... gemeinsam lesen: auf unbewusster Ebene dringt sehr viel ein ...

Die in unserer Gesellschaft als ‚schwere bis tiefe mentale Retardierung' bezeichnete Entwicklungsstörung (frühere Bezeichnung: ‚Idiotie')

Ursache dafür, ‚warum' du, wenn auch unbewusst, mit dieser Erkrankung geboren wirst oder sie entwickelst. Wie kannst du, im Rahmen deiner Entwicklung, eine Besserung fördern? Welche Lektionen sollst du hieraus ziehen?

Allgemein

Eine Instabilität in Bezug auf die Präsenz / Abwesenheit auf der irdisch-dimensionalen Ebene: Man erlebt die vollständige Inkarnation als eine Art von Bedrohung, traut sich nicht, vollkommen in den irdischen Sphären zu landen, man bleibt zum

Großteil unter der gläsernen „Glocke" einer geistigen Welt. Es flackert sozusagen stärker auf, als wieder abzuflauen. Die Kanäle zu anderen Dimensionen sind fortwährend geöffnet: Die Sprache eines / einer Schwachsinnigen kann Weisheit aus fremden Quellen zum Ausdruck bringen, ebenso kann sie ohne weiteres Dummheit beinhalten. Aber er / sie ist sich dessen nicht Bewusst.

Man vermag sozusagen nicht „nach außen zu treten", man hält sich zu stark im „Geist"; die starken Energien, die fließen, werden häufig auf selbst-vernichtende Weise nach innen gekehrt, weil sie nicht von einem Bewussten Ich hier-und-jetzt gesteuert werden, weil sie durch Angst und Argwohn unterdrückt werden, anstatt sie in irdischer Kreativität zu nutzen.
Man möchte unbedingt etwas leisten, wie „irdische Inkarnation", aber hat eigentlich Angst davor, ist machtlos. Man wird mit der Überzeugung geboren, ein Außenseiter zu sein, nicht dazu im Stande, *wirklich* zu leben, zuweilen mit einem machtlosen Gefühl von Aggression, einem verletzten Gefühl einhergehend, was den Gedanken zur Folge hat: „Ich muss mich gegen die Bedrohungen um mich herum schützen".

Es ist wichtig, dass solche Menschen es lernen, Vertrauen und Stolz in sich zu legen, dass Gefühle von Ohnmacht durch das Bewusstsein ersetzt werden, dass sie Meister ihres Lebens sind, dass sie es in der Hand haben, ob sie in irreale Regionen „abdriften" oder nicht.
Füße auf die Erde; eine sinnliche, intensive Präsenz hier-und-jetzt, es zu wagen, den Steuerknüppel bestimmter Aufgaben selbst in die Hand zu nehmen, so dass das Bewusstsein über Tatkraft und Selbstvertrauen gesteigert wird.
Ein Abgrenzen ihrer Individualität, aber kein ängstliches Zurückziehen mehr. Ein vollständiges Nach-Außen-Treten, ein Aufblühen auf dieser Erde und ein Verschließen des Fluchtweges anderswohin. Allerdings: Nicht die Kanäle zur inneren Weisheit verschließen.

Es gibt sozusagen ein Vakuum, das eine undurchdringliche Trennwand zwischen ihrem wahren, tiefsten Selbst, ihren tiefen Gefühlen einerseits, und ihrem äußerlichen Ich andererseits, wie es zur Außenwelt hin funktioniert, bildet. Dieser Zwiespalt in ihnen sollte gelöst werden, indem man sie lehrt, ihr tiefstes Selbst und ihre tiefen Gefühle (auch sehr einfache) voller Vertrauen direkt und ehrlich zum Ausdruck zu bringen.

Sie in „gebender Liebe" zu ermutigen. Denn auch sie werden, wie jeder andere Mensch, gewahr, dass „Ergreifen" und „Begehren" schlussendlich lediglich zu Angst führen und dazu, Fluchtwege zu suchen.

Wahres, liebevolles Teilen und Geben wird ihnen dazu verhelfen, den Weg zum *wirklichen* und vollständigen Leben-auf-Erden-im-Glück zu finden.

Menschen mit schwerer bis tiefer mentaler Retardierung können die obenstehenden und nachfolgenden Texte nicht selbst lesen oder bewusst begreifen; dennoch kann das Vorlesen durch eine andere Person auf unbewusster Ebene einen günstigen Einfluss ausüben.

Auch wenn du dies nun noch nicht anwenden kannst ... Aber später ...
Was die tiefe Sprache des Lebens hier eigentlich sagt ... Die allertiefst-liegende Ursache und der Wunsch des Lebens bezüglich deiner Persönlichkeit.

Kernursache, tief unbewusst

Einerseits können wir diese Tatsache mit der folgenden Situation vergleichen: ein Brötchen liegt im Backofen, bereit um noch etwas zu gehen, gebacken zu werden, um anschließend verzehrt zu werden und dies fühlt sich gut an: es deutet hin auf Wachstum, Effizienz und ein gutes Dasein.

Aber ... Andererseits fühlt sich der Brotteig an, als ob er jeden Moment wie eine schlaffe Kugel zusammenstürzen könnte, so dass weder etwas von der Kraft des Hefeteigs[14] übrigbleibt, noch von der optimistischen Erwartung ‚hmmmm ... lecker!'

Ein Zwiespalt also, man weiß nicht so recht, was man wählen soll, woran man sich hingeben soll: an eine frohe Erwartung und einen Glauben an die eigenen Kräfte als tüchtiger Mensch, oder an das Jammern oder Klagen und die Selbstanfeindung, ‚weil man doch nichts taugt'.

Diese Energie des *Zweifels an dir selbst, an dieser Urkraft in dir, dieser fehlende Glaube an die Tatsache, dass auch dich das positive Schöne im Leben erwartet ... lässt dich zusammenfallen wie eine eingestürzte Teigkugel. Implosion, leerlaufen, nicht mehr weiter wollen: du fühlst dich wie ein NICHTS.*

Diese Energie lebt in dir schon bevor du geboren wirst: automatisch wirst du *diese* Eltern mit diesem spezifischen genetischen Muster und dieser spezifischen Veranlagung anziehen, um in ihrer Mitte aufgezogen zu werden: damit du, in Konfrontation mit deiner Umgebung, zu dem Bewusstsein kommst, dass du selbst deine selbst-heruntermachenden Überzeugungen verändern solltest.

Nichts geschieht ‚zufällig': alles hat seinen Grund, auch deine Art des Seins. Sieh es nicht als etwas Negatives, lasse deine Umgebung es als ein Signal und ganz sicher kein negatives Signal betrachten. Vielmehr soll deine Umgebung auf gesunde Weise nachdenken, in erster Linie über sich selbst, aber auch über dieses Phänomen der Idiotie.

Wirst du an deine enorme Lebenskraft, deine Talente, deine Möglichkeiten glauben ... oder nicht? Du zweifelst daran wie eine Waage, die ständig in Bewegung ist. Bin ich nun etwas wert oder nicht? Kann ich mich auf mich selbst verlassen, oder nicht ... WERDE ICH VERSAGEN ODER WERDE ICH ALS ‚MENSCH' SCHEITERN?

Hast du etwa das Gefühl, dass jeder dich im Stich lässt und fühlst du dich gekränkt? Wisse dann, dass du selbst es bist, der dich auf die eine oder andere Weise im Stich lässt: es handelt sich hierbei um eine (unbewusste) Weigerung, deinen Inhalt, deine Möglichkeiten, dein körperliches Sein in seiner Gesamtheit anzuerkennen. Folglich kannst du das Gefühl bekommen, dass ein anderer Mensch oder andere dich im Stich lassen.
Dies kannst du nicht lösen, indem du mit dem Finger auf andere zeigst. Glaube vielmehr an deine höchsteinzigartigen Eigenschaften, wie sehr diese sich auch von denen anderer Durchschnitts-Menschen unterscheiden.

Kernrichtung

Du selbst lässt dich im Stich. Unbewusst fühlst du, ganz tief in dir, wie die Brombeere es so schön ausdrückt, dass das Leben eigentlich von dir verlangt, auf eigenen Beinen zu stehen, die Vollheit deines Wesens erkennend, um anschließend den Lebenspfad zu betreten, weiterzugehen als großartiges ICH BIN.

Bleibe nicht im Schoß von früher hängen, in den Armen eines Urrausches, der Vergangenheit, einer Person oder einer alten Schule, einer Gewohnheit, in der du weggeschmolzen bist und gerne wegschmelzen würdest.

„Hopps!", gibt die Brombeere[15] dir einen Schubs in den Rücken, „finde deinen Weg und lerne, auf autonome Weise auf eigenen Beinen zu stehen. Ergreife nicht die Hand eines anderen, baue nicht auf die Gesetze von einst und bleibe nicht auf

14 Lies über die wichtige Symbolik von Hefe und Teigwaren in *Das Füllhorn - Psychologische Symbolsprache der Nahrungsmittel.*

15 Lies hierzu in *Das Füllhorn - Psychologische Symbolsprache der Nahrungsmittel.*

nostalgische Weise an den Rockzipfeln der Großmutter hängen." Glaube an dich selbst, BESTÄTIGE dein ICH als eine wertvolle, originelle Person und erwarte nicht, dass andere dich anerkennen.

Hole dich selbst nun vollständig herein als ICH-der-MENSCH auf ERDEN und erkenne die gesamte Schönheit deines Wesens als Herkulischer Mensch mit noch nie geahnten Tiefen, goldenen Schätzen, Talenten, Möglichkeiten.
Auch deine Gefühle, dein kreatives Potenzial, gleichsam die Kraft des Urtanzes in deinen Beinen !!

Betrete das Leben aus deinem Herzenskern heraus, aus Liebeskraft und Selbstanerkennung, die jeden Zweifel aufheben kann / wird, wenn du dich für ein JA-Sagen zum Wert deiner Person ENTSCHLIESST, ohne noch zu ‚erwarten', etwas von anderen zurückzubekommen (oder zu fordern und wütend zu werden, wenn du nicht bekommst, was du willst).

Die KRAFT DES GLAUBENS an dich selbst, an die verheißungsvollen Tage, die noch kommen werden, an einen angenehmen Aufenthalt auf der Erde, an dein PRÄCHTIG-STARKES WACHSTUM, wie das Brot, das aus seinem inneren weichen Teigkern in die Lebenswärme deines ICHS aufsteigt, um schließlich eine kräftige rundherumrunde Kruste zu bilden: dein prächtiges kräftiges Vollheits-Sein!

Flüchte nicht vor dieser in gutherzigem Sinne exteriorisierenden Selbst-Werdung. Angst und eventuelle Aggression verschwinden übrigens, wenn du ‚JA' sagst zu deiner ICH-Werdung und ICH-Anerkennung als Erden-Mensch.

Diesen Text diesem Menschen vorzulesen (oder ihn gemeinsam mit ihm zu lesen) kann einen tief-unbewussten günstigen Einfluss haben.

Lies auch den allgemeinen Text über das *Geborenwerden mit einer geistigen Behinderung.

METABOLISCHES SYNDROM

MBS[16], Insulinresistenzsyndrom: Kombination aus gestörten Blutzuckerwerten, erhöhtem Blutdruck, niedrigem HDL-Cholesterin („gutes" Cholesterin), erhöhten Triglyceriden (Fetten) und möglicherweise höherem (Bauch-) Gewicht, das nicht zu deinem wirklichen Inhalt / deiner wirklichen Art passt[17]

Kernursache

Du denkst, dass du ein Ballspiel spielst, aber als du den Ball in den Korb wirfst, zeigt sich, dass das Netz zugenäht ist: *gefangen* (so wie du dich selbst gefangen hältst: Gefühle, Lebenskräfte ...); deinen Ball hast du nicht mehr, du erreichst ihn nicht mehr. Du hast dich reinlegen lassen; eigentlich hast du dich selbst hereingelegt, indem du *unbedingt ‚richtig' zielen und treffen wolltest.* In diesem Fall würde dies für das wahre ‚Leben' bedeuten: daneben werfen oder einfach so mit dem Ball spielen; sich entspannt bewegen, ohne dass *etwas ‚muss'*, ohne dass du von dir selbst etwas forderst. *Froh im Leben spielen. Sein statt fixierend (etwas erledigt) haben wollen.*

Schließlich gilt: dasjenige, von dem du denkst, dass es richtig ist, *das was du absolut haben oder erreichen willst,* von dem du denkst, es leisten oder von dir fordern zu müssen ... ist häufig NICHT das, was gut für dein Wohlsein ist, und was du begehrst ist an sich nicht in Übereinstimmung mit Lebensglück, denn Glück steht Hand in Hand mit *‚sein',* nicht mit haben wollen oder *leisten, fordern, hart und streng sein zu sich selbst* usw. : so gehst du schließlich früher oder später in die Falle, die du dir selbst gestellt hast.

[16] Die Bezeichnung für das sogenannte „metabolische Syndrom" und der Nutzen dieser Bezeichnung werden in der Medizin kontroversiell diskutiert.
[17] Lies hierzu im Kapitel „Essen, Essprobleme, Nahrung" (siehe Index), sowie im ersten Teil des vorliegenden Werkes.

Du fühlst dich wie eine Ratte in der Falle. Das folgende Bild kommt auf: der Harnleiter führt zur kleinen Öffnung nach außen, aber dort scheint alles verschlickt und verstopft zu sein, so dass *dein Wasser, deine Gefühle, kein Ventil mehr haben.* Keine Panik, würden wir sagen, wie zu den Bergarbeitern, deren Gang zur Oberfläche zu einem großen Teil eingestürzt ist.

Gefühle, Emotionen häufen sich an, bei bestimmten Menschen ist es, um verrückt zu werden. „Hilfe! Wie komme ich hier heraus? Ich habe keine Luft, keinen Sauerstoff mehr; ich kann den Himmel nicht sehen ..." Angst und Panik können zuschlagen, wenn man sich eine imaginäre Situation oder ein Ereignis vorstellt; es scheint fast eine klaustrophobische Wirkung zu haben.

Dein Kopf scheint manchmal an einem ständigen Zittern zu leiden wie bei der Krankheit Tremor; du hast Angst und weißt nicht so recht, in welcher Richtung du weitergehen sollst.

Aber innerlich verfügst du als Mensch über einen solch großen Lebens-Raum, über so viele Gefühle, Talente ... dass das Leben dir sagt: mach etwas damit! Schrumpfe dich nicht zusammen, fixiere dich nicht auf das <u>eine</u> Ziel, sondern erkenne den Raum in dir selbst und lasse all diese Gefühle und Kräfte in dir frei strömen. Gib dir selbst sowohl innerlich als auch körperlich den RAUM, den du brauchst, um deinen Großartigen Inhalt zu beherbergen.

Du würdest am liebsten mit einer Laterne für mehr Licht sorgen, aber müde lässt du die Arme fallen; du sinkst nieder und weißt nicht mehr, wie es weitergehen soll; ‚Ach, ist doch alles egal, was für einen Sinn hat dies alles noch?', denkst du.

Du fühlst dich gleichsam, als ob deine Hände abgehackt worden wären; Du scheinst nichts tun zu können, die Situation nicht verändern zu können.

Du fühlst dich gefangen, an Händen und Füßen gefesselt. Es geht hier um Überzeugungen: Aber du erschaffst dein Leben doch selbst? Du dirigierst doch dein Leben? Also, brich mit diesen alten Überzeugungen von Ohnmacht.

Die allertiefste Ursache liegt in dem *fehlenden Vermögen* zu glauben, dass du alles in deinem Leben bestimmst.

Du bist wie eine BIRNE voller Gefühle, die gerade noch im Gleichgewicht auf dem Tisch steht, aber am unteren Rand beginnt, sich braun zu verfärben oder zu verfaulen, weil nichts damit geschieht. Es wird nicht eingegriffen; *Gefühle werden eingeschnürt, Energien warten darauf, erlebt und zu etwas Fruchtbarem verarbeitet zu werden ...* aber die Säfte der Birne bleiben an Ort und Stelle hängen und die Frucht verfault. Vergeudetes *Potenzial: an Ort und Stelle* zerfallen... Sicherlich nicht!? Du wirst doch in dir bestimmt dagegen rebellieren? Das Ungemach und die Frustration sind durchaus vorhanden. Wie eine festgenagelte potenzielle Quellkraft.

Kernlösung

Mobiler Arbeitsplatz. Setze dich in Bewegung, deinem Inhalt und deiner Form nach. Fühle die Möglichkeiten in dir, in Aktion zu treten und dich selbst einen neuen Weg betreten zu lassen! *Springe auf: liebe dich selbst; sei dankbar und froh über dich selbst, deinen Körper.*

Müßiggang ist ‚des Teufels Ruhebank', heißt es: ergreife, *lasse dich selbst innerlich durchströmen und fliege mit dem Lebenswind mit,* der dich fühlen lassen wird, wohin der Weg führt, der für deine Gesundheit und dein Glück am besten ist. Packe diesen Ball und WIRF ihn mit GANZER KRAFT und ÜBERZEUGUNG in den Korb; habe GLAUBENSKRAFT und lasse deine Energien herauskommen: *lasse dich selbst in Aktion treten, eine Krafttat tun!* Zögere nicht länger: diese Kräfte des Lebens sind wirklich in dir, in jeder Zelle deines Körpers.

Zögere nicht, sondern handle und tue! Nein, nicht träumen und denken: vorwärts marsch! Dann ‚triffst du ins Schwarze': ins Lebens-Ziel!

Weil du erst mit voller Kraft ‚sein' musstest, an deine Möglichkeiten als GROSSES ‚ICH BIN' ‚glauben' musstest.

Wundervolle Selbst-Verwirklichung. Oh, welch gutes Gefühl gibt dir dies: du findest dich selbst prächtig, wie eine Perlenblume in der Natur, vorsichtig *erwärmt in deinem Herzen wie von einer Sonne, die nicht draußen, sondern IN dir strahlt.*

Warmgelbe Strahlen. Ein zartes *Glücksgefühl* breitet sich in dir aus; das Gefühl oder die Einsicht, ‚zum ersten Mal geboren zu sein innerhalb dieser Sicherheit des Seins' und infolgedessen Situationen und Menschen anzuziehen, die *warmherzig und Sicherheit gebend* sind. Die Erfahrungen, die Geräusche, die Klänge, Gerüche und herrlichen Aromen des ersten Tages, an dem dir klar wurde: „He, ich lebe! Wie herrlich es doch ist zu leben!" In Freiheit und Glück, in reiner überschäumender Selbst-Liebe.

Dieses FÜHLEN und ERLEBEN. Dieses Glück über DEIN DASEIN!

Ein Gefühl, dass du jetzt wieder aufrufen kannst oder nötigenfalls zum ersten Mal erfahren kannst, wenn du dich selbst nun hier in deinem Körper auf der Erde wiedergeboren werden lässt.

Diese Lebensrührung IST einfach da und du kämpfst nicht mehr dagegen. Jeder Widerstand gegen dieses Glück wegen deines Daseins auf der Erde, als ICH, lässt du nun los!

Du glaubst nun an dich selbst, in dieser Masse an potenziellen Talenten, in all dem, was IN dir ist und du lebst nun wirklich, du erlebst es in vollem Umfang, so saftig wie die reife Birne. Dies ist herrlich. Du liebst dich, deinen Körper von ganzem Herzen.

Du lässt deinen GEFÜHLSSTROM nun *frei* durch deinen Körper *fließen;* dein Herz ist so gerührt froh: weil du sein darfst, wer du bist, unabhängig von anderen, ausschließlich *DEINetwegen.* Anschließend würdest du es am liebsten von den Dächern rufen, so dass alle Menschen dein Glück teilen könnten.

So glücklich, auf der Erde zu sein in deinem speziellen Körper, mit deiner speziellen Veranlagung.

Die STRÖMUNG des LEBENSGEFÜHLS, von *kräftiger Liebe,* erst und vor allem dir selbst und dem Leben gegenüber, danach allen guten Menschen und der Natur aus Bäumen, Pflanzen im Allgemeinen, den Tierchen, die es gut meinen, gegenüber ... dies alles gehört dazu.

Die Freude TEILEN; *dein Glück ist so rein* und so klar wie Kristall.

Dich kriegen sie nie mehr weg von dir selbst, von der Erde!

Mit geballter Kraft ergreifst du diesen Ball, deine Muskeln spannen sich an und ... Tor! Das Lebensziel und buchstäblich diese Bewegung, diese Handlung, nicht um eine Leistung zu erbringen, sondern einfach nur wegen der Freude an der Bewegung selbst.

Die Kräfte deines Körpers, die Gefühlsströmung in deinem Sein: du handelst so, wie du dich selbst fühlst, in jedem Augenblick des Tages.

Dynamische Großartige Kräftige Freude im Fühlen deiner selbst, deines Körpers, der Bewegungen, die du machst. Hingabe an dieses Glück: ein aktives Fühlen und Bewegen in deinem Herzen, deinem ganzen Körper und dieses auch äußern.

Ein jeder auf seine Art und Weise, je nach der eigenen Veranlagung ... diese Lebensbewegung, diese Atmung, diese Sauerstoffaufnahme kann nun kein Ende haben ...

DIE MILZ

Psychologische Übereinstimmung und Erkrankungen, allgemein

(siehe auch Lymphe)

Die Milz symbolisiert als Organ innerhalb des Lymphsystems den Eintritt unseres Geistesbewusstseins in die Materie: dich gut und behaglich fühlen in deinem Körper. Die hohen, glücklichen, reinen Sphären eines Bewusstseins, das offen bleibt, und Freiheit und Raum trotz der Einschränkungen des irdischen Körpers intensiv erlebt.

Eine Verschmelzung des vulkanischen Feuers in einem Menschen, die Urkräfte, die göttlichen Geistesenergien, die das Leben erschaffen, mit dem irdisch Materiellen, mit dem lebendigen Wasser, dem Emotionalen, vereint.

Eine konzentrierte Energie in unserem Körper, eine innere Weisheit, wodurch wir an uns Glauben und einen Sinn oder eine Zielsetzung ins Leben projizieren; eine irdische Existenz ausbauen, enthusiastisch, frei, allen Raum in Beschlag nehmend, dich nicht einschränken lassen, sich zu trauen, alle unbewussten Emotionen bewusst zu beobachten und zu verarbeiten, eine Versöhnung von Himmel und Erde ohne Grenzen.

Die Milz fordert demnach auch eine vollständige Hingabe an dein tiefstes inneres Selbst, an das Intuitive; dich nicht mit „Gedanken und Gegrübel" festklammern. Eine Aufforderung, geradewegs auf das positive Ziel loszugehen, mit Unternehmungsgeist, nicht bei Dingen verharren, von denen du meinst, sie tun zu „müssen"!

Die Milz symbolisiert das Gleichgewicht zwischen Gefühls- und Vernunftanteil, zwischen dem Weiblichen und dem Männlichen, zwischen Körper und „Geist".

Bist du zu viel „Geist"; hältst du dich im „Denken oder in spirituellen Wolken" gefangen, dann wird dein Bewusstsein keine vollständige Überzeugungskraft mehr über deinen Körper erlangen, und du verlierst Immunität. Du würdest auch halluzinieren und bestimmte Dinge überhaupt nicht mehr sehen, wie sie wirklich sind. Ängstlich auf der Hut sein…: Die Milz wird dich zurück auf die Erde rufen!

Schränkst du dich zu viel ein: Hältst du dich in einer Struktur gefangen, außerhalb eines verbotenen Gebietes, fühlst du dich in einen zu engen Rahmen gezwängt (philosophisch, psychisch, pädagogisch)? Begrenzt du dein Leben auf ein Reservat? Nimmst du dir jegliche Freiheit und allen Raum zum Denken und Handeln? Fixierst du dich wie besessen mit deinen Gedanken auf etwas? Warum dich so eng zumachen und verkrampfen? Aus Angst? Vertraust du dir zu wenig? Die Milz fordert ein Frei-Lassen deiner Bewusstseinskräfte, ein Durchströmen Lassen der Gefühle und kreativen Energien.

Schirmst du dich gegen deine Emotionen, deine Gefühle ab? Lasse sie frei!

Schirmst du dich gegen dein Sonnenzentrum, dein Bewusstes ICH ab; verkennst du deinen Wert, würdest du dich eher verstecken? Die Milz fordert Ehrlichkeit, eine offene, enthusiastische Anteilnahme am Leben, ohne Ängste.

Du brauchst dich NICHT gegen dich zu VERTEIDIGEN, ebenso wenig gegen das Leben; nimm den ganzen Raum in Beschlag, ohne zu grübeln, ohne Ängste, vertraue dich deinem intuitiven, spontanen Selbst an. Die Milz ist gesund, wenn du dich mit einem ganz sicheren und warmen Gefühl von innen her ruhig fühlst, wenn du zufrieden und glücklich mit dir bist, wenn Liebe und Vertrauen dein Leben geleiten.

Fixiere deine Gedanken nicht stur auf *einen* Punkt; lasse los und vertraue! Dein Denken kann dein Leben dermaßen stark überbelasten, sicher wenn Angst sein Motor ist, dass dein Kopf platzen könnte und deine Milz um Hilfe ruft.
Ein klares Bewusstsein in einem warmen – irdischen Körper.

Sogenannte „Seitenstiche, Milzstiche“

krampfartige Schmerzen im Oberbauch bei intensiver, körperlicher Anstrengung; diese stehen wahrscheinlich in keinem Zusammenhang mit der Milz

Kernursache

Es wird in einem Mal viel Energie frei, du bist dem nicht gewachsen, ein Notsignal wird ausgesendet. Aber im Grunde genommen handelt es sich hierbei um einen „Stern von Bethlehem“: Ein Wegweiser zu deinem inneren, lebenden Selbst, das um Anerkennung fleht. Dein Ich-Wert wird weggeworfen, liegt unter dem Messer, erleidet viel Schmerzen, weil du ihn negierst, weil du zu hart gegen dich bist: Folge jetzt deinem höheren Selbst, und tue nichts, was dich verletzt, mache nichts, um zu „leisten“, um schlichtweg den Erwartungen anderer zu entsprechen. Du *„musst“* nichts. Deine Würde, deine Weisheit, dein goldenes Ich laufen auf wackeligen Rädern; du hörst zu viel auf andere anstatt auf dein Bewusstes Ich.

Dein Körper ist zu sehr von deinem Bewusstsein „losgelöst“: Werde zum Meister deiner selbst, deines Körpers! Weil du deine tiefen Kräfte, durch ängstliche Anspannung, Nervosität und Unsicherheit bedingt, nicht frei durchkommen lässt, so dass diese Energien in deinem Körper nicht frei zirkulieren können, weil dich besorgte und ängstliche Gedanken plagen, weil du nicht auf diese unerschöpfliche, innere Quelle vertraust, ruft der Milzschmerz dich zu deinem Selbst.

Kernlösung

Das erfordert Ruhe und Vertrauen auf dein tiefstes Selbst, ein starkes, selbstbewusstes Auftreten von deinem Zentrum aus. Auf dass du dich als Meister über dein Leben und deinen Körper fühlen wirst, ohne Ängste, unbefangen, in Wärme und Liebe. Ängstliche Gedanken blockieren die gesunde Zirkulation; eine aufrichtige Herzlichkeit dir selbst gegenüber wird Krämpfe deblockieren. Selbstvertrauen und ein entspannter Geist; dein Leben *selbst* führen. Höhere Bewusstseinsenergien frei durchlassen; dich nicht mit ängstlichen Gedanken ersticken. Dich nicht forcieren: Höre auf deine innerliche Autorität. Sei lieb zu dir selbst. Tue nichts, nur weil man dies angeblich ‚MUSS'.

Verletzung der Milz

eventuell operative Entfernung

Kernursache

Du fühlst dich in der Klemme: Wie komme ich hier heraus?

Du möchtest Gutes tun, auch für andere, aber du kannst nicht... Du hältst viel Trauer fest, auch von Menschen, mit denen du verbunden bist. Du hältst so viel fest (ängstliche Gedanken, Traurigkeit), du würdest gerne „machen“, aber du darfst oder kannst nicht, du fühlst dich so ohnmächtig, wie ein hilfloses Tier, das brüllt.

Du würdest anderen so gerne viel Gutes tun; du lebst zu *viel* für deine Mitmenschen, und es wird dir zu schwer, du schaffst es nicht mehr. Du lebst nur für sie, für deine Beziehungen, du ziehst förmlich den Sauerstoff zum Leben aus ihnen! Du hast jedoch gerade eine enorme Fähigkeit, ein starkes Bewusstsein zu entwickeln, du erniedrigst dich selbst, du schränkst deinen Raum ein, wenn du dich zu sehr von anderen abhängig machst. Ängstlich: Denn du wendest dich von deinem tiefsten Selbst ab. Voller Angst fixiert: auf die Liebe, auf Zuneigung und Aufmerksamkeit für andere. Oder auf die Aufmerksamkeit, die sie dir schenken??

Kernlösung

Lasse dich in Liebe von deinem eigenen größeren Selbst aufnehmen: Lebe in erster Linie für dich. Spüre diese starken Bewusstseinsenergien, die aus deinem tiefsten Selbst heraus durchbrechen wollen, widersetze dich nicht, behindere diesen Prozess nicht, indem du dich an andere klammerst. Eine selbständige Kraft in dir, die vor göttlicher Weisheit leuchtet und deinen ganzen Kopf, deinen Körper erstrahlen lässt: Erniedrige dich nicht länger,

laufe nicht davor weg. In dieser eigenen Geisteskraft, sehr persönlich und unabhängig, liegt deine Immunität (du brauchst hierzu sogar keine Milz). So stelle das Sonnenzentrum in dich selbst, nicht in eine Autorität oder einen Partner außerhalb von dir.
Dein gesamtes Bewusstseinswesen möchte deinen Körper durchströmen: Widersetze dich nicht aus Angst, sondern spüre, wie diese „Weisheits-Liebes" – Energie sich in deiner physischen Struktur (die energetische Kraft Schultern-Herz-Kopf) offenbart. Diese Werte kannst du nirgendwo außerhalb von dir finden: Baue dein Leben jetzt spontan, ohne Furcht, auf diese natürlichen, liebevollen Impulse, auf deine Kräfte. Wenn du Gutes im Sinn hast, dann darfst du darauf vertrauen, dass alles so geschehen wird, wie es am besten ist; habe also keine Angst, Selbst zu sein. Lasse diese düsteren Gedanken los.

Schwellung, Vergrößerung der Milz

Kernursache

Eine Instabilität, was das Verhältnis Geist-Körper, aktiv-passiv, das Gefühlsleben – das Rationale angeht: eine chaotische, unsichere auf und ab gehende Linie in Bezug auf die Gefühle und Gedanken. Einerseits bleibst du lieber „jungfräulich" zum Irdischen auf Abstand, lieber geistig, denn du hast Angst davor, dass man dir auf den Schlips treten könnte. Du fürchtest dich, deine Gefühle zu zeigen; deine kreativen Energien schlagen nach innen. Du betrachtest die Welt aus einer gewissen Höhe, du integrierst dich nicht ins Materielle.
Deine Energien sind blockiert: Du verhinderst ein *Durchbrechen* kraftvoller, kreativer Bewusstseinsenergien. Was vorangetrieben werden muss, hältst du zurück!

Andererseits kämpfst du tatsächlich gegen den Strom. Ein absolutes WOLLEN, ERZWINGEN, FORCIEREN, aber gegen den weisen Rat deines tiefsten Selbst. Das kann zu Zwangshandlungen oder zwanghaften Gedanken führen. Du drückst in die falsche Richtung, weil du nicht auf das vertraust, was deine Intuition dir sagt.
Du bleibst förmlich vollkommen in dir hängen: Schließlich weigerst du dich, noch Bewusstseinsimpulse zu empfangen, du verschließt dich vor deiner Quelle, du gibst nichts mehr weiter.

Gedanken drehen sich im Kreis; Energie, die immer weiter fließt und fließt, aber nicht in Taten umgesetzt wird. Du saugst alles in dich hinein: Du wendest dich von der nach außen gerichteten, aktiven Selbstmanifestierung ab; die Lampe des Bewusstseins brennt, aber der elektrische Strom wird nicht weitergegeben. Eine Missachtung deines ICH-Wertes.

Du gehst nicht geradeaus! Du lebst nicht konsequent, bleibst wie besessen an bestimmten Gedanken haften. Das führt zu Nervosität, zu einer Anhäufung von Energien, die nicht durchfließen dürfen.

Kernlösung

Konsequent weiterdenken und weiterhandeln: Rede in deinem Kopf nicht immer um den heißen Brei herum. Höhere Energien wollen durchkommen, konzentriere dich also nicht auf begrenzte Gedanken.

Das, was es als Barriere in deinen Gedanken gibt, wird erst dann verschwinden, wenn du für die wahre Alternative offen bist: das Erleben deines höheren Bewusstseins, seiner Kraft und Kreativität. *Fühle,* wie helle Energien deine Handflächen ausstrahlen lassen, dein Gehirn leichter machen, deinen Körper vor Freude um das Sein geradezu erflimmern lassen. Du bist so viel mehr als Materie und Gedanken.
Die wirkliche Ich-Kraft eines Menschen liegt in der Kreativität seines Geistes.

Erschaffe dein Leben auf selbstbewusste Art und Weise: Lasse Energien vom nicht-dreidimensionalen Selbst aus deinen Körper durchdringen, so dass du eine Einheit empfindest und in diesem Gleichgewicht zum Meister über dich wirst. Alle Ängste weichen, du findest Ruhe und Freude im irdischen Leben.

MILZBRAND (ANTHRAX)

bakterielle Infektion, die tödlich sein kann, vor allem ‚Lungenmilzbrand' ist äußerst gefährlich; daneben existiert auch die ‚gastro-intestinale Form' (blutiger Durchfall, Sepsis) und ‚Hautmilzbrand'

Kernursache

Sich mit aggressiven Gedanken zwanghaft auf etwas Bestimmtes ausrichten.
Es *muss* und es wird so sein! Unbändige Wut, zuweilen Rachegelüste, ein Zuschnüren deiner eigenen Kehle; dir (und manchmal auch anderen) ein unerbittliches Gesetz oder eine eisenharte Struktur auferlegen. Eine äußerste Strenge, die Stimme des Saturn, ein starkes Fordern. Emotional fixiert oder besessen sein: Emotionen bemächtigen sich deiner Gedanken.

Du traust dich weder, zu genießen, noch deine weichere Gefühlsnatur zu erleben… Zuweilen existiert ein frustrierter Leistungs-Drang.

Kernlösung

Wende dich dem Kind in dir zu; mache aus diesem Stahl biegsames Holz!
Gucke in den Inhalt deines Gehirns: Inwiefern lässt du dich von bestimmten philosophischen Gesetzgebern, von strengen Erziehern in die Irre führen? Warum vergällst du dein Leben? Denn du bist schließlich der- / diejenige, der / die infolge seiner / ihrer innerlichen Strenge eine bestimmte Situation zu sich geholt hat. Mache also den anderen keine Vorwürfe.

Benutze auf entspannte Art und Weise deinen gesunden Menschenverstand, und löse dich von Indoktrinierungen, die eine Folge deiner eigenen Überzeugungen sind.

Akzeptiere das Weiche, Warme, Liebevolle, das spontan Kindliche, das Natürliche in dir, und lasse deine besessenen Gedanken los! Komme in dir zur Ruhe. Baue, in Liebe zu dir, im Vertrauen auf deinen göttlichen Kern, neue Ideen auf, und lebe aus deinem Herzen. Sei nicht länger so hart gegen dich selbst, lebe flexibel, werde dir dieser Selbsttäuschung bewusst, und hole dich aus dieser Zwangsjacke.

MOLYBDÄN (Mo)

Mangel, unzureichende Assimilierung von

Kernursache

Du tust dir fortwährend weh; Neigung zur Selbstzerstörung. Du verbrennst vor angestauter Aggression; äußerste Ohnmacht; starke Energien werden in Form von selbst-vernichtenden Schlägen nach innen gekehrt.

Kernlösung

Lasse diese meisterhafte Kraft aus deinem tiefsten Selbst deinem Leben und deinem Körper Form geben. Erkenne deinen Wert, und komme zu Produktivität; sei fruchtbar, schaffe auf positive, aufbauende Art und Weise den Durchbruch! Gestalte! Nutze unbewusste Kräfte kreativ, und steigere sie zu Bewusstsein. Zerstöre dich nicht länger: Komme zu Liebe, und setze negative Überzeugungen in Bezug auf dich jetzt in das Gegenteil um.

MRKH-SYNDROM

Mayer-Rokitansky-Küster-Hauser-Syndrom

seltene angeborene Fehlbildung der weiblichen Geschlechtsorgane, bei dem ein Mädchen ohne Gebärmutter und ohne Vagina (in seltenen Fällen auch mit Abweichungen an Nieren, Halswirbeln und Gehörknöchelchen), aber mit ‚normalen' äußerlichen Geschlechtsmerkmalen und Eierstöcken geboren wird

Kernursache

Du wirst nicht zufällig mit einer bestimmten Gegebenheit geboren, die vom Durchschnitts-Menschen abweicht. Du brauchst dich deswegen weder schuldig noch benachteiligt oder beschämt zu fühlen, das Leben sendet dir hiermit eine Botschaft. *Die Überzeugungen, mit denen du ins Leben gekommen bist, erzählen dir Folgendes:*
Die Spitze deiner Zunge würde am liebsten gleichsam dick anschwellen und sich leicht

blau verfärben vor lauter zurückgehaltener Worte, Kraftgefühle, Emotionen, die dich tief treffen / getroffen haben. Aber du beißt dir lieber die Zunge ab, als darüber zu sprechen, du schluckst alles hinunter und behältst es für dich. Dennoch bittet dein Herz dich etwas zu sagen, dich zu äußern, es nach außen strömen zu lassen ...

Und ob du die Konkurrenz fürchtest oder gegenüber anderen eine außerordentlich wütende oder scharfe und neidische Haltung einnimmst, spielt keine Rolle. In jedem Fall verdrängst du deine Emotionen, lässt dir nichts anmerken, doch stehst zugleich in Brand. Und es gilt kein anderes Feuer zu löschen, als einfach die WAHRHEIT auszusprechen, ohne dich darüber aufzuregen. Liebst du dich nicht so, wie du bist? Dann wirst du beneiden, missgünstig sein und fordern, dass andere dir *doch* geben und dich *doch* gern haben sollen. Dies bringt dich dem Glück keinen Schritt näher. Deine Weigerung zu sagen, zu äußern, was dich stört, wiegt schwer.

Du würdest gerne mit etwas brechen, eigentlich mit der ganzen Welt, und gen Himmel aufsteigen, in einem Traum leben und nichts mehr wissen. Der Rausch, dort, in diesen Sphären, von denen du denkst, dass sie dir das Glück bringen: gerade in diesen Sphären würdest du weggehen aus dir selbst, vollkommen ins ‚Nichts'; dieser Tod kann vermieden werden, wenn du dich irgendwann einmal freudvoll fühlen willst. Freudloser Schlaf, das willst du doch nicht? Nehmen wir als Beispiel die sexuelle Erfahrung, bei der der Mensch sich ‚verliert' (im anderen, im Sex, und weggeht / wegflüchtet aus sich selbst, oder völlig in einer anderen Person aufgeht): dies ist so gut wie sterben, sich selbst weggeben an die Null-Sphäre von Rausch und Selbstbetäubung. Und es gibt nicht nur den Selbstverlust in einem Partner oder in *dem* Sex oder in einem irrealen Traum: es gibt noch zahllose andere Arten zu flüchten und sich selbst nicht mehr in seiner VOLLHEIT verwirklichen zu müssen. Unbewusst willst du dich darauf aufmerksam machen, so dass du erkennen kannst, dass dies nicht mehr so weitergehen kann: Leben! Ausdruck, Äußerung! Gefühlserleben, Zärtlichkeit, Schöpfung! Unbewusst willst du einen Beitrag zu DER Transformation des Menschen leisten ...

Kernlösung

Rufe dich zur Ordnung und setze dir selbst Grenzen: alle Liebe und allen Reichtum kannst du IN dir selbst finden. Du brauchst dich nicht in anderen Sphären, Menschen, Dingen, einem Rausch zu verlieren. Das wahre Glück findest du erst in der einzigartigen Vereinigung in dir selbst.

Du erlegst dir selbst eine Art Zimmerarrest auf, würden wir sagen: komm erst nach Hause zu dir selbst, ganz nah in dir. Ratlos und mit Schaum vor dem Mund kannst du nun erkennen, dass du dich nur IN DIR SELBST einschließt, dass du dich nicht über die Wände deiner Wohnung, deiner Schule, deiner Zelle oder irgendeines anderen Systems zu ärgern brauchst.

Wahre Befreiung besteht zuerst und vor allem darin, dich selbst zu lieben, wie du bist, in einer Ehe mit dir selbst, und zweitens darin, dich kräftig zu äußern, zu SPRECHEN und Dinge nach außen zu bringen, ja, einfach deutlich zu sagen, *was* deiner Ansicht nach in deinem Umfeld falsch läuft, wo man dich deiner Meinung nach ungerecht behandelt, oder etwas beliebiges anderes ... Setz dich für deine tiefste Meinung, dein Gefühl ein!

Lass es dann alles von deinen Schultern fallen. Entspanne deine Muskeln, deine Arme, deinen Rücken, deine Schulterblätter. Ein Seufzer der Erleichterung ...

Neue erfrischende Gedanken, ein Neuer Weg. Und du scherst dich überhaupt nicht um das, was sie dir an negativen Dingen sagen, oder wie ein anderer ist oder sich verhält. Was du zu sagen hast, das sagst du nun von deinem höchsten reinen Ich aus, und den Rest lässt du los ... Jetzt fühlst du dich erst gut.

Falls nötig, schlägst du mit der Faust auf den Tisch, aber wenn etwas normal gesagt werden kann, dann sagst du es auch ganz normal, ohne dich emotional aufzuregen. Am allerbesten frisst du nichts in dich hinein. Machtlosigkeit führt zu Wut:

fühle, welch eine Kraft in deinem eigenen Wesen vorhanden ist. Die herrliche Verschmelzung mit dir selbst. Dich selbst lieben. Ein gesunder Stolz auf dein ‚Sein': du hilfst der Menschheit damit (wie aus den nachfolgenden Texten hervorgehen wird). Die Tiermenschenrasse transformiert sich in eine liebevolle, großzügiggebende Menschenrasse.

Müssen für das eigene Wohlbefinden und die Gesundheit Emotionen wie Verdruss geäußert werden, dann schäme dich nicht dafür, sondern lass dich selbst sein, lass den Fluss frei strömen, lass deine Gefühle, deine Worte, deine Kreativität frei durchströmen, so dass du dich nicht länger frustriert zu fühlen brauchst. So wirst du dich nicht länger in einer bestimmten Situation, in deiner körperlichen Art und Weise des Seins gefangen fühlen. Du bist gut, so wie du bist! Liebe hat so viele Äußerungsformen.

Sexualität *braucht* nicht zu existieren; lies den Text ‚Transformation, Umsetzung instinktiver Energien in Bewusstseinskräfte' im Kapitel ‚Sexualität und Geschlecht'. [18]

Aber sehr wohl: Kreativität, Schöpfung, Gefühlsäußerungen, Selbstverwirklichung, das Männliche und das Weibliche in dir selbst vereint wie eine kräftige Mandorla! [19] **Der glückliche Einheitsmensch, der einzigartig in seinem Sein ist und weiß, dass Sexualität nicht das gleiche ist wie Liebe, dass Sexualität in der Liebe aber auch auf andere Weise erlebt werden kann als über Penetration, dass aber auch das ganz und gar kein Muss ist. Hormone wirken wie Kraftenergien: mach etwas damit, in Liebe, allein oder mit anderen zusammen. Kreativität, spielen, Wanderungen in der Natur, musizieren, produzieren, etwas Schönes machen, schmusen und Zärtlichkeiten austauschen usw.**

Ein Überwinden des zwanghaften Willens zur Penetration, sowohl beim Mann als auch bei der Frau, bedeutet, dass ein Neuer Schritt gemacht werden kann, ein wichtiger Schritt: das Zurücklassen der Alten Tiermenschenrasse, die leidenschaftlich den Sex betrieb und schließlich stirbt.
Das Leben, die Lebensquelle selbst hat jedoch etwas ganz anderes mit dem Menschen vor. Die letztliche körperliche Unsterblichkeit wird einhergehen mit der Umsetzung alter Instinkte in Bewusstseinskräfte. [20]

Der Neue Mensch in Bewusstsein gestiegen, größer in Selbsterfüllung, die Welt wird ganz anders aussehen.
Ja, die alte Welt, das Böse, mit seinen Begierden, vernichtet sich selbst und auf dem Schutt wird die neue Welt geboren.
ECHTES GLÜCK zieht vom Herzen aus hinaus, im Umsetzen von Instinkten, hat nichts mehr zu tun mit dem niederen ‚Genuss' und Genussfüllungen.

Jetzt erst, nachdem du dies hinter dir gelassen hast, kann das *echte* intensivere GENIESSEN entstehen, wahre Freude auf noch nie dagewesenem Niveau. So verlangt der Fährmann in den Höhlen von Hades (Pluto) von dir eine Münze, bevor er dich übersetzt zum anderen Ufer, wo das *echte* Glück liegt. Lass den *‚alten'* Sex los, dann kann das neue genussvollere Schöne dein Dasein betreten. Und dafür bedarf es keiner Operation (es sei denn sie geschieht aus gesundheitlichen Gründen): in dieser Glückssphäre auf der Erde braucht es überhaupt keine Vagina.
Begierden können in urstarke Erlebnisse auf Gefühls- und Schöpfungsebene umgesetzt werden. Wenn dies anfangs für dich auch schwer vorstellbar ist, später wirst du sehen ... wie du auf deine Art wirklich genießen kannst, in Seele und Körper.

[18] In diesem Buch.

[19] Lies über dieses Glück in *Die Zwölf Tore des Prinzen Sirius.* Dieses Buch ist bei Erscheinen des vorliegenden Werkes noch nicht in deutscher Übersetzung erhältlich.

[20] Lies mehr hierzu im Buch *Neue Tage*. Dieses Buch ist bei Erscheinen des vorliegenden Werkes noch nicht in deutscher Übersetzung erhältlich.

Auch deiner Zunge und deinen Nieren[21] wird dies guttun: Körper und Geist im Gleichgewicht, deinen Körper aus Fleisch und Blut genießend, über all deine inneren und äußeren Sinne all das Schöne in dir und um dich herum in der ganzen Welt genießend. Du fühlst dich überhaupt nicht mehr in dir selbst gefangen, oder als ob es an etwas ‚mangelt', und du regst dich auch nicht mehr auf. Im Gegenteil, du erkennst nun: du bist ein glücklicher Mensch, gesund, einzigartig und wie kein anderer, *ein nächster Schritt in der Evolution von Mensch und Menschheit ist gemacht!* Und MRKH hat dich hierauf aufmerksam gemacht. Dankbarkeit für dieses Signal des Lebens tut dem Herzen gut und ist lindernd für die Nieren, die unter anderem ein Symbol für die harmonische Beziehung sind, die du zu dir selbst unterhältst.

Lies eventuell den Text über den ‚männlichen' und den ‚weiblichen' Aspekt im ersten Teil dieses Buches (S. 78).

MSA

Multisystematrophie

neurologische Erkrankung, bei der mehrere Regionen des Gehirns frühzeitig absterben; mögliche Symptome sind Parkinsonismus, Störungen des Kleinhirns (dadurch Gleichgewichtsstörungen) und des autonomen Nervensystems (dadurch z.B. Probleme bei der Kontrolle der Harnblase)

Kernursache

Du konzentrierst dich auf einen *einzigen* Punkt und eigentlich bist du randvoll mit intuitiven Kräften um vorwärtszugehen, dich selbst auf ein neues erhöhtes Niveau zu transformieren. Da ist gleichsam der Wünschelrutengänger und der Kürbis[22]: um unterirdische Wasserwege zu finden, um das Wasser, die Gefühle und Schöpfungskräfte in dir selbst zum Strömen zu bringen. Aber du tust es nicht, du bremst dich selbst. Eigentlich möchtest du alles am liebsten mit einem Kreuz durchstreichen, und Hunderte von Kreuzen kratzen, aber dies bringt nichts. Du weißt nicht wohin mit diesem Überfluss an Energien.

Als ob all das, was IN dir ist, all deine Gaben und Talente, deine Gefühlsströmungen, deiner eigenen Meinung nach nicht sein DÜRFEN. Du schnürst sie komplett zu, wie ein Becher, der nicht geben darf. Rotkohl,[23] sagst du, und tief in dir stampft und drängt dieser Kraftball sich durch, als ob eine unterirdische Wut / ein Ärger sich dunkelviolett in deinem Seelenboden zusammenballt.

Als ob du kurz vor dem Explodieren bist, wie eine Gasflasche, aber du unterdrückst das alles und behältst es in dir.

Kernlösung

Das Leben fordert dich auf, die Tatsache zu erkennen, dass so viel in dir eingelagert ist. Dass du weitergleiten darfst auf deinem Lebensweg, endlos, dass die Dynamik sich äußern darf. Halte dich nicht selbst auf. Komme in die gelbe Ananas[24]-Freude deines Herzens, entspanne dich; empfinde Freude über dich selbst, statt deine Adern blau anschwellen zu lassen durch die unterdrückten Kräfte und möglicherweise durch ohnmächtige Wut, weil du dich selbst anscheinend nicht ‚weiter'-bringen kannst.
Sei vor allem sanft und leuchtend zu dir selbst. Die leuchtende Fackel des Glaubens an dein lebendes Selbst und die Möglichkeiten der Produktivität und Kreativität, die du in dir hast.
Entspanne dich; räume die dunklen Gedanken von früher, die schweren Emotionen auf und blicke zum leuchtenden, erhabenen Kerngefühl in deinem Herzen.

---

[21] Lies über die Symbolik der *Nieren, der *Zunge.
[22] Lies über die betreffende Symbolik in *Das Füllhorn - Psychologische Symbolsprache der Nahrungsmittel.*
[23] Lies hierzu in *Das Füllhorn - Psychologische Symbolsprache der Nahrungsmittel.*
[24] Lies hierzu in *Das Füllhorn - Psychologische Symbolsprache der Nahrungsmittel.*

Atme aus, lass los, gebe dich dem Leben hin, dem intuitiven Strom und folge dieser Lebensströmung. Lass alles aus dir herausströmen, diese positiven Kreativitätskräfte. Dies wird zum Wohle deiner Geschlechtsdrüsen, der Gebärmutter sein. TUE etwas; bleibe nicht passiv, sondern handle. Stehe auf (buchstäblich und / oder im übertragenen Sinn) und bahne dir auf kräftige Weise deinen Weg.

Schreite vorwärts, ohne zu zögern.

Und wenn du fühlst, dass du brüllen musst, rufen, singen, dich im großen Wald des Lebens ausleben, nun, dann tue dies und lasse Dampf ab.
Letztlich lautet die Botschaft, die dir das Leben mit diesem Signal schickt, jedoch wie folgt: du sollst fühlen, wie du dir selbst den Mund geschnürt hast, wie du dich selbst blockiert hast ... um schließlich zum allertiefsten Punkt IN DIR SELBST zu gehen, wie die Symbolik von Pommes Frites[25] es so schön erzählt. Um dann das reinste edelste Gold vom tiefsten Punkt in dir hervorzuholen, zu äußern, wie flüssiges Gold endlos strömen zu lassen, wie einen fruchtbaren Magma-Strom bei einem Vulkanausbruch.
Halte diese vulkanischen Kräfte in dir nicht mehr länger zurück, sondern lasse es alles auf eine edle Weise geschehen, rein und kräftig, vom gebenden Herzen aus. Tust du dies nicht, dann sucht ein frustrierter Instinktball sich einen Ausweg.
Erlaube dir selbst nun zu geben, zu strömen, zu kreieren, zu gehen, zum Handeln überzugehen in positivem Sinne, vom tiefsten Goldkern in deinem Herzen aus.

Froh strömend lacht nun der Mensch, der sich seiner Gaben bewusst ist, seiner Fähigkeit, in seinem eigenen tiefen Grund zu graben und anschließend auf produktive Weise zu Sein, in glücklichem Sinne.

[25] Lies hierzu in *Das Füllhorn - Psychologische Symbolsprache der Nahrungsmittel.*

MUKOPOLY-SACCHARIDOSE

Gruppe von Krankheiten, bei denen eine anomale Anhäufung von bestimmten Stoffen im Körper auftritt (Mukopolysaccharide sind lange Ketten von Zuckermolekülen, die für den Gewebeaufbau sorgen); die Folge ist der Verlust der Funktion von Organen und eine Verschlechterung der geistigen Fähigkeiten

Kernursache

Du hast sozusagen einen leichten Überhang zur rechten Seite, aber dieser von Menschenkraft getragene Pfeiler in dir hält unzureichend stark Stand..., wodurch er förmlich tiefer in den weichen Treibsand rutscht...und eine Art von struktureller Labilität, ein Ungleichgewicht entsteht. Du hängst durch, wie der schiefe Turm von Pisa. Du hast nicht die geringste Ahnung, wie du das Gebäude, das du bist, und welches du in eine Schräglage gebracht hast, jetzt wieder geradebiegen könntest... „Hilfe!“ rufst du anderen zu, du erkennst nicht, dass DU SELBST dein Leben in die Hand nehmen kannst.

Das ist also die wichtigste Lektion, die du in diesem Leben zu lernen hast: DU musst deine Existenz auf DEINER starken BASIS ausbauen..., nicht auf der der Außenwelt, deiner Eltern, der Gesellschaft... Entdecke diese urstarke VATERKRAFT in dir, und baue auf diese urstarke, rechte Säule in dir! Sei davon überzeugt, dass sie nicht auf Treibsand gebaut ist, sondern in DEINE ÜBERZEUGUNGEN eingepflanzt worden ist: Bist du davon überzeugt, deine Gesundheit, dein Leben stark und liebevoll in der Hand zu haben? Oder erwartest du es immer wieder von den anderen? Die positive Überzeugung wird für die KRAFT, mit der deine Vatersäule in dir steht, entscheidend sein; die negative Überzeugung zieht dich nach unten. Deine Einstellung zu dir ist maßgebend dafür, ob du gesund oder krank wirst. NIMM DEIN LEBEN FESTE IN DIE HAND. Baue auf diesen urstarken Pfeiler, der in dir ist..., du musst dir lediglich dessen bewusst werden und nicht „nein“ dazu sagen!

„Hilfe, Hilfe!“, so suchst du außerhalb von dir…, obwohl alle Hilfe eigentlich IN dir zu finden ist. Hüfte und Becken können leicht schief durchhängen, Wirbel können schmerzen… „Hilf mir, ich stehe schief, ich werde fallen, kippen oder versinken…, ich kann nicht ALLEINE STEHEN“, so regen sich ängstliche Zweifel in dir. Das ist lediglich eine Überzeugung: Pole sie um!

Es ist an der ZEIT, DICH gerade zu ziehen, im Gleichgewicht zu leben, dich nicht z.B. durch zu schwere „Gedanken“ herunterziehen zu lassen, oder durch das, was *andere* über dich sagen oder denken. Du willst dich unbedingt in einer Haltung oder in einem Gewohnheitsmuster aufrecht halten, obwohl es gar nicht mehr zu dir passt. So mache doch Schluss damit! Höre auf diese urtiefe Weisheitsstimme in dir, die dich gemahnt, dich tapfer und stark mit beiden Händen zu ergreifen, dich nicht mehr von wem oder was auch immer herunterziehen zu lassen. Baue an dieser starken Saturnschen Struktur in Dir, ohne deshalb streng und rigide zu sein, im Gegenteil: Sei entschlossen, aber liebevoll und warm-sanft zu dir! Erwarte sie nicht von den anderen: diese Stütze, diese Strukturen, diese Liebe…, sondern *gib* sie dir selbst. Erst *dann* kannst du, von dieser AUTONOMEN Basis aus, in liebevollen Kontakt zu anderen treten. Höre auf damit, dich selbst (wenn auch unbewusst) herunterzuziehen, dich zu zerstören: Baue dein ICH jetzt kraftvoll auf. GLAUBE AN DIE STARKE BASIS, DIE IN DIR STECKT.

Kernlösung

Lebe nach der Überzeugung, dass du *wohl* kannst…, ganz allein und aus dir selbst heraus, dass du nicht schnell-schnell von hier nach da schauen oder laufen musst, um die *anderen* zufrieden zu stellen…, weil du ansonsten vollkommen in dich zusammenfallen würdest.

Dein RÜCKEN muss in erster Linie dich selbst tragen; du brauchst keine 20 Rücken zu haben, dich zu teilen, zu verteilen, um gleichzeitig an verschiedenen Orten sein, machen, handeln zu können, schnell und nervös…, denn du hast Angst, nicht zu genügen, zu versagen, nicht richtig zu sein / zu handeln…, so dass andere dich aburteilen werden… und dann?
Du baust dein Fundament zu stark nach der Überzeugung, dass du wohl abrutschen würdest, wenn du dein Leben WIRKLICH und vollkommen ALLEINE aufbauen würdest. Deshalb strengst du dich so an, in der Außenwelt von hier nach da zu eilen, zu gucken, unterdessen hat es den Anschein, als wäre Quecksilber in deinem Gehirn. Du machst dir Sorgen, nicht schnell genug an alles heranzukommen, um dem zu entsprechen, wovon du meinst, das du es erfüllen müsstest, um in der Welt, im Leben selbst AKZEPTIERT zu werden.

LASSE JETZT LOS! Komme zu dir! Sei, wer du bist! Forciere dich nicht. Reiche nicht so weit nach außen, klammere dich nicht an Dingen, an Menschen fest…, sondern baue dein Leben stetig auf deiner eigenen Basis aus, und entwickle INNERE SICHERHEIT. Auf diese Art und Weise, synchron zu den psychischen Veränderungen, werden auch die Gene sich transformieren, und du kannst dich gut und glücklich fühlen, deiner Krankheit kann Einhalt geboten werden. Regenerierung und Heilung werden jetzt möglich gemacht. *Gib* dich dir selbst, dem Leben hin, und versuche nichts und niemanden außerhalb von dir krampfhaft zu nehmen, zu ergreifen, festzuhalten. Baue dein Leben auf deine eigene starke BASIS, und lasse los.

Eine GLEICHGEWICHTS-Wiederherstellung ist gefragt. Du hast dich möglicherweise zu stark an etwas oder jemanden angelehnt, und jetzt rutscht es / sie / er weg…, und du rutscht förmlich mit ab… Sei dir jedoch darüber im Klaren, dass du mit dieser psychischen Problematik bereits geboren bist, nicht zufällig in dieses Milieu hinein, bei diesen Eltern / Erziehern…, es hat nichts mit der Ursache deines Problems zu tun, dass „etwas“ oder „jemand“ aus deinem Leben weg gleitet. Auch diese Geschehnisse sind lediglich Anlass dafür, eine tiefere Ur-Ursache nach oben zu holen: Du bist ohne bzw. mit unzureichendem Vertrauen auf den eigenen starken Mittelpfeiler, auf die urstarke, rechte-vaterstarke Säule in dir geboren worden. Du gibst dir zu wenig Sanftheit und Liebe; du meinst, es alles AUSSERHALB von dir suchen zu müssen. Das ist nicht wahr! Es handelt sich um Überzeugungen, mit denen du geboren worden bist: um jetzt etwas daran zu ändern. Und du kannst es!

Es kommt darauf an, die Symbolik des Buchstaben „H" und der Zahlen 7 und 8 ganz stark in dir umzusetzen. Dazu gehört unter anderem: Baue lediglich auf diese starke Autorität, auf dieses stabile Basis-Rückgrat in dir; stütze dich nicht auf etwas oder jemanden außerhalb von dir, und verstehe es, dich und deine Energien kraftvoll zu führen! Fühle dich weder ohnmächtig, noch von der Hilfe von jemandem oder etwas außerhalb von dir abhängig, um dich aus dem Treibsand zu holen, sondern sei dir selbst darüber im Klaren, wohin du gehst, wo du stehst und *wie* du gehst.

Verbiege dich nicht, um jemand anderem einen Gefallen zu tun, eine Freude zu machen oder seinen Erwartungen zu entsprechen, sondern lebe wirklich vollkommen aus deiner SEINSART, aus DEINER ERDUNG heraus. Hole den starken Mittelpfeiler wieder hoch, und neige dich nicht zu einem Gedanken herüber, der dich wieder herunterziehen würde. Lasse dich stark mit beiden Füßen auf dem Boden nieder: Warte nicht, bis jemand anderes es dir zeigen wird!

Weißt du nicht, in welche Richtung du gehen sollst, weißt du nicht, wie du dich verhalten sollst? Möchtest du so vielen zugleich behagen oder ihre Wünsche erfüllen, willst du auf so viele „gut" wirken, beziehungsweise gehst du so stark darauf ein, was diese oder jene Leute, die Gesellschaft... von dir erwarten? (Lies in diesem Zusammenhang auch einmal den Text über *Multiple Persönlichkeitsstörung nach). Anstatt schlichtweg von innen heraus DU SELBST zu sein? Auf diese Art und Weise blockierst du deine Rippen und hat es den Anschein, als würde sich deine Persönlichkeit in verschiedene Rückgratsysteme aufspalten: Du springst förmlich von hier nach da, um dieses und dann wieder jenes zu tun, um dieser und dann wiederum jener Person zu gefallen, um hier, dann wieder dort Gutes zu tun usw. ...

WERDE du selbst. SEI, wer du bist, und halte keinen Schutz vor dein Gesicht. Sei immer ehrlich und entschlossen aus dem tiefsten Inneren deiner selbst. Schluss damit, sich von hier nach dort zu neigen. Was zählt, ist das Gleichgewicht zwischen Himmel und Erde, zwischen links und rechts IN DIR, zwischen deinem Kopf und deinem Körper, zwischen deinen Gedanken und Gefühlen. Dass alles im Gleichgewicht strömen darf... Du brauchst dich nicht außerhalb von dir festzuklammern: Die KRAFT steckt in dir. Du brauchst lediglich davon überzeugt zu sein und alles und jeden außerhalb von dir loszulassen; in Liebe zu dir zu kommen, dich nicht gegen diese Entwicklung in dir zu wehren, weich „mit dir" mitzugehen..., so wird es dir schon gelingen!

MUKOVISZIDOSE

Zystische Fibrose

Funktionsstörung aller schleimbildenden Drüsen: Zähflüssiger Schleim; erbliche Krankheit mit ernsten Lungenproblemen und Lungeninfektionen; darüber hinaus Verdauungsprobleme (durch Verstopfung der Bauchspeicheldrüse) und manchmal auch Diabetes

---

Kernursache

Eine Aggression, eine Härte als innerer Widerstand gegen die eigenen Ohnmachtgefühle.

Du siehst alles düster, sinnlos..., du verfolgst keine tatsächliche Zielsetzung.

Du wartest und sitzt da, du könntest dabei einschlafen, gelangweilt und Abwesend.

Wo bist du? Du fühlst dich wie ein Opfer, ein Tölpel..., du empfindest gar nicht deinen Wert. Was dir in erster Linie fehlt, ist die starke Struktur, eine stabile Basis in dir selbst. Du erlebst dich nicht wie aus *einem* Stück; du lässt dich mit dem Gefühl hän-

gen, weniger wert zu sein als die anderen, dass du nur dazu da bist, um dich aufzuopfern, oder um eine unangenehme Aufgabe zu erledigen...
Auf diese Art und Weise stützt du dich nicht im geringsten auf dein tiefstes Selbst, auf deine Basisstruktur.

Du fühlst dich entfremdet und von deiner Natur abgeschnitten: ein Abstand zu dir selbst. Auf diese Weise kannst du keine Freude erleben, da jede Freude mit einer Zufriedenheit mit dir und einem Glücksempfinden des Lebens selbst beginnt.

Aber du fühlst dich so beklemmt, so gefangen, weil deine Natur nicht sein darf, weil du das Leben als traurig erlebst, weil du Emotionen und kraftvolle Energien unterdrückst! Diese Gefühls- und Kreativitätsenergien ersticken dich: Du lädst deine Schubkarre voll, ohne sie zwischendurch abzuladen. Denn es hat alles keinen Sinn…, meinst du, weil du keinen Kontakt zu deinem Herzen, zu deinem weichen, tiefen Kern aufnimmst.

Dicke Mauern scheinen zwischen dir und deiner eigenen Körpernatur und deinen natürlichen Gefühlen zu stehen. Und weil du in diesem inneren Zwiespalt lebst, kannst du auch nicht wirklich mit dem weichen Kern von anderen in Kontakt kommen. Das führt zu Gefühlen machtloser Wut: zu hartem Schleim.

Innerer Konflikt, ein innerer Kampf in Gedanken und Emotionen; du willst nach hier, dann wieder nach da…, du weißt es nicht; Ohnmacht, wodurch sich ungenutzte Energien anhäufen; von tatsächlicher Entwicklung oder Fortschritt kann keine Rede sein. Diese angestauten, potentiellen Kräfte ersticken dich. Ein Stillstand.

Du wartest eher passiv ab, als an einen aktiven Prozess zu glauben. Angst davor, weiterzugehen? Du empfindest Schmerzen, Trauer, Ohnmacht, Angst…, du vermagst es nicht zu durchblicken; es erscheint dir alles zu hoffnungslos schwarz. Du erkennst nicht, dass gerade diese negativen Erwartungen an das Leben die wahre Ursache deines Leidens sind.

Kernlösung

Deine Lösung liegt in Befreiung durch Vertiefung und Milderung.
Vertiefung: Kehre dich in dein tiefstes Selbst, in deine urstarke Basis. Nimm zu deinem wertvollen, inneren Kern Kontakt auf, entdecke dich selbst, und baue sehr stark eine eigene Struktur auf. Stütze dich nicht auf philosophische Gerüste anderer: Entdecke deine innere Weisheit, deine Intuition, dein reiches Gefühlsleben. Dein Leben kann dir keine Erfüllung oder Freude schenken, solange du dich nicht traust, aus deinen Sehnsüchten, deinen spontanen Wünschen oder impulsiven Eingebungen heraus zu leben… , betrachte das Leben tiefer, und reiße es zu einem sehr weiten Raum auf.
Sei weich und liebevoll, ganz nah bei dir. Erkenne diese zärtlichen, weiblichen Gefühle ganz tief in dir an. Ersticke dich nicht länger mit Ängsten und Wut, mit Aufstand und Kampf. Komme zu einer Einheit, zu Frieden in dir, höre auf, zu kämpfen, und gib dich der Sanftheit in deinem Herzen hin.

Hast du positive Erwartungen an dein Leben, dann wirst du schöne Erlebnisse zu dir holen; verdammst du dich mit pessimistischen Erwartungen, dann holst du eine erstickende Krankheit zu dir.
Du bist nicht armselig, du bist kein armer Tölpel, sondern ein wertvoller Mensch mit vielen potentiellen Möglichkeiten! Gestehst du diesen Lebensenergien zu, frei zu strömen, dann befreist du dich selbst: Erkennst du deinen reichen Gefühlsinhalt an, liebst du deinen Körper, genießt du mit allen deinen Sinnen, atmest du das Leben mit dankbaren Zügen ein, und ÖFFNEST du dich jetzt für eine totale Veränderung, für Heilung, für deine Befreiung, dann wird jede Körperzelle auf diese positive Offenheit reagieren und genesende Energien durchlassen. Heilende Energien, die Überschüssiges abführen, die verhindern, dass neuer Schleim im übersteigerten Maße produziert wird…, starke, magnetische Strömungen, die ganz einfach von deinem Bewusstsein gesteuert werden. Öffne dich

für DICH SELBST, in liebvoller Sanftheit; schenke deinem tiefsten Selbst das Vertrauen. Diese Krankheit hatte ihren Sinn: Um dir die Augen zu öffnen und dir die Möglichkeit zu geben, eine andere, glückliche, sinnvolle Richtung anzusteuern.

MULTIPLE SKLEROSE ‚MS'

Kernursache und Kernlösung

Du schreist unerbittlich und hart NEIN zu dir!

Du fühlst dich so kalt in dir, du neigst dich zum Tod, weil du dich weigerst, dein ICH, deine KERNKRÄFTE, die Stabilität in dir anzuerkennen. Es handelt sich um unbewusste Prozesse.

In „Abwesenheit" würdest du dahinsiechen, du machst dich nicht zum Meister über dich. Du glaubst nicht an deine eigenen Grundfeste und Möglichkeiten.

Du drängst dich weg, ja du würdest sogar Leute von dir stoßen, die dich förmlich mit der Nase auf deine Kräfte und deine positiven Eigenschaften oder auf deine selbst heilenden Energien stoßen. Ein scharfer Widerstand gegen Selbst-Anerkennung, gegen Liebe zu dir…

Man hat dir wehgetan und dich verleugnet, weil du mit diesen erniedrigenden, selbst- zerstörerischen, bitteren Gedanken über deinen eigenen Wert geboren bist! Diese negativen Überzeugungen in Bezug auf dich haben möglicherweise demütigende Situationen oder eine körperlich selbst-zerstörerische Krankheit zu dir geholt: um dich mit deinen Gedanken zu konfrontieren, mit deinen Überzeugungen in Bezug auf dich selbst! Dein Körper reagiert auf bewusste und unbewusste Impulse. Zerstörst du dich fortwährend innerlich, dann wird dein Körper sich zerstören. Siehst du dich nur als einen kalten, wertlosen Fußabtreter an, dann wirst du die Wärme der Liebe und das strömende Blut nicht mehr spüren.

Bist du eisenhart dir selbst oder Geschehnissen aus der Vergangenheit gegenüber, so werden sich bestimmte Körperteile verhärten: Hast du zur Außenwelt hin ein Schein-Ego entwickelt, eine eigensinnig-trotzige Haltung, um deine Sanftheit, deine Ängste, deine Verletztheit zu verbergen, denn ansonsten fürchtest du, dass man dir noch mehr Schmerzen zufügen wird (mich kriegen sie nicht mehr klein!)? Eine innere Wut über dich selbst, über deine eigene Ohnmacht, darüber, dass du selbst und andere dich zurückweisen.

Dein Körper sehnt sich jetzt nach Anerkennung! Dein ganzes Wesen ist es müde, verurteilt zu sein! Lasse die anderen los, du lebst in erster Linie um deiner selbst willen: Es ist an dir, dich LEBEN zu lassen. Erst dann werden dir Wertschätzung und Liebe von anderen zuteil werden, wenn du zunächst in EINSWERDUNG mit dir selbst kommst. Fordere keine Bestätigung von außen, sondern gib endlich du selbst dir diese Bestätigung.

Schreie nicht nach Anerkennung von anderen: Komme zu dir! Du erlebst dich als Persönlichkeit als „unzulänglich": Deshalb wirst du physisch eingeschränkt werden. Stoppe diesen Prozess, und kehre ihn um. Erspüre deinen Körper, dein ganzes Wesen wie ein wunderbares Stück göttlicher Natur. Akzeptiere dankbar das Leben selbst.

Empfinde dich als gut, sehr gut und wertvoll…, vergiss Indoktrinierungen oder Verurteilungen deiner Erzieher beziehungsweise deiner Eltern, die vielmehr Ausdruck ihrer eigenen Frustrationen waren und dessen, was im Grunde genommen nichts mit deinem einzigartigen Sein zu tun hat; erwarte nicht von anderen, auch wenn es darum geht, dass Ältere deinen Wert sehen oder bewundern sollten. Akzeptiere lediglich die Autorität deines Ichs; komme zu ruhiger Selbstsicherheit, unabhängig von anderen.

Gleite liebevoll in deinen Körper herunter, lerne, jede Faser zu spüren… Wasche dich von angehäufter Negativität rein: Bringe deine Wut zum Ausdruck, zeige einmal deine Zähne, lasse diesen schmutzigen Rauch entweichen, der dein Gehirn blockiert! Komme zunächst *voll* und *ganz* zur Einsicht in deine Emotionen, und laufe nicht vor ihnen weg: Sieh dir deine Wut, deine Selbstabweisung, den Selbstbetrug an, „ich bin nichts wert und ich kann nichts"..., und erkenne dann, dass die Ursache hierfür im Selbstverstoß liegt.

Kehre dich nun warm in dich, und umsorge dieses kleine, arme, verlassene Kind in dir..., wie lange noch wirst du es ohne Sanftheit und Liebe weinen lassen? Darf das Kind in dir nicht existieren? Nimmst du dir alle Freude, wie eine Mutter, die ihr Kind bestraft, indem sie ihm ein ganzes Jahr lang kein einziges Eis gönnt? Stellst du harte Anforderungen an dich, hältst du sinnlos harte Diäten ein; warum nicht auf deine selbst heilenden Energien bauen?

Energien werden frei, sie werden jedoch auf der Stelle niedergestochen; dein gesunder Menschenverstand ist begrenztem Wissen, dem, was dir beigebracht wurde, traditionellen Gewohnheiten untergeordnet... In dir herrscht ein *gewaltiger* Widerstand, ein eigensinnig festhaltender Wille, eine Dickköpfigkeit; wie unsicher und ängstlich du dich innerlich auch fühlst, nach außen hin zählt dein starkes, hartes Image, was niemand *durchschauen* wird, oder dein oberflächliches, fröhliches Clownskostüm..., aber keine *wirkliche* FREUDE ÜBER DICH SELBST, über dein Leben! Du versuchst vielmehr, die Normen deiner Eltern zu erfüllen oder die Bedürfnisse anderer; vielleicht wird *viel* geredet, jedoch wenig aus **deiner ESSENZ, aus deinem Kern** heraus *gesagt;* möglicherweise gibst du anderen viel Freude, während du dein wahres Selbst *verleugnest.* **Wo ist dein Kern?** Warum traust du dich nicht heran? Du schaust durch die Augen anderer, zu wenig aus dir selbst heraus.

Diese zwiespältige Haltung, wodurch du schlussendlich vollkommen in den Hintergrund schwindest, hinter den Rücken der anderen, führt schließlich zu harten, STÄHLERNEN Nerven. Du bist voller Sehnsüchte, aber du hebst in die Wolken ab, anstatt hier-und-jetzt mit beiden Füßen auf dem Boden zu stehen und bestimmte Pläne, Schritt für Schritt auszubauen. Du erstickst gewaltige Energien im Keim; so vertraue dich doch deinem tiefen Selbst an, entspanne dich, lasse dich langsam aufblühen. Richte dich auf deinen tiefsten Kern-Punkt, in Milde.

Sieh dir ganz genau deine vergrabenen Emotionen, die dunklen Seiten, den Tod an; wage es, dich mit deiner tieferen Realität zu konfrontieren; deine Welt ist anders als die deiner Erzieher / Eltern; sei kein Papagei, sondern öffne dich für die Weisheit, die du allein in deinem Innersten fühlen kannst. Spanne dich nicht länger an, in verteidigender Haltung hinter einem Bunker, sondern gehe weich, in vollständiger Hingabe, in dich. Gestehe dir zu, glücklich zu sein, gib dich frei, fühle dich sicher auf Erden. Rolle jetzt deine aufgebauschte Verteidigungsrolle aus, entfalte dich in einem Schmetterlingstanz: Transformiere dich, und genese.

Siehe ggf. auch *Autoimmun-Erkrankungen

MÜNCHHAUSEN-SYNDROM

Jemand, der aus einer ernsthaft zugrunde liegenden, emotionalen Problematik heraus, bewusst die Symptome einer bestimmten Krankheit imitiert

---

Kernursache

Zwingende Kräfte drücken sich wie mit wildem Trommelwirbel durch, und du gehst im Fanfarenzug ganz vorne! Du willst unbewusst als Ich den Durchbruch schaffen, aber du richtest deine Kräfte noch falsch aus; du gehst fuchsteufelswilden Schrittes weiter – verbirgt sich darunter nicht die Frustration, ein Abreagieren dessen, was du im Leben nicht machen kannst / darfst, aber was du unbedingt gerne tun würdest? Du setzt deine Kräfte auf einem zu niedrigen Niveau ein, du ärgerst dich darüber, was nicht sein kann. Du willst koste, was es wolle, die Zeit forcieren und etwas durchdrücken; Geduld ist dir fremd. Es *muss* so sein, und es *wird* so sein! Du bist der Ansicht, dass du weitergehen *darfst,* dass du einen Protestmarsch abhalten und gegen jeglichen Gegenwind voranschreiten darfst. Du würdest sogar den Verkehr zum Halten bringen, auf dass DEIN Fanfarenzug zuerst vorbeimarschieren kann. Du beanspruchst jeglichen Vorrang und nimmst auf nichts und niemanden mehr Rücksicht. Du zuerst, du hast Vorrang, du gehst weiter, und alle anderen warten. Ein zwingendes Forcieren, ohne sich umzuschauen.

Du musstest schon zu lange warten (auf deine Selbst-Verwirklichung), und jetzt gibt es kein Halten mehr. Dir ist alles egal, du verschonst nichts und niemanden. Wie mit blinder Kraft, mit angestauten Wut-Kräften, frustrierten Energien stürmst du vorwärts: „Jetzt ICH! Und jeder muss mich (an)sehen, ein jeder soll ruhig auf mich warten!" Mit Gewalt anderen ihre Aufmerksamkeit abverlangen, weil du dich nicht sein lässt, wer du bist, weil du vom Leben Dinge bekommen möchtest, anstatt vollkommen du selbst werden zu wollen und diesem Sein alle Aufmerksamkeit und Liebe zu schenken. Du forderst von den anderen, du forderst vom Leben, anstatt in deine eigenen Fähigkeiten hineinzugehen und deine Entwicklung stetig auszubauen. In deinem Sturmlauf „Hier bin ich, hat auch jeder mich gesehen!?" hast du nicht im Blick, ob du wohl auch den Weg wählst, der für dein echtes Selbst am besten ist; du benutzt demnach nicht deinen gesunden Menschenverstand, ja, bist blindlings deinen Emotionen ausgeliefert: „Ich will, ich werde und ich werde sie, ich werde mich manifestieren!!" usw. ...

Lasse die anderen in Ruhe, und gehe selbst weiter. Beziehe die anderen nicht in deine Entwicklung, in dein Sein ein. Richte dein Leben von innen heraus ein, ohne dass du es anderen zu erkennen zu geben brauchst. DU darfst wählen, du darfst sein, aber du brauchst dafür weder deine ganze Umwelt in Aufruhr zu versetzen, noch die Aufmerksamkeit anderer auf deine Person zu ziehen!

Also sorge gut für dich, sieh dir dein unterdrücktes, frustriertes Gefühls-Empfinden an; gehe auf deinem Lebensweg weiter, und lasse die anderen los. Gib dir alle Aufmerksamkeit; staue deine Kreativitätskräfte nicht mehr an, sondern nutze sie auf einem menschenwürdigen, liebevollen Niveau.

Kernlösung

Du bist voller Energien: Mache etwas damit, auf positive, liebevolle Art und Weise. Gib dir jede Möglichkeit zu einem kreativen Leben, das du weiter ausbaust, so dass diese Kräfte nicht „einfach so" weiter drauflos suchen. Schenke deinem Inhalt die volle Anerkennung, und lasse dich wahr werden. Niemand braucht dich zu „sehen", du musst nur dich selbst stehen sehen und diese prachtvollen inhaltlichen Kräfte in aufbauendem Sinne benutzen! Mache etwas aus deinem Leben, sei kreativ, einfallsreich. Nutze alle deine Talente, und höre auf dein großes ICH, bleibe nicht an deinem kleinen Ich haften, das Aufmerksamkeit von jemand anderem einfordert, weil es sich von seinem höheren Seinsinhalt entfernt. Fordere nicht, dass andere für dich Platz machen, sondern gib dir selbst allen Raum. Mache keinen Lärm, auf dass andere dir zuhören, sondern entwickle deine inneren Klänge zu einer prachtvollen Symphonie deines Lebens.

Genieße *selbst* dein Lebenslied. Schlage laut auf die Trommel: Ja, für dich, und lasse alles und jeden los. Fordere keine Aufmerksamkeit mehr, es bringt dich keinen Schritt weiter, lüge dir nichts mehr vor. Stelle dich ins Zentrum DEINER Existenz; führe deine Kräfte in aufbauendem Sinne weiter, und fordere nichts von anderen; erwarte die Aufmerksamkeit, die Liebe nicht von anderen, sondern gehe *selbst* weiter, mit voller Kraft, aus dir heraus und in dir, ohne andere dort mit einzubeziehen!

Jetzt erzwingst du nicht länger, du kommst nun zu einer positiven Bestätigung deiner selbst, jetzt kommst du in Liebe und Selbst-Anerkennung zu dir nach Hause; nun kann das Leben auf konstruktive Art und Weise von deinem ICH ausgehend kraftvoll Gestalt bekommen. Du siehst dich jetzt ganz und gar dastehen; du erkennst alles an, was in dir steckt, und du machst dich von innen heraus wahr, stark und nicht selbst-hemmend. Du weißt, was du wert bist; du gibst dir, den anderen… mit einem Herzen; du sehnst dich nicht länger nach der Aufmerksamkeit von anderen, du forderst nicht mehr. Du gibst dir, deinen Freunden mit einem großzügigen Herzen und gehst überaus kraftvoll vorwärts, in reiner Selbst-Verwirklichung, ohne Energien zurückzuhalten!

Münchhausen-Stellvertreter-Syndrom

Hierbei benutzen die Eltern / benutzt ein Elternteil das Kind als Patient

Kernursache und Kernlösung

Nahezu zwanghaft-rhythmisch (instinktiv) bewegst du dich fort, wie ein Fisch im Wasser, wie ein Vogel, der gleichmäßig mit seinen Flügeln schlägt und hochfliegt. Du machst deinen Resonanzkörper auf… Du bleibst brav und (schein)heilig auf deinem hohen Berg, wo du betest oder bestimmten Regeln oder Anweisungen einer Autorität folgst, wie ein betender Buddha, aber es ist nur Schein: In deinem Innersten denkst du ganz anders, bist du mit anderen Dingen befasst, versteckst du dich hinter einer solchen geistig ausgerichteten beziehungsweise braven „Haltung" (flüchtest du in ein solches Verhalten), unterdessen spähst du jedoch, durch deine Augenlider hindurchblinzelnd, danach, was alles um dich herum geschieht, um darauf, wenn niemand es sieht, möglicherweise einen Coup zu landen, etwas zu tun, was du nach deinen eingebauten Pflichtregeln nicht machen *darfst…*, um danach wieder brav und heilig kniend oder in meditierender Haltung so zu tun, als würdest du zum Allerhöchsten beten. Denn du willst auf die anderen brav, vorbildlich und heilig wirken: Auf die Weise hältst du dich und die anderen fest. Anstatt zufrieden und dankbar um deiner selbst willen und für das Leben zu sein; ehrlich DU SELBST zu sein: für dich und wegen dir!

Du bist nicht auf ehrliche Weise du selbst; du trittst nicht mit deinem echten Ich nach außen; du lässt deinen Platz von einem Schein-Bild oder einer Schein-Haltung einnehmen. Du glaubst an das Schein-Gute, das Schein-Schöne, das von oben oder von außen diktiert wird: „*So* musst du sein, nur *so* darfst du dich verhalten!" In deinem Innersten wütet, wenn auch unbewusst, ein Widerstand dagegen: „Ich werde einen Schabernack gegen sie aushecken, ich will hieraus!"

Nach außen hin tust du so, als ob es kein Problem gäbe, aber innerlich brütest du unterdessen etwas aus (zuweilen voller Groll, Hass, Rachegelüste), bist du mit allen möglichen tiefgehenden Dingen beschäftigt, die in deinen Gedanken und in deinem Bauch suchen und gären. Du verstellst dich nach außen hin und heckst alles Mögliche in deinem tiefsten Inneren aus. („Sie wissen es ja ohnehin nicht!" Mit einem heimlichen, dunklen, heimtückischen Lächeln auf den Lippen.) Du füllst dein Leben damit, dir unbemerkt und heimlich Sachen auszudenken und Dinge zu tun, die sich nicht „gehören" in der Welt, der du dich so unterordnest. Es hat den Anschein, als wäre es ein unbewusster Racheakt, aber im Grunde genommen musst du dich auf die Suche nach dieser Wut / diesem Groll dir selbst gegenüber machen: weil du nicht wirklich du selbst bist oder dich nicht so zu sein traust, wie du bist! Weil du tun „musst" und nicht „du selbst" sein darfst.

Sadistische Widervergeltung, die du in deiner Seele brodeln fühlst, ist lediglich das Ergebnis der Wut, die du dir selbst gegenüber empfindest, weil du (in erster Linie von dir selbst aus) Macht- und Geistessystemen außerhalb von dir gehorchen musst, weil du nicht vollständig die Gewalt über dein Leben in die Hand nimmst. Du versteckst dich in deinem pilzförmigen Haus, anstatt eine Transformation durchzuführen, tatsächlich geboren zu werden, dich selbst ehrlich zu manifestieren, so, wie du bist und wer du bist, dein „Innen" und „Außen" miteinander in Harmonie, also ohne jegliche Zerrissenheit.

Du musst kein „Bild“ von dir hochhalten; du brauchst keiner einzigen Regel oder Pflicht nachzukommen oder einem Vorbild zu folgen: Du musst EHRLICH zu dir selbst sein. Ziehe diese Kopfbedeckung oder Maske ab. Was, wer *bist* du jetzt..., ganz ehrlich? Was *denkst* du jetzt, wenn du ehrlich bist? Wer *bist* du nun wirklich? Höre auf damit, Theater zu spielen, so zu tun, als würdest du auf irgendeine Autorität hören. Zeige dich nach außen hin so, wie du dich innerlich fühlst, und halte dir keinen Schutz vor das Gesicht, mache nicht gute Miene zum bösen Spiel. Gib dich nicht braver und heiliger, als du bist: Sei einfach du selbst! Schluss mit dem Versteckspiel: Lege deine Hände ruhig offen auf den Tisch. Mache nicht so weiter, steige von deinem hohen Ross herunter: Du bist Meister deines Lebens, also gehe nicht weiter mit dir durch. Ein ehrliches Eingestehen und Aussprechen, nie mehr auf die Art und Weise weiterzumachen.

Das fegt alle Lasten von deinen Schultern. Du stehst jetzt mit beiden Füßen auf dem Boden, du machst einen Neuanfang, ganz anders als zuvor. Du benutzt deine Hände, du stehst auf deinen Füßen..., als Menschenkind begonnen. Du bist aus einem Stück; du verträgst keine unechte Haut mehr über deinem Kopf; du drückst die Wahrheit durch, du durchbrichst das Urvlies und willst nichts mehr von Kompromissen, Halbwahrheiten, Märchen und Heimlichkeiten wissen. Du kappst mit der Vergangenheit und fasst den Entschluss, neu anzufangen, ohne Zögern, nüchtern und realistisch, entschlossen und pur, starkstolz auf dich, mit voller Menschenkraft. Du willst nicht länger bildhübsch, schwach, blass-heilig und vorbildlich wie eine Marienpuppe oder eine Buddhafigur wirken.

DU zeigst deine Kräfte; du äußerst dich ehrlich; du hältst nicht länger das *echte* Kräftefeld in dir unterdrückt. Der alte Laden platzt; Explosion. Dynamit im alten System. Tabula Rasa. Neuer Start! Füße treten feste auf die Erde; die Überreste von Abwesenheit, von Neptunschen Gesängen sind aus dir vertrieben. Trocken an Land und gut angekommen auf Mutter Erde. Nimm dich bei der rechten Hand, und du weißt es: Das ist das gelobte Land, hier auf ERDEN, nirgendwo anders. Du brauchst keinen anderen Weg zu suchen, keine anderen Gebote zu finden. Jetzt LEBST du zumindest...! Kein Lotus, keine Seele, sondern ein Mensch aus Fleisch und Blut, allerdings mit den Gotteskräften in sich. Klar und deutlich in dir, in der Realität präsent. Keine Farce, kein zum Narren halten, keine Alberei. Strukturen anbringen in deinem Leben. Fort mit den Halluzinationen; Phantasien und nicht existente Dinge, die in deinem Kopf umherspuken, werden mit dem Blitz des Uranus abgefeuert. Der Mensch nimmt seinen Platz auf Erden ein, ganz bewusst und tatkräftig und ist nicht davor auf der Flucht.

FLÜCHTE NICHT vor dir, vor deiner Selbstwerdung!

Es hat den Anschein, als wolltest du auf einen hohen Berg steigen, aber du kommst jetzt keinen Schritt mehr weiter und trittst auf der Stelle, als würdest du dadurch zurückgehalten, dass das Leben dich beim Kragen fasst. Du würdest gerne vor dir selbst, vor einer echten Menschwerdung, vor deinen Problemen flüchten. Komme zurück! Laufe nicht weg, drehe dich um, und sieh dir ehrlich und wahrhaftig in die Augen. Oder hast du Angst davor, von den Emotionen der Gegenwart mitgerissen zu werden, und möchtest du deshalb entkommen? Als wäre etwas aus deinem Leben „weg“, ein Gefühl von „Leere“, so wie „und was jetzt?“ Es sind nur die Neptunschen Emotionen, die falschen Gefühle und Gedanken, womit du an der Vergangenheit haften bleibst, die dich zurückfallen lassen können! In Wirklichkeit hast du dein Leben selbst in der Hand, und du kannst dich von nun ab in ein freudvolles, ruhiges Leben führen.

Du brauchst mit niemand anderem ein Messergefecht einzugehen – aus unterdrückter Wut und Aggression, welche die Folge dessen sind, dass du dich selbst nicht tatsächlich verwirklichst – du brauchst dich weder ängstlich zu verteidigen, noch die Flucht zu ergreifen. Es gibt einen anderen Weg: den des Friedens, in Ehrlichkeit dir selbst gegenüber: einen Strich unter die Vergangenheit und ein entschlossenes Weitergehen auf deinem Weg des JETZT. Hole dich nun über Wasser, und lebe nicht länger nach der Überzeugung, dass Gedanken und Emotionen dich überwältigen, ja, dich an der Nase herumführen könnten. Nur du kannst dich an der Nase herumführen, dadurch dass du nicht wirklich du selbst sein willst und vor dir auf der Flucht bist.

Hole das Unterste aus dir heraus: Ja, deine Talentkiste - und mache etwas damit. Du bist keine Leere, auch wenn du ein solches Selbst-Bild hast. Sieh dir die Realität an, überprüfe sie auf sehr nüchterne Art und Weise, und erkenne, dass weder dir, noch dem Kind im Grunde genommen etwas fehlt: Realitätssinn ist hier gefragt und etwas mehr Raum, Sauerstoff für dich, für den / die andere(n). Du zweifelst und hast Angst, dass das Negative dich weiter verfolgen wird und möchtest dem zuvorkommen, du willst flüchten; das geht nicht: Denn du bist es, der / die dein Leben selbst führt!
Höre auf damit, die Flucht nach vorne zu ergreifen, um etwas zu entkommen, und sieh dir an, wovor du wegläufst (vor deinem eigenen Gefühl der Leere), und habe einen klaren Blick auf die Dinge. Ehrliche Konfrontation mit dir ist demnach überaus wichtig! Die Dinge klar und deutlich, nüchtern, ausgewogen betrachten zu wollen, sich mit den Dingen zu beschäftigen, mit dem in dir (mit deinem Inhalt, deiner vermeintlichen Leere, deinen Ängsten…), wovor du geflüchtet bist. Lasse tiefe innere Kräfte und gesunde Emotionen im Licht deines Herzens existieren und von deiner bewussten, mächtigen Herrschaft geführt werden! Verstehe dich, keine Selbst-Verurteilung, aber wähle jetzt einen anderen Weg.

P.S.: Auf dieselbe Weise kann auch ein erwachsenes Kind ein Elternteil ‚krank' halten, wodurch das erwachsene Kind sich *so* nützlich und mächtig fühlt. Dasselbe kann auch zwischen Partner geschehen: Leere füllen und im Griff halten, auch der sozusagen ‚kranke' Partner sichert sich auf diese Weise Aufmerksamkeit. Einen ‚Griff' auf den pflegenden Partner, ein Füllen der eigenen Leere.

DER MUND

lies eventuell auch: Lippen, Zähne, Zahnfleisch, Zunge, ..

Symbolik und Erkrankungen, allgemein

Symbolisiert das Offensein für etwas, beziehungsweise das Ablehnen neuer Ideen oder Erfahrungen.
Symbol für „das Entstehen Lassen", das Geboren Werden Lassen von etwas Neuem aus dir selbst. Deine vulkanischen Bewusstseinskräfte nach außen strahlen lassen oder zurückhalten.

Steht für das harmonische (bzw. nicht harmonische) Weitergeben in Kommunikation mit den anderen. Du als Individuum in Konfrontation mit der Menschheit.

Auch die Art und Weise, wie du damit umgehst: ehrlich und offen? Oder scheinheilig, betrügerisch? Kommst du zu aufrichtigen Kontakten, oder spielst du eine Heiligenrolle? Jeder Vogel singt, wie ihm der Schnabel gewachsen ist, buchstäblich und bildlich. Bringst du deine *wirklichen* Gefühle zum Ausdruck, oder spielst du Theater? Vielleicht stehst du dir selbst kritisch und verurteilend gegenüber, oder bist du gerade in Bezug auf andere kurzsichtig- kritisch, skeptisch-misstrauisch, bestrafend.

Das Verborgenhalten – das Offenlegen. Zaubertricks oder ehrliches *Weitergeben.*

Ein Mensch aus *einem* Guss sein, ungeteilt, gerade heraus, mit Taten, die in Überstimmung mit Worten stehen.
Sich zu trauen, sich gelassen für sich selbst einzusetzen, auf Dauer nicht mit schweren Lasten umherzulaufen: Emotionen zum Ausdruck bringen. Oder gibt es eine machtlose Aggression?

Wovor verschließt du dich? Vor dem körperlich-irdischen oder gerade vor dem geistig-intuitiven Anteil? Machtlose Aggression: Beißt du dich irgendwo fest; hältst du fest?

Ergreife dich selbst, und halte dich innerhalb deiner Grenzen. Projiziere nicht auf andere, was du selbst unterdrückst.

Auf die Innenseite deiner Wange, dein Zahnfleisch beißen

Kernursache

Dieses Leiden deutet darauf hin, wie wichtig es ist, immer mit sich selbst glücklich zu sein und niemals einen anderen für sich einzufordern. Greife nicht, klebe nicht an anderen, nicht an Tieren oder Dingen, sondern wohne weiterhin in dem stolzen Haus deiner selbst, in deinem Körper, ja, stark konzentriert anwesend. Wisse, dass die Lösung sich immer manifestiert, wenn du daran glaubst, darum bittest und aus guten Absichten heraus lebst.

Großartig sind deine Vorsätze, aber begreife die flehentliche Bitte deines Herzens, dass du *zuallererst* dir selbst diese Liebeswärme geben sollst, *dann* erst kannst du weitergehen, kann das Leben in dir strömen. Genieße dich selbst, in Körper und Seele, die sinnlichen Wahrnehmungen, die Freude machen können. Weißt du nicht, dass es eine Zeit gab, in der du an dir selbst zweifeltest? Dass du in den Apfel gebissen hast ... hiermit wurdest du von deinem lebenden Selbstkern aus aufgerufen weiterzubeißen, deine Entschlossenheit zu festigen und nicht länger auf das zu hören, was das Negative in der Gesellschaft, in deiner Umgebung, in dir selbst ... dir weismachen wollte? Beispielsweise Neid und Hass, Ungeduld usw. ...

Die Ursachen liegen in einer tiefen Vergangenheit verborgen, aber diese Vergangenheit existiert im Jetzt, in den unteren Schichten deiner selbst. Dies ist die Bitte, sich die Büchse der Pandora[26] einmal anzusehen und welches Unglück, welches Leiden dich noch plagt oder beseelt, möglicherweise ohne, dass du es ahnst? Aber die ‚Hoffnung' ist in dieser teuflischen Büchse sitzengeblieben und du weißt, dass diese Hoffnung zum Glauben wird, zu einem Wissen, wenn du dich dazu entschließt, die negativen Elemente zu entfernen, ihnen keine Aufmerksamkeit mehr zu schenken.
Legst du die Hände in den Schoß? Weigerst du dich, noch etwas zu tun, noch etwas an dir zu verändern? Willst du dich nicht transformieren, rebellierst du gegen dein heiligstes ‚ICH'? Warum gehst du nicht mit dem Lebenswind mit, warum leistest du so großen Widerstand gegen das LEBEN, gegen dieses *echte* Leben in dir selbst? Dieses selbst-zerstörerische Verhalten weist darauf hin, dass du dich selbst nicht liebst, weil du nicht so bist, wie du gerne wärst; dies deutet auf ein ‚Habenwollen' hin, auf ein ‚Begehren von': dabei befindest du dich auf dem Weg des Todes.

Vernünftig kommunizieren? Warum solltest du? Es ist wie wenn du auf die Welt speien würdest, aus der Höhe. Es ist dir alles nicht gut genug: dies ist die Folge einer Erniedrigung deiner selbst, deines Körpers, deiner Art. Als Folge daraus kannst du unangenehme Reaktionen anderer anziehen. Da wohnt eine Diktatorenstimme in dir, die macht, dass der Kopf verächtlich erhaben das kleine Kind in und außerhalb deiner selbst, das Sanfte, wirklich Wertvolle am liebsten töten würde.

---

[26] Nach den griechischen Schöpfungsmythen sendete der oberste Gott Zeus Pandora zur Erde, nachdem Prometheus das Feuer gestohlen und zu den Menschen gebracht hatte. Nicht nur Prometheus wurde hierfür bestraft, auch die Menschheit musste dafür büßen. Pandora hatte eine Büchse bei sich, die niemals geöffnet werden durfte ... Zeus hatte sie jedoch ebenso dumm wie ‚schön' gemacht. Als sie von den Menschen in deren Gemeinschaft aufgenommen worden war, öffnete sie die Büchse trotz des Verbotes. Aus der Büchse kamen alle Krankheiten und Übel, die die Menschheit nun noch kennt – als sie den Deckel erschrocken wieder verschloss, blieb nur noch die Hoffnung auf dem Boden der Büchse zurück.

Du hast dich selbst Mundtot gemacht; da ist oft Wut, eine Art unbewusster Wiedervergeltung. Kühl; herablassend, distanziert wie ein Huhn auf hohen Absätzen, weit weg vom irdischmenschlichen, siehst du nicht, was Wahrheit ist, was *wirkliche* Schönheit ist. Du zuckst mit den Schultern und gehst weiter.

Du versuchst es nicht einmal mehr ... du schweigst und schließt dich in deiner kleinen Beißwelt ein. Vielleicht fühlst du dich verletzt, aber untersuche dann, warum du dies angezogen hast, welche Überzeugungen dem zugrundeliegen und komme zur Einsicht und zu sanftem Frieden.

Nur: Freunde wirst du auf diese Weise nicht finden ... allein auf deiner kalten Insel, von allen verlassen, gemieden wie die Pest. Dein Flugzeug stürzt ab und du bist der verletzte Pilot oder tot. Dies ist eine Form der Selbst-Anfeindung, des selbstauferlegten Schweigens, des Verbeißens und es kommt nicht zu einer normalen Kommunikation.

Kernlösung

Ach, hör doch auf mit Jammern und Klagen, an allem Herumzumäkeln, weil du mit dir selbst unzufrieden bist. Gib deinen Leisten[27] nun ihren Raum, lass sie selbst allen Raum einnehmen und klemme dich selbst nicht länger ein. Teufelskünstler wirfst du hinaus. Gereinigt, dicht an dich selbst herangezogen, warm eingemummt im irdischen Fleisch deines Körpers. Verherrlichte Lebensrührung.

Du erlaubst Glück in dir selbst, weil du froh darüber bist, wer du bist, das Glück, so sein zu dürfen wie du bist, als einzigartiges DU mit großem warmem Herz.

Kopf hoch! Kein dummes Zeug mehr. Tapfer weitergehen ohne dich umzusehen. Du kannst auf dich selbst bauen, auf dein starkes Rückgrat. Dies zu wissen tut dir so gut. Stampfe aus dem düster-negativen Gedankengut heraus, das du hier oder da gehört / gelernt / übernommen hast ... den Nährboden solchen Gedankenguts solltest du nun entfernen ... AUS DIR SELBST!

[27] Lies über die Symbolik der *Leiste in diesem Buch.

Tarne dich nicht länger; zaubere kein Lächeln hervor, wenn das Herz in normalem, abgeklärtem oder ernstem Zustand ist, lüge dir nicht selbst in die Tasche, sondern erfreue dich selbst in Ehrlichkeit gegenüber dir selbst und dem Leben. Äußere dich ehrlich auf menschliche, aber gefühlsintegrierte Weise. Lass diese Gefühle existieren, auch die Gedanken in dir selbst, aber friss sie nicht in dich hinein und besprich Dinge, wo dies nötig ist, auf menschenwürdige Weise. Doch in erster Linie fordert dieses Signal dich dazu auf, mit dir selbst ins Reine zu kommen.

Denn das Leben in dir will gefeiert werden. Höre all diese herrlichen Klänge der allerhöchsten Regionen in dir, mit deinem Herzen verbunden.

Eingerissene Mundwinkel

Kernursache

Die Ursache hierfür liegt in einer inneren Zerrissenheit. Einerseits fühlst du dich geborgen, beschützt und sicher unter einer Autorität (Eltern, Partner…) und möchtest gebunden bleiben, denn du bekommst dich und deine Gefühle zu wenig in den Griff, du kommst nicht *wirklich* an deine Gefühle heran. Zögern, Unsicherheit, ja / nein / ja…, verwirrtes Grübeln, Widerstand. Auf der anderen Seite führt diese Situation zu Frustration; du willst *fort!* Du kämpfst für *mehr* Raum, du möchtest wegen dieser Dualität in dir scharf, hart und aggressiv aufprallen. Ein angespanntes Forcieren, eine innere Aggression, aber du kommst damit im Grunde nicht weiter.

Kernlösung

Lasse die weichen Gefühle, den weiblichen Anteil, in Harmonie mit dem selbstbewussten, entschlossenen, männlichen Anteil frei existieren. Sei nicht zu hart, gehe flexibel mit, erkenne das Liebevolle, Weiche in dir an, aber fühle dich stark auf der Basis deines tiefsten Selbst, so dass du dich in dir beschützt fühlen kannst und nicht meinst, dich auf aggressive Weise selbst verteidigen zu müssen. Frustrationen weichen dank deiner Selbstverwirklichung, ohne zu zögern. Vertraue ruhig auf deine Natur, auf deine Intuition, lähme dich nicht mit harten Ohnmachtgedanken. Mehr Raum findest du in *dir,* nicht im Forcieren nach außen hin. Reiße dich mit allen deinen Möglichkeiten auf!

Gaumengeschwür

Kernursache

Du willst es zwar alles sagen und durchkommen lassen, aber du meinst, es nicht zu können. Die Vergangenheit, emotionale Energien, Worte und aggressive Kräfte werden heruntergeschluckt. Du schweigst, du wehrst dich gegen ein spontanes Ventil. Du lässt nichts los, so dass du dich schließlich auch gefühlsmäßig „zugedrückt" fühlst. Du glaubst nicht wirklich an dich. Du hast Angst vor einem vollständigen Durchbruch deiner selbst. Du bindest dich zu, weil du befürchtest, vollständig von etwas Überwältigendem zermalmt zu werden: Du vertraust deiner Natur nicht. Deinen Bewusstseinskräften und spontanen Energien werden durch dein „Denken" Zügel angelegt.

In erster Linie gibt es eine Kommunikationsstörung dir selbst gegenüber: Du schneidest dich von deinen Gefühlen ab; du trägst unnötig schwere Lasten; Trauer und Wut werden festgehalten, als würdest du dir nicht zugestehen, Frei zu leben und Breit zu denken oder dich nach außen hin zu manifestieren. Dies führt natürlich zu einer Kommunikationsstörung mit anderen; aber mache nicht *ihnen* Vorwürfe, dass du *dich* niederdrückst. Du bist zu abwesend, ein(e) Unbekannte(r) für dich selbst, weil du vor diesen rein emotionalen und körperlichen Energien, vor dem Feuer in dir Angst hast. Du zeigst deine Zähne, aber weiter gehst du nicht.

Kernlösung

Vertraue deinem tiefsten Selbst, deinem Körper, deinen inneren Kräften, und lasse dich frei gehen. Sage, was du zu sagen hast, und lasse den Nebel aufsteigen: Drücke dich anderen gegenüber deutlich aus, und schaffe Klarheit für dich selbst. Sei dir darüber im Klaren, wer du bist, indem du dich deiner Natur, deiner Intuition und deinem Gefühl anvertraust, und nutze allein deinen gesunden Menschenverstand. Drücke das durch, was durchgedrückt werden muss. Konfrontiere dich mit verborgenen Gefühlen, und sei in Beziehungen offen und ehrlich. Vertreibe die Trauer und Wut in dir, indem du *selbstbewusst* dein Leben ausbaust und auf dein Herz, auf deine Wünsche hörst. Sprich es aus, fasse es in Worte, ohne zu zögern. Selbstmanifestierung, Loslassen. Respektiere dein Selbst!

Gegebenenfalls: lies eventuell *Gespaltene Lippe, Gaumenspalte (siehe Index).

Mundsoor

Pilzinfektion der Mundschleimhaut
(siehe auch Pilzinfektion, allgemein)

Kernursache

In der eigenen Machtlosigkeit gefangen, du machst Anderen Vorwürfe, weil du dich nicht in den Griff bekommst. Mit Aggressivität, zuweilen mit einer gewaltigen Wut, würdest du gerne über andere die Macht ergreifen, weil du das Gefühl hast, dass du ihnen ausgeliefert bist. Sie binden dich fest, so denkst du, du selbst bist es jedoch, der / die an anderen hängt, an deinen Emotionen, an deinem emotionalen, verwirrten Gedankengang!

Du siehst nicht die richtige Richtung, du kannst keine klaren Entscheidungen für dich treffen; du fühlst dich „schlaff", gebrechlich, ohnmächtig; du fühlst dich nicht dazu im Stande, konsequent in eine gezielte Zukunft vorzustoßen; Zweifel und Ängste.

Ohnmächtig, sich weiterzuentwickeln; dennoch entwickelst du sehr viele Energien, die auf deinen aktiven Durchbruch warten; aber du fühlst dich nicht dazu im Stande, sichere Entscheidungen zu treffen; das frustriert dich, es macht dich wütend.

Du fühlst dich sozusagen wie ein Riese voller gewaltiger Energien, aber du kannst sie nicht ausrichten, oder du richtest sie vollkommen falsch aus (z.B. indem du in der Vergangenheit stecken bleibst, Macht auf andere ausübst, ein übersteigertes Macho-Verhalten nach außen hin an den Tag legst usw. ...), aber im Grunde genommen trittst du auf der Stelle.

Du lebst sozusagen nicht wirklich in dieser Welt: Wo bin ich? Wer bin ich? In Gedanken und Träumen versuchst du eine Einstellung zu dir zu bekommen, aber du weißt nicht so recht. Du bist weit von deiner Natur entfernt; du lebst nicht hier-und-jetzt, nicht wirklich in diesem irdischen Raum; du verwechselst Vergangenheit, Gegenwart und Zukunft.

Starke Identitätsverwirrung, auch im Bereich „weiblich" und „männlich"; einmal fühlst du dich eher mit den Hosen an, aggressiv, mit stolzen und trotzigen Gedanken; dann wiederum empfindest du dich eher als klein, weich, gehandikapt, zart besaitet und von Emotionalität geradezu überströmt. Einmal erlebst du dich als Autorität, dann wiederum als unfähig. Bücherwissen oder innere Weisheit, Ratio oder Intuition, töricht oder weise?

Kernlösung

Höre auf damit, Vorwürfe, Kritik oder Sticheleien gegenüber anderen zu äußern; betrachte dich selbst, und werde dir deines eigenen Wertes und deiner Möglichkeiten bewusst! Traue dich, dich zu äußern; wage es, aus deinem tiefsten Selbst heraus etwas in Worte zu fassen; lasse deine Kräfte auf selbstbewusste Weise durchkommen. Produktivität, ein Vertrauen auf die eigene solide Struktur: Baue dich ohne Zögern aus; werde zum Meister über dich selbst, über deine Emotionen. Unterdrücke sie nicht, sondern lasse sie weich durchströmen. Fühle dich nicht geringer, spüre die Macht in dir, und lasse die Macht, die du auf andere ausüben möchtest, los. Traue dich, alle deine potentiellen Energien in Verwirklichungen umzusetzen! Treffe Entscheidungen intuitiv; fühle dich nicht länger bedroht, vertraue auf dein tiefstes Selbst, und gehe weiter, ohne dich wieder zu verkriechen! Lasse deinen Mund durch die Produktion schöner Früchte gereinigt werden, nicht indem du schmutzige Wäsche wäschst, sondern indem du dich von schwarzen Gedanken rein wäschst.

Eine liebevolle Beziehung zu dir, zu den anderen.
Erwache aus deinem Traum, und komme herunter: mit beiden Füßen auf unseren Planeten „Erde". Sinn für Realität, für die Einheit Körper-Geist; komme ganz nah an deine Natur heran; traue dich, auf harmonische Art und Weise den „männlichen" und „weiblichen" Anteil in dir zu erleben: Akzeptiere jeden Teil von dir; flüchte nicht aus dem Irdischen; mache dich selbstbewusst zum Meister über deine unbewussten Sphären und Träume. Akzeptiere das Aktive, Tatkräftige in Dir Selbst, wage es, dich so zu äußern, wie du dich innerlich fühlst. Traue dich, weiter zu denken, handle nach deinen Einsichten, staue vor allem keine kraftvollen Energien an: *Lebe* dich im Hier-und-Jetzt aus. Setze Wut und sture Aggression in Aktion um!

Trockener Mund

Kernursache

Vor dem Leben flüchten, Angst. Angst vor Schmerzen, vor verletzenden Erfahrungen.
Zu vergeistigt, nicht *wirklich* vollständig hier-und-jetzt im Irdischen präsent sein.
Du beherrschst deine natürlichen Energien, deine Gefühle, du hältst das „Pferd" zu straff am Zügel, eine Weise, zu „töten". Du lebst zu deinem Körper auf Abstand.

Kernlösung

Ich *bin* hier. Werde zum Meister über dich, und lasse deine Natur in aller Freiheit existieren. Vertrauen!
Fliehe nicht vor dem Leben, habe keine Angst vor Schmerzen: Übernimm die gesamte Verantwortung für dein Leben, und gestalte es *selbst!* Vertraue deinen Gefühlen, deinem intuitiven Kreativitätsdrang, deiner Lust an Freude und Genuss; spüre deine Kräfte, und gib dir jede Chance, oh-

ne Panzer zu leben! Ängste weichen, wenn du bewusst deine Zügel in die Hand nimmst! Du siehst alles zu schwarz: Lasse deine persönlichen Schöpfungskräfte durchbrechen!

MUSKELN

Psychologische Übereinstimmung

Muskeln symbolisieren die rotierenden Energien um eine Mittelstruktur herum, sie stehen für Wachstum, Entwicklung, das tatsächliche Weitergehen im Leben, Vitalität, freudvolle Bewusstseinskräfte.

Fortwährende Transformation: Alte Werte, das, was dich in der Vergangenheit vergöttert hat..., halte es nicht krampfhaft fest, beschneide dich nicht, sondern lasse deinen Energien freien Lauf, und lasse sie weiter aufsteigen! Lasse das Neue geboren werden, fühle dich nicht in einer alten Struktur gefangen.

Muskeln: Flexible Bewegungsfreiheit, du gehst dorthin, wo du willst, oder sperrst du dich ein? Lebst du lediglich innerhalb einschränkender Strukturen? Ein Mensch ist *mehr* als nur Skelett. Ohne Muskeln und Sehnen würden wir förmlich auseinander fallen.

Schenkst du nur der nüchternen, geschäftlichen oder materiellen Seite des Lebens Beachtung? Dann verkennst du ebenfalls deine Muskeln; deine tiefen Gefühle der Wärme und Liebe zu dir und den anderen, eine vulkanische Feuerkraft, Wärme, emotionale Entwicklung.

Ohne Muskeln würden wir nicht stabil stehen: Sie haben einen verbindenden, festhaltenden, regulierenden Wert.

Mit Sachverstand allein stehst du nicht stark im Leben: Schenke deinem tiefsten inneren Selbst, deinem Kern, deiner Seele, deinem ewig starken Ich (benutze den Ausdruck, der dir entspricht) dein Vertrauen, dem Ich, das von Liebe und Weisheit erfüllt ist, eine unerschöpfliche Quelle der Information; wehre dich nicht gegen diese innere Kraft, und lasse wirkliche Weisheit, Intuition und Wärme-Gefühle durchkommen. Dieser göttliche Kern in dir ist die starke Basis deiner Existenz.

Über unsere Gefühle, unsere Erfahrungen, ja, über unsere Intuition stehen wir mit diesem führenden Ich im Kontakt. Mit unserem Verstand können wir argumentieren und Theorien aufbauen, Hypothesen aufstellen; diese fallen jedoch durch, wenn sie mit unserem inneren Wissen, mit unserem „Gefühl" im Konflikt stehen.

Muskeln entspannen sich und heilen ab, wenn du diesem tiefen Selbst, das dir bringen wird, was am besten für dich ist, Vertrauen schenkst.

Lasse alles los, anstatt zwanghaft festzuhalten, halte dich nicht gefangen! Nichts geschieht im Leben „einfach so": *Jede* Situation wurde unbewusst von deinem Selbst angezogen.
Eine Freundin von dir sagt eine Verabredung ab? Gehe davon aus, dass dein Selbst sehr genau weiß, *warum* dies geschieht! Vertraue jeder Zeit darauf, was geschieht, korrigiere lediglich deine negativen Überzeugungen.

Versuche also nicht, eine Sache unbedingt zu forcieren: Was du willst, ist nicht immer das, was am besten für dich ist. Lasse los, und öffne dich deinem inneren Führer, der dich auf einen Weg bringen wird, der zu Frieden und Glück führt.

Muskeln sind bereit für das „Empfangen" von Informationen von außen und von innen: eine Sensibilität. Du wirst Muskelschmerzen haben, wenn du zu hart zu dir bist und dich weder für Liebe öffnest, noch für intuitive Information, wenn du Kälte und emotionale Spannungen trägst.

Erkrankungen, allgemein

Kernursache

Ängste: Wohin gehe ich? Du vertraust also nicht wie ein zuverlässiger Führer auf dein inneres Ich. Du versuchst, alles rational zu erfassen, das ist natürlich nicht möglich.
Unsicherheit: Deine tatsächliche innere Autorität wird verkannt. Du hast zu viel auf die Autorität anderer gehört (oder auf die Gesellschaft, auf wissenschaftliche Vorschriften, darauf, was ANDERE sagen usw. ...). Ein innerer Widerstand: Du hast vielleicht zu lange alles mit dir machen lassen, du hast dich nicht für dein Selbst eingesetzt. Fühlst du dich jetzt in einer Zwangsjacke ohne Bewegungsfreiheit? Unterdrückte Emotionen kommen nach oben, deine Verletzbarkeit und Ängste: Wohin soll ich gehen? Du hast keine klare Vorstellung mehr.
Wurde dein psychisches Freiheitsgefühl von dominanten Regeln unterdrückt? Hast du dich nicht getraut, auf deine eigene starke, innere Autorität zu bauen? Das Kind in dir wehrt sich: Es möchte frei leben! In eine andere Richtung gehen!
Du vertraust dem Ganzen nicht mehr, du bist angespannt, im Stress, auf der Hut, nervös, traurig. Zu streng zu dir selbst.

Kernlösung

Liebe dich, sei weich und sanft zu dir; lasse Gefühle frei existieren, halte sie nicht fest. Lenke nun selbstbewusst dein Leben, baue auf deine starke innere Basis, ein Energiefeld von Kraft und Kreativität. Gehe in *die* Richtung, die du intuitiv für die richtige hältst.
Enthalte dir weder Freude noch Vergnügen vor! Genieße...
Vertrauen; überholte Werte loslassen. Koordination; ein Zusammenwirken von Intuition, Gefühlen und Verstand.
Genieße deinen Körper, sorge dafür, dass dein Herzmuskel stark von Gefühlen der Freude und Liebe zu dir gelenkt wird. Strecke deine Fühler nach schönen Erlebnissen aus.
Integration all deiner Gefühle; keine Verwirrung mehr, komme zu Ruhe und Entspannung. Entlaste dich.

Muskelschmerzen

siehe auch Beine, Wadenmuskel

Kernursache

Du bist zu hart zu dir gewesen; oder andere haben dich hart behandelt, aber auch in diesem Fall hast du dies unbewusst herausgefordert: ein unbewusster Drang zu Transformation, Veränderung. Vielleicht hast du jetzt harte Schläge zu verarbeiten: Das geschieht, um dich wachzurütteln. Führe Veränderungen herbei.
Trauer, du bist dem nicht mehr gewachsen, es wird dir zu viel.

Schon zu lange hast du an einem Amt, einer Lebensgewohnheit, an Traditionen aus der Kindheit oder an einer Rolle, die du spielst, festgehalten, aber sie kommt nicht *wirklich* aus dir selbst heraus.

Oder du hast auf eine Autorität gehört, Schmerzen erlitten, die andere dir zugefügt haben..., im Grunde genommen bist du selbst es, der / die dir das antut. Hast du lange Zeit krampfhaft festgehalten, so lässt du dich nun von Schmerz erfüllt hängen, es reicht; ein Gefühl von Erschlaffung, Schwäche, Unsicherheit.

Auch deine unterdrückten Gefühle wollen jetzt durchbrechen. Deine Muskeln gestehen dir nicht mehr zu, dich noch länger gegen deine eigenen wohltuenden Gefühlsenergien der Wärme, Liebe und Beweglichkeit in alle Richtungen zu wehren!

Es ist eine flehentliche Bitte deines tiefsten Selbst, endlich dein tiefstes Ich anzuerkennen, ihm die Aufmerksamkeit zu schenken, die es verdient, und sich nicht mehr auf Systeme oder Autoritäten außerhalb von dir zu stützen. Ein Widerstand gegen deine eigene Schwäche in der Vergangenheit: immer getan zu haben, was andere dir auferlegten.
Diese Gefühle wollen nun anerkannt werden, dein inneres Ich, deine Autorität möchte dich jetzt führen.

Blickst du traurig in die Vergangenheit zurück? Lasse los, und wähle eine neue Richtung.

Kernlösung

Was in deinem Leben erfordert eine flexible Anpassung? Veränderungen? Lasse dich ohne Widerstand im Strom des Lebens mitgehen: Dein tiefstes Selbst wird dich dorthin bringen, wo deine Entwicklung liegt. Lasse das Alte los, und transformiere dich. Freude, Dankbarkeit für das Leben! Übergebe dich wohltuender Lebensenergie; empfinde das behagliche Gefühl der Liebe in dir, sei nicht mehr hart zu dir! Gestehe deinen Gefühlen zu, frei zu fließen, ohne Blockaden aufzuwerfen, dann werden dich diese Gefühle weiterbringen, auch im Gespräch mit anderen. Bist du kalt zu dir: Andere werden dir ebenso kalt begegnen.

Nimmst du dir die Liebe zu dir selbst: Andere werden dir keine Liebe geben können.
Hältst du an einer begrenzten Struktur oder zu engen Lebensweise fest, ohne tatsächliche Beseelung aus deinem Herzen? Tust du nur das, was du nach Überzeugungsregeln von außen tun „müsstest", und lebst du nicht wirklich aus deinen tiefen Sehnsüchten heraus? Dann werden dein Körper und deine Muskeln dich ebenfalls einschränken.
Das Leben ist Freude: Das kannst du nur dann fühlen, wenn du dir zugestehst, alle Gefühle zu empfinden, und wenn du das Zentrum in dein Selbst stellst, nicht nach außen (in Systeme, Bücher oder Autoritätsträger). Was gut für dich ist, kannst nur du fühlen.

Muskelkrampf, Wadenkrampf

Kernursache

Nervöse Anspannung.
Geist und Körper trennen sich förmlich ein wenig, weil du deinen Kopf zu sehr mit besorgniserregenden Gedanken belastest. Du grübelst, denkst ängstlich, „was wird jetzt geschehen?", du suchst irgendwo Unterstützung, aber du findest keine; du musst alles *selbst* klären; du verkrampfst dich ängstlich, nervös auf der Suche nach Lösungen für deine Fragen, deine Trauer, deine Unsicherheit.
Du spannst dich an, verkrampfst oder verteidigst dich krampfhaft; wütend suchst du mit deinen Gedanken; du „klammerst" dich an bestimmte Gedanken, du bildest dir vielleicht alles Mögliche ein, wodurch du dir selbst wehtust und ein weiches Weiterfließen von Energien in deinem Körper, in deinen Muskeln blockierst.
Du bist in deinem Kopf emsig damit beschäftigt, zu planen oder dich zu rüsten, etwas zu regeln…, nicht ganz sicher, ob es dir wohl gelingen wird.
Eine ängstliche Anspannung, wobei sich dein Geist derartig auf gewisse Sorgen konzentriert, dass er sich zu stark von deinem Körper „löst".
Ein Krampf ruft dich wieder vollkommen in dich selbst zurück.

Kernlösung

Lasse Dampf aus deinem Kopf ab. Eine sichere Landung auf deiner Basis der Geborgenheit, deinem tiefsten Selbst.

Eine Dosis Selbstsicherheit und Ruhe.
Dich für nichts und niemanden aufhetzen. Fühle dich in dir gestützt. Komme zu vollständiger Entspannung; vertraue, und lasse Gedanken los. Alles in deinem Leben verläuft so, wie es sein muss, wie es am besten für dich ist, wenn du im Vertrauen das Positive aufrufst.
Fixiere dich jedoch nicht auf Leistung oder äußerliche Werte.
Sei flexibel dir selbst gegenüber, und spüre, wie Bewusstseinskräfte deinen Körper nähren, wenn du mit deinen Gedanken hier-und-jetzt präsent bist, nicht in angespannter Konzentration mit deinem Kopf auf *einen* Punkt ausgerichtet: Bleibe *hier,* bei deinem Körper, Jetzt. Laufe nicht mit deinem Bewusstsein aus deinem Körper *weg!*

Muskelzerrung

Kernursache

Wo *bist* du? Flüchtest du vor deinem wahren ICH?! Du lebst nicht wirklich aus dir selbst heraus, sondern vielmehr im Dienst eines anderen. Du forcierst dich, willst etwas überspannen, um den Erwartungen deiner Umwelt zu entsprechen. Du verleugnest deine wahre Art; du versteckst deine Trauer und innere Wut. Du spürst, dass du dich nicht ganz auf dem rechten Weg befindest: Wahrscheinlich folgst du zu sehr den Gesetzen der Außenwelt, den Regeln, wie „es sich gehört"; oder manifestierst du dich äußerlich mit stolz geschwellter Brust, einem hoch gestreckten Nacken… als Maske?

Du fühlst dich in einem selbst geschaffenen Gefängnis eingesperrt. Du lässt dich zu sehr leben, weil du dich in der Basis, in deinem tiefsten Selbst, nicht wirklich sicher und geborgen fühlst. Vielleicht fühlst du dich verletzt oder gefühlsmäßig nicht von anderen getragen, aber im Grunde genommen bist du es, der / die dich selbst verleugnet! Du traust dich nicht wirklich, dich für deine tiefere Natur stark zu machen, aus Angst, weil du deiner eigenen Natur misstraust, aus Angst vor Reaktionen derer, die dir nahe stehen. Du staust lieber Anspannung und Trauer an, als ehrlich zu deiner Art zu stehen.

Du gibst dich zwar nach außen hin vielleicht cool und stark, aber du lebst nicht wirklich Selbst-bewusst. Du stehst nicht im Zentrum deines Lebens: Deine Energien kreisen sozusagen in besorgniserregenden Gedanken. Du lebst nicht wirklich weich dir selbst gegenüber; du bist eher zu kalt und zu hart zu dir: um deine innere Sensibilität und Unsicherheit nach außen hinter einem Schutz zu verstecken. Findest du dich schlecht, fühlst du dich schuldig; hast du Angst davor, von den anderen verkannt zu werden, wenn du dich so zeigst, wie du hinter deiner starken Maske bist? Warum schenkst du deinem inneren Selbst keine Aufmerksamkeit? Warum liebst du dich nicht? Treibst du Sport, tanzt du, lebst du lediglich „für die Augen der Menschen"? Fühlst du dich innerlich so klein, ängstlich und unsicher, dass du in einem Applaus für deine Kunststücke nach Bestätigung suchst? Selbstverrat. Du tust dir selbst weh! Warum setzt du dich nicht für deine wahren Gefühle ein? Fügst du dich in die Situation der Gefangenschaft; ist dein Leben dir nicht wirklich wichtig? Du stampfst dich in Grund und Boden. Du trägst eine Menge von Belastungen und Trauer auf deinen Schultern, mache sie jedoch nicht anderen zum Vorwurf, denn die Ursache hierfür liegt in der Flucht vor *dir selbst!*

Kernlösung

Dein Muskel fordert die Anerkennung deines wahren ICHS, er wünscht sich Freude in deinem Leben.

Lasse deine Gefühle frei fließen: Sei du selbst! Äußere dich; sprich, und komme zu Leben, aus deinem Herzen, aus deinem tiefen Gefühlskern heraus. Warum dich so hinter einen Schutz zurückziehen? Du bist gut so, wie du bist; sei spontan, und forciere dich niemals. Freude kann lediglich in Selbstzufriedenheit entstehen. Sei ehrlich zu dir, und setze in die Tat um, wovon du intuitiv fühlst, es tun zu *müssen;* halte dich nicht zurück. Setze dich selbstbewusst für deine Meinung, für deine Wünsche ein, und tue nichts, was gegen deine wahre Art prallt.

Lasse deine Energien stark um dein Sonnenzentrum kreisen; lasse Trauer los, kümmere dich nicht um die Außenwelt, ein Image, sei deiner Natur treu! Spüre den Kontakt zu deinem tiefsten Selbst, und bringe spontan deine Kreativität zum Ausdruck. Lasse entspannt und weich alle Energien durchkommen. Lasse keine Diskrepanz zwischen deinem äußeren und inneren Ego entstehen. Traue dich, dich so zu manifestieren, wie du dich innerlich fühlst. Staue weder Wut noch Trauer an: Führe eine offene Kommunikation. Spüre deine starke Basis; zweifle nicht an der Güte deiner Natur, und lasse ehrlich deine Wünsche zu. Komme in Liebe und Wärme zu dir, und fühle dich sicher in dir unterstützt. Erst wenn du in Harmonie und Ehrlichkeit mit dir selbst lebst, kannst du dich und andere *wirklich* glücklich machen. Lebst du zu starr, hinter einem Schutzschild der Stärke verborgen, dann kannst du auch nicht *wirklich* mit anderen in Kontakt kommen; dann können die, die dir nahe stehen, auch nicht glücklich sein, da du nicht *wirklich* bei ihnen bist. Forciere dich nicht bei öffentlichen Auftritten: Relativiere!

Muskel(faser)riss

Kernursache

Innerer emotionaler Kampf. Stopp! So kann es nicht weitergehen; du unterdrückst deine eigenen warmen Energien. Unterdrückung deines wahren Seins, deines ICHS. Du lebst zu sehr nach anderen beziehungsweise nach außen gerichtet. Trauer, Verwirrung. Aufstand: Du kämpfst mit den Ellebogen, du zwängst dich in ein zu enges Korsett, sei es in eine Struktur, die dir von einem Sporttrainer oder Yogalehrer auferlegt wurde oder von deinem Partner oder deinen Eltern. Du lebst also nicht wirklich „natürlich" aus deinem Herzen. Du fühlst dich verletzbar wie ein Märtyrer; ja, du fühlst dich kalt, weil du dich nicht traust, dich von innen heraus zu spüren. Du windest dich wie ein Aal; du verbiegst dich zu stark und flexibel mit deinen Gefühlen, weil du dein Leben davon abhängig machst, ob andere dich für gut befinden. Wie fühlst du dich innerlich – wie möchtest du auf andere wirken, inwiefern passt du dich an? Ein dich „zer-reißender" Zwiespalt, der eine Lösung erfordert. Findest du dich nicht gut genug, um spontan zu leben, so, wie du *bist?* Du ordnest deine Person einer Gesellschaft, den anderen unter.

Du *lässt* dich durch die Außenwelt leben, durch die Trauer, nicht du selbst sein zu können. Du fühlst dich bedroht; du hast Angst davor, von deiner eigenen Person abgewiesen oder verurteilt zu werden. Deshalb forcierst du dich so. Aber deine *wirklichen* Seelenkräfte können nicht durchkommen: Du blockierst deine wahre Selbstwerdung. Du buckelst zu viel; du möchtest dich zu sehr stützen lassen, wie ein Kind, das Halt an der Schulter seines Vaters sucht, anstatt die Kraft in deinem inneren Selbst zu entdecken. Du hörst nicht auf die Stimme deines Herzens; du schnürst Dich ein, du peinigst dich, du erlegst dir Pflichten und Regeln auf, um zu „erfüllen".

Hast du Angst davor, dass das Publikum, dein Partner, dein Vater oder Trainer dich lynchen wird, wenn du nicht ihre Erwartungen erfüllst? Angst vor Kritik. Deine Gefühle werden stark unterbunden. Du meinst, ein Kreuz tragen zu müssen; du meinst, dass das Leben vielmehr Anstrengung und Schmerzen als Freude bedeutet. Du würdest deine ganzen Mars-Kräfte, deine aggressiven Energien im übertriebenen Maße einsetzen, um dich zu beweisen, obwohl du dich innerlich traurig und klein fühlst. Du verleugnest die sanfte Schönheit in deiner Natur.

Kernlösung

Du Willst, aber du Kannst nicht mehr: Ein innerer Konflikt, der unabhängig von der Außenwelt nach Anerkennung deines ICHS schreit. Stütze dich stark auf dein Selbst, suche nicht nach Bestätigung, sondern fühle diese Wärme in deinem eigenen Wesen. Heiße dich warm Willkommen, und erwarte es nicht in erster Linie von den anderen.

Lebe selbstsicher aus deinem Herzen heraus; nicht die Leistung zählt, wohl aber, wie du dich fühlst. Schlage dir törichte Gedanken aus dem Kopf, und erkenne, dass deine Welt möglicherweise zu sehr auf einer Fassade basiert, dass du tieferen Werten, deinem Gefühlsreichtum, deinen kreativen Möglichkeiten auf breiter Ebene und der Liebe zu dir selbst und zu anderen zu wenig Aufmerksamkeit geschenkt hast.

Du *denkst* zu viel nach, machst dir unnötige Sorgen; traue dich, dich selbst geboren werden zu lassen, und lebe nur noch von deinem bewussten ICH aus. Du bist gut so, wie du bist, ohne dich zu forcieren. Erkenne jetzt deine wahre Art an, und übergehe dich nicht. Wenn du in Harmonie mit deinem Lebenden Selbst lebst, so wirst du merken, dass jedem Menschenleben Freude, Entspannung und Frieden zugrunde liegt. Lasse dich nicht länger im Regen stehen, und verlasse dich auf deine urstarke Basis.

Muskelrheuma

siehe auch Rheuma, allgemein

Kernursache

Du befindest dich auf dem falschen Gleis: Du empfindest dich als Opfer, das nicht dazu im Stande ist, sein Leben selbst aufzubauen. Trauer, verdrängte Wut, Enttäuschung, zuweilen Verbitterung. Du fühlst dich verstoßen, abgeschrieben und „gefesselt“: Du schweigst, du fühlst dich benachteiligt; du setzt dich nicht wirklich für dich ein; machtlos.

Du läufst auf den Krücken „ich kann nicht“; du bekommst dein Leben nicht in den Griff; du machst alles anderen zum Vorwurf oder schreibst es deinen Lebensumständen zu, du selbst bist jedoch der Grund für deine Schmerzen. Weil du dir nicht die warme Liebe gibst, weil du dich als unfähig ansiehst, weil du in traurigen Geschehnissen der Vergangenheit haften bleibst, weil du nicht Selbst dein Leben aufbaust, sondern es in die Hände des Schicksals, eines Gottes oder deiner Nächsten legst, weil du deine innere göttliche Kraft verleugnest, weil du meinst, dass das Leben eine Last ist..., deshalb wirst du Lebensumstände zu dir holen, sowohl in deinem Umfeld als auch in deinem Körper (Rheuma), die ein Spiegelbild deiner traurigen Überzeugungen sind. Es ist an der Zeit, Veränderungen herbeizuführen!

Du möchtest manchmal verzweifelt um eine Lösung flehen; dazu würdest du dich an anderen festklammern, aber das nützt natürlich nichts, weil du die Lösung nur in dir selbst finden kannst. Du hoffst auf Glück, aber du fühlst dich zu traurig, um noch daran glauben zu können.
Du wartest ab, anstatt tatsächlich Veränderungen herbeizuführen. Du tauchst ab; deine aggressiven Kräfte schlagen nach innen. Du nimmst nicht deine Führerschaft an dich. Du fühlst dich wie ein Karren auf morschen Rädern. Du hast weder einen Einblick in dich selbst, noch in die Situation.
Deine Gefühle verhärten und werden steif; du kannst nicht zu einem freien Austausch von Gefühlen kommen. Du lässt dich abrutschen. Ein Widerstand gegen Transformation. Du verhinderst dein Wachstum, dadurch dass du dich gefühlsmäßig so einschnürst und in Trauer gefangen hältst.

Kernlösung

Bremse ab, und wechsle das Gleis! Wehre dich nicht gegen innere Transformation. Entdecke die unerschöpflichen Reichtümer in dir; grabe in deinen Tiefen, und entdecke diese Urquelle, dein Lebendes Selbst. Nimm dein Leben in die Hand, und gestalte es *selbst* mit optimistischen Überzeugungen; fixiere dich nicht auf das Negative, auf das Traurige, denn auf die Weise wirst du weiterhin traurige Ereignisse zu dir holen. Sei gewiss, dass dich ein freudvolles, innovatives Leben erwartet, wenn du deine Arme in Liebe für das Leben selbst öffnest. Nimm deinen ganzen Raum in Beschlag. Bündele deine Kräfte; traue dich, zu *leben!* Durchtrenne, was du abschneiden musst! Knie dich ins Leben hinein, setze dich für dich ein; gehe liebevoll mit dir und deinem Körper um; lasse dich nicht im Regen stehen. *Sage,* was du zu sagen hast; lasse die schwarzen Emotionen, deine dunklen Gedanken los, und entdecke die Sonne in deinem Selbst.

Spüre dein starkes Rückgrat; mache dich wahr! Verharre nicht in der Trauer; schränke dein Leben nicht länger ein. Lasse diese Steifheit, diesen Widerstand aus dir dahin gleiten, und empfinde sanft deine Gefühle. Blockiere dich nicht mit wütender Machtlosigkeit, Verzweiflung oder Trauer: Lasse dich los, und öffne dich! Lasse diese Wärme in dir zu; lasse diese gewaltigen Schöpfungskräfte weiterfließen, und bestimme selbstbewusst eine neue Lebensrichtung: die Richtung, die zu Freude und Genießen führt. Führe *selbst* dein Leben;

verharre nicht; lasse dein Leben nicht von Religionen, von der Vergangenheit, von der Autorität anderer gelebt werden. Lebe aus deinem Herzen heraus.

Myopathie, Muskelerkrankung

Kernursache

Angst, angestaute Aggression: Du bist wütend auf das Leben. Eine machtlose Flucht.

Du glaubst nicht wirklich an deine selbstbewusste ICH-Kraft. Du fühlst dich nur wie ein kaltes Skelett, nicht dazu im Stande, wahrhaftig Freude zu empfinden. Du wirst innerlich wütend wegen dieser Ohnmacht; du versuchst, alles und jeden in deine „Fänge" zu bekommen; du klammerst dich ängstlich, krampfhaft an materielle Werte, weil es dir nicht gelingt, dein Leben *selbst* auszubauen, deine Emotionen zu verarbeiten. Du fühlst dich kalt und voller Gefühle; du lehnst dich gegen dieses Gefühl der Machtlosigkeit auf, du zeigst deine Zähne, anstatt dich voller Vertrauen deines Lebens zu Bemächtigen und Entwicklung tatsächlich zuzulassen; dein Unglaube an dich selbst blockiert dich. Du verhinderst ein Bewusstseinswachstum; du gestehst deinem Herzen nicht zu, auf liebevolle Art und Weise Kräfte auszustrahlen, die deinen Körper wärmen. Du spannst deine Knöchel an, aber du stehst nicht auf eigenen Beinen.

Kernlösung

Gib dich jetzt hin: diesem warmen Sonnenzentrum, deinem Lebenden Selbst. Spüre diese tiefe Freude in dir, die Möglichkeit, dein Leben *selbst* zu erschaffen. Glaubst du lediglich an das Negative, an deine „Ohnmacht", dann zerstörst du dich selbst. Nicht jemand anders, sondern du selbst bist dazu im Stande, deine Bewusstseinskräfte aufzurufen und jede Faser deines Körpers mit Lebenskraft, Freude und Sehnsucht durchflimmern zu lassen. Nimm deinen ganzen Raum ein; spüre diese Herzenswärme, heiße dich Willkommen; richte dich nicht auf andere, sondern komme zu Selbsteinkehr, und entdecke diese grundsolide, unvergängliche Basis in dir.

Lasse deine Emotionen frei weiterfließen, und staue sie nicht an; sei nicht zu hart zu dir. Finde zu Selbstsicherheit, fühle dich stark und liebevoll; genieße das Leben in vollen Zügen. Setze machtlose Aggression in tatkräftige Selbstverwirklichung um.

Mache dir nicht länger weis, dass du nicht dazu im Stande bist, deinen Körper und dein Leben in die Richtung zu lenken, die dich glücklich machen wird. Öffne dein Herz, mache deine Lungen weit auf, und gestehe dir zu, wirklich zu <u>Leben</u>, auf eigenen Beinen!

Duchenne-Muskeldystrophie

„Erbliche" Krankheit, wobei die Muskeln meist symmetrisch nach und nach abbauen und immer schwächer werden (betroffen sind nur Jungen)

Kernursache

Du trittst mit negativen Erwartungen ins Leben. Du siehst das Leben als: „Jede(r) ist eine Nummer, jede(r) hat seine / ihre Aufgabe, jede(r) steckt in seiner / ihrer Schublade, gefangen und eingeschränkt". Du hast Angst, wirklich zu leben; du steckst voller Trauer; du schirmst dich vor dem Elend um dich herum ab; du würdest gerne die Flucht vor dem Leben ergreifen. Du findest dich hässlich und schlecht; vielleicht fühlst du sehr stark mit deiner Mutter mit (oder mit der Person, mit der du dich am engsten verbunden fühlst), und du übernimmst ihre / seine Vorstellungen (ich bin hässlich, nicht dazu im Stande, Freude zu empfinden usw. usf. ...).

Du fühlst dich schwach und verletzt; du bist davon überzeugt, dass andere dich immerzu verletzen können, wodurch du natürlich schmerzhafte Situationen hervorrufen wirst.

Du fühlst dich anderen hilflos ausgeliefert. In welche Richtung wirst du gehen? Du weißt es nicht. Du fühlst dich in eine Struktur gezwängt; du gibst dir keinen freien Lebensraum! Du tauchst dich in Trauer und Aussichtslosigkeit.

Du traust dich nicht, das Leben in vollen Zügen zu genießen. Du vertraust weder deiner eigenen Basis noch deinem tiefsten Selbst. Du gehst nicht wirklich weiter; du trägst Scheuklappen, weigerst dich, weiterzugehen. Du lebst zu funktional; möglicherweise zu materialistisch ausgerichtet, oder du möchtest alles im Leben einordnen können, ohne dabei wirklich den Inhalt des Lebens wertzuschätzen. Du hältst dich außerhalb des wahren, natürlichen Lebens, in tiefer Angst und voller Misstrauen dem Leben gegenüber: Deshalb hast du diese genetischen Bedingungen, die zu deinen inneren Überzeugungen passen, in diesem Leben angezogen.

Kernlösung

Das Selbstbewusstsein ist zu jeder Zeit dazu in der Lage, die genetischen Codes zu beeinflussen, zu verändern. Komme mit beiden Füßen auf den Boden, nimm deinen weiten Raum in Beschlag, integriere die Elemente Feuer-Luft-Wasser-Erde auf harmonische Weise in dein Leben, und ziehe dich aus der Mausefalle zurück, die du selbst aufgestellt hast! Zwänge dich nicht in eine bestimmte Struktur ein: Befreie dich, löse dich, und genieße das Schöne in dir, in der Natur um dich herum. Schenke dir das Leben, gewinne einen klaren Überblick über dein emotionales Leben, und verschließe weder deine Augen noch deine Ohren, vor dem, was geschieht: Erkenne, wie du dein Leben, deine Gesundheit selbst in der Hand hast. Lasse dich nicht leben, bemächtige dich deines Lebens. Deine Körperzellen reagieren auf die Anweisungen deines Selbstbewussten ICHS.

Spüre diese starke Lichtquelle in dir; nimm dich in Liebe auf, und komme zu einer vollwertigen Menschwerdung. Verabschiede dich von verhängnisvollen Überzeugungen aus der Vergangenheit! Labe dich mit vollen Zügen an allem, was dich glücklich macht und worin du dich respektierst. Das Leben ist nicht düster und unheimlich, es sei denn, du verdammst es dazu.

Wähle entschlossen deinen Lebensweg, und stehe *selbst* am Ruder deines Bootes.

Muskelatrophie, Muskelschwund

Verschmächtigung der Muskulatur mit fortschreitender Muskelschwäche

Kernursache

Du nimmst nicht deinen Platz ein: Du beschränkst dein Leben zu sehr auf Strukturen und Pflichten, auf das Tragen von Lasten und das Unterdrücken von Emotionen. Du zerstörst dich selbst: Du lässt dich nicht wirklich geboren werden.

Lebst du im Dienst eines Systems, einer Religion oder eines Partners? Traust du dich nicht, tief durchzuatmen, deinen Raum weit einzunehmen, zu genießen?

Du bist ein Gefangener voller Frustrationen. Du fühlst dich unsicher, aber dieses Gefühl der Unsicherheit irritiert dich. Du suchst außerhalb von dir nach Halt. Du buckelst vor dich hin, anstatt die Freude des Lebens zu entdecken. Du fühlst dich als Opfer; ja, du würdest dich, vielleicht für irgendeinen Gott außerhalb von dir, aufopfern. Du bist davon überzeugt, dass das Leben viel Trauer beinhaltet und man diese Lasten geduldig auf seinen Schultern tragen muss.

Du *lebst* nicht wirklich. Nach außen hin zeigst du dich wahrscheinlich als der starke Träger des Schicksals, das dich trifft. Du wirst zur Personifizierung der Last an sich. Du verleugnest das Schöne in dir, im Leben. Du empfindest dich als klein, töricht, vollkommen unfähig. Du bist zu streng, zu hart, zu kalt zu dir.

Kernlösung

Komme zu Selbstbewusstsein! Verwirkliche deine Wünsche, lasse dich nicht länger verkümmern. Grabe ganz tief in dir selbst nach der Ursache deiner Symptome: Ändere deine Meinung, deine Philosophie über das Leben im positiven Sinne, und deine Gesundheit wird wachsen. Höre auf mit dieser Selbstzerstörung: Kein Gott außerhalb von dir verlangt das von dir. Verdamme dich nicht zu einem Lastentier, sondern nimm deinen ganzen Raum ein! Atme aus voller Brust, genieße das Schö-

ne, entdecke die Schönheit in dir, und erwecke dich zum Leben, indem du dir auf liebevolle Art und Weise begegnest.
Umhege dich mit Wärme, und nimm an einer herzlichen Begegnung mit der Erde, deinem Körper und den anderen teil. Du bist kein Opfer, sondern der Schöpfer deines Lebens: Erschaffe neue, freudvolle Lebensumstände.

MYASTHENIA GRAVIS

chronische Autoimmunkrankheit mit einer belastungsabhängigen Muskelschwäche, die sich durch Ruhe wieder bessert (betrifft vor allem Augenlider, Augenmuskeln, Schluck- und Sprechmuskeln, Arme und Beine, in seltenen Fällen auch Atemmuskeln)

Kernursache und Kernlösung

Ein düsterer Blick: eine Mischung aus Macht- und Besitzdrang strahlt aus den Augen. Die Spinne hält etwas zwischen ihren Klauen: Das gehört mir, das ist mein BESITZ. Dieses „Haben" und Festhalten Wollen führt nicht zu Leben und Gesundheit: Ob es sich hier nun um materiellen Besitz oder um Personen handelt, die man als seinen Besitz ansieht, es ist verhängnisvoll für die eigene Gesundheit. Dadurch, dass man festhalten möchte, blockiert man ein freies Durchströmen von Energien, bestimmte Körperteile werden dadurch überbelastet.

Unterdrückte Energien, die auf Wut und Begierden hindeuten, schlagen unerwartet heftig zu: Der Mensch hat keine ‚Macht' mehr über sie; Bewegungen scheinen ihn auf unerwartet zwanghafte Art und Weise zu überwältigen. Im Grunde genommen handelt es sich hierbei um eine Widerspiegelung der eigenen Lebensweise: Der Mensch, der sein Leben, seine Arbeit, die Menschen und Dinge um ihn herum immer unter Kontrolle haben und Macht auf sie ausüben möchte. Dieses Ergreifen blockiert eine normale, gesunde Lebensströmung. Wer ergreifen und festhalten will, wird selbst ergriffen. Der Mensch geht infolgedessen zu Boden, er hat den Energien, die *ihn* jetzt ihrerseits zu dominieren scheinen, nichts mehr entgegenzusetzen.

Der Mensch, der von einem instinktiven Niveau aus lebt, „wird gelebt", und zwar durch seine Instinkte, Gewohnheiten, Zwanghaftigkeiten (wie der sexuelle Trieb), durch seine Begierden. Er lebt noch nicht aus seinem Herzen, von seinem bewussten Niveau aus und wird sich von Instinkten zu Bewusstsein erheben müssen. Er wird einsehen, dass Sex, Begierden und Habsucht nichts mit wahrer Liebe zu tun haben. Er hat sich immerzu mit Dingen und Menschen außerhalb von sich GEFÜLLT, weil er nicht aus seinem eigenen tieferen Inhalt heraus gelebt hat. Myasthenia verlangt, dass der Mensch alles, worauf er zuvor seine Begierde ausgerichtet hat, und alles, womit er sich „gefüllt" hat, loslassen wird, um sich tief nach innen zu kehren. Hier kann der Heilungsprozess langsam aber sicher in Gang kommen.

Der Mensch wird mit jeglichem Niveau der Oberflächlichkeit brechen müssen. Meister werden über sich..., nicht mehr auf Macht, Begierde und Besitzdrang, auf etwas oder jemanden außerhalb von sich ausgerichtet sein. Macht über sich selbst gewinnen, über seinen Körper... und jeglichen Machttrieb in Bezug auf die Dinge und Menschen außerhalb von sich loslassen!

Drang zur Begierde und zum „Haben Wollen" oder der Wunsch, „von jemand anderem etwas erledigt bekommen zu wollen" führen zu Selbst-Vergiftung. Der Mensch tötet sich damit selbst ab. Das ist das rein instinktive Niveau.

Genesung tritt ein, wenn der Mensch damit aufhört, sich dadurch zu vergiften, dass er am oberflächlichen Teil seiner selbst und an allem in der Außenwelt haften bleibt, was mit dieser Oberflächlichkeit zusammenhängt; wenn er es unterlässt, haben, festhalten, besitzen, begehren zu wollen. Er darf sich nicht länger mit Menschen und Dingen außerhalb von sich füllen, sondern wird auf eigenen Beinen stehen und sich mit sich selbst füllen müssen, unabhängig von Besitz.

Das SEIN ist dem HABEN diametral entgegengesetzt, das dankbare Sein für das Leben an sich. Dem Besitzen und sich Bemächtigen Wollen steht das GEBEN, das LOSLASSEN gegenüber.

Nicht die Sexualität, sondern die LIEBE… baut Gesundheit und Leben auf: Die Thymusdrüse und das Herz hören auf die Stimme der Liebe. Wenn der Mensch sich ganz und gar liebt, wird er sich nicht mehr an Dingen außerhalb von sich festhalten wollen. Er wird weder Macht- noch Besitzdrang anstreben. Er lebt auf liebevolle Weise aus seinem „Sein" heraus, aus Dankbarkeit… und lässt alles außerhalb von sich los. Kein krampfhaftes Festhalten mehr, sondern ein warmherziges Offensein für die Lebensströmung in seinem Wesen. Diese Milderung, diese Erhöhung, dieser Bruch-mit-Begierden bringt Genesung in Gang.[28] Der Mensch wird seinen wirklichen Wert sehen…, unabhängig davon, was er nach außen hin als Image ausstrahlt und davon losgelöst, was er besitzt oder wessen er sich bemächtigt hat.

Inwieweit stehe ich als DANKBARER Mensch im Leben? Dankbar für das Leben, das in mir sein darf?
Oder… inwieweit stelle ich Bedingungen an das Leben: Ich *muss* dieses oder jenes haben…! Diese harten Forderungen bringen Unzufriedenheit… und Krankheit mit sich! Es ist notwendig, dass der Mensch einsieht, dass die *echten* Werte des Lebens - LIEBE, GÜTE und DANKBARKEIT heißen. Und… dass diese Pfeiler auch GLÜCK bedeuten!
Er bricht mit seinem harten, unzufriedenen Ärger und erstrahlt nun in milder Güte. Er hält NICHTS und NIEMANDEN mehr fest… außer sich selbst. Hier beginnt das warme Zu-Sich-Nach-Hause-Kommen.

Hier entdeckt der Mensch die warme Liebe zum eigenen Wesen. Hier ist er sich vollkommen dessen bewusst, dass er sich nicht länger mit Dingen und / oder Menschen außerhalb von sich zu füllen braucht. Er entdeckt den Wert seines Mensch-Seins und ist dankbar dafür. Diese warme Dankbarkeit ist es, die Genesung durch den ganzen Körper schickt.

Augen hören auf, sehen zu wollen und verdrehen sich, wenn der Mensch sie lediglich dazu benutzt, sich mit allen möglichen wertlosen Bildern und Dingen zu „füllen", die überhaupt nichts mit dem echten, wertvollen Leben zu tun haben. Wenn der Mensch das Glück fortwährend außerhalb von sich zu finden meint, wird er vor Schwindel erregender Begierde die Augen verdrehen. Es ist also an der Zeit, alles außerhalb von dir loszulassen und zufrieden zu dir nach Hause zu kommen. *Ganz* tief in dich hineinschauen…, *ganz* tief, in warmer Liebe, zu dir nach Hause kommen und alles und jeden außerhalb von dir loslassen. In dem Wissen, dass diese Liebe Heilung bringt. Vollkommene Genesung ist durchaus ohne Medikamente möglich…, unter der Voraussetzung, dass du dich nicht länger GEGEN das Leben ausrichtest und mit aller Habsucht, Prunksucht, mit Begierden, Selbst-Sucht und Unzufriedenheit brichst…, welche alle den Weg zum Tod säumen! Dein Seelenkern bringt jedoch heilende Energien in Gang, wenn du dein Leben jetzt, aus Dankbarkeit um dein Sein, umkehrst. Von diesem reinen Sein ausgehend wirst du nun Menschen zu dir holen, die sich ebenfalls in das Schöne des Lebens vertiefen, ohne zu ergreifen… Greifsucht bedeutet Krankheit. Das großzügige, warmherzige Geben bedeutet definitive Genesung! Du hast die Wahl…

Siehe ggf. auch *Autoimmun-Erkrankungen.

[28] Lies hierzu die Texte zu *Thymus und *Muskeln, allgemein, in der diesbezüglichen Rubrik nach.

N

DER NABEL

Psychologische Übereinstimmung

Wogende Energien wollen ausströmen, nach links nach rechts, wie sanftströmende, sich ausdehnende Wellen in einem Wassermeer. Sie wirken fast wie wogende Schwangerschaftsstreifen,[1] die von dem einen Punkt ausgehen (dem Nabel), aber dies weist hier auch darauf hin, dass man sich selbst ausdehnen, kreieren, auf breiterer Ebene geboren werden lassen will; von innen nach außen heraus …

Die Beziehung mit der Epiphyse ist sehr stark. Eine Krone aus Bewusstseinsenergien fächert sich zugleich über deinem Kopf auf. Das dritte Auge will klarer, deutlicher sehen, durchgründen.

Nabel steht in Beziehung zum Kehlkopf, zum Sprechkanal; der Adam-und-Eva-Apfel entwickelt sich stark im Hals links und rechts ausstrahlend, steht in Verbindung mit dem Hals in linker-rechter-Seite, mit der Schilddrüse, mit der Nebenschilddrüsen-Energie.

Du öffnest deinen Mund, ohne von den oberen Zähnen aus Blockaden aufzubauen (die gleichsam bei der Nabelöffnung fehlen) gegen alles, was hereinkommen will und darf. Das Ideal ist hierbei, sich für das allernobelste Reine zu öffnen.

[1] Die tiefere Symbolik von Schwangerschaftsstreifen kann in diesem Zusammenhang betrachtet werden.

Zugleich will eine große zusammengepackte Geistesenergie sich ans Tageslicht treiben wie eine kräftige Fontäne. Ja, alles ist bereit, alles was aus dir geboren werden darf.
Violette Energien sind sehr stark anwesend, die LA-Vibration[2] singt in dieser warmen violetten Sphäre, sich öffnend für das höhere Bewusstsein.

Auch die Silber-Energie ist deutlich anwesend: gleichsam ein vertikaler glänzender, feiner, starker Silberfaden läuft von oben herab durch den Nabel bis weit zum Bauch und Unterbauch.

Du öffnest dich nach allen Seiten, du nimmst wahr, empfängst, schaust …; zugleich ist da ein Sehen-nach-außen, und ein In-dich-Aufnehmen. Wie ein leerer Eimer: alles ist möglich, er kann innerhalb des wohlumformten runden Randes gefüllt werden; alles kann mit fruchtbarem Wasser gefüllt werden (Gefühle, Inspiration, Schöpfung, Schaffenskraft), alles was du dann benutzen kannst.
Ein dynamisches, nicht-passives Geschehen!

Erkrankungen des Nabels, allgemein

Der ‚Eimer' kann *zu* leer sein, *zu* trocken, der Mensch ist im Wartezustand …; die Haut birst und trocknet aus. Dies fordert den Menschen dazu auf, sich ständig mit der eigenen Lebensenergie zu nähren, sich ständig damit zu versehen, um sie zu genießen, um in aktivem, kreativem Sinne etwas damit zu tun.

[2] Es geht hier um die Musiknote La oder A.

Läuft der Eimer über? Eine feuchter, juckender Nabel-Eimer? Bleibe dann nicht stehen, denke nicht länger immerzu, sei weder zögerlich noch ungeduldig-begierig, sondern entwickle deine eigene Dynamik des ‚Vorwärtsgehens' aus den eigenen intuitiven Impulsen heraus. Lasse alles, was in dir ist, aus dir geboren werden, verwirkliche dich selbst. Evolution, Entwicklung.

Du baust möglicherweise Stacheldraht um dich herum auf, rund um deine dennoch vor Fruchtbarkeit strahlende grüne Wiese herum. Der fruchtbare Rasen, der den Reichtum deines Inneren widerspiegelt, den Drang zu einem Wachstum zu mehr Erwachsenheit hin.

Aber du stellst dich in dieses abgeschlossene Gelände, begrenzt. Dann kann bei dir nur schwerlich noch etwas nach innen oder außen kommen. Fast niemand kann dich erreichen.

Zweifelst du? Wackelig und unsicher?
Stellst du das Licht noch außerhalb deiner selbst hin? Vergisst du, dein eigenes wertvolles ICH in das Zentrum deines ‚Seins' zu stellen?
Dann vergisst du, dass du ein eigenes starkes Rückgrat aufbauen kannst, in Selbstbewusstsein; du kriechst weiterhin zu viel, in Selbstunterschätzung. Du verbirgst dich vielleicht, gleichsam auf deinem Bauch liegend, ganz nah am Boden, während der Nabel - das Leben - dich dazu auffordert, tüchtig aufrecht zu stehen und dich selbst in alle kreativen Richtungen ausdehnen zu lassen.

Eine Masse von (vor allem ‚weiblichen') Energien will zum Vorschein kommen,[3] strömen, fließen, erschaffen, aber durch den Zweifel an dir selbst und möglicherweise durch dadurch hervorgerufene Ängste krümmst du dich, verschließt dich, rollst du dich zusammen.

[3] Lies eventuell zum Vergleich über die Symbolik der Kapstachelbeere (Physalis) in *Das Füllhorn - Psychologische Symbolsprache der Nahrungsmittel.*

Der Apfel ist allerdings aufgeschnitten: die Zeit ist reif, um all das, was du in dir hast, auf eine positiv schöpferische, ‚seiende' Weise nach außen hin zu zeigen. Deinen einzigartigen Inhalt. Deinen inneren Wert in gesundem Stolz erkennen, an dich selbst glauben, dich in deinem innerlichen Haus sicher und stark fühlen. Dich mit Leichtigkeit sowohl tief in dich hinein als auch nach außen gehen lassen; dabei keine Blockaden errichten.

Ein Durchreichkanal beginnt nun zu wirken. Genau wie bei den Drüsen (lies: Lymphknotensystem,[4] Nebenschilddrüsen, Schilddrüse usw. : siehe Index) entsteht nun ein gesunder Durchfluss von innen nach außen. Dein Körper, deine Handlungen, deine Unternehmungen, deine Expression, dein Gefühlserleben.
Eine weiße Reinheit entsteht jetzt, leuchtend wie eine weiße Lilie. Die Venus aus alten Zeiten greift nicht mehr und begehrt nicht mehr; sie besteht nur noch in neuer Gestalt, in Reinheit gebend.

Die Auswüchse lösen sich nun auf; die angehäuften ungenutzten Energien, *zu* eingezwängt gehalten, lösen sich auf. Du hast diesen Energien einen Platz im Leben gegeben; dich selbst nicht mehr ausschließlich ‚denkend', schrumpfend. Die urtiefen Kräfte erkennend, die in dir sind, sie ihrem Wert gemäß nutzend unter dem wachsamen Auge deines guten Herzens. Kräftige Selbstverwirklichung! Dich selbst ganz und gar geboren werden lassen, in jeder Hinsicht, offen und ehrlich, ohne jede Ungeduld, Begierde, Habgier, Selbstunterschätzung.[5]

Lies eventuell auch: Nabelbruch, Nabelentzündung, Baby wird mit der Nabelschnur um den Hals geboren (siehe Index).

[4] Lies eventuell Lymphknoten, Milz … (siehe Index): das Fordern eines nicht fixierten, harten und anspruchsvollen, denkenden Daseins, hingegen wird eine gold-silberne Einheit in absolutem Selbst-Respekt gefordert, sanft, friedlich. Harmonisches Gleichgewicht zwischen links und rechts, Körper und Geist, Fühlen und Denken …
[5] Lies auch, falls nötig, die Texte zu Ekzem, Pilzinfektionen, Juckreiz (siehe Index).

DER NACKEN

Psychologische Übereinstimmung

Symbolisiert die Entspannung und die Ruhe in uns selbst, wenn wir uns im Vertrauen für unsere innere Weisheit öffnen, wodurch wir auch dazu in der Lage sind, uns auf flexible Art und Weise für die anderen, für Eindrücke aus der Außenwelt zu öffnen.

Alles von oben (mit deinem Bewussten ICH) betrachten können; sich zu trauen, ohne Selbsteinschränkung in alle Richtungen zu schauen. Alle Aspekte eines Problems zu betrachten wagen.
Dich frei-fühlen, dich aus beklemmenden Situationen los-reißen. Stolz, innere Selbstsicherheit, aber in Dienstbarkeit anderen gegenüber, weich gebeugt.

Vorsichtig den Mittelpunkt zu halten zu wissen: ich oder die anderen?

Erkrankungen des Nackens, allgemein

Kernursache

Übertriebener Stolz: wegen äußerer oder unechter Werte, eine Folge dessen, von deinem inneren Selbst abgeschnitten zu sein; Spannungen, Ängste und Unsicherheit. Mit deinen Federn prahlen, um dich dennoch in irgendeiner Weise bestätigt zu fühlen, denn du zweifelst an deinem Wert. Du bist selbst zu abwesend; dein Leben ist auf einem Halt außerhalb von dir gebaut, auf Image oder ein Amt in der religiösen, sozialen, politischen... Welt.

Steif-trotzig, starrköpfig an einem Vorurteil festzuhalten, sich zu weigern, die tiefere Wahrheit zu sehen, dich gegen... wehren, ein Widerstand, sich im Leben flexibel weiterzuentwickeln, auf den Wellen deiner biegsamen Natur.
Aggressiv, kritisch, engstirnig an überholten Werten festhalten: weil du noch immer deinen wirklichen Wert verkennst; du wehrst dich gegen das, was andere dir sagen, du klammerst dich an materielle, äußerliche oder andere, weniger wichtige Dinge, weil du die Kraft deines tiefsten Selbst leugnest.
Du blockierst von deinem Bewusstseinskern aus eine weiche Durchströmung zu deinem Körper. Du rebellierst unbewusst gegen die Aufforderung deines inneren Selbst, deinen weiten Raum anzuerkennen, breiter zu sehen, ohne Scheuklappen.

Du klammerst dich an etwas, wodurch du dir selbst wehtust: Innerliches Gefühl, blockiert und gefangen zu sein. Du würdest gerne nach außen strahlen, aber du fühlst dich innerlich bedrückt. Du bist zu hart und zu steif, in erster Linie zu dir selbst; willst du anderen auf liebliche Art und Weise gefallen, so blockierst du dich selbst!

Kernlösung

Tue nur das, was du aus deiner eigenen Art heraus fühlst, tun zu müssen; öffne dich weich für die Sehnsüchte deines inneren Selbst, und öffne dich liebevoll und selbstsicher für die Botschaft anderer. Befreie dich von Spannungen; klammere dich nicht länger fest; komme zu Sanftheit, Biegsamkeit, Offenheit; sei stolz auf wahre Werte, auf deinen Inhalt, nicht auf Rauschgold. Traue dich, dich für den Standpunkt anderer zu öffnen, ohne dich bedroht zu fühlen: Du bist sicher in dir, du darfst deinen Kopf ruhig zu allen Seiten hin drehen, dich flexibel auf andere einstellen, ohne dich deshalb aus deinem eigenen Zentrum zu entfernen. Innere Stabilität ermöglicht dir Flexibilität.

Steifer Nacken, Schmerzen

Kernursache

Ängstliche Versteifung: Das Gefühl, nicht zu genügen, du guckst nur links und rechts und traust dich nicht, breiter zu schauen. Du fühlst dich „gefangen", vor allem emotional. Deine äußeren Lebensumstände, die Situationen oder Dinge, woran

du dich starrköpfig festhältst, spiegeln lediglich deine innere Angst und Unsicherheit wider.
Zu stur, aber vor allem zu ängstlich, zu „hören" oder zu „sehen": Du flüchtest.

Du fühlst dich zu klein dazu, die volle Verantwortung zu übernehmen; du fühlst dich nicht dazu im Stande, Dinge Geradeheraus zu sagen, vollkommen ehrlich zu dir zu sein; zu ängstlich, dich zu beugen, du flüchtest vor der Wahrheit über dich selbst. Weil du nicht wirklich auf dein inneres Selbst vertraust, wirst du dich auch nicht flexibel verhalten können; du hältst krampfhaft an äußeren Gegebenheiten, wie Unterstützung oder Sicherheit, fest. Du verkennst die eigene Autorität.

Ein harter Widerstand, ein aggressives, starrköpfiges Verhalten, eine Reaktion auf deine innere Ohnmacht: So stampfst du dich selbst in Grund und Boden und gestehst dir nicht zu, dich flexibel weiterzuentwickeln. Eigensinnig auf deinem Standpunkt beharren, ohne auf Fakten zu hören, die möglicherweise eine Bereicherung für dich sein könnten: Fühlst du dich so bedroht? Du verschließt dich deinem inneren Gefühlskern, deiner Natur; du hältst unnötige Spannungen fest, du bist dir selbst gegenüber zu unbeugsam.

Kernlösung

Basiere dein Leben auf der Führung der inneren Autorität, und fühle dich stark in deinem Selbst. Flüchte nicht länger vor deiner inneren Weisheit und der Botschaft, die andere dir mitgeben können: Öffne dich flexibel, in Liebe, zu den anderen hin. Höre auf deine Gefühle, auf deine Natur: Forciere nicht, werfe Ballast von dir, lasse alles los, was dich beklemmt. Bestimme selbstsicher deine Richtung; beuge dich flexibel zu dem Weg hin, den du intuitiv als den besten empfindest, und bremse dich hierbei nicht mit erstickenden, konservativen Gedanken, die deine Entwicklung verhindern.

Siehe auch Nacken, allgemein.

Schleudertrauma der Halswirbelsäule

Nackenverletzung oder Halswirbelverletzung bei einem Autofahrer, der bei einem Unfall von hinten oder von der Seite angefahren wird

Kernursache

Warum ziehst du dies (unbewusst) an? Du möchtest alles regeln, willst andere beherrschen, dominant über alles den Überblick wahren und dadurch deine Umwelt im Griff behalten. Dieser innere Drang aktiviert sehr viele Energien, ruft elektrische Kräfte hervor und häuft sie an, aber diese Energien verbleiben letztendlich innerhalb deines eigenen geschlossenen Kreises. Diese Energie wird nicht in der Selbstverwirklichung genutzt; sie lädt sich immer stärker auf, je mehr und mehr... du umfassen möchtest.

Nicht allein Ängste und ein Drang zu beherrschen, sondern auch Gefühle von Verantwortung und Sorge um andere, als auch ein Leistungsdrang, um von anderen gemocht und akzeptiert zu werden, der Wunsch, eine starke Ausstrahlung zu haben, hart und streng zu sich zu sein, zu viel für seine Nächsten zu tun, sich auf den zweiten Platz zu stellen..., all das können Ursachen für diese Verletzung sein. (Du holst nicht „einfach so" einen Autounfall zu dir: Lies hierzu Teil I.)

Die Abgeschlossenheit des Kreises führt zuweilen zu einem Kurzschluss; vor allem, weil du häufig zögerst ja-nein-ja..., ob du die Energien, die darauf warten, von deinem Selbst entfaltet zu werden, durchlassen sollst. Energie und Gefühle werden blockiert.
Aus machtloser Wut richtest du deine Aggression innerlich auf andere, weil du spürst, dass dein Zugriff beziehungsweise deine Autorität keine Wirkung mehr haben, weil du fühlst, dass die Machtrolle oder das Spiel der starken Anziehungskraft nicht mehr den Effekt hat, den du beabsichtigt hattest.
Du solltest nun deine Maske beziehungsweise deine harte Rolle ablegen. Aber wer *bist* du dann noch?, so zweifelst du ängst-

lich an dir selbst. Sie haben mich zu Boden geworfen; mir sind die Hände gebunden, ich kann nichts mehr machen..., Machtlosigkeit.
Die Ursache für dein Elend schreibst du den anderen zu, sie liegt jedoch bei dir selbst.

Kernlösung

Integriere die sanfte „Weiblichkeit", die Empfänglichkeit in dich. Lasse los! Wende dich nun ganz und gar dir selbst zu, hole dein Selbst und deine Kräfte zum Vorschein. Sei Mensch unter den Menschen; stelle dich weder nach oben noch nach unten. Sei weich und lieb zu dir. Ängstliches Festhalten ist nicht notwendig; du darfst auf diese ursichere Basis deines tiefsten Selbst vertrauen. Stelle dich ins Zentrum deines Lebens, so dass du nicht mehr das Bedürfnis hast, im Zentrum eines anderen zu stehen. Sei du selbst; lasse innere Energien und Emotionen frei herausströmen. Blockiere dich nicht.

Halswirbelbruch

Kernursache

Die Ursache hierfür liegt in dem Gefühl von Machtlosigkeit durch die Situation, in der du gefangen bist. Schon zu lange hast du deine Gefühle, deine natürlichen Kräfte unterdrückt: Eine Selbstzerstörung, die eine radikale Umkehr, eine Transformation erfordert.

Es konnte nicht so weitergehen...: Du lebst nicht wirklich aus dir selbst heraus. Vielleicht bist du nach außen hin immer vornehm oder höflich gewesen, während du innerlich geradezu in unverarbeiteten Emotionen geschwommen bist. Spontane und kreative Energien werden bereits lange unterdrückt: Du tust zwar, was man von dir erwartet, aber so lebst du wie eine hölzerne Puppe. Du kannst nicht weiterhin alle diese Gefühle, diese Energien verdrängen; das ist eine Form von Selbstmord. Warum lebst du nicht wirklich aus dir selbst heraus? Ängste? Dich an unechte (äußerliche, materielle) Werte klammern? Die Angst, weiterzugehen, dich zu entwickeln. Eine aggressive Machtausübung auf dein Leben. Eine nervöse, aussichtslose Situation; ein innerer Zwiespalt. Weitergehen oder stehen bleiben? Entwicklung bedeutet Leben, Weigerung bedeutet Tod. Du unterdrückst dein Herz, deine Seele, dein Leben. Du sammelst haufenweise Sorgen, Ängste und Trauer an: Das erfordert einen Ausweg.

Kernlösung

Solange du hier lebst, kannst du dich befreien: Fliege mit eigenen Flügeln, und lasse dich nicht zurückhalten. Höre auf die innere Autorität, nicht auf andere; klammere dich nicht an wertlose Pfeiler, und gib dich weich deinem Herzenswunsch hin.

Höre auf damit, so hart gegen dich zu sein; entlade dich! Produziere, gestalte, äußere dich, strahle Liebe und Wärme zu dir und zu anderen hin aus, ohne Ängste. Vertraue auf dein tiefstes, ewig lebendes Selbst; breche das Schloss auf, und folge dem Weg deiner Sehnsüchte, deiner Intuition, des freudvollen Lebens. Wenn du dich nach Ruhe und Glück sehnst und darauf wartest, dann wird es zu dir kommen: Wehre dich nicht länger gegen einen positiven, vollkommen neuen Weg!

DIE NÄGEL

Psychologische Übereinstimmung

Symbol für das Vertrauen auf dein natürliches Wachsen von innen nach außen, auf deine Struktur, die von deinem tiefsten Kern aus, dem göttlichen Selbst, nach außen wächst: Vertrauen auf diese innerlichen Kräfte, die deinen Körper bilden, die du im Schaffensprozess deiner Existenz anwenden kannst.

Dein Lebensrad in Bewegung halten, im fließenden Rhythmus. Veränderung und Erneuerung nicht verhindern. Eine Schwungkraft; ein Vertrauen, dass alles auf dich zukommt: gebe, und du wirst das erhalten, was gut für dich ist. Nicht zu viel erzwingen oder festhalten wollen.

Einerseits Symbol für die Kraft und die Stütze, die wir in unserem tiefsten Selbst erfahren; es gibt immer eine Gewähr des Schutzes und der Stütze, wenn wir auf unser Selbst vertrauen. Du wirst immer von diesem ewig Lebenden Teil deiner selbst aufgefangen, auch wenn du einmal tief fällst.
Die unterstützenden Kräfte in dir selbst. Symbol für Schutz, für das dich selbst Nähren, ausgehend von der innerlichen Quelle, mit Freude, Kraft und Weisheit.

Gut für dich selbst zu sorgen; das Zu-Sich-Nehmen von Dingen oder Erfahrungen aus der Außenwelt, die du brauchst – und diese assimilieren; geistige und materielle Nahrung.

Ankommen, wo du hingehörst: zu deinen Zielsetzungen vorstoßen. Geradewegs auf dein Ziel zugehen. Zum Kern der Sache vordringen, ohne Umwege.
Die spitz zulaufende Ausrichtung, ein Münden in den Ort der Bestimmung: mit dem Feuer deines inneren Selbst schmiedest du auf Bewusste Weise ein Leben mit wohlüberlegten Zielsetzungen und Aufgaben; das entschlossene Anstreben eben dieser.

Andererseits symbolisieren die Nägel auch die Fähigkeit, weich, biegsam, nachgiebig zu sein; das Offensein für Veränderungen, ohne Angst und Widerstand.
Sich biegsam drehen, geschmeidig in die Kurve gehen, falls nötig eine völlig andere Richtung einschlagen: das Hören auf deine innere Stimme.

Erkrankungen, allgemein

Kernursache

Ein mit Angst besetztes Festhalten von etwas oder von anderen: Angst davor, loszulassen.

Ein Gefühl emotionaler Bedrohung, wodurch du dich auf übertriebene Art beschützen oder mit Hilfe eines stabilen, undurchdringlichen Schildes abschirmen möchtest. Hierdurch blockierst du dich jedoch selbst, und deine Gefühle existieren nur noch eingesperrt im Gefängnis der Angst. Du 'wappnest' dich gegen die Gefahr ... Du deckelst dich ab; du fühlst dich in deinem Selbst alles andere als beschützt, weil du kein Vertrauen in deinen tiefsten Bewusstseinskern hast.
Du traust dich nicht, dich zu lösen, du trittst auf der Stelle, bist nahezu 'unbeweglich', dein Leben erstarrt; geschwollen, verhärtet, aufgedunsen.

Du umsorgst dich ängstlich, du sorgst für Hyper-Sicherheit: Du würdest zu viel nehmen, gierig verschlingen, zu viel Wollen...
Gefühle von Angst und Unsicherheit führen zu Aggression, ein Krallen nach anderen, eine Selbstzerstörung.
Du vermagst ein blendendes Verteidigungsschild aufzubauen, ein strahlendes äußerliches Image, das andere von deinem inneren Kern auf Abstand hält, wohinter du dich sicher versteckst.

Kernlösung

Eine Blume wächst aus ihrer Wurzel, die weißen Kronblätter gruppieren sich um den Kern herum: Auf diese Weise werden wir auf das natürliche Wachsen von uns selbst vertrauen.

Es hat keinen Sinn zu weit, zu viel zu greifen: loslassen und weich mitgehen, im Rhythmus unseres Herzens, unseres tiefsten Selbsl.

An uns arbeiten, auf diese innere Kraft vertrauen, ohne ein Gefühl der Bedrohung; kein Herbeizwingen; Veränderungen nicht aufhalten, unserer tief verwurzelten Art treu bleiben.

Sorge tragen für uns selbst, indem wir uns ohne Widerstand zu einer selbstbewussten Lebensverwirklichung hin entwickeln, auf starken Ur-Energien begründet, derer wir uns dankbar bedienen, ohne andere zu verletzen. Wir wissen uns Sicher und Beschützt.

Ablösung der Nagelplatte vom Nagelbett

Kernursache

Du lebst nach bestimmten Regeln oder Strukturen, die dir von außen durch Erziehung, durch ein System, von einem Partner / einer Partnerin auferlegt wurden; das kannst du nicht länger durchhalten, du wirst ein solch unechtes Leben „loslassen" müssen, oder dein Nagel löst sich!

Du willst unbedingt bestimmte Sachen machen, forcieren, die eigentlich nicht gut für dich sind, die gegen deine wahre Art prallen. Zumeist machst du etwas, „um Gutes zu tun".

Das Unmögliche WOLLEN; du meinst, weit zu fliegen, aber du steckst fest.
Du trägst unnötig schwere Lasten, vor allem auf emotionaler Ebene. Dein selbstbewusstes Ich ist zu abwesend; Gefühle überspülen dich geradezu; du lässt dich durch andere leben, auch und vielleicht vor allem durch diejenigen, die das Beste mit dir vorhaben, aber im Grunde genommen deine Entwicklung behindern.

Ein innerer Widerspruch vermag dich zu zerreißen: In deiner Flexibilität lässt du dich durch den / die andere(n) leben, aber auf der anderen Seite willst du dennoch immerzu *selbst* leben.

Du meinst, *an*zugreifen, du wirst jedoch, durch deine ängstliche Unsicherheit und dein forcierendes Verhalten, *selbst* angegriffen. Du meinst, unabhängiger deinen Weg zu gehen, aber deine Zweifel rufen eine Gegenreaktion deines Partners hervor (der dich festhält, zum Beispiel). Blockiert sein, weg wollen: ein frustriertes Gefühl. Suchst du außerhalb von dir nach Wertschätzung, Bestätigung: Traust du dich nicht wirklich, zu sein, wer du bist? Versuchst du den Erwartungen anderer zu entsprechen? Wo bist du?

Kernlösung

Verleugne dich nicht länger! Knacke das Vorhängeschloss, und befreie dich aus festgefahrenen Situationen. Traue dich, dich so zu erleben und zu zeigen, wie du wirklich bist.
Suche keine äußerliche Ego-Anerkennung, sondern lebe spontan aus deinem tiefsten Selbst heraus.
Gehe weiter: Bleibe nicht länger in beklemmenden Lebensumständen stecken, entdecke dich durch Aktion und Kreativität, lasse dich nicht von anderen beeinflussen. Zeige *Dir selbst,* was du wert bist, nicht den anderen. Beschütze deine Gefühle, fühle dich sicher, und sei ein Vater für *dich,* erwarte dies nicht von anderen. Habe keine Angst vor deinen Gefühlen; gehe nicht gegen den Strom; tue nicht immer, was andere sagen: Folge dem spontanen Strom, der deinem Herzen und deiner tiefsten inneren Seele entspringt. Tauche zu deinem tiefsten Kern; spüre die Erde, die Sicherheit in dir, lasse dich auf deiner eigenen Basis aufblühen.

Brüchige, schwache Nägel, die leicht abbrechen

Kernursache

Du bist zu wenig offen für die Kräfte, die Klänge aus deinem tiefsten Selbst.

Eine Unfähigkeit oder Weigerung, selbstbewusst als Ich zu leben; du lässt dich zu viel leben, von deinen Eltern (als Kind), von Autoritäten außerhalb von dir, von der Masse…, du erlebst dich zu „anonym"; du lässt dich fallen, wie ein Baby an der Mutterbrust, du ernährst dich nicht selbst.

Du bist dir zu wenig deines authentischen Wertes als Individuum bewusst, du fühlst dich zu klein, zu abhängig von anderen.

Du verhältst dich, als ob du kein Rückgrat hättest, zu schwach, zu weich, zu flexibel; du fühlst dich in den Fängen eines anderen. Emotionen beherrschen dein Leben; du bist gefühlsmäßig an andere gebunden. Manchmal kannst du bestimmte Sachen nicht mehr bewältigen, nicht verarbeiten, du verschließt deine Ohren davor, weil du nicht auf dein starkes ICH-Bewusstsein baust.

Kernlösung

Werde dir deines Selbst, deines Wertes bewusst, und baue eine starke Struktur aus; stecke deinen eigenen Bereich ab, fühle dich in dir beschützt, und lasse alle starken Energien, deine Klänge und Möglichkeiten, deine Schöpfungskraft unter der Obhut eines Selbstbewussten ICHS wachsen. Schaue tief in dich, schlafe nicht, sondern *arbeite;* sei offen für diese potentiellen Kräfte in deiner inneren Zentrale. Ein *starkes, selbstständiges, entschlossenes* Wachstum.

Eingewachsener Nagel

siehe auch Nägel, allgemein

Kernursache

Du steckst voller Sehnsüchte und Ambitionen, willst vorwärtsgehen, aber du traust dich nicht wirklich aus deinem Schneckenhaus heraus. Du würdest gerne übertrieben weit greifen, mit aggressiver Absicht den Gipfel zu fassen bekommen oder nach einem Ziel greifen, aber diese Gefühle bleiben geheim, verborgen.

Du fühlst dich so ohnmächtig und gehandikapt darin, dich selbst zu verwirklichen, gerne würdest du sogleich den Durchbruch schaffen, ja sogar die Macht ergreifen, Kunststücke vollführen... Du würdest Menschen zu dir hin ziehen, Situationen an-saugen, mit einem innerlich aggressiven Drang forcieren, aber du fühlst dich so schuldig wegen dieser Aggression, wegen dieser Ambitionen und Begierden.

Je stärker du deine spontanen Kräfte unterdrückst, umso mehr führt dies zu wachsender Frustration.

Du fühlst dich ängstlich, schuldig, ohnmächtig: Du vertraust nicht auf deine innere Weisheit. Du meinst, in der Außenwelt eine Bestätigung deiner selbst finden zu müssen; deine Ambitionen und Wünsche liegen außerhalb von dir, du denkst, dich beweisen zu müssen, indem du nach außen hin in Aktion gehst. Deshalb fühlst du dich auch schuldig, deshalb schaffst du nicht wirklich den Durchbruch, weil du nicht auf deine inneren Kräfte und Möglichkeiten, auf deine Bewusstseinsenergien baust. Wenn du den Wert in dich selbst legst, wird der erhitzte Selbstbestätigungsdrang nach außen hin verschwinden.

Du hast Angst, nicht gut genug zu sein, wenn du aus deinem intuitiven, tiefsten Selbst heraus lebst, von deinen spontanen Sehnsüchten, deinem natürlichen Wesen ausgehend. Deshalb suchst und kämpfst du mit deinen Gedanken. Trotzig fixierst du dich auf bestimmte Dinge, die du unbedingt gerne durchdrücken würdest! Deine Denkwelt ist aggressiv und klammernd, du meinst, dich auf bestimmte Sachen gefasst machen zu müssen, du *denkst* und grübelst..., aber bist dabei so sehr zu deinem inneren Selbst auf Distanz.

Um deine Leere zu füllen, klammerst du dich fest, saugst du an der Welt, die außerhalb von dir liegt. Dir selbst fremd geworden, hast du zudem auch Kommunikationsprobleme mit anderen.

Du hast Angst, verletzt zu werden: Du kapselst dich ein.

Du beißt dich fest: Du bleibst stur stehen; du meinst, aus gutem Grund, wie du sagst, nicht weitergehen zu dürfen, aber im Grunde genommen Willst du nicht und Traust du dich nicht - aus Angst.

Du hinderst dich daran, zu Sein, vielleicht zu sprechen, ja, dich so zu zeigen, wie du *bist...,* aus Angst, dass man dir wehtun könnte.

Kernlösung

Schleudere deine Talente, deine Kräfte und alle deine Energien mit einer Zentrifugalkraft nach außen: Traue dich, von deinem tiefsten Selbst aus zu leben; baue dein Leben, ohne Zögern, auf innere Weisheit; trete mit deinen Gefühlen und Möglichkeiten nach außen; traue dich, mit Menschen, die du auf deinem Lebensweg anziehst, frei zu kommunizieren. Befreie dich, lasse frustrierende Gedanken los, und gehe zu Aktion und Kreativität über. Wut ist lediglich die Folge deines Stillstandes, unterdessen suchen innere Kräfte nach Freiheit. Wage es, du selbst zu sein, ohne Scham oder Schuld.

Nägelkauen

Kernursache

Angst, Nervosität. Beschwerte Gedanken: Deine Gedankenmühle läuft nervös und angespannt.

Du bist noch nicht wirklich du selbst, du befürchtest unbewusst, „nicht“ zu sein. Du schrumpfst zusammen, aus Angst, dass andere, deine Eltern, deine Erzieher dich „erwischen“, bestrafen oder gar „auswringen“ würden: Ängste. Aber diese negativen Erwartungen in Bezug auf das Leben, mit denen du geboren wurdest, können tatsächlich die Ursache dafür sein, dass du Menschen angezogen hast, vor denen du Angst hast, wovor du auf der Hut bist, ja, auf die du wütend bist.

Unzureichend in deinem eigenen Wesen geerdet, traust du dich nicht, deine starken Energien aufblühen zu lassen: Du bringst deine Möglichkeiten zu wenig nach außen; du hältst dich zurück; du bist dir zu wenig deines Wertes bewusst; du hast Angst davor, von anderen an den Haaren nach hinten gezogen zu werden. Du verbeißt dir frustriert deine Talente. Du traust dich nicht immer, ehrlich zu sein!

Kernlösung

Fühle dich ruhig, sicher und entspannt in deinem Selbst. Entdecke deinen Wert, und sei stolz auf dein einzigartiges Sein. Lasse alle kreativen Energien frei aufgehen, werde dir deiner tiefen Kräfte und Möglichkeiten bewusst, und lege sie nach außen, anstatt diese schönen, inneren Energien förmlich aufzufressen. Setze dich für deine Gedanken und Gefühle ein; manifestiere dich stark als Individuum, wie jung du auch immer bist. Ergreife dich mit beiden Händen, habe vor niemandem Angst, dann wird dir auch keiner etwas zu Leide tun. Trete mit deinem reichen Inhalt nach außen, schlucke nicht, stampfe keine Talente in Grund und Boden. Habe Vertrauen auf dein göttliches, tiefstes Selbst.

Ehrliche Konfrontation; entschlossene Veräußerlichung dessen, was in dir lebt; so gestehst du dir und anderen zu, sich weiterzuentwickeln.

Niednagel

Kernursache

Du steckst voller Energien, die sich sozusagen entlang des Mundes, der Zunge manifestieren wollen. Du hast das Bedürfnis, zu äußern, zu sprechen, „nach außen“ zu bringen. Ein Zuviel läuft jetzt über. Schäumende Energien geben sich zu erkennen; du kannst diesen aufblühenden Schaum in dir nicht zurückhalten. Ein Zuviel wird nun abgeführt, und zugleich ist dies eine Aufforderung, „einen Gang höher“ zu schalten, mit dir *mit*zugehen und nicht hinterherzuhinken, dich stärker durchströmen zu lassen, zu gestalten, zu erschaffen.

Bringe dich mehr zum „Ausdruck“; gib zu erkennen, was du dir tief in dir wünschst, wonach du dich sehnst, was du denkst. Fordere nicht vom anderen, sei nicht wütend, aber setze dich wohl für dich, deinen tiefsten Inhalt, für deine Meinung und deine Gefühle ein. Verhalte dich nicht schweigsam und still.

Du sehnst dich danach, dich selbst und das Leben zu genießen; ja, du verzehrst dich danach. So beginne damit, das Leben in dir zu genießen; dein „Sein“, bringe es vollständig zum Ausdruck. Schlucke nichts, halte nichts in deinem Inneren, „steche“ dir nicht schmerzhaft in dein Inneres, sondern lasse es einfach nach draußen strömen!

Dürstet es dich nach Leben? So mache dich wahr! Sieh dir den Diamanten tief in dir an; lasse deine Gedanken sich nicht hart auf Dinge außerhalb von dir fixieren![6] Verhärte deine Gefühle nicht, indem du sie unter zwingenden Gedanken und einem hart-strengen Blick begräbst.
Verankere dich tief inmitten deines Wesens, und gehe weiter; halte dich nicht zurück, bremse dich nicht…, lebe, bringe zum Ausdruck, wenn es nur alles von deinem tiefsten Kern-Inhalt aus geschieht.

---

[6] Vergleiche mit der Symbolik vom *Hühnerauge.

Begehre nicht außerhalb von dir, sondern labe dich an deinem eigenen Inhalt…, höre auf deine Gefühle, deine Sehnsüchte…, und genieße *dann* alles Schöne außerhalb von dir, ohne zu ergreifen, zu forcieren oder dich mit Gedanken stark auf etwas zu fixieren.

Kernlösung

Manchmal trägst du förmlich eine Bombe in deinem Bauch; du bist kurz davor, zu platzen: Lasse die Früchte, die in dir sind, geboren werden! Halte nichts und niemanden noch länger fest, sondern platze sozusagen aus allen Nähten, und platze auf; lasse das Fruchtwasser laufen, und werde AUS DIR SELBST geboren! Du hältst so angespannt durch, du hältst schon solange in dir fest, häufst an, so dass die Anspannung unerträglich wird.

Lasse dein Leben nicht länger von jemand anderem „in Besitz nehmen“: Du bist es, der / die es herunterschluckt. Mache jemand anderem keine Vorwürfe. Spucke das und diejenigen aus, womit du dich gefüllt hast, und fülle dich jetzt einzig und allein mit dir selbst. Schluss mit jeglicher Form von Parasitismus und Festhalten.

Lasse deinen „Bauch“ frei sein, lasse das herrliche Fleisch und Fett und den Darminhalt da sein: Lasse es Symbol deines reichen Inhaltes sein. Mache dich frei: Befreie dich von allem, was du nicht bist…, breche es aus, spucke es aus, und komme ganz gereinigt und pur bei dir, bei deinem Körper an.

Du lebst dann in erster Linie für dich… und infolgedessen kannst du angenehme Beziehungen zu anderen eingehen. Mache dich von nutzlosem Ballast frei; „züchte“ keine Kinder, sondern lasse das Kind, das du bist, leben, und gib ihm allen RAUM. Entspanne dich IN dir.

Setze *alle* deine Kräfte ein, um weiterzugehen, um dich zu manifestieren; springe über die modrigen Gräben von früher, und bahne dir selbst einen Weg. Betrachte das Leben nicht von unten, sondern steige darüber hinaus: Führe, als sehr bewusster Meister, deine Energien, dein Leben in gute Bahnen.

Gestalte, erschaffe, MACHE etwas mit deinen energetischen Mächten. Transformiere dich; äußere dich, trete damit nach außen, was du in dir angehäuft hast; sprich; kommuniziere; hole nicht immer wieder das Alte nach oben, sondern lasse das Neue Ich geboren werden. Du bist kurz davor, zu platzen, um geboren zu werden, also unterdrücke dich nicht länger…, lege los!! Full-speed!

Stark verdickte „Kalk“-Nägel

Kernursache

Du legst dir einen eisernen Panzer zu, weil du dich in deinem Gefühlskern bedroht fühlst.

„Zutritt verboten“, Gefühlsblockade, ein machtloses auf der Stelle treten, auch wenn du vor unterdrückter Aggression nahezu platzt.

Weil du so an dir selbst zweifelst, weil du dich innerlich töricht oder minderwertig fühlst, weil du nicht weißt, wohin mit deiner sensiblen Verletzbarkeit, ziehst du für die Außenwelt möglicherweise eine stolze Maske auf, oder du baust an einem Prestige- oder Leistungsjob. Innere Unsicherheit führt hier zu dem stolzen Verhalten eines Löwen. Weil du dich so schlaff und weich fühlst, denkst du, bestimmte Dinge unbedingt tun *zu müssen,* um dich dem / der anderen, der Außenwelt gegenüber zu behaupten.

Möglicherweise eine aggressive Streitlust: um dich doch spüren zu können.

Du fixierst dich auf etwas oder jemand Bestimmtes; du hältst fest, forcierst, auch wenn es deiner tatsächlichen Art diametral entgegengesetzt ist; es handelt sich hierbei um einen natürlichen Wachstumsprozess aus deinem Innersten heraus.

Die Welt außerhalb von dir wirkt bedrohlich, weil du dich zu wenig auf deine eigene sichere Basis stützt: Du wirst dich also auch stark, wenn nötig mit wütenden Klauen, von demjenigen oder von der Sache abstoßen, der / die dich zu verdrängen droht. Aber im Grunde genommen bist du es, der / die deine natürlichen Kräfte unterdrückt. Zuweilen machtlose Wut.

Kernlösung

Milderung, dich friedlich in dir fühlen. Dich für dein inneres Selbst öffnen; dich in dieser inneren Autorität sicher wissen. Tue nur das, was du aus deinem Selbst heraus fühlst, schließe keine Kompromisse; finde dich, baue deine Struktur aus, lasse diese kreativen Energien spontan ihren Weg gehen; vertraue deinen eigenen Gefühlen, öffne dich für Sanftheit und Liebe; heiße dich und die anderen willkommen.

Der Selbstschutz steckt tief in dir, fürchte dich nicht, und zerstöre dein Schutzschild. Du bist gut, wie du bist, versuche nicht, den Erwartungen anderer zu entsprechen, sondern lebe nach deinen Sehnsüchten.

Traue dich, ganz und gar du selbst zu sein. Erdung, Selbstsicherheit, Aktion! Halte dich nicht länger zurück, verstecke dich nicht, lasse dich weich mitströmen, auf den Wellen deines Selbst. Sei nicht länger so hart, stur, widerspenstig und aggressiv: Damit tust du sowohl den anderen als auch dir selbst weh.

Schenke dir endlich die Liebe und Wertschätzung, die du verdienst, und höre auf damit, dich selbst als schwach oder minderwertig anzusehen: Das sind Komplexe, die du besser loslassen solltest! Entdecke die Kraft in dir, und bemächtige dich ihrer!

Weiße Flecken im Nagel

Kernursache

Du verlierst dich, wie ein Kind, zuviel in den anderen. Du lässt dich (unbewusst) in etwas oder jemanden aufnehmen; du bekräftigst zu wenig deine Individualität.

Ein starker Drang, sich zu äußern, zum Ausdruck zu bringen, Kreativität…, aber du träumst, phantasierst, schwebst, „denkst" oder „planst" zu viel, anstatt zu *tatsächlicher* Selbstverwirklichung zu kommen.

Du bekommst dein Leben nicht vollständig in den Griff; unterdrückte Gefühle lasten schwer auf dir.
Du bist lieb und hilfsbereit, jedoch aufgrund deiner Unsicherheit immerzu auf der Hut, wodurch du aggressiv um dich beißen würdest, wenn man dich bedrohen sollte.

Unterdrückte Aktion führt zu angestauter Aggression. Aber im Grunde genommen bist du ein abhängiges Schaf, ängstlich und in abwartender Haltung.
Du fixierst dich zu stark mit deinen Gedanken auf bestimmte Dinge; gefühlsmäßig kannst du gewisse Gegebenheiten nur schwer verarbeiten.

Du lässt dich einschränken, in eine bestimmte Richtung drängen (Erziehung, Einflüsse).

Kernlösung

Es ist gut, viel für andere zu tun, wenn du dich selbst nicht darin verlierst und es dabei nicht ausschließlich um Selbstbestätigung geht, sondern es sich hierbei um den eigenen Wunsch und eine freie Wahl handelt.

Komme zu vollkommener Menschwerdung, lasse deine Energien frei fließen, lasse dich nicht von anderen einschränken, kämpfe dich frei, und mache dich unabhängig, so dass du zunächst in Liebe zu dir kommst.

Heiße dich als Kind willkommen, aber gib dir jede Möglichkeit, selbstbewusst aufzuwachsen: Bekomme deine Gefühle, unbewusste Kräfte in den Griff, indem du *selbst* lebst, auf deinen Füßen, autonom, dir deines Wertes bewusst, im Vertrauen auf dein tiefstes Selbst.

Nicht träumen; hier-und-jetzt auf Erden präsent sein; mit deinen Sinnen genießen, dein Leben entschlossen aufbauen; eine freie Fahrt ohne Begrenzungen.

DIE NASE
DAS GERUCHSORGAN

Psychologische Übereinstimmung

Symbol für das Instinktive in einem Menschen, für das spontane, natürliche Wachstum in ihm, ohne dass er sich bewusst damit beschäftigen muss.
Deiner Natur, deiner Nase, deinem inneren Selbst intuitiv zu folgen, ohne dass du alles über*denken* musst.
Die Kraft und die Meisterschaft dadurch in dir anzuerkennen, dass du auf diese ursprünglichen Kräfte, auf dein intuitives Reaktionsmuster vertraust.
Als Kapitän deines Lebens selbstbewusst das Ruder in die Hand nehmen.

Auch Symbol für Selbstmanifestierung, für die Entschiedenheit, mit der du etwas ergreifst.
Die konzentrierte Kraft deines Bewusstseins im Körper: Hast du alles unter Kontrolle? So symbolisiert die Nase das Ergebnis dieser Meisterschaft über dich; ein ruhiges, kraftvolles, entspanntes, beschütztes Gefühl.
Ein starkes Ich; die Freiheit, du Selbst zu sein, ohne Hindernisse; dich in deinem eigenen Gefühlsleben frei bewegen zu können, ohne Frustrationen.
Der Mut, die Traute, du selbst zu sein, dir einen Weg zu bahnen und alle Hindernisse entschlossen aus dem Weg zu räumen, ohne dich daran zu stören, was andere über dich denken oder sagen.

Symbol für den tief verwurzelten Überlebensinstinkt eines Menschen: Dank des Geruchsorgans hat er Nahrung gefunden, konnte er Gefahr wittern, war er dazu im Stande, geschlechtsspezifische oder sexuelle Gegebenheiten zu differenzieren. Mit einer kritischen Spürnase beschützte er sich und die Menschenrasse, behütete er sich vor Gefahr.
Die instinktive Kraft in einem Menschen, sich fortzupflanzen. Symbol für den Menschen, der Meister dieser Instinkte ist.
Selbstmanifestierung, äußerliches Ego, voller Selbstvertrauen. Im negativen Sinne: Der „Wirkung“ auf andere zu viel Bedeutung beimessen; ein zu eigensinniges oder aggressives oder eitles Verhalten.

Erkrankungen der Nase, allgemein

Kernursache

Du forcierst etwas, du Willst und du Wirst dich unbedingt durchsetzen, anstatt auf dein inneres Selbst zu hören; du vertraust zu wenig auf deine Intuition.

Du fühlst dich von anderen verletzt; unzureichender Selbstschutz und zu wenig Selbstvertrauen.

Aus Unsicherheit von deinen inneren Kräften abgeschnitten, vermagst du deinem äußeren Erscheinungsbild mehr Bedeutung beizumessen als deinem wahren Selbst oder deinem Gefühl: Das macht dich sehr verletzbar. Zögerlich, ängstlich, frustriert, versteckt, dir nicht deines eigenen Wertes bewusst, nicht auf eigenen Füßen stehend, von anderen abhängig. Zuweilen kann dies ins Gegenteil umschlagen: Übermut, übersteigerter Stolz, Arroganz, (sexuellen) Instinkten unterworfen, intuitives Durchdrücken, ohne deinen Verstand zu gebrauchen, Aggression, Eigensinnigkeit, Streitlust. „Hast du mich gesehen?“, mich, den starken Typen / die Powerfrau, oder den bzw. die sogenannte/n Schöne/n …?

Kernlösung

Schneide dich nicht von deinem inneren Selbst, von deiner intuitiven Weisheit ab: Baue dein Leben auf deine wirklichen Werte; du brauchst dich nicht der Außenwelt gegenüber zu beweisen; du darfst dir alle Liebe und Aufmerksamkeit geben; du darfst deine Ambitionen und Sehnsüchte ruhig verwirklichen, wenn sie nicht mit deinem tatsächlichen Wohl und dem der anderen im Konflikt stehen. Traue dich, dich stolz für deinen wahren Inhalt einzusetzen, entwickle dich weiter, ohne zu zögern, füh-

le dich in deinem starken Selbst sicher und beschützt. Halte deine kreativen Energien nicht zurück: Aktion! Stecke deine Nase nicht in anderer Leute Angelegenheiten, sondern lebe bewusst aus dir selbst heraus.
Lasse auch nicht den Ur-Sammel-Instinkt dominieren (Geld, Materielles); dies ist lediglich eine Folge von Ängsten und Unsicherheit. Liebe und Weisheit transformieren Instinkte zu Bewusstsein: Liebe dich, und gewinne Einsicht in dein Selbst.

Anosmie

vollständiges Fehlen des Geruchssinns

Kernursache

Undank ist der Welt Lohn. Du fühlst dich gevierteilt, *als ob du in deinem eigenen Leben nichts zu sagen hast,* nicht einmal, wenn es um deinen Geruchssinn geht; du schließt dich ab, weil du noch kein Fundament aus Vertrauen und Sicherheit in dir selbst gelegt hast.
Krampfhaftigkeit.
(Manche Menschen gleichen in extremem Sinne dem folgenden Bild: „Wie eine Schaufensterpuppe auf zwei sehr mageren Beinen, auf einer kleinen Spiegelfliese stehend, lässt du dich im Kreis drehen, maschinell. Kein Inhalt, kein Leben ist in dieser Puppe, die blonde Haare und dünne, lange Stelzen will: weil das Mode ist, weil sie in der Tierherde mitläuft und sich anschließt an das Habenwollen, die Begierde. Steif, leer, wie ein schmutziger Staubsauger, ein schwarzes Loch, das saugt, um die eigene tödliche Leere zu füllen.")

Wie 2 Steintafeln mit *strengen* Geboten, aber auf spiegelnden Bogen geschrieben, als ob du dich selbst anschauen sollst, um zu sehen, wofür du dich selbst noch beurteilst, *verurteilst* (wie ein strenger Gott-der-Vater!), oder um das zu sehen, was du in anderen als *'böse'* betrachtest, wie in einem *Spiegel*, um dir selbst die Frage zu stellen, ob du dich damit auch noch herumschlägst. Spiegel aus *Geboten und Verboten*, die in deinem Leben herrsch(t)en, werden jetzt gezeigt.

Aber du tendierst dazu, nicht tiefer zu blicken, als bis zur Spiegeloberfläche; *du schließt dich vor dem Tieferen in dir selbst ab, vor deinem echten Gefühlskern,* und genau darum geht es nun. Wie siehst du dich selbst? Siehst du nur das Äußere / die Oberfläche? Oder wie nimmst du dich selbst inhaltlich wahr? Denkst du, dass du kein schöner Inhalt Bist? Warum nicht? Weil du das äußerliche Schein-bild anbetest, oder *das goldene Kalb* außerhalb deiner selbst, *oder den Schein in dir selbst, strenge Regeln die dem WAHREN LEBEN in dir die Nase zudrücken / es ersticken? Und schließt du dich dann auch in Misstrauen ab vor dem sogenannten Bösen außerhalb von dir?*

Kernlösung

Du machst dir viel zu viele Gedanken. Kümmere dich doch nicht um all das Äußerliche und Oberflächliche, lass die Gewohnheiten hinter dir, die schon so lange in dir hausen, und wage es endlich, ehrlich, mit deinem wirren Haar, natürlich und ungekämmt, nach draußen zu gehen.

Setze dich einmal hin, kehre dich sehr tief in dein Inneres und suche, ja, fühle diesen inneren Kern, deine Quelle der Weisheit, das Urgefühl in dir selbst.

Lege nach außen hin Grenzen fest im folgenden Sinne: erforsche nun erst dein eigenes Gebiet, innerhalb des Kreises deines eigenen lebenden Selbst, aber öffne dann ruhig deinen Mund (und die Nase) *ganz, ganz* weit, sperrangelweit, und fühle, wie du diesem allem vertrauen kannst: allem, was aus deinem tiefsten Kern nach oben kommt und sich exteriosiert.

Wie der Atem eines guten Drachens, der sich nach innen zum Guten kehrt und dieses dann atmend stark zu anderen bringt. Vertraue auch den Dingen, die zu dir kommen: dies sind Spiegel oder Bilder, oder auch Signale wie Krankheiten und Geschehnisse, die nicht zufällig kommen, sondern damit man Lehren daraus zieht. Schließ dich nicht vor dem ab, was das Leben selbst dir anbieten will. Mund, Hals und Nase offen für das, was das Leben dir schenken will.

Wie die Symbolik der Melone.[7] Bleibe ganz eng mit dir selbst verbunden und sage die Dinge so, wie du sie ehrlich von deinem Herzen aus fühlst. Manifestiere dich anderen gegenüber, nach Seele und Körper, so wie du *wirklich* bist, ohne Schein, Schein-Worte zu verwenden, ohne einen *Zwischenschirm* aufzustellen, ohne einen Schein-Körper zu bilden, um andere hereinzulegen oder in die Irre zu führen.
Auch wenn du schnaubst wie ein Drache, ist dieses ehrliche Schnauben, das starke Wort, immer noch besser als Schein (-heiligkeit) oder als schweigend mit schmerzendem Kopf herumzulaufen.

Stelle keine Autorität über dich / dein Haupt: nicht die Stimme der Gesellschaft, die Trends, den Direktor oder die Direktorin, oder sonst irgendjemanden … *Fühle dich Herr deiner selbst:* du entscheidest, ganz bewusst, was du in deinem Leben zulässt. Du entscheidest, was du riechst oder nicht riechen willst ...

Dann gibt es keine Götter oder strengen Steintafeln mehr über deinem Haupt: du erkennst schließlich die liebevolle Autorität an, die göttliche Kraft deines ICHS. *Du öffnest dich; du schließt dich nicht mehr ab;* du schließt den Kreis um dich herum nicht mehr verkrampft ab, so dass nichts und niemand zu dir herein kann (auch nicht die Gerüche).

Du öffnest dein Herz; du fühlst dich sicher in deinem ‚Sein', wenn du für dich selbst und die anderen guten Menschen das Gute willst, wenn du den Signalen auf deinem Lebenspfad folgst. Offenheit, Zweirichtungsverkehr, in Ehrlichkeit mit dem oder den Anderen, mit dem Leben selbst: nach außen hin strömend und herrlich in dich aufnehmend, all die schönen Eindrücke. In Dankbarkeit genießend; als Herr über dich selbst weißt du, wann du deine Türen schließen und wann du Grenzen setzen musst.

[7] Lies über die betreffende Symbolik in *Das Füllhorn - Psychologische Symbolsprache der Nahrungsmittel.*

Nasenbluten

Kernursache

Du bist, im Hinblick auf dein eigenes Gleichgewicht, zu abhängig von anderen: Du empfindest dich als Opfer, leidend, ausgequetscht oder missbraucht, ausgeschlossen…, aber *du schließt* dich selbst *aus:* Denn du fühlst dich nichtig oder denkst, minderwertig, schlecht beziehungsweise nicht gut genug zu sein. Du siehst dich als Lumpenpuppe an oder als Teufel, den man meiden sollte, beziehungsweise der es zumindest nicht wert ist, geliebt zu werden. Du fühlst dich wie ein Harlekin, der an einem Faden baumelt: Die Fäden haben andere in der Hand. Denn du fühlst dich so leer und abwesend; du bist dir zu wenig deines individuellen Wertes und deiner Schönheit bewusst, so dass in dir das Bedürfnis entsteht, diese Entfremdung von dir selbst durch mehr Aufmerksamkeit von anderen zu kompensieren: Deine Nase blutet - „so seht mich doch an"!

Du fühlst dich so kalt, zuweilen einsam, traurig, unsicher, du sehnst dich nach Wärme und Liebe.
Du sitzt gefühlsmäßig in der Klemme, du weißt nicht genau, wer du eigentlich bist: Du läutest jetzt die Glocken, auf dass andere dich doch in irgendeiner Weise bemerken werden und dir Aufmerksamkeit schenken. Aber du stößt sowohl dich selbst, als auch andere Menschen von dir…

Kernlösung

Schließe dich nicht länger aus! Erwarte nicht, dass andere dir schenken werden, was du dir selbst vorenthältst: Liebe und Aufmerksamkeit. Komme ganz nah zu dir, fühle dich in deinem tiefsten Selbst sicher und warm geborgen.

Konfrontiere dich jetzt mit den negativen Gedanken, die du über dich selbst hast: Findest du dich schlecht oder hässlich? Diese negative Überzeugung wird Reaktionen aus deiner Umwelt hervorrufen, die deine Meinung noch zu bestätigen scheinen.

Ändere diesen verhängnisvollen Blick auf dich, so dass du dir nicht nur ganz nahe kommen kannst, sondern auch Menschen anziehen wirst, die deine Liebe erwidern können.
Entdecke deine spezifischen Möglichkeiten, deinen Wert, und komme zu Selbstmanifestierung. Fühle dich unter den anderen aufgenommen, nicht als Minderwertige(r), sondern als einzigartiges Individuum. Vertraue deiner Natur, und gib dich mit freudiger Spontaneität dem Leben hin.

Heiße dich von Herzen willkommen, erst dann wirst du dich auch durch die Herzlichkeit anderer aufgenommen fühlen können. Stelle dich nicht in den Regen!
Lebe nicht zu viel in deinem „Kopf“, indem du deinen Körper negierst, ja, ihn ausschließt.

Sehr häufiges in der Nase bohren

Kernursache

Eine nervöse Unsicherheit. Energien schlagen nach innen. Anstatt im Leben entschlossen vorwärts zu gehen, steckst du dich weg. Du stellst dir zu viel die Frage: „Was denken andere über mich?“; du versteckst dich zuweilen hinter einer nonchalanten Haltung, aber im Grunde genommen schaust du fortwährend nach links und rechts, um die Reaktion anderer aufzuschnappen.

Du bekommst keinen Zugriff auf deine innere Sonne, auf deinen Ich-Wert: Du verbirgst diese Ohnmacht hinter einem äußerlichen Ego, hinter einem bestimmten Verhalten nach außen hin.

Du bist noch so sensibel und verletzbar; du traust dich nur zaghaft, mit deinen Gefühlen aus deinem Versteck hervorzukommen; du versteckst deine Verlegenheit hinter einer Haltung. Du schämst dich für deine Gefühle.

Kernlösung

Aktion! Richte deine Energien nach außen, indem du weitergehst, ohne zu zögern. Nicht wie du auf andere wirkst, ist von Bedeutung, sondern was du selbst fühlst. Kein Schein-Ego: Zeige dein wahres Ich, entdecke deine Kräfte, deine Möglichkeiten, deine reichen Gefühle, und setze sie in Kreativität um.

Du brauchst dich nicht wie eine Maus in der Falle zu fühlen: Wage es, anderen offen und ehrlich deine Meinung zu sagen, ohne Umschweife. Stehe selbstsicher mit beiden Füßen auf der Erde; bemächtige dich selbstbewusst deiner Gefühle, und fühle dich in keiner Weiser weniger wert als die anderen: Jeder Mensch ist einzigartig und unersetzbar.

Akzeptiere deine Gefühle, und setze dich ehrlich für sie ein. Genieße den Strom deiner Kräfte, deine Kreativitäts-entfaltung, deine Gefühlsäußerungen.

Nasenbruch

Nasenbeinfraktur

Siehe auch Knochenbrüche, Allgemein

Kernursache

Stark konzentrierte Kräfte in den scharfen, aber am Ende leicht gekrümmten Hörnern des Widder-Kopfes: hoch und stolz erhaben, starke Zelldichte in den Hörnern; ein Blick, der schaut und deutlich sieht, von oben aus einer gewissen Höhe wahrnimmt; wie eine scharfe starke Bergziege oder ein Steinbock, der sich darauf besinnt, in welche Richtung er seine geballten Kräfte senden soll.

Wie starr du bist, straff und nicht entspannt, im Gegenteil: dabei hältst du dich ständig bereit, das *mit großer Kraft* zu tun, was du (instinktiv) deinem Gefühl nach tun musst. Ja, *es handelt sich hierbei noch um einen Instinkt,* gebaut auf Ur-Ängsten, auf Bereitstehen zur Verteidigung, auf Ausschauhalten, oder empfangend mit deinen Ohren, Augen, die Hörner gleichsam stark erhoben. Immer auf der Hut und dich in männlichem Stolz dafür bereithaltend, irgendwo einzugreifen. Da ist eine zu starke Bildung von Adrenalin und anderen Hormonen, mehr als nötig ist, wenn du in Ruhe und Vertrauen lebst, loslassend. Die Nackenmuskeln angespannt. Frustration.

Aber du schaust, fixierst dein ganzes Wesen und beobachtest alles genau. Du zeigst eine geringe oder völlig fehlende Flexibilität und kannst dich von dem, auf das du dich fixiert hältst, nicht abwenden. Stolz-stur bleibst du stehen: unerschütterlich aufrecht und nicht von deinem Felsen herunterkommend, da hoch-oben. Keinen Finger rührst du. Als ob da Widerstand gegen ein Vorwärtsgehen wäre, gegen eine Weiterentwicklung, gegen eine Transformation. Deine weiblichen, zarten Gefühle unterdrückst du.

‚Nein', sagt die Pfeffermühle[8], voller kräftigem Feuer-Inhalt. ‚Ich bleibe hier still und aufrecht stehen,' wie ein hölzerner Stock auf einem Brett.
Dies ist eine (unbewusste oder bewusste) Weigerung, dich selbst geschmeidig zu begleiten, all diese feurigen Schöpfungskräfte zu hantieren, die magischen feurigen Talente in Kreation umzusetzen, in Schöpfung, Produktivität, Gefühlszartheit, vergnügliches Erleben, aber vor allem: ein Ignorieren dieser prächtigen Urkräfte, die in dir sind, nichts damit tun in dynamischem positivem aufbauendem Sinne. Wärme-Kräfte sammeln sich in dir an; auf diese Weise hältst du dich selbst im Lebensraum gefangen. Da ist ein innerlicher Widerstand dagegen; deine wahre innerliche Sonne will ausbrechen!

Kernlösung

Brich sie auf, diese geschlossenen Fenster. *Befreie dich mit großer Kraft auf Uranische Weise.* Halte dich nicht gefangen; lasse diese Prachtenergie, die in dir ist, wie eine Bombe platzen.

[8] Lies zum Vergleich hierzu über die kräftige Symbolik von Pfeffer in *Das Füllhorn - Psychologische Symbolsprache der Nahrungsmittel.*

Du findest nun den Notausgang; du brichst die Glasfenster ... auf dem Weg zu offener frischer Luft, weg aus dem angehäuften Feuer, das in dir darauf wartete, dass du diesen Schritt machen würdest.

Plötzlich bricht das Glas in den Fenstern, du springst in den Lebensraum, du läufst, springst, und vor allem ... FÜHLST du nun, dass Leben in erster Linie ‚Dynamik' (jetzt Dynamit) und ‚weitergehen, weiterlaufen' bedeutet und nicht, innerliche Kräfte in sich hineinzufressen. Du stürmst nun vorwärts: du lässt deine Gefühle durch deinen Körper strömen; allerdings aus Liebe heraus!
In diesem Vorwärtsgehen fühlst du Freude, fühlst du dein Herz.
Instinkte setzen sich um in Bewusstseinskräfte: aus Selbstliebe heraus und in deiner Kraftquelle gehst du nun weiter!
Eine nie dagewesene Freude durchspült deinen Körper, dein ganzes Wesen bis in die letzten Ecken. Du hältst dich selbst nicht länger zurück. Ein unaufhörlich strömender Fluss findet seinen Weg in deinem Sein! Brausende Lebensbegeisterung. Ach, dieses Glücksgefühl, die Lebensrührung ... sie durchspült deine Adern und kein einziges Partikelchen deines Körpers wird dabei vergessen.

Die Kraftquelle, die du bist, die Lebensquelle, die in dir strömt: du hast dich selbst nun befreit und setzt deinen Weg ohne Aufenthalt fort. Diese frohe Bewegung tut so gut, tut dem Herzen gut. Niemals wirst du dich noch einmal weigern weiterzugehen: du bist in herrlicher dynamischer WERDUNG. Und du wunderst dich über so viel Schönes in der Natur, über so viele herrliche Gefühle in deinem ‚Sein'.
Wassermühle, Pfeffermühle: ja, du DARFST nun SEIN, du selbst gestattest es dir; du drehst dich selbst in das Leben hinein. Lieder voller Freude, Beine, die lachen, Füße, die dankbar weitergehen. Der angespannte Kopf eines Menschen, der nun zu einer *entspannten Ruhe* kommt, in Sanftheit. *Ein instinktiver Drang hat sich nun in bewusste, liebevolle Schöpfung / Äußerung / Expression verwandelt.*

Deine Nase juckt

Kernursache

Zwei Antennen, wie lange Ohren eines Eselchens, empfangen und geben wieder ab, lassen die erhaltenen, gefühlten und wahrgenommenen Informationen bis tief in den Körper sacken, bis dein ganzes Wesen davon durchdrungen ist: beruhigt nach instinktiver Wahrnehmung, weil aufmerksam zur Außenwelt hin gerichtet, manchmal spähend, noch kein direktes menschliches Vertrauen zu dir selbst, zu dem, was um dich herum ist und geschieht. Instinktive sinnliche Wahrnehmung.

Darum gilt: das Leben gefällt dir noch nicht wirklich, gerade weil du zu einer Art hochmenschlichen Bewusstseins heranwachsen darfst: alte ‚tierische Instinkte' sollten umgesetzt werden, durch Transformation in Bewusstseinskräfte, nicht an Widerstand, Sturheit oder Unglauben gekoppelt werden. Wenn du dies doch tust, kannst du eine ähnliche (aufmerksame, spitze, argwöhnische) Haltung gegenüber vertrauenswürdigen Dingen in der Außenwelt einnehmen.

Verdruss und Selbstzweifel: ein Gefühl der Hilflosigkeit, des ‚Nichtkönnens', klein und machtlos zu sein, dem sich Bietenden nicht gewachsen. Du solltest erkennen, dass du alles selbst in dein Leben rufst und gerufen hast, bewusst oder unbewusst. Du darfst in der Überzeugung leben, dass du es *sehr wohl* kannst, dass ‚Liebe' in dir wohnt, du musst dich nur darauf abstimmen. Betrachte dich selbst nicht als ein armes trauriges Opfer, das nicht über sein eigenes Glück bestimmen kann. Du bist kein Tier, kein Esel: du bist ein Mensch ... entdecke die menschliche Liebe tief in dir selbst. Öffne dich für deine innerlichen Sinne, was du innerlich fühlen und wissen kannst, in Vertrauen.

Du fühlst dich möglicherweise wie ein kleiner ‚Fisch' mitten im Ozean, dem Großen Ganzen ausgeliefert, strukturlos, richtungslos, ohne starke Gründung und Begrenzung als ICH. Es handelt sich hierbei natürlich um unheimliche, kalte Überzeugungen, die dich die Welt auch in der entsprechenden Weise erleben lassen. Ja, durch diese Kleinheits- und Hilflosigkeits-Überzeugungen verhältst du dich, als ob du in deinem Leben nichts zu sagen hättest, und wartest auf Hilfe von außen: „Wo bleiben die Anweisungen? Was ist das, um Himmels willen: mein Leben? Wo muss ich hin, wer bin ich, was bin ich?" Du scheinst es nicht zu wissen. Fragen über dich selbst, das Leben ...Wir verweisen hier auf die Symbolik von Eris.[9]

Kernlösung

Richte deinen ‚Mittelpfeiler' hoch auf, richte dein ICH auf, erkenne, dass du selbst das Szepter deines Lebens bist, dessen Spitze golden gekrönt ist. Erkenne deine Meisterschaft, nimm dein Leben in deine Hände. Kopf hoch. Richte dich nicht ständig scharf mit den Hörnern aufrecht, im Geist empfangend, instinktiv neugierig oder auf der Hut ... sondern sei dein ‚irdisches' körperliches Selbst, wende dich intensiv nah zur Erde und identifiziere dich behaglich mit deinem starken irdischen wolligen Körper. Entwickle, *fühle* die Liebe in dir.

Läute die Glocken in Freude: darüber, wer du bist, und *dass* du bist, dass du so sein darfst, wie du bist. Dich herrlich fühlen in deinem lebendigen Fleisch. Wälze dich im Körper, ja, lege diese Hörner, die instinktiv zu sehr nach oben gerichtet sind / waren einfach ab und fühle deine warm-irdischen Öhrchen als die Fortsetzung deines menschlich sanften Körpers. Da braucht keinerlei Spannung mehr zu sein: wende dich nach unten mit deiner Nase und suche / schmecke / rieche die geselligen Gerüche der Erde unter deinen Füßen. Nun lässt es sich herrlich wohnen, behaglich, voller Vertrauen, warmweich in dir selbst, völlig mit dir selbst verschmolzen, in deiner Körperwärme, liebevoll.

---

[9] Eris, Planet von Verzweiflung und Rettung. Offizielle Bezeichnung: 136199 Eris, wurde 2005 entdeckt.

Wie der Vogel in seinem geschützten Nest, hoch oben im Baum, in einem Fünfeck strukturiert, ein Dach über dem Kopf, auch den Regen genießend; nichts kann ihm etwas anhaben, er fühlt sich gut und wohl in seiner Haut, quietschvergnügt. Er sucht Schutz vor den Regentropfen und fühlt sich warm geschützt in seinem kleinen Häuschen, schaut in den Wald zu der irdischen Pracht, unter seinem Dach hervor, sieht, wie Regentropfen außerhalb seiner selbst auf den Waldesboden fallen; irdische Düfte dampfen auf in herrlichen Natursphären. Dabei verweisen wir auf den zweiten Text des ‚5.' Hauses des Löwen.[10]

Nichts kann mehr schiefgehen; das Gehirn wird durchströmt von fröhlich-frohen Hormonen. Epiphyse und Thymusdrüse sind freudvoll erhaben. Dieses Kind-sein als Königs-Mensch auf der Erde, sicher und wohlbehalten. Es kann nichts Negatives geschehen, Immunitätsbewusstsein in dieser warmen Selbst-Liebe. Da ist ein ‚Wissen', dass alles gut ist und dass nur das Gute in dein weiteres Dasein eintreten darf. Diese heilsame innerliche Wärme nährt und stimuliert, beruhigt. Nun empfindest du ein herrliches ‚ich Bin – Gefühl' aus deiner liebevollen herzerwärmenden Einstellung heraus. Es ist keine Rede mehr von ängstlichem Nicht-Sein oder einem Verloren-Gefühl.

Angst, Verdruss und Instinkte sind von warmer Liebe und Meisterschaftsbewusstsein vertrieben worden: als Großer Mensch hältst du dein Leben in deinen eigenen Händen. Darauf ausgerichtet, ‚nachinnenhin' zu empfangen: die Ohren öffnen sich nun zur inneren Quelle hin und du empfängst die schönsten Botschaften. Keine instinktive ängstliche Ausrichtung auf das, was sich in deiner Umgebung abspielt, nervengerichtet, hellwach. Du weißt nun, dass du innerhalb deiner selbst suchen darfst: nach der inneren Ruhe, der Sicherheit.

[10] Lies hierzu mehr in *Befreiende Astrologie,* in der Reihe *Astrologie und Tiefenpsychologie.* Dieses Buch ist bei Erscheinen des vorliegenden Werkes noch nicht in deutscher Übersetzung erhältlich.

Dies ist die bewusste warme Heimkehr zu dir selbst, sicher in deinem innerlichen Häuschen: dein Platz auf der Erde wird von dir als warmer Königsmensch eingenommen. Autonom, unabhängig, immun gegen das Frostig-Kalte, denn genährt von Sicherheit, Selbst-Liebe, Vertrauen, der ‚warm-irdischen' Frequenz.

Laufende Nase

(siehe eventuell auch Erkältung)

Kernursache

Du fühlst dich kalt und forderst die Wärme von anderen, weil du dich selbst vernachlässigst. Innere Trauer, eine Sehnsucht danach, liebkost zu werden, eine Anhänglichkeit, du forderst Aufmerksamkeit von anderen ein und klammerst dich an jemand anderen. Du bist dir zu wenig deines eigenen Wertes bewusst; du lebst zu sehr von deiner eigenen Natur, deiner inneren Kraftquelle abgeschnitten: Du suchst außerhalb von dir nach Bestätigung.

Nach außen hin kannst du dich stark und „cool" verhalten, entschieden deine Arbeit angehen, aber innerlich gibt es diese weiche Sensibilität. Du bist zu hart gegen dich gewesen, du hast deine Gefühle hinter einer Maske von Ironie, Humor oder Puppentheater versteckt; aber innere Tränen wirken sich jetzt nach außen aus.

Durch übertriebenes Betonen des „Männlichen" in dir, als Maske, kommt jetzt das „Weibliche" hoch, oder besser gesagt: Nun suchst du in der großen Mutter, im Weichen, Sensiblen in Dir Geborgenheit.

Es gibt in dir einen Zwiespalt: Wie du dich nach außen hin verhältst – und wie du dich innerlich fühlst. Ein ängstlicher, kleiner Junge trägt gewaltige Lasten: Er ist nach außen hin fröhlich, wie ein großer, harter Mann, aber innerlich fühlt er sich traurig, und sein kleines Herz ist verletzbar und ängstlich. Vielleicht fühlst du dich gar von den anderen verstoßen?

Kernlösung

Du hast Angst davor, du selbst zu sein, dich so zu zeigen, wie du bist! Verberge nicht deine wahre Art, traue dich, deine Gefühle frei heraus zu empfinden, spiele kein Theater.

Stecke deinen Bereich ab, und fühle dich in erster Linie mit dir selbst in Harmonie: Gib dir die Mutterliebe, die dir zusteht, so dass du nicht von anderen abhängig bist. Erkenne deinen Wert, deine Größe, und lasse deine Natur frei existieren! „Laufe" nicht für andere, sondern wähle selbstbewusst und intuitiv *deinen* Weg.

Du fühlst dich kalt und vielleicht von anderen verstoßen, weil du dich selbst im Regen stehen lässt. Schenke dir die Wärme und Liebe, heiße deine Natur willkommen, und sei deiner wahren Art treu. Du bist gut und wertvoll, wie du bist; du brauchst dich nicht anders zu geben, als du dich fühlst. Wage es, du selbst zu sein, fühle dich stark und ungebunden, gehe selbstsicher weiter! Baue dein Leben in Freude auf diesem stabilen Urgrund deines Selbst auf.

Niesen, übertrieben häufig

Kernursache

Eine Weigerung, ein Nein zu dir selbst: Du willst nicht wirklich mit deinem Inhalt und deinen Möglichkeiten durchkommen. Du bist gegen dich selbst allergisch. Du ziehst dich zurück. Widerstand.

Du zweifelst an dir, an deinem Wert; du hast Angst, wirklich du selbst zu sein. Ablehnung. Dennoch ein unbewusster Drang zur Selbstbefreiung. Eine Ablehnung in Bezug auf etwas / jemanden außerhalb von dir, gibt lediglich wieder, dass du dich selbst nicht vollständig und geradeheraus manifestieren kannst, wie du es in deinem Inneren fühlst.

Minderwertigkeitsgefühle, du platzierst dich ganz unten und stellst dich im Saal in die letzte Reihe; du meinst, kein Recht darauf zu haben, voll und ganz zu „existieren". Du fühlst dich machtlos; du versteckst dich in der anonymen Masse, um vor deiner Individualität zu flüchten.

Kernlösung

Identifiziere dich nicht länger *nur* noch mit dem „Kleinen" in dir: Heiße es willkommen, sei lieb zu ihm, verstoße es nicht, aber lasse es groß werden. Entdecke die Wärme und die Behaglichkeit in dir, fühle dich in deinem tiefsten Selbst sicher und beschützt.

Lasse deine Energien weich durchkommen, durchlaufen, und horte sie nicht länger durch Minderwertigkeitsgefühle: Erkenne deinen spezifischen Wert und deine Möglichkeiten an; verstecke dich nicht länger. Schaue in alle Richtungen, gib dir allen Raum: Erkenne jetzt die Führerschaft in dir an.

Manifestiere dich, produziere, glaube an deine Kraft, an deine kreativen Möglichkeiten. Komme zum Vorschein! Lehne weder deinen Inhalt, noch deinen Körper ab. Setze voller Selbstvertrauen deine Grenzen.

Einige Male hintereinander NIESEN

Kernursache und Kernlösung

Du willst immer tiefer und tiefer in etwas, im Irdischen, in der Materie, im „Fleisch" graben, aber es gelingt dir nicht so gut, weil du dich zu viel in der Materie / im Fleisch *außerhalb* von dir festbeißen möchtest, genau wie die Zecke, die sich an der Materie außerhalb von sich festhakt. Du saugst folglich in dich hinein, um deine vermeintliche Leere zu füllen (z.B. die Arbeit, die Kinder, was auch immer…).

Du läufst vor dir weg, flüchtest…, weil du Zweifel hast, ob du wohl gut / schön bist, ob du sein darfst, wer du bist. Auf der Flucht vor einer *wirklichen,* vollständigen ICH-Anerkennung, ICH-Manifestierung, als ICH, losgelöst vom Urschoß, unabhängig von etwas, von jemandem. Du darfst dich als DU in ganzer Pracht anerkennen, ohne davor wegzulaufen! Eine Art von Wut oder Aggression, zuweilen Ungeduld: Du willst einmal alles auf den Kopf stellen; *du würdest das Ätherische, Neptunsche-Ungreifbare (in dir) mit einem harten Schlag vernichten wollen! Eine Art von auf die Spitze treiben von Energien, die bereits jetzt das zu schwache, blasse Abwesende in dir, dem du ungeduldig und störrisch (allergisch) gegenüberstehst, zertrümmern.*

Mit gewaltiger *Kraft* brichst du durch und schlägst alles „Leere", das Neptunsche, das, was nicht wirklich STARK in dir präsent ist, entzwei. (Denn unbewusst *lehnst* du dich dagegen *auf,* was von dir noch nicht wirklich *als ICH* existieren darf, gegen *deine Flucht, dein Fliehen vor dir selbst.)*

Mit einer ungeheuer geladenen Kraft, mit einem aggressiven Ventil „fliegst" du jetzt plötzlich mit voller Fahrt voraus; ein gewaltiger Stoß ungeduldiger, angestauter Kraft kommt hierbei zum Ausdruck: „Jetzt reicht es! Das muss jetzt ein Ende haben!" sagst du im Grunde genommen zu dir selbst…, zu einem *zu passiven oder distanzierten, zu geringen Präsent-Sein in dir, in deiner natürlichen Materie. Du möchtest* <u>*alles*</u> *vernichten; Ungeduld.*

Möglicherweise ärgerst du dich über andere, stößt du andere von dir…, das ist jedoch lediglich eine *Folge* der Frustration, noch nicht gleich *„zu" dir* zu kommen, dich über deine eigene Schwachstelle zu ärgern, indem du dich z.B. in etwas oder jemandem festsetzt, anstatt dich zuerst und vor allem *IN dir selbst als starke, unteilbare Einheit festzusetzen.* Sei nicht auf andere wütend: Du bist es, der / die dem ein Ende machen will, dich selbst nicht vollständig und ganz und gar *tatkräftig* und pur zu erleben.

Du möchtest irgendwo „hinzu" (von der Ursache her: natürlich zu dir selbst), aber du scheinst noch nicht heranzureichen, und das macht dich plötzlich so dynamisch-aggressiv (möglicherweise unterdrückt: verbissen-wütend, aus Ohnmacht, ja, zuweilen (selbst) - zerstörerisch).

Aber das Niesen an sich ist das Ventil, die Kraft, die durchbricht, *vorstößt,* die dich „spüren" lässt, welch eine Energie sich in dir manifestiert, ein Aufruf, *dein ICH* jetzt *ganz entschlossen und stark in deiner irdischen Natur gesund-kraftvoll-präsent zu erleben, zu erspüren, zu manifestieren! Stoße dich nicht mehr weg, halte dich nicht länger im Hintergrund deiner selbst; halte dich nicht weiter untergetaucht…* im Leben, denn dagegen widersetzt du dich unbewusst, was durch das Niesen zum Ausdruck gebracht wird.

Habe nicht länger den Drang, *mit deiner Nase in* deine Arbeit *zu-flüchten,* ganz gleich in was oder wen…, denn das ist lediglich ein Alibi dafür, dich selbst / *dein Angesicht nicht vollständig „zeigen" zu müssen, offen und ehrlich.* Warum solltest du nicht: Du hast nichts zu *verbergen…, oder schämst du dich, fühlst du dich schuldig, findest du dich nicht gut, schön, nicht der Mühe wert?*
So sieh dich doch an, achte dich in *Liebe…, distanziere* dich in keinerlei Hinsicht von dir selbst: Erkenne dich in Liebe an, in *inniger Verschmelzung,* und stoße dich aus keinem Grund mehr weg! Sie dir an, wo du dich wegstößt. Wo du dich schlecht oder hässlich findest, wo du meinst, dass du nicht existieren dürftest oder nicht das Recht hättest, dich so zu zeigen, wie du bist, oder dass es besser wäre, wenn du dich versteckst…, *wo zerstörst du dich noch unbewusst?*
Dagegen wehrst du dich, denn im Grunde genommen will dein lebender Selbstkern nichts lieber, als dass du dich integral anerkennst, liebst, von deinem Mittelpfeiler aus, aus deinem ehrlichen Herzen heraus nach außen hin manifestierst. Nicht länger die Flucht ergreifen, dich nicht länger *festsaugen, verstecken, sondern dich ehrlich und vollkommen zeigen, dir selbst in die Augen sehen, dich manifestieren.*
Rümpfe nicht mehr die Nase…, vor keinem einzigen Teil von dir. Oder als Gegenreaktion: Deine Nase vor Dingen / Menschen außerhalb von dir rümpfen, von oben herab: Das ist also nur ein Scheinverhalten.

Steige in dich selbst herab, komme zu einer Total-Verschmelzung, in bedingungsloser Hingabe an das Leben; eine *Bedingungslose Liebe zu Dir!* Liebe deinen Körper, dein irdisches Gefühl, allen Pracht-Inhalt, der in dir steckt, und hole dich warm herein…

Sei nah in dir präsent, lasse diese Gesund-Aggressiven Kräfte FREI durchströmen, widersetze dich nicht einer ungehinderten, natürlichen, freien Geburt und einem Erleben deines eigenen Wesens, deiner Natur, deiner Gefühle, deines Körpers.

Du als starkes DU, ohne Eigen-Hemmungen, ohne Zurückhaltung, ohne zwischen dir und dir selbst eine Barriere aufzubauen. Trete mit deinem TOTALEN SEIN nach außen. Erlebe dich von deinem Kraftzentrum aus, und FÜHRE DICH als ICH in der Materie, in deinem Körper DURCH, hellwach präsent und in Fürsprache für dein *ganzes* ICH. Dich nicht in irgendetwas oder hinter etwas verbergend, du saugst dich nicht in den Dingen außerhalb von dir fest, sondern *du saugst aus den Tiefen deines eigenen Wesens* und schöpfst aus deiner inneren Quellenkraft. Du lebst jetzt rein und ursprünglich aus deinen eigenen Wurzelgründen: kraftvoll, energisch, jede Verschwommenheit, jede Neptunsche Eintrübung deines ICHS zunichte gemacht. Mit *aller* Kraft brichst du durch: als ICH. *Der gesunde Ausdruck deines ICHS!*

Du versteckst dich nicht mehr; du saugst dich nicht mit Dingen / Menschen aus deiner Außenwelt voll: Du trittst *offen und direkt,* in Einheitskraft intensiv mit deinem Körper vereinigt, energisch zum Vorschein! *Marskräfte strömen gesund nach außen;* du fühlst dich stark konzentriert in deinem Körper präsent. Du bist *durch und durch* solidarisch mit dir: *Du stößt keinen Anteil von dir aus / drängst nichts weg.* Du weigerst dich nicht, alles außerhalb von dir loszulassen und dich lediglich mit deiner eigenen Natur zu erfüllen. Von dieser Verschmelzung mit dir selbst ausgehend, kommst du zu einer glücklichen Beziehung zu anderen, ohne Abwehr, ohne Abstoßung: weil du nun zuallererst dich selbst vollständig *hereingeholt* hast.

Du läufst nicht länger vor dir weg, indem du deine Nahrung in Dingen suchst, die außerhalb von dir liegen. Du „kehrst“ zu dir zurück; *du traust dich, dir in die Augen zu sehen, dich im Spiegel anzusehen. Du findest dich gut, schön, stark. Du flüchtest nicht vor dir:* weil du dich selbst jetzt ehrlich und aufrichtig als der Mühe wert ansiehst. Nicht arrogant nach außen hin, sondern *ganz tief und ehrlich,* indem du auf wirkliche Werte schaust und sie tief in dir anerkennst. *Nun stößt du nicht den geringsten Teil mehr von dir ab:* Du trittst jetzt vollständig in dich, in deinen Körper ein. Nichts wehrst du mehr ab… Diese *liebevolle Vereinigung* mit dir bewirkt, dass du dich froh und *innerlich stolz* offenbarst, dass du vor nichts und niemandem mehr wegläufst, dass du stets DEINEN Platz einnimmst, deine Verantwortung als ICH… und dich vor nichts und niemandem mehr verbirgst. Du erkennst deine inneren Werte an und lässt sie *stark durchströmen,* in einem Körper, den du ebenso wunderbar findest, nicht als Image, sondern als Veräußerlichung deines KRAFTVOLLEN, für sich sprechenden, ehrlichen, einzigartigen Seins-ICHS! Ehrliche Durchströmung, ehrliches Bejahen deiner selbst, ehrliche Liebe zu dir, ehrliche Manifestierung nach außen hin!

Adenoidhypertrophie und echte Nasenpolypen bei Erwachsenen

geschwollene (und eventuell entzündete) „Polypen“ in der Nase

Auch die Rubrik *‚Adenoidhypertrophie, Adenoiditis, geschwollene Polypen in der Nase bei Kindern' im Kapitel *Kinderkrankheiten ist hierzu inhaltlich relevant. Außerdem:

Kernursache

Du bist wie der Pianist, der mit seinen Fingern zwar einen ersten Anfang auf den

Tasten macht, dann aber hängenbleibt; er spielt nicht weiter; er hat das Gefühl, nicht weiterspielen zu können. Du schiebst den Lebensatem von dir weg; ‚Nein', sagst du und lässt es nicht zu, dass das Leben in vollem Umfang in dich hinein kann. Das ist eine Art wegschieben, **nicht in deinen Körper hineinlassen.**

Zaudernd kommst du ins Leben; du hältst dich selbst auf einem zu schwachweichen Niveau, als ob deine Zähne in deinem Mund schaukeln würden. Sie bitten um eine stabile Wurzelbildung deines Wesens als Mensch, um einen innerlichen Halt: unerschütterlich.

Du lässt dich einfach hängen, wie in einer Geistes-Neptunianischen Sphäre: wo bist ‚du' eigentlich?

Du zweifelst daran, ob du gut bist, so wie du bist, und würdest andere auf Abstand schieben / halten.

Die Flügel der Mühle drehen sich nicht; die Mühle steht hoch oben auf einem Berg und blickt in die Weite, aber vergisst fast ihre reale Anwesenheit auf der Erde. Sie arbeitet nicht aus ihrem physischen Bauch heraus, sondern steht da nur in passivem oder **träumendem, denkenden Sinne.** Da ist keine Rede von einer gesunden dynamischen Entwicklung, eher ein Abwarten.

Kernlösung

Werde dir deiner voll-physischen Anwesenheit bewusst: setze deine Energien ein. Wie der Maiskolben seine Maiskörner nicht für sich behält, sondern sie freigibt, wodurch Menschen und Tiere essend genießen können. Halte diese Energien nicht „fest", nicht bei dir, damit die Früchte nicht verrotten. Lasse alles weitergehen, halte es nicht zurück, produziere und gebe frei, lasse los. Diese Mitwirkung am Leben, in Dienstbarkeit, ist schön und wirkt befreiend für dich.

Verankere deine Füße fest im Boden. Und wisse: ich bin Herr über mich selbst, über meinen Körper. Fühle diese konzentrierte Kraft in deinem Körper und bekenne dich zu dir selbst als felsenfeste Einheitskraft. Niemand kann dich umwerfen. Kräftige Gründung deines Ichs auf der Erde. Keine Zweifel, keine Furcht, keine Gefühle der Schwäche oder Mattheit oder des Nichtseins mehr. Du übernimmst die volle Verantwortung für dich selbst als starker Mensch. Nicht im Traum, sondern in der wachen Wirklichkeit. Lebe nicht im Geist, dem Denken, deinem Kopf …

Die Lebensenergien wollen frei weiterströmen: blockiere dich nicht länger. Werde wach und handle, tue etwas, lebe, fühle, erschaffe. Aus deinem vollblütigen Herzen heraus.

Wisse dich urstark konzentriert anwesend in deinem Körper, nimm deinen Platz als ‚ICH' ein und führe auf fest entschlossene Weise dein Leben: Körper und Geist ineinander verschlungen.

„Post nasal drip"

Bildung eines eingedickten, klebenden Nasenschleimpfropfes hinten im Nasen-Rachen-Raum, der ständig die Rachen-Hinterwand hinunterläuft

Kernursache

Du schluckst deine Aggression und deine Trauer herunter. Du lässt wenig *Gefühl und Tatkraft* nach außen strömen; du würdest dich am liebsten verstecken, verletzt und traurig. Ein Schmerz im Zusammenhang mit Beziehungen zu anderen.

Eine chronische Erkrankung dessen weist häufig auf ganz tief vergrabene Schmerzen hin, auf tief unterdrückte Aggression. Es hat den Anschein, als wüsstest du selbst zuweilen nicht mehr, warum diese Traurigkeit und dieser *Rückzug* da sind. Du würdest lieber mit deinen Emotionen im Boden versinken, als damit nach außen zu treten. Du bleibst bewusst oder unbewusst an Geschehnissen aus der Vergangenheit haften.

Du traust dich nicht, mit deinem ICH kraftvoll nach außen zu treten; du unterdrückst Emotionen und Energien: Du lebst im Vergleich zum irdischen, körperlichen, sinnlichen Erleben *mit einem starken Überhang von angehäuften Geistes- oder Gedanken-Energien.*

Möglicherweise wurdest du in deinem äußerlichen Ego verletzt und traust du dich nicht mehr, nach außen zu treten.

Es hat zuweilen den Anschein, als würdest du nicht wirklich mit deinen Füßen auf dem Boden stehen, ja, als würdest du mit einem fliegenden Teppich in höhere Regionen (Gedanken, Phantasien, Träume usw. …) flüchten. Eine zu weiche, schwach-weibliche, abstrakte oder vergeistigte Sphäre. Du fühlst dich kalt; manchmal scheint es so, als würdest du dich von deinen Emotionen überfahren lassen; Emotionen wachsen und scheinen dich zu übersteigen, ohne dass du sie wirklich in den Griff bekommst.

Natürliche Energien wollen durchbrechen; du bremst dich selbst ab. Du weigerst dich, das Irdische zu genießen, ohne dass dabei Trauer oder Spannungen aufkommen.

Kernlösung

Schaffe den Durchbruch; nimm deinen vollen Raum in Beschlag. Hier bin ICH! Integriere das Irdische, das Sinnliche, den Genuss von Geschmacksrichtungen, Gerüchen und Farben in dein Leben; fühle dich in dieser urstarken Basis von dir sicher und vertraut, und gib dich deinem Gefühl hin; traue dich, deinen Körper, das Sinnliche und den Austausch von Liebe mit anderen zu genießen; verschließe dich nicht, halte dich nicht an schmerzhaften Erinnerungen aus der Vergangenheit fest.

Eine Bewusste Konzentration deines Ichs; weiterfahren, keine Energien und *gesunden, aggressiven Kräfte* zurückhalten. Dich gut, ruhig und friedlich in dir fühlen; mache Schluss mit dem Neptunschen in dir, und lasse den männlichen Pfeiler feste in die Erde ein. *Die Bewegungskraft aus dir selbst heraus weiterströmen lassen; offene Kommunikation, deinen Gefühlen Ausdruck verleihen, dich nicht verstecken, nicht in deine Gedankenwelt flüchten.*

Erdung. Mit dem ganzen Mist aus der *Vergangenheit,* mit dem, was dich daran hindert, entschlossen und voller Freude du selbst zu sein, Schluss machen.

Verstopfte Nase

siehe eventuell auch Erkältung

Kernursache

Frustration, Zurückhalten von Energien. Zu verschlossen in dir, eine innere Aufforderung an deinen Energiekern, aufzuplatzen. Gewaltige Kräfte werden unterdrückt; aggressive Energien werden fortwährend erstickt. Zu wenig Selbstvertrauen, kein Vertrauen auf die intuitiven Kräfte.

Ein Vogel, der sich nicht traut, so zu singen, wie ihm der Schnabel gewachsen ist, der seine Natur einschnürt und an seinem Wert zweifelt. Gefühle werden unterdrückt, natürliche Spontaneität wird gehemmt. Das eigene ICH bekommt zu wenig Lebensraum. Wut aus Frustration. Innerlich ruft etwas „es reicht jetzt!“ Du würdest am liebsten alles über den Haufen werfen, verändern. Deine Kraftzentrale fordert einen Durchbruch! Ein Befreiungsdrang.

Eine Aufforderung des inneren Selbst, dich zu transformieren: deine Gefühle, Kräfte, Energien frei durchströmen zu lassen, dich in Würde anzuerkennen und endlich selbst in der Erde Wurzeln zu schießen.

Kernlösung

Komme zu Selbstsicherheit und Erdung; binde dich nicht länger zu, und lasse deine natürlichen Gefühle frei existieren. Wage es, ohne Zurückhaltung du selbst zu sein.

Ein auf Erden SEIN: selbstbewusst von deiner zentralen Quelle aus leben; dich nicht leben *lassen;* überschüssige Emotionen verarbeiten und abfließen lassen. Kreative Energien nicht blockieren. Lebe hier und jetzt aus deinem intuitiven, spontanen Ich heraus, ohne dir ständig die Frage zu stellen, was andere wohl denken. Du bist wie eine geschlossene Blütenknospe: Traue dich, dein einzigartiges Sein im Licht deiner Sonne zu offenbaren. Du als zentraler Wert innerhalb einer liebevollen und produktiven Existenz. Lasse deine Gefühle und deine kreativen Energien jetzt frei aufblühen.

Halte die Knospe nicht länger geschlossen.

Sinusitis

Nasennebenhöhlenentzündung

Kernursache

Du fühlst dich „an die Gurgel gegriffen", vor allem emotional, aber du schweigst wie eine Sphinx.

Wem oder was in oder außerhalb von dir noch Glauben schenken? Du siehst Sternchen, hast keine klare Sicht! Du legst dir die Zügel zu straff an; du lebst beherrscht innerhalb einer eisernen Struktur. Eine machtlose Trauer. Angehäufte, aggressive Kräfte. Das Gefühl, in etwas „blockiert zu sein" und nicht weiter zu kommen. Zum Beispiel in einer Beziehung: Du traust dich nicht vollkommen, aus deiner eigenen Art heraus zu leben. Tief liegende Ängste vor dem eigenen inneren Selbst verhindern, dass du dich im Leben tatsächlich weiterentwickelst.

Die Ohnmacht führt dazu, dass du stark nach Dingen oder Menschen „greifst", die außerhalb von dir liegen. Du machst dein Leben zu sehr von einem Partner, von deinen Kindern oder von einer Äußeren Funktion abhängig – von einer Selbstbestätigung durch eine gesellschaftliche Position, eine Rolle mit stolzem Image usw. usf.

Du hast dich in einer Rolle, einer Haltung, einer Lebensweise festgelegt, wobei du *selbst* nicht voll zum Zuge kommst. Du hast immerzu Zugeständnisse gemacht oder dein Leben für ein „äußerliches" oder ehrgeiziges Vorhaben aufgeopfert, aber deine innere Gefühlswelt wird dabei verdrängt.

Zuweilen überfällt dich eine machtlose Trauer, eine Wut, angestaute Aggression, die du vielfach auf deinen Partner oder jemand anderen projizierst, der / die dir nahe steht, aber mache dir nichts vor: Im Grunde genommen handelt es sich hierbei um den Aufstand, den inneren Widerstand gegen das eigene „Gefangensein". Deine Aggression, deine Wutausbrüche richten sich auf andere, aber es handelt sich um die Machtlosigkeit, dich selbst zu verwirklichen, als ganzheitlicher Mensch deine Gefühle zu empfinden, die Ohnmacht, aus dem stählernen Panzer zu steigen, worin du dich gefangen gehalten hast.

Sinusitis bricht dann aus, wenn diese Spannungen zu groß werden; angestaute, gesunde aggressive Kräfte, natürliche Gefühle und Sehnsüchte fordern Aufmerksamkeit.

Ein Aufruf des inneren Selbst, auf dass du deine Natur vollkommen anerkennen wirst, dass du deine Natur nicht länger durch dein *„Denken"* beschneidest, dass du, anstatt dich schwarz zu denken, dich voller Ängste auf das Negative zu fixieren, kurzen Prozess mit dieser düsteren Situation machen wirst. Du fürchtest dich vor dem Allertiefsten in dir; du vertraust deiner eigenen Art nicht; deshalb klammerst du dich an etwas oder jemanden außerhalb von dir, wodurch du dich selbst blockierst.

Angst davor, dass du es alles nicht mehr unter Kontrolle halten kannst und davor, „mitgerissen" zu werden, Furcht vor Schmerzen, die Angst, dass etwas oder jemand dich „festhalten" wird; diese zuweilen sehr vagen Ängste kommen aus der Tiefe und sagen dir schlichtweg, dass du dich nicht wirklich auf dem richtigen Weg befindest! Du blockierst deine gesunden Energien; du suchst die Sicherheit außerhalb von dir oder in einem stark strukturierten Leben, in einem durch Vernunft eingeschränkten Leben, in einer Funktion, in einer Beziehung oder im Materiellen, aber dein Selbst kommt dabei nicht wirklich aus deiner spontanen Natur heraus zur Geltung. Krampfhaft hältst du das, was du heute „hast", fest, weil du dich nicht TRAUST, nach deinen spontanen Wünschen zu leben.

Vielleicht würdest du, aus der Angst heraus, deine Sicherheit zu verlieren, deinem Partner zu viel, beziehungsweise alles „zugestehen": Auf diese Art verleugnest du dein eigenes Wesen. Trauer, Ohnmacht und Widerstand dagegen, ohne sich gleich darüber auszusprechen (es ist häufig eine stille Trauer), sind die Folge deiner Selbstbegrenzung.

Du fühlst dich „gebunden", du willst dort im Grunde ausbrechen, aber du siehst nicht wie oder wohin, und so schweigst du lieber. Kraftvolle Energien werden auf diese Weise unterdrückt! Diese innere Spannung, diese angehäufte Aggression führt zu „Entzündung".

Du bist wie ein Vogel Strauß, mit deinem Kopf jedoch ängstlich von dir selbst abgewendet. Du fürchtest dich vor den Tiefen in dir: Deshalb legst du dich in einem sicheren System fest, ohne dich noch nach draußen zu wagen! Du rostest in Gewohnheiten ein, du wächst nicht mehr, ja, du tust dir selbst weh, weil du dich daran hinderst, dich zu transformieren, deine Kräfte positiv und spontan zu nutzen und dich gefühlsmäßig zu entfalten.

Du siehst das Leben zu einseitig, rein rational; du vertraust deiner Intuition nicht, obgleich man über intuitive Kanäle die größte Weisheit erlangen kann: Du widersetzt dich dem göttlichen, ewig lebenden Teil von dir. Du erstickst dich in einer „Denkwelt", ohne dich auf deine eigene Basis zu stützen; natürlich suchst du dann außerhalb von dir nach Halt. Du hast kein Vertrauen, deshalb regst du dich über hunderte von Sachen auf, bis dein Kopf kurz vor dem Platzen ist! Aus diesem Grund läufst du, innerlich angespannt, mit einem Gefühl der Unsicherheit umher.

Kernlösung

Zweifel können dazu führen, dass du dich nicht wirklich traust, aus dir selbst heraus zu leben, dass du mehr von deinem Image oder deinem Schein-Stolz aus lebst als mit Herz und Seele. So kann sich machtlose Wut im Hinblick auf Spott, Schmerzen und Unterdrückung in der Kindheit jetzt auf einen Partner projizieren. Sei dir darüber im Klaren, dass deine traurigen Erfahrungen als Kind bereits eine Folge **deiner inneren Ohnmacht**, deiner Angst und deines Minderwertigkeitkomplexes waren, wodurch du derartige Situationen unbewusst hervorgerufen hast. Bestrafst du dich noch immer, dadurch dass du dein eigenes Wesen unterdrückst? Bist du immer noch der Ansicht, dass du nicht zu dir stehen darfst? Oder hast du Angst vor der Reaktion deines Partners, hältst du dich deshalb zurück? So behinderst du deine Weiterentwicklung, so machst du dich selbst krank.

Negative, selbsttötende Aggression, die zu Entzündung führt, entsteht erst dann, wenn du diesen ureigenen Energien in dir, die sich darbieten, um belebt zu werden, keinen Raum gibst. Es macht keinen Sinn, die Bitterkeit und Wut über diese Selbstverleugnung anderen zum Vorwurf zu machen!

Gehe dem nach, warum du dich nicht wirklich gerne hast und dich nicht traust, dich selbst zu spüren.

Deine Selbst-Unterdrückung ruft Spannungen in deinem Umfeld hervor. Liebe in erster Linie dich selbst, und traue dich, dich zu äußern! Sprich über das, was dich belastet, und laufe nicht „denkend" damit umher; verarbeite, und lasse los. Verurteile dich nicht für die Gefühle in dir, für deine Natur. Traue dich, du selbst zu sein, deiner Natur treu; höre auf damit, Kompromisse zu schließen. Auch in der Partnerschaft will wahre Liebe, dass jeder Partner „er / sie selbst" sein darf, so, wie er oder sie ist: Beschneide dich nicht.
Und stehe zu dir.

Entdecke die innere Weisheit; lasse Ratio und Intuition Hand in Hand gehen; komme zu wahrer Bewusstwerdung. Zwänge deine Natur nicht länger in ein zu straffes Korsett, entspanne dich! Wenn du „gefangen" oder traurig bist, so liegt es an dir selbst. Vertraue auf dein tiefstes Selbst, spüre diese sichere Basis in dir, lasse Sorgen los, fixiere dich nicht auf Probleme außerhalb von dir. **Sei nicht länger hart zu dir!** Lasse Sanftheit und Liebe in deinem Leben zu, in erster Linie dir selbst gegenüber. Sei dir deines inneren Wertes bewusst.

Niemand verpflichtet dich dazu, die „dunklen" Seiten zu sehen: Entdecke Freude in deinem Selbst, nimm das Schöne aufmerksamer wahr! Genieße voll und ganz mit deinen Sinnen; verkrampfe dich nicht: Atme, rieche, schmecke und schaue! Schließe dich nicht länger in einer Zelle ein.

Erlebe den Raum deiner Gefühlswelt, und vertraue auf diese Gefühle. Komme deinem Herzen näher, und sei weicher als zuvor. **Friede in dir, Ruhe und Sicherheit, darauf vertrauen, dass alles so verläuft, wie es laufen soll.** Rege dich nicht auf, und halte dich nicht länger an materiellen oder äußeren Werten fest. Du bist dir selbst genug. Ängste sind unnötig. Verwirkliche dich aus deinen Wünschen heraus, traue dich, voller Freude du selbst zu sein, und mache der Todesangst ein Ende, indem du auf deinen unvergänglichen Kern vertraust, denn das ist dein einziger Halt im Leben. Darauf kannst du bauen. Trete jetzt zum Vorschein, verstecke dein tiefstes Selbst, deine Gefühle nicht länger! Äußere dich, sprich: Was herauskommt, wird keinen Schaden in deinem Inneren anrichten.

NATRIUM (Na)

Mangel, unzureichende Assimilierung von

Kernursache

Du führst ein Scheinleben. Du weist dich und die anderen ab. Ablehnung des Lebens.

Du siehst dich und die anderen distanziert, kritisch, zuweilen geringschätzig, von oben herab. Nase rümpfen, Augenbrauen hochziehen, hochmütiges, kaltes, besserwisserisches Verhalten: Das ist jedoch nur ein zweites Ich, eine falsche Schicht, mit der du verwachsen bist. Stehst du zu deinem Körper, zu deiner Natur auf Abstand; ekelst du dich vor ihr? Dahinter steckt eine verborgene Aggression, die aus deiner eigenen Ohnmacht erwächst. Du hast Schmerzen und verschließt dich, so dass niemand zu dir hereinkommen kann. Du wirst deine Schmerzen und Ängste, deine Zweifel dir selbst gegenüber niemals zugeben, sondern sie immer verstecken.

Du bist nicht biegsam, ja, du hältst dich steif; du behandelst dich stiefmütterlich, bist kritisch und kühl dir selbst gegenüber, ohne Liebe. Tief in dir fühlst du dich klein und sehnst dich nach Liebe, aber du vermagst sie dir selbst nicht einmal zu schenken, so dass du auch die Wärme von anderen nur schwer annehmen kannst..., denn: „Bin Ich das wohl wert?" Du bist gefühlsmäßig blockiert, ängstlich, du fürchtest dich davor, von anderen zermalmt zu werden, von daher diese Tarnung, als unbewusste Schutzmaßnahme in deiner bedrohlichen Lebenssituation.

Dein Verhalten nach außen verbirgt lediglich ein inneres Gefühl von Hilflosigkeit. Du verschließt dich deinen natürlichen Gefühlen!

Kernlösung

Transformation! Trete im Leben zum Vorschein, und komme hinter dieser Scheinhaltung hervor. Traue dich, spontan zu sein, deine Gefühle zu empfinden und sie zum Ausdruck zu bringen, ohne jeglichen Schutz.

Sei du selbst, öffne dich in vollkommener Biegsamkeit, beuge dich voller Liebe über dich, deinen Körper und das Leben. Komme zu Selbsteinkehr, und erkenne, dass deine tiefsten Gefühle „Traurigkeit, Angst und Ohnmacht" sind: Leugne es nicht, beobachte und verarbeite; stecke den Kopf nicht in den Sand. Akzeptiere dein inneres Selbst, und kehre der irdischen Freude, dem Leben nicht länger den Rücken zu. Erlebe diese Einheit von Bewusstsein und Körper in dir; fühle dich unter den Menschen willkommen, und öffne dich warm für den Gefühlsreichtum von dir und anderen.

Sei nicht so „trocken", sondern traue dich, alles Schöne zu genießen. Höre auf damit, dich selbst zu verachten. Spüre diese starke Basis, dein tiefstes Selbst, worauf du voller Vertrauen zählen kannst: Dieses Bewusstsein wirklicher Sicherheit wird verhindern, dass du unbewusst nach einer Haltung suchst, um zu überleben. Auf diese Weise kommst du ehrlich zu dir; so traue dich auch, spontan deine Meinung und deine Gefühle zu äußern, habe keine Angst vor Körperkontakt.

Ein Gefühls- oder mentales Ungleichgewicht kann durch hormonelle Störungen entzündet werden. Diese hormonelle Störung ist jedoch durch deine negativen Gedanken, Erwartungen oder Emotionen verursacht worden! Die Hormonproduktion in den Nebennieren wird durcheinander gebracht, wenn deine Gefühle, deine Gedanken… die Nebennieren dazu animiert haben.

NEBENNIEREN

Psychologische Übereinstimmung und Erkrankungen, allgemein

Kernursache und Kernlösung

Jeder bewusste oder unbewusste Gedanke, jede Emotion, die dich berührt, löst eine Aktivierung in den Drüsen aus, folglich auch in den Nebennieren. Davon abhängig, *welcher Art* dein mentaler Impuls oder deine Gefühlsregung ist, wird eine spezifische Veränderung in der Hormonproduktion auftreten.

Unser Bewusstseinskern ist es, der den Körper leitet und nicht umgekehrt. Indem wir Veränderungen in unserer Gefühls- und Gedankenwelt herbeiführen, werden wir wieder ein Gleichgewicht im Hormonhaushalt vorfinden, das zuvor unter dem Einfluss negativer Überzeugungen gestört war.

Die Nebennieren, die verschiedene wichtige Hormone produzieren, sind in erster Linie eine Widerspiegelung des Gleichgewichtes (oder Ungleichgewichtes) im Menschen. Eine Widerspiegelung der Harmonie zwischen dem so genannten Weiblichen und Männlichen, zwischen dem Weich-Empfänglichen, Sorgenden, Da-Sein einerseits und der aktiven, selbstsicheren Tatkraft andererseits. Ja, um ein optimales Funktionieren der Nebennieren zu erreichen, wird man ein Gleichgewicht zwischen dem Irdisch-Körperlichen und dem Geistigen, zwischen dem Gefühlselement und dem Denken anstreben müssen.

Das Kind ‚Mensch' ist geboren und wird sofort rhythmisch-schnell stimuliert, um *auf energische Weise, voller Menschenkraft, ohne Eigen-Hemmungen weiterzugehen.* Eine Stimulans, um sozusagen aus der Wiege aufzustehen und *ohne Unterbrechung ins Leben zu gehen.*

Symbol für: *Liege nicht da und kreische, weine, fordere, jammere, begehre, erwarte von anderen – um dich infolgedessen aufzuregen, dich traurig zu fühlen, weil niemand dir weiterzuhelfen oder dir zu geben scheint, was du forderst -, warte nicht darauf, bis ein anderer dich vorantreibt, sondern steige selbst aus deinem Bett der Machtlosigkeit und gehe weiter!* Setze *alle* diese Energien ein, um dich selbst wahr zu machen. Kein dummes Zeug reden oder Jammerklagen!

Mache etwas aus deinem Leben, und sei *zufrieden* und *dankbar* für das, was da ist! *Protestiere nicht,* sondern übergebe dich dem Schönsten in dir selbst! Kein Zögern, sondern ein Aufrechtstehen und Fortfahren.

Sei nicht missmutig, richte dich nicht auf unzufriedene, undankbare, kalte, ausgetrocknete Weise auf die Welt, sondern *gib* dir das Leben von Herzen, und komme zu voller Freude um dein eigenes Wesen.

Was gefällt dir nicht daran? Warum dich selbst *bremsen,* warum *zögern* und das Leben als ein nicht wirklich frohes Ereignis ansehen? Hältst du dich selbst zu *eng,* zu *eingeschränkt,* zu *ausgehöhlt-mager;* bietest du einem frohen deinen Platz-auf-Erden-Einnehmen Widerstand? Bist du dir selbst gegenüber kritisch und kalt-hart?

Du tust gut daran, ohne *Widerstand und Zerstörung* (in Bezug auf dich selbst / die anderen) dein Leben aufzubauen. Oder weißt du immer wieder etwas zu sagen; hast du auf alles eine Antwort? Kannst du weder dich selbst noch die anderen ein Mal *bedingungslos akzeptieren?* Möchtest du eigentlich immer und in allem etwas Negatives sehen?

Dann werden die Nebennieren unzufrieden reagieren. Und es versteht sich von selbst, dass du in Folge einer solchen Basiseinstellung Umstände zu dir holen wirst, die dir dann wiederum einen weiteren Grund dafür geben, *unzufrieden und kritisch-negativ* zu sein. So verändere doch diese Einstellung!

Den Nebennieren geht es gut, wenn der Mensch nicht stagniert, *wenn er ohne zu klagen, alles in sich geschehen und durchlaufen lässt, wenn er sich dem Lebensgefühl überlässt, ohne Protest, wenn er sich der Zufriedenheit und dem Genuss übergibt.* Wenn er *keine Beschwerden* mehr vorbringt und sich ebenso wenig mit *‚Ja-Abers'* überbelastet.

Er sagt jetzt dankbar und ohne Umschweife *„Ja, ich danke dir, Leben"* und lässt es alles geschehen. Er wehrt sich nicht gegen *ein Geboren-Werden-und-Weitergehen, gegen eine freie Durchströmung der Lebenskräfte und entwickelt Verständnis, Toleranz sich selbst, anderen gegenüber.* Er läuft nicht schlecht gelaunt und unzufrieden umher; er *öffnet jetzt sein Herz* und lässt zu, dass das Leben zu ihm hineinkommt, dass das Schöne ihn anlacht.

Er *schiebt es nicht länger von sich,* sei es unbewusst, gezeichnet von beschwerten, freudlosen und unzufriedenen Gesichtszügen.

Er empfängt gerne und gibt gerne; *er sucht nicht länger das Dunkele, Negative, sondern öffnet sich für das Neue, Positive.*

Er betrachtet das Leben jetzt von der leichten Seite und ist nicht länger darauf aus, zu meckern oder zu klagen, zu protestieren oder immer wieder aufs Neue etwas zu finden, worüber er unzufrieden sein kann.

Die Nebennieren arbeiten gut und gesund, wenn sich der Mensch kraftvoll auf seinen eigentlichen Selbstkern abstimmt, der nichts lieber möchte, als dass der Mensch glücklich und zufrieden ist, dass er auf seinem Weg weitergeht, ohne Unterlass, ohne Beschwerden. Lediglich ein *Anbeten* des Allerhöchsten in sich selbst, in Heiterkeit und voller Kraft. Sich nicht über bestimmte Dinge *aufregen,* sich keine *Sorgen* machen, *Kritik* äußern, *Wut* aus *Unzufriedenheit* aufbauen, kein *Verkrampfen,* Austrocknen des eigenen Wesens, sondern sich selbst Kühle zufächern und die Dinge relativieren, (auf Distanz), falls es für das eigene Wohlbefinden von Nutzen ist.

Der Mensch durchschaut jetzt sich selbst, die Dinge, die geschehen, in Weisheit und mit gewonnenem Überblick. Das ‚geweihte' Wasser (durch das Herz im Bewusstsein gelenkt) strömt jetzt durch ihn durch..., weil er weder begehrt, erwartet, noch fordert, sondern sich in totaler ‚weiß-blauer Empfänglichkeit' für das öffnet, was das Leben ihm zu bieten hat..., unterdessen forsch-entschlossen im Leben fortschreitend!

NEBENNIERENRINDE

Cortex: produziert Kortikoide, Aldosteron, Androgene, Östrogene

Psychologische Übereinstimmung

Nebennieren stehen für das Gefühl: Es wird für alles gesorgt, du darfst unbesorgt leben. Alles ist stark und stabil, lasst uns mit vereinten Kräften hoch und weit springen. Aktion! Manifestierung! Eine aktive Tatkraft, von *enormen,* strahlenden, freudvollen Energien vorangetrieben! Glaube an den eigenen Reichtum. Voller Vertrauen für deine Ideale auf Erden kämpfen.

Flexibel Dampf ablassen, frei wie ein Vogel fliegen, Friede und Freude um die beseelten Bewusstseinsimpulse, die dich vor lauter Glück um des Lebens selbst willen durchwärmen, welches fortwährend in Bewegung nach außen hin wächst.

Unterfunktion (Hypofunktion, Insuffizienz) der Nebennierenrinde

Kernursache

Zu schwaches Gefühl deiner selbst, du würdest dich hinter Wölkchen verstecken wollen..., du bist nicht *wirklich* hier. Du nimmst nicht wirklich am Leben Teil. Du hältst dich für eine Null, unfähig, impotent, zu nicht viel im Stande. Du bist nicht dazu in der Lage, wie ein Stück Natur, eine Blume, aufzublühen: Selbstunterdrückung durch Ängste. Die Angst davor, von „Gewohnheiten" abzuweichen.

Argwohn, dich bedroht fühlen, auf der Hut sein..., abtastend, suchend, aber du kämpfst nicht: Du ziehst dich bei Gefahr zurück! Überbetonung der Struktur, der Form. Zuweilen ist das Verantwortungsbewusstsein so groß, dass man befürchtet, es nicht zu schaffen; dies kompensiert man dadurch, dass man im übertriebenen Sinne Strukturen aufbaut: auf Kosten des INHALTES! Du vertraust deinem eigenen Inhalt, deinen Gefühlen nicht, du hältst deine Talente und Energien im Kern fest verschlossen.

Du erlebst manchmal einen Widerspruch zwischen deinen unbewussten Sehnsüchten, deinen natürlichen Wünschen einerseits und dem Widerstand gegen diese eigene Art andererseits! Du stellst also aus Angst vor einer natürlichen Selbsterfahrung ein Verbotsschild auf. So werden nicht nur körperliche Vergnügen, sondern auch breit gefächerte Aktivitäten verhindert. Auf Dauer fühlst du dich von deinem Körper abgeschnitten. Es entsteht ein Ungleichgewicht im Verhältnis (mehr) Geist (als) Materie, im wirklichen Bewusstsein hier-und-jetzt. Energien können auf diese Weise unzureichend in deinem Körper weiterwirken.

Kernlösung

Spontaneität; Gefühlsentfaltung; Flexibilität!
Aktion! Deine bewussten Energien führen zu tatsächlichem Engagement im Leben. Die kraftvolle Anwesenheit deines Seelenkerns mit jeder Faser deines Körpers spüren. Genieße körperliche Aktivitäten! Befreie dich von Ängsten, und vertraue deinem tiefsten Selbst. Schließe dich nicht mehr ein: Komme zurück, nimm am Leben teil: auf Erden! Äußere deine Gefühle ehrlich: Sei *wirklich* du selbst! (Siehe Rubrik *Angst, siehe Psychologische Übereinstimmung *Cortex.)

Überfunktion (Hyperfunktion) der Nebennierenrinde

Kernursache

Übertriebene Aggression, häufig dir selbst gegenüber, vorwurfsvoll, dich schuldig fühlend. Selbsthass, Missachtung dir selbst gegenüber. Allgemeine Wut.

Eine enorme Energieentwicklung, Kraftanstrengung, häufig in negativem Sinne: Warte nur! Du schnaubst vor lauter wütender Gedanken, die deinen Kopf belagern. Du vergräbst deine potenziellen Energien in der Erde, während du tobst und rasend wirst vor Unsicherheit. Nach außen hin kommst du zumeist stolz, cool und stark `rüber! Dein zartes Inneres hältst du in einem sicheren Versteck verborgen; du hast Angst vor den weicheren Gefühlen. Durch die Abkehr von dir selbst, wirst du anderen gegenüber negative Kritik äußern. Hinter der heldenhaften Maske der Aggression verbirgt sich viel Schmerz, Trauer, Enttäuschung. Ängste hetzen dich wie ein wildes Tier auf.

Kernlösung

Nimm dir ruhig die Zeit für dich selbst und deine weicheren Gefühle: Lege diese schönen Seiten von dir offen. Schäme dich nicht dafür. Sei nicht zu hart gegen dich selbst. Sieh dir an, welche Trauer sich hinter deiner Aggression verbirgt. Tauche ein in ein Meer der Ruhe. Entwickle deine Energien, deine Kreativität in einem beständigen Tempo. Mache dich selbst wahr, ohne es zu überstürzen. Hege das kleine Kind in dir, das du bist, sei liebevoll zu ihm. Komme zu wahrhaftigem Selbstvertrauen, kein Flitterwerk nach außen hin.

Morbus Addison

Erkrankung der Nebennierenrinde, meist aufgrund eines Autoimmunprozesses oder durch Tuberkulose; mögliche Beschwerden sind Appetitmangel, Blutarmut, Müdigkeit, niedrigerer Blutdruck, Hypoglykämie (Unterzuckerung), Salzmangel, Hautpigmentierung (siehe auch Nebennierenrinde, Unterfunktion)

Kernursache

„Hilfe! Ich werde gemartert und gefoltert; ich werde missbraucht und zermahlen!" Panische Ängste: „Ich will hier weg! Sie werden mich töten."
Äußerste Anspannung. „Ich bin lediglich ein armes Opfer…"

Du grinst, möglicherweise lachst du, aber unter der Oberfläche wohnt eine Trauer, ein stechender Schmerz, ein Sarkastischer-Masochismus, möglicherweise Wut, Groll über das, was das Leben dir (sozusagen) angetan hat.
Du zeigst nicht dein *wahres* Gesicht, du zeigst lediglich das Gesicht eines Verletzten, der sich selbst versteckt, eines Menschen, der nicht wirklich aufrichtig glücklich und zufrieden mit sich ist, jemand, der der Außenwelt gegenüber „eine Rolle" spielt und in dieser Rolle bestehen will.
Du verbirgst deine wahren Emotionen; du zeigst deine Zähne, aber du ‚beißt' nicht wirklich. Du lässt deine Tränen nicht nach außen fließen, verdaust nicht, sondern lässt es alles irgendwo in dir ‚haften'. Du versprichst das Schöne, du sprichst gute Worte zu anderen, dahinter aber versteckst du deinen Schmerz.

Warum dich selbst so steif und hoch halten, so den „Normen", Gesetzen und Regeln entsprechend, so weit von deinem echten Selbst entfernt?
Warum nicht das Korsett ablegen, sondern, im Gegenteil, dich dazu zwingen, dazu verpflichten, diese oder jene Rolle / Haltung aufrechtzuerhalten?

Bist du nicht ehrlich zu dir selbst, dann bist du natürlich auch nicht ehrlich in deiner Haltung anderen gegenüber.

Kernlösung

Mache reinen Tisch mit deinen törichten Überzeugungen: Mache dich nicht selbst zu einem Tölpel. Stempelst du dich als Opfer ab, dann wird dies auch durch äußere Situationen so bestätigt werden, woraufhin du dann sagen kannst: Siehst du! Betrachtest du dich jedoch als einen zu respektierenden Menschen, dann wirst du keine traurigen Lebensumstände zu dir holen!

Nimm deinen totalen Raum als Individuum in Beschlag, und befreie dich. Erhebe dich über alle diese inneren Bedrohungen, und werde Herr deiner Situation.

Äußere dich in aller Ehrlichkeit und sage, was du aus dir selbst heraus wirklich über bestimmte Sachen denkst. In Wahrheit nach außen in Aktion zu treten, kann Wunder bewirken, ohne dass du dabei eine(n) andere(n) verletzen müsstest: Sei einfach du selbst, diese Ehrlichkeit ist auch für andere heilsam! Sieh dir die Dinge, die Emotionen, die Kränkungen an, die sich in dir angehäuft haben; sei nicht beschämt / stolz, darüber zu sprechen.

Habe keine Angst, ein altes Gebäude, einen alten Turm, den du, koste was es wolle, in Stand halten wolltest (in Bezug auf Privates, Arbeit, Image oder was auch immer), abzubrechen: weil du fühlst „nein, das war es nicht". Lasse alles auf ehrliche Weise aus dir herausströmen. Komme zu Erleichterung, Loslassen, zu einer Zufriedenheit um dich selbst, weil du ganz einfach ECHT und authentisch du selbst sein darfst.

Deine Schultern sind von Lasten befreit. Du bist jetzt, wer du bist! Du hast gesprochen, du tust, was du fühlst wirklich tun zu müssen. Es liegt jetzt alles hinter dir.

Ein Stein ist dir vom Herzen gefallen…, dass Du, ohne wenn und aber (!), du selbst sein darfst; ehrliche Emotionen geäußert, mit der Kraft der Wahrheit gesprochen hast, schlichtweg aus dir selbst heraus gehandelt hast, keine Masken-Haltung mehr.

Jetzt strömt nur noch Freude in all ihrer Kraft und Schlichtheit durch dein - durch versteckte Emotionen - schmerzerfülltes Leid. Dein Körper entgiftet sich, deine Organe entspannen sich und fließen energetisch in die Richtung von Selbst-Entladung und freier-ehrlicher Strömung, von deiner wahren Kernart aus, *deinem echten* Gefühl, deinem *echten* Seinsinhalt ausgehend.

NEBENNIERENMARK

Medulla: produziert Adrenalin

Psychologische Übereinstimmung

Eine Flamme im Inneren, die konstant brennt und beständig eine stille Kraft ausstrahlt. Sie gibt die Sicherheit, dass nichts passieren kann: Mache dir über nichts Sorgen.
Bedrohungen in deiner Umgebung? Da kann nichts passieren, „ICH bin hier", eine ruhige Präsenz in dir selbst, Geborgenheit, Sicherheit.
Friede, Gleichgewicht, Harmonie.

Erkrankungen des Marks, allgemein

Kernursache

Tiefe Ängste, Todesängste, dass deine Person von einem heftigen Lavastrom überwältigt wird, wogegen du nichts mehr ausrichten kannst.

Selbstzerstörung: Durch Ängste bedingt verhältst du dich mutwillig aggressiv, vor allem aber in deinen Gefühlen und Gedanken! Du bist auf die Nase gefallen..., mit aggressivem Machtdrang wirst du es ihnen heimzahlen!

Du bist *viel* zu stark „Geist", in deinem Kopf, und viel zu wenig in deinem Körper präsent, ebenso wenig stehst du mit beiden Füßen auf der Erde.

Kernlösung

Sehr ruhig, harmonisch, selbstsicher: ‚Ich bin'. Entspannt in deiner Natur. Gleichgewicht, Ruhe..., Erdung.

Siehe weiter Psychologische Übereinstimmung.

DIE NEBENSCHILDDRÜSEN

steuern den Calcium- und Phosphathaushalt des Körpers, wichtig für die Knochenbildung und das Funktionieren von Muskeln und Nerven

Psychologische Übereinstimmung und Erkrankungen, allgemein

Ein innerer Kontrollmechanismus sorgt dafür, dass du weder zu weit nach links, noch zu weit nach rechts neigst. Ein Gleichgewichtshersteller, eine Art Nachregler, eine korrigierende Instanz. Dort, wo du zögerst und dich nicht gleich traust, geradeheraus zu handeln, an der Stelle, wo du dich selbst kurz aus dem Gleichgewicht bringen würdest, etwas unsicher, noch nicht genau wissend oder entscheidend..., was dich ins Wanken bringen könnte, *dort* korrigieren dich die Nebenschilddrüsen (oder die korrigierende Instanz in dir, die die Nebenschilddrüsen symbolisieren).
Du kannst dich in diesem Sinne darauf verlassen. Wenn du tatsächlich auf dein höchstes, inneres ICH vertraust, dann sorgen diese Organe für eine perfekte Korrektur. Genau wie eine Mutter ihr Kind kurz an die Hand nimmt, wenn es einmal ins Wanken gerät und fallen würde. Eine Art immerwährender Beistand. Die weiche, korrigierende Hand in dir selbst.

Du probierst im Leben aus, einmal geht es kurz schief, du zweifelst, dann suchst du unschlüssig..., die Nebenschilddrüsen passen sich unmittelbar an: Es ist an dir, so schnell wie möglich sicher, und auf beiden Füßen gleich stark, zu stehen und zu versuchen, dich innerlich geborgen zu fühlen, so dass die Nebenschilddrüsen weniger hart arbeiten müssen, geschehen lassen können, sich entspannen..., und du gehst unbeirrbar weiter!
Nachregelfunktion, korrigieren, dort einen Schubs geben, wo es in Folge eines Überhangs ein Zuviel oder Zuwenig an bestimmten Stoffen gibt, sei es nach rechts

im Denken, sei es nach links im Fühlen, oder zu emotional, beispielsweise zu abgehoben sein.

Kernursache

Behältst du immer alles im Auge, traust du dem Braten nicht? Kannst du nicht loslassen, musst du dich fortwährend von den Nebenschilddrüsen korrigieren lassen? Dann hat es in der Tat eine anstrengende Wirkung, und das System läuft schließlich nur noch mühsam!
(Lies auch in der Rubrik *Psychologische Übereinstimmung).

Kernlösung

„Gehe weiter, vorwärts!" sagen die Nebenschilddrüsen, „immer inmitten deines großartigen ‚ICH Bin' stehen bleiben. Fahre fort! Zögere nicht, vertraue dir; du weißt, dass alles gut wird, wenn du nur lernst, aufzustehen, zu laufen und endlos weiterzugehen!" Komme zu der höchsten Verbindung mit dir selbst, und schalte jede äußerliche Ego-Bildung völlig aus. Du brauchst dich weder ‚in Frage zu stellen' noch ‚zu beweisen'. Du Bist einfach wer du bist. Und das ist gut so!

Lasse dich nicht von anderen einschüchtern, vergehe nicht aus Angst, staue nichts auf, verkrampfe dich nicht nervös in der Kehle, sondern lasse los und vertraue. Ärgere dich nicht über bestimmte Umstände, über andere: Lasse sie los, und komme zu Freude um dein eigenes ‚Sein'. Wut ist die Folge der eigenen Ohnmacht, vollkommen Herr über dich selbst werden zu können, vollkommen die Macht über dein ‚Sein' in der Materie zu gewinnen. Also: Mache etwas daraus. Gehe in dich, erweitere deinen Raum, korrigiere dich unmittelbar, wenn nötig, lasse dich niemals ganz ins Ungleichgewicht fallen. Stehe weiterhin an der Spitze deines Lebens, dir sehr wohlbewusst , dass du alles im Hinblick auf deine Existenz regeln kannst, dass du dich dort korrigieren kannst, wo du einen zu starken Überhang nach hier oder dort hast. Du brauchst gar nicht zu schwanken, stütze dich auf die innere Kraft deines Seelenkerns, auf deine einzigartige Basis, und fühle dich ‚unerschütterlich' wie ein Felsen und fest verwurzelt in deinem ‚Sein'.

Wenn du zu wenig in deinem Zentrum stehst, wenn du dich weigerst, in dir selbst, in deinem meisterhaften Kopf präsent zu sein, gibt das Leben dir (und den Nebenschilddrüsen möglicherweise auch) eine Erschütterung: Dein Gehirn wird sozusagen durchgeschüttelt (wodurch möglicherweise Schwindel und Verwirrung entsteht), um dir zu sagen: „Wie sieht es jetzt aus?! Wirst du deinen Platz einnehmen, wirst du dich jetzt endlich an die Spitze deines Lebens stellen, wirst du endlich eine Wahl treffen, eine Entscheidung fällen?"

Höre auf damit, „nichts" zu entscheiden, stehen zu bleiben, in der passiven Erwartung, dass es schon von selbst passieren wird! „Wie sieht's bei dir aus; wo bist du, wann wirst du leben, entscheiden, dein Leben wirklich lenken, aufhören zu zaudern und zu zögern?!" Du wirst an den Ohren gezogen und gezwungen, DU SELBST zu sein, zuzupacken, nicht länger abwesend zu bleiben oder nicht-wählend, unentschlossen, wartend... Ergreife die Initiative, wenn die Würfel gefallen sind, werden dich die Nebenschilddrüsen weiter begleiten, sie werden leicht auf wechselnde Schwankungen reagieren, dort, wo kurz gewartet oder eine Wende in deinem Leben vollzogen werden muss (sowohl emotional als auch wörtlich in Situationen: Entscheidungen und Wenden), und schließlich kommst du immer wieder aufrecht und perfekt im Gleichgewicht auf die Hauptbahn. Das Flugzeug macht eine fabelhafte Wende und versteht es, beide Flügel dabei stets im Gleichgewicht zu halten.

Du musst wohl im ‚Ein'-klang mit dir selbst sein, sonst erfährst du eine Erschütterung, eine Ermahnung, einen Boxer auf deine Nase oder was auch immer: Wie sieht's jetzt aus? Gehst du mit dir, mit dem Leben mit? Oder weigerst du dich? Dann gibt es etwas in dir - und möglicherweise bei Menschen aus deiner Umgebung – das wütend wird, frustriert oder aggressiv reagieren kann.

Gehe weiter, tue immer wieder neue Schritte, dabei stets ein erneutes Gleichgewicht findend. So läuft es gut. Nicht zu schnell, nicht zu langsam, im positiven Sinne auf der Suche, dich selbst fortwährend in die Richtung von Leben und Weiterentwicklung korrigierend. Das ist gut. Nichts übereilt, nicht stehen bleiben. Ein fortwährendes dich selbst Nachregeln, dort, wo es von Nöten ist, ohne zu übereilen, ohne zu zögern oder dich selbst zurückzuhalten. Keine Flucht fort von dir selbst, sondern eine Verantwortung für dein ICH übernehmen, auf deinem besonderen Lebensweg. Du bist der Pilot deines Lebensflugzeugs und machst es wunderbar, auf diese Weise helfen dir die Nebenschilddrüsen!

Überfunktion der Nebenschilddrüsen

Hyperparathyreoidismus

mögliche Folgen: erhöhter Calciumwert im Blut, Nierensteine, Nierenschaden, Muskelschwäche, Herz- und Skelettprobleme

Kernursache

Du würdest unbedingt, auf Biegen und Brechen, mit einer Kraft durchbrechen wollen, es *muss* und *wird* geschehen; in dieser Sache bist du hart und kantig-scharf gegen dich selbst und handelst mit einer verbissenen Dickköpfigkeit: ein innerer, aggressiver Drang. Du WILLST dich selbst in eine bestimmte Richtung verwirklichen, manifestieren. Du findest, dass das sein *muss,* du verpflichtest dich selbst dazu. Aber... du kannst nicht. Es gibt viele Rückschläge. Du gibst nicht auf, du würdest auch gegen den Strom rudern! Kraft-Gegenkraft. Um dich selbst vor der Außenwelt zu beweisen? Oder hast du dich an die Normen und Gesetze gekettet, die deine Eltern dir vorgaben: Nur wenn du *das* im Leben erreichst, „dann bist du ein guter und erfolgreicher Mensch".

Du fühlst dich so machtlos, deine Ambitionen nicht verwirklichen zu können: Dein tiefstes Selbst hat Rückschläge und enttäuschende Situationen in deinem Leben hervorgerufen (lies hierzu Teil I), um dich über dich selbst zum Nachdenken zu bringen, über deine *wirkliche* Natur, deine Art, deine *wahren* Sehnsüchte und Talente.

Denn die Ambitionen, die du anstrebst, sind nichts weiter als ein sklavisches Produkt dessen, „was andere von dir erwarten, oder wie du wohl auf andere wirkst, oder was du tun müsstest, um dennoch ein respektierter Mensch zu sein"; ändere deine Richtung, und lebe aus dir selbst heraus! Im Inneren weißt du schon lange, dass der Weg, dem du folgst, nicht dein *echter* Weg ist, sondern ein Zugeständnis an andere: Du schaltest dich selbst aus.

Etwas wehrt sich in dir, und du schiebst und schiebst..., das hat doch keinen Sinn: Kraftverschwendung und Blindheit. Wie mit Scheuklappen hältst du stur durch, weder nach links noch nach rechts schauend; wenn du dieses Ziel nicht erreichst, oder wenn du *diese* Bedingungen für dich nicht erfüllst (zum Beispiel ein Diplom erlangen), dann hast du den Sinn deines Lebens nicht mehr konkret vor Augen.

Du missachtest deine eigentlichen Wünsche, du denkst, streng zu dir sein zu müssen und nicht das Recht zu haben, zu genießen, indem du Dinge tust und Sachen erlebst, die du leidenschaftlich gerne hast. Selbstunterdrückung.

Du denkst, tun zu MÜSSEN, für andere da zu sein und selbst an letzter Stelle zu rangieren. Und wenn du eine Karriere ausbauen würdest, wäre dies auch eher aus dem Grund, um den Wünschen, den Erwartungen der Menschen zu entsprechen. Denn du bist doch eigentlich ‚nichts' wert, nicht wahr?

Kernlösung

Folge doch dem Strom deiner eigenen Natur: Lasse nicht *alle* deine Energien, die aus deinen tiefsten Gefühlen und Fähigkeiten hervorgehen, verbrennen. Das, was du unbedingt willst, wofür du kämpfst..., ist vielleicht gar nicht gut für dich! Höre auf damit, und ändere deine Richtung.

Schaue auf deine eigene Basis, und sei dir deiner Sache sicher, lebe aus dir selbst heraus. Glaube an die Schönheit deiner Art, und lasse sie nach außen treten! Das

Einzige, was du tun *musst,* ist, deiner eigenen Natur treu zu sein. Errichte deine stabile Struktur auf deiner eigenen Basis, nicht auf der Existenz anderer. Sie wissen es nicht besser als du, auch wenn du das häufig denkst: Trete für dich selbst ein, und genieße um deiner selbst willen. Höre auf damit, dich selbst zu zerstören und anderen genügen zu müssen.

Unterfunktion der Nebenschilddrüsen

Hypoparathyreoidismus

mögliche Folgen:niedriger Calciumwert im Blut, hohe Empfindlichkeit von Nerven und Muskeln, schmerzhafte Krämpfe (Gesicht, Gliedmaßen)

Kernursache

Du fühlst dich angekettet und blockiert; du erkennst nicht, *welche* Richtung du ansteuern musst. Du bist verzweifelt und fühlst dich machtlos: Du möchtest anderen gerecht werden, schenkst deinem Partner / deiner Partnerin, Eltern oder Freunden sehr viel Aufmerksamkeit, aber du forcierst dich selbst in diesen Beziehungen.

Du versuchst, Dinge zu erzwingen. Machtlos versuchst du zu versöhnen, aber es gelingt dir nicht. Du hältst zu viel deine Nächsten fest, anstatt dich selbst zu entwickeln! Du konzentrierst dich zu stark auf andere… und fühlst dich traurig, zuweilen ratlos aggressiv, denn du missachtest dein eigenes Wesen auf diese Art und Weise.

Du hast *viel* zu wenig dein Leben in der Hand; du lässt dich sozusagen auf Rädern rollen, aber wohin? Du fühlst dich wie ein Gehängter, voller Emotionen.

Kernlösung

Lege den Mittelpunkt in dich selbst. Erst von diesem Kern aus, von einer Konzentration in dir selbst ausgehend, kannst du Freude erleben.

Erst wenn in einer Beziehung beide ein unabhängiges Selbstwertbewusstsein haben und jeder Partner in erster Linie seiner eigenen Art treu ist, *dann* können zwei Menschen einander in Freiheit lieben. Traue dich, du selbst zu sein!

Du *darfst* als Kind anders sein, andere Vorstellungen als deine Erzieher / Eltern haben. Stehe dazu. Eltern dieser Kinder werden ihre Nachkommen umso mehr als eigenständige Individuen mit ihren spezifischen Eigenschaften respektieren! Eltern sind keine Machthaber. Bist du so traurig, weil andere dich nicht lieben, da du nicht ihren Erwartungen entsprichst? Liebe dich selbst, folge deiner Natur: Dann werden *die* Menschen, die am besten zu deiner Natur „passen“, ganz von selbst auf deinen Weg kommen. Wahre Verwandtschaft steckt nicht in der Blutverwandtschaft, sondern im Geiste, im Herzen.

DAS NERVENSYSTEM

Psychologische Übereinstimmung

In Freiheit und im Vertrauen für uns selbst, für andere offen sein.
Das Licht unseres Bewusstseins findet seinen Weg in eine neue Dimension: Das Nervensystem tut seine Dienste als wichtiges Empfangs-, Sende-, Kommunikationssystem. Nervenzellen reagieren unmittelbar auf die Veränderungen innerhalb der bewussten oder unserer unbewussten Erfahrungswelt. Kommunikation mit unserem tiefsten Selbst, Kommunikation – über jede Materie und Distanz hinweg – mit anderen. Nervenbahnen transportieren Nachrichten.

Über Feedback, über Schmerzsignale in unserem Körper begreifen wir, was wir in unserem Körper „verändern“ sollten.

Bewusstwerdung ist ein sehr wichtiger Prozess; unsere Gehirnnerven verdeutlichen uns unmittelbar, wenn wir falsch liegen, wenn wir uns ausschließlich auf den Verstand ausrichten und die intuitiven Kanäle ausschalten; wir werden ängstlich und nervös, angespannt werden.

Ein gesunder Austausch zwischen dem Rationalen, Logischen einerseits und dem Intuitiven, Gefühlsmäßigen andererseits ist notwendig, um ein gelassenes, freudvolles Leben zu führen. Wenn wir uns im Vertrauen für unser inneres Selbst öffnen, werden Ängste verschwinden.

Du stehst im harmonischen Kontakt zu dir, zu deinem Körper: Du genießt sinnliche Reize und Freuden, streichelzarte Milde.

Eine sanfte Friedenssphäre, ein Ur-Vertrauen auf dein tiefstes Selbst und auf das Leben: Dein Nervensystem empfängt diese Erfahrungen des Bewusstseins und sendet sie in alle möglichen Richtungen.

Du strahlst Licht aus: zu anderen, in jede Faser deines Körpers. Elektromagnetische Kräfte bewegen sich stark über die Nervenbahnen fort; du sendest, du empfängst. Du lenkst mit deinem Selbstbewusstsein die Funktion deiner Nerven. Ein Gleichgewicht im Verhältnis Bewusstes Ich hier-und-jetzt und tiefstes Selbst ist für eine gute Gesundheit unverzichtbar, auf dass du deinen Halt in dir selbst spüren wirst, Sicherheit und Geborgenheit, auf dass du dich nicht krampfhaft an anderen, an Dingen außerhalb von dir festklammern wirst.

Wenn du nicht auf dein Selbst vertraust, werden deine Nerven schließlich durchdrehen; wenn du nicht für diese hellen Energien in dir offen bist, wirst du dich befangen, ängstlich und düster fühlen.

Das Nervensystem überträgt unmittelbar, inwieweit du Frei und voller Vertrauen auf das Lebende Licht deines unsterblichen Selbst bist, oder in welchem Maße du dich vor diesem inneren Licht verschließt, so dass du dich nicht wirklich frei und entspannt fühlen kannst: Du tust dir selbst weh.
Weigerst du dich, deine eigene Meisterschaft anzuerkennen, dann kannst du „verrückt"-werden, durchdrehen, ja, Wahnsinnig werden, paranoid, voller panischer Ängste sein.

Angestaute Emotionen, Misstrauen, Unglaube, Selbstvernichtung „erschweren" und „verzögern" die leichte Schwingung deiner Nerven; traurige Signale erreichen alle Teile deines Körpers, bis sich das Negative schließlich irgendwo in Form eines Leidens oder eines Geschwürs einnisten kann.
Ebenfalls ist es für gesunde Nerven unverzichtbar, dass du dich oben, über dem Kopf, nicht in höhere, ätherische Sphären „leer laufen" lässt, so dass du jeglichen Kontakt zur Erde, zu deinem Körper verlieren würdest: Hier bleiben, innerhalb bestimmter irdischer Strukturen, nicht zu viel in Träume und Gedanken flüchten. Aber lege deiner Intuition, deinen Empfangskanälen keine Zügel an; mache dich frei, und öffne dich für die schönsten Erfahrungen.

Dich sicher fühlen, in Hingabe an das Leben, deines Wertes bewusst. Du weißt, du fühlst zu jedem Zeitpunkt, was du tun musst, wenn du nur auf diese Reize und die Signale in dir hörst. Ein Urvertrauen auf diese innere Uhr. Du verschließt nicht deine Ohren und Augen für diese Botschaften. Du bist vollkommen offen; du bist dir deiner unbegrenzten Möglichkeiten bewusst, was „Kommunikation", Sendungskraft und Strahlungskräfte betrifft. (Lies Teil I.)

Neuralgie, allgemein

Nervenschmerz: Heftige, stechende Schmerzen (wie Stromschläge) die anfallartig auftreten

Kernursache

Du fühlst dich wie eine Möwe, der man die Flügel gestutzt hat: Du würdest gerne fliegen, aber du bist gefangen. Aggressive Ohnmacht.

Du bremst natürliche, aggressive Kräfte ab; du legst dir einen starren Panzer zu.
Deine Frustration, dieses Horten von Energien, von impulsiven Kräften, ja, möglicherweise von Talenten, dieses Blockieren eines natürlichen Gefühlsstromes…: Das beklemmt dich schließlich so stark, dass du mit nervösen Stichen ausbrichst!
Ein innerer Widerstand gegen ein „Gefangensein", eine Lebenssituation, die dich einschnürt.

Du würdest gerne mit etwas, mit einer Gewohnheit oder einer zu einengenden Lebensweise kappen, aber du traust dich nicht: zu wenig Vertrauen auf dein tiefstes

Selbst. Du misst dem möglicherweise zu viel Bedeutung bei, was andere über dich sagen, anstatt ehrlich und spontan aus deinen eigenen Wünschen heraus zu leben.

Du lebst lediglich in Schüben: Deine Energien kommen in deinem Körper stoßweise durch, weil du dir nicht zugestehst, spontan zu fließen, deine natürlichen Kräfte zügig durchzulassen: Du blockierst dich fortwährend selbst.
Du tust dir weh. Diese ängstliche Selbstunterdrückung führt zu gewaltigen Spannungen, zu Stress und Wut.

Kernlösung

Du brauchst nicht zu „fliegen": Das Gefängnis liegt in dir selbst. Befreie dich aus diesem Panzer von Normen und Etikette, wie „das gehört sich so", oder „das erwarten andere von mir": Lasse deine Natur mit Schwung los, und bleibe nicht an äußerlichen Normen haften, womit Mode oder Gesellschaft dir Zügel anlegen. Was zählt im Leben, ist Liebe und Freude; wage es, dich vollkommen aus deiner Spontaneität heraus zu erleben. Traue dich, einmal deine Aggression zu äußern, habe keine Angst vor deinen Kräften und Emotionen. Sprich, und mache dich stark für dich; halte dich nicht länger so eng zugeschnürt und angespannt. Gib dir allen Raum, zu sein, und verleihe dem voller Freude und Kreativität Ausdruck, was *wirklich* in deiner Seele, in deinem Herzen lebt. Sage, was du zu sagen hast, lebe mit deiner Natur in Harmonie, töte dich nicht durch „Höflichkeit" oder künstliches Verhalten ab.

Stecke deinen Bereich ab, und traue dich, dich sanft aufblühen zu lassen, ohne Widerstand, innere Beschwerden oder kritische Gedanken, die lediglich der Struktur oder Materie Bedeutung beimessen. Befreie deine Energien, und traue dich, zu Leben! Lasse Ängste und Spannungen los: Fordere das Leben mit Freude für dich ein.

Lies hierzu eventuell auch: *Gesichtsschmerzen, -neuralgie, *Gürtelrose, *Interkostalneuralgie, *Ischias, *Zähne, *Morton-Neurom (schlage im Index nach).

Neuropathie, allgemein

mangelhaftes Funktionieren eines oder mehrerer peripheren Nerven; einige mögliche Symptome sind: Taubheitsgefühl, Prickeln, Schmerz, brennendes Gefühl, Kraftverlust; Neuropathie kann viele Ursachen haben wie Diabetes mellitus, Vergiftung, Gürtelrose, Lepra, lokaler Druck oder Einklemmen (z.B. Karpaltunnelsyndrom), Alkoholismus, Guillain-Barré-Syndrom usw.

Kernursache

Manchmal ähnelst du einem grauweißen Marmorstein, die Adern richtig verlaufend, aber dich selbst frostig und leer haltend. Wo ist dein warmes rotes Herzfühlen, wo liegt deine lebendige Seele verborgen? Du bist unzureichend auf den warmirdischen Körper aus Fleisch und Blut abgestimmt, auf deine innerliche Lebensbeseelung. Du ziehst dich zurück in den grauen Geist.
Da ist eine Aufforderung, in engen Kontakt mit deinem warmschlagenden Herzen zu kommen, mit der wertvollen KERNKRAFT deines ‚Seins'.

Du würdest dich überstrapazieren, wie ein Mensch in Bauchlage, der seinen Kopf *zu* weit nach hinten zieht: um sich selbst oder den anderen zu zeigen, wie gut und beweglich er ist. Den Rücken gerade ein wenig zu hohl[11] gemacht, *weg* gehend aus dir selbst, dich selbst zu sehr auf-ziehend.
Auf diese Weise fühlst du dich gespalten: musst du dir selbst ‚beweisen', wie weit du gehen kannst in den Dingen, manchmal buchstäblich ‚mit deinem Körper'?

Beweglich machst du beispielsweise Übungen für den Hals, dabei registrierst du zum Beispiel: wie weit du mit deinen Wirbeln gehen kannst, den Kopf erst sehr stark nach links und rechts drehend, dann wiederum weit nach unten gerichtet. Gerichtet auf das Dekor, auf die Außenseite deines Körpers, der Bewegungen, die du eventuell machst usw. Möglicherweise legst du Wert auf den ‚Kult des Äußerli-

[11] Lies über die psychologische Übereinstimmung eines *Hohlkreuzes (Lordose) an anderer Stelle in diesem Buch.

chen', unabhängig vom Herzensinhalt (der Stärkste, der Beste, der Schönste, der Beweglichste sein zu wollen z.B. und darum deinen Körper überstrapazierend. Hier lügst du dich selbst an, lügst das Leben an, lügst die wahre Schönheit und wahre Kraft an, die nur von innen heraus wachsen können, und nicht auf oberflächliche Leistungen und Normen gebaut sein können (falsch).

Dies ist eine Aufforderung deines lebenden Selbst, aus bestimmten engen Strukturen auszubrechen, um dich selbst im wahrsten Sinne des Wortes *‚auf'-zumachen,* den maximalen Raum in Seele und Körper einzunehmen: auf selbstsichere Weise, ohne eine ‚Grenze' zu überschreiten, ohne deinen Körper oder deinen Geist zu weit zu wagen, um dabei von deinem zentralen ICH abzuweichen, *im GLEICHGEWICHT bleiben. Die Richtung nach innen und die Richtung nach außen in einem gesunden Gleichgewicht. Links und rechts in einem Gleichgewicht getragen, ohne überstrapazieren. Aus innerer Ruhe und Selbstsicherheit heraus,* ruhig und beherrscht, aber dir selbst doch die Bewegungsfreiheit gebend, die du benötigst.

Andererseits: du hast dich selbst versorgt; du nimmst schon im Voraus genug Raum ein, zur Not lässt du deine Zähne mit einem großen Spalt dazwischen wachsen, so dass jeder Zahn genug Sauerstoff / Raum für sich selbst hat. Auf diese Weise entstehen aber ‚Hohlräume'. Als ob du dich innerlich ‚durch Dehnen öffnen' musst. Doch im Vorfeld meinst du, dass du dich ‚vorsehen' solltest, als ob du befürchtest, in irgendeine angespannte Situation zu gelangen, in der du ersticken würdest, in der dir *kein* Raum gegönnt werden würde. Auf diese Weise schiebst du die anderen ein wenig von dir weg: wenn du nur deinen Raum bekommst, nicht an irgendetwas klebend.

Eine *Dualität,* eine Frage, ein Nicht-richtig-Wissen, manchmal ein echter Kampfschauplatz: *wirst du dich durch Dehnen weiter öffnen, deinen breiten Gang bilden, hindurchgehen, dich zeigen, dich der Menschheit zeigen? Oder findest du, dass dies nicht geht, dass du dich ängstlich und klein zusammenschrumpfen musst, zurückziehen musst, das Tageslicht scheuen musst? Du hast dich zu lang zurückgezogen, zugezogen, zusammengeballt und nun musst du dich dadurch gleichsam übergeben: auf plötzliche Weise schiebst du alles von dir weg, spuckst du alles aus, forderst du vom Leben deinen offenen Raum; wie ein Katapult lässt du dein Sein auffedern, es entrollt sich alles, du schießt dich selbst in alle möglichen Richtungen in Weite auf. Aus dem geschlossenen Schneckenhäuschen heraus dich rollend öffnen und <u>weit</u> reichend. Sein, wer du <u>wirklich</u> bist, keine ‚falsche' oder unechte Form / Haltung.*

Darin kannst du dann wieder zu weit gehen im anderen Sinne: dass du dich selbst verlierst, dich mit *deinem Geist* derart weit ausdehnst, dass du nicht mehr bei dir selbst ‚anwesend' bist, immer weiter und weiter weg von deinem Kern. Das ist eine Art ‚Hilfe, ich flüchte', aber ein Flüchten in den Äther.

Deine Gelenke, Wirbel und Muskeln biegen sich sehr stark durch, um nur ja alles ganz richtig zu machen, manchmal bis ins Übertriebene; in übertriebenem Sinne saugst du die Staubkörnchen vom Teppich. Du willst die Dinge *mehr* als gut machen, dabei deinen Körper übertrieben einsetzend, dich selbst ‚zerrend',[12] deine Gelenke und Wirbel stark hin- und herdrehend, um nur ja nichts zu verpassen, nicht zu versagen, alles nutzen zu können. Widerstand sollte überwunden werden: wie eine Wasserlibelle,[13] die gerade den freien Raum gewählt hat, auf kernartige Weise durch das Fenster nach draußen geflogen

---

[12] Lies hierzu eventuell über die psychologische Übereinstimmung mit einer *Muskelzerrung.

[13] Lies über die psychologische Übereinstimmung in *Wenn die Tiere sprechen könnten…* Dieses Buch ist bei Erscheinen des vorliegenden Werkes noch nicht in deutscher Übersetzung erhältlich.

ist und plötzlich ‚nein' sagt, sich weigert und wieder in das Wohnzimmer hineinfliegt, als ob sie sich selbst nicht genug vertraut, nicht weiterzugehen wagt, nicht in den weiten Raum hineinzufliegen wagt. Auf diese Weise kehrst du zurück zur Quelle, gehst du lieber auf Nummer Sicher, gehst du nicht auf deinem Weg weiter, lebst du weiter versteckt, in Angst vor dem, was kommt. „Hier drin ist es sicher, am besten fliege ich nicht weiter." Auf diese Weise scheinst du dichter bei dir selbst bleiben zu können, dich selbst nicht im ‚Flug' zu verlieren.

In der Überzeugung lebend, dass du dich von deinem ‚Kern' entfernen würdest, wenn du ‚in Bewegung' kämest, wenn du einen anderen Raum als dein vertrautes Zimmer betreten würdest oder wenn du dich im Leben vollkommen und weit öffnen würdest. In der Überzeugung, dass dies nicht möglich ist, dass es besser ist, bei den alten vertrauten Mustern zu bleiben, bei der alten Mode, und am besten dem zu entsprechen, was die Außenwelt am liebsten sieht, was du selbst äußerlich gerne siehst. Aber dieser Weg ist nicht auf ‚Inhalt und Herz' gebaut, sondern auf Leere und den hohlen Kult des Äußerlichen.

Kernlösung

Es ist gut, ganz *nah an dein innerliches Kernherz zu kommen*, dort zu bleiben. Und dies, ohne auf paranoide Weise ‚im Haus' oder ‚zurückzubleiben', oder verborgen in ‚Gewohnheits-Mustern', um hinter deinen Augenlidern hervor die Welt zu beobachten. Und in Bezug auf die Außenseite deines Wesens dazugehören zu wollen und zugleich zu fühlen, dass dies zu innerlicher Leere und einem Gefühl der Gespaltenheit führen könnte, wobei du gleichsam im Geist verrückt werden würdest. Es ist Zeit, dir innerlicher Werte bewusst zu werden und *dich mit fundamentaler KRAFT aus dem Tiefsten deiner selbst heraus zu dem zu bekennen, der du wirklich bist.*

Das Leben fordert dich dazu auf, dich stets sicher zu fühlen: innerhalb oder außerhalb deiner Mauern. Fliege hinaus, solange du nur bei deinem Kern bleibst. Nein, weitermachen und weitergehen ist nicht ‚unsicher' oder gefährlich; du brauchst dich nicht einzuschließen oder zurückzuziehen in ein altes Gewohnheitsmuster. Entdecke deinen STABILEN Mittelkern; nein, du bist kein schwaches Menschlein, sondern ein starkes mannfraukräftiges Wesen! Manifestiere dich daher auch als solches, von deiner Basis aus.

Öffne dich ruhig ganz, strecke deine Arme, dein Rückgrat, deine Beine, deinen Nacken und nimm getrost den GESAMTEN Raum deiner selbst, deines Körpers ein; fühle dich selbst, fühle, wie breit du im Raum des Lebens bist. Öffne dich dehnend auf gesunde Weise, ohne zu weit zu gehen, nicht um die Erwartungen anderer zu erfüllen, nicht um einen Rekord zu brechen.

Mit voller Kraft vorwärts, wie auf dem Motorrad, wie mit einem Katapult dich selbst in aller konzentrierter Kraft abschießen. Die Mann-Kraft in dir selbst weiterschieben, das Selbstbewusstsein, Selbstvertrauen, nicht gebaut auf die Kunst des ‚schwachen Weibleins bleibt im Gleichgewicht auf dem Schwebebalken'.

Energien, die sich reichlich in dir drehen, darfst du loslassen, sie nach außen hin mit großer Kraft entrollen. Schieße dich selbst ab!

Baue erst eine kräftige **BASIS** in dir selbst, und auf dieser Basis kannst du springen, laufen, tanzen, ganz gleich. Du ‚bewegst' dich auf dieser Basis herrlich dynamisch und mit großer Geschmeidigkeit; der Lebenstanz. Du vertraust deiner Basis; du weißt, dass du nun alles tun kannst, dass du dich ohne Furcht gehen lassen kannst.

Du vertraust dem Leben in dir, du vertraust deinem Körper, ohne je noch auf deinen Beinen zu ‚wanken', weil deine GEDANKEN dir weismachen würden, dass du doch sehr vorsichtig sein müsstest, da du ansonsten möglicherweise fallen könntest.

Glaubenskraft. Beiße diesen Apfel[14] durch, ja, glaube an dich selbst. Wisse, dass du nichts in dir zu fürchten brauchst, wenn du nur auf das Vertrauen in diesen urstarken Basiskern baust.

Weiche nicht ab von deinem Kernpfeiler; von hier aus kannst du mit urstarker Motorkraft vorwärts. Produziere, streue deine Talente auf die Erde, halte deine fundamentalen Werte nicht zurück, manifestiere von innen nach außen mit großartiger Kraft aus dem Herzen heraus!

Erbliche Druckneuropathie

HNPP: Hereditary Neuropathy with liability to Pressure Palsies (Hereditäre Neuropathie mit Neigung zu Drucklähmungen) seltene Krankheit, bei der die Nerven extrem druckempfindlich sind: eine langzeitige Lähmung oder Gefühllosigkeit von Beinen oder Armen kann schon entstehen, wenn man eine Weile in die Hocke geht, auf den Knien sitzt oder sich mit den Ellenbogen auf den Tisch aufstützt; bei manchen entstehen Hohlfüße oder Skoliose

Kernursache

Es ist, als ob etwas in dir verhindern will, dass du stabil zur Erde gerichtet bist, dass du deine Wurzel in der Erde hältst. Da ist also eine Art unbewusster Zerrissenheit: ein Teil von dir ist fest entschlossen nach oben gerichtet und zugleich in der Erde verankert, aber dein anderer Teil weigert sich mannkräftig sich in der Erde zu verankern, will flüchten, *weg*, zu unbestimmten Fernen.

Es scheint fast so, als hätte das ‚y' keinen Frieden mit sich selbst, als wolle es sich gleichsam aufteilen zwischen links und rechts, zwischen Luft und Erde, als handle es sich um ein entschlusskräftiges mannkräftiges y, welches das kleine Stückchen an seinem oberen Ende wegreißen will, fliegen lassen will, und zugleich auch wieder nicht. Du willst dich innerlich losreißen aus etwas (hierbei geht es in erster Linie natürlich darum, dass man sich selbst entkommen will und folglich möglicherweise Situationen in sein Leben ruft, aus denen man sich dann auch wieder lösen will, aber die Basisursache liegt in dem innerlichen Kampf, der aufgelöst werden kann).

Dabei herrscht Unruhe, Nervosität. Zweifel, Zögern, innerlich frustriert. Was soll ich tun? Da ist eine Art von Nervosität, ein Zwiespalt in deiner Seele. Du willst bleiben, du willst weg; einerseits willst du stillsitzen, andererseits willst du wegfliegen. Es ist doch gut, dass dein tiefster Seelenkern dich so verankert hält in deinem irdischen physischen Körper, dass er dich zwingt, bei der Wurzel deiner selbst zu bleiben: hier, in der physischen Dimension, in deinem Körper selbst, liegt schließlich die Basis, was nicht heißt, dass du dich ‚gefangen' halten musst.

Denn du zwingst dich dann wieder zu streng, in bestimmten Strukturen sitzen zu bleiben; als ob du dich auf einen Stuhl setzt und dabei dröhnst vor zurückgehaltener elektrischer Energie, aber du stehst nicht auf, du befreist dich nicht; du nagelst dich fest in einem bestimmten Plan.

Du stichst gleichsam mit einem scharfen Dolch in dich selbst (hiermit tust du dir selbst weh): damit du geradespringst, natürlich, dein ICH bist / wirst. Du fühlst einen Befreiungsdrang, aber du drehst und kehrst den Würfel in dir, ohne gleich den Ausweg zu finden; und doch kannst du das sehr wohl. Diese Befreiungskraft stemmt sich auf, aber vorläufig wartest du, bleibst du noch wie ein Glied in einer Kette sitzen.

Eine weiße Pilzkraft treibt sich nach oben; das Hütchen ist voll damit, voller Spuren, kompakt und kräftig, aber du solltest dich selbst nun ‚aus dir' selbst geboren werden lassen: dich an die Arbeit machen, geschehen lassen … und so die erbliche ‚Veranlagung'[15] in günstigem Sinne beeinflussen.

---

[14] Lies über die Symbolik des Apfels in *Das Füllhorn - Psychologische Symbolsprache der Nahrungsmittel.*

[15] Lies im Zusammenhang hiermit die Rubrik zu **Genetischer Veranlagung.*

Kernlösung

Suche den Kern tief IN dir selbst; nicht an der Außenseite deines Wesens, nicht in deinem Geist, nicht in der Ferne wirst du die Lösung finden, um ein glückliches Dasein zu führen. Wolltest du dich selbst hoch errichten, so hoch, dass die Leiter nicht mehr sicher stand? Zu viel Geist, zu viel Neptunianisches Streben (im Traum, den Gedanken, dem Geist, dem Streben nach irgendeinem hohen unerreichbaren nicht wirklich lebenden Geistesreich-aber-unabhängig-von-der-Erde-Ideal beispielsweise). Fälle dann nun diesen zu hohen alten Baum und fühle dich erleichtert, sicher zurückgekehrt zu dir selbst, ganz nah bei der Erde, in dir selbst.

Flüchte nicht länger weg vor dir selbst, vor deinem innerlichen Kern, deinem Körper, lauf nicht weg vor dir selbst. Akzeptiere deine Gesamtheit als eine prächtige irdische Gegebenheit. Denke nicht, dass du ‚es' außerhalb deiner selbst finden musst.

Du brauchst nicht so hoch und weit zu reichen, in die Luft-Sphären, bleibe einfach intensiv nah bei deinem körperlichen Selbst: mit beiden Füßen auf der Erde, in der irdischen Dimension. Ein Gleichgewicht zwischen Himmel und Erde; versuche nicht, diesem gediegenen soliden Zusammenarbeitsverband in dir selbst zwischen Bewusstsein und Körper zu entkommen.

Nichts ‚muss'. Öffne den Ring, der dich umgibt, fühle dich frei, springe aus der Zwangsjacke, die du um dich selbst gehalten hast. Ob es in dir selbst oder in Bezug auf andere geschehen darf: entledige dich jeglicher Gefängnisstruktur; setze dich z.B. in Beziehungen nicht ‚gefangen', sondern erlebe deine Beziehung(en) in Liebe oder Freundschaft, ohne dich dabei zu ersticken, in einen kleinen Ring ‚einzusperren', ohne dir Bewegungsraum zu lassen. Liebe stimuliert gesunde Freiheit: für dich selbst und folglich für den oder die anderen. Fühle dich frei und glücklich in deinem Körper; alles ist in dir: Talente, Gefühle, Glück. Glück und Zufriedenheit in dir und über dich: sei davon überzeugt, dass du keine ‚Mängel' aufweist, dass du es nicht irgendwo anders, in den Höhen oder der Ferne, suchen musst. Entwickle innerliche Ruhe im Mittelpunkt in dir selbst. Erlebe dann von diesem Mittelpunkt aus deinen großartigen innerlichen Raum, den Raum in deinem Körper, dein Bewusstseinsfeld. Von hier aus kannst du dich dann beständig weiterentwickeln.

Lies eventuell auch den Text **Neuropathie, allgemein.*

NERVENZUCKUNGEN, TICKS

‚Tic nerveux'

Kernursache

Angespannt in dir blockiert sein, voller potentieller Energien, aber du gehst nicht wirklich weiter; du hältst Energien zurück. Fest – still – unbeweglich – angespannt – in dir gefangen – weder vor noch zurück können – dich von anderen anvisiert fühlen, was wiederum zu Anspannung führt – die Ohnmacht, Energien spontan und frei fließen zu lassen – du nimmst das Ruder deines Lebens nicht wirklich selbst in die Hand. Du lässt dich durch Regeln, Normen, Strukturen, Erziehungsmaßnahmen oder Einflüsse aus der Vergangenheit einschränken; du schrumpfst dein Leben zusammen; du fügst dich in ein „Schema".

Kernlösung

Mit voller Kraft weiterfahren, alle Energien frei durchströmen lassen; zu jedem Zeitpunkt spontan das tun, was du fühlst, tun zu müssen; deiner Natur treu sein und dich nicht innerhalb eines zu engen Rahmens blockieren; die Macht über dich in dich selbst legen und nicht den anderen zuschreiben. Selbstbewusst das Steuer in die Hand nehmen und, ohne dich immer wieder um-zu-sehen und in-Frage-zustellen, weitergehen! Aktion, Unternehmungsgeist, Kreativität! Nicht an dir selbst zweifeln; wehre dich nicht gegen spontane Impulse in dir, sondern gib ihnen nach.

Schließlich: störe dich nicht an Nervenzuckungen. Fixiere dich nicht auf das Äußerliche, dies hat für das Leben keinerlei Bedeutung! Was andere auch dazu sagen mögen: du, als „guter Mensch", bist das einzige, was zählt!

NERVENZUSAMMENBRUCH

Kernursache

Du kannst es alles nicht mehr bewältigen; du forderst jetzt die Aufmerksamkeit der anderen für deine Situation. Weil du dir in der Vergangenheit nicht die Anerkennung, die Wertschätzung gegeben hast, die jeder Mensch braucht, weil du dich zu sehr von einer Gemeinschaft, einer Familie, von einem Partner, einer Gruppe, einer Arbeit, einem Amt, einem Ideal hast vereinnahmen lassen… und deinem höchst persönlichen Ich zu wenig eigenen Raum und Privatsphäre zugesprochen hast: Deshalb schreit dein tiefstes Selbst jetzt nach Raum für dich, nach Anerkennung für dein vollwertiges Selbst.

Möglicherweise hast du immer so gelebt, „wie es sich gehört", vielleicht hast du dich sogar aufgeopfert: Es war eine Flucht weg von deinem eigenen Ich, vor deiner spontanen Natur, vor deinen tiefsten Gefühlen. Du hast dich in der Vergangenheit zu viel an Aufgaben oder Menschen geklammert. Du tust und machst, du gibst, du arbeitest für die anderen, bis du mit deinem Kopf gegen eine Mauer stößt, denn eigentlich läufst du vor dir selbst davon. Du hast jetzt zu viel getan; du musst zurück: auf den Weg zu dir selbst. Aus dem Bedürfnis nach Aufmerksamkeit, Zuneigung und Wertschätzung, weil du es dir selbst vorenthältst, hast du alles für andere getan. Aber dadurch hast du nichts gelöst; jetzt steckst du in diesem selbst gesuchten Schema „fest" und willst ausbrechen.

Solange du die Wertschätzung und die Aufmerksamkeit von deiner Umwelt bekommen hast, weil du doch so ein „braver, guter, heiliger edelmütiger… Mensch" warst, weil du dich so „in den Dienst" anderer gestellt hast, verlief alles reibungslos; bis du zum Opfer dieser aus den Fugen geratenen Rolle wurdest. Es wird dir emotional und physisch zu schwer.

Jetzt steckst du in einer Situation, einer Beziehung, in einer Aufgabe fest, und es geht so nicht weiter. Die wahre Ursache liegt darin, dass du dich selbst nie richtig akzeptiert hast, es sei denn unter strikten Bedingungen: …dass du zuerst beweisen musstest, eine gute Hausfrau und Mutter oder eine vorbildliche Ehefrau / ein vorbildlicher Ehemann usw. zu sein. Du akzeptierst dich nicht bedingungslos. Du vertraust deinem tiefsten Selbst nicht wirklich; du bist dir nicht des goldenen Schatzes bewusst, der in jedem Menschen liegt; du forderst, dass andere dir zur Selbstbestätigung ihre Zustimmung geben sollten. Jetzt fühlst du dich eingeengt, du bist nicht mehr Frei, es ist, als hättest du eine Schlinge um den Hals, du hast keine Ruhe und Entspannung mehr; du sehnst dich nach eigenem Raum, Freiheit und danach, in Ruhe gelassen zu werden.

Andererseits kannst du nicht ohne die anderen, weil du dich selbst nicht wirklich liebevoll und warm so Willkommen heißt, wie du bist, ohne dass du dieses oder jenes erfüllen „musst".

Machtlosigkeit, aggressive Gefühle, die Angst davor, du selbst zu sein, Minderwertigkeit, äußerlichen oder gesellschaftlichen Normen und Erwartungen mehr Bedeutung beimessen als deiner eigenen Natur und ihren Bedürfnissen.

Verzweiflung: nicht wirklich an dich heranreichen können, Selbstunterschätzung, von deiner Intuition, von deinem tiefsten Kern abgeschnitten sein. Aussichtslosigkeit, weil du nicht von deinem tiefsten Selbst aus lebst. Gefühl der Erstickung, weil du zu viele Menschen in deinen Bereich eindringen lässt. Ein zu geringer Glaube an deine Individuellen Kräfte und an dein Recht zur Selbstbestimmung. Schließlich spürst du Schmerzen; du bist verletzt worden. Andere werden dich nur dann verletzen, solange du dich nicht als das wahre Zentrum deines Lebens ansiehst, solange du möchtest, dass dein äußerliches Ego von deiner Umwelt anerkannt wird. Du greifst nach anderen, zuweilen mit Macht, weil du dich als machtlos erlebst; so rufst du wieder Situationen hervor, in denen du vereinnahmt wirst (von Medikamenten z.B.).

Kernlösung

Auf eine freie, entspannte, freundliche Art und Weise mit anderen umgehen, wobei du deine Persönlichkeit und deine Freiheit bewahrst, deine Grenzen *selbst* bestimmst, ohne dich in einer Aufgabe, in deinem Image, in einer Gruppe, in einem Ideal zu verlieren. Du sorgst in erster Linie gut für dich selbst: Das ist „Mein Bereich“.

Du fühlst dich sicher und voller Vertrauen auf dein tiefstes Selbst; du hetzt dich für niemanden. Du folgst den Bedürfnissen deiner Natur; du schenkst in erster Linie dir selbst die Liebe und die Wertschätzung, die Ruhe und die Entspannung, die du so sehr brauchst; erst wenn du es nicht mehr wirklich Brauchst, dich für andere einzusetzen, wird es dir auf optimale Weise gelingen, ohne dir Schaden zuzufügen, ohne dein ICH noch zu übergehen. Der Stolz auf dich selbst, auf deinen inneren Wert ist sehr gut. Du versinkst nicht mehr in anderen; du lässt andere nicht länger Parasit sein. Du Greifst nicht mit Macht nach anderen, du klammerst dich jetzt nicht mehr fest, weil du dich selbst verkennst: Jetzt lässt du alles und jeden los und kommst dir sehr nahe.
Eine vollständige Konfrontation mit dir ist heilsam: Dein Selbst bietet dir die Garantie für ein sicheres und unsterbliches Leben, du brauchst dich nur darauf abzustimmen, mit Hingabe, und das, was am besten für dich ist, wird geschehen. Das Leben ist kein Zufall, sondern eine Gegebenheit, die wir *selbst* bestimmen und gestalten können. Ängste sind unnötig, da dir nichts Negatives zustoßen kann, ohne dass du es nicht zunächst selbst hervorgerufen hast. Entdecke nun die Stille in deinem Selbst.

NEUROFIBROMATOSE

Morbus von Recklinghausen

„Erbliche“ Krankheit, die mit der Bildung zahlreicher kleiner gutartiger Geschwülste (Neurofibrome), vielfach hellbrauner Hautflecken und manchmal mit neurologischen Problemen einhergeht

Kernursache

Du lässt dich zu stark durchhängen, ein Mangel an Selbstwert-Bewusstsein; dich selbst als ein „Nichts“ anzusehen und dadurch untergetaucht zu bleiben. Du musst ein Bewusstsein für dein starkes Rückgrat, eine Anerkennung deines kraftvollen ICHS entwickeln! Etwas schwindlig - du siehst Sternchen - stellst du dir die Frage, wozu das alles eigentlich gut ist: unzureichendes Bewusstsein für deinen einzigartigen Wert als Mensch. Hast du möglicherweise entweder zu einem instinktiv-tierischen, primitiven Verhalten tendiert oder zu viel als Zombie, als „Null“ gelebt, anstatt deine Eigenheiten anzuerkennen? Möglicherweise bist du davon überzeugt, dass du mit dem Teufel im Bauch geboren bist und dem nichts entgegenzusetzen hast: Es handelt sich hierbei lediglich um unbewusst lebende, düstere Überzeugungen, die du jetzt umpolen musst!

Du würdest dich gerne verstecken, vor dir selbst weglaufen, nicht sein wollen, dich zusammenrollen, um dich ganz tief in deinem eigenen Ei zu verbergen, als würdest du weder an das Leben glauben, noch an deinen Wert als ICH. Widerstand gegen das Übernehmen von Verantwortung, gegen echte Menschwerdung; lieber in einem unwissenden, unbewussten Herden-Stadium stecken bleiben, dann brauchst du nicht vorwärts zu gehen, so brauchst du dich nicht als ICH zu erkennen zu geben und kannst du, während du möglicherweise in bestimmten Genuss-Sphären aufgehst, untergetaucht bleiben; so drehst du dich immer wieder im Kreis des Ungeboren-Seins.

„Nein, lasse mich nur machen, lasse mich in Ruhe, ich will nicht hieraus", sagst du und weigerst dich, aufzustehen und als „Mensch" weiterzugehen. Das Leben gibt dir daraufhin eine „Erschütterung", sozusagen einen Schlag auf den Kopf, um dich aus diesem Winterschlaf,aus dieser Weigerung erwachen zu lassen und dich schlussendlich aufstehen zu lassen: auf dass du dir geradewegs in die Augen schauen wirst.

Kernlösung

Zu der Erkenntnis kommen, *dass* du bist und wer du bist; ein Erhöhen deines Eigenwertes. Komme in die Arme des Lebens, schlafe nicht weiterhin in der Ur-Wiege: Denn das bringt dich keinen Schritt weiter. Schließe dich dieser höchsten, schönen Stimme in dir an, und höre darauf, kommuniziere auf höherer Ebene mit dir, und trete als Menschgewordenes ICH an, voller Stolz in deinem Inneren, aus Dankbarkeit, weil du existierst und sein *darfst,* wer du bist.

Erwache aus diesem Schlaf des Nicht-Echt-Seins, und gib dir eine warme Umarmung, hole dich über die Grenzen ins Leben hinein, und treffe eine Vereinbarung mit dem Leben: Dass du alles tun wirst, worum dich das Leben bittet, so wird das Leben dir helfen, beistehen und dich heilen. Finde die Kraft und die Zuversicht in dir selbst; Dankbarkeit, Selbst-Anerkennung, Selbst-Liebe werden dir helfen!

Halte dir nun das Allerschönste vor Augen, stehe gerade, das Haupt von gesundem Selbstwertbewusstsein aufrecht getragen, und lasse dich nicht mehr hängen.

Sei dynamisch, sage ja zu dir, fasse im Glauben an dich und voller Vertrauen einen Entschluss, und gehe weiter! Fasse dir ein Herz, und setze dich stark und selbstbewusst dafür ein, wer du bist! Du wirst es *selbst* tun müssen, und du *kannst* es: Du kannst nur gewinnen! Widersetze dich nicht, und stehe aufrecht, an der Spitze deines Lebens, nimm aus Stolz auf dein höchst einzigartiges Sein, mit deinen höchst einzigartigen Eigenschaften und Talenten, das Zepter an dich. Verwirkliche dich mit einer ehrlichen, nach außen fließenden Bewegung. Du zeigst dich als ICH selbstbewusst und stark! Der Mensch, der das unbewusste oder instinktiv-tierische Nicht-Geborenen-Stadium weit hinter sich lässt! Der Kreis bricht auf, und du befreist dich: Kreative Kräfte entfalten sich nun; du schreitest unerschrocken und ohne Zögern vorwärts, wie neugeboren.

NIKOTINABHÄNGIGKEIT, TABAKSUCHT

Kernursache und Kernlösung

Du lebst ängstlich hinter einer Rauchwolke versteckt. Innerer Zwiespalt: *Als ICH vorstoßen oder verborgen bleiben?* Hinter einem äußeren Schein der Sicherheit liegt eine innere Frage. Wer bin ich? Du vertraust weder dir selbst, noch der Welt.

Du hast das Gefühl, nicht wirklich an dich heranreichen zu können, du hast vor einem Teil von dir Angst, du wagst es nicht, deiner Intuition, deinen Energien und Gefühlen wirklich zu vertrauen. Du bleibst im Verborgenen; du verdrängst diesen Teil von dir.

Unbewusst weigerst du dich, dich zu transformieren: *einen vollständigen Durchbruch deines totalen Selbst zuzulassen, mit allen deinen gewaltigen Kräften und Möglichkeiten!* Du führst ein frustriertes Leben, erkennst deinen Wert zu wenig an, *lässt* dich durch deine Gedanken und Gefühle leben, anstatt selbstbewusst, mit aller Offenheit dir selbst gegenüber, dein Leben entschlossen in die Hand zu nehmen.

Du meinst, dich selbst schützen zu müssen, denn du fühlst dich durch deinen eigenen Kern zu wenig unterstützt; du vertraust dem intuitiven Teil von dir zu wenig. Du lebst *zu* stark in deinem Kopf, im Geist: Gedanken, Pläne, ängstliche Gefühle, du kannst es alles nicht verarbeiten; Nervosi-

tät macht sich breit, weil dein Leben zu wenig auf deiner urstarken Basis gebaut worden ist.
Deine rationalen Fähigkeiten und deine Intuition stehen zu wenig miteinander in Verbindung;[16] du meinst, alles mit deinem Verstand kontrollieren zu müssen; keine Rede von einer weichen Hingabe an deine Intuition, deine Gefühle, *weil du die Frau oder die Mutter in dir als zu kalt, distanziert, geheimnisvoll, wenig greifbar, abwesend erlebst.* Der „Mann" in dir ist im Griff dieser „leblosen", ansaugenden „Frau" wie lahm gelegt (psych. Impotenz).

Da du an deinem eigenen Wert zweifelst, baust du einen Schirm um dich herum, worin du dich selbst zu finden hoffst, hinter dem du dich sicher wähnst. Eine *Flucht,* instinktiv.
Du traust dich nicht, dich selbst vollkommen zu erleben, du versteckst dich, du meinst, dass andere dich auseinander nehmen oder dir Beschränkungen auferlegen könnten, aber du *schränkst* dich lediglich selbst *ein*. Du stehst zu *kalt* zu dir auf Abstand.

Habe keine Angst vor deinen tiefsten Gefühlen, deinen Sehnsüchten, deiner Intuition, und lasse Energien frei weiter fließen. Entdecke die warmherzige, liebevolle Mutter-Frau IN dir. Stehe als Einheitskraft auf! Vernichte den Zweifel!
Flüchte nicht länger vor dir, entdecke dein starkes ICH-Zentrum, und lasse von hier aus deine Gefühle und Energien nach außen gerichtet abstrahlen. Traue dich, alle Gefühle und Kräfte von dir zu *durchleben,* unabhängig von welchem Verbot auch immer. Vertraue dich dir selbst an, verstecke dich nicht, werde dir deines tiefen Wertes bewusst, schenke dir das Vertrauen und die Liebe. Fühle dich sicher und geborgen in dir, ohne dass du außerhalb von dir einen Halt brauchst. Mache dich von Abhängigkeit frei. Lasse Ängste los, fühle dich durch ein absolutes Vertrauen auf diese zentrale Kraftquelle in dir in deinem tiefsten Kern entspannt. Setze Unsicherheit in Selbstbewusstsein um.
Betäube dich nicht, ziehe dich nicht zurück, verdränge deine Gefühle nicht, sondern durchlebe sie; liebevolle Wertschätzung deiner selbst vernichtet Ängste.

Offenheit, Ehrlichkeit, Selbstrespekt, nach außen gehende, aktive Energien; ein inniger Kontakt zu jedem Teil von dir, *eine Verschmelzung mit allen Teilen von dir.* Hole das Tiefste aus dir nach oben; infolgedessen erlebst du eine ehrliche Kommunikation mit anderen. Konfrontation führt zu Befreiung; flüchte nicht mehr. *Ein kraftvoller Vorstoß von dir in deinem Körper: auf starker, irdischer Basis!*

Hast du das Gefühl, zu wenig Liebe zu kennen, dann liegt die Ursache dafür tief in dir selbst: Du bist mit Angst vor dir selbst geboren, mit dem Gefühl, es nicht wert zu sein, geliebt zu werden, mit einem *tiefen Selbstzweifel.* Entdecke jetzt den Wert und die Schönheit in dir: Du brauchst dich nicht zu verstecken. Du bist gut, wie du bist. Bist du davon überzeugt, dass dein tiefster Inhalt Geheimnis umwoben und nicht vertrauensvoll ist, dann wirst du dich schützen und alles andere als *ehrlich und offen* sein; dann vermagst du auch Menschen anzuziehen, die nicht wirklich ehrlich zu dir sind, die dir nicht die Liebe geben, wonach du dich sehnst.
So komme hinter deiner Gardine *zum Vorschein,* schaffe in vollkommener Selbstwerdung den Durchbruch.
SAUGE das Allertiefste AUS DIR SELBST nach oben, und gebe..., lasse alles aus dir geboren werden!

●

Du hast eine ganze Menge in dir „aufgespeichert", anstatt es alles frei fließen zu lassen. Du hältst es, potentiell, in dir „fest". Straffe, kalte Strukturen, als wärest du ein Schneemann-Mechaniker mit einem Schlüssel aus Stahl in der Hand, der ein technisches Problem lösen möchte: von

[16] Lies in diesem Zusammenhang die Rubriken über die *linke und rechte Gehirnhälfte.

außen, aber fundamental löst es die Kälte nicht auf. Es sind sehr viele weibliche, sexuelle Energien vorhanden, warm-qualmende Kräfte, die instinktiv stark arbeiten. Aber es hat den Anschein, als würdest du *kalt auf Abstand stehen, zwar instinktiv warm, das ja, aber gefühlsmäßig kalt und distanziert dir selbst gegenüber.* Du betrachtest alles zwar funktional, sachlich oder strukturell, was seinen Nutzen angeht, aber du bist nicht wirklich mit deinem Herzen dabei. Willst du „haben", hältst du dich „offen", um noch mehr aufzunehmen? Strengst du deine magnetischen Kräfte an, um „herein"-zu-holen? Du machst eine *einsaugende Bewegung.* Sei dir darüber im Klaren, dass es ein Signal dafür ist, *dass du dich im Grunde genommen selbst hereinholen möchtest!*

„Sieh dich doch selbst an", würdest du hart und kalt zum / zur anderen sagen, ihm / ihr unterdessen einen kalten Spiegel vorhaltend. Du scheinst eine kalte und abwehrende Haltung anzunehmen. Du lässt nicht zu, dass der andere wirklich *näher* kommt. Du wirfst den anderen auf sich selbst zurück. Du willst nicht, dass man näher kommt, ja, dass man dir zu nah kommen könnte, gefühlsmäßig versteht sich, denn sexuell kannst du möglicherweise (wenn auch unbewusst) herausfordern, wie ein kleines Tier, dass genommen werden will. Du öffnest dich, um *„gefüllt"* werden zu können: Die Zigarette sagt dir, dass es Zeit wird, *„dich hereinzuholen, dich nur mit dir selbst zu füllen".*

Die tiefste Ursache dafür liegt im Ur-Zweifel und in der Verführung; Symbolik des Apfels.[17] Der Zweifel, welcher der Gegebenheit zugrunde liegt, sich mit Dingen und Menschen außerhalb von sich füllen zu wollen. Das Männliche ist im Schoß der Jungfrau gefällt worden und scheint sich selbst nichts mehr zu sagen zu haben; er hat sich durch den eigenen Zweifel und die Begierde, die daraus erwuchs, verführen lassen. Die Lösung ist gegeben, wenn ‚der Mann' IN Menschen einsieht, dass er das „Weibliche" VOLLKOMMEN in sich selbst finden muss, dass er sich damit verschmelzen darf, dass er nicht zu einer Art von Rausch im Sich Vereinigen aufsteigen muss. *Dass das Weibliche in ihm nicht instinktiv ziehend zu sein braucht, sondern warm und liebevoll, schöpferisch und fruchtbar existieren darf…*

Das Männlich-Vorstoßende im Menschen ist gefällt worden…, weil er durch die „weibliche Jungfrau" (in ihm) alles mit sich hat machen lassen, und er scheint dem nun nichts mehr entgegenzusetzen zu haben. Und das Männliche, in seiner Begierde, ist darin gestürzt. Die Naivität oder die geringere Gehirntätigkeit, durch die eigenen Begierden bedingt, wodurch der Mann nicht mehr gesehen hat, was gerade geschah, hat ihn sich selbst lahm legen lassen. Das Männliche im Menschen scheint seinem Leben nichts mehr zu sagen zu haben; er liegt betäubt, gelähmt…

Das wird aufhören zu existieren, wenn die innere Vereinigung vollzogen wird, wenn der Mensch sich nicht länger verführen lässt, lahm legen lässt, wenn er nicht mehr nach der Überzeugung lebt, dass er wehrlos gegen diese Verführung ist. Er hat sich selbst durch den eigenen *„Zweifel"* und das *„Haben Wollen"*…, das Mehr-Haben-Wollen als IN ihm war / ist, hinters Licht geführt…, wodurch er an den Lockruf der Jungfrau glaubte… Dass ein größeres Glück auf ihn warte, wenn er sich lahm legt, wenn er sich in ihrem Schoß, mit der Zigarette im Mund, zur Ruhe bettet. Das einzige Resultat ist jedoch ein *„Lahmlegen",* eine Art von kreativer Impotenz. Er unterliegt ihrer Macht, in ihrem Schoß liegend, und scheint sich selbst nichts mehr zu sagen zu haben.

Aber es tritt nichts an seine Stelle…, eine Art von Genuss und Vergessen, mehr nicht. *Der Mensch hat sich dem ur-weiblich saugstarken Anteil in sich selbst hingegeben.*

---

[17] Lies über die symbolische Bedeutung des Apfels in *Das Füllhorn - Psychologische Symbolsprache der Nahrungsmittel* nach.

Die Befreiung aus dieser „Verführung" erfordert *ein Loskoppeln von der Urquelle* auf der einen Seite und *eine Wiedervereinigung des Ur-Ehepaares im Menschen selbst* auf der anderen Seite. Er wird nicht mehr den geringsten Abstand zu seinem eigenen Wesen, zu einem Teil seines Wesens aufrechterhalten dürfen!
Das Wichtigste: *Der Mensch täte gut daran, den weiblichen Anteil in sich auf andere Weise zu betrachten: als warm und liebevoll, nicht als kalt und verführerisch, in den Tod reißend…!!! Er sollte den saugenden Weibchenteil in sich vernichten! LIEBE… anstelle von Haben, Saugen, Verführen, Kälte…: Die warme, liebevolle Fruchtbarkeit anstatt das Haben Wollen, das Fordernde, Kalte… (Möglicherweise zieht der Mensch irdische Mutter- und Frauenfiguren an, die dies widerspiegeln, beziehungsweise er sieht sie zumindest als solche an.)*

•

Ursache dieser Sucht: Macht-Ohnmacht, eine gewaltige Saugkraft, zugleich mit dem Kopf in die Ferne gerichtet. „Ich ergebe mich, ich ergebe mich…" sogar anonym, das Weibliche im Menschen, das Weibchentier ergibt sich, in einer Flucht zu Höherem. Eine anonyme, sich gebende, saugende Kraft als Triebfeder zu Höherem. Das „Weibliche" im Menschen saugt nach innen und gibt sich dem „Genuss" hin. Im Grunde genommen hat es die gleiche Basis-Ursache wie sexuelle Abhängigkeit.

Es geht um ein (unbewusstes) *Aufgehen Wollen in* den Armen des Ur-Schoßes, der Sphären von *Betäubung und Genuss*. Aber es ist diese *Flucht, weg vom ICH*, die gerade auf dem Weg von Selbst-Vernichtung und Tod liegt. *Der Mensch täte gut daran, sich künftig nicht länger die Möglichkeit zu geben, in diese Sphären zu „flüchten"*. Er sollte *sich selbst hereinholen, sich als ICH seinen eigenen inneren Tiefen anvertrauen,* so dass er nicht länger das Bedürfnis verspüren wird, in diesen ätherischen Sphären aufzugehen. Das erfordert einen Bruch mit dem Ur-Geist, der Ur-Mutter. Eine Suche nach der liebevollen, irdischen Mutter inmitten des eigenen ICHS kann nun ihren Anfang nehmen.

Was ist zu tun?

Zuerst und vor allem stark auf die Erde kommen, in den eigenen *irdischen Körper*. Unten am Rückgrat *eine kraftvolle innere Basis entwickeln.* Links und rechts im starken Gleichgewicht, fest miteinander verbunden. Die innere Vereinigung zwischen Geisteskraft und Körper erwirken. *Das männliche Vorstoßen in dir selbst entwickeln, so dass ein inneres Gleichgewicht hergestellt wird:* Die starke Vereinigung mit dem eigenen ICH.
Der Mensch, der auf Abwege gekommen ist, muss seinen ursprünglichen Mittelpunkt wieder finden. *Tiefer und tiefer in deiner inneren Quelle graben, dich selbst fester und tiefer in der Erde verankern.* Du kannst nicht tief genug in deine irdischen Wurzeln hineingehen. *Bohren, saugen, aus den Tiefen deines eigenen Wesens schöpfen: Den Mittelpunkt der Erde ansaugen, deine inneren Schätze, das Gold, das Öl, das tief unter dem Grund deines Wesens, deines irdischen Bodens liegt. Hole alles aus dir nach oben, und suche es nicht mehr außerhalb von dir.* Suche es bei Pluto, ganz tief in dir selbst!

Pflanze dich physisch weit über die Erdoberfläche! Setze dich breit auf die Bank der Erde, und *fühle dich nah und fleischlich in deinem Körper präsent.* Nah in deinen Körper kommen, auf tiefe, intensive Art und Weise mit ihm Kontakt aufnehmen, warm, stark, nah und schwer. *Die Vereinigung mit deinem Körper, mit deinem inneren Gefühl.* Die irdische Einpflanzung. Förmlich in dich selbst „hineingleiten". Dich auf eine warme stark-konzentrierte Weise, ohne Distanz, mit deinem Körper identifizieren! Die Nabelschnur wird durchtrennt. Der Mensch nimmt sich in die innerlichen, warmen Mutterarme auf.

•

Starke Innere Struktur: deinem Inneren entsprungen. Nicht frostig und kalt von außen.
Wie in einer starken Dreieckskraft auf der Erde stehen, wie eine Pyramidenkraft, nach unten, erd-wärts gerichtet, die Drei, die sich in und auf der Erde einpflanzt, die Drei-Kraft, sozusagen der positive Saturn. Im Gleichgewicht aus dem eigenen starken Mittelpunkt heraus.

Stark im Stoff konzentriert sein, in der Materie, ein *Verdichten von Materie,* ganz nah zum eigenen Körper kommen: Es gibt keinen Abstand mehr zwischen Geist und Körper, zwischen Gefühl und Ratio. Die starke Drei-Einheit auf Erden. *Es gibt zwischen Innerem und Außenseite, zwischen Gefühl und Verstand, zwischen Geist und Materie keine Distanz mehr.*

Du sagst resolut zu allem außerhalb von dir „nein“, womit du dich bislang gefüllt hast und was du zu dir *hin gesaugt* hast. Du schließt die Türen und *kehrst dich jetzt tief nach innen.* Aktion, Selbstsicherheit, ehrliche Tatkraft, Nägel mit Köpfen machen, freudvolle Kreativität folgen nun…, du produzierst und gebärst Früchte; du lässt ohne Ende aus dir geboren werden. Du gibst und gibst sehr spontan; alles entwickelt sich aus deinen tiefsten Quellen heraus. Du lässt es in dir und aus dir wachsen. Du lässt andere an deinen Schätzen teilhaben. Du empfindest tiefe Freude daran, was jetzt spontan aus dir geboren wird. Du lässt alles frei fließen und bremst dich nicht länger in dieser freien Strömung, in dieser Produktivität ab!! Du vertraust dieser inneren Strömung nach außen, auch wenn du es mit deinem Verstand nicht vollkommen erfassen kannst; du fühlst, dass es schön und gut ist. Du lässt diese Lebensströmung eintreten und lenkst sie auf liebevolle Weise.

Strukturen nach unten ziehen, zur Erde hin. Linien nach unten richten, Energien vom Kopf zu den Füßen, in den Boden, förmlich in die Erde ausrichten! *Keine Flucht in Gedanken und Träume, nicht im Geist aufgehen. Richte dich nicht saugend und genussüchtig außerhalb von dir auf Erfüllung, sondern gehe bis zu deinen Wurzeln herunter, komme zu ur-tiefer Kommunikation mit dir selbst.* Erst wenn du diese Total-Verschmelzung mit dir selbst vollbracht hast, ohne noch zu deinem inneren Herzen auf Abstand zu sein, wirst du auch Freude an einer warmherzigen Kommunikation mit anderen erleben.

Solange du jedoch noch einen Schutz zwischen dir und dir selbst aufbaust, solange du dich noch ins Leben *hineinholen* musst, du dich also von deinem Gefühlsreichtum abschirmst und damit deine Lebensenergie blockierst, und du *in den ätherischen Sphären des Urgeistes Zuflucht suchst,* bedeutet Beziehung für dich lediglich „Füllung“ und wirst du den / die andere(n) unbewusst von dir stoßen, sei es schlichtweg durch den Rauch von Zigaretten.

Vernichte das Tier in dir, das an seinem großen Wert als Mensch zweifelt, vernichte die engen, kalten Strukturlinien, die Kälte, die Eigen-Hemmungen, und *vereinige dich, in Liebe, mit dir selbst.* Hole allen Brennstoff, alle Energien, Schätze und Gefühle tief aus dir selbst zu dir herein, sauge nicht mehr an den Dingen außerhalb von dir; fülle dich lediglich mit dir selbst auf, *lasse alles in deinem Wesen weiterfließen…*

Solange du an einer Zigarre oder Zigarette saugst, deutet es daraufhin, dass du genussüchtig nach etwas auf der Suche bist, was dich befriedigen kann, weil du dem Lockruf außerhalb von dir, durch eine Art von Urzweifel, *einmal* nachgegeben hast. Du solltest diesen *Ur-Zweifel* in dir lösen.

Kehre dich tief nach innen, wende dich den eigenen Tiefen zu. *In dieser Selbst-Erfüllung, diesem tiefgehenden Kontakt zu dir selbst, vereinigst du dich in Liebe mit deinem Total-Inhalt.* Du holst das Tiefste aus dir nach oben. Gefühle, Kreativität, vitale Kräfte und sexuelle Energien stellen sich in den Dienst des Lebens; *du stößt keinen „Teil“ mehr von dir ab, aus Misstrauen deinem eigenen Inhalt gegenüber…, wodurch du nicht mehr einzusaugen brauchst. Du holst alles aus deinen Tiefen nach oben;* du lebst nicht länger im „Geist“, im Rauch, im nebeligen Qualm. Du fürchtest dich nicht mehr vor einer tiefen Konfrontation mit deinem allertiefsten Inhalt, den Urquellen in dir. Du öffnest dich dafür, holst alles zu dir herein und verspürst überhaupt nicht länger das Bedürfnis, dich den Dingen (den Zigaretten) außerhalb von dir saugend zu öffnen. Du lebst gar nicht mehr „an der Oberfläche" deines Wesens; du hast dich vollkommen zu dir hereingeholt. Unabhängig vom Lockruf des Ur-Schoßes. Als ICH geboren: der Vorstoß auf Erden in reiner Freude..., keine Flucht mehr. Und die Lebensenergien können jetzt frei und ungehindert weiterfließen..., und auf der Erde wachsen nun prächtige Blüten!

Ein Ur-*Vertrauen* auf diese Lebenskräfte in dir. Du hast nicht länger das Gefühl, alles zügeln oder mit deinem ‚Denken' *ängstlich und nervös* im Gleichgewicht halten zu müssen. Jetzt kannst du dich diesen starken, intuitiven Urströmungen in dir hingeben. Du entscheidest dich für das liebevolle SEIN, und Instinkte verschwinden jetzt: Du vertraust nun auf deine tief erspürte Intuition, deine innere Gefühlsquelle, ohne zuerst noch *die Bremse* des Verstandes ziehen zu müssen, wodurch wiederum eine *Gegenreaktion* deines tiefsten Selbst entsteht, dennoch deine Ur-Energien einzuholen... Kurzum: eine endlose *„Kettenreaktion"...*, der Kettenraucher.
Du wirst nicht vom Rauchen *an sich* krank, möglicherweise wohl aber von den psychologischen Problemen, die hinter der Sucht verborgen liegen. Du kannst in Ruhe eine Zigarette genießen, ohne süchtig zu sein, ohne krank zu werden. Aber das Bedürfnis, zu rauchen, wird sich in dem Maße verringern und letztlich verschwinden, wie du dich selbst, in Gänze, in das Leben hineinholst. *Durch und durch freie, ungehinderte Durchströmung von Gefühlen, Lebenskräften! Offenheit!*[18]

[18] Lies in diesem Zusammenhang die Lösung der äußerst zutreffenden Symbolik von *Rotkohl* und *Joghurt* in *Das Füllhorn - Psychologische Symbolsprache der Nahrungsmittel* nach.

Fortsetzung ...

Süchtig nach Zigaretten: ein ‚Signal' aus deinem Lebenskern. Eine fundamentale Veränderung ist gefragt

●

Es hat keinen Sinn, deine Zigarette wegzuwerfen, aufzuhören mit dem Rauchen, wenn du nicht zugleich die tiefere Ursache ‚warum du rauchst' auflöst. Denn schließlich kann dein Seelenkern dann ein anderes unangenehmes ‚Signal' aufrufen, um dich dazu zu bringen, die Kernursachen der Nikotinsucht doch zu beseitigen. Auch Nichtraucher können beispielsweise Lungenkrebs bekommen, wenn sie die Problematik des ‚Lungenkrebses' in sich tragen.[19]

Kernursache

Du würdest gerne ein Haus nach perfekten Normen konstruieren, vielleicht sogar in Pyramidenform, gleichsam. Du studierst alles auf perfektionistische Weise, ‚jungfräulich' präzise. Du willst es möglicherweise auch so für ‚das Auge' der anderen haben. Von der Außenseite her, wie ein ‚Widder',[20] *studierend, observierend, denkend, instinktiv weiterrennend leben,* derweil. Und ‚Hände weg': von meinem Bauwerk, es darf kein einziger Stein verlegt werden. Das ‚Wassermann-Thema' kommt auch darin wieder zum Ausdruck: jedes Teilchen bekommt seinen speziellen Platz im Ganzen. Ja, so unbelebt steril wird es, wenn nichts sich mehr bewegen oder verändern darf. *Warum manifestierst du dich nicht, äußerst dich nicht als spontaner Mensch, ruhig von deinem Kern aus in Dynamik? Du hältst alles in dir ... dies erstickt dich.*

[19] Lies über die psychologischen Ursachen von *Lungenkrebs in diesem Buch.
[20] Lies über die Ursymbolik der Zeichen Widder, Jungfrau, Wassermann in *Befreiende Astrologie - die tiefere Symbolik der Sonne in den Tierkreiszeichen* (aus der Bücherserie zum Thema "Astrologie und Tiefenpsychologie"). Dieses Buch ist bei Erscheinen des vorliegenden Werkes noch nicht in deutscher Übersetzung erhältlich.

Und dann wiederum bist du *vollgeblasen mit Energie,* die sich selbst auf eine unkontrollierte Weise wie eine Kuppel mit Rippen nach außen hin explodieren lassen würde. Es ist, als ob du dir anfänglich keinen Rat weißt mit dieser freiwerdenden Energie, möglicherweise *nachdem du zu lange im Strukturierten gelaufen bist / kontrollierend festgehalten hast.* Explosion, Katapult! Alles wird weggeblasen, weggeschossen wie mit einem Riesenkatapult ... oder ... du greifst nach einer Zigarette und hältst alles weitere zurück.

Viele Energien (Gefühle, Kreativitätskräfte, Worte usw. ...) liegen in deiner Basis *gespeichert*, wie in einem strammen runden stämmigen Gesäß: lasse diese Energien sein und leite sie; erschaffe dein Leben in *dieser* Richtung, die Leben heißt.

Trotz deiner enormen Anstrengungen scheint sich manchmal nur wenig daraus zu ergeben. Du *hältst* etwas unbewusst (oder bewusst) *verborgen.* Das *frustriert* dich, macht dich aggressiv, die Fäuste herausfordernd geballt und bereitgehalten: komm schon! Du suchst nun einen *Ausweg* für diese angehäufte Energie und verträgst keine Kritik, weil du weißt, dass es gut ist und von selbst geschehen wird. In verteidigendem Sinne, ja, dich bereithaltend; *und dass niemand in dich hineinkommt, in dein innerliches Privat-Gelände;* Recht hast du, nur geschieht es alles frustriert, krampfhaft, aggressiv zurückgehalten ... *Du brauchst deine innerliche Pracht doch nicht zu verbergen, oder vertraust du dir selbst nicht?*

Du würdest eigentlich am liebsten ganz schnell auf den Geländern einer Rolltreppe mitgleiten, ja - fliegen, dich selbst dabei überholen. Eine rasend schnelle Bewegung instinktiv-fliegend vorwärts; gehen, rennen, sprinten. Du willst etwas, du bist bis zum Rand gefüllt mit Energie, aber *eine Richtung* ist dir nicht klar und deutlich. *Also lässt du dich einfach gehen,* kräftig Dampf ablassend; mitfliegend mit dem Sturmwind in dir selbst. Denkend. Wut, manchmal Raserei; du willst unbedingt weiter und du platzt vor Energie, aber dich selbst auf einen bestimmten Weg zu bringen, ist schwierig. *Da ist ein instinktiver Drang schneller zu gehen, zwanghaft fast.* Gerötetes Gesicht, Muskeln und Sehnen angespannt, bereit für den Raketenstart, den du in Gang setzt.

Verrückt? Nein, nur vollgeladen und bereit zu schießen, weiterzustürmen, zu explodieren oder ... dein ICH sich auf bewusste, sinnvolle, sensible kreative Weise öffnen zu lassen, erblühen zu lassen ...

Kernlösung

Überdreht? Durchgedreht?
Bleibe nun eben ruhig stehen und warte, bis dein Herz wieder regelmäßig und ruhiger schlägt. Nichts ‚muss!' Bleibe stark und ruhig in deiner Wirbelsäule: aufrecht stehend *in deine Würde als MENSCH glaubend.* Du bist kein Tier, sondern ein edler Mensch.
Denke einmal über dich selbst nach und gib Ruhe und Frieden die Hand, lebend und gesund auf der Erde, *ohne Stress, ohne Frustration durch angehäufte Gedanken, Emotionen.* Führe dich selbst in eine herrliche Ruhephase und hetzt dich selbst nicht. *Gönne dir selbst, deinen Luftwegen, genug RAUM.*

Beruhige dich; ergreife dich zur Not an der Krawatte und *schau dir selbst tief in die Augen:* weißt du denn noch, was du tust? Stopp! Höre auf, den Verrückten zu spielen und lasse die linke und die rechte Hand sich zusammenschließen: *hetze dich nicht* wie ein wildes Tier, *instinktiv,* sondern komme zu Frieden mit Menschen guten Willens. Höre auf zu denken, *immer zu denken.*

Kommuniziere mit dir selbst bis zum allertiefsten Punkt, wo Frieden wohnt, und lasse dich bis in die Tiefe deiner Fußsohle herunter. Komme wieder heim zu dir selbst und laufe nicht weg von diesem inneren Zuhause.

Möglichkeiten für *Kommunikation* gibt es genug: *sprechen, singen, schreiben, sich einfühlen, nachempfinden, fühlen, sinnliche Äußerung aus dem Herzen heraus, derweil genießend ... :* tue es dir selbst gegenüber und auch im Verhältnis zu anderen.

Und versuchtest du einst Perfektion zu erreichen, wie beim ‚Pétanque': deine Kugeln so nahe wie möglich an die kleine Kugel heran zu schießen, *dann lässt du diesen Ehrgeiz und diese Perfektion nun los.* Uff! Loslassen und weitergehen, einem Stückchen Freiheit entgegen. Dich selbst nicht mehr voranhetzen, sondern *‚loslassen', zur Ruhe kommen,* in innerlichem Vertrauen.

Du willst nicht auf eine bestimmte Weise „rüberkommen", du beschließt, ‚du selbst' zu sein, ohne etwas zurückzuhalten. *Auf bewusste Weise deine Energien äußern, deinen Inhalt, dein Gefühl, deine innerlichen Worte und Gedanken. Ohne die Dinge von außen her oder zu rational perfekt studieren oder sezieren zu wollen ... Einfach vom Herzen aus, vom Gefühl, intuitiv nachempfinden, ohne noch Macht-Kontrolle über dich selbst ausüben zu wollen, über dein Gefühl, über die Dinge, über die Situationen ... Freiheit, spontane Äußerung in Meisterschaft aus deinem Herzensgefühl heraus!*

Lies eventuell die Rubriken *Produktiver Husten oder *COPD.

O

OBSESSIONEN, ZWANGHAFTE GEDANKEN

Kernursache

Die Ursache für Obsessionen liegt in dem Widerstand, *weiter*zugehen; innere Zerrissenheit. *Aus Angst hältst du mit deinen Gedanken etwas Bestimmtes fest.* Es handelt sich hierbei um unbewusste Angstmuster, die sich nur dann lösen werden, wenn du zu einer Bewussten und klaren Einsicht in dich selbst kommst und deiner Natur vertraust... und WEITERGEHST!

Du kannst weder vor noch zurück, du fühlst dich in der Klemme; du konzentrierst dich vor allem auf dein eigenes Kleinsein und deine Begrenzungen, wie du sie JETZT erlebst. Du bist hart, streng und verurteilend dir selbst gegenüber; du hast Angst, deiner eigenen Natur zu vertrauen, auf deine Intuition zu hören. Du versuchst, alles mit deinem Verstand zu kontrollieren. Du hältst fest, obwohl du besser ganz und gar loslassen würdest, zu deinem eigenen Wohl; ein ängstlicher Widerstand. Stillstand.

Es kommt durch die Unterdrückung deiner starken Energien, es kommt *dadurch, dass du dich zu wenig traust, dein eigenes ICH anzuerkennen und nach außen hin zu manifestieren, dass du Zwangsgedanken anhäufst.*
So sieh dich von oben aus an, krieche aus dieser Zwangsjacke: Und mache dir klar, dass es sich hierbei um irreale Ängste handelt, häufig um Phantasien, die sich auf die Zukunft beziehen, folglich nicht im Hier-und-Jetzt existent sind.

Stehe selbstsicher auf eigenen Füßen, und sei dir darüber im Klaren, dass sich deine Obsession nur dann aufdrängen wird, solange du dich weigerst, *dein Leben selbstbewusst in die Hand zu nehmen:* Mit der Kraft des Bewussten Ichs ist jeder Mensch dazu im Stande, zwanghafte Gedanken abzuführen.

Kernlösung

Durch eine Aufhebung von Unterdrückung und Frustrationen: *Traue dich, deine Natur vollkommen zu erleben; du <u>musst</u> nichts, du darfst voller Freude und Spontaneität sein! Gehe vorwärts! Tue es!*

Indem du die Führung über dich aufnimmst, gibst du dir alle Möglichkeiten zu *Leben;* bleibe nicht ausschließlich im Denkpol stecken! Fühle dich nicht verpflichtet, fühle dich nicht von anderen anvisiert und vor allem: Erkenne deinen Wert an, und lasse dich nicht durch Worte von anderen leben. Befreiung! *Gewähre deiner Kreativität, deinen Energien jetzt freien Durchlass!* Beobachte das, was du unterdrückt hältst; halte nicht länger daran fest, was deine Entwicklung behindert. Lasse diese Strenge los, kämpfe nicht gegen deine Natur, gegen dein Selbst, komme in Liebe und Milderung zu dir. Vertrauen auf dein tiefstes Selbst, auf deine Intuition und deine innere Weisheit.

Handeln, Kreativität, Vorwärtsgehen; im Hier und Jetzt aktiv werden. Nicht (im Voraus) denken, planen, fürchten usw. Nach Seele und Körper TUN und VORWÄRTS GEHEN!

ÖDEM

Anschwellen von Gewebe durch Ansammlung von Flüssigkeit

Kernursache

Du lebst nach einem bestimmten Muster, innerhalb einer gewissen Struktur, zu eng, weil du zu wenig auf deine Natur, auf deine spontanen Gefühle vertraust.

Du hältst, aus Angst und Ohnmacht, an anderen, an bestimmten Dingen fest.

Du FLÜCHTEST vor dir selbst, du überschreitest deine eigenen Grenzen und würdest sogar fortwährend in die Haut eines anderen schlüpfen, wie ein Kameläon, um dir selbst nicht zu begegnen. Denn du möchtest anderen gefallen, weil du zu wenig an dich selbst glaubst.

Entweder du willst anderen ständig ‚helfen', identifizierst dich zu stark mit dieser/m/n anderen. Oder du fühlst dich unsicher, verletzbar anderen ausgeliefert, ängstlich; du verkriechst dich förmlich in eine Kugel, wie ein Igel, um dich zu beschützen; du versteckst dich, deine Gefühle und deine kreativen Energien werden aufgerollt, dürfen nicht existieren oder ausgelebt werden.

Du fühlst dich wie eine Puppe, beziehungsweise wie eine Person, die nicht dazu im Stande ist, einfach sie selbst zu sein. Du hast solche Angst vor deinen eigenen Gefühlen, dass du dich hinter einer Haltung, einer Struktur oder hinter jemand anderem versteckst.

Du wirst, je nachdem welche Person du vor dir hast, unterschiedliche Haltungen annehmen, um gefallen zu können, oder um es dem anderen so gut wie möglich recht zu machen, ihm zu helfen durch „Einfühlen, Empathie", wobei du deine eigenen Grenzen überschreitest. Du lebst zu viel für andere und in Bezug auf sie, so dass du viele Rollen spielst, aber niemals wirklich spontan du selbst sein kannst.

Deine persönlichen Gefühle, Ängste und unterdrückte Aggression wollen befreit werden.

Fixierende Gedanken ersticken Intuition und Impulse.

Kernlösung

Komme zurück IN dich selbst! Lasse dich auf den Wellen *deiner* Natur mit fließen; lasse dich nicht durch andere leben, und folge selbstbewusst deinem Weg.

Sei zu jeder Zeit ehrlich zu dir; hänge nicht so durch, sei nicht *zu* flexibel, mit der Absicht, anderen zu helfen, zu gefallen, sie zufriedenzustellen.

Folge zu hundert Prozent deiner eigenen Natur, deiner Intuition: Zufriedenheit mit dir selbst wird die Folge sein, wenn du in Harmonie mit dir bist und *lediglich das tust, was dir von deinem Herzen, von deinem inneren Selbst eingegeben wird.*

Welches Glück möchtest du erfahren, *wenn du nicht zuerst alles und jeden loslässt und ganz nah zu dir kommst,* wenn du nicht zunächst dir selbst die nötige Aufmerksamkeit und Liebe schenkst?

Nimm <u>selbst</u> das Steuer in die Hand, bestimme entschlossen deinen Kurs, komme zu Selbstrespekt, so dass dir auch Respekt von anderen zuteil werden wird.

Spüre die Freude in dir, und strahle sie auf andere aus; fühle dich in deinem Selbst sicher und beschützt; lasse deine Emotionen frei strömen, verarbeite sie, und baue im Jetzt ein neues Leben auf, losgelöst von der Vergangenheit.

Halte nicht länger mit deinen Gedanken fest, vertraue diesen impulsiven Eingebungen.

Aktion voller Selbstvertrauen, vorwärtsgehen, ohne zu zögern!

Lebe DICH SELBST voll aus, so wie du ‚BIST'; beuge dich nicht zu anderen.
Körper-und-Geist im Gleichgewicht!

IN OHNMACHT FALLEN

Kernursache

Du ziehst dich zurück, du bist dem nicht mehr gewachsen. Du hast Angst; etwas übersteigt deine Kräfte, ein Schock. Du verbrennst auf der Stelle, weil du nicht den Weg einschlägst, den du gehen solltest. Dein Leben ist auf andere ausgerichtet, auf Seitenwege: Entscheide dich also zuerst für dich selbst, für den Hauptweg! Auf die Seitenkanäle stößt du dann schon von alleine.

Du warst zu viel ein Schatten deiner selbst, zu abwesend in deinem Leben, hast dich zu stark gezwungen oder forciert, in diese bestimmte Richtung zu gehen, obwohl es überhaupt nicht gut für dich war. Du sträubst dich, um dich nicht wirklich weiterentwickeln zu müssen..., denn du fühlst dich zu klein, zu ohnmächtig. Dein tiefstes Selbst kann folglich ein bestimmtes Ereignis in deinem Leben hervorrufen, das dich innehalten lässt, das dich wachrüttelt: Das kann ein Anfang eines bewussteren, neuen Weges sein. Warst du auf dem falschen Weg, so fasse jetzt wieder ein wenig Tritt, korrigiere deinen Lebensweg, und gehe dann mit neuer Energie weiter.

Kernlösung

Komme also ganz nah mit deinem tiefsten Ich, mit deiner wahren Natur in Kontakt, und finde darin Stabilität, Gewissheit und Sicherheit: Das vertreibt alle Ängste. Mit einer starken Präsenz im Hier-und-Jetzt sein und auf die Signale hören, die du selbst unbewusst hervorgerufen hast. Entscheide dich bewusst zuerst für dein Leben, und schiebe entschlossen zur Seite, was auf übertriebene Weise deinen Weg blockiert. In erster Instanz ist die liebevolle Präsenz in dir selbst notwendig, erst dann kannst du in Liebe mit anderen leben. Sorge also zuallererst dafür, dass du für dich selbst Freiraum zum Atmen findest.

DAS OHR
DAS GEHÖR

Psychologische Übereinstimmung

Symbol für das Zuhören, auf dein tiefstes Selbst zu hören, es steht für das Offen-Sein für deine innere Weisheit. Die Tiefen in dir zu empfinden, dich in deinem Selbst sicher und vertraut zu fühlen und deine tiefsten Bewusstseinskanäle zu kennen, die von tief liegenden Dimensionen zu deinem physischen, irdischen Leben führen.

Ängste werden weichen, wenn du dich voller Liebe für deine tiefe Gefühlswelt, für deinen intuitiven Kern, für das Licht in dir öffnest, was du zwar als düster und fremd bezeichnen kannst, aber im Grunde ist es ein ewig lebendes Selbst, das das wahre Zentrum deiner Individualität ist.

Symbol also für die intuitiven Kanäle, über die wir Zugang zu unserem Kern, zu unserem inneren Wissen bekommen. Das Hören auf innere Signale, die wir als Reaktion auf Eindrücke aus der Außenwelt empfangen: Negiere deine innere Stimme nicht, höre auf deine Intuition, der Schutzengel befindet sich IN dir.

Symbol für das Kontrollieren von Energien, die ein- und austreten.
Sind wir auf flexible Art und Weise für neue Eindrücke offen, oder verschließen wir uns der Außenwelt gegenüber? Auch Symbol für Großzügigkeit: Das liebevolle Offensein für andere.

Das Hörorgan gibt wieder, inwieweit wir uns weich auf unseren tiefen Emotionen mitgehen lassen, ohne Angst, wohl aber unter der Kontrolle unseres ICHS: Halten wir tiefe Gefühlsempfindungen zu lange fest, anstatt eine weiche Verarbeitung zuzulassen? Oder überspülen die Emotionen dich, so dass du überhaupt keinen Zugriff auf sie hast?

Das Offensein für unsere allertiefsten Emotionen; auch das Hören auf Freude, Trauer, auf Botschaften aus deiner näheren Umgebung und diese in Bezug auf den bereits vorhandenen Inhalt überprüfen.
Das Ventil, das Loslassen von überschüssigem, emotionalem Ballast, Reinigung.

Starke Energien von deinem tiefsten Selbst aus, aus deinem Gefühlskern heraus nach außen drücken.
Ängste und Spuren aus der Vergangenheit aus dir herausschleudern; dich selbst befreien.
Ein ruhiges Verarbeiten neuer Eindrücke, neuer Nachrichten.

Ein Vertrauen auf die intuitive, spontane Wirkung deiner Natur: Du, als Meister über dich, als weiser Mensch, der seinen Tiefen Gehör schenkt.

Erkrankungen des Ohres, allgemein

Kernursache und Kernlösung

Angst. Kein Kontakt zu deinem tiefsten Selbst; zu wenig Vertrauen auf deine Intuition. Du hörst überhaupt nicht auf deine innere Weisheit, wohl aber auf viele Kanäle in deiner näheren Umgebung, wodurch du dich von dir selbst entfremdest und schließlich nicht mehr weißt, was wahr ist und was nicht? Nimmst du unterschiedliche Versionen oder Meinungen auf, die dich durcheinander bringen? Als Kind: Tun deine Mama und dein Papa jeder für sich ihre Meinung kund, und du stehst zwischen den Stühlen? Dann könnte es wohl einmal passieren, dass du deine Ohren zuhällst. Oder bist du es müde, immer das Gleiche zu hören? Fühlst du dich schuldig? Möchtest du etwas verbergen? Meinst du, schlecht zu sein und dich verstecken zu müssen? Bist du wütend auf dich?

Kannst du nicht Herr deiner Gefühle werden; überwältigen gewisse Eindrücke dich zu stark, verschließt du deine Ohren aus Selbstschutz? Verkriechst du dich in eine Höhle, wo niemand dich findet? Fühlst du dich schwach, verschließt du dich deiner Intuition, reagierst du mit Aggressivität und Raffgier auf diese Schwäche? Wirst du wütend, in machtloser Angst? Kinder mit Ohrenproblemen spiegeln häufig das Problem der Eltern / eines Elternteils wider: Sich zu weigern, auf die inneren Signale zu hören und dennoch auf einem Weg weiterzugehen, der weit von Freude und Echtheit entfernt ist! Möchtest du keinen Kontakt mehr zu anderen haben, oder öffnest du dich in Liebe? Ein innerer Zwiespalt; du siehst nicht recht, wofür du dich entscheiden sollst, weil du dir selbst kein Gehör schenkst, du weißt nicht genau, wer du bist. Du hast dein Leben, deinen Körper, deine Gefühle zu wenig unter Kontrolle.

Hortest du negative Erinnerungen aus der Vergangenheit?
Mache Schluss damit! Reinige alles in deinem emotionalen Leben, was dir im Weg steht, um zu Entfaltung kommen zu können. Reinwaschung, zum Meister deiner selbst werden und dich für deine Intuition, für das innere Wissen oder Fühlen öffnen, indem du zuhörst.

Dich ruhig in dich kehren und besinnen: Ängste werden durch eine liebevolle Offenheit dir selbst und den anderen gegenüber ersetzt. Vertrauen auf dein tiefstes, göttliches Selbst.

LINKES OHR

Erkrankungen, allgemein
(Schmerzen, Krankheit, Taubheit usw. …)

Kernursache und Kernlösung

Dein Mund möchte sich winden wie ein Aal, aber nach dem Kauen erfolgt kein Durchschlucken. Du siehst allem sozusagen etwas seufzend und resigniert entgegen, als seiest du in etwas gefangen und würdest nicht sehen, „wie" du dort wieder herauskommen kannst. Du glaubst zu wenig an deine eigenen Kräfte; du glaubst vielmehr an deine eigene Unfähigkeit und Energielosigkeit. „Wie *kann* ich hier nur herauskommen?"

Darunter scheint eine Wut zu liegen, eine Unzufriedenheit darüber, was, wer du bist, über dein Sein hier auf Erden, darüber, dass das Leben dir diese Arbeit oder jene Aufgabe oder was auch immer zugedacht hat..., und du empfindest keine Dankbarkeit dafür. Du empfindest es vielmehr so, als *müsse* es alles so sein, und dass du keine Wahl hast. Du solltest einsehen, dass es dein lebender Selbst-Kern ist, der alles zu dir geholt hat, und dass, wenn du zu Dankbarkeit und Zufriedenheit mit dir kommst, für das, was da ist, und das, wer du in deinem Körper bist..., diese Sphäre der Dankbarkeit andere schöne Dinge zu dir holen wird.

„Ich komme nicht weg, Hilfe!", schreit es möglicherweise in deiner Seele..., und dies ist nichts anderes, als eine Wiedergabe des Gefühls einer Art eigener Unbeweglichkeit. In dem Glauben, dass du dich förmlich in einem Ei oder in einem Kokon, in einer Schoßstruktur befindest, aus der du nicht herauskommst. Eine Überzeugung, gefangen zu sein.

Brich mit diesem mächtigen Gefühl der Selbst-Gefangenschaft, indem du an das Leben, an dein ICH innerhalb dieses Lebens glaubst..., indem du dich WERTSCHÄTZT als ICH, indem du erkennst, dass du als ICH autonom existieren kannst, dass du an nichts und niemanden gebunden bist. Und dass du nicht aus dir selbst, aus deinem Körper und deinen Lebensumständen flüchten sollst... Du solltest dich lediglich in dankbarer Präsenz für dein Sein, in Zufriedenheit STÄRKER DURCHDRÜCKEN.

Eine Art Apathie, leblose Gleichgültigkeit, Unglaube verhindert zuweilen, dass dich frohe Lebenskräfte durchspülen und dein Wesen nähren.

Glaube an die Freude ÜBER dich selbst. Öffne dich für alles Schöne, das sich dir offenbaren möchte, öffne dich für diese tiefen, frohen Kräfte, die aus deinen Urspelunken in deinem Wesen nach oben sprudeln wollen... Öffne dich dafür mit deinem Herzen. Diese Offenheit gibt dir ein Gefühl von Freiheit. Wenn du dich in dieser Liebe für deinen eigenen Inhalt öffnest, für alles, was in dir blühen und wachsen kann, wenn du „ja" zum Leben sagst, aus Dankbarkeit und Freundschaft, wenn du an dich, an das Leben GLAUBST..., dann wirst du die herrlichsten Früchte genießen, die Mutter Erde dir schenken kann. Darauf folgen wunderbare Lebensumstände.

Aber zunächst musst du dich aus einer Sackgasse befreien, aus der Phase „Hilfe, ich bin gefangen, ich ersticke, ich komme nicht weg, ich kann mich nicht bewegen, ich habe keinen Raum, keinen Sauerstoff, ich komme hier nicht heraus...": Es handelt sich hierbei um tief liegende Gefühle und Überzeugungen. Du kannst *wohl!* Aber zuerst musst du mit allem ZWEIFEL an dir brechen![1] Den Glauben in dir wachrufen, dass das Leben der Mühe wert ist, dass herrliche, glückliche Momente folgen können, wenn du nur daran glaubst..., dieser Glaubensfluss bringt eine Lebensbewegung in Gang, die dich von einem Freudegefühl ins andere bringen kann, die von der einen glücklichen Situation in die nächste führen wird. Glaube..., reiße das Ruder herum, höre auf damit, das Leben als EINSCHRÄNKEND und EINENGEND, ja ERSTICKEND anzusehen. Nur du kannst dich einengen oder befreien, dich blockieren oder dich öffnen.

Begierde-Gefühle, Undankbarkeit, dich selbst anders „haben" zu wollen, als du bist (innerlich oder äußerlich) und so weiter... führen dazu, dass du dich gefangen fühlst. So öffne deine Arme weit, mit der Dankbarkeit dafür, wer du jetzt bist, sei dir deines inneren Reichtums bewusst, und HABE NICHT DEN WILLEN, MEHR ZU HABEN ALS DAS..., diese Wahrheit wird dir ein Gefühl von Freiheit geben. Du lässt los, möchtest nichts anderes, du bist dankbar um deiner selbst willen und fühlst dich so frei wie ein Vogel im Himmel. Be-

[1] Lies in diesem Zusammenhang die Symbolik des Apfels in *Das Füllhorn - Psychologische Symbolsprache der Nahrungsmittel* nach.

weglichkeit, Dynamik… in deinem Wesen…, du gehst stetig auf deinem Weg weiter, ohne mehr haben oder begehren zu wollen als das, was das Leben dir bietet. Und du lebst nach der Überzeugung, dass dieser Pfad des Glücks niemals enden wird. Du siehst das Leben am Horizont, Leiden und Tod sind gewichen. Du hast eine endlose, sonnige Fläche vor Augen; du fühlst dich in der Größe deiner selbst aufgenommen, so herrlich frei und ungehindert: weil du BIST!!! Weil du nicht länger über das trauerst, wovon du meinst, es nicht zu haben oder zu sein. Du GLAUBST an die Kraft und die Schönheit deines Wesens, deines wesentlichen Gehaltes… Du siehst eine Perspektive für die Zukunft…!

•

Möglicherweise weinst du oder bist du traurig, bist du wütend auf das Leben…, darüber, wer du bist, weil du dort sein musst, wo du bist; du fühlst dich sozusagen auf den Boden der Erde genagelt und hast keine andere „Wahl", als so zu sein, wie das Leben dich dir selbst gibt. Hierbei kann im extremen Maße machtlose Wut in dir aufsteigen: Dies ist eine Widerspiegelung dessen, dass du Macht innehaben willst, dass du das Leben beherrschen willst, anderen Befehle erteilen oder sie maßregeln möchtest, und dass du es nicht verträgst, dass die Sprache des Lebens dich bittet, so zu sein, wie du bist, dort zu bleiben, wo du bist…, solange es gut für deine Entwicklung ist.

So kehre dich zunächst nach innen, wende dich der innerlichen Schönheit zu…, entwickle die REINE FREUDE über dein Sein! Entdecke die Reichtümer in dir selbst, habe nicht den Wunsch, einen anderen Platz einzunehmen, flüchte nicht, sondern entdecke die reichen Goldfelder unter deinen tiefen Gründen, vertiefe dich in dich, und sei dir darüber im Klaren, dass du nicht in dir „gefangen" bist. Dass du gehen und stehen kannst, wo(hin) auch immer du möchtest, wenn du den Signalen auf dem Weg des Lebens folgst. Die mögliche Wut, die da ist, weil du dazu „verpflichtet" wärest, einen bestimmten Weg zu gehen, darfst du in Dankbarkeit ummünzen, dafür, dort sein und gehen zu dürfen, wovon das Leben in dir *weiß,* dass dies für dein Glück am besten ist. So sei also nicht länger undankbar und traurig über dein Sein, sei nicht wütend darüber, was nicht sein kann…, komme zu Zufriedenheit, zu sonniger Freude über dein ICH…, und du wirst sehen, dass unangenehme Umstände wie von alleine verschwinden und schöne Momente die Folge deines neuen Startpunktes, „in Dankbarkeit zu leben", sind.

So löse diese Frustration; DRÜCKE dich förmlich voller Freude NACH AUSSEN, durchbreche den Mutterkuchen des Urschoßes, und sei dankbar für dein ICH. Singe den Lebenstanz, fühle dich FREI, in nichts mehr „gefangen", denn du bist „ungebunden" und frei geboren. Du hast dich selbst geboren werden lassen.

Jetzt schreibst du es nicht mehr anderen zu, dass du gefangen bist…: DU hast dich frei-gemacht. Du hältst dich nicht länger in einer Art von ungeborener, erstarrter Unbeweglichkeit gefangen, unter anderem dadurch, dass du mehr willst, als da ist, oder dadurch, anders sein zu wollen, als du bist, oder die Dinge anders haben zu wollen, als sie jetzt sind.

Du solltest RUHIG IN DIR SELBST bleiben und dir deinen Inhalt ganz tief ansehen, ja auf ihn hören; darin wirst du das Lied des Lebens erklingen hören…, und das bereitet dir Freude.

Du schließt dich nicht mehr in einem Gefühl ein, wie „ich bin blockiert, ich bin in einer einschränkenden Struktur, in mir selbst, in meinem Körper, im Leben, auf Erden gefangen": Du bist NICHT darin gefangen. Dieses Gefühl gründet sich ausschließlich auf Überzeugungen und auf einem Unglauben an dich, an die Schönheit der Tiefe deines Wesens. Du musst nicht anders sein, nichts anderes haben…, du darfst lediglich zum Vorschein springen, schlichtweg SEIN, ohne dich noch länger in einer Art von Eingeschlossensein oder in einem Kokon der Unzufriedenheit festzusetzen. Dein Gefühl, „Hilfe, ich bin gefangen, ich kann nicht weg", ist wie eine Seifenblase, die zerplatzt, und du solltest dir voll und ganz dessen bewusst werden: „ICH BIN FREI UND AUTONOM, ich will nichts und niemanden haben, und infolgedessen bin ich in nichts und in niemandem gefangen. Ich befreie mich aus dem Muster der Selbst-Eingeschlossenheit, indem ich dankbar den inneren Raum meiner selbst in seiner ganzen Breite erlebe. Ich möchte nichts außerhalb von mir ergreifen, sondern reiße alle Fenster meines Wesens auf und atme die frische Luft mit tiefen Zügen ein."

Das himmlische Gefühl, dass du „frei" bist und nur du dich gefangen gehalten hast. Jetzt, wo du dich aus diesen Überzeugungen befreist, wo du nicht mehr vor dir wegrennen-möchtest, sondern durch die Haut durchstößt und dir alle Möglichkeiten dazu gibst, zu SEIN, wer und wie du bist, reagierst du deine Frustration nicht länger wütend auf deiner Umgebung ab.
Jetzt willst du auch gar nichts mehr „haben": Du BIST..., wie eine Blume, die aufblüht.

Anbei noch ein Text für „extreme" Beeinträchtigungen des linken Ohres

Begierden haben etwas ledern Tierisches, ein wenig rau und ungehobelt, etwas zu wenig Respekt vor dem Leben..., vor allem vor dem Leben in dir..., oder ist es cooles Verhalten, Wichtigtuerei? Destruktivität, eine Erniedrigung des Lebens, im schlimmsten Falle eine Rohheit und extreme Unmanierlichkeit. Das Schönste der Erde wird schlecht gemacht, oder der Spott in dir macht aus dem Edlen einen Schlammtümpel: Das Ganze beginnt natürlich mit der Selbsterniedrigung und dem Selbstspott, der zuweilen bitter ist.
Instinkte, möglicherweise auch sexuelle Begierden, tierische Aggressivität und Herausforderung, aufzufallen und jemand anderen schockieren zu wollen, einzudringen und dem anderen Angst machen zu wollen oder ihn zu verletzen..., das hat alles mit einem Gefühl von Macht zu tun, „gesehen" werden zu wollen. Du musst ihn / sie ansehen, ihm / ihr Aufmerksamkeit geben oder vielleicht auch Angst vor ihm / ihr haben...!
Selbst-Zerstörung: Dieser Mensch weiß manchmal nicht, aus welchem Holz er Pfeile schnitzen soll, weil er das Holz von vorneherein als faul ansieht.

Eine Reihe von Gewürzen, Salz, Pfeffer, Muskatnuss... wie scharf durchdringende Gerüche, erregend, magnetisch scharf und unter Spannung, in defensiver oder offensiver Haltung, gegen das Unrecht zu protestieren, das man dir so genannt angetan hat (vergiss nicht: Du bist es, der / die alles zu sich geholt hat, um daraus zu lernen; werde dir gerecht, und erkenne dich in Liebe an!), so stehst du im Leben. Mit deinem Mund atmest du Wut aus: Ein starker Geruch wie Lauch, weil du dich nicht aus deiner leuchtenden, guten Quelle heraus sein lässt, weil du dich möglicherweise verachtest oder hasst.[2]
Das Feuer magnetischer Urkräfte qualmt wie bei einem speienden Drachen aus deinem Rachen: Aber wo ist das Menschenherz geblieben? Wo bist DU geblieben?

Möglicherweise ärgerst du dich manchmal, lehnst dich gegen Strukturen und Beschränkungen auf, die dir auferlegt werden..., auch wenn du wissen solltest, dass du alle Lebensumstände, wenn auch unbewusst, *selbst* angezogen hast. Aber du tobst und fluchst, trittst vor lauter Ohnmacht um dich.
Du lässt deinen Trieben freien Lauf; eine Zigarettenkippe wird sozusagen unter deinen Füßen zerdrückst. Eine Art von innerer Uneinigkeit, Zwiespältigkeit; deine eine Seite möchte nach hier und die andere nach da. Du bist nicht mit dir im Reinen; du

---

[2] Lies über die psychologische Symbolik des Schlechten Atems in diesem Buch und über die Symbolik von Lauch in *Das Füllhorn - Psychologische Symbolsprache der Nahrungsmittel* nach.

lebst im ständigen Kampf mit dir selbst! Du würdest „förmlich" mit einem Messer zustechen, ja vernichten wollen. Du willst nichts mehr heil lassen; du möchtest alles zerstören. Das Maß ist voll für dich. Mager-Hart, kalt, ausgemergelt. Als ob nur das kalte Saturnsche existieren dürfte, aber dann noch im negativen, zerstörerischen Sinne. Die Sanduhr läuft dem Ende entgegen…, und du siehst lediglich Tod und Ärgernis.

Der Neptunsche Dreizahn sticht wütend aus dem Nebel empor; du scheinst keinen Zugriff auf dich zu bekommen, ziellos, leer, selbst-vernichtend, blind um dich schlagend; wer dir zu nahe kommt, weiß davon ein Lied zu singen. Du lebst, was deine Sehnsüchte und Gefühle angeht, auf einem primitiven Niveau, du ärgerst dich im Grunde genommen unbewusst darüber, dass du dich nicht als wertvollen Menschen „finden", LIEB HABEN, wertschätzen kannst. Weil du deine Energien nicht auf konstruktive, kreative Art und Weise aus deinem Herzen heraus einsetzen kannst.

Erspüre das Licht in dir, in deinem Herzen; sieh dir die Kaninchen an, wie sie im prächtigen Lebenswald genüsslich an einer Möhre vor sich hin knabbern. Komme zu innerer Ruhe, Frieden, Wärme, Sanftheit, Versöhnung.
Erkenne jetzt, dass unter deiner Wut eine Trauer liegt…, und gelange zu der vollen Erkenntnis, dass auch diese Trauer nicht länger da zu sein braucht…, dass es sich hierbei um eine äußerste Form von Selbstverleugnung handelt.

Dein Herz schreit nach Anerkennung, danach, hereingeholt zu werden. So gehe tief in dich, und entdecke dein warmes Herz. Sieh die Welt als prachtvoll schön, natürlich fließend und mild in ihrem Sein an. Entdecke diese Seele, die irdische Seele, die einem verspielten Kind gleicht, das sich die Freiheit gibt, spontan zu sein, zu sein, wer es ist: in Freude und Freundschaft, in Liebe zum ICH.

RECHTES OHR

Erkrankungen, allgemein
(Schmerzen, Krankheit, Taubheit usw. …)

Kernursache und Kernlösung

Du glaubst noch an den Tod. Misst du der Schönheit des Kreuzes auf dem Grabstein mehr Bedeutung bei als dem Leben selbst? Den „Strukturen", die jedoch leblos sind? Auf der Suche nach „Licht".

Empfindest du das Leben in der Materie als Leiden; meinst du, ein schweres Kreuz auf deinen Schultern tragen zu müssen? Oder siehst du dich in der „Materie", siehst du dein Wesen als hässlich an? Dennoch steckst du voller Fruchtbarkeitskräfte: Du solltest dein Leben in seiner ganzen Breite einnehmen…, du schrumpfst jedoch leicht zusammen. Du hältst dich zurück, du verkennst einen weiten Raum von dir.

Eine Ur-Sehnsucht nach dieser Wesenseinheit in dir, nach dem Gleichgewicht links-rechts, danach, was wir als männlich und weiblich bezeichnen, wie in Mandorla[3]: Die vollkommene Verschmelzung deines Geisteswesens mit dem warm-irdischen Körper, wie die Mandelnuss[4] es so treffend wiedergibt. Die Manneskraft und die Frauenkraft in dir zu verwirklichen…, aber hiergegen entsteht innerlich Widerstand. Dennoch wirst du erkennen müssen, dass du lediglich traurig sein wirst, solange du dich weigerst, dich in authentischer, reicher Schönheit anzusehen! Zwei Teile möchten zu einer Einheit in Erhöhung verschmelzen. Du bürgst für dich, für deinen Körper: im Leben! Sei stolz darauf, und sei dir darüber im Klaren, dass du für die Dankbarkeit für dein Sein stehen darfst. Die Ursache dafür, dass Trauer dich noch zu quä-

[3] Lies mehr über die Symbolik von Mandorla in *Die Zwölf Tore des Prinzen Sirius* nach. Dieses Buch ist bei Erscheinen des vorliegenden Werkes noch nicht in deutscher Übersetzung erhältlich.
[4] Lies über die psychologische Symbolik der Mandelnuss in *Das Füllhorn - Psychologische Symbolsprache der Nahrungsmittel* nach.

len vermag, liegt in der Tatsache, dass nichts und niemand dir helfen kann... außer du selbst: im Anerkennen deines Seins, sehr weit und breit in der irdischen Materie.

Betest du außerhalb von dir Gesetze und Gebote..., Götter..., Machthaber an? Betest du das Kreuz auf dem Grabstein, die Alten Gesetze..., die Schein-Ästhetik, den Kult, die steinernen Tafeln an, anstatt dich in Liebe dem Leben in dir, deiner Natur hinzugeben? Du bist hart und streng zu dir! Du verurteilst das weiche, weibliche Prinzip, möglicherweise wehrst du dich buchstäblich gegen die weichen Rundungen des Fleisches im menschlichen Körper.
Große weibliche Fruchtbarkeit, denken wir an die Skulptur der Venus von Willendorf: Diese irdischen Fruchtbarkeitsenergien, die geradewegs aus der Lebensquelle in dich hineinströmen, möchten sich in Schöpfung, in deinem Körper, in deinen Handlungen und in deiner Lebensempfindung manifestieren. Intuitive musikalische Energien warten auf die Entfaltung deines Wesens. Voller Fruchtbarkeit. Dein Wesen schäumt wie die fruchtbaren Meere. Ausufernd, überlaufend wie ein Füllhorn, aber du fängst nichts damit an..., der überschüssige, feuchte Schaum wird abgeführt. Du wirst dazu aufgerufen, dich in einen Schmetterling zu verwandeln, dich aus dem alten Larvenstadium herauszuholen.

Deine Strukturelle Basis ist etwas hartherzig, hoch und kalt, wie der Eiffelturm, so hoch über der Erde...: Solange du diesen Abstand zu deinem warmen, irdischen, fleischlichen ICH aufrechterhältst, wirst du Angst davor haben, zu fallen und spürst du, wie instabil dein gut gebauter Turm im Grunde genommen ist. Denn ein Mensch ist viel mehr als nur Eisen und Struktur-Kraft, als Knochen und Sinnesorgane. Du fürchtest dich sozusagen davor, vollkommen in der Materie zu sein, auch wenn Energien in dir danach schreien, damit aufzuhören, dich derart von dir, von deinem Körper, deiner irdischen, natürlichen, ur-weiblichen Fruchtbarkeit zu ENTFERNEN. Steige selbst herunter, gehe in dich hinab, nimm dankbar deinen Platz im Fleisch deines Körpers ein, werde *eins* mit dir, und umarme die Sanftheit deines Wesens. Du brauchst nicht zu fallen, du brauchst dich nicht länger hoch über dir selbst zu halten, auf Abstand, kritisch zerstörerisch oder ängstlich... Hierbei kommt mir die Symbolik der Zahl 9 in den Sinn. Habe keine Angst, komme auf die Erde herab, und suche nicht in den Höhen, gehe nicht zum Lebensgeschehen und zu dir selbst auf Abstand!

„Nein" sagst du... und ziehst dich nun ein wenig in deine linke Seite zurück, so dass der Turm noch mehr ins Wanken gerät: Du weigerst dich, dich selbst in den Mittelpunkt zu stellen; eine Art, vor der Verantwortung wegzulaufen. Du willst nicht (mehr)! Ein innerer Widerstand gegen eine vollblütige Inkarnation, gegen ein vollständiges Annehmen deiner selbst.

Es hat den Anschein, als würdest du einen immens schweren Rucksack tragen; du transpirierst, und es fällt dir alles so schwer. Es wird dir zu viel, du kannst nicht mehr. Dein Körper gebietet dir Einhalt. Jetzt wirst du dir ansehen müssen, was du zu verändern hast. Die tiefste Ursache für diesen Umstand liegt in der absoluten Notwendigkeit, das Alte loszulassen und sich zu transformieren; du kannst schlichtweg nicht so weiter. Du wirst mit dem zwanghaften Anteil brechen müssen, dich so belasten und so leben zu *„müssen"...* und nicht anders. Auf diese Weise herrscht eine Macht in dir, die zwanghaft immer weitergeht ... Brich mit dieser inneren Zwanghaftigkeit (vergleichbar mit der automatischen Funktion der Drüsen), und stelle dich als Meister an die Spitze deiner selbst. Laufe vor nichts (und niemandem) weg, auch nicht vor dir selbst! Konfrontiere dich mit dem Gefühl der Belastung, und sieh dir an, wie du dich schon lang in einem „Gewohnheitsmuster" gefangen gehalten hast. Was du tun sollst? Dir ansehen, was du alles in deinem Gepäck hast, nachschauen, welche goldenen Schätze

es in dir gibt und erstaunt darüber sein, und glücklich... Halte inne... Dein Gepäck erscheint dir nur dann als Ballast, wenn du es UNGENUTZT weiter mitschleppst, anstatt etwas damit zu machen, damit nach außen zu treten.
Du bist dir dessen möglicherweise nicht einmal bewusst, aber das, was du als Last ansiehst, wird sich als Gold zu erkennen geben: Dies ist nicht dazu gedacht, in einem schwarzen Sack auf deinen Schultern mitgeschleppt zu werden; dann gleichst du einem Sammler von Schätzen, der seine Reichtümer nicht genießt, sondern sie lediglich mit sich führt und aufspart. Nein: Es ist deine Aufgabe, innezuhalten und allen goldenen Inhalt von dir anzuerkennen, wertzuschätzen und nach außen strahlen zu lassen. Du darfst an dir ARBEITEN, du solltest alte „Werke" loslassen.

GLAUBE an die Kraft, die in dir steckt, dass alles so verlaufen wird, wie es am besten für dich ist. Es muss überhaupt kein Kalvarien-Kreuz getragen werden..., glaube jedoch an diese reinen, schöpferischen, goldenen Kräfte, die in dir stecken. Mache etwas daraus. Glaube an die Möglichkeit, dass sich alles von schwarz nach weiß wenden kann, wenn du nur daran glaubst, wenn du das Leben als prachtvoll ansiehst und es nicht länger auf falsche Grundfeste, nämlich auf die der Abwertung und Ablehnung, baust, ... in erster Linie die Ablehnung deiner eigenen Wesenskörperlichkeit.
Komme herunter! Sei dankbar und froh über deine Existenz! Komme mit beiden Füßen auf die Erde herunter, und werde innerlich ruhig in dem Wissen, dass alles gut wird, so, wie es für das Leben in dir am besten ist. Lasse zu, dass Lebenskräfte jetzt wie wunderbare Botschaften der Freude und Zusammenhörigkeit in dir umherwirbeln. Gib dich weder weiterhin auf Distanz zu dir selbst, noch zur irdischen Existenz. Rümpfe nicht geringschätzig die Nase vor dem Boden unter deinen Füßen oder dem Fleisch an deinem Körper, sondern genieße es, als Du auf Erden zu SEIN!

Energien vibrieren in deinem Wesen, aber der Kontakt zu dir sollte zunächst wiederhergestellt werden, auf dass du auf angenehme, ausgewogene Art und Weise im Leben stehen kannst, so dass du ruhig mit anderen kommunizieren kannst, ohne dich dabei nervös oder unter Druck zu fühlen. Es ist notwendig, dass du nicht länger versuchst, deinen eigenen Gefühlen, deinem tieferen Gefühlskontakt zu „entkommen": Laufe nicht länger vor dir weg, sondern *nimm* aktiv Kontakt zu dir auf, zu dieser allertiefsten Quelle in dir. Erst *dann* wirst du auch nicht länger vor einem tieferen Gefühlskontakt mit jemand anderem / den anderen flüchten. Flüchte nicht mehr, ziehe dich nicht länger auf ätherische Höhen zurück, einseitig hoch und weit, sondern trete warm ein.

Urkräfte in dir schreien nach einem Leben in Freiheit, nach einer Entfaltung..., aber du siehst dich als Nichts oder als ein hässliches, irdisches Geschöpf an, anstatt diese gewaltigen, magnetischen Kräfte in deinem Wesen voller Dankbarkeit zu nutzen. Höre auf damit, dich so herunterzuziehen, und entdecke diese Urkräfte in deinem Bauch: Lasse sie sich als prachtvolle Blumen auf Mutter Erde entfalten. Lasse das Allerschönste, was in dir steckt, aufblühen, und wende dich nie mehr von dieser Selbst-Liebe ab. Betrachtest du dich nur als primitives, minderwertiges Wesen? Dann wird es Zeit, eine große Veränderung in die Tat umzusetzen: eine Änderung der Sicht auf dein eigenes ICH. Sieh dich als ein Geschenk des Lebens an dich selbst an: Entfalte diese kolossalen Kräfte im Dienst des Herzens und der Rührung über das das Leben, in Liebe mit dem irdischen Boden verbunden. Gib dir die Möglichkeit, liebevoll aufzublühen.

Zögere nicht länger, sicher zu landen, mit beiden Füßen feste auf dem Boden zu stehen, komme herunter, und komme auf Erden nach Hause. Fühle dich sicher in dir, zweifle nicht daran, dass deine innere Lebensquelle dich in starkem und stabilem Gleichgewicht sein lassen wird! Wehre dich nicht, zögere nicht, sondern sei dir dessen „sicher", dass du es als ICH verdienst, zu Sein, ohne dass du dich oder einen Teil von dir zurückhältst oder gar zurückziehen möchtest: Stehe jetzt im Gleichgewicht mit beiden Füßen auf der Erde. Du brauchst keinen einzigen Teil von dir zur Seite zu drängen, zu verurteilen oder davon überzeugt zu sein, dass du nicht anders könntest, als Härte und Leiden zu begegnen..., dass das Leben lediglich eine wackelige Angelegenheit wäre...

Gib dir jetzt jede Chance zu einem menschenwürdigen und demütigen, liebevollen, warm willkommen-heißenden Leben.

•

Du bist zwar der / die stolze Träger(in) eines Fasses, in dem unglaublich viel gelagert werden kann, aber... nutzt du es eigentlich auf irgendeine Art und Weise? Es hat den Anschein, als hättest du ein „Loch" in dir, als ob du stolz auf deine Tragfähigkeit wärest, jedoch nicht wirklich den Inhalt deines Wesens spüren oder anerkennen würdest. Fass aus Kupfer: Du wartest darauf, von anderen gefüllt zu werden, zwar in Dienstbarkeit, aber du VERGISST, dass du dich erfüllen musst, in Liebe, und zwar in erster Linie MIT DIR SELBST. Nicht äußerlich, zur Außenwelt hin..., sondern inhaltlich stark und voll.
Möglicherweise hast du das Gefühl, dir, dem Leben, den anderen, deiner Umwelt niemals entsprechen zu können..., im Grunde genommen weil du Dich selbst niemals zufrieden stellst. Du hast das Gefühl, es immer wieder besser machen, besser sein oder es ertragen zu müssen..., anstatt zufrieden und dankbar zu sein, für das, was jetzt IN dir WOHNT: Aber dessen scheinst du dir nicht bewusst zu sein, wodurch sich dieser Inhalt nur schwer zu erkennen geben kann. Bleibst du in deinem kupfernen Stadium stecken, oder wirst du das Gold in dir anerkennen, entdecken? Warum sich noch länger wie ein stolzer Hahn gebärden, der mit etwas oder mit jemandem außerhalb von sich gefüllt werden möchte, wie ein „Bild", das er von sich aufrechterhalten muss..., anstatt zu leben, VOLL und GANZ er selbst zu sein? Erst von dieser inneren Vollheits-Erfahrung aus kannst du in liebe-vollem Kontakt wahres Glück in einer Beziehung zum anderen erleben. Du solltest auf die Suche nach der Glückserfüllung deiner selbst gehen, um diese als erfüllter und glücklicher Mensch nach außen tragen zu können.

Es ist an der Zeit, mit alten Mustern, die tief verwurzelt sind, zu brechen, um dir deiner eigenen Fülle bewusst zu werden; Dienstbarkeit am Leben kann man nur aus dem Bewusstsein der eigenen Fülle heraus, von seinem eigenen Leben ausgehend auf gesunde Art und Weise erleben. Du brauchst dich nicht länger als „Abwartende(r)" zu geben, als ein leerer Träger, der darauf wartet, dass etwas oder jemand anderes sein Gefäß füllt. FÜLLE dich selbst, sei froh über deine Fülle, warte nicht passiv ab, sondern gehe in Aktion. Wirkliche Liebe erfordert, dass du dir zur gleichen Zeit deines eigenen vollen Inhaltes bewusst bist und diesen Inhalt mit anderen teilst. Aber die Tatsache, dass du dich auf-machst und wartest, hat mit einem tiefer liegenden Problem zu tun, nämlich mit der Leidenschaft für das „Abwarten", was kommen wird, was es dir bringen wird.

Du darfst dich auf eine entschlossene, bewusst dynamische Art und Weise im Leben bewegen: Du solltest dir das geben, was du brauchst, um dein Herz die Schönheit von Mutter Erde genießen zu lassen. Früchte ernten, sich der herrlichen Speisen bewusst werden, es zu wagen, kräftig in einen Pfirsich oder in eine saftige Landfrucht zu beißen. Ja, voller Freude ins Leben zu beißen. Gönne dir den Spaß, gestehe dir zu, dass du mit vollen Zügen vom Nektar und Traubenwein des Lebens trinkst, die Blütendüfte und Wasserklänge in dich aufnimmst. Tanze durchs Leben wie eine Biene über die Blüten, gebe dich dem Duft weiter Meere hin, und lasse sie in dich eintreten; springe mit den Gämsen mit, und meckere mit den Schafen, singe mit den Vögeln, und lasse deine Füße auf Sand und Felsen auftreten. Die FREUDE, das GENIESSEN durchkommen lassen!!!

Was hast du dir bereits so lang vorenthalten? Dein Weg führt ins irdische Paradies, wenn du dich für alles Schöne öffnest, was sich dir offenbaren möchte.

So öffne jetzt alle deine Sinne, öffne dich für die irdischen Schätze…, gestehe dir zu, daran teilzuhaben, an diesem Fest, gestehe dir zu, reine, sinnliche Freude zu empfinden. Die FREUDE zu leben, als physischer Mensch in der Materie zu sein! Du füllst dich nicht länger, sondern gehst aktiv auf die Dinge zu: Du bekommst, was dir zusteht. Die Früchte fallen in deine Hand, und du genießt ihren Geschmack in vollen Zügen. Das Leben schenkt dir Farben, Gerüche, Formen; Klänge, Erde, Wälder, Länder, Gewässer, grüne Ebenen und hohe Sträucher, Beeren und Kartoffeln (Erd-Äpfel), Knollengewächse und Radieschen, Luft und Meer, Feuerkräfte und Wind… GENIESSE es. Komme ins LEBEN, voll und ganz, VOLLER LICHT… als ICH! Gestehe dir zu, zu genießen, lasse die Liebe, die Kraft der Liebe zu, und lasse das Leben durch deine Adern strömen.

In dieser Vollheits-Kommunikation mit den Tiefen, den Höhen, mit der Weite des Lebens, der Natur, mit den großen Schätzen von Mutter Erde wirst du wahre Freude entdecken und diese Freude teilen können. Du fühlst dich nicht länger leer, in der Erwartung, „ausgefüllt“ zu werden, sondern du strahlst vor Glück, und es ist nun möglich, mit anderen auf der Ebene des Glücks wahrhaftig zu kommunizieren. Wie mit einer Trompete posaunst du die Freude des Lebens aus. Alle inneren Qualen verschwinden, die Freude entspringt tief in deinem Herzen, du fühlst dich warm in der Liebe zu dir und zur Natur des Lebens aufgenommen. Du erlebst voll und ganz, intensiv und pur. Du lässt die Trauben[5] und ihre reinsten Säfte in deinen Mund fließen und nimmst aktiv und froh an dem Lebensfest teil, das du selbst gestaltest. Du LEBST!

[5] Lies über die psychologische Symbolik der Traube in *Das Füllhorn - Psychologische Symbolsprache der Nahrungsmittel* nach.

Schwerhörigkeit, Taubheit

Kernursache

Du rutschst in die Tiefe ab, anstatt selbstbewusst vorwärts zu gehen! Du verschließt dich, häufig stur: Ich werde mir schon selber helfen, ich werde schon alleine meine Trauer und meine Probleme lösen. In meinem Aquarium.

Deine Aggression, deine spontanen Energien werden gedämpft, nach innen gekehrt: Mit dunklen Gedanken stampfst du dich selbst in Grund und Boden. Helle, freudvolle Energien, die existieren wollen, werden unmittelbar durch pessimistische oder sorgenvolle Gedanken verdunkelt. Du fühlst dich gefangen, kannst weder vor noch zurück. Du fühlst dich in deinem tiefsten Ich verletzt, wirst innerlich wütend, aber du traust dich nicht, mit deinen Gedanken, Sehnsüchten oder Gefühlen aus dir heraus zu gehen. Du schließt dich ein. Dein Leben ist nicht auf Intuition, auf dein tiefstes Selbst gebaut: Du weigerst dich, auf deine innere Weisheit zu hören. Auf die gleiche Art und Weise wirst du dich vor anderen verschließen: Lasse mich in Ruhe, ich weiß, was ich tue. Unterdessen läufst du blindlings weiter.

Du weigerst dich, auf eine Stimme in dir zu hören, die eine Veränderung in deinem Leben fordert! Deine tiefsten Kräfte können nicht durchkommen; du fixierst dich zu stark auf das Negative, das Einschränkende. Du steckst in einem stählernen Panzer, den du selbst um dich herum gebaut hast. Von deinem tiefsten Ich abgeschnitten, siehst du nicht genau, welchen Weg du am besten gehen solltest, verwirrt suchst du in allen Richtungen, du weißt nicht, wofür du dich entscheiden sollst, du hörst so viele Glocken läuten, und dies übt, dadurch, dass du dich von anderen abhängig machst, einen starken Einfluss auf dich aus: Einmal möchtest du hierhin gehen, ein anderes Mal jenen Weg einschlagen…, bis du überhaupt nicht mehr weißt, wohin, und deine Ohren verschließt, um gar nichts mehr hören zu müssen! Du fühlst dich einsam, allein, isoliert, zuweilen ängstlich, weil du dich von deinem intuitiven Seinsgrund isolierst. Du fühlst dich zu unsicher, um aus deinem Kokon zu kommen, um dich von einer Raupe in einen Schmetterling zu verwandeln, jedenfalls so lange, wie dir auch die Umwelt unsicher oder doppeldeutig erscheint (vor allem bei Kindern).

Unsicher..., du fühlst zwar, dass gute Energien darauf warten, frei zu werden, aber du weißt nicht genau, wie du dich selbst verwirklichen kannst.

Du fürchtest dich vor dem Tod. Du kriechst aus Angst in dein Schneckenhaus; du fühlst dich unsicher.

Kernlösung

Stelle dich unter die Autorität deines inneren Lichtes, deines tiefsten Ichs, deines Zentrums: Richte dich auf diesen einen Punkt aus, so dass du nicht mehr nach links und rechts abschweifst. Die Wahrheit liegt in deinem Innersten. Öffne dich jetzt vollkommen für Signale aus deinem tiefsten Selbst.

Werde dir deines Wertes und deiner Möglichkeiten bewusst, und komme in dir zur Ruhe. Nichts und niemand kann dich bedrohen: Baue selbstsicher deine Existenz aus, traue dich, für das Schöne offen zu sein, genieße die kleinen Dinge, mache dir nicht unentwegt Sorgen. Höre mit dem düsteren Grübeln auf, frage deine spontane Intuition nach der Antwort auf deine Probleme. Wage es, die Richtung zu ändern! Höre auf die Stimme deines Herzens: Erlege dir kein Verbot auf, lasse deine Gefühle frei strömen. Lebe nicht wie ein(e) Tote(r).

Du stirbst nicht, wenn dein tiefstes Ich nicht den Wunsch danach hegt: Gebe dich den helleren Gedanken, den unbeschwerten Gefühlen in dir hin. Komme jetzt vollständig aus deinem dunklen Tunnel zum Vorschein, und schenke deinen Wünschen Gehör: Gestehe dir zu, so zu leben, wie du wirklich gerne leben möchtest, in Harmonie mit deinem tiefsten Wesen. Genieße einen Sonnenstrahl, starte bei Pluto, und komme zu Leben.

Ohrenschmerzen

Kernursache

Du rollst dich sozusagen in dich zusammen: Du traust dich nicht, deine tiefsten Gefühle voll und ganz zu empfinden, dein wahres ICH wirklich durchkommen zu lassen, denn du hast Angst.

Unruhige Gedanken, ein Gefühl von Unsicherheit, du stampfst dich mit deinem düsteren Gegrübel in Grund und Boden. Du siehst nicht klar in deinen unbewussten Untergrund hinein, du empfindest ihn vielmehr als ein unheimliches Kellerloch, du vertraust nicht wirklich auf deinen tiefsten Kern.

Widerwärtige Phantasien, irreale Ängste, ängstliche Erwartungen an die Zukunft, ein Festhalten an dunklen Erinnerungen aus der Vergangenheit. In dir eingeschlossen sein. Du speicherst eine ganze Menge an Gefühlen und fühlst dich durch die Last der schwarzen Gedanken in deinem Kopf zuweilen unwohl und aufgebläht. Findest du dich nicht gut genug? Was nagt an dir? Schuldgefühle? Hältst du dich nicht für wertvoll genug, um aufblühen zu dürfen: Du bist wütend auf dich. Schöne Energien werden gefangen gehalten: Du tust dir selbst weh. Oder sind es andere, die dir wehtun? Dann ist dies lediglich eine Folge deiner Überzeugungen!

Kernlösung

Trete mit deinem kreativen Potential vollkommen ans Tageslicht, und lege deinen Gedanken Zügel an. Mache, produziere, traue dich, ohne Zurückhaltung du selbst zu sein, schäme dich nicht für dich, du bist gut, so, wie du bist, nimm den ganzen Raum in Beschlag, und lasse dich voller Freude aufblühen. Baue mit allen deinen Kräften an deinem Leben, lasse dich nicht durch Ängste hemmen. Furcht ist unbegründet: Vertraue vollkommen auf dein tiefstes göttliches Selbst, das die Basis deiner ewigen Existenz ist.

Komme zu starker Selbstmanifestierung, und sei stolz auf dich. Der Tod existiert nicht in deinem Leben, wenn du dies nicht zulässt. Vertraue deiner Intuition, und lebe spontan aus deinem tiefsten Selbst heraus. Habe keine Angst vor deinen Emotionen: Beobachte sie, verarbeite, komme zu einer klaren Einsicht, und gehe weiter. Setze Aggression in Aktion um. Stelle laut und deutlich Fragen an diejenigen, die dir „wehtun". Bringe Klarheit in das Chaos. Finde Frieden in dir. Verstärken bestimmte familiäre Umstände das Unsicherheitsgefühl eines Kindes, so sollten Eltern hierfür eine Lösung suchen. Verleugnen auch sie ihren Wert, und weigern sie sich, auf ihr tiefstes inneres Selbst zu hören? Fundamentale Ängste bei den Eltern / bei einem Elternteil erfordern ein Wachsen der ganzen Familie, voller Vertrauen. Das fördert den Heilungsprozess. Äußere dich, sprich! Sei dabei ehrlich zu deinem lebenden Selbstkern!

Das geringste Geräusch stört dich

Es hat den Anschein, dass du unbewusst mit Schuld- und Schamgefühlen kämpfst: das Ur-Schuldgefühl dafür, dass man ALS „ICH-DER-MENSCH" IST und dass man die Arme der Urquelle verlässt, um sich selbst als ICH zu manifestieren. Dies gelingt dir nicht wirklich. Du ziehst dich zurück ... doch „irdische Geräusche" rufen dich wieder hierher!

Du darfst dich nicht länger zurück-ziehen: die Geräusche sind wie ein Appell an dich, dich zu ‚zeigen', dich nun auf der Bühne des Lebens zu zeigen, dich zu manifestieren! Du hast das unangenehme, wenn auch ‚vage' Gefühl, etwas falsch gemacht zu haben; du plagst dich mit unbewussten Schuldgefühlen, mit einer Art Scham, möglicherweise nagt etwas an deinem Gewissen. Schweiß, Panik, Angst und Nervosität können hier im schlimmsten Fall alle zusammen auftreten. Nervosität und Spannung wachsen, weil du deine Energien so ‚zurückziehst', zurückhältst. Du denkst, etwas falsch gemacht zu haben, du meinst, möglicherweise einen Schnitzer begangen oder zumindest etwas getan zu haben, von dem du findest, dass du dich dafür schämen müsstest. Und dann braucht es sich dabei noch nicht einmal um eine Tatsache oder ein Ereignis zu handeln, sondern kann es auch nur ein allgemeines „Gefühl" sein: ein Gefühl der Schuld, der Scham oder eines Eingeständnisses, eine Verlegenheit, die in dein Gefühl fest integriert ist, in dein System von Überzeugungen ... weil du tief in deinem Herzen meinst, dass du dem, was das Leben von dir fordert, nicht entsprichst: du willst dich gleichsam aus deinem SEIN zurückziehen. Du denkst möglicherweise, dass eine stark ‚fleischliche Anwesenheit in der Materie' eigentlich in Hinblick auf den ‚Geist' eine Sünde sei, oder du empfindest eine große Menge von Genuss oder Sehnsüchten in dir selbst. Du wirst rot und möchtest dich verstecken, so sehr schämst du dich für dich selbst. Du würdest lieber ‚weiß' bleiben. Doch das ist gar nicht nötig! Im Gegenteil: die Geräusche spornen dich zu einer gesunden lebendigen ‚Röte' an: komme in das Leben! Verstecke dich nicht länger! Lasse dich selbst nun in vollem Umfang geboren werden, auf der Erde ... als ICH aus Fleisch und Blut. Lasse deine Energien nun frei weiterströmen! Geräusche werden dich dann nicht mehr stören.

Du schämst dich fast für die FREUDE, die du in und um dich herum fühlen kannst. Du wagst es nicht wirklich, du selbst zu sein, du wagst es nicht wirklich, dir Gestalt zu geben in der Form eines fröhlich singenden Menschen.

Mit diesem Scham- oder Schuldgefühl schneidest du dir gleichsam in deine eigenen Finger. Es scheint fast, als ob du dich selbst strafst. Freude wird weggedrückt; das Vergnügen über das eigene Sein wird unterdrückt; du hältst deine Energien EINWÄRTS, statt sie laut und froh hinauszuposaunen. Dadurch wird dein Energie-System verstopft; deine Kanäle werden verstopft. Du schneidest dir auf diese Weise in die eigene Haut. DU FÜGST DIR SELBST SCHMERZEN ZU. Auch wenn es für dich den Anschein hat, dass die Außenwelt in deine Haut schneidet - dieses Gefühl ist nur eine Konsequenz -, bist doch du selbst es, der dich peinigt und gleichsam dich selbst schneidend verkürzt.

Warum erlaubst du dir selbst nicht zu sein, wer du bist, dich so zu manifestieren, wie du dich innerlich fühlst, deine Freude und deine innerlichen Gefühle der Freude *doch* zuzulassen und sie auf eine expressive, ungenierte, natürliche Weise zu äußern? Du schnürst dich selbst zu; du drehst den Hahn zu; du hältst dich selbst zurück. Da ist kein Durchlass, vielmehr entsteht auf diese Weise ein Stau von gesunden Lebenskräften: weil du dich selbst ständig hemmst, zurückhältst ... weil du deine Energien in deinem Zimmerchen einschließt und nach innen schlagen lässt, weil du dich selbst nicht so zu manifestieren wagst, wie du dich innerlich fühlst. Das irdische Feuer schlägt nach innen, zu rote Kräfte schlagen sich in deinem Körper nieder, in deinem innerlichen System. Du blockierst das Leben in dir selbst.

Öffne doch die Fenster und schenke dir selbst ein freies Auslassventil; lasse dich selbst EXISTIEREN ... GANZ UND GAR als ICH! Wirf dich nach außen und lasse dich sein, so wie deine Natur sich anfühlt. Ziehe dich nicht in dich zurück. Äußere dich! Singe, tanze, gib deinem Wesen Ausdruck. Ja, du darfst sein, du bist gut, so wie du bist in Seele und Körper. Du brauchst dich überhaupt nicht zurückzuhalten, zu bremsen. Du musst damit aufhören, dir etwas weiszumachen, dir selbst aufgrund deiner Überzeugungen Scham und Schuldgefühle einzureden, sobald du dich einmal selbst wirklich Leben lässt! Weigere dich nicht länger, dich so zu zeigen, wie du bist, um in das Leben zu kommen.
Schlage dir - gleichsam - nicht länger auf den Kopf, sondern erkenne deinen eigenen Wert an; lasse dich selbst in deinem irdischen Körper existieren ... und lasse das Blut in deinen Adern einfach fröhlich strömen. Genieße deine irdische Anwesenheit, genieße das Leben, genieße es ‚zu sein' und bringe dich, als Mensch aus Seele und Körper, nachdrücklich, ohne Hemmungen, in das Leben! Das Fleisch ist nicht schwach, sondern stark, urstark, vor allem, wenn es vom Herzen gelenkt wird, von der Liebe und der Dankbarkeit dafür, dass man als Mensch auf der Erde existieren darf. Also, ergreife deine Chance und mache dich selbst wahr ... Mache kein Hehl mehr aus deiner Natur, sondern bekenne dich freimütig dazu!
Drücke dich durch ... in gesundem Stolz, als fleischgewordenes göttliches Geschöpf! Halte dich nicht länger in dir selbst verborgen; halte dich nicht länger zurück ... Lass die Trompete schmettern und lasse von dir hören!! In dieser freudvollen, expressiven Selbstmanifestation, diesem Erleben IM Leben ... wird es dir nun gut tun, gemeinsam mit den anderen irdische Geräusche hervorbringen zu können. Und gemeinsam mit den anderen ziehst du los in dieser fröhlichen Blaskapelle ... Irdische Geräusche streicheln deine Ohren, weil du dich nicht länger ‚unwohl' fühlst in dir selbst ... Du hast dich vollständig in deinen Körper integriert; du bist stolz darauf, als ICH sein zu dürfen. Deine Nerven sind nicht mehr angespannt, weil du deine Energien nun froh einsetzt!

Hyperakusis

Überempfindlichkeit gegenüber Geräuschen, selbst Alltagsgeräusche wie das Rauschen eines Wasserhahns oder das Klirren von Tellern beim Spülen werden als schmerzhaft und unerträglich erfahren

(Lies eventuell auch den obenstehenden, hiermit verwandten Text.)

Kernursache

Der Pfarrer, der es gut meint, reinigt sich selbst, säubert sich im Taufbecken; er meint, dass er etwas falsch gemacht hat und dies korrigieren muss, aber dadurch ist zwar auf eine bestimmte Art die Erkenntnis vorhanden, er ‚mache einen Fehler oder habe einen Fehler gemacht', doch trotz seiner Einsichten und guten Absichten hat er den *Kern* der Sache (und daher auch die Ursachen) nicht erkannt. Und er

setzt seinen Weg in ‚einer Funktion' fort: in unserem Beispiel als ein sehr pflichtbewusster, im Geist wohnender Pfarrer, der sich selbst vor einem Gott reinigen will usw. Aber wir sehen ihn nicht als ICH in seinem autonomen meisterlichen Sein, wir nehmen ihn also als einen nicht völlig gereinigten Menschen wahr, weil er sich einer Geistes-Autorität unterordnet und selbst die Gesetze dieser Autorität anwendet und sie eventuell anderen auferlegt. Dort wo das Leben ihn zu einer reinen Anerkennung seines Mensch-Seins auffordert, in Dankbarkeit, Autonomie, Liebe und Vertrauen. Denn schließlich sollte der Mensch einsehen, dass er selbst sein Leben in der Hand hat, dass er sich nicht ‚schuldig' zu fühlen braucht und auch nicht ‚Buße' tun muss.
Schwarz gekleidet, sich selbst nicht sehr viel Vergnügen oder echte Freude gestattend, zu streng, in bestimmten Fällen wie mit einer krankhaften Angst vor Ansteckung oder Beschmutzung.[6]

Es ist deutlich, dass du hier etwas / jemanden über dich selbst stellst, auch wenn es nur Der Abstrakte Geist oder Gott ist, dass du dich schuldig fühlst wegen deiner sogenannten Fehler hinsichtlich dieser Autorität. Aber es geht nur um Regeln, Gesetze oder Dogmen, die du nicht eingehalten hast.

Kernlösung

Springe nun vollständig aus diesem Griff, der dich gefangen hält, und lande auf deinen eigenen Füßen und komme in dein irdisches Mensch-Sein aus Fleisch und Blut: erkenne das goldene Herz, den liebevollen Gotteskern IN dir selbst; führe dein eigenes Leben aus den Regeln dieses Lebensgefühls heraus, dieser Liebe ... und diese lassen sich nicht in Worte fassen. *Folge dem Weg deines Herzens; du schuldest keinerlei Autorität irgendetwas; du brauchst dich nicht zu verneigen vor dem Hohen Geist, welcher, was oder wer dieser in deinem Dasein auch sein möge. Konkret oder abstrakt.* Höre auf dein warmes Herz, auf deine Körpersignale, und sei weder kalt, noch streng oder hart zu dir selbst. Lande in vollem Umfang auf der Erde. *Erkenne diese Autorität in dir selbst* und diene nicht einer Autorität, die der Mensch einst selbst geschaffen hat, um nicht selbst die ganze Verantwortung tragen zu müssen oder um seine Ängste wegschaffen zu können. Nein: du bist ein schöner und guter Mensch, der zwar auf Lebenslektionen trifft und dabei ‚Fehler' machen kann, oder Irrtümer, oder, seinen Instinkten ausgeliefert, schmerzhafte Erfahrungen verursachen kann. Aber durch das Verstehen dieser Fehler (über das Herz / Gewissen), dadurch dass du Signale wie Krankheiten oder unangenehme Ereignisse oder düstere Emotionen verstehen willst, und diesem Verstehen keinen Widerstand leistest, führst du dich auf den Pfad der Veränderung und Reinigung. Du transformierst dich und brauchst nicht zu büßen, wenn du in der aufrechten Absicht lebst, wieder einen neuen Anfang zu machen und wenn du sicherlich nichts ‚Böses' beabsichtigst.

Nur: *stelle nicht mehr so strenge Anforderungen an dich selbst.* Manchmal scheint es, als ob du niemals etwas wirklich richtig machen kannst für dich selbst oder deiner Ansicht nach, *als ob du in der Überzeugung lebst, dass „der Mensch aus Fleisch und Blut" eigentlich ein Sünder ist, eine nicht-reine Person.*

Senke das Haupt nicht ‚in Schuld' vor einem Geistigen Orden oder einer anderen abstrakten oder reellen Autorität, die sich außerhalb des LEBENS selbst oder über dieses stellt, dies ist schließlich nicht möglich! Diene nur dem allerhöchsten Leben selbst, der Lebens-Liebe, der Lebensquelle, die auch durch dich strömt. Komme ganz nah zu deinem Herzen ... dann wird sich eine Wende vollziehen. Hilf dir selbst beim Auslöschen alter Indoktrinationen und Gesetze oder Anforderungen von Gruppen, die nichts mit dem *echten* Leben

[6] Lies eventuell über die psychologischen Ursachen von *Ansteckungsphobie bzw. *Krankhafter Angst vor Ansteckung oder Beschmutzung in der betreffenden Rubrik.

und Freude zu tun haben, die lediglich den Menschen zum Opfer, Sklaven oder Büßer, Sünder, Schuldigen verurteilen. Und das schmerzt.

Das Geräusch fordert dich nun dazu auf, ‚IN der Liebevollen Autorität deines IRDISCHEN Selbst' zu landen.

Ohrgeräusche, Tinnitus

Töne oder Geräusche wie Brummen, Pfeifen, Rauschen, Summen, Klingeln, Piepsen, usw.

Kernursache

In deiner eigenen **negativen oder dunklen Gedankenwelt** eingeschlossen. Dabei spielt manchmal ‚falscher' Stolz eine Rolle; du stößt andere von dir. Widerstand, Sturheit, mit der Angst davor, auf dein schönes, tiefstes Selbst, auf weise und schöne, wahrheitsliebende Botschaften zu hören. *Du fixierst dich auf das Düstere der Welt,* auf den Tod, auf die ‚tote Welt', auf die „Sünden" der anderen, auf das Getratsche in den Klatschspalten, auf seltsame Dinge, die dir *fern* sind, so meinst du zumindest..., im Grunde genommen handelt es sich um eine Widerspiegelung deiner eigenen pessimistischen Lebensvision, deiner dunklen Leere, der Ängste. Du klammerst dich an das Düstere oder das Niedere. Du lebst nicht wirklich hier-und-jetzt in der Realität: Du lebst in einem sehr subjektiven Gedankenkreis: „Ich weiß es ja doch am besten"; du sperrst dich in deine mit Vorurteilen behaftete Phantasiewelt ein. (Vielleicht triffst du gar Waffenbrüder, Sektenangehörige oder Klatschmäuler, mit denen du dich möglicherweise in engstirnigen, düsteren Geschichten ergehst.)

Du bist mit anderen im Konflikt; du bist nicht ganz ehrlich zu deinem tiefsten Selbst.
Du spähst nach dem Teuflischen oder schmiedest geheimnisvolle Pläne in deinem Kopf, kämpfst gegen deine eigenen Wahnvorstellungen, *du meinst, dich vor dem Bösen hüten zu müssen.*
Du schielst in Gedanken mit einer gewissen Besessenheit danach, was ungut riecht, du füllst deine eigene Leere mit dunklen Wahnvorstellungen. *Du fliegst mit deinen Gedanken von hier nach dort, aber gefühlsmäßig bist du kantig und kalt, wärmst du dich mit dem Feuer ‚seltsamer Dinge'.*
Du beißt dich im Anderen, *Dunkeln fest; du hinderst dich daran, weich und froh, von deinem Herzen aus zu leben.* Du glaubst nicht an Freude, an die Sonne, an das Glück. Meistens handelt es sich hierbei um ganz düstere UNBEWUSSTE Sphären und Erwartungen... Bewusstwerdung und Umpolung sind gefordert.

Kernlösung

Erziehung und Indoktrinierung, religiöse Engstirnigkeit und Vorurteile oder ‚Denkgewohnheiten': Baust du dein Leben auf diese unechte Macht? Kehre dich jetzt in aller Ehrlichkeit zu der göttlichen Autorität tief in dir selbst, und höre auf deine innere Weisheit. Lasse dich nicht länger unbewusst manipulieren, weder durch engstirnige Lebensphilosophien, die keinen Respekt vor dem einzelnen Menschen für sich genommen haben, die die Menschheit in die Kategorien schwarz und weiß einordnen, noch durch deine eigenen dunklen Überzeugungen.

Sieh dich an, stehe hier-und-jetzt mit beiden Füßen auf der Erde, und werde nüchtern: Lege deiner Phantasie Zügel an. Bleibe stark in der Realität präsent, und entdecke nun das Schöne in dir, im Leben. Das Böse in der Welt ist die Folge eines Mangels an Einsicht. Wenn du dich auf das Düstere ausrichtest – oder auf dasjenige oder denjenigen, was oder den du als düster verurteilst – so deutet es daraufhin, dass du nicht wirklich an die Kraft der Güte in dir glaubst. Hat man dir eingeredet, dass der Mensch ‚schlecht' sei und du dich davor in Acht nehmen müsstest? Dann wirst du auf der Lauer liegen, dann wirst du das Böse in der Welt verstärken, weil auch du dich darauf konzentrierst.

Wenn du dich jedoch traust, die Liebe und die wahre Lebensfreude, unbeschwerte Erwartungen, anstelle von Ängsten zuzulassen, dann trägst du dein Scherflein zum Aufbau einer neuen Erde bei. Lasse Licht und Freude in deinem Leben zu!

Lasse diesen Widerstand gegen dein inneres Selbst los, baue dein Leben nicht auf düstere Vorurteile; erkenne das Schöne in dir und in den anderen; schenke Vertrauen; sei einmal flexibel und biegsam, anstatt alles auf eigensinnige, kurzsichtige Art und Weise ohnehin „am besten“ zu wissen, denn dein Urteil gründet sich nicht auf eine wahre Basis. Höre nicht länger auf destruktive Einflüsse, die aus deinem Umfeld oder deiner Erziehung hervorgehen, sondern öffne dich für die Unterschiedlichkeit von Menschen; jede(r) hat ihre / seine eigene Geschichte. Keine Autorität, kein System, kein Gesetz außerhalb von dir hat die Wahrheit gepachtet. Höre auf dein Herz, und spähe nach dem Schönsten im Leben!

Durchbreche diesen sturen Eigensinn, werde flexibel und weicher; kehre dich nach innen, und spiele dich nicht zum Richter auf. Lasse das Dunkle hinter dir und baue dein Leben positiv aus!

Pfropfen im Ohr – zu viel Ohrenschmalz

Kernursache

Du hast Schmerzen und versuchst dich dagegen zu wehren. Gewaltige Ängste, du fürchtest dich vor strengen Kontakten, vor verletzenden Worten von Menschen, an denen du hängst. Du fühlst dich zu klein, zu abwesend, du bist zu viel „Geist“, zu wenig hier in deinem Körper. Du bekommst das Neue nicht in den Griff und müsstest das Alte loslassen. Du siehst nicht klar, du lässt dich zu viel leben. In deiner Phantasie würdest du stark in den Kampf ziehen, auf deine Macht bauend, aber du weigerst dich, deine eigene Autorität anzuerkennen, ebenso, wie du zu der Macht über dir wütend NEIN schreist.

Ein Verschließen, ein Gefangensein, ein Widerstand gegen die Außenwelt. Du hältst viel mit deinen Gefühlen, Begierden und Gedanken fest. Du möchtest zu viel ergreifen und umfassen; ein böser Machttrieb, aber du fühlst dich machtlos! Einerseits klammerst du dich verwirrt an andere, andererseits möchtest du dich aus dieser Anhänglichkeit freikämpfen; du lässt alles mit dir machen, und dann fühlst du dich manipuliert. Du saugst den Anderen an dich, dann wiederum möchtest du ihn empört und wütend von dir stoßen. Aggressive Gefühle suchen einen Ausweg. Du fühlst dich gezwungen zu, gefangen in, blockiert, und du entwickelst gewaltige Widerstandsenergien dagegen.

Starke kreative Energien bleiben ungenutzt, was Frustration zur Folge hat.

Unbewusste, primitive Kräfte wollen durchbrechen, sich in Aktion und Kreativität umsetzen, aber du gehst nicht selbstbewusst weiter, du staust diese Kräfte an und lebst dich nicht wirklich aus.

Du fühlst dich unverstanden, als Kind von deiner Mutter, als Partner von deinesgleichen; du verschließt deine Ohren vor Streit oder Uneinigkeiten; du bist nicht damit einverstanden, was um dich herum geschieht, du ärgerst dich über die, die dir nahe stehen, die deiner Ansicht nach die Ursache für den Turm zu Babel sind. Eine Selbstzerstörung, ein Verschließen aus Wut, ein sturer Widerstand, ein Aufstand gegen eine für dich unduldbare Situation: „Ich will nicht mehr so weitermachen“, du fühlst dich ungerecht behandelt. Ein innerer Drang nach Selbstbefreiung.

Kernlösung

Lasse die negativen Gefühle und Gedanken entweichen! Richte deine Aufmerksamkeit auf deinen wertvollen Inhalt. Halte deine kreativen Energien nicht länger zurück, und produziere, sei fruchtbar, und lasse das Düstere aus dir los. Ergreife alle Macht in dir, wachse mit Selbstbewusstsein, aber lasse andere los. Gehe ohne Zögern weiter, lege ein selbständiges Verhalten an den Tag, und höre auf deine innere Stimme: Entfalte deine spezifischen Möglichkeiten, richte deinen Blick auf deinen Inhalt, und greife nicht danach, was außerhalb von dir liegt. Öffne dich deinem Inhalt in Liebe, transformiere primitive Kräfte in Kreativität. Frieden und Harmonie findest du tief in dir selbst! Setze aggressive Kräfte in aktive Selbstverwirklichung um. Isoliere dich nicht von deinen Nächsten, sondern sprich offen mit ihnen, und äußere deine Gefühle. Akzeptiere deinen Wachstumsprozess, und forciere nichts. Erkenne deinen Wert als Mensch an, und fühle dich willkommen.

Cholesteatom

Anhäufung von weißen, hautartigen Substanzen im Mittelohr
(lies auch den Text zum linken oder rechten Ohr)

Kernursache

Ängstlich auf der Flucht. Wenn du der Welt um dich herum nicht vertraust, ist es deshalb, weil du in erster Linie deinem eigenen Kerninhalt kein Vertrauen schenkst. Du würdest zwar gerne zum Vorschein kommen, aber du traust dich nicht wirklich und hältst dich somit ganz unten in deiner vulkanischen Tiefe verborgen. Man wartet auf dich…, aber du zeigst dich nicht wirklich, trittst nicht in Erscheinung, du kommst nicht an die Oberfläche. Du verschließt dich. Dennoch wohnen eine Menge von Energien in deinem Wesen; wie ein Ritter, der zu Pferd unglaublich schnell dahingaloppiert, würdest du im Eiltempo an jedem vorbeiziehen, ohne dass man überhaupt gesehen hat, wer „du“ bist.

Möchtest du dich denn so versteckt halten? Warum gibst du dich nicht zu erkennen, bleibst du lieber anonym? Möchtest du zwar, dass sie ein Bild von dir zu Gesicht bekommen, hältst du jedoch dein *echtes* Selbst lieber tief unter der Erde? Energien treiben dich vorwärts, und manchmal gibst du dich ihnen in der Tat hin; mit aller Kraft schießt du nach vorne. Bist du dann hastig auf der Flucht, oder möchtest du einem Freund zur Hilfe eilen? Aber wann wirst du einmal an dich selbst denken, in dich gehen und infolgedessen als ICH nach außen treten? Wann wirst du zeigen, wer du *wirklich* bist? Sei nicht so vor dir selbst auf der Flucht, vor dem Leben, vor der Sache oder der Person, die du als Bedrohung ansiehst. Im Grunde genommen flüchtest du vor dir, vor deinen Tiefen, vor deinen Ängsten. Du willst nicht sehen, nicht hören, lediglich die Flucht ergreifen und der Konfrontation entkommen.

Bildest du dir etwas ein, siehst du Gespenster und Ungerechtigkeiten, ergreifst du die Flucht vor „nichts“? Du meinst, etwas Gefährlichem oder Bedrohlichem „entkommen“ zu müssen, aber im Grunde fürchtest du dich vor deinen eigenen tiefsten Unterschichten. Hierzu gibt es jedoch keinen Grund. Es kann dir so vorkommen, solange du aggressive Kräfte oder Wut, Groll und Hass in dir anhäufst. Diese Emotionen können dich dann auf die Palme bringen. Dennoch…

Kernlösung

Du bist sicher in dir…, häufe keine Kräfte an, lasse keine Emotionen und gesund aggressiven Kräfte gären, sondern „lebe“! - frei heraus.

Über eine ehrliche Konfrontation mit dir selbst, auch mit anderen, kannst du zu einer Lösung kommen. Flüchte nicht länger. Es gibt nichts zu befürchten…, wenn du dir dessen bewusst bist, dass du dein Leben selbst in der Hand hast, dass es keine unbestimmten Bedrohungen gibt, wenn du dich als einen „guten“ Menschen erlebst und daraufhin lebst. So halte einen Moment inne, gehe ganz nah und tief in dich, laufe nicht vor dir davon; gehe dann mit allen diesen kreativen Kräften in deinem Wesen aus dir heraus. Lasse dich nicht von den Energien an der Nase herumführen, häufe sie auch nicht an, sondern führe sie, lenke sie meisterhaft von deinem Herzen aus. Vertrauen, keine Vogel Strauß Politik, keine Flucht, nicht weiterhin unterirdisch leben. Zeige ein ehrliches und offenes Angesicht; komme so aus dir heraus, wie du dich *echt* fühlst, in der Erscheinung des Menschen, der du in deinem Herzenskern *wirklich* bist. Ehrliche Kommunikation mit dir, mit den anderen. Lebe nicht zurückgezogen, in eine eingebildete oder erträumte Welt. Erlebe dich als Mensch, innerlich groß und liebevoll, im Hier-und-Jetzt, im Tageslicht. Froh und furchtlos.

Ekzem des äußeren Gehörgangs

Kernursache

Du erlebst dich sozusagen wie ein Opfer-Schaf, das sich mit seinem Hinterbein in einem Stacheldraht verfangen hat und vom guten Willen eines Hirten abhängig ist, um aus dieser Lage befreit zu werden.

Gefangen: Du kommst nicht weiter, solange du dich nicht <u>*selbst*</u> *befreist. Eine zu passiv abwartende Haltung; Energien häufen sich an; ein Erwarten, Wünschen, ein davon Ausgehen (traurig, zuweilen wütend), dass ein anderer dich glücklich machen muss, anstatt dich selbst mit Glückskraft weiterzubringen;* dir zu wenig der *Fähigkeit* bewusst zu sein, dich selbst zu retten, etwas Schönes aus deinem Leben zu machen.
Ein Gefühl der Unfähigkeit, du legst dein Leben, dein Glücksgefühl in die Hände von Dingen und Menschen, die sich außerhalb von dir befinden. Du forderst es auf diese Art und Weise heraus, dass andere dich „behandeln" werden: Sei es gut oder schlecht. Als könnte das Leben oder „man" mit dir machen, was man will, als könnte man in deine Haut schlitzen, ohne dass du dazu etwas zu sagen hättest, du, Objekt des Leidens?

Das geht nicht: Du stehst als Subjekt *an der Spitze* deines Lebenssinnes. Du musst den Taktstock ergreifen; wenn du nach der Überzeugung lebst, dass du stark bist und dazu im Stande bist, dein Leben in gute, schmerzfreie Bahnen zu lenken, weil du ein guter und starker Mensch bist, dann wird alles gut gehen!

Kernursache

Halte nicht länger an diesem alten Muster von Leiden und Warten fest, nicht heraus zu kriechen, sondern ewig in dieser Sackgasse hängen zu bleiben. Stehe doch auf eigenen Beinen! Mache etwas daraus! Nimm dein inneres Königtum auf dich, und erkenne, dass du aus Gold bist. Zögere nicht, zweifle nicht an deinen Fähigkeiten, und gib dich nicht so, dass du dich den anderen (emotional) ausgeliefert fühlst.

Du bist autonom...: Du stehst stark auf eigenen Füßen und trägst damit das Glück in dein Leben hinein. Sieh dich nicht als dürftig, armselig oder schwach an, dem nicht gewachsen: *Ändere dein Selbst-Bild,* und erlebe dich VON INNEN HERAUS, fixiere dich nicht auf deine äußere Erscheinungsform, und auf die der anderen. Sieh dir an, wie die körperliche Form und die Weise, zu sein, eine Veräußerlichung einer tieferen Inneren Wesensart, einer Seinsart sind.

Stimme dich auf dein warmes Herz ab, und blute / leide nicht länger..., du bist gut und prachtvoll, wie du bist, jedenfalls dann, wenn du aus deinem Herzen heraus, in reiner Liebe zu dir lebst (so dass du nicht von der emotionalen Aufmerksamkeit / der Liebe / dem Mitleid, das andere dir zuteil werden lassen, abhängig bist), in Güte dir selbst gegenüber, im vollsten Glauben an deine Fähigkeiten. Du bist überhaupt kein armes, hilfebedürftiges, leidendes Kind, das von jemand anderem abhängig ist. Wenn du allerdings immer mehr von diesem traurigen Gefühl aus lebst, schaffst du natürlich schlichtweg Lebensumstände, die dich darauf aufmerksam machen, dass es Zeit wird, dein Gefühl, Opfer zu sein, in freudvolle Meisterschaft umzusetzen!

Warte nicht, bis ein anderer dich aus den Dornen befreit, sondern helfe dir jetzt selbst: Entwickle eine tiefe Liebe zu dir, und komme aus diesem Graben von Überzeugungen der Kälte, Leere, Armseligkeit und Unfähigkeit heraus, denn das ist alles Lüge. Führe das Schaf in dir nun zum wunderbar-guten Pfad des Lebens voller Freude, in herzerwärmender Selbst-Liebe!

Durch die Lebenswiesen tobend, froh wie ein Kind, dich in deinem Körper, um deiner selbst willen glücklich wissend; deine Energien kraftvoll spielerisch und spontan auslebend!

Otitis externa

Entzündung des äußeren Gehörgangs

Kernursache und Kernlösung

Du brichst damit; du weigerst dich, noch länger so weiterzuleben. Es hat fast den Anschein, als würdest du die Hauptthalsschlagader durchbrechen wollen; eine Wut auf das Leben. Du sagst „nein" dazu, so weiterzuleben. Eine sture Starrköpfigkeit auf dieser Ebene. Lebenskräfte strömen sozusagen alle aus dir heraus..., anstatt noch weiter im positiven Sinne genutzt werden zu können. „Ich WILL nicht mehr", sagst du bissig-wütend, dich verschließend.

Sei dir darüber im Klaren, dass nur DU die Wahl zwischen einem frohen oder einem Nicht-Leben hast, zwischen Genesung und Krankheit; sei dir darüber hinaus im Klaren, dass dein Leben in deinen Händen liegt, und dass jemand anders nichts dazu zu sagen hat. Sei dir ebenso dessen bewusst, dass du deinem Leben eine vollkommen andere Wendung geben kannst..., dass NICHTS hoffnungslos ist, dass NICHTS traurig oder unglücklich zu sein, zu bleiben braucht... Kehre deine Überzeugungen um: Du kannst ALLES revidieren! Du bist dazu in der Lage, dort, wo du bislang auf die Stimme des Zweifels, der Lüge, der Selbstzerstörung und des Todes gehört hast, jetzt auf der Grundlage von Wahrheits-Überzeugungen ein *anderes* Leben aufzubauen. Höre auf die Stimme des Lebens in dir..., aus Dankbarkeit für dein Sein: Du wirst ein *ganz* neues Leben beginnen! Tabula Rasa und Neustart!

Schreibe dein Gefühl, gefangen zu sein, und deine Wut weder der Haltung anderer, noch deinen Lebensumständen zu: Denn diese sind bereits die Folge deiner inneren Überzeugungen und deines Selbst-Bildes, sowie deiner Erwartungen an das Leben.

So öffne dich jetzt für ehrliche Kommunikation mit dir selbst, mit Dem Leben in dir. Öffne froh und weit die Türen..., so dass das Sonnenlicht des Lebens dich wärmen kann. Gib dich um des Lebens selbst willen der Freude, dem absoluten Freudegefühl hin. Lasse deine Gefühle in eine optimistische Perspektive weiterfließen: Denn du hast alles selbst in der Hand.

Komme zu einem offenen, frohen Ausdruck deiner Gefühle, deines Ichs, und verschließe dich nicht länger hart vor einem froh-vor-der-Tür-stehenden Leben. Ja, sei dir darüber im Klaren, dass alles wunderbar und schön werden wird..., zumindest dann, wenn du dich nicht stur und wütend einer freudigen Zukunft verschließt. Habe Vertrauen, öffne dich, lasse deine Energien und Gefühle frei heraus fließen; begehre nichts von jemand anderem, sondern verschaffe dir selbst ein freies Ventil, und zwar durch das frohe Erleben des Lebens selbst. Verschließe dich nicht hart, breche mit jeglicher Form von Selbst-Peinigung, von Begierde und damit, Bedingungen an das Leben zu stellen, Forderungen / Erwartungen an die anderen zu stellen: Komme zu bedingungslosem, frohem ERLEBEN dieses herrlichen Gefühlsstromes in deinem Wesen. Freude über DEIN SEIN! Werde empfänglich für Lebens-Freude, die eintreten möchte... Sage „ja" zu dem Freudestrom, der sich seinen Weg in dir bahnen möchte, und halte ihn nicht länger auf hartnäckige Art und Weise zurück...

Otitis media

Mittelohrentzündung

Kernursache

Eine ängstliche Flucht aus der harten Welt.

Ein Gefühl, psychisch gewürgt zu werden, Einschränkung und Frustration, Machtlosigkeit und Wut.

Man spürt einen gewaltigen Druck auf dem Kopf, man fühlt sich eingeschränkt, Kinder fühlen sich eingeengt oder ängstlich (zuweilen auch unter dem Einfluss von Eltern / Erziehern, die selbst mit Ängsten hadern und sich einengen).

Innerlich fühlst man sich klein, zerbrechlich und zart, aber man nimmt, sowohl aus den Erinnerungen an die eigene Vergangenheit (aus diesem oder einem anderen Leben), als auch aus der unmittelbaren Umgebung, Dunkelheit anstelle von Licht auf, vergiftete Gedanken anstatt Freude, Todesgedanken anstelle von Leben, ein ängstliches Festklammern anstatt Liebe, Kälte anstatt Wärme. Das Kleine, Weiche wird mit wütenden und dunklen Gedanken vergiftet.

Man zieht sich häufig in eine eigene Traumwelt zurück, wo alles märchenhaft schön ist, wo Zeit nicht existiert, wo es keine Einschränkungen mehr gibt. Eine Abwesenheit, ein Schweben, um Problemen und Ängsten zu entfliehen; man zieht sich in ein isoliertes Heiligtum zurück. Die leichtesten, schönsten Philosophien auf einem hohen Bewusst-Seinsniveau, die andere zumeist nicht verstehen, wechseln sich ab mit düsteren Todessphären.

Ein Kind wird häufig mit anderen Menschen aus seiner Umgebung konfrontiert, die selbst von ihrem göttlichen Lebenden Selbst abgeschnitten sind, wodurch Angst und Gedanken an den Tod aufkommen können. Das Kind spürt ein sanftes Licht tief in sich, andererseits wird es jedoch von außen mit schwarzen Sphären konfrontiert und wird sich deshalb verschließen. Ängstliche Gedanken werden hastig durch seinen kleinen Kopf spuken, höhere Energien werden gehortet und dürfen nicht frei existieren.

Eltern / Erzieher tun gut daran, das Vertrauen auf ihre eigene Art zu stärken, so wird das Kind den positiven Einfluss dessen zu spüren bekommen. Auch tief sitzende, unangenehme Erinnerungen aus einer fernen Vergangenheit können in der Konfrontation mit beklemmenden Situationen in der Gegenwart wieder hochkommen.

Man kann sich von Gedankenströmen ohne Ende mitreißen lassen, sucht wie wild nach Antworten auf Lebensfragen und ergeht sich unbewusst in endlosen Träumereien oder Philosophien, entfernt sich dabei jedoch zu stark von dem irdischen Hier-und-Jetzt, man steht nicht feste mit beiden Füßen auf dem Boden.

Eine innerliche Wut, eine Ohnmacht, weil man sich nicht traut, sich voll und ganz zu erleben, weil man die eigenen Energien zurückhält, vielfach unbewusst, weil die nähere Umgebung kein Resonanzboden zu sein vermag, oder aus Angst, nicht gut genug zu sein, so, wie man IST.

Kernlösung

Die Vergangenheit mit Farbe überstreichen und neu anfangen: Auf höchster Ebene an die Liebe glauben. Dein Leben fest entschlossen in die Hand nehmen und nicht mehr loslassen: Auf deine irdische Existenz stolz sein, dir deines Wertes als einzigartiger Mensch bewusst sein. Deine spontane Art, deine Gefühle, deine schönen Energien nicht zurückhalten.

Eltern müssen erkennen, dass Kinder eine Botschaft, eine Weisheit in sich tragen können: Beschneide nicht die Eigenheit und die Größe eines Kindes und seine innere Weisheit. Dränge ihm nicht deine Angst und Unsicherheiten auf.

Lasse das Licht des Bewusstseins in der Menschwerdung durchbrechen, und produziere, gestalte ein Leben voller Freude und Liebe. Lasse frohe Gedanken den düsteren Kopf reinwaschen. Fühle dich sicher in deiner irdischen Existenz, auf der Grundlage deines tiefsten Selbst.

Flüchte nicht in eine verwirrte Gedankenwelt, sondern ziehe alle Bewusstseinskräfte, alle deine tiefsten Gefühle zu deinem Körper hin, und lasse diese Glückssphären, von deinem spontanen, lebendigen, spielerischen Selbst aus, deinen Körper durchdringen; drücke diese Lüge der Angst aus deinem Ohr fort, öffne dich nach außen, und verkünde laut und deutlich die wahre Botschaft an deine Mitmenschen: Dass Angst, Tod und Trauer eine bedauerliche Erinnerung an die unbewusste Existenz der Menschheit sind; dass jeder Mensch dazu im Stande ist, sein Leben selbst Bewusst zu erschaffen, endlos und mit Freude! Öffne deine Ohren, und übernehme die Verantwortung, um die Welt auf ein höheres Niveau zu heben.

Mastoiditis

Entzündung des hinter dem Ohr hervorstehenden Knochens

Kernursache

Nicht mehr sehen oder hören wollen: eine aggressive Weigerung: „Jetzt reicht es!".

Tiefe Ängste. Du fühlst dich im eisernen Griff von etwas (oder von jemandem), das / der dir groß und bedrohlich erscheint. Du traust dich kaum mehr, hinter vorgehaltener Hand danach zu spähen, was du, deiner Befürchtung nach, sehen wirst. Deine Einbildungskraft kann unter dem Einfluss deiner Ängste mit dir durchgehen. Frustration, angestaute Aggression, ein Gefühl äußerster Einschränkung.

Vorerst ziehst du dich ängstlich zurück, aber der innere Wunsch, voller Wut zurückzuschlagen, ist groß.

Kernlösung

Fühle dich sicher und stark in deinem tiefsten Selbst. Fühle dich durch diese starke Basis in dir beschützt und unterstützt. Lasse neue Erfahrungen eintreten, und beurteile sie nicht im Hinblick auf schmerzhafte Erinnerungen aus der Vergangenheit. Eltern betroffener Kinder mögen zur Selbsteinkehr kommen und Frieden in der Familie anstreben. Angst verschwindet, wenn sie den Mantel der Liebe spürt.

Otosklerose

diese Erkrankung führt zu einer zunehmenden Schwerhörigkeit

Kernursache

Du würdest dich über andere ärgern, deine Aggression herauslassen, wie mit geballter Faust, aber das Leben ruft dich zu dir zurück, und dann spürst du die Trauer und die Ohnmacht, die unter diesen Hieben verborgen liegen.

Hältst du die Dinge, die Menschen um dich herum so sehr fest, dass du dich damit selbst ersticken würdest, dass der / die andere keine Luft mehr bekommt? Die greifende Hand ist jene, die verkohlt, die nicht auf Liebe gebaut ist, sondern auf Festhalten, ein Sicherheitsmechanismus, so wie bei dem Kind, das sich an seinem Teddybär festklammert, wodurch es sich sicherer fühlt. Du willst mit aller Macht, dass der / die andere etwas für dich tut, aber es gelingt dir nicht; du möchtest diesen anderen Menschen näher an dich heranholen, möglicherweise zwanghaft Aufmerksamkeit oder Zuneigung fordern, aber dies ist lediglich Ausdruck der Unfähigkeit, dich selbst voller Liebe zu umarmen. Jedenfalls vorerst: Du holst jetzt dieses Signal zu dir, um eine Veränderung herbeizuführen. Je weiter du von dir selbst entfernt bist, desto sehnlicher wirst du den / die andere(n) zu dir holen, umklammern, festhalten wollen.

Der Ausweg aus dieser Situation: Hole dich selbst mehr herein, fühle dich nicht mehr „unvollständig" oder „halb", lebe nicht nach der Überzeugung, dass du nur hohl, leer und nichts bist, dass du den anderen Menschen „brauchst", um dich voll und glücklich zu fühlen. Lasse zunächst los, habe nicht den Willen, festzuhalten oder zu besitzen; komme an deiner eigenen Basis an, und entdecke, unabhängig von einer anderen Person, deine „Autonomie". Erst von diesem Vollheits-Bewusstsein in dir ausgehend kannst du zu einem liebevollen Austausch mit anderen kommen.

Dass du das Liebe und Weiche, Vollrunde, Fleischliche, Irdische weiterhin außerhalb von dir suchst, ist die Folge der Tatsache, dass du dich selbst aushöhlst und mit jemand anderem füllen möchtest. Hole dich nun vollkommen zu dir herein; sauge / hole nicht länger zu dir hin, sondern gib dir selbst die Liebe. Nimm dich sozusagen selbst zärtlich in den Arm; entdecke die Wärme deines Körpers, deines Wesens. Du bist kein machtloses Kind, das von der Liebkosung eines anderen Menschen abhängig ist, um sich glücklich zu fühlen! Möglicherweise umklammerst du den / die andere(n) verzweifelt, aber die Trauer geht trotz alledem nicht fort: weil darin nicht die Lösung liegt.

Kernlösung

Erkunde dein eigenes Wesen; entwirre die verschiedenen Ebenen in dir, den Reichtum deines Seins, und komme ganz nah zu deinem irdischen, körperlichen „Sein". Flüchte nicht mehr davor!

DU bist VOLL und vollständig! Du hast alles in dir, was du brauchst, um glücklich zu sein. Baue auf dein eigenes Rückgrat, und stehe eine Stufe höher; komme zu deinem Herzen, und schrumpfe nicht länger zusammen, weder wortwörtlich noch bildlich gesprochen.

Dehne dich in dem Körper aus, der du *wirklich* bist, der eine ehrliche Veräußerlichung deines „Seins" ist.
Hole nicht länger jemand anderen zu dir herein, um dein eigenes Leere-Gefühl zu kompensieren, sondern KOMME IN dich selbst.
Fühle dich nicht mehr wie ein trauriges Vögelchen, das davon abhängig ist, dass ein erwachsener Eltern-Vogel ihm die Nahrung bringt: Lasse das Alte los, lasse den / die andere(n) los…, und ERLEBE diese wohltuende Erfahrung, in deinem Körper aus Fleisch und Blut „zu sein", warm und behaglich, ganz nah an dich selbst gekuschelt.

Jetzt verschwindet jeglicher schmerzhafter Abgrund zu dir, hier wärmst du dich selbst und fühlst dich herrlich nah und warm in die Arme deines großen ICHS aufgenommen. Zu dir nach Hause gekommen, ganz nah an dich geschmiegt.

Jetzt wirst du dich auch nicht länger mit Begierde und Forderungen, mit Festklammern und Wut an den / die andere(n) richten: Du wirst jetzt in dem warmen Fell deiner selbst geboren und verwurzelst dich ganz tief in dir…

Transformation setzt sich durch, und du fühlst dich autonom und glücklich, loslassend und frei, von Trauer befreit, in der vollen Freude über dein Sein. Du vertiefst dich.
Erst jetzt kannst du auch auf dankbare Art und Weise eine Beziehung mit anderen eingehen.

Trommelfellperforation

Kernursache

Du trittst mit warm-nervös-ängstlicher Ungeduld auf der Stelle, um endlich weiterzugehen, zur gleichen Zeit steigst du auf, fort vom Irdischen, in eine Geistesflucht, was natürlich eine Behinderung deiner Entwicklung bedeutet. Du steigst vorerst gar nicht zum „Höchsten" in dir auf; hin und wieder entfliehst du der Realität, indem du dich in Traumbilder oder Gedanken auf eine Sphären-Insel emporhebst, wo niemand an dich herankommt. Du wohnst dort oben hoch und trocken und für niemanden erreichbar oder greifbar…, so meinst du zumindest. Die Angst davor, hinzufallen, ist groß, weil diese Art des „Aufsteigens" gar kein möglicher Lebensweg ist: Du tust gut daran, in dich einzutreten, ganz neu in deinem Körper geboren zu werden…, ohne Widerstand. Eine Neu-Geburt ist hier gefragt. Habe keine Angst, instinktiv, laufe nicht vor dieser neuen Geburt, vor der wahren Inkarnation in dir davon!

Du würdest über deine eigenen Füße stolpern; die Angst davor, nicht pünktlich zu sein, es nicht zu schaffen, die Flucht-Jagd von hier nach dort, mit rot glühenden Beinen, um dennoch das Gefühl zu haben, dass du vorwärts kommst…: Du bekommst davon Kopfschmerzen, wirst nervös, dir wird schwindelig, du wirst dich erbrechen müssen.

Lasse dieses Signal für dich ein Zeichen dafür sein, was geschehen sollte: Reinen Tisch machen mit der uralten Überzeugung, „dass ein Mensch nur ein nichtiges, kleines Wesen ist, dass, wenn es sein muss, schnell-schnell die Flucht ergreifen und sich ebenso schnell vor dem Tod und seinen Handlangern aus dem Staub machen muss": nichts dergleichen!

Du hast dich gerade zu be-stätigen, ja, bei der Pracht deines Wesens innezuhalten.

Lasse alles in dir aufblühen, und komme in deine höchst-einzigartige Wohnstätte auf Erden hinab: Immer und ewig in DEINEM Körper; laufe nicht davor weg. Zögere nicht, *wirklich* weiterzugehen, dorthin, wo der Weg zu wahrer Freiheit liegt! Das ist der Beginn eines neuen Kapitels! So mache die Dinge *aus dir selbst heraus, eins nach dem anderen, ohne noch über deine eigenen Füße zu stolpern, mache es dir ruhiger, ja, friedlicher.* Erstehe nun als Gottesmensch, als Schöpfer auf, und trage dein Scherflein zum Aufbau eines Lebensbauwerkes bei, das niemals aufhört, zu wachsen. Rege dich nicht über Sachen auf; sei dir darüber im Klaren, dass alles zum rechten Augenblick geschieht, wenn du nur weitergehst.

Angst ist unnötig, wenn du nur an das Leben glaubst, in dir, an deine Fähigkeit, dein Leben in Liebe zu führen.
Kommuniziere *ganz* tief mit dir, mit dem Leben, und hole die Liebe vollkommen nach oben, um dunkle Ängste für immer zu vertreiben. Kommuniziere auch mit den anderen, um warme, liebevolle Kontakte auszubauen. *Ängste weichen, wenn du in deinem irdischen ICH nach Hause kommst, dort, wo du „echt bist", ohne noch die Flucht zu ergreifen oder in weit entfernte Geistesstätten, in Gedanken, Träume oder ins Sinnieren aufzusteigen.* Hier auf Erden ist dein Platz als Kind von Mutter Natur: Umarme dich jetzt selbst, und heiße dich auf Erden willkommen. Dein Ohr bittet dich darum, nach Hause zu kommen, ganz tief in dich selbst und infolgedessen die ICH-Erfahrung sehr liebevoll und voller Vertrauen, mit beiden Füßen auf der Erde, auszubauen..., aus einem *Gefühl der Sicherheit* heraus: Ja, diese Sicherheit liegt IN dir. Nichts kann ihr etwas anhaben. Suche sie nicht außerhalb von dir; die beschützende Mutter wohnt in dir, der Schutzengel lebt in dir selbst.

Kernlösung

So laufe nicht vor dir weg. Lasse Energien nicht dadurch durchdrehen, dass du auf der Stelle trittst und unbewusst hastig-nervös (möglicherweise begierig ergreifend-suchend) hochfliegst, *fort* von dir. Komme ganz ruhig zu dir nach Hause, und gehe von hier aus, im Vertrauen, tatkräftig-ruhig weiter, sei nicht länger wie aufgescheuchtes Wild. Dein Herz klopft jetzt ruhig. Es darf alles in dir aufblühen; du lässt aus deinem Wesen entspringen, was wachsen möchte. Keine Verweigerung mehr, alles tief aus dir heraus geboren werden zu lassen, in der Stille deiner selbst zu bleiben, und von hier aus Wachstum und Entwicklung zuzulassen. Keine Insel mehr, keine Gedanken, Sphären und roten Begierden mehr, die weiter davonlaufen wollen: Halt...! Du fasst dich jetzt bei den Ohren: „Hier ist es! Auf Erden, in mir selbst, im Hier-und-Jetzt! Ich Flüchte nicht mehr in Geist und Gedanken, in ein von hier nach dort Weglaufen vor mir selbst...!

Ich habe es gefunden: Tief in mir. Diese Geburt ist ganz neu; erst dieser Start ist gut; ich habe das Signal verstanden! Ich laufe nicht mehr weg, halte ganz warm und nah bei mir inne. Es klopft keine Angst mehr in meinem Ohr: Ein warmleuchtendes Gefühl der Sicherheit, Liebe und Vertrauen durchstrahlen nun von meinem ruhig-stark klopfenden Herzen aus meinen Körper."

ONCHOZERKOSE

tropische Fadenwurmkrankeit, übertragen von Kriebelmücken, mit Hautsymptomen (stark juckender Ausschlag, harte Knoten) und zuweilen mit Erblindung einhergehend

---

Kernursache

„Ob ich wohl auf Erden sein darf? Darf ich so sein, wie ich bin? Sollte ich mich nicht besser in Luft auflösen? Ich wage es kaum, mich anzusehen..." Unbewusste Angst und ein Einschrumpfen, Zusammenschrumpfen deiner selbst: „Oh! Oh! Oh!"... sich nicht trauen, das Süße zu genießen, es nicht zu wagen, in deinem reichen Körper aus gesundem Fleisch und Fett selig-zu-sein. Du bist der Überzeugung, dass du in deiner Gestalt als „Ich“ nicht existieren kannst, dass du nicht „geboren“ werden darfst, dass du nicht sein darfst, wer du bist, nach Körper und Seele, dass du als du – so, wie du bist – nicht auf Erden sein *kannst.* Die Überzeugung, dass Geboren Werden mit Schmerzen einhergeht; also bleibst du lieber in deinem Versteck und fristest dein Leben in einer Hütte (buchstäblich oder im übertragenen Sinne), infolgedessen kann das Leben dir Signale mit auf deinen Weg geben, oder Schmerzen, um dich auf Folgendes aufmerksam zu machen: Sei nicht so verbittert über dich, verstümmele dich nicht länger. Mit ‚verstümmeln' meine ich: dich selbst zum Teil oder gar nicht anzuerkennen; eine Selbst-Erniedrigung, ein Herunterziehen oder Einschrumpfen deiner selbst, wodurch du dich im Leben als bitter, langweilig und unzufrieden erlebst.[7]

Warum dich so zu-ziehen? Hast du Angst, in dieser Welt nicht gut genug zu sein? Hast du Angst davor, dass du nicht als „du“ in dem Körper sein darfst, der von innen heraus ehrlich Gestalt bekommt? Fühlst du dich schuldig, dass es dich „als du“ gibt, oder findest du, dass du die Dinge nicht tust, wie es sich gehört, verurteilst du dich selbst…; würdest du förmlich zusammenschrumpfen wollen, bis du „nicht“ mehr bist? Die Flucht ergreifen? Scheust du jeglichen wirklichen Kontakt zu dir und infolgedessen auch zu anderen? Fühlst du dich von anderen verurteilt, weil du dich selbst verurteilst? Du schlägst sozusagen auf deinen eigenen Kopf, du gehst dir an die eigene Haut. Und demzufolge bist du davon überzeugt, nicht gut genug zu sein, engen Kontakt mit anderen zu erleben; du möchtest dich im Grunde genommen lieber nicht „sehen“. Vielleicht findest du dich hässlich, körperlich-äußerlich, weil du nicht in die falschen Schönheitsnormen der Gesellschaft „passt“, in die du hineingeboren bist, und möchtest dich anders haben, als du bist. So schere dich einen Dreck um diesen Kult des Äußerlichen, und empfinde deine authentische und unverfälschte Schönheit, die für jeden guten Menschen anders ist. *Gib* dir die Liebe und die Chance, ja zum wiederholten Male die Möglichkeit, ein neues Leben zu beginnen.

Traue dich, in deinem Leben breite, klare Linien zu ziehen.[8] Komme zu ehrlicher, offener Entfaltung deines Wesens. Nimm dienen vollen Raum in Beschlag, auch physisch; lebe nicht nach der Überzeugung, dass du so oder so „sein musst“, sondern blühe aus deinem ehrlichen Herzen heraus auf! Entfalte dich; verstecke dich nicht, halte dich nicht verborgen, komme voll und ganz zum Vorschein als der-/diejenige, der / die du *wirklich* bist. Lebe nicht nach der Überzeugung, dass du eine Strafe verdienst, dass du Schmerzenerleiden müsstest, dass du nicht gut genug bist…, denn dann wirst du infolgedessen Lebensumstände anziehen, die dich darauf stoßen werden, dass du tatsächlich diese Überzeugungen vertrittst! Lebe in Freude, in dieser sonnig strahlenden Offenheit deines Wesens, solange du nur von deinem Herzen aus lebst, nicht nach „äußerlichen Normen“ und Verhaltensweisen. Wahre Schönheit gibt es nur bei dem Menschen, der sich ehrlich von seinem Herzen aus manifestiert.

Wenn beispielsweise jemand „fastet“ oder bestimmte „Rituale“ praktiziert, die Schmerzen verursachen, oder sich in einer bestimmten Weise kleidet und verhält, um für die anderen so genannt gut und schön auszusehen, dann handelt es sich um SCHEIN-Schönheit (also hässlich), denn Schönheit hat nichts mit einer solchen Show voller Lügen zu tun. Dich ehrlich dich selbst sein zu lassen, ohne Selbstpeinigung: *Das* ist strahlende, wirkliche Schön-

[7] Lies in diesem Zusammenhang die Symbolik von Kaffee und Mokkageschmack in *Das Füllhorn - Psychologische Symbolsprache der Nahrungsmittel* nach.

[8] Lies in diesem Zusammenhang über die symbolische Bedeutung von Reis in *Das Füllhorn - Psychologische Symbolsprache der Nahrungsmittel* nach.

heit. Dann lebst du aus deinem lebenden Selbstkern heraus und tust anderen Gutes. Du möchtest nicht von anderen für „schön“ befunden werden, weil du dich jetzt selbst *wirklich* schön findest, nach Form und Inhalt, weil du *gebend* bist und nicht saugend, du bist strahlend und dankbar für dein „Sein“; die Wahrheitskraft erstrahlt schlichtweg aus deiner höchst-einzigartigen Form und Gestalt. Also nimm deinen Lebensraum weit ein, schrumpfe auf keiner Ebene zusammen; denke nicht, dass du als „du“ (nach Inhalt und Form) nicht sein darfst, wie du eigentlich bist. Im Gegenteil: Werde mehr und mehr, wer du wirklich bist...: wie kein(e) andere(r). Ehrlich und prachtvoll, von deinem Herzen aus den Körper geformt.

Kernlösung

Fühlst du dich schuldig, dass es dich gibt... Das braucht gar nicht so zu sein: Du darfst *wirklich* werden, wer du in deinem Herzen bist. Die tiefste Ursache für deine Schuldgefühle liegt in einem Mangel an *tatsächlicher* Selbstliebe! Höre auf damit, das Leben als etwas anzusehen, wo du Schmerzen erleiden *musst,* als ob du überhaupt nicht das erfüllen würdest, was „die Welt“ von dir verlangt; verstecke dich nicht, sondern erkenne deine ehrliche, höchst-einzigartige Eigenheit, die du als Guter, Wahrhaftiger Mensch-in-Körperform manifestiert hast. Trage dich selbst aus, und öffne dein Gehirn weit: Lasse dich zu voller Entfaltung und Entwicklung kommen; unterdrücke keinen einzigen Teil deiner selbst, schnüre dich nicht ein, schrumpfe nicht zusammen, verstecke dich nicht. Wahrheit darf gesehen werden!

Auch dein *Hals / Rachen weist daraufhin, dass du dein Wohlbefinden noch zu stark von anderen abhängig machst, in Form von emotionaler Abhängigkeit. Werde dir also zunächst deiner Größe bewusst, und sei dir darüber im Klaren, dass nur du dich Glücklich machen kannst, dass nur du an der BASIS des GLÜCKS in deinem Leben stehst. Und dieses Glück beginnt mit der liebevollen Selbst-Anerkennung... Infolgedessen wirst du Begegnungen voller Respekt erleben, mit Menschen, die deine wahre Größe und deinen ehrlichen Inhalt wertschätzen; Austausch unter ehrlichen Menschen. Wachse, blühe auf, halte dich nicht zurück.

Lasse dich aufblühen, wie die Zweige einer Palme, weit und breit im Wind wehend, Früchte gebend und produzierend, FROH um deiner selbst willen, über deine Gestalt, über die Geburt, der du jetzt Gestalt gibst, als liebevolle Mutter, als tatkräftiger Vater. Ergreife dich mit beiden Händen, und führe dich ins Land der Freude und Selbst-Wertschätzung, und zerstöre dich in keiner Hinsicht mehr! Trete vollkommen in deinen Körper ein, laufe nicht mehr weg...[9], sondern komme in engen Kontakt mit dir selbst, so dass du auch eine nahe Kommunikation mit anderen eingehen kannst.

Lasse deine Energien frei durch..., schrumpfe nicht mehr zusammen, halte sie nicht länger zurück, lasse durch... Du empfindest dich jetzt als Voll, gut und schön, und du weißt, dass deine echten Freunde dich auch so sehen.

Diese Selbst-Liebe, diese Selbst-Anerkennung ist die Basis für eine wunderbare Beziehung zu anderen. Sei nach Wahrheit du selbst, *sehr* froh und voll, in der Freude über dein SELBST.

Ja, feiere jetzt deine eigene Geburt, die *echte* Geburt: wie neugeboren auf Erden, dieses Mal voll und ganz, ohne Selbst-Unterdrückung, ohne Selbst-Verstümmelung oder Angst, dich so zu zeigen, wie du wirklich bist. Du bist Du, aus *einem* Stück, und du zweifelst keine Sekunde mehr daran, dass du „sein“ darfst.

DU WEISST JETZT, DASS ES EINE TATSACHE IST: In Harmonie mit Wahrheit *bist* du gut, schön, stark und liebevoll. Nur: Du musst dich geboren werden lassen, dir jede Möglichkeit zu einer prachtvollen Existenz geben, du musst es *selbst* machen, du musst es selbst wahr machen, und... du kannst es! Selbst-Liebe!

---

[9] Lies gegebenenfalls unter der Symbolik von *Durchfall nach.

OPISTHOTONUS

Krampf der Streckmuskeln des Rückens mit extremer, bogenartiger Rückwärtsneigung des Kopfes und des Rumpfes; er kann als Symptom bei u. a. *Gehirnblutungen, *Meningitis und *Tetanus vorkommen

Kernursache

Gefühlsverwirrung, nervöse Anspannung, nach einem Ausweg für den inneren Konflikt suchen: aus dem Leben, vor dir und deinen Gefühlen flüchten wollen oder dann wiederum aus Wut das Leben festhalten! Flüchten oder Aggression. Einen Mittelweg scheint es nicht zu geben.

Diese ursprüngliche Wut auf dich und das Leben kann sich auch in einer Wut deinem Partner, Vater usw. gegenüber widerspiegeln.

Selbstversenkung: nicht wirklich leben wollen. Manchmal stehst du dem Leben vollkommen gleichgültig gegenüber, nichts macht dir noch etwas aus. Du führst dich wie einen Toten ab.

Du fühlst dich im Leben, in einer Situation „gefangen". Du fühlst dich wie ein Schiff, das feste in einem Hafen vertäut worden ist: Du willst weg, du willst bleiben…, du hast Angst vor dem Tod, du verwünschst das Leben.

Du fürchtest dich vor der großen Macht über deinem Kopf: vor deinem Vater, einem Gott oder Gebot, vor den Strukturen usw. …
Du hast zuviel Angst davor, es zu wagen, aus deinem inneren, göttlichen Selbst heraus zu leben: Du lässt die Sonne, das Herz in dir nicht erstrahlen. Dunkle, bedrohliche Emotionen, Ängste und Kälte. Du versteckst dein wahres ICH; du traust dich nicht, wirklich zum Vorschein zu kommen und bleibst in einem Hafen liegen, der nicht wirklich dein zu Hause ist.

Du fühlst dich verletzt, ja, du siehst keine Perspektive mehr: Bleiben oder aus deiner Situation, aus deinem Leben weggehen? Du stößt das Leben von dir, und dann hast du wiederum Angst, in dunkle Tiefen mitgeschleift zu werden. Dein Leben wird von Emotionen geführt, nicht durch selbstbewusste Kräfte gelenkt.
Du drückst die Sonne nach unten, obwohl du gerade solch ein Bedürfnis nach Wärme hast.

Kernlösung

Wehre dich nicht länger gegen deine Herzenswärme, gegen das Sonnenzentrum in dir: Entdecke deinen einzigartigen Wert, und komme zu einem weichen, freundschaftlichen Austausch mit anderen. Erwärme deine Gefühle, empfinde das friedliche, herzliche, sichere Gefühl in deinem tiefsten Selbst. Heiße dich in dir willkommen, und höre lediglich auf die innere Autorität. Sei dein eigener Vater und deine eigene Mutter, fühle dich in dir beschützt. Genieße alles Schöne, traue dich, deine Kreativität zu entfalten. Sei nicht länger mit dir und anderen im Konflikt: Wage es, deine Liebe zum Ausdruck zu bringen, gib dich nicht distanziert, beuge dich weich zu deinen Nächsten, öffne dich für einen neuen Lebensweg. Wehre dich nicht gegen das Leben in dir.

OROYA-FIEBER

Bartonellose : Infektionskrankheit in den Anden, durch den Biss der Sandfliege übertragen: u.a. Fieber, Blutarmut

Kernursache

Du fühlst dich von nach unten saugenden Kräften überwältigt, als ob du in den Abgrund gezogen würdest, in die Tiefen deines Wesens, dorthin, wo (deiner Überzeugung nach) nur Elend und Schmerz und Dunkelheit existieren…, als hättest du dir, deinen Emotionen und Energien nichts zu entgegnen. Nichts ist weniger wahr! Lasse dich nicht gehen, lasse dich nicht nach unten hin abrutschen; bleibe „oben", ganz nah bei dir. Es wird Zeit, klar und deutlich zu begreifen, dass und wie du dein Leben verändern kannst, dass du hier-und-jetzt Meister über dein Leben bist.

Du LÄSST dich einfach so mitsaugen; du *lässt* dich von unbewussten Energieströmungen in dir mitreißen. Du fühlst dich Etwas, Jemandem ausgeliefert..., dem du nicht gewachsen bist. Das ist die Folge dessen, dass du dich nicht als Machthabender Meister deines Lebens anerkennst! Sei dir darüber im Klaren: dass nur DU dein Leben in Händen hast, dass nur du deine Energien lenken kannst, dass es keine einzige düstere Macht gibt, die dich einfach so in die Tiefe mitschleifen kann. Es ist eine tief liegende Überzeugung in dir, die nicht auf Wahrheit gebaut ist. Du holst nun – unbewusst – diese Krankheit zu dir, um für immer mit diesem Gefühl von „Ohnmacht" zu brechen. Jede Situation, wie das Krank-Sein, wobei du dich noch ohnmächtiger, noch stärker in die Tiefe gerissen fühlst..., ist die Folge der bereits in dir lebenden Überzeugung, „dass ein Mensch nun einmal machtlos ist", dass du nun einmal nichts gegen das Schicksal tun kannst, das so genannt zuschlägt, und gegen Mächte und Kräfte, denen der Mensch nicht gewachsen ist. Infolgedessen holst du eine Situation zu dir, wodurch du eine Bestätigung deiner Überzeugungen erfährst.

Kehre diese Überzeugungen um! Trete aus diesem fatalistischen Zeitabschnitt aus, und sei dir darüber im Klaren, dass deine Gesundheit die Folge einer Umkehr deiner negativen Überzeugungen sein wird. Denn Energien lenken deinen Körper: Emotionen, Überzeugungen... sind Energien. Eine optimistische Überzeugung, ein Wissen, dass du dich gesund machen kannst, hat eine unmittelbare Wirkung auf den Heilungsprozess!

Breche mit diesen alten, fatalistischen Überzeugungen der Machtlosigkeit, mit der Überzeugung, dass du dieser Masse von Emotionen und Energien, die dich in die Tiefe reißen könnten, nicht gewachsen seiest. Stelle dich jetzt darüber: Stelle dich wie ein(e) König(in) an die Spitze deines Lebens, und richte dein inneres Königreich nach den Gesetzen des Lebens ein! Glaube... an dich selbst! Glaube und Wisse, dass du alles – über dein Leben – in der Hand hast. Diese Krankheit gibt dir das Signal mit, dass es höchste Zeit wird, dass du dich nicht länger erniedrigst, nach unten schleifst, in der Verzweiflung und nach der Überzeugung, dass du ohnehin immer wieder in die Tiefe gerissen wirst.

Kehre diese Überzeugungen um, und mache dir klar, dass eine freudvolle Existenz möglich *ist,* dass in deinem Leben ausschließlich das Gefühl der „Freude" herrschen kann, dass du nichts Unheilbringendes mehr zu dir holen musst, ganz und gar nicht, denn du lebst jetzt nach der Überzeugung, dass du ein guter Mensch bist, der es wert ist, FÜR IMMER glücklich zu sein.

Sei dir darüber im Klaren, dass du dein Leben in der Hand hast und dich nicht länger von unbewusst lebenden, dunklen Überzeugungen mitreißen lassen wirst. Hole dich dort heraus! Erhobenen Kopfes und weit-blickend! Drehe dich zum Licht anstatt zu diesem düsteren Gedankenkreis, sei solidarisch mit dem frohen, optimistisch schauenden Teil in dir, und mache Schluss mit diesen selbst-zerstörerischen Gedanken, mit diesen Überzeugungen von Fatalismus und Ohnmacht, denn letztere sind die Stimme der Lüge. Brich mit der Lüge.

Kernlösung

Wende dich deinem Herzen aus Gold zu, in dem Wissen, dass dieser gute Mensch das Glück verdient und die düstere Schlange, die dunkel-bedrohlichen Kräfte und Emotionen in sich für immer vernichten darf. Keine Drohung von außen vermag dich zu berühren, wenn du das Licht in dir anzündest! Nichts und niemand (auch kein Virus, keine Bakterie usw. ...) kann dich von außen vernichten: wenn du dich selbst wieder ÜBER WASSER holst. Wenn du zu der Meisterschaft über dein Leben JA sagst, heilst du dich selbst, und jeder fremde Eindringling wird vertrieben! Also: Baue an dieser leuchtenden, herzerwärmenden Sonne in dir. Sei dir darüber im Klaren, dass du URSTARK im Mittelpunkt stehst und dazu im Stande bist, dafür zu sorgen, dass du wieder vollkommen OBENAUF bist. Glaube, und du wirst sehen! Du als Meister über deine Emotionen, Energien und Lebenskräfte. Nichts und niemand ist stärker als das: Nichts und niemand kann dich in die Pfanne hauen, wenn du AUFRECHT DASTEHST und Verantwortung für dein Leben übernimmst.

OSTEOGENESIS IMPERFECTA (OI)

erbliche Erkrankung des Bindegewebes mit großer Variation der Schwere der Krankheit; das größte Problem ist die große Brüchigkeit des Skeletts (Betroffene ziehen sich schnell Knochenbrüche zu); andere Abweichungen sind möglich, wie etwa krumme Arme und Beine, Schwerhörigkeit, bläuliche Farbe des weißen Teils des Auges (Skleren), überdehnbare Gelenke, Kleinwuchs, abweichendes Gebiss

---

Kernursache

Wozu fordert dich dieses Signal auf?

OI spiegelt die Überzeugung wider, die tief in dir lebt und mit der du geboren wurdest: ‚du sitzt zwar fest auf einem Stuhl mit vier Beinen, aber du bist nicht sicher, ob der Stuhl eine Rückenlehne hat, ob du es wagen würdest, dich nach hinten zu lehnen, ob sich überhaupt etwas hinter dir befindet, auf das du dich verlassen kannst, etwas oder jemand, das / der dir Unterstützung geben könnte.'

Unbewusst weißt du schon, dass du dich vollkommen auf dich selbst, **auf dein eigenes Rückgrat stützen solltest**.

Du mauerst dein Lebenshaus, du beginnst mit den Ecksteinen: sorgfältig sorgst du dafür, dass das Mauerwerk kein Loch aufweist, dass die Teile fest und stabil mit einander verbunden sind. Aber du verlierst dich in diesem einen Teil / Detail, während die ganze Grundlage, **der Boden deines Selbst, geprüft / gefühlt / gefestigt werden sollte**.

Wirst du mit diesem Signal geboren? Dann sagt das Leben zu dir: der runde Gong hängt bereit, damit du als Mensch ihn mit großer Kraft schlagen kannst: Klänge erfüllen schallend die Luft: voller Energie, flimmernde Freudekräfte erreichen jede Zelle. Du genießt dieses eigene ‚Sein', dieses himmlische runde sonnige Sein, du genießt, dass du jede Faser deines Körpers fühlst, erlebst.

Gold ist gefragt: das innerliche sonnige Gold, Selbstsicherheit, Stolz über dein eigenes Sein, unabhängig von anderen, autonom! Entdecke die runde sonnige Kraft in dir selbst, das Gold, deinen Wert.

Du bist mit **dem ‚Zweifel'** in dir geboren: ‚Werde ich sein oder nicht sein, werde ich geboren werden oder zurückkriechen in den Urgeist, werde ich meine Mars-Kraft einsetzen und geboren werden, oder werde ich diese Kraft in mich selbst zurückziehen? Darf ich, soll ich? Ja oder nein? Wer wird es mir sagen, denn ich weiß es nicht?'

Anfangs wagst du es nicht, auf dich selbst zu bauen, du schwankst, bist auf der Suche. Du lässt alles - wenn auch unbewusst - zu sehr von den Deutungen anderer abhängen. Da ist ein *unbewusster Widerstand* dagegen, dich selbst stark und marskräftig anwesend sein zu lassen; plötzlich willst du dann *doch* wieder … und dann stellst du dich innerlich auf deine Hinterbeine, fühlst du innerliche Aggression, gerade weil du dich selbst nicht wahrmachst, und sagst: ‚Nein, ich will es doch lieber nicht, ich will weiter im Schlafzustand, im Rausch wohnen' usw.…

Kernlösung

Zu wissen, dass du *sehr wohl* auf DICH SELBST BAUEN kannst! Verbanne den Zweifel aus deiner Überzeugungswelt. Wisse, dass du tief verankert bist in den Wurzeln deines eigenen irdischen Wesens, verbunden bis in den tiefsten Punkt des Kerns steigst du auf, in den großen Raum hinein; aus dem kleinen Zeh[10] aufsteigend wie in einem riesigen Eisbecher.[11] Welch eine Freudenkraft, welch ein Vergnügen, dich selbst als starkes ICH im Aufsteigen in alle Ecken des Weltenraums zu erleben. Du bleibst bei dir selbst; du bist so glücklich über dich selbst, darüber, wer du bist: keiner braucht dir zu sagen ‚Mensch, bist du gut!', denn in deinem Innersten fühlst du dies, in den allertiefsten Höhlen des Lebens bist du verwurzelt mit deiner heiligsten Ich-Art. Freude durchspült dein ganzes Wesen.

Die Dankbarkeit darüber, dich selbst als ‚schönes, starkes und gutes Wesen' erkennen zu können, *nicht im Traum!*, sondern in der üppigen Realität. Prächtige üppige Kleider, Farben, starke Körperformen. Samtstoffe, die deiner Art des Seins schmeicheln, weil du dich selbst nun auch kennst und bist: wie ein Fels in der Brandung, kräftig und in Liebesgrund gewachsen und aufgestiegen. *Eine starke Anwesenheit in dir selbst, in deinem Körper ist gefragt!*

Starke Antennen, wie kleine Ohren in der Luft, wie eine Katze[12], die auffängt und hört, was vor sich geht; starke intuitive Kanäle, aber bis jetzt zu sehr Alpha-Zustand: wache Klarheit ist gefragt. Sich mit dem Lebenswind beugend, das ist OK, aber dabei kräftig den Hals aufrecht gehalten, das Haupt kühn getragen. Aus einer Art Innerlicher Kraft betrachtest du das Leben nun, selbst ab und zu ausruhend, aber niemals *wirklich* schlafend, immer <u>anwesend</u> und wachend.

Auf einer Holzbank im Garten hast du Platz genommen, deine Füße baumeln über dem Gras; Du fühlst dich herrlich entspannt in der Natur, gesund die Lungen vollsaugend; du fühlst dich *eins* mit der IRDISCHEN Natur und holst tief Atem. Da ist eine dahinterliegende Kraft, die dich an dieser starken Lebensströmung teilnehmen lässt. Herrlich, dieses Leben.

Höre auf ‚zu denken', in die Zukunft zu schauen, zu planen …, denn dann bröckelt die Mauer. **Du solltest nicht zu viel im Geist, in den Gedanken, im Traum leben***. Einfach kräftig du selbst sein und vorwärtsgehen, Anerkennung bis zum Grunde deiner eigenen Wesensgröße. Das Riet wogt flexibel mit dem Wind mit,* **aber seine Wurzeln, sein Urgrund ist stark! Geschmeidigkeit ist gut, aber die Basis darf sich stark gründen.**

Du ergreifst nichts / niemanden mehr außerhalb deiner selbst; das ist für dich nicht nötig.
In deiner Zufriedenheit mit deinem eigenen ‚ICH' behältst du deine Hände bei dir, in deinen eigenen Hosentaschen, kennst du keine Grenzen. Hierauf richtest du dich nun: innerhalb deiner eigenen Grenzen, dich selbst aufrichtend, aufbauend. Es erfolgt ein absolutes Loslassen von Menschen und Dingen außerhalb deiner selbst; du bist zufrieden mit dir selbst, mit allem, was ist, was sich in deinem Umfeld befindet. Du begehrst nicht, sondern lebst in der Realität mit beiden Füßen auf dem Boden, nicht ausweichend, in Fantasie, ins Traumland.

Mit einer selbstsicheren Haltung sorgst du dafür, dass die Dinge ordentlich und perfekt zusammenpassen; die Konstruktion wird schön angepasst; jedes Teil wird auf harmonische Weise in das Ganze eingepasst. Du trägst die Verantwortung für dein eigenes Dasein: du als Meister-Architekt deines Lebens.
Du bist zufrieden, mit dem Ergebnis zufrieden. Strukturen werden innerhalb und außerhalb deiner selbst schön ausgebaut. Gut so. Brumm! Start! Voller Energie schreitest du aus: in Selbstsicherheit auf dich selbst bauend.

Lies eventuell den Text über *Osteoporose.

[10] Lies zur psychologischen Übereinstimmung in diesem Buch.
[11] Lies über die Symbolik von Eis in *Das Füllhorn - Psychologische Symbolsprache der Nahrungsmittel.*
[12] Lies über die psychologische Übereinstimmung in *Wenn die Tiere sprechen könnten …* Dieses Buch ist bei Erscheinen des vorliegenden Werkes noch nicht in deutscher Übersetzung erhältlich.

P

MORBUS PAGET

Osteitis deformans

Knochenerkrankung mit einem übermäßigen Knochenumbau

Kernursache

Tiefe Ängste; du steckst in einem aussichtslosen, dunklen Tunnel. Mutlosigkeit, ratlose Todesängste, Einsamkeit, Trauer. Du fühlst dich nicht von deiner eigenen Struktur, von einer starken Basis getragen; du wolltest dich an anderen festklammern, das führte jedoch lediglich zu Herz-Schmerzen.

Du fühlst dich stark bedroht, hast jedoch kein Fundament, auf dem du stehen könntest; du fühlst dich auf eine nicht allzu respektvolle Art und Weise von anderen festgehalten. Du würdest auch sie gerne festhalten, aber du bist zu biegsam, du glaubst nicht wirklich an deine Kraft, dein Widerstand gibt nach, du hast nicht mehr den Mut, deinen Mund aufzumachen oder dich noch länger aufrecht zu halten, du gehst kraftlos in die Knie.

Du meinst, dass andere dich am liebsten in eine Gruft verschachern würden, aber eigentlich bist du es, die / der deinen Wert und dein starkes Rückgrat verkennt; du gibst dir nicht die Liebe, die du verdienst; du zerstörst dich mit deinen negativen Überzeugungen in Bezug auf dich selbst. Du machst dich vollkommen kaputt: Andere werden lediglich auf diese negativen Gedanken reagieren!

Kernlösung

Entwickle die würdige, väterliche, männliche Seite in dir, die jeder Mann und jede Frau in sich trägt: Fühle dich durch diesen starken, sicheren Teil von dir unterstützt, und verkenne ihn nicht länger! Spüre diese grundsoliden Fundamente deines tiefsten Selbst, diesen zentralen Teil in dir, der niemals stirbt.

Deine Körperzellen werden durch das Bewusstsein gebildet: Entscheide dich also selbstbewusst für einen kreativen Aufbau deiner Existenz.

Lasse negative Überzeugungen sich in ein freudvolles Wissen umsetzen: Das Wissen, dass du auf dein einzigartiges Sein stolz sein darfst, dass du ein Wertebewusstsein erreichen und zu Selbstmanifestierung kommen darfst.

Lasse starke Energien durchkommen, entfalte alle deine Talente, ziehe dich nicht aus dem Leben zurück, sondern baue mit offenen Augen an einer starken Struktur: Es gibt nichts Bedrohliches, das dich vernichten wird.

Entdecke die wahre Freude, und wende dich in Liebe und Vertrauen deinem tiefsten Selbst zu.

Selbst-Expressivität, Humor, Regenerierung!

PANARITIUM, UMLAUF

eitrige, sich ggf. auch ausdehnende Entzündung an Fingern und Zehen sowie am Nagelbett

Kernursache

Verdrängung. Ein innerer Kampf. Du wünschst dir im Inneren und mit allen Menschen Frieden, aber es drängt sich eine innerliche, unterdrückte Aggression auf; du würdest zum Kampf übergehen wollen, um dich aus deinem Gefühl der Gefangenschaft zu befreien. Du fühlst dich wie ein Märtyrer, du würdest toben und schreien (vielfach innerlich), um dich aus diesem

Gefühl, gefangen zu sein, zu lösen. Du hältst *selbst* aus einem Gefühl der Ohnmacht heraus an bestimmten Menschen fest und lässt dich von anderen festhalten.
Du gleichst den herabhängenden Blättern einer Trauerweide, die von ihrem kräftigen Stamm und seinen Wurzeln abgeschnitten sind, du trauerst und nimmst keinen Kontakt zu deinem tiefsten Selbst auf.
Es gibt keinen wahren Trost oder ein Aufnehmen in dir, da du den Grund deines Wesens verkennst. Du fühlst dich wie ein nichtiger Mensch gegenüber dem gewaltigen Ozean; du fixierst dich auf bestimmte Angelegenheiten und Menschen, um irgendwo einen Halt zu spüren. Du fixierst mit deinen Gedanken, während du deine Emotionen auf forcierte Weise zwingst, innerhalb bestimmter Grenzen zu bleiben; gerne würdest du deine Gefühle wegschieben, häufig ebenso deinen Körper und seine natürlichen Sehnsüchte. Ja, du ekelst dich sogar vor einem Teil deiner selbst, du brichst ihn manchmal aus..., würdest ihn weit von dir schieben wollen; wie einen Teufel, der an dir haftet...

Unterdrückung von Kräften zur Selbstverwirklichung *kann* zum einen Anlass für stark sexuelle Sehnsüchte sein, beziehungsweise zu einem Ekel vor deiner Sexualität führen oder zu beidem. Anstatt deinen Inhalt, deine ganze Gefühlswelt frei zu erleben, drückst du sie innerhalb einer starren Struktur stark weg. Dennoch hast du das frustrierende Gefühl, dass man bei dir eindringt, dass man dich „packt", dass man dir weh tut..., weil du viel zu wenig dein Terrain als Individuum abgrenzt! Einerseits sehnst du dich nach Selbstbefreiung und würdest du dich mit angehäufter Aggression und abwehrenden Nägeln wegstoßen, andererseits fühlst du dich so machtlos und einsam in dir...

Kernlösung

Entledige dich dieser Handschellen: So befreist du nicht nur dich selbst, sondern auch deinen Partner, deine Umwelt. Spüre die Macht in dir, und komme zu dem Bewusstsein deiner starken, schöpferischen Möglichkeiten: Grenze deutlich deinen Bereich ab, bis hierher und nicht weiter, aber lasse Wärme, Liebe und Zärtlichkeit frei durchströmen, ergreife nicht.

Befreie dich von allen dich selbst beschneidenden Strukturen und Hemmungen: Stürze dich voller Spontaneität ins Leben, halte deine Natur nicht im Verborgenen, vertraue auf diese Lebensenergien. Suche Kontakt zu deinem tiefen lebenden Selbst, und lenke, gestalte dein Leben in die Richtung, die du dir wünschst. Du bist deiner selbst mächtig, leugne es nicht länger! Nichts kann dich bedrohen. Öffne jetzt deine Gefängnispforten, und begegne der Sonne von Selbstvertrauen und Würde in dir!

Siehe auch Rubrik des betreffenden *Fingers.

DAS PANKREAS

Bauchspeicheldrüse

Psychologische Übereinstimmung

Das Pankreas stellt Enzyme her, die bei der Verdauung der Nahrung hilfreich sind; darüber hinaus produziert es Insulin und Glukagon, zwei Hormone, die bei der Regulierung des Zuckergehaltes im Blut eine Rolle spielen.

Das Pankreas symbolisiert das süße, liebevolle Präsent-Sein in dir selbst.
Vertrauen auf dein tiefstes Selbst, auf deine innere Autorität, die dich immer mit Nahrung versorgen wird: Das „Manna", die göttliche Liebe. Ein tiefes Vertrauen auf die Schöpfungskräfte der Natur, auf den endlosen Vorrat an Brennstoff (Bewusst-Sein, Liebe), um immer wieder neues Leben geboren werden zu lassen, um neues Wachstum in deinem Leben zu ermöglichen. Du vertraust auf die Güte des Göttlichen in dir, der Leben spendenden Energien im All; du legst dich sicher in den Schoß deiner warmen Natur.

Blindlings gibst du dich deiner inneren Weisheit, unbewussten Kräften hin, die nach oben drücken und sich transformieren. Es zu wagen, dich und deine Freunde, wie ein warmherziger Nikolaus, zu beschenken. Sich zu trauen, all das Schöne im Leben zu genießen!

Emotionen spontan aufnehmen und verarbeiten: ausspucken oder verschlingen, nicht weiter trauern und stehen bleiben. Dich konfrontieren, falls nötig, dir das Messer auf die Brust setzen, um nicht in deinen Emotionen zu ertrinken! Lieber flexibler mit deinen Gefühlen umgehen, das Leben entschlossen in die Hand nehmen, im Vertrauen auf deine Natur; deinem ganzheitlichen Selbst die Möglichkeit geben, zur Ruhe zu kommen, dein Gefühlsleben einmal in den Armen deines warmen Herzens schlafen zu lassen.

Ausgewogenheit zwischen Arbeiten und Ruhen, zwischen Geist und Materie, Intuition und Ratio.

Dem Abenteuer des Lebens voll und ganz vertrauen und nicht alles im Vorhinein planen wollen. Rückschläge gelassen und relativierend aufnehmen.

Die göttliche Liebe, die von deinem tiefsten Selbst aus in diese irdische Dimension, in deine Körperformen hineinströmt, wird in irdische Begriffe übersetzt: das Genießen über das Sinnliche, oder dir zuzugestehen, herrlich zu (er)spüren, zu essen, mit deinen Ohren oder Augen zu bewundern; eine Liebesbeziehung zwischen zwei Menschen zu genießen; das Umsetzen von Trauer in Freude; das Verarbeiten trauriger Erinnerungen aus der Vergangenheit. Wärme in liebevolle Anteilnahme am irdischen Leben umsetzen; aktive Verarbeitung unbewusster negativer Gefühle, um im Bewusstseinsprozess erneut triumphal einen Schritt weiterzugehen.

Erkrankungen, allgemein

Kernursache

Wenn du davon überzeugt bist, dass du nicht genießen darfst, dass Zucker sowieso schlecht für dich ist, dass du dir viel verbieten musst, dann liebst du dich nicht wirklich. Opferst du dich auf, anstatt Liebe und Glück in deinem Leben zuzulassen; denkst du, dass das Leben „gelitten“ werden muss?

Hast du kein Vertrauen auf die Autorität deines inneren Selbst, und versinkst du in emotionalen Problemen; gelingt es dir nicht, sie zu verarbeiten? Missbilligst du deinen Körper oder das Sinnliche, meinst du, dass es für dich niemals Freude geben wird, und lässt du dich von Verzweiflung und Trauer überspülen? Du glaubst nicht wirklich an die Kraft deines Ichs, deiner Meisterschaft, du verkennst deine Werte, verstößt dich, „mein Gott, warum hast du mich verlassen?“: Du erkennst nicht, dass du dich selbst im Regen stehen lässt.

Kernlösung

Komme dir näher: Lasse dein Bewusstsein jede Zelle deines Körpers warm durchstrahlen, integriere den Geist vollkommen in deinen Körper. Mache dich wahr, und fühle dich in den warmen Händen deines göttlichen Selbst sicher aufgenommen. Schenke dem irdischen Leben dein Vertrauen, und gestalte dein Leben selbstbewusst.

Lasse dich nicht hängen, lasse dich nicht von Ohnmachtgefühlen und Sorgen mitreißen, und vertraue auf die Schwungkraft, das Verarbeitungsvermögen deines Bewusstseins. Lasse dich nicht verbrennen, sondern lenke das kreative Feuer gezielt hin zu neuen Perspektiven.

Liebe erfordert niemals ein Aufopfern. Du hast ein Recht auf Glück. Stoppe Selbstzerstörung!

Siehe auch *Zuckerkrankheit (Diabetes). Lies in *Das Füllhorn - Psychologische Symbolsprache der Nahrungsmittel* unter Süßigkeiten-Zucker nach.

P.S.: Ernährungsumstellung und Absetzen der Medikamente sollten nicht plötzlich, sondern allmählich erfolgen: dem psychischen Wachstum entsprechend in Rücksprache mit einem sachkundigen Arzt.

Pankreasentzündung

Pankreatitis, Bauchspeicheldrüsenentzündung

Kernursache

Und jetzt? Ratlose, düstere Gedanken. Frustrierte Reizbarkeit. Wütend und machtlos. Äußerste Nervenanspannung, du schaffst es nicht mehr, du fühlst dich einem gewaltigen Berg von Emotionen und Lasten nicht mehr gewachsen.

Du weigerst dich jetzt, noch weiterzugehen, bindest dir ein Tuch vor die Augen, so dass du das alles nicht mehr sehen wirst. Du hast dich völlig festgefahren, bist in Situationen gefangen.

Hoffnungslos, du siehst keine Perspektive mehr; anstatt eine Lösung zu suchen, lässt du dich jetzt vollkommen durchhängen. Du befindest dich nicht auf dem richtigen Weg.

Dein gesunder Menschenverstand scheint unter der Last der Emotionen auszusetzen. Du fühlst dich den Umständen ausgeliefert, erleidest Schmerzen und Trauer, du fühlst dich ohnmächtig, dich noch für dich selbst stark machen zu können.

Unsicherheiten, Ängste, du erzitterst vor der Zukunft; du wirst zu schwach, zu nachgiebig, zu weich, dein Lebenswille schwindet. Du fühlst dich so klein und einer Zukunft, der du ohnehin nicht wirklich vertraust, nicht gewachsen.

Kernlösung

Wirf alle Sorgen und Probleme von dir, und entscheide dich mit Nachdruck für das *Leben,* zögere nicht, werde dir deines starken ICHS, deines ganzen Gehirngehaltes, der Relativität deiner Probleme bewusst. Komme mit beiden Füßen auf die Erde, erwache aus deinem nervösen Schlaf, glaube an deinen gesunden Menschenverstand, vergegenwärtige dir alles noch einmal, und sieh dir an, wie deine negativen Gedanken dein Leben bestimmen. Lasse dein Leben nicht von Emotionen beherrschen: Komme auf der Grundlage dessen, was dein Herz dir mitgibt, zu einer Lösung. Achte nicht auf das Äußerliche, auf vorübergehende Werte des Lebens, und schenke dir jetzt die Liebe und die Wärme, die du verdienst. Höre auf damit, dich leben zu lassen: Erschaffe selbst!

Freudvolle Erwartung wird dir Glück bringen. Blockiere nicht länger deine weiche Gefühlsströmung durch Wut und selbst vernichtende Verzweiflung. Schenke deiner Intuition, deiner natürlichen Spontaneität dein Vertrauen. Fühle dich von deinem urstarken, tiefsten Selbst getragen; du bist so stark, wie du es selbst willst. Dein Leben kann eine radikal andere Richtung ansteuern, wenn du dich dazu entschließt. Führe Veränderungen herbei, und mache Schluss mit „Dingen“, die dir nicht mehr liegen...

Steine im Pankreas

Kernursache

Emotionale Belastungen, Schuldgefühle, Selbstverurteilung, dich als schlecht oder wertlos ansehen. Du möchtest weggehen, im Boden versinken, du schämst dich deiner selbst wegen, du glaubst nicht an deine Güte, denn du spürst viel Aggression und Wut in dir aufbrodeln! Du hast dich nie wirklich getraut, du selbst zu sein; Angst hat dich Menschen gegenüber freundlich und diplomatisch sein lassen, denen du zuweilen lieber ehrlich deine Meinung gesagt hättest!

Du siehst alles zu schwarz / weiß; manchmal kennst du dich selbst nicht mehr, denn du zeigst dich nicht wirklich so, wie du bist. Nach außen lachen, innerlich weinen. Ein Verstecken deiner tiefsten Emotionen, bis es dir alles zu viel wird. Jetzt fühlst du dich zu sehr eingeengt und möchtest aus deinem Panzer ausbrechen; innerer Widerstand gegen deine Selbstunterdrückung. Du hast dich zu lange Zeit forciert, dich zu lange in einen Rahmen gezwängt, in ein System oder eine Beziehung, ohne dich tatsächlich zu trauen, spontan du selbst zu sein. Bereits viel zu lange trägst du gewaltige Lasten: Das Leben ist für dich kein Zuckerschlecken, und du siehst auch vorerst nicht, wie sich das verändern könnte.

Kernlösung

So sei doch nicht so hart gegen dich: Lasse deine Natur frei aufblühen, stutze dir nicht die Flügel, vertraue auf deine tiefsten Gefühle, und fürchte dich nicht mehr. Fühle dich in deinem tiefsten Ich sicher und ruhig, fühle dich unter den Menschen willkommen, und verstecke nicht deine wahre Art.

Du bist gut und wertvoll: Stampfe deine wahren Gefühle und Gedanken, deine natürliche Kreativität nicht in Grund und Boden. Komme zu Sanftheit und Liebe dir selbst gegenüber, und transformiere dich! Verwandle diese nervöse Selbstunterdrückung in die optimistische Entscheidung, du selbst zu sein, so, wie du dich innerlich wirklich fühlst.

Verstecke deine Tränen nicht hinter einem Lächeln, sondern verarbeite deine Trauer, und werfe allen Ballast von deinem Rücken. Kämpfe nicht gegen das Leben, sondern genieße: Du hast ein Recht auf Freude und Glück. Bestrafe dich nicht. Betrachte das Leben jetzt in seinen Nuancen, nicht mehr in Kontrasten; ersetze Ungeduld und Nervosität durch gesunde Aktion, nicht länger ruckartig und stoßweise, sondern in einer gradlinigen Durchströmung.

Pankreastumor

(siehe auch Tumor, allgemein)

Kernursache

Machtlose Wut, eine tiefe Angst vor dem, was noch kommen wird, du vertraust nicht auf dein tiefstes, sicheres Selbst. Das kleine, sanfte, ohnmächtige Kind in dir macht dich rasend vor Wut. Aussichtslose Situation; du hast, was bestimmte Dinge betrifft, keine Hoffnung mehr für die Zukunft. Hilfe, Hilfe!

Nervosität, Überbelastung von Emotionen, du fühlst dich innerlich so labil und unsicher, bist von deinem tiefsten Selbst abgeschnitten, aber nach außen hin versuchst du dich hart aufrecht zu halten. Du klammerst dich im Leben an Dinge, die du besser loslassen solltest, aber Ängste blockieren deine Entwicklung. Du siehst alles so düster! Schmerz und Trauer überwuchern dein ganzes Selbst; du bist nicht mehr dazu im Stande, dein Leben selbst zu führen; verdrängte Aggression, kein Vertrauen mehr auf das Leben. Angst, zu versagen, abzustürzen.

Kernlösung

Sei liebevoll und sanft zu dir, fühle dich sicher und ruhig. Sorge für das allerkleinste Kind in deinem Wesen, und gib ihm Geborgenheit, Wärme und Zuneigung, denn nur diese Liebe wird Frieden bringen und Ängste vertreiben. Lasse dich nicht länger von deinen Gefühlen überwältigen, sondern nimm dich selbstbewusst bei der Hand. Vertraue auf die Führung deines tiefsten Selbst, und setze Aggression in gezielte Aktion um. Lasse los, was nicht wirklich gut für dich ist; versuche nicht festzuhalten, was dich zu Fall bringen und mitreißen wird. Du vergisst, dass Leben Freude und Genuss bedeutet.

Organisiere neu; verändere deine Lebensrichtung: Baue dein Leben jetzt auf innere Weisheit, auf wahre Einsicht, nicht auf äußerliche oder materielle Werte. Versuche nicht, dir dadurch Bestätigung zu verschaffen, dass du etwas leistest oder dich nach außen hin manifestierst, sondern spüre dein Herz, das sich nach Aufmerksamkeit sehnt. Staue keine Gefühle an, lasse sie alle frei strömen, fühle dich nicht verpflichtet, sei nicht zu streng, sondern komme zu innerer Ruhe.

PARAGONIMIASIS

Lungenegelkrankheit : manchmal ernsthafte Lungenerkrankung, die besonders in Ostasien vorkommt und durch Süßwasserschalentiere übertragen wird

---

Kernursache

Eine starre „Gehirn-Konstruktion“: Du lebst so stark und strukturell unter Spannung, als wärest du ein automatisch-abgestimmter Robotter. Es hat den Anschein, als wäre dein Kopf ein streng vor-programmierter Gegenstand. Alles muss so verlaufen, wie es innerhalb deines Kartenhaussystems geplant und geregelt wurde. Es wirkt steif, rigide und streng. Befehle rufen in deinem Kopf dazu auf, das zu tun, was getan werden MUSS – nicht nach dem Gesetz des Lebens, sondern nach dem diktatorischen Gesetz in deinem Inneren. Du bestehst aus Schrauben und Scharnieren, die perfekt auf deine inneren Befehle hören. Möglicherweise arbeitest du sehr gut und kannst du die Aufgaben perfekt leiten und ausführen..., aber WO IST DAS FLEXIBLE, WEICHE, WARMHERZIGE MENSCH-SEIN, dieses einzigartige, kreativ-denkende Gehirn?

Gehirn und Hypophyse hören auf deine (zwanghaften) Befehle, vor dem Hintergrund ebenso zwanghafter Überzeugungen. So lebst du jedoch eher wie eine Maschine, wie ein Gewohnheitstier als wie ein Mensch. Du funktionierst zwar möglicherweise „wie geschmiert", aber das Herz sehnt sich dennoch nach etwas „Süßem"! Warum so hart; so streng-patriarchalisch, zuweilen so unerbittlich zu dir selbst? Warum das Weich-Menschliche so weit verbannen? Du lebst nicht wirklich aus dir selbst heraus, sondern du *lässt* dich vielmehr durch Gewohnheiten leben oder durch das, wovon du meinst, dass es alten Strukturen, Gewohnheiten oder Normen gemäß von dir erwartet wird. Hast du nicht etwas Eigenes EINZUBRINGEN? Nutzt du denn deine schöpferischen, denkenden, innovativen Fähigkeiten gar nicht?

Du verfällst schon bald in Routine, in Gewohnheitsverhaltensweisen..., wovon du dir nicht einmal mehr bewusst warst, dass es hierbei in der Tat um „Gewohnheitsverhaltensweisen" geht; du wiederholst immer wieder die gleichen Handlungen, Aufgaben, Pflichten, Aufträge, ohne einen Moment darüber nachzudenken, ob du in deinem Leben nicht auch etwas REVIDIEREN musst! Du tust instinktiv, was du fühlst, tun zu müssen; du gehst sozusagen immer der Nase nach, deinen primären inneren Anweisungen..., als würde es um nichts anderes, als um reine Lebenserhaltung gehen. Unterdessen versteckst du dich hinter diesen alten Gewohnheiten, hinter dieser Art, zu leben, zu arbeiten... Du lebst darunter VERBORGEN.

Sei nicht wie ein Affe: Sei nicht instinktiv-routinemäßig, mache nicht, was *andere* machen, sondern gehe auf die Suche nach deiner Einzigartigkeit als vollwertiger Mensch: Du kannst zu jedem Zeitpunkt bestimmte Dinge mit einem von dir jetzt BEWUSST gesteuerten GEHIRN *neu betrachten,* auf kreative Art und Weise erneut ansehen. Werde dir dessen bewusst, in welche Rolle, Kleidung, ja, in welche „Schublade" (System, Masse, Religion, Politik, Familientraditionen, Lehren usw. ...) – die DU im Grunde genommen nicht bist – du dich selbst gesteckt hast! Du bist weder ein Massen-Tier, eine Nummer, ein Roboter, ein „automatisch" funktionierendes Wesen, noch brauchst du noch länger auf diese unmenschlich harte Weise weiterzuleben: Dein Kopf / Denken muss nicht in einen strengen Rahmen gepackt werden!

Kernlösung

Komme unter diesem strengen Dach deines Kopfes zum Vorschein, und nutze dein Gehirn niemals ohne die Verbindungslinie zum liebevollen, großzügigen, weichen Herzen! Steige aus dem „Rollenmuster" aus, ja, breche aus dem Alten aus, und steige in deine eigenen Schuhe! Spüre, Wer DU eigentlich bist: unabhängig von einem System, einer Struktur, einer Organisation, einer Masse: du als liebevolles ICH. Gehe zu den tiefsten Tiefen deines Seeleninhaltes auf Entdeckungsreise, und erschließe das Gefühl, das weiche Herz für dich, das nach Anerkennung ruft. Entdecke und negiere nicht länger DEIN EIGENTLICHES, höchst-einzigartiges ICH: Es fordert ein Durchbrechen alter Robottergewohnheiten, ein Ausbrechen aus alten, einengenden Strukturen und Gedanken-Überzeugungen! Entdecke deine Talente, deine Möglichkeiten, versuche, dein Leben auf eine schöpferische, originelle Art und Weise zu entwickeln, und vergiss die Alten Angelegenheiten, die Zwanghaften Regeln und Muster, die du dir selbst auferlegt hast (und möglicherweise infolgedessen auch

anderen, oder wodurch du auch solch eine Lebens-Arbeits-Situation zu dir geholt hast). Breche mit dem Alten, mache Schluss damit.
Sei in dem Punkt radikal, wenn es darum geht, sich für ein ewig verjüngendes Leben zu entscheiden. Innere Dynamik! Innere Entwicklung: So wirst du niemals einrosten, mit dieser inneren Bewegungsfreiheit. Reiße den alten Hut von deinem Kopf, und gehe auf die Suche nach dem *wirklichen* Leben: Es hat dir so viel zu bieten.

Du kommst nun zu Atem; deine Lungen fühlen sich jetzt weit und FREI an. Du bist endlich VON DIR geworden, vom LEBENDEN SELBST! Puh..., du hast es hinter dir. Von jetzt an wird alles anders. Jetzt nimmst du dir die Zeit, die herrlichen Gegebenheiten in der Natur zu genießen, du nimmst dir Raum für dein *echtes* Selbst, unabhängig von gewissen, dir selbst auferlegten, alten Pflichten und Gewohnheiten, Lasten, von engstirnigem-Denken, unabhängig davon, „zu *müssen*"... Du steigst aus und BEFREIST dich definitiv; ja, jetzt fühlst du dich wie ein „freier" Mensch. Dein Kopf kommt zur Ruhe; du nimmst auf weich-flexible Art und Weise an deiner ganzheitlichen, natürlichen Seinsart teil. Dein Körper entspannt sich; du gestehst dir zu, als Mensch zu leben; dein Gehirn wird in ein weites und Bewusst kreativdenkendes, Freude spendendes Leben eingeschaltet..., niemals ohne „Gefühl"..., niemals ohne Anschluss an diesen „Inhalt" des reichen ICHS.

PARANOIA

Verfolgungswahn, bspw. überall versteckte Kameras oder Komplotte zu vermuten

---

Kernursache

Du siehst Dinge, die es nicht gibt, du fühlst dich verfolgt, du bist immerzu auf der Hut, bist misstrauisch, steckst voller Ängste..., weil du deinem tiefsten Selbst nicht vertraust. Du bist dir selbst gegenüber nicht ganz ehrlich, suchst zuweilen Ausflüchte, um bestimmten Dingen zu entkommen, du missbrauchst gewisse Kräfte oder Eigenschaften, um dem / der anderen zuvorzukommen.
Du wirst mit einer Schattenseite von dir konfrontiert, mit deiner Angst und Täuschung, mit deinen tiefsten Emotionen, deiner Aggression und Ohnmacht, mit deinen Begierden und deiner nachtragenden Wut anderen gegenüber: als Reaktion auf deine eigene kleine Ohnmacht, dein Minderwertigkeitsgefühl oder deine Versagensangst. Du bist fortwährend vor tiefen, unbewussten Kräften in dir auf der Flucht: Du hast Angst vor deinen Gefühlen! Du vertraust dir selbst überhaupt nicht! Vielleicht wurdest du auch mit Manipulation konfrontiert, man hat dich möglicherweise schonungslos behandelt, deine sanften, schönen Gefühle verurteilt oder dir deine gesunden, starken Energien zum Vorwurf gemacht. Du hast *dich selbst* immer mehr als Bedrohung erlebt, die Welt als immer unsicherer erfahren, weil du dich schon von Anfang an nicht wirklich sicher in dir gefühlt hast.

Übertrieben negative Erwartungen und Ängste überspülen dein Gehirn: Du staust deine Emotionen an, anstatt dich ihnen ruhig anzuvertrauen, aber du traust dich nicht, aus Angst, festgehalten zu werden.
Ein Teil von dir ekelt dich förmlich an, du drückst wichtige Energien, Emotionen unter Wasser, wodurch Ängste, wie ein Bumerang, hochkommen, aber dann hat es den Anschein, als würde diese Bedrohung von außen kommen, im Grunde genommen bist du selbst jedoch der Raubvogel, der auf der Lauer liegt, keine Klaue wird nach dir greifen!
Der Verstand wird von deinen Gefühlen überherrscht, die, nachdem sie unterdrückt worden sind, förmlich überlaufen; du wehrst dich gewaltig dagegen, dass deine spontanen Energien durchbrechen, du setzt dich auf den elektrischen Stuhl, anstatt dich zu befreien. Du flüchtest vor der gesamten Wahrheit über deine Person; als

Folge dessen siehst du nicht mehr die Wahrheit in der Außenwelt; deine Phantasie nimmt übersteigerte Formen an. Du liebst dich nicht, also hast du den Verdacht, dass andere dich auch nicht lieben könnten. Todesängste quälen dich. Du möchtest andere ergreifen und Macht auf sie ausüben, sowie auf Situationen und auf dich selbst, bevor du selbst zum Opfer werden könntest…

Du hast zu wenig festen Boden unter den Füßen, zu wenig irdische-Sphäre in deinem Wesen, du flüchtest in irreale Phantasiebilder, die der Wahrheit Gewalt antun.

Deine negativen Überzeugungen in Bezug auf dich selbst, auf das Leben rufen negative Lebensumstände hervor, die dich dann noch darin bestätigen: „Siehst du, ich hatte Recht", obwohl du diese Situation gerade durch dein negatives, ängstliches Erwartungsmuster hervorgerufen hast.

Kernlösung

Erdung! Werde dir deiner eigenen starken, sicheren Basis, deines tiefsten Selbst, auf das du immer zählen kannst, und das niemals stirbt, bewusst. Erschaffe selbst ein schönes Leben mit einem positiven Erwartungsmuster, und hole dich aus dieser Wahn-Zelle heraus. Nichts in deinem Leben ereignet sich „einfach so"; alles, was mit dir geschieht, hast du zunächst selbst hervorgerufen. Steige herunter aus deinem ‚Geist': in deinen Körper!

Spüre deine Herzwärme, deine weicheren Energien, und lasse den „weiblich" intuitiven Anteil in deinem Leben als einen wichtigen Teil zu; integriere alle Emotionen und Kräfte aus deinem tiefsten Ich, und ergreife davor nicht länger die Flucht. Schaue ganz tief in dich, und sei dir darüber im Klaren, dass du gut bist, dass nichts in dir Angst einflößend ist. Erkenne dein Sonnenzentrum an, deine Meisterschaft, nimm selbstbewusst dein Zepter an dich, sei dir deines Wertes bewusst. Sei ehrlich zu dir und zu den anderen: Traue dich, dich in Liebe zu dir und anderen zu öffnen. Dir deines göttlichen Kernes bewusst sein, Vertrauen auf dein tiefstes Ich spüren und deine Ganzheit lieben, ohne dich noch einem Teil deiner Natur gegenüber abweisend zu verhalten: Das wird Ängste vertreiben und dich mit einem ehrlichen, offenen Blick auf die Außenwelt, auf das Leben schauen lassen.

Heiße dich herzlich in dir willkommen, habe keine Angst vor unbewussten Regionen; was düster zu sein „scheint", ist unsterblich hell und schön! Flüchte nicht länger, befreie dich, konfrontiere dich mit den Tiefen deines Wesens, mit deinen Emotionen, lasse sie durchkommen, und verarbeite sie.

Heiße das Sorgende, Mütterliche, Zärtliche, das Nährende, Produzierende in dir willkommen, und lasse es mit dem „männlichen" Anteil in deinem Leben ins Gleichgewicht kommen. Ein ausgewogenes Leben ohne Unterdrückung: ein selbstsicheres ICH als zentrale Achse, ohne Angst.

MORBUS PARKINSON

gekennzeichnet durch u.a. Zittern (Tremor), Steifheit, trägere Bewegung

---

Kernursache

Energie falsch ausrichten: Alles und jeden beherrschen und unter Kontrolle bekommen wollen, anstatt dein eigenes Leben auf kraftvolle Art und Weise aktiv auszubauen.

Die / Der Beste sein wollen, aber nicht wirklich dazu im Stande sein, zu *machen:* Ohnmacht.

Nicht wirklich reagieren zu können, die Unfähigkeit, zu tatsächlicher Selbst-Verwirklichung zu kommen.

Bist du in einer zu strengen, einschränkenden Umgebung aufgewachsen, wo vor allem auf „Leistung" geachtet wurde, oder wo du dich wie auf der Schlachtbank fühltest und unter dem Druck einer stark fordernden Autorität über dir gelitten hast? Oder bist du von anderen forciert, erniedrigt worden; hast du dich machtlos und verletzt gefühlt? So war es die Folge deiner eigenen unterschwelligen Überzeugungen. Du weißt alles am besten, kritisierst wahrscheinlich die anderen, du willst zwar immer die / der Erste sein, aber du fühlst dich gefühlsmäßig gebrochen, nicht dazu im Stande, Wünsche und Begierden zu erfüllen. Macht-Ohnmacht.

Du bist wie ein Schmetterling, der zur Hälfte eine Larve bleibt: Angst hindert dich daran, *selbst* zu wachsen, dich zu transformieren. Wollen und nicht können.

Du vertraust nicht auf dein tiefstes Selbst: Du willst alles unter die oberste Aufsicht deines Auges stellen; du möchtest alles und jeden festhalten und in diese oder jene Richtung drängen, anstatt *selbst* in eine bestimmte Richtung weiterzugehen!

Du kannst und willst deinen Griff nicht lösen; mit Angstschweiß auf der Stirn klammerst du dich an andere, ein Drang nach Macht, jedoch so machtlos. Gerade durch diese Ängste und deinen verzweifelten Drang, über andere zu herrschen, schaffst du negative Situationen in deinem Leben, die dir nur noch mehr Gefühle von Schmerz und Ohnmacht bereiten.

Kernlösung

Lasse andere los, und kehre dich voller Vertrauen zu deinem tiefsten Selbst. Finde zu deinem Herzen: Stelle alle Sehnsüchte und Begierden unter die Macht der Liebe, so dass du mit dir in Zufriedenheit leben kannst. Nicht *mehr* zu wollen oder zu machen, als ruhig innezuhalten und den Kampf Macht – Ohnmacht zu lösen.

Komme von innen heraus zu tatsächlicher Aktion, nicht, weil du dich beweisen oder deine Sicherheit außerhalb von dir finden müsstest! Du kannst dich ruhig entspannen, dich in deinem inneren Selbst, in diesem unsterblichen Kern geborgen fühlen. Habe keine Angst, stelle dich nicht höher, als du dich fühlst, bleibe nah bei dir, mache dich lieb und klein: In dem Kind in dir wirst du die wirkliche Größe eines Menschen, deiner selbst entdecken. Sanftheit, Spontaneität, Freiheit für dich und andere, das Spielerische eines jeden Details in der Natur genießen; konzentriere dich in deinem Herzen, lasse Gefühle frei strömen, lasse krampfhafte Gedanken los, richte deinen Blick ausschließlich auf das schöne Jetzt, und greife nicht nach dem Morgen.

Fordere nicht *mehr* als Freude und Du-Selbst-Sein. Löse diesen inneren Kampf, komme aus deiner Verwirrung: Du bist gut und sicher, wie du bist, unabhängig von anderen. *Gib,* und dir wird gegeben werden, was gut für dich ist. Ergreife nicht, sondern vertraue. Versuche nicht, Situationen ängstlich zu „beherrschen", auch wenn es „gut gemeint" ist. Vertraue, und lasse alles und jeden los.

PDD-NOS

Pervasive Developmental Disorder – Not Otherwise Specified: ‚tiefgreifende Entwicklungsstörung, nicht anders bezeichnet'

eine mit dem Autismus verwandte Störung, deren Ernst und Symptome von der einen zur anderen Person sehr unterschiedlich ausfallen können; mögliche Merkmale sind: Probleme in der sozialen Interaktion und den Kommunikationsfähigkeiten, Bedürfnis nach Struktur, emotionaler und motorischer Rückstand, Probleme bei Unterscheidung von Fantasie und Wirklichkeit, Wortspiele werden wörtlich aufgefasst, Probleme beim Umgang mit unerwarteten Ereignissen, sich auf kleine Details konzentrieren, Hyperaktivität, Konzentrationsstörungen … wird manchmal ‚Borderline bei Jugendlichen' genannt

---

Kernursache

Man hält den eigenen Kopf gleichsam in einem Klammergriff, wie man auch den Kopf desjenigen, der gut zu einem ist, mit den Händen festhalten möchte, drückend, aber doch zugleich in einer Art Anerkennung … andererseits würde man ihn gerne vernichten. Ja-nein. Nicht töten, aber auch nicht leben lassen. Da ist ein Gefühl eines unlösbaren Dilemmas, ein ungeheuer frustriertes Gefühl des Stillstandes, als ob man nicht weiter könnte. Man wühlt im Dotter des Eis, aus dem man einst geboren werden müsste, aber man weiß nicht, wie man die klebrige leuchtende Dottersphäre verlassen soll, wie ein kleines Flugzeug, das verzweifelt versucht, sein Gleichgewicht zu bewahren, das ein wenig nach links und rechts wankt und nicht weiß, wo und wie es landen soll.

Man versucht sich ganz einfach zu behaupten, auch wenn dies kaum zu gelingen scheint. Kein Ja, kein Nein. Ein Nichtwissen-was. Grässlicher Stillstand. Sich nicht entscheiden können / wollen, oder es nicht wagen, man GESTATTET es sich selbst NICHT, in Freiheit zu existieren. Man steckt sich selbst streng und voller Angst in eine unterdrückende Zwangsjacke. Man hat Angst davor, sich selbst frei leben zu lassen.

Sieht man diese innerlichen Merkmale in einer Person außerhalb seiner selbst widergespiegelt (d.h. eine diktatorische, machtsüchtige streng unterdrückende Person), dann ist dies zum Verrücktwerden.

In gewisser Hinsicht würde der Mensch gerne weiterkommen, sich selbst im Leben drehen lassen, funktionieren lassen, aber andererseits ist da sofort etwas in ihm, das sagt ‚Nein, stopp, still, tu es nicht', da ist mit anderen Worten eine konstante Hemmung des freien Stroms der innerlichen Dynamik. Auch wenn man nach außen hin dynamisch wirkt, steht das innerliche Wasser still, mit Zwang, als ob man auf tyrannische Weise sich selbst festhalten, lahmlegen müsste. Es ‚ist nicht erlaubt'.

Aus einer Art unbestimmter Furcht heraus schiebt der Betroffene viel von sich weg, sogar das, was er von einem anderen empfangen oder erwerben dürfte. Angst, das alte Gleichgewicht könnte gestört werden, Angst, dass das, was man bekommt, ‚zu viel' sein könnte, dass man das alles nicht bewältigen könnte, nicht integrieren könnte; auf Nummer Sicher gehend sagt man dann von Anfang an lieber ‚Nein, lass nur, ich brauch das nicht'.

In deinem Kopf ist eine Masse von Produktivitätsenergie vorhanden, aber es ist schwer, diese in Kreativitätstaten umzusetzen. Im Gegenteil; Gedanken schwirren oft im Kopf immer weiter umher und da ist auch der Drang zur (Selbst-) Destruktivität in Gedanken und Handlungen, manchmal mit plötzlichen gewalttätigen Ausbrüchen. Nervöse Aggression mit Angst und Panik, dunkle Gedanken treiben dann ihr Spiel.

Du bleibst unbewusst oder bewusst in den Sphären hängen, etwas an der Oberfläche treffen zu wollen, herunterschießen, vernichten zu wollen. Zerstörung mit der Weigerung, sich der Liebe hingeben zu wollen, dem Allerschönsten von sich selbst. Kann schikanenartigen Formen annehmen, man glaubt nicht an das Gute, das Schöne und schart sich dann hinter die Kraft des kritischen Heruntermachens. Dies ist eine Art von Selbstspott und Spott. Rau und manchmal gnadenlos.

Wut: ‚Nein!' Du weigerst dich, etwas „zuzulassen". Andererseits hältst du dich selbst in einem harten Griff, wodurch dein Nervensystem überlastet wird. Vergleiche hiermit die Latte, die beim ‚Autismus'[1] sehr hoch gelegt wird.

Kernlösung

Betroffenen würden wir sagen: lauf nicht mehr vor dir selbst weg, du kannst nicht immer nur Flüchten. Du sperrst dich selbst in vier Mauern ein, solange du dich weigerst, deinen Inhalt zu betrachten, tiefer auf deinen echten Inhalt zu blicken, dorthin, wo auch das Gute und Schöne verborgen liegt. Weigere dich nicht länger, das Gute in dir zu entdecken ...

Ängste und Panik, auch die Angst, dass dir etwas sehr Schlimmes widerfahren könnte, werden aber weiter an dir zehren, solange du der Überzeugung anhängst, dass das ‚Böse' (in deinem Kopf, in dir) stärker ist. Solange du die Überzeugung aufrechterhältst, dass ein Mensch NICHTS tun kann, dass alles letztlich doch fatal enden wird. Ersetze diesen tiefen, meist unbewusst strömenden Todesgedanken

[1] Verwandt mit *ADHS und *Autismus wie in diesem Buch beschrieben, aber die zwingende Kraft ist bei PDD-NOS stärker: Zwang – Selbsthemmung usw.

durch den ‚Lebenden' Gedanken. Entwickle Vertrauen! Dass du alles steuern kannst, wenn du nur eine Verbindung zu deinem Herz herstellst. Brich aus dem Gefühl aus, dass du ‚musst und nicht anders kannst, als dich so oder so zu verhalten'. Du wirfst dich selbst in ein Gefängnis. Du kneifst dich selbst zu. Wirf also alle düsteren Gedanken ab; denn schließlich machst du dir selbst etwas weis. Brich aus deiner Zellstruktur heraus und weigere dich nicht länger. Aber je öfter man dir diese Sätze sagen würde, desto geringer wäre ihre Wirkung, desto mehr würdest du dich verweigern und im zwingenden Status Quo hängenbleiben. Nur du allein kannst über dich selbst entscheiden. Du musst nicht, aber du darfst.

NICHTS ‚MUSS', lass los ...
LASS DICH SELBST LOS. Lass dich selbst durchhängen, lass dich gehen, steh auf eigenen Beinen und erlaube dir, deinen Gefühlen zu folgen, ohne weiter auf zwingende Gedanken und erdachte fixe Ideen zu hören. Lass dich gehen, plane nicht, sondern lass dich los, gib dir die Freiheit. Minute um Minute wirst du fühlen, was du tun musst. Nichts ist dann noch ein MUSS, alles ist ERLAUBT. Gib dir die Freiheit und zwinge dich nicht länger, hemme dich selbst nicht länger. Lass das Wasser durch deinen Körper strömen, lass deine Füße gehen, wohin sie wollen. Fühle und erlebe, genieße und erfahre. Aber lege dich selbst nicht länger lahm und blockiere dich nicht total.

Wehre dich nicht gegen Fortschritte, gegen eine Weiterentwicklung. Gehe weiter, gestatte dir selbst zu leben, zu produzieren in Weichheit, in Ja-Sagung zur Lebensströmung in dir selbst. Entspanne dich, gib dich selbst frei, gib dir selbst die innerliche Freiheit. Fühle und lasse Gedanken aus deinem Kopf wegfließen, lasse los und genieße es, dich einfach du selbst ‚sein' zu lassen. Jeder MACHTSGRIFF über dich selbst entfällt und folglich auch jede Angst; jetzt kannst du erst beginnen zu ‚leben'. Gib dir selbst diese Chance ...

PERSÖNLICHKEITS-STÖRUNGEN

Borderline Persönlichkeitsstörung

Eigenschaften u. a.: Labilität (im Hinblick auf Stimmungen, Verhalten, Beziehungen, ...), starkes Bedürfnis von anderen umsorgt zu werden und Neigung zu Suchtverhalten

Kernursache und Kernlösung

Energiemassen fließen sozusagen an deinem Gehirnstamm entlang ins Innere und fordern eine Bewusste Führerschaft: Du tätest gut daran, ihnen innerhalb deines totalen Gehirn-Inhaltes, in deinem ganzen Sein einen Platz einzuräumen. Es hat den Anschein, als würde dieser Strom von Energien in einem Gebäude mit großen Sälen ankommen, aber den Weg nicht kennen... - wo ist der Führer? -, nicht wissen, wohin er gehen soll, beziehungsweise wie er sich orientieren kann.

Es ist an dir, Mensch, dir der Tatsache bewusst zu werden, dass dein lebender Selbstkern fortwährend Lebenskräfte vorantreibt, in dir sein und wachsen lässt..., auf dass du sie nutzen wirst und dich ihrer bemächtigen wirst. Wenn du dich NICHT, als Führer, an die Spitze dieser Energie-Masse stellst, wird sie weiterhin ein wenig hilflos und verwirrt im Kreis fließen..., die Energien werden sozusagen innerhalb der Konturen deines Schädels verbleiben. „Was sollen wir tun? Wohin müssen wir? Warum sind wir hier? Ist niemand da, der uns den Weg zeigt?", solcherlei Fragen scheinen sich die Energie-Teilchen in deinem Kopf zu stellen, verwirrt, ein wenig ängstlich, auf der Suche und nichtwissend...

Es ist also an DIR, Mensch, dir der Tatsache bewusst zu werden, dass die Lebensenergie-Teilchen darauf WARTEN, dass du dich als Führer an die Spitze dieser Energie stellst, so dass diese

sich keinen Scherz mit dir erlaubt (beispielsweise in instinktiven Verhaltensmustern).
Dass du die Befehle über dein Leben erteilen wirst. Und dabei handelt es sich natürlich nicht um ein wortwörtliches: „Du musst dieses und jenes tun," zu all diesen Energiewölkchen in deinem Gehirn... (es geht hierbei um eine plastische Vergrößerung dessen, was sich psychologisch ereignet), sondern es geht darum, *dass es Einen Meister geben muss, der selbst weiß, dass er sein Leben lenken kann, der zu jedem Zeitpunkt das tut, was er fühlt tun zu müssen in seinem Leben.*

Der Mensch, der weiß, dass nichts einfach so geschieht, ganz zufällig, sondern dass alles seine Existenzberechtigung hat; der Mensch, der weiß, dass er sein Leben vollkommen *selbst* in der Hand hat. Nicht passiv in Wartestellung verharren, nicht misstrauisch sein oder ängstlich darauf warten, bis ‚man' ihm sagt, was er zu tun hat...: Ob es sich nun um die inneren Energien und Emotionen handelt, die den Menschen dann an der Nase herumführen, oder um einen anderen Menschen, der ihm sagt, was er zu tun hat..., das läuft auf das Gleiche hinaus. Er leugnet die Herrschaft, die Führerschaft über seine eigene Existenz. Das bedeutet in gar keiner Weise, dass dieser Mensch nicht spontan seine Gefühle und Gedanken über sich selbst äußern darf, dass er kein Gespräch mit einem Freund oder Therapeuten führen dürfte..., aber die vollkommene Abhängigkeit von jemand anderem oder das Negieren, Leugnen seiner eigenen Inneren Herrschaft..., das führt zu einem Rückschritt!

Also: Mensch, sei gewiss, dass du über eine ganze Menge Energien verfügst, die darauf warten, dass DU dich selbst führst, dass du dich dazu entschließt, *selbst* etwas aus deinem Leben zu machen. Lasse es nicht alles ‚einfach so' laufen und fließen: Mache etwas mit diesen Energien, mache etwas Prachtvolles aus deinem Leben. Begleite deine Kräfte in die richtige, aufbauende Richtung. Nur du bist dazu in der Lage! **MACHE etwas mit dieser Masse so genannter unbewusst fließender Energien...,** sie wissen nicht wohin, es entsteht Verwirrung (mit möglicherweise sexuellen, aggressiven oder anderen unbeherrschten Verhaltensmustern als Folge)..., außer wenn du sie auf bewusste Weise führst: Nimm dein Leben in die Hand, fühle dich als Meister deiner Existenz, und MACHE WEITER. Bleibe nicht zögerlich am Rand des Lebens stehen; zweifele nicht an dir selbst, sondern nutze auf dynamische Weise die Lebensenergien, die fortwährend herbeiströmen. So können auch Ängste verschwinden.

So bekommt alles auf eine ausgewogene Weise seinen Platz in der Umsetzung deines Handelns, Lebens, Arbeitens, Denkens, Fühlens usw. ... Das Allerletzte, was du tun solltest, ist, dich sozusagen als ‚unfähig' abzustempeln, oder zu behaupten, dass du allen diesen Energien in dir nicht gewachsen wärest: Das ist eine Lüge, die du dir selbst weismachst. Pole diese Überzeugung um! Lasse das Leben ruhig in dich hineinströmen..., und lenke diese schönen Kräfte aus Liebe und Selbstbewusstsein heraus. Auf selbstsichere Weise dein Leben führen und keinen Moment daran zweifeln, „ob du wohl dazu in der Lage bist" oder „du nicht doch machtlos bist"? Die Antwort darauf lautet: Du bist lediglich dann machtlos, hilflos einer Sache ausgeliefert..., solange du diese falsche Überzeugung aufrechterhältst. Alles wendet sich; du wirst dich gut und immer stärker fühlen, wenn du weißt, dass es nur *einen* Meister über dich selbst, über deine Energien gibt: Und das bist DU.

Nichts IN dir kann dich überwältigen, wenn du dich selbst nicht „verneinst", wenn du „ja" zu dem Zepter sagst, das darauf wartet, dass du dein Leben in die Hand nimmst. Unbewusste Kräfte - betrachte sie als eine Horde wilder Schafe, die voller Energie auf eine Weide gestürmt kommen - fordern die Bewusste Führung des Menschen-Schäfers. Du zeigst ihnen, wo sie das frische Gras rupfen und genießen können, du zeigst ihnen die Grenzen ihres

Terrains auf (die Umzäunung), ebenso wie du mit dir selbst ausmachen kannst, wann du genug gearbeitet hast, wann du das Bedürfnis hast, dich zu entspannen, frische Luft zu schnappen, etwas Gutes zu essen usw. …

Du bist jetzt wie ein Schäfer für dich selbst; mit liebevoller, starker Hand begleitest du die unbewussten Kräfte, die darum bitten, geführt zu werden. Dazu brauchst du nicht ‚in deinen Kopf' zu schauen, sondern einfach zu tun, zu handeln, zu leben, wie du WIRKLICH VON INNEN HERAUS fühlst, leben zu müssen…, ohne dass jemand anderes dazu etwas zu sagen hätte. Es verlangt schlichtweg eine AKTIVE WAHL, DICH als OBERHAUPT über dein Leben und deine Lebenskräfte anzuerkennen und danach zu leben. Entschlossen, kraftvoll, stark und selbstsicher; ohne Zweifel deine Meisterschaft anerkennen! Du weißt, wann Energien dazu da sind, um zu arbeiten… oder um auszuruhen, wie Schafe ruhig zu grasen, sich zu entspannen, die Natur zu genießen; du weißt, wann die Zeit reif ist, in Aktion zu treten, etwas mit Einsatz und Arbeitskraft voranzutreiben.

Du behältst ein gesundes Gleichgewicht zwischen Aktion und Ruhe; du lässt dich niemals von Gefühlen und Energien in dir überrumpeln, sondern gehst auf TUCHFÜHLUNG mit dir, und du weißt, dass Energien ruhen können und sozusagen aufgehetzt werden können: Du bist Meister deiner selbst.

Du entscheidest selbst, wann Lebenskräfte in einem etwas ruhigeren Tempo bei dir eintreten dürfen. Dann sagst du: „Halt! Immer mit der Ruhe Schäfchen!, es ist Zeit, alles einmal loszulassen, Dampf abzulassen…, lasst mich jetzt zu innerer Ruhe kommen." Und wie von selbst wird es weniger ZUFLUSS von Lebensenergien, von unbewussten Treibkräften über deinen Gehirnstamm, geben. Du lässt alles in dir einen Moment ‚ruhig' werden…, und der Zufluss von Lebensenergien über dein Gehirn verläuft jetzt ruhiger, etwas weniger stürmisch… bis du fühlst: Jetzt darf die Flamme wieder höher auflodern, kommt nur herein: Der Augenblick, in Aktion zu treten, ist wieder da! Du gestehst dir zu, du lässt eintreten und tust, was du fühlst, in deiner Kreativität, deiner Arbeit, deinem Hobby, deinem Gefühlsleben usw. tun zu müssen… Es ist keine Rede mehr von „Verwirrung", davon, es nicht genau zu wissen, vorausgesetzt, du hörst ehrlich auf dein inneres Gefühl, auf DICH SELBST…, du hörst, dir selbst treu, auf die Stimme in dir, die dir sagt: „Nein, das jetzt nicht…" oder „ja, ich fühle dieses oder jenes tun zu müssen…" Es gibt für alles den richtigen Augenblick; du lebst jetzt ‚nach Wahrheit' und bekommst stetig ein besseres Gefühl dafür. Eine Schule. (Lies hierzu in Teil I nach.)

Du als Meister über dein Leben: Und dein Gehirn, deine Hypophyse und andere Drüsen hören auf diesen Hirtenstab der Autorität. In Liebe zu dir selbst, zu allen diesen prachtvollen Energien und Gefühlen, die in dir wohnen: Du erkennst deinen Reichtum an, du fühlst dich nicht länger unbewussten Strömungen in dir ausgeliefert, sondern führst diese prächtigen Energien in dir mit Autorität, in Liebe und voller Selbstvertrauen. Erst jetzt wird deine Existenz fruchtbar, sinnvoll, ja „voll"; jeden Zweifel über dich machst du zunichte…, du hältst das Ruder fest in der Hand und weißt, dass Emotionen und Energien zuverlässige Kräfte sind, wenn du nur an deine innere Führerschaft GLAUBST, an dich selbst, an die Schönheit, die in dir steckt. Dann *weißt* du, dass sich nichts mit dir einen Scherz zu erlauben braucht.

Gefühle und Kräfte dürfen ganz und gar existieren: Führe sie in aufbauendem Sinne! Gestalte, mache, handle, äußere dich, mache etwas Prachtvolles aus deinem Leben, denn du verdienst es! Du bist *wohl* Herr über dich selbst…, höre hierbei jetzt auf dein Herz, und schenke dir das volle Leben…, es steckt „in" dir, du musst dir dessen lediglich bewusst werden und die Kräfte in positive Bahnen lenken. Das Leben wird dir danken…, und du bist dem

Leben dankbar… Du brauchst letztendlich keinen ‚**Dampf**' mehr abzulassen, wenn du dich selbst fortwährend in die Richtung des Lebens lenkst; du verlierst dich nicht länger in Selbstzerstörung und Unglaube in Bezug auf deinen eigenen Wert und deine Kraft. Im Gegenteil: **Du hast dich selbst als guten Hirten gefunden,** der mit starker Hand sich selbst und seinen Schafsenergien, die in ihm wohnen, einen prachtvollen Weg aufzeigt.

Du gibst dir ein ganz natürliches Ventil; du unterdrückst nichts, sondern lässt selbstbewusst deine Gefühle und Energien in die Kanäle STRÖMEN, die gut für dich und das Leben sind. Halte dich nicht zurück, bremse dich nicht, fühle dich nicht durch deine Gefühle verängstigt, sondern fühle dich sicher in dir, und lenke meisterhaft alle diese prachtvollen Kräfte, die auf deine führende Hand warten, welche ihnen die Richtung weist.

Erwarte nicht, dass jemand anderes es tun wird, erwarte nicht, dass eine andere Person dir die Liebe geben wird… DU musst dir alles geben…, erst *dann,* in Folge dieser Selbstliebe, dieser inneren Meisterschaft, wirst du liebevolle, bereichernde Beziehungen zu anderen erleben können. Halte zuerst *selbst* die leuchtende Laterne in dir hoch…, erwärme und erleuchte dein Wesen voller Freude. Auf diese warme Vibration hin wirst du anderen Menschen begegnen, die ebenso, auf meisterhafte Weise, aus ihrem Herzen heraus leben und aus der Kommunikation mit dir Befriedigung schöpfen können; Menschen, die gerne Liebe und Freundschaft mit dir teilen. Aber werde zuerst der liebevolle Elternteil für dich selbst; mache anderen keine Vorwürfe, sondern stelle dir immer die Frage, „warum habe ich solch eine Situation, sei es unbewusst, zu mir geholt?" Ja, um diese Lektion zu lernen…, und wenn du das tust, was das Leben in dir von dir fordert, wirst du *gut* damit fahren und als glücklicher Mensch unter den Menschen leben.

•

Eine der Basis-Ursachen hierfür liegt in der Ur-Trauer und *dem Ur-Zweifel begründet: Wer bin ich doch nur?* Der eigene Wert wird unzureichend anerkannt! Die Macht der negativen ‚Mühle': Sobald du in einen negativen Kreislauf gerätst, scheinst du nicht mehr ‚heraus' zu können. Es ist entscheidend, die Notwendigkeit einzusehen, aus diesem Teufelskreis auszusteigen.

Dein Kopf scheint sich zuweilen wie eine Mühle immer wieder um die gleichen negativen Gedanken zu drehen: Du musst zuallererst davon überzeugt sein, dass du *wohl* etwas daran ändern kannst. Und zwar: Indem du auf deinem Weg WEITER gehst, indem du MACHST, in die Richtung des Lebens handelst. Wenn du sozusagen stehen bleibst, können sich Obsessionen, Emotionen und Zwangsgedanken oder negative, paranoide Gedanken aufdrängen. Eingebildetes, Phantasien, die nicht auf Wahrheit beruhen …, es ist ein Ausruf deines tiefsten Selbst-Kernes, der dir sagt: GEHE VORWÄRTS, lasse alle Energien weiter durchströmen…, verharre nicht, bleibe nicht mit Gedanken an gestern, an die Vergangenheit stehen, sondern schaue weiterhin nach vorne.

Deine Gedanken und Gefühle sind nicht dein Meister, DU bist Meister über deine Gedanken und Gefühle![2] Du wirst dir der Tatsache Bewusst werden müssen, dass nicht die Energien dich zu lenken brauchen, sondern dass DU Herr deiner Energien werden kannst, indem du schlichtweg selbst-bewusst, deines Wertes bewusst, WEITER gehst. Es ist von großer Bedeutung, keine Energien zu BREMSEN, zu blockieren, zurückzuhalten: Du musst mit dir selbst MITGEHEN!

Mit deinen Energien mitgehen. Bleibe nicht zögerlich oder nachdenklich stehen, sondern gehe vorwärts, und lasse alle Energien, unter deiner eigenen Autorität, frei fließen. Gedanken, Gefühle und Energien werden nur dann „überlaufen", werden dich nur dann überwältigen, wenn du

[2] In den diesbezüglichen Rubriken erfährst du Weiteres über Zwangsgedanken und *Obsessionen, wie auch über das *Gehirn, allgemein.

nicht am RUDER deines Schiffes stehst, wenn du nicht wirklich an dich selbst, an deinen Wert GLAUBST und dich folglich sozusagen aus dem Leben zurückziehst!! Es ist also von Bedeutung, dass du dich ganz in die Mitte deiner Existenz stellst, dass du dein ICH aufrecht hältst und dich selbst vollkommen anerkennst! (Die Symbolik einer perfekt-arbeitenden Schilddrüse: ICH, als göttlicher Mensch, bin dankbar für meine Existenz, um meiner selbst willen; ich erkenne meinen Wert an und schiebe mich nicht zur Seite. Ich lebe von diesem schönen, göttlichen Sein ausgehend; ich stoße mich selbst weder an den Rand, noch aus Erniedrigung nach unten!!)

Deine eigene Größe erkennen, ohne dass du dabei die Bodenhaftung verlieren und zur anderen Seite neigen müsstest, denn dann handelt es sich um Höhen und Tiefen, manisch-depressive Gefühle und Verhaltensweisen.[3]

Es ist entscheidend, deinen Wert nicht daran zu bemessen, wie jemand ANDERES dich findet; du solltest dich nicht aufblähen um durch eine Art anonymen Gott oder Geist, durch Zuschauer, anerkannt zu werden…

Du solltest hingegen in dich selbst hinabgleiten, GANZ STARK IN DEINEN IRDISCHEN PHYSISCHEN Körper kommen, damit verschmelzen. Fliege nicht hoch, denn dann stürzt du ab. Versuche in innigen, nahen Kontakt mit dir selbst, mit deinem Körper zu kommen…, liebe dich selbst; verlasse dich niemals dadurch, dass du dich lediglich mit einem Teil von dir identifizierst, mit der Außenseite oder mit einem „Traumbild“, das du von dir hochhältst, ein idealisiertes Bild, das jedoch nichts mit dem *wirklichen* Leben zu tun hat: SEI GANZ EINFACH DU SELBST…, und das ist PRACHTVOLL!
Du brauchst gar nicht besser oder anders oder größer zu sein…, du bist gut so wie du bist!

Konkret: Es ist notwendig, näher bei deinem irdischen Selbst zu bleiben, ganz nah bei dir und der Erde. Gehe also nicht auf Abstand zu deinem Körper, sondern komme ganz nah in ihn hinein…, genieße die irdischen Speisen auf eine herrliche Weise; genieße dich selbst UM deiner selbst willen. Sei dankbar, auf dieser Erde, in diesem Leben sein zu DÜRFEN… Und von diesem Gefühl der Dankbarkeit ausgehend wird das Leben dir schöne GEFÜHLE und Gedanken schicken.

Lebst du jedoch aus Undankbarkeit, einer Art Unzufriedenheit um dich selbst, oder aus der Überzeugung heraus, dass du zunächst etwas ‚haben' musst, um glücklich zu sein (zum Beispiel einen anderen Körper oder ein anderes Haus, oder du hättest deinen Freund oder Partner gerne *so* und nicht so usw. usf.), dann wird das Leben dir negative Gefühle senden; auf diese Weise kannst du unmöglich glücklich und ruhig werden, denn so gerätst du in einen Teufelskreis nach unten und fort… in die Depression. Es kommt darauf an, damit zu beginnen, dich selbst gerne zu haben, dir dessen bewusst zu werden, dass du dein Leben und deine Gefühle in der Hand hast, und dass das Leben dir RUHE und Glück schenken wird, wenn du von diesem GLAUBEN an deine ICH-Kraft aus und aus der Liebe und Dankbarkeit heraus, als ICH in diesem Körper sein zu dürfen, beginnst zu leben.

Eine innige, liebevolle Verschmelzung mit dir selbst ist unabdingbar. Nur *dann* kannst du anderen wunderbaren Erfahrungen und Gedanken begegnen… Zuerst dich selbst lieben, *dann* kommt die Belohnung. Zuerst an dich selbst glauben, das Steuer fest in die Hand nehmen, in der Gewissheit, dass du deine Gefühle und Gedanken lenken kannst…, dann erfolgt die Belohnung. Aber du musst wohl WEITERGEHEN, nicht grüblerisch, im Zweifel an dir selbst, am Leben verharren…, denn das Leben kann dich nur dann stützen, wenn du tust, worum das Leben dich bittet: mit dir selbst mitzugehen, an diese Lebenskraft zu glauben und dankbar zu sein, weil du BIST,

[3] Lies mehr über die psychologische Übereinstimmung der *Schilddrüse und *manisch-depressiver Störung in den jeweiligen Rubriken.

wer du bist. **Leiste keinen Widerstand gegen diese Transformation.** Von dieser dankbaren Einstellung ausgehend dauert das Leben endlos lang und schön. In dem Büchlein[4] ‚Nieuwe Dagen' schreibe ich von Trauer und Freude, Tod und Leben, wie du dein Glück wählen kannst…, darf ich dir dieses Buch hiermit ans Herz legen. Nähre dein Herz und deinen Geist mit heilsamen, lebensspendenden Gedanken und Überzeugungen, und dein Leben kann eine totale Wendung vollziehen. Glaube an die Kraft, die in dir steckt, um vom Herzen aus alles zum Guten zu wenden!

Histrionische Persönlichkeitsstörung

gekennzeichnet durch ein theatralisches und dramatisches Verhaltensmuster, Aufmerksamkeit auf sich lenken wollen, übertriebene und unnatürlich anmutende Emotionalität; häufig sexuelle Herausforderung

Kernursache und Kernlösung

Stark instinktive Kräfte treiben dich vorwärts; ein „Gesehen" Werden Wollen, das daran gekoppelt ist, haben, festhalten und besitzen zu wollen; die *Nase nach vorne gerichtet, eine stark sinnliche Ausrichtung, aber in erster Linie darauf ausgerichtet, zu dir zu „nehmen", anstatt zu „geben" (dir selbst, den anderen). Dich vom Urinstinkt lenken zu lassen, was vielfach mit einem primitiven Genussdrang und sexuellen Impulsen verbunden ist.

Es ist an der Zeit, dein Leben Bewusst in die Hand zu nehmen, zu wissen, dass deine Freude, dein Glück, dein Leben nicht davon abhängig sind, was du „besitzt" und „hast", ebenso wenig von der Aufmerksamkeit, die du von anderen bekommst; im Gegenteil, zu wissen, dass dein Leben und Glück davon abhängig sind, inwieweit du gerade die Dinge und Menschen außerhalb von dir „loslässt", um DICH SELBST zu finden…

[4] Das Buch *Neue Tage* ist bei Erscheinen des vorliegenden Werkes noch nicht in deutscher Übersetzung erhältlich.

Solange du davon überzeugt bist, so leben zu müssen, um dein Leben zu erhalten (das ist noch kein *echtes* Leben!), nimmst du keine Rücksicht auf andere; DU sagst, was DU brauchst, und du nimmst, ohne *tatsächlich* mit deinem Herzen in Verbindung zu stehen. Du tust also eigentlich NICHT, was gut für dich ist, und infolgedessen auch nicht, was gut für deine Umwelt ist, zumindest, solange du auf diesen ersten Instinkt abgestimmt bist.

Eine große, zuweilen erstickende Wärmeentwicklung, wenn du dich in diesem geschlossenen-Kreislauf einschließt und nicht wirklich zu Selbst-Entwicklung kommst, Kreativität entwickelst. So bleibst du in einem Ur-Stadium stecken, in dem „warmen Ei", sozusagen ungeboren, ohne zu wissen, was *echtes* Leben bedeutet.

Du möchtest alles zu dir hin harken, zu dir holen, eine einholende Bewegung, Egozentrik mit dem Drang zu besitzen oder zu genießen, ein Befriedigungsdrang, auch in der Urangst, „zu kurz" zu kommen: „Zuerst ich!!" Es kommt einem „struggle for life" gleich: weil du auf die Vibration von „haben" abgestimmt bist, nicht auf die von „sein". Du hältst dich damit gefangen: Es gibt keinen Ausweg mehr, außer… dich selbst zu öffnen, dich von diesen Begierden, von dieser Ergreif- und / oder Sammelsucht zu befreien (Dinge und Menschen, alles zu dir holen zu wollen; jeder muss dir Aufmerksamkeit schenken).

Entdecke nun dein HERZ, kehre dich jetzt von innen nach außen, öffne dich, GIB dem Leben, dir selbst, den anderen, anstatt ZU DIR HIN ZU HOLEN. Öffne dich wirklich, werde als Mensch geboren, anstatt dich einzuigeln, mit deinen Besitztümern, in ein ungeborenes Stadium, instinktiv-ängstlich-ergreifend auf deine Umwelt gerichtet. Komme zu Freude um DEIN SEIN, komme zu einer dynamischen Entfaltung, zu einem Ausdruck, einer Veräußerlichung ALLER Kräfte, die in dir stecken: Kehre sie nach außen, und mache dich dynamisch AUF.

Über ehrliche Selbst-Manifestierung, Taten, Schöpfung, Sprechen, Singen, Tanzen, Gestalten…, ganz gleich wie: ein nach außen Gerichtet Sein: Du brauchst es nicht, dass andere dich dastehen sehen, du brauchst es nicht, dich instinktiv mit Dingen und Menschen außerhalb von dir zu füllen, weil du nun in Liebe lebst, aus dir selbst heraus: aus Freude über deine Geburt als ICH-der-Mensch auf Erden.

Du hältst NICHTS und NIEMANDEN mehr fest; du BIST nun du selbst, du ERLEBST dich jetzt IN FREUDE. *Dieses Empfinden von Freude als Ich, über dich selbst im Leben, macht jegliche Genussfüllung überflüssig: Du GENIESST es jetzt, als ICH ZU SEIN.*
Jemand anders braucht dich nicht zu „sehen"; du spürst dieses *eine* Gefühl, das Freude heißt, ganz tief in deinem Bauch, und nichts kann diese Freude noch übertreffen. Du hast es nicht länger nötig, festzuhalten und zu nehmen, … du folgst nicht mehr deinem Ur-Instinkt…, jetzt, wo du *geboren* bist, wo du echte Freude über dein Sein auf Erden empfindest…

Energien werden nicht mehr unterdrückt, angehäuft, sondern fließen jetzt frei weiter, und du gibst der Urkraft, die in dir steckt, Form. Du streckst dich in alle möglichen Richtungen deines Wesens aus; du lebst nicht länger aufgerollt, eingeigelt, bei dir haltend, festhaltend, ungeboren: Im Gegenteil: Jetzt ins Leben gesprungen, ganz weit aus dem Ur-Ei fort! Du *bist* jetzt ganz und gar Ausdruck aus Dankbarkeit für das Leben selbst!
Du brauchst jetzt kein Theater mehr zu spielen, denn du BIST lebensecht geworden. Du fühlst dich wie ein herrlich duftendes Blumenbeet inmitten der Weiden von Mutter Erde.
Jetzt brauchst du keine Blumen mehr außerhalb von dir zu ergreifen, einzusaugen, zu erwarten, zu dir hin zu harken.

Du bist dir wichtig, du erkennst die Urweiblichkeit in dir an, du nährst dich, und es macht dir nichts aus, was ein anderer über dich zu sagen hat: weil du dich jetzt dir selbst, deinem Herzen unmittelbar anschließt und *ganz* nah mit dir verbunden bist, *weil du nun dir selbst wirkliche Aufmerksamkeit schenkst, bewusst und in Liebe, nicht länger instinktiv-schnaubend-hereinholend.*

So gehen expressive Selbst-Entfaltung, ein Offen-Legen deines wahren Inhaltes, deiner Schöpfungskräfte, ein Auf-Platzen aus deinem Ei auf der einen Seite, *und das dennoch ins Innere Blickende, ganz nah mit dem Herzen und dem Gefühl verbunden zu sein,* auf der anderen Seite, *in dieser Lösung ganz stark miteinander einher.*

Du weißt, wer du bist, du kennst deinen Wert, deine authentische Schönheit, die mit deinem Gefühlsherzen verbunden ist, und jemand anderes braucht sich nicht dazu zu äußern.
Du hast kein Bedürfnis mehr danach, zu „haben" und „hereinzuholen" (Besitztümer, Aufmerksamkeit anderer, was auch immer), weil du jetzt vollkommen in deiner „SEINSERFAHRUNG", in deinem GEFÜHLSEMPFINDEN aus dem Herzen heraus lebst.
Ohne noch etwas von jemand anderem zu erwarten, bahnst du dir selbst einen Weg durch das Leben; *du gibst dir selbst, du gibst auch anderen von Herzen, ohne dafür etwas im Gegenzug zu erwarten!! Das „Sein" selbst, das Weitergehen selbst, das Leben als Ich… verschafft dir nun wahre Freude.*
Diese innere Erfahrung, „als ICH auf Erden zu sein", in reinem Dankbarkeitsbewusstsein, ist etwas Wunderliches; *diese Freude übertrifft weitaus jeden primitiven Befriedigungsdrang, Habsucht, Genussdrang, welche jetzt im Nichts verschwinden.*

Du GENIESST es, einfach zu SEIN: Ein unbekanntes Glücksgefühl durchspült deine Körperzellen, was du zuvor überhaupt nicht kanntest. Allein die Bühne der Erde-Natur existiert jetzt noch: unerschütterlich und gebend.

Multiple Persönlichkeitsstörung

zwei oder mehr Identitäten übernehmen abwechselnd die Leitung über das Verhalten; geht mit Amnesie (Gedächtnisverlust) einher

Kernursache und Kernlösung

Ein Aufruf deines tiefsten Selbst, deine Energien in *wirklich* schöpferischem Sinne zu nutzen, um den Produktionsprozess in andere Bahnen zu lenken. Voller Nährstoffe, jedoch falsch ausgerichtet, nicht zugunsten der eigenen Entwicklung.

Du möchtest sehr hoch und weit reichen, deine weibliche Fruchtbarkeit ist wie die der Göttin Freya. Zwanghaft andere ernähren wollen, hierbei begehrend und besitzend, Genuss empfindend und schenkend, aber *weg* von dir selbst… Du umspannst den Himmelsbogen und möchtest groß und breit Teil dessen sein, oder besser gesagt: Du willst alles umfassen, in deinem „Wesen" enthalten, als wärest du das Himmelsgespann selbst, von Ost nach West, hierbei alles, was es auf Erden gibt, mit deinem Bogen überspannend. Du hast das Bedürfnis, dich ganz weit auszustrecken.

Ein unbewusster Drang zu Macht und Herrschen, Besitzen, in Besitz nehmen durch das sexuelle Ur-Weibliche in dir. Eine starke Produktion von vor allem gewissen weiblichen Hormonen. Damit geht Selbst-Verlust einher. Dieses dich nach außen Richten und Reichen und Nähren Wollen (im Vergleich hierzu: „Mutter zwingt das Kind, an ihrer Brust zu saugen") ist eine Folge dessen, dass du dich nicht auf wirklich schöpferische Weise verwirklichst. Du suchst außerhalb von dir nach der Befriedigung deiner Sehnsüchte…, immer mehr und weiter…, anstatt selbst „Schöpfer(in)" zu sein, zu Selbst-Verwirklichung zu kommen, im wahrsten Sinne des Wortes…

Eine sich aufdrängende, vorwärts treibende, dominante „Weiblichkeit" in dir… und der Drang, damit nach außen zu treten. Du willst dich sozusagen manifestieren, indem du die Brüste nach außen drückst. Bedürfnis nach Breite, Raum, Öffnung und Manifestierung der inneren Weiblichkeit, aber zu wenig im Selbst-Wachstum und zu stark im Hunger nach außen hin entwickelt, wodurch du über diese Weiblichkeit in Besitz nehmen und in dich hineinsaugen möchtest, wie die Schlange. Dich nach außen stülpen, ganz weit und hoch reichen und drücken wollen…

Die Sehnsucht, zum Urschoß zurückzukehren, zu der Urquelle, beziehungsweise dich damit identifizieren zu wollen und unterdessen alles enthalten zu wollen, von der Erde bis zum Himmel (wie die Göttin Noet, Fische[5]). Dich hochstemmen, dich der Erde und ihren Bewohnern aufdrängen wollen, als wärest du die mächtige Muttergöttin, Mutter von allen. Ein In-Besitz-Nehmen Wollen der Erde und ihrer Bewohner. Der Genuss, der fruchtbare Genuss, denn du meinst, auf diese Weise heranziehen, gebären, Früchte produzieren zu können, wie Demeter, der volle Getreidehalme zum Vorschein zaubert. Eine Glückseligkeit, die weiter reichen sollte als das, was hier erfüllt wird. Und du reichst immer weiter und weiter, es ist nie genug…, du gibst dich, du verlierst dich. Alles wird sozusagen „deins"; es gibt nichts mehr außerhalb von dir; du hast alles in dich aufgenommen. Den Genuss mit hinzu. Du setzt dich förmlich mit dieser Urgöttin gleich, du bist die Urgöttin, und es steckt alles in dir. Ein unbewusster Trieb zum Paaren und Früchte gebären, zum Produzieren, zum Aufessen und dich immer weiter und weiter, größer und größer machen…, bis ins Unendliche reichend, so dass es nichts mehr gibt außer dir, in Einheit mit dem All. Du bist der Gott, du wirst die Göttin, nichts ist mächtiger als das.

Eine Art von Urtrieb, Ur-Instinkt, der lediglich zu lösen ist, indem du zurückkehrst…, die EINKEHR… zu deinem wirklichen Kern, deinem inneren Kern, deinem

---

[5] Lies über die „Mutter mit dem goldenen Esslöffel" im Sternzeichen Fische, in *Befreiende Astrologie, Die tiefere Symbolik der Sonne in den Tierkreiszeichen* nach. Dieses Buch ist bei Erscheinen des vorliegenden Werkes noch nicht in deutscher Übersetzung erhältlich.

reinen Kern, der tief in dir steckt. Das erfordert ein Loslassen des Reichens nach außen, ein Loslassen dessen, dich nach außen zu richten, höher, breiter und weiter reichen zu wollen. Der Genuss, der zeitlich begrenzt empfunden wird, ist ein Schein-Glück, eine Falschheit.

Du nimmst anfänglich das Herz aus deinem Körper..., auch das Herz der Erde, und du legst es vor die Tür. Du stellst das Herz nach außen, aus dir heraus, du schließt dich selbst aus, dein Herz wird hart und versteinert, und du möchtest es dir eigentlich nicht ansehen; du bist auf diese Weise hart und erbarmungslos dir selbst gegenüber. Möglicherweise wirst du Lebensumstände zu dir holen, die diese lieblose Härte widerspiegeln, aber die Ursache hierfür liegt bei dir!

Wie einen Stein aus Granit stellst du das Herz aus deinem Haus, an die Tür. Das Herz fühlt sich infolgedessen kalt behandelt und ausgegrenzt. Es weint und leidet, wie versteinert durch die Härte. Kalt. Es wird hart auf die Erde gestellt, auf sich selbst zurückgeworfen, wird es jetzt selbst wahr machen müssen, von Null an beginnen, von Grund auf. Du wirst dich hineinholen müssen, auf liebevolle Weise! Du darfst es von niemandem außer dir erwarten: Du wirst dich selbst erwärmen und lieb haben müssen.

•

Eine innere Sehnsucht nach Frieden und Freundschaft einerseits..., aber zugleich ein Abstoßen, ein Schmerz, eine Überzeugung vertreten, dass es nicht sein „darf", nicht sein kann, dass Kampf und Schmerzen bleiben müssen..., wodurch die inneren Wunden nicht geheilt werden können und es auf der anderen Seite eine Art von Trauer, Konflikt und Einsamkeit geben kann.

Sind es die Waffen, die einander kreuzen, oder drückt man sich im Frieden die Hand? Es hat etwas von einem Zwei-Weg! Kampf – Frieden. Man will Versöhnung, aber kämpft dagegen, man will sich die Hand reichen, schneidet sich hierbei jedoch selbst. Keine bedingungslose, liebevolle Hingabe an das eigene ICH! Man hält einen Zustand von Schmerz in Stand. Man will Liebe, aber möchte nicht wirklich Frieden schließen. Auch nicht mit den anderen. Hass – Liebe. Weder das eine, noch das andere.

Dieses Kampf-Schauspiel, diese Zerrissenheit spielt sich im Inneren des Menschen ab, aber wird sich auch auf die Beziehungen außerhalb projizieren. Man will Hände schütteln, aber unterdessen tut man sich selber weh, man schneidet sich sozusagen ins eigene Fleisch, indem man dem anderen die Hand drückt. Ein tiefes Bedürfnis nach innerem Frieden, aber man hält unbewusst Unfrieden und Streit, Schmerzen und Trauer in Stand. Man will, man will nicht. Etwas von verletzt sein, von Schmerz und der Unmöglichkeit, etwas zu bekommen, zu verwirklichen, in Trauer. Ein Herz aus Gold... oder aus Stein? Dieser Mensch wird sich für das eine oder das andere, für die Spreu oder den Weizen entscheiden müssen. Für Liebe oder Hass.

Er täte gut daran, künftig nach der Überzeugung zu leben, dass es wohl gut ist, sich bedingungslos dem Leben, der Liebe, dem Frieden anzuvertrauen, dass Zerrissenheit nicht in Stand gehalten zu werden braucht, um zu leben, zu überleben. Dass es nicht sein *muss:* sich selbst verzichten zu lassen, Schmerzen zu erleiden und hart zu sein und nicht wirklich die Liebe in sich zuzulassen. Dass es gerade diese Überzeugungen sind, die verhindern, dass er / sie glücklich und voller Freude leben kann.

Der Mensch darf sich davon überzeugen, dass er nicht leiden und kämpfen *muss,* dass es sich um eine Zwangstimme in seinem Wesen handelt, die nicht ER ist, sondern vielmehr die Übertragung einer unbewussten Überzeugung, die ihm sagt: „Du MUSST so leben und nicht anders. Du musst in innerer Zerrissenheit leben, du DARFST NICHT in absoluter Freundschaft und im Frieden leben, nicht mit dir und nicht mit jemand anderem." Er würde gut

daran tun, mit der Überzeugung zu brechen, die ihm einflüstert, dass eine furchtbare Strafe auf ihn warte, wenn er ungeteilt zu sich kommt, wenn er damit bricht, sich in verschiedene Teile spalten zu wollen. Er darf mit dem Gedanken brechen, dass er auf diese Stimme in sich hören MUSS, dass er bestimmte Dinge tun MUSS. Er darf nach der Überzeugung leben, dass er leben DARF, dass er in Liebe zu sich leben darf.
Er darf einsehen, dass das außerhalb von sich Reichen, Fordern und Begehren ihm zwar einen zeitlich begrenzten Genuss verschaffen kann, ihn jedoch niemals zu Glück zu bringen vermag, ihn hingegen immer wieder zu Ernüchterung und Schmerz führen wird.

Er / Sie tut gut daran, die Symbolik von BUTTER nachzulesen.[6] Ein prachtvoller Vorgeschmack dessen, was Mutter Natur IHM / IHR bieten könnte, wenn er / sie offen dafür wäre. Es hat keinen Sinn mehr, die Dinge außerhalb von sich bekommen zu wollen, die Grashalme außerhalb von sich zu pflücken und den anderen zu schenken…, andere auch mit seinen fruchtbaren Energien versorgen zu wollen… Der Mensch wird einsehen müssen, dass er SICH SELBST GEBEN MUSS, so dass er sich nicht länger auf die anderen werfen muss, so dass er nicht mehr das Bedürfnis hat, seine fruchtbare „Milch“ den Erden-Bewohnern auszuschenken oder aufzudrängen… Er nutzt diese Energien jetzt in der Selbst-Verwirklichung und lässt alles und jeden außerhalb von sich los. Es ist von größter Bedeutung, sich auf dem Butter-Berg, auf der himmlischen Freude des irdischen Lebens selbst sein zu lassen.

Der Mensch täte gut daran, nicht länger vor sich wegzulaufen, sich zu entfliehen, das Korn außerhalb von sich wachsen zu sehen und ihm Form geben zu wollen; er muss alles IN sich verwirklichen.

[6] Lies über die symbolische Bedeutung von Butter in *Das Füllhorn - Psychologische Symbolsprache der Nahrungsmittel* nach.

Sehr viele Energien wollen auf Trab kommen, weiter fließen! Der Mensch will wie ein Schmetterling voller Freude über Blumen schweben. Auf der Suche nach einem großen Glücksgefühl, aber der irdischen Realität enthoben.

Dieser Mensch darf nicht nach der Überzeugung leben, dass das Glück nicht von dieser Erde sei. Die Art von Glück, die er unbewusst anstrebt, ist wie ein Traum, ein Hochfliegen, eine Schwebeflucht, die früher oder später mit einem Fall endet: Wenn er jedoch mit den Füßen auf den Boden kommt, die Einheit in sich zulassen möchte, nicht länger vor der „Liebe“ fliehen will, vor der Liebeseinheit mit seinem eigenen irdischen Wesen, dann wird es ihm gut ergehen…

Er wird einsehen müssen, dass das in die Höhe „steigen“ wollen, sich mächtig und leicht-glückselig mit dem All-Geist identifizieren zu wollen, eigentlich eine Schwebeflucht ist, die ihm niemals dazu verhelfen kann, in Glück sich selbst zu finden. Solange er die Macht über die Erde stellt, wird er regelmäßig mit Macht auf die Erde niedergeschmettert werden.

Dieser Mensch muss die MASSE von Energien, FRUCHTBARKEIT, die in ihm steckt, auf eine kreative Weise nutzen, etwas damit machen, auf dass sie ihn nicht an der Nase herumführen. Er darf sich nicht höher und weiter wegführen, nicht schweben und aufsteigen… Er muss ganz nüchtern mit seinen Füßen auf der Erde bleiben und die irdische Arbeit mit beiden Händen in Angriff zu nehmen, sehr irdisch und konkret.

Vielleicht braucht er es förmlich, Kartoffeln zu schälen oder Knollen in den Garten zu pflanzen, mit dem Kopf zur Erde gerichtet, im Dienst des Lebens, nicht auf der Flucht ins Ungewisse. Er darf sich mit seinem Ich füllen…, mit nichts und niemand anderem. Er tut gut daran, weder etwas oder jemanden außerhalb von sich zu ergreifen, umfassen zu wollen, zu begehren, noch sich in irgendeinen ekstatischen Zustand über den ganzen Himmelsraum zu erstrecken…

Er darf sich förmlich „klein" in sein Ich, in sein eigenes Haus zurückziehen.

Er täte gut daran, zu lernen, froh und dankbar für seinen eigentlichen Kern zu sein, ohne sich dem zu entziehen und in vielerlei Gestalten entpuppen zu wollen. Er täte gut daran, sich nicht gegen eine liebevolle Einkehr zu *einem* Punkt hin, dem inneren Herzen, zu wehren. Und diesen nicht zu verlassen. Fruchtbarkeits-Energien werden ihm keinen Streich mehr spielen, wenn er sich nicht länger begierig ergreifend nach außen richtet, weil er alles in dieser Welt mit seinem ganzen mächtigen Körper förmlich umgreifen möchte. Es kann notwendig sein, dass er einsieht, dass Ur-Schöpfungskräfte eine irdische Arbeit erfordern, eine Kreativität aus dem Herzen heraus, was es gar nicht unbedingt notwendig macht, sexuell zu erleben, im Gegenteil. Dass Urkräfte in reine Kreativität transformiert werden sollten... Dieser Mensch darf sich nicht mehr gehen lassen, in... aufgehen lassen. Er täte gut daran, sich nicht länger aufzuteilen, in unzählbare Sterne zu spalten, die dann als seine Kinder am Himmel stehen könnten. Er IST nicht die mächtige Urgöttin, er IST nicht die allmächtige Herrscherin, er ist der MENSCH, der lediglich mit sich selbst *eins* werden darf. Das EINTRETEN in sein eigenes Feld, der Geist, der wieder in die Flasche zurückgeht, und der Mensch, der sieht, dass überhaupt nichts und niemand anderes in seinem Feld ist, als sein authentischer, gleichförmiger Kern.

Liebe bringt hier die Lösung, Liebe und Frieden... und ein Abbau des Widerstandes dagegen.

Sich jedoch selbst aufblähen und sich ausdehnen, weit reichen, begehren wollen, Macht-Wollen, wie tief unbewusst sich dies auch immer in der Person abspielt, das sind Anteile, die den Menschen immer weiter von seinem ehrlichen Kernpunkt abbringen. Loslassen und Einkehr, ein Zerstören der alten Überzeugungen, dass er nicht als liebevoller Einheitskern existieren dürfe und könne. Der Mensch muss einsehen, dass er sich das alles tief in sich nur einredet... Er muss sich nicht teilen, um Macht behalten und alles überspannen zu können, er braucht sich nicht in verschiedenen Rollen (Persönlichkeiten) zu manifestieren, um alles umfasst halten zu können, er darf sich in Liebe aufsuchen. Schöpfungskräfte brauchen kreative Taten, Selbstverwirklichung, kein über Bord werfen seiner selbst, in Sexualität und im Besitzen, im Begehren und sich Sehnen, in weiblicher Dominanz. Er / Sie ist der Mensch, der sich jetzt erhebt und zum Meister macht: Er kommt zu einem vollen Erleben seines SEINS, mit beiden Füßen auf der Erde, ohne sich noch nach außen hin ausstülpen und verwirklichen zu wollen. Er BLEIBT innerhalb seiner GRENZEN und kehrt seine Energien tief nach innen. Er entfernt alles aus sich, was nicht von ihm ist. Er lässt alles und jeden außerhalb von sich los und nutzt die Kräfte zugunsten der eigenen Werdung. Er will nicht haben, besitzen, begehren, ernähren..., sondern ernährt jetzt lediglich... sich selbst!

Die zerbrochene Einheit wird erst dann wiederhergestellt, wenn er / sie sich nicht länger in einen Haben- und einen Seinsteil spaltet, in ein Links und ein Rechts. Der Mensch wird damit beginnen, den weiblichen und männlichen Anteil in sich harmonieren zu lassen. Es wird nur dann einen Drang geben, nicht zu sein, solange er sich gegen die entschlossene ICH-Werdung, die Verwirklichung der „1" wehrt... Solange er sich an der NULL festhält und sich wie eine Katze in den eigenen Schwanz beißt und sich dabei nicht wirklich zu Leben bringt. Sie beißt sich in ihren eigenen Schwanz: die Schlange, die nicht aus dem Teufelskreis herauskommt. Deshalb ist es gut, zu erkennen, dass er / sie als Mensch nur dann existieren kann, wenn er / sie mit dem Urschoß bricht und sich nicht länger dagegen wehrt, sich in Liebe als eins und unteilbare „EINS" geboren werden zu lassen: der Königliche Mensch. Frei und losgelöst.

Narzisstische Persönlichkeitsstörung

geht mit einem Überlegenheitsgefühl, mit Egozentrik und übersteigerter Empfindlichkeit gegenüber Kritik oder Situationen einher, in denen man scheitert

Kernursache und Kernlösung

Du ziehst dir selbst die Schlinge um den Hals; *du vergiftest dich, indem du an bestimmten Sachen festhältst, die du besser loslassen würdest. Der fruchtbare Samen, der in dir wohnt, kann nur schwer aufkeimen, solange du Dinge / Menschen außerhalb von dir festhältst, anstatt dich zu transformieren und deine potentiellen Kräfte zu entfalten.*

Eine Metamorphose ist hier gefragt. Möglicherweise spuckst du Gift auf deine Umwelt, anstatt die Liebe zu dir selbst zu entwickeln… und infolgedessen diese Energie der Liebe und Harmonie nach außen hin auszustrahlen.

Wie eine Schlange in ihrer Höhle rollst du dich zusammen und tendierst eher dazu, in dir abzusterben, als dir die Möglichkeit zu geben, aufzugehen. Du verbleibst eigentlich noch in einer Art Larvenstadium, du versteckst dich im Morast, anstatt das Gold, das tief in dir liegt, durch Selbstverwirklichung zu nutzen.

Warum dich so zurück-halten, so versteckt, so klein, so zusammengerollt, mit angezogenen Beinen? Warum dir nicht die Möglichkeit geben, in Liebe und Sanftheit aufzublühen? Vertraust du weder dir, noch dem Leben, denkst du, dich gegen alles Unheil wehren zu müssen? Lebst du auf dieser instinktiven, verteidigend-ergreifenden Ebene?

Es ist an der Zeit, diese Dinge umzukehren: dich aus deiner eigenen Fülle heraus, aus Stolz auf deinen *wirklichen* Wert, als ICH-der-Mensch zu manifestieren. Sehe keine Geister mehr, höre auf damit, zu halluzinieren; habe die Realität vor Augen. Dass der Mensch geboren ist, um sein Leben selbst in die Hand zu nehmen und sich auf höheren Ebenen zu entwickeln, als auf dem rein tierisch-primitiv-instinktiven Niveau. Steige aus deiner Asche empor, lasse die alte Haut zurück, und schreite zu höher gelegenen Regionen in dir voran. Lasse jetzt die Vergangenheit los! *Lasse alles und jeden los, und entsteige dem Larvenstadium; schaffe mit voller Kraft den Durchbruch…, aus Liebe heraus.*

Pilz-Energie! Die Teufelsstimme in dir lahm gelegt, die Engelsstimme in dir zugelassen und zu etwas Wunderbarem ausgebaut: Lasse dich künftig immer vom himmlischen Geräusch leiten, das in deinem Bauch erklingt: Begierden verschwinden wie von alleine, wenn du dich nur auf deinen Inhalt und dein Sein abstimmst.

Du meinst, eine schwere Last tragen zu müssen; möglicherweise stützt du dich dabei auf Regeln und Dogmas, auf einen Glauben außerhalb von dir. Es wird immer beschwerlicher für dich, bis du schließlich nicht mehr kannst. Die Macht des Denkens wiegt zu schwer, die Macht der Gesetze und Forderungen, der Pflichten, die du dir selbst auferlegst. Hole diesen schweren Stein von deinem Rücken, und wirf die Lasten von deinen Schultern; komme zu reiner Freude über dein Sein, LOSGELÖST von einer Sache oder Person! Das ist die Lehre, die du daraus zu ziehen hast: *dich von (alten) „Systemen" (und ggf. von Menschen) LOSZULÖSEN, woran du dich wie mit einem „Seil" festgebunden hast. Freiheits-raubend und entsetzlich beengend. Lasse dich niemals auf der Struktur eines anderen nieder, sondern fühle dich sicher innerhalb deiner eigenen grundsoliden Struktur; setze dich auf „deinen Stuhl", und vertraue auf diese innere Basis.* Das ist die einzige Basis, die dauerhaft, unerschütterlich und echt ist, wenn du nur daran glaubst.

Ängste und Gefühle von Unsicherheit lassen dich außerhalb von dir nach Dingen / Menschen / Systemen / Glaubenslehren greifen; du suchst eine sichere Bleibe. Sei dir darüber im Klaren, dass dieses Sicherheitssystem instinktiv und zeitlich begrenzt ist: Erhöhe nun diesen GLAUBEN an dich, und fühle dich sicher IN dir. Löse dich von

Systemen oder Menschen, woran du dich bis jetzt geklammert hast, und mache dich auf die Suche nach dieser einen echten Sicherheitsbasis in dir: Du hast dein Leben selbst in der Hand; du machst daraus, was du möchtest. Richte dich in Liebe auf, und führe dein Leben mit beiden Händen, voller Selbstvertrauen. Es wird dir schon gelingen. Das ist der Schritt, den du gehen musst: Autonomie, der Glaube an dich selbst und eine Auferstehung zum Leben, für allezeit, im Glauben an deinen ICH-Kern, deine ICH-Kraft! Dann wirst du dich auch nicht mehr schinden, um die Zustimmung eines strengen Pflichtengottes in dir zu erhalten, die Zustimmung der Götter, die du außerhalb von dir erschaffen hast (zumeist in der Form von Menschen): Nicht die Menschen außerhalb von dir sind die Ursache für deine Lasten; du selbst zwängst dich in eine solche Lage. Lasse diese Lasten los, und komme nun zu dir nach Hause; gib dir selbst die Aufmerksamkeit und die Liebe, und habe nicht den Wunsch, den anderen oder irgendeinem System, dem du nachläufst, zu entsprechen / zu gefallen.

Du mahlst und kaust und suchst nach dem Untersten, aber du drehst dich dabei immer wieder im Kreis. Auf schwertiefe Strukturen, wie aus Gusseisen, darauf baust du dein Leben. Tiefe ist gut, wenn es dabei um *bewusste, liebevolle Vertiefung* geht, nicht um versteckte oder undurchsichtige Handlungen, die dir das Leben erschweren, die dich zu nah am Boden halten, ohne dir Freude und *innere Erhabenheit* zu schenken und einen Aufstieg in dir selbst zu erwirken. Ein derb-materielles und gedanklich-träges, emotional schwer belastetes Leben. Du rührst dich nicht vom Fleck, du bleibst stehen. Du möchtest dich beschützen – wenn auch unbewusst, denn du hast Angst davor, Schläge zu bekommen. Du flüchtest sozusagen vor dem Gewitter.
Es hat den Anschein, als wäre der bleierne Stab, den du über deinem Kopf wähnst, ein Damoklesschwert, natürlich nur eingebildet, denn es gibt überhaupt kein Schwert über dir, außer in deiner Überzeugungssphäre. Es hat den Anschein, als wärest du unter Wasser, in einem schweren Unterseeboot, im Bauch eines Walfisches, der kein Tageslicht kennt. Du bleibst tief in dir untergetaucht, als würdest du nicht an ein leichtes und frohes, sorgloses Leben glauben. Die Dinge so schwer zu sehen, beziehungsweise bestimmte Ereignisse so schwer zu nehmen. Von diesem dunklen Blickwinkel aus erscheint das Leben in keiner Weise leicht und rosig. Du schließt dich nicht an deine Thymusdrüse an, an die leuchtende, gebende Liebe, das spielerisch Kindliche; du stumpfst dich ab, du schließt dich im Grunde genommen aus dem Leben aus. Du spielst die tiefsten Töne des Musikinstrumentes; ja, du hörst lediglich den Bass, als wollten sich deine Ohren nicht für die helleren Töne öffnen. Dunkel, schwer-düster und träge, am Boden, weder Luft noch Sauerstoff und Licht in deinem Kopf. Und auch wenn jemand dir die Hand reicht, „komme nach oben!“, auch dann sagst du „nein“, du würdest sogar den anderen mit in die Tiefen des Ozeans ziehen. Selbst-Zerstörung, das Leben vernichtend, du glaubst nicht an das Schöne, du hast das *echte* Leben nicht klar vor Augen.

Gestehe dir zu..., *über Wasser* zu kommen, die Wolken, die Sonne und den weiten Himmel anzulachen. Gestehe dir zu, in den Lebensraum zu schauen, aus deinem goldenen Kern heraus leuchtend und froh sein zu DÜRFEN. Sieh das Leben als prachtvoll an: Entdecke, dass alles erst dann dunkel wird, wenn du dich so sehr in die Tiefe schleifst, wenn du dir keine Möglichkeit gibst, das *wirklich* Schöne zu entdecken. Aber vielleicht musst du zunächst DICH SELBST als prachtvoll ansehen, denn da liegt häufig der Haken. Du, der / die du dich als wertvoll ansiehst und UM deines ICHS WILLEN dankbar im Leben stehst: *weder ein Scheinbild, noch ein oberflächliches Bild, sondern dein wahres, natürliches Selbst!* Das ist der erste Schritt, der getan werden sollte. Einzigartiges Wesen, Mensch, nach Inhalt und Form nicht durch jemand anderen ersetzbar: Es darf und muss dich geben…, für das ICH, für das Leben. Bringe dich und das Leben weiter, indem du aus Dankbarkeit akzeptierst. Sieh dich nicht als düsteres Wesen an, das weiterhin untertauchen muss, das es nicht wert ist und es nicht verdient, glücklich zu sein. Du verträgst das Sonnenlicht, das Lebenslicht nicht mehr, weil du immer wieder das Licht in dir löschen willst, weil du dich nicht als leuchtendes Wesen ansiehst! Drehe nun den Schalter um, und kehre diese Überzeugungen um 180°.

Erhebe dich zum höchsten Niveau in dir. Fühle diese Kraft in deinem Innersten, und steige zu Freude empor; spüre, wie sehr sich dein Körper eine frohe, leuchtende Präsenz deiner selbst wünscht. Ziehe dich nicht länger zu den leblosen Sphären der Unterwelt herunter, sondern „entstehe“ als ICH, werde im Lebenslicht geboren!

Du lebst jetzt aus den goldenen inneren Tiefen heraus; jeder „Schein“, jedes Gefühl schwerer Belastung weicht nun. Herrliche Vertiefung im leuchtenden Herzen, dein reichlicher Inhalt ist wie die positive Symbolik des Olivenbaumes.[7]

Schizoide Persönlichkeitsstörung

zeichnet sich u. a. durch Zurückgezogenheit, emotionale Kälte, theoretische Spekulationen und Phantasien aus

Kernursache und Kernlösung

Du saugst dich an etwas oder jemandem fest – am Urschoß, im Urrausch, erstarrt, nicht wirklich werdend – und hältst dich damit selbst zum Narren; wie mit einem Schnuller im Mund bleibst du im Kindstadium stecken; du hältst hierbei stark fest, auch und vor allem auf emotionaler Ebene. Solange du, was deine Entwicklung angeht, sozusagen in einem passiven Schwebezustand in deiner Hängematte bleibst, werden sich Situationen ereignen, die dich zwingen, ein starkes Niederlassen in dir selbst zu erwirken.[8] Möglicherweise lässt du dich zwar nicht wirklich leicht beeinflussen, aber dein Kopf und deine Gefühle träumen / schweben davon. Du bleibst nicht wirklich bei dir / deinem Körper. Du sehnst dich nach mehr; du erfüllst etwas, beziehungsweise du läufst etwas / jemandem außerhalb von dir nach, anstatt *ganz* nah in deinem „ICH BIN“ zu bleiben. Das ist (noch) nicht das *echte* Leben; du lebst wie in einem Traum, nicht wirklich auf die Erde gerichtet.

Es werden sich Veränderungen vollziehen, denn so kann es nicht weitergehen. Du brauchst ein neues Lied, einen Fortschritt, eine *Entwicklung.*
Gehe also auf deinem Weg weiter, und komme dir, deinem Körper ganz nahe: Streiche „die Vergangenheit“, und komme ins JETZT. Weiche nicht davon ab!
Du willst nicht loslassen? Du hältst dich ängstlich fest? Du versuchst verbissen, noch schnell etwas zu tun, auszurichten, festzuhalten, bevor du das brennende Haus verlässt? Misst du Nebensächlichkeiten, „Besitz“ so viel mehr Bedeutung bei, und vergisst du dabei die Bedeutung des „Lebens“ selbst?

Unmengen brennender Energien suchen einen Ausweg, ein Ventil, und du gehst schlichtweg nicht weiter; du suchst immer wieder einen Fluchtweg oder leitest ein Ablenkungsmanöver ein, um doch nicht du selbst werden zu müssen. Gebiete dem Einhalt!

Ziehe einen Schlussstrich unter die Vergangenheit, stehe auf, und gehe weiter. Erkenne, dass du keine Emotionen festzuhalten brauchst, dass auch diese Trauer lediglich damit einhergeht, *in deiner Traumwiege „HÄNGEN ZU BLEIBEN“…,*

[7] Lies über die Symbolik der Olive in *Das Füllhorn - Psychologische Symbolsprache der Nahrungsmittel* nach.

[8] Lies in diesem Zusammenhang über die Symbolik der Banane in *Das Füllhorn - Psychologische Symbolsprache der Nahrungsmittel* nach.

nicht weiterzugehen. Bahne dir selbst einen Weg; du bist kein „Schatten“, sondern ein Wesen aus Fleisch und Blut. Lasse dich ganz stark als ICH auf Erden nieder, und setze diese Menschenkraft ein!

Mann-Fraukraft in *einem* Wesen; starkes Niederlassen in den Muskeln, Knochen, im Fett und in allen Zellen des Körpers. Du nimmst dich selbst vollständig in Besitz, sehr entschlossen. Nichts kann dich jetzt noch von dir wegholen. Der ENTSCHLUSS, *wirklich* zu leben, ist gefasst!

Zögere doch nicht länger, laviere nicht zwischen ja und nein hin und her, schiebe es nicht länger vor dir her. Spiele kein Spiel mit dir, mit dem Leben; komme aus diesem ewig-schlafenden Hängemattenzustand heraus! Weigere dich nicht länger, tatsächlich aus deinem Ei hervorzuspringen, als ICH geboren zu werden. Lasse gesunde, aggressive Kräfte weiterfließen, und zeige deine Zähne im Leben, gib zu erkennen, wer du bist, in erster Linie dir selbst gegenüber. Nimm es mit aller Menschenkraft in die Hand, und mache etwas aus deinem Leben. Lasse dich nicht hängen, verleugne es nicht weiterhin, negiere deinen Aufstand und deine Menschwerdung nicht länger. Du bist überhaupt kein Kind, sondern ein erwachsener und starker Mensch; nimm das Ruder in die Hand, und mache, trete in Aktion!

Du bist in dir beschützt, entdecke das Allerschönste in dir, und komme zu der Freude und Dankbarkeit für deine echte Geburt… in der Realität der Irdischen Sphären hier-und-jetzt.

Erlaube dir nicht länger, auf Abwege zu kommen, vor dich hin zu träumen, weiterhin in den nicht-wirklich-lebendigen Sphären zu schweben, denn das macht niemals wirklich glücklich.

Um das wahre Glück, die echte Freude kennen zu lernen, wirst du nun diese Schritte tun: Du musst es wohl Selbst „machen“, konkret, aktiv, lebensecht, tatsächlich…, du kannst nur gewinnen!

Schizotypische Persönlichkeitsstörung

zeichnet sich u. a. durch soziale und emotionale Distanz und Eigenheiten im Denken, Wahrnehmen und Kommunizieren aus

Kernursache und Kernlösung

Wie die Fruchthülle einer Buchecker, die im Leben aufplatzt, so würdest du dich jetzt – wenn auch unbewusst – gerne aufgehen und *wirklich* geboren werden lassen. Ein eng gezurrtes Korsett, kurz vor dem …, diese Phase ist jetzt vorbei. Wie fröhlich singende Nüsse kommst du nun zum Vorschein…, aber das bist noch nicht DU…, sei es, um das „Bösartige“, was du in dir fühlst, was du im Leben wähnst…, unter den Teppich eines „leichten, oberflächlichen Liedes“ zu kehren.

Es hat nahezu den Anschein, als würdest du nicht ernsthaft du selbst werden wollen, als würdest du diese Dinge lieber bedeckt halten und unter der Maske eines „Spieles“ sehen: Als wolltest du nicht wirklich den Ernst oder die Tragweite des Lebens anerkennen, als ob du Angst davor hättest, auf der Flucht wärst…, als ob es schon gut so wäre, dass das Leben nur ein Spiel ist, eine zeitlich begrenzte Bleibe auf Erden bietet…, wobei es nur darauf ankommt, spielend durch deine Zeit zu kommen…, so kann das vermeintliche, dunkle Tiefe dich nicht ergreifen. Sozusagen auf der Flucht vor den wirklichen Tiefen, vor den reichen Tiefen in deinem Wesen, du bist dir dessen nur nicht bewusst, du spürst lediglich etwas unbestimmt Böses oder Bedrohliches und ergreifst davor die Flucht. ODER: Du identifizierst dich damit, vergisst die wunderbaren Seiten in dir und richtest dich in boshafter Art und Weise auf andere. So sei dir darüber im Klaren, dass in erster Linie nicht „sie“, sondern du selbst dadurch in Schwierigkeiten kommen wirst; der Bumerang landet auf deinem eigenen Kopf.

Deshalb: Erwache aus deinem „Traumzustand“, flüchte nicht länger in ein clownhaftes Verhalten an der Oberfläche, worunter du deine echten, tieferen Gefühle verborgen hältst. Gefühle stellen überhaupt keine Bedrohung dar. Aber es hat den Anschein, als würdest du dich nicht trauen, sie dir anzusehen; du WILLST schlichtweg nicht. Sei dir darüber im Klaren, dass du erst dann glücklich sein kannst, wenn du gerade nicht vor deinem tiefen Seeleninhalt wegläufst, wenn du dich traust, sie dir anzusehen, diese tiefere Gefühlswelt: ..., dass du erst *dann* das Gute entwickeln kannst *und* die Überreste dessen, was du in dir als negativ und teuflisch empfindest, eliminieren kannst... oder sogar dazu in der Lage bist, zu sehen, *dass* es überhaupt nicht negativ ist, sondern du es in deinen Überzeugungen in Bezug auf dich selbst aufgebläht hast.

Zum Beispiel das Gefühl „Macht-über-etwas-haben-zu-wollen“: Du hast Angst davor, läufst davor weg..., aber du solltest dir dessen bewusst werden, dass dieses Gefühl in dem Maße verschwinden wird, je mehr du dich traust, es dir anzusehen, und je mehr du dich eben dieser Gefühlswelt bemächtigst! Ebenso wie Sadismus anderen gegenüber verschwindet, wenn du nicht länger das kleine Gefühlskind, das in dir steckt, mit Füßen trittst!

Das, was du immer wieder in dir unterdrückst, kann sich möglicherweise einen Scherz mit dir erlauben; wie zum Beispiel Folgendes: Glaubst du, dass eine teuflische Macht in dir steckt, wovor du auf der Hut sein musst, und verhältst du dich demzufolge nach außen hin ganz echt, verspielt und fröhlich..., um es so weit wie möglich zu verstecken, so wird diese Überzeugung des Teuflischen in dir immer stärker hochkommen können: BIS du dir diese Gefühle, diese Überzeugungen in Bezug auf dich *ansiehst.* Wenn du diese Konfrontation jedoch vor dir her schiebst, so ist es möglich, dass dieser vermeintliche Teufel in dir, dass du immer mehr und mehr „erfindest“ – und schließlich einen teuflischen Gedanken oder eine Tat auf dich selbst oder andere richtest: Aber das bist nicht DU, das ist eine aufgeblähte Angst-Region in dir. Im Kern bist du ein guter Mensch; jeder hat bestimmte Dinge, woran er / sie arbeiten muss, worin er / sie sich weiterentwickeln muss..., vor deinem Inhalt, vor deinen wahren Tiefen wegzulaufen, kann keine Lösung sein.

Es ist wohl so, dass jeder Mensch den Engel oder den Teufel in sich „nähren“ kann, du kannst entweder den Hunger nach Macht nähren, oder du kannst dein Herz-in-Liebe nähren: Diese Wahl kannst du nur dann treffen, wenn du nicht länger vor diesem Dilemma flüchtest. Sieh es dir an! Entschließe dich dazu, die Überreste altinstinktiver Machtmechanismen in dir in die Luft zu jagen, entscheide dich, in dir die Liebe zu entwickeln, Macht über dich zu gewinnen und alle übrige Macht loszulassen: Dann wirst du innerlich zur Ruhe kommen.

Lasse dich in der REALITÄT nieder. Solange du das nicht tust, möchtest du möglicherweise austesten und beweisen, dass du wohl ein schlechter Mensch bist... oder doch nicht?? Teufel oder Engel: Wer bist du eigentlich? Willst du testen, ob dir *das* wehtut oder jemand anderem, einmal sehen und beobachten, aber nicht wirklich teilnehmen und sich für ein Wirklichkeitsleben auf Erden entscheiden? Meinst du, hier nur für einen kurzen Moment zu sein und wieder wegzugehen? Dann kennst du das *echte* LEBEN noch nicht! Du wirst ermahnt, beherzt an dir teilzuhaben, nicht länger in Spielchen, Versuche und Tests, in Zankereien wie „fang mich doch, wenn du kannst“ und in Versteckspiele zu flüchten. Nein, komme jetzt ruhig zum Vorschein, nicht nur aus deiner Fruchthülle, sondern auch aus deiner harten (ja, häufig lachenden) Haut – wohinter du dich verborgen hältst – und entpuppe dich zu einem echten Menschen. Treibe nicht länger den Spott mit dir und dem Leben, und verhalte dich nicht wie ein oberflächlicher Clown oder wie eine Handpuppe, die sogleich wieder hinter der Bühnenkulisse verschwinden wird. Steige aus diesem fade-lachenden Spiel aus, und trete ein: in Erscheinung eines ECHTEN Menschen, eines würdigen Menschen, der dem Leben voller Respekt begegnet und auch seinen echten WERT erkennt! Unterlässt du dies, so wird das Leben dich verspotten.

Durchbreche jede Haut der Oberflächlichkeit, und komme in die prachtvollen Tiefen deiner selbst; lasse dich in herrliche Täler und auf wunderbare Berge mitgehen, und ignoriere nicht länger die außergewöhnliche Pracht, die einzigartige Schönheit der Natur, die du bist! Es gibt wirklich weder etwas zu befürchten, noch etwas zu verbergen! Erforsche jetzt deinen gesamten inneren Raum, und reinige dich dort, wo es nötig ist, mache ganz offen und frei Platz für deinen wunderbaren Seinsinhalt. Wirf diese teuflischen Überzeugungen über Bord, und *wisse,* dass du ein Engelsmensch bist, wirf das Teuflische definitiv über Bord; das ist nur dann möglich, wenn du dein HERZ für dich, für das Leben und die anderen öffnest. Dein Herz in Liebe. Du verdienst es, das Leben verdient es.

Du bist nicht „besessen", aber du besetzt möglicherweise einen Teil von dir mit dunklen Gedanken, mit einem Machtblick auf andere, mit einem Teufelsspiel…, aber du kannst es jeden Moment nach oben holen, es dir ansehen und vernichten.

Du solltest im Namen des Lebens eine Wahl treffen: für Wahrheit. Nach Wahrheit zu leben, bedeutet, dir sowohl das Düstere als auch das Hellere in dir genau anzusehen und wenn nötig, eine Reinigungsaktion in dir durchzuführen, so dass du dich immer besser und besser fühlen kannst, wie ein Engelsmensch, bis in die Tiefen deiner Seele ehrlich und ohne Tarnung nach außen hin. Du schlägst die Teufelsstimme in dir nieder und erhebst dich als Würdiger Königlicher Mensch, aus deinem Herzen heraus lebend.

Misst du vor allem der Außenseite, Äußerlichkeiten Bedeutung bei, weil du dich nur an die Außenseite des Lebens hältst? So wird dir das Leben früher oder später genommen werden. Also vertiefe dich, sagt die Olive[9], und kehre dich voller Respekt zum WAHRHEITSLEBEN in dir. Schwebe nicht über den Nebeln einer eingebildeten Traumwelt, eines phantasierten Zeitbildes weiter, sondern trete definitiv in dich ein, auf Erden, stehe auf deinen starken Füßen! Entschließe dich dazu, *echt* zu leben, und halte dich nicht länger zum Narren. Mache nicht länger den Affen, sondern lasse das Gehirn des Gottesmenschen in dir arbeiten, der weiß, dass er für das Leben dankbar sein darf, für die Tatsache, dass er eine Wirklichkeitswelt erschaffen darf: Ja, du selbst!

Entfliehe nicht deiner Verantwortung, und nimm deinen Platz vollständig ein. Zeige dein ehrliches Angesicht, und gebe keine Show-Aufführung: Niemand ist an dieser Tarnung interessiert, wobei du deinem wahren ICH mit seinen prachtvollen, tiefen Gründen den Todesstoß versetzt. Dem wahren, schönen, edlen Leben sei die Möglichkeit zur Rehabilitierung gegeben: (Das Glück, das du jetzt noch nicht kennst, das *echte,* wahre Glück) Das KANN erst *dann* in dir entstehen.

Trete ehrlich mit deinen allertiefsten Gefühlen und Gedanken nach außen, habe keine Angst davor! Gehe in Gänze aus dir heraus, lasse dich in der Wirklichkeit geboren werden, ohne noch mit etwas hinter dem Berg zu halten…, und du wirst sehen, dass alles Negative, wovon du dachtest, dass es in dir wohne, gar nicht so tragisch ist, dass es gerade durch Unterdrückung, Verkennung oder Verleugnung stärker wurde…, und dass, dadurch dass man gewisse düstere Gedanken, Gefühle, Vorstellungen, Zwangsgedanken oder was auch immer zum Ausdruck bringt…, bereits der Anfang zu einer Lösung deines Problems gemacht ist: ehrliche Selbstmanifestierung und dir selbst jede Möglichkeit zu einer Reinigung, zu einem tiefgehenden, glücklichen Leben geben. Laufe nicht vor dir weg, du brauchst dich nicht zu verstecken; du darfst sein, wer du BIST, bis in den Kern deines Seins hinein. Flüchte nicht vor dem Beängstigenden in dir, flüchte nicht vor deinen Gefühlen, sondern sprich darüber, äußere sie, bringe zum

[9] Lies in diesem Zusammenhang über die Symbolik der Olive in *Das Füllhorn* nach.

Ausdruck…, und du wirst sehen, dass dieser Vorstoß der Anfang deiner wahren Geburt auf Erden bedeutet!

Vertraue darauf, und manifestiere alles, was in dir lebt; unterdrücke keinen Teil von dir, sondern stehe geradeheraus und ehrlich dazu, auch wenn es um Gefühle, teuflische Emotionen und Gedanken geht, die du verurteilt hast. Diese Gefühle haben ihre Ursache und werden durch etwas Positives ersetzt, aber zunächst musst du sie nach oben holen: Verdränge nichts!! Es ist deine Rettung.

Mache dich nicht mit Hilfe einer Maske „schöner", als du dich fühlst, sondern bringe, wenn nötig, das Düstere zum Ausdruck, so kannst du sehen, wie alles entstanden ist; möglicherweise durch einen un-schönen Blick für dich selbst und alte Überreste von Misstrauen gegenüber dem Primitiven im Menschen, und dadurch, dass du dich nicht im ganzheitlichen Sein existieren lässt und infolgedessen Begierden entwickelt hast. Das ist menschlich: Laufe nicht davor weg.

So sieh dir diese unterdrückten Sehnsüchte, Begierden, Zwangsgedanken usw. an… Leugne sie nicht! Indem du sie dir ansiehst, kannst du alles begreifen und unter dem Impuls der Selbstliebe in neuartige, schöpferische Energien umsetzen.

Und schlussendlich fühlst du dich jetzt EINS mit dir, wohl in deiner Haut, nicht der geringste Teil wird verdrängt, unterdrückt: DU als DU in Gänze…! Du gibst dir die Möglichkeit, aufzublühen, zu wachsen, tief aus deinen Wurzeln; du traust dich, dir das anzusehen, was du in dir als schwarz, grau oder weiß empfindest, um darauf den inneren Wachstumsprozess dessen ehrlich zuzulassen.
Halte dich nicht länger zum Narren, spiele nicht länger ein Spiel mit dem Leben; keine Tarn-Techniken, kein Spott oder oberflächliches Gebaren, sondern stehe ehrlich zu dir: Sieh dir alles, was in dir lebt, an, und behalte schließlich nur noch das Gute übrig. So wird es dir sehr gut ergehen. Habe keine Angst vor einer Total-Manifestierung, und hole das Unterste aus dir nach oben! So läufst du nicht mehr vor dir weg…, so gehst du in dich…, dann übernimmst du die Verantwortung für die Totalität, die du bist… Alles wird gut werden!

DIE PEST

bakterielle Infektion, übertragen durch den Biss eines Rattenflohs; Fieber, Kopfschmerzen, Infektion der Lymphknoten (Beulenpest); gelangt eventuell ins Blut (Sepsis, innere Blutungen: der ‚schwarze Tod') und in die Lungen (Lungenpest)

Kernursache

Du siehst das Leben als eine dunkle Gegebenheit an.
Ohnmacht, die Angst, in einem gewaltigen Strom mitgerissen zu werden, dem du nichts entgegenzusetzen hast. Der Glaube an die Nichtigkeit des Menschen, an die „Ansteckung", an den Tod (siehe auch Infektionen). Das Herz, die Liebesenergie ist unzureichend entwickelt; kalte Ängste, Selbstverleugnung, Aufopferung, das Gefühl, Opfer zu sein. Glaube an die Unfähigkeit des Menschen, sein Leben *selbstbewusst* in die Hand zu nehmen. Der Glaube, von der Hand des Schicksals oder von einer Strafe Gottes ergriffen werden zu können.
Weil du aus dem Glauben an deine eigene Göttlichkeit keine „Eigen-Herz-Energie" entwickelst, weil deine Gefühle so ängstlich und versteinert sind, weil du davon überzeugt bist, dass die Pest durchaus bei dir zuschlagen kann, weil du nicht an die natürliche Immunität eines jeden Menschen glaubst, lässt du dich, ohne Halt, von einem anonymen Massengeschehen absorbieren. Du glaubst nicht an die Macht, die in dir selbst steckt: Du stellst alle Macht nach außen; so wirst du ergriffen, weil du keinen Zugriff auf dich selbst bekommst.

Kernlösung

Du brauchst nichts anderes als den Glauben an deine natürliche Immunität und die warme Liebe zu dir und der Menschheit. Das Vertrauen auf deine eigenen reinen, integeren Energien, der Wunsch, zu Leben und das Loslassen von emotionalem Ballast, das Entspannen deiner verhärteten Muskeln, das Zurücklassen alter Ängste und die Traute, entschlossen zu einem neuen Leben zu gehen, voller Licht und Freude.

PFEIFFERSCHES DRÜSENFIEBER

Mononucleosis infectiosa

wird durch das Epstein-Barr Virus verursacht, die wichtigsten Symptome sind geschwollene Lymphknoten, Halsschmerzen, Müdigkeit, häufig tritt Fieber auf

---

Kernursache

„Wenn ich ohnehin nicht gut genug bin, dann habe ich nichts zu verlieren; du hast mir Unrecht getan, nimm dich in Acht, oder ich schieße!“ Eine äußerste Nervosität und bereits zu lange unterdrückte Tatkraft führen schlussendlich zu Wut und einer übertrieben stark durchgedrückten Aggression; du kennst dann kein Halten mehr, dir fehlt das Maß. Du würdest nichts und niemanden verschonen…

Die eigentliche Ursache dessen: Du kommst nicht an dich heran, du meinst *„schlecht“* zu sein, oder du spürst eine Angst vor deinem tiefen Ich, vor einer Reihe tiefer Emotionen und Kräfte in dir, die durchkommen möchten. Du unterdrückst sie und beäugst sie misstrauisch; auch den Menschen aus deiner nächsten Umgebung vertraust du nicht. Du bist immer zur Verteidigung bereit! Du hast andere im Verdacht, dass sie dich verurteilen oder dir etwas antun, aber im Grunde genommen bist du fortwährend auf der Hut vor deinem Selbst. Es herrscht ein Zwiespalt in dir, denn auf der anderen Seite sehnst du dich gerade nach Anerkennung und Liebe. Aber du meinst, „es nicht wert“ zu sein. Aus diesem nervösen Angstzustand heraus würdest du dich aus allen Bindungen und Beziehungen losreißen, aus Wut auf dein Gebunden-Sein: Aber eigentlich geht es hier um die Wut auf einen Teil von dir, den du überhaupt nicht magst, den du am liebsten zunichte machen würdest. Möglicherweise reagierst du diese Wut auf deinen Beziehungen, Kollegen usw. ab…

Du gerätst in einen nervlich überspannten Zustand, dadurch dass du nicht vertraust und nichts und niemanden loslassen kannst: Du klammerst, behältst im Griff; du saugst mit einer magnetischen Kraft zu dir hin…, du bist scharf, hart, aggressiv und voller Argwohn.

Mit einer gewaltigen Kraft bohrst du schlussendlich alles in Grund und Boden, dich selbst und alles um dich herum: (Selbst-)Zerstörung aus Ohnmacht.

Kernlösung

Komme zu Bewusstwerdung: Du bist gut. Lasse deine Emotionen, deine unbewussten Gefühle ruhig nach oben kommen, und sieh sie dir an. Halte dich nicht länger in einem Zustand der Befangenheit: Über die Verarbeitung von Angst, Trauer und Hass kannst du zu Freude gelangen. Komme über Wasser, schaffe mit deinen Kräften den Durchbruch zu positiver Aktion und Kreativität; nimm jetzt deinen *ganzen* Raum in Beschlag. Ergreife nicht mehr…, lasse alles los, aber sei Herr deines Lebens, und lenke deine Gefühle in die richtigen Kanäle. Löse die Zerrissenheit in dir, indem du dich vollständig akzeptierst! Die Einheit in dir; nichts ist böse oder schlecht in dir, fühle dich sicher. Deine Kräfte, Emotionen, Energien fordern die Führung deines Selbstbewusstseins: Deine schöpferischen Möglichkeiten sind unbegrenzt. Es gibt nichts zu verteidigen, weder dir selbst gegenüber, noch in Bezug auf andere. Komme nun zur vollständigen, aktiven Selbstverwirklichung, wobei sich dein Ich sehr bewusst für bestimmte Wege entscheidet. Lege die ganze Gewalt über dein Leben in dich selbst, baue in Ruhe, niemand ist hinter dir her, hetze dich nicht auf, komme zu Frieden in dir. Vertrauen, lasse los!

PHANTOMSCHMERZEN

Schmerzen, die in einem bereits amputierten Körperteil wahrgenommen werden, als ob dieser (z.B. Arm, Bein, Brust) noch vorhanden wäre

Kernursache

Ein Körperteil, das in (Erinnerungs)-Gedanken noch präsent ist, zum Beispiel nach Amputation, kann Schmerzen verursachen, gerade weil es dort „erschaffen" wird und nicht *wirklich* weg ist.

Im Grunde handelt es sich um einen emotionalen Schmerz, der sich im physischen (oder im erdacht physischen) Körper widerspiegelt: Du fühlst dich innerlich ohnmächtig, nicht dazu in der Lage, Zugriff auf dein Leben, auf die Wirklichkeit zu erhalten. Du SIEHST nicht klar, was mit deinem Innersten los ist; so wirst du auch Dinge außerhalb von dir sehen können, die es nicht gibt, oder die anders sind als du meinst. Du hast das Gefühl, nicht wirklich von dir selbst aus leben zu können, du würdest viel weiter reichen wollen als du es jetzt tust, du würdest gerne laufen, weitergehen…: So erkenne, dass diese Gefühle einen innerlichen Fortschritt von dir verlangen, *deinen Raum psychisch-inhaltlich zu erweitern,* und nicht in erster Linie zu fordern, physisch weiterzugehen.

Es geht hier um einen innerlichen Aufruf, der die Befreiung deiner gebrechlichen inneren Situation und Abhängigkeit von anderen fordert; es erfordert einen nüchternen, klaren Blick auf dich selbst und eine tiefe Konfrontation mit deinem tiefsten Ich. Du fühltest dich ängstlich, dunkel, ohnmächtig und durch andere verletzt.

Kernlösung

Komme jetzt zu Sicherheit in dir selbst, und bekomme Zugriff auf dein Leben. Lasse dein Bewusstsein in einer offenen Position und so weit reichen, wie nur möglich, erforsche jeden Raum mit deinen inneren Fähigkeiten, und baue dein Leben sehr breit aus; sei dir deiner Macht in dir bewusst, und mache dem Schmerz und der Lüge ein Ende. Entdecke die Wahrheit in dir.

PHENYLKETONURIE

angeborene Stoffwechselstörung, die zu Hirnschäden führen kann, es sei denn, das Kind erhält eine spezielle Diät (phenylalaninarm)

Kernursache

Es gibt zwar eine erbliche „Anlage", aber welche Ausmaße diese annimmt, ist davon abhängig, was ein Mensch mit dieser Disposition anfängt. Sieht er die tiefere Ursache dessen ein, warum er nicht einfach so, ganz zufällig, mit dieser Anlage geboren ist, dann kann er den Krankheitsverlauf günstig beeinflussen! (Lies hierzu in Teil I nach.)

Du erlebst das Leben als kalte Struktur, deine Basis des Rückgrats ist zwar da, aber du trittst zu wenig als Mensch ‚aus Fleisch und Blut' ins Leben; du siehst dem Leben nicht in die Augen. Du lebst nach der Überzeugung, dass du armselig bist, dass das Leben nicht viel bedeutet. Infolgedessen holst du Lebensumstände zu dir, die dich zu Beginn in deiner Einstellung bestätigen…, gerade damit du deine Überzeugungen umpolen wirst, so dass dein Körper die günstigen Folgen dessen erfahren kann! Du betrachtest das Leben grau und dunkel, ohne Freude, ohne positive Erwartungen, du höhlst dich selbst aus (emotional, psychisch, körperlich); eine Form langsamer Selbst-Vernichtung und Selbst-Zerstörung, nach der Überzeugung lebend: „Ach, was soll ich hier, es ist ohnehin nicht der Mühe wert…", eine Atmosphäre der Langeweile und Sinnlosigkeit. Du lässt alles aus dir wegfließen; du hältst dich selbst nicht fest im Leben, in deinem fleischlichen Körper. Als würdest du dich und das Leben gering schätzen oder nicht der Mühe wert achten. Du schnürst dich zu, hart und schwarz, als ob innerhalb dieser harten Abriegelung nichts mehr zu dir hinein dürfte. Eine frostige, strukturelle, lieblose Haltung dir selbst gegenüber, zuweilen hart und erbarmungslos. Du sitzt nur so da, nah an den Boden gekauert, aber inhaltlich fühlst du dich wie leer gelaufen, die Finger vielleicht noch ineinander verschränkt, nach Hoffnung stammelnd, wartend, aber du weißt nicht auf was..., weil du nicht erkennst, dass DU dein Leben in die Hand nehmen solltest, und dass das Leben *wohl* Freude bedeuten kann, wenn du nur deine Überzeugungen jetzt verwirfst.

Du bist reine Struktur, aber ansonsten zu wenig, nahezu gar nicht in dir selbst präsent: Wo ist dein Inhalt? Warum dich selbst nicht vollständig ins Leben ‚hineinholen'? Betrachtest du dich selbst schon als aufgegeben, als armseligen hoffnungslosen Fall, der auf weiteren Verfall wartet? Lebst du diesen Überzeugungen entsprechend? Schenkst du dir keinen Respekt?

Kernrichtung

Erkenne dich in Würde an! Sei Meister über dich selbst; erkenne das innere Königreich in dir, und richte dich in Würde auf. Vertraue dich dem Leben an; spüre, wie sich dein Skelettbau danach verzehrt, deinen Körper vollständig in Besitz zu nehmen, wahrhaftig Fleisch-zu-werden. Fühle, wie Wirbel einen starken Glauben an dich fordern, dir das zu geben, was du brauchst! Schau, wie mager und armselig du dich hältst: Stehe auf als Mensch, und nähre dich mit Leben spendenden Überzeugungen und Gedanken, so dass du dich schließlich auch im wortwörtlichen Sinne mit herrlichen Speisen ernähren kannst! (*Zuerst* das Eine, die psychologischen Ursachen lösen, erst dann ist das Andere möglich.[10] Solange du dein negatives Selbst-Bild und die Erwartungen in Bezug auf das Leben nicht umpolst, kannst du auch nicht „essen", was du möchtest.) Gib dir jetzt zuerst die Basis-Lebensnahrung: Liebe und mildernde Salbung!
WILLST du wohl leben, oder willst du „Geist" sein, im Geiste aufgehen? Das ist eine Wahl, die du zu treffen hast: vollblütige Inkarnation auf Erden oder dich gehen lassen...? Dein körperlicher Gesundheitszustand wird die Folge deiner Transformation sein! Dein Körper hört auf deinen geistigen Zustand, auf deine Lebenserwartungen, auf das „Bild", das du über dich selbst aufrechterhältst. So schenke dir Liebe, Freude, Glauben! Lasse alles sich umpolen und sich im guten Sinne entwickeln. Es stecken viel mehr Möglichkeiten in dir, als du vermutest.

[10] Es versteht sich von selbst, dass jemand, der an Phenylketonurie leidet und deswegen auf ärztliches Anraten eine spezielle Diät einhält, diese nicht gleich in den Mülleimer werfen darf, sondern erst den psycho-emotionalen Ursprung der Phenylketonurie in sich selbst lösen, und diese Lösung auch tatsächlich hundertprozentig in der Praxis anwenden sollte. Erst dann kann dieser Mensch in dem Maße, in dem der Metabolismus unter dem Einfluss der durchgeführten psychischen Veränderungen allmählich immer besser funktioniert, seine Ernährungsweise versuchen zu verändern, schrittweise und sehr vorsichtig. Und dies immer begleitet von einem kompetenten Arzt.

PHOBIEN

abnormale Ängste vor bestimmten Dingen oder Situationen; die Angst steht in keinem Verhältnis zur *wirklichen* Bedrohung in der betreffenden Situation (siehe eventuell auch: Angst)

Ansteckungsphobie

krankhafte Angst vor Ansteckung oder Beschmutzung: zwanghaftes und übertriebenes Waschen (nicht nur die eigenen Hände, manchmal sogar die Nahrung, die man isst, oder die Bücher, die man liest), Angst vor ‚infizierten' Gegenständen wie einem Handtuch, das kurz auf den Boden gefallen ist, oder einer Scheibe Brot, die bereits von einer anderen Person berührt wurde, bis hin zu extremen Formen, wie dem sofortigen Duschen bei der Ankunft zu Hause, damit das Haus nicht durch den Schmutz der Straße infiziert oder verunreinigt wird

Kernursache

Angst; du kannst das Leben nicht erfassen. Du misstraust deiner Natur, dir selbst, deinem Körper.
Du lebst sozusagen nicht auf Erden, sondern weit darüber erhaben. Du distanzierst dich vom Irdischen. Eine krankhafte Furcht vor Ansteckung oder Beschmutzung kommt häufig bei Menschen vor, die eine Abneigung gegen ihren Körper und das Sinnliche empfinden, die ihrem Körper und dem

Sinnlichen gegenüber zu kritisch eingestellt sind. Häufig fühlen Frauen mit dieser krankhaften Angst sich nicht gerne in einem „irdischen, weiblichen" Körper: Eine Projektion dessen, dass sie sich vom „Weiblichen" in sich, von ihren Gefühlen, vom Empfänglichen abwenden. In diesem Fall empfinden sie „die Ohnmacht, Frau zu sein"; innere aggressive Kräfte werden unterdrückt. Man glaubt nicht an das Gute, an das Licht, an die Freude des inneren Selbst; man hält sich und seinen Körper für einen „widerwärtigen" Regenwurm.

Du müsstest deinem ICH eine starke Eigenentwicklung zugestehen, aber du sagst „nein" zum Schönsten in dir; du glaubst nicht an das Schöne der Natur.

Du baust dein Leben nicht auf innere Weisheit, weil du nicht auf dein inneres Selbst, auf deine Intuition vertraust. Dadurch fühlst du dich schnell ängstlich und bedroht, du machst aus einer Mücke einen Elefanten und siehst den Teufel in deiner Natur.

Du fürchtest dich vor „Ansteckung / Beschmutzung" von außen, weil du dich und die menschliche Natur als teuflisch und „infiziert / beschmutzt" ansiehst. Du wirst dich eher als teuflisch denn als göttlich erleben.

Du liegst auf der Lauer; du bist auf der Hut, bereit, die Flucht zu ergreifen, als ob die Erde an sich ein Makel wäre. Deine Natur befindet sich im Schlafzustand, beinahe tot, denn du *lebst* nicht wirklich aus dir selbst, aus deiner Natur heraus.

Du richtest deine Aufmerksamkeit und deine Gebete auf etwas oder jemanden außerhalb von dir, auf alte Bauernweisheiten oder ein religiöses System: weil du dein Selbst und deine Weisheit verkennst.

Du hast Angst davor, in den Fängen deiner eigenen Emotionen zu stecken. Du läufst vor dir selbst weg. Aus Kompensation greifst du nach anderen.

Unterdessen bleibst du in angehäuften Emotionen aus der Vergangenheit stecken, zu ängstlich, um sie wirklich verarbeiten zu können. Du stichst den Dolch ins eigene Fleisch; ängstlich unterdrückst du deine Gefühle. Du traust dich nicht wirklich, zu leben. Du meinst, das Böse in dir reinwaschen zu müssen. Dir sind Hände und Füße gebunden; du kannst dich nicht weiterentwickeln, weil du so verzweifelt von deiner Ohnmacht und Unfähigkeit überzeugt bist, tatkräftig und selbstsicher dein ICH zu manifestieren, ohne dass du dabei Angst vor deinen inneren Kräften, deiner Natur, deinen Gefühlen, vor dem Schlechten haben müsstest.

Du lebst zu viel in deinem Kopf, auf liebloser Distanz zu deinem irdischen Wesen; du lässt dein Leben von falschen Göttern oder Abgöttern führen, weil du dich weigerst, Selbstbewusst die Herrschaft über dein Leben in die Hand zu nehmen. Du misstraust deiner Umgebung, ja, dem Leben; du versuchst dich hinter etwas oder jemand anderem zu verstecken.

Du wagst es nicht, eine offene Konfrontation einzugehen, weder mit dir selbst, noch mit deiner näheren Umgebung.

Kernlösung

Verschmelzung der „männlichen" und „weiblichen" Anteile in dir (siehe auch Linke und Rechte Körperhälfte). Dir selbstsicher deinen Weg durch die Natur bahnen; Freude über und Vertrauen auf dein natürliches, irdisches Sein. Sex darf sein, muss aber nicht; jedoch kein Grund zur Verurteilung deines Körpers, des irdischen Genießens. Gestehe dir zu, zu genießen, Freude zu empfinden, deine Gefühle frei durchzulassen, deine inneren Kräfte in spontaner Kreativität zu nutzen. Blockiere nicht deine Gefühle, frustriere dich nicht länger. Werde dein eigener Meister, und verstecke dich nicht unter einer Autorität, hinter einem Buch oder einem Amt. Gib dich im Vertrauen deiner Natur hin. Keine Phantasien, keine Paranoia, sondern realistisch mit beiden Füßen auf der Erde. Traue dich, deinen Körper zu erleben, spüre diese stark konzentrierten Bewusstseinsenergien in deinem Körper. Du bist sicher in deinem Selbst; natürliche Kräfte stellen keine Bedrohung dar. Du bist von Natur aus immun (siehe auch Teil I).

Baue dein Leben auf dieser urstarken Basis deines lebenden Selbst auf. Höre auf Intuition, auf innere Weisheit. Sei deiner Natur, deinen Gefühlen treu; verstecke deine Kräfte und Gefühle nicht; Selbstmanifestierung und Selbstbefreiung!

Siehe auch eventuell *Zwangsneurose, Zwangsstörung.

Emetophobie

Angst davor, selbst erbrechen zu müssen, oder mit dem Erbrechen anderer konfrontiert zu werden

Kernursache

Du hüstelst ein paar Mal hinter einem großen Buch; wir sehen dein Gesicht nicht, aber du möchtest doch bemerkt werden, obgleich du dies nicht direkt wagst. Du bittest um die Aufmerksamkeit der anderen, aber wie gesagt auf bescheidene Weise. In deiner Kehle dreht sich eine Nervosität. Eine Art Scham, Verborgenheit und zugleich doch die Bitte um die Aufmerksamkeit anderer. Als ob du etwas nicht zu sagen wagst, nicht zu bitten wagst, du hältst das alles zurück ... es wird nicht ausgesprochen.

Du wartest erst einmal ab, schaust dich spähend um, als ob du über dich selbst denkst, dass du etwas getan hast, das sich nicht gehört, als ob du befürchtest, gestraft oder verwarnt zu werden, und du schweigst, genau beobachtend, wie die anderen reagieren und ob sie etwas über dich wissen, durch das du nicht für gut befunden werden würdest.

Dies deutet darauf hin, dass du dich selbst schuldig fühlst, dass du etwas verbirgst oder etwas nicht zu sagen wagst, weil sie, die Autorität / die anderen, nun mal ärgerlich werden würden oder mit Vorwürfen an deine Adresse reagieren würden. Da ist eine Energie, die zurückgehalten wird. Ein Sich-nicht-Äußern. Es hat den Anschein, dass du hinter deinem Gesicht ein zweites Leben oder Gedankenleben führst. Findest du dich selbst nicht gut, nicht gut genug?

Die Worte, die nun gerne aus deinem Mund rollen würden, hältst du zurück, möglicherweise fürchtest du, dass sonst dein Image zerstört werden würde. Du sprichst nicht weiter, du behältst alles in dir. Die Lippen sind manchmal sogar fest auf einander gekniffen. Über deine ‚kleinen Geheimnisse' schweigst du wie ein Grab, über das, was in dir vor sich geht, zugleich kannst du dich wegen bestimmter Dinge in deinem Leben schuldig fühlen, über die du, wenn auch unbewusst, weißt, dass sie nicht in den echten Lebensrahmen gehören (z.B. bestimmte Begierde-Gedanken). Darum verschweigst du bestimmte Dinge; du fühlst dich nicht völlig rein und sauber gegenüber dir selbst und dem Leben. Da ist eine Art von Widerstand dagegen, dass du völlig und auf authentische Weise du selbst sein könntest, dich äußern könntest.

Bist du davon überzeugt, dass viel Unreines in dir verborgen liegt? Dass du wegen dir selbst erbrechen müsstest, wenn du dich bis zum tiefsten Grunde erforschen würdest? Wisse dann, dass sogar Fehler als Lektionen des Lebens betrachtet werden sollten; du kannst dich selbst verbessern und jeden Tag wieder aufs Neue beginnen.

Kernlösung

Der Damm muss gebrochen werden! Mit voller Kraft durchbrechen: die Worte, die aus deinem ehrlichsten Innersten kommen. Du drischst mit Wahrheitskraft drauf los und schlägst deine Faust gleichsam durch eine Maskenhaut, die vor deinem Gesicht klebte. Du setzt dich für dich selbst ein, für das, was für dich gefühlsmäßig Wahrheit ist, und ziehst dich nicht mehr zurück; du hast keine Angst davor, deine Meinung sehr kräftig in Worte zu fassen. Es rollt und stürmt nun alles heraus, ein Strom von Wörtern, begleitet von einer Haltung, Handlungen, die nichts zu wünschen übrig lassen. Du bist es satt, immer nur hinter einem gehemmten Gesicht verborgen zu leben: nun trittst du entschlossen für all das ein, was in dir steckt, was du verborgen hieltest, manchmal furchtsam verborgen hieltest. Und ja, du kannst deine Fehler auch zugeben, und das ist menschlich: du brauchst kein/e Heilige/r zu sein oder perfekt zu wirken, du brauchst dich auch nicht hinter einer Zeitung zu verstecken, aus Angst, in der Überzeugung, dass andere dich missbilligen oder strafen würden.

Du *darfst* du selbst sein, ja wirklich. *Wage es, du selbst zu sein, dich zu äußern, von deinem tiefsten Quellkern aus!* Und was raus muss, das *hältst du auch nicht mehr zurück.*

Du äußerst dich, ohne etwas zurückzuhalten und du hast keine Angst mehr vor der Autorität oder der Gesellschaft als einer Autorität außerhalb deiner selbst. DU bist schließlich DU! Gleichsam mit vorwärts gestrecktem Arm, voller Überzeugung sprechend aus deinem ehrlichen tiefsten Selbst, weitergehend in ehrlicher Äußerung, lässt du sehen und fühlen, was WIRKLICH in dir lebt. Du zeigst offen deinen tieferen wahren Inhalt und du verstehst dich selbst, verstehst, warum du dies oder das auf diese oder jene Weise getan hast. Du brauchst dich anderen gegenüber nicht zu verantworten, nur gegenüber deiner eigenen Herzseele und dem Leben selbst.

Halte keinen Schirm vor dich, tu nicht, als ob ... tief in dir ist so viel Gutes. Betrachte dich selbst nicht als düster und führe Änderungen in dir selbst durch, wo du dies für erforderlich hältst, um dich selbst als vollkommen rein erfahren und nach außen manifestieren zu können.

Also, *sei in aller Offenheit und Ehrlichkeit du selbst und verberge dich nicht.* Fürchte nicht auf paranoide Weise, dass du Schläge bekommen könntest, wenn du sagen würdest, was alles in dir umgeht, was du tust oder getan hast: mit Ehrlichkeit kommst du am weitesten. Es versteht sich natürlich von selbst, dass auch du Privates für dich behältst und nicht *alles* zu sagen brauchst, aber durch den Glauben an deine Güte, in Gedanken und das entsprechende Handeln in deinen Taten, aus dem Herzen heraus, in Liebe, ohne Begierde oder Habenwollen: So kannst du dich selbst als einen guten Menschen erfahren; Lektionen lernen, Fehler machen ist menschlich. Versuche nicht, zu perfekt zu sein: sei einfach in aller Offenheit du selbst. Herr über dein Leben, keine Autorität über dein Haupt stellend.

Bietest du Widerstand gegen diese Entwicklung, dann wirst du dich ekeln, Ängste vor der Konfrontation mit Erbrochenem schaffen. Also: lasse jeden Widerstand gegen deine Entwicklung los.

Errötungsangst

Erythrophobie

Angst davor, im Beisein anderer Menschen zu erröten

Kernursache

Widerstand; auch wenn sie dich zwingen würden zuzugeben oder zu sprechen, den Kopf senkend, könntest du dich davon nur übergeben, nein, noch nicht einmal das, du sagst ‚Nein', *als ob eine Stimme in dir sagen würde, dass du dich selbst nicht frei sein / fließen lassen dürftest. Du leistest weiterhin Widerstand,* bist voller Widerstand, vielleicht stur. Du sagst ‚Nein' und du bleibst dabei. Du ‚schweigst' wie ein Ermordeter und weigerst dich, auch nur ein Wort verlauten zu lassen, *während dieses Signal dich gerade dazu auffordert, dich zu äußern, zum Ausdruck zu bringen, vollkommen spielerisch und frei, zu sprechen, zu sagen, zu kommunizieren.* Ein Nein-Sagen zu dieser Aufforderung durch das Leben selbst, als ob du nicht wirklich dazugehören willst. Eine unterdrückte Form der Selbstzerstörung. Ein Stillstand, eine Weigerung, weiterzugehen auf dem Weg, den das Leben dir zuweist. *Dynamik in dir wird lahmgelegt. Du sprichst nicht, du schweigst weiter. Deine Lebensströmung darf nicht frei in Gang kommen. Du unterdrückst gleichsam dein echtes lebendiges Selbst.*

Stolz besteigst du die nach oben führenden Stufen, wo du dich selbst in einer Turmwohnung niedergelassen hast, (gleichsam:) ideal den strengen Normen bestimmter äußerlicher Gesetze entsprechend, lavendelviolett, und viele modische Röcke umhüllen deine vornehme, stolze Haltung. Du verweigerst auf diese Weise jeden Kontakt mit dem, was du die niedrigere Welt nennst. Du willst nicht zu ‚ihnen' gehören. Die Haare straff und altmodisch zusammengebunden, mit ordentlichem Spitzenkragen, alles fein säuberlich zurechtgerückt: So musst du dich doch perfekt nach außen manifestieren, so wurde es dir doch gezeigt / beigebracht? Dennoch lebt dies zuerst und vor allem noch IN dir. Was bringt einen Menschen dazu, so zu gehen? ***Rote Kräfte, gesunde Energie eingeschnürt?*** Er kennt die ‚Gesetze' der gesellschaftlichen Ordnung, der Mutterinstitute und der Vatergesetze wohl, hat aber seine eigene freie, frohe, spontane Lebensströmung noch nicht kennen gelernt … Eine Aufforderung, Türen aufzubrechen und dich selbst zu befreien, losgelöst von strengen Gesetzen, von ordentlich gebügelten Falten in deinem Anzug.

ÄTHERISCH, hoch, ‚berühre mich nicht', ich will perfekt wirken, feierlich, manchmal vornehm in Blaugrau gekleidet; ‚Dies gehört sich und das gehört sich nicht'. *Streng perfektionistisch aus der geistigen Ordnung heraus auf das Höchste ausgerichtet, wie mit einem spitzen Geist.* Und diesen spitzen Stift sollst du anschauen, ihm sollst du zuhören.

Kernlösung

Gib dich selbst frei! Wage es, alte Gesetze abzulegen, und sei du selbst aus deiner ‚Natur' heraus. *Verhalte dich nicht nach äußerlichen oder geistigen Normen oder Gesetzen, sondern lebe aus dem kindlichen Herzen heraus, spontan, stark, spielerisch, ohne jedes starre Gesetz und ohne harte künstliche Regeln im Sinne von ‚So sollte ich mich kleiden, verhalten', straff gespannt, wie ein Steinbock auf seinem hohen Felsen.*

Damit das Leben sich froh und geschmeidig durch deinen ganzen Körper bewegt, deine Arme und Beine, damit du dich auf flexible Weise drehen kannst, tanzend wie auf Pieter Breughels Hochzeitsmahl. Links, dann rechts, bewegst du dich auf weichen wogenden Linien, so froh und gelöst. Kein Joch lastet noch auf dir, keine straffe Einschnürung deiner selbst, deiner Energien, deiner spontanen Gefühle. In dir bleibt *kein strenger Blick* mehr zurück, der noch sagen würde ‚aber das geht doch nicht!' Diese Strenge verschwindet, der tödliche Ernst, das Kantige, dich beklemmend wie in einem eisernen Muster aus kleinen Fächern, bei dem allen spontanen roten Gesundheitsströmen Zügel angelegt werden und bei dem diese sich ihren Weg zur Hautoberfläche suchen.

Musik singt nun in deine Ohren hinein; du kannst lachen und spielen, tanzen und singen. Froh, weil das Leben in dir ist, weil du im Wogen der Lebensflüsse schwimmen darfst.

Es ist gesund, rot oder rotlila zu werden: das Leben gibt deinem Gesicht, deinem Hals, vielleicht deinem ganzen Körper Farbe. Und das IST ERLAUBT! Das ist gut, du brauchst es; kümmere dich überhaupt nicht um den Kult des Äußerlichen, der eine braune oder bleiche Farbe auf deine Wangen legen will. Werde gesund und lasse deine Wangen knallrot werden und strahle diese feurige Lebenskraft aus, so dass jeder sehen kann, wie froh und lebenslustig und gesund du bist! Aber halte dabei deine Energien dann zugleich nicht länger zurück: ***äußere dich, sprich, lache, singe, tanze oder gehe spazieren, oder bleib sitzen und kommuniziere und erkenne <u>Eines</u>: du <u>darfst</u> rot werden, davor brauchst du keine Angst zu haben: strahle dich selbst aus, aber lasse Worte verlauten, äußere dich, sprich mehr, zeige wer du bist, in allen Farben des Regenbogens.***

Und was, wenn du beispielsweise Angst hast, dass ‚sie' sagen werden, ‚du lügst, denn du errötest'? Dann sagst du: „Ja, das passiert mir öfter, weil die Menschen dies von mir denken werden, dass ich automatisch erröte, aber was soll's, das ist gesund, das ist ganz und gar nichts Verkehrtes." Äußere dich ehrlich, drücke dich in Worten aus, zeige dich ruhig rot, bleib nicht still in einer Ecke sitzen; Dein WERT ist völlig unabhängig hiervon.

Präventiv ist also gefragt: es sollte dir vollkommen gleichgültig sein, was andere von dir denken, werde ruhig rot, das ist ein Zeichen von Kraft und Gesundheit, und außerdem: äußere dich!, befreie diese eingeschlossenen Energien, äußere dein ICH viel stärker als bisher, rede und kommuniziere. Bleibe nicht stillsitzen, wenn du fühlst, dass du einen Spaziergang machen solltest, lass dich selbst in positivem Sinne ‚gehen' (buchstäblich oder in übertragenem Sinne), *halte deine Energie im Allgemeinen nicht länger zurück.*

Kümmere dich nicht darum, was sie sagen, und lebe von deinem Herzen aus, sprich von deinem Herzen aus, ob du nun grün, lila, rot oder blau aussiehst: das ist toll!, was andere auch sagen mögen: du bist ein starker Mensch, der sich entwickelt, mit viel gesunder roter Energie. Lass dich einfach gehen, lass es strömen, leiste keinen Widerstand dagegen, es ist gut! Dein Image ist dir völlig gleichgültig, denn das hat nichts mit ‚Leben', sondern nur mit ‚Tod' zu tun, also störe dich nicht daran, was Kritiker mit ihren bleichen Gesichtern aus ihrem Sarg heraus über Rot und ähnliches zu sagen haben.

Strahlend vor Gesundheit, dich ehrlich äußernd und deine spontanen Energien durchströmen lassend, Tag für Tag. Nichts ‚muss', keine strengen Anforderungen und Regeln mehr für dich selbst. Du lebst dich frei aus, hältst dich in nichts zurück, bist nun gesund stolz auf dich selbst, nach Seele und Körper, in welcher Farbe deine Haut sich auch präsentiert, das hat keinerlei Bedeutung. Es sind die ‚ärmlichen Anhänger des Kults des Äußerlichen', die sich darin eingeschlossen haben, Menschen, die sich von ihrem Lebensinhalt abgeschnitten haben, Menschen, die häufig Angst vor ihrem eigenen Lebensblut haben, gefangen wie sie sind in einer oberflächlichen Welt von ‚Bild und Image und Tod'.

Sei froh, dass du ein Teil des echten Lebens bist und lasse diese Lebensströmung nun in vollem Umfang, in jeder Zelle deines Körpers zu. Du weißt es besser; du lässt dich selbst sein, strömen, färben, wie es kommt, ohne dich für die wunderschöne lebensnaturkräftige Rote Farbe in deinem Gesicht oder an einer beliebigen Stelle zu schämen!
Halte dich nicht zurück, komme zu offener Expression! In gesundem Stolz auf dich selbst, weil du bist, wie du bist! Aufblühend wie eine prächtige rote Dahlie-Blüte …

Höhenangst

Akrophobie

Kernursache und Kernlösung

Angst vor Kräften, auf die du keinen Zugriff hast; Angst vor Schmerzen, denn du fühlst dich verletzbar. Eine Verlegenheit, ein Misstrauen, eine Angst davor, in die Anonymität hineingerissen zu werden. Du glaubst nicht daran, dass dein tiefstes Selbst keine negativen Gegebenheiten aufruft, wenn du es nicht möchtest. Angst vor dem ‚Bösen'. Unzureichende Bodenhaftung; die Phantasie übersteigt zuweilen die Wirklichkeit; du verweilst zu viel in deinen Gedanken, zu wenig bist du in deinem Körper präsent, schwebst mit den Füßen über der Erde. Häufig fliegst du mit deinen Gedanken in Tagträumen davon; du lebst zu wenig hier-und-jetzt.

Es ist notwendig, deinen gesunden Menschenverstand zu gebrauchen und das so genannte Bedrohliche oder das Böse zu demaskieren. Lache darüber, relativiere mit deinem Bewussten Denkvermögen. Unterscheide zwischen Märchenphantasie und Realität. Folge deinem inneren, weisen Ratgeber. Vertraue darauf, dass du dein Leben selbst bestimmst, ohne dass die Rede von einem negativen Ereignis sein wird, wenn du es nicht zuvor so wolltest oder hervorgerufen hast.

Und schließlich: in positivem Sinne schützen Menschen sich intuitiv gegen Risiken. Dann gilt Höhenangst als ‚Signal' des lebenden Selbst.

Hypochondrie

die (fälschliche) Überzeugung, dass man eine ernsthafte Erkrankung hat

Kernursache

Die Asche von Zigaretten in einem Aschenbecher, unachtsam hinterlassen, als Überreste eines gleichgültigen, flüchtenden Verhaltens; die Erdbeere[11] achtlos weggeworfen, die Frucht ihres Kernes entledigt, so lässt du dich hängen / gehen, als würdest du dir gar keinen Wert mehr zuerkennen. Du läufst vor dir weg; du verkennst dich in deiner Kraft, deiner Fülle, wie sie in deinem Körper konzentriert ist. „Ach, was ist das Leben, wer bin ich schon?"
Keine Rede von Dankbarkeit für das, was da ist, für die Früchte, die die Erde hervorbringt, keine Rede davon, dir der Pracht, die du bist, bewusst zu sein. Eher ein Verschwenden, Wegwerfen wunderbarer Produkte. Du bringst das Schöne, wirklich Lebendige einerseits und das Leblose andererseits durcheinander. Du machst keinen Unterschied mehr und schüttest das Kind gleich mit dem Bade aus, wirfst es sogar weg... „Ach, was tut das noch zur Sache." Eine Art von Herabsehen auf etwas / jemanden, eine Geringschätzung für das Leben, für dein Selbst. Du weigerst dich, noch das Schöne zu tun, die Dankbarkeit um deiner selbst willen zu spüren; du lässt dich an der Oberfläche des Lebens in die grauen Sphären des Todes aufnehmen. „Was hat es schon für einen Nutzen?"

Ein zu geringer Glaube an die Kraft des Lebens in dir! Eine Apathie, eine Gleichgültigkeit, möglicherweise ein Abreagieren auf anderen (mit beißender Ironie oder Sarkasmus): Das weist lediglich daraufhin, dass du nicht wirklich den Wert des Lebens siehst, dass der „Sinn" des Lebens an dir vorüberzieht, dass du dich sozusagen mit deinen Überzeugungen und Gedanken selbst lahm legst und (mund)tot machst. Du vergiftest dich, lässt dich hängen, du siehst dich als etwas Marginales an; du hast keine Lust mehr, es noch einmal zu versuchen: Warum noch? Alles, was du anpacken willst, scheint wiederum sinnlos zu sein. Warum sich noch bemühen? Du glaubst nicht oder zu wenig an das Glück, an die Freude, die Teil von dir sein könnte, möglicherweise glaubst du nicht wirklich an den Sinn des Lebens auf Erden. Du lässt dich hängen, du lässt dich gehen.

Dein Herz, deine warmen Gefühle sind vollkommen verkrampft oder werden vollständig unter dem Grau deiner Überzeugungen und Sichtweisen zermalmt! Wer nicht an sein warmes Gefühl herankommt, an sein Herz, fühlt schlussendlich nur noch Eintönigkeit und Nebel. Ein dich Verschließen vor dem lebendigen Gefühl, vor dem wirklich Schönen in deinem Lebenden Selbst.

Kernlösung

So komme mit diesem ur-weiblichen Teil in dir in Kontakt, komme zu deinem Herzenskern; entdecke, wie Gefühle und Gedanken einander beeinflussen, wie du dir selbst den Hahn abdrehst, wenn du nicht auf „dein Gefühl" hörst. Höre auf die Botschaft deines Herzens, und lausche ganz tief diesem Funken eines Gefühls, das du tief verborgen hast: Es will sich zu erkennen geben und dir Freude bereiten, aber dann musst du dich wohl dafür ÖFFNEN..., für dieses starke, rauschende Lebensgefühl tief in dir, für diese innere Sonnenkraft, die Freude schenkt, die dich spüren lässt, wie stark du an dich, an das Leben glauben darfst! Lasse zu! Lasse zu, dass dieses frohe Lebensgefühl deinen Körper durchspült!

Öffne dich, vertraue dich dem Leben an, gib dich frei. Öffne die Arme weit für das Allerschönste, für... Das Leben! Fühle dich in diese Freude des Lebens selbst aufgenommen. ÖFFNE dich für deine Gefühle: Lasse sie zu, verschließe dich nicht vor ihnen. Hole dich hinein..., aus Dankbarkeit

---

[11] Lies über die symbolische Bedeutung der Erdbeere in *Das Füllhorn - Psychologische Symbolsprache der Nahrungsmittel* nach.

für das Leben. Spüre diese konzentrierte Kraft von Lebensenergien in deinem Körper, dieses Rückgrat, diese Kraft, die du bist, diese Freude, die in dir steckt! Vernichte diesen alten Jammerlappen in deinem Wesen, diese erniedrigenden, falschen Überzeugungen, drehe dem alten Bild die Gurgel um, fange neu an. Nimm das Leben fest entschlossen in die Hand, und richte dich im Glauben gen Horizont. Schaue weiter! Wachse auf eigenen Wurzeln, entwickle dich, und wachse schnell empor.[12] Hole dich nach oben, halte dich nicht länger unter der Erde. Bekenne, erkenne dich und lebe (wieder): Nur du kannst dir das geben.

Glaube an die Liebe; gib dir die Wärme, die Liebe, die du so sehr brauchst. Glaube an ein warmherziges Zusammensein mit anderen. Spüre diese Wärme in deinem Körper, in deiner Haut, und lasse dein Herz aufstrahlen. Genieße das Weiche, Zärtliche, Liebe im Leben, und vertraue dich ihm an! Komme zu dir „nach Hause“, zu deinem warmen Herzen. Heiße dich Willkommen, und sage „ja“ zum Leben! Glaube…, und du wirst sehen! Verleugne dich nicht länger, und stehe auf; gehe weiter, voll guten Mutes, in dem Wissen, dass du Freude empfinden wirst!

Du findest dich schön und gut, du genießt dein körperliches Hier-Sein auf Erden, und es tut dir gut. Du weißt, dass du diese Freude auf warme Art und Weise mit den anderen erleben kannst. Dein Herz strahlt innig und warm, warm in deinen eigenen Glauben, in die Arme des Lebens aufgenommen.

Keine einzige graue Überzeugung bleibt noch bestehen. Du weißt, dass du dir alles Mögliche eingeredet hast, jetzt bist du dir darüber im Klaren, dass du dein Leben selbst in der Hand hast und keine Krankheit dich zu treffen braucht. In froher Erwartung des Schönen baust du an einer wunderbaren, gesunden Zukunft. Dich wertschätzend, dem Leben dankend, in voller Anerkennung für deine Gefühle baust du deine Talente und Schätze aus. Leben! Es lebe das Leben!!

[12] Lies in diesem Zusammenhang über die symbolische Bedeutung von Gartenkresse in *Das Füllhorn - Psychologische Symbolsprache der Nahrungsmittel* nach.

Klaustrophobie

Angst vor geschlossenen oder engen Räumen

Kernursache

Du steckst voller Energien, sowohl traurige Emotionen und Ängste, als auch ein Reichtum an Kreativität sind in dir! Aber du läufst vor dir weg, vor allem vor dem kleinen Kind in dir, das darum bittet, sich auf eine freie, natürliche Weise äußern zu dürfen. Diese Masse unterdrückter Kräfte, Trauer, Ängste… fordert eine komplette Befreiung, einem ausbrechenden Vulkan gleich. Du erstickst dich selbst mit deinen Ängsten und Gefühlen der Unsicherheit. Das Vertrauen auf dein eigenes kraftvolles Selbst ist verloren gegangen!

Du sehnst dich nach Raum, Raum… und kannst nicht genug Sauerstoff finden, aber im Grunde verkennst du den Raum deines Ichs: Du läufst davor weg!

Kernlösung

Komme entschlossen und selbstbewusst in dich selbst! Komme zur Verschmelzung mit dir: Drücke das arme, hilflose Kind ganz nah an dich, anstatt es seinem Schicksal zu überlassen und die Flucht zu ergreifen.

In Zärtlichkeit und Liebe nah an dich herankommen: auf deiner starken Basis. Liebe zu dir vertreibt Angst und Panik. Ruhe und Gleichgewicht werden gefunden, wenn du dich selbst entschlossen und bewusst bei Seite nimmst: um dir deine tieferen Gefühle und Kräfte anzusehen und sie unter deiner Herrschaft Frei existieren zu lassen. Befreie dich aus dieser Machtergreifung: Lasse deinen Ängsten, deinen Emotionen freien Lauf…, laufe nicht *selbst* weg! Fürchte dich nicht länger vor deinem tiefen Kern, deinen tiefen Gefühlen.

Eine Menge von Bestandteilen, *Details,* die du in dir vereinigt hast, wie Vogelfutter in einem Tütchen. Du fühlst dich in tausende Partikelchen verteilt. Kannst du den Wald vor lauter Bäumen noch sehen? Hängst du schließlich durch, brichst du sozusagen durch dein Bettgestell[13], weil *die Alte Struktur überarbeitet werden muss? Weil es emotional zu belastend wird? Speicherst du, hältst du die Masse an Energien zurück, hältst du dich selbst in einem Netz gefangen? Dein Energiehaushalt und deine emotionalen Kräfte sind sehr umfangreich und erfordern eine stark kreative Nutzung, eine Befreiung.*

Vielleicht lachst du fröhlich, ein Lächeln auf deinem Angesicht, möglicherweise glaubst du selbst an das Märchen, das du für dich ausschmückst, aber basiert es eigentlich auf wahren Tatsachen? Was machst du mit dieser Menge an Potenz? Verschwendest du sie in materiellen Sorgen, und vergisst du dabei die Dinge tiefer in und unter der Oberfläche zu betrachten?
Ernährst du zwar die anderen, aber *vergisst du im Grunde DEN KERN, das VERBINDUNGSSTÜCK, die ESSENZ des Lebens in dir unter Augenschein zu nehmen?* Vergisst du auch nicht, dich zu ernähren, dich selbst in aller Tiefe, Ruhe und Kraft *anzuerkennen?*
Warum dein Leben so auf *alten Gewohnheiten und Strukturen* aufbauen, dich in 1001 Sache verlieren, ohne dabei auch nur einmal nach der wahren Bedeutung des tieferen Lebens in dir zu schauen? Dich von der Außenseite loslösen, von der Oberfläche..., *ganz tief in dir graben* und nach Hause kommen?

Es hat den Anschein, als fühltest du dich gut: „Warum sollte ich in Bewegung kommen, warum sollte ich abheben?", spricht das Flugzeug, „ich fühle mich gut mit dem Schwanz im Sand?" Es bleibt, wo es ist, und erfüllt seine eigentliche Aufgabe nicht; für den Menschen bedeutet dies in erster Linie *sich aus allem zu befreien, worin er im Grunde bewusst oder unbewusst „verharrt", er ‚stecken' bleibt, wodurch sich keine Weiterentwicklung und Transformation vollziehen können. Energien, tiefere Lagen Lebenskraft, Emotionen und kreative Potenz warten... auf einen Fortschritt, ein Aufsteigen, eine großartige Entwicklung! Halte dich nicht fest, kette dich nicht länger an alte Regeln, Strukturen, Muster..., mache dich frei!* Auf diese Weise wirst du dich auch nicht in einem engen Raum beklommen fühlen. Erkenne deinen *TIEFGANG,* deine enorme *POTENZ an Emotionen und Energien* an *und deine FÄHIGKEIT, sie auf wachsende, kreative Weise HERAUSZULASSEN, in Selbst-Entwicklung!*

Zu Anfang: Nichts kann dich von der Stelle bewegen; eine Art von trotziger Verweigerung, ein nicht Weiter-Sehen-Wollen als bis zu den Details, Dingen, Menschen, Gewohnheiten von damals..., die dich umgeben oder bereits lange in dir wohnen. *Erweiterung ist gefragt, eine innere Dynamik, ein In-Bewegung-Bringen Alter Gegebenheiten, ein Loslassen dieser 1001 Details aus der Außenwelt, und vor allem... nicht länger deinen Fruchtbarkeitssamen AUFHALTEN, deine schöpferischen Möglichkeiten deiner Talente in Selbst-Entwicklung!* Sprühe auf, und gib dir den inneren Raum, den du brauchst. ‚Verharre' nicht länger in den Gewohnheiten von damals! Das ist nur dann möglich, wenn du dir der enormen Tiefen und des Gehaltes der Schätze BEWUSST wirst, die in dir wohnen, und der Notwendigkeit, hier Bewegung hineinzubringen und *zu Schöpfung und WIRKLICHEM LEBEN, nach Gefühl und in Taten,* überzugehen...!

Ein Anhäufen von Energien, ein Mithalten mit..., während Kreativität ihre Existenzberechtigung einfordert: wirkliche Schöpfung, *wirkliche* Weiterentwicklung. Eine Erneuerung, eine Veränderung ist hier gefragt. Eine Revision deines Lebens, *eine Tiefen-Betrachtung deiner Existenz,* dem nachzu-

[13] Lies über die psychologische Bedeutung in *Das Signalbuch* nach. Dieses Buch ist bei Erscheinen des vorliegenden Werkes noch nicht in deutscher Übersetzung erhältlich.

gehen, welchen Sinn das Leben für dich in *seiner tiefsten Bedeutung* hat, in welche Richtung du dich auch immer wachsen lassen magst.

Du bist bereits lange den gleichen Gewohnheiten verhaftet (z.B.: im Bereich des Gewohnheits-Verhaltens und der Denkmuster oder äußerlicher Normen..., Gewohnheitsmuster, die sich ständig wiederholen...: nicht *wirklich aus deinem tiefsten Inneren* kommen, sondern ‚aus Gewohnheit'...), du stellst nichts mehr in Frage. Jeder macht das so, oder dein Vater bzw. deine Mutter machte es auf diese Art und Weise, und du tust es selbstverständlich auch so. Warum solltest du weiter und tiefer darüber nachdenken? Es ist doch gut so? Weitergehen? Sich weiterentwickeln? Warum, es läuft doch gut so? Bis das Leben dir ein Signal sendet, es dir *einen Schubs* in den Rücken gibt, um dich zu stimulieren, zu Wirklichem Leben zu gelangen.

Dem dich selbst *Verstecken* unter / hinter einer ganzen Menge von Dingen, Gewohnheiten, Arbeit, Menschen, von was auch immer, Einhalt gebieten.

Komme zu einer tieferen Begegnung mit dir selbst, und entdecke die Wahrheit im Leben, unter den Details an der Oberfläche. Bleibe nicht an der Welt von Schein und oberflächlichem Vergnügen haften, an einer oberflächlichen Freude, sondern gehe jetzt *auf die Suche nach dieser reinen, tiefgehenden Freude um deine Existenz.* Lasse einmal alle alten Gewohnheiten fallen, und stelle dir einmal die Frage: „Bin ICH es jetzt, die / der das will / ist, oder sind es die Gewohnheiten von damals? Bin ich das eigentlich, oder ist es der automatische Robotter in mir, der nichts anderes hören will als diese Automatismen? Oder werde ich mich selbst ergründen, mich einmal von allem, was ich gelernt habe, losmachen, um *mich selbst* zu finden?"

Letzteres bedeutet für dich das Rettungsmanöver. Du führst es aus. Du fühlst dich glücklich und gelangst auf diese Weise zu den unglaublichen Schatzkammern deiner selbst,[14] zu *einer prachtvollen Basis, von welcher aus du jetzt alles nach oben schickst, um als Brennstoff für Aktion und Unternehmungen, Innovation und Kreativität zu fungieren.*

Du schöpfst jetzt aus den tiefgoldenen Erzadern in deinem Seelenwesen; du stehst nun in tiefer Verbindung zu *deiner inneren Kernbewegung;* du hörst auf diese dynamische Sprache in dir und setzt sie in die Tat um; *du lebst von deinen tiefsten Wurzeln und Gefühlen aus, Energien können jetzt frei und authentisch existieren.* Nun lebst du von deinem inneren Quellen-Raum ausgehend; du lässt alles frei strömen. Du befreist dich vollkommen und hast dich selbst in dieser Weite gefunden. Klaustrophobische Gefühle verschwinden.

Tief ausatmen..., ganz tief in dich selbst gehen, in deine inneren Schatzkammern gelangen..., um darauf selbstverständlich wieder einzuatmen, dann erneut tiefes, tiefes Ausatmen, wobei du dir vorstellst, in das tiefste, heilige, leuchtende, sichere Zentrum deiner selbst zu kommen: Das gibt dir ein immenses Raumgefühl: *der Innere Raum deines Wesens;* das nimmt dir die Angst und Panik.

Und, wenn du dich nicht in einem kleinen Raum befindest, wenn du beispielsweise aus einem Aufzug befreit bist, dann weißt du, dass du dir immer und ewig *dieser inneren Tiefen und dieses Raumes, dieser Menge strudelnder Emotionen, Kraftenergien und Kraftströmungen* bewusst sein darfst..., *und du gehst weiter! Du machst etwas daraus. Du entwickelst dich selbst hin zu neuen Wegen, alte Strukturen durchbrechend, dort, wo es von Nöten ist. Ein unaufhaltsamer, befreiender, auf Evolution ausgerichteter Prozess kommt in Gang. Das Leben ‚durchströmt' dich jetzt... und bahnt sich frei einen Weg.*

---

[14] Lies in diesem Zusammenhang Kapitel 8 in *Die Zwölf Tore des Prinzen Sirius.* Dieses Buch ist bei Erscheinen des vorliegenden Werkes noch nicht in deutscher Übersetzung erhältlich.

Platzangst

Agoraphobie: Angst vor weiten Plätzen und Räumen und / oder große Angst in der Öffentlichkeit, wenn man befürchtet sich einer Situation, die eine Angstattacke auslösen könnte, nicht mehr schnell genug entziehen zu können

Kernursache

Du nutzt deinen eigenen psychischen Raum nicht; du erlebst dich selbst als unfähig, wirklich zu leben. Selbstunterschätzung: Du erachtest dich auf ‚Lebensebene' als weniger, als die anderen: inkompetent, das Leben in vollen Zügen freudig zu erforschen. Angst, dich selbst vollkommen zu verlieren (wer bin ich?): Du hältst dich an etwas fest, zumeist an jemandem.

Du hinderst dein eigenes Ich daran, vollständig herauszukommen, du schränkst dich selbst ein. Du *lässt* dich zu sehr durch Strukturen leben, durch Einflüsse anderer (dominanter) dir Nahestehenden, du hast das Gefühl, gezwungen zu werden, keine andere Wahl zu haben, als in diese bestimmte Richtung weitergehen zu müssen. Du findest dich damit ab, aber das Problem manifestiert sich über eine Phobie.

Erlebst du dich ohnmächtig, ausgesaugt, einsam, ohne Liebe…; du wurdest mit diesen Gefühlen geboren, und deine Erziehung konfrontiert dich mit deiner tiefsten Problematik, die jetzt gelöst werden sollte. Des Raumes deines totalen Ichs, des Erlebens deines Inneren Selbst, der Kräfte, die an der Basis deiner Existenz liegen und dich immer weiter wachsen lassen, durch alle deine Leben hindurch, der Fähigkeit, dein eigenes Leben nach deinen Wünschen zu gestalten…: Werde dir dessen BEWUSST.

Kernlösung

Du bist kein nichtiger Zwerg, der zufällig hier auf diesem Erdboden herumläuft. Zuerst gab es deinen göttlichen Bewusstseinskern, von dort ausgehend hast du deine Persönlichkeit von Fleisch und Blut erschaffen. Dafür hast du unbewusst eine Umwelt angezogen, die dir dabei helfen soll, dein tiefstes Problem zu lösen; über Überbetonung deines starken Zweifels. Gehe also auf die Suche nach dir selbst, und erkunde deinen Raum. ‚Ich bin'… (siehe erster Teil dieses Buches).

Wahre Liebe *gibt,* braucht nicht, ist nicht abhängig, sondern gibt Selbständigkeit. Sei also liebevoll zu dir und baue dein Leben auf innerer Weisheit auf, fühle dich sicher in dir selbst; mache dich auf die Suche nach deinem tiefen Inneren Selbst, das dich niemals im Stich lässt. Baue deine Strukturen systematisch von dieser persönlichen Basis aus auf, nicht von der Vision und Lebensweise anderer ausgehend, zu denen du in Abhängigkeit standst oder noch stehst.

Soziale Phobie

irrationale Angst vor Begegnung mit Menschen und ihrer eventuell negativen Bewertung; es könnte etwas Peinliches oder Beschämendes passieren; dadurch Unsicherheit, Schüchternheit, Angst und ausweichendes Verhalten bei alltäglichen sozialen Kontakten wie z.B. Versammlungen, Telefongesprächen, Einkaufen …

Kernursache

Du stehst auf Abstand zu deinen Gefühlen, zu deiner Natur und deinem Körper; so kalt.
Du fühlst dich kalt und hoch erhaben, auf Distanz zu dir selbst. In diesem Elfenbeinturm verschließt du dich auch vor den anderen. Du fühlst dich auf deiner Basis überhaupt nicht sicher und geborgen.

Möglicherweise hast du deine Vergangenheit als kalt, unsicher und instabil empfunden. Du fühlst dich nicht dazu im Stande, selbstsicher auf eigenen Beinen zu stehen; du würdest am allerliebsten weiterhin in deinem „Ei" wohnen, so dass dich niemand zu sehen braucht, denn du hast Angst davor, dass sie dich mit ihrer Kälte, mit ihren Augen, die von oben auf dich herabsehen, töten werden…, aber eigentlich bist du selbst es, die / der dich so sieht.

Du fühlst dich „geringer", hast Angst, du traust dich nicht wirklich, du selbst zu sein, du bleibst lieber wie ein Wurm unter der

Erde, denn du bist „nicht gut“, du empfindest die Erde und die Menschheit nicht als warm und behaglich, weil du dich selbst gar nicht warm aufnimmst. Wenn du dich kritisch verurteilst, fürchtest du die tötenden Blicke eines anderen. Weil du die Macht in dir nicht anerkennst, fürchtest du die Macht des anderen über dich.

Wenn in dir die Überzeugung herrscht, dass der Mensch hart und kalt ist, dass der Mensch kein eigenes sicheres Fundament in sich trägt, dass er sich am besten versteckt, dann wirst du Lebensumstände anziehen, die dieses Bild bestätigen, wodurch du verletzt oder noch mehr enttäuscht wirst; so wirst du dich noch stärker zurückziehen. Ängstlich, zuweilen aggressiv, in verteidigender Haltung.

Kernlösung

Transformation. Befreie dich von deinen Erfahrungen aus der Vergangenheit, und lasse dich geboren werden! Gehe im Vertrauen auf dein tiefstes Selbst weiter, und fühle dich sicher in dir. Sei du selbst, sei deiner wahren Art treu, und störe dich niemals daran, was andere über dich sagen oder denken.

Du wirst zuerst und vor allem dich selbst warm empfangen, dir Behaglichkeit schenken: die Wärme, die Anerkennung deines Körpers und deiner natürlichen Sehnsüchte zulassen. Komme zu dir nach Hause! Nichts und niemand kann dich bedrohen, es sei denn du selbst, mit den negativen Überzeugungen dir selbst gegenüber. Du bist als Mensch gut und einzigartig, wie du bist.

Spüre diese warme Basis, lege dich in den Armen der Liebe zur Ruhe, fühle dich im unvergänglichen, göttlichen Selbst aufgenommen, wage es, zu leben, lasse die Raupe zum Schmetterling werden. Empfinde diese reiche Gefühlswelt in dir, und unterdrücke sie nicht.

Baue das Leben aus wie ein Paradies: Du erschaffst dein Leben mit deinem Bewusstsein, *lasse* dich nicht leben. Suche nur Kontakt zu Menschen, bei denen du dich wirklich wohl fühlst; fühle dich niemals „verpflichtet“.

Du hast Angst vor Tieren im Allgemeinen

Kernursache und Kernlösung

Lebens-Wasser will strömen, von oben nach unten, aber es wird in deinem Kopf gespeichert. Gespeicherte Lebensenergien, Gefühle und Gedanken in deinem Kopf suchen einen Ausweg nach unten, erdwärts, in deinem Körper, zu deinen Füßen, deinen Wurzeln. In welcher Höhe hast du dich aufgehalten, wo bist du so lange gewesen*: in deinem Kopf, in deinen Gedanken, gleichsam über deinem Körper schwebend?* Dachtest du, du würdest die meisterliche Weisheit dort ‚hoch über' deinem Körper finden, im Hut des Zauberers? Du gibst dem *Geist zu viel Macht* und entkräftest damit die Gute Macht des Irdischen in und außerhalb von dir selbst. Abstand zu diesem irdischen Natürlichen. Nein, dies will das Leben nicht von dir: denn losgelöst von der Erde, *losgelöst von deinem Herzen, vom Nabelstrang mit den ‚Irdischen Regionen' abgekoppelt: dies ist kein ‚Leben', keine ‚Natur' mehr. Tiere symbolisieren einen Teil der Irdischen Natur mit ihren irdischen Kräften: wenn du vor etwas in dir selbst flüchtest, dann hast du auch außerhalb deiner selbst Angst davor.*

Jede Tierart symbolisiert zudem einen bestimmten Charakterzug; lies nötigenfalls den Text jenes Tieres, das dir am meisten Angst macht, im Tierbuch[15] nach, dann wirst du sehen, wovor du in dir selbst am meisten flüchtest. Eine Integration dieses Bestandteils ist vonnöten.

Warum bekommst du ein solches Signal? *Weil auch du aufgefordert wirst zu ‚geben': die lebendige, liebevolle Strömung direkt aus dem irdischen Herzen an die Erde und all ihre guten Geschöpfe zu geben.* Tiere sind weder auf Geben noch auf Liebe abgestimmt, sondern auf ein instinktives Niveau: stellst du dich als Mensch auf das

[15] Im Buch *Wenn die Tiere sprechen könnten* .... Dieses Buch ist bei Erscheinen des vorliegenden Werkes noch nicht in deutscher Übersetzung erhältlich.

gebende Liebesniveau, an deine eigenen Kräfte als Herr über dein Leben glaubend, dann erteilst du dem Tier eine Lektion in ‚Evolution' und kommt das Tier noch nicht einmal bis zu deinen Fußknöcheln … kannst du sogar eine Art von Liebevollheit vom Tier empfangen. Sie fühlen …

Darum gilt: komme *zu warmmenschlicher Liebe, nicht im ätherischen Geistigen hängenbleiben. In erster Linie natürlich zu deinem eigenen ‚irdischen ICH'.* Als ob es eine ‚Sünde' wäre, ‚in das natürliche Fleisch' deines irdischen Körpers zu inkarnieren; mit dieser Überzeugung bist du möglicherweise geboren. Und dann *hoch über deinem Körper, im Geist, im Kopf, in den Gedanken* sich aufhaltend. Vielleicht leidest du an krankhafter Furcht vor Ansteckung oder Beschmutzung, oder Heuschnupfen, Allergie usw.[16]

Nein, ziehe dich nicht mehr zurück in deinen hohen weißen Turm, lade dich, deinen Kopf nicht mehr ‚voll', *überlade dein Gehirn nicht länger mit Energien, die am liebsten frei wie ein Wasserfall nach unten strömen würden.* Damit erzeugst du nur Kopf- und Nervenschmerzen.

Vergleiche dich selbst doch nicht mit diesem oder jenem, *wisse, dass du bist, wer du bist, dass du gut bist, wenn du nur aus (Selbst-) Liebe und Selbst-Respekt heraus lebst,* dann bekommst du automatisch auch den Respekt der anderen und strahlst du dieselbe Energie zu ihnen aus: du verdienst es, in Güte ‚zu sein', anwesend zu sein im *echten* Leben, nicht in einem *Schein-Leben, verborgen hinter einer Maske* oder unter einem hohen Hut, von dem du nur Kopfschmerzen bekommen würdest, die dich fast verrückt machen würden. Die ‚Wie müsste ich aussehen?'-Maske, ‚Wie müsste ich sein, um der Gesellschaft zu gefallen?' usw. *Sei von innen heraus ehrlich du selbst.*

[16] Lies, falls nötig, die Rubriken über *Angst vor Schmutz oder Ansteckung sowie über *Heuschnupfen.

Lasse dich doch *herunterrutschen* nach unten und umsorge *deinen Körper mit liebevoller Wärme*. Diese Glut umgibt deinen ganzen Körper, lässt keine Zelle unberührt. Das brauchst du, vor allem diese Selbst-Umarmung. Weise dein körperliches irdisches Sein und *das irdische Stoffliche* nicht länger ab.
Lass natürliche Kräfte deinen Körper durchströmen. Ein Mensch in vollem Glanze, geliebt von sich selbst und infolgedessen auch von anderen guten Menschen; kein Nasenbluten mehr[17] (beispielsweise): du schließt dich schließlich nicht mehr vom irdischen Feld ab.

Komme nicht mit hohen Anforderungen … , mit strengen Normen und einem schmerzhaften Drang *nach hoher Perfektion,* sondern komme rund herunter in den Apfel des Lebens, rolle dich selbst froh wie ein Haselnusskind[18] über Wiesen und *fruchtbare Äcker.*

Glaube an deine Pracht, die Kraft deines Seins, deines Körpers.

Angst an sich ist ein Signal: sie weist darauf hin, dass dein lebender Selbstkern dir etwas deutlich machen will: wo weichst du vom Lebensweg ab? Wenn du also verstehst, warum du Angst vor Tieren hast, und die entsprechenden Veränderungen in dir selbst durchführst, wirst du auf dem Weg des Lebensglücks ein Stück weiter sein.

Du ziehst dies an, weil der Pfirsichkern[19] ausgespuckt werden darf, weil du nicht länger mit einem Backstein in deinem Magen herumlaufen solltest, weil du all das Negative in deinen Gedanken und Gefühlen entfernen darfst, weil du an das herrliche Körperfleisch glauben darfst, auf erhaben liebevoller Ebene.

[17] Lies die Rubrik über die Bedeutung von *Nasenbluten.
[18] Lies über die Symbolik des Apfels, der Haselnuss in *Das Füllhorn - Psychologische Symbolsprache der Nahrungsmittel.*
[19] Lies über die symbolische Bedeutung in *Das Füllhorn - Psychologische Symbolsprache der Nahrungsmittel.*

Sage dann auch, was du zu sagen hast und halte dich nicht zurück, rolle nicht herum damit, rolle dich nicht vor Schmerzen zusammen, lass den Magen sich nicht vor Angst und Schmerzen verschließen, weil du nicht ehrlich sein willst oder es nicht wagst, weil du nicht sagst, was dich bedrückt (Hast du Angst, zu verlieren, was du ‚hast'? Angst ist kein guter Ratgeber.) Äußere dich frank und frei: Wahrheitsworte machen frei. Komme in die Frequenz des ‚Seins', nicht des ‚Festhalten-, Behalten-, Besitzenwollens'.

Es ist Zeit für *Transformation: ur-Plutonische Kräfte schieben sich nach oben und fordern eine kräftige Transformation.* Ur-Instinkte wollen umgesetzt werden in bewusste Tatkraft, in Schöpfungsakt, Kreativität.

Da stehen so viele Energien bereit, die dich bitten zu erkennen, dass ‚die Zeit reif ist': ja, die Orange[20] spricht darüber. Kehre dich warmdicht nach innen und sieh dir an, welchen Schritt du nun machen solltest, um dann wie neugeboren und transformiert in eine neue Phase einzutreten. Suche es in dir selbst, mit dir selbst: dieses Wachstum kann riesig sein, von großer Bedeutung, ein neues Stadium in deinem Leben. Brich mit alten Gewohnheiten, die dir bei deinem Wachstum zur Ewigkeit nicht dienen.
Beschäftige dich mit den Dingen, die dich immer wieder aufs Neue ärgern und betrachte sie genau: wo siehst du die vergrößerte Spiegelung der Dinge, der Menschen … dieser Elemente, die du eigentlich in dir selbst auflösen willst?

Beende gewisse Angelegenheiten, höre auf damit; mit dem Beil durchhacken. *Glaube an deine Urkräfte und gehe vorwärts! Tiere fühlen deine Liebe, deine Selbst-Liebe, deine Kraft …, und in dieser Harmonie-Form kann kein Tier auf negative Weise zu dir kommen. Immunität erfordert Selbst-Liebe und einen starken Glauben an dein Vermögen, dein eigenes Leben zu kreieren!*[21]

Unterbrich dich selbst nicht immer wieder, wenn du dich aufmachst zu einem neuen Weg, wenn du auf dem Weg zu einem neuen Punkt bist, das weiter und höher in der Bewusstseinsevolution liegt …

Dein Glück ist es doch, was zählt? Und das der Menschen, die dir lieb sind? Nun: sieh dir an, ‚wo du dich selbst dabei blockiert' hast und wo das Beil dich auffordert, mit etwas Altem in dir selbst zu brechen, das aus dir entfernt werden will.

Es wird ein Neuanfang gemacht. Du neigst dazu, nun *zu schnell* vorwärts zu rennen: *nimm dir doch die Zeit, Dinge GRÜNDLICH zu reinigen, wie der Bär und der Honig*[22] *dir symbolisch erzählen.*
Stolpere nicht über deine eigenen Füße … Komme näher in deinen eigenen Kreis, deinen Sonnenkreis, das Lebensprinzip, das in dir ist. Brich mit den Scheinschichten und werde auf authentische Weise der, der du im Kern *wirklich* bist: als ICH, der gute, kräftige, starke Mensch, Gottmensch, Naturmensch, von fröhlicher Art, in sonniger Freude, spontaner Strömung, in nichts gehemmt.
Diese Liebesströmung, die du nun in deinem Wesen erlaubst, sorgt dafür, dass kein Tier dir Böses zufügen kann! Das Wasser strömt, deine Lebensenergien dürfen nun frei und froh strömen. Du versperrst deinen Lebensweg nicht länger; du lässt dich selbst weitergehen.

Lies eventuell zur Ergänzung auch die Texte ‚Angst vor Hunden' (siehe weiter oben) und ‚Schlangenbiss'. Sowie den

[20] Lies über die symbolische Bedeutung in *Das Füllhorn - Psychologische Symbolsprache der Nahrungsmittel*.

[21] Lies hierüber in Teil I.

[22] Lies über die Symbolik von Honig in *Das Füllhorn - Psychologische Symbolsprache der Nahrungsmittel* und über die Symbolik des Bären in *Wenn die Tiere sprechen könnten …* Das letztgenannte Buch ist bei Erscheinen des vorliegenden Werkes noch nicht in deutscher Übersetzung erhältlich.

Text im Buch *Neue Tage* mit dem Titel ‚Manus der Einfache und der Große schwarze Hund'.

Und *stimme dich auf LEBEN ab … und auf Liebe, auf Sein … dann kann keine negative beißende Energie eines Tieres dir jemals Böses zufügen.*
Friss keine aggressiven Kräfte, keine Wut in dich hinein … Liebe zu dir selbst, zum Leben, zu allem, was lebt, bringt dir friedvolle Erlebnisse.
Tiere spüren, wie gerne du dein eigenes natürliches Ich hast (oder nicht), wie du Die Natur sein lässt, in gebender liebevoller Bewegung … (oder nicht), wie sehr du ‚das stoffliche physische Sein' liebst und nicht länger in einem hohen ‚Geistesturm' haust. Tiere weisen dich darauf hin, dass es dir nicht gut gehen kann, wenn du nicht in Liebe in dein irdisches stoffliches Wesen eintrittst, in diese Urkräfte, deine Gefühlsströmungen. Sei dankbar dafür und führe nun eine Transformation durch; Schritt für Schritt …

Und du brauchst dabei nicht perfekt zu sein: Erkenne dein ICH an, glaube an deine ICH-Kraft und *installiere keine Macht außerhalb deiner selbst*, denn dadurch könntest du ein Signal anziehen (beispielsweise einen kleinen Hund, der Macht über dich gewinnt und dich beißt), sondern wisse, *dass du als liebevoller Herr deiner selbst dein Leben lenken solltest, keine Lebenskräfte unterdrückend, keine ehrlichen Worte, keine Gefühlsströmung in deinem Wesen mehr unterdrückend.*

Kurz: *nicht das ‚Tier' und das ‚instinktive alte Verhaltensmuster, zu dem auch Ängste gehören', sind Herr über dich,* sondern du selbst machst *dich zum Herrn über dich selbst, du gestattest es dir selbst, in natürlichem Sinne zu strömen, zu sein, zu geben in Liebe …*
Wahre Liebe verjagt jede Angst: kehre dich tief nach innen, in Liebe. Innerhalb dieses Wahrheitsfeldes kann keine ‚Gefahr' eindringen.

Du hast Angst vor Hunden

Kernursache und Kernlösung

Du versuchst *mit allen Mächten und Kräften, etwas zu überspannen. Macht außerhalb deiner selbst zu halten, über Dinge oder Menschen, weil du nicht in ausreichendem Maße glaubst, dass die Macht über dein Leben in deinen Händen liegt.* Die Wirkung ist stark, und du überforderst dich.

Dies steht symbolisch für die Tatsache, dass du dich selbst eigentlich vollständig beherrschen willst, dass du deiner eigenen Kräfte Herr bleiben willst. Das *M von machtreiche Beherrschung* wird hier großgeschrieben: du kannst Gewichte tragen, du hältst durch, du fühlst dich stark. Um doch zu beweisen, dass du stark bist, tust du dich größer vor, als du bist: weil du im Kern Angst hast, *weil du davon überzeugt bist, dass der Mensch eigentlich doch nur ‚klein' und machtlos ist,* was du dir natürlich einredest. Also strengst du dich an, um zumindest *doch in der Welt der Materie wie ein Kraftprotz standzuhalten.* Extreme wühlen in deiner Seele.

Mangelndes Vertrauen in das Leben und dadurch dich stärker grollend und angespannt verhaltend als nötig. Genau wie ein Hund[23], der grollend sein Territorium verteidigen würde, ein Hund, der in seinem Seelenkern überhaupt nicht vertrauen kann, was du als Mensch sehr wohl könntest. Ein Hund, der instinktiv seine Haare aufstellt und sein Territorium verteidigt: auf dieselbe Weise würdest du dich im Leben verhalten. Aber der Mensch hat sich gerade deshalb auf die Erde gebracht, um sich weiterzuentwickeln und zu absolutem Vertrauen zu kommen.

Dies ist nur möglich, wenn er alles ‚Haben- oder Greifenwollen' loslässt und ruhig in

[23] Lies über die tiefere Symbolsprache des Hundes in *Wenn die Tiere sprechen könnten…* Dieses Buch ist bei Erscheinen des vorliegenden Werkes noch nicht in deutscher Übersetzung erhältlich.

seine Schwingung des ‚Seins' kommt. Solange der Mensch nicht in diesem ‚Sein' lebt, sondern haben will, greifen will, kontrollieren will usw. … sendet sein Seelenkern ihm Angst, um deutlich zu machen: so kommst du nicht weiter, so arbeitest du gegen das Leben.

Was wirst du tun: *loslassen oder gerade festgreifen?* Dich zurückziehen oder dich jetzt erst recht scheinbar unberührt manifestieren? Du weißt es tief in dir selbst: alles, was noch möglich ist, wirst du tun; ‚das liegt nun einmal in meiner Art', sagst du dann, ‚ich muss es doch tun, wer soll es denn sonst tun?' Und so erzeugst du das Gefühl, dass es doch gut ist, dass du da bist, dass man eigentlich nur schwer ohne deine Fähigkeiten auskommen könnte. Dies kann auch eine *Machtssituation* gegenüber anderen schaffen: ‚sie brauchen mich'. Macht und Ohnmacht gehen Hand in Hand. Denke darüber nach, ob dies für dich gilt.

Erkenne nun: dass du keine Bedingungen an das ‚sein dürfen' deiner eigenen Person stellen solltest. Du solltest die Dinge nicht so sehr überstrapazieren.
Überanstrenge dich nicht, versuche nicht alles so weit zu begreifen / umfassen: sei nach und nach einfach du selbst, nichts oder niemanden festgreifend. Du brauchst dich nicht mit großer Macht zu manifestieren, um den Feind in die Flucht zu schlagen, um Situationen im Griff zu behalten. *Lass los!*

Deine Kraft ist in dir selbst, dein Lebenskern produziert innerlich eine Kraft, die durch nichts in den Schatten gestellt werden kann*; wichtig ist nicht, dass du dir dies äußerlich selbst beweist (nicht für dich selbst und auch nicht für die anderen), sondern dass du dich an diese innerliche Urkraft anschließt.*

Aber fürchtest du, dass alles deiner *Kontrolle* entgleiten würde, *dass du einer bestimmten Situation nicht mehr Herr bleiben würdest*? Dann entspringt dies dem *Urinstinkt* um ‚überleben zu können, auf der Erde auf den Beinen zu bleiben, als Mensch'.[24]

Vergiss nicht dass das Leben dir alles schenkt was in diesem Augenblick gut für dich ist, wenn du nur in Vertrauen lebst, ohne dich auf übertriebene Weise aufzudehnen. *Dass du deinen Bereich nicht sichern oder beschützen solltest. Dass du keinen Machtsgriff auf etwas oder jemanden anwenden musst, dass du deinen ‚Besitz' nicht ängstlich sichern musst, dass du ruhig ‚loslassen' darfst und einfach stark auf deinen innerlichen Felsen bauen solltest. Jede Macht-Demonstration und jeder Drang, (Besitz oder ein Territorium) zu sichern, ist wie das Verhalten eines Gorillas, der sein Reich in Gefahr sieht.*

Aber du bist doch in deinem Herzen ein königlicher Mensch? *Von Herz und Nieren aus, aus deiner eigenen Natur heraus,* deinem Körper in seiner Gesamtheit, lebst du doch als ICH, oder etwa nicht? Daher die Furcht vor Naturkräften, die außerhalb deiner selbst liegen, in diesem Fall in der Gestalt von Hunden. Du solltest nun einsehen, *dass deine natürlichen Gefühle dich auffordern, sie weiterströmen zu lassen, dass du dir selbst, deinen Nieren und Wasserwegen im Allgemeinen*[25] *eine entspannte Strömung erlauben darfst. Lasse die Lebenssäfte, die Flüssigkeiten, das Lebenswasser, deine Gefühle und deine natürlichen Seinskräfte frei und geschmeidig durch deinen Körper gehen.* Habe keine Angst, *stemme* dich nicht dagegen, denke nicht, dass du wie Atlas die Welt auf deinem Rücken tragen musst. *Lebe nach der Überzeugung, dass das Leben nicht schwer zu sein braucht, dass du dich nicht - im Voraus - breitbeinig bereithalten musst, um Kräfte und Lasten hochzuheben.*

---

[24] Lies über die tiefere Symbolik von Sonne in Jungfrau in *Befreiende Astrologie - die tiefere Symbolik der Sonne in den Tierkreiszeichen* (aus der Bücherserie zum Thema "Astrologie und Tiefenpsychologie"). Dieses Buch ist bei Erscheinen des vorliegenden Werkes noch nicht in deutscher Übersetzung erhältlich.

[25] Lies die Rubriken über die psychologischen Übereinkünfte zwischen *Nieren und *Harnwege.

Dein Sein fordert dich auf, zu einer grundsätzlichen Gefühls-Ruhe zu kommen. Lasse den ‚Mond' in deinem Herzen zur Ruhe kommen: gib dem Ursicherheitsgefühl in dir selbst bewusst Gestalt. Arbeite bewusst daran; leiste keinen Widerstand dagegen. Du kannst auf beiden Ohren schlafen, denn das Leben, dein Leben, IST sicher und geborgen. Nur solltest du nach diesen Überzeugungen leben, so dass du als Folge derselben ein solches ruhiges, entspanntes und sicheres Dasein erschaffst.

Das Gefühl, das Lebensgefühl fordert nun eine absolute Ruhe, will dass du es wagst, die Augen zu schließen: mit geschlossenen Augen das Leben zu sich zu lassen und einmal alle Sorgen, alles Denken, Verantwortlichkeitsgedanken loszulassen, um zu vollkommener Ruhe im Leben zu kommen: Basis-Vertrauen schaffen, nach der Überzeugung lebend: ‚dem Leben selbst kann man vertrauen'.

Die hiermit verbundene Ursache: Die Macht des zu Großen Geistes in deinem Kopf; hiermit solltest du brechen. Der Geist und die Gedanken, die eine zu große Macht auf den körperlichen, den Gefühlskörper haben.
Wir verweisen hier für die Lösung auf die Symbolik der ‚Petersilie'.[26]

Lasse die Einheitskraft Körper-Geist triumphieren; kehre dich nicht von dieser Zusammenarbeit zwischen Geistesbewusstsein und Körper ab, als Mensch, der seinen Wert kennt, sein natürliches Vermögen, das Schönste zu erschaffen.
Und dafür brauchst du dich weder anzuspannen, noch eine Abschreckungshaltung einzunehmen, oder dich in defensivem Sinne bereitzuhalten, und du brauchst auch nicht deine Schultern darauf vorbereiten, damit sie die auf sie zukommenden Lasten bewältigen könnten: denn du schaffst ab jetzt dein Leben auf eine ruhigere, menschenwürdigere Weise: du sorgst für dich selbst, für deine Gesundheit. Du überlastest dich nicht mehr und entspannst deinen Rücken, deine Schultern, deine Hüften, dein Becken[27]; jede krampfhafte *Gespanntheit* verschwindet nun. Gänzliche Entspannung. Alles von deinen Schultern gleiten lassen: zu Ruhe und Vertrauen in das Leben kommen, dass du in deinen eigenen Händen hältst.[28]

Möglicherweise hast du dich über etwas Schwieriges aufgeregt, das dir einfach nicht gelingen wollte, beispielsweise die Lösung eines kleinen praktischen Problems; du wirst ungeduldig, versuchst es zu erzwingen, zu hastig, zu gestresst, gleichsam als ob du einen großen Schrank durch ein viel zu kleines Fenster hereinziehen wolltest. Und du wirst nervös, weil es so schwierig ist.

Betrachte die Dinge dann einmal anders: *wenn du die Dinge aus einer ‚sanften, milden' Haltung heraus betrachtest und in deinem ‚Sein' bleibst, ohne Druck oder Stress, werden die Dinge gleichsam wie von selbst einfacher laufen. Also ohne dich gehetzt zu fühlen und in einem ‚Wissen': was gut ist, das ist, wird so sein, ohne etwas zu erzwingen, ohne zu schieben, zu rütteln oder zu zwängen.*

Das Leben braucht kein schweres Stück Arbeit zu sein: bleib nah bei dir selbst, gehe ruhig mit den Dingen mit, in Mobilität, aber ohne bestimmte Dinge in Zeit oder Raum schneller oder größer erzwingen zu wollen. Sieh es nicht als zu groß, zu breit, als zu ‚es *muss* jetzt sein', sondern lasse alles wie ‚von selbst' kommen; hilf dem Kind, geboren zu werden, als Hebamme (um nur ein Beispiel zu nennen); begleite, aber ziehe es nicht auf erzwingende, überstrapazierende Weise heraus. Dann wird dir die Natur helfen. Lasse ein wenig los, glaube ... und begleite auf innerlich ruhige Weise; dies ist nur dann möglich, wenn du

[26] Lies über die Symbolik der Petersilie in *Das Füllhorn - Psychologische Symbolsprache der Nahrungsmittel.*

[27] Lies die Rubriken über die psychologische Symbolik dieser Körperteile.

[28] Lies hierzu in Teil I.

an dieses Naturgesetz, dieses Gesetz des Lebens glaubst: *dass ein Mensch auf einfache Weise etwas erreicht, wenn er nur tut, was das Leben von ihm verlangt, ohne mehr oder etwas anderes erzwingen (begehren) zu wollen, wenn er nur Vertrauen in diese Prozesse hat, und dass alles in Ordnung kommt, was ‚gut' ist für seine Entwicklung, dass er nicht zu ‚greifen' braucht und nicht übermäßig zu kontrollieren braucht, nicht Macht-zu-halten braucht, den Bogen nicht zu überspannen braucht, nicht zu begehren, nicht zu erzwingen braucht.*

Darum gilt: kenne deine Würde als Mensch, in weißer Reinheit, *wie ein Rochen,* der breit und zierlich im Wasser des Lebens schwimmt.[29] Er ‚ist', aber will nicht greifen. Er ist voller elektrischer Urkräfte und weiß, wie er diese auf einfache Weise einzusetzen hat, urstark, aber ohne Nervosität. Du, als Mensch, verfügst noch über so viel mehr Urkraft. *Ein aufgestauter Strom darf fließen,* ein Fluss, der sich wie von selbst in dieser und jener Richtung einen Weg bahnt: so darf dein Leben verlaufen.

Folge dem Lebensstrom und denke nicht, dass du einen Strom umlenken müsstest. Dass alles dir wie schwere Arbeit erscheint, kommt daher, *dass du nicht gut genug ‚fühlst'.* Um deine Angst zu überwinden, ist es nötig, dass du dich mit deinem inneren Gefühl verbindest, mit der natürlichen Strömung in dir, und *wisse, dass du dieser lebenspendenden Strömung, deinem ‘Gefühl', deiner Intuition, folgen darfst. Und dies braucht nicht ‚überdacht' zu werden - immer nur denken -, denn es geht um ein tieferes ‚Wissen',* ein tieferes ‚Fühlen' in dir als Mensch.

Lasse den kleinen Mond in deinem Herzen nun ruhig schlafen und morgen kann wieder ein vertrauensvoller Beginn gemacht werden, ein Tag voller Freude, Arbeit und Entspannung in Ausgeglichenheit. *Dein Geist und Körper zu Einem verbunden: Erde und Geist, Körperkraft und Herzwärme.* Ganz nah bei *deinem Gefühl* geht alles so viel besser.

Vertrauen kannst du nur vom Herzen aus Fühlen. Also: trete ein in dieses Herz, dieses Gefühl, ganz sanft und liebevoll, ganz mild. Erkenne auch die natürliche Urkraft in dir selbst an, als bewusstgewordener Mensch.[30] So wirst du keinen Hund mehr fürchten.

Liebevolle Nähe zu dir selbst, zu deinem Herzen, nah bei deiner/m irdischen-Natur-deinem-Körper. Diese *gebende-erlebende Liebe verjagt jede Angst.* Entspannt und dankbar, *ohne Greifen oder Verteidigen,* ohne aggressives ‚ich bin bereit, komm nur', das Nudelholz in der Hand ...

Hallo lieber großer starker Hund, wir lieben uns selbst und die Erde, nicht wahr?

Angst vor Spinnen

Arachnophobie

Kernursache

Angestaute Aggression und unterdrückter Geltungsdrang. Innerer Widerspruch: Auf der einen Seite bist du gefangen, unsicher und ängstlich, du fühlst dich nicht wirklich im Gleichgewicht, verlässt dich in deinem Leben auf andere, deine Phantasie geht mit dir durch, du vertraust nicht auf dein tiefstes Selbst, du wagst es nicht, dein Leben entschlossen aufzubauen, du hältst dich frustriert zurück; auf der anderen Seite fühlst du dich deiner Freiheit beraubt, vielleicht gar wie ein Hund, der es müde ist, noch länger angekettet zu sein und dienen zu müssen; du steckst voller Sehnsüchte und Begierden, aber du kannst sie nicht wirklich befriedigen; ein unbewusster Drang, dich aufzulehnen, mit einer Situati-

[29] Lies über die Symbolik des Rochens in *Das Füllhorn - Psychologische Symbolsprache der Nahrungsmittel* und in *Wenn die Tiere sprechen könnten ....* Das letztgenannte Buch ist bei Erscheinen des vorliegenden Werkes noch nicht in deutscher Übersetzung erhältlich.

[30] Lies über das Märchen *Manus der Einfache und der Große Schwarze Hund* im Buch *Neue Tage*.

on zu brechen, in der du dich gefangen fühlst, ein Drang zu autonomer Selbstwerdung…, aber die Angst und der Zweifel an dir selbst verhindern diese Entwicklung.

Ein stark verdrängter Geltungsdrang wird auch zu Konflikten mit deiner Umgebung führen, vor allem mit denen, in deren „Klauen" du dich gefangen fühlst. Du bist dir nicht wirklich deines wertvollen Selbst bewusst, du misstraust deiner Natur, kommst nicht wirklich zu Selbstverwirklichung.

In deinem Kopf lebt eine Welt der Phantasie; du machst dir etwas weis, weil du nicht wirklich hier-und-jetzt mit deinen Füßen auf dem Boden, in der Realität stehst. Wenn du dich vor deinem eigenen tiefen Inhalt fürchtest, wenn du nicht auf deine eigene Basis vertraust, wirst du dich im Leben bedroht fühlen.

Kernlösung

Lasse dich nicht packen, fasse *selbst* den Stier bei den Hörnern, und traue dich, dich zu verwirklichen. Finde ein Gleichgewicht: Lasse das Selbstbewusste Ich die Macht über unbewusste Fragen und Gefühle übernehmen.

Angestaute Kräfte schreien nach Befreiung: Gehe weiter! Entdecke deine inneren Werte, deine Möglichkeiten.

Vertraue deiner Natur, und lebe dich so aus, wie du dich innerlich fühlst. Lasse angehäufte Energien in selbstbewusster Aktion und Kreativität frei aufgehen!

Ängste und Phantasie verschwinden, wenn du auf eigenen Beinen stehst, im Vertrauen auf dein tiefstes Selbst, wenn du keinen Teil mehr von dir scheust und als „schlecht" versteckt hältst.

Dein innerer Kern ist gut und schön; nichts und niemand vermag dich zu bedrohen, wenn du erkennst, dass du es verdienst, dich selbst zu verwöhnen.

Nimm dich fest in Hand, und schenke dir alles Schöne, das deinem Wert entspricht; verstoße keinen Teil von dir, lasse dich nicht länger „ergreifen", weder von den anderen, noch von Spinnen.

In Liebe zu dir die Meisterschaft über dich annehmen.

PHOSPHOR (P)

Mangel, unzureichende Assimilierung von

Kernursache

Unzureichende Präsenz deines tiefen Seelen-Gehaltes hier-und-jetzt in deinem Körper.

Du ziehst deine Persönlichkeit sozusagen nach hinten, beziehungsweise nach unten: Du verehrst andere, aber selbst fühlst du dich zu schwach, zu biegsam, mit zu schwachem Rückgrat. Du fühlst dich sozusagen an der Nase beringt, allzeit bereit, wie ein Pferd für seinen Meister. Denn du fühlst dich ohnmächtig, wirklich *selbst* das Heft in die Hand zu nehmen, du erkennst deine Bewusstseinskräfte zu wenig, gehst in die Knie, zu weich, zu wenig ICH-bewusst, du würdest dich mit etwas Größerem, etwas Nebulösem oder Abstraktem verschmelzen lassen…, schlussendlich würdest du zum Zombie werden und dich nicht mehr von dieser Erde fühlen…

Kernlösung

Werde dir also deines Selbst, deines Körpers bewusst, und schwebe nicht davon! Komme mit beiden Füßen auf die Erde, und spüre die Kraft deiner Muskeln, wie sehr du Herr deines Körpers und deines Lebens bist.

Finde ein goldenes Gleichgewicht zwischen rationalen, bewussten Denkmustern auf der einen Seite und andererseits deiner intuitiven Empfindsamkeit, ohne dabei noch eine von beiden Seiten zu unterdrücken. Trage auf kraftvolle Weise deine Energien und Emotionen, und lasse alles fließen, so dass eine Freigabe von Lebens-Energien dich stärker mit der Freude des Lebens konfrontiert: So spüre die Wärme in deinen Adern.

Es sind die persönliche Wertschätzung und die Liebe zu dir selbst, die dich den Triumph des Lebens gewahr werden lassen. Du musst in deinem Leben „der / die Erste" sein, lege das Königtum jetzt in dich selbst, auf Erden. Habe keine Angst:

Nichts Negatives kann dich überkommen, Teufel existieren lediglich in dem Maße, wie du sie existieren lässt; du bist dazu im Stande, deine Zukunft so auszubauen, wie du es möchtest. *Lasse* dich nicht leben, sondern ergreife dein Leben mit beiden Händen.

PICA

Lust auf festen Strukturen zu kauen oder wiederholt bestimmte „nicht essbare“ Stoffe, wie Farbe, Erde, Seil, Insekten, Steine, Haare, Eis, Maisstärkemehl usw. zu essen

---

Kernursache

Auf der einen Seite möchtest du alles ängstlich von dir stoßen, andererseits nimmst du das Tierisch-Instinktive in die Hand und siehst es dir an. Gegensätze in dir: Anziehung-Abstoßung. Ekel-Neugierde. Du spürst eine tiefe Angst vor dem Primitiv-Tierischen, das in einem Menschen stecken könnte, vor dem Parasiten, der sozusagen unbemerkt in dich eindringen könnte. Steckt die Bestie in dir oder nicht? Bist du „besessen“? Du scheinst Angst davor zu haben…, vor diesem tiefen Untergrund in dir, du siehst es als düster an. Die Angst fasst dich bei der Kehle, deine Augen quellen förmlich hervor, deine Schilddrüse drückt sich zusammen, du flüchtest sozusagen vor dir selbst.

Dich auf die Suche nach deinem *echten* Selbst machen! Rede dir nicht länger ein, dass düstere Untergrundkräfte in dir stecken würden; alles in deinem Körper ist schön, alle diese Energien und Kräfte, Emotionen…, wenn du nur aus deinem Herzen heraus lebst, aus der Überzeugung, dass du als Mensch nicht düster oder schlecht bist, dass kein schmutziges „Etwas“ in dir wohnt. Die fleischliche, liebevolle Präsenz in dir ist eine absolute Notwendigkeit: Sieh das Fleisch, den Körper des Menschen und seine Geschlechtsorgane nicht als etwas Düsteres an. Habe keine Angst… vor dem Tier, das in dich hineinkriechen könnte: Denn du vermagst doch alles mit dem Licht deines Herzens zu durchfluten? Du musst einsehen, dass du nicht wie ein leeres Maskenbild, wie eine Marionette, eine engrationale Person, ein Rollen-Spieler oder wie ein oberflächliches Image… auf Erden lebst, dass du kein äußerliches „vorbildhaftes Bild des Scheins“ in Stand zu halten brauchst, weil du innerlich ohnehin etwas Bestienartiges in dir tragen würdest…; du solltest hingegen einsehen, dass du als ICH einen höchst einzigartigen INHALT hast, der keinem anderen gleicht. Du bist kein Klon eines anderen Menschen, keine Nummer, kein „Niemand“, der von irgendeiner „Bestie“ oder einem „Teufel“, von dunklen Kräften oder Begierden in Besitz genommen werden kann: Du hast dir das Leben gegeben, du als Unikum, keinem anderen gleichend!

So zeige es auch! Zeige dein *echtes* Angesicht! Zeige dich selbst! Entdecke, wer DU bist, und stehe dazu! Du zweifelst jedoch an dir selbst, an deinem Inhalt, ob dein Inhalt wohl existiert, und wenn ja, ob er dann auch gut ist, oder vielmehr *völlig* düster und schlecht…??

Einerseits möchtest du deinen Resonanzkörper – deine Lungen, deinen Mund, deine Kehle – weit öffnen, auf der anderen Seite siehst du plötzlich keine Perspektive mehr; wozu das alles? Warum noch? Keine oder zu wenig Lebensmotivation. Eine Schreckensherrschaft dir selbst gegenüber. Einmal willst du, dann wieder nicht; das eine Mal spürst du das Ja, dann wiederum verneinst du; ein Wechselbad der Gefühle. Mit Abscheu schaust du möglicherweise auf das Niedere, auf das Tierisch-Sexuelle beispielsweise, vielleicht unfähig, das Sexuelle in die Sphären des Herzens, der Liebe zu integrieren. Du ekelst dich vor dir selbst, du ekelst dich vor einem Teil des Mensch-Seins, weil es dir nicht gelingt, dich mit dem Schönsten in dir zu identifizieren.

SIEH dich an, dein wahres Angesicht: Komme zu der Erkenntnis, wer DU bist, zu der Anerkennung deiner selbst. Laufe nicht davor weg; sieh dich nicht als hässlich an, wie von etwas Dunklem besessen, als *an-*

ders als du bist, als ein düsteres Tier. Halte dir den Spiegel vor, und sieh genau hin, entdecke die Schönheit deines ganzen Wesens, deines körperlichen Seins, deines Seins als ICH.

Zweifle nicht länger an der Idee Mensch, tue dir nicht unrecht! Welche negativen Überzeugungen in Bezug auf dich du auch immer hegst, sie sind eine Lüge. Es wurde Zweifel gesät, und der Mensch nahm einen Bissen vom Apfel[31] und suchte AUSSERHALB von sich nach ERFÜLLUNG; er dachte, dass er das „Verbotene" außerhalb von sich suchen müsse..., weil er seine eigene Göttlichkeit und seinen reichen Inhalt verleugnete. Er fand sich hässlich, begierig und habsüchtig, eifersüchtig und düster..., und nach dieser Überzeugung hat er fortan gelebt. Eine urtiefe Überzeugung, die der Mensch in sich vernichten sollte! Der Mensch ist ein Prachtwesen; er hat alle erdenklichen Möglichkeiten: Hört er auf das „Gute" oder auf das „Böse"? Jeder hat diese Entscheidung für sich zu fällen. Folgt er der ersten Stimme, dann hält er sich für einen guten Menschen, und er wird glücklich und innerlich friedlich werden. Glaubenskraft macht stark.

Der Mensch sucht die „Füllung" nicht länger außerhalb von sich, sondern weiß, dass er das Allerschönste in sich finden kann. Also kämpfe nicht länger gegen dich, gegen das Böse (in oder außerhalb von dir), sondern sieh dich als einen guten und edlen Menschen an, und richte dich auch als solcher ein. Begierden und Besitzdrang schwinden, wenn du dich erfüllst, wenn du dich auf dein Herz abstimmst und an deine Fülle, an deinen Wert, an deine Schöpfungskräfte als Mensch glaubst! Emotionen, Kräfte, Sexualitätsenergien stellen sich somit in den Dienst von etwas Wunderschönem, in den Dienst des Herzens. Verstecke dich hinter nichts und niemandem, hinter keinem System, keiner Organisation usw. Erlebe dich nicht als „jemand anderes" als die Person, die du *wirklich* bist; spiele keine „Rolle", funktioniere nicht wie ein „Image" oder eine „Maske", zum Beispiel dadurch, dass du jemanden imitierst, wie du ihn / sie gesehen hast...

[31] Lies hierzu mehr in *Das Füllhorn - Psychologische Symbolsprache der Nahrungsmittel.*

Kernlösung

ENTDECKE jetzt dein ECHTES SELBST! Deine einzigartige Pracht. Befreie dich in dem Sinne von einer Besessenheit, dass du alles aus dir bannst, was du nicht wirklich bist. Imitiere nicht länger, sondern WERDE WIRKLICH DU SELBST. Identifiziere dich mit niemand anderem als mit dir: Mache dieser Form von Zwiespältigkeit ein Ende. Du brauchst nichts und niemandem zu entsprechen, du brauchst niemanden nachzuahmen, kein vorbildhaftes Abziehbild zu sein, um das „Düstere", was du in dir empfindest, zu kompensieren. Du darfst und musst du selbst sein, erst dann kannst du dich wie aus *einem* Guss fühlen: herzensgut, glücklich. Sei dir darüber im Klaren, dass ein prachtvoller Inhalt in dir wohnt, der auf deine Entdeckung wartet. Stehe dazu, WER du jetzt bist, was du dir jetzt tatsächlich wünschst, und was du willst. Schließe dich nicht länger in einen dunklen Kerker ein, in eine Unterweltsphäre, sondern GLAUBE an das Leben, glaube an den Menschen, glaube an das Gute, das in dir steckt. Prahle damit!

Hole das Schönste nach oben, nicht das deiner Ansicht nach Schmutzigste und Furchtbarste! Halte kein Image oder „Bild" von dir in Stand, denn es ist lediglich ein Abziehbild; stehe von innen heraus, in aller Offenheit und Ehrlichkeit, dazu, wer du *wirklich* bist. Lasse dein Lebenslied von innen nach außen erschallen! Sprich über die wunderbaren Dinge des Lebens und nicht über die Schattenseiten der „Menschheit"; die Dunkelheit wird sich schon selbst auflösen. Schließe dich jetzt diesem leuchtenden Kern in deinem Wesen an, und äußere dich, gib dich zu erkennen, trete mit deinen inhaltlichen Schätzen nach außen! Verbinde dich mit der allertiefsten, reinsten Goldquelle in dir, schließe dich den guten Menschen an, und sage dich von den untergründigen, dunklen Überzeugungen aus der Unterwelt los. Du bist ein guter Mensch, wenn du nur daran glaubst und infolgedessen auch danach lebst: Aus dem KERN heraus du selbst werden, nach Herz und Seele. Keine Maske, kein Bild, kein Image, sondern ein liebenswerter Mensch aus Fleisch und Blut, der weiß, dass er den Glauben an sich selbst aufs Neue gefunden hat, dass er selbst prachtvoll ist, im Ganzen, und dass das Düstere nicht Teil seines Ganzen ist.

In dir wohnt nichts als Reinheit und Schönheit! Du suchst nicht länger nach dem Dunklen; du kehrst dich zum Schönsten in dir, und dies erhebt alles in dir! Energien brodeln nun wie weite, reine Ströme in deinem Körper; keine Rede mehr von unterirdischen, schmutzigen Kanalisierungen, weil du dem keine Aufmerksamkeit mehr schenkst, weil du weißt, dass du, wenn du dich mit deinem echten Mensch-Sein verbindest, *durch und durch* rein bist, und dass Energien, wie Schöpfungskräfte, Gefühle, Emotionen und Sexualität vom leuchtenden Herzen aus gelenkt werden. Das ist schön und gut! Nichts Bedrohliches wohnt mehr in dir, wenn du, Engelsmensch, von diesem Bewusstsein aus, nach diesem Glauben lebst!

PINTA

Hautinfektion in Zentral- und Südamerika: erst flache, rötliche, später graublaue und noch später depigmentierte (entfärbte) Flecken, die sich schließlich verdicken können

---

Kernursache

Du siehst das Leben zu stark von unten aus, als wärest du noch ein Frosch, ein nicht zum „Prinzen“ transformiertes Wesen; mit Augen im Kopf, die förmlich hervorstehend um sich schauen, die abwarten, zuweilen ängstlich, was das Leben wohl mit dir im Sinn hat, was *andere* mit dir machen werden. Du streckst deine Fühler-Antennen aus, instinktiv-abtastend; du hältst dich instinktiv bereit, um gegebenenfalls schnell und aufmerksam reagieren zu können: die Flucht ergreifen oder auf etwas zufliegen. Du solltest besser in deinem Inneren „leben“, in dir selbst bleiben, aus dir selbst heraus leben, ohne abzuwarten…, ohne dich immer wieder auf die Außenwelt zu richten, eine Zielscheibe zu suchen oder eine Fluchtreaktion vorzubereiten. Warum dich so ängstlich verstecken, oder… warum so defensiv auf der Hut sein, um zur Not, je nach Situation, aggressiv zuzuschlagen?

Hole nicht herein, ziehe die Dinge nicht von außen in dich hinein, wie die sich aufrollende Zunge eines Kameläons: Du hast nun gerade die Möglichkeit, dich zu „entrollen“, zu geben, dich selbst als Mensch aufgehen zu lassen, aufrecht zu stehen, stark, ruhig, selbstsicher, voller Vertrauen auf das Leben. Möchtest du das nicht? Weigerst du dich? Warum weiterhin in deiner Höhle wohnen? Weil du dich dann nicht zu rechtfertigen brauchst…? Weil du dann nicht dazu verpflichtet bist, *wirklich* zu leben; spielst du lieber die Rolle des „Underdog“?

Bleibe nicht länger verborgen, unter Wasser! Trete zum Vorschein: ehrlich, aufrecht, gerade heraus… Erkenne dich an…, als Mensch. Vertraue dir, deinen urtiefen Kräften…, so wirst du auch den anderen, dem Leben, vertrauen können. Von diesem Basisvertrauen aus holst du angenehme und friedliebende Gegebenheiten zu dir. Stoße die alten Werte von ihrem Sockel, und etabliere Neue Werte. Erkenne Dinge in dir, derer du dir zuvor nicht bewusst warst. Hole dich vollkommen unter dem Staub hervor. Du brauchst dich weder zu verstecken, noch die Farbe deiner Umgebung anzunehmen, wie ein Kameläon, auf dass der so genannte Feind dich nicht sehen kann, auf dass du dich als ICH nicht zu ERKENNEN geben müsstest. Keine Scham, keine Angst: ZEIGE DICH so, wie du im Tiefsten deines Wesens bist, wie du dich fühlst.

Hast du Angst, nicht gut genug zu sein? Nicht in die Welt zu gehören, wie „sie“ es fordern? Hast du Angst davor, verletzt zu werden, wenn du dein Gesicht zeigst? Vertraust du dem Ganzen nicht? Sei dir darüber im Klaren, dass nur DU dich so anerkennen und lieben musst, wie du bist, nach Inhalt und Form, und dass kein anderes Wesen dir etwas zu sagen hat. Du kannst erst von dem Augenblick an herzerwärmende, ehrliche Kontakte zu anderen erleben, wo du dich ehrlich zeigst, wo du dich auf dein hoch-menschliches Niveau transformierst. Du bist überhaupt kein Tier, sondern ein Mensch…, der sein Leben *selbst* führen kann. Wenn du also… von deinem menschlichen Herzen aus lebst, in dem bewussten Vertrauen, dass du auf der Grundlage deiner inneren Überzeugungen dein Leben selbst führen kannst, wirst du dich offen zum Vorschein holen und nicht mehr hinter einem Schutzschild verstecken.

Schämst du dich dafür, Mensch zu sein? Würdest du dich lieber hinter der Haut eines Tieres verbergen? Du verhältst dich dem Leben gegenüber zwiespältig; jetzt wirst du eine WAHL TREFFEN müssen: Als Ich-der-Mensch zu Sein oder Nicht zu sein, weiterhin verborgen unter dem Sand zu leben und dich niemals zu wirklichem Leben zu erwecken.

Trete aus dem Insektenstadium aus. Erhebe dich in deinem göttlichen Mensch-Sein; gib dir jede Chance zu einer echten Geburt; sei dir darüber im Klaren, dass, in ihrer ganzen Fülle, Werte in dir stecken, Talente und Möglichkeiten, Potenz, Liebe…, nur: Du wirst sie selbst entdecken und nach oben holen müssen. Verstoße deinen Körper nicht; sieh dich nicht als eine Missgeburt an, als einen Menschen, der unter irgendeiner ansteckenden Krankheit leidet, als ein Wesen, dass es nicht wert ist, unter anderen Menschen zu sein. Verdamme dich nicht.

Setze ALLE DEINE GROSSARTIGEN KRÄFTE EIN: um dein Leben auszubauen, um den KNOTEN der Vergangenheit ZU LÖSEN, indem du eine ENTSCHEIDUNG FÄLLST. Ja, deshalb haben sich gewaltige Energien in dir angehäuft: um mit Uranscher Ur-Kraft endlich das Seil zu durchtrennen. Schluss mit dem Genörgel über die Vergangenheit, mit der Auto-Destruktivität. Stehe aufrecht, komme stolz in deinen Körper, und zeige ehrlich dein Angesicht, so, wie du bist! Definitiv. Ungeheuer prachtvolle Kräfte werden jetzt genutzt und kommen zum Einsatz.

Kernlösung

Wie ein Herkules wirst du dich in den Dienst des Lebens in dir stellen. Du besiegst jeden fremden Eindringling (ob es sich nun um Viren, Bakterien oder um ungewünschte Gegebenheiten in deinem Leben handelt) mit *sehr* starker, entschlossener Hand, ohne Wut; du produzierst großartige Dinge.[32] Du besiegst den Tod, die Zecke; du lenkst alle deine Energien in die Richtung des Lebens. JETZT fühlst du dich nicht länger frustriert, mit angestauter Aggression beladen. Nun setzt du ALLE deine Kräfte ein, um etwas Schönem Gestalt zu geben.

Erst jetzt wirst du dir dessen bewusst, WELCHE GROSSARTIGEN ENERGIEN in dir schlummerten. Mache etwas mit ihnen. Bringe dein echtes ICH zum Ausdruck. Nutze deine Inhaltskräfte, und baue an deinem Lebensbauwerk. Dynamik! Aktion! Konstruktion! Aber ebenso: Kraft anwenden, um das Alte niederzuschlagen, um das Düstere und Selbst-Zerstörerische, das Misstrauen in dir für immer zu vernichten. Dann bist du der Meister über dein Leben. Energien können jetzt frei und froh fließen. Weitergehen und mit dem Beil zerhacken: um die Teufelsstimmen in dir zu vernichten. Du, in deiner inneren Güte, bist Stark, so stark, dass du jede Negativität (das, was sich gegen das Leben richtet) vernichten kannst.

Das Triumphlied erschallt auf liebevolle Weise… dir selbst, ja, in erster Linie deinem Königlichen Mensch-Sein entgegen…, und infolgedessen verhältst du dich in gleicher Weise den Menschen gegen-

---

[32] Vergleiche mit dem Stern Merak: Siehe *Auf Erden wie am Himmel.* Dieses Buch ist bei Erscheinen des vorliegenden Werkes noch nicht in deutscher Übersetzung erhältlich.

über, die es wert sind, deine Liebe zu teilen. Kein Versteckspiel mehr, keine unterdrückten Energien, weder Verstecke, noch starke Schwankungen, weder Misstrauen noch argwöhnisches Spähen. Du kommst ehrlich zum Vorschein, im vollsten Vertrauen! (Lies hierzu Teil I dieses Buches).

DIE POCKEN

Variola

zuerst schwere grippeartige Symptome, danach Bildung von Bläschen mit trüber Flüssigkeit

---

Kernursache

Abwesenheit vom ICH: zu verschwommen, nicht wirklich hier auf Erden, keine eigene Struktur, ein unpersönliches Hier-Sein, dich vollkommen hängen lassen, keine eigenen Grenzen setzen, ein ins andere Übergehen, ein Gefühl, betäubt zu sein, eher *nicht* als *wohl* sein, ein schwaches und kleines Gefühl, du liegst ängstlich auf der Lauer, denn du hast nicht den geringsten Zugriff auf dich.

Man kann mit dir machen, was man will, du leistest keinen Widerstand, auch wenn du ängstlich auf der Hut bist. Dominieren des Unbewussten, der Gefühle.

Kernlösung

Hier bin ICH! Ich bin kein Teil einer Maschine: Du tätest gut daran, Rücksicht auf meine Gefühle zu nehmen! Sage, was du zu sagen hast, wenn es sein muss mit erhobener Faust.

Selbstbewusstsein, glaube an dich, du bist nicht machtlos. Jeder Mensch ist in seinem Herzen groß: Wenn du dich liebst, *lässt* du dich nicht leben, dann gibst du dir voll und ganz das Recht auf ein freudvolles Dasein. Intensive Präsenz in dir, im Hier-und-Jetzt, Abgrenzung deines Bereiches, Rechte einfordern, Selbstvertrauen ohne Angst, natürliche Immunität. Dich deiner Gefühlswelt bemächtigen. Bewusstwerdung.
Lies zu Lepra, Lösung.

POLIO

Kinderlähmung

siehe auch Lähmung

Kernursache

Unterdrückung deiner Gefühle: Du kettest dich an.
Tief verwurzeltes Gefühl von Ohnmacht und Angst. Ein Gefühl, gefangen zu sein, die Angst, unter einer Macht über deinem Kopf zermalmt zu werden. Ich kann nicht, ich traue mich nicht. Zu wenig Selbstwertschätzung, du lehnst dich ab. Auf der einen Seite suchst du außerhalb von dir nach Halt, greifst du ängstlich nach dem Arm deiner Mutter, auf der anderen Seite würdest du am liebsten schnell weglaufen. „Du wirst mich nicht zu packen kriegen!"

Du suchst Schutz vor äußerer Bedrohung oder vor dem, was du als Bedrohung ansiehst, denn du bist so feinfühlig und verletzbar, du flüchtest.

Wollen und nicht können; mit einer Wut auf das Leben gerichtet, nicht dazu im Stande, Unterstützung in dir selbst zu finden, weißt du nicht genau, in welche Richtung du gehen sollst. Du lässt dich von Büchern, Philosophien, Lebensvisionen oder Autoritäten beeinflussen, aber gefühlsmäßig siehst du keine Perspektive.

Du betrachtest die Welt als feindselig; du bist mit dem Dolch in der Hand geboren worden; mit unbewussten Erinnerungen aus einer weiten Vergangenheit marschierst du aggressiv und auf der Hut in die Welt hinaus. Dieser Widerstand gegen das Leben auf Erden hat als tiefste Ursache: Du vertraust den tiefen Wurzeln deiner selbst nicht, du spürst ängstliche Machtlosigkeit.

Du traust dich nicht, auf eigenen Beinen zu stehen, und du bist wütend auf die Menschen, die dich festhalten. Du fühlst dich so nichtig, dass du dich eilst, dich ängstlich zu beweisen, zuweilen im Wettstreit, zuweilen im Gewinnen von Zuneigung: Ich muss die / der Erste sein, denn sonst holt mich jemand ein, und das wäre lebensbedrohlich! In äußerster Angst zwanghaft die / der Erste sein müssen.

Emotionen beherrschen dein Leben, aber du fühlst dich gefühlsmäßig gelähmt; dein Selbstbewusstsein hat keinen Zugriff auf deine unbewussten Energien. Das ist jedoch die Botschaft deiner Krankheit; Transformation von Bewusstsein, alle Gefühle und schönen Energien frei, ohne Furcht strömen lassen!

Kernlösung

Weder Angst vor deinen tiefsten Kräften haben, noch vor dem Leben: Gib deinen Gefühlen die Freiheit, lähme dich nicht, entspanne dich, entdecke deine Möglichkeiten; die Kräfte, die tiefen Emotionen, die sich bemerkbar machen, werden sich in transformierende Energien umsetzen, die dich wachsen lassen. Komme aus deinem Versteck, entdecke die Rührung, die Freude, die Wärme und die Sicherheit in deinem Selbst.

Traue dich, sehr tief nach deinen Wurzeln zu graben, und rüttle dich wach! Erwache aus der Betäubung, lasse deine ganze Gefühlswelt aufblühen! Entdecke diese Bewegungsfreiheit in dir, erkunde deine reichen, emotionalen Klänge, und nimm intensiv Kontakt zu deinem Herzen auf. Spüre diese warme Sicherheit in deinem tiefsten Selbst, diesem ewig lebenden Kern. Wenn du dich nach Leben sehnst, werden regenerierende Energien dich genesen lassen. Stehe auf eigenen Füßen, autonom, werde dir dieser Urkräfte in dir bewusst, und sei stolz auf dich! Verwirkliche dich selbstbewusst! Ergreife freundschaftlich die Hand deiner Nächsten, fühle dich nicht länger bedroht, komme auf die Erde herab, nimm am Leben teil, und baue es nach deinen Wünschen aus.

Lasse dich nicht leben, bleibe auch nicht an der Oberfläche, sondern traue dich, deine Tiefen zu entdecken; lasse dich wirklich geboren werden. Sei liebevoll und sanft, nähre dich in Liebe, lasse jetzt allen harten Widerstand fallen. Wenn du dich im Vertrauen für das Leben öffnest, werden Lebensenergien deine Körperzellen zum Leben aufrufen.

Klammere dich nicht an anderen fest: Dein ICH ist urstark und dazu im Stande, ohne Hilfe, von wem auch immer, ein produktives und starkes Dasein auszubauen. Blockiere dein Leben nicht länger, indem du dich mit negativen Überzeugungen in Bezug auf dich selbst lähmst. Erwecke dich zum Leben!

POLYARTERIITIS NODOSA

Autoimmunerkrankung der Schlagadern, wodurch die Blutzufuhr zu den Organen gestört wird

---

Kernursache

Dein Bauwerk scheint zwar ein starkes Fundament zu haben, wie eine Steinplatte auf zwei urstarken steinernen Säulen, aber es handelt sich hierbei um ein ‚altes' Bauwerk..., wobei vor allem die Gedanken, der Geist, das, was sich tief in deinen vergangenen Erinnerungen befindet, woran du jetzt noch festhältst, worauf du dein Leben noch heute baust, eine Art von Druck auf dein Wesen, deinen Körper ausüben können.

Du behältst zwar einen kühlen Kopf, bleibst aufrecht, streng und hart, deiner alten Basis, deiner uralten Überzeugungen sicher..., aber es zeugt nicht von Offenheit, Erneuerungsdrang, Biegsamkeit und Flexibilität. „Was einmal feststeht, steht fest", so herrscht in dir die Meinung, und von Erneuerung, Milderung und Fortschritt kann keine Rede sein. Du stehst da und wartest, möglicherweise hilfst du, bist du anderen zu Diensten, aber du hilfst dir selbst damit nicht weiter, wenn du nach der Überzeugung lebst, dass alles nun einmal so sein und bleiben muss, wie es ist. Alte Werte hältst du hoch, aber dabei handelt es sich nicht um lebenswichtige Werte, sondern vielmehr um Überzeugungen und Gewohnheiten, die dein Gefühl von Sicherheit abdecken müssen; disziplinäre, straffe Richtlinien beherrschen deinen Kopf. Du denkst noch nicht daran, sie in Frage zu stellen. Du kehrst dich nicht zum Neuen, sondern backst dein Leben ewig in alten, irdischen Gesetzen fest…

Neues Wachstum ist gefragt! Öffne dich, wirf diesen alten, harten, zwingenden, statischen Zustand über Bord. Breche dich, wenn es sein muss, mit Hammer und Brecheisen auf. Lasse fließen…, was fließen möchte, lasse diese erneuernden Energien frei; äußere dich in freiem Ausdruck, und lege dich nicht hart und zwingend fest. Diese eiserne Struktur, die deine Seele verarmen lässt, deine Gefühle verdrängt und dich förmlich austrocknen lässt! Komme in Bewegung, erstarre nicht – weder bildlich noch buchstäblich – lasse die Dynamik deines „Seins" aufgehen und fließen.

Kernlösung

Dein Körper ist durch und durch Dynamik, also FIXIERE dich nicht, lege dich nicht fest, weder hauptsächlich in deinen Gedanken und Überzeugungen, noch in Gewohnheiten und Verhaltensweisen, die eine Folge dessen sind. Spalte diesen alten Stein in zwei Teile. Setze ALLE deine Kräfte ein, und spalte das Alte in der Mitte durch; wie ein Herkules gehst du jetzt weiter; du herrschst auf TATKRÄFTIGE Art und Weise über dein Leben. Du lässt keine fließenden Energien in deinem Wesen mehr brach liegen; dich kann nichts mehr halten. Wie ein Wirbelwind, wie eine Orkankraft. Benetnasch, der Stern im Schweif des Großen Bären[33] erzählt davon: Du, als Mensch, bemächtigst dich deiner Energien und SETZT SIE EIN, mit voller Kraft, in konstruktivem, immer wieder erneuerndem Sinne. Alte Bilder werden vom Blitz niedergeworfen. Du erneuerst deinen Körper fortwährend. Es gibt keinen Stillstand, kein Dominieren des Geistes und alter Gedanken-Überzeugungen mehr. Uranische Energien brechen jetzt durch: Ein radikaler Bruch mit dem Alten und ein Neuer Anfang!

Ein vollkommenes AUFMACHEN deiner selbst, wodurch Gefühle, Lebensenergien von deinem Herzen aus frei und sanft zugunsten des Aufbaus deiner selbst und deines Lebens weiter fließen können. Keine Rede mehr von Zurückhaltung; nichts als urstarke Kräfte, die sich hemmungslos weiter feuern lassen. Mit Kraft im Leben; die Energie durchflimmert jede Faser deines Körpers. Du glaubst an dich selbst, an deine Kraft, wie ein Gottesmensch gestaltest du nun dein Leben. Du machst etwas daraus; du lässt dich gar nicht hängen; du lässt nichts mehr beim Alten.

Du GEHST UNERSCHROCKEN UND MIT MENSCHENKRAFT VORWÄRTS!! Dein Kopf, deine Gedanken, dieser gebieterische Patriarch in dir… haben nicht mehr die „Oberhand"… Du selbst, in deiner großartigen Ganzheit, führst nun dein Leben: aus deinem Lebens-GEFÜHL heraus, von deiner Lebendigen Selbst-KRAFT aus, bewusst und voller Glaube an die Liebe zu dir. Durch und durch Erneuerung, Dynamik, Lebenskraft! Das Alte mit Kraft niedermähend, zerschlagend, um nun das *wirklich* Lebendige in dir, in deinem Körper, wie einen kraftvoll-brodelnden Strom durchzulassen…

Siehe ggf. auch *Autoimmun-Erkrankungen

POLYMYALGIA RHEUMATICA

Erkrankung, die mit starken Schmerzen und Steifigkeit der Nackenmuskeln und Schmerzen und Steifheit im Schulter- und / oder Beckengürtelbereich einhergeht

---

Kernursache und Kernlösung

Orange-rote Kräfte rufen dich dazu auf, weiterzugehen, dich zu transformieren, Energien in aktive und kreative Taten umzusetzen. Möglicherweise eine Fixierung

[33] Lies hierzu mehr im Buch *Benetnasch, der Stern im Schweif des Großen Bärs.* Dieses Buch ist bei Erscheinen des vorliegenden Werkes noch nicht in deutscher Übersetzung erhältlich.

auf die Energie im Unterbauch, in den Geschlechtsorganen, die dich dazu zwingen, auf die Suche nach dem optimalen Ausdruck deiner selbst zu gehen. Du fachst das Feuer zwar tief in dir an, aber du scheinst zu wenig zu unternehmen, es weiter auszubauen. Ein Unterdrücken, Zurückhalten, Anhäufen innerer Flammen und wenig in kreative Taten umsetzen. Du bekommst nicht wirklich Überwasser; unterirdisches Erleben von Wut, Begierden, Trieben, Instinkten. Unbewusster Widerstand, ein Hängen-Bleiben in der alten Phase, nicht wirklich vorwärts gehen wollen.
Stehe nicht zu dir auf Abstand; sieh den Körper nicht als ein Instrument an, sondern als eine Wiedergabe eines reichen Seinsinhaltes und einer reichen Seinsart. Lebe von innen heraus, von deinem Herzen aus!

Bleibe nicht im tierisch-instinktiven (eventuell tierisch-sexuellen) Stadium stecken, sondern erkenne dich „im Erhöhen" an. Du darfst dich von einem alten, animalischen Teil deiner selbst entkoppeln, um voll und ganz Mensch zu werden; als ob der Zentaur sein Hinterteil abwirft und erst jetzt zum Menschen wird. Türen schließen: Dich nicht mehr zur damaligen Zeit umschauen, sondern entschlossen weitergehen. Höher in dir alles Schöne mit einem weiten Bewusstseinsfeld erschließen!

Ergreifen, Aggression, Kritik, abschreckende Methoden, um den „so genannten" Feind auf Abstand zu halten, andere ärgern, dich selbst zum Narren halten, einmal austesten, wie weit du wohl mit dem Leben gehen kannst (über dem Abgrund zwischen Leben und Tod baumelnd), mit dem Leben spielen, herausfordern, Streit anfachen, das sarkastische Lachen, zuweilen leichte Sado-Tendenzen (dies infolge von Härte und Machtdrang gegenüber dem zarten Menschenkind in dir); du würdest das prachtvolle Kind, das in deinem Seelenkern wohnt, töten, um für den Bestienanteil in dir Platz zu machen, der jetzt definitiv vernichtet werden will. Feurige Begierden und Zerstörung, scharf-beißende Aggression... richten sich schlussendlich gegen dich selbst und würden deine Gesundheit angreifen.

Mache einen Schwenker in die richtige Richtung, und erkenne die Würde des Menschenkönigs an, der in dir steckt: Einer, der sich selbst und die Welt mit Liebe betrachtet und behandelt. Der Mensch, der die Vergangenheit für immer hinter sich lässt und auf einem reinen, weißen Papier einen Neuanfang macht. Jetzt wird das Leben dich anlachen, erst jetzt kannst du dich glücklich fühlen, jetzt, wo du an der Seite des Lebens stehst und den Teufel in dir zu Boden geworfen hast. Das Herz des „Menschen" klopft nun mit aufrichtiger Lebensfreude! Es ist wie ein Wunder: Dieses Wieder-Erkennen deiner selbst auf edelstem, höchstem Niveau.

Siehe ggf. auch *Autoimmun-Erkrankungen

POLYMYOSITIS UND DERMATOMYOSITIS

chronische Autoimmunerkrankungen mit schmerzhaften, entzündlichen und geschwächten Muskeln besonders im Schulter- und Beckengürtelbereich (bei Dermatomyositis auch Hautentzündungen)

Kernursache

Du willst es zwar alles genau studieren, bis ins Detail beobachten, aber damit verengst du dich sozusagen selbst; du verengst dich, indem du dich so gewissenhaft darauf richtest, was sich außerhalb von dir abspielt. Du erforschst die Dinge und willst mehr wissen, willst an sie „heranreichen"; „warum dies und jenes", aber es bringt dich keinen Schritt näher zu dir selbst. Höre auf damit, dich so zu den weiten Enden und hohen Sternen zu strecken, dich zu den kleinsten mikroskopischen Teilchen der Existenz zusammenzuschrumpfen..., weil du dich hierbei ins Abseits stellst. Weil du überall suchst, außer in deinen eigenen Tiefen. Du kannst schließlich nicht mehr; es bricht etwas durch.

Es fasziniert dich alles, das Weite, das Hohe, das Exotische, die Vergangenheit, das Mysteriöse usw. ..., aber du verirrst dich dabei im Nebel. Du vergisst dich selbst; du verlierst dich in gewissen Sphären, darin, worauf du dich mit Gedanken, Träumen, Wünschen, Sehnsüchten richtest. Du suchst und suchst, um doch nur dieses eine Gramm Gold zu finden, um doch dieses *eine* Ideale zu finden; du schirmst dich gegen einen innigen Kontakt zu dir / zu den anderen ab. Dich widern zuweilen enge familiäre Kontakte zu anderen an, und es tut dir weh, wenn jemand dich nach deinem Namen fragt, denn „wer bist du?" „Wo bist du?" Lieber in einem Versteck, auf einem hohen Berg verschanzt, oder in mysteriösen Sphären, hinter halbdurchsichtigen Gardinen oder in der Sphäre von Tod und Vergangenheit, in Filmen und anderen Unwirklichkeiten.

Du entwirrst und schüttelst dann alles durcheinander; du analysierst und spinnst etwas aus, du gräbst in den kleinsten Ecken, um dennoch etwas zu finden; der Staub wird dadurch aufgewirbelt. Möglicherweise schnüffelst du auch in anderer Leute Angelegenheiten, als wärest du ein Detektiv, anstatt den Dreck in deinen eigenen vier Wänden zu kehren: weil du nicht ins *echte* Leben einsteigst, weil du dich weigerst, zu leben.

Du magst es nicht, wenn jemand dir in die Karten guckt, du ziehst dich zurück, möchtest dir alles selbst ansehen und es erkunden. In einer Grotte, hinter einem hohen Felsen verschanzt. Argwöhnisch, misstrauisch und geheimnisvoll. Du lebst noch wie ein Höhlenbewohner, weil du deine Gehirnkapazität nicht voll und ganz nutzt, weil du dir der Größe deines Gehirns nicht bewusst bist, weil du nicht aus deinem Herzen und der inneren Sicherheitsbasis heraus lebst, sondern von einem instinktiven Auf-der-Hut-Sein ausgehst. Wie eine kleine Spitzmaus, so duckst du dich innerlich zusammen; möglicherweise möchtest du in deiner näheren Umgebung – genau wie in dir selbst – zwei Teile nah aneinander heften.

Auf der einen Seite bist du immerzu außerhalb von dir auf der Suche; andererseits ziehst du dich ganz eng zusammen: Du scheinst dabei immer wieder vor deinem eigenen Zentrum wegzulaufen. Du würdest zwar alles, wie ein Mechaniker, auseinander nehmen, aber unterdessen entgeht dir die Essenz..., die Essenz des Lebens, deines ICHS.

Stelle dich stark-kraftvoll ins Zentrum, spüre diese Muskel- und Faserkraft in jeder Zelle deines Körpers; so stark wie ein Löwe, der weiß, was er wert ist, wer er ist. Der Mensch, der die „Fünf"-Kraft in sich lenkt und führt, der als Meister an der Spitze seines Lebens steht. Lebe nicht „untergetaucht" im Leben, stelle dich an die Spitze deiner Existenz, dieses mächtigen Inhaltes.

Kernlösung

Fühle die Kraft in deinem Körper, und richte dich aus dir selbst heraus auf. Suche nicht länger außerhalb von dir, sondern erspüre dein ganzes Wesen. Spüre deine Zähne, deinen Mund, deine Stimmbänder, brülle einmal laut, strecke deine Muskeln auf wohltuende Weise, fühle, wie dein Kiefer von Lebenskraft durchzogen wird; erlebe, wie Bewusstseinskräfte deinen Körper durchspülen, und empfinde die Freude darüber, IN dir, IN deinem Körper präsent zu sein. Konzentriert und stark in deinem Körper, stark expressiv, wie ein gesunder Löwe. Durch und durch Lebenskraft voller Selbst-Bewusstsein..., voller Freude über das ICH, das IM Körper ist. Der gesunde Stolz auf das eigene „Sein"; die Freude und Kraftentfaltung im eigenen Körper. Keine Trennung zwischen Geist und Materie. Ein Leben aus deinem Kern heraus, sehr intensiv... nach außen strahlend, wie eine Sonnenblume, die froh über ihre Eigenheit, über ihr starkes, sonniges Sein ist.

Strecke deine Blätter von deinem inneren Sonnenkern in den Lebensraum aus, ganz tief IN dir. Froh und wach in TUCHFÜHLUNG mit dir, mit deinem Körper..., was Wunder wirkt! Du streckst dich herrlich stark aus; du nimmst deinen Platz ein. Eine Wohltat für deinen eigenen Körper, für dein Sein-in-deinem-Körper; du schrumpfst überhaupt nicht mehr zusammen.

Siehe ggf. auch *Autoimmun-Erkrankungen

PORPHYRIE

Gruppe von Krankheiten, wobei durch Mangel bestimmter Enzyme (häufig „erblich") diverse Symptome, wie Übersensibilität für Sonnenlicht, für bestimmte Medikamente oder Alkohol, wie auch Magen-, Darm- und Leberbeschwerden und neurologische Probleme entstehen können

---

Kernursache und Kernlösung

Ein Gefühl, „ungeschickt" im Leben zu stehen, im Grunde genommen kommt es jedoch daher, dass du dir zu viel die Frage stellst: „Wie muss ich es denn nun machen? So oder so? Was wird von mir erwartet, oder was fordert die Gesellschaft, was fordern die anderen, die Etikette...?" Das Gefühl, nicht genau zu wissen, *wie* du mit den Dingen umgehen sollst, ein Abstand zwischen dir und den Dingen, weil du nicht wirklich aus dir selbst heraus lebst, arbeitest, handelst, wohl aber im Dienst der Welt um dich herum, der Arbeit oder der Eltern, der „anderen"... Deine Handgelenke schmerzen dadurch, dass du dich zuweilen verbiegst, um dennoch dem entsprechen zu können..., so zu sein, wie du *meinst,* sein oder handeln zu müssen. „Wie soll das jetzt gehen?", so stellst du dir oft die Frage, anstatt ehrlich und direkt aus deiner höchsteigenen, Natürlichen Art heraus zu leben!

Durchbreche diese Infragestellung deiner selbst, deines Gut-Seins! Ja, du bist gut, wie du bist, und alles wird reibungslos verlaufen, wenn du dich nur nicht zu dir, zu deinem eigenen Körper, deiner inneren Kernkraft auf Abstand hältst. Wenn du *wirklich* aus deinem Selbst heraus lebst, wirst du automatisch die Dinge stark und entschlossen anzupacken wissen, ohne dir noch vernünftig die Frage stellen zu müssen, „wie es wohl sein sollte?" und „ob es wohl gut ist, wie du es machst?" Du kannst dich verhärten, der Meinung sein, dass du stark bleiben musst, dass du dieses und jenes tun *musst*, dass du gar keine Emotionen fühlen oder erleben darfst; du vermagst deine Tränen zu unterdrücken oder wütend abzuwischen. Wie eine strenge Mutter dir selbst gegenüber. Dadurch hölzern, ungeschickt, es richtig machen wollen, aber gewisse Dinge misslingen dir: weil „du" es nicht bist! Weil du nicht wirklich aus deinem Herzen, aus deiner spontanen Natur heraus lebst!

Du hältst dich zu stark an die Außenseite der Dinge, als ob du nicht wirklich am Leben teilnehmen würdest. Allzu schnell denkst du: „Das ist ohnehin nichts für mich; ich kann das sowieso nicht", und so weiter... Und sehr oft kann es sich dabei um Dinge handeln, die du besser loslassen würdest, weil sie überhaupt nicht zu deiner Wesensart passen. Aber es ist auch ein Signal, um dir zu sagen: Komme nah bei dir selbst an, hänge dich nicht an die oberflächlichen Werte und Normen und Pflichten.

Lebe nicht nach außen, sondern wirklich von innen heraus! Trete in tiefe Kommunikation mit dir; fühle dich eins mit deinem Körper: Körper und Inhalt unverbrüchlich miteinander verschmolzen. Es gibt keine Trennung mehr zwischen beiden: Du integrierst dich vollkommen in dich selbst!

ZÖGERE nicht: Sei einfach du selbst. Tue, was du fühlst, tun zu müssen, ohne dich immerzu in Frage zu stellen: „Ist es wohl richtig? Darf das wohl so sein? Wie soll das jetzt gehen?"

Lebe aus deinem inneren Gefühl heraus, aus deinem Herzen, aus der GEWISSHEIT heraus..., und erledige deine Aufgaben ohne Zweifel, vollbringe das, wovon du spürst, es wirklich tun zu müssen, ohne dass jemand anderes, die Gesellschaft oder wer / was auch immer etwas von dir fordern würde.

Die ART und WEISE, wie du etwas machst: Lasse es von innen heraus ent-

stehen, ehrlich und spontan. Verbiege dich nicht vollkommen zu dem, was du NICHT bist. Lebe, handle, mache… auf die Art und Weise, wie du wirklich bist, ohne dich zu forcieren oder zu winden, ohne zu denken, dass du nicht sein darfst, wer und wie du bist. Fälle eine Entscheidung, löse den Knoten, und schaffe mit deinem wahren ICH den DURCHBRUCH, ohne dich noch in Frage zu stellen!

PROGERIE

sehr schneller Alterungsprozess

Kernursache

Du nimmst nicht wirklich hier-und-jetzt am Leben teil; du schwebst in Träumen und Gedanken in alle möglichen Zeiten und zu allen erdenklichen Orten. Du stehst sozusagen außerhalb der Erde. Mit einer unermesslichen Einbildungskraft bist du einmal hier, dann wieder dort; du flüchtest und fliegst mit deinen Gedanken zu sehr weiten Räumen, sozusagen grenzenlos, obwohl du selbst unbeweglich, mit deinen Gefühlen stocksteif und hölzern im Leben stehst.

Deine Energien konzentrieren sich nicht in deinem Körper; deine Kräfte bündeln sich nicht in der Materie; eine vergeistigte, Neptunsche Präsenz auf Erden.

Im Grunde genommen hast du solche Angst davor, vollständig „einzutreten“; ängstlich ergreifst du die Hand derer, die sich um dich kümmern. Auf die Weise wirst du tot sein, bevor deine Pfleger oder deine Eltern sterben: eine dich selbst absichernde Maßnahme, weil du nicht an deine persönlichen Kräfte glaubst.

Du stellst Bedingungen an das Leben, auf dass du *wohl* daran teilnehmen wirst, denn du traust dich nicht, dich auf deine eigenen Beinen zu stellen. Du träumst bereits von deinem Tod und deinem Grab; du weigerst dich, dich auf Erden voll und ganz zu spüren; du flüchtest lieber in unirdische Sphären.

Kernlösung

Selbständigkeit entwickeln, in Unabhängigkeit für dich leben. Wissen, dass du in deinem tiefsten Selbst, in deiner Bewusstseinskraft sicher bist. Den Geist vollkommen in der Materie leben lassen: Mit deinem bewussten Geist deinen Körper lenken, dich der Zeit, deiner irdischen Existenz bemächtigen.

Hier-und-jetzt in dir Vertrauen aufbauen. Dich dadurch absichern, dass du deinen Körper nicht länger „leer laufen“ lässt, weil du mit deinen Gedanken, mit deinem Bewusstsein immer wieder vor deinem Körper flüchtest, so dass er verwelkt und altert.

Deinem Körper den Schutz eines Geistesbewusstseins gewähren, das sich vollständig dessen bemächtigt. Deine Füße förmlich auf der Erdoberfläche brennen fühlen; deine Sinne für intensive, irdische Erfahrungen öffnen; spüren, wie deine natürlichen, aggressiven Kräfte durchkommen und dich nicht dagegen wehren; sich trauen, Emotionen durchzulassen und nach außen hin zu zeigen; dich nicht auf eine Trauminsel zurückziehen.

Die Liebe zu dir selbst entwickeln; eine konzentrierte Teilnahme am irdischen Leben.

Marskräfte vorstoßen lassen und diese Neptunsche Traumsphäre vernichten.

Es ist notwendig, den Raum in dir selbst zu spüren, deine Lungen weit zu öffnen, das Leben mit vollen Zügen einzuatmen und zu fühlen, wie dein Gehirn von starken Bewusstseinsenergien genährt wird.

Die Eltern solcher Kinder sollten diesen Kindern (und sich selbst) die Überzeugung nahe bringen, dass bestimmte „Begabungen“ oder intellektuelle Entwicklungsstadien nicht an ein Alter gebunden sind – denn diese Kinder sind in bestimmten Bereichen häufig ihrem Alter weit voraus – und weil in ihnen die (unbewusste) Überzeugung herrscht, dass bestimmte Begabungen nur ab einem gewissen Alter optimal genutzt werden können, bilden sie sozusagen einen Körper, der viel schneller ein gewisses Alter „ausstrahlt", um mit ihren „Talenten" in Übereinstimmung zu sein – im Grunde genommen leben diese Menschen mit einer unbewussten Überzeugung, dass sie ihre Talente nur in einem Alter optimal nutzen werden können, das man „normalerweise" nach den gängigen Überzeugungen nicht erreichen kann – wodurch sie sich sozusagen viel zu schnell „den Tod" auf den Hals laden.

PROTHESEN, ALLGEMEIN

lies auch Zähne und Brust

Ob es sich nun um eine Hüft-, Knie-, Bein- oder Armprothese handelt, der Mensch darf sie dankbar nutzen.

Es geschieht nicht „einfach zufällig", dass ein bestimmter Mensch JETZT lebt, und dass er die Möglichkeit hat, für sich, wenn er fühlt, dass es notwendig und gut ist, eine Prothese in Anspruch zu nehmen. Je weniger innerer Widerstand dagegen besteht, und je größer die Liebe ist, mit der man sich die Prothese schenkt, je stärker das Vertrauen ist, dass alles (eine mögliche Operation) bestens verlaufen wird, desto leichter macht es sich der Mensch, und desto reibungsloser wird alles gehen.

Natürlich... ist dabei wichtig: „Warum habe ich dieses Körperteil verloren?" oder „Warum bin ich nur mit einem Bein (z.B.) geboren? Was sagt das über meine Überzeugungsmuster aus, darüber, was ich für mich in diesem Leben lernen möchte, und wie werde ich mich von jetzt an korrigieren und in eine heilsame Richtung lenken? Was symbolisiert das *Bein (das *Knie, der *Arm, die *Hüfte...)?" Schlage in den diesbezüglichen Rubriken nach, ohne Selbst-Anklage.

Du kannst jeden Tag einen Neuanfang machen oder dich einen neuen Weg beschreiten lassen!

Entwickle dich in Liebe, arbeite an dir, und benutze dankbar eine Prothese, wenn du meinst, dass es am besten für dich ist. Sei dir darüber hinaus im Klaren, dass äußerliche Normen für das Leben keinerlei Bedeutung haben; wenn du dich zum Beispiel mit *einem* Arm oder mit *einem* Bein gut fühlst und dich im Leben gut bewegen kannst, dann ist das OK!

Sei dir ebenso gewiss, dass, wenn du beispielsweise eine Hüftprothese hast einsetzen lassen, und man dir sagt, dass sie sicher nach 15 Jahren ersetzt werden müsse, eine Zukunft nicht „fest" steht, und dass du mit überaus positiven Überzeugungen ein ganz anderes Ergebnis herbeiführen kannst. Wenn du voller Vertrauen und Selbst-Liebe lebst und innerlich an der betreffenden Symbolik des jeweiligen Körperteils arbeitest, wird alles sehr gut verlaufen.

Sei dir auch darüber im Klaren, dass die wissenschaftliche Technik, derer du dich dankbar bedienst, sowohl was die Schnelligkeit als auch was die Qualität der Erfindungen betrifft, immer weiter wächst und Fortschritte macht... Es wird noch viel Neues unter dieser Sonne geschaffen werden: nicht nur durch die Wissenschaft, sondern auch über das menschliche Gehirn. Schalte im Vorhinein keine einzige Möglichkeit aus; lebe nach der Überzeugung, dass alles gut gehen wird, wie es jetzt möglich ist, und dass in Zukunft noch wunderbarere Dinge geschehen können, sowohl im Bereich wissenschaftlicher Funde und neuer Techniken, als auch auf der Ebene menschlicher Energie und Transformation.

Lebe nach der Erwartung, dass es nicht „beschwerlich" zu gehen braucht, dass Entwicklung wunderbar sein wird, dass du nicht zu leiden brauchst. Unterdessen entwickelst du Verständnis für die Sprache des jeweiligen Körperteils und entwickelst dich weiter..., so wird alles optimal verlaufen!

PSEUDO-GICHT

Chondrocalcinose

eine Gicht-ähnliche Erkrankung mit Ablagerungen von Kalziumkristallen im Gelenkknorpel und anfallartige, schmerzhafte Gelenkentzündungen (bei der Gicht: Harnsäurekristalle)

Kernursache

Lichtabsorption: Als ob du eine Art von Götter- (oder Toten-) Tanz aufführen würdest, den Kopf zu dem-Gott-als-Urschlange erhoben, und dein ganzer Körper, dein gesamtes Wesen dreht sich im Dienste dessen, windet sich und bewegt sich in die Richtung dieses *einen* Urgottes. Du gibst dich dem höchsten Genuss hin, in der Ur-Größe, in den Ober-Sphären aufzugehen, auch wenn du dir dabei wehtust.

DU VERLIERST DICH DARIN. WO IST DIE SCHLICHTHEIT DEINER NATUR GEBLIEBEN? Wo bist du geblieben? Warum ein Regentanz, ein Opfer für Etwas oder Jemand Großartiges Außerhalb von Dir? Warum dein ganzes Wesen in die Schlinge der Verführung legen, dich mit den Bewegungen der Schlange identifizieren…, in hellen Klangsphären des Urmundes aufgehen?
Wo ist DER MENSCH in seiner Autonomie, Individualität geblieben? Warum immer wieder den gleichen Rhythmus, das gleiche Muster wiederholen…, wo bleibt die Flucht des Menschen aus diesem „Labyrinth ohne Ausweg“, wo er sich selbst hineinbegeben hat? Das sich ewig wiederholende Muster?

Es erinnert uns ein wenig an den primitiven Urrhythmus, an den Derwischtanz, wie auch an den Tanz der Salome für Herodes, an die Ekstase der hl. Theresia, an die „Bulldogge“, die ihr Leben für den „Godfather“ der Maffia opfert, an den Menschen, der sich für sein Idol *hingibt,* für das (in seinen Augen) Allerhöchste AUSSERHALB VON IHM.

Er geht gleichsam mit dem Rhythmus der Urmusik mit, die ihn MITREISST…, er WIRD durch die benebelnden Betäubungbringenden Musiksphären, durch Etwas außerhalb von ihm…, durch den TRAUM in seinem Kopf gelebt: Er gibt sein Leben, er opfert sich auf…! Er oder sie erträumt sich, in den Augen seines / ihres Abgottes der / die Schönste, Beste, Prächtigste zu sein…, wie die Tänzerin für ihr Publikum.

Auch wenn sie sich dafür selbst peinigt, betet sie auf diese Weise das Publikum an… und wird ihrerseits von ihren „Göttern“ angebetet. (Das ist lediglich ein vergleichbares Beispiel!)

Der Mensch ist in diesen Sphären des „Aufgehens“ nicht mehr dazu im Stande, Kontakt zur Realität, zur Erde zu behalten, weil er aufgepeitscht wird und im Rhythmus eines selbst-vernichtenden Weges fortschwebt. Ein Wieder-Aufgenommen-Werden in den Mund des Urschoßes.

„BUMM!!!!“, wird es plötzlich laut, mit einem Schlag wird er zu Boden geworfen, ja, in die Realität zurückgeholt… Oh, oh! Er hat Schmerzen… Sein tiefster Selbstkern ruft ihn zur Ordnung, zu sich-selbst-als-Mensch…: um auf die irdischen Sphären zu schauen, um sich nicht länger in High- oder Traumsphären…, seinem irdischen Ich entfliehend, aufzuhalten, um mit den Füßen steinhart auf der Erde zu landen und schließlich zu der Erkenntnis gelangen zu können: Komme zu dir! Gehe nicht fort aus dir! Hier ist dein Platz!

Gehe in die Knie: FÜR DICH SELBST… als Irdischer Mensch! Gehe nicht in einer eingebildeten Rolle, einem Traum, einer Idee, einem romantischen oder geistigen Ideal oder Gottesbild auf, verschwinde nicht in der Aufopferung für das in deinen Augen Höchste Bild, opfere dein Leben nicht auf…, sondern LANDE AUF ERDEN… ALS ICH-der-Mensch!

Bleibe HIER und JETZT: Bilde dir nichts ein, gib dich nicht einer Ursphäre hin, die dich in die ewigen Jagdgründe mitschleift. Keine sich verlierenden Verliebtheitssphären im Schwachen, Ungewissen, sondern

LIEBE zu dir… und in *wirklicher* Liebe zum anderen! Erlebe die Wirklichkeit, und baue sie *selbst* aus: aus Freude über dein Sein, ganz nüchtern und froh, sehr realistisch und jeglicher Form von Traumsphäre und falscher Romantik, jeder abgöttischen Verehrung und Selbst-Aufopferung enthoben.

Du musst nicht vom Urgeist „aufgenommen" werden, weder von einem Gott noch von einem (beispielsweise erträumten, idealen) Partner, einem Publikum, von ganz gleich wem oder was.

Du musst nicht von anderen für schön befunden oder verherrlicht werden: Träumst du davon, so zu sein, wie der Geiger, der sein Publikum verführen möchte oder die Tänzerin, die die Masse mitreißen will, wie der Untertan, der seine Gottheit anrühren möchte, um in seinem Schoß, im endlosen Licht aufgenommen zu werden…? Das sind SCHEIN-Sphären, betrügerische Sphären: Sie sind leblos, unecht, *weit* von der irdischen Natur entfernt.

Kernlösung

Sei kein(e) Mitläufer(in). Winde dich nicht länger, funktioniere nicht in diesem System, sondern steige als ICH – ohne Widerstand – als prachtvoller Naturmensch in dich herab, mit beiden Füßen auf dem Boden.

Die Wörter „Verherrlichung", „in rosa Sphären aufgehen", „anbeten und angebetet werden" sind nicht länger in deinem Wortschatz vertreten. Deine Gelenke drehen sich flexibel in DEINE Richtung mit, in die Richtung DEINES LEBENS…!

Du GIBST dich NICHT mehr HIN, du verführst nicht länger mit Gewalt und Saugkraft die Macht, in die du aufgenommen werden möchtest…, weil dieser Gang der Macht im Grunde „Tod" heißt, Selbst-Vernichtung. Und du willst nicht mehr in diese leuchtenden, erhabenen Sphären des… rosigen Totenganges aufgenommen werden.

Du *weißt* jetzt, dass das ECHTE Leben auf ERDEN ist, in der Natur deines eigenen Mensch-Seins.

PSITTAKOSE

Papageienkrankheit

eine seltene, durch Vögel übertragene Lungenentzündung

Kernursache

„Was sagst du?"; du scheinst nicht gut zu hören oder… hören „zu wollen"? Hast du dich so feste in dich selbst eingeschlossen, dich bislang einer Offenheit für Information, für gewisse Dinge, die das Leben dir verdeutlichen möchte, verschlossen, nicht zuhören wollen… „Lasst mich in Ruhe mit meiner Zigarre in der Sonne"[34]: Es geht hier nicht darum, *wirklich* eine Zigarre zu rauchen, sondern um die Symbolik: „Lasse mich vergessen, ich in meiner genussüchtigen Traumwelt, wecke mich nicht aus diesen Geistessphären…, das ECHTE LEBEN interessiert mich nicht…, lasse mich „nicht" sein außer im Traum-und-Rausch-Zustand": Das ist in der Tat ebenso wie „nicht" zu sein!

Du lässt alles einfach laufen und seinen Gang gehen…, passiv-gleichgültig in Bezug auf deine eigene ENTWICKLUNG und den wirklichen Fortschritt, was deine innere Entwicklung angeht.

„Das Leben ist doch ohnehin nicht mehr als ‚das'?", so denkst du…, weiter in dir verharrend… Du *lässt* das Leben etwas faul über dich ergehen, vielleicht ruhst du auf einem Sessel in der warmen Sonne, hörst das Wasser des Meeres, Flusses oder Brunnens plätschern und hältst deinen Mittagsschlaf, du wirst in deiner ewigen Siesta-Sphäre am liebsten nicht gestört. Du willst einfach nicht wirklich *denken,* dich nicht entwickeln, nicht wissen, dir nicht deines ICHS, im ganzen Raum deines Seins, in der Realität BEWUSST werden!

[34] Lies in diesem Zusammenhang den Text über den Stern Kaphir in dem Buch *Auf Erden wie am Himmel* nach. Dieses Buch ist bei Erscheinen des vorliegenden Werkes noch nicht in deutscher Übersetzung erhältlich.

Der Mensch hat hier etwas von einem Huhn, das seine Kuhle in der Sonne gräbt und sich hineinlegt und genießt, auf Vogelniveau, in zu heller Atmosphäre, die Epiphyse zu stark geöffnet, nicht auf die Erde gerichtet, nicht auf Entwicklung auf Erden ausgerichtet… Oder wie der Baron / die Baroness Papagei, der / die es ohnehin alles am besten weiß und somit nichts mehr zu wissen / machen braucht: Der Papagei putzt seine Federn, stolz auf sein Äußeres, döst auf einem Zweig vor sich hin…, alles andere interessiert ihn nicht…, er hört nicht einmal hin.
Am liebsten weißt du von nichts, und das Leben wird, wenn du so weitermachst, schließlich den Maden des Todes, dem Verfall, dem langsamen Aufgehen im Nichts Platz machen. Es sei denn, du änderst die Richtung!

Es ist an der Zeit, von INNEN HERAUS als Bewusst-Lebender-Mensch wirklich WACH zu werden, nicht länger alles „einfach so" an dir vorbeiziehen zu lassen, auf aktiv-entschlossene Weise mit genau-hinschauendem-Blick und offenen Ohren auf das zu hören, was das Leben dir sagen will. Zu begreifen, dass das Leben fordert, aktiv gelenkt zu werden; dass du hier nicht einfach so für kurze Zeit bist, um dann wieder für immer in den Winterschlaf zu gehen. Erwache für immer![35] Lasse dich nicht betäuben, flüchte nicht in die Wärme der Sonne AUSSERHALB von dir, sondern gehe auf die Suche nach deiner inneren Sonne, nach deinem Herzen. Lebe nicht in diesem Urrausch, in dieser Art von Alpha-Zustand, Ur-Faulheit oder Dich-Schweben-Lassen, in einem Traumzustand, dort, wo du nicht wirklich LEBST.
Rüttle dich jetzt wach aus diesem Schlaf, und bringe dich mit beiden Füßen auf die Erde, in die Realität. Mache etwas aus deinem Leben, breche mit Sphären, die nicht auf *echtem* und wahrhaftigem Leben gebaut sind, breche mit dem *dolce far niente,* mit dem herrlichen, süßen Nichtstun (es hat etwas von Dekadenz), nichts außer faulenzend, vor dich hin sinnierend zu träumen (es ist durchaus möglich, dass du arbeitest, aber dann nicht in dem Sinne, wie das Leben es meint: nämlich mit innerer Entwicklung einhergehend, mit AUFMERKSAMKEIT und wach im Leben stehend!).

Höre auf damit, dich hinter dem Qualm von Neptunschem Rauch oder Weihrauch, hinter Wolken, Träumen und Gedanken, Träumereien und illusorischen Zuständen in deinem Kopf zu verstecken. Höre auf damit, im „Traumland" zu verbleiben; wehre dich nicht![36], und komme mit beiden Füßen auf die ERDE. Breche mit dem „Faulenzen" im Leben, damit, dich von den Sonnenstrahlen außerhalb von dir bedienen zu lassen, anstatt die Wahre Sonne in dir selbst anzuerkennen. Erwecke dich zum Leben. Breche mit dieser Flucht[37], dieser Sackgasse, mit der Faulheit, dein Leben selbst in die Hand zu nehmen und etwas Ewiges anstatt etwas zeitlich Begrenztes daraus zu machen[38], breche aus diesen falschen Sphären von Rausch und Selbstbetrug, von zeitlich begrenztem Genuss aus…, denn so kannst du niemals das wahre Glück und die *echte* Freude erreichen! Höre auf damit, dich noch länger zu betrügen, zu blockieren, dich selbst lahm zu legen, und springe aus deinem Sessel auf, springe aus deinem Versteck hervor, trete ins Licht deines Inneren Wesens. Fliege frei und froh ins Leben, aber TRETE EIN IN DEINEN PHYSISCHEN KÖRPER aus Fleisch und Blut…, fliege nicht länger zu Höheren Sphären außerhalb von dir auf. Komme aus Traumland zurück!

Kernlösung

Erkenne, dass die ewigen Werte IN einem Menschen liegen und entdeckt werden wollen, dass du selbst gegen das Le-

[35] Lies hierzu mehr in *Neue Tage.* Dieses Buch ist bei Erscheinen des vorliegenden Werkes noch nicht in deutscher Übersetzung erhältlich.

[36] Lies ggf. zur Symbolik von *Erbrechen nach.
[37] Lies ggf. die Rubrik zu *Koma nach.
[38] Lies in diesem Zusammenhang die Rubrik zu *Lungen nach.

ben arbeitest, indem du es noch länger NEGIERST, so tust, als ob es nicht *mehr* gäbe… als diese zeitlich begrenzte „Traumphase“. Wache auf, und nimm das Leben feste in die Hand. Mache etwas daraus, auf Tatkräftige, Entschlussfähige, Liebevolle Weise.

Atme das Leben tief ein. Keine Geringschätzung oder Verleugnung wahrer Werte mehr. Breche mit heuchlerischen, dekadenten Sphären sowie mit einer geistigen Faulheit. Ruhe dich nicht auf deinen Lorbeeren aus, auf alten Gewohnheiten von damals, sondern sei kreativ und innovativ. Sei dir darüber im Klaren, *wo* die echten Werte des Lebens liegen, mache dich auf die Suche nach ihnen, und du wirst sie finden. Nicht das Scheingold…, sondern das *wirkliche* innere Gold wird dich ewig mit Brennstoff versorgen.

Gib dich dem Leben hin, nicht dem Schlaf, dem Rausch und den falschen Träumereien und Grübeleien. Höre auf damit, dir Einhalt zu gebieten, dich VERFLIEGEN, auflösen zu lassen.

Lasse dich jetzt stark in deinem irdischen Körper nieder, mit beiden Füßen auf dem Boden, mit dem Kopf aufmerksam deine Selbstentwicklung verfolgend, die Sinne bereit und offen für neue, interessante Information. Du lebst jetzt nicht länger an der Oberfläche, du NEGIERST DAS WAHRE LEBEN NICHT LÄNGER; du durchbrichst eine Art von lähmenden Stillstand und Passivitätshaltung.
Du öffnest dich jetzt *wohl* für die Lebenswahrheit: Du schaust genau hin, bist bereit, zuzuhören und machst große Sprünge vorwärts - psychisch, emotional und infolgedessen auch körperlich (im Hinblick auf Genesung).

Jede Form von Sturheit, Widerstand, Weigerung und Nicht-Sehen- oder Hören-Wollen ist verschwunden. Du bist nun durch und durch offen für Wahrheit über dich selbst, über deine Krankheit, das Leben und Gesundheit. Du weißt nicht alles „besser“; du gibst dich nicht mehr faul oder prätentiös, ebenso wenig träumerisch; du lässt nicht alles über dich ergehen: Du übernimmst Verantwortung für deine Existenz…, und DU STELLST DICH IN DEN DIENST DES LEBENS. Stets dazu bereit, Gutes zu tun…, für dich… und für die anderen. DYNAMIK, Aktion… in Selbstentwicklung, in der Entfaltung deiner Talente und Möglichkeiten, um dein Leben selbst zu erschaffen, ja, fortwährend Erneuerungen zu realisieren: Das hat eine regenerierende Wirkung!

PSYCHOSE, ALLGEMEIN

bei einer Psychose verliert man den ‚normalen' Kontakt mit der Wirklichkeit; mögliche Symptome sind: Wahnvorstellungen, Paranoia, Stimmen hören und andere Halluzinationen, Verwirrtheit, Unterbrechungen im Ablauf der Gedanken, gestörte Emotionen

---

Kernursache und Kernlösung

Du würdest im wahrsten Sinne des Wortes gerne mehr wissen / hören, unbewusst viel tiefer in dir graben wollen, deine Energien frei herausströmen lassen, aber du fühlst dich „verstopft“, als ob Energien nicht wirklich durchfließen könnten. Du sperrst dich selbst „mit Gewalt“ ein: „Hier geblieben! Keinen Schritt weiter!“ lautet das harte, diktatorische, vernichtende Urteil in dir selbst. Was jetzt? So kommst du natürlich nicht weiter; du pfählst dich mit dem Schwert auf den Boden, auf dem du stehst, und hinderst dich dabei selbst daran, aus diesem Angenagelt- Sein aufzustehen.

Du verpflichtest dich zu diesem und jenem; du verpflichtest dich dazu, zu verharren, nicht *wirklich* in eine neue Richtung weiterzugehen. Du würdest dich mit Gewalt davon abhalten, *einen* Schritt in eine Richtung zu setzen, die vom „zwingenden alten Weg“ abweicht. Dich in eine Gefängnisstruktur stecken. Zuweilen scharfe Selbst-Zerstörung. Ein Halt, ein Stillstand, als ob du von dir aus nicht in das Paradies auf Erden eintreten dürftest. Eine Selbst-Unterbindung.

Du gehst zwar weiter, jedoch rhythmisch-schwer-monoton-zwingend, wie ein Dromedar in der Wüste, du hältst durch, hast viel zu schlucken, aber du gehst tapfer weiter…

Die Wahrheit ist, dass du zu viel schluckst, was eigentlich nicht sein müsste, dass du nicht auf dein höchst-eigenes ICH hörst, wohl aber auf die Stimme, von der du „meinst", ihr gehorchen zu müssen. Hast du, von deinem prachtvoll leuchtenden Gotteskern aus, denn keinen eigenen Beitrag zu deinem Leben: Warum hörst du nicht darauf? Warum solltest du dir nicht die Chance geben, auf diesen großartigen Engelskern in deinem Wesen zu hören? Musst du noch länger so weitermachen? Wirst du nicht mal mit der Faust auf den Tisch hauen und sagen: „Und das fühle „ICH" jetzt…, und *das* fühle ICH jetzt, tun, sagen, aussprechen oder stoppen zu müssen" usw. …? Warum einfach immer und immer das Gleiche tun, das realisieren, wovon du meinst, dass es sein „muss"; warum nicht kurz innehalten: Was tust du dir an?

Du bist für dich selbst wie ein Sklaventreiber, wie jemand, der kein Ende kennt, wenn es darum geht, in dieser heißen Wüste weiterzugehen, „weil es nun einmal so sein muss" und sozusagen nicht anders geht (Das ist nicht wahr! Es handelt sich um eine Überzeugung, nach der du lebst!) Eisenhart und verpflichtend, diktatorisch und erbarmungslos dir selbst gegenüber! Wie lange wirst du das noch aushalten? Verringere die Aufgaben, die Arbeit, die Dinge, wo du spürst: „Das geht nicht mehr, das ist mir zu viel." Höre auf damit, nach der Überzeugung zu leben, dass du „musst", dass du keine „Wahl" hättest, dass du auf diese monotone Art und Weise weiter musst und es keinen anderen Weg gäbe…: Das redest du dir selbst unbewusst ein, und infolgedessen folgst du Lebenswegen, die nicht wirklich zu dir passen.
Bist du davon überzeugt, dass du dieses und jenes schlucken musst, und dass alles nun einmal so sein muss? Du hast dich bislang mit so strenger Hand geführt! (Und infolgedessen holst du solche harten Lebensumstände oder ggf. Personen zu dir, die eine Widerspiegelung dessen sind). Zeige nicht mit dem Finger auf diese Gegebenheiten, auf die Personen in deiner Umgebung, sondern sehe klar und deutlich, wie du deinen Zustand auf der Grundlage deines tief liegenden Selbst-Bildes, vor dem Hintergrund der Überzeugungen, die du in Bezug auf das Leben in dir trägst, geschaffen hast…
Höre auf damit – höre auf, Wasser ins Meer zu tragen – sinnlose Handlungen auszuführen, Sachen zu erledigen, die dir das Gefühl geben: „Es reicht!"

Liebe zu dir! Liebe dich selbst, und tue, was du fühlst, tun zu müssen, und sonst nichts! Aus dieser Liebesvibration heraus lebend, mit jeder trotzigen Härte und fordernden Haltung dir selbst gegenüber brechend, hilfst du nicht nur dir selbst, sondern auch den anderen, auf die Suche nach größerer Harmonie, Sanftheit und Liebe zu gehen. Kappe das…, wovon du spürst: Daran tue ich gut. Ehrlichkeit…, Wahrheit kann hart sein, aber bringt dich schließlich *viel* weiter!

Du hast nichts Schweres, Düsteres, Monotones vom Leben zu „schlucken"…, das Leben ist nicht „schwer" und unangenehm… Du bist nicht machtlos. Du MUSST NICHTS… Du solltest dir lediglich dessen bewusst werden, dass du dich selbst lieben musst und dir das Allersanfteste Leben schenken darfst, dass du *selbst* etwas Schönes aus deinem Leben machen musst. So steige von diesem Dromedar herunter, und überzeuge dich davon, dass das Leben keine trockene Wüste ist, in der du kämpfen und durchhalten musst, sondern ein herrliches, irdisches Paradies, in dem DU dich mit den freudigsten Überzeugungen, Gedanken nähren darfst… Glaube, und du wirst sehen: Du führst dich in eine Neue Phase. Ganz anders als zuvor…, und es wird gut sein! Du siehst keine Gespenster mehr:

Wenn du *ganz* nah und warm zu deinem Körper nach Hause kommst, in Liebe, wenn du dich nicht länger abplagst und zwingst, in eine bestimmte Richtung weiterzulaufen, die zu schwer für dich ist…

Breche, kappe… mit den Dingen, die dich beklemmen, und wo du fühlst: „Das ist es, das mich daran hindert, vollkommen „ich selbst“ zu werden!“ So gehe weiter; Probleme werden dich niemals verfolgen, wenn du auf eine *andere*, weiche Art und Weise leben wirst, wenn du damit gebrochen hast, was so schwer auf dir lastete. Das Leben wird Licht und klar…, durch und durch Freude und eine wunderbare Zukunftsperspektive für alle diese prächtigen Dinge, die jetzt auf deinen Weg kommen können. Weil du es in die Hand nimmst und mit dem Alten gebrochen hast.
Das Alte liegt hinter dir…, das Neue liegt schon bereit…!

Weitergehen! Tue, was du fühlst, tun zu müssen! Gelange zu der Natur deines *echten* Kern-ICHS, *deines* Gefühls, und stoße Tore auf. Erkunde die grünen Grasflächen, und komme in deiner eigenen Natur nach Hause. Gestehe dir zu, dein irdisches Selbst zu genießen. Sei offen für das Neue, für Milderung. Führe ab: die strenge Stimme in dir. Komme ins Hier-und-Jetzt, atme die herrliche Naturluft ein. Komme *ganz* nah zu dir nach Hause, und sage nicht länger „nein“ zu einer liebevollen Teilnahme an dir selbst.

PYROMANIE

krankhafter Drang zu Brandstiftung

Kernursache

Verzweifelt auf der Suche nach dir selbst: Wer bin ich? Ein Teil deiner Persönlichkeit nimmt dein ganzes Wesen in Besitz, weil du diesen Teil bereits zu lange unterdrückt hast.

Unbewusste Energien häufen sich langsam an, ohne dass sie bewusst empfunden, verarbeitet oder in Kreativität umgesetzt werden: Ein Schattenberg häuft sich langsam vor der Sonne, deinem bewussten ICH, an, bis er dich überwältigt und du ihm nichts mehr entgegenzusetzen hast. Unterdrückung tiefer Gefühle, gesunder, aggressiver Kräfte führt schlussendlich zu einer Zwanghaftigkeit.

Möglicherweise bist du in einem Milieu aufgewachsen, wo du überhaupt nicht für deine Gefühle, deine inneren Werte geschätzt wurdest, wo man hingegen vor allem Äußerlichkeiten oder deiner Leistungsfähigkeit Beachtung geschenkt hat. Ja, wo man dir beigebracht hat, deinen Gefühlen, deinen natürlichen Kräften nicht zu vertrauen. Hast du noch keine wirkliche Liebe erfahren; wurden deine zarten Liebesgefühle wie auch deine potentiellen Energien unterdrückt?

Schlussendlich fühlst du dich nur noch wie aus Holz! Ein innerer Drang, aus diesem hölzernen Rahmen zu entkommen, ein nach außen Kehren deiner vulkanischen Kräfte, ein Abwerfen deines weißen Kleides, worin du dich zu sehr gefangen gefühlt hast. Deine Frustration entbrennt jetzt in Wut, du erlebst dich als Monster, das zu lange eingesperrt war, obwohl es sich hier lediglich um einen gewaltigen Aufstand gegen das Verdrängen deiner Gefühle und Kräfte handelt.

Du fürchtest dich vor deinen natürlich aggressiven Kräften, du hast Angst vor deinem ICH, vor deinem energischen Selbst, vor den Tiefen in dir…, und du unterdrückst alles. Das führt zu einer Zerrissenheit.

Auf der anderen Seite fühlst du dich machtlos, wie ein Opfer von anderen, nicht dazu im Stande, du selbst zu sein, wütend über deine Ohnmacht, auch wütend auf deine Gefühle, auf deine Sanftheit, auf den „weiblichen Anteil“ in dir. Du würdest dir selbst das Herz ausreißen, denn du traust dich nicht wirklich, dich so zu lieben, wie du bist; du meinst, nicht gut zu sein.

Du fühlst keine feste Basis unter deinen Füßen, spürst keine starke Struktur in dir, als Kind hast du möglicherweise mehr den Erwartungen anderer entsprochen, als tatsächlich aus dir selbst heraus gelebt zu haben.

Du weißt nicht, wer du eigentlich bist, hast Angst davor, was unter deiner Oberfläche stecken könnte, ängstlich versteckst du den tiefsten Teil von dir, der Angstschweiß bricht aus dir heraus, du fühlst dich weich und schwach, nicht mehr dazu im Stande, Herr deiner „düsteren" Seiten zu bleiben, du versuchst es, solange du kannst, zu unterdrücken, bis dieser Teil die Macht ergreift.

Aggressive Gedanken und die intensive Sehnsucht, dennoch deine Gefühle zu entdecken, tief gerührt sein zu können, dich in dieser Erregung selbst zu finden, dich mit angenehmen Gefühlen zu füllen; du entzündest das Feuer.

So stark, wie dein Feuer unterdrückt wird, so hoch brennen die Flammen im Stall.

Ein Ventil für die machtlose Wut, nicht du selbst sein zu können, eine Wut, Opfer deiner selbst zu sein, aber der Wunsch, dich dennoch auf aufregende Art und Weise erleben zu können. Eine Art, dich aus einem zu großen Spannungsdruck zu befreien: Brand.

Kernlösung

Entzünde die Zündschnur in deiner Realität: Breche aus deinen Frustrationen aus; bist du wütend, so traue dich, zu sprechen. Befreie dich aus deinen Begrenzungen, indem du alle Energien und Gefühle frei fließen lässt.

Werde du selbst, du bist nicht schlecht, in dir steckt keine einzige Kraft, die eine bedrohliche Wirkung hat, wenn du sie nur nicht unterdrückst! Lasse Energien frei, lasse sie wachsen, fühle dich sicher in deiner eigenen starken Basis, und staue nichts an, halte deine Kräfte nicht fest, bis du explodieren würdest: Setze sie in Kreativität um, gestehe dir zu, im täglichen Leben, ohne Komplexe, den Durchbruch zu schaffen. Erkenne in Liebe deinen schönen Inhalt an, sei weder wütend auf dich, noch auf die, die dich verletzen. Manifestiere dich voller Selbstvertrauen, und erfülle nicht äußere Erwartungen, sondern integriere den Teil von dir, den du unterdrückst, auch deine Sanftheit, und komme in dir zu Zufriedenheit. Die Aufregung darüber, du selbst zu sein, die intensive Freude des Lebens, ohne Hilfsmittel, die Entdeckung der wirklichen Kraft, der Meisterschaft deines Bewussten ICHS über Gefühle und unbewusste Kräfte, ohne sie noch zu verurteilen oder zu unterdrücken. Pyromanie verschwindet mit innerem Frieden und der Freiheit, in Gänze du selbst sein zu dürfen, sowie mit dem liebevollen Annehmen jedes Teiles deiner selbst.

Q, R

Q-FIEBER

wird über die Luft, Rohmilch oder Fleisch übertragen, infiziert mit dem Keim Coxiella burnetii; diese Infektion verläuft oft ohne jegliche Beschwerden; treten diese doch auf, dann handelt es sich häufig um hohes Fieber, starke Kopfschmerzen, Nackensteifheit, langsamen Herzschlag, verringerte Esslust, manchmal Lungenentzündung oder Endocarditis

Kernursache und Kernlösung

Gierig möchtest du das Leben verschlingen, wie ein Kind, das immerzu an der Milchflasche saugt..., aber es steckt ein „Schnuller" darauf: Du hältst dich selbst damit zum Narren, indem du dich in diesen nahezu ungeborenen Sphären hältst, als würdest du noch im Mutterschoß stecken... Du hast Mühe, aus diesen Geistessphären auf Erden hinab zu steigen, vollblütig, mit beiden Beinen auf dem Boden.

Trete aus diesen *zu* leuchtenden Sphären um deinen Kopf herum aus, und komme in tiefen und engen Kontakt mit der Erde: in deinem Körper..., durch den Boden unter deinen Füßen.

Du schmachtest unbewusst danach, zu saugen und zu saugen, dich ins Leben zu holen, aber du bleibst in einem tierisch-instinktiven, selbst-befriedigenden Mechanismus stecken, ohne wirklich mit beiden Füßen auf dem Boden zu LANDEN. Genussüchtig, vielleicht wollüstig, aber nicht wirklich von deinem Herzen aus genießend...

Steige also zu deinem Herzen auf, zu *wirklicher* Liebe, zu einer Teilnahme am *echten* Leben! Bleibe nicht in Sphären von Rausch und Leidenschaft hängen, darin, im Licht der Sphären von Selbstverführung und Herausforderung, vom absoluten „Muss" oder von instinktiven Zwanghaftigkeiten aufzugehen.

Diese sind lediglich die Folge dessen, dass du Kind bleiben und in Abhängigkeit eines Urmutterschoßes verharren möchtest oder nicht wirklich als Großes Ich „geboren" werden willst.

Trete aus diesem ungeborenen Stadium aus, und sei dir deiner Größe bewusst, sei dir gewiss, dass du als Mensch existierst, als ICH..., dass du die Verantwortung hast, dich ENERGETISCH NACH AUSSEN HIN zu entwickeln.

So halte dich nicht länger innerhalb dieses „elektrisch geschlossenen" Kreises, sondern trete nach außen, lasse dich aufblühen; lasse die „Sechs" im Leben liebevoll *gebend* existieren..., sich selbst offen aufrollend und nach außen entrollend; lasse diese elektrischen Energien nach außen strömen, indem du dich weiterentwickelst und deine Talente entfaltest.

Mars-Kräfte fordern von dir eine gesunde Entwicklung, nicht, dass du Energien in dir verschlossen hältst, denn dann lebst du wie in einem Ei oder Ur-Kokon. Trete mit deinen Kräften und Talenten nach außen, und entwickle dich!

Sperre deine Energien nicht ein, beneble dich nicht länger in einer rauschartigen Atmosphäre, halte dich nicht länger in einer Sphäre fest, in der du genussüchtig vor dich hin träumst, anstatt *wirklich* du selbst zu werden.

Werde, wer du bist, hänge dich nicht länger fest, halte dich nicht mehr an etwas oder jemandem außerhalb von dir fest; stehe stark auf eigenen Füßen, und lasse dich in voller Pracht aufblühen. So wächst *tatsächliche* Freude über Dein Sein als Ich.

ERHÖHTE QUECKSILBERBELASTUNG IN DEINEM KÖRPER

Du reagierst allergisch auf Quecksilber oder hast dir eine Art Vergiftung / Krankheit durch Quecksilber zugezogen

Kernursache und Kernlösung

Mache Musik und das Leben ist ein Fest. Aber du betrachtest das Leben noch nicht auf diese Weise. Die Dachziegel fallen vom Dach und du hast viel Glück, dass du gerade nicht da standst, denkst du. Glaubst du an Zufall? Dass alles ‚einfach so' willkürlich geschieht? Dein Herz fühlt diese Angst. Schließlich ist der Schock groß und schwer zu verarbeiten, wenn ‚etwas' dramatisch Schlimmes in deinem Leben geschieht und du erkennst noch nicht, dass alles eine Bedeutung hat, dass jedes Ereignis und jede Krankheit einen Grund hat. Unterminiere das Symptom und komme zu der Erkenntnis des ‚Warum'. So kannst du dich davon befreien.

Kenntnisse des Tieferen, das ist es, was du unbewusst suchst. Der Kern deiner Erkrankung liegt darin, dass du nicht ‚bewusst' weißt, obwohl du alle Möglichkeiten in dir hast.
Chancenarmut, denkst du, und diese Überzeugung lässt dich glauben, dass du nur eine geringe Chance auf eine freudvolles Dasein hast.

‚Allergie ...?', denkst du manchmal. Ja, vielleicht gegen dich selbst, gegen das Dasein deines ICHS in der Materie. Warum, warum wehrst du dich gegen ein vollkommenes Eintreten in den Körper auf der Erde? Dieses Mal gibst du dir selbst die Chance, dir die Überzeugungen anzusehen, die tief in dir leben.
Pass auf, pass auf, der Hund beißt! Als ob in dir eine ‚Stimme' zu dir spricht. Es geht hierbei nur um einen Teil deines ICHS. Erlebe dich selbst einfach auf die Weise, in der du existierst. Denke nicht, dass irgendeine böse Stimme aus dem Nichts kommt, um dir etwas zu befehlen; Fantasie, ...

Unterschlägst du etwas, verbirgst du etwas und bist du darum so misstrauisch gegenüber dir selbst, gegenüber den anderen? Paranoia, Einbildung, Verfolgungswahn, Angst, Schizophrenie ... ? Weist du diese Symptome ein kleines bisschen auf oder hast du einen Teil davon in großem Maße? Dann weist dies alles darauf hin, dass du nicht wirklich an dich selbst glaubst. Du glaubst weder daran, dass du dein Leben selbst in der Hand hältst, noch daran, dass nichts ‚einfach so' geschieht.

Mit einem dunklen Blick schaust du dich um, als ob du selbst der Dieb wärst: wie du deinem Inhalt misstraust!

Die Hilfe von außen, die du brauchst, ist ein Anzeichen dafür, dass du noch keine Ahnung davon hast, dass alles Nötige in dir vorhanden ist, um dich selbst aus der Sackgasse, dem Sumpf, den Krankheiten und Sorgen zu holen. Werde dir nun dieser Gegensätze in dir BEWUSST und löse sie auf, in dem du dich auf autonome Weise aufmachst.

Erkläre dich selbst für ‚geheilt', nur mit bestimmten ‚Zeichen' behaftet, die dich auf etwas aufmerksam machen wollen. Verhalte dich wie ein Weiser, denn der Narr birgt den Weisen in sich. Erkenne deinen Wert und verfüge dich zu dir, zu deinem wahren tiefsten ICH.

Quecksilbervergiftung
Warum bist du so empfindlich dafür? Warum hast du dies unbewusst angezogen?

Unbewusst ziehst du ein solches Signal an, weil du dich nach dem Sanften sehnst, der Liebe, dem Süßen, gleichsam nach dem raffinierten feinen weißen Zucker in seiner stärksten Form. Du würdest am liebsten deine Augen vor etwas verschließen, das du lieber nicht (mehr) sehen möchtest, aber es hilft dir nicht weiter, deinen Kopf in den Sand zu stecken. Möglicherweise hast du gerade einen psycho-emotionalen Schock erlebt: aber auch dies hast du dann (wenn auch unbewusst) angezogen, um daraus eine Einsicht zu gewinnen.

Eine emotionale Belastung weist darauf hin, dass du zuvor bereits zu steinbockartig hart zu dir selbst warst. Wage es nun zu schauen: wovor flüchtest du? Welche Emotion in dir selbst lässt dich die Augen schließen und wovor hast du Angst? Du hältst die Hände vor die Augen. Du willst nicht / wagst nicht, deutlich hinzuschauen; du würdest es am liebsten tief in dir verstecken. Du schrumpfst dich selbst zusammen, hast möglicherweise Angst. Du erwartest das Schlimmste, während du unzureichend erkennst, dass auch du Liebe und Glück verdienst, aber dass du dann *selbst* dein Leben in eine bestimmte Richtung lenken musst, auf der Basis von liebevollen und positiven Erwartungen, ÜBERZEUGUNGEN: Selbstvertrauen, Glaube daran, dass auch du das Gute auf deinem Pfad verdienst, und dass eigene innerliche Emotionen dir nicht schaden können. Denn sowohl vor einer Art von ‚Schlimmem' von außen, dem du nicht gewachsen wärst, als auch vor bestimmten Gefühlserfahrungen, abscheulichen Entdeckungen in dir selbst, hast du Angst.

Erkenne, dass es sich dabei um Gedanken, um deine Überzeugungen und um eine Art von Misstrauen gegenüber dem Leben handelt. Verschließe dich nicht mehr, bilde dir nichts mehr ein, Gedanken, wie Phantomgedanken, ängstliche Paranoia-artige Fantasien, nervöse Furcht. Dies erstickt dich. Wisse, dass alles in dir sich zum Guten wenden kann, wenn du die nötigen Veränderungen durchführst.

Um so schnell wie möglich von dieser Vergiftung erlöst zu sein, solltest du dich erst psycho-emotional befreien, dann kann der Körper auch sich selbst reinigen. Gib dir selbst die sanfte Liebe. Öffne dein Wesen und fühle dich sicher in deinem Sein: in Seele *und* Körper. Lass strömen, was strömen will, lass gesunde Gefühlsströme durch deinen Körper hindurch, aus deinem Körper strömen. Lauf nicht weg vor dieser Lebensenergie, die gesehen und geäußert werden will. Ziehe dich nicht in eine kleine ängstliche Ecke deiner selbst zurück, sondern lass dein Ich frei und offen breit existieren. Verberge deine Gefühle nicht immer und wage es, sie zuzulassen. Lasse keine Diktatur ‚des Gedankens' zu.

Nimm deinen Raum ein! Enge dich nicht ein. Schwimme gleichsam im gesamten Gefühlsraum deiner selbst, ohne Furcht, dass dich etwas Dramatisches erwarten könnte: erwarte das schöne, herrliche Leben … und als Folge hiervon wirst du dann Energien aussenden, die gerade das Schöne erschaffen.

Mit ängstlichen Gedanken rufst du schlechte Bilder / Dinge auf. Also, öffne deine Atemwege, deinen gesamten Körperraum, lasse deine Nase frei und tief Lebensluft einatmen, erlaube herrliche Nahrung in deinen Körperraum und nehme nicht schon „im Voraus" eine Verteidigungs- oder ängstliche Haltung ein. Verberge dich auch nicht vor den anderen und gehe eine freie Kommunikation mit ihnen ein.

Erwarte das Allerbeste und verfalle nicht sofort in Panik, wenn einmal etwas nicht klappt: mache dann eine Kurve in Richtung auf positive Lebenserwartungen. Auf diese Weise bist du wieder dabei, das Schöne zu erschaffen.

Zum Schluss: SIEH, wage es, ohne Furcht die allertiefsten Schätze in dir selbst ANZUSEHEN, diese schönen strömenden Gefühlsenergien. Wisse, dass dir nichts Negatives zu geschehen braucht, wenn du mit einem offenen Blick durch das Leben gehst und für VERTIEFUNG in dir selbst lebst, unter den Oberflächen-Schichten deiner selbst, der Welt. Nichts geschieht einfach so …[1]

[1] Lies hierzu mehr in Teil I dieses Buches.

QUINCKE-ÖDEM

Angioödem

sich rasch entwickelnde Schwellung von Haut oder Schleimhaut (subkutanes Gewebe), verwandt mit Nesselsucht (Urtikaria); kann viele mögliche Ursachen haben, u.a. Allergie, Einnahme von Nahrungsmittelprodukten oder Medikamenten; es gibt auch eine erbliche Form, das hereditäre Angioödem; Quincke-Ödem kann gefährlich sein, wenn es auf der Höhe der Kehle auftritt

Kernursache

Energetisch scheint alles wohl weiterzuströmen, und du, Mensch, produzierst Energien und lässt los (vgl. Toilette), und dennoch ... gehst du nicht ganz mit dir selbst mit und bleibst du zu lange in deinem eigenen ‚Kot' sitzen. Du bleibst in der Phase des Loslassens ‚hängen'.

Einerseits produzierst du stark und lässt du los, andererseits hältst du diese Produktion in dir selbst doch fest, scheinst du dich nicht von ihr verabschieden zu wollen. Aber unterdessen strömt der Fluss des Lebens weiter und blockierst du also einen freien Durchgang. Du willst stehenbleiben, du folgst nicht mehr, du sagst ‚Nein' zu einem Weitermachen wie bisher. Gerade weil du unbewusst weißt, dass es die Lebensströmung in dir ist, die frei strömen will, dass es nicht länger durchzuhalten ist, schnell in einer Rhythmik mitzugehen, die mehr einer flott laufenden Robotersphäre ähnelt, die immer wieder dieselben Handlungen wiederholt: dies entspricht einem Lahmlegen deiner tieferen Gefühlswelt, deiner intuitiven Lebensströmung.

Da ist eine Masse an energetischer Strömung, an Produktivität, aber du kannst mit dir selbst nicht mehr ‚Schritt halten'; nun brechen gleichsam die Rohre: der nicht mehr aufzuhaltende Strom durchbricht jedes Hindernis und überwältigt dich. Es wird nun ein Durchlass erzwungen. Der Schein-Ruhe-Zustand (bezüglich der Weiterentwicklung) wird durchbrochen wie ein Croissant, das plötzlich in der Mitte durchbricht. Es kann nicht mehr ‚festgehalten' werden; du wirst mittels dieser Erkrankung dazu gezwungen, deine innerliche Lebensströmung frei durchzulassen, statt sie festzuhalten, mit dem Strom mitzufahren, der in dir strudelt und tost.

Bleib nicht in deinem eigenen Stuhlgang sitzen. Je stärker du dich wehrst, zurückhältst, dich selbst bremst und versuchst zu verhindern, dass das Wasser frei strömt, desto mehr wirst du dich davon überwältigt fühlen. Die Rohre der Wasserleitung im Haus brechen gleichsam in der Mitte durch und das Wasser spritzt in alle möglichen Richtungen heraus. Dieser innerliche Lebensstrom lässt sich nicht mehr aufhalten. Ein kontrollierendes Festhalten deines Inhaltes, deiner Gefühle, deiner spontanen Lebensenergien ist nun nicht mehr möglich.

Bist du immer tiefer in der Wiederholung eines zwingenden Rhythmus versunken? Ließt du dich in diesem Rhythmus aufpeitschen, ohne das Gefühl, dabei noch etwas einbringen zu können; als ob dir das alles ‚widerfährt'? Du konntest mit dir selbst nicht mehr ‚Schritt halten', du warst nicht mehr mit dir selbst ‚mitgekommen'. Es geht alles so schnell und du versuchst ‚mitzuhalten', aber schließlich ähnelst du nur noch einem automatischen Roboter, der wie programmiert immer weiter geht und handelt. *Es* geschieht gegen deinen Willen, trotz der Tatsache, dass du nicht mehr mithalten kannst.

Andererseits versuchst du diese Tatsache ‚emotional' unter Kontrolle zu halten, aber das Wasser steigt bis fast über deinen Kopf. Du fühlst dich ‚überströmt', statt dass du dich als Herr über dein Leben mit den wohltuenden Energien und Gefühlsströmungen in dir selbst mittreiben lässt, ohne dich mit Gedanken oder Widerstandsgefühlen an irgendetwas festzuhalten.

Kernlösung

Es ist daher deine Aufgabe, ‚Stopp!' zu sagen, um zu fühlen, dass du in Nichts gezwungen bist, dass du dein eigenes Tempo bestimmen darfst, dass dein Herz nicht mehr so schnell und zwingend von deinem Selbst ‚getrennt' schlägt, wie das zu schnell zwingend rhythmische Herz eines Roboters. Im Gegenteil: wenn du als ‚Herr' über dich selbst, in Liebe, zu jedem Augenblick tust, was du deinem Gefühl nach tun musst, dabei *ganz* eng beteiligt bist, dann hältst du immer Schritt mit dir selbst, dann bekommen die Dinge nicht einmal die Gelegenheit, dich zu übersteigen: du lässt es nicht länger zu, dass eine ‚energetische Strömung' dir über den Kopf wachsen könnte.

Denn du hältst die Zügel in der Hand, du gehst tapfer weiter, das eine Mal langsamer, das andere Mal schneller. Du blockierst nicht, du lässt die Vergangenheit hinter dir, du verdaust und lässt los, ohne zu lange in Gedanken, in Emotionen, in Taten hängen zu bleiben. Du lässt es zu, dass die Lebensströmung weitergeht. Dies ohne dich zu überfordern, dir selbst die Chance gebend, manchmal kurz auszuruhen, zu warten.

Dich an die Spitze deines Lebens stellen, die Zügel in die Hand nehmen, deine Energien selbst leiten, ohne dich von ihnen überwältigen zu lassen. Dies heißt auch, dass du auf deine innere Stimme hörst, auf dein Gefühl, dass du dich auf flexible Weise in Taten, in Rhythmik, an die Anforderungen des Moments anpasst. Dass du dir selbst gestattest zu ruhen und auch flott weiterzuarbeiten, alles zu seiner Zeit. Du bestimmst auf höchstpersönliche Weise, wie schnell die Dinge gehen dürfen. Du lenkst dein Leben, ohne dich auch nur *ein* Mal von etwas überwältigen zu lassen.

Die Natürliche Lebensströmung in dir selbst respektierend, nicht hemmend, und keinen Widerstand leistend gegen die gesunde spontane Lebensströmung. Du legst dich selbst weder länger mit emotionalen Gedanken lahm (ängstlich festhalten usw. ...), noch mit einer Einstellung des Widerstands und der Weigerung: du hältst auf derartige Weise Schritt mit dir selbst, dass du es dir selbst ‚gestattest', zu fließen und zu strömen, nach Gefühl und Erleben im Allgemeinen.
Du lässt dich selbst - wie ein Kanu fahrender Mensch auf einem zwischen den Felsen strudelnden Flüsschen - mittreiben mit dem Strom des Lebens in dir, ohne Widerstand, aber nicht ohne das Steuer, die Ruder selbst zu ergreifen, dich selbst zu lenken, Herr über dein Lebensboot zu bleiben, intuitiv, ohne zu greifen. Liebe übersteigt jede Überschwemmung, jede Angst.

Ängste und Gefühle der Machtlosigkeit (alles nicht mehr zusammenhalten können, nicht mehr kontrollieren können) verschwinden in dieser Erkenntnis und deren Umsetzung: dass du, in Liebe zu dir selbst, im Glauben an deine Kraft, über die Fähigkeit verfügst, Herr über dich selbst zu sein. Selbst Herr über deine Lebensenergien zu sein, dass du in der Lage bist, sowohl ***‚MIT' dir selbst Schritt zu halten, als auch deine Kräfte von oben aus zu ‚lenken'. Dies ist ein ‚Loslassen der vorhergehenden Phase'.***

Du ‚lässt' dich weder von anderen leben, noch blockierst du eine gesunde Lebensströmung in dir selbst. Gehst einerseits mit dem Lebensgefühl mit, das in deinem Innersten strudelt und braust, ohne dies zu bremsen, und doch stark weitergehend, dich weiterentwickelnd, ohne noch an dem festzuhalten, was bereits vorbei ist. Es übersteigt dich nicht länger: du hast dich zum Lenker über dein Dasein und deine Gefühlskräfte gemacht.

Energetische Lebensströmungen in dir können nun frei strömen; du hältst nichts mehr ‚fest'. Du lässt dich selbst vorwärtsgehen, du dirigierst, ohne zu greifen, deine Lebensenergien. Bleibst nicht hängen, nicht sitzen, sondern lässt dich selbst in Weiterentwicklung und Erleben ‚weiterströmen', so tritt nirgendwo in deinem Körper eine Verstopfung auf, so wirst du nicht ‚überschwemmt', so schwillst du nicht auf vor lauter zurückgehaltener gesunder Staukräfte. Mit dir selbst Schritt halten, loslassenderweise.

REISEKRANKHEIT

Autoreisekrankheit

Kernursache

Du fühlst dich im Alltag in eine eiserne Struktur (wie die eines Autos) gezwängt; du bist zu kalt und zu hart zu dir. Warme Liebesgefühle können zu wenig in deinem Herzen fließen; vielleicht spürst du, wie du unter einer strengen, autoritären Macht vergehst (aber diese strenge Macht lebt in erster Linie in dir selbst). Angst, zu wenig Selbstvertrauen, Wut auf deine Gefühle, „gefangen zu sein".

Gefühle belasten dich schwer; zu wenig Erkenntnisse darüber, ‚wie du mit deinem Gefühlsleben umgehen sollst'. Du sehnst dich (unbewusst) nach Selbst-Befreieung, Frei-sein.

Kernlösung

So lasse deine eigenen Gefühle warm aufblühen! Lege das Sonnenzentrum in dich, wehre dich nicht gegen eine Autorität, denn im Grunde genommen handelt es sich um deine Unfähigkeit, dich selbst zu verwirklichen. Wärme dich, traue dich, dich mit voller Expressivität zu äußern, so dass Ängste und Kälte und Selbsteinengung weichen.

Du wirst nur deshalb im Auto krank, weil du noch nicht wirklich von deinem selbstbewussten Ich aus lebst, weil du dich in deinem tiefsten Selbst noch nicht wirklich sicher und beschützt weißt, weil du dich von jemandem an den Handgelenken festgehalten fühlst, auch wenn dies in Wirklichkeit nicht unbedingt der Fall ist: du selbst solltest dich aus deinem inneren Gefängnis ‚los'-machen. Komme zu froher Selbst-expression. Lasse deinen Seinsinhalt frei strömen.

Jetzt fühlst du dich nicht länger gefangen. Singe, sprich, äußere deine Gefühle, lache … nimm deinen Raum ein. Infolgedessen wirst du auch in der Außenwelt befreiende Situationen anziehen (z.B. verschwindet ein zu strenger Lehrer aus deinem Leben, eine Art Zwang oder ‚Müssen' lösen sich auf usw.).

Luft- oder Flugkrankheit

Kernursache

Unzureichender Glaube an dich selbst; du hast keinen klaren Einblick in dich, in deine Lebensrichtung.

Du gehst nicht geradewegs auf dein Ziel zu, du entfliehst dem Kern der Sache, weil in deinem Leben Gefühle zu schwer auf dir lasten. Ein Gefühl der Unsicherheit in dir, du stehst im Alltag nicht wirklich „mit beiden Füßen auf dem Boden". Im Flugzeug werden diese Gefühle noch verstärkt. Ängstlich und unsicher, ohnmächtig versteckst du dich in einer Höhle.

Kernlösung

Auf dich vertrauen und wissen, dass dir nichts geschieht, ohne dass du es nicht wirklich zuvor gewollt hast. Bist du davon überzeugt, ein schönes Leben zu verdienen, so wird dir nichts zustoßen. Eine Sicherheit, ein freundliches, soziales Offensein für andere, Selbstbewusstsein, eine ruhige Zufriedenheit, ein absolutes Vertrauen auf die richtige Wahl, die du triffst, sowie auf deinen Selbstschutz; beobachte deine Gefühle in Ruhe, und bemächtige dich ihrer.

Offene Kommunikation, Flexibilität, ein starkes Vertrauen auf deine Natur; dich selbst festlich, warmherzig und freudig, mit dem roten Teppich empfangen. Selbstsicherheit; stark mit deinen Füßen „auf der Erde" stehen (Folgendes kann helfen: stemme deine Füße gegen den Boden des Flugzeugs). Weder schweben, noch abgehobenen Philosophien anhängen.

Seekrankheit

Kernursache

Du fühlst dich in deinen Emotionen, in einer bestimmten Lebenssituation gefangen.

Ein innerer Widerstand, ein Aufstand, eine Wut…, weil du dich in einem Muster blockiert fühlst, das dir nicht behagt. Du bist nicht dazu im Stande, dein Leben so auszubauen, wie du es gerne würdest, aber du zeigst wütend mit dem Finger auf andere, anstatt selbst Veränderungen in deinem Leben herbeizuführen.

Du staust deine Emotionen an, aber innerlich schmiedest du zuweilen rachelustige Pläne, „warte nur!", kritisierst du andere und machst ihnen Vorwürfe, aber du bleibst ebenso machtlos, mit angestauten Gefühlen, zurück.

Du bekommst dein Leben nicht in den Griff, du widersetzt dich, machst nicht mehr mit, aber im Grunde genommen ekelst du dich selbst an, sowie deine Abhängigkeit, deine Machtlosigkeit, deine Todesängste und die Situation, in der du dich gefangen fühlst. Du vertraust deiner eigenen Natur nicht, du schwingst nicht weich auf den Wellen des Lebens mit, du erhebst Einspruch. Du suchst in deinem Leben einen Ausweg, aber du findest keinen, weil du die Ursache deiner Probleme nicht in dich selbst legst.

Selbstzerstörung: Du unterbewertest dich selbst, du baust deine kreativen Energien nicht im positiven Sinne aus. Ein labiles, emotionales Leben, zu wenig Selbstbewusstsein.

Kernlösung

Schließe Freundschaft mit dir, fühle dich nicht bedroht, nutze diese starken Kräfte in dir, lasse deine Möglichkeiten aufblühen, schließe dich nicht ein, spreche über deine Gefühle; du bist kein Vogel im Käfig, nimm deine Freiheit *selbst* in die Hand. Autonomie!

Vertraue auf dein tiefstes Selbst, komme zu tatsächlicher Selbstverwirklichung.

Lasse dich nicht leben, sondern konzentriere dich stärker in dir, sei zufrieden mit dir, passe dich flexibel an, und kämpfe nicht länger. Lasse dich flexibel von den Wogen deiner selbst, deiner Gefühle, des Wassers, des Bootes schaukeln … Kämpfe nicht „dagegen" an, aus eigensinnigem Widerstand.

RESTLESS-LEGS-SYNDROM

Syndrom der ruhelosen Beine

Kribbeln, Ziehen oder Schmerzen in den Beinen, verbunden mit einem unnatürlichen Bewegungsdrang, verstärkte Beschwerden in Ruhe, v.a. nachts

Kernursache

Die psycho-emotionalen Ursachen des Restless Legs Syndroms können wir in drei Abschnitten wiedergeben:

1) Mit Gedanken, Überzeugungen und Strukturen setzt man sich förmlich einen „Dämpfer" auf. Eine Form von Selbst-Einschränkung. Energien suchen ihren Weg, aber „dürfen" sozusagen nicht existieren. Eine begrenzende Strenge von oben herab (vom eigenen Kopf aus) diktiert. Die Natur *muss* hier, ob sie will oder nicht, den „festgelegten" Richtlinien, Normen, Prinzipien und festen Regelmustern folgen. Unter diesem Dach wohnt der Mensch…, der dem entfliehen will, der davor weglaufen möchte…, aber sein Kopf voller Pflichten, Strukturen und Zwangrichtlinien – wie unbewusst auch immer aufgebaut – hält ihn zurück. Die Beine wollen weiter, der Natur-Mensch, der Mensch mit seinen gesunden, vulkanischen Energien will hieraus!

Ein innerer Kampf zwischen Kopf und Körper wird hier gefochten. Der Machtsdruck des Kopfes, das, was das Leben auf zwingende Art und Weise bestimmt, verhindert, dass ein Gefühl von Freiheit existiert. Es verhindert, dass der Mensch noch seiner Spontaneität, seinen gesunden Impulsen folgt. Gefühle und spontane, kindliche, groß-menschliche Impulse werden förmlich blockiert und von einem „eingekapselten Gehirn" zurückgehalten. Als ob keine Biegsamkeit, Flexibilität, Offenheit, Freiheit existieren dürfte / könnte. Als ob eine innere Stimme im Menschen ihm sagen würde: „Du MUSST… und… DU darfst dieses NICHT und jenes NICHT…"

Die Lösung erfordert ein Durchbrechen des alten ‚Tabus': Der Mensch dürfe als Mensch nicht er selbst sein, nicht so, wie er im Inneren seines Herzens spürt, sein zu müssen. Er hat sich (unbewusst) in ein Gefängnis gesperrt, und möglicherweise hat er infolge dieser inneren strengen, selbst-einschränkenden Strukturen in seinem Kopf oder in seiner näheren Umgebung Situationen zu sich geholt, die ihm das Gefühl geben, „gefangen" zu sein, „unfrei" zu sein. Er wird jetzt einsehen müssen, dass die tiefste Ursache hierfür in ihm selbst liegt, und dass die Umstände in der Außenwelt lediglich eine Folge seiner Inneren Zwangsjacke-über-seinem-Kopf sind.

Alles einmal auf-reißen, in Frage-stellen. Alle Regeln und Strukturen, Gedanken, die in dir leben und sagen „das *Muss sein,* das ist nicht erlaubt" einmal tief in Frage stellen. Warum dich noch länger unter dem Einfluss tief verwurzelter Überzeugungen, dass du dich innerhalb dieser oder jener Richtlinie bewegen oder an diese Regel halten MUSST, zurückhalten und lahm legen? Bist DU das, oder bist du ein Mensch, der sich in der Weise beschneidet, dass er am Ende nicht mehr weiß, wer er ist? Zeit für Veränderung!

2) Harte Nüsse werden geknackt. Etwas verläuft hölzern, kantig, wird forciert. Es knackt und knirscht. Der Grund, warum der Mensch dieses Signal zu sich holt, hat mit einem feurigen Drang zum Weiter-Gehen zu tun, man sehnt sich sozusagen danach, *mehr* zu haben, *mehr* zu tun, *mehr* zu erreichen, weiter gehen zu können, als man geht. Es brennt förmlich in den Beinen.

Möglicherweise sagt der Mensch zwar ja, ja, ja…, wiederholt sich, macht immer wieder die gleichen Bewegungen, aber macht nicht *wirklich* Fortschritte in seinem Leben, tritt sozusagen auf seinem Weg der Weiterentwicklung auf der Stelle. Einmal vor - dann wieder zurück. Der Mensch bewegt sich förmlich auf der Stelle, wie leidenschaftlich er auch immer weitergehen möchte. Er wird die Tiefen dieser „Rahmenstrukturen", die er selbst geschaffen hat, begreifen müssen: Er hält sich innerhalb eines Schemas, innerhalb von Strukturen und Rahmen, die ihn sozusagen „festlegen", blockieren. Und unbewusst sehnt er sich danach, daraus zu entkommen. Seine Nerven leiden darunter und machen sozusagen nahezu spastische Bewegungen, derer er sich nicht erwehren kann: Als Zeichen dafür, dass er die alten Rahmenbedingungen dringend aufheben sollte!

Der Mensch häuft sozusagen eine ganze Menge Energien in seinen Knien an, möglicherweise ist eine ganze Menge Feuchtigkeit… bereit, VORZUSTOSSEN! Aber er hält sich zurück; diese Manifestierung, entschlossen und stark, hält er zurück. Er bleibt zu sehr in einer abwartenden Haltung stehen, anstatt kraftvoll-dynamisch weiterzugehen, so dass alles fließend und strömend weiterlaufen kann.

3) Zusammengeballte Energie richtet sich aus, wie durch den Lauf eines Kanonenrohres spähend, ist der Mensch zum Abschuss bereit, dazu bereit, seinen fruchtbaren Samen zu ergießen…, aber er wartet und tut nichts. Er entwickelt eine starke, startbereite Energiemasse; guckt sogar mit einem Blick der Bereitschaft und Aufmerksamkeit, aber auch mit etwas Wut, mit Gefühlen der „Verteidigung" (ich werde bedroht und muss sogleich zum Angriff übergehen!), dazu bereit, zu schießen.

Kernlösung

Dieser Mensch hat das Bedürfnis, Dinge in sich nicht so aufzublähen, nicht so schwer und bedrohlich zu erleben. Er wird das Leben auf eine friedliebendere Weise betrachten dürfen und innerlich ruhig werden. Es gibt nichts zu befürchten! Es gibt kein Problem! Warum regst du dich so auf? Warum musst du so auf der Hut sein, so in den Startlöchern stehen, um den Feind abzuwehren? Es gibt gar keinen Feind. Es kann keine Rede davon sein, bedroht zu werden…, nur du kannst dich selbst und deine Beine, deine Knie kaputtmachen, indem du solche roten Energien anhäufst.

Mache dich innerlich ruhig, hetze dich nicht so auf. Es gibt nichts, dass verteidigt werden müsste, es hat überhaupt keinen Nutzen, dass du deine Energien bündelst, um sogleich in den Kampf zu ziehen oder auf den Feind eine Kugel abzufeuern! Lasse das Licht in dein Herz eintreten, und löse jeden negativen, streitlustigen Gedanken auf. Ärgere dich nicht länger innerlich, und rege dich nicht mehr auf; lasse alles in dir zur Ruhe kommen. Arbeite stetig an deiner Entwicklung weiter..., gehe ruhig und gleichmäßig vorwärts.

Aber rege dich innerlich nicht länger auf. Sieh keine Schatten, keine Geister, wogegen du dich verteidigen müsstest! Sie sind nicht da, nur in deinem Kopf... Richtest du dein Leben aus einem Gefühl des Vertrauens auf, und weißt du tief in deinem Seelenkern, dass alles gut gehen wird, lebst du aus deinem guten Herzen..., dann *wird* auch alles gut gehen. Du musst dich weder länger bereithalten, auf der Hut sein, noch nutzlose Energien anhäufen und anstauen. Lasse ziehen, lasse los. Kehre dich tief nach innen, und komme zu vollstem Vertrauen... Komme zu innerer RUHE. Wenn du weißt, wie das Leben funktioniert, wie es in sich stimmig ist, dass dir nichts „einfach so" widerfährt, dann hast du keine Angst mehr, dann richtest du dein Leben aus dem vollsten Vertrauen aus und kann Frieden in dein Herz eintreten.[2]

RHEUMA, ALLGEMEIN

Schmerzen, Schwellungen, Beeinträchtigung des Bewegungsapparats (Gelenke und / oder Muskeln und / oder Knochen)

Kernursache

Du übertreibst: Du trägst zu schwere Lasten; du meinst, zu viel tun zu „müssen": Du beweist dich in starken Taten, in einem spektakulären Durchhaltevermögen, darin, wie ein Märtyrer viele Emotionen zu (er)tragen. Aber schlussendlich lastet es doch alles zu schwer auf dir, und du gehst in die Knie, du hast Schmerzen.

Du fühlst dich innerlich klein, aber möchtest von großartigen Dingen träumen: So landest du in einer irrealen Atmosphäre, du siehst die Welt um dich herum nicht mehr so, wie sie wirklich ist. Weil dein Leben und die Menschen um dich herum nicht deinen Wünschen entsprechen, obgleich du oft genug mit erhobenem Zeigefinger sagen wirst, was „du Willst", wirst du vielmehr in deiner Unzufriedenheit schweigen, traurig und enttäuscht, und dich selbst mit nach innen schlagender, machtloser Aggression und Herzschmerz vergiften.

Die tiefste Ursache für deine Probleme liegt nicht bei den anderen, nicht bei deinen unbefriedigenden Lebensumständen, sondern bei dir selbst: Du gibst dir nicht die Wärme und die Liebe, die du so sehr brauchst. Du holst negative Lebensumstände zu dir, weil du davon überzeugt bist, die Liebe und das Glück nicht zu verdienen, weil du davon überzeugt bist, dass ein Mensch ein Opfer seiner Umstände ist und er sein Leben nicht selbst bestimmen kann.

Um deine Unscheinbarkeit nicht fühlen zu müssen, wirst du dich vielleicht mit einer wunderschönen äußeren Erscheinung oder durch eine übertrieben harte Arbeit tarnen, oder dadurch, dass du halsbrecherische Aktionen machst, dich stärker gibst, als du eigentlich bist, durch märchenhafte Träume, ein heldenhaftes Durchhalten (neben einem so genannten unmenschlichen Partner), wie ein Märtyrer usw. ... Du unterstellst dich möglicherweise strengen Normen und Strukturen; du willst sehr viel, übersteigst deine Kräfte, bis dich alles überwältigt; es ist, als würdest du meinen, auf diese Art und Weise die Liebe zu verdienen, und *dennoch* bekommst du nicht mehr Liebe als zuvor.

Die Trauer lastet schwer auf dir. Du lebst nicht wirklich Bewusst von deinem Sonnenzentrum aus; deine Wut erwächst lediglich der Ohnmacht, dich nicht wirklich

[2] Lies hierzu Teil I dieses Buches: Er wird dir noch so viel verdeutlichen!

aus einem starken ICH heraus verwirklichen zu können. Du bist es, der / die dir selbst nicht schenkt, was du brauchst: eine liebevolle Akzeptanz deiner selbst, so, wie du bist. Ebenso, wie du dich nicht wirklich akzeptierst, willst du auch deine Umwelt verändern. Sei dir jedoch dessen bewusst, dass sich deine Umwelt nur dann verändern wird, wenn zunächst du einen anderen Weg einschlägst!

Kernlösung

Hebe nicht ab, baue keine Luftschlösser, lasse deine Energie nicht wegfließen, komme nah zu dir, hier-und-jetzt, sei zufrieden mit deinem Platz auf Erden. Stehe fest mit den Füßen auf dem Boden, entdecke deinen Wert, nimm jetzt entschlossen dein Leben in die Hand, und gestalte es selbst. *Lasse* es nicht alles mit dir geschehen: Wenn du dich in Liebe dir selbst zuwendest, dann wirst du andere Lebensumstände anziehen. Vergifte dein Blut nicht länger mit Trauer, falschen Erwartungen und Vorwürfen, sondern lebe von deinem Sonnenzentrum aus, aus deinem Herzen heraus. Hier präsent sein, stark in deinem Körper konzentriert. Du brauchst dich nicht zu beweisen, dich nicht stark zu geben, du brauchst dich nicht länger als Opfer zu verhalten, vielleicht um die Aufmerksamkeit und die Bewunderung anderer zu verdienen. Du bist gut, wie du bist!

Traue dich jetzt, spontan, aus deinem Gefühlskern heraus zu leben; erfülle deine Wünsche, sei nicht länger hart, weder zu dir, noch zu anderen. Akzeptiere das einzigartige Wesen eines jeden Menschen, und baue von innen heraus, von deinem Herzen aus an deiner neuen Welt; schöne Erwartungen werden schöne Lebenserfahrungen hervorrufen, versuche jedoch nicht, zu „verändern". Rufe das Schönste für dich und deine Nächsten auf, und das Schöne wird zu dir kommen, jedoch so, wie es für alle am besten ist. Lasse Sorgen und Spannungen los!
Genieße das Leben, erlege dir keine Strafe, keine Beschränkungen oder strengen Regeln auf. Lasse diese unwirschen, kritischen, unzufriedenen Gedanken los, denn du bist es, der / die deine Situation hervorgerufen hat: Veränderungen werden sich vollziehen, wenn du konzentrierter in dir selbst lebst! Vom „Hier" aus dein Leben mit Freude gestalten, lasse alles und jeden los, schöpfe Freude aus dem Einfachen in dir selbst.
Wenn du mit deinem ICH, mit deiner spezifischen Natur zufrieden bist, dann wird diese Freude-Energie alle Schmerzen verjagen, dann richtest du dich nicht länger auf andere, auf Weiten, auf das, was jetzt nicht da ist, sondern heißt dich im Hier-und-Jetzt Willkommen: Befreie dich aus dem Gefängnis, das du selbst aufgerufen hast, indem du dich Schritt für Schritt aus diesem Märtyrermuster herausholst, indem du dein Leben allmählich selbst in die Hand nimmst, indem du dir Liebe, Freude und Entspannung schenkst! Erwarte es nicht von jemand anderem, plage dich nicht länger ab. Staue deine Gefühle nicht an, lebe sie aus!

RHEUMATISCHES FIEBER

entsteht zumeist als Reaktion des Körpers nach einer Halsentzündung durch Streptokokken: mögliche Symptome sind Fieber, wandernde Gelenkschmerzen, Herzbeschwerden, Chorea, rheumatische Knoten unter der Haut

---

Kernursache und Kernlösung

Du hältst dich so sehr innerhalb von Strukturen „gefangen", dass dein Körper, deine Gefühle, dein Unterleib sich nahezu nicht mehr bewegen können. Du befiehlst „von oben". Du regelst alles straff und strikt, Gefühle werden verleugnet oder unterdrückt, als nicht-existent abgetan. Zeit für Transformation, für tiefe Selbst-Einkehr, für ein Finden deiner selbst!

Du gehst in deinem Machen, in deiner Arbeit, deiner Leistung auf, du fixierst dich auf diese Bewegung, rutschst jedoch langsam aber sicher den Hang hinab. Du bist mit deinem Kopf, deinen Gedanken, Augen, mit deinem Ehrgeiz vollständig auf das ausgerichtet, was kommen wird, aber dein Herz, deine Gefühle zählen hierbei nicht. Eine Art von Getriebenheit, wobei man den herrlichen Hier-und-Jetzt-Moment ignoriert. Alles im Dienst des zu erreichenden Zieles, der Arbeit oder von was auch immer. So lebst du deine Außenseite, an der Oberfläche. Wie ein Vogel Strauß, den Kopf hoch in die Luft gestreckt, führst du bestimmte Dinge aus.

Eine Menge von Energien sucht ihren Weg. Du hast möglicherweise das Gefühl, etwas in der Gruppe machen zu müssen, im Dienst der Gruppe, des Systems oder wovon auch immer, aber dein ICH lebt dahinter verborgen. Unter deinem Lachen verbirgt sich ein unechtes Grinsen, ja, eine Träne. Du versteckst deine wahren Gefühle. Du siehst das Leben nicht gerade auf liebevolle Art und Weise.

Du bist zuweilen hart und sarkastisch, als würdest du deinen eigenen Wert, den Wert des Lebens nicht erspüren oder erkennen. Eine etwas bittere Weltsicht. Im Grunde zweifelst du am Leben, an dir selbst, auch wenn du es nicht gleich zeigen würdest.

Es gibt wohl instinktive Ventile, aber das bringt dich keinen Schritt näher zu dir. Das Tier muss zum Menschen werden. Du verharrst zu viel an der Außenseite, bei den oberflächlichen Schein-Werten, anstatt dich auf Wahrheit, auf wahre Schönheit, auf *echte* Lebenswerte abzustimmen. Vertiefung in dich und Verdichtung deiner selbst sind hier gefragt!

Scharfe Kritik, Aggression und dich selbst dabei zurückhalten: Das schlägt häufig auf destruktive Weise nach innen, und das tut weh.

Breche aus diesem System aus, in dem du dich selbst gefangen hältst. Schenke dir das Süße, das Weiche, das Milde-Liebevolle. Genieße das Leben auf menschlichem Niveau. Du bist Mensch, kein instinktives, böses Tier; ENTWAFFNE dich..., und komme auf entwaffnende Art und Weise zum Vorschein. Milderung... In die Wärme deines eigenen wollig weichen Körpers aufgenommen. Genieße dein Sein-in-deinem-Körper; lasse Liebe deine Körperfasern durchspülen; wärme dich darin. Im Lebenswasser wie in einem lauwarmen Bad schwimmen, wo du dich mit Liebe im eigenen Körper erwärmst. Keine Härte oder Distanz mehr: weder dir selbst gegenüber, noch gegenüber anderen. Ein nach Hause kommen in deinen Körper, als ICH. Du trittst als liebevoll gebendes ICH an die Außenwelt, kommst zum Vorschein. Energien kraftvoll-konstruktiv entfaltend, von innen heraus, aus dem Herzen.

Auf der einen Seite möchtest du dieses oder jenes realisieren, ausführen, und du forcierst alles ein wenig, dann wiederum fühlst du: „Nein, da liege ich falsch, so geht es nicht“. Eine schwankende Belastung / Krümmung des Rückgrates: Symbol dafür, das Leben nicht auf DEINE höchsteigene ICH-Struktur zu bauen. Möglicherweise richtest du dich zwar auf Systeme und Strukturen, auf Menschen außerhalb von dir, und du agierst zwar, aber DU als DU, das Sinnvolle und das aufrechte Bauen AUF DICH SELBST, unabhängig von Müttern und Vätern, unabhängig von Systemen (politisch, religiös, geschäftlich usw. ...): *Das* fehlt.

Du bleibst zwar stehen und guckst, was du jetzt noch an dem „Gegenstand“ AUSSERHALB von dir, an den Dingen, die du gerade aufbaust, verändern kannst, wo du gerade falsch liegst, aber du fühlst / siehst es nicht. Du weißt nicht mehr, wie es weitergehen soll; du scheinst jetzt alles in Frage zu stellen. So wie ein Haus, das zur Hälfte gebaut worden ist, Schwierigkeiten hat, sein Dach zu bekommen, weil man die Zweckmäßigkeit und die Baukonstruktion dessen in Frage stellt. Wie soll es jetzt weitergehen?

Es hängt alles damit zusammen, dass du das HAUS, das DU SELBST bist, nicht auf eigenem Boden, auf deinem eigenen Herzen baust, dass du die Dinge außerhalb von dir zwar gut erkunden wirst, aber nicht wirklich diesem geraden Weg DEINES ICHS folgst, aus deinem Herzen heraus. *An der Zeit, dich nach innen zu kehren und an einer liebevollen Wohnstätte deines eigenen ICHS zu arbeiten.*

Es hat damit zu tun, dass „das Glück aus dem eigenen Sein, dem eigenen Herzen" nicht oder zu wenig erlebt und empfunden wird. Dass du dein so genanntes Glück an bestimmte Verwirklichungen / Dinge / Menschen außerhalb von dir koppelst. Als ICH, als Liebe bist du nicht oder nur unzureichend in dir präsent. Du *lässt* dich von den Dingen AUSSERHALB von dir leben. Das führt schließlich zu einer immer größeren Entfremdung vom eigenen ICH, dem eigenen Herzen. Machtlosigkeit, Trauer und Wut werden angestaut und können schließlich unter einem Nicht-Mehr-Fühlen, einer Sinnlosigkeit oder Apathie versteckt bzw. von ihr geschluckt werden.

Eine Atmosphäre der Verschwommenheit, des Wartens, des „ach, dann lasse es ruhig alles so". Kein wirklich entschlossenes Weitergehen, weil es eine zu wenig klare Sicht auf das Eigene ICH gibt und infolgedessen auch auf das Leben, auf das Bestehende, auf das, was geschehen müsste. Eine Art von „Abwesenheit" also. Du bist sehr wohl dazu bereit, Dinge zu tun, sie in die Tat umzusetzen, aber du weißt nicht genau wie und siehst das Sinnvolle dieser Sachen nicht ein, weil du zu wenig mit der Fülle deines ICHS verbunden bist. Du erkennst nicht oder zu wenig, dass DU selbst dein Leben in eine sinnvolle Richtung lenken musst – unabhängig von Etwas oder Jemandem außerhalb von dir – dass es für alles eine Lösung gibt, wenn du nur nah bei DIR SELBST ankommst, wenn du nur als ICH entschlossen das Steuer deines Lebens in die Hand nimmst, um dich – als Liebevolles ICH, Bewusst – zu verwirklichen.

Höre auf damit, dich so verborgen und untergetaucht im Leben zu halten, wie vom Urmutterschoß unterdrückt, durch das, was du „außerhalb von dir" angebetet oder festgehalten hast. Wie sehr du dir auch „aktiv" ein Leben aufgebaut hast…, das war noch nicht als ICH, noch nicht von deinem Herzen aus, noch keine vollsensible-Präsenz in DIR SELBST.

Breche hier aus, breche mit der Urmutterbeziehung, woran du dich geknechtet gehalten hast, und werde als „ICH" geboren, autonom und selbst-fürsorgend. Ergreife kraftvoll die Zange, die die Wurzel des Übels (das Nicht-Leben) aus dir herausreißen darf! Ein Sprung aus den Ursphären der Verschwommenheit, dich auf den Sphären, nicht wirklich ICH zu sein, weiterschaukeln zu lassen. Brich mit dieser „Abwesenheit" in dir. Lasse das Lebenswasser frei durch deinen Körper strömen und ein Zuviel frei abfließen. Blockiere diese Energieströmung nicht, dadurch dass du dich in Strukturen / Systemen festlegst, die beschneiden, regeln, aber nicht im geringsten zum „Leben" gehören.

Du bist doch kein Roboter, keine Maschine, die blindlings ausführt, was unbewusst-instinktiv eingegeben, befohlen wird. Du brauchst kein Mutter- oder Vatersystem, um dich dahinter zu verstecken. Du sollst nicht als „& Co", sondern als „ICH" leben: wach, voller Freude, froh, *echt* lebendig-präsent in dir! Lasse diesen Urschrei erklingen, und komme zum Vorschein; sieh dir an, wie das unwissende Tier in dir haust und jetzt wach werden will. Aber sei dir darüber im Klaren, dass es Bewusstwerdung und Liebevoll-Sein sind, die dich *echt* sein, glücklich sein lassen.

Ur-instinktive Kräfte machen sich vollkommen frei und setzen sich jetzt in Bewusstsein und Liebe um; eine freie Durchströmung, keine Blockade mehr von Gefühlen, ein glückliches Präsent-Sein in dir selbst. Ein motiviertes Ausführen deiner Lebensaufgaben, ohne zu forcieren. Du erkennst den Sinn des Ganzen…, jetzt, wo du als Ich dankbar aus deinem Herzen heraus lebst. Alles, was du tust, ist mit diesen Hauptgefühlen verbunden, die in dir wohnen. Freude und Sinn-Gefühle können dich jetzt durchströmen.

RHEUMATOIDE ARTHRITIS

Autoimmunkrankheit mit Gelenkentzündungen und Gelenkverformungen; Organbeteiligungen treten dabei seltener auf

Kernursache und Kernlösung

Starke Präsenz ur-instinktiver Kräfte, gegebenenfalls sexueller Impulse, die in den Mars-Schöpfungsakt umgesetzt bzw. nicht umgesetzt worden sind. Oder unterdrückst du alles durch strikte Beherrschung? Du möchtest gerne stark weitergehen, dich selbst bestätigen, aber du schneidest dir selbst den Weg ab. Warum?

„Nein", sagst du, hart und selbst-zerstörerisch. Hart gegen dich selbst, möglicherweise auch anderen gegenüber. Du bist wie ein strenger General zu allen Zellen in deinem Körper. Du schließt die Türen: Du lässt nichts herein, auch nicht den Sauerstoff, den du im Grunde so sehr brauchst. Alles in strikte Pläne gefasst, keine Chance, dem zu entkommen. Zuweilen ein ehernes Gesetz oder eine eiserne Disziplin, in jeder Hinsicht ein strenges Verbot, diese oder jene Regeln hier oder dort zu überschreiten. In erster Linie eisig kalt zu dir selbst. Warum dich so über deine Gefühle, über dein Herz stellen? Warum dich derartig zuschnüren, so straff und nahezu unerträglich?
Weil die Ur-Kräfte in dir drängen, ist es durchaus möglich, dass die Strenge und die Ur- Impulse miteinander in Konflikt kommen, wodurch frustrierte Aussprüche und unerwartete Handlungen und Bewegungen entstehen. Du machst keine Fehler, wenn du dich für Das Leben, für deine Gefühle entscheidest und dafür, dich selbst wirklich frei existieren zu lassen! Warum dir noch so menschenhart begegnen?

Du hast deine Lektion jetzt doch wohl bekommen: Werde dir selbst und anderen gegenüber flexibel und empfänglich. Breche mit diesen strengen Schulgesetzen deiner „Väter", und gib dem Kind in dir eine Chance, all das auszutreiben, was es als „dreckig" ansah, was dazu führte, dass es sich selbst hässlich fand, wodurch es sich nicht traute, impulsiv er / sie selbst zu sein. Breche aus diesem alten Korsett aus, und fasse den Entschluss, „dich einfach du selbst sein zu lassen, einfach du selbst zu werden". Breche mit diesen alten, zu straff gespannten Seilen, woran du dich gebunden hast, und gib der Natur alle Möglichkeiten! Lasse Ur-Schöpfungs-Kräfte frei existieren, beschneide sie nicht, sondern richte sie auf konstruktive, starke, liebevolle, meisterhafte Weise aus. Unterdrücke diese Lebensenergien und – Gefühle nicht, sondern lenke sie als Mensch frei und offen.

Hacke dort, wo du spürst, dass es dir nicht mehr gut tut, buchstäblich das Seil durch (in Bezug auf Menschen, Arbeit, Regelungen und Strukturen oder was auch immer). TRANSFORMATION ist gefragt: Kehre dich nach innen, wehre dich nicht dagegen, einen nächsten Schritt zu dir hin, zu deiner *echten* inneren Sonne zu machen, nicht zu diesem Äußeren Image, nicht an dem Alten Bild von dir festhaltend, das sich aufrechterhalten will.[3] SANFTHEIT, Flexibilität, Biegsamkeit und MILDERUNG!

Durchbreche alle diese Barrieren, die du für das Leben in dir aufgebaut hast, und lasse diese spontanen Gefühle aus deinem *Herzen*... weiterströmen, mit NACHGIEBIGKEIT dir selbst gegenüber, in Liebe; blockiere dich nicht länger.

Darauf, was andere, die Außenwelt, über dich sagen, pfeifst du jetzt, wo du dich TRAUST, du selbst zu sein; dich sein zu lassen..., wer du *wirklich* bist! Es ist keine Frage mehr, sich stark nach außen hin zu behaupten, sondern schlichtweg dich selbst leben zu LASSEN, ohne dich straff und streng, innerhalb dieser und jener Normen, Regeln und Strukturgesetze hochhalten, aufrecht halten zu wollen.

Siehe ggf. auch *Autoimmun-Erkrankungen

---

[3] Lies die Symbolik der Apfelsine in *Das Füllhorn - Psychologische Symbolsprache der Nahrungsmittel* nach.

DIE RIPPEN

Erkrankungen, allgemein

Kernursache

Du würdest dich selbst am liebsten gleichsam wie ein kreisendes Band oder eine Zirkus-Ballett-Tänzer(in) in einer überflexiblen Bewegung im Kreis drehen lassen. Wie ein Fisch, der keine Lust hat, genau wie ein Mensch auf ein starkes Rückgrat zu bauen. Möchtest du ‚gesehen' werden? Willst du in diesem ‚Kreis' bleiben wie die / der ‚Ungeborene', wie Ouroboros, die Schlange, die ihren eigenen Schwanz verschlingt, aber auf diese Weise nicht weiter kommt?
Wann wirst du als die 1 geboren, das ICH? Wo ist deine persönliche ‚Struktur'? Du leidest doch nicht am Hypermobilitätssyndrom?

Willst du den anderen zeigen, wie elastisch oder flexibel oder ‚schön, bzw. was in der Totenwelt elegant genannt wird', und praktisch oder künstlerisch usw. du bist? Du drehst dich wie ein Rad, aber auf diese Weise kommt deine Entwicklung keinen Schritt weiter. Du bleibst wie ein ‚o' an der oberflächlichen Seite deiner selbst hängen. Was lebt IN dir? Was lebt hinter der Fassade? Willst du von außen gesehen werden, bestimmt der weiblich greifende Teil in dir, die Verführerin / der Verführer, der Sex-instinktiv Saugende? (Dieser Aspekt gilt sowohl für den Mann als für die Frau.) Wie aus äußerst trockenen Reiskörnern, an die nichts sich binden kann, eine frostige Atmosphäre statt der gemütlich irdisch-süßen Reismilchatmosphäre.

Soviele Säfte, wie von roten Johannisbeeren[4] strömen und treiben; wohin wirst du diese Energien schicken? Sie warten auf deine ICH-Führung. Die orangefarbene Orange kündigt bereits eine gesunde Art der Einkehr in das Zentrum deiner selbst an, wo eine Veränderung / Transformation durchgeführt wird.
Freude, Kraft und zentral in dir selbst bleiben, wie die Sonne, die von deinem Herzen aus startet, optimistisch. Suche das Sonnenzentrum in dir selbst.
Dankbarkeit und Freude steigen dann in dir auf.

Du würdest es schon wagen, nach außen zu schießen, aber dann hältst du dich wieder zurück: der männliche Aspekt in dir, wie die Symbolik des Phallus, oder der erigierte Penis, der sich abwechselnd ängstlich zurückhält, sich nicht von innen heraus zu zeigen wagt, und dann wieder an sich selbst glaubt und seinen Mut, Wagemut und seine Kraft manifestiert. Abwechselnd Ja-Nein.

Du zweifelst, ob du dem männlichen Aspekt in dir eine Existenz geben sollst, ob du der weiblichen Seite allen Raum innerhalb der Grenzen des an sich selbst glaubenden männlichen Aspektes einräumen sollst – als MENSCH. Du zögerst, traust dich nicht recht. „Soll ich ... ? Oder nicht? Darf ich, habe ich das Recht, vollkommen mannkräftig und fraukräftig ich selbst ‚zu sein', mich so zu zeigen?"

Mattheit, infolgedessen eine schwache Erscheinung, wie ein lockendes mattes Ding, das sich immer weiter im Kreis und um sich selbst dreht, um schön gefunden zu werden beispielsweise, wie blutlose Tänzerinnen, aber das ist nur ‚Schein'.

Die authentische Lebenskraft in dir wartet darauf, anerkannt zu werden.

Da ist eine Art *niedrigere instinktiv-magnetische Kraft,* wie ein ‚leerer Staubsauger', alles und jeden hereinholend, weiß gekleidet, aber staubigen Schmutz hereinholend. Oder wie der / die *Starke und Coole* Mann / Frau auf dem Pferd oder Fahrrad ... Schaue dir dieses Prinzip in dir selbst einmal an?

[4] Lies über die Symbolik von Milchreis, roten Johannisbeeren und Orangen in *Das Füllhorn - Psychologische Symbolsprache der Nahrungsmittel.*

Kernlösung und Allgemeine Symbolik der Rippen

Das Leben fordert dich dazu auf, die Augen zu öffnen, klar zu sehen, wie und was, wer du bist, wie du dich verhältst: *als MENSCH!* Wirst du dich einfach weiter kreiseln lassen, taumelnd dich im Kreis drehend wie ein schlaffes Band? Nur Leere und Dekoration? Wo ist dein *wirklich menschlicher Raum*, der mit *dem Kräftigen Inhalt und dem Äußerlichen-ohne-Mattheit* übereinstimmt?

Komme zu deiner wirklichen Würde. Entkomme dem Tod mit knapper Not und *stehe stark auf beiden Beinen, links und rechts im Gleichgewicht. Der Mann in dir; die starke Frau.* Putze gleichsam deine starken Zähne zu einem sauberen und kräftigen Weiß: bereit, in das Leben zu beißen und *dein ‚Sein' zu manifestieren. Stabile Basis, aber nicht, um alles und jeden ‚hereinzuholen'. Aufrecht und dennoch flexibel.*

Deine Knie[5] mit genug Fleisch / Fett, starker Struktur und Rundung: du stellst dich selbst stabil ins Zentrum deines Daseins und scheust vor nichts mehr zurück. Da ist ein urstabiles Band mit der Erde, mit deinem Knochengerüst, deiner Knochenstruktur, deinem Brustkorb. Wie kräftig miteinander verankert, verbunden. Tapfer von innen heraus, aus einer innerlichen Selbstwert-Erkenntnis heraus, nicht nach äußerlichen oder Zombie-Normen lebend. Du machst dich aus Herzenskraft und gesundem Stolz heraus wahr, ohne Image So nimmst du deinen wirklichen RAUM ein, den goldenen Mittelweg zwischen Flexibilität und kräftiger Strukturverankerung.

Geprellte Rippen

Kernursache

Du fühlst dich eingeengt, erstickt, am Ende, verletzt, in die Ecke gedrängt.
Unterdrückte Aggression, eine machtlose Wut, eine Trauer, die dir zu viel wird.
Du fühlst dich unfähig, nicht dazu im Stande, dich selbst zu verwirklichen, ängstlich und zusammengedrückt; du hältst deine Gefühle viel zu stark fest, in dir selbst verschlossen.
Du flüchtest vor dir, versteckst dich, du lässt dich an die Seite drängen, aber innerlich schreist du förmlich vor Schmerz und Ohnmacht. Du wickelst dich ein, zum Schutz vor deiner Umwelt, du fühlst dich ohne Sauerstoff, ausgelaugt und schwach.
Du fühlst dich nicht von deiner eigenen starken Struktur unterstützt, im Gegenteil, du würdest dich umstoßen lassen, du bekommst dich nicht in den Griff. Emotionen und unterdrückte, starke Energien überwältigen dich geradezu.

Kernlösung

Mache dich zum Meister deines Lebens, und stehe selbst am Ruder. Spüre die Kraft deines tiefsten Selbst, fühle dich in deinem Selbst unterstützt und beschützt. Lasse deinen Energien, deiner Kreativität, deinen Möglichkeiten und Talenten freien Lauf, befreie dich von allem Ballast, und mache dich selbst wahr. Eine Konzentration, ein Bündeln von Kräften in dir.

Grenze deinen Bereich ab, lasse andere nicht in deinen Privatbereich eindringen, bestimme selbst, mit wem du Kontakt haben möchtest, richte dein Leben selbst ein, *lasse* dich nicht verletzen. Nimm deinen ganzen weiten Raum in Beschlag, spüre diese innere Wärme, deine potentiellen Energien, du bist nicht schwach, gehe weiter! Lasse alle Trauer abfließen, und baue dein Leben mit Freude auf. „Zur Seite, bitte, hier bin ICH": nicht zwingend, aber in Liebe und mit Selbstrespekt. So werden andere dich respektieren.

Gebrochene Rippen

siehe auch Skelett, Knochenbrüche

Kernursache

Es ist dir alles zu viel geworden; du „brichst" aus deiner unhaltbaren Situation aus. Emotionaler Druck. Du nimmst nur einen kleinen Raum von dir selbst in Beschlag, klammerst dich zu sehr an ober-

[5] Lies über die Symbolik des *Knies in diesem Buch.

flächliche oder äußerliche Werte. Da du die innere Autorität, dein tiefstes Selbst verleugnest, wirst du nach Halt suchen: in einem gesellschaftlich anerkannten, tollen Image, einer geschäftigen Berufstätigkeit, im Materiellen, in einer äußeren Glanzrolle, einem Kraftsport oder in einem „Schönheitswettbewerb“ usw. ...

Dein Rumpf birst vor lauter Stress, vor Oberflächlichkeiten; dein tiefstes Selbst fordert von dir mehr Aufmerksamkeit für tiefere Werte und für deine angehäuften Emotionen. RAUM für dein *echtes,* reines Selbst.

Möglicherweise strebst du vor allem äußere Macht an, was zu einem Konflikt, einem inneren Widerstand anderen gegenüber führen kann, ja, zu einer intensiven Sehnsucht danach, mit Machtstrukturen zu brechen. Weil du dir deiner inneren Kraft zu wenig bewusst bist, stellst du alle Macht nach außen, wodurch du dich nicht nur von Seiten anderer Macht bedroht fühlen kannst, sondern dich auch gegen Konkurrenz oder eine Autorität, gegen deinen Lehrer, Partner usw. ... wehren kannst.

Du kannst in einen Streit verwickelt werden, der dir zu schwer fällt. Du kannst übertrieben viel Arbeit auf deine Schultern laden, um alles noch irgendwie bewältigen beziehungsweise retten zu können.

Angst, Anspannung, Stress, Wut, Widerstand, ein unbewusster Wunsch nach Befreiung aus dieser Situation. Du pinnst dich fest, fixierst dich auf etwas Bestimmtes, du lebst nicht flexibel oder weich! Ein Unfall passiert nicht einfach so, ein Bruch ist ein Symptom, das von deinem tiefsten Selbst aufgerufen wurde, um dir oben genannte Tatsachen Bewusst zu machen.

Kernlösung

Es war an der Zeit, dich wachzurütteln! Nur ein Schock kann dich zu dir selbst bringen. Nicht die oberflächliche, äußere Autorität zählt, sondern die tiefere, innere Autorität. Wirkliche Macht über dich: wie du dein Leben selbst gestaltest.

Jeder Mensch schafft seine eigenen Lebensumstände: Werde dir dessen bewusst.
Was dein Herz fühlt, zählt; die äußere Form ist eine Manifestierung deines inneren Seelenzustandes. Messe unwichtigen Dingen des Lebens nicht zu viel Bedeutung bei, und nimm jetzt deinen *wirklichen* Raum in Beschlag.

Ersticke dich nicht mit inneren Kämpfen, mit aufsässigen Gedanken, sondern befreie dich aus einer zu engen Lebensvision und einer zu beschränkenden Lebensphilosophie. Lasse deine Rippen sich weich öffnen, in Liebe zu deinem tiefsten Selbst sowie zu anderen. Verspanne dich nicht krampfhaft, indem du an unechten Werten festhältst. Komme zu innerem Frieden. Lasse los… Biegsamkeit, Raum…

Interkostalneuralgie

Nervenschmerz zwischen den Rippen

Kernursache und Kernlösung

Du schrumpfst dich, auch deinen Körper zusammen, vergleichbar mit dem Zusammenschrumpeln einer Apfelsine, die zu lange liegen bleibt.[6]

Die Windmühle steht da, um sich frei zu drehen und zu drehen… und zugunsten eines gut funktionierenden Elektrizitätsnetzes in dir Energie zu liefern, zugunsten einer freien, starken Durchströmung…, aber sie bleibt stecken; Bewegung wird stillgelegt.

Ein Gefühl von Monotonie ist in dein Leben getreten: Das Gefühl der Langeweile oder Apathie resultiert aus einem Mangel an Selbst-Liebe, und daraus, dich nicht als „spannend“ zu erleben. Möglicherweise hast du zuvor zu viel außerhalb von dir ergriffen, um dich zu füllen, du hast zu wenig mit deiner Inneren Reichen Quelle IM KONTAKT gestanden…, und jetzt lässt du dich einfach so auswölben; du lässt alles

[6] Lies über die Symbolik der Apfelsine in *Das Füllhorn - Psychologische Symbolsprache der Nahrungsmittel* nach.

los und zweifelst an dir, an deinem Wert; du betrachtest das Leben zuweilen dunkel, düster, apathisch-leer. Du siehst nicht wirklich klar, was in dir selbst geschieht: Es ist an der Zeit, wieder das Licht in deinem Seelenkern zu entdecken, auf die Suche nach deinem wahrhaftig leuchtenden Inhalt zu gehen, dem Wirklichen Leben Aufmerksamkeit zu schenken, nicht länger den leblosen Dingen, womit du dich zuvor gefüllt hast.
Stehe auf, und übernehme die Verantwortung für dein Leben als ICH…, der lieb habende Mensch! Gib dir jede Möglichkeit zu einer offenen und glücklichen Existenz.

Uralte Mechanismen, animalische oder Besitz ergreifende Muster, instinktive Gewohnheiten von damals… dürfen verbannt werden: Du bist MENSCH, und als Mensch vermagst du die Freude des Lebens Bewusst aus dem Herzen heraus zu empfinden.

Deine Gefühle, dein Lebenswasser fließen zwar, aber du hast Angst davor, dort, irgendwo in der Tiefe deiner selbst, ergriffen zu werden; als würden dich die Scheren eines Krebses zu fassen bekommen; auf diese Art und Weise hältst du die „Krebs-Energie" in dir am Laufen: *Lasse* leben, und schenke das Leben in erster Linie dir selbst.

Lasse zu, dass das Kind geboren wird, dass das Kind autonom lebt, auf eigenen Füßen steht, und schnüre ihm nicht die Kehle zu. Oder fürchtest du dich vor dem begehrenden Kind, das seinen Vater oder seine Mutter verführt – ein uralter, instinktiver Mechanismus in der Menschheit? …

Angst vor der Puppe, die unschuldig zu sein „scheint", jedoch saugt und zieht…, Tiere verschlingt? So betrachte diesen Mechanismus als ein altes System, zu dem du nicht (mehr) gehörst; sei für viele das strahlende Vorbild: Lasse dich als vollwertiger Mensch nieder: der Mann und die Frau innerhalb *eines* Wesens; das vollwertige Mensch-Sein! Betrachte auch dich selbst einerseits weder als labil, weich und schwach, noch als animalisch und begierig auf der anderen Seite: Streiche diese uralte Problematik der Menschheit von der Weltkarte, und mache dich auf erhaben edle Weise wahr.
Es kann keine Rede mehr sein von einer Angst, von etwas oder jemandem festgehalten zu werden, wenn du nichts und niemanden mehr ergreifst, wenn du dich von dieser uralten Trennung Erwachsener-Kind und Mann-Frau verabschiedest…, wenn du sowohl dem kindlichen als auch dem stark-autonomen…, dem urstark-weiblichen und dem urstark-männlichen Anteil in dir Form gibst.

Spürst du Angst vor dem „Teuflischen", vor dem Tod? Diese Angst wohnt nur solange in dir, wie du dem Mensch-Erniedrigenden, dem Dich-Selbst-Erniedrigenden und – Einschränkenden, wie du dieser dem Tod geweihten Tier-Menschgesellschaft Aufmerksamkeit schenkst… und damit in gewisser Weise ihr Spiel mitspielst: Höre auf damit, die Toten zu nähren, und nähre dich am Allerheiligsten in dir, an der heiligsten Quelle in deinem Wesensinhalt.

Kappe mit einer *weiten* vergangenen Zeit…, denn darin rutschst nur noch tiefer und tiefer ab, möglicherweise in eine Depression. Verschließe definitiv die Gräber, und lasse dich wie eine blütenreiche Große Naturblume emporschießen!
Halte dich nicht ärmlich, finde dich nicht hässlich, und räche dich nicht an einem Teil von dir, wenn auch unbewusst, sieh dir die zerstörerische Stimme an, die in dir wohnt…, und hole dich für immer hier heraus.

Befreie dich aus dem Spinnennetz, und spiele nicht länger dieses Spiel von Ansaugen oder Ergreifen und Tod mit. Bringe dich jetzt ins *wahre* Leben, und finde dich im Glück wieder.

Hacke sozusagen deine Alten Hände ab, und setze Neue auf deine Handgelenke: Diese greifen nicht, sondern geben, sie stehen mit dem Herzen in Verbindung, das in dir wohnt…, aus mit dem Robotter-Mechanismus, mit den Überresten des begierigen Tieres, mit dem raffgierigen Gucken und Handeln (auch z.B. bei deiner Arbeit, oder welchen Ehrgeiz du auch immer hegst).

Gib dir jetzt jede Möglichkeit zu einem Neuen Leben. Du machst einen Neuanfang auf einem weißen Blatt Papier, und in diesem Aufgehen fühlst du dich immer glücklicher und froher werden. Jetzt kannst du die Hände *echter* Menschen schütteln, ohne dass es dir unbehaglich ist, jetzt kommst du zu lebendiger Kommunikation mit anderen, und du gehst weiter, immer weiter; die Mühle dreht sich ohne Unterlass…, ihre Flügel freuen sich über den Duft des Lebenswindes und produzieren eine gewaltige Menge Energie, die ihr selbst und dem Leben im allgemeinen zu Gute kommt.

Du fühlst dich frei und autonom: Auf eigenen Beinen stehen und aus dir selbst heraus funktionieren. Nichts und niemand kann dieser Freude im Weg stehen, vorausgesetzt, du bist dir dessen bewusst, dass nur du dich glücklich in die Richtung des Gebens und Strahlens drehen lassen kannst… Energien fließen jetzt im Dienst des Lebens, von deinem Basiskern aus, kraftvoll weiter, aus einer Urkraft heraus, die aus Liebe und Selbstsicherheit erwächst.

Gefühle werden nicht länger in den Krebsklauen gehalten; du engst das Kind in dir, das singen möchte, nicht länger ein. Keine Machtergreifung mehr über dich selbst, ebenso wenig ein ängstliches Festhalten von etwas oder jemandem außerhalb von dir. Du transformierst deine Überzeugungen: Du lebst nach der Erwartung, dass das Leben dir *alles* geben wird, was gut für dich ist…, wenn du deine Lebensenergien nur frei „sein“ lässt, ohne eine Blockade in dir aufzubauen, dadurch dass du dich auf die Energie des „Habens“ (Bekommens, Haben Wollens, Ergreifens usw.) abstimmst.

ROCKY MOUNTAIN SPOTTED FEVER

Nord- und südamerikanisches Zeckenbissfieber: schwarzer, dunkler Schorf im Bereich des Bisses, Ausschlag, der sich über den gesamten Körper ausbreitet, mit hohem Fieber, schweren Muskelschmerzen, Kopfschmerzen; manchmal tödlich

Kernursache und Kernlösung

Wie auf dem Rücken einer großen Gans sitzend, steuerst du jetzt im Eiltempo einen Sturzflug auf die Erde an; du weißt weder wohin, noch wie die Reise enden wird…, Angst. Du kannst nicht länger so tun, als ob nichts los wäre; du kannst nicht weiterhin „verbergen“, ja, dich dumm stellen: Es ist an der Zeit, tief und ehrlich auf dich und gewisse Dinge einzugehen. Du kannst nicht länger davor flüchten.

Du lebst möglicherweise nach der Überzeugung, dass fortwährend Schmutzpartikel oder widerliche Dinge in dir sind und um dich herumschwirren, als ob du dich permanent (rein)-waschen müsstest; eine vage, unbewusste Angst vor „etwas“. Weil du zu viel „außerhalb“ von dir gelebt hast, weil du zu wenig IN dir selbst bist, weil du unzureichend an deine eigene Güte glaubst: Möglicherweise bist du vor bestimmten Sachen in dir geflüchtet; vielleicht hast du gewisse Dinge versteckt, wovon du meintest, dass sie nicht gut von dir waren. So sei dir darüber im Klaren, dass du ein Mensch mit Begabungen und Schwächen bist, wie jeder, und dass du immer und jeden Tag aufs Neue beginnen darfst, wenn du dich nur nicht „schöner“ gibst, als du bist, solange du nur ehrlich bist: *Das* ist schließlich WAHRE Schönheit: diese Ehrlichkeit und Offenheit.

Deshalb ruft dieses Leiden dich dazu auf, pfeilschnell in deinen Körper zu kommen, dich vollständig damit zu identifizieren: EINS zu werden mit dir selbst; weder noch länger im inneren Zwiespalt oder mit zwei Gesichtern zu leben, noch sich an jemand anderen zu hängen, weil du dir oder deinem Inhalt weder vertraust, noch dich als wirklich gut ansiehst – dich BEWUSSTER in deinem Körper niederlassen. In DIR SELBST präsent werden – aus *einem* Guss – und dich behaglich in dir einkuscheln. Hast du das Gedankengut oder das Lebensmuster eines anderen übernommen, und warst „du" nicht DU?

Hast du dich wie „ein Siamesischer Zwilling" an jemand anderen gebunden, und musst du dich jetzt loslösen, *wirklich* auf EIGENEN Füßen stehen, unabhängig von jemand anderem, und Autonom DU SELBST werden? Du suchst nun sicheren Schutz; du ziehst dich zurück; du kapselst dich unter einem sicheren Dach ab, aber zugleich schließt du dich hiermit ein.

Reiße den Reißverschluss deines Zeltes auf, und strahle nach außen, steige aus deiner Verschlossenheit, und strahle mit ganzer Kraft das Leben aus! Komme zum Vorschein! Lasse zu, dass Energien von innen nach außen strahlen, und gib dir die Möglichkeit, „weiter" nach außen gehen zu können… Sieh dir an, wie schön das Sonnenlicht strahlt, wie gut das Leben ist. Fühle dich sicher…
Schluss mit dem Theater spielen und Show machen in der Öffentlichkeit (dir eine Haltung zu geben, die du nicht bist); jetzt gehst du in dein echtes, einziges Zuhause…, ganz nah bei deinem <u>echten</u> ICH; eine totale Entspannung ist die Folge, aber zugleich eine Konfrontation mit dir selbst: Hier wirst du schließlich Ruhe finden. Laufe nicht länger davor weg! Du fühlst: „Eine alte Phase wird jetzt abgeschlossen. Jetzt sind ‚das <u>echte</u> Ich' und das Leben an der Reihe." Nichts spricht mehr dagegen, es ist in sich stimmig. Und du bist vollkommen auf dich selbst zurückgeworfen und triffst die Wahl, neu anzufangen, ganz und gar neu und aufs Neue!

Du PLATZT förmlich vor angehäuften, ehrlichen, authentischen Energien in deinem Wesen; so brich diesen um dein Wesen festgezurrten Gurt auf, und LASSE Dampf ab, lasse ALLE diese Energien in deinem Wesen frei und weit strömen, spontan und kraftvoll, ehrlich und ohne Umwege. Puh! Eine zu lang angehäufte Menge von Energien wird herausgelassen, zu lange festgehaltene Dinge werden losgelassen…, und du fühlst, wie du „reiner" wirst, jetzt, wo es alles frei ab-fließen und aus dir herausströmen kann. Ein Reinemachen, eine Erleichterung, eine Befreiung, wieder frei atmen können: Jetzt, wo du ganz ehrlich, ohne ein inneres Gefühl des Zwiespaltes, zeigst, WER du nach Wahrheit bist, unabhängig von allem und jedem: Du als du, ohne Umschweife und direkt, ohne ein zweites Gesicht, ohne Verborgenheiten. Du weißt, dass alles da sein darf, dass sich alte, instinktive Muster in neue Bewusstseinskräfte umsetzen können.

Von diesem Bund ausgehend, dieser EINHEIT in und mit dir selbst, werden Kräfte unmittelbar im Dienst der Wahrheit eingesetzt: zur Genesung. Ohne Umwege, direkt, ohne deinen Kopf in den Sand stecken zu wollen, ohne Schichten in dir meiden oder verstecken zu wollen: Du stehst in erster Linie ehrlich zu dir selbst, wie auch zu den anderen, dazu, wer du eigentlich BIST. Du steigst wie ein Adler empor, wie neu geboren, froh und dankbar dafür, wer du bist, voller VERSTÄNDNIS und Liebe im Hinblick auf den komplexen Zustand in deiner Psyche. Es wird jetzt einfacher…, wenn du dich nur von innen heraus, ehrlich und ohne Umschweife nach außen drückst, ohne noch der Überzeugung zu sein, dass du nicht *wirklich* du selbst sein darfst. Das Böse vernichtet sich selbst, und das Gute wird stimuliert und wächst stetig weiter.

Das Wachstum, die Reinigung eines wunderbar autonomen, selbst-denkenden und selbst-gestaltenden Menschen! Dein Gehirn funktioniert jetzt schöpferisch und erfinderisch: aus deinem Sein heraus, aus deiner nun herzerwärmenden Sichtweise über dich und das Leben. *The show is over now…, du bist ‚nach Wahrheit' DU SELBST.*

DER RÜCKEN

siehe auch Wirbelsäule und Skelett

Psychologische Übereinstimmung

Dich stark in dir selbst getragen wissen; eine Selbstsicherheit, eine weiche Kraft, der stolze, schöne Träger eines guten Selbstbewusstseins. Der starke Teil in dir, der das kleine Kind in dir trägt, der als Stützpfeiler auch anderen helfen kann.
Dich sicher, gut und stark in deinem *Selbst* fühlen.

Die Wirbelsäule: Die Freiheit, dich flexibel in alle möglichen Richtungen drehen zu können, eine Biegsamkeit, die nur durch das Gefühl der Sicherheit und Unterstützung in deiner Struktur möglich ist. Eine liebevolle Beugsamkeit, eine Flexibilität, um dir und anderen zu *geben,* dich und andere zu unterstützen.

OBERER TEIL DES RÜCKENS

Psychologische Übereinstimmung

Kommunikation mit uns selbst, mit den anderen, in Wärme oder Kälte.
Sozusagen beschützende Flügel mit einer Ausstrahlung von Kraft und Liebe, Beschützer des Herzens; eine starke Mittelsäule, die stolz unseren Kopf trägt.

Starke Tragfähigkeit des oberen Teils des Rückens für Emotionen. Eine Bearbeitung, Verarbeitung von Gefühlen: Deine Gefühle frei durchströmen lassen und sie dennoch in der Hand behalten. Dich auf der Grundlage der inneren Weisheit, eines würdigen, Selbstbewussten Ichs deiner Gefühlswelt bemächtigen. Dich in deiner starken Natur, in deinem Körper behaglich und wohl fühlen.
Die starke Präsenz in dir selbst, wer bin ich, was bin ich wert? Wissen, wer du bist, dich stark mit deinem inneren Selbst verbunden fühlen. Der Teil in uns, der Luftblasen platzen lässt, der den Vagheiten und Unsicherheiten, in Bezug auf uns und die eigenen Beziehungen, ein Ende macht. Ein starker Kontakt zu unserem tiefsten Selbst führt automatisch zu einem flexiblen Kontakt zum anderen. Ein klarer Blick auf uns selbst führt zu einer klaren, offenen Beziehung mit einem anderen Menschen. Liebe zu dir öffnet dein Herz für andere.

Inwieweit fühlst du dich in deinem Selbst beschützt und warm aufgenommen?
Heißt du andere Willkommen, oder empfindest du Beziehungen als belastend?

Erkrankungen, allgemein

Kernursache und Kernlösung

Du wärmst dich nicht, bist zu schroff, du lebst nicht wirklich von deinem Sonnenzentrum ausgehend, du zweifelst an deinem Wert und sehnst dich nach Liebe und Unterstützung von anderen.

Du bist nicht wirklich Offen, weder zu dir, noch zu anderen. Du blockierst. Stehst du nicht wirklich mit deinem Herzen, mit deinem tiefsten Selbst in Verbindung? Kannst du dich nicht mit deiner Liebe wärmen; fühlst du dich nicht geliebt, oder gelingt es dir nicht, wirklich intensiven Kontakt zu anderen zu knüpfen? Hast du keinen Einblick in dich, in die Beziehung? Welche schweren emotionalen Lasten kannst du nicht verarbeiten? Anspannung.

Kommunikationsprobleme. Gefühle festhalten, Sehnsucht danach, in den warmen Armen der Liebe liebkost zu werden, aber du bist nicht wirklich davon überzeugt, dass du es wert bist, geliebt zu werden. Fühlst du dich einsam und kalt? Verwirrt, ohnmächtig in dir, kannst du zuweilen die Macht über andere ergreifen: So spielst du mit dem Feuer. Schutzengel wird zum Teufel.
Oder bist du zu hart und zu grausam zu dir: Lässt du weder Sanftheit noch Liebe in deinem Leben zu? Lebst du zu stark in deinem Kopf, negierst du körperlichen Ge-

nuss? Sei dir darüber im Klaren, dass andere lediglich auf die Überzeugungen reagieren, die du in dir trägst. Siehst du dich als unwürdig an, meinst du, keine Liebe mit anderen teilen zu können, dann schaffst du selbst die Distanz zwischen dir und den anderen.

Dich frei bewegen, deine Gefühle, ohne Blockade, zu deinem tiefsten Selbst, zum anderen hin weich durchströmen lassen. Nicht den Bogen überspannen.

Die Traute haben, dich so zu manifestieren, wie du dich innerlich fühlst. Sei dir deines Wertes als Mensch bewusst, lasse die warmen Kräfte von deinem Herzenszentrum aus frei fließen. Genieße das Leben mit deinem ganzen Wesen, lebe nicht nur mit deinem Kopf allein. Öffne deine Arme, heiße dich Willkommen. Fliege voller Selbstvertrauen mit eigenen Flügeln. Wärme dich selbst auf liebevolle Weise.

MITTLERER TEIL DES RÜCKENS

Psychologische Übereinstimmung

Steht für die weichen Wellenbewegungen unseres Lebens, die Freiheit, loszulassen und weiterzugehen; eine aktive Verarbeitung von Eindrücken und Emotionen. Wir fühlen uns weit, sehr weit, wenn wir uns trauen, uns immer weiter zu entwickeln, wenn wir unser Bewusstsein zu allen Seiten unserer Existenz und zu den anderen hin öffnen.

Dich als Individualität im All aufgenommen zu wissen; ein sicheres Gefühl in deinem Selbst. Dich in der Menschenmenge vertraut fühlen; gleiche Rechte für alle.

Einen Überblick über die Vielfalt an Details in deinem Leben gewinnen; dich jeder Situation bemächtigen, ungeachtet dessen, um welche Art von Situation es sich handelt. Den Panoramaausblick genießen, den du hast, wenn du dich selbstbewusst zum Meister deines Lebens machst. Ein grenzenloses Freiheitsgefühl.

Erkrankungen, allgemein

Kernursache

Du hältst die Vergangenheit fest; du drehst dich im Kreis. Du fixierst dich mit deinen Gedanken auf Gegebenheiten, die bereits lange vorbei sind. Emotionen werden nicht verarbeitet, im Gegenteil, du blähst sie noch auf, du grübelst weiter; du wirst geradezu wütend.

Ein unbestimmtes, ängstliches Gefühl; du fühlst dich zuweilen von anderen verstoßen, aber im Grunde genommen bist du es, der / die andere von sich stößt. Zuweilen nagt dein schlechtes Gewissen an dir, und du kannst dir gewisse Dinge nicht vergeben; dann wiederum bist du anderen gegenüber ungeduldig und gereizt. Du bremst deine Entwicklung ab, du weigerst dich, weiterzugehen, du sperrst dich selbst ein. Ja, du fühlst dich bedroht.

Kernlösung

Halte dich nicht länger zurück, und lasse alles Vergangene los. Jeder braucht Erfahrungen, um daraus lernen zu können, wenn du jedoch gefühlsmäßig in bestimmten Gegebenheiten stecken bleibst, schadest du deiner Gesundheit in hohem Maße. Entlasten, Entkräften, Selbstreinigung, Weitergehen!

Fühle dich warm von den Menschen aufgenommen, und schenke ihnen diese Herzenswärme. Fühle dich nicht länger bedroht und ängstlich: Du bist gut, wie du bist, du bist sicher in deinem tiefsten Selbst. Befreie dich aus dieser erstickenden Atmosphäre, sei sanft zu dir, und stelle dich in deinem Leben als Meister über jede Situation.

Erschaffe selbstbewusst ein neues, ursprüngliches Leben. Lasse deine Gefühle frei fließen, fühle dich entspannt, und komme jetzt zur Ruhe. Lasse alles von dir gleiten. Lebe im Hier-und-Jetzt; schaue weiter, und genieße den weiten Raum in dir, deine Möglichkeiten, dich zu entwickeln. Aktion! Selbstbefreiung. Ergreife deine Chance, und nimm deine Rechte wahr, heute einen Neuanfang zu machen. Trinke aus dem Friedenskelch!

UNTERER TEIL DES RÜCKENS

Psychologische Übereinstimmung

Die urstarke Basis liegt in deinem Selbst. Der Glaube und das Vertrauen auf dein inneres Kraftzentrum, dein tiefstes Selbst; lasse zu, dass ein starkes Feuer, eine orangerote Energie förmlich erstrahlt und in deinem ganzen Wesen emporsteigt: Ich *bin.*

Die stolze Präsenz in deinem Körper, das absolute Gefühl der Sicherheit.
Selbständigkeit, Selbstsicherheit, mit beiden Füßen fest auf der Erde.

Transformation von Ur-Kräften und Emotionen in höheres Bewusstsein.

Frieden und Geborgenheit im Heiligtum deines inneren Selbst.

Erkrankungen, allgemein

Kernursache und Kernlösung

Ist dein Grundgefühl schlecht? Bist du davon überzeugt, schlecht oder teuflisch zu sein, nicht auf deine Natur vertrauen zu können? Fürchtest du dich vor dem Tiefsten in dir? Angst. Du suchst deine Zuflucht bei anderen; du klammerst dich an deine Mutter oder an deine Freunde, an Materie oder Äußerlichkeiten. Deine Existenz, deine Sicherheit steht und fällt somit auch mit diesen Nebensächlichkeiten. Du verkennst deine eigene Basis.

Geldsorgen, der Verlust eines Freundes, von Materiellem, beziehungsweise bei deiner Arbeit keine Anerkennung zu finden, keine Bewunderung für deine äußere Erscheinung oder für das, was du hervorbringst, zu ernten: Das alles kann der Anlass für Beschwerden im unteren Rückenbereich sein. Du stellst die Sicherheit nach außen.

Du versteckst dich, traust dich nicht, deine Sonne, dein selbstsicheres ICH erstrahlen zu lassen, du fühlst dich klein, unsicher, anhänglich; du verleugnest deinen Wert, du bist in keiner Weise stolz auf dich.
Du blockierst starke, kreative Energien durch Selbstzweifel. Dann wiederum kannst du dich über dieses Gefühl der Anhänglichkeit und Unsicherheit ärgern.

Emotionen können sich anhäufen, möglicherweise verteidigst du dich anderen gegenüber sehr aggressiv, weil du dich bedroht fühlst. Du gibst ihnen zu viel Macht.

Fühlst du dich an deiner schwachen Stelle verletzt, fühlst du dich in deinem unsichersten Punkt berührt?

Flüchtest du ängstlich vor bestimmten Situationen, weil du dich nicht wirklich auf dich selbst stützt?

Habe keine Angst mehr, zweifle nicht an dir, an deinem Wert, und lasse starke Energien frei weiterfließen, blockiere nicht deine Selbstwerdung, verarbeite deine Emotionen reibungslos, und fühle dich in deinem tiefsten Selbst sicher und beschützt.
Spüre diese urstarke Basis; vom Alten Abschied nehmen; baue entschlossen ein neues Leben auf, voller Selbstvertrauen.

Sei stolz auf dein einzigartiges Sein, baue deine Möglichkeiten aus, lasse dich nicht von anderen einschüchtern, glaube an dein Lebendes Selbst, und nutze die Möglichkeit, dein Leben selbst zu Erschaffen.
Dein Glück und deine Sicherheit sind nicht von äußeren Faktoren abhängig!
Sei deiner Natur treu, und wage es, ohne zu zögern, du selbst zu sein. Trage Sorge für dich, fordere es nicht immerzu von anderen, sondern höre auf deine innere Stimme.

Verharre nicht, bleibe nicht in deiner Entwicklung stehen, schaue nicht zurück: Gehe weiter, und entwickle alle deine Talente.

DAS RÜCKENMARK

Querschnittlähmung

Beschädigung des Rückenmarks und / oder der im Wirbelkanal verlaufenden Nervenwurzeln, wodurch die Nervenbahnen unterbrochen sind

Querschnittlähmung mit Tetraplegie

die vier Gliedmaßen sind gelähmt

Kernursache :
die tiefen, unbewusst-zugrunde liegenden Ursachen ... Dies wird weder bewusst gewollt, noch braucht der Mensch sich in irgendeiner Weise schuldig zu fühlen!

Es ist, als ob du alles gut verborgen hältst oder schützen willst, genau wie Nahrungsmittel unter einer Metallnetz-Konstruktion: das ist eine Art Schutz, Abschirmung gegen etwas, von dem du meinst, dass es nicht gut für dich ist, oder dir etwas Böses zufügen könnte.

Wie die Haut / der Pelz eines geschlachteten Tieres auf dem Boden ausgebreitet wird: die Haut überspannt, begrenzt, schützt, hält alles zusammen ... Das weist darauf hin, dass du dich als ‚bedroht' empfinden kannst, dass du doch eine verteidigende Haltung einnimmst (gegenüber dir selbst und / oder gegenüber anderen) und dass du davon überzeugt bist, dass du noch irgendwo ein Opfer sein kannst, während das Leben *selbst* sagt, dass du dein Leben nach deinen eigenen Überzeugungen erschaffst. Das ist eine Art Selbst-Schutz, gegen (mögliche) eindringende Gefahren von außen. Fühltest du dich früher bereits als Lappenpuppe aus Sägemehl ohne Rückgrat oder fühltest du dich wie eine Klucke, die ihre Küken beschützen muss? Dann suchst du in der Tat nach Hilfsmitteln von außen, obwohl das Leben dir sagt, dass dies gar nicht sein braucht.

Du schüttelst den Kopf, als ob du wirklich etwas nicht willst, aber trotzdem rollt der Wagen unter deinem Körper auf Rädchen den Abhang hinunter ... Denkst du denn wirklich, dass du in deinem Dasein nichts zu bestimmen hast? Sagst du zwar ‚Nein, Nein', aber bleibt es bei diesem Kopfschütteln und ‚runterrollen lassen'?

Es scheint dir an Glaubenskraft zu mangeln.

Fühlst du dich wie ein leidender Mensch am Kreuz, an Händen und Füßen gebunden, und außerdem hat man dich noch in ein Moskitonetz eingewickelt? Du selbst betrachtest das Leben so ... , sowohl für dich selbst als auch für einen anderen. Die dunklen Fliegen werden von der Körperausdünstung und dem Blut des toten Opfers angezogen. Aber dies lebt tief in deinen Überzeugungen: dies *bist* du nicht, Überzeugungen sollten umgepolt werden.

Lies auch die Rubriken der betreffenden Wirbel und die Rubrik Lähmung, Allgemein

Kernrichtung:
das, was das Leben von dir verlangt, präventiv oder zur Verbesserung des aktuellen Zustandes, in mentalem Sinne anzuwenden.

Das Moskito[7]-Netz darf weg: wenn du nur bewusst als Mensch aufstehst, ohne dich als ein potenzielles Opfer eines Stiches oder von etwas Schädlichem zu fühlen. Nichts geschieht aus Zufall. Wenn du dir das Bild des Leidenden vor Augen führst (nach dieser Überzeugung lebend: etwas Schmerzhaftes, Böses kann dir einfach so zufällig geschehen, was nicht wahr ist: unbewusst ziehst du in deinem Leben alles selbst an), wirst du solche Umstände anziehen. Wisse, dass dein Lebenslauf in deinen eigenen Händen liegt: richte deine Überzeugungen nun in eine neue Richtung. Stehe STARK auf deinen FÜSSEN, springe auf, strecke deinen Rücken und fühle die LEBENSKRAFT in deinem ganzen Körper. Der starke MENSCH hat sich erhoben und Führt selbst sein Leben, furchtlos, voller Vertrauen. Du räumst törichte Gedanken und Überzeugungen, die

[7] Lies die Rubrik ‚Du wirst von einer Mücke gestochen'.

dem zugrunde liegen (wie: ich kann nicht anders als leiden, als Opfer zu sein, ich muss doch in einer kontrollierenden Selbst-Verteidigungshaltung bereitstehen) aus dem Weg, voller Entschlossenheit. Ein übertriebenes Beschützen anderer, übertriebene Selbst-Schutz-Maßnahmen für dich selbst sind nicht nötig, wenn du nur an die Tatsache GLAUBST, dass alles besser laufen wird, wenn du dich selbst als Liebevollen Leiter deines Lebens wahrmachst! Und dass ein jeder dies für sich selbst tun kann. Und dass du die Kleineren dadurch stimulierst, dass du ein Vorbild an Glaubenskraft, Liebe und Vertrauen bist: unbewusst übernehmen die Jugendlichen, die Kleinen so etwas und brauchen dann ihrerseits nichts Negatives in ihr Leben zu ziehen.

Mit breiten stattlichen Flügeln (vgl. Schultern, Arme, Schulterblätter ...[8]) HEBST du dich selbst HOCH, sehr hoch in die Luft, wie ein kräftiger wundervoller Vogel. Nun fühlst du dich MEISTERLICH und FREI, nicht mehr gebunden. Dieses himmlische Gefühl der Ungebundenheit im endlosen Lebensraum, Luftraum, gibt dir so ein Glück, dass du weißt: „Ich muss mich befreien, ich darf mich nicht mehr unten am Boden festbinden lassen. Ich bin selbst Herr und Meister über mein Leben und lasse nicht mehr über mich bestimmen: ein anderer kann mir nichts tun, wenn ich dies nicht zuvor selbst unbewusst angezogen habe; auch Unglücke geschehen nicht einfach so zufällig; sie erzählen mir etwas über mich selbst ...,[9] auch mein Geburtsort und meine Gene sind kein Zufall, unbewusst werde ich bei bestimmten Eltern oder in bestimmten Umständen geboren, die eine FOLGE meiner Ansichten über mich selbst (Selbstbild) und über das Leben sind, eine Konsequenz meiner Überzeugungen. Ich verfüge über die Möglichkeit, froh und frei hochzufliegen, um mein reines Glück aus dem tiefsten Inneren meines Seins heraus zu erleben.“
Niemand kann dir jetzt noch eins ‚auswischen', niemand kann dich greifen, denn du gehst das Leben mit einer autonomen Haltung an, als Herr über dein Dasein, deinen Weg, dein Sein. Du brauchst dich nicht zusätzlich zu schützen, du WIRST von der Kraft der Güte GESCHÜTZT, von dem Glauben an dein ICH. Natürlich unter der Voraussetzung, dass du im Sinne dieser Güte lebst / handelst oder mit der Absicht, ein guter / kräftiger Mensch zu sein.

Nein, nun liegst du nicht mehr quer in Bezug auf das, was das Leben dich fühlen lassen will: nimm dein Leben in die Hand und glaube nicht länger an Opfertum, glaube nicht länger, dass das Leben dir ‚einfach widerfährt', sondern führe dein Dasein nach optimistischen Lebenserwartungen! Dein Kopf nickt, signalisiert ein ‚Ja!' hinsichtlich Des Lebens. Nun stimulierst du eine positive Entwicklung, nun sagst du nicht mehr ‚Nein' dazu, dir selbst ALLE MÖGLICHKEITEN zu geben, um dich selbst auf LIEBEVOLLE Weise sein zu lassen. Nun gehst du innerlich auf Tuchfühlung mit dir selbst. Die Folgen auf der körperlichen Ebene können spürbar sein, wenn du in vollem Umfang mit diesem Widerstand gebrochen hast. *Lebe, fühle,* glaube an dich selbst, an deine Möglichkeiten, an deine Kräfte!
Fühle dich nicht schuldig, sondern begreife das ‚Warum'.

Auf präventive Weise wirkt der obige Text zu 100 %. Was den nachträglichen heilenden Effekt betrifft, wenn du zur Einsicht kommst, können wir nur sagen, dass bereits unglaubliche Verbesserungen und sogar Heilungen stattgefunden haben. Aber ‚versprechen' kann dir niemand etwas. Beginne damit, die psycho-emotionalen Ursachen aufzulösen und wisse, dass der körperliche Aspekt eines Menschen ständig unter dem Einfluss des geistigen Aspektes steht, unter dem Einfluss der Überzeugungen, die in ihm leben.

[8] Lies in den betreffenden Rubriken über die Symbolik von *Armen, *Schultern und *Schulterblättern.
[9] Lies mehr hierzu in den *Signalbüchern*. Diese Bücher sind bei Erscheinen des vorliegenden Werkes noch nicht in deutscher Übersetzung erhältlich.

Querschnittlähmung mit Paraplegie

nur die unteren Gliedmaßen sind gelähmt

Lies zuerst die psycho-symbolische Bedeutung der betreffenden *Wirbel, der *Beine, einer *Lähmung, allgemein.

Kernursache

Hast du schon früher die Frage gestellt „Warum lebe ich?“, sahst du den TIEFEREN SINN DES Lebens nicht? Dann ziehst du (unbewusst) eine Situation wie jene an, in der du dich nun befindest. Diese soll bewirken, dass du über die schmerzhaft gelähmte Konfrontation die Richtung änderst. Suchst du ein Fluchttor, aber ist das einzige mögliche Tor geschlossen, unweigerlich weit weg, als ob du es nicht wagst, dorthin zu gehen, als ob du Angst hast, in einen dunklen Abgrund zu fallen? Willst du zugleich raus, weg aus dieser geschlossenen Situation? Angst. Du erbrichst gleichsam dein Essen: du hast wirklich genug, die Situation ist unhaltbar.

Als ob die Klinken lose an der Türe baumeln, so hast du auch dich selbst und dein eigenes Leben nicht fest im Griff. Du fühlst dich wie ein leidendes Opfer, wie am Kreuz hängend, wenn auch mit den Armen gestreckt nach oben links und rechts, als würdest du den einen oder anderen Gott um Hilfe bitten. Du suchst die ‚Rettung‘ außerhalb deiner selbst und das ist nicht möglich, solange du der Überzeugung bist, selbst nichts an deinem Opfersein ändern zu können, kannst du auch keine anderen Menschen anziehen, die dir als Freunde, ganz aufrecht, im Leben beistehen. Du hast ihnen dann wieder etwas anderes zu bieten. Das Allerschönste aus dir selbst holen: das geht nur über Selbst-Vertiefung in Zuneigung zu deinem lebenden Selbst-Kern.
Fühlst du dich wie ein wandelnder Kaktus in der Wüste, der trocken und heiß ist, und der gleichsam den Kopf erhaben so hoch über dem Körper trägt, dass du weit nach unten schauen musst und jeder Schritt auf dem heißen Sand sticht, als ob du Stacheln unter deinen Fußsohlen hättest? Diese Distanz zu deinen eigenen Beinen und Füßen, als ob du ein Stelzenläufer wärst: warum entfernst du dich so von der Erde, von deinen eigenen Beinen?

Uff, du kannst nicht mehr, deine Hände baumeln lose an deinen seitwärts ausgestreckten Armen, todmüde, du gibst auf, wie am Kreuz hängend würdest du beinahe ‚den Geist aufgeben wollen‘: dies steht symbolisch für die Tatsache, dass du einen Chef, Direktor, Gott, Abgott oder eine bestimmte Macht ÜBER DICH SELBST stellst, während das Leben dich dazu auffordert, die AUTORITÄT IN DICH SELBST zu bringen. Nur du hast über dein Leben zu bestimmen: nichts geschieht aus Zufall; alles hat seinen Grund; unbewusst ruft der Mensch Signale wie z.B. Krankheiten und Ereignisse auf, weil sein lebender Selbstkern ihn in eine andere Richtung schieben will. Das heißt: du willst dich selbst nun dazu bringen, etwas Bestimmtes einzusehen. Und … fühle dich nicht schuldig: schließlich ist es das Leben selbst, das dir, wie grausam einem das auch erscheinen mag, weiter-helfen will, indem es durch deinen Körper mit dir spricht. Versuche dies zu verstehen: ‚das Warum‘, und habe dich selbst lieb.

Kernrichtung

In welcher schwierigen Situation du dich nun auch befindest, akzeptiere zuerst und vor allem diesen Zustand und vertiefe dich nun in den Sinn des Lebens, vertiefe dich in dich selbst und entwickle Dankbarkeit dafür, dass du als ‚du‘ BIST und im Leben sein darfst. Gib dir selbst viel Liebe und Wertschätzung, nicht nur oberflächlich oder an der Außenseite, sondern ganz tief innen: dort ist der goldene Schatz, in deinem Inhalt, in deinen Möglichkeiten und vor allem in deinem HERZEN. Verliere niemals die Hoffnung und den Glauben, versuche zu verstehen, warum ‚etwas‘ geschehen konnte, durch das du nun querschnittgelähmt bist, verändere dann deine Überzeugungen, entwickle den Glauben an dich selbst, die Selbst-Liebe. Niemand kann dir etwas verspre-

chen, auch kein Arzt. Aber Verbesserungen und Veränderungen im menschlichen Körper können nur dann erfolgen, wenn du dich selbst auf neue Gedanken bringst und dir neue Überzeugungen zu eigen machst:

Du bist gar kein ‚Opfer' der Umstände, unbewusst zieht ein Mensch alles selbst an. Werde nun Liebevoll Herr deiner selbst: schenke dir selbst Liebe, Wertschätzung, glaube an deine Möglichkeiten; du solltest nicht haben, erlangen wollen, stattdessen können Hoffnung und Glauben manchmal Wunder bewirken; also erkenne doch die Kraft und die Liebe in dir, auch wenn kein Mensch dir irgendetwas versprechen kann. Sei dankbar dafür, wer du bist, und gehe ganz tief in dir auf die Suche nach deinem warmgoldenen Kern.

Erwärme dein ganzes Wesen, von Kopf bis Fuß, beginnend mit deinem ‚Gedankenkopf', dem nach unten gleitenden Wärmestrom über deine Schulterblätter zu deinen Füßen, wie ein Warmwasserfall, der so gut tut. Du warst so voller kalter Gedanken, dass du diese nun in ein warmes Denken umpolen musst, ein warmes Fühlen. Lasse diese Wärme-Quelle doch deinem eigenen Überzeugungs-Kern entspringen: das Leben ist schön und gut, herrlich, wenn du aus deinem Leben etwas Liebevolles machst und dich selbst nicht mehr als einen kalten Frosch betrachtest, der nur quaken kann. Du solltest dich selbst nicht länger unterbewerten, sondern dich als Gottmensch hochheben: sei stolz auf deine Kraft, lass deine Muskeln sich normal an- und entspannen. Fühle die Kraft in deinen Schultern, deinem Oberrücken, deinen Nackenmuskeln, fühle dich wie Herkules, der sich und die Erde auf seinem Rücken tragen kann, wenn er das will. WACHSE in dieser Kraft, lasse die Lebens-Energie durch deinen Körper wogen und FÜHLE wie dieser Kräftestrom dich noch viel weiter bringen will.

Lies eventuell auch den Text über *Querschnittlähmung mit Tetraplegie, die Texte über *Lähmung der Blase, *Sexuelle Impotenz usw.

Myelitis

Rückenmarksentzündung

Kernursache

Angst, Unsicherheit, machtlose Wut, Frustration, schwarze Gedanken.

Alles, was du bereits zu lange angestaut hast (Energien, Gefühle wie Schmerz und Aggression), wird jetzt nach oben geholt; du platzt, im Aufstand begriffen, förmlich auf. Du willst nicht mehr, du bist es leid, so weiterzuleben; auch stark unterdrückte Gefühle, die sich in unbewussten Sphären angehäuft haben, sprudeln an die Oberfläche.
Es ist an der Zeit für ein großes Reinemachen, für grundsätzliche Veränderungen! Schon zu lange hast du deinen wertvollen Diamanten tief verborgen; dein tiefstes Selbst möchte, dass du ihn ausgräbst. Traue dich, dich mit deinen Gefühlen der Machtlosigkeit zu konfrontieren: mit der Ohnmacht, du selbst zu sein.

Du bist nicht wirklich du selbst gewesen, hast bislang ein falsches Zepter getragen, ein Leben geführt, das mit deiner wertvollen Natur im Konflikt stand. Du hast dein Leben auf zu wackeligen Fundamenten gebaut, nicht wirklich mit deinen Wurzeln verwachsen.

Diese Symptome gebieten deiner Selbstzerstörung Einhalt: Denn du hast deinen Gefühlen bereits zu lange Zügel angelegt, du hast dir deine dunklen, wütenden Gedanken immerzu verbissen, ja, du fühlst dich in einer Struktur gefangen, die nicht zu deiner Art passt; du fühlst dich verletzt. Mit machtloser Wut machst du dich und deinen Körper kaputt, aber du wagst es nicht, auf deine Intuition zu vertrauen, du bist leicht zu beeinflussen, klammerst dich krampfhaft an der Oberfläche fest, denn du vertraust den Tiefen in dir nicht. Du meinst, dass dein tiefstes Selbst schlecht und nicht vertrauenswürdig sei. Du hast überhaupt keinen Einblick mehr in deine Gefühle; dein Leben wird unsteuerbar.

Emotionen überspülen dich jetzt, du bist dem Ganzen nicht mehr gewachsen, stößt alles und jeden von dir; eine Sehnsucht nach vollständiger Befreiung.
Du würdest dich gerne selbst verwirklichen, aber du fühlst dich beeinträchtigt, du traust dich nicht, auf deine eigene starke Basis zu bauen.

Kernlösung

Transformation! Lasse jetzt alle Kräfte und Gefühle frei entweichen. Traue dich, dich auf dein eigenes tiefstes Selbst niedersinken zu lassen; die Basis, worauf du dein Leben bislang gebaut hast, war zu brüchig. Lasse dich jetzt gehen, lasse alles los, und komme mit dir in Harmonie: Sei stolz auf deine Werte, traue dich, deine Gefühle und deine Intuition zu empfinden. Fliege frei und ruhig durch deine Natur, und komme zu der Entdeckung, dass du der Schöpfer deiner Existenz bist! Selbstachtung. Freude an deinem Sein. Baue auf der Grundlage deiner Natur jetzt deine neuen Strukturen aus. Setze Wut in Aktion um! Kommuniziere mit anderen, äußere deine Meinung, spiele nicht den Diplomaten, lebe aus deinem Herzen heraus, wage es, dir selbst und anderen gegenüber ehrlich zu sein. Mache anderen wegen deiner machtlosen Gefühle keine Vorwürfe: Nimm dein Leben entschlossen in die Hand, lasse die Vergangenheit los, sei stark in dir.

Rückenmarkhauttumor:
siehe die Rubrik MENINGEOM

RÜCKFALLFIEBER

Febris recurrens

tropische Infektionskrankheiten mit Fieber, das stets nach einigen fieberfreien Tagen wiederkehrt; durch Borreliabakterien, übertragen von Zecken oder Läusen

---

Kernursache

Einerseits: Du meinst möglicherweise mit den allerhöchsten göttlichen Sphären in Verbindung zu stehen und von dort aus auch anderen „deine Meinung sagen“ zu können, aber eigentlich lässt du dich in eine Geistessphäre aufnehmen, die über dem Irdischen / außerhalb des Irdischen schwebt, die dich an einen Ort mitnimmt, der jeglichen Kontakt zur Erde verloren hat. Du verlierst den Boden unter deinen Füßen. Du lässt dich in zu ätherische Sphären aufnehmen / aufgehen; hier kennst du dich selber nicht mehr. Von diesen Höhen aus schnürst du deinen Zeigefinger ab; du stimmst dich nicht auf diese weise, innere Quelle deiner selbst ab. Du gibst deinem ‚ICH' keine Chance. Du möchtest nicht mehr, dass man etwas zu dir sagt, möglicherweise lebst du in einem (himmlischen) Geistesrausch, aber das hat nichts mit Glück zu tun.

Andererseits: unterdrückte Wut, ein unbewusster Wunsch, alles mit Sprengstoff zu versehen, mit schonungsloser, unterschwelliger Aggressions-Wut alles in die Luft zu jagen..., dies als Folge der Unterdrückung deiner gesunden Lebenskräfte, die eine tatsächliche Realisierung deines Werdens, deiner Kreativität, deiner Seinsenergien herbeisehnen. Du hast die Nase voll; du möchtest dich daran erbrechen (an deinem eigenen Widerstand, jetzt einen Schritt in Richtung Leben zu gehen, die Vergangenheit hinter dir zu lassen). Du bist wütend auf das „Weibliche“ in dir, möglicherweise auf das Sexuelle, wütend auf andere, in Folge dieser Frustration. Ja, du würdest dich sozusagen vernichten wollen. Du würdest den Dolch in dich selbst stechen; hegst du solch eine Missachtung, solch ein wütendes Gefühl deiner eigenen produktiven, kraftvoll-weichen Weiblichkeit, deiner Natur, deinem irdischen Sein gegenüber?

Kernlösung

Das ‚Salz' der Erde wartet auf dich: Lasse dich jetzt im positiven Sinne explodieren! Lasse diese gewaltigen, irdischen Kräfte in dir nach oben spritzen, und verwirkliche dich auf Erden, kreativ und aktiv. Lasse diese Kräfte nicht ungenutzt in dir brachliegen. Negiere nicht das Irdische, verurteile es nicht, verurteile nicht die anderen und ebenso wenig dich selbst, sondern richte dich in Weisheit tief auf deine inneren Schätze, um sie dann im Folgenden zu nutzen. Nutze alle diese enormen Schöpfungskräfte in deinem Unterbauch auf konstruktive Weise, und genieße das Leben. TUE etwas mit dieser Menge an Energien; breche dich nach außen hin auf, und baue etwas Schönes auf. Setze diese Kräfte auf konstruktive Weise ein: auf Erden!

S

SADISMUS

Kernursache

Die tiefste Ursache hierfür ist ein Gefühl tiefer Ohnmacht: Du fühlst dich klein und schwach. Der kleine Mensch spürt, wie er wächst, wenn er dem / der anderen einmal ordentlich die Leviten lesen kann! Du hast zwei Gesichter; du empfindest einen Zwiespalt in dir. Du willst im Grunde nicht so gesehen werden, wie du dich innerlich fühlst: wie ein armes, sensibles, verletzbares Opfer. Du hast Angst davor, im Grunde auch nicht wirklich mehr wert zu sein als dieser arme Stümper. Deshalb ist es für dich ein Muss, dir eine Maske aufzusetzen, beziehungsweise um diesen sensiblen Kern herum eine zweite Persönlichkeit aufzubauen: Die Maske des starken Rohlings. Du wirst dich so sehr mit dieser Mächtigen Maske identifizieren, dass du zuweilen auch vollkommen zu diesem Teil „wirst"!

Möglicherweise bist du in deinem Leben *(infolge deiner Überzeugungen, womit du geboren wurdest)* bereits sehr früh mit Machtstrukturen deiner Eltern / Erzieher, der Institution Schule, anderer Kinder, die dich ärgerten usw., konfrontiert worden... Durch das sadistische Auftreten fühlst du dich in die Welt der Machtsysteme aufgenommen, wo Erzieher ihre Kinder im autoritären Sinne im Griff haben, anstatt sie ihrer eigenen Art gemäß zu respektieren; aber nun bist du einer dieser mächtigen Anführer, jetzt bist du der Vertreter, der „Big Chief" anstatt der Stümper, der du früher warst.

Je weniger du eine Perspektive für dich gesehen hast, umso mehr musstest du auf andere hören und denen Gehorsam leisten, die mit dir machen konnten, was sie wollten; je enger das Korsett geschnürt war, und je weniger du auf eigenen Beinen stehen konntest...: Umso frustrierter wurdest du, und umso stärker wuchs der innere Widerstand.

Auch deine Gefühle wurden niemals wirklich befriedigt; du hast deine emotionalen Sehnsüchte immer angestaut und verschwiegen, so beschämt, wie du wegen deiner „Schwäche" warst.

Deine positive Feuerkraft, deine kreativen Energien, deine sexuellen Wünsche wurden im alles überherrschenden Gefühl der Ohnmacht erstickt.

Du wächst mit verdrängten Gefühlen auf, händeringend vor Nervosität; du weißt dir mit dir selbst nicht zu helfen; ja, du findest dich schlecht, minderwertig und unfähig.

Aber weil du dich von den anderen, von der Liebe so abhängig fühlst, wirst du dieses schwache, kleine Herz verstecken; du trittst mit Macht und Feuer nach außen, wie ein Superman, der sich als der Mächtige, als Herrscher über andere, wähnt. Du fühlst dich so stark, wenn du deine Kräfte zeigen kannst. Eine unbewusste Rache, auch an schmerzhaften Erlebnissen von damals. Das Opfer, das du bearbeitest, bist im Grunde „DU". Du bearbeitest dich selbst, du bist der-/diejenige, der / die leidet; du vernichtest dich so, wie andere dich vernichtet haben. Sadismus bedeutet nicht nur zu „bestrafen", sondern auch eine „Selbstbestrafung". Weil du das kleine Kind, die wirkliche Seele in Dir selbst nicht liebst, würdest du sie sogar töten. Es macht dir Spaß, das Kleine in dir nach außen zu projizieren (in Form einer anderen Person) und dann dich selbst zu misshandeln. Häufig empfindest du dabei einen äußersten Genuss: einen Genuss, der die Folge deiner emotionalen Frustrationen ist.

Kernlösung

Kehre alles um, und die „Genesung" liegt vor dir:

- Empfinde diese Urkraft in dir, in allen Taten und Aufgaben, die du in deinem täglichen Leben vollbringst; nimm dein Leben selbstbewusst und stolz in die Hand; staue nicht länger gesunde, natürliche Kräfte in dir an; vor allem: Lege alle Macht über dich in dich selbst, nicht in die anderen; niemand hat dir auch nur irgendetwas zu sagen.
- So akzeptiere jetzt das kleine, sensible Kind in dir, und verstoße es nicht länger, setze keine Maske auf; du bist nicht ohnmächtig!
- Reagiere dich nicht in unbewussten Prozessen ab: Werde dir dessen bewusst, dass du früher von anderen verspottet oder psychisch misshandelt wurdest, weil du mit der Überzeugung geboren wurdest, eine Null zu sein; die Ursache lag bei dir selbst, du hast Menschen angezogen, die darauf reagiert haben, was natürlich nicht die Haltung anderer rechtfertigt, ebenso wenig wie dein jetziges Verhalten, aber alles ist menschlich.

Löse deine Probleme dadurch, dass du aus dem Teufelskreis aussteigst: Fange endlich damit an, dich wertzuschätzen; heiße dich warm und liebevoll Willkommen.

Sei dir deiner inneren Größe bewusst. Weder die Welt der Äußerlichkeiten, noch die Macht nach außen hin zählen, sondern deine innere Macht, die stärkste Quelle, die dich dazu befähigt, dein Leben selbst zu verändern und zu gestalten.

Lasse dich nicht durch Triebe leben, die das Signal für ein unzureichendes Bewusstsein sind.

Transformiere dich; Lustgefühle, Zwangsgedanken und Triebe werden infolge von Selbstachtung und wahrer Liebe zu dir selbst verschwinden.

Siehe auch übersteigerte Sexuelle Gelüste.

SALMONELLOSE

Lebensmittelinfektion durch die Salmonellenbakterie: verursacht eine Magen-Darm-Entzündung

Kernursache

Eine Salmonellenvergiftung hat nur dann negative Folgen, wenn der psychische Nährboden bereits dafür vorhanden war.

Du fühlst dich emotional mit inneren Spannungen beladen! Du empfindest dich als zu labil und schwach; du meinst, dich gegen etwas oder jemanden außerhalb von dir beschützen zu müssen. Möglicherweise gibt es eine Wut in dir, aus Ohnmacht, gegen die Macht, gegen den Menschen, den du „über" dir spürst. Du erkennst nicht die innere Macht an, du fühlst dich an andere, an eine Situation gebunden. Du willst frei sein, aber du kannst nicht; du fühlst dich in den Fängen anderer. Emotionaler Schmerz, ein gefühls-geladener Kopf, mehr oder weniger eine aggressive Machtlosigkeit.

Du bist nicht wirklich du selbst; zwar zeigst du dich nach außen vielleicht stark und stolz, aber eigentlich handelt es sich hierbei um eine dich selbst schützende Haltung: Du meinst, dich gegen andere verteidigen zu müssen, weil du dich unsicher und nicht wirklich in dir geborgen fühlst.

Du sprichst nicht wirklich für dich; dein Mund ist wie zugeschnürt, ohnmächtig, nicht dazu im Stande, deine Wut zu äußern, zu sagen, was dir auf der „Leber" liegt. Du musst dich zuweilen fast erbrechen, so ekelt dich diese Situation an.

Du fühlst dich schon eine Weile unbehaglich und eingeschnürt; deine Gefühle finden nicht genügend Ventile; du fühlst dich im Licht der Sonne (der Macht) außerhalb von dir schlecht, aber du bist nicht dazu im Stande, mit deiner Inneren Sonne in Kontakt zu treten.

Du erlebst dein Selbst als eine Leere, die mit kleinen „Boshaftigkeiten" gefüllt ist. Über diese Vergiftung kann die psychische und körperliche Entgiftung einsetzen, wenn du die Ursache dessen einsiehst: Anfang von Transformation.

Kernlösung

Sprich: Sage, was schwer auf dir lastet, mache dich von zu einengenden Banden frei. Werde dein eigener Meister, fühle dich nicht länger gebunden. Äußere deine Gefühle!
Wenn du die Kraft deines tiefsten Selbst erleben wirst, wenn du dich in Liebe Willkommen heißt, wirst du in offener Freundschaft zu anderen stehen, dann wirst du dich auch nicht länger bedroht fühlen. Immunität ist angeboren: Ängste und Selbstverleugnung vernichten sie. Verarbeite nun deine Emotionen, und erkenne deinen Wert als autonomer Mensch an.

Komme zu innerer Befreiung dessen, was du bereits zu lange festhältst: Vergifte dich nicht länger.
Der Eindringling verschwindet schnell, wenn du dein Gebiet stolz für dich in Anspruch nimmst! Transformation!

Siehe weiter die Texte über *Infektionen, *Magen-Darm-Entzündung (Gastroenteritis), *Lebensmittelvergiftung.

SARKOIDOSE

Entstehung von „Granulomen“ (Anhäufungen von Entzündungszellen) in verschiedenen Organen

---

Kernursache

Dein Ich kann nicht selbstbewusst und autonom existieren: Du hältst dich an Menschen und Dingen außerhalb von dir fest. Du lässt dich vom Strom mitziehen; du bekommst nichts in den Griff.

Angst, ohne feste, sichere Basis. Du lässt andere alles mit dir machen, du lässt dich stark von Menschen oder Systemen beeinflussen.

Du entscheidest nicht wirklich selbst über dein Leben! Deine Haltung ist vielmehr labil und zumeist leichtgläubig; du würdest dich zu schnell jemand anderem anschließen, weil du ja ohnehin nicht an deine eigene Kraft glaubst.
Du wirst dich von anderen angegriffen oder verletzt fühlen, weil du dich leben lässt.

Primitive Emotionen können sich deiner bemächtigen. Du bist dir deines göttlichen Wertes als Mensch überhaupt nicht bewusst; ja, du würdest vielmehr eine Autorität außerhalb von dir anbeten.

Du erstickst dich dadurch, dass du schöne, menschliche Bewusstseinsenergien und kreative Kräfte unterdrückst. Du wirst dich eher von jemand anderem führen oder sogar aufhetzen *lassen.* Du nutzt zu wenig deinen eigenen Kopf. Du weigerst dich, wirklich auf eigenen Beinen zu stehen, ein selbständiges, persönliches Leben zu führen; du lässt andere in dich „eindringen“.

Kernlösung

Du bist kein armer Märtyrer; gehe tief in dich, und spüre diese sichere Basis deines inneren Selbst. Wenn du dein Leben selbstbewusst, in Liebe zu dir, in die Hand nimmst, werden Ängste verschwinden. Grenze deinen Bereich ab, und spüre dein eigenes Kraftzentrum, trete voller Selbstsicherheit nach außen; lasse dich nicht länger durch andere leben.

Bestimme selbst kritisch deinen Standpunkt, treffe eine Wahl, gestalte dein Leben nach deinen Wünschen. Kreativität eines aktiven Geistes; dich nicht von anderen beeinflussen lassen; nimm dein Leben fest in die Hand, und bestimme aus deinem Bewusstsein heraus, was du daraus machen wirst. Es gibt nichts, das dich mitschleifen wird, wenn du den Entschluss fasst, dein Leben selbst zu führen. Es gibt keine Autorität, die dir mehr zu sagen hätte als dein inneres göttliches Selbst. Es gibt keinen weiseren Führer als dein tiefstes Selbst; vertraue darauf, und gehe auf dem Weg, den du Bewusst zeigst, entschlossen weiter.

Siehe ggf. auch *Autoimmun-Erkrankungen

SARS

Severe Acute Respiratory Syndrome
vom SARS-Virus verursachte Lungenentzündung, mit hohem Fieber, trockenem Husten, Kurzatmigkeit

Wo findet das SARS-Virus seinen Nährboden?

Nicht jeder, der mit dem SARS-Virus in Berührung kommt, wird angesteckt. Nicht jeder, der mit dem SARS-Virus infiziert wird, stirbt daran. Wie sieht der ideale psycho-emotionale Nährboden aus, nach dem sich das SARS-Virus sehnt, und wie kann man folglich auf diese psycho-emotionale Weise etwas tun, wie kann man das Virus aus dem Körper verjagen?

Kernursache

Gleichsam eingebeult läufst du, nach warmer Liebe schmachtend, nachinnengerollt, verkrampft vor Schmerz und Verdruss, als ob du soeben einen verletzenden Stoß in deinen Magen auffangen musstest (meist in übertragenem Sinne, gefühlsmäßig ...). Du fühlst dich gegriffen und schmerzhaft verletzt. Du hast bestimmte Sachen, Personen oder Energien in dich ‚hineinkommen' lassen, schon bevor das Virus in dich eindrang; das Eindringen des Virus ist eine Folge des ersten schmerzhaften Zustandes. Du lässt deine ‚Freude' von Erfahrungen in der Außenwelt abhängen; es ist Zeit, auf die Suche zu gehen nach dem Freudenkern in dir selbst. Wahrhafte Selbst-Liebe führt dazu, dass du keine Situationen anziehen wirst, in denen du gefühlsmäßig verletzt wirst.[1]

Du schleppst Lasten, aber es kommt dir so vor, als ob es sich bei all dem um einen Teufelskreis handelt, aus dem du nicht herauskommst.

[1] Lies in diesem Zusammenhang einmal das Sechste Prinzip in *Alcyone oder das verzeichnete Selbst-Bild des Menschen.* Dieses Buch ist noch nicht in deutscher Übersetzung erhältlich.

Du erfährst es, als ob du als Baum enthauptet wurdest, deiner Krone, deiner Wurzel beraubt; nur der Stamm bleibt übrig, denn den benötigen ‚sie' ... so kannst du jedoch keinen Sauerstoff mehr aus der Luft holen. Du wirst nur für das genommen, was man von dir benötigt: so wie man von der weißen Sellerie meist die Blätter entfernt und den Stängel in Stückchen schneidet, um ihn zu dünsten und zu essen.

Saturnalische Strukturen bleiben; der winkende fröhliche Jupiter wird entfernt: von einem fröhlichen, optimistischen Gedankenstrom kann keine Rede sein. Nicht auf das Höhere in dir selbst gerichtet; nicht in Kontakt mit deinem innerlichen Wurzelkern.

Das Leben kommt dir einfach nur öde und langweilig vor. Es kann dich nicht wirklich fesseln. Du stehst da herum, wie ein gleichgültiges Ferkelchen, das vorbeikommt, um sich einmal kurz die Menschen anzusehen. Da ist ein wenig Wut: was tue ich hier um Himmels willen? Du trittst gegen ein paar Dinge in deiner Nähe und erfährst eine Art Urlangeweile, Leere, als ob du auf das Leben selbst wütend bist.

Dunkle Sphären, in die kein Schimmer Licht hinein kann. Du bist es satt, auf selbstzerstörerische Weise stehst du da.

Auf einer nicht wirklich bewusst menschlichen Ebene lebst du, vielleicht durchaus vergleichbar mit dem Gehirn der Tiere, die nicht wirklich BEWUSST leben und die Freude des Lebens erfahren. Auf dieselbe Weise erfährst du die Sinnlosigkeit deines Daseins. Auf Distanz zu deinen Gefühlen, davon abgeschnitten.

„Da ist doch nichts ‚mehr'?", fragst du in verzweifeltem, desperatem Sinne. „Es gibt doch nichts mehr in diesem Leben, als das Dunkle, Langweilige ... Was tue ich um Himmels willen hier auf der Erde?" Kein Lachen, aber auch keine Tränen; du bist irgendwie ‚gefühlstot'.

Du stellst dich selbst in einen kleinen geschlossenen Kreis, strukturell, und erfährst dich selbst als einen Gefangenen deines eigenen Systems. Abgeplattetes Gehirn, das gleichsam kein Gefühl mehr wahrnehmen kann. Entsetzlich flache und gelangweilte Sphäre, weil du von deiner innerlichen Gefühlswelt abgeschlossen bist, von deinem innerlichen leuchtenden Quellkern.

Kernlösung

Da ist so viel mehr in dir! Urtiefe Erfahrungen und Empfindungen von Freude und Glück: gehe danach auf die Suche, verzichte nicht darauf. Löse diese Sphären der Langeweile und Trostlosigkeit in deiner jetzt eingeschränkten Erfahrungswelt auf, indem du dir zuerst und vor allem der Tatsache bewusst wirst, dass du dich abgeflacht und geschrumpft hast, bis du nichts mehr von Freude fühlen konntest.

Entdecke die Wärme der Liebe: zuerst zu dir selbst und dann, bereits dir selbst gebend, auch zu anderen. Die sich entrollende ‚6': gebend, in Liebe.
In dieser liebevollen Strömung keimt das Gefühl von Sinnhaftigkeit auf: du wirst es wahrnehmen. Du kannst in dir selbst nicht genug Liebe und Gefühlswärme entwickeln, dir selbst gebend, anderen gebend ...[2]

Spucke es alles aus: deine Gefühle einer unterdrückten Wut, Unzufriedenheit, den Verdruss, der darunter verborgen lag: komme IN TUCHFÜHLUNG mit dir selbst. Und schließlich landest du bei deinem Mittelpunkt; du hast dich selbst geleert; Aus diesem Kern heraus kannst du wieder von vorn beginnen ... ganz neu. Du hast dich selbst geleert, alle verborgenen Emotionen an die Oberfläche geholt: auf diese Weise kommst du wieder in Kontakt mit dir selbst. Entladen von düsteren Sphären.

Am Nullpunkt kannst du wieder beginnen, aber jetzt anders als bisher: beginne vom Herzen aus, dir selbst gebend, in Wärme und Dankbarkeit zum Leben und *verlasse niemals mehr deinen GEFÜHLSKERN*. Brich von diesem warmen Mittelzentrum deines Wesens aus auf und die Langeweile wird nicht mehr zuschlagen.

[2] Lies in diesem Zusammenhang einmal das Sechste Tor in *Die Zwölf Tore des Prinzen Sirius*. Dieses Buch ist noch nicht in deutscher Übersetzung erhältlich

Echte Liebe, echte Wertschätzung deiner selbst verjagt jede Form von Langweiligkeit oder Langeweile. Das Fühlen, das Liebesfühlen durchspült nun deinen ganzen Körper, du erfährst eine Art freudvolles Prickeln in deinem Körper, in deinem Gehirn. Dein plattes abgeflachtes Gehirn erwacht zum Leben und erfährt Licht und Freude, Fröhlichkeit und Sinnhaftigkeit: darüber, wer du bist, über das Leben selbst.
Transformation vollzieht sich, das Innere des Körpers wird nach außen gewendet und der Körper steigt wie ein Phönix aus der Asche. Jetzt wirklich LEBEND, die Freude FÜHLEND, die Sinnhaftigkeit des Daseins, deines ‚Seins' in deinem Körper FÜHLEND.

KALTER SCHAUER

Kernursache

Zu wenig in deiner eigenen Wärme, in deinem Herzen, in deinem Körper präsent, du bist dir zu wenig deines Wertes bewusst; du blockierst die Liebe zu dir selbst, deine Lebensenergien.
Du kannst nicht wirklich du selbst sein, denn du ziehst dich aus Angst und Kälte zu stark zurück.
Alle Energien in deinem Körper ziehen sich förmlich zusammen: Deine geistige Aufmerksamkeit fixiert sich auf *einen* Punkt, du schnürst dich ein, weist dich ab, ziehst dich in dich selbst zurück, du legst dir einen Maulkorb an, dein breites Denkvermögen schränkt sich jetzt ein; eine konzentrierte Energie in deinem Kopf, kalter Geist, zu wenig Erde.
Scharfe, auf die Spitze getriebene Energien durchdringen dein Gehirn, deinen Körper; du lässt dich in einen Strom leichter Energien, die durch Angst hervorgerufen worden sind, mitziehen.
Angst ist die Ursache dafür, dass du scharfe Energien hervorrufst, die dich gefühlsmäßig von der Außenwelt abschließen, dass du nicht mehr wirklich nachdenken

willst und dich lieber in dich selbst zurückziehst. Es wird dir zuweilen alles zu viel.

Kernlösung

Umhülle dich mit der Wärme deines Herzens: Komme aus deinem Haus, anstatt dich einzuschließen. Enge dich nicht ein, habe keine Angst davor, du selbst zu sein. Lasse Energien frei existieren; äußere dich, habe keine Angst davor, so zu sein, wie du bist. Traue dich, mit allen deinen Kräften und Möglichkeiten aufzuspringen, spüre die Erde unter deinen Füßen, heiße dich unter den anderen Willkommen, schnüre deine Natur nicht ein. Spreche und singe! Wenn du dein warmes Herzenszentrum nicht anerkennst, werden Angst und Kälte dein Leben beherrschen. Lasse Lebensenergien frei weiterfließen, sperre dich nicht in einer kalten Isolation ein. Ein starkes Bewusstsein in einem warmen Körper.

DIE SCHILDDRÜSE

die Schilddrüsenhormone sorgen dafür, dass die Nahrung in die Zellen aufgenommen und dort in Energie umgesetzt wird

---

Psychologische Übereinstimmung

Symbol für die warme, strahlende Sonnenkraft deines SELBST, für die Anerkennung der inneren Autorität. Dich mit einer strahlenden Feuerkraft in warmer Liebe geboren werden lassen, kreativ, mit einer unerschöpflichen Schöpfungskraft, die von deinem Selbstbewussten ICH angetrieben wird.

Du bist voller Freude auf dein Lebendes Selbst abgestimmt: Wie alle Drüsen in deinem Körper ist auch die Schilddrüse ein Energiekern, der die inneren Botschaften aussendet. Diese Drüse am Hals symbolisiert insbesondere die Fähigkeit, unsere Göttlichkeit zu „äußern“, nach außen zu bringen: das Entstehen lassen, das Geboren Werden Lassen, das Gestalten von... Nicht länger auf den Grundfesten unserer Erziehung bauen, sondern ein neues Gebäude errichten, auf dem Fundament unseres tiefsten Selbst.

Transformation, eine Wiedergeburt in uns selbst, ist notwendig, um *wirklich* von unserem Kern aus leben und erschaffen zu können.

Die Perle, die nicht in der Auster bleibt, sondern ihre Schönheit in einer selbständigen Existenz offenbart.

Ein intuitives Offensein für unser tiefstes Selbst und uns nicht länger durch Einflüsse von früher oder von außen leben *lassen,* ein Gleichgewicht zwischen Intuition / Gefühlen und Ratio. Ein Loslassen alter Strukturen, starke, freudvolle Energien in deinem Inneren weiterfließen lassen. Ein frohes und warmes Gefühl um deiner selbst willen.

Voll und ganz die Verantwortung für dein Leben übernehmen: Aus dir selbst heraus leben, nicht in erster Linie für die Außenwelt. Zuerst dich selbst im Ganzen wertschätzen, nicht deinen Platz von anderen einnehmen lassen. Du bist König in deinem Leben; du kannst anderen helfen, aber nicht als Märtyrer.

Selbstanerkennung und ein intensiver Kontakt zu deinem eigenen göttlichen Inhalt sind notwendig. Keine passive, sondern eine aktive Teilnahme am Leben, nicht mit einem Opfergefühl verbunden, sondern in Liebe. Kein Leben führen, mit dem du im Grunde genommen nicht einverstanden bist; dort selbstbewusst Veränderungen herbeiführen, wo es für dein eigenes Wohlbefinden von Bedeutung ist. Keine Sklaverei, sondern eine Anerkennung deiner eigenen Meisterschaft.

Symbol dafür, auf die höhere Liebe und die reine Freude unseres Lebenskernes abgestimmt zu sein, wodurch alle einschränkenden Emotionen unmittelbar verarbeitet werden können.

Symbol für das Erschaffen völlig neuer Dinge, für das Erfinden, das Geniale im Menschen; so viele einzigartige Menschen es gibt, so viele neue, schöne Dinge können geboren werden.

Symbol dafür, dich nicht einschränken zu lassen, weder durch Selbstunterdrückung, noch durch die Autorität anderer oder durch einschränkende Gesetze und Strukturen.
Symbol für das Äußern deines Kunstsinnes und Gefühlsreichtums.
Symbol für die Macht über dich selbst, auch die Macht, deine Gefühle zu äußern, deine Energien nach außen fließen zu lassen; Produktivität, Fruchtbarkeit.

Erkrankungen, allgemein

Kernursache und Kernlösung

Unbewusste Weigerung, du selbst zu sein, dich zu transformieren. Möglicherweise unterwirfst du dich einer anderen Macht: der Autorität deines Vaters, einer Religion, einer Sekte, eines Partners. Du glaubst nicht wirklich an die Autorität deines Lebenden Selbst. Du lebst von deinem schönsten Kern abgeschnitten; du glaubst nicht an deinen Wert. Du bist Sklave und Diener, minderwertig und „sündig", nicht dazu im Stande, zu erschaffen. Du bist zu kalt, zu distanziert zu dir. Du lebst wie ein Clown; du versteckst deine Gefühle; du lebst möglicherweise nur für die anderen, nicht in wahrer Freude über dich selbst. Deine Sehnsucht, zu leben, wird eingeschnürt, weil du deinen eigenen Durchbruch verhinderst. Hast du mehr Respekt vor jemand anderem als vor dir selbst? Dann stimmt hier etwas nicht. Angst und Machtlosigkeit verhindern, dass du dich über deine kreativen Möglichkeiten manifestierst. Du lebst nicht wirklich aus dir selbst heraus.

Wenn du nicht zunächst wirklich dich selbst liebst, wie kannst du dann liebevoll zu anderen sein? Deine Arbeit wird somit Sklavenarbeit sein anstatt einer spezifischen Äußerung deiner Eigenheiten.

Du schließt dich aus. Du denkst und träumst; du staust Wut und Frustrationen an, aber es liegt alles an dir. Traue dich „Ich Bin" zu sagen; äußere dich, stehe zu dir, gestalte, sei fruchtbar, entdecke die Wärme in deinem eigenen Sonnenzentrum, und *strahle* diese Wärme zu anderen hin aus. Kälte wird auch dazu führen, dass andere sich von dir entfernen.
Blockiere nicht deine intuitiven Kräfte; breche mit den Einflüssen einschränkender Indoktrinierungen, und sei dir deines Wertes bewusst.
Vielleicht willst du zu viel Macht über andere haben: Lege alle Macht in dich selbst, und lasse andere los. Schweigst du, zum Besten aller, wie du meinst? Damit richtest du mehr Schlechtes als Gutes an. Sei fest mit dir verwurzelt, und manifestiere dich liebevoll, ohne Zurückhaltung.
Verstecke nicht deine Talente; mache anderen keine Vorwürfe, sondern übernehme selbst die Verantwortung für dein Leben. Weigere dich nicht länger, wirklich du selbst zu sein.

Hyperthyreose

Überfunktion der Schilddrüse

Ruhelosigkeit, Reizbarkeit, Zittern, erhöhte Wärmeproduktion, erhöhte Herzfrequenz

Kernursache

Es hat den Anschein, als würde eine lange Mauer in dir dich daran hindern, mit deinem tiefsten Ich in Kontakt zu kommen, wodurch du dich kalt, einsam und verkannt fühlst: weil du nicht wirklich an dein Selbst glaubst! Du fühlst dich in Strukturen, Gesetzen oder im Griff anderer gefangen, aber eigentlich bist du in dir selbst gefangen.
Du weigerst dich oder fühlst dich nicht dazu im Stande, du selbst zu sein, deine Gefühle und Möglichkeiten nach außen hin zu manifestieren. Du weigerst dich, tief in dich zu schauen; du verleugnest deinen eigenen Wert, ja, deinen göttlichen Kern. Du hältst dich an der Oberfläche. Du bist wütend auf dich; du siehst dich als schlecht oder minderwertig an. Selbstzerstörung. Böse Gedanken; du verschließt dich deiner Intuition.
Du hast dich nicht wirklich gern; du fühlst dich möglicherweise in einer Aufgabe oder in einem religiösen System gefangen, aber du hast dieses Gefühl selbst hervorgerufen, dadurch dass du deinen menschlichen

Wert verkennst. Angst; du hast kein klares Bild von dir; du weißt nicht genau, wer du bist; du willst aus deiner Situation *aus*brechen, aber du siehst nicht ein, dass die Ursache hierfür in deinen Überzeugungen liegt. Du schließt dich aus, fühlst dich von anderen festgehalten, und das macht dich so wütend; es ist so, als ob du immerzu etwas „müsstest“ oder „nicht dürftest“, schlussendlich stößt du alles und jeden in einer angestauten Aggression von dir, weil du keinen Ausweg für dich siehst, wie du diesem Gefühl des Gefangenseins entkommen kannst.

Du machst anderen Vorwürfe, aber im Grunde sind es deine eigene Ohnmacht und deine Gefühle von Unfähigkeit, die dich wütend machen, vor allem im Bereich der Kreativität und Selbstmanifestierung sowie im Kontakt-Erleben zu deinem tiefsten Selbst. Du fühlst dich kalt und verschlossen, weil du dein eigenes warmes Herz verkennst und somit dein göttliches Zentrum ignorierst.

Kernlösung

Lasse die Flügel der Mühle sich im vollen Sonnenlicht weiterdrehen! Trinke mit vollen Zügen aus dem Leben! Sicher zu dir nach Hause kommen, in Wärme, Liebe und Sanftheit. Lege das Kampfbeil nieder, und entdecke die Ruhe, den Frieden und die Freude in dir. Eine Verbrüderung mit anderen, eine Befreiung innerer Spannungen. So erkenne deinen Wert an, verabschiede dich vom Tod, und *lebe* mit einem kreativen, freudigen Enthusiasmus vollkommen aus deinem tiefsten Selbst heraus! Spüre diese wohltuende Harmonie in dir, sobald du für das Sonnenzentrum, für die wahre Autorität in dir offen bist. Verleugne dich nicht länger, lasse die tiefsten Kräfte aus deinem Selbst aufblühen, und entdecke dein wahres Wesen.

Ersticke dich nicht mit wütenden Gedanken, verstoße dich nicht mehr aus dem Leben, öffne dich für Intuition. Äußere deine Wünsche, deine Gefühle. Bringe dich nicht hinter Schloss und Riegel. Eine freie Durchströmung warmer Energien!

Morbus Basedow

Autoimmunkrankheit der Schilddrüse, häufig mit Vergrößerung der Schilddrüse (Kropf), Schilddrüsenüberfunktion, hervortretenden Augäpfeln …

Kernursache

Komplette Unsicherheit in Bezug auf deine eigene Identität: Wer bin ich eigentlich? Ein Misstrauen deinem tiefsten Selbst gegenüber: Steckt da ein kleiner Teufel in mir? Hilfe, meine Gefühle sind gefährlich und werden mich überwältigen! Du hast Angst, du selbst zu sein, zu leben, dich so zu zeigen, wie du *bist*. Weil du dem Ganzen nicht vertraust und dich fürchtest, könntest du auch so tun „als ob“, ja, du könntest eine Aufgabe übernehmen, die dir nicht wirklich liegt, dich sozusagen in einer Beschäftigung aufopfern, aber dich unterdessen in deinem Hinterkopf mit Verwünschungen und anderen Hintergedanken plagen. Du machst alles, weil du es machen *musst,* du bist nicht ganz ehrlich zu dir. So respektierst du dich selbst *und* die anderen zu wenig!

Du vertraust weder dir selbst noch den Menschen um dich herum. Du weigerst dich, vollkommen auf dich zu bauen und hältst deinen Partner, deine Freunde usw. fest. Du empfindest dich als kalt, fürchtest dich vor den unbewussten Kräften in dir: Du verleugnest alles Schöne in dir, weshalb du auch dem Braten nicht ganz traust, wenn andere zu freundlich zu dir sind: „Zu mir? Das kann doch gar nicht sein!“ Denn *du selbst* zeigst dich auch nicht vollkommen so, wie du *bist!* Du bist nämlich der Überzeugung, dass du immer auf der Hut sein musst, dass aus der Zauberschachtel, die du bist, plötzlich eine Schlange herauskommen könnte!

Kernlösung

Ehrlichkeit, Offenheit: Es gibt keinen anderen Weg! Vollbringe deine Aufgabe im vollen Bewusstsein deiner Verantwortung, aus Dankbarkeit für das Leben. Stelle mit Ehrerbietung und Respekt das Schöne heraus. Stehe vollkommen dazu, wie du *bist*. Traue dich, deine wahre Art zu zeigen, ziehe einen Schlussstrich unter deine Vergangenheit. Schaue tief in dich hinein, wage es, alle deine Möglichkeiten, alle deine Facetten mit einzubeziehen: So *erkenne* dein SELBST doch wenigstens *an,* und laufe nicht davor weg. Du bist gut, wie du bist, vertraue deinem Wesen: Paranoide Gedanken sind unnötig. Habe keine Angst vor deinem Selbst, und sage: Willkommen!

Deine Emotionen, deine schwarzen Gefühle können niemals eine Bedrohung für dich darstellen, wenn du sie nur durchkommen lässt, sie beobachtest und verarbeitest. Unterdrücke sie nicht!

Siehe ggf. auch *Hyperthyreose und *Autoimmun-Erkrankungen

Hypothyreose

Unterfunktion der Schilddrüse

Lustlosigkeit, Müdigkeit, niedrigere Herzfrequenz, Haarausfall, Kälteempfindlichkeit, Trägheit …

Kernursache

Du entfliehst der Verantwortung für dieses Leben; du flüchtest in idealisierende Gedanken, Träume und unwirkliche Phantasien. Du bist auf der Flucht, erlebst das Leben als zu belastend, du wirst es anderswo suchen… Du begibst dich auf Abwege; dort ganz oben in deinem „Geist", da bist du dem gewachsen, da brauchst du nicht *wirklich* zu leben.

Du machst nicht mehr mit; anfänglich klammerst du dich an andere, schließlich kletterst du immer höher in die Wolken. Da wird es besser sein, dort meinst du, ohne Ängste deine Sicherheit zu finden. Keine wirkliche Realitätsempfindung mehr, ein unwesentlicher Zustand. Verleugnung deines Lebenden Selbst. Eine Flucht…

Kernlösung

Warmes Gefühl von Selbstbewusstsein. Ein warmer Kontakt zum Irdischen, Körperlichen.

Sie sind lieb zu dir, habe keine Angst. Beruhigung. Die Erde ist nicht voller schwarzer Gefahr: Komme ruhig hierher zurück. Fühle dich sicher in deiner eigenen warmen Sonne.

Fühle dich in diesem göttlichen Urkern, in deinem tiefsten Selbst beschützt: Du brauchst nicht zu flüchten. Nichts Böses wird dich überkommen, wenn du im Vertrauen lebst.

Gestalte dein Leben *selbst,* hier auf Erden, nicht nur in Träumen. Liebe zu dir, Manifestierung nach außen, mit beiden Füßen auf dem Boden. Die Gelegenheit beim Schopfe packen! Handle!

Siehe auch die Rubrik *Schilddrüse, Psychologische Übereinstimmung.

Struma, Kropf

Kernursache

Du verschließt dich deinen tiefen Gefühlen. Du meinst, mit deinen Gedanken alles unter Kontrolle zu halten. Es existiert kein wahrer Kontakt zwischen der Gefühls- und der Denkwelt in dir. Warum läufst du vor diesen Gefühlen weg? Du setzt eine Maske von oberflächlichem Gerede auf, als ob es gefühlsmäßig kein Problem gäbe, aber es handelt sich hierbei um einen Tarnschutz, wohinter Ängste und Verletzungen verborgen liegen! Du schenkst dir weder echte, warme Liebe noch Aufmerksamkeit. Du verleugnest das kleine, sensible, verletzbare Kind in dir. Vielleicht hoffst du, dass andere dir diese Aufmerksamkeit und Liebe geben werden, aber auch von ihnen fühlst du dich zurückgesetzt und im Stich gelassen. Es hat den Anschein, als würde niemand dich mögen, aber du bist es, der / die dich in der Kälte stehen lässt! Distanz, Kälte, Trauer, in deiner kalten Zelle gefangen: Dein Geist ist sozusagen vom Körper getrennt. Dein Körper wird nicht wirklich von einem warmen Lebensatem genährt. Du forderst mit Nachdruck von deiner Umwelt Aufmerksamkeit, auch wenn du es nicht immer zugeben würdest.

Um dich sicher zu fühlen, kapselst du dich, auf der Flucht vor tiefen Ängsten, in den Mantel des „Denkens" ein und verschließt dich damit deinen Gefühlen.

Sieh dir an, wie viel Schmerzen ich habe? Guck doch einmal, wie mein Herz blutet, und wie es sich nach Liebe sehnt? So sprichst du mit deiner Umwelt. Möglicherweise tust du viel für andere, um deine eigene Leere zu füllen oder um auf die Weise dennoch Zuneigung zu bekommen. Vielleicht stellst du anderen noch dein drittes Auge zur Verfügung, aber deine Gefühle, dein Herz und dein Körper integrieren sich dabei nicht!

Hast du solche Angst, verletzt zu werden? Denkst du, dich für irgendeinen Gott aufopfern zu müssen, der dich ansonsten durchaus bestrafen könnte (Angst)? Hast du solche Angst davor, dass man Zugriff auf oder Macht über dich bekommen könnte, wenn du deine Gefühle zeigen würdest? Tief in dir fühlst du dich machtlos, verletzt, einsam, ängstlich, ja, förmlich an die Gurgel gefasst.

Verurteilst du Gefühle, liebst du deinen Körper nicht? Findest du dich hässlich? Warum distanzierst du dich von diesem warmen, irdischen Teil in dir? Das, was du nicht anzuerkennen wagst, bringt dein Körper jetzt lokal, auf „hysterische" Art und Weise zum Ausdruck.

Kernlösung

Höre auf dein Herz, und nimm wahren „Kontakt" zu deinen tiefen Gefühlen auf.

Lasse diese Gefühle sich entwickeln und äußern, schließe sie nicht ein! Erkenne nun diese weibliche, weiche Seite in dir, und habe keine Angst vor Emotionen!

Dein starkes Ich-Bewusstsein darf in jeder Hinsicht „es selbst" sein. Du bist nicht hässlich oder minderwertig; werde stolz du selbst, spüre diese Körperwärme, und schenke dir jetzt alle Wärme und Liebe, die du verdienst.

Du bist stark genug, Gefühle zu tragen, zu verarbeiten und in produktive Energien umzusetzen, akzeptiere sie, nimm sie in dich auf. Du brauchst dein Leben nicht unter der Maske äußerlicher oder rationaler Beherrschung zu bezwingen.

Vertraue dieser spontanen Natur von dir, lebe dich aus, lasse dich gehen. Vertraue auf diese urstarke Basis, das Lebende Selbst, diese unvergängliche Quelle in dir, und traue dich, voll und ganz zu *leben!*

Staue nicht länger Emotionen und Kreativitätsenergien an, sondern bringe sie zum Ausdruck, und genieße sie! Sei dir deines Wertes bewusst.

Du verdienst, dass andere dich respektieren und dir liebevolle Dienste erweisen. Solange du es innerlich leugnest, wirst du lediglich für andere *arbeiten*. Selbstachtung und Selbstliebe werden hingegen Menschen zu dir bringen, die dich ebenso in Liebe anerkennen.

Erfülle zunächst die notwendige Voraussetzung für ein glückliches Leben: Heiße dich, deinen Körper, deine Gefühle warm im Leben Willkommen! Betrachte dich nicht länger von oben herab!

Schilddrüsenknoten

Kernursache

Machtlose Wut, angestaute Aggression. Aus Ohnmacht, weil es dir nicht gelingt, dich zu verwirklichen und dich aus dem Gefühl, „gefangen zu sein", zu befreien, reagierst du dich auf anderen ab. Du kannst innerlich vor Wut kochen, möchtest den / die andere(n) einmal so richtig anschreien, aber du bist blind dafür, dass du selbst die Ursache deiner Probleme bist. Nichts im Leben geschieht „einfach so"; durch unbewusste Überzeugungen und Negativität holst du bestimmte Situationen zu dir. Die Unterbewertung deiner selbst, der Selbsthass, die Wut auf das Kind-ohne-Macht in dir, die Frustration darüber, nicht du selbst sein zu können. Dein Leben beschränkt sich möglicherweise auf das Materielle, auf „Arbeit", darauf, für andere zu sorgen, auf eine Funktion… Darin trägst du schwere Lasten, während du dir selbst nicht zugestehst, die tieferen Bereiche des Lebens zu erforschen, zu den tiefsten, kreativen Quellen in dir in Kontakt zu treten. Du beschränkst dich auf die Oberfläche des Lebens oder darauf, andere zu kritisieren.

Du bist dir selbst gegenüber nicht ehrlich, weil du die ganze Macht den anderen zuschreibst und darauf mit einer machtlosen Wut reagierst, als ob andere etwas dafür könnten, dass du in deinem einengenden Leben „gefangen bist", dass du dich anderen unterlegen fühlst oder dich deinem Leben gegenüber als machtlos empfindest. Du würdest eher deinen Machtgriff oder deine Unzufriedenheit aggressiv an anderen auslassen, anstatt dir selbst mehr Raum und Tiefgang zu geben.

Nach außen kannst du Theater spielen, ja, so tun, als ob nichts los wäre, obwohl innerlich die Aggression an dir nagt. Du zweifelst an deinem wirklichen Wert, an deinen kreativen Möglichkeiten, wodurch du dich auf Dinge fixierst, die du lieber relativieren und loslassen solltest. Du hältst die spontanen Gefühlsströmungen in dir zurück; du bremst deine wahre Natur ab.

Kernlösung

Du bist dabei, dich selbst zu ruinieren. Es ist an der Zeit, einen klaren und deutlichen Einblick in dich zu gewinnen. Nutze alle diese starken, prächtigen, kreativen, aggressiven Emotionen in deiner Selbstverwirklichung, anstatt dich zu vergeuden. Selbstexpressivität, Äußerung, Kunstsinn, eine offene und ehrliche Kommunikation mit anderen. Lasse entspannt das „Kind" in dir frei, so dass du dich in dieser Selbstunterdrückung nicht länger voller Wut auf anderen abreagieren musst. Vertraue dich deiner Natur an; höre auf deine Wünsche; sei dir selbst gegenüber offen und weicher. Sieh dir an, wie du dich erstickst. Gib nicht anderen die „Schuld" dafür; alle Lebensumstände, die du unbewusst zu dir geholt hast, sind anscheinend notwendig gewesen, um die tieferen Werte des Lebens und deiner selbst zu entdecken. Leiste jetzt keinen Widerstand mehr; lasse das Materielle und die anderen los, und komme endlich zu deinem eigenen tiefen, wertvollen Kern. Entfalte alle deine Talente.

Entdecke die Möglichkeiten in dir, dein Leben selbst zu gestalten! Die Verantwortung für dein Leben liegt ausschließlich bei dir: Lasse dein Leben weder von jemand anderem bestimmen noch führen, sondern lebe aus deiner Natur heraus. Erst wenn du in ehrlicher Harmonie mit dir selbst lebst, wirst du die Lebensumstände in deiner näheren Umgebung zu dir holen, die dieses Gleichgewicht in dir widerspiegeln. Dieser Weg beginnt damit, in Frieden und Liebe zu dir selbst zu kommen.

Schilddrüsenkrebs

siehe auch Krebs, allgemein

Kernursache

Du lebst zu viel im „Geist", nicht wirklich aus dir selbst heraus. Du unterstellst dich der Autorität deines Vaters, eines Führers oder... Du stellst dein Leben in den Dienst anderer, ohne eigentlich für *dich* zu leben. Auch in Beziehungen verlierst du dich; dein Partner dient nur dazu, die eigene innere Macht zu ersetzen, die eigene Leere zu kompensieren. Du enthältst dir die Liebe vor, aber du erwartest wohl von anderen Aufmerksamkeit und Liebe; das funktioniert natürlich nicht.

Ängste treiben dich um. Du fürchtest dich vor Macht, weil du dich als machtlos empfindest. Hast du dich unterdrückt gefühlt, bist du niemals wirklich spontan du selbst gewesen? Hast du Angst vor Autorität? Verleugnung der eigenen inneren Autorität. Du fühlst dich allein, verlassen, kalt und klein; vielleicht schreibst du dies jemand anderem zu, aber im Grunde genommen schenkst du selbst dir nicht die Wärme und den Respekt, den du verdienst. Du unterdrückst dich selbst.

Trauer. Du meinst, jemanden zu „brauchen", aber du brauchst in erster Linie *dich selbst.* Du fühlst dich von anderen, vom Leben mitgerissen; du gestaltest dein Leben nicht wirklich, du lässt dich hängen.

Angestaute Energien und Emotionen, zuweilen ein wütender Machttrieb, als Reaktion auf deine Ohnmacht. Du wartest ab, ängstlich; du manifestierst dich nicht so, wie du dich fühlst. Vielleicht flüchtest du in einen Glauben, in die Macht eines Gurus, in einen Partner. Du lebst also nicht aus deinem tiefsten Kern heraus!

Kernlösung

Spüre deine innere Fülle, werde dir deiner *wahren* Schönheit bewusst (nicht des Scheins), und strahle es nach außen aus. Freude entspringt dem Tiefsten deines Wesens, dazu brauchst du niemand anderen: Schließe dich nicht aus.

Wenn du dich von jemandem verlassen fühlst, so sei dir darüber im Klaren, dass jedes Ereignis in deinem Leben durch deine negativen Erwartungen hervorgerufen wird: Ändere deine Erwartungen. Heiße dich jetzt warm in dir Willkommen, und verabschiede dich von der Vergangenheit. Nur du bist dein eigener Führer: Übernehme deine Aufgabe und Verantwortung für dein Leben! Die Freude darüber spüren, wer du „bist"! Dein ganzheitliches Wesen über alle Leben hinaus empfinden; die Kraft in dir, deine Existenz nach deinen Wünschen auszubauen. Kreativität, aktive Teilnahme am Leben, nicht nach den Normen anderer, sondern der eigenen Autorität gemäß. Deine Gefühle äußern; unnötige Ängste loslassen.

SCHISTOSOMIASIS, BILHARZIOSE

Tropische Wurminfektion

Schistosomiasis der Blase

Kernursache und Kernlösung

Du willst Klarheit in deine Gefühlswelt bringen, aber es will dir nicht gleich gelingen. Du hast das Gefühl, an irgendetwas nicht heranzureichen, beziehungsweise überhaupt nicht dazu im Stande zu sein, „Gefühle" zu begreifen. Nun, Gefühle brauchst du auch nicht zu verstehen…, du darfst sie einfach empfinden und zu immer größerer Freude hin lenken. Du brauchst dich nicht rational in Frage zu stellen, was das alles bedeutet: „dieses Gefühl".
Staue diese Gefühle nicht an, halte sie nicht zurück: Traue dich einmal, dich dem „Gefühl" hinzugeben, ohne alles in Frage zu stellen. Solange du aus deinem Herzen heraus lebst, nicht aus Begierde und Habsucht, kann es in keiner Weise schaden, deine Gefühle, deine Körperlichkeit zu erleben. Im Gegenteil. Es würde dir gut tun, damit aufzuhören, dich so auf Probleme zu fixieren, die eigentlich keine sind.

HINGABE an das Lebensgefühl, an deine Gefühle, ohne sie auf eine mechanisch lenkende Art und Weise in Frage zu stellen…, ob es wohl gut sei…, und was das nun wieder zu bedeuten habe, ob diese Gefühle in einem Menschenleben kein überflüssiges Etwas seien? Im Gegenteil! Lasse dich einmal los! Höre auf damit, dich wie ein Diktator vom Kopf aus anzuvisieren, zu behandeln.

Gib dich dem Herzensgefühl hin, der Freude, zu sein, leben zu dürfen. Stelle dir nicht immer wieder die Frage, warum dieses oder jenes…, rational, beobachtend…, denn unterdessen LEBST du nicht wirklich. Du möchtest deine Augen förmlich zuspitzen, um sehr gut sehen zu können…, aber das Leben verlangt das gar nicht von dir: *Lerne, zu SPÜREN, ganz tief in dir, lasse die Dinge und Menschen außerhalb von dir einmal los.* Gib dich dem herrlichen Gefühl hin, in dir, deinem Körper, in deinen sinnlichen Erlebnissen zu sein, und traue dich, diese Gefühle mit anderen zu teilen. DISTANZIERE DICH NICHT LÄNGER VOM „WEIBLICHEN" in dir, von deiner Intuition, deiner spontanen Gefühlswahrnehmung. Baue dein Leben nicht auf Kartenhäuser, auf das, was du DENKST, wissen, beobachten, studieren zu müssen…, deine Basis ist nicht rational zu erfassen, wohl aber zu fühlen, ganz tief in dir. Ziehe dich zurück, schließe für einen Moment deine Augen, und trete in tief innigen *Gefühlskontakt mit dir: Entdecke dort die Wärme, die Liebe…, staue nichts an.* Lasse Tränen fließen, wenn sie fließen wollen, habe keine Angst davor…, sie werden sich in Diamanten des Glücks verwandeln…, wenn du nach der Überzeugung lebst, dass du dich im Leben GLÜCKLICH FÜHLEN darfst, wenn du erkennst, dass das *„Auf-*

Distanz-Sein" zu deinem inneren Herzen, zu deinen Gefühlen, zu den echt-irdischen, wunderbaren Gefühlsempfindungen jetzt ein Ende haben muss.

So gib es doch auf, halte nicht länger fest, lasse den Gefühlsstrom reichlich und im Überfluss in dir in Gang kommen; lasse dich FREI leben! Bremse dich nicht, blockiere dich nicht dadurch, dass du alles sehen, wahrnehmen, verstehen möchtest… Gib dir jede Möglichkeit zu einer offen fließenden, freien Existenz! So wirst du reife Früchte ernten, und die Freude wird wachsen und größer werden. Du wirst von innen heraus viel besser SEHEN können als von außen aus…!, weil das innere Geschehen, das Gefühl, das Herz, die Intuition, die innere Weisheit in den Prozess miteinbezogen werden… LEBE! Halte dich nicht zurück; lasse dich gehen, lasse es fließen… Du als du, aus deinem tiefsten Gefühl heraus!

Schistosomiasis des Darms

Kernursache

Du stellst die Schein-Autorität hoch über dich selbst, und früher oder später wirst du damit konfrontiert werden, dass diese Autorität, diese Struktur, dieses System oder diese Person (oder dieses Scheinbild in dir) für dich „abbröckelt", buchstäblich oder bildlich, und aus deinem Leben verschwindet. So wirst du auf dein *echtes* Selbst zurückgeworfen: Hierbei wirst du jedoch mit einem armen *Selbst-Bild* konfrontiert, das du aufrechterhältst.

„Oh! Ich komme nicht so hoch! Ich bröckle ab! Ich kann nicht!", ein Gefühl, nach unten abzurutschen, nicht standhalten zu können. Ein Seelenschmerz, ein Gefühl von Unfähigkeit und Trauer, nicht mehr zu können. Das erfordert eine klare Sicht, *ein Umpolen uralter, negativer Überzeugungen in Bezug auf dich selbst,* die die Ursache dafür sind, dass du diese Krankheit aufrechterhältst. Genesung tritt ein, wenn du auf Einsicht, Überzeugungen, Gedanken und Gefühle umpolst, die dir gerecht werden!

Du willst im Grunde genommen zwar an einem starken Pfeiler in dir bauen, der einem Kalkfelsen gleicht, aber es scheint dir, so bitter und schmerzhaft es für dich ist, nicht zu gelingen; du lebst nach der Überzeugung, nicht dazu in der Lage zu sein, dich mit einer kalkfesten Struktur, stark und solide, gerade aufrichten und halten zu können. Du lässt dich durch die Überzeugung „ich kann nicht" und dadurch, „von unten aus nach oben zu schauen" abbröckeln.

Als würdest du die Kraft des Heiligen Hohen in dir vollkommen verkennen; Selbst-Unterschätzung, ein Untergraben deiner selbst. Du würdest aus Machtlosigkeit weinen, weil du es „nicht erreichst"…, weil du an deine eigene innere Größe nicht heranreichst. Möglicherweise projizierst du diese innere Situation auf die Außenwelt: Kommst du an eine bestimmte Sache, eine Person, einen Zustand nicht heran…, und trotzdem verzehrst du dich danach? Du würdest dich sogar gerne damit „füllen"…, aber das Leben wird es nicht zulassen: Du solltest deinen Inhalt anerkennen, deine innere Größe, dich selbst „erfüllen".

Trauer: weil du dich verleugnest! Weil du daran zweifelst, ob du wohl du selbst sein kannst / darfst – mit ALLER KRAFT und Stärke, so, wie du bist. Du brauchst nicht darüber zu trauern, was du „nicht" bist, du tätest hingegen gut daran, zu der Erkenntnis zu kommen, dass der Urfelsen aus Kalkstein in dir steckt, dass die Goldenen Schätze IN DIR wohnen…, und dass du sie nicht außerhalb von dir zu suchen brauchst. Trauere nicht über deine Unfähigkeit, über dein Gefühl „es geht nicht" oder „ich kann nicht"…, denn du bist Inhaltsreich und Wohl-Fähig! Du hast deinem Leben alles zu sagen. Schaue nicht zu hohen Türmen außerhalb von dir auf, sondern errichte diesen starken Mittelpfeiler in dir selbst; erkenne deinen Wert an! Richte dich selbstsicher, mit innerem Stolz auf dein Sein als ICH, auf! Es hat den Anschein, als würdest du selbst mit abbröckeln, wenn alles um dich herum abbröckelt, als könntest du dich nicht aufrecht halten… So sei dir darüber im Klaren, dass das geschieht, um dir deutlich zu machen, dass das Alte Bild, das du bewundert oder angestrebt hast (für dich oder in jemand anderem) zerstört werden darf – dass du eisenstark du selbst sein kannst, wenn du nur den Halt mitten in dir suchst, solange du nur nichts und niemanden außerhalb von dir anbetest, die Macht nicht nach außen legst, denn dann stehst du auf einer instabilen Grundlage.

Kernlösung

Baue an dieser Inneren Urstarken Basis: Sie ist unendlich stark, wenn du nur daran glaubst, wenn du dein Leben auf diesen Mittelpfeiler in dir baust, auf diesen Lebenden Selbstkern, der unvergänglich ist. Weine nicht über dich, du hast keinen Grund dazu, trauere nicht über das außerhalb von dir, wo du nicht heranreichst, denn es ist nicht notwendig…, sondern FREUE DICH ÜBER DEINEN INHALTLICHEN REICHTUM, über das Starke Innere Rückgrat, das du in dir hast und woran du jeden Tag bauen kannst.

Breche mit der Überzeugung, unfähig zu sein, mit der Trauer und Wehmut darüber, was nicht sein kann, und pole sie in Dankbarkeit für dein Wesen um, dafür, wer DU BIST, mit allen Kräften und goldenen Schätzen in dir. Du… bist MEISTER über DEIN LEBEN…, niemand anders! So vertreibe jetzt jede negative Überzeugung, alles, was nicht in dein inneres Heiligtum, in deinen wunderbaren Körperreichtum gehört. Glaube an dich, und MACHE ES!

Katayama-Syndrom

akute Schistosomiasis: Fieber, Durchfall, Reizhusten, Quaddeln …

Kernursache

Du richtest deinen Glauben auf etwas, was außerhalb von dir liegt; möglicherweise legst du dein Leben in die Hände eines Gottes oder Abgottes, anstatt voll und ganz an deine Möglichkeiten zu glauben, dein Leben *selbst* zu bauen. Du betest das Höhere außerhalb von dir an und bist dir zu wenig des Höchsten in dir selbst bewusst. Du suchst dein Heil bei den anderen, in den Energien außerhalb von dir, ohne zu erkennen, wozu du selbst im Stande bist. Unglaube, Aberglaube und ein Anbeten der Macht außerhalb von dir: Das sind Faktoren, die dein Leben beweihräuchern. Auf diese Weise entkräftest du dich selbst. Du erhoffst dir zwar das Beste, aber meinst, das Gute und Schöne von den Göttern erflehen oder verdienen zu müssen: Du bist dir nicht dessen bewusst, dass DU alles in der Hand hast und dein Leben aktiv ausbauen kannst! Höre auf damit, die göttlichen, schöpferischen Fähigkeiten (etwas Schönes aus deinem Leben zu machen) zu verleugnen! Trete selbst in Aktion: Hole alles aus dir heraus, und mache etwas Prachtvolles aus deinem Leben.

Möglicherweise wirst du von elektrischen Energien, die dich zuweilen zwangsläufig bombardieren, vorwärts getrieben, es hat dann nahezu etwas Besessenes: Das ist ein Zeichen dafür, dass sich die Lebensquelle, die IN dir steckt, zu erkennen geben möchte, dass es Zeit wird, dass du deinen Atomkräften Durchlass verschaffst und sie unter deinen Führungsqualitäten ausrichtest und nutzt. NUTZE SIE…, alle diese Feuerkräfte, lasse dich nicht von ihnen überspülen oder übermannen, sondern nimm die Zügel selbst in die Hand!
Halte keine Maske vor, denke nicht, lächeln zu müssen: Sei in aller Ehrlichkeit du selbst, das *echte* Lachen liegt in deinem Herzen. Du brauchst dich nicht nach außen hin so oder so zu verhalten; danke dem Leben, dass du bist, wer du bist, und schwöre ihm ewige Treue, indem du als vollwertiger Mensch aufstehst, ohne Aberglauben, im Glauben an dich selbst, und mache etwas aus deinem Leben!

Möglicherweise opferst du dich vollkommen „für den Geist“ auf und tauchst in diesen Geist ein, beziehungsweise du ordnest dich einem großen Gruppengeist unter. Deine Individualität fordert, dass du mit dieser Ent-Ichung brichst, um nicht im All aufzugehen, sondern gerade dich selbst wieder zu finden. Lasse dich nicht von Sphären und Geistesströmungen, von aufpeitschenden Gesängen und vergeistigten, mitreißenden Rhythmen, von wem oder was auch immer, aufnehmen. Gehe in dich, als Individuum, als Mensch! Füge dich in den Dienst des Lebens ein, nicht in den Dienst von Selbst-Verlust; denn das hat nichts mit dem wahren Leben zu tun.

Kernlösung

Trete in die Realität des Alltags ein, schwebe nicht in Sphären von Macht und Ohnmacht, gib dich nicht einer Sache / jemandem außerhalb von dir hin, fühle dich der Natur nah. Komme in deinen Körper nach Hause, genieße die herrlichen Speisen, und gib dich dem Jetzt-Moment hin! Das Prachtvolle von Mutter Erde: die Tiere, die Pflanzen, der Boden, die Menschen aus Fleisch und Blut, die Sonne und der Regen. Werde IRDISCH und nüchtern: Genieße das *Wirkliche,* hier-und-jetzt. Erspüre die Luft, und schmecke das Wasser; sehr menschlich und nah bei dir. Nicht die geringste schwache Geistessphäre vermag dich jetzt noch zu verschlingen. Du kostest vom Leben selbst und labst dich an seinen Quellen: auf Erden.

Das bedeutet einen Bruch mit einer alten Vergangenheit, mit Neptunschen-Jupiterschen Sphären des Himmlischen-von-der-Erde-losgelöst. Löse dich von dem System, womit du früher verwoben warst, und komme nah zu dir. Lasse dich nicht länger von tiefen Klängen aus der Unter- oder Über-Welt „mitziehen", sondern schließe dich diesen irdisch-meschlichen Klängen in dir an.

Und plötzlich scheint das Tageslicht in dein Zimmer; du wirst *wirklich* wach und fühlst dich glücklich, jetzt, wo du klar siehst und nicht mehr in unwesentlich-mysteriöse, nicht greifbare Sphären flüchtest. Alles ist deutlich, froh, offen und klar; mit beiden Füßen auf dem Boden in der nüchternen Realität. Du nimmst deinen Platz „als ICH" ein und lässt dich nicht länger in „Sphären" aufnehmen, die dich aus dir selbst wegsaugen.

SCHIZOPHRENIE

gegenwärtig wird diskutiert, ob diese Krankheit in Salience-Syndrom umbenannt werden soll

Kernursache

Dieser Mensch teilt sich, weil er meint, sich verteidigen zu müssen, weil er auf der Hut ist, in einem Tarnungssystem sich selbst, aber auch anderen gegenüber. Im Grunde genommen spielt er ein Spiel der Anziehung-Abstoßung, er fordert heraus und saugt wie ein Magnet, aber zugleich isoliert er sich in Einsamkeit. Es geht hier um ein inneres Machtspiel: Abwechselnd wird einmal diesem und einmal jenem Teil der Persönlichkeit mehr, dann wiederum weniger Macht zugeschrieben. Er meint, so am Ruder eines komplizierten Systems zu stehen, wobei er darüber hinaus auch seine Umwelt in seiner Macht behält: Niemand kann ihn greifen, denn „er" ist niemals wirklich da, man kann „ihn" nicht verantwortlich machen, denn es war dieser andere kleine Teil seiner Persönlichkeit! Also eine Flucht, eine Tarnung.

Eine fortwährende „Flucht", auch vor dem Teil in sich, den er als „schlecht, bösartig" empfinden kann: Tiefe, unbewusste Gefühlsströmungen, Sexualität, unterdrückte Emotionen, Frustrationen…, der Mensch katalogisiert einen Teil von sich unter Übel.

Er läuft davor weg, vor allem, weil er gewisse andere Eigenschaften verherrlichen und idealisieren würde: Er möchte die Voraussetzungen erfüllen, ein(e) Heilige(r) oder ein Napoleon zu sein, er würde verzweifelt versuchen, prachtvoll, außergewöhnlich, gut und hochgesinnt zu sein…, er erlebt jedoch in der Realität, dass der sog. „böse" Teil in ihm konstant bekämpft oder doch zumindest heimlich beobachtet werden muss. Ein Teil von ihm setzt andere „Einzelteile" (verschiedene Persönlichkeiten) ein, um Ausschau zu halten, um sich vor Bedrohungen oder „Ungerechtigkeiten" zu schützen. Er übt also eine fortwährende Kontrollfunktion auf den „bösen“ Teil von sich selbst aus. Dieser böse Teil kann jedoch ebenso seine Figuren aufs Spielfeld setzen, so dass er alsbald über eine ganze Armee verfügt. Aber ER ist wohl der Starke, er hat auf diese Weise Macht über sich selbst!

Förmlich von oben herab ignoriert er das Kleine, das Schwache, aber auch die normalen, natürlichen Sehnsüchte in ihm; er flüchtet in eine unechte, überlegene Position…, bis das Bauwerk zusammenbricht und der Schöne Ritter den Krieg verliert: Alle seine unterdrückten Teile sprudeln wie ein Vulkan nach oben. Im Chaos verliert er alle Macht über sich selbst.

Im täglichen Leben, wenn bei ihm alles „normal“ zu sein scheint, kann er in seinen Augen niemals gut genug sein: Er würde folglich auch am liebsten große Taten, ja sogar Kunststücke vollbringen, um die Wertschätzung und Bewunderung anderer zu verdienen, denn von sich selbst bekommt er weder die Liebe, noch die Wertschätzung. Siehst du mich? Siehst du eigentlich, wie gut ich bin, wie wunderbar ich Klavier spiele?

Er fordert sich selbst heraus; er spielt ein Spiel, um seine guten Seiten trotz alledem so stark wie möglich durchkommen zu lassen.

Unterdessen ist alles, was darunter oder dahinter liegt „verbotenes Gelände“: Ängste, Schuldgefühle, und vor allem seine Erfahrungen aus der Vergangenheit spielen hierbei eine Rolle. Denn er trägt in Bezug auf bestimmte Lebenseigenschaften negative Überzeugungen in sich, die in erster Linie dazu führen, dass er sich selbst verurteilt. Angst, Tabu, Verdrängung. Ein düsterer, geheimer Bereich in sich selbst: Davor fürchtet er sich. Er ist davon überzeugt, dass ein Mensch „gut“ und „böse“ in sich trägt, und dass er einem Teil von sich gegenüber fortwährend misstrauisch sein muss. Zumeist empfindet er düstere und sexuelle Kräfte, aber auch das Spontane, Natürliche als „Übel“. Jeder dieser Teile in ihm spielt eine „Rolle“: Er geht angespannt in Abwehrhaltung, von den Rittern des Guten flankiert. Mit anderen Worten, er akzeptiert sich nicht in Gänze, in Liebe: Er ist mit diesen ängstlichen Überzeugungen geboren worden. Natürlich wird der Mensch demnach auch Lebensumstände zu sich holen, die seine innere Zerrissenheit widerspiegeln.

So kann er sich bei Eltern geboren werden lassen, die selbst mit diesem Problem zu kämpfen haben: Ich als Mensch bin sündig und schlecht, ich muss vor meiner Natur auf der Hut sein; das menschliche „Fleisch“ zu berühren (Zärtlichkeit, Sinnlichkeit) ist sündig usw. …, frustrierte Eltern, die ihrerseits beispielsweise in ihrer Jugend in einem religiösen Umfeld aufgewachsen sind, die die Scheinheiligkeit, die strenge Uniform, die strengen Regeln und Gebote hochgehalten haben. Sie mochten ihre Natur nicht, konnten keine wahre Liebe an ihre Kinder weitergeben, starr und unecht, wie sie in sich waren: der schizophrene Mensch, mit ähnlichen Überzeugungen in Bezug auf das Leben, wird in solch ein Umfeld hineingeboren werden, um dem schließlich ein Ende machen zu können! Aber die „Ursache“ liegt immer bei dem Menschen selbst; Umfeld und Erziehung können sie lediglich verstärken beziehungsweise abschwächen.

Sein Problem spiegelt jedoch häufig das Problem der Eltern / eines Elternteils wider: Sie könnten gemeinsam nach einer Lösung suchen, ein Wieder-Ganz-Machen anstreben. *Ihre* Frustration und negativen Überzeugungen und die des Kindes: Masken, hinter denen man sich verbirgt, sollten fallen gelassen werden. Kommunikation in Authentizität, unzweideutige Liebe / Ehrlichkeit im Verhältnis zum schizophrenen Menschen.

Er hat Angst vor sich selbst. Er meint, etwas Schlechtes zu tun und hierfür auch von den anderen bestraft (oder getötet) zu werden; deshalb versteckt er sich. Unterdrückte Teile von ihm können als Ausbrüche ratloser Angst oder Wut hochkommen, aber auch in Form von „Stimmen“, als „teuflische Befehle“; Worte und Taten können so wirken, als seien sie „nicht von ihm“; man erlebt ihn möglicherweise wie

„besessen"; er kann Wahnvoraussagungen machen oder alle möglichen Dinge von sich geben, die in seinem Geist „real" sind, aber im Grunde genommen handelt es sich um zwanghafte Texte oder Taten, die von einer „Teilpersönlichkeit" zum Ausdruck gebracht werden. Er wird in seinem Ohr „jemanden" reden hören, der ihm sagt, dieses oder jenes zu tun, er wird „jemanden" automatisch mit seiner Hand schreiben lassen…, aber dieser „Jemand" ist das Ventil für das Unterdrückte in ihm, das jetzt auf eine befehlende oder zwingende Art und Weise hochkommt. Botschaften von Maria oder von einem UFO-Schiff, ganze Visionen und Filme, alles ist möglich.

Er ist außerhalb von sich auf der Suche nach Liebe, aber angesichts seines negativen Selbsturteils wird er eher bei Eltern geboren werden, die nicht in der Lage sind, diese tiefen Bedürfnisse zu erfüllen: So wird er mit seiner Ohnmacht konfrontiert.

Er wird für das Auge seiner Eltern oder Erzieher der beste, vorbildlichste Mensch sein: Er unterdrückt sein tieferes Wesen, seine Natur, um die anderen zufrieden zu stellen. So fühlt er sich dennoch gut und irgendwie mächtig. Er hat solche Angst davor, dass die anderen Teile von ihm durchbrechen könnten: So entsteht der Spaltungsprozess und damit oft auch das paranoide Verhalten.

Er stellt Bedingungen an sich selbst, unter denen er „gut" werden wird, auf dass man ihn „mögen wird". Dieses Spiel kann ein Leben lang dauern, ohne dass die Außenwelt davon Notiz nimmt; bei vielen „bricht" das Spiel unter Belastung, zum Beispiel wenn sie eine Beziehung mit einem Partner, mit jemandem, der ihn / sie liebt, eingehen, so dass alle Teile des Selbst zum Tragen kommen wollen, auch sein körperliches Sein, seine ‚natürlichen Gefühle', denen er misstraut, vor denen er sich fürchtet.

Kernlösung

Die Liebeskraft bei sich selbst entdecken; auch bei denen, die ihn / sie lieben; man kann diesem Menschen folgende Botschaft mitgeben: Dass er gut ist, dass nichts in ihm „böse" ist, dass er ganz und gar er selbst sein darf, dass seine Überzeugungen von damals, „dass man vor schlechten Teilen im Selbst auf der Hut sein muss", falsch sind. Dass Selbstbestätigung und das Spiel der Anziehung und Abstoßung sowohl in sich selbst, als auch nach außen hin nicht notwendig sind, dass er nicht vor sich selbst, vor seiner Natur zu flüchten braucht. Alle Teile dürfen in einer Einheit verschmelzen: Der Mensch braucht sich nicht länger zu verstecken! Er darf für sich die volle Verantwortung übernehmen, ohne Ängste.

Es ist die Verdrängung eines Teiles von sich, die zu außergewöhnlichen Reaktionen führt.

Dem Sexuellen oder dem Unbewussten, Nicht-Gewussten keine besondere Macht zuschreiben. Den verletzbaren Untergrund akzeptieren, sich sanft annähern; wissen, dass es tief in ihm einen Kern gibt, der gut und vertrauensvoll ist. Dass alle Kräfte frei ausgelebt werden dürfen, dass das Ideal eines jeden Menschen ist: „So vollständig wie möglich Man Selbst sein". Selbstbewusst am Ruder eines Schiffes aus *einem* Guss stehen, voller Vertrauen auf den Maschinenraum, ohne dass du dich als Kapitän darum sorgen musst. Alles verläuft zügig und reibungslos, wenn man sich nur nicht als schlecht oder unzureichend oder ohnmächtig ansieht.

Das Bewusste Ich hat Macht über sich selbst, trägt in Liebe Verantwortung und akzeptiert seine Sensibilität, seine Sehnsüchte, seine spezifische, natürliche Wesensart. Im Einswerden verschwinden Ängste.

Du bist gut, wie du bist, du brauchst nicht mehr zu flüchten.

Schizophrenie ist die Folge negativer Überzeugungen in Bezug auf dich selbst: Ändere diese irreführenden Überzeugungen, und werde gesund. Vertraue deiner Natur und ihren Kräften! Dankbarkeit für dein ganzheitliches Sein, ohne Begierden Macht zuzuschreiben, ist der Anfang der Lösung.

Fortsetzung ...

Kernursache

Du saugst gleichsam mit dem Staubsauger voller Einsatz und Ausdauer; alles saugst du ein. Saubermachen, ja, aber du saugst unterdessen mit wüster Kraft auch das ‚Schmutzige' in dich hinein. An der Oberfläche ist dies gut für die materielle Welt, aber für dich? Saugst du dich auch so voll mit Staub und manchmal nicht allzu sauberer Materie? Arbeitest und bohnerst du an der Oberfläche ... oder versuchst du nun gerade den allertiefsten ‚Schmutz', das Negative, das irgendwann einmal in dich eingedrungen ist, wegzusaugen? Letzteres ist natürlich gut. Aber wenn du an der oberflächlichen Seite der Dinge hängenbleibst, hat es den Anschein, als ob du dich in der Arbeit außerhalb deiner selbst VERLIERST, in dem, was du tust. Beispielsweise wie ein besessener Putzfanatiker: du siehst sogar da Schmutz, wo gar keiner ist (Einbildung).[3] Dies deutet darauf hin, dass du unbewusst meinst, innerlich schmutzig zu sein und dich reinigen zu müssen.

Die tiefsten Gründe in deinem Wesen, wie schwarze Steinkohle tief unter der Oberfläche: entdecke diese Schichten in dir selbst, aber lasse sie sich anschließend transformieren zu dem prächtigsten Feuergold brennender orangefarbener Flammen oder zu Diamantkristallen, die dem Liebesgrund der Erde entsprungen sind. Es ist nicht schmutzig und verdreckt in dir: du bist voller potenzieller Möglichkeiten, aber du siehst dein Inneres zu dunkel und zu schwer.

Auch die tiefsten Höhlenschichten bitten darum, gesehen zu werden. Bei Nacht und Nebel, am Tiefpunkt einer Depression, aus Finsternis entspringt gerade das hellste Licht: am stärksten wahrnehmbar, wie die leuchtenden Sterne an einem schwarzblauen Himmel.

[3] Lies eventuell die Rubrik *Krankhafte Angst vor Ansteckung oder Beschmutzung.

Du scheinst etwas aus dir entfernen zu wollen, das du nicht als rein erfährst, so wie man ein Geschwür aus dem Körper entfernen wollen würde. Du glaubst zwar an das Glück, aber nicht mit voller Überzeugung: Angst und Zweifel schlagen manchmal zu; dann erfährst du ein nichtreines Wuchern von Gedanken in dir. Gefühle der Liebe und des Vertrauens scheinst du nun noch nicht auf reine Art und Weise ‚erreichen' zu können.

Du scheinst ein großes Bündel aus Zweigen auf deinem Rücken zu schleppen; das alte Weiblein biegt sich unter der Last. Heizmaterial holen, suchen, weit tragen, um schließlich Erwärmung erfahren zu können. Indessen mühst du dich ab und quälst dich, arbeitest du hart, gibst alles, bis der Schweiß dir im Angesicht steht.

Du bist dabei, etwas herzurichten, vorzubereiten; du rollst den großen schönen Teppich bereits aus: eine Veränderung kündigt sich an, es ist, wie wenn Kinder auf den Nikolaus warten.

Erwartest du dieses Schöne in dir oder außerhalb von dir? Erfährst du dich als Diener oder als Putzfrau, als Wegbereiter für jemand anderen?

Kernlösung

Kehre dich deinem eigenen orangegelben sonnigen (Ei-) Dotter zu. Kehre dich nach innen! Dort ist das Glück. Dort kannst du die Wärme, die Herrlichkeit, die Schönheit, den größten Überfluss erwarten, ja, tief im Mittelpunkt deines Selbst.[4] In diesen herrlichen Granatapfelkernen, der tiefsten Grotte heilsamer Frucht, dem Reinsten in dir selbst.

Du suchst und suchst wie besessen außerhalb von dir, aber das bringt keine Lösung mit sich. Ach, nein: entdecke den reinen Schatz des Lebens in deinem lebenden Selbstkern. Du brauchst keine schweren Zweige zu schleppen, du brauchst dich nicht abzuplagen, um den Teppich zu reinigen.

[4] Vergleiche hiermit das 8. Kapitel von *Die Zwölf Tore des Prinzen Sirius. Die Suche nach dem wahren Glück.* Dieses Buch ist bei Erscheinen des vorliegenden Werkes noch nicht in deutscher Übersetzung erhältlich.

Hebe dich hoch zum Allerhöchsten und erkenne dich selbst in diesem höchsten Kronenteil.

Brennende Begierden dürfen verschwinden: diese Zweige musst du nicht per se und absolut den Berg hinauf schaffen, du musst nicht die tiefen Steinkohleminen erreichen wollen und Kohle hacken. Mach es dir leichter und verberge dich nicht.

Strahle und glänze nach außen hin; erzeuge nicht den Eindruck ‚Ich mache das schon! Ich schaffe das schon!' Lasse jede Angeberei mit deinen Kräften sein. Du DARFST sanft sein …

Das Leben fordert dich auf: kommuniziere tief mit dem eigenen Herzen; gehe deinen Weg weiter, entschlossen und sanft. Beglückwünsche dich zu der Person, die du bist, und betrachte dich selbst nicht als ‚minderwertig'. Du wirst im siebten Himmel sein, wenn du nur bei diesem sonnigfrohen optimistischen Kern in dir selbst bleibst. Der Dotter des Eis enthält alles: entdecke dich selbst und diesen goldenen Wert in dir und das Wachstum, das daraus folgt.

Lass die Zweige blühen und gib dir selbst genug Wasser: genieße dieses herrliche Lebenswasser und lasse diese Tugend dein Herz durchspülen. Vergaloppiere dich nicht länger, bleibe ruhig und fühle diese urstarke Wesenskraft in dir! Oh, welche Pracht, dieses Leben!

Und diese schöne goldgelbe Sonne in dir selbst: entdecke nun diesen KERN in deinem schönen Selbst und richte dich nicht länger auf eine besessene Suche außerhalb deiner selbst. Vergiss diese Zwangsvorstellung: dass du dies oder jenes tun *müsstest*, um ‚gut' zu sein, um dich selbst als ‚gut' akzeptieren zu können. Lasse diese Lasten los, schöner Mensch. Versöhne dich mit deinem sonnigen Mittelkern und distanziere dich nicht davon. Der einsgewordene Mensch, der Liebe in sich trägt und weiß, dass jeder Mensch manchmal ‚kleine Fehler' macht: dabei handelt es sich lediglich um ‚Lebenslektionen' und das ist gut. So kannst auch du dich weiterentwickeln.

Wenn du dich schuldig oder unrein fühlen würdest, dann hat das nichts mit der Wirklichkeit zu tun, sondern mit Überzeugungen und Gedanken, die dich veräppeln. Also, liebe dich selbst so wie du bist und wage es, dir ruhig alles anzusehen, was in dir lebt: laufe nicht davor weg, denn im innersten Kern befindet sich der goldschöne Kern, voller Licht und Liebe. Leiste keinen Widerstand gegen diesen Liebeskern in dir, der wie die Wärme des Lebens selbst ist, die dich umhegen will. Und wachsen durch Weiterentwicklung, das tun wir doch alle? Wir lernen alle aus unseren Mängeln, der eine nicht weniger als der andere. Sei du selbst, komme ganz nah zu deinem Herzen. Akzeptiere dich selbst in deiner Gesamtheit!

SCHLAF-APNOESYNDROM

wiederholter, lange andauernder Atemstillstand mit Sauerstoffmangel während des Schlafes

---

Kernursache

Eine Wiedergabe dessen, was auch im wachen Zustand der Fall ist:

Du willst zwar loslassen, aber es tut weh; du lebst zu stark nach der Überzeugung, dass das Leben dir Schmerzen bereiten wird. Aber du tust dir selbst weh: Du versetzt dich in zu Enge, rigide Denkmuster und Strukturen (Regeln oder Verhaltensnormen, „so muss es sein", äußerliche Form und Erscheinung usw. …) und INFOLGEDESSEN holst du schmerzhafte Situationen und auch dieses Syndrom zu dir. Du nimmst dir förmlich den Atem, indem du der „Natur", die du bist, nicht zugestehst, frei und spontan zu leben. Straffe, enge, selbst-einschränkende Richtlinien. Warum noch länger innerhalb dieser künstlichen Struktur durchhalten? Warum dich so sehr in ein strenges „Idealbild" zwängen, das du für dich selbst hochhältst? Weshalb bestimmten strengen Richtlinien entsprechen wollen, wobei du dich und deinen Körper forcierst und deinem Herzen wehtust? Verschließe dich nicht durch zu starkes Schrumpfen …

Wenn du dich so kurz-hältst, dich so sehr quälst, werden darauf zwangsläufig Erfahrungen folgen, die auf dieser Vibration mitschwingen. Es ist nicht deine Umwelt, die dir wehtut, auch diese Erkrankung ist nicht der erste Schmerz: Das alles ist lediglich die Folge des Schmerzes, den du dir selbst zufügst.

So nimm voll und ganz deinen Platz auf Erden ein, IN DER MATERIE deines Körpers. Halte dich nicht eng-angespannt in diesem Leben. Schrumpfe nicht zusammen, und lasse dich vollständig landen, in deinem Körper „sein". Wehre dich nicht dagegen; entfalte Dynamik in deinem Wesen, in deinem Leben; bleibe nicht regungslos-beengt in einer alten, engen Struktur stecken, wodurch du „perfekt" sein willst oder dem Bild, das du dir selbst vorhältst, entsprechen möchtest. Stehe jetzt natürlich-spontan, vollkommen ehrlich dazu, wer du bist. Verharre nicht in einer krampfhaften Haltung, lebe nicht länger nach engen, äußerlichen Normen, um dir, um jemand anderem oder der Außenwelt zu entsprechen, um deine so genannten Pflichten zu erfüllen, ja, um so zu wirken, „wie es sich gehört", und unterdessen wie ein harter General dich selbst marternd: „Haltung bewahren!" Du „zerreißt" dich; du hast eine gespaltene-Beziehung zu dir.

Trete voller Liebe zu dir in deinen Körper ein. Schaffe keinen Abstand zu dir; erfülle zunächst die Pflicht und die Verantwortung, dich selbst ins Leben hineinzuholen. Gebiete dieser Selbst-Peinigung Einhalt.

Kernlösung

Steige aus dieser alten „Haltung", – dir „eine Haltung zu geben", anstatt du selbst zu „sein" – aus Verhaltensmustern aus. Befreie dich, löse dich von Zwängen und Pflichten, von Vorschriften und harten, disziplinarischen Regeln.

Habe nicht den Willen, einer Sache / Person zu „entsprechen"! Vertraue deinem Herzen, deiner spontanen Natur, lege dich nicht länger schmerzhaft „fest", so dass deine Muskeln dadurch beinahe reißen und Wunden zu bluten beginnen. Breche aus diesem engen Panzer aus, und reiße alle Fenster weit auf. Trete in deiner ganzen Breite zum Vorschein, und öffne weit deine Lungen! Atme das Leben tief ein, lasse jede Zelle deines Körpers durch Sauerstoff genährt werden, und beseele dich mit gebender Liebe.

„Gestehe dir zu…", anstatt hart und zwanghaft zu sein: Schüttle jedes beengende Muster von dir ab! Flexibilität, Weichheit, Wendbarkeit, natürliche Strömungen, Milderung, Offenheit, Ehrlichkeit… sind gefragt!

Ein starker Glaube an die Basis deiner selbst! Symbolik des *Gesäßes: Starke Fundamente liegen in dir selbst; von hieraus kannst du dich froh, spielerisch und biegsam in alle möglichen Richtungen bewegen. Es gibt keinen Strengen Rahmen mehr. Du folgst deinem inneren Gefühl, deinem inneren Wissen.

Das Leben ist keine Zwangsjacke mehr, es besteht nicht mehr daraus, sich an die oberflächlichen oder äußerlichen, beziehungsweise an die eng-rational ausgerichteten, weltlichen Vorschriften zu halten. Dich selbst sein lassen DÜRFEN, nach Inhalt und Form, von innen heraus… dich entfaltend, ohne strenge Selbst-Blockade, ohne ein Scheinbild aufrechterhalten zu wollen. Auch der Körper als ehrliche Veräußerlichung deines Inhaltes, klein oder groß, dick oder dünn, ganz gleich wie: ehrlich, natürlich, gesund und authentisch schön. Sei einfach DU SELBST! Lasse **diese Gefühle** jede Zelle deines Körpers durchströmen. Öffne dich weit … genieße aus deinem Herzens-Gefühl heraus! Selbst-Befreiung! Jetzt wird alles gut!

SCHLAFKRANKHEIT

Afrikanische Trypanosomiasis
schwere tropische Krankheit in Afrika, die von der Tsetsefliege übertragen wird, mit Fieber und Hautreaktionen, wobei das Gehirn angegriffen wird

Kernursache

Unzureichende Konzentration des ICH-Bewusstseins; nicht wirklich Selbstbewusst mit deinen Füßen auf dem Boden stehen.

Ein Glaube an bedrohliche Mysterien der Natur; der Glaube an einen Gott oder ein Totem außerhalb von dir.
Du empfindest dich *nur* als Mensch; du läufst eigentlich vor einem *echten* Leben hier-und-jetzt davon; du fliehst vor der Realität, weil sie dir zu schwer vorkommt, weil emotional alles bleischwer auf dir lastet. Du versuchst, dich aufrecht zu halten, bis es alles nicht mehr geht.

Du lässt dich „packen“, du fühlst dich im „Griff“ einer Sache oder Person; du bist davon überzeugt, dass ein Mensch sein Leben nicht wirklich selbst bestimmen kann. Zu wenig Erd-Festigkeit, zu „geistig“, zu abwesend.

Kernlösung

Komme stark in dein Selbst, mit beiden Füßen feste auf dem Boden, und spüre diese innere Gotteskraft deines Lebenden Selbst!

Konzentriere dich auf die irdische Existenz, ein Realitätssinn hier-und-jetzt; eine Einsicht in die Schöpfungskraft der Menschheit.
Bewusstwerdung: Dein Leben durch die Kraft deines Bewusstseins *selbst* in die Hand nehmen. Die Art des Lebens, das du führst, ist eine Folge deiner inneren Erwartungen an das Leben.
Emotionaler Ballast fällt von dir ab, wenn du zu der richtigen Erkenntnis kommst.

Lies den ersten Teil dieses Buches.

SCHLAFLOSIGKEIT

Kernursache

Angst, unnötiges Grübeln; du vertraust weder dir, noch dem Leben. Du denkst, dass alles im Leben „einfach so“ geschieht, dass ein Mensch hierzu im Laufe seines Lebens nichts zu sagen hat.

Du erwartest Rettung von außen; du befürchtest, dass es dir alles nicht gelingen wird.

Du gestaltest dein Leben nicht bewusst *selbst.* Du siehst alles schwärzer, als es ist, weil du nicht an die Möglichkeit glaubst, dein Leben selbst lenken zu können, weil du nicht daran glaubst, dass das, was gut für dich ist, geschehen wird, wenn du dich voller Vertrauen dafür öffnest.

Du suchst nach Lösungen; du erwartest Ereignisse mit beschwertem Herzen…

Kernlösung

Befreie dich! Gewinne Selbstbewusstsein, und baue deine Existenz *selbst* aus, ohne Ängste, in dem Wissen, dass dein Lebendes Selbst *die* Ereignisse zu sich holen wird, die in diesem Moment am allerbesten für dich sind.

Blockiere nicht diesen Vertrauensprozess; versuche nicht, alles mit deinem Verstand zu erfassen; bremse deine Entwicklung nicht durch Ängste, vertraue deiner Intuition, lasse los…, höre auf, so vor dich hin zu grübeln.

Fühle dich frei! Nichts im Leben geschieht „zufällig“; vertraue dich deinem tiefsten Selbst an, und entspanne dich. Sei dir darüber im Klaren, dass du dein Glück erschaffen kannst…, sei davon überzeugt, mache es, und sei in diesem Bewusstsein glücklich!

Lies Teil I.

SCHLAFSUCHT

Narkolepsie

Kernursache

Du übergehst die Essenz deiner selbst, des Lebens. Du gerätst außer Atem: weil du deine Energien nicht aus deinem starken ICH-Zentrum schöpfst. Du ziehst dich herunter. Du lebst nicht wirklich aus deinem wahren Selbst, aus deinem Herzen. Du verlierst Kräfte, dadurch dass du eine Rolle spielst und eine Maske trägst. Vielleicht laugst du dich aus, um den Erwartungen anderer, der Außenwelt zu entsprechen: Mache ich es richtig, wie wirke ich?

Du unterdrückst deine sanfte, weiche Sensibilität, um dich stark und unerschrocken wie ein Löwe, der allem gewachsen ist, der den ganzen Laden führt und organisiert, nach außen hin zu manifestieren; so verlierst du deine Kräfte, um „zu erfüllen".
Du lebst zu sehr an der Oberfläche, deine wahren Talente können nicht zum Zuge kommen; du hast Angst davor, du selbst zu sein. Du *lebst* nicht wirklich, du verschließt dich deiner Kraftquelle. Du machst dir Sorgen, anstatt auf dein tiefstes ICH zu vertrauen; du verschwendest deine Gedanken an überflüssige Dinge; emotionale Lasten drücken zu schwer, weil du nicht auf deine innere Stimme hörst. Schließlich nimmst du die Maske ab, denn du bist des Spieles müde geworden; du bist dem nicht mehr gewachsen.

Möglicherweise hältst du an einer Situation fest, die du besser loslassen solltest; du fühlst dich an etwas oder jemandem festgeklammert, und du würdest gerne die Flucht davor ergreifen! Du verwehrst dich „männlich" stark, aber in deinem Inneren spürst du Angst und Unsicherheit. Du traust dich nicht, dein sensibles Herz zu zeigen.
Steckst du so viel Energie in äußerliche Werte, in dein Image, oder vergeudest du dein Leben derart mit Nebensächlichkeiten? Meinst du, ansonsten nicht akzeptiert zu werden?

Kernlösung

Sei du selbst; entdecke dein tiefstes Selbst, und schöpfe aus diesem Fass ohne Boden. Integriere alle deine Gefühle; traue dich, deine Sanftheit, deine Flexibilität, deine „weiblichen" Anteile zu zeigen; sei nicht zu stark und zu hart; du bist gut so, wie du bist. Habe keine Angst davor, Dinge loszulassen; forciere dich nicht, um etwas zu erreichen. Folge langsam aber sicher dem Weg, den du deiner Intuition nach als den empfindest, der deiner Natur am nächsten ist. Nicht das äußere Image, sondern wie du dich innerlich fühlst, ist von Bedeutung.
Nimm dein Zepter an dich, genieße das Leben; gewinne einen klaren Überblick über deine Situation, fälle, wenn nötig, eine Entscheidung, mache Nägel mit Köpfen, flüchte nicht, ergreife dein Leben mit beiden Händen. Lebe voller Freude aus deinem tiefsten inneren Zentrum heraus. Löse deine emotionalen Probleme: Konfrontiere dich mit ihnen! Fühle dich in deinem warmen Sonnenzentrum, im Lebenden Selbst sicher und geborgen. Ehrlichkeit, Offenheit.
Deine wahre Lebensmotivation wirst du tief in dir selbst finden, nicht in der Außenwelt.

SCHLAFWANDELN

Somnambulismus

Kernursache und Kernlösung

Über Tag steckst du voller emotionaler Gegensätze und weißt weder ein noch aus mit deinen urwüchsigen Kräften, mit deinen gewaltigen, kreativen Energien. Du unterdrückst dich selbst; du fühlst dich jedoch unterdrückt, zu stark innerhalb einer Struktur, eines bestimmten Lebensmusters eingeschnürt, worin du zu wenig Raum findest, du selbst zu SEIN. Eine Anhäufung von Energie! Kein Vertrauen auf deine Intuition, du *denkst* so viel! Frustration, die Angst, du selbst zu sein; du bist mit einem inneren Feuer aufgeladen, aber du manifestierst dieses Feuer nicht nach außen hin. Du musst dich (zuweilen notgedrungen) an ein perfektes System, einen ordentlichen Anzug anpassen, aber das rächt sich.

Du fühlst dich (noch) nicht dazu im Stande, primitive Sehnsüchte und Bedürfnisse in Kreativität, Wachstum und Selbstvertrauen umzusetzen. Du glaubst nicht wirklich an dich; du versteckst dich hinter einem Schutzschild. Aggression, Wut wird verdrängt.
Ein Zögern, tatsächlich weiterzugehen…

Gewinne Selbstbewusstsein, und produziere, gestalte! Unterdrücke nicht länger diese spontanen Energien, und manifestiere dich. Löse alle Gegensätze in dir; lasse alle Emotionen frei fließen, und verarbeite sie. Setze Aggression in Aktion um! Traue dich, dich für dich einzusetzen, sei deinem Wesen treu. Bekomme dich selbst, dein Leben in den Griff. Dein Zuhause ist feuerrot: Lasse über Tag Dampf ab, finde Ruhe und Freude in dir, dadurch dass du dich auf kraftvolle Art und Weise durch Arbeit, Kreativität, Spiel, künstlerisches Schaffen… verwirklichst. Staue nichts an. Traue dich, wirklich weiterzugehen, über Tag, nicht nachts! Vertraue auf deine Intuition.

●

Synchronizität! Sehe nicht alles im Kontext von Ursache und Wirkung…, sondern betrachte es einmal als ein „Zusammenwirken" von Ereignissen oder Vorfällen: weil beide Elemente auf ein und dieselbe Vibration abgestimmt sind und sich an diesem einen bestimmten Punkt kreuzen. So wird der Ort, den der Schlafwandler aufsucht, oder der Mensch, zu dem er hinspaziert, in diesem Augenblick eine *Botschaft* beinhalten… Es hat auch etwas damit zu tun, die Aufmerksamkeit des anderen auf sich zu ziehen (gib dir die volle Aufmerksamkeit; erkenne dich an!!!), aber auch damit, *irgendwohin gehen zu wollen, auch wenn du noch nicht genau weißt, wohin, tief in dir weißt du wohl, wohin du willst. Unbewusst suchst du weiter, gehst du weiter…*

Auf diesem Weg begegnest du abgehobenen Träumern und Geistern, Gedanken, die dich an der Nase herumführen, weil du nicht wirklich BEWUSST bei dir bist. Aber eigentlich, *ganz* tief in deinem Innersten, willst du es auch gar nicht alles so genau wissen, liebst du *Spannung und Abenteuer,* willst du einmal blind deinem Weg folgen, ohne im Vorhinein zu wissen, wo du landen wirst. Ja, das Leben ist ein spannendes Abenteuer, und du möchtest daran teilhaben. Vielleicht nimmst du im Wachzustand zu wenig daran teil, und holst du deinen Rückstand nachts wieder ein. Darüber hinaus brauchst du dann für deine Taten vor niemandem *Rechenschaft* abzulegen, auch „dir selbst" gegenüber nicht, denn du „schlafwandelst": Du kannst dich auf deinem Spaziergang einmal gehen lassen, nach hier oder dort, ohne dass dein strenger oder gebieterischer Blick dich zurückrufen würde. Auch Scham existiert hier nicht mehr: Du gehst dorthin, wo du unbewusst fühlst, hingehen zu müssen.

Die tiefste Ursache für Schlafwandeln liegt im Grunde genommen im Suchen nach der Lösung eines urtiefen Traumas: dass der Mensch geboren ist, um zu sterben. Eigentlich möchtest du das überhaupt nicht: *Eine Menge von Kräften wollen sich dafür einsetzen, den Sieg zu erringen.*[5] Du stehst aus deinem Schlaf auf und machst dich unbewusst auf die Suche nach einer Lösung. Die Angst davor, mitten in der Nacht allein zu bleiben und nie mehr zu erwachen, kann dabei auch eine Rolle spielen. Du willst dich unbewusst aus einem Wirrwarr BEFREIEN…, aus einem Netz, worin du dich schon so lang gefangen fühlst. *Du gibst dir jetzt mehr Bewegungsfreiheit* und willst möglicherweise

---

[5] Lies dazu in *Neue Tage* nach: Ist körperliche Unsterblichkeit möglich?? Dieses Buch ist bei Erscheinen des vorliegenden Werkes noch nicht in deutscher Übersetzung erhältlich.

sogar die Gesetze der Schwerkraft überwinden oder doch wenigstens das Leben herausfordern, jemanden ausstechen. „Siehst du? Ich lebe! Ich bleibe am Leben! Und du, Tod, hast hier nichts zu melden.“

Dieses Signal weist auf ein tief empfundenes Bewusstsein hin, *„durch“ etwas „hindurch“- kommen zu wollen;* möglicherweise steckst du voller angestauter Spannungen und Frustrationen, die du vorerst im Wachzustand noch nicht durchschauen kannst, dennoch weiß dein Lebendes Selbst: Du schaffst es! Unbewusst bist du schon unterwegs; auf der Suche. Eigentlich auf der Suche nach dir selbst, nach dem Heiligen Gral in dir…, und du gehst zu dem Ort weiter, wo für dich das Symbol des Sieges und zugleich des Lebenslichtes liegt. Du möchtest es dir wohl beweisen, dass du nichts zu „befürchten“ brauchst, dass es keine Geister gibt, außer in deinem Kopf, dass der einzige Geist, der herumspukt, „du“ bist.

Im Grunde ist es tief in dein Herz eingebrannt: *Einmal* wird der Mensch nicht mehr zu schlafen brauchen, der ewige Schlaf, der Rausch des Todes. *Eines Tages* wird er für immer von den Toten auferstehen, um nie mehr zu sterben. Diese neuen Sphären suchst du bereits auf. Du *widersetzt dich* im Grunde genommen *dem Winterschlaf der Menschheit,* du wehrst dich dagegen, weiterzuschlafen, obwohl der Mensch noch so viel in sich zu transformieren hat, um zu endlosem Glück zu gelangen. Das ist nur möglich, nachdem er zunächst vom Tode „auferstanden“ ist, und wenn er *wahrhaftig* in sich *geboren* wird! Deshalb ist dieses nächtliche Wandeln gut, solange du innerhalb deiner Grenzen bleibst und nicht über die Stränge schlägst: Wenn du erkennst, jetzt, im wachen Zustand, während du das liest, ganz bewusst, dass *Transformation* IN dir stattfindet, sowohl über Tag als auch nachts. Und dass Schlafen überhaupt nicht sein *muss,* aber erlaubt und gut ist, wenn du fühlst, es aus deinem Lebenden Selbst heraus tun zu müssen. Möglicherweise speicherst du *ganz* viele Kräfte und nutzt sie über Tag zu wenig, du lebst zu viel in deinem Kopf und suchst nachts auch ein Ventil; du willst deine Energien noch weiter nutzen; du willst noch weiter gehen, auch wenn du noch nicht genau weißt, „wie“. Vertraue darauf, dass dir im Leben allmählich klar werden wird, wo dieser Weg verläuft.

Im täglichen Leben einfach stark weitergehen, sehr intuitiv, nicht mit deinen Energien und Kräften verharren, sondern sie sehr stark und kraftvoll ausbauen! Laufe nicht „einfach so“ in deinem Leben umher, sondern richte deine Energien auf schöne, ehrliche Art und Weise aus!

Während du schlafwandelst, ist dein Geist aktiv damit beschäftigt, zu suchen, und du möchtest es unbewusst sofort in die physische Realität umsetzen; eine Art von *Ungeduld,* das zu verwirklichen, was du intuitiv fühlst, tun zu müssen… Du machst dich bereits auf und nimmst dabei keine Rücksicht auf die Zeit oder den Tag; du machst und gehst. Du möchtest schon *vollbringen,* was deinem Gefühl nach vollbracht werden muss. Eine unbewusst lebende Stimme in dir gesteht dir zu, aufzustehen und weiterzugehen, denn im Grunde genommen gibt es keine „Zeit“ zu verlieren, dich zu verwirklichen. Und du weißt, dass „Weitergehen“ im Leben von essentieller Bedeutung ist. Der Durchlass, den du dir im Leben gewähren willst, ist gewaltig, – sicher, wenn du im Wachzustand zu wenig du selbst bist und zu sein wagst, dich nicht traust, dich so zu äußern, wie du *wirklich* bist – er ist so groß, dass du dich immerzu auf den Weg machen möchtest, sogar im Schlaf. *Du willst eigentlich nicht länger warten, sondern weitergehen.* Du willst deinen Weg suchen und einen Ausweg aus diesem Labyrinth finden, worin du dich gefangen gehalten hast und übrigens die gesamte Menschheit. Ein Weitergehen im „Schlafzustand“. *An sich also eine ehrliche Gegebenheit…, wenn du nur erkennst, dass du auch… im wachen Zustand – zuerst und vor allem – aufstehen, weitergehen und dich bewusst, stark und liebevoll verwirklichen darfst!*

SCHLEIMHÄUTE

Psychologische Übereinstimmung

Die Leichtigkeit, mit der du durchs Leben gleitest; du lässt dich weich und voller Vertrauen von deinem Lebenden Selbst, deinem reinsten Naturkern tragen.

Du lässt deine Gefühle frei fließen; du blockierst nicht deine Freude. Du genießt und nimmst am freudigen Lebensfest teil; du traust dich, das Breugelsche Festmahl zu genießen, mit einem Reichtum an Musik, Tanz und kulinarischen Köstlichkeiten! Mühelos steuerst du deine Lebensziele an, ohne zu zögern, ohne Angst.

Du machst es dir nicht zu schwer: Du legst dir nicht zu straffe Zügel an, weder durch ein Zuviel an „Pflichten", noch durch ein zu geringes „Dürfen". Ein dankbares und ehrfürchtiges Offensein für das Leben, die Gefühle, für das Schöne im Leben. Eine dankbare, freudige Verteilung von Energien, die aus deinem tiefsten Selbst aufbrausen. Humor, Lachen, „mache nur!", wohlwollend, voller Vertrauen, wissen, dass alles gut gehen wird; mit Vertrauen deine Pfeile abschießen, dein Leben zu erleben wagen, ohne es zögernd in Frage zu stellen; das Leben voll und ganz auszusäen wagen, dich gehen lassen, ohne Trauer, ohne Schmerz. Die Schleimhäute symbolisieren auch das Beschützen deiner selbst: dich gefühlsmäßig beschützt zu wissen.

Mit Stolz und Selbstbewusstsein deine inneren Schätze anerkennen und bewahren; deinen starken Bewusstseinsenergien über Kreativität, über wunderbare, göttliche Gefühlsempfindungen die Freiheit geben, zu wachsen. Eine glasklare Struktur in deinem Leben aufzubauen wissen, weil dein Leben von der inneren Quelle, dem Lebenden Selbst aus erleuchtet wird. Das innere Offensein für die prachtvollen Schöpfungsenergien in deinem tiefsten Selbst, die eine ehrliche, reine Entwicklung erfordern, wie die eines Bergkristalls.

Erkrankungen, allgemein

Kernursache

Du schwimmst vielleicht in vielen Wassern, tust eine Menge, aber im Grunde genommen kommst du nicht an den Kern der Sache, des Lebens heran. Du verharrst an der Oberfläche des Lebens.

Vielleicht siehst du alles als *sehr* wichtig an, aber du bist wie jemand, der immer das gleiche Fass ohne Boden füllt, sinnlose Aktivitäten ausführt, um die Leere zu füllen. Du fühlst dich nicht in dir beschützt, denn du nimmst keinen Kontakt zu deinem Lebenden Selbst auf. Du fühlst dich innerlich ängstlich und ohnmächtig, so dass du nach Macht streben wirst. Möglicherweise vergeudest du deine Zeit mit Gedanken an Sex, an den Tod, schwarze Magie (Macht über andere ergreifen wollen), und du übertreibst dekadente Ausschweifungen. Du wirfst vielleicht dein Leben oder deinen Körper in Sex und Perversitäten weg, weil du deine innere Leere dennoch irgendwie füllen musst, ja, weil du dein Leben nicht wertschätzt und deine schönen Bewusstseinsinhalte verkennst?

Du fühlst dich ohne Liebe, kalt, traurig, nackt oder in den „Fängen" anderer. Du nimmst nicht deine eigene Meisterschaft an; vielleicht ärgerst du dich über andere, aber das ist lediglich ein Zeichen von Ohnmacht. Du häufst deine schönen Energien an; Gefühle können nicht weiter fließen; du schränkst dein Leben ein!

Kernlösung

Wenn du eine Bombe auf jemand anderen wirfst (düstere Gedanken), so wird sie auf deinem eigenen Kopf landen. Sprich! Äußere in aller Ehrlichkeit deine wahren Gefühle.

Spiele auch kein Theater, so behinderst du deine Weiterentwicklung. Entdecke den Diamanten in dir, deine Werte, deine schönsten Gefühle. Fühle dich in deinem Selbst beschützt; du brauchst kein Schutzschild aufzubauen. Benutze das Sexuelle, die Aufgaben in deinem Leben nicht zur Kompensation einer Leere, sondern ent-

decke deine eigene Fülle, und komme in wahrer Liebe zu dir, zum anderen.
Vergeude dein Leben nicht, sondern erkunde es in seinem ganzen Raum, viel weiter als das rein Physische oder Materielle. Verharre nicht an der Oberfläche. Spüre die Freude des Lebens selbst.
Vertraue deiner Natur; gesunden Menschenverstand und Gefühle in Harmonie miteinander verschmelzen lassen: Baue eine saubere Struktur in deinem Leben aus, wobei du dich nicht einsperrst, sondern Gefühle und Kreativität im Licht der Dankbarkeit und Liebe frei wachsen dürfen. Kein Niedermachen deiner selbst mehr: Selbstachtung! Freude!

Siehe weiter die Rubrik „Psychologische Übereinstimmung".

SCHLUCKAUF

in übertriebenem Maße

Kernursache

Etwas übersteigt dich; du hast nicht unmittelbar Zugriff darauf. Es kann sich hierbei um eine bestimmte Gegebenheit, ein Ereignis oder um die Worte einer Autorität - über dir - handeln (du fühlst dich von einem Meister förmlich an den Haaren hochgezogen).
Möglicherweise gehst du zu viel zur Seite, um für jemand anderen Platz zu machen, für die Autorität außerhalb von dir.
Du reichst vielleicht, wie du gesehen hast, nicht ganz heran; du hast dich erschrocken; es spaltet dich möglicherweise in zwei Teile.

Du kannst etwas nicht gleich fassen oder assimilieren. Du erschreckst dich; es hat den Anschein, als wäre deine Struktur zeitweilig nicht vorhanden. Wo ist dein starkes Rückgrat? Halte das fest, was dir zusteht, und öffne dich ruhig für das Neue, für andere. Du bist nicht wehrlos; sorge gut für dich. Assimiliere ruhig…

Hast du Angst vor etwas Größerem, als du es bist, vor etwas, dass du nicht gleich bewältigen kannst? Hast du Angst davor, zu fallen?

Kernlösung

Nichts hat mehr Macht über dich, als du auf dich selbst auszuüben vermagst: Wachse und öffne dich, und „steige" selbst, so wirst du es nicht mehr so empfinden, dass andere oder eine Sache, dass Etwas dich „übersteigt".

In dieser Hinsicht kann Schluckauf tatsächlich als Symbol für „Wachstum" angesehen werden: kleine Krisenmomente, die jedes Mal „überstiegen" werden müssen, auf dem Weg zu mehr eigener Autorität und hin zu einer nächsten Phase!

DER SCHLUCKAPPARAT

Psychologische Übereinstimmung

Du fühlst dich in deinem tiefsten Selbst warm und sicher, so kannst du auch alles in Ruhe Willkommen heißen und durchschlucken. Du fühlst dich sicher, glücklich und behaglich in deiner Natur und sagst unerschrocken „Komme nur herein!" Ein Gefühl inneren Friedens.

Du fühlst dich beschützt, ohne Ängste; du bist auch dazu in der Lage, andere unter deine Obhut zu nehmen. Flexibel gehst du im Leben weiter; du verschließt dich nicht vor Neuem, aber du nimmst im Leben auch nur das zu dir, was nicht „zu viel" ist; du lässt dir nichts aufdrängen; du nimmst zu dir, was du in diesem Moment schlucken kannst.

Dynamische Kraft, wenn nötig scharfsinnig und alert, selbstbewusst, stolz, ohne Scham. Traue dich, deine Natur so zu zeigen, wie du *bist,* in aller Offenheit! Mit großem Herzen den Energien, die durchkommen wollen, volle Fahrt zugestehen: Kreativität, Körperempfinden, natürliche Sehnsüchte…, ohne Blockaden zu errichten.

Primitive Energien lediglich im Licht der Liebe empfinden, wie eine ursprüngliche Kreativität, nicht als Kompensation für Leere. Energien können stark durchströmen; wenn du dich mit deiner inneren Quelle, mit dem göttlichen Selbst verbunden fühlst, dann werden Emotionen, Ängste und Ohnmacht dich nicht überfallen; dann lebst du Selbstbewusst in Harmonie mit dir. So heißt dich das Leben herzlich Willkommen und vertraust du blindlings auf deine Natur. Du lässt dich flexibel weitergehen…

Erkrankungen, allgemein

Kernursache und Kernlösung

Angst. Du würdest gerne hoch oben in einen Baum flüchten. Du möchtest dich verstecken, dich abschirmen, so dass niemand zu dir „hereinkommen" kann, denn du fühlst dich bedroht. Du klappst zu, du erschrickst dich oder legst dir und deinen Gefühlen Zügel an. Du gehst *zu* vorsichtig durchs Leben, auf der Hut davor, was dich „festhalten" könnte.

Du fühlst dich nicht sicher in deinem tiefsten Selbst; es ist, als hätten andere dich im Griff. Du fühlst dich unter dem Zwang anderer, dazu gezwungen, bestimmte Erfahrungen zu schlucken, was du eigentlich nicht willst: Ohnmacht. Du kannst dich nicht erwehren, denn du empfindest dich als zu schwach. Fühlst du dich schuldig, und meinst du, dass man dich bestrafen wird? Du hast Angst vor psychischer oder sexueller Kastration oder Vergewaltigung. Angst vor dem Tod. Zuweilen paranoide Gefühlsempfindungen.

Sich verschlucken

Kernursache

Du möchtest zu viel auf einmal machen, sagen oder dich für dich einsetzen; andere oder eine Situation zu stark in den „Griff" bekommen, davon überzeugt, dass dir sonst alles entgleiten oder es dich überwältigen würde. Du hast dasGefühl, dich nicht ausreichend zum Ausdruck bringen zu können oder dich nicht genug für dich selbst einsetzen zu können, und so möchtest du die Dinge forcieren, zehn Sachen gleichzeitig machen, dich schnell rechtfertigen, aus Angst, von anderen möglicherweise nicht verstanden zu werden oder aus der Sorge heraus, dass jemand anders dir den Mund verbieten könnte. Du willst möglichst schnell Macht auf die Situation ausüben, Herr der Situation bleiben können, weil du zu wenig vertraust und unzureichend auf der starken Urbasis deines Selbst ruhst.

Bei „ernsthaftem" Verschlucken:
Aus Angst von etwas oder jemandem vernichtet zu werden, der / die größer ist als du, von etwas Bedrohlichem: Du fühlst dich traurig oder machtlos in dir. Gefühlsmäßig bist du in dir eingeschnürt: Deine Emotionen können nicht entspannt weiter fließen. Weil du dich innerlich ohnmächtig und bedroht fühlst, blähst du dich auf, rufst du unbewusst aggressive Kräfte aus deinem Innersten hervor, um deine irrealen Ängste zu retten (Widervergeltung). Möglicherweise kapselst du dich ein; eine zu enge, ängstliche Struktur, eine angespannte Haltung… hindert dich daran, frei und ruhig du selbst sein zu können. So lebst du unter Druck.

Kernlösung

Betrachte deine persönliche Erscheinung hier als einen Teil des größeren, hellen Gesamtbewusstseins, das du bist. Sieh dir die Dinge von oben aus an, und fühle dich stets als Meister über dich, ohne an den Erwartungen oder am Verhalten anderer Anstoß zu nehmen. Erkenne die Autorität in dir selbst an, so dass nichts und niemand dich bedrohen kann oder dich aus dem Gleichgewicht zu bringen vermag; Ängste sind überflüssig, wenn du dir dieser unsterblichen Urkraft, deines tiefsten Selbst bewusst wirst. Du wirst nicht nach anderen „greifen" oder klammern, du *lässt* dich nicht aufhetzen, solange du nur ruhig auf dein eigenes Sonnenzentrum vertraust! Lasse los, sieh dir jede Situation im Ver-

trauen auf deine innere Meisterschaft an. Erkenne jetzt diese Macht in dir an, so dass du dich nicht mehr als machtlos empfindest. Spanne deine Gefühle nicht krampfhaft an, sei zu jeder Zeit du selbst; zwänge dich nicht in einen vornehmen Panzer.
Mache, lebe, drücke dich aus…, von deinem inneren Quellenkern aus, ganz in Ruhe.

KÖRPERLICHE SCHMERZEN, ALLGEMEIN

Kernursache und Kernlösung

Du tust dir selbst weh, unbewusst oder bewusst: Warum? Dein tiefstes Selbst ruft Schmerzen hervor, als Signal, um eine Veränderung in dir herbeizuführen. Schmerzen sind nicht notwendig, sie sind kein notwendiges Übel, sie sind kein Muss; ohne Leiden und Schmerzen kann man sich ebenso gut weiterentwickeln. Transformiere dich, warte nicht, bis der Schmerz dich dazu zwingt. Bewusstwerdung ohne Schmerzen, frei und aus freiem Willen, ist schön.
Wir brauchen wirklich keine Schmerzen zu haben, um uns entwickeln zu können.
Die Überzeugung, die Philosophie, dass wir Menschen arme Sünder wären, dass wir für unsere Fehler Buße tun und leiden müssten, hat sich sehr tief in die Menschheit eingegraben. Dieses immense Schuldgefühl, wenn auch unbewusst, was in unzähligen Mythen, in der Erbsünde usw. … wiedergegeben wird, ist ein Zeichen für Unwissenheit, für einen Mangel an Einsicht, für das Verwerfen der Göttlichkeit des Menschen.

Ein Mensch, der von seiner Güte überzeugt ist, der voller Liebe auf sich und die anderen gerichtet ist, wird weder sich selbst, noch die anderen peinigen. Es ist die Überzeugung, dass ein Mensch sündhaft, schlecht und schuldig sei, die einen Menschen fortwährend an seiner eigenen Güte und an seinem Wert zweifeln lässt. Er ruft unbewusst eine Strafe hervor, weil er davon überzeugt ist, sie zu verdienen. Schuldgefühle und Selbstbestrafung. Individueller betrachtet suchen wir diesen Schmerz häufig als Feedback: Als Signal, „jetzt bin ich auf dem falschen Weg“, hier sollte ich meine Lebensweise anpassen; Signale aus unserem tiefsten Selbst können jedoch über unsere inneren Sinnesorgane empfangen werden, wir brauchen nicht zu leiden.
Wenn wir unser Leben individueller und autonomer, unabhängig vom Massen-Geist, in die Hand nehmen und lenken, und wenn wir uns für das Leben entscheiden, anstatt unseren Kalvarienberg zum Tod zu gehen, wenn wir einen Schlussstrich unter diese Massenhypnose ziehen und wir jede(r) auf seine / ihre persönliche Art und Weise lediglich auf unsere innere Weisheit hören, wenn wir uns in einer starken, undurchdringlichen Energie bestätigen und in Harmonie mit uns leben, im vollen Vertrauen auf das innere Selbst gerichtet, wenn unser äußeres Verhalten und unsere Innerlichkeit das Gleiche sagen, dann werden wir, in dieser Einheit, keinen Schmerz mehr fühlen. Zufriedenheit mit dir; nicht nach dem Auge der anderen leben, ein freudvolles Erleben deines einzigartigen Seins.

●

Wie ein Blutsauger setzt du dich möglicherweise fest; manchmal einen Schritt vorwärts, dann wiederum rutscht du nach hinten ab, aber stets auf Dinge außerhalb von dir abzielend, du bewegst dich immer in / auf Strukturen, Menschen, Dingen, die *außerhalb* von dir liegen. Du klügelst alles genau aus, visierst ein bestimmtes Ziel an oder schließt dich einer Tendenz, Gruppe, Gesellschafts-Sphäre an, die ein bestimmtes Ziel im Blick hat, um dich infolgedessen vollkommen anzupassen und dich in dieses Muster einzugliedern. Du gleitest mit so genannter Geschmeidigkeit von hier nach dort, aber eigentlich ist es zu deinen

Gunsten, sozusagen opportunistisch, idealistisch, oder es ist – in deinen Augen – sogar lebensnotwendig.

Du baust deine Struktur und gegebenenfalls deine Art, zu „sein“, zu stark auf die Außenwelt; du neigst dich zu den anderen. Du solltest dich auf die Suche nach deinem eigenen unerschütterlichen Pfeiler machen, dem Mittelpfeiler, deinem geraden Rückgrat, ohne dich zu anderen hin zu neigen, ohne dich zu krümmen, dich mit der Außenwelt zu füllen. Willst du dich beweisen, von den anderen bestätigt wissen, weil du an deinem eigenen Inhalt *ZWEIFELST,* an deiner Fülle, deiner Autonomie? Willst du dich immer wieder der Außenwelt beugen, weil du nicht wirklich an den reichlichen Berg von Schätzen glaubst, der in dir steckt? Du würdest dich dann an dem / der anderen festhalten und –saugen, wodurch deine Lebensströmung, dein Lebenswasserhaushalt gestört wird. Du holst, saugst dann in dich hinein, obwohl das Leben dich bittet, zu *geben,* in Liebe, und dich in erster Linie vollkommen du selbst „Sein“ zu lassen, so dass das Leben ungehindert in deinem Körper weiterfließen kann.

Du strebst und strebst, du möchtest vorankommen, weiter vorstoßen, aber du vergisst, dass du dann zuerst die Verbindung mit der Vergangenheit durchtrennen musst, dass du dich zunächst von allem lossagen musst, was du bislang festgehalten und in dir angehäuft hast.

Du darfst zuerst hier-und-jetzt die Verbindungen abbrechen, die Schnüre durchtrennen…, um darauf, befreit wie ein Kind, das von seiner Urnabelschnur getrennt wurde, von allem und jedem, ganz und gar IN sich nach Hause zu kommen…, in dem Lebenswasser zu schwimmen, das er / sie IST…, frei wie ein springender Delfin, ungebunden, sicher und warm in sich geborgen. Jetzt hältst du nichts mehr fest; du kehrst dich von deinem Inhalt ausgehend zum Leben und fühlst dich so frei und neu geboren wie nie zuvor. Beine und Arme schwimmen im Leben und treiben dich vorwärts, das Lebenswasser genießend: Eine Erfahrung des DU als „du“, welches nicht mehr zerbrechen kann! In Liebe und Freiheit dich selbst SEIN zu lassen, autonom, unabhängig im Lebensraum. Eine herrliche Erfahrung des Ichs innerhalb des Körpers, ein herrlich-weiches Gefühl in jedem Bestandteil des Körpers und der Haut. Zu Hause und warm, liebevoll, stark und froh, ungebunden und voll von dem Glauben an dich selbst. Diese Erfahrung der Freude wird kein Ende haben.

SCHNARCHEN

Schnarchen ist an sich keine Krankheit,[6] es kann lediglich in bestimmten Fällen die nähere Umgebung und in mancher Hinsicht den schnarchenden Menschen selbst stören.

Die erste Ursache hierfür ist: Du hältst dich in höheren, lichteren Sphären auf und kümmerst dich nicht länger darum, *wie* dein Körper jetzt genau funktionieren muss: Du überlässt es einfach der Gewohnheits-Steuerung deines lebenden Selbst-Kernes. Dass der eine Mensch lauter schnarcht als der andere, hat damit zu tun, dass das Lebende Selbst hier etwas korrigiert; eine Art von Versuch, das Gleichgewicht wiederherzustellen. Vielfach geht es darum, dass der Mensch sein Leben im wachen Zustand „in Strukturen“ oder vor dem Hintergrund rigider „Denkmuster“ ablaufen lässt, während unterschwellige, tief liegende Schöpfungskräfte und spontane Gefühle unterdrückt werden.

Es kann sich ein Kampf zwischen einem tiefer liegenden Gefühlsleben und dem „Denken“ abspielen. Der Mensch versucht beispielsweise, das mit seinem Denken zurückzuhalten, wovon er innerlich bereits spürt, dass er es geschehen lassen muss.

[6] Es handelt sich hierbei nicht um das Schlaf-Apnoesyndrom (siehe Index), bei dem während des Schlafes lange andauernde Atemstillstände auftreten.

Er wehrt sich gegen eine Hingabe an das Leben in ihm selbst. Während des Schlafens will sich die unterdrückte Seite oder die Seite, die sich noch stärker manifestieren möchte, als sie es bereits tut, auf expressive Art und Weise Gehör verschaffen (er / sie hat vielleicht viel zu sagen…!)

Bei der Interpretation des Schnarchens ist jedoch Vorsicht geboten: Man kann hier keine eindeutige Linie festhalten! Man sollte es in jedem Fall unterlassen, das Schnarchen „EINES ANDEREN" anzugreifen oder zu interpretieren. Von Mensch zu Mensch unterschiedlich kann es schlichtweg darum gehen: „Ich will meinen Gefühlen mehr Raum verschaffen, sie mehr sprechen lassen" oder: „Ich bin wütend und werde es auch zeigen" oder: „Gib mir Raum zum Leben, ersticke mich nicht!" usw. usf. … Im letzteren Fall ist bei dem Menschen, der sehr stark schnarcht, Folgendes von Bedeutung: Er muss einsehen, dass jemand *anders* ihn niemals „ersticken" oder ihm die Luft zum Atmen nehmen kann, sondern dass er lediglich sich selbst einschnüren, einschränken oder einsperren kann. Wenn ein Mensch dem Denkpol in seinem Leben einen übertriebenen Platz gewährt, während seinem Gefühlsleben das Schweigen auferlegt wird, wenn er anderen immer wieder Gutes tun will, sich selbst dabei jedoch vergisst, wenn er spürt, „ich will FREI-sein, ich will mehr RAUM für mich selbst…", dann kann er unbewusst laut zu schnarchen beginnen, als würde er wild um sich treten, um seine Freiheit zu erlangen.

Der Mensch wird jetzt einsehen, dass nicht der Andere ihn seiner Freiheit beraubt, sondern er selbst es ist, der sich auf irgendeine Weise in ein Ungleichgewicht bringt, wodurch der Selbst-Kern den unterdrückten Teil wieder nach oben treibt: Es ist der Mensch, der sich für sich selbst einsetzt, um als GANZHEIT existieren zu können. Er täte gut daran, seine natürlichen Schöpfungskräfte, seine Gefühle breit gefächert zur Geltung kommen zu lassen!

Dass man manchmal buchstäblich in ein anderes Zimmer „umzieht" (der Partner), ist dann Ausdruck einer Sache, die tiefer liegt als nur das Schnarchen. Möglicherweise ist es sogar gut, dass beide Partner einmal auf sich selbst zurückgeworfen werden. „Lasse mir den Raum…", sagt der schnarchende Mensch und drückt unbewusst seinen Partner ein wenig von sich…, das hat nichts damit zu tun, dass er ihn / sie nicht mehr lieben würde, sondern vielmehr mit der unbewussten Sehnsucht, noch mehr SICH SELBST zu finden, sich noch stärker *aus zu einengenden Strukturen und Mustern, die einen freien Durchlass von Lebensenergien verhindern, zu befreien… Er darf seine Gefühle, eine intuitive Lebensweise nicht abbremsen.*

Er darf nicht die Stimme seines tiefsten Selbstkernes ignorieren. Der gefühlvolle Lebensstrom braucht ein breiteres, erweitertes Flussbett…, und *der Schnarcher darf sich genüsslich den weiten „Meeren" in seinem eigenen Wesen hingeben…, und zwar sowohl im wachen Zustand, als auch im Ruhezustand. Eine Sehnsucht danach, sich innerhalb der Ufer des eigenen ICHS ungehindert gehen zu lassen.*

Ein lautes Schnarchen ist häufig ein innerer Aufruf zur Transformation, zu einem Emporsteigen aus dem alten ICH, sich die Möglichkeit zu geben, aufzublühen, nicht in einem Larvenstadium stecken zu bleiben. Freiheit! Selbst-Befreiung! Der Mensch darf sich demnach auch jede Möglichkeit geben, aus alten Mustern auszusteigen und auf einem neuen Weg weiterzugehen! Er darf mit seinem Denken nicht stur an alten Gewohnheiten festhalten. Stopp an alle Selbst-Blockaden!

●

Schnarchen ist überhaupt nichts Schlimmes; es ist gar kein Makel, auch keine Krankheit. Es weist auf Folgendes hin.

Du steckst voller Energien und weißt nicht gleich, wohin damit; alles sucht sich sein Ventil. Eine Übertragung der Tatsache, dass du weitergehen willst! Du möchtest dein ICH wahr machen, dich als Mensch verwirklichen. Ein Wunsch nach Selbst-Realisierung. Hierbei möchtest du – wenn auch unbewusst – aus alten *Strukturen* ausbrechen, *um alle diese Lebenskräfte in dir frei durchlassen zu können!* Der Wunsch, den Weg für deine Eigenentwicklung freizumachen.

Du kannst dir sozusagen nicht folgen. Du bist auf dem Sprung, nervös von hier nach dort schießend, wie jemand, der keine Minute innehalten kann. Eine große Menge von Hirnenergien sucht sich ihren Weg. Energien, die nicht wissen, wohin mit sich selbst. Mehr Energie in dir, als du im Moment verarbeiten kannst. Zuweilen eine übersteigerte Gehirnaktivität. Blitzschnelle Nervenzuckungen; keine Ruhe, im Gegenteil, von einer Art von nervösen Bewegung im Inneren aufgehetzt. Es brennt dir unter den Füßen; du fühlst dich wie eine Zwiebel in einem Kochtopf: Bereit, aufzuplatzen und deine Energien um dich herum zu verteilen. Wie ein hüpfender Floh, wie ein Mensch, der sich nicht mehr von Strukturen beeinträchtigt fühlen möchte.

„Aus dem Weg, an die Seite, lasse mich vorbei!“ Lebensenergien, hier auch eine Art von gesunden, rebellischen Streitkräften, wollen frei weitergehen! Du gibst hiermit zu erkennen, dass du auf deinem Weg vorwärts gehen möchtest, dass du dich von nichts und niemandem zurückhalten lassen wirst. Recht hast du, an sich ist das gar nicht so schlecht. Du wirst jedoch in erster Linie lernen müssen, deinen eigenen Raum einzunehmen und tätest gut daran, keine Blockaden in dir zu errichten.

Vielleicht denkst du zu wenig über dich selbst nach; du stachelst dich in gewisser Weise auf. Möglicherweise engst du dich zuweilen zu stark in straffen Strukturlinien, in schnellen Denk-Planungen ein..., anstatt in Ruhe innezuhalten. Du hetzt dich zu viel auf. Ein ständiges von hier nach dort Springen, eine zu große Anspannung in deinem Gehirn versucht, sich zu entladen. Auf die Art und Weise suchst du etwas Ruhe. Du bist in deinem Kopf mit vielen Dingen gleichzeitig beschäftigt und weißt nicht, was du zuerst in Angriff nehmen und wohin du als erstes eilen sollst. Eine starke Aktivität in deinem Gehirn, wie pfeilschnelle Blitze, die von hier nach dort fliegen. Wenn wir in einen Computer hineinschauen könnten, würden wir vielleicht etwas Ähnliches sehen.

Andererseits wird ein Wasserüberschuss abgeführt. Die Schlange lässt ihren Kopf hängen. Es ist der Mensch, der seine Mahlzeit zubereitet, der sich unbewusst an der Urschlange rächt: Er ist darüber erhaben, er möchte nicht länger mit der Falschheit der Schlange verbunden sein. Er wird sie braten und verputzen, wie einen Aal in grün. „Warte nur!“, sagt der Mensch, und er erhebt seine Faust, denn er glaubt an sich und wird sich selbst verwirklichen. Er ist fest entschlossen, sich vom gierigen Schlund der Ur-Schlange nicht mehr alles gefallen zu lassen. Eine unbewusste Sehnsucht danach, niemals dorthin zurückzukehren, wo es einst begonnen hat, sich nicht wieder in die Arme der Ur-Schlange, des Todes aufnehmen zu lassen. Der Mensch, der seinen Weg zu mehr Leben sucht! Feurige Energien suchen jetzt ihren Weg. Es hat den Anschein, als sei der Mensch ein menhir-tragendes Kraft-Wesen...! Gesunder Unternehmungsgeist, gesunde Lebenskräfte suchen ihren Weg. Ein Ehrgeiz, weiterzugehen, viel zu tun, auszubrechen und die Menschheit dort zu retten, wo sie in Ketten liegt.

Es entwickelt sich nun eine gewaltige Schlagkraft. Energien suchen ihren Weg. Als würde der schnarchende Mensch sagen: „Ich werde mich als Mensch verwirklichen; ich übernehme sowohl Verantwortung für mein eigenes Leben, wie auch für das Leben anderer! Ich weigere mich, mich noch länger in den Urschoß aufnehmen zu lassen! Ich werde die Menschheit einen Schritt weiterbringen und Leiden und Tod ein Ende bereiten!“ Ist das nicht an sich ein wunderbares Vorhaben? Dieser Held muss nicht bestraft werden! Er würde lediglich gut daran tun, seine Gefühle und seine Vorhaben in die Realität, in schöpferische

Taten umzusetzen, so dass Energien und Gefühlsströmungen im wachen Zustand ihr freies Ventil finden!

Du, schnarchender Mensch, wirst in erster Linie alle Kanäle in dir selbst freimachen, um deine Lebensenergien im tagtäglichen Leben frei durchzulassen, und hin und wieder einmal in Ruhe innehalten, anstatt mit deinen Gedanken immer wieder von hier nach da zu eilen. Du baust nun die zu beengenden Strukturen in deinem Leben ab.

Du lebst jetzt aus deiner inneren Quelle heraus, von nichts und niemandem aufgestachelt. Du fühlst dich nicht unter zwingenden Regeln, Pflichten und Strukturen erdrückt…, denn nur du bestimmst von innen heraus deinen Lebensweg. Setzt du dich unbewusst von anderen ab, so ist es lediglich ein Zeichen dafür, dass du deinen Lebensenergien, deinem Gefühlsstrom und deinen schöpferischen Kräften noch zu wenig Raum gibst!

Niemand braucht dir vorzuwerfen, dass du schnarchst, denn es handelt sich dabei um ein gesundes, natürliches Ventil. Die Natur sucht sich hier ihr Gleichgewicht: Du belastest bestimmte Gehirnregionen zu stark, und andere Anteile deines Wesens wollen mehr zur Geltung kommen. Das Schnarchen weist daraufhin, dass du auf der Suche nach einer stärkeren Selbstverwirklichung bist, nach einer Erweiterung deines Lebensstromes, deines Gefühlsstromes…, um schließlich zu einer noch größeren inneren Ruhe zu kommen. Du willst dich aus einem Netz befreien, worin du dich bereits zu lange gefangen gehalten hast. Und das an sich ist etwas Wunderbares. Mache dich ganz auf, und lasse alle diese Schöpfungskräfte, diese Gefühlsströmungen nur fließen…, nimm den ganzen Raum deines Selbst ein…, auch während du wach bist! Komme bei dir selbst zur Ruhe, hetze dich nicht mit deinen Gedanken auf.

Lies eventuell den Text "Dein Partner schnarcht" in *Das Signalbuch.* Dieses Buch ist bei Erscheinen des vorliegenden Werkes noch nicht in deutscher Übersetzung erhältlich.

SCHNITTWUNDEN

Verletzungen durch scharfe Gegenstände

Kernursache

Ängstliche, nervöse Anspannung, Selbstzerstörung, Frustration, Wut: „Ich kann nicht ich selbst sein". Du untergräbst dich. Vielleicht lebst du sehr überzeugt und ehrgeizig nach bestimmten Idealen; möglicherweise setzt du dich streitlustig oder fanatisch für deine Meinung, deine Karriere ein, *zu* nervös, weil du dich ängstlich und unsicher fühlst, weil du nicht wirklich aus deinen wahren Gefühlen heraus lebst. Du lehnst dich auf, im Widerstand gegen ein Gefühl wie „ich bin gefangen, ich kann nicht wirklich ich selbst sein, meine Gefühle, meine Kräfte leben unterdrückt, ich bin von anderen, von der Gesellschaft abhängig…", du willst frei sein, du widersetzt dich diesem Gefühl der „Selbsteinschränkung". Unbewusst treibt dich die Sehnsucht, den Käfig zu öffnen und dem Vogel die Freiheit zu schenken.

Dennoch gehst du nicht wirklich weiter, du zweifelst, du fühlst dich nicht wirklich in dir beschützt, weil du dich von deinem tiefsten Kern abgeschnitten fühlst; du suchst außerhalb von dir nach Halt, anstatt zu fundamentaler Selbsteinkehr zu kommen. Nicht die äußerliche Welt zählt, nicht die Normen der anderen, sondern das, was du fühlst!

Du tust dir selbst weh, beziehungsweise du rufst Lebensumstände hervor, in denen andere dir einen „Dolchstoß versetzen", weil du dich unbewusst weigerst, dich deiner wahren Natur hinzugeben. Du hältst dich in einer Situation gefangen, ja, du weigerst dich, vollständig weiterzugehen, in Harmonie mit deiner Natur zu leben, du schränkst dich ein, weil du nicht wirklich an die Kraft deines inneren Selbst glaubst.

Ängste, Gefühle engen dich ein und fordern deinen Durchbruch. Gesunde, aggressive Kräfte werden nicht wirklich zugunsten eines fruchtbaren und vielseitigen Lebensaufbaus eingesetzt. Du bist hart und scharf zu dir; die Frustration darüber, nicht wirklich du selbst sein zu können, diese Unterdrückung deines ICHS wird auch Anlass zu Konflikten mit anderen geben! Du bist davon überzeugt, dass andere dich verletzen können; du bist der Ansicht, dass man anderen nicht vertrauen kann, ja, du lebst ängstlich auf der Hut. Du hegst Misstrauen, weil du nicht wirklich auf dein tiefstes Selbst vertraust! Vielleicht bist du wütend auf andere, aber im Grunde genommen geht es um deine eigene Ohnmacht.

Kernlösung

Du bist kein Opfer: Mache dich zum Meister deines Lebens! Traue dich, deine Gefühle und Kräfte frei aus deinem Herzen heraus weiter fließen zu lassen. Komme mit deinem inneren SELBST und mit den anderen Menschen zu ehrlicher Kommunikation. Fühle dich in dir beschützt, und befreie dich von dieser Selbsteinschränkung: Lebe in Freude, in Harmonie mit deiner Gefühlswelt, gehe stetig weiter, und lasse dich nicht durch Angst oder negative Überzeugungen in Bezug auf dich selbst herunterziehen.

Die Ohnmacht, du selbst zu sein, ist eine Lüge: Mache dich frei, und lenke dein Leben treffsicher in die von dir gewählte Richtung; ein Weg, der deiner wahren, inneren Art entspricht! Kämpfe nicht *dagegen,* sondern baue auf! Sei nicht wütend auf andere: Sie sind nicht die Ursache dafür, dass du dich so eingeengt fühlst. Löse diese emotionale Spannung dadurch in dir, dass du an deine Möglichkeiten glaubst und dich frei von Frustration verwirklichst. Versuche nicht, zu „leisten“, strebe kein Ideal „außerhalb“ von dir an, kämpfe nicht für einen Pokal aus Rauschgold; entdecke diesen leuchtenden Diamanten in deinem Herzen, und lebe in Liebe zu dir selbst. Gib dir allen Raum…; Milderung, Vertrauen, Weitergehen (Mars); innerer Frieden.

PSYCHISCHER SCHOCKZUSTAND

Kernursache

Nichts geschieht „einfach so“. Was ist die Ursache dafür, dass jemand einen „Schockzustand“ anzieht? Du lebst bereits lange Zeit zu „betäubt“; du hast die Kräfte Plutonischer Transformation nicht erfasst. Du lebst nicht wirklich aus deinem Selbst heraus! Du hast deine Gefühle, deine Kräfte, Energien, deine Aggression unterdrückt. Angst, auch vor dem Tod. Du hast zu unecht gelebt, möglicherweise zu sehr im Dienst für andere.

Du fühltest dich zu sehr eingeengt, irgendwo im Leben zu sehr „festgehalten“, aber du hast diesen Zustand nicht verändert: Eine Verweigerung, sich zu verändern, zu transformieren.

Machst du dein Leben zu sehr von anderen abhängig? Lässt du dich vom Leben „aufsaugen“? Du plagst dich mit tiefen Gefühlsempfindungen, lässt dein ICH jedoch nicht voll und ganz im Hier-und-Jetzt existieren. Vielleicht ziehst du, voll von Arbeit, am Leben vorüber, aber innerlich bist du voller Trauer, Ohnmacht und Anspannung. Du wirst von etwas wach gerüttelt, was dich gefühlsmäßig stark berührt.

Kernlösung

Zeit für Transformation! Nimm die Lasten von früher von deinen Schultern: Lasse jetzt alle Gefühle Frei fließen, lasse sich alles lösen! Sprich; halte dich nicht zurück, äußere deine Emotionen, deine Aggression, deine Wut, Trauer und Ohnmacht. Erwache zum Leben, indem du deinen Gefühlen und Kräften endlich freien Lauf lässt: Schaue, höre und fühle intensiv mit allen deinen Sinnen.

Lebe nicht länger betäubt; spüre die Wärme anderer Menschen, verschließe dich nicht kalt vor dir selbst, vor der Wärme und Zärtlichkeit. Löse alle deine Ängste, auch die im Hinblick auf den Tod. *Lasse* dich nicht leben, nimm dich feste in die

Hand; lasse dich nicht vom Strom des Lebens mitreißen: Baue aktiv deine Existenz aus. Individuelles Bewusstsein, stark in deinem Körper konzentriert.

Entdecke dein tiefstes Selbst, und lebe von deinem Willen, deinen Wünschen ausgehend. Stelle dich jetzt liebevoll ins Zentrum deines Lebens. Lasse dich nun *wahrhaftig* wie einen Schmetterling aus der Raupe geboren werden.

SCHOCK

Zustand, bei dem der Blutstrom im Körper nicht ausreichend ist, um die lebenswichtigen Körperfunktionen (Gehirn, Herz, Lungen …) instand zu halten; geht einher mit Blutdrucksenkung, bleicher Haut, Verwirrtheit bis zu Bewusstseinsverlust; Schock kann u.a. entstehen bei massiven Blutungen, einem Herzinfarkt, umfangreichen Verletzungen oder Brandwunden, Gehirnschäden, einer allgemeinen allergischen Reaktion (Anaphylaxie), einer allgemeinen bakteriellen Infektion (Sepsis), einer großen Lungenembolie

---

Kernursache und Kernlösung

Du scheinst deine Haut[7] zusammenzuziehen, hart und undurchdringbar, wie die Haut eines Krokodils. Als ob du wütend bist, du willst dich wehren, den / die anderen außerhalb-deines-Feldes halten, oder aggressiv-drohend auf Distanz halten. Dies ist eine Form der Selbst-Zerstörung. Liebst du dich selbst so wenig, willst du nicht länger mit anderen kommunizieren, weil du meinst, dass ‚sie' dir etwas angetan haben oder antun? Sollte dies der Fall sein, dann kann dies nur eine Folge der Tatsache sein, dass du erst dir selbst etwas angetan hast. Ein Beispiel: *du lässt die Zufriedenheit und Freude über dein Sein nicht in dein Herz hinein.* Du lässt es nicht zu, dass Liebe in deinem Herzen strömt, weder zu dir, noch zu anderen. Du bist so wütend und du würdest am liebsten zubeißen. Denkst du, dass du unbeliebt bist, dass andere dich nicht lieben? Dann ist dies eine Folge eines Mangels an Glauben an deine Güte, deine Schönheit als Mensch. Wie die drei vorderen Finger eines Hühnerfußes krümmst du diese krampfartig nach vorne zu, die Nägel deutlich sichtbar, als ob du die Erde und die Dinge, vielleicht die Menschen greifen willst. *Greifen-Begierde-Tod liegen auf ein und derselben Linie. Möglicherweise bist du in einer Art Rache-Gefühl, verletzt-Gefühl und bist nun böse* auf jemanden: du willst ihm nun wehtun. Aber du weißt nicht wohin mit diesen pur instinktiven Energien, die in dir zusammengeballt liegen und dich dringend auffordern … :

Zu Liebe zu dir selbst, zu einem Entfernen von Hass und Selbst-Verstoßung.

Zu Verständnis: dazu, dich selbst begreifen zu lernen in diesem Ur-Instinkt-Wut-Gefühl.

Zur Umsetzung dieses Instinktes in Bewusstseinskräfte, so dass dein Leben auf positive Weise aufgebaut werden kann. Voraussetzung hierfür ist natürlich: krampfe dein Herz nicht länger so zu. Verschließe dich nicht vor deiner eigenen Sanftheit und verteidige dich nicht gegen Gespenster, drücke andere Menschen nicht von dir weg.

Aggression (Wut gegenüber dem Leben) fordert dich nun dazu auf, Herr und Meister dieser Kraftenergie zu werden und damit etwas Positives in deinem Leben auszubauen, *in Selbst-Liebe*, in Liebe und Dankbarkeit gegenüber dem Leben, in Güte gegenüber dir selbst, gegenüber den anderen guten Menschen.

Höre auf damit, dich selbst und die Welt durch ein dunkel-düsteres Auge zu betrachten, als ob es / man dir immer nur Böses tun würde. Sieh die Erde durch eine Brille des Vertrauens und lerne, dem Leben gegenüber sanfte Gefühle zuzulassen.

Es gibt keinen teuflischen Bösewicht, der dir etwas Böses will: diese Stimme liegt tief in dir selbst. Findest du dich selbst beispielsweise ‚hässlich'? Dann lebst du vielleicht noch nach den dummen Regeln des

[7] Lies in diesem Buch über die psychologische Symbolik der *Haut.

Kultes des Äußerlichen. Schönheit wächst aus der Herzensliebe heraus und bildet einen Körper und wie dieser dann aussieht, spielt keine Rolle: er ist gerecht, schön und gutherzig, trägt wahre Schönheit im Herzen.

Begehre nicht … länger, so oder so auszusehen, oder dieses oder jenes als eine Gabe ‚haben' zu können usw. … Sei froh darüber, wer du bist, was um dich herum ist. Denn Begierde erzeugt Angst, Wut, Aggression … weil du nicht bekommst, was du unbedingt ‚haben' willst. Dies macht dich unglücklich und düsterblickend.

Transformiere dich selbst nun und wachse in zärtlicher Weichheit aus deiner Ursprünglichkeit heraus, in Liebe zu dir selbst und dem Leben. Eine vollständige Veränderung kann sich vollziehen; eine Metamorphose. Die Haut wird weich und streichelbar; du weist weder dich selbst noch die anderen guten Menschen ab. Du willst nicht mehr ‚haben', oder besitzen, oder erlangen usw. Begierde ist für immer verbannt! In diesem reinen goldenen ‚Sein' und Erleben deines echten ICHs wirst du glücklich …

Sei also lieb zu dir selbst, wirf diese harte Hülle ab, ersetze den harten Schild, weg mit dem abwehrenden Schild, deinen Stacheln, deinen scharfen Zähnen … höre auf damit und fühle, wie das Leben selbst will, dass du dich selbst so wie du bist liebst, und dass du der sein darfst, der du bist: wenn du nur vom Herzen aus lebst, bist du ein schöner, guter Mensch. Alle anderen ‚Formen' sind hässlich zu nennen.[8]

Dankbarkeit steht auch hier im Mittelpunkt: dass du in Seele und Körper der sein darfst, der DU wirklich deinem Wert nach bist! Entscheide dich dafür zu Leben, zu Sein als ein liebhabender Guter Mensch: du verdienst das Allerbeste. Um dich dies einsehen zu lassen, um dich die notwendigen Schritte für dein eigenes Wohlergehen machen zu lassen, hast du eine Situation angezogen, deren Folge dieser Schock war: umso mehr verstehst du die Essenz von Leben oder Tod, von Liebe oder Hass, von ‚haben wollen' oder dein ICH SEIN in Glück und bedingungsloser Liebe zu dir selbst.
Alle Dinge in deinem Leben hast du selbst - wenn auch meist unbewusst - angezogen, aus einem ganz bestimmten Grund, um daraus bestimmte Lektionen zu ziehen, etwas zu lernen. Sei nicht wütend deswegen, sondern froh. Nun kannst du in deiner Entwicklung Schritte vorwärts machen in Richtung des Glücks.[9]

DIE SCHULTERN

Psychologische Übereinstimmung

Symbol für die Geborgenheit des Kindes in dir, von einem starken, Bewussten ICH getragen. Deinen breiten Lebensraum, mit selbstbewusstem Stolz, einnehmen. Das sichere und friedliche Gefühl in dir. Das Leben ist für dich ein strahlendes Geben, eine freudvolle Selbstmanifestierung, eine liebevolle Offenheit zu dir und den anderen.

Du trägst deinen Inhalt, deine Gefühle sehr flexibel und stark; du gehst unter emotionalen Lasten nicht in die Knie. Ratio und Gefühlswelt im Gleichgewicht. Symbol auch für die Freiheit, deine Energien in alle möglichen Richtungen ausstrahlen zu können: mit flexibler Leichtigkeit weiterhin deinem Hauptweg folgen.

Wenn du an deine Güte, an dein tiefstes Selbst glaubst, dann kannst du viel tragen, auch für andere: Du bist in der Lage, zu relativieren und alles klar zu überblicken, um

[8] Lies hierzu mehr im ersten Teil dieses Buches, sowie im Kapitel *Essen, Essprobleme, Nahrung… Dick oder Dünn*.

[9] Lies den einleitenden Text des *Signalbuches*. Dieses Buch ist bei Erscheinen des vorliegenden Werkes noch nicht in deutscher Übersetzung erhältlich.

zu Lösungen zu kommen. Du erkennst deine Würde an, du hast die Fähigkeit, Emotionen zügig zu verarbeiten, ohne Blockaden aufzuwerfen.

Du respektierst deine Grenzen und die der anderen.
Du dominierst nicht, ziehst dich ebenso wenig vollkommen in dich zurück: Ein Gleichgewicht in der Kommunikation mit anderen.

Erkrankungen, allgemein

Kernursache und Kernlösung

Angst. Du fühlst dich nicht wirklich sicher in dir. Du kannst dich entweder wie ein Einsiedler oder Geflüchteter in dich zurückziehen, traurig und ängstlich, oder du hältst dich, unter schweren Lasten, krampfhaft aufrecht, vielleicht schwellst du nach außen hin stark deine Brust, um deine Ohnmacht zu kaschieren, um eine bestimmte Situation oder andere Menschen im gewissen Sinne in deinem Machts-Griff halten zu können.

Du kannst deinen Kopf und deine Schultern traurig hängen lassen; du glaubst nicht wirklich an deine innere Kraft. Emotionen überspülen dich. Du hast schon zu viel absorbiert; du kannst es alles nicht mehr tragen. Lasten werden zu schwer. Verschließt du dich anderen, oder nimmst du gerade zu viel auf dich?

Fühlst du dich alles andere als in dir beschützt, und suchst du fortwährend nach Mitteln und Wegen, um dich zu schützen? Du vertraust nicht auf deine Basis; du fühlst dich auf wackeligem Untergrund. Angst, Unsicherheit und Traurigkeit (be-) drücken dich. Spannungen.
Du hast keinen klaren Überblick, weder über dich selbst, noch über deine Lebensumstände: Das erfordert eine Lösung. Emotionen werden angestaut, nicht kanalisiert.
Du zweifelst an deinem Wert, du unterschätzt deine Möglichkeiten. Aber das kannst du ändern!

Schulterschmerzen

siehe weiter Erkrankungen, allgemein

Kernursache

Das Leben lastet zu schwer auf dir: Warum trägst du so schwere Lasten? Oder drückt die Angst auf deine Schultern?

Du bist dir selbst gegenüber herrisch (vielleicht auch anderen gegenüber): Du „musst" von dir, du verpflichtest dich, dieses oder jenes zu tun; du stellst immer wieder Bedingungen an dich, auf dass du in der Lage sein wirst, dich zu akzeptieren. Du trägst unnötige Lasten: Du blockierst Gefühle und intuitive Kräfte. Du gestehst deiner Natur nicht zu, frei, flexibel und entspannt zu sein!

Du nimmst Lasten auf deine Schultern, die überhaupt nicht nötig sind. Forderst du von dir, etwas zu leisten oder anderen zu genügen; willst du dich größer und stärker zeigen, als du dich innerlich fühlst? Erlegst du dir zu viel auf: Machtmissbrauch dir selbst gegenüber?
Glaubst du nicht an deine innere Kraft, und forcierst du dich deshalb? Machst du dich von anderen abhängig? Ein Gefühl von Ohnmacht. Überlädst du dich mit Nebensächlichkeiten und Details? Bedrücken dich Beziehungsprobleme; denkst, grübelst du viel?
Angst vor der Zukunft: Vertraust du dem Leben nicht sehr? Du tust dir selbst weh!

Kernlösung

Finde ein Gleichgewicht in dir, und mache dich mit einem klaren Überblick zum Meister deiner Probleme. Lasse Überflüssiges los. Leiste nicht länger: Akzeptiere dich, ohne Bedingungen zu stellen. Dein Leben bedeutet Freude, wenn du es Selbstbewusst gestaltest, wenn du nicht länger an einem Schicksal oder an einer eingebildeten Gefahr festhältst: Du kannst dein Leben in eine Richtung ohne Elend lenken. Entdecke diese Schöpfungskraft in dir, folge intuitiv deinem Weg; staue nicht deine Gefühle an.

Du bist gut, wie du bist: Fühle dich in der Basis deines tiefsten Selbst sicher und stark. Wirf diesen Ballast von deinen Schultern. Lebe spontan, frei und glücklich wie ein Kind.

PHS
Periarthritis humeroscapularis

Entzündung und Degeneration des Gewebes rund um das Schultergelenk

Kernursache

Weil du nicht auf deine Basis vertraust (Symbol Unterrücken), nimmst du zu schwere Lasten auf deine Schultern. Im Grunde genommen baust du zu wenig auf dein Selbst, du entwickelst dich nicht wirklich aus dir selbst heraus, kommst nicht zu einem gefühlsmäßigen Wachstum und hältst eine Menge persönlicher Energien, Emotionen fest, ohne dafür eine Lösung zu finden. Im Gegenteil, du versuchst, alles mit einem weiten Flügelschlag zu umfassen; du greifst *weit* nach außen, es hat geradezu den Anschein, als würdest du dabei vor dir selbst flüchten. Du nimmst alles zu weit, zu groß, du übernimmst auch zu viel Verantwortung (die außerhalb deines Bereiches liegt); du übergehst dich selbst, dadurch dass du so viel wie möglich nach außen greifst.

Weil du dich innerlich nur schlecht und ängstlich angespannt fühlst, versuchst du diesen Zustand dadurch zu lösen, dass du mit deinen „kontrollierenden Gedanken" die ganze Welt verfolgst und auf deinen Schultern trägst.

Obwohl du nahezu in deinen Gefühlen erstickst, kannst du nach außen hin, schweigend, deine Brust schwellen. Da du die Autorität in dir nicht anerkennst, wirst du versuchen, auch wenn es im Namen von Liebe oder Aufopferung geschieht, Macht zu behalten oder alles und jeden unter deine Fittiche zu nehmen.

Damit tust du dir selbst nichts Gutes; erhitzt und angespannt staust du Gefühle an, versuchst du, weit vor dir immer mehr und mehr festzuhalten; deine Gedanken drehen sich dabei wie verrückt im Kreis, deine persönlichen, kreativen Energien im Hier-und-Jetzt verdrängst du dabei.

Übertriebene Sorge für andere, sich auf alles und jeden, außer auf dich selbst, angespannt auszurichten, weist lediglich darauf hin, dass du vor dir selbst, vor deinen eigenen Emotionen auf der Flucht bist. Du lebst zu wenig selbstbewusst, zu sehr in deinem „Kopf"; ja, du gehst über deinen Gefühlsinhalt hinweg.

Mit deinem Kopf produzierst du gewaltige Energiemassen, jedoch nicht zugunsten der eigenen Entwicklung. Du stürmst mit deinen Gedanken bereits voraus, obwohl du deinen rechten Fuß noch nicht feste in die Erde setzen kannst.

(Siehe rechte Körperhälfte)

Kernlösung

Energien und Emotionen sind „blockiert": Befreie dich aus dieser Blockade; es ist nicht möglich, wenn du weiterhin nach außen greifst, sondern vielmehr dadurch, dass du dich selbst wachrüttelst. Ja sogar ein Esel vertraut auf seine Natur und schleppt nicht *mehr* Lasten, als er tragen kann.

Höre auf deine Gefühle! Entspanne dich, gehe ruhig in dich, lasse diese Lasten los, akzeptiere deine Emotionen, und lasse Energien unter der Autorität deines Selbstbewussten Ichs frei fließen. Sei weicher zu dir; sieh dir an, wie du dich vernachlässigt hast.

Nimm deine eigene Schulterbreite ein, aber auch nicht *mehr:* Werde dir deines Wertes bewusst; sei dir darüber im Klaren, dass Ängste überflüssig sind, solange du deinem Selbst dein Vertrauen schenkst (siehe Ängste).

Blockiere deine Kräfte und Gefühle weder durch einen glühenden Kopf noch durch eine Überbelastung im Dienst für andere. Erlaube dir, dich aus deiner natürlichen Art heraus weiterzuentwickeln.

Du brauchst dich weder abzusichern, noch dich der Außenwelt gegenüber zu beweisen.

DIE SCHULTERBLÄTTER

Psychologische Übereinstimmung und Erkrankungen, allgemein

Kernursache und Kernlösung

Stark auf den Mittelpfeiler des Grals, der du bist, bauend, feste in deinem lebensstarken Rückgrat aufrecht stehend, öffnen sich deine Schulterblätter und Arme nach oben hin und bilden förmlich einen Kelch. Alles ist leicht und fließt warm, wenn du dich für das Allerschönste in dir öffnest, wenn du alles direkt aus deiner inneren Quelle schöpfst, wenn du dich leicht von dir selbst getragen fühlst, wenn du *spürst* und erkennst, wie feste und stark, wie warm und von goldener Kraft dieser urstarke Mittelkern in dir liegt.

Du öffnest dich für die Liebe selbst; du gibst mit dem Herzen. Du trägst die Lebenskräfte, die durch dich hindurchströmen, mit einer Leichtigkeit; du weißt dich in diesen Engelsflügeln deiner selbst sicher und geborgen. Du richtest dich hoch auf, lässt los, ergreifst nichts, lässt alles offen, fixierst nichts.
Du schrumpfst nicht im geringsten zusammen; du richtest dich im Allerheiligsten von dir auf.

Wenn nötig, passt du dich flexibel an.
Du weißt dich zu nähren und zu wärmen. Du weichst nicht von deinem Zentrum ab. Du bleibst deinem Seelenkern *vollkommen* treu.

Du bist so froh, leben zu dürfen: Ein endloser Energiestrom fließt von innen nach außen, in kreisförmigen Bewegungen, dynamisch, expressiv, herzförmig und leicht… aus deinen Schulterblättern. Du verharrst nicht. Du lässt das Leben sehr froh und liebevoll durch dich hindurchströmen. Die Fähigkeit, deine Herzensenergie auszudehnen und deine Lebensenergie im freudigen Sinne kraftvoll fließen zu lassen. Das ursprüngliche, froh-irdische Kind, zugleich Gottesmensch, der sich niemals verlassen oder einsam fühlt…, weil er sich so nah bei sich selbst weiß, sich so stark in sich verankert und sich dessen bewusst ist, dass immer Menschen da sein werden, die mit ihm das Schönste teilen.

Du lenkst dich, wie auch bestimmte Dinge außerhalb von dir (Instrumente, Materialien, Arbeit usw. …) mit meisterhafter Hand, stets im Gleichgewicht, ohne dich zu forcieren. Du hörst intuitiv auf deine tiefe, innere Stimme; Verstand und Intuition / Erspüren im Gleichgewicht, niemals übertreibend, immer deiner „Mitte“ treu. Du leitest und lenkst im Gleichgewicht, weise.

Du machst es dir nicht zu hart, zu schwer. Du weißt, wann du aufhören musst, wenn du fühlst: Bis hierher und nicht weiter. Grenzen setzen: bei der Arbeit, in der Beziehung… Du kennst deine Grenzen und baust hierbei auf deinen Zentrumspunkt, auf deine innere Weisheit.

Oder bist du dir deiner Größe überhaupt nicht bewusst? Siehst du den Menschen als einen Haufen „Knochen“ an? Fühlst du dich nur wie ein Clown, der lediglich sein Maskenkostüm kennt? Verkennst du deinen großartigen Inhalt? So breche mit diesem armseligen, unwirklichen Selbst-Bild! Nach Seele und Körper: Der Starke Mensch darf aufstehen!
Oder bist du zu hart gegen dich selbst? Stellst du Ehrgeiz und „es *muss* sein“ über die liebevolle Stimme in dir? Überschreitest du dir selbst und anderen gegenüber eine Grenze?

Du hältst fest: Menschen, Dinge, Arbeit… Willst du nicht loslassen, wenn du spürst, loslassen zu müssen? Du gibst nicht auf und setzt dich weiter ein, bis deine Muskeln schmerzen. Hart und unerschütterlich. So kannst du auch schmerzhafte Situationen in deinen Beziehungen hervorrufen: Du willst möglicherweise per se jemand anderen näher zu dir hin ziehen, anstatt dir selbst näher zu kommen: Zuerst die Liebe zu dir selbst, dann die Beziehung zu deinen Mitmenschen…! Warum nicht deine Größe anerkennen? Warum dich nicht weise aufrichten, dich auf diesen weisen Mittelkern in dir abstimmen?

Gehst du über deine Kräfte? Kennst du kein Ende? Fixierst du dich zu massiv mit unangenehmen Gedanken auf irgendetwas, anstatt loszulassen? Nimmst du Dinge schwer, obwohl du im Grunde nur dich selbst hochzuheben brauchst und infolgedessen Lasten keine Lasten mehr sind?
Oder findest du dich einfach nur kümmerlich, und musst du dir selbst etwas beweisen?

Sehnst du dich nach der Wärme eines anderen Menschen, weil du dir selbst nicht die Wärme gibst, weil du dir zu wenig deiner inneren Größe bewusst bist? Findest du dich armselig, und begehrst du infolgedessen außerhalb von dir? Häufen sich alle diese kreativen Energien wie Schaumkronen in dir an, weil du zu wenig Kreativität entwickelst?

Ersticke dich nicht, ziehe dich nicht zusammen, sondern öffne dich, und entwickle deine Talente: Lasse Energien nicht ungenutzt in dir brachliegen. Suche nicht außerhalb von dir nach Erfüllung, sondern verwirkliche dich selbst, und öffne deine Lungen weit: Lasse alles aus dir herausströmen; sprich, handle, lebe, gestalte…! Durchströmung, Aus-Strömung! Er*spüre* das Leben in deinem Körper, genieße es, und *gib* dir selbst, *gib* den anderen. So wird alles gut.

Bade in der leuchtenden, goldenen Kraft deiner selbst, komme in deinen heiligen Gral, und alles wird leichter, heller. Lasse dich von deinem inneren Lebensstrom durchspülen und erwärmen. Nimm dich in dir auf! Werde dir deines zentralen Wertes bewusst, und gib dich der Liebe und Empfänglichkeit hin. Lasse das aus dir los, was du loslassen musst. Sei flexibel, und gehe mit dem Leben mit.

Trage keine unnötigen Lasten; mache dir nichts weis. Das Leben ist leicht, wenn du dich nur für das Allerschönste öffnest, solange du es nicht „schwer" machst.
Höre auf damit, Dinge zu forcieren; höre auf damit, dich zu verkennen, dich in die Kälte zu stellen.

Umarme dich in Liebe, und richte dich lediglich auf das Allerhöchste in dir. Lasse alles und jeden los. Keine Vorwürfe, keine Erwartungen an die Außenwelt, lediglich ein Aufsteigen innerhalb deines eigenen Engelsmensch-Seins. Gib dir Wärme, und lasse die Energien kraftvoll von deinem Herzen aus aus dir herausströmen. Verschließe dich nicht, schließe dich nicht beengt in dir ein, sondern hebe das Leben vielmehr weiter in dir empor… Liebe dich, liebe deinen fleischlichen Körper.

Wie der „weiße Adler", alles überblickend, die Dinge weise von oben aus begreifend, bewegst du deine Flügel im Luftraum frei und stark auf und nieder.
Keine Härte, kein Festhalten, kein Gegrübel. Kein Gefühl von Ohnmacht mehr und infolgedessen brennender „Begierde" (unbedingt etwas von jemand anderem haben wollen, unbedingt wollen, dass du etwas Bestimmtes tust usw. …): Du hast Macht über dich, über alle diese Lebenskräfte in dir, und du lenkst sie weise aus dem inneren Herzen heraus.

Ein weiches in dir Zuhause-Sein, mit großer Meisterschaft. Du gehst unaufhörlich auf dem Weg des Lebens weiter und weißt, dass alles gut gehen wird, und dass, wenn etwas „schwer" wird, stets eine Überzeugung, Vorstellung oder ein Zwangsgedanke dahinter steckt, welche im Grunde genommen überhaupt nicht da zu sein brauchen. Pole deine Überzeugungen zu einer hellen, freudigen Überzeugungssphäre um. Du weißt, dass du ein Engelsmensch bist, der vom Himmel und von der Erde kosten darf und sich licht, frei und warm darin aufgenommen, sowie spielerisch und stark fühlen darf. Geschmeidig bewegst du deine Flügel weiterhin auf und ab, und dieser kraftvolle Flügelschlag geht ewig so weiter. Ruhen und Arbeiten hältst du freilich im Gleichgewicht. Aber niemals hörst du damit auf, sehr weich und liebevoll zu dir zu sein. Niemals hörst du damit auf, auf diese Innere Weisheit zu bauen, niemals lässt du dich aus dem Gleichgewicht kommen; du baust stets auf diesen starken Mittelpfeiler in dir.

Im Herzen weißt du, dass, wenn du in Güte und Vertrauen lebst, du das allerschönste und leichteste Leben verdienst. Goldene Kräfte durchströmen deine Schulterblätter; du fühlst dich behaglich warm, sicher und stark, dynamisch und hoch oben in dir präsent. Grenzenlos frei und froh, liebevoll und leuchtend stark.

SCHÜRFWUNDEN, SCHRAMMEN

Kernursache

Vielleicht fühlst du dich ungerecht behandelt, „das ist nicht ehrlich", aber: Du schließt Kompromisse mit anderen, mit der Außenwelt, und begehst damit Verrat an dir selbst.

Du fühlst dich dabei ohnmächtig, von anderen mitgerissen, ohne dass du *wirklich* du selbst sein kannst! Du kannst eine notgedrungen freundliche Haltung annehmen, während innerlich ein Aufstand, ein Zorn wütet. Du kannst „ja" nicken, weil du dich nicht dazu im Stande fühlst, „nein" zu sagen, obwohl du es wohl möchtest.

Du fühlst dich innerlich zu schwach und zu klein: Du lebst zu stark auf andere ausgerichtet, wartest zunächst auf die Reaktion anderer, bis sie dich entweder zurechtweisen oder belohnen. So lässt du dich mitschleifen, denn du erkennst deine starke innere Autorität nicht an! Für dich ist es wichtig, was man über dich denkt.
Deine Gefühle sind gebunden, sie existieren im Dienst des anderen. Du lebst dich nicht wirklich aus, wie du dich innerlich fühlst. Du bekommst die Situation nicht wirklich in den Griff. Deine starken Marsenergien fließen einfach aus dir heraus, weil du sie nicht echt in Anspruch nimmst: Gesunde, natürliche, aggressive Kräfte werden verleugnet; du staust deine Gefühle an. Du *lässt* dich zu viel leben. Ja, du fühlst dich als „Opfer".

Kernlösung

Hier *bin* ICH! Stabilisiere deine Gefühle unter dem sicheren Dach deines Selbst. Fühle dich innerlich beschützt; sei du selbst, ohne Theater oder Zurückhaltung.

Der andere wird dich nur dann aufschürfen, wenn du dich ohnmächtig gibst. Als ob du die Spitze eines Nagels, den man in die Wand schlägt, oder den Fingernagel deines Freundes an deine Haut schaben fühlst: Die Ursache liegt nicht in der Außenwelt, sondern in dir selbst. Du meinst, verletzbar und schwach zu sein: Ändere diese Meinung, und erlebe dich, äußere dich zu hundert Prozent so, wie du dich fühlst, ohne Kompromisse! Solange du dich als Opfer empfindest, wirst du Lebensumstände anziehen, die dich als Opfer brandmarken. Werde du selbst, verkenne nicht länger deine inneren Kräfte, und verwirkliche in aller Ehrlichkeit dich selbst.

SCHWANGERSCHAFT, ENTBINDUNG

siehe ggf. auch Erbrechen in der Schwangerschaft, postnatale Depression, rissige Brustwarzen und Stillprobleme, Schwangerschaftsdiabetes

---

Scheinschwangerschaft

Kernursache

Du nimmst nicht wirklich deinen Platz ein; du stehst nicht feste mit beiden Beinen auf der Erde, du lässt dich zu leicht beeinflussen.

Du würdest dich eher hinter einer unechten Haltung verstecken. Du weißt nicht genau, wer du bist, du lebst nicht wirklich hier-und-jetzt in deinem eigenen Körper: Du nimmst eine Haltung an. Möglicherweise identifizierst du dich mit vielen Menschen, du spielst viele Rollen, lebst nicht aus deinem tiefsten Kern heraus. Jeder kann in dich „eindringen“: Du absorbierst Einflüsse, Gewohnheiten, Verhaltensweisen von anderen Menschen. Wer bist du dann noch? Du bildest dir viele Dinge ein, reine Phantasie; du erlebst immer wieder eine andere eingebildete Wirklichkeit, und dein Körper passt sich immer wieder an.

Du „füllst“ dich mit allem und jedem außer mit deinem eigenen ICH.
Und dennoch gibt es im Inneren einen Widerstand! Ein Aufstand gegen das eigene schwache, kameläonartige Gefühl der Abwesenheit. Manchmal duldest du nicht länger, dass andere einen solchen Einfluss auf dich haben, dich zuweilen so nach hinten drängen, dass du nichts zu sagen hast. Aber du bewegst dich nicht vorwärts: Du drehst dich in einem Teufelskreis.

Du gehst mit DIR SELBST schwanger, aber du lässt dich nicht geboren werden.
Deine Energien drehen sich nach innen. Wer bist du? Wo bist du?

Kernlösung

Nimm selbstbewusst deinen Platz ein, „DU BIST“; das ist dein Leben; niemand kann dich davon wegdrängen. Schließe dich ab, mache anderen gegenüber deine Grenzen deutlich, und komme felsenfest, stark in dich hinein. Fühle dich in deiner eigenen Basis, in deinem Lebenden Selbst stark niedergelassen, und *lebe* aus deinen Sehnsüchten heraus.

Identifiziere dich zuerst und vor allem mit deinem eigenen Ich, und öffne dich dann strahlend für andere. Nimm keine „Haltung“ an, sei du selbst. Trete nach außen, komme aus dir heraus: Lasse dich geboren werden! Sieh genau in dich hinein, sei realistisch, stehe mit beiden Füßen auf dem Boden.

Schwangerschaft außerhalb der Gebärmutter

Kernursache und Kernlösung

Mit deinem Kopf und deinen Gedanken willst du zwar alles verfeinern, wie der Glasbläser, der sein Kristallglas bis in die kleinsten Details fertig stellt; ein Streben nach Ausgewogenheit – wie mit einer Waage ausbalanciert – und Sublimierung.

Der Kopf scheint alles in rechte Bahnen zu lenken und ordnungsgemäß und harmonisch verlaufen lassen zu wollen..., aber die Frage, die dabei aufkommt, ist, ob du nicht *zu* stark dabei bist, zu sublimieren, ob du nicht *zu* sehr von deinem Kopf aus lebst, anstatt dich auf dein Herz, dein inneres Gefühl abzustimmen?

Nicht alles muss rational und analysiert geklärt werden, nicht alles muss nach so genannten perfekten Modellen ausgeführt werden: Denn dies läuft auf Sterilität hinaus, während das Leben den Menschen dazu auffordert, zu einem spontanen Wachstum zu kommen!

Lege also keinen „Endpunkt“..., sozusagen keine Kopfbedeckung auf dein Gehirn..., eine Glocke, die zwar perfekt modelliert und „fertig“ wirkt, aber im Grunde genommen nicht zulässt, dass noch etwas von innen heraus wächst!

So schenke dir selbst die Freiheit, hole dich unter diesem so genannt perfekt konstruierten Hirndeckel hervor, und lasse alles (Energien, Gefühle, spontane Wallungen, Impulse!) OFFEN... aus dir herausströmen...!! Spontane, ehrliche, frei fließende Veräußerlichung!

Lege nichts „fest“, versuche nicht, alles in perfekten, festgelegten Linien und Strukturen zu planen, zu regeln. Mache dich frei; wirf dich mit aller Kraft in die freie Natur; atme tief und froh.

Komme in dieses unglaublich Intensive Freudegefühl..., zu erkennen, dass du als DU „sein“ darfst..., um DEINER SELBST willen (also unabhängig vom Kind). Es gibt so viel Schönes zu erleben, wenn du dich

nur über dich selbst freust, wenn du dich nur von allen einengenden Linien, Regeln und Pflichten befreist, wenn du dir nur das „freie Leben" schenkst.
Das bedeutet: Selbst die Dinge und Menschen um dich herum loszulassen und dich nicht länger festzunageln. Das Leben in dir will voll und ganz frei fließende, dynamische Energie sein…

Sieh dir die Symbolik der Pampelmuse, der Stachelbeere, des in Öl gebackenen Krapfens an: Lies die Sprache dieser Nahrungsmittel nach.[10] Spüre, wie du atmest und genießt, zusammen mit Pfefferminze und Eukalyptus[11], und sauge deinen ganzen Körper mit *echtem,* reinem, goldenem Lebensatem voll.

Du wirst nun du selbst, vollkommen, ohne Zurückhaltung, ohne dich auch nur unter irgendeine Glocke oder hinter eine Absperrung zu stellen. Du als du, ohne Zwangsgedanken oder Zwangsneurosen (dies *muss* so, das *muss* so sein…, die Schein-Perfektion in einem Schein-Leben: weg von der *echten* Natur), ohne noch Hindernisse für dich aufzustellen. Ja, du darfst wie ein freier Mensch leben, aus deinem Herzen heraus, selbstverständlich mit der hohen Moral verbunden, die damit einhergeht.

Es gibt kein Halten mehr. Du lässt deine Gefühle jetzt frei fließen; du hältst dich an nichts und niemandem mehr fest / bist an nichts und niemanden mehr gebunden; du gehst weiter, du erkundest das Leben, die Natur in ihrer ganzen Pracht und fühlst dich so glücklich wie Prinz Sirius[12] in seinem inneren Königreich! Ein freudvoller Lebensenthusiasmus…, das Blut strömt froh durch deine Adern…, du genest von alten Sorgen, die es eigentlich nie hätte geben müssen, von alten Selbst-Beschränkungen, die gar nicht mehr da zu sein brauchen.

Alle „Riemen" und Gurte sind geöffnet, und es gibt eine freie Durchströmung des fröhlichen, plätschernden Bächleins in dir durch Wald, Berg und Tal. Nichts hältst du mehr in dir fest, du meinst nicht, in Gedanken, nach Überzeugungen bestimmten Regeln Folge leisten zu müssen…

Du legst dich nicht länger „fest"; du öffnest jetzt dein Gehirn, deinen Kopf, dein Gefühl, deinen ganzen Körper…, um endlos wachsen zu können, um dich als DU mit deiner höchst- einzigartigen Wesensart auszudehnen.

Du willst nicht mehr erfüllen… oder Kompromisse schließen, um Frieden zu wahren. Wahrer Frieden ist die Folge dessen, mit Dem Leben, mit deiner eigentlichen Art im Harmonie zu leben. Halte dich nicht länger eingekapselt, sondern gibt dir jede Chance zur freien Entfaltung nach Inhalt und Körper.
Versuche nicht, ein Gleichgewicht zu behalten, sozusagen die Kirche im Dorf zu lassen, sondern lebe *nach Wahrheit aus deinem Herzen heraus (lies Teil 1),* und tue das, wo du fühlst, dass es damit übereinstimmt, was dein inneres Herz und deine Wesensart dir eingeben, zu tun. Schenke dir den totalen RAUM…, Kinder gebären ist kein „Muss"!
Eigen-Entwickling im Grunde schon…, zumindest, wenn du im reinsten, glücklichsten Sinne des Wortes „leben" willst.

Öffne dich, und lasse alles aus dir herausströmen: deinen Gesang, dein Gefühl, deine Echtheit…, lege dich nicht länger unter einer Glocke von zwingenden, künstlichen oder erlernten, maßgeblichen Überzeugungen fest.
Befreie dich, und komme zu der Dankbarkeit für dein Sein, für dein Wesen!!! LEBEN, nicht im Dienst dessen, Kinder zu gebären, sondern im Dienst des Lebens in DIR SELBST!

---

[10] In *Das Füllhorn - Psychologische Symbolsprache der Nahrungsmittel.*
[11] Lies über die Symbolik in *Das Füllhorn - Psychologische Symbolsprache der Nahrungsmittel* nach.
[12] Lies darüber mehr in *Die Zwölf Tore des Prinzen Sirius.* Dieses Buch ist bei Erscheinen des vorliegenden Werkes noch nicht in deutscher Übersetzung erhältlich.

Drohende spontane Fehlgeburt

Kernursache

Ein ausgewachsener Fötus wird nur zu dem Zeitpunkt geboren werden, wo sowohl die Mutter als auch das Baby dafür psychisch bereit sind. Bestimmte Entitäten, die die Erfahrung machen möchten, lediglich einige Monate als Fötus im Mutterschoß zu leben, werden automatisch zu *der* Mutter hingezogen werden, die im Grunde noch nicht vollkommen dazu bereit ist, ein Kind zu gebären, oder die unbewusst einen spontanen Abort als psychische Erfahrung hervorruft, um ein geistiges Wachstum in sich durchzusetzen. Wenn die Mutter bewusst lebt, wird dies nicht geschehen: Löse diese unbewussten Begrenzungen!

Schnüre dich nicht zu sehr ein; spanne dich nicht an! Empfindest du dich als unsicher in deinen Gefühlen dir selbst oder deiner Mutterschaft gegenüber? Möchtest du „Leben" geben? So lebe *selbst* voll und ganz! Bist du innerlich nicht davon überzeugt, dass der Zeitpunkt jetzt ideal dafür ist, ein Kind zu gebären? Wünschst du dir ein Baby, um dein persönliches, „leeres" Leben zu kompensieren beziehungsweise zu füllen? Unterdrücke nicht deine eigenen starken Energien! Äußere deine Gefühle und Emotionen, so dass Unterdrückung nicht zu einer Explosion auf körperlicher Ebene führt. Sei nicht zu kalt oder zu hart zu dir. Hast du das ängstliche Gefühl, dich immerzu wehren oder verteidigen zu müssen? Das ist lediglich eine Folge dessen, nicht deiner eigenen starken Basis zu vertrauen. Hältst du dich ängstlich verschlossen? Klammerst du dich an andere?

Kernlösung

Unterstütze dich gut; entspanne dich. Öffne dich unbegrenzt in alle Richtungen. Schenke dir und deinen Beziehungen Freiheit und Freude. Entwickle einen offenen Austausch von Gefühlen. Sei zärtlich und warm zu dir. Traue dich, mit Biss ins Leben, in seine Freuden einzusteigen. Wahre Liebe zu dir vertreibt alle Ängste und ihre Folgen.

Befreie dich innerlich von jeglichem Druck und jeder Selbsteinschränkung; löse die unterdrückte Sehnsucht danach, „frei zu sein", in dir.

Du brauchst nicht gleich *jetzt* alle Probleme zu lösen, lasse sie alle los, und sei ruhig davon überzeugt: Es ist gut so, alles wird so verlaufen, wie es für das Leben am besten ist. Dein Vertrauen wird den physischen Prozess lenken.

Fehlgeburt
Zu früh geborenes Baby

siehe auch Drohende spontane Fehlgeburt

Sowohl die psychische Situation der Mutter als auch die des Kindes erfordern eine Unterbrechung der Schwangerschaft: Es ist vorerst besser so. Fühle dich niemals schuldig! Für das Kleine ist es häufig nur ein Spiel, ein kurzes Hereinschauen ins Leben, um darauf wieder zurückzugehen; er / sie trifft die Wahl, noch nicht zu inkarnieren. Manchmal handelt es sich jedoch auch um ein zu starkes Festhalten an der nicht-dreidimensionalen Welt, ein Widerstand gegen das irdische Leben.

Auch bei der Mutter ist etwas ungelöst. Die eigene Situation wird als psychisches Gefängnis empfunden; du rührst immer im gleichen Topf, du fühlst einen unwiderstehlichen Drang, dich zu befreien, auszubrechen! Ein Freiheitsdrang, ein Fliegen von hier nach dort: Du suchst zu viel außerhalb von dir, wirst aggressiv und angespannt…, du solltest das Zentrum deines Lebens in dich selbst stellen, aber du richtest dein Leben zu stark nach anderen, nach der Außenwelt aus. Es gibt keine wirkliche Entwicklung beziehungsweise keinen Fortschritt in deinem Leben, du brichst in einen Aufstand aus, es reicht!, du bist dem nicht mehr gewachsen, du stößt ab…

Es ist demnach notwendig, dein Leben, präventiv, in aller Freiheit selbst in die Hand zu nehmen und in die Richtung zu lenken, die du dir wünschst; lege dich nicht in Strukturen fest, die dir von anderen aufgedrängt wurden. Komme zu ruhiger Selbsteinkehr. Oder ist es die Schwangerschaft selbst, die dich befällt; wartest du lieber noch eine Weile?

Blasenmole

Mola hydatidosa

entsteht, wenn kurz nach der Befruchtung nur die Placenta (Mutterkuchen) immer weiter wächst (unter Bildung zahlreicher Bläschen), sich zugleich jedoch kein Embryo entwickelt; manchmal verschwinden die Molenbläschen nach Kürettage nicht oder wachsen sie sogar wieder an, oder das Molengewebe breitet sich in die Lungen aus: dann spricht man von einem persistierenden Trophoblasten

Kernursache

Warum denkst du, dir selbst nicht helfen zu können? Gib doch diesen alten Brief ab (symbolisch), das Alte, das man von dir verlangt. Vertraust du dem Ganzen nicht? Zögerst du, auf einen Vorschlag einzugehen, hast du Angst davor, ins Wasser zu springen, Angst zu ertrinken, während das Leben dich immer nach oben holen will? ‚Ach, nein!', schlägst du dir nun auf den rechten Oberschenkel, ‚es ist doch nicht wahr, oder?' Du siehst es als sinnlos und machtlos, bist wütend über das, was du nicht haben oder vom Leben bekommen kannst. Wütend auf dich selbst. Du glaubst nicht an eine Lösung, während das Leben dir eine starke Hand reicht, aber du in deinem Unglauben bist blind dafür.

‚Komm, mach doch mit, ergreife fest: dich selbst, in Liebe; warum weigerst du dich nun, mitzugehen und loszulassen, was das Leben von dir verlangt?' Du betrachtest es wirklich als hoffnungslos: es hat keinen Sinn nun ‚ja' zu sagen und schon von vornherein zu wissen, dass es keinen Sinn hat.

Die Ursache sollte gesucht werden in einem schon von vornherein anwesenden innerlichen Zustand. Du ärgertest dich bereits über etwas / jemanden, das / den du nicht bekommen konntest. Begierde: und du willst und wolltest das unbedingt haben. Unzufrieden und wütend, weil das Leben dir sagte: nein, jetzt nicht, es ist besser so. Aber du protestiertest und wolltest unbedingt.

Kernlösung

Höre doch auf die Sprache des Lebens, auf das, worum das Leben dich bittet. Fordere nicht, sei nicht wütend, undankbar, traurig oder habgierig. *Alles was gut für dich ist, wird jederzeit da sein für dich.* Vertraue und beginne also nicht zu greifen, Forderungen zu stellen und absolut zu begehren. Schaue nun klar und nüchtern an die ‚Schultafel': bekomme EINSICHT in gezeichnete Strukturen, denke auf gesunde Weise nach über das Wie, Wo und Warum. Mit der Kraft der ‚4-er'-Vibration baust du / zeichnest du / siehst du nun klare Linien entstehen. Der Kopf denkt ruhig und wohlüberlegt darüber nach, wie du als Mensch dieser Problematik eine Lösung geben kannst. Schritt für Schritt: deutlich Energien in dir selbst kanalisieren; Wassergräben und Bäche reinigen, so dass keine Überströmung durch Verstopfung entstehen kann.[13]

Es ist überhaupt nicht hoffnungslos – benutze deine Weisheit, deinen gesunden Verstand und lege die Basislinien für das neue Bauwerk: in erster Linie *dein Leben.* Klar und deutlich. ‚Komm schon! Pack an! Du kannst dir mehr ausdenken / erreichen / ausführen, als nach deinem innerlichen Wissen gut für dich ist *im Jetzt.'* Lasse den Mut nicht sinken. Die Lösung: die wird sich manifestieren, wenn du loslässt und nicht *mehr* willst, als da ist, wenn du vom Leben nichts forderst oder erwartest. Das Leben *gibt* dir, wenn du als ein zufriedener, dankbarer Mensch im Leben stehst, ohne weitere Forderungen zu stellen, ohne verstimmt zu sein, wenn etwas einmal nicht so leicht ist ... und wenn du an eine schöne Zukunft glaubst und Dinge nicht schon im Voraus schwarz siehst. Glaubenskräftig und die Hände dankbar geöffnet. So holst du das Glück zu dir …; das,

[13] Lies in diesem Zusammenhang eventuell das vierte Kapitel in *Die Zwölf Tore des Prinzen Sirius.* Dieses Buch ist bei Erscheinen des vorliegenden Werkes noch nicht in deutscher Übersetzung erhältlich.

was gut für dich ist, kommt auf deinen Weg. Auch wenn du das ‚warum' nicht gleich ‚verstehst', so weiß dein innerlicher Lebenskern doch sehr gut, warum du beispielsweise (jetzt) kein Kind bekommst. Lass los und du wirst sehen. Lasse die Zukunft ‚offen', greife nicht, sondern wisse, dass dir das Leben in dir schenkt, was am allerbesten für dich ist, für dein Wohlsein, deine Weiterentwicklung, dein *echtes* Glück.

Schwangerschaftsvergiftung

Präeklampsie

geringere Durchblutung von Mutterkuchen, Nieren, Leber, Gehirn, mit möglicher Gefahr für Mutter und Fötus

Kernursache

Du kommst noch nicht gut mit dir selbst zurecht, und dann soll noch jemand dazukommen! Du bist nicht wirklich Meister über dich. Du schreibst dein Gefühl des Gefangenseins, der Eingeschnürtheit der Schwangerschaft zu, aber du hast bereits in deinem eigenen „Gefängnis" gesessen, bevor du schwanger wurdest. Es herrscht jetzt umso mehr ein Drang danach in dir, dich selbst zu Befreien! Du willst dich aus diesem Gefühl des Gefangenseins aggressiv losreißen.

Du hast dich zuvor auch nicht wirklich sicher in dir gefühlt; jetzt nehmen die Ängste noch zu. Auf der einen Seite weißt du nicht genau, was da in deinem Körper alles passiert, du hast keinen Zugriff darauf. Unbewusste Emotionen kommen hoch; du fühlst dich bedroht. Es ist, als würdest du ersticken und nach Luft schnappen. Angst vor Deinem eigenen Tod oder dem des Fötus; die Angst, keine gute Mutter zu sein oder Angst davor, es alles nicht mehr bewältigen zu können.

Du sitzt mit deinen Gefühlen in der Klemme; du stehst nicht wirklich stark auf deinen eigenen Beinen. Du fühlst dich sozusagen von hier nach da gestoßen, von anderen misshandelt; du kannst dich nicht zur Wehr setzen, sie machen mit dir, was sie wollen; du bist zu abwesend in dir. Du fühlst dich unsicher, nervös, unausgewogen, befangen. Dein selbstbewusstes Ich scheint nicht wirklich präsent zu sein; du fühlst dich untergetaucht in Emotionen.

Du bist wütend über deine Ohnmacht, wütend auf diejenigen, die dich so genannt einschränken und dir Unrecht antun, aber du selbst bist es, der / die dich so ängstlich gefangen hält, weil du nicht auf dich vertraust, weil du nicht wirklich an deinen Wert und deine Möglichkeiten glaubst, dein Leben *selbst* zu gestalten, unabhängig von anderen.
Du versteckst dich hinter einem Partner, einer Mutter..., so erstickst du dich selbst. Du lehnst dich dagegen auf, aber tatsächliche Veränderungen herbeiführen, das tust du nicht. Du fühlst dich manchmal noch wie ein Kind; ein zweites Kind kann eine Bedrohung darstellen, weil du dann die Aufmerksamkeit, die sich auf dich richtet, mit jemand anderem teilen musst. Andererseits hast du solche Sehnsucht, nimmst du dir die Verantwortung so stark zu Herzen, dass du dir fortwährend ängstlich Sorgen machst, ob es alles wohl gut verlaufen wird. Du vergiftest dich mit der Anhäufung dieser ganzen Emotionen.

Du fühlst dich so schutzlos und verletzbar. Du sehnst dich so sehr nach mehr Raum für dein Selbst.

Kernlösung

Innere Befreiung, Selbstwerdung: der Schlüssel zu Entspannung, zu Entgiftung.
Du fühlst dich durch deine Emotionen, deine Ängste und Unsicherheiten beklemmt: Finde eine Lösung, und die Gefahr wird verschwinden. Wende dich dem Licht zu, der Freude und dem Leben in deinem Herzen: Es gibt überhaupt keinen Grund für panische Ängste. Du bist Meister über deinen Körper, über dein Leben, wenn du das Zepter an dich nimmst.

Lasse dich nicht länger leben, vertraue auf dein Selbst; nichts Negatives geschieht, wenn du es im Grunde nicht selbst gewollt hast. Komme dir ganz nah, und entscheide dich, was du willst; möchtest du eine reibungslose, gesunde Schwangerschaft und Entbindung, dann darfst du dich ruhig diesen Wünschen anvertrauen, anstatt dich ängstlich zu verkrampfen. Die Realität folgt auf deine Überzeugungen und Wünsche: Traue dich nun, dein Leben *Selbst* in die Hand zu nehmen, und wünsche, gestalte das Schönste! Entdecke die Ruhe und die Sicherheit in deinem Lebenden Selbst.

Du wirst von Natur aus beschützt, wenn du nicht dagegen kämpfst, wenn du nicht länger zweifelst: an deinen inneren Kräften und an der Möglichkeit, *selbst* dein Leben zu erschaffen und in die richtigen Bahnen zu lenken. Entspanne dich, genieße das Leben, grüble nicht, schenke dir Vertrauen, nimm dir den Raum, den du brauchst, klammere dich nicht an deinen Partner, sondern tue, was du in jedem Augenblick fühlst, tun zu müssen, auf dass du ruhig und glücklich sein wirst.

Frühgeburt mit Problemen beim Säugling

Bedeutung für die Mutter

Du spürst: Hier wird etwas „ausgefressen“, so wie sich der Holzwurm seinen Weg durch einen Schrank bahnt.[14] Die Materie wird durchpflügt, durchgraben; du riechst schon das Aufwühlen der Materie: Es ist unverzichtbar, an deinen eigenen Kerninhalt heranzukommen, dich nicht von Etwas oder Jemandem außerhalb von dir auffressen zu lassen: *Das* ist die Botschaft, die dieses Ereignis dir mitgibt. DU SELBST würdest gut daran tun, in der Welt der Materie – auf Erden – DEINEN Tunnel zu graben, deine Wege zu bahnen, auch unter der Erde: Um zu sehen, wer DU eigentlich in deinen tiefsten Wurzeln bist. Von dir abgewichen? Aus deinen tiefsten Wurzeln weggegangen? Oder hast du dich noch nie gekannt? Dich von Etwas *auffressen* lassen (von einer Tendenz, einer Geisteshaltung, einem System usw. …) oder von Jemandem außerhalb von dir? *Eine Entdeckung, Anerkennung und ein Weitergehen als DU sind hier gefragt;* ein ewiges Weitergehen ohne Unterlass. *Ein neues und gründliches Graben in die richtige Richtung.* Kein Holzwurm kann deinen Schrank zerfressen, wenn du nur auf EIGENEN Füßen läufst, wenn du deinem Weg folgst, dem Weg, der dir innerlich das Gefühl gibt, dass du ihn gehen musst.

Du verkennst deine Weite, deine Größe als Wesen-in-der-Materie-auf-Erden, dein breites Spektrum an Möglichkeiten: Es ist an der Zeit, dich dynamisch zu öffnen, dich aufblühen zu lassen, nach Seele und Körper; es ist nicht dein „Fehler“, dass das Baby frühzeitig geboren wurde; das Baby hat sich selbst unbewusst dazu entschlossen, aber es beinhaltet wohl eine Botschaft für deine Entwicklung. Lasse dich nicht mehr aushöhlen, fülle dich nicht mit Dingen / Menschen außerhalb von dir, folge weder Führern noch Gurus, nutze ruhig Informationen, die du hier und dort erhältst, aber bleibe dein(e) eigene(r) Lehrmeister(in), und lasse dich von nichts „leer essen“, zerfressen, auch nicht im Geringsten von deinen dich selbst aushöhlenden Gedanken und Überzeugungen über dich.

Stelle den *„Geist“* nicht über den fleischlichen *„Körper“:* Man wird im vollsten Respekt vor der gesunden Fleischwerdung ein *Gleichgewicht* finden. *Höhle dich nicht aus. Nimm voll und ganz deinen Platz ein: als Mensch aus FLEISCH und BLUT!* So folge DEINEM Hauptweg; DU BIST ein Mensch von Wert… Folge lediglich DEINEM WEG! Niemand kann dir etwas tun, niemand kann dich von deinem Hauptweg abbringen, solange du nur *sehr* aufrichtig und nah bei dir bleibst.

Lebe nach der ÜBERZEUGUNG, dass „das feste irdische Fleisch“ um die Knochen des Menschen herum gut und gesund ist. Lasse zu, dass du (und andere) „im Fleisch“ sie selbst sind und werden;

[14] Lies über dieses Signal in *Das Signalbuch* nach. Dieses Buch ist bei Erscheinen des vorliegenden Werkes noch nicht in deutscher Übersetzung erhältlich.

keine Abneigung (wenn auch unbewusst) gegen Fleischwerdung, gegen die Zunahme von Fleisch und Fett. Mollige Menschen[15] z.B. leben großartig und wunderbar in ihrem Sein, wenn sie sich der Fülle ihres Wesens bewusst sind; eine Menge an Lebens-Energie, die sich im Körper offenbart, um bei Bedarf genutzt werden zu können, aber in erster Linie, um sie zu genießen. Du kannst ihn nicht übersehen: deinen Körper, deinen wunderbaren stofflichen Körper, der von deiner Eigenheit beseelt ist: Also fange etwas mit ihm an, ignoriere ihn nicht, erniedrige ihn nicht, mache ihn nicht kleiner, *stoße ihn nicht ab,* genieße ihn, und SPÜRE dich im großartigen Sinne. *Hole dich ehrlich über Wasser, und gib dir alle Möglichkeiten zu einem herrlichen, irdischen Leben.*

Bedeutung für das Baby

Der psycho-emotionale Zustand, die (unbewusste) Überzeugungssphäre und das Selbst-Bild, wie es in dem kleinen Wesen, das geboren wird, lebt, woraus man ableiten kann, was dieser Mensch in sich selbst im Leben lösen möchte.

„Wer bin ich nur? Was habe ich hier verloren?", herrscht in dir; funktionierst du nur innerhalb eines gesellschaftlichen Systems, innerhalb einer Arbeitswelt, für die anderen, innerhalb der Sphäre anderer oder für Materielles und Tätigkeiten – dich darin verlierend oder verleugnend…? Wie ein Bandwurm kriechst du ins Leben, ohne dir *wirklich* deines einzigartigen Wertes als Mensch bewusst zu sein (wenn auch unbewusst). Du verbleibst zu viel in den weißen Sphären von Nicht-Wirklich-Ich-Sein haften. Es ist an der Zeit, sich auf die Suche nach *ERFÜLLUNG DEINER SELBST als ICH-der-Mensch* zu machen.

Nicht wirklich für dich und um deiner selbst willen: Du verkennst deinen wahren Inhalt, du ziehst – unbewusst – dich selbst herunter; du holst den Menschen in dir auf die unterste Stufe. Warum so abrutschen, warum nicht deinen vollwertigen Inhalt anerkennen?

Du FÜLLST dich mit anderen, zuweilen auch mit teuflischen Dingen (die nichts mit dem wahren Leben zu tun haben, sondern vielmehr mit Einsaugen, Parasit-Sein, Habsucht und Begierde, Nicht-Leben und somit mit leblos-unbestimmtem Geist), oder einfach weil du dein Leben dennoch mit etwas füllen musst…, anstatt wirklich auf die Suche nach dem höheren, wunderbaren, inhaltlichen Wert deines ICHS, deines Reichtums an Schätzen zu gehen.

So hole dich selbst nach oben, und lasse dich nicht hängen; fülle dich mit nichts und niemandem außerhalb von dir. (Deshalb zieht der Lebende Selbstkern dieses kleinen Wesens einen Zustand an, wobei es häufig abgesondert in einen Brutkasten gelegt wird, von der Mutter gelöst, … um sich selbst zu finden, unabhängig von einer Sphäre, einem Menschen, von Materie, Geist… außerhalb von sich, woran es sich sofort klammern würde, ja, worin es sich verlieren, es abrutschen würde).

Bleibe nicht in den zu weißen Sphären haften. Auch nicht „in den Geistessphären", in den zu ätherischen „Denksphären"…

Du solltest in DEINEN KÖRPER eintreten, mit voller Kraft inkarnieren, dich dabei an das warme Herz anschließen. Zu viele „weiße" Energien, zu viel Abwesenheit deines echten Selbst. Ein Aufruf, vollkommen die Verantwortung für dich zu übernehmen, dich nicht länger zu ignorieren oder zu einem „Füllsel", zu einem unbestimmten Stück Geist zu degradieren…, um die Verantwortung FÜR DICH zu übernehmen, um dich als ICH anzuerkennen, unabhängig von etwas oder jemandem außerhalb von dir: du als „du". Hier kann es eine unbewusste Weigerung geben, diese Ur-Phase zu durchbrechen und als ICH zu leben zu beginnen…

---

[15] Lies hierzu mehr im ersten Teil dieses Buches, sowie im Kapitel *Essen, Essprobleme, Nahrung… Dick oder Dünn.*

Flüchte nicht länger vor Verantwortung, stelle keine *Bedingungen* an das Leben, und suche dein Heil nicht darin, dich nur dann leben zu lassen, wenn du dich nur – mit Bedingungen, die du an das Leben stellst – mit diesem oder jenem füllen kannst, wenn du als dieser oder jener Arbeiter oder Angestellter, in dieser oder jener Rolle oder als diese oder jene Marionette von…, als dieser oder jener Ehepartner leben kannst usw. usf. …, solange du nur nicht DU SELBST werden musst!

So stelle dich nun in die Mitte des Lebens, in deine eigene Mitte. Rühre nicht länger alte Geschichten auf, *breche für immer mit den Vergangenheitssphären, und gehe im Jetzt-Moment deiner selbst auf, da liegt das Glück: in der warmen Anwesenheit bei dir, deinem echten Körper, deinem großartigen Sein auf Erden.*

Warum solltest du noch länger NACH AUSSEN greifen, wie ein Krebs, der seine Scheren bereits leicht geöffnet hält, um sie daraufhin wieder zu schließen? Ein uralter, instinktiver Mechanismus, der beendet werden sollte. Mache Schluss damit; fange neu an. Sage „nein" zu diesem Alten; komme nicht „mit Bedingungen" ins Leben, instinktiv-greifend, nach den Dingen / Menschen, womit du dich füllen würdest, worin du dich verstecken möchtest…, und mache jetzt einen Neuanfang IN dir, aus dir selbst Heraus: ein bedingungsloses, dankbares Annehmen des Lebens, ohne dich zu weigern oder zu wehren, in vollkommener Selbst-Anerkennung „ja" zu dir sagen. Ein neuer Weg liegt vor dir; in dir wiedergeboren, vielleicht zum ersten Mal JEMALS *wirklich* geboren.

Ein Verantwortungsbewusstsein, ein „Ja"-Sagen zu deinem Ich, voll und ganz, vollwertig und aus hoher Moralität heraus, *dem instinktiven Niveau entwachsen. Nicht länger zu anonym im Urgeist schwebend, dich nicht mehr mit allem und jedem füllen wollen* (solange du dich nur nicht *wirklich* zu erkennen geben musst).

Du trittst jetzt ins volle Tageslicht…, auf der Suche nach dir selbst! Kein Widerstand mehr, aus den anonymen Sphären herauszutreten, nicht mehr ausschließlich über die anderen / über Systeme zu leben…: Du setzt dich jetzt dafür ein, dein ICH wahrhaftig und vollkommen anzuerkennen, in deinem SEIN… zu werden, unabhängig von wem oder was auch immer. Jede Form von Parasit-Sein, von Anonymität, von zu viel Weißer-Geist-Sein, von Flucht in Menschen-Dinge-Arbeit-Materie oder was auch immer, Sphären von Ich-Verborgenheit…, das alles verschwindet damit. Ein uralter Mechanismus kann beendet werden, oder findest du, dass die Zeit dazu noch nicht reif ist? Nur du, kleines Baby, entscheidest darüber (wenn auch unbewusst).

Die Eltern trifft *niemals* irgendeine „Schuld", wenn ein Kind beispielsweise stirbt: Der Augenblick des Hinscheidens oder der Weg, am Leben zu bleiben ist immer und zu jeder Zeit *eine – wenn auch unbewusste – Wahl des Babys selbst.* Entscheidet sich das Kind für „Leben", dann hat es oben genannte Aufgaben in seinem Leben einstweilen zu lernen.

Und ja, es macht Sinn, die Worte (laut oder nicht) gefühlsmäßig, bewusst, energetisch… *an das Baby weiter zu „senden";* der oben stehende Text hat in jedem Fall seine Wirkung, und abschließend:

Entdecke deinen *„Kopf"…,* du bist geschaffen, um „Mensch" zu werden, einzigartig! Nicht um „dich zu verkriechen". Breche mit jeglicher *Weigerung,* das eigene Wachstum zu fördern, aus dem Stadium-0 auszusteigen. Werde zu dem Menschen, den dein lebender Selbst-Kern aus dir werden lassen will: „Ich *bin* !" … in dankbarem Annehmen. Ein Ja-Sagen zu dir, zum Leben. „SELBST" zu leben beginnen, unabhängig von ganz gleich wem oder was! So kannst du das *wahre* Glück des „Lebens" entdecken!

Der erwachsene Mensch, der als Frühgeburt geboren wurde, kann nun dem nachgehen, ob er alle Aspekte des oben genannten Textes in sich gelöst hat. Wenn nicht, wird er weiterhin an der Lösung dieser Ur-Problematik arbeiten.

Rhesus-negative Mutter mit rhesus-positivem Kind

Bedeutung für die Mutter

Ein langes Verharren (in erster Linie bildlich gesprochen!) wie eine versteinerte, erstarrte Statue…, dein Kopf und deine Gedanken dennoch hoch und weit in die Geisteswolken erstreckt. Du siehst die Dinge häufig schwarz-weiß, unnuanciert, statisch, und so gibt es keinen Raum, um frei zu atmen, für Weisheit in deinem Kopf, für Entwicklung und ein Ventil, für Bewusstseinswachstum. Du fühlst dich an den Kragen gefasst, sozusagen in einer kalten Dusche, aber darüber nachzudenken, wie und warum dir das jetzt passiert, das tust du nicht gleich.

Hartnäckig an Vorurteilen, an Dogmen und Doktrinen festhaltend, die du von alters her in dir gespeichert hast. Du weigerst dich, zu sehen; eine Art von Unbeweglichkeit: Du willst nicht in dir weiterkommen. Du hast dich niedergelassen, deine Strukturen liegen fest-ausgebaut da, und du lehnst dich dagegen, ohne noch Dynamik und Entwicklung zuzulassen. Alles beim Alten lassend. Möglicherweise hast du deinen Nacken sehr weit und lang ausgestreckt, um an die höchsten Gipfel heranzureichen, aber dein Körper und dein Inhalt selbst gehen nicht mit. Eine Aufforderung zu Transformation!

Schließlich ergibst du dich, aber du kommst nicht wirklich mit deinem Sein, mit deinem Inhalt nach oben, du als „ICH" ungeboren, untergetaucht. Eine Art von Trägheit, Passivität, nicht-geboren werden. Weiterhin in den sanftsüßen Sphären des Kinderbettes zu Hause sein. Du gehst nicht vorwärts, nicht rückwärts; Energien drehen sich auf der Stelle; eine Anhäufung ist die Folge, eine Anstauung von Energien und Abfall. Unbeugsam, dich nicht von der Stelle rührend. Tierisch-instinktiv, Greif-und-Festhalte-Reflex. Eingerostet und im Alten festliegend. Eine Aufforderung zu Offenheit, Veränderung und Weitergehen, zum Loslassen einer ganzen Menge von Dingen (Überzeugungen, Gedanken, Gewohnheiten, eventuell Besitz oder einverleibten Strukturen), zu einem freien Weiterfließen-Lassen der eigenen Talente und Energien, ein Losmachen von dem, was du schon zu lange „festgelegt" hast.

Lasse los! Halte dich nicht länger gefangen, wie in einem Schema mit starren Linien. Dein Körper nicht mehr im Griff von Gedanken und Geist. Lasse deinen Zugriff auf alles und jeden los, und *spüre* dein Herz… Lasse alles, was sich in dir angehäuft hat, aus dir heraus fließen, und du wirst dich erleichtert, ja, nicht länger belastet fühlen. Neige dich jetzt nach unten, ganz nah zur Erde hin, zu deinen Oberschenkeln, deinem Körper, zur Kraft deines Gesäßes, und fühle, dass du ein irdisches Wesen bist. Sei stolz auf die Kraftquelle-im-Fleisch-Körper, die du bist, nimm daran teil; flüchte nicht vor deinem eigenen Körper, sondern nimm breit, fleischlich in dir Platz. Lasse alles Alte los, und wende dich deinem eigenen Inhalt zu. Sehe es realistisch-optimistisch: Du kannst das Leben mit beiden Händen „anpacken", komme in Bewegung, lasse deine Energien frei und dynamisch durch deine Adern strömen.

Du schnellst hoch wie eine Feder und nimmst das Leben mit beiden Händen in Angriff. Du wirst etwas daraus machen; du siehst wieder eine Perspektive für dich. In diesem Weitergehen strömt alles froh und zügig durch deinen Körper hindurch. Von optimistischen Lebenserwartungen ausgehend, in der Überzeugung, dass alles gut und glücklich verlaufen wird, mit der Absicht, sich weiterzuentwickeln und alles loszulassen, mit dem Wissen, dass du dein Leben in der Hand hast, verläuft alles reibungslos.

Sieh dir an: Wie du aufstehen und weitergehen darfst, dass du dich bereits zu lange auf alte Situationen fixiert hast, wie stark du hartnäckig festgehalten hast… Komme zu Hingabe, zu absoluter Flexibilität in Bezug darauf, worum das Leben dich bittet; eliminiere hierbei jede Form von Widerstand und Sturheit. Dann wird alles gut gehen.

Bedeutung für das Kind

Unten folgt die psycho-emotionale Beschreibung des kleinen Wesens, das nicht „einfach so" zufällig irgendwo geboren wird.
Was sagt das über die Charaktereigenschaften und die (unbewusste) Einstellung aus, womit das Kind bereits auf die Welt kommt?

Du beugst deine Knie ganz durch, deine Beine spüren das Leben alles andere als stark; du würdest dich nahezu fallen lassen. Warum dich so gehen lassen, hängen lassen, so in die Knie gehen? Zu wenig von deinen eigenen Kräften überzeugt. Dich zu schnell für etwas oder jemanden außerhalb von dir fallen lassen. Ein zu geringer Glaube an deine innere (und somit auch körperliche) Kraft. „Ach, es hat keinen Sinn, wer bin ich denn schon?" Du meinst, kein Recht darauf zu haben, im Leben Raum für dich einzunehmen. Du siehst keine wirkliche Perspektive. Selbst-Erniedrigung, Selbst-Unterschätzung, Selbst-Zerstörung. Du wohnst in dir, im Leben zu viel auf deiner „Insel des Unglaubens".

So verstehe dich doch, ergreife dich mit beiden Händen, und stehe auf! Verflixt! Lasse dich nicht hängen, ziere dich nicht, tue nicht so, als ob ein Mensch keine Kraft und keinen Inhalt in sich tragen würde. Nimm dich feste in die Hand: Du kannst es! Rede dir nichts ein! Stehe aufrecht, auf beiden Beinen gleich stark, und lasse dich nicht abrutschen. Du bist kein wertloser Mensch, keine Randgestalt, die sich in der Gosse sehen muss; du bist wertvoll, aber flüchte nicht länger vor einer nahen Kommunikation mit dir, vor einem *echten* Leben. Erkenne in Liebe deinen Körper aus Fleisch und Blut an, und mergle, hungre ihn nicht aus, kalt und mager. Nimm deinen Platz im Leben ein, bereits im Schoß der Gebärmutter! Dein ehrbarer, königlicher Platz als lieb habender, wertvoller Mensch! Höre auf damit, dich als Schwächling zu geben und so zu tun, als ob du nicht mehr könntest. SPÜRE deine inneren Kräfte, und lasse dich stark auf dem Boden der irdischen Dimensionen, auf Erden, auf deinen Füßen nieder! Glaubenskraft vergrößern: in dir! Transformation, Dankbarkeit für dein „Sein" erfordert eine Anerkennung deines WERTES! Mache einfach, und bleibe nicht hängen..., richte dein Rückgrat auf, und strecke deine Beine, stehe stramm aufrecht, mit gesundem Stolz, und gib dich als ICH zu erkennen, wiedergeboren.

Es ist wichtig, zu erkennen, dass das ungeborene kleine Wesen bereits diese Problematik in sich trägt, auf dass du es, schon vor seiner Geburt, durch eine entschiedene Lösung und Ermutigung stimulieren kannst. Eine liebevolle, respektvolle Kraft-Sprache, die sowohl den Eltern als auch dem Kind zu Gute kommt! Auch wenn oben genannte Worte nicht „wörtlich" verstanden werden, ihre Energie spürt man stark, allein durch das Bewusstsein der Eltern für diese Problematik beim Kind. Und das ist heilsam!

Entbindung: Übersteigerter Schmerz, Komplikationen, Steißlage

Kernursache

Zuerst und vor allem können wir uns die Frage stellen: sollen Kinder noch auf eine solche Weise geboren werden? Mit Blick auf die Perspektive einer körperlichen Unsterblichkeit, könnte der ganze Prozess auch ganz anders aussehen. Das Tiermenschenstadium transformiert sich zu einem Höherer Mensch-Stadium.

Ein Glaube an das Leiden und den Tod. Angst davor, selbst zu sterben, die Angst, dass das Baby sterben könnte. Man hat dir von Kindesbeinen an eingetrichtert, dass Mütter bei der Geburt ihres Kindes leiden werden, dass sie das Kind gebären, um es schlussendlich wieder sterben lassen zu müssen. Hier liegt der tiefste Schmerz, der unbewusst sehr stark nachwirkt. Du fühlst dich einer Sache ausgeliefert, die dich

übersteigt; krampfhaft versuchst du dich aufrecht zu halten. Im Grunde lässt du dein Selbst nicht geboren werden: Das Baby war da, um deine eigene Leere aufzufüllen; jetzt wirst du wieder mit deiner eigenen Leere konfrontiert werden. Du hältst zu stark fest, aggressiv, ängstlich. Ein ängstlicher Besitzdrang. Das Betonen des Negativen im Leben: Tod, Kälte, Einsamkeit, Schmerz. Du hast dir noch nicht die Freiheit des Lebens geschenkt, die wahre Freude des Lebens. Du vertraust nicht deiner Natur.
Du meinst, dich sogar vor teuflisch-starken Kräften schützen zu müssen, die sozusagen aus dir selbst kommen; du kämpfst gegen deine Wehen, aber du erkennst nicht, dass es der Tod ist, den du bekämpfst, und dass das einzige freudvolle Gebären jenes ist, wobei das Leben in Freude, ohne Schmerzen und Tod in den Mittelpunkt gestellt wird, für dich und für das Kleine. Eine Anhäufung unterdrückter Emotionen, ein Gefühl von Ohnmacht, selbst den Prozess zu steuern, läuft auf einen ängstlichen Zugriff auf das Baby, als auch auf Menschen aus deiner näheren Umgebung hinaus. Ein ängstliches Festklemmen des Lebens, eine Spannkraft, das Baby nicht gehen lassen zu können.

Du wirst ein Baby zu dir holen, das seine spezifischen Gründe hat, mit dieser ängstlichen Nervosität, mit diesem Misstrauen, das es ebenso in sich selbst empfindet, bei dir als Mutter anzukommen. Auch er / sie ist auf der Hut und klammert sich fest. Fühle dich nicht schuldig; alles hat seine Gründe und dient der Evolution von beiden.

Kernlösung

Wenn du dich selbst aus dem Kokon geboren werden lässt, wenn du dir der Fülle deiner selbst bewusst wirst, wenn du deiner Natur vertraust und deine Gefühle frei fließen lässt, wenn du dich dem Leben zuwendest anstatt Negativität und Tod, wenn du auf deine Intuition vertraust und die Meisterschaft über dein Leben in dir anerkennst: Dann wird das Baby dankbar den Einfluss deiner Transformation zu spüren bekommen. Nicht Energien zurückhalten, sondern loslassen; Entspannung; dieses friedliche, sichere Gefühl in dir. Lasse dich geboren werden, nicht um zu sterben, sondern um in Freude zu leben! Das Baby wird deinem Beispiel folgen. Verkrampfe dich nicht; gebäre das Leben weich...ganz gleich, ob es nun noch auf die „alte“ Art oder ob es um die Neugeburt deines ICHS geht.

Siehe auch Teil I.

Das Baby wird mit der Nabelschnur um den Hals geboren

Signal für die Mutter?

Kernursache

Der Mensch hat seine Kräfte gesammelt, würde zwar gerne weitergehen, steht auf der untersten Stufe der Leiter und möchte jetzt höher steigen, aber er bleibt in dieser Position stehen... Als ob er instinktiv und / oder intuitiv einen ersten Schritt zum Weitergehen gemacht hätte, sich dann jedoch plötzlich zurückhält... Ist es sein instinktives Auf-der-Hut-Sein oder sein Nachdenken, das ihn zurückhält? Ein Nicht-Weitergehen; sich selbst zurückhalten, *weiter*zugehen... Es wird kalt und neblig um ihn herum, sein Körper wird kalt..., weil er sich von seinem warmen, irdischen Sein, von der Erde entfernt. Er lebt noch in seinem Kopf, im Geist, in den nebligen Wolken. Und dort ist alles trüb, nebulös und kalt. Er ist sich dessen vielleicht gar nicht bewusst, dass er auf Abwege gekommen ist: Trotzdem ist es unverzichtbar, dass er zurückkehrt.

Betrachtet der Mensch das Leben noch von einem instinktiven Muster ausgehend: Er guckt sich die Augen aus, links und rechts, spähend und behutsam, dem Leben auf Erden noch nicht wirklich vertrauend. Versteckte er sich wie ein wilder Tiger hinter Gestrüpp und dachte er, gerade schleichend, vorsichtig auf seinen Tatzen zum Vorschein treten zu müssen…, so wird er jetzt die Entdeckung machen dürfen, dass dies nicht die lebendige Art und Weise ist, zum Vorschein zu kommen. Denn er ist MENSCH und soll das Leben nicht so instinktiv-behutsam erleben. Eigentlich lebt er noch „nicht“ „als Mensch“. Er bleibt sozusagen in „Standbild“-Position stehen. Er ist wie eine erstarrte Bewegung, wie eine Momentaufnahme aus einem Film, ohne Dynamik, ohne wirklich weiterzugehen. Ein erstarrter Fleck.

Wer bist du? Warum diese Unterdrückung des ICHS? Warum erscheint dir die Aufgabe, als „Mensch“ zu leben, so unrealisierbar? Wo lebst du verborgen? Warum unterdrückst du dich so, hältst du dich so zurück? Weil du unbewusst spürst, dass du in dir eine Stufe höher steigen musst. Weil der ANSATZ sozusagen nicht ECHT ist… Du wirst deinen ECHTEN tiefsten Kern, dein Herz, dich selbst um Rat fragen müssen. Du darfst als ICH, als DU durchbrechen, nicht als jemand, der / die du zu sein meinst, beziehungsweise sein zu müssen meinst, nicht zu etwas hochsteigend, aufsteigend oder an etwas heranreichend, wovon du meinst, dass du es erreichen *musst!*

Die Ursache, warum du ein solches Signal zu dir holst? Auf dass du die Dinge einmal völlig anders betrachten wirst: Vom wahren Niveau aus, aus deinem ECHTEN Sein heraus, nicht aus einem Nicht-Sein, einem Zombie-Sein heraus, aus einem Zustand des „Nicht Wissen, dass ich bin“, eine unbewusste Phase… Rüttle dein Gehirn wach, und komme zu wahrem Leben! Drehe den Schalter um, und lasse dich als MENSCH auf Erden nieder. Du bist weder ein Gegenstand, ein Lampengestell noch ein wildes Tier, du bist kein Ding, kein Element: Du bist ein MENSCH! Werde dir dessen BEWUSST. Der Neue Mensch …

Kernlösung

Eine starke Bewusstseins-Durchdringung ist notwendig, auf dass die weichen, süßen Lebensenergien durchkommen können. Auf dass du in der Lage sein wirst, die Liebe, das Süße kennen zu lernen: das Gefühl, als Ich, als Mensch sein zu dürfen! Auf dass du „spüren“ können wirst: Wie lange schon bist du von deinem Gefühl abgeschnitten? Zeit für Wiedergeburt, für ein Total-Umschalten! Kehre dich nun tief nach innen, und fühle dort diese Warmwasserquelle tief in dir; lasse nicht länger zu, dass du „einfach so“ lebst, dass du als „schlichtweg irgendeine Nummer“ lebst.

Brich radikal mit Alten Gewohnheiten. Brich den Schlüssel entzwei! Lasse nicht mehr zu, dass du ein altes Schloss instand hältst. Wirf diese alten Löcher weg, und entscheide dich für ein wunderbares neues Schloss: für eins, auf das ein biegsamer Schlüssel passt. Finde das Geheimnis der wahren Liebe zu dir selbst, und dieser Schlüssel wird auf das Tor des Lebens passen. Hiermit findest du Zugang zu allem, was mit Leben zu tun hat, ohne festzuhalten. Öffne dein Gefühl, öffne dein Herz, öffne deinen Kopf weit… Lasse diese Menschwerdung zu; sage nicht länger „nein“ zu dieser Entwicklung, für deine „Revolution“! Durchbruch! Durchbreche das Nummer-Sein, das Zombie-Sein, den unbewussten Schlaf. Lasse den Himmel von oben bis unten aufreißen, so dass du werden kannst, wer du wirklich *bist,* als Gottesmensch! So dass du dir auf liebevolle Weise deines herrlichen ICH BIN auf Erden bewusst werden kannst.

Voller Vertrauen weitergehen, bewusst dein Leben gestaltend; alte Instinkte in Bewusstseinskräfte umgesetzt. *Durch und durch* Vertrauen: weil du dich mit Lebensenergie nährst, weil du nicht länger „verharrst“: Du gehst weiter; du durchbrichst dein eigenes Regungslose-Statue-Sein. Es vollzieht sich eine dynamische Kraftentwicklung, ein wunderbares Lebenserleben aus deinem allertiefsten Gefühl heraus, wobei dein Herz vollständig ins Leben integriert ist! Ein starkes ICH-Bewusstsein; das Wissen, dass du dein Leben selbst in der Hand hast. Du verbleibst nicht mehr in den nebligen, kalten, leblosen Sphären des Nicht-Seins, in einer Art von instinktiven, behutsamen Phase, sondern kommst zu dem Vollen Bewusstsein deines Mensch-Seins, zu vollstem Vertrauen… auf die Sphären eines warm klopfenden, lebenden, irdischen Herzens. DU!!

Bedeutung für das Baby selbst?
(auf unbewusster Ebene)

Kernursache

Die Ursache dafür, warum du ein solches Signal zu dir holst? Instinktiv, wie eine Wespe, saugst du Nahrung aus einem tiefen Hohlraum. Eine Art schwarzes Loch, jedoch verschlossen…, du kannst nicht mehr zurück. Jetzt bist du gezwungen, geboren zu werden und einen Strich unter die Vergangenheit zu ziehen, die Vergangenheit als „geschehen“ zu sehen. Sozusagen definitiv abgenabelt und das Loch abgedichtet, worüber du wieder gerne zurückflüchten oder entkommen würdest… Nein, du kannst und *darfst* dich jetzt nicht mehr vor dem Leben verkriechen. Also los, vorwärts!

Weißt du denn nicht, dass du als „Königskind“ in die Wiege gelegt wurdest? Du wirst es noch entdecken müssen. Ebenso wie Moses in der bekannten Bibelgeschichte aus einem Körbchen gerettet wurde, so rettest du nun unbewusst dich selbst, weil du eine wichtige Aufgabe im Leben zu erfüllen hast. Du solltest nur erkennen, dass dein Herz aus Gold ist, dass du jedoch jegliche „instinktive“ Überreste über Bord werfen darfst, vor allem den „Flucht“-Instinkt, dich selbst nicht *wirklich* anerkennen zu wollen und hier auf Erden sein zu lassen, stolz auf deinen Inhalt, auf dein Sein als ICH. Der „Instinkt“, der sich verkriechen möchte, der zurück in Sphären des nicht „Hier-und-Jetzt-auf-Erden“ Seins als Ich-der-Mensch fliegen würde.

Kernlösung

Du darfst nicht wieder durch die Hintertür verschwinden! Im Gegenteil: Du solltest jetzt definitiv das Hauptportal des Lebens für dich öffnen. Gar nicht daran zu denken, dass du dahin zurückgehen würdest, woher du kommst. Die Tür ziehst du unbewusst definitiv hinter dir zu!

Voller fröhlicher Musik…, du bist startbereit…, eine Menge von Kräften über die Erde erschallen zu lassen, entweder über einen Trommelwirbel oder mit einem laut erklingenden Lied. Du erhebst dich jetzt; du *weißt,* was du wert bist, und du lässt dich in ganzer Pracht aufblühen.

Schau! Der Regenbogen erstrahlt am Himmel; das Ende einer langen Reise, von der du nicht wusstest, ob sie nun gut oder schlecht enden würde. Der Endpunkt einer langen Reise. Das Leben hat anderes mit dir im Sinn!

Du fühlst dich in gewisser Weise „gebissen“, ein wenig forciert vorwärts getrieben; du hast zu dieser urstarken Bewegung in deinem Innersten nicht „nein“ zu sagen…, „wollen oder nicht wollen“, dein lebender Selbst-Kern *weiß,* dass es dich geben *muss:* auf Erden; dass du gut daran tätest, deine außergewöhnlichen Energien in erster Linie dafür einzusetzen, du selbst zu werden, zu genießen, auf ERDEN in der MATERIE zu leben! Und dass zweitens auch du deine Aufgabe, deine Verantwortung, deine Möglichkeiten hast, um beim Bau der Fundamente einer schönen Neuen Welt mitzuhelfen! Sage nicht nein dazu, und flüchte niemals davor. So wird es dir gut ergehen!

Keine oder lediglich teilweise Lösung der Nachgeburt

Kernursache und Kernlösung

Krampfhaft zuhalten, abbremsen, zurückhalten.
Ein unbewusster Wunsch, das Baby noch in dir zu halten, am früheren Zustand festzuhalten, weil du dich nicht traust, dich geboren werden zu lassen.
Du gibst dir nicht die Möglichkeit, in der Fülle deiner selbst, in der Freude des Le-

bens geboren zu werden. Möglicherweise hast du dich und deine Entwicklung während der Schwangerschaft „einfrieren“ lassen mit eben dieser Situation als Entschuldigung. Du traust dich nicht, wirklich du selbst zu sein; du wagst es nicht, echt zu leben; du fürchtest dich vor tiefen Emotionen und Lebenskräften in dir; du glaubst zu wenig an dich.

Du hältst dich verschlossen, du weigerst dich, im Leben weiterzugehen; möglicherweise hast du Angst davor, dich mit Problemen zu konfrontieren, und du bremst ängstlich dein Weitergehen ab: Was nun?

Traue dich, ohne Angst loszulassen: Gestalte dein Leben mit Freude, denn das Glück liegt in eigenen Händen. Bleibe nicht in der Vergangenheit stecken: Gehe mit einem Blick auf ein erneuertes Leben weiter! Fülle dich mit der Fülle deines Selbst.

Blutungen nach der Entbindung

Kernursache

Ängstlich versuchst du, emotional alles zu umfassen, aber es geht nur schwer. Eine Trauer, ein leeres Zurückbleiben, der / die Kleine ist geboren. Du wünschst dir, möglicherweise unbewusst, gefühlsmäßig in der Schwangerschaftsphase zu verbleiben. Jetzt wirst du wieder voll und ganz mit dir selbst konfrontiert.

Es hat den Anschein, als kämst du schwer an das Baby heran, du kannst jedoch dich selbst nicht als Einheit spüren: Du hast ein starkes Bedürfnis nach Liebe; diese Liebe kann nicht erfüllt werden, weder von deinem Mann, noch von deinem Kind.

Eigentlich verdienst du es, dir *selbst* in Liebe zu begegnen. Deine Traurigkeit war bereits *vor* der Schwangerschaft da; möglicherweise hatte es den Anschein, als ob die Ankunft des Babys alle deine Probleme lösen würde. Deine Einsamkeit, dein Mangel an Wärme kann nur in dir gelöst werden: Erwarte es nicht von jemand anderem.

Das, was gut für dich ist, wird von alleine zu dir kommen, wenn du zunächst zu Harmonie findest, ganz nah bei dir.

Die neue Situation bringt für dich und das Baby eine nervöse Gebundenheit mit sich; du fühlst dich nicht wirklich sicher; der scheinbare Abstand, der jetzt zwischen dir und dem Baby herrscht, hat den Anschein eines Bruches.

Nein: Es handelt sich hier um eine klare Aufforderung deines tiefsten Selbst, dich nicht länger von dir, von deinem Körper zu distanzieren.

Du fühlst dich im schwankenden Gleichgewicht, weil du Angst davor hast, im Leben weiterzugehen, weil du dir zu wenig deiner Kräfte bewusst bist, weil du von deinem Partner mehr erwartest, als er dir momentan geben kann.

Kernlösung

Du kannst nur zu Glück, zu einer wahren Liebesbeziehung mit jemand anderem hin wachsen, wenn du zuerst dich selbst wirklich liebst, wenn du dich nicht länger verurteilend oder negativ deinem Inneren oder deinem körperlichen Sein gegenüber verhältst.

Es ist notwendig, dass du jetzt die Verantwortung für dein Leben *und* für das Kleine übernimmst. Erwarte jetzt nichts, sondern *gib;* wende dich warm dem Kleinen zu, das du noch bist, und dem Kleinen in der Wiege.

Traue dich, mit aller Kraft vorwärts zu gehen, lasse die Vergangenheit los. Todesängste können dich jetzt heimsuchen, aber sei dir darüber im Klaren, dass das Leben Freude ist, wenn du dir das Recht gibst, wirklich zu leben.

Baue deine Gedanken nicht auf negative Erfahrungen aus der Vergangenheit, sondern lasse dich jetzt wiedergeboren werden. Fühle dich frei, belaste dich nicht mit dunklen Gedanken.

Dein Leben liegt nur in deinen Händen; verbanne Tod und Trauer wie Lügen aus deinem Leben. Beginne aufs Neue. Fühle dich in deiner eigenen Nestwärme sicher, und schenke dem Kind ein eigenes Leben.

SCHWEFEL (S)

Mangel, unzureichende Assimilierung von

Kernursache

Negativität, Nihilismus; du misst nichts und niemandem noch einen Wert bei, beziehungsweise du glaubst an nichts und niemanden mehr, auch nicht an dich selbst. Du glaubst nicht mehr an das Leben; für dich braucht es nicht mehr weiterzugehen.

Schon lange Zeit schaust du misstrauisch um dich; du bist auf der Hut; du glaubst nicht mehr wirklich an das Schöne und das Gute. Du lässt dich einfach hängen, übertrieben stark durchhängen; deine Strukturen sind nicht stark genug. Du bist hier überhaupt nicht als Selbstbewusste Persönlichkeit präsent. Du stehst nicht mit beiden Füßen auf dem Boden; du würdest vielmehr zu viel schweben, über der Erde. Du hast keinen klaren Blick für dich selbst; deine Individuelle Grenze gibt es nicht; du findest dich zu nichts nütze. Du *lässt* dich leben. Du gibst deinem Leben nicht wirklich Gestalt; du übernimmst nicht deine Verantwortung. Kalt.

Kernlösung

Verwirkliche dich in vielen Bereichen; Selbstverwirklichung auf Erden. Mit Sanftheit, Liebe und Selbstachtung, weich dir selbst und den anderen gegenüber; du bist biegsam, flexibel, aber dennoch bist du mit beiden Füßen in einem starken Fundament verwurzelt. Du baust ein solides Haus auf einer Grundlage, die du selbst gezeichnet hast. Du regelst und organisierst deine Strukturen, dein Leben; du selbst bestimmst deine Richtung, und du gibst deinem Leben eine konkrete Form. Du lässt in der Selbstverwirklichung rote, aktive Kräfte durchbrechen. Du relativierst mit Humor, weil du genau weißt, dass jeder Mensch schlussendlich Schöpfer ist und der Grund seiner Existenz. Du Glaubst an dein Selbst. Du siehst die vielen Details, die verschiedenen kleinen Segmente im Leben. Du genießt das Füllhorn.

SCHWINDEL (GEFÜHL)

Kernursache

Eine übertriebene Menge von Eindrücken, Gegebenheiten, Details... spukt durch deinen Kopf. Darüber hinaus weigerst du dich, der Wahrheit über dich selbst ins Auge zu sehen.

Du hast dich *zu* stark für Gedanken, Ideen oder spirituelle Erfahrungen geöffnet: eine chaotische Mischung. Du hast viele Möglichkeiten, die du ansteuern kannst, aber du siehst nicht, *welche* von ihnen dein wahrer Weg ist, denn du schwebst, deine Füße baumeln über dem Boden, „in Gedanken" verstrickt und schwindelig.

Du warst ein hohles Fass, du hast keine Sicherheit in dir selbst gefunden, es fehlte die Basis, du hast auf alles gehört, nur nicht auf deine eigene innere Weisheit: Dann hast du dich mit einer Menge Gedanken und Bücher- und Menschenwissen gefüllt...

Dadurch liegst du jetzt mit dir selbst im Argen: Du bist auf der Suche nach einem Ausweg, um dich nicht wirklich weiterentwickeln zu müssen, so gerätst du in ein Netz von Nebensächlichkeiten; du bist in einen Irrgarten geflüchtet. Laufe nicht vor dir selbst weg! Der wahre Kern deines Wesens liegt in deinem Herzen, in der Liebe zu dir selbst, hier auf Erden und nicht irgendwo in der Luft oder in deinen Gedanken.

Kernlösung

Liebe und Vertrauen zu dir selbst: Da liegt die Lösung. Höre auf damit, in deinen Kopf, in deine weiten Träume oder verschwommenen Gedanken zu flüchten.

Komme mit beiden Füßen auf die Erde. Das Irdische und ‚Geistige' sich miteinander versöhnen lassen. Kämpfe auch nicht länger gegen deine weiche Entwicklung..., halte dich nicht als die Starke in deinem Kopf gefangen! Öffne deine Augen, und versuche, klar in dir selbst zu sehen.

Zuerst bewusst dich selbst finden, mit deiner eigenen Basis verwurzelt; dann ruhig für andere offen sein und assimilieren beziehungsweise zurückweisen, je nachdem, wie deine entschlossene Wahl ausfällt.

Blockiere dich nicht, indem du aus Selbstverneinung deinen Platz an ein Kirmeskarussell im Nebel abtrittst. Innere Weisheit: auf der Basis dessen eine Wahl-Entschiedenheit! Lasse dich nicht überwältigen, werde Meister über dich selbst, und führe entschlossen von deiner inneren, wesentlichen Sicherheits-Basis aus!

SCHWITZEN, ÜBERTRIEBEN STARK

Kernursache

Ein fortwährender Zustand des Aufmerksam-Seins, bereit, dich zu verteidigen, anzugreifen. Ein Gefühl von Unsicherheit, von vagen Ängsten. Du bist auf der Hut. Ein Gefühl der Bedrohung, als ob jeden Moment etwas explodieren könnte, aber eigentlich spielt es sich alles in deinem Inneren ab. Weil du starke innere Kräfte und Emotionen unterdrückst, weil du voller aktiver, potentieller Energien steckst, aber ihnen ein Verbot auferlegst, durchzukommen, bist du im Grunde genommen auf der Hut vor dir selbst, aber du meinst, dass die Gefahr außerhalb von dir liege. Du bist es, der / die deine Gefühle und Kräfte unterdrückt. Weil du dich vor diesen tiefen Kräften in dir fürchtest, wirst du auch Angst vor anderen haben. Du stehst sozusagen in den Startlöchern, zum Schießen bereit, anstatt deinen Inhalt aufblühen zu lassen.

Du staust an, um dann gegebenenfalls einmal auszubrechen. Fürchtest du dich vor dir? Du vertraust dir nicht. Möglicherweise wirkst du manchmal cool und stark, arrogant oder selbstgenügsam, aber diese strahlende äußere Kraft ist lediglich dazu da, um dem anderen „zuvor“ zu kommen; *bevor* du einen Schlag abkriegen würdest, wirst du den anderen schon auf seinen Platz verwiesen haben. Ein fundamentales Misstrauen in Bezug auf den Menschen, das Leben. Du meinst, dich selbst mit Sicherheitsmaßnahmen schützen zu müssen.

Kernlösung

Das ist sinnlos, töricht und Energieverschwendung. Lasse deine Gefühle sich frei lösen; bringe deine Emotionen zum Ausdruck, und teile deine Kreativität mit anderen. Nichts und niemand bedroht dich, wenn du dich im Vertrauen für dein tiefstes Selbst und das Leben öffnest. Lasse kreative Kräfte frei durchkommen; vertraue deiner Natur. Traue dich, entspannt das Leben zu genießen. Du bist in deinem Selbst sicher und beschützt. Staue nichts an; kommuniziere offen und ehrlich mit anderen. Verschließe dich nicht länger dieser Urbasis in dir, so dass paranoide Gedanken verschwinden können.

DIE SEHNEN

Psychologische Übereinstimmung

Symbol für die Flexibilität, mit der du im Leben deinen Weg suchst.
Deine Folgsamkeit deinem inneren Selbst gegenüber und deine Bereitschaft, darauf zu hören, was es dir sagt: ohne Widerstand in die richtige Richtung mitgehen; unser Anpassungsvermögen.

Symbolisiert das Finden des Gleichgewichtes zwischen struktureller Festigkeit, dich von der inneren Autorität getragen zu wissen, stark in der Erde verankert zu sein auf der einen Seite und andererseits dem weichen Durchströmen Lassen deiner Emotionen, der Flexibilität und geschickten Beweglichkeit, mit der du deinen Lebensweg begehst, dem Loslassen eines Gefühlsüberhanges und dem Offensein für die

Freude (eine Verbindung zwischen Muskel und Knochen). Dich stark unterstützt wissen, um Emotionen verarbeiten und deine Lasten im Leben tragen zu können. Dich vor einer Überbelastung von Emotionen beschützt zu wissen.

Symbol dafür, sehen zu wollen, gut in alle Richtungen zu schauen, verschiedene Faktoren zu berücksichtigen und dich nicht mit Scheuklappen zu blockieren.
Aus deiner eigenen Kraft heraus zu leben und nicht nach einem Image, nach Äußerlichkeiten, nach Materiellem, nach der Autorität anderer.
Symbol für die Leichtigkeit, mit der du das Alte und das Neue, Struktur und Inhalt, Pflicht und Wunsch verbindest.

Dich verhärten, forcieren oder dich deinen Nöten und Bedürfnissen beugen und ihnen mit Nachgiebigkeit begegnen. Trägst du das Leben mit Anmut, leicht und voller Freude, oder schleppst du unnötige Lasten, und weigerst du dich, etwas daran zu ändern?

Erkrankungen, allgemein

Kernursache

Sich zu weigern, wirklich zu sehen, auf deine innere Autorität zu hören; du wirst dich eher forcieren, um ein Publikum zufrieden zu stellen oder aus Leistungs- oder Selbstbestätigungsdrang. Du versteckst dich hinter einer Haltung, einer Maske, die du nach außen hin trägst, anstatt *wirklich* aus deinem tiefsten Selbst, aus deiner natürlichen Art heraus zu leben. Du weigerst dich, Veränderungen herbeizuführen, die notwendig sind; du tust so, als würdest du gar nichts sehen. Emotionale Lasten werden zu schwer; ein Festhalten von Trauer und Anspannung. Eine widerspenstige, schräge Haltung dir selbst oder anderen gegenüber.

Du bewegst dich in eine falsche Lebensrichtung, bleibst in einem bestimmten Muster stecken, du trägst unnötige Lasten. Wenn du nicht nachgibst, wirst du reißen oder brechen.

Wahre Schönheit liegt in der spezifischen Eigenheit eines jeden Menschen: Du negierst sie, forcierst dich nach außen hin, eine unnatürliche Haltung und ein künstliches Verhalten; anderen Macht und Autorität zuerkennen, anstatt sie in dich selbst zu stellen. Du machst dich von Autoritäten außerhalb von dir oder vom Urteil anderer abhängig: Du stellst das Sonnenzentrum nach außen, so dass du selbst verbrennst. Oder lässt du dich von deinen Trieben, deinen Instinkten beherrschen, und weigerst du dich, selbstbewusst deine Meisterschaft anzunehmen? Fühlst du dich innerlich nur schwach oder minderwertig, und suchst du in deiner äußeren Erscheinung, im Sex oder in einem starken Verhalten nach einer Kompensation dafür?

Kernlösung

Ohne zu zögern, ruhig im Leben weitergehen, Probleme und Emotionen nicht anhäufen, sondern verarbeiten; feste mit den Füßen auf dem Boden stehen, dich in deinem inneren Selbst sicher fühlen und dich von ihm unterstützt wissen; flexibel Veränderungen herbeiführen, wo es notwendig ist; belaste dich nicht zu schwer; lebe im Licht deiner selbst, und sei dir deines Wertes bewusst, nicht die äußere Form zählt; wage es, dir auf weiche und spontane Art zu vertrauen: Selbstreinwaschung von zu drückenden Gedanken und Gefühlen; dich entspannt gehen lassen; Gleichgewicht und Flexibilität.

Siehe eventuell auch *Achillessehne.

Tendinitis und Tendovaginitis

Sehnenentzündung und Sehnenscheidenentzündung

Kernursache

Voller Energien würdest du, energetisch-aufgeladen, auf dein Pferd springen, um im schnellen Trab in den Kampf zu ziehen. Vollblutkräfte treiben dich voran; möglicherweise spannst du dich an, bewegst du dich (buchstäblich und / oder bildlich) in rasanter Fahrt. Eine Menge von brodelnden Energien möchte genutzt werden, sehnt sich nach einer freien Öffnung deiner Atemwege, auf dass du frei und stark innerhalb einer *wirklichen* Entwicklung handeln und weitergehen darfst..., nicht in einem *Aufgehen* in deiner Arbeit beziehungsweise in deinem Ehrgeiz!

Zuweilen etwas verwegen, mit einem Helm auf dem Kopf, aber du hast nicht wirklich im Visier, wohin du reitest, gehst oder rennst; *zu viel auf diesen einen Punkt außerhalb von dir gerichtet, nicht länger in dir als Ganzheit präsent.* Dein Geist und dein Körper werden vollständig davon in Besitz genommen, was du „anstrebst"; *Muskeln und Sehnen spannen sich an, um „ein Ziel" AUSSERHALB VON DIR zu erreichen.* Du willst und du wirst! Auch wenn du dich forcieren musst! Animalische, instinktiv angetriebene Kräfte suchen ihren Weg und dienen nur diesem einen Ziel..., was eine Verarmung deiner selbst als Mensch bedeutet.

Streberdrang. *Mit verbundenen Augen,* ohne nachzudenken, von deinem Ziel *begeistert,* von dem „Pokal", der Zielgeraden oder dem Endpunkt, den du erreichen möchtest. Wie mit einem Rammskopf voller Ideen, möglicherweise mit Wahnvorstellungen, Begierden oder angestrebten Zielen, hältst du dich nicht im Zaum; wie ein rot-wilder Zentaur rast du weiter, ohne dich noch nach irgendwem oder irgendetwas umzusehen. Möglicherweise geht dabei einiges zu Bruch; alles muss vor deinem Ehrgeiz, deinem Ziel weichen. Hart und eifrig-begierig, zu viel Feuer.

Das Ziel, das du anstrebst, nimmt den Platz des „DU" als Mensch ein. Du bist sozusagen auf *einen* Punkt FIXIERT und dafür muss alles andere Platz machen. Wie ein instinktiv durchgehendes Tier machst du dich zuweilen auf den Weg, bis dein Kopf-und-deine-Adern rot angeschwollen sind, bis du von deinem Pferd stürzt, um zu erkennen: *„Was übergehe ich mich eigentlich die ganze Zeit?* Was ist eigentlich mein Leben? Bin ich ein wildes Tier oder ein Mensch? *Wonach bin ich auf der Jagd:* mit Leidenschaft und Habsucht, voller Begierde und Ehrgeiz, auf Talentjagd oder voller Ambitionen, „der / die Erste" oder „Beste" sein zu wollen?"

Die Lösung liegt in einer Rückkehr zu dir selbst, darin, „Halt!" zu rufen, dein Pferd (oder welchen „Gegenstand" auch immer, den du benutzt, um dein Ziel zu erreichen: ein Musikinstrument, Computer, Sportzubehör) in den Stall zu bringen und tief in dich zu gehen.

Wie sehr verstümmelst, erniedrigst du dich... zu einem kleinen Partikel dessen, wer du als Mensch in seiner Ganzheit *wirklich* bist. Du verleugnest den weiten Raum, die echten Schätze deiner selbst, um dich Leidenschaft, Genussdrang und Übereifer hinzugeben und die Erfüllung außerhalb von dir zu suchen. Höre auf damit; setze dich in Ruhe hin, und trinke eine Tasse Tee oder Kaffee[16]: So mache es dir doch etwas leichter, lasse es etwas ruhiger angehen. Du brauchst nicht so zu „hetzen", zu rennen und anzustreben, außerhalb von dir zu suchen, begierig und unruhig im „Haben Wollen oder Bemächtigen" (eines Endergebnisses z.B.).

Kernlösung

Du findest alles tief IN dir. Lasse los! Komme zu dir nach Hause, und genieße das *echte* Leben in einem ruhigeren Tempo. Laufe nichts hinterher, versuche nichts zu „erreichen"..., sondern lebe im wunderbaren JETZT-Moment. Eine temperamentvolle Jagd ist ein Surrogat für das *echt*-dynamische Leben, das sich breiter in dir manifestieren möchte. Also: Lasse das „Haben- oder Erreichen-Wollen" los, und komme in dein „Sein": Das ist der Weg des Lebens.

Forciere nicht länger, begehre nicht mehr, laufe nichts außerhalb von dir hinterher. Suche das Ziel im Leben *selbst,* in deinem Lebenden Selbst, im Sein deines ICHS,

[16] Lies über die Symbolik von Tee und Kaffee in *Das Füllhorn - Psychologische Symbolsprache der Nahrungsmittel* nach.

und empfinde wahre Freude daran. Folge dir, bleibe bei dir, laufe nicht länger Dingen außerhalb von dir nach, übergehe dich nicht, hetze dich nicht so auf.
In deiner eigenen Dynamik leben, Minute für Minute, ohne das Endziel bereits vor Augen zu haben: Das ist gesund. *Dann* gehst du weich mit dir mit, mit der Natur, mit dem Leben.

So spanne dich nicht länger so hart und rot brennend an, um den Zielpunkt zu erreichen, sondern lasse los, lasse ziehen. Das Leben ist kein Wettstreit, keine Zwangsjacke, sondern ein offener Raum, in dem du du selbst sein darfst, zu jedem Zeitpunkt des Tages.
In der Natur deines Körpers bleiben, mit deinen Beinen, deinen Füßen-auf-dem-Boden im Hier-und-Jetzt-Moment.

Lasse jetzt alles los, setze dich hin, komme zu dir, genieße dich im ewigen Jetzt. Hetze dich nicht mit der Peitsche auf. Du hast Zeit genug… und nichts *muss sein.* Du machst deinen Wert nicht davon abhängig, was du „hast" oder erreicht hast: Denn das hat nichts mit *echtem* Wert zu tun. Breche mit der Welt des Scheins. Ziehe das rote Tierfell von dir, und trete als Mensch an, stark, ruhig, dynamisch, klar. Als liebevoller Hirte für dich selbst, nicht länger als eisenharter Tyrann.

Zusammenschrumpfen, Verkürzung der Sehnen und Sehnenplatten

Kernursache

Ängstlich und angespannt klammerst du dich an Strukturen, an eine Person.
Gefühl der Unsicherheit, von deinem tiefsten Selbst entfremdet, anderen ausgeliefert; du ertrinkst in deinen Gefühlen, in unbewussten Sphären. Du hast Schmerzen, fühlst dich in den Fängen anderer, auch wenn du dich wie ein Opfer verhältst.

Frustration; du fühlst dich wie durch den Fleischwolf gedreht, bekommst dein Leben nicht in den Griff; du lässt dich nur so kreisen, obwohl zuweilen eine machtlose Aggression in dir aufkommt. Vielfach lässt du den „Geist" das „irdische" hier-und-jetzt Sein überherrschen, dann wiederum möchtest du dich beweisen!

Aber du fühlst dich zu matt, zu schwach, du hältst dich lieber hinter einem Schutz verborgen, denn du fühlst dich so ängstlich und bedroht. Du misst dem zu viel Bedeutung bei, was andere über dich sagen könnten. Du lebst nicht wirklich aus deinem Herzen, aus deinen Wünschen heraus, du meinst, dich dem / der anderen gegenüber rechtfertigen und verteidigen zu müssen. Du schrumpfst zusammen, glaubst nicht wirklich an deine Kräfte, du traust dich nicht, voll und ganz zu leben und zu genießen. Du schränkst dein Leben ein und ziehst so Menschen an, die das Ganze noch verstärken.

Kernlösung

Baue von deinem tiefsten Ich ausgehend eine neue, starke Struktur aus, und komme mit beiden Füßen auf den Boden; stehe feste auf Erden, und führe in deinem Leben Veränderungen herbei.

Verstecke dich nicht: Blühe mit allen deinen Kräften auf, vertraue auf deine Natur, auf deine spontanen Energien, deine Möglichkeiten. Lebe nicht nach anderen, sondern komme aus dir selbst heraus zu wahrer Aktion, und sei dir darüber im Klaren, dass regenerierende Kräfte zum Einsatz kommen, wenn du dich weich für dein inneres Selbst öffnest und die Bereitschaft zeigst, darauf zu hören. Spanne dich nicht so krampfhaft an, komme in dir zur Ruhe. Werde flexibel, arbeite mit anderen zusammen, und gestehe dir zu, zu genießen. Du bist nur dann ein Opfer und leidend, solange du es zulässt: Ändere deine Erwartungen an das Leben, ändere deine destruktive Meinung über dich. Dehne dein Leben aus, nimm den ganzen Raum in Beschlag, entfalte deine Talente, öffne dich für Freude, und fühle dich sicher auf deiner Basis.

SELBST-VERSTÜMMELUNG

Kernursache

Selbsthass, Selbstvernichtungsdrang. Du fühlst dich schon von Natur aus verletzt und gepeinigt; du hast Menschen zu dir geholt, die dir wehgetan haben, weil du dich selbst bereits als leidendes Opfer gegeben hast. Du gestehst dir nicht zu, zu leben, glücklich zu sein. Du bist davon überzeugt, dass du leiden und verzichten musst, dass du kein Recht auf Freude hast. Du versinkst in Trauer; du siehst keine Perspektive mehr; am liebsten würdest du dich auf dem Altar für einen Gott opfern, weil du meinst, es nicht besser zu verdienen. Du willst dich bestrafen; ja, du findest dich schlecht und unansehnlich.

Der psychische Schmerz und der Selbsthass sind unhaltbar; die äußerliche Selbstverstümmelung ist lediglich eine Widerspiegelung dessen. Du bist wütend auf dich; psychische Selbstzerstörung, Selbsttötung. Du hast solche Angst, von einem Strom von Ängsten verschlungen zu werden, dass du dem nicht mehr gewachsen sein wirst; deshalb nimmst du das Heft in die Hand; du kommst der Todesangst *zuvor.*

Gesunde, aggressive Kräfte, kreative Energien und spontane Gefühlsäußerungen dürfen nicht durchkommen; du unterdrückst das Schönste in dir. Du darfst von dir nicht leben.

Kernlösung

Hole den Stachel, der sehr tief in deiner Haut steckt, heraus. Wende dich in Liebe dem kleinen Kind in dir zu, und lasse diese weichen Gefühle aufblühen. Gib dir die Wärme, die du schon immer vermisst hast. Jeder Mensch ist einzigartig und gleich wertvoll.

Habe keine Angst vor diesen Gefühlen in dir, höre auf damit, wütend auf dich zu sein; lenke deine Gefühle in reine Bahnen. Sorge gut für dich; höre auf dein Herz, und sei dein eigener Retter. Du bist König, aber du verweigerst deine Krone.

Komme mit beiden Füßen fest auf den Boden; sei Meister über dich. Wenn du auch nur *einen* Teil der Natur verletzt, in diesem Fall dich selbst, verletzt du die Ganze Natur.

Habe Ehrfurcht vor dem Göttlichen in dir! Du darfst leben, du hast das vollste Recht, glücklich zu sein. Verdamme dich nicht zum hässlichen Entlein, oder wird das Entlein schließlich entdecken, wer es ist: ein edler Schwan?

SELEN (Se)

Mangel, unzureichende Assimilierung von

Kernursache

Die Ursache dessen liegt in der Angst, Todesangst. Du siehst alles zu düster; du machst dich bereits auf die potentielle Gefahr gefasst, stehst bewaffnet bereit, um dich gegen das Böse zu verteidigen! Verwirrende Gedanken, düstere Phantasien, zuweilen paranoid, nervöse Panik. Du sperrst dich selbst ein; du hältst dich innerhalb einer straffen Struktur, du gestehst dir keine weiche und freie Existenz zu; ja, du hast Angst davor, auseinander genommen zu werden. Emotionen überspülen dich geradezu; du kannst es nicht im Griff behalten.

Du fürchtest dich vor deinen eigenen dunklen Gefühlen, vor dem dunklen Unbewussten in dir; du kannst dem nicht vertrauen. Du lebst wie auf einer Zeitbombe: Jeden Moment kann sich etwas Dramatisches ereignen (so meinst du)…

Kernlösung

Konfrontation mit deinen Gefühlen; suche keinen Schutz, sondern überprüfe die Situation, in der du dich befindest, und gewinne einen klaren Überblick. Traue dich, dir deine tiefsten Gefühle anzusehen; akzeptiere und verarbeite sie, lasse los. Ein

spielerisches, unbeschwerteres, freudvolleres Leben! Das Leben ist kein Angsttraum, es sei denn, du machst es dazu. Nichts vermag deine starke Struktur im Prozess der Menschwerdung zunichte zu machen! Vertraue auf dein Lebendes Selbst. Gestalte *selbst* dein Leben, voller Optimismus.
Bemächtige dich deiner Gefühle. Folge selbstbewusst deinem Lebensweg, ohne zu zögern; nichts bedroht dich, wenn du es nicht heraufbeschwörst. Realitätssinn: Stehe mit beiden Füßen auf dem Boden, fühle dich in deinem tiefsten Selbst sicher und beschützt. Flüchte nicht vor dem Leben: Tauche ein, ohne Furcht!

SENILITÄT, KINDLICH WERDEN

Kernursache

Du bist zu viel im „Geist". Das tiefste Selbst, dein innerer Quellenkern steuert dein Leben automatisch; du *lässt* dich leben, du nimmst nicht mehr das Steuer in die Hand. Zuvor gab es einen spontanen Austausch zwischen deinem Bewussten Ich hier-und-jetzt und deinem tiefsten, inneren Selbst. Jetzt lässt du dich gehen und reißen „unbewusste" Teile das Ruder an sich. Du bist nicht mehr wirklich da. Du **erlebst** nun alles auf einem anderen Niveau; du erlebst dich am liebsten in einer kindlichen Sphäre, weil du dann alle Verantwortung von dir weisen kannst, weil dir so alle Aufmerksamkeit und Fürsorge zuteil wird, was dir wiederum ein beruhigendes und sicheres Gefühl gibt. Denn es sind gerade deine Ängste und das zu geringe Vertrauen in dir, die dich in diese unwirkliche Welt flüchten lassen.

Du hattest nichts mehr zu sagen, du fühltest dich ohnmächtig, möglicherweise fühltest du dich von anderen verstoßen, aber eigentlich warst du es, der / die dich nicht wirklich gerne mochte. In dieser neuen Dimension hast du die Möglichkeit, andere im Griff zu haben, bekommst du *wohl* Aufmerksamkeit. Du suchst im Grunde genommen die Liebe und die Wärme, die du dir selbst versagt hast, die du in deinem Leben vermisst hast: Du steigst in eine Geistessphäre empor, auf der Suche nach sanften, harmonischen Gefühlen. Aber du *lebst* nicht mehr wirklich: Du bist viel unwesentlicher als ein „Kind", aber im Kindlichen spiegeln sich die Sphären, die du suchst, am besten wider.

Kernlösung

Du kannst, wenn du willst, jetzt zurückkehren, mit deinen Füßen auf den Boden „herunterkommen", dich in einer ruhigen und friedlichen Umgebung sicher und beschützt wissen. Du darfst dazugehören...

Versöhnung, Verschmelzen von Himmel und Erde, Genießen des Hier-und-Jetzt, bewusst du selbst sein, in deinem herrlichen Körper, deinem Herzen.

Siehe ggf. auch: Demenz, Probleme mit dem Älter werden.

SEPSIS

Bakteriämie:anomale Anwesenheit und Vermehrung von Bakterien sowie deren toxische Produkte in der Blutbahn (seltener Pilze, Viren oder Protozoen), dadurch hohes Fieber. Vergiftungserscheinungen, manchmal delirieren, Schock usw. (eine Sepsis ist oft lebensgefährlich)

Kernursache

Du hast sehr viel in dir *angestaut.* Einerseits hat es den Anschein, als wolltest du hoch greifen, nach einem weiten und hoch erhabenen Ideal, jedoch ohne es erreichen zu können... Heimweh, dich verzehrend, Sehnsüchte, schmachtend, in das große, goldene Licht über oder außerhalb von dir flüchtend: Du breitest deine Arme vom Sonnengeflecht und von deinem Brustbein ausgehend weit auf..., aber hierbei empfindest du eine Art von Unfähigkeit, eine Ohnmacht, höher und näher an das Schöne, das Ideale, das Licht heranzukommen.

Das *„Leuchtende Ideal", worin du aufgehen möchtest, was du herbeisehnst,* das kann sich in Etwas, in Jemandem, in etwas Abstraktem oder sehr Konkretem, in einem materiellen oder geistigen Ideal (-bild) manifestieren, immer darauf basiert, nach-außen-zu-reichen und sein Ich dabei zu verlieren; z.B. durch Geld, Karriere, Image oder dadurch, dass du einem äußeren Ideal entsprechen willst, dass du in Sex, Gurus oder anderen Abgöttern, in rauschartigen Geistessphären, religiöser Anbetung, in Ekstase usw. aufgehen möchtest…: Jede(r) einzelne wird dem für sich nachgehen müssen, *worin* er / sie sich verliert und sich selbst entgleitet, um in einem alles absorbierenden Licht aufzugehen, das schließlich zum *Verschwinden des ICHS* führen würde, wenn man ihm nicht „Einhalt" gebietet. Im psychologischen Kern bedeutet das: Mit dem Sonnengott, den man anbetet, verschmelzen zu wollen – wie man im Grunde genommen gerne *selbst* wäre – um gemeinsam mit ihm in Seligkeit verherrlicht zu werden. Das ist der *Schein,* es ist nicht das *wahre* Leben und hat nicht im geringsten etwas mit dem wahren Glück zu tun; eine Art von Genuss, der nichts mit dem echten Lebensgenießen in Freude gemein hat!

Zugleich verankerst du deine Beine und Füße zu wenig in der Erde. Kurzum, du bleibst zu stark im „Mittelteil" von dir, von deinem Körper stecken, ohne vollkommen in deinen eigenen irdischen Körper einzutreten: *Ein Gefühl von Ohnmacht, weil du nicht weiter und höher reichen kannst, so, wie du eigentlich gerne möchtest…* Das hat auf der einen Seite damit zu tun, dass du außerhalb von dir *„begehrst"* und andererseits mit der damit einhergehenden *Selbst-Flucht.* Du verzehrst dich…, aber du reichst nicht heran; Trauer und Ohnmacht sind Teil dieses Prozesses.

Kernlösung

Die Lösung liegt in der Freude und darin, deinen eigenen Körper GANZ und in LIEBE in Besitz zu nehmen, stark auf EIGENEN Füßen zu stehen, das Gold nicht länger außerhalb von dir zu suchen und nichts in dir festzuhalten: Zu einer offenen und freien Kreativität, zu einem freien Ausdruck deiner Gefühle kommen, das Ideal im Leben *selbst* voller Dankbarkeit in das SEIN legen. Nicht länger das leuchtende Ideal anstreben, das außerhalb von dir liegt, nicht mehr den *echten* Wert des MENSCHEN-auf-Erden verleugnen…, denn so degradierst du dich zu einer Art Zombie (des Angestrebten), der nicht dazu in der Lage ist, die wirklichen Schätze in sich wahrzunehmen…

Erweitere deinen eigenen Raum HIER-UND-JETZT IN dir! Reiche nicht länger nach außen beziehungsweise weit nach vorne oder über dich. Gleite hinein, in die Erde, in deine eigene körperliche Bleibe auf Erden, und verwurzele dich stark mit deiner eigenen Basis!

Halte nicht länger fest: Gegebenheiten aus der Vergangenheit, bestimmte Dinge, die du in Zukunft gerne haben oder erreichen „willst"... Du kommst unmöglich von außen an das echte „Gold" heran (die *echten* Werte, das *echte* Leben, die *echte* Freude), du reichst nicht an die „erhabenen" Schätze außerhalb von dir heran (z.B. wirklich wertvolle lieb-habende Menschen), solange du dich nicht zunächst den goldenen Schätzen IN dir, in deinem Körper, in deiner inneren Seinsstruktur zuwendest. Lasse alles außerhalb von dir los; suche das Erhabene, das Lichte, das Frohe, den Gral… nicht AUSSERHALB von dir (in Gedanken, im Gefühl, im Streben…), sondern stelle es IN dich selbst, und steige herab. Verkenne nicht die Kraft deines eigenen *Mittelpfeilers,* leugne nicht die Kraft in deinen Beinen, deinen Füßen und deinem Skelett, denn all das wird endlos von deinem inneren Lebenden Selbst-Kern genährt. Du musst dich jedoch wohl dafür öffnen und nicht das ganze Heil von außen erwarten!
Alles Schöne kommt also wie von selbst auf deinen Weg, wenn du zunächst *in deinem Inneren nach den Heiligtümern in deinem Wesen, nach deinen Gefühlen und*

Talenten suchst…, wenn du nicht vor deinem irdischen, wertvollen „Sein“ als ICH flüchtest! Trete In dich selbst ein, und lasse los! Greife nicht länger nach dem glänzenden *Rauschgold* außerhalb von dir: blendend und tötend. Das wahre Gold liegt beim Herzen. Lasse dich nicht vom Licht außerhalb von dir *blenden, absorbieren* – nimm es nicht wie ein Parasit in dich auf, denn du wirst von ihm verschlungen werden – sondern werde, wer du bist, als Autonomes ICH…, entzünde das Streichholz in dir…, und *spüre* das Licht in dir selbst, schließe dich ihm an, um es ewig dauernd am Brennen zu halten. *Verschmelze auf liebevolle Weise mit dir selbst, und lasse schöpferische Feuerkräfte sich dynamisch manifestieren!*

Möglicherweise wolltest du alles zu dir holen, wie mit einer Rakel, um dich reichlich mit allem zu versehen, aber du hast dich selbst dabei blockiert und jede innere Dynamik stillgelegt. Befreie dich jetzt, indem du *alles loslässt,* indem du damit beginnst, das Leben in dir, die Natur-auf-Erden zu Genießen! Mache dich ganz auf, vertraue dich dem Leben in dir an, in vollkommener Hingabe.

Gib dich nicht einem Licht (Etwas oder Jemandem) außerhalb von dir hin, sondern vertraue dich dir selbst, deinem großen, inneren, weiten Selbst an! Öffne deinen Brustraum, und singe, strotze vor Freude und Gesundheit. Du machst dich von allem und jedem *frei.* Keine einengende Verbindung schnürt dich noch ein. Du fühlst dich so frei und froh wie eine singende Kuh in den Schweizer Bergen! Die Schokolade[17] zergeht dir herrlich auf der Zunge, als Symbol für *die weiche Hingabe an die Weiblichkeit in dir: Du produzierst und gebärst die herrlichsten Früchte; du gestaltest und lebst spontan aus deinem inneren Seelenkern heraus.* Du bewegst dich auf dynamische, fortwährend-loslassende Art und Weise durchs Leben, frei und sorglos. Du hältst nichts mehr in dir fest. Nichts *muss* mehr sein, du „strebst“ nichts mehr außerhalb von dir „an“. Es ist so, als wärest du aus einem Gefängnis ausgebrochen, dessen Wächter du selbst warst. Adern und Wasserwege in dir sind froh…, Leber, Herz und Nieren fühlen sich entlastet…, das Knochengerüst möchte im grünen Gras tanzen. Der Rumpf steht weit und frei, die Lungen atmen das Leben ein, die Fußsohlen feste auf dem Boden, Hände lassen los, die Haut entspannt sich, das Sonnengeflecht ist voller Glück weit geöffnet… Deine Lebensenergien dürfen jetzt frei existieren und werden kreativ, aufbauend eingesetzt…, jetzt, wo du aus deinem Herzen heraus lebst, das froh ist, als ICH in einem Körper aus Fleisch und Blut, in der Erde verankert, SEIN zu dürfen. Du kommst auf der *wirklichen* Erde, in deine *wirkliche* Natur nach Hause, von jeglichem Rauschgold *rein gewaschen.*

[17] Lies über die Symbolik der Schokolade in *Das Füllhorn - Psychologische Symbolsprache der Nahrungsmittel* nach.

SEROTONINMANGEL

Kernursache und Kernlösung

Ein ruhiger See, und du wartest… Es werden im Leben nicht wirklich aktive Schritte in Richtung Weiter-Gehen unternommen. Du stehst nicht stramm aufrecht. Du sitzt da, etwas schlaff und schwach, möglicherweise wie eine Lorelei, die auf den Prinzen wartet, der vom Wasser getragen förmlich zu ihr hin fließen wird… In dieser Untätigkeit, in dieser Art von innerer Passivität, fühlst du lediglich, wie das Wasser unter dir her fließt, aber du *selbst* scheinst es nicht fassen zu können… Im Gegenteil, Emotionen und Gefühle können dunkel und bedrohlich wirken. Du wartest, verschiebst, wartest ab…, was kommen wird. Da ist ein Zögern, ein Zaudern, du tust nicht wirklich, was du tun müsstest, was das Leben in dir von dir verlangt. Du bleibst zu viel in den eingeengt-weiblichen Sphären von Passivität, Abwarten, ja sogar von heftigerem Verschlingen und Aufsaugen haften. Darauf wartend, bis jemand *anders* kommen würde, um dich AUSZUFÜLLEN…, anstatt dich selbst zu verwirklichen und vollkommen auszufüllen!! Du erwartest, dass die Füllung des anderen deine eigenen Löcher ausfüllen wird…, das ist eine Form von Selbst-Erniedrigung, Selbst-Verleugnung.

Du solltest dich auf die Suche nach der Fülle deines Wesens machen, um dich daraufhin radikal aktiv zu bestätigen und wahr zu machen. Dich nicht länger mit Menschen und Dingen um dich herum füllen, dich nicht mehr in abwartender Haltung darauf abstimmen…, was jemand *anderes* dir geben wird!

Gib nun endlich dir selbst; höhle dich nicht länger aus; ERFÜLLE dich, und höre auf damit, die verlorene Prinzessin zu spielen, die auf den Prinzen wartet, der sie wach küssen wird. (Die Worte männlich und weiblich, Prinz und Prinzessin sind hier sehr relativ zu sehen und untereinander austauschbar.)

Der größte Schatz liegt tief in dir selbst, aber du spähst aus deinem eigenen Gefühl der Leere heraus in die Tiefen, dorthin, wo du den verloren gegangenen Schatz vermutest, und du meinst, ihn nicht (mehr) zu erreichen. Vielleicht darum trauernd, was einmal war und nicht mehr ist.

Stehe auf! Erkenne jetzt, was die *wirklichen* Werte des Lebens sind! *Komme zu dem Fülle-Bewusstsein deiner selbst!* Blicke nicht in die Vergangenheit: Die Schätze aus Gold sind JETZT in dir! So trauere nicht, verkenne sie nicht, *bleibe nicht in deiner brav-abwartenden-passiven Haltung, darauf wartend, bis die anderen oder die Dinge zu dir kommen werden.*

Halte auch nicht an einer so genannten kostbaren Vergangenheit fest: Was fort ist, ist fort, wer aus deinem Leben verschwunden ist, ist verschwunden…, das hat immer seine Gründe. Erlebe die Gegenwart voller Freude, und sei dir darüber im Klaren, dass das Leben nur *das* mit der Sense aus deiner Existenz fortmäht, was nicht gut für dein Wohlergehen ist. Kopf hoch. Schaue nach vorne.

Richte dich als MENSCHENKIND mit dem auf, was wir als das Männliche und das Weibliche bezeichnen, das gleichermaßen in dir vorhanden ist. Gib dich nicht als den Schwachen / die Schwache; sei dir deiner Kraft und deines inneren Reichtums bewusst!

Träumst du von einem fernen Glück? Verzehrst du dich nach einem Ziel, das sich hoch über dir und weit außerhalb von dir befindet?

Siehst du die Erfüllung deiner Sehnsüchte außerhalb von dir: in Menschen und Dingen? Wie das naive Kind, das davon träumt, irgendwann einmal eine Prinzessin / einen Prinzen zu heiraten?

Verbanne alle diese romantischen, auf etwas hoffenden Träume und Gedanken aus deinem Leben: Sie sind tödlich für dich; sie legen dich lahm. Diese Träume machen dir weis, dass du das Glück nicht IN DIR SELBST und im HIER und JETZT finden kannst. Verbanne diese Lüge aus deinem Leben. Komme mit beiden Füßen auf den Boden. Sei keine Meerjungfrau / kein Meerjungmann mehr. Komme zu dir. Springe aus diesen wasserartigen Nebelsphären auf den Boden, ins Erdgeschoss, und werde nüchtern: Öffne deine AUGEN.

SIEH dir die REALITÄT des Jetzt an, und sei um deiner selbst willen dankbar. Träume nicht, sondern entdecke deine eigene Fülle. Die Erfüllung wirst du zuallererst in dir selbst finden müssen: Erst *dann* kannst du das Glück mit anderen teilen. Zuerst die Freude über dich, erst dann wird das Materielle, das für dein Leben von Bedeutung ist, ganz von selbst da sein. Seufze nicht…, schaue nicht in die Ferne…, warte nicht…, sondern stehe auf und mache! Mache JETZT etwas aus deinem Leben wahr. Träume nicht, projiziere keine Sehnsüchte in ein fernes Paradies, sondern baue am Paradies der Gegenwart! Hänge die Trauer oder die Nostalgie, die Wehmut oder was auch immer… an den Nagel. Kehre dich tief in dich selbst, und finde dort die *wirkliche* Freude, von jeglichem Flecken Trauer befreit.

Kopf hoch und vorwärts gehen. Aktion! Unternehmen in sehr konkretem, realistischem Sinne! Trete ins LEBEN, in das wirkliche Leben.

Träume nicht, schwebe nicht in Sphären, sondern sei bei dir, bleibe bei deinem Körper: Trete in dich ein. Verlasse dich, deinen Körper nicht... Im Gegenteil. Mache dich immer mehr zu einer Ganzheit: Der Mann und die Frau in dir im Gleichgewicht. Und vor allem: Breche mit dem schwachen, abwartenden, dich selbst verkennenden Bild. Du bist kein in abwartender Haltung dasitzendes, träumendes Standbild. Ja, du solltest stramm und stark AUFRECHT stehen und voller Glaubenskraft nach vorne schauen. Nicht trauern, nicht warten. Du musst es SELBST machen, du musst es JETZT tun. Du lebst im JETZT, aus der KRAFTFORM heraus, die du bist, nicht als Mann, nicht als Frau, sondern als MENSCH, der SICH SELBST ERFÜLLT! In Dankbarkeit für dieses kraftvolle, große, göttliche Mensch-ICH, das du bist! Strahlend vor Glück um des Lebens willen, das durch dich hindurchströmen darf, für das Wesen, das du *bist,* um des Lebens selbst willen. Es lebe das Leben!

SJÖGREN-SYNDROM

Autoimmunerkrankung mit geichzeitigem Auftreten von trockenem Mund und trockenen Schleimhäuten, trockenen Augen und häufig anderen entzündlich-rheumatischen Erkrankungen wie Rheumatoide Arthritis oder Lupus Erythematodes; häufig auch extreme Müdigkeit

---

Kernursache und Kernlösung

Du lässt den Dampf sozusagen aus deinem Wesen entweichen, gen Himmel steigen, ohne dass du tatsächlich etwas damit anfängst. Du denkst zwar, träumst, lässt los und... wartest. Wie Weihrauch steigt deine Energie zum Himmel, ohne dass du tatsächlich im kreativen Sinne etwas damit anfängst. Du hast zwar möglicherweise *wohl* das Gefühl, etwas damit anzufangen, aber das Sjögrensyndrom sagt dir, dass das nicht wirklich der Fall ist. Schaue nicht so zum Himmel hinauf, warte nicht mehr ab..., nimm das tatsächliche Leben in die Hand, und lasse es nicht einfach so aus dir „abfließen". Siehst du dich lediglich als hilfebedürftig oder „unbeholfen" an, den Händen des großen „Geistes" ausgeliefert, oder...? Lässt du dir alles abnehmen..., oder fühlst du dich ausgeliefert, vielleicht legst du dich auch buchstäblich in die Arme einer Mutter, eines Vaters, eines Gurus, eines / einer...? Behältst du nichts mehr für dich? Und zählst du andererseits auf die anderen?

Setze jetzt deine Grenzen! Grenze dein Energiefeld ab: Das kann dadurch geschehen, dass du dir dessen BEWUSST wirst, dass du DU bist, SELBST-versorgend, und niemand dir zu geben oder von dir zu nehmen braucht. Du bist kein „leidendes und abhängiges Opfer", es sei denn, du lebst nach dieser Überzeugung! Lasse die Energien nicht länger zum Himmel steigen, lasse dich nicht mehr wie Wasser verdampfen, das emporsteigt. Lasse dich nun stark in deinem Fleisch nieder! Im herrlichen „Salz" der Erde. (Wehre dich auch nicht dagegen, Salz zu essen, wenn du Lust darauf hast.[18]) Löse dich nicht länger von deinem irdischen Selbst; Erdung! Kehre dich wieder zu deinem Kernpunkt, zu deinem reichen Inhalt, und fasse den Entschluss, es nicht mehr alles wegfließen zu lassen: nach außen, nach oben; halte alles zugunsten deines eigenen Lebens bei dir!

Lasse es nicht so passiv, resigniert oder dich selbst aufopfernd aus dir abfließen: dich auf alles außerhalb von dir verlassend, aber nicht auf deine eigene göttliche Quelle! Sei motiviert („Ich will in guter Gesundheit leben!"), halte die Energie stark in deinem Körper, für dich. Lebe nach der Überzeugung: „Ich sorge für mich selbst! Nichts und niemand braucht meine Energien zu „haben", kein Mensch, kein Gottesgeist: Ich muss alles bei mir behalten! Ich werde alles aus meinem tiefsten Kern heraus aufblühen lassen."

---

[18] Beachte: daran sind wichtige Bedingungen geknüpft. Siehe das Kapitel „Ernährung und Gesundheit" (S. 93).

Es ist wichtig, dass du AKTIV und entschlossen bei dir selbst bist, ja, deine Energien förmlich in die Hand nimmst und „hier“ in deinem Körper hältst, dass du dir genau dessen bewusst bist, „ich brauche das für mich, ich sollte meine Lebensenergien für mich selbst nutzen.“ Du produzierst fortwährend Energien, die sich unter anderem in Feuchtigkeit, in Schleim usw. umsetzen…, die jedoch verschwinden, wenn du nicht nach der Überzeugung lebst, dass du *alle* deine Energien in erster Linie für dich selbst brauchst…, wenn du es alles abgehen lässt…, in die ätherischen Höhen, in den Schlund des „Geistes“. Das darf nicht sein! Möglicherweise verspürst du zuweilen Spannungen um deinen Kopf herum, auf dass du dich nun endlich an die Spitze deines Lebens stellen wirst! Nicht alles einfach so im Weihrauch verbrennen, deine Augen empor gerichtet, nicht alles aus dir an jemand anderen, außerhalb von dir, abgeben… Dies alles geschieht deshalb, weil du der Überzeugung bist, deinem Leben nicht wirklich alles sagen ZU DÜRFEN. Du lässt es unachtsam los, lässt es einfach abfließen…, du sorgst überhaupt nicht gut für dich.

Wie kannst du jemand anderen lieben, wenn du nicht zunächst dich selbst liebst? Es ist ein absolutes MUSS, dass du zuerst und vor allem zu hundert Prozent dich selbst liebst, deine eigenen Kräfte entdeckst, deine Werte kennst… und für dich selbst Sorge trägst. Der Geistes-Kern steckt in dir: So blicke In dich hinein, nicht hinauf oder nach außen. Weigere dich nicht länger, deinen Kern-Inhalt anzuerkennen! Sei dir nun des Wertes der Materie, deines eigenen Körpers bewusst.

Körper und Geist: Beide sind gleich wichtig, das eine funktioniert nicht ohne das andere. Du stehst am Ruder dieses Lebensschiffes und niemand anderes. Durchbreche diese Art von Passivität, von „Ziehen-Lassen“: Übernehme bewusst aktiv die Verantwortung für dich. Stehe zu dir. Niemand anders muss sich für dich einsetzen. Fasse den ENTSCHLUSS, von jetzt an unerschrocken und stark für deinen Körper, für dich selbst zu sorgen. „Das bin ICH! Das ist von mir: mein Körper. Ich wohne hier, und ich sorge dafür, dass meine inneren Energien nicht durch die Haustür entkommen… Ich habe das Sagen, wenn es um MEIN Haus geht. Ich werde nicht mehr zulassen, dass gesunde Lebensenergien wegströmen“: Das alles ist nur dann möglich, wenn du in Liebe und Anerkennung, in Wertschätzung mit deinem Körper verbunden bist, wenn du dich sozusagen nicht „vergibst“… Träumen, meditieren, in einem „denkenden“ Kopf, in einer Art von Passivität zu leben, es mit sich „machen zu lassen“, sich auch von anderen versorgen zu lassen... : Das alles solltest du lieber aus deinem Wortschatz streichen.

Ein zweiter Punkt ist, dass du trotz des (passiven) Lassens, des Machen Lassens die anderen, die Dinge um dich herum dennoch „festhältst“. Und ob es sich nun um einen abstrakten Geist oder eine Gottheit, um einen physischen Vater, eine Mutter oder einen Partner usw. … handelt, im Grunde genommen „rechnest“ du zu viel damit, dass sie für dich da sind. Du zählst zu wenig auf dich selbst, wodurch du in gewissem Sinne „festhältst“ und erwartest. Du erwartest das Heilsame außerhalb von dir. Im Gegenzug lässt du alles aus dir zu ihnen hin fließen… Eine Art von ungesundem Tauschhandel. Stopp!

Du wirst jetzt in keinerlei Hinsicht mehr das Heilsame von außen erwarten. Du wirst auch nicht mehr erwarten, dass andere Aufmerksamkeit und Energie in dich stecken. Du bist kein „Kind“, das darauf wartet, dass seine „Mutter“ oder sein „Vater“ eingreifen werden: Du machst dich jetzt für dich selbst stark. Du trittst entschlossen auf; du bist sehr gut dazu im Stande, für dich zu sorgen. Du erwartest und greifst nicht mehr nach anderen außerhalb von dir: Du bekommst dich selbst in den Griff! Deine Energien, deinen Körper. Du lässt zu, dass das Leben von innen heraus, von deiner allertiefsten, inneren Quelle aus immer wieder in dich hineinfließt… und deinen ganzen Körper befruchtet und mit gesunden Körperflüssigkeiten versorgt. Ja, du weißt, dass alles von innen heraus kommen muss…, nicht von anderen, von außen. Du bist dir jetzt darüber im Klaren, dass der Grund des Lebens und der Lebensströmung IN dir selbst liegt: Du spürst, wie das Lebenswasser, dort tief in deiner Quelle, zu fließen beginnt und deinen ganzen Körper durchströmt und endlos versorgt… Weil du nichts mehr von außen erwartest. Und weil du als „du" in deinem KÖRPER lebst, nicht ausschließlich in einer Geisteshaltung oder Gedankenausrichtung.

Erst wenn du alles und jeden außerhalb von dir loslässt, wenn du erkennst, dass nur du dich für dein Leben, für deine Gesundheit einsetzen kannst, wenn du dich nicht länger in die Arme des Urgeistes oder irgendeines Menschen legst…, kann sich deine Gesundheit optimal entwickeln.
Du legst dich lediglich in deine eigenen Arme; du erwartest nun alles von dir selbst…, und DU LÄSST JETZT ZU, dass es aus deiner inneren Quelle geradewegs in deinen Körper hineinfließt… Du ÖFFNEST dich mit deinem Körper für DICH, für diese innere Quellen-Versorgung.

Du verhältst dich nach außen hin, dem Geist außerhalb von dir gegenüber nicht länger passiv und offen. Nein: Da machst du „zu". Türen schließen. Du löst deinen Griff, du richtest dich nicht länger wie ein benommenes Opfer nach außen, sondern gehst in dich.

Wenn einerseits die Tür nach außen zu ist, so dass kein Lebenswasser mehr entweichen kann, und du dich andererseits auf die fruchtbaren Quellen tief in deiner eigenen Wohnstätte ausrichtest und dich für ihre Versorgung mit Energien öffnest…, dann bleibst du ganz nah bei deinem Irdischen Selbst, so wird alles wie „geschmiert" verlaufen!

Fasse also den starken Entschluss, alles und jeden, auch die abstrakten Geister und Himmel, die Götter und Menschen außerhalb von dir loszulassen…, dir sehr genau dessen bewusst zu werden, dass nur du für dich als Mensch sorgen musst. Träume, denke oder meditiere nicht vor dich hin, sondern schließe deine Türen, kehre dich tief in dein Innerstes, und lebe fröhlich und dynamisch. Du beschäftigst dich jetzt mit dir selbst; du fühlst dich überhaupt nicht mehr ausgeliefert oder in etwas / jemandem außerhalb von dir aufgehend…

Du gestehst dem Leben zu, dass es fröhlich und ausgelassen zu dir hineinströmt. Du sagst „ja" zum Leben IN dir, und es kann voller Euphorie in dich hineinfließen. Diese Freude von Energien kannst du nur aus dir selbst schöpfen. Die Freude, die damit einhergeht, ist unglaublich schön. Es ist das Gefühl des sich Öffnens für den Kern-Punkt des Lebens IN dir. Du bist nun um deiner selbst willen dankbar, du vermagst jetzt Freude darüber zu empfinden, dass das Leben in deinen Körper strömt. Du spürst, wie Lebensenergien dich in Besitz nehmen, und das ist gut: WILLKOMMEN!, sagst du zum Leben, das so unverfroren zu dir hineinfließt und alle deine Organe mit herrlichen Säften versorgt. Die Tür nach außen ist verschlossen: Du bist mit dem Leben in dir, in deinem Körper zufrieden.

Du lässt nichts mehr in ätherische Höhen oder in abwartendem Sinne zu anderen Menschen hin entweichen. Du bist nun ganz eng mit dir selbst verbunden, allein und glücklich… Nichts geht mehr nach außen. Erst in dieser absoluten Selbst-Versorgung… kannst du anderen begegnen und sie in deinem Leben in Liebe zulassen. Jedoch nicht, bevor du nicht vollkommen Lebenspartner deiner selbst geworden bist. Mache den Anfang, und du wirst sehen, dass es funktioniert. Kehre dich in dich, lasse alles außerhalb von dir los, erwarte nichts mehr von außen, sage ja zum Leben, lasse es tief von deiner inneren Quelle aus in deinen Körper hineinfließen.
Mache dich an der Außenseite zu, indem du nicht mehr festhältst und ebenso wenig „erwartest". Behalte sie bei dir, diese wunderbare Energie, richte deine Augen nicht

zum Himmel, sondern zur Erde. Lasse nicht länger zu, dass es noch aus dir wegfließt… Und du wirst sehen, dass dein Körper wieder sein Gleichgewicht findet. Das ist die Belohnung des Lebens dafür, dass du die Lebensquelle in dir anerkannt und genutzt hast. Weil du jetzt gut für dich sorgst und dich in deinem irdischen Körper „hältst“, anstatt dich in ätherische Höhen entfliehen zu lassen…

Siehst du vielleicht keine Perspektive mehr für dich? Fühlst du dich traurig, und lässt du dich dann einfach „wegströmen“, lässt du das Leben aus dir abfließen? Gebiete diesem Prozess Einhalt, und kehre dich nach innen, zu deinem Lebenskern: Dort wohnt die wahre Freude! Erwarte die Freude nicht von außen, sondern öffne dich nun für das Freudegefühl tief in dir, für die Freude ÜBER dich. Erst wenn du diese Freude über dein eigenes SEIN als ICH gefunden hast, kann das Leben dich befruchten. *Dann* bist du aktiv-schöpferisch, bewusst und sehr glücklich über das Lebensgefühl, das in dir auf-braust. *Dann* kannst du Freude und Liebe mit anderen teilen.

Du schwimmst nun im Lebenswasser deiner eigenen inneren Quelle. Du erwartest nichts mehr von außen. Du weißt jetzt, dass dein Glück nicht von Etwas oder von Jemandem außerhalb von dir abhängig ist. Du machst dich selbst glücklich! Du sorgst für dich; ja, du sorgst gut für dich. Von dieser Selbst-Versorgung ausgehend kannst du *gebend* im Leben stehen, ohne dich noch zu „verlieren“. Du hältst dich jetzt gut bei dir; du suchst das Glück nicht mehr außerhalb von dir. Jetzt, wo du mit Freude auf deine innere Quelle abgestimmt bist, wird das Leben dir, zusammen mit den anderen Menschen, freudvolle Erlebnisse zuteil werden lassen. Jedoch erst in dieser Offenheit dir selbst gegenüber! Das innige Verschmelzen mit deinem Körper. Keine Geistes-Kraft, die noch aus diesem Körper flüchten will! Starkes In-Besitz-Nehmen der Materie, deines Körpers. Du bist Meister dessen. Du bleibst liebevoll „bei“ dir.

Siehe ggf. auch *Autoimmun-Erkrankungen

DAS SKELETT

Psychologische Übereinstimmung

Du bist der Fels in der Lebensbrandung, im Licht deines Lebenden Selbst.

In Weisheit deinem Leben Form geben. Das Skelett steht für die ausgewogen ausbalancierte Struktur in dir, in deinem Leben. Du gibst deiner Individualität Gestalt: die Konzentration des ICH-Bewusstseins in der Form, in deiner Existenz auf Erden. Die Grundsteinlegung, die Basis, das Fundament der Liebe zum Leben. Die Wehrhaftigkeit, die Ausdauer, die Sicherheit eines unerschütterlichen ICHS, das dafür Sorge trägt, *den* Weg zu beschreiten, der Geradewegs zu deiner wahren Art passt. Die schützende, sichere Struktur deines tiefsten Selbst.

Dich gut, warm und geborgen fühlen; so zu sein, wie DU aus deinem Herzen heraus sein WILLST, ohne dich zu sehr nach den Erwartungen der Außenwelt „zu verbiegen“. Wie ein Baby sicher und geborgen in seiner Wiege ruht, so vertraust du auch deinem tiefsten Kern, deinem Lebenden Selbst: das reine Vertrauen auf diesen inneren Seelenkern. Eine Struktur, die für die „Schätze“ des Selbst, für den neuen, freudvollen Inhalt offen ist.

Zu dir stehen, feste mit beiden Füßen auf dem Boden stehen. Die Fähigkeit, mitzugehen, innezuhalten oder Widerstand zu leisten. Eine klare Struktur schafft Raum für Emotionen, ohne dass sie dich überwältigen: Du kämpfst nicht *dagegen,* sondern du baust selbst auf positive Art und Weise an deinem Leben.

Ein hier-und-jetzt in dir präsent sein; du stehst dir und deinen Nächsten nicht kaltkritisch, sondern warm und liebevoll gegenüber.

Ein harmonisches Zusammenkommen des Nüchtern-Verstandesmäßigen und Gefühls-Intuitiven, des „Männlichen“, des „Weiblichen“ und des Kindlichen in dir, ohne dass du einen dieser Anteile vernachlässigst.

Du erweist deinem göttlichen Kern die Ehre. Dein Amt, deine Lebensaufgabe mit Freude erfüllen.
Das alles durchdringende Licht deines Lebenden Selbst beschützt, behütet und wärmt dich, es fügt zusammen, ordnet – spontan und optimistisch wie das Leben selbst.
Du trägst deinen Inhalt selbstsicher, bist dir deines Wertes bewusst, mit Selbstachtung, ganz nah bei dir.

Erkrankungen, allgemein

Kernursache und Kernlösung

Bist du zu abwesend in dir; schwebst du, möchtest du dich nicht wirklich auf Erden manifestieren, ziehst du dich zurück, fühlst du dich als Opfer, anderen hilflos ausgeliefert; lässt du mit dir machen, stehst du nicht zu dir; hast du solche Angst, findest du dich hässlich oder schlecht, ja, minderwertig? Nimmst du dir selbst die Möglichkeit zu einem menschenwürdigen Leben? Vertraust du deinem tiefsten Selbst nicht, lebst du auf der Hut vor anderen, stets zur Verteidigung bereit; fühlst du dich angegriffen? Gehst du unter gewaltigen emotionalen Lasten gebückt?
Oder: Klammerst du dich in übertriebenem Maße an andere, an Materie, an eine ehrgeizige Zurschaustellung in der Welt der Äußerlichkeiten; steht und fällt dein Leben mit der Anerkennung deines Images? Revoltierst du, lehnst du dich gegen etablierte Strukturen auf, anstatt deinen Weg *selbst* autonom aufzubauen?

Ohnmacht, Frustration; fühlst du dich gar nicht in dir gestützt? Machst du dich hart, bist du aufsässig, widerspenstig, unerbittlich starrköpfig? Verweigerst du dich jeglicher Entwicklung, weich zu dir zu sein? Fühlst du dich kalt und ungeliebt? Warum noch länger diese Verleugnung deiner grundsoliden Basis?

Kehre dich nach innen, zu deinem Lebenden Selbst, und empfinde die Kraft, die Liebe und das Vertrauen in dir.

Knochenentkalkung

Osteoporose

siehe auch Skelett, allgemein

Kernursache und Kernlösung

Du bist der Ansicht, dass du es nicht wert bist, voll und ganz den Platz einzunehmen, den jeder Mensch verdient; du fühlst dich unbewusst schuldig, manchmal denkst du sogar, wahrhaftig ein schlechter Mensch zu sein. Kritisch verurteilend dir selbst, den anderen gegenüber! Mit dieser Selbstverurteilung wagst du es nicht, *wirklich* zu leben! Du behinderst dich selbst, schnürst dich ein; du tust, was andere (oder deine Götter, Abgötter, die Gesellschaft usw. …) dir sagen: Du hast sozusagen keinen „Charakter“ beziehungsweise kein eigenes „Rückgrat“ (mehr). Sie (die anderen), die davon ausgehen, dass der Mensch ein Wesen ist, das kaum sich selbst vertrauen kann und im besten Falle viel für seine so genannten Sünden büßen wird, und dass der Mensch irgendeiner gewaltigen Kraft oder einem Urgeist „unterlegen ist“, wovon er früher oder später verschlungen wird. Strafende, allmächtige Götter. Unbewusste Schuldgefühle.

Du misshandelst dich, tust deiner eigenen Natur Gewalt an. Du würdest zwar gerne *echt* leben, aber dann hältst du dich doch wieder zurück, du darfst nicht von dir. Du bist davon überzeugt, dass du dich im Grunde besser aus dem Staub machen solltest (eine Flucht)… Du siehst dir nun an, was die Ernte deines Lebens war: Du merkst, dass du nicht dazu im Stande gewesen bist, die Spreu vom Weizen zu trennen, ja, du siehst sogar nur noch die Spreu…, so auch bei den anderen.

Gucke „gesund“ kritisch; schätze das schöne Starke in dir, als einzigartiges Individuum. Werde dir der Fruchtbarkeit deines ICHS bewusst.

Das Böse, der Teufel: Schlage es dir aus dem Kopf. Alles in deinem Leben ist Entwicklung. Nichts war schlecht. Fange endlich damit an, dein Leben <u>selbst</u> in die Hand zu nehmen, und wage es, deiner eigenen Intuition zu vertrauen.

Das Göttliche steckt in dir! Baue deine Talente nach deiner eigenen Macht aus. Niemand, kein Gott, kein Satan hat dir etwas zu sagen. Übernehme jetzt deine Verantwortung! Durch die Kraft deines persönlichen Geistes kann sich dein Körper regenerieren und in Rehabilitierung wiederaufgebaut werden. Zweifle nicht länger an diesen starken, schöpferischen Energien, die nur durch deinen Bewussten Willen steuerbar werden. Konzentration von Bewusstseinskräften in deinem Körper.

Ein Gleichgewicht zwischen deinem intuitiven Gefühlsvermögen und deinen verstandesmäßigen, selbstbewussten Kräften ist hierbei notwendig. Wage es jetzt, deinen Gefühlen zu vertrauen, und setze dich hoch oben auf den Thron der Menschenwürde. Höre auf damit, dich selbst zu verurteilen, und umsorge deinen Körper in einem Nest von Wärme und Liebe.

•

Immer brav lächeln und ja nicken? Nur noch mit Maske und keinen Kontakt mehr zu deinen tieferen Gründen haben? Wo steckt diese UR-KRAFT in dir? Solange du dich lediglich *mit diesen Außenlagen von dir identifizierst, mit deinem Image, deinem Aussehen, deiner schwachen Seite, kannst du unmöglich aus deinem inneren Herzen heraus glücklich sein.* Auf diese Weise verhältst du dich dem Leben selbst gegenüber unehrlich. Du stehst nicht stark und *wahrhaftig auf deinen echten Beinen!* Du spielst eine Rolle; du bleibst verborgen und zeigst lediglich einen schwachen *Abklatsch* des Wesens „Mensch“, das du bist. Willst du schwach erscheinen, fragil und zerbrechlich, wie Jane, die von Tarzan gerettet werden muss, oder wie ein kleines, schwaches Menschlein, das von irgendeiner hohen Gottheit vor Schlimmerem bewahrt werden muss? *Verleugnung der Fülle, der Größe des Menschen.* Du stehst als Halb-Frau, als schwache, blasse Eva, als Nummer der Gesellschaft beziehungsweise als zerrütteter, sich-selbst-verleugnender Mann auf der Erde, anstatt *deine großartige Gottesmenschenkraft durchzudrücken, Mann und Frau in einem in dir.* Dadurch, dass du dich in einer bestimmten Art und Weise verhältst, um von anderen geliebt zu werden, um von einem Gott oder Abgott, einer Gesellschaft usw. ... akzeptiert zu werden..., kommst du keinen Schritt weiter. *Im Gegenteil, du nimmst deinen Platz nicht kraftvoll ein;* du läufst vielmehr vor der wahren Menschwerdung davon.

In deinem Innersten lachst du dir vielleicht manchmal ins Fäustchen, nach dem Motto „ich habe sie erwischt, sie sind in der Falle (meiner ‚Haltung')“: Du bleibst mit deinem wahren Angesicht, mit deinen Herzensgefühlen, deinem ganzheitlichen, echten ICH *unter Wasser.* Über Wasser zeigst du dich dann in bester Verfassung, mit einem Lächeln auf den Lippen oder mit dem so genannten (falschen) Charme. Im extremen Sinne: Nur auf andere gut wirken wollen und dich selbst dabei vollkommen verraten, wenn auch scheinheilig. Selbst-Verleugnung bedeutet hier, dir selbst unrecht anzutun, dich zu bestrafen, dich selbst zu „zerstören“!

So befreie dich von diesem Schein, dieser Unechtheit, von diesem Schleier vor deinem Gesicht, und zeige, was dich *tatsächlich* umtreibt. *Explodiere ALS VOLLMENSCH aus dir selbst,* und sage ehrlich von innen heraus deine Meinung. Du brauchst nicht zurückzuspucken, wenn Menschen dich beispielsweise grob behandeln, aber hör auf damit, dich selbst ungerecht zu behandeln; sieh ehrlich hin, und sprich ehrlich, klar und deutlich. Bringe dein wahres ICH vor.

Stehe EHRLICH zu dir, zu deinem Gefühl, und dazu, wer du wirklich bist! Halte nicht mit deinen Gefühlen hinter dem Berg, spiele keine Rolle, keine Haltung, sondern zeige ehrlich dein Wahres ICH! Dein Sein, deine Eigenheit, deine Grenzen, deinen Mut. Setze dich stark dafür ein; lasse dich kraftvoll in dir nieder, sei stark in deinem Körper, nicht als blasses, schwaches, halbpräsentes, sondern als vollfleischliches, vollwertiges Individuum. Lasse dich als kraftvoller, ehrlicher Mensch-auf-Erden nieder, stark im Kern deiner selbst präsent!

Du trägst eine Last auf deinem Rücken; es hat den Anschein, als würdest du dich von einem Parasiten im Nacken aussaugen lassen: *vom „Urgeist“, wobei du dich aus dem echten, irdischen Leben in deinem Körper als Autonomes ICH „wegsaugen“ lässt.* Du fühlst dich unter deinem eigenen Dach, in deinem eigenen Körper „unter Zwang“. Du kannst hart sein, kalt und unerbittlich, in erster Linie dir selbst gegenüber, als wärest du ein Faktum, das nur kurze Zeit lebt. Bis ins Detail kannst du bestimmte Dinge auswalzen; du beziehst dich auf die Außenseite der Dinge; du beobachtest und sorgst für die praktische Organisation. Aber wo ist dein Gefühl, das Lebensgefühl, das Herz? Kaltblütig würdest du deinen Sarg ausmessen, eisig, wie mit einer herzlosen, militaristischen Strenge. *DAS BIST DOCH NICHT „DU“?* Wo bist du geblieben, so weit; *warum so auf Abstand zu deinem Herzens-Kern bleiben?*

Warum die Dinge, die Menschen, das Leben, dich selbst so an der Außenseite betrachten? Den Körper als eine Maschine, als etwas Äußeres oder als Sexsymbol, eingeengt, *als ein zeitliches, aber nicht wirklich voll-wertiges, echt lebendes Symbol…* betrachten? Ganz gleich wie, aber *nicht von innen heraus „warm“* angenähert? Warum dich weiter von Wahrheit, von Liebe abschneiden? Du bringst dich selbst in den Tod.

SETZE DICH MIT DEINEM GANZEN WESEN AUF ERDEN DURCH! Komme mit deinem warmen, königlichen Sein, deinem Kern-Inhalt, deinem roten Herzen in KONTAKT. Taue dich von dieser unechten Maske ab, die nicht du bist: Es ist lediglich das „Nicht-Du-Sein“, das nicht wirklich auf liebevolle Weise In-Besitz-Nehmen deines Körpers, deines ganzen Seins, von innen heraus…, was dich so kalt werden lässt. Trete in warmherzigen Kontakt zu deinem irdischen Körper. Komme hinein, ganz und gar in dich selbst, und höre auf damit, noch den geringsten Abstand zu dir, zu deinem Körper aufrechtzuerhalten. Du verschmilzt jetzt auf wunderbare, liebevolle Weise mit dir selbst. *Zu Hause angekommen, aufgewärmt, zum Leben erwacht…, auf dieser wunderbaren Erde, in deinem herrlichen Körper, von innen heraus mit Wärme genährt, Liebe und Wertschätzung für deine Ganzheit, deine Treue für das vollwertige Mensch-Sein: Seele und Körper verschmolzen in Liebe zu einem Ganzen. Eine dankbare Anwesenheit in deinem Körper, stark, kraftvoll, mit beiden Füßen auf dem Boden, das „Männliche“ und „Weibliche“ in Harmonie vereinigt. Die von Liebe durchströmte FÜLLE, die du bist.*[19]

Du lässt dich nicht vom „Geist“ aussaugen, sondern lässt dich gerade stärker als Mensch aus Fleisch-Blut-und-Knochen auf Erden nieder. Der gesunde Stolz des ICHS.

●

Genug Nahrung

Gemäß des heutigen Standes der medizinischen Wissenschaft (2025) soll ein etwas höheres Körpergewicht (BMI > 26-28) einen begrenzten Schutz gegen Osteoporose bieten, während ein eher niedriges Körpergewicht (BMI < 22-24) das Risiko auf Osteoporose erhöht.

Dünnere Menschen brauchen deswegen aber nicht notwendigerweise Angst zu bekommen, von Osteoporose getroffen zu werden. Und sehr mollige Menschen sollten sich am besten ein Gesamtbild ihrer Gesundheit ansehen, bei dem alle Faktoren berücksichtigt werden (Herz und Blutgefäße, Blutzucker, Gelenke usw.).

Könnte es sein, dass das möglicherweise erhöhte Risiko auf Osteoporose bei einem geringeren Körpergewicht nur eine Folge der Tatsache ist, dass es vielleicht mehr ‚Dünne' gibt, als man erwarten würde?

Schließlich indoktriniert der anno 2025 in unserer Gesellschaft herrschende ‚Kult des Äußerlichen' Menschen in die Richtung eines eher ‚schlanken' Ideals, das oft

[19] Hinweis auf die Symbolik der Mandorla in *Das Füllhorn - Psychologische Symbolsprache der Nahrungsmittel* – Mandel, als auch in *Die Zwölf Tore des Prinzen Sirius*.

sogar an Magersucht grenzt. Hierdurch werden bestimmte Menschen sich selbst gleichsam ein wenig aushungern, wodurch ihr Körpergewicht niedriger werden kann, als es von Natur aus wirklich wäre.

In den obigen Texten über den psychisch-emotionalen Untergrund der Osteoporose lesen wir unter anderem: **„Du misshandelst dich selbst - Du tust deiner eigenen Natur Gewalt an - Du würdest gerne wirklich leben, aber du selbst verbietest es dir**." Diese Sätze gelten für Menschen, die sich selbst aushungern, um einem bestimmten ‚schlanken' äußeren Bild zu entsprechen, während dies ihrer natürlichen Körperform zuwiderläuft. Diese Sätze gelten ebenso für Menschen, die zu sehr ein ‚sitzendes' Leben führen, indem sie bspw. stunden- und tagelang vor einem Computer- oder Fernsehschirm verbringen, während ihre Natur von ihnen verlangt, sich zu bewegen, zu gehen, im Wald oder am Meer zu wandern …

Könnte es sein, dass viele ‚Dünne mit Osteoporose' einfach ‚Dünne' sind, die überhaupt nicht dünn wären, sondern rund(er), wenn sie wirklich ihrer wahren Natur folgen würden? Dass es sich hier folglich nur um *künstlich* dünne Menschen handelt, die *von Natur aus* runder wären?

Könnte es sein, dass *von Natur aus* dünne Menschen, die die für sie notwendige Nahrung zu sich nehmen (auch mit genug Calcium, den richtigen Eiweißen usw.), die sich selbst nicht aushungern, die ausreichende Bewegung haben, die keinen Mangel an Vitamin D aufweisen und bei denen keine anderen medizinischen Risikofaktoren vorhanden sind, *kein* erhöhtes Risiko haben, Osteoporose zu bekommen?

Vielleicht ist es so, dass ein *von Natur aus* dünner Mensch, der in diesem Dünnsein seine *wahre* Natur erlebt, kein erhöhtes Risiko auf Osteoporose zu fürchten braucht.

Künstliche Abmagerungskuren jedoch, die ohne jeglichen medizinischen Grund gemacht werden, sind von Übel.

Menschen mit einer Veranlagung, die aus ihrem Seelenkern heraus in einem molligen Körper zum Ausdruck kommt, verfügen von Natur aus auch über ein Knochensystem, das darauf ausgerichtet ist, ein größeres Gewicht zu tragen. Wenn dieses Knochensystem mit einem viel weniger schweren Körper konfrontiert wird (durch eine künstliche Abmagerungskur ohne medizinischen Grund), erscheint es logisch, dass diese Knochen gleichsam ihre Kraft und ihre Tragfähigkeit verlieren, was dann in zerbrechlichen, brüchigen Knochen zum Ausdruck kommt: Osteoporose. Genau wie bei Astronauten, die sich lange Zeit im Weltraum aufhalten und dann eine beginnende Osteoporose entwickeln. Auch in diesem Fall wird das Knochengerüst (aufgrund der Gewichtlosigkeit) mit einem Gewicht konfrontiert, das unter dem *natürlichen* Gewicht liegt.

Darum gilt: hungere dich nicht aus, lebe ‚gemäß des Lebens' und sei froh über den Körper, der deine wahre Natur ausdrückt, mollig oder dünn.[20]

Osteomyelitis

Knochenmarkentzündung

infektiöse Entzündung des Knochenmarks und / oder des Knochens

Kernursache

Unbewusstes Misstrauen, sogar Argwohn, vor allem dir selbst gegenüber, auch in Bezug auf das Leben im Allgemeinen. Du vertraust nicht auf die Stabilität deines eigenen sicheren Hauses!

Du bist voller Energien, die gerne frei heraustreten würden, voller Potenz, und du würdest es im Grunde gerne vorantreiben und deine Kräfte ausleben…, aber du schaust zunächst verstohlen um dich, bist behutsam und ängstlich. Du erlebst die treibende und stimulierende Kraft in dir, aufgestauter Lebensdrang, der sogar dazu

---

[20] Lies mehr hierüber im ersten Teil dieses Buches sowie im Kapitel „Essen, Essstörungen, Nahrung" (siehe Index).

neigt, durch diese Unterdrückung aggressiv zu werden…, du bist auf der Schwelle zum Absprung, den Sprung ins aktive Leben doch zu wagen und… Hilfe! Ich kann nicht, ich fühle mich so einsam und unsicher…, du ziehst dich zurück und würdest sogar gegen den Strom zurückgehen.

Unbewusste Ängste und Emotionen halten die produktive Verteilung von Energien zurück. Du erkennst gar nicht, in welchem Maße dein Selbstbewusstsein der wirkliche Leiter des Unbewussten ist, auch wenn du dieses Unbewusste als ein Fass voll dunklen, ja schwarzen, nicht Vertrauen erweckenden Inhaltes erlebst. Du musst deiner Ansicht nach alles beherrschen, zurückhalten oder kontrollieren. Du sprichst dem Negativen in dir erhebliche Kräfte zu.

Du hast Angst davor, verletzt zu werden, und aus diesem Grund traust du dich nicht, zu leben? Du fügst nur dir selbst Schmerzen zu. Du bist wütend, weil du den Rückhalt nicht in einem Partner oder einem Elternteil findest.

Kernlösung

Nichts ist negativ in dir, auch deine stark treibenden Energien nicht, die in Freude leben möchten, aber die durch Unterdrückung als eine Bedrohung erlebt werden können. Vertraue dem Inneren Kern in dir, auf den du dich stets verlassen kannst, und platze auf vor lauter furchtloser Lebenslust! Komme mit deinen Füßen vollständig auf den Boden, erlebe das Gleichgewicht deines Bewusstseins in der Materie.

Genieße sowohl die geistigen als auch die körperlichen Möglichkeiten in deinem Leben. Halte die Energieströmung nicht länger zurück, ärgere dich nicht über diese Ohnmacht, sondern durchbreche sie! Die kraftvolle Energie, die durchdringen möchte, ist nichts Geringeres als die Freude, die Liebe deines Selbst zu dir, zum Leben. Diese Kraft vertreibt alle Ängste.

Übergebe dich ihr. Darin findest du die einzig wahre Vertrauensbasis.

Siehe auch eventuell *Knochenmark.

Knochenkrebs

Kernursache

Als säßest du in einer Wüste, ausgedörrt und trocken, nach dem *echten* Leben dürstend – aber du weißt noch nicht genau, was es bedeutet – so fühlst du deine Gedanken schwer in deinem Kopf; du denkst und denkst. Der Körper aus Fleisch, Fett und Blut gerät dabei in Vergessenheit. „Das Leben ist eine Last und schwer zu tragen"…, so herrscht in dir die Überzeugung: Diese schwere Lebenseinstellung führt dazu, dass du Umstände und Situationen zu dir holst, die schwer auf dir lasten. Deine Krankheit ruft dich dazu auf, in deinen Grundüberzeugungen Veränderungen herbeizuführen und dein Leben danach auszurichten![21]

Du fühlst dich gefangen und weißt nicht, ob du nach links oder nach rechts gehen sollst. Du setzt dich hin, bist jedoch zu wenig in deiner Inneren Basis gefestigt, wodurch innerer Zweifel an dir nagt. Ein tiefes Denken, ein Grübeln, du verharrst an einer Weggabelung. Möglicherweise fühlst du dich hin und her gerissen: Es sollte eine Entscheidung gefällt werden. Du beschäftigst dich zu viel mit Strukturen und Details. DIE Entscheidung kann lediglich aus der höheren Einsicht und aus deinem Herzen heraus getroffen werden. Höre auf das Wahrheitsgefühl in dir, und folge nur diesem Weg. Es gibt keinen anderen Hauptweg. VERHARRE NICHT bei Dingen, wovon du in deinem Herzen spürst, sie loslassen zu müssen; tue und vollbringe unmittelbar die Dinge, wovon dein Herz dir sagt, dass es gut ist. Ein dynamisches Weitergehen in Richtung Leben!

Du kannst es nicht „jedem" recht machen, du kannst auch nicht gleichzeitig dem „Gott des Lebens" und dem „Kaiser" dienen… Das Materielle, Strukturelle, Finanzielle oder was auch immer wird okay sein, wenn du dich zuerst und vor allem

[21] Lies im Vergleich hierzu die psychologische Symbolik des Sternes DORSUM in dem Buch *Auf Erden wie am Himmel.* Dieses Buch ist bei Erscheinen des vorliegenden Werkes noch nicht in deutscher Übersetzung erhältlich.

auf den Inhalt, auf dein Herz, auf das wahre Leben, auf den schönen Genuss von Mutter Erde..., auf den HAUPTWEG des Lebens abstimmst. Verharre nicht bei Dingen, die im Hinblick auf das Leben im Grunde bedeutungslos sind. Mache dir keine Sorgen über die Strukturen außerhalb von dir..., sondern baue stark an dieser Basis IN DIR.

Mache dir keine Sorgen: LEBE!!!! Aus deinem Herzen heraus, nach Seele und Körper. Dieses oder jenes erfüllen zu wollen, dieser oder jener Person entsprechen zu wollen, denkend und seufzend...? Du kannst aus dir selbst heraus in Wahrheit leben! (Lies hierzu Teil I dieses Buches). SO LASSE DEIN LEBEN NICHT VON SCHWEREN GEDANKEN IN BESCHLAG NEHMEN und ebenso wenig von DINGEN, STRUKTUREN, GESETZEN, MENSCHEN AUSSERHALB VON DIR... STEHE FESTE AUF EIGENEN FÜSSEN, UND BAUE DEIN LEBEN VON DEINEM WAHRHEITSGEFÜHL AUSGEHEND AUS: Tue, was DU fühlst, tun zu müssen, ohne dir weiterhin Sorgen darüber zu machen. Mache dein Lebensglück nicht davon abhängig, was andere darüber denken werden und ob du wohl dieses oder jenes in der Welt der Normen, Strukturen und Gesetze verwirklichen können wirst, und ob du diese(n) oder jene(n) nicht vor den Kopf stoßen wirst, wenn du dieses oder jenes machen würdest? Wenn du dich selbst liebst und tust, was dein Herz dir sagt: Dann wirst du automatisch mit guten Menschen im Kontakt sein. So baue auch deine eigene Basis nicht darauf auf, Menschen außerhalb von dir emotional festzuhalten. Diejenigen, die dich wirklich lieben, werden dich verstehen. Aber... lasse es los! Setze dich nicht länger, von Sorgen geplagt, nieder; halte deinen Kopf nicht so krampfhaft voller schwerer Gedanken..., suche nicht länger „dort unten", so dass du unter deinen eigenen Lasten zusammenbrichst.

Hebe deinen Kopf im Licht des Lebens, und sieh das Leben als Licht spendend an; beschäftige dich nicht mehr mit Nebensächlichkeiten, mit dem Suchen nach und dem Nachdenken über Lösungen, die nichts mit Leben zu tun haben. Flüchte nicht in die Gedanken, dir im Geiste immerzu Sorgen zu machen...

So erwarte die Lösung auch nicht von außen, sondern STEHE jetzt *selbst* aufrecht (psychologisch-emotional), lasse ALLES, was deinen Kopf und deine Gedanken gefüllt hat, LOS, und richte dich auf eine freudige Perspektive: eine freudvolle Existenz, wobei du das Leben *wahrhaftig* genießen kannst! (Wehre dich nicht dagegen; mache es dir nicht länger so schwer und so hart.) Möglicherweise hast du es niemals wirklich von Herzen getan. Suche die Rettung nicht länger außerhalb von dir, suche keine Lösungen mehr, wo es KEINE geben muss: Lasse die Dinge und Menschen außerhalb von dir los..., und sei dir darüber im Klaren, dass die Lösung darin liegt, dein ICH Kraftvoll-Entschlossen und Froh stark aufzurichten. Du nimmst dein Zepter meisterhaft an dich: Du als Führer deines Lebens.

Es tut Not, dass du dir die Wertschätzung schenkst, die du, voller Respekt deinem Körper aus Fleisch und Blut gegenüber, brauchst. Sei nicht immerzu damit beschäftigt, im Vorhinein zu denken und in deinem Kopf Strukturen auszubauen..., unterdessen vergisst du, zu leben, aus Dankbarkeit für das Leben, das in dir steckt, zu genießen! Stehe aufrecht! Du bist *wohl* dazu in der Lage, zu sagen, was du zu sagen hast, für DICH zu sprechen und ehrlich deine Meinung in Worte zu fassen. Du solltest in erster Linie in Harmonie mit dir selbst leben, es kann dir völlig gleichgültig sein, was andere dazu zu sagen haben.

Das erfordert auch einen Bruch mit dem „Image", mit jeglicher Form von falschem Stolz. Sei stolz auf deinen wahren Inhalt.

Versuche nicht auf Kosten deines eigenen Wahrheitsgefühls den „Frieden zu wahren": Sei ehrlich zu dir, und äußere dich. Versuche nicht, links und rechts (außerhalb von dir) zu versöhnen, sondern lasse los, und bringe links und rechts in deinem Innersten miteinander in Einklang, so dass du als glücklicher, weiser Mensch leben kannst; lasse Gefühl und Verstand unter dem gemeinsamen Nenner von Herz und weiser Weitsicht bestehen. Du solltest wie aus *einem* Guss du selbst sein, zu dir stehen und deine Wahl im Leben nicht von Details, von Dingen oder Menschen AUSSERHALB von dir abhängig machen.

Stimme dich weise auf dein Gefühl, auf dein Herz ab, und sprich, sage, was du zu sagen hast, sage, was dir auf dem Herzen, auf der Leber liegt. Äußere deine Gefühle, ja, bringe sie zum Ausdruck. Mache es jetzt. Warte nicht länger; kein Aufschub mehr. Sieh doch ein, wie du dich zugrunde gerichtet hast, weil du dich nicht spontan, stark und ehrlich für dein ICH einsetzen wolltest. Du solltest nicht im inneren Zwiespalt leben – ich oder die anderen – denn daraus erfolgt dann eine ganze Reihe anderer Weggabelungen, Entscheidungen, die schwer zu fällen sind (z.B. „Soll ich dieses Geld jetzt hierfür ausgeben oder dafür?" oder „Soll ich jetzt auf Vater oder Mutter hören?" usw. …). Du tätest gut daran, dich jetzt ehrlich aufzurichten, aus *einem* Herzen zu leben; keine andere Norm hat für dich mehr Bedeutung als die Liebe zum Leben-in-der-Materie (dieser wunderbaren Erde!).

Fasse sehr schlagkräftig deinen ENTSCHLUSS; ergreife die Schlange bei der Kehle, komme zu *wirklichem* LEBEN!, töte die Lügenstimme in dir, mache dich zum Meister über deine Energien, und sorge dafür, dass tief besorgte Gedanken dich nicht länger zu überwältigen vermögen. DU, als Gottesmensch, hast die Möglichkeit, dein Leben zu bestimmen, in Güte, sehr aktiv und treffsicher. Hiermit tust du nicht nur dir selbst Gutes, sondern zugleich der ganzen Menschheit.

Fürchte dich nicht vor deinen Gefühlen…, habe keine Angst davor, einmal deine Wut, Empörung, Verzweiflung oder was auch immer zum Ausdruck zu bringen: So kommt eine gesunde Gefühlsströmung in Gang, und du kommst zu der Erkenntnis, dass die Kern-Ursache dieser Emotionen darin liegt, dass du lavierst, in Wartestellung bleibst, mit deinem KOPF vor dich hin suchst, nicht wirklich von deiner eigenen urstarken Basis aus *lebst,* dass du Dingen, die im Leben zweitrangig sind, zu viel Bedeutung geschenkt hast, dass du zu viel Rücksicht darauf genommen hast, was andere über dich denken, beziehungsweise diesem oder jenem Gutes tun zu wollen…, anstatt stets entschlossen von deiner eigenen Wahrheitsbasis aus zu leben.

So stehe auf, und erfülle in erster Linie dich selbst… mit Lebensenergie…, mit nichts und niemand anderem…! Baue auf dich, vertraue deinen Gefühlen, und gehe spontan und ehrlich nach außen. Nur so durchströmen deine Gefühle dein ganzes Wesen voller Gesundheit und heilkräftiger Energien.

Komme zu FREUDE über dich selbst, und rege dich nicht länger auf…, denn im Grunde genommen bist auf dich selbst wütend, weil du nicht wirklich von DEINER höchst-eigenen Herzensbasis aus gelebt hast, weil du dich immer wieder mit Sachen, Gedanken, Menschen, Strukturen oder was auch immer gefüllt hast…, immer wieder waren die Stützpfeiler AUSSERHALB von dir, die Füllsel kamen immer wieder von außen.

Kernlösung

Du bist gut, wie du bist, wenn du ehrlich dein ganzheitliches Sein zum Ausdruck bringst, wenn es davon losgelöst ist, den anderen gefallen zu wollen oder diesem oder jenem Gesetz entsprechen zu wollen. Du darfst vom Lebensgesetz aus leben… Unterlasse die Strenge dir selbst gegenüber, und schenke dir die Fülle der Liebe; komme sanft zu dir, und traue dich, dich entschlossen zu äußern. Sei DEINEM Wesen TREU, und lasse dein Leben nicht von einem Parasiten beherrschen. DU bist Meister deiner Existenz und nicht die Gesellschaft, nicht die schweren Gedanken, die Materie usw. …

Warte nicht ab…, sondern GIB dir mit ganzem Herzen das Leben. Genieße dich, und höre auf damit, dir Sorgen über Dinge zu machen, die aus der Sicht des „Lebens" überhaupt nicht von Belang sind. Sehe es nicht als schwer und belastend an: Das Leben ist leicht und froh, wenn du loslässt, was du loslassen solltest, wenn du dein

Leben auf DEINER eigenen Basis aufbaust und mit dem Allerschönsten rechnest. Mache es dir leichter! Sage jetzt „ja" zu einem sorglosen Leben: Allein du hast deine Zukunft in Händen. Nur von deinen Überzeugungen hängt dein Glück ab! Wofür entscheidest du dich? Höre nun auf dein Herz, und schenke dir das HELLE, frohe Leben; komme in Liebe zu deiner gesamten Körper-Basis!

KNOCHENBRÜCHE

Allgemein

Kernursache

Du hast das Gefühl, zu ersticken, eingeschränkt zu werden, und du willst hier ausbrechen! Du fühlst dich in den Fängen anderer, im Machtgriff von Autorität(en)..., aber im Grunde genommen steckst du im Griff deiner eigenen Ohnmacht, deiner Ängste, in dem Glauben, „nur" dieses oder jenes ‚wert' zu sein. Du wehrst dich gegen einen Autoritätsträger, ein Elternteil oder eine bedrückende Situation; du brichst dir einen Knochen. Es geschieht, weil du jetzt zu der Einsicht kommen musst, dass es um deine innere Gefühlswelt geht. Der Umstand, sich „ein Bein zu brechen", passiert nicht „zufällig", sondern wird unbewusst hervorgerufen, um dir etwas zu verdeutlichen, um schließlich zu deinem eigenen Vorteil deine Lebenshaltung verändern zu können.

Innerlich spürst du irgendwo eine Schwäche: Äußerlich wirst du versuchen, dich zu beweisen!

Du bauschst dein Image nach außen hin auf, gibst dich stark oder stolz oder..., das alles geschieht in deiner Traumwelt. Anstatt hier-und-jetzt die Autorität in dir selbst zu verwirklichen und wahrhaftig an dich zu glauben, träumst du, häufig unbewusst, von heldenhaften, romantischen Szenarien oder von einer schönen Rolle, in der andere dich bewundern. Wenn du den Inhalt des Lebens zu wenig wertschätzt, weil du deinen eigenen Inhalt verkennst, und deine Welt auf einer Fassade basiert, *legst du die „Macht" in andere, in die Gesellschaft, die dich beurteilen, für gut befinden oder verurteilen kann:* Du leugnest hiermit die Macht in dir selbst. Du kannst dich *frustriert* fühlen, weil du meinst, in den „Fängen" einer Person oder Situation zu stecken. Das führt zu Ängsten, Anspannung, Aggression!

Das Skelett weist auf die Struktur in Raum und Zeit hin: Widerstand und Ungeduld dabei durchbrechen Strukturen (ein Bruch).

Kernlösung

Lege die ganze Macht über dein Leben in dich selbst.

Komme voller Selbstvertrauen zu einem Gleichgewicht: Stütze dich auf dich selbst. Sieh klar im Hier-und-Jetzt, und fasse den Stier bei den Hörnern. Baue konkret eine Perspektive aus, und lege diesen Weg entschlossen zurück, mache deine Freude jedoch weder von äußeren oder materiellen Werten abhängig, noch von dem, was in den Augen der anderen gut oder schlecht, schwach oder stark ist. Durchbreche die Maske, und bestimme dein Leben selbst. Innere Befreiung, in Unabhängigkeit frei atmen. Kein Stolz nach außen hin, sondern innere Sicherheit deines eigenen Wertes.

Zweifle nicht länger an dir selbst, forciere nichts, versuche dich nicht nach außen hin zu bestätigen. Äußere Umstände, die dich unterdrücken, sind lediglich eine Folge der Verleugnung der eigenen Autorität in dir.

Spannungen, Ängste und Aggression sind lediglich Zeichen der Ohnmacht; erkenne dich in Liebe an, lebe aus deinem Herzen heraus.

Schädelbruch

Kernursache

Frustration, angestaute Wut. Du willst durch etwas hindurchbohren, alles umstoßen, was dir in deiner Umgebung sozusagen im Weg stand. Du versuchst jetzt, einen Ausweg zu erzwingen.

Die Wahrheit ist, dass du bereits zu lange den Aufruf deiner Natur ignoriert hast; du sträubst dich bereits zu lange. Mit überdrehter Nervosität und machtloser Wut fühlst du dich in einer aussichtslosen Situation „gefangen"; du fühlst dich gebunden, du empfindest dich möglicherweise wie ein Gefangener der Macht von jemandem außerhalb von dir, weil du es noch nicht wagst, auf eigenen Beinen zu stehen.

Du schaffst es noch nicht, dich aus einer Situation zu befreien, die dich schon lange anwidert; du suchst emotional nach einem Gleichgewicht, aber es gelingt dir nicht wirklich, weil du dich noch so abhängig von anderen fühlst, weil du noch nicht die Autorität in dich selbst stellst. Die dominante, autoritäre Haltung von Lehrern oder Eltern, oder von einer bestimmten Autorität ärgert dich so sehr, dass du dich auf aggressive, beschützende Weise dagegen auflehnst, sozusagen mit dem Helm eines Wikingers auf dem Kopf.

So haben aggressive Kräfte eine selbstzerstörerische Wirkung. Es ist auch ein Vorwand dafür, nicht du selbst sein zu müssen. Ein innerer Machtdrang, eine Revolte gegen die Macht über dir, sich nicht auf der Nase herumtanzen lassen zu wollen: Geh mir aus dem Weg, ICH bin jetzt hier. Du forcierst die Dinge: ein Bruch.

Kernlösung

Erkenne, dass du es selbst bist, der / die in sich gefangen ist. Tue, was du innerlich fühlst, tun zu müssen. Komme mit Selbstachtung zu wahrer Selbstverwirklichung, anstatt Emotionen und Kräfte noch länger zu unterdrücken und dich anzuspannen.
Fühle dich sicher in dir.

Deine innere Weisheit zeigt dir eine Richtung: Folge diesem Weg, der deiner wahren Natur entspricht. Sei dir selbst und anderen gegenüber gerecht. Erkenne die Autorität in dir selbst an, und bremse dich nicht länger. Äußere deine Gefühle, gestalte dein Leben, baue dein Leben auf deiner eigenen Autorität auf, so dass du Ruhe und Entspannung in dir findest. Dankbarkeit für das Leben *selbst*...

Augenhöhlenbruch

Kernursache

Du bist dabei, einen sehr langen Weg zurückzulegen, und dabei überwindest du Hindernisse, erfährst einen Widerstand auf deinem Pfad, aber dennoch setzt du denselben Weg fort, weil du immer dieselben Löcher nimmst, durch die du dein ‚elektrisches Kabel' ziehen kannst. Da ist kurz ein wenig Widerstand von außen, dann durchbrichst du diesen und machst wieder weiter ...

Eckig-knochig zeigen ein widerwärtig weißes Bein und eine Hüfte sich deinen Augen ... oder willst du selbst so sein (als Frau, oder, falls du ein Mann bist, das weibliche Element in dem Menschen, der du bist)? Zu knochig, aber im heutigen Modetrend (Anno 2000) verehrt; dies ist eine Verehrung der Abgüsse des Todes. Widerwärtig dünn, ohne jedes gesunde Lebensfleisch, (im wörtlichen oder übertragenen Sinne). Dieses Bild zeigt sich dir gleichsam: weil du mit dem zu knochigen, arm-strukturellen, beinernen, mageren-weiblichen Element in dir selbst brechen darfst? Weil du dem reich-fleischlichen Leben als starker vollwertiger Mensch auf Erden, der du sein kannst, in voller warmer Liebe, etwas mehr Aufmerksamkeit schenken darfst? Oder fühlst du dich (oder das weibliche Element in dir, wenn du als Mann geboren wurdest) wie eine tote blonde Puppe, eine Barbie-Puppe, abscheulich leer aus der Fabrik gestoßen?

Wisse dass *jeder* vollwertiger Mensch sich nach einer Anerkennung des urkräftig-sanften weiblichen Prinzips in sich selbst sehnt (ja, einschließlich des würdevollen ‚Fetts', wenn auch die Wissenschaft den großen Wert des ‚Fettgewebes' an sich vielleicht erst noch erkennen muss). Werde der urstarke Mann-Frau-Mensch, der keinen Widerstand leistet, sondern auf kräftig-geschmeidige Weise die Aufforderung des Lebens erfüllt. Versuche keine Widerstände zu durchbrechen, sondern erlebe diese innerliche Urkraft, die IN DIR ist: nicht um ‚mit irgendetwas zu prahlen in ei-

ner äußerlichen Zurschaustellung', sondern um darauf dein Leben auf konstruktive Weise aufzubauen. *Starke Frau im Menschen: in jeder Frau, in jedem Mann.* Das vollwertige Mensch-Sein, ohne dem Körper aus Fleisch und Blut Abbruch zu tun.
Ein Zögern: sollst du dich zurückziehen in dein eigenes innerliches reichliches Vollheits-Feld wie Rosenkohl,[22] oder dich aufrollen wie Erbsen und dich ‚verteilen'?[23] Du bläst die Kerzen aus: Verschwendung, sagst du ... Oder ist es, um deinen Chef zufriedenzustellen, um zu tun, was ‚man' von dir verlangt, was nicht heißen will, dass auch dein Gewissen hier eine perfekte Rolle spielt? Du erfüllst deine Pflichten tadellos. Aber schenkst du deinem *echten* Selbst auch genug Aufmerksamkeit, Wärme, wahre Liebe ?

Einerseits möchtest du von den anderen gesehen werden ... und andererseits würdest du dich am liebsten in einem Raum mit Neptunianischen Düften oder Qualm verstecken, einer Bar beispielsweise, einer Kneipe. Wo bist du nur, wer bist du nur? Erfährst du dich als Mann, oder als Frau? Wer bist du und bist du wirklich *echt*?, fragst du dich selbst. Du siehst in dieser Hinsicht nicht klar und rebellierst dagegen.

In gewissem Sinne flüchtest du und erreichst keine echte Kommunikation. Vielleicht versteckst du dich ja hinter deinem Job, deiner Arbeit, einer ‚Haltung'. Dennoch trägst du viel Inhalt in dir, aber du konzentrierst dich auf das Äußerliche, deine Aufgaben oder Pflichten. Mysterium, wo bist du? Wagst du es, dich so zu zeigen, wie du wirklich *bist*, wie du in Herz und Nieren bist, oder verbirgst du dich hinter einem Teilaspekt deiner selbst? Bringe dich in deiner Essenz zum Ausdruck: du bist doch kein Partyanimal, leer und frostig wie das abgestorbene Mannequin in einem dekadenten Sarg?

Da ist ein Zwiespalt in dir, der dich dazu auffordert, dich zu entscheiden: für die Maskenrolle oder dein *echtes* ICH. Du bist doch VOLLWERTIG: warum hörst du dann nicht auf damit, dich nur halb oder als Abguss zu zeigen, den schwachen Schatten deines echten ICHS?

Kernlösung

Lasse dein wahres ICH ‚sein' und lasse deinen Inhalt dann auch frei losfliegen wie einen Schwarm Tauben,[24] der einen Weg ohne Hindernisse sucht ... : nicht den Stolz auf die schönen Federn an sich, sondern den Tiefgang und die verborgenen Schätze, deine Talente.

Mit Tarnungs-Fliehen erreichst du nichts. Mache dich erkennbar, äußere dich als MENSCH, als die Person, die du wirklich bist. Verstecke dich nicht hinter einem Schein-Bild, dass du nicht bist, das starr und stocksteif knochig, selbst-schrumpfend oder „nichts", wie der Tod, ist. Freue dich über deine eigenen körperlich-inhaltlichen Talente, das ist es, was zählt. Äußere dich *damit* und verstecke dich nicht hinter einer Fassade, einer Rolle, die du spielst und mit der du denkst, anderen zu behagen.

Wenn du dich Mann-Frau zugleich fühlst, was ist daran verkehrt? Wenn das Sein des Menschen in seiner Nobelheit den Mann und die Frau in Einheit erfährt, dann erlebt er seine Vollheit auf hohem Niveau; hier verweisen wir auf die Mandorla.[25] Aber bleibe nicht in den Sphären des Behagenwollens hängen im Sinne von: so werde ich mich verhalten, so werde ich mich kleiden, in dieser Haltung will ich gesehen werden, denn dies ist der Pfad zum Tod, zur Selbstverkennung und Selbstverhüllung in einem Maskenanzug, um andere zu verführen oder für sich zu gewinnen.

Nörgle auch nicht länger darüber, ob du wohl sein darfst, wer du bist, so wie du dich in deinem tiefsten Selbst fühlst. Natürlich: vom Herzen aus, in Selbst-Liebe und Liebe für das Leben sackst du nicht mehr

[22] Lies mehr über die Symbolik der Nahrungsmittel in *Das Füllhorn - Psychologische Symbolsprache der Nahrungsmittel.*

[23] Lies die Symbolik nach in *Das Füllhorn - Psychologische Symbolsprache der Nahrungsmittel.*

[24] Lies über die Symbolik der Taube in *Wenn die Tiere sprechen könnten …*

[25] Lies hierzu in Kapitel 7 von *Die Zwölf Tore des Prinzen Sirius*, die Mandorla-Figur.

ab in niedrigere Regionen, und ... infolgedessen hast du nicht länger das frustrierte Gefühl, dich beispielsweise als Mann oder Frau zu verpacken in einer knochigen oder matt saugenden Gestalt, oder was auch immer.
SCHAUE, wer du wirklich bist, liebe dein ECHTES SELBST, nicht eine Schein-Gestalt, die du im Kern nicht bist, sondern die du aus irgendeiner Frustration, Angst, oder Ohnmacht-Macht heraus aufgebaut hast. Früher oder später rebellierst du gegen diese Dualität, diesen Zwiespalt, diese Masken-Haltung oder die Tatsache, dass du dein Ich ängstlich verborgen hältst.

Kehre dich um zum echten Leben aus deinem urstarken Kern heraus und lebe auf in *echter* Persönlichkeit! Du brauchst dich nicht vorzuführen oder eine Rolle zu spielen. Erreiche die äußersten Spitzen deiner selbst, von links nach rechts, von unten bis oben, von außen nach innen ... nimm deinen ganzen Raum ein und komme nun zur Ruhe, komme in deine Schatzkammern des reichen, runden Rosenkohls in seiner herrlichen Körperkraft.

Nasenbruch: Siehe Rubrik NASE

Kieferbruch: Siehe Rubrik KIEFER

Halswirbelbruch: Siehe Rubrik NACKEN

Rückenwirbelbruch: Siehe Rubrik WIRBELSÄULE

Rippenbruch: Siehe Rubrik RIPPEN

Brustbeinbruch

lies auch Knochenbrüche, allgemein

Kernursache

Du fühlst dich in einer bestimmten Situation eingezwängt; du würdest dich gerne freikämpfen, aber weißt nicht gleich wie; mit einem Gefühl der Ohnmacht, es alles nicht gleich lösen zu können, möchtest du förmlich aus-brechen. „Ich will hieraus!", ruft der Mensch, der sich gefangen fühlt. Du rufst dieses Signal – den Bruch – hervor, um klar zu erkennen, dass dein Herz und deine Lungen sich aus einem einengenden Zustand befreien wollen. Du steckst voller Energien, du würdest bestimmte Dinge möglicherweise gerne forcieren, anstatt Signale zu verstehen, zu interpretieren und im Vertrauen loszulassen.

Eine unbewusste Sehnsucht danach, in dir, in deinem Herzen, in den tieferen Gefühlen der Liebe zu dir und zum Leben zu graben. Es hat den Anschein, als wärest du von deinem tieferen Liebeskern abgeschnitten, und du sehnst dich unbewusst danach, weit unter den oberflächlichen Lagen, in tiefgehenden Kontakt zu deinem Herzen zu treten. Dieses Basisgefühl der Ohnmacht, nicht echt und vollkommen vom tiefsten Kern in deinem Wesen aus zu Sein, kann dazu führen, dass man Situationen ins Leben ruft, die eine Art von ungeduldiger Wut, Aufstand und Aggression in einem auslösen.

Du „willst etwas unbedingt SO haben", und es gelingt nicht...; dieses Feuer der Begierde weist lediglich daraufhin, dass sich dein ICH verzweifelt danach sehnt, in Liebe fundamental von dir anerkannt zu werden.
Dich in deiner ganzen Breite SEIN zu lassen: Dein Herz schreit nach einem freien Lebensraum, ein froher und entspannter Mensch Sein zu dürfen. „Es reicht jetzt!", ruft dein tiefstes Selbst; also mache dich innerlich frei..., und führe in deinem Leben Veränderungen herbei, wo es für deine Entwicklung, deine Gesundheit notwendig ist.

Kernlösung

Komme zur Vertiefung deines Wesens, und gib dir jede Möglichkeit zu einem offenen Leben, ohne Begrenzungen..., die du dir selbst auferlegt hast. Du kannst dich nur gegen dich selbst auflehnen..., gegen gewisse Lebensumstände, die du selbst – wenn auch unbewusst – zu dir geholt hast.

So löse die Problematik also auch tief IN dir; äußere Umstände werden sich verändern, du wirst infolge deiner inneren Befreiung einsehen, welche Situationen verändert werden sollten. Beende den Kampf in dir, und komme zu innerem Frieden, indem du loslässt… und dich selbst frei Sein lässt, ohne dem Leben mit Gewalt etwas abverlangen zu wollen.

Solange du Gefühle der Auflehnung und Wut in dir spürst, bedeutet es, dass du gegen dich selbst, gegen das Leben kämpfst. Lasse los, lasse dich einfach SEIN, kehre dich tief in dein Innerstes. Komme zu tiefgehender, liebevoller Versöhnung mit dir selbst, und begehre nichts mehr außerhalb von dir. Finde zum reinen Glück, du selbst zu Sein.

Schlüsselbeinbruch

siehe auch Knochenbrüche, allgemein

Kernursache

Du würdest gerne kämpfen, fliegen, treten…, angehäufte Aggression! Angst und Trauer. Du fühlst dich ohnmächtig, bekommst dich nicht in den Griff, das macht dich wütend! Du verzehrst dich nach viel Platz für dich selbst; jeden, den du im Verdacht hast, dich zu behindern, würdest du am liebsten mit *einem* mächtigen Handgriff wegschleudern…, dir nicht dessen bewusst, dass du der / die Einzige bist, der / die dich daran hindert, ruhig und selbstsicher dein Leben auszubauen.

Findest du dich schlecht, nicht dessen würdig, vollkommen den Durchbruch zu schaffen? Gefühle von Selbstzweifel, Minderwertigkeit, Selbsthass, Selbstverleugnung… und eine unbewusste Sehnsucht, aus dieser Zelle auszubrechen. Widerstand, Aggression. Herzschmerzen. Tief in deinem Herzen verzehrst du dich nach Liebe und Sanftheit.

Kernlösung

Lasse Dampf ab, löse alles, befreie dich von diesen traurigen Emotionen…
Lasse dich einmal gehen, habe keine Angst vor deinen Äußerungen…, und beobachte deine Gefühle: Sie laufen schließlich auf Selbstverurteilung hinaus und darauf, dass du deine sensible, warme Seite und dein starkes, inneres Selbst nicht anerkennst. Vielleicht hast du dies auf andere projiziert: Komme jetzt in dein starkes, vertrauenswürdiges ICH. Traue dich, weich zu geben und zu nehmen. Fühle dich nicht länger bedroht. Beginne damit, dich offener und liebevoller zu geben: Darauf wird dein Umfeld in anderer Weise reagieren. Unterdrücke deine Energien nicht länger!

Schulterbruch

siehe auch Schulter, allgemein

Kernursache

Willst du um keinen Preis deine Kontrolle, deine Autorität, deine Macht, dein Amt oder deinen Status verlieren? Du kannst nicht mehr alles behalten; du bist nicht mehr Herr der Situation. Du hast zu viel und zu weit nach außen gegriffen, es aus Sorge, Verantwortungsgefühl und Angst umfasst. Lasten werden zu schwer. Du hast dich, mit Sinn für Verantwortung, nach außen hin möglichst lange Zeit groß und stark gehalten. Möglicherweise hast du starke Leistungen gezeigt, hast dabei jedoch deine Grenzen überschritten. Du bist zu hart zu dir gewesen.

Wolltest du dir etwas beweisen? Dadurch dass du nach außen hin „die Fassung gewahrt" hast, hast du deine innere Gefühlswelt verdrängt; du hast gegen Gefühle gekämpft, gegen die weichen, weiblichen Gefühle in dir. Möglicherweise bist du so auch mit anderen Leuten in Konflikt gekommen. Du wolltest unbedingt etwas durchhalten oder durchsetzen, was du besser losgelassen hättest. Aggressive Machtlosigkeit ist die Folge dessen. Du bekommst nahezu keine Luft mehr; du fühlst dich unter eigenen emotionalen Lasten erstickt. Du würdest jetzt gerne ausbrechen, deinen Raum erweitern. Der Grund für diese Lasten: Weil du in deinem Selbst zu wenig Sicherheit spürst, zu wenig an deine inneren Werte glaubst und ihnen zu wenig vertraust, legst du deine ganze Aufmerksamkeit nach außen, erwartest du Anerkennung und versuchst, alles unter Kontrolle zu halten; du übergehst deine Gefühle, um alles umfassen zu können. Bis diese Gefühle dir Steine in den Weg legen und zu harte Gedanken dein Leben zerstören.

Kernlösung

Du solltest mit dieser Lebensweise „brechen“. Nutze alle Kräfte in dir; ergreife lediglich die Macht über *dich selbst.*

Ziehe dich in dich selbst zurück. Nimm dich feste in die Hand, und durchforste deine Emotionen ohne Umwege, so, wie ein großes Schiff die Wellen bricht. Wirf die Lasten von deinen Schultern: Fühle dich in deiner Natur frei und spontan. Fühle dich stark auf deiner eigenen sicheren Basis, so dass du nicht mehr außerhalb von dir nach Bestätigung und Absicherung suchen musst. Selbstentwicklung von innen heraus; nicht weiter reichen, als du selbst bist, so dass sich aggressive Kräfte nicht anhäufen, sondern in dieser Selbstverwirklichung allmählich entfaltet werden. Übergehe nicht deine Gefühle; folge dem, worum deine Natur dich bittet, und forciere nicht. Wenn du auf dein Selbst vertraust, wirst du keine unnötigen Lasten mehr tragen, jedenfalls nicht für das Auge der Außenwelt oder um die „Macht“ zu behalten. Lasse los, und sei deiner Natur treu.

Oberarmbruch

siehe auch jeweils Knochenbrüche und Oberarm, allgemein

Kernursache

Angst davor, dass du es nicht alles umfassen kannst: Krampfhaft umklammerst du Personen, alte Strukturen, gerade wenn du spürst, dass sie dir zu entkommen drohen. Gewaltige Energien schlagen, wie eine Zeitbombe, nach innen: Du greifst außerhalb von dir nach Halt, nach einem Job, einem gesellschaftlichen Zustand, nach einer Beziehung..., um dich zu „füllen“. Aus Angst, dass diese falschen Strukturen dir entfallen könnten. Du lässt dein Leben von äußeren Faktoren beherrschen; du stehst mit deinen Füßen nicht sicher auf der Erde, du empfindest dich als klein und ohnmächtig, hast dich vielleicht zu lange von anderen an den Haaren ziehen lassen..., du hast Angst davor, dass sie dich vernichten werden.

Das Wichtigste im Leben entgeht dir, etwas, was sich weder greifen, noch erzwingen lässt: Liebe, Freundschaft, Selbstwert, Vertrauen. Du versuchst, „über“ etwas Macht zu behalten oder zu ergreifen; du wehrst dich gegen Menschen, die dich daran zu hindern scheinen.

Kernlösung

Lasse los!

Besteige den Thron der Selbstachtung, bemächtige dich der Situation! Freundschaft, Liebe und Inhalt sind wirklich wichtig; relativiere den Wert der Form und die äußeren Strukturen. Die auf dich zugeschnittenen Lebensstrukturen werden automatisch auf den von dir gewürdigten Inhalt folgen; eine straffe Struktur oder ein äußeres Muster, das dazu dient, einen leeren Inhalt zu ersetzen, bricht früher oder später auseinander. Bricht deine äußere Welt zusammen, so ist es kein Problem, solange du noch auf eigenen Beinen stehst. Dein Leben steht und fällt in der Tat mit deinem inneren Wert und mit dem Glauben an dich selbst, immer wieder ein neues und besseres Leben ausbauen zu können. Beherrsche dein Leben, und gib dir allen Raum.

Ellenbogenbruch

siehe auch Ellenbogen, allgemein

Kernursache

Du bist wütend auf die Macht über dir, aber du kannst oder wagst es nicht, sie zu entkräften. Deine Natur wurde bereits zu lange unterdrückt; du möchtest deiner Opferrolle ein Ende machen; du wehrst dich gegen die Beschneidung deiner Natur; ja, du würdest gegen etablierte Werte, Normen oder Machtstrukturen Einspruch erheben; dein Leben wurde unter äußeren Regeln oder den Ansprüchen deiner Umwelt erstickt.

Du fühlst dich verzerrt, ja, du möchtest diesem Zustand entgleiten. Dein ICH wehrt sich sehr stark gegen etwas oder jemanden. Du empfindest den anderen wie einen Eindringling in deine Privat-Natur; du würdest deinen Bereich mit Gewalt und Aggression verteidigen. Innere Anspannung. Du kannst dich, so meinst du, jetzt nicht schnell genug daraus befreien, aber du fühlst dich emotional zu machtlos, zu schwer belastet, um dich tatsächlich selbst durchzusetzen. Denn du bist dir zu wenig deines eigenen Wertes bewusst; du erlebst dich als Opfer im Machtgriff von Menschen und Normen.

Du erlebst deine Aggression vor allem innerlich, du ziehst dich in dich selbst zurück, angespannt vor aggressiven Kräften. Du spähst wütend unter deiner dunklen Brille hervor, deinen Blick auf die Autorität gerichtet, die dich in Ärger versetzt; unterschwellig schießt du Pfeile ab. Unterdessen siehst du jedoch keine Alternative für dich selbst; du suchst noch deine Richtung.

Kernlösung

Ziehe keine Maske auf, schweige nicht wütend, stur und traurig, sondern komme zu einer offenen Kommunikation, und sage, was dich stört. Vertraue auf deine Intuition, traue dich, deine Gefühle zu äußern. Gehe geradeaus auf deinem Weg weiter, und sehe alles nicht so dunkel und aggressiv.

Gib dir Raum; ersticke dich nicht, denn du bist es, der / die sich in der Abhängigkeit von anderen zu sehr eingeengt hat.

Sei für eine klare Einsicht offen, und lasse in deinem Leben intensive Bewusstseinskräfte anstelle von negativen Gedanken zu. Kraftvolle Selbst-Sicherheit; erkenne deinen Wert. Komme zu einem offenen, ehrlichen, reibungslosen Kontakt mit anderen, der von weicher Biegsamkeit getragen wird. Vollkommen in dir sein, ohne zu zögern; dich nicht in einen Panzer zwängen. Lasse das Negative zeitig entweichen, *bevor* die Jauchegrube überläuft. Setze machtlosen Widerstand in aktive Selbstverwirklichung um.

Unterarmbruch

siehe auch jeweils Knochenbrüche und Unterarm, allgemein

Kernursache

Du würdest gerne mit deiner Faust durch etwas durchbrechen! Aber irgendetwas hält dich zurück: Du hast sogar ein bisschen Angst davor, ja, du „flüchtest". Du fürchtest dich vor den Folgen, vor der Reaktion deines Partners oder deiner Kollegen, du weißt nicht, ob du dem wohl gewachsen bist. Du spürst, wie du langsam weiter im Sumpf versinkst, die Angst wächst. Du bremst deine persönliche Entwicklung ab. Du blockierst dich völlig, Spannungen stauen sich an, und aus einem Gefühl der Ohnmacht heraus würdest du jemand anderen aggressiv angehen! Unbewusst ärgerst du dich über diese unfruchtbare, ungesunde Situation.

Kernlösung

Treffe eine Entscheidung, und trete in Aktion, vertraue dir, und blockiere nicht länger deine Entwicklung. Vertraue deinen Gefühlen: Lasse sie weiter fließen, staue sie nicht an, und traue dich, sie zum Ausdruck zu bringen! Entspanne dich, nimm deinen ganzen Raum ein, und gib deine Meinung und deine Sehnsüchte anderen zu erkennen: Im Austausch von Gedanken und Gefühlen wird sich alles weicher entwickeln als im verbissenen, ängstlichen Anstauen. Mit geschmeidiger Entschlossenheit und Biss an etwas herangehen und weich mit dem Fluss, mit deinen Energien und Gefühlen mitströmen. Gehe weiter, breche mit überholten Werten.

Speichenbruch

und Erkrankungen der Speiche, allgemein

die Speiche läuft vom Ellenbogen bis zum Handgelenk an der Daumenseite

Kernursache

Du möchtest dich zum Zeichen der Verborgenheit, des stolzen Schutzes gegenüber der Außenwelt in einen Hermelinmantel einpacken: „Mir habt ihr nichts zu sagen, ich weiß selbst am besten, wie alles zu sein hat; ihr habt nichts zu meinem Privatleben zu melden." Hart, scharf-abprallend, von dir stoßend. Weißt du eigentlich noch, wer du bist, unter deiner Kleidung, deinem Titel, deinem Status oder schlichtweg unter deinem „Verhalten" nach außen hin? Plötzlich kann diese erhabene Kälte dir selbst und anderen gegenüber in blinde Wut oder Hass umschlagen, im Wechsel mit Unsicherheit und Misstrauen, mit Groll und gärenden Rachegefühlen dem Leben oder der Person gegenüber, die dir deiner Ansicht nach etwas angetan hat: Voller tiefschwarzer Gefühle würdest du es ihr / ihm gerne einmal entgegenspucken. Aber im Grunde genommen *kannst* du eigentlich nur wütend auf dich sein..., und es weist auf die Ohnmacht hin, dich als Bewusster Mensch leben zu lassen; solange du im instinktiven Stadium oder in den Außenschichten von dir, in Nebensächlichkeiten oder Werten stecken bleibst, die keine echten Werte sind, in Äußerlichkeiten usw. ..., ärgerst du dich eigentlich (unbewusst) innerlich, weil du nicht DU SELBST bist, sondern lediglich ein Schein-Ich manifestierst.

Kernlösung

So mache dich auf die Suche nach deiner wahren Größe, nach *echten* Werten tief in dir! Mache dem / der anderen keine Vorwürfe; stoße nicht kalt von dir, sondern hole warm zu dir herein: in erster Linie dich selbst! Du bist es, der / die fortwährend sich selbst etwas antut und sich eher als eine wütende, um sich beißende, schwarze Katze ansehen würde und sich auch dementsprechend verhalten wird. Du bist es, der / die dich in ein Tierfell einpackt, um dein Mensch-Sein hinter einem eisernen Vorhang verborgen zu halten.

Ziehe dich sozusagen bis auf die Knochen aus, um zu der Einsicht zu gelangen, dass du ein Mensch bist, dass du alle Tricks, wohinter du dich versteckst, überhaupt nicht brauchst. Dann kleide dich warm, mit Liebe und Verständnis an, mit warmer Menschlichkeit und Herzlichkeit: Die Entdeckung des Herzens in Wärme..., das sind zwei Schlüsselbegriffe für einen zügigen Heilungsprozess. Trete mit deinem Wahren Kern in Verbindung; bleibe nicht an der Außenseite deines Wesens stehen; trage keine falsche Krone; bete nicht den Gott des Rauschgoldes an, sondern gib dir die Möglichkeit, aufzublühen, dich von innen heraus, in aller Einfachheit, Wahrhaftigkeit und Reinheit ehrlich zu manifestieren......

Hast du dich wütend auf bestimmte Dinge oder Menschen fixiert? Im zornigen Aufstand gegen das Leben? So ist dies lediglich die Folge eines tiefen Gefühls von Ohnmacht..., dich als ICH nicht in Menschlicher Würde erleben zu können. Du kannst das Blatt jetzt wenden! Sei dir darüber im Klaren, dass du ALLES in deinem Leben selbst geschaffen hast, wenn auch unbewusst; ja, alle Geschehnisse hast du selbst zu dir geholt; du brauchst niemandem etwas vorzuwerfen. Es geht nicht darum, dass man das Verhalten anderer zuweilen gut reden müsste, wohl aber, dass alles eine Folge deines inneren Lebenskreises, deiner Erwartungen und deiner Haltung dem Leben gegenüber ist.

So verändere dich jetzt von innen heraus, und mache einen Neuanfang: Beginne ein neues Leben, und werfe alles Unechte und alle Scheinmäntel von dir. Entferne das alte Federkleid, und zeige dich in reiner Ehrlichkeit als die Person, „die du *wirklich* bist"..., möglicherweise weißt du es selbst nicht einmal mehr, hast du dich so weggedrängt und versteckt; hole dich jetzt über Wasser, und „erkenne" dich selbst: Sieh dich an, mache dich auf die Suche nach deinem unbefleckten, reinen, echten Ich. Begehre nichts von anderen, habe nicht den Wunsch, dass andere etwas für dich tun, um dich daraufhin wie ein aufgeblähter Gockel zu ärgern, wenn du nicht bekommst, was du gerne hättest: Das ist nicht der Weg des „Lebens"!

Entdecke nun die *echten* Werte im Leben; reiße das Ruder komplett herum. *Dann* kannst du mit diesen Energiemassen in dir mit voller Kraft voraus fahren: Du wirst sie auf kreative Art und Weise bewusst lenken und nutzen. Lebensenergien werden jetzt in prachtvollen, farbenreichen Tönen entfaltet, und du MACHST *wirklich* etwas Sonniges aus diesen wunderbaren Energien. Du setzt urinstinktive Energien in Bewusstseinskräfte um. Als Mensch stehst du nun an der Spitze deiner Existenz, die mit Stolz auf innere Werte, nicht auf falsche Werte gebaut ist.

Falscher Stolz und kalt-wütendes Abstoßen werden abgeschüttelt, und Wärme tritt ein, jede Form von tierischem Überbleibsel wird in Großmenschlichkeit umgesetzt; nun hast du selbst Freude an dieser Verwandlung. Es gibt keinen anderen Weg. Das dunkle Erbrochene ruht förmlich in deiner Kehle, in deinem Mund, deinem Magen, und du möchtest alles ausspeien, das ganze Gift, aber du hältst dich zurück, du meinst vielleicht, dass diese Welt dir ohnehin nichts zu bieten habe. Wut schlägt nach innen, Selbstvergiftung.

So reinige nun dich selbst; großes Reinwaschen. Komme zu Verständnis, und höre auf die Sprache der Dankbarkeit für das Leben..., nur du kannst etwas Schönes daraus machen. Wirst du es verpfuschen, oder machst du etwas vollkommen Neues daraus? Heiße dich warm Willkommen, dein ECHTES VOLLWERTIGES SELBST, infolgedessen wirst du weder länger Aggressionen in dir anhäufen, noch Wut auf deine Umgebung verspüren. Du trittst in die Wärme deines wahren Selbst ein, und das stimmt dich ruhig, zufrieden und innerlich friedlich. Keine Absonderung mehr, kein Abprallen, kein frostigkalter Schutz mehr, weder vor deinem echten Selbst, noch vor den anderen, die dir nahe stehen. Ein warmes Nahsein; eine Total-Umsetzung treibender, primitiver Urkräfte in aufbauende Schöpfungs-Taten und aufrichtige, warme Liebes-Strömung, aus einem ICH heraus, das froh und dankbar ist, dass es sich selbst in ehrlicher, reiner Gestalt begrüßen darf... Eine helle, freudvolle Betrachtungsweise deiner selbst, des Lebens!

Ellenbruch
und Erkrankungen der Elle, allgemein

die Elle läuft von der Rückseite des Ellenbogens bis zum Handgelenk an der Kleinfingerseite

Kernursache und Kernlösung

Du weißt noch nicht genau, wo die höhere, tiefe Weisheit in dir steckt..., möglicherweise erklärst es zwar anderen, zeigst du ihnen, sogar unter Kritik, wo deiner Ansicht nach ihre Fehler und Begabungen liegen, und du kannst damit sogar den Nagel auf den Kopf treffen, aber unterdessen ruft dieses Signal dich wohl *zu dir selbst zurück!*

Du bist sozusagen „aus" dir selbst getreten... Entdecke dich, komme zu dir nach Hause, und erforsche einmal dein eigenes Leben, deine inneren Schätze. Zeige nicht mit dem Finger auf jemand anderen, sondern zeige einmal ganz tief in dich selbst hinein, auf die Wahrheitsquelle, die da in dir wohnt; gehe mit dieser reichen Weisheit in dir auf Tuchfühlung, und weiche nicht mehr von ihr ab; so kannst du dich nicht mehr auf einem zu eng oberflächlichen Niveau deiner Umwelt verlieren, dich nicht mehr ärgern, aufregen, Anforderungen stellen usw. ...

Du bist zu stark von dir selbst abgewichen und wirst nun in deinen Körper zurückgebracht, einzig und allein zu DEINEM ICH. Sieh dir dein ICH einmal genau an..., und komme zu der erstaunlichen Feststellung, dass es etwas Wunderbares ist: Der Mensch, der sich als Individualität nach Seele und Körper aus seinem tiefsten Kerngehalt entwickeln kann. Ist das nicht wundervoll? Du darfst in dich gehen, ganz einfach und vertieft zu der ERKENNTNIS kommen, *dass* du bist..., wer du bist..., in deinem Körper, mit deiner inneren Weisheit. Lasse alles, was sich außerhalb von dir befindet, jetzt los..., und beobachte... dich selbst. Distanziere dich nicht länger von dir. Komme wieder in die warmen Wände deines eigenen Körpers nach Hause...

Du hast nichts zu den anderen zu sagen; guck nicht länger durch die Fenster der Nachbarn, sondern befreie deine Rippen dadurch, dass du deinen eigenen Raum erkundest und weit öffnest! Schaue nicht länger nach außen: Du wirst alles in dir selbst finden. Diese Heimkehr ist jetzt notwendig. Weiche nicht mehr von der Materie; verfliege nicht zu hoch ins geistige Niveau, entfernt von deinem Körper. Komme deiner Physis *ganz* nah; es wird dir gut tun. Du negierst keinen Anteil mehr von dir... Deine Augen richten sich jetzt *wirklich* auf DEIN SELBST und auf nichts anderes mehr. Du trittst mit dir, mit deinem Sein in der Materie deines Körpers in Verbindung, und dieses Bewusstsein für die Anwesenheit in deinem Körper brauchtest du so dringend. Du findest nun zu äußerster Dankbarkeit für dein „Sein" in deinem Körper. Du fliegst jetzt nicht mehr mit Gedanken und mit dem Geist davon, zu anderen, zur Außenwelt. Du wirst wieder nach Hause gebracht..., zu dir selbst:

Schaue nun tief in dein Innerstes, fühle dich wunderbar bei dir selbst, in deinem Körper aus Fleisch und Blut; lasse jetzt einmal alle Dinge und Menschen außerhalb von dir los. Sei dir darüber im Klaren, dass du jemand anderem nichts zu sagen hast, dich selbst jedoch warmherzig und willkommen heißend vollständig zu dir hereinholen musst. Es ist notwendig, ganz körperlich in dir präsent zu sein und nicht „aus" dir herauszugehen / „außerhalb" von dir zu leben, sich nicht im Geist / in Gedanken oder Träumen aufzuhalten. Steige herab, komme herein, ganz nah zu dir.

Handgelenkbruch

siehe auch jeweils Knochenbrüche und Handgelenk, allgemein

Kernursache

Zu wenig Biegsamkeit; nicht selbstsicher: starr und ängstlich!

Du fühlst dich in einer zu straffen Struktur eingeengt, dein eigenes ICH wird weggedrängt; du vertraust dir irgendwo nicht ganz, vielleicht gibt es einen sehr schlechten, nicht vertrauenswürdigen Untergrund in deinem Innersten?

Du hast sozusagen Angst davor, dich selbst weich durchkommen zu lassen! Dir wird langsam Angst und bange, du willst hier ausbrechen! Du möchtest alles und jeden wegstoßen, wovon du meinst, dass sie dein Wachstum verhindern, dir deinen Raum nehmen.

Du sträubst dich...

Kernlösung

Lasse dich sanft von deiner eigenen Fruchtbarkeit leiten, lasse dich von deinen inneren Kräften führen. Das Leben wird dir, durch dieses Vertrauen auf dich, viel leichter, viel heller erscheinen. Nichts in oder außerhalb von dir stellt eine Bedrohung für dich dar: Diese eingebildeten Schatten wurden durch deine Ängste ins Leben gerufen.

Du bist dein eigener Herr; folge deiner Intuition, trete selbstbewusst mit einem freien Willen auf, der von niemandem geschwächt werden kann.

Anstatt abzuwehren: Trete für deinen Wert als einzigartiger Mensch ein. Sei für neue Erfahrungen offen, stoße sie nicht mehr von dir.

Gebrochene Hand

siehe auch Hände, allgemein

Kernursache

Du lehnst dich auf, du machst so nicht mehr mit. Du hast bislang alles und jeden „eingesaugt", hereingeholt, sowohl Schmerzen, Trauer, Kritik, als auch andere Menschen, die dich in Beschlag oder in Anspruch genommen haben: Du hast alles zugelassen, weil du dich selbst als hilfloses Opfer angesehen hast und auch die Abhängigkeit von anderen brauchtest. Wie ein Krebs, der so viel festhält, dass er selbst darunter zusammenbrechen würde, so fühlst du dich jetzt. Du schließt nun das eiserne Gatter, so dass nichts und niemand mehr eintreten kann; keine Emotionen, keine Lasten, keine Worte mehr einer Autorität, die sich in alles einmischt. Möglicherweise hast du unter dem Deckmäntelchen der Liebe zu lange als Ablage fungiert, obwohl du dich selbst kaum unterstützt gefühlt hast.

Deine Ich-Kraft möchte jetzt durchbrechen und der Ohnmacht, nicht als autonomes, selbstsicheres Individuum leben zu können, ein Ende bereiten. Mit einer übersteigerten Kraft bricht dein Ego jetzt durch; du kennst keine Biegsamkeit mehr, du bist hart aggressiv. Zu lange schon hast du mit deiner Hand nach Unterstützung gegriffen, auch wenn zuweilen genau das Gegenteil der Fall zu sein schien.

Kernlösung

Ein tatsächliches Anpacken deines persönlichen Lebens: Dir des warmen Sonnenzentrums in dir bewusst werden. Gewinne einen klaren Einblick in dich selbst, folge deiner Intuition; sorge gut für dich. Wenn du stark in deinem Selbst konzentriert bist, wirst du auch eine stark strahlende Leuchtbake für andere sein können. Gehe weich mit dir selbst, mit deiner Natur mit. Erkenne deine eigene Fülle an, die Autorität deines Selbst, so dass du dich niemals als leer zu empfinden brauchst und diese Leere mit allem und jedem füllen musst.

Strahle Gesundheit und Liebe auf andere aus, *gib,* ohne dass du noch bestimmte Dinge schlucken oder einstecken müsstest, weil du in einer emotionalen Abhängigkeit steckst. Du bist kein Opfer, sondern Meister über dich. Lasse dich nicht leben, sondern arbeite und gestalte; baue dein Leben unter der alleinigen Autorität deines Selbst aus.

Bruch eines Fingers:
Siehe Rubrik FINGER

Hüftbruch

siehe auch Hüfte, allgemein

Kernursache

Du bist zu einem Feuer speienden Berg geworden: Alle angestauten Energien brechen jetzt aus.
Auf der einen Seite übersteigen dich die Emotionen; Ängste, Spannungen, Trauer und zu schwere Lasten wurden dir zu viel.

Andererseits unterdrückst du deine Kräfte bereits zu lange; wie ein schnaubender Stier mit unterdrückter, starrsinniger Wut brichst du schließlich in einem scharfen, aggressiven Angriff durch die Umzäunung.

Du fühltest dich schon zu lange mundtot gemacht; du bist auf diejenigen wütend, die deinem Leben so genannt im Weg standen. Die tiefere Ursache hierfür liegt allerdings bei dir selbst: Du sagst jetzt „mich bringt ihr so schnell nicht mehr zu Fall, mich maßregelt ihr nicht mehr!", aber du selbst bist es, der / die zu wenig nach deiner eigenen Art gelebt hat und sich möglicherweise zu viel zu anderen, zur Außenwelt hin verbogen hat, schweigend, dich unterdrückend, vielleicht, weil du dich selbst überhaupt nicht gut findest.

Hast du dich nicht getraut, aus dir selbst heraus zu leben, zu deiner Meinung zu stehen, folgst du bereits zu lange einem Weg, der nicht wirklich zu dir passt? Dann hast du unter Druck und Anspannung unecht dir selbst gegenüber gelebt. Mit Protest erhebst du dich nun, wie ein Toter, der leben möchte.

Kernlösung

Baue dein Leben auf die starken Fundamente deiner selbst. Entdecke diese Lebenskräfte, die Sicherheit in dir, und sprich, äußere dich anderen gegenüber; stehe zu dir, verstecke dich nicht, sondern traue dich, das zum Ausdruck zu bringen, was dafür notwendig ist, um dich wieder ruhig in dir entspannen zu können.

Zähle lediglich auf die Autorität in dir, und komme zu einer reibungslosen, klaren Kommunikation mit anderen; häufe keine Spannungen und Emotionen mehr an; wage es, zu jeder Zeit du selbst zu sein, so, wie du bist. Gewinne den Überblick, und zögere nicht, trotz des Protestes aus deiner näheren Umgebung, deinen persönlichen Weg zu wählen.

Oberschenkelbruch

siehe auch jeweils Knochenbrüche und Beine, allgemein

Kernursache

Du hast Angst davor, dass dein tiefstes Ich schlecht oder schwach ist, du flehst oder fragst, betest zu anderen, zu Göttern, du stagnierst vollkommen auf dem Weg der Selbstentwicklung. Du stellst alle Macht nach außen. Du bist in deiner Vergangenheit gefangen, und du meinst, dort nicht herauszukommen…

Unterdessen entsteht ein innerer Strom von Wut, Aggression…, Emotionen. Du wirst das Recht selbst in die Hand nehmen! Du erkennst nicht, dass es deine eigenen Gefühle von Ohnmacht, deine unbewussten Überzeugungen, wie „ich bin das Opfer", gewesen sind, die dich jetzt in einen zu einschränkenden Lebensraum gebracht haben. Früher oder später brichst du dennoch durch: ein frustrierter Vulkan!

Kernlösung

Werde dir dessen bewusst, dass andere Menschen oder Strukturen dich nur dann einschränken, wenn du dies unbewusst selbst herausgefordert hast. Gewinne für immer und alle Zeit Selbstvertrauen und komme zu Bewusstsein; lasse dich von dieser tiefen Kraft in dir durchdringen, erweitere deinen geistigen Raum.

Komme in Dir zu Einsicht und Meisterschaft. Das gewährt wirklich offenen Raum. Aktion, Tatkraft und Ruhe, Entspannung: Gleichgewicht. Nirgendwo ist die Autorität höher oder wertvoller als in dir selbst, und dieser Wert ist in deinem Herzen, deiner Seele, deinem Wert als Mensch. Erschaffe selbst dein Leben!

Lies auch:*Oberschenkel, allgemein.

Bruch des Knies

siehe auch jeweils Knochenbrüche und Knie, allgemein

Kernursache

Das Ausarten eines inneren Konfliktes; sozusagen ein Kampf zwischen Himmel und Erde. Zwischen dem „männlichen" und dem „weiblichen" Prinzip. Ein Machtstreit in dir: mit dem Strom mitgehen, spüren, dass du in die Richtung gehen musst – und dies wiederum mit Widerstand blockieren! Dich stark aufrecht halten oder dich weich mitströmen lassen? Du stellst dich, deinen Wert in Frage…, minderwertig, unsicher…

Du wirst dich also auch krampfhaft gegen jede Person wehren, die du im Verdacht hast, auch nur ein wenig mehr Zugriff auf dich zu haben als du selbst. Du hältst dich wie ein brüllender Löwe bereit, um dich gegen die so genannte „Macht" anderer zu verteidigen. Du würdest präventiv um dich treten! Anstatt weich und offen mit anderen in Dialog zu treten, würdest du dich vielmehr schnell bedroht fühlen. Du vertraust dir selbst und deiner eigenen Kraft nicht, wie solltest du dann anderen vertrauen können? Plötzlich fühlst du dich ergriffen! Du kommst nicht mehr von der Stelle, du entwickelst eine Gegenkraft, fühlst dich mitgeschleift, du wehrst dich…, das prallt aufeinander!
Aggressiver Widerstand.

Kernlösung

Komme zuerst mit dir selbst in Harmonie: Löse diesen inneren Konflikt.
Öffne dich ohne Vorurteile, empfange frei, was andere dir in Worten und Gesten darreichen, gehe alles in Ruhe durch, sieh es dir genau an, halte nicht starr an festgelegten, falschen Werten aus der Vergangenheit fest, öffne dich für deine wahre Entwicklung…

Dein sturer Widerstand rührt aus deiner Unsicherheit her: Fühle dich stark in dir! Begegne in Ruhe neuen Dingen, und öffne dich vor allem voll und ganz…
Gewinne zunächst starken Halt in dir selbst, erst dann kannst du ruhig „empfangen", was dich wieder weiterbringen wird, stoße es nicht mehr von dir… Komme zu fruchtbarer, flexibler Kreativität und Kommunikation.

Unterschenkelbruch

siehe auch jeweils Knochenbrüche und Beine, allgemein

Kernursache

Du fühlst dich klein, unsicher; vielleicht empfindest du die Arbeit, die du verrichtest, als nicht gut genug, gerade weil du dich innerlich unterbewertest; du lehnst dich gegen Autoritäten auf oder einfach gegen Menschen, die dich in irgendeiner Weise in der geringen Autorität, die du dir lediglich zusprichst, „bedrohen".

Du würdest deinen Bereich demnach aggressiv verteidigen! Du möchtest den / die andere(n) in diesem Machtstreit heruntermachen, ihm / ihr Tritte versetzen.

Voller Wut würdest du sogar das Schöne vernichten, weil du dich im Grunde über deine eigene Ohnmacht und Unfähigkeit ärgerst: eine Form von Selbstzerstörung.

Du würdest nicht leicht zugeben, dass du dich unsicher in dir fühlst; im Gegenteil, du würdest dich nach außen hin stark geben und gleich nach dem Höchsten greifen wollen und jede andere Macht niedermachen. Diese Verzweiflungsrevolte ist ein Forcieren, ein Staatsstreich der Äußerlichkeit, der einen Knochenbruch zur Folge haben kann.

Empfindest du dich als verletzbar und zerbrechlich? Diesen Zustand löst du weder mit Aggression anderen gegenüber, noch mit Gewalt gegen dich selbst.

Kernlösung

Du wächst ganz allmählich von innen heraus zu deiner Spitze hin; vertraue dich deiner eigenen starken Basiskraft an, und habe nicht den Willen, im Wettstreit mit anderen der / die Erste zu sein, sondern werde dir umso mehr des Wertes deines eigenen Energiefeldes bewusst…

Habe Freude an deinem Leben, sei mit deinem Platz, den du jetzt hast, zufrieden: Wünschst du dir etwas anderes, so schaffe in deinen Gedanken neue Situationen, forciere jedoch nichts; das, was gut für dich ist, wird zu dir kommen, wenn du dich mit Selbstvertrauen dafür öffnest.

Die Welt ist dir nicht feindlich gesonnen, fühle dich nicht länger bedroht, zeige dich so, wie du dich wirklich fühlst, und verstecke dich nicht hinter einer aggressiven Haltung: Die Menschen werden nur aggressiv auf dich reagieren, wenn du voller unterdrückter Wut steckst.

Fühle dich sicher in dir, so wirst du dich nicht beweisen müssen.
Nicht die anderen stehen deiner Entwicklung im Weg, sondern du selbst bist es, der / die dir durch deine Zweifel den Weg blockiert.

Schienbeinbruch
und Erkrankungen des Schienbeins, allgemein

Kernursache und Kernlösung

Du häufst viel in dir an: Gefühle, verhärtete Emotionen, Talente… Warum alles so in dir speichern? Das Leben gibt dir so viel Energie, um sie zu nutzen; du hast das Recht, du selbst zu „sein“, dich zu manifestieren, um deine Energien so fließen zu lassen, wie es von innen heraus spürbar ist. Werde nicht aus Ohnmacht wütend…, weil du nicht du selbst sein kannst…, mache jemand anderem keine Vorwürfe, wenn du dich nicht gleich als Großes ICH BIN manifestieren kannst! Verliere dich ebenso wenig in ätherischen, geistigen Sphären oder im Rausch…, lasse dich nicht im ent-ichenden Sinne „gehen“!

Du bist vielleicht „über dich hinaus“ gegangen; du hast dich wie von einem Kirmeskarussell der Energie – Geistesenergie und Emotionen – mitschwingen *lassen,* du hast dich von einer Menge von Energien in dir aufdrehen lassen, die jedoch einen konstruktiven Aufbau erfordern und gelenkt werden müssen… Du warst nicht mehr – oder noch nicht – Herr deiner selbst. Ja, du hast eine Zeit lang die Meisterschaft über deinen großartigen Inhalt verloren.

Nimm jetzt das Steuer fest in die Hand; lasse los…, alles und jeden außerhalb von dir…, so wirst du auch nicht von Emotionen IN dir überwältigt werden. Greife nicht bei Dingen oder Menschen außerhalb von dir nach Halt, sei nicht auf andere wütend, sondern dirigiere dich mit fester Hand.

Du wirst jetzt zum starken Meister über dich, wie die „Fünf-Energie“, mit fester Hand geführt. Instinkte, Triebe oder alte Gewohnheiten, Trauer, Bosheit, Ohnmacht und andere Emotionen können dich nicht länger überspülen, wenn du sie auf tatkräftige Weise transformierst und stark wie ein Adler dein Leben ergreifst und in gute Bahnen lenkst: Nur DU kannst es tun, wenn es um dein Leben geht, also mache es!

Möglicherweise drehst du dich schon eine ganze Zeit immer wieder im Kreis; es ist an der Zeit, diesen Zustand *zu durchbrechen!* Du hast es bereits gespürt..., aber jetzt: Das Ganze in die Tat umsetzen! Mit den alten Gewohnheiten brechen, die dich immer wieder in den Abgrund ziehen werden. Durchtrenne das Seil der Selbst-Gebundenheit, und bringe dich im reinsten Sinne des Wortes zu Freiheit! Mache eine ungebundene, freie und führende Persönlichkeit aus dir: Ja, Führerschaft über dich selbst!

Lasse das Geringere, das Minderwertige aus der Vergangenheit los, und richte dich auf das Höhere, auch mit deinen Gedanken und Gefühlen. Ärgere dich nicht, halte deine Talente und Energien nicht länger zurück, staue anderen gegenüber keine Wut an, sondern sorge sehr gut für dich selbst: Manifestiere dich stark von innen heraus, aus deiner eigenen Talentkiste heraus, ja, aus deinem Herzen!

So wird alles gut. Danke dem Leben, dass du sein darfst, dass du auf seinen Gründen „gehen" und auf seinen Gräsern wandeln darfst; es ist die Dankbarkeit für dich selbst, für das Gold, das IN dir steckt, und der Friede in deinem Herzen, die bewirken, dass du noch viel Schönes erleben wirst, und das hat eine heilsame Wirkung auf deine Genesung.

Du brauchst niemals nach unten abzurutschen, wenn du dich liebevoll deiner Energiemassen bemächtigst, wenn du Emotionen und Instinkte auf konstruktive Weise zur Selbstverwirklichung einsetzt. Kein Horten, Ärgern aus Ohnmacht, sondern ein selbstsicheres und frohes Weitergehen!

Wadenbeinbruch

und Erkrankungen des Wadenbeins, allgemein

Kernursache und Kernlösung

Siehst du kein Licht in der Nacht – wie mit der Neuen Mondphase – dann ist die Zeit reif, dich tief nach innen zu kehren. Tief in dich selbst. Saturnsche Energien in dir fordern ein Gleichgewicht. Aber du siehst es alles ziemlich düster und schwer. *Plutonische Kräfte zwingen dich, nach den tiefsten Räderwerken, die sich in deinem Wesen drehen, auf die Suche zu gehen; du kannst dich jetzt unmöglich noch nach außen orientieren; du darfst dich nun, wie ein weiser Einsiedler, in deinem tiefen, goldenen Kerker suchen,* um dann festzustellen, dass alles tief im Leben gut ist..., dass du es nur alles zu schwer nimmst und zu düster oder zu boshaft siehst. Du hängst der dunklen „Macht" an.

Es vollzieht sich eine Art von Rückzug in einen dunklen Keller, anstatt zu erkennen, dass alles, was sich in dir befindet, *aus GOLD IST!!* Mit deinen Überzeugungen versenkst du im Grunde den Optimismus, die Lebensfreude in dir! Ja, du würdest gut daran tun, *ganz* nah konzentriert in dich und zu dir selbst zu kommen (wie die Symbolik der Banane z.B. besagt[26]); *du tätest gut daran, zu der Entdeckung zu kommen, dass das Licht in dir wohnt, dass du weder nach außen zu glänzen brauchst, noch außerhalb von dir das Licht suchen oder anbeten musst* (ob es sich hierbei nun um Personen, ein Image, einen Pokal, vorausgesetzte Ideale oder andere Dinge handelt).

Tiefe Ängste, die mit einer Art von *kultivierter* Trauer und mit dem *Kultivieren* des Todes verbunden sein können, wie weiße Perlen auf einem schwarzen Kleid. Der Glanz ist falsch, unecht und kaschiert ein dunkles Leben voller Heimweh, Nostalgie und Fatalismus. Das ist nicht der Weg, den du beschreiten sollst!!

Lasse ‚Schein' und ‚Macht' sich durch Wahrheitskraft ersetzen: Das *echte,* frohe, innere Licht. Betrachte die Dinge klar und deutlich, mache die Wege für dich frei und offen (wie die symbolische Bedeutung von Reis es anzeigt[27]). Komme zu *Offenheit,*

---

[26] Lies über die Symbolik der Banane in *Das Füllhorn - Psychologische Symbolsprache der Nahrungsmittel* nach.

[27] Lies mehr über die Symbolik von Reis in *Das Füllhorn - Psychologische Symbolsprache der Nahrungsmittel.*

Ehrlichkeit; sieh dir das Leben auf eine *klare* Art und Weise an, und du wirst einen Überblick über das Chaos, die Unterwelt gewinnen. Du wirst alles in dir aufräumen, reinwaschen, so dass nicht der geringste Verdammungsgedanke mehr in dir aufkommen kann. Breche die Lanze entzwei: Entscheide dich für das ewige Leben auf Erden[28], und zögere nicht, den Schalter definitiv in die Richtung einer *frohen* Lebensperspektive umzudrehen.

Warst du der Meinung, dass bei dir etwas nicht stimmte? Natürlich! Solange du dich zum Düsteren hingezogen fühlst und infolgedessen das (Schein-)Licht außerhalb von dir suchst: Das ist nicht das Leben! So gib dich zu erkennen, und befreie dich von alter Trauer; breche mit dem Tod, und wirf die Tränen des Todes, diese Schein-Perlen… weg.
Es ist jetzt ein für allemal Schluss damit, das Leben unter einem schwarzen Deckmantel der Leblosigkeit, des Scheinglanzes oder der traurigen Dunkelheit zu kaschieren. SCHLUSS mit dieser Lüge: Das stimmt nicht. Dein inneres „Radar-System" läuft wie geschmiert, sowohl psychisch als auch körperlich, wenn du nur weißt und darauf vertraust, dass das so ist.

Du brauchst deinen Blick nicht auf das Düstere, auf die Unterwelt zu richten; du brauchst dich nicht an Orten des Todes und der Verderbnis zu verstecken: Komme ins Licht DEINER SELBST, so wirst du außerhalb von dir weder weiter nach Füllseln suchen, noch das falsche Licht, in welcher Form auch immer, anbeten.
Bringe in dir, in deiner Lebensweise und deiner Lebensvision neue Strukturen an, und sei dir darüber im Klaren, dass auf deiner urstarken, inneren Basis alles seinen Platz hat. Nichts kann mehr zerstört werden, denn hier wohnt *die echte einzige Sicherheit: deine innere Lichtquelle, dein Lebenskern, der niemals zu erlöschen braucht.*

[28] Lies hierzu mehr in *Neue Tage.* Dieses Buch ist bei Erscheinen des vorliegenden Werkes noch nicht in deutscher Übersetzung erhältlich.

Bruch des Fußgelenks

siehe auch jeweils Knochenbrüche und Fußgelenk, allgemein

Kernursache

Du fühlst dich ohnmächtig, in eine andere Richtung zu gehen, auch wenn du weißt, dass es für deine Entwicklung notwendig ist.
Wut, Ungeduld, Widerstand gegen Autorität oder eine Situation, die dich (be-)drückt.

„Man" hält dich zurück, sagst du, aber du bist es selbst, der / die sich nicht traut, in eine andere Richtung zu gehen.

Eine Nervosität, du bist mit *vielen* Dingen zugleich beschäftigt, suchst in allen Richtungen…, es dauert nicht mehr lange, warte nur! Unterdessen bleibst du stehen. „Rühr mich nicht an!", würdest du im gereizten Ton sagen. Denn der Zwiespalt nagt an dir: Voller Angst, dass, wenn du weitergehen oder eine andere Richtung einschlagen würdest, das Dach über deinem Kopf zusammenbrechen würde, also bleibst du lieber sitzen…, das macht dich so aufsässig!

Kernlösung

Folge, voller Selbstvertrauen, der Richtung, die deinem Gefühl nach die richtige ist, verhindere nicht länger durch Vorwände neue Wege, deine Entwicklung, dein Wachstum… Gehe weich mit der Bewegung mit, die dein inneres Selbst dir anzeigt.

Gebrochener Fuß

siehe auch jeweils Knochenbrüche und Fuß, allgemein

Kernursache

Du siehst nicht genau, *wie* du weitergehen sollst, aber es ist ein *gewaltiger,* aggressiver Drang in dir, dich selbst durchzusetzen.
Du wehrst dich gegen ein Gefangensein, eine Situation, die bereits lange zu schwer auf dir lastet. Dein Kopf dröhnt vor dunklen Gedanken. Du suchst eine Lösung. Innerer Zwiespalt. Potentielle Energien wurden zu

lange unterdrückt; du hast zu wenig Einblick in deine Werte und Möglichkeiten. Du lehnst dich gegen Menschen auf, die dich autoritär behandeln, weil du verzweifelt auf der Suche nach deiner eigenen Autorität bist. Du wirst trotzig und starrsinnig; du weigerst dich sogar, *wirklich* vorwärts zu gehen, weil du meinst, dass dein Weg nicht dort liegt, wohin dein inneres Selbst, deine Intuition dich schickt. Du kämpfst, würdest gegen den Strom gehen und mit anderen in Konflikt kommen. Du folgst allem anderen als deinem Herzen, du willst etwas forcieren; möchtest bestimmten, rational konstruierten Forderungen entsprechen... Du bist hart gegen dich selbst. Die Last, die du trägst, kannst du einfach von dir werfen!

Kernlösung

Sehe klar ein, wie du dich selbst einschränkst; folge nun ruhig dem Weg, den deine Natur dir anzeigt. Werde dir deiner *wirklichen* Kraft bewusst, und gehe weiter! Baue in Ruhe deine Struktur aus, und gehe selbstbewusst vorwärts.

Gib dich der natürlichen Strömung hin, erkenne jetzt dein Herz, deine Gefühlsseite an. Dankbarkeit. Kämpfe nicht mehr dagegen, trage keine sinnlosen Lasten mehr, folge dem Weg, der gut für dich ist.

Gebrochener Zeh

Kernursache

Schon zu lange lebst du an der Oberfläche des Lebens, oder du befindest dich auf einem Lebensweg, der nicht *wirklich* zu deinem Wesen passt. Du fühlst dich im Stillstand...

Deine Energien drehen sich immer wieder im gleichen Teufelskreis, du bleibst im alten Schlammtümpel stecken, deine starken Möglichkeiten werden nicht erkannt oder lahm gelegt; du siehst keine anderen Richtungen mehr als die, die dich einrosten lassen... Du fühlst dich im Machtgriff der Gewohnheit oder der starrsinnigen, festhaltenden Natur. Im Grunde genommen kommst du nicht weiter, weil du nicht an dich selber glaubst!!! Du vertraust dem Leben nicht, du bist auf der Hut, ja, du weigerst dich, eine Wahl zu treffen...

Deine angehäuften Energien und Schöpfungsmöglichkeiten gehen in Aggressivität über! Du möchtest dem endlich ein Ende machen! Aber du beschneidest dich und andere, anstatt dich in die neue Richtung zu stoßen.

Du bist schon so lange vom Staub bedeckt..., wann befreist du dich endlich? Meinst du, nur *das* wert zu sein? Aufstand. Unbewusste Verweigerung, *den* Weg noch weiter zu beschreiten, auf dem du jetzt blockiert bist.

Kernlösung

Suche den Kern, komme zum wahren Leben, und *erforsche* alle seine Tiefen! Wähle deine wahre Richtung, und drehe dich nicht weiter im Kreis. Breche aus deinem Gefängnis aus, und baue dein Leben frei aus. Nutze diese ganzen Energien in dir ebenso wie deine Talente. Es gibt in deiner Umgebung genügend Anzeichen dafür, wo dein Weg liegt..., zögere nicht, und gehe weiter.

In Bezug auf den Bruch eines bestimmten Zehs: Siehe Rubrik *Zehen.

SKLERODERMIE

chronische Erkrankung / Verhärtung des Bindegewebes, die mit der Degeneration der Haut, der Gelenke, der inneren Organe (u. a. Speiseröhre) und der Blutgefäße einhergeht

---

Kernursache

Du lebst sozusagen mit einem stählernen Helm auf, um dich zu verteidigen, denn du vertraust weder der Welt noch dir selbst.

Du fühlst dich nicht sicher in deinem tiefsten Selbst; du ziehst dich, als übertriebene Reaktion auf ein vermeintliches Gefühl der Bedrohung, feste zusammen. Du kommst dir wie ein armer Stümper vor, geradezu aufgeschmissen, ein ohnmächtiger

Mensch, vermutlich findest du auch deinen Körper hässlich oder siehst ihn als eine Last an.
Du liebst dich, deinen Körper nicht wirklich: Distanziert siehst du dir deinen Körper an; du fühlst dich kaum dazu im Stande, diesen „Leib“ zu tragen.

Ein Gefühl von Unfähigkeit, Leere, mit den Gedanken am Ende des Lebens, anstatt in vollen Zügen jetzt zu genießen. Du würdest manchmal am liebsten *weg* sein, denn du lebst nicht wirklich von deinem Herzen, von deinem freudvollen Kern aus. Du verkennst deinen Wert, möchtest dich eher verstecken; findest du dich so minderwertig, so unwürdig? Fürchtest du dich vor deinen natürlichsten Gefühlen; fühlst du dich durch diese spontanen Kräfte in deinem tiefsten Selbst bedroht? Warum traust du dich nicht, das Sinnliche, deine körperlichen Erfahrungen und tiefen Gefühle zu genießen? Hast du solche Angst vor deinem tiefsten Selbst? Du gibst dir keine Möglichkeit zu einer weiten Existenz. Du traust dich nicht, mit anderen eine offene Kommunikation einzugehen; du wagst es nicht, dich wirklich offen und ehrlich zu zeigen, weil du nichts von dir selbst hältst. Du ziehst dich zurück. Deine Energien verbrennen auf der Stelle, dort, wo du dich gerade befindest: Du häufst die schönen, kreativen Energien, die Gefühle an, ohne sie zu nutzen!

Du *lässt* dich leben; du lässt dich von anderen umsorgen: Denn du bist davon überzeugt, nicht für dich selbst sorgen zu können. Du vernichtest dich: Bist du so wütend auf dich, auf das Leben?

Kernlösung

Komme in aller Offenheit zum Vorschein; erkenne deinen Wert, und übernehme mit Freude die Verantwortung für dein Leben. Das Leben ist nicht Schmerz und Trauer, wenn du damit aufhörst, dich selbst als etwas Bedrohliches anzusehen! Dein tiefstes Selbst ist gut und sicher, es bietet dir eine starke Basis; vertraue darauf. Lasse deine Gefühle frei fließen, blockiere dich nicht länger. Keine Selbstverurteilungen mehr: Heiße dich sehr warm Willkommen, und schaue ganz tief in dich hinein. Entdecke diesen reichen, einzigartigen Inhalt, und sehe dich nicht länger unter deinem Wert.

Verstecke dich nicht mehr, zeige dein wahres Angesicht, und gestehe dir zu, das Hier-und-Jetzt zu genießen. Die Menschen um dich herum reagieren nur auf deine Gefühle; sie sind nicht die Ursache deines Problems: Du rufst Lebensumstände hervor, die eine Bestätigung der herabwürdigenden Meinung über dich sind. *Lasse* dich nicht länger (durch andere) leben, fühle dich nicht gering, durchbreche diese Selbsttäuschung, lasse deinen Körper sich ruhig entspannen, nichts vermag dich zu bedrohen, nimm das Ruder deines Schiffes fest in die Hand, und sei dir darüber im Klaren, dass positive Erwartungen an die Zukunft dir freudvolle Erfahrungen bescheren werden.

Fühle dich unter den Menschen Willkommen, aber umsorge zuerst und vor allem in Liebe dich selbst. Nicht länger verharren! Produktivität mit Herz und Seele, eine aufrichtige Anteilnahme am Leben. Auf diese Art und Weise können weiter fließende Energien deinen Körper in einen gesunden Zustand transformieren.

Siehe ggf. auch *Autoimmun-Erkrankungen

SKORBUT

entsteht durch langfristigen Vitamin-C-Mangel: Zahnfleischbluten, Aphthen, innere Blutungen, Blutungen unter der Knochenhaut, Gliedersteife, …

Kernursache

Innere Leere; du verkennst die Fülle deiner selbst. Ein Gefühl von Unfähigkeit, ein ängstliches Greifen nach einem Halt, nach einer Autorität außerhalb von dir, einem Fetisch, einem Gott, einem Menschen…, denn du erkennst deinen ICH-Wert nicht an. Du fühlst dich unsicher in dir; du bist von deinem tiefsten Selbst, von deiner göttlichen Intuition abgeschnitten. Vielleicht versteckst du deine Sensibilität, deine unsicheren Ängste hinter einem starken, überdominanten, männlichen Verhalten!

Aber du fühlst dich labil; du kannst weder vor noch zurück, ja, du fühlst dich gefangen. Manchmal möchtest du mit aller Gewalt etwas forcieren, ja, dich und andere auf aggressiv primitive Art und Weise vernichten.

Du schweigst, staust deine Spannungen und Ängste an, du siehst keine Perspektive mehr, ertrinkst in Emotionen und siehst das Leben nur noch als eine Bedrohung an; du gehst selbst-zerstörerisch vor, ja, du würdest dich vom Schiffsdeck aus über die Reling stürzen. Du fühlst dich als Mensch so klein und ohnmächtig.

Kernlösung

Komme näher zu dir, fixiere dich nicht auf *einen* Punkt außerhalb von dir. Fühle dich sicher in deinem tiefsten Selbst; akzeptiere die weicheren, intuitiven, „weiblichen" Gefühle in dir.

Entdecke die vielen Möglichkeiten in deinem Wesen, und zweifle nicht an der Fähigkeit eines Menschen, sein Leben selbst zu erschaffen. Spreche, äußere dich, schlucke nicht länger, lasse den Dampf entweichen! Nimm dich feste in die Hand, und spüre die Kraft deines Bewusstseins. Entschlossen, stolz, selbstbewusst, in dir beschützt, feste auf deinen eigenen Füßen stehen, sagen, was du zu sagen hast, das Warme und Liebe in dir anerkennen, die Härte abmildern, wissen, dass deine Basis sehr breit und stark ist, Aggression nicht anstauen, primitive Emotionen und Instinkte in Einsicht und Bewusstsein umsetzen.

Mache dich zum Meister über dich und deine Instinkte; du bist „dem" nicht „ausgeliefert": Du rufst deine Erfahrungen *selbst* hervor; so schaffe gute Umstände. Ersetze Angst durch Vertrauen: Ein Wissen, dass weder ein Schicksal noch ein Gott, außerhalb von dir, über dein Leben verfügt. Nimm selbstbewusst das Ruder in die Hand!

SONNENALLERGIE

kein Sonnlicht vertragen oder abnormal schnell Ausschlag bekommen: Rot verbrannt, juckende Quaddeln usw. …

Kernursache und Kernlösung

Du streckst deinen Schnabel weit nach vorne, der Kopf voller gespeicherter Gedanken und Gefühle. Zu stark auf die Außenseite der Dinge ausgerichtet, urteilend. Dennoch meinst du es gut, aber so geht es nicht mehr weiter: Dein Hirn platzt nahezu vor lauter Gegrübel; dir wird fast schwindelig davon.

Kritisch dir selbst, der Außenwelt gegenüber. Zu wenig warm hereinholend, etwas auf Abstand zu deinen Füßen / deinem Körper. Gib dir alle Möglichkeiten; stehe der „Natur", dem Leben, dem lebendigen Körper nicht so abweisend oder musternd gegenüber. Nichts „hat" so oder so zu sein… Du tätest gut daran, auf deine NATUR zu hören, auf das, was das Leben will…, ohne Bedingungen oder Forderungen zu stellen, ohne Kritik und Bedenken deinetwegen. Das Leben weiß, wie es gut ist, ohne dass du dich dort einmischen müsstest (als kritisches, auf Distanz zum eigenen Körper stehendes Fräulein Langbein im Federkleid, schön herausgeputzt). Du siehst, was alles in der Welt um dich herum schief läuft – und oft hast vielleicht sogar Recht – aber es hat keinen Sinn, dich auf eine abwertende, negative Weise auszurichten: Hole dich hingegen warm zu dir herein!

Du jammerst über etwas, das überhaupt nicht beklagenswert ist; du schüttelst deinen Kopf über andere, worüber im Grunde nur SIE etwas zu sagen haben. Du hast kein Urteil über etwas / jemanden außerhalb von dir zu fällen. Du brauchst auch nicht deine Nase über dein eigenes „natürliches" Sein zu rümpfen.

Hast du dich so gestrafft, in ein Korsett gezwängt, wie man es dir beigebracht hat? Du solltest dich an die Hand nehmen und

dir ehrlich den Weg zum warmen-spontanen-wunderbaren-nahen-irdischen Körper zeigen. Da, wo jeder er selbst sein darf, so, wie er / sie ist, dort, wo du über nichts und niemanden die Nase zu rümpfen brauchst und du deinem Inhalt, deinem warmen Herzen sehr nahe kommen kannst.
Du wirst dein „Federkleid" (deine Haltung, dein Verhalten, deine Kleidung, die so sind, wie du meinst, dass es sich „gehöre") ablegen müssen und dein wahres, spontanes Mensch-Sein entdecken müssen.[29]

Ärgere dich nicht grün und blau: Du bist es, der / die dich von einem unnatürlichen Panzer beziehungsweise von einer distanzierten Betrachtung deiner selbst, deines Körpers, des Lebens befreien darf.

Zerbrich dir nicht länger den Kopf (denkend) über Nebensächlichkeiten, sondern öffne ihn für Bewusstseinserweiterung, für wahres Wachstum und Entwicklung. Schaue höher, schaue weiter, und richte dich nicht länger auf das Niedere, das Oberflächliche, das nicht zur Sache tut; richte dich auf das Wesentliche aus, und wachse mit Größe von innen heraus auf!

Hierzu ist zunächst eine OFFENHEIT notwendig, nichts a priori auszuschließen, alles loszulassen, was Regeln und Normen und Forderungen in Bezug auf das Leben betrifft… und ein Weitergehen zu noch nie begangenen Wegen: Dort, wo du aus deinem Herzen, deinen Gefühlen, deinem inneren höchst-einzigartigen Selbst heraus lebst. Nicht nach dem rein Denkenden, Kritischen, Verurteilenden und Urteilenden. Du hast jemand anderem nichts zu sagen, du darfst / kannst dich nicht mit der Geisteseinstellung über die Lebensnatur stellen.
So vereinige dich mit deinem Körper, deiner eigenen Natur…, ohne Etikett oder strenge Forderungen.

[29] Lies im Vergleich dazu ggf. die Psychologie von Alcyone und dem 9. Grundprinzip nach. Das Buch über *Alcyone* ist bei Erscheinen des vorliegenden Werkes noch nicht in deutscher Übersetzung erhältlich.

Trete in dich selbst ein, und sei dankbar dafür, behaglich zusammen mit den anderen Menschen, jeder für sich einzigartig, die Natur zu genießen, dich ganz nah an deinen Körper schmiegend. Du willst nicht mehr von anderen die Zustimmung erhalten, nicht mehr von ihnen gehört werden…: Du sprichst und lebst jetzt tief aus dir selbst heraus.
Du fühlst dich behaglich warm und liebevoll in dir; ebenso lässt du die anderen sie selbst sein, jede(n) auf eine *ganz* eigene Art und Weise. Nirgendwo steckst du mehr deine Nase hinein. Verinnerlicht, glücklich, loslassend und ehrlich in dir zu Hause. An diesen einen echten Lebensenergie-Kern in dir angeschlossen und von hieraus lebend.
Keinen Moment mehr machst du bei Spiegeln Halt, beim Erscheinungsbild und den Äußerlichkeiten von anderen.
Die äußerliche Form erwächst aus dem Inhalt. Das ist Wahrheit, Schönheit, Liebe. Alles Übrige ist Lüge, Fassade, Etikett und Unsinn.

So vereinige dich mit dieser Urquellenkraft in dir, und lasse sie einfach laufen, entfalte dich von innen heraus, von deinem inneren Sonnenkraftkern aus! Schleudernd, drehend, die Freude zu Leben, die Freude, du selbst zu sein, ohne dich auch nur einen Augenblick mit der Außenseite zu identifizieren, ohne dich noch darauf zu fixieren, „wie es sein müsste, oder wie es sich nach außen hin gehört".
Du BIST… einfach du selbst…, von deinem inneren Autoritätskern aus lebend; du lässt andere sein und richtest dich weder auf ihre äußerliche Erscheinung noch auf ihre Maskerade: Jeder Mensch hat sein eigenes Leben zu führen und hat immer die Wahl: zu Güte und Reinheit oder zu Falschheit, Schein und Dunkelheit.

Lebe aus deiner inneren, freudigen Lichtquelle heraus, und fühle dich wohl in deiner Haut, so, wie du als DU bist, einzigartig und niemand anderem gleichend. Ausschließlich aus deinem inneren Herzenskern heraus lebend.

SONNENBRAND

siehe auch Haut, Erkrankungen, allgemein

Kernursache

Du stellst die Autorität, die Macht nach außen. Angst vor etwas oder jemandem, der / die / das größer als du ist und dich im Griff haben kann. Frustration.

Dein ICH vergeht in den Flammen: Du traust dich nicht, aus deiner harten Nuss zu kommen. Deine Gefühle, deine Kräfte bleiben verborgen. Du verwirklichst dich nicht wirklich; du zerstörst dich vielmehr selbst. Du fühlst dich so machtlos, ängstlich, tiefen Mächten und Emotionen in dir unterworfen. Du umsorgst dich nicht liebevoll; du koppelst Liebe möglicherweise zu viel an Äußerlichkeiten und Sex, aber diese tiefe, warme Dankbarkeit zu dir ist gar nicht vorhanden.

Du fühlst dich unsicher und ängstlich; du bist traurig, ja, du fühlst dich verletzt. Du lässt dich im Leben einfach treiben, in Abhängigkeit von anderen. Du traust dich nicht, du selbst zu sein. Ein Gefühl von Ohnmacht; nicht auf eigenen Beinen weitergehen können. Du bist in dir gefangen, im Griff anderer. Mit machtloser Aggression würdest du nach etwas oder jemandem außerhalb von dir greifen, aber dadurch bekommst du noch lange keinen besseren Zugriff auf dich selbst.

Dein Herz blutet, weil du deinen Wert nicht anerkennst, weil du dir mit dem Messer ins eigene Fleisch schneidest. Du bist manchmal so wütend, weil es dir nicht gelingt, dich eigenständig zu verwirklichen, weil du nicht das Leben führst, das du gerne führen würdest. Möglicherweise misst du Äußerlichkeiten und oberflächlichem Schein zu viel Bedeutung bei, oder du bist mit dir selbst, mit deinem Körper überhaupt nicht zufrieden, findest dich hässlich. Du vertraust weder dir selbst noch den anderen; du lebst in Angst. Du weigerst dich, dich zu transformieren und die ganze Autorität in dich selbst zu legen. Du fühlst dich einfach nur kalt in dir. Kreative Kräfte und Emotionen wollen durchbrechen, spontan agieren und sich selbst verwirklichen, aber du unterdrückst alles; du frustrierst dich; möglicherweise kommen dadurch zwanghafte Gedanken auf, das macht dir noch mehr Angst.

Kernlösung

Wenn du diese inneren Flammen kreativ nutzt und emotionale Erfahrungen zum Ausdruck bringst, wirst du dich befreit fühlen. Herzenswärme und Liebe in dich selbst legen. Habe Respekt vor dir; lasse dein ICH-Bewusstsein aufblühen, und höre lediglich auf dein tiefstes Selbst.

Stelle die Autorität in dich; nichts und niemand vermag dich noch zu bedrohen. Ein Vertrauen auf diese Urbasis von dir; löse diese Unsicherheit dadurch, dass du dir deines Wertes bewusst wirst.

Löse deine Trauer dadurch, dass du die Freude nicht außerhalb von dir suchst, sondern dich ganz nah an dich schmiegst. Staue keine Gefühle an, halte deine Selbstentwicklung nicht länger zurück, ärgere dich nicht über deine eigene Machtlosigkeit: Nimm dein Leben Selbstbewusst in die Hand, und lasse dich nicht leben, *lasse* dich nicht durch eine Quelle außerhalb von dir versengen.

Die Sonnenquelle in dir ist unerschöpflich: Verlasse dich auf diesen göttlichen, unsterblichen Kern in dir, der Kern, der bei allen Menschen vergleichbar ist, so dass du dich nicht Unter etwas oder jemanden zu stellen brauchst. Erschaffe dein Leben; lasse dich nicht ausbrennen.

SONNENSTICH

Kernursache

Du unterdrückst deine tiefsten, wesentlichen Gefühle, dein wahres Selbst.
Du lebst zu sehr an der Oberfläche deines Lebens; du lässt dich von einer anderen Autorität als der in dir selbst „ergreifen“

oder „schlagen“: die Macht der Äußeren Erscheinung und des Images, die Macht der Gruppe oder der Gesellschaft, der du angehörst; du läufst mit.
Auch und vor allem weil du im Grunde alles zu sehr von unten aus betrachtest, wie jemand, der seinen wahren inneren Wert verleugnet und sich selbst gegenüber eher negativ eingestellt ist. Das Sonnenzentrum in dir wird verkannt; du lebst zu sehr nach Regeln und Erwartungen einer oberflächlichen Welt. Es „gehört“ sich so; du machst, um anderen zu gefallen, um akzeptiert zu werden.
Du hast keinen wahren Kontakt zu deinem tiefsten Sein, du betrachtest dich eher auf kalte Art und Weise als dir die Wärme zu schenken, die dein Herz so dringend braucht. Du bist begierig, eifersüchtig, wütend auf andere, weil du nicht wirklich mit deinem schönen Inhalt im Kontakt bist. Du liebst dich (noch) nicht wirklich; deine innere Kälte, deine oberflächliche, routinemäßige, gefühlsarme Haltung der Außenwelt gegenüber ist lediglich eine Folge eines Mangels an Selbstwertschätzung, eine Folge dessen, dass du dich nicht für dein eigenes Herz, deine Intuition und deine emotionalen Möglichkeiten öffnen willst. Du schneidest dich von deinem tiefsten Seeleninhalt ab. Du stützt dein Leben auf andere; du findest die Sicherheit und den Schutz nicht bei dir selbst. Du gibst dich unterlegen und abhängig.
Darüber hinaus gibst du tief verborgenen Emotionen zu wenig Raum; sie schicken sich an wie ein Fass, das Gärt.

Kernlösung

Kühle ab, indem du deine eigenen tiefsten Gefühle weiter fließen lässt und auf sie hörst. Lasse diese angestauten Energien und Emotionen herausströmen. Beschäftige dich nicht länger mit diesem Kult des Äußerlichen beziehungsweise mit der Oberfläche einer Gesellschaft. Stoße zum Kern deines Herzens vor, das bereits lange um deine Anerkennung fleht!
Einmal wie ein Löwe brüllen, auf dass du *selbst* spüren wirst, *dass* du Bist und *was* du Bist! Optimismus, Selbstschutz, Selbstwertschätzung: Schenke es dir alles selbst. Lege jetzt die ganze Macht und Autorität in dich selbst, und tue, was wirklich Gut für dich ist. Stachle dich nicht für die Außenwelt auf; versuche nicht, anderen zu gefallen, sondern sei deinem Gefühl treu. Du bist tief in dir sicher; wenn du lediglich der Oberfläche Bedeutung beimisst, oder dem, wie du auf die anderen „wirkst“, so bedeutet das, dass die Sonne der Außenwelt stärker ist als deine eigene Sonne: Sie kann dich zu Boden schlagen.

Wenn du endlich die autonome Sonnenkraftzentrale in dir anerkennst, bist du immun, unverletzbar und sicher. Dass Emotionen und starke Energien sich warm in dir anhäufen und kein Ventil finden, ist lediglich die Folge dessen, dass du nicht wirklich aus deiner eigenen Autorität heraus lebst. Lasse alles los.

Lasse Wärme nach außen strömen: Schenke anderen und dir selbst Wärme und Liebe. Sei nicht länger nach außen hin der kühle Herr oder die kühle Dame, denn das Herzensfeuer in deinem Inneren wird sich dafür rächen.

SONNENGEFLECHT, PROBLEME

Gefühl der Anspannung oder des Eingeschnürt-Seins, evtl. Schmerzen im Bereich des Sonnengeflechts

Kernursache und Kernlösung

Wie auf einem Gemälde einer Pieta siehst du den toten Sohn auf deinem Schoß an und denkst: „Was soll ich nur tun?“ Ein unbewusster Drang, vollkommen zu „Leben“ zu kommen, mit dem Bild des „FESTHALTENS“ zu BRECHEN: Ob es sich nun um Dinge, Arbeit oder um Menschen handelt… Weil „Festhalten“ mit Tod und „Freigeben-Loslassen“ mit Leben zu tun hat!

Aus deinem Herzen heraus „loslassen!“ und „geben“, anstatt zu ergreifen oder festzuhalten: Das macht innerlich frei…
Dinge, Gewohnheiten, Gedanken und Überzeugungen, bestimmte Angelegenheiten und Handlungen… von früher, die bleischwer auf dir zu lasten beginnen; du willst sie jetzt „loswerden“!!; *du willst diese Lasten nicht länger tragen und möchtest unbewusst deine Gefühle und Lebenskräfte auf spontane, entlastete, vollkommen-freie Art und Weise fließen lassen!*
Du würdest den Tod, der von jeher seinen Platz im Menschen hat – der alte, leblose Teil deines ICHS – gerne verbannen, aber du weißt nicht genau wie. Du – dein Lebendes Selbst – will definitiv auf den Weg des Lebens aufspringen und das tote Kind in dir nun für alle Zeit hinter dir lassen.
Ein höchster Drang nach SELBST-BEFREIUNG im wahrsten Sinne des Wortes! Die Schlange, die ihre alte Haut abstreift und als Adler emporsteigt.
Das Tote zurücklassen – alles LOSLASSEN – um als neuer Wiedergeborener Mensch aufzuerstehen: die wahre DU-Werdung in vollkommen Lebendiger Gestalt!

Was wirst du jetzt tun? Es liegt ein schwerer Dämpfer auf deinem Kopf, als ob du unter dem quadersteinernen Grabdeckel der Gruft, worin du in der Vergangenheit lagst, keine Luft bekommen kannst.
Ein Aufruf in dir aufzuerstehen, ein Aufruf zu absoluter Anerkennung deines Lebenden Selbst, alle Lasten und Beklemmungen über Bord zu werfen…, zu einer Wiederauferstehung, in dir wiedergeboren zu werden! Sei nun wie eine lebendige Mutter und ein gebender Vater für das lebendige Kind in dir!
Du hast dir dadurch wehgetan, dass du dich unter Druck gesetzt hast; du hast dich verletzt und möglicherweise infolgedessen schmerzhafte Konfrontationen mit anderen zu dir geholt. Gib dem Leblosen, den Toten keine Aufmerksamkeit mehr; lasse los… Ein SCHREI aus deinem tiefsten Inneren, mehr INNEREN SCHÖNEN, FREIEN RAUM zu gewinnen, zu Offenheit und Klarheit zu kommen, dich selbst rein zu waschen, die breiten Gänge in deinem Wesen – an den Wänden von der Vergangenheit verbrannt – sauber und weit begehbar zu machen, so dass du ein ganz weites und offenes Gefühl dazu bekommen kannst, was VOR dir liegt: die Zukunft. Ein Bedürfnis nach großem Reinemachen in dir, ein Aufräumen alter Angelegenheiten und Gewohnheiten, die nicht zum „Leben“ passen; ein Loslassen von Ballast…, *ein Weitergehen in deinem GANZEN inneren Raum…, ja weiter.*

Du hast dich zu lange erstickt, unter Hochdruck und Hochspannung gesetzt; das Leben bittet dich jetzt darum, einen Klaren Blick für dich und das Leben zu gewinnen, keine unnötigen Lasten mehr zu tragen, RAUM für DICH SELBST zu schaffen. Nein, niemand kann dir das Gefühl geben, dich zu ersticken: Im Grunde bist du es, der / die dich erstickt, und infolgedessen holst du Situationen zu dir, die dir das Gefühl geben: „Hilfe, ich habe nicht genug Raum für mich“. NIMM SELBST DEINEN RAUM EIN…, ohne Druck, ohne Hetze, ohne Selbst-Erstickung… Öffne die Fenster weit, und fühle dich wie ein vollkommen FREIER Mensch! Nichts und niemand kann dir mehr das Gefühl geben, dich einzuengen, wenn du DEINE BAHNEN selbst reinigst. Wenn du tust, wozu dich dein inneres GEFÜHL gemahnt: Springe nach vorne, lasse die Energien vollständig durchströmen, und gehe weiter! *Bleibe nicht stecken, verharre nicht, sondern tue zu jedem Zeitpunkt des Tages, was du fühlst, tun zu müssen; lasse dich nicht von „Ja-Abers“ zurückhalten.* Nimm dir den Raum, die Freiheit, die dir als Mensch zustehen. Nichts braucht dich einzuengen: kein Gedanke, keine Überzeugung, kein Zeitdruck, kein Raum…

Offenheit, Freiheit und Selbst-Befreiung bis in die tiefsten Wurzeln deines ICHS. Wo hältst du dich noch gefangen? Wo blockierst du dich noch in einer freien Durchströmung? Wirf jetzt die leblosen Überreste in dir definitiv über Bord, und erhebe dich!

Erstehe auf! Bahne dir den Weg zu absoluter innerer Freiheit, und *übe weder den geringsten Druck auf dich aus, noch Anspannung, ein Müssen oder Unterdrücken.* Reiße die Fenster auf: Lasse dich frei sein, wer du bist, und sperre dich nicht länger ein! Das Alte ist vorbei! Du badest jetzt herrlich in der Kraft, in der Freude, in der Entspannung und Weite deines sonnigen, lebendigen ICHS! DICH SELBST im Jetzt BEFREIT!

Panische Angst; dein Sonnengeflecht krampft sich zusammen, scheinbar ohne ersichtlichen Grund; es könnte ggf. „Panik um der Panik willen“ eintreten

Kernursache und Kernlösung

Die Ursachen dessen?

Als ob du, wie mit Kopfhörern, völlig in der Musik, die du hörst – im Rhythmus, in der Verführung – aufgehen würdest; unterdessen hörst du nichts von dem, was sich außerhalb von dir abspielt: Es entgeht dir.

Du richtest, fixierst dich auf einen Punkt und gehst dann vollkommen darin auf. Mit dem Rhythmus von etwas mitgehend, was du in deinem „Kopf“ hast, was sich in deinem Kopf abspielt. Im Geist, in der Phantasie oder Einbildung, in deiner Vorstellung, in Gedanken… oder worin auch immer. Und dein ganzer Körper wiegt mit, geht in die Richtung mit, die dir anzeigt, was du in *deinem Kopf* hast, während du dich von deiner tieferen, inneren Basis entfernst.

Im extremeren Sinne hörst du nicht mehr auf deinen gesunden Menschenverstand, ja, scheint dieser Verstand sogar verloren gegangen zu sein. Wie in einem trunkenen Neptunschen Rausch gehst du in bestimmten Gedanken-Sphären, in gewissen musikalischen oder phantasierten Vorstellungen auf; *du stehst nicht mehr wirklich hier-und-jetzt mit beiden Füßen auf der Stelle, wo du stehen musst: auf deinem Platz auf Erden.* Gehst du in Etwas oder Jemandem auf, von deiner materiellen Anwesenheit auf Erden, von deinem WIRKLICHEN PRÄSENT SEIN – ALS ICH – IN DEINEM KÖRPER, VON KOPF BIS FUSS, entfernt.

Vor dir geflüchtet, vor deinem Hier-und-Jetzt-im-Körper-Sein, voller Kraft und Selbstvertrauen, die Zellen deines Körpers für dich SPÜRBAR…

Au…!, der Schmerz an deinem Bein, an deinem kleinen Zeh oder an deinen Fußsohlen[30] zieht dich möglicherweise wieder nach unten, zu deinem Körper, zur Erde, zur Irdischen Realität deines Ichs. Oder du holst andere Signale zu dir…, bestimmte Erfahrungen, Zeichen (wie Schmerzen im Sonnengeflecht oder Angst…), die dir klarmachen wollen: Komme ins Hier-und-Jetzt, in die Freude über dein Sein…! Laufe nicht vor *diesem* Ort, vor deinem Ich-Sein davon: Flüchte nicht, sondern gehe in deine Beine, in deine Füße, in deinen Körper zurück. Werde dir des Wertes deiner körperlichen Ganzheit, deines wesentlichen Hier-Seins in der Materie deines Körpers, eines wunderbar beseelten Körpers, bewusst.

Gehe nicht mehr außerhalb oder über dir „auf Reisen“; lasse deine Gedanken, Phantasie, Genussempfindungen… dich nicht länger von dir „weg-führen“: in Weiten oder Höhen, in Dinge oder Menschen…, das Aufgehen in…, weg von den irdischen Sphären…, weg von deinem irdischen Selbst… Kehre wieder zu deiner Heimbasis zurück, und konfrontiere dich sehr intensiv, ehrlich und tief mit DIR SELBST!!!

Weigere dich nicht länger, auf dein ICH zu schauen, bei dir zu bleiben, und höre auf damit, immerzu (mit Ausflüchten, Gedanken, Phantasien usw. …) in den Geist, in deinen Kopf aufzusteigen. Eine Art von „Pseudo-Autismus“ zuweilen, aber dann in erster Linie ein (wenn auch unbewusstes) *Auf-Distanz-Sein, keinen Kontakt zu dir selbst zu wollen! Kehre zurück, komme in deinen wunderbaren, irdischen Körper zurück, mit beiden Füßen auf dem Boden!* Als ob du dich vor *echtem* Kontakt, vor rei-

[30] Lies über die psychologische Übereinstimmung in der Rubrik *Füße nach.

nen, ehrlichen Kontakten fürchten würdest..., dadurch, dass du dich nicht einmal traust, einen *echten* und intensiven Kontakt mit dir selbst einzugehen. Deshalb, laufe nicht länger vor dir davon, verschließe dich nicht vor „Wahrheit", vor Kontakten, die dir einen Spiegel vorhalten, die dir klarmachen wollen, dass du ECHT da bist, Hier-und-Jetzt! Bleibe stehen..., und höre zu..., schaue..., beobachte... WERDE DIR deines Innehaltens, deines wertvollen Sonnigen Seins als ICH BEWUSST.

Energien können nun in Ruhe von Kopf bis Fuß und umgekehrt fließen: Auf einmal fühlst und erkennst du: *„Ich brauche nicht immer weiter so vor mir wegzurennen, ich darf mich mit mir, mit meinem wunderbaren Körper beschäftigen..."* Erst jetzt hat die Lebensenergie die Möglichkeit, alles in dir und deinen Körperzellen zu nähren, ruhig und VOLLSTÄNDIG: weil du es zulässt, weil du jetzt EMPFÄNGST.

Möglicherweise bist du zu lange vor dieser Lebensenergie weggelaufen..., als ob es eine Bedrohung für dich darstellen würde, wenn sie dein ganzes Wesen, deinen Körper nährt und durchspült! Du kommst jetzt, in diesem Innehalten, dem Geschehen-„Lassen" zu der Entdeckung (dass die Lebensenergie jede Faser deines Körpers durchströmt), dass nicht das Leben dein Feind war, sondern dass gerade das Weglaufen vor dieser Leben spendenden Energie und vor dem Sein in deinem eigenen Körper aus Fleisch und Blut eine Bedrohung für das Leben beinhaltet hat!

Du kehrst nun zu dir selbst zurück; du gehst einen Schritt zurück; du kommst nun zu Einsicht, zu der Erkenntnis, dass du nicht länger auf die Weise weiterzugehen brauchst, dass du die Dinge in Ruhe für dich ordnen, sie dir ansehen darfst... Du weigerst dich nicht länger, dich selbst zu SPÜREN, dich wahrzunehmen, ohne deshalb noch „die Flucht" ergreifen zu müssen. Und du freust dich jetzt darüber, wer du *bist*. „Ja... ich darf ganz einfach ich selbst sein: Ich bin gut und schön (liebevoll) so in meinem Körper, wie ich bin. Einzigartig. Ich brauche nicht vor mir wegzulaufen. Ich brauche mich nicht mit allen möglichen Dingen, mit der Außenwelt zu FÜLLEN; ich brauche überhaupt nicht vor mir davon zu laufen, denn es IST GUT..., dieses SEIN in MEINEM KÖRPER."

Und so entsteht Ruhe, eine tiefe innere Ruhe und Zufriedenheit in dir. Du bist jetzt wirklich warm in dir präsent; deine Sinne leben im Hier-und-Jetzt; du lässt dich nicht länger von etwas oder jemandem wegschleifen oder –führen, *fort* von dir selbst. Du BLEIBST konstant in einer wunderbaren Verbindung mit deinem Ich, und von dieser Einheitsverbindung mit dir ausgehend fühlst du dich im Leben, in deinem physischen Sein ruhig und vertraut; mit vollkommener Leichtigkeit kannst du jetzt das Leben wahrnehmen, du genießt die Sonnenstrahlen auf deiner Haut und die Erlebnisse auf deinem Weg. Keine Angst, keine Ruhelosigkeit, keine Flucht, keine Weigerung mehr, zu sehen. Stark und kraftvoll wie ein Ackergaul nimmst du deinen Platz ein, und niemand kann dich noch von da wegholen oder –blasen! Du weißt, was du *wert* bist; du spürst die starke Lebensströmung in deinen Oberschenkeln, deinen Beinen; du stehst feste mit beiden Füßen auf der Erde, unerschütterlich, links und rechts im Gleichgewicht, wie ein stolzer Kapitän auf seinem Schiff inmitten der freudig rauschenden Gewässer des Lebensmeeres.

Mann und Frau in Einem! Dir deines Wertes, deiner Urkraft, des Seins deines ICHS bewusst..., nicht „außerhalb" von dir suchend, sondern stabil, kompakt, intensiv in deinem Körper konzentriert. Das Bewusstsein für diese urstarke Präsenz in deinem Körper, dieses Bewusstsein für das Mann-Frau-Sein des Gottesmenschen, der du bist, gibt eine unendliche Ruhe und Selbstsicherheit. Nichts und niemand kann dich noch aus dir wegführen, auch die Flucht-Stimme in dir von früher nicht mehr. *Du BIST DU, urstark, selbstsicher, in unerschütterlichem Zustand, froh und glücklich über dich. Du LIEBST dich, den Körper, worin du dich manifestierst: eine wunder-*

bare, liebevolle Einheitsverbindung. Du läufst nicht länger weg, sondern bleibst stabil auf DEINEM unersetzbaren Platz auf Erden stehen. „ICH BIN!!" nicht *weg* zu bekommen…, aus diesem liebevollen Seinszustand als ICH!

•

Du wirst gezwungen, dich MIT DIR SELBST zu beschäftigen, mit deinem ECHTEN, GROSSEN, WEITEN SELBST, und nicht mit deiner Umwelt, mit den Dingen, mit den anderen. Kehre dich nun tief in dein Innerstes…, dort kannst du schließlich die Ruhe finden.

„Mann, oh Mann!", schüttelst du kritisch den Kopf…, was gleich darauf hinweist, dass du dein „ICH!" hervorheben möchtest. Es „juckt" dir förmlich zwischen den Fingern: Du willst dich verwirklichen, aber jemand anders scheint dir stets „zuvor" zu kommen, und du kommst nie an die Reihe! Etwas zurückgesetzt; du fühlst dich ein wenig an die Seite gedrängt. Die tiefere Ursache dafür liegt natürlich in dir selbst. Du bist es, der / die dich im Grunde auf einer zu niedrigen Ebene hält, der / die dem Einfach-DU-Sein geringschätzig gegenüber eingestellt ist. Du stellst Forderungen oder Bedingungen an dich, an das Leben, anstatt dich selbst *wirklich* zu lieben, *das Leben Voller Verständnis und Weisheit anzunehmen, du selbst zu Sein und Loszulassen!*

Aber du sagst „nein"… und schüttelst den Kopf ob so großen Unheils um dich herum, aber unterdessen weigerst du dich, tief in dir nach der Ursache zu graben, warum die Dinge, die du in deiner Umgebung anziehst, geschehen. Du hast vielleicht das Gefühl, dass man alles auf deine Schultern laden will, als hätte die Welt möglicherweise „dumme" Menschen auf dich losgelassen, aber unterdessen siehst du nicht deine eigene Blindheit: Warum du diese so genannten dummen Menschen auf deinen Weg holst… Und immer wieder *über andere stöhnen, anstatt sehr tief nach eigenen Ur-Ursachen zu graben.* Du leidest ein wenig unter dem Brennen auf der Haut, bist voller Ungeduld; du willst etwas haben, etwas bekommen, zuweilen etwas erreichen…, aber es geht dir, „rational gesehen", alles nicht schnell genug. Dein Verstand, *der Gedanke* dominiert dein Leben zu stark, eine Ratio, die für sich alleine niemals zu *wahrem* Wissen, zu Weisheit führen kann.

Du ENGST dich zu sehr ein, machst dich zu klein, verstümmelst dich im gewissen Sinne; du lässt das breite Spektrum an Bewusstseinsenergien nicht oder zu wenig aufgehen. Du hältst dich in einem zu begrenzten und engen Bereich…, als würdest du deine breiten Möglichkeiten nicht *kennen!*

Kritik, Verurteilungen, Unverständnis und möglicherweise Geringschätzung oder Wut über die Art des anderen…, weil du den ECHTEN WERT in dir nicht sehen willst / kannst und infolgedessen den anderen in seiner „Wesensart" nicht sein lassen kannst…: Das geht so lange, wie du dich in eine eng-denkende Schublade deiner selbst zurückziehst. Als ob rote Flecken auf deiner Haut, ein Ekzem oder dergleichen… dich darauf hinweisen müssten, dass du dich in deiner ganzen Breite öffnen solltest. Dass du damit aufhören solltest, dich so kopfschüttelnd an die Außenwelt zu richten…, anstatt *dich damit zu beschäftigen, Aufzublühen, deine eigene Größe, deine Selbst-Liebe zu entwickeln.*

Bewege dich nicht weiterhin auf so *engem Raum,* und öffne deine Potenz weit; lasse dich aus deinem HERZEN heraus dich selbst, die Dinge, die Menschen weise anblicken…, dann lasse los…

Sei froh und dankbar über den Reichtum und die Weisheit in dir; richte dich nicht negativ auf die Außenwelt. Auf diese Weise landest du bei dir selbst: Jetzt kann die Entdeckungsreise zu dir beginnen, ganz tief in deiner reichen, näheren Umgebung…! Das war also auch letztendlich der Sinn der Sache, warum du ein solches Signal zu dir holst: Dein WAHRES ICH, dein wahres göttliches ICH darf hervorgehoben werden…, unter der Bedingung, dass du dich von einem alten, kleinen Ego distanzierst, das auf einem zu engen Niveau denkt, das sich selbst unrecht tut.

Du darfst dich aufblühen lassen, vollkommen, wie ein liebevoller, bewusstreicher Gottesmensch, voller Wärme und Verständnis, voller Weisheit und Offenheit. Ohne Voreingenommenheit, ohne zu urteilen, ohne mit *deinem *Zeigefinger*[31] noch auf Menschen zu zeigen, die vielleicht weniger weise sind als du…, es sei denn, du zeigst auf deine eigene Brust, dein eigenes Herz und deinen Inhalt. Da beginnt die wahre Reise, die in die Innere Ruhe münden wird. Kehre dich tief in dein Inneres, und lasse alles und jeden um dich herum los. Wende dich deiner eigenen inneren Größe, deiner tiefen Liebesquelle zu. Kommuniziere nun mit dieser allertiefsten Stimme in dir, mit deinem Inneren Herzen, und richte dich nicht mehr zu stark auf die Dinge oder Menschen außerhalb von dir. Stehe als wertvoller Mensch tapfer IN dir aufrecht, nicht als ein dich selbst einschränkendes, dich „ein-engendes" Wesen.
Mit Würde und Selbstbewusstsein strahlst du nach außen, in Liebe lässt du los, in Wahrheit lebst du ruhig und befreit von deinem eigenen inneren Sonnen-Zentrum aus. Du bleibst bei dir, du bist dir jetzt deines breiten Wertes bewusst und verspürst nicht mehr das Bedürfnis, dich über die törichten Dinge, über die Menschen um dich herum aufzuregen. Keine Hast oder Nervosität mehr. Frieden. Du bist *voll und ganz* Verständnis und Weisheit und lässt andere in ihrem „Sein"…

Du kannst lediglich Kraft und Freude über deine eigene Größe spüren, wenn du in reiner Dankbarkeit und Ruhe verkehrst. Du hast alles und jeden losgelassen; du kehrst dich *ganz* tief nach innen…, in diesem innigen Zu-dir-nach-Hause-Kommen wird jede Angst verschwinden. Dein Sonnengeflecht entspannt sich, du findest die Ruhe… *ganz* tief in dir.

[31] Lies über die Symbolik in der diesbezüglichen Rubrik nach.

SOTOS-SYNDROM

angeborene Erkrankung mit den folgenden möglichen Merkmalen: beschleunigtes Wachstum bis zum Alter von fünf Jahren, große Hände und Füße, großer Kopf mit hoher Stirn und kräftigem Kinn, schlaffe Muskeln, verlangsamte geistige Entwicklung, Verhaltensstörungen wie ADHS

Kernursache

Dein Kopf ist beschäftigt, du denkst oder überlädst deinen Kopf, inzwischen ausführlich um dich herum schauend, als ob du der Sache nicht ganz vertraust und vor etwas auf der Hut bist, oder vorsichtigängstlich. Du schweigst, vielleicht verborgen hinter einer Pfeife oder Zigarette, oder bei Kindern hinter einer Haltung, einem schweigenden Blick, einem verborgen festgehaltenen Gedanken in deinem Kopf. Im Voraus bereitstehend, um zur Not zurückzuschlagen.

Du versuchst tiefer nachzudenken und stellst Fragen über bestimmte Dinge, die du in deiner Umgebung siehst und hörst, über das Leben; du versuchst zu relativieren, zu umfassen, du hältst dich bereit, wie ein Jäger im Gebüsch verborgen, so dass nichts und niemand dich überwältigen, unerwartet treffen kann. Gescheit-tapfer aufrechtstehend im Leben, abwartend, was dieses Leben dir bringen wird ...

Verborgen auch deine Gefühle, wie die Symbolik von Bier[32] beschreibt: stellst du Barrieren für eine Gefühlsdurchströmung auf? Dennoch genießt du das Süße oder das, was dir süß erscheint. Aber du verhinderst manchmal, dass du selbst wirklich ‚DU' bist, dass du spontan außer Rand und Band geraten würdest, so wie du *bist*; die originelle grillige Form des Krapfens wird einigermaßen geglättet.[33]

[32] Lies über die Symbolik dunkler und anderer Biersorten in *Das Füllhorn - Psychologische Symbolsprache der Nahrungsmittel.*
[33] Lies über die Symbolik des Krapfens in *Das Füllhorn - Psychologische Symbolsprache der Nahrungsmittel.*

Jeder Mensch ist anders: der Körper ist die Veräußerlichung der einzigartigen, originellen Veranlagung des Menschen, auch bei dir. Dafür gibt es keine ‚Norm', wie gerne die Herdengesellschaft diese auch vorgeben würde. Du bist als ‚ICH' originell und einzigartig in deiner Veranlagung; sei froh darüber, wer du bist, und höre nicht auf zwingende Normen und Regeln, wie die Gesellschaft sie auferlegt. Du bist gut, so wie du bist, in Inhalt und Form, wenn du nur aus einer Haltung des ‚Dich-selbst-Liebens' heraus lebst, so wie du bist, wenn du nur das Leben liebst in all seiner Verschiedenheit, Originalität.

Denke an das Folgende, wenn du dich gut weiterentwickeln willst: du strengst dich manchmal sehr an, zu viel rote oder gelbe Energien kommen dann plötzlich in deinen Kopf, weil du absolut etwas bekommen oder erreichen willst: nein, begehre nichts, begehre nicht, etwas zu haben oder schneller irgendwohin zu kommen, oder anders zu sein. Du bist ‚DU', belasse es dabei, in Selbst-Liebe.
Aber du überlastest vielleicht manchmal deine Muskeln, du willst kräftig stark nach außen treten. Das ist eine Art von Zuviel-wollen (erreichen) in Gedanken oder in Taten; du bekommst fast einen wilden Wirrkopf davon. Und du mühst dich auf dem Hometrainer ab, aber kommst dadurch keinen Schritt weiter. Der Schweiß glänzt auf deinem Gesicht.

Sotos fordert viel vom Gehirn; Hirnflüssigkeit würde sich gerne ansammeln, aber das Lebende Selbst findet schon einen Ausweg ... :

Kernlösung

Lasse Misstrauen und das Überstrapazieren oder Erreichenwollen (Begehren) LOS.
Spucke es aus, behalte es nicht in dir, das was du dringend äußern müsstest. Bringe es nach außen und sprich. Sage. Lebe! *Fühle* ... Warum solltest du deine Worte und Gefühle so hinter einem Räucherstäbchen oder einem schweigenden Gesicht verstecken? Komme zum Vorschein, nicht mit einem allesverbergenden Lächeln, sondern räuspere dich und sprich aus deinem kernartigen Selbst heraus! Äußere dich!
Singe die Freude des Lebens heraus; stelle das Schießen auf Phantome ein, fürchte dich nicht. Du darfst beide Zügel deines Lebens in deine Hände nehmen und dich selbst zu den schönsten Horizonten hinaussenden. Beende eine Vergangenheit, die entweder aus Schweigen und Denken besteht, oder aus einer zu scharfen Ratio und einer eventuell spähenden, misstrauischen Beobachtung, während der du dich selbst bedroht fühlst. Dann erst wächst Aggression in dir: durch Selbstunterdrückung.
Erwarte nur das Schöne und verhalte dich nicht instinktiv.

Sei sanfter: zu dir selbst, auch in deinem ‚Urteil' über andere.
Halte dich warmdicht bei dir selbst und wage es, dich zu äußern, dich zu manifestieren, wie du bist. Wenn du dich selbst *wirklich* liebst, dann wirst du andere Menschen, wenn auch unbewusst, anziehen, die dich ebenfalls lieben. Springe aus dem Wasser heraus, komme ohne Skrupel und ohne die Überzeugung zum Vorschein, dass du dich gegen eine Bedrohung von außen wehren musst. Kehre dich liebevoll nach innen, dann wird auch Liebe von außen dich willkommen heißen. Sei dann kräftig und auf deine höchsteinzigartige Weise du selbst, aber verliere nicht deine Flexibilität und Herzlichkeit gegenüber anderen Menschen. In dir liegt die Ursache dafür, wie andere dir gegenüber reagieren, also öffne dein Herz für dich selbst und für die Außenwelt.
Du brauchst nicht alles auf argwöhnische Weise nach außen hin zu beobachten; sei nicht misstrauisch. Sei gesund stolz auf deine Individualität. Sei nicht (unbewusst) böse auf andere Menschen, die sind, so wie sie sind.
Erwarte nichts von den anderen, sondern kehre dich nach innen und schenke dir selbst die allerwärmste Liebe. Anerkenne

dich selbst in Güte und lasse die anderen los ... Habe Vertrauen in dich selbst, in das Leben. *Weg* mit dem argwöhnischen Denken oder Erwarten von etwas Negativem (als ob man dir etwas Negatives antun oder sagen könnte); du erschaffst dein Leben auf der Basis der Überzeugungen, die in dir leben. Also erwarte nur das Allerschönste und *gib* dir selbst und anderen guten Menschen mit großzügigem Herzen. Sei in allen Bereichen so wie du bist und schere dich nicht im Geringsten um das, was andere über dich denken.

Schaue und fühle tief in dir den warmen Reichtum, der dort wohnt. Und ÄUSSERE dich dann, sprich oder sing oder tue etwas anderes ... spontan, so wie du es fühlst, so wie du bist, in Liebe zu dir selbst.

Gehe im Leben nicht schneller, als das Leben in dir dies möchte ... , erzwinge nichts, wolle nicht ‚Der Erste' sein. Höre auf dein Herz.

SPEICHELDRÜSEN

Stark vermehrter Speichelfluss

Kernursache

Starke innere Erregung; ein Hunger nach der „Erfüllung" deiner Sehnsüchte (nach Selbstmanifestierung, danach, zum Zuge zu kommen...). Eine Überproduktion an Energie durch Emotionen. Du „bist" vor allem im Dienst der Außenwelt. Ein Drang, nach außen zu leben, dich zuweilen im übertriebenen Maße nach außen hin manifestieren zu wollen, oben von der Kanzel aus oder mit einem Federhut auf deinem Kopf.
Die Angst davor, nicht gut genug zu sein, irgendwo zu versagen, verurteilt zu werden usw. ..., zum Beispiel bei einer Prüfung, beim Zahnarzt, auf der Bühne. Angespanntes Vorsorge treffen.

Du bist häufig schon im Vorhinein mit deinen Gedanken beschäftigt, vielleicht im Stress, eine Energieentwicklung, die sehr stark ist: Bereit, anzugreifen, aufzutreten, zu sprechen; du transpirierst möglicherweise, du spannst dich an.

Deine Fruchtbarkeit, deine potentiellen Qualitäten, dein emotionaler Inhalt sind „zugeschnürt". Du hältst dich angespannt zurück; du möchtest alles gut machen, aber du zweifelst zuweilen an dir selbst; im Verhältnis zu der „Aufgabe", die du ausführen musst, produzierst du zu viel „Energie", „Nervosität" und „Speichelvorrat".

Es ist so, als würdest du zur Außenwelt sagen: „Bitte, schenkt mir Anerkennung, findet ihr mich gut so, werdet ihr mich auch nicht bestrafen?"

Du lebst mit angestauten Gefühlen; du lebst dich zu wenig spontan und natürlich aus. Du beherrscht dich, zu passiv, zu angespannt, zu unterdrückt.

Kernlösung

Wenn du stärker IN dir und AUS dir selbst heraus lebst und dich nicht länger um das kümmerst, was die Außenwelt dir zu sagen hat; wenn du mehr deiner Natur folgst, anstatt in Gedanken im Voraus zu planen und deine Gefühle förmlich zu vertilgen, dann wirst du keine unnötige Energie entwickeln. Sei du selbst, rege dich nicht auf, lebe nach deinen Gefühlen, nicht nach dem Auge der Kamera.

Lebe jetzt und nicht morgen. Entwickle deine „männlichen" Anteile, stehe selbstsicher mit beiden Füßen auf dem Boden. Sei deinem Selbst treu! Nicht die Form zählt, sondern der Inhalt.
Traue dich, deiner Sehnsucht danach, das schöne Leben zu genießen, nachzugeben; sage, was du zu sagen hast, halte dich nicht zurück; lasse gesunde, aggressive Kräfte frei durchkommen, unterdrücke dich nicht. Sperre dich nicht in einen engen Panzer, in ein Korsett der Beherrschung ein. Du bist gut, wie du bist. Komme in dir zur Ruhe, aber manifestiere dich so nach außen, wie du dich innerlich fühlst, ohne Angst.

Speichelstein

Kernursache

Du fühlst dich nicht dazu im Stande, deine gewaltigen Sehnsüchte zu erfüllen.

Du bleibst „zusammengefaltet", kommst nicht wirklich zum Vorschein, du traust dich nicht.

Aus Angst festhalten; du regst dich darüber auf, dass du „zu kurz" kommst. Du willst dich begierig mit allem und jedem „füllen", du stachelst dich nervös auf, weil du dich nicht sicher und stark in dir fühlst. Du wirst von einer Vielfalt von Gefühlseindrücken überwältigt: Du hältst vor allem das Helle, Schöne, Hoffnungsvolle außerhalb von dir fest. Du forderst, begehrst sehr viel, aber du vermagst es nicht zu dir zu nehmen; es gelingt dir nicht, den Durchbruch zu schaffen, voll und ganz am Leben teilzuhaben. Du bist gefangen, trotz deiner starken Bedürfnisse. Es gelingt dir nicht, dich aus deiner Höhle der Frustration zu lösen. Du hast Angst, nicht genug zu haben, in eine Ecke gedrängt zu werden, sowohl auf materieller wie auch auf emotionaler Ebene. Dein „Festhalten" verhindert eine positive Entwicklung.

Kernlösung

Komme zu einer starken Erdung. Dein Drang, dich zu erfüllen, kompensiert auf die Weise dein eigenes Gefühl der Leere und Unsicherheit. Befreie dich, bestätige dich fest mit beiden Füßen auf dem Boden, hetze dich nicht länger auf, komme in dir zur Ruhe. Es ist genug für jeden da. Du selbst bist der wichtigste Lieferant fur dich: für Aufmerksamkeit, Wärme, es zuzulassen, in Ruhe zu genießen, die Wärme und das Schöne in dir selbst zu entdecken. Suche es nicht außerhalb von dir; das, was gut für dich ist, kommt von alleine zu dir. Lasse diese Leidenschaft und Begierden los: Es sind lediglich Signale, die dir verdeutlichen, was du jetzt gerade in dir verleugnest. Suche es in dir, laufe nicht mehr weiter, um dich zu „füllen", um außerhalb von dir festzuhalten; spüre deine eigene Fülle! Staue deine kreativen Energien nicht länger an: Äußere dich, gehe weiter, entfalte deine Talente! Führe, wenn nötig, Veränderungen in den äußeren Umständen herbei.

DIE SPEISERÖHRE

Psychologische Übereinstimmung

Dir selbst einen starken Durchlass gewähren: Gut im Leben weitergehen. Der Weg von der Raupe zum Schmetterling beginnt bei der Speiseröhre: Durch Offenheit, durch die Verarbeitung von Erfahrungen transformierst du dich zu einem weiteren Stadium innerhalb deiner Entwicklung. Auf entspannte wie auch stolze, selbstbewusste Art und Weise gestehst du dir zu, aufzusteigen.

Dein ICH, die zentrale, innere Autorität versteht es, ein Gleichgewicht zwischen deiner Gefühls- und Gedankenwelt zu behalten; du „hältst" nicht weiter „fest", du vertraust dir; du fühlst dich sicher in deinem tiefsten Selbst.

Du bist auf dem richtigen Weg, AUF EINER GERADEN BAHN, die das Gleichgewicht zwischen Himmel und Erde, zwischen Geist und Körper hält.

Mit Ehrfurcht vor deiner göttlichen Würde als Mensch kämpfst du für schöne Ideale; du lässt dich nicht in Nebensächlichkeiten, Emotionen, in der Vergangenheit versinken. Du fühlst dich „stabil", konzentriert, bewusst in dir präsent. Du gibst dich dem Schönsten, dem „Heiligsten" in dir hin.

Erkrankungen, allgemein

Kernursache und Kernlösung

Du gestehst dir nicht zu, weiterzugehen, dich weiterzuentwickeln. Du vertraust nicht auf die innere Autorität; du suchst Halt bei anderen. Du folgst nicht wirklich deinem Weg, du weichst davon ab, indem du nicht wirklich aus deinem Herzen, aus deinen

Sehnsüchten heraus lebst; du versteckst dich: hinter deinen Eltern oder Vertrauten, hinter Gesetzen, Systemen und Programmierungen aus der Vergangenheit, hinter dem Materiellen, dem äußeren Schutz…

Hältst du an oberflächlichen oder materiellen, strukturellen oder äußerlichen Werten fest; weigerst du dich, deine eigenen Tiefen zu ergründen? Willst du aus Begierde auf ein irdisches Leben zu viel auf einmal verschlingen, ohne Aufmerksamkeit für die Bewusstseinsenergien in dir?

Du kommst nicht weiter, weil du das Schönste, das Stärkste in dir nicht anerkennst. Du lebst nicht *echt!* Du siehst dir das Leben nicht wirklich an, möglicherweise möchtest du zu *weit* reichen, aber du willst zu viel und fällst. Erlaube dir in Ruhe vom Hier-und-Jetzt aus zu wachsen!

Halte nicht länger auf emotionaler Ebene an der Vergangenheit, an Nebensächlichkeiten fest; gehe selbstbewusst weiter! Nimm neue Eindrücke auf, öffne dich, verarbeite deine Emotionen reibungslos, und sei stolz auf deinen göttlichen Kern. Folge diesem ehrlichen, geraden Weg des LEBENS; lebe mit dir in Wahrheit. Spreche nach Wahrheit.

Regurgitation

Wiederhochkommen von Speisen und Flüssigkeiten aus dem Magen oder aus der Speiseröhre in den Mund (bei Babys und Erwachsenen), auch ggf. nachts, wodurch etwas Nahrung in die Luftröhre gelangen kann

Kernursache und Kernlösung

Mit scharf-aggressiven Kräften möchtest du wie mit einem Meißel auf einen harten Felsen einhacken. Du willst ihn durchdringen, du strengst dich unheimlich an, mit allen Kräften, die in dir stecken, um ein wenig Splitt aus der Felswand herauszuholen. Verbissen, hart, ehrgeizig und beherzigt, du gibst nicht auf, bis es dir sauer aufstößt. Es fällt dir schwer, aber du möchtest es unbedingt schaffen. Es geht dir jedoch alles nicht schnell genug; es kommt sozusagen zu wenig Splitt vom Felsen, und du möchtest die Dinge „forcieren“. Im Grunde genommen spiegelt es den Drang wider, mit der Urlebens-Energie, die in dir steckt und die sich jetzt lediglich auf *einen* Punkt außerhalb von dir fixiert, den Felsen vollkommen und in *einem* Mal aufbrechen zu lassen…: mit anderen Worten DICH VOLLSTÄNDIG GEBOREN WERDEN ZU LASSEN, deine Energien vollkommen zur Geltung kommen zu lassen, so dass das Wasser frei weiterströmen kann.

Das deutet in der Tat daraufhin, dass du dich – und vor allem die weiblichen urgebärenden *Gefühlskräfte* in dir – befreien möchtest, als wärest du schon zu lange „eingesperrt“. Es hat keinen Sinn, dich so stark auf die Außenseite der Dinge, der Arbeit zu konzentrieren, wohl aber ALLES in deinem Leben von innen heraus „laufen“ zu lassen, auch das, was du tust… Du möchtest, wenn auch unbewusst, deinen GANZEN Energien, deinen Schöpfungskräften, allen deinen Gefühlen einen freien Durchlass gewähren. Du willst dich innerlich FREI fühlen…, aber das ist nicht möglich, solange du an der Außenseite des Felsens sitzt und mit dem kleinen, scharfen Beil hackst.

Lösung? Ruhiger angehen lassen…, aber umso kraftvoller… vom tiefgöttlichen Ursprung in dir ausgehend, TIEF aus deinem INNERSTEN HERAUS…, den Lebensstrom voller brodelnder Plutokräfte nicht blockieren, sondern fließen lassen, freien Durchlass gewähren… Halte dich auf dieser tiefen, fundamentalen Ebene nicht zurück!

Höre auf damit, zu denken und zu grübeln und an der Außenseite, an der Oberfläche der Dinge zu forcieren. <u>Zuerst</u> die Lebensenergien und Gefühle aus deinem allertiefsten Quelleninhalt strömen lassen…, gib dir selbst die Freiheit dazu! …Lasse alles mehr aus intuitiven Tiefen strömen, tief aus deiner Bauchwurzel heraus, aus deiner schöpferischen, großen Kraft, und ERLEBE all das im einzig-starken JETZT-Moment.

„Denke“ nicht an „sogleich“…, dass du wieder an diesem Felsen hacken willst… Habe nicht den Willen, ungeduldig und hart auf diese Weise weiter-zu-machen. Nein, spüre zu jedem Zeitpunkt, wie du den Lebensstrom aus deinem Innersten frei werden lassen darfst… Fixiere deinen Kopf, deine Gedanken oder Begierden nicht auf etwas, das du unbedingt und hart durchsetzen willst. Lasse los!

Gastro-ösophagealer Reflux

bei Babys und Erwachsenen

Anormaler Rückfluss (Reflux) von saurem Mageninhalt in die Speiseröhre (und evtl. weiter in den Mund), im Wachzustand oder während des Schlafes; verursacht SODBRENNEN

Kernursache und Kernlösung

Bei Babys spielt sich dies auf einer ‚unbewussten' Ebene ab.

Von hier nach da getrieben, voller schäumender Energien, voller urweiblicher Schöpfungskräfte, jedoch von ihnen überwältigt. Diese Schöpfungskräfte können sich in dem Drang, etwas zu „tun", manifestieren, um zu Schöpfung, zu Kreativität zu kommen. Eine Art von Überwältigt-Werden von einer Energiemasse, womit man bestenfalls so schnell wie möglich etwas „anfängt": *nicht im Begehren, nicht dadurch, dass man festhalten will, sich mit allen möglichen Dingen oder Menschen „füllen" möchte, sondern durch eine aktive, kreative Selbst-Entwicklung.* Genusstrieb, Begierde-Drang… sind bei dem Menschen die Folge, der noch nicht voll und ganz seine Fülle empfinden und ausleben kann. Das Überwältigt-Werden von diesen Energien, von diesem Wasserstrom ist nur so lange möglich, wie sich der Mensch nicht als Meister fortbewegen und sein Leben führen kann: *Das tun, was du fühlst, tun zu müssen, unter der Führung deines Herzens, nicht unter dem Druck eines instinktiven oder begierigen Triebes.*

Für Groß und Klein ist es demnach überaus wichtig, mit diesen brodelnden Kräften in deinem Wesen etwas Kreatives anzufangen, sich mit Güte zu lenken; Instinkte und Begierden in Kreativität und Liebe umzusetzen. *Nicht festhalten und einsaugen…, sondern GEBEN und MACHEN.* Etwas, was ein Baby schon sehr früh lernen muss…, eine Lehre, die Erzieher oder Erwachsene sich zueigen machen dürfen. Lasse dich nicht von Begierde und Genussdrang aufhetzen, sondern genieße das Leben im schöpferischen Gestalten, in Selbst-Werdung, bleibe im Hier-und-Jetzt. *Sei den Dingen nicht voraus, indem du vor dich greifst,* sondern bleibe innig bei dir selbst, und lasse werden, was in dir werden will. Fülle dich nicht, sondern *lasse deine Talente aufblühen…, ohne Begierde-Drang, ohne zu forcieren.* Führe deine gesunden, urweiblichen Schöpfungsenergien, die darauf brennen, gestalten und geben zu dürfen. Habe nicht den Drang, zu haben, einzusaugen, anzuziehen, im Genuss aufzugehen…, sondern mache, was das Leben in dir von dir verlangt, und genieße es voll und ganz, ohne innere Unruhe, Schritt für Schritt, zu Sein und zu Werden, wer du *bist.*

HABE NICHT DEN DRANG, VIEL AUF EINMAL ZU „HABEN" ODER ZU „MACHEN", WEDER GEFÜHLSMÄSSIG, NOCH IN GEDANKEN, DIE SICH AUF BESTIMMTE ZIELE FIXIEREN…, sondern lasse die Energien förmlich von innen nach außen fließen: Verwirkliche dich im aufbauenden Sinne; das Animalische wird besiegt, das Menschliche bekommt Gestalt.

●

Schämst du dich für die Energien, die in dir stecken, spürst du sehnsüchtige Energien im Unterbauch, rauschen die weiblich-schöpferischen Kräfte in deinem Bauch, und weißt du nicht gleich, wohin damit? Du empfindest dich wie aufgepeitscht in der Brandung, wie ein vom brodelnden Wasser von hier nach dort getriebener junger Spund. Du weißt nicht genau, ob es gut ist, was du fühlst, ob es sich schlichtweg um rauschende Energien und Gefühle handelt oder um sexuelle Wünsche. So sei dir darüber im Klaren, dass es dein Körper ist, der eine Art von (Wieder-)Geburt fordert und zugleich einen Total-Einsatz aller *Urkräfte,* die in dir stecken: Schäme dich nicht für diese feurigen Schöpfungskräfte, die sich manifestieren, gehe jedoch richtig

damit um. Empfinde den Genuss in dir und um deiner selbst willen als etwas Befriedigendes und Gutes. Das ist nur dann möglich, wenn du dich gleichermaßen in Liebe… für dein ganzheitliches Selbst öffnest, wenn du anderen gegenüber voller Güte bist. Darüber hinaus möchte dein Körper, dein ganzes Wesen, dass du *auf aktive, energische, schöpferische Art und Weise du selbst wirst.* Fülle dich nicht mit Dingen, mit anderen; ziehe dich nicht in ein Versteck zurück, aber gib dich ebenso wenig begierigen „Füllungen" hin. Du kannst dich glücklich machen, indem du diese schöpferischen Kräfte konstruktiv nutzt: im Aufbau deines eigenen Wesens. Fixiere dich nicht auf die niederen Regionen, auf die Kräfte aus dem Unterbauch, sondern schalte sie ins Gesamte Lebensgeschehen ein, sowohl ins Kreative, als auch in das Gefühl der Liebe für eine(n) mögliche(n) Partner(in).
Du holst ein solches Signal zu dir, auf dass du dir die Weiblichen Urenergien ANSIEHST, die in dir wohnen, um sie auf ein Höheres Niveau, auf ein Niveau wahrer Liebe emporzuheben. Sexualität zum Beispiel ist allein da heilsam, wo sie im Dienst von Liebe und Schöpfung existiert. Gibt es sie hingegen einzig und allein auf der animalischen Ebene der Selbstbefriedigung, nicht unter dem Mantel der Selbst-Liebe und im Dienst der Eigenentwicklung, so hat sie eine ausbrennende Wirkung auf deinen Körper. Deshalb: Gib dich dem HÖCHSTEN in dir hin; breche mit den niederen-tierischen Überbleibseln in dir. Traue dich, deinen Körper im Namen der Liebe zu erleben, schäme dich nicht. Scham ist die Folge dessen, dass du nicht wirklich davon überzeugt bist, dass du IN LIEBE lebst und existierst und handelst, sondern dass du dich noch auf einem Niveau der Begierde, des Animalischen, auf einer Ebene von Saugen und Aufgesaugt-Werden befindest…

So löse die tiefste Problematik, indem du dich auf Höhere Gebende Liebe abstimmst, <u>dann</u> *wirst du dich glücklich damit fühlen, dass du die Schöpfungskräfte frei strömen lässt.* Dann kannst du wirklich schöne Früchte gebären: So wirst du der kreative Mensch, der du eigentlich schon bist.
Das Potential von Ur-Schöpfungskräften, das in dir steckt, ist sehr groß, aber du ergreifst zu wenig das RUDER deines Bootes, so dass du von der Masse urweiblicher Energien hin und her gespült wirst, dabei möglicherweise Genuss, Emotionen, ehrgeizigen Begierden, zwanghaften Gedanken oder Instinkten ausgeliefert (vergleiche die Symbolik der Ziffer 5). Stehe nun an der Spitze deines Lebens, und sei dir dessen bewusst, dass du Meister deiner Energien bist, dass du das Recht hast, diese Kräfte zu leiten und zu einem höheren liebevoll-gebenden Niveau zu führen. Lebe im JETZT-Moment, lebe nicht in Gedanken an die Zukunft.

Bei Babys deutet das in der Tat auch auf *eine Menge von urweiblichen Schöpfungsenergien hin, die sich nicht gleich in Aktion und Kreativität manifestieren können; zuweilen ein instinktiv-begieriger Drang, sich diesen „Genuss" zu verschaffen. Auch ein „Erfassen" Wollen mit dem kleinen Köpfchen; es geht nach ihren Gefühlen / Gedanken alles nicht schnell genug.* Was die Eltern betrifft, ist es ratsam, wenn sie oben genannten Text lesen, weil es immer einen Grund hat, wenn man ein Baby – als Spiegel – zu sich holt, das etwas zeigen will. Lasse zu, dass das Kind genießt, ausreichend gute (auch zeitig feste) Nahrung bekommt, so dass in der Hinsicht bereits eine Art von psychisch gesundem „Gleichgewicht" hergestellt wird! Setze es nicht auf „Diät".[34] Außerdem wird alles noch viel leichter gehen, wenn das Kind in Aktion treten, laufen, sich aktiv auf Dinge ausrichten kann, mit Klötzchen Häuser bauen, singen, musizieren kann usw. …

Wenn es sich dessen bewusst wird, dass es nicht „greifen" muss, sich nicht aus tierischer Begierde mit Dingen „füllen" muss,

[34] Außer selbstverständlich, wenn dies aus medizinischen Gründen notwendig wäre.

sondern in Liebe im wahrhaftigen Akt der Schöpfung aufwachsen kann. Es ist gut, dem Kind, dem größer werdenden Baby von Anfang an die Nahrung zu geben, die es braucht, und ihm nichts aufgrund von so genannten Gesundheitsmaßstäben vorzuenthalten.[35] Das Kind darf sich schon früh dessen bewusst werden, dass es sich auf sein Herz abstimmen darf, auf sein Sein, darauf, aktiv er / sie selbst zu sein, dass es sich weder auf das Nieder-Tierische ausrichten muss, noch sich darin zurückzuhalten braucht, kreativen Ventilen freien Lauf zu lassen! Es wird schließlich spüren, dass es seine Energien auf meisterhafte Weise zum Einsatz bringen kann, ohne von ihnen „gelebt" werden zu müssen.

Der kleine Mensch wird dann nicht mehr dadurch AUFGEPEITSCHT, haben / erreichen zu wollen, durch (wenn auch unbewusst-fließende) Gedanken, durch brodelnde Instinkte, Energien: Er steht am Steuer seines Schiffes, ist aktiv-nach-außen-tretend, kreativ, expressiv, speichert nichts in sich auf…, so dass Energie frei und dennoch geführt zu einem fruchtbar schöpferischen Leben beitragen kann.

Begierden machen Platz für ein aktiv dynamisches, liebevolles Leben. Und das gilt natürlich auch für seine Erzieher, die Erwachsenen, die ihm darin ein Vorbild sind… Die Menschwerdung erfordert im wahrsten Sinne des Wortes eine meisterhafte Führung von Energie, eine Umsetzung von Instinkt in Bewusstsein, von Begierden in Liebeskraft. Nur so wird der Mensch sich nicht länger füllen oder mit Genussdrang „einsaugen" wollen; er durchbricht diese Abhängigkeitsphase des Ur-Schoßes, saugt sich nicht mehr voller Wollust daran fest, sondern macht sich jetzt auf die Suche nach dem wahren Glück, das nichts mit dem ursprünglichen, instinktiven Drang, zu genießen, zu tun hat. Er fühlt sich jetzt in Liebe aufgehoben und isst, worauf er Lust hat; er wird stark und Bewusst er selbst, *gibt,* aber begehrt nicht mehr. Er genießt sein Leben in vollen Zügen auf neue Art und Weise. Das Tier ist verschwunden; der Mensch ist geboren: kraftvoll schöpferisch, produzierend, stolz auf sein ICH, nicht mehr „eingerollt" in Selbst-Befriedigung, an den Ur-Schoß gekettet, sondern OFFEN-STRAHLEND wie eine wunderschöne Sonnenblume. Der Mensch strahlt wirklich nach außen…, er fühlt sich in diesem meisterhaften Geben, in diesem Gestalten, von innen nach außen, geradezu wunderbar, nicht länger im Köcher seines genussrauschhaften Tier-Seins „gefangen". Er ist aktiv-gestaltend und glücklich über seine strahlende ICH-KRAFT! Er geht weiter, nichts vermag ihn noch zu überwältigen; er hat beide Zügel seines Lebens feste in der Hand und führt sein Leben in Liebe mit Entschlossenheit und Bewusstsein!

Siehe ggf. auch *Starkes Brennen im Magen

Reflux-Ösophagitis

Entzündung der Speiseröhre durch Rückfluss von saurem Magensaft in die Speiseröhre

Kernursache und Kernlösung

Eine Menge weiblicher Energien, die in dir stecken, sind dazu bereit, sich zu verwirklichen, es zu gebärender Schöpfung kommen zu lassen, *aber du meinst,* aus einer Art Ur-Instinkt heraus, *dich* in dir mit Dingen von außen *füllen zu müssen.* Wie eine Muschel, die zu viel auf einmal verschlingt. Die Symbolik der Muschel lehrt uns jedoch etwas ganz anderes: Selektiere, sortiere, filtere, delegiere, nicht alles auf *einmal* usw. usf. …[36]

Wie ein Schwimmer, der im Schmetterlingsstil schwimmt und *sehr* viel Luft auf einmal einatmet, um daraufhin ganz lange, ohne einzuatmen, weiter schwimmen zu können… (um zu überleben). Wie eine ängstlich-begierige Muschel: Du öffnest deine Schalen zwar für einen Moment, um

[35] Lies dazu mehr in *Das Füllhorn - Psychologische Symbolsprache der Nahrungsmittel.*

[36] Lies mehr über die Symbolik der Muschel in *Das Füllhorn - Psychologische Symbolsprache der Nahrungsmittel.*

ganz viel Nahrung und Wasser hereinzuholen, aber du würdest bei diesem Einholen förmlich deine Scharniere forcieren; ein großer Drang danach, dich offen zu halten, um das einzusaugen, was sich außerhalb von dir befindet, um dich danach wieder zu verschließen.

Du nimmst *zu* viel auf einmal in dich auf: Wie eine Muschel, die eine Menge Nahrung hereinholen will und in ihren Schalen aufbewahren möchte, weil sie meint, dass es so sein *muss,* um *weitermachen* zu können! (Bei dir kann es sich dabei um Arbeit, Gedankengut, Studien, Menschen, Materielles und Besitztümer, Alkohol usw. handeln…) Als würde dein Leben davon abhängen!

Dir zu wenig deines prachtvollen Seins bewusst sein, unzureichend zu offener Kreativität kommen können, und darauf ausgerichtet sein, dich zu „füllen", anstatt in Selbstwerdung ein Vertrauen zu entwickeln… und hierbei alles und jeden außerhalb von dir **loszulassen.**

Eine Art von Selbst-Befriedigungsdrang durch das Zusammenscharren oder Verschlingen von Sachen, Arbeit, Menschen, Materie, Alkohol oder was auch immer…, was dich nicht wirklich auf ein höheres Kommunikationsniveau mit dir selbst und mit anderen bringt. Du hältst dich in einem geschlossenen Kreis gefangen, Kurzschluss: Möglicherweise guckst du argwöhnisch aus deiner verborgenen Nische auf deine Umwelt, bereit, zuzulangen, wenn du die Möglichkeit hast. Du versorgst dich dann gleich mit einer großen Menge – um in keinem Fall zu kurz zu kommen – du nimmst, was du kriegen kannst, um daraufhin schnell wieder deine Tür zu schließen.

So ist das Leben eine instinktive Gegebenheit; es hat den Anschein, als würdest du gut für dich sorgen…, wie ein Hamster, der hortet, aber nichts ist weniger der Fall. Dich selbst zu versorgen, bedeutet jetzt für dich: keine Angst mehr zu haben, wie ein Tier, das nicht wirklich erkennt, dass es sein Leben selbst in die Hand nehmen kann und sich demnach nicht so mit den Dingen außerhalb von sich zu füllen braucht, um zu überleben… und in ein nächstes Stadium hineinzuwachsen: Als Mensch zu wissen, dass alles zu dir kommt, was du brauchst, wenn du einfach tust, worum dich das Leben in dir bittet; nicht länger auf dem instinktiv-misstrauischen Niveau weiterleben, wo du zu-dir-nimmst, sondern aus Liebe *geben;* Herzlichkeit, Loslassen!!, Vertrauen.

Dir dessen BEWUSST werden, dass ein Mensch alles selbst in der Hand hat, dass er sein Leben *selbst* führen kann, dass er das Leben und den anderen nicht als eine Bedrohung anzusehen braucht. Dass du nichts zu forcieren brauchst, „schnell-schnell, so viel wie möglich…!" Der Feind wohnt nur in dir selbst: die Angst, das Misstrauen, die Sucht, zu ergreifen, auch das Forcieren-Wollen der Zeit usw. usf. …

Sei dir darüber im Klaren, dass nichts und niemand außerhalb von dir dich bedrohen kann, wenn du nur Ehrlich und Offen du selbst bist.

Wage es, dich voller Vertrauen unter den anderen zu bewegen, so werden, wie von selbst, ehrliche, offene Menschen deinen Weg kreuzen. Öffne deine Schalen! Äußere dich! Trete mit deinem vollen Inhalt, mit deinen Schätzen nach außen! Teile mit, anstatt zu hamstern! Lasse diese Energiemasse aus dir heraus fließen, empfinde deine Gefühle auf eine offene, teilhabende Art und Weise! Breche mit dem Sammeln, mit diesem Argwohn, diesen instinktiven Gewohnheiten, die mit Angst verbunden sind und dich auf der Hut sein lassen; breche diese Schalen um dich herum auf, und werde als Mensch-voller-Vertrauen geboren!

Schlinge die Dinge nicht mehr so in dich hinein…, du brauchst niemals Angst davor zu haben, etwas zu verpassen, etwas abgenommen zu bekommen, zu kurz zu kommen: Werde dir dessen bewusst! Stehe auf eigenen Füßen, offen und ehrlich; stehe dazu, wer du *wirklich* bist. Du hast nichts zu befürchten, wenn du im Vertrauen lebst, und das Leben wird dir, wenn du nach dieser Überzeugung lebst, alles geben, was du in deinem Leben brauchst, um glücklich sein zu können. Denn das ist es, was du in erster Linie brauchst: Aus deinem Herzen heraus von einem Höheren Bewusstsein aus zu leben; nicht unbewusst-ängstlich-instinktiv-um-dich-greifend, sondern in dem Wissen, dass du liebevoll im Leben stehen darfst. BRECHE mit den alten Gesetzen und Regeln, wie „Vorsicht! Passe auf! Da droht Gefahr! Sorge dafür, dass du als Erste(r) dabei bist, so dass du auf jeden Fall ausreichend ‚hast'!" usw. … Du brauchst dich weder zu schützen, noch dich auf alles Mögliche vorzubereiten. Es gibt keine Gefahr außerhalb von dir, wenn du aus Dankbarkeit und aus einem Selbstwert-Bewusstsein heraus lebst, in dem Wissen, dass nichts Böses dich überkommen kann, wenn du ehrlich du selbst bist!

Kommunikationsmangel mit dir selbst (noch nicht wirklich mit deinem tiefsten Quellenkern, mit deinem starken ICH im Kontakt sein) kann zu einem Kommunikationsmangel mit anderen führen. Es kommt dir enorm zu Gute, ganz nah an dich heran zu kommen, zu deinem MENSCHLICHEN Seelenkern: Zu deinem Lebenden Selbst, das alles in der Hand hat…, um sich von einem tierisch-instinktiven Stadium zu verabschieden. Du brauchst dich nicht für einen langen Zeitraum mit allem zu versehen, alles zu sammeln… und so viel wie möglich zu dir zu nehmen, bis du wieder leer bist…, um dich daraufhin wieder *ganz* weit zu öffnen, um so viel wie möglich in einem Mal an dich zu reißen (ob es sich nun um Arbeit oder was auch immer handelt)… Du tätest gut daran, dich jetzt mit DIR SELBST ZU FÜLLEN; du tätest gut daran, dich selbst zu erfüllen, anstatt dich mit allem Möglichen von außen zu füllen!

Lange nicht mehr nach Dingen außerhalb von dir. Trete jetzt als meisterhafter Mensch in Erscheinung, nicht mehr als ein begierig saugendes Tier. Sei dir darüber im Klaren, dass die Fülle in dir steckt, dass dir alles gegeben wird, solange du nur auf diesem hochmenschlichen Niveau, aus Dankbarkeit für dein Sein, lebst.

Atme ruhig und tief ein und aus; niemals brauchst du deinen Atem zu unterdrücken, niemals wirst du zu wenig Luft bekommen, wenn du nur aus der inneren Ruhe heraus lebst, mit dem Vertrauen, dass alles zum rechten Zeitpunkt geschieht, dass alles im richtigen Moment zu dir kommen wird… Nimm deinen weiten Raum ein…, so wird der Sauerstoff des Lebens frei und froh durch deine Adern fließen, so fühlen sich deine Lungen weit und unendlich froh, in unermesslicher Freiheit. Nichts engt dich noch ein oder erstickt dich, weder wütende Gedanken, noch ängstlich-suchende Gefühle oder ein instinktiver Drang, festzuhalten…

Du öffnest dich im Vertrauen; du entrollst dich förmlich; du entfaltest deine Energien in einem dynamisch gebenden und schöpferischen Akt. Nichts hältst du mehr in dir „fest". Du forcierst nichts; du weißt, dass alles im richtigen Moment geschehen wird, dass du nichts zu befürchten oder festzuhalten brauchst. Ein Ur-Vertrauen, ein Gefühl der Sicherheit. Du lässt los, verwirklichst dich selbst, ohne zu ergreifen, im Gegenteil: Du sprichst und äußerst dich auf unterschiedlichste Art und Weise. Du hast nichts zu verbergen; du zeigst dein ehrliches Angesicht und entfaltest alle inneren fruchtbaren Schöpfungskräfte, die in dir bereitstehen! Jetzt, wo du dir selbst vertraust, dich sozusagen frei-gibst an dich selbst, vertraust du auch dem Leben.

Du bist nicht mehr wie ein instinktiver, zuweilen-dunkel-dreinschauender, verschlossener, argwöhnischer, greifender Krebs… Du lebst jetzt wie ein glaubensstarker, offener, sich selbst entfaltender Mensch!

Lies ggf. auch: Die allgemeine Symbolik der *Speiseröhre.

Spasmen, Krämpfe der Speiseröhre

Kernursache

Du traust dich nicht wirklich, durchzukommen; du ziehst dich zu stark zurück. Du verleugnest dein wahres Selbst. Innere emotionale Spannungen; du staust zu viel

an, du weigerst dich, dein ICH zum Ausdruck zu bringen oder in *die* Richtung vorzustoßen, die dir gefühlsmäßig entspricht. Zu große Flexibilität; du gehst derart in die Knie, dass du dir selbst nicht mehr treu bist, vielleicht um den Frieden zu wahren oder die Freundschaft mit anderen zu erhalten.
Möglicherweise trägst du viel Verantwortung, auch für andere, du überschreitest deine eigenen Grenzen; du lebst zu wenig aus dir selbst heraus, zu stark von den anderen ausgehend beziehungsweise auf die anderen ausgerichtet. Du unterdrückst deine Gefühle mit Regeln und Vernunft; ja, du vernichtest dein ICH. Du „ordnest“ dich Strukturen oder Menschen „unter“. Eine ängstliche Unterdrückung natürlicher Kräfte, die aus dem Tiefsten deines Wesens kommen. Du bestimmst nicht aus deinen Wünschen heraus, in Liebe zu dir, entschlossen deinen Weg; du zweifelst zu sehr an dir selbst, an deinem Wert. Du machst dein Leben von etwas oder jemandem außerhalb von dir abhängig; du hältst dich krampfhaft verschlossen, oder du windest dich hin und her.

Kernlösung

Ignoriere nicht deinen Kern, und äußere deine Gefühle; sage, was du zu sagen hast. Grenze deinen Bereich ab, und lebe in Ehrfurcht vor dir selbst! Erkenne deinen Wert und deine Möglichkeiten an; lebe nicht in erster Linie nach anderen, nach den herrschenden gesellschaftlichen Normen, sondern aus deiner spontanen Natur heraus. Verstecke dich nicht länger, halte dich nicht zurück: *Gib,* schenke dir und deinen Nächsten Wärme und Gefühl. *Spüre* diese warme, gebende Quelle in dir.

Habe keine Angst, vertraue auf dein tiefstes Selbst. Tue nichts, was gegen deine Natur geht. Öffne dein ICH in sozialen Kontakten, und traue dich, dich so zu zeigen, wie du bist, wie du dich innerlich fühlst; sei ehrlich, und bringe auch deine aggressiven Kräfte zum Ausdruck, so dass du dich nicht blockierst. Aktion, Kreativität, Ausdruck, ein offener Austausch von Gefühlen. ICH *bin.*

Verschluss der Speiseröhre

Kernursache

Ein Signal deines Lebenden Selbst: So kannst du nicht mehr weiterleben. Halt! Du fühlst dich wie ein ohnmächtiges Kind, in den Fängen von etwas oder jemandem, was dich schweißgebadet Todesängste ausstehen lässt. Du bist nicht dein eigener Herr; du lebst nicht wirklich aus deinen Gefühlen, deinen Sehnsüchten, deinem Herzen heraus; du „tust“ Dinge, die du nach den Normen anderer oder vor dem Hintergrund deiner persönlichen Gedanken und Überzeugungen meinst, tun zu *müssen.* Du fixierst dich mit deinen Gedanken, du legst dich vollkommen „fest“: Du gestehst dir nicht zu, dich flexibel weiterzuentwickeln. Du hast solche Angst davor, zu sein, wer du bist, weil du deiner Natur nicht traust! Wer bin ich eigentlich?? Ängste. Du fühlst dich nicht in dir beschützt.

Es gibt in einer Situation kein Zurück mehr, du musst weiter, aber du traust dich nicht. Heftige aggressive Kräfte, die bereits zu lange unterdrückt werden, errichten plötzlich eine Barrikade. Deine Gefühle lähmen dich bis zur „Unbeweglichkeit“. Möglicherweise fühlst du dich von der vernichtenden Autorität deines Vaters, einer Institution, einer Phobie oder eines zwanghaften Gedankens bedroht... Es hält dich fest, es lässt dich nicht mehr los. Du siehst keinen klaren Ausweg, weil du nicht an deine Intuition beziehungsweise an deine Gefühle glaubst. Du lässt dich nicht gehen. Ängstlich blockierst du alle natürlichen Energien; du fürchtest dich vor deinem eigenen tiefsten Inhalt. Es wird dir alles zu viel; du kannst es nicht mehr schlucken. Du gehst nicht weiter.

Kernlösung

Nichts kann dich ergreifen, wenn du nur auf dein Lebendes Selbst vertraust. Bemächtige dich deiner Emotionen, deiner Ängste. Nimm deine Energien selbst in die Hand, und gestalte dein Leben selbstbewusst. Die Autorität steckt in dir, stelle sie nicht nach außen. Entscheide dich für eine radikale Lösung: Befreie dich, deine Gefühle, deine Sehnsüchte; höre auf sie, und lenke diese Kräfte in dir! Gehe weiter!

Lasse dich nicht festlegen, fürchte dich nicht vor diesen schönen Tiefen in dir. Traue dich, dich, ohne zu zögern, zu verwirklichen! Fixiere dich nicht auf das Negative; *lebe* aus deinem Herzen, aus deiner wahren Art heraus, nicht rein von „Gedanken" ausgehend oder aus einer oberflächlichen Scheinmotivation heraus. Lasse dein Leben nicht länger von Ängsten beherrschen! Nimm dein Zepter an dich, und werde dir deiner Möglichkeiten bewusst: Schreite vorwärts!

Speiseröhrenkrebs

Kernursache

Du kneifst dich selbst zu, du faltest deine Hände mit den Fingerspitzen aneinander, als ob du etwas (in deinen Augen jedenfalls) ‚Hohes' außerhalb deiner selbst anbetest. Du würdest schon das IDEALE anbeten wollen, aber solange du noch nicht auf dem rechten Lebenspfad bist[37], *betest du etwas oder jemanden außerhalb deiner selbst an, unabhängig von dem Reinheitsgefühl in dir selbst:* die Schein-Schönheit, den Schein-Heiligen, den Gott / die Göttin oder den Abgott, das Geld, die Arbeit usw. ... Es wird dir unangenehm warm davon, als ob die Flamme in dir ist, *Flamme der Begierde,* greifende Habgier, dich füllen wollen mit, etwas packen, während du vielleicht doch das Gute willst, aber du lässt die Begierde überwiegen gegenüber dem ‚lebenden Sein'. *Das Reine wird also verbrannt*[38].

Du verrennst dich in *Details*, sitzt fest, als wärst du mühevoll damit beschäftigt, ein letztes kleines Mosaik (Detail) in eine ganze Mosaikmauer einzufügen. Kriminell, denkst du, fühlst du dich. Dann fühlst du dich / oder verhältst du dich wie ein Betrunkener, der nicht weiß, was er tut oder sagt; möglicherweise schwafelst du drauf los.

[37] Lies auch *Speiseröhre, allgemeine Symbolik.
[38] Lies mehr hierzu in Teil I.

Als ob du gebückt, gebuckelt und gebogen unter einer zu schweren niedrigen Brücke sitzt. Du kauerst dich zusammen, weggeduckt, und das Rückgrat krümmt sich, die Beckenknochen biegen sich nach innen. *Wo ist denn nur dein echtes kernartiges ICH BIN?*
Du stehst da ein wenig apathisch, mit einer Polizeipfeife zwischen den Lippen, als ob sie dir in den Mund geschoben wurde, aber du pfeifst nicht, *du rufst dich selbst nicht energisch zur Ordnung, oder diejenigen, die das Falsche-Unechte vertreten. Du äußerst dich nicht, es kommt kein Geräusch heraus, schlaff-schwach dastehend. Als ob du ‚nicht' bist, als ob du dich nicht in der Lage fühlst, dich zu manifestieren.*
Ach, es ist dir letztlich ja auch alles egal. Der Speichelschleim läuft dir fast aus den Mundwinkeln, wie bei einem Hündchen.

Teufelsgetränke hast du deiner Meinung nach getrunken. *Die Leere des Teufels* ist in dir. Als ob du mit einem endlos langen, flauschig weichen Fransenschlange spielst, falschsanfter toter Faden, wie mit dem langen Zopf eines unschuldig aussehenden teuflischen Tiermenschen: dieser Weg führt ins ‚Nirgendwo', führt in den Tod. Ein Wendepunkt: auf dem Weg zu deinem starken ICH-Bewusstsein, ein Loslassen von Details, von allem, das nicht zum echten Leben-ohne-Schein-und-Begierden gehört.

Kernlösung

Erkenne, dass auch in dir dieser KRÄFTIGE MENSCH ist, der das Reine in sich selbst erfahren kann, der es nicht als nötig empfindet, sich mit etwas (z.B. Geld, Materie, Sucht und Abhängigkeiten, Sex-ohne-Liebe usw. ...) oder jemandem außerhalb seiner selbst zu füllen oder etwas anzubeten.
Aber ... *ÄUSSERE dich nun zuerst und vor allem einmal. Lasse diesen Teufelstanz in dir aufkommen und sieh ihn dir an: was hältst du selbst davon? Quatsch machen, den Verrückten spielen, komische Gesichter ziehen, so tun, als ob du ein Messer ziehen würdest, lasse alle teuflischen Ge-*

danken einfach strömen, gib ihnen einen AUSWEG, mach nur, rufe, durchbrich das Falsche; vernichte die Scheinbilder, betrachte die Menschen, die du angebetet hast, wie / wer sie wirklich sind, entdecke den ‚Schein' in dir und außerhalb deiner selbst usw. ... alles, mit dem du deine sogenannte Leere bisher gefüllt hast (in Expression, in deinen Gedanken, in Worten, in Taten)! *Lebe dich erst aus,* so wie du dich fühlst, auch wenn du eine abscheuliche Figur ‚darstellst'. Zeige alle Bilder und Energien, die in dir sind, und lasse sie los, *lass Dampf ab* und wage es, dich gehen zu lassen; zum Schluss kommt dieser Prozess zu einem Ende und lässt du all dies los. Und auch wenn du wie der heftigste Sturm rast, auch wenn du ein altes Möbelstück verpulverst, eine Vase, die du einst bekommen hast in betörender Falschheit, an der der Geruch von Tod und Lüge klebt usw. ... *Brich. Brich aus in ehrlichen Worten!* Was einst eine Art Teufelsaustreibung genannt wurde: dieses Verjagen des Negativen in dir selbst, das wendest du nun in dir an. Auf dem Weg zu *Reinheit.*

Die Nerven sind nun beruhigt, nach dem Sturm: was habe ich jetzt getan, was war das, das da in mir vor sich ging?

Und während du dich früher hierbei noch selbst angefeindet hast, dich noch schuldig gefühlt hast, verstehst du dich nun und weißt, warum dieses Alte abgebaut werden musste. Du beginnst nun ein neues Leben, du triffst nun eine neue Entscheidung: *„Ich kann <u>sehr wohl</u> meine Energien in gerade, kräftige Bahnen lenken, flexibel und ungebunden, weder mir selbst noch einem anderen etwas Böses zufügend, aus der höchsten Ehrlichkeit heraus, kann mich in Reinheit in Wort und Tat äußern." Du bewegst dich nun auf eine völlig andere, gesäuberte, expressive, dynamische Weise durch das Leben. Du sprichst, du äußerst auf korrekte Weise deine Gefühle und frisst nichts in dich hinein.* Du bläst es heraus.

Du erkennst nun, dass du in der Vergangenheit *allerlei verschiedene Gestalten angenommen und Rollen gespielt hast: einmal den / die Heilige/n, dann wieder die Hure oder den Übeltäter, dies BIST du nicht, dies WARST du nicht als DU.*

Du stößt auf deinen eigenen *Widerstand dagegen, hiermit kurzen Prozess zu machen. Diesen Widerstand hebst du nun auf.*

Du gehst auf den ehrlichen Lebenspfad, bist nicht länger in Details verwickelt. Tatkräftig weitergehend, in höherer Liebe. Dem Hauptweg des wahren Lebens folgend. Dich weder verlierend, noch dich mit leeren Werten füllend.

Lies auch den Text *Krebs, allgemein.

SPIELSUCHT

Kernursache und Kernlösung

Ein Mensch wird nur dann ‚haben' wollen..., wenn er nicht oder unzureichend an sein „Sein", an seinen Wert als ICH glaubt. Ein Mensch wird sich nur dann aufgeregt mit Dingen außerhalb von sich „füllen" wollen, wenn er die Aufregung um seiner eigenen Existenz willen nicht kennt, sich ihrer nicht bewusst ist. Er findet dann das Leben selbst, sowie sein „Ich" überhaupt nicht aufregend und sucht die „Spannung", die Erregung (eine Art Ersatz für die wahre Freude um seiner selbst willen)... außerhalb von sich.

Du tust nichts; du sitzt nur so herum... lustlos..., ach, es kann dir doch eh alles gleichgültig sein. Als würdest du gar nicht an dieses starke Rückgrat, das in dir steckt, glauben. Du lässt dich hängen; du lässt deinen Rücken sich sozusagen durchbiegen; du fühlst das Lebensblut kaum oder gar nicht durch deine Adern rauschen..., weil du deine Lebensfreude leugnest. Du würdest dich innerlich ‚zerfressen' oder deine *Nägel abkauen, weil du dich in dir so nervös machst. Eine innere Nervosität infolgedessen, dass du deine

Energien, deine kostbaren Talente nach innen schlagen lässt, anstatt damit nach außen zu treten! Das hat zur Folge, dass du nicht wirklich zum MACHEN kommst, weil du einfach nur so dasitzt, mit leicht gebeugtem Rücken, als ob du dich als ICH nicht aufrichten könntest! Erachtest du deinen Wert als ‚so' gering? Sagst du dir im Stillen: „Ach, was hat das alles für einen Nutzen?“, lässt du dich einfach gehen, weil du ‚dich selbst' im Grunde als wertlos empfindest, weil du am Sinn des Lebens zweifelst?

Du solltest in erster Linie erkennen, dass du WOHL dazu im Stande bist, zu leben, zu sein, als Starkes Ich mit einem geraden, starken Rückgrat zu existieren, dass du WOHL „KANNST“, ja, dass du als Mensch einen Wert hast, als einzigartiger Mensch auf dieser Welt... Dass du dich nicht einfach so hängen lassen sollst..., als ob das Leben nichts wert sei... Du kannst dich dort wieder herausholen, indem du in erster Linie dich selbst als vollwertigen Menschen anerkennst, der wohl dazu im Stande ist, auf sich zu bauen, der wohl Kraft in sich trägt und weiß, dass das Leben wohl viel Schönes zu bieten hat, unabhängig davon, außerhalb von sich nach Aufregung zu suchen.

Du wirfst im Grunde dich selbst weg, weil du dich ohnehin als ‚Nichts' empfindest, weil du nicht in Dankbarkeit um deiner selbst willen existierst, weil du nicht für das Leben in dir an sich dankbar bist.
Du lässt dich durchhängen, siehst eigentlich im Kern keine Perspektive für dich, du betrachtest dich als Schwächling, als jemanden, der hier im Leben ohnehin nur herumbummelt und sich dann doch wenigstens noch ETWAS Aufregung verschafft... (das Spielen), denn ansonsten ist das hier sowieso nur eine langweilige, unangenehme Sache... Du suchst die Aufregung außerhalb von dir, füllst dich mit Dingen, die deine leere, zuweilen apathisch gelangweilte Existenz erheitern sollen, aber das löst nicht den Kern deines Problems.

Du läufst vor dir selbst weg; du FLÜCHTEST vor *echter* Selbst-Werdung..., weil du dich nicht wertschätzt, weil du – einstweilen noch – vor der Verantwortung für dein Leben wegläufst.

Erhebe dich mit aufrechtem Rückenpfeiler, und erkenne den Starken Kern, der in dir wohnt, der in jedem Menschen wohnt, an. DU und nur DU allein wirst dir das Leben schenken können, wirst dir den Wert zuerkennen können, den du so dringend brauchst.
Du und nur du kannst darüber entscheiden, ob du dich wegwerfen oder versuchen wirst, zu dem Bewusstsein der DANKBARKEIT um deiner selbst willen aufzusteigen: Sieh dich nicht als ein wertloses Geschöpf an... (dass seine Zeit ‚totschlagen' muss..., mit Spielen oder etwas anderem...), denn dann bist du nicht!
Verstecke dich nicht hinter der Überzeugung, dass das Leben nichts sei, denn es ist eine einzige Freude, wenn du einen anderen Weg einschlagen würdest: den des Glaubens an dich selbst, an deinen Wert, an deine Kraft und deine Fähigkeit, etwas Prachtvolles daraus zu machen.
Beweise dir selbst, dass du das Spielen nicht brauchst: dass du dich schon auf würdigere Weise zu erfüllen weißt: indem du einfach DU SELBST bist!!

Aber du musst es wollen..., niemand anders kann dich dazu verpflichten, dich in Würde und Liebe anzuerkennen, zu Dankbarkeit zu kommen. Aber mache dir klar, dass..., wenn du einmal auf diesen Weg gelangen würdest..., nehmen wir an, du würdest Dankbarkeit für das Leben empfinden..., dass du dich wirklich deinem Wert gemäß anerkennen würdest..., dann werden SCHÖNE, herrliche Lebensumstände auf deinen Weg kommen, wovon du jetzt noch keine Ahnung hast! Es kommt darauf an, zu erkennen, dass du nicht das Spielen, sondern die ANERKENNUNG deiner selbst, deines Wesens brauchst. Du bist kein ZOMBIE, kein Nichtsnutz, kein Schwächling..., stehe aufrecht! (sofern du es willst), und ENT-

SCHEIDE dich dafür, dich selbst ins Leben zu stellen, dich vollkommen als Gottesmensch anzuerkennen! Sei gewiss, dass das Leben-im-Glück sogar niemals zu Ende zu sein braucht![39]

Komme zu Geschäftigkeit! Handle, mache! Spüre dich…: Ganz tief in dir liegt ein gutes Herz verborgen, ein starker Lebenskern, ja, auch in DIR!

Erwache aus einem Schlaf des Zombie-Seins, der Selbst-Verwahrlosung, der Selbst-Verleugnung, des Undankes dem Leben gegenüber. Wenn du zu Dankbarkeit für dein Sein kommst, wird das Leben dir angenehme Erfahrungen bescheren. Solange du dich jedoch hängen lässt, kommt keine einzige wahre Glückssphäre zu dir hinein! Hole dich hier selbst heraus: Du bist *Meister* über dich, über deine Existenz… Wirst du dich noch länger hängen lassen, als ob du kein Rückgrat hättest, als ob du ein Schlappschwanz wärst??

Oder wirst du deine wahre Art anerkennen, dir selbst die Liebe schenken, die Aufmerksamkeit, die du verdienst? Du allein hast dein Leben in der Hand. Nichts geschieht ‚einfach so'…, alle Lebensumstände holst du unbewusst oder bewusst zu dir. Also brauchst du um nichts zu trauern, zu jammern oder die Nase zu rümpfen: Infolge der Unterschätzung deiner *wirklichen* inneren Lebenskraftquelle, infolge eines Gefühls von Apathie-Lustlosigkeit-Langeweile-Gleichgültigkeit in Bezug auf DAS LEBEN selbst…, kannst du nicht anders, als vom Regen in die Traufe zu kommen…

So nimm doch entschlossen dich selbst in die Hand, erkenne dich als wertvolles Individuum an, und mache Schluss damit, dich in ein Teufelsspiel zu verstricken, denn dies mündet in Elend, Krankheit, Tod. Gib dir jetzt jede Chance: zu einem Neuanfang.

[39] Lies hierzu mehr in *Neue Tage.* Dieses Buch ist bei Erscheinen des vorliegenden Werkes noch nicht in deutscher Übersetzung erhältlich.

Jeden Tag kannst du aufs Neue beginnen, mit einem weißen Blatt Papier. Also mache es! Verwirkliche dich auf eine respektvolle Weise. *Richte dich als wertvoller Mensch auf, und wirf dich nicht mehr einfach so weg…, als ob du ein Putzlumpen wärst… Höre auf damit, ein derartig niedriges Selbst-Bild aufrechtzuerhalten, und erkenne das innere Königreich, das in dir wohnt, an.*

Mache etwas Prachtvolles aus deinem Leben. DU bist Meister deiner Existenz; du brauchst dich nicht länger zu „füllen", du solltest die Fülle deiner selbst erkennen. Und vor allem: Speichere keine Kräfte, lasse Energien in Liebe nach draußen strömen. Lasse es sich nicht ‚nach innen kehren'. Lasse es rollen, lasse es laufen: Wende dich dem Lebensweg zu, und komme zu wirklicher *AKTION!*

Höre auf damit, deinen Kräftestrom, deinen Gefühlsstrom zu unterdrücken und nicht mit deiner wahren Art nach außen zu treten. Stehe als wertvolles Individuum auf, und zeige, was du wert bist… Nein, du bist nicht mehr Sklave des Spielautomaten oder wovon / von wem auch immer. Du bist dir jetzt deines inneren Wertes, der Liebeskraft, die in dir steckt, bewusst und hörst auf diese tiefe Stimme in dir, die um Anerkennung bittet…, um Anerkennung DEINES ICHS!

Natürlich hast du die Wahl: ‚leben' oder ‚gelebt werden'. *Wahres* Glück entdecken zu wollen, indem du dich auf ein neues Niveau in dir selbst abstimmst… oder dich einfach wie einen wertlosen Putzlumpen hängen zu lassen. Ja, du hast die Wahl! Niemand wird dich dazu zwingen oder verpflichten. Aber du kannst dich wohl dazu entschließen, entweder als Waschlappen oder als ein starker, liebevoller und glücklicher Mensch durchs Leben zu gehen.

Langeweile und Gefühle von Leere gehen mit einer unzureichenden Entwicklung der Selbst-Liebe einher: Stimmst du dich auf die Sphäre *tiefer Anerkennung und Liebe dir selbst gegenüber* ab, dann verschwinden auch die Gefühle von Gleichgültigkeit,

Lustlosigkeit, Leere und Leere-Füllung-Suchen. Dann wirst du ein strahlender, *gebender,* froher Mensch…, jemand, der sich selbst gefunden hat und sein Leben mit beiden Zügeln in die Hand nimmt, so dass du den Weg einschlagen kannst, den DU SELBST wählst. Du bist kein Gewinner oder Verlierer mehr… Du spielst keine Spielchen mehr mit dem Teufel… Du bist jetzt ein *echter* GEWINNER: *der Gewinner DES LEBENS selbst,* und dieses Glücksbewusstsein…, dieses Bewusstsein für deinen Wert… und das Gefühl von Dankbarkeit, das hierbei entsteht…, dass DU als DU sein darfst, stark und liebevoll, an dich selbst glaubend, wie ein Flugzeug, das für immer zu den Horizonten wirklicher Freiheit aufsteigt…, dieses Glücksbewusstsein ist unbeschreiblich. Das Glück eines Menschen, der sich selbst zu wahrer Freiheit hin geführt hat.

Losgelöst und unabhängig von allem und jedem, in dem Wissen, dass ALLES auf seinen Weg kommen wird, was gut ist…, denn er weiß jetzt, dass das Leben dieses Geschenk tatsächlich demjenigen zuteil werden lässt, der sich auf diese Sphäre von Dankbarkeit, Freiheit und Freude um das eigene ICH abstimmt.

Er erwartet nur noch das Allerschönste, losgelöst…, ungebunden…, er hat die Fesseln abgelegt…, DU und nur DU hast dich von diesem Fass ohne Boden befreit. Du allein kannst dir den Weg zu diesem Glück, zu dieser Freude weisen, die so intensiv ist, gerade weil sie sich von jeder Sklaverei, von jeder Abhängigkeit ‚gelöst' hat, sowie davon, etwas außerhalb von dir zu *„brauchen"*, um glücklich zu sein.

In diesem Loslassen, in diesem Bewusstsein kommen Prachtfreunde auf deinen Weg und erlebst du die schönsten Abenteuer, voller Glück, ja in Fülle…, dort, wo du zuvor nur Leere gefühlt hast und lediglich ein Bestreben nach Erregung spürbar war.

LASSE LOS, das Alte…, und du wirst sehen, dass viel Schöneres an seine Stelle tritt. In Liebe zu dir verschwindet jedes Gefühl von Langeweile und Überdruss, so dass du auch keine Füllungen mehr zu suchen brauchst, wie im Spiel. Diese falsche Genusssuche, diese getriebene Abhängigkeit führt nur zu Elend, weil sie ein Teufelskreis ohne Ende ist, wobei du dich als Meister deines Lebens verleugnest, ES bekommt dich immer mehr in den Griff… Also lasse los…, wenn du eine *wirklich* GLÜCKLICHE Existenz erleben möchtest, als freier Mensch, als überglücklicher Mensch, der von nichts und niemandem mehr abhängig ist, der den reinen Nektar des Lebens trinken kann, ja, im siebten Himmel schwebt. Schenke dir selbst diese Autonomie, diese Unabhängigkeit, die Freiheit, dieses Glück.

Der Mensch, stark, autonom und stolz auf seinen Inhalt, auf sein Herz. Er genießt die kleinen Dinge des Lebens und vergiftet sich nicht länger mit selbst-erniedrigenden Überzeugungen in Bezug auf sein Wesen, seine Art…

Er krönt sich mit dem Stern des Lebens und schenkt sich selbst den reinen, ehrlichen Lebenstrank aus. Er genießt jetzt das Allerkleinste im Leben, in der Natur, in der Kommunikation mit anderen.

Er <u>*gibt*</u>*, und in diesem Geben genießt er… Er entdeckt erst jetzt das Wunderbare dieser Welt. Jetzt weiß er, dass er „es" niemals brauchte, dass es lediglich eine Flucht bedeutete, weg von seinem eigenen goldenen Inhalt. Froh um diese Erkenntnis!*

Diese Richtung ist unumkehrbar… Das rote Blut strömt froh und kraftvoll in die Richtung des Lebens, durch das Gefühl der Freude um seine eigene Existenz gesteuert!

•

Du FLÜCHTEST ÄNGSTLICH…, als ob es keinen Ausweg gäbe…, du läufst immer weiter vor dir weg…

Und die Lösung? Ruhe kann wieder eintreten, wenn du damit beginnst, dich nach innen anstatt nach außen zu kehren und zu deiner inneren Basis heimzukommen. Ja, wenn du dies einmal erkannt hast, wenn du diesen Haupt-Schlüssel umdrehst..., ist das Allerwichtigste geschehen und kommt alles andere ins Lot!

Als würde Bombenalarm geschlagen, so rufst du im Grunde nach: „Hilfe!“ Von Angst erfüllt, die Haare stehen dir zu Berge, würdest du schreiend die Flucht ergreifen..., vor dem „Feuer“ in dir..., anstatt dir deine Phantomängste genau anzusehen. Ja, du tätest gut daran, das Leben mit einem optimistischen, freudigen Blick zu betrachten, und einzusehen, dass es eigentlich nichts gibt, wovor man flüchten müsste, außer vor den Phantomen in deinem Kopf... und vor dem, was du dir selbst antust und angetan hast. Eine Art Ratlosigkeit, Aussichtslosigkeit; du siehst eigentlich keinen Sinn mehr im Leben: mit dir! Krankhaft ängstlich läufst du vor dir weg.
Stopp! Kehre zurück! Zu dir! In dich, in deinen Körper! Kehre dich doch zu deinem HERZEN, zu deinem allertiefsten, warmen Kern.

Du steckst voller gesunder Feuerkräfte!! Aber du läufst vor diesen gesunden Feuerkräften in dir weg, so dass es den Anschein hat, als würden die Flammen dich verfolgen. Die Wahrheit ist: dass diese Energien und Emotionen IN dir von Natur aus *gut* sind und eine Selbst-Entwicklung erfordern, eine aktive Nutzung, *ein ‚Machen!'*, tue das, was du fühlst, tun zu müssen. Auf diese Weise, indem du diesen gesunden Inhalt benutzt und *ganz* nah bei dir bleibst, verschwinden die Ängste. Je weiter du vor dir wegläufst, umso stärker hat es den Anschein, als würden die Flammen dich verfolgen und verschlingen.

Dies nimmt ein Ende, wenn du nicht mehr vor dir selbst wegläufst..., wenn du innehältst und in dich gehst..., in ganzheitlicher, blauer Empfänglichkeit dir selbst, deinem Inhalt, deinem Herzen gegenüber: so dass du deine inneren Werte, deinen Inhalt kennen lernen und *spüren* kannst! Je mehr du wegläufst, je weiter du rennst, weg von deinem eigenen Inhalt, umso bedrohlicher kann dir alles erscheinen.

Das einzige Feuer, das dich verfolgen könnte, ist das ‚Feuer der Begierde': Das verschlingt und zerstört. Begehren bedeutet: außerhalb von dir unbedingt etwas ‚haben' zu wollen..., zum Beispiel Geld..., weil du nicht genug an deinen Wert, an deinen Inhalt glaubst. Aber dieses Begierde-Feuer vernichtet alles. Sobald ein Mensch sich nach innen kehrt und loslässt (die Begierde loslässt), wird er sich glücklicher fühlen, einen engeren Kontakt zu seinem wirklichen Wert und Inhalt, zu seinem Herzen erfahren. Alle Ängste schmelzen wie Schnee in der Sonne, wenn der Mensch in sein ‚Sein' kommt, anstatt im ‚ES HABEN WOLLEN' haften zu bleiben.

Der Teufelskreis kann also nur durchbrochen werden, indem du dich in Liebe anerkennst, dich nach innen kehrst, dort deine *echten* Werte kennenlernst und alles außerhalb von dir loslässt. Einzusehen, dass, wenn du außerhalb von dir begehrst, ob es sich hierbei nun um Geld oder um etwas anderes handelt, du damit eigentlich sagen willst, dass IN dir ‚ohnehin nichts' steckt... und dass du dich dann wohl ‚füllen' musst... Aber das Leben in dir gibt dir zu erkennen, dass das der Weg ist, der dich überhaupt nicht glücklich machen kann!

Höre auf damit, ZU FLÜCHTEN, weg von deinen inneren Schöpfungskräften: Gehe tief in dich, entdecke dort deine Schätze. *Dann* wird dir das Leben in dir prachtvolle Gefühle schenken: Fröhlichkeit, reine Freude um dein Sein, innere Ruhe usw. ..., dann setzt du deine ganze Schöpfungskraft ein, um etwas Herrliches aus deinem Leben zu machen. Du suchst... dich selbst. Du wendest dich nicht mehr von dir ab; du ergreifst nicht länger die Flucht, um dich mit etwas oder jemandem außerhalb von dir zu füllen. Du kommst jetzt nach Hause... in dein Heiligtum. Liebe zu dir nimmt alle Angst.

Glaube an deinen Wert, glaube, dass etwas Prächtiges in dir steckt: Erkenne dich an..., und laufe nicht länger vor diesem reichlichen Inhalt weg, um beispielsweise ins Spielen zu flüchten. Einhalt der

Begierde, Einhalt dem Weglaufen aus dir selbst... Lasse los, laufe nicht mehr *weg,* immer weiter aus dir *weg,* sondern bleibe ganz nah bei dir, spüre deinen Inhalt, deinen inneren Wert, dein Herz, erkenne deine Fähigkeit an, dein Leben *selbst* zu führen. Infolgedessen löschst du das Feuer, das dich zu verfolgen scheint, und wirst du die Wohltat eines erfrischenden Lebensstromes erleben. Lasse also los!! Und sei dankbar und zufrieden..., in Liebe zu deinem Sein.

So komme zu dir zurück. Erhitze deinen Kopf nicht so, hetze dich nicht mit Ängsten auf, mache dir nichts weis. Erkenne diese weich-blaue, dennoch kraftvolle Sphäre an, die in dir steckt. Kühle dich mit einem BEWUSSTSEINS-WISSEN ab: ein Wissen darum, dass alles ins Lot kommt, dass du von jetzt an DEIN SEIN vollständig aufblühen lassen darfst. Du brauchst gar nicht die Flucht zu ergreifen. Du brauchst gar nicht vor etwas wegzulaufen, nicht im Geringsten brauchst du vor diesen gesunden Schöpfungskräften in dir zu flüchten. Sie werden nur dann als bedrohendes ‚Feuer' erlebt, wenn du davor wegläufst, vor diesen inneren Kräften, wenn du meinst, dass ein Etwas oder ein Jemand dein Leben, dein Glück noch bedrohen könnte und du dich infolgedessen begierig auf etwas stürzt, das sich „außerhalb" von dir befindet: das Spielen! Das IST UNMÖGLICH. Nur du selbst kannst dich glücklich oder unglücklich machen. Nur du kannst dir einen Schreck einjagen, indem du dir weismachst, dass du „flüchten" musst...; was du brauchst, ist: *ein zu dir NACH HAUSE KOMMEN.* Kehre zurück, drehe dich um, *wieder* zu dir, zu deinem Körper, zu deinen inneren Kräften, zu deinem Herzen... und das... *in Liebesvibration!*

Angst vor eigenen Emotionen, Angst, darin zu ertrinken. Du bleibst in weitem, steifhölzernem Abstand zu dir, zum Leben, zum „Körper", zum Kind in dir stehen..., und infolgedessen bist du auch auf der Hut vor den anderen. „Kommt mir nicht zu nahe!", strahlst du zuweilen förmlich aus. Du hast nicht nur selbst Angst, sondern auch „stellvertretend für andere", wie: „Passe auf, dass dir dieses oder *jenes* nicht passiert! Sei vorsichtig!" Eine Steifheit in Gelenken, in den Handgelenken, Ellebogen oder Schultern ist möglicherweise die Folge dieser krampfhaft angespannten, ängstlichen Haltung gegenüber dem, „was passieren könnte..." Das ist eigentlich absurd, weil jeder Mensch sein Leben selbst in der Hand hat: Anstatt vor der Gefahr auf der Hut zu sein, solltest du besser *selbst* dein Leben in die Hand nehmen und etwas Prachtvolles daraus machen.

Du hast es alles selbst in der Hand. Vertrauen! Werde ruhig..., gehe tief in dich, und baue von jetzt an, auf starkvertrauensvolle Weise, an einer schönen Zukunft. Ergreife nicht mehr die Flucht, sondern packe mit beiden Händen an! Greife nicht mehr, außerhalb von dir, ängstlich um dich, sondern finde diese tiefe innere Ruhe, das pure Glück um dein ‚Sein' ganz tief in deinem SELBST.

Von dieser liebevollen Einheit mit dir selbst aus wirst du nicht mehr flüchten, wirst du nichts mehr befürchten, denn du fühlst hier, dass allein du Meister über deine Existenz bist, und dass das wahre Glück in dieser still-kraftvollen Präsenz in dir liegt!

Emotionen, Kräfte... tief in dir, können dich nicht „überspülen" oder „überwältigen", wenn du nicht länger greifst, begehrst, „außerhalb" von dir suchst; wenn du auf meisterhafte Weise beschließt, in dein ‚SEIN' zu kommen, in deine Fülle. Du bist kein ‚Sklave' mehr..., sondern dein eigener Meister, in Liebe über dein Leben, weil du jetzt ‚loslässt' und zu deiner eigenen starken Basis heimkehrst!

Stabil auf deinem unerschütterlichen Fundament, wo kein Sturm dich noch umzuwehen vermag. Du weißt jetzt, dass du vor nichts mehr zu flüchten brauchst. Die Selbst-Anerkennung von Grund auf: Das war es, was du brauchtest! Suche sie jetzt... *ganz* innig und tief in dir. Eine wohlige Ruhe, ein reines Glück wird spürbar. Jede Angst ist verschwunden.

SPINA BIFIDA

„Offener Rücken“:
von leichter bis zu sehr schwerer Ausprägung

Kernursache und Kernrichtung

Du tust gut daran, wie leicht oder schwer deine Erkrankung auch immer ausgeprägt ist, an unten beschriebener Symbolik zu arbeiten; auf diese Weise lenkst du die Lebensenergien in eine gute Richtung, was deiner Entwicklung hin zu Gesundheit und Glück nur zu Gute kommen kann. Mit welcher psychoemotionalen Art, mit welchen Überzeugungen bist du geboren worden, und wo solltest du bestenfalls eine Veränderung herbeiführen? Spina Bifida ist eine Widerspiegelung dessen; der Körper spiegelt eine innere Wesensart, ein Überzeugungsmuster wider.

Ängstlich, kalt, dich selbst nicht wirklich als „Ich“ empfindend, du hältst dich in den Fängen Neptuns: So machst du dir weis, dass du ein „Nichts“ bist, beziehungsweise dass das Böse, alles Absorbierende unter deinen Füßen – einem Leben auf Erden – wartet, und du hebst dich ängstlich hoch, traust dich zuweilen kaum mehr, auf deinen Füßen zu stehen. Aus Angst vor dem Nichts, vor dem unbestimmten Düsteren, vor irgendeiner Hölle. Du riechst bereits die Schwefeldämpfe, weil du dich zu wenig auf das Schöne, das Alleredelste, das Göttliche IN dir ausrichtest.

Eine Art von „Wildwuchs“ ist möglich, weil du vom „Hauptweg“ abweichst; du suchst einen Fluchtweg; du entziehst dich dem Prozess, als Ich auf Erden einen echten und wahrhaftigen Platz einzunehmen. „Hilfe!“ rufst du, dich machtlos fühlend. Du siehst keine Rettung, keinen Ausweg mehr, weil du dich ängstlich an einer Säule AUSSERHALB von dir festklammerst: Aber dort *kannst* du nun einmal niemals diese Sicherheit und Ruhe finden! Angst schnürt dir die Kehle zu; du machst die Sicherheit daran fest, was du außerhalb von dir erhaschen kannst. Du hast Angst, dass es für immer vorbei ist. Fiebertränen, traurige Anspannung, ein Davonlaufen vor deinem eigenen tiefsten Grund, vor deiner eigenen urstarken Mittelsäule (Symbolik der *Wirbelsäule). Du kannst nicht mehr, du willst weg. Dieser Fluchtmechanismus ist nicht die tatsächliche Lösung für dein Problem.

Fühle dich nicht länger ängstlich und machtlos. Klammere dich nicht an andere, an bestimmte Dinge, die keinen wirklichen Wert beinhalten, und beginne damit, deine Fußsohlen flach auf den Boden zu drücken, ja, zu spüren, dass es sicher ist, „zu sein“..., wenn du nur als ICH-der-Mensch lebst. Hole dich aus diesem Käfig, aus dieser Gefängnis-Situation heraus, worin du dich schon zu lange eingesperrt hast, auch wenn es ein „sicherer, goldener“ Käfig war. Befreie dich! Löse dich aus einem Überzeugungsmuster, das nicht auf LEBEN gebaut ist und dich nach einem Halt außerhalb von dir greifen ließ (wie Geld und Besitz, Materie und bestimmte Systeme oder Menschen, Strukturen, Jobs, Image usw. ...). Dein Sicherheitsgefühl steigt, wenn du zuallererst diese Quellenkräfte in dir anerkennst, wenn du den echten Wert IN dir selbst suchst!

Komme nach unten, steige hinab, komme von dieser hohen Leiter herunter, und ergreife nicht länger die Flucht. Nimm hochköniglich deinen Platz ein. Warst du bislang von Dingen / Menschen außerhalb von dir abhängig, so werde nun zum Meister deiner Existenz, liebevoll und gebend: dir selbst und den anderen. Ergreife nicht mehr, sauge nicht ein, sondern lasse los, und suche diesen starken Mittelpfeiler in dir!

So hole dich doch aus diesem alten Muster heraus, und verbinde dich mit dir selbst; trete ins Zentrum deines Lebens, und laufe niemals davor weg. Komme näher, auch näher zu deinem Körper, und *spüre,* wie das Leben darin stimmig ist, wie du dir stets vertrauen darfst, wie du dein Leben in der Hand hast. Du hast alle Möglichkeiten: Ergreife sie, mache etwas Schönes aus deinem Leben, lasse keine Talente ungenutzt! Verankere deine Wurzeln stark in der Erde, spüre, wie deine Füße mit Freude dastehen. Betrachte dich einmal auf ganz andere Art und Weise: von innen heraus, und SPÜRE, wie das Leben IN dir darauf wartet..., erlebt werden zu dürfen, mit Freude und Dankbarkeit, voller Vertrauen! Lasse nichts in dir brach liegen, laufe nicht vor deinen inneren Kräften, Emotionen und Schöpfungsenergien davon, oder sie werden dich verfolgen, bis du sie dir ansiehst und auf konstruktive Weise etwas mit ihnen anfängst. Vertraue auf deine innere Natur, vertraue darauf, dass du alles zu dir holen wirst, was dir zu einem günstigen Entwicklungsprozess verhelfen kann.

ALLGEMEINE STARRE, STEIFHEIT

Kernursache

Deinen natürlichen Gefühlen, deinen spontanen Kräften, deinen aggressiven Energien... werden straffe Zügel angelegt. Du lebst nicht wirklich aus deinem Herzen heraus. Vielleicht ist es viel wichtiger für dich, wie du auf die Außenwelt wirkst, oder wie genau du bestimmte Normen und Regeln befolgst. Du gestehst dir nicht zu, flexibel und frei zu leben! Du bist hart, fordernd, verurteilend, stur. Innerlich fühlst du dich klein und abhängig, aber du weigerst dich, diese Sanftheit nach außen hin zu zeigen! Du fühlst dich wackelig auf deiner eigenen Basis, unsicher und ängstlich; du würdest dich krampfhaft aufrecht halten, auch wenn du es nur für das Auge der anderen tust. Vielleicht schwellst du stolz deine Brust, aber du erstickst gleichzeitig deine Gefühle.

Weil du dir selbst nicht erlaubst, frei und voller Freude zu leben, vollkommen spontan das Leben zu genießen, weil du dich gegen dein weiches Herz und deine Sehnsüchte wehrst, wirst du möglicherweise Menschen gegenüber, die *wohl* fröhlich zu sein wagen und leben, ohne sich um einschränkende Regeln zu kümmern, wütend oder eifersüchtig, kritisch oder verurteilend sein.

Deine spontane Kreativität darf nicht existieren; du lebst innerhalb von Strukturen und Richtlinien, um dich einigermaßen „sicher“ zu fühlen. Du hältst dich selbst zurück; du weißt manchmal nicht genau, in welche Richtung du gehen sollst, weil du deiner Intuition und deinem Gefühl nicht vertraust...

Mit engstirnigen Gedanken kannst du dein Leben sehr stark einschnüren. Du gehst nicht wirklich auf deinem Lebensweg weiter; du gestehst dir keine Entwicklung, keine flexible Entfaltung deiner Möglichkeiten zu.

Kernlösung

Traue dich, das Leben mit beiden Händen voller Freude zu erfassen! Lasse diese primitiven und gesunden, aggressiven Kräfte durchkommen, und spüre diese starke innere Basis deines unvergänglichen Lebenden Selbst. Traue dich, du selbst zu sein, wage es, wütend zu werden, lasse diesen Gefühlen freien Lauf, unterdrücke deine Emotionen nicht länger! Aggressive, urstarke Kräfte sind nicht bösartig, nutze sie in gesunder, flexibler Aktion und Kreativität.

Lebe deinem Herzen gegenüber aufrichtig und weich: Höre auf deine Wünsche, und nimm dir nicht die Freude. Fürchte dich nicht vor deinem tieferen Wesen: Wahrer Stolz kommt von innen heraus, der Stolz auf deine innere göttliche Würde, auf deine wahren Talente, deine reichen Gefühle... hat nichts mit Fassadestolz zu tun.

Ein Mensch passt nicht in einen „Rahmen“; folge deiner Natur, entspreche nicht den Erwartungen von Gesetzen und Menschen, sondern dem Wunsch deines Herzens. Beuge dich sanft zu dem kleinen Kind in dir herunter, und frage es, womit du ihm eine Freude machen kannst? Öffne dich für dich und für andere. Jeder Mensch ist einzigartig; Verurteilungen weisen auf einen Mangel an Einsicht.

STIMMBÄNDER, STIMMLIPPEN

Heiserkeit

Kernursache

Zwei Kräfte in dir, die miteinander im Konflikt stehen: Soll ich es sagen oder nicht? Werde ich mich für mich selbst einsetzen, oder bleibe ich verschlossen? Zeige ich mich wirklich so, wie ich bin, oder passe ich mich vollkommen an die anderen an? Traust du dich nicht, deiner wahren Natur wirklich treu zu sein; bleibst du verschlossen, wagst du es nicht, aus Angst, deine tiefsten Gefühle, deine tatsächliche Meinung zu hundert Prozent zum Ausdruck zu bringen?

Du fühlst dich zu schwach oder zu ohnmächtig, den anderen ausgeliefert. Du fühlst dich „gefangen“: Deinem ICH werden Zügel angelegt.

Du nimmst nicht deinen ganzen Raum in Beschlag. Warum manifestierst du dich nicht voll und ganz, wie du dich innerlich fühlst? Ist es deshalb, weil du fürchtest, die Liebe oder Akzeptanz der anderen zu verlieren? Emotionale Abhängigkeit? Dein emotionales Wohlbefinden zu sehr von anderen abhängig machen?

Dein Leben basiert zu stark auf einer künstlichen Struktur, auf Normen oder Denkmustern, die nicht wirklich zu deiner Art passen; du stützt dich auf andere anstatt auf deine eigene starke Basis. Du glaubst nicht an die Kraft deines tiefsten Selbst. Du *lässt* dich zu viel leben. Dein Verstand und deine Gefühle leben nicht im harmonischen Gleichgewicht: Du hörst zu wenig auf dein Gefühl, auf deinen Körper, auf deine Intuition. Möglicherweise schränkst du dein Leben dadurch zu sehr ein, dass du „vernünftig“, korrekt und „verantwortungsvoll“ nach den Erwartungen der Außenwelt lebst! Die Ohnmacht, du Selbst zu sein, dich als autonomes ICH zu manifestieren, unabhängig von den anderen.

Kernlösung

Erdung: Wachse stark aus eigenen Wurzeln auf, und verbiege dich nicht zu viel, so dass du nicht von *der* Richtung abweichst, die deiner wahren Art entspricht. Du solltest in deinem Leben die erste Geige spielen. Du kannst dich ohne Bedenken auf dein Selbst stützen, wenn du nur das Herz in deinem Kopf trägst, wenn deine Gedanken und Strukturen von Liebe getragen werden. Ziehe dich an deinen eigenen Kräften hoch.

Fürchte dich nicht davor, ganz und gar du selbst zu sein. Sage, was du zu sagen hast. Gib dir allen Raum! Lasse dich nicht durch andere einschränken; lebe dich frei aus, so, wie du bist, und verbiege dich nicht zu einem angespannten Wesen, um dich vor etwas zu verstecken, oder um den Erwartungen anderer gerecht zu werden.

Drücke dich selbst durch! Lasse dich geboren werden; finde zu Harmonie mit dir selbst: Schließe keine Kompromisse, die deiner Natur Gewalt antun, die dein Ich ignorieren. Du bist gut so, wie du bist; stehe ehrlich und offen zu deinem tiefsten Wesen. Lasse dich nicht von anderen in deinem Tun bestimmen; Selbstrespekt! Befreie dich aus dieser Selbstbegrenzung.

Aphonie

vollständiger Verlust der Stimme, nur Flüsterstimme möglich

Kernursache

Die Ohnmacht, du selbst zu sein, dich so zu manifestieren, wie du dich innerlich fühlst. Solange du dich als „schuldig“ und „schlecht“ ansiehst, mit der Folge, dass du auch die Außenwelt als „schlecht“ oder „bedrohlich“ erlebst, ist es besser, nicht zu sprechen, sondern zunächst zu einer fundamentalen Selbsteinkehr zu kommen. Unbewusste Schuldgefühle.

Da du innerlich davon überzeugt bist, dass du klein und verletzbar bist, dass du auf der Hut sein und auf Erden leise umherschleichen musst, um nicht „gefasst“ zu werden, auf dass dich niemand hören wird…, wirst du in deinem Leben Situationen zu dir holen, die diese negativen Erwartungen bestätigen.

Du fühlst dich wie ein Kind, dass nicht wirklich etwas zu sagen hat; du traust dich nicht, zu dir zu stehen, denn die Angst schnürt dir die Kehle zu. In dir herrscht dieser innere Zwiespalt: Soll ich am irdischen Leben teilhaben, oder ziehe ich mich hinter die Kulissen auf sicheren Abstand zurück? Manchmal fühlst du dich schuldig, dann wiederum bist du wütend auf die Welt und hältst dich lieber aus allem heraus. Du meinst, kein Recht auf ein eigenes Leben zu haben; du läufst auf leisen Sohlen aus Angst davor, „erwischt" zu werden.

Du traust dich nicht, spontan DU SELBST zu sein, so, wie du dich innerlich fühlst, denn du hast Angst davor, nicht „gut" zu sein, von anderen verurteilt zu werden. Du gibst dir zu wenig Wärme und Liebe! Ja, du stellst dich zu sehr in Frage: Darf ich das jetzt *machen* oder nicht? Du lebst zu wenig aus deinem Herzen und deinen Wünschen heraus; du machst dein Leben zu sehr davon abhängig, „was andere dazu sagen würden" oder „wie sie reagieren werden".

Kernlösung

Nimm den ganzen Raum in Beschlag, und atme mit weit geöffneten Lungen: Du darfst so da sein, wie du bist. Ändere deine Überzeugung, dass du oder die Menschheit „schlecht" oder „schuldig" wärest / wäre. Jedes Individuum ist einzigartig und muss zu Einsicht finden.

Jeder Mensch darf sein, wie er / sie von Natur aus ist. Das so genannte Böse ist lediglich eine Folge von Selbstunterdrückung und Mangel an Einsicht. Ziehe deine Lehre aus der Vergangenheit und - Schwamm drüber. Werde dir jetzt dessen bewusst, dass jeder Mensch seine Wirklichkeit selbst erschafft: Wenn du dem Leben voller Angst begegnest, verhinderst du das Wachstum und den Durchbruch deines ICHS. Kümmere dich weder um Kritik, noch um die Erwartungen anderer an dich. Fühle dich auf Erden willkommen, und rufe dir selbst und deinen Nächsten in allen Klängen die Liebe zu. Das Leben ist nicht schwarz und bedrohlich: Menschen werden dir nur negativ begegnen, solange du dich selbst verstößt oder nicht am Leben teilhaben lässt, solange du selbst das Leben als schwarz ansiehst. Du darfst da sein! Traue dich, dich so zu manifestieren, wie du dich innerlich fühlst; werde du selbst, ohne Ängste, so dass auch deine Ohnmachtgefühle verschwinden können.

Laryngitis

Entzündung der Stimmbänder

Kernursache

Machtlose Wut. Unsicherheit, Mangel an Selbstvertrauen. Du schenkst deinem tiefsten Selbst kein Vertrauen: Angst. Du versteckst deinen wahren Kern, deine Gedanken und Gefühle: Du bist gefangen und traust dich nicht, deine inneren Energien frei durchströmen zu lassen. Du hältst dich zusammengedrückt, du zweifelst an deinem Wert; du meinst, dich vor der Außenwelt schützen zu müssen, deshalb kapselst du dich ein, so dass niemand wirklich an dich herankommt. Ängstlich und zuweilen verschreckt würdest du vor der Welt, vor dem anderen davonlaufen. Innerlich hast du den Drang, dich durchzudrücken, dich zu verwirklichen, dir nach außen hin Geltung zu verschaffen, aber du traust dich nicht, du fühlst dich zu klein und verletzbar.

Du vertraust deinen Gefühlskräften, deinen Emotionen nicht, du hast Angst vor ihnen und integrierst sie nicht in dein Leben. Es ist manchmal, als würdest du auf Abstand zu deiner eigenen Natur stehen. Ohne dieses Einheitsempfinden in dir fühlst du dich natürlich „machtlos". Wenn du die innere Autorität nicht vollkommen anerkennst, ist es beispielsweise auch möglich, dass du für deine Kinder keine Autorität darstellst. Wenn du dich innerlich so machtlos fühlst, kannst du im Alltag Situationen zu dir holen, in denen du wütend auf andere wirst: weil du nicht als Autorität anerkannt wirst.

Es ist möglich, dass du als Kind eine machtlose Wut empfindest, weil du noch nicht du selbst sein kannst; vielleicht wehrst du dich auf aggressive Weise gegen eine autoritäre Macht außerhalb von dir.
Die Unfähigkeit, innere Kräfte in tatsächliche Selbstverwirklichung umzusetzen; und die Wut über diese Frustration.

Kernlösung

Mit Selbstvertrauen volle Fahrt voraus! Blockiere nicht länger deine Energien; erkenne deinen Wert und deine Möglichkeiten an, die wunderbare Kraftzentrale in dir. Entscheide dich für Autonomie und Selbstverwirklichung. Gestehe dir zu, in Freude und voller Vertrauen zu wachsen. Halte dich nicht zurück: Lasse deine Gefühle und deine kreativen Kräfte aufblühen. Zweifle nicht.
Alle Macht über dich liegt eigentlich in deinem Selbst: Wende dich nicht davon ab, und mache dich wahr! Mache dein Leben nicht von anderen abhängig, sondern traue dich, zu der einzigartigen Persönlichkeit zu stehen, die du bist. Du brauchst dich nicht *gegen* etwas zu wehren, wenn du die Autorität deines Selbst anerkennst.

Knötchen auf den Stimmbändern

Kernursache

Frustration. Du fühlst dich in einem zu engen Muster gefangen und willst ausbrechen, aber du kannst nicht oder traust dich nicht. Hartnäckig sagst du dir oder lässt es dir von anderen vorschreiben: „Es wird und es *muss* so sein!" Du führst für dich ein zu hartes Leben. Nach außen hin kannst du stark und glanzvoll erscheinen, aber innerlich fühlst du dich traurig, ängstlich und machtlos. Du zeigst dich nicht so, wie du dich innerlich fühlst. Du lebst deine Spontaneität, deine Natur nicht wirklich aus; du fühlst dich ohnmächtig, *wahrhaftig* du selbst zu sein; zuweilen fragst du dich „wer bin ich?", weil du dich stark hinter einer äußeren Rolle verstecken kannst!

Mit dieser inneren Zerrissenheit wächst der Aufstand. Auf der einen Seite fühlst du dich ängstlich und unsicher in dir, wodurch du nicht wirklich so lebst, wie du gerne leben würdest; auf der anderen Seite macht dich diese Ohnmacht wütend. Diese Wut kannst du auf andere richten: Du wirst *ihnen* Vorwürfe machen, anstatt zuzugeben, dass dein Gefühl von Unzufriedenheit aus der Ohnmacht, du selbst zu sein, herrührt.

Verurteilst du deine weiche, sensible Seite; findest du dich nicht gut so, wie du *bist,* und würdest du dich am liebsten anders geben, als du bist? Hast du Angst davor, nicht den Erwartungen eines Publikums oder einer Autorität „über" dir gerecht zu werden? Fürchtest du dich derartig davor, dass andere dich verletzen oder niedermachen werden?

Mit einer solchen Einstellung wirst du Situationen in deinem Leben anziehen, die dir verdeutlichen, dass es höchste Zeit wird, auf deine innere Stimme zu hören und nicht länger auf eine Stimme eines äußerlichen oder oberflächlichen Ichs, das in der Außenwelt nach Selbstbestätigung sucht. Möglicherweise bist du in deinem „Aussehen" als Image getroffen, und das erfüllt dich mit Wut.

Kernlösung

Fühle dich warm und sicher in dir, und halte dich nicht zurück, lasse dich nicht einschränken: Traue dich, auf spontane, natürliche Weise DU SELBST zu sein, so, wie du dich innerlich fühlst, ohne dir Gewalt anzutun, ohne dich zu forcieren oder die impulsiven Gefühlsregungen in dir zu unterdrücken. Spreche für dich, nicht als Fassade.

Äußere deine Talente, singe aus voller Brust, auf natürliche Art und Weise, ohne dich noch in einen zu engen Rahmen zu zwängen, um... zu erfüllen. Lebe dich aus, stehe zu dir. Setze unterdrückte, aggressive Kräfte in tatsächliche Selbstmanifestierung um, jedoch nicht mehr für das „Auge" der Menschen.

Komme in Harmonie, in Frieden mit dir selbst, kämpfe nicht länger gegen deine ursprüngliche Art: Erkenne jetzt die Sanftheit, das kleine, sensible Kind in dir an, und drücke es von Liebe erfüllt an dich. Komme in tiefen Kontakt mit dir selbst, anstatt das Weiche, Liebevolle in dir zu verstoßen, zu unterdrücken oder ihm Gewalt anzutun.

Du brauchst kein Image zu pflegen. Du brauchst nicht den Erwartungen der anderen zu entsprechen. Erkenne die Autorität deiner inneren Macht an, deines unvergänglichen Kernes, und lasse Gefühle, Kräfte und Talente sich ganz spontan entladen, ohne dir noch ängstlich die Frage zu stellen, ob du wohl „gut" bist.

Du bist gut, wenn du deiner Natur keine Gewalt antust! Das Leben mit voller Brust aus dir heraus singen!

STIMMBANDKREBS:
Siehe Kehlkopfkrebs

„STIMMEN HÖREN"

ohne objektiven äußeren Anlass

Kernursache

Es geht hierbei weder um unsere „innere Stimme", noch um das, was wir in uns intuitiv als einen „gespürten" Richtungsweiser wahrnehmen.

Es geht hier ganz entschieden um wahrgenommene „Stimmen", die dir befehlen oder Nachrichten übermitteln können, Stimmen, die scheinbar losgelöst von dir selbst sind; es ist so, als würden sie von „außen" in deinen Kopf eindringen, als wären sie von „jemand" anderem.

Dies kommt bei Menschen vor, die Teile von sich selbst unterdrücken, die eine Art von „innerer Zerrissenheit" in sich hervorgerufen haben, um psychisch überleben zu können.

An sich ist das kein Problem, gerade wenn man zu der Einsicht kommt, dass die „Stimme" für einen zur-Seite-geschobenen Teil des Selbst steht.

Der gesamte unbewusste Inhalt kann auf eine Teilpersönlichkeit projiziert werden, die als Stimme in Erscheinung tritt. Anstatt alle Gefühle, alle unbewussten Kräfte, die natürlichen Triebe oder Impulse in *eine* ungeteilte Persönlichkeit zu integrieren, teilt man sich sozusagen auf. Aggressive Kräfte werden folglich unterdrückt, man hat Angst vor ihnen: Die gleichen Kräfte können wieder hochkommen, dadurch dass sie Zwangsbefehle aussprechen; der Teil in dir, den du ängstlich unterdrückt hältst, tritt dann wiederum gewaltiger über eine Stimme in Erscheinung. Du traust dich nicht, voll und ganz für dein Gesamtes Selbst zu sprechen, deshalb lässt du (unbewusst) „Stimmen" zu Wort kommen.

Du akzeptierst dich nicht so, wie du bist; du fühlst dich gefangen, frustriert, deine Natur wurde gezügelt, psychisch gebunden, ohnmächtig, du selbst zu sein.

Du fühlst dich verängstigt, vom Bösen beschattet, vom Schlechten verfolgt…, aber eigentlich geht es darum, dass diese Angst, diese Paranoia lediglich eine Wiedergabe der Angst vor deinem tiefsten Selbst, vor deiner wahren Natur ist. Du misstraust diesen starken Kräften ganz tief in dir; du meinst, dich dagegen wappnen zu müssen. Du flüchtest vor dir selbst; Stimmen schreien nach Integration: Denn du wirst an dieser Stelle mit dem Resultat ängstlicher Selbstunterdrückung konfrontiert! Auch angestaute Aggression kann sich auf die Weise ihren Weg bahnen: Hat man dir beigebracht, dich zu beherrschen, deiner Natur niemals freien Lauf zu lassen, deinen Gefühlen zu misstrauen, stets brav und korrekt den herrschenden Regeln zufolge zu leben? Strebst du ein vorausgesetztes Ideal an, und fühlst du dich innerlich verkrampft, weil du diesem Ideal nicht entsprechen kannst? Findest du dich also schlichtweg schlecht oder teuflisch?

Kernlösung

Folge intuitiv deinem Weg! Du brauchst keine „klaren" Stimmen von „Geistern" von außen wahrzunehmen: Die Weisheit steckt in dir selbst! Kehre dich nach innen: Alles ist gut hier.

Unterdrücke keinen Teil von dir, integriere alle Anteile deiner Natur in die Einheit deines Selbst. Stimme dich auf das Tiefste in dir ab, und höre auf dein Herz. Folge dem Weg der Liebe, und fürchte dich nicht davor, deine gewaltigen Kräfte durchströmen zu lassen. Du darfst wie ein Vulkan sprudeln, strömen wie ein Wasserfall, solange du nur du selbst bist, damit tust du niemandem weh. Fühle dich sicher auf dieser unvergänglichen, grundsoliden Basis, Deinem Lebenden Selbst. Akzeptiere keine andere Autorität in deinem Leben als dein ICH.

Verkrampfe dich nicht länger: Lasse alles los, und gehe auf. Nichts und niemand außerhalb von dir bedroht dich. Es sind die Stimmen aus deiner tiefsten Seele, die sich in übertriebenem Maße manifestieren können, weil du die Naturkräfte, für die sie stehen, schon zu lange unterdrückt hast! Baue dein Leben somit weder ausschließlich auf deinen „Verstand" oder darauf, was „andere" dir weismachen, noch auf den Teil von dir, der *wohl* deinen vorausgesetzten Idealen entspricht, während du den energiereichsten Teil von dir weiterhin unterdrückst. Akzeptiere dich in Gänze, vertraue auf diese tiefe, schöne Kraftquelle in dir; sie ist göttlich und aus Gold.

Habe keine Angst vor eigenen Kräften, vor deinen intuitiven Kanälen: Lasse sie frei weiter fließen, so dass sie keine Seitenwege suchen müssen. Du wirst lediglich vom Herzen der Liebe „beschattet": Suche nicht das „Böse", wo es gar nicht existiert. Deine Ängste erschaffen Stimmen, Teufelchen usw. ..., in „Wirklichkeit" gibt es sie gar nicht.

Komme in dir nach Hause, fühle dich sicher, verkrieche dich nicht in die hinterste Ecke deines Hauses. Heiße das Kind, das Weibliche, das Männliche in dir Willkommen, und unterdrücke keinen dieser Anteile in dir. Vereinige dich zu einer Ganzheit.

STOTTERN, STAMMELN

Kernursache und Kernlösung

Du traust dich nicht wirklich, dich nach außen hin zu manifestieren. Du bleibst in dir versteckt. Du liebst dich nicht wirklich; du fühlst dich in dir, in Unsicherheit und Minderwertigkeitsgefühlen gefangen. Du nimmst dir allen Raum zum Atmen, du erstickst dich mit einer angespannten, emotionalen Schlinge. Du spannst dich krampfhaft an; du gibst dir kein Recht auf Befreiung, weil du dich so unsicher in dir fühlst. Ängstlich verbirgst du deine Gefühle, deine kreativen Kräfte, deine wahre Art. Hältst du dich oder deinen Körper für „nichtig"? Du übergibst die Macht über dein Leben zu sehr den anderen, anstatt deine eigene Macht anzuerkennen.

Man sucht außerhalb von sich zu viel nach der Sonne und ist sich zu wenig der inneren Kernkraft bewusst.

Zu verschwommen in dir präsent, dich selbst etwas *verwischend.* Du träumst zwar, denkst, strebst an und idealisierst vielleicht, aber das echte Bauwerk (dein Lebensausbau) bleibt eine Erwartung (in einer Wolke, über oder außerhalb der Realität), wie etwas, das nicht *wirklich* und *konkret* ausgeführt wird. Du verharrst im Denken, Träumen und Planen, in der Vorfreude, in der Sehnsucht danach. Du siehst es alles bereits vor dir (vielleicht sogar perfekt vollendet), aber es gibt zu wenig konkrete Aktion, Realisierung von einer natürlichen Zielkraft ausgehend. Ein Entwurf im Geiste, eine ideale Konstruktion, ein Traumbild, aber es wird nicht umgesetzt.

Bist du noch wie eine saugende Zecke, wie „ein Baby, das sich noch halb im Urschoß befindet", an der Ur-Energie saugend, an allem außerhalb von sich, wie ein Achtfüßler, der packt und greift, aber nicht auf eigenen Füßen steht? Warum dich nicht geboren werden lassen, *echt* als ICH, unabhängig von wem oder was auch immer? Warum dich so abseits im Hintergrund halten, wie ein verwischter Schatten deiner selbst?

Nimm jetzt deine Spannbreite ein, erweitere den Raum für DEIN ICH breit und frei im Hier und Jetzt auf Erden. Bestätige dich unverblümt auf Erden, und verwirkliche dich selbst. Konkret in deinem Körper, konzentriert in dir präsent; lasse dich nicht verschwimmen, komme *präsenter* in dein Feld hinein…, und spüre, wie stark und sicher es ist, wie undurchdringlich prachtvoll. Mache dich auf. Trete in Aktion, *ergreife diese Energie mit beiden Händen, und lasse dich stark auf der Erde nieder.* Ziehe deine Grenzen. Stecke deinen Bereich ab. Fühle dich sicher in dir, und sage nein, wo es notwendig ist. Lasse dich nicht ergreifen, und ergreife selbst ebenso wenig. Lasse keine Parasiten und Sauger zu, und sauge dich selbst auch nicht fest. Es handelt sich um eine Wechselwirkung: Mache dich also frei und autonom, dabei liebevoll und stark IN dir niedergelassen.

NUTZE diese gesunden Feuerkräfte in deinem Wesen: Fange etwas mit ihnen an. Mache dich wahr, lasse dich stark nieder, stehe zu deinem ehrlichen Sein, und lasse nichts mehr „liegen". Packe an, mache weiter; bestätige dich, gehe weiter, zögere nicht, lasse dich nicht zurückhalten, schon gar nicht von deinen eigenen Energien. Schieße mit gesunden Marskräften nach vorne; aktiviere alle diese Anteile in dir, die dich im Aufbau deines Wesens unterstützen wollen. Schluss mit dem Schlafzustand, damit, dich leben zu lassen, entweder indem du dich an Dingen außerhalb von dir labst oder im Halb-Geisteszustand träumst, denkst, anstatt <u>wahrhaftig</u> und essentiell aus deinem starken Selbst heraus hier und jetzt präsent zu sein!

Du würdest unbewusst sozusagen gerne entkommen, ja, die Flucht ergreifen (vor dir selbst, vor dem Hier-und-Jetzt), fliehen: Das spiegelt jedoch *einen starken Drang zu innerer BEFREIUNG wider!* Energien in deinem Kopf sind dem Hier-und-Jetzt voraus. Wie ein Flugzeug, das aufsteigen möchte, aber es gelingt dir nicht wirklich, als würde dein rechter Flügel brennen. Du willst zwar, und du versucht auch…, aber das Leben bittet dich jetzt, zuerst und vor allem *auf fundamentale Weise „zu dir" zu kommen, mit beiden Füßen auf dem Boden, um dann aus dir selbst heraus, aus dem Hier-und-Jetzt im Bund mit deinem Körper allmählich weiterzugehen.* Du metzelst und baust zwar an einem Haus, aber das Seil, das dich an alle möglichen Dinge und Menschen, vielleicht an eine Vergangenheit oder an einen bestimmten Urschoß bindet, das hältst du noch fest, als würdest du dich nicht trauen, auf dir, auf deiner eigenen Basis zu landen, unabhängig von…: *So nimmst du dir die Freiheit, du legst dich fest. Du willst <u>weg</u>! Du suchst einen Ausweg,* aber das Einzige, was deiner Freiheit im Weg steht, sind dein Selbst-Bild und deine Ruhelosigkeit, vor dir selbst flüchten zu wollen.

Energien suchen einen Ausweg. Du suchst und denkst nach, versuchst, mit deinem Kopf, deinen Gedanken, zuweilen von einer instinktiven Nervosität getrieben, *weitergehen* zu können; du möchtest dich (unbewusst) von allem, was dich festhält und bindet, von instinktiven Überresten der Vergangenheit, von brennenden Gedanken befreien. Du willst deinen Kopf – wenn auch unbewusst – entlasten, von allen möglichen zwingenden Impulsen, zwanghaften, nervösen Gedanken erleichtern. Im Grunde genommen willst du dich befreien, ein neues Leben anfangen, aufs Neue beginnen, dich aller möglichen Sachen entledigen, die dich belasten.

Das ist nur möglich, wenn man „nicht flüchtet", sondern von einem erneuerten und gereinigten Selbstbild aus, ohne nervösbegierige Gedanken, die einen Fluchtweg suchen…, zunächst bei sich selbst innehält…, um dir infolgedessen von diesem innerlich zur Ruhe gekommenen, selbstsicheren ICH aus allmählich einen Weg zu bahnen, mit deinen Kräften weiterzugehen.

Dir aus Liebe die Möglichkeit geben, alle deine Gefühle und Kräfte Schritt für Schritt zu entwickeln, nicht wie aufgehetztes Wild flüchten. Zunächst dein Gehirn von diesem stets voraneilenden Fluchtinstinkt befreien. Nicht mehr aus dir weg wollen…

Denn das ist kein „Weitergehen" im guten Sinne des Wortes. *Zuerst* dich selbst befreien, entlasten, um infolgedessen aus ganzer Kraft, *eins* mit dir, mit deinem Gefühl, mit deinem Inhalt, von deinem Mittelzentrum aus urstark weiterzugehen. Zuerst dich Bewusst deiner selbst, deiner Gedanken und Gefühle bemächtigen, um dann stramm weiterzugehen.

Du bist kein Tier, das von instinktiven Strömungen und Impulsen aufgestachelt wird. Du bist Meister deiner Existenz: So halte in RUHE bei dir inne, und entdecke die inhaltliche Pracht deines Wesens! Von hieraus kannst du gehen…

Du fühlst dich an gewissen sensiblen Stellen verletzt und würdest gerne möglichst davor flüchten, es vergessen, hinter dir lassen. Die Tatsache, sich *verletzt* zu fühlen, ist an sich immer eine Folge des Mangels an *Selbst-Liebe,* wodurch der Außenwelt vielfach Macht zugesprochen wird. Also: Steigere diese Selbst-Liebe, *kopple dich von dem Machtsystem los, das dich an die Außenwelt „bindet", mache dich innerlich frei…, und erstrebe / begehre / erwarte nichts von außen!*

Brennende Energien in deinem Unterbauch warten auf deine Geburt, auf deinen Schöpfungsakt, aber du willst dich zuerst von alten, instinktiven Gewohnheiten befreien, reinigen. Du suchst einen Fluchtweg. Du willst das Tier aus dir verbannen. Nach deinem Gefühl muss es schnell gehen, du wirst ungeduldig. Du würdest beinahe in eine „Fata Morgana" eintauchen, um den Prozess zu beschleunigen.

Viele Energien stehen bereit, pfeilschnell nach vorne zu schießen, aber das Leben hält dich noch einen Moment lang zurück: weil dein Weitergehen keine „Flucht" vor dir selbst sein darf. Deine Energien wollen richtig genutzt werden, frei heraus und spontan, aber nicht flüchtend. Das erfordert eine Aufmerksamkeit für die tiefer liegenden Dinge in dir. Sieh hin, und lege diese Wunde kurz offen: *Wie du dich verletzt und beschmutzt hast, dadurch dass du nicht an deine Schöpfungskräfte als Mensch, als Gottesmensch geglaubt hast und deiner prachtvollen Seinsart gegenüber ungläubig warst.*

Als wolltest oder könntest du deine eigene innere Schönheit nicht anerkennen: Als ob du etwas Negatives in dir empfinden würdest. Du möchtest vor dir weglaufen. Du hast Angst davor, was sich unterschwellig in dir manifestiert.

So sei gewiss, dass die Befreiung folgt, aber dass du zunächst gut daran tätest, ganz nah zu dir nach Hause zu kommen, dich ganz tief in dich zu kehren: Hier beginnt bereits die Befreiung. *Dich Instinktiv oder denkend fortzujagen, wird darin umgesetzt, dir selbst Bewusst zu „Sein".*

In dieser Selbst-Liebe, dieser Einkehr, in diesem bewusst würdigen Zu-dir-nach-Hause-Kommen, wirst du spüren, wie deine gesunden Energien aufblühen, du wirst keinen Zwang und keine Begierde beziehungsweise instinktive Fluchtneigungen mehr verspüren, denn du hast nicht mehr das Bedürfnis, mit deinen Gedanken wegzulaufen… Je mehr du dich bewusst nach innen kehrst, umso stärker wird das Gefühl einer Bewegung nach Befreiung. Möglicherweise würdest du manchmal in einen instinktiven Kampf mit demjenigen treten, der deine Befreiung so genannt behindert: So sei dir darüber im Klaren, dass es sich um einen instinktiven Widerstand dagegen handelt, dich selbst festzulegen, dich nicht zu befreien.

Und Energien werden befreit fließen können, wenn du dich aus deiner Selbst-Anerkennung als Mensch, aus deiner Meisterschaft heraus vollkommen „sein" lässt, wenn Energieströmung in dir nicht länger bedeutet: instinktiv-verletzt-flüchtend weiter rennen zu wollen.

Flüchten, dein Bild gegenüber der Außenwelt hochhalten zu wollen, bestimmte Dinge sehr schnell und begierig erreichen zu wollen: Das sind Mechanismen, die du jetzt definitiv hinter dir lässt. Du bist jetzt ganz einfach und natürlich du selbst. Du lebst nicht mehr nur von deinem Kopf ausgehend, sondern in Einheit mit deinem ganzheitlichen Sein: mit deinem Körper, deinen Gefühlen, deinen Talenten, deinen Schöpfungskräften. Von dieser Basis des Selbst-Wert-Bewusstseins gehst du aus, und du fühlst dich gut, so ganz nah bei dir.

In Ruhe und Selbst-Liebe nach Hause gekommen?

So reiße die Fenster auf, und gehe zum Licht! Totale Selbst-Befreiung! Zögere jetzt nicht, deine Energien voll und ganz durchkommen zu lassen, deine Gefühle zu zeigen. Spüre diese innere Kraft; nimm selbstbewusst das Ruder zur Hand, und bemächtige dich deines Lebens, nicht indem du dich versteckst, sondern einfach dadurch, du selbst zu sein, ganz gleich wie, ohne dich um die Erwartungen oder Reaktionen von anderen zu kümmern.

Wie du dich fühlst: *Das* zählt, nicht was andere über dich denken! Je stärker du deine Natur jetzt de-blockierst, und je flexibler du deine wahren Gefühle und Sehnsüchte manifestierst, desto schneller wird der Wortschwall fließen.

Halte dich nicht mehr zurück! Traue dich, du selbst zu sein; vertraue auf diese grundsolide Basis deines tiefsten Selbst, und lebe in aller Freiheit und Offenheit!

Entspanne dich, gewinne mit Selbstvertrauen einen Überblick, fühle dich in deinem Körper zu Hause, spüre deine Muskelkraft, und fühle dich sicher in dir.

Entdecke deinen einzigartigen Wert als Mensch; versuche nicht wie ein(e) andere(r) zu sein, sondern sei auf deine Art *du selbst*. Niemand kann es dir vormachen.

Umsorge dich und deinen Körper: Wenn du dich selbst liebst, wirst du dich auch nicht von anderen verstoßen fühlen. Die Außenwelt reagiert lediglich auf deine innere Meinung über dich selbst.

STRONGYLOIDIASIS

Tropische Wurminfektion
häufig keine Symptome; manchmal Bauchbeschwerden, Durchfall, Malabsorption, geschwächtes Immunsystem, allergische Reaktionen der Haut (Juckreiz), Lungen (Husten)

Kernursache

Kommunikationsmangel: In erster Linie mit dir selbst. Du gehst zu viel in höheren, leuchtenden Geistessphären auf, anstatt vollblütig auf die Erde zu kommen und ganz in deinen Körper aus Fleisch und Blut zu inkarnieren. Ein Kommunikationsproblem mit deinem „irdischen“ Sein... Herrscht in dir die Überzeugung: „Auf Erden geschieht nur Trauriges oder Hartes, ich bleibe lieber in hohen (ätherischen, abgehobenen), leuchtenden, himmlischen Sphären, ein wenig in mir gefangen?“ Dann *lebst* du nicht wirklich. Dann träumst du in einer für dich vielleicht für einen gewissen Zeitraum idealen Sphäre vor dich hin, aber schlussendlich wird dich das Leben in dir dazu zwingen, mit deinem irdischen Körper, deinem irdischen Inhalt voll und ganz FÜHLUNG zu bekommen und auf Erden die Verantwortung zu übernehmen und *wirklich* zu leben. Bislang hast du dich zu viel in leuchtenden Schein-Sphären aufgehalten, manchmal geistesabwesend in die Höhe träumend, vor dir selbst auf der Flucht, aber dein Lebender Selbstkern ruft dich jetzt in die prachtvolle Realität von Mutter Erde. Steige hinab, und bringe alles Herrliche, das Leuchtend-Schöne in dir auf Erden. Trauere nicht darum, was nicht ist, nicht sein kann..., sondern baue an deinem Stückchen Paradies auf Erden, und sei darin ein Vorbild für andere!

Du bist kein Engel, keine durchsichtige, sinnierende Lichtgestalt, sondern ein MENSCH: Sei dir dessen bewusst, dass du aus Staub bist und darin für immer und ewig existieren kannst, wenn du möchtest.[40] Also flüchte nicht zu Höherem, in

[40] Lies hierzu mehr in *Neue Tage*. Dieses Buch ist bei Erscheinen des vorliegenden Werkes noch nicht in deutscher Übersetzung erhältlich.

Sphären, die weit von der Erde *entfernt* sind, sondern ergründe dich selbst, verankere dich tief in der Erde, und gib dir die Möglichkeit, alles, was die Erde zu bieten hat, in vollen Zügen zu genießen; auch auf sinnlicher Ebene. Hören, sehen, fühlen, schmecken… Trete mit deinem Kopf aus deinem „Lichtaquarium" heraus (nur tot, steril, außerirdisch), und gehe eine WARME VERBINDUNG mit dir, deinem Körper, der Erde, mit den anderen ein.

Habe keine Angst davor, verletzt zu werden, ziehe dich nicht in ein Versteck zurück, entziehe dich nicht der Erde; flüchte nicht länger…, sei es in Traumsphären, erträumte falsch-romantisch-abgehobene Sphären, in Drogen oder Alkohol, in Geistesgottessphären, in unbestimmte himmlische Sphären, in Meditation-zum-Licht oder in das Gebet zum Höheren AUSSERHALB von dir (zu einem Abgott, Gott oder zu wem / was auch immer)…

Du nimmst nicht DEINEN Platz ein, sondern trittst ihn an diese Schein-Sphären ab, möglicherweise an die leuchtende Autorität, die du außerhalb von dir anbetest. SO STELLE NUN DIE AUTORITÄT IN DICH SELBST. STEIGE IN DEIN IRDISCHES SELBST, VOLLKOMMEN IN DIE REALITÄT HINAB. HALTE DICH NICHT IN EINER SCHEINWELT AUF, DIE DU FÜR DICH IN DEINEM KOPF AUFRECHTERHÄLTST. Breche damit. Rüttle dich aus diesen Schein-Sphären wach! Sei dir darüber im Klaren, dass du dich nur infolgedessen schmerzlich verletzt fühlen kannst, dass du dich als ICH auf Erden nicht in deiner ganzen Breite sein lässt: Tust du es wohl, so wird nichts und niemand dir noch „Schmerzen zufügen" können.

Kernlösung

So trete ein! Werde physisch tatsächlich, wer du *bist,* halte dich nicht von einer Integration in die irdische Existenz ab, fühle dich STARK, verwirkliche dich kraftvoll, sieh dich nicht als einen zerbrechlichen und verletzbaren Schleier oder „Schatten" an, denn das *bist* du nicht. Baue diese Überzeugung um: so dass du auf deiner urstarken Basis an einem prachtvollen Leben auf Erden bauen kannst, mit beiden Füßen fest auf dem Boden.

Dein Kopf ist nun nicht mehr von deinem übrigen Körper abgeschnitten; du trittst jetzt in die Realität ein; du schirmst dich nicht mehr ab, möglicherweise zuweilen semi-autistisch, sondern du trittst zum Vorschein. Du wagst es jetzt, furchtlos, deine Fußsohlen flach und kraftvoll auf den Boden zu drücken. Nicht länger vorsichtig, behutsam, zerbrechlich, wie ein Angsthase die Flucht ergreifend, dich immer wieder dem irdischen Leben entziehend… Du sagst nicht länger „nein": Du GEHST IN DEINEN KÖRPER HINEIN, TOTAL, VON KOPF BIS FUSS…, und jetzt wirst du dir dessen bewusst, dass es angenehm ist, auf Erden zu wohnen. Jetzt weißt du, dass DU dein Leben in der Hand hast: Du triffst die Wahl für ein Leben „hier"!, und nicht „dort", dort oben oder draußen in anderen (Schein)-Sphären. „Willkommen auf der *echten* Erde!", kommunizierst du nun warmirdisch mit dir selbst… „Es ist gut, in dir zu wohnen!" Jeder Eindringling (Wurm) verschwindet aus deinem Körper, weil du jetzt der Chef in deinem eigenen Körper bist, weil du nun *wirklich* deinen Platz einnimmst. Du, als Meister über dein Leben!

SUCHT, ABHÄNGIGKEIT

siehe auch Alkohol-, Drogen-, Nikotin- und sexuelle Abhängigkeit, sowie Spielsucht

---

Kernursache und Kernlösung

Abhängig-sein-von… Alkohol, Drogen, Sex, Zigaretten usw. … ist lediglich die FOLGE des Abhängig-Seins im Allgemeinen.

Man ist Sklave, man fühlt sich als Sklave und demnach abhängig.

Man ist nicht Meister seines Lebens.

Man fühlt sich nicht wie ein starker, selbständiger und freier Mensch. So wird man sich auch von der Anerkennung der anderen, von dem Geliebt-Werden-von den anderen Menschen abhängig fühlen, süchtig

nach der Anerkennung oder der Aufmerksamkeit, die ihm / ihr von anderen, von der Gesellschaft oder von Freunden zuteil wird. Man lebt nicht wirklich AUS SICH SELBST HERAUS, weil man seinen Wert verkennt, ja, weil man sich keine Anerkennung, keine Liebe, keine Aufmerksamkeit schenkt..., so macht man sein Glück vom Verhalten der anderen abhängig. Man sucht den Sinn des Lebens Außerhalb von sich, anstatt zuerst und vor allem sich selbst das Recht zu geben, einfach man selbst zu Sein, mit Freude, in Würde.
Man stößt sich selbst weg.

Weil man nicht an sich selbst glaubt, wird man auch nicht die Freude über das eigene Leben empfinden können (oder wollen): Man flüchtet vor sich selbst in das Surrogat, das Ersatzmittel für Freude, nämlich in ein Genussmittel wie Alkohol, Sex, Drogen, gewonnene Trophäen usw. ... Auf die Weise erlebt man den Genuss in einem Rausch.

Gerade dieses „Aufgehen in der Sache / im Anderen" ist so berauschend, so verführerisch..., aber Selbstvernichtend, weil es den Menschen aus-sich-selbst-wegsaugt: eine aushöhlende Wirkung bis zum Tod. Hoffnungsvoll ist hierbei jedoch, dass diese „Sehnsucht" eigentlich eine Sehnsucht nach Leben bedeutet, aber dass man das Gefühl hat, dass es einem nicht gelingt, dies zu verwirklichen. Weil diese Sehnsucht nach dem Leben da ist, gibt es auch eine Lösung für *jede(n)* Abhängige(n), wenn er / sie es möchte.

Einsicht in die *wahre* Lösung ist notwendig: dass er / sie wohl dazu im Stande ist, diese Sehsucht auszufüllen, dass er / sie diese Freude im Leben wohl empfinden kann, UNABHÄNGIG von irgendeinem „Produkt", unabhängig von einem „anderen Menschen": weil er / sie *wohl* einen Wert hat, weil er / sie wohl ein liebenswerter Mensch ist...
Nur: dass er / sie es nicht länger vom *anderen,* von der anderen *Sache* erwarten soll... Dass er / sie *wohl* die Fähigkeit besitzt, sein / ihr Leben schließlich selbständig in Würde und Freude zu erleben.

Wenn man diese „UR-ABHÄNGIGKEIT" löst, so wird die Folge (der Alkohol, die Drogen) auch verschwinden. Es macht keinen Sinn, mit dem Trinken oder Rauchen „aufzuhören", solange man diese Urabhängigkeit nicht löst... Wenn man jedoch an sich selbst arbeitet, an der Erkenntnis, nicht mehr von der Zustimmung, Anerkennung oder Liebe der anderen, der Gesellschaft oder eines Partners abhängig sein (bzw. danach süchtig sein) zu müssen, und schenkt man all das endlich sich selbst; hört man auf mit dem Selbstzweifel, dann führt diese Selbstwertschätzung schlussendlich zur Meisterschaft über das eigene Leben. Hier wird man das „Leckere, Gute" „genießen", aber „Halt" sagen, wann man will. Man wird sein Leben selbst gestalten...

MORBUS SUDECK

sympathische Reflexdystrophie, komplexes regionales Schmerzsyndrom

entsteht meist nach einer Verletzung oder Verwundung an hptsl. Fuß, Hand, Schulter: anhaltender ernster brennender Schmerz, der sich bei Bewegung verschlimmert, auch *nach* der Heilung der Verletzung; daraus kann sich Steifheit, Schrumpfung der Muskeln und örtliche Osteoporose entwickeln

---

Kernursache und Kernlösung

Du tust dir selbst weh! Du bist traurig um deiner selbst willen, du bist wütend..., und deshalb möchtest du dich selbst vernichten. Diese Selbstzerstörung, diese Selbstvergiftung kann nur von DIR SELBST aufgehoben werden. Es ist durchaus möglich, dass andere Menschen dir „weh" tun, aber dann ist dies lediglich eine Folge deiner selbst-zerstörerischen Gefühle und Gedanken. Es gibt etwas in dir, das „ich will nicht mehr" sagt..., ja, du möchtest dir vor Wut und Trauer geradezu die Hände abhacken. „Ich kann ohnehin nicht machen, was ich machen will, ich kann sowieso nicht haben oder erreichen, was ich erreichen will..." Die wichtigste Lehre aus diesen Gedanken ist Dankbarkeit: Die Freude über das Leben selbst, über dein Sein, so, wie du *bist.* Du willst „verhindern“... Lasse das Leben Frei!

Dein Seelenkern sendet dir wohltuende Lebensenergien..., aber du WEIGERST DICH, diese zu akzeptieren, du verschließt dich vor ihnen, du willst nicht mehr: Du verweigerst im Grunde genommen die Liebe zu dir selbst!

Warum so hart zu dir, warum nicht deine Arme weit öffnen und dich in warmer Liebe willkommen heißen? Warum dich so verschließen...: Auf die Weise stößt du möglicherweise auch andere Menschen von dir, die dir gerne sehr nahe wären. Du bist ein guter Mensch; du solltest dir darüber im Klaren sein, dass du jeden Tag in deinem Leben einen Neuanfang machen kannst, ohne Vorwürfe dir selbst gegenüber im Hinblick auf die Vergangenheit, ohne Schuldgefühle, ohne dass du meinst, dich selbst bestrafen zu müssen. Im JETZT kannst du dir alle Möglichkeiten geben, dich für Leben und Liebe zu öffnen, so dass du das „Haben Wollen“ (vielleicht auf dass der *andere* dich anerkennen und dir Liebe geben wird) und das Begehren loslassen kannst, so dass du dich als einen Guten Menschen ansehen kannst.

Schneide dich nicht von allen schönen Wegen ab! Bestrafe dich nicht mehr. Du musst nicht vernichtet werden! Du darfst dich – psychisch, emotional – nicht länger zerstören; und so wird dein Körper ebenso wenig zerstört. Erwarte nichts von anderen; sei nicht wütend auf den / die andere(n), weil er / sie dir nicht geben möchte, was du dir selbst vorenthältst. Ändere deinen Kurs...! Kämpfe nicht gegen die Lebens-Energie in dir, die deinem Körper so gerne heilende Kräfte schicken würde: Lediglich deine destruktiven Gefühle blockieren dieses System und verhindern, dass diese Heilung sich von alleine einstellt. Kämpfe nicht länger *gegen* dich!

Möchtest du dich wütend zurückziehen, wie eine Schildkröte unter ihren Panzer, wütend auf das Leben, wütend auf dich selbst, wütend auf alles und jeden? Nur du kannst dir das Leben geben; du solltest Frieden mit deinem Herzen schließen. Ziehe dich nicht länger zurück, sondern trete vollkommen ins Licht des Lebens. Nimm froh deinen Raum ein, und schenke dir in aller Herzlichkeit eine liebevolle Existenz. Gib dir die Chance zu leben, und „lasse zu“, dass die Lebenskräfte heilen, verschließe dich nicht vor dem Liebsten in dir, vor dem Schönsten im Leben... Richte dich nicht voller Wut, Groll oder Unzufriedenheit auf das Leben, sondern hole dich aus destruktiven Gewohnheitsmustern heraus. Nur du kannst „zulassen“, dass dein Körper sich zu optimaler Gesundheit hin entwickelt... oder es mit Hassgefühlen, Aggression verhindern, nach dem Motto, „ich werde dich bestrafen“ usw. ... Lasse alles, was du außerhalb von dir begehrt hast, wonach du dich gesehnt hast, los..., und beginne jetzt damit, dir alles selbst mit dem Herzen zu *geben.* Gebietest du dem Zerstörungsdrang in dir Einhalt, so werden die Folgen dessen schnell sichtbar werden: IN deinem Körper, in deiner Umgebung. Wehre dich nicht gegen die notwendige Wendung in deinem Leben, und entscheide dich jetzt für Aufbau anstatt für Zerstörung, für Liebe anstatt für Hass, für ein „Ja“, anstatt für dieses „Nein“...

SUSAC-SYNDROM

retinocochleozerebrale Vaskulopathie: seltene Erkrankung, trifft vor allem Frauen zwischen 20 und 40 Jahren; verursacht Enzephalopathie (krankhafte Veränderung des Gehirns) + Verstopfung von Netzhautadern (wodurch Probleme beim Sehen entstehen können) + Gehörverlust; geht häufig mit ernsten Kopfschmerzen und Persönlichkeitsveränderungen einher

---

Kernursache

Wie mit einem altmodischen schweren Bügeleisen aus Metall ohne elektrische Energie (ein Symbol für den elektrischen Uranischen Befreiungsstoß ist also noch abwesend) streichst du die Falten glatt: es ist noch keine Rede davon, es zu wagen, sich befreiend weit zu öffnen, im Gegenteil: alles wird so bewahrt und beibehalten, wie es sich gehört, so ordentlich, wie es immer war. Du hältst den Schnuller bei der Hand, das alte Leimsystem des Eltern-binden-Kind- oder jemand-bindet-den-Partner-ansich. Wie eine ‚brave Hausfrau' erledigst du deine Aufgaben und deine sogenannten Pflichten, die du dir natürlich selbst auferlegst. Tieferes Nachdenken und Bewusstwerdung; dafür warst du bisher nicht offen. Du bist noch mit dem menschlich Primitiven beschäftigt, oder besser gesagt mit den *Ritualen und Gewohnheiten* von alters her: Babys füttern wie Oma mit der Saugflasche in der Hand, blaue Zuckermandeln austeilen bei der Geburt, ‚denn es ist ein Junge'. Große Söhne verwöhnen wie ‚deine Babys', die du auf diese Weise an dich bindest, doch du lebst in der Überzeugung, dass du etwas Gutes tust.

Du kannst dich mit oberflächlichen Dingen beschäftigen, *die keinen Tiefgang erfordern:* beispielsweise Blümchen falten aus farbigen Servietten. Du bist dann kreativ tätig mit deinen Händen, mit dem einfachen Materiellen, aber *wo bleibt die Vertiefung, der Bewusstwerdungsprozess?* Es hat den Anschein, dass du dies nicht ‚kennst', oder nicht das Bedürfnis fühlst, weiter und tiefer zu schauen im Leben, in dir selbst. Dies würde bei einem ‚suchenden' Menschen schnell zu Langeweile führen, die Dinge die du tust und die Art und Weise, in der du sie ausführst. Werde wach!

Kernlösung

Warum entdeckst du nicht deinen großartigen tiefen Inhalt, dein Lebensgefühl, deine Talente und Möglichkeiten? Warum schaust du nicht einmal unter den oberflächlichen Schichten? Warum bringst du dich selbst nicht zu Tiefgang im Schaffen und Kreieren? Du wirst ‚das Alte' doch nicht ewig hegen, oder?

Lasse Muster, in denen du *festgerostet* bist, sich nun ersetzen durch *Ursprünglichkeit,* durch *erneuerndes* Handeln. *Beuge dich tief in dich selbst hinein und erblicke dort das Kind, das groß werden will: gib dir selbst alle Chancen zur Bewusstwerdung in Wachstum und dem Ausbau all deiner Möglichkeiten. Da ist so viel mehr in dir: hole alles aus der goldenen Kanne deines ICHS.*

Ergreife die Initiative, lass deine Inspiration hochkommen und komme zu einem *wirklichen* Schaffen: nur so kannst du dich als bewusstgewordener Mensch GLÜCKLICH erfahren, in Herz und Seele. So schaffst du einen vollkommenen Bezug zu deinen eigenen Tiefen und löst dich von alten Gewohnheiten und Rollenmustern, die dich schließlich nicht näher zu dir selbst bringen konnten, zu deinem inneren Reichtum, zu der Liebe, die in dir wohnt. Menschwerdung bedeutet Glückswachstum in liebevoller Vertiefung deines eigenen ‚Seins'. Zu erkennen, warum die Dinge sind und so geschehen, wie sie sind und sich entwickeln.

Du wirfst das Alte mit einem entschlossenen scharfen Schleuderschlag nach draußen. Du entledigst dich des unbewussten Primitiven oder der Gewohnheitsmuster ... nun kommst du näher zu dir selbst. Ein Gefühl der Befreiung! Du lebst nun aus deinem wirklich anwesenden ICH heraus. Du lässt dich nie mehr zu den unbewussten Gewässern sinken.
Du willst nun *wirklich* klar sehen und ‚wissen', auch tiefer ‚fühlen', intuitiv. Du öffnest dein Gehirn nun für Wachstum und weitere Entwicklungen deiner selbst und der Welt um dich herum. Evolution kommt nach oben, greift langsam um sich ... und das Gehirn, die neuesten Teile des menschlichen Gehirns öffnen sich, beginnen zu blühen.

T

TETANUS, WUNDSTARRKRAMPF

beginnt mit einer Verkrampfung der Kiefermuskulatur (Kieferklemme), wonach auch andere Muskeln in schmerzhafte Spasmen übergehen (Hände und Füße bleiben verschont), wodurch Probleme beim Schlucken und Atmen auftreten können

Kernursache

Du traust dich nicht wirklich, entschlossen den zentralen Platz in deinem Leben einzunehmen. Du weigerst dich, die Krone des Selbstbewussten Menschen zu tragen; du denkst und denkst..., du fixierst deine Gedanken immer wieder auf die gleichen Dinge, ohne wirklich den Durchbruch zu schaffen.

Du zögerst, „was soll ich machen?", du grübelst, du wägst ab, aber du traust dich nicht wirklich, weiterzugehen, ohne Umschweife zu handeln. Du lebst nicht wirklich aus deiner Natur heraus.

Du bleibst stehen, denkend und wartend..., unterdessen zieht das Leben an dir vorüber, ohne dass du *wirklich* deinen Platz einnimmst.

So, wie ein Gebäude vom Sauren Regen angegriffen wird, bröckelst du ab. Du hältst dich mit Hilfe von „Gerüsten" aufrecht; die Renovierung ist überfällig!

Aber du baust dein Leben auf Verstand, Strukturen und auf die Autorität anderer, auf religiöse Indoktrinierungen, auf alte Muster..., und du traust dich nicht wirklich, für dich zu leben, aus deinem Herzen heraus.

Du lässt dich ergreifen, anstatt selbst entschlossen und mit Biss dein Leben anzugehen. Du vernichtest dich mit Zweifeln, mit aggressiver Ohnmacht, mit der Verleugnung des spontanen Lebens.

Nein, sagst du: eine Weigerung, wahrhaftig zu leben.

Kernlösung

Das erfordert eine akute innerliche Entscheidung.[1]

Totale Selbstbefreiung. Spüre dein Selbstbewusstes Kraftzentrum, und ergreife dein Leben mit beiden Händen. Sprich, äußere dich, anstatt dich in Gedanken und Gegrübel zurückzuziehen.

Lasse gesunde, aggressive Kräfte durchbrechen, und schenke dir das Leben.
Wenn du deinen Wert anerkennst und die Meisterschaft in dich selbst stellst, dann hört dein Körper umgehend auf deine Befehle. Eine starke Gehirnaktivität unter der Autorität deines ICHS.
Wahre Immunität und Genesung von gleich welcher Krankheit liegen in dem Bewusstsein der Kraft und der Möglichkeiten deines Selbstbewussten ICHS.

Zweifle nicht länger an dir selbst, am Wert des Lebens. Gehe vorwärts!
Wende deine Überzeugungen in die vollkommen entgegen gesetzte Richtung; du bist *wohl* dazu im Stande, dein Leben zu Führen; du bist nicht machtlos...
Erschaffe die Qualität deines Lebens *selbst*.

Siehe ggf. auch *Kieferklemme, *Opisthotonus

[1] In diesem Evolutionsstadium der Menschheit einhergehend mit dringender ärztlicher Hilfe.

DIE THYMUSDRÜSE

Psychologische Übereinstimmung

Diese Drüse liegt sowohl physisch als auch symbolisch nahe an unserem Herzen. Hier erleben wir, wie Feuerkräfte, Bewusstseinskräfte aus unserem tiefsten Selbst fortwährend in wahre Atomkraft umgesetzt werden, die einer sicheren, urstarken, irdischen Existenz zugrunde liegt. Hier empfinden wir zugleich eine wunderweiche Atmosphäre, die, wenn wir in Liebe und Harmonie zu uns selbst leben, dazu im Stande ist, Wunder zu bewirken.

„Liebe bewirkt Wunder". Die Kernkraft unseres Wesens, unsere starke Einheits-Erfahrung, die Urnatur: Das ist Leben, das ist Liebe zum Leben, das sind die sanfte Freude, der Frieden und die grenzenlose Hoffnung auf uns selbst.

Die reine, göttliche Energie, die Garantie unserer Autonomie, unserer Immunität: Sie heißt Liebeskraft. Es ist die Kraft, die dazu im Stande ist, Zellen zu transformieren, genetisches Material in eine neue Richtung zu lenken: wenn wir nicht uns selbst verraten, wenn wir unsere Göttlichkeit in Liebe anerkennen.

Die fruchtbare Aktivität von Atom-Energie kennt eigentlich keine Grenzen.

Wenn wir jedoch unser Leben auf Sex und Aktivitäten ohne Liebe beschränken, ohne die Integration dieser höheren Bewusstseinskräfte, dann ist das Leben im Leerlauf begriffen, dann verbrennt die Energie vollständig, dann schrumpft nicht nur der Thymus verschwindend klein zusammen, sondern vernichtest du das Energiefeld, das durch den Thymus symbolisiert wird.

Hierin liegt das große Geheimnis eines hohen Alters und der irdischen Unsterblichkeit verborgen.

Drücke das kleine, ursprüngliche, spontane, Liebeskind in dir nicht tot: Lasse das kleine Kind in dir wieder zu dir kommen, denn hier beginnt das Königreich Gottes, die Liebe zu dir, zu den anderen, zum Leben.

Hier beginnt die Unsterblichkeit, der endlose Transformationsprozess, zu einer immer größer werdenden Einheit in uns. In dieser Einheit gibt es keine Grenze zwischen Bewusstsein und Körperlicher Anwesenheit hier-und-jetzt. Hier finden wir unsere ursprüngliche Natur wieder, ohne Raum, ohne Zeit.

Hier sind wir uns unseres Wertes, unserer Immunität und der Fähigkeit bewusst, von der Kraftzentrale in uns ausgehend, von der Liebe zum Leben gelenkt, unser Leben selbst zu gestalten, unseren Körper jeden Moment aufs Neue zu reinigen, in einen neuen Körper zu transformieren. Hier enden das Leiden und der Tod.

Lasst uns unser Leben nicht länger auf das „Naturreservat" beschränken, das uns bislang vorgehalten wurde: Unsere Grenzen gehen *viel, viel* weiter.

Der Thymus ist das silberweiße Symbol dieser weichen Präsenz in uns; hier lösen sich alle Probleme; hier erleben wir die Einheit mit der gesamten Menschheit. Wir müssen uns selbst von Begrenzungen, negativen Überzeugungen, Selbsthass, Selbstunterschätzung befreien; in dieser radioaktiven Quelle von uns selbst finden wir die Garantie für ein glückliches, endloses Leben ohne Krankheit oder Leiden, unter der Voraussetzung, dass wir unsere eigene Meisterschaft anerkennen, dass wir das Kind in unserem Herzen tragen.

Können wir den Thymus mit dem ursprünglichen, frohen Lebens-Kind vergleichen, das in die sichere, Geborgenheit schenkende Ur-Mutter gebettet ist, so können wir das Herz mit dem strahlenden Sonnengott vergleichen, der das gleiche Lebenskind in sich erwärmt, stärkt und Krönt.

Das KIND in dir weiß sich sicher in dem rund geformten, mütterlichen Zentrum deines Wesens. Die Fähigkeit, ganz tief aus dir selbst zu holen, zu saugen, aus dieser Zentralen Lebensquelle in dir. Du hältst dich zum Narren, indem du an anderen festhältst, du rettest dich, indem du dieses runde Zentrum der Mitte in dir empfindest, erspürst.

Das Kindliche, Unbefangene. Du kommst mit offenem, frohem Blick auf die Welt, voller Erwartung auf das gerichtet, was kommen wird, in zarter Schlichtheit, in Offenheit, Unbefangenheit, eine sprühende Leichtigkeit in den Augen. Aber du musst noch wachsen. Du bist dafür offen; du behältst stets die gleiche unbefangene und erstaunte Haltung dem Leben gegenüber: was es dir bringen wird, sogleich, morgen usw. ... Du rechnest überhaupt nicht mit dem Bösen! Alles stimmt dich leicht und froh erstaunt wegen so vieler wunderbarer Dinge in der Welt! Das hättest du nie gedacht! Und du darfst daran teilhaben? Es ist alles noch jung, wie die kleinen Tiere im Frühling, die frisch geboren aus dem Nest kommen, wie die dahin gleitende Raupe, die sich noch entpuppen muss und später als Schmetterling empor fliegen wird. Aber du schmückst dich schon mit einer fröhlichgelben, spielerisch kindlichen Schmetterlingsschleife auf dem Kopf, es gelingt dir, immer zu leben, zu sein: das Stadium eines frisch geborenen Kindes, in einem noch nicht transformierten Zustand. Es wird schon kommen... Nichts übereilen. Die Dinge, die deinen Weg kreuzen, genau und in Ruhe beobachten; das Böse hinter dir lassen und das Gute zu dir nehmen. Du erklärst dich zum Freund und Bundesgenossen all dessen, was ehrlich, offen, unbefangen sprühend und aufrichtig ist, lediglich mit dem Wunsch nach Sein, Fortschritt und Wachstum.

Du tust die Dinge, die dir das Gefühl geben, sie tun zu müssen, sie gehören zu deiner Aufgabe, in Dienstbarkeit, mit Einfachheit und Ruhe..., zusammen mit den anderen. Du schaffst Abwechslung in deinen Handlungen, Aufgaben und in deinem Tun. Du passt dich an und verhältst dich friedlich und kommunikativ. Du lässt dich schlichtweg sein; du lässt die anderen sein. Es gibt eine ausgewogene Zusammenarbeit zwischen dir und den anderen, zwischen links und rechts in dir. Du gibst eine helfende Hand, wo es gut ist. Du bist *vollkommen* ruhig und gelassen.

Es geht der Thymusdrüse sehr gut, wenn du so lebst, wenn du auch anderen etwas anreichst und es an sie weitergibst, wenn du nicht alles für dich alleine „haben“ willst, wenn du dir und den anderen Gutes tust, wenn du loslassen kannst, wenn etwas abgeschlossen ist; wenn du nicht später weiterhin mit deinen Gedanken oder Gefühlen daran festhältst. Wenn du wieder weitergehst..., zu deiner folgenden Phase.

Ein ganz leichtes Loslassen und Weitergehen; nicht im Vorhinein über die Sachen nachdenken. Den anderen er / sie selbst sein lassen und bei dir bleibend, dich nicht in den Dingen, den Menschen verlierend. Dicht und stark mit den Händen in DEINEN Hosentaschen, um sie dann wieder für einen Moment auszustrecken, etwas zu tun, hier oder da zu helfen. Dann wieder weitergehen... pfeifend, sorglos wie ein glücklicher, abenteuerlustiger und für das Gute offen seiender Mensch auf dem „freien“, Autonomen Weg. Dankbarkeit und Freude über das, was da ist, und kein Bisschen mehr als das ist *notwendig.*

Erkrankungen der Thymusdrüse, wodurch geringere Immunitätskräfte vorhanden

Kernursache

Du empfindest dich nicht als ein Autonomes, liebevolles Wesen; infolgedessen wirst du das Heil außerhalb von dir suchen anstatt in deinem tiefsten Selbst. Du suchst außerhalb von dir nach Unterstützung und Schutz, weil du nicht auf diese urstarke, göttliche Basis in deinem Selbst vertraust.

Emotionale Überbelastung; du fühlst dich ängstlich und unsicher. Du greifst oder klammerst nach anderen, um deine eigene Leere zu füllen; du wirst von jemand anderem festgehalten, eine logische Folge dessen. Du stehst unter der Macht einer Lehre, einer Doktrin, einer Person; du baust dein Leben nicht wirklich auf eigene Einsichten. Du trittst in den emotionalen Erinnerungen aus der Vergangenheit auf der Stelle, ohne dich weiterzuentwickeln; du blockierst dich selbst, weil du das Leben nicht begreifst. Angestaute, aggressive Kräfte suchen ihren Weg. Du machst dir so viel Sorgen, du hast solche Angst, weil du deinen Wert und deine Möglichkeiten verkennst, weil du dich nicht wirklich in Liebe willkommen heißt…

Du hältst den Müll der Vergangenheit zuweilen mit nostalgischer Trauer fest, so dass du keinen Platz für neue Energien freimachst. Du hinderst dich daran, wirklich freudvoll zu leben. Du umklammerst den / die andere(n), deine(n) Partner(in), notgedrungen, weil du dich selbst im Regen stehen lässt. Das führt zuweilen zu einer machtlosen Wut, zu einer Wut auf diese Abhängigkeit, darauf, dass du krampfhaft nach einem Halt greifst, nach etwas oder jemandem außerhalb von dir. Tiefe Ängste sagen dir, dass du dich nicht auf dem Weg hin zu Leben befindest.
Du bist nicht wirklich Bewusst in deinem Leben präsent; unbewusste Kräfte und Emotionen nehmen Überhand.

Du hältst dich selbst zum Narren, du ärgerst andere oder führst sie an der Nase herum. Du saugst dich an Dingen / Menschen außerhalb von dir fest. Du zeigst zwar einen Teil von dir, du lässt einen Teil von dir weitergehen, aber DU SELBST zeigst dich nicht wirklich als ICH; du gehst nicht vorwärts. Möglicherweise versetzt du anderen gerne einen Schrecken oder bringst sie zum Lachen, aber das ist keine echte Freude, es ist eine Tarnung, wohinter du dich versteckst. Du lebst nicht aus der eigenen Fülle heraus, aus deinem tieferen Gefühl heraus, von deinem Inhalt ausgehend. Du hältst fest, du begehrst, du willst bei dir behalten, deine Nägel rollen sich förmlich auf, deine Handmuskeln ziehen sich zusammen, du möchtest nicht loslassen, verbissen oder wütend hältst du durch, die Lippen-Zähne zusammengepresst / -gebissen.

Oder du ziehst ein Schmollmündchen, weil du nicht das bekommst, was du willst; du machst dein Wohlbefinden davon abhängig, was du wohl oder nicht hast / von anderen bekommst. Du hältst sorgenvoll inne und überdenkst die Dinge zu lang. Oder seufzt und stöhnst du, weil du dieses oder jenes schon wieder tun „musst“? So ist es die Folge einer Art von Unzufriedensein über dich selbst, über dein Leben auf Erden. Möglicherweise redest du dir ein, dass das Leben nur dann angenehm ist, wenn du in einem romantischen Rausch oder in einer aufregenden Atmosphäre bleiben kannst, und das ganz Normale langweilt dich, weil du das Schlichte-Schöne dieser Erde, der Natur, der Menschen nicht mehr siehst, weil du dich selbst nicht als etwas Wunderbares ansiehst und meinst, eine Art von Ausfüllung für dein Leben finden zu müssen.

Du schließt dich zu wenig deinem Herzen des Glücks, der Freude, der Dankbarkeit für das Leben an, du wendest dich von deinem *echten* Ich ab, das sich über das Leben selbst freuen möchte, so unbefangen wie ein Kind. Du saugst und stiehlst und nimmst von den Energien eines anderen, vielleicht hast du niemals genug. Wenn die eine Begierde erfüllt worden ist, möchte wiederum eine andere Begierde befriedigt werden: Das geht endlos so weiter.

Kernlösung

Gib dich offen deinem tiefsten Selbst hin, ohne Ängste. Fühle dich ganz nah bei dir; integriere jeden Anteil deines Wesens, auch deinen Körper. Liebe zu dir. Die ursprünglichsten Kräfte in deinem Innersten fordern eine Selbstbewusste Führung. Niemanden mit deinem Griff umklammert halten, sondern in erster Linie die nackte Wahrheit über dich selbst suchen. Sieh dir an, was tief in dir haust, und hole den „Müll“ nach oben, verarbeite, und lasse emotionalen Ballast aus der Vergangenheit los. Richte dich autonom auf ein neues Leben, in dem Glauben und mit dem Vertrauen, dass nur du Meister deines Lebens bist, dass du dazu im Stande bist, dein Leben nach eigenen Wünschen und Überzeugungen zu erschaffen. Lasse widersprüchliche Gefühle zu Harmonie finden, so dass du Frieden in deinem Herzen trägst. Zu wissen, dass du von Natur aus in dir beschützt bist, wenn du es nicht leugnest.

Du bist kein Lastentier: Du darfst bestimmte Aufgaben ausführen, und du kannst es spielend dankbar auffassen!
Überdruss und Ermüdung, Gefühle der Langeweile, Depression, Unzufriedenheit, schlechter Laune zu sein..., schlagen nur dann zu, wenn du von Grund auf weder zufrieden noch dankbar dafür bist, was das Leben dir alles zu bieten hat.
Schließe dich deiner inneren Basis an, deinem Zentrum, dem Urkind in dir, das froh auf Erden geboren sein möchte; erkenne und spüre, wie froh, voller expressiver Kraft und Ausgelassenheit dieses Kind in dir wartet. LEBE im wahrsten Sinne des Wortes; werde wach; komme zu dieser Freude deines „ICH BIN“, und äußere dich mit deiner ganzen Freude.
Trete mit dieser Ausgelassenheit nach außen, mit diesem außerordentlichen Glück über deine Existenz: Dieses Glück, dieses Bewusstsein kann nie mehr zerstört werden! Von innen nach außen strahlst du deine innere Gefühlskraft aus. Übermütig und ausgelassen wie ein neu geborenes, erwachsenes Menschenkind, tanzend, durch das Leben springend. Dir deiner selbst bewusst..., in unaussprechlichem Glück über dein Sein als ICH - das Menschenkind - auf Erden! In Liebe *gebend,* nicht hereinholend. Alles aus deiner tiefsten Quelle nach oben holend und diese Freude mit der Erde, mit deinen Mitmenschen teilend.

TIETZE-SYNDROM

schmerzhafte Schwellung der Gelenke zwischen dem Brustbein und einer Rippe; Personen, die darunter leiden, befürchten häufig zu unrecht, dass sie eine Herzkrankheit haben

Kernursache und Kernlösung

Sozusagen von einem Übermaß an blauen Energien umgeben und davon durchdrungen, bis es dir *sehr* kalt, *zu* kalt wird. Inmitten von Luftblasen in einem Tiefseeozean..., so empfindest du das Leben von unten aus, dich selbst etwas ängstlich umklammernd.

„Hilfe, was soll ich hier auf dieser Erde?“ Du erkennst zu wenig oder gar nicht deine innere KRAFT, die FÄHIGKEIT, die in dir steckt, dir alles zu geben, was du brauchst..., dir Liebe zu geben und SELBST dein Leben zu Wärme, Freude und Glück hin zu Führen!

Kein rotes, energisches Auftreten, keine Manifestierung, lediglich eine kalte, abwartende Atmosphäre. Warum dich nicht auf warmherzige Weise erfüllen, erwärmen? „Blau sehen vor Kälte“ – das braucht nicht buchstäblich der Fall zu sein – : Du stellst dich selbst in die Kälte und vergisst, dass DU SELBST das Blut warm machen, warm durch deine Adern schicken kannst.
So finde jetzt zu SELBST-LIEBE! Übernehme die FÜHRUNG über dein Leben!

Sieh dich nicht länger als machtloses Geschöpf an, unter einer Menge ozeanischer Emotionen (wie Ängste) begraben und von einem Gefühl der Unfähigkeit geplagt, *selbst* etwas zu tun: Das ist eine Lüge, die du dir selbst weismachst. ES überkommt dich nicht...: Du holst ALLES unbewusst oder bewusst selbst zu dir, so auch dieses Signal.
Um etwas in deiner Lebensweise zu verändern: SELBST-ERWÄRMUNG ist gefragt! Ein dich selbst „Aufnehmen“..., deinen Körper in die Größe deines ICHS aufnehmen. Lasse dich nicht im Stich; sieh

dich nicht als hilfloses Wesen an, das lediglich warten kann, bis „die Lösung“ von außen gegeben wird.

Stellst du auf die Weise das harte „Fangeisen“ für dich selbst auf? Du schenkst dir keine Freiheit… Warum so kalt, so streng und hart, so jungfräulich kühl zu dir? Du fühlst dich möglicherweise im einengenden Griff von Etwas (Arbeit, System usw. …) oder Jemandem, aber du bist es, der / die dich so zusammenschrumpfen lässt und zusammendrückt… und infolgedessen möglicherweise Situationen zu sich holt, die eine Widerspiegelung dessen sind. KOMME JETZT NAH ZU DIR; trete warm ein… in deinen Körper.
Hake bei allem ab, was nach Kälte und Tod riecht, um dich wie eine gelbe, freudvoll geöffnete Blume in voller Blüte „sein“ zu lassen, im wahrsten Sinne des Wortes „sein“!

Auferstehung auf Erden…, als ICH neugeboren… im Schoße voller Liebe deiner selbst! Laufe nicht länger fröstelnd umher, sondern wickle das Kind in dir in warme, wollene Tücher, und schenke ihm Liebe: Trete ins WAHRE LEBEN ein, und lasse dich nicht länger am Rande deiner selbst stehen.

Setzt du dich künstlich auf Diät? Isst du ganz und gar nicht, worauf du *wirklich* Lust hast?[2] Oder forcierst du gewisse Dinge, beschäftigst du dich nur mit dem Routinemäßigen, mit der Arbeit, deinen Aufgaben, deinen Pflichten?

Dann vergisst du, was ECHTES Leben bedeutet, *„in seiner Essenz…“*: Erwärme deinen Körper; lasse zu, dass dein Herz zu „leben“ beginnt, in Liebe, und dass es deine Gefühlskanäle herrlich wärmt und lenkt.

So werden auch die Blase und Harnwege Freude daran haben; im Grunde dein ganzer Körper, dein Kopf, deine Nasennebenhöhlen, deine Haut, deine Hände und Füße, deine Gliedmaßen… Um diese Selbst-Liebe, diese innere Selbsterwärmung FLEHEN. Schenke sie dir selbst!

Gehe auf diesem Weg der Selbst-Erwärmung und inneren Ausdehnung weiter: Nimm deinen Vollen Platz im Leben ein, und krampfe dich nicht mehr zusammen. Wachse und Blühe auf wie ein Lebensbaum, und gib dir allen Raum zu „SEIN“!
Du *weißt* jetzt, dass du dein Leben in der Hand hast, dass du es *selbst* machen darfst, dass du dich zu einem warmen und glücklichen Leben führen kannst, von jeder Angst, Kälte und Einengung befreit.
Tue es *selbst,* glaube daran, und es gelingt dir! Ziehe dich nicht zusammen, rolle dich nicht ein, sondern treibe die Lebenswärme mit der Liebesglut zügig durch deinen Körper.
Du wirst erstaunt sein, welche Wirkung diese „Selbst-Liebe“ oder „Selbst-Fürsorge“ hat: Du glaubst an dich, an deinen Wert und übernimmst jetzt die Verantwortung für dich, auf eine aktive, entschlossene, selbstsichere Weise: „ICH werde es machen! ICH werde für mich sorgen und mir geben, was ich brauche. ICH befreie mich aus diesen falschen Gefühlen der Ohnmacht, Angst und Kälte.“

Und jeder Widerstand dagegen, „dein Leben in die Hand zu nehmen“, gegen diese Voll-Werdung deiner selbst, gegen dieses Ja-Sagen zum wahren Leben… löst du jetzt.
Innere Ruhe und wohltuende Wärme, Entspannung gehen Hand in Hand mit dieser Warmen Selbst-Liebe, Selbst-Umarmung. Du musst nicht mehr von jemandem außerhalb von dir gewärmt werden; es ist wohl so, dass herzerwärmende Kontakte da sein werden, wenn du damit beginnst, dich oder einen Teil von dir nicht länger „aus“-zu-schließen.
Frei und Vollkommen lässt du dich existieren…, in warmer, gebender Selbst-Liebe. Deine innere Sonne strahlt jetzt vor Freude!

Siehe ggf. auch: Brustkorbwandschmerzen.

[2] Beachte: daran sind wichtige Bedingungen geknüpft. Siehe das Kapitel „Ernährung und Gesundheit“ (S. 93).

TOD

Lies hierzu auch Teil I

Tod, Sterben ... die letzte Krankheit, die besiegt werden sollte. Lies mehr hierzu im Buch *Neue Tage.*[3]

Nah-Tod-Erfahrungen

Siehe auch Koma

Einerseits weigert man sich, sich zu transformieren, widersetzt man sich einer wirklichen Lebensentwicklung (was beinhaltet, dass man Dinge oder Menschen, die nicht mehr wirklich gut für einen sind im Leben, loslassen würde und man sich nicht länger gegen eine neue Richtung wehrt, die zu seinem Besten eingeschlagen werden müsste). Lieber zu sterben, als sich zu verändern oder loszulassen.

Das Leben wird als ein zu großer Druck oder eine zu schwere Aufgabe erfahren; man entscheidet sich für Selbstzerstörung. Man befindet sich in einem emotionalen Dilemma, kann nicht länger relativieren. Andererseits möchte man trotzdem hier bleiben; man will nicht wirklich sterben.

Dennoch gibt es ein In-Fragestellen: „Werde ich bleiben oder nicht?" Über alle möglichen hervorgerufenen Erfahrungen möchte man, nach allem Für und Wider, zu einer Antwort kommen; schlussendlich entscheidet man sich für den Tod oder für das Leben.

Der unbewusste Wunsch, einen kurzen Blick über die Grenze des Lebens zu werfen; die Angst vor dem Tod; sozusagen ein fester Glaube an die Schicksalsgöttinnen, die dein Leben und dein Geschick in ein Netz verweben, und dir sind die Hände gebunden... Aber gefühlsmäßig wirst du noch zum Leben gezogen.

Nach einer solchen Erfahrung wird man häufig den Raum einnehmen, dessen Notwendigkeit man sich zuvor nicht bewusst war: Mit eigenen Flügeln fliegen und bewusster auf Erden stehen, mit größerer Weisheit.

[3] Bei Erscheinen des vorliegenden Werkes ist dieses Buch noch nicht in deutscher Übersetzung erhältlich.

Ausgewachsenes totgeborenes Kind

Schuldgefühle sind hier vollkommen überflüssig: Es ist eine Wahl des Kindes und eine unbewusste Aufforderung der Mutter. Für beide ist es momentan die beste Lösung.

Die Mutter ist noch nicht mit sich selbst im Reinen. Sie ist eingekapselt, ihre Gefühle werden unterdrückt, zurückgehalten, Schmerz und Trauer werden verdrängt. Sie weiß nicht genau, was sie an sich selbst hat, sie ist ängstlich auf der Flucht vor sich selbst. Zunächst ist es notwendig, sich selbst zu finden, voller Vertrauen, und dann gibt es Platz für ein Kind. Sie empfindet eine Leere in sich; sie saugt alles aus der Umgebung zum Auffüllen ihrer Leere in sich auf. Es gibt keine feste Richtung, sondern vielmehr ein blindes Vorstoßen ins Leben, kein bestimmtes Ziel für die Mutter selbst.

Ein leeres Herz, das sich gerne mit einem Baby füllen würde, das funktioniert natürlich nicht.

Zuerst wird die Mutter lernen müssen, ihr eigenes selbstbewusstes Sonnenzentrum zu entdecken und die Liebe zu sich selbst zu entfalten, die Bandbreite an Möglichkeiten in sich selbst zu entdecken, nicht länger die Ohren und Augen vor den eigenen tiefen Emotionen zu verschließen, nicht mehr zu flüchten, sondern sich mit sich selbst zu Konfrontieren! Zunächst alle Ängste lösen.

Das Kind hat seinen eigenen Grund, vor der Inkarnation noch für eine Zeit in die andere Dimension zurückzukehren; häufig fühlt es sich in der „Maßarbeit", in der es hier leben muss, erstickt, wie in einem Netz gefangen und entschließt sich dazu, die Flucht zu ergreifen.

Scheintod

Kernursache

Innerer Zwiespalt: Soll ich am Leben bleiben, ja-oder-nein? Du hast keinen Ausweg mehr gesehen; tiefe Ängste verhindern dein Weitergehen im Leben.

Du fühlst dich blockiert, dein Mund ist wie mit einem Vorhängeschloss verschlossen, als ob du nichts zu deinem Leben zu sagen hättest. Dein Kopf war bereits seit geraumer Zeit ein ‚Wirrkopf' voller Gedanken und Einwände. Einerseits eine emotionale Unterdrückung, andererseits ein Klammern an Strukturen und daran, in übersteigertem Maße ‚nachzudenken'. Mit quietschenden Bremsen bist du auf deinem Lebensweg zum Stillstand gekommen, voller Angst und Schrecken, du sahst keinen Ausweg mehr.

Auch Angst vor Schmerzen; du klammerst dich an eine Scheinhaltung; du möchtest nicht wirklich sterben, aber unter dir droht der tobende Fluss des Lebens, und du traust dich nicht wirklich zurück.

Du bist in eine übersteigerte ‚geistige' Hirnaktivität geflüchtet: Das Geistige konzentriert sich jetzt nicht länger im Körper, obgleich dein tiefstes Selbst deinen Körper weiterhin lenkt.

Körper und ‚Geist' sind nicht wirklich eins. Du warst voller negativer Gedanken; anstatt dein ICH wirklich zu bestätigen und auf deinem Weg weiterzugehen, flüchtest du in eine andere Dimension, du kannst oder wagst es nicht, dich als Mensch zu manifestieren. Du lebst zu starr innerhalb einer Struktur: Es gab keinen Raum für deine Gefühle, für deine Intuition; du hast Angst davor! Unzureichendes Bewusstsein deines tiefen Wertes; ein unsicheres Gefühl, von deinem inneren Selbst abgeschnitten. Eine Flucht aus dem Körper in den Geist.

Kernlösung

Durch welche Umstände du auch immer in diesen Zustand geraten bist, du hast ihn unbewusst (oder bewusst) hervorgerufen, um dich über Tod und Leben zum Nachdenken zu bringen. Was ist das Leben? Zeit für Transformation: Entdecke dein warmes Herz, fühle dich sicher in deinem tiefsten Selbst; der Tod beinhaltet den Übergang in eine andere Dimension, aber dein Selbst existiert und wächst immer weiter. Hast du dem Intuitiven, vielleicht aus Angst vor dem Tod, zu wenig Aufmerksamkeit geschenkt, so tätest du gut daran, von nun ab deinen Raum zu vergrößern. Entdecke die Möglichkeiten, die schöpferischen Kräfte deines Selbst im irdischen Leben.

Wenn du leben möchtest, wirst du leben; wenn du sterben möchtest, wirst du sterben (wenn auch häufig unbewusst). Wie du leben möchtest: Das bestimmst du selbst! Sei gewiss, dass du dein Schicksal in Händen hältst, dass niemand anders darüber entscheidet. Negative Erwartungen im Hinblick auf die Zukunft führen zu negativen Erfahrungen: Werde dir dessen bewusst, und ändere diese Erwartungen! Du hast viel mehr Macht als du denkst: Nimm dein Leben in die Hand, sperre dich nicht in eine beklemmende Struktur ein, öffne dich für schöne Gefühle, und vertraue auf deine Intuition. Beschränke dich weder auf das Rationale, noch auf das Materielle und den „Geist". Entdecke die irdische Freude!

Der oben genannte Text ist ebenso für die Angehörigen des Patienten von Nutzen: Bewusstseinsveränderungen bei den Angehörigen werden unbewusst vom Patienten wahrgenommen, so dass es möglich ist, ihn zu beeinflussen. Eine starke Lebenskonzentration vom Bewusstsein im Körper, ein starkes Bewusstsein des Eigenwertes, ein sicheres Gefühl, feste mit beiden Füßen auf dem Boden zu stehen, ein harmonisches Zusammenwirken von Gefühl und Ratio, ein liebevolles Vertreiben aller Ängste: Dies sind Voraussetzungen dafür, das neue Leben schätzen zu können…

Baue an deinem Paradies, hier auf Erden, nicht in verschwommenen, spirituellen Sphären.

Flüchte nicht vor der Wahrheit, vor dem *wirklichen* Leben. Entscheide dich bewusst, wenn du dies willst, für ein Leben ohne Tod und folge dabei den Signalen, die das Leben dir sendet.[4]

[4] Lies mehr hierüber in *Neue Tage.*

Plötzlicher Kindstod, Säuglingstod

Die Mutter ist von (unbewussten) Schuldgefühlen, Selbstverurteilungen geplagt und möchte sich unbewusst bestrafen. Möglicherweise hatte sie schwer an einem Minderwertigkeitsgefühl zu tragen, immer nach den Normen, die andere predigten, leben zu müssen, zuweilen auch an einer dominanten Autorität…, und sie gibt sich selbst noch immer keinen Raum zu existieren. Es liegt eine nervöse Aggression und Unerfülltheit in Bezug auf sich selbst vor. Wut sich selbst gegenüber.
„Ich bin nicht gut genug…"
Sie tritt sozusagen gegen sich selbst, gegen ihr eigenes Ich: Selbstzerstörung oder Selbsttötung. Sie bohrt fortwährend mit einem Dolch in ihr eigenes Herz…: Dies ruft demzufolge noch mehr Herzschmerzen durch den Tod des Babys hervor.

Das Baby erlebt das Leben als einen belastenden Druck und entschließt sich dazu, die Nabelschnur mit der Mutter zu unterbrechen, um eventuell später erneut ins physische Leben zurückzukehren.

Mütter, macht euch euren Eigenwert bewusst, kommt zu Selbstentfaltung und grabt nach eurer Aggression: Zieht den Nagel, und seht euch genau an, woher er kommt. Gebt euch in erster Linie die Liebe, die euch selber zusteht, und hört auf damit, euch selbst zu zerstören.

Der Tod als solcher existiert nicht: Trauere nicht, und begreife diese Botschaft auf die richtige Art und Weise. Du darfst nämlich endlich für dich selbst, in vollständiger Akzeptanz, leben. Es wird Zeit, dass du dich vollkommen anerkennst; erwarte dies nicht in erster Linie von anderen. Schaue nicht in die Vergangenheit, die eine Widerspiegelung deiner inneren Überzeugungen in Bezug auf dich selbst war. Sei jetzt davon überzeugt, dass du gut bist und zu 100 % um deiner *selbst* willen sein darfst. Keine Schuldgefühle! Jedes Wesen wählt (unbewusst) selbst den Moment seines Fortgehens. Aber ‚warum' du ein solches Ereignis unbewusst zu dir holst, *das* ist entscheidend, darüber nachzudenken, so dass du im Leben einen ganzen Schritt nach vorne machen kannst.

Dieses Ereignis war für dich eine Folge eines unbewussten, dich selbst verleugnenden Lebens: Keine Schuld, sondern die Folge von Ursachen, sowohl bei der Mutter als auch beim Kind, derer du dir nicht bewusst warst. Zeit für psychische Transformation…: Werde dir deines einzigartigen, wertvollen Ichs bewusst!

TOLLWUT

Rabies

Kernursache

Eine Abrechnung mit deiner eigenen Machtlosigkeit, mit dem Machtspiel in dir: Du bist wütend auf das kleine Kind in dir, das sich machtlos und gepeinigt fühlt.

Möglicherweise bist du tatsächlich von einer Person, von der du abhängig warst, psychisch verletzt worden. Du hast dich immer auf eine bestimmte Autorität gestützt, als Kind auf deinen Vater oder deine Mutter; später auf deine Freunde, deinen Partner…, und du ärgerst dich ungemein über deine verletzbare Position, über deine Anhänglichkeit. Du baust dein Leben nicht auf deine inneren Werte auf, sondern eher auf Image, auf äußere Stärke; deine eigenen Schwächen und deine weiche Sensibilität widern dich geradezu an… Eine Wut den Personen gegenüber, von denen du dich abhängig fühlst: Du würdest sie am liebsten ersticken, weil du dich selbst so erstickt fühlst in dieser Situation von Machtlosigkeit und Abhängigkeit. Du versinkst in der Autorität, die über dir steht, in deiner Beziehung oder in deinem äußerlichen Image, weil du dich alleine, auf dich selbst gestellt, so ängstlich fühlst. Aber das frustriert dich wiederum; diese Autorität, diese Beziehung, diese Machtlosigkeit selbst macht dich rasend.

Du möchtest die alte Autorität, beziehungsweise die alten Indoktrinierungen, die Gesetze, die dein früheres Leben beherrschten, wie einen faulen Zahn herausziehen! Dein Kopf ist ein glühendes Chaos. In manchen Fällen handelt es sich um eine psychische Abrechnung mit einer Person, die dich früher, als du klein und hilflos warst, verletzt hat: Inzest, Sadismus... Als Reaktion darauf wirst du äußerst hart und aggressiv, ja sogar sadistisch dir selbst und anderen gegenüber. Eine schwarze Hand umfasst dein sensibles Herz. Du möchtest jetzt gerne selbst etwas ergreifen. Du würdest jemanden am lebendigen Leibe aufspießen und über dem Feuer braten wollen, aber im Grunde genommen fühlst du dich selbst in der Situation. Man hat dir auf der Nase herumgetanzt; jetzt möchtest du jemandem mit der Faust ins Gesicht schlagen. Du könntest möglicherweise sexuell gewalttätig, aggressiv werden, es ist jedoch eine Reaktion auf deine eigene ‚Leere'.

Kernlösung

Lasse deine Emotionen durchströmen, blockiere nicht..., äußere deine Wut, deine Trauer und Ohnmachtgefühle. Deine verzweifelte Raserei wird nicht andauern; andere Gefühle werden darauf folgen, wenn du dich nur traust, dir alle diese Emotionen genau anzugucken.

So lasse los, was losgelassen werden muss: Fühle dich sicher bei dir zu Hause. Werde dir deiner menschlichen Würde bewusst. Sei dir darüber im Klaren, dass du in dir, in deinem Körper, in deiner Natur sicher bist; lebe nicht in deinen „Gedanken", und entlaste deinen Kopf. Stoße, von deinem tiefsten Selbst aus, in aktiver Selbstmanifestierung vor. Komme zunächst in dir zu Versöhnung, und grenze deinen Gefühlsbereich ab; erst dann kannst du anderen begegnen. Komme zu Einsicht und Verständnis, sei dir darüber im Klaren, dass deine Machtlosigkeit die Ursache für alle traurigen Gegebenheiten aus der Vergangenheit war: Du hast sie zu dir hingezogen. Befreie dich radikal von früheren Denk- und Lebensmustern.

TOURETTE-SYNDROM

Erkrankung mit tic-artigen Muskelzuckungen und ungewöhnlichen Lautäußerungen (z.B. unwillkürliches und zwanghaftes Ausrufen von Obszönitäten oder Schimpfwörtern)

Kernursache

Du fühlst dich klein und ‚schlecht': Du schützt dich vor dir selbst, du hältst deine Emotionen und spontanen Sehnsüchte fortwährend unter Kontrolle. Du bist davon überzeugt, dass deiner Natur nicht zu vertrauen ist; du unterdrückst deine wahre, spontane, natürliche Aggression und Gefühlsäußerung!

Du rufst (unbewusst) eine Umwelt hervor, die besonderen Wert darauf legt und sagt „du kannst dich nicht beherrschen, du hast etwas Schlechtes oder Teuflisches in dir" usw. ...

Du spürst viele unbewusste Kräfte, viele tief verdrängte Emotionen, aber du bist davor auf der Flucht, du hältst sie unter Wasser. Du hast solche Angst davor, du selbst zu sein, du meinst, ein Drachen zu sein, der sofort Feuer speien würde, wenn du dich gehen ließest. Mit aller Macht stößt du dich selbst weg. Du fühlst dich ungeschickt.

Diese Selbstunterdrückung stößt dir übel auf: Ausbrüche, unerwartete primitive Ausschreitungen oder Worte..., es handelt sich um unterdrückte Aggression, verdrängte Sehnsüchte danach, zur Manifestierung deiner selbst zu kommen... Du traust dich nicht; unsere Gesellschaft oder möglicherweise diejenigen, die dich erziehen, sind selbst in den ihnen auferlegten Strukturen, die sie einschränken, gefangen...

Du fühlst dich nicht wohl in deiner Haut, du fühlst dich so schwach und minderwertig: Durch deine negativen Überzeugungen in Bezug auf dich selbst entlockst du anderen eine negative Reaktion. Aggression, Spott, Geringschätzung... möglicherweise aus deiner Umgebung, sind lediglich die Folge der Unterdrückung deines natürlichen Seins, deiner spontanen Tatkraft..., du

hast solche Angst vor deinen eigenen primitiven, sexuellen oder körperlichen Gefühlen…
Ja – nein, ja – nein, darf ich – darf ich nicht, verboten – nicht verboten; du denkst „schlecht“, voller Gemeinheiten zu sein, du versuchst dich dagegen zu verteidigen, bis die Bombe explodiert.

Häufig handelt es sich hierbei um ein primitives Ventil für die Gefangenschaft, die die Eltern sich selbst auferlegen. Hat Mutter Angst vor Sex, vor dem Körperlichen, vor Emotionen; vertrauen die Eltern nicht ihrer eigenen Art und ihren unbewussten Sehnsüchten?? Man muss sich hier stets das Kind und die Eltern zusammen ansehen: Eine Befreiung von spontanen, impulsiven Energien aller ist notwendig!

Frustrationen, Scham, Ängste… bei Eltern, die sich selbst zum Teil als teuflisch erleben, führen dazu, dass sie das Kind ebenfalls in eine „Beschützende Struktur“ stecken werden. Das *braucht* jedoch nicht zwangsläufig so zu sein. Aber es kommt häufig vor, dass das Kind den Eltern einen ‚Spiegel’ vorhält. Dann können beide transformieren.

Kernlösung

Behindere dieses natürliche Wachstum nicht! Sich trauen, angstfrei weiterzugehen! Es gibt nichts Schlechtes in dir! Dieses Ventil ist sehr verständlich! Aber du kannst es anders lösen. Höre auf damit, dich selbst zu verurteilen, dich einzuschränken und dich als minderwertig abzuurteilen: Lebe dich frei in Aktion, im freien Spiel, im Emotionalen, in Kreativität aus…, halte dich keinesfalls zurück, spontan zu leben.

Eltern, lasst eure Energien frei durchströmen, und lasst eure Kinder frei, „haltet“ nicht „fest“, legt weder euch selbst noch euren Kindern Zügel an, lasst alle Macht ziehen, bis auf diese: die Macht, die es euch erlaubt, euch gehen zu lassen. Kleidet euer Leben nicht in eine altmodische Uniform, kommt zu Selbstvertrauen, zu Vertrauen auf eure Natur. Stimuliert das Kind darin, sich zu trauen, sich „TOTAL“ zu erleben, alles in sich zu akzeptieren und für gut zu befinden…, eine vollkommene Integration von Instinkten und Emotionen ist notwendig, bei Eltern und Kind: um in Liebe und Vertrauen zu wachsen.

Eine der wichtigsten Gründe, warum du hier geboren bist, ist, dir selbst und deinen Eltern zu verdeutlichen, dass Gefühle, Emotionen, das Natürliche, das Körperliche in einem Menschen unabdingbar respektiert werden müssen: Es geht hier um sehr starke Energiequellen, die, wenn sie anerkannt werden, einen ruhigeren Verlauf haben werden…, unterdrücke nicht länger, sondern nutze diesen reichen Energiestrom voller Selbstvertrauen in Aktion und Kreativität! Es ist lediglich deine „Ohnmacht“ oder / und die deiner Eltern, die nach Macht und Kontrolle greift, wodurch du schlussendlich eingeschnürt wirst. Erkenne also diese Macht, diese Kräfte in dir an, und habe keine Angst vor ihnen: Lasse sie in schöpferischer und entspannender, in dankbarer und liebevoller Aktion zum Einsatz kommen.

TOXISCHES SCHOCK-SYNDROM

hohes Fieber, Erbrechen, Durchfall, heftige Muskelschmerzen, Ausschlag am ganzen Körper (gleichsam verbrannte Haut), eventuell Schock und Organschädigung (Nieren u.a.) durch Infektion mit Bakterien, die sich u.a. in zu lange getragenen, stark absorbierenden Tampons entwickeln können

---

Kernursache

Du würdest dich gerne wie ein leuchtender Laternenpfahl aufrichten, hoch und groß, aber eigentlich fühlst du dich nach unten gedrückt; dir wird ganz schwindelig im Kopf; „Schlafe ich, oder bin ich wach?“…, als würdest du dich zuweilen in einer „anderen“ Welt oder Dimension aufhalten. Du bist noch nicht Meister über dich; du wirkst vielmehr wie ein Zombie oder eine Lumpenpuppe, weil du nicht als GANZER MENSCH die Verantwortung, das Rückgrat in dir stärkst! Manchmal siehst du nicht klar, nicht genau, du weißt weder ein noch aus. „Was passiert mit mir?“... Du lässt dich in ein Energiefeld von Etwas oder Jemandem aufnehmen – den / die / das du als größer empfindest als dich selbst, vergleichbar mit Menschen, die das Gefühl haben, von einem UFO entführt zu werden und nichts dagegen machen zu können. Es handelt sich hierbei natürlich um Halluzinationen, Phantasiebilder, Einbildung.

Auf der einen Seite spiegelt es eine Sehnsucht danach wider, in Lichtsphären zu flüchten, auf der anderen Seite bringt es die Angst zum Ausdruck, die in dir steckt, weil du dich, dein Leben, deinen Körper nicht im „Griff“ zu haben scheinst. Langsam aber sicher möchtest du immer höher und höher steigen, fort, mit dem Licht, mit Etwas, mit Jemandem mit... Du entsteigst dir selbst..., aber auf der anderen Seite ruft dein Lebendes Selbst dich wieder zwingend zur Erde. Du hast das Gefühl, hart auf / in den Boden gestoßen / gestampft zu werden. Deine AUGEN sollten für das erwachen dürfen..., was WIRKLICH ist!

Manchmal hat es den Anschein, als würdest du aus einem langen, komatösen Zustand erwachen und dann plötzlich nach einer langen Zeit der Abwesenheit wieder „hierher“ kommen, auf die Erde, hier-und-jetzt. „Was ist mit mir geschehen?“, als würdest du aus einer langen Betäubung erwachen, was auch der Sinn dieses Leidens ist.
Dass du für immer und ewig die Entscheidung fällst, HIER und JETZT zu bleiben, nicht länger zu flüchten, dir nicht mehr die Möglichkeit zu geben, der Verantwortung zu entrinnen, die du dir selbst gegenüber hast: die Füße feste auf dem Boden, in der Materie deines Körpers bleiben, BEI DIR bleiben. Ein Halt an die automatische Flucht..., an das Verflüchtigen und Verschwimmen deiner selbst! (Auch zum Beispiel nicht in der Verliebtheit in einen Partner aufgehen wie eine Zecke: Das ist lediglich die Folge dessen, nicht wirklich die Verantwortung für dich als vollwertiger Mensch auf Erden übernehmen zu wollen.)

Kernlösung

Nimm deinen Platz ein: stark und entschlossen, MANNES-stark und entschlusskräftig. Lasse kein Gras darüber wachsen! Vereinige den Mann und die Frau IN dir!

Auch Liebe zu jemandem kann nur da sein, wo du dich nicht mit dem / der anderen „füllen“ möchtest, wenn du dir als Ganzer Mensch Form gibst.

Von dieser Einheit, dieser eigenen Ganzheit ausgehend kannst du eine gleichwertige Beziehung mit einem Partner aufbauen, der sich auf der gleichen „Wellenlänge“ befindet.

Entwickle nicht den Willen, zum „Licht“ aufzusteigen, wie und in welcher Form auch immer, bewusst oder unbewusst. Träume nicht in der Elfenwelt, flüchte nicht vor deinem irdischen Sein, und lasse dich nicht in etwas oder jemanden aufnehmen. Bleibe bei dir, erfülle dich selbst, und nimm voll und ganz deinen Platz ein.

Verschenke nicht deine Seele und deinen Körper, weder an einen Gott, noch an einen Teufel oder Menschen. Werde auf resolute Art und Weise Mann-Frau-Mensch aus Fleisch und Blut, der du bist. Entfliehe dieser Transformation, dieser Entwicklung nicht länger.

Feste mit beiden Beinen auf dem Boden, kein dummes Zeug, keine Ausflüchte, keine Träumereien, die dich aus dir selbst holen wie illusorische Vorstellungen. Keine Lüge..., sondern die WAHRHEIT, zu sein, wer du BIST, als ICH auf Erden!

Erwache! Nimm die Zügel deines Lebens feste in die Hand, und tue, was dein lebendes Selbst dir sagt, für dein eigenes Wohlergehen tun zu müssen. Flüchte nicht länger in den Schein, den Rausch, die Drogen, die Verliebtheit, den Traum, die Selbstaufhebung, in die Verneinung des Irdischen. Komme stark in die Materie deines Körpers, kräftige ihn, spüre ihn in seiner ganzen Fülle auf Erden!

TOXOCARIASIS

Viszerale und okuläre Larva migrans: Infektionskrankheit durch u. a. den Hunde- und seltener den Katzenspulwurm; vor allem Kinder infizieren sich, bspw. in Sandkästen, die durch infizierte Ausscheidungen von Hunden und Katzen verunreinigt sind; die Larve durchbohrt die Magenwand und verbreitet sich im Körper; häufig treten keine Beschwerden und eine spontane Heilung auf, manchmal allergische Reaktionen (Quaddeln, Husten), selten Verschlechterung des Sehvermögens

Kernursache

Deine Augenbrauen ziehen sich traurig nach unten; dein Kopf schmerzt, deine Leber wird schwer. „Ach, warum verstehe ich das nicht? Was passiert da alles?“ Du siehst das Leben als traurig und grau an… und meinst, dass es immer so sein wird. Du siehst viel in deiner Umgebung, aber verstehst zu wenig, um einzusehen, dass du als Folge deiner Erwartungen an das Leben traurige Lebensumstände zu dir holst. Weinst du, bejammerst du das Leben selbst, das, was nicht sein kann? Warum ziehst du dein Leben so herunter: Warum machst du etwas Trauriges daraus? Weil du dich innerlich dagegen wehrst, dass das Leben FREUDE bedeuten kann. Aber dann bist du wohl dazu gezwungen, dich auszufüllen…, mit dir selbst, mit der Freude ÜBER DICH SELBST! Und da liegt des Rätsels Lösung… JETZT hast du allen Grund zum Klagen und Weinen…, aber nehmen wir an, dass „das Problem“ nicht mehr da wäre, worüber könntest du dich dann freuen…? Dann wirst du gezwungen sein, deine Freude aus dir selbst zu schöpfen! Dann wirst du keinen GRUND mehr haben, unzufrieden, unglücklich über etwas zu sein: Denn du öffnest dich für diese reichhaltigen Quellen in dir, für das echte, reine Lachen aus deinem Innersten… Du musst es nur wollen!

Stellst du die Autorität nach außen, bist du davon überzeugt, immer etwas AUSSERHALB von dir zu brauchen, um glücklich sein zu können (oder unglücklich), mit anderen Worten: um dein Leben dennoch FÜLLEN zu können? So lebst du aus der Ur-Überzeugung heraus, dass du nicht der Mühe wert bist, für dich zu leben, dann erkennst du nicht, dass es eine gewaltige POTENZ an Freudekräften in dir gibt! Dann erkennst du nicht, dass die größte Quelle der Freude IN dir steckt!

Kernlösung

Es ist an der Zeit, zu Einsicht zu kommen: dich nicht länger gegen das Süße, das Weiche, gegen die Liebe zu dir selbst zu wehren! Wärme deine Hände…, und *gib!* Frage nicht, erwarte nicht, fordere nicht, sei also auch nicht enttäuscht…, sondern GIB das Leben, die Liebe, die Wärme…, dir selbst und den anderen… SO kannst du dich als Mensch glücklich fühlen. Denn jetzt weißt du, jetzt spürst du, dass du ein guter Mensch bist; im GEBEN liegt deine Lösung. Du gibst auf warmherzige Weise dir selbst… und anderen. Jetzt kommen Wärme und Freude in dein HERZ. Nun füllt sich dein Herz mit der warmen Goldfeuchtigkeit der Liebe, nicht länger mit gespielten Tränen, mit aufgerufener Trauer und Perlen des Todes und der Angst.

Du erkundest jetzt deinen inneren Bereich und freust dich immer mehr über das, was du in deinen Schatzkammern entdecken darfst. Die Freude wächst; du gibst mit einem großzügigen Herzen, und dein Gesicht hellt sich mit einem echt gemeinten Lachen auf, sonnig und strahlend! Froh über dein Sein: Und du bist dir jetzt vollkommen dessen bewusst, dass du dich mit deinem INHALT, mit der Entfaltung deiner goldenen Talente selbst ERFÜLLEN wirst… Das Leben bedeutet jetzt durch und durch Freude! Du entdeckst das Kindliche; du gehst spielerisch mit den Aufgaben um, die dich erwarten. Wie ein Akrobat ziehst du durchs Leben; du siehst es jetzt alles als leicht an, gar nicht mehr als belastend, schwierig und unüberwindbar. Du hebst dich auf das Niveau leuchtender Perspektiven und zweifelst nicht daran, dass das Leben noch eine ganze Menge Schönes für dich bereithält. Du nimmst es entschlossen und froh gelaunt in die Hand!

TOXOPLASMOSE

Infektionskrankheit, verursacht durch den einzelligen Parasiten namens Toxoplasma gondii, der über Katzenausscheidungen verbreitet wird; verursacht meist keine Beschwerden (höchstens leichte Müdigkeit), kann aber in der Schwangerschaft den Fötus angreifen

Dieser Text gilt nicht für eine Toxoplasmoseinfektion, die ohne Symptome oder Probleme verläuft.

Kernursache

Liefere dich nicht der Bewegung der „Urschlange" aus. Gleite nicht langsam weiter durchs Leben, dich niedrig am Boden entlang schlängelnd, sondern töte „die Schlange" in dir. Hole das Gift aus dem Grund deines Wesens, und richte dich als gereinigter Mensch auf. Ein Bedürfnis nach vollkommener Reinwaschung, nach Reinheit, eine totale Überprüfung deines Lebens, absolut und ewig. Du sehnst dich eigentlich danach – wenn auch unbewusst – für immer und ewig mit Halbwahrheiten, Schein und Lüge zu brechen. Und möglicherweise bist du in deinem Leben zwar entschlossen gewesen, aber nicht in Bezug auf die Essenz des Lebens *selbst!*

Korrektheit, Anständigkeit, Integrität und Ordnung, Disziplin…, wenn sie in einer oberflächlichen oder materiellen Welt gelebt werden, ohne gleichzeitig an deiner inneren Entwicklung zu arbeiten, auf dein Herz zu hören, sondern im Gegenteil, während du zu deiner WAHREN NATUR auf Abstand bleibst: Das hat keinen Sinn! Das macht dich krank. Jetzt bittet dich das Leben, einer Alten Vergangenheit, einer Art von unreinem Zustand, einer möglicherweise heuchlerischen Vergangenheit, einem schleimigen Zustand, an den anderen zu kleben, entschlossen ein Ende zu machen, (im äußersten Sinne: einem heimtückischen, unehrlichen Verhalten. Aufgepasst: Das gilt nicht für jede(n), der / die diese Krankheit hat; es ist ein extremes Charakteristikum: Jede(r) muss dies für sich selbst überprüfen!) Du kannst jeden Tag einen Neuanfang machen. Höre nicht auf die Sprache der Schlange, die dir sagt, dass Macht und Ansehen alles sind, die dir sagt, dass Begehren und Lügen erlaubt sind, wenn du nur deinen Vorteil daraus ziehst, dass Heuchlerei und Habsucht existieren dürfen, solange du nur weiterkommst im Leben. Nein!

Kernlösung

Das Leben selbst fordert einen BRUCH mit dem Alten, eine totale Transformation, eine umfassende Reinigung von innen heraus. Mit einem ehrlichen, klaren Blick auf das Leben gerichtet…, ohne dir selbst oder den anderen etwas vorzulügen, zu manipulieren. Heuchle nicht, spreche stets ehrlich aus, was du zu sagen hast. Verstecke dich nicht hinter einer zweiten Haut, sondern komme mit einem ehrlichen Ich-Inhalt zum Vorschein! Sei ehrlich zu dir: Lebe aus dir selbst heraus nach Wahrheit. Führe weder dich noch andere in die Irre; großes Reinemachen und ein Neuanfang. *Ganz* nah mit deiner ehrlichen, irdischen Natur verbunden; es gibt keine einzige „Verborgenheit" mehr. Offenheit, Klarheit, Reinheit von Herzen.

TREMOR IN HÄNDEN ODER FINGERN

Beben, Zittern von Händen oder Fingern, ohne zugrundeliegende Krankheit

Kernursache

Für dich als Menschen beginnt an deinem Herzen eine Alarmglocke zu läuten: um dich dazu zu bringen, voll und ganz auf die Sprache deines Herzens zu hören. Dies beinhaltet u.a. Nachfolgendes: als Mensch fühlst du, dass du loslassen musst, dass du etwas und / oder jemanden loslassen musst, es ‚aufgeben', ‚loslassen' musst, im positiven Sinne, aber dein kleines Ich kann dies nicht sofort zulassen. Ohnmacht, manchmal Wut, aufgrund der Tatsache, dass du wohl loslassen *musst*;

da ist Widerstand hiergegen, du weigerst dich oder rebellierst sogar. Das Leben fordert dich auf, die Handflächen weit zu öffnen und freizugeben, in einer Hingabe an das Leben, aber du widersetzt dich.

Du hältst etwas in deiner Hand fest, oftmals ist dies wie ein ‚kleiner Spiegel': du schaust dir dein Spiegelbild an und willst an einem bestimmten Bild von dir selbst festhalten. ‚Sehe ich überhaupt nach etwas aus oder noch gut aus? Wie wirke ich auf andere? Darf ich einfach nur sein, so wie ich bin? Werden die anderen mich auch gut oder schön finden?' Auf eine etwas *krampfhafte Weise versuchst du dich dann festzuhalten* an dem Bild, von dem du findest: dies ist das schönste, das beste. Aber dabei vergisst du dein Herz, deinen wahrhaften wertvollen Inhalt. Möglicherweise findest du, dass du den Erwartungen anderer an dich überhaupt nicht entsprichst, dass du nicht das bist, was sie gut oder schön finden würden; dies macht dich nervös und du willst es immer wieder gutmachen, du regst dich manchmal darüber auf und versuchst bestimmte Dinge zu ‚korrigieren', wiedergutzumachen, oder dich mit einer gezwungenen Handlung wieder in die richtige Richtung zu drehen.

Das Unbedingt-und-absolut-von-dir-selbst-oder-anderen-bekommen-wollen, von der Situation im Allgemeinen, dass es so oder so wäre, statt dass du *dein Leben von innen heraus lenken und loslassen würdest,* darauf vertrauen würdest, dass das, was gut ist, auch sein / geschehen wird. Dies ist also eine Form der Begierde. Das auf eine bestimmte Art ‚Habenwollen' blockiert einen freien geschmeidigen Durchfluss von Lebensenergien.

Kernlösung

Akzeptiere die Situation, die dein lebendes Selbst, wenn auch vielleicht unbewusst, geschaffen hat, aber mache dir zugleich klar, dass du Herr über dein Leben bist, wenn du BIST und dich nicht auf das Von-dir-selbst-oder-dem-Leben-Habenwollen oder Etwas-erledigt-bekommen-wollen fixierst oder dich darin überstrapazierst. Komme in dein ‚Sein'. Auch was dein Image betrifft, dass du nach außen wirken willst wie ...: lass los, sei einfach du selbst und strenge dich hierfür nicht zusätzlich an: ‚lass' dein Großes Ich wirklich SEIN, den lebenden Beweis sein, dass das Leben Freude, Dankbarkeit bedeutet.

Sei so, wie du bist, von innen heraus, aus deinem Herzen heraus, und versuche nicht, einem bestimmten Bild zu entsprechen, das du von dir selbst ‚haben' willst. Wie ein Pianist, der so spielen würde, wie das Publikum es hören will: nein, er darf sein Instrument so spielen, wie es sich von innen heraus für ihn anfühlt, vom Herzen aus, ohne einer Jury oder einem Publikum gefallen zu wollen oder deren Erwartungen erfüllen zu wollen. Er wird liebevoll und ‚gebend' spielen dürfen, ohne nach einer ‚perfekten' Vorstellung greifen zu wollen: Musik, die technisch perfekt gebracht, aber ohne Herz gespielt wird, ist wertlos. Und dies gilt für alles im täglichen Leben: greife nicht, versuche nicht, dich selbst anders zu zeigen, als du dich innerlich fühlst. Du bist gut, so wie du bist; versuche nicht, in Bezug auf dein Handeln, deine Einstellung, dein Äußeres, deine Ausführung von Handlungen usw. irgendeinem ‚Idealbild' zu entsprechen. Gib dir selbst innerliche Freiheit und lasse los; lebe aus deiner natürlichen, ursprünglichen Art heraus und erzwinge ‚Nichts' in deinem Tun und Lassen. Man sollte sich selbst lieben und ‚loslassen'. Dann folgt die Entspannung ...

ESSENTIELLER TREMOR

unwillkürliches Beben, Zittern von beispielsweise Händen, Beinen, Kopf, Rumpf, Stimme bei der Ausführung einer Handlung, ohne Vorliegen von beispielsweise Kaffee- oder Tabakkonsum, Alkoholismus oder Parkinson

---

Kernursache

Die Macht des Stärksten dominiert in einer Welt, in der der Mensch noch nach seinen Instinkten lebt. Und du? Baust du dein Leben auf bewusste Weise auf oder wird dein Leben von Instinkten getrieben?

Urkräfte rasen in deinem Körper und in deiner Seele; du würdest am liebsten die ganze Welt erobern und dasjenige oder denjenigen besiegen, das / der dir im Weg steht. Du fühlst dich dann wie ein Riese und würdest jeden, der dir den Weg versperrt, zu Boden schlagen. Mit großen, bösen, vielleicht sogar rachelustigen oder beleidigten Schritten bahnst du dir einen Weg, die Fäuste geballt: ‚Hier komme ich! Pass nur auf!', mit Schaum vor dem Mund wegen dem, was deiner Ansicht nach auf ungerechte Weise geschehen ist. Wie ein wildes Tier würdest du am liebsten wüten und das Recht in die eigene Hand nehmen. Diese Wut wirkt sich auf deinen Gesundheitszustand aus (Leber, Nervensystem, Nase usw. ...) Mit deiner Nase schnaubst du vorwärts, man *muss* dich berücksichtigen. Man *muss* dich sehen; du willst die Anerkennung von anderen, weil du selbst den *echten* Wert deines Inhaltes nur unzureichend anerkennst. Welch eine Empörung! Es kann dabei um ein altes unbewusstes Muster gehen, an das du dich nicht einmal mehr erinnerst.

Der zweite Teil der psychologischen Ursachen lautet: du fühlst, dass du die Möglichkeit in dir trägst, als Dirigent einer Blechblaskapelle kräftig und freudvoll durch die Straßen zu ziehen, genau wie die Symbolik von Weißkohl[5] dies angibt. Fröhlichkeitskraft!
Urstark froh vorwärts marschierend, aus deiner starken Bauchkraft heraus. Aber das Machtselement des ‚ich gehe voran' dominiert doch weiter. Die ganze Gruppe der Musiker darf folgen, hinter dir gehen. Nur führst du es das eine Mal destruktiv (Macht), ein nächstes Mal konstruktiv (Vorbild an Fröhlichkeitskraft für andere) aus. Und immer weitergehen; nichts kann dich stoppen. Mit deinem ganzen Körper schiebend.
Oftmals übertrieben stark schiebend. Und du *wirst* dies, und du *wirst* das, und du *musst* dies, und du *musst* das ... wie ein wüstes Meer, das auf das Land übergreifen wird. Du kennst dann keine Grenzen mehr. Die Kräfte ‚fließen über', rasen wie ein Sturmwind über Land und Wasser. Platz da! wenn man dir begegnet, so lebt es aus deinem inneren Kern heraus. Du LÄSST dich von diesen sich anstauenden Kräften leben, als ob es eine Zwangsneurose wäre, die bei den unterirdischen Gängen von Pluto beginnt. Du willst irgendwie Streit anfangen, kämpfen, obgleich unbewusst und nicht wissend ‚warum'. Um dich zu behaupten, dich zu beweisen und dich als ‚starker Mann / Mensch' zu manifestieren: auf diese Weise kannst du nicht ‚untergehen, sterben' ... diese Überzeugung lebt tief unbewusst in dir.

Wechselnde Kräfte schlagen sowohl nach außen als auch nach innen. Dann entstehen, im schlimmsten Fall, kleine Beschwerden in deinem Körper, Streit, Kampf, Kaputtschlagen usw. ... Es kann nicht anders sein, als dass sich dahinter eine *Ur-Angst* verbirgt: dass dein Leben steht und fällt mit der Anerkennung von anderen und damit, ob du dich zur Außenwelt hin in Kraft manifestierst, so dass die ‚Macht des Stärksten' mit Imponierverhalten dir eine Art von (falscher) Sicherheit bietet. Als ob du selbst der Sturm sein musst, um überleben zu können. Dies kann zu einem Macht-Imponier-Verhalten führen, auch wenn du nicht ‚bewusst' die Macht ergreifen willst ...

Kernlösung

Wisse, dass der tiefste sichere Basiskern in dir selbst liegt, dass du nichts zu fürchten brauchst, wenn du nur bewusst aus dem Wissen heraus lebst, dass niemand dir etwas antun kann, wenn du in Selbst-Liebe und Selbst-Achtung ruhig-kräftig in dir selbst bleibst. Dann brauchst du dich nicht zu schützen, brauchst dich weder aufzublähen, dich gegen deinen Untergang im Leben zu wehren, noch dich dafür bereitzuhalten, den anderen anzugreifen.

Komme also zu tiefer Liebe zu dir selbst, im Vertrauen, dass diese kräftigste Energie, die ‚Liebe' heißt, dir die herrlich-

[5] Lies über die Symbolik von Weißkohl in *Das Füllhorn - Psychologische Symbolsprache der Nahrungsmittel.*

sten Gefühle und Erfahrungen bringen wird, das Vertrauen erhöht und Ruhe in dir bringt. Du willst nicht beherrschen, sondern wirst dann Herr über dich selbst.

Beruhige die Gemüter, beruhige den Sturm in dir selbst. Du nimmst bewusst wahr, was in deinem Herzen vor sich geht, und legst die Herzensstürme still. Du tätest gut daran, dem Instinkttier definitiv Zügel anzulegen. Beschönige dich selbst nicht, sondern verstehe, dass du einen Schritt in deiner Weiterentwicklung machen solltest. Blase dich selbst nicht so auf, blase ‚es' alles nicht mehr auf, sondern suche diese innerliche Ruhe. Es GIBT ein starkes ICH in dir und das ist auch gut so: nur solltest du entscheiden, welchen Weg du mit deinen gesunden Energien einschlagen willst. Höre auf damit, zu denken, dass du nicht anders kannst, dass du nicht Herr deiner selbst bleiben kannst. Wolle dich nicht gegenüber der Außenwelt beweisen, mit einem aufgeblasenen Image, oder zumindest: mit mir muss man rechnen; mich darf man nicht zur Seite schieben, verstoßen, nicht gesehen haben. Dies weist natürlich auf mangelnde Selbstachtung und darauf, dass man Wert darauf legt, was andere von einem denken oder sagen. Du vermutest, dass andere dich vielleicht übersehen könnten, und deiner Ansicht nach darf dies nicht sein. Denn dadurch fühlst du dich bedroht. Anschließend stramm, Brust raus, nach links und rechts blickend und kontrollierend, ob man dich auch sieht, dir folgt und dich für gut befindet, schreitest du kräftig vorwärts, Marsch!

Transformiere dich nun und NUTZE diese gesunden aggressiven Kräfte in positivem Sinne. Schlage das böse Negative in dir selbst nieder und entwickle Meisterschaft: lenke die Kräfte auf dem Lebensweg. Werfe niemandem und nichts außerhalb deiner selbst etwas vor. Lasse los, dass du als ‚der Starke' ‚gesehen werden willst'; dies ist nur möglich, wenn du dich selbst nicht länger in Liebe verkennst, sobald du die Begierde nach Anerkennung von außen loslässt.

Lasse die Schwarzen-Mondkräfte[6] nicht mehr vorherrschen, das destruktiv unbeherrschte wild-drauflos-Getue ... Ergreife dich selbst und: anerkenne deinen WERT als VOLLHEITS-MENSCH. Höre damit auf, dich selbst anzufeinden und anschließend eine Wut in dir selbst zu entfesseln, so dass du einen destruktiven, demonstrativen aggressiven Ausweg in Wort und Tat suchst, in deinem Körper oder gegenüber den anderen.

Du brauchst keine Angst zu haben, dass du, wenn du dich zur Ruhe bringst, eigentlich auf der Hut sein müsstest, dass *andere* dich angreifen würden, denn dabei handelt es sich dann lediglich um selbstprojizierende Gedanken. Du brauchst nicht zu befürchten dass, wenn du dich der Sanftheit und Liebe HINGIBST, etwas schiefgehen würde, im Gegenteil. Gerade dann, in dieser Liebe, entsteht die Ruhe.

Warum bist du immer so kampfbereit? Das führt dich nur immer weiter weg von dir und richtet Verwüstung an. Liebe dich selbst sehr und sei nicht so auf der Hut: zerschlage diese alten Überzeugungen, nach denen du dich verteidigen oder selbst angreifen musst.

Und ja, es ist so, dass die Umsetzung von Urkräften in Fröhlichkeitskräfte, verwurzelt darin, ‚sich selbst zu lieben', dich zu einem glücklichen, friedvollen, sanftruhigen, jedoch zugleich starken Dasein führen werden.

Siehe eventuell auch: *Tremor in Händen oder Fingern.

Essentieller Tremor des Kopfes

unwillkürliches Zittern des Kopfes, ohne eine unterliegende Erkrankung

Kernursache und Kernlösung

Der Mensch „entzieht" sich einem warmen Eintreten in sich selbst, hält sich „oben" auf, sagt starrsinnig „nein" und weigert sich, herunterzusteigen, nach unten in sein eigenes warmes, irdisches Feld. Er hält sich darüber erhaben, hält sich krampf-

[6] Lies in Zusammenhang damit die einleitenden Texte in *Der Schwarze Mond und Priapus.* Dieses Buch ist bei Erscheinen des vorliegenden Werkes noch nicht in deutscher Übersetzung erhältlich.

haft zurück. Inneres Spannungsfeld. Unbewusst lebender innerer Zwiespalt. Zwei gegensätzliche Kräfte sind unaufhörlich präsent. Etwas im Menschen sagt „nein"; der andere Teil sagt „ja". Der Mensch hält sich also „fest". Es gleicht einem Stillstand, einem „fortwährenden" Zweifel..., man geht nicht wirklich weiter; der Mensch bleibt stehen, blockiert, schneidet sich selbst, seinen Energien den Weg ab. Hält sich zurück... Dennoch drängen blitzstarke Kräfte: Sie fordern einen ungehinderten Durchgang, eine vollkommene HINGABE an das eigene Ich, das eigene SEIN im Körper.

Unterschwellig herrscht eine Härte gegenüber dem eigenen Ich, eine tief liegende Scham: Der Mensch, der sich förmlich dafür schämt, sich in Liebe und Sanftheit, mit gutem Willen VOLL UND GANZ SEIN zu LASSEN. Angst vor der inneren Gefühlswelt: selbst-hemmend. Der Mensch möchte nichts von dem Kleinen, Weichen, Sensiblen in sich hören. Er weigert sich, sich darin zu transformieren. Er bremst sich mit falschen Schuldgefühlen ab. Als dürfte er sein irdisches Sein nicht öffentlich genießen. Wie eine Maus, die sich hinterlistig fühlt, wenn sie an einem Käsewürfel knabbert, so kann dieser Mensch sich heimlichtuerisch und verborgen fühlen..., sich nicht dessen bewusst, dass er OFFEN sein darf, dass er das RECHT auf ein genießendes Da-Sein als ICH auf Erden hat. Eine Weigerung, er will nicht auf die Stimme des Lebens in ihm hören, ein (häufig STEIF-trotziges) Nein-Sagen zu einem vollständigen Eintreten in das eigene Wesen aus Fleisch und Blut. Der Mensch lässt „es" nicht herauskommen, sagt mit aller Macht „nein" zu einer freien Gefühlsströmung, verbirgt sich hinter einem Schleier, zuweilen hoch erhaben und unerreichbar weit..., er hält fest, harrt in diesem sturen „Nein"-Sagen aus. Er möchte sich nicht eintreten lassen, entspannen, in seinem eigenen Wesen, im Wesen seines Körpers aufgehen lassen. Er vereinigt sich nicht mit seinem irdischen, weichen Selbst, sondern hält sich zuweilen hartherzig, diktatorisch, zwanghaft „darüber" erhaben.

Dieser Mensch täte gut daran, nicht länger „gegen sich selbst" Widerstand zu leisten; er wird einsehen müssen, dass überhaupt nichts Bedrohliches daran ist, sich dem eigenen Ich hinzugeben, dem eigenen Körper aus Fleisch und Blut. Er wird jede Strenge, Härte dem eigenen Inneren gegenüber loszulassen haben. Er wird sich in seinen Körper niederlassen, eintreten lassen dürfen und dies als wohltuende Erfahrung empfinden! Er wird mit sich *eins*-werden müssen und sich nicht länger gegen die vollständige Integration seines Wesens wehren. Er selbst ist die Ursache für sein Beben: durch die abwehrende Distanz, die er zu sich aufbaut. Denn er MUSS von sich aus so und so und nicht anders sein..., anstatt vollkommen SEIN zu DÜRFEN...

Er wird gut daran tun, sich nicht länger gegen eine vollblütige Inkarnation zu wehren: Er wird nun in Dankbarkeit leben, anstatt Scham für das Leben, das Genießen des eigenen natürlichen SEINS zu empfinden. Er überwindet jetzt jede „widerspenstige" Haltung: eine Haltung, die gegen das „Leben" gerichtet ist. Er bremst sich nun nicht länger krampfhaft ab. Er GIBT SICH JETZT dem Leben HIN..., seinem Ich, seinem Körper, seinem Wesen, ... er bremst seine NATUR, seine spontane Strömung seiner Kräfte und Gefühle nicht mehr ab. Er hört nun auf die Stimme des Lebens in sich selbst... und sagt vollmundig und überzeugt „ja" dazu. Er verhält sich nicht länger wie ein strenger, abweisender, macht-kontrollierender Schulmeister dem „Kind" in sich gegenüber. Im Gegenteil, er lässt das Leben in sich auf liebevolle Art und Weise zu... Er lässt sich jetzt entspannt nach unten baumeln, anstatt sich noch länger angespannt, krampfhaft, beherrscht aufrecht zu halten...; das tut ihm so gut! Er braucht nichts mehr „hoch" zu halten. Der Mensch lässt sich in seine irdische Natur hineingleiten, sehr einfach und dankbar. Das Leben findet nun seinen freien, spontanen Weg, und der Kopf hört auf, zu zittern. Der Mensch lebt von der liebevollen Einheitskraft in sich selbst ausgehend. Er sagt „ja" zum Leben, ohne Widerstand.

TRICHINOSE

Fadenwurminfektion durch mit Trichinella spiralis infiziertes Fleisch; die Larven dringen in die Darmwand ein und nisten sich in Muskeln und manchmal im Nervensystem ein, mit Entzündungs- und allergischen Reaktionen

Kernursache

Kommunikationsstörung. Die Flügel der Mühle drehen sich nicht; die Mühle schweigt unerbittlich und still vor sich hin. Der Mensch ist wütend und verbissen; hartherzig zu sich selbst verharrt er und weigert sich, sich weiterzudrehen. Stur: Er will so nicht weiter. Er scheint sich weder Liebe noch Wärme zu geben; wie ein wütender, strenger Aufseher sieht er sich seinen Körper an. Möglicherweise findet er sich nur lieblos und hässlich: Er täte gut daran, zu der Erkenntnis zu kommen, wie warm es in seinem Fleisch und Blut ist, welch eine Schönheit in ihm wohnt; er sollte der Sehnsucht des Lebens in ihm Gehör schenken, den Durchbruch schaffen, weitergehen, sich weiterdrehen..., wohl aber... VOM HERZEN AUS und aus SELBST-LIEBE!

Verzehrst du dich, sehnst du dich, wie ein kleiner Vogel mit weit geöffnetem Schnabel, auf dass jemand anders dich ernähren wird? Machst du dein Gefühl der Wärme und des Wohlbefindens davon abhängig, dass ein(e) andere(r) dir gibt? Meinst du, die Gunst, die Anerkennung und die Liebe und die Aufmerksamkeit eines anderen Menschen zu brauchen? Weil du wie eine harte, kalte Mutter zu dir bist; Pflichten und *„Müssen“* zählen; eiskalt dir selbst gegenüber. Wo ist die mütterliche Sanftheit, Milde, Rundheit und Wärme dir selbst gegenüber geblieben?

Kernlösung

Wirf diese leblose, steife, strenge Puppe, die in dir steckt, über Bord: Komme zu Leben. SPÜRE deinen Körper, dein wunderbares, lebendiges „Fleisch“ an deinem Körper, und GENIESSE es, in deiner Gestalt, in deiner Art, in deiner Fülle zu „sein“! Erwarte nicht von den anderen, dass sie dir Leben schenken, sondern LEBE aus dir selbst heraus. Sei dir darüber im Klaren, dass du gut bist, dass dein Herz dazu da ist, vor Freude zu strahlen. Verrate dich nicht länger dadurch, dass du dich dir selbst gegenüber wie eine harte Stiefmutter verhältst; du bist nicht aus Stein! Lasse deine Muskeln geschmeidig und weichfroh kreisen und sich so bewegen, wie es dir gut tut. Forciere nichts; sei nicht länger so hart. LASSE LEBENSSTRÖMUNG zu: Sei dir selbst gegenüber dabei weich und flexibel. Wärme dich: HOLE DICH WILLKOMMEN HEISSEND ins Leben hinein!

TUBERKULOSE, TBC

Allgemein

Kernursache

Ein innerer Kampf für die eigene psychische Erhaltung des Lebens, der in einer harten Maske endet. Du flüchtest ängstlich vor schmerzhaften Erinnerungen aus der Vergangenheit, davor, unter der Autorität eines anderen Menschen „eingeklemmt“ zu werden. Du hast schon zu viel Trauer und Emotionen heruntergeschluckt; du hast keine Tränen mehr. Du hast den Schutz und die Liebe von anderen erwartet, anstatt sie in dich selbst zu stellen, wodurch du dich möglicherweise klein, kalt, im Stich gelassen fühlst.

Du bleibst im Stillen unter Wasser; du traust dich nicht wirklich, zum Vorschein zu kommen; du würdest vor unterdrücktem Expansionsdrang förmlich explodieren. Etwas oder jemand, eine Autorität, ein inneres, selbst einschränkendes System unterdrückt dich.

Du möchtest den Druck über Bord werfen; ja, du versteckst dich bereits zu lange. Deine Gefühle schreien jetzt förmlich nach einem Durchbruch, um nicht länger verborgen zu bleiben. Du bist (was sich möglicherweise in den Fußspuren deines Erziehers / Elternteiles zeigt) wie ein dominanter Löwe, der das Kind und seine spontane, verletzbare Gefühlswelt unterdrückt, so dass jedes Gefühl im Keim erstickt wird. Du kannst nicht mehr deine wahren Gefühle zeigen. Du kannst dir selbst gegenüber keine Liebe empfinden.

Du hast so viele Emotionen aus der Vergangenheit festgehalten, ein erstickender Ballast.
Möglicherweise bist du verbittert, hasserfüllt, unversöhnlich, rachsüchtig, kalt aggressiv.

Kernlösung

Tbc verlangt nun von dir, dass du Raum für dich im Jetzt schaffst. Dass deine Lungen unter der Liebe und der Aufmerksamkeit, die du dir selbst schenkst, weicher werden. Befreie dich von diesem harten Gurt; gewinne Einsicht und Verständnis, so dass Aggression und Groll, Widerstand und Abwehr gegenüber Sanftheit weichen.

Fühle dich in dir beschützt; fühle dich sicher auf der starken Basis deines tiefsten Selbst. Befreie dich aus dieser Selbstbeklemmung; sei dir darüber im Klaren, dass du mit harten, unversöhnlichen Gedanken lediglich dich selbst vernichtest: dass du in Folge der harten, selbst-zerstörerischen Überzeugungen in Bezug auf dich jede Situation in deinem Leben selbst zu dir geholt hast. So mache den anderen keine Vorwürfe, sondern komme in Sanftheit zu dir. Die Umstände bei der Geburt sind bereits das Resultat deiner unbewussten Erwartungen an das Leben. So lasse dich auftauen, in Liebe zu dir. Traue dich, zu fühlen, mit Herz und Seele zu *leben.* Schaue dich nicht mehr um, sondern baue nach neuen Einsichten ein neues Leben auf.

Ersticke dich nicht länger mit kalten Gedanken, sondern entdecke den stillen Frieden in dir, wenn du auf dein göttliches, unvergängliches Selbst hörst.

Darmtuberkulose

siehe zuerst Tuberkulose, allgemein

Kernursache

Du fühlst dich wie ein Kind, das der Autorität anderer ausgeliefert ist. Du hast Angst, du fühlst dich kalt und klein und befürchtest, dass man dir noch mehr wehtun oder dir einen Tritt versetzen wird. Du möchtest dich davor schützen, indem du dich emotional verschließt. So klammerst du dich unsicher an alte Werte, an etwas oder jemanden, aber zur gleichen Zeit sperrst du dich dadurch ein.

Ein Widerstand gegen diese Selbsteinschränkung, gegen die emotionalen Lasten, die du schon zu lange mitschleppst. Du willst und kannst so nicht mehr weiter: Du wagst es nicht, die Barriere der Abhängigkeit von anderen zu überwinden, weil du zu stark an deinem eigenen Können zweifelst. Du bleibst stur, verharrst im Widerstand; du verhinderst jede Entwicklung. Du zögerst: Mich selbst befreien oder mich weiterhin an diese einschränkenden, festhaltenden Strukturen in meinem Leben binden?
Die Unsicherheit in Bezug auf deine eigene Kraft und deinen Wert führt dazu, dass du zu stark im „Geist“ verbleibst, in Gedanken oder Träumen, und viel zu wenig als physische Präsenz hier auf Erden lebst.

Kernlösung

Mit deinem vollen Bewusstsein in dir präsent sein! Konzentration auf das Sinnliche, das Hier-und-Jetzt, das Irdische. Traue dich, fest auf dem Boden zu stehen, und lasse deine Gefühle frei fließen; befreie dich aus der eisernen Maske, komme von deinem Elfenbeinturm herunter, und fühle dich sicher in dir. Liebe und Sanftheit dir selbst gegenüber, ein starker Glaube an deine warmmenschliche Seite. Andere können sich dir nicht in warm menschlichem Kontakt nähern, wenn du nicht zunächst in dir selbst präsent bist. Lasse allen Widerstand und jegliche Sturheit los: Akzeptiere dein Gefühlsleben, verarbeite die Vergangenheit, und sei dir selbstsicher deines Wertes bewusst!

Knochentuberkulose

siehe auch Tuberkulose, allgemein

Kernursache

Du bist in einer zu straffen Struktur eingeklemmt: Bewegungsmangel. Dein Herz bekommt zu wenig Möglichkeiten, weich und warm strahlen zu können: Du bist zu streng und zu kalt zu dir (und zu den anderen). Im Grunde genommen steckst du voller Ängste und fürchtest, dass dir jeden Moment die Erde, der sichere Boden unter deinen Füßen weggezogen werden könnte; deshalb ergreifst du unbewusst harte Maßnahmen, um dich selbst zu schützen. Weil du deine eigene strukturelle Sicherheit nicht findest, baust du *zu* stark Saturnsche, beschränkende Regeln und Strukturen für dich aus: ein Gefängnis. Stabilität nach außen, innerlich ausgehöhlt, da dein Körper nicht von dem starken Energiestrom des Liebesfeuers genährt, sondern von unbewussten Ängsten und Gefühlen der Unsicherheit zerfressen wird. Fortwährende Angst, abzustürzen oder sich davor zu fürchten, dass irgendeine Ober-Autorität dich bestrafen oder vernichten könnte.

Kernlösung

Fühle dich sicher in dir: Wickle das kalte Kind in warme Tücher, und decke es mit liebevoller Aufmerksamkeit zu. Das Baby in dir verzehrt sich danach! Gib die kühle Strenge, die du vielleicht früher in deiner Erziehung erfahren hast, nicht in gleicher Weise an dich und deine Nächsten weiter. Reiße dich los aus der Zange der Selbsteinschränkung, die dich schon so lange im Griff hatte. Richte dich auf das Schöne, und lasse alle Energien erstrahlen, richte dich auf alle möglichen Wege, die für dich offen liegen; traue dich, ohne Angst zu genießen. Nichts ist sicherer als dein eigenes starkes inneres Selbst, dass dich zu einem freudVOLLEN Leben geleiten möchte, wenn du nur darauf vertrauen würdest, anstatt es zu verleugnen und die Autorität über dich zu stellen (siehe Rubrik *Angst). Aktion, Tätigkeiten… sind äußerst heilsam für dich!

Lungentuberkulose

siehe auch Tuberkulose, allgemein

Kernursache

Zu starr, zu steif auf Distanz sein. Du integrierst nicht das „weibliche Weiche“ in dich; du lässt lediglich das Harte, Distanzierte, Dominante zu.

Du stellst ein Verbotsschild für dich auf: Dein ganzheitliches Selbst darf nicht durchkommen. Du wirst jedoch, hinter diesem starken Schutzschild verborgen, von dem, was du versteckst, versengt: von Gefühlen wie Schmerz, Trauer, Wut. Dieses zweite Selbst ist möglicherweise durch harte Erfahrungen in deiner Jugend zu einem Automatismus, zu einer dich schützenden Maske geworden; du weißt kaum mehr, dass du auch dieser liebe, weiche, gefühlvolle Mensch bist.

Du hältst an einem alten Muster fest, aus der Angst heraus, durchschaut zu werden, nicht anders leben zu können. Deine distanzierte oder harte Haltung ist häufig eine unbewusste Wiedergabe dessen, wie andere Menschen dir in der Vergangenheit deinem Gefühl nach begegnet sind, so sei dir jedoch darüber im Klaren, dass diese Erfahrungen bereits eine Folge deines inneren Zustandes waren. Die Ursache muss IN dir gelöst werden. Mache nicht den anderen Leuten Vorwürfe. Deine Haltung wirkt zuweilen wie eine kalte Rache, ist aber vielmehr eine Pufferzone als Selbstschutz; auf deine Gefühle bekommt niemand mehr Zugriff. Und du selbst hast Angst davor, sie noch anzuerkennen, geschweige denn sie zum Ausdruck zu bringen.

Kernlösung

Weichheit, Offenheit: Gib dich dir selbst hin! Ein harmonisches Gleichgewicht zwischen rechts und links (siehe auch Körperhälften); ein Gleichgewicht zwischen starkem Selbstbewusstsein und weicher Nachgiebigkeit, zwischen klarem Verstand und reiner Intuition: Dies führt in dir zu höherem Bewusstsein und klareren Einsichten. Durchbreche diesen kalten, harten Abstand zu dir, umso stärker wirst du aus dieser genesenden Quelle, die dein Selbst ist, schöpfen können; sie ist stärker als jedes Medikament auf Erden: definitive Heilung deiner ganzheitlichen Persönlichkeit. Die Kraft des Jetzt ist stärker als der Einfluss der Vergangenheit, es sei denn du ignorierst das Jetzt. Die Kraft der Liebe, der Milderung.

TUBERÖSE SKLEROSE

erbliche Krankheit, deren Ernst von Mensch zu Mensch sehr stark variiert; wird gekennzeichnet durch gutartige kleine Geschwülste, die sich in verschiedenen Gewebearten entwickeln können; *mögliche* Folgen sind: schmetterlingsförmig verbreitete rötliche Papeln im Gesicht, pigmentlose (weiße) Flecken bei den Nägeln, Epilepsie, verzögerte geistige Entwicklung (mit Kontaktstörungen und Autismus), gutartige Geschwülste (die manchmal bluten) im Gehirn, den Nieren, dem Herzen, dem Magen-Darm-Trakt, Lungenabweichungen bei Frauen (Honigwabenlunge), Augenabweichungen, grübchenförmige Zahnschmelzdefekte … **(siehe auch Angeborene Abweichungen)**

Kernursache

Übelkeit. Du würdest dich am liebsten übergeben, aber du gehst keinen Schritt weiter. Warum solltest du also die Wut aufrechterhalten? Liebe Melone[7]: was bedeutest du viel Gutes für die Menschen: du lässt sie die Augen verschließen vor dem Bösen / der Lüge / dem Schein, und tief in ihrem Innersten das Allerschönste entdecken.

Ach, das Leben ist schön, denkst du, aber warum fühle ich mich dann so schlecht / übel? Weil du dich wehrst gegen dieses Schönste in dir selbst. Falsche Emotionen kommen nur dann hoch, wenn du dich von der aufrichtigen Freude über dein ‚Sein' so wie du bist distanzierst.

Ein Kommunikations-Mangel kann durch Telefonieren beseitigt werden, einmal hier, einmal dort, und sich an allem erfreuen, Lektionen daraus lernen, aber vor allem Freude an etwas haben, weil das Leben in dir strömen kann, vollauf strömen kann. Besser noch ist es, mit einander zu ‚sprechen'. Macht das Radio usw. ... mal ein wenig leiser und hört einander zu, würde das Leben hier sagen.

Manchmal dringen düstere Gedanken in deinen Kopf ein: du selbst bist es, der dies tut. Wisse, dass nichts dich von außen her bedrohen kann, wenn du dies nicht zuvor von der Vibration her in dir selbst entwickelt hast.

Kernlösung

Also fürchte dich nicht: verjage diese dunklen, bösen Gedanken und schaue, höre auf diesen leuchtenden Lebenskern in dir.

Es hat den Anschein, als ob du dir selbst Vorwürfe machst: gerade wegen der Tatsache, *dass* du dich selbst ehrlich äußern würdest ... „Grillen im Kopf … sind das", denkst du über dich selbst. Emotionale Grillen, die einhergehen mit hormonellen Schwankungen, Wut oder Trauer-anfällen und du äußerst diese gegenüber anderen … du nimmst dir das schon übel oder schämst dich, bist zugleich wütend darüber. Dennoch weißt du, dass du ehrlich in deinen Äußerungen bist und dass dies nicht nur dich selbst, sondern auch andere, das Leben weiterbringen kann. Also akzeptiere die spontane Strömung in dir selbst und wärme dich mit deinem Herzen voller Liebe. Du äußerst dich wahrheitsgemäß, das ist gut.

Finsternis, du siehst nur einen düsteren Tunnel und kannst dessen Ende noch nicht erkennen, aber du weißt, dass es kommen wird, wenn du dich in der ganzen Reinheit und Lauterkeit deines Seins, aus deinem Gefühl heraus äußerst. Und eigentlich weißt du dies schon, tust du dies schon. Aber der Verdruss darf ebenso wegfallen wie die Wut; fasse in Worte, was du als ungerecht empfindest, dies ist etwas ganz anderes als Kritik.

---

[7] Lies über die Symbolik der Melone in *Das Füllhorn - Psychologische Symbolsprache der Nahrungsmittel.*

Gefühle in sich hineinzufressen ist das Allerschlechteste, was du für deine Gesundheit tun kannst. Du fühlst tief in dir, dass etwas berichtigt werden darf: nun, dann tue es auch. Wage es, dich zu äußern, zu sprechen, aber gib dem anderen die Chance, über das Gesagte nachzudenken und dann mit dir zu sprechen.
Ein gutes Gespräch ist nun nötig: bis du aus diesem Wirrwarr heraus bist. Bis der Knäuel entwirrt ist, vielleicht mit 2, 3 oder noch mehr Personen. Aber Frieden, Verständnis und Entwirrung sind nun das Endergebnis, dank der Tatsache, dass du dich nach Wahrheit aus deinem allertiefsten Kern heraus geäußert hast. Dich geäußert hast aus deinem Herzen heraus, deinem ehrlichen Seelenkern.

Du betrachtest die Dinge nun heller; das Ende des Tunnels ist in Sicht.

TULARÄMIE

Hasenpest

manchmal lebensgefährliche bakterielle Infektion, meist beginnend mit Geschwürbildung in der Haut oder in Schleimhäuten, wonach die Lymphknoten und die inneren Organe angegriffen werden, auch Lungenentzündung und Sepsis sind möglich

---

Kernursache

Eine Art innerer Uneinigkeit: Es hat den Anschein, als könntest du mit deinem Kopf und Oberkörper nicht an die Existenz deines Unterkörpers heranreichen. Dein Kopf und dein Herz scheinen nicht an deinen Inhalt, an deine Füße auf dem Boden heranzureichen: Denn du schnürst deinen Körper in der Mitte ein, als hätte die Schlange innere Zerrissenheit gesät.

Es kommt darauf an, zu erkennen, dass du dich nur dann uneins mit dir fühlen kannst, wenn du auf der einen Seite zwar an dich glaubst, andererseits jedoch die Stimme des Zweifels existieren lässt..., indem du dich einerseits für dich entscheidest und dich andererseits aber gar wegwirfst oder verleugnest. Es wird entscheidend sein, dich selbst zu 100% anzuerkennen! Tust du dies nicht, so wirst du dich möglicherweise lediglich mit einem kleinen Teil von dir oder mit einem Image-Bild identifizieren (zum Beispiel als starker Tarzan oder schwache Jane) und dich auf die Weise manifestieren wollen! Es handelt sich hierbei um Bilder des „halben Menschen“ oder des „zerrütteten Menschen“. Der Mensch, der sich dermaßen die Luft nimmt, um einem „Bild“ entsprechen zu können, das er selbst als Ideal vor Augen hat. Willst du als Mann beispielsweise einen starken Brustkorb und schmale Hüften? Möchtest du als Frau eine schlanke Figur „Modell Sanduhr“? Beide Bilder sind künstliche von der Westlichen Gesellschaft geschaffene Schein-Formen, unecht, nichtlebendig.

Verharre nicht so in deinen Vorstellungen und Luftschlössern, die du dir in Gedanken baust. Fühle dich nicht so ohnmächtig, vollkommen zu dir, zu deinem eigenen Körper zu kommen..., als hätte eine Art von Macht außerhalb von dir hier das Sagen. DU KANNST WOHL! Durchbreche die Einschnürung um deine Lenden, und drücke das Schlangen-Ungeheuer aus deinem Körper heraus, schrumpfe nicht länger zusammen, sondern dehne dich weit auseinander. Du bist doch nicht etwa ein eingeschnürtes Sanduhr-Modell? Wenn du nach dieser Überzeugung lebst, dann wird der Sand einmal ganz durchgelaufen sein, und es bleibt nichts mehr von dir übrig.
So höre auf damit, dich in Teile zu zerteilen, dich förmlich selbst zu spalten. Es gibt keine Urschlange, die dich im Griff hat; nur du kannst die Stimme der Schlange in dir leben lassen oder vernichten. Halte nicht mehr die Luft an, verkrampfe dich nicht länger, schrumpfe nicht zusammen, messe dich nicht an Tabellen oder Regeln des äußerlichen Kultes, schnüre deine Lenden nicht mehr ein, denn so blockierst du jeden freien Durchgang, so bekommt dein Herz keinen Kontakt mehr zum übrigen Teil deines Körpers. So gleichst du lediglich zwei Luftballons, die übereinander befestigt

sind, mit einem schmalen Lendenstreifen in der Mitte. Teile dich nicht länger auf, auch wenn du dachtest, vielleicht auf die Weise herrschen zu können: über andere. Zu erreichen, dass sie dich gern haben, begehren werden. Das Einzige, was du damit erreichst, ist, dass du deine Rippen peinigst und dir die Luft abschnürst, dass du diesen schlangenartigen Geschmack im Mund bekommst und dich dabei selbst langsam vergiftest.

Kernlösung

Also öffne dich, schnüre dich nicht länger für das Auge der Masse ein oder um anderen zu gefallen. Begehre nichts von anderen, verlange nicht, dass sie dich gut, stark oder schön finden, sondern dehne dich voll und ganz aus; erweitere den Durchgang zu deinen Beinen und Füßen. Öffne deinen Körper vollständig für alle Energien, die sich in der Materie deines physischen Körpers niederlassen möchten, und höre auf damit, dich lediglich als einen Teil existieren zu lassen.

Gewisse Gemeinsamkeiten mit Anorexia (Magersucht), mit Starallüren; das riecht nach Tod. Ob du nun als Mann oder als Frau geboren bist, töte das enge, sichzusammenschrumpfende Bild der kleinen schwachen-Frau oder des starken-Mannes in dir, und lebe nach Wahrheit aus deinem warmen Herzen heraus. Nimm deinen Ganzen Raum vollständig ein! Halte nicht die Luft an, ziehe nicht deinen Bauch ein (ein runder Bauch steht für einen prachtvollen, runden Inhalt), schnüre deine Lenden nicht ein, schwelle nicht deine Brust / Brüste; der Mensch ist weder ein Orang-Utan noch eine Barbiepuppe. Schnüre nicht dein weites Mensch-Sein ein!
Sei im RAUM DEINER SELBST; lebe weder nach dem Auge der Außenwelt, noch nach dem „Idealbild“, das du für dich selbst hochhältst. Strebe nicht an, fröne nicht deinem Ehrgeiz…, sondern lebe! … aus der Natur deines Wahren Ichs! Der männliche und weibliche Anteil in dir zu einem wunderbar starken und vollen Ganzen verschmolzen.

GUTARTIGER TUMOR

Kernursache

Emotionaler Hilferuf: Du staust bereits zu lange Emotionen an. Du unterdrückst deine Gefühlswelt. Du hast das Gefühl, blockiert zu sein, du kommst keinen Schritt weiter. Du beherrschst dich selbst (möglicherweise auch andere) auf autoritäre Art und Weise. Du fühlst dich auch von anderen an die Gurgel gefasst, genau wie du dich selbst gefühlsmäßig einschnürst! Du hast eine dicke Schutzschicht um dich herum aufgebaut, manchmal sogar eine steinharte, so dass du dich von deinen Gefühlen entfremdest. Du greifst nach anderen, zuweilen auf mächtige, beherrschende Art und Weise. Anstatt die innere Autorität in dich selbst zu stellen, wirst du anderen gegenüber dominant, oder du mischst dich ständig in ihre Angelegenheiten ein. Du klammerst und lässt nicht los. Du saugst dich an anderen fest. Du füllst dich mit den anderen, anstatt *selbst* in deinem eigenen Zentrum zu glänzen.

Du kannst Sklave sein, Opfer oder „Direktorin“, in allen Fällen möchtest du dich jedoch auf diese Weise in Sicherheit bringen, denn du glaubst nicht wirklich an deinen eigenen Wert.

Du bist zu hart, zu verurteilend, zu fordernd dir selbst und anderen gegenüber.
Warum lässt du keinen Platz für wahre Freude, Entspannung, Spaß, ohne dir immerzu Sorgen machen zu müssen? Du wirst die anderen nicht verändern, du kannst die Welt nicht dadurch verändern, dass du *selbst* Negativität und Trauer anhäufst. Im Gegenteil; du lädst die Müllkippe des Elends und der Trauer der Welt immer voller und voller. Wann wirst du in Liebe auf dich selbst hören? Hast du Angst vor dir? Befürchtest du, schlecht zu sein? Weißt du nicht genau, wer du bist? Dominiert dein äußerliches Ego deine Gefühle, so dass du dich selbst erstickst? Versteckst du deine echte Art? Haben andere

dich autoritär behandelt, so, wie du dich jetzt selbst behandelst? So ist dies lediglich eine „Folge“ deiner Überzeugungen in Bezug auf dich und das Leben.

Kernlösung

Lasse alles und jeden los. Blicke lediglich in dich selbst: Deine Umwelt verändert sich positiv, wenn du dich zunächst selbst veränderst. Mache keine Vorwürfe, sondern begreife.

Halte das Leid der Welt, der anderen nicht fest, denn im Grunde genommen handelt es sich um deine Ohnmacht: Es ist dir nicht gelungen, Freude und Dankbarkeit für das Leben *selbst* zu empfinden. Wenn es dir gelingt, werden Verhärtungen weicher, dann weicht die Trauer. Lasse die Vergangenheit los, löse dein Gefühl. Äußere deine Trauer; mache dich nicht hart.

Komme in Liebe zu dir; richte dich nicht länger auf das Negative, sondern baue selbstsicher dein Leben aus. Stelle das Königreich in dich selbst, und sende deine goldenen, herzerwärmenden Strahlen zu anderen aus! Trauere nicht über die Traurigkeit, denn so verstärkst du diese Kraft noch weiter. Freue dich über dein Leben, das du als autonomer Mensch führst; schenke deine Gefühle, halte jedoch nicht länger fest.

Fühle dich in dir zu Hause, stelle dich weder hart *über* deine Gefühle, noch über deinen Körper, sondern fühle dich als Einheit.

Kehre dich in dich, erwarte nicht von anderen, sondern *gib* selbst; lasse den Luftballon los, lasse deine Gefühle entweichen. Lasse Gefühle ohne Blockade frei weiterfließen.

Freue dich über dich, über das Leben, wie es JETZT ist, und gehe weiter; versuche nicht, festzuhalten, sondern strahle diese inneren Kräfte nach außen. Öffne dich. Kontrolliere nicht länger.

Keine Macht über etwas oder jemanden, nur noch über dich. Vertrauen, Freude! Zerstöre den harten Panzer. Höre auf die sanfte Natur von dir, und vertraue dich ihr an, in aller Offenheit und Dankbarkeit für dein Sein-Dürfen auf Erden!

BÖSARTIGER TUMOR

siehe auch Krebs, allgemein

Kernursache

Angst. Immerzu misstrauisch, vor dem „Negativen“ auf der Hut, bis in die Welt der Einbildung reichend.

Eine negative Haltung deinem Selbst, anderen gegenüber. Du glaubst stark an das Böse, das Schlechte, das Teuflische.

Du spürst die sichere, starke Basis deines tiefsten Selbst überhaupt nicht. Du bist nicht wirklich Herr deiner selbst; du lässt dich von anderen, von Lebensumständen, vom Leben…, Emotionen, negativen Gedanken mitziehen..., und du meinst, dich selbst überhaupt nicht im Griff zu haben!

Im Gegenteil, du fürchtest dich vor den Tiefen in dir. Du erwartest immer gleich das Schlimmste; du erwartest Unfälle, Elend, Krankheit, Tod. Du bist dir überhaupt nicht dessen bewusst, dass du dein Leben selbst erschaffst, dass negative Geschehnisse in deinem Leben gerade die Folge negativer Erwartungen in deinem Innersten sind! Du schenkst dir nicht das Vertrauen; du denkst „ach, wer bin ich denn schon? Ein kleiner machtloser Mensch, der nichts zu seinem Leben zu sagen hat“.

Darüber hinaus fühlst du dich verletzt, denn mit einer solch negativen Lebenseinstellung anderen gegenüber wirst du eine Menge negativer Erfahrungen zu dir geholt haben! Das kann in Aggressionen, in eine Wut, eine harte Rachsucht, in eine verbitterte Trauer ausarten. Du guckst durch eine schwarze Brille in die Vergangenheit; du erkennst nicht, dass du selbst die Ursache für alle Geschehnisse in der Vergangenheit bist. Du kannst schwer vergessen; du sammelst dunkle Erinnerungen.

Auch auf dich selbst kannst du wütend sein, denn du erkennst nicht im geringsten deinen schönen, göttlichen Kern an. Ja, du würdest das weiche, verletzbare, kindliche Herz in dir töten. Selbstbestrafung, Schuldgefühle, Selbstzerstörung. Denn du glaubst nicht wirklich an deine innere Güte. Vielleicht tust du deshalb sehr viel für andere..., um deine Leere zu füllen, um dich dennoch irgendwo als sinnvoll zu empfinden. Aber du traust dich nicht, zu genießen oder kannst nicht aus dankbarer Freude über dein Leben *selbst* genießen. Auf diese Weise wächst du zum Tod hin.

Du fühlst dich „ergriffen", beziehungsweise schmerzhaft „in den Magen geboxt"; du hast das Gefühl, immer wieder verletzt werden zu müssen. Du meinst, dass etwas Bedrohliches, etwas viel Größeres als der Mensch dich förmlich in den Abgrund schleifen könnte, ohne dass du etwas daran ändern kannst.
Tiefe Ängste und ein Festhalten an einer dunklen Vergangenheit lassen den Tumor anschwellen und dunkler werden.

Kernlösung

Selbsteinkehr und Transformation. Sich entschlossen für das Leben oder für den Tod entscheiden.
Dich schön finden und dafür wertschätzen, was du bist. Fühle dich gut in dir. Liebe.

Wärme, Sicherheit, Freude, Frieden, Sanftheit in deinem Selbst. Du allein bist Herr und Meister deiner Existenz. Nichts geschieht zufällig: Krebs verschwindet allmählich aus deinem Körper, wenn du es wagst, der nackten Wahrheit in Bezug auf dich selbst ins Gesicht zu sehen, nämlich dem Entlarven dieser negativen Überzeugungen und Erwartungen im Hinblick auf dich und dein Leben.

Du allein erschaffst dein Leben: Wenn du davon überzeugt bist, dass eine Krankheit dich vernichten wird, so ist es auch möglich. Wenn du hingegen beschließt, dass dein Bewusstes Ich dazu im Stande ist, alle negativen Erwartungsmuster in positive umzuformen, wenn du damit aufhörst, dich als ein armes Opfer anzusehen, dass nichts zu seinem Leben zu sagen hat, wenn du dir darüber im Klaren bist, wie Geschehnisse aus der Vergangenheit von dir selbst hervorgerufen wurden und du dich JETZT für ein neues Leben entscheiden kannst und positive Lebensumstände erzeugen kannst, wenn du dir dessen bewusst wirst, dass nichts und niemand dein Leben führen oder vernichten kann, es sei denn du selbst..., dann nimmst du jetzt auf Selbstbewusste Art und Weise die Zügel in die Hand, dann reißt du das Ruder herum.

Sei dir darüber im Klaren, dass dein Körper unmittelbar auf *die* Botschaft hört, die du aussendest. Sei davon überzeugt, dass du dich selbst heilst, dass du Meister über deinen Körper bist. Freude und Liebe zu dir, und *<u>zu</u> wissen,* dass der Körper lediglich auf deine Überzeugungen reagiert: So kannst du entspannt genesen.

Vertraue nun auf dein tiefstes, Lebendes, unsterbliches Selbst. Du hast nicht ohne Grund diese Krankheit zu dir geholt: Über diese Konfrontation kannst du dir der Tatsache bewusst werden, dass das Leben keine zufällige Gegebenheit ist, sondern dass es vielmehr von deinem ICH gelenkt wird. Dass jeder Mensch die Macht über sich selbst in sich trägt. Dass jeder Mensch die Möglichkeit hat, sein Leben zu Freude, Glück und Harmonie zu führen.

Warte nicht auf einen Gott, warte nicht auf ein Heilmittel, sondern fange jetzt an, *anders* zu leben. Der dankbare Freudestrom, das Bewusstsein für deine innere Güte bringen in deinem Körper genesende, elektro-magnetische Kräfte in Gang, die heilen! Zeit spielt hierbei keine Rolle, wohl aber das Wissen darum, dass es funktioniert: Dein Bewusstsein führt, dein Körper folgt.

Du darfst / kannst natürlich klassische oder alternative Hilfsmittel nutzen (siehe Teil I), dieser Prozess muss jedoch mit einer Lösung der *Tatsächlichen* psycho-emotionalen Ursachen einhergehen, so dass du zu bleibender, fundamentaler, *echter* Genesung kommst!

TUNNEL-, GRUBEN-KRANKHEIT

Ankylostomiasis: Befall von Haut, Dünndarm, Lunge oder Skelettmuskulatur mit Hakenwürmern (Nematoden); kann u.a. Fieber, Husten, pfeifende Atmung, Darmblutungen verursachen

Kernursache

Ist das Leben ein „Spiel“ für dich, ein Ausprobieren von allen möglichen Dingen? Du dringst nicht wirklich zur TIEFE des Lebens und deiner selbst vor; du hältst dich zu stark an der Oberfläche deines Wesens auf. Was liegt unter dieser Oberfläche, unter der Materie verborgen? Davon hast du keinen blassen Schimmer. Stehst du dem unwissend, ja sogar gleichgültig gegenüber? Das ist töricht! Wie ein tanzendes oder singendes, spielendes Dreieck-mit-Häkchen bewegst du dich durchs Leben. Du spielst und tollst wie die Tiere, aber *eine weitere echte Vertiefung ist jetzt gefragt.*

Als würdest du nicht sehen WOLLEN, welche Tiefen in dir, IM MENSCHEN wohnen, als wolltest du lediglich an der Außenseite, an der Oberfläche des Lebens stehen bleiben.

Auf diese Art und Weise saugst und holst du zwar viel aus den Oberflächen-Lagen des Lebens, aber du kommst nie selbst zum Leben! Du hängst dich möglicherweise wie ein Parasit an einen anderen Menschen, an Systeme oder Strukturen, aber wer du selbst bist? Das weißt du nicht genau.

Du krallst dich zuweilen mit schmerzhaftem Griff an Dinge und Menschen: Du tust ihnen weh, du hältst dich mit den Nägeln fest..., und auf die gleiche Art und Weise wirst du hier und dort von Stacheln ergriffen. Wer bist du, wo bist du? Warum dich nicht auf die Suche nach diesen urtiefen Gewässern in dir machen? Warum so haften, kleben, stecken bleiben... an anderen Menschen? Warum nicht ausbrechen, losbrechen, sich auf eigene Füße stellen? Du brauchst doch keinen Gastgeber, um existieren zu können?

Gebärde dich nicht wie ein Parasit dem Leben gegenüber, als ob du nur deshalb hier wärest, um zu nehmen, zu saugen und aus dem Leben und der Erde Profit zu schlagen... So lerne doch einmal, aus deinem Herzen heraus zu leben und der Erde zu *geben...,* so viel, wie das Leben dir gibt, und das ist viel. DU bekommst das Leben selbst, du baust unbewusst daran mit..., aber du weigerst dich bislang, dem Leben weiterzuhelfen, indem du dich in eine höhere BEWUSSTSEIN-FORM bringst.

Es ist an der Zeit, dir dessen BEWUSST zu werden, dass ein Mensch mehr ist als ein Robotter, als ein spielendes Tier, ein Parasit, der hier für einen kurzen Moment in die Erdatmosphäre hineinschnuppert, alles Mögliche ausprobiert, oberflächlich, (wie ein Zirkuskünstler auf seinem Einrad...), um dann wieder auf etwas anderes umzusteigen. Auf diese Weise lebst du „arm“, kannst du weder *wirklichen* Kontakt zum Leben in dir, noch zu interessanten Menschen um dich herum erfahren. Du lebst manchmal so sehr an der Oberfläche, dass es einem Nicht-Leben gleichkommt.

Kernlösung

Weigere dich nicht länger... Wehre dich nicht länger... Richte dich auf: als Würdiger Mensch mit tiefem Inhalt. Wohne nicht weiter in deiner eng-denkenden-und-handelnden Welt. Komme zu Höherem Bewusstsein. Denke einmal tiefer über das Leben nach. SIEH dir AN, wie das Leben in sich stimmig ist, und wie du dazu als Mensch auf Höchst-Individuelle Weise deinen Beitrag leisten kannst.

Verbleibe nicht länger auf dem primären, instinktiven, oberflächlichen Niveau deiner selbst; denn so könntest du ebenso gut als Tier geboren sein. Das Leben fragt dich, hinaufzusteigen, höher in dir aufzusteigen, deine Göttlichkeit anzuerkennen und von deinem Großen Mensch-Sein aus sprechen zu können. Würde! Selbst-Respekt! Kein Abgleiten mehr zu niederen Regionen. Bleibe bei dir, steige auf in dei-

nem höchsten Edelsein, und spotte nicht länger, lache nicht mehr über das *echte* Leben, wo es im Grunde genommen keinen Tod mehr gibt. Kein: „Das Leben dauert nur kurze Zeit, also holen wir alles aus ihm heraus, was wir können, an der Oberfläche, denn gleich ist es ohnehin vorbei…", eine Art von Geringschätzung und Erniedrigung des Lebens… Das geht nicht mehr.
Die Wiederherstellung der Lebensehre, deines Wahren tieferen Ichs ist gefragt…, *wirklich* zum Leben zu kommen. Und dich nicht länger an Gewohnheiten von damals, an sich immer wiederholenden Mustern, an anderen, an oberflächlichen Spielchen, am primär Materiellen festzumachen. Hole dich selbst hieraus.

Steige auf! Erhöhe dich, und huldige dem Leben endlich mit Lorbeerkränzen und aufrichtig gemeinter Bewusstseinserkenntnis.

Oder bleibst du lieber unwissend, dumm (vielleicht rein rational funktionierend, jedoch von Weisheit abgeschnitten), willst du das Große Mensch-Sein nicht kennen lernen? Du hast die Wahl, in der Sturen-Stier-Phase stecken zu bleiben…, in den Sphären, die zu Tod und Vernichtung führen, als Parasit und Eindringling, als Profitgeier und Opportunist, als Nehmer und Sauger…
Oder brichst du mit diesem Widerstand in dir und lässt dich von innen heraus, von der Wärme deines Herzens aus vollkommen aufblühen, um zu Vollständiger Entwicklung zu kommen? Gestehst du dir dieses Erwachen, dieses Aufblühen, dieses Leben zu? BEWUSSTWERDUNG in Dankbarkeit… Zu dem Bewusstsein für den GROSSEN WERT DES LEBENS selbst und DES MENSCHEN gelangen! Das ist jedoch nicht möglich, solange du nicht wirklich als „vollwertiger" Mensch „lebst".

Breche mit jeglicher Oberflächlichkeit, mit jeder Form von Nicht-Sehen-Wollen und Nicht-Vertiefen-Wollen, mit dem Vogel Strauß-Sein. Erkenne es an, erspüre… das *echte* Mensch-Sein, in Würde!

TYPHUS: BAUCHTYPHUS

Typhoides Fieber

schwere Darminfektion mit Bauchschmerzen, hohem Fieber, roten Flecken, Verwirrtheit … verursacht durch Salmonellen

---

Kernursache

Äußerste Trauer, Einsamkeit, ein Gefühl der Verlassenheit. Du fühlst dich machtlos, im Griff „des Lebens", der Trauer. Du siehst keinen Ausweg mehr; du empfindest Verzweiflung, fühlst dich wie in einem Gefängnis.

Du trägst gewaltige, emotionale Lasten; du glaubst nicht mehr wirklich an eine Lösung.

Du glaubst nicht an die Kraft eines jeden Menschen. Du glaubst wohl an die kalte Hand des Schicksals, des Todes, dem ein Mensch so genannt nichts entgegenzusetzen hat.

Du lebst zu wenig nach deinem individuellen, inhaltlichen Wert, häufig eher in einem „Gruppenbewusstsein", und so lässt du dich von Gruppen-Ereignissen leiten und auffressen.

Du fühlst dich als Mensch nur ängstlich und klein; möglicherweise fühlst du dich von etwas oder jemandem überwältigt, von einem Ereignis. Fürchtest du eine Folter, eine Strafe? Du hast das Gefühl, dass man dich „gefunden" hat, dass du verletzt werden wirst.

Aber im Grunde genommen holst du diese Krankheit – unbewusst – zu dir, um jetzt mit deinem ganzen Inhalt als ICH vollständig zum Vorschein zu kommen, um dich zu erkennen zu geben, um dir im vollen Glanz des Lebenslichtes dessen bewusst zu werden, wer du bist, deinem Inhalt gemäß, um dich so zu zeigen, wie du in deinem Kerninhalt bist.
Um jetzt deine Meisterschaft anzunehmen und dich nicht als untergetauchtes Opfer

anzusehen, um das Ruder des Lebens in die Hand zu nehmen und dich als wertvoller Mensch, der keine Angst vor dem Leben hat, zu manifestieren.

Um deine Kräfte zu steuern und dir zu beweisen, dass du wertvoll bist, dass du nichts und niemanden über dich zu stellen brauchst, dass keine einzige Kraft dich zu vernichten vermag, solange du nur ehrlich von deinem Kern-Inhalt aus lebst, wenn du nur an dich glaubst und nicht länger nach der Überzeugung lebst, dass „Es" (das Böse) dich einfach so überfallen könnte.

Also lebe ehrlich, kraftvoll, spontan und natürlich, von innen heraus! Verhalte dich dir selbst gegenüber nicht kühl-kalt-distanziert, sondern fühle dich warm mit deinem Herzen, deinem Inhalt-als-Mensch verbunden.
Verharre nicht kritisch bei den Oberflächlichkeiten, den Äußerlichkeiten des Lebens und der Menschheit, deiner selbst, bei Details, auf Distanz zu deinem großartigen Inhalt. Fühle dich nicht wie eine hohle Vase, als Dekoration, sondern entdecke dich jetzt vielmehr als vollwertiger BEWUSST LEBENDER Mensch.

Hier ist Vertiefung gefragt: ganz tief in dich selbst. Ein Loslassen des oberflächlich bewertenden, beobachtenden Blickes, um jetzt IN dich HINEIN zu gehen, in deinen Körper nach Hause zu kommen.
Tiefe Werte und Talente möchten sich manifestieren, entwickeln. Also schneide dich nicht länger von deinem Inhalt ab, verharre nicht an der Außenseite der Dinge, und lebe ganz tief aus deinem Innersten heraus, sei warm zu dir.
Begrüße dich wie auch die anderen in der ESSENZ deines / ihres SEINS! Der Körper ist kein „Giebel", sondern ist Teil des strahlenden Einheitsverbundes mit dem Inhalt deines Seins: Es gibt nichts, was die zwei trennen könnte.
Also breche mit der Welt des Scheins und der Oberflächlichkeiten (in Struktur, Form, Ratio, Spiegel usw. ...), und komme ins wahrhaftige Haus des Lebens: Dort steht *echte* Schönheit Hand in Hand mit Güte. Hier lebst du als Mensch aus *einem* Guss: immun gegen das Böse, vertieft, autonom, weil du an deinen wahrhaftigen, urstarken Kerninhalt angeschlossen bist. Du bist dir jetzt deines GANZEN-MENSCH-Seins bewusst; du denkst nicht weiter über den kleinen Fleck auf deiner Bluse oder über die Hautunreinheit nach.

Der Reichtum deiner Talente strömt frei heraus; du bist ehrlich und schön du selbst in deiner höchsteinzigartigen Körperform, niemand anderem gleichend (groß oder klein, dick oder dünn usw. ...).
Du lebst weder „so wie es sich gehört" (nach eigenen Überzeugungen oder denen der Familie, des Gruppen-Geistes...), du brauchst keine „Bestätigung" von außen, noch lebst du nach „Urteilen", sondern aus deinem Lebensherzen heraus, „nach Wahrheit".
Du bist „du": Meister über dich, schön in deiner Ehrlichkeit, tief an deinen inneren Quellenkern angeschlossen.
Aus aufrichtigem Stolz auf deinen menschlichen Wert trittst du jetzt zum Vorschein und verjagst mit Leichtigkeit fremde Eindringlinge. Aus deinem Herzen, aus deiner starken Inhaltsfülle heraus lebend!

Kernlösung

Bei Epidemien ist Bewusstwerdung des Individuums gefragt. Die Entdeckung der Kraft und der Möglichkeit in jedem Menschen, sein Leben *selbst* zu erschaffen.

Autonomie; dir selbst ganz nah kommen; über die Gruppe hinauswachsen; sehr konzentriert mit deinem Bewusstsein in deinem Körper.

Weltlösungen müssen auf sehr breiter Ebene im Licht der menschlichen Bewusstwerdung betrachtet werden. Traurige Umstände sind die Folge der unbewussten, negativen Überzeugungen eines Menschen. Hieraus emporsteigen, zu einer klaren Einsicht kommen und die göttliche Schöpfungskraft in jedem Menschen anerkennen. Natürliche Immunität.

TYPHUS: FLECKTYPHUS

Rickettsia-Infektionskrankheiten, die in den Tropen, Subtropen oder Nordamerika unter schlechten hygienischen Bedingungen auftreten und mit Fieber, Kopfschmerzen, extremer Müdigkeit, Husten, heftigen Muskelschmerzen, Erbrechen und typischem Hautausschlag verlaufen; möglich sind auch Delirium, Koma und mitunter sogar ein tödlicher Verlauf

Epidemisches Fleckfieber

klassisches Fleckfieber: durch Kleiderläuse übertragen, mit Rickettsia prowazekii infiziert

Kernursache

Du nimmst viel in dich auf; wie eine Eule, die in ihrer Weisheit Ohren und Augen weit öffnet und einmal alles überdenkt. Sie äußert sich nicht gleich mit einer spontanen Reaktion, sondern denkt darüber nach..., das verhindert, dass eine impulsive, spontane Strömung in Gang kommt.

Du hältst zu viel bei dir, zu viel zurück. Es durchdringt im Grunde deine Fasern, deine Eingeweide, deine Organe; du öffnest dich zu stark, bist dir zu wenig deiner höchsteigenen Grenzen bewusst beziehungsweise respektierst sie zu wenig; so hast du eine zu geringe Abwehr und Immunität gegen das, was in dich eindringt. Möglicherweise überdenkst du *viel* zu lange, lässt du alles zu stark in deinen Körper „einziehen" (hineinziehen). Du absorbierst sehr viel von anderen. Du möchtest alles und jeden umfassen: Du meinst, es schon alles bewältigen zu können. Du kannst schwer „nein" sagen, deine Grenzen setzen. Lässt du alles zu / herein? Möglicherweise mit den besten Absichten, aber so lässt du dich auffressen. Du weißt tief in dir, dass es gut für dich wäre, dich wie ein freier Vogel für den Himmel zu entscheiden, um dich einmal allem und jedem, Strukturen und Verpflichtungen zu entziehen...; dich bestimmten Menschen oder Gruppen gegenüber nicht länger in leitender Funktion zu verhalten, beziehungsweise sich für sie verantwortlich zu fühlen. Ein Bedürfnis nach Ruhe, Loslassen, nach einem Ventil, nach Entspannung, nach einer Flucht, die einen von einer zu großen Last wegführt.

Rote Energien suchen ihren Weg! Möglicherweise würdest du gerne deiner Intuition, deinen Instinkten folgen, aber du hältst dich selbst „gefangen". Du hältst dich auf der Stelle, du *musst* von dir. Unterdessen gibt es etwas in dir, das ruft: „Ich will weg!". Aber du denkst zu viel, du verharrst zu lange bei bestimmten Dingen, anstatt das Ruder dort, wo es deinem Gefühl nach notwendig ist, manchmal spontan völlig herumzureißen. Aber alle möglichen Schein-Argumente halten dich zurück.

Kernlösung

Selektiere und trenne![8] Nimm nicht alles einfach so in dich auf; passe gut auf, was wohl und was nicht zu dir herein darf, und entlaste dich. Trenne die Spreu vom Weizen, und verschiebe bestimmte Aufgaben auf später, traue dich, „nein" zu sagen zu Dingen, Menschen, wo du sofort spürst „nein, das geht nicht". Nicht zu flexibel mitgehen, nicht zu viel durchgehen lassen: in erster Linie an dein eigenes Wohl denken, erst *dann* kannst du anderen Gutes tun.

Bestimme deine Richtung *selbst;* treffe selbst eine Wahl, und *lasse* dich weder von externen Faktoren, noch von zögerlichen Gedanken leiten oder ablenken. Du darfst / musst weitergehen; du darfst dich nicht zurückhalten (lassen). Wähle eine Richtung..., und gehe vorwärts! Auf aktive und entschlusskräftige Art und Weise; du lässt dir keine Steine in den Weg legen, du lässt dich nicht manipulieren oder bearbeiten. Du weichst nicht mehr von deinem Weg, vom Hauptweg ab! Du nimmst dir vor, stets deiner Intuition, deinem inneren Gefühl zu folgen, ohne allzu viel abzuwägen oder dich aus rationalen Erwägungen zurückhalten zu lassen. Richte dein Rückgrat auf, baue dein Leben tüchtig im Jetzt auf, stark auf deiner eigenen Basis, und gehe geradeaus weiter, zögere nicht, bleibe nicht in der Vergangenheit stecken. Geradeheraus, aufrecht, geradeaus weiter! Selbstbewusst, stark-dynamisch, Autonom, fortschreitend.

---

[8] Vergleichbar mit der Symbolik der Muschel; lies hierzu in *Das Füllhorn - Psychologische Symbolsprache der Nahrungsmittel* nach.

Japanisches Fleckfieber

Tsutsugamushi-Fieber: durch Milben übertragen, mit Rickettsia (Orientia) tsutsugamushi infiziert

Kernursache

Du häufst viel in dir an, du hast viel gesammelt, und jetzt stößt es dir sauer auf. Du fühlst dich wie eine zu schwer beladene Schubkarre, aber du staust es an und behältst es in deinem Inneren. Möglicherweise hast du Genuss in der Begierde gesucht und reiner Genusssucht gefrönt (z.B. in Sexualität), wobei du dein Mensch-Sein hast zu kurz kommen lassen, möglicherweise hast du nicht in wirklich bewusstem Zustand gelebt, du hast in einer Art von Rausch oder Betäubungssphäre verharrt. Dann saugst du dich an Dingen oder Menschen außerhalb von dir voll, aber du drehst dich dabei im Kreis, kommst mit deinem Sein nicht *echt* nach draußen. Du hältst dich innerhalb eines alten Kreises verschlossen. Die Papillen hinter deiner Zunge würden förmlich anschwellen und saugen, alles aus deiner Umgebung herausholen. Es ist an der Zeit, dass du die Freude über dich selbst aus deinem Herzen heraus empfindest! Du versuchst, alles, alles und jeden zu „umfassen", wie eine gluckende Henne, die ihre Küken umschließt und umfasst, aber du kommst damit nicht weiter. Du rollst dich sozusagen auf, du hältst deine Energien in dir, anstatt dich zu ent-rollen, zu ent-falten.

Möglicherweise suchst du unter einem großen Dach eines Systems, einer Einrichtung, einer Person oder von was auch immer nach Schutz: So fühlst du dich sicher. Aber hiermit hältst du dich selbst „gefangen". Du hast ein Bedürfnis nach Luft und Raum für dich selbst! Du verrätst dich, du ziehst dich nach hinten, noch ein Schritt und du würdest heimlich durch die Hintertür verschwinden, so dass niemand es bemerkt; vor der Verantwortung für dein Leben weglaufen. Aber du kannst nicht weg! Das Leben wird dich zurückstoßen! Du lebst auf einem noch zu tierisch-instinktiven Niveau, mit Genussfüllungen, weil du deinen ICH-Wert und deine ICH-Fülle nicht anerkennst.

Kernlösung

Hebe dich auf ein höheres Niveau, und erkenne dein inneres Königreich an. Trage deinen Körper auf würdige Art und Weise: Er ist die Manifestierung ICH-der-Mensch! Kröne dich mit der Krone von Liebe und Selbst-Respekt, und erniedrige dich niemals zu einem Tier auf unbewusst lebendem Niveau. Gleite nicht in Nebel, Rausch- und Alpha-Zustände ab: Trete ins wirkliche Leben ein, und verwirkliche dich selbst. Wage es, mit deiner Faust vorzustoßen, das Urmuttervlies zu durchbrechen, und zeige dein Wahres Angesicht! Schaffe den Durchbruch! Lasse Kräfte sich nach außen hin manifestieren, und spüre, wie diese Urkräfte in deinem Wesen fordern, dass du mit voller Fahrt in deinem Leben weitergehst. Lasse keine Energie ungenutzt, breche aus diesem Kreis aus, und gehe mit *einem* schnellen Zug geradeaus nach vorne, wie ein urstarker, schneller Unterseetaucher. Halte diese Energien nicht zurück, sondern setze sie ein, und gehe ohne Umwege auf deinem Weg weiter. Kräfte wollen explodieren: Lasse das Feuerwerk entfachen, und halte dich nicht länger in einem zu erstickenden Feld eingeschlossen. Hänge das Instinkttier an den Nagel, und glaube nun an dein prachtvolles Menschsein. Lebe von deinem höchsten Inhalt ausgehend, aus deinem Herzen heraus, und begreife deine Entwicklung; gehe die Schritte, die du in deiner Entwicklung gehen musst, voller Freude. Selbst-Entdeckung und Selbst-Erforschung an Hand dessen, was du jetzt zum Ausdruck bringst, wie du dich manifestierst und in deinem Leben wahr machst. „Existieren" im wahrsten Sinne des Wortes, nicht vegetieren oder lamentieren. Gehe vorwärts!

Murines Fleckfieber

Rattenfleckfieber: mildere Form von Flecktyphus durch Flöhe übertragen, mit Rickettsia typhi infiziert

Kernursache und Kernlösung

Du misstraust den anderen, weil du dir selbst misstraust; du weist andere – wenn auch unbewusst – von dir, weil du dich selbst abweist. Hältst du dich für ein

„Nichts", findest du dich nur hässlich, stößt du dich ab, holst du dich nicht warmherzig zu dir herein? Du bist gegen gewisse Dinge in dir allergisch, in erster Linie gegen deine Natur, deine höchst einzigartige Körperform, deine Eigenheit, die sich in der Materie manifestiert hat.
Eine Art von Selbst-Zerstörung und Hass kann wachsen, unterschwellig, solange du dich nicht *wirklich* liebst, solange du „Forderungen", *Bedingungen* an das Leben stellst (dass du so oder so aussehen möchtest, dass du gerne dieses oder jenes wärest / hättest…).

Hier ist eine bedingungslose Liebe gefragt: eine absolute Selbst-Liebe. Erwarte nicht von den anderen, mache ihnen keine Vorwürfe, fühle dich vom Leben, von den anderen nicht benachteiligt oder verurteilt: Du holst jede Situation – in Folge deiner eingebauten Einstellungen zu dir und zum Leben – selbst zu dir; du bist es, der / die in erster Linie dich selbst kalt abstößt, zuweilen sogar verabscheut. Dann brauchst du dich nicht darüber zu wundern, wenn du anderen Menschen auf deinem Weg begegnest, die dir das Gefühl geben, dass du nicht „dazu" gehörst.

Du misst äußeren Normen und Regeln Bedeutung bei; du betrachtest die Welt kritisch nach deinem eingebauten Normensystem. Zeit für Transformation: Um die Welt durch die Augen deines Herzens, der Liebe zu sehen, um dich bedingungslos in Liebe anzuerkennen. Durchbreche die Selbst-Abwertung, diese Selbstzerstörung; fühle dich nicht länger als Opfer, ungeliebt, sondern erkenne dein „Sein" als ICH vollkommen an, und zögere nicht länger, dich gleichermaßen mit aller Kraft, Pracht und Schlichtheit leben zu lassen, einzigartig und liebevoll.

Schreite vorwärts! Bremse keine Energien ab, sondern helfe dir, ein paar Stufen höher zu kommen: Betrachte dich mit Liebe, und umarme dich *sehr* warmherzig. Wende dich der ESSENZ des Lebens zu, der Essenz deines „Seins", und strahle von dort aus deine reine, einzig wahre Schönheit aus: wie DU bist, keinem anderen Menschen gleichend. Degradiere den Menschen nicht zu einem Herdentier, sondern sei dir darüber im Klaren, dass jeder Mensch zuerst und vor allem sich selbst in seiner EINZIGARTIG-keit anerkennen muss, um in Liebe und aus Dankbarkeit für sein „Sein" das Leben erleben zu können. Auf diese Weise kann auch eine aufrichtige, warme Beziehung zu anderen wachsen.

Höre mit jeder Form von Selbstzweifel, Vorwürfen, Zurückgestellt-Sein und (Selbst-)Kritik auf, ziehe deinen *Zeigefinger zurück, und entdecke den Reichtum deines Wesens. Empfinde deine Körperform als dein höchst-eigen Sein, authentisch, wunderbar. Wirf alle Normen über Bord, und lebe „nach Wahrheit". Nicht wütend auf dich selbst, nicht unzufrieden über das Leben…, denn infolgedessen wirst du eine Situation schaffen, in der du über dieses oder jenes unzufrieden bist…
Kappe mit dieser Basis-Unzufriedenheit in dir, und komme auf diese höhere Vibration der „Dankbarkeit" für dein ICH. Von dieser Ebene aus wirst du zu einem glücklichen, zufriedenen Menschen!

Du schreibst es nicht mehr den anderen, den Umständen zu, dass es dir jetzt nicht gut geht: Du suchst die Ursache nun in dir selbst, und du brichst mit diesem Basis-Leiden – der Unzufriedenheit über dich –, um zu höchster Selbstliebe und zu einer konstruktiven Herangehensweise an dein Leben zu kommen! Es entsteht jetzt eine Kommunikation mit dir selbst, Energien strömen nun auf wohltuende Weise nach außen; du selbst auf bedingungslos liebevolle Weise in deinen höchst-einzigartigen Körper aufgenommen; es gibt keinen Abstand mehr zwischen dir und dir selbst / deinem Körper. Infolgedessen erreichst du Genesung, stimulierst du warme Kontakte zu anderen. Du allein kannst dich glücklich machen oder unglücklich-unzufrieden…: Krankheit und Lebensumstände sind lediglich eine Folge dieser Basis-Einstellung zum Leben!

U, V

ÜBELKEIT

Kernursache

Das Verwerfen einer Erfahrung oder neuer Einsichten. Ein kritisches Abweisen, zuweilen ein stolzer Widerstand, jedoch mit inneren Ängsten einhergehend.

Ein Widerstand gegen das, was in der Außenwelt den Teil in dir widerspiegelt, den du nicht sehen möchtest: eine kritische Allergie gegen einen dennoch *echten* Teil von dir.

Dir wird von einer unechten Rolle, die du spielst, übel: Du gibst dich, wenn auch unbewusst, stolz und stark..., aber du steckst den Kopf in den Sand! Was liegt unter diesem Schutzschild verborgen? Wovon setzt du dich in der Außenwelt ab, oder welchen Anteil in dir verdrängst du?

Du *bist* nicht vollkommen du selbst - aus Angst? Du setzt dich vom Neuen ab, das du nur schwer in dich integrieren kannst, weil du diesen Anteil in dir innerlich nicht akzeptierst. Zum Beispiel Widerstand gegen den Fötus in deinem Bauch, weil du dich von dem Kind in dir absetzt, weil dir von deiner Anhänglichkeit oder deiner Ohnmacht übel wird.

Du klammerst dich am stocksteifen, leblosen Teil von dir fest, nicht an deinem lebenden Ich; du klammerst dich an das, was in der Vergangenheit liegt, vielleicht an die Normen oder Gewohnheiten deines Vaters, und du weigerst dich, dich zu entwickeln?
Du weigerst dich, wahrhaftig aus deinem eigenen tiefsten Kern heraus zu existieren!

Ein Widerstand gegen eine neue Richtung, die dich näher zu dir selbst bringen soll. Hast du solche Angst? Emotionale Überbelastung: Du hast nun keinen Zugriff mehr auf dich, bist deinen Gefühlen ausgeliefert. Zu wenig Selbstvertrauen, wodurch andere dich emotional beeinflussen können.

Kernlösung

Akzeptiere das Leben so, wie es sich dir JETZT bietet, und stehe feste mit beiden Füßen auf der Erde.

Lasse diese überschüssigen Gefühle los: Gewinne mit deinen Gedanken einen klaren Überblick, und bekomme dich in den Griff. Lasse deine Gefühle frei strömen; komme ehrlich zu dir selbst. Wenn du mit dir in Harmonie lebst, wirst du dich weniger von der Außenwelt beeinflussen lassen.

Wenn du keinen Anteil in dir abweist und nicht nach veralterten Werten aus der Vergangenheit lebst, sondern selbstbewusst deiner wahren Natur treu bist, dann bist du auf gesunde Weise für alle neuen Eindrücke offen, ohne dass dies einen emotionalen Widerstand oder eine Übelkeit verursachen könnte. Das, was dich am meisten ärgert, ist die Tatsache, dass du dich unzureichend als starke, wertvolle, autonome Person ansiehst.

Werde *du selbst!* Wenn du dein Leben auf deinen tiefsten, lebenden Kern baust, weder auf ein äußerliches Image, noch auf eine Autorität außerhalb von dir, dann wirst du das Leben als sicher und ohne Ängste erleben. Öffne dich für diese Transformation! Weise die wahre Freude und das sinnliche, körperliche Genießen in deinem Leben nicht ab. Sei offen für jeden authentischen Anteil deiner selbst.

UNTERERNÄHRUNG

Kwashiorkor

Eiweißmangelernährung,
u.a. Ödem, geschwollener Bauch, Haarverfärbung

Kernursache

Leicht strukturell-hölzern, aber mit deinem Schwanz wedelnd, als wärst du ein lieb-tuender Hund, der – in emotionaler Abhängigkeit von anderen – froh über das ist, was er sieht, oder was man ihm für seine Treue und sein Lieb-Sein gibt oder zuruft. Die emotionale Abhängigkeit tut dir natürlich nicht gut: Eine Aufforderung nach Selbst-Liebe und Autonomie, dein Glück nicht vom Verhalten eines anderen dir gegenüber abhängig zu machen. Keine Aufmerksamkeit zu *„fordern“*, sondern als Mensch aufzuwachsen und dir (und anderen) Liebe zu *geben…*, das ist eine wichtige Lehre! Dann möchtest du wiederum in den Geist flüchten, deine Augen auf das Schöne außerhalb von dir richten, sogar darin aufgehen, wie der Künstler, der sein Gemälde inmitten der Natur malt; unterdessen verliert er sich zu stark in den Dingen, die er sieht. In den Dingen außerhalb von sich aufgehend, sich leicht im Geistesrausch verlierend. Dann wiederum zurück auf die brave, unterschwellige, instinktive Hundeebene: Ach ja, du landest wieder auf der Erde, bist aus dem „Traum“ zurückgekehrt.

Du vergisst deine menschliche Größe, dann wiederum fluchtest du In den Traum oder in den Geist. Du scheinst zwischen tief und hoch keinen goldenen Mittelweg zu finden. Du vergisst dein ECHTES Selbst! Du forderst Aufmerksamkeit und Lieb-Sein in der Welt und stehst dabei entweder flüchtend-sublimierend oder tierisch-instinktiv im Leben.

Für gewisse Menschen gilt auch: Deine beißende Ironie zuweilen, dein Sarkasmus ist nur eine Maske, hinter der du dich verstecken kannst, sie ist im Grunde genommen eine bittere Wiedergabe deiner Selbst-Verleugnung…, ein Spiegel dessen, dass du dich nicht findest. Du fühlst Trauer und Ohnmacht tief in deinem Herzen und möchtest es ungeschehen machen, aber es fällt dir schwer, weil du dann dazu verpflichtet wärest, DICH als MENSCH gerne zu haben, nach Inhalt und Körper, so, wie du bist.

Es hat den Anschein, ALS WÜRDEST DU IN EINEM BOGEN UM DEIN ECHTES ICH HERUMLAUFEN.

Kernlösung

Entfliehe dir nicht länger! Stehe jetzt im Zentrum deiner Existenz. Erkenne dich in voller Liebe, und schenke dir, was du brauchst. Erwarte nichts von den anderen, komme in deinen eigenen Mittelpunkt, in deinen herrlich-irdischen Körper, und umsorge dich warm; wenn du dir die Aufmerksamkeit schenkst, die du brauchst und dich nicht länger in den Dingen um dich herum verlierst, wirst du wie selbstverständlich liebevolle Kontakte mit den anderen Menschen erleben können. Aber *zuerst*… solltest du in dein großmenschliches, körperliches Sein nach Hause kommen: Du als ICH in Deinem Zentrum. Sorge gut für dich, erwarte nichts von anderen, sondern *alles* von dir. Autonomie, Selbst-Liebe, Erdung, Präsenz in der Materie deines Körpers.

Marasmus

Eiweiß- und Energiemangelernährung, u.a. extreme Abmagerung, Austrocknung, Durchfall

Kernursache und Kernlösung

Du fühlst dich förmlich in dir eingesperrt; du würdest gerne nach außen durchbrechen, um nach Luft zu schnappen, aber du bleibst in dir wie unter einer Wolke von Emotionen hängen, die deine Speiseröhre, deine Lungen, deinen Rachen und Mund zu ersticken scheinen. Und du willst hieraus: Du lehnst dich – wenn auch unbewusst – dagegen auf(!), du willst dich nach oben holen; du möchtest dich aus einer vernichtenden Situation befreien.

Ein Bedürfnis danach, dich EHRLICH durchbrechen und durchströmen zu lassen; du hast deinen wahren Inhalt schon zu lange unterdrückt gehalten, wie unter einer Menge von Energien und Emotionen verschüttet. Du möchtest alles von oben aus sehen, überblicken, und du würdest alles dafür tun, nach „oben" zu klettern, um dich über deine Emotionen zu stellen und dann klare und deutliche Strukturlinien auszubauen.

„Nein, ich will das nicht mehr!" wütet es rebellisch und zornig in deinem Innersten; du könntest in Tränen ausbrechen, sozusagen wild um dich treten und boxen. Du hast die Nase gestrichen voll. Das Erbrochene kommt dir förmlich bis in den Mund hoch. Sei dir darüber im Klaren, dass es sich hierbei in erster Linie um ein Erbrechen über dich selbst handelt..., dass dein innerer Selbstkern ein *echtes* Geboren Werden fordert, mit deinem ICH ehrlich nach außen zu treten und – aus Dankbarkeit für dein Sein – *wirkliche* Entwicklung zuzugestehen.[1]

Eine Energie-MASSE fordert eine kreative, aufbauende Herangehensweise, eine NUTZUNG im positiven Sinne. Eine Energiezufuhr, die ein Erleben deiner Gefühle (er)fordert..., mit Aktion, Freude, im aufbauenden Sinne! Es hat keinen Sinn, deine Energien noch länger orientierungslos umherirren zu lassen und dich unter dieser Masse von Energie- oder Schleimproduktion erstickt zu fühlen...: Es zeigt, dass du ein gewaltiges, schöpferisches Potential hast, eine Gefühlsströmung, eine energetische Kraft..., die einen ausgewogenen, übersichtlichen Ausbau DEINES SELBST erfordert:

Hierfür ist eine KANALISIERUNG deiner Energien notwendig! Eine absolute EHRLICHKEIT deinem *echten* Selbst und dem Leben gegenüber.
Verteile dein Leben ausgewogen; lies hierzu die Symbolik der Erbse nach.[2] Lasse alles im Gleichgewicht durch dich hindurchströmen, lasse diesen tiefsten Inhalt, diese reinsten, puren Gefühle ehrlich nach außen strömen!
Zeige, wer du im Kern bist, und halte dich nicht länger verborgen, denn dann wirst du förmlich unter deiner eigenen Energie begraben werden, ja unter der Energie, die durchbrechen möchte: ins Leben!

Drücke dich kraftvoll und ehrlich durch! Verteile in dir und auch außerhalb von dir die „Aufgaben", die erledigt werden müssen. Du kannst nicht alles auf *einmal* machen, du kannst nicht 100 Sachen gleichzeitig erledigen (davon würdest du schier verrückt werden und schließlich gar nichts mehr machen). Gehe jetzt Schritt für Schritt... Gehe davon aus, dass DU Struktur in dein Leben bringen kannst, dass du Meister deiner Energie-Zufuhr, der Verarbeitung und ihrer Nutzung bist.

Komme zu der Erkenntnis, dass du dich in dir sehr sicher und stark fühlen darfst, und dass du der Baumeister der Brücken und Kanäle in deiner Wesensstruktur bist, dass du selbst bestimmen darfst, wann die Schleusen auf- oder zugedreht werden. DU kannst in LIEBE bestimmen, wie du dein Leben organisieren wirst!
Also schaffe als Meister über deine Existenz den Durchbruch: Lebe!! Einmal wie ein klarer See, dann wiederum wie ein schäumendes Meer..., vertraue diesen Lebenskräften in dir, und stehe an der Spitze deines Lebens. Lasse zu, dass Lebenskräfte und Gefühlsströmungen in dir rauschen, und bemächtige dich ihrer. Gestehe dir zu, zu leben und in Liebe zu dir und in aller Ehrlichkeit dir selbst und deiner Umwelt gegenüber zu genießen. Äußere dich, und manifestiere dich VON INNEN HERAUS.

Ängste weichen, wenn du in höchster Selbst-Liebe und voller Vertrauen weißt, dass allein du dich führen kannst, dass Emotionen und Lebenskräfte dazu da sind, gelenkt zu werden; lebe nicht nach der Überzeugung, dass es dich alles überwältigen wird. In aller Ehrlichkeit mit dir selbst wirst du – zügig weitergehend – zu dem Bewusstsein gelangen, dass alles, was

---

[1] Siehe Rubrik *Erbrechen, Brechreiz, *Anorexia.
[2] Lies über die symbolische Bedeutung der Erbse in *Das Füllhorn - Psychologische Symbolsprache der Nahrungsmittel* nach.

dein Leben betrifft, in deinen Händen liegt. Du stellst dich jetzt an die Spitze deiner Existenz und führst deine Emotionen und inneren Kräftefelder mit vertrauensvoller Hand. Verantwortung für dein Leben: Du fasst den Entschluss, etwas Schönes daraus zu machen!

VERKLEBUNGEN, VERWACHSUNGEN

können im Bauchraum entstehen (um die Gedärme, Eileiter usw. herum), u.a. nach Operationen oder durch chronische Entzündungen von z.B. Blinddarm, Gallenblase, Eileitern usw.

Kernursache

Du fühlst, dass du festhängst, und versuchst dich loszureißen. Du fixierst dich auf *einen* Punkt, du kneifst gleichsam mit der Zange danach, aber dabei tust du dir nur selbst weh.

Mit einer Art Stolz, die nicht auf deine echten Werte, sondern auf eine Art des äußerlichen Manifestierens aufgebaut ist, ziehst du deine Kopfbedeckung straff um deinen Kopf. Dein Image bittet nun darum, aufgehoben zu werden. Aber du hältst dich zu stolz-stur daran fest, *'wie du wohl auf die Außenwelt wirkst'*; derweil schneidest du dir den Weg zu deinem wertvollen innerlichen Kern-Inhalt ab.

Da ist eine Weigerung, dies zu ändern; du beugst dich nicht, du folgst nicht flexibel der Lebensströmung. Du nährst bewusst oder unbewusst die Arroganz des Äußerlichen, distanziert, von oben herab. In einer geringschätzenden Haltung klammerst du dich an deinem 'Auftreten' fest.

Du tust so, als ob du nicht 'kannst', als ob es dir unmöglich wäre, ... aber tatsächlich handelt es sich darum, dass du nicht tiefer gehen willst, eine Weigerung, der echten Wahrheit über dich selbst, über deinen Inhalt ins Auge zu sehen.
Als ob du zu lange an etwas oder jemandem festgehalten hast; nun klebt der Leim an deinen Händen und fühlst du dich als Mensch machtlos, versuchst möglicherweise verzweifelt, dich dessen zu entledigen.
Erkenne zuallererst, dass du Herr und Meister über dein Dasein bist, dass nur das an dir klebt, was du selbst festhältst. Was hast du bereits so lange festgehalten, worin hast du dich schon lange gefesselt? Durchaus am Äußerlichen, ob du auch ordentlich oder schön oder anbetungswürdig auf andere wirkst; ob die Schleife in deinem Haar noch ordentlich sitzt? Streichst du dein Kleid glatt, oder schaust du noch einmal in den Spiegel? Fühlst du dich in Hochform, äußerlich, oder gibt es an deinem perfektionistischen Bild noch etwas zu verbessern?
Auf diese Weise klebst du weiterhin an der Welt der Außenseite fest, an der Oberfläche deines Ichs; so tun, als ob die innerliche Welt mit ihren echten Werten nicht existiert.
All das ignorieren oder wegdrücken, was wirklich tief in dir verborgen liegt. Du willst nichts damit zu tun haben. Je stärker der Pfau sich auf die Enden seiner Federn richtet, desto weiter entfernt er sich von seinem Herzensinhalt, seinem Gefühl.

Kernlösung

Lasse deine Energien, deine Talente, in aller Freiheit und Geschmeidigkeit strömen. Wie die fließenden, sich wellenden Linien von Rubens' Pinselstrich.

Ein Mitgehen mit dir selbst, ganz nah bei deinem Gefühl. Stolz ist gut und gesund, wenn er auf echte innere Werte und Talente gegründet ist.

Keine 'hohle' Zurschaustellung mit einer Feder auf deinem Hut, sondern ein Äußeres / Verhalten, das an deine echte 'Seinseigenheit' anschließt, an deinen echtmenschlichen Wert. Dein Inneres, deine Talente und Gefühle, deine intuitiven Strömungen dürfen nun geschmeidig und behände durch deinen und entlang deines Körpers strömen, nach außen strömend, produzierend, kreierend, während du dich selbst erlebst.
Du blockierst nicht länger deinen Inhalt mit einem 'Schirm'. Du wirst nun der Mensch,

der du eigentlich bist, aus *einem* Guss; du lässt dich selbst in Üppigkeit erblühen; du genießt es, dich selbst und deine Energie-Strömungen fließen zu lassen. Du erlaubst dich selbst. Du fährst mit dir mit; da ist keine Selbsthemmung, keine harte Trennung zwischen deiner äußeren Erscheinungsform und deiner innerlichen Welt. Du hebst den Widerstand, den falschen Stolz-und-die-Sturheit in dir auf.

Fühle eine sehr starke und warme Verbundenheit mit deinem Körper, deiner Körperwärme, deinem Bauch, deinem Darm, jeder Zelle, jedem Organ deines Körpers: kehre dich ganz nah nach innen und liebkose dein eigenes ICH, als Mensch in einem Körper geboren. Erkenne in vollem Umfang den Wert des ‚Körperlichen', empfinde keine Geringachtung des Geistes gegenüber der Materie, sondern eine Verschmelzung, ein liebevolles Einheitsgefühl. Kehre dich ganz nah zu deinem Inhalt und erlaube keinerlei frostiges Auf-Distanz-gehen mehr. Vollkommen mit dir selbst ‚verbunden', deinem Körper, deinem Inhalt, deinem tiefsten Gefühl. Es ist keine Rede mehr von einer Weigerung, dich selbst warm in deinem körperlichen Sein willkommen zu heißen. *Du hältst dich nicht länger außerhalb der irdischen Sphären auf,* im Gegenteil: da ist warme Gemütlichkeit, ein Kaminfeuer, die Herrlichkeit deines authentischen Selbst, deiner weichen Körperlichkeit in Liebe zu erleben. Du bist für dich selbst zu einem warmen Partner geworden, und folglich magst du auch ehrlich-warme, geschmeidige Kontakte mit den / dem andere(n), ohne dabei noch *eine ‚Haltung'* einzunehmen in kühler Distanz zu deinem *echten* Ich. Dies ist eine Begegnung mit anderen Menschen aus deinem Inhalt heraus, aus deinem Herzenskern heraus. Jeder Kampf oder Krieg liegt begraben unter dem Gefühl des Friedens im Jetzt. In diesem behaglichen körperlichen Gefühl fühlst du dich heimisch. Du hast nicht länger das Bedürfnis, andere zu *greifen,* willst nicht länger an der Oberfläche nach außen hin *ein Bild* von dir hochhalten.

VOGELGRIPPE, GEFLÜGELPEST

bei Geflügel ... und beim Menschen

Kernursache und Kernlösung

Dies ist wie die Weckeruhr, die dich morgens wachklingelt, wie das Dreieck, das dich darauf hinweist, wie heilsam es ist, mit beiden Füßen anwesend und wirklich auf der Erde zu sein, in der Materie, in deinem Körper. Du rufst dir hier selbst zu: werde endlich *wach,* erkenne den Vater, die Mutter, das Kinderherz in dir selbst und genieße deine ‚Geburt' in aller Freiheit.

Prinzherrlich lässt du dich auf irdischem Boden nieder, du öffnest dich nun mit *Unbefangenheit* für all das, was kommen mag; erwartungsvoll und froh.
Du öffnest die Arme weit, spreizt deine Beine breit wie ein Seemann auf dem irdischen Feld und das tut dir gut. Du etablierst dich als Freies Ich in deinem Körper auf der Erde. Keine Sorgen lasten noch auf dir. Befreit und gesundbleibend. Dies ist zumindest, wozu das Leben dich in der Konfrontation mit dem Vogelpest-Virus auffordert.

Denn schließlich ist der Grund dafür, dass du ein solches Signal angezogen hast: warst du nur allzu oft am Denken, hattest *zugespitzte Gedanken* in *einem* bestimmten Punkt, dann willst du dich nun unbewusst daraus befreien.

Öffne dich ganz weit, lasse dich selbst *erblühen* aus voller Kraft wie das schönste Akkordeonregister, das sich öffnet. *Gib* dir selbst jetzt alle Möglichkeiten, öffne dich selbst in dieses *freie Raum-Fühlen.* Deine *Flügelarme, deine Schultern und Schulterblätter spreizen sich weit,* deine Arme links und rechts so weit, wie sie können, *dein Gesicht verklärt in die Fernen,* zu den Meeren, zum Himmel gerichtet.

Eine einzige unbegrenzte panoramische Fernsicht im Leben: du fühlst, wie du frei atmest, du fühlst dich glücklich *weil du deinen Raum nun sehr wohl einnimmst,* weil du nun alle Freiheit *ohne Einschränkungsgefühle erlebst …*

Die Geflügelpest oder Vogelgrippe hat nicht den Hauch einer Chance, dich krank zu machen, *wenn du dich selbst in glücklicher Freiheit himmelweit öffnest,* wenn du dich selbst weder in Gedanken noch länger festsetzt und *einklemmst*, noch mit *emotionalen Betrachtungen,* die das Leben ‚schwer' machen. Du tätest gut daran, das Leben *leichter* zu sehen, froher. Dieses gute Gefühl, dieses glückliche Gefühl, das sich so an *die Sphäre der Thymusdrüse*[3] anlehnt, sorgt dafür, dass *jede* Zelle deines Wesens sich glücklich fühlt und deine innerlichen Freudengefühle teilt. Die Kraft, die du aus diesem Glücksfühlen heraus erfährst, die Stärke deines ICHS, das urstarke Anwesendsein in *gelber Freude* auf der Erde, du als ‚du'. Dieses Lebensbewusstsein, dieses Daseinsbewusstsein, diese Freude, sein zu dürfen, wer du bist, ohne Selbstunterdrückung oder Stress, ohne Spannung oder hektisches Nachdenken.

Du öffnest deine Bewusstseinssphären; dein Gehirn öffnet sich breit und wächst in diesem Bewusstseinsfeld. Die linke und die rechte Gehirnhälfte gehen geschmeidig ineinander über. *Du übersteigst jeden niedriger denkenden oder grübelnden Teil in dir selbst;* du sperrst dich selbst nicht länger *‚ein'* in diesem oder jenem System, Job, philosophischem System: du befreist dich nun vollkommen. Freude kann hereinströmen in diesem Gefühl der absoluten innerlichen Freiheit, von Reinheit, lebenskräftig sein, spielerisch kindlich und zugleich urstark. Glaube an dich selbst, *öffne* dein Wesen, deinen Brustkorb, dein Herz, deinen goldenen Inhalt und gib dem Leben Liebe, gib dir selbst die liebevolle Chance, in Weite zu sein, ohne das geringste Gefühl von Druck, Einengung über Gedanken oder sorgenvolle Emotionen. Du stellst dich nun ein auf Freiheit, Freude, Wachstum, Offenheit …

Der Vogelgrippevirus kann nur einen negativen Effekt auf dich haben, wenn du in einem Zustand des Schwerdenkens lebst, *so dass dein Leben nicht wirklich gelebt wird, sondern gedacht und geplant.* Wenn dein lebendes Selbst eigentlich einer Lebensweise Einhalt gebietet, die es nicht mehr für angemessen hält, weil sie eigentlich zum Abgrund führt. Du bekommst, in Kontakt mit dem Virus, *eine Chance,* dein Leben zu ändern, dich im Leben *anders* zu verhalten, dich nun definitiv zu *‚befreien'*, dein Leben nötigenfalls vollkommen neu zu *organisieren.*

Botschaft der kranken Hühner an den Menschen

Von Legehennen in Batterien bis zu Masthähnchen in übervollen Zuchträumen

Tiefere psychologische Ursache, durch die das Virus beim Huhn (und Menschen) einen Nährboden findet und Geflügelpest verursachen kann

Der Kehldeckel[4] wird gleichsam geschlossen: nichts kann mehr hereinkommen, nichts darf mehr hinaus. Da ist eine Art *Unerbittlichkeit im ‚Abschließen' des eigenen Systems.* Als ob kein Wort, keine Emotion mehr geäußert werden dürfte und man sich weigert, auch nur irgendetwas hereinzulassen. *Zu, abgeschlossen, schließend.* Nichts wird noch nach außen gebracht, nichts wird noch erlaubt. Man *blockiert* sich selbst vollständig. Ein ‚Stopp' für die eigene dynamische Strömung von innen nach außen und umgekehrt.

Hierbei verweisen wir für den ‚Menschen' auch sehr nachdrücklich auf die Symbolik der Leber, der Milz, der Schilddrüse und

[3] Lies in diesem Buch über die psychologische Übereinstimmung der *Thymusdrüse.

[4] Lies in diesem Buch den Text über Erkrankungen des *Kehldeckels.

der ‚Kehle'.[5] Kurz zusammengefasst deuten diese Organe auf Folgendes hin: man schiebt sich selbst beiseite, in oft sich fixierenden, bösen Gedanken, eine Hemmung des hellen frohen Durchströmens von Lebensenergien, wodurch Frustration, ein Gefühl des Festsitzens[6] entsteht.

Auf scharfe frostige Weise richtet man sich noch nach dem Leben; es scheint, als ob die warme Beseelung und die Sinnvollheit fehlen. Die Nase *kalt* vorwärts gerichtet, so kommen Entscheidung und Entwicklung auf instinktive Weise zustande; das Herz erkaltet. Lies in diesem Zusammenhang einmal die Texte über *Erkältung und *Blasenentzündung.[7]

Auf harte mitleidslose Weise sagt man ‚Nein', ‚Stopp!'. Nichts darf oder kann noch nach innen gelangen. Es *reicht. Man presst die Lippen oder den Schnabel zusammen und weigert sich, noch etwas zu empfangen oder zu geben. Als ob das Wasser nicht mehr vor- noch rückwärts kann.* Die Schleusen sind geschlossen. Dies ist eine Weigerung, noch länger auf diese Weise weiterzugehen. Ein Verstummen in Stein wie bei einer Statue. *Erstarrt in einem System,* in dem die Liebe zur Natur von den harten Gesetzen der industriellen Zucht- und Produktions-Prozesse zermalmt wird.

Wie man die Immunität stärken und das Virus abwehren / abführen kann

Fühle, wie du selbst zum Leben erwachst; schüttle dieses alte Standbild, das du warst, so dass es zum Leben erwacht. Fühle die Arme und Beine, deine Füße, dein Kinn, deinen Hals und Kopf, deinen ganzen Körper. Schüttle diese Flügel ein Mal und komme zu 100 % in Tuchfühlung mit deinem Körper. Ein kräftiges Eintreten in deinen Körper, ganz irdisch. Die Symbolik des Kinns[8] ist hier sehr treffend: erdwärts gerichtet, froh breitbeinig mit den Füßen auf dem Boden. Dich kräftig fühlen und warmblütig, fühle, wie das Blut und das Lebenswasser durch deine Lebensadern strömt. Werde *eins* mit deinem Körper und nehme die Empfindung des ‚Erlebens' deines Leibes und deiner Glieder wahr. Die Freude darüber, dich selbst in der Materie deines Körpers erfahren zu können. Ein Freudenschrei kommt aus deinem Mund, oder ein Brummen oder was auch immer, aber du erreichst deine ‚Kehle', deine Expression, in der Äußerung deines ‚Seins'. Nicht länger über dir oder streng-kalt außerhalb deiner selbst, außerhalb deines Inhalts, des Lebens stehend, sondern entschlossen teilnehmend an der Dynamik deines Körpers.

Jede Starrheit verschwindet. Und auch wenn es sich in erster Linie noch um ein tierisch-instinktives Eintreten in den Körper handelt, eine Teilnahme am irdischen Dasein, an der Dynamik, ein Fühlen der Vollheit deiner Lippen, der Urkraft in deinem Unterbauch ... dies ist ein erster Schritt. Dies macht dem leblosen Stillstand, dem strengen Unbeweglichen von früher ein Ende.

Sinnlicher und Sinnengenuss, und vor allem das glückliche Wahrnehmen des eigenen fühlenden Körpers, der warmströmenden Lebensenergien; die Freude, du selbst sein zu können, dich *fühlen* zu können, dich äußern zu können, die Kraft in deinen Muskeln, die wohltuende Erfahrung in deinen Hautzellen, deine Oberlippe, die sich vor Freude über das Schöne kräuselt, das noch auf dich wartet, deine Schilddrüse arbeitet voller Freude, weil du dich selbst zum zentralen Baum in deinem Leben machst und die Kraft als eine Wohltat erfährst, die du in jeder Faser, in jedem Zweig deines lachenden Körpers wahrnimmst.

---

[5] Lies in diesem Buch die betreffenden Texte (siehe Index).

[6] Lies in Zusammenhang hiermit in diesem Buch über die Symbolik der *Luftwege, *Lungen.

[7] Lies die Texte über *Kehle, *Schluckapparat, *Erkältung, *Blase, …

[8] Lies über die allgemeine Symbolik des *Kinns.

Wirf deine Arme weit aus, erlebe das Leben aus deinem vollen Herzen, breite die Arme aus und wisse dich glücklich ... im JETZT. Keine besorgniserregenden Gedanken, kein Ausstoßen deiner selbst, keine Weigerung bezüglich des Sanften, des liebevollen Ja-Sagens zu deinem Dasein. Die Kraft und die Herrlichkeit, dich selbst zu *fühlen*, *eins* zu sein mit deinem Körper. Herrlich: die Lebensströmung hindurchzulassen und zu fühlen in liebevoller Verschmelzung, auf begeisterte Weise in dir selbst angekommen zu sein, das versteinerte frostige Bild deiner selbst in Stücke geschlagen. Milz, Halsdrüsen, Leber, Wasserwege ... erwachen in Gesundheit zum Leben.

Die Vogelpest greift die schwächste Stelle des Huhns an. Obgleich sein Sein und seine Aufgabe im Leben von noblem Format sind, wie du im Text über die Symbolik des Huhns lesen kannst,[9] ist es innerlich von kräftig-zäher Art, stabil auf weiter gerichtet. Muskeln spannen sich zäh auf, ein kräftiges Ein- und Herausziehen. Weichheit und Zärtlichkeit sind nicht gerade die stärkste Seite des Huhns. Es produziert und holt herein, empfängt und gibt auf präzise ausbalancierte Weise. Es ist kein Zufall, dass dann gerade eine Krankheit, die ein Symbol für Verhärtung und Versteinerung, Abkühlung ist, bei der Hühner-Rasse ausbricht ... und bei jenen Menschen, die ebenfalls gut daran täten, einzuhalten und darüber nachzudenken, was ‚Leben' und *‚Lebensbeseelung', ‚ein warmes Lebensgefühl im eigenen Körper'* eigentlich ist.

Das Huhn zieht, durch seinen ehrgeizigen und empfänglichen Charakter, unbewusst an, dass es unter harten Bedingungen leben muss: als Produktions-Maschine in einem kleinen Legebatterien-Käfig, um das eine Ei nach dem anderen zu produzieren; oder als Masthähnchen aufeinander gepackt in Ställen, ohne Zugang zu einer offenen Weide. Die Flügel können kaum gestreckt werden; Fleischproduktion und Geld, das ist das einzige, was zählt. Diese grausame Massen-Zucht gilt für die großen Produktions-Betriebe. Dass unter solchen unnatürlichen Bedingungen, die nur dem Geld dienen, solche Epidemien ausbrechen, ist eine logische Konsequenz. Wo ist die Natur geblieben?

Aber wie steht es dann mit den ‚braven' Menschen, Privatpersonen mit gesunden freilaufenden Hennen und Hähnen, die ebenfalls mit der Vogelpest konfrontiert werden?

Der Augenblick ist angebrochen, in dem auch sie gut daran täten, für sich selbst darüber nachzudenken, ob sie in ausreichender Körperbeseelung leben, ob sie nicht zu frostig und zu hart sich selbst zur Seite schieben, ob sie nun zulassen, dass brausende Lebensenergien und Gefühle durch ihren Körper strömen, ob die sinnlichen Freuden des Lebens tatsächlich aus dem Herzen heraus durchfühlt und erlebt werden, ob sie selbst es wirklich ausreichend wagen, ihre Flügel in Freude und Freiheit auszubreiten, oder ob sie sich selbst einschnüren und ‚Nein' zu sich selbst sagen. Ein jeder denke für sich selbst hierüber nach.

Als positive Botschaft an den Menschen weiß das Huhn u.a. zu sagen[10]: „Wisse dich stark und ganz nah konzentriert in deinem eigenen Körper." Die Muskeln und Gelenke dicht und kompakt zusammengeballt, stark wie ein Rothirsch, schön fliegend wie die Henne. Ziehe dich ganz nah zu dir selbst heran, FÜHLE jede Zelle deines Körpers, jede Faser, jeden noch so kleinen Muskel. Fühle, wie dein Körper eine Einheitskraft bildet, die in der Lage ist, zu wahrer Kraftprotzerei zu kom-

---

[9] Lies über die psychologische Veranlagung des Huhns in *Wenn die Tiere sprechen könnten …* (Dieses Buch ist bei Erscheinen des vorliegenden Werkes noch nicht in deutscher Übersetzung erhältlich): über die Ursymbolik der Tiere.

[10] Lies über die psychologische Veranlagung des Huhns in *Wenn die Tiere sprechen könnten …* (Dieses Buch ist bei Erscheinen des vorliegenden Werkes noch nicht in deutscher Übersetzung erhältlich): über die Ursymbolik der Tiere.

men, wenn es sein muss. Wie Schnelligkeit und Stärke Hand in Hand gehen, wenn du dich nur in deinem eigenen Körper konzentrierst. Nicht das geringste Bisschen außerhalb deiner selbst: völlig und total zusammengezogen oder gebündelt innerhalb der Konturen deines starken Körpers. Wisse, dass du konzentriert lebst und innerhalb der Linien DEINES KÖRPERS bist. Werde dir nötigenfalls dieser Tatsache stärker bewusst und setze deine Kräfte ein, wenn das Leben dich dazu auffordert: eine kompakte, zähe, starke Teilnahme an deinem eigenen körperlichen Sein; Geisteskräfte spannen sich in den Muskeln auf und lassen dich das Nötige praktisch ausführen.

Das Gegenteil von Schlappheit, Schwäche, Nicht-Glauben an die Stärke deines Körpers, das Gegenteil von Sich-gehen-Lassen und zu einem Nicht-tun oder Nicht-erkennen-deiner-Körperkraft kommen. Die eingezogene Anwesenheit innerhalb des eigenen Körpers lässt Energien ihre Arbeit tun und die nötige Produktivität in Gang setzen. Dann ...

Volle Kraft voraus, ohne zu zögern in feuerroten Kräften, zäh muskulös und flammend durch das Lebenswasser. Kompakt und schnell, nichts gelangt noch durch diese Mauer, die so dichtgemauert ist, dass man noch nicht einmal eine Nadel dazwischen bekommt Intensiv dicht und nicht-durchlässig. Dieser Selbst-Schutz, diese kontinuierliche Energie verrichtet in kurzer Zeit Wunder und verhindert, dass ‚eingedrungen' wird: ganz egal, ob es sich dabei um scharfe Gegenstände, Waffen oder etwas anderes handelt. Du bist stark anwesend in deinem Körper, du entwickelst dein Kraftfeld und baust dein Leben auf diese konzentrierte Weise weiter auf. Zäh und scharf in Muskelkraft und mit Schnabel und Sinnesorganen gerichtet. Auf dich selbst bauend. Abwechselnd einziehend und ausstoßend, einatmend und weitergehend, Energie produzierend mit voller Kraft. Das gesunde Gleichgewicht in einen kompakten Kraftkörper gegossen.

Psycho-emotionaler Nährboden, oder: warum der eine Mensch von diesem Virus angesteckt werden könnte und der andere nicht

Du lebst auf einem doppelten Boden: einem, der hauchdünn ist, und sichtbar an der Oberfläche, wie die Wände eines Häuschens aus dünnem Schilf, brüchig und zerbrechlich, aber alles abdeckend. Du fühlst: etwas tieferes ist darunter verborgen, das sich jedoch nicht zu zeigen wagt. Die obere Schicht will entfernt werden, so dass du mit der tieferen unteren Schicht deiner selbst konfrontiert werden könntest. Da ist eine Art Angst, eine Art von vager Unruhe, die dich vielleicht schon seit Jahren beschleicht; du erfährst dunkle Untertöne, wo das Lächeln und die fragile Oberflächenschicht sich befinden, aber du kannst es nicht richtig greifen. Da ist ein Gefühl von verborgener Bedrohung, als ob dein Kartenhaus jeden Moment einstürzen könnte.

Also, warum baust du dein Leben nicht *auf den Urgrund deines eigenen ICHS?*

Warum solltest du dich weiter auf das Fragile, alles Verbergende richten? Warum solltest du dich von diesem brüchigen Zerbrechlichen dominieren lassen: dies ist nicht das *echte* Leben!

Du identifizierst dich mit den zu schwachen Strukturen eines aus Seidenpapier gebauten Häuschens, statt dir der Tatsache bewusst zu werden, dass urstarke Pfeiler unter deiner eigenen *Individualität* existieren. Du erfährst dein eigenes Dasein *als schwach und vernichtbar,* weil du dich nicht auf diesen urstarken Untergrund deiner selbst einstellst. Du hast Angst, oder bist doch zumindest auf der Hut vor dem nicht zu begreifenden oder nicht zu fassenden Fragilen, Mysteriösen. Du siehst nur den Schein, du erfährst das Zerbrechliche, auch das schwache-Weibchen ... und du erkennst nicht deutlich genug, dass diese Fragilität nicht das ECHTE Leben ist.

Also, kopple dich los von dieser zerbrechlichen Struktur, von diesen zerreißbaren Oberflächen-Schichten in der Gesellschaft und gehe auf die Suche nach der Wahrheits-Kraft in dir selbst. Nach authentischer Kraft, nach den Fundamenten deines persönlichen stabilen Hauses.

Das Leben selbst, das Leben in dir, ist überhaupt nicht brüchig und zerbrechlich oder fragil und drohend oder wahnsinnig mysteriös. Das Leben selbst ist OFFEN und EHRLICH, hat nichts zu verbergen, trägt das Gute und die Urkraft in sich.

Durchschaue, durchgründe, durchfühle und breite deine Flügel ganz weit aus, öffne deine Antennen und fühle ... sprich dann und äußere dich. Zur Not einmal sehr entschlossen, mit der Faust auf dem Tisch, lasse diese kräftigen Energien nun durchkommen und durch deinen ganzen Körper strömen.
Fühle wie diese himmlischen Kräfte auf Erden deinen Körper durchspülen und äußere dich so wie du bist bis zum Grunde deines Herzens: und schon siehst du den kräftigen Menschen, der sich für sich selbst einsetzt, der seinen eigenen Raum in Gänze einnimmt, der sich nicht anfeinden lässt, der sich nicht von der Idee hauchdünner und brüchiger und zerbrechlicher Häuschen beherrschen lässt. Sie steht auf, die Manneskraft im Menschen, auf gesunde Weise aus Liebe heraus, und zeigt sich, manifestiert sich, bricht seine Handfesseln auf und macht sich auf den Weg: dort wo das Leben es von ihm verlangt. Adieu Sklaverei, adieu furchtsam verschrumpelte Haltung. Er steht aufrecht und atmet tief und frei; öffnet seine Augen bis er klarsieht und weiß, wo er einen Fehler gemacht hat, gefangen in seinen eigenen Überzeugungen.

Lasse den Luftstrom frei durch deine Kehle und deine Luftkanäle strömen. Sprich als ‚ICH' und äußere dich als starker Mensch. Hole frei Atem und BEFREIE dich dann auch vollkommen von dem beklemmenden Gedankengut und System, in dem du dich gefangen hältst.[11]

Du hast vielleicht viel gedient, anderen geholfen, anderen kühle Luft zugefächert, du hast versucht, das Feuer außerhalb deiner selbst in Gang zu halten, in Dienstbarkeit, in der Überzeugung ‚Ich *muss* dies tun, es gehört sich so', immer wieder mit dem Blasebalg den offenen Kamin in Gang halten, aber selbst bist du in der Zwischenzeit erloschen, dich selbst ließt du als Opfer zurück.

Durchbrich die Stille! *Steh auf und atme nun* FÜR DICH UND AUS DIR SELBST HERAUS. Versuche nicht, die Dinge außerhalb deiner selbst am Leben zu halten, sondern sorge nun für dich selbst, was du schon viel zu lange ignoriert hast!
Erkenne deine männlich-weibliche Kraft an. Brich aus der Dominanz des schwachbrüchigen aus; wisse, dass du urstark bist und manifestiere dich als solches. Immun, kräftig, selbstversorgend und nicht länger auf übertriebene Weise zu anderen hin gebogen ... Dich selbst warmherzig befreit habend, die Luftwege frei ...

Lies einmal die Texte zu *Virusinfektion, allgemein, *Laufende Nase, *Grippe.

[11] Lies in diesem Zusammenhang einmal das Dritte Prinzip in *Alcyone oder das verzeichnete Selbst-Bild des Menschen – Haus der Säuberung.* Dieses Buch ist bei Erscheinen des vorliegenden Werkes noch nicht in deutscher Übersetzung erhältlich.

W

WACHSTUMSHORMON

siehe auch Akromegalie; Zwergwuchs

Wachstumshormon, Unterproduktion bei Pubertierenden oder beim Kind, zu langsames Wachstum

Kernursache

Behutsam, ganz vorsichtig traust du dich, ins Leben einzutreten..., du hast Angst, „was wird jetzt kommen?“

Am liebsten würdest du noch ganz lange Kind bleiben: Denn dann wirst du stärker ‚beschützt‘. Zu viel Angst davor, zu wachsen, du versteckst dich hinter jemand anderem oder hinter deiner eigenen Maske.

Du wirst beispielsweise lediglich im Dienste einer anderen Person leben; du bist möglicherweise einer bestimmten Person gegenüber sehr hilfsbereit, solange du nur nicht selbst wirklich zu Sein oder zu wachsen brauchst.

Du fühlst dich von eigenen Emotionen und Ängsten bedroht, du findest keinen Umgang damit, denn du spürst deinen inneren Kern nicht wirklich. Du würdest dich vielleicht gerne hinter deinem Körper, deinem Äußeren verstecken und dich dann selbst vollkommen in einer Höhle verkriechen.

Kernlösung

Nimm deinen Raum ein, und stehe auf! Ergründe dein Leben, habe keine Angst. Lasse deine Energien frei aufblühen, und erkenne deinen Wert an. Genieße alle sinnlichen Freuden, verschließe dich nicht dem schönen Irdischen. Erkenne deine Möglichkeiten an, und entfalte sie! Gestehe dir zu, in Liebe aufzuwachsen, gib deinem Lebenden Selbst das Vertrauen!

Wachstumshormon, Überproduktion bei Pubertierenden oder beim Kind, zu schnelles Wachstum

Kernursache

Inneres Gefühl von Gefangenschaft: innerhalb einer Struktur, unter einer Autorität, in Emotionen. Das Kind hat einen unbewussten Drang auszubrechen! Es fühlt sich beklemmt und schlägt um sich, um sich zu befreien. Im Grunde genommen ergreift es die Flucht vor seinen Gefühlen, seinen Ängsten...; es fühlt sich bereits in sich selbst gefangen: Jede Autorität, die hier noch hinzukommt, ist ihm zu viel, auch gut gemeinte, bemutternde, erstickende Bande sind *zu* viel. Misstrauen seiner inneren Welt gegenüber, er nimmt die Führerschaft über sich selbst nicht wahr, gibt sich keine Chance, innerlich zu wachsen; er läuft weg, weg von seinen Ängsten. Äußerliches Wachstum als Kompensation für innere Blockaden.

Nein, das kann nicht so weitergehen, ich muss eine Lösung finden, ich muss hier heraus! Du schiebst den Deckel auf deinem Kopf immer weiter zur Seite, du kämpfst für deine Befreiung...

Kernlösung

Nimm die Zügel in die Hand, und lasse deine Weisheit aufblühen: Die Voraussetzung hierfür ist, dich zu trauen, innezuhalten, deine Gefühle anzuerkennen und die Traute zu besitzen, sie zu zeigen. Sei nicht länger hastig vor etwas auf der Flucht, Ängste sind unnötig; nimm dir in Ruhe die Zeit, dich zu entdecken; nimm deine Werte mit allem Respekt in Augenschein, und hege deinen Inhalt behutsam und aufmerksam, habe keine Angst.

Durchtrenne einengende Bande, komme zu Selbsteinkehr, stoße von dir, was abgestoßen werden muss, aber schiebe dich selbst nicht länger ab! Lebe ruhiger, vertraue auf deine persönliche Basis, finde zu Selbstsicherheit: Nichts und niemand kann dich bedrohen, wenn du dich nicht für bedroht hältst. Die Freiheit liegt in der Befreiung von deinen Ängsten, von negativen Gedanken in Bezug auf dich selbst und deine Lebenssituation: Bringe Veränderung in diese Überzeugungen: Dein Leben wird sich verändern.

WARZEN
gutartige Hautwucherungen

Allgemein

Kernursache

Du traust dich nicht wirklich, dazu zu stehen, wer du *bist;* du versteckst dich; möglicherweise schämst du dich für dich, für deine Gefühle, für deinen Körper. „Ich werde es ja doch nicht können, ich bin „nur" ein(e)..." Die Warzen nehmen den Platz deines Selbst ein; du traust dich nicht, so in den Vordergrund zu treten, wie du dich innerlich fühlst. Du ziehst dich in Gedanken zurück, in eine zuweilen unwesentliche, verträumte Sphäre, in eine geistige Welt; du verlierst den Kontakt zur Wirklichkeit. Du schämst dich für das kleine Gefühlskind in dir; es ist, als würdest du dich immerzu für das Verhalten dieses sensiblen Teiles in dir entschuldigen.

Du siehst dich selbst als verwelkte Blume an; du unterschätzt dich, wodurch du dich schnell unverstanden fühlen wirst, nicht von den anderen akzeptiert. Du hast eigentlich keinen wirklichen Überblick über dich, keinen wirklichen Kontakt zu deinem eigenen tiefsten Ich, zu der Ur-Basis deiner Person; du glaubst nicht an dich.

Du zeigst dich nicht *wirklich;* du bist in dir eingeschlossen, von deiner sicheren Basis abgeschnitten. Du fühlst dich nicht sicher in dir; du suchst bei jemand anderem oder in einer bestimmten Rolle Halt, oder in einem Amt, das du bekleidest. Ein Gefühl von Frustration, eine Unfähigkeit, zu tatsächlicher Selbstverwirklichung zu kommen. Große, warme Herzensenergien wollen durchkommen, aber du hältst sie zurück, weil du nicht wirklich in Liebe für dich offen bist, du traust dich weder, dir deine Gefühle zu schenken, noch sie jemand anderem zu zeigen. Zu viele ungenutzte Schöpfungsenergien suchen ihren Weg, werden aber blockiert.

Du traust dich nicht, deinen Platz einzunehmen; du achtest darauf, was andere, was die Gruppe, die Familie oder die Gesellschaft von dir erwarten, anstatt wirklich nach deiner wahren Art und deiner spontanen Natur zu leben. Aber in deiner Unsicherheit, in deiner wackeligen Suche, in deiner Einsamkeit, zuweilen in panischer Angst und Nervosität, bist du auf der Suche nach dir selbst, nach der Tür, in die dein Schlüssel passt. Als ob diese Welt neu und fremd für dich wäre: weil du nicht wirklich in dich eintrittst, weil du noch zu unwesentlich lebst, weil du nicht mit deinen Füßen auf dem Boden stehst und deinen Teil Eigenheit einforderst.

Solange du an dir selbst zweifelst, du außerhalb von dir nach Halt suchst, ja, solange du das Schloss für deinen Schlüssel nach außen legst und du nicht auf deine eigene starke Basis vertraust, können Warzen wuchern.

Du fühlst dich so verletzbar; du hast Angst davor, dass man dir wehtut; du bleibst tief in deiner Höhle; aber unterdessen drängen innere Kräfte, Emotionen und kreative Energien zum Durchbruch. Du ärgerst dich über diese Frustration; du wirst auf die Menschen wütend, die du als Aufhänger benutzt. Als Kind ist es möglich, dass du eine Umgebung angezogen hast, in der du dich nicht zu Hause fühlst; du kannst oder traust dich nicht, du selbst zu sein. Ein Grund mehr, so schnell wie möglich auf dein Selbst zu bauen. Du denkst, träumst und grübelst zu viel; du vertraust nicht auf deine Intuition.

Angst vor dem Tod, vor Einsamkeit, davor, verstoßen zu werden, weil du dich hässlich oder schlecht findest. Aber vor allem: Du nimmst dich, deinen Körper nicht vollständig in Besitz. Du lebst noch nicht VOLLKOMMEN aus dir selbst, aus deinem wahren ICH heraus.

Kernlösung

Suche den Kontakt zu dieser sicheren, nährenden Mutterquelle in deinem Selbst! Traue dich, wirklich zu Leben, hier-und-jetzt. Lasse dich nun *echt* geboren werden, aus dir selbst heraus, und „brülle laut", wenn du willst. Komme mit beiden Füßen auf den Boden, und bringe dir intuitiv das Laufen bei. Warzen verschwinden allmählich oder plötzlich, wenn du deinen zentralen Platz einnimmst, wenn du dich traust, dich so zu manifestieren, wie du *wirklich* bist, ohne Ängste.

Jeder Mensch ist gut und einzigartig, was sein Inneres und Äußeres betrifft, wenn er nur von seinem Herzen aus lebt …: Sei deiner Natur treu, und achte weder auf Erwartungen, noch auf Kritik oder Verurteilungen von anderen. Folge nicht den Prinzipien / Normen deiner Eltern / Erzieher, deines Lehrers, sondern denen Deines inneren Selbst. Höre auf Deine Sehnsüchte; entdecke Deine Möglichkeiten in der Kreativität des Lebens selbst, und VERSTECKE DICH NICHT LÄNGER! Suche dein Heil nicht in Träumen und Halluzinationen, sondern in der Geborgenheit deines tiefsten Selbst. Du darfst dich stets in diesem unsterblichen Teil von dir beschützt wissen. Lasse diesen Schleudersitz in die Luft fliegen, gib dich deinen spontanen Gefühlen hin, bremse dich nicht mit Bedenken und Zweifeln: Sei nun deiner Natur treu, und lasse dich aufblühen. Sei liebevoll zu dir, spüre den Frieden in dir; lasse Unruhe und Selbstzerstörung Platz machen für Respekt und Liebe zu deinem ursprünglichen Selbst.

ERLEBE DICH ZU 100%, durch und durch, in jeder Zelle deines Körpers!

KOMME ZUM VORSCHEIN! Aus deinem wahren Selbst heraus, ohne Zurückhaltung, mit gesundem Stolz!

Warzen im Gesicht

siehe auch Warzen, allgemein

Kernursache

Mehr als jeder andere Körperteil hat das Gesicht mit dem „nach außen Treten" zu tun. Du erstickst dich in Normen und gesellschaftlichen Regeln, in dem „das gehört sich so", in einer engen Struktur. Du forcierst dich immerzu, weil du dir mit deiner wahren Natur ein inneres Gefecht lieferst. Denn diese bekommt nicht die Möglichkeit, frei zu atmen. Du tarnst dich; du ziehst dir eine Maske auf. Du willst wie ein(e) sterile(r) Heilige wirken, obwohl deine Kräfte im Inneren brodeln wie ein Vulkan, der seine Produktivität ausbrechen lassen will.

Es „muss" nun einmal so sein, du trägst unnötige Lasten, du forcierst deine Gefühle dadurch, dass du nicht wirklich auf dich hörst. Du bist wütend auf dich; du musst diesem und jenem entsprechen, aber es gelingt dir nie, „ideal" zu sein. Dein Herz vermag keine Liebe auszustrahlen, solange du aggressive Kräfte anstaust, solange du dich nur unter bestimmten Voraussetzungen gut findest.

Findest du dich hässlich, unzureichend; schlägst du dir aus Selbstbestrafung auf den Kopf; dann wirst du auch dein Gift auf andere spucken.

Energien drängen, um befreit zu werden, aber du setzt dir fortwährend den Dämpfer auf, denn du „musst" von dir so und so sein. Du verbirgst deine weichen Gefühle, deine „Weiblichkeit" hinter einer zu harten, „männlichen" Maske. Du tötest das spontane Kind in dir. Dein Herz tut weh, weil du deinen Wert nicht anerkennst; du wirst dich an jemand anderen als Halt klammern, weil du dich selbst nicht wirklich als sicher und beschützt empfindest. Deshalb ist es für dich unverzichtbar, dass andere dich anerkennen, und dass du dafür Theater spielst. Du erstickst dich auf diese Weise; deine Gefühle werden eingeschnürt; du gibst dir zu wenig Raum. Unterdrückte Emotionen greifen nach dem Rettungsring.

Kernlösung

Sei DU SELBST, nicht nur dein Äußerliches Ego. Höre auf diese spontanen Kräfte, auf die Gefühle in dir. Komme zum Vorschein: Du bist gut so, wie du bist. Versuche nicht länger, Erwartungen der Außenwelt zu entsprechen, sondern erlebe deine Natur.
Befreie dich aus deinem Panzer; nimm Kontakt zu deinem wahren, tiefsten Selbst auf.
Lebe nicht in erster Linie nach eingerosteten Gewohnheiten, nach totgesagten Ritualen, nach Verpflichtungen und Normen, sondern folge deiner Intuition, deinen ursprünglichen Sehnsüchten; respektiere dein einzigartiges Sein, werde dir deines Wertes bewusst, und sei ganz einfach du selbst.
Frustriere dich nicht länger; äußere deine Gefühle, komme zu authentischem Selbstausdruck.
Kein Mensch ist hässlich; Normen diesbezüglich sind fehl am Platze. Du bist du: Übe keinen Selbstverrat.

Warzen an den Händen, Fingern

siehe auch Warzen, allgemein

Kernursache

Du fühlst dich anvisiert; du fürchtest dich oder schämst dich so davor, dass Menschen dich ansehen, verurteilen oder verletzen könnten. Unsicherheit; du würdest dich am liebsten verstecken.

Du fühlst dich hässlich, anderen ausgeliefert, ohnmächtig. Du findest dich überhaupt nicht gut, du hast sogar das Gefühl, dass andere dir den Mund verbieten, aber du bist es, der / die sich nicht traut, sich für sich selbst einzusetzen. Sie tanzen dir auf der Nase herum, „denn ich bin nur ein…".

Aber du bist der-/diejenige, der / die dich in Grund und Boden stampft und infolge deiner inneren Überzeugung in Bezug auf dich selbst bestimmte Reaktionen von Leuten provoziert. Meinst du, dass ein kleiner Teufel in dir steckt, verurteilst du dich selbst? So wirst du Menschen anziehen, die dazu ihre Meinung sagen werden. Die Ohnmacht, du selbst zu sein: wütend auf diese Ohnmacht.

Kernlösung

Zeige deine Hände frei, offen, und sage: Ja, in der Tat, das BIN ICH. Lasse diese schönen, gesunden Energien durchkommen; höre auf damit, dich negativ zu sehen. Heiße dich in der Sicherheit, in der Wärme deines Selbst Willkommen! Akzeptiere dich voll und ganz so, wie du bist; sei deiner Natur treu, nicht dem, was die Gesellschaft oder die anderen von dir erwarten. Traue dich, du selbst zu sein, nach Seele und Körper.

Du bist auf deine Art einzigartig, und das ist gut. Sei weder wütend auf dich noch auf jemand anderen: Lege alle Macht und Autorität über dich in dich selbst. Nur du hast dir etwas zu sagen.

Warzen an den Fußsohlen

siehe auch Warzen, allgemein

Kernursache

Wie eine Flaschenpost ins Meer geworfen wird, so rufst du unbewusst „Hilfe! Ich ertrinke in meinen Gefühlen, in meiner Machtlosigkeit, in meinen Frustrationen, meiner Wut".

Unsicher, wackelige Basis, auf der Suche, dich nicht in den Griff bekommen, bei anderen nach Halt suchen. Weil du dich nicht wirklich traust, du selbst zu sein, versteckst du dich, unsicher oder beschämt, hinter einer Rolle, die du spielst. Ob du nun die Rolle vom guten Weihnachtsmann, von Zorro oder Napoleon spielst, es handelt sich um eine unechte Präsenz, ein Verborgen Bleiben, sogar vor deiner wahren Art. Du weißt nicht wohin mit deinen Gefühlen; du traust dich nicht, dazu zu stehen. Möglicherweise fühlst du dich hässlich oder minderwertig und spielst die Rolle, die andere von dir erwarten. Du stützt dich gar nicht auf eigene starke Fundamente. Du würdest eher grübeln und träumen, als mit beiden Füßen in der Realität zu stehen, weil es dir emotional alles zu schwer fällt. Du wirst wütend, weil du dich nicht traust, du selbst zu sein, oder es nicht kannst; du wehrst dich innerlich gegen Menschen, die Dich nicht verstehen, die etwas von dir erwarten, das gar nicht in deiner Natur liegt. Du bist verschlossen, versteckst dich, du lebst frustriert mit angehäuften Energien und Kreativitätsmöglichkeiten. Du fühlst dich in einer verzerrten, unausgewogenen Situation, ungeschickt, weil einerseits aggressive Energien darauf drängen, durchbrechen zu dürfen, andererseits weil du nichts anderes zu tun wagst, als in deinem Schneckenhaus zu bleiben.

Du hast zu viel Angst davor, deine echten Gefühle zu zeigen, weil du dich verletzbar fühlst und dich beschützen möchtest, weil du den anderen und ihrem Urteil oder ihrem Blick zu viel Macht zuschreibst. Die Angst, nicht gut genug zu sein, Angst, zu versagen, verspottet zu werden.

Du fühlst dich in deinem Körper möglicherweise überhaupt nicht zu Hause; vielleicht findest du deinen Körper hässlich und versuchst du, dich vor dem / den (Ver-) Urteilen der Menschen zu schützen. Du kannst dich sehr darüber aufregen: Eine Wut, die auf dich selbst gerichtet ist, und auf diejenigen, die dich „angeblich" nicht so akzeptieren, wie du bist. Du fühlst dich lediglich wie ein loser, bröckeliger, struktureller Trümmerhaufen. Du stützt dich auf etwas oder jemanden außerhalb von dir.

Kernlösung

Spüre das starke Ich-Zentrum, und zeige dich in aller Offenheit so, wie du dich innerlich fühlst! Sei deiner Natur treu; wende dich zunächst in Liebe dir selbst zu, und störe dich nicht an Reaktionen oder Erwartungen von anderen.

Traue dich, entschlossen ins Abenteuer Leben einzusteigen; verlasse dich dabei auf dein starkes Fundament, auf dein unvergängliches Lebendes Selbst. Verstecke dich nicht länger; du bist auf deine Art gut und einzigartig, wie du *bist*. Was traust du dich nicht, wofür schämst du dich; findest du, dass „Sensibel"-Sein bedeutet, schwach zu sein? Nein. Gewinne einen klaren Einblick in dich, in deine Möglichkeiten, in deine Gefühlskräfte, die die wahre Quelle für Kreativität und Lebensfreude sind!

Gehe auf, erstrahle, wie das Sonnenzentrum in dir; glaube an diese tiefen Kräfte und Emotionen in dir; setze Aggression in Aktion um! Erwarte nicht, dass andere dich verstehen, sondern höre zunächst auf dich selbst. Wenn du so lebst, wie du dich innerlich fühlst, wenn du mit deinen Gefühlen und Talenten aus dir herausgehst, so wirst du *die* Menschen zu dir holen, die für dich *mehr* Bedeutung haben als jeder andere. Frustration ist die Folge der Unterdrückung eigener Wünsche, von Aktion und Selbstwerdung: Stehe zu deinem wahren Selbst. Bleibe nicht länger unter Wasser! Stehe breit und stark auf eigenen Füßen; nimm deinen Lebensraum in Beschlag, und verstecke dich nicht länger.

Molluscum contagiosum

Dellwarze (Molluske)

glatte, transparente Erhebungen der Haut mit kraterförmiger Delle in der Mitte, die meistens mit einer milchig-teigigen Masse gefüllt sind

Kernursache

Du verzehrst dich nach dem warmen Herzen; du bist auf der Suche nach einer warmen, liebevollen Verschmelzung mit dir, aber du bleibst häufig im Emotionalen, traurig-wehmütig Anhänglichen stecken, und das ist nicht förderlich für dich. Du würdest gerne so viel von dir geben, viel mehr, als du selbst bewältigen kannst, möchtest auf einer für dich viel zu großen Trompete spielen, aber du bist dem (noch) nicht gewachsen; zeige dich also nicht größer, nicht stärker als du bist; das, was du nach außen hin gerne rüber-bringen möchtest, überfordert im Grunde deine Konstitution.

Du wirst ein paar Schritte zurückgehen müssen: in dich... und dir selbst etwas mehr *geben.* Bei dir bleiben, in dir. Keine Grenzen überschreiten; nicht jemandem geben – um die Liebe zu erkaufen? – solange du dich selbst zu wenig umsorgt hast, sonst tust du dir unrecht.

Vielleicht möchtest du das Unmöglichste tun, aus Selbstbestätigungsdrang, weil du noch zu wenig über deine *echten* Werte und Talente weißt: Du würdest dann Sachen machen, die nicht wirklich zu deiner Art passen. Dich übergehen, übertreffen wollen, forcieren. Möchtest du als der schöne Hahn gelten, der Eier legen kann? Führst du den Weinbecher an deine Lippen..., oder ist es Wasser oder Gift, und redest du dir ein, dass es gut für dich ist?

Nimmst du Dinge zu dir, wovon du innerlich im Grunde schon weißt: „Das ist nicht gut für mich“? Lebst du auf diese Neptunsche Art und Weise? Dir etwas vorlügen und (unbewusst) so tun, als ob du dir dessen nicht bewusst bist. Schlussendlich weißt du tatsächlich nicht mehr, welches Spiel du mit dir spielst, weil und solange du nicht wirklich aus DEINEM inneren Kern heraus lebst. Eine Show, eine Komödie, um den anderen oder der Außenwelt zu gefallen, ein törichtes Spiel (wo ist dein starkes Rückgrat?), aber eigentlich weißt du nicht genau, was du *selbst* willst. Gehst du vollkommen in deiner Darstellung nach außen hin auf, ob es nun als Zirkuskünstler(in), als Hahn / Henne oder als Sportler(in) ist? Du beschäftigst dich mit deinem Körperkult, der Außenseite von dir, damit, wie du wirkst, *und so bleibst du von deinem echten Lebenskern abgeschnitten; auf die Weise „lebst“ du nicht wirklich als ganzes DU*... Dieser Puppenmechanismus kann nicht länger bestehen bleiben. Forcierst du dich, reißt du dich völlig auf, so dass deine Muskeln und Sehnen unter deinem Grenzen überschreitenden Spiel auf der Strecke bleiben? Testest du dich in Leistung, Geschicklichkeit oder was auch immer aus?
Du dehnst dich zu weit aus, um der äußerlichen Welt / den anderen zu gefallen, dir selbst zu beweisen, als würde dein „Wert“ davon abhängen; das ist Unsinn, ein Lügenspiel, das du so schnell wie möglich beenden darfst. Möglicherweise etwas exhibitionistisch, ob die anderen wohl auch gesehen haben, wie schön oder anziehend du aussiehst? Die Wahrheit ist, dass du hässlich bist, solange du *dieser Oberfläche gemäß* lebst: ...dass deine äußerlichen Normen dann auf Hohlheit und Tod und Selbst-Verleugnung basieren. Du willst, dass andere auf dich schauen, dich bewundern, dich in deiner Existenz bestätigen. Aber eigentlich bist du häufig so rechthaberisch, so weit von deinem tiefen, wahren Inhalt abgekommen, dass du nicht daran zweifelst, ob man dich wohl schön und perfekt findet: Du findest es ganz normal. Du willst viel zu hoch fliegen, viel zu weit springen, deine Rute viel zu hoch stellen..., wodurch du zu Fall kommen wirst.

Kernlösung

Fälle diesen alten Baumstamm. Wahre Schönheit fängt bei deinem Herzen an; Liebe legt sich in einem Körper nieder. Breche mit diesem teuflischen, hohlen Kult des Äußerlichen, der dir schlussendlich nur höllische Erfahrungen bescheren wird, wie stark auch immer anfänglich der Schein das Gegenteil versprechen wird. Schluss mit dem Spiel von Anziehung oder sich Schmücken, wo du lediglich an der Außenseite deines Wesens verbleibst: Das ist Nicht-Leben. So kannst du niemals zu *echter* Liebe kommen. Breche mit den schwülen Sphären von Tod und Langeweile. *Lasse* nicht auf / in dich schauen, sondern schaue *selbst,* aktiv, liebevoll und interessiert... auf die Welt, die Natur, auf das Schöne... Breche mit jeglicher Form von Passivität, übertriebener Biegsamkeit, Anziehung. Mache dich auf den Weg, entwickle die mannesstarke Selbstsicherheit, und verharre keinen Augenblick mehr bei deinem Äußeren.

Knacke diese Nuss, und lasse deinen Inhalt sich zu erkennen geben – wer du ECHT von innen heraus bist, nach authentischer Schönheit, von Herzen – nicht nach der oberflächlichen Zellophanschicht, die du nach außen manifestierst. Das Männliche und Fraustarke im Gleichgewicht in dir vereinigt, sich auf die starke Struktur deines ICHS stützend. Die Zeit ist abgelaufen; lasse das Alte los, lasse alles los. Komme zu deinem Herzen; verstecke nicht länger deinen Inhalt. Maße dir keine Starallüren an (es ist ein falscher Stern; vom englischen Wort „star"= Stern), höre auf damit, zu wollen, dass jemand anderes in dich hineinschaut, dich ansieht. Jetzt mit Stoßkraft nach außen gerichtet! Ein starkes Niederlassen auf Erden. Du, der Mann-Frau-Starke 1-INHALT!

Seborrhoische Warzen

verruca seborrhoica
fleischfarben, braun oder schwarz;
meistens im höheren Alter

Kernursache und Kernlösung

Durch den Kommunikationsmangel mit dir selbst (und infolgedessen auch mit anderen: Sie sehen nur einen „Teil" von dir) würdest du dich sozusagen in zwei Teile spalten oder entdoppeln; du identifizierst dich mit deinem oberen Teil, du kennst deine Außenseite, aber die tiefsten Seiten, das, was du als deine unterschwellige Grauzone empfindest, stößt du – unbewusst – weit nach unten; dann suchst du Kontakt zu anderen, um den unterdrückten Teil von dir zu kompensieren. Aber die Distanz, die du zu den anderen empfindest, ist die Folge dessen, dass du dich nicht wirklich und vollständig so erlebst und manifestierst, wie du im Kern *bist*. Möglicherweise holst du nur das, was du „gut" und „schön" an dir findest, nach oben und drückst du das, was du schlecht oder hässlich an dir findest, was man deiner Ansicht nach meiden müsste, *weit* nach unten. Auf die Weise tarnst du dich, stehst du nicht wirklich dazu, wer du im *Kern* bist; du stellst „Forderungen" und Bedingungen an dich, an deine äußere Erscheinung.

Du imitierst etwas, anstatt selbst von deiner Quelle aus zu leben; du läufst einer Sache hinterher oder folgst einem Bild, aber so lebst du eigentlich „untergetaucht". Du *darfst* von dir aus nicht VOLLSTÄNDIG existieren; eine Verleugnung eines wichtigen Teiles von dir. Naturkräfte und Ursprünglichkeit schreien danach, den Durchbruch zu schaffen, als ICH geboren zu werden! Möglicherweise identifizierst du dich stark mit einem „Bild", das du für dich als ideal voranstellst (ein gesellschaftliches oder pädagogisches Ideal als Folge der strengen Gesetze, die du dir vornimmst); deinen tieferen Inhalt unterdrückst du. Du versteckst dich unter oder hinter einem Bild, das du für dich selbst schön und gut findest; aber so lebst du lediglich wie ein „Schatten"! Möglicherweise identifizierst du dich mit einem gesellschaftlich vorgeschobenen „Schein-Schön-Bild" und lässt du dein *echtes* prachtvoll-schönes Selbst in der Kälte stehen, du willst es dir nicht ansehen.

Es macht keinen Sinn, jetzt mit anderen zu diskutieren: wohl aber mit dir selbst! Bringe dich dort auf deine Seite, wo du dich zu lange gegen ein Weitergehen, dagegen, einen Schritt nach vorne zu machen, gewehrt hast. Springe über diese abschirmende Hecke, springe als ICH voll und ganz ins Leben, mit *allen* Regionen, die in dir wohnen, springe über dieses selbst errichtete Hindernis; komme mit deinem ganzen Inhalt zum Vorschein, und halte dich nirgendwo mehr „hinter" oder „darunter" verborgen. Bleibe nicht mehr hinter einer Hecke versteckt und auf Abstand zum Leben stehen, außerhalb des Kreises, sondern bringe dich jetzt in diesen Kreis deiner selbst, den Kreis des Lebens!

Halte keinen Teil von dir mehr außerhalb oder unterdrückt! Tust du dies jedoch wohl, so kannst du Situationen anziehen, die dich mit Macht dazu bringen, auf *die* Seite des Lebens – ins volle Tageslicht – zu kommen: Dann verpflichtest du dich dazu, am wahren irdischen Leben TEILZUNEHMEN, nicht länger „nein" zu sagen beziehungsweise am Rand des Lebens, von dir selbst stehen zu bleiben!

Kommunikation auf sehr breiter Ebene ist unverzichtbar: in erster Linie mit dir selbst, aber ebenso in deiner Entwicklung im Kontakt mit anderen. Hole dich jetzt selbst herein, nimm am Leben teil, kommuniziere auch mit anderen auf angenehme, warmherzige Weise; halte dich nicht abseits, auf Abstand, sondern trete ein... in dein warmes Herz, so kannst du auch Wärme, Zuneigung und Geborgenheit mit anderen erleben. *Zuerst* die Einheit mit dir selbst herstellen, jeden Abgrund überbrü-

cken, *dann* mit Offenheit anderen gegenüber das Schöne teilen.
Du wirst in sozialer Kommunikation mit anderen nicht länger wie ein „Teil“ (Bild von dir selbst) dastehen…, du hast keine Angst mehr davor, dich so zu zeigen, wie du *bist,* voll und ganz. Du entfliehst oder entkommst keinem Teil mehr von dir…, und infolgedessen zeigst du dich anderen so, wie du *wirklich* bist, du flüchtest vor keiner sozialen Kommunikation mehr, die ehrlich und offen verläuft. Diese Total-Integration deiner selbst tut dir so gut!

Lebe auch nicht „wie in einem Traum“, leicht abwesend über die Lebensgewässer fliegend, sondern steige hinab, voll und ganz in dein höchst-einzigartiges, körperliches Sein. Erlebe dich als Ganzheit, und manifestiere dich auf diese Weise, kommuniziere offenherzig mit anderen: Das kann deiner Entwicklung zu Gute kommen! Folge nichts und niemandem, keinem Bild, keinem Menschen; lebe nicht wie ein Schatten, sondern trete als Mensch aus *einem* Guss hervor.

Diese Warzen müssen / brauchen nicht verschwinden. Sie kommen nur, um dir ein Signal zu geben.

WEGENER-GRANULOMATOSE

seltene Erkrankung mit Bildung von Granulomen (ein Granulom ist eine Art Entzündungsgeschwulst, ein Gewebeknötchen) durch unangepasste, übermäßige Reaktion des Immunsystems: beginnt häufig auf Höhe der Nasenschleimhäute, Sinusse (Nasennebenhöhlen), Kehle oder Lungen und kann in eine Entzündung der Blutgefäße in anderen Teilen des Körpers übergehen: Gelenke, Augen, Ohren, Herz, Gehirn, Wirbelsäule, Nieren; andere mögliche Symptome sind Fieber, Blutungen, Blutarmut

---

Kernursache

Du suchst dir auf nervös-verbissene Weise einen Ausweg, aber du scheinst dabei immer wieder auf etwas zu stoßen: auf die Menschen oder Dinge, die dir einen Spiegel vorhalten. Regst du dich über diese oder jene Person auf und willst du ihm / ihr einmal richtig den Marsch blasen? Dann sprichst du wie ein Fisch zu einem Fisch, Nase an Nase, ohne dass dies etwas löst. Sinnloser Machtstreit.
Du wirst nun mit einer Art von Leere-Gefühl konfrontiert, mit Ohnmachts-Gefühlen in dir selbst und als Folge hiervon mit Aggression, Frustration, einer Gespanntheit. Du willst dich vielleicht immer weiter durchboxen entlang dieses Weges, aber es bringt dir nichts ein. Kämpfen gegen den Wind.

Du fühlst dich gemolken, wie ein Opfer, das am Kreuz hängt; du kannst nicht mehr und lässt den Kopf hängen, du scheinst schließlich doch in der Überzeugung aufzugeben: ‚Ich kann nicht mehr, ich habe nun alles versucht, ich gebe auf‘, aber innerlich wütet der Kampf, wütet der Gedanke: ‚Es muss *doch* möglich sein‘; das Kriegsbeil wird nicht begraben.
Da ist eine Art von fordernder Haltung gegenüber einer ganz bestimmten Situation. Du gibst dich lange Zeit nicht geschlagen und versuchst es immer wieder, bis du einzusehen beginnst: hier stimmt etwas nicht. Ich muss anfangen loszulassen …

Du überanstrengst dich, dehnst deine Muskeln und Sehnen zu weit, um die Anforderungen von etwas oder jemandem zu erfüllen; Ein Beispiel: um zu leisten, um gut zu wirken; dich zu ‚überdehnen‘, für andere durchzuhalten, oder um ein Bild von dir selbst hoch-straff zu halten. Wie ein Forderungen an sich selbst stellender ‚Steinbock‘, lange durchhaltend und zäh, ob du darunter leidest oder nicht: du findest, dass es sein *muss.*

Schultern, Rücken, Achseln und Arme gehen gebückt unter diesem Leiden, das du dir selbst antust.
Befreie dich aus dieser Situation, wisse, dass du dein Leben in der Hand hast; verändere deine Lebensüberzeugungen, deine Gewohnheiten (lies hierzu in Teil I dieses Buches). Kämpfe nicht länger gegen Windmühlen.

Kernlösung

Hole das Süße in dein Leben und genieße es. Lecke an deinem Himbeerlolli[1] und lasse deine Geschmackspapillen sich öffnen, lasse die Speicheldrüsen frei arbeiten unter dem Impuls von Vergnügen und Herrlichkeit. Das Zulassen von Liebe und Selbst-Liebe. Komme in deine Vollheit und erkenne die Kraft, die in dir ist, um dein Ich auf eine liebevolle Weise zu erleben, ohne Begierde (etwas erreichen wollen oder etwas außerhalb deiner selbst erledigt haben wollen) oder Strenge.

Lass los! Versuche nicht unbedingt und absolut etwas durchzusetzen, sondern lass es, lass los.

Befreie dich selbst, deine Gedanken, und wirf gleichsam diesen geschlossenen eisernen Helm von deinem Gehirn ab; suche den offenen Himmel auf und fühle dich nicht länger eingeschlossen in einem Unterseeboot. Luft, Sauerstoff, Helm offen, das Gesicht angehoben zu den Wolken. Endlich über Wasser, hast endlich dir selbst die Freiheit gegönnt. Öffne deine Lungen und mache dich für immer ‚frei'; nimm deinen gesamten Raum ein.

Dies beinhaltet u.a. Nachfolgendes: lasse deine Gefühle, deine Energien, deine inneren Kräfte frei aufwallen und bringe sie zum Ausdruck oder gib ihnen ein Ventil. Wenn man sich selbst äußert, lässt man das zuviel Angehäufte entkommen. Ersticke dich nicht länger, sondern mache die Fenster auf, befreie dich aus dem Harnisch und entscheide dich für diese Gesamt-Befreiung. Öffne dich selbst weit, hole dich an die Wasseroberfläche und fühle dich zu nichts ‚verpflichtet', ‚gezwungen', ‚eingeklemmt' und ‚eingeschränkt'. Schließlich hast nur du selbst dir etwas zu sagen.

Nähre dich an dir selbst, sauge gleichsam an deinem eigenen Blut und genieße es, als ‚du' ‚zu sein'. Schmarotze nicht und lasse nicht an dir saugen / schmarotzen. Brich damit, dich systematisch in diesem oder jenem System ‚einzusperren', in dieser oder jener Person, und lerne deine Individualität zu genießen, in Autonomie.

Gib dir selbst die ‚Ruhe' und die Weichheit, wie das wogende Genießen auf einer weichen Matratze auf Federn. Nähre dich an der Weichheit, erkenne das Weiblich-Sanfte in dir selbst. Gib dem Kind in dir die weiche Mutterbrust. Wisse, dass du im Leben genährt und unterstützt wirst. Trinke vom Leben und lass kein Gras darüber wachsen: ergreife dein eigenes Leben und gehe entschlossen vorwärts.

[1] Lies über die Symbolik der Himbeere in *Das Füllhorn - Psychologische Symbolsprache der Nahrungsmittel.*

WEINEN
bei jeglichem Kontakt mit unangenehmen Dingen

Kernursache und Kernlösung

Du hast zum tiefsten Fundament in dir kaum Kontakt; du unterstellst dich der Autorität von Etwas oder Jemandem. So fühlst du dich nicht sicher in dir. Auch im Erleben einer Beziehung wirst du dich eher in übertriebener Anhänglichkeit verlieren, weil du nicht wirklich auf dein Selbst baust. Fundamentale Ängste, als würde das Schwert immer über deinem Kopf schweben. Du *lässt* dich leben; du entwickelst dich nicht wirklich aus dir selbst heraus.

Du fühlst dich von allem und jedem, ja, vom Geringsten bedroht, weil du so von deinem Lebenden Selbst abgeschnitten bist. Dir fehlt das Vertrauen in die Möglichkeiten eines jeden Menschen, sein Leben *selbst* zu gestalten.

Du stellst deine Wenigkeit vollkommen unter die Autorität deiner Eltern, deines Lehrers usw. ... Du schmilzt unter dem Mantel von etwas oder jemandem, einer Lehre oder Doktrin dahin. Du verleugnest deine eigene Autonomie.

Eine Entdeckung deines einzigartigen Wertes, deiner inneren Kräfte, deiner Möglichkeiten, selbstbewusst deine Eigenheit im Leben zu bestätigen, ist unverzichtbar. Dich nicht mehr als den / die Minderwertige(n), Untergeordnete(n) oder als den / die Diener(in) zu empfinden. Du bist König in deinem Königreich, ebenso wie jeder andere Mensch dies für sich ist. Stelle nun beide Füße feste auf den Boden. Zeigen, was in dir steckt.

Indem du weinst, kannst du Aufmerksamkeit fordern, aber es wäre besser für dich, wenn du durch das Entfalten deiner Talente Aufmerksamkeit gewinnen würdest. Möglicherweise kämpfst du schon lange gegen den Strom, versuchst du dich an einem Lebens-Verhalten festzuhalten, dass du besser loslassen solltest. Du bohrst dich in Grund und Boden; du bist davon überzeugt, nur eine Trommel zu sein, auf die man einhämmern kann. Fülle dein Leben nun mit Dir selbst, und respektiere dein Sein!
Wende dich nicht von diesem fundamentalen Kern des Lebens selbst ab: endlose Freude.
Rede dir nicht länger ein, dass du „klein und schwach" bist. Brich auch mit falscher Emotionalität (statt aufrechter Gefühle) und falscher Romantik.

WIRBELSÄULE, RÜCKGRAT

siehe auch Skelett, Rücken, Rückenmark, Lumbago, Ischias …

Erkrankungen, allgemein

Kernursache

Angst. Kein Vertrauen in die Kraft deines Lebenden Selbst haben.
Du hast Angst vor dir, vor diesen düsteren, unbekannten Regionen, vor dem Unbewussten in dir. „Was steckt da tief in mir: Ist es Gift?"
Du traust dich nicht, dir wirklich zuzugestehen, weiterzugehen, dich voller Vertrauen weiterzuentwickeln, denn du bist gar nicht davon überzeugt, dass nicht etwas oder jemand dir einen Schlag vor den Kopf verpassen könnte. Du fühlst dich mehr als Opfer, ja, du bist dem Unbestimmten in dir gegenüber misstrauisch eingestellt und somit auch anderen gegenüber. Du bist auf der Hut, fühlst dich fortwährend bedroht, du fühlst dich als Spielball des Schicksals – Achtung! Du stützt dich gar nicht auf deine eigene Basis, auf dein tiefstes Selbst, du siehst alles zu schwarz. Da du dich und die Welt nicht wirklich als freundlich und vertrauensvoll empfindest, wirst du dich in einem Panzer, in einem bestimmten Anzug / Kostüm verstecken. So fühlst du dich jedoch noch mehr gefangen, eingeschnürt: Du kannst und wagst es nicht, dich zu entblößen, so zu sein, wie du wirklich bist! Das führt zu Frustration und Spannungen.

Du vertraust nicht deiner Natur; du hältst deine Hände sozusagen schützend über deinen Kopf; dein Schatten wird größer als dein eigenes Ich, dein Sonnenzentrum; du klammerst dich an andere, an die Vergangenheit, an Äußerlichkeiten; du traust dich nicht, „geradeaus" zu wachsen, so, wie du dich innerlich fühlst. Du versteckst dich, du fühlst dich wie eine Zielscheibe für scharfe Pfeile und tauchst unter.

Kernlösung

Vertrauen führt zu Rettung: Eine freundliche, mit dem Delphin verwandte Energie ist stets in dir präsent. Vertraue auf diesen tiefen Kern in dir, der dich niemals im Stich lässt. Flüchte nicht vor deinem tiefsten Selbst, du bist kein Opfer: Nimm dein Leben entschlossen in die Hand, vertraue deiner Intuition; auch wenn du dich 1000 Meilen unter Wasser befindest, dein inneres Sicherheitssystem funktioniert immer, wenn du darauf vertraust.

Aktion! Keine Angst mehr vor dem Handeln! Erschaffe dein Leben selbst, Schicksal existiert nicht; nichts geschieht zufällig, kein schmerzhafter Pfeil wird dich treffen, wenn du dein Leben mit positiven Erwartungen aufbaust.

Tief in dir steckt kein Gift, wohl aber ein göttliches Zentrum, das den Kern deines heutigen Lebens bildet. Selbstbewusst kannst du dich, im Vertrauen auf diesen Kern, weiterentwickeln. Du gibst deinem Leben hier-und-jetzt bewusst Anweisungen, und tief in dir empfängt dein Kern diese Signale. Dieses lebende Selbst wird seinerseits aus einem unermesslichen Vorrat an Kenntnissen schöpfen, um dir neue Botschaften zu übermitteln, die du auf intuitive Weise empfangen kannst, auch dadurch, dass du wahrnimmst, wie dein Körper auf bestimmte Veränderungen, die du in deinem Leben herbeiführst, reagiert. Diese Einheit „bewusstes Ich - tiefstes Selbst“ macht es möglich, dass du dein Leben selbst gestaltest.

Wenn du dir deiner immensen Fähigkeit bewusst wirst und dir voller Vertrauen, mit Liebe dein Inneres ansiehst, dann wirst du auch dazu im Stande sein, in aller Offenheit, ohne Angst, auf freundliche Art und Weise unter den Menschen zu sein, ohne Misstrauen.

Kyphose

verstärkte Krümmung der Wirbelsäule nach hinten, wodurch ein runder Rücken entsteht

Kernursache

Angst. Du versteckst dich. Du fühlst dich von anderen bedroht, weil du zu wenig auf dein tiefstes Selbst vertraust. Du hast das Gefühl, dass du nicht da sein darfst.

Das Leben überwältigt dich; du kannst es alles gar nicht verarbeiten, du läufst unter deinen Gefühlen der Ohnmacht ängstlich gebückt. Du fühlst dich in eine zu straffe Struktur gepresst, deine Gefühle sind krampfhaft eingeschnürt; du bist auf der Hut.

Plötzlich würdest du aggressiv deine Zähne zeigen, dich aus Verteidigung als gefährlicher Mensch hervortun, um andere in die Flucht zu schlagen. Du fühlst dich so eingeengt, du traust dich nicht, deine Natur öffentlich zu zeigen und zu erleben. Du fühlst dich „geringer“, du gibst dich zu sehr als Opfer mit Gefühlen, die erstickt werden. Du hältst zu viel fest, auch das, was man auf deinen Rücken zu laden versucht. Schwarze Gedanken beherrschen deinen Kopf.

Kernlösung

Sei stolz auf dich! Du darfst sein, wer du bist, zeige dich in voller Blöße; verstecke dich nicht, sondern mache dich stark für dich, und lasse dir nichts aufhalsen, was nicht deine Sache ist. Stecke voller Selbstvertrauen deine Grenzen ab, traue dich, zu genießen, in Freundschaft fröhlich mit anderen an einem Tisch zu sitzen, ohne dich bedroht zu fühlen.

Beuge dich nicht anderen, sondern erkenne deinen eigenen Wert an. Die bunte Mischung von Menschen untereinander: Sei unter allen, und fühle dich stark und voller Freude in dir! Konfrontiere dich mit dir, mit deinen Gefühlen und mit deinem Körper: Erkenne, respektiere und liebe deine Eigenheiten, dein einzigartiges Sein. Vertraue auf deine Intuition, lasse negative Gedanken los, entspanne dich ganz weich.

Lordose

verstärkte Krümmung der Wirbelsäule nach vorne, wodurch ein Hohlkreuz entsteht

Kernursache

Du traust dich nicht wirklich, deinen Raum einzunehmen; du lässt dich zu sehr von jemandem leiten, mit dem du dich verbunden fühlst. Andererseits beengt es dich sehr: Du kämpfst dafür, unabhängig und frei zu sein! Ein innerer Zwiespalt: Du fühlst dich zu schwach, zu weich, zu labil, ja, du fühlst dich nicht dazu im Stande, voller Selbstvertrauen im Leben weiterzugehen, aber andererseits ärgerst du dich deswegen auf unduldsame, intolerante Weise über dich selbst. Du bist also nicht wirklich stolz auf dich, du bist nicht wirklich liebevoll, du unterschätzt deinen Wert, du forderst ein entschlossenes, schnelles Wachstum von dir, aber es will dir nicht gleich gelingen.

Manchmal nimmst du das weiche, kleine Kind in dir gar nicht mehr an, und du wirst dir selbst und anderen gegenüber aggressiv. Du findest dich nicht wirklich gut oder stark und verabscheust dich dafür.

Du traust dich nicht, beherzt wie aus *einem* Guss zu sein; du nimmst im Leben einmal diese, dann wieder jene Haltung

an, weil du dich noch teilst und dich zu stark von anderen beeinflussen lässt.
Du bist eher passiv, ohne klare, persönliche Entscheidungen; du verharrst, bist nicht wirklich vollkommen konzentriert im Leben, du wartest ab, was andere tun; dann wiederum brodelt es in dir auf: „Das muss sich ändern!"
Frustrierte Wut.

Kernlösung

Forciere dich nicht, nimm dir in Ruhe die Zeit, im Leben zu wachsen. Du bist gut und schön, wie du bist, jeder Mensch hat einzigartige Eigenschaften: Entdecke sie in dir selbst, und traue dich, stark auf eigenen Füßen zu stehen!

Beschütze das Kind in dir, unterdrücke es nicht, sondern nimm es in Liebe an. Sei stolz auf dich, voller Vertrauen auf deine Intuition. Löse den Zwiespalt in dir durch ein allmähliches Wachstum zu einer Präsenz, die von stärkerem Selbstbewusstsein getragen wird. Fühle dich sicher und beschützt in dir!

Skoliose

abnorme seitliche Krümmung und Verdrehung der Wirbelsäule, häufig in S-Form

Kernursache

Du stößt dich wie ein liebloses Kind zur Seite, weil du nicht an dich glaubst.
Du fühlst dich in keiner Weise von dir unterstützt; du fühlst dich lediglich wie ein nichtiger, kleiner Zwerg, der als Rückenstütze nur die zerbrechliche Struktur eines porösen Pilzes hat. Du glaubst nicht an deine inneren Kräfte; du möchtest das Kind (dich) mit dem Bade ausschütten, weil du dich in vielen Bereichen selbst zerstörst. Ach, es hat alles keinen Sinn; durch diese Verneinung deiner selbst, wirst du schließlich keine „Gefühle" mehr haben und ebenso wenig die „Feuerkraft" zur Selbstverwirklichung spüren.

Du lässt dein Leben durch die Umstände bestimmen; ja, du wirst dich von anderen „in Stücke reißen" lassen; du fühlst dich gebunden. Du lebst nicht wirklich; möglicherweise lebst du wie ein Hund für sein Herrchen oder wie ein Mauerblümchen, das sich nicht liebt. Du fühlst dich so schwach auf deinen eigenen Fundamenten, dass es den Anschein hat, als könntest du jeden Moment zusammenbrechen, beziehungsweise als könnte dein Leben in Trümmer zerfallen. Du stehst nicht zu dir; es hat den Anschein, als wäre das Leben dir ziemlich gleichgültig.

Kernlösung

Mit dieser Philosophie wurdest du geboren: um jetzt damit Schluss zu machen! Integriere das „Männliche", das gesund Denkende, das beherzt Entschlossene, das Selbstsichere in dich.

Was tust du dir nur an! Umsorge dich in Liebe und Wärme; verstoße dich nicht länger in die Kälte. Nimm den zentralen Platz ein, der dir zusteht, und erkenne deinen Wert als einzigartiger Mensch an. Ein gesundes Gleichgewicht zwischen dem Intuitiven und dem Verstand, zwischen dem Erleben des Irdischen und dem Denkenden.

Vertraue auf diese grundsoliden Fundamente deines Selbst. Traue dich, dich für deinen Raum, für deinen Platz auf Erden stark zu machen.
Lebensmotivation und Freude wachsen von innen heraus, mit der Anerkennung deines tiefsten Selbst.

Degeneration der Bandscheiben

durch Verschleiß, Überlastung ...

Kernursache

Du fühlst dich untergraben, von anderen, von Lebensumständen auseinander genommen, aber du bist es, der / die dich heruntermacht.

Du lässt deine ICH-Kraft nicht wirklich durchkommen: Deine inneren Kräfte können nicht voll und ganz weiter fließen, weil du zu wenig Selbstbewusstsein hast, weil du im Grunde genommen sagst: „Mist, nichts macht noch Sinn", du lässt dich hängen, du glaubst nicht an dich, an deinen autonomen Wert. Du würdest eher etwas oder jemandem außerhalb von dir nachlaufen, als voller Selbstrespekt innezuhalten. Du fühlst dich „gefangen“, blockiert; du bist starr und steif, streng und kalt dir selbst gegenüber; gesunde Mars-Kräfte können nicht vorstoßen; du lebst nicht wirklich aus Herz und Seele; du verleugnest das Wappenschild, die Eigenheit deiner einzigartigen Person. D

u fühlst dich ohnmächtig, für dich selbst zu leben; deine ICH-Kraft ist förmlich gebrochen; wie ein Vogel mit verletzten Flügeln kannst du nicht mehr fliegen oder besser gesagt: Du findest, dass du es nicht mehr wirklich wert bist, zu leben, erneut-zu-leben.

Du wirst mehr zur Geistesenergie, unabhängig vom Körper, als dass du ein körper-gebundener Mensch aus Fleisch und Blut wärest. Du hast das Gefühl, nicht wirklich auf deinen eigenen Beinen stehen bleiben zu können; eine aggressive Zunge wird lediglich eine Tarnung für deine Machtlosigkeit sein. Mit gespreizten Armen ergibst du dich, anstatt fortwährend diesen Lebensstrom in dir zuzulassen.

Kernlösung

Sei nicht länger so hart und negativ dir selbst gegenüber; sei flexibel und offen für dein inneres Selbst. Entdecke diese urstarke Basis in dir, und lade dich wieder an der Lebensquelle auf, die unerschöpflich ist. Wenn du an dich glaubst, deinen Wert anerkennst, wird sich dein Körper regenerieren, wenn du es willst.

Bürge für dich, und rüttle dich wach, rufe dich zur Ordnung, lasse nicht länger zu, dass du dich selbst vernichtest. Entdecke diesen Wesenskern in dir, diese Fruchtbarkeit, deine Möglichkeiten, *selbst* ein neues Leben zu erschaffen. Finde diesen Nährboden in dir selbst; lasse die harte Nuss von innen heraus aufplatzen, und lasse alles weiterfließen, Gefühle, impulsive Kräfte, kreative Energien. Verschließe dich nicht dieser Lebensquelle in dir; nimm am ganzen Leben teil, traue dich, zu genießen, und schließe dich nicht aus.

Stehe zu deinem Ich: Gib dir das Leben, das dir zusteht. Zerstöre dich nicht länger mit düsteren Überzeugungen. Freude um deiner selbst willen, über das Leben, ohne weitere Forderungen, reicht bereits aus, um die kraftvoll heilende, energetische Bewusstseinsströmung in Gang zu bringen und deinen Körper mit Leben spendenden Kräften durchflimmern zu lassen.

Genese in Freude und Dankbarkeit; mehr braucht es nicht zu geben.

Trauer und Selbstzerstörung sind Lügen! Mache Schluss damit.

Rehabilitation für und durch dich selbst. Nur du musst für dein Leben Sorge tragen.

Bleibe du selbst, laufe nichts und niemandem nach; lege die Autorität ausschließlich in dich selbst.

Bandscheibenvorfall, -vorwölbung

Erkrankung der Wirbelsäule, wobei Teile des weichen Kerns der Bandscheibe heraustreten und auf das Rückenmark oder auf die austretenden Nervenwurzeln drücken können, wodurch es zu Schmerzen kommen kann

Kernursache

Du gehst jetzt unter zu schweren Lasten gebückt; es ist dir alles zu viel geworden, und mit der Aussicht auf einen langen Weg, der noch vor dir liegt, gehst du nun vollends in die Knie.

Du bist zu hart und unbeugsam zu dir gewesen; du hast nach außen hin nach den Regeln, die man dir beigebracht hat, funktioniert, um den Erwartungen zu entsprechen. Möglicherweise mit einem kerzengeraden Rücken, in einem schicken Anzug / Kostüm, „sitzt mein Hut richtig?“, denn du schöpfst deine Sicherheit daraus, ob du im gesellschaftlichen Kontext, äußerlich oder in deiner Funktion, dem Image gemäß oder nach intellektueller Leistung usw. gut ankommst. Es herrscht eine Unsicherheit in dir „wer *bin* ich, unabhängig von der Außenwelt, von meinen ‚Aufgaben‘?“ Du hörst nicht auf deine Natur; deine Gefühlswelt existiert lediglich starr hölzern und innerhalb enger Strukturen eingeschränkt.

Du verschließt dich deinem sanften Kern, aber auch die anderen bekommen keinen richtigen Kontakt zu deinem weichen Gefühlskern. Du wirkst, als fehle dir die tatsächliche Tiefe, wie den Holzpuppen in einem Puppentheater. Du versteckst dich hinter einer Kasel oder einer Schürze, einem Overall usw. ... Du lebst zu sehr wie ein Robotter, ja, du absorbierst und schlingst nur so in dich hinein, Informationen und Fragen, Forderungen und Erwartungen; du willst die Macht über deine Situation behalten, aber zuweilen fühlst du dich wirklich machtlos.

Wo ist dein Seelenkern, dein natürliches, spontanes Sein? Hast du Angst davor, dich vollkommen so zu zeigen, wie du dich fühlst? Darunter verbirgt sich im Grunde genommen die ganze Angst. Weil du dich in deinem tiefsten Selbst nicht wirklich sicher fühlst, suchst du außerhalb von dir nach Halt, auf dass du dich dennoch beschützt fühlen wirst. Eine Angst, schließlich allein und verlassen zurückzubleiben, die Furcht davor, alles alleine machen zu müssen, Angst vor einem Bruch mit etwas oder jemandem. Du häufst zu viele Emotionen an: Diese Lasten wiegen am schwersten. Vor allem deshalb, weil du alle Gefühle in ein zu enges Korsett von Strukturen und rationalen Argumenten presst.

Möglicherweise hast du durch diese mechanische, unnatürliche Haltung von dir, wenn auch unbewusst, Probleme innerhalb deiner Beziehungen hervorgerufen.

Auch die Lasten, den Kummer und die emotionalen Spannungen aus der Vergangenheit hältst du zu krampfhaft fest.

Mit kühlem Kopf versuchst du dein Leben zu organisieren, aber es ist zu kalt und zu hart für dein Wohlbefinden und für diejenigen, die dir nahe stehen. Stützt sich deine Sicherheit auf ein Fundament, das außerhalb von dir liegt?

Dann solltest du in deinem Leben dringend etwas verändern, denn so stehst du auf sehr wackeligem Untergrund und kannst dich nicht mehr richtig entspannen.

Kernlösung

Ersetze diese allgemeinen Gesetze und Strukturen durch deine eigenen Fundamente: Fühle dich in deinem unsterblichen Selbst sicher und beschützt.

Zeige wer und wie du wirklich *bist*. Höre auf deine Natur, auf deine spontanen Gefühle und Impulse; richte dich nicht nach den Erwartungen anderer; nicht der Ehrgeiz oder das Erfüllen der Erwartungen anderer zählt, sondern die starke Basis in dir und wie du dein Leben hier auf sehr selbständige, jedoch liebevolle Weise aufbaust; die starke Stütze, die du in dir spürst, die unerschütterliche Sonne in deinem Zentrum, die Wärme, die aus deinem Bewusstsein für deinen eigenen Wert erstrahlt, sind von Bedeutung.

Die Fruchtbarkeit, die jeder Mensch in sich trägt, um auf ursprüngliche Weise von innen heraus neue Dinge entstehen zu lassen; dich nicht dazu „verpflichten", auf diese oder jene Art und Weise im Mittelpunkt der Theaterbühne zu stehen, nicht denken, dass du es tun *musst,* um dich bestätigt zu fühlen, dich trauen, auf entspannte Weise Zuschauer im Publikum zu sein, das Loslassen von Spannungen aus der Vergangenheit, um dich auf die Freude des Jetzt-Momentes zu konzentrieren, ohne deinen Körper und deine Gefühle den Strukturen und dem „Denken" unterzuordnen.

Betrachte alles von oben aus, mit dem Blick deines Selbstbewussten Ichs, und lasse überflüssige Lasten los..., forciere dich in keiner Hinsicht mehr, auch nicht um deinen Nächsten zu „gefallen": Sei in erster Linie deiner spezifischen Art treu. In Harmonie mit dir selbst wirst du deine Ruhe und Sicherheit spüren, die Freiheit, du selbst zu sein. Eine Spinne spinnt ihr Netz auf spontane, natürliche Weise, ohne nachzudenken, ohne zu erzwingen, Schritt für Schritt; wenn du deiner Natur folgst, wirst du deine Arbeit und dein Leben auf fruchtbare Weise ausbauen, ohne dir Gesetze aufzuerlegen, bestimmte Etiketten „anzuheften". Das natürliche Du-Selbst-Sein.

Verschobener Wirbel

siehe auch Rubrik des betreffenden Wirbels

Kernursache

Du fühlst dich nur unvollständig, nicht dazu im Stande, dich selbst *wirklich* im Leben durchkommen zu lassen. Möglicherweise kämpfst du zwar für ein Ideal, du lehnst dich auf, wie ein Rebell oder ein Widerstandskämpfer, für einen guten Zweck, aber du versteckst dich dahinter, wie ein Märtyrer. Deinen persönlichen Kummer würdest du auf den Kummer eines Volkes oder eines anderen Menschen projizieren. Aber du selbst bleibst unter Wasser; du traust dich nicht, wirklich aus deinem Herzen heraus zu leben. Aggressive Gedanken werden dich quälen, weil du verhinderst, dass in dir diese gesunden Feuerkräfte durchbrechen dürfen. Du verwirklichst dich nicht wirklich. Zuweilen hat es den Anschein, als seiest du taub für deine eigene Entwicklung.

Du wehrst dich hart dagegen, zu Werden, wer du bist. Kurze, scharfe, aggressive Gedankenpfeile schießen dir durch den Kopf: Du wehrst dich innerlich gegen dieses „Gefangensein" von dir.

Du sitzt so da, am Grab deines lebenden Selbst, obwohl es keinen Tod gibt, aber du hältst dich wie einen Toten.

Du weigerst dich, aufrecht zu stehen und die wahre Verantwortung für dein Leben zu übernehmen. Du hörst nicht auf deine Gefühle; du tust dir immerzu weh. Innere Energien, Kreativität, Emotionen… drehen sich im Kreis; sie stehen bereit, um weiterzufließen; du brennst innerlich darauf, endlich aufzuspringen und deinen vollwertigen Platz einzunehmen, aber gleichzeitig wehrst du dich mit gereizten, selbstquälenden Gedanken dagegen. Du wirst dir nicht gerecht; du machst dich nieder. Du stehst aggressiv mit dir im Konflikt.

Liebst du dich nicht; findest du dich hässlich und schlecht; willst du dich selbst bestrafen?

Kernlösung

Speien wie ein Drache: gesunde Feuerkräfte!
Wie eine ganze Note in der Musik, ihrer Unverzichtbarkeit und ihres einzigartigen, schönen Klanges bewusst: So darfst du in schöner, orange-gelber Wärme erstrahlen und deine Sonnen-Kraft heraus singen.

Diese schöne Kraft deines tiefsten Selbst ist von unschätzbarem und unsterblichem Wert. Erkenne diesen Wert deiner selbst an, und breche, ohne zu zögern, durch: Transformiere dich, und wehre dich nicht länger gegen deinen Lebensweg. Singe das Leben mit aller Kraft, die in dir steckt; nimm den Dämpfer ab.

Rückenwirbelbruch

siehe auch Rubrik des betreffenden Wirbels

Kernursache

Es wird dir alles zu viel; du weigerst dich, diese Lasten noch länger zu tragen. Eine aufsässige Reaktion: Du machst so nicht mehr mit! Angestaute Aggression, der Ängste zugrunde liegen; Kräfte brechen aus. Du setzt dich jetzt für dein ICH ein. Schon zu lange hat dich ein innerer Zwiespalt geplagt (Ich oder der / die andere(n)), und jetzt willst du dich für dich selbst stark machen, auf gewaltsame Weise, so dass diese spontanen Energien eine selbst zerstörerische Auswirkung haben.

Ohnmacht-Macht. Die Ursache liegt bei dir: Du hast bereits zu lange eine Rolle gespielt, möglicherweise eine Opferrolle; vielleicht warst du nicht ehrlich, und du hast gelacht, obwohl du innerlich weintest oder wütend warst; du hast einen Zustand zu lange aufrechterhalten, anstatt Veränderungen herbeizuführen; hast du dich von einem Partner oder in einer bestimmten Situation ersticken lassen?

Kernlösung

Es ist an dir, deine Natur niemals zu forcieren, immer auf dein wahres Selbst zu hören. Lasse dich niemals leben; sei immer ehrlich zu dir und den anderen. Komme zu klarer Kommunikation, und staue nichts an; trage keine schweren emotionalen Lasten, sondern verarbeite sie, und lasse los. Fühle dich sicher und unterstützt in dir, so dass du dich nicht „anpassen" oder dich wie ein Märtyrer verhalten musst, um im Gegenzug dafür außerhalb von dir Sicherheit zu finden. Baue dein Leben ohne Ängste auf diese grundsolide Basis deines Lebenden Selbst.

Spondylarthropathie

Erkrankung der Wirbelkörpergelenke und der kleinen Wirbelgelenke (Facettengelenke)

Kernursache und Kernlösung

Genug gegurgelt, genug gezögert und gewartet… und jetzt gespuckt! Alles, was heraus muss, muss jetzt heraus. Der Mensch hat lange aufbewahrt, jetzt folgt eine Aufforderung zur Entladung. Das Gift steigt bis oben und erfordert diese Entladung. Der Mensch hat genug in seiner Seele gespeichert, er hat sozusagen auf traumatisierende Weise geschwiegen und aufbewahrt. Aber jetzt muss er sich radikal davon befreien. Er wird in erster Linie einsehen müssen, dass die Ursache für seine Probleme nicht in den äußeren Umständen (von früher und heute) liegt, sondern dass diese Umstände vielmehr bereits die Folge *seiner Überzeugungen über sich selbst,* seiner Erwartungen an das Leben waren. Er hat in seinem Leben Situationen zu sich geholt, die eine Folge seiner „Einstellung" waren. Nicht umgekehrt: Er wird seine Überzeugungen jetzt in der Weise anpassen müssen, dass er zu der Überzeugung kommt, dass er nichts „MUSS"…, dass er nur das, was er in seinem Innersten fühlt, tun zu müssen, tun DARF. DIESER AUFSTAND bedeutet einen Durchbruch. Der Mensch wird erkennen, dass nur er selbst sich gezwungen hat, so oder so zu sein beziehungsweise zu handeln, und dass er infolgedessen Menschen und Lebensumstände auf seinen Weg geholt hat, die ein Spiegelbild dessen sind. Jedoch weder diese Situationen noch die Menschen auf seinem Weg haben ihm dies auferlegt…, er selbst hat alles angezogen, auf dass er sich davon befreien wird!

Er sollte mit der Überzeugung brechen, dass man lügen (oder schweigen) muss, um den Frieden zu wahren: Er muss aus seinem Innersten heraus in WAHRHEIT sprechen. In Wahrheit leben! Sich nicht zurückhalten. Abweichungen und Giftstoffe sollte sozusagen aus-gespuckt werden. Es macht nichts, wenn er jetzt, in der Übergangsphase, im Genesungsprozess, einmal wütend oder aggressiv ist und seine Gedanken scharf formuliert oder jemand anderen abprallen lassen muss…, der Mensch muss sich entgiften…, es kann ihn erleichtern… Er wird dabei jedoch zu der Erkenntnis gelangen müssen, dass allein in IHM die Ursache für seine Probleme liegt. Er hat niemandem etwas vorzuwerfen; er wird die Lösung in sich selbst suchen müssen!

Er muss nun mit sich, mit seinem innersten Selbst in KONTAKT treten: Er sollte mit seinem eigenen ICH in Wahrheit leben. Keine Kompromisse mehr schließen, keine Galle mehr aus Ohnmacht spucken…, weil er so genannt nicht er selbst sein kann. Der Mensch darf und kann sich hinter nichts verstecken, er kann es niemand anderem als sich selbst zuschreiben, dass er unglücklich ist, dass er Schmerzen erleidet.

Er sollte sich von der Überzeugung befreien, dass er Sein MUSS, dass er dieses oder jenes MUSS… Er würde gut daran tun, sich aus Dankbarkeit in die Arme zu schließen und zu der Erkenntnis zu gelangen, dass er sein DARF, und dass das Leben Freude bedeutet, wenn er Freude vom Leben erwartet… Wenn er nichts von den anderen ERWARTET, sondern alles VON SICH SELBST. Er sollte sich selbst versorgen, sich die Liebe, die Sanftheit, die Freude, den Genuss selbst schenken! Er darf nichts mehr von der Außenwelt erwarten…; wenn er damit beginnt, sich selbst zu umsorgen, wird er infolge dieser Selbst-Liebe in seinem Körper eine Genesung in Gang bringen. Wenn er sich jedoch weiterhin so vergiftet, wird alles in seinem Körper verkrampfen und verhärten, leiden. Wenn er weiterhin die Ursache seiner

Probleme außerhalb von sich sucht, in den harten Lebensumständen oder in einer Beziehung, so wird er niemals zu einer Lösung kommen. Vielleicht hat er zwanghaft – möglicherweise mit Gewalt – von den anderen erwartet oder gefordert, aber sie haben ihm nie geben können, was er erwartet hat... Natürlich nicht! Das wahre Glück, die Dankbarkeit um seiner selbst willen, für das Leben, die Zufriedenheit, die Liebe..., muss der Mensch sich selbst geben!! Erst dann, wenn er die wahrhaftige Ehe mit sich selbst geschlossen hat, wird jemand anders aus freiem Willen mit diesem Menschen auf harmonische Weise in Kontakt treten können. Zuerst wird er jeglichen „Zugriff" auf den anderen Menschen lösen und sich selbst vollkommen in den Griff bekommen müssen.

Er wird im Genesungsprozess mit seinen Kräften und Talenten nach außen treten müssen; er darf sich nicht zurückhalten! Ja, er würde gut daran tun, seine Stimme, seine Kehldrüsen voll zum Einsatz zu bringen. Vor lauter Freude über das Leben singen, laut sprechen..., aber niemals um etwas von jemand anderem zu fordern. Nur um die Freude über sich selbst..., über das Leben... zu manifestieren. Um die Kraft seines ICHS zu manifestieren..., unabhängig von anderen!

Keine Wut mehr..., wohl aber Kreativität und aktive Selbst-Manifestierung!
Wut und Ohnmacht gingen Hand in Hand mit der Begierde, mit der Forderung, dass der andere tun sollte, was der Mensch sich selbst nicht schenkte! Er wird seinen Machtsgriff lösen, seine Talente und Möglichkeiten entwickeln dürfen und seine Wut in eine kraftvolle, urstarke Kraftentwicklung nach außen transformieren: Das Gift löst sich in dieser positiven Transformation auf. Er wähnt sich nicht mehr als Opfer, sondern ist sich seines göttlichen Inhaltes, seiner Fähigkeiten bewusst. ALLES, was er in seinem Leben zu sich geholt hat..., liegt bei ihm, nicht bei jemand anderem. Wenn er nun also zu der Einsicht kommt, dass er sich innerhalb seines eigenen Kreises drehen muss, unabhängig vom anderen, dass er seine eigenen Tiefen ergründen sollte, ohne auch nur irgendetwas vom anderen zu erwarten, dass er alles sich selbst schenken darf, die Liebe, die Anerkennung..., dann wird er wiedergeboren werden, dann wird er AUS sich selbst HERAUS rein nach Wahrheit leben. Er ist ehrlich zu sich, spricht für sich und zeigt sein wahres Angesicht. Er versteckt sich nicht, sondern manifestiert sich mit voller Kraft in der Hingabe, im Schenken, ohne sich dabei Gewalt anzutun.
Stolz auf sein Mensch-Sein, auf seinen reichen Inhalt..., sich als ICH manifestierend. Er spürt seine „Fülle" und ist über und mit sich selbst glücklich. Der Mensch gesteht sich zu, das Leben sanft zu genießen. Er macht es sich selbst zum Geschenk und will niemals, dass jemand anders etwas für ihn tut, was dieser nicht wirklich möchte. Er lässt los, folgt seinem Weg..., und jetzt kommen die Lebensumstände und Gegebenheiten von ganz alleine auf seinen Weg, die gut für seine Entwicklung sind. Er zweifelt nicht daran und ist ein dankbarer und zufriedener Mensch. Er geht weiter und lässt los, er sorgt für sich und äußert sich frei, fühlt sich niemals dazu verpflichtet, dieses oder jenes zu tun... Er zeigt sein wahres Angesicht! Diese Wahrheit macht frei... und heilt.

Spondylolyse, Spondylolisthesis

Unterbrechung der Verbindung zwischen zwei Wirbeln, wodurch die Wirbel nach vorne rutschen / abgleiten können

Kernursache

Wie eine Rakete voller Energien, wie ein Walfisch, der zu lange unter Wasser geblieben ist, so bist du auf dem Grund deines Wesens in den Startlöchern...: Aus den tiefsten Meerestiefen möchtest du – wenn auch unbewusst – nach oben emporschießen..., um deine eigene wahre Geburt triumphieren zu lassen! So tue es auch mit der *ganzen* Lebenskraft, die in dir steckt: Schiele nicht mit einem düsteren und wütenden Auge auf die anderen, auf die Außenwelt..., sondern gehe *selbst* weiter! Glaube an das Glück, das dir beschieden ist, und setze diese Menge von Energien für ein glücklich befreites und außerordentlich schöpferisch-kreatives Leben ein: Du bist der Führer deines Lebens! Gib diese Führerschaft nicht aus den Händen, an niemanden, weder an eine(n) Freund(in) oder an eine(n) Partner(in), noch an eine Institution oder an wen / was auch immer.

Du bist DU: Sei dir dessen bewusst! Das große Reinemachen hat begonnen. Irgendwann einmal hat man dem Menschen weisgemacht, dass er auf eine Autorität außerhalb von sich hören müsse und werde, wodurch er nicht dazu angehalten wurde, sich seines eigenen Lebens zu bemächtigen, im Gegenteil. Damals hat sich der „Sündenfall" erst wirklich zugetragen: Der Mensch ZWEIFELTE an sich... „Ich kann das nicht..., ich brauche über oder außerhalb von mir eine Autorität, auf die ich hören kann..., ich kann nicht auf mein eigenes Rückgrat bauen, ich kann nicht auf meine innere Quelle vertrauen!" Die Angst schnürte ihm die Kehle zu, und der Mensch machte sich von Mächten und Kräften außerhalb von sich abhängig...

Kernlösung

Also: Es ist jetzt an der Zeit, aufzustehen, für dich, Mensch, um Transformation in Gang zu bringen und ganz tief aus dem eigenen Innersten zu spüren, wie DU SELBST(!!) DEIN LEBEN ausrichten, es richtig führen KANNST: Aus dem Herzen in die Richtung, die mit Leben, Wahrheitsströmung, Güte verbunden ist... Und dagegen ist kein Kraut gewachsen.

So fühle dich aus dem „Urmeer" oder der Urstimme – oder ganz gleich, was du dafür einsetzt – befreit, die dich sozusagen in seinem / ihrem Griff „FESTHIELT". Befreie dich aus der Situation, die du schließlich selbst – wenn auch unbewusst – gesucht hast. Du stehst jetzt losgelöst, unabhängig, autonom, auf eigenen Füßen! GEHE VORWÄRTS, ohne zu zögern, ohne nach links oder nach rechts zu schauen, ohne dich umzusehen, und setze diese Energiemassen für deine Selbstwerdung ein! Mache etwas Wunderbares aus deinem Leben. Es steckt alles in dir..., du musst nur daran glauben und es *selbst* Machen!

Wirbelkanalstenose

Spinalkanalstenose

Einengung des Wirbelkanals innerhalb der Wirbelsäule (angeboren oder durch Degeneration, z.B. Arthrose), wobei es durch Druck auf das Rückenmark und / oder die Nervenwurzeln zu Schmerzen kommen kann

Kernursache

Du siehst die rote Liebeskraft, vielleicht auch mit der Leidenschaft dazu, in der knallroten Rose; du erkennst, dass ‚sie festsitzende scharfe Dornen hat'. Ach, du hast keine andere Wahl: du wirst irgendetwas abhacken, beenden müssen, mit einem scharfen Hackmesser.[2] Du musst da natürlich durch, und es tut dir weh. Wie ein Elefant, der mit hoch in die Luft erhobenem Rüssel heulend seinen Verdruss herauslässt.
Ein kariertes Muster, wie auf dem Anzug von Pierrot, abwechselnd weiß und orange. Reinigung und Transformation ist nun gefordert, dann kommt der Lebensbaum erst zum Blühen, in Freude. Bleibe nicht im Verdruss der Vergangenheit hängen, denn die ferne Vergangenheit ist der Tod, das Nicht-Sein deines ICHS.

‚Kikerikiiii ... ! Aufstehen', ruft der Hahn mit Großer Kraft. ‚Aufwachen und Hopp vorwärts!' Er ermahnt dich dazu vorwärtszugehen, ohne zu trauern oder zu zaudern. Kopf hoch, vorwärts, Marsch. Es gibt keinen wirklichen fundamentalen Grund zum Klagen oder Heulen: du BIST als ICH auf ERDEN. Du LEBST doch aus deinem herzlich-tiefen Kern-Herzen heraus!? Bleibe nicht an dem grauen äußerlichen ‚Nichts' hängen. Lasse dein Herz strahlen vor Dank-

[2] Lies über die Symbolik von jungem und altem Käse in *Das Füllhorn - Psychologische Symbolsprache der Nahrungsmittel.*

barkeit und höre auf mit der alten Gewohnheit, deine Freude von dem abhängen zu lassen, was sich außerhalb deiner selbst abspielt. Stoße an und trinke auf das Leben: reines kristallklares Wasser. Lasse doch das Wasser in deinem Körper strömen. Fundamentaler solltest du hinabgehen in die prächtigen tiefsten goldenen Höhlen deiner selbst.

Hilf nun dir selbst, indem du den festen Entschluss nimmst, nie mehr Abschied zu nehmen oder einen bestimmten Abstand zu lassen zwischen Außen- und Innenseite (deinem innerlichen kräftigen Selbstkern). Deine äußere strahlende Erscheinung, wie ein trompetender Elefant, so fühlst du dich auch innerlich in deinem Herzen. Kräftig herausposaunen, diese URKRAFT, die in dir ist. Lasse ihn nicht ungenutzt: diesen Lebensraum in dir, fühle dich *eins* mit dir selbst. DENKE einfach NICHT an den Verdruss, an die Möglichkeit, traurig oder emotional zu sein; reiße dich zusammen. Denn Verdruss ist eigentlich noch eine Erinnerung an den Tod. Zweifle nicht länger an der Tatsache, dass der Tod nicht zu existieren braucht,[3] wenn der Mensch es so will. Das Überzeugungssystem lenkt schließlich die Entwicklung, den Transformationsprozess des Körpers, jedes physischen Teilchens des Körpers.
Warum also noch länger weinen; wozu noch Verdruss? Die Ursache liegt in der fernen Vergangenheit ...

Kernlösung
Mache aus dem JETZT heraus einen Schritt VORWÄRTS, ohne noch zurückzublicken ... das bringt dir die Lösung. Betrachte dich selbst als einen urstarken Mensch. Mit dir selbst mitzugehen erzeugt Freude statt Tränen, denn das Leben selbst ist Freude und hat nichts lieber, als dass du ‚mitgehst': so hast du deine eigenen Emotionen und Freude / Verdruss-Sphären in der Hand. Im Vorwärtsgehen und dem Nicht-fixiert-Bleiben auf negative und traurige Dinge, wird dem frohen Lebensstrom ein Durchgang geboten. Dies kann auf nichts anderes als die Zukunft gerichtet sein: also, schreite vorwärts! Vergiss diese traurigen Erinnerungen, sei stark du selbst.

Pferdestärke entwickelt sich nun in dir. Dein Körper erwärmt sich, du produzierst Energien, die prächtig sind für dich, für die Welt. Dynamik durchspült dein ganzes Wesen. Kräftiger denn je. Entschlossen. Schiebend und stampfend vielleicht, aber in jeder Hinsicht das Getrauere hinter dir lassen, das Gezaudere, das Festsitzen in den in der Vergangenheit geschehenen Dingen. Rückwärts gehen bedeutet, wieder ganz von vorne anzufangen, zurück zum ‚Anfang' (Tod). Also: erkenne diese Kräfte, die in dir sind, und vergiss nicht, DICH SELBST ZU LIEBEN, so ist das Durchstürmen im Leben verwurzelt in frohen Liebessphären, Milderung und Kraft gehen Hand in Hand. Liebe dich selbst; reiße dich zusammen wie ein Königsmensch und zögere nicht weiterzugaloppieren.

Zweifel nicht an diesen schönen Kräften in dir selbst. Nicht zögern, nicht trödeln; schreite vorwärts in deiner Entwicklung und bleibe nicht an Erinnerungen hängen. Lebe nicht nach der Überzeugung, dass du nur ein trauriges Wesen bist, dass das Leben für Trauer steht. Mit Willenskraft, Entschlossenheit und Selbst-Liebe gibst du deinem Pferd die Sporen! FÜHLE und DURCHFÜHLE die KRÄFTE, die in dir sind und ENTSCHEIDE dich, auf diese kräftige Weise durch das Leben zu gehen, als ‚ICH'. Lasse das Leben durch jede starke Zelle deines Körpers strömen, in gesunder Feuerkraft. Du, konzentriert in deinem Körper, hemme dich selbst nicht, sondern laufe in starkem Tempo durch die Lebenspfade. Welch eine Herrlichkeit, deine Muskeln zu fühlen, deinen ganzen Körper, die schönen Lebenskräfte, die dich auf dem Lebensweg weiterführen. Und als Reiter, wie ein freier, starker Bogenschütze schießt du vorwärts, die dynamische Kraft an sich genießend!

Lies eventuell die Rubrik des bzw. der betreffenden Wirbel/s.

[3] Lies mehr hierzu im Buch *Neue Tage.* Dieses Buch ist bei Erscheinen des vorliegenden Werkes noch nicht in deutscher Übersetzung erhältlich.

HALSWIRBEL

Erster Halswirbel, Erkrankungen

Kernursache

Dein ICH lebt lediglich hinter dem Tarnungsschutz deines Äußerlichen Egos verborgen.

Du versuchst, anderen zu gefallen oder nimmst eine ganz bestimmte Haltung an, weil du dich nicht traust, geradeheraus du selbst zu sein. Du fühlst dich sozusagen zwischen dem Blick der anderen eingeklemmt, so dass du ein ganz bestimmtes Verhalten an den Tag legst, das nicht ganz mit deinem wahren ICH übereinstimmt. Diese Ich-Kraft vermag nicht durchzukommen; du versteckst den selbstbewussten, männlichen Anteil in dir hinter einer Fassade des naiven, hysterischen, lästernden Fräuleins. Dein Gedanken-Inhalt, deine Energien drehen und drehen sich im Kreis, sie werden jedoch nicht auf fruchtbare Weise im Produktionsprozess deiner Selbstverwirklichung genutzt.

Du flüchtest aus Angst! Du fliehst in ein oberflächliches Verhalten: Ja, du hältst dich mit Nebensächlichkeiten auf. Du flüchtest vor dem Kern deines Wesens, vor allem. Möglicherweise stehst du gerne im Zentrum der Aufmerksamkeit, begreifst jedoch nicht, dass du dich auf die Weise im Netz der Außenwelt gefangen hältst; es entsteht ein Teufelskreis.

Du traust dich kaum, dir deine eigenen tiefsten Gefühle anzusehen; du hast solche Angst vor diesen Tiefen in deinen Emotionen; es beängstigt dich, du läufst davor weg, hin zur Oberfläche. Du meinst, in diesem Theater einer wahren Konfrontation mit dir selbst zu entkommen, einer Konfrontation damit, wovor du auf der Flucht bist: vor deinem tiefsten, kraftvollen Selbst. Du fürchtest dich davor, tief in dir auf etwas Unangenehmes, etwas Angst einflößendes zu stoßen. Du bist deinem tiefsten Ich gegenüber sehr misstrauisch. Du nimmst ein Scheinverhalten an, bis du emotional wachgerüttelt wirst. Ängste verhindern, dass du dich weich und biegsam deinem eigenen Inhalt beugst; du hältst dich zu steif in einem verrosteten Muster, um in den Augen der Außenwelt nicht zu versagen, um nicht *wirklich* du selbst sein zu *müssen.*

Kernlösung

Spüre diese starke Basis in dir, und baue eine stabile Struktur darauf auf. Sorge jetzt gut für dich, lasse dein Leben nicht von anderen führen, sondern rüttle dich selbst wach! Werde dir dieses schönen Kernes bewusst, der die Fähigkeit besitzt, dein Leben als schöpferischer Mensch selbst auszubauen. Nimm dein Leben selbstbewusst in die Hand; lebe spontan so, wie du bist, nicht um den Erwartungen anderer, der gesellschaftlichen Normen zu entsprechen.

Erkenne nun den männlichen Anteil in dir vollkommen an; lasse in dieser Selbstsicherheit deine Emotionen und Energien frei fließen. Halte dich nicht zurück: Äußere dich, traue dich, nach dir zu leben. Wende dich weich und flexibel deinem eigenen Inhalt zu, mit Respekt und Ehrfurcht vor dem Göttlichen in dir: Auf diese Weise, mit dieser Ehrlichkeit wird dein Leben heller und fröhlicher werden. Die Macht über dein Leben in die Hände anderer zu legen, bringt erst wirklich große Lasten mit sich, ja, saugt förmlich die Energie aus dir heraus.

Zweiter Halswirbel, Erkrankungen

Kernursache

Angst, tiefer in dich hineinzuschauen; du weigerst dich, auf wahres Wissen und auf die Weisheit in dir zu hören. Du verschließt deine Augen vor höheren Bewusstseinskräften; es ist möglich, dass du als Naseweiß viel Bücherwissen anhäufst, aber die wirkliche Tiefe deines Wesens, das Wissen, das über deine inneren Sinne zugänglich wird, davor verschließt du dich ängstlich. Du flüchtest vor deinem tiefsten Selbst, deiner Intuition, deinen Gefühlen:

Du schließt dich wie ein Fötus in einer Luftblase ein, der weder hört noch sieht, der sich klein und im Verborgenen hält. Du fühlst dich wie ein Opfer; ja, du versteckst dich hinter einem unechten Leben. Du triffst nicht wirklich den Kern deines Lebens. Du fühlst dich verletzt, fürchtest dich vor psychischen Schmerzen.

Du hast Angst davor, deine tiefsten Kräfte und Gefühle durchkommen zu lassen und sie nicht kontrollieren zu können, so dass sie dich förmlich zermalmen würden; deshalb schließt du sogleich die Tür vor dem Tiefsten, Kraftvollsten, vor diesen reinen, elektromagnetischen Quellen in dir. Du zweifelst an der inneren Güte deiner selbst.

Aggressiv möchtest du dich von anderen distanzieren; anstatt einen offenen Dialog einzugehen, würdest du empört, vorwurfsvoll oder scharf-wütend davonlaufen oder dich in dich zurückziehen. Du weigerst dich, die Ursache deiner körperlichen Leiden oder deines psychischen Kummers in dir selbst zu suchen. Du bleibst blind dafür, oder besser gesagt: Du steckst den Kopf in den Sand.

Kernlösung

Schenke deinem tiefsten Selbst das Vertrauen, und entwickle diese göttlichen Kräfte aus dem Kern deines Wesens; strahle diese schönen Energien auf andere, und entdecke die Größe in dir selbst. Hier-und-jetzt voller Selbstvertrauen weitergehen.

Nicht vor tiefen Kräften und Schöpfungskräften in dir flüchten: Nutze sie auf selbstbewusste Weise. Komme zu einem offenen und klaren Kontakt mit deinem Selbst, mit den anderen; verstecke dich nicht; öffne deine Türen zum wirklichen Leben, und finde Harmonie mit dir selbst.

Erkenne dein Selbst Ganzheitlich an, und fürchte dich nicht: Die tiefste Basis eines Menschenlebens ist eine Liebesenergie, die Leben heißt. Nutze diese Energien dankbar, um deine Individualität zu manifestieren.

Höre auf deine Intuition, und traue dich, dich schönen Gefühlen hinzugeben.

Dritter Halswirbel, Erkrankungen

Kernursache

Selbstzerstörung: Persönliche Energien, spontane Kräfte, eigene Kreativität und Ideen dürfen nicht frei existieren. Du stutzt deinem Leben derartig die Flügel, dass dir kein Raum für dein einzigartiges Sein bleibt. Der Grund dafür: Unsicherheit, du denkst, dich anderen gegenüber beweisen und verwirklichen zu müssen. Du meinst, zunächst beweisen zu müssen, dass du es wert bist, zu leben, um die Zustimmung anderer zu verdienen; denn eigentlich zweifelst du daran, du vertraust dir nicht; gerade weil du dich nicht bedingungslos akzeptierst, strengst du dich über die Maßen an, erlegst du dir sowohl Aufgaben, Pflichten wie auch Einschränkungen und Normen auf, um dir und den anderen dennoch zeigen zu können, dass du wohl da sein darfst.

Für das Auge der Außenwelt magst du zwar Kunststücke und starke Leistungen erbringen, „ich kann das schon alleine, lass' mich nur", aber innerlich bist du dir dessen überhaupt nicht sicher; durch diese Überzeugung in dir, unfähig zu sein, wirst du es schließlich aufgeben oder dich den anderen ergeben.

Dadurch kannst du dich wiederum schuldig fühlen: Sie hatten Recht, dass ich es wieder nicht schaffen würde, ach, ich bin ein dummer, eigenwilliger Nichtsnutz. Du zerstörst dich selbst; du wirst dich demnach auf andere stützen, weil du nicht an deine inneren Kräfte glaubst. Du gestehst dir nicht zu, wahre Weisheit in dir selbst zu suchen; du lässt dich durch die Autorität anderer beschneiden, weil du dich emotional schwach fühlst. Manchmal stehst du wirklich Ängste aus, dass du eine Aufgabe, die du nach dem prüfenden Blick der anderen, einer Autorität so gut wie möglich erfüllen möchtest, nicht durchhalten kannst. Du hörst überhaupt nicht auf deine eigene Natur; du fühlst dich vielmehr wie ein Opfer, das sich für die anderen aufopfern muss: um schlussendlich Anerkennung und eine Existenzberechtigung zu erwerben.

Kernlösung

Stoße diesen inneren Aufhänger um, und stehe auf eigenen Beinen: Spüre den Mittelpunkt in dir selbst, und lasse diese reinen Lebenskräfte durch dich hindurchströmen. Lasse dich emotional aufblühen, und zwänge dich nicht länger in einen beengenden Panzer. Du bist Meister über dich.

Stelle den ganzen Raum in dir zur Verfügung, und öffne weit deine Lungen; lasse dich nicht mehr durch die Vorstellung ersticken, dass du etwas tun oder beweisen „müsstest", dass du lediglich ein ergebener Diener für andere wärest, ja, dass du leiden und schwere Lasten tragen müsstest. Befreie dich von dieser (wenn auch unbewussten) Wahnvorstellung. Höre auf die Spontaneität deiner Natur, und folge deinen Impulsen. Traue dich, das Leben zu genießen: Du hast das Recht, ganz einfach du selbst zu sein. Du wirst in erster Linie dich selbst akzeptieren und an diese urstarke Kraft in dir glauben müssen. Es ist nicht Sache der Außenwelt, dir das wahre Leben zuzugestehen: Erkenne deine eigene Fülle an, auch ohne Arbeit oder Leistung. Das Leben ist Freude; Trauer und Leiden sind Lügen. Tue dir nicht mehr weh.

Vierter Halswirbel, Erkrankungen

Kernursache

Du käust deine Gefühle immer und immer wieder: Dein Kopf ist *eine einzige* emotionale Brutstätte, worin Trauer, Gefühlserinnerungen aus der Vergangenheit, die du nicht loslassen willst, Herzschmerzen, Ängste und Schmerzen gären. Du *lässt* dich von deinen Emotionen leiten; es überwältigt dich alles, du siehst keine Perspektive mehr.

Du fühlst dich in den Klauen der Beschränkungen des Lebens gefangen, als wäre es dir nicht erlaubt, glücklich zu sein. Aber du selbst bist die Ursache dessen: Du weigerst dich, dich zu manifestieren, du traust dich nicht, auf deinem Weg weiterzugehen. Du hast solche Angst, dass, wenn du deine wahren Gefühle und Gedanken äußern würdest, du von etwas oder jemandem „festgehalten" würdest. Mit anderen Worten, du fühlst dich schuldig und zu ängstlich, du selbst zu sein; am liebsten würdest du also schnell vor deinen eigenen Gefühlen und emotionalen Gedanken davonlaufen. Du hast Angst, etwas „falsch gemacht" zu haben. Du lenkst dein Leben nicht *selbst!*

Du zweifelst; das, was du so ängstlich einklemmst (emotionale Energien), schlägt jetzt nach innen und ergreift von dir Besitz; so vernichtest du dich selbst. Es kann dich das unangenehme Gefühl ereilen, dass dich etwas verfolgt, aber es sind deine tiefsten Kräfte und Emotionen, die du ängstlich zurückhältst. Du hörst nicht auf dich; du läufst davor weg! Du verleugnest einen wunderbaren Teil deiner Natur; ja, du fürchtest dich vor der Konfrontation mit dir selbst. Du versteckst Gefühle und natürliche Fähigkeiten: Aus Angst entsteht eine Weigerung, du selbst zu werden. Du tötest das wahre Liebesgefühl in dir. Du treibst dich in die Enge. Du bist so hart zu dir.

Kernlösung

Strahle nach außen! Erbreche diese verdrängten Emotionen, verarbeite, mache klar Schiff in dir. Lasse dich in dir geboren werden, und höre auf deine innere Weisheit. Lasse aggressive Kräfte sich im Dienst deiner spontanen Selbstwerdung öffnen; höre auf damit, dich selbst zu vernichten, und richte deine ganzen Energien mit Stolz nach außen. Selbstvertrauen! Durch die Entladung, in der Schöpfung eines neuen und ursprünglichen Lebens wirst du Frieden und Entspannung finden.

Laufe nicht länger vor dir davon; nimm deiner Trauer die Existenzberechtigung, indem du dein Leben entschlossen selbst in die Hand nimmst und etwas Schönes daraus machst. Die Realität wird auf deine Überzeugungen folgen; wehre dich nicht mehr gegen Freude und Selbstverwirklichung. Lasse die Vergangenheit los, und erkenne von Jetzt an die Kraft des schöpferischen Ichs an. Du bist Meister deiner Emotionen: Nimm das Zepter an dich! Wende dich in Liebe deiner Natur zu; du bist gut, wie du bist; jeder Mensch ist auf seine Art einzigartig und wertvoll. Du musst dich nur lieben.

Fünfter Halswirbel, Erkrankungen

Kernursache

Du bist wütend auf die Menschen, die dir einmal die Meinung sagen. Ein Widerstand, eine sture Verweigerung. Geht weg, lasst mich in Ruhe! Du verschließt dich. Ich werde mir schon selbst zeigen, wo es langgeht! Eine wütende Gefühlsverschlossenheit; fühlst du dich unverstanden, minderwertig? So reagierst du überempfindlich auf Worte, Kritik oder Hinweise von anderen. Eigentlich möchtest du lieb sein, aber du verschließt dich, aus Angst, verletzt zu werden beziehungsweise in deinen Minderwertigkeitsgefühlen bestätigt zu werden. So läufst du vor dir selbst davon. Menschen, die es gut mit dir meinen, aber deinen wunden Punkt berühren (ich bin nur ein(e)…), werden vor eine Wand laufen.

Wut und Trauer schnüren dir die Kehle zu. Du bist kaum dazu in der Lage, dich für dich selbst einzusetzen; du willst es nicht einmal mehr, du verschließt dich.

Ich brauche niemanden; ich werde schon für mich sorgen! Unterdessen fühlst du dich unverstanden, traurig und verkannt. Aber du selbst tust es dir an: Du verleugnest und verurteilst dich. Diese innere Überzeugung wird ganz bestimmte Menschen mit *ihren* spezifischen Reaktionen zu dir holen, die eine Folge dessen sind.

Kernlösung

Wisse, dass du in dir beschützt bist; fühle dich in deinem tiefsten Selbst sicher und geborgen.

Werde dir deines einzigartigen Wertes bewusst; lasse Gefühle geschmeidig fließen. Äußere dich; komme zu einer weichen Offenheit! Flüchte nicht vor dir, sondern halte bei deinen Möglichkeiten, bei diesem inneren Reichtum von dir inne. Du brauchst keine Anerkennung von anderen; du kennst deinen Wert. Was andere dir erzählen, kann dich nicht vom Sockel hauen, weil du dir die selbstverständliche Anerkennung gibst. Sprich, erzähle, singe und gestalte! Lasse deine Talente aufblühen, und stelle dich ins Zentrum deines Lebens.

Sechster Halswirbel, Erkrankungen

Kernursache

Du versuchst, zu viel außerhalb von dir zu umfassen, Menschen und Situationen, aber es fällt dir sehr schwer: Du belastest dich unnötig. Du versuchst, die Macht über andere zu ergreifen; du versuchst, andere so zu verändern, wie du sie gerne hättest, vor allem dir selbst gegenüber. Die Folge der unbewussten Verweigerung, dich *selbst* zu verändern.

Weil du zu dir auf Distanz gehst, weil du dich nicht wirklich gerne hast, weil du nicht wirklich offen und liebevoll zu dir bist, versuchst du, deinen Partner oder deine Freunde zu dir zu holen, versuchst du, die Zuneigung und die Liebe, die du dir selbst vorenthältst, bei jemand anderem zu erzwingen; das funktioniert natürlich nicht.
Du kannst es alles nicht mehr weiter umfassen; du bist derartig wütend über diese Machtlosigkeit, aber vermutlich bist du der Meinung, dass andere die Ursache deiner Probleme sind. Du fühlst dich wie ein leidender Märtyrer; die Wahrheit ist jedoch, dass du dich weigerst, auf eigenen Beinen zu stehen und dir das zu geben, was dir zusteht, und nicht länger Erwartungen an andere zu stellen.

Die Weigerung, die Lösung in dir selbst zu suchen, die Wut auf diejenigen, an die du dich feste klammerst, der Schmerz und die Trauer, die dadurch entstehen, führen zu einem Gefühl der Hoffnungslosigkeit.

Du versuchst, jemand anderen von deiner Sichtweise zu überzeugen oder ihn / sie in seinem / ihrem Verhalten zu verändern, obwohl du dich selbst dringend transformieren müsstest! Du erstickst dich und die anderen.

Kernlösung

Du tust dir selbst weh; lasse los, und lasse den Transformationsprozess in dir zu, so dass du schließlich dazu in der Lage bist, als autonomes, freigekämpftes, selbständiges Wesen ein höchst eigenes Leben zu führen. Du kannst nur dich selbst verändern. Wenn du dich selbst verwirklichst und dich nicht länger verschließt, nicht mehr etwas Unmögliches anstrebst, ganz gleich in welchem Bereich, dann wirst du dich freier und leichter fühlen. Warum es dir so schwer machen?

Sieh klar in dein Inneres hinein: Richte deine Augen nach innen, und entdecke verborgene Kräfte, die Macht in dir, so dass du dich nicht mehr aus Machtlosigkeit auf andere ausrichtest. Umarme dich, entfalte deine Kreativität, deine Möglichkeiten, dein einzigartiges Sein. Gebiete deinem erstickenden Verhalten Einhalt(!), und gib dir allen Raum! Öffne dich, gib und strahle, schenke und biete das Schönste aus dir selbst: So transformierst du dich und werden Menschen, die dir Reiches zu bieten haben, auf deinen Weg kommen. Öffne dich, und vertraue; halte nicht fest, erfasse nicht, fordere nicht.

Siebter Halswirbel, Erkrankungen

Kernursache

Weil du dich nur klein, ungeschickt, kindisch, hässlich, beschämend, zu dick oder zu dünn findest, weil du nicht wirklich sicher auf eigenen Beinen stehst, traust du dich nicht, dich so zu zeigen, wie du dich innerlich fühlst. Du hast nicht die Traute, spontan natürlich zu sein.

Hängst du noch am Bein deiner Mutter, deiner Erzieher? Bist du immer noch brav, folgsam und gefügig? Hat man dir beigebracht, dass du dich nach außen hin so oder so verhalten sollst? Lebst du nicht aus dir selbst heraus? Du fühlst dich gar nicht selbstbewusst und bist überhaupt nicht stolz auf dich. Du würdest dich eher verstecken, dich vor dem Blick der anderen schützen. Du bist überhaupt nicht mit dir verbunden, nicht im Kontakt mit der tiefsten, vertrauensvollen Quelle in dir: So wird es dir auch nicht gelingen, leicht mit anderen in Kontakt zu kommen. Du stellst alle Macht nach außen, sprichst sie anderen zu. Du gehst nicht wirklich vorwärts, du wählst keine Richtung; du lässt dich dadurch leiten, was andere dir sagen, was zu tun sei.

Du hast zwar den Drang, nach außen zu gehen, aus deinem Schneckenhaus heraus zu kriechen, aber deine Schamgefühle, deine Gefühle von Minderwertigkeit oder Unsicherheit halten dich zurück. Du trägst schwere Gefühls- und Kreativitätsenergien in dir: schwer, weil du sie anhäufst, anstatt sie in Selbstmanifestierung zu nutzen.

Deine potentiellen Möglichkeiten sind groß, jedoch unterdrückt. Du produzierst innerlich ein Feuer, aber du hältst es in deinem Inneren. Ratio und intuitive Quellen stehen in dir nicht wirklich miteinander in Verbindung; du hast Schwierigkeiten, eine Harmonie zwischen weiblichen und männlichen Anteilen in dir herzustellen.

Du baust nicht auf die Basis deines tiefsten Selbst; du vertraust dir nicht. So hast du den Kontakt zur Mutterbasis in dir verloren, wodurch du dich von der Autorität anderer abhängig fühlst und dir noch nicht deiner göttlichen Schöpfungskräfte bewusst bist.

Kernlösung

Tue, was du von deiner Natur aus tun musst. Sei dir treu: Zeige dich in aller Offenheit, so, wie du dich innerlich fühlst. Mache Schluss damit, dich weniger zu achten oder dich unter die Autorität eines anderen Menschen zu stellen. Kämpfe dich frei! Du bist gut, wie du bist; erkenne diesen göttlichen Wert in dir an. Schreibe dem Auge der Außenwelt nicht die geringste Macht zu; finde diese Sicherheit und Geborgenheit in dir, und lasse dich von nichts und niemandem zurückhalten. Steige aus dieser niederen Einstellung zu dir selbst empor: Setze dir die Krone auf dein Haupt. Du bist kein Zwerg.

Traue dich, ohne Zurückhaltung ins volle Leben einzutauchen; bringe deine Gefühle zum Ausdruck, gestalte und genieße! Hänge dich nicht als Dekoration an die Wand, sondern nimm den Platz ein, der dir zusteht! Sei spontan, natürlich, persönlich, authentisch. Äußere dich, sei kreativ, teile anderen mit, was dir auf dem Herzen liegt, komme zu einem offenen Kontakt zu dir und den anderen, so dass du dich ruhig und vertraut fühlen kannst. Lebe weder nach den Verhaltensregeln, die man dir als Kind beigebracht hat, noch nach den erstickenden Normen oder Forderungen einer Gesellschaft beziehungsweise eines Partners / einer Partnerin: Auf die Weise lädst du unnötige Lasten auf deine Schultern und hörst nicht auf deine Natur! Entfalte diese Kräfte, diese Kreativität in dir, so dass du dich nicht auf der Stelle durch unterdrückte Flammen auflöst. Selbstverwirklichung!

BRUSTWIRBEL

Erster Brustwirbel, Erkrankungen

Kernursache

Du identifizierst dich sozusagen mit dem Fötus, der du einmal warst, und du hast solche Angst, dass du dich nicht geboren werden lässt. Du fühlst dich gar nicht in dir beschützt; du verkennst den Wert deiner Individualität, weil du dem Tiefsten von dir, deinen Emotionen, deinen tiefen, unbewussten Kräften überhaupt nicht vertraust. Du empfindest dich als fremd; du meinst, deine Gefühle blockieren zu müssen, auch deine körperlichen Sehnsüchte würdest du als negativ oder bedrohlich empfinden. Kurzum, du sprichst deiner Natur nicht das Recht zu, frei heraus zu leben. Du hast nicht nur Angst vor dir selbst, vor deinen Gefühlen, sondern (infolgedessen) auch vor den anderen, sie haben zu viel zu deinem Leben zu sagen, sie tun dir weh, sie holen dich aus deinem „Elfenbeinturm“ heraus oder fort von deiner Gefühlsinsel, du bist ihnen ausgeliefert, sie halten dich sozusagen an den Füßen fest, so dass du nicht wegkommst, sie machen ein machtloses, leidendes Opfer aus dir…, so meinst du zumindest, was natürlich nicht der Wahrheit entspricht.

Gerade weil du dich so unsicher in dir fühlst, weil du solche Angst vor deinen tiefen Emotionen hast, als ob die Brücke unter deinen Füßen jeden Moment einstürzen könnte, weil du die Macht in dir nicht anerkennst, kommt es dazu, dass du den anderen zu viel Macht über dich zugestehst. Am liebsten würdest du dich vollkommen verstecken oder zurückziehen, zuweilen in aggressiv verteidigender Haltung, wodurch du deinen Raum sehr eng zuziehst und dich dabei nahezu erstickst. Aber du fühlst dich von anderen umgeworfen; du willst auf keinen Fall, dass man Emotional auf irgendeine Weise in dich eindringen könnte. Du bebst vor Angst: Schlussendlich können unterdrückte Emotionen und Kräfte auf einmal durchbrechen, ohne dass du dich dagegen noch zur Wehr setzen kannst; so fühlst du dich doppelt als Opfer.

Gedanken und Gegrübel; du suchst, du siehst nicht, du findest nicht. Deine Ratio treibt nur noch auf emotionalen Gewässern. Du bist zugleich ein zu strenger Richter für dich; du hältst dich an Gesetzen, Regeln, Normen, Vorurteilen fest. So verurteilst du dich selbst und hast auch Angst davor, dass andere dich verurteilen werden. Du zitterst vor Lampenfieber vor dem Leben selbst, davor, es zu wagen, vollkommen du selbst zu sein, denn du findest dich nicht gut und es nicht wert, dich für dich einzusetzen und nach deinen Gefühlen zu leben. Deine Gefühle stellen eine Bedrohung für dich dar, ebenso wie das Leben selbst. Vor dem Hintergrund trauriger, schmerzhafter Erinnerungen aus der Vergangenheit würdest du nun dich selbst und das Leben verurteilen.

Kernlösung

Identifiziere dich jetzt mit dem selbstbewussten Erwachsenen in dir und nicht mit dem machtlosen Kind, das sich an seiner Mutter festklammert. Glaube an die schützende Kraft deines unsterblichen tiefsten Selbst: Du bist sicher. Nichts kann dir zustoßen, es sei denn, du hast es herausgefordert. Niemand braucht dir zu nahe zu kommen; du kannst sie immer noch, wenn nötig, durch Beißen vertreiben. Die Macht über dich liegt bei dir selbst.

Nimm jedoch zuerst und vor allem deinen Raum in Beschlag, und lasse deine Natur, deine Gefühle frei fließen! Selbstbefreiung, nicht länger diese ängstliche Anspannung. Nichts in dir oder um dich herum kann dich tatsächlich bedrohen: Du erschaffst fortwährend die Umstände um dich herum. So nimm das Ruder in die Hand, und komme zum Vorschein. Lasse dich geboren werden, und wasche deinen Kopf von diesen negativen, sinnlosen Gedanken rein. Ziehe einen Strich unter die Vergangenheit, und nimm ab jetzt das Leben selbst in die Hand, so dass nichts und niemand dir noch etwas zu sagen hat. Gleite weich durch deine Emotionen; sie stellen lediglich in dem Maße eine Bedrohung für dich dar, wie du sie unterdrückst. Nimm diese schönen, kreativen Kräfte in dir an; rede dir nicht länger ein, dass das Leben und du selbst schlecht oder beängstigend wären. Breche mit Vorurteilen, mit Schlussfolgerungen, die du vor dem Hintergrund negativer Erfahrungen aus der Vergangenheit fälschlicherweise gezogen hast. Ein ganz neuer Anfang. Mache dich frei! Im Licht und in der Kraft des Jetzt hat die Vergangenheit keine Macht mehr.

Zweiter Brustwirbel, Erkrankungen

Kernursache

Der „männliche“ Anteil in dir ist übertrieben stark präsent: autoritär und aggressiv affirmativ dir selbst und eventuell auch anderen gegenüber; du wütest auf harte, dominante, zuweilen unerbittliche Weise in dir. Der Saturnsche Zwang, die Strukturen, in die du dein Leben zwängst, sind streng und begrenzend. Es hat den Anschein, als wärest du fortwährend wütend auf dich, als würdest du dich immerzu mit strafendem, erhobenem Jahwe-Finger einem Feuer speienden Befehl unterordnen.

Diese selbst-zerstörerischen Tendenzen können zur Folge haben, dass du andere zwingend, egoistisch und hart zur Seite drängst, aber die eigentliche Ursache dieser Härte liegt in deinem eigenen Misstrauen. Du vertraust dir nicht, deine weiche, „weibliche“ Seite wird unterdrückt: Die Welt um dich herum bedroht dich; du markierst zwar vielleicht den starken Mann, aber innerlich bist du immerzu auf der Hut, aus Angst, von anderen, von der Außenwelt mitgerissen oder zermalmt zu werden. Im Grunde genommen fühlst du dich ängstlich und machtlos. Du hast Angst davor, Schmerzen zu erleiden. Du fürchtest dich vor den Kräften des Gefühlsmäßigen: …davor, dass, sobald du dich deinen Gefühlen ergeben würdest, du am Ende der Gelackmeierte wärest, dass du förmlich überspült werden könntest.

Deshalb ist es notwendig, dass du mit ganzer Härte eine Autoritäre Macht walten lässt, weil du dich im Grunde genommen gar nicht sicher fühlst und du auf diese Weise dein Leben in der Hand behalten kannst, so meinst du zumindest. Innerlich blutet dein Herz, weil du mit dir, mit deinem weichen Gefühlskern im Konflikt bist. „Man wird dir nicht mehr wehtun!“ Zweifelst du so sehr an deinem Wert als Mensch?

Kernlösung

Biegsamkeit, Flexibilität! Eine entspannte Haltung dir selbst und anderen gegenüber.

Versöhnung mit dir, mit deinen weichen Gefühlen. Komme in Liebe zu dir, und sei dir darüber im Klaren, dass du in Frieden und Sicherheit bist. Taue aus dieser Härte auf, und entdecke das Wärmste, Sanfteste, das Liebste in dir. Offenheit, Freude; Vertrauen auf dein tiefstes Selbst. Habe keine Angst vor deinen Gefühlen; du

brauchst dich nicht hart und stark zu geben, um Meister über dich und deine Situation zu sein. Du bist nicht machtlos, wenn du dich deiner Natur und deinem Gefühl hingibst; schließe Frieden mit dir. Niemand wird dir wehtun, wenn du diese Kraft der Immunität, Sicherheit und Liebe in deinem Herzen anerkennst.
Du bist als Mensch wertvoll, auf deine Art einzigartig: Stampfe dich nicht in Grund und Boden, sondern erschaffe für dich ein Leben voller Freude.

Dritter Brustwirbel, Erkrankungen

Kernursache

Du gehst zu anderen auf Abstand; im Grunde genommen fühlst du dich unterlegen, aber du kannst dich größer oder anders geben, als du dich eigentlich fühlst. Gefühle werden eingeschlossen, du versuchst dich dabei ängstlich aufrecht zu halten, bis du in die Knie gehst. Du flüchtest vor einer ehrlichen Konfrontation mit dir, mit den anderen. Schlussendlich brechen unterdrückte Gefühle dennoch durch. Innerlich sehnst du dich nach einem unbegrenzten Raum, nach Freiheit, nach Offenheit, aber du drehst dich immer weiter im Kreis. Du hältst dich innerhalb struktureller Begrenzungen; du schützt dich hinter einem kantigen Schutzschild.

Du degradierst die Natur und ihr spontanes Wachstum zu einem Baukasten, wo kein Platz für Spontaneität, Offenheit und Luft bleibt. Manchmal fühlst du dich todmüde, förmlich ohne Luft zum Atmen, du versuchst, dich aufrecht zu halten, aber weil du dich deiner ursprünglichen Natur, deinen tiefsten Naturkräften verschließt, wird dein Körper nicht von dieser Bewusstseinsströmung genährt.

Instinkte, Intuition und Gefühle werden hinter einer Fassade versteckt, die nicht wirklich zeigt, was in dir vor sich geht. Es ist, als würdest du zu anderen sagen: Komme ja nicht näher, fasse mich nicht an; krampfhaft hältst du dich an überholten Strukturen, Gewohnheiten aus der Vergangenheit, emotionalen Erinnerungen, an einer äußerlichen Funktion oder einem Image nach außen fest, aber du gehst nicht wirklich so nach außen, wie du dich innerlich fühlst. Du schirmst dich anderen gegenüber ab, weil du dich als Außenseiter, ja, als „Pestkranke(r)" oder Bösewicht, als verschlossener Mensch fühlst. Du empfindest deine persönliche, strukturelle Basis als sehr schwach, deshalb greifst du außerhalb von dir nach einem Halt. Du erleidest Kummer und Herzschmerzen, du hast zuweilen das Gefühl, dass dein Brustkasten eingedrückt wird, als dürftest du keine Luft in dich aufnehmen... Du schließt dich in dir ein, von anderen abgeschlossen.

Kernlösung

Komme zu unendlicher Selbstbefreiung; traue dich, dein Leben in alle Richtungen auszudehnen. Du verschließt dich einem sehr wichtigen Teil von dir: deiner tiefsten, urstarken Basis, deinem tiefsten Selbst. Stelle dich ins Zentrum deines Lebens. Nimm Kontakt zu deinem unsterblichen Kern auf, und sei dir deiner Möglichkeiten als schöpferischer Mensch bewusst. Öffne dich für deine Intuition; höre auf deine Natur.

Gehe so nach außen, wie du dich innerlich fühlst. Schließe dich nicht länger aus, und fühle dich in diesen gewaltigen Raum aufgenommen; vertraue diesem Raum des Lebens. Nicht nur Schutzschild oder Fassade sein, sondern in Gänze „SEIN". Stehe feste mit beiden Füßen auf der Erde, und spüre diese Kräfte in dir. Eine äußere Struktur wird von Natur aus aus deinem zentralen Sein erwachsen; klebe keine unechten Strukturen, Richtlinien oder Regeln auf dein Leben. Lasse alles spontan wachsen, und enge dich nicht länger ein. Schenke dir Freiraum zum Atmen; jeder Mensch ist auf seine Art einzigartig und gut. Du brauchst dich weder auszuschließen, noch andere auf Abstand zu halten. Wenn du liebevoll mit dir in Kontakt trittst, so wirst du auch furchtlos auf die Welt zugehen. So öffne dich für das Spontanste, Natürlichste in dir. Vertraue auf diese starke, innere Basis von dir. Öffne dich spontan, tanze, singe, und lebe ohne Grenzen! Du brauchst dich nicht abzuschirmen, denn du bist sicher in deinem Sein. Höre auf mit dieser Selbsteinschränkung, liebe deinen einzigartigen Inhalt-in-Körperform, und heiße auch die anderen in deinem Leben Willkommen.

Vierter Brustwirbel, Erkrankungen

Kernursache

Du fühlst dich in einem eisernen Griff eingeklemmt, ja, du fühlst dich in die Enge getrieben; tiefe, unbewusste Ängste überspülen dich. Du suchst einen Ausweg, aber du verrätst dich lediglich selbst: Du verkennst das Göttliche, das Schönste in dir. Du fühlst dich bedroht, als ob andere dir übel mitgespielt hätten. Aber du bist es in erster Linie selbst, die / der dich zu kurz kommen lässt, du machst dir eigentlich grundlos Sorgen. Dunkle, bedrohliche Kräfte scheinen Macht über dich zu bekommen: Sie kommen aus dem Tiefsten deiner selbst. Du scheinst einer „Übermacht" ausgeliefert zu sein, du fühlst dich tief verletzt.

Deinem tiefsten Selbst vertraust du nicht; du baust dein Leben nicht wirklich mit allen deinen Möglichkeiten und kreativen Energien aus; du hältst deine Gefühle fest; ja, du klemmst dich ein.

Es ist, als könntest du nicht zu dir stehen, du fühlst dich machtlos in dieser Situation. Das führt zu einer gewaltigen Aggression, zu einer brodelnden, schneidenden Wut. Du richtest die Ohnmacht darüber, deine Gefühle und deine Kreativität nicht zum Ausdruck bringen zu können, auf andere; möglicherweise versteht man dich nicht und hat man dich verletzt, aber das ist bereits eine Folge des Selbstverrats und deiner Ängste. Du wirst es jetzt nicht mehr mit dir machen lassen; du stehst mit einem aggressiv ausgerichteten Dolch zur Verteidigung bereit. Du hast jedoch solche Angst, dass du dir zuweilen mit der Wahrheit einen Scherz erlauben möchtest, dass du von deinem rechten Weg abweichen würdest: eine Tarnung, um deine Schwäche zu verbergen.

Innerlich wehrst du dich gegen diese gefühlsdunkle Tiefe, gegen diese Ängste und Emotionen, die dich zu überspülen drohen. Du würdest dich über andere ärgern, obwohl die Ursache bei dir selbst liegt; du würdest mit deinen Freunden brechen, ja, du würdest sie verraten und sagen „das war's, ich mache nicht mehr mit", in Auflehnung gegen deine eigene bittere Ohnmacht. Manchmal hat es den Anschein, als würdest du dich für das so genannte Unrecht, das man dir angetan hat, an der Welt rächen. Nach außen hin kannst du wiederum Theater spielen, als wäre nichts geschehen. Tiefe Emotionen gären im Verborgenen; du staust an, die Wut schlägt nach innen und vernichtet dich.

Kernlösung

Bringe deine Gefühle zum Ausdruck! Kostbare Talente gehen verloren; höre auf mit diesem düsteren Denken, und komme zu Selbsteinkehr. Finde Freundschaft in dir, löse deine Frustrationen, so dass du auch die anderen nicht mehr als bedrohlich erleben wirst. Lasse Intuition und Gedanken auf gesunde Weise zusammenwirken.

Komme zu dem ruhigen, friedlichen Gefühl, zu Selbst-Erfüllung: Erkenne den Wert deines einzigartigen Seins, deines tiefsten Selbst an. Komme zu tatsächlicher Selbstverwirklichung; setze Aggression in Aktion und Kreativität um.

Erwarte nicht von anderen, dass sie deine Gefühle und deine Art verstehen: Du musst *selbst* für deine Natur offen sein. Lebe dich nach Seele und Körper aus. Schenke dem Leben dein Vertrauen; du wirst Freude hervorbringen, wenn du dir eine Chance dazu gibst. Wasche dein Gefühls- und Gedankenleben von ängstlichen Erinnerungen rein, und mache einen Neuanfang, reinen Tisch. Lasse deine Gefühle regelmäßig los, und staue sie nicht weiterhin an.

Fünfter Brustwirbel, Erkrankungen

Kernursache

Befangenheit, Nervosität, Unsicherheit, Verwirrung, gefangen. Dein Leben ist zu stark auf das „Denken" und auf die Autorität von etwas oder jemandem außerhalb von dir gebaut, weil du nicht auf deine eigene innere Autorität vertraust. Du hast das Gefühl „ich kann hier nicht mehr weg", und du fürchtest dich, weil du dich nicht traust, aus deinen eigenen Gefühlen und Sehnsüchten heraus zu leben.

Du schreibst den Behauptungen beziehungsweise der Philosophie eines anderen Menschen einen höheren Wert zu, anstatt auf deine innere Weisheit zu hören. Du verkennst deine Intuition, deinen göttlichen Inhalt. Dein Leben verläuft zu strukturiert, möglicherweise *zu* rational, ohne den Raum, Gefühle voll und ganz zu akzeptieren, zu empfinden.

Du beurteilst dich im Vergleich zu anderen; du meinst, dich rechtfertigen zu müssen, du hast Angst, dass er / sie dieses oder jenes an dir auszusetzen haben könnte, du traust dich einfach nicht, du selbst zu sein; denn du hältst dich eher für minderwertig.

Die Behauptungen, worauf du dein Leben in der Vergangenheit basiert hast, scheinen dich nun zu ersticken; du hast das Gefühl, hier nicht mehr herauszukommen. So macht sich Widerstand gegen das in dir breit, was zu lange auf dir gelastet hat: Die Fangstrukturen, die du aufgebaut hattest, die Autorität über dir, die Arbeit, die dich erstickte, das Amt, das dir keinen Raum bot usw. …

Mit aller Kraft willst du den Balken über deinem Kopf wegstoßen und aus voller Kehle schreien: „Hier bin ICH; ich bin mehr als nur Struktur, ich habe auch meine Wünsche, Gefühle, meine innere Autorität". Vorerst fühlst du dich jedoch wie ein kleiner Zwerg, der sich seine Gefühle von Wut, Unsicherheit und Trauer verbeißt.

Ein Schmetterling im Netz. An deinen Handgelenken gefesselt. Es hat für dich den Anschein, als würde jeder Glücksmoment in deinem Leben von anderen fortgerissen. Du steckst voller Traurigkeit und Wut. Du denkst und grübelst viel vor dich hin; du weißt weder ein noch aus, siehst keine Perspektive mehr; was soll ich machen? Du fühlst dich dazu gezwungen, in eine bestimmte Richtung zu gehen oder auf eine bestimmte Art und Weise zu leben, und das geht nicht länger so weiter. Du willst aussteigen, aber du glaubst zu wenig an den Wert deines Selbst. Du fühlst dich nicht dazu im Stande, dein Leben selbst zu bestimmen, dich für dich einzusetzen. Machtlose Wut. Gefühle werden unter der Dominanz der Vernunft, unter der Macht über dir und durch die Scham, du selbst zu sein, blockiert.

Kernlösung

Selbstachtung! Dir deines Eigenwertes bewusst zu sein. Dich vor nichts und niemandem fürchten beziehungsweise dich zurückhalten. Mit der Superdominanz deines tiefsten Selbst hast du alles unter Kontrolle; Verwirrung und Unsicherheit entstehen nur dann, wenn du dein Leben auf die Autorität eines anderen Menschen baust. Vertrauen! Keine Zweifel mehr in Bezug auf deinen Wert. Dich selbstsicher eine Stufe höher stellen. Der natürliche Schutz, der von deinem tiefsten Selbst ausgeht, geht niemals verloren; mit diesem absoluten Sicherheitsbewusstsein kannst du deine Gefühle herauslassen, frei und ohne Hemmungen. Sei du selbst, ohne nach dem Blick der anderen zu schielen, um Zustimmung zu erlangen. Ergreife die Macht über dich selbst, mache dich wahr, ohne zu zögern; äußere deine Gefühle, und gehe weiter, wo du einen neuen Weg einschlagen musst.

Lasse das Alte fallen. Deine Gefühle stellen keine Bedrohung für dich dar: Nutze sie als kreative Energien beim Aufbau deines Lebens. Sei deiner Natur treu, und breche mit zu einengenden Banden oder zu erstickenden Strukturen in deinem Leben.

In ehrlicher Konfrontation mit dir selbst kannst du deine Emotionen frei fließen lassen, ohne dass deine Ratio oder deine Argumente beziehungsweise der Blick der anderen dem einen Dämpfer zu verpassen bräuchten.

Sechster Brustwirbel, Erkrankungen

Kernursache

Etwas zurück-halten; sich nicht trauen, nach außen zu gehen, vor allem nicht mit deinen Gefühlen. Nicht so leben, wie du gerne leben würdest.

Du traust dich nicht wirklich, durch den Strom des Lebens und der Gefühle zu schwimmen. Als würdest du die Luft anhalten; du stehst hinter den Kulissen, anstatt mitten im Leben zu stehen. Du hast Angst, fürchtest dich, deshalb übernimmst du keine Verantwortung. Du flüchtest, du traust dich nicht, genau hinzusehen, du wagst es nicht, dich ohne wenn und aber zu konfrontieren.

Eine Verweigerung, ein Rückzug in dich selbst, auch und vor allem in Gedanken; ein zu starkes Erleben im Kopf oder in Gedanken, nervös, und ein Schweigen. Du läufst vor dem Leben davon, eine Verneinung, ein Abstoßen, weil du nicht feste mit deinen Füßen auf dem Boden stehst, weil du dir nicht vertraust, weil du in Allem etwas Negatives siehst.

Du bekommst kein Gespür für deinen Körper; du ziehst dich zu stark in den „Geist", in deinen Kopf zurück.

Du weißt nicht genau, für welche Richtung du dich in deinem Leben entscheiden sollst, weil du nicht wirklich auf deine Intuition vertraust.

Eine zuweilen unbändige, wahnsinnige Wut beherrscht dich, aber du wirst allenfalls mit dem Kopf eines Engels gegen die Wand schlagen, anstatt tatsächlich etwas an dieser frustrierenden Situation zu verändern. Nein! Nein! Du verweigerst dich dem Leben. Eine starrköpfige, zuweilen stolze Weigerung, neue Erfahrungen in dich aufzunehmen, zu wachsen.

Kernlösung

Flüchte nicht, laufe nicht vor diesen Gefühlen davon: Konfrontiere dich damit, und komme zu einer klaren Lösung. Konzentriere dich dazu sehr stark auf dich selbst, und spüre, wie deine Bewusstseinskräfte jede Faser deines Körpers in den Griff bekommen. Hier-und-jetzt: Lebe nicht außerhalb dieser irdischen Dimension, nicht zu anderen Zeiten und an anderen Orten. Bleibe hier, ganz nah bei dir, und übernehme Verantwortung, so dass dein Leben und das deiner Nächsten angenehmer und ruhiger, aufrichtiger und kommunikativer wird. Stehe mit beiden Füßen selbstbewusst auf der Erde, und nimm dein Leben entschlossen in die Hand.

Verliere dich nicht in endlosem Gegrübel, sondern folge deiner Intuition, so dass du sehr genau spüren kannst: In diese Richtung will ich gehen. Lasse dich nicht länger von einer Flucht vor deinen Gefühlen leben, sondern integriere deine Gefühle voll und ganz, und nutze sie beim Ausbau deines Lebens als starke Energien. In der Sicherheit deines tiefsten Selbst kannst du dich ruhig für das Neue, das auf dich zukommt, öffnen; gestehe dir zu, dich zu transformieren. Ängste und Nervosität sind unnötig, wenn du weißt, dass nur du selbst dein Leben erschaffen kannst. Nichts geschieht „einfach so". Lasse dein „ICH" durchkommen, und traue dich, deine Gefühle zum Ausdruck zu bringen.

Siebter Brustwirbel, Erkrankungen

Kernursache

Energien, eine Menge Energien, Emotionen und kreative Kräfte befreien sich aus deinem Innersten, aber du arbeitest gegen dich; du verwirklichst dich nicht auf direkte Art und Weise. Der Strom von Gefühlen und energetischen Kräften, die aus dir aufbrodeln, deine Sehnsüchte und spontanen Impulse werden zurückgehalten.

Es kommt dir alles bedrohlich vor. Diese unterdrückten Gefühle werden dir schließlich zwanghaft und abschreckend erscheinen; das verstärkt noch deine Angst, wie auch den Damm, den du selbst gegen deine Gefühle aufgeschüttet hast.

Du meinst, ein leidendes Opfer sein zu müssen; du versagst es dir, zu genießen, deinen Sehnsüchten nachzugeben, der Freude sinnlicher, irdischer Vergnügen zu frönen. Ein Ekel erregendes, bedrohliches Gefühl macht sich in dir breit, so dass du dich an ganz straffen Zügeln hältst; du bist zu streng zu dir.

Du wirst eher vor der Macht außerhalb von dir niederknien als die Autorität in dich selbst zu stellen. Du schreibst anderen die Macht zu. „Man sagt dir, wie du leben musst"; du gehst selbst-zerstörerisch vor. Du stehst immense Ängste durch, Todesängste, als ob man vorhätte, dich zu ermorden. Du krampfst dich ängstlich zusammen. Eine übertrieben starke Belastung des geistigen Anteiles in deinem Kopf führt dazu, dass du nicht wirklich liebevoll mit deinem Körper umgehst, dass du dir nicht die Wärme und das Behagliche schenkst.

Du fühlst dich an beiden Handgelenken gebunden; du hörst eher auf jemand anderen als auf deine innere Autorität. Du empfindest dich als nackt und verletzbar, einem Gott oder jemand anderem ausgeliefert. Liebst du dich nicht? Fühlst du dich so traurig? Du bist zu wenig mit dem Irdischen, mit deinem Körper, mit der sinnlichen Schönheit all dessen, was lebt, mit den Gerüchen und Farben einer prachtvollen Natur im Kontakt.

Kernlösung

Baue von einer starken Mittelsäule aus eine Struktur auf: von deinem ICH ausgehend. Drücke deinem Leben deinen Stempel auf, und manifestiere dich. Genieße das Leben in vollen Zügen: Traurigkeit ist lediglich eine Lüge, die von unwissenden Menschen selbst geschaffen wird. Alle Macht, dein Leben auszurichten, liegt bei dir selbst. Solange du der Überzeugung bist, dass ein Mensch leiden, sich einschränken, strenge Diäten einhalten,[4] einen Kalvarienberg besteigen müsse..., hörst du auf den „Teufel". Das Göttliche in dir ist schön; lasse nicht die anderen über dich bestimmen, sondern nutze *selbst* die Kräfte aus deinem Selbst, und baue ein glückliches Leben auf. Lasse den Kopf und die Geisteskraft sich in deine ganzheitliche Existenz integrieren: Erkenne deinen Körper, deine Sinnesorgane, deine Gefühle, deine Intuition an.

Weniger besorgt nachdenken, sich mehr trauen, mit Freude zu empfinden. Dir selbst geben, was dir zusteht. Befreie dich von „Verpflichtungen", und erlaube dir einmal...

Komme sanft zu dir; pflanze deine Füße stark in die Erde! Sei ein Mensch aus Fleisch und Blut, kein(e) Heilige(r), nicht abgehoben. Sorge für ein Gleichgewicht zwischen dem Geistigen und Irdischen.

Achter Brustwirbel, Erkrankungen

Kernursache

Bezwungene potentielle Kräfte, auch Machtkräfte: Auf der einen Seite würdest du dich zurückziehen, im Hintergrund halten, auf der anderen Seite möchtest du förmlich mit einem großen Satz nach vorne springen und festhalten, um dich sicher fühlen zu können; ein innerer Zwiespalt. Weil du dich unsicher und ohnmächtig fühlst, weil du nicht Herr deiner selbst bist, weil du Angst davor hast, dass deine Gefühle dich zum Wanken bringen könnten, versuchst du, dich abzusichern, indem du dir mit einem aggressiven Drang zur Macht auf dominante Weise auf Dinge und Menschen Zugriff verschaffst.

Es handelt sich hierbei um eine Kompensation für die eigene Ohnmacht; es hat den Anschein, als wärest du zuweilen in dir abwesend, als wärest du mit deinen Gefühlen nicht wirklich im Kontakt. Du siehst dich nicht dazu im Stande, im Leben wirklich vorwärts zu gehen, weil du kein Gefühl für dein irdisches Selbst hast. Du hältst deine Beine steif wie eine hölzerne Puppe; mit deinen Füßen bleibst du auf der Stelle

[4] ohne medizinische Gründe

stehen, ohne dich weiterzuentwickeln; mit deinen Armen möchtest du viel zu weit greifen, so dass der Bogen zu sehr unter Spannung steht.
Krampfhaft versuchst du, dich überall abzusichern; „das ist von mir, das ist nichts für dich, Finger weg von meinem Kind, von meinen Aufgaben, meinem Besitz, meinem Image, meinen Errungenschaften usw.".

Diese ängstliche Unruhe ist die Folge dessen, dass du keinen Zugriff auf dein Gefühl, deinen Körper, dein ganzheitliches Selbst bekommst. Die Ohnmacht, aufzuwachsen, dich nicht mehr als Kind zu fühlen. Du fürchtest dich zugleich davor, dass, wenn du deine weichen Gefühle, deine weibliche Flexibilität durchkommen lassen würdest, wenn du nicht mehr versuchen würdest, alles zu beherrschen und zu umfassen, du vollkommen von der Bildfläche verschwinden könntest, ja, dass du überhaupt keinen Widerstand mehr zu bieten hättest. Du haderst vollkommen mit dir, im Leben weiterzugehen, als müsstest du sogar noch die Vergangenheit festhalten. Deine Gedanken versuchen, alles im Blick zu behalten; du denkst eher negativ. Du hast Angst, dass du nicht durchhalten könntest, Angst davor, zu stürzen, es alles nicht zu schaffen. Wirst du dich zurückziehen oder weitergehen, mit dem Risiko, zu versagen? Du fühlst dich unsicher in dir. Sowohl auf gefühlsmäßiger Ebene (zum Beispiel in Beziehungen) wie auch mit deinen Gedanken versuchst du, festzuhalten, dich in dieser Unsicherheit abzusichern.

Kernlösung

Solange du versuchst, „Macht" auf andere auszuüben oder „Zugriff" auf andere zu bekommen, wirst du im Machtgriff von Ängsten, von anderen bleiben. Komme zu einer strahlenden, mächtigen Sicherheit in dir; mache dich zum Meister über dein Leben, über deine Gefühle und Gedanken.

Gehe in diese warmroten Energien von dir herein, in diese freundliche, freudvolle, behagliche Wärme von dir. In dieser eigenen Sicherheit wirst du nicht mehr das Bedürfnis haben, dich krampfhaft abzusichern.
Lasse los; übergebe deine Gedanken an diese friedliche Sphäre in dir; fühle dich unabhängig und stark in deinem Selbst. Versuche, weich mit deinen Gefühlen mitzugehen, hör auf deine Natur; forciere dich nicht.
Fühle dich frei und sicher in deinen Emotionen, und schirme dich nicht von ihnen ab: Lasse sie weiterfließen. Sie sind kein Zeichen von Schwäche! Sei einfach du selbst, ohne eine bestimmte Haltung anzunehmen, um dich anderen gegenüber zu behaupten. Du darfst du selbst sein; so verlierst du keine Kraft und keinen Widerstand, im Gegenteil. Je mehr du deiner Art treu bist, umso harmonischer und freudvoller wird die Beziehung zu dir selbst und zu anderen sein.

Neunter Brustwirbel, Erkrankungen

Kernursache

Kummer um des Kummers willen. Du schreibst dich ab, du gibst dich vollständig auf; du lässt dich abführen, du lässt dich von den anderen am lebendigen Leibe häuten. Du sträubst dich noch einen Moment, aber schlussendlich lässt du dich packen.

Du bist dir überhaupt nicht dessen bewusst, dass du, gerade durch deine inneren Überzeugungen in Bezug auf dich selbst, gerade dadurch, dass du eine Märtyrerrolle spielst, das Verhalten anderer provozierst.

Mit aggressiven Gedanken kehrst du dich gegen sie. Du verkennst die Kraft und den Wert in dir selbst. Du läufst über vor Angst, zuweilen eine wahnsinnige, einsame Angst.

Du gestehst dir nicht zu, dich zu stützen, weder auf dich selbst noch auf andere, du rufst eine Distanz zu anderen Menschen ins Leben. Deine Wut bleibt vielfach unterdrückt und vernichtet dich selbst.

Du weißt nicht wohin mit deinen Gefühlen, dein Gleichgewicht steht auf wackeligen Beinen. Du hast solche Angst davor, von

etwas oder jemandem zermalmt zu werden, verschwommene Ängste, aber eigentlich handelt es sich hierbei um die Angst vor deinen eigenen tiefen Emotionen, vor deiner Aggression, vor deinen unterdrückten Kräften, denn du machst dich nicht wahr. Dein Kopf ist *ein* emotionaler Gärhaufen. Du fürchtest dich so sehr vor diesen Momenten der Angst und Einsamkeit, aber du lässt dich selbst im Regen stehen; du unterdrückst die Wärme und die Liebesgefühle in dir.
Du kannst diese Leere in dir unmöglich dadurch füllen, dass du Beziehungen mit anderen eingehst. Du stehst zu deinem Körper, zu deinem tiefsten Inhalt auf Abstand: Wie solltest du dann mit anderen im guten Kontakt sein?

Kernlösung

Du solltest zuerst und vor allem die Trauer in dir selbst lösen. Traue dich, dich selbst zu *spüren;* empfinde diese starke Körperlichkeit, die Bewusstseinsströmung in jeder Faser deines Körpers. Erlebe diese Kraft und Kreativitätsenergie in dir; werde dir nun deines Wertes bewusst, setze die Krone auf dein Haupt.

Du selbst sein, auf autonome Art und Weise. Du bist von Natur aus sicher und beschützt in dir; lasse deine Gefühle ruhig unter der Autorität deines selbstbewussten ICHS fließen. Gehe vorwärts, und zweifle nicht an deinen Möglichkeiten. Stehe dazu, wer du bist.

Komme zunächst in Liebe zu dir; so schaffst du keine Blockade für deine Wärme und die Liebe von anderen. Die Lösung von Einsamkeit und Ängsten liegt zuerst und vor allem im Einheitserleben deines göttlichen Selbst. Erlebe dich entspannt, fühle dich sicher und friedlich in dir; hetze dich nicht mit negativen Gehirnwindungen auf.
Genieße in Ruhe; das Leben schenkt Freude. Kummer zeigt dir lediglich, dass du dir selbst Unrecht tust, dass du dich auf dem falschen Weg befindest. Wähle den Weg, der dir Rehabilitation gewährt. Sei Meister über dich.

Zehnter Brustwirbel, Erkrankungen

Kernursache

Angst davor, dass man dir wehtun könnte; die Angst, „im Nichts“ zu verschwinden.

Äußerste Ängste; du erwartest das Schlimmste, weil du dich als passives, leidendes Opfer gibst. Es ist, als würden andere dir Füße und Hände abreißen: Du stehst überhaupt nicht stabil mit deinen Füßen auf der Erde; du bist nicht dazu im Stande, deinem Leben selbst Gestalt zu geben. Du *lässt* dich leben.

Schmerzliche Kommunikationsprobleme, in erster Linie weil du die Beziehung zu dir selbst als schlecht und traurig empfindest; du vergiftest dich mit nach innen schlagenden Emotionen wie Ängsten, Aggression, Panik, Hilflosigkeit. Du lässt dich durch deine Emotionen leben, ohne sie zu steuern, wie ein Schiff ohne Besatzung.

Es ist, als hättest du weder deinem Körper noch deinen Gefühlen etwas zu sagen. Es überkommt dich alles; du befürchtest von vorneherein das Schlimmste. Du gestaltest dein Leben sehr destruktiv. Du bist unter Hochspannung, als ob dich das größte Übel *jeden* Moment überfallen könnte; eine scharfe, ängstliche Haltung im Hinblick auf deine Zukunft.

Du hast überhaupt keinen klaren Überblick mehr über dich; du lässt dich zu sehr in ein Meer der Anonymität aufnehmen, worin jeglicher individueller Wert versinkt. Du tust dir unrecht! Ja, du lässt dich vollkommen abrutschen. Ach, wer bist du denn schon? Du fühlst dich schmerzlich verletzt, wie ein armes, ausgemergeltes Opfer seiner Lebensumstände beziehungsweise der Taten anderer. Du erkennst nicht, dass die Ursache hierfür bei dir selbst liegt.

Als Reaktion auf diese Machtlosigkeit, dich selbst feste in die Hand zu nehmen und dich im Leben zu verwirklichen, würdest du dich eher anderen gegenüber aggressiv oder kritisch äußern. Du vergisst, die irdischen Freuden, das sinnlich Schöne, körperliches Vergnügen zu genießen.

Kernlösung

Stark auf eigenen Beinen stehen; auf dich selbst bauen. Entspannt und ruhig alles irdische Schöne, gutes Essen, die Natur genießen. Auf gesunde Weise deinen Verstand gebrauchen, eine selbstsichere, logische Denkkraft entwickeln.

Deine Ängste und deine Aggression, deinen Kummer nicht verbergen; zaubere dich zum Vorschein.

Entdecke die Freude des Lebens; *lasse* dich nicht länger leben, spüre diese Sicherheit deiner urstarken Basis, deines tiefsten Selbst. Du bist stets beschützt. Entdecke die strahlende Kraft deiner Knie, die Bewusstseinsenergien, die deinen Körper nähren.

Schenke dem Irdischen Anerkennung; relativiere, und bringe Humor in dein Leben. Erkenne, inwiefern die Ursache deiner Probleme bei deinen inneren Überzeugungen liegt. Wenn du davon überzeugt bist, dass du es wert bist, auf liebevolle Weise mit dir, mit den anderen im Kontakt zu sein, so werden die Folgen nicht ausbleiben. Wenn du dich jedoch mit Ängsten und hilflosen Erwartungen an das Leben einschnürst, gestaltest du dein Leben auf sehr negative Art und Weise.

Du hast dein Leben in der Hand; mache etwas Schönes daraus. Nur du bist für dich verantwortlich. Erkenne dich als deinen besten Partner an: Der männliche und weibliche Anteil in Harmonie; Gefühle und ruhige Denkkraft Hand in Hand. In diesem Gleichgewicht wirst du auch fröhliche Menschen zu dir holen.

Elfter Brustwirbel, Erkrankungen

Kernursache

Du siehst das Leben schwarz-weiß, mit den Gegensätzen: das Teuflische / das Engelhafte. Du fürchtest dich vor dem Schlechten in dir, du findest dich so-la-la und hast Angst, dass andere deine „Schlechtheit“ entdecken könnten. Da du einen Teil von dir verurteilst, erwartest du abschätzige oder vorwurfsvolle Blicke von anderen. Du hast sogar Angst davor, dass sie dich packen könnten, ebenso wie du dich von dem so genannt „Negativen“ deiner Natur ergriffen fühlst. Du fürchtest dich vor der Kraft und der Macht in dir, aber dieser aggressive Drang zur Macht kommt nur hoch, weil du deine gesunden, natürlichen Kräfte unterdrückst!

Auf der einen Seite würdest du gerne den Normen eines „Idealbildes“ entsprechen, sozusagen dem Bild eines / einer Heiligen, und deshalb unterdrückst du das, was du als nieder-am-Boden oder schlecht verurteilst (Sex, körperliche Freuden usw.), anstatt Transformation zuzulassen und zu „erleben“; es macht dir Angst vor den schönen, irdischen Kräften und Emotionen im Tiefsten deiner selbst; du vertraust Dir nicht wirklich; du fürchtest dich vor dem Bösen, auch außerhalb von dir, das unerwartet zum Vorschein treten könnte.

Dein unterdrückter Machtdrang ist eine Folge dieses ängstlichen Misstrauens, der Unterdrückung eigener potentieller Kräfte.

Du unterdrückst dein ICH: weil du dich vor dem „Schwarzen“ in Dir fürchtest. Du gestehst dir nicht zu, im Leben wirklich durchzubrechen; du blockierst deine Energien und Emotionen..., bis alles eskalieren wird. Du übst Macht auf dich selbst aus, auf deine Natur, deine Gefühle. Denn du fühlst dich so schuldig und schwarz, dass du dir das wahre Leben vorenthältst.

Du blähst das vermeintlich Böse auf; du siehst die Welt zuweilen auf paranoide Art und Weise. Du willst dem Machtgriff anderer entkommen, obwohl du nicht erkennst, dass die Ursache für deine Probleme nicht *dort* liegt, sondern vielmehr in deiner eigenen Selbstbeschneidung.

Du verhinderst, dass die Macht durch dich hindurchfließen kann, dass Bewusstseinskräfte unter der Autorität deines Selbstbewussten Ichs deinen Körper kraftvoll nähren werden, denn du hast Angst vor Macht. Dennoch wachsen gerade diese Machtgefühle negativ aus, auch anderen gegenüber, weil du die ursprünglichen Kräfte in dir verdrängst.

Du bist wie ein Zwerg auf der Flucht vor einem Riesen: Fiktion. Bist du wütend, so wirst du diese Wut so lange wie möglich in dir bekämpfen, weil sie sozusagen dem Schlechten angehört. Du bist vor anderen auf der Hut, auf dass sie dich packen werden; du fürchtest dich vor körperlichen Berührungen, möglicherweise weil man dir eingebläut hat, dass sie schlecht seien. Du misstraust den anderen; du traust dich nicht, dich deinen spontanen Gefühlen hinzugeben; du hältst dich zurück; du hast vor deinen eigenen Marskräften Angst.

Kernlösung

Diese innere Kraft in dir ist notwendig und gut, um dich stark auf Erden niederzulassen. Nicht die Macht über andere, sondern die Macht über dein ganzheitliches Selbst ist gut, wobei deinen Emotionen zugestanden wird, frei weiterfließen zu dürfen.
Blockiere dich nicht! Nimm das Körperliche, das Emotionale, das Aggressive als gesunde Anteile deines Lebens an. Du bist in deinem tiefsten Selbst sicher. Wenn du das Schönste in dir nicht länger durch Machtsmissbrauch unterdrückst, so werden andere auch keinen Zugriff auf dich haben, dann wirst du andere frei lassen, so befreist du dich selbst.

Fühle dich nicht schlecht oder schuldig: Das sind negative Vorurteile in Bezug auf dich selbst.

Geht es jedoch um deine tiefsten Emotionen und Kräfte, so geht es um ursprüngliche, gesunde Energien, die für dich und die anderen zur Gestaltung eines freuvollen Lebens beitragen können, zumindest dann, wenn du ihnen die Freiheit gewährst.

Erkenne die Meisterschaft über dich an, so dass du weder beherrscht wirst, noch das Bedürfnis haben wirst, andere zu beherrschen. Du bist gut; höre auf, dich selbst zu verurteilen, denn das steht lediglich gesunden Beziehungen im Weg. Denn sie reagieren auf deine unausgesprochenen Überzeugungen in Bezug auf dich selbst. Halte deine Weiterentwicklung nicht zurück! Kreativität, Aktion!

Zwölfter Brustwirbel, Erkrankungen

Kernursache

Du verleugnest die innere Macht über dich selbst; Ohnmacht, Trauer, Unsicherheit, Stillstand, du übernimmst nicht die Autorität und die Verantwortung für dein Leben.
Du bleibst in dir verborgen, an der warmen Stelle deines Herzens geborgen: Du lebst versteckt, in dich gekehrt. Allein die dicken, roten Augenlider zeigen deine Traurigkeit.
Du hast solche Angst davor, nach außen zu treten; du schnürst dich selbst ein. Du würdest in dir verkümmern, weil du Gefühle wie Aggression und Macht-Ohnmacht speicherst.

Du zeigst überhaupt keine Entschlossenheit in deinem Leben; du fühlst dich hilflos und ausgeliefert. Dann möchtest du plötzlich wieder mit aggressiven Feuerkräften im Leben nach vorne stürmen, *zu* forciert, nach einer Phase der Selbst-Verstopfung. Du fühlst dich wie eine schwarze Witwe, traurig, aber mit tödlichem Gift gefüllt, die vor allem sich selbst mit verborgenen Emotionen vergiftet.

Du sperrst dich selbst ein; du stößt andere von dir. Du kannst cool und stark nach außen treten, weil du dich nicht traust, deine Herzensgefühle zum Ausdruck zu bringen, oder weil du dich vor einer weiteren Enttäuschung in einer Herzensbeziehung schützt. Du hast keinen klaren Blick für dich, für deine Gefühle. Weil du alles zu sehr durch die Brille eines / einer Gefangenen betrachtest. Du tötest dich selbst, weil du deine warmen Energieströme blockierst. Siehst du den Wald vor lauter Bäumen nicht mehr? Du bleibst an der untersten Stelle deines Herzens sitzen, sicher versteckt, zumindest mit deiner inneren Gefühlswelt; nach außen hin kannst du eine Maske tragen, als gäbe es kein Problem, aber unterdessen gestehst du dir nicht zu, *wirklich* glücklich zu leben. Dein Leben ist zu steril; deine Kreativitätsenergien werden blockiert.

Kernlösung

Du hast alle Macht in dir; du bist der Machthaber über dein Leben: Treffe eine Wahl. Schließe dich nicht in einem Käfig ein; gib dich deinen Gefühlen hin. Es ist gut, dich weise in dich zu kehren, aber nicht um alle deine Kräfte, deine Emotionen, deine Kreativität zu ersticken, um darauf im Stillen in dir abzusterben.

Wende dich in aller Offenheit dem wahren Leben zu; halte dich nicht zurück, lasse spontane Kräfte *weiter*fließen, und nimm jetzt deinen ganzen Raum in Beschlag. Gewinne einen klaren Überblick über dich, und entfalte alle deine Möglichkeiten, auf freundschaftliche Weise mit anderen zu verkehren. Kapsel dich nicht in einen Kokon ein: Lasse dein Herz frei und ungehindert atmen.

Schenke dir die Freude des irdischen Lebens. Halte dich nicht länger fest, ersticke dich nicht; lasse dich gehen, lasse dich los, lasse diese Gefühle frei fließen, *bevor* sie dich ersticken. Bestimme entschlossen deinen Standpunkt, und regle dein Leben auf selbstbewusste Weise. Setze deine ganzen potentiellen Kräfte zur Entfaltung eines fruchtbaren Lebens ein! Schreite vorwärts und produziere.

LENDENWIRBEL

Erster Lendenwirbel, Erkrankungen

Kernursache

Du traust dich nicht wirklich, dich zu manifestieren, weil du an deinem Wert zweifelst. Du gehst gegen den Strom, gegen deine tiefsten Gefühle, weil du nicht auf dein Selbst hörst.

Du hast nicht das Gefühl, es wert zu sein, „dabei" zu sein, deshalb bleibst du lieber allein, aber in Grunde genommen sehnst du dich schon danach, irgendwo dazu zu gehören. Du degradierst dich zu einem minderwertigen Wesen. Du flüchtest vor dir selbst; du stößt dich ab, weil du dich nicht wertschätzt. Traurig zurückgezogen; du *lebst* nicht wirklich von deinem mächtigen Ich-Zentrum aus. Du stellst die Autorität nach außen. Durch eine Wirbelerkrankung möchtest du jetzt als „armer Schlucker" Aufmerksamkeit bekommen; andererseits meinst du, es nicht wert zu sein, Aufmerksamkeit zu verdienen und würdest dich leise weinend in eine Ecke zurückziehen.

Außerdem wünschst du dir auf der einen Seite ein unabhängiges und freies Leben, aber auf der anderen Seite, wider Willen spürst du, dass du dich nach Aufmerksamkeit und Liebe sehnst.
Einerseits bist du wie ein steigendes Pferd, andererseits wie ein treuer, braver Hund.

Du fühlst dich verwirrt, angespannt; du hältst deine aggressiven Kräfte zurück; du kannst deine Gefühle anderen gegenüber nur schwer zeigen. Eine Spannung, ein Zwiespalt, der nur dann gelöst werden kann, wenn du dich nicht mehr abstößt, wenn du dich so akzeptierst, wie du bist, in jedem Moment spontan, ohne Zwang, ohne eine Autorität über dir. Zu lange hast du zu viel Rücksicht auf andere genommen, wodurch du nicht wirklich du selbst sein konntest. Niemals hast du wirklich deine Wut zum Ausdruck gebracht, deinen Freiheitsdrang und deine Selbständigkeit erfüllt, weil du dich als einen Menschen angesehen hast, der einer anderen Macht untergeordnet ist. Jetzt verspürst du einen starken Drang, dein Selbst als Autorität anzuerkennen, obwohl du deine eigene Natur und deine Gefühle noch immer abbremst.

Kernlösung

Du musst in erster Linie „zu" dir kommen! Werde dir deiner inneren Kraft Bewusst. Mache deinen Raum breiter! Nimm deinen Platz voll und ganz ein, und hole deine Kräfte, deine Talente nach oben. Sei stolz auf dein Sein, und stoße dich nicht weg; spiele nicht den Vogel Strauß, sondern akzeptiere dich in Gänze. Sei zu jeder Zeit deiner Natur treu; traue dich, deine Gefühle zu geben, und lasse dich gleichzeitig nicht daran hindern, dich innerhalb deiner Grenzen zurückzuziehen, wenn du das Bedürfnis danach verspürst. Selbstbewusst dein Leben durchdrücken, ohne zu zögern. Schenke dir die Liebe, und sei dir darüber im Klaren, dass du es wert bist, Liebe von anderen zu bekommen. Kein Mensch ist weniger wert als der andere; vernichte diese Selbstdegradierung, und heiße dich als wertvolles, einzigartiges Wesen von Herzen Willkommen!

Zweiter Lendenwirbel, Erkrankungen

Kernursache

Verwirrung, Nervosität, du siehst nicht genau, in welche Richtung du gehen sollst, ja, du würdest alle Wege gleichzeitig einschlagen. Du bist mit deinem emotionalen Leben im Konflikt, du fühlst dich zuweilen wie ein(e) Wahnsinnige(r); gerne würdest du sehr viel sagen und ausspucken, aber du verschließt dich. Nachdem du *sehr* lange deine Gefühle angestaut hast, würdest du auf einmal vor Kummer durchdrehen, möglicherweise in einem Anfall von Aggressivität.

Du hast es vor allem deshalb so schwer, weil du das Kind, das in dir steckt, von dir stößt. Du verträgst den kleinen, ängstlichen, traurigen, verletzten Teil von dir nicht gut; er stellt eine Bedrohung für dich dar, er könnte dich ja zerstören!

Für Umstehende hat es den Anschein, als würdest du aus einer Mücke einen Elefanten machen, aber du plagst dich mit lebenstiefen Traumata; weil du mit der Überzeugung geboren bist, dass du ohne die Liebe eines anderen nicht überleben kannst, hast du in deinem Leben möglicherweise Situationen zu dir geholt, die eine Folge deiner ängstlichen Voraussetzungen waren: Du empfindest die Mutterbrust beispielsweise als eiserne Milchmaschine und nicht als zärtliche Liebe, oder du siehst deinen Vater als eine starke emotionale Person, mit der du dich identifiziert hast usw. …

Du blähst jetzt Erfahrungen aus der Kinderzeit auf, aber die Ursache dafür liegt nicht bei deinen Eltern, sondern in dir selbst.
Die Wahrheit ist, dass du dich nicht in dir geboren werden lässt! Du weigerst dich, die Kraft in deinem Zentrum zu spüren.

Kernlösung

Lasse dich geboren werden, und sei dir selbst gegenüber voller mütterlicher Liebe.

Du brauchst niemanden außer dich selbst. Ziehe einen Schlussstrich unter die Vergangenheit, und baue aus der Kraft des Jetzt heraus an deinem Leben. Staue keine Emotionen an, sondern lenke diese Kräfte in gute Bahnen. Lasse diese reine Kreativität aus deiner eigenen Kraft heraus geboren werden. Blähe die Vergangenheit nicht auf: Lasse los. Alles, was dir in deinem Leben zugestoßen ist, hast du zunächst, wenn auch unbewusst, zu dir geholt. Sei dein eigener Vater, deine eigene Mutter, und umsorge das Kind an deinem Herzen. Du machst die Folgen viel größer als sie sind; komme mit deinen Füßen hier-und-jetzt in die irdische Realität.
Selbstbewusste Manifestierung!

Dritter Lendenwirbel, Erkrankungen

Kernursache

Verletzungen was dein Ego anbelangt. So, wie du dich selbst nur schlecht findest, wie du dich mit einem strafenden Blick beäugst, so meinst du auch, dass andere dich bestrafen werden. „Sie suchen dich", du hast Angst; es nagt an deinem Gewissen, du fühlst dich verfolgt. Du meinst, es nicht wert zu sein, hier zu leben; du würdest gerne flüchten.

Weil du dich ohn-mächtig fühlst, nicht dazu im Stande, dich zu verwirklichen, weil du dich so im eisernen Griff von anderen fühlst, weil du deine göttliche Bewusstseinskraft verkennst und eher das Gefühl hast, dass etwas Größeres als du dich bedrohen und zermalmen könnte, weil du Angst hast und deine eigene Größe verleugnest: Deshalb würdest du aus Kompensation ins sexuelle Spiel flüchten. Selbstvernichtungsdrang. Du fühlst dich schmerzlich verletzt, möglicherweise noch aus der Kinderzeit. Du lässt andere in dich eindringen, um deine innere Leere zu verlieren, aber andererseits würdest du aggressiv, dominant und bissig auf den Schmerz reagieren, der dir angetan wird.

Du gehst selbst-zerstörerisch vor; du tötest dich. Im Grunde genommen wärest du am liebsten *weg*. Du möchtest andere „festhalten“, aus Angst, selbst in den Klauen von etwas oder jemandem zu stecken. Das Gefühl der Machtlosigkeit im Verarbeiten deiner Gefühle führt zu Aggression. Hast du deine Eltern / Erzieher als dominant und hart empfunden, und bist du jetzt genauso?

Kernlösung

Vertraue auf deine eigene ICH-Kraft; mache dich in Weisheit wahr. Blicke genau in dich hinein; gesunde Denkkraft, kritisch und weise, Stabilität und Sicherheit unter der Autorität deines höheren Bewusstseins. Der Reichtum liegt in dir selbst: Suche ihn nicht außerhalb von dir.

Sorge in deinem Leben für eine schöne, ausgewogene, sichere Struktur; lasse Gefühle unter der Aufsicht deines klaren Verstandes frei fließen. Links und rechts im Gleichgewicht, der „weibliche“ und der „männliche“ Anteil; unterdrücke keinen von beiden!

Komme in warmer Liebe zu dir; lasse dich nicht länger in der Kälte stehen; werfe dich nicht mehr weg. Du darfst voll und ganz du selbst werden; bringe deine Gefühle zum Ausdruck, lasse dein Leben nicht zusammenschrumpfen. Drücke dein Wesen durch; zeige dein Ego nach außen hin so, wie du dich innerlich fühlst, ohne Komplexe. Vertraue auf deine Intuition, auf dein tiefstes Selbst. Komme sanft zu dir; sei nicht so hart und dominant dir selbst gegenüber. Sei lieb zu dir, und schenke dir das volle Leben! Organisiere dein Leben, und mache dich zum Meister über dich; lasse dich nicht von allem überspülen.

Vierter Lendenwirbel, Erkrankungen

Kernursache

Du wählst nicht entschlossen *eine* Richtung, deine Richtung. Du machst dein Leben zu stark von den anderen abhängig, von etwas, das außerhalb von dir liegt, weil du dich als zu schwach, zu minderwertig empfindest.

Gefühlsmäßig würdest du dich gerne spontan völlig frei öffnen, deine Natur und deinen Körper, das Sinnliche erleben, aber du stellst dich mit Vernunft und Forderungen in eine zu enge Struktur; du schnürst dich eng ein, „so muss es sein und nicht anders“, auf dass du innerhalb eines Systems oder von einer bestimmten Autorität außerhalb von dir akzeptiert wirst, oder weil du Zuneigung, Aufmerksamkeit und Wertschätzung für deine eigene Person brauchst, oder schlichtweg weil du dich in Sachen Image, Leistung, Amt, materieller Wohlstand beweisen musst, weil du dich ansonsten nur als eine Null ansiehst.

Du zweifelst fortwährend zwischen zwei Dingen, du wettest auf unterschiedliche Pferde, aus Unsicherheit, um in keinem Fall zu versagen. Denn du weißt nicht genau, wer du wohl bist; du bist wie ein Baby, ein Opfer, du *lässt* mit dir machen.

Du bestimmst dein Leben nicht wirklich, du lässt deine spontanen, aktiven Kräfte nicht richtig durchkommen, auch deine Gefühle nicht; Impulse und sinnliche Bedürfnisse werden unterdrückt.

Andererseits bist du wütend, weil du dich nicht traust, du selbst zu sein, weil du in deinen Gefühlen gefangen bist. Es hat zuweilen den Anschein, als hättest du nichts in dein Leben einzubringen.

Du hast Angst davor, etwas falsch zu machen; du wirst gewisse Dinge zu stark „umklammern“, um Sicherheit darin zu finden, aber es bringt dir keine Lösung. Du bist flexibel, drehst dich zuweilen wie ein Fähnchen im Wind, um wieder für eine Weile dein Leben zu retten.

Du fährst nicht einfach auf deinem Lebensweg weiter, denn du lässt dich ständig von anderen unterbrechen; du versuchst, vielen Menschen gleichzeitig gerecht zu werden, eigentlich aus Eigennutz. Möglicherweise warst du in deiner Kinderzeit als Folge der Verneinung deiner eigenen Autorität unter einer streng geführten, autoritären Hand. Du bleibst in dieser deprimierten Position stecken; du lebst nicht wirklich aus dir selbst heraus.
Die Struktur, die Autorität, das Auge in deinem Inneren drückt dich in erster Linie nieder; du lebst nicht in Harmonie und Ehrlichkeit mit dir. Du hängst mit Gedanken und Erinnerungen an der Vergangenheit; ängstlich versuchst du, dich im Leben auf allen möglichen Ebenen abzusichern. Du tust dich so schwer, die Dinge loszulassen…

Kernlösung

Fühle dich in der baumstarken Struktur deines Selbst sicher, und lasse deine Gefühle, deine Kräfte spontan aufblühen. Lebe aus dem Kern deiner selbst heraus; kein Kompromiss. Lasse dich nicht länger in einer Opferrolle leben, wähle und gestalte deinen Lebensweg hingegen *selbst*. Blockiere nicht deine Natur; höre auf deine Bedürfnisse, gestehe dir zu, zu genießen.

Höre auf damit, das „Kind“ zu sein: Du bist in deiner eigenen Autorität stark, sicher und geborgen. Lasse dich kraftvoll mit beiden Füßen auf der Erde nieder, und mache dich aus deiner inneren Berufung und deinen Ambitionen heraus wahr; lebe nicht nach den Erwartungen und dem prüfenden Blick der Außenwelt.

Sei stets deiner Natur treu; spiele kein Theater, habe keine Angst, für deine persönliche Meinung gerade zu stehen. Klammere dich nicht fest; lasse die Vergangenheit los: Nimm dich feste in die Hand, lege alle Macht in dich selbst. Sei ganz einfach du selbst, ohne wenn und aber. Lege nun allen Wert in dein Selbst, nicht in Nebensächlichkeiten, nicht in das, was andere über dich sagen.
Du bist Meister über dich, alles andere als ein kameläonartiges Opfer.
Sei ein Mann / eine Frau aus *einem* Guss. Bestimme, wohin du willst, und komme zu einer entschlossenen Selbstmanifestierung. Gib dich deiner Intuition, deinem Gefühl, dem spontanen Leben hin, und schränke dich nicht länger ein.

Fünfter Lendenwirbel, Erkrankungen

Kernursache

Weil du nicht mit deiner tiefsten, warmen Quelle im Kontakt bist, weil du dich so sehr vom Schönsten in dir, von deinem Herzen, abgeschlossen fühlst, weil du dich ängstlich und unsicher fühlst, weil du dich weigerst, die Schönheit in dir anzuerkennen und dir nicht vertraust, bleibst du „gefangen“ und fühlst dich frustriert; es ist, als kämst du nicht weiter.

Es hat nur den Anschein, dass andere dich bedrohen, dass sie dich gefangen halten, aber es sind deine Gefühle, deine Ängste und das Misstrauen dir selbst gegenüber, die dich blockieren. Du schränkst dich in deinen Äußerungen, in deiner Kreativität ein; du würdest eher grübeln und dir Sorgen machen, als auf dein inneres Selbst zu vertrauen, denn du hast überhaupt keinen guten Kontakt zu deinem tiefsten Selbst. Es ist, als würde ein Band deinen Kopf eng umschließen; du ärgerst dich, wirst zuweilen wütend, über diese machtlose Unsicherheit.

Du unterschätzt dich, wodurch du dich nicht für Intuition, für innere Weisheit, für höhere Bewusstseinsenergien öffnest. Dennoch würdest du gerne Ausbrechen, wie ein Löwe aus seinem Käfig, denn unterdrückte Kräfte häufen sich an. Du holst unbewusst Menschen zu dir, die eine Widerspiegelung der Überzeugungen sind, die du in Bezug auf dich hast: Möglicherweise wirst du also nicht so behandelt und respektiert, wie du es gerne hättest, weil du dich selbst zu wenig respektierst.

Bis du innerlich platzen würdest: Jetzt reicht es! Mit einem Hackbeil möchtest du das Seil mit einem Hieb entzweischlagen und damit eine Situation beenden, die du bereits zu lang hast weiterlaufen lassen. Vielleicht hast du dich wie ein Esel behandeln lassen, weil du dich selbst lediglich als Esel gesehen hast. Diese Selbstdegradierung hat deinen Körper geschwächt. Plötzlich kommen aggressive Kräfte hoch: „Du wirst mich so schnell nicht mehr kriegen!“ Du erkennst nicht, dass es deine eigenen Minderwertigkeitsgefühle, Angst und Unsicherheit sind, die schlussendlich deine Wut erzeugt haben. Du sehnst dich nach Befreiung.

Du plagst dich mit einer inneren Wut, weil du von der leuchtenden Quelle in dir abgeschnitten bist; du schließt Freude aus deinem Leben aus. Du kannst die kleinen, schönen Dinge des Lebens, der Natur nicht mehr genießen. Dankbarkeit hat für eine düstere Unzufriedenheit Platz gemacht, weil du dich selbst zurückweist.

Kernlösung

Höre auf diese sanfte, weise, innere Quelle in dir. Das stille Licht in dir strahlt Wärme aus. Nimm diese Schönheit in dir an; komme in Liebe zu dir.

Suche alle Kraft und Wahrheit in deinem tiefsten Ich. Traue dich, dich dem Schönen der Natur, den schlichtesten Dingen anzuvertrauen, auch in dir selbst. Du bist gut und stark.

Die Freudequelle liegt in deinem Herzen; Dankbarkeit für das Leben, für die Existenz deines Selbst. Du bist in dieser grundsoliden Basis deines unsterblichen Selbst sicher und geborgen.

Lasse diese höheren Bewusstseinsenergien aufgehen, indem du dich für das Schöne öffnest, indem du dich nicht länger auf das Negative fixierst. Sei weich zu dir, und schenke dir jede Existenzberechtigung, anstatt dich einzuschränken!

Wenn der Kontakt zu deinem tiefsten Selbst in harmonischem Einklang wiederhergestellt ist, wirst du auch viel Freude an neuen Kontakten zu anderen haben. Heile zunächst diese Einheit in dir selbst. Wenn die Basis deines Lebens Liebe zu dir selbst heißt, so wird dein Leben zu Glück und Zufriedenheit führen. Keine Habsucht, kein Festklammern, sondern dir selbst liebevoll schenken, was du verdienst, was gut für dich ist, was dir Freude bringt. Gehe, ohne zu zögern, auf deinem Weg weiter, selbstbewusst und ohne Furcht!

KREUZBEIN UND STEISSBEIN

Kreuzbein, Erkrankungen

Kernursache

Auf der einen Seite würdest du gerne mit voller Kraft vorwärts gehen, andererseits halten deine Gefühle dich zurück. Du zweifelst stark an deinem Wert; du findest dich nur armselig; du bist zu streng zu deinen weichen Gefühlen. Gerne würdest du schon vorpreschen, ohne dich zuerst von bestimmten emotionalen Gegebenheiten aus der Vergangenheit verabschiedet zu haben.

Du betrachtest alles von unten aus; du bist in dir gefangen, in deiner Unfähigkeit, dich entspannt selbst zu verwirklichen, weil deine Gefühle von Minderwertigkeit oder Zweifel und Ohnmacht dich zurückhalten. Das macht dich manchmal so unglaublich wütend, eine scharfe, nervöse Aggression, sozusagen ein Elektroschock, weil du dir eigentlich wünschst, aus dieser Blockade zu entkommen. Einerseits hältst du dich auf zuweilen äußerst ängstliche Art und Weise am alten Vertrauten fest, andererseits würdest du dich mit einer starken Strahlungskraft, plötzlich, wie mit einem Kanonenschuss für dich selbst, für deinen Fortschritt stark machen.

Aber du fühlst dich ungeschickt, es hat manchmal den Anschein, als würde alles schief gehen, als würdest du nichts in den Griff bekommen, oder als würde dir alles aus den Händen gleiten; du fühlst dich so nervös und wütend in diesem Prozess des „Stillstandes“. Es gibt einen Zwiespalt in deinem Gefühlsleben, der eine Lösung erfordert. Es hat den Anschein, als hättest du deine Energien nicht in der Hand, beziehungsweise als würdest du deine Bewusstseinskräfte gar nicht steuern; diese Kräfte können plötzlich nach oben drängen. Aber du weigerst dich, weiterzugehen, weil du zunächst Klarheit in deine Gefühle bekommen musst.

Dein Stuhl ist leer: Wo ist dein Bewusstes, einzigartiges, wertvolles ICH? In dieser Abwesenheit, in dieser Unsicherheit hältst du dich am Bekannten fest, aber dein Selbst schreit nach Entwicklung!

Kernlösung

Der innere Kampf kann nur in dir gelöst werden, indem du auf deine tiefsten Emotionen hörst; sei nicht streng und hart deinen Gefühlen gegenüber, sondern öffne dich für sie, verarbeite, und lasse dann die Vergangenheit los. Es macht keinen Sinn, weiter in eine Zukunft fliegen zu wollen, wenn du nicht zunächst im JETZT-Moment zu einer Lösung für dich kommst. Übergehe dich nicht, sondern traue dich, in Ruhe, in einem bestimmten Rhythmus, in Aktion zu treten, ohne deine Gefühle dabei zu übergehen.

Folge deiner Intuition; mit der Anerkennung deiner Würde wirst du beständig vorwärts gehen können. Entdecke diese reinen Bewusstseinskräfte in dir, in jeder Faser deines Körpers: Sie werden von deinem Selbstbewussten ICH gesteuert.

Wenn du dich degradierst, kommst du nicht weiter, dann wird dein Körper nicht mit diesen Kräften genährt, dann fühlst du dich in der Kälte: weil du dich weigerst, mit dieser tiefen, warmen Quelle in dir, mit deinem Herzen, mit deinem tiefsten Selbst Kontakt aufzunehmen. Mache dich zum Meister über dich, und bündle deine Gefühle einträchtig zur Zusammenarbeit.

Verabschiede dich von der Vergangenheit; lasse deine Gefühle und Kräfte weich und selbstsicher durchkommen: Mit diesem Wertebewusstsein wirst du dich erneut in den Griff bekommen, wirst du keine „Rückschläge", „Ungeschicktheiten" oder „Unfälle" herausfordern, weil es jetzt eine freie, weiche Durchströmung von Energien gibt, ohne Hemmungen. Lasse dein Bewusstes Ich also seinen Platz einnehmen; denn es war die Abwesenheit, die deine Ängste, Frustration und Nervosität verursachte. Erst in der Fülle deines Wesens kannst du weitergehen: So setze die Krone auf dein Haupt!

Lies eventuell auch: *Iliosakralgelenk (siehe Index).

Steißbein, Erkrankungen

Kernursache

Du fühlst dich nicht wie aus *einem* Guss; du siehst die Dinge schwarz / weiß in dir und bei den anderen. Auf die Weise erlebst du eine Art von Zwiespalt in dir: dunkel-hell, Ratio-Gefühl, bewusst-unbewusst…, und du kannst diese Anteile schwer zu einer Einheit in dir zusammenführen, weil du dich an falschen, unechten Werten festhältst. Du hältst sehr viel fest, weil du dein Leben nicht auf die Autorität und die sichere Basis von dir baust.

Mit einer eigensinnigen Vernunft kannst du dich von deiner emotionalen Welt abschirmen; du spähst in die Ferne, ohne die emotionalen Probleme des Jetzt zu lösen. Du hörst nicht auf deine Intuition, auf dein tiefstes Selbst: Du schaust auf Werte und Normen außerhalb von dir, auf die gesellschaftliche „Kaste", zu der du gehörst, auf Religion oder Systeme.

Dein äußeres Ego wird möglicherweise glänzen wollen; du tust so, als würdest du dich durch ein prahlerisches oder stolzes Verhalten, durch eine äußere Erscheinung, in einem Amt in hohem Maße beschützt und sicher fühlen. Aber im Grunde genommen handelt es sich hierbei um ein So-Tun-Als-Ob, denn du fühlst dich wie ein(e) Gefangene(r). Du hältst Gefühle ängstlich in deinem Inneren, du hältst an einem Zustand fest, der dir schon lange zum Hals heraushängt, du legst dir eine Haltung zu, die dich selbst zuweilen anwidert.

Du verrätst deine eigene Natur, deine wahre Art, weil du dich eigentlich nur schwach und unsicher fühlst. Dein Wesen ist manchmal so kalt wie Eis, weil du dich

nicht in Liebe dafür anerkennst, wer du bist. Du vergiftest dich mit einem unechten Leben; du wirst unechte „Freunde“ zu dir holen. Du verschließt dich der Liebe zu dir selbst, zu den anderen. Diese Unechtheit kann dich von dir selbst, von den anderen entfremden, isolieren. Du verleugnest dein wahres Selbst! So pflanzt du dich an einen sterilen Ort in der Wüste.
Fruchtbarkeit, Produktion und aktive Selbstverwirklichung sind deiner Ansicht nach schlecht, außer wenn sie im Dienst deiner Unechten, oberflächlichen Welt stehen. Du bist blind für das Ursprüngliche, für das Intuitive, für die wirkliche Sicherheit in deinem tiefsten Selbst. Du findest dich nicht gut genug: Also versuchst du, jemand zu sein. Du fliegst mit deiner Nase hoch in die Luft, aber du fühlst nicht den starken Boden unter deinen Füßen.
Zuweilen flüchtest du vor dir selbst. Dadurch erfährst du zuweilen harte Schläge in deinem Leben, so dass du dennoch mit den Füßen auf dem Boden landest, so dass du eine Konfrontation mit deinem ehrlichen Selbst eingehen musst.

Es kostet dich viel Mühe, Dinge loszulassen, gerade weil du deine Sicherheit auf Dinge außerhalb von dir baust. Manchmal bist du wirklich wütend auf dich, weil du dich erdrücken lässt, weil du dich nicht traust, du selbst zu sein. Zuweilen reagierst du diese Wut auf anderen ab.

Kernlösung

Erkenne die SONNE in Dir selbst an: die selbstbewusste Kraft, nicht das äußerliche Rauschgold.

Entdecke diese reiche, warme Energiequelle in dir, und lasse Energien, Emotionen frei entweichen. Halte nicht länger fest; lasse das Los, was nicht wirklich gut für dich ist.

Die wahre Sicherheit liegt in dir selbst; stehe mit beiden Füßen fest auf der Erde, und werde dir deines Wertes bewusst. Komme zu einer Einheit und zu Frieden in dir; folge deinen spontanen Impulsen, deiner Intuition; jeder Mensch hat seinen natürlichen Rhythmus. Zwänge dich also nicht zu stark in ein gesellschaftliches Korsett. Jeder hat sein einzigartiges Wesen: Sei deinem Selbst treu. Stelle die Autorität in dich selbst; fühle dich beschützt, und lasse das Gift entweichen. Versuche nicht, dich im Hinblick auf eine Außenwelt zu verwirklichen, sondern wachse von innen heraus. Das, was du fühlst ist von Bedeutung, nicht wie du auf andere wirkst.
Lasse den männlichen und weiblichen Anteil in dir harmonieren: In dieser Einheit wirst du dich gut und geborgen fühlen. Es gibt nur *einen* Halt, der stark genug ist, um Stand zu halten, und das ist dein inneres Selbst. Lasse andere illusionäre Griffe los, und gehe vorwärts!

WÜRMER, DARMPARASITEN, ALLGEMEIN

siehe auch die speziellen Wurminfektionen

Kernursache

Du richtest deine Aufmerksamkeit, deine Scheinwerfer zu sehr auf Menschen und Dinge (Besitz, Geld…), die außerhalb von dir liegen, anstatt dich selbst im Zentrum zu fühlen. Du bist wütend und unzufrieden über dich, aber du wirst es anderen zum Vorwurf machen; du schreibst anderen zu viel Macht zu, anstatt alle Macht über dich in dich selbst zu stellen. Aus Ohnmacht würdest du aus dir „weglaufen“, ein wütendes Weglaufen, wie ein Kind, das ungezogen war.

Du fühlst dich nicht wirklich sicher in dir, nicht wirklich in einer Einheit. Du flüchtest lieber vor dir, als vollkommen deinen Platz einzunehmen. Im Grunde bist du im Konflikt mit dir selbst und infolgedessen auch im Streit mit deiner Umwelt.

Du distanzierst dich zu viel von dir, weil du nicht wirklich an den Wert deines persönlichen Inhaltes glaubst. Du hast möglicherweise ein freches Mundwerk; dann schweigst du und läufst aus dir selbst weg.

Du hinterlässt einen leeren Stuhl, der von einem Besucher eingenommen werden kann. Du stehst nicht wirklich auf eigenem Gebiet; du überschreitest fortwährend deine Grenzen; du suchst außerhalb von dir, bei den anderen, nach Sicherheit und Bestätigung. Diese leere Ohnmacht macht dich wütend; du ziehst dich förmlich aus deinem irdischen Körper zurück; du übergibst die Macht an den Besucher, den Parasiten.
Gewisse Menschen verhalten sich in diesem Fall ihrem Körper wie auch ihrer Umwelt gegenüber sogar kalt, negativ, abweisend und kritisch. Empfindest du dich als so „leer", dass du dein Leben mit unechten Werten, mit Materiellem, mit Geld oder eher geistig ausgerichteten Elementen „FÜLLEN" musst... Fühlst du dich wie ein „Opfer"? Fühlst du dich im „Griff" von etwas oder jemandem; greifst du selbst nach „Macht"?

Kernlösung

Lasse Parasiten nicht zu dir, sei selbst auch kein Parasit.
Komme zu dir selbst zurück! Kehre den Dreck im eigenen Haus, nicht beim Nachbarn. Durchleuchte deinen eigenen Kern, und richte die Scheinwerfer nicht mehr nach außen. Blicke in dich, und entdecke deinen Wert, deinen Inhalt! Lege alle Macht über dein Leben in dich selbst; umsorge deinen Körper.

Einswerdung in dir führt zu Akzeptanz und Versöhnung mit deiner näheren Umgebung. Eine reine, angenehme Kommunikation mit deinen Nächsten wird folgen, wenn du zunächst in einen liebevollen Kontakt mit dir selbst trittst! Laufe nicht wütend davon, sondern nimm voll und ganz an der freudvollen Werdung deines irdischen Selbst teil. Wärme dein Haus, und mache es dir gemütlich. Du bist von Natur aus in dir beschützt, wenn du voller Selbstvertrauen deinen Platz einnimmst.

Wenn es sich hierbei um Kinder handelt, wird man auf oben stehende Ursachen zuweilen auch bei den Eltern / Erziehern stoßen. Psychische Beeinflussung verstärkt noch die ursprüngliche Veranlagung des Babys. Der Elternteil wird diese Ursachen also auch in sich selbst lösen müssen. Beide helfen einander auf diese Weise.

Bandwurm

Kernursache

Du weigerst dich, auf dein eigenes natürliches Wesen zu hören: Du übernimmst Strukturen, Ideen und Muster von deinen Eltern, Freunden... Du lebst nicht wirklich *Selbst!* Ein Widerstand, „vollständig" zu leben; du lebst als Parasit von anderen, ohne von deinem tiefsten Selbst aus zu wachsen. Du bist wie ein Vogel Strauß, du tust nicht, was zu tun ist, du nutzt deine Zeit nicht sinnvoll. Du schlängelst dich sozusagen von hier nach dort, du lebst wie eine Marionette, nicht wirklich Bewusst: Ein Bandwurm nimmt deinen Platz ein.

Du bist zu stark abwesend, Neptungleich, du lebst in einer unechten Sphäre von Selbst-Betrug und Betrug: Weil du nicht ehrlich zu dir bist, bekommst du auch von anderen einen auf den Deckel. Eine Konfrontation mit deiner eigenen Ohnmacht.

Du trittst weiterhin auf der Stelle, siehst viele Richtungen, aber du entscheidest dich für keine, du zehrst von anderen; du beurteilst alles kritisch, aber du integrierst dich gefühlsmäßig nicht in ein Leben, das wirklich zu dir passt. Du bleibst zu sehr in Details stecken. Eine zu starke Anhäufung von nichtigen Problemen, an denen deine Gedanken haften bleiben, zu viele Details nutzloser Sachen..., es übersteigt dich, und es „frisst dich auf".

Lässt du dich zu sehr von einem Gedankengut leiten, dass nicht deines ist, oder vom „Geld", beziehungsweise von anderen falschen Werten? Du lebst nicht hier-und-jetzt; deine Gedanken schwirren in unirdischen Sphären umher, so dass du die Dinge nicht mehr so siehst, wie sie sind. Du siehst den Wald vor lauter Bäumen nicht mehr.

Du lässt dich von anderen um den Finger wickeln, so, wie du dich selbst um den Finger wickelst: Du weigerst dich, dich auf deine eigene starke Basis zu berufen. Du meinst, dich jetzt für andere Menschen aufopfern zu müssen, denn du siehst dich nicht dazu im Stande, für dich selbst zu leben! Dein Körper folgt sozusagen den Befehlen eines „anderen“: Dein bewusstes Ich scheint sich sogar von deinem Körper abgewandt zu haben…, verurteilst du deinen Körper, verdammst du dich zu einem Leidensweg?

Kernlösung

Lasse andere keine Macht über dich bekommen, ergreife *selbst* ebenso wenig die Macht. „Fülle“ dich nicht, sondern erfülle dich selbst.

Demaskiere dein eigenes Wesen, „entblöße“ dich, sei ehrlich zu dir. Lasse Körper und Seele sich miteinander versöhnen: Lasse deinen Körper deinem bewussten Geist folgen, nicht dem eines anderen. Baue deine Ideen und Strukturen *selbst* auf: Lasse dich weder durchhängen, noch von anderen auffressen. Lebe nach einem neuen Ziel, auf dein Ideal hin, und lasse alte Strukturen oder unechte Gewohnheiten los. Komme mit deinen Füßen auf die Erde, umhege deinen Körper mit Liebe, *lasse* dich nicht länger von anderen leben, denn gerade dadurch hast du die ganze Kontrolle über dich, über deinen Körper verloren.

Wage den Durchbruch, werde du selbst, dann wirst du auch authentischen, ehrlichen Menschen begegnen.

Schaue auf das Wesentliche des Lebens! Fülle dein Leben nicht länger mit „falschen“ Werten. Greife nicht nach außen, sondern entdecke deine eigenen wertvollen Schätze.

X, Z

XENOPHOBIE
FREMDENFEINDLICHKEIT
RASSENHASS

Kernursache und Kernlösung

Du führst ein „Doppel"-Leben: einerseits nach außen hin und andererseits tief in deinem Herzen. Die ängstliche Gazelle im Panzer eines Löwen.

Du fühlst dich, wenn auch unbewusst, in deinem Leben beschnitten, frustriert. Du wirst sozusagen an die Seite gedrängt, oder du meinst, dass andere dich wie ein kleines Ferkel behandeln, das sie aus dem Stall jagen; du fühlst dich verletzt, verstoßen, traurig, einsam, vollkommen unfähig, häufig minderwertig und nicht sehr geliebt. Aus diesem Grund wirst du, als Reaktion darauf, diejenigen, die sich genauso fühlen wie du, verstoßen und unterdrückt, ebenfalls an die Seite drängen beziehungsweise verletzen wollen.

Es ist ein Ausdruck von Angst und MACHTLOSIGKEIT; du bekommst dich nicht in den Griff; aus Widerstand dagegen würdest du die Macht über andere ergreifen. Innerlich fühlst du dich bedroht. *Ängstlich.* Aber das, was dir noch am bedrohlichsten erscheint, sind deine eigenen Gefühle, deine Emotionen, deine Ängste; das kleine, weiche Kind, das in jedem Menschenherzen lebt, wünscht sich Aufmerksamkeit und Liebe, möchte spontan und frei es selbst sein dürfen, aber du unterdrückst es auf harte Weise!

Was bist du hart zu dir; wer nicht zunächst sich selbst das Verständnis und die Liebe schenkt, wird sie auch nicht anderen schenken. Eigentlich findest du dich überhaupt nicht schön; du wirst dich vielmehr als minderwertig empfinden.

Ebenso wie du dich geringer fühlst, wirst du „Geringere" verspotten. Genau wie du dich als hässlich und düster empfindest, wirst du diejenigen, die du als „düster" ansiehst, verunglimpfen. Es ist lediglich ein Ausdruck von SELBSTHASS. Warum hasst du dich so sehr? War deine Erziehung auf Leistung und Ehrgeiz ausgerichtet, darauf, nach außen hin rein und stark zu wirken, hast du jedoch auf das schönste Gefühl (Liebe) verzichten müssen?

Du fühlst dich eigentlich nur gehandikapt, niemals gut und stark genug. Du brauchst es, dass du Selbstbestätigung in deiner Umgebung findest; als brüllender Löwe, der sozusagen für ein Ideal kämpft, gehst du destruktiv vor. Im Grunde genommen verkündigst du ein Ideal, wie der Clown, aber du lachst und spottest in deinem Innersten selbst darüber. Solange du nur auffallen und dich beweisen kannst, dass du ein echter Mann oder eine echte Frau bist, dann fühlst du dich befriedigt.

Weil du dabei bist, dich mit deiner harten Maske zu ersticken, willst du andere ebenfalls ihrer Freiheit berauben, sie selbst zu sein. Es wird höchste Zeit, dass du dich selbst befreist, dass du dich traust, du selbst zu sein, aus deinem Herzen heraus, dass du dich und die Menschheit nicht länger degradierst.

Die Erde wurde im Schoß des Lebens für alle geschaffen. Groß ist der Mensch, der seine eigene Güte entdeckt. Schenke dir nun die Liebe und Aufmerksamkeit, die du so sehr brauchst, so dass auch die Welt außerhalb von dir die Früchte dessen ernten kann. Entwickle tiefe Liebe zu dir selbst, so dass jede Frequenz des Hasses verschwinden kann: das kann dich nur glücklicher und gesünder machen.

DIE ZÄHNE

Psychologische Übereinstimmung

Die Zähne stehen für Folgendes: In deinem Leben sicher einen bestimmten Kurs verfolgen; ohne zu zögern, dein Leben auf dem starken Fundament dieser Urkraft in dir, in deinem tiefsten, unvergänglichen Selbst aufbauen. Selbstsicher auf eigenen Beinen stehen, autonom. Du kannst dich auf dich verlassen; du lässt dich nicht „niederdrücken“, du „hängst“ nicht an anderen.

Triumphale Freude über deine primitiven Ur-Kräfte: Kämpferische Selbstverteidigung, Vitalität.

Du bist fest entschlossen, du lässt dich nicht zu stark von anderen beeinflussen: Du nimmst deutlich deinen Standpunkt ein; du triffst unerschütterliche Entscheidungen.
Man kann dich nicht umstoßen, denn du stehst fest verwurzelt in deinem Selbst.

Die Anerkennung des strahlend weißen Lichtes in dir bedeutet „Befreiung“: Weiße Zähne, feste und stark, weder zu eingeengt, noch zu weit..., du nimmst deinen Raum mit Kraft und Freude in Beschlag. Du erkennst deinen Wert und deinen reichen Inhalt an; du lädst den Karren immer wieder voll – mit Nahrung, Eindrücken, Erfahrungen – du „verteilst und herrschst“ darüber; du kaust, du bemächtigst dich deines Lebens, du schluckst und gehst immer weiter, ohne Ende...

Energien fließen und zirkulieren; du kaust, „zergliederst“, analysierst bestimmte Erfahrungen, aber du gehst entschlossen weiter. Du misst und baust an der Architektur deines Lebens; du nimmst *die* Bausteine zu dir, die du brauchst; du verharrst nicht; du „beißt“ voller Selbstvertrauen ins Leben.

Dein Leben ist auf schöne Weise stimmig, es ist von Natur aus strukturiert, im Gleichgewicht. Du bist der Hüter deines göttlichen Inhaltes.

Erkrankungen, allgemein

Kernursache und Kernlösung

Du fühlst dich nicht als Meister deines Lebens. Du *lässt* dich hängen oder baust überhaupt nicht so entschlossen dein Leben aus, wie du es gerne hättest. Du traust dich nicht, dich voll und ganz für dich einzusetzen; vielleicht fühlst du dich unfähig oder als Opfer von Lebensumständen. Fürchtest du dich, bist du zu ängstlich, wirklich du selbst zu sein? Fühlst du dich zu bedrückt, zu verstoßen, gefangen, zu abhängig von anderen? Oder beißt du gerade aggressiv um dich, weil du dich innerlich so bedroht fühlst? Lässt du deinen Platz von jemand anderem einnehmen, so dass du nahezu „nicht“ bist? Fühlst du dich wütend und machtlos, nicht dazu im Stande, dich durchzubeißen, einer selbständigen Existenz Form zu geben; lässt du dich von „etwas“ oder „jemandem“ verschlingen? Fühlst du dich gebunden, „gefangen“? So befreie dich: Lege nur dir selbst, deinem Herzen gegenüber Rechenschaft ab.

Käust du immer wieder und wieder, unsicher und unentschlossen, die gleichen Dinge wieder? Wagst du es nicht, deiner eigenen urstarken Basis zu vertrauen, und hörst du zu viel auf andere oder auf Beweggründe, die lediglich nebensächlich sind?

Lebe aus dem Tiefsten deiner selbst heraus; folge deiner Intuition und deinen Sehnsüchten. Lebe weder nach der äußerlichen Welt, nach dem Image, noch nach materiellen Nebensächlichkeiten, sondern höre auf dein tiefstes ICH, auf die Essenz deines Wesens. Bestimme entschlossen deine Richtung, und gehe, ohne zu zögern, vorwärts. Beobachte und zergliedere das, was zu dir kommt, und schlucke es herunter; verfolge deinen Weg, und schaue dich nicht mehr um. Sei dir selbst gegenüber ehrlich und konsequent; bleibe deiner wahren Art treu.

Stützt du dich zu stark auf andere, auf Strukturen außerhalb von dir? Nur das Lebenshaus, das auf deinen inneren Kernfundamenten erbaut wurde, ist sicher, vertrauensvoll und grundsolide. Klammere dich weder an Menschen, noch an Dinge außerhalb von dir. Kämpfe nicht für ein Image, eine Position, sondern beiße dich durch, wenn es darauf ankommt, deine Natur mit Freude zu erleben, dein Leben aus dir selbst heraus aufzubauen! Erkenne deinen wertvollen Inhalt an, und gehe einem festen Kurs folgend, ohne zu zögern, weiter!

Zähne kommen schwer durch

Schwierigkeiten beim Zahnen

(siehe auch Zähne, allgemein)

Kernursache

Du lässt dich noch nicht wirklich geboren werden. Ein vorsichtiges Abtasten des Lebens. Du nimmst dir in Ruhe die Zeit, dein Haus im Leben aufzubauen.

Emotional traust du dich nicht wirklich, auf eigenen Beinen zu stehen. Du suchst nach Halt; dein Körper wird noch nicht stark von deinen Bewusstseinsenergien gelenkt; du bleibst noch mit einem Bein in der nicht-irdischen Sphäre stecken. Vorsicht, Unsicherheit und Ängste verhindern einen schnellen Durchbruch deines ICHS.

Gefühle werden stark „zurückgehalten"; aggressive Kräfte kehren sich nach innen, anstatt sich in tatkräftigen Mut und Selbstverwirklichung umzusetzen. Auch Wut kann man verschweigen. Das Leben fällt dir offensichtlich schwer.

Kernlösung

Ersticke dich nicht in deinen Gefühlen: Äußere dich! ICH BIN. Zeige deine Kraft, und fühle dich sicher in dir, in der Familie. Wenn die Mutter sich ängstlich fühlt, so wird das Kind es nicht als „sicher" empfinden und nicht die Neigung entwickeln, im irdischen Leben zügig den Durchbruch zu schaffen. Mit Selbstvertrauen *machen,* sprechen, singen, weinen, lachen, tanzen, rufen..., keine Angst davor haben, vollkommen du selbst zu sein, spontan und natürlich, ohne Angst oder Zurückhaltung. Eigene Kräfte entdecken!

Zahnneuralgie, Zahnschmerzen Beschwerden der Zahnnerven

Kernursache

Auf der einen Seite lässt du dich hängen; du glaubst nicht an deine fundamentalen Kräfte; du fühlst dich manchmal sogar immobil, schwerfällig und träge; du klebst an festgefahrenen Gewohnheiten oder an der Vergangenheit. Du lebst nicht wirklich aus deinem persönlichen Willen und deinen Sehnsüchten heraus.

Du gehst weiter..., ohne tatsächliche Entwicklung. Eher gleichgültig und an der Oberfläche deines Lebens. Du findest dich damit ab, dass du ohnehin niemals du *selbst* sein können wirst; du lässt alles mit dir machen. Du bleibst an deiner eigenen Oberfläche kleben, vielleicht am Genuss anstatt an der wirklichen Freude: Du lebst nicht wirklich von deinem tiefsten Kern aus! Möglicherweise machst du Menschen oder Systemen gegenüber fortwährend Zugeständnisse, die im Grunde genommen gegen deine wahre Natur prallen. Du bist „Leidtragende(r)".

Auf der anderen Seite führt dies zu einem gewaltigen inneren Aufstand dagegen! Du wehrst dich gegen das „Leben Lassen"; du springst mit allen möglichen verdrängten, potentiellen Kräften auf, die aus dem Tiefsten deiner Seele protestieren, ja, die danach schreien, deine Ursprünglichkeit freizusetzen! Was dir augenscheinlich alles gleichgültig war, bringt dich jetzt zum Schnauben, wie ein Stier, der zu lange kurz gehalten wurde. Deine Nerven „versagen" nach dieser Selbstunterdrückung.

Kernlösung

Du tätest gut daran, vor Glück zu strotzen; lebe nicht mehr wie ein leidendes Opfer. Stehe stark auf eigenen Beinen, und werde dir deiner inneren Kräfte bewusst. Potentielle Energien fordern deinen Durchbruch; zögere nicht, und lebe aus deiner wahren Natur heraus. Schränke dich nicht länger in einer zu engen Struktur ein; nimm deinen ganzen Raum in Beschlag, und atme voll und frei in deine Lungen. Spanne deine Muskeln an, spüre, wie Bewusstseinskräfte deinen Körper und dein Leben nähren möchten.

Gib spontanen Impulsen, authentischer Kreativität nach; lasse dich nicht länger wie ein lebloser Mensch oder ein törichtes Schaf hängen.

Sei ehrlich dir selbst gegenüber; stütze dich nicht auf andere oder auf Systeme, sondern baue auf die Basis deines unvergänglichen, tiefsten Selbst. Staue Emotionen und Energien nicht mehr an, sondern traue dich, dich auszuleben, so dass Nerven nicht länger rebellieren müssen.

Verstehe diese Botschaft: Befreie dich, werde deiner wahren Art treu.

Karies, Zahnfäule

Kernursache

Du stützt dich zu sehr auf die Struktur einer anderen Person: Du baust dein Leben nicht auf deiner eigenen Basis auf. Du „saugst“ an anderen; du füllst dich mit Dingen, anstatt *selbst* unabhängig zu existieren; deine persönlichen Energien suchen ihren Weg, werden aber nicht genutzt; sie verbrennen auf der Stelle. Eine Weigerung, Selbst zu Sein. Findest du dich zu schwach, zu klein, nicht gut genug? Bindest du dich anhänglich oder unter der Dominanz deiner Mutter, einer anderen Person? Ängste und Unsicherheiten verhindern, dass du tatsächlich auf dich selbst baust, du „füllst“ dein Leben mit anderen anstatt in erster Linie mit deinem Selbst.

Du würdest zwar gerne an deinen Kern herankommen, aber du traust dich nicht wirklich, du bleibst zu abwesend. Du glaubst nicht wirklich an dein tiefstes Selbst; du suchst außerhalb von dir nach Halt, vielleicht glaubst du gar an das Schicksal oder an die große Gefahr. Deine Gedanken sind zuweilen wütend auf der Suche, aber du bekommst keinen klaren Überblick. Du verschließt dich höheren Bewusstseinsenergien; du beschränkst deine Erfahrungen zu sehr auf negative oder schwarze, fatalistische Gedanken. Du meinst, dein Leben nicht wirklich *selbst* in die Hand nehmen zu können. Auf emotionale Fragen hast du keine Antwort, weil du die Antwort außerhalb von dir suchst. Du müsstest die Strukturen deines Lebens jetzt kraftvoll aufbauen, aber du glaubst nicht wirklich an deine inneren Kräfte.

Kernlösung

Komme zum Kern deiner selbst, und beleuchte dein Leben von oben mit deinem höheren Bewusstsein. Über Intuition und Selbsteinkehr bist du dazu in der Lage, dein starkes ICH-Zentrum zu spüren. Stütze dich nicht auf andere, gehe nicht so in die Knie, lasse dich nicht leben, sondern spüre diese starken Urenergien, die kreativen Kräfte, die aus deinem tiefsten Selbst aufbrodeln: Nutze sie, und erschaffe dein Leben selbst, lenke es in die Richtung, die du dir wünschst.

Niemand ist Schicksal oder Zufall unterworfen; keine Zukunft ist „vorbestimmt“. Wähle und bestimme *selbst* deinen Lebensweg; lasse dich nicht „leer“ zurück, lasse deinen Raum sich weder mit negativen Gedanken noch mit „anderen“ füllen.

Nimm dich fest in die Hand, baue entschlossen deine Strukturen auf; wenn du damit anfängst, gewinnst du bereits einen besseren Überblick über dich: Folge deiner Intuition, deinen Gefühlen und Sehnsüchten.

Vertraue auf das schöne Licht in dir. Manifestiere dich auf aktive, autonome Art und Weise. Stelle dich selbstbewusst über deine Emotionen, und lasse dein Leben nicht von etwas oder jemand anderem dominieren als von deiner eigenen Meisterschaft. „Fülle“ dich nicht einfach so mit Dingen.

Offen und frei! Allen Raum *selbst* ausfüllen! Irdisches, körperliches Genießen geht Hand in Hand mit starken Grundstrukturen.

Bildung von Zahnstein

Kernursache

Du stehst da, wie ein Schneemann, der dahin schmilzt, nicht wirklich von deinem warmen Zentrum aus lebend; mit weit geöffneten Armen, um alles und jeden hereinzuholen, aber du fühlst dich nicht wirklich gut dabei. Deine Energie versickert. Du weißt nicht genau, wer du bist; es gelingt dir nicht, zu deiner eigenen Basis, zu deinem liebevollen ICH Kontakt aufzunehmen. Du bekommst keinen Zugriff auf dich; du bist für die anderen da und nicht für dich selbst. Du vergiftest dich dadurch, dass du nicht wirklich aus deinem eigenen Willen, deinen Sehnsüchten und persönlichen Vorstellungen heraus lebst. Du hast nicht im Blick, wie du dich jetzt verwirklichen wirst, weil du nicht auf deine innere Autorität hörst. Du stellst die Macht nach außen; möglicherweise kämpfst du für Ideale „außerhalb" von dir, weil du das göttliche Selbst nicht anerkennst.

Du lebst lieber untergetaucht, du kommst nicht wirklich durch. Auf diese Weise bekommst du wohl andere in den Griff oder übst sogar Macht auf sie aus, aber nicht auf dich selbst! Hast du solche Angst; meinst du, dich selbst beschützen zu müssen? Traust du dich nicht, aus deiner Höhle zu kommen?

Kernlösung

Die Kräfte in deinem Zentrum bündeln: Vertraue auf deine ursprüngliche Natur, auf dein inneres Selbst, und baue selbstsicher dein Leben aus. Lasse kreative Kräfte sich spontan entfalten; spüre dein warmes Herz, deine unvergängliche Basis, dein eigenes göttliches Selbst, und *lebe* aus dir selbst heraus. Verstecke dich nicht mehr hinter anderen, hinter Normen oder Idealen, hinter der Macht außerhalb von dir, sondern werde dir jetzt der Möglichkeit bewusst, dein Leben selbst in die Hand zu nehmen und es nach deinen Wünschen und Sehnsüchten zu gestalten. Lasse dich nicht versanden, sondern lasse dich kraftvoll nieder, komme zu einzigartiger, persönlicher Selbstverwirklichung, ohne zunächst andere, die Gesellschaft zu fragen, ob „Du" wohl gut bist, wie du *bist*. Sei du selbst! Kapsel dich nicht ein. Gehe auf wie eine Blume in der Blütezeit. Erkenne das Sonnenlicht in dir selbst an, und bete kein goldenes Kalb mehr an.

Dein Zahn bricht (ab)

Kernursache

Nervosität; Unterdrückung einer gleichmäßigen Strömung von Kräften sorgt für kleine, elektrische Impulse und Entladungen, kantig-nervös, einmal hier, einmal dort. Ein Zwang, ein Müssen, ein Machtdruck... auf diese unterschwellige Lebensströmung, auf dein Sein, auf deine Gefühle. Du bist zuweilen hart und tyrannisch dir selbst gegenüber. Du „drückst" immer wieder auf dich, möglicherweise auf andere. Hier gelten eiserne Gesetze: Du *musst* dies, und du *wirst* das tun. Möglicherweise ein zwingender zeitlicher Rahmen. Du bist dir selbst auf den Fersen, möglicherweise auch anderen. Zeitdruck, Gehetztsein, Stress, nervös etwas durchsetzen wollen, Ruhelosigkeit... haben keinen Platz im „Leben". Du tust dir selbst weh; du setzt dich unter Hochdruck.

Scharf bis in die Tiefe schneidend würdest du in dein eigenes Ich stechen. Wenn sich nur noch das Kleinste aus dem Untergrund nach oben drückt, wie der Maulwurf, der für einen Moment in den Himmel schaut, würdest du es erbarmungslos niederschlagen, vernichten, als dürften sich deine tiefsten ICH-Kräfte nicht manifestieren, als dürften deine ehrlichen Gefühlstiefen sich nicht zu erkennen geben! Ja, du würdest den freundlichen Maulwurf mit einem Stück Glas niederschlagen. Alles muss „unten"-bleiben, nichts darf sich zu erkennen geben, unterschwellige Kräfte und Mächte, spontane kindliche Gefühle und Energien, kreative Kräfte, positive oder negative Erfahrungen... dürfen sich von dir nicht (mehr) offenbaren. Es muss weg und untergetaucht bleiben. Du schneidest solch eine tiefe Kerbe in dich selbst, in deine Seele. Warum so nervös und hart gegen dich selbst sein? Warum diese innere Kraftströmung noch länger unterdrücken? Unbewusster Widerstand gegen Transformation, gegen Durchbruch.

Kernlösung

Nutze alle diese Energien und Gefühle, die tief in dir stecken, auf konstruktive, kraftvoll-aufbauende Weise! Gehe vorwärts, und setze alles, das Allertiefste aus deinem Wesen, zugunsten von Selbstentwicklung ein! Schlage dich nicht nieder; verdränge dich nicht; übe keinen Druck aus auf das Kind in dir. Vernichte nicht deine tiefsten Gefühlsströmungen, sondern komme damit zum Vorschein, und gehe kreativ mit ihnen um. Sei ein(e) lieb habende(r) Vater-Mutter für dich!

Komme vollständig aus deinem „Kellerversteck" zum Vorschein, und zeige dich in ganzer Pracht. Sei auf alles stolz, was an dir haftet und in dir steckt, auch auf die Dinge, die dunkel zu sein scheinen, es aber gar nicht sind, wie die wunderbaren Farben des Erdbodens..., wie die Farbe des Maulwurfs... Erkenne dich als freudvoll in *allen* Farben leuchtend an, die in dir vorhanden sind. So bemächtige dich doch voller Freude deiner selbst, und gib ALLEN Anteilen in dir, allen Talenten und Gefühlen eine Chance, sein zu dürfen!

Betrachte dich nicht von unten aus, stelle dich nicht in die Dunkelheit, sondern hole dich voller Ehrerbietung und Respekt ins Tageslicht. Hole dich selbst „herein", warm und willkommen heißend, höre auf damit, das Kind in dir so zu beschneiden, und gib dir, was du so sehr brauchst: Anerkennung!

Lasse dich „sein", lasse dich aufstehen, aufwachsen, aufblühen, transformieren, manifestieren, und vernichte dich nicht länger auf so harte Art und Weise. Hole dich warmherzig zum Vorschein; sei dafür offen, was das Tiefste, der kleinste Zwerg in deinem Seelenkeller zu sagen und zu zeigen hat. Höre ehrfürchtig auf die Sprache deiner inhaltlichen Schätze, deines Herzens, deines Gefühls, und zerstöre es nicht, lasse es zu, „zu sein"..., keine Selbst-Zerstörung, Selbst-Niederschlagen, Selbst-Unterdrückung, keine frustrierte Wut oder destruktives Verhalten dir selbst gegenüber!

Lockere Zähne

Kernursache

Wo steckst du selbst? Du nimmst viel von anderen auf dich, du saugst Erfahrungen auf, du fühlst dich verantwortlich, zuweilen anderen gegenüber schuldig; du absorbierst alles so sehr, was zu dir kommt, dass du nicht mehr weißt, wo dir der Kopf steht: Auch die Gefühle anderer holst du zu dir herein, anstatt dich zuerst und vor allem mit dir selbst auseinanderzusetzen. Dadurch, dass du an anderen festhältst, dich zuweilen sogar forcierst, dich zu stark an die andere Person anpasst, kannst du nicht mehr du selbst sein. Du bist für deine Umwelt wie eine Satellitenschüssel oder wie ein Auffangbecken..., erkennst du dich selbst noch? Du lebst nicht wirklich aus deinem Herzen, von deinen Wünschen ausgehend, aus deinem Wesen heraus. Dienst du als Landungsbrücke für andere? Traust du es dir nicht zu, die Verantwortung dafür zu übernehmen, du *selbst* zu sein? Du entwickelst dich nicht wirklich weiter; du stellst dich quer, was deine Selbstwerdung betrifft. Du steckst nicht deine Grenzen ab: Dein Lebensraum wird zu sehr durch die Gedanken, die Lebensphilosophie, die Meinungen und das Leben der anderen in Beschlag genommen. Unschlüssig.

Kernlösung

Spüre dein Zentrum, und baue selbst deine Gedanken, deine Lebensphilosophie aus; übernehme nicht von anderen. Kehre dich nach innen, und ergründe deine Tiefen. Lasse los, was nicht wirklich von dir ist; stecke deinen Bereich ab, und lasse deinen Lebensraum nicht von anderen einnehmen.

Bestätige dich stärker! Nimm das zu dir, was du brauchst, nicht *mehr.* Nimm feste Standpunkte ein, lasse nicht mit dir machen, sondern sei weich dir selbst gegenüber; folge entschlossen *dem* Weg, den du deinem Gefühl nach leben musst. Ein starkes Rückgrat, eine kraftvolle Herangehensweise!

Wenn ein Zahn ganz locker ist, gibt er vielfach das Signal: Transformation! Eine alte Wurzel heraus, ein neues ICH will geboren werden.

Weisheitszähne, die nicht altersgerecht durchgebrochen sind und oft schräg oder quer im Kieferknochen liegen

Kernursache

Du baust auf der Basis anderer weiter auf, auf dem Fundament deiner Eltern oder deiner Lehrer. Du *denkst* nicht kritisch aus dir selbst heraus; du bist zu anhänglich und zu sehr an die Lehre, die Normen, Regeln, Gewohnheiten und die Denkmuster anderer gebunden, manchmal wie ein Papagei... Wo bist du? Du stützt dich zu wenig auf deine innere Weisheit, auf deine Intuition. Du denkst, wie andere denken, aber du gehst dem nicht weiter nach, ob es sich dabei auch *wirklich* um deine „Sichtweise" handelt? Denn du bist zu wenig in dir präsent; du bist zögerlich und möchtest die Hand eines / einer anderen halten oder doch zumindest seiner / ihrer Fußspur folgen. Du bist noch nicht wirklich in dir geboren; dein ICH kommt zu wenig zum Vorschein. Du bleibst noch unter der Erde; ja, du hast deine Emotionen zu wenig im Griff, weil du nicht wirklich an die Kraft deines starken, Selbstbewussten Ichs glaubst. Anstatt wirklich *selbst* zu leben, auf eigener Basis, lässt du dich von anderen „tragen". Dein Bewusstsein, dein „Geist" ist unzureichend in deinem Körper konzentriert.

Kernlösung

Transformation: Lasse dich aus dem Tiefsten deines Selbst geboren werden. Stecke deinen Bereich ab, und konzentriere dich stark in deinem Körper, fest mit deinen Füßen auf der Erde. Überdenke kritisch deine Lebensweise und -philosophie: Hole das, was dir zueigen ist, daraus zum Vorschein, und lasse alles Übrige los. Komme zu deinem wahren Wesen nach Hause, und lasse dich jetzt stark nieder, unabhängig von anderen. Baue neue Strukturen und Leitlinien für dein Leben aus: Lasse die Vergangenheit los, und lasse dein eigenes Haus emporschießen, mit deinem Kern, deinem Selbstbewussten ICH als starkem Fundament. Finde über Selbsteinkehr und Intuition zu Einsicht, ja, zu Weisheit; „äffe" nicht nach, sondern entdecke dein einzigartiges SELBST, und traue dich, dich zu manifestieren!

Spüre deine Kräfte, fühle dich auf dieser grundsoliden, unvergänglichen Basis deines tiefsten Selbst sicher. Gehe vorwärts, folge deiner Natur, zögere nicht; lasse dein Leben nicht von Lehre, Theorie, von der Dominanz, von der Anhänglichkeit anderer dir gegenüber dämpfen. Gehe auf der Grundlage eigener Einsichten vorwärts!

TRANSFORMATIONSPROZESS: das Ziehen von Zähnen, Zahnprothesen[1] und ... ohne Zähne leben

Ein Hai zum Beispiel hat automatisch einen neuen Zahn „vorrätig", wenn er einen verloren hat..., immer wieder kann er über neue Zähne verfügen, instinktiv, weil die Zähne für die Erhaltung seines Lebens unabdingbar sind. Der Mensch ist jedoch kein instinktives Tier, sondern ein Wesen mit einem höheren Bewusstseinsniveau, und „braucht" keine Zähne, um leben zu können. Hat er keine Zähne mehr, so hat er die Wahl, ohne künstliches Gebiss zu leben – der Kult des Äußerlichen kann ihm dabei gestohlen bleiben! – oder er kann, aus praktischen Gründen, ebenso wie wenn er Messer und Gabel zur Hand nimmt, sich für immer oder zeitweise ein künstliches Gebiss nehmen.

---

[1] sog. 'Kunstgebiss' oder 'falsches Gebiss'.

Nach einer „ersten“ Geburt (aus dem physischen Mutterbauch) *entwickelt das Kind Milchzähne,* die eine erste Auferstehung als ICH auf Erden symbolisieren; ein sich Suchen / Werden mit den kleinen Füßen auf der Erde. *Milchzähne fallen aus und werden durch andere Zähne ersetzt, wenn sich das Kind in einer nächsten Entwicklungsphase befindet.* Ein Wachstums-Prozess in der ICH-Werdung des Menschen.

Schlussendlich ist es normal, dass ein Mensch, vielfach in seiner erwachsenen Phase, mehrere und möglicherweise alle Zähne verliert. An sich verweist jeder Abschied von einem Zahn auf einen Abschied von einer alten Phase, von einer Problematik, die eine Lösung erforderte und woran der Mensch in sich wohl-oder-nicht gearbeitet hat. Man kann sich die symbolische Bedeutung von Karies, Abszessen usw. ansehen…, um eine psycho-emotionale Veränderung herbeizuführen. *Wenn der Zahn gezogen wird, fordert das Leben in dem Bereich ganz entschieden einen „Neuanfang“, den dieser Zahn, dieser Abszess, Schmerz… usw. symbolisiert(e).*

So kann man beobachten, dass für Menschen, die den Entschluss fassen, *alle* oder die noch verbleibenden Zähne ziehen zu lassen, um sie durch ein *Kunstgebiss* zu ersetzen, der Zeitpunkt gekommen ist, eine *Total-Wiedergeburt* durchzuführen, ein neues Leben anzufangen, als Kraftvolles Ich in Neuer Gestalt.

Zeitgleich mit dem „Ziehen“ der letzten Zähne vollzieht sich eine *Transformation,* zumindest dann, wenn der Mensch diese Wiedergeburt / Transformation in sich zulässt.

Der Mensch kann sich, wenn er will, *dankbar einer Teil- oder Vollzahnprothese bedienen. Oder er kann sich dafür entscheiden, ohne Zähne durch das Leben zu gehen. Jeder ist darin frei.*

Die technische Abwicklung der Sache wird zügig verlaufen, solange man diese eigene „Wiedergeburt“ weiter durchlebt und voller Vertrauen und in größter Selbst-Liebe lebt. Zeige nie mit dem Finger auf andere, so z.B. auf den Zahnarzt: Stelle dir immer die Frage „Warum läuft es bei mir immer falsch?“ oder umgekehrt: „Guck mal, wie schnell und schmerzfrei es jetzt alles geht…“ Denn unbewusst holst du jede Situation selbst zu dir, sowohl die schöne, als auch die weniger angenehme. Die Ursache dafür, ob etwas gut oder schlecht verläuft, liegt bei dir selbst…, nicht bei dem Arzt; auch wenn ein Arzt natürlich Fehler machen kann, aber auch dann holst du diesen Umstand – unbewusst – zu dir… (Lies hierzu mehr in Teil I). Es kommt dir also nur zugute, darauf zu vertrauen, dass alles gut gehen wird, zu wissen, dass du keine Schmerzen zu erleiden brauchst (dass du dich liebst und keine Schmerzen erleiden möchtest), und dass die technische Ausführung keine Probleme mit sich bringen muss, weil du die Schritte gehst, die du gehen musst, um deine Transformation kraftvoll umzusetzen! Von diesen optimistischen Erwartungen und dieser Selbst-Liebe ausgehend holst du das Schmerzfreie, den zügigen-Verlauf der Dinge zu dir und muss deine Prothese dir niemals Probleme bereiten, vorausgesetzt du möchtest sie tragen.

So „begehre“ nicht, koste, was es wolle, den Zustand, einen Zahn zu „behalten“, obwohl das Leben dir beispielsweise andere Signale sendet, obwohl du fühlst und weißt: „Dieser Zahn will / muss raus!“ Es ist überhaupt nicht „schlecht“, es ist kein Drama, Zähne ziehen zu lassen. Versuche, die Sprache deines Körpers, deines Zahnes zu verstehen; führe Transformation herbei, wo es notwendig ist, und *lasse das Alte mit Freude los, zur gleichen Zeit auch einen Zahn, wenn du fühlst: „Der muss jetzt heraus!“* Das ist O.K., es ist gut und gehört zum Entwicklungsprozess eines suchenden, wahrhaftig lebenden Menschen. Fühlst du jedoch, dass es gut ist, den Zahn füllen zu lassen, so öffne dich dankbar dafür.

Manche Menschen haben Angst davor, „zahnlos“ zu werden und versuchen somit krampfhaft, ihre Zähne zu behalten. Häufig nicht nur aus Eitelkeit, um den Kult des Äußerlichen zu wahren oder aus praktischen Gründen, sondern auch weil sie sich „alt" fühlen, wenn sie zahnlos sind. Nun ja, ein Neugeborenes hat auch keine Zähne…; *„Zähne zu haben oder nicht zu haben", hat weder etwas damit zu tun, „alt" zu sein, noch mit einem „Krank" - oder Ungesund-Sein. Auch der Bewusstseinsgrad eines Menschen, seine Kraft und Fähigkeiten, kann man nicht an der Anzahl der Zähne in seinem Mund ablesen!*

Es hat alles mit Wachstum und Entwicklung, Verarbeitung und Loslassen zu tun. Wie oft sehen wir nicht, dass junge Menschen an einer schweren Krankheit, wie Krebs, sterben und noch „alle Zähne" haben.

Also: Folge deinem eigenen Weg, mit oder ohne Zähne; denn das hat nichts mit Leben oder Nicht-Leben zu tun, und ebenso wenig mit gesund oder ungesund an sich. Angenommen, es wäre gut für das Leben, dass Zähne zu einem bestimmten Zeitpunkt energetisch und konkret „wie von selbst" im Mund eines Menschen wieder entstehen und nachwachsen, dann wird es auch so geschehen. Niemals darf ein Mensch diesen Prozess jedoch erzwingen oder begehren. Es ist für die Menschheit nicht von grundlegender Bedeutung.

Zahnabszess

siehe auch Abszess, allgemein

Kernursache

Ein chaotisch nervöses Suchen in alle möglichen Richtungen, voller natürlicher, aggressiver Kräfte, aber du siehst nicht wirklich klar, *welchen* Weg du gehen sollst. Du schaffst nicht echt den Durchbruch, trittst frustriert und unschlüssig auf der Stelle. Angst ist der größte Stolperstein: Was wird geschehen, wenn ich…; zuweilen unbewusste, vage Ängste, weil du dich und dein Leben nicht durchblickst, nicht im „Griff" hast.

Machtloser Zweifel und Ängste führen häufig zu Wut, Hass oder rachsüchtigen Gedanken.

Du vertraust zu wenig auf deine persönliche Basisstruktur, dadurch wagst du es nicht, auf dich selbst zu bauen.

Kernlösung

Entdecke in dir: Gediegenheit, Selbstsicherheit, unverwüstliche Urkräfte, den absoluten Anfang, den „prähistorischen" Kern, den Felsen in dir. Das ewig unvergängliche Selbst, die Treue deinem einzigartigen Wesen gegenüber. Das Bewusstsein für deine Talente, deine potentiellen Kräfte; bestimme selbstbewusst dein Leben. Zögere nicht, deine Richtungsweiser in die Zukunft *selbst* zu bestimmen, und gehe weiter! Dein Lebendes Selbst kennen, auf diesen göttlichen Kern von dir vertrauen und dein Leben *selbst* entschlossen erschaffen: Wissen, dass nichts und niemand deinen Platz einnehmen kann; dir darüber im Klaren sein, dass nur du Meister über dein Leben bist: Dann verflüchtigen sich alle Ängste. Halte dich nicht mehr zurück: Lasse deine kreativen Energien, deine emotionalen Kräfte frei fließen, und traue dich, *du selbst* zu sein! Erkenne, dass es schwarze Gedanken nur solange gibt, wie du die Meisterschaft in dir nicht anerkennst. Fahre jetzt selbstsicher deinen Kurs, in friedlicher Harmonie mit dir selbst.

Chronische Zahnabszesse

Kernursache und Kernlösung

Kantig aber gebogen, wie eine Lampe, die von oben aus nach unten strahlt. Du kannst es so kaum noch durchhalten, deine Rückenmuskeln schmerzen. Du strengst dich bis zum Äußersten an und hältst trotz der Schmerzen durch, aber das kann nicht mehr lange so weitergehen. Schmerz kann dich dazu zwingen, loszulassen. Du versuchst krampfhaft, bestimmte Strukturen zu wahren; du meinst so, dein Gleichgewicht aufrechterhalten zu müssen, aber du tätest gut daran, auf dein Gefühl zu hören. *Halte diesen alten Zustand nicht länger krampfhaft aufrecht, verbiege dich nicht so forciert in eine bestimmte Richtung, um stehen bleiben zu können.* Im Gegenteil, lasse los, sei ehrlich zu dir, verbiege dich zu nichts und niemandem außerhalb von dir hin, stehe aufrecht, auf eigenen Füßen, schüttle alles von deinen Schultern, und befreie dich von Ballast!

Treffe die Entscheidung, dich zu erleichtern, nicht länger in einer Haltung stehen zu bleiben, dich innerhalb bestimmter Gewohnheiten und Strukturen im Gleichgewicht haltend, in Strukturen, die vollkommen mit dem Bedürfnis des Lebens in dir im Konflikt stehen. Komme zu Entspannung! Lasse das Leben frei durch dich hindurchfließen, sei froh darüber, loslassen zu dürfen, und schaue nach vorne, halte deinen Kopf aufrecht, und gucke in die Ferne.

Starre nicht länger angespannt und düster nach unten, sondern schaue mit starkem, frohem Blick weit nach vorne! Offen, froh, befreit und dankbar für diese Eigenheit, die du bist. Die FÜLLE, die du mit Stolz eingenommen hast. Du verbiegst dich nicht mehr forciert in diese oder jene Richtung.

Betrachte dich mit einem liebevollen Blick, nicht düster, negativ. Du hast zu lange durchgehalten, es fing bereits an, weh zu tun; jetzt lässt du bestimmte Aufgaben und Dinge los, die nicht wirklich zu deiner wahren Art passen, und du wirst dich dadurch sehr erleichtert und glücklicher fühlen. Du brauchst nicht etwas oder jemanden außerhalb von dir erleuchten oder beleuchten, du solltest auf die Stimme deiner *inneren Lichtquelle* hören. *Dann* kommt das Licht in deine Augen, dann wirst du klar sehen. Richte dich nicht mehr auf die Details, sondern konzentriere dich auf die Hauptsache..., auf den Hauptweg, der Leben heißt.

Fixiere deine Gedanken nicht länger auf sorgenvolle Angelegenheiten, auf materielle Kleinigkeiten oder haarsspalterische Nichtigkeiten. Konzentriere dich auf die wirklichen Werte, richte dich auf, und spüre mit Stolz die Essenz deines Wesens. Lasse alles Übrige los!

Zu lange schon hast du etwas festgehalten, umklammert, vielleicht sogar auf eine animalisch begierige Art und Weise; du hast dich dabei sogar forciert und dir wehgetan. Dich möglicherweise über deine eigene Ohnmacht dabei aufgeregt: loszulassen, was du loslassen musst. Jetzt ist die Zeit reif, *loszulassen, mit dem instinktiven, festhaltenden Stadium zu brechen.* Auch mit Aktivitäten, die nicht mehr wirklich zu deinem wahren, breiten Lebensweg passen. *Halte nichts mehr außerhalb von dir fest, und reiche an die höchsten Höhen deines Wesens heran.*

Sieh dich, deinen Körper, dein ICH als ein prachtvolles Etwas an! Weißes Blatt Papier, großes Reinemachen. BEKENNE DICH zu deinen Fehlern, laufe nicht davor weg, fühle, wie Schuldgefühle in dir stecken..., und warum..., und löse sie definitiv. Schuld- und Schamgefühle gibt es lediglich bei dem Menschen, der nicht er selbst ist, der nicht den Stolz auf sein göttliches Mensch-Sein empfinden kann, weil er im Papageien- oder Affen-System, in Imitations- oder Gewohnheitsmustern verbleibt. So befreie dich jetzt, und wasche dich von allen Unreinheiten rein, von allen anderen Anteilen, die dich vom Weg des Lebens abbringen. Fange neu an, mache Tabula Rasa!

Sieh dich als gereinigt und erleuchtet an, als prachtvolles, edles Wesen, das sich auf höhere Werte ausrichtet und nichts anderes mehr in seinem Wesen zulässt. Das setzt einen Bruch mit jedem Festhalten, Begehren oder Ergreifen, in Gedanken oder in Taten, voraus.

Schenke dir das Leben. Lege dich nicht länger in dunklen Gedanken und einengenden Strukturen fest. Eine großartige, wundersame Menschwerdung; eine Erhebung und Reinigung deines Wesens. *Du siehst dich nun im Leben, nach Seele und Körper, als schön und würdig an.* Du hast dich von allem befreit, was nicht wirklich „du“ warst. Du lässt dich frei „fließen“..., *und so wirst du auch nicht länger aus der Ohnmacht heraus wütend, die du zuvor spürtest, weil du „dich nicht Sein lassen konntest“!*

Eiterung am Zahngewebe

Kernursache

Du hast dich selbst eingesperrt; in machtloser Trauer hast du dich in dich zurückgezogen, anstatt dich wirklich durchzubeißen, mit deiner ganzen Ich-Kraft hast du außerhalb von dir nach Halt gesucht: bei einer Person, einer Autorität, einem System, einem Job, bei einer äußerlichen Welt, die sich auf Image und Leistung usw. basiert…; dein Leben ist nicht auf dein Selbst, auf deine wahre Natur gebaut.

Es wird dir zu viel, das macht dich wütend! Spontane, natürliche Energien werden unterdrückt; weiche Gefühle werden von dir verleugnet; du stellst dich auf einen wackeligen Sockel, weil du dein Leben nicht auf dein tiefstes, unvergängliches Selbst gründest. Möglicherweise strengst du dich an, um anderen zu gefallen, um nach außen hin sehr gut deine „Rolle“ zu spielen.

Du „greifst“ nach außen, weil du nicht an dich selbst glaubst, weil du dein Leben nicht in den Griff bekommst. Du wirst deinem Partner zu Diensten sein, du wirst dein Image hochhalten, ja, du hältst dich hoch und stark, augenscheinlich in Harmonie mit dir, aber unterdessen verbrennen die Kräfte, die sich aus deinem tiefsten Selbst heraus manifestieren wollen.

Deine Sicherheit ist schwankend und unecht, du bist ängstlich, du vertraust dir nicht, du klammerst dich an etwas oder jemanden, um dich sicherer zu fühlen; du hältst Menschen und Dinge fest, die du bereits lange hättest loslassen müssen. Jetzt fühlst du dich daran gebunden, an die Autorität, wonach du selbst gegriffen hast, und du willst dich ihr entziehen!

Wenn du dir selbst keine Liebe schenkst, dann machst du dich von der Wärme abhängig, die andere dir geben, aber so blockierst du dich vollkommen.

Deine Produktivität, deine emotionalen Kräfte häufen sich an, aber du verharrst, frustriert, du traust dich nicht wirklich, weiterzugehen.

Kernlösung

Spüren, wie Wärme und Liebe von innen heraus frei werden und als kraftvolle Vulkanströme von deinem Herzen aus nach außen treiben: Lege deine tiefen Energien offen; äußere dich so, wie du dich fühlst. Ziehe nicht, sauge nicht an anderen, häufe nicht aus der Vergangenheit an, sondern gehe selbstbewusst weiter; *gebende* Energie von deinem Herzen, für dich und die anderen. Werde dir dieser positiven Kraft in deinem Lebenden Selbst bewusst, und *handle* im Namen von Liebe und Vertrauen. Schaffe den Durchbruch, entscheide dich für eine bestimmte Richtung, und zögere nicht!

Dir der Fülle, deines eigenen Wertes bewusst werden; nicht die äußerliche Welt, sondern wie du dich fühlst, ist von Bedeutung. Erbaue ein stabiles Leben auf dieser grundsoliden Basis deines tiefsten Selbst, autonom, unabhängig von anderen. Vertraue auf den gesunden Menschenverstand, auf Intuition, lasse jetzt alle Kräfte herausströmen, entlade deine Energien, gehe vorwärts! Erkenne deine einzigartige Person sanft an; beuge dich weich zu deiner inneren Stimme, und höre nur auf sie…

Parodontitis

ein fortgeschrittenes Stadium von Gingivitis (Zahnfleischentzündung), bei der die Entzündung sich in das Gewebe um die Zähne herum und zum Kieferknochen ausbreitet, und die Zähne sich langsam lösen; meist verläuft dieser Prozess schmerzlos

Kernursache und Kernlösung

Als ob du ein Geschwür oder eine Warze an deiner linken Fußsohle hast, so siehst du das Leben[2]: die Augenbrauen schmerzvoll zusammengezogen, gehst du gleichsam hinkend durch das Leben. Siehst du es so schwer, so schmerzvoll? Innerlich bist du wütend-verletzt, aber deine Schmerzgefühle verdrängst du. Du bist nicht eigenständig genug, stehst nicht genug auf eigenen Füßen, du *lässt* dich peinigen, aber

[2] Lies über die Symbolik von *Warze, *Geschwür, *Eiter, *Ferse in den betreffenden Rubriken.

du äußerst diese Gefühle nicht wirklich. Darunter verbirgt sich ein Selbstverriss.

Äußere doch das, was in dir lebt, deine Frustrationen und verborgenen Gefühle. Findest du dich selbst nicht gut / wertvoll genug und wagst du es darum nicht, dich in Worten und Gefühlen zu zeigen? Warum versteckst du dich so, verkennst dich so, verbirgst dich hinter einem dunklen sehenden Auge?
Du hast Schmerzen, innerlich und körperlich.

Sieh die Dinge nicht so dunkel und hebe dich selbst wertvoll hoch. Du bist keine Person, die sich selbst versteckt, obwohl du selbst dies anders siehst und dich in eine Kutte des stillschweigenden Leidens hüllst. Du darfst sein, du darfst gesehen und gehört werden! Sei dir dessen wohl bewusst. Du selbst setzt dich herab und störst dich vielleicht an dem, was die Außenwelt über dich zu sagen hat. Ein jeder sollte sich mit sich selbst beschäftigen. Daher ist es auch deine Aufgabe, deine einzigartige Schönheit und Güte zu entdecken: Lebe dabei nicht nach der Ästhetik des Todes, nach den Normen und Anforderungen der Herdengesellschaft. Sei der, der du bist, lebe aus deinem Herzen heraus und du wirst Milderung erfahren; Befinde dich selbst für gut, um als ein herrlicher Mensch zu existieren.

Du wirst dich verletzt, frustriert, machtlos-wütend fühlen, *solange du dich selbst nicht liebst, dich verbirgst* und davon *überzeugt* bist, dass das Leben und vor allem dein Leben eine düstere Angelegenheit ist, in der man dich ständig verletzen kann. Ja, mit einem bösen Auge betrachtest du dich selbst und die Welt. Brich damit und komme zu vollstem Selbst-Respekt; wisse, dass du dein Leben stark führen kannst in einer leuchtenden Perspektive, dort wo *echte* Güte, Freude wohnt. Der Schein wird weggeblasen durch Authentizität.

Stehe nun auf! Als ICH, als Mensch in Erwachsenheit, mit Selbst-Respekt, und brich mit diesem törichten Sichselbstheruntersziehen. SPRICH, äußere dich, schließe dich nicht ein in stillschweigende Entrüstung, Verdruss, Verletztheit, Groll, Wut usw. ...
Äußere dich! Setz dich für dich selbst ein, für dein reines starkes ICH, ohne deswegen einen anderen zu beschuldigen. Du hast schließlich alles in deinem Leben, wenn auch unbewusst, in dein Leben gezogen.[3]
Hole die in dir lebenden dunklen Gedanken nach oben und sieh sie dir an: du bist derjenige, der dich selbst so herunterdrückt und der sich nicht mit dem Rad des Lebens dreht: drehe dich selbst in die eine Richtung, die Leben in Glück heißt, verletze dich selbst nicht länger, indem du weiterhin auf diese düstere Art über dich selbst und das Leben denkst. Schließlich ziehst du als Folge davon Menschen an, die dich auch verletzen werden. Alles beginnt mit Selbst-Liebe.
Höre auf mit dunkler Kritik, Selbstkritik, Angst, Selbstverriss. Richte dich auf als gereinigtes sonnenstrahlendes, leuchtendes, frohes, dankbares ICH, als der MENSCH, der erkennt, dass nur ER sein Leben in Händen hält und dankbar sich selbst erkennen und verwirklichen darf.

Lies eventuell auch die Rubriken *Eiterung am Zahngewebe und *Zahnfleischentzündung.

Alveolitis nach dem Ziehen eines Zahns

Entzündung des Knochenfachs, in dem der gezogene Zahn saß

Kernursache

Du meinst auf zwei kräftigen Beinen zu stehen, aber es zeigt sich, dass du doch gleichsam vornüber in der Lende einknickst, als ob du deinen Oberkörper nicht aufrecht halten kannst und deine Beine einen Knick bekämen, als ob du auf Lendenhöhe nach vorn fällst: mit diesem Vergleich soll ausgedrückt werden, dass du dich manchmal wie eine Lappenpuppe fühlst, deren Arme lose schwingen, deren

[3] Lies mehr hierzu in Teil I.

Haar flatternd über den Boden schleift, schwachbiegsam, nicht in der Lage, die Rückgratkraft in dir selbst stark zu halten. Das starke ‚A' bricht am Mittel-Querstrich entzwei.
Dies ist zumindest die ÜBERZEUGUNG, mit der du geboren wurdest, oder nach der du jetzt lebst. Und infolgedessen erschaffst du, wenn auch unbewusst, eine solche Veränderung in deinem genetischen System, in der Funktion / Form deines Körpers, die eine Wiedergabe dieser ersten Überzeugung ist.

Wie zwei Flaggen aus Metall, die an 1 Holzpfahl befestigt sind, im Wind flatternd, manchmal nah aufeinander, dann wieder weiter auseinander wehend, aber der starke Pfahl, der sie stützt, sinkt langsam weg, bis du ihn nicht mehr siehst, die Flaggen dann unbeweglich gemacht im sandigen Boden: sie können nicht mehr frei und froh weiterflattern, da sie vom Sand unter ihrer Basis aus Metall so fest gehalten werden. Blockiert in der Bewegung, am Boden.
Dies gibt an, wie sehr du dich als Mensch in deiner Freiheit, Bewegungsfreiheit, auf Bewusstseinsebene, auf geistiger Ebene und infolgedessen auch auf körperlicher Ebene einschränkst.

Blümchen wachsen entlang des Randes deines Gartens, aber darüber rankt sich ein Efeu oder eine andere greifende Kriechpflanze. Ein unangenehmes Etwas hält dich im Griff, so dass du dich eingeschränkt fühlst, du fühlst dich, als ob du fest sitzt. Es klebt auf deinem Kopf und deinen Gliedern und es, diese Klebepflanze, will nicht weg. Was ist das nur, diese unbewusst aufgerufene Situation: dich selbst so festsitzen zu lassen, dich fest ergreifen zu lassen auf eine klebrige und unangenehme Art?

Verwirrt suchst du nach der einfachsten Lösung, wie ein instinktiv handelnder / schauender wilder Wolf, der zwar schlau sein Bestes tut, aber noch auf *unbewusste* Weise mit seinen blaugrauen Augen blickt. In einer ur-instinktiven Phase ist dies normal, aber *du, als Mensch, kannst dich selbst nun Bewusst auf einen neuen Weg schicken.*

Kernlösung

Entwickle dich in deiner *eigenen BASIS:* Du weißt, dass du einen starken Beckenboden hast, dass jeder Mensch ein Gesäß hat, auf dem er entweder *stabil sitzen kann,* oder mit dem er die Sau herauslassen kann, herausfordernd wackelnd, um jemanden auf düstere Weise einzusaugen: willst du dich mit etwas / jemandem FÜLLEN, oder dich selbst VERWIRKLICHEN? Die Wahl liegt bei dir.

Auf welche Weise willst du durch das Leben gehen? Als Tier einen anderen Tiermenschen anziehend im Sex ohne Liebe, pur packend-instinktiv, dich füllend mit Genuss im Rausch des Todes? Oder als ein kräftig gebender Herzensmensch?

Wirst du ‚loslassen'? Also in positivem Sinne alles und jeden, mit dem du dich gefüllt hast oder noch füllst, loslassen.

In positivem Sinne stärkst du nun deine eigene BASIS und positionierst dich stark im Leben als Ich-der-MENSCH in Gesamtheit, und dabei ist sowohl das weibliche als auch das männliche Element vorhanden. Stabil-stark in dir selbst verankert. Du verwirklichst dich selbst auf starke Weise.

ZÄHNEKNIRSCHEN IM SCHLAF

Kernursache

Du lebst zuweilen von Hoffnung und eitlen Gedanken, in hohen, hellblauen Sphären sanfter, ideal anmutender Versprechungen.

Du erwartest das Lichte, Herrliche…, aber du stehst nicht mehr mit beiden Füßen auf dem Boden; es hat den Anschein, als würdest du manchmal nicht akzeptieren, dass das Leben Weiterentwicklung, Transformation fordert…, dass Fehler, Gebrechen und Mangel an Einsicht, Erfahrungen usw. … auf Erden sein DÜRFEN, dass nicht alles gleich „perfekt“ zu sein braucht: Denn *dann* würdest du in ein steriles Vakuum, ohne Bewegung, ohne Entwicklung kommen. Mit anderen Worten: Strebe ein „irdisches Glück" an, steige nicht zu Glücksbildern voller Schein-Glück empor, die du dir selbst vorgegaukelt hast. Entsteige der Erde nicht in hohe, weiche Wolkensphären, oder du landest früher oder später auf deinem Hosenboden.

Das *wahre* Glück kann in deinem Seelenwesen, in deiner Körperenergie allmählich wachsen..., wenn du HIER-UND-JETZT bleibst, nah bei deinem irdischen Körper, wenn du nicht zu viel in der Schönen Vorstellung lebst... Bleibe bei dir, nüchtern, froh und dich allmählich zu dem noch Schöneren auf Erden hin entwickelnd!

Zu blau, *zu* abgehoben, *zu* sehr auf den Geist, nach „oben" gerichtet und zu wenig in den Sphären der irdischen Basis. Du lebst zwar innerhalb eines Energiefeldes, aber du entsteigst sozusagen den irdischen Dimensionen und meinst dort oben deine Glückseligkeit finden zu müssen. Es scheint ewig, zeitlos zu sein, aber im Grunde genommen hebst du dich wie in einer Luftblase über die Erde..., bis die Luftblase plötzlich zerplatzt.

Möglicherweise fühlst du dich zuweilen wie ein Regenwurm und dir ist mehr danach, schnell in der Erde zu verschwinden, von nichts mehr zu wissen, hier weder etwas zu spüren, noch zu sein. Entweder weil du dich weigerst, für dein Ich als Irdisches Wesen *wirklich* Verantwortung zu übernehmen, oder weil du bestimmten Schwierigkeiten entkommen willst, vor ihnen flüchten möchtest, anstatt sie an der Wurzel zu packen und zu lösen. Veränderung ist notwendig.

Flaumig weich, wie eine Feder hoch in der Luft schwebend, alles um dich herum vergessend..., auf dem Weg zum Märchen vom Niemandsland. Auf der Flucht und von einer idealen Welt Träumend, aber du erkennst nicht, dass es sich dabei um eine „leblose" Welt handelt, worin du nicht einmal mehr als ICH existieren würdest.

Kernlösung

Was hast du zu tun?
Der „Flucht" und den dir weismachenden Vorstellungen Einhalt gebieten. FUNDIERUNG! Erdung! Nimm vollständig deinen Platz IN DEINEM KÖRPER aus Fleisch und Blut ein![4]

Steige herab: Bringe dich mit entschlossener Tatkraft wieder zu dir zurück. Erwache (im täglichen Leben). Sei in dir in den IRDISCHEN Dimensionen PRÄSENT. Öffne die Augen, und richte sie auf die Welt in deiner unmittelbaren Umgebung. Lasse nicht länger zu, dass du schwebst, träumst, davonfliegst. Übernehme vollkommen die Verantwortung für deinen Körper, für dein Ich-Sein mit beiden Füßen auf der Erde.

Konzentration in deinem Körper. Ein Hier-und-Jetzt Bewusstsein unabhängig von jeder Traumsphäre in deinem tagtäglichen Leben! Nicht länger vor eventuellen emotionalen Problemen fliehen. Nicht mehr vor einer konkreten und urstarken Präsenz in deinem Körper auf Erden flüchten.

Lebe im JETZT. Lebe im HIER. Lebe in deiner irdischen, physischen Gestalt konzentriert: Übernehme die Verantwortung für dein ICH, für deine Entwicklung. Träume nicht von einer idealen oder ideellen Welt..., sondern BAUE AN DIR SELBST: Stein für Stein wird das Haus gebaut, sehr konkret, liebevoll, ohne im Entferntesten vor dieser Entwicklung wegzulaufen.

Träume nicht von einer eitlen, erhabenen Welt, die viel weicher, lieblicher wäre als die Welt, die du jetzt gerade in der konkreten, tagtäglichen Realität aufbaust: Denn das *wirkliche* Glück, das echte Paradies auf Erden, wird nicht in den ätherischen Traumsphären, wohl aber in der REALITÄT geschaffen.

Du siehst möglicherweise Dinge, die es nicht gibt, oder du träumst vom „idealen" Partner oder von einer „idealen" unbefleckten Himmelssphäre, wo du ALLES „hast", was du so perfekt wie möglich haben willst... Diese Welt gibt es nicht, ist falsch,

[4] Lies in diesem Zusammenhang über die allgemeine psychologische Symbolik der *Zähne in *Der Schlüssel zur Selbst-Befreiung* nach.

eine möglicherweise romantisch-idealisierte Lüge, langweilig und steril. So kannst du nie zu *wirklichem* Glück gelangen. Komme von dieser Leiter herunter; sei dankbar und zufrieden mit dir selbst, führe in deinem Leben Veränderungen herbei, sehr konkret, wo es sein muss, aber träume nicht von „nicht existenten Sphären“, die in deiner Phantasie der Himmel auf Erden wären, aber im Grunde genommen nur „Luftblasen“ sind, die früher oder später zerplatzen. Bleibe stets nüchtern und *ganz* nah bei deinem konkreten Selbst, bei deinem Körper, und baue Schritt für Schritt, mit beiden Füßen auf dem Boden, an einem immer weiter wachsenden Glück. Flüchte nicht vor den Schwierigkeiten, sondern löse sie; nur so kannst du dich selbst weiterbringen!

Dies erfordert ein WEITERLEITEN tatkräftiger Energien in deinem Wachzustand. Ein entschlossenes Weitergehen, mannesstark, ohne zu zögern. Ein starkes Erleben deines Bewusst-Seins in deinen Muskeln, deinen Knochen..., in deiner physischen Gestalt.

Gehe vorwärts! Fühle dich IN dir: stark und fest entschlossen. Führe Transformation herbei, wo es notwendig ist. Übernehme vollständig die Verantwortung; flüchte vor keiner einzigen Situation, sondern handele, tue konkret, was du fühlst, tun zu müssen! Als Mensch-aus-*einem*-Guss lebst du weder im Traum, noch im Rausch oder in erwartungsvollen, ätherischen Sphären. Du baust hingegen sehr selbstsicher, gezielt IN DER REALITÄT deines Ichs an einem beständigen Fortschritt, mit beiden Füßen feste auf dem Boden. Nichts und niemandem entweichend, dich am Kragen fassend, wenn du auch nur im Geringsten „flüchten“ wolltest.

ICH BIN HIER-UND-JETZT: Davon ausgehend kannst du stolz auf deine tatkräftige Selbst-Entwicklung sein. Nach Wahrheit; keine Schein-Welt, keine Flucht, keine falschen Ideale. In dieser Pracht deines starken Wesens packst du dein Leben mit beiden Händen an. Total in dir präsent: ehrlich zu dir, stark weitergehend, nüchtern, dich innerhalb der Realität der Irdischen Sphären ewig transformierend. Das Glück liegt jetzt vor dir: nicht in den hohen Wolken, sondern direkt vor dir... und IN dir, JETZT!

Fortsetzung ...

Du machst dich sehr weit auf, um jemand anderem einen Gefallen zu tun, etwas zu klarzumachen; manchmal vergisst du dich selbst dabei und tust dir weh. Du vergisst schlichtweg, deiner eigenen Art und deinen Möglichkeiten treu zu sein. Strukturen werden zuweilen auf den Kopf gestellt. Du bildest dir gewisse Dinge ein: „Habe ich jetzt zwei oder drei Hände?“ Das Eingebildete erscheint dir als Wirklichkeit, weil du dich auf deine Geistesvorstellungen basierst anstatt auf die Realität. Möglicherweise möchtest du deinem Körper entfliehen, würdest du in den Höhen danach suchen, sehr weit. Du hast Angst davor, dass man „dich“ sozusagen sehen / entdecken könnte..., du schickst die Menschen ein wenig ängstlich weiter. Du zeigst ihnen den Weg „weiter“, solange sie nur nicht bei dir verharren, bei der konkreten Wahrheit deiner selbst.

Du traust dich nicht richtig, „nein“ zu sagen, deshalb denkst du dir etwas aus, um die anderen von dir losmachen zu können oder sie, wenn nötig, mit leeren Versprechungen abzuspeisen. Aber du hast zumeist gute Absichten, möchtest nur dich selbst entlasten, dich jeglicher Aufgabe entledigen, für jemand anderen zu sorgen, die Verantwortung für etwas zu übernehmen. Du willst, dass sie dich in Ruhe lassen, vor allem dann, wenn man an dich appelliert und dich dazu verpflichtet, real Verantwortung zu tragen. Du möchtest am liebsten vor dich hin träumen. Dich aus dem Staub machen, ja, am liebsten in deiner erträumten Welt leben. Möglicherweise lügst du dem anderen etwas vor, um ihn schnell los zu sein.

Als ob man dich belasten würde oder dich wegen irgendetwas erwischen könnte, beziehungsweise auf bestimmte Fakten stoßen könnte, womit du dich lieber nicht konfrontieren möchtest; du bleibst lieber in Ruhe auf deiner kleinen Insel, häufig auf der Flucht. Als wärest du manchmal „nicht" gerne auf Erden / in der Materie, als würdest du von nichts wissen wollen, auf der Flucht vor dem Leben. Du lässt aus deinem Rückgrat Energie entweichen, weil du dich flüchten, davon fliehen lässt. Der Sauerstoff in deinen Lungen ist gering, die Macht, obenauf zu bleiben, manchmal äußerst gering, weil du dich mit einer Ausrede davonstehlen möchtest, weil du in Bezug auf dich selbst und dein Leben nicht ehrlich Farbe bekennst. Ein Fluchtlauf zuweilen, du willst dich dir selbst entziehen, vor dir selbst fliehen.

Du hast daraus die Lehre zu ziehen, dich in dir, auf Erden, in deinem Körper zu fixieren, dich feste und stabil in deiner eigenen starken Basis, deinem urstarken Rückgrat niederzulassen, um nicht wegzulaufen, sondern, im Gegenteil, dir einmal genau dich selbst, dein Wesen, deinen Körper und deinen Seeleninhalt anzusehen. Halte dich stark im Hier und Jetzt, und zwinge dich, BEI dir zu bleiben / ZU dir nach Hause zu kommen; dich stark in dir niederzulassen und nicht zu versuchen, davor zu fliehen!

Nimm dich tatkräftig in die Hand, und ergreife auf positive Weise die Macht über dich selbst. Werde Meister über dein Leben. Die Zunge rausstrecken? Warum? Du brauchst andere nicht wegzujagen, du musst hingegen gerade lernen, respektvoll mit dir selbst und auf liebevolle Weise mit anderen zu kommunizieren.

Lasse das Zuviel an Einbildung, an Luft aus dir entweichen, und komme in die Realität der irdischen Sphären, singe, wie ein fröhlicher Vogel auf dem blühenden Zweig, im Kontakt mit der Wirklichkeit, das genießend, was *echt* ist, dich selbst, das *wahre* Leben. Flüchte nicht vor dir, laufe nicht vor dem Leben weg, sondern genieße alle Farben in dir und um dich herum. Sei im tagtäglichen Leben in dir PRÄSENT, in voller Verantwortung für deine irdische Existenz, so bleibst du darüber hinaus auch im Schlaf (bewusst oder unbewusst) ehrlich und nah bei dir.

ZAHNFLEISCH

Gingiva

Psychologische Übereinstimmung und Erkrankungen, allgemein

Kernursache und Kernlösung

Mit Liebe und Respekt dein SELBST festhalten; dir die Möglichkeit geben, zu wachsen.

Wenn du einmal den „Durch-Bruch" geschafft hast, wenn du dich einmal für einen festen, geradlinigen Kurs entschieden hast, auf der Grundlage von innerem Willen, Weisheit und deinen persönlichen Wünschen, dann ragt der Zahn stark und stolz über das Zahnfleisch hinaus.

Bleibst du jedoch emotional in der Vergangenheit, in einem vorangehenden Stadium deines Lebens stecken; traust du dich nicht wirklich, weiterzugehen; würdest du am liebsten dahin zurückkriechen, woher du gekommen bist; schämst du dich zu sehr, oder fühlst du dich schuldig; bist du wütend auf dich, weil du *zu* flexibel gewesen bist..., dann wird dein Zahnfleisch nicht stark und gesund um deinen Zahn herum greifen.

Ja / nein... zweifelnd... Die Einsicht ist zwar bereits vorhanden, aber deine Gefühle hindern dich daran, weiterzugehen, mit etwas oder jemandem aus der Vergangenheit zu kappen, dynamisch einen Entschluss zu fassen.
Hast du Angst davor, dich direkt für dich einzusetzen? Versteckst du dich, kaschierst du deine wahre Art?

Widersprüchliche Gefühle blockieren die Entwicklung: Basierst du dein Leben nicht auf eigene Wurzeln? Der Zwiespalt, der daraus folgt, ist frustrierend: Höre ich auf andere, halte ich mich selbst unter Wasser? Unterdrückte Energien und kreative Impulse infolge des Zweifels an dir selbst, an deiner Kraft, an deinem Wert! Oder soll ich doch zu mir stehen?

Aggression, Ohnmacht, Wut, Verzweiflung können die Folge dessen sein, dass es dir nicht gelingen will, dich selbst „festzuhalten“, in Liebe zu dir zu leben und dich zu trauen, zu deinen Fähigkeiten, deinen Kräften und Möglichkeiten zu stehen!

Du lässt dich selbst „los“..., du drehst dich wie ein Fähnchen im Wind, du bist in Bezug auf dich selbst, auf deinen inneren Standpunkt, auf die Pläne, Vorstellungen und die Entschlüsse, die du gefasst hast, nicht konsequent.

Bist du vor dir selbst auf der Flucht, aus Angst, weil du nicht an die Kraft deines tiefsten Selbst glaubst? Stellst du dich immer wieder in Frage? Traust du dich nicht, eine Entscheidung zu fällen? Dann ist es deshalb, weil du nicht wirklich auf deine innere Weisheit baust, weil du zu sehr darauf achtest, was andere sagen oder nach „äußerlichen“ Faktoren lebst usw. ...

Stoße dich mit der Nase auf die Fakten; höre auf deine innere Weisheit, und gehe entschlossen vorwärts. Ergreife dich mit beiden Händen, und baue lediglich auf die Kraft in dir. Handle in Liebe zu dir; forciere nichts mit deinem „Verstand“, dem du gefühlsmäßig nicht gewachsen bist, aber bleibe emotional nicht länger an der Vergangenheit haften.

Halte dich in Liebe fest, gehe weiter, ohne dich umzusehen: So, wie du dich mit liebevollen Sorgen umringst, wie du nicht zulässt, dass vernichtende Zweifel an deinem Selbst nagen, so fest und sicher beschützt das Zahnfleisch den Zahn. Ein fortwährender Strom von starken Energien, von Selbstverwirklichung wird frei durchgelassen: ein direktes und entschlossenes Durchkommen-Lassen deines ICHS.

Zahnfleischbluten

Kernursache

Frustration. Ohnmacht, du selbst zu sein. Du wirst wütend, weil du nicht wirklich tust, was du gerne tun würdest; du fühlst dich eingeschränkt, zuweilen spürst du, wie es dir die Kehle einschnürt; du musst zu brav und fügsam sein und machst anderen dein Gefühl der Begrenzung zum Vorwurf. Du tust, was die anderen tun; du kannst deine Individualität, deine spezifische Eigenart nicht verwirklichen.

Du lehnst dich dagegen auf! Unterdrückte Aggression; du verharrst, es gelingt dir nicht, dich tatsächlich zu verwirklichen. Manchmal richtet sich deine machtlose Wut auf andere, als ob sie die Ursache für dein frustriertes Gefühl wären.

Kernlösung

Gehe in Ruhe in dich, und erkenne hier die wahre Ursache. Du glaubst nicht wirklich an deinen Wert, an deine Möglichkeiten. Du machst dein Leben zu sehr von anderen, von der Außenwelt abhängig. Ergreife die Macht über dich selbst, und spüre diese inneren Kräfte.

Gib dich ruhig deinem tiefsten Selbst hin; baue dein Leben in Freude aus, ohne Selbsteinschränkungen. Mache dich voller Selbstvertrauen wahr. Heiße dich jetzt in Liebe Willkommen, schließe dich nicht aus, sondern lasse dein einzigartiges ICH in seiner ganzen Bandbreite aufblühen. Setze machtlose Aggression in Aktion und Kreativität um!

Zahnfleischentzündung

Gingivitis

Kernursache

Innere Aggression, machtlose Wut, Stillstand, Gefangensein.

Weil du eher hinten sitzt, anstatt *selbst* zu lenken, weil es dir nicht gelingt, dein SELBST zu sein, zu manifestieren, weil du zweifelst und unsicher bist, weil du deine Entwicklung unterdrückst, wachsen diese machtlose Wut, die Frustration, der innere Aufstand in dir!

Du würdest gerne weitergehen, aber Kräfte werden falsch ausgerichtet; nach außen hin zeigst du dich stark, hart, distanziert, zuweilen aggressiv oder empört, aber innerlich fühlst du dich lediglich klein und

unsicher, von anderen abhängig. Weil du nicht wirklich an deinen Inhalt, an deinen Wert glaubst, traust du dich nicht ganz, dich so zu geben, wie du dich fühlst; so schaffst du Distanz zu anderen und entfremdest dich von dir selbst.
Du vertraust gar nicht auf deine spontane Natur, während andere dir *wohl* Respekt einflößen können; kurzum du degradierst dich zum Minderwertigen. Wohl aber bist du wütend auf die Autorität, die dich so genannt daran hindert, du selbst zu sein: die Kirche, eine Religion, ein(e) Partner(in) usw. ..., du kannst wütend auf die Hand sein, die dich festhält; aber du hast zu viel Angst davor, auf eigenen Beinen zu stehen.
Möglicherweise äußerst du Kritik, verurteilst du andere mit einer scheinbaren Selbstsicherheit, aber eigentlich stellst du dich selbst in die Kälte, ohne Glaube und Liebe.

Ja, du unterdrückst dich selbst! Angestaute Energien suchen ihren Weg, aber du bremst dich ab.
Du hast Angst davor, deine Gefühle zu empfinden, zu zeigen; du versteckst dein sensibles, kleines Herz; du vertraust nicht deiner Intuition. Du blickst zu viel zurück, auf einen Ballast von Erinnerungen und Gegebenheiten, die du nicht vergessen kannst. Du verharrst.

Kernlösung

Gehe flexibel weiter, und lasse die Vergangenheit los. Vertraue deiner Intuition, zögere nicht länger, und komme zu Selbstverwirklichung; fälle eine Entscheidung, wo es sein muss; gehe die notwendigen Schritte. Befreie dich! Ergreife dich mit beiden Händen, und fasse für dich den Entschluss, in welche Richtung du gehen wirst; *lasse* dich nicht durch die Erwartungen anderer leben.

Spüre diese tiefe Kraft und die Liebe in dir; lasse Gefühle und kreative Energien jetzt frei fließen; blockiere dich nicht länger, und nimm das Ruder entschlossen zur Hand. Freiheit und innerer Frieden!

Zurückgezogenes Zahnfleisch

(Zahnhälse sind sichtbar)

Kernursache

Deine Zähne enthalten viele Tränen der Ohnmacht, die das Zahnfleisch weg-ebben lassen.

Machtlos, schwach, unsicher, innerlich aggressiv, zuweilen verzweifelt weinend. Du KANNST es nicht bewerkstelligen, kraftvoll aus dir selbst heraus zu leben, entschlossen in *eine* Richtung zu gehen; du trinkst aus vielen Wassern, gehst einmal nach links, dann wieder nach rechts; du kommst nicht wirklich weiter; du zögerst und verbleibst in dem Zustand, die Vergangenheit zu überdenken; du stellst dir immerzu die Frage, ob du wohl gut daran getan hast...? Dein Herz wird von einer harten Faust umklemmt: Warum zweifelst du an deinem Wert, an der Kraft deines inneren Selbst?

Der Zwiespalt in dir, ja / nein... ist eine Widerspiegelung des Zweifels an dir selbst; du liebst dich nicht bedingungslos. Du meinst, nicht auf dich vertrauen zu können; manchmal hat es den Anschein, als wärest du ein Kameläon, weil du dich nicht traust, wirklich offen zu deiner wahren Art zu stehen. Du versteckst dein ICH; du lebst zu biegsam, zu flexibel, möglicherweise um von anderen akzeptiert zu werden. Weinst du um die Vergangenheit? Aber auch wenn du traurig bist, gibst du dich nicht geschlagen: Du gehst vorwärts!

Kernlösung

Sei dir darüber im Klaren, dass du, solange du dich nicht in Liebe und Vertrauen anerkennst, dich weiterhin über Geschehnisse aus der Vergangenheit grämen wirst, um sie trauern oder an ihnen zweifeln wirst, beziehungsweise an deinem momentanen Gefühl schwacher Machtlosigkeit. Lasse die Vergangenheit los, und lebe jetzt auf einer selbstsicheren Basis: Nimm dein Leben *selbst* in die Hand, und gestalte es in voller dynamischer Entfaltung! Gehe weiter, und mache dieser Selbstunterschätzung ein Ende. Sei deiner wirklichen Art treu; *lebe* deiner Natur gemäß, ohne Kompromisse, ohne von anderen Bestätigung zu fordern. Zeige dich offen, so, wie du *bist;* werde dir deines Wertes bewusst, und mache Schluss mit dieser „Verleugnung" deines inneren Kraftzentrums. In nackter Wahrheit nach außen hin dein SELBST entfalten: Es zu wagen, dich ausdrucksstark zu manifestieren, mit Gefühlsäußerungen, die geradewegs aus deinem Herzen kommen.

DIE ZEHEN

Psychologische Übereinstimmung und Erkrankungen, allgemein

Kernursache und Kernlösung

Sicher zu sein, in welche *Richtung* du gehen willst, und dennoch in Flexibilität biegsam bleiben; eine Offenheit. Die Wahl, die Entschiedenheit, mit beiden Füßen feste auf der Erde.

Du bist dazu im Stande, dich über das Chaos, die Vielfalt zu erheben, nicht in eine „geistige" oder in eine „Traum"-Flucht, sondern mit dem weisen Adlerblick deines Selbstbewussten ICHS: klare Übersicht gewinnen; du drehst dich flexibel in alle möglichen Richtungen, während du stark auf deinem Fundament stehen bleibst.

Du greifst mit deinen Klauen satt ins irdische Leben. Deine inneren Energien, deine irdischen Kräfte werden flexibel für den Aufbau deiner Lebensideale genutzt. Gefühle werden nicht angestaut; du flüchtest nicht in eine unirdische Sphäre; du nimmst mit Freude am irdischen Festmahl teil: Du verleugnest nicht das Physische. Sicher lenken, das Ruder in die Hand nehmen; eine Vielfalt an Details und möglichen Richtungen in Augenschein nehmen.

Siehst du vor lauter Bäumen den Wald nicht mehr? Wird es dir zu viel, ergreifst du die Flucht in eine nicht weltliche Sphäre, oder traust du dich, dich mit entschlossener Tatkraft mit den Turbulenzen des Lebens zu konfrontieren? Gehst du geradeaus, ohne Selbstzweifel? Meinst du, dich auf aggressive Weise verteidigen zu müssen, fühlst du dich bedroht? Traust du dich nicht, dich so anzuerkennen, wie du *bist,* läufst du vor dir weg, so dass lediglich deine Fußspuren zurückbleiben? Machtlosigkeit, Unentschiedenheit, Widerstand? Bist du zu hart zu dir, forcierst du bestimmte Dinge, anstatt dich flexibel in die Richtung zu drehen, die du intuitiv als die richtige empfindest; leben der „männliche" und „weibliche" Anteil in Disharmonie? Beherrscht eine harte Logik, ein einengender Panzer dein Leben?

Die Zehen zeigen dir, in welchem Maße du deiner eigenen Art treu bist, ohne dir Gewalt anzutun, dadurch dass du einen deiner wichtigen inhaltlichen Anteile unterdrückst.

Ein ausgewogenes Sich Niederlassen auf Erden. Ein sicheres und geborgenes Gefühl. Ein weiches Offensein für neue, mögliche Informationen oder Richtungen in deinem Leben, ohne aus dem Gleichgewicht zu kommen.

Bei einer Weggabelung weißt du nach vorherigem Abwägen, in welche Richtung du gehen wirst: Das ICH bemächtigt sich seiner Lebenswege und geht unbeirrt weiter, geduldig aber entschlusskräftig.

Fußpilz zwischen den Zehen

Kernursache

Auf der einen Seite möchtest du warm und geborgen leben, andererseits willst du weg, boxt du dich frei. Innerer Zwiespalt. Einerseits kannst du dich nach außen hin scharf, hart oder autoritär, aggressiv verhalten, vielleicht sogar wie ein kämpferischer Idealist mit dem Schwert nach vorne gerichtet oder wie ein starker Sportsheld, vielleicht wie ein Angeber, der stolz seine Show verkauft.

Auf der anderen Seite hast du dich in allen diesen Fällen weit von deinem wirklichen Naturkern, von deinen Gefühlen entfernt; du lebst zu sehr an der Oberfläche deiner Existenz, zur Außenwelt hin; vielleicht lebst du als Kind ausschließlich nach den Gewohnheiten, nach der Autorität deiner Eltern, ohne *wirklich* dich selbst, deine Gefühle, deine einzigartige Persönlichkeit ausleben zu können. Deine Emotionen, deine Energien sind eingeschnürt.

Auf der einen Seite fühlst du dich in deiner Höhle sicher und geborgen (zwischen den Zehen) und fügst dich weiterhin der Autorität anderer, der Außenwelt; auf der anderen Seite drücken aus deinem Innersten protestierende Kräfte nach oben, fühlst du dich unter dem Netz einer zwingenden Autorität, einer einengenden Liebesbeziehung, eines autoritären Elternteils erstickt..., wo du keinen Raum hast, frei zu existieren.

Aber du bist es in erster Linie selbst, der / die die Aggression nach innen richtet, der / die boxt und kämpft, um sich zu befreien, weil du deine Natur, deine Gefühle selbst unter einer harten Maske, unter der Ratio beziehungsweise unter einem „zweiten Gesicht" erstickst.

Es „gehört sich so", und du lebst danach..., du übergehst deine wirklichen Sehnsüchte, deine wahre Natur.

Lebst du zu stark nach den Erwartungen der Außenwelt, tust du dir Gewalt an, verleugnest du diese starken, kreativen Energien in deinem tiefsten Selbst? Du verharrst..., gefangen, frustriert, innerlich viel weicher und sensibler, als du von außen zeigen würdest! Innere Unsicherheit und Verletzbarkeit führen zu einer harten, kaschierenden Maske.

Du nimmst zu wenig Rücksicht auf deine Gefühle. Emotionen kehren und winden sich, um *weiter*fließen zu dürfen; du hältst den Topf zu stark verschlossen.

Nach außen hin funktionierst du möglicherweise optimal; du strengst dich an, um zu „erfüllen"; innerlich wächst die nervöse Anspannung, der Drang zum Durchbruch.

Du brauchst Platz! Platz, um du selbst sein zu können, um frei Luft holen zu können, ohne erstickenden Panzer.

Kernlösung

Befreie deine Energien! Schaffe Raum, und höre auf dein inneres Selbst. Lebe nicht in erster Linie in Bezug auf andere, sondern aus deinem eigenen Kern heraus, aus deiner Natur.

Sei dir treu, entspanne dich, lasse Gefühle in aller Offenheit frei existieren.

Verbrenne nicht länger auf der Stelle, halte diese schönen Kräfte nicht mehr gefangen, lasse dich frei, und lebe spontan, ohne dich ersticken zu lassen. Sei ehrlich zu dir; baue dein Leben auf deine innere Autorität auf; bleibe nicht in einem Muster stecken, worin du nicht auf natürliche Art und Weise du selbst sein kannst; akzeptiere in erster Linie dein einzigartiges Wesen, deinen Wert, stehe zu deinem Selbst; erst dann werden andere dich in deinem „Sein" respektieren. Verdränge dich nicht hinter einem Schauspiel, einem zweiten Gesicht oder schlichtweg hinter einem bestimmten Verhalten, das nicht wirklich mit dem übereinstimmt, was du innerlich fühlst.

Lebe aus deinem Herzen heraus, und traue dich, zu sprechen, dich so zu zeigen, wie du dich fühlst; äußere deine Aggression, deine Empörung, wenn es dich erleichtert, aber gehe dann auf deinem persönlichen Weg weiter, ohne zu erwarten, dass andere dein „Sein" verstehen können. Dass du dich nicht länger versteckst, dass du an deinen inneren Wert glaubst, an die Schönheit, so, wie du jetzt bist, <u>das</u> lässt Pilze weichen.

Pilzinfektion eines oder mehrerer Zehennägel

Kernursache

Monsterhafte Gedanken / Bilder spuken manchmal durch deinen Kopf, deren Widerspiegelungen du dann in der dich umringenden Welt siehst. Du würdest dich dadurch am liebsten übergeben, du kannst nicht mehr. Du hast wütende Gedanken, würdest in deiner Wut am liebsten jemandem etwas antun, etwas kaputtschlagen, Porzellan zerschlagen, aber du tust es nicht, es *fühlt* sich nur so an. *Bist randvoll mit eingelagerten, nach innen gegangenen Kräften, Gefühlen.*

Welchen Weg sollst du einschlagen? Welchen Ausweg? Wie ein Verrückter, der in deinem Kopf kreiselt, dreht, kehrt und wendet sich der wüste Wind. Da ist ein unglaubliches Gefühl des ‚ich kann nicht mehr, ich halte dies so nicht länger aus'. Und dabei kann es um einen bestimmten Lebensumstand gehen, aber dieser ist die Folge eines innerlichen Zustands. Äußerste Nervenanspannung; möglicherweise ist da auch Wut, Raserei, die sich gegen eine ganz bestimmte Person richtet.

Raserei wirbelt und wuchert in deiner Seele, deinem Herzen; das Ganze wirkt wie ein Zustand äußerster Ohnmacht. Ein Beispiel: du kannst etwas nicht ändern, oder in deinem Leben hat etwas stattgefunden, das du nicht rückgängig machen kannst. Nun, überlege dann, warum du diese Situation, dieses Ereignis oder diese Umstände angezogen hast. Nichts geschieht ‚zufällig':

Eine alles verwüstende Energie durchspült dein Gehirn; deine Gedanken kommen nicht zur Ruhe. Energien wollen vernichten; es wirkt wie Vernichtung, aber in erster Linie geht es dabei um Selbstvernichtung.

Dies alles ist die Folge davon, dass du willst, dass jemand oder das Leben ‚etwas für dich erledigt', die Folge einer ganz bestimmten ‚Begierde' (Beispiel: du willst, dass jemand dich nicht mehr so kalt behandelt. Beginne dann damit, dir selbst warme Liebe zu geben, und ärgere dich nicht über die frostige Person außerhalb deiner selbst) usw. ...

Kernlösung

Nun verpflichtet das Leben dich dazu, einfach IN DEINEM WAHREN SELBST liebevoll nach Hause zu kommen und um NICHTS mehr zu bitten, nichts mehr zu verlangen, zu fordern, haben zu wollen. Mit anderen Worten: keine ‚Begierden' mehr. ALSO: ZU 100 % LOSLASSEN. Akzeptieren und loslassen, alles und jeden. In dir selbst findest du die RUHE. Aber dann musst du erst zur Ruhe kommen ‚wollen' und darfst du keinen Widerstand leisten gegen diesen Prozess des Loslassens und dagegen, dass du vollständig in dein eigenes Sein, dein Herz, deinen Körper nach Hause kommst. Du hast alles in dir.

Du hast einem anderen nichts vorzuschreiben, nichts abzufordern ... aber das Leben fordert dich sehr wohl dazu auf, dir selbst sehr viel Liebe zu geben!! Dann verschwindet das Gefühl ohnmächtiger Raserei, auch der Verdruss gegenüber der Welt, gegenüber anderen, dann verschwindet das Ohnmachtsgefühl, denn du willst dann nicht mehr länger etwas mit aller Macht erzwingen. Selbst wenn man dir in der Vergangenheit Unrecht und Schmerzen zugefügt hat, dann hast du dies doch selbst angezogen, wenn auch unbewusst ... um daraus deine Lektionen zu lernen. Loslassen, akzeptieren, in Liebe und Frieden zu dir selbst heimkommen lautet hier also die Botschaft und ... *infolgedessen deine eigenen Kräfte auf positive Weise einsetzen, so dass diese Energien sich nicht in und auf deinen Zehen und Zehennägeln aufhäufen.*

Es bedeutet schließlich eine Wut auf dich selbst, aus Frustration, weil du dich selbst (auf Geheiß des Lebens) in deiner Gesamtheit verwirklichen willst / musst, ALLE Energien dazu einsetzen darfst. Frustrationen verschwinden dann.

Kurz, die Lösung liegt im Selbstbestimmungsrecht: dich zu entscheiden, dein eigenes Leben in gute Bahnen zu lenken und das Alte Schmerzvolle hinter dir zu lassen. Du darfst und musst dein Leben in gute Bahnen lenken. Höre nun damit auf, anderen die Schuld für deinen (innerlichen und äußerlichen) Zustand zu geben. Verwirkliche dich SELBST und folge deinen Zehen, führe deine Zehen, gleichsam, lasse die Kräfte vorwärtsgehen und stehe nicht länger still. Tun und weitergehen. Keine hinuntergeschluckten Spannungen mehr. Du brauchst dich selbst nicht zurückzuhalten, nicht furchtsam zu schauen, welche schmerzhafte Situation für dich nun wieder eintreten kann. Ängste verschwinden in diesem EHRLICHEN WACHSTUM ZUR SELBST-LIEBE und einem WEITERGEHEN AUSSCHLIESSLICH AUS DIESER LIEBEVOLLEN KRAFT heraus. Blockiere dich nicht länger. Grüble nicht darüber, was einst geschehen ist und dir eventuell Schmerzen bereitet hat. Du wirfst jeden schützenden Schild ab und ‚entpolsterst', ‚entblößt' gleichsam dein authentisches ICH.

Blase nun das volle Jagdhorn, das durch die weiten Wälder schallt. Und das Wild beginnt zu rennen und du lebst dich aus in dieser herrlichen Natur und die farbreichen Klänge trompeten aus deinem Mund.
FREUDE!, wird dir klar. Nichts anderes als Freude trägt die Krone des Lebens. Lasse diese in dir selbst zu, tute auf der kräftigsten Posaune und lebe dich aus. LEBE DICH AUS! Wage es, dich in voller Fröhlichkeitskraft zu exteriorisieren. Halte keine aufgestauten Energien von Wut, Angst, Verdruss und Erinnerungen an früher fest, sondern wirf dich gleichsam mit offenen Armen und Beinen in den Raum des Lebens. Die Freiheit, zu sein, wer du bist, ohne Zurückhaltung. Lass dich gehen, fliege einfach hinaus als KAPITÄN, dein Lebensboot lenkend, aus voller Brust pfeifend und singend mit dem Lebenswind mitfahrend. Exteriorisierung und tapfer WEITERFAHREN auf diesem Meer des Lebens, buchstäblich in deinem Leben.

Alle angestauten Gefühle und Kreativitätskräfte, die sich aufbauschten ... all die falschen Emotionen gegenüber geschehenen Tatsachen oder Menschen ... nun siehst du ein, wie nötig es war, DICH SELBST als DYNAMISCHES ICH zu erleben, zu fühlen, in Liebe nach außen (vorwärts!) zu bringen. Rückkehr ausgeschlossen. Kein Blick zurück, sondern eine Befreiung in diesem Weitergehen und Zurücklassen von in der Vergangenheit geschehenen Fakten. Vor allem: liebe dich selbst doch; Störe dich nicht am ärgerlichen Verhalten anderer, lasse nicht zu, dass deine Schuldgefühle angesprochen werden; wisse, dass du dir selbst alle Ehre erweisen darfst, indem du nicht länger zu einem anderen schaust, um zu entscheiden, „ob du dies tun darfst oder nicht“, ob du denn von innen heraus du selbst, dein *echtes* ICH sein, äußern, erleben darfst?!

ENTSCHLOSSENHEIT IM POSITIVEN SINNE, TUN, ja, Resolutheit im Handeln aus Selbst-Liebe heraus: dies hebt jedes Gefühl der ohnmächtigen Wut, der frustrierten Wahnsinns-Wahrnehmungen auf. DU BIST ERST JETZT DU SELBST und die Ereignisse, die sich in deinem Leben vollzogen haben, waren nötig, um dich in dein Aktives Ich zu drücken, so wie du BIST in nachaußengerichteter Teilnahme am Leben. Gefühle, Taten, Kreativität, gesunde Dynamik in dir und außerhalb von dir ohne Selbsthemmung. Dein WAHRES Ich, ohne Zurückhaltung, ohne dich ‚wegen etwas vorsehen' zu müssen. DU BIST DEIN KRÄFTIGES ICH, OHNE FURCHT DAVOR, VERLETZT zu werden, ohne Urängste, Trennungsängste usw. .... Alte Gewohnheits-Muster werden dabei durchbrochen. Hin zu einer frohen Zukunftsperspektive. Ein freies und frohes Loslassen von allem und jedem, dich selbst STARK erlebend, äußernd, weitergehend!

Lies eventuell auch die folgenden Rubriken in diesem Buch: *Zehen, allgemein; die betreffenden Zehen; *Nägel, allgemein; *Pilzinfektion, allgemein.

Hühnerauge

Kernursache

Du lebst nicht wirklich mit deinem Bewusstsein im Hier-und-Jetzt; du lebst nicht stark in deinem Körper konzentriert; du lebst vorwiegend in deinem „Kopf“. Du denkst, grübelst, du lebst zu sehr im „Geist“, mit dem Verstand; du lebst nicht inmitten des Irdischen, sondern „fliegst“ darüber hinweg. Deine sorgenvollen Gedanken richten sich auf Probleme in der Gegenwart und aus der Vergangenheit. Emotional feuerst du von weitem aggressive, kleine Bomben ab, denn wirkliche Teilnahme deines ICHS gibt es nicht. Du lässt dich vom Leben mitziehen; du stehst nicht im wirklichen Zentrum deiner Existenz.

Schmerzhafte, verhärtete Gedanken, zuweilen von Rache und Bitterkeit erfüllt, und unterdrückte Aggression schlagen nach innen.
Du bist sensibel und verletzbar, aber du bist dir zu wenig deines Wertes als Mensch bewusst, du bleibst in dir verschlossen; deshalb hortest du bestimmte Erinnerungen, emotionale Erfahrungen, und das macht dich hart. Du hast Schmerzen, aber du traust dich nicht, es zum Ausdruck zu bringen; es gelingt dir nicht, zu verarbeiten, weil du alles mit deinem Kopf zu kontrollieren versuchst.
Du fixierst dich mit deinen Gedanken zwar auf Ambitionen, Karriere oder Leistung; du versuchst „aufzusteigen", weiterzukommen, aber emotional kommst du nicht aus der Klemme.

Kernlösung

Milderung! Höre auf deine Intuition, auf deine Gefühle, und lebe mit deinem ganzen Wesen, mit deinem Körper. Lebe nicht in Gedanken, die sich um andere kreisen, in Sorgen, sondern lebe mit Herz und Seele, mit irdischer Freude. Öffne dich nach außen; richte deine Gedanken auf das Schöne, auf den Genuss, und lasse das Denken keinen dominierenden Dämpfer über das Leben stülpen: Setze deine Krone auf, lebe von deinem eigenen Mittelpunkt im Hier und Jetzt aus, und lasse Gefühl, Intuition und Verstand harmonisch zusammenleben.

Erkenne die irdischen Freuden, die sinnliche Freude an; integriere Gefühl, Körper und Sinnlichkeit in dein Leben.

Staue keine harten Gedanken an. Stehe *selbst* im Kern deines Lebens. Lebe liebevoll und sanft dir selbst gegenüber; so wirst du keine negativen Erfahrungen mehr zu dir holen. Denn die „harten, schmerzhaften" Geschehnisse hast du, durch unbewusste, negative Überzeugungen in Bezug auf dich, selbst zu dir geholt. Vertraue dich jetzt deinem Herzen an, deinem Gefühl, deiner Intuition, und führe dein Leben mit meisterhaftem Überblick, ohne dass verkniffene Gedanken dich noch blockieren.

Du stößt dir schmerzhaft den Zeh

Kernursache und Kernlösung

Durch zu viel „Luft" scheinst du das Irdische nicht in den Griff zu bekommen.
Du drehst und drehst dich wie eine Windmühle, stark auf die Luft, auf den Geist ausgerichtet. Du schwebst oder hältst dich mit deinen Gedanken in gewissen Sphären auf, die einer Art von tieferem Bewusstseins-Zustand gleichen. Du weißt dich von Mutter Natur getragen, von der vollen Mond-Sphäre, von einer Art instinktiver Traum-Sphäre, wie eine Spitzmaus, die sich einen Weg durch den Wald bahnt, sich jedoch für immer in der Geborgenheit dieses Waldes umsorgt, ohne jemals selbst neue Schritte zu unternehmen, um ihr ICH im Leben weiterzubringen.

Geistesenergien strömen durch deinen Kopf, deinen Körper..., aber du erlebst dich zu wenig auf dem Niveau deines Bewussten Mensch-Seins. Es ist alles ein wenig zu verschwommen, zu abwesend, zu unklar als ICH präsent, ein Schlafzustand oder eine Art von Betäubung, berauschend; fließende Energien, aber ZU WEISS.

Es geht kein Impuls von dir selbst aus; es herrscht eine Form von Warten, Abwarten, schlichtweg Da-Sein, aber es gibt im Moment keine begeisterte Lebensbeseelung, keine bewusste Präsenz auf Erden. Du bleibst irgendwie zu anonym, zu verschwommen, zu normal, zu sehr „im Hintergrund", obwohl dein tiefstes Selbst fordert, Farbe zu bekennen, ja, dass du als Menschliches Wesen auferstehst!

Du solltest dich mit beiden Händen stark festhalten, dich sozusagen fest zuschnüren, so dass du deine Energien in Liebe „zusammenballst", dir die weiche Wärme der Schokoladensphäre[5] schenkst... Du tätest gut daran, das irdische Leben als ein wunderbares Ereignis voller angeneh-

[5] Lies über die Symbolik von Schokolade in *Das Füllhorn - Psychologische Symbolsprache der Nahrungsmittel* nach.

mer Überraschungen zu betrachten und dich darin zu verwöhnen. Ja, du darfst vollkommen mit dir, mit deinem Körper verschmelzen, um die Fülle dessen zu empfinden. Dich für die Richtung der Erdung, Inkarnation, ICH-Bildung, der Liebe zu deinem irdischen Körper entscheiden!

Du wirst sozusagen von der Schnauze der „Urmutter" in dir vorangetrieben, von der Schlange, die dir sagt:
- „Wähle eine Richtung… Die Richtung von LEBEN als ICH auf ERDEN, dich ganz BEWUSST für dich entscheidend!! Vorwärts! Mache voran! Gehe weiter! Bleibe jetzt nicht in der Vergangenheit stecken, sondern entwickle dich weiter, transformiere dich…, bringe dich auf eine höhere Ebene, und schenke dir das wahre (irdische) Leben!"

Du würdest dich zwar gerne mit deinem irdischen Ich versöhnen, du möchtest dich gerne deinem warmen, irdischen Selbst nähern, ja, du wirst dazu ermuntert. Eine Ur-Sehnsucht, sanft zu dir zu kommen, in liebevoller, naher Kommunikation. Aber du verbleibst zu sehr im Dösen, lebst in einer Art von Traumzustand, du gehst zuweilen in einem Rausch in den Sphären außerhalb von dir auf. Es ist an der Zeit, in das *wirkliche* Fleisch deines eigenen Wesens zu gehen! Schaffe den Durchbruch, stoße mit aller Kraft durch das Vlies, das Himmel und Erde voneinander trennt, und lasse dich er-wachen: Nüchtere dich aus, komme tatsächlich auf ERDEN! Gehe in DICH, und gehe die Schritte, die du gehen musst, um dir NÄHER zu kommen (versuche nicht, jemand *anderem* näher zu kommen)…, in die Richtung, die WIRKLICHES LEBEN bedeutet.

Du hast zu viel an der Oberfläche deiner selbst gelebt, in deinem Geist, aber du gehst nicht über die Grenzen dieses geistigen Feldes hinaus: Schaffe den Durchbruch! Um dich als fleischliche Gestalt inkarnieren zu lassen, stark und ICH-Bewusst! Lasse dich nicht wie eine Wasserlilie auf dem Teich treiben, lasse dich nicht mehr in den Armen des Urmondes wiegen, sondern komme zu *wirklichem Leben,* als autonomes ICH auf Erden! Ja, ENTSCHEIDE dich dafür!

Halte fest…, dich selbst, deinen Körper, deine Arme aus Fleisch und Blut. Fühle, wie das Blut durch deine Adern strömt, komme zu einer Präsenz, zu starkem Bewusstsein. Zeige deine *Zähne*[6], spüre deine Zähne: dem Sein, den Äußerungen eigener struktureller Präsenz, dir selbst als ICH Form geben. Spüre diese Konzentration von Lebensenergie in deinem Körper, und spüre dir selbst nach: „Ich BIN"!

Welchen Zeh hast du gestoßen? Lies über die Symbolik dessen in der diesbezüglichen *Rubrik nach.

Verstauchter Zeh

Kernursache und Kernlösung

Unbewusste oder bewusste Weigerung, in die Richtung weiterzugehen, die du jetzt ansteuerst. Ein plötzliches Abbremsen; du befindest dich auf dem falschen Gleis; intuitiver Widerstand. Eine Aufforderung zur Veränderung, zum konsequenten Handeln, zu einer ehrlichen Offenheit dir selbst gegenüber, nicht länger so weiterzumachen, nicht länger Kompromisse schließen zu müssen, die gegen deine wahre Art prallen.
(Siehe weiter in den spezifischen Rubriken: u.a. der Rubrik des diesbezüglichen Zehs.)

Zertrümmerter Zeh

siehe auch die Rubrik des diesbezüglichen Zehs

Kernursache

Innere Verwirrung, Nervosität, ein äußerst erregter Zustand. Du läufst gegen den Strom. Du siehst nicht genau, in welche Richtung du gehen sollst; nervös suchst du einen Ausweg. Du bist über-

[6] Lies über die Symbolik des *Zahnes in der diesbezüglichen Rubrik nach.

dreht, deine Epiphyse und dein Gehirn laufen auf Hochtouren; dein Herz weist Rhythmusstörungen auf; du spürst Beklemmungen an Herz und Lungen; du weißt nicht mehr, wie was zu tun ist…, welche der 5 Richtungen wirst du einschlagen?

Eine trotzige Weigerung, eine aufständische Steigerung: Nein! Du gehst nicht mehr mit, du weigerst dich, so weiterzugehen; du hörst nicht auf die Stimme deines tiefsten Selbst; du würdest bestimmte Dinge forcieren: Es reicht jetzt! Ein Halt. Schon zu lange hast du natürliche, aggressive Kräfte angestaut, deine persönliche Art unterdrückt, vielleicht zu lange getan, was anderen gefiel; jetzt flüchtest du aus dieser Situation. Du ergreifst die Flucht und bist vielleicht sehr wütend, anstatt nach einer wirklichen Lösung zu greifen. Du überschreitest deine Grenzen; du ruderst gegen den Strom, nervös…

Weil du niemals wirklich auf deine tieferen Gefühle gehört hast, weil du die richtige Richtung nicht wirklich gefunden hast, weil du diesem Weg nicht mehr gewachsen bist, sagst du „nein“. Du würdest am liebsten sozusagen nicht-sein-wollen! In ratloser Nervosität weißt du schließlich nicht mehr genau, was du eigentlich gerade tust. Möglicherweise versuchst du, trotz aller möglichen Warnungen, dich an einen bestimmten Lebensweg zu klammern, der gar nicht gut für dich ist. Emotionen und Nerven bekommen die Oberhand, weil du die Autorität in dir nicht anerkennst, weil du keine selbstbewusste Wahl in deinem Leben triffst, wobei du auf die Bedürfnisse und Nöte deines tiefsten Selbst hörst.

Kernlösung

Baue dein Leben auf einer gesunden Struktur auf, auf der sicheren Basis deines Selbst. Rufe dich entschlossen zur Ordnung; gib dem zornigen Kind in dir eine Maulschelle, und speie es aus! *Sage,* was du zu sagen hast; löse diese Verwirrung, komme zu klarer Einsicht, laufe nicht länger auf heißen Kohlen. Konfrontiere dich mit der Realität, anstatt zu flüchten: Zwinge dich im Hier-und-Jetzt, zu *erkennen* und eine Lösung zu finden, eine Veränderung herbeizuführen. Übernehme die ganze Verantwortung, und lege alle, aber auch wirklich alle Autorität in dich, und entscheide *selbst:* Lasse dich nicht leben.
Höre auf die Signale in dir, und wähle, ohne zu zögern, *den* Weg, der dich gefühlsmäßig nicht zerschmettert und einquetscht. Du fühlst dich nur beklemmt, wenn du so weitergehst: Ergreife dich mit beiden Händen!

DER GROSSE ZEH

Psychologische Übereinstimmung und Erkrankungen, allgemein

Kernursache und Kernlösung

Im positiven Sinne steht dieser Zeh für die innere Führerschaft und die Freiheit, die Selbstbefreiung; im negativen Sinne für die dominante Unterdrückung und die zwanghaften Handlungen.

Die Anerkennung der rein irdischen, dominanten Kraft Deines ICHS; du hältst dich selbst fest; du leitest und dirigierst den Verkehr in deinem Leben: *Was* darf auf deinem Weg „weitergehen“, *was* hat Vorfahrt?

Die freudvolle Lebensbegeisterung auf Erden.
Das freie Zulassen von Kreativität, von starken, primitiven Energien unter der Aufsicht und der Leitenden Autorität deines Selbstbewussten ICHS.

Du wählst einen ganz bestimmten Weg, unabhängig von anderen, selbständig und frei; Uranisch-elektrische Energie.
Sich nicht blindlings irgendwo hineinstürzen oder irgendwohin gehen, sondern dich sehr bewusst langsam aufblühen lassen, deine Energien und Talente entfalten.

Die Autorität in dich selbst legen; Respekt, Stolz, Würde, zu wissen, wie viele goldene Möglichkeiten in jedem Menschen stecken und dementsprechend deine Aufgabe, deine Arbeit ausüben. Das „Männliche" und „Weibliche" im Gleichgewicht; dir einen Weg zum Sonnenlicht in dir bahnen; die freudvolle, liebevolle Begegnung mit dir, mit deinem Partner.

Das Schöne, den Kern deiner selbst würdigen. Gefühle innerhalb einer stark ausgebauten Struktur durchkommen lassen. Die göttliche Energie, die Kraft deiner Talente erkennen. Bewusstwerdung der Meisterschaft in dir: der warme Sonnenkern in dir, nicht das Rauschgold oder das Image!

Das tiefere Gefühl von Selbstwert und Vertrauen auf deine eigene Zentrale Kraftquelle. Vertrauen auf das Leben und es zu wagen, *den* Weg zu wählen, der deinem Herzen keine Gewalt antut: Ohne Hemmungen deine Lebensfreude, deine irdischen Gefühle im Licht deines unvergänglichen, tiefsten Selbst zu empfinden wagen.
Du verschaffst dir keinen Herz-Schmerz: Freude darf frei weiterfließen.

Du lässt dich nicht ausnutzen: Du richtest dein Leben entschlossen aus. Du bist nicht zu hart zu dir: Du „verpflichtest" nicht, du hörst in Freiheit auf dich selbst.

Du hast keine Angst: Du „ergreifst" dein Leben feste mit beiden Händen und baust es resolut und kraftvoll auf einem starken Fundament in der Erde aus.

In Freiheit öffnest du weit deine Lungen und fühlst dich so froh und frei wie ein Vogel im Himmel. Wenn du deine freien Naturkräfte unterdrückst, können zwanghafte Gedanken oder Bewegungen dich belasten! Du führst deine primitiven Kräfte, deine Gefühle: Du bist Herr über sie; Zwanghaftigkeiten, Instinkte, Perversitäten, Emotionen, Sexualität…, nichts vermag dich klein zu kriegen! Du bist Meister deines Lebens. Du befreist dich von zu schwerem, emotionalem Ballast; nichts kann dich im „Griff" behalten; du bist kein Opfer des „Unbewussten". Du stehst stark auf eigenen Beinen; du umgibst dich mit stabilen Strukturen: Du fühlst dich sicher in deinem Sonnenzentrum; du sagst „los, vorwärts!", wenn es sein muss; du durchbrichst begrenzenden Stacheldraht; du hast keine Angst davor, Gefühle zu verarbeiten und loszulassen.

Du „schwebst" nicht in den Wolken; du versuchst, einen klaren Blick für die Realität zu bekommen, indem du Ratio und Intuition-Gefühl harmonisch zusammenwirken lässt.

Du lässt elektro-magnetische Ströme, Kraftfelder aus deinem tiefsten Bewusstsein frei weiterfließen, so dass kein Kurzschluss, keine Nervenüberbelastung oder Geisteskrankheit entstehen kann. Dein Selbstbewusstes ICH ist Führer, aber diese Führerschaft basiert auf innerem Wissen, auf deiner intuitiven Weisheit. Gleichgewicht Vernunft-Gefühl unter der Regie eines liebevollen Meisters.

Dieser Zeh weist daraufhin, inwieweit du primitive, auch gesunde, aggressive Kräfte, tiefe Emotionen durch dich hindurchströmen lässt, oder inwiefern du dich frustrierst, blockierst, bis der Deckel des Topfes, vielleicht in einem Wutausbruch, abfliegen wird; du „hältst zu viel fest".

Der große Zeh weist daraufhin, inwiefern du dich unter der Macht der Vernunft lahm legst; Schmerzen am großen Zeh, aber auch allgemeine Nervenschmerzen, Zwanghaftigkeiten und Unruhe können die Folge einer *zu* dominant-unterdrückenden Haltung gegenüber deinen wertvollen Kräften sein. Fährst du anderen dominant über den Mund, anstatt Macht über dich selbst zu behalten? Dominierst du dich oder andere wie ein Diktator, anstatt auf dein Herz, auf deine innere Weisheit zu hören? Leugnest du die Macht über dich selbst und forcierst du jetzt bestimmte Dinge: Boxt du dich anderen gegenüber frei, um dir einen Weg zu bahnen? Fühlst du dich in deiner Lebenssituation eingeengt, willst du dich daraus freikämpfen? Weißt du nicht genau, für welchen Weg du dich entscheiden sollst; bist du vor dem Leben auf der Hut, richten sich deine Gedanken häufig auf den Tod? *Lässt* du dich von anderen leben; verleugnest du die Autorität in dir; lässt du dich wie ein Maulesel schinden? Versuchst du, dich unter belastenden Emotionen, die dir zu viel werden, dennoch aufrecht zu halten, weil du sie schon zu lange unterdrückt hast, weil du dich nicht traust, dein Ich zu leben?

Herrscht in dir der innere Zwiespalt: Wem soll ich genügen, mir selbst oder den anderen, der Außenwelt? Schließt du Kompromisse, zeigst du zu sehr deine „äußere Fassade", anstatt dich selbst in Freude und Freiheit zu erleben? Und macht dich diese Frustration wiederum wütend? Hast du das Gefühl, nervlich überspannt zu sein, weil du dir nicht die Freiheit gibst, alle deine Kräfte, deine Emotionen und Energien frei existieren zu lassen?

Traust du dich nicht, Selbstbewusst deinen Weg zu bestimmen? Gibst du dich aggressiv, in verteidigender Haltung, oder kämpfst du gegen dich selbst? Warum bist du so hart zu dir; warum zwingst du dich? Oder lässt du dich gerade völlig hängen, zwanghaften, primitiven Impulsen unterworfen, ohne dass dein Ich es in den Griff bekommt?

Bist du vernichtend aggressiv zu dir; schenkst du dir nicht die Liebe, die du verdienst? Klammerst du dich an deine(n) Partner(in), oder zeigst du dich nicht wirklich so, wie du dich fühlst, weil du einen Bruch befürchtest, oder weil du meinst, nicht gut genug zu sein? Wenn du so viel festhältst, wirst du früher oder später darunter zusammenbrechen.

Fühlst du dich Minderwertig und unsicher? Fürchtest du dich vor tiefen, unbewussten Kräften, vor puren Emotionen? Nimmt die Angst dir die Freiheit, zu sein, wer du bist? Fühlst du dich „beringt", kannst du weder vor noch zurück, und fühlst du dich nicht dazu im Stande, dich selbst zu befreien? Fühlst du dich wie das Dienstmädchen von Hinz und Kunz, lehnst du dich dagegen auf? Zermalmst du dich oder andere unter einem großen Fuß: Gestehst du dir nicht zu, wirklich in Freude zu leben?

Lehnst du dich wütend gegen die Autorität über dir auf, obwohl du dich weigerst, auf die Autorität in dir selbst zu hören?

Aus Dankbarkeit, Ehrerbietung und Respekt dir selbst gegenüber und mit der Akzeptanz deiner inneren Meisterschaft deine Arbeit, deine Aufgabe ausführen. Entschlossen *den* Weg wählen, der dir am besten erscheint, und der zu Freude führt. Dich gut in dir fühlen; Versöhnung und Liebe zu dir, zum anderen. Der Stolz, du selbst sein zu dürfen und alle deine Talente entfalten zu können. Weich den Wünschen deines Selbst nachgeben. Nicht nach der Pfeife von Image oder Außenwelt tanzen, sondern in Freiheit deine natürlichen Energien liebevoll anerkennen und entfalten. Unterdrücke dich nicht länger, erkenne deinen Wert an, und lasse Kräfte frei aus dieser Zelle entweichen. Lege die Autorität ausschließlich in dich selbst!

Gebrochener Großer Zeh

Drang zur Befreiung! Du willst genau wissen, wer du *bist* und wo du stehst.

Ein innerer Aufruf zur Anerkennung der eigenen inneren Autorität. Hast du deinem äußeren Stolz, deinem Image zu viel Bedeutung beigemessen? Bist du wütend vor Empörung, aus Stolz oder Arroganz „angeschwollen", oder aus Zorn denen gegenüber, die dich so genannt nicht anerkennen? Sie reagieren lediglich auf das, was du „telepathisch" ausstrahlst. Komme jetzt in Ruhe zu dir, und höre auf dein Herz. Spüre diese inneren Kräfte, diese Emotionen und deine Möglichkeiten..., staue nicht mehr an. Baue dein Leben weder auf andere, noch auf äußere Autorität, sondern lediglich auf die Autorität deines Selbst.

Gib dir Freiraum zum Atmen, und schränke dich nicht länger ein. Werde dir nun deines Wertes bewusst, und entlade deine Emotionen. Mache dich zum Meister deines Lebens, und entscheide dich für den Weg zum wirklichen Leben. Du brauchst nicht „mächtig“ oder „ohnmächtig“ zu sein; würdige das Wertvolle und die göttliche Kraft in dir; gestalte dein Leben auf Selbstbewusste Art und Weise. Mache es dir nicht zu schwer. Lasse Energien und Talente sich langsam entfalten. Begegne anderen nicht negativ, weil du dich innerlich frustriert fühlst. Setze aggressive Kräfte in Aktion um! Ergreife *selbst* das Steuer, und lasse dich weder durch andere, noch durch Schein leben.

Hallux valgus

Zehenfehlstellung, wobei der große Zeh nach außen wächst

Kernursache

Dich nicht trauen, deinem eigenen geraden Weg zu folgen; Schuldgefühle, denken, dass es nicht erlaubt ist.

Du bist wie ein strenger Richter zu dir; du bestrafst dich, du haust dir sozusagen ständig selbst auf die Finger. Du wehrst dich gegen deinen spontanen Gefühlsstrom; eine Weigerung, dich dem natürlichen Wachstum anzuvertrauen. Du trägst schwere emotionale Lasten, wie ein Opfer; du stehst nicht wirklich dazu, wer du innerlich bist: Meinst du, dass es sich so „gehört“, versuchst du lediglich, den Erwartungen der Außenwelt zu entsprechen? Trauer und Ängste überwältigen dich geradezu, weil du nicht von deinem tiefsten Kern aus lebst.

Auch das Erleben von Liebe und Beziehung wirst du zurückdrängen und innerhalb eines ganz bestimmten Rahmens halten, oder du nimmst lediglich wie eine Skulptur (der Venus) daran teil, um dem / der anderen zu gefallen. Du wirst von Schuldgefühlen geplagt, wenn du es dir erlaubst, zu genießen; haben deine Eltern dir diese Regel auferlegt?

Eine schwankende Unsicherheit: Ja / Nein, soll ich weitergehen? Du bremst deine Mars-Kräfte ab; wirst du dich geboren werden lassen oder nicht? Gefühle und Verstand stehen zueinander im Widerspruch; du rammst das Schwert in den Boden; gesunde aggressive, kreative Energien gehen verloren. Du versuchst, dein Image hochzuhalten, weil du dich im Kontakt mit anderen so verletzbar fühlst. Dein Kopf ist eine Mühle selbst eingeschränkter Gedanken. Du bist zu scharf, du verletzt dich immerzu; du traust dich nicht, durchzubrechen.

Kernlösung

Liebe, Versöhnung, Wärme, dich selbst Willkommen heißen. Befreie dich aus dieser Opferrolle, und werde wirklich du selbst!

Forciere dich nicht länger; spüre diese Kräfte, diese gesunden Emotionen in dir, und habe keine Angst davor.

Dein Leben selbstbewusst in aller Freiheit und Freude zu erleben wagen. Gib dich deinen schönsten Gefühlen, deiner Natur hin; höre auf dein Selbst, und folge deiner Intuition. Setze dich für deine Rechte als Mensch ein, um dich glücklich zu machen; nicht was andere oder dieser strenge Richter in dir von dir erwarten, zählt, sondern das, was deine Natur dir als das offenbart, was am besten für dich ist; wie du dich *fühlst,* das ist wichtig.

Großzehenballenentzündung

Bunion (engl.): Irritierte oder entzündete, schmerzhafte Vorwölbung im Grundgelenk des großen Zehs, entsteht bei Hallux valgus

Kernursache

Du nimmst deinen Lebensraum nicht voll und ganz in Beschlag; du lebst nicht aus deiner inneren Weisheit und deiner tiefen Einsicht heraus. Du hörst auf Bücherwissen und darauf, was andere dir sagen, denn du glaubst weder an die innere Kraft und den göttlichen Wert eines jeden Menschen, noch an deine Fähigkeit, dein Leben selbst zu gestalten.

Möglicherweise bist du sehr aktiv, aber du bist nicht wirklich kreativ, aus deinem tiefsten Selbst heraus. Tiefe Kräfte werden nicht voll genutzt. Du hast Angst. Du fürchtest dich vor den starken Energien, die tief in dir stecken. Du bist nicht wirklich dein eigener Meister. Auch in Beziehungen wirst du dich „festsaugen", klammerst du dich fest oder lässt du dich von deinem Partner festhalten, weil du nicht an deine eigene autonome Kraft glaubst.
Manchmal fühlst du dich wie ein Hähnchen am Spieß, denn du *lässt* dich mitdrehen..., du entscheidest nicht wirklich über die Wege in deinem Leben. Weil du dich nicht dazu im Stande siehst, bist du auch nicht Herr der Vielfalt von Erfahrungen, die auf dich zukommen. Manchmal hast du solche Angst davor, mitgeschleift zu werden. Es ist, als würde eine große Pranke auf deine Brust drücken, so erstickt fühlst du dich zuweilen. Tiefe Gefühle, schöne aggressive Kräfte werden unterdrückt; versteckst du deine Emotionen ängstlich? Hast du solche Angst davor, du selbst zu sein? Vertraust du dir und dem Leben nur so wenig? So kannst du dich nicht frei und glücklich fühlen.

Kernlösung

Erkenne diese göttliche Macht über dich und das Leben in dir an. Wer du auch bist: Sei stolz auf dein einzigartiges Sein, und setze dich offen für deine wahren Wünsche, für deine wirkliche Natur ein. Unterdrücke dich nicht, sondern nimm voller Freude am irdischen Glück teil.

Kreativität aus den Tiefen deiner selbst. Anerkennung dieser kraftvollen Energien in dir; verstecke dich nicht hinter einem falschen Wachstum, hinter der Existenz deines Partners beziehungsweise deiner Kinder. Du bist du: Stoppe diese Selbstunterdrückung, und nimm jetzt deinen eigenen Lebensraum ein! Gewinne einen klaren Überblick, lasse dich nicht von einem Chaos an Erfahrungen überwältigen, mache dich zum Meister deines Lebens, und *lasse* dich nicht länger leben. Erkenne jetzt die Autorität in dir selbst an, und lasse dich nicht mehr ersticken. Befreie dich!

DER ZWEITE ZEH

Psychologische Übereinstimmung und Erkrankungen, allgemein

Kernursache und Kernlösung

In welchem Maße fühlst du dich gut in dir, unabhängig; inwieweit trägst du Sorge für dich selbst, bereitest du dir einen festlichen Empfang, bist du auf gesunde Art und Weise „egoistisch"? Negativ gesehen kann man es als „von sich selbst eingenommen" bezeichnen; positiv gesehen bedeutet dies jedoch, dich selbst zu „verwöhnen" oder weiter: Es ist der natürliche „Überlebensinstinkt": Ich muss dafür sorgen, dass es mir an nichts mangelt; ich trage in erster Linie die Verantwortung für mich selbst.

Du lebst intuitiv; du vertraust sowohl auf diese inneren Kräfte, als auch auf deine körperlichen Kräfte. Du gehst in dich. Dort, in deinem Inneren, konfrontierst du dich mit philosophischen Fragen über Leben und Tod, Gesetz und Urteil, Geschichte und Gewissen..., wenn du jedoch selbstsicher bist, nimmst du dir das „Leid" emotional nicht zu sehr zu Herzen, weil du gut darin bist, zu relativieren, weil du dich als sehr naturverbunden empfindest und die Gesetzmäßigkeiten des Lebens respektierst und begreifst.

Du gehst kraftvoll weiter; du fühlst dich wie ein biegsames Schilfrohr, das stark in deinem inneren Selbst verwurzelt ist.
Du vertraust den Lebensprozessen ohne Angst.

Du genießt das Irdische in seiner ganzen Fülle.
Du hast starke, phantasiereiche und philosophische Fähigkeiten im Hinblick auf Fragen zu Liebe, Leben und Tod. Du siehst dir jedes Detail an und zergliederst alle Aspekte der „Existenz". Du kletterst im Leben weiter empor, voller Selbstvertrauen, Stolz, unbeirrbar, geradeaus, schön im Gleichgewicht, stabil: Du erkennst die Macht in

dir über dein Leben an. Du gibst dich mit selbstbewusst „männlicher“ Aktion, Mut und Selbstsicherheit dem Leben hin. Du lässt dich weder durch deine Gefühle noch durch die Außenwelt aus dem Gleichgewicht bringen. Du gehst frei deines Weges; ja, du stehst stark mit deinen Füßen auf dem Boden. Du läufst selbständig weiter, aber du schließt dich nicht ein. Im Gegenteil: Du sprichst, verkündigst das Schöne, du sagst, was du zu sagen hast, ohne Furcht. Energien gehen nach außen.

Du spürst, wie Bewusstseinskräfte deine starken Muskeln, deinen Körper durchflimmern, wie dein Ich deinen Körper lenkt, ja, wie du dich auf dich verlassen kannst.
Du hängst nicht an anderen; du vertraust auf deine intuitiven Energien. Du hältst lediglich an dir selbst fest. Du empfindest die Kraft, die Macht in dir und erkennst dich als einzigen Autoritätsträger über dein Königreich auf Erden an. Du weißt dich in dir beschützt.
Du lässt nicht alles und jeden einfach so zu dir herein; du gehst auf kritische Weise mit deinem Leben um, ja, du steckst kritisch deine Grenzen und Wege ab.

Eins und allein mit dir sein können, friedlich, unbeirrbar, ruhig und sanft in vollkommener Stabilität; Gefühle kennen ihren Platz, in Ruhe; du fährst selbstsicher, im Glauben und Vertrauen, ruhig auf dein Ziel zu, ohne die geringste Angst. Du bahnst dir einen Weg, der von deiner Intuition, deinen Idealen, deiner Weisheit und der Liebe gesteuert wird. Das Leben ist für dich das Füllhorn; du verfügst in deinem eigenen unsterblichen, göttlichen Selbst über ein Jupitersches Selbstvertrauen.

Psychologische Ursachen von Erkrankungen?
Du hast ANGST. Dein ganzer Kopf, deine Gedanken, dein Körper werden von jemandem oder von etwas in Beschlag, in Besitz genommen, von einem Gedankengut, von einer Autorität, die Du NICHT *bist.*
Du fühlst dich ergriffen; vielleicht wehrst du dich gegen andere, die dich festhalten möchten. Es hat den Anschein, als könntest du dich selbst nicht gut beschützen. Du fühlst dich alt und gebrechlich, nicht dazu im Stande, für dich zu sorgen.

Du stellst die Autorität nach außen; du klammerst dich an andere.
Du denkst, dass andere dich „retten“ werden, ja, vielleicht sogar ein Superman. Du verleugnest die Kräfte in dir.

Möglicherweise entfliehst du deiner Aufgabe, deiner Arbeit, deiner Verantwortung, feige und ängstlich, weil du dich „gefangen“ fühlst. Du möchtest dem klammheimlich entkommen; du ziehst dich in dich zurück; du äußerst dich nicht. Du vertraust nicht wirklich auf diese intuitive Kraft, auf dein tiefstes Selbst; ja, du würdest dich nur schlecht finden oder deiner eigenen Art misstrauen. Du schluckst alles kritiklos von anderen herunter…

Andere Möglichkeiten: Bist du lediglich eine arrogante, von dir selbst eingenommene Fassade gewesen? Lebst du kühl und von oben herab, innerlich leer, nach außen hin prahlend? Du wirst dich nicht gut damit fühlen. Du verkennst diese starken Bewusstseinsenergien in dir; du lebst an der Oberfläche. Gefühle von Ohnmacht können zu Aggression führen.
Machst du anderen Leuten Vorwürfe, weil es dir nicht gelingt, einem entschiedenen Weg zu folgen?

Hast du letztendlich für deine „Äußere Erscheinung“ geschwärmt? Versteckst du dich hinter jemand anderem? Zeigst du dich nicht ehrlich so, wie du bist? Lässt du nicht zu, dass lebendige, warme Energien deinen Körper weich durchströmen? Bleibst du starr und steif, ängstlich und „gefesselt“ stehen?
Hast du kein „persönliches“ Gesicht; lebst du nicht wirklich wie beseelt, aus deinem Herzen, aus deinem inneren Selbst heraus?

Versuchst du, dich verzweifelt von dem abzusetzen, der / das dich gefangen hält?

Gebrochener Zweiter Zeh

Angst, mitgeschleift zu werden. Wer bin ich? Du wehrst dich, aggressiv, verzweifelt, aus Ohnmacht.
Auf der einen Seite lässt du dich hängen; du bist nicht wirklich in dir präsent; du lässt dich leben. Du hast solche Angst vor der Zukunft. Du traust dich nicht wirklich, weiterzugehen. Du windest dich. Du fühlst dich nicht dazu im Stande, voller Selbstvertrauen einen Weg auszubauen. Du weigerst dich, weiterzugehen. Manchmal lässt es dich alles kalt, ist dir alles gleichgültig; andererseits revoltierst du plötzlich aus Angst und Aggression.

DER MITTLERE ZEH

Psychologische Übereinstimmung und Erkrankungen, allgemein

Kernursache und Kernlösung

Du stehst unerschütterlich in der Mitte deines Lebens. Auf der einen Seite bist du Kraftvoll und stabil mit beiden Füßen in der Erde verwurzelt; auf der anderen Seite empfindest du das Leben als froh und wendest du dich mit mütterlicher Aufmerksamkeit deinen Gefühlen zu. Das Gleichgewicht der „männlichen“ und „weiblichen“ Anteile. Venus, die Liebe, deine Gefühle, von den starken Armen des Selbstsicheren Mars getragen. Du bleibst stets deinen Gefühlen treu. Du fühlst dich mit deiner eigenen Kraft vollkommen sicher. Du baust entschlossen dein Leben aus; die Struktur und das Vertrauen auf dich bieten dir einen solchen Schutz, dass das, was draußen geschieht, dir nichts anhaben kann, dich nicht von deinem gewählten Weg abzubringen vermag.

Du fühlst dich sicher in deinem Lebensraum; deine Talente, dein innerer Reichtum sind dir genug; du bist dir selbst genug; du brauchst nichts und niemanden „unbedingt“; du baust deine Existenz einzig und allein auf dir selbst auf.
Du hast vollstes Vertrauen auf die Jupiterschen Fähigkeiten eines Menschen: Es wird alles gut werden, keine Sorgen! Alles läuft wie geschmiert; du weißt, dass das, was jetzt geschieht, im Grunde genommen zunächst (unbewusst) von dir selbst hervorgerufen wurde. In diesem Wissen bist du stets aktiv und auf fruchtbare Art und Weise damit beschäftigt, zu gestalten, zu produzieren, auch und vor allem damit, dich selbst und die anderen zu versorgen und zu beschützen; alles so zu regeln, dass es reibungslos verläuft. Du gleitest geschmeidig über die Töne des Lebens, ohne Ängste, ohne zu forcieren. Du lässt in Ruhe alles los, sobald du die notwendigen Handlungen verrichtet hast.
Du verbrennst Energien in Produktivität; du fühlst dich ruhig und im Frieden in dir. Du erhebst dich nicht über deine Gefühle oder über deinen irdischen Menschen-unter-den-Menschen. Du bist dir deines Wertes bewusst, du legst das Königreich in dich selbst, aber dies artet nicht in eigensinnige Arroganz, in scheinheiliges Theater, in ein Rauschgold-Image aus; du posaunst es nicht hoch vom Turm herab; du bist nicht falsch oder lügnerisch; du erhebst dich nicht über die anderen. Du lebst ehrlich und offen; du zeigst dich nicht anders, als du dich innerlich fühlst. Du bist zufrieden mit dir.

Du bist auf sanfte Weise offen für deine Gefühle. So wirst du auch in Liebe zu anderen offen sein, sozial, gerecht, ausgewogen, friedlich.

Oder trägst du schwere emotionale Lasten und weigerst du dich, dich zu entladen? Bist du wütend, ja aggressiv, stichst du dich oder andere mit einer kalten, verurteilenden, harten Kritik nieder? Machst du dir ständig über Nichtigkeiten Sorgen? Vertraust du deinem tiefsten Selbst nicht; fühlst du dich so schwach auf deiner eigenen Basis? Herrscht ein innerer Zwiespalt: Wie du dich fühlst? / Wie du dich nach außen hin gibst? Erstickst du dich in einer Menge von Details, weil du nicht von deinem Zentrum aus lebst, sondern nach ei-

nem Image oder nach der urteilenden Autorität, nach Strukturen oder Gesetzen, die dich starr und massiv einengen?
Ohnmacht und Wut, ein sinnloser Kampf kann die Folge dessen sein, dass du an dich selbst oder an andere Forderungen stellst, anstatt auf das Herz, auf die Gefühle der wahren Natur eines jeden Menschen zu hören.
Lebst du „falsch“, nicht wirklich so, wie du innerlich „bist“? Führst du dich oder die anderen in die Irre? Oder klammerst du dich einseitig an den „Mars“-Anteil, an das Militaristische in dir; bist du hart, kurzsichtig, verurteilend, unvorsichtig, energisch, vorwurfsvoll, naiv, ohne dir „weichere“ Gefühle einmal wirklich zu Herzen zu nehmen? Vielleicht brüllst du von einem hohen Turm herunter und übergehst dabei die Gefühle anderer? Du eckst an und kämpfst…, weil du das Weiche, „Weibliche“ in dir unterdrückst; du fühlst dich dadurch bedroht, weil du dich zu Schwach fühlst: Erst wenn du auf diese Urkraft in dir vertraust, wenn du dich nicht länger bedroht fühlst, wirst du dich friedlich für deine Gefühle öffnen können.

Traue dich, dich so zu zeigen, wie du dich innerlich fühlst. Habe keine Angst davor, dass du deine „Würde und Kraft“ verlieren wirst, wenn du deine Gefühle in dir anerkennst! Keine arrogante oder aggressive Schnauze, keine Tarnung für deine innere Unruhe, für dieses und jenes, sondern vielmehr ein sorgloses und Frohes Leben, auf diesen starken Mittelpfeiler, die unvergängliche Kraft in dir, gebaut.
Erhebe dich nicht über die Erde, sondern verwurzle dich stark: Fühle dich geborgen, sicher, beschützt, und sei weder zu dir noch zu anderen hartherzig. Nicht die böse Stiefmutter, sondern eine Märchenfee. Ein Walzer, wobei der männliche und der weibliche Anteil von dir weich miteinander harmonieren, wo man dem Gesang von Venus und Mars lauscht und du nicht nur - von hinter den Kulissen aus - zuschaust. Ein Gleichgewicht zwischen entschlossener, selbstsicherer Kraft und mütterlicher Sanftheit.

Gebrochener Mittlerer Zeh

Du lehnst dich gegen die Struktur, das zu harte Netzwerk oder gegen die Scheinheiligkeit, das Unechte auf, worin du gefangen bist. Ohne aufzuschauen, noch dich umzusehen, brichst du durch. Du willst deinen eigenen Weg gehen, ohne anderen Rechenschaft ablegen zu müssen.
Primitive Kräfte und Emotionen, die schon zu lange unterdrückt werden, aggressive Entladungen explodieren jetzt förmlich. Du willst weiter, ohne dich noch um etwas oder jemanden zu kümmern.

DER VIERTE ZEH

Psychologische Übereinstimmung und Erkrankungen, allgemein

Kernursache und Kernlösung

Auf der einen Seite beschützt du dich, triffst du Vorkehrungen, verschließt du dich, wenn es für dein Wohlbefinden notwendig ist.

Auf der anderen Seite vertraust du deinen inneren, primitiven Feuerkräften und benutzt sie zugunsten von Produktivität; ein fruchtbares Wachstum deiner selbst, ein stetiges, ruhiges Weitergehen, dabei stets deine physischen, irdischen Grenzen verrückend. Ein ausgewogenes Balancieren, Führen, Organisieren, bewusst von deinem inneren Sonnenzentrum ausgehend.

Mit Leichtigkeit überwindest du Hindernisse; du staust das Feuer, die magnetischen Kräfte, die Talente in dir nicht schüchtern an, im Gegenteil, du richtest gesunde, aggressive Energien im Zuge deiner Selbstverwirklichung nach außen! Keine Struktur vermag diese inneren feurigen Energien zu vernichten.
Du lässt dich aufblühen; du unterdrückst nicht; du vernichtest dich oder die anderen nicht mit destruktiven, aggressiven Pfeilen. Du schießt deine Pfeile im Dienst einer Berufung, einer Aufgabe oder einer persön-

lich gewählten Richtung ab: Du lässt dich aufgehen, indem du dich selbst zum Ausdruck bringst, indem du deine Emotionen und Energien nach außen hin auslebst.

Du bist dir dessen bewusst, dich stets im Vertrauen auf dein Selbst verlassen zu können; du gibst dir ein „Ventil“, wo es von Nöten ist; du hortest deine Energien nicht: Du verbrennst dich nicht auf der Stelle; du stampfst deine Talente nicht in Grund und Boden; du vergeudest deine Kräfte nicht mit „Zorn“, den du auf die Außenwelt richtest.

Reine Bewusstseinskräfte, die ganz tief aus dir selbst kommen, Energien und Emotionen, Schöpfungskräfte...
Du lässt sie frei durchkommen und, eins mit dir selbst, ohne dass widersprüchliche Gefühle oder Minderwertigkeitsgedanken als Spielverderber auftreten, nutzt und lenkst du diese Kräfte gezielt in *eine* Richtung.

Du nimmst am irdischen Leben teil; du verbleibst nicht in himmlischen, spirituellen Sphären, ohne dass deine Füße die Erde berühren!
Dieser Zeh wird schmerzen, wenn du die magnetischen, vulkanischen Feuerkräfte übergehst, die dazu da sind, um dein SELBST stark auf Erden, als Menschgewordenes Wesen, zu bestätigen.
Ausdruck dessen durch Kreativität, künstlerisches Schaffen, eine aktive Herangehensweise, irdische Arbeit, körperliches Erleben, auch durch Wut, wenn es einmal sein muss, als Ventil, auf dass du wieder zu Frieden und Harmonie zurückfindest, nachdem du dich geäußert, es verarbeitet und losgelassen hast...; kein „Festhalten“ des Feuers! Keine Verurteilung dieser starken Marsenergien, kein Unterdrücken spontaner Wünsche, kein „Festhalten“ erhitzter Gefühle.

Die Dehnbarkeit, die flexible Kraft, dich an alle möglichen Veränderungen in deinem Leben anzupassen. Du weißt dich so sicher und beschützt. Du folgst deinem inneren Individuellen Weg, ohne deine kostbaren Talente zu vergeuden; du bist wie ein stolzer Löwe, der sich seines Wertes bewusst ist. Geist und Körper perfekt miteinander verschmolzen.

Bewusstsein nährt deine Muskeln; du erlebst dich voller Freude. Du wägst ab, aber fällst eine Entscheidung und lässt Ballast los. Du klammerst dich nicht fest: Du traust dich, dich gehen zu lassen! Du bist dir selbst genug. Du bist Meister deiner Emotionen; du lenkst deine Kräfte. Du fühlst dich im Gleichgewicht.

Unterdrückst du aggressive Kräfte, warmrote Energien, Wut...? Stehst du innerlich in Flammen, weil du dich nicht verwirklichst, weil du dich zurückhältst, oder weil du dich so beschämt oder minderwertig fühlst? Frustration, Anstauung oder Wut, die Ohnmacht, du selbst zu sein.
Versteht man dich nicht, hast du Angst davor, dich so zu zeigen, wie du dich fühlst, befürchtest du, nicht gut genug zu sein?
Hast du Angst vor diesen inneren aggressiven, kreativen Kräften? Sie sind gut: Lasse sie frei, und werde mit aller Offenheit du selbst!
Plagst du dich jetzt mit übersteigerten Sehnsüchten (möglicherweise auch sexuell), weil du dich schon zu lange unterdrückst, wenn es um deine Selbstverwirklichung geht? Oder engst du dich in eine zu straffe Struktur ein?
Traust du dich nicht, irdisch zu sein, von den „Früchten“, den Breughelschen Freuden im Leben zu kosten? Hast du Angst vor Selbstwerdung?
Oder schützt du dich überhaupt nicht, und lässt du dich gerade vollkommen gehen, weil du die Meisterschaft deines Bewussten Ichs verkennst? Überschreitest du deine Grenzen? Bist du auf andere wütend, weil du dich in deiner ganzheitlichen Menschwerdung und Kreativitätsentfaltung blockierst?
Tötest du dich, indem du aggressive Kräfte nach innen richtest, weil du dir nicht zugestehst, wirklich zu leben? Lebst du zu sehr im „Geistigen“?

Gebrochener Vierter Zeh

Bist du dessen müde, immer die / den Heilige(n), die Nonne / den Mönch oder eine Rolle zu spielen? Richtest du dich jetzt *zu* hart, zu kalt, zu strikt in eine bestimmte Richtung aus, wo es keinen Raum mehr für spontane Energien gibt; oder wehrst du dich gerade gegen den „Dirigenten", der dein Leben in diesen Harnisch geführt hat; ein Aufstand gegen Autorität?

Du möchtest deine Grenzen verrücken, deine Struktur an den Inhalt anpassen. Emotionen, Energien, Aggression werden schon zu lange gehortet.
Du hast dich zu „weiß" verhalten; rote Kräfte suchen jetzt ein Ventil, um ein irdisches, spontanes, kreatives Leben zu verwirklichen. Du hast dir selbst zu wenig Anerkennung geschenkt: Jetzt bist du es leid. Du protestierst; deine Gefühle stehen miteinander im Konflikt, du brichst aus. Das Gift, nach innen geschlagene Energien, übersteigt dich: Das spontane Kind in dir schreit nach Anerkennung.
Fruchtbare Produktivität sucht ihren Weg. Erkenne nun diese reinen, irdischen Kräfte in dir an, und manifestiere dich auf Selbstbewusste Weise. Passe dich flexibel an; passe deine Grenzen an, wenn nötig. Setze aggressive Kräfte in aktive Selbstverwirklichung um!
Genieße das irdische Leben in vollen Zügen; lebe nicht wie ein „Ideal", sondern integriere alle deine inneren Kräfte, um deine inneren Wünsche zu erfüllen, in Liebe zu dir und zu den anderen. Lebe weder zu viel im Geiste, noch in einem Panzer, sondern folge der Stimme deiner irdischen Natur, deines einzigartigen Wesens; niemand kann dir den Weg darin zeigen; habe keine Angst davor, du selbst zu sein! Höre auf deine Gefühle.

Wenn feurige Schöpfungskräfte gelebt werden, gibt es Raum für Sanftheit und Harmonie in Dir. Frustration und Selbstbegrenzung rufen Schwellung und Krankheit hervor.
Äußere Dich!

DER KLEINE ZEH

Psychologische Übereinstimmung und Erkrankungen, allgemein

Kernursache und Kernlösung

Dich in deinem Selbst durch den flexiblen Austausch weiblicher und männlicher Anteile in dir beschützt wissen.

Von deiner wahren Natur genährt, kannst du dich durch deine tiefen Gefühle, deine Intuition, die Liebe und die Sorge für dich weich, flexibel, schenkend, gebend und produzierend fortbewegen. Dieser Zeh macht deutlich, auf welche Weise du den liebevollen, „weiblichen" Anteil im Verhältnis zu dir selbst, zum „männlichen" Anteil, wie auch im Verhältnis zu den anderen erlebst. Welche Richtung hast du hierbei eingeschlagen?

Der „weibliche" Anteil auf dem Thron.
Das Respektieren deiner Gefühle, deiner Natur, deines Körpers, deines tiefsten Selbst.

Dich im Gleichgewicht zwischen Ratio und Intuition-Gefühl, Struktur und Inhalt, zwischen dem Weiblichen und dem Männliche in Sicherheit wissen. Im starken Mittelpunkt deines Selbst, kannst du dich der Liebe, Zuneigung, Zärtlichkeit, sowohl dir selbst gegenüber, als auch in der Beziehung zu anderen, hingeben.

Die sinnliche Hingabe an deine Natur.
Nicht das oberflächlich Weibliche, nicht die Fassade, die Modepuppe, das Saugende, sondern das Ur-Weibliche in jedem Mann, in jeder Frau: die weise Königin, selbstsicher auf ihrem Thron, trägt den König in sich, das Männliche. Sie ist offen, sie empfängt, sie weiß sich in sich selbst beschützt; sie trägt Sorge für andere.

Der kleine Zeh symbolisiert, wie du mit dem „weiblichen" Anteil (siehe Rubrik *linke Körperhälfte) umgehst, man kann diesen jedoch nicht vom männlichen Anteil

„los-koppeln“. Die selbstbewusste, stolze Autorität (männlich) des liebevollen Umsorgenden (weiblich); das fruchtbar Produktive, das irdisch Natürliche, das körperliche Empfinden, die „passive Anziehung“, der spielerische Lockruf…, um durch den aktiven, männlichen Anteil ergänzt zu werden. Du kannst das Kind, das Weibliche in dir leben lassen, weil: „ICH BIN“.
Perfekte Verschmelzung beider Anteile in dir führt zu einem wunderbaren Wachstum, zu einem höheren Bewusstseinsempfinden, das helle, freudvolle Energien freisetzt.

Dann fühlst du dich sicher und stark; der „Schutzengel“ in dir spricht über den kleinen Zeh: In welchem Maße traust du dich, dich deinem tiefsten Selbst anzuvertrauen, deiner Intuition, deiner wahren Natur, deinen körperlichen Erfahrungen, deinen spontanen, gesunden, zuweilen kindlichen Impulsen? Oder zermalmst du deine feinsinnige Gefühlswelt zu sehr durch „Denken, Image, Gesetze, Strukturen“??

Erkennst du nicht die Königin in dir an? Versteckst du deine Gefühle, deine irdische Natur unter einem Panzer? Traust du dich nicht, dein inneres Selbst zu erspüren, und klammerst du dich an äußerliche Werte? Der kleine Zeh symbolisiert das spontane Offensein für dich selbst, für deine Energien, die Emotionen, die potentiellen Kräfte, die aus deiner tiefsten Seele emporsteigen.

Spirituelle Freude, intensiv und schön, kannst du in der Hingabe an dein tiefstes Selbst, an deine Gefühle, deine spontanen, kreativen Impulse, an deine Schöpfungskraft auf vielen Ebenen empfinden. Das Umsorgende dir selbst, den anderen gegenüber, ohne „zu klammern“, ohne dich zu übergehen oder ausschließlich auf den / die Andere(n) ausgerichtet zu sein.

Dir selbst helfen zu können, ohne von anderen abhängig sein zu müssen; die Autorität in dir selbst. Du brauchst dich nicht über ein Image aufrecht zu halten, du kannst deine Gefühle weich fließen lassen, weil du auf deine starke Basis, dein Lebendes Selbst vertraust.

Auf diese Weise bringst du Früchte hervor: Der Zeh deutet an, wie du mit den kreativen Energien in dir umgehst.

Beschränkst du dich auf die Oberfläche, auf Sex, oder lässt du deine Kreativität in der ganzen Bandbreite ihrer Produktion aufblühen?

Oder sitzt du einfach nur so herum? Fühlst du dich an jemand anderen „gekettet“? Fühlst du dich an Händen und Füßen gebunden? Traust du dich nicht, *dich selbst* zu erleben? Richtest du dein Leben ausschließlich auf andere aus, wie eine Kluckhenne, ein Krebs, der umklammert, ohne dich tatsächlich *selbst* weiterzuentwickeln? „Siehst“ du nicht genau, welchen Weg du einschlagen sollst? Lebst du voller Ängste: Klammerst du dich an das Äußerliche, das Image, eine Struktur, das *Denken,* die Logik…, ohne Rücksicht auf deine Gefühle, deine natürlichen Sehnsüchte, auf deinen Körper zu nehmen? Lebst du einseitig starr „männlich“, und verschließt du dich deinem Gefühlsreichtum? Flüchtest du in Sex oder in ein Einsiedlerdasein?

Setzt du dich auf den elektrischen Stuhl: Du steckst voller kreativer Energien, aber du blockierst dich selbst? Möglicherweise machst du das deinen Nächsten zum Vorwurf, aber du bist es, der / die deine gesunden Energien blockiert. Du „verpflichtest“ dich dazu, dich innerhalb bestimmter, künstlicher Linien zu bewegen, und das rächt sich. Lieferst du dir halsbrecherische Touren, um den Erwartungen anderer, der Gesellschaft, „äußerlich-körperlicher“ Normen zu entsprechen: Normen der „Schönheit“, und forcierst oder zerreißt du dich darin? Oder tust du, was dein(e) Partner(in) von dir verlangt, ohne noch auf deine eigene Natur zu hören? Fühlst du dich in deinem intimsten Sein, in deinen Gefühlen, in deiner Körperlichkeit verletzt oder in deiner Sexualität forciert, und machst du dich jetzt „zu“; blockierst du einen gesunden Gefühlsstrom? Traust du dich nicht, deine Natur in vollen Zügen mit Freude zu erleben?

Fürchtest du dich vor deinem tiefsten Selbst, vor unbewussten Kräften…, und lebst du lieber an der Oberfläche? Von deinem tiefen, unvergänglichen Kern abgeschnitten, wirst du möglicherweise andere zu dir hin „saugen“, anziehen, verführen, betören, weil du dich als leer empfindest, weil du dir keine Liebe schenkst, weil du dich mit anderen „auffüllen“ musst, auf dass du dich bestätigt fühlen wirst. Oder stößt du andere gerade von dir, weil du dich „bedroht“ fühlst, oder weil du niemanden mehr brauchst?

Versteckst du dich mit leerer Arroganz hinter einem edlen Hut oder einem modischen Kostüm? Wo ist dieser tiefe, sensible, weibliche, liebevolle Kern von dir?

Traust du dich nicht, dich deiner Natur, deinen Gefühlen anzuvertrauen; flüchtest du davor? Lebst du lediglich mit deiner „Außenseite“, vielleicht bist du gar ein Clown, der innerlich weint? Wenn du übertreibst, sei es, indem du den oberflächlichen, weiblichen Anteil in dir betonst (zu flexibel, zu schwach usw. …) oder den männlichen Teil zu sehr akzentuierst, so führt dies zu Krankheit.

Folgst du deinen natürlichen, göttlichen Impulsen, und erkennst du dein Selbst in Sorge und Liebe an, dann wird, wie in einem Bienenkorb, deine Produktivität ihre Früchte abwerfen, und es wird sich spontan von innen heraus eine Struktur aufbauen.

Plane keine enge Struktur. Als Mensch trägst du außerdem Selbstbewusst das Zepter: Du hast die Wahl. So entscheide dich für *den* Weg, der deiner wahren Natur, deinen Gefühlen keine Gewalt antut. Vertraue deiner Intuition, deinem Gefühl, dem weiblichen Anteil in dir, und unterdrücke ihn nicht, sondern empfinde ihn in seiner ganzen Tiefe. Gehe weiter, ohne dich umzusehen; umsorge dich und die anderen voller Zuneigung; gib dich gesunder Kreativität hin. Erlebe das Körperliche, die natürlichen Sehnsüchte mit Freude. Lasse die Vergangenheit los, klammere dich nicht fest, gib dich dem Spielerischen in dir hin.

Gebrochener Kleiner Zeh

Du hast dich zu eng eingeschnürt; deine unterdrückten Gefühle, deine spontanen Energien schreien jetzt förmlich nach Anerkennung. Der Clown zieht seine Maske ab; er hat bereits zu lange geweint. Ich möchte ich selbst sein! Du brichst aus einer Struktur, aus einem Rahmen, einem Gewohnheitsmuster aus, worin du dich gefangen gehalten hast. Du möchtest ausbrechen, wie eine Gasflasche, die explodiert.

Möglicherweise standst du viel zu wenig mit beiden Füßen fest auf dem Boden, hast du zu „vergeistigt“ gelebt, und dein tiefstes Selbst fordert dich auf, in dir ein Gleichgewicht zwischen Bewusstsein und Körper, zwischen Geist und Natur zu schaffen. Deine primitiven, spontanen Kräfte brechen durch. Verleugne nicht länger dein einzigartiges Gefühlsleben, und folge den Gesetzen deines wahren Wesens. Werde du selbst; kämpfe nicht *dagegen,* sondern gib allen kreativen Anteilen in dir Raum, tue deiner Natur und deinen Gefühlen nicht länger Gewalt an. Manifestiere dich so, wie du dich wirklich fühlst; halte dich nicht länger „gefangen“. Nur wenn du dir in Liebe begegnest, wirst du in Harmonie mit anderen leben können. Lasse zunächst das Männliche und das Weibliche in dir zu einer Versöhnung kommen. Erfülle nicht die Erwartungen der Außenwelt, sondern öffne dich weich deinem inneren Herzen.

Pflanze dich selbstbewusst und autonom mit beiden Füßen auf den Boden; so können deine Gefühle frei fließen, und du bist nicht mehr „zerbrechlich“.

Kleiner Zeh und Schöpfungsenergien

Umsetzen sexueller Instinkte in Kräftiges, bewusstes Gefühlserleben und Kreativität

Auch wenn die Unterdrückung der gefühlvollen Schöpfungskräfte sowohl beim Mann als auch bei der Frau zu Erkrankungen des kleinen Zehs führen können, müssen wir hierbei Folgendes berücksichtigen: Die so genannten „weiblichen“ Energien kann man über Sexuelle Erfahrung zum Einsatz bringen und erleben, aber bei Bewusst gewordenen Menschen werden diese Energien in einer Bandbreite von Möglichkeiten im Hinblick auf Kreativitäts- und Freudeerleben genutzt, so dass man Erkrankungen am kleinen Zeh *NICHT in erster Linie als eine Problematik von Sexualität* ansehen kann, *wohl aber als eine Verleugnung (oder Verhärtung) der weiblichen, liebevollen, produktiven Energien, eine Hemmung der vollständigen Selbstwerdung als Mensch, als eine mögliche Überbetonung einer Art von harten Männlichkeit in Bezug auf das eigene Ich…, wodurch man sich selbst „verletzbarer“ fühlt und macht.*

Selbst-Liebe: innerliche Erhöhung, Milderung, Schöpfung ... sind hier gefragt.

Siehe weiter Rubrik *Geschlecht.

ZELLULITIS

„Orangenhaut“

Kernursache

Zellulitis ist keine Krankheit, ist nicht hässlich. Sie kann ebenso gut dort bleiben. Sie erfordert wohl ein In-Betracht-Ziehen folgender Psychologie.

Du fühlst dich wie eine ausgepresste Apfelsine: Aus machtloser Wut würdest du gerne das ergreifen, zu dir nehmen, besitzen…, was dir in dir selbst fehlt, nämlich Liebe. Du fühlst dich verletzt und traurig, nicht dazu in der Lage, dein Leben tatkräftig auszubauen. Durch dein fehlendes Selbstvertrauen suchst du anhängliche Beziehungen. Du meinst von anderen die Wärme und Liebe zu bekommen, die du dir selbst nicht gibst: Du verurteilst dich zu einem minderwertigen, abhängigen Kind.

Du findest dich hässlich, baust dein Leben zu sehr auf äußerlichen Faktoren auf, um deine innere Unsicherheit zu kaschieren. Du gibst dich angespannt und verkrampft, kommst jedoch nicht wirklich in Bewegung, du lässt dir von anderen alles gefallen. Du bist lediglich ein Apfel, also darf man dich aufessen: Selbsterniedrigung. Du gestehst dir selbst nicht zu, frei zu genießen; du willst deinen Körper ‚schrumpfen’ lassen.

Kernlösung

Nimm jetzt selbstbewusst dein Leben in die Hand, und erlebe die Wärme, die Liebe zu dir selbst. Schmuse mit dem Teddy, der du bist, und lasse ihn in der Geborgenheit deines kraftvollen Selbst aufwachsen!

Niemand kann deinen einzigartigen Platz einnehmen; erkenne deinen Wert an, dann werden auch andere dich respektieren.

Wirf dich nicht weg, entdecke deine Talente, höre auf, dich selbst zu zerstören: Werde dir der höheren Energien bewusst, die durchbrechen möchten und die auf den Augenblick warten, dass du deine Meisterschaft anerkennst.

Baue das Leben jetzt nach deinen Wünschen aus. Ohnmacht und Aggression werden sich in starke Kreativität und das Erleben schöner Gefühle umsetzen, die du dir schon so lange vorenthalten hast. Du bist es wert!

Sei du *selbst*, fixiere dich nicht auf das Äußerliche! Dehne dich aus, wo es für dein Wohlbefinden gut ist, nach Leib und Seele.

Zellulitis *muss* nicht weggehen. Versuche auch nicht „dünn“ zu werden, wenn es deiner Art entspricht, mollig zu sein.[7]

---

[7] Außer selbstverständlich, wenn dies aus medizinischen Gründen notwendig wäre. Lies hierzu mehr im ersten Teil dieses Buches, sowie im Kapitel *Essen, Essprobleme, Nahrung*.

ZERTRÜMMERUNG

siehe auch Rubrik des diesbezüglichen Körperteils

Kernursache

Du flüchtest sozusagen ständig vor dir selbst. Du erkennst weder die starke, innere ICH-Kraft an, noch das weiche, sensible Kleine in dir. Du zögerst, du empfindest die Basis von Dir als wackelig und unsicher; am liebsten würdest du dich selbst mit einer Rakete abschießen, wie eine Flucht in die Ferne. Eine Nervosität, eine unglaubliche, aggressive Beweglichkeit in deinem Innersten, aber du trittst schlussendlich weiterhin auf der Stelle; Energien stauen sich an. Du möchtest aus der Situation, in der du dich jetzt befindest, heraus; du willst dich nicht „geben", du wehrst dich gegen Entwicklung. Lieber flüchten als sich zu verändern.
In der äußerlichen Welt strebst du an, arbeitest du, machst du möglicherweise einen Steilflug nach oben, aber du läufst vor dir selbst davon. Du belastest dich zu stark mit Emotionen, mit Zweifeln. Tiefe Ängste liegen dieser Flucht zugrunde. Du meinst, dich „schützen" zu müssen, denn du glaubst nicht an die beschützende Kraft des Glaubens in deinem Selbst. Du fürchtest dich vor den „schwachen", sensiblen Seiten von dir; am liebsten würdest du dich mit einem Superman identifizieren, aber du vertraust nicht einmal dem Stuhl unter deinem Gesäß.

Kernlösung

Erkenne die starke ICH-Kraft in dir an; gib dich im Vertrauen deinem tiefsten, unsterblichen Selbst hin. Ängste sind unnötig, du selbst kannst dein Leben gestalten! Fühle dich sicher und beschützt; nichts überkommt dich „einfach so". Komme jetzt ganz nah zu dir, und erkenne dieses weiche, sensible Kind in dir an. Laufe nicht davor weg: Deine weiche Seite ist keine Bedrohung für dich. Diesem Teil in dir, der um Aufmerksamkeit und Liebe fleht, nachgeben, anstatt davor zu flüchten. Das ist nur möglich, wenn du dir einer starken Struktur in dir bewusst wirst.
Stecke selbstbewusst deine Grenzen ab, und stoße von dir, was nicht wirklich zu dir gehört. Keine Flucht, sondern eine furchtlose Ich-Manifestierung, mit Selbstsicherheit, ohne zu zögern, weitergehen. *Selbst* bestimmen, wo dein Weg liegt. Für deine tiefsten Gefühle offen sein. In Frieden zu dir nach Hause kommen.

*Lies gegebenenfalls auch die Rubrik *Zertrümmerter Finger oder *Zertrümmerter Zeh nach.*

ZINK (Zn)

Mangel, unzureichende Assimilierung von

Kernursache

Gefühlen nicht spontan vertrauen, sie vielmehr dem Kritischen, der Vernunft unterwerfen. Äußerliche oder materielle Sicherheiten geben dem Gefühlsmisstrauen in deinem Inneren Sicherheit und Halt. Eine ängstliche Abschirmung des sensibelsten Teiles von dir, weil du diesen nicht wirklich überblickst. Dadurch beschäftigst du dich übertrieben stark mit Strukturen, mit deiner Kleidung, deinen Akten usw. ... Du kannst dich nicht im Vertrauen deinem sicheren tiefsten Selbst hingeben. Du gibst dich nicht spontan deinen Gefühlen, deiner Intuition, deinem Selbst hin. „Darüber muss ich erst einmal nachdenken".

Innerlich ballst du deine Fäuste, aber du kommst nicht weiter, deine Ohnmacht ärgert dich.

Ängste, selbstdestruktive Neigungen. Du möchtest dich auf das Böse vorbereiten, das auf einmal zuschlagen könnte; du spürst zuweilen etwas Teuflisches in Dir. Du bist davon überzeugt, dass ein Mensch vor dem Negativen in sich auf der Hut bleiben müsse.

Du stehst zu einem Teil von dir auf Abstand, vielfach auch zu deinem Körper, zu deinen Geschlechtsteilen. Du „prüfst" dich. Du schaust in den Spiegel, aber du hältst dich zu lange mit der äußerlichen Ordnung

auf, auf dass du dich innerlich sicherer fühlen wirst. Unterdessen tötest du deine Natur, deine Gefühle, das Kind in dir, die Spontaneität.
Es hat den Anschein, als wäre dein Kopf, dein Geistesbewusstsein von deinem Körper, vom Übrigen deines irdischen Seins abgeschnitten.

Kernlösung

Lasse „Himmel und Erde“, den männlichen und den weiblichen Anteil, weich ineinander übergehen, dein Herz als Brennpunkt, die warme, irdische Liebe zu dir, die Freude über dein Leben hier-und-jetzt.

Liebe ist hier die einzige Lösung. Wehre dich nicht gegen diesen breiten, warmen Gefühlsstrom; vertraue deinen emotionalen Kräften, deiner Natur. Vertraue dich nun dir selbst an. Lasse dein Gehirn vollständig funktionieren, auf dass intuitive und rationale Fähigkeiten ineinander fließen und zusammenarbeiten, so dass du einen klaren Überblick über dich, über dein Leben gewinnst, ohne Scheuklappen anzulegen. Mit deinen Gefühlen, deiner Intuition wirst du schließlich leicht Zugang zu höheren Bewusstseinsenergien, zu innerer Weisheit bekommen. Verschließe dich nicht einem Teil von dir; integriere jeden Aspekt deines Wesens. Eine warm-irdische Präsenz: Nimm an deinem Körper, an deinem Leben Anteil, voller Vertrauen!

GROSSE LUST AUF ZUCKER UND ZUCKERHALTIGE PRODUKTE

Zucker an sich ist auf keinen Fall ungesund.[8] Dennoch sind hieran Bedingungen verknüpft…

Zucker ist ein Brennstoff, der dich unmittelbar wärmt und dir ein behagliches Gefühl verschaffen kann, wenn du offen dafür bist. Weil du dich nach Liebe, Wärme, Süße sehnst, greifst du gerne nach „süßen“ Produkten.
Es handelt sich nicht um eine Abhängigkeit, wenn du süße Produkte wie Zucker gerne magst, sondern um ein natürliches Bedürfnis danach, was du dir als Persönlichkeit so sehr wünschst: Das Süße, Weiche im Leben.

So genieße die zuckerhaltigen Produkte, und weise sie nicht voller Vorurteile ab!
Aber es ist ein Signal von dir selbst, dass dir aufzeigt: Sei lieb zu dir; fülle dich mit dem warmen Brennstoff von dir selbst, mit Liebe. Wenn es sich um ein ängstliches, zwanghaftes Verhalten handelt, anstatt um ein ruhiges Genießen süßer Speisen, so weist es daraufhin, dass du dich zu sehr als Leere, als Kälte empfindest, dass du nicht wirklich in deinem „Körper“ bist, dass du das Sinnliche, das angenehm süße Sinnliche, das Genießen des Irdischen, deiner sinnlichen Sehnsüchte verleugnest, nicht wirklich in dir zulässt!
Du legst dich mit dunklen Gedanken fest; vielleicht misst du dem Äußeren, deiner „Fassade“ viel Bedeutung bei und lässt dich von gesellschaftlichen Forderungen und Normen fehlleiten, was den Kult des Äußerlichen angeht. Nichts von alledem ist wichtig. Liebe dich selbst, entwickle diese Gefühlswärme, den wahren Brennstoff für deinen Körper, traue dich, voller Freude du selbst zu sein, so, wie du bist. Erlege dir keine strenge, harte „Diät“ auf (außer selbstverständlich, wenn dies aus medizinischen Gründen notwendig wäre), sondern genieße das Süße. Wenn du dich danach fühlst, darfst du süße Speisen zu dir nehmen, unter der Bedingung…, dass du dich nicht länger wie ein Nichts im Regen stehen lässt. Und unter der Voraussetzung, dass du ‚dem Leben nach lebst‘ und

[8] Nur Diabetiker müssen *zuerst* an den psychologischen Ursachen arbeiten, bevor die Bauchspeicheldrüse wieder normal funktionieren kann und man erneut schrittweise Zucker zu sich nehmen kann (unter Begleitung eines kompetenten Arztes, der sich der psychosomatischen Aspekte bewusst ist, und der beurteilen kann, ob und wie viel/e Medikamente / Insulin verabreicht werden müssen / muss, und ob dies eventuell abgebaut werden kann, wenn das lebende Selbst des Patienten entsprechende Signale abgibt).

hundertprozentig anwendest, was die Symbolik des Zuckers von dir verlangt. Lies im Zusammenhang mit diesen wichtigen VORAUSSETZUNGEN die betreffenden Texte in Teil I dieses Buches (ab S. 25, und auch ab S. 93), sowie das Kapitel „Essen, Essprobleme, Nahrung … Dick oder dünn …“

Zucker wird vollkommen in dich aufgenommen und verarbeitet, solange du dir stark und Selbstbewusst deines Wertes bewusst bist, wenn du liebevoll zu dir bist und deine kreativen Energien nach außen richtest. Sei produktiv, in welchem Bereich auch immer, und lasse dich nicht lustlos leer laufen. Hole nicht zu dir hin, halte nicht fest. Richte deine strahlenden Kräfte, deine Liebe *nach außen!* Entfalte dich, halte deine Kräfte und Möglichkeiten nicht fest. Sei nicht traurig; ordne dich anderen nicht unter, und mache dich nicht von ihnen abhängig. Sei stolz auf dich; bekomme Zugriff auf dich selbst, nicht auf andere! Werde dir deines reichen Inhaltes, deines inneren Brennstoffes, der Kräfte von Liebe und Vertrauen in dir bewusst, die deinen gesamten Körper fortwährend nähren, so dass Zucker essen nicht mehr sein muss, wohl aber sein darf.

Sei nicht hart und streng zu dir; fühle dich voller Selbstvertrauen, und *lasse* dich nicht länger leben. Lasse Gefühle frei fließen, und bestimme entschlossen deinen Lebensweg. Das Leben ist Freude: Entdecke diesen warmen Gefühlskern in dir, gib dich der Liebe zu dir selbst hin, so dass du dich nicht länger „einsam“ fühlst. Erst wenn du davon überzeugt bist, dass du Liebe, Glück und Wärme „wert“ bist, dann wirst du freudige Lebensumstände zu dir holen. Ändere deine Erwartungen an das Leben, so dass du das Glück selbst erschaffst. Genieße das Irdische, und stoße es nicht von dir. Du darfst zuckerhaltige Produkte essen: Allerdings unter der Voraussetzung, dass du jetzt liebevoll zu dir bist, denn die Bauchspeicheldrüse kann nur unter dem Impuls der Selbstliebe ihre Arbeit optimal ausführen. Die Lust auf Zucker darf bleiben, ebenso das Erfüllen dieser Lust, aber das „zwingende Müssen“ wird proportional zum Wachstum der Gefühlswärme in dir verschwinden.[9]

DIE ZUNGE

Psychologische Übereinstimmung und Erkrankungen, allgemein

Kernursache und Kernlösung

Das üppige Geben, dir selbst Schenken. Du darfst schmecken, vom besten Lebenswein kosten. Du sorgst gut für dich; du traust dich, zu nehmen, was dir zusteht. Du sprichst, du setzt dich für dich ein; du baust deine Worte auf deine innere Autorität. Ohne Unterbrechung gestehst du deinen Energien, deinen Emotionen zu, frei zu fließen, so dass du dich immerzu wie ein Ventilator erfrischst. Du „lässt“ das Überflüssige „los“; du erstickst dich nicht mit festgehaltenen Gefühlen. Du nimmst deinen vollen Raum in Beschlag; du schnürst dich nicht ein, sondern machst dich in aller Offenheit für dein Selbst, für deine Meinung stark.
Auch nicht im Namen der Liebe oder aus Angst wirst du dich zusammenklappen.

Du lässt Dampf ab, wenn nötig; du schluckst nicht. Du schüttelst festgefahrene Gedanken auf: Du verarbeitest und äußerst dich. Du genießt vollauf alle Geschmäcker und Freuden des Lebens. Du bist liebevoll zu dir. Du gehst weich auf den sanften Wölbungen deiner Sehnsüchte und Gefühle mit. Du drehst fortwährend am Lebensrad: Du nimmst *die* Nährstoffe zu dir, du rufst *die* Ereignisse hervor, die dich glücklich machen, die dich die Freude

[9] Beachte: daran sind wichtige Bedingungen geknüpft. Siehe die Kapitel „Dem Leben nach leben“ (ab S. 25), „Ernährung und Gesundheit“ (ab S. 93) und „Essen, Essprobleme, Nahrung… Dick oder Dünn“ (ab S. 517). Siehe auch „Das Füllhorn - Psychologische Symbolsprache der Nahrungsmittel“.

des irdischen Lebens kosten lassen. Du klappst dich nicht zusammen, du bist weder hart, noch asketisch kalt; du respektierst dein Selbst, deinen Körper und behandelst ihn mit Würde.

Wenn du dich zusammenklappst, wenn du dich für die Freude, die du dir selbst geschenkt hast, schuldig fühlst, wenn du nicht wirklich für dein eigenes Wohlsein offen bist, dann wird deine Zunge krank werden.

Beißt du dir immerzu die Spitze deiner Zunge ab? Traust du dich nicht wirklich, du selbst zu sein? Wagst du es nicht, alle diese schönen Geschmäcker im Leben zu genießen? Bestrafst du dein Selbst? Steckst du dich unter ein dickes, schuppiges Fell? Entfremdest du dich vom Irdischen, von deiner Natur, vom Körperlichen? Lebst du zu viel im „Geiste“? Lässt du dich „ergreifen“, anstatt dich auf deine eigene Autorität zu stützen? Bist du Sklave eines anderen, einer bestimmten „Lebensphilosophie“, die nicht deine ist, oder eines Machtsystems, weil du ängstlich bist und dich nicht traust, dein Leben auf eigene Grundfeste zu bauen?

Probleme mit dem Zungenbändchen

Kernursache

Emotional verschlossen. Du suchst nach einem Ausweg. Ziellos, einsam. Eingeschnürt, unecht. Du engagierst dich nicht voll und ganz im Leben. Du fühlst dich verletzbar; du spähst sozusagen von hinter einem Schutzschild aus auf das Leben. Möglicherweise „scheißt du darauf“, ja, bist du wütend auf das Leben selbst. Du sagst nur das Allernötigste; du hältst gewisse negative Gefühle zurück. Du schaffst es nicht mehr; du suchst verzweifelt, du fühlst dich gefangen. Im Grunde genommen bist du wütend auf dich selbst, auch wenn du möglicherweise den anderen dafür Vorwürfe machen wirst, was dir selbst nicht gut gelingt: du SELBST zu sein, ohne dich noch durch eine Bindung, eine Struktur, ein äußerliches Muster zu ersticken. Du fühlst dich ohnmächtig, wirklich mit dem Fluss des Lebens mitzugehen, aber du fühlst dich nicht dazu im Stande, deine wahren Gefühle zu äußern.

Verschlossen, nicht wirklich im Hier-und-Jetzt präsent. Zurückhaltung. Angst, Trauer, Sorgen.
Eine Weigerung, noch länger auf diese Weise zu leben. Wo ist die Freude, die Natur?

Kernlösung

Mache dich stark für dich, und neige dich weich zu dir selbst hin. Fühle dich frei, voller Freude, und gib dich spontan deinem inneren Gefühl hin. Breche aus den Begrenzungen aus, die du dir selbst auferlegst!
Respektiere deine Natur, und kappe mit einengenden Strukturen, mit Emotionen, die dich einschränken. Sprich, äußere dich, verarbeite deine Gefühle, und lasse los. Traue dich, du selbst zu sein, ohne noch Angst zu haben, verletzt zu werden. Jeder Mensch holt *die* Situationen zu sich, die ihn dazu befähigen, die inneren Überzeugungen in Bezug auf sich selbst zu entlarven. Schon zu lange bist du „abwesend geblieben“: Gehe jetzt vollkommen in dich, nimm voll und ganz am Leben teil, und nimm das Ruder selbst in die Hand.
Sich zu trauen, ohne Zurückhaltung die Freude zu empfinden! Befreiung einer gefangenen Natur.

Brennendes, prickelndes Gefühl auf der Zunge

Kernursache

Du ziehst dich in dich zurück. Es ist dir alles egal, sagst du. Du lässt dich hängen. Du hast ja doch keinem etwas zu sagen. Du lebst vielmehr in deinem Kopf, in deinen Gedanken, im „Geist“. Möglicherweise klammerst du dich jetzt an einen „Glauben“.

Aber im Grunde genommen steckst du voller angehäufter, aggressiver Kräfte. Du hast versucht, bestimmte Dinge oder Menschen festzuhalten oder sie in eine bestimmte Richtung zu stoßen, aber du bist daran gescheitert. Du schweigst aus Wut und Ohnmacht. Deine Gebärden können dabei mechanisch werden, du handelst nicht mehr aus Freude über dich, über das Leben.

Möglicherweise hat es alles einen sehr bitteren Geschmack für dich. Bleibst du jetzt in deinem Luftschloss oder in deinem Elfenbeinturm, hoch über der irdischen Realität hier-und-jetzt erhaben? Machst du im Stillen Vorwürfe; würdest du jemanden schütteln wollen, hältst du dich jedoch zurück und schweigst? Die tiefste Ursache hierfür liegt in der Tatsache, dass du dich nicht sicher fühlst, dass du der Autorität in dir nicht vertraust.

Du lässt dich zu kurz kommen. Du „lebst" nicht wirklich. Du weißt nicht genau, wer du *bist,* du fühlst dich ohnmächtig.

Kernlösung

Du hast jemand anderem nichts zu sagen, wohl aber dir selbst. Verändere dich, deine Überzeugungen, so wird sich deine Umwelt verändern.

Nimm deinen eigenen Raum ein; genieße, lebe aus dir selbst heraus, anstatt dich auf andere oder auf ein Luftschloss zu richten. Kehre dich in dich, und sei offen und ehrlich.

Stehe nun auf eigenen Beinen; hänge nicht auf anderen, klammere dich nicht fest. Komme in Reinheit zu dir: Befreie dich von bitteren, dunklen oder vorwurfsvollen Gedanken, und mache dich frei. Großes Reinemachen; vertreibe Emotionen, die dich selbst vernichten.

Sage voller Selbstvertrauen, was du zu sagen hast. Höre auf deine Natur, deine Sehnsüchte, und nimm in vollen Zügen an den irdischen Freuden teil. Komme auf die Erde herab, fühle dich willkommen, und sorge gut für dich! Lege alle Macht über dich in dich selbst; lasse andere los, und erkenne die Autorität deines Selbst an.

Du verbrennst dir die Zunge

Kernursache und Kernlösung

Du watest in dunklen Tiefen, in den Spelunken des Todes. Du watest mit offenen Augen zu den Spelunken, wo kalter Tod und Angst zu Hause sind. Warum so weitergehen?

Konfrontation mit deinen eigenen Ängsten, mit den Überzeugungen, den Gedanken in dir, die nicht weiter reichen als bis zur kalten, harten Oberfläche. Als ob dein Blick, deine Gedanken alles zum Erstarren bringen würden, ja, alles zu Eis machen würden, was du siehst.

So wirst du zum Botschafter des Todes, wenn deine Worte (ausgesprochen oder nicht) alles in schneidenden Schmerz und Härte versteinern lassen. Es herrscht in dir eine eisharte Einstellung zum Leben; Kälte ums Herz. Dort, wo sich eine Art von Wut und Hass von Feuer in Eis verwandeln.

Eine kalte Lebenshaltung in dir. Die Überzeugung, dass der Tod allgegenwärtig sei und gleich um die Ecke wohne, geht hiermit einher. Dann solltest du jedoch erkennen, dass DU es bist, der / die diesen Tod in dir aufrechterhält. Der eiskalte Tod und seine Handlanger (Nicht-Liebe, Begierde, Zorn, harte Vorwürfe usw. ...) wohnen niemals um die Ecke: Du hast die Wahl, ihn / sie in dir aufrechtzuerhalten oder abzuführen und durch deine Wahl für das Leben zu ersetzen![10] Die Konfrontation mit dieser Eishärte, diesen düster-schwarzen Gedanken in deinem Kopf führen dazu, dass das Lebenslicht nicht mehr in dich eintreten kann.

Es handelt sich hierbei um eine dunkle Konzentration deiner Gedanken auf etwas, das nichts mit Leben zu tun hat. In erster Linie handelt es sich hierbei um eine eisige Einstellung dir selbst gegenüber, aber du projizierst diese Eiseskälte auf deine Umwelt. Darunter liegt natürlich die Überzeu-

[10] Lies hierzu mehr in *Neue Tage.* Dieses Buch ist bei Erscheinen des vorliegenden Werkes noch nicht in deutscher Übersetzung erhältlich.

gungssphäre, die es möglich macht, dass du dich so sehr mit deinen Gedanken auf das Oberflächliche, Harte, Düstere fixierst…, anstatt dich auf die liebevolle, tiefere Gottesquelle in dir abzustimmen.
Es gibt kein Leben mehr in dir; du hast es mit deiner harten Logik, mit deinem kalten Verstand verkümmern lassen. Du bist wie ein kalter Beobachter, der keine Rücksicht auf Gefühle nimmt, auf das weiche Herz, das sich Freude und Anerkennung, Liebe und Milderung, Vertiefung in dein reiches Selbst wünscht.
Merkur, hier in einen schwarzen Anzug gehüllt, trägt düstere Gedanken… Es handelt sich hierbei um eine Haltung an der oberen Seite, der Außenseite deiner selbst, von allem Leben abgeschnitten, auf Distanz zu deinem sanften Herzen.
So hart auch zu deinem Körper, als wärest du wütend, dass du einen hast. So mächtig-streng und auf Abstand… in erster Linie dir selbst gegenüber. Als wollte dein Mund lediglich ein Requiem singen.

Gehirn und Verstand, der Gedanke, aber wo ist dein Herz, wo ist die Liebe zu deinem Körper? Wo ist die Körperwärme, das Leben?? Du löschst die Flamme in dir, du gibst dich der Machtdominanz des Tucack[11] hin; du leugnest jedes Korn der Liebe zu dir.

Sieh dir an, was du festhältst, schaue dir das Netz an, worin du dich verfangen hast, worin du dich selbst gefangen gehalten hast, und taue dein Wesen auf. Komme zur Auferstehung von den Toten, steige empor! Lasse jetzt das alte Muster der Vorväter los, und trete als lebendiger Mensch in Erscheinung. BEFREIE DICH!
Sieh dir die kalten Nebel an, worin du dich gefangen gehalten hast, es sind die kalten Nebel der Totenlandschaft. Da ist nichts, dort herrscht allein das Nichts. BRECHE HIER AUS. Ein totaler Bruch mit dem Alten, dem Harten, dem Leblosen, Herzlosen ist hier gefragt. Vollkommener Neuanfang! Ein vollständiges Loslassen deiner alten Gedanken-Gespinste und ein Eintreten deiner selbst in deinen irdischen Körper.

LIEBE! Diese Liebe verjagt jede Angst, jede Dunkelheit aus deinem Herzen. Selbst-Erwärmung, Auftauen, ein Bruch mit dunkel-harten Überzeugungen, die gegen das Leben gerichtet sind. Nicht länger vernichtend, sondern stimulierend für das Leben, mild und liebevoll. Du gestehst dir selbst zu, das Leben auf herrliche Weise zu genießen… Du schaust mit einem hellen Blick auf das Leben, und die Worte, die du aussprichst, die Gedanken, die du denkst, sind voller Liebe. Botschafter des Lebens.
Innerer Frieden, tief erspürte Liebe zu dir haben eine freudvolle Kommunikation mit anderen zur Folge.

Braun belegte Zunge

Kernursache

Widerstand gegen Transformation; du vertraust weder dir selbst noch den anderen.
Häufig verbirgt sich dahinter ein inneres Drama; du gibst es schlussendlich auf; du wehrst dich sogar nicht mehr dagegen; du glaubst gar nicht mehr an die Kraft deines ICHS.
Innerlich sehr tief verborgene Aggression, die jedoch auf den Tod weist. Du stehst vor einer blinden Mauer, weil du dich weigerst, die Ursache für deine Probleme in dir selbst zu suchen. Verharrend und bedrohlich, fortwährend auf der Lauer vor der Gefahr, voller dunkelfauler Gefühle und schwarzer Gedanken, misstrauisch, ängstlich und unsicher, eisenhart und starrsinnig.
Als ob jeden Moment die Welt untergehen könnte; du fühlst dich auf sehr wackeligem Boden. Du baust dein Leben nicht auf deine eigene Autorität; du fürchtest dich vor der Autorität, die du über dich gestellt hast, ob es sich nun um den Gott der Materie oder des Besitzes, eines Partners oder Chefs handelt.

---

[11] Lies über die psychologische Symbolik des Sternes Tucack in *Auf Erden wie am Himmel.* Dieses Buch ist bei Erscheinen des vorliegenden Werkes noch nicht in deutscher Übersetzung erhältlich.

Du bist hart und streng zu dir; du weigerst dich, auf dein Herz, deine Natur zu hören. Du erwartest jeden Moment das Schlimmste; äußerst negativ siehst du dem morgigen Tag entgegen. Du hältst diese Negativität von Gefühlen und Gedanken in dir verschlossen.

Kernlösung

Sieh dir deine Emotionen von oben aus an, und lasse dich nicht von ihnen überwältigen. Mit deiner eigenen Meisterschaft kannst du Energien und Emotionen auf produktive Weise nutzen. Kehre dich tief in dich, und schüttle alles einmal gründlich heraus: Bringe dein Gefühl zum Ausdruck, lasse Kräfte sich nun kreativ nach außen richten.

Das Leben ist nicht düster oder negativ: Mache diesen Überzeugungen ein Ende, denn gerade dadurch holst du das weniger Schöne zu dir. Öffne dich voller Vertrauen für das Schönste in dir; gestehe dir zu, zu genießen, Freude zu empfinden! Rette dich aus diesem Modderpfuhl, und steige in das Licht deines lebenden Selbst. Habe keine Angst vor diesen emotionalen Tiefen in dir; wenn emotionale Kräfte mit Vertrauen ausgerichtet werden, führen sie dich zu Freude.

Weiß belegte Zunge

Kernursache

Einerseits bleibst du emotional in den schmerzhaften Erfahrungen aus der Vergangenheit gefangen und fühlst dich nicht dazu im Stande, wirklich weiterzugehen; auf der anderen Seite spuckst du innerlich wie ein Drache mit dem Feuer der Wut und Kritik nach den anderen, aber du hältst es zurück; du sagst nicht wirklich, was dich stört. Auf diese Weise tötest du dich selbst!

Im Grunde genommen fühlst du dich nur schlaff und schwach; deshalb versuchst du, in der Außenwelt Bestätigung zu erfahren, auf dass andere dich gut, schön, klug oder wunderbar finden werden. Du möchtest von anderen anerkannt werden, und deshalb verhältst du dich nicht so, wie du dich wirklich fühlst. Abgesehen davon fühlst du dich verletzt, ungerecht behandelt, vielleicht erniedrigt oder bist der „bösen“ Außenwelt gegenüber feindlich gesonnen: Du verschließt deine Gefühle, niemand hat etwas damit zu tun!

Angestaute Aggression: Wut auf jemanden, der dir viel Schmerzen zugefügt hat; du kannst es nicht vergessen und sagst jetzt „Komme mir nicht zu nah! Ich bin nicht von dir!“, aber im Grunde genommen ist es lediglich eine Manifestierung der Ohnmacht, dich in deinem tiefsten Selbst sicher und stark fühlen zu können.

Ein wütendes Eingeschlossensein: Du willst mit deinen Gefühlen allein sein. Aber Gefühle wie Trauer, Bitterkeit und Groll nagen an dir. Innerlich schimpfst und krakelst du vor dich hin, andere beäugend und sie kritisierend, aber unterdessen fühlst du dich auf einer schräg abfallenden Ebene; so hältst du nicht länger durch.

Du versuchst, dich trotz allem aufrecht zu halten, hältst jedoch außerhalb von dir an „Sicherheiten“ fest: an Image, Kirche, Gemeinschaft, nihilistischen Indoktrinierungen usw. ...

Weshalb bist du so wütend und dir selbst gegenüber so vorwurfsvoll? Warum so kalt in diesem Elfenbeinturm? Weshalb verschließt du dich der Wärme und Liebe? Meinst du, es überhaupt nicht wert zu sein? Verurteilst du deine eigenen Fehler und Gebrechen so sehr? Vielleicht weil du niemals die Erwartungen deiner Eltern erfüllen konntest? Stärke nach außen, innerlich unsicher?

Kernlösung

Werde in dir wiedergeboren: Du brauchst keinerlei Erwartungen zu entsprechen. Du brauchst nicht Image-stark zu sein; du darfst sein, wer du von Natur aus bist. Komme von diesem Turm herunter, und sei Mensch unter den Menschen. Schenke dir die Wärme, die du so sehr brauchst.

Ziehe einen Schlussstrich unter die Vergangenheit: Du hast unbewusst *diese* Lebensumstände, diese Eltern / Erzieher und Freunde zu dir geholt, wodurch du dich stark weiterentwickeln könntest. Achte nicht auf Reaktionen deiner Umwelt, sondern sei deinem einzigartigen Wesen treu. Fühle dich nicht bedroht: Fühle dich sicher in deinem unvergänglichen Selbst, und lasse Gefühle frei weiterfließen.
Versuche nicht, dich „hoch" aufrecht zu halten, nach den unechten Normen anderer, sondern höre auf deine inneren Wünsche.

Nimm deine Art an, mit ihren Fehlern und ihren Gaben. Sei zuerst und vor allem über dich selbst glücklich; traue dich, dich spontan zu äußern; gehe selbstbewusst weiter; lebe im Jetzt, auf dass du die Freude entdecken kannst; setze aggressive Kräfte in tatsächliche Aktion um, und erkenne deinen Wert an!

Du beißt dir auf die Zunge

Kernursache und Kernlösung

Angst vor der Gefahr des „Tieres", das tief in dir hausen oder im Leben stecken soll… und dich plötzlich zu bedrohen vermag. Es geht um die Ohnmacht, als Individuum aufzuerstehen, als Mensch, unabhängig vom Urschoß.

Gefühle von Angst und Bedrohung gibt es lediglich so lange, wie du dich vor den eigenen ENERGIEN FÜRCHTEST, solange du die eigenen tiefen LEBENSKRÄFTE UNTERDRÜCKST…, weil du dich weigerst, geboren zu werden. Eine Art von Angst vor der eigenen WERDUNG. Du traust dich nicht, dich SEIN zu lassen…

Das Bild von Zecke und Hund taucht hier auf. Das Prinzip von Saugkraft, Parasitismus: Da der Mensch nicht autonom, selbstständig existiert, besteht die Möglichkeit zum Parasitendasein. Das „Tier" weist auf unbewusste Kraftströmungen hin, die nicht vom Menschenkönig aus geführt werden, sondern „einfach so" instinktiv wachsen, blühen, wuchern und in der Wildnis leben können… Diese Ur-Kräfte bedrohen dich, versetzen dich in Angst, aber nur so lange, wie du sie nicht aus deinem HERZEN heraus, auf eine Bewusst menschliche Weise, lenkst.

Es hat nahezu den Anschein, als könnte dich ein Tier besteigen oder ein großes Monster dich verschlingen…, tiefe, unbewusste Ängste scheinen dich zu übersteigen; du weißt nicht genau, von wo sie kommen. Es handelt sich um ein Misstrauen den eigenen Naturkräften gegenüber! Es weist alles daraufhin, dass du dieser göttlichen Quelle in dir nicht wirklich vertraust und die Lebenskräfte, die durch dich hindurchströmen, nicht lenkst.

Auch die Angst vor dem SCHEITERN (als ICH), vor dem Nebulösen, vor Kräften…, denen du nicht gewachsen bist! Es liegt am Menschen, sich als göttliches Wesen anzuerkennen und sich dessen bewusst zu sein, dass Energien, wenn sie von Herzen gelenkt werden, niemals destruktiv werden können. Wenn man von der fatalistischen Überzeugung ausgehend lebt, aus einem Gefühl heraus, dass die primitiven, instinktiven Kräfte im Menschen, in der Natur, eine BEDROHUNG darstellen können…, so wird man irgendwie immerzu in ängstlicher Erwartung leben… Es ist die Aufgabe des Menschen, eine vollkommen andere Überzeugung zu kultivieren: Er wird somit auch keine Situationen mehr zu sich holen, wo die Ur-Kräfte frustriert darauf warten, plötzlich und unerwartet auszubrechen und Verwüstung anzurichten. Wahre Selbst-LIEBE: Ein Mensch, der von dieser Vibration aus lebt, kennt keine Angst, keine Gefühle der Bedrohung mehr! Er lässt sich selbst in Liebe SEIN und ist nicht länger auf der Hut.

Wer bist du? Du hast noch keinen echten Kopf… als bewusst lebendes ICH! Du bist abwesend; du fühlst dich wie eine Kugel voller Energien, aber nicht von einem und für einen von sich aus sprechenden MENSCHEN. Du hältst dich in einer Art von Ur-Stadium deiner selbst VERBORGEN. Dein Kopf wird noch vom Tierisch-Instinktiven, vom Aggressiven geführt; du gehst weder bewusst, noch liebevoll mit deinen Energien um. Dem animalischen Stadium nicht entwachsen.

Du verharrst, im übertragenen Sinne in deinem eigenen Stuhlgang, förmlich versteinert beziehungsweise FELSENFEST. Du weigerst dich, deine Energien zugunsten deines eigenen Wachstums und deiner Entwicklung frei fließen zu lassen. Du bleibst wie eine Henne im Stadium des Tierseins stecken. Außerdem legst du keine Eier; es gibt eine instinktive Lebensströmung, die noch nicht von liebevoller, bewusster Produktivität geprägt ist.

Werde deines potentiellen Reichtums gewahr, sei dir des Goldes in dir bewusst…, und erkenne deinen Wert als schöpferisches, menschliches Wesen! Erniedrige dich nicht länger, sondern erkenne diese goldene Kraft in deiner Seele an, und mache etwas aus deinem Leben.

ÖFFNE ALLE SCHLEUSEN in Liebe: Lasse Kräfte frei fließen…, im Dienst des Lebens…, auf eine *gebende* Weise! Halte nicht länger fest. Blockiere nicht dein Energie-System. Weigere dich nicht mehr, deine Kräfte zu nutzen. Lasse los…, gib Lebensenergien frei…, und es wird so sein, als würde sich der Himmel für dich öffnen!

GIB GROSSZÜGIG, gib mit einem warmen Herzen…, mache dich in erster Linie dem Leben zum Geschenk. SCHENKE dem Leben deine Energien; lasse dich im Licht deines Wesens, der strömenden Kräfteflut in deinem Sein los. Gib dich dieser frohen, ungehinderten Strömung hin, die aus Gold ist, rein und echt, die nichts haben will, nicht für sich behalten will!

Eine endlose Lebensströmung kommt jetzt in Schwung: Wie ein wohltuender Fluss strömt sie in die Becken des Lebensraumes. Das Glück lacht dir nun entgegen. Du hast dich selbst befreit… Du *lebst* und lässt deine Energien frei fließen; du blockierst dich nicht länger. Von deinem Herzen aus lebend hast du das vollste Vertrauen auf diese urtiefen Lebenskräfte, die wohltätig genutzt werden wollen. Du hältst das Leben in dir nicht länger zurück! Du weigerst dich nicht mehr, dich als ICH sein und werden zu lassen…

Faltenzunge

starke Furchenbildung in der Schleimhaut des Zungenrückens; ist an sich ungefährlich, kann aber manchmal durch Nahrungsrückstände in den Furchen zu Entzündungen und Schmerzen führen

Kernursache

Du lebst nicht wie ein Mensch aus *einem* Guss. Du fühlst dich innerlich traurig, düster und einsam; du staust aggressive Kräfte, Wut, Kritik an, auch wenn du am liebsten mit dem Dolch zustechen würdest! Nach außen hin versuchst du, ein(e) „Heilige(r)" oder „Gute(r)" zu sein. Du tust, was man von dir erwartet; du gibst den anderen gegenüber weich nach; du nimmst die Haltung an, die du annehmen musst, um von der Außenwelt akzeptiert zu werden. Aber innerlich wütet ein teuflischer, emotionaler Kampf; du bist es satt, nicht *wirklich* du selbst zu sein. Du bist wütend, weil du die Autorität in dir nicht anerkennst, weil dein Leben auf falsche oder äußerliche Werte gebaut ist. Du *kannst* nichts sagen, weil du dich nicht traust, deine Worte aus deiner tatsächlichen Art heraus auszusprechen; du weißt nicht einmal, wer du wohl bist. Du bist nicht mit einer Sache einverstanden, und dennoch wirst du schweigen.

Mit dieser Zwiespältigkeit bestrafst du dich selbst; fühlst du dich schuldig, meinst du, dich selbst bestrafen zu müssen; denkst du, nicht so sein zu dürfen, wie du wirklich *bist?* Eine innere Zerrissenheit, die deine Zunge und dein Leben schmerzhaft spaltet.

Deine tiefsten Kräfte, deine kreativen Energien, die regelrecht aus deinem Selbst heraus wachsen, bleiben somit ungenutzt. Nach außen hin sagst du vielleicht stark: „Ich werde die Sache hier schon regeln!", aber innerlich lebst du zurückgezogen.

Kernlösung

Löse diesen inneren Zwiespalt, und erlebe diese Starke Einheit tief in dir. Lasse dich nicht hängen; stütze dich weder auf andere, noch auf äußerliche Normen, sondern erkenne die Fülle deiner Natur an.

Äußere deine spontanen Energien, vertraue deinem tiefsten Selbst, traue dich, zu leben, von deinem Zentrum, deinem ICH aus zu sprechen. Spüre diese kraftvolle Freude in dir, wenn du dich auf dein Selbst abstimmst. Lebe nicht nach dem Auge oder den Erwartungen der Gemeinschaft, eines Partners. Verrate dich nicht mehr: Über Offenheit, über ehrliche, spontane Worte und Handlungen wirst du dich besser kennen lernen. Traue dich, unter der Autorität deines Selbstbewussten ICHS diesen Impulsen, deiner Intuition nachzugeben.

Blicke still in dich hinein, und stelle fest, wie sehr du dich bereits zu lange ignoriert hast. Spreche für dich. Nimm autonom dein Leben in die Hand, und *lasse* dich nicht länger durch Schein, eine schweigende Maske oder verdrängte Emotionen leben. Erlebe dich aus einem Guss: Gehe ohne Umschweife auf dein Ziel zu, spreche gerade heraus, lebe aus deiner Seele heraus. Lasse dich stark nieder, unabhängig von der Reaktion der anderen. Setze Aggression in Tatkraft um, und bestimme deine Lebensrichtung, ohne zu zögern.

Landkartenzunge

veränderliche glatte, rote Flecken auf dem Zungenrücken, von einem weißlich-grauen Belag umgeben

Kernursache

Auch wenn du eine Landkarte zur Hand nimmst, siehst du trotzdem nicht, in welche Richtung du gehen sollst. Du fühlst dich emotional eher machtlos; du steckst voller aggressiver Kräfte und Wut auf andere, aber du guckst lediglich mit düsteren Augen, ohne etwas dazu zu sagen. Du bist auf der Hut, bereit zur Verteidigung beziehungsweise zum Angriff, weil du dich eigentlich nicht der Situation mächtig fühlst, weil du keinen Zugriff auf das Zepter gewinnst. Du bist des Ganzen müde, eine machtlose Wut; du weißt nicht genau, wohin du dich wenden sollst; du hast keinen Einblick in dich, „wer bin ich?“.

Du vergisst, zu genießen; du hältst dich zu angespannt; ein chaotisches Ventil von Emotionen. Du stehst nicht mit beiden Füßen auf der Erde; du verkennst deine eigene Bewusstseinskraft. Du verhältst dich misstrauisch, düster, wütend, aus Ohnmacht verschlossen. Du forcierst dich, als würdest du die Freude und die Liebe, die irdischen Freuden und den Genuss aus deinem Leben verbannen.

Kernlösung

Verkrampfe dich nicht so. Emotionen und Leben sind dazu da, um sie zu genießen, nicht um dich selbst übers Ohr zu hauen.
Flexibilität: deiner eigenen Natur gegenüber, den anderen gegenüber.
Gib dir die Freiheit; folge deiner Natur, deiner Intuition. Integriere das runde, kugelige, freudvolle Irdische in dein Leben. Schmecke, koste, genieße vom Schönsten: Gestehe dir zu, frei zu leben.
Gewinne selbstbewusst einen Überblick, und bestimme deinen Weg in *die* Richtung, die mit deiner wahren Art auf einer Linie liegt, ohne zu forcieren!
Kämpfe nicht gegen diesen spontanen Fluss von Emotionen, Sehnsüchten, sondern höre darauf; mache dich zum Meister über dich, wehre dich nicht länger gegen deine natürliche Entfaltung.
Gehe mit den Menschen eine offene Kommunikation ein, mit denen du dich gefühlsmäßig vertraut fühlst. Bringe das zum Ausdruck, was dich umtreibt, und verschließe dich nicht.
Richtungshinweise wirst du lediglich in deinem Selbst finden.

Zungenkrebs

siehe auch Krebs, allgemein

Kernursache

Nach außen hin kannst du ruhig wirken, aber innerlich bist du kurz davor, zu explodieren! Schon zu lange häufst du Emotionen an, bis ins Krankhafte: Todesängste, tobend vor Wut, Rache, cholerische Ausbrüche.
Du lebst nicht *wirklich* aus dir selbst heraus; du „saugst“ andere ein, du versuchst,

Macht auf andere auszuüben beziehungsweise sie in den Griff zu bekommen, weil du dich so ängstlich und machtlos fühlst.

Kühl und kalt in dir, vor Ohnmacht bebend, voller furchtbarer Gedanken, voller brennender Aggression. Wirst du explodieren, oder lässt du die Kerze erlischen? Du weißt es nicht genau. Du beherrschst und unterdrückst dein ICH: Du lässt deinen Gefühlen, deinen Bewusstseinskräften keinen Raum zum Leben. Du bist ein Wächter mit vorgehaltenem Schwert: Du kontrollierst dich selbst; ja, du erstickst deine Natur.

Du darfst von dir aus nicht wirklich genießen. Du siehst alles schwarz und leblos. Du traust dich nicht, auf dein tiefstes Selbst zu vertrauen; du fühlst dich so unsicher; du nimmst dein Leben gar nicht selbst in die Hand.

Kernlösung

Raus! Expression!

Öffne die Fenster, und lasse es alles herausströmen! Mache reinen Tisch; bringe deine Aggression, deine Trauer, deine Wut zum Ausdruck.

In einer ersten Phase führt dies zu einer Erleichterung. Gewinne dann Verständnis für die wahre Ursache deiner Gefühle. Erkenne deine Ohnmacht an. Entdecke die Kraft deines inneren Selbst, und stehe stark auf eigenen Füßen. Fühle dich auf dieser Basis sicher.

Traue dich, dich zu äußern, dich ohne Zurückhaltung zu entladen, und finde daraufhin die Ruhe und den Frieden in dir wieder. Du hast ein Recht auf Freude.

Die wahre Ursache für alles, was du im Leben erlebt hast, liegt in dir selbst.

Ergreife dich jetzt mit beiden Händen, und gehe in die entgegen gesetzte Richtung: Schenke dir das Leben. Staue nicht länger Gefühle an, sondern äußere dich! Erkenne, dass du tief in deinem Herzen wütend auf dich selbst bist und den Sündenbock nach außen projizierst. So komme nun mit Liebe und Sanftheit zu dir selbst.

ZWANGSNEUROSE, ZWANGSHANDLUNGEN

Obsessiv-kompulsive Störungen

heftige Angst vor bestimmten ‚Katastrophen', die eintreten könnten, und die durch spezielle Handlungen und Gedanken verhindert werden müssen; beispielsweise ein Kontrollzwang (Ist das Licht aus? Ist das Auto abgeschlossen?), Wiederholungszwang (bspw. zwischen zwei Handlungen ständig bis zehn zu zählen), krankhafte Furcht vor Beschmutzung (Putzdrang)

Kernursache

Du schneidest dich selbst von deinen Gefühlen ab; du lässt nichts mehr spontan zu in deinem Leben; du traust dich nicht, in vollen Zügen zu leben oder das Schöne, das Irdische, alles, was natürlich ist, zu genießen; du hast dich selbst in eine unnatürliche Zwangsjacke gesteckt. Das provoziert eine heftige Gegenreaktion!

Allein, einsam, wie ein kleines Kind, das plötzlich seine Eltern, seinen Halt verliert: So fühlst du dich im Regen stehen gelassen, ängstlich und verloren, wie ein Straßenhund.

Du spürst dein eigenes Rückgrat nicht; sie dürften dich sogar noch wegschleifen ..., „warum sollte ich mit eigenen Beinen laufen?": Du hast keinen Glauben an oder Vertrauen auf dein tiefstes Selbst; du hast keinen wirklichen Kontakt zu deinem Kern.

Du hast sogar Angst vor dir, du fliehst vor deinen Emotionen, Ängsten und deiner Trauer, du erlebst dich selbst lediglich als leer, ohne Inhalt, wertlos.

Schlussendlich „fühlst" du sogar nicht mehr. Voller Angst, echt zu leben, voller Furcht vor dem Tod, deinem Körper oder deinen tieferen Gefühlen eines gesunden Wunsches nach Intimität gegenüber negativ eingestellt, sowie in Bezug auf gute Nahrung oder ein anderes begehrenswertes Objekt, wobei du dich selbst vollständig unterdrückst, weil du dich in dieser Sache als „schlecht" oder „verdorben" ansiehst.

Du liebst dich nicht, du verurteilst dich oder einen Teil von dir als ‚teuflisch'. Diese Unterdrückung ruft Widerspruch hervor: eine Zwangsneurose.

Ein fortwährender Kampf, ein Widerstand, der immer wieder bereit ist, das „Natürliche", das durchbrechen möchte, zu unterdrücken; dieser Kampf entartet zu übersteigerten „Ventilen", den Zwangshandlungen.

Kernlösung

Lasse deine Gefühle, deine Sehnsüchte, dein natürliches Sein vollkommen frei bestehen.

Habe keine Angst vor dir: Jeder Mensch ist gut und einzigartig, so wie er ist. Es gibt keine „schwarzen" Seiten im Selbst: Nur wenn du deine Natürlichen Gefühle zu lange unterdrückst, wird es auf eine „zwanghafte" Reaktion hinauslaufen.

Komme in dir zu Liebe und Verständnis, und übergib dich deinem tiefsten Gefühlsleben, kämpfe nicht länger gegen dich.
Traue dich, das Irdische in vollen Zügen zu genießen!

Tief in dir steckt das ewig brennende Licht, unsterblich und kraftvoll: Wende dich diesem Seelenkern zu, schätze deine Persönlichkeit, akzeptiere dich in deiner Ganzheit, ohne Bedingungen zu stellen.
Erkenne ganz und gar deine aktiven und kreativen Möglichkeiten; blockiere dich nicht länger, frustriere dich nicht weiter. Lebe in Freiheit, und gestehe dir selbst endlich zu, wirklich zu leben.

Lasse zu, dass das kleine Kind, das in dir wohnt, langsam aufwächst, und schenke ihm die Liebe und das Verständnis, das es so lange hat entbehren müssen.
Sei selbst, unabhängig von anderen, dein Vater, sei deine Mutter, und umsorge das Kind in dir selbst.

Siehe auch eventuell *Obsessionen, *Ansteckungsphobie.

ZWERGENWUCHS

siehe auch Wachstumshormon, Unterproduktion

Anfänglich ... Du wirst mit einem eingebauten Misstrauen in dieses Leben hineingeboren, mit einer Furcht vor der Welt und der Menschheit. Du weißt weder, was du an den Menschen, noch was du an dir selbst hast: Du traust dich nicht, deine Gefühle, deine Emotionen frei durchströmen zu lassen. Du sperrst dich psychisch in eine viel zu starre Struktur ein, um dich dennoch irgendwie in den Griff zu bekommen; du bist zu verspannt, schränkst deine ganze Persönlichkeit zwischen beengenden Mauern ein, deine Sonne kann durch die Zweifel, die du an dir hast, nicht frei heraus strahlen. Zu stark angespannt, zu strukturell, zu beherrscht... **Nun** kannst du diese innerlichen Veränderungen, die gut für dich sind, durchführen.

Dein Körper weist dich schlichtweg darauf hin, dass oben genannte Beklemmungen im besten Falle verschwinden sollten; *nicht die Form, sondern was du wirklich fühlst, ist von Belang! So öffne dich jetzt weich und biegsam; traue dich, dich vollständig dir selbst, deiner Gefühlswelt anzuvertrauen; schnüre dich nicht länger ein, und lebe in Freude und Harmonie mit dir selbst.*

Struktur und Beherrschung darf es geben, aber dann lediglich im Dienste deines wertvollen Inhaltes und deines reichen Gefühlslebens.
Nicht das, was andere dir sagen, sondern was du innerlich weißt, fühlst und aufbaust, ist von wesentlicher Bedeutung!

Lasse deinen ‚Griff' auf dich selbst, eine eventuelle ‚Kontrolle' anderer los, und entspanne dich; komme zu Selbstvertrauen, lebe dich so aus, wie du dich fühlst, nicht nach dem Auge der anderen. Nicht das äußerliche Image, sondern die innere Freude und Entwicklung zählen wirklich.

Dieses Glück findest du nur in deinem Selbst. Hast du es einmal gefunden, so wirst du dich nicht länger mit einer zu einschränkenden, niederdrückenden Struktur bestrafen. Öffne dich, strahle so aus dir heraus, wie du bist, gib dir jetzt allen Raum, um zu leben, zu genießen! Du bist ANDERS, du bist einzigartig und schön: wenn du von deinem Herzen aus lebst. Und Letzeres gilt für jeden Menschen.

ZYSTEN

Kernursache

Deine Gedanken bleiben auf bestimmte Erfahrungen fixiert. Nicht nur Probleme im Jetzt, sondern auch traurige Erinnerungen aus der Vergangenheit haben dich in ihren Fängen.

Du klammerst dich so sehr an bestimmte Erlebnisse, die mit Gefühlen wie Schmerz, Rache, Bedauern, Hass durchsetzt sein können, dass sie dein Leben förmlich beherrschen: Sie haften an dir wie eine Kugel, wie eine Zyste voller Negativität. Die wahre Ursache für dieses Festhalten liegt in deinen Gefühlen von Ohnmacht, Angst, Selbstzweifel, Missachtung einer eigenen stabilen Basisstruktur begründet.

Du hast dein Leben zu abhängig von anderen gestaltet. Du entwickelst dich nicht mehr wirklich aus dir selbst heraus weiter!

Weil du dich zu sehr hast ‚leer-laufen' lassen, anstatt dein Leben auf sehr persönliche, aktive Weise auszubauen, weil du als ‚Opfer' gelebt hast, ohne deine Existenz auf kreative Weise auszugestalten, weil du die Macht über dein Leben in die Hände anderer oder der Außenwelt gelegt hast: Aufgrund dieser negativen, leeren Lebenseinstellung hast du auch Situationen zu dir hin gezogen, in denen du als Opfer verletzt wurdest, in denen man bei dir, psychisch, auf schmerzhafte Weise „eingedrungen" ist.

Du wurdest in deinen intimsten Gefühlen verletzt und hast dich selbst als Opfer gewisser Umstände gesehen, die du nicht zu ändern im Stande warst.

Unfähig. Dieses Gefühl von Unvermögen hat traurige Lebensumstände zu dir geholt. „Niemand hat mir etwas zu sagen"; so verschließt du dich zuweilen, als Reaktion. Deine Energien, deine Gefühle… kehren sich nach innen; du saugst: anstatt nach außen hin zu strahlen. Du schluckst herunter, du kannst es nicht loslassen oder vergessen.

Kernlösung

Traue dich jetzt, dich zu äußern, zu weinen, wage es, zu sagen, was du zu sagen hast; lebe nicht länger Hart und mit angestauten Gefühlen.

Lasse alles los, lasse die Vergangenheit hinter dir, wende dich dem Hier-und-Jetzt zu.

Alle Gefühle loslassen, wie ein Ballon, der sein Gas verliert; auf diese Weise kann deine Zyste verschwinden: Trauer, Aggression, Schmerzen…, lasse alles heraus. Komme in dieser Sache zur Einsicht: Mache dir klar, dass, gleich was in deinem Leben vorgefallen ist, wie schmerzhaft es auch immer war, es unbewusst durch dich selbst hervorgerufen wurde.

Gehe jetzt *vorwärts,* wie eine dampfende Lokomotive, nutze diese angestauten Energien im aktiven Ausbau deines Lebens, in positiver Kreativität. Lasse alle diese traurigen Gedanken an dir herabgleiten, und wende dich der Weisheit in dir selbst zu. Sei auf selbständige Weise dein eigener Führer, und traue dich, von deinen spezifischen Wünschen ausgehend, in Liebe zu leben.

Entdecke diesen stabilen Kern in dir, fühle dich darin sicher und beschützt; komme zu Ruhe und Gleichgewicht, gestehe dir selbst zu, zu genießen. Wenn du Liebe und Kraft in dir selbst anerkennst, wenn du deinem tiefsten Selbst vertraust, dann kannst du ruhig alles und jeden loslassen…

Lies hierzu auch Rubrik *Angst und Teil I.

CORONAVIRUS SARS-CoV-2
CoViD-19
Siehe auch Grippe, SARS, Lungenentzündung

Sehr wichtig: von „Schuld" ist im nachfolgenden Text überhaupt keine Rede. Man bekommt SARS oder CoViD-19 nicht aufgrund irgendeiner „Schuld, Strafe oder Buße".

Aus einer Herzenssorge heraus angesichts all des Leides, das CoViD-19 mit sich bringt, will dieser Text Hand in Hand mit der medizinischen Wissenschaft den Menschen zur **Bewusstwerdung** bestimmter (oft unbewusster) psychischer Muster, emotionaler Zustände, Gewohnheiten, Überzeugungen, instinktiver Neigungen, Besudelungen des eigenen Selbstbildes usw. stimulieren, die nicht heilsam sind. Dank der Bewusstwerdung kann man, wenn man dies möchte, versuchen, diese Muster im eigenen Wesen zu verändern.

Die Gruppe der Coronaviren ist schon seit vielen Jahrzehnten bekannt als eine Virengruppe, die unschuldige Erkältungen verursacht (neben Rhinoviren, Adenoviren, Enteroviren usw.). Bei manchen Erkältungen kann ein derartiges (unschuldiges) Coronavirus der Auslöser sein. Menschen, die Symptome einer Erkältung haben, durch welchen Krankheitskeim auch immer, können in diesem Buch die betreffenden Texte lesen: Erkältung, eine laufende Nase, eine verstopfte Nase, Niesen, Halsschmerzen, tränende Augen, Nasennebenhöhlenentzündung (Sinusitis) usw.

In den Jahren 2002/2003 brach in Asien die sogenannte **SARS**-Epidemie aus. Der Auslöser war ein *neuartiges* Coronavirus, SARS-CoV-**1** genannt, das neben grippeartigen Symptomen eine ernste Lungenentzündung verursachen und sogar zum Tod führen konnte. SARS steht für „Severe Acute Respiratory Syndrome": „schweres akutes Atemwegssyndrom".

2012 brach im Mittleren Osten die sogenannte MERS-Krankheit aus, die von einem anderen *neuartigen* Coronavirus verursacht wurde.

Ende 2019 brach in China die sogenannte **CoViD-19**-Epidemie aus (CoViD-19 = **Co**rona **Vi**rus **D**isease 20**19**). In den Monaten danach breitete CoViD-19 sich über die ganze Welt aus (= Pandemie). Das für CoViD-19 verantwortliche Coronavirus, SARS-CoV-**2** genannt, ist genetisch nahezu identisch mit SARS-CoV-**1**, das für SARS verantwortlich war. Ende März 2020 sagen einige Wissenschaftler, das Virus von CoViD-19 sei dasselbe Virus wie bei SARS, es sei jedoch durch kleine Mutationen weniger tödlich, dafür aber ansteckender geworden (man kann ohne selbst Symptome aufzuweisen dennoch ansteckend sein für andere). In der medizinischen Praxis seien für Ärzte die Krankheitsbilder von SARS und CoViD-19 nicht voneinander zu unterscheiden. CoViD-19 und SARS seien folglich eigentlich dieselbe Krankheit, so meinen diese Wissenschaftler.

Hast du dich mit dem Coronavirus von CoViD-19 angesteckt? Dann kannst du alle benötigten Informationen über den psychisch-emotionalen Nährboden des Virus in diesem Buch finden. Durch diese Informationen kannst du dir bestimmter Muster in dir selbst bewusst werden. Hand in

Hand mit sachkundiger medizinischer Hilfe kannst du versuchen, diese Muster in dir selbst zu verändern, um so den psychisch-emotionalen Ursprung in dir selbst aufzulösen. Dies heißt fundamentale Heilung.

Mit diesem Coronavirus hat das Leben dir ein *Signal* gegeben. Durch Bewusstwerdung mittels der Texte in diesem Buch, und deren Anwendung in deinem Alltag, hörst du auf das, was dieses Signal dir zu erzählen hat. Dann braucht in der Zukunft kein neues Signal zu kommen, das dasselbe sagen will.

Um welche Texte handelt es sich? Dies hängt von den Krankheitserscheinungen (Symptomen) ab, die dieses Coronavirus bei dir verursacht hat.

Waren es nur milde Symptome, wie bei einer Erkältung? Dann lies die betreffenden Texte (wie oben angegeben bei den ‚harmlosen' Coronaviren).

Hat es sich angefühlt wie eine Grippe? Dann lies in diesem Buch die Texte über Grippe, Fieber, Muskelschmerzen, Husten (trockener Husten oder Husten mit Schleim).
Lies zur Ergänzung eventuell auch die Texte über die Vogelgrippe.

Leidest du unter Geruchs- oder Geschmacksverlust? Durchfall? Kopfschmerzen? Angst? Panik? Auch diese Texte findest du in diesem Buch. Andere wichtige Texte sind jene zu Infektionen im Allgemeinen und Inflammationen (Entzündungen) im Allgemeinen. Weiter auch Teil I dieses Buches, darin vor allem Kapitel wie „Infektion und Ansteckung", „Krankheit: der Körper spricht eine Sprache", „Krankheit als Signal" …

Bist du ernsthaft erkrankt, vielleicht sogar auf die Intensivstation aufgenommen worden? Lies dann vor allem die Texte über SARS, Lungenentzündung (Pneumonie), Kurzatmigkeit. Eventuell auch über Sepsis, Schock, Niereninsuffizienz.

Bist du gesund, hast aber Angst, angesteckt zu werden?
Selbstverständlich ist es wichtig, dass du Vorsorge- und sonstige Maßnahmen beachtest, die die medizinischen Experten und die Behörden öffentlich bekannt geben.
Darüber hinaus kannst du in diesem Buch die Texte über Grippe, SARS, Lungenentzündung, Angst, … aufmerksam lesen. Prüfe sorgfältig in dir selbst, inwieweit diese Texte für dich gelten und versuche etwas daran zu ändern. So kannst du auch versuchen, über diesen Weg den Nährboden für das Virus so weit wie möglich zu entfernen. Dies kann für dich nur von Vorteil sein.

Auch interessant zu lesen sind die folgenden Texte: „Immunsystem versagt" und, im Kapitel zur Vogelgrippe, „Steigerung der Immunität". Außerdem die allgemeine Symbolik der Atemwege und Lungen.

Welche Bedeutung hat CoViD-19 für die Welt, für die Menschheit?

Die sogenannte Spanische Grippe von 1918-1919 tötete viele Millionen Menschen. Die Bedrohung durch die Vogelgrippe (Geflügelpest) und andere Epidemien ist auch nach wie vor sehr reell. Die medizinische Wissenschaft sucht und findet allerlei Impfungen und virentötende Medikamente, was selbstverständlich eine ausgezeichnete Sache ist.

Zugleich gibt es die psychisch-emotionale Grundlage, die mit der Tatsache übereinstimmt, dass Grippe- und Coronaviren in einen menschlichen Körper eindringen und die menschlichen Zellen dazu verwenden können, sich zu vermehren, wobei diese Zellen zerstört werden.
Gegen diese psychisch-emotionale Grundlage, diesen „fundamentalen Ursprung" von Grippe und auch SARS oder CoViD-19 angehen, wie in diesem Buch beschrie-

ben: dies kann nur von jedem Menschen individuell bewältigt werden. Selbstprüfung, Bewusstwerdung, und versuchen, dies in der Praxis anzuwenden: jeder Mensch ist vollständig frei, sich für oder gegen diesen Weg zu entscheiden. Jeder Mensch ist frei, zu glauben oder nicht zu glauben, dass Krankheit eine psychisch-emotionale Grundlage in ihm selbst hat, und dass er versuchen kann, diese aufzulösen.

Auf globaler Ebene sehen wir im Jahr 2020, dass eine sehr kleine Minderheit der Menschen **IN** sich selbst hineinschaut, auf der Suche nach dem psychologischen Kernursprung dieser oder jener Krankheit. Das Leben, oder die Lebensquelle, hat schon seit Jahrhunderten das Signal der Grippe ausgesendet, damit jeder Mensch bestimmte essenzielle Dinge verstehen und in sich selbst verändern würde: siehe die betreffenden, oben aufgeführten Texte.

2020 kommt die Botschaft von CoViD-19, mit teilweise gleichem Krankheitsverlauf wie bei der Grippe, aber mit einem größeren Prozentsatz an ernsten oder tödlichen Fällen. Es ist, als ob Das Leben jetzt eine „Grippe mit einem sehr großen Ausrufezeichen“ aufgerufen hat.

Ein Vorbote war SARS im Jahr 2003. 2020 gibt es CoViD-19, das die gesamte Menschheit in ihren Grundfesten erschüttert. Werden Menschen jetzt in sich selbst nach der tieferen Bedeutung von Grippe und SARS suchen???

Vielleicht hat noch kein einziger Mensch auf der Welt die obengenannte psychische, emotionale, metaphysische Grundlage bei sich selbst *vollständig* verstanden und die Kernlösung angewendet? Daher ist es so wichtig, nach immer weiter gehender, tieferer Bewusstwerdung des „Warum“ zu streben. Jeder Mensch kann dies nur bei sich selbst verwirklichen. Jeder entscheidet selbst, ob er dies alles glaubt oder nicht, ob er versucht, dies alles in sich selbst anzugehen oder nicht.

Inzwischen kann man sehr dankbar sein für die Hilfsmittel, die die medizinische Wissenschaft dabei bietet. Man wird zweifellos neue Impfstoffe finden, neue Antivirenmittel, neue Maßnahmen, alles, um CoViD-19 zu bezwingen, und das ist sehr gut.
Aber danach??? Einfach abwarten, bis der nächste Virus kommt? Oder doch den Weg einschlagen, „nach innen zu schauen in sich selbst“? Mit Hilfe der Texte über SARS und Grippe, die Christiane Beerlandt uns gegeben hat? Versuchen, das tiefere „Warum“ zu verstehen? Und dies im eigenen Leben anzuwenden? Jeder Mensch hat die Wahl.

Einige Überlegungen

Aus der Lebensquelle heraus wallen immer wieder Signale auf, die dazu beitragen sollen, dass der Mensch sich selbst immer mehr auf die Wellenlänge „Des Lebens“ bringt, diese Energie, die damit verbunden ist, „*wirklich* zu leben“. Weg vom „Tod“ und allem, was auf der Wellenlänge des „Todes“ vibriert.

Zugleich sprießen aus dem Menschen selbst heraus Impulse, Initiativen, Entdeckungen, Strategien, neue Einsichten, Bewusstwerdungen ... die zu der Tatsache beitragen, dass die Menschheit und der Planet Erde weiterhin existieren können, und sich fortentwickeln können zu immer mehr Erfüllung und Harmonie, zu einer immer größeren Vielfalt an neuen Möglichkeiten ...
Dies ist nur mit Liebe als Basis machbar.

Grippe (Influenza) bedeutet „hereinströmen“ oder „Einfluss“.
Corona bedeutet „Krone“.

Menschen, die dies wollen, können jetzt die Lektionen von Corona in der Praxis anwenden, und so Schritte vorwärts machen auf dem Weg zu einer Krönung: der Mensch, der sich auf ein immer edleres, bewussteres, liebevolleres Niveau erhebt.

Die Coronapandemie bringt große gesellschaftliche Veränderungen mit sich. Eigentlich schiebt der Mensch sich selbst in die Richtung der Lösung, wie dies in den Texten von Christiane Beerlandt über Grippe und SARS beschrieben wird. Sogar unbewusst machen viele Schritte in diese Richtung.

Lasse dieses Karussell, diesen Wirbelwind, dieses Wirrwarr, diesen Hexenkessel, dieses geschäftige Treiben sich jetzt beruhigen.
Lasse den KOPF, die fieberhaften Gedanken, das Getue des Menschen jetzt zur Ruhe kommen.
Lasse den Menschen sich einmal herrlich friedlich in seinem Körper hinlegen, wie eine schnurrende Katze sich neben einen gemütlich warmen Ofen legt.
Die Natur aufs Neue beginnen zu riechen und ihre Früchte zu schmecken, die Zeit dafür nehmen.
Nicht immer wieder überall hin „wollen“, um sich mit Reizen, Menschen und Dingen zu „füllen“, von außen her.

Digitalisierung, Internet, Computerspiele, soziale Medien, Fernsehserien, Filme, Glücksspiele, Geräte wie Smartphones, Tablets und ähnliches, virtuelle Welten, … Das digitale Zeitalter geht mit vielen Vorteilen einher, die der Menschheit helfen können … aber wenn man sich darin völlig verliert (z.B. während man einige Wochen oder Monate dazu verpflichtet wird, zu Hause zu bleiben), hört man dann genug auf das Signal von Grippe und Corona?

Wenn man 70-80-90 …-jährige zwingt, den digitalen Weg einzuschlagen, mit allem Stress und dem Verlust an warmherzigem persönlichem Kontakt, den dies für diese Menschen mit sich bringen kann, tut man dann das, was Grippe und Corona vom Menschen verlangen? Sollten den digitalen Modewellen keine „Grenzen der Menschlichkeit“ gesetzt werden?

Neben Viren bei Menschen gibt es auch Computerviren. Der psychisch-emotionale Zustand eines Menschen, dessen Computer von einem Virus infiziert wurde, wird von Christiane Beerlandt im *Signalbuch*[1] beschrieben.

Menschen, die „alleine“ leben, werden intensiver mit diesem „alleine leben“ konfrontiert. Eine Chance, sich jetzt stark auf die einzige wahre Freuden- und Liebesquelle abzustimmen, die sich tief **IN** einem selbst befindet. Autonomie. Ein Dankbarkeitsbewusstsein für das Wunder des eigenen „Seins“ entwickeln, unabhängig von allem und jedem.

Menschen, die „gemeinsam“ leben, werden intensiver mit diesem „zusammenleben“ konfrontiert. Eine Chance zu lernen, sehr stark auf die eigene Basisfläche zurückzufallen, die urstarke Quadratstruktur, die automatisch ein abgegrenztes Privatgebiet ist, dessen Grenzen niemand anderer unaufgefordert überschreiten kann. Zu lernen, die Art und Grenzen der anderen zu respektieren. Kommunikation, in gegenseitigem Respekt.

Fühlst du dich eingeschlossen in einem zu kleinen Raum? Erfahre den großen Raum deiner innerlichen Welt, die Weite deines Inhalts; lies eventuell in diesem Buch über die Auflösung einer Klaustrophobie.

Alleine oder in einer Gruppe wohnend: jeder zieht die Erfahrungen an, die sie oder er braucht, um sich weiter vorwärtsentwickeln zu können, Entscheidungen zu treffen …

Corona: „cor“ bedeutet „Herz“.
In ihrem Buch *Neue Tage*[2] schreibt Christiane Beerlandt: „Krankheiten und Leiden von Herz und Blutgefäßen sagen uns in diesen Tagen: das Denken beherrscht die alte Welt, serviert im Getränk des ‚Habenwollens‘. Stress und Hektik folgen im Schlepptau. Dadurch ist der Kopf nicht

[1] Dieses Buch ist bei Erscheinen des vorliegenden Werkes noch nicht in deutscher Übersetzung erhältlich.
[2] Dieses Buch ist bei Erscheinen des vorliegenden Werkes noch nicht in deutscher Übersetzung erhältlich.

mehr FREI, um dem Herzen zu dienen und die schönen Botschaften des SEINS, des LEBENS zu empfangen, einzusetzen oder zu verbreiten ..."

Kinder werden nur sehr selten krank von diesem Coronavirus. Jeder Mensch täte also gut daran, das Spontane, spielerische Kindliche in sich selbst (wieder) zu entdecken, anzuerkennen und auf Händen zu tragen.
Welcher Erwachsene wagt es schon, sich wie ein fröhliches, unbesorgtes Kind zu verhalten? Einmal albern oder „verrückt" zu sein? Das Kind in uns sollte zum König gekrönt werden. Das unbefangene Kind, das noch spielen und die Natur entdecken, sich noch an den einfachsten Dingen erfreuen kann.

Empfindest du es auch so, dass dir im Leben die Kehle zugedrückt wird, so dass du das Gefühl hast zu ersticken? Lastet etwas zentnerschwer auf deinen Schultern? Emotionen, Arbeit, bestimmte Beziehungen ...? Wirkt der Himmel schwer, dunkel und bedrohlich auf dich?
Fühlst du dich wie mit einer Dornenkrone, die schmerzhaft sticht, sodass das Blut gleichsam über dein Gesicht nach unten strömt? Als ob du in diesem Leben ein Kreuz tragen, einen Kreuzweg gehen musst?
Als ob du ein Gefangener bist, der eine Bleikugel an einer Kette mit sich schleppen muss?

Befreie dich jetzt TOTAL. Du DARFST. Frei atmen, frei leben, frei genießen. Vorausgesetzt, dies geschieht unter dem Mantel der Liebe, vom Herzen aus.
Keine Dogmen, keine gesellschaftlichen, religiösen oder sonstigen Regeln, die dich fesseln.
Selbst-Liebe führt automatisch zur Liebe für andere.[3]
Hierbei lässt du nicht parasitieren und parasitierst auch selbst nicht.

Fühlst du dich wie ein unentschlossener, verzweifelter, ein wenig hilfloser Frosch, mit großen Augen schauend, von unten her? „Was soll ich tun? Kann ich denn ...?"

Erkenne dann, dass du als ein vertrauensvoller, weiser Prinz, mit einer starkstrahlenden vielfarbigen Krone auf deinem Kopf, das Zepter über dein Leben fest und liebevoll in die Hand nehmen kannst. Ursolide in dir selbst anwesend, in deinem Körper aus Fleisch und Blut. Wie im Märchen *Die Zwölf Tore des Prinzen Sirius.*[4]

Eier, Ostereier ... In ihrem Buch *Das Füllhorn* widmet Christiane Beerlandt dem Ei einen langen Text, in dem unter anderem steht: „(...) Der Mensch, der gerne Eier isst, sucht Schutz in seinem eigenen Wesen. (...) Der Mensch, der ein Verlangen nach einem Ei empfindet, hat das Bedürfnis, tief In Sich Selbst hinein zu kriechen, sich ganz nach innen zu kehren und dort den Keim seines Wesens zu finden. Er wird sich selbst an einem geschützten, sicheren Ort wiederfinden. (...) Er wünscht einen unverbrüchlichen Kontakt: in erster Linie mit sich selbst. (...) Er will näher, enger, fester, schließender ... zu sich selbst kommen, an seinen eigentlichen Kern herankriechen. Er verlangt das Schmieden eines Einheitsbandes, das von keiner Kraft zunichtegemacht werden kann. (...) Konzentriere dich stark in dir selbst und richte dich von dieser Essenz ausgehend aus. Hier bist du sicher; nichts kann dich ‚vernichten'. (...) Der Mensch sorgt für das Leben in ihm selbst und wird darauf achten, dass das Kind in seiner Seele nicht angerührt wird, dieser allerheiligste Lebenskern. (...)"

Unterdessen lässt sich die Natur von Corona nicht stören. Die Vögel singen und flattern fröhlich herum. Die Sonne schenkt Licht und Wärme. Die Bäume wachsen, blühen und geben Früchte. Die vorbeiziehenden Wolken bieten ein magisches

[3] Lies mehr hierzu in Teil I des vorliegenden Werkes.

[4] Dieses Buch ist bei Erscheinen des vorliegenden Werkes noch nicht in deutscher Übersetzung erhältlich.

Schauspiel am Himmel und schenken ihren Regen. Der Wind streichelt sanft und führt frischen Sauerstoff heran … Die Luft wird reiner.

Zum Abschluss … Dieses Coronavirus soll von der Fledermaus auf den Menschen übertragen worden sein.[5] Welche Botschaft würde die Fledermaus dem Menschen geben wollen? Über „nicht zu schnell vorbeirasen“? Über ruhige Weisheit? Über Intuition, „blind sehend sein“? Über falsche und echte Werte? Über die Krönung des Menschen zum Königsmenschen? Über das heiligste Kind im Menschen?
Christiane Beerlandt brachte 2003 dem Menschen die Botschaft der Fledermaus, in ihrem Buch *Wenn die Tiere sprechen könnten …*

In tiefer Dankbarkeit gegenüber Christiane

Dr. Med. Dirk Lippens
Lierde, 9. April 2020

[5] Auch die Asiatische Zibetkatze und das Gürteltier werden genannt. Siehe das Buch *Wenn die Tiere sprechen könnten…* Und was würden uns die Tiere sagen, die von einem Menschen angesteckt worden wären: Katze, Hund, Tiger …? (Dieses Buch ist bei Erscheinen des vorliegenden Werkes noch nicht in deutscher Übersetzung erhältlich.)

ALPHABETISCHES REGISTER DER IN TEIL II BEHANDELTEN THEMEN

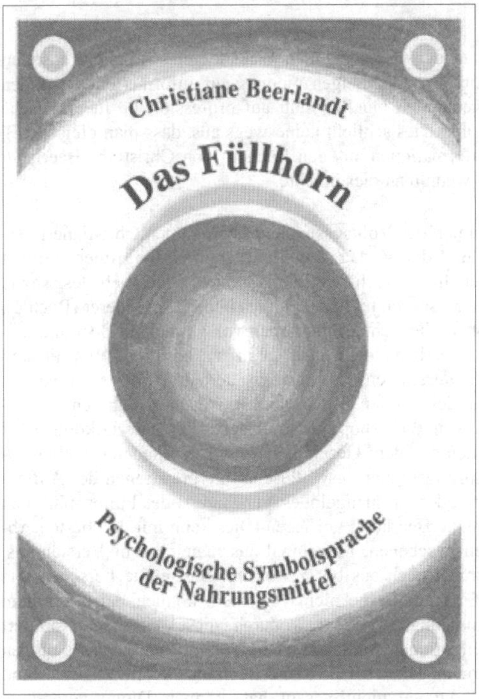

Von derselben Autorin erschienen

Christiane Beerlandt

Das Füllhorn

Psychologische Symbolsprache der Nahrungsmittel

ISBN 978-90-75849-56-1
Gebunden, mit festem Einbanddeckel und Lesebändchen, 17 x 24 cm, 1.088 Seiten
Gebundener Ladenpreis (DE): 49,00 €

Dieses weltweit einzigartige Buch beschreibt **die psychologische, symbolische Bedeutung von etwa 400 Nahrungsmitteln**. Jedes Nahrungsmittel hat eine eigene Psyche, eine Seele, einen Charakter, ein Wesen, eine Individualität; es resoniert mit einer bestimmten Hauptschwingung, einer Wellenlänge, einem Ton, einer Farbe …

Mögen Sie Zucker, Bananen, Nüsse, Kaffee, Haferflocken, Schweinefleisch, Milch, Champignons, Chips, Muscheln, Curry, Blumenkohl, bestimmte Käsesorten, Schokolade, Erdbeeren … oder mögen Sie diese Dinge gerade nicht? **Warum?** Die Nahrung, nach der es Sie spontan verlangt, kann Ihnen enorm viel über Sie selbst beibringen: über Ihren Charakter, Ihre Sehnsüchte, Ihre Unzulänglichkeiten, Ihre Möglichkeiten, Ihre Talente …, oder über das, was Sie bewusst oder unbewusst in sich selbst verwirklichen, aufbauen oder abbrechen möchten … um ein glücklicherer, gesünderer und freudvollerer Mensch zu werden. Es ist wichtig, dass Sie die weisen Lebenslektionen der Nahrungsmittel in Ihrem Alltag auch zur Anwendung bringen.

Dieses Füllhorn dankbar genießend, diesen Schatz an Nahrungsmitteln, den die Erde schenkt, können Sie sich mit Hilfe dieses lehrreichen, frohen Buches der sehr speziellen Botschaft bewusst werden, die jedes einzelne Nahrungsmittel geben will. So bietet sich Ihnen eine angenehme Art, falls Sie dies wünschen, an Ihrer persönlichen Evolution zu arbeiten.

BEMERKUNG

Die in den Büchern von Lebensphilosophin Christiane Beerlandt und auf der Website[*] ihres Verlages dargelegten Informationen sind ausschließlich zu Bildungs- / pädagogischen Zwecken vorgesehen. All diese Informationen sollen einzig und allein ein Hilfsmittel zur Förderung des allgemeinen Wohlbefindens sein und sind nicht für die Diagnose, Behandlung oder Heilung von Krankheiten gedacht. Nichts aus dem Inhalt dieses Buches, der erwähnten Website oder der darauf vorgestellten Bücher darf als medizinische Beratung zur Lösung eines bestimmten Problems betrachtet werden. Für spezifische Gesundheitsprobleme muss der Leser sich an professionelle Instanzen im Rahmen des medizinisch-wissenschaftlichen Gesundheitswesens (Hausarzt, Facharzt, Psychologe, andere qualifizierte Leistungserbringer im Gesundheitswesen) wenden. Personen mit ernsten Erkrankungen müssen sich von einem befähigten und engagierten Arzt nach den geltenden, wissenschaftlich anerkannten Regeln der Medizin behandeln lassen. Die Besucher der Website[*] und die Leser der von Christiane Beerlandt geschriebenen Bücher sind in vollem Umfang verantwortlich für die Art und Weise, in der sie die Informationen auf der Website und in den dort genannten Büchern nutzen.

Die Leser sollen diese Informationen auf vernünftige, gesundkritische Weise verwenden. Die Autorin Christiane Beerlandt und der Verlag übernehmen keinerlei Haftung, weder bürgerlich-rechtlicher oder strafrechtlicher noch irgendeiner anderen Art, in Bezug auf Krankheiten, Verletzungen, Schäden, Verluste oder Therapien, die sich als Folge der Verwendung oder Anwendung der auf dieser Website und in den darauf vorgestellten Büchern enthaltenen Informationen ergeben. Obwohl die Autorin bei der Vorbereitung der Veröffentlichung ihrer Bücher alle denkbaren Vorsorgemaßnahmen ergriffen hat, und obwohl sie der Ansicht ist, dass die in diesen Büchern wiedergegebenen Informationen korrekt und akkurat sind, übernehmen Autorin und Verlag keinerlei Gewähr für die Aktualität, Korrektheit, Vollständigkeit oder Qualität der bereitgestellten Informationen. Unsere Website* enthält Links zu externen Websites Dritter, auf deren Inhalte wir keinen Einfluss haben. Deshalb können Verlag und Autorin trotz sorgfältiger inhaltlicher Kontrolle zum Zeitpunkt der Verlinkung auch keine Gewähr für diese fremden Inhalte übernehmen. Für die Inhalte der verlinkten Seiten ist stets der jeweilige Anbieter oder Betreiber der Seiten verantwortlich.

Christiane Beerlandt sagt nicht „Nein" zur Schulmedizin, arbeitet vielmehr mit ihr zusammen. Sie freut sich über das ständig wachsende weltweite Interesse aus manchen universitären Kreisen und von Vertretern der klassischen Schulmedizin für ihre Arbeit, die von diesen als *komplementär zur schulmedizinischen Behandlung* betrachtet wird. Der Mensch entwickelt sich weiter, befindet sich in einer Evolution auf dem Weg zu immer größeren Möglichkeiten. Dabei muss jedoch immer die Tatsache berücksichtigt werden, dass viele Menschen noch nicht in der Lage sind, die Einsichten aus der Arbeit der Autorin zu verstehen oder tatsächlich zur Anwendung zu bringen. Darum gilt nochmals der folgende Aufruf an die Leser: suchen Sie in jedem Fall qualifizierte professionelle medizinische Hilfe; schieben Sie ärztliche Hilfe niemals aufgrund von etwas auf, das Sie in den obengenannten Büchern oder auf der obengenannten Website gelesen haben; basieren Sie Ihre Entscheidungen niemals auf Informationen aus den obengenannten Quellen statt auf professionelle medizinische Beratung. Dies schließt keineswegs aus, dass man gleichzeitig die Informationen aus den Büchern von Christiane Beerlandt nutzt, wenn man dies möchte.

Im Namen der Volksgesundheit übernehmen Christiane Beerlandt und der Verlag keinerlei Verantwortung oder Haftung für den Inhalt jeglicher Publikationen oder Websites, sowie für die Aussagen und Handlungen beliebiger anderer (Rechts-) Personen, die sich auf die Arbeit von Christiane Beerlandt berufen oder behaupten, sich darauf zu basieren. Hiermit sind unter anderem gemeint: manche alternative oder schulmedizinische Helfer oder Hilfsinstanzen, Coaches, Schulen, Veranstalter von Workshops, Journalisten. Hier und da können bei Personen aus dem Gesundheitswesen, bei anderen Helfern oder Vortragsrednern usw. falsche Interpretationen der Auffassungen oder ein mangelndes Verständnis der Philosophie von Christiane Beerlandt vorliegen. Dies kann mit den besten Absichten geschehen. Manchmal aus mangelndem Verständnis. Manchmal auch aus böser Absicht. Bestimmte Personen, die den Kern der Sache nicht verstehen, können Sätze aus dem Zusammenhang reißen, wodurch diese falsch interpretiert werden, können Aussagen nach ihren eigenen Überzeugungen verformen, können Christiane Beerlandt Worte in den Mund legen, die sie nicht gesagt hat, können Dinge verdrehen, wodurch Menschen sich eventuell unnötig verletzt fühlen (was nicht in der Absicht der Autorin liegt), können Verdächtigungen formulieren, unterschwellig allerlei Dinge suggerieren usw. In der Welt, in der wir momentan leben, ist alles möglich.

Darum gilt es, aufmerksam zu sein und eine gesunde kritische Einstellung zu behalten. Die einzigen Quellen, die die Auffassungen von Christiane Beerlandt korrekt wiedergeben, sind die neuesten Auflagen der von ihr selbst geschriebenen Bücher / Texte.

Es gibt keine „Beerlandt-Methode". Daher kann es auch nicht sein, dass die Krankenversicherer eine „Beerlandt-Methode" vergüten. Es gibt keine „Beerlandt-Schulen". Christiane Beerlandt gibt keine Schulungen oder individuellen Konsultationen. Sie stellt keine „Diagnosen": dies ist die Aufgabe und Zuständigkeit der gesetzlich zugelassenen Ärzte. Wie viele Autoren hält Christiane Beerlandt regelmäßig Vorträge, wenn sie dazu von einem Verein, einer philosophischen Studiengruppe, einer Universitätsabteilung usw. eingeladen wird.

„Bei *allen* Informationen, die sich Ihnen bieten … *auch* jenen, aus den von mir selbst geschriebenen Büchern, gilt: setzen Sie Ihre eigene Weisheit und Ihren gesunden Menschenverstand ein, lassen Sie Ihren kritischen Geist arbeiten … und treffen Sie dann letztlich Ihre eigene Entscheidung. Sie können viele Lehrer zu Rate ziehen, aber bleiben Sie auch dann immer Ihr eigener Professor", sagt die Autorin.

Christiane Beerlandt liebt alle gutherzigen Menschen und macht dabei keine Unterschiede aufgrund von Hautfarbe, ethnischer Zugehörigkeit, Land, Überzeugung, philosophischer Tendenz usw. Mit ihrer Arbeit wollen sie und der Verlag zur Schaffung einer Welt beitragen, in der Frieden, Ehrlichkeit, hohe Moralität und wahre Liebe triumphieren.

[*] www.christianebeerlandt.com